腧穴证治学

周建伟 谢慧君 黄 蜀 主编

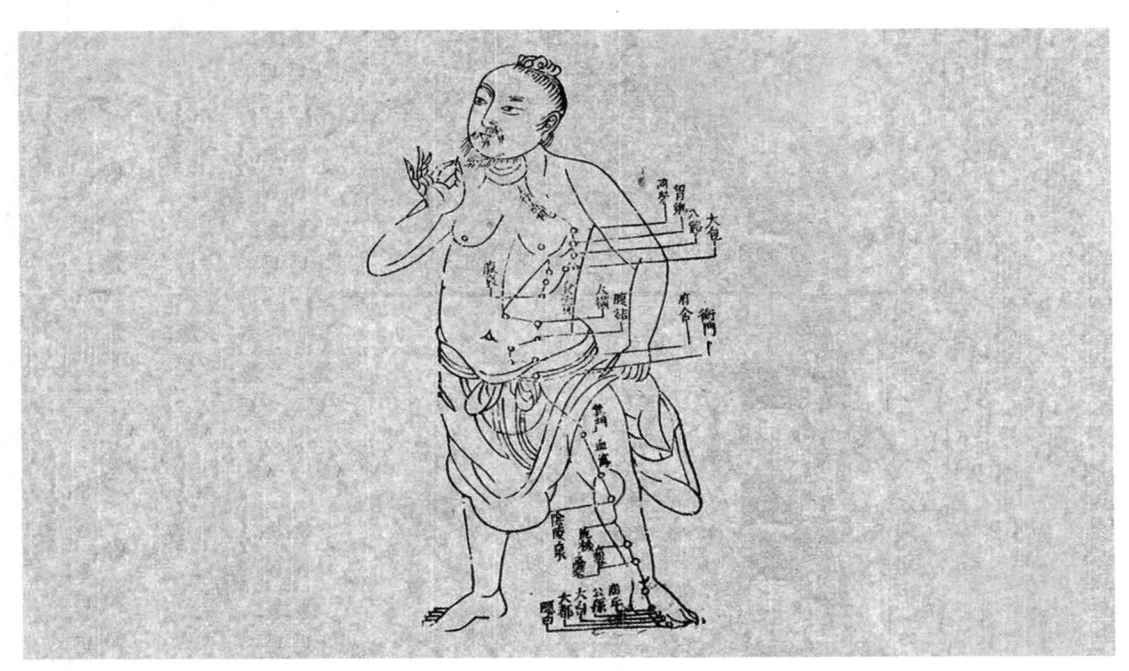

四川科学技术出版社

·成都·

图书在版编目(CIP)数据

腧穴证治学 / 周建伟等主编. --成都:四川科学技术
出版社,2016.6(2022.1重印)
ISBN 978-7-5364-8379-8

Ⅰ.①腧… Ⅱ.①周… Ⅲ.①俞穴(五腧)-研究
Ⅳ.①R224.2

中国版本图书馆 CIP 数据核字(2016)第 138834 号

腧穴证治学
SHUXUE ZHENGZHIXUE

主　编　周建伟　谢慧君　黄　蜀

出 品 人　程佳月
责任编辑　戴　林
封面设计　韩建勇
责任出版　欧晓春
出版发行　四川科学技术出版社
　　　　　成都市槐树街2号　邮政编码610031
　　　　　官方微博:http://e.weibo.com/sckjcbs
　　　　　官方微信公众号:sckjcbs
　　　　　传真:028-87733982
成品尺寸　210mm×285mm
　　　　　印张 54.5　字数 1760 千
印　　刷　成都市新都华兴印务有限公司
版　　次　2016 年 8 月第 1 版
印　　次　2022 年 1 月第 2 次印刷
定　　价　298.00 元
ISBN 978-7-5364-8379-8

编写委员会

前　言

辨证施治是中医治疗疾病的基本原则,是中医学的重要特征和精华。针灸治病,以腧穴为载体、针灸技术为手段发挥治疗效应,在辨证、立法、取穴、施术等过程中也必须遵循辨证施治原则。纵观当今临床,针灸治病有重视局部取穴而忽视辨证取穴的倾向,如此势必影响到针灸学术的发展和临床疗效的提高,应引起广大针灸同仁的高度重视。有感于此,本书作者十分关注腧穴在针灸临床治疗中的地位和作用,以为腧穴作为针灸治疗的关键要素之一,在针灸治疗中居于不可替代的地位。腧穴不仅具有治疗其所在部位、邻近部位及所属经脉循行经过部位组织器官疾病的共性作用,而且不同的腧穴还具有十分重要的有别于其他腧穴的特殊作用,这种特殊作用因腧穴位置、归经和所关联脏腑的不同而显现出来,具有差异性,我们称之为穴性。以腧穴的穴性为依据,本书着眼于临床治疗,构建起了"腧穴证治"的针灸临床辨证施治体系。

本书分上、中、下3编。上编简要介绍了腧穴的概念、形成与发展、基本特性、分类及定位方法、腧穴主治和辨证纲要等;重点探研了腧穴穴性(包括概念、认识发展、特征、归类、临床意义等)和腧穴证治临床模式。中编以穴性为依据,将腧穴分为解表穴、清热穴、化痰止咳平喘穴、理气穴、理血穴、消食导滞穴、安神穴、开窍醒神回厥穴、平肝息风穴、利水渗湿穴、祛风除湿通络穴、补益穴、温里穴、利窍穴等14类,较系统地探讨了381个腧穴的定位、类属、穴性、主治病证、常用配伍、古今穴性文献辑录、古今应用辑要、刺灸法等内容。下编以证、病为纲,较详细地讨论了常见中医证候和常见病证的腧穴证治方法。其中常见中医证候75种(含基本虚证9种、基本实证11种、心系证6种、肺系证5种、脾系证10种、肝系证7种、肾系证9种、脏腑兼证14种、经脉筋骨证4种),常见病证80种(含内科病证31种、皮外骨伤科病证17种、妇儿科病证18种、五官科病证9种、急症5种)。

本书的编写,上编第1~2章由黄蜀同志执笔,第3章由周建伟同志执笔。中编腧穴的定位、类属、穴性、主治病证、常用配伍部分,第1~6章由周建伟同志重新整理编写,第7~14章由谢慧君同志重新整理编写,王晓庆、王敏、皮燕、任正强、李建赫、严攀、何桂华、张金生、周源、唐昊、黄坤、贾朗、蒋蕾、喻杉、韩进涛等15位同志参与了本部分的素材收集和初稿撰写;腧穴的古今穴性文献辑录、古今应用辑要、刺灸法部分,由王晓庆、王雪梅、王敏、王维佳、王瑾、皮燕、左帮平、未秋萍、任正强、李建赫、严攀、何佳、何桂华、刘传凤、刘美婷、刘颖、李小杰、杨进、杨艳、连慧文、苏文莉、吴尧、吴楠、陈复贤、郑桂欣、张金生、张柳、张昭、周辉林、周源、赵菁菁、侯慧敏、唐昊、高伟、陶程露、黄坤、蒋蕾、喻杉、曾帅、曾驰宇、释辉、韩进涛等42位同志执笔,每位同志平均编撰10个左右腧穴。下编第一部分的第1章由皮燕同志执笔,第2章由严攀同志执笔,第3、6章由王晓庆同志执笔,第4、7章由周源同志执笔,第5章由赵菁菁同志执笔,第8章由喻杉同志执笔,第9章由王敏同志执笔;第二部分的第1章由赵菁菁、王晓庆、严攀、周源同志执笔,第2章由王敏、赵菁菁同志执笔,第3章由皮燕、王敏同志执笔,第4章由喻杉同志执笔,第5章由周源、喻杉同志执笔。全书统稿由周建伟、谢慧君、黄蜀同志执笔。最后由周建伟同志审定。

本书在编写过程中,学习、引用了部分学者的研究成果。我们充分尊重被引用者的知识产权,凡涉及引用者,均在编末集中列出被引用的参考文献,在此一并对被引用作者表示敬意和感谢!本书在出版过程中,得到了四川科学技术出版社及戴林编辑的大力支持,在此也表示感谢!由于编著者水平有限,书中难免存在错漏之处,殷切期望同行专家及广大读者批评指正。

编著者

2014年1月

自　序

　　国医之学,上肇岐黄,下流明清,登堂入室,济世活人,功载史册,时至今日仍惠泽于民,功德彰显,在国之医疗卫生保健服务体系中不可或缺。针灸医学,乃国医重要组成,其以国医基本理论、经络腧穴学说为基础,砭、灸等技术为手段,防病治病,独树一帜。

　　腧穴之功,一则转输经气,二则反映病候,三则接受刺激、发挥效应,在针灸治疗中位不可替。腧穴之用,一曰近治,二曰远治,三曰特殊作用,乃业界公认。对此愚以为:因之于腧穴皆有居处,必与居处之组织器官发生联系,且腧穴十之八九皆有经脉归属,是故腧穴当具备治疗其所居之部或邻近部、所属经脉循行经过之部疾病的功用,此乃腧穴作用之共性,是谓腧穴主治;盖因腧穴所居位置及与经脉、脏腑联系之差异,加之针灸手法诸因素介入,腧穴效应会显现出一定的差异性和特异性,此乃腧穴作用之特殊性,是谓腧穴穴性,隶于腧穴主治之下。

　　穴性,乃腧穴性质简称,反映腧穴治疗作用的特异性。穴性研究,起步较晚,许多问题至今悬而未决,诸如概念尚未统一,理论体系尚欠完整,腧穴穴性之归纳多限于文献总结而尚乏实践验证,腧穴之穴性归类尚待规范,效仿中药药性归纳模式来概括穴性之方法尚存争议。凡此等等,皆需深入探究。窃以为,管窥历代对腧穴主治之归纳总结和临床治疗之实际效果,可见不同的腧穴能够显现出特定的、有别于其他腧穴的功效,此即穴性;承认穴性之客观存在,强调穴性之重要地位,厘清每个腧穴之具体穴性特征,是构建针灸临床辨证施治体系之理论与实践基石。

　　愚业医于杏林,擅砭灸之术,悬壶已然三十载。纵观现世针灸临床,颇多喜好局部取穴而有偏废辨证取穴之倾向,甚则不问孔穴、"阿是"盛行。长此以往,针灸医者大有蜕为工匠之势,谈何学术发展与疗效提高?何以能扭转如此局面?窃思关键在于提升针灸防病治病之科技含量,把握其内在规律,遵循辨证施治之核心原则。有感于此,愚操刀取疾,工于辨证选穴施针,研习腧穴穴性,探寻针灸辨证施治规律,广泛涉猎,溯源梳流,博采众长并有所发挥,在厘清腧穴穴性之基础上,构建起"腧穴证治"之针灸临床辨治体系。其基本框架是:在辨证论治理论指导下,以四诊收集临床病候;用辨证尤重辨明疾病之病位和病性;依证立法;据病位取病变局部、邻近部及所属经脉之腧穴,依病性选具有相应穴性之腧穴,构成病位取穴和病性取穴之腧穴处方组合;施适当刺灸方法及补泻手法,实现理、法、方、穴、术之有机统一。腧穴证治体系中,辨证施治原则一以贯之,据愚之临床实证,对提高临床效果确有裨益。

　　本书冠名《腧穴证治学》,集成了愚等学习感悟、探研结果、临证经验及古代医家、今世学者之研究成果,倘对诸多同仁之学习、研究和临证实践有所作用,甚是欣然。缘于愚等才疏学浅,书中错漏之处在所难免,祈望同道斧正。

蜀中愚医　周建伟

2014 年 1 月于成都

弁　言

　　建伟教授与我相识于20年前的泸州医学院(今四川医科大学)附属中医院。彼时,我任医院书记,他作针灸大夫,因其勤奋善思,成果出类,被学院破格评为"副高",旋即调来成都四川省中医药科学院附属医院,我们虽然蓉泸相隔,但一直友谊音信不断。回蓉二十余年来,建伟人生事业"双轨并进":一则坚持临床,潜心学术,展针灸绝艺于蓉城氍毹,著述宏丰,成果卓著,先后获四川省学术和技术带头人、享受国务院政府特殊津贴专家、中央保健委员会保健专家、国家优秀中医临床人才、全国百名杰出青年中医、四川省名中医、四川省针灸学会副会长等多项殊荣。另则兼做管理,从四川省中医药科学院针灸经络研究所所长、书记,院科研处长,直至4年前出任四川省中医药科学院副院长,并于2014年下半年参加"全省优秀年轻干部人才递进培训计划第3期培训班"调训学习。可谓"专业出类拔萃,从政一帆风顺",足以令我引为自豪,钦佩由生。4年前我从泸州医学院调来成都,我们又成为一个班子的同事与战友,算是渊缘不解,殊途同归也。

　　今年初,建伟教授倾数年心血,率众多高足编成洋洋洒洒《腧穴证治学》巨著一部,再三盛情邀我作序。我虽中医科班出身,但长期从事管理工作而致学业荒疏,许是因为建伟教授顾及旧谊刻意让我"沾光"垂史,或是促我藉此重拾"荒业"。思虑再三,盛情难却,只好在反复拜读大作的基础上说几句心得感悟,权作妄骘。

　　《腧穴证治学》分上、中、下三篇共31章,既有博大精深腧穴理论的挥赜索隐,又有既往同类书籍的衷多益寡,更有指导临床实践的创新便捷。上篇旁征博引,挥幽发微,对传统腧穴理论既有"尽精微"的搜罗发掘,又有"致广大"的辩证宏论,有机地将中医基础理论与针灸经络学说融通提升,开拓视野,启迪思维。中篇用14章主题篇幅从穴性与应用的视角将全身腧穴归列于解表、清热、止咳化痰平喘、理气、理血、消食导滞、安神、开窍醒神回厥、平肝息风、利水渗湿、祛风除湿通络、补益、温里、利窍等诸多类别中医治法名下,供读者一目了然,查找便捷。下篇从证候证治和病证证治两方面着手排列阐述,既可让业者由证候入手辨证选穴施治,又可按病证配穴施术,具有权威便捷的临床实践指导价值。总之,这是一部全面系统、融通古今、构思新颖、便捷实用的针灸学专书。

　　祖国医学,博大精深,针灸典籍,汗牛充栋,著书不易,作序尤难,不揣冒昧,赘述弁言,见仁见智,读用明辨。

尹杰霖

(四川省中医药科学院党委书记、教授　四川省文史馆特约研究员)

2015 年 3 月 10 日于成都鬠鐉斋

作者简介

　　周建伟，四川省中医药科学院副院长，研究员、主任中医师，博士生导师，专业技术二级岗位。四川省学术和技术带头人，享受国务院政府特殊津贴专家，国家优秀中医临床人才，全国百名杰出青年中医，四川省名中医，中国针灸学会理事及针灸器材专委会副主任委员、四川省针灸学会副会长。先后主持和主研国家、省级科研课题 27 项，获省部级科技进步二等奖 1 项、三等奖 3 项；主编学术专著 6 部，在国内外核心期刊公开发表论文 117 篇。培养硕士、博士研究生 80 余名。

目　录

上编　腧穴证治理论概述

第一章　腧穴概述 ……………………………………………………………………… 3

第一节　腧穴的概念及形成发展 …………………………………………………… 3

一、腧穴的概念 …………………………………………………………………… 3

二、腧穴的形成与发展 …………………………………………………………… 3

第二节　腧穴的基本特性 …………………………………………………………… 6

一、腧穴的特殊组织结构性 ……………………………………………………… 6

二、腧穴与经络密切相关性 ……………………………………………………… 6

三、腧穴与脏腑密切相关性 ……………………………………………………… 7

四、腧穴的主治特性 ……………………………………………………………… 8

第三节　腧穴的分类及定位方法 …………………………………………………… 8

一、腧穴的分类 …………………………………………………………………… 8

二、腧穴的定位方法 ……………………………………………………………… 10

第二章　腧穴主治（基于共性） …………………………………………………… 12

一、腧穴主治的概念 ……………………………………………………………… 12

二、腧穴主治的形成 ……………………………………………………………… 12

三、古典文献对腧穴主治归纳总结的回顾 …………………………………… 13

四、现代对腧穴主治作用和主治规律的总结 ………………………………… 17

第三章　腧穴证治（基于个性） …………………………………………………… 20

第一节　穴性——腧穴证治的理论和实践基础 ………………………………… 20

一、穴性的概念 …………………………………………………………………… 20

二、对穴性认识的发展 …………………………………………………………… 20

三、穴性的特征 …………………………………………………………………… 22

四、腧穴的穴性归类 ……………………………………………………………… 25

五、穴性的临床意义 ……………………………………………………………… 36

第二节　辨证纲要 ………………………………………………………………… 37

一、八纲辨证 ……………………………………………………………………… 37

二、经络辨证 ……………………………………………………………………… 40

三、病因辨证 ……………………………………………………………………… 41

四、脏腑辨证 ……………………………………………………………………… 43

五、气血津液辨证 ………………………………………………………………… 49

第三节　腧穴证治——据"证"选穴施治 ……………………………………… 52

一、腧穴证治的概念 ……………………………………………………………… 52

二、腧穴证治临床模式 …………………………………………………………… 52

三、腧穴证治提纲 ………………………………………………………………… 56

上编主要参考文献 ………………………………………………………………… 60

中编　腧穴穴性与应用

第一章　解表穴 …………………………………………………………………… 65

列缺(65)　　阳溪(69)　　支正(70)　　玉枕(71)　　天柱(73)　　大杼(74)

风门(75)　　风池(77)　　陶道(80)　　大椎(81)　　风府(84)　　太阳(86)

印堂(88)

第二章　清热穴 …………………………………………………………………… 91

第一节　清热泻火穴 ……………………………………………………………… 91

一、清心泻火穴 …………………………………………………………………… 91

少海(91)　　少府(93)　　小海(95)　　筑宾(96)　　曲泽(97)　　劳宫(99)

二、清热泻肺穴 …………………………………………………………………… 101

尺泽(101)　　鱼际(104)　　前谷(105)　　灵台(107)　　上星(108)

三、清泻肝胆穴 …………………………………………………………………… 109

五处 (110)　　上关 (111)　　颔厌 (112)　　悬颅 (113)　　悬厘 (114)　　曲鬓 (115)

浮白 (116)　　头窍阴 (117)　　完骨 (118)　　阳白 (119)　　头临泣 (120)　　脑空 (121)

阳辅 (122)　　足临泣 (124)　　地五会 (125)　　侠溪 (126)　　足窍阴 (128)　　行间 (129)

四、清胃肠热穴 ··· 132

三间 (132)　　合谷 (133)　　下廉 (137)　　手三里 (138)　　曲池 (139)　　下巨虚 (144)

解溪 (146)　　冲阳 (148)　　内庭 (150)　　厉兑 (152)　　大都 (154)　　小肠俞 (157)

阑尾 (158)

五、清三焦热穴 ··· 159

肓门 (159)　　液门 (160)　　阳池 (161)　　外关 (162)　　支沟 (164)　　天井 (166)

消泺 (168)　　瘈脉 (169)

第二节　清热解毒穴 ··· 170

二间 (170)　　温溜 (172)　　阳谷 (173)　　角孙 (174)　　耳尖 (175)　　八邪 (177)

八风 (177)

第三节　清热利湿穴 ··· 178

商丘 (178)　　腕骨 (180)　　胆俞 (182)　　大肠俞 (184)　　中膂俞 (186)　　白环俞 (187)

阳纲 (188)　　意舍 (190)　　秩边 (191)　　阴谷 (193)　　带脉 (195)　　五枢 (196)

阳陵泉 (197)　　中封 (199)　　蠡沟 (201)　　曲泉 (203)　　阴包 (205)　　足五里 (206)

会阴 (207)　　长强 (209)　　腰俞 (211)　　至阳 (212)　　胆囊 (214)

第四节　清热凉血穴 ··· 214

血海 (215)　　委中 (216)　　郄门 (218)

第三章　化痰止咳平喘穴 ··· 220

中府 (220)　　云门 (222)　　天府 (223)　　经渠 (225)　　天鼎 (226)　　扶突 (227)

缺盆 (229)　　屋翳 (230)　　丰隆 (232)　　肩中俞 (234)　　肺俞 (235)　　魄户 (237)

谚语 (239)　　神藏 (241)　　彧中 (242)　　俞府 (243)　　鸠尾 (244)　　紫宫 (246)

华盖 (247)　　身柱 (248)　　定喘 (249)

第四章　理气穴 ··· 250

第一节　宽胸理气穴 ··· 250

侠白 (250)　　人迎 (251)　　气舍 (253)　　气户 (254)　　库房 (255)　　膺窗 (256)

乳根 (257)　　胸乡 (259)　　周荣 (260)　　步廊 (261)　　神封 (262)　　灵墟 (263)

天池 (264)　　天泉 (265)　　中庭 (266)　　膻中 (267)　　玉堂 (269)　　天突 (270)

第二节　理气和胃(肠)穴 ………………………………………………… 273

不容(273)　　承满(274)　　关门(275)　　太乙(276)　　滑肉门(277)　　天枢(279)

大巨(282)　　上巨虚(283)　　太白(286)　　公孙(288)　　冲门(291)　　府舍(292)

腹结(293)　　大横(294)　　腹哀(295)　　胃俞(296)　　膈关(298)　　胃仓(299)

商曲(300)　　石关(301)　　阴都(303)　　腹通谷(304)　　幽门(305)

第三节　疏肝理气穴 ……………………………………………………… 307

气冲(307)　　食窦(309)　　天溪(310)　　大包(311)　　督俞(312)　　肝俞(312)

魂门(316)　　肩井(317)　　渊腋(319)　　辄筋(320)　　日月(321)　　外丘(322)

丘墟(323)　　太冲(325)　　急脉(328)　　章门(329)　　期门(331)

第五章　理血穴 ……………………………………………………………… 335

第一节　止血穴 …………………………………………………………… 335

孔最(335)　　隐白(337)　　承山(340)　　交信(342)　　中都(343)

第二节　活血穴 …………………………………………………………… 345

外陵(345)　　归来(346)　　地机(348)　　极泉(349)　　膈俞(351)　　气海俞(354)

至阴(354)　　水泉(356)　　四满(357)　　中注(359)　　肓俞(360)　　维道(361)

阴廉(362)

第六章　消食导滞穴 ………………………………………………………… 364

梁门(364)　　梁丘(365)　　建里(367)　　上脘(368)　　四缝(370)

第七章　安神穴 ……………………………………………………………… 372

灵道(372)　　通里(373)　　神门(375)　　厥阴俞(378)　　心俞(379)　　神堂(381)

飞扬(383)　　申脉(384)　　间使(386)　　内关(388)　　大陵(391)　　本神(394)

阳交(394)　　巨阙(395)　　神道(397)　　强间(399)　　后顶(400)　　神庭(401)

四神聪(403)　　安眠(405)

第八章　开窍醒神回厥穴 …………………………………………………… 407

少冲(407)　　少泽(409)　　天窗(411)　　眉冲(412)　　金门(413)　　涌泉(414)

中冲(417)　　关冲(419)　　大敦(421)　　百会(423)　　素髎(426)　　水沟(427)

兑端(429)　　龈交(430)　　十宣(431)

第九章　平肝息风穴 ………………………………………………………… 433

束骨(433)　　翳风(434)　　颅息(436)　　耳和髎(437)　　率谷(438)　　天冲(440)

正营(441)　　筋缩(442)　　哑门(443)　　脑户(445)　　前顶(446)

第十章　利水渗湿穴·· 448

偏历（448）　　水道（449）　　陷谷（451）　　漏谷（453）　　阴陵泉（454）　　箕门（457）

三焦俞（458）　　膀胱俞（460）　　委阳（462）　　胞肓（463）　　京门（464）　　石门（465）

水分（467）

第十一章　祛风除湿通络穴·· 470

第一节　祛风除湿穴·· 470

阴市（470）　　犊鼻（472）　　肩贞（474）　　臑俞（475）　　天宗（476）　　秉风（477）

肩髎（478）　　环跳（479）　　风市（481）　　中渎（483）　　膝关（484）　　膝眼（485）

第二节　疏散外风穴··· 486

肩髃（486）　　巨髎（489）　　地仓（491）　　大迎（492）　　颊车（493）　　下关（495）

后溪（497）　　颧髎（499）　　附分（500）　　足通谷（501）　　承浆（502）　　牵正（504）

夹承浆（504）

第三节　通经活络穴··· 505

上廉（505）　　肘髎（506）　　手五里（507）　　臂臑（509）　　巨骨（510）　　髀关（511）

伏兔（512）　　条口（514）　　青灵（515）　　曲垣（516）　　肩外俞（517）　　承扶（518）

殷门（519）　　浮郄（520）　　合阳（520）　　承筋（522）　　跗阳（523）　　昆仑（525）

仆参（527）　　京骨（528）　　三阳络（530）　　四渎（531）　　清冷渊（532）　　臑会（533）

天髎（534）　　居髎（535）　　膝阳关（536）　　夹脊（537）

第十二章　补益穴··· 539

第一节　补气穴··· 539

太渊（539）　　足三里（542）　　上髎（547）　　次髎（548）　　中髎（550）　　下髎（551）

志室（552）　　横骨（554）　　气穴（556）　　中极（557）　　气海（559）　　中脘（562）

子宫（565）

第二节　补血穴··· 566

三阴交（567）　　肝俞（571）　　脾俞（575）

第三节　补阴穴··· 577

阴都（578）　　膏肓（579）　　然谷（581）　　太溪（583）　　大钟（586）　　照海（587）

复溜（590）　　悬钟（593）

第四节　补阳穴（595）

肾俞（596）　　关元俞（599）　　会阳（600）　　大赫（601）　　关元（603）　　腰阳关（606）

命门(607)

第十三章　温里穴 ··· 610

曲骨(610)　　阴交(612)　　神阙(613)　　下脘(616)　　悬枢(618)　　脊中(619)

中枢(620)

第十四章　利窍穴 ··· 622

第一节　利目窍穴 ··· 622

承泣(622)　　四白(624)　　头维(625)　　养老(627)　　睛明(628)　　攒竹(629)

曲差(632)　　承光(633)　　丝竹空(634)　　瞳子髎(635)　　目窗(637)　　光明(638)

球后(639)　　鱼腰(640)

第二节　利鼻窍穴 ··· 641

禾髎(642)　　迎香(643)　　通天(645)　　承灵(646)　　囟会(647)

第三节　利耳窍穴 ··· 648

天容(648)　　听宫(650)　　络却(651)　　中渚(652)　　会宗(654)　　天牖(655)

耳门(656)　　听会(658)

第四节　利口舌咽喉穴 ··· 659

少商(660)　　商阳(662)　　水突(664)　　璇玑(665)　　廉泉(666)　　金津、玉液(668)

中编主要参考文献 ··· 670

下编　常见证候及病证证治

第一部分　常见证候证治

第一章　基本虚证类 ··· 675

第一节　气虚证 ··· 675

第二节　气陷证 ··· 675

第三节　气脱证 ··· 676

第四节　血虚证 ··· 676

第五节　阴虚证 ··· 677

第六节　阳虚证 ··· 677

第七节　气血两虚证 ··· 678

第八节　津液亏虚证 ··· 678

第九节　精气亏虚证 ··· 679

第二章　基本实证类 ··· 680

第一节　外风证 ··· 680

第二节　外寒证 ··· 680

第三节　暑热证 ··· 681

第四节　湿阻证 ··· 681

第五节　外燥证 ·· 682

第六节　实热证（火邪炽盛证） ·· 682

第七节　痰证（痰浊阻滞证） ·· 683

第八节　气滞证（气机阻滞证） ·· 683

第九节　气逆证 ·· 684

第十节　血瘀证（瘀血内阻证） ·· 684

第十一节　食积证 ·· 685

第三章　心系证类 ··· 686

第一节　心气虚证 ·· 686

第二节　心阳虚证 ·· 686

第三节　心血虚证 ·· 687

第四节　心阴虚证 ·· 687

第五节　心脉痹阻证 ··· 687

第六节　痰蒙心神证 ··· 688

第四章　肺系证类 ··· 689

第一节　肺气虚证 ·· 689

第二节　肺阴虚证 ·· 689

第三节　风寒束肺证 ··· 690

第四节　肺热炽盛证 ··· 690

第五节　痰浊阻肺证 ··· 691

第五章　脾系证类 ··· 692

第一节　脾气虚证 ·· 692

第二节　中气下陷证 ··· 692

第三节　脾阳虚证 ·· 693

第四节　脾虚血亏证 ··· 693

第五节　脾虚水泛证 ··· 694

第六节　脾虚湿困证 ··· 694

第七节　胃阴虚证 ·· 695

第八节　胃火［热］（炽盛）证 ·· 695

第九节　寒邪犯胃证 ··· 696

第十节　肠热腑实证 ··· 696

第十一节　肠道湿热证 ·· 697

第十二节　食滞胃肠证 ·· 697

第六章　肝系证类 ··· 699

第一节　肝阴虚证 ·· 699

第二节　肝血虚证 ·· 699

第三节　肝阳上亢证 ··· 700

第四节　肝郁气滞证 ··· 700

第五节　寒凝肝脉证 ··· 701

第六节　胆郁痰扰证 ··· 701

第七节　肝胆湿热证 ··· 702

第七章　肾系证类 ··· 703

第一节　肾气虚证 ·· 703

第二节 肾虚水泛证……………………………………………………………………703
第三节 肾阳虚证…………………………………………………………………………704
第四节 肾阴虚证…………………………………………………………………………704
第五节 肾精亏虚证………………………………………………………………………705
第六节 膀胱湿热证………………………………………………………………………706
第七节 寒凝胞宫证………………………………………………………………………706
第八节 瘀阻胞宫证………………………………………………………………………707
第九节 冲任不调证………………………………………………………………………707

第八章 脏腑兼证类……………………………………………………………………709
第一节 肺脾气虚证………………………………………………………………………709
第二节 肺胃阴虚证………………………………………………………………………709
第三节 肝火犯肺证………………………………………………………………………710
第四节 肝肾亏虚证………………………………………………………………………710
第五节 肝肾阴虚证………………………………………………………………………711
第六节 肝胃不和证………………………………………………………………………712
第七节 肝郁脾虚证………………………………………………………………………712
第八节 脾肾阳虚证………………………………………………………………………713
第九节 心胆气虚证………………………………………………………………………713
第十节 心肺气虚证………………………………………………………………………714
第十一节 心肝血虚证……………………………………………………………………714
第十二节 心脾两虚证……………………………………………………………………715
第十三节 心肾不交证……………………………………………………………………715
第十四节 心肾阳虚证……………………………………………………………………716

第九章 经脉筋骨证类…………………………………………………………………717
第一节 风痰入络证………………………………………………………………………717
第二节 寒凝经脉证………………………………………………………………………717
第三节 湿热阻络证………………………………………………………………………718
第四节 瘀血阻络证………………………………………………………………………718

第二部分 常见病证证治

第一章 内科病证………………………………………………………………………720
第一节 中风………………………………………………………………………………720
第二节 眩晕………………………………………………………………………………722
第三节 头痛………………………………………………………………………………724
第四节 面瘫………………………………………………………………………………727
第五节 面痛………………………………………………………………………………728
第六节 胸痹心痛…………………………………………………………………………729
第七节 心悸………………………………………………………………………………731
第八节 不寐………………………………………………………………………………733
第九节 郁证………………………………………………………………………………735
第十节 癫证………………………………………………………………………………736
第十一节 狂证……………………………………………………………………………737
第十二节 痫病……………………………………………………………………………739

第十三节　痴呆…………………………………………………………………741
第十四节　感冒…………………………………………………………………742
第十五节　咳嗽…………………………………………………………………744
第十六节　哮病…………………………………………………………………746
第十七节　喘证…………………………………………………………………748
第十八节　肺痨…………………………………………………………………750
第十九节　呕吐…………………………………………………………………752
第二十节　呃逆…………………………………………………………………754
第二十一节　胃痛………………………………………………………………756
第二十二节　泄泻………………………………………………………………759
第二十三节　痢疾………………………………………………………………761
第二十四节　便秘………………………………………………………………763
第二十五节　胁痛………………………………………………………………765
第二十六节　水肿………………………………………………………………767
第二十七节　淋证………………………………………………………………768
第二十八节　癃闭………………………………………………………………771
第二十九节　消渴………………………………………………………………772
第三十节　阳萎…………………………………………………………………774
第三十一节　遗精………………………………………………………………776
第二章　皮外骨伤科病证………………………………………………………778
第一节　蛇串疮…………………………………………………………………778
第二节　瘾疹……………………………………………………………………779
第三节　粉刺……………………………………………………………………780
第四节　丹毒……………………………………………………………………782
第五节　乳痈……………………………………………………………………783
第六节　乳癖……………………………………………………………………784
第七节　肠痈……………………………………………………………………785
第八节　痔疮……………………………………………………………………786
第九节　筋疣……………………………………………………………………788
第十节　落枕……………………………………………………………………789
第十一节　肘劳…………………………………………………………………789
第十二节　漏肩风………………………………………………………………790
第十三节　项痹病………………………………………………………………791
第十四节　腰痛…………………………………………………………………793
第十五节　扭伤…………………………………………………………………794
第十六节　痹证…………………………………………………………………795
第十七节　痿证…………………………………………………………………797
第三章　妇儿科病证……………………………………………………………800
第一节　月经不调………………………………………………………………800
第二节　痛经……………………………………………………………………805
第三节　闭经……………………………………………………………………806
第四节　崩漏……………………………………………………………………808
第五节　绝经前后诸症…………………………………………………………810

第六节　带下病 ··· 811
第七节　不孕 ··· 813
第八节　胎位不正 ·· 815
第九节　滞产 ··· 816
第十节　乳少 ··· 817
第十一节　阴挺 ·· 818
第十二节　急惊风 ·· 820
第十三节　痄腮 ·· 821
第十四节　疳积 ·· 823
第十五节　积滞 ·· 824
第十六节　小儿遗尿 ·· 825
第十七节　小儿脑性瘫痪 ·· 826
第十八节　小儿多动症 ··· 827

第四章　五官科病证 ·· 829
第一节　麦粒肿 ·· 829
第二节　天行赤眼 ·· 830
第三节　近视 ··· 831
第四节　耳鸣、耳聋 ·· 832
第五节　鼻渊 ··· 834
第六节　鼻衄 ··· 835
第七节　咽喉肿痛 ·· 836
第八节　牙痛 ··· 838
第九节　口疮 ··· 839

第五章　急症 ··· 841
第一节　痉证 ··· 841
第二节　厥证 ··· 842
第三节　脱证 ··· 843
第四节　高热 ··· 844
第五节　内脏绞痛 ·· 845

下编主要参考文献 ·· 848
附录一　腧穴归经索引 ·· 849
附录二　腧穴拼音字母索引 ·· 852

上编

腧穴证治理论概述

第一章　腧穴概述

第一节　腧穴的概念及形成发展

一、腧穴的概念

腧穴中的"腧",通假字,通"输",即转输之意;穴,孔隙之意。腧穴是脏腑经络之气转输出入的特殊部位,在病理情况下是脏腑经络病证的反应点,临床上则是针灸、推拿等疗法的施术部位。

正确认识和理解腧穴的概念,应该把握以下两点:腧穴既有物质属性,又有功能属性。

腧穴是脏腑经络之气转输出入的特殊部位,这是腧穴物质性的体现。《灵枢·小针解》:"节之交三百六十五会者,络脉之渗灌诸节者也。"即是对此的论述。腧穴是脏腑经络之气的会聚之处,其会聚何处? 文献有不同观点,如石学敏主编《针灸学》认为"腧穴是人体脏腑经络之气输注于体表的特殊部位";徐恒泽主编《针灸学》认为"腧穴是人体脏腑经络气血输注于体表的特殊部位";沈雪勇主编《经络腧穴学》又认为"腧穴是脏腑经络气血输注于躯体外部的特殊部位"。概括起来,这些著述均认为腧穴是位于人体体表的部位。罗永芬主编《腧穴学》则认为:"腧穴是人体脏腑经络气血输注出入的特殊部位。"未论及"体表"和"躯体外部",强调了"输注"与"出入"的概念。那么何种说法更符合"腧穴"的真正含义呢? 早在《内经》中,腧穴有"节""会""气穴""骨空"等名称,说明腧穴是"气"的通道,据此认为腧穴仅是位于体表的"部位"是不准确和全面的,它不是孤立于体表的点,而是与深部组织器官有着密切联系、互相疏通的特殊部位。已有的腧穴、经络实质研究成果也证明,腧穴的结构是一个从体表皮肤到肌肉到筋骨的立体结构,因此我们认为腧穴是脏腑经络之气转输出入的特殊部位比较恰当。

腧穴是反映正气盛衰的反应点和激发正气、调控愈病的刺激点,这是腧穴功能性的体现。《灵枢·九针十二原》中记载:"节之交,三百六十五会,知其要者,一言而终,不知其要,流散无穷。所言节者,神气之所游行出入也,非皮肉筋骨也。"强调了腧穴是"神气所游行出入"之处。《黄帝内经太素》也指出:"神在孔穴"。何谓"神"?《内经》对神的论述甚多,而且多与针刺有关,如《灵枢·九针十二原》认为上工与下工的区别在于能否守神,"粗守形,上守神";《灵枢·本神》中曰:"凡刺之法,先必本于神";《灵枢·胀论》中认为神与补泻的关系是"补虚泻实,神归其室",神在针刺中的重要地位可见一斑。《灵枢·小针解》明确指出:"神者,正气也。"正气是指人体的机能活动(包括脏腑、经络、气血等功能)和抗病、康复能力,腧穴是"神气游行出入"之处,那么腧穴处的皮肉筋骨仅是其形,其本质应当是测知正气盛衰的反应点,正如张介宾所说:"神气之所游行出入者,以穴腧为言也,故非皮肉筋骨之谓,知邪正虚实而取之弗失,即所谓知要也。"

腧穴是治疗疾病的刺激点,这是不难理解的。对针刺疗法来说,就是采用针刺工具刺激腧穴,施行手法,有效激发正气,祛除邪气,防治疾病。

二、腧穴的形成与发展

(一)腧穴的形成

腧穴的形成来源于医疗、生活实践。远古时代,人类在进行生产劳动的同时,就已经开始了与疾病的不懈斗争。人类在生活、劳动中经常受到意外的损伤,常常自发地施以抚摩、按揉、捶击或砭刺,或偶然地被火燎、烧伤，或被乱石、荆棘刺伤，达到或意外发现能达到"快然""立已"以及"痛止"等效果，逐步建立起"以痛为腧"的概念，这就是腧穴的雏形。这种偶然现象，反复多次，久而久之，人类便逐渐意识到人体某些特殊部位，施以刺激具有治疗疾病的作用，这就是腧穴的最早发现。正是我们的祖先在长期与疾病作斗争的过程中，陆续发现人体上有不少反应病痛和治疗病痛的特殊部位，并不断寻找着这些点与体内脏腑经络气血之间的对应关系，从而发现并积累了大量确有疗效的腧穴。

《内经》对腧穴的论述，标志着腧穴在战国至西汉时期初步形成。《内经》对腧穴的论述甚详：

(1) 有了腧穴的概念和名称。《内经》将腧穴称为"以痛为腧""节""会""空"(孔)、"气穴""气府""骨空"等。如《灵枢·九针十二原》中曰："节之交，三百六十五会，知其要者，一言而终，不知其要，流散无穷。所言节者，神气之所游行出入也，非皮肉筋骨也。"《灵枢·小针解》中曰："节之交三百六十五会者，络脉之渗灌诸节者也。"其中"节"即是腧穴的别名。

(2) 记载了腧穴的部位及定位方法。《素问·阴阳应象大论》称"气穴所发，各有处名"，对"气穴"已经非常注重命定名称和厘订部位了。《内经》中已经提出了骨度折量法，目前通用的骨度分寸法就是根据《灵枢·骨度》的记载，并不断补充和完善而来。

(3) 记载了数量可观的腧穴。《内经》记载的腧穴达155个，说明在当时对腧穴数量已有相当的积累，其中不但有经穴，而且还有经外奇穴，如"奇输"。

(4) 为腧穴依经分类奠定了基础。《素问·气府论》称腧穴为"脉气所发"。《素问·调经论》中曰："五脏之道，皆出于经遂。"《灵枢·小针解》中曰："节之交，三百六十五会者，络脉之渗灌诸节者也。"这些都为后世的腧穴依据经脉分类奠定了基础。

(5) 提出了特定穴的概念。《内经》中大量记载了有关特定穴的内容。如《素问·金匮真言论》首载五藏之俞，《灵枢·背腧》指出了五藏背俞穴位置；《灵枢·九针十二原》论述了十二原穴；《灵枢·本输》详细讨论了五输穴，并补充了六腑阳经的原穴名称和部位；《灵枢·根结》除载有足六经之根结穴名外，还载有手足六阳经根、溜、注、入之穴名；《灵枢·经脉》提出了十五络脉的起始腧穴；《素问·奇病论》有"胆募俞"的记载。如此等等，内容丰富。

(6) 明确了部分腧穴的主治范围。如《素问·刺疟论》记载，刺郄中(即委中)出血可治足太阳之疟，刺廉泉可治十二疟。《素问·刺热论》又有"三椎下间主胸中热，四椎下间主鬲中热，五椎下间主肝热，六椎下间主脾热，七椎下间主肾热"等论述。《灵枢·癫狂》《素问·痹论》等篇目都有类似描述。

(二) 腧穴的发展

《内经》的论述，是腧穴形成的标志。其后经过历代劳动人民的不断实践和医学家的研究，腧穴的内容得到极大的发展，逐步走向成熟，形成"腧穴学"，成为一门专门的中医理论学说，指导着中医学、针灸学的学术发展和临床医疗实践。归纳起来，腧穴的发展有以下几个方面：

1. 腧穴名称的发展演变

腧穴的名称，《内经》最早称"节""会""气穴""气府""骨空"等；《针灸甲乙经》中又称"孔穴"；《太平圣惠方》称"穴道"；《金兰循经》(已佚)称"经穴"；《铜人腧穴针灸图经》正式称"腧穴"之名；《神灸经纶》则称"穴位"。现代比较一致的称法主要是"腧穴""穴位"，前者更学术一些，后者更通俗一点。

2. 腧穴数量的逐渐增加

腧穴数量的演变，是一个由少到多、逐步积累的过程。《内经》有《灵枢·本输》《灵枢·背腧》《素问·气穴论》《素问·气府论》等专篇论述腧穴，其具体的腧穴数目目前看法还不一，有162、160、159、155个穴名的说法，本书作者通过考证，认为其穴名数应为155个。晋代腧穴学趋于成熟，皇甫谧《针灸甲乙经》的问世正是针灸学专门化的集中体现。该书截取《灵枢》《素问》有关针灸内容，加上《明堂孔穴针灸治要》类编而成，增补穴名至349个。唐代医家在前人成就基础上继续补充腧穴，如王冰在注释《素问》时所新增的灵台、腰阳关、中枢、急脉等穴都是《针灸甲乙经》所不载的。宋代王惟一著《铜人腧穴针灸图经》，广泛收集腧穴文献，统一名称，确定位置，订正讹误，厘定的腧穴数目增至354个，在《针灸甲乙经》基础上增加腧穴5

个,其中单穴 2 个:阳关、灵台;双穴 3 个:膏肓俞、厥阴俞、青灵。明代杨继洲著《针灸大成》,总结了明以前针灸学及腧穴学学术成就,将腧穴按其名称、性质进行了分门别类的论述,增补眉冲、督俞、气海俞、关元俞、风市 5 穴,厘定腧穴 359 个。至清代李学川《针灸逢源》,将历代典籍中所载十四经经穴收集至 361 穴(增补中枢、急脉 2 穴),该数目一直沿用至今。

3. 腧穴归类的不断演化

《内经》载穴 155 个左右,部分腧穴只有腧穴部位而未归经;部分腧穴归入相应经脉,主要是一些特定穴如动脉穴、原穴、五输穴、络穴、下合穴等,可见《内经》已开始以经脉为纲对腧穴进行分类。《针灸甲乙经》对全身腧穴的顺序进行了整理,腧穴按头、面、耳前后、颈、肩、胸、腋、背、四肢等 35 条线(区、部)排列,其中头面躯干以分部划线排列,四肢以三阴三阳分经排列。这种列穴方法,使局部腧穴分布一目了然,随手可取。《圣济总录》对《图经》上卷的腧穴归经排列顺序、经络与腧穴关系作了较大调整,将 354 腧穴全部归属十四经脉,依经脉行走方向作了重新编排,一直成为北宋以后乃至现代的腧穴归经标准,这是腧穴学的一大进步。元代滑寿著《十四经发挥》,首次对奇经八脉作了重新厘定,将任督两脉与十二经脉并称,把全身经穴按照《灵枢·经脉》所载经脉循行顺序进行排列,称为"十四经穴"。这种按经列穴的方法,进一步强化了腧穴与经脉的关系,体现了腧穴为"脉气所发"的学术思想,倍受后世推崇,被广泛沿用至今。

4. 腧穴主治功用的不断扩展

历代文献对各腧穴主治作用的记载不断增多,由简到繁。《内经》对腧穴主治作用的记载大多比较简略。《针灸甲乙经》对腧穴的穴名、别名、位置、取法、功能、主治、何经脉气所发、与何经交会、针刺深浅、留针时间、艾灸壮数、刺灸禁忌以及误治后果等都做了全面系统的论述。唐宋时期流行灸法,《备急千金要方》和《千金翼方》《圣济总录》《外台秘要》等对腧穴的灸治作用进行了诸多记载。明代是集前人腧穴学大成的时期。此时期的医家对腧穴的主治作用进行了一次大总结,对腧穴的功能主治、选穴配方都做了大量补充,将腧穴的功用进行归类,并以歌赋的形式记录,使后人易于学习和掌握。

一般说来,历代古典医籍对腧穴主治功用记载内容较多者往往是临床较为常用的穴位,其适应范围广,治疗作用大。本书以足三里为例,可以看出历代对其主治作用都在进行着不断的补充和完善。足三里是临床最常用的经穴之一,文献记载内容最为丰富。早在《内经》中就有多处论述,主要阐述足三里对胃肠的调整作用,凡是"邪在脾胃",无论虚实寒热都可"调于三里";对"邪在胆,逆在胃"的呕逆症,还可"取三里以下胃气逆"。《明堂孔穴针灸治要》《针灸甲乙经》记载足三里具有泻阳明经热的作用,可治狂歌、妄言、口噤、喉痹、乳痈有热等。三国华佗提出足三里"疗五劳羸瘦,七伤虚乏"。南北朝时期秦承祖指出其"诸病皆治"。说明在当时已经认识到足三里具有很强的补虚、益气作用。《外台秘要》说:"人年三十以上,若不灸三里,令人气上冲目。"后人即据此而常灸三里以防治中风,称之为"保健灸"。宋代张杲《医说》载:"'若要安,三里莫要干'。患风疾人宜灸三里者,五脏六腑之沟渠也。常欲宣通,即无风疾。"说明历代对足三里的认识日益深化,主治病症逐步扩展。元代李东垣指出:"六淫客邪,及上热下寒,筋骨皮肉血脉之病,错取于胃之合(足三里),大危。"说明治病取足三里又当辨明表里,否则不但不能取疾反致其害,这些提示又使后人对经穴主治作用的掌握更趋全面而明确。

5. 特定穴的发展及应用

特定穴是一类具有特殊主治作用的腧穴,是腧穴主治作用中最具代表性的腧穴。随着实践和认识的不断深化、系统化,特定穴的内容也在不断丰富。《内经》对五输穴、原穴、络穴等进行记载。东汉秦越人所著《难经》提出了脏、腑、气、血、筋、脉、骨、髓八会穴的名称与主治,还对俞募穴、原穴、五输穴进行了补充和理论阐发。《明堂孔穴针灸治要》全面记载了四肢部的井、荥、输、原、经、合、络、郄穴;头身部的俞、募穴及各经交会穴。《针灸甲乙经》补充了手少阴心经的五输穴和原穴的名称、背俞穴中的三焦俞、募穴中的心包募膻中等内容,首载郄穴的名称、位置以及交会穴的名称和交会经脉。宋元时期针灸医家又提出"八脉交会穴",认为上下肢有八个经穴分别通向奇经八脉,如手厥阴络穴内关通阴维脉,手少阳络穴外关通阳维脉等。其依据不同的理论对经穴进行组合归类以说明其主治特性,对于临床选穴具有重要的指导意义。

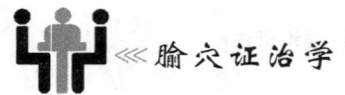

6. 经外奇穴的发展

实际上，很多经外奇穴的发现要比经穴早，相当部分经外奇穴最后发展成为了经穴。如风市初见于《肘后方》，后被归入足少阳胆经。膏肓俞初见于《千金方》，后被归入足太阳膀胱经。部分未被归入经穴者，或近世所发现的新穴，则以"奇穴"的形式流传，如印堂、太阳、阑尾、胆囊等穴。有些奇穴则是源于经穴的演变或传误，如《千金方》所载"手逆注"即是手阳明大肠经温溜穴的别名；《医学入门》所载"痞根"实即是足太阳膀胱经肓门穴的演变。奇穴在历代针灸学著作中续有收集，明·方贤著《奇效良方》专列"奇穴"一节，集有26个奇穴。《针灸大成》《类经图翼》等书也有专篇介绍，收集奇穴数目更多。

第二节 腧穴的基本特性

本质上，腧穴既是脉气转输之处，又是脏腑经络病证的反应点，还是疾病治疗的部位。这就决定了腧穴具有特殊组织结构性、经络密切相关性、脏腑密切相关性、主治特性等基本特征。

一、腧穴的特殊组织结构性

腧穴，是人体脏腑经络之气转输出入的特殊部位。换言之，腧穴是有别于人体五脏六腑、四肢百骸、组织官窍的一种存在，必然有别于不能输注的部位，这是腧穴的定位性。《素问·阴阳应象大论》指出："气穴所发，各有处名。"《灵枢·九针十二原》曰："所言节者，神气之所游行出入也，非皮肉筋骨也。"说明腧穴是人体特殊部位的具备特殊功能和作用的特殊结构。腧穴的特殊性体现在：

（1）腧穴不同于有形的脏腑组织器官。腧穴位于皮表，不等同皮肤；通达肌肉筋骨而非皮肉筋骨；更不是气血津液，而是"神气之所游行出入"之所，是脏腑经络通达于外，与自然环境交换的门户和途径。

（2）腧穴不是单纯的通道，其内有脏腑经络之气通行，并处于动态变化之中，是一个有别于现有解剖结构的结构与功能的统一体。刺激腧穴可以对脏腑经络的机能产生影响，并能影响人体之气的升降出入聚散。同时，在人体亚健康或病理状态下，相应的腧穴能更敏感地反应脏腑或组织官窍的机能状态。

（3）腧穴具备某些可验证、可检测的特性。尽管目前对腧穴实质的认识仍然没有完全清楚，但不可否认，经过大量的观察和研究，腧穴还是具有一些可观察和检测的特性，如病理状态下腧穴局部的病理变化可表现为敏感、压痛、结节、脱屑、红斑等；腧穴还有明显的电学特性，表现为低电阻和高电位。而非腧穴部位则没有这些特性。

（4）腧穴不但是人体内外联系的通路，同时也是人体内外物质能量信息联系的通路或者途径。

二、腧穴与经络密切相关性

《素问·调经论》："夫十二经脉者，皆络三百六十五节。"《素问·痹论》："五脏有俞，六府有合，循脉之分，各有所发。"明确指出了腧穴与经络的密切关系，这是腧穴的循经性。经络是沟通人体内外、上下、表里、左右的联系系统，是运行气血、输送营养的主要通路。众所周知，腧穴与经络有非常密切的关系，腧穴从属于经络，形式上是"点"与"线"的关系，腧穴是点，经络是线。这些"点"有的直接与经脉相通，有的与其"支而横者"的络脉相通，位置有深有浅，区域有大有小。如位于四肢末端的穴位较小较浅，位于大关节附近的穴位则较大较深。《内经》论述腧穴为"脉气所发"和"神气之所游行出入"处，即指腧穴为经络气血集散之处，这是腧穴输注气血的特点。具体来说有以下几点：

1. 腧穴与经络的属络关系

每条经脉在体表都有一定的分布线路与部位，而腧穴则是经络之气输注交汇于体表之处。经络依靠腧穴与其他部位之间形成沟通联络的统一整体。经气的循行转注、传输营养、运行气血、传导反应、调节平衡等活动，均以这种联系属络关系为基础，并指导临床实践。如泻太阳经的昆仑穴可治疗太阳经病的头痛、项强；泻少阳经的丘墟穴可治疗少阳经病的胁痛、耳聋等，都是借助腧穴与经络之间的联系属络关系而发挥疗效的。

2. 腧穴与经络的传导反应关系

在正常情况下,外界刺激作用于腧穴,通过经络的传导而影响机体内部,并在相应的腧穴部位产生效应。同样,机体之所以能够抵御外邪,适应自然的各种环境变化,也和经络的传导反应有关。

3. 腧穴与经络的调节平衡关系

机体阴平阳秘的状态,是与经络的调节平衡作用密不可分的,而这一作用又是通过腧穴而完成的。在疾病的发生、发展过程中,当某种病因导致某部分经络失去正常生理功能时,另外部分的经络就会予以调节。如对某些口眼歪斜、半身不遂患者,采用"巨刺"(针刺健侧腧穴)的方法治疗而取得疗效,就是通过改善经络的调节平衡作用而实现的;再如"补不足、泻有余""虚者补之、实者泻之"的治疗法则也是调节平衡的具体方法。

总之,腧穴不是孤立的,它或在经,或不在经者必为络之所聚。腧穴之所以为腧穴,且能发挥腧穴的作用,正是因为腧穴不是孤立存在的。它们或位于经脉上直接与经脉通联,或者虽然不在经脉径路上但通过络脉与经脉通联,并且必然为络脉汇聚的地方。由此说明腧穴与经络有非常密切的从属关系,人体的经脉之气需要依靠腧穴转输而运行全身并与自然界交换,刺激腧穴需要依靠经络的传导而治疗全身疾病。明·汪机《针灸问对》说:"经络不可不知,孔穴不可不识。不知经络无以知气血往来;不知孔穴无以知邪气所在。知而用,用而的,病乃可安。"指出了经络与穴位的关系及其重要性。针灸等治病方法都是通过作用于腧穴而实现的,它基于经络腧穴所具有的传导感应和调整虚实的功能;针刺腧穴时所出现的"得气"和"行气"现象就是经络传导感应功能的具体表现。

三、腧穴与脏腑密切相关性

《素问·气穴论》有"脏俞五十穴,府俞七十二穴"的记载,表明腧穴与脏腑的联系不仅仅是指腧穴通过经络与所属脏腑的联系,而且有一些腧穴与脏腑有不同于其他腧穴的特殊联系途径。脏腑是维持人体正常生命活动的组织器官系统,它深居躯干体腔之内,藏精寓神,腐熟水谷,化生精微,传化排泄;腧穴布散体表,乃气血汇聚、转输部位,腧穴与脏腑之间存在着极为密切的关系。这种密切关系表现为:

1. 结构相关性

腧穴与脏腑,一在表,一在里,它们之间的结构相关性是通过经络的连接而实现的。《灵枢·海论》说:"夫十二经脉者,内属于脏腑,外络于肢节",明确指出腧穴、经络、脏腑之间的关系。经络之气输注于腧穴,腧穴从属于经络;经络中的十二经脉"属""络"于脏腑,与脏腑直接相通。通过经络的途径,从结构上将腧穴与脏腑紧密连接在一起,形成一条结构通路,同时也为腧穴与脏腑的功能相关性提供了结构基础。

2. 功能相关性

腧穴与脏腑的功能相关性,可表现在生理、病理、诊断和治疗等方面。

(1)在生理情况下,脏腑是气血化生之源,人体从自然界摄入的清气和水谷,经过脏腑的腐熟、传导、运化等作用转化为精微,又进一步化生成为维持人体生命活动的营养物质,即气血津液和精,通过经络腧穴的运送和转输,到达四肢百骸、五官九窍、五脏六腑而滋润营养周身。通过腧穴转输之气,还可充腠理,固卫气,抗御外邪侵袭。

(2)在病理情况下,腧穴与脏腑的关系表现为传注病邪、反应病候和诊断疾病。

①传注病邪:腧穴—经络—脏腑是一条结构通路,因此当人体在正气不足、腠理空虚的情况下,外邪即可乘虚而入,侵入皮部和腧穴,由表及里,深入脏腑,导致脏腑受邪,功能失调,发生疾病。

②反应病候:也正因为有腧穴—经络—脏腑这一条结构通路,当脏腑功能失调发生疾病时,其病候也可通过该途径反应到体表。《内经》所谓"有诸内,必形于诸外"的理论,就是通过腧穴与脏腑的密切相关性而实现的。《灵枢·邪客》说:"肺心有邪,其气留于两肘;肝有邪,其气留于两腋;脾有邪,其气留于两髀;肾有邪,其气留于两腘。"张介宾《类经》注说:"凡病邪久留不移者,必于四肢八溪之间有所结聚,故当于节之会处索而刺之。"说明腧穴在病理状态下具有反应病候的作用。临床观察发现,胃肠疾患,常在足三里、地机等穴

出现压痛过敏,有的还可在第5~8胸椎附近触到软性异物;胃下垂病人常在足三里处出现条索状物,中脘处出现结节,胃俞处出现凹陷等;肺病之人,常可以在肺俞、中府等穴出现压痛、过敏及皮下结节;冠心病病人可在神堂出现压痛。肝火旺盛,常出现目赤肿痛,因为肝经"连目系"。

③诊断疾病:腧穴与脏腑的病理相关性还表现在通过观察测知体表腧穴的异常病理改变来诊断内在脏腑的疾病。临床上常用指压背俞穴、募穴、郄穴、原穴的方法,察其腧穴的压痛、过敏、肿胀、硬结、凉、热及局部肌肉的坚实虚软程度,并审其皮肤的色泽、瘀点、丘疹、脱屑、肌肉的隆起、凹陷等来协助诊断,这就是《灵枢·官能》"察其所痛,左右上下,知其寒温,何经所在"及《灵枢·刺节真邪》"用针者,必先察其经络之实虚,切而循之,按而弹之,视其应动者,乃后取之而下之"的具体应用。如头痛病,前额痛多与阳明经有关;两侧痛与少阳经有关;枕部痛与太阳经有关;巅顶痛则与足厥阴经和督脉有关。两胁痛,多与肝胆有关。胆囊穴、阑尾穴等穴出现敏感或压痛,多与胆囊、阑尾疾病有关。近年来还应用声、光、电、磁、热等物理学方法,如经络穴位测定仪、生命信息诊断仪等,对腧穴进行探查以协助诊断脏腑疾病,为腧穴诊断脏腑病变增添了新的内容。

(3)在治疗情况下,腧穴与脏腑的关系表现为刺激腧穴可以治疗脏腑疾病。腧穴是临床针灸推拿等的施术部位,这些治疗措施作用于腧穴,其刺激信号通过腧穴—经络—脏腑途径传递到脏腑,以疏通经气,恢复、调节人体脏腑气血的功能来达到治疗疾病的目的。临床根据腧穴与脏腑这一相关性,某脏腑有病变时,常选取相关经脉上的腧穴进行治疗。如《四总穴歌》所说:"肚腹三里留,腰背委中求,头项寻列缺,面口合谷收"就是很好的例证。又如治疗头痛,常根据其发病部位选取相关腧穴进行针刺,前额头痛与阳明经有关,可循经选取上肢的合谷穴,下肢的内庭穴治疗;两胁痛与肝胆有关,可循经选取阳陵泉、太冲穴等。

四、腧穴的主治特性

腧穴具有主治特性是众所周知的。《内经》早就认识到这一点,如《素问》中"热俞、水俞、寒热俞"等概念表明当时已认识到一些腧穴是与特定性质的疾病相关联的。《灵枢·终始篇》"从腰以上者,手太阴阳明皆主之;从腰以下者,足太阴阳明皆主之",表明腧穴具有分部主治的特点。历代对腧穴的主治都十分重视,《黄帝明堂经》《针灸甲乙经》《太平圣惠方》《铜人腧穴针灸图经》《针灸聚英》《针灸大成》《类经图翼》等古典文献都对腧穴的主治进行过很有影响的归纳总结。现代则将腧穴的主治归纳为近治作用、远治作用和特殊作用。

第三节 腧穴的分类及定位方法

一、腧穴的分类

传统意义上,腧穴的分类方法,经历了从部位分类到经脉分类的演变。《内经》《针灸甲乙经》等专书主要对腧穴按部位进行分类;以元代滑寿著《十四经发挥》为标志,出现了依据腧穴归属经脉的经脉分类法,遵从者甚多,影响广泛,一直沿用至今。除此之外,本书作者十分重视腧穴的偏性与功效,认为从历代对腧穴功用的总结归纳和治疗疾病时的实际效果看,腧穴是有偏性的,这种偏性本书统一称之为"穴性",因此腧穴也可按穴性分类。

(一)按部位分类——局部取穴依据

腧穴的部位分类法,即根据人体解剖位置而排列腧穴的方法。该方法强调腧穴与所在部位之间的联系。历代医家对人体部位的划分虽不尽相同,但一般多以头面、颈项、胸膺、胁腹、肩背、腰尻、腋胁、侧腹、四肢内外等为基准,是"局部取穴"的重要依据。部位分类法涉及全身所有的腧穴,既包括经穴,也包括经外奇穴。按部位分类者,《针灸甲乙经》最详,其采用头身分部、四肢分经的方法对腧穴进行归类。

(二)按经脉分类——循经取穴依据

根据腧穴是否归属经脉进行分类,一般分为十四经穴、奇穴、阿是穴三类。

1. 十四经穴

十四经穴是指归属于十二经脉和任督二脉的腧穴,简称"经穴"。这些腧穴因分布在十四经脉循行路线上,所以与经脉关系密切。十二经脉的腧穴均为左右对称的双穴,任脉和督脉的腧穴,均为单穴。十四经穴不仅可以反映本经经脉及其所属脏腑的病证,也可以反映本经脉所联系的其他经脉、脏腑之病证。同时作为针灸施治的部位,不仅有治疗本经脏腑病证的作用,也可以治疗与本经相关的经络脏腑之病证,是"循经取穴"的重要依据。

十四经穴一共361个穴名,包括手太阴肺经左右各有11穴,手阳明大肠经左右各有20穴,足阳明胃经左右各有45穴,足太阴脾经左右各有21穴,手少阴心经左右各有9穴,手太阳小肠经左右各有19穴,足太阳膀胱经左右各有67穴,足少阴肾经左右各有27穴,手厥阴心包经左右各有9穴,手少阳三焦经左右各有23穴,足少阳胆经左右各有44穴,足厥阴肝经左右各有14穴,任脉有24穴,督脉有28穴。

2. 奇穴

奇穴是指未能归属于十四经脉的腧穴,它既有固定的穴名,又有明确的位置,又称"经外奇穴"。这些腧穴因对某些病证具有特殊的治疗作用而得名,如四缝治疗小儿疳积、印堂治疗头痛等均可取得很好的疗效。

历代对于奇穴的记载很多,《千金方》收载奇穴达187个之多,均散见于各类病证的治疗篇中。《奇效良方》专列奇穴,收集了26穴。《针灸大成》专列"经外奇穴"一门,载有35穴。《类经图翼》也专列"奇俞类集"一篇,载有84穴。《针灸集成》汇集奇穴144个。近年《针灸经穴图考》记载奇穴622个,《中国针灸学》也记载32个。这些都说明历代医家对奇穴是颇为重视的。

奇穴的分布较为分散,有的在十四经循行路线上,如印堂、阑尾、胆囊等;有的虽不在十四经循行路线上,但却与经络系统有着密切联系,如太阳与三焦经相关,鼻通与胃经相系;有的奇穴并不指某一个部位,是由多穴位组合而成,如十宣、八邪、八风、华佗夹脊等。有些虽名为奇穴,其实就是由经穴组成的,如胞门、子户,实际就是水道穴;《针灸聚英》以胆俞、膈俞双侧四穴为"四花穴",将左右心俞穴称为"灸痨穴"等。奇穴的主治一般比较单纯,如四缝治小儿疳积、二白治痔疮、腰奇治癫痫等。

3. 阿是穴

凡以病痛局部或与病痛有关的压痛(敏感)点作为腧穴者,称为阿是穴。阿是穴中的"阿",为呼喊声,因医生按压痛处时患者会发出"啊"声,故名"阿是"。阿是穴又称压痛点、天应穴、不定穴等,这一类腧穴既无具体名称,又无固定置,而是以压痛点或其他反应点作为腧穴。

阿是穴,首载《备急千金要方·灸例》:"吴蜀多行灸法,有阿是之法,言有人病痛,即令捏其上,若果当其处,不问孔穴,即得便快或痛处,即云阿是,灸刺皆验,故曰阿是穴也。"因阿是穴没有固定的位置,故扁鹊《神应针灸玉龙经》称之为"不定穴";《医学纲目》称"天应穴",其名虽异,其义则同。溯本求源,《内经》记载的"以痛为输"即是阿是穴的最早应用。《素问·骨空论》:"切之坚痛,如筋者灸之。"《灵枢·五邪》:"以手疾按之,快然,乃刺之。"说明或痛,或快然,或有特殊感应之处,都是阿是穴之意。现代研究表明,脏腑器官病变在身体的某些部位会出现压痛或敏感点,刺激这些部位可以使脏腑器官病变得到缓解甚至痊愈,因此临床上正确应用阿是穴,对提高疗效具有一定意义。

(三)按穴性分类——辨证取穴依据

穴性实际上即是腧穴的功效或作用。按穴性分类,是指按腧穴的特殊功效进行分类,如将腧穴分为解表类、清热类、化痰止咳平喘类、消食类、行气类、通下类、开窍醒神类、平肝类、安神类、利水渗湿类、祛风湿强筋骨类、通经活络类、止血类、活血祛瘀类、止痛类、补益类、收涩类、对症选穴类、局部选穴类等。将腧穴按穴性分类的分类方法,目前还不普遍,也尚未得到业界的公认,但这恰恰是本书作者认为最值得重视的方面。建立在腧穴穴性分类法基础上的辨证取穴治病,是最能体现中医辨证施治思想和特色的应用,但也恰恰是当今临床治疗中相对比较忽略的部分,因此本书以"腧穴证治"为切入点,探讨腧穴的穴性功效及临床应用。

二、腧穴的定位方法

临床常用的腧穴定位方法主要有骨度分寸法、体表标志法、手指比量法和简易取穴法四种。

(一)骨度分寸法

骨度分寸法,即以骨节为主要标志测量周身各部的长短、大小,并依其尺寸按比例折算作为定穴的标准。这种分部折寸的尺度要以患者本人的身材为依据。目前使用的骨度分寸法是在多方考查古今文献的基础上加以修改而成的,既清晰明确,又简便易行。人体各部位常用的骨度尺寸见表1。

表 1 常用骨度分寸表

分部	部位起点	常用骨度	度量法	说　　明
头部	前发际至后发际	12 寸	直量	如前后发际不明,从眉心量至大椎穴作 18 寸;眉心至前发际 3 寸,大椎至后发际 3 寸
	额部两发角之间	9 寸	横量	发角差异者,可用任脉至头临泣穴的距离加倍,以当作一侧的 4.5 寸
胸腹部	两锁骨中线之间	8 寸	横量	胸部与胁肋部取穴直寸,一般根据肋骨计算,每一肋两穴间作 1.6 寸
	两乳头之间	8 寸	横量	
	胸正中线天突至胸剑联合	9 寸	直量	
	胸剑联合至脐中	8 寸	直量	
	脐中至耻骨联合上缘	5 寸		
背腰部	两肩胛骨脊柱缘的肩胛冈之间	7 寸	横量	背部直寸根据脊椎定穴,肩胛骨下角相当第七(胸)椎,髂嵴相当第十六椎(第四腰椎棘突);背部横寸以两肩胛内缘作 6 寸
	大椎以下至尾骶	21 椎	直量	
上肢部	腋前纹头至肘横纹	9 寸	直量	用于手三阴、手三阳经的骨度分寸
	肘横纹至腕横纹	12 寸		
下肢部	耻骨上缘至股骨内上踝上缘	18 寸	直量	用于足三阴经的骨度分寸
	胫骨内侧髁下缘至内踝尖	13 寸		
	股头大转子至膝中	19 寸	直量	用于足三阳经的骨度分寸"膝中"前面相当犊鼻穴,后面相当委中穴;臀横纹至膝中,作 14 寸折量
	膝中至外踝尖	16 寸		

(二)体表标志法

体表标志法可分固定和活动标志法两类。

1. 固定标志法

固定标志法,即是利用五官、毛发、爪甲、乳头、脐窝以及骨节凹陷和凸起、肌肉隆起等部位作为取穴标志。如鼻尖取素髎,眉间取印堂,两乳中间取膻中,脐旁 2 寸取天枢,腓骨小头前下缘取阳陵泉等。

2. 活动标志法

活动标志法,即是利用关节、肌肉、皮肤等随活动而出现的孔隙、凹陷、皱纹等作为取穴标志。如取耳门、听宫、听会等应张口,取下关应闭口。又如曲池应屈肘于横纹头处取穴;取肩髎时应将上臂外展至水平位,当肩峰与肱骨粗隆间出现两个凹陷,在前方凹陷中取穴;取阳溪时应将拇指翘起,当拇长、短伸肌腱之间的凹陷中取穴等。

（三）手指比量法

手指比量法是在骨度分寸法的基础上,医生用手指比量取穴的方法。在实际操作时应注意参照患者身材的高矮胖瘦而适当增减比例。常用的有下列几种:

1. 中指同身寸法

中指同身寸法,即以患者的中指屈曲时,中节内侧两端纹头之间作为1寸取穴的依据。这种方法适用于四肢及脊背作横寸折算。

2. 拇指同身寸法

拇指同身寸法,即以拇指关节的横度作为1寸。

3. 横指同身寸法

横指同身寸法,又称"一夫法",即将四横指相并(一夫),以其中指第二节为准,量取四指之横度作为3寸。此法主要用于下肢、下腹部和背部的横寸。

手指比量法必须在骨度规定的基础上运用,不能以指寸悉量全身各部,否则必然长短失度,因此骨度分寸法与手指比量法在临床中当要相互结合应用。

（四）简易取穴法

简易取穴法是临床上较为实用、简便易行的取穴法。如取列缺时,可令患者左右两手之虎口交叉,一手食指压在另一手腕后高骨的正中上方,当食指尖处有一小凹陷即是穴;又如取劳宫时,可令患者半握拳,以中指的指尖切压在掌心的第一横纹上,即是穴;再如取风市时,可令患者双手自然下垂,于股外侧中指尖到达之处即是穴。此外,如两耳角直上连线中点取百会、垂肩屈肘取章门等,也是简易取穴法的应用。

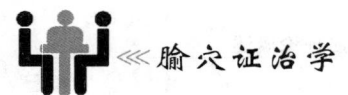

第二章 腧穴主治(基于共性)

腧穴主治是腧穴学的重要内容。腧穴最重要的功用之一,就是作为针灸推拿等的施术部位,接受刺激用以治疗疾病。腧穴自身所具有的主治功用,是针灸推拿等治疗方法防治疾病的重要前提和基础之一。历代医家十分重视对腧穴主治的发现、收集、归纳和总结,使腧穴主治的积累越来越丰富,越来越完善,成为今天仍然指导着针灸推拿等临床实践的宝贵财富。

一、腧穴主治的概念

所谓腧穴主治,是指腧穴治疗疾病的范围,也即腧穴能够治疗的病证(症)。腧穴主治是针灸选穴处方的重要依据。

二、腧穴主治的形成

从古至今,腧穴的主治处在不断地丰富和演变中,根据研究发现,腧穴主治的形成与以下因素有关:

(一)依据大量的临床实践

包括针灸学在内的中医学是一门实践性很强的学科,通过漫长的、大量的医疗实践活动积累起了丰富的临床经验,并经不断提炼、总结,最后上升为理论和科学。腧穴主治形成的一个重要来源就是临床实践。

1. 临床治疗经验的直接积累

在人类祖先发现和使用火的过程中,发现局部取暖可以消除一些病痛;在接触火时,火星溅到身体某处被灼伤,此时却减轻或消除了某种疼痛或疾病,当这些疾病再发生时,就会试探性地烧灼该部位,而收到同样的效果。刺法也是如此,先是在某处按压或意外创伤,却减轻或消除了某种疼痛或疾病,而后又逐步发展到用砭石或砭石按、刺该部位,达到了治疗病痛的效果。经过长期的观察和总结,这些部位就成为了"砭灸处",即腧穴,这些被减轻或消除的病证就被归纳成为腧穴的主治。如古人已总结出治疗头痛,灼或刺两眉之间或两眼角(印堂、太阳);腹痛,灼或刺脐上4寸(中脘)等。以这种方法总结的腧穴主治有较坚实的实践基础,并为现代临床研究所证实。

2. 由病候转化成为腧穴主治

在古代,非常重视诊脉,通过脉动的变化测知病候,如《内经》早就有"是动病"的记载。对于脉诊病候的针灸治疗,在相当长的时期内都是直接刺灸诊脉处治之,因而诊脉部位渐渐演变成针灸治疗部位——腧穴。这类腧穴早期的主治病证便直接来自原先的脉诊病候,最典型的例子就是由十二脉口演变而成的十二"经脉穴",以及由十五诊络部位演变而成的十五络穴,这两类腧穴的主治病症最初期都直接来自相应脉口的诊脉、诊络病候。如《灵枢·经脉》记载足厥阴的"是动病"为:"腰痛不可以俯仰,丈夫㿉疝,妇人则少腹肿,甚则嗌干,面尘脱色";而《明堂经》记载足厥阴太冲穴的主治为:"男子㿉疝,女子少腹肿,腰痛,嗌干,面尘黑"。又如《灵枢·经脉》足厥阴络脉病候:"足厥阴之别,名曰蠡沟,去内踝五寸,别走少阳……其病气逆则睾肿卒疝,实则挺长,虚则暴痒";而《明堂经》记载足厥阴络穴蠡沟的主治:"足厥阴之络,在内踝上五寸,别走少阳。实则挺长,虚则暴痒;气逆[则]睾肿卒疝"。说明足厥阴脉口"是动"病与"足厥阴"穴(相当于"太冲")主治、足厥阴络脉病候与足厥阴络穴主治不仅病症相同,而且文字也一脉相承,有着明显的同源关系。

(二)依据中医理论的推论

1.从经络学说推论

"经络"概念的产生原本基于古人对于腧穴远隔诊疗作用的认识,但经络学说形成之后,又反过来对腧穴主治产生了深远的影响。腧穴与经脉有着密切的从属关系,《内经》明确地论述了腧穴是经脉"脉气所发"。由此推论,经穴的主治必然与经脉病候有密切的联系。后世将此两者的关系归纳为"经脉所过,主治所及",是指腧穴的循经主治作用,意即归属于某一经之穴可主治该经脉所过部位之病证。如《外台秘要》卷三十九记载手少阴经少冲穴的主治:"主热病烦心,上气,心痛而寒,善太息,烦满少气,悲恐善惊喜,掌中热,肘腋胸中痛,口中热,咽喉中酸,乍寒乍热,手卷不伸,掌痛引肘腋。"其中少冲穴能够主治手少阴经所过部位病证的体现非常明显。

2.从藏象学说推论

从藏象学说推论腧穴主治,突出表现在背俞穴及募穴中,而且由于俞募穴主症同时受藏象学说的影响,有些相应的俞募穴主症还非常相近。如《明堂经》记载足厥阴背俞穴肝俞的主治:"痓,筋痛急互引。咳而胁满急,不得息,不得反侧,腋胁下与脐相引,筋急而痛反折。目上视,眩,目中循循然,眉头痛,惊狂,衄,少腹满,目眈眈生白翳,咳引胸痛,筋寒热,唾血,短气,鼻酸,肝胀,癫狂。"

腧穴主治来源于中医理论的推论,有其一定的逻辑性和理论基础,但也免不了有主观臆想和推测的成分。好在漫长的临床实践中,古人将这些推论出来的主治运用于临床验证也取得了一定或较好的疗效,从而又加深了对这种推测的肯定。

三、古典文献对腧穴主治归纳总结的回顾

(一)秦汉时期

1.《内经》

《内经》是我国现存最早的一部医学专著,分为《灵枢》和《素问》两大部分。《内经》的针灸学内容丰富,包括脏腑气血、经络腧穴、刺灸、治疗等。其对腧穴的论述有部位、取穴法、主治病证(症)、腧穴配伍等。《内经》有关腧穴主治的记载比较分散,归纳起来有如下特点:

(1)以十二经脉为纲,提出"是动病"的经脉病候和"所生病"的十二经脉所属腧穴的主治范围。《灵枢·经脉》记述了十二经脉的"是动"和"所生"病候。如胆足少阳之脉"是动则病口苦,善太息,心胁痛,不能转侧,甚则面微有尘,体无膏泽,足外反热,是为阳厥。是主骨所生病者,头痛,颔痛,目锐眦痛,缺盆中肿痛,腋下肿,马刀侠瘿,汗出振寒,疟,胸、胁、肋、髀、膝外至胫、绝骨、外踝前及诸节皆痛,小趾次趾不用。"心手少阴之脉"是动则病嗌干,心痛,渴而欲饮,是为臂厥。是主心所生病者,目黄,胁痛,臑臂内后廉痛厥,掌中热痛。"

一般认为,"是动病"是指由于本经经脉变动而出现的各种病候,其病候彼此之间在病理上相互关联,用于说明经脉的病理现象。经文中的"是主……所生病者",有学者考证认为"主"有主持、掌管之义,在医书中常引申为"主治"的意思。如《灵枢·九针论》有:"五曰铍针……主大痈脓。""主"即"主治"之义。《阴阳十一脉灸经》也有"是……脉主治其所产病"的记载,是为佐证。因此,"所生病"应当理解为"此经脉主治某脏(或津、血等)所产生的病证",用于说明该经经穴的主治范围。其主治之病症,既可以是本经之病,亦可旁及他经,范围较"是动"广,病候间不一定有病理上的联系。

(2)归纳出了部分腧穴的专有主治病症。《内经》载穴155个左右,对这些腧穴的部位、取穴法、主治病证(症)、腧穴配伍等均有描述。其对腧穴主治功用的论述,有些是直接叙述主治病症,有些则以选穴、配穴的形式体现的。如《灵枢·经脉》:"手心主之别,名曰内关,去腕二寸,出于两筋之间……心系实则心痛,虚则为头强,取之两筋间也。"《灵枢·邪气脏腑病形》:"胃病者,腹䐜胀,胃脘当心而痛,上肢两胁,膈咽不通,食饮不下,取之三里也。"《灵枢·刺节真邪》:"耳无所闻……刺其听宫。"《素问·奇病论》:"故胆虚,气上

逆,而口为之苦,治之以胆募腧。"《素问·气穴论》:"背与心相控而痛,所治天突与十椎(中枢穴)及上纪(中脘穴)。"《素问·骨空论》:"灸寒热之法,先灸项大椎。"《灵枢·杂病》:"心痛,当九节(筋缩穴)刺之。"凡此等等,不胜枚举。

(3)总结出了具有特殊治疗功用的腧穴类别。最具代表性的是《灵枢·九针十二原》《灵枢·本输》《灵枢·经脉》《灵枢·背腧》等篇,分别记述了原穴,井、荥、输、经、合穴,络穴,背俞穴,交会穴等的主治功用。《灵枢·邪气脏腑病形》有"荥输治外经,合治内腑"的记载;《灵枢·顺气一日分为四时》有"病在脏者,取之井,病变于色者,取之荥,病时间时甚者,取之腧,病变于音者,取之经,经满而血者,病在胃及以饮食不节得病者,取之于合";《素问·咳论》:"治脏者,治其俞;治腑者,治其合;浮肿者,治其经"等,均论述了特定穴的主治功用和应用。同时,《内经》还将具有相同主治功用的腧穴进行归类形成"类穴",如《素问·水热穴论》提出"热病五十九俞",用以治疗热病;《素问·水热穴论》记载"水俞五十七穴"治疗水病,"泻胸中热八穴"治疗胸中热病等。

2.《难经》

《难经》是继《内经》之后又一部重要的中医经典著作,其从第四十五难、第六十二难到六十八难主要讨论腧穴,继承了《内经》旨意,并有所阐发。《难经》对腧穴主治的记述主要集中在特定穴上:一是首次总结了五输穴的主治作用。《难经·六十八难》曰:"井主心下满,荥主身热,俞主体重节痛,经主喘咳寒热,合主逆气而泄",补充了《灵枢·本输》只有五输穴名称、位置而无主治作用的不足。二是首次记载八会穴及其主治。《内经》里没有提到八会穴的概念,《难经·四十五难》首提八会穴,并明确提出了其主治病证是脏、腑、气、血、筋、脉、骨、髓之热病,虽较局限,但对后人多有启发。后世医家把其主治范围扩展到八者之一切病变,成为针灸临床常用的取穴原则,且疗效显著。三是补充了手少阴心经原穴及原穴治疗脏腑疾病的机理。《灵枢·九针十二原》和《灵枢·本输》只载述了11条经脉原穴的名称和位置,尚缺手少阴心经原穴,《难经·六十六难》则予以补充:"……少阴之原,出于兑骨"。同时《难经·六十六难》对《灵枢·九针十二原》"十二原者,主治五脏六腑之有疾者也"的机理进行了解释:"脐下肾间动气者,人之生命也,十二经之根本也,故名曰原。三焦者,原气之别使也,主通行之气,经历于五脏六腑。原者,三焦之尊号也,故所止辄为原。五脏六腑之有病者,皆取其原也。"四是概括性地阐明了俞募穴的治病机理。《难经·六十七难》曰:"阴病行阳,阳病行阴,故令募在阴,俞在阳。"意指内脏或阴经有病,其病气常出行于阳分的俞穴;体表或阳经有病,其病气常入行于阴分的募穴。

3.《黄帝明堂经》

《黄帝明堂经》成书于西汉末至东汉延平年间,一般认为该书已亡佚,今人黄龙祥依据《甲乙经》传本、杨上善注本残卷进行辑复,有《黄帝明堂经辑校》本存于世。《黄帝明堂经》是中国针灸发展史上第一部腧穴经典,它的腧穴主治是现存文献可考的最早腧穴主治形式,对后世腧穴主治的总结起着奠基性作用,一直代代相承地影响着后世腧穴主治的总结。该书以腧穴为纲,以定位、主治、刺灸方法为目,较全面总结了汉以前的针灸经验方,尤其是单穴方的治疗经验,并在形式上依据针灸方转换为腧穴主治。分析《黄帝明堂经》所列腧穴的主治病症,包括局部病症、经脉病候、络脉病候、脏腑病症、特定病症五类。

(1)局部病症:几乎是所有腧穴的主治病症,并且是除四肢肘膝以下腧穴之外的其他各部位腧穴的主要主治病症。如尺泽主"肘痛,手臂不得上头,肩背寒"。

(2)经脉病候:相当于《灵枢》中的"是动"病与"所生"病,一般是"标本"脉动处腧穴及四肢肘膝以下五输穴的主治。如尺泽主"心膨膨痛,咳逆上气,背痛寒,少气不足以息"。

(3)络脉病候:是"十五络穴"的主治,部分注明为"别络""大络",腧穴的主治也包含络脉病候。如足阳明络穴丰隆"主厥头痛,面浮肿,烦心"。

(4)脏腑病症:多为肘膝以下的五输穴、十二原穴、下合穴、俞募穴等特定穴的主治。如尺泽主"唾血,胸满短气,咳逆上气,舌干胁痛,心烦满乱,腹胀,喘"。

(5)特定病症:一般是据其病名或症状记载能够更明确且细致鉴别为某类(或种)特殊的、临床表现较为复杂的疾病内容,如疟病、热病、寒热病等。如尺泽主"喉痹,癫疾,小儿惊痫"。

(二)晋唐时期

论及晋唐时期对腧穴主治的总结,最有影响的当属《针灸甲乙经》。

1.《针灸甲乙经》

《针灸甲乙经》为魏晋时期著名的医家皇甫谧精研《素问》《灵枢》与《明堂孔穴针灸治要》(一说《黄帝明堂经》)等书,"事类相从,删其浮辞,除其重复,论其精要"综合整理书中有关针灸内容,并结合其自身的临床经验而成书。该书是我国最早的一部针灸学专著,是针灸医学发展的里程碑。《针灸甲乙经》卷三、卷七至卷十二均讨论腧穴,有学者考证称其内容均出自《黄帝明堂经》。该书列穴349个,头面躯干分部排列,四肢分经排列,对其穴名、别名、位置、取法、主治、配伍、何经脉气所发、何经所会、针刺深浅、留针时间、艾灸壮数、禁刺禁灸以及针灸意外等都作了全面论述。

《针灸甲乙经》记述腧穴主治,集中在卷七至十二,其主治是以针灸方症形式体现。如"疝,阴暴痛,中封主之";"癥疝,然谷主之";"痉,中有寒,取三里";"脾胀者,脾俞主之,亦取太白"等。其对方症的具体编排方法是"以病证为纲,分类编次,以穴对证",收集针灸方1 045个,以单穴方为主达873个,涉及内、外、妇、儿、五官科疾病的治疗。由于与《黄帝明堂经》具有历史渊源和承接关系,《针灸甲乙经》记述腧穴的主治(方症)也包含了局部病症、经脉病候、络脉病候、脏腑病症、特定病症等。尤其值得一提的是《针灸甲乙经》对腧穴特殊作用的总结相当突出,其对五输穴、原穴、络穴、郄穴及特定穴互配使用的条文就有71条,占了整个主治内容的2/3,郄穴及其应用是该书首创。除此之外,《针灸甲乙经》所采用的"以病为纲"的统穴方法,虽然没有明确说明辨证理论,但每一种病证的辨证治疗分类甚为细致,并结合适当的刺灸方法、刺灸量,大大提高了单穴及组穴应用的疗效。如《足厥阴脉动喜怒不时发癫疝遗溺癃第十一》就是经络辨证的应用;《五脏六腑胀第三》则是脏腑辨证的具体应用。

2.《外台秘要》

《外台秘要》是由唐代王焘辑录的综合性医书,汇集了初唐及唐以前的医学著作。《外台秘要·明堂》卷三十九"十二身流注五脏六腑明堂"篇腧穴主治系从《针灸甲乙经》一书辑录,并参考、引用了其他《明堂经》传本的少量文字。《外台秘要》载腧穴357穴,以经统穴,先明其归属经脉,次论定位取穴方法,再详述各穴的主治病证,后述施灸壮数。《外台秘要》对腧穴主治的记载较早而全面,较前人有很大发展,于后学亦有启迪。

(三)宋金元时期

宋金元时期,对腧穴主治的文献整理有2次,均由官方组织完成。第一次是在太平年间,由编纂《太平圣惠方》的医官将收集到的针灸腧穴文献进行系统总结,编成《针经》(卷九十九)、《明堂》(卷一百)各1篇,合称为针灸卷;第二次是在天圣年间,由医官王惟一奉命考订腧穴,著成《铜人腧穴针灸图经》一书。

1.《太平圣惠方》

《太平圣惠方》针灸卷汇集了汉代至唐代众多针灸腧穴著作,如《黄帝明堂》《针灸甲乙经》《千金方》《外台秘要》《甄权针经》《小品方》《异经》《扁鹊明堂》《华佗明堂》《秦承祖明堂》《曹氏灸经》《玉匮针经》等的精华,拔萃改编而成。如其载白环俞穴:"挺腹地满身,两手相重支额,纵气息,令皮肉俱缓,乃取其穴。针入八分,得气即泻,泻讫多补之。主腰髋疼不遂、浊虐、腰中冷、不识眠睡、劳损风虚。不宜灸。慎房事,不得擎重物,忌如前。"其中"刺入八分,得气即泻,泻讫多补之,不宜灸"是《针灸甲乙经》的文字,其余取穴法、主治病证等,均系《甄权针经》的内容。《太平圣惠方》针灸卷"采摭前经,研复至理,指先哲之未悟,违(达)古圣之微言,总览精英",以文献辑录的方式较全面记述了汉唐时期腧穴主治的经验;尤为难能可贵的是保存了如《甄权针经》《小品方》《异经》《扁鹊明堂》《华佗明堂》《秦承祖明堂》《曹氏灸经》《玉匮针经》等今天已经亡佚的文献资料,使《太平圣惠方》收录的腧穴主治尽可能反映该时期的全貌。如其记载肩井穴:"若妇人怀胎落讫,觉后微损手足弱者,针肩井手足立瘥,若有灼然,解针得遣针,不解针者不可遣针,灸乃胜针,日灸七壮,至一百罢。若针肩井,必三里下气,如不灸三里,即拔气上,其针膊井。出《甄权针经》"。

当然,《太平圣惠方》(针灸卷)的内容由于多直接录自前代医书,缺乏统一的体例,并且在辑录文献时也疏于考察,因而在腧穴主治方面出现了一些明显的失误,这些失误经《铜人腧穴针灸图经》的引录,对宋以后腧穴主治的归纳总结造成了诸多难题。

2.《铜人腧穴针灸图经》

《铜人腧穴针灸图经》,系宋代著名针灸学家王惟一奉敕编撰。该书总结了宋以前的针灸腧穴学成就,为后世针灸腧穴学的发展奠定了基础。该书载穴354个,对腧穴主治的总结,一方面以《太平圣惠方》(针灸卷)为重要参考,采用文献辑录方式汇集宋以前腧穴主治的成果。另一方面直接吸取当时针灸医家的临床经验,或间接从前代医家成熟的临床经验归纳总结,增补腧穴的主治作用,并附于各腧穴项下。如头维"……今附:治微风,眼睑眴动不止,风泪出";天柱"……今附:治颈项筋急不得回顾,头旋脑痛";风门"……今附:若频刺,泄诸热气,背永不发痈疽";膻中"……今附:疗膈气,呕吐涎沫,妇人乳汁少";气海"……今附:气海者,是男子生气之海也。治脏气虚惫,真气不足,一切气疾久不瘥,悉皆灸之";隐白"……今附:妇人月事过时不止,刺之立愈";太冲"……今附:凡诊太冲脉可诀男子病生死";大迎"……今附:风壅面浮肿,目不得闭,唇吻眴动不止,当针之,顿愈";委中"……今附:委中者,血郄也。热病汗不出,足热,厥逆满,膝不得屈伸,取其经血,立愈"。凡此等等,均是《铜人腧穴针灸图经》增补的腧穴主治,为不与前代的经文相混,而以附文的形式编列。这些经验或是对前人经验的补充,或是新增的内容。例如狂犬咬伤,宋以前多取咬伤局部施治,而该书补充可取外丘穴:"外丘……今附:猘犬所伤毒不出,发寒热,速以三壮,又可灸所啮之处,立愈。"

3.《针灸资生经》

《针灸资生经》为南宋王执中所编撰,总结综合历代腧穴主治,并受《铜人腧穴针灸图经》影响,也将自己的针灸临床经验附记于《铜人图经》相关穴下,或印证前代文献中腧穴主治,或补前人所记之未备。

(四)明清时期

明代是针灸学发展的昌盛时期,对腧穴主治进行有分量的总结也集中在明代,其贡献较大者,当推《针灸聚英》和《类经图翼》。

1.《针灸聚英》

《针灸聚英》,又名《针灸聚英发挥》,由明代著名针灸学家高武编著。全书共4卷,其中卷一论及腧穴主治,是继汉代医家《黄帝明堂经》首次全面总结腧穴主治之后,又一次系统的针灸腧穴文献整理,无疑对腧穴主治的发展做出了重大贡献。《针灸聚英》广聚前人之长,引用各类文献达16回部之多,既有腧穴专书,也有针灸方书。其汇集历代针灸学家对腧穴主治的论述,以大量篇幅论述十四经脉所属腧穴的性能,其内容远远多于前代医书,说明《针灸聚英》参考的文献范围很广。《针灸聚英》对腧穴主治的论述,往往举出验案,以验证腧穴主治与功能。在腧穴主治的考察研究方面,《针灸聚英》尊古而不泥古,经过详细地考证、精心地研讨,反复核校、互为印证,择善而从。如针对《伤寒论》109条论及期门穴治疗热病:"肝乘肺也,名曰横。刺期门"的观点,《针灸聚英》认为,"按伤寒发热,啬啬恶寒,大渴,饮水腹满,至于自汗出,则表已解,小便利,则里自和。故仲景曰其病欲解,当挨其自愈。且肝乘肺,为侮所不胜,故曰横。今详文意,刺期门三字疑衍,故丹溪谓罗成之曰:仲景书非全书,其间或文有不备,或意有未尽,吾每思之,不能以无疑。"

《针灸聚英》对腧穴主治总结还有另一个显著的特点,就是以歌赋形式收载针灸方,将方症间接归纳为腧穴的主治,这也是明代对腧穴主治总结的一大特色。该书中收载针灸各类歌赋65首,其中《百症赋》《拦江赋》《玉龙赋》《十二经脉歌》《杂病十一穴歌》《肘后歌》《回阳九针歌》《补泻雪心歌》《行针指要歌》《刺法启玄歌》等均为首载。以《百症赋》为例,共计收集针灸方93个,包括单穴方16个、双穴方77个,论及大量方症。

如《百症赋》云:"面上虫行有验,迎香可取。""耳中蝉噪有声,听会堪攻。""通天去鼻内无闻之苦,复溜祛舌干口燥之悲。""太冲泻唇喎以速愈,承浆泻牙痛而即移。""面部发麻如虫行,取面部的迎香;耳中响如蝉鸣,取耳前的听会;鼻塞不闻香臭,取头上的通天;风火、郁热牙痛,取颏唇沟中的承浆。""肩井乳痈而极效,商丘痔瘤而最良。""中脘主乎积痢，外丘收乎大肠。""湿寒湿热下髎定，厥寒厥热涌泉清。"这些针灸方症，为其后的腧穴主治总结提供了依据。

值得注意的是，据学者考证，《针灸聚英》主要是从《针灸资生经》卷三至卷七辑录，另据《针经节要》《针经摘英集》《洁古云歧针法》等书补辑，作者高武当时并没有见到《铜人腧穴针灸图经》《太平圣惠方》《圣济总录》等书，因此对腧穴主治的引录不是直接源于原书，故在整理过程中客观上出现了许多错误，这些错误经明代杨继洲《针灸大成》等书的沿袭，对明以后乃至现代腧穴学均产生了十分不良的影响。

2.《针灸大成》

《针灸大成》是明以来 300 年间流传最广的针灸学著作，是一部享誉针坛的历史名著。该书在明代著名针灸学家杨继洲所编《卫生针灸玄机秘要》基础上，由靳贤博采《针灸聚英》《神应经》《针灸大全》《医学入门》《古今医统》《小儿按摩经》等群书的内容，补辑重编而成，是继《内经》《针灸甲乙经》之后对针灸腧穴学的又一次总结。《针灸大成》共 10 卷，其中卷二、卷三为针灸歌赋，多抄录它书，只有《胜玉歌》一首系杨继洲所作。歌赋之后附有"杨氏考卷（策）"4 篇，议论精深，为他书所未见。卷六、卷七为腧穴卷，内容主要集自高武《针灸聚英》，对腧穴主治较他书有所补充。卷八主要抄录《神应经》中腧穴及针灸证治内容。卷九首载"治症总要""名医治法"、杨氏"针邪秘要"，末附杨继洲针灸医案 30 条，有论有法，脉证俱备，情节分明，实为针灸书中之不可多得。

《针灸大成》第九卷"治症总要"和卷末"杨氏医案"是该书临床分量最重、价值最高的部分，反映了明代的针灸临床实际，归纳总结出了相当数量的腧穴主治病症。如"治王念颐的咽喉之疾，取膻中、气海、足三里；夏中贵的瘫痪，针刺环跳，一针而愈。""王会泉夫人患危异之疾，半月不饮食，目闭不开已久，六脉似有如无，针内关穴，目即开，即能饮食，徐以乳汁调理而愈。"这类直接从临床实践中提炼的主治病症比从文献记录的价值更高，也为后世的进一步总结奠定了基础。

3.《类经图翼》

《类经图翼》系明代末期医家张景岳（张介宾）所撰，合 10 卷，主要为针灸和运气学说，以补充《类经》之不足。其中针灸部分图表并茂，文字精练，博引历代文献，又阐明自己观点，对后世颇有影响。

《类经图翼》对腧穴主治的整理，是继高武之后的又一次较大的总结，并且开创了一种新的腧穴主治整理模式。在《类经图翼》之前，未出现过与宋代《证类本草》、明代《本草纲目》体例相同或相近的腧穴专书，而《类经图翼》腧穴卷所载腧穴主治，正文多辑录自《针灸大成》《针灸聚英》《内经》等书，同时又广纳《千金要方》《千金翼方》及针灸治疗歌赋中的相关针灸方症，附列于各穴主治之下，所附之方以单穴、双穴方为主，因而针对性较强。如此不仅便于考察腧穴主治与临证取穴处方的相关性，而且便于及时地总结前人的针灸治疗经验，不断完善腧穴主治的内容。尤值一提的是，《类经图翼》收载针灸治疗歌赋达数百首，涵盖内、外、妇、儿、五官各科病证，这些针灸治疗歌赋多是针灸临床实践经验的总结，从一个侧面反映了针灸临床发展水平，而且歌赋中的腧穴主治一般较单纯，有较强的针对性，不像从大的针灸方中归纳腧穴主治那样复杂，有重要的参考价值。

四、现代对腧穴主治作用和主治规律的总结

在对古代文献进行系统梳理、研究的基础上，现代对腧穴的主治作用和主治规律进行了全面的总结，研究成果反映在现代众多针灸、腧穴学专著和各种层次的教材中。

（一）腧穴的主治作用

1. 近治作用

腧穴的近治作用是指腧穴能够治疗该穴所在部位、邻近部位及邻近组织、器官的病证，即所谓"腧穴所在，主治所在"，是《灵枢·经筋》"以痛为腧"理论的体现和发展。腧穴的近治作用是所有腧穴（包括十四经穴、奇穴、阿是穴）主治作用的共同特点。如《灵枢·五邪》："邪在肺，则病皮肤痛，寒热，上气喘，汗出，咳动肩背。取之膺中外腧，背三节五藏之傍，以手疾按之，快然，乃刺之。取之缺盆中以越之。"提示胸背部腧穴

可治疗临近肺脏疾患。又如《灵枢·厥病》载："头痛……有所击堕,恶血在于内,若肉伤,痛未已,可则刺,不可远取也……耳聋无闻,取耳中。耳鸣,取耳前动脉。"是腧穴治疗邻近部位疾病的例证。再如《百症赋》:"面目虚浮,取水沟、前顶;耳聋气闭,取听会、翳风"等,都是应用腧穴近治作用治疗疾病的体现。再如眼区的睛明、承泣、四白、球后诸穴,可治目赤肿痛、迎风流泪、青盲雀目等眼疾;巅顶的百会、四神聪、前顶诸穴,可治头顶疼痛、头晕目眩、神志不清;耳区的耳门、听宫、听会、翳风诸穴,可治疗耳部疾病;胃部的中脘、建里、梁门诸穴,可治疗胃病;脐周的天枢、水分、阴交诸穴,可治绕脐腹痛、肠鸣泄泻;腰部的命门、肾俞、志室诸穴,可治疗腰腿酸痛、遗精阳萎;四肢部的肩髃、曲池、合谷、环跳、阳陵泉、悬钟诸穴,可治疗半身不遂、风寒湿痹等,都充分说明了腧穴具有明确的近治作用。

2. 远治作用

腧穴的远治作用,是指腧穴能够治疗远隔腧穴部位的、所属经脉循行经过部位组织、器官、脏腑的病证,即所谓"经络所通,主治所及"。腧穴的远治作用是十四经穴肘、膝关节以下经穴的主治特点。如《针灸大全》记载:"三里内庭穴,肚腹妙中诀;曲池与合谷,头面痛可撤;腰背痛相连,委中昆仑穴;头面如有痛,后溪并列缺;环跳与阳陵,膝前兼腋胁。"说明足三里、内庭不仅能够治疗下肢病证,而且可以治疗胃肠病证;曲池与合谷不仅能够治疗上肢病证,还可以治疗头项以及面部病证。又如尺泽、太渊、列缺、鱼际归属手太阴肺经,可治疗肺脏疾患和本经所过部位的疼痛、麻木、厥冷等;公孙、三阴交、阴陵泉归属足太阴脾经,可治脾脏疾患和泄泻、痢疾、腹痛、腹胀及本经脉所过部位的疼痛、麻木、厥冷等;太冲、行间、大敦归属足厥阴肝经,可治肝脏疾患和疝气、黄疸、胁痛以及本经脉所过部位的疼痛、麻木、厥冷等;足三里、陷谷、内庭归属足阳明胃经,可治胃腑疾患和呕吐、噎嗝、消化不良及本经脉所过部位的疼痛、麻木、厥冷等,是腧穴远治作用的体现。再如合谷治牙痛、口渴;后溪治项强、(后)头痛;上巨虚治泄泻、痢疾;照海治口干、咽痛;阳陵泉治胁肋疼痛;内关治心悸等,都是腧穴远治作用的具体应用。

3. 特殊作用

所谓特殊,即是说有别于一般。腧穴的特殊作用,是指腧穴所具有的不同于其他腧穴的主治特性。腧穴的特殊作用概括起来有以下三方面:

(1)双向调节作用:临床实践证明,针刺某些腧穴,根据机体的不同状态,可起着双重性的良性调整作用。如泄泻时,针刺天枢能止泻;便秘时,针刺天枢又能通便。心动过速时,针刺内关能减慢心率;心动过缓时,针刺内关又可使之恢复正常。

(2)针对症的特殊作用:这些作用在文献中有大量记载,如《内经》记载的"热病五十九俞"治疗热病,"水俞五十七穴"治疗水病;《难经·六十八难》提出"井主心下满,荥主身热,俞主体重节痛,经主喘咳寒热,合主逆气而泄";合谷、曲池、大椎治疗外感发热;足三里、关元、膏肓俞强壮保健;至阴矫正胎位;间使治疗疟疾等。

(3)针对证的特殊作用:本书称之为腧穴的证治作用。如《针灸学》所载手阳明大肠经经穴,三间能"泄热消肿,消满止泄";合谷能"清热解表,明目聪耳";阳溪能"清热安神,明目利咽";偏历能"明目聪耳";手三里能"清热明目";曲池能"散风止痒,清热消肿"等。

腧穴之所以具有证治作用,是由腧穴的"穴性"决定的。腧穴的穴性与其所在的位置、所属的经脉、所联络的脏腑等均有密切的关系。厘清腧穴的证治作用,对于在中医辨证施治理论指导下开展针灸选穴治疗具有十分重要的意义。本书将从"腧穴证治"切入并扩展,尝试探寻腧穴的证治作用及临床应用。

(二)腧穴的主治规律

腧穴主治的基本规律,是指腧穴主治的一种规律性联系。系统地了解和掌握腧穴的主治规律,对于针灸临床以及对腧穴作用的研究,都具有十分重要的意义。腧穴主治病证较为复杂,如不得要领,往往难以掌握。腧穴的主治有其一定的规律,主要取决于腧穴所处的部位、归属的经脉和类别。

1. 分经主治规律

腧穴的分经主治规律可简要概括为:①本经腧穴能治疗本经病。②相表里经腧穴能治疗表里两经病。③手三阴经腧穴均能治疗胸部病。④手三阳经腧穴均能治疗头面、咽喉病。⑤足三阳经腧穴均能治疗眼病及神志病。⑥足三阴经腧穴均能治疗前阴、妇科病。⑦任督两脉腧穴均能治疗神志病、脏腑病及妇科病。⑧阳经腧穴多可治疗热病。

十四经腧穴具体的主治规律见表2。

表 2 腧穴分经主治规律

分经腧穴	主 治 规 律
手太阴肺经	呼吸系统疾病，主治胸、喉、气管、鼻、肺、肺卫和同肺有关的病证
手少阴心经	循环系统疾病和神志病，包括心、胸、舌及精神情志病和同心有关的病证
手厥阴心包经	循环系统疾病和神志病，包括心包、心、胸、胁、胃及精神情志病
手阳明大肠经	头面、眼、耳、口、齿、鼻、喉及热性病和全身体表病
手少阳三焦经	头项、耳、眼、喉、腮、胸胁及热性病
手太阳小肠经	头项、耳、眼、喉及热性病、神志病
足阳明胃经	消化系统疾病，包括头额、面颊、口齿、鼻、咽、胃、肠及热性病、精神疾患和同胃有关的病证
足太阳膀胱经	头项、鼻、目、腰背、肛门及热性病和精神疾患
足少阳胆经	侧头、耳、鼻、目、胆、胁肋及热性病
足太阴脾经	消化、生殖和泌尿系统疾病，包括脐腹、脾、胃、肠及血证和同脾有关的病证
足少阴肾经	生殖、泌尿系统疾病和脑髓、骨骼疾患，包括腰、少腹、咽喉、耳、齿、眼目及精神疾患和同肾有关的病证
足厥阴肝经	精神情志和一些神经系统疾病，包括侧腹、胁肋、少腹、肝、胆、阴器、头顶、眼目疾患和同肝有关的病证
任脉	脐下部腧穴主治泌尿、生殖、消化系统疾病及寒性病证和元阳、原气不足的病证；上腹部腧穴主治胃、肠、消化道疾患；胸项部腧穴主治心、肺、胸、咽喉和舌疾患
督脉	上部（头及颈部）腧穴主治头脑、项背及热性病和精神神志疾患；中部（胸椎部）腧穴主治心、肺、心包、肝、胆、脾、胃和脊椎疾患；下部（腰、骶部）腧穴主治肾、膀胱、大小肠和肛门、腰、骶疾患

2. 分部主治规律

腧穴的分部主治规律可简要概括为：①一般头面部、躯干部腧穴以局部近治作用为主。②胸腹部腧穴大多治疗脏腑和急性病。③背腰部腧穴大多治疗脏腑及慢性病。④少腹部腧穴可治疗脏腑及全身病。⑤四肢部腧穴中，肘、膝关节以上腧穴以治疗局部病为主；肘、膝关节以下腧穴除近治作用外，还能治疗头面、五官、脏腑病症。

各部位腧穴具体的主治规律见表3。

表 3 腧穴分部主治规律

分部腧穴	主 治 规 律
头部	腧穴所在处的局部病变。百会穴还有升举、息风、清脑作用
面部	腧穴所在处的局部病变。人中穴还有开窍、醒志、通督作用
眼区	眼及眼区病
耳区	耳及耳区病
颈项部	腧穴所在颈、项、咽、喉、舌等局部病。天突穴还有镇咳、定喘、祛痰利气作用；风府穴还有祛头脑之风作用；风池穴还有息风清脑、明目作用
胸、胁部	腧穴所在局部病变。膻中穴还有定喘、通乳、调气作用；期门穴还有疏肝理气、平肝解郁作用；章门穴还有调肝脾、疏肝气作用；中府穴还有调补肺气作用
肩、髋部	腧穴所在局部病证和上、下肢经线上的病变
肱、股部	穴位所在局部病证和上、下肢经线上的病变

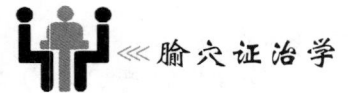

第三章　腧穴证治(基于个性)

第一节　穴性——腧穴证治的理论和实践基础

腧穴具有近治作用和远治作用,这毋庸置疑,这是腧穴主治作用的共性,是普遍规律。那么,腧穴是否具有自己独特的、有别于其他腧穴的主治作用呢?这也是毋庸置疑的,这是腧穴的个性,是特殊规律。从历代医家归纳总结腧穴的主治功用看,每个腧穴都具有不同于其他腧穴的特殊作用,这就是腧穴的穴性,是腧穴证治的理论和实践基础。

一、穴性的概念

穴性,是腧穴性质的简称。再进一步引申,穴性是指腧穴主治病证的性能,即腧穴对人体某些脏腑、经络病症,具有相应治疗作用的特性和功能,反映腧穴因所在部位、经脉属性不同而显现出的穴位之间的差异性,以及反映在治疗作用方面的特异性。

穴性主要研究腧穴与机体之间的相互作用规律,通过观察腧穴的特性、功能及对疾病的疗效和对机体的内在影响,以阐释腧穴的作用机理,用以指导临床辨证施治,准确选穴、配穴,正确使用针灸方法及手法,提高临床疗效。

穴性是以中医基础理论如阴阳、五行、脏腑、经络等学说为基础,通过古今长期大量的医疗实践而获得,是基于对大量临床经验的梳理、总结,是以腧穴的位置、归经属性和特性为依据,以针刺补泻、艾条、放血等方法为条件,从腧穴的主治作用中提炼、归纳而得,并由感性认识逐步上升为理性认识。

穴性的名称至今尚未统一,有称穴位作用、功效、功能、功用、穴义等,本书凡涉及此概念者,统一以"穴性"为名。

二、对穴性认识的发展

在古代,虽没有穴性的概念,但已有穴性的思想。《素问》对治热病59穴、治水病57穴的论述,即根据病因病机理论将腧穴的类别与穴性结合,分为"热俞""水俞",可以认为是对"穴性"的最早记载。如《素问·水热穴论》:"大杼、膺俞、缺盆、背俞,此八者以泻胸中之热也。""云门、髃骨、委中、髓空,此八者泻四肢之热。""五脏俞傍五,皆十者,以泻五脏之热也。"《素问·水热穴论》:"肾俞五十七穴,积阴之所聚也,水所从出入也。尻上五行行五者,此肾俞";"凡五十七穴者,皆脏之阴络,水之所客也。"这些论述虽仅以用穴之义、用方之义来阐述腧穴治疗作用的机理,但已是穴性的渊源和萌芽。《内经》还记载了背俞穴、募穴、原穴、络穴、五输穴等腧穴的基本特征、配伍和应用。如《灵枢·九针十二原》云:"五脏有疾也,应出十二原,而原各有所出,明知其原,睹其应,而知五脏之害矣。"又云:"五脏有疾也,当取之十二原。"《灵枢·邪气脏腑病形》云:"荥输治外经,合治内腑。"明确指出了这些特定穴所具有的特殊功用。其他一些零散的记载如《灵枢·四时气》:"取三里以下胃气逆",《灵枢·五邪》:"补三里以温胃中"等,也可窥见穴性的端倪。

《难经·六十八难》记载:"井主心下满,荥主身热,俞主体重节痛,经主喘咳寒热,合主逆气而泄。"《难经·四十五难》讨论脏、腑、气、血、骨、髓、筋、脉八会穴,对五输穴、八会穴的功效进行了归纳,阐释了特定穴与穴性具有密切的关系。

后世遵《内》《难》之源,对穴性的研究和论述有所涉猎,但较零散。如晋《针灸甲乙经》:"足三里……以泻胃中之热。"隋唐《黄帝内经太素》："背俞此八者前后近胸,故泻胸中之热也。"宋《铜人腧穴针灸图经》："若频刺风门,泄诸阳热。"宋《太平圣济方》《针灸资生经》均载"三里下气也。"元《治病直刺诀》："阴都穴,进饮食和脾胃";"巨阙,化气除涎";"合谷穴,解表发汗"。明《类经图翼》："风门,此穴能泻一身之热。"明《循经考穴编》："少商以泄腑热。攒竹宣泄诸阳之热。风门泄诸热气。三焦俞能生津液。灸足三里引火下行。听会宣泄耳气。足临泣泄水(水肿),使五脏通利而不损元气。风门能提下焦之气。上星出血能宣泄诸阳热气。气海生气之海,男子能藏精,女子以藏血。"清《内经集注》："肾脉之廉泉,以通肾脏之逆气"等。这些论述说明历代对穴性均有一定认识。

最早较完整地解释腧穴功能作用、性能的著作,当属清·岳含珍的《经穴解》。该书依据阴阳、五行、脏腑、经络、病因、病机等中医理论,结合自己临证经验,对腧穴的穴性进行了具体的分析、归纳、分类阐述。如论述中府穴,"此穴主泄胸中之热,以实肺气。""胆热呕逆,其汁必苦,金可以克木者,宜补此穴以降胆上逆之气。"该书从整体上把握疾病的治疗,理解脏腑经络相互联系在临床上的意义,对腧穴穴性的分析归纳方法,在历代针灸文献中独具特色。

在漫长的医疗实践活动和中医药学术发展中,腧穴穴性的研究厚积薄发,终于在20世纪以后受到重视,取得明显进展。20世纪30年代,焦会元著《会元针灸学》,对穴性有所关注,有"小肠之募结通阴之募(关元),因此泻心火能利水"等记述。

"穴性"一词被首次提出,见于20世纪30年代李文宪所著《针灸精萃》。该书对穴性进行了较系统的阐述。在该书第九章《穴性括要》中,将常用腧穴的特性功能分类归纳成气、血、虚、实、寒、热、风、湿八大类门,为他书所未见。在第九章《配穴精义》中,对腧穴的配伍即根据穴性进行配穴:"配穴云者,乃某穴之特性与某穴之特性,互相佐使,而成特效功用,犹之用药,某药为君,某药为臣,相得益彰也",为辨证配穴之典范。《针灸精萃》的学术思想,开创了穴性研究之先河,予后人以很大启发。继后,承淡安等在中国针灸研究社讲习所的教材《腧穴学讲义》《针灸治疗学讲义》中对腧穴的作用、治理、穴义等分栏描述。新中国成立后,南京、上海等中医院校主编的《针灸学》《针灸学讲义》及一些针灸书刊也出现了"穴性"的内容。

近30多年来,国内外诸多针灸学者都给予穴性高度的关注和研究,对穴性的认识达到了一个全新的高度,表现在:

一是对穴性的重要性有了充分的认识。如孙震寰在《针灸心悟》中提到:"穴性喻药性,处方不识药性,何以调燮寒热虚实,针灸不明穴性,焉起诸病之机。"肖少卿主编《中国针灸处方学》提出:"其所谓处方,仅局限于某病用某穴,或某穴治某病的范围,惜乎缺乏理、法、方、穴、术的系统规范,致使学者如入五里之雾,不知何去何从!"所有这些论述和观点,表明国内外学者已逐渐认识到穴性对针灸临床辨证施治的重要意义。李世珍著《常用腧穴的临床发挥》强调:"如果不去研究腧穴功能,不掌握腧穴功能特性,机械地搬用古人经验,死记某穴治某病,某病取某几个腧穴,孤立地认识疾病,机械地使用腧穴,教条地选穴配穴,那就成了无源之水,无本之木。"

二是穴性的内容不断丰富和完善。如各中医药高等院校包括北京、南京、上海、天津、广州等编写的《针灸学》《腧穴学》等都对穴性做了进一步的整理、记述,比过去版本更完善。他如《针灸集锦》(修订本)(郑魁山)、《常用腧穴临床发挥》(李世珍)、《针灸腧穴学》(杨甲三)、《临床针灸学》(徐笨人)、《针灸心悟》(孙震寰)、《针灸腧穴手册》(杨子雨)、《针灸探微》(谢文志)、《中医针灸通释·经脉腧穴学》(康锁彬)、《针灸腧穴疗法》(李平华)、《腧穴临床应用集萃》(马惠芳)、《新编实用腧穴学》(王玉兴)、《中医针灸经穴集成》(刘冠军)、《新编简明针灸学》(闫乐法)、《腧穴学讲义》(于致顺)、《针灸辨证治疗学》(章逢润)、《石学敏针灸学》(石学敏)、《珍珠囊穴性赋》(张秀玉)、《腧穴类编》(王富春)、《传统实用针灸学》(范其云)、《临床常用百穴精解》(王云凯)等专著,以及期刊文献中都有大量的有关穴性、功能、功用、作用、穴义等的单独立目,对穴性进行归纳分类、精辟分析、高度概括。

三是出现了论述穴性的专著。李世珍"志将家传四代百余年的针灸实践经验撰著成书,传授于世",遂以其父李心田《针药汇通》为基础著成《常用腧穴临床发挥》,对穴性有较为精深的理解和认识,认为"探讨腧穴功能(穴性),必须以脏腑经络学说为基础理论,以腧穴部位和特定穴为依据,以针刺补泻、艾条、放血等方法为条件,通过辨证施治,探究临床效果,则是对其腧穴功能正确性的最好验证。"该书以经穴为纲,列概述、治疗范围、功能、主治、临床应用、辨证取穴、讨论、歌括等目,理论与实践密切结合,将穴性理论贯穿始终,指导腧穴的临床应用,是不可多得的论述腧穴穴性的专书。其后,李世珍之子李传岐继承祖业,潜心总结自己临床经验,著《祖传针灸常用处方》一书,突出中医辨证论治特色,以穴性归类为纲,将腧穴归为补益类、温阳类、清热类、理气血类、祛风类、祛痰类、安神类、调胃肠类、其他类 9 类;以针灸方为目,讨论针灸方 49 个,下设方治渊源、腧穴组成、操作方法、功能效用、主治范围、方证简解、所治病证、临床应用、病案举例、方效相较、注意事项及其他 12 部分。其中以方证简解和临床应用为核心,从腧穴功能和病因病机两个方面揭示该方特征、组方机制、方与证的对应辨证关系等,阐释该方的具体临床应用及针对病证证型特征的灵活加减变化,内容详细丰富。

李平华著《针灸腧穴疗法》,依据腧穴穴性,将腧穴归纳为解表穴、清热穴、化痰止咳平喘穴、理气穴、安神穴、开窍穴、平息内风穴、祛湿利水穴、理血穴、祛风湿止痹痛穴、补益穴、温里穴 12 类;王玉兴主编《新编实用腧穴学》,仿中药药性分类,将腧穴归类为解表穴、清热穴、止咳平喘化痰穴、消食导滞穴、益气壮阳穴、补阴穴、温里穴、平肝息风穴、理气穴、理血穴、调经止带穴、利水通淋穴、安神穴、开窍苏厥穴、利窍穴、祛风除湿穴、舒筋活络穴 17 类,讨论腧穴的穴性;王富春主编《腧穴类辑》《腧穴类编》,把腧穴分为解表类、清热类、化痰止咳平喘类、理气类、理血类、利水渗湿类、利湿退黄类、祛风通络类、平肝息风类、消食类、补益类、收涩类、安神类、明目类、利咽类、温里类、泻下通便类 17 类。这些专著在对腧穴按穴性进行分类的基础上,较系统地阐释了腧穴的穴性、主治及配穴应用,丰富了穴性的内容。

总之,"穴性"是晚近才出现的学术名词,其内容经过漫长的积累,其穴性及穴性理论在不断充实。但也应该看到,其远未完善,表现在:穴性至今还没有一个统一的概念,也没有完整、系统的理论体系;对腧穴穴性的归纳大多局限在理论和文献总结方面,实际进行临床验证的还不多;各家对腧穴的穴性的具体归类差异很大,远未形成一致意见;穴性的现代研究还不够;效仿中药药性的模式来归纳穴性的方法目前还存在争议。我们的观点是,穴性是存在的,但完全照搬归纳中药药性的模式来归纳穴性,难免有失偏颇。正确理解穴性,不能脱离腧穴所处的位置,不能脱离腧穴与脏腑经络的联系,不能脱离疾病的性质,不能脱离针灸刺激的方法和手法,如此等等。只有准确把握和理解穴性的内涵和外延,用之归纳总结腧穴的穴性,去指导临床实践,在临床实践中不断、反复地进行验证,并由临床实践上升为理论,才能充实完善穴性及穴性理论。

三、穴性的特征

(一)穴性的多样性

穴性是多样的,不同的腧穴有不同的穴性(功效),一个腧穴也可以有两个或者几个不同的穴性。如李文宪《针灸精萃》从气、血、虚、实、寒、热、风、湿 8 个方面来概括穴性,即"经穴性质,气分为先……穴有血门,亦当牢记……虚者补之,穴要审真……实则泻之,症要辨清……寒则温之,须了于心……热则清之,阴阳有别……原夫百病,首中于风……大凡湿症,艾灸最良。"再如鱼际穴既可"肺俞鱼际俱泻肺",又能"鱼际解外感风寒之邪"。同样是鱼际穴,既可有泻热的穴性,又有祛风的穴性。还如足三里穴,既可调理脾胃之气,又可益气补脾健胃;既可温胃散寒,又可泻脾胃实热。可见腧穴的多样性不仅是不同的腧穴有不同的性能,同一个腧穴还有两个或几个不同的穴性。

(二)穴性与药性的异同

1. 相同之处

(1)治病理念相同。腧穴与中药,都是中医药治疗疾病的基本元素,都是中医辨证施治中的重要环节。一张完整的中药处方,理、法、方、药前后呼应,一张精到的针灸处方,理、法、方、穴融为一体,都是在阴阳五行、脏腑经络等中医理论指导下辨证选穴和用药,达到治疗目的。腧穴接受刺激与中药吸收治疗疾病,万变不离中医辨证施治,针灸医生在诊疗疾病过程中,首先要通过四诊收集症候、诊查病因,再结合脏腑、经络、气血等理论分析病机,作出诊断,确立治则,选穴施针(灸),达到"理、法、方、穴(术)"的辨证统一。中药治病同样如此。

(2)治疗作用相仿。中药用四气五味的性能来纠正人体阴阳偏盛失衡,对脏腑功能盛衰起治疗作用;腧穴本身虽没有四气五味性能之分,但针灸以其独特的针刺手法及各种灸法,使之发挥腧穴的治疗性能。大多数腧穴的主治、穴性与操作手法起相应的效应,如同中药的药性与加工炮制有关一样,烧山火散寒,透天凉清热,留针多灸可温,浅刺疾出或刺出血清热。中药在临证中用药之妙贵在配伍有法,针灸施治其理亦同。如手阳明大肠经原穴合谷,在手法与配穴上,提则能升能宣,插则能降能通;配足三里能调理肠胃,导浊降逆;配阳陵泉能除肝胆之热;配风池、曲池可清解表热;配大椎、曲池能治骨蒸劳热;配三阴交能通经调经。

2. 不同之处

(1)发挥效应的途径不同。基于刺激腧穴的针灸疗法与中药疗法是两种不同的治疗手段,药物偏于内治,针灸偏于外治,其作用途径有所不同。具体来说,针灸通过刺激腧穴,激发经气,疏通经络,调整阴阳、气血、脏腑功能而产生效应;中药通过人体组织吸收,以气血输布方式来调整阴阳平衡和改善脏腑、气血功能而产生效应。

(2)偏性性质不同。中药本身具有偏性,即中药具有四气(寒、热、温、凉)、五味(辛、甘、酸、苦、咸)、升降浮沉、归经、有毒无毒等性质,其治疗疾病是以药物的偏性纠正疾病的阴阳偏盛偏衰,是"以偏纠偏"。如运用具有苦、寒偏性的药物如黄连、黄芩、石膏等治疗热性病;运用具有辛、热偏性的药物如附子、干姜、细辛等治疗寒性病;运用具有甘苦味的药物如人参、黄芪、甘草等治疗虚证等,体现"寒者热之,热者寒之,虚者实之,实者泻之"的治疗原则。腧穴本身没有寒、热、温、凉等偏性,但从腧穴接受刺激治疗疾病的效果来看,它又能表现出"寒者热之,热者寒之,虚者实之,实者泻之"的"偏性",即穴性,说明腧穴的偏性是通过多因素的整合作用而发挥或表现出来的,这些因素与腧穴所处的部位和所属的经脉以及施加于腧穴的各种影响因素如针灸方法、手法等有关。《灵枢·经脉》在讨论针灸治疗的原则时明确指出:"盛则泻之,虚则补之,热则疾之,寒则留之,陷下则灸之,不盛不虚,以经取之。"这是说针对寒、热、虚、实不同的病证,或采用不同的刺激方式,如针法或灸法等;或采用不同的操作方法,如各种补泻手法等;而不是选择寒热性质不同的腧穴治疗疾病。如大椎穴用泻法可泄热,补法可温阳散寒;天枢穴泻法可消积滞,补法可补脾健运;补合谷泻三阴交,可行气活血通经化瘀,而泻合谷补三阴交则养血理气固经。

(3)效应趋向不同。一般认为,中药对疾病的治疗效应是单向性的,凡寒凉性质的病证使用温热药物治疗,如脾胃寒证用干姜温中散寒;凡温热性质的病证使用寒凉药物治疗,如肝火上炎用夏枯草清泻肝火。也就是说,就药物本身而言,寒凉药只能清热,不可能产生温的作用;温热药只能温里,不能产生寒凉的效果。腧穴对疾病的治疗效应则是双向的,这与人体的机能状态和疾病的性质有关。如腹泻时针刺天枢穴可以止泻,便秘时针刺天枢穴则能通便;心动过速时针刺内关穴可以减慢心率,心动过缓时针刺内关穴则能加快心率;汗多时针刺复溜穴可以止汗,无汗时针刺复溜穴又可以促进汗液排泄等等。腧穴的这种效应趋向,我们称之为双向良性调整作用。

(4)作用靶向不同。一般来讲,中药的药性常常是针对一个或数个靶器官的某个方面。如人参益心气,桂枝温心阳,麦冬养心阴,熟地补心血等。腧穴的穴性则往往是针对一个或数个靶器官或部位的全体,如内关穴主要作用于心、胸、胃,或者说内关与心、胸、胃有密切相关性,因此内关穴对心的各种病态均有调整作用,如果说内关对心的作用仅是补心气那肯定是片面的。

(二)腧穴穴性与腧穴主治的辩证关系

应当说,腧穴穴性与腧穴主治都是研究腧穴治疗疾病的性能和作用,具有一定的共通性。有学者认为,广义的穴性包括腧穴的近治作用、远治作用、特殊治疗作用,也即腧穴的主治。从这个意义上讲,正是由于腧穴的不同性能,才产生了腧穴的主治和功效。也就是说,腧穴的主治就是腧穴穴性在发挥作用。

但是,只研究腧穴穴性与腧穴主治的共性毫无意义,因为倘若如此只需要搞清楚腧穴主治即可,腧穴穴性没有存在的意义和价值。狭义上,从腧穴主治与腧穴穴性的概念来看它们显然是有区别的,前者指腧穴治疗疾病的范围,是腧穴作用的共性;后者指腧穴在治疗疾病时所显现出的腧穴之间的差异性和特异性,是个性。

那么,如何理解腧穴穴性与腧穴主治的辩证关系呢? 我们认为:由于腧穴均居于一定的空间位置,都会与所在部位或邻近部位的组织器官发生联系;又由于绝大多数腧穴归属于经脉,而经脉都有一定的循行经过部位,因此腧穴在性能和作用上会表现出共同的规律,即腧穴具有治疗其所在部位或邻近部位、其所属经脉循行经过部位疾病的作用,这就是腧穴的主治,是所有腧穴的共同作用。另一方面,又由于每个具体的腧穴所居空间位置及与经脉、脏腑发生联系的差异性,加之治疗疾病时针灸手法等因素的介入,腧穴对人体某些脏腑、经络病症的治疗效应会显现出一定的差异性和特异性,这就是腧穴的穴性,是具体腧穴的特殊作用。目前公认腧穴的主治作用包括近治作用、远治作用和特殊作用。腧穴的穴性属于特殊作用,归属于主治作用之下,这是本书作者的观点,可商榷。

我们认为,腧穴主治与腧穴穴性都是客观存在。就穴性而言,既要承认它的存在,也不宜盲目夸大,才不失偏颇。用归纳中药药性的方法来归纳腧穴的穴性并一统腧穴的性能与作用,也不是我们的观点。准确把握和理解穴性的内涵,厘清腧穴穴性与腧穴主治间的辩证关系,对于指导针灸临床治疗疾病更具指导意义。当今针灸临床选穴施针(灸)治病,十分重视疾病的部位选取局部腧穴和循经腧穴治疗,却有偏废依据疾病性质而辨证取穴的倾向,应引起广大针灸同仁的注意。这种倾向,势必导致针灸治病出现"头痛医头""脚痛医脚"的局面,丢掉了中医针灸辨证施治的精髓。准确把握和理解穴性的内涵及腧穴穴性与腧穴主治的辩证关系,就是要在针灸临床配穴处方时,既要重视疾病的病位,又要重视疾病的病性,将腧穴的主治与穴性结合起来考虑,方能照顾全面,不致偏颇。此观点在本书后述的"腧穴证治临床模式"中将得到具体体现。

(三)影响穴性的因素

1. 腧穴的位置及其经脉归属

《素问·阴阳应象大论》指出:"气穴所发,各有处名。"表明腧穴具有定位的特性,也就具有主治所在部位疾病的穴性。《素问·调经论》云:"夫十二经脉者,皆络三百六十五节。"说明腧穴具有循经特性。腧穴的经脉归属,决定其具有主治所属经脉循行所过之部位疾病的穴性。如百会,属督脉,督脉为"阳脉之海",该穴位于巅顶,为诸阳之会,故具有升阳举陷、益气固脱的穴性,临床用治中气下陷所致的脱肛、肾下垂、胃下垂、子宫下垂、眩晕等。又如后溪属手太阳,通督脉,用治督脉及太阳经脉循行部位的疼痛病症,如枕部头痛、落枕、太阳经腰痛或腰脊中痛等,具有舒经活络、祛瘀止痛的穴性。

2. 腧穴的脏腑联系

《素问·痹论》云:"五脏有俞,六府有合,循脉之分,各有所发。"腧穴通过经脉"外络内连"的途径与脏腑密切联系,腧穴的脏腑联系属性影响着穴性,其穴性表现与所归属的脏腑有关。如内关属手厥阴心包经,与心包络相连,可益心安神;三阴交属足太阴脾经,与脾相连,可健脾化湿等。百会属督脉位巅顶,与奇恒之府脑髓联系,故有填精补髓的穴性,可治疗由元神不足、髓海空虚引起的癫证、健忘、半身不遂、头空痛、小儿脑瘫、五迟、五软等症。某些腧穴通过经脉交叉联系到其他经脉,从而与其他脏腑发生联系,其主治范围相应扩大,如内关通手少阳三焦经,又为八脉交会穴,通阴维脉,故又能宽胸和胃、理气降逆;三阴交为肝、脾、肾三经交会穴,故可调血摄精、疏肝益肾。

3. 腧穴的特定穴属性

《灵枢·顺气一日分为四时》曰:"病在脏者取之井;病变于色者取之荥;病时间甚者取之输;病变于音者取之经;经满而血者,病在胃,及饮食不节得病者,取之于合"。《灵枢·九针十二原》说:"五脏有疾也,当取之十二原"。《素问·咳论》说:"治府者治其合"。归于特定穴类别里的腧穴,其主治范围相较于其他腧穴更为宽广,尤其具有治疗脏腑经络病证的穴性。如俞募调整脏腑的功能尤其强,可用于治疗相应的脏腑病证;八会穴可用治与脏、腑、气、血、筋、脉、骨、髓等相关的病证;原穴主要治疗五脏病;络穴不仅能治疗本经病,也能治其相表里之经的病证,如手太阴的络穴列缺,既能治疗肺经的咳嗽、喘息,又能治疗手阳明大肠经的齿痛、头项痛等疾患。

4. 针灸方法及补泻手法

针对腧穴采取的针灸方法及补泻手法不同,可表现不同的穴性。因此要让腧穴充分发挥其穴性,针灸的方法和操作手法起着至关重要的作用。《灵枢·九针十二原》说:"虚则实之,满则泄之,宛陈则除之,邪盛则虚之。"即是对正确选择针灸方法和补泻手法的重要论述。针刺治疗疾病时,对腧穴施以什么样的补泻手法直接关系到腧穴发挥什么样的穴性。如足三里穴,补之能补中益气,泻之则可以疏导积滞;泻合谷、补复溜可止汗,补合谷、泻复溜则可发汗;针刺中脘穴时施以补法,可发挥补脾健运的穴性;补百会、关元、气海,可以激发人体正气,强壮机体,补益气血;泻人中可醒脑开窍;泻曲池可祛风止痒。同样,治疗疾病时,对腧穴施以什么样的针灸方法也关系到腧穴穴性特性的发挥。如艾灸气海、关元穴,重在培补元气,温肾壮阳;三棱针点刺大椎穴,可发挥泻热的功能;十宣穴点刺出血,可宣泻郁热、启闭开窍。

5. 机能状态与疾病性质

针对人体不同的机能状态,以及发生疾病时不同的病理性质,刺激腧穴时也可表现出不同的穴性。如当机体处于疲惫状态而呈虚证时,针刺腧穴可发挥扶正补虚的穴性;若机体处于虚脱状态时,针刺腧穴还可发挥回阳固脱的穴性;当机体处于邪盛状态而呈实热、邪闭的实证时,针刺腧穴则可发挥清热启闭、祛邪泻实的穴性。再如胃肠痉挛时针刺足三里可解痉止痛,胃肠功能低下时针刺足三里可促进胃肠蠕动;针刺百会,对高血压患者可降压,对低血压患者则可升压。

6. 腧穴配伍

腧穴的穴性,可因配伍的腧穴不同而有差异性。以合谷为例,合谷穴与其他穴位配伍很广泛,通过配伍,合谷穴性复杂多变,能够治疗更多疾病。如合谷穴配曲池可清散风热、活血解肌、善理上焦;配三阴交可调经止痛;配内庭可治胃肠积热所致之牙痛;配太冲为"四关",能搜风理痹、化瘀通经、定惊开窍。

四、腧穴的穴性归类

关于腧穴的穴性归类,目前可见诸于部分文献,但很不统一。

一是穴性大类的分类不统一。邢文堂在 1994 年发表论文《试述腧穴的功效分类》将腧穴分为补虚弱穴、理气血穴、安神志穴、苏厥逆穴、祛风湿穴、清邪热穴、通关窍穴、调脏腑穴 8 类;刘伍立、朱文锋于 1998 年在论文《辨证选穴与腧穴的功能归类与分化》中提出腧穴功能归类与分化框架,将腧穴分为解表类、清热类、化痰止咳平喘类、消食类、行气类、通下类、开窍醒神类、平肝类、安神类、利水渗湿类、祛风湿强筋骨类、通经活络类、止血类、活血祛瘀类、止痛类、补益类、收涩类、对症选穴类、局部选穴类 20 类;李平华 1996 年著《针灸腧穴疗法》,将腧穴归纳为解表穴、清热穴、化痰止咳平喘穴、理气穴、安神穴、开窍穴、平息内风穴、祛湿利水穴、理血穴、祛风湿止痹痛穴、补益穴、温里穴 12 类;王玉兴 1999 年出版的《新编实用腧穴学》分为解表穴、清热穴、止咳平喘化痰穴、消食导滞穴、益气壮阳穴、补阴穴、温里穴、平肝息风穴、理气穴、理血穴、调经止带穴、利水通淋穴、安神穴、开窍苏厥穴、利窍穴、祛风除湿穴、舒筋活络穴 17 类;李传岐、李宛亮于 2006 年出版《祖传针灸常用处方》,将腧穴归为补益类、温阳类、清热类、理气血类、祛风类、祛痰类、安神类、调胃肠类、其他类 9 类;王富春 2009 年出版的《腧穴类编》则将腧穴分为清热类、化痰止咳平喘类、理气类、理血类、利水渗湿类、利湿退黄类、祛风通络类、平肝息风类、消食类、补益类、收涩类、安神类、明目类、利咽类、温里类、泻下通便类 16 类。

二是相同大类下具体腧穴的归类也很不统一。以安神类为例,《试述腧穴的功效分类》定名安神志穴,将神门、灵道、风池、内关、间使、大陵、郄门、心俞、神堂、厥阴俞、肝俞、神道、百会、后溪、鸠尾、中脘 16 穴归于类下;《新编实用腧穴学》定名安神穴,归于类下的有内关、间使、大陵、郄门、灵道、阳谷、支正、心俞、神堂、足通谷、神道、安眠、伴星、巨阙俞、手逆注、臣觉、腰奇、女膝、燕口 19 穴;《腧穴类编》定名安神类,包括大钟、筑宾、本神、阳交、神道、强间、后顶、神庭、支正、腰奇、四神聪、灵道、神门、厥阴俞、心俞、神堂、飞扬、郄门、间使、内关、大陵、巨阙、通里 23 穴。

从以上所列可以看出,目前对腧穴的穴性归类远未统一,究其原因,可能是各家著述仅代表自己的观点和经验,国内外学界尚未开展具有相当层次和规模的研讨,因而尚未达成共识和形成规范。从这个意义上说,腧穴的穴性归类亟待完善和规范,这就需要有志之士广泛开展对古今穴性内容的梳理、分析、归纳和总结,并经认真、广泛的研讨后形成共识。

国内学者刘立公等运用计算机技术对 93 种古医籍中有关腧穴的主治内容进行检索、提取、统计和分析,归纳整理出腧穴穴性出现的特征和频次,具有较好的循证医学证据属性,为穴性规范化研究提供了较有价值的资料,现抄录如下,可资参考。

刘立公等:十四经穴常用功效(穴性)特征及在古医籍中出现频次:

1. 手太阴肺经(共 11 穴)

(1)中府:宣肺 42,宽胸 22,健脾和胃 19,清热 18,调腹 11,治气 9,消肿 8。

(2)云门:宣肺 21,宽胸 11,降逆理气 6,利咽 6,疏胁理肋 6,清热 6。

(3)天府:宣肺 12,安神 11,明目 7,消瘿除瘰 7,清热 6,除衄止血 6,宽胸 5,消肿 5。

(4)侠白:健脾和胃 6,宣肺 4,宁心 4。

(5)尺泽:疏通上肢 48,健脾和胃 39,宣肺 38,安神 21,祛风 18,散寒 16,清热 15,除痹 15,利咽 14,疏胁理肋 14,镇痉 12。

(6)孔最:发汗 13,疏通上肢 10,清热 9,清头健脑 5。

(7)列缺:宣肺 70,健脾和胃 56,散寒 44,清热 44,清头健脑 40,疏通上肢 37,宽胸 36,化痰利湿 36,安神 34,调腹 34,健口强齿 32,祛风 30,止血 28,利尿通淋 27,消肿 20,疏面理颊 18,镇痉苏厥 18。

(8)经渠:宣肺 23,清热 17,疏通上肢 15,宽胸 8,发汗 7。

(9)太渊:宣肺 86,疏通上肢 28,健脾和胃 27,安神 21,清热 20,散寒 18,健口强齿 17,化痰利水 17,明目 16,清头健脑 15,治气 15。

(10)鱼际:宣肺 31,安神 22,清热 22,理汗 16,散寒 15,止咳吐血 12,清头健脑 12,健口强齿 11,补虚 10,健脾和胃 9,治气 8。

(11)少商:利咽 79,安神 71,镇痉苏厥 26,祛风 23,宣肺 22,消肿 22,健口理舌 19,健脾和胃 18,清热 17,除痹 14。

2. 手阳明大肠经穴(共 20 穴)

(1)商阳:聪耳 15,明目 13,清热 12,健口强齿 10,祛风苏厥 10,利咽 8,宣肺 8,疏肩 8,截疟 8,消肿 8。

(2)二间:明目 31,健口强齿 26,消肿 11,通鼻止衄 10,利咽 10,安神 8,散寒 7,除痹 7。

(3)三间:健口强齿 22,健脾和胃 22,清热 18,利咽 13,明目 12,宣肺平喘 11,安神 9,截疟 9,宽胸 8,疏通上肢 8,散寒 8,祛风 7,润燥生津 7。

(4)合谷:明目 110,健口强齿 104,祛风 93,清头健脑 88,清热 74,消肿 73,疏面理颊 55,理汗 53,镇痉苏厥 49,调经引产 46,疏通上肢 46,散寒 41,通鼻止衄 40,安神 39,聪耳 36,利咽 35。

(5)阳溪:安神 50,疏通上肢 25,清热 15,明目 14,清头止晕 13,祛风 12,利咽 10,强齿 10。

(6)偏历:消肿 10,聪耳 8,疏通上肢 8,明目 6,健齿 6,宽胸利膈 6,通鼻止衄 5,宣肺 5,健脾和胃 5,利尿 5,疏肩 5,清热 5。

(7)温溜:安神 24,清头健脑 4,疏面理颊 4,健口强齿 4,健脾和胃 4,清热 4。

(8)下廉:疏通上肢 9,清头健脑 4,祛风 4,利尿 3。

(9)上廉:清头健脑 4,利尿 4,疏通上肢 4,祛风 4。

(10)手三里:疏通上肢 34,祛风 22,健口强齿 13,消肿 13,疏颈理项消瘰 11,调腹 10,疏面理颊 9,清头健脑 7,疏肩 7。

(11)曲池:疏通上肢 98,祛风 70,清热 55,安神 34,消肿 30,消疹止痒 30,散寒 26,镇痉苏厥 26,除痹 26,清头健脑 22,补虚 22。

(12)肘髎:疏通上肢 12,疏肩理腋 4,祛风 4,除痹 4。

(13)手五里:疏通上肢 8,消瘰 6,补虚 6,安神 5,祛风 5,理气 4,清热 4。

(14)臂臑:消瘿除瘰利颈项 12,疏肩 4。

(15)肩髃:疏通上肢44,疏肩32,祛风31,消瘿除瘰利项15,清热15,化痰利湿10,消肿10。

(16)巨骨:疏肩7,疏背6,安神4,疏通上肢4。

(17)天鼎:利咽10,开音复语6,除痹6。

(18)扶突:止咳平喘10,利咽7。

(19)禾髎:通鼻止衄23。

(20)迎香:通鼻止衄54,疏面理颊16,消肿10,健口强齿8,止痒7。

3. 足阳明胃经穴(共45穴)

(1)承泣:明目15,疏面理颊6。

(2)四白:明目18。

(3)巨髎:明目16,疏面理颊11,消肿6。

(4)地仓:疏面理颊44,健口强齿28,祛风12,明目9,开音复语8,安神8,消肿6。

(5)大迎:健口强齿27,疏面理颊13,疏颈理项9,消肿9。

(6)颊车:健口强齿65,疏面理颊46,祛风24,消肿18,镇痉苏厥13。

(7)下关:聪耳16,健口强齿12,疏面理颊5,消脓5。

(8)头维:清头健脑24,明目24,祛风10。

(9)人迎:止咳平喘8,宽胸6,健脾和胃6,疏颈理项5,理气5,利咽4。

(10)水突:止咳平喘8。

(11)气舍:疏颈理项12,止咳平喘6,利咽5,消肿5。

(12)缺盆:疏颈理项12,宣肺11,清热8,利咽5,宽胸5,疏腰理臀5。

(13)气户:宣肺11,宽胸6,疏胁5。

(14)库房:宣肺11,消脓4。

(15)屋翳:消肿7,宣肺6,化痰利湿6,宽胸3,调津理液3。

(16)膺窗:宽胸5,宣肺5,除疮消痈5,消肿4,通乳3。

(17)乳中:通乳6,除疮消痈5,安神4,镇痉4,清热3。

(18)乳根:宣肺36,健脾和胃18,宽胸13,通乳10,调腹10,除疮消痈8。

(19)不容:疏肝理胁9,调腹9,健脾和胃8,疏脊理背4,止血4。

(20)承满:健脾和胃7,宣肺4,疏肝理胁4。

(21)梁门:健脾和胃13,理气9,调腹8。

(22)关门:调腹8,健脾和胃7,理气5,缩尿4。

(23)太乙:安神16。

(24)滑肉门:安神13,健口理舌3。

(25)天枢:健脾和胃128,调腹79,理气23,散寒22,补虚19。

(26)外陵:调腹10。

(27)大巨:治阴疗疝9,安神5,调腹4,利尿4,消肿4。

(28)水道:利尿调水15,调腹14,保宫引产13,治阴疗疝12,健脾和胃7。

(29)归来:治阴疗疝23。

(30)气冲:治阴疗疝27,调腹22,理气19,利尿13,调经引产12,清热10,消肿10。

(31)髀关:疏通下肢9,除痹4。

(32)伏兔:疏通下肢15,安神10,祛风6,除痹5,疏腰理胯4,散寒4。

(33)阴市:疏通下肢35,调腹13,散寒12,治阴疗疝11。

(34)梁丘:疏通下肢21,祛风6,消肿6。

(35)犊鼻:疏膝利腿52,消肿17,祛风14。

(36)足三里:健脾和胃231,调治腹疾166,疏通下肢146,补虚113,消肿97,宣肺82,祛风74,调气67,

安神 64,清热 63,宽胸 61,散寒 53,明目 47。

(37)上巨虚:健脾和胃 22,疏通下肢 21,调腹 11,祛风 11,清热 8。

(38)条口:疏通下肢 24。

(39)下巨虚:安神 38,疏通下肢 28,健脾和胃 18,清热 17,疏肝利胆 15,调治腹疾 14,除疮消痈 10,调气 9,消肿 9,健口理舌 8。

(40)丰隆:化痰利湿 28,清头止晕 26,安神 24,宣肺 20,健脾和胃 20,疏通下肢 18,祛风 17,消肿 15,利咽 10。

(41)解溪:疏通下肢 56,清头健脑 44,安神 36,消肿 30,祛风 27,健脾和胃 22,调腹 16,清热 14。

(42)冲阳:疏通下肢 23,安神 21,健脾和胃 18,消肿 16,清热 15,疏面理颊 14,调腹 13,散寒 11,健口强齿 9,截疟 9。

(43)陷谷:消肿 26,健脾和胃 17,清热 14,疏面理唇 13,调腹 9,疏通下肢 9,理汗 9,截疟 9。

(44)内庭:调腹 55,健脾和胃 50,消肿 31,健口强齿 30,散寒 29,疏通下肢 21,安神 18,截疟 15,疏面理颊 14,利咽 12。

(45)厉兑:安神 31,健口强齿 20,镇痉苏厥 19,散寒 18,清热 15,健脾和胃 14,理汗 14,疏通下肢 13,消肿 13,疏面理颊 12,通鼻止衄 12,截疟 12,调治腹疾 11。

4. 足太阴脾经穴(共 21 穴)

(1)隐白:安神 64,健脾和胃 40,止血 27,镇痉苏厥 25,调腹 19。

(2)大都:健脾和胃 44,散寒 17,清热 16,调腹 15,疏通下肢 14。

(3)太白:健脾和胃 98,调腹 42,疏通下肢 17,清热 17。

(4)公孙:健脾和胃 113,调腹 69,宽胸利膈 46,消肿 37,安神 32,疏肝利胁 28,截疟 28,疏通下肢 26,宁心 23,理气 22,化痰利湿 19,散寒 17,清热 17。

(5)商丘:健脾和胃 47,疏通下肢 33,调腹 29,安神 27,散寒 15,消肿 13,消痔 12。

(6)三阴交:调经引产 142,健脾和胃 99,治阴疗疝 97,调腹 91,疏通下肢 75,利尿 61,消肿 55,止血 44,散寒 41,补虚 37,安神 29。

(7)漏谷:调腹 10,疏通下肢 10,散寒 6,除痹 5,治阴疗疝 4。

(8)地机:治阴疗疝 11,调腹 10,健脾和胃 10,疏通下肢 8,消肿 7。

(9)阴陵泉:利尿 55,调腹 47,健脾和胃 43,疏通下肢 38,消肿 29,清热 15。

(10)血海:调经 31,除疮 13,疏通下肢 11,疗疥止痒 11,治阴疗疝 9。

(11)箕门:利尿 5,治阴疗疝 4。

(12)冲门:调腹 10,治阴疗疝 6,健脾和胃 4。

(13)府舍:调腹 3。

(14)腹结:调腹 5,健脾和胃 4。

(15)大横:调腹 5,散寒 4,理汗 4,安神 3。

(16)腹哀:健脾和胃 9。

(17)食窦:宽胸利膈 5,健脾和胃 5,化痰利湿 4。

(18)天溪:宣肺 7,宽胸 5,利胁 5。

(19)胸乡:宽胸 2,疏胁 2,理背 2。

(20)周荣:宣肺 6。

(21)大包:宣肺 4,疏胁 3,理气 3,补虚 3。

5. 手少阴心经穴(共 9 穴)

(1)极泉:健脾和胃 11,疏肝利胁 5,宽胸利膈 3,宁心 3,安神 3,疏肩理腋 3。

(2)青灵:疏肩理腋 6。

(3)少海:安神 22,疏通上肢 22,疏颈理项 12,疏肩理腋 12,清头健脑 10,祛风 10,清热 9,健口强齿 8,宁心7,降逆止吐7。

(4)灵道:安神17,开音复语12,宁心10,疏通上肢10。

(5)通里:安神39,疏通上肢28,宁心18,清头健脑17,清热14,补虚12,开音复语11,消肿11,明目9。

(6)阴郄:补虚9,散寒7,宁心6,安神6,止盗汗5,止吐衄血4。

(7)神门:安神129,宁心36,止血24,宣肺23,镇痉苏厥19,疏通上肢18,清热17。

(8)少府:疏通上肢14,安神11,清热8,治阴疗疝7,宽胸6,利尿止遗6,治气6。

(9)少冲:安神59,宁心25,清热24,疏通上肢20,散寒12。

6. 手太阳小肠经穴(共19穴)

(1)少泽:通乳32,消肿16,除疮消痈15,利咽12,清热10。

(2)前谷:疏通上肢23,疏颈理项22,清热14,明目13,消肿10,安神9,理汗9,聪耳8,通鼻止衄8,宣肺8,利尿7。

(3)后溪:安神66,疏颈理项36,清头健脑34,明目31,截疟29,疏通上肢25,清热24,散寒22,健脾和胃18,利咽17,消肿17,祛风16,聪耳15。

(4)腕骨:疏通上肢53,明目18,疏胁消疸18,安神17,健脾和胃16,消肿15,清头健脑13,疏颈理项13,疏肩理腋13,散寒11,清热11。

(5)阳谷:安神30,疏通上肢23,健口强齿19,疏颈理项16,聪耳15,消肿15,清头健脑14,明目10,理汗10,祛风9,清热9。

(6)养老:疏通上肢7,明目6,疏肩6。

(7)支正:疏通上肢21,安神13,疏颈理项10,清热7,清头健脑6,宁心5,健脾和胃5,补虚5,明目4,散寒4,消肿4。

(8)小海:健口强齿12,疏颈理项12,安神12,疏通上肢9,疏肩理腋7,消肿6,清头健脑5,调腹5。

(9)肩贞:疏肩理腋8,聪耳7,疏颈理项5,清热5。

(10)臑俞:疏肩4。

(11)天宗:疏通上肢6,疏颈理项4,疏肩4,消肿3。

(12)秉风:疏肩2。

(13)曲垣:疏肩5,除痹4。

(14)肩外俞:疏肩6,疏颈理项3,疏通上肢3,清热3。

(15)肩中俞:宣肺11。

(16)天窗:安神19,疏颈理项10,聪耳7,利咽7,开音复语7,疏面理颊6,祛风6,清头健脑5,消疸5,消肿5。

(17)天容:宣肺11,疏颈理项8,聪耳5,利咽5。

(18)颧髎:明目8,疏面理颊5,健口强齿5。

(19)听宫:聪耳25,安神8。

7. 足太阳膀胱经穴(共67穴)

(1)睛明:明目102,消肿13。

(2)攒竹:明目96,清头健脑44,安神21,祛风20。

(3)眉冲:清头健脑3。

(4)曲差:通鼻19,清头健脑14,安神10,清热6。

(5)五处:清头健脑12,镇痉苏厥6,通鼻5,祛风5。

(6)承光:清头健脑8,明目6。

(7)通天:通鼻19,疏颈理项13,清头健脑5,疏面理颊5。

(8)络却:安神11,明目8。

(9)玉枕:清头健脑16,明目10,散寒9,安神7,清热7,疏颈理项5,祛风5。

（10）天柱：清头健脑 34，安神 20，明目 17，镇痉苏厥 13，疏颈理项 11，祛风 8，清热 7。

（11）大杼：清热 17，散寒 15，清头健脑 12，疏背理脊 10，祛风 9，疏颈理项 8，补虚 8，宣肺 7，镇痉苏厥 7，截疟 7，安神 6，疏肩 6，治气 6。

（12）风门：宣肺 47，通鼻 32，清头健脑 24，祛风 23，止血 16，调津理液 14，散寒 14，疏背理脊 13，安神 10，清热 10，健脾和胃 9。

（13）肺俞：宣肺 170，补虚 42，清热 41，安神 38，止血 30，化痰利湿 27，散寒 25，宽胸 21，治气 20。

（14）厥阴俞：宽胸 8，安神 4，和胃降逆 4，治气 4。

（15）心俞：安神 113，宁心 42，补虚 31，明目 23，清热 19，宣肺 18，消疳理胁 18，止血 18，健口理舌 17。

（16）督俞：宁心 2，调腹 2。

（17）膈俞：调腹 40，宽胸 31，健脾和胃 31，止血 27，补虚 19，化痰利湿 18，治气 17，清热 14，疏肝理胁 13，散寒 12。

（18）肝俞：明目 74，疏肝理胁 44，止血 39，安神 38，宣肺 35，调腹 26，镇痉苏厥 21，补虚 21，祛风 17，清热 17。

（19）胆俞：消疳理胁 23，和胃降逆 22，安神 17，明目 12，补虚 9，宁心 8，清热 8，宣肺 7，宽胸 6。

（20）脾俞：健脾和胃 114，调腹 67，补虚 35，消疳理胁 26，清热 22，消肿 20，止血 20，安神 17。

（21）胃俞：健脾和胃 83，调腹 28，补虚 19。

（22）三焦俞：调腹 27，健脾和胃 27，利尿 10，补虚 9。

（23）肾俞：补虚 104，壮肾利尿 98，疏腰 64，治阴疗疝 58，散寒 56，调腹 43，健脾和胃 40，调经止带 40，安神 33，疏通下肢 32，清热 30，止血 30，宣肺 27，聪耳 26。

（24）气海俞：壮肾利尿 3，消痔 2，疏腰 2，止便血 2。

（25）大肠俞：健脾理肠 70，调腹 22，利尿 11。

（26）关元俞：健脾理肠 6，利尿 6，调腹 4。

（27）小肠俞：利尿 42，健脾理肠 38，调腹 11，止血 9，安神 8，消肿 8。

（28）膀胱俞：利尿 26，健脾理肠 19，疏腰理臀 18，调腹 17，疏通下肢 15，补虚 13，疏背理脊 12，散寒 10，安神 9，治阴疗疝 9，消肿 9。

（29）中膂俞：健脾理肠 11，疏背理脊 7，镇痉 7，疏腰 6，壮肾利尿 5，清热 5，调腹 4，补虚 4。

（30）白环俞：疏腰理臀 20，调经止带 16，疏背理脊 11，壮肾利尿 10，治阴疗疝 10，疏通下肢 10，补虚 7。

（31）上髎：保宫止带 7，疏腰 7。

（32）次髎：疏腰理臀 11，疏背理脊 6，散寒 6，利尿 5，疏通下肢 5。

（33）中髎：健脾理肠 15，调经止带 10，利尿 9，疏腰理臀 8。

（34）下髎：健脾理肠 7，疏腰 6，调治前阴 4，调腹 3。

（35）会阳：健脾理肠 19，疗痔提肛 12，止便血 8，调治前阴 6，疏腰理臀 5，调理阴阳 5，止汗 5，补虚 5。

（36）承扶：疗痔提肛 10，疏腰理臀 6，利尿 5，健脾理肠 4，调治前阴 4。

（37）殷门：疏腰理臀 6，疏通下肢 4。

（38）浮郄：健脾理肠 10，利尿 6，清热 6。

（39）委阳：利尿 15，调腹 7，疏腰 7，疏通下肢 6，调治前阴 4，疏肩理腋 4，疏背理脊 4，清热 4，消肿 4。

（40）委中：疏腰理臀 111，疏通下肢 108，疏背理脊 69，祛风 42，清热 40，除疮消痈 36，壮肾利尿 29，消肿 28，健脾和胃 22，散寒 20。

（41）附分：疏背 6，散寒 5，疏颈理项 4。

（42）魄户：宣肺 21，补虚 9，疏背理脊 7，清热 6，和胃降逆 5。

（43）膏肓：宣肺 61，补虚 55，安神 23，清热 21，止血 18，调治前阴 17，化痰利湿 13，健脾和胃 12，疏背理脊 11，宽胸 10，散寒 10。

（44）神堂：疏背理脊 7，宽胸 5。

（45）谵语：截疟 16，宣肺 15，安神 12，清热 12，疏肩理腋 9，疏背 8，补虚 8，清头健脑 7，理胁 7，健脾和胃 7，理汗 7，通鼻 6，祛风 6，宽胸 5，调腹 5，止血 5。

（46）膈关：健脾和胃 6，疏背理脊 6。

（47）魂门：健脾和胃 15，宽胸 6，利尿 4，疏背 4。

（48）阳纲：健脾和胃 10，明目 4，调腹 3，补虚 3。

（49）意舍：健脾和胃 14，理胁 5。

（50）胃仓：利膈 3，调腹 3，疏背理脊 3，消肿利水 3。

（51）肓门：通乳 2，调腹 2。

（52）志室：治阴疗疝 11，疏背理脊 8，疏腰 7，补虚 6，健脾和胃 5，调经止带 5，理胁 4。

（53）胞肓：利尿 9，健脾理肠 5，疏背理脊 5，疏腰理臀 5。

（54）秩边：利尿 8，疏腰理臀 6，消痔调肛 4，疏背理脊 4。

（55）合阳：治阴疗疝 15，疏通下肢 11，调经止带 7，疏腰 6，止血 5。

（56）承筋：疏通下肢 34，健脾理肠 18，疏腰 10。

（57）承山：疏通下肢 102，健脾和胃 42，疗痔提肛 27，消肿 24，疏腰 16，止血 15，调腹 13，消脓活血 11。

（58）飞扬：疏通下肢 17，清头健脑 10，安神 10，通鼻 9，疏腰 9，除痹 8，消痔调肛 7，截疟 7，疏颈理项 6，清热 6，健脾和胃 5，疏背理脊 5，散寒 5，止血 5。

（59）跗阳：疏通下肢 26，疏腰理臀 9，清头健脑 6，祛风 5，散寒 5，除痹 5。

（60）昆仑：疏通下肢 132，疏腰理臀 60，祛风 40，消肿 39，疏背理脊 33，安神 29，镇痉苏厥 27，清头健脑 23。

（61）仆参：疏通下肢 24，安神 22，镇痉苏厥 19，健脾和胃 6。

（62）申脉：疏通下肢 65，安神 55，清头健脑 41，祛风 38，消肿 33，疏腰理臀 24，散寒 19，疏背理脊 17，镇痉苏厥 16，明目 15，疏颈理项 15，止衄 12。

（63）金门：安神 24，镇痉苏厥 20，疏通下肢 15，清头健脑 12，疏背理脊 7，聪耳 6。

（64）京骨：疏通下肢 30，清头健脑 18，疏背理脊 15，疏腰理臀 15，镇痉苏厥 12，明目 11，通鼻 11，散寒 11，安神 10，疏颈理项 9，止血 7。

（65）束骨：安神 21，疏通下肢 19，疏腰理臀 16，清头健脑 11，明目 9，除疮消痈 8，理项 7，疏背理脊 7，散寒 7，清热 7，补虚 6，健脾理肠 5，镇痉苏厥 5，消肿 5。

（66）足通谷：安神 18，清头健脑 12，疏通下肢 9，通鼻 7，明目 6，疏颈利项 6。

（67）至阴：调经引产 21，疏通下肢 17，散寒 15，清头健脑 14，明目 12，安神 12，利尿 10，祛风 9，清热 8，截疟 8，治阴疗疝 7，疏背理脊 7。

8. 足少阴肾经（共 27 穴）

（1）涌泉：安神 59，疏通下肢 57，清热 42，壮肾利尿 39，健脾和胃 35，镇痉苏厥 28，宣肺 25，调腹 24，治气 24，消疸理胁 22，清头健脑 21，健口理舌 21，宽胸 21，祛风 21，宁心 19，散寒 19，消肿 18，止血 18。

（2）然谷：疏通下肢 37，治阴疗疝 31，安神 28，健脾和胃 25，利咽 22，壮肾利尿 22，清热 21，消肿 21，调腹 19，宣肺 17，健口理舌 15，宁心 15，散寒 15，镇痉苏厥 15，补虚 13。

（3）太溪：健脾和胃 53，疏通下肢 44，壮肾利尿 39，散寒 37，调腹 35，健口强齿 34，清热 33，消肿 31，宣肺 26，安神 26，治阴疗疝 26，补虚 22，止血 19，调经止带 15，治气 15。

（4）大钟：安神 26，健脾和胃 21，壮肾利尿 15，散寒 12，疏通下肢 10，疏腰 8，利咽 7，补虚 7，宣肺 6，调腹 6，理脊 6，治气 6，止血 6。

（5）水泉：调经 11，调腹 6，明目 4，治阴疗疝 4。

（6）照海：健脾和胃 81，调腹 68，调经引产 64，疏通下肢 48，安神 44，壮肾利尿 35，治阴疗疝 35，消肿 34，利咽 31，补虚 30，治气 27，祛风 25，止血 21，镇痉苏厥 18。

（7）复溜：调汗 51，消肿 42，壮肾利尿 34，调腹 31，疏通下肢 27，健脾和胃 21，清热 18，散寒 17，补虚 16，治气 14,止血 14,疏腰 13,安神 11,疏背理脊 11。

(8)交信:调经止带 15,壮肾利尿 9,治阴疗疝 9,疏通下肢 6,治气 6。

(9)筑宾:安神 16,治阴疗疝 10,健脾和胃 7。

(10)阴谷:调腹 33,利尿 27,调经止带 23,治阴疗疝 18,消肿 12,安神 11,疏通下肢 11。

(11)横骨:利尿 15,治阴疗疝 11,调腹 10,明目 6。

(12)大赫:治阴疗疝 19。

(13)气穴:调经保宫 11,降气 7,调腹 6,疏腰理臀 5,治阴疗疝 4。

(14)四满:调腹 20,调经保宫 12,治阴疗疝 12,治气 10,消肿利水 8,理血化瘀 7。

(15)中注:健脾和胃 8,调腹 4。

(16)肓俞:调腹 12,健脾和胃 7,散寒 5。

(17)商曲:调腹 6。

(18)石关:健脾和胃 17,调腹 10,治气 8,理血化瘀 6。

(19)阴都:健脾和胃 12,调腹 9,宁心 5,消疸理胁 5,清热 5,止汗 5,明目 4,安神 4,降气 4,消肿 4,补虚 4。

(20)腹通谷:调腹散结 13,健脾和胃 13,宁心 7,开音复语 6,化痰消饮 6,健口理舌 5,宽胸利膈 5,安神 5,治气 5。

(21)幽门:健脾和胃 25,调腹 10,安神 8,宽胸 5。

(22)步廊:宽胸利膈 8,宣肺 6,治气 4。

(23)神封:宣肺 4,消痈 4,通乳 3。

(24)灵墟:宽胸利膈 5,和胃止吐 4。

(25)神藏:宣肺 6,健脾和胃 6,宽胸 4。

(26)彧中:宣肺 20,调津理液 7。

(27)俞府:宣肺 29,健脾和胃 8,化痰利湿 8,宽胸 6。

9. 手厥阴心包经穴(共 9 穴)

(1)天池:疏颈利项消瘰 9,宽胸利膈 6,疏腋 6,消肿 5,安神除烦 4,消脓理血 4,清热 4。

(2)天泉:宣肺止咳 3。

(3)曲泽:疏通上肢 27,宁心 20,安神 19,润燥止渴 16,清热 13,健脾和胃止吐 8。

(4)郄门:补虚提神 7,宁心 6,安神 6,止吐衄 6。

(5)间使:安神 97,健脾和胃 45,清热 39,截疟 38,宁心 23,散寒 23,疏通上肢 21,宽胸利膈 20,镇痉苏厥 20。

(6)内关:健脾和胃 67,宽胸利膈 62,调腹散积 61,宁心 55,安神 49,疏胁利胆 26,治气 24,补虚 24,清热 21,疏通上肢 18。

(7)大陵:安神 75,宁心 52,宽胸利膈 47,健脾和胃 41,清热 37,疏通上肢 29,止血 25,宣肺 24,调腹散积 21,治气 19。

(8)劳宫:安神 70,清热 39,健脾和胃 31,健口强齿 21,宽胸利膈 21,疏通上肢 21,宁心 20,止血 20,疏胁利胆 18。

(9)中冲:安神 26,镇痉苏厥 23,清热 22,祛风 21,健口强齿 16,宁心 16,疏通上肢 15。利咽 9。

10. 手少阳三焦经穴(共 23 穴)

(1)关冲:健脾和胃 21,利咽 17,疏通上肢 17,清热 16,健口理舌 14,润燥止渴 12,宽胸利膈 11,除痹 11,聪耳 9,安神 9,清头健脑 8,明目 7,宁心 7。

(2)液门:疏通上肢 31,安神 22,消肿 18,明目 15,强齿理舌 13,聪耳 11,清头健脑 10,清热 10。

(3)中渚:疏通上肢 55,疏背理脊 23,聪耳 18,消肿 16,明目 14,清头健脑 13,疏肩 13。

(4)阳池:疏通上肢 32,宁心 6,消肿 6,补虚 6。

（5）外关：疏通上肢53,明目28,清头健脑24,祛风23,消肿22,健口强齿20,清热19,疏颈理项18,聪耳15,散寒15,止血15,疏胁理肋13。

（6）支沟：健脾和胃51,疏胁理肋44,调腹23,宽胸利膈16,疏肩理腋16,疏通上肢16,宣肺15,消肿15,开音复语I3,清热I2。

（7）会宗：聪耳4,定痫3,疏肩理腋3。

（8）三阳络：强齿理舌3,开音复语3,提神醒脑3,聪耳2,补虚2。

（9）四渎：强齿7,聪耳4。

（10）天井：消瘰疏颈理项39,安神29,疏通上肢19,祛风12,宣肺11,宁心11,宽胸利膈10,除痹10,疏肩理腋8,镇痉苏厥8。

（11）清冷渊：疏肩7,疏通上肢5。

（12）消泺：疏颈理项8,除痹5。

（13）臑会：除瘿消瘰理项10,疏通上肢7,消肿5。

（14）肩髎：疏通上肢3。

（15）天髎：疏肩理腋8,疏颈理项5,疏通上肢5,清热4。

（16）天牖：清头健脑10,疏颈理项10,明目8,消肿8,疏面理颊6,通鼻止衄6,祛风6,聪耳5,疏肩5。

（17）翳风：聪耳43,健口强齿17,消瘰理项10。

（18）瘈脉：安神16,镇痉苏厥10,明目4。

（19）颅息：聪耳9,清头健脑8。

（20）角孙：健口强齿14,明目8。

（21）耳门：聪耳26,健口强齿9,消脓9。

（22）和髎：消肿6,疏颈理项5,清头健脑4,祛风4。

（23）丝竹空：明目36,清头健脑33,祛风19,镇痉苏厥18,安神15。

11.足少阳胆经穴（共44穴）

（1）瞳子髎：明目40。

（2）听会：聪耳66,正㖞理颊15。

（3）上关：聪耳17,健口强齿17,明目9,镇痉苏厥9,正㖞8,安神8,清头健脑7。

（4）颔厌：清头健脑9,聪耳6,疏颈理项4,祛风4。

（5）悬颅：清头健脑8,明目7,清热6。

（6）悬厘：安神6,清热6,明目3。

（7）曲鬓：健口强齿7,疏颈理项6,祛风5,清头健脑4。

（8）率谷：清头健脑17,健脾和胃13,祛风10,镇痉苏厥6,化痰5。

（9）天冲：清头健脑8,安神8,镇痉苏厥7,健口强齿4。

（10）浮白：健口强齿9,疏颈理项5,疏通下肢5,化痰利湿4,宣肺3,疏肩3,疏背3,祛风3。

（11）头窍阴：疏颈理项8,清头健脑6,除疝消痈5,聪耳4,通鼻4。

（12）完骨：疏面理颊14,清头健脑10,疏颈理项8,消肿8,健口强齿6,安神6。

（13）本神：安神13,镇痉苏厥9。

（14）阳白：明目21,清头健脑8,散寒5。

（15）头临泣：明目42,镇痉苏厥13,祛风12,清头健脑11。

（16）目窗：明目18,清头健脑14,健口强齿10。

（17）正营：健口强齿8,清头健脑6。

（18）承灵：通鼻6。

（19）脑空：清头健脑34,祛风8,明目7,补虚6。

（20）风池：清头健脑75,祛风53,安神44,明目42,疏颈理项23,清热20,散寒17,理汗17,消肿17,通鼻

16。

(21)肩井:疏通上肢28,祛风27,疏颈理项消瘰26,疏背理脊26,宣肺24,疏通下肢20,疏肩理腋19,除疮消痈18,散寒17,安神15,疏腰理臀13,消肿12,补虚12。

(22)渊液:疏肩理腋消瘰8,宽胸3,疏通上肢3。

(23)辄筋:和胃降逆3。

(24)日月:健脾和胃13,疏肝利胆5。

(25)京门:健脾和胃10,调腹8,疏背理脊7,疏腰理臀7,散寒5,镇痉5。

(26)带脉:调经止带12,治阴疗疝7,理气5。

(27)五枢:治阴疗疝8,疏腰理臀7,调肾理膀胱6,调腹5,健脾理肠5,疏背理脊5。

(28)维道:健脾和胃7。

(29)居髎:疏通下肢8,疏腰理臀6,祛风5,疏通上肢4。

(30)环跳:疏通下肢85,疏腰理臀62,祛风53,除痹28,散寒22,利湿化痰21。

(31)风市:疏通下肢110,祛风49,除痹25,疏腰理臀15。

(32)中渎:疏通下肢9。

(33)膝阳关:疏通下肢15。

(34)阳陵泉:疏通下肢131,疏胁理肋49,祛风37,疏腰理臀26,除痹26,消肿25,散寒20。

(35)阳交:疏通下肢21,安神8,除痹7,宽胸4,散寒4。

(36)外丘:疏颈理项6,疏通下肢6,宽胸4,散寒3,清热3。

(37)光明:疏通下肢26,明目25,清热8,消肿8,疏肝理胁6,调腹6,除痹6,补虚6。

(38)阳辅:疏通下肢57,消肿17,除痹16,疏腰理臀14,祛风13,理腋消瘰12,散寒12,疏肝理胁10。

(39)悬钟:疏通下肢117,清热37,散寒33,祛风32,安神27,消肿24,除痹23,健脾和胃22,调腹19,补虚18,疏腰理臀16。

(40)丘墟:疏通下肢80,疏肝理胁27,消肿25,宽胸17,疏腰理臀17,疏颈理项11,理腋消瘰11。

(41)足临泣:疏通下肢60,消肿51,祛风26,明目24,疏肩理腋消瘰18,疏颈理项消瘰17,疏肝理胁17,清头健脑16,散寒15,清热15,治气14,除痹14。

(42)地五会:消肿4,止血4,通乳3,理腋3。

(43)侠溪:疏通下肢28,清热15,理汗14,消肿14,明目13,聪耳13,疏胁理肋12,宽胸10,疏额理项9,清头健脑8,除疮消痈7。

(44)足窍阴:安神17,疏胁利胆15,疏通下肢12,清头健脑11,利咽11,清热11,理舌10,宣肺10,除疮消痈9,聪耳8,疏通上肢8,理汗8,除痹8,明目7,散寒7。

12.足厥阴肝经穴(共14穴)

(1)大敦:治阴疗疝113,调腹48,利尿止遗48,镇痉苏厥40,消肿34,安神26,健脾和胃20,止血18。

(2)行间:消肿66,疏通下肢61,调腹52,壮肾利尿止遗32,疏肝理胁28,安神25,治阴疗疝25,散寒25,明目19,宣肺19,宁心17,镇痉苏厥16,止血16。

(3)太冲:疏通下肢92,治阴疗疝58,消肿52,健脾和胃49,调腹48,安神36,调经引产32,散寒32,镇痉苏厥32,止血26,宁心25,利尿调肾25,疏肝理胁24,明目23,治气23,清热20,补虚20,祛风18。

(4)中封:治阴疗疝43,疏通下肢32,消肿27,调腹26,利尿19,健脾和胃18,散寒14。

(5)蠡沟:治阴疗疝24,调腹10,调经止带8,利咽7,消肿7,疏通下肢6,疏颈理项5,利尿止遗5,治气5。

(6)中都:疏通下肢15,治阴疗疝14,消肿10,调经引产9,止血6。

(7)膝关:疏通下肢38,祛风13,消肿11。

(8)曲泉:治阴疗疝42,疏通下肢36,调腹35,健脾理肠21,消肿20,调经止带15,散寒14,利尿止遗13。

(9)阴包:利尿止遗5,疏腰理臀4,疏通下肢4。

(10)足五里:利尿5,健脾理肠4。

（11）阴廉：调经生子8。

（12）急脉：利尿止遗4，治阴疗疝4，调腹3。

（13）章门：健脾和胃97，调腹散积77，疏肝理胁42，补虚34，治气33，安神24，消肿23，宣肺19，治阴疗疝19，利尿调肾17。

（14）期门：宽胸利膈49，健脾和胃44，宣肺42，调腹散积40，疏肝理胁38，治气19，清热18，保宫调经引产15，安神13，消肿12。

13. 督脉穴（共28穴）

（1）长强：疗痔提肛48，健脾理肠38，安神21，止血19，疏腰理臀17，镇痉15，疏背理脊14，补虚12，利尿11，祛风10。

（2）腰俞：疏腰理臀35，疏背理脊15，调经止带7，疏通下肢7，散寒6，除痹6。

（3）腰阳关：健脾和胃3，调经止带2，疏背理脊2，疏腰理臀2。

（4）命门：止血21，健脾理肠20，疏腰15，补虚15，壮肾利尿13，疗痔提肛13，治阴疗疝12，清热12，调经止带11，明目10，安神9，调腹9，祛风9，镇痉9。

（5）悬枢：调腹散积9，健脾和胃8，理气6。

（6）脊中：调腹散积9，健脾和胃8，疏腰6，疗痔提肛5，安神4，补虚4。

（7）中枢：宣肺2。

（8）筋缩：安神32，镇痉苏厥12。

（9）至阳：疏胁消疸16，宣肺12，清热5。

（10）灵台：宣肺6，清热6。

（11）神道：安神26，镇痉苏厥12，宣肺10，疏背理脊10，清热10，清头健脑7，祛风6。

（12）身柱：安神40，宣肺18，镇痉14，疏背理脊13，健脾和胃9，截疟9。

（13）陶道：安神8，镇痉苏厥7，清头健脑6，散寒6，疏背理脊5，清热5，明目4。

（14）大椎：清热31，宣肺28，截疟27，安神26，补虚25，镇痉苏厥24，健脾和胃21，疏颈理项17，疏背理脊16，祛风12，调腹8，治气8。

（15）哑门：开音复语14，健口理舌13，镇痉苏厥13，止血除衄11，祛风10，疏颈理项7。

（16）风府：清头健脑37，安神36，通鼻35，祛风35，疏颈理项27，镇痉苏厥18，利咽17，止血17，散寒15，明目14，健口强齿14。

（17）脑户：清头健脑16，安神12，祛风6，明目5，疏颈理项5。

（18）强间：清头健脑12，安神11。

（19）后顶：清头健脑19，安神11，祛风11，疏颈理项6。

（20）百会：安神151，镇痉苏厥108，祛风95，清头健脑93，明目46，健脾和胃39，疗痔提肛32，清热32，通鼻27，健口强齿27。

（21）前顶：清头健脑22，祛风22，明目18，安神18，镇痉苏厥17，消肿15。

（22）囟会：清头健脑47，镇痉苏厥43，祛风30，安神29，通鼻27，明目19，健脾和胃16，消肿13，清热11。

（23）上星：通鼻78，清头健脑52，明目49，祛风28，止血除衄27，安神21，消肿16。

（24）神庭：安神67，清头健脑44，镇痉苏厥44，祛风34，明目25。

（25）素髎：通鼻14，镇痉苏厥7，安神6，除疮消痈5。

（26）水沟：安神65，镇痉苏厥59，健口强齿31，疏面正喎30，通鼻29，祛风29，疏背理脊24，消肿24，疏腰21。

（27）兑端：健口强齿17，镇痉苏厥8，安神7，健脾和胃7，调津理液5。

（28）龈交：通鼻14，安神14，疏面理颊9，健口强齿8，明目6，除疮6，镇痉苏厥5。

14. 任脉穴（共24穴）

（1）会阴：治阴疗疝11，利尿8，疗痔理肛8，安神7，调经保宫7，苏厥7，健脾理肠6。

（2）曲骨：利尿止遗 31，治阴疗疝 20，调经止带 18，调腹 11。

（3）中极：调经止带引产 114，调腹散积 51，治阴疗疝 50，利尿壮肾 36，补虚 29，止血 25，治气 19，散寒 16。

（4）关元：壮肾利尿 143，健脾和胃 131，调腹散积 124，补虚 95，散寒 77，治阴疗疝 67，调经止带引产 66，治气 60，安神 50，止血 38，清热 31，消肿 30，宣肺 28。

（5）石门：调腹 53，健脾和胃 42，壮肾利尿 40，治阴疗疝 32，调经引产 30，治气 27，补虚 25，散寒 23，消肿 20，止血 16，宣肺 13。

（6）气海：调腹散积 167，健脾和胃 121，治气 94，补虚 81，散寒 68，壮肾利尿 63，调经引产 58，治阴疗疝 54，宣肺 47，消肿 39，驱阴扶阳 34，止血 30。

（7）阴交：调腹 43，调经引产 24，治阴疗疝 23，健脾和胃 17，治气 16，壮肾利尿 15，散寒 11，消肿 10，止血 10。

（8）神阙：健脾和胃 129，调腹 77，散寒 60，壮肾利尿 54，补虚 49，镇痉苏厥 46，安神 30，治气 30，驱阴扶阳 25，健口理舌 23，消肿 22，调经引产生子 21。

（9）水分：调腹消鼓 89，利水消肿 69，健脾和胃 56。

（10）下脘：健脾和胃 40，调腹 28，治气 9，利尿 8。

（11）建里：健脾和胃 16，调腹 15，宁心 8，理气 7，安神 5，疏胁消疸 5，消肿 5。

（12）中脘：健脾和胃 335，调腹散积 156，安神 57，治气 54，补虚 52，宁心 48，宣肺 47，散寒 42，清热 42。

（13）上脘：健脾和胃 77，调腹散积 50，宁心 46，安神 45，疏胁消疸 24，治气 22，清热 17。

（14）巨阙：安神 75，健脾和胃 62，调腹 41，宁心 40，镇痉苏厥 35，宽胸利膈 29，宣肺 26，治气 22，化痰利湿 21。

（15）鸠尾：安神 40，宣肺 11，健脾和胃 11，宁心 10，镇痉苏厥 9，利咽 7，止血 7。

（16）中庭：健脾和胃 13，宽胸利膈 5，调腹 5，疏胁 4。

（17）膻中：宣肺 98，宽胸利膈 53，健脾和胃 44，治气 37，调腹 21，化痰利湿 17，镇痉苏厥 17，消肿 16。

（18）玉堂：宣肺 5，安神 4，宽胸 3，和胃止吐 3，化痰利湿 3。

（19）紫宫：宣肺 4，宽胸 3，疏胁 3，止吐血 3。

（20）华盖：宣肺 22。

（21）璇玑：宣肺 17，利咽 8，宽胸利膈 8，健脾和胃 6。

（22）天突：宣肺 91，利咽 40，宽胸利膈 22，治气 20，疏颈理项消瘿 15。

（23）廉泉：健口理舌 31，消肿 12，调津理液 7。

（24）承浆：健口强齿 76，疏颈理项 24，疏面理颊 21，安神 19，祛风 17，除疮消痈 17，消肿 16，镇痉苏厥 15。

五、穴性的临床意义

穴性是基于大量临床经验的归纳总结，又反过来指导临床实践。重视腧穴的穴性，准确把握其内涵，对于指导辨证选穴的理论依据等具有重要意义。

（一）指导临床辨证选穴

辨证施治，是中医学的基本特征和治疗总则。中医治病要求理、法、方、药的完整性，即通过辨证分析揭示疾病的本质，阐以发病的机理；根据发病机理，确定对症的治疗法则；根据治疗法则，依法选方，据方用药，法从理出，方从法立，药应方选，彼此联系，不可分割。唯此运用于临床，方能取得良好的效果。与药物一样，运用针灸治病，也当遵循辨证施治原则，即在中医理论的指导下，运用脏腑经络学说辨明病位，再结合病因、病机明确证型，在此基础上制定相应治疗法则，依法选配腧穴，再以针灸施术治疗，使理、法、方、穴、术贯通一体，从而获得满意的治疗效果。针灸选穴配伍，目前公认的原则有局部配穴、循经配穴和辨证配穴。其中辨证配穴,是指针对疾病的病理本质——通过辨证确定的"证",选配有针对性和特异性的腧穴,而其选配的依据就是腧穴的穴性。只有充分认识和掌握腧穴的穴性,才能对"证"配好穴,并与局部配穴、循经配穴相互配合,达到理、法、方、穴、术的有机统一。

(二)精简配穴,易于施术

针灸配穴,从单穴到组穴配方是一种学术上的进步。古人对于穴位的配伍相当讲究,既有严格的法度,又有灵活的应用,用穴贵在精疏。《灵枢·官能》曰:"先得其道,稀而疏之。"辨证配穴(穴性配穴)的应用正是在先得其道、精通穴性的基础上,根据病情,少而精,精而简选穴,非此则不能达到"稀而疏之"、效专力宏的目的。杨继洲在《针灸大成》中也指出:"不得其要,虽取穴之多,亦无以济人;苟得其要,则虽会通之简,亦是以成功。"

穴性有一穴一性、一穴双性、一穴多性的不同,腧穴处方则可有单穴处方、对穴处方、多穴处方的区别。"穴有各自之特长,方有合群之妙用",如若能充分掌握腧穴的穴性,就能精巧地合理配穴组方,用穴恰当,穴少而精,力专效宏。如照海和水泉皆属足少阴肾经,照海为阴经之阳穴,如肾中之阳鼓动,而普达周身;水泉为阴经之阴穴,像肾中之阴精流动,滋润孔窍。照海能补益肾气、培补肾精,水泉能补益肾精,兼补肾气。区区两穴配伍应用,作为主治生殖系统疾病的常用针灸方。

(三)执简驭繁,归纳腧穴主治

腧穴主治,经历代完善不断丰富,但也显得较为繁乱。如据《腧穴学》记载合谷穴的主治就已多达31个:"头痛,眩晕,目赤肿痛,鼻衄,鼻渊,齿痛,耳聋,面肿,疔疮,咽喉肿痛,失喑,牙关紧闭,口眼歪斜,痄腮,指挛,臂痛,半身不遂,发热恶寒,无汗,多汗,咳嗽,闭经,滞产,胃痛,腹痛,便秘,痢疾,小儿惊风,瘾疹,疥疮,疟疾",给学习和掌握造成较大的困难。有学者依据穴性用"开闭、泻热、镇惊、止痛"八个字概括合谷穴的功能。"开闭",就是本穴具有行气活血的穴性,可治疗气机闭塞不通的病症,如牙关紧闭、经闭、滞产、胃痛、便秘、中风、尿闭、胸胁胀满疼痛、乳房胀痛、乳汁不行等;"泻热",就是本穴具有清热的穴性,可治疗眩晕、目赤肿痛、鼻渊、鼻血、疔疮、咽喉肿痛、失音、痄腮、发热恶寒、无汗、多汗、疟疾、口干口苦、口疮、痈疽、阳黄、高热等热盛之症;"镇惊",是指本穴对邪热内扰神明或气机逆乱所导致的神志病有开窍醒神止搐的穴性,病症包括小儿惊风、癫狂痫、抽搐、痫病、惊厥等;"止痛",是指本穴对多种疼痛有良好的镇痛穴性,如头痛、齿痛、臂痛、胃痛、胸痛、腰痛、腿痛等。再如太冲穴主治有"头痛,眩晕,痛经,月经不调,癃闭,遗尿,小儿惊风,癫狂,痫证,胁痛,腹胀,黄疸,呕逆,咽痛嗌干,目赤肿痛,膝股内侧痛,足跗肿,下肢痿痹"共18个,若用穴性归纳,则可简化为"疏肝解郁、清肝降逆、滋阴养血、舒理下肢"。如此以穴性归纳腧穴主治,可谓提纲挈领,执简驭繁。

第二节 辨证纲要

一、八纲辨证

八纲,即表、里、寒、热、虚、实、阴、阳8个辨证纲领。所谓八纲辨证,就是运用八纲,对四诊所收集到的所有病情资料,进行分析综合,从而获得关于病位深浅、病性寒热、邪正盛衰和病证类别的辨证思维方法。在八纲中,阴阳又是总纲,它可以概括其他六纲,即里、虚、寒属阴证,表、实、热属阳证。

(一)辨表里

表与里是相对的概念,如躯壳与脏腑相对而言,躯壳为表,脏腑为里;脏与腑相对而言,腑属表,脏属里;经络与脏腑相对而言,经络属表,脏腑属里;经络中三阳经与三阴经相对而言,三阳经属表,三阴经属里;皮肤与筋骨相对而言,皮肤为表,筋骨为里;就人体部位而言,身体的皮毛、肌肉、经络相对为表,脏腑、骨髓相对为里等。

表里是辨别病位深浅和病势进退的一对纲领。一般而言,表证多系六淫、疫疠、虫毒等邪气经皮毛、口鼻侵入机体,正气抗邪,致卫气失宣所表现出的轻浅证候,多见于疾病初起,起病较急,病情较轻,病程较短,多有感受外邪之因。里证泛指病变部位在内的脏腑、气血、骨髓等受病所表现的证候,包括的范围广泛,凡不属于表证(及半表半里证)的特定证候一般都属里证范畴,多见于外感病的中后期或内伤疾病,病较深重。外感病中病邪由表入里,是病渐增重为病进;病邪由里出表,是病渐减轻为病退。在表证与里证之间还有一种半表半里证,是外邪由表内传,尚未入于里;或里邪透表,尚未至于表,邪正相搏于表里之间所表现出的证候。

表证、里证、半表半里证的临床表现见表4。

表4 表证、里证、半表半里证的临床表现

证候	临 床 表 现
表证	恶寒或恶风,发热(或自觉无发热),头身疼痛,苔薄白,脉浮;或见鼻塞、流清涕、喷嚏、咽喉痒痛,微咳等
里证	里证病因复杂,表现繁多,一般很难表述其代表症状,其基本特点为:无新起恶寒发热并见,或但寒不热,或但热不寒,以脏腑症状为主。如壮热,或微热潮热,烦躁,神昏谵语,口渴引饮,或畏寒肢冷,倦卧神疲,口淡多涎,腹痛腹泻,或大便秘结,小便短赤清长,或舌苔厚,脉沉等
半表半里证	寒热往来,胸胁苦满,心烦喜呕,嘿嘿不欲饮食,口苦,咽干,目眩,脉弦等

(二)辨寒热

寒热是辨别疾病性质的一对纲领。寒证与热证反映机体阴阳的偏盛与偏衰:阴邪致病容易导致机体阴气偏盛而阳气受损,或是阳气虚衰而阴寒内盛,表现为寒证;阳邪致病导致机体阳气偏盛而阴液受伤,或是阴液亏损而阳气偏亢,表现为热证。辨清寒热,对认识疾病的本质及指导治疗有重要意义。《素问·至真要大论》说"寒者热之""热者寒之",两者治法正好相反,所以寒热辨证必须准确无误。

一般而言,寒证是感受寒邪,或阴盛阳虚所表现的证候。由于有病因与病位的不同,其又有虚实表里之分。感受外界寒邪,或过服生冷寒凉所致,多为实寒证;内伤久病,阳气耗伤而阴寒内生,多为虚寒证,即阳虚证;寒邪袭于肌表,多为表寒证;寒邪客于脏腑,或因脏腑阳气亏虚所致,多为里寒证。热证是感受热邪,或阴虚阳亢,机体的功能活动亢进所表现的证候。与寒证一样,由于有病因与病位的不同,热证也有虚实表里之分。火热之邪侵袭,或过食辛辣温热之品,或七情过激,郁而化热,或体内阳热之气过盛,病势急,形体壮实者,多为实热证;内伤久病,或房室劳伤,阴精耗损而虚阳偏亢者,多为虚热证,即阴虚证;风热之邪侵袭肌表,多为表热证;热邪盛于脏腑,或因阴液亏虚所致者,多为里热证。

寒证、热证的临床表现见表5。

表5 寒证、热证的临床表现

证候	临 床 表 现
寒证	恶寒或畏冷,冷痛喜暖,肢冷蜷卧,口淡不渴,痰、涎、涕、唾等分泌物清稀无臭味,小便清长,大便稀溏,面色白或青黑,舌淡苔白润滑,脉迟或紧等
热证	发热,恶热喜冷,口渴饮冷,面红目赤,烦躁不宁,痰、涎、涕黄稠有味,大便干结,小便短黄,甚则吐血衄血,四肢抽搐,舌红苔黄而干燥,脉数等

(三)辨虚实

虚实是辨别邪正盛衰的一对纲领。虚指正气不足而邪气也不太盛;实指邪气盛实而正气尚未虚衰,邪正相争剧烈。虚实辨证,可以分析患者邪正盛衰的情况,为治疗提供依据,实证宜攻,虚证宜补。只有辨证准确,才能攻补适宜,免犯虚虚实实之误。

一般而言,实证是对人体感受外邪,或体内病理产物蓄积,或阴阳气血失调,以有余、结实、滞闭、亢进等

为特征的各种临床表现的病理概括。实证的特点是邪气充盛而正气不虚,有充分的抗邪能力,邪正斗争较为剧烈。虚证是对人体正气虚弱、物质不足、功能衰退等产生的各种临床表现的病理概括。虚证的特点是正气亏虚而邪气不盛。

实证、虚证的临床表现见表6。

表6　实证、虚证的临床表现

证候	临 床 表 现
实证	发热或恶寒,疼痛剧烈拒按,胸闷,烦躁,甚至神昏谵语,呼吸气粗,痰涎壅盛,呕吐酸馊,泻下秽臭,里急后重,或大便秘结,小便不利,或淋漓涩痛,舌质苍老,舌苔厚腻,脉实有力等
虚证	面色淡白或萎黄,精神萎靡,神疲乏力,心悸气短,呼吸微弱,形寒肢冷,自汗出,大便滑泄,小便失禁,舌质淡胖,脉虚沉迟;或潮热盗汗,五心烦热,两颧潮红,口咽干燥,形体消瘦,舌红少苔,脉虚细数等

（四）辨阴阳

阴阳是辨别疾病类别的一对纲领。阴阳辨证,可根据证候表现的病理性质,将一切疾病分为阴与阳两个主要方面,即阴证和阳证。阴阳,是八纲的总纲,故它可概括其他六纲,即表、热、实属阳;里、寒、虚属阴。凡符合阴的一般属性的证候,称为阴证,如里证、寒证、虚证等;凡符合阳的一般属性的证候,称为阳证,如表证、热证、实证等。

阴阳辨证不仅仅用于对疾病类别的归纳,还包含有具体的辨证内容,主要有阳虚证、阴虚证、阴盛证、阳盛证,以及亡阳证、亡阴证等。若体内阴液亏损,滋养、濡润等作用减退而无以制阳,虚阳偏亢所出现的虚热证候,为阴虚证。其多由热病后期,或杂病日久,耗伤阴液,或因五志过极、房事不节、过服温燥之品等,暗耗阴液而成,具有病程长、病势缓等特点。若体内阳气亏损,温煦、推动、蒸腾、气化、固摄等作用减退所出现的虚寒证候,为阳虚证。其多由病程日久,或久居寒凉之处,阳热之气逐渐耗伤,或因气虚而进一步发展,或因年高而命门之火不足,或因过服苦寒清凉之品等,以致脏腑功能减退,机体失于阳气温煦,不能抵御阴寒之气,寒从内生引起,多见于病久体弱者,病势一般较缓。阴、阳虚极,又可出现亡阴、亡阳证。若久病阴液亏极,或壮热不退、大吐大泻、大汗不止、严重烧伤等致阴液暴失,则形成亡阴证;若阳气虚极,或阴寒之邪极盛而致阳气暴伤,或大汗、失精、大失血等阴血消亡而阳随阴脱,或剧毒刺激、严重外伤、痰瘀阻塞心窍等而使阳气暴脱,可形成亡阳证。亡阴和亡阳证均出现于疾病的危重阶段。此外,所谓阴盛证即是实寒证,阳盛证即是实热证,见"辨寒热"和"病因辨证"中相关内容。

阴证、阳证的临床表现见表7。

表7　阴证、阳证的临床表现

证候	临 床 表 现
阴证	精神萎靡,神疲乏力,身重蜷卧,面色暗淡,语声低怯,气短息弱,畏寒肢冷,喜暖,少食纳差,口淡不渴,小便清长,大便稀溏,舌淡胖嫩,脉沉迟,或弱或细涩等
阳证	恶寒发热,面色红赤,肌肤灼热,神情烦躁,语声粗壮或骂詈无常,呼吸气粗,喘促痰鸣,口干渴饮,大便秘结奇臭,小便短赤或涩痛,舌红绛,苔黄燥生芒刺,脉洪数实等
阴虚证	形体消瘦,潮热盗汗,五心烦热,面白颧赤,唇若涂丹,口燥咽干,头晕眼花,耳鸣,腰腿酸软无力,发梦遗精,小便短黄,大便干结,舌红少津少苔,脉细数无力等
阳虚证	神疲乏力,面色㿠白,唇舌色淡,口淡多涎,喘咳气短,自汗,畏寒肢冷,不欲食,口淡不渴,或渴喜热饮,小便清长或尿少浮肿,大便溏薄或五更泄泻,阳萎早泄,精冷不育,或宫冷不孕,舌淡胖,苔白滑,脉沉迟或细弱无力等
亡阴证	身热肢暖,烦躁不安,汗热味咸而黏、如珠如油,恶热,手足温,虚烦躁扰,口渴咽干,皮肤皱瘪,小便极少,面色赤,唇舌干燥,舌红干,脉细数疾而按之无力等
亡阳证	冷汗淋漓、汗质稀淡,蜷卧神疲,神情淡漠,面色苍白,身凉恶寒,肌肤不温,手足厥冷,呼吸气微,口淡不渴,或喜热饮,舌淡而润,脉微欲绝等

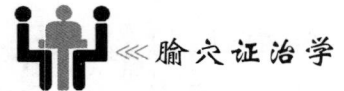

二、经络辨证

经络辨证,是运用中医辨证的基本思维方法,以经脉循行为依据,对病人的若干症状体征进行综合分析,以判断病属何经、何脏、何腑,从而进一步确定发病原因、病变性质、病理机转的一种辨证方法。经络辨证的特点,是以经络所属脏腑的生理功能、病理变化及其经络循行部位的症状、体征为辨证依据。

经络是人体经气运行的通道,又是疾病发生和传变的途径。其分布周身、运行全身气血,联络脏腑肢节,沟通上下内外,使人体各部相互协调,共同完成各种生理活动。故当外邪侵入人体,经气失常,病邪会通过经络逐渐传入脏腑;反之,如果内脏发生病变,同样也循着经络反映于体表,在体表经脉循行的部位特别是经气聚集的腧穴之处,就会出现各种异常反应,如麻木、酸胀、疼痛,对冷热等刺激的敏感度异常,或皮肤色泽改变,或见脱屑、结节等。

经络辨证,主要包括辨十二经脉病证和辨奇经八脉病证,其具体病证和临床表现见表8。

表8　经络病证的临床表现

病证类型	病证名称	临床表现
十二经脉病证	手太阴肺经病证	咳喘,肺胀,胸部满闷,缺盆中痛,肩背痛及上肢内侧疼痛,或恶寒发热,汗出,或少气等
	手阳明大肠经病证	下齿痛,颈肿,咽喉肿痛,口干,鼻衄,目黄,上肢外侧前缘及肩背疼痛或运动障碍,大便干结,或肠鸣泄泻等
	足阳明胃经病证	发热,汗出,鼻痛,鼻衄,齿痛,口㖞,咽喉肿痛,颈肿,从胸部向下经股及下肢前外侧至足背、趾不用或疼痛;胸膺胀满,饮食不下或消谷善饥等
	足太阴脾经病证	舌本强,胃脘痛,下肢内侧肿痛或厥冷,足大趾运动障碍,食则呕,腹胀,善噫,黄疸,泄泻,烦扰,身体困重等
	手少阴心经病证	咽干,目黄,胁痛,上肢内侧后缘疼痛,厥冷,手心热,口渴,心痛,精神恍惚等等
	手太阳小肠经病证	咽痛,颊及颈部肿痛,项强不可以顾,肩背及上肢外侧后缘疼痛,耳聋,目黄,口生疮,身热心烦等
	足太阳膀胱经病证	恶寒发热,头项强痛,腰脊、臀部、下肢后侧及足小趾等处疼痛或运动障碍,目黄,泪出,痔疮,小便不通或遗尿等
	足少阴肾经病证	面黑如漆,消瘦,视物不清,咳唾有血,口热舌干,咽干肿痛,心烦,善恐,气短而喘,嗜卧,心痛,泄泻,腰脊、下肢酸软疼痛,足跟痛,足心热等
	手厥阴心包经病证	手心热,臂肘挛急,腋肿,心痛,甚则胸胁支满,心悸,心烦,面赤目黄,喜笑不休等
	手少阳三焦经病证	咽喉肿痛,颊肿,目外眦痛,耳聋,耳前后及肩、臂、肘部外侧疼痛,小指、次指运动障碍等
	足少阳胆经病证	往来寒热,汗出,口苦,善太息,心痛、胸胁痛不能转侧,甚则面微有尘,体无膏泽。头痛、额角痛,目外眦痛,缺盆中痛,腋下肿,瘰疬,股膝及下肢外侧疼痛,足小趾、次趾运动障碍等
	足厥阴肝经病证	胸满,胁胀痛,咽干,易怒,呕逆,目赤,头顶痛,泄泻,腰痛不可俯仰,妇人少腹肿痛,狐疝,遗溺,癃闭等
奇经八脉病证	督脉病证	脊柱强直,角弓反张,脊背疼痛,大人癫疾,小儿风痫,遗尿,泄泻,男子阳萎,滑泄,女子宫寒不孕等
	任脉病证	女子月经不调,不孕,带下,瘕聚,男子疝气等
	冲脉病证	气从少腹上冲胸咽,咳、唾、呕吐,胸腹气逆里急,女子月经不调、经闭、崩漏、胎漏不孕等
	带脉病证	腹部胀满,绕脐腰脊痛,冲心痛,腰溶溶如坐水中,女子带下,胎漏等
	阳维脉、阴维脉病证	阳维为病苦寒热;阴维为病苦心痛 阴阳不能自相维,则怅然失志,溶溶不能自收持
	阳跷脉、阴跷脉病证	阳跷为病,阳急而阴缓,阳急则狂走,不寐 阴跷为病,阴急而阳缓,阴急则厥冷,多眠

三、病因辨证

病因辨证,是以中医病因理论为依据,通过分析、归纳患者所表现的症状、体征及相关病情资料,以判断疾病原因和性质的一种辨证方法,又称"审证求因"。病因辨证的主要内容包括辨六淫证候、疫疠证候、七情证候、饮食劳伤证候、外伤证候等。

(一)辨六淫病证

六淫辨证,是将四诊所得的资料,根据六淫的性质和特点,加以分析归纳,推求是何种病邪所致疾病的一种辨证方法。六淫包括风、寒、暑、湿、燥、火6种外来的致病邪气,其致病特点:一是与季节和居住环境有关;二是六淫属外邪,多经口鼻、皮毛侵入人体;三是六淫常相合致病,而在疾病发展过程中,又常常相互影响或转化。

风证,是指因感受风邪而引起的一类病证。风乃春季主气,风邪为病,春季居多;风为阳邪,其性开泄,具有向上、向外的特点,故风邪致病,易侵犯人体的高位和皮肤;风性善行而数变,故具有起病急、消退快、游走不定的特点;风又为百病之长,常与其他病邪合并侵犯人体;风性主动,致病具有动摇不定的特点。

寒证是指因淋雨、涉水、衣单、露宿、食生、饮冷等摄身不慎而感受阴寒之邪,损伤体内阳气,阻碍气血运行所导致的一类病证。其具有新病突起,病势较剧,并常有感受寒邪的原因可查等特点。寒证有"伤寒""中寒"之分,前者指寒邪外袭,伤人肌表,阻遏卫阳,阳气抗寒于外所表现的表实寒证,又称外表寒证、寒邪束表证、太阳伤寒证等;后者指寒邪直中,内侵脏腑、气血,损伤或遏制阳气,阻滞气血运行所表现的里实寒证,又称内寒证、里寒证。

暑证是指炎夏酷暑之季,感受暑热之邪所产生的一类病证。暑性炎热升散,故为病必见热象,最易耗气伤津,且暑多挟湿,常与湿邪相混成病。暑的性质虽与火热同类,但暑邪致病有严格的季节性,其病机、证候也与一般火热证有一定的差别。暑证可包括伤暑和中暑。

湿证是指外界湿邪侵袭人体,或体内水液运化失常而停聚所致的一类病证。湿性重着、黏滞,易阻碍气机,损伤阳气,故其病变常缠绵留着,不易速去。

燥证主要是指燥邪外袭,耗伤人体津液所表现的一类病证,又称外燥证。燥性干燥,容易耗伤津液,临床有凉燥与温燥之分。

火证与热证均指具有温热性质的证候,其概念基本相同。火证,是指感受火热病邪所致的一类病证。火热之邪,其性燔灼急迫,为病多新病突起,病势较剧,常见全身或局部有显著热象,容易耗伤阴津,使筋脉失于滋润而动风,亦可迫血妄行而出血。

六淫证候的常见临床表现见表9。

表9 六淫证候的常见临床表现

病证类型		临床表现
风证		发热恶风,头痛,汗出,咳嗽,鼻塞流涕,咳嗽咽痛,苔薄白、脉浮缓;或皮肤风疹,瘙痒难忍,发无定处,此起彼伏;或肢体颜面麻木不仁,口眼歪斜;或颈项强直,角弓反张,四肢抽搐;或肢体关节疼痛,部位游走不定
寒证	伤寒	恶寒发热,恶寒重,发热轻,头身疼痛,无汗,鼻塞流清涕,口不渴,苔薄白,脉浮紧,或见肢体厥冷、拘急,关节冷痛
	中寒	畏寒,脘腹或腰背等处冷痛、喜暖,或见腹泻呕吐,或见咳嗽、哮喘,咯白痰,口不渴,小便清长,面色白或青,舌苔白,脉沉迟有力,或沉紧或沉弦,甚或脉伏
暑证	伤暑	恶热,汗出,口渴喜饮,气短乏力,肢体困倦,小便短赤,舌红,苔白或黄,脉虚数
	中暑	发热,猝然昏倒,汗出不止,口渴,气急,甚或昏迷惊厥,舌绛干燥,脉濡数
湿证		头重如裹,胸闷脘痞,口腻不渴,纳谷不香,甚至恶心欲呕,关节酸痛重着,屈伸不利,困倦思睡,或见大便稀溏,小便浑浊或清长,或见皮肤湿痒,妇女可见带下量多,面色晦垢,舌苔滑腻,脉濡或缓

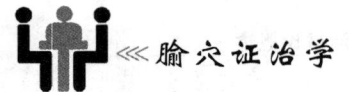

续表

病证类型		临床表现
燥证	凉燥	恶寒重,发热轻,头痛,无汗,咳嗽,喉痒,鼻塞,舌白而干,脉浮
	温燥	身热,微恶风寒,头痛少汗,口渴心烦,干咳少痰,痰黏难咯,甚或痰中带血,皮肤、口唇、鼻孔、咽喉干燥,或见小便短少,大便燥结,舌干苔黄,脉浮数
火热证		壮热,口渴喜冷饮,面红目赤,心烦,汗多,烦躁,大便干结,小便短黄,甚或谵妄,衄血,吐血,斑疹,或躁扰发狂,或见痈脓,舌质红绛,舌苔黄或灰黑而燥,脉数有力(洪数、滑数、弦数)

(二)辨七情所伤证

七情,即喜、怒、忧、思、悲、恐、惊7种情志活动。七情本为人体的正常情绪反应,但若情志刺激太过或不及,超过了人体自身的调节能力,则可伤及脏腑、气血、阴阳而产生各种疾病,表现为脏腑功能紊乱、气血失和、阴阳失调的证候。情志致病有三个特点:一是由耳目所闻,直接影响脏腑气机,致脏腑功能紊乱,气血不和,阴阳失调。如怒则气上,恐则气下,惊则气乱,悲则气消,思则气结,喜则气缓。二是与个人性格、生活环境有关。如性格急躁者,易被怒伤;而性格孤僻者,常被忧思所伤。三是不同的情志变化,所影响的内脏也不同。如喜伤心、怒伤肝、思伤脾、悲伤肺、恐伤肾等。

七情所伤证的临床表现见表10。

表10　七情所伤证的临床表现

证候	临 床 表 现
喜伤	精神恍惚,思维不集中,甚则神志错乱,语无伦次,哭笑无常,举止异常,脉缓
怒伤	头晕或胀痛,面红目赤,口苦,胸闷,善叹息,急躁易怒,两胁胀满或窜痛,或呃逆,呕吐,腹胀,泄泻,甚则呕血,昏厥,脉弦
思伤	头晕目眩,健忘心悸,倦怠,失眠多梦,食少,消瘦,腹胀便溏,舌淡,脉缓
忧伤	情志抑郁,闷闷不乐,神疲乏力,食欲不振,脉涩
悲伤	面色惨淡,时时呼叹饮泣,精神萎靡不振,脉弱
恐伤	少腹胀满,遗精滑精,二便失禁
惊伤	情绪不安,表情惶恐,心悸失眠,甚至神志错乱,语言举止失常

(三)辨疫疠证

疫疠又名温病,是指感受疫疠邪气所产生的一类病证。疫疠为自然界一种特殊的病邪,其致病具有发病急剧,病情险恶,传染性强,并迅速蔓延流行等特点。

疫疠证的临床表现见表11。

表11　疫疠证的临床表现

临床表现分类		临 床 表 现
疫疠证主症		病初恶寒发热俱重,继而壮热,头身疼痛,面红或垢滞,口渴引饮,汗出,烦躁,甚则神昏谵语,四肢抽搐,舌红绛,苔黄厚干燥或苔白如积粉,脉数有力
兼症	大头瘟	兼头面、颈项红肿疼痛,咽喉剧痛
	疫喉 (白喉)	兼咽喉红肿糜烂疼痛,全身遍布猩红色皮疹,为烂喉痧 若兼咽喉肿痛,覆盖白膜,咳声嘶哑如犬吠,呼吸、吞咽困难,为白喉。
	顿咳 (百日咳)	兼病初恶寒发热,继而痉咳不止,咳剧则面色青紫,涕泪俱出,呕吐,咳止时伴鹭鸶样叫声
	疫毒痢	兼腹痛,下痢赤白脓血,里急后重

（四）辨饮食劳伤证

饮食、劳逸是人类生存的需要，若不知调节，也能成为致病因素，导致疾病发生。若饥饱无度，饮食不节或不洁、偏嗜等导致脾胃肠功能紊乱，为食伤证。若劳力过度、劳神过度、房劳过度或过度安逸，损伤气血、肾精，或使气血壅滞，运行不畅，为劳伤证。

饮食劳伤证的临床表现见表12。

表12　饮食劳伤证的临床表现

证候		临床表现
食伤证	食伤在胃	胃痛，恶闻食臭，食纳不佳，胸膈痞满，吞酸嗳腐，舌苔厚腻，脉滑有力
	食伤在肠	腹痛泄泻，若误食毒品，则恶心呕吐，或吐泻交作，腹痛如绞，或见头痛、痉挛、昏迷等
劳伤证		过劳，则倦怠乏力，嗜卧，懒言，食欲减退，头晕耳鸣，腰膝酸软，形体消瘦，男子遗精、早泄、阳萎，女子梦交、宫寒不孕、经少经闭、带下清稀量多等。过逸，则体胖行动不便，动则喘喝，心悸短气，肢软无力

（五）辨外伤证

外伤证，是指机体外受创伤，如金刃损伤、跌仆闪挫、虫兽螫咬等导致局部皮肉筋骨甚至内脏气血损伤所产生的一类病证。由于外伤原因很多，病证表现较为繁杂。若因金刃、跌仆等意外事故所致皮肉筋骨或内脏损伤，为金刃、跌仆所伤证。若因毒虫、毒蛇、狂犬等动物伤害人体所引起损伤，为虫兽所伤证。

常见外伤证及临床表现见表13。

表13　外伤证的临床表现

证候		临床表现
金刃、跌仆所伤证		轻者局部青紫、肿胀、疼痛，活动受限，或破损出血；重者伤筋折骨，疼痛剧烈；若内伤脏腑，或全身中毒，则吐血、下血；若陷骨伤脑，则戴眼直视，神昏不语
虫兽所伤证	毒虫螫伤	轻者局部红肿疼痛，出疹，肢体麻木疼痛；重者头痛，昏迷
	毒蛇咬伤	伤口疼痛、麻木，或肿胀，起水疱，甚则伤口溃烂、坏死；若全身中毒，则见头晕，视物模糊，胸闷，四肢抽搐，牙关紧闭，呼吸困难，瞳孔散大，脉迟弱或结代
	狂犬咬伤	发病后怕光、恐水、畏声、怕风，吞咽、呼吸困难，四肢抽搐

四、脏腑辨证

脏腑辨证，是根据脏腑的生理功能、病理表现，对疾病证候进行归纳，借以推究病机，判断病变的部位、性质、正邪盛衰情况的一种辨证方法。脏腑辨证，包括脏病辨证、腑病辨证及脏腑兼病辨证，其中脏病辨证是脏腑辨证的主要内容。

（一）辨心与小肠病证

心居胸中，心包络围护于外。其经脉下络小肠，两者相为表里。心主血脉而推动血液运行，又主神明而为精神、意识和思维活动的枢纽，心开窍于舌，其华在面；小肠分清泌浊，具有化物的功能。

心的病变主要表现为心本身病变，及血脉运行失常、精神意识思维异常等方面，常见表现有心悸，怔忡，心痛，心烦，失眠，多梦，健忘，神昏，精神错乱，脉结代或促等；小肠的病变主要反映在清浊不分、转输障碍等方面，如小便失常，大便溏泄等。

心病的证候有虚实之分。虚证多由思虑劳神太过，或禀赋不足，脏气虚弱，久病伤心等因素，导致心气心阳受损，心阴、心血亏耗；实证多由痰阻、火扰、寒凝、气郁、瘀血等引起。

在具体的病理变化和证候形成上,若禀赋不足、年老体衰、久病或劳心过度等导致心气不足,鼓动无力,为心气虚;心气虚甚、寒邪伤阳、汗下太过等,致阳气不足,鼓动无力,虚寒内生,为心阳虚;心阳虚极,阴阳相离,心阳骤越,为心阳暴脱,常出现在病情危重、危症、险症中。若久病耗损阴血,或失血过多,或阴血生成不足,或情志不遂,气火内郁,暗耗阴血等导致心血亏虚,不能濡养心脏,为心血虚证;心阴亏损,虚热内扰,为心阴虚证。若因七情郁结化火,或火热之邪内侵,或嗜食辛辣厚味以及烟酒等物久而化热生火,导致心火内炽,为心火亢盛证。若因正气亏虚,心阳不振,心失温养,心动失常,导致瘀血、痰浊、阴寒、气滞等有形之邪痹阻心脉,为心脉痹阻证,包括瘀阻心脉证、痰阻心脉证、寒凝心脉证、气滞心脉证。若感受湿浊之邪,阻遏气机,或因情志不遂,气机郁滞,气不行津,津聚为痰,或痰浊挟肝风内扰心神导致精神意识方面的异常,为痰蒙心神证,又称痰迷心窍证、痰迷心包证。若因精神刺激,思虑郁怒,气郁化火,炼液为痰,痰火内盛,或外感热邪,热灼液熬为痰,痰热内扰导致心神紊乱,为痰火扰心证。若心经有热,下移于小肠,导致小肠里热炽盛,为小肠实热证。

常见心与小肠病证及临床表现见表14。

表14 常见心与小肠病证及临床表现

常见证型	临 床 表 现
心气虚证	心悸,气短,精神疲惫,活动后加重,面色淡白,或有自汗,舌质淡,脉虚
心阳虚证	心悸怔忡,心胸憋闷或痛,气短,自汗,形寒畏冷,面色㿠白,或面唇青紫,舌质淡胖或紫黯,苔白滑,脉弱或结代
心阳暴脱证	突然冷汗淋漓,四肢厥冷,呼吸微弱,面色苍白,口唇青紫,神志模糊或昏迷不醒
心血虚证	心悸,头晕,失眠多梦,健忘,面色淡白或萎黄,唇、舌色淡,脉细弱
心阴虚证	心烦心悸,失眠、多梦,或见五心烦热,午后潮热,盗汗,两颧发红,舌红少津,脉细数
心火亢盛证	心中烦怒,夜寐不安,面赤口渴,溲黄便干,舌尖红绛,或生舌疮、糜烂疼痛,脉数有力,甚见狂躁谵语,或见吐血、衄血,或见肌肤疮疡,红肿热痛,或见小便赤涩灼痛
心脉痹阻证	心悸怔忡,心胸憋闷作痛,痛引肩背内臂,时作时止。或见痛如针刺,舌暗或有青紫斑点,脉细涩或结代,为瘀阻心脉;或为心胸闷痛,体胖痰多,身重困倦,舌苔白腻,脉沉滑或沉涩,为痰阻心脉;或遇寒痛剧,得温痛减,形寒肢冷,舌淡苔白,脉沉迟或沉紧,为寒凝心脉;或疼痛而胀,胁胀,常喜太息,舌淡红,脉弦,为气滞心脉
痰蒙心神证	意识模糊,甚则昏不知人,或精神抑郁,表情淡漠,神志痴呆,喃喃独语,举止失常;或突然昏仆,不省人事,口吐涎沫,喉有痰声;并见面色晦滞,胸闷呕恶,舌苔白腻,脉滑
痰火扰心证	发热气粗,面红目赤,痰黄而稠,喉间痰鸣,躁狂谵语,舌红苔黄腻,脉滑数;或见心烦失眠,胸闷痰多,头晕目眩;或见语言错乱,哭笑无常,不避亲疏,狂躁妄动,打人毁物,力逾常人
小肠实热证	心烦口渴,口舌生疮,小便赤涩,尿道灼痛,甚至尿血,舌红苔黄,脉数

(二)辨肺与大肠病证

肺居胸中,其经脉下络大肠,与大肠互为表里。肺的主要生理功能是主气,司呼吸,主宣发肃降,通调水道,外合皮毛,开窍于鼻;大肠的主要生理功能是主传导,排泄糟粕。

肺的病变,主要为气失宣降,肺气上逆,或腠理不固及水液代谢方面的障碍,表现为呼吸功能活动减退,水液代谢输布失常,以及卫外功能失职等方面。其常见临床表现为咳嗽、气喘、胸痛、咯血、喉痛及声音变异、鼻塞流涕,或水肿等,其中尤以咳喘更为多见。大肠的病变主要为传导功能失常,表现便秘或泄泻。肺病证候有虚、实两类,虚证多见气虚和阴虚,实证多因风、寒、燥、热等外邪侵袭和痰湿水饮停聚于肺所致。大肠病证有湿热内侵、津液不足以及阳气亏虚等。

在具体的病理变化和证候形成上,若久病咳喘,耗伤肺气,或因脾虚水谷精气化生不足,肺失充养导致肺气虚弱,呼吸无力,卫外不固,为肺气虚证。若燥热伤肺,或痨虫袭肺,耗伤肺阴;或汗出伤津,或久咳不愈,耗损肺阴,渐致肺阴亏虚,虚热内扰,为肺阴虚证。若感受风寒,侵袭肺卫,导致肺卫失宣,为风寒束肺证。若感受风热,侵犯肺系,肺卫受病,肺失宣降,为风热犯肺证。若温热之邪从口鼻而入,或风寒入里从阳化热,内壅于肺,导致火热炽盛,肺失清肃,为肺热炽盛证。若脾气亏虚,水湿停留,聚湿为痰;或久咳伤肺,肺失敷布,水湿停聚;或直接感受寒湿等,导致痰湿蕴结,肺气受阻,为痰浊阻肺证。若秋令感受燥邪,侵犯肺卫,为燥邪犯肺证,其中初秋感燥多病温燥,深秋感燥多病凉燥。若因夏秋之季,感受湿热邪气,或因饮食不节,过食生冷与不洁的食物,酿生湿热,郁蒸于大肠,导致传导功能失常,为大肠湿热证。若素体阴亏,或久病伤阴,或热病后津伤未复,或妇女产后出血过多等,导致津液不足,不能濡润大肠,为大肠液亏证。若大肠阳气虚衰,不能固摄,导致泻、痢久延不愈,为肠虚滑泄证。

常见肺与大肠病证及临床表现见表15。

表 15　常见肺与大肠病证及临床表现

常见证型	临　床　表　现
肺气虚证	咳嗽无力,气短而喘,动则尤甚,咯痰清稀,声低懒言语,或有自汗、畏风,易于感冒,神疲体倦,面色淡白,舌淡苔白,脉弱
肺阴虚证	干咳无痰,或痰少而黏、不易咯出,或痰中带血,声音嘶哑,口燥咽干,形体消瘦,五心烦热,潮热盗汗,两颧潮红,舌红少苔乏津,脉细数
风寒束肺证	咳嗽,咯少量稀白痰,气喘,微有恶寒发热,鼻塞,流清涕,喉痒,或见身痛无汗,舌苔薄白,脉浮紧
风热犯肺证	咳嗽,痰稠色黄,鼻塞,流黄浊涕,身热,微恶风寒,口干咽痛,舌尖红,苔薄黄,脉浮数
肺热炽盛证	咳嗽痰稠色黄,气喘息粗,壮热口渴,烦躁不安,甚则鼻翼煽动,衄血咯血,或胸痛咯吐脓血腥臭痰,大便干结,小便短赤,舌红苔黄,脉滑数
痰浊阻肺证	咳嗽,痰多,色白、质稠或清稀,易咯,胸闷,气喘,或喉间有哮鸣声,恶寒,肢冷,舌质淡,苔白腻或白滑,脉弦或滑
燥邪犯肺证	干咳无痰,或痰少而黏,不易咳出,唇、舌、咽、鼻干燥欠润,或身热恶寒,或胸痛咯血,舌红苔白或黄,脉数或浮数、细数
大肠湿热证	腹痛,下利赤白黏冻,里急后重;或暴注下泻,色黄而臭,伴见肛门灼热,小便短赤,身热口渴,或有恶寒发热、但热不寒等症,舌红苔黄腻,脉滑数或濡数
大肠液亏证	大便秘结干燥,难以排出,常数日一行,口干咽燥,或伴见口臭,头晕等症,舌红少津,脉细涩
肠虚滑泄证	利下无度,或大便失禁,甚则脱肛,腹痛隐隐,喜按喜温,舌淡苔白滑,脉弱

(三)辨脾与胃病证

脾胃共处中焦,经脉互为络属,具有表里关系。脾主运化水谷,胃主受纳腐熟,为"水谷之海",脾升胃降,共同完成饮食物的消化、吸收与输布,为气血生化之源,故有后天之本之称。脾又统血,主四肢、肌肉,开窍于口,其华在唇,外应于腹。

脾胃病证,皆有寒热虚实之不同。脾的病变主要反映在运化功能的失常和统摄血液功能的障碍,以及水湿痰饮内生,清阳不升等方面;胃的病变主要反映在受纳腐熟功能障碍,胃失和降,胃气上逆等方面。因此,临床脾病多见腹胀、腹痛、泄泻、便溏、浮肿、出血等;胃病多见脘痛、呕吐、嗳气、呃逆等症。

在具体的病理变化和证候形成上,若因饮食不节,或劳倦过度,或忧思日久,或禀赋不足,素体虚弱,或年老体衰,或大病初愈,调养失慎等导致脾气不足,运化失健,为脾气虚证。若脾气虚极,或饮食失调,过食生冷,或寒凉药物太过,或肾阳虚而火不生土,导致脾阳虚衰,阴寒内盛,为脾阳虚证。若脾气虚进一步发展,导致脾气升举无力而反下陷,为中气下陷证。脾气亏虚,不能统摄血液,而致血溢脉外,为脾不统血证。若饮食不节,过食生冷,或冒雨涉水,居处潮湿,以及内湿素盛等导致寒湿内盛,中阳受困,为寒湿困脾证。若感受湿热之邪,或过食肥甘酒酪酿湿生热,导致湿热内蕴中焦,脾运失职,为湿热蕴脾证。若因胃病久延不愈,或热病后期阴液未复,或平素嗜食辛辣,或情志不遂,气郁化火,或用温燥药物太过耗伤胃阴,导致胃阴不足,胃失濡润、和降,为胃阴虚证。若饮食不节,暴饮暴食,或素体脾胃虚弱,运化失健等,导致饮食停滞胃脘,胃纳失常,为食滞胃脘证。若因过食生冷,或腹部受凉,或脾胃阳气素虚,复感寒邪致阴寒凝滞胃腑,为胃寒证。若因平素嗜食辛辣肥腻,化热生火,或情志不遂,气郁化火,或热邪内犯等导致胃中火热炽盛,胃失和降,为胃热证。

常见脾与胃病证及临床表现见表16。

表16 常见脾与胃病证及临床表现

常见证型	临 床 表 现
脾气虚证	腹胀,纳少,食后尤甚;大便溏薄,肢体倦怠,少气懒言,面色萎黄或浮肿,或消瘦,舌淡苔白,脉缓弱
脾阳虚证	纳少腹胀,腹痛绵绵,喜温喜按,形寒气怯,四肢不温,面白不华或虚浮,大便稀溏;或见肢体浮肿,小便短少;或妇女带下量多而清稀色白,舌淡胖或有齿痕,苔白润,脉沉迟无力
中气下陷证	脘腹坠胀,食后益甚;或便意频数,肛门坠重;或经久大便溏泄,甚则脱肛;或子宫下垂;或小便浑浊如米泔水;并伴见气短乏力,倦怠懒言,头晕目眩,面白无华,食少便溏,舌淡苔白,脉缓弱
脾不统血证	便血,尿血,肌衄,齿衄,或妇女月经过多,崩漏等;伴见食少便溏,神疲乏力,少气懒言,面色无华,舌淡苔白,脉细弱
寒湿困脾证	脘腹痞闷胀痛,食少便溏,泛恶欲吐,口淡不渴,头身困重,面色晦黄,或肌肤面目发黄,黄色晦暗如烟熏;或肢体浮肿,小便短少,舌淡胖苔白腻,脉濡缓
湿热蕴脾证	脘腹痞闷,纳呆呕恶,便溏尿黄,肢体困重;或面目肌肤发黄,色泽鲜明如橘子,皮肤发痒;或身热起伏,汗出热不解,舌红苔黄腻,脉濡数
胃阴虚证	胃脘隐隐灼痛,饥不欲食,口燥咽干,大便干结,或胃脘嘈杂、痞胀,或干呕呃逆,舌红少津,脉细数
食滞胃脘证	胃脘胀闷,甚则疼痛,嗳气吞酸或呕吐酸腐食物,吐后胀痛得减;或矢气便溏,泻下物酸腐臭秽,舌苔厚腻,脉滑
胃寒证	胃脘冷痛,痛势急剧,遇寒加剧,得温则减,恶心呕吐,吐后痛缓,口淡不渴;或口泛清水,腹泻清稀;或腹胀便秘,面白或青,恶寒肢冷,苔白润,脉弦或沉紧
胃热证	胃脘灼痛,拒按,口渴喜冷饮;或消谷善饥,或口臭,牙龈肿痛、齿衄,大便秘结,小便短黄,舌红苔黄,脉滑数

(四)辨肝与胆病证

肝位于右胁,胆附于肝,肝胆经脉相互络属而相表里。肝主疏泄,又主藏血,其性升发,喜条达恶抑郁,在体为筋,开窍于目,其华在爪。胆为"中精之府",贮藏排泄胆汁,以助消化,并与神志活动有关,故有"胆主决断"之说。

肝的病证有虚实之分,而以实证为多见。虚证多见肝血、肝阴不足,多因久病失养,或他脏病变所累,或失血所致。实证多见于风阳妄动、肝火炽盛,以及湿热寒邪犯扰等,多由情志所伤,肝失疏泄,致气郁火盛、阳亢风动以及感受寒邪、湿热之邪。胆的病变多表现为胆郁痰扰证及肝胆并见的肝胆湿热证。

肝的病变主要表现在疏泄失常,血不归藏,筋脉不利等方面,临床常见胸胁少腹胀痛窜痛,精神抑郁,烦躁易怒,头晕胀痛,肢体震颤,手足抽搐,以及目疾,月经不调,睾丸胀痛等。胆病常见口苦发黄、胆怯易惊、失眠及消化异常等。

在具体的病理变化和证候形成上,若因情志抑郁,或突然的精神刺激以及其他病邪侵扰,肝失疏泄,气机郁滞,为肝气郁结证。若因情志不遂,肝郁化火,或火热之邪内侵,或他脏火热累及于肝等引起肝胆气火上逆,为肝火上炎证。若因脾胃亏虚,生化之源不足,或慢性病耗伤肝血,或失血过多导致肝脏血液亏虚,为肝血虚证。若因情志不遂,气郁化火,或肝病、湿热病后期耗伤肝阴,或肾阴不足,水不涵木,引起肝脏阴液亏虚,阴不制阳,虚热内扰,为肝阴虚证。若因肝肾阴虚,肝阳失潜,或恼怒焦虑,气火内郁,暗耗阴津,阴不制阳导致水不涵木,肝阳偏亢,为肝阳上亢证。肝气郁结、肝火上炎、肝阴不足、肝阳上亢四证,常可互相转化,如肝气久郁,可以化火;肝火上炎,火热炽盛,可以灼烁肝阴;肝阴不足,可致肝阳上亢;而肝阳亢盛又可化火伤阴。若因情志不遂,气郁化火伤阴,或素有肝肾阴亏,阴不制阳,阳亢日久,亢极化风;或邪热亢盛,燔灼肝经;或外感热病后期,阴液耗损,或内伤久病,阴液亏虚,致使筋脉失养;或急慢性失血过多,或内伤杂病,久病血虚等,均可引动肝风,出现眩晕欲仆、震颤、抽搐等动摇不定症状,为肝风内动证,依次称为肝阳化风证、热极生风证、阴虚动风证、血虚生风证。若因感受寒邪,侵袭凝滞肝经,为寒凝肝脉证。若由感受湿热之邪,或偏嗜肥甘厚腻,酿湿生热,或脾运失健,湿邪内生,郁而化热,导致湿热蕴结肝胆,疏泄功能失职,为肝胆湿热证。若因情志不遂,疏泄失职,生痰化火,引起胆失疏泄,痰热内扰,为胆郁痰扰证。

常见肝与胆病证及临床表现见表17。

表17　常见肝与胆病证及临床表现

常见证型		临　床　表　现
肝气郁结证		情志抑郁易怒,喜叹息,胸胁或少腹闷胀窜痛,或咽部梅核气,或颈部瘿瘤、癥瘕,妇女乳房胀痛,月经不调,痛经
肝火上炎证		头晕胀痛,面红目赤,口苦口干,急躁易怒,不眠或噩梦纷纭,胁肋灼痛,便秘尿黄,耳鸣如潮,或耳内肿痛流脓,或吐血衄血,舌红苔黄,脉弦数
肝血虚证		头晕目眩,面白无华,爪甲不荣,视物模糊或夜盲,或见肢体麻木,关节拘急不利,手足震颤,肌肉瞤动,或见妇女月经量少,色淡,甚则闭经,舌淡,脉细
肝阴虚证		头晕眼花,两目干涩,视力减退,面部烘热或颧红,口咽干燥,五心烦热,潮热盗汗,或见手足蠕动,或胁肋隐隐灼痛,舌红少津,脉弦细而数
肝阳上亢证		眩晕耳鸣,头目胀痛,面红目赤,急躁易怒,失眠多梦,腰膝酸软,头重脚轻,舌红少津,脉弦或弦细数
肝风内动证	肝阳化风证	眩晕欲仆,头摇而痛,项强肢颤,语言謇涩,手足麻木,步履不正,或猝然昏倒,不省人事,口眼㖞斜,半身不遂,舌强不语,喉中痰鸣,舌红苔白或腻,脉弦有力
	热极生风证	高热神昏,躁热如狂,手足抽搐,颈项强直,甚则角弓反张,两目上视,牙关紧闭,舌红或绛,脉弦数
	阴虚动风证	手足蠕动,眩晕耳鸣,潮热颧红,口燥咽干,形体消瘦,舌红少津,脉细数
	血虚生风证	手足震颤,肌肉瞤动,肢体麻木,眩晕耳鸣,面色无华,爪甲不荣,舌质淡白,脉细弱
肝胆湿热证		胁肋灼热胀痛,厌食腹胀,口苦,泛呕,大便不调,小便短赤,或见寒热往来,身目发黄,或阴部瘙痒,或带下色黄秽臭,舌红苔黄腻,脉弦数或滑数
寒凝肝脉证		少腹冷痛,阴部坠胀作痛,或阴囊收缩隐痛,得温则减,遇寒加甚,或见巅顶冷痛,形寒肢冷,舌淡苔白润,脉象沉紧或弦紧
胆郁痰扰证		胆怯易惊,惊悸不宁,失眠多梦,烦躁不安,胸胁闷胀,善太息,头晕目眩,口苦,呕恶,舌红,苔黄腻,脉弦数

(五)辨肾与膀胱病证

肾左右各一,位于腰部,其经脉与膀胱相互络属而为表里。肾主藏精,主生殖,主骨生髓充脑,又主水,并有纳气功能。肾在体为骨,开窍于耳及二阴,其华在发。肾内寄元阴元阳,为脏腑阴阳之根本,故又称先天之本。膀胱具有贮尿排尿的功能。

肾藏元阴元阳,为人体生长发育之根,脏腑机能活动之本,一有耗伤,则诸脏皆病,故肾多虚证。膀胱多见湿热证。肾的病证,主要以人体生长、发育和生殖功能障碍、水液代谢失常、呼吸功能减退和脑、髓、骨、耳、发及二便异常为主要病理改变。肾病常见者,有肾阳虚、肾阴虚、肾精不足、肾气不固、肾不纳气等证。其常见症状包括腰膝酸软而痛、耳鸣耳聋、发白早脱、牙齿动摇、阳痿遗精、精少不育、女子经少经闭以及水肿、二便异常等。膀胱的病变主要反映为小便异常及尿液的改变,多见湿热证。其常见尿频、尿急、尿痛、尿闭以及遗尿、小便失禁等。

在具体的病理变化和证候形成上,若因素体阳虚,或年高肾亏,或久病伤肾,以及房劳过度等因素引起肾脏阳气虚衰,温煦失职,气化无权,为肾阳虚证。若因久病伤肾,或温热病后期,或禀赋不足,房事过度,或服温燥劫阴之品,导致肾脏阴液不足,虚热内生,为肾阴虚证。若因禀赋不足,先天发育不良,或后天调养失宜,或房事过度,或久病伤肾引起肾精亏损,为肾精不足证。若因年高肾气亏虚,或年幼肾气未充或房事过度,或久病伤肾,导致肾气亏虚,封藏固摄无权,为肾气不固证。若因久病咳喘,肺虚及肾,或劳伤肾气,导致肾气虚衰,气不归元,为肾不纳气证。若感受湿热,或饮食不节,湿热内生,下注膀胱,引起湿热蕴结膀胱,气化不利,为膀胱湿热证。

常见肾与膀胱病证及临床表现见表18。

表18　常见肾与膀胱病证及临床表现

常见证型	临床表现
肾阳虚证	头目眩晕,面色㿠白或黧黑,腰膝酸冷疼痛,畏冷肢凉,下肢尤甚;精神萎靡,性欲减退,男子阳萎早泄、滑精精冷,女子宫寒不孕;或久泄不止,完谷不化,五更泄泻;或小便频数清长,夜尿频多。舌淡,苔白,脉沉细无力,尺脉尤甚
肾阴虚证	腰膝酸软而痛,头晕,耳鸣,齿松,发脱,男子阳强易举、遗精、早泄,女子经少或经闭、崩漏,失眠,健忘,口咽干燥,形体消瘦,五心烦热,潮热盗汗,骨蒸发热,午后颧红,小便短黄,舌红少津,少苔或无苔,脉细数
肾精不足证	小儿生长发育迟缓,身材矮小,囟门迟闭,智力低下,骨骼痿软,男子精少不育,女子经闭不孕,性欲减退,成人早衰,腰膝酸软,耳鸣耳聋,发脱齿松,健忘恍惚,神情呆钝,两足痿软,动作迟缓,舌淡,脉弱
肾气不固证	面色淡白,腰腿乏力,神疲乏力,反应迟钝;小便频数而清,或尿后余沥不尽,或遗尿,或夜尿频多,或小便失禁,男子滑精、早泄,女子月经淋漓不尽,或带下清稀量多,或胎动易滑,舌淡,苔白,脉弱
肾不纳气证	久病咳喘,呼多吸少,气不得续,动则喘息益甚,自汗神疲,声音低怯,腰膝酸软,舌淡苔白,脉沉弱;或喘息加剧,冷汗淋漓,肢冷而青,脉浮大无根
膀胱湿热证	小便频数、急迫、短黄,排尿灼热、涩痛,或小便浑浊、尿血、有砂石,或腰部、小腹胀痛,发热,口渴,舌红,苔黄腻,脉滑数或濡数

(六)辨脏腑兼证

人体每一个脏腑虽然有它独自特殊的功能,但它们彼此之间却是密切联系的,脏与脏、脏与腑、腑与腑之间,是一个有机联系的整体,在生理上相互资生、相互制约,病理上则相互影响。当某一脏或某一腑发生病变时,不仅表现本脏腑的证候,而且可影响其他脏器发生病变而出现证候,常见有脏病及脏、脏病及腑、腑病及脏、腑病及腑等。

所谓脏腑兼证,是指同时见到两个以上脏器的病证。脏腑兼证并不等于两个或两个以上脏腑证候的简单相加,而是在病理上有着一定内在联系且又有相互影响的规律。一般来说,具有表里、生克、乘侮关系的脏器,兼证容易发生,反之则较为少见。

在兼证具体的病理变化和证候形成上,若因久病伤阴,或房事不节,或思虑太过,情志郁而化火,或外感热病心火独亢等,导致肾阴亏虚,水不济火,不能上养心阴,心火偏亢,扰动心神,为心肾不交证。若因病久失调,或劳倦思虑,或饮食不节,或慢性出血,导致心血不足,脾气虚弱,为心脾两虚证。若久病体虚,或思虑过度,暗耗阴血,或失血过多,或脾虚化源不足导致血液亏少,心肝失养,为心肝血虚证。若久病不愈,或劳倦内伤,导致心肾阳气虚衰,温运无力,致血行瘀滞,水湿内停,为心肾阳虚证。若久病咳喘,耗伤心肺之气,或禀赋不足,年高体弱等因素引起心肺两脏气虚,为心肺气虚证。若久病咳喘,肺虚及脾,或饮食不节、劳倦伤脾,不能输精于肺,导致肺脾两脏气虚,脾失健运,肺失宣降,为肺脾气虚证。若脾、肾久病耗气伤阳,或久泻久痢,或水邪久踞,脾肾阳气俱伤而致脾肾阳气亏虚,为脾肾阳虚证。若因燥热、痨虫、肾虚及肺,或久咳肺阴受损,导致肺、肾两脏阴液不足,为肺肾阴虚证。若久病失调,房事不节,情志内伤,或温热病日久等引起肝肾两脏阴液亏虚,阴不制阳,虚热内扰,为肝肾阴虚证。若因情志不遂,郁怒伤肝,或饮食不节,劳倦伤脾,导致肝失疏泄,脾失健运,为肝脾不调证,又称肝郁脾虚证。若因情志不遂,气郁化火,或寒邪内犯肝胃,导致肝失疏泄,胃失和降,为肝胃不和证,又称肝气犯胃、肝胃气滞证。若因郁怒伤肝,或肝经热邪上逆犯肺,导致肺失清肃,为肝火犯肺证,又名木火刑金证。

常见脏腑兼证及临床表现见表19。

表19　常见脏腑兼证及临床表现

常见证型	临　床　表　现
心肾不交证	心烦失眠,惊悸健忘,头晕、耳鸣,腰膝酸软或口咽干燥,或五心烦热、潮热盗汗,男子遗精,女子月经不调,舌红少津,脉细数
心脾两虚证	心悸怔忡,失眠多梦,头晕健忘,食欲不振,腹胀便溏,气短神疲乏力,面色萎黄或淡白,唇甲无华,或神情抑郁,思绪不宁,表情淡漠,或见皮下出血,女子月经量少色淡、淋漓不尽,舌质淡嫩,脉细弱
心肝血虚证	心悸心慌,多梦健忘,视物模糊,头晕目眩,面色无华,爪甲不荣,肢体麻木、震颤,女子月经量少色淡,甚则闭经,舌淡,脉细弱
心肾阳虚证	心悸怔忡,形寒肢冷,或神疲乏力,腰膝酸冷,或肢体浮肿,小便不利,甚则胸闷气喘,唇甲青紫,舌质淡黯青紫,苔白滑,脉沉细微
心肺气虚证	心悸,咳嗽,气短而喘,吐痰清稀,自汗,胸闷,神疲乏力,声低懒言,面色淡白,动则尤甚,舌淡苔白,脉弱或结、代
肺脾气虚证	食欲不振,腹胀便溏,久咳不止,气短而喘,声低懒言,乏力少气,或痰吐清稀而多,或见面浮肢肿,面白无华,舌质淡,苔白滑,脉细弱
脾肾阳虚证	腰膝、下腹冷痛,畏冷肢凉,久泻久痢,或五更泄泻,完谷不化,便质清冷,或全身水肿,小便不利,面色㿠白,舌淡胖,舌白滑,脉沉迟无力
肺肾阴虚证	咳嗽痰少,或痰中带血甚至咳血,口燥咽干,声音嘶哑,形体消瘦,腰膝酸软,骨蒸潮热,颧红盗汗,男子遗精,女子月经不调或崩漏,舌红少苔,脉细数
肝肾阴虚证	头晕,目眩,耳鸣,健忘,胁痛,腰膝酸软,口燥咽干,失眠多梦,低热或五心烦热,颧红,男子遗精,女子月经量少,舌红,少苔,脉细数
肝脾不调证	胸胁胀满窜痛,善太息,情志抑郁,或急躁易怒,纳呆腹胀,便溏不爽,肠鸣矢气,或腹痛欲泻,泻后痛减,或大便溏结不调,舌苔白,脉弦或缓弱
肝胃不和证	胃脘、胸胁胀满疼痛,或为窜痛,呃逆嗳气,吞酸嘈杂,情绪抑郁,或烦躁易怒,善太息,食纳减少,舌苔薄白或薄黄,脉弦或数
肝火犯肺证	咳嗽阵作,气逆,咯痰黄稠,甚则咳吐鲜血,胸胁灼痛、急躁易怒,心烦口苦,头晕目赤,大便干结,小便短赤,舌边红,苔薄黄,脉弦数

五、气血津液辨证

气血津液辨证,是运用中医学有关气、血、津液的理论,根据临床病情资料,分析、判断疾病中气血津液的亏损或运行输布障碍的证候的一种辨证思维方法。

气血津液是生命活动的物质基础,宜充足协调、运行输布正常,若某些致病因素作用导致气血津液的亏损或运行输布障碍,则产生各种气血津液证候。同时气血津液是脏腑功能活动的物质基础,其生成及运行又有赖于脏腑的功能活动,因此当脏腑发生病变时,会影响到气血津液的变化;而气血津液的病变,也必然要影响到脏腑的功能。所以,气血津液的病变,是与脏腑密切相关的。

(一)辨气病证

临床常见的气病证候分气虚类证和气滞类证两部分。

气虚类证包括气虚证、气陷证、气不固证、气脱证,以气虚证为基础。气虚证常因久病、重病或劳累过度使元气耗损;或因先天不足、后天饮食失调,使元气生成匮乏;或因年老体弱,脏腑功能衰退而元气自衰等,导致气的推动、温煦、固摄、防御、气化等功能减退。由于元气亏虚,往往导致整个脏腑组织功能活动的减退,故又有心气虚证、肺气虚证、胃气虚证、脾气虚证、肝胆气虚证、肾气虚证等的不同,或各脏腑气虚证相兼出现,如心肺气虚证、脾肺气虚证、脾胃气虚证、肺肾气虚证等。气虚进一步发展，则可引起一些变证，若元气亏虚，无力升举，清阳之气不升而反下陷，为气陷证；若气虚固摄功能失职，为气不固证，又有表卫不固(卫表不固，卫外无力，肌表不密，腠理疏松)、气不摄血或脾不统血(气虚不能固摄血液沿脉道运行)、肾气不固(气虚而下元固摄失职)等病理变化；若元气亏虚已极，气息奄奄欲脱，则为气脱证。

气滞类证包括气滞证、气逆证、气闭证等。气滞证，常因情志不舒，饮食失调，感受外邪，或外伤闪挫，或痰饮、瘀血、宿食、蛔虫、砂石等病理物质阻塞，或阳气虚弱，阴寒凝滞，导致人体某一脏腑或某一部位气机不畅所致。若气机升降失常，气上冲逆而不调，为气逆证，常见肺气上逆、胃气上逆、肝气上逆。若因大怒、暴惊、忧思过极，或因瘀血、砂石、蛔虫、痰浊等阻塞，致使气机闭塞，为气闭证。

常见气病证及临床表现见表20。

表20　常见气病证及临床表现

常见证型	临　床　表　现
气虚证	神疲乏力，少气懒言，语音低弱，或有头晕目眩，自汗，活动时诸症加剧，舌淡苔白，脉虚无力
气陷证	头晕眼花，气短懒言，神疲乏力，脘腹坠胀，脏器(胃、肾等)下垂，子宫脱垂，久痢久泄，脱肛，舌淡苔白，脉弱
气不固证	表卫不固者，常有自汗，容易感冒；气不摄血者，常见各种出血；肾气不固者，二便失禁、遗精、滑胎等，均可兼气短、声低、懒言、神疲、乏力等
气脱证	面色苍白，四肢厥冷，汗出不止，甚至晕厥，舌淡，脉微细欲绝或浮大而散
气滞证	胸胁脘腹等处胀闷，甚或疼痛，症状时轻时重，部位不固定，疼痛可为窜痛、胀痛、攻痛等，痛胀常随嗳气、肠鸣、矢气后减轻，或随情志的忧思恼怒与喜悦而加重或减轻，脉多弦
气逆证	肺气上逆，则见咳嗽，喘息；胃气上逆，则见呃逆，嗳气，恶心，呕吐；肝气上逆，则见头痛，眩晕，昏厥，呕血等
气闭证	神昏，晕厥，肢厥，或绞痛，甚或痛而昏厥，大小便闭，呼吸气粗，声高有力，脉沉实有力

(二)辨血病证

血的病证表现很多，因病因不同而有寒热虚实之别，其临床表现可概括为血虚、血瘀、血热、血寒四种。若先天禀赋不足，或脾胃虚弱，生化乏源，或各种急慢性出血，或思虑过度，暗耗阴血，或瘀血阻络新血不生，或肠道有寄生虫，耗吸营养，以致阴血暗耗，或久病、大病，伤精耗气，化血之源枯竭等，导致血液亏虚，脏腑百脉失养，为血虚证。若因外伤、跌仆及其他原因造成的体内出血，离经之血未能及时排出或消散而蓄积；或气滞而血行不畅，或气虚而推运血行无力，以致血脉瘀滞；或血寒而使血脉凝滞，或血热而煎熬血液，以及湿热、痰火阻遏，脉络不通，导致血液运行不畅，血液呈凝滞状态，失却生理功能，为血瘀证。若因烦劳、嗜酒、恼怒伤肝、房事过度等，致脏腑火热炽盛，热迫血分，为血热证。若因感受寒邪，客于血脉，局部脉络寒凝气滞，血行不畅，为血寒证。

常见血病证及临床表现见表21。

表21　常见血病证及临床表现

常见证型	临　床　表　现
血虚证	面色淡白或萎黄，唇舌爪甲色淡，头晕眼花，心悸失眠，手足发麻，妇女月经量少、色淡、衍期甚或经闭，脉细
血瘀证	以痛、紫、瘀、块、涩为特点。疼痛如针刺刀割，痛有定处而拒按，常在夜间加剧；肿块在体表者色呈青紫，在腹内者坚硬，按之不移；出血反复不止，色泽紫黯或夹有血块，或大便色黑如柏油；面色黧黑，肌肤甲错，口唇爪甲紫黯，或皮下紫斑，或肌肤微小血脉丝状如缕，或腹部青筋外露，或下肢青筋胀痛；妇女常见痛经、经闭；舌质紫黯，或见瘀斑瘀点，脉弦涩

续表

常见证型	临　床　表　现
血热证	咳血,吐血,衄血(鼻衄、齿衄、舌衄、肌衄),尿血,便血,月经过多,崩漏,或局部皮肤、肌肉等组织的痈疽疮疖及内脏的痈肿等,伴心烦、口渴、身热、舌红绛、脉滑数
血寒证	手足冷痛、肤色紫黯发凉,或少腹拘急冷痛,喜暖畏寒,得温痛减,或月经衍期、经色紫暗、夹有血块,痛经,舌紫暗,苔白,脉沉迟而涩

(三)辨气血同病证

气血同病辨证,是用于既有气的病证,同时又兼见血的病证的一种辨证方法。

气和血具有相互依存、相互资生、相互为用的密切关系,因而在发生病变时,气血常可相互影响,既见气病,又见血病,即为气血同病。气血同病常见的证候有气滞血瘀、气虚血瘀、气血两虚、气不摄血、气随血脱等。若情志不遂,或外邪侵袭,导致肝气久郁不解,气滞不行以致血运障碍,出现既有气滞又有血瘀病理变化,为气滞血瘀证。若久病气虚,运血无力而逐渐形成瘀血内停,为气虚血瘀证。若久病不愈,气虚不能生血,或血虚无以化气,致气虚与血虚同时存在,为气血两虚证。若久病气虚,失其摄血之功,为气不摄血证。若肝、胃、肺等脏器本有宿疾而脉道突然破裂,或外伤,或妇女崩中、分娩等大出血引起阳气虚脱,为气随血脱证。

常见气血同病证及临床表现见表22。

表22　常见气血同病证及临床表现

常见证型	临　床　表　现
气滞血瘀证	胸胁胀满走窜疼痛,性情急躁,并兼见痞块刺痛拒按,妇女经闭或痛经,经色紫黯夹有血块,乳房痛胀等症,舌质紫黯或有紫斑,脉弦涩
气虚血瘀证	面色淡白或晦滞,身倦乏力,少气懒言,疼痛如刺,常见于胸胁,痛处不移,拒按,舌淡黯或有紫斑,脉沉涩
气血两虚证	头晕目眩,少气懒言,乏力自汗,面色淡白或萎黄,心悸失眠,舌淡而嫩,脉细弱
气不摄血证	吐血,便血,皮下瘀斑,崩漏,气短,倦怠乏力,面色白而无华,舌淡,脉细弱
气随血脱证	大出血时突然面色苍白,四肢厥冷,大汗淋漓,甚至晕厥,舌淡,脉微细欲绝,或浮大而散

(四)辨津液病证

津液的病变,既可由各种病因的直接侵扰而导致,亦可间接由脏腑功能的失常而形成。津液的生成不足或丧失过多,滋养濡润功能失职,形成津液亏虚证;津液的输布、排泄障碍,导致水液停聚,形成湿、水、饮、痰等病理产物,进而影响脏腑的功能,产生痰证、饮证、水肿等病证。

津液亏虚证是指体内津液不足,脏腑组织官窍失却津液的滋润滋养和充盈所表现的干燥证候,又称津液不足证。其多因高热、大汗、呕吐、多尿、烧伤等,耗损津液过多,或阳气偏亢,暗耗津液,或饮水过少,脏气虚衰,津液生化不足而形成。津液亏虚日久,可伤及阴血,形成津枯血燥、津亏血瘀、气随津脱、津气亏虚等病理变化。

水液停聚证是指水液输布、排泄失常导致水液停聚体内所表现的证候。其多由外感六淫邪气、饮食不当、情志刺激、过劳体虚、过逸少动等各种因素引起肺失宣降、脾失健运、肾虚不化以及相关脏器的气化功能失司,以致水液输布障碍而停聚。根据病理性水液的质地不同,又有痰、饮、水之分。其中质地黏稠,流动性小,易停阻于脏腑、经络、组织之间,或流窜全身者,为痰证;质地较痰为清稀,流动性较大,易停聚于胃肠、心肺、胸胁等脏腑组织之间者,为饮证;质地较饮更清稀,流动性大,可泛滥肌肤,并可随体位变动而波动者,为水停证。

常见津液病证及临床表现见表23。

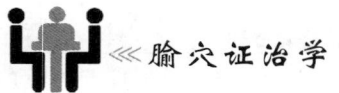

表23 常见津液病证及临床表现

常见证型		临 床 表 现
津液亏虚证		口燥咽干,唇燥而裂,皮肤干枯无泽,小便短少,大便干结,舌红少津,脉细数
水液停聚证	痰证	咳嗽咯痰,痰质黏稠,胸脘痞闷,恶心纳呆,呕吐痰涎,头晕目眩,形体多肥胖,或神昏而喉间痰鸣,或神志错乱而为癫、狂、痴、痫,或某些部位出现圆滑柔韧的肿块,舌苔腻,脉滑
	饮证	咳嗽气喘,痰多而质稀色白,胸闷心悸,甚或喉中有哮鸣声;或脘腹痞胀,水声辘辘,泛吐稀涎或清水;或胸胁饱满,支撑胀痛,呼吸、咳嗽、转侧时牵扯疼痛;或头晕目眩,肢体浮肿,沉重酸痛,小便不利;舌淡嫩苔白滑,脉弦等
	水停证	水肿,或见于下肢,或见于面睑,甚或全身皆肿,按之凹陷不起;或水停于胸腹腔而见胸闷、腹满如鼓,叩之声浊,并随体位改变而流动,小便短少,舌苔润滑,脉濡缓

第三节 腧穴证治——据"证"选穴施治

一、腧穴证治的概念

所谓腧穴证治,是在中医辨证施治理论指导下,根据辨证分析结果,针对疾病的证候性质,以腧穴的穴性为依据,据证选取具有相应穴性(功效)的腧穴施治,以达治病目的的临床辨治体系。

辨证施治是中医学指导诊治疾病的原则,是中医学的重要特征和精华。针灸治疗疾病,以腧穴为载体、针灸技术为手段而发挥效应,在取穴、施术上也应遵循辨证施治原则。在此过程中,除针灸技术外,腧穴的作用也是不可忽略的因素,腧穴所具有的在治疗作用方面的特异性(即穴性)为腧穴证治(辨证取穴施治)提供了支撑。

长期的针灸临床实践经验证明,针灸临床不能只根据患者的某些症状或体征去制定治法,因为症状或体征仅是构成证候的要素,而不是疾病的质的全面反映,因此仅以患者的症状或体征来配穴施治很难切中病机,即使偶然取得一些疗效,也很难收到十全功效。任何疾病,在其发生发展过程中都是变化多端的,在各个阶段都有其病机和证候特点,只有以八纲、病因、脏腑、气血辨证等为基础,以经络辨证为核心,遵循辨证施治原则,据"证"选穴施治,才能取得满意的效果。

二、腧穴证治临床模式

腧穴证治,以中医辨证施治理论为指导。其思辨方法为:根据病人临床表现的病候,通过四诊诊察,收集病人资料,进行辨证分析确定疾病证候性质,依证立法、选穴配方、选择针灸方法和施行补虚泻实手法,达到理、法、方、穴、术的辩证统一。

(一)收集临床资料

望、闻、问、切四诊,是中医收集病人临床资料、认证识病的主要方法,同样适用于针灸诊疗疾病的过程。其具体内容参见相关书籍,本书不再赘述。在腧穴证治体系中,尤其应当重视对经脉循行部位及腧穴病理变化的诊察:

(1)询问经络循行部位或腧穴部位的异常感觉,如寒、热、酸、胀、痛、麻、木等。

(2)通过望诊观察经脉循行部位皮部、络脉色泽的变化等。

(3)在一定的经络循行部位或有关腧穴上进行触叩、按压,探寻异常反应如压痛、发热、发凉甚至灼热,或结节、条索状物、局部隆起、凹陷、松弛、紧张、挛缩、异常跳动、疤痕和皮下硬结等。

(4)对病变局部组织进行层次切诊,判断局部病变是在骨、在筋、在肉或在皮。

(5)运用现代技术手段如皮肤电阻检测、红外线热像图等诊察经络腧穴的异常改变。

(二)辨证分析归纳

证即证候,是疾病过程中某一阶段或某一类型的病理概括,一般由一组相对固定的、有内在联系的、能揭示疾病某一阶段或某一类型病变本质的症状和体征构成。所谓辨证,是将四诊所收集的有关疾病的所有资料,运用中医理论进行分析、综合,辨清疾病的原因、性质、部位及发展趋向,然后概括、判断为某种性质证候的过程。

辨证是中医诊疗疾病的核心,常用的辨证方法有八纲辨证、脏腑辨证、经络辨证、病因辨证、气血津液辨证、六经辨证、三焦辨证、卫气营血辨证 8 种,借助这些辨证方法,可以从不同角度探明疾病的病因、病位、病性、病机和证候。

在腧穴证治体系中,尤其应当重视辨明病位和病性,各种辨证方法可互相参合,择宜而用。

1. 辨病位

辨病位,是指辨明疾病或证候的位置,包括病发的具体坐标位置,具有层次性的肤、肉、筋、骨,所属的脏腑、经络、五官九窍,所在的卫分、气分、营分、血分及太阳、阳明、少阳、太阴、少阴、厥阴等。疾病如此复杂的病位特征,要求我们必须借助一些辨证方法进行探寻。

(1)辨病位最常借助的辨证方法是经络辨证。经络辨证是以经络学说和经络的循行、生理、病理为主要依据,来确定疾病的经络归属及病变部位,辨病位是经络辨证中的一个核心环节。其方法有:

①根据经脉病候辨疾病的经脉归属。《内经》《难经》等对十二经脉、奇经八脉、十五络脉、十二经筋、十二皮部甚至浮络、孙络等的病候都有记载,可作为辨证的依据。如见胸满、咳嗽、气喘等症,为肺经病,《灵枢·经脉》:"肺手太阴之脉……是动则病肺胀满,膨膨而喘咳。"见"手心热,臂肘挛急,腋肿,心中澹澹大动,面赤,目黄,喜笑不休"者,为心包经病;见"腰痛不可以俯仰,妇人少腹肿,甚则嗌干,面尘脱色,胸满,呕逆,飧泄"者,属肝经病。

②根据体表病变坐标位置与经脉循行的关系辨经脉归属。如头痛,前头痛为阳明经病;侧头痛为少阳经病;后头痛为太阳经病;巅顶痛为厥阴经病。

③诊察经络腧穴的病理变化以辨病位。依据经脉循行部位皮部、络脉色泽变化,或循经或腧穴点出现的疼痛、麻木、发热、发凉或肿块、结节或条索状等,直接确定其病变所在的经络。

(2)脏腑辨证是辨病位的重要方法。脏腑除自身的生理功能外,通过五行属性,使五脏各有所合之体、所华之部、所开之窍等,又各与五时、五气、五味、六腑、五志、五声、五色等相配,成为应用脏腑辨证辨明病位的重要理论依据。如心主神志,神志异常多为心病;肝主筋,主动,出现动摇性的症状多为肝病;肾开窍于耳,耳的疾病多归于肾;脾主运化、主肌肉四肢,肌肉废痿不用、泄泻下利等症,多为脾病,《素问·脏气法时论篇》指出:"脾病者,身重,善肌,肉痿,足不收行,善瘛,脚下痛,虚则腹满肠鸣,飧泄食不化。"

(3)六经辨证、三焦辨证、卫气营血辨证等辨证方法则是辨病位的补充。

2. 辨病性

辨病性,是指辨别证候变化的本质属性,即形成当前证候的本质性原因,包括气、血、阴、阳、津、精虚;亡阴、亡阳、气陷、气不固;风、寒、湿、燥、火热、暑;虫、食、痰、饮、水、滞、瘀;血热、血寒、闭、逆、余(毒、脓等)等。从病性内容看,当包含病因、病机及证候属性,可主要借助八纲辨证、脏腑辨证、病因辨证、气血津液辨证等方法分析判断。

(1)八纲辨证执简驭繁,提纲挈领,可辨明疾病的阴阳属性、部位深浅、寒热性质、虚实变化等。

(2)脏腑辨证根据脏腑的生理机能与病理表现,结合寒、热、虚、实来辨别病性。如见消谷善饥,系胃中有热,《灵枢·师传》云:"胃中热,则消谷,令人悬心善饥,脐以上皮热。"脏腑辨证还以脏腑间的相互关系,来分析病证的传变规律,如心肾不交、脾肾阳虚、肝脾不调、心肺气虚等。对于许多无明显局限性病变部位的全身性疾病如发热、自汗、贫血、绝经前后诸症等,脏腑辨证更是辨明病性的重要方法。

(3)病因辨证重在辨别疾病的病因,进而可分析判断病性。如感受风寒,可进而判断是否为风寒袭肺、风寒阻络、寒邪直中脏腑、寒邪郁久化热等证。

（4）气血津液辨证可辨别气病之亏虚与郁滞，血病之虚、瘀、寒、热，津液亏耗与停聚，这些都是证候本质的重要内容。

（三）据证立法

据证立法，是指针对证候，确定治疗原则和方法，即治则和治法。

1. 治则

治则指治疗的一般原则，它常包括下面5个方面：

（1）正治反治：就是针锋相对，还是因势利导，一般正治占绝大多数。

（2）标本缓急：就是急则治标，缓则治本；以及标本同治。

（3）邪正虚实：就是扶正祛邪，补虚泻实。

（4）调理脏腑气血阴阳：这是调理脏腑的功能。

（5）三因制宜：就是因时、因地、因人制宜，包涵着十分丰富的内容。

2. 治法

治法是在治则指导下，制定针对具体病证的具体治疗方法，如疏肝理气、补益气血、滋补肝肾、温肾壮阳、疏风清热、利水渗湿等。

（四）取穴配伍处方

1. 取穴原则

经典或目前业界公认的取穴原则，常常表述为：近部取穴，即选取病变局部或邻近部位的腧穴；远部配穴，即选取远离病变部位，与病变所属经络、脏腑关联的腧穴；随证取穴，即针对证候或主症取穴。

在腧穴证治体系中，重视对病位和病性的辨别，因此其腧穴的选取，应当围绕疾病的病位和病性来进行。

（1）针对病位选穴：针对病位选穴，是指针对体表病位、经络病位、脏腑病位、官窍病位，选取病变局部或邻近部位，或远离病变部位，但与病变所属经络、脏腑关联的腧穴。如鼻病取迎香穴，牙痛取合谷穴，少阳头痛取手少阳三焦经和足少阳胆经腧穴，胃脘痛取足阳明胃经腧穴，心、胸、胃疾病取公孙与内关穴（因为阴维脉通于内关，冲脉通于公孙，阴维脉与冲脉合于心、胸、胃）。

（2）针对病性选穴：针对病性选穴，是指针对疾病的病因、病机、证候性质，选取具有相应穴性（功效）的腧穴。如风眩肝阳上亢取肝经之太冲，风眩肝阴不足取肝经之曲泉；热证，选大椎泄热；虚寒证，取关元和关元俞温阳散寒；食积伤胃，取下脘、中脘、足三里；胃阴不足取中脘、梁门、足三里、血海；肝肾阴虚、肝阳上亢，取太冲、太溪、三阴交、行间、侠溪、风池等。

对于一个疾病治疗而言，应针对病位、病性综合、全面考虑，才不致偏颇。如腰痛，痛在脊柱两旁者，病在足太阳经，针对病位取穴应以足太阳膀胱经穴、阿是穴；若兼有冷痛喜按属寒者，针对病性则选取命门、肾俞、关元俞等具有温补穴性的腧穴。

2. 配穴方法

选取腧穴治疗疾病，从早期的习用单穴，到中后期的腧穴配合运用，是一大进步。腧穴的配伍是历代医家临床经验的结晶，是针灸治疗体系中的重要组成部分。

所谓腧穴的配伍，是指针对不同疾病，遵循中医辨证论治原则，在理、法、方、穴理论指导下，针对病位、病因、病机和证候性质，将2个或2个以上的腧穴按一定规律进行组合。其配穴的方法主要有：

（1）本经配穴法：指某一脏腑经脉发生病变时，即选取相应脏腑经络的腧穴配伍成方。这种处方实质就是"针对病位选穴"原则的具体应用。如肺病咳嗽取肺募中府，配合本经之尺泽、太渊、鱼际；脾病腹泻取本经的三阴交、太白相配；肝经病证肝火上炎所致的头痛、眩晕、目赤肿痛，同时泻本经的太冲、行间等。

（2）前后配穴法：前指胸腹，后指背腰。前后配穴是指选取位于胸腹、背腰部的腧穴进行配伍。前属阴，后属阳，前后相配可以调整阴阳的气机以治疗脏腑的疾病，常用的俞募配穴法即属此法。如胃脘痛取募穴中脘与背俞胃俞相配。临床应用时尚有主次之分，如治脏病，当以俞穴为主穴，募穴为配穴；治腑病，则以募穴为主穴,俞穴为配穴。

（3）上下配穴法:上指上肢和腰部以上,下指下肢和腰部以下。由上部腧穴和下部腧穴相配,称之为上下配穴法。此方法可调和阴阳升降,达到阴阳平衡。临床上八脉交会穴的运用即属于此法,如心胸疾患上取内关,下取公孙;肺咽疾患上取列缺,下取照海。又如《百症赋》载:"强间丰隆之际,头痛难禁……观其雀目肝气,睛明行间而细推。"其以上部强间与下部丰隆相配治疗头痛,以上部睛明与下部行间相配治疗雀目。再如胃脘痛常上取中脘、内关,下取足三里;肝风头痛上取风池,下取太冲;咽痛、牙痛上取合谷,下取内庭均属此。

（4）左右配穴法:指取左侧与右侧腧穴进行配伍的方法。左为阴,右为阳,左右阴阳的调节与平衡,对全身气血的运行,气机的升降都有较大影响。《内经》"巨刺""缪刺"就是左右配穴的运用。根据某些经络循行交叉的特点,故有左病右取,右病左取之法。此法尤适用于头面疾患,如左侧面瘫取右侧合谷,右侧面瘫取左侧合谷;右侧头痛取左侧阴陵泉、侠溪。

（5）远近配穴法:近指近距病位,远指远距病位。远近腧穴相配成方,称为远近配穴法。远近腧穴多因经络相关或相联系,相互配合,相得益彰。如牙痛,近取颊车、下关,远可取合谷、内庭配伍;腰痛,近取腰阳关、肾俞,远取委中配伍;肩痛,近取肩髃,远取养老配伍;心悸,近取膻中,远取神门、内关配伍等。

（6）表里配穴法:表指阳经,里指阴经。阴经的病变同时取其相表里的阳经腧穴,阳经病变同时取其相表里的阴经腧穴配合,称为表里配穴法。此法能调整阴阳经的经气,使脏腑和调,达到愈病的目的。原络配穴即属此法,又称主客配穴法,是根据脏腑先病或后病而定主客,先病为主取其原穴,后病为客取其络穴。表里配穴不局限原络配穴,《灵枢·五邪》记载:"邪在肾,则痛骨痛,阴痹……取之涌泉、昆仑。"其中涌泉为肾经井穴,昆仑为膀胱经经穴,为表里经井经配穴法。

（7）内外配穴法:内指四肢内侧,外指四肢外侧。取内外两侧相对的腧穴相配,称为内外配穴法,主要调整内外阴阳。使用本法也有主次之分,若阳经病,则选用外侧腧穴为主穴,以内侧腧穴为配穴;阴经病选用内侧腧穴为主穴,以外侧腧穴为配穴。如足内翻选足太阳经申脉为主穴,足少阴经照海为配穴;足外翻则照海为主穴,申脉为配穴。

3.处方模型

由2个或2个以上的腧穴配伍,构成了腧穴处方。拟定腧穴处方是针灸临床实践中的重要环节,取穴配方是否正确,直接关系到能否取得满意的治疗效果。腧穴处方的拟定,应遵循取穴原则,依据腧穴穴性,运用配穴方法进行。在腧穴证治体系中,我们构建的腧穴处方模型如下:

（1）配伍模型

◇模型1:针对病性的腧穴配伍（由辨证所取腧穴组合）

◇模型2:针对病位的腧穴配伍（由近取、远取腧穴组合）

（2）处方组合模型

针对疾病的治疗,其腧穴处方由以上两个配伍模型任意组合:

◇病、症相同而证不同（同病异治）:不同的模型1+固定的模型2

◇病、症不同而证相同（异病同治）:固定的模型1+不同的模型2

（五）依法施术

针灸施术,是指在腧穴上进行的刺激操作,其包含2个要素,即刺灸方法和补泻手法。一脉相承地,刺灸方法和补泻手法的选择必须依据疾病病位之深浅、病性之寒热虚实来决定。

1.选择刺灸方法

不同的针灸方法具有不同的功能作用,对病证的病因、病机、病位等具有相对的选择性,故临床应用要据证依法选择。《灵枢·九针十二原》论述九针时指出:"各不同形,各以任其所宜"。《灵枢·官能》曰"针所不为,灸之所宜"。《素问·刺要论》载"病有浮沉,刺有浅深"。这些论述都说明在选择针灸方法之前要辨清楚病位、病性。一般来说,寒证多选用温灸、火针、火罐等方法,热证多选用三棱针、点刺、放血疗法;实证多选用圆针、锋针、铍针、圆利针、长针、大针等,虚证多用毫针、灸法等。寒证宜深刺,热证宜浅刺,表证宜浅刺疾出,里证宜深刺久留等。《灵枢·官针》记载,刺皮肤用毛刺、半刺;刺皮下用直针刺;刺肌肉用浮刺、分刺、合谷刺;刺肌腱用关刺、恢刺;刺骨骼用输刺、短刺;刺络脉用络刺、赞刺、豹文刺;刺经脉用经刺。这些原则临证时当根据不同情况灵活选择。如治疗带状疱疹,针对其皮肤感觉过敏,局部刺痛、灼痛、手轻抚疼痛明显、重按反而不明显等表现,经络辨证诊断为皮部之实证,遵照"盛则泻之""热则疾之""刺皮者无伤肉"等原则,采用《内经》中毛刺、半刺等刺法,在局部用皮肤针叩刺或毫针点刺或沿皮透刺,或加拔罐等方法,以祛除表邪,疏通气血以止痛。

2. 选择补泻手法

针灸补泻手法有多种,如针刺补泻手法有提插、捻转、徐疾、开阖、迎随、呼吸等单式手法和烧山火、透天凉等复式手法。灸法也分补泻,《灵枢·背腧》曰:"以火补者,毋吹其火,须自灭也。以火泻者,疾吹其火,传其艾,须其火灭也。"临床用之当依法选择,遵循"盛则泻之""虚则补之""不盛不虚,以经取之"的原则。

三、腧穴证治提纲

(一)八纲病证

1. 阴证与阳证

病有阴阳,穴术相异。《素问·阴阳应象大论篇》云:"善诊者,察色按脉,先别阴阳。"《灵枢·根结》云:"用针之要,在于知调阴与阳。"说明辨别阴阳,是针灸立法、处方的前提,它直接关系到疗效的好坏。

阴证多取阴经、任脉腧穴,五输穴中输穴(善祛湿散寒、通经),背俞穴,原穴,及具有温阳散寒穴性的腧穴如肾俞、关元俞、关元、脾俞、百会、神阙、巨阙、命门等,配合毫针深刺久留针法、圆利针刺法、大针刺法、火针刺法、灸法、火罐法等。

阳证多取阳经、督脉腧穴,五输穴中井穴、荥穴,募穴,及具有清泄阳热穴性的腧穴如大椎、曲池、合谷等,配合毫针浅刺不留针法、三棱针法、锋针法、拔罐法等。

2. 表证与里证

表里指疾病所在部位的深浅而言。病有在脏腑,有在经络,有在皮肉,有在筋骨者。

表证是病在经络、在皮肉者,多取手三阳、足太阳、督脉经穴,及具有疏风解表穴性的腧穴如风池、风府、风门、列缺、头维、四白、玉枕、天柱、身柱、鱼际、少商、中府、肺俞、曲池、合谷等。其中外风证多取风池、肺俞、风门;表寒证多取风池、合谷、风门、肺俞;表热证多取大椎、曲池、鱼际、少商。配合毫针浅刺疾出、毛刺、半刺等针法。

里证是病在脏、在腑、在筋骨者,其病情表现复杂多样,如里实、里虚、里寒、里热等,可参考相关病证取穴,配合或针或灸,或补或泻,或针灸并用,酌情而施。

3. 寒证与热证

寒证是人体阴气盛或阳气虚而不能抵御寒邪而导致的疾病。寒证属阴证,可参考阴证提纲,取阴经、任脉腧穴,五输穴中输穴,背俞穴,原穴,及具有疏风散寒、温经散寒、温阳散寒等穴性的腧穴,配合的针灸方法则应根据寒邪在表在里、属虚属实等不同情况灵活选择,如表寒证可用毫针浅刺加灸;虚寒证可用毫针温补法(毫针补法加灸)、火针、烧山火针法、隔附子饼灸、艾炷着肤无瘢痕灸、艾炷灸补法等;实寒证多用毫针深刺久留、火针、毫针泻法配烧山火针法、隔姜灸、艾炷着肤瘢痕灸、艾炷灸泻法等。

热证是人体阳气盛或阴不足不能抗御热邪而导致的疾病,可见于五脏六腑,或某经的全身或局部症状,既可见于表证,也可见于里证。热证属阳证,可参考阳证提纲,取阳经、督脉腧穴,五输穴中井穴、荥穴,募穴,及具有疏风清热、清热泻火、清热解毒、清热利湿、清热凉血、滋阴清热等穴性的腧穴,配合的针灸方法根据热邪在表在里、属虚属实等不同情况灵活选择,如表热证可用毫针浅刺法、三棱针点刺放血法等;虚热证多毫针补法配透天凉手法;实热证多用毫针泻法、毫针透天凉法、毫针白虎摇头法、络刺放血法等。

4. 虚证与实证

虚证泛指机体阴阳、脏腑、经络、气血不足导致的疾病。针灸治疗时,多选取本经俞穴和原穴,以及具有补虚穴性的腧穴如足三里、气海、膻中(补气);膈俞、足三里(补血);命门、神阙(补阳);太溪、三阴交(补阴)等,配合轻刺补法或重灸少针。

实证是邪气旺盛或机体功能过度亢盛导致的疾病。针灸治疗时,多选取本经募穴、合穴、郄穴,五输穴中井、荥、输穴,以及具有祛邪泻实穴性的腧穴如十宣、人中、鱼际、少商等,配合毫针重刺泻法、拔罐法等。

(二)六淫病证

六淫病证包括外风证、寒证、暑证、湿证、外燥证、火热证。其中外风证、寒证、火热证包含在八纲病证中,可参考相关病证的腧穴证治提纲。

湿证的腧穴证治提纲参见津液病证的证治提纲。

暑热证是夏月炎暑之季感受暑热之邪所表现的证候,多取具有清泻暑热穴性的腧穴如井穴、荥穴、十宣、曲池、合谷、大椎等,配合针刺泻法、点刺放血。

外燥证是燥邪外袭,耗伤人体津液所表现的一类病证,多取手太阴经、本脏背俞穴,及具有宣肺润燥穴性的腧穴如肺俞、列缺、鱼际、天突、风池等,配合针刺平补平泻。

(三)经络病证

经络病证,有明确的病位,治宜取本经及表里经腧穴及其络穴;再根据辨证结果,针对病性,选取具有相应穴性的腧穴,配合针或灸或拔罐,或补或泻。

(四)脏腑病证

1. 心与小肠病证

心与小肠病证,常见的证候有心气虚、心阳虚、心阳暴脱、心血虚、心阴虚、心火亢盛、心脉痹阻、痰蒙心神、痰火扰心、小肠实热等。心气虚证,取本脏的募、俞穴,手厥阴经腧穴,及具有益气养心穴性的腧穴,常用心俞、巨阙、膻中、气海、关元、神门、三阴交等,配合针刺补法,可灸。心血虚证,取本脏的背俞穴,手厥阴经腧穴,及具有补血养心穴性的腧穴,常用心俞、膈俞、血海、内关、足三里等,配合针刺补法,可灸。心阳虚证,取本脏的原穴、俞穴,手厥阴经腧穴,及具有温补心阳穴性的腧穴,常用心俞、厥阴俞、关元、关元俞、神阙等,配合针刺补法,重灸;若阳气虚极,致心阳暴脱,可在关元施大艾炷灸,神阙隔盐重灸。心阴虚证,取手厥阴和手、足少阴经腧穴,及具有滋阴清火、养心安神穴性的腧穴,常用阴郄、神门、心俞、太溪、复溜等,配合针刺平补平泻法。心火亢盛证,取手厥阴和手少阴经腧穴,及具有清心泻火穴性的腧穴,常用中冲、少冲、劳宫、大陵、神门等,配合针刺泻法、点刺出血。心脉痹阻证,取手少阴、太阳经腧穴,及具有活血化瘀、通络止痛穴性的腧穴,常用心俞、内关、神门、膻中、膈俞、丰隆等,配合针刺泻法或平补平泻法。痰蒙心神、痰火扰心证,取手少阴、厥阴,足阳明经腧穴、背俞穴,及具有豁痰开窍、清热化痰、镇惊宁神穴性的腧穴,常用百会、神门、丰隆、水沟、心俞、厥阴俞等;痰火扰心证可加大椎、阴郄、劳宫等,配合针刺泻法。小肠实热证,取手少阴、厥阴、太阳经腧穴,及具有清心泻火、清热利尿穴性的腧穴,常用神门、心俞、阴郄、劳宫、少泽、阴陵泉、次髎等,配合针刺泻法,或点刺出血。

2. 肺与大肠病证

肺与大肠病证,常见的证候有肺气虚、肺阴虚、风寒束肺、风热犯肺、肺热炽盛、痰浊阻肺、燥邪犯肺、大肠湿热、肠虚滑泄等。肺气虚证,取手、足太阴经腧穴、背俞穴,及具有补肺益气穴性的腧穴,常用肺俞、脾俞、膏肓、膻中、足三里、气海等,配合针刺补法或针灸并用。肺阴虚证,取手太阴、足少阴经腧穴、背俞穴,及具有滋阴润肺穴性的腧穴,常用肺俞、脾俞、膏肓、太溪、膻中、阴郄、太渊、肾俞等,配合针刺补法或平补平泻,禁灸。风寒束肺证,取手太阴、阳明经腧穴,及具有疏风解表、宣肺散寒穴性的腧穴,常用风门、列缺、合谷、风池、天突、大椎等,配合针刺泻法,寒重者加灸风门、大椎。风热犯肺、肺热炽盛证,取手太阴、手阳明经、督脉腧穴,及具有疏风清热、清肺泻热穴性的腧穴,常用少商、尺泽、大椎、肺俞、鱼际、曲池、孔最、合谷等,配合针刺泻法,可三棱针点刺出血。痰浊阻肺证,取手足太阴、足阳明经腧穴,及具有健脾除湿、宣肺化痰穴性的腧穴,常用肺俞、脾俞、中脘、丰隆、足三里、太白等,配合针刺泻法,可灸。燥邪犯肺证,参考六淫病证中外燥证的证治提纲。大肠湿热证,取手、足阳明经腧穴,大肠募穴、下合穴,及具有清肠除湿、清热止泻穴性的腧穴,常用合谷、足三里、上巨虚、天枢、下巨虚、阴陵泉等,配合针刺泻法。肠虚滑泄证,取足太阴、阳明经及任、督脉腧穴,及具有益气温阳、升阳举陷穴性的腧穴,常用阴陵泉、足三里、天枢、百会、关元、神阙等,配合针刺补法,加灸重灸。

3. 脾与胃病证

脾与胃病证,常见的证候有脾气虚证、脾阳虚、中气下陷、脾不统血、寒湿困脾、湿热蕴脾、胃阴虚、食滞胃脘、胃寒、胃热等。脾气虚证,取足太阴、阳明经腧穴和其募、俞穴,及具有健脾益气穴性的腧穴,常用足三里、气海、中脘、脾俞、胃俞、气海等,配合针刺补法,或针灸并用。中气下陷证,取足太阴、阳明经、任脉、督脉腧穴,及具有益气健脾、升阳固脱穴性的腧穴,常用百会、气海、三阴交、足三里、脾俞、中极等,配合针刺补法,重灸。脾不统血证,参考脾气虚证的证治提纲,可加膈俞、公孙、承浆、二间。脾阳虚证,取本脏俞、募穴及足太阴、阳明经、任脉腧穴,及具有温阳健脾穴性的腧穴,常用脾俞、关元、阴陵泉、足三里、神阙等,配合针刺补法,加灸重灸。寒湿困脾证,取足太阴经、阳明经腧穴,及具有温中散寒、健脾利湿穴性的腧穴,常用阴陵泉、水分、足三里、脾俞、胃俞等,配合针刺泻法或平补平泻,可灸。湿热蕴脾证,取足太阴、阳明经腧穴、小肠募穴,及具有清热除湿、理气健脾穴性的腧穴,常用足三里、上巨虚、合谷、天枢、下巨虚、阴陵泉等,配合针刺泻法,不灸。胃阴虚证,取足阳明经穴及胃之募穴,及具有滋阴养胃生津穴性的腧穴,常用中脘、梁门、足三里、内庭、三阴交、胃俞等,配合针刺补法或平补平泻法。食滞胃脘证,取任脉、足阳明经腧穴和胃之募穴,及具有消食化积、调理胃肠穴性的腧穴,常用下脘、中脘、梁门、梁丘、上脘、天枢、足三里等,配合针刺泻法。胃寒证,取足阳明经穴和胃之募穴,及具有温胃散寒穴性的腧穴,常用足三里、中脘、梁丘、公孙、内关等,配合针刺平补平泻,可灸。胃热证,取手、足阳明经腧穴,及具有清胃泻火穴性的腧穴,常用合谷、曲池、内庭、足三里、支沟等,配合针刺泻法,可点刺出血。

4. 肝与胆病证

肝与胆病证,常见的证候有肝气郁结、肝火上炎、肝阳上亢、肝风内动、肝血虚、肝阴虚、肝胆湿热、寒凝肝脉、胆郁痰扰等。肝气郁结证,取足厥阴、少阳、阳明、太阴经腧穴,及具有疏肝理气穴性的腧穴,常用期门、太冲、肝俞、膻中、日月、乳根、章门等,配合针刺平补平泻法。肝火上炎证、肝阳上亢证、肝风内动证,取足厥阴、少阳、阳明经、督脉腧穴,及具有清肝泻火、平肝潜阳、清肝(或柔肝)息风穴性的腧穴,常用太冲、合谷、期门、行间、侠溪、阳陵泉、百会、水沟、太溪、照海、内关、风池等,配合针刺泻法或三棱针点刺出血。肝血虚证,取足厥阴、太阴经、督脉腧穴,及具有补养肝血穴性的腧穴,常用肝俞、脾俞、足三里、血海、膈俞、三阴交等,配合针刺补法,可灸。肝阴虚证,取足厥阴、少阴经腧穴,及具有滋阴柔肝、清泻虚火穴性的腧穴,常用肝俞、肾俞、百会、期门、太溪、复溜、照海等,配合针刺补法或平补平泻法,不灸。肝胆湿热证,取足厥阴、少阳、太阴经腧穴,及具有疏肝利胆、清热利湿穴性的腧穴,常用曲泉、阳陵泉、三阴交、足三里、肝俞、至阳等,配合针刺泻法。寒凝肝脉证,取足厥阴、太阴经、任脉腧穴,及具有温经散寒、调理冲任穴性的腧穴,常用太冲、关元、气海、归来、地机、次髎、足三里等,配合针刺泻法,加灸。胆郁痰扰证,取本腑募、俞穴,足少阳经腧穴,及具有疏肝解郁、清胆化痰穴性的腧穴,常用侠溪、丰隆、胆俞、阳陵泉、期门、日月等,配合针刺泻法,可点刺出血。

5. 肾与膀胱病证

肾与膀胱病证,常见的证候有肾阳虚、肾阴虚、肾精不足、肾气不固、肾不纳气、膀胱湿热等。肾阳虚证,取任、督脉及足少阴经腧穴,及具有温补肾阳穴性的腧穴,常用肾俞、关元、关元俞、命门、次髎等,配合针刺补法,艾炷重灸或隔附子饼灸。肾阴虚证,取足太阳、少阴经腧穴,或配手太阴、少阴经腧穴,及具有滋阴补肾穴性的腧穴,常用太溪、阴谷、肾俞、照海、三阴交等,配合针刺补法或平补平泻法。肾精不足证,取足少阴、太阴经、任脉、督脉腧穴,及具有填精补髓穴性的腧穴,常见肾俞、关元、脾俞、足三里、三阴交、志室等,配合针刺补法,可灸。肾气不固证、肾不纳气证,取本脏募、俞穴和任脉、督脉、足少阴经腧穴,及具有补肾益气穴性的腧穴,常用肾俞、气海、中极、三阴交、足三里、膏肓俞、肺俞等,配合针刺补法,可灸。膀胱湿热证,取本腑募、俞穴和足太阳经腧穴,及具有清热利湿、通调下焦穴性的腧穴,常用膀胱俞、中极、水分、阴陵泉、秩边、委中、委阳等,配合针刺泻法。

（五）气血津液病证

1. 气病证

气病证包括气虚类证和气滞类证,气虚类证包括气虚证、气陷证、气不固证、气脱证;气滞类证包括气滞证、气逆证、气闭证等。气虚类证,取任脉、督脉、足太阴、足阳明、足少阴经腧穴,及具有益气补虚、升阳举陷、益气固脱等穴性的腧穴,常用膻中、气海、足三里、脾俞为基本配伍,气陷证可加百会,气不固证可加肾俞、膏肓,气脱证可加神阙、关元,配合针刺补法,加灸、重灸。气滞类证,取任脉、督脉、足厥阴、手足太阴、足阳明经腧穴,及具有理气行滞、下气降逆、启闭开窍等穴性的腧穴,气滞证常用中脘、太冲、期门、璇玑、气海等,气逆证常用内关、膻中、期门、中府等,气闭证常用百会、水沟、十宣、井穴等,配合针刺平补平泻法。

2. 血病证

血病证常见的证候主要有血虚、血瘀、血热、血寒。血虚证,取足阳明经腧穴,及具有补血养血穴性的腧穴,常用膈俞、血海、气海、三阴交、足三里等,配合针刺补法。血瘀证,取具有活血化瘀穴性的腧穴,常用膈俞、血海、委中、曲泽、地机、期门、巨阙、足三里等,配合针刺泻法或平补平泻法。血热证,取具有清热凉血止血穴性的腧穴,常用少冲、中冲、孔最、膈俞、血海、曲泽、委中、劳宫、隐白、公孙等,配合针刺泻法,可点刺出血。血寒证,取具有温经散寒穴性的腧穴,常用不容、梁门、大横、上脘、中脘、下脘、建里等,配合针刺泻法,加灸。

3. 津液病证

津液病证常见的证候有津液亏虚证、痰证、湿阻证、饮证、水停证。津液病证常与肺、脾、肾有关,故常取手足太阴、足少阴经、任脉腧穴,及具有相应穴性的腧穴,津液亏虚证常用肺俞、照海、脾俞、三阴交等;痰证常用中脘、丰隆;湿阻证、饮证、水停证常用阴陵泉、足三里、脾俞、三阴交、水分、水道、委阳等,针刺或补或泻,痰证、湿阻证、饮证加灸。

上编主要参考文献

一、参考论文

第一章：

[1] 李永春.《内经》腧穴概念再认识[J].山西中医,2007,23(4):50-51.

[2] 陈朋,玄桂英,张学玲.读《内经》探析腧穴本质[J].光明中医,2009,24(12):2311-2312.

[3] 王富春.对腧穴概念及分类的探讨[J].中国针灸,2008,28(8):564.

[4] 向诗余,廖曼.对《内经》中腧穴的认识[J].中国中医急症,2010,19(2):294.

[5] 高沂洙,胡玲,黄学勇.关于腧穴的几个问题[J].中国针灸,1998,18(7):427-428.

[6] 常小荣,王超.腧穴学的发展历史概况[J].湖南中医药导报,2003,9(6):51-52.

[7] 张昌云,郭桂华.经络与腧穴的发展及关系[J].山西中医学院学报,2007,8(1).

[8] 任玉兰,李戎.《铜人腧穴针灸图经》腧穴归经探析[J].江苏中医药,2006,27(5):45-47.

[9] 马传江.经穴数量及经穴标准[J].山东中医药大学学报,2002,26(1):13-15.

[10] 王建明,张春艳.腧穴特性探微[J].云南中医学院学报,2013,36(3):64-65.

[11] 徐斌.穴性论[J].中国针灸,1999,19(1):29-31.

第二章：

[1] 林其盛.腧穴渊源考[J].中医杂志,2008,49(10):955-956.

[2] 黄龙祥.腧穴主治的形成[J].中国针灸,2000,20(11):677-682.

[3] 黄龙祥.腧穴主治的演变[J].中国针灸,2001,21(3):180-184.

[4] 高镇五,罗庆道.内经腧穴主治汇译(一)[J].浙江中医学院学报,1979,(2):40-43.

[5] 王泽涛.试论《难经》对腧穴学的贡献[J].辽宁中医杂志,1995,22(3):133-134.

[7] 李素云.《黄帝明堂经》腧穴主治理解方法探析[J].中国针灸,2006,26(11):821-824.

[8] 张春晓,张永臣.浅论《针灸甲乙经》对腧穴学的贡献[J].江西中医药,2011,42(7):50-52.

[9] 黄龙祥.《针灸甲乙经》的章法[J].中医药文化,2008,(5):28-32.

[10] 林树才,冯禾昌.略谈《太平圣惠方·针经》对针灸学的贡献[J].中医文献杂志,1996,(2):18-20.

[11] 任玉兰,李戎.《铜人腧穴针灸图经》腧穴归经探析[J].江苏中医药,2006,27(5):45-47.

[12] 许健阳,艾炳蔚.浅论高武《针灸聚英》对针灸学的贡献[J].上海针灸杂志,1998,17(6):31-32.

[13] 陈宁勇,蒋明.聚类发微,承先启后:高武《针灸聚英》学术特点浅析[J].国医论坛,1994,(6):38-40.

[14] 孙令军.《百症赋》取穴规律探析[J].河北中医,2008,30(11):1199,1202.

[15] 马秋平.《针灸大成》主要学术思想及其影响探索[J].中国中医药现代远程教育,2010,8(17):9-10.

[16] 周兴明.《类经图翼》针灸特色刍议[J].江苏中医,1994,15(12):39.

[17] 宋建乔.略论张景岳的针灸学术思想[J].中医文献杂志,1994,(2):12,23.

第三章：

[1] 吴其康.论"穴性"[J].针灸临床杂志,1999,15(2):1-4.

[2] 周星娅,周桂桐,王卫.浅谈腧穴穴性[J].天津中医药,2009,26(2):121-122.

[3] 王富春,周丹.关于穴性研究的思考与展望[J].时珍国医国药,2010,21(6):1567-1568.

[4] 程光宇.浅谈腧穴穴性及临床意义[J].针灸临床杂志,2010,26(12):59-61.

[5] 张登部,刘建,杜广中.浅谈穴性[J].山东中医学院学报,1996,20(4):237-238.

[6] 李仲平,方艳伟,贺金.浅析腧穴之穴性与中药之药性[J].四川中医,2010,28(1):113-114.

[7] 李志道,王玉琴.应该加强腧穴功能的研究[J].针灸临床杂志,1996,(12):8-9.

［8］　徐春申.腧穴穴性的研究［J］.长春中医药大学学报,2012,28(4):639-640.

［9］　杨光.对腧穴功效表述的探讨［J］.中国针灸,2004,24(8):589-590.

［10］　邢文堂.试述腧穴的功效分类［J］.大同医专学报,1994,(2):42-43.

［11］　刘伍立,朱文锋.辨证选穴与腧穴的功能归类与分化［J］.针灸临床杂志,1999,15(1):1-3.

［12］　刘立公,顾杰,沈雪勇,李科元.十四经穴常用功效标准化的参考方案(一)［J］.上海针灸杂志,2007,26(10):33-36.

［13］　刘立公,顾杰,沈雪勇,李科元.十四经穴常用功效标准化的参考方案(二)［J］.上海针灸杂志,2007,26(11):46-49.

［14］　刘伍立,朱文锋.针灸辨证论治之特色［J］.针灸临床杂志,1998,14(10):3-6.

［15］　朱文锋.创立统一的辨证方法与体系［J］.湖南中医药导报,2003,9(1):7-10.

［16］　赵吉平,陈晟.从"辨"与"治"谈针灸临床中辨证方法的择宜而用［J］.北京中医药大学学报(中医临床版),2012,19(5):1-6.

二、参考书目

［1］　黄帝内经太素［M］.北京:人民卫生出版社,1963.

［2］　灵枢经［M］.北京:人民卫生出版社,1963.

［3］　秦越人.难经［M］.北京:科学技术文献出版社,1996.

［4］　晋·皇甫谧.针灸甲乙经［M］.北京:人民卫生出版社,1956.

［5］　唐·王焘.王淑民校注.外台秘要方［M］.北京:中国医药科技出版社,2011.

［6］　宋·王怀隐,陈昭遇,等.太平圣惠方［M］.北京:中医古籍出版社,2005.

［7］　宋·王惟一.铜人腧穴针灸图经［M］.北京:人民卫生出版社,1955.

［8］　宋·王执中.针灸资生经［M］.上海:上海科学技术出版社,1959.

［9］　明·高武.针灸聚英［M］.上海:上海科学技术出版社,1961.

［10］　明·张介宾.类经图翼［M］.北京:人民卫生出版社,1965.

［11］　明·杨继洲.针灸大成［M］.北京:人民卫生出版社,1963.

［12］　黄龙祥.《黄帝明堂经》辑校［M］.北京:中国医药科技出版社,1987.

［13］　李世珍.常用腧穴临床发挥［M］.北京:人民卫生出版社,1985.

［14］　李传岐,李宛亮.祖传针灸常用处方［M］.北京:人民卫生出版社,2006.

［15］　李平华.针灸腧穴疗法［M］.北京:中医古籍出版社,1996.

［16］　王玉兴.新编实用腧穴学［M］.北京:中国医药科技出版社,1999.

［17］　王富春.腧穴类编［M］.上海:上海科学技术出版社,2009.

［18］　张家锡.中医诊断学［M］.成都:四川科学技术出版社,2007.

［19］　李晶.中医诊断学.21世纪高职高专教材(供中医、中西医结合类专业用)［M］.北京:科学出版社,2004.

腧穴证治学 中编

腧穴穴性与应用

第一章　解表穴

凡具有疏散表邪、解除表证穴性的腧穴,称为解表穴。

解表穴主要用于治疗风寒、风热、风湿、风燥、暑湿侵袭肌表所致发热、恶寒、头痛、项强、鼻塞、咳嗽、咽痛、无汗或有汗、脉浮等表证。

解表穴多位于头面、上背部和上肢外侧,主要涉及督脉、足太阳膀胱经、手阳明大肠经、手太阳小肠经、足少阳胆经等经脉的腧穴。头面、背部、上肢外侧腧穴居上属阳,多是诸阳经交会之处,有向上、向外发散表邪之穴性。督脉为阳脉之海,向上、向外,偏于发散;手阳明大肠经与手太阴肺经相表里,肺主皮毛,其腧穴通过调节肺经之气以解表散邪;足太阳膀胱经主表属阳,其腧穴可调节全身阳气以走表散邪;足少阳胆经主半表半里,其腧穴通过调节经气使外邪从表而出。

应用解表穴时,除针对风寒、风热的不同选用偏于发散风寒、风热的腧穴外,还应根据病证和兼证的不同作适当的配伍。如风邪盛者,配具有疏散外风穴性的腧穴;暑湿证,配具有清热利湿穴性的腧穴;风燥证,配具有生津润燥穴性的腧穴;兼见咳嗽,配具有宣肺止咳穴性的腧穴;兼见咽喉疼痛或肿痛,配具有宣肺利咽、消肿止痛穴性的腧穴;兼见里热者,配具有清热泻火穴性的腧穴;兼见阳虚、气虚者,配具有温阳、益气穴性的腧穴;兼见阴虚、血虚者,配具有滋阴、养血穴性的腧穴。

表证多由外邪侵袭肌表所致,故运用解表穴治疗外感表证时,针刺操作多施用泻法。

解表穴除具有解表穴性外,还多兼具清热、利窍、镇痉、安神、通络等穴性,可用于治疗外邪所致发热、目赤、鼻塞、咽喉肿痛、耳鸣耳聋以及癫狂、痫证等。

解表穴中位于上胸部、项部的腧穴,应注意掌握针刺的角度及深度,多采取平刺或斜刺,以防损伤延髓、肺脏等重要脏器。

解表穴多有双向调节作用,既适于风寒表证,又适于风热表证,故本书不再分类。

具有解表穴性的腧穴,除本章介绍的 10 穴外,合谷、曲池、列缺、肺俞、迎香、上星、头维、支正、天柱、曲差、承光、通天、口禾髎、阳溪、承灵、浮白、青灵、前顶、囟会、昆仑、飞扬等也具有解表穴性,只是由于这些腧穴还有更强的其他穴性,故已归入相关类属,应用时可参见相关章节。

列　缺

【定位】在前臂桡侧缘,桡骨茎突上方,腕横纹上 1.5 寸,当肱桡肌腱与拇长展肌腱之间。

【类属】属手太阴肺经。为该经络穴;八脉交会穴之一,通于任脉。

【穴性】疏风解表,宣肺止咳,通经活络。

【主治病证】

1. 风邪外袭之项强、头痛、咽喉肿痛、口眼歪斜诸病症。

2. 肺气失宣之咳嗽、气喘诸病症。

3. 经络不通之肩臂痛、手腕疼痛无力诸症。

【常用配伍】

1. 配风池、太阳、风府、外关,针刺泻法,疏风散寒、宣肺解表,治疗外感风寒,感冒头痛,痛连项背,项强,恶寒发热等。若风湿偏头痛,加率谷、阳陵泉;风痰头痛,加上星、中脘、丰隆、印堂;项强,加天柱、风门、后溪。

2. 配肺俞、合谷,针刺泻法,宣肺止咳,治疗各型咳嗽。若风寒束肺,加外关、风门;风热壅肺,加尺泽、大椎;痰湿阻肺,加脾俞、太白、丰隆;肝火犯肺,加肝俞、太冲;风痰咳嗽,加太渊;寒饮伏肺咳喘,加尺泽、风门。

3. 配少商、尺泽、合谷、鱼际,少商点刺出血,余穴针刺泻法,清热宣肺、利咽止痛,治疗肺热炽盛之喉痹

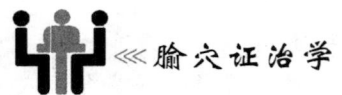

咽痛。

4. 配合谷、下关、颊车、外关、风池,针刺泻法,泻火止痛,治疗风火牙痛。

5. 配上星、印堂、迎香、风池,针刺泻法,清热宣肺、通利鼻窍,治疗肺经热盛之鼻渊、鼻塞、浊涕黄臭、头额胀痛等。

6. 配合谷、风门、风池、肺俞,肺俞针刺补法,余穴针刺平补平泻法,固表散邪,治疗营卫不和之自汗、汗出恶风、身重乏力等。

7. 配照海、神门、内关、太溪、巨阙、关元、气海,针刺补法,滋阴清热、交通心肾,治疗阴虚内热之心烦不眠、口燥咽干等。

8. 配身柱、本神、丰隆、鸠尾、太冲、丘墟,针刺泻法,化痰定痫,治疗风痰惊痫。

9. 本穴祛风通络。配颊车、地仓、合谷、太阳,针刺平补平泻法,治疗风中经络之口眼㖞斜;配肩髃、曲池、外关、合谷,针刺平补平泻法,治疗中风半身不遂。

10. 配中极、水道,针刺泻法,清热除湿、利尿止痛,治疗湿热下注之尿血、小便热、阴茎痛等。

11. 配大椎、至阳、天柱、列缺、后溪、颈部夹脊穴,针刺平补平泻法,行气活血、通络止痛,治疗经脉痹阻之肩凝症。

12. 配曲池、列缺、阳溪、合谷,针刺泻法,阳溪、曲池加灸,温经散寒、宣痹止痛,主治风寒湿邪痹阻经脉之肩臂痛,大指、次指痛而不用等。

【穴性文献辑录】

1.《灵枢》:其病实则手锐掌热,虚则欠㰦,小便遗数。

2.《素问》:肺疟者,令人心寒,寒甚热,热间善惊,如有所见者,刺手太阴阳明。

3.《针灸甲乙经》:热病,先手臂痛疲,唇口聚,鼻张,目下汗出如转珠,两乳下二寸坚,胁满,悸;寒热,胸背急,喉痹,咳上气喘,掌中热,数欠伸,汗出,善忘,四肢逆,善笑,溺白。又:寒热,咳,呕沫,掌中热,虚则肩背寒慄,少气不足以息,寒厥,交两手而瞀,口沫出。又:心胀者,心输主之,亦取列缺。又:小儿惊痫,如有见者,列缺主之,并取阳明络。

4.《黄帝明堂经》:痫,寒甚热,惊而有见者,并取阳明络。寒热,咳唾沫,掌中热。虚则肘臂肩背寒慄,少气不足以息。寒厥,交两手而瞀,为口沫。实则肩背热痛,汗出,暴四肢肿,身湿,摇时寒热,饥则烦,饱则面色变,口噤不开。恶风泣出。善忘,四肢逆厥,善笑。主热病先手臂痛,身热,痛疲,唇口聚,鼻张,目下汗出如转珠,两乳下三寸坚,胁下满悸。

5.《备急千金要方》:男子阴中疼痛,溺血精出,灸列缺五十壮。又:主小便热痛。再:主汗出,四肢肿。再:主手臂身热。再:主肩背寒悸,少气不足以息,寒厥、交两手而瞀。凡实则肩背热,背汗出,四肢暴肿,虚则肩寒慄,气不足以息。再:主四肢厥,喜笑。再:主热痫,惊而有所见。再:治猥退风,偏风,半身不遂法……又针列缺入二分,留二呼,泻五吸,亦可灸之,日七壮至一百。总至三百壮。再:列缺、曲池主热病烦心,心闷,先手臂身热,痛疲唇口聚,鼻张,目下汗出如珠。

6.《外台秘要》:主偏风、口㖞、半身不遂、腕劳。

7.《太平圣惠方》:主疗偏风。主偏风。半身不举。口㖞。腕劳肘臂痛。

8.《马丹阳十二穴》:列缺腕侧上,次指手交叉,善疗偏头风,偏身风痹麻,痰涎频上壅,口噤不开牙,若能明补泻,应手疾如拿。

9.《通玄指要赋》:堪治咳嗽寒痰。四总穴云:头项须寻列缺。

10.《四总穴歌》:头项寻列缺。

11.《席弘赋》:气刺两乳求太渊,未应之时泻列缺。又:列缺头痛以偏正,重泻太渊无不应。

12.《千金十穴》:头项如有病,后溪并列缺。

13.《拦江赋》:头痛,痰涎壅盛,咽干。

14.《针灸大成》:偏风口面㖞斜,手肘无力,半身不遂,掌中热,口噤不开,寒热疟,呕沫,咳嗽,善笑,纵唇口,健忘,溺血,精出,阴茎痛,小便热,痫惊,妄见,面目四肢痛肿,肩痹,胸背寒慄,少气不足以息,尸厥,寒癫,寒热交两手而瞀。

15.《八脉图并治症穴》:考穴:主心腹胁肋五脏病。治病:痔疟便肿泄利,唾红溺血咳痰,牙疼喉肿小便难,心腹疼痛噎咽。产后发强不语,腰痛血疾脐寒,死胎不下膈中寒,列缺乳痈多散。

16.《八法八穴歌》:痔疮便肿泄痢,唾红溺血咳痰,牙疼喉肿小便难,心胸腹疼噎咽,产后发强不语,腰痛血疾脐寒,死胎不下膈中寒,列缺乳痈多散。

17.《证治准绳》:伤暑汗大泄。

18.《经穴解》:肺之肺病,寒热疟,呕沫,咳嗽,善哭,纵口唇,尸厥,寒热,交两手而瞀,实则胸背热,汗出,四肢暴肿,虚则肩背寒慄,少气不足以息。肩臂痛。又:肺之心病,健忘。再:肺之肝病,偏风,口眼歪斜,手腕无力,半身不遂,掌中热,口噤不开,惊痫妄见。再:肺之肾病,溺血精出,阴茎痛,小便热。

19.《针灸逢源》:治寒热疟,偏风头痛,惊痫口噤,下牙疼。

20.《针灸精粹》(李文宪):逐水利气。

21.《针灸集锦》(修订本)(郑魁山):调理肺气,疏通经络。

22.《常用腧穴临床发挥》(李世珍):辨证取穴,用泻法,疏卫解表、宣利肺气、宣通鼻窍;用补法,补肺益气。局部取穴:用泻法,驱邪散滞、舒筋活络;用补法,壮筋补虚。

23.《针灸腧穴学》(杨甲三):宣肺理气,通经活络,利水通淋。

24.《临床针灸学》(徐笨人):宣肺祛风,疏经通络。

25.《针灸心悟》(孙震寰):主偏风,半身不遂,口喝,腕劳肘臂痛及瘰疬,面色不定。又:列缺少商宣肺气。再:列缺除肺寒。再:能清(清调肺气)、能解(解散表邪)。再:逐水利气,搜风驱邪。

26.《针灸腧穴手册》(杨子雨):疏风解表,宣调肺气,通经活络。

27.《针灸探微》(谢文志):宣肺祛风,通利咽喉。

28.《中医针灸通释·经脉腧穴学》(康锁彬):宣肺理气,通经活络,利水通淋。

29.《针灸腧穴疗法》(李平华):宣肺疏风,通经活络。

30.《腧穴临床应用集萃》(马惠芳):止咳平喘,通经活络,利水通淋。

31.《新编实用腧穴学》(王玉兴):宣肺止咳,泄热通淋,舒经通络。

32.《中医针灸经穴集成》(刘冠军):宣肺疏风,通调任脉。

33.《新编简明针灸学》(闫乐法):宣肺疏风,利咽宽膈,调通任脉。

34.《腧穴学讲义》(于致顺):宣肺疏风,通调任脉。

35.《针灸辨证治疗学》(章逢润):宣肺理气,疏风解表,通经活络,利咽快膈。

36.《石学敏针灸学》(石学敏):宣肺理气,疏风解表,通经活络,利咽宽膈。

37.《珍珠囊穴性赋》(张秀玉):孔最列缺疗咳喘而走于头顶,祛风解表之效尤良。

38.《腧穴类编》(王富春):疏风解表,宣肺平喘,利水调肠。

39.《传统实用针灸学》(范其云):疏风解表,宣调肺气,通经活络。

40.《临床常用百穴精解》(王云凯):平补平泻法,散风解表,疏风通络。补法:理肺益气,通调任脉。泻法:宣肺解表,利肺宽中。

【古今应用辑要】

1. 古代文献摘录

(1)《针灸甲乙经》:小儿惊痫,列缺、丰隆。卧不得安:列缺、心俞。

(2)《备急千金要方》:疟疾,列缺、后溪、少泽、前谷。又:男子阴中疼痛溺血,精出,灸列缺五十壮。列缺、后溪、少泽、前谷,主疟寒热。目痛肿,陷谷、列缺。又:曲池、列缺主身湿摇,时时寒。再:天府、曲池、列缺、百会主恶风,邪气泣出喜忘。

(3)《针灸资生经》:阴茎痛,列缺、阴陵泉、少府。咳嗽:鱼际、列缺、少泽、缺盆。又:列缺,主汗出,四肢肿。再:列缺、完骨,治口面喝。

(4)《神应经》:四肢肿,丰隆、复溜、列缺。

(5)《席弘赋》:列缺头痛及偏正,重泻太渊无不应。

(6)《玉龙歌》:寒痰咳嗽,列缺、太渊。

(7)《医学纲目》:健忘,列缺、心俞、神门、中脘、三里、少海,灸百会。

(8)《针灸大成》:偏风,列缺、冲阳。咳血:列缺、足三里、肺俞、百劳、乳根、风门、肝俞。自汗:曲池、列缺、少商、昆仑、冲阳、然谷、大敦、涌泉。消渴:列缺、脾俞、中脘、照海、足三里、关冲。冒暑大热,霍乱吐泻:列缺、委中、百劳、中脘、曲池、十宣、足三里、合谷。腹中寒痛,泄泻不止:列缺、天枢、中脘、关元、三阴交。健忘失记:列缺、心俞、神门、少海……复刺后穴,中脘、三里。掌中热:列缺、经渠、太渊。咳血:列缺、三里、肺俞、百劳、乳根、风门、肝俞。

(9)《杂病穴法歌》:喘急,列缺、足三里。又:偏正头疼,列缺、太渊。

(10)《针灸集成》:风毒瘾疹,曲池、曲泽、合谷、列缺、肺俞、鱼际、神门、内关。

(11)《类经图翼》:尿血,列缺、膈俞、肝俞、脾俞、肾俞、气海、石门、关元、大敦、间使、血海、阴谷、涌泉、三阴交。

(12)《神灸经纶》:咳嗽红痰,列缺、百劳、肺俞、中脘。偏正头痛:脑空、风池、列缺、太渊、合谷、解溪。

2. 现代研究进展

(1)战金山等针刺列缺穴治疗气滞血瘀型偏头痛35例,总有效率91.4%[战金山,石砚.针刺列缺穴治疗偏头痛35例.针灸临床杂志,1999,15(5):44]。

(2)张琳瑛等针刺列缺穴治疗各种头痛100例,其中风寒头痛29例、风热头痛21例、痰浊头痛19例、瘀血头痛31例,痊愈52例,好转44例,总有效率96%[张琳瑛,王竹行.针刺列缺穴治疗头痛100例.实用中医药杂志,1998,14(11):31]。

(3)石柳芳针刺列缺治疗气滞血瘀型痛经32例,治愈22例,好转8例[石柳芳.针灸列缺穴治疗原发性痛经32例.针灸经络,1999:45]。

(4)杜琳艾条温灸双侧列缺治疗虚寒型痛经患者40例,临床显效2例,有效35例[杜琳,张宏林,胡慧.艾灸列缺穴治疗虚寒性痛经的临床观察.中国中医药信息杂志,2004,11(1):79-80]。

(5)周杰等采用针刺列缺、完骨为主配合辨证配穴治疗风邪外袭、邪热壅络、燥热伤阴型周围性面瘫60例,对照组不取列缺、完骨穴,结果显示治疗组能明显缩短疗程[周杰,黄春元,王鹏琴.针刺完骨列缺穴为主治疗周围性面瘫120例.实用中医内科杂志,2008,22(2):62-64]。

(6)黄金莲采用麦粒型皮内针留置列缺治疗肾气不足、肾阳虚衰型遗尿36例,总有效率达91.7%[黄金莲.皮内针刺列缺穴治疗遗尿36例.针灸临床杂志,1998,14(11):31-32]。

(7)何文芳针刺列缺、鱼际、涌泉、照海、哑门、廉泉治疗肺气虚损型失音症1例,疗效显著[何文芳.针刺运用培土生金法治愈失音症.针灸临床杂志,2008,24(1):13]。

(8)高红针刺列缺、中脘、丰隆、公孙治疗痰瘀型郁证,列缺、蠡沟、太冲治疗肝气郁结型郁证,疗效显著[高红.针灸解郁方治疗抑郁症的组方分析及临床应用.中国误诊学杂志,2008,8(27):6662]。

(9)姜媛媛针刺列缺、肺俞、合谷、脾俞、印堂、迎香为主治疗肺经风热型、肝胆郁热型、脾经湿热型鼻渊患者共30例,痊愈8例,显效13例,有效5例,无效4例,总有效率86.7%[姜媛媛.针灸治疗鼻渊30例.针灸临床杂志,2008,24(10):21]。

(10)李春梅针刺列缺、公孙、中极、太冲治疗气滞血瘀型痛经患者45例,治愈30例,有效12例,无效3例,治愈率93%[李春梅.针刺治疗气滞血瘀型痛经45例疗效观察.吉林中医药,2010,30(7):602]。

(11)杨仕美针刺列缺、气海、百会、三阴交、膀胱俞、足三里、脾俞治疗脾肺气虚型小儿遗尿,临床疗效显著[杨仕美.针灸治疗小儿遗尿68例.Chinese Journal of the Practical Chinese with Modem Medicine.2008,21(1):58]。

(12)马志伟针刺列缺、风池、百会、率谷透天冲、太冲、太溪穴为主,治疗肝胆火盛兼有心肾不交型偏头痛,临床疗效可[马志伟.针灸治疗偏头痛45例.陕西中医,2012,33(6):723-724]。

【安全针刺法】向肘部斜刺0.2~0.3寸,可灸。

阳 溪

【定位】在腕背横纹桡侧,手拇指上翘起时,当拇短伸肌腱与拇长伸肌腱之间的凹陷中。

【类属】属手阳明大肠经,为该经经穴。

【穴性】散风清热,舒筋利节。

【主治病证】

1. 风热上扰之头痛、目赤肿痛、齿痛、咽喉肿痛、耳鸣、耳聋诸病症。

2. 局部经络阻滞之臂腕痛、活动不利诸症。

【常用配伍】

1. 本穴疏散风热、解表散邪、利咽消肿、明目聪耳。配风池、头维、合谷、通天,针刺泻法,治疗风热头痛;配曲池、合谷、尺泽、少商,少商点刺出血,余穴针刺泻法,治疗风热咽喉肿痛;配翳风、睛明、听会、中渚、侠溪、风池,针刺泻法,治疗少阳风热耳鸣、耳聋;配阳谷、合谷、太阳、少商,少商点刺出血,余穴针刺泻法,治疗风热目赤肿痛。

2. 配二间,针刺泻法,清泻肺胃,治疗肺胃热盛之牙龈肿痛、喉痹。

3. 配天突、间使、天容,针刺平补平泻法,通咽利膈理气,治疗肺气不利之胸满不得息、梅核气。

4. 配解溪,针刺平补平泻法,滋阴清热、宁心安神,治疗心阴不足、虚热扰动之惊悸、怔忡。

5. 配阳池、外关、腕骨、合谷、曲池,针刺平补平泻法,疏筋利节、通经活络,治疗经脉痹阻之臂腕痛、活动不利等。

【穴性文献辑录】

1.《黄帝明堂经》:主热病烦心……厥头痛,胸满不得息。热病,肠澼,臑肘臂痛,虚则气鬲满,肩不举,吐舌,戾颈,妄言。疟寒甚。

2.《针灸甲乙经》:鼻鼽衄,热病汗不出,翳目,目痛瞑,头痛,龋齿痛,泣出,厥逆头痛,胸满不得息,阳溪主之。又:疟寒甚,阳溪主之。再:热病烦心……厥逆头痛,胸满不得息,热病肠澼,肘臂痛,虚则气鬲满……阳溪主之。再:狂言笑见鬼,取之阳溪及手足阳明太阴。

3.《脉经》:右手关前寸口阳实者,大肠实也。若肠中切痛,如锥刀所刺,无休息时,刺手阳明经,治阳。

4.《备急千金要方》:主狂走惊痫。又:主疟甚苦寒。

5.《千金翼方》:主惊瘛。

6.《外台秘要》:主热病烦心……胸满不得息,寒热癫疾……疟寒甚……虚则气膈满。

7.《医心方》:主狂,烦心,目痛,厥逆头痛,胸满喉痹,耳鸣齿痛,臑肘痛,肩不举。

8.《铜人腧穴针灸图经》:治狂言喜笑见鬼,热病烦心……胸满不得息,寒热疟疾……

9.《西方子明堂灸经》:主目痛……戾颈,妄言,心闷汗不出……浸淫烦满。及主舌本痛。又:主狂言喜笑见鬼,热病烦心……厥逆头痛,胸满不得息,寒热疟疾……

10.《普济方》:主热病烦心……厥逆头痛,胸满不得息,寒热癫疾……疟寒甚……虚则气膈满……吐舌,戾颈,妄言,痴疥。

11.《古今医统大全》:主治狂言笑喜见鬼,热病烦心,目赤烂。

12.《针灸大成》:主狂言喜笑见鬼,热病烦心……厥逆头痛,胸满不得息,寒热疟疾。

13.《针方六集》:治热病狂言,喜笑见鬼,烦心……头痛厥逆,胸满不得息,寒热疟疾……久患痴疥。

14.《经穴解》:阳溪之本病,喉痹,惊掣,肘臂不举。阳溪之目病:耳鸣耳聋,目风赤烂有翳。阳溪之心病:狂言喜笑见鬼,热病烦心。阳溪之肺病:胸满不得息,寒热疟疾,寒嗽呕沫,厥逆头痛。

15.《医宗金鉴》:主治热病烦心……及狂妄惊恐见鬼等证。

16.《重楼玉钥》:主治狂喜笑见鬼,热病烦心……寒热痰疟。

17.《针灸逢源》:治热病烦心……

18.《针灸指南》:主狂言喜笑见鬼,热病烦心……厥逆头痛,胸满不得息,寒热疟疾。

19.《针灸集锦》(修订本)(郑魁山):清泻阳明,疏筋利节。

20.《针灸腧穴学》(杨甲三):清热散风。

21.《临床针灸学》(徐笨人):祛风泄火,舒筋利节。

22.《针灸腧穴手册》(杨子雨):散风清热,疏筋利节。

23.《针灸探微》(谢文志):祛风泄火,疏筋利节。

24.《中医针灸通释·经脉腧穴学》(康锁彬):清热散风。

25.《针灸腧穴疗法》(李平华):疏散风热,利咽明目。

26.《腧穴临床应用集萃》(马惠芳):清热散风,舒筋利节。

27.《新编实用腧穴学》(王玉兴):清热解毒,安神定志,舒筋活络。

28.《中医针灸经穴集成》(刘冠军):清热散风,明目利咽。

29.《新编简明针灸学》(闫乐法):散风清热,疏筋利节。

30.《腧穴学讲义》(于致顺):祛风泄火,疏散阳明热邪。

31.《针灸辨证治疗学》(章逢润):清热散风。

32.《石学敏针灸学》(石学敏):散风热,清火邪。

33.《珍珠囊穴性赋》(张秀玉):阳溪泻阳明而疗手臂挛痛。

34.《腧穴类编》(王富春):疏风解表,清热泻火。

35.《传统实用针灸学》(范其云):散风清热,疏筋利节。

【古今应用辑要】

1. 古代文献摘录

(1)《备急千金要方》:三间、阳溪主喉痹,咽如哽。又:阳溪、天容,主胸溜不得息。再:中冲、劳宫、大陵、间使、关冲、少冲、阳溪、天容主热病,烦心,心闷而汗不出,掌中热,心痛,身热如火,浸淫,烦满,舌本痛。

(2)《席弘赋》:牙疼要同并喉痹,二间阳溪疾怎逃。

2. 现代研究进展

蔡汉丞等采用指针点按阳溪穴治疗外感后肺失宣降、正气虚损之咳嗽患者 37 例,显效 25 例,有效 10 例,无效 2 例[蔡汉丞,于小善.指针点按阳溪穴治疗咳嗽疗效观察.中医学报,2012,27(1):256-257]。

【安全针刺法】直刺 0.3~0.5 寸,可灸。

支 正

【定位】在前臂背面尺侧,当阳谷与小海的连线上,腕背横纹上 5 寸。

【类属】属手太阳小肠经,为该经络穴。

【穴性】疏风解表,安神定志,疏经活络。

【主治病证】

1. 风邪外袭之头痛、项强、目眩、热病诸病症。

2. 邪扰心神之癫狂、惊恐、惊悸、心痛诸病症。

3. 经脉痹阻之肘挛、指痛诸症。

【常用配伍】

1. 配风池、风门、曲池、合谷,针刺泻法,疏风清热,治疗风热外袭之热病初期发热恶寒、头痛等。

2. 配风池、大椎、天柱、列缺,针刺泻法,祛风散寒,通络止痛,治疗风寒入络之头痛、项强等。

3. 配心俞、神门、三阴交,针刺平补平泻法,宁心安神,治疗心神不宁之好笑善恐、心烦、多惊等。

4. 配肩贞、曲池、外关、八邪,针刺平补平泻法,疏经通络,治疗经脉痹阻之肘臂手指挛痛麻木、不能握物等。

【穴性文献辑录】

1.《灵枢》:实则节弛肘废,虚则生疣,小者如指痂疥,取之所别也。

2.《针灸甲乙经》：主振寒,寒热,颈项肿,实则肘挛,头项痛,狂易;虚则生疣,小者痂疥。风疟。

3.《黄帝明堂经》：主振寒,寒热,颈项肿,实则肘挛,头眩痛,狂易;虚则生疣,小者痂疥。风疟。

4.《备急千金要方》：振寒,寒热,颈项肿,实则肘挛,头眩痛,狂易;虚则生疣,小者痂疥,颈肿项痛不可顾。狂言,惊恐。热病先腰胫酸,喜渴数欲食,身热,项痛而强,振寒,寒热。

5.《太平圣惠方》：主惊恐悲愁,肘臂挛难屈伸,手不握,十指尽痛也,秦丞祖云:兼主五劳,四肢力弱,虚乏等病。

6.《针灸大成》：主风虚惊恐悲愁,癫狂,五劳,四肢虚弱,肘臂挛难屈伸,手不握,十指尽痛,热病先腰颈酸,喜渴,强项,疣目。实则节弛肘废,泻之;虚则先生疣小如指,癫疥,补之。

7.《经穴解》：支正之本病,肘臂挛难屈伸,手不握,十指尽痛,疣目风虚,热病先腰颈酸,喜渴,强项。支正之心病:惊狂悲愁,五劳,四肢虚弱。

8.《针灸集锦》(修订本)(郑魁山):清热养阴,疏经活络。

9.《针灸腧穴学》(杨甲三):安神志,通经络。

10.《临床针灸学》(徐笨人):清热凉血,宣通脉络。

11.《针灸心悟》(孙震寰):主惊恐悲愁,肘臂挛,难屈伸,手不握,十指尽痛。秦丞祖云:兼主五劳,四肢力弱,虚乏等。

12.《针灸腧穴手册》(杨子雨):解表清热,祛风除湿,舒筋活络。

13.《针灸探微》(谢文志):清热散风,通经活络。

14.《中医针灸通释·经脉腧穴学》(康锁彬):安神定志,通经活络。

15.《针灸腧穴疗法》(李平华):祛风解表,安神定惊。

16.《腧穴临床应用集萃》(马惠芳):清热解毒,安神定志,通经活络。

17.《新编实用腧穴学》(王玉兴):安神定惊,清热利窍,舒筋活络。

18.《中医针灸经穴集成》(刘冠军):解表,清热,宁神。

19.《针灸辨证治疗学》(章逢润):疏风解表,清心宁神。

20.《石学敏针灸学》(石学敏):疏风解表,通经活络,清心宁神。

21.《珍珠囊穴性赋》(张秀玉):除头痛兼平目眩。

22.《腧穴类编》(王富春):清热,解表,宁神。

23.《传统实用针灸学》(范其云):解表清热,祛风除湿,舒筋活络。

【古今应用辑要】

1.《针灸甲乙经》：狂易,鱼际、合谷、腕骨、支正、少海、昆仑。

2.《备急千金要方》：颈肿项痛不可顾,支正、天容、前谷、角孙、腕骨。热病:支正、少海。狂言,惊恐:支正、鱼际、合谷、少海、曲池、腕骨。风疟:噫谙、支正、小海。

3.《针灸资生经》：目眩头痛,支正、三焦俞。惊掣,肘臂不举:支正、内关、阳溪。

4.《百症赋》：目眩兮,支正、飞扬。

【安全针刺法】直刺或斜刺0.3~0.5寸,可灸。

玉　枕

【定位】在后头部,后发际正中直上2.5寸,旁开1.3寸,平枕外隆凸上缘凹陷处。

【类属】属足太阳膀胱经。

【穴性】祛风通窍。

【主治病证】

1.风邪外袭之头痛、恶风寒等外感表证。

2.外邪侵袭之官窍不利,如鼻塞、目痛、目视不明诸病症。

【常用配伍】

1.配列缺、风门、合谷、风池,针刺泻法,可加灸,祛风散寒,治外感风寒之头痛、恶风寒等。

2.配合谷、迎香、印堂,针刺泻法,可加灸,疏风通窍,治疗风寒外束之鼻塞不通。

3.配睛明、合谷、太阳,针刺泻法,疏风清热明目,治疗风热上扰之目痛、不能远视等。

【穴性文献辑录】

1.《灵枢·热病》:暴挛痫眩,足不任身。

2.《黄帝明堂经》:主头项恶风,汗不出,凄厥恶寒,呕吐,目内系急痛引颊,头重项痛。寒热骨痛。头眩目痛,头半寒。癫疾。主头重如石,目痛如脱,不能远视。

3.《针灸甲乙经》:主头眩目痛,头半寒。又:寒热骨痛。

4.《千金翼方》:主头风。又:卒起僵仆、恶见风寒。

5.《太平圣惠方》:主目内系急痛,失枕头重头痛,风眩目痛,多汗,耳聋,鼻塞,目痛如脱,不能远视。

6.《铜人腧穴针灸图经》:目痛不能视,脑风疼痛不可忍。

7.《针灸大成》:主目重如脱,不能远视,内连系急,头风痛不可忍,鼻窒不闻。

8.《经穴解》:玉枕之本病,头风痛不可忍。玉枕之肝病:目痛如脱,不能远视,内连系急。玉枕之肺病:鼻窒不闻。

9.《针灸集锦》(修订本)(郑魁山):清头散风。

10.《针灸腧穴学》(杨甲三):祛风,清头目。

11.《临床针灸学》(徐笨人):清头明目,通经活络。

12.《针灸腧穴手册》(杨子雨):调和气血。

13.《针灸探微》(谢文志):通窍明目,疏经活络。

14.《中医针灸通释·经脉腧穴学》(康锁彬):祛风通络,清头明目。

15.《针灸腧穴疗法》(李平华):散风寒,开官窍。

16.《腧穴临床应用集萃》(马惠芳):开窍明目,通经活络。

17.《新编实用腧穴学》(王玉兴):祛风活络,通窍明目。

18.《中医针灸经穴集成》(刘冠军):消头目,开鼻窍。

19.《针灸辨证治疗学》(章逢润):散风活络,通窍明目。

20.《石学敏针灸学》(石学敏):散风活络,通窍明目。

21.《腧穴类编》(王富春):清头目,开鼻窍。

22.《传统实用针灸学》(范其云):调和气血。

【古今应用辑要】

1.古代文献摘录

(1)《针灸甲乙经》:癫疾……其不呕沫,本神及百会、后顶、玉枕、天冲、大杼、曲骨、尺泽、阳溪、外丘、当上脘旁五分通谷、金门、承筋、合阳主之。

(2)《备急千金要方》:百会、玉枕主卒起僵仆,恶见风寒。偏历、神庭、攒竹、本神、听宫、上星、百会、听会、筑宾、阳溪、后顶、强间、脑户、络却、玉枕主癫疾呕。又:玉枕、大杼、肝输、心输、膈输、陶道主汗不出,凄厥恶寒。再:攒竹、龈交、玉枕主面赤颊中痛。

(3)《针灸资生经》:鼻塞,玉枕、百会、明堂、当阳、临泣;项痛:玉枕、完骨。又:目眩,玉枕、后顶、颔厌。再:目痛不能视,玉枕、风府、上星。

(4)《针灸聚英》:伤寒汗不出,凄凄恶寒:玉枕、大杼、肝俞、膈俞、陶道。

(5)《采艾编翼》:头痛,太阳恶风脉紧:玉枕、通天、风门、通谷。

2.现代研究进展

徐以经通过针刺玉枕穴治疗患者口疮,对脾胃积热型、阴虚火旺型、中气不足型皆取得满意疗效[徐以经.针灸玉枕穴治疗口疮100例.中医杂志,1989,(3):43]。

【安全针刺法】平刺0.3~0.5寸,可灸。

天　柱

【定位】在颈部,斜方肌外缘之后发际凹陷处,约后发际正中旁开1.3寸。

【类属】属足太阳膀胱经。

【穴性】疏风通窍,通络止痛。

【主治病证】

1. 外感风邪之项强、头痛、眩晕、目赤肿痛、鼻塞、咽痛诸病症。

2. 气血痹阻之肩背痛、腰痛诸病症。

【常用配伍】

1. 配头维、通天、合谷、风池、风府、太阳,针刺泻法,疏风解表,治疗风邪袭表之感冒、头痛等。

2. 配列缺、合谷、迎香、印堂,针刺泻法,宣肺利窍,治疗肺气不利之鼻塞不闻香臭。

3. 配合谷、太阳、睛明、少商,针刺泻法,疏风清热明目,治疗风热目赤肿痛。

4. 配少商、尺泽、曲池、合谷,针刺泻法,疏风清热利咽,治疗风热咽痛。

5. 配风池、商阳、关冲、液门,针刺泻法,解表发汗,治疗热病汗不出。

6. 配大椎、风池、大杼、肩井、肩外俞、列缺、后溪、悬钟,针刺平补平泻法,祛风散寒、舒筋活络,治疗风寒痹阻经络之落枕、颈项强痛、肩痛、臂痛等。

7. 配间使、太溪、太冲、足三里、三阴交、风池,针刺平补平泻法,滋阴清热、宁心舒郁,治疗痰热互结之瘿瘤。

【穴性文献辑录】

1.《灵枢》:主脉癫疾者,暴仆,四肢之脉皆胀而纵。厥逆、头重眩仆。上寒下热。暴挛痫眩,足不任身。又:主厥头痛。

2.《素问》:热病始于头首。

3.《针灸甲乙经》:主眩,头痛重……暴挛。

4.《黄帝明堂经》:主热病汗不出,痉,寒热。目瞑眩,头痛重,目如脱,项似拔,狂见鬼,目上反,项直不可以顾,暴挛,足不任身,痛欲折。癫疾互引。咽肿难言。目眩眩赤痛,小儿惊痫。

5.《备急千金要方》:主久风卒风缓急诸风,卒发动不自觉知,或心腹胀满,或半身不遂,或口噤不言,涎唾自出,目闭耳聋,或举身冷直,或烦闷恍惚,喜怒无常,或唇青口白戴眼,角弓反张。又:主不知香臭。风眩。卒暴痛眩。

6.《外台秘要》:小儿惊痫。

7.《太平圣惠方》:主头风,目如脱,项如拔,项痛,急重。

8.《铜人腧穴针灸图经》:治足不任身体,肩背痛欲折,目瞑视。今附治颈项筋急不得回顾,头旋,脑痛。

9.《经穴解》:天柱之本病:足不任身体,肩背痛欲折,脑痛如脱,项如拔,项强不可回顾,头旋脑痛,头风。天柱之肺病:鼻不知香臭。

10.《针灸精粹》:理诸气,治头上气。

11.《针灸集锦》(修订本)(郑魁山):清头散风,通经活络。

12.《针灸腧穴学》(杨甲三):强筋骨,安神志,清头目。

13.《临床针灸学》(徐笨人):清热散风,通经活络。

14.《针灸心悟》(孙震寰):天柱镇逆。

15.《针灸腧穴手册》(杨子雨):调经除热。

16.《针灸探微》(谢文志):清热散风,通经活络。

17.《中医针灸通释·经脉腧穴学》(康锁彬):强壮筋骨,安神定志,清头明目。

18.《针灸腧穴疗法》(李平华):疏散风热,解表止痛。

19.《腧穴临床应用集萃》(马惠芳):强筋骨,安神志,清头目。

20.《新编实用腧穴学》(王玉兴):清心泻热,镇惊安神,通络止痛。

21.《中医针灸经穴集成》(刘冠军):疏风,解表,止痛。

22.《新编简明针灸学》:散风清目,通络止痛。

23.《腧穴类编》(王富春):清心泻热,镇惊安神,通络止痛。

24.《针灸辨证治疗学》(章逢润):散风清热,通经止痛。

25.《石学敏针灸学》(石学敏):散风邪,清眼目,舒筋脉,止疼痛。

26.《珍珠囊穴性赋》(张秀玉):天柱主项强头痛。

27.《传统实用针灸学》(范其云):调经除热。

28.《临床常用百穴精解》(王云凯):平补平泻法:疏通经脉,调和气血。补法:强筋,壮骨,健脑,安神。泻法:祛风散寒,清头明目,息风宁神。

【古今应用辑要】

1.《灵枢·五乱》:气乱于头则为厥逆,头重眩仆,取之天柱、大杼。

2.《针灸甲乙经》:热病汗不出,天柱及风池、商阳、关冲、掖门主之。又:小儿惊痫,本神及前顶、囟会、天柱主之。

3.《备急千金要方》:头痛,天柱、陶道、大杼、孔最、后溪。又:目眩及目不明如脱,天柱、陶道、昆仑。狂易多言不休,目不反:天柱、临泣。肩疼欲折:养老、天柱。再:足不任身,天柱、行间。

4.《针灸资生经》:项如拔,天柱、强间。又:目不明,目如脱:天柱、陶道、昆仑。

5.《针灸大成》:配少商治久病咳。

6.《百症赋》:目中眵眵,养老、天柱。项强多恶风:束骨、天柱。

【安全针刺法】 直刺0.5~1.0寸,可灸。

大 杼

【定位】 在背部,第一胸椎棘突下,旁开1.5寸。

【类属】 属足太阳膀胱经。八会穴之一,为骨会。

【功效】 疏风解表,强筋壮骨。

【主治病证】

1. 感受外邪之咳嗽、发热、头痛、项强、鼻塞不闻香臭、咽痛、目赤肿痛诸病症。

2. 肝肾不足、筋骨失养之脊骨痛诸症。

【常用配伍】

1. 本穴疏风解表。配曲池、支正、风门、风池、外关,针刺泻法,治疗风寒或风热发热;配合谷、肺俞、膻中、丰隆,针刺泻法,治疗风寒咳嗽;配少商、尺泽、合谷、曲池,少商点刺出血,余穴针刺泻法,治疗风热咽喉肿痛;配迎香、合谷、列缺、印堂,针刺泻法,治疗风寒鼻塞。

2. 配绝骨、肾俞、太溪、复溜、阳陵泉,针刺补法,益肾补髓、强筋壮骨,治疗肝肾不足之骨痿、软骨病等。

3. 配大椎、后溪、华佗夹脊、委中,针刺平补平泻法,滋补肝肾、舒筋活络、通痹止痛,治疗肝肾不足、风湿阻络之颈项、脊椎强痛。

【穴性文献辑录】

1.《灵枢·癫狂》:主筋癫疾,身倦(太素为卷)挛急者。又:主脉癫疾者,暴仆,四肢之脉皆胀而纵。上寒下热。汗不出,舌焦唇槁,饮食不识美恶。

2.《黄帝明堂经》:主头项痛,不可以俯仰,头痛振寒,瘈疭,气实则胁满,夹脊有并气,热,汗不出,腰背痛。痉,脊强互引,恶风,时振栗,喉痹,大气满,喘息,胸中郁郁,身热目眵眵,项强,寒热,僵仆,不能久立,烦满里急,身不安席。痎疟。癫疾。

3.《千金翼方》:头项痛不得顾,胸中烦急。

4.《医心方》:咳嗽。又:主项痛、头痛、胁满、腰脊痛,气满喘息,胸中郁郁,身不安席。

5.《太平圣惠方》：风劳气，咳嗽，气急头痛，目眩腹痛，强项痛，左右不顾，卧不安席。又：小儿斑疱入眼。

6.《针灸大成》：主膝痛不可屈伸，伤寒汗不出，腰脊痛，胸中郁郁，热甚不已，头风，振寒，项强不可俯仰，痎疟，头旋，劳气咳嗽，身热，目眩，腕痛，僵仆不顾久立，烦满，里急，身不安，筋挛，癫疾。

7.《医宗金鉴·刺灸心法要诀》：主治遍身发热，疟疾，咳嗽多痰。

8.《经穴解》：大杼之本病，僵卧不能久立，筋挛癫疾，身踡急大，伤寒汗不出，腰脊痛，胸中郁郁，热甚不已，头风振寒，项强不可俯仰。大杼之肺病：痎疟劳气，咳嗽身热。大杼之肝病：目眩。大杼之脾病：腹痛，烦满里急，身不安。

9.《针灸精粹》：泻四肢热。

10.《针灸集锦》（修订本）（郑魁山）：祛风解表，疏调筋骨。

11.《常用腧穴临床发挥》（李世珍）：辨证取穴：用泻法，疏风散邪、疏卫宣肺；用补法，壮骨补虚。局部取穴：用泻法，通畅经气、舒筋活络，配艾灸，温经散邪；用补法，壮筋补虚。

12.《针灸腧穴学》（杨甲三）：强筋骨，通经络。

13.《临床针灸学》（徐笨人）：祛风解表，和血舒筋。

14.《针灸心悟》（孙震寰）：通太阳经，驱风表邪。

15.《针灸腧穴手册》（杨子雨）：解表除热，疏调筋骨。

16.《针灸探微》（谢文志）：清热散风，舒调筋骨。

17.《中医针灸通释·经脉腧穴学》（康锁彬）：强筋壮骨，通经活络。

18.《针灸腧穴疗法》（李平华）：疏散风热，坚筋益骨。

19.《腧穴临床应用集萃》（马惠芳）：清热散风，强健筋骨。

20.《新编实用腧穴学》（王玉兴）：祛风解表，宣肺定喘，舒筋通络。

21.《中医针灸经穴集成》（刘冠军）：疏风清热，坚筋益骨。

22.《新编简明针灸学》：解表除热，宣肺定喘。

23.《腧穴学讲义》：祛风解表，舒筋调骨。

24.《针灸辨证治疗学》（章逢润）：散风清热，舒筋通络，宣肺降逆。

25.《石学敏针灸学》（石学敏）：祛风解表，宣肺定喘，舒筋通络。

26.《珍珠囊穴性赋》（张秀玉）：大杼疗筋挛癫疾。

27.《腧穴类编》（王富春）：疏风清热，强壮筋骨。

28.《传统实用针灸学》（范其云）：解表除热，疏调筋骨。

【古今应用辑要】

1.《灵枢经·五乱》：气在于头者，取之天柱、大杼。

2.《素问》（王冰注）：热病（胸中热），大杼、膺俞、缺盆、风门。

3.《针灸甲乙经》：痎疟，上星主之，先取谚喜，后取天牖、风池、大杼。又：痎疟，取完骨及风池、大杼、心俞、上髎、谚喜、阴都、太渊、三间、合谷、阳池、少泽、筋谷、后溪、腕骨、阳谷、侠溪、至阴、通谷、京骨皆主之。

4.《备急千金要方》：天柱、陶道、大杼、孔最、后溪主头痛。天牖、缺盆、神道、大杼、天突、水道、巨骨主肩背痛。玉枕、大杼、肝输、心输、膈输、陶道主汗不出，凄厥恶寒。

5.《针灸资生经》：配膈关、水分治腰脊急强。配京门治项颈强不可俯仰。

6.《席弘赋》：小肠气痛，大杼、长强。

7.《肘后歌》：风痹痰厥，大杼、曲泉。

【安全针刺法】斜刺 0.5~0.8 寸，可灸。

风　门

【定位】在背部，第二胸椎棘突下，旁开 1.5 寸。

【类属】属足太阳膀胱经。

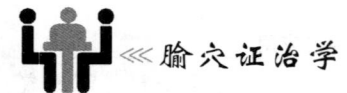

【穴性】疏风解表,清热宣肺,通络止痛。

【主治病证】

1. 外感风邪之恶寒、发热、咳嗽、气喘、头痛诸病症。

2. 风湿痹阻经络之肩背痛、项强痛诸症。

【常用配伍】

1. 配列缺、迎香、支正、风池、肺俞,针刺泻法,疏风散寒,治疗风寒感冒。

2. 配大椎、尺泽、鱼际、合谷,针刺泻法,疏风清热,治疗风热感冒。

3. 配列缺、合谷、外关、丰隆,针刺泻法,宣肺化痰,治疗外感风寒之咳嗽。

4. 配肺俞、尺泽、丰隆,针刺泻法,清热化痰、宣肺平喘,治疗痰热犯肺之哮喘。

5. 配迎香、列缺、印堂、合谷、尺泽,针刺泻法,疏风清热、宣通鼻窍,治疗风热鼻渊。

6. 配合谷、列缺、风池,针刺补法,调和营卫、益气固表,治疗营卫不和、肺气虚弱之自汗。

7. 配风池、三阴交、血海、曲池、膈俞、风市,针刺泻法,祛风解表、调和营卫、凉血消疹,治疗风热发疹。

8. 配太冲、神门、大陵,针刺泻法,清热息风,治疗热盛生风之痉证。

9. 配大杼、天宗、天柱、肩外俞、肩井,针刺平补平泻法,疏风通络、舒筋除痹,治疗风湿痹阻经络之肩背痛、项强等。

【穴性文献辑录】

1.《素问》:主胸中热。

2.《黄帝明堂经》:主风眩头痛,鼻鼽不利,时嚏,清涕自出。

3.《备急千金要方》:马黄、黄疸。

4.《千金翼方》:癫狂。又:上气短气,咳逆,胸背彻痛。

5.《太平圣惠方》:伤寒项强,目瞑鼻塞风劳,呕逆上气,胸痛背痛,气短不安。又:主头痛风眩,鼻衄不止,鼻垂清涕也。

6.《铜人腧穴针灸图经》:若频刺泄诸阳热气,背永不发痈疽。

7.《针灸大成》:主发背痈疽,身热上气,短气,咳逆,胸背痛,风劳呕吐,伤寒头项强,目瞑胸中热。

8.《经穴解》:风门之本病,伤寒头痛,项强目瞑,胸中热,卧不安。风门之肺病:发背痈疽,身热,上气喘急,咳逆胸背痛,风劳,呕吐多嚏,鼻衄出清涕。

9.《医宗金鉴》:风门主治易感风,风寒咳嗽吐血红,兼治一切鼻中病,艾火多加嗅自通。

10.《针灸精粹》:治肝风甚。清三焦热。

11.《针灸集锦》(修订本)(郑魁山):祛风解表,清热宣肺。

12.《常用腧穴临床发挥》(李世珍):辨证取穴,用泻法,疏风清热、疏卫宣肺;配艾灸,祛风散寒、温肺散邪。局部取穴:用泻法,舒筋活络;配艾灸或拔罐,温经散寒;用补法,壮筋补虚。

13.《针灸腧穴学》(杨甲三):益气固表,祛风解表,泄胸中热。

14.《临床针灸学》(徐笨人):祛风宣肺,清热消肿。

15.《针灸心悟》(孙震寰):宣肺祛风,疏经解表。

16.《针灸腧穴手册》(杨子雨):疏风解表,清热宣肺。

17.《针灸探微》(谢文志):疏散风寒,调理肺气。

18.《中医针灸通释·经脉腧穴学》(康锁彬):益气固表,祛风解表,泄胸中热。

19.《针灸腧穴疗法》(李平华):祛风,清热,解表。

20.《腧穴临床应用集萃》(马惠芳):益气固表,祛风解表,泄胸中热。

21.《新编实用腧穴学》(王玉兴):宣肺解表,祛风清热。

22.《中医针灸经穴集成》(刘冠军):祛风,清热,解表。

23.《新编简明针灸学》:祛风解表,清热宣肺。

24.《腧穴学讲义》:宣肺、疏风、调气。

25.《针灸辨证治疗学》(章逢润):祛风通络,宣肺清热。

26.《石学敏针灸学》(石学敏):宣肺解表,祛风泻热。

27.《珍珠囊穴性赋》(张秀玉):风门可祛风固表。

28.《腧穴类编》(王富春):解表清热,祛风止痛。

29.《传统实用针灸学》(范其云):疏风解表,清热宣肺。

30.《临床常用百穴精解》(王云凯):平补平泻法,疏通经脉,调和气血。补法:壮筋补虚,益气固表。泻法:疏风清热,益肺解表,舒筋活络。

【古今应用辑要】

1.《备急千金要方》:鼻衄,清涕出:神庭、攒竹、迎香、风门、合谷、至阴、通谷。鼻䶪,窒,喘息不通:承灵、风池、风门、噫嘻、后溪。时嚏不已:风门、五处。风眩头痛:天牖、风门、昆仑、关元、关冲。

2.《针灸大全》:鼻塞,风门、迎香、上星。

3.《针灸大成》:伤寒热退后余热,风门、合谷、行间、绝骨。又:肩背酸痛,风门、肩井、中渚、支沟、后溪、腕骨、委中。

4.《行针指要歌》:嗽,肺俞、风门(灸)。

5.《神灸经纶》:胸背痛,风门、期门、少府。

【安全针刺法】斜刺0.5~0.8寸,可灸。

风　池

【定位】在项部,当枕骨之下,与风府相平,胸锁乳突肌与斜方肌上端之间的凹陷处。

【类属】属足少阳胆经。

【穴性】祛风解表,清热利窍,平息内风。

【主治病证】

1.风寒、风热侵袭之感冒、头痛、项强、背肩疼痛诸病症。

2.风热上扰、肝阳上亢、肝胆火旺、气血瘀滞之热病、头痛、眩晕、目赤肿痛、鼻塞、鼻衄、鼻渊、耳鸣、牙痛、咽喉肿痛诸病症。

3.风痰上扰、痰火扰心之癫痫、中风、失眠诸病症。

【常用配伍】

1.配风门、肺俞、列缺、支正、迎香,针刺泻法,祛风散寒、宣肺止咳,治疗外感风寒、肺失宣肃之感冒、咳嗽、哮喘。

2.配合谷、外关、曲池、大椎,针刺泻法,疏散风热、清利头目,治疗风热侵袭之感冒、头痛。

3.配合谷、外关、睛明、少商,少商点刺出血,余穴针刺泻法,疏散风热、清热明目,治疗风热上扰之目赤肿痛。

4.配睛明、太冲、侠溪、太阳,针刺泻法,清肝明目,治疗肝胆火盛之目赤肿痛。

5.配肝俞、曲泉、肾俞、复溜,针刺平补平泻法,滋补肝肾、清热明目,治疗肝肾阴虚之夜盲、青光眼、斜视、近视等。

6.本穴明目,为治疗青盲要穴。配关元、太溪、阴陵泉,针刺补法,补虚明目,治脾肾阳虚之青盲;配光明、行间,针刺泻法,清肝利胆,治疗肝胆风热之青盲;配丘墟、行间,针刺泻法,平肝潜阳,治疗肝阳上亢之青盲。

7.配上星、印堂、迎香、太冲、少商,少商速刺急出,余穴针刺泻法,祛风清热、通利鼻窍,治疗风热上扰、肺热炽盛、肝胆火盛之鼻渊、鼻衄。

8.配翳风、听会、中渚、侠溪,针刺泻法,清泻肝胆,治疗肝胆火旺之耳鸣、耳聋。

9.配合谷、颊车、外关,针刺泻法,疏风清热止痛,治疗风火上扰之牙痛。

10.配少商、尺泽、合谷,少商点刺出血,余穴针刺泻法,疏风清热利咽,治疗风热咽喉肿痛。

11. 配少商、少泽、太溪,针刺平补平泻法,滋阴降火、清利咽喉,治疗阴虚火旺之咽喉肿痛。

12. 配太阳、丘墟,针刺泻法,清宣少阳,治疗胆火上扰之偏头痛。

13. 配太冲、复溜,针刺平补平泻法,镇肝息风,治疗水不涵木、肝阳偏亢之眩晕。

14. 配神门、三阴交,针刺补法,补益心脾,治疗心虚血少之眩晕。

15. 配丰隆、内庭,针刺泻法,清降痰火,治疗痰郁化火之眩晕。

16. 配阴陵泉、丰隆,针刺泻法,健脾祛痰,治疗痰湿上蒙清窍之眩晕。

17. 配太冲、复溜,针刺平补平泻法,滋阴潜阳息风,治疗阴虚阳亢之头痛、耳鸣、耳聋、癫痫、面肌痉挛等。

18. 配丰隆、内庭、太冲、丘墟,针刺泻法,平肝潜阳、清热息风、化痰醒脑,治疗肝阳上亢、痰火上扰之狂证、癫证、痫证、癔证、中风、舞蹈病等。

19. 配神门、三阴交,针刺补法,补益心脾,治疗心脾血亏之失眠。

20. 配神门、复溜,针刺平补平泻法,滋阴降火、交通心肾,治疗心肾不交之失眠。

21. 配丰隆、内庭,针刺泻法,清降痰火,治疗痰火上扰之失眠。

22. 配外关、大椎、肩髃、阿是穴,针刺平补平泻法,疏风清热、通络止痛,治疗经络闭阻之落枕、肩周炎、腰背痛、半身不遂等。

【穴性文献辑录】

1.《针灸甲乙经》:偏头痛。又:热病汗不出。

2.《黄帝明堂经》:主热病汗不出。颈项痛,不得顾,目泣出,多眵䁾,鼻鼽衄,目内眦赤痛,气厥,耳目不明,咽喉偻引项,筋挛不收。痎疟。寒热。头痛。癫疾,僵仆,狂,疟。

3.《备急千金要方》:诸瘿,中风发热头痛。又:主目痛不能视。再:主鼻衄,窒,喘息不通。又:主口㖞僻不能言。再:主烦满汗不出。

4.《千金翼方》:温病,疟。

5.《太平圣惠方》:主肺风,面赤,目视䀮䀮,项强不得回顾,面肿,皮软,脑疼痛。

6.《铜人腧穴针灸图经》:治洒淅寒热,温病汗不出,目眩,苦头痛,痎疟,颈项痛不得回顾,目泪出,欠气多,鼻鼽衄,目内眦赤痛,气发耳塞,目不明,腰伛偻,引项筋无力不收。

7.《针灸聚英》:伤寒、温病汗不出,偏正头痛,腰背俱痛,大风中风,气寒涎口不语,昏危,瘿气。

8.《类经图翼》:主治中风偏正头痛,伤寒热病汗不出,痎疟,颈项如拔,痛不得回,目眩,赤痛泪出,鼽衄,耳聋,腰背俱痛,佝偻引颈筋无力不收,脚弱无力;一传治中风不语,牙关紧闭,汤水不能入口。

9.《经穴解》:风池之本病,洒淅寒热,伤寒温病汗不出,目眩,苦偏正头痛,颈项如拔,痛不得回顾,目泪出涕,耳塞目不明,腰脊俱痛,腰伛偻引项无力不收,大风中风气塞,涎上不语昏危,欠气多,瘿气。风池之肺病:鼻鼽衄。

10.《太乙神针附方》:治耳聋虚鸣,脱颔,口噤,颊痛,牙疼并肿。

11.《针灸心悟》:解诸外感风邪,需向风池风府。

12.《医宗金鉴》:主治肺中寒,兼治偏正头疼痛。

13.《针灸精粹》(李文宪):治头风外感风邪。

14.《针灸集锦》(修订本)(郑魁山):祛风解表,清头明目,健脑安神。

15.《常用腧穴临床发挥》(李世珍):辨证取穴,用泻法,息风潜阳、清脑安眠、疏风清热、聪耳明目。用补法,健脑、明目。局部用穴:用泻法,舒筋活络,配艾灸,通经散邪。用补法,壮筋补虚。

16.《针灸腧穴学》(杨甲三):清头明目,祛风解毒,通利官窍。

17.《临床针灸学》(徐笨人):祛风解表,醒脑开窍。

18.《针灸腧穴手册》(杨子雨):祛风解表,清头明目,醒脑止痉。

19.《针灸探微》(谢文志):祛风解毒,通窍活络。

20.《中医针灸通释·经脉腧穴学》(康锁彬):清脑明目,祛风解毒,通利官窍。

21.《针灸腧穴疗法》(李平华):祛风解表,清头目,利官窍。

22.《腧穴临床应用集萃》(马惠芳):清头明目,祛风解毒,通利官窍。

23.《新编实用腧穴学》(王玉兴):疏风清热,通官利窍,醒脑安神。

24.《中医针灸经穴集成》(刘冠军):祛风解表,清头明目。

25.《新编简明针灸学》(闫乐法):祛风解表,清头明目。

26.《腧穴学讲义》(于致顺):疏风解热,聪耳明目。

27.《针灸辨证治疗学》(章逢润):醒神开窍,祛风发表。

28.《石学敏针灸学》(石学敏):醒脑开窍,疏风清热,活血通经,明目益聪。

29.《珍珠囊穴性赋》(张秀玉):祛风解毒而主颈项强痛。

30.《传统实用针灸学》(范其云):疏风解热,聪耳明目。

31.《临床常用百穴精解》(王云凯):平补平泻法,疏筋活络,通利官窍。补法:健脑明目,壮筋补虚。泻法:疏风清热,聪耳明目,潜降肝阳,醒脑安神。

【古今应用辑要】

1. 古代文献摘录

(1)《伤寒论》:太阳病,初服桂枝,仅烦不解者,先刺风池、风府,却与桂枝汤则愈。

(2)《针灸甲乙经》:诸瘿,灸风池百壮。

(3)《备急千金要方》:治瘿气,灸百壮。又:目痛不能视,风池、脑户、玉枕、风府、上星。再:鼻衄塞喘息不通,风池、承灵、风门、谚谚、后溪。

(4)《圣济总录》:热病汗不出,风池、上星、谚谚、天牖。又:半身不遂,风池、肩髃、曲池、支沟、五枢、阳陵泉、巨虚下廉。

(5)《针灸资生经》:寒热癫仆,风池、听会、复溜。

(6)《通玄指要赋》:头晕目眩要觅于风池。

(7)《神应经》:重听无所闻,风池、耳门、侠溪、翳风、听会、听宫。

(8)《针灸大全》:颈项强痛,风池、后溪、承浆、风府。

(9)《席弘赋》:风池、风府寻得到,伤寒百病一时消。

(10)《针灸大成》:风痫疾,发则躺仆在地;灸风池、百会。偏正头风:风池、合谷、丝竹空。

(11)《玉龙歌》:倭补风池泻绝骨;偏正头风有两般,有无痰饮细推观,苦然痰饮风池刺,倘无痰饮合谷安。

(12)《胜玉歌》:头风头痛灸风池。

(13)《针灸易学》:眼红肿疼痛,风池、太阳、头临泣、睛明、合谷、行间。

(14)《神灸经纶》:中风不省人事,风池、百会、大椎、肩井、间使、曲池、足三里、肩髃、环跳、绝骨。

(15)《针灸十四经穴治疗诀》:齿痛,风池、下关、合谷、大杼、颊车。

2. 现代研究进展

(1)王琼针刺风池配合天麻钩藤饮加减治疗肝阳上亢眩晕1例,疗效佳[王琼,周冰.针刺风池配合天麻钩藤饮加减治疗肝阳上亢眩晕1例.杏林中医药,2013,33(1):89]。

(2)王凌云针刺风池治疗不同证型高血压病,各证型都有一定治疗效果,其中肝火亢盛、阴虚阳亢有效率达85%,阴阳两虚效果不明显[王凌云.针刺风池治疗不同证型高血压病临床观察.上海针灸杂志,2008,27(2):26]。

(3)周毅等以风池穴为主施以温通针法治疗肝胆火盛、气血不足、痰湿中阻、肝肾阴虚偏头痛患者20例,临床疗效好。其中肝胆火盛型疗效最好,肝肾阴虚型疗效最差[周毅,方晓丽.风池穴为主施以温通针法治疗偏头痛临床观察.亚太传统医药,2008,4(7):43-44]。

(4)张凤琴取风池、廉泉穴向喉部透刺配合辨证施穴治疗假性球麻痹患者40例,临床治愈9例,显效15例,好转12例,总有效率为90%[张凤琴,马瑞斌.透刺治疗假性球麻痹40例.山西中医,2008,24(11):34]。

（5）攀亚红针刺风池、百会、上星为主治疗脑髓空虚、目失所养的眼底病变,取得了明显疗效[攀亚红.针取风池穴治疗眼底病.中医研究,2008,21(4):51-52]。

（6）李丽萍等针刺风池、百会、四神聪为主穴治疗 CO 中毒后脑髓空虚患者 1 例,疗效满意[李丽萍,孙忠人.针刺治疗 CO 后发症 1 例.中医药学报,2003,31(3):30]。

（7）刘月芝总结杨甲三教授经验,针刺风池、大椎、百会治疗风寒引起的哮喘发作,临床疗效显著[刘月芝.杨甲三教授对大椎、风池穴的运用.针灸临床杂志,1996,12(12):3-4]。

【安全针刺法】向鼻尖方向斜刺 0.8~1.2 寸,可灸。

陶　道

【定位】后正中线上,第一胸椎棘突下凹陷中。

【定位】属督脉。

【穴性】祛风清热,通络止痛。

【主治病证】

1. 诸因所致之外感热病、咳喘、疟疾、骨蒸潮热、癫狂、惊风诸病症。

2. 经脉痹阻、经气不利之头痛、脊强诸病症。

【常用配伍】

1. 配大椎、曲池、尺泽、风门、身柱、后溪,针刺泻法,祛风散邪、通阳解表,治疗风热感冒、头痛项强等。

2. 配列缺、合谷、肺俞、外关,针刺泻法,祛风散寒、宣肺止咳,治疗风寒咳嗽。

3. 配大椎、合谷、膻中、丰隆、孔最,针刺泻法,疏风清热,治疗风热咳嗽、气喘、胸痛等。

4. 配大椎、间使、曲池、内关、公孙,针刺泻法,清热截疟,治疗热疟。

5. 配阴郄、复溜、大椎,针刺平补平泻法,滋阴降火,治疗阴虚发热、骨蒸潮热等。

6. 配劳宫、水沟、大钟、上脘、丰隆,针刺泻法,清热化痰醒神,治疗痰火狂证。

7. 配百会、风府、大椎、太冲、井穴,井穴点刺出血,余穴针刺泻法,清热息风止痉,治疗热盛惊风、角弓反张等。

8. 配身柱、悬枢,通经活络止痛,治疗经脉闭阻之胸痛、脊背酸痛等。

【穴性文献辑录】

1.《黄帝明堂经》:主头重目瞑,凄厥寒热,项强难以反顾,汗不出。

2.《外台秘要》:主头重目瞑,凄厥寒热项强,难以反顾,汗不出。

3.《太平圣惠方》:主头重目瞑,洒淅寒热,脊强,以头汗不出也。又:主头重目眩,痃疟,寒热洒淅矣。

4.《西方子明堂灸经》:主头重目眩,洒淅寒热,脊强难以顾,汗不出,头痛项如拔,不可左右顾,目不明如肌。

5.《普济方》:主头重目瞑,凄凄寒热,颈项难以反顾,汗不出。

6.《针灸聚英》:主痃疟寒热,洒淅,烦满汗不出。头重目瞑,瘛疭,恍惚不乐。

7.《类经图翼》:一传此穴善退骨蒸之热。

8.《医学入门》:主头重目眩,洒淅寒热,头痛脊强。项如拔,目痛如脱。

9.《经穴解》:睿之本病,脊强,烦满汗不出,头重目瞑,瘛疭,恍惚不乐,痃疟,寒热洒淅。

10.《循经考穴编》:主痃疟寒热,脊强头重,瘛疭恍惚。

11.《古法新解会元针灸学》:主治疫感冒,背寒身热,四肢无力,百节酸痛,痃疟,寒热洒淅,脊强,烦满汗不出,头重目瞑,胸部郁闷,瘛疭恍惚等。

12.《针灸集锦》(郑魁山):清热散风,扶正祛邪。

13.《针灸腧穴学》(杨甲三):解表,退热,安神。

14.《针灸临床学》(徐笨人):滋阴助阳,止疟,清热。

15.《针灸心悟》(孙震寰):主头重目眩,痃疟,寒热洒淅。

16.《针灸腧穴手册》(杨子雨):和解表里。

17.《针灸探微》(谢文志):清热散风,安神补虚。

18.《中医针灸通释·经脉腧穴学》(康锁彬):清热解表,镇惊安神。

19.《针灸腧穴疗法》(李平华):祛风解表,镇惊安神。

20.《腧穴临床应用集萃》(马惠芳):解表退热,安神止疟。

21.《新编实用腧穴学》(王玉兴):解表退热,镇痉安神。

22.《中医针灸经穴集成》(刘冠军):解表,退热,镇惊安神。

23.《新编简明针灸学》(闫乐法):退热安神,通络止痛。

24.《腧穴学讲义》(于致顺):解表,清热,宁神。

25.《针灸辨证治疗学》(章逢润):解表清热,镇惊安神。

26.《石学敏针灸学》(石学敏):解表退热,镇痉安神,止疟。

27.《传统实用针灸学》(范其云):和解表里。

【古今应用辑要】

1.《针灸甲乙经》:头重目瞑,凄厥寒冷,汗不出,陶道主之。

2.《肘后备急方》:不能语者,灸第二椎上五十壮。

3.《备急千金要方》:天柱、陶道、大杼、孔最、后溪,主头痛。又:玉枕、大杼、肝输、心输、膈输、陶道,主汗不出,凄厥恶寒。消泺、本神、通天、强间、风府、哑门、天柱、风池、龈交、天冲、陶道、外丘、通谷、玉枕,主项如拔,不可左右顾。再:上管、曲差、上星、通道、天柱、上脘、悬厘、风池、命门、膀胱输,主烦满汗不出。

4.《针灸资生经》:洒淅寒热,陶道、神堂、风池。又:目眩,陶道、天柱、昆仑。

5.《针灸大成》:五劳七伤,陶道、身柱、肺俞、膏肓。

6.《百症赋》:岁热时行,陶道复求肺俞理。

【刺灸法】向上斜刺 0.5~1.0 寸,可灸。

大　椎

【定位】后正中线上,第七颈椎棘突下凹陷中。

【类属】属督脉。

【穴性】疏风解表,止咳平喘,清泻里热,化痰息风,祛邪截疟,强壮补虚,疏经通络。

【主治病证】

1. 外感表邪之感冒发热、鼻塞、流涕、咳嗽、目痛、咽喉肿痛诸病症。

2. 里热炽盛之热病、中暑、霍乱、呕吐、黄疸、小儿惊风诸病症。

3. 风痰阻窍、督脉痹阻之头痛、眩晕、癫狂、痫证诸病。

4. 正气亏虚之五劳虚损、七伤乏力、骨蒸潮热诸症。

5. 肺失宣肃之咳嗽、气喘诸病症。

6. 经气不利之头项强痛、脊背痛诸症。

【常用配伍】

1. 配风门、列缺、支正、合谷、外关、风池,针刺泻法,散寒解表,治疗风寒外袭之感冒、头痛、鼻塞、流涕、咳嗽、哮喘等。

2. 配尺泽、鱼际、曲池、内庭、合谷,针刺泻法,解表清热,治疗风热外袭之感冒、头痛、咽喉肿痛、咳嗽、肺炎喘嗽等。

3. 配合谷、肺俞,针刺补法,益气固表,治疗表卫不固之感冒、自汗。

4. 本穴清热泻火、解毒祛暑。配曲池、商阳、内庭、关冲,商阳、关冲点刺出血,余穴针刺泻法,治疗热病邪入气分;配曲池、曲泽、井穴,井穴点刺出血,余穴针刺泻法,治疗热邪蒙蔽心包之神昏谵语;配水沟、百会、十宣、曲池、委中,十宣、委中点刺出血,余穴针刺泻法,治疗中暑;配至阳、腕骨、阳陵泉、太冲,针刺泻法,治疗湿热蕴结肝胆之阳黄;配外关、合谷、内庭、三阴交,针刺泻法,治疗湿热呕吐;配合谷、太冲、阳陵泉、井穴,井穴点刺出血,余穴针刺泻法,治疗小儿高热惊风。

5. 配劳宫、水沟、大钟、本神、太冲、鸠尾、丰隆、筋缩,针刺泻法,息风化痰、定惊宁神,治疗风痰阻窍、痰热扰心之癫狂、痫证、项强肢搐,甚则角弓反张等。

6. 本穴有较强的截疟穴性。配后溪或间使,针刺泻法,宣阳疏表、祛邪止疟,治疗正疟;配内庭或合谷,针刺泻法,疏表清热、祛邪止疟,治疗热疟;配太溪或复溜,针刺补法,扶阳祛邪止疟,治疗寒疟;配合谷、足三里,针刺补法,益气健中、扶正止疟,治疗劳疟;配曲泽、委中放血,针刺泻法,清心解热、镇痉止疟,治疗脑型疟疾。

7. 本穴振奋一身之阳气,鼓动、调节全身之气血,具有强壮补虚培元穴性。配关元、气海、足三里、脾俞、肾俞,针刺补法,治疗五劳七伤;配肾俞、太溪、涌泉、肺俞,针刺平补平泻法,治疗骨蒸潮热;配合谷、足三里、脾俞,针刺补法,治疗放疗或化疗引起的虚损。

8. 配风池、天柱、大杼、肩髃、肩外俞、列缺、后溪,针刺平补平泻法,祛风湿、通经络,治疗风寒湿邪痹阻经络、筋脉拘急之痉病、颈项痛、肩背痛等。

【穴性文献辑录】

1.《针灸甲乙经》:伤寒热盛,烦呕。痉脊强互引,恶风,时振慄,喉痹,大气满喘,胸中郁郁气热,晄晄项强,寒热僵仆,不能久立,烦满里急,身不安席。

2.《黄帝明堂经》:主伤寒热盛。烦呕。又:主五劳虚损,七伤乏力,痓气背膊间闷,项强不得顾及,痃疟久不愈也。

3.《备急千金要方》:羊痫之为病,喜扬目吐血。脊强反张,疟。又:大椎主伤寒热盛,烦呕。

4.《千金翼方》:烦热,时气温病。气短不语。冷痹,胫膝疼。

5.《外台秘要》:主寒热以年为壮数,伤寒热盛烦呕。

6.《医心方》:主伤寒热盛烦呕也。

7.《太平圣惠方》:疗五劳七伤,温疟痃疟,痓,背膊闷,项强不得回顾。

8.《铜人腧穴针灸图经》:疗五劳七伤,温疟痃疟,气痓,背膊拘急,颈项强不得回顾,风劳食气。

9.《古今医统大全》:主治五劳七伤,乏力,痃疟,肺胀胁满,呕吐上气。背膊拘急,项颈强不得回顾。

10.《针灸大成》:主肺胀胁满,呕吐上气,五劳七伤,乏力,温疟痃疟,气注背膊拘急,颈项强不得回顾,风劳食气,骨热,前板齿燥。

11.《玉龙歌》:满身发热痛为虚,盗汗淋淋渐损躯,须得百劳椎骨穴,金针一刺疾俱除。

12.《针方六集》:治五劳七伤,骨蒸发热,盗汗,痃疟,气痓,颈项不得回顾,背膊拘急,咳嗽,瘰疬,诸虚潮热。

13.《类经图翼》:大椎,主治五劳七伤,乏力,风劳食气,咳痓久不愈。

14.《经穴解》:督之本病,骨蒸,前板齿燥,温疟,痃疟。督之肺病:肺胀胁满,呕吐上气,五劳七伤乏力,风劳食气,气注背膊拘急,颈项强不得回顾。

15.《医宗金鉴》:满身发热,虚汗盗汗,津液不止。

16.《采艾编翼》:主劳伤。

17.《针灸逢源》:治五劳七伤,乏力,痃疟肺胀胁满,背膊拘急。

18.《针灸集锦》(郑魁山):清热散风,扶正祛邪。

19.《常用腧穴临床发挥》(李世珍):用泻法(或配透天凉),退热解表,驱邪除蒸,通督解痉。用泻法,宣阳解表;配艾灸或烧山火、拔罐,可解表散寒、温阳通督。用补法,振奋阳气、益阳固表。用较粗的毫针略深刺,通电,或用强刺激多捻泻,清脑醒志。局部取穴用泻法(或配艾灸),祛邪活络止痛。

20.《针灸腧穴学》(杨甲三):清热解毒,解表通阳,镇静安神,肃肺调气。

21.《针灸临床学》(徐笨人):益气养血,清热宁心。

22.《针灸心悟》(孙震寰):尝用大椎泄胸中热气兼理疟疾之疴。

23.《针灸精粹》(李文宪):清表热。

24.《针灸腧穴手册》(杨子雨):宜通阳气,和解表里。

25.《针灸探微》(谢文志):清热散风,理气降逆。

26.《中医针灸通释·经脉腧穴学》(康锁彬):疏风解表,清热通阳。

27.《针灸腧穴疗法》(李平华):疏风解表,清解里热。

28.《腧穴临床应用集萃》(马惠芳):清热解毒,解表通阳,宣肺益气,镇静安神。

29.《新编实用腧穴学》(王玉兴):解表清热,镇痉安神,通阳理气。

30.《中医针灸经穴集成》(刘冠军):疏风解表,清热通阳,截疟止痛。

31.《新编简明针灸学》(闫乐法):解表退热,宣肺定喘,醒脑安神,通阳止疟。

32.《腧穴学讲义》(于致顺):解表、通阳、清脑宁神、滋阴清热。

33.《针灸辨证治疗学》(章逢润):疏风解表,清热通阳,肃肺宁心,活络起痿。

34.《石学敏针灸学》(石学敏):解表清热,疏风散寒,通阳理气,清心宁神。

35.《珍珠囊穴性赋》(张秀玉):大椎诸阳之会,五劳七伤仗此安然。

36.《传统实用针灸学》(范其云):通阳解热,清脑宁神。

37.《临床常用百穴精解》(王云凯):平补平泻法,疏经活络止痛。泻法:宣阳泄热,通督解痉。补法:兴阳固表。

【古今应用辑要】

1. 古代文献摘录

(1)《素问》:灸寒热之法,先取项大椎,以年为壮数。

(2)《素问·骨空论》:灸寒热法,大椎、撅骨。

(3)《针灸甲乙经》:伤寒热盛,烦呕,大椎主之。又:痉脊强互引,恶风,时振慄,喉痹,大气满喘,胸中郁郁气热,目晾晾项强,寒热僵仆,不能久立,烦满里急,身不安席,大椎主之。

(4)《肘后备急方》:脚气,先灸大椎。

(5)《伤寒论》:头项强痛,时如结胸,心下痞硬者,当刺大椎第一间、肺俞、肝俞。又:太阳与少阳并病,头项强痛或眩冒,时如结胸,心下痞硬者,当刺大椎第一间。再:太阳少阳并病,心下硬,颈项强而眩者,当刺大椎。

(6)《备急千金要方》:若脊强反张,灸大椎,并灸诸脏俞,及督脊上当中……又:牛痫之为病,目正直视,腹胀,灸鸠尾骨及大椎各二壮。再:羊痫之为病,喜扬目吐舌,灸大椎上三壮。再:肺胀胁满,呕吐上气等病,灸大椎并两乳上第三肋间各止七壮。

(7)《千金翼方》:诸烦热,时气温病,灸大椎百壮,针入三分泻之。又:气短不语,灸大椎随年壮。冷痹,胫膝疼,灸大椎可三百壮。

(8)《针灸资生经》:项强,大椎、颊车、气舍、脑空。

(9)《席弘赋》:风府风池寻得到,伤寒百病一时消。

(10)《肘后歌》:疟疾寒热真可灵,须知虚实可用意,间使宜透支沟中,大椎七壮如圣治。

(11)《针灸大成》:疟疾,大椎、间使、乳根。又:脾寒发疟,大椎、间使、乳根。

(12)《行针指要歌》:或针劳,须得百劳椎骨穴。

(13)《玉龙歌》:满身发热痛为虚,盗汗淋淋渐损躯,须得百劳椎骨穴。又:大椎能泻胸中之热及诸热气。

(14)《天元太乙歌》:大椎若连长强取,小肠气痛立可愈。

(15)《类经图翼》:治颈瘿,灸百壮,及大椎两边相去各一寸半少垂下,各三十壮。

(16)《景岳全书》:背中骨节第七椎下穴灸三壮,喘气立足。

(17)《针灸集成》:角弓反张,大椎、天突、擅中、太冲、肝俞、委中、昆仑、百会。

2. 现代研究进展

(1)郭冬梅以大椎穴拔罐治疗外感风寒表证158例,发热明显者先于大椎穴放血2~3滴后再行拔罐,体虚者加刺足三里(补)、合谷(泻)。治疗结果表明以初得体壮者疗效好,体弱多病者次之[郭冬梅.大椎拔罐治疗外感表证 158 例观察.针灸临床杂志,1998,14(8):30-31]。

(2)李金明等以大椎穴点刺放血治疗风热感冒 56 例,隔日 1 次。经 1~2 次治疗痊愈 36 例,经 3~4 次治疗痊愈 20 例,治疗效果小儿明显优于成人[李金明,刘芳,胡琼英.大椎穴点刺放血治疗风热感冒.中国针灸,2000,20(2):128]。

(3)宋玉芳等以大椎穴和天突穴拔罐治疗喉咳外感风寒证初起 50 例,经过 1~3 天的治疗,结果 46 例治愈,3 例好转,1 例无效[宋玉芳,蒋荣民.天突穴大椎穴拔罐治疗喉咳外感风寒证初起 50 例.四川中医,2011,29(7):121-122]。

(4)刘佩云等采用独灸大椎穴治疗风寒感冒 32 例,总有效率 96.9%,优于针刺组效果[刘佩云,王惠香.独灸大椎穴治疗风寒感冒 32 例.山东中医杂志,1996,15(5):218]

(5)刘敏等治疗组以大椎点刺放血并取翳风、地仓、颊车等常规穴位治疗早期风热型周围性面瘫患者 30 例,对照组口服激素并常规穴位治疗 30 例,结果治疗组有效率为 96.7%,愈显率为 73.3%;对照组有效率为 93.3%,愈显率为 63.3%,差异无显著性意义,两组在改善周围性面瘫症状方面均有明显疗效,但治疗组耳后疼痛缓解迅速,所需时间短。表明大椎点刺放血在早期风热型周围性面瘫治疗中具有类似激素的作用,有助于缓解早期面神经的水肿变性[刘敏,郝东岩,黄丽萍,等.大椎点刺放血治疗早期风热型周围性面瘫 30 例.陕西中医,2009,30(9):1218-1220]。

(6)邵敏等以大椎刺络拔罐为主治疗颈椎病 93 例,结果治疗组总有效率为 92.47%,与对照组比较有显著性差异,且对中医分型属实证的患者疗效尤佳,叩刺出血量多能有效提高治愈率[邵敏,刘堂义.大椎刺络拔罐为主治疗颈椎病 93 例临床观察.上海针灸杂志,2003,22(8):20-21]。

(7)卢丽华采用随机方法将肺经风热型痤疮患者分为治疗组、对照组两组各 60 例,治疗组予大椎刺络拔罐结合中药内服治疗,对照组予单纯中药内服治疗。结果显示治疗组总有效率为 95.00%,对照组总有效率为 83.33%,治疗组高于对照组,差异有统计学意义($P<0.05$)[卢丽华.大椎刺络结合中药治疗肺经风热型痤疮的临床疗效观察.广州中医药大学硕士论文,2011]。

(8)孙亚娟采用温针灸大椎、命门治疗阳虚证 3 例,均收到满意效果[孙亚娟.温针灸大椎、命门治阳虚症 3 例临床体会.中国医药导报,2008,5(22):83]。

(9)肖菊德针刺大椎穴治疗阳虚证患者 30 例,经过 2 次治疗后均有不同程度的好转,其中经治 6 次而愈者 4 例,10 次而愈者 8 例,15 次而愈者 14 例,25 次愈者 1 例。病程短者见效快,病程长者见效慢[肖菊德.大椎穴温阳益气作用的临床观察.江西中医药,1995,(6)增刊:47]。

(10)郑占奇等采用针灸大椎穴治疗阳虚背寒 30 例,治愈 28 例,显效 1 例,好转 1 例。总有效率 98%[郑占奇,李云英.针灸大椎穴治疗阳虚背寒 30 例.内蒙古中医药,1997,(12):106]。

【刺灸法】向上斜刺 0.5~1.0 寸,可灸。

风　府

【定位】后正中线上,后发际正中直上 1 寸。

【类属】属督脉。

【穴性】祛风解表,开窍醒脑,理气止痛。

【主治病证】

1. 风邪外袭之头痛、鼻衄、咽喉肿痛诸病症。

2. 痰瘀阻窍之癫狂、痫证、中风不语、癔病、眩晕、惊悸诸病症。

3. 经脉痹阻、经气不利之项强、头痛诸病症。

【常用配伍】

1. 本穴疏风清热。配曲池、大椎、尺泽、鱼际,针刺泻法,治疗风热感冒;配少商、尺泽、合谷、曲池,少商点刺出血,余穴针刺泻法,治疗风热咽喉肿痛;配风池、迎香、合谷、少商,少商点刺出血,余穴针刺泻法,治疗风热鼻衄。

2. 本穴定志安神、息风止痉、化痰定惊。配神门、大陵、太冲、丰隆、膻中，针刺泻法，治疗痰火癫狂；配身柱、本神、鸠尾、丰隆、太冲，针刺泻法，治疗风痰痫证；配水沟、井穴、太冲、丰隆、劳宫、风池，针刺泻法，治疗中风昏迷不语；配水沟、太冲，针刺泻法，治疗肝风内动之惊风。

3. 配中脘、行间、水泉、印堂，针刺泻法，平肝潜阳，治疗肝阳上亢之眩晕。

4. 配百会、风池、太冲，针刺泻法，理气行滞、通络止痛，治疗经脉痹阻、经气不利之项强、头痛等。

【穴性文献辑录】

1.《灵枢》：主头目苦痛。

2.《素问》：振寒汗出，头痛身重，恶寒，颈项痛。

3.《针灸甲乙经》：足不仁。头痛目眩，鼻不得喘息，舌急难言。狂易，多言不休，及狂走欲自杀，及目妄见，暴暗不得言，喉嗌痛。

4.《黄帝明堂经》：主足不仁，头痛项急，不得顾侧，目眩，鼻不得喘息，舌急难言。狂易，多言不休，及狂走欲自杀，目反妄见。暴暗不能言，喉嗌痛。

5.《肘后备急方》：风毒脚气。

6.《备急千金要方》：膈痛，目反，四肢不举。马痫，张口摇头，马鸣欲反折。小儿暴痫，目反上视，眸子动。衄时痒，衄不止。猥退风，半身不遂，失音不语。头中百病、马黄黄疸。邪病卧瞑瞑不自知。又：寸口脉浮，中风发热头痛，项如拔不可左右顾。目痛不能视。鼻室喘息不利，鼻㖞僻多涕，鼽衄有疮。再：骨酸，眩，狂，瘈疭，口噤，喉鸣沫出，暗不能言。舌缓，舌急。

7.《千金翼方》：风。马黄黄疸。

8.《太平圣惠方》：多悲恐惊悸。

9.《针灸聚英》：中风，偏风半身不遂，鼻衄，咽喉肿痛。

10.《类经图翼》：感冒风寒，呕吐不止。

11.《经穴解》：督之本病，头痛项急，不得回顾，头中百病，振寒汗出，头重恶寒，伤寒狂走，欲自杀，目盲视。督之肝病：偏风，半身不遂。督之脾病：马黄，黄疸。督之心病：中风，舌缓不语。

12.《针灸精粹》(李文宪)：搜周身风，治头风外感风邪。

13.《针灸集锦》(修订本)(郑魁山)：清热散风，化痰开窍。

14.《针灸腧穴学》(杨甲三)：醒神清脑，熄风开窍。

15.《临床针灸学》(徐笨人)：清热散风，醒脑开窍。

16.《针灸腧穴手册》(杨子雨)：清热散风，通络开窍。

17.《针灸探微》(谢文志)：祛风清脑，开窍安神。

18.《中医针灸通释·经脉腧穴学》(康锁彬)：醒神清脑，熄风开窍。

19.《针灸腧穴疗法》(李平华)：疏散风热，定志安神。

20.《腧穴临床应用集萃》(马惠芳)：醒脑开窍，熄风清热。

21.《新编实用腧穴学》(王玉兴)：疏散风邪，醒神清脑，息风开窍。

22.《中医针灸经穴集成》(刘冠军)：清热散风，通关开窍。

23.《新编简明针灸学》(闫乐法)：疏风邪，清神志。

24.《腧穴学讲义》(于致顺)：祛风邪，利机关，清神泄火。

25.《针灸辨证治疗学》(章逢润)：祛风清热，清心开窍，通利机关。

26.《石学敏针灸学》(石学敏)：疏散风邪，清心宁神，通利机关。

27.《珍珠囊穴性赋》(张秀玉)：伤寒百病风府消。

28.《传统实用针灸学》(范其云)：散风清热，通络开窍。

【古今应用辑要】

1. 古代文献摘录

（1）《备急千金要方》：项如拔，不可左右顾：消泺、本神、通天、强间、风府、喑门、天柱、风池、龈交、天冲、陶道、外丘、通谷、玉枕。目痛不能视：风池、脑户、玉枕、风府、上星。狂易，多言不休：风府、昆仑、束骨。狂走欲自杀：风府、肺输。又：配人中、承浆治小儿膈痫之为病，目反四肢不举，灸之；马痫，摇头马鸣，欲反折，配脐中。

（2）《千金翼方》：马黄，黄疸：灸风府热府、肺输。

（3）《针灸资生经》：配承浆治喑不能言，配天窗、劳宫治喉咽痛，配龈交治项强急不得顾。

（4）《席弘赋》：伤寒百病，风府、风池。

（5）《针灸聚英》：少阳头痛，风池、风府。

（6）《玉龙赋》：头项强痛难回顾，牙疼并作一般看。先向承浆明补泻，后针一风府即时安。

（7）《针灸大成》：配阳谷治狂走；配二间、迎香治鼻衄。

（8）《行针指要赋》：风证，风府、百会。

（9）《针灸逢源》：鼻塞不闻香臭，风府、百会、百劳、上星、水沟、迎香、通天。

2. 现代研究进展

（1）王琼等针刺风府、风池穴为主配合服用天麻钩藤饮治疗肝阳上亢型眩晕，临床疗效佳［王琼，周冰.针刺风府、风池配合天麻钩藤饮加减治疗肝阳上亢型眩晕1例.吉林中医药,2013,33（1）：89-90]。

（2）张舒雁等重用风府穴为主治疗耳鸣患者51例，取得满意疗效。其中痰湿重加丰隆，胆火盛泻行间，挟风加风市［张舒雁，杨金发.风府穴为主治疗耳鸣51例.中国针灸,2004,24（1）：20]。

（3）姜拯坤等针刺风府、太冲穴治疗帕金森病，肝肾不足型加肾俞、三阴交、足三里、曲池，痰热动风型加丰隆、百会、合谷、外关，取得满意疗效［姜拯坤,雷俊、马骏.针刺风府、太冲穴治疗帕金森病.湖北中医杂志,2011,33（4）：65]。

【安全针刺法】正坐位，头微前倾，项部放松，向下颌方向缓慢刺入0.5~1.0寸，不可向上斜刺或深刺；不可灸。

太 阳

【定位】在颞部，当眉梢与目外眦之间，向后约一横指处的凹陷处。

【类属】属经外奇穴。

【穴性】疏风散邪，通络止痛，舒筋活络。

【主治病证】

1. 风热侵袭之面痛、牙痛、口眼歪斜、眼部红肿灼痛、流泪诸症。

2. 痰瘀阻滞、肝阳上亢、阴虚阳亢之头痛、头晕、目眩诸病症。

【常用配伍】

1. 配合谷、列缺、风池，针刺泻法，疏风清热，治疗风热感冒。

2. 本穴通络止痛。配风池、外关、三阳络、合谷，针刺泻法，治疗风热头痛；配合谷、下关、颊车、内庭，针刺泻法，治疗风火牙痛；配风池、太冲、角孙、悬颅、颔厌、率谷、头维，针刺泻法，治疗肝阳上亢之偏头痛。

3. 配合谷、太阳、睛明、少商，针刺泻法，清热祛风，治疗风热目赤痛。

4. 配行间、侠溪、睛明、太冲，针刺泻法，疏散少阳风热、清泻肝胆，治疗肝胆火盛目赤痛。

5. 配太冲、委中、关冲、风池、合谷，针刺泻法，清热解毒、疏风散邪，治疗热毒炽盛之天行赤眼。

6. 配肝俞、肾俞、睛明、承泣、光明、照海，针刺补法，滋补肝肾、养肝明目，治疗肝肾亏虚之目干涩、视物易色。

7. 配神门、三阴交、复溜，针刺平补平泻法，滋阴降火、宣散郁热，治疗心阴暗耗、虚火上扰之赤脉传睛。

8. 配睛明、丝竹空、瞳子髎、颊车、地仓、阳白，针刺平补平泻法，祛风通络、舒筋活络，治疗风中经络、经筋不利之口㖞、斜视、上胞下垂、面肌痉挛等。

【穴性文献辑录】

1.《太平圣惠方》:理风赤眼,头痛,目眩,目涩。

2.《扁鹊神应针灸玉龙经》:忽然眼痛血贯睛,隐涩羞明最可憎。若是太阳出毒血,不须针刺自和平。

3.《医经小学》:眼红肿痛。

4.《太医院经验奇效良方大全》:眼红肿及头痛。

5.《玉龙赋》:血翳,两目不明。

6.《银海精微》:偏正头痛,烂弦,风牵喝斜。

7.《针灸集成》:头风及偏正头痛;风目眶烂。

8.《针灸学简编》:疏风散热,清头明目。

9.《针灸集锦》(修订本)(郑魁山):清头明目。

10.《常用腧穴临床发挥》(李世珍):局部取穴,用三棱针点刺血络(络刺法)出血数豆许,泄血散热、清热明目、祛瘀通络;用泻法,舒筋活络;配透天凉、拔罐或拔针不闭穴孔令出血数豆许,消散郁热、清热明目;用补法,壮筋补虚。

11.《针灸腧穴学》(杨甲三):疏风泻热,通络止痛。

12.《中医针灸通释·经脉腧穴学》(康锁彬):疏风泻热,通络止痛。

13.《针灸腧穴疗法》(李平华):疏散风热,清头明目。

14.《腧穴临床应用集萃》(马惠芳):疏风泻热,解痉止痛。

15.《新编实用腧穴学》(王玉兴):疏风泻热,明目止痛。

16.《中医针灸经穴集成》(刘冠军):清头明目。

17.《新编简明针灸学》:清热祛风、解痉止痛。

18.《针灸辨证治疗学》(章逢润):疏风清热,明目止痛。

19.《腧穴类编》(王富春):疏风泻热,明目止痛。

20.《临床常用百穴精解》(王云凯):平补平泻法,舒筋活络。补法:壮筋补虚。泻法:疏风散邪,祛瘀通络,清热明目。

【古今应用辑要】

1. 古代文献摘录

(1)《扁鹊神应针灸玉龙经》:眼目暴赤肿痛,眼窠红:太阳(出血),大、小骨空灸。

(2)《银海精微》:面瘫,风眼喝斜:太阳、人中、承浆。眼睑缘赤烂:鱼尾、睛明、上迎香、攒竹、太阳。又:目睛斜视,太阳、颊车、耳门、听会、耳尖、风池。

(3)《针灸易学》:眼生翳膜,太阳、合谷、光明、睛明;偷针眼:太阳、小骨空、合谷、攒竹、二间、睛明、行间、光明;口眼歪斜:太阳、地仓、颊车、人中、承浆、合谷。

(4)《增订中国针灸治疗学》:暴盲不见物,太阳、攒竹、前顶、上星、内迎香。

(5)《新针灸手册》:迎风流泪,太阳、头维、攒竹。

(6)《简易针灸学》:眩晕虚证,太阳、百会、神庭。

(7)《针灸学简编》:配肝俞、风池、角孙、合谷治视神经萎缩、视网膜出血;配风池、头维、合谷治偏头痛;配下关、地仓、颊车、迎香、人中治面神经麻痹;刺此穴的浅静脉出血治因高热或颅内压增高所致剧烈头痛。

(8)《针灸学》:感冒头痛,太阳、印堂、合谷;牙痛:太阳、翳风;急性结膜炎:太阳、耳尖(放血)。

2. 现代研究进展

(1)石信篪以锋针点刺太阳穴为主治疗面痛患者80例,其中配合风池、合谷穴治疗感受风寒18例,配合内庭、阳陵泉穴治疗肝火、胃火上冲32例,配合照海、三阴交、太冲、太溪穴治疗阴虚火旺30例。另Ⅰ支痛配阳白透鱼腰,Ⅱ支痛配四白穴,Ⅲ支痛配下关,夹承浆穴,总有效率92.5%[石信篪.锋针点刺太阳穴为主治疗面痛80例.新疆中医药,1991,(2):20-21]。

(2)吴晋怀等取太阳穴刺血拔罐治疗气阻血瘀之头痛失眠、气郁痰阻之精神分裂、血瘀水停之内耳眩晕、风热上扰之急性扁桃体炎等临床疾病,效果显著[吴晋怀,钟泽鑫.太阳穴刺血疗法临床应用举隅.福建中

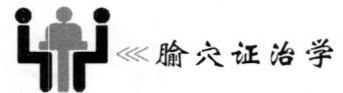

医药,1993,24(1):44]。

(3)王立存采用太阳穴透刺下关或放血,配合风池、合谷、外关等穴治疗风热侵袭、气阻、血瘀所致的齿痛、三叉神经痛、偏头痛、眼疾、高血压、小儿急惊风等多种疾病,临床疗效可[王立存.太阳穴的临床应用.针灸临床杂志,1995,11(8):42]。

(4)李国平等采用自拟白芥子膏贴太阳穴,并艾灸10~15分钟,治疗风寒头痛患者60例,痊愈36例,占60%;显效10例,占16.7%;有效9例,占15%;无效5例,占8.3%,总有效率91.7%[李国平,刘天骥.自拟白芥子膏贴太阳穴治疗风寒头痛60例.实用中医药杂志,1995,(3):33]。

(5)龙静玲针刺双风池、双太阳、百会穴为主治疗头痛,其中肝阳上亢配双太冲穴,肾元亏虚配三阴交、太溪穴,风寒外袭配列缺穴,肝气郁结配丝竹空、太冲穴,疗效尚佳[龙静玲."头五针"治疗头痛举隅.江西中医药,2000,31(5):39]。

(6)郭义赢等沿皮刺太阳穴为主,配合针刺肩贞、肩前、肩髃等肩关节局部穴治疗肩周炎患者37例,总有效率97.3%。尤其对风寒阻滞筋脉型的漏肩风疗效显著[郭义赢,何树泉,李桂霞.沿皮刺太阳穴为主治疗肩周炎的临床观察.针灸临床杂志,2002,18(1):43]。

(7)黄丽萍等长针颊车透刺太阳穴,提插泻法后留针30分钟并配合耳尖放血治疗实火牙痛患者35例,虚火牙痛患者13例,风火牙痛患者26例,总有效率94.6%[黄丽萍,刘国强,马小军.长针透刺太阳穴加耳穴刺络治疗牙痛74例.陕西中医,2006,27(4):479]。

(8)闫滨针刺太阳穴为主治疗各证型的偏头痛患者,肝阳上亢型配合谷、太冲、中渚等穴,阴虚阳亢型配角孙、内关、合谷、太冲、太溪等穴,肝木犯胃型配内关、足三里、太冲等穴,瘀血阻滞型配阿是穴、合谷、膈俞、血海等穴,外感风寒型配天柱、列缺、合谷等穴,痰浊上扰型配内关、足三里、丰隆等穴,气血亏虚配百会、足三里、脾俞、三阴交等穴,取得一定疗效[闫滨.针刺太阳穴为主治疗偏头痛体会.云南中医中药杂志,2007,28(1):29]。

(9)周建伟等治疗组电针太阳穴治疗偏头痛肝阳上亢证患者150例,对照组口服西药治疗150例,治疗后治疗组头痛强度、头痛缓解持续时间和缓解率均优于对照组[周建伟,李季,李宁,等.电针太阳穴治疗偏头痛肝阳上亢证即时镇痛效应研究.中国针灸,2007,27(3):159-163]。

(10)金成等电针太阳、百会穴加口服逍遥丸治疗肝气郁结慢性抑郁症患者34例,痊愈11例,显效17例,有效4例,总有效率94.12%[金成,刘晓芳.电针加逍遥丸治疗慢性抑郁症34例疗效观察.现代中医药,2007,27(5):73]。

【安全针刺法】直刺或斜刺0.3~0.5寸,或用三棱针点刺出血,禁灸。

印 堂

【定位】在额部,当两眉头之中间,位于督脉上。

【类属】属督脉。

【穴性】疏风解表,宣通鼻窍,镇惊安神。

【主治病证】

1. 肝风内动、风邪外袭之头痛、眩晕、目痛、眉棱骨痛、鼻塞、鼻渊、鼻衄、小儿惊风诸病症。

2. 心神失养之心悸、不寐诸病。

【常用配伍】

1. 配风池、头维、合谷、三阳络,针刺泻法,疏风解表,治疗风邪上受之头痛、目痒痛等。

2. 配迎香、合谷、列缺,针刺泻法,疏风清热,宣通鼻窍,治疗风热外袭之鼻塞、鼻渊、鼻衄等。

3. 配太冲、风池、上星、迎香,针刺泻法,清泻肝胆,治疗肝胆火盛之鼻渊。

4. 配头维、四白、颊车、下关,针刺泻法,疏散风热,活血通络,治疗风热袭络之眉棱骨痛、三叉神经痛。

5. 配百会、膈俞、足三里、三阴交,针刺补法,补益气血,治疗气血虚弱之头痛、眩晕、失眠等。

6. 配前顶、神门、涌泉,针刺泻法,镇静定惊,治疗惊恐惊风。

7. 配大椎、合谷、太冲、井穴,井穴点刺出血,余穴针刺泻法,清热息风,治疗热盛惊风。

8. 配前顶、神门、涌泉,针刺泻法,镇静定惊,治疗惊恐惊风。

9. 配脾俞、肝俞、肾俞、足三里、气海、百会,针刺补法,补益气血、安神柔筋,治疗气血虚弱之小儿慢惊风、子痫。

10. 配关元、水沟、足三里、三阴交、气海,针刺补法,补气益血、回阳救逆,治疗气血亏虚之产后血晕。

11. 配合谷、足三里、地仓、颊车、阳白,针刺平补平泻法,养血祛风,治疗血虚风中之口眼歪斜。

12. 配百会、上星,醒脑益智,针刺补法,治疗髓海空虚、神志痴呆。

【穴性文献辑录】

1.《素问·刺疟篇》:刺疟者,必先问其病之所先发者,先刺之,先头痛及重者,先刺头上两额两眉间出血。

2.《千金翼方》:猥退风半身不遂。

3.《扁鹊神应针灸玉龙经》:小儿惊风,头痛,眩晕,眼疾,鼻疾,失眠。

4.《针灸大全》:两眉角痛不已。

5.《玉龙赋》:善治惊搐。

6.《医学纲目》:头重如石。

7.《针灸大成》:小儿惊风。

8.《经穴解》:小儿急慢惊风。

9.《针灸精粹》:令人脊强反折。

10.《针灸学简编》:活络疏风、镇痉安神。

11.《针灸集锦》(修订本)(郑魁山):清热散风。

12.《针灸腧穴学》(杨甲三):祛风热,宁神志。

13.《针灸心悟》(孙震寰):调气活血,镇惊安神。

14.《中医针灸通释·经脉腧穴学》(康锁彬):祛风热,宁神志。

15.《针灸腧穴疗法》(李平华):疏风清热,镇惊安神。

16.《腧穴临床应用集萃》(马惠芳):镇惊宁神,祛风热。

17.《新编实用腧穴学》(王玉兴):明目通鼻,疏风清热,宁心安神。

18.《中医针灸经穴集成》(刘冠军):清热散风,镇静安神。

19.《新编简明针灸学》:祛风止痛,清热安神。

20.《针灸辨证治疗学》(章逢润):祛风热,宁神志。

21.《腧穴类编》(王富春):清头明目,通鼻开窍。

22.《临床常用百穴精解》(王云凯):平补平泻法,疏通经络,调和气血。补法:健脑补虚,安神定志。泻法:疏风活络,通窍泄热。

【古今应用辑要】

1. 古代文献摘录

(1)《针灸大全》:两眉角痛不已,印堂、后溪、攒竹、阳白、合谷、头维。

(2)《医学纲目》:头重如石,印堂、攒竹。

(3)《针灸大成》:鼻衄不止,印堂、合谷、上星、百劳、风府、迎香、人中、京骨。

(4)《类经图翼》:鼻渊,印堂、上星、曲差、风门、合谷。

(5)《针灸便用图考》:中风不省人事,印堂、中冲、百会、大敦、合谷。

(6)《刺疗捷法》:舌尖生疗,印堂、中指尖、百劳、承浆、少冲、少府。

(7)《痧惊合璧》:角弓反张,印堂、百会、天庭、唇中央、中脘、天拜骨。

(8)《针灸经外奇穴治疗诀》:小儿痉挛,印堂、脊背之五、燕口、夹脊,艾灸五十壮。

2. 现代研究进展

（1）陈素等治疗组针刺印堂穴为主治疗风寒感冒患者100例,其中头痛甚者配太阳穴,全身不适者配外关穴,恶寒者配风门、列缺穴,发热者配大椎穴,对照组服用荆防败毒散加减治疗75例,结果治疗组总有效率96%,优于对照组［陈素,梁栋富,张芸.针刺印堂穴治疗风寒感冒100例.福建中医学院学报,1999,9(2):25］。

（2）郭元琦等电针印堂、神庭为主治疗失眠患者106例,其中心脾两虚者配足三里、内关穴,痰热内扰者配丰隆、内庭穴,阴虚火旺者配太溪、三阴交穴,肝郁化火者配风池、太冲穴,总有效率89.62%［郭元琦,郑观.恩,陈丽仪.电针治疗失眠106例.上海针灸杂志,2001,20(2):25］。

（3）周丽莎针刺百会、印堂穴治疗痰涎壅盛之厥证急性期,缓解期配合双侧丰隆、太阳穴进行调治,疗效显著［周丽莎.厥证的针刺治验.针灸临床杂志,2001,17(3):9-10］。

（4）彭淑珍等穴位注射印堂穴为主,实证配中脘,虚证配足三里治疗术后、癌肿放化疗后、脑血管疾病等出现的呃逆患者122例,总治愈率为93%［彭淑珍,荣莉,伦新.印堂穴位注射治疗呃逆122例.四川中医,2001,19(11):68-69］。

（5）王艳波等针刺神门、大陵、印堂、三阴交等穴为主治疗癫证患者29例,其中肝郁气滞加太冲穴,痰气郁结加丰隆穴,心脾两虚加心俞、脾俞穴,总有效率96.6%［王艳波,张秋菊.针刺治疗癫证29例临床疗效观察.针灸临床杂志,2001,17(10):9］。

（6）余异权等针刺神门、安眠、三阴交、印堂为主治疗失眠患者41例,其中心脾亏损者加心俞、脾俞穴,心肾不交者加太溪、劳宫穴,肝胆火炽者加太冲、足临泣穴,脾胃不和者加内关、公孙穴,痊愈15例,显效14例,好转11例,总有效率97.6%［余异权,杨树成.针刺治疗失眠41例的体会.中国中医药杂志,2004,2(6):362-363］。

（7）章涵等治疗组采用"小醒脑"针法针刺印堂、百会、四神聪、上星等穴治疗突发性耳聋患者52例,其中风邪外犯配风池、耳门、外关穴,肝胆火逆配听会、翳风、太冲穴,气滞血瘀配听宫、合谷、三阴交穴,对照组采用传统针刺辨证治疗58例,结果治疗组总有效率98.08%,对照组总有效率84.48%,两者差异显著［章涵,赵玉霞.针刺治疗突发性耳聋52例临床观察.江苏中医药,2007,39(10):55-56］。

（8）杨骏电针加重灸印堂穴治疗肺气不固、外邪犯鼻引起的变应性鼻炎患者133例,显效39例,有效58例,总有效率72.93%［杨骏.电针加重灸印堂穴治疗变应性鼻炎.江苏中医药,2007,39(2):7］。

【安全针刺法】提捏局部皮肤,向下平刺0.3~0.5寸,或用三棱针点刺出血,可灸。

第二章　清热穴

凡具有清解里热穴性的腧穴,称为清热穴。

清热穴主要用于治疗热邪炽盛引起的温热病、痈肿疮毒、咽痛、目赤、耳鸣、齿痛、便秘、湿热泻痢、血热妄行、惊痫发狂等各种里热证。

清热穴多位于四肢肘膝关节以下和面部,一般归属于手足三阳经。四肢肘膝关节以下腧穴尤其是五输穴,是经气出溜运行之处,多具有清解里热穴性;阳经腧穴位于四肢外侧、头面,多具有清热散邪穴性。

运用清热穴时,除根据疾病选择用穴外,还应根据兼证的不同进行适当的配伍。部分解表穴兼有清里热穴性,可相互配合;热邪传里而表未尽者,应配伍具有解表穴性的腧穴,表里双解;热病神昏者,当配伍具有泄热开窍穴性的腧穴;阴虚火旺者,可配伍具有滋阴降火穴性的腧穴;里热盛兼见官窍肿痛者,应配伍利窍穴;痈肿疮疡多有局部瘀血,当配伍活血祛瘀散结穴性的腧穴;湿热者,又当配伍具有除湿利水穴性的腧穴;体虚而有里热证时,应注意扶正祛邪,可配伍具有补虚穴性的腧穴。

运用清热穴治疗里热证时,针刺操作时应施行泻法。

根据清热穴的穴性偏向不同,本章分为清热泻火穴、清热解毒穴、清热利湿穴和清热凉血穴四类进行介绍。

第一节　清热泻火穴

清热泻火穴,具有清泄邪热的穴性,主要用于治疗热病而见高热、口渴、汗出、烦躁,甚或神昏谵语,舌红苔黄,脉洪数实等病症。

热为火之渐,火为热之极,热与火均为六淫之邪,统属阳邪,故清热与泻火两者密不可分,凡具有清热穴性的腧穴,多能泻火。

清热泻火穴,由于其所居位置及归经的差异,其在穴性偏向上有所侧重,据此可分为清心泻火穴、清热泻肺穴、清泻肝胆穴、清胃肠热穴和清三焦热穴,分别适用于治疗心火、肺热、肝胆热、胃肠热、三焦热等引起的脏腑火热证。

一、清心泻火穴

清心泻火穴,具有清心泻热、镇惊安神的穴性,主要用于治疗热扰心神、心热移于小肠之癫狂、痫证、善笑、悲恐善惊、癔症、心痛、心悸、怔忡、心烦、口苦、齿龈肿痛、衄血、喉痹、癃闭、小便不利等病症。

清心泻火穴主要分布于项部和四肢部。运用时常与具有安神定志、息风定惊、开窍醒神穴性的腧穴配伍。针刺操作时多施行泻法。

少　海

【定位】屈肘,在肘横纹内侧端与肱骨内上髁连线的中点处。

【类属】属手少阴心经,为该经合穴。

【穴性】清心安神,疏经通络,化痰散结。

【主治病证】

1. 心火炽盛、热扰心神之癫狂、善笑、心悸、失眠、健忘诸病症。

2. 经气不利之手颤、上肢不遂、肩臂疼痛诸症。

3. 痰凝之瘰疬。

【常用配伍】

1. 配少海、间使、神门、合谷、大椎、复溜,针刺泻法,清心泻火、宁心安神,治疗心火炽盛、热扰心神之癫狂、善笑、心悸、失眠、健忘等。

2. 配合谷、下关、颊车、风池、外关,针刺泻法,清心泻火,治疗风火牙痛。

3. 配鱼际、扶突、天鼎、通里,针刺泻法,疏风清热,治疗风热暴喑。

4. 配风池、合谷、太阳、上星,针刺泻法,疏风清热,治疗风热头痛。

5. 配合谷、阳池、后溪、风池、肩井、天柱,针刺平补平泻法,可加灸,祛湿散寒、舒筋活络,治疗寒湿痹阻之颈痛、臂麻、手挛等。

6. 配天池、章门、临泣、支沟、阳辅、丘墟、足临泣、申脉、天井,针刺泻法,化痰散结,治疗痰瘀互结之瘰疬。

【穴性文献辑录】

1.《黄帝明堂经》:主身热,痎疟,气逆,呼吸噫,哕,呕吐,手臂挛急。

2.《针灸甲乙经》:主寒热。狂易。齿龋痛。风眩头痛。疟,背膂振寒,项痛引肘腋,腰痛引少腹,四肢不举。

3.《千金要方》:主气逆,呼吸噫哕呕。主狂言、惊恐。主热病先腰胫酸,喜渴,数饮食,身热,项痛而强,振寒寒热。主疟背振寒。主身热疟病。

4.《千金翼方》:腋下瘰疬漏,臂疼,屈伸不得,风痹,瘈漏。又:主漏,咳。

5.《外台秘要》:寒热,齿龋痛,狂易,疟背振寒引肘腋痛。甄权云:……主腋下瘰疬。

6.《医心方》:主身热,痎疟,逆气,呼吸噫哕呕吐,手臂挛急。

7.《太平圣惠方》:四肢不举,癫痛吐舌,沫出羊鸣也。

8.《铜人腧穴针灸图经》:治寒热,齿龋痛,目眩,发狂,呕吐涎沫,项不得回顾,肘挛,腋胁下痛,四肢不得举。甄权云:……治齿寒,脑风头痛。

9.《西方子明堂灸经》:主头痛汗出,寒热不恶寒。主肩臂不举、不能带衣,项强急痛不可以顾。主龋齿。主气逆,呼吸噫哕呕,羊癫疾,羊痫吐舌,羊鸣戾颈。主手臂挛。主疟振寒、项痛引肘腋,痛引少腹中,四肢不举。主目眩发狂,目黄胁痛。

10.《痈疽神妙灸经》:治项下瘰疬,不问肿青并效。臂痛不能伸及齿龈痛烂,或齿寒,脑风头痛犹效。腋疽。

11.《古今医统大全》:主治齿龋痛,目眩,发狂,呕吐涎沫,项不得回顾,风痛,气逆,瘰疬,肘臂不举。

12.《针灸大成》:主寒热,齿龋痛,目眩。发狂,呕吐涎沫,项不得回顾,肘挛,腋胁下痛,四肢不得举,脑风头痛,气逆噫哕,瘿疬,心疼,手颤,健忘。

13.《针方六集》:主心胸痛,发狂,肘挛,腋下痛,气逆心痛,瘰疬。

14.《类经图翼》:主治寒热齿痛,目眩发狂,癫痛羊鸣,呕吐涎沫,项不得回顾,头风疼痛、气逆,瘰疬,肘臂腋胁痛挛不举。

15.《医学入门》:治头痛,目黄目眩,项强,齿痛,呕吐,肩背肘腋胁引项痛,癫痛吐舌,疟疾寒热汗出,四肢不能举。

16.《循经考穴编》:主目眩齿痛,手颤肘挛,狂痛呕吐,噫哕,健忘。

17.《经穴解》:心之心病,心痛手颤,健忘瘰疬。心之肺病:脑风头痛,气逆噫哕。心之脾病:齿龋痛,呕吐涎沫,齿寒。心之肝病:寒热,目眩发狂,项不得回顾,肘挛,腋胁下痛,四肢不得举。

18.《医宗金鉴·刺灸心法要诀》:少海主刺腋下瘰疬,臂痹痛,羊痫风。

19.《采艾编翼》:治寒热汗出。

20.《针灸逢源》:治寒热齿痛,目眩发狂,呕吐涎沫,瘰疬、肘腋胁痛。

21.《针灸集锦》(修订本)(郑魁山):行气活血,化痰宁心。

22.《针灸腧穴学》(杨甲三):益心,宁神,通络。

23.《临床针灸学》(徐笨人):活血行气,宁心安神。

24.《针灸心悟》(孙震寰):主四肢不举,癫痫吐舌,沫出羊鸣。

25.《针灸腧穴手册》(杨子雨):通经活络,调理血脉,化痰宁心。

26.《针灸探微》(谢文志):清热泻火,安神宁志。

27.《中医针灸通释·经脉腧穴学》(康锁彬):益心宁神,通经活络。

28.《针灸腧穴疗法》(李平华):宁心安神,通络开窍。

29.《腧穴临床应用集萃》(马惠芳):通气通络,宁心安神。

30.《新编实用腧穴学》(王玉兴):清心安神,清热散结,舒筋活络。

31.《中医针灸经穴集成》(刘冠军):宁心安神,舒络止痛。

32.《新编简明针灸学》:调气血,化痰湿,宁心神。

33.《腧穴学讲义》:宁神,通络。

34.《针灸辨证治疗学》(章逢润):益心安神,疏经调气。

35.《石学敏针灸学》(石学敏):清心宁神,疏经调气。

36.《珍珠囊穴性赋》(张秀玉):臂挛心痛针少海。

37.《腧穴类编》(王富春):宁心安神,舒络止痛。

38.《传统实用针灸学》(范其云):通经活络,调理血脉,化痰宁心。

【古今应用辑要】

1.《针灸资生经》:少海、兑端、本神治吐沫。

2.《神应经》:发狂,少海、间使、神门、合谷、后溪、复溜、丝竹空。头项痛:少海、颊车、风池、肩井、后溪、前谷。

3.《针灸大成》:健忘失记,少海、列缺、心俞、神门。龋齿痛:少海、小海、阳谷、液门、二间、内庭、厉兑。瘰疬:少海、天池、章门、临泣、支沟、阳辅、丘墟、足临泣、申脉。

4.《席弘赋》:心痛手颤,少海、阴市。

5.《百症赋》:两臂顽麻,少海、手三里。

6.《胜玉歌》:瘰疬,少海、天井。

【安全针刺法】直刺0.5~1.0寸,可灸。

少　府

【定位】在手掌面第四、五掌骨之间,握拳时小指尖所点之处。

【类属】属手少阴心经,为该经荥穴。

【穴性】清心除烦,通络止痛。

【主治病证】

1. 热扰心神、心脉痹阻之善笑、悲恐善惊、癫症、心痛、心悸、怔忡诸病症。

2. 心火炽盛、下焦不利之遗尿、癃闭、小便不利、阴痒、阴肿诸病症。

3. 经络痹阻之腕指痉挛疼痛、掌中热诸症。

【常用配伍】

1. 配灵道、郄门、丰隆、肺俞、内关、心俞,针刺泻法,清心除烦、安神定志,治疗痰火扰心之心悸、心烦、悲恐善惊、心痛等。

2. 配中极、次髎、膀胱俞、阴陵泉、三阴交,针刺泻法,清利下焦湿热,治疗湿热下注之小便不利、遗尿、癃闭、阴痒、阴痛等。

3. 配劳宫、内关、大陵,针刺平补平泻法,通经活络、活血止痛,治疗经络痹阻之腕指痉挛疼痛、掌中热等。

【穴性文献辑录】

1.《针灸甲乙经》：舌卷不能言,善笑。

2.《千金要方》：主嗌中有气如息肉状。主小便不利,癃。主数噫恐悸气不足。主阴痛,实则挺长,寒热,阴暴痛,遗尿,偏虚则暴痒,气逆,卒疝,小便不利。

3.《外台秘要》：主烦满,少气,悲恐畏人,臂酸,掌中热,手蜷不伸。

4.《医心方》：主阴痛,挺长,遗满,小便不利,不可俯仰。

5.《太平圣惠方》：痎疟久不愈者,烦满少气,悲恐畏人,臂酸,掌中热,手握不伸。

6.《铜人腧穴针穴图经》：治烦满,少气,悲恐畏人,掌中热,肘腋挛急,胸中痛,手蜷不伸。

7.《西方子明堂灸经》：主嗌中有气如息肉状,小便不利,癃,数噫,恐悸,气不足,阴痛,实则挺长,寒热,阴暴病,遗尿,偏虚则暴痒、气逆,烦满,少气,悲恐畏人,掌中热,肘腋挛急,胸中痛,手蜷不能伸。

8.《扁鹊神应针灸玉龙经》：治虚悲忧,少气,心痛,实癫痫,谵语,臂痛,背疽初发。

9.《琼瑶神书》：治手掌中发热等证。

10.《针灸聚英》：主烦满少气,悲恐畏人,掌中热,臂酸、肘挛急,胸中痛,手拳不伸,痎疟久不愈,振寒,阴挺出,阴痛,阴痒,遗尿,偏坠,小便不利,太息。

11.《针灸大成》：主烦满少气,悲恐畏人,掌中热,臂酸,肘腋挛急,胸中痛,手蜷不伸,痎疟久不愈,振寒阴挺出,阴痒,阴痛,遗尿,慎坠,小便不利,太息。

12.《经穴解》：心之心病,烦满少气,悲恐畏人,掌中热,手卷不伸,太息,臂疼,肘腋挛急,胸中痛。心之脾病：痎疟久不愈,振寒。心之肾病：阴挺出,阴痒遗溺,偏坠,小便不利。

13.《针灸腧穴学》(杨甲三)：行气活血,清心导火。

14.《临床针灸学》(徐笨人)：化瘀通络,清热宁心。

15.《针灸心悟》(孙震寰)：主痎疟,久不愈者,烦满少气,悲恐畏人,臂酸,掌中热,手握不伸。

16.《针灸腧穴手册》(杨子雨)：清心泻火,理气活络。

17.《针灸探微》(谢文志)：通经活血,清心导火。

18.《中医针灸通释·经脉腧穴学》(康锁彬)：清心泻火,理气活络。

19.《针灸腧穴疗法》(李平华)：清心除烦,安神定志。

20.《腧穴临床应用集萃》(马惠芳)：清心泻火,理气活络。

21.《新编实用腧穴学》(王玉兴)：清心泻火,安神利湿。

22.《中医针灸经穴集成》(刘冠军)：清心导火,行气活血。

23.《石学敏针灸学》(石学敏)：清心宁神,调气利湿。

24.《珍珠囊穴性赋》(张秀玉)：少府泻心火兮能疗心烦。

25.《腧穴类编》(王富春)：清心泻火,行气活血。

26.《传统实用针灸学》(范其云)：通经活血,清心导火。

【古今应用辑要】

1. 古代文献摘录

(1)《千金翼方》：小便不利,癃：少府、三里。

(2)《外台秘要》：咽中有气如息肉状,少府、蠡沟。

(3)《针灸资生经》：少气,少府、膀胱俞、少冲、步廊、间使、胃俞、大钟。

(4)《神应经》：阴挺,少府、太冲、照海、曲泉。

(5)《针灸大成》：胸痛,少府、期门、风门。

2. 现代研究进展

陈学超针刺少府治疗小儿遗尿患儿 85 例,其中下元虚寒 40 例,脾肺气虚 29 例,肝经湿热 10 例,小儿不良习惯或睡眠过熟 6 例,痊愈 54 例,好转 28 例,无效 3 例[陈学超.针刺少府治疗小儿遗尿 85 例临床体会.实用中医药杂志,1996,(3):44]。

【安全针刺法】直刺 0.3~0.5 寸,可灸。

小　海

【定位】在肘内侧,当尺骨鹰嘴与肱骨内上髁之间凹陷处。

【类属】属手太阳小肠经,为该经合穴。

【穴性】清心安神,安神定志,消肿止痛。

【主治病证】

1. 痰热扰心之癫、痫、狂证诸病症。

2. 风热上扰之颔肿、颈痛、颊肿、头痛诸症。

3. 风寒阻络之肘臂痛、颈项肩臂外后侧痛诸症。

【常用配伍】

1. 配大陵、神门、心俞、合谷,针刺泻法,清心泻火安神,治疗痰热扰心之癫、痫、狂等证。

2. 配头维、太阳、合谷、大椎、颊车、风池,针刺泻法,疏风清热、清利头目、开耳窍,治疗风热上扰之头痛、项痛、目眩、耳聋、耳鸣、颊肿等。

3. 配后溪、大椎、肩外俞、肩髃、肩贞、支正、合谷、曲池,针刺平补平泻法,祛风散寒、通络止痛,治疗风寒阻络之肘臂痛、肘痉挛、麻痹等。

【穴性文献辑录】

1.《针灸甲乙经》:风眩头痛。疟背膂振寒,项痛引肘腋,腰痛引少腹,四肢不举。

2.《黄帝明堂经》:主风眩头痛。疟,背膂振寒,项痛引肘腋,腰痛引少腹,四肢不举。寒热。狂易。齿龋痛。

3.《备急千金要方》:头痛,寒热,汗出不恶寒,项强急痛不可顾。齿龋。四肢不举。痫发瘛疭,狂走不得卧,心中烦。癫疾,羊痫吐舌羊鸣,戾颈,风疟。

4.《针灸大成》:主颈颔肩臑肘臂外后廉痛,寒热,齿龋肿,风眩,颈项痛,疡肿振寒,肘腋痛肿,小廉痛,痫发羊鸣,戾颈,瘛疭,狂走,颔肿不可回顾,肩似拔,臑似折,耳聋,目黄,颊肿。

5.《经穴解》:小海之本病:耳聋目黄,颊肿、颈、颔、项、肩、臑、肘、臂外后廉痛,齿龋肿,风眩颈项痛,颔肿不可回顾,肩似拔,臑似折。小海之内腑病:小腹痛,痫发羊鸣,戾颈,瘛疭狂走,寒热,疡肿振寒。

6.《针灸集锦》(修订本)(郑魁山):清心导火,疏筋利节。

7.《针灸腧穴学》(杨甲三):安神志,清头目,通经络。

8.《临床针灸学》(徐笨人):清热散风,通窍活血。

9.《针灸腧穴手册》(杨子雨):清热利湿,通调经络。

10.《针灸探微》(谢文志):清热祛风,通窍活血。

11.《中医针灸通释·经脉腧穴学》(康锁彬):安神定志,清头明目,通经活络。

12.《针灸腧穴疗法》(李平华):清热疏风,舒筋活络。

13.《腧穴临床应用集萃》(马惠芳):清热祛风,宁神定志。

14.《新编实用腧穴学》(王玉兴):清心安神,清热利窍,消肿止痛。

15.《中医针灸经穴集成》(刘冠军):祛风,通经,活络。

16.《腧穴学讲义》:通调小肠经腑,祛风宁神。

17.《针灸辨证治疗学》(章逢润):散风邪,通热结,疏经络,调气血。

18.《石学敏针灸学》(石学敏):清神志,散风邪,调气血,通经络。

19.《腧穴类编》(王富春):清心安神,清热利窍,消肿止痛。

20.《传统实用针灸学》(范其云):清热利湿,通调经络。

【古今应用辑要】

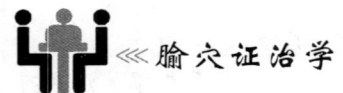

1. 古代文献摘录

（1）《备急千金要方》：头痛，寒热，汗出不恶寒：目窗、中渚、完骨、命门、丰隆、太白、外丘、通谷、京骨、临泣、小海、承筋、阳陵泉。项强急痛不可顾：少泽、前谷、后溪、阳谷、完骨、昆仑、小海、攒竹。齿龋：厉兑、三间、冲阳、偏历、小海、合谷、内庭、复溜。四肢不举：曲泉、辅阳、天池、大巨、支沟、小海、绝骨、前谷。病发瘛疭，狂走不得卧，心中烦：小海、攒竹、后顶、强间。吐舌羊鸣，戾颈：天井、小海。风疟：谚谚、支正、小海。

（2）《神应经》：癫狂，小海、曲池、少海、间使、阳溪、阳谷、大陵、合谷、鱼际、腕骨、神门、液门、冲阳、行间、京骨、肺俞。头痛：小海、百会、上星、风府、风池、攒竹、丝竹空、阳溪、合谷、腕骨、中冲、中渚、昆仑、阳陵。小腹痛：小海、阴市、承山、下廉、复溜、中封、大敦、关元、肾俞。

2. 现代研究进展

李春芳等根据根结与标本理论，辨证地应用"下病上取"方法，针刺小海穴为主治疗坐骨神经痛患者88例，总有效率87.5%[李春芳，夏业玲.循根结与标本理论针刺小海穴为主治疗坐骨神经痛初步探讨.中国康复，1995，10（2）:60-61]。

【安全针刺法】直刺0.3~0.5寸，可灸。

筑 宾

【定位】在小腿内侧，当太溪与阴谷的连线上，太溪上5寸，腓肠肌肌腹的内下方。

【类属】属足少阴肾经。为阴维脉郄穴。

【穴性】清心化痰，和胃降逆，通络止痛。

【主治病证】

1. 痰热扰心之不寐、癫狂痫诸病症。

2. 胃气上逆之呕逆诸病症。

3. 经脉痹阻之小腿疼痛诸症。

【常用配伍】

1. 配劳宫、水沟、上脘、大钟，针刺泻法，清心化痰，治疗痰火扰心之癫狂。

2. 配身柱、本神、鸠尾、丰隆、太冲，针刺泻法，祛风化痰定痫，治风痰痫证。

3. 配丰隆、公孙、中脘、足三里、大陵，针刺泻法，和胃化痰、降逆止呕，治疗胃气上逆之呕吐涎沫。

4. 配膀胱俞、三阴交、中极，针刺泻法，清心泻火、调理下焦，治疗心热移于小肠之尿赤、尿痛。

5. 配环跳、风市、委中、足三里、昆仑，针刺平补平泻法，通络强筋，治疗腿软无力。

6. 配阴谷、阴陵泉、太溪、三阴交，针刺平补平泻法，祛风湿、通经络，治疗风湿痹阻之小腿内侧痛等。

【穴性文献辑录】

1.《针灸甲乙经》：主大疝，绝子。

2.《黄帝明堂经》：主狂癫疾，大疝，绝子。

3.《备急千金要方》：主癫疾呕逆，主狂易，妄言怒骂。

4.《外台秘要》：大疝，绝子，癫狂疾，呕吐。

5.《医心方》：大疝，绝子，狂，癫疾。

6.《太平圣惠方》：小儿胎疝，癫疾，吐舌及呕吐不止。

7.《铜人腧穴针灸图经》：治小儿胎疝痛不得乳，癫疾狂言，呕吐沫，足腨痛。

8.《西方子明堂灸经》：主小儿胎疝，痛不得乳，癫疾狂言。呕吐沫，足痛，大疝，绝子。

9.《普济方》：主大疝，绝子，狂癫疾，呕吐。

10.《针灸聚英》：主癫疝，胎疝，癫疾，狂易，妄言怒骂，吐舌，呕吐沫，足腨痛。

11.《针灸大成》：主癫疝，小儿胎疝，痛不得乳，癫疾狂易，妄言怒骂，吐舌，呕吐涎沫，足腨痛。

12.《类经图翼》：主小儿胎疝，癫疾，吐舌，发狂，骂詈，腹痛，呕吐涎沫，足腨痛。

13.《医学入门》：气疝。

14.《经穴解》:肾之本病,足腨痛。肾之肝病:癞疝,小儿胎疝痛,不得乳,癫疾狂易,妄言怒骂。肾之脾病:呕吐涎沫。肾之心病:吐舌。

15.《循经考穴编》:主脚软无力,足腨内痛,亦主小儿胎疝,瘿瘤,癫妄。

16.《针灸逢源》:治小儿胎疝,癫疾,吐舌,呕吐涎沫,足踝痛。

17.《针灸集锦》(修订本)(郑魁山):调补肝肾,清热利湿。

18.《针灸腧穴学》(杨甲三):清神志,理下焦。

19.《临床针灸学》(徐笨人):调补肝肾,清热利湿。

20.《针灸腧穴手册》(杨子雨):化痰湿,消瘀滞,活络开窍。

21.《针灸探微》(谢文志):调补肝肾,清热利尿。

22.《中医针灸通释·经脉腧穴学》(康锁彬):清神醒志,调理下焦。

23.《针灸腧穴疗法》(李平华):化痰安神,理气止痛。

24.《腧穴临床应用集萃》(马惠芳):调补肝肾,清热利湿。

25.《新编实用腧穴学》(王玉兴):清心化痰,镇静安神,行气止痛。

26.《中医针灸经穴集成》(刘冠军):解痉,安神。

27.《针灸辨证治疗学》(章逢润):清心化痰。

28.《石学敏针灸学》(石学敏):清心化痰,镇惊安神。

29.《珍珠囊穴性赋》(张秀玉):疗脚软无力承重。

30.《腧穴类编》(王富春):镇静安神。

31.《传统实用针灸学》(范其云):化痰湿,消瘀滞,活络开窍。

【古今应用辑要】

1.《针灸甲乙经》:狂癫疾,阳谷、筑宾、通谷。

2.《备急千金要方》:癫疾呕,偏历、神庭、攒竹、本神、听宫、筑宾、阳溪。又:狂易,妄言,怒骂:巨阙、筑宾。

3.《千金翼方》:筑宾、阳谷、后顶、强间、脑户、络却、玉枕,主癫疾呕。

4.《铜人腧穴针灸图经》:狂癫疾,阳谷及筑宾,通骨主之。

5.《针灸资生经》:筑宾、少海主呕吐涎沫。

【安全针刺法】直刺0.3~0.5寸,可灸。

曲　泽

【定位】在肘横纹中,当肱二头肌腱的尺侧缘。

【类属】属手厥阴心包经,为该经合穴。

【穴性】清心开窍,活血止痛,和胃降逆,疏经通络。

【主治病证】

1. 暑热蒙蔽心窍之中暑。

2. 心脉痹阻之心痛、胸痛、心悸诸病症。

3. 胃失和降之胃痛、呕吐诸病症。

4. 经脉痹阻之肘臂疼痛。

【常见配伍】

1. 配水沟、合谷、委中、曲池,针刺泻法,清心开窍、泄热祛暑,治疗中暑。

2. 配神门、鱼际、内庭,针刺泻法,清热凉血,治疗热迫血行之呕血。

3. 配太冲、丰隆、合谷、委中,针刺泻法,平肝泻火、清心涤痰,治疗肝郁痰火之狂证。

4. 配内关、大陵、膈俞、厥阴俞、阴郄、通里、血海,针刺平补平泻法,活血化瘀、宽胸理气,治疗气滞血瘀之心悸、心胸痛。

5. 配内关、太冲、中脘、足三里、公孙、行间,针刺平补平泻法,理气和胃、降逆止呕,治疗肝胃郁热之胃痛、呕吐等。

6. 配曲池、清冷渊,针刺平补平泻法,通经活络、疏利关节,治疗经脉痹阻之转筋、肘臂痛、上肢颤动等。

【穴性文献辑录】

1.《黄帝明堂经》:主心澹澹然善惊,身热,烦心,口干,手清,逆气,呕唾,肘瘈,善摇头,颜清,汗出不过眉,伤寒温病。心痛卒咳逆,曲泽主之,出血则已。

2.《针灸甲乙经》:心澹澹然善惊,身热,烦心,口干,手清,逆气,呕血,肘瘈,善摇头,颜青,汗出不过肩,伤寒温病。

3.《备急千金要方》:心痛。咳喘,逆气呕涎。

4.《太平圣惠方》:呕血。

5.《圣济总录》:呕血,兼心痛血出。

6.《针灸大成》:烦渴口干,逆气呕涎血,身热,风疹,臂手腕不时动摇,逆气呕吐。

7.《经穴解》:心包之心病,心痛善惊,身热烦渴口干,心下憺憺。心包之肺病:身热风疹,头清汗出不过肩。心包之脾病:逆气呕涎血,伤寒逆气呕吐。心包之肝病:臂肘手腕,不时动摇。

8.《针灸精粹》(李文宪):曲泽通于心有清烦热涤邪秽之力,凡心乱神昏皆其所宜。

9.《针灸集锦》(修订本)(郑魁山):清热除烦,疏筋活血。

10.《针灸腧穴学》(杨甲三):清心泄火,调理肠胃。

11.《临床针灸学》(徐笨人):清肺和胃,利气止痛。

12.《针灸腧穴手册》(杨子雨):通经活络,调理血脉,清热除烦。

13.《针灸探微》(谢文志):清热养阴,降逆止呕。

14.《中医针灸通释·经脉腧穴学》(康锁彬):清心泄火,调理肠胃。

15.《针灸腧穴疗法》(李平华):宁心安神,清热降逆,通络止痛。

16.《腧穴临床应用集萃》(马惠芳):清暑泻热,补益心气,通经活络,清热解毒。

17.《新编实用腧穴学》(王玉兴):清心泻火,除烦镇惊,理气调中。

18.《中医针灸经穴集成》(刘冠军):清热镇痉,降逆止呕。

19.《新编简明针灸学》(闫乐法):调理气血,泄热除烦。

20.《腧穴学讲义》(于致顺):理心气、泄热、调肠腑。

21.《针灸辨证治疗学》(章逢润):降逆止呕,除烦宁心,活络镇痉。

22.《石学敏针灸学》(石学敏):降逆止呕,清营活血,除烦解痉。

23.《珍珠囊穴性赋》(张秀玉):曲泽和胃降逆。

24.《传统实用针灸学》(范其云):通心气,泄血热,调肠腑,通经络。

25.《临床常用百穴精解》(王云凯):平补平泻法,疏通经脉,调和气血。补法:壮筋补虚。泻法:清心开窍,和胃降逆,凉血解毒。

【古今应用辑要】

1.《备急千金要方》:心下澹澹喜惊,曲泽、大陵。口干:曲泽、章门。

2.《针灸资生经》:配大陵治心下澹澹喜惊,配肾俞、膈腧治心痛。

3.《神应经》:心胸痛,曲泽、内关、大陵。咳喘:曲泽、大陵、神门、鱼际、三间、商阳、解溪、昆仑、膻中、肺俞。呕吐:曲泽、通里、劳宫、阳陵、太溪、照海、太冲、大都、隐白、通谷、胃俞、肺俞。

4.《针灸大成》:配内关、大陵治心胸病;配中脘、足三里、内关、公孙、行间治郁热胃痛;配上脘、阳陵泉、太冲、梁丘、神门治肝气犯胃呕吐;配神门、鱼际治呕血。

5.《百症赋》:血虚口渴,少商、曲泽。

6.《类经图翼》:臂痛不举,曲泽、肩井、肩髃、渊腋、曲池、后溪、太渊。

7.《勉学堂针灸集成》:手臂善动,曲泽、太冲、肝俞、神门。热病烦心汗不出:曲泽、中冲、劳宫、少冲、关冲、大陵、阳溪、孔最。

【安全针刺法】直刺 0.5~0.7 寸,或点刺放血;可灸。

劳　宫

【定位】在手掌心,当第二、三掌骨之间偏于第三掌骨,握拳屈指时中指尖处。

【类属】属手厥阴心包经,为该经荥穴。

【穴性】清心泄热,开窍醒神,降逆止呕。

【主治病证】

1. 心经火盛、胃火炽盛之心痛、口疮、口臭、鼻衄诸病症。

2. 窍闭神昏之癫狂、中风、中暑诸病症。

3. 胃气上逆之呕吐诸症。

【常见配伍】

1. 配太冲、内庭、金津、玉液、少泽,金津、玉液、少泽点刺出血,余穴针刺泻法,清心泄热、消肿止痛,治疗心胃火盛之口热、口干、口臭、口疮溃烂等。

2. 配水沟、百会、十宣、井穴、太冲、委中,十宣、井穴点刺出血,余穴针刺泻法,泄热开窍、清心安神,治疗中暑、中风昏迷。

3. 配神门、复溜、照海,针刺平补平泻法,育阴潜阳、宁心安神,治疗阴虚阳亢之癫狂、善笑不休、痫证。

4. 配水沟、上脘、大钟、太冲,针刺泻法,清心化痰,治疗痰火扰心狂证。

5. 配身柱、本神、丰隆、鸠尾、太冲,针刺泻法,祛风化痰定痫,治疗风痰痫证。

6. 配膻中、巨阙、厥阴俞、阴郄、心俞,针刺平补平泻法,活血祛瘀、通脉止痛,治疗心脉瘀阻之真心痛。

7. 配曲泽、大陵,针刺泻法,清心泄热,治疗鹅掌风。

8. 配大陵、内关、中脘,针刺泻法,和胃降逆,治疗胃气上逆之呕吐。

【穴性文献辑录】

1.《素问》:火欲发郁,亦须待时,君火相火,同刺包络之荥。

2.《针灸甲乙经》:热病、发热,烦满而欲呕者,三日以往不得汗,怵惕,胸胁痛不可反侧,咳满,尿赤,大便(千金作小便)血,衄不止,呕吐血,气逆嗳不止,咽中痛,食不下,善渴,舌中烂,掌中热,饮呕。烦心、咳,寒热善哕。少腹积聚。胸胁榰满。风热善怒,心中喜悲,思慕歔欷,善笑不休。黄疸目黄。口中腥臭。小儿口中腥臭,胸胁榰满。

3.《黄帝明堂经》:主热病发热,烦满而欲呕;哕,三日以往不得汗,怵惕,胸胁痛,不可反侧,咳满溺赤,大便血,衄不止,呕吐血,气逆,嗳不止,嗌中痛,食不下,善渴,口中烂,掌中热。烦心,咳,寒热,善哕。少腹积聚。胸胁榰满。风热,善怒,心中悲,喜思慕歔欷,善笑不休。黄疸目黄。大人小儿口中腥臭。热痔。

4.《备急千金要方》:主肠痈,犬痫,心病。又:百邪所病。苦渴食不下。热痔。再:主大人小儿口中腥臭。再:主苦渴食不下。主气逆,嗳不止。

5.《太平圣惠方》:手掌厚痛痹,手皮白屑起。小儿口中有疮蚀,龈烂,臭秽气冲人。

6.《铜人腧穴针灸图经》:治中风善怒。

7.《扁鹊神应针灸玉龙经》:中风身体不遂,癫痫狂笑,心疼,气喘,口臭。又:满手生疮。

8.《针灸大成》:主中风善怒,悲笑不休,手痹,热病数日汗不出,怵惕,胸胁痛不可转侧,大小便血,衄血不止,气逆呕哕,烦渴。食饮不下,大小人口中腥臭,胸胁支满,黄疸目黄。

9.《经穴解》:心包之心病,热病汗不出,怵惕,胁痛不可转侧,大、小便血,衄血不止,气逆呕哕,烦渴,食饮不下。心包之脾病:大小人口中腥臭,口疮,黄疸目黄,小儿龈烂。心包之肝病:中风,善怒,悲,笑不休,手痹。

10.《循经考穴编》:主两手风燥,九种心疼,口疮胁痛,手心发热。

11.《医宗金鉴》:主治痰火胸痛,小儿口疮及鹅掌风等证。

12.《针灸精粹》(李文宪):清心膈热。又:劳宫属心包络,性清善降,功能理劳役气滞,开七情郁结,尤善清胸膈之热,导火脐下行之路。

13.《针灸集锦》(修订本)(郑魁山):活血开窍,清热散邪。

14.《针灸腧穴学》(杨甲三):开窍泄热,清心安神,和胃调营。

15.《临床针灸学》(徐笨人):凉血熄风,安神和胃。

16.《针灸心悟》(孙震寰):劳宫心主之荣穴,能清善降,理劳开郁,并能清胸膈热邪,导火下行,配足三里,故可以清降心胃上逆之邪。对结胸痞满,呕吐干哕,嗳气吞酸,烦倦好卧,郁结之火皆效。又:劳宫降小肠火上逆于喉膈。

17.《针灸腧穴手册》(杨子雨):通心开窍,清热解毒。

18.《针灸探微》(谢文志):清心安神,熄风凉血。

19.《中医针灸通释·经脉腧穴学》(康锁彬):开窍泄热,清心安神,和胃调营。

20.《腧穴临床应用集萃》(马惠芳):解表除烦,清心泻热,醒神开窍。

21.《新编实用腧穴学》(王玉兴):开窍苏厥醒神,清心泻热除烦。

22.《中医针灸经穴集成》(刘冠军):清心泻热,醒神止抽。

23.《腧穴学讲义》(于致顺):泻心,泻热。

24.《针灸辨证治疗学》(章逢润):醒神泄热,清心凉血。

25.《石学敏针灸学》(石学敏):清心火,化痰湿,凉营血,养胃阴,安神志。

26.《珍珠囊穴性赋》(张秀玉):劳宫清心可止善笑不休。

27.《腧穴类编》(王富春):清心泻热,醒神止抽。

28.《传统实用针灸学》(范其云):清心,泄热。

29.《临床常用百穴精解》(王云凯):平补平泻法,疏通经脉,调和气血。泻法(放血):开窍醒脑,泄热宁心。

【古今应用辑要】

1. 古代文献摘要

(1)《金匮要略》:配关元治妇人伤胎,怀身腹满不得小便,从腰以下重。

(2)《针灸甲乙经》:风热善怒,中心喜悲,思慕歔欷,善笑不休,劳宫主之。又:烦心,咳,寒热,善哕,劳宫主之。再:少腹积聚,劳宫主之。再:小儿口中腥臭,胸胁榰满,劳宫主之。再:黄疸目黄,劳宫主之。

(3)《备急千金要方》:配承山、足心治肠痈之为病,不动摇。口热,口干,口中烂:劳宫、少泽、三间、太冲。风热,善怒,心中悲喜:劳宫、大陵。犬痫之为病,手屈拳挛,灸两手心一壮,灸足太阳一壮,灸肋户一壮。又:肠痈之病不动摇,灸两承山,又灸足心,两手劳宫,又灸两耳后完骨,各随年壮,又灸脐中五十壮。再:鬼魅,灸入发一寸百壮,又灸间使、手心各五十状。再:劳宫、少泽、三间、太冲主口热口干口中烂。再:风府、天窗、劳宫主喉咽痛。再:劳宫主大便血不止,尿赤。少商、劳宫主呕吐。

(4)《千金翼方》:心中懊恼痛,针劳宫入五分补之。又:黄疸,中脘、大陵、劳宫、三里、然谷、太溪。又:痔……飞扬、商丘、复留、劳宫、会阴、承筋、承扶、委阳、委中并主之。

(5)《太平圣惠方》:小儿口有疮蚀,龈烂,臭秽气冲人。灸劳宫二穴各一壮,炷如小麦大。

(6)《针灸资生经》:劳宫、大陵治心闷,疮痍,喜笑不止。

(7)《玉龙赋》:兼大陵,疗心闷疮痍。

(8)《医学纲目》:翻胃取劳宫一分,灸中脘泻之,又取心俞一分,沿皮向外一寸半补之。

(9)《针灸大成》:饮水不能进,为之五噎:劳宫、中魁、中脘、三里、大陵、支沟、上脘。手热:劳宫、曲池、内关、列缺、经渠、太渊、中冲、少冲。又:口有疮蚀龈,臭秽气冲人,灸劳宫二穴,各一壮。

(10)《百症赋》:配后溪治三消、黄疸。

(11)《经穴解》:灸之能治癫狂。

(12)《医宗金鉴》:痰火胸疼刺劳宫,小儿口疮针自轻,兼刺鹅掌风证候,先补后泻效分明。

（13）《针灸心悟》（孙震寰）：中风急救，劳宫，涌泉。

2. 现代研究进展

李晓翠等采用鱼际穴透刺劳宫穴治疗小儿肺心阴虚、肺气失肃型慢性咳嗽 1 例，针刺 5 分钟后咳嗽次数骤减，起针后咳嗽症状基本消失，连续治疗 3 次，未再复发［李晓翠，杨继国.鱼际穴透刺劳宫穴治疗小儿慢性咳嗽治验一则.中国民间疗法，2012，20（10）：9］。

【安全针刺法】直刺 0.3~0.5 寸，可灸。

二、清热泻肺穴

清热泻肺穴，具有宣肺泄热穴性，主要用于治疗邪热壅肺所致的咳喘、鼻塞、鼻衄、胸痛、咽痛、乳痈等病症。

清热泻肺穴主要分布在上肢和背部。运用时常与化痰止咳平喘、宽胸理气、通利鼻窍、宣肺利咽穴性的腧穴配伍。针刺操作时多施行泻法。

尺　泽

【定位】在肘横纹中肱二头肌腱桡侧凹陷处。

【类属】属手太阴肺经，为该经合穴。

【穴性】泄热肃肺，清热息风，和中降逆，通络止痛。

【主治病证】

1. 风热侵袭、肺热炽盛、痰热壅盛，肺气失宣之咳嗽、气喘、胸闷胀满、心烦、鼻衄、咽喉肿痛、咯血诸病症。

2. 邪热闭郁之中暑、小儿惊风诸病症。

3. 外邪直中肠胃之呕吐、腹泻诸病症。

4. 经脉痹阻之上肢拘挛、肘臂挛痛诸症。

【常用配伍】

1. 配风池、大椎、肺俞、合谷、曲池，针刺泻法，疏散风热、宣肺化痰，治疗风热外袭、肺卫失宣之感冒、发热、身痛、气喘、咳嗽痰黄等。

2. 配大椎、合谷、少商，少商点刺出血，余穴针刺泻法，疏风清热利咽，治疗风热咽喉肿痛。

3. 配合谷、尺泽、内庭、关冲，针刺泻法，清热利咽，治疗肺胃热盛之咽喉肿痛。

4. 配合谷、大椎、丰隆、膻中、中府、孔最，针刺泻法，清肺蠲痰，治疗痰热壅肺之咳吐浊痰、脓血、哮喘，口气腥臭等。

5. 配风门、肺俞、孔最、尺泽、足三里、丰隆、四缝，针刺泻法，清热泻肺、化痰止咳，治疗痰热阻肺之小儿顿咳痉咳期。

6. 配膏肓、肺俞、孔最、鱼际、曲池、复溜、太溪、足三里、丰隆，针刺平补平泻法，滋阴清热、理肺祛痨，治疗肺肾阴虚之潮热盗汗、咳嗽、反复咯血、胸痛、肺痨等。

7. 配中脘、章门、气海、大杼、命门、上星、大陵、复溜、曲泉，针刺泻法，清暑泄热，治疗邪热闭郁之中暑。

8. 配中脘、天枢、太白、足三里、内庭，针刺泻法，泄热和中、理肠止泻，治疗暑湿秽浊之邪直中肠胃之急性吐泻、胃痛。

9. 配大椎、合谷、曲池、井穴，井穴点刺出血，余穴针刺泻法，清热息风，治疗小儿热盛惊风。

10. 配鱼际、丰隆、通里、郄门，针刺泻法，清泻痰火、宁心定悸，治疗痰火扰心之心悸、胸闷口苦、烦躁不宁、小便黄赤等。

11. 配少商、合谷、支沟、大椎、膺窗，少商点刺出血，余穴针刺泻法，清热解毒、消肿散结，治疗热毒壅滞之乳痈。

12. 配曲池、外关、手三里、合谷、阿是穴，针刺平补平泻法，通经活血、祛邪止痛，治疗风寒湿邪痹阻经

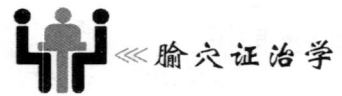

脉，或扭挫损伤之肩臂疼痛。

13. 配曲泽、曲池、少海，针刺平补平泻法，祛风舒筋、通络止痛，治疗风中经络之肘臂挛急、屈伸不利。

【穴性文献辑录】

1.《针灸甲乙经》：咳逆上气，舌干，胁痛，心烦，肩寒，少气不足以息，腹胀喘；振寒瘛疭，手不伸，咳嗽唾浊，气膈，善呕，鼓颔不得汗，烦满，因为疿齟；心痛，卒咳逆。

2.《黄帝明堂经》：主咳嗽唾浊，气鬲善呕，鼓颔不得汗，尺泽主之。两胁下痛，呕泄上下出，胸满短气，不得汗，补手太阴以出之。心膨膨痛，少气不足以息。咳逆上气。舌干胁痛，心烦满乱，肩背寒，腹胀，喘。

3.《脉经》：肺病，时时咳……冬刺尺泽，皆补之。

4.《肘后备急方》：卒干呕不息。

5.《备急千金要方》：五脏一切诸疟；呕吐上气。又：尺泽主腹胀，喘，振慄。再：尺泽主呕泄上下出，两胁下痛。再：……尺泽主咳逆上气，呼吸多唾泽沫脓血。再：尺泽主腹膈喜呕，鼓颔不得汗，烦心身痛。

6.《外台秘要》：主喉痹上气，舌干，胁痛，心彭彭痛。咳逆上气……腹胀喘，振慄，瘛疭，咳嗽吐浊，气膈善呕，鼓颔不得汗，颊满，身痛。

7.《医心方》：主喉痹，咳逆上气。

8.《铜人腧穴针灸图经》：治喉痹，上气，舌干，咳嗽唾浊。

9.《西方子明堂灸经》：主喉痹，咳逆上气，呼吸多唾泽沫脓血。

10.《针经摘英集》：主热劳，上气喘满，腰背强痛。

11.《针灸大全》：吐而定喘补尺泽。

12.《针灸聚英》：喉痹，上气呕吐，口舌干，咳嗽唾浊，痎疟……心烦闷乱，少气不足以息，肺积息贲。

13.《针灸大成》：汗出中风……喉痹，上气呕吐，口干，咳嗽唾浊，痎疟……短气，肺膨胀，心烦闷，少气，劳热，喘满。又：逆气而泄刺尺泽。

14.《针方六集》：主肺积息贲，胸胀上气，肘挛不举，咳嗽，喉痹。

15.《灵光赋》：吐血定喘补尺泽。

16.《医学入门》：主治喉痹舌干，胁痛腹胀，喘气呕泄不止。

17.《循经考穴编》：主上气短气，胸胀喘满，癫病，痎疟，咳嗽，喉痹。

18.《采艾编翼》：治各气病之要穴。

19.《经穴解》：肺之肺病，肩臂痛，汗出中风，善嚏，悲哭，寒热风痹，喉痹上气，咳嗽唾浊，痎疟短气，肺膨胀，劳热喘满，肺积息贲。肺之脾病：呕吐口干，四肢、腹肿。肺之心病：心疼臂寒，心烦满少气。肺之肾病：小便数，腰脊强痛。肺之肝病：小儿慢惊风，臑肘挛，手臂不举。

20.《医宗金鉴》：咳唾脓血，喉痹，肺积息贲，及绞肠痧痛。又：尺泽主刺肺诸疾，绞肠痧痛，锁喉痛，伤寒热病汗不解，兼刺小儿急慢风。

21.《针灸逢源》：治心烦气短，喉痹口干。

22.《重楼玉钥》：治呕吐上气，喉痹腹痛。

23.《针灸集成》：热病极热头痛引饮三日，以柔索缠肩下臂上左右尺泽穴上下青络血贯刺多出血。

24.《针灸精粹》（李文宪）：泻尺泽以清肺利气。

25.《针灸集锦》（修订本）（郑魁山）：调理肺气，清热和中。

26.《常用腧穴临床发挥》（李世珍）：辨证取穴，用泻法，清肺热、宣肺气。用三棱针点刺出血，泄血散热。

27.《针灸腧穴学》（杨甲三）：清泄肺热，和胃理气。

28.《临床针灸学》（徐笨人）：清泄肺热。

29.《针灸心悟》（孙震寰）：泄肺火，降逆气。

30.《针灸腧穴手册》（杨子雨）：清热疏肺，和中降逆。

31.《针灸探微》（谢文志）：清热泄火，降逆和肠。

32.《中医针灸通释·经脉腧穴学》（康锁彬）：清泄肺气，和胃理气。

33.《针灸腧穴疗法》(李平华):清泄肺热,肃降肺气。

34.《腧穴临床应用集萃》(马惠芳):清泄肺热,和胃理气。

35.《新编实用腧穴学》(王玉兴):清肺降气,和胃理气。

36.《中医针灸经穴集成》(刘冠军):清泄肺热,肃降和中。

37.《新编简明针灸学》(闫乐法):清肺降气,宣肺利咽。

38.《腧穴学讲义》(于致顺):滋阴润肺、清热降逆。

39.《针灸辨证治疗学》(章逢润):清肺泄热,降逆利水。

40.《石学敏针灸学》(石学敏):清肺热,降肺气,通水道,和肠胃。

41.《珍珠囊穴性赋》(张秀玉):尺泽去热而止咳血。

42.《传统实用针灸学》(范其云):清热疏肺,和中降逆。

43.《临床常用百穴精解》(王云凯):平补平泻法,理肺调气。补法:滋阴和中。泻法:清热宣肺。

【古今应用辑要】

1.古代文献摘录

(1)《针灸甲乙经》:唾血时寒时热,泻鱼际,补尺泽。

(2)《肘后备急方》:葛氏治卒干呕不息方……灸心主、尺泽亦佳。

(3)《备急千金要方》:干呕,灸心主、尺泽亦佳。又:天容、缺盆、大杼、膈输、云门、尺泽、二间、厉兑、涌泉、然谷主喉痹哽唾,寒热。再:干呕,灸心主、尺泽亦佳。再:结气囊裹针药所不及,灸肓募……又灸尺泽百壮。

(4)《千金翼方》:干呕不止,所食即吐不停,灸间使三十壮。若四厥,脉沉绝不至者,灸之便通,此法起死人。又灸心主、尺泽亦佳。又:治卒哕,灸膻中、中府、胃管各数十壮,灸尺泽、巨阙各七壮。再:呕吐上气,灸尺泽。

(5)《医学纲目》:短气房劳,天井、大椎、肺俞、肝俞、尺泽(灸)。又:呕逆,中脘、尺泽。

(6)《针灸大成》:唾浊,尺泽、间使、列缺、少商。气逆:尺泽、商丘、太白、三阴交……霍乱吐泻:关冲、支沟、尺泽、足三里、太白、太溪、大包。

(7)《类经图翼》:热痰嗽,肺俞、膻中、尺泽、太溪。又:上气胸背满痛,肺俞、肝俞、云门、乳根、巨阙、期门、梁门、内关、尺泽。再:肺积,名息奔,在右胁下,尺泽、章门、足三里。

(8)《采艾编翼》:中暑,中脘、章门、气海、大杼、命门、上星、大陵、尺泽、太白、复溜、曲泉。

(9)《针灸心悟》(孙震寰):尺泽委中清血而祛暑。又:尺泽、肺俞、膏肓、足三里,清热养肺,祛痰止咳。

(10)《神灸经纶》:热嗽,肺俞、膻中、尺泽、太溪。

(11)《针灸集成》:干呕,尺泽、章门、间使、关冲、中渚、隐白、乳下一寸三壮。

2.现代研究进展

(1)白晓龙等治疗组采用鱼腥草注射液穴位注射尺泽治疗风热袭肺或肺热壅盛引起的毛细支气管炎患者38例,对照组静滴鱼腥草注射液治疗38例,结果治疗组退热、止咳、平喘时间均少于对照组[白晓龙,马晓蕾.鱼腥草注射液穴位注射治疗毛细支气管炎38例.陕西中医,2003,24(6):542]。

(2)王凤智取双侧尺泽穴及耳背尖部点刺放血治疗邪热壅肺引起的咽喉肿痛患者84例,痊愈54例,显效20例,总有效率96%,其中一次治愈者18例[王凤智.尺泽穴耳背刺血治疗急性扁桃体炎84例.针灸临床杂志,2004,20(3):37]。

(3)爱泽奎尔等总结刘公望教授治疗粉刺经验,针刺风池、曲池、尺泽,大椎、膈俞或至阳刺络拔罐,配合麻黄连翘赤小豆汤合黄连解毒汤化裁,治疗瘀热结聚引起的粉刺,取得较好临床疗效[爱泽奎尔,徐秀梅,刘公望.刘公望教授针药结合治疗粉刺经验.天津中医药,2007,24(5):427-428]。

【安全针刺法】直刺0.5~0.8寸,可灸。

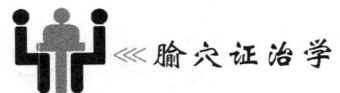

鱼 际

【定位】在手拇指本节(第一掌指关节)后凹陷处,约当第一掌骨中点桡侧赤白肉际处。

【类属】属手太阴肺经,为该经荥穴。

【穴性】疏风清热,清泻肺热,消肿止痛。

【主治病证】

1. 外感风热之发热、咳嗽、咽肿、失音、掌中热诸病症。

2. 肺热壅盛、肺失宣降之咳嗽、气喘、咽喉肿痛、乳痈诸病症。

【常用配伍】

1. 本穴疏散肺经风热作用较强。配尺泽、曲池、中府、大椎,针刺泻法,治疗风热咳嗽;配少商、合谷、曲池、天突,少商点刺出血,余穴针刺泻法,治疗风热咽喉肿痛;配扶突、天鼎、二间、太溪,针刺泻法,治疗风热失音。

2. 配曲池、合谷、尺泽、商阳,针刺泻法,清泻肺热,治疗肺热壅盛之咳嗽、气喘、咳痰黄稠、口渴、胸痛等。

3. 配肺俞、劳宫、行间,针刺泻法,清肝泻肺,治疗肝火犯肺之咳血。

4. 配尺泽、孔最、百劳、然谷,针泻鱼际、补尺泽,滋阴降火,治疗阴虚火旺之咳血。

5. 配太溪、照海、廉泉,针刺平补平泻法,滋阴润肺,治疗阴虚咽喉肿痛。

6. 配膺窗、温溜、足三里、足临泣、膻中、乳根,针刺泻法,清热解毒,治疗热毒乳痈。

【穴性文献辑录】

1.《灵枢》:主肺心痛。热病。喘喝。又:热病而汗且出,及脉顺可汗者,取之鱼际、太渊、大都、大白,泻之则热去,补之则汗出。再:厥心痛,卧若徒居,心痛间,动作痛益甚,色不变,肺心痛也,取之鱼际、太渊。

2.《黄帝明堂经》:主虚热,洒淅起毛,恶风。舌上黄,身热,热则喘咳,痹走胸膺背不得息,头痛不堪,汗出而寒,刺鱼际及阳明出血。寒厥及热烦心,少气不足以息。阴湿痒,腹痛不下饮食、肘挛支满,喉中焦渴。痎,上气。热病,振栗鼓颔,腹满阴萎。厥心痛,卧若徒居,心痛间,动作痛益,色不变者,肺心痛。咳引尻溺出,虚也。鬲中虚,食饮呕,身热汗不出,数唾涎下。肩背寒热脱色,目泣出,皆虚也,刺鱼际补之。短气心痹,悲怒逆气,恐,狂易。胃逆霍乱,逆气。

3.《针灸甲乙经》:寒厥及热,烦心少气,不足以息,阴湿痒,腹痛不可以食饮,肘挛支满,喉中焦干渴;胃逆霍乱,短气心痹,悲怒逆气,怒,狂易;痎,上气,鱼际主之。

4.《备急千金要方》:鱼际、阳谷主热病振慄鼓颔,腹满,阴痿,色不变;肺心痛,取鱼际、太渊。

5.《太平圣惠方》:主虚热,洒洒毛竖,恶风寒,舌上黄,身热咳嗽,喘,痹走背胸不得息,头痛甚,汗不出,热烦心,少气不足息。

6.《针灸大成》:主酒病,恶风寒,虚热,舌上黄,身热头痛,咳嗽哕,伤寒汗不出,痹走胸背痛不得息,目眩,心烦,少气,腹痛不下食,肘挛,肢满,喉中干燥。

7.《经穴解》:肺之肺病,酒病恶风寒,身热头痛,咳嗽哕,伤寒汗不出,痹走背胸不得息,喉中干燥。肺之心病:虚热舌上黄,心痹悲恐。肺之脾病:呕血,乳癖,腹痛食不下,寒慄鼓颔。肺之肝病:肘挛肢满,目眩,心烦少气。肺之肾病:咳引尻痛,溺出。

8.《十四经要穴主治歌》:鱼际主灸牙齿痛,在左灸左右同然,更刺伤寒汗不出,兼治疟疾方欲寒。

9.《针灸精粹》(李文宪):清热利气。

10.《针灸集锦》(修订本)(郑魁山):调理肺气,清热利咽。

11.《针灸腧穴学》(杨甲三):清肺热,利咽喉。

12.《临床针灸学》(徐笨人):宣肺解表,清热利咽。

13.《针灸心悟》(孙震寰):鱼际止咳。又:吐血咳血有鱼际。肺俞鱼际俱泻肺。

14.《针灸腧穴手册》(杨子雨):通调肺气,清热利咽。

15.《针灸探微》(谢文志):疏肺和胃,清热利咽。

16.《中医针灸通释·经脉腧穴学》(康锁彬):清泻肺热,通利咽喉。

17.《针灸腧穴疗法》(李平华):清肺热,利咽喉。

18.《腧穴临床应用集萃》(马惠芳):疏风清热,宣肺利咽。

19.《新编实用腧穴学》(王玉兴):清肺泄热,利咽止痛。

20.《中医针灸经穴集成》(刘冠军):清热平喘,开音利咽。

21.《针灸辨证治疗学》(章逢润):清肺利咽,疏风泄热。

22.《石学敏针灸学》(石学敏):疏风解表,润肺止咳,利咽止痛。

23.《珍珠囊穴性赋》(张秀玉):太渊鱼际清肺热而达于肺系,补肺利咽之功堪。

24.《腧穴类编》(王富春):清热泻火,利咽止痛。

25.《传统实用针灸学》(范其云):通调肺气,清热利咽。

【古今应用辑要】

1. 古代文献摘录

(1)《灵枢》:热病而汗且出,及脉顺可汗者,取之鱼际、太渊、大都、太白,泻之则热去,补之则汗出……厥心痛,卧若徒居,心痛间,动作痛益甚,色不变,肺心痛也,取之鱼际、太渊。

(2)《针灸甲乙经》:凡唾血,泻鱼际,补尺泽。

(3)《黄帝明堂经》:唾血时寒时热,泻鱼际,补尺泽。

(4)《备急千金要方》:产后……乳急痛……急灸两手鱼际各二七壮。又:唾血,吐血:胸堂、脾输、间使、胃管、天枢、肝输、鱼际、劳宫、肩输、太溪。狂言、惊恐:支正、鱼际、合谷、少海、曲池、腕骨。

(5)《针灸资生经》:鱼际、少商、公孙、解溪、至阴、完骨,治头痛烦心;鱼际、列缺、少泽、缺盆治咳嗽。

(6)《席弘赋》:转筋目眩,鱼际、承山、昆仑。

(7)《百症赋》:喉痛,鱼际、液门。

(8)《医宗金鉴》:惟牙痛可灸。

(9)《针灸集成》:失音,鱼际、合谷、间使、神门、肺俞、肾俞。

(10)《针灸精粹》(李文宪):上消,曲池、合谷、内关、鱼际。又:气逆喘嗽,大椎、曲池、合谷、鱼际。再:咽肿喉痹,曲池、合谷、鱼际、颊车。再:虚痨,鱼际、太溪。

(11)《针灸心悟》(孙震寰):吐血咳血,鱼际、尺泽、丰隆、内庭。又:阴亏阳损多劳症,鱼际、太溪。

2. 现代研究进展

(1)邵霞萍针刺鱼际配合大椎拔罐治疗外感风寒、风热引起的咳嗽 100 例,痊愈 50 例,显效 45 例,好转 5 例[邵霞萍.鱼际穴针刺合大椎拔罐治疗咳嗽 100 例.上海针灸杂志,2006,25(9):34]。

(2)王丽杰针刺鱼际治疗外感风邪化火所致急性扁桃体炎 50 例,取得较好临床疗效[王丽杰.针刺治疗急性扁桃体炎 50 例.吉林医学信息,2002,19(2-3):40]。

(3)何应全针刺廉泉、鱼际、涌泉、哑门、列缺、照海,运用培土生金法治疗外邪郁肺所致失音症,疗效显著[何文芳.针刺运用培土生金法治愈失音症.针灸临床杂志,2008,24:(1):]。

【安全针刺法】直刺 0.5~0.8 寸,可灸。

前　谷

【定位】在手尺侧,微握拳,当小指本节(第五掌指关节)前的掌指横纹头赤白肉际。

【类属】属手太阳小肠经,为该经荥穴,

【穴性】清热疏风,开窍醒神,通经活络。

【主治病证】

1. 风热上扰之目痛、目翳、头痛、鼻塞、颊肿、咽喉肿痛、耳鸣诸病症。

2. 痰热蒙心之癫痫。

3. 经络痹阻之肘挛、臂痛、手指麻木诸症。

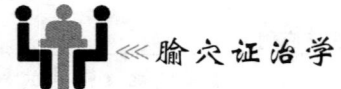

腧穴证治学

【常用配伍】

1. 本穴清热疏风、开窍利咽、消肿止痛,治疗风热外袭引起的多种病证。配天容、听宫、风池、中渚、天窗,针刺泻法,治疗风热耳鸣、耳聋;配睛明、太冲、上星、养老、合谷,针刺泻法,治疗风热目痛;配攒竹、睛明、瞳子髎、风池、足临泣,针刺泻法,治疗风热目翳;配印堂、迎香、支正、合谷、列缺,针刺泻法,治疗风热鼻塞;配少商、尺泽、合谷、曲池、扶突,少商点刺出血,余穴针刺泻法,治疗风热咽喉肿痛;配风池、下关、颧髎、颊车、合谷,针刺泻法,治疗风热颊肿。

2. 配神门、大陵、印堂、丰隆、三阴交、太冲,针刺泻法,清热化痰、宁心安神,治疗痰热蒙心之癫狂、痫证。

3. 配合谷、肩髃、曲池、外关、小海、曲泽,针刺平补平泻法,舒筋活络、除痹止痛,治疗经脉痹阻之肩臂麻木疼痛、肘挛痛、手痛、手指麻木等。

4. 配大椎、后溪、液门、风池、神道、合谷,针刺泻法,驱邪截疟,治疗疟疾。

【穴性文献辑录】

1.《针灸甲乙经》:痎疟。寒热。咳而胸满。劳瘅,小便赤难。肘臂腕中痛,颈肿不可以顾,头项急痛,咳,淫泺,肩胛小指痛。肩不可举,头项痛,咽喉肿不可咽。热痛汗不出,狂互引,癫疾。目中白翳,目痛,泣出,甚者如脱,鼻不利。

2.《黄帝明堂经》:主痎疟。寒热。咳而胸满。劳瘅,小便赤难。肘臂腕中痛,颈肿不可以顾,头项急痛,眩,淫泺,肩胛小指痛。臂不可举,头项痛,咽肿不可咽。热病汗不出,狂,互引,癫疾。目中白翳,目痛泣出,甚者如脱。耳鸣。鼻不利。喉痹。

3.《备急千金要方》:头眩痛。项强急痛不可以顾。颈肿项痛不可顾。目泣出。目中白翳。目系急目上插。目急痛。鼻不利,涕黄。耳鸣。咽偏肿不可以咽。喉痹颈项肿不可俯仰,颊肿引耳后。尿赤难。臂重痛肘挛。臂腕急,腕外侧痛如拔。臂不举。热病汗不出。四肢不举。疟寒热,痎疟热。

4.《太平圣惠方》:主目眩,淫泺,髀胛小指痛。

5.《针灸大成》:主热病汗不出,痎疟,癫疾,耳鸣,颈项肿,喉痹、颊肿引耳后,鼻塞不利,咳嗽,吐衄,臂痛不得举,妇人产后无乳。

6.《经穴解》:前谷之本病,颈项肿,喉痹,颊肿引耳后,耳鸣,臂痛不得举,痎疟,妇人无乳。前谷之心病:癫疾,咳嗽吐衄。前谷之肺病:鼻塞不利,热病汗不出。

7.《针灸精粹》:主治热病无汗补之。

8.《针灸集锦》(修订本)(郑魁山):清热疏风。

9.《针灸腧穴学》(杨甲三):安神志,清头目,通经络。

10.《临床针灸学》(徐笨人):清热散风,通经解郁。

11.《针灸腧穴手册》(杨子雨):清热解表。

12.《针灸探微》(谢文志):清热散风,通经开窍。

13.《中医针灸通释·经脉腧穴学》(康锁彬):安神定志,清头明目,通经活络。

14.《针灸腧穴疗法》(李平华):清热疏风,舒筋活络。

15.《腧穴临床应用集萃》(马惠芳):疏风散热,清利头目,通经活络。

16.《新编实用腧穴学》(王玉兴):清肺泻热,明目聪耳,疏经通络。

17.《中医针灸经穴集成》(刘冠军):清热,通经。

18.《针灸辨证治疗学》(章逢润):清热解表,舒筋止痛。

19.《石学敏针灸学》(石学敏):清热解表,调气通络。

20.《腧穴类编》(王富春):清肺泻热,明目聪耳,疏经通络。

21.《传统实用针灸学》(范其云):清热解表。

【古今应用辑要】

1.《针灸甲乙经》:痎疟,完骨、风池、大杼、心俞、上窍、谚谆、阴都、太渊、三间、合谷、阳池、少泽、前谷、后溪、腕骨、阳谷、侠溪、至阴、通谷、京骨。寒热取五处……前谷……昆仑。

2.《备急千金要方》：头眩痛,昆仑、曲泉、飞扬、前谷、少泽、通里。颈肿项病不可顾:天容、前谷、角孙、腕骨、支正。目泣出:横门、前谷、后溪、腕骨、神庭、百会、天柱、风池、天瞳、心俞。目中白翳:前谷、京骨。目系急目上插:阳白、上星、本神、大都、曲泉、侠溪、三间、前谷、攒竹、玉枕。鼻不利涕黄:厉兑、京骨、前谷。耳鸣:前谷、后溪、偏历、大陵。喉偏肿不可以咽:前谷、照海、中封。喉痹:完骨、天瞳、前谷。尿赤难:前谷、委中。臂重痛肘挛:前谷、后溪、阳溪。臂不举:巨骨、前谷。热病汗不出:前谷、经渠、阳池、合谷、支沟、内庭、后溪、腕骨、阳谷、厉兑、冲阳、解溪。四肢不举:曲泉、跗阳、天池、大巨、支沟、小海、绝骨、前谷。疟寒热:列缺、后溪、少泽、前谷。痎疟热:商丘、神庭、上星、百会、完骨、风池、神道、液门、前谷、光明、至阴、大杼。

3.《针灸资生经》：癫疾,前谷、申脉、后溪。目中白翳:前谷、临泣、腕骨、龈交、肝俞、四白、关冲。又:咽肿不可咽,前谷、照海、中封。尿赤难:前谷、委中。鼻塞不利:前谷、龈交。

4.《神应经》：前谷、列缺、经渠、尺泽、鱼际、少泽、三里、解溪、昆仑、肺俞、膻中。鼻塞:前谷、上星、临泣、百会、厉兑、合谷、迎香。目痛:前谷、阳溪、二间、三间、大陵、上星。

5.《针灸大成》：癫疾,前谷、后溪、水沟、解溪、金门、申脉。

【安全针刺法】直刺0.2~0.3寸,可灸。

灵　台

【定位】后正中线上,第六胸椎棘突下凹陷中。

【类属】属督脉。

【穴性】清泄肺热,宣肺肃肺,清热解毒,理气止痛。

【主治病证】

1.肺热炽盛、肺气不利、肺失宣降之咳嗽、气喘诸病症。

2.热毒郁遏之疔疮。

3.肝气郁结、肝胃不和之胃脘痛、胁肋疼痛诸病症。

【常用配伍】

1.配尺泽、肺俞、曲池、大椎,针刺泻法,疏风清热、宣肺止咳,治疗风热外感咳嗽。

2.配合谷、大椎、丰隆、膻中、中府、孔最,针刺泻法,清肺化痰、肃肺平喘,治疗痰热壅肺之气喘、痰多。

3.配合谷、委中、商阳、曲池、阳陵泉,商阳点刺出血,余穴针刺泻法,清热解毒、消肿散结,治疗热毒壅滞之疔疮、风疹。

3.配大椎、风门、肩井、肩中俞、天宗,针刺平补平泻法,祛风除湿、通痹止痛,治疗风湿阻络之脊背强痛。

4.配阳陵泉、期门、行间、中脘,针刺平补平泻法,疏肝理气和胃,治疗肝气郁结、肝胃不和之胃脘痛,胁肋胀满、疼痛等。

【穴性文献辑录】

1.《素问》：六椎下间主脾热。又:主热病,脾热,温疟汗不出。

2.《备急千金要方》：阳萎,尿难。

3.《普济方》：西方子云,主热病脾温疟汗不出。

4.《医学入门》：主热病,温疟汗不出。

5.《经穴解》：督之肺病,气喘不能卧。

6.《针灸逢源》：治气喘不能卧,火到便愈。

7.《古法新解会元针灸学》：主治气喘不能卧,忧郁不食,日久成劳等症。

8.《针灸集锦》(郑魁山):清热化痰。

9.《针灸腧穴学》(杨甲三):清热解毒,宣肺解表。

10.《针灸临床学》(徐笨人):清热通络,止咳平喘。

11.《针灸腧穴手册》(杨子雨):清热解毒。

12.《针灸探微》(谢文志):清热散风,止咳平喘。

13.《中医针灸通释·经脉腧穴学》:(康锁彬)宣肺通络,清热解毒。

14.《针灸腧穴疗法》(李平华):清热解毒,宣肺通络。

15.《腧穴临床应用集萃》(马惠芳):清热通络,宣肺定喘。

16.《新编实用腧穴学》(王玉兴):清肺泻火,解表散寒,清热解毒。

17.《中医针灸经穴集成》(刘冠军):宣肺通络,清热解毒。

18.《针灸辨证治疗学》(章逢润):宣肺通络,清热解毒。

19.《石学敏针灸学》(石学敏):宣肺通络,清热解毒。

20.《珍珠囊穴性赋》(张秀玉):灵台泻热病喘咳便宜。

21.《传统实用针灸学》(范其云):清热解毒。

【古今应用辑要】

1.《古今医统大全》:诸书俱无主治,今可灸之,以治气喘不能卧,火到便愈。

2.《针灸大成》:今俗灸之,以治气喘不能卧,火到便愈。禁针。

3.《类经图翼》:咳嗽,灵台、肺俞、膏肓。又:主治今俗以灸气喘不能卧及风冷久嗽,火到便愈。

【安全针刺法】 向上斜刺 0.5~1.0 寸,可灸。

上 星

【定位】 前发际正中直上 1 寸。

【类属】 属督脉。

【穴性】 清热宣肺,宣通鼻窍,开窍醒神。

【主治病证】

1. 外感风邪、风阳上扰之头痛、目赤痛、眩晕、鼻渊、鼻衄诸病症。

2. 痰瘀阻窍、痰火上扰之癫、狂、痫、惊风诸病症。

【常用配伍】

1. 配合谷、迎香、风池、少商、印堂、素髎,少商点刺出血,余穴针刺泻法,疏风清热,治疗风热鼻渊、鼻衄。

2. 配合谷、太阳、肝俞、睛明、少商,少商点刺出血,余穴针刺泻法,治疗风热目痒、目流泪、目赤痛、眵多等。

3. 配风池、头维、合谷、通天、阳白、睛明、攒竹,针刺平补平泻法,祛风散寒,治疗风寒外感之头痛、迎风流泪等。

4. 配劳宫、水沟、上脘、大钟、太冲、支沟,针刺泻法,清热化痰,治疗痰火狂证。

5. 配合谷、足三里,针刺平补平泻法,补中益气、健脾化痰,治疗痰浊蒙窍之癫狂。

6. 配前顶、印堂、神门、涌泉、水沟、行间,针刺泻法,平肝息风,治疗惊恐惊风。

7. 配百会、血海、三阴交、足三里、膈俞,针刺补法,补益气血,治疗血虚头痛、眩晕等。

【穴性文献辑录】

1.《针灸甲乙经》:热病,汗不出。痎疟,面胕肿。风眩,善呕,烦满,颜清,癫疾,鼻鼽衄。

2.《黄帝明堂经》:主热病汗不出。面胕肿。风眩,善呕烦满,颜青。头痛引颔痛。癫疾。目中痛不能视。鼻鼽衄。

3.《备急千金要方》:口鼻出血,鼻中息肉。又:鼻窒喘息不利,鼻㖞僻多涕,鼽衄有疮。

4.《千金翼方》:狂癫。

5.《太平圣惠方》:头风头肿,皮肿面虚,鼻塞头痛。又:目眩,鼻塞不闻香臭,多鼻涕。

6.《经穴解》:督之本病,头风头皮肿,面虚,鼻中息肉,鼻塞头痛,目眩目睛痛,不能远视,口鼻出血不止,痎疟振寒,热病汗不出。

7.《针灸心悟·输穴性赋》:上星泄热明目。

8.《针灸大成》:口鼻出血不止。

9.《针灸逢源》:疟疾寒热汗不出,目眩睛痛不能远视。

10.《针灸精粹》(李文宪):泻诸热气。止口鼻出血。

11.《针灸集锦》(修订本)(郑魁山):清头散风。

12.《针灸腧穴学》(杨甲三):清头目,通官窍,安神志。

13.《临床针灸学》(徐笨人):镇惊安神,疏通经络。

14.《针灸腧穴手册》(杨子雨):清头明目,散风利鼻窍。

15.《针灸探微》(谢文志):清热散风,通窍明目。

16.《中医针灸通释·经脉腧穴学》(康锁彬):清头明目,通利鼻窍,安神定志。

17.《针灸腧穴疗法》(李平华):散风、清头、宁神。

18.《腧穴临床应用集萃》(马惠芳):安神明目,通窍散风。

19.《新编实用腧穴学》(王玉兴):清热宣肺,宣通鼻窍,苏厥安神。

20.《中医针灸经穴集成》(刘冠军):清头散风,明目通窍。

21.《新编简明针灸学》(闫乐法):散风热,宁心神,通鼻窍。

22.《腧穴学讲义》(于致顺):散风热,通鼻窍。

23.《针灸辨证治疗学》(章逢润):清热散风,明目通窍。

24.《石学敏针灸学》(石学敏):清肝热,明眼目,通鼻窍,利机关。

25.《珍珠囊穴性赋》(张秀玉):鼻塞不闻香臭上星可引。

26.《传统实用针灸学》(范其云):清头明目,散风利鼻窍。

【古今应用辑要】

1. 古代文献摘录

(1)《备急千金要方》:面赤肿,上星、囟会、前顶、脑户、风池。鼻中息肉:大椎、上星。

(2)《针灸资生经》:内眦赤痛痒,上星、肝俞。鼻塞不闻香臭:上星、百会、囟会、承光。头风面虚肿:上星、天牖。

(3)《针灸聚英》:头眩,上星、风池、天柱。

(4)《玉龙赋》:头风,上星、神庭。

(5)《针灸大成》:疟疾振寒,上星、丘墟、陷谷。鼻衄:上星(灸二七壮)、绝骨、囟会。脑寒泻臭:上星、曲差、合谷。五痫等症:上星、鬼禄、鸠尾、涌泉、心俞、百会。鼻渊、鼻痔:上星、风府、禾髎、风池、人中、百会、百劳、风门。

(6)《杂病穴法歌》:衄血,上星、禾髎。

(7)《针灸逢源》:癫狂,上星、人中、少商、隐白、大陵、申脉、风府、颊车、承浆、劳宫、会阴、曲池。

2. 现代研究进展

(1)向莉针刺上星穴透百会为主治疗失眠患者 120 例,痊愈 92 例,显效 20 例,有效 8 例,其中心脾两虚型加三阴交、内关、心俞、足三里[向莉.针刺上星穴透百会穴治疗失眠症 120 例.针灸临床杂志,1997,13(11):13-14]。

(2)汪文涛针刺上星、孔最穴治疗肺经热盛型鼻衄取得较好疗效[汪文涛.针刺上星、孔最穴治疗鼻衄 2 例.江苏中医药,2013,45(1):75]。

【安全针刺法】平刺 0.5~1.0 寸,可灸。

三、清泻肝胆穴

清泻肝胆穴,具有清除肝胆实热的穴性,主要用于治疗因肝郁化热、胆火内炽引起的耳鸣、耳聋、目赤肿痛、偏头痛、口苦、咽干等病症。

清泻肝胆穴主要分布在头及下肢部。运用时常与具有疏肝理气、平肝息风、利水通淋和调经止带等穴性的腧穴配伍。针刺操作时多施行泻法。

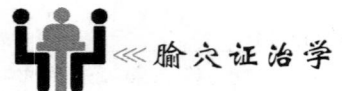

五 处

【定位】在头部,当前发际正中直上1寸,旁开1.5寸。

【类属】属足太阳膀胱经。

【穴性】清肝泄热,开窍镇痉。

【主治病证】

1. 肝经风热上扰之头痛、目眩、目视不明诸病症。

2. 肝风内动、风痰阻窍之惊风、癫痫、瘛疭诸病症。

【常用配伍】

1. 本穴疏泄肝经风热。配风池、头维、通天、三阳络,针刺泻法,治疗肝经风热头痛;配百会、风池、太阳、上星,针刺泻法,治肝经风热目眩;配睛明、太阳、风池、少商、光明,针刺泻法,治肝经风热目视不明。

2. 配前顶、印堂、神门、涌泉、囟会,太冲,针刺泻法,平肝息风,治疗肝风内动之小儿惊风。

3. 配身柱、本神、鸠尾、心俞、丰隆、太冲,针刺泻法,祛风化痰,治疗风痰阻窍之痫证。

4. 配大椎、身柱、长强,针刺平补平泻法,调理气血、镇痉止抽,治疗筋脉拘急之脊强反折、瘛疭。

【穴性文献辑录】

1.《黄帝明堂经》:主痉,脊强反折,瘛疭,癫疾头重。寒热。此以泄诸阳气,热,衄,善嚏,风头痛,汗出。

2.《备急千金要方》:主风头热,主时时嚏不已。

3.《外台秘要》:主诸阳气热。又:主痉,脊强反折,瘛,癫疾,头重,寒热。

4.《医心方》:风头痛,汗出寒热,癫(淋病也),脊强反折,头重。

5.《太平圣惠方》:目不明,头眩风闷。

6.《铜人腧穴针灸图经》:治目不明,头风,目眩,瘛疭目戴上,不识人。

7.《普济方》:主风痹闷。

8.《针方六集》:主内障,头生疮疥。宜三棱针出血。

9.《经穴解》:五处之本病,脊强反折,瘛疭癫疾。五处之肝病:头风热,目眩目不明,目上戴不识人。

10.《针灸集锦》(修订本)(郑魁山):清头散风。

11.《针灸腧穴学》(杨甲三):清头明目,泄热祛风。

12.《临床针灸学》(徐笨人):宣泄风热,清头明目。

13.《针灸腧穴手册》(杨子雨):散风通络,清头明目。

14.《针灸探微》(谢文志):宣泄风热,安神明目。

15.《中医针灸通释·经脉腧穴学》(康锁彬):清热明目,泄热祛风。

16.《针灸腧穴疗法》(李平华):熄风通络,清热明目。

17.《腧穴临床应用集萃》(马惠芳):清头明目,泄热熄风。

18.《新编实用腧穴学》(王玉兴):清头泄热,祛风明目。

19.《中医针灸经穴集成》(刘冠军):祛风,通窍,止抽。

20.《针灸辨证治疗学》(章逢润):祛风通窍,潜阳醒神。

21.《石学敏针灸学》(石学敏):散风清热,熄风止痛。

22.《腧穴类编》(王富春):祛风明目,通窍止抽。

23.《传统实用针灸学》(范其云):散风通络,清头明目。

【古今应用辑要】

1.《针灸甲乙经》:寒热,取五处及天池、风池、腰俞、长强、大杼、中膂内俞、上髎、龈交、上关、关元、天牖、天容、合谷、阳溪、关冲、中渚、阳池、消泺、少泽、前谷、腕骨、阳谷、少海、然谷、至阴、昆仑。

2.《备急千金要方》:合谷、五处主风头热。风门、五处主时时嚏不已。五处、身柱、委中、委阳、昆仑主脊强反折、瘛疭、癫疾。五处、攒竹、正营、上管、缺盆、中府主汗出寒热。

3.《针灸资生经》：脊强反折、瘈疭、癫疾、头重：五处、身柱、委中、委阳、昆仑。又：目视不明，五处、风池。再：头风，五处、下廉、神庭。

4.《针灸聚英》：伤寒、汗出寒热：五处、攒竹、上脘。

【安全针刺法】平刺0.3~0.5寸，可灸。

上　关

【定位】在耳前，下关直上，当颧弓的上缘凹陷处。

【类属】属足少阳胆经。

【穴性】清肝胆热，通关开窍。

【主治病证】

1. 肝胆火旺之耳聋、耳鸣、聤耳诸耳病。

2. 肝阳上亢、风中经络、气血阻滞之偏头痛、面痛、口噤、口喎、齿痛诸病症。

3. 热极生风之癫狂、惊痫诸病。

【常用配伍】

1. 配太冲、侠溪、听会、翳风、外关，针刺泻法，清泻肝胆，治疗肝胆火旺之耳鸣、耳聋、聤耳。

2. 配悬颅、颔厌、太冲、太溪、合谷，针刺泻法，平肝潜阳，治疗肝阳上亢之头痛、偏头痛。

3. 配下关、四白、阳白、颊车、地仓、合谷，针刺平补平泻法，祛风通络，治疗风中经络之口眼喎斜。

4. 配合谷、内庭、下关、颊车，针刺泻法，清热泻火，消肿止痛，治疗胃火面痛、齿痛。

5. 配大椎、曲池、风府、太冲、井穴、颊车，针刺泻法，清热息风，治疗热极生风之惊风、痫证、瘈疭等。

【穴性文献辑录】

1.《针灸甲乙经》：手少阳、足阳明之会。又：瘈疭口沫出。青盲瞳目，恶风寒。耳痛聋鸣，上齿龋痛，恶风寒者。

2.《黄帝明堂经》：主痓。寒热。瘈疭口沫出。青盲瞳目，恶风寒。耳痛聋鸣，上齿龋痛，口僻噤不开。

3.《备急千金要方》：主久风卒风缓急诸风，卒发动不自觉知，或心腹胀满，或半身不随，或口噤不言，涎唾自出，目闭耳聋，或举身冷直，或烦闷恍惚，喜怒无常，或唇青口白，戴眼角弓反张。又：主风病瘈疭沫出，寒热痓。寒热引骨痛。聋嘈嘈若蝉鸣。

4.《千金翼方》：眯目，偏风，眼喎通睛，聤耳脓出。

5.《太平圣惠方》：风牙疼，牙车不开，嚼食鸣，唇吻强，口眼偏斜。

6.《铜人腧穴针灸图经》：治唇吻强，耳聋，瘈疭口沫出，目眩，牙车不开，口噤嚼食鸣痛，偏风口眼喎斜，耳中状如蝉声。

7.《针灸大成》：主唇吻强，口眼偏斜，青盲，眯目䀮䀮，恶风寒，牙齿龋，口噤，嚼物鸣痛，耳鸣耳聋，瘈疭沫出，寒热，痓引骨痛。

8.《经穴解》：客主人之肝病，青盲，眠目䀮䀮，瘈疭沫出，寒热，痓引骨痛。客主人之肾病：耳鸣耳聋。客主人之胃病：唇吻口强，口眼偏邪，恶风寒，牙齿龋，口噤，嚼物鸣痛。

9.《针灸集锦》：清热散风。

10.《针灸腧穴学》（杨甲三）：聪耳，开窍，利牙关，安神志。

11.《临床针灸学》（徐笨人）：聪耳明目，清头散风。

12.《针灸腧穴手册》（杨子雨）：散风活络，通关开窍。

13.《针灸探微》（谢文志）：开窍益聪，清肝胆热。

14.《中医针灸通释·经脉腧穴学》（康锁彬）：聪耳开窍，通利牙关，安神定志。

15.《针灸腧穴疗法》（李平华）：祛风清热，开窍通络。

16.《腧穴临床应用集萃》（马惠芳）：聪耳开窍，散风活络。

17.《中国针灸经穴集成》：开关启闭，清热安神。

18.《针灸辨证治疗学》(章逢润):清热散风,开窍益聪。

19.《石学敏针灸学》(石学敏):清肝胆热,开窍益聪。

20.《传统实用针灸学》(范其云):散风活络,通关开窍。

【古今应用辑要】

1.《灵枢》:耳鸣,补客主人,手大指爪甲与肉交者。

2.《素问·刺禁论》:针客主人内陷中脉,为内漏,为聋。

3.《针灸甲乙经》:暗取囟会、百会及天柱、膈俞、上关、光明主之。又:刺太深,令人耳无闻。

4.《备急千金要方》:青盲无所见,商阳、巨窌、上关、承光、瞳子窌、络却。耳痛鸣聋:上关、下关、四白、百会、颅息、翳风、耳门、颔厌、天窗、阳溪、关冲、掖门、中渚。口喎僻不能言:承泣、四白、巨窌、禾窌、上关、大迎、颧骨、强间、风池、迎香、水沟。口噤不开引鼻中:龈交、上关、大迎、翳风。

5.《针灸资生经》:偏风口目瞷,上关、下关。

【安全针刺法】直刺0.3~0.5寸,不宜深刺;可灸。

颔 厌

【定位】在头部鬓发上,当头维与曲鬓弧形连线的上1/4与下3/4交点处。

【类属】属足少阳胆经。

【穴性】清泻肝胆,疏风清热,息风止痉。

【主治病证】

1. 肝胆火盛、风热上扰、肝阳上亢之偏正头痛、眩晕、齿痛、耳鸣、耳聋诸病症。

2. 热盛风动之癫痫、惊痫诸病。

【常用配伍】

1. 配翳风、听会、中渚、侠溪,针刺泻法,清泄少阳之热,治疗少阳风火之耳鸣、耳聋。

2. 配太阳、风池、列缺、悬颅,针刺泻法,泻肝胆之火,治疗肝胆火盛之偏头痛。

3. 配颊车、翳风、下关、合谷、风池、外关,针刺泻法,疏风清热,治疗风热头痛、牙痛、目外眦痛等。

4. 配风池、百会、侠溪,针刺泻法,平肝潜阳,治疗肝阳上亢之头晕。

5. 配大椎、合谷、太阳、阳陵泉、井穴,井穴点刺出血,余穴针刺泻法,清热息风止痉,治疗热盛风动之惊痫、瘈疭。

【穴性文献辑录】

1.《针灸甲乙经》:善嚏,颈痛身热。目眩无所见,偏头痛引外眦而急。

2.《铜人腧穴针灸图经》:治头风眩,目无所见,偏头痛,引目外眦急,耳鸣多嚏,颈项痛。

3.《针灸聚英》:惊痫,手卷,手腕痛。历节风汗出。

4.《针方六集》:主头风痛,目眩,耳鸣,颈项强急。目外眦急,善嚏,颈痛,惊痫,历节风汗出。

5.《类经图翼》:主治头风,偏头颈项俱痛,目眩,耳鸣,多嚏,惊痫,历节风汗出。

6.《经穴解》:颔厌之肾病,耳鸣。颔厌之肝病:目无见,目外眦急,偏头痛,风眩头痛,惊痫,手卷手腕痛,历节风汗出。颔厌之肺病:好嚏。

7.《循经考穴编》:主头风,颈痛,目眩,耳聋,外眦急,好嚏。

8.《针灸逢源》:治偏头痛,目眩,耳鸣。

9.《针灸集锦》:清热散风。

10.《针灸腧穴学》(杨甲三):清热散风,止痛。

11.《临床针灸学》(徐笨人):疏风活络,止痛益聪。

12.《针灸腧穴手册》(杨子雨):疏经利气。

13.《针灸探微》(谢文志):疏风清热,通窍活络。

14.《中医针灸通释·经脉腧穴学》(康锁彬):清热散风,行气止痛。

15.《针灸腧穴疗法》(李平华):清热散风,止痉安神。

16.《腧穴临床应用集萃》(马惠芳):疏经通络,清热散风。

17.《新编实用腧穴学》(王玉兴):清泄肝胆,镇惊安神,止痛活络。

18.《中国针灸经穴集成》:清热止痛,散风止抽。

19.《针灸辨证治疗学》(章逢润):疏风清热,镇惊止痛。

20.《石学敏针灸学》(石学敏):疏风清热,镇惊止痛。

21.《传统实用针灸学》(范其云):疏经利气。

【古今应用辑要】

1. 古代文献摘录

(1)《针灸甲乙经》:善嚏,颈痛,身热,颔厌主之。又:耳鸣,百会及颔厌、颅息、天窗、大陵、偏历、前谷、后溪皆主之。

(2)《备急千金要方》:前顶、后顶、颔厌主风眩,偏头痛。又:飞扬、涌泉、颔厌、后顶主颈项疼,历节汗出。再:肾输、内关、心输、复留、水泉、腕骨、中渚、攒竹、精明、百会、委中、昆仑、天柱、本神、大杼、颔厌、通谷、曲泉、后顶、丝竹空、胃输主目眈眈不明,恶风寒。再:上关、下关、四白、百会、颅息、翳风、耳门、颔厌、天窗、阳溪、关冲、液门、中渚主耳痛鸣聋。

2. 现代研究进展

文绍敦采用颔厌透曲鬓治疗少阳头痛患者 107 例,治疗后 3 个月内头痛未复发者为痊愈。107 例全部治愈,其中 1 个疗程内治愈 89 例(83%),2～3 个疗程治愈 18 例(17%)[文绍敦.颔厌透曲鬓治疗少阳头痛107 例,中国针灸,1994,13(3):47]

【安全针刺法】平刺 0.5～0.8 寸,可灸。

悬　颅

【定位】在头部鬓发上,当头维与曲鬓弧形连线的中点处。

【类属】属足少阳胆经。

【穴性】清泻肝胆,清利头目,消肿止痛。

【主治病证】

肝胆火盛、肝阳上亢、肝风上扰之偏正头痛、齿痛、目外眦赤痛、面肿诸病症。

【常用配伍】

1. 配太阳、率谷、风池、外关、颔厌、侠溪,针刺泻法,疏散少阳胆火,治疗少阳火热亢盛之偏头痛。

2. 配太阳、风池、太冲、太溪,针刺泻法,平肝潜阳、泻火止痛,治疗肝阳上亢、肝风上扰之头痛、目疾。

3. 配太阳、瞳子髎、丝竹空、风池、太冲,针刺泻法,清泻肝胆,治疗肝胆火盛之目外眦痛。

4. 配合谷、下关、颊车、风池、太阳、外关,针刺泻法,清泄少阳,治疗少阳风火牙痛、面肿。

【穴性文献辑录】

1.《针灸甲乙经》:热病,头痛身重。

2.《太平圣惠方》:热病,偏头痛引目外眦,身热烦满汗不出,齿痛,面皮赤痛。

3.《铜人腧穴针灸图经》:治热痛烦满汗不出,头偏痛,引目外眦赤,身热齿痛,面肤赤痛。

4.《针灸聚英》:偏头痛,头风目眩,惊痫。

5.《类经图翼》:主治头痛齿痛,偏头痛引目,热病汗不出。

6.《经穴解》:悬颅之肝病,头偏痛,引目外眦赤。悬颅之胃病:头痛,牙齿痛,面肤赤肿。悬颅之肺病:热病烦满,汗不出,身热,鼻渊浊下不止,传为衄蔑瞑目。

7.《针灸集锦》:清热散风。

8.《临床针灸学》(徐笨人):疏风通络,止痛消肿。

9.《针灸腧穴学》(杨甲三):清热,止痛。

10.《针灸腧穴手册》(杨子雨):通经气,化瘀血。

11.《针灸探微》(谢文志):清头散风,消肿止痛。

12.《中医针灸通释·经脉腧穴学》(康锁彬):清热散风,行气止痛。

13.《针灸腧穴疗法》(李平华):散风热,清头目。

14.《腧穴临床应用集萃》(马惠芳):疏通经络,清热散风。

15.《新编实用腧穴学》(王玉兴):清泄肝胆,消肿止痛。

16.《中国针灸经穴集成》:清热止痛,散风消肿。

17.《针灸辨证治疗学》(章逢润):清热散风,消肿止痛。

18.《石学敏针灸学》(石学敏):疏风活络,消肿止痛。

19.《传统实用针灸学》(范其云):通经气,化瘀血。

【古今应用辑要】

李一清等粗针泻法强刺激悬颅、颔厌治疗肝阳上亢、瘀血阻络、痰浊上扰等引起的偏头痛患者120例,临床疗效显著[李一清,胡微芳,袁洪平,等.泻悬颅、颔厌治疗偏头痛120例.长春中医学院学报,1990,6(4):45]。

【安全针刺法】平刺0.3~0.5寸,可灸。

悬　厘

【定位】在头部鬓发上,当头维与曲鬓弧形连线的上3/4与下1/4交点处。

【类属】属足少阳胆经。

【穴性】清热泻火,消肿止痛。

【主治病证】

肝胆火旺、少阳风火、肝阳上亢之偏头痛、耳鸣、齿痛、目外眦痛、面肿诸病症。

【常用配伍】

1. 配太阳、风池、外关,针刺泻法,清泻肝火、通络止痛,治疗肝火上炎之偏头痛。

2. 配太阳、风池、率谷、瞳子髎、头维、侠溪,针刺泻法,清泄少阳,治疗少阳风火偏头痛、目外眦痛。

3. 配外关、风池、颊车、下关、翳风,针刺泻法,清热泻火,治疗少阳风火之下齿痛、面肿。

4. 配翳风、听会、中渚、侠溪、丘墟,针刺泻法,泻肝火、通耳窍,治疗肝胆火旺之耳鸣。

5. 配攒竹、四白、合谷、瞳子髎,针刺泻法,清热除烦、消肿止痛,治疗内热炽盛之面目红肿、心烦。

【穴性文献辑录】

1.《针灸甲乙经》:热病头痛,引目外眦而急,烦满汗不出,引颔齿,面赤皮痛。又:热病偏头痛,引目外眦。

2.《备急千金要方》:主面皮赤痛。又:主癫疾互引,善惊羊鸣。再:主烦满汗不出,热病偏头痛引目外眦。

3.《外台秘要》:耳鸣善嚏。

4.《铜人腧穴针灸图经》:治热病汗不出,头偏痛,烦心不欲食,目锐眦赤痛。

5.《针灸大成》:主面皮赤肿,头偏痛,烦心不欲食,中焦客热,热病汗不出,目锐眦赤痛。

6.《类经图翼》:主治偏头痛,面肿,目锐眦痛,热病烦心,汗不出。

7.《经穴解》:所治之病,皆与前穴(悬颅)同。

8.《针灸集锦》:清热散风。

9.《针灸腧穴学》(杨甲三):清热散风,止痛。

10.《临床针灸学》(徐笨人):清热散风,疏经活络。

11.《针灸腧穴手册》(杨子雨):通经气,化瘀血。

12.《针灸探微》(谢文志):清头散风,通窍利气。

13.《中医针灸通释·经脉腧穴学》(康锁彬):清热散风,行气止痛。

14.《针灸腧穴疗法》(李平华):清头目,散风热。

15.《腧穴临床应用集萃》(马惠芳):疏经通络,清热散风。

16.《新编实用腧穴学》(王玉兴):清泄肝胆,利气止痛。

17.《中国针灸经穴集成》:清热止痛,散风消肿。

18.《针灸辨证治疗学》(章逢润):清热散风,利气止痛。

19.《石学敏针灸学》(石学敏):疏风活络,通窍利气。

20.《传统实用针灸学》(范其云):通经气,化瘀血。

【古今应用辑要】

1. 古代文献摘录

(1)《备急千金要方》:热病偏头痛,悬厘、鸠尾。癫疾互相,善惊,羊鸣:悬厘、束骨。

(2)《针灸资生经》:癫疾,悬厘、束骨。

2. 现代研究进展

徐玉梅电针悬厘、头维、颔厌为主治疗肝郁血虚、经脉痹阻引起的癔症性瘫痪患者 40 例,全部治愈［徐玉梅.电针治疗癔症性瘫痪 40 例.陕西中医,1994,15(11):17］。

【安全针刺法】平刺 0.3~0.5 寸,可灸。

曲　鬓

【定位】在头部,当耳前鬓角发际后缘的垂线与耳尖水平连线交点处。

【类属】属足少阳胆经。

【穴性】清肝泻火,清热消肿。

【主治病证】

风热上扰、肝火炽盛、肝阳上亢之偏头痛、目赤肿痛、颊颔肿、牙关紧闭诸病症。

【常用配伍】

1. 配率谷、太冲、风池、太阳,针刺泻法,平肝泻火、通络止痛,治疗肝火炽盛之偏头痛。

2. 配上关、颊车、人迎、合谷,针刺泻法,疏散风热、通络消肿,治疗风热颔颊肿。

3. 配合谷、下关、颊车、外关、风池,针刺泻法,疏散风热、消肿止痛,治疗风火齿痛。

4. 配下关、翳风、颊车、地仓、合谷,针刺平补平泻法,祛风通络,治疗风中经络之牙关紧闭。

5. 配太冲、太阳、睛明、行间、侠溪,针刺泻法,清泻肝胆,治疗肝胆火盛之目赤肿痛。

【穴性文献辑录】

1.《针灸甲乙经》:颈颔榰满,痛引牙齿,口噤不开,急痛不能言。

2.《黄帝明堂经》:主颈颔榰满,痛引牙齿,口噤不开,急痛不能言。

3.《备急千金要方》:主癫疾。又:暴暗不能言,口噤。齿龋。

4.《太平圣惠方》:颈项强急不得顾,引牙齿痛,口噤不能言。

5.《针灸大成》:主颔颊肿,引牙车不得开,急痛,口噤不能言,颈项不得回顾,脑两角痛为巅风,引目眇。

6.《经穴解》:曲鬓之肝病,颔颊肿,引牙车不得开,急痛,口噤不能言,颈项不得回顾,脑两角痛为癫风,引目眇。

7.《针灸集锦》:清热散风,通关开窍。

8.《针灸腧穴学》(杨甲三):清热,散风,活络,止痛。

9.《临床针灸学》(徐笨人):清头散风,通窍活络。

10.《针灸腧穴手册》(杨子雨):散风止痉,通经活络。

11.《针灸探微》(谢文志):通窍活络,熄风止痉。

12.《中医针灸通释·经脉腧穴学》(康锁彬):清热散风,活络止痛。

13.《针灸腧穴疗法》(李平华):熄风通络,清热消肿。

14.《腧穴临床应用集萃》(马惠芳):清热散风,活络通窍。

15.《新编实用腧穴学》(王玉兴):清胆泄热,息风止痉。

16.《中国针灸经穴集成》:止痛消肿,祛风开噤。

17.《针灸辨证治疗学》(章逢润):清热消肿,祛风止痉。

18.《石学敏针灸学》(石学敏):清热消肿,熄风止痉。

19.《传统实用针灸学》(范其云):散风止痉,通经活络。

【古今应用辑要】

1.《针灸甲乙经》:颈颔楮满,痛引牙齿,口噤不开,急痛不能言,曲鬓主之。

2.《备急千金要方》:曲鬓、冲阳主齿龋。支沟、天窗、扶突、曲鬓、灵道主暴喑不能言也。

3.《校注妇人良方》:头风,头痛连齿,时发时止,连年不已,宜白附子散及灸曲鬓穴,左痛灸右,右痛灸左。

【安全针刺法】平刺 0.5~0.8 寸,可灸。

浮　白

【定位】在头部,当耳后乳突的后上方,天冲与完骨弧形连线的中 1/3 与上 1/3 交点处。

【类属】属足少阳胆经。

【穴性】清泄胆热,疏风清热,理气通络。

【主治病证】

1. 少阳风热上扰、肝胆火旺之头痛、耳鸣、耳聋、目痛诸病症。

2. 痰气郁结之瘰疬、瘿病。

【常用配伍】

1. 配风池、外关、太阳、侠溪,针刺泻法,清泻肝胆,治疗肝胆火盛之偏头痛。

2. 配风池、太阳、率谷、悬颅,针刺泻法,疏风清热,治疗少阳风热头痛。

3. 配翳风、听会、中渚、侠溪、合谷,针刺泻法,疏风清热,治疗少阳风热耳鸣、耳聋。

4. 配章门、天井、足临泣、足三里,针刺平补平泻法,理气通络,治疗痰气郁滞之瘰疬。

5. 配风池、天突、大椎、风门、廉泉、肩井、合谷,针刺平补平泻法,理气化痰散结,治疗痰气郁结之瘿气。

【穴性文献辑录】

1.《黄帝明堂经》:主齿牙龋痛。足缓不收,痿不能行,不能言。

2.《备急千金要方》:主一切瘰病。瘿。又:主牙齿痛,不能言。足缓不收。

3.《外台秘要》:痿不能行,不能言,寒热,喉痹,咳逆痰沫,胸中满不得喘息,胸痛,耳聋嘈嘈无所闻,颈项痛肿不能言,及瘿气,肩背不能举,齿牙龋痛。

4.《铜人腧穴针灸图经》:治发寒热,喉痹,咳逆痰沫,胸中满不得喘息,耳鸣嘈嘈无所闻,颈项痛肿及瘿气,肩臂不举悉皆治之。

5.《针灸大成》:主足不能行,耳聋耳鸣,齿痛,胸满不得息,胸痛,颈项瘿,痛肿不能言。

6.《类经图翼》:主治咳逆,胸满,喉痹,耳聋,齿痛,项瘿,痰沫不得喘息,肩臂不举,足不能行。

7.《经穴解》:浮白之本病,耳聋耳鸣,嘈嘈无所闻,颈项瘿瘤痛肿,不能言,肩背不举,发寒热,喉痹。浮白之肺病:胸满不得息,胸痛,咳逆痰沫。

8.《针灸集锦》:清热散风。

9.《针灸腧穴学》(杨甲三):清头活络,理气散结。

10.《临床针灸学》(徐笨人):清头散风,理气止痛。

11.《针灸腧穴手册》(杨子雨):散风疏气。

12.《针灸探微》(谢文志):清头散风,疏肝利胆。

13.《中医针灸通释·经脉腧穴学》(康锁彬):清头活络,理气散结。

14.《针灸腧穴疗法》(李平华):祛风解表,理气通络。

15.《腧穴临床应用集萃》(马惠芳):清头散风,理气散结。

16.《新编实用腧穴学》(王玉兴):清泄胆热,理气散结。

17.《中国针灸经穴集成》:祛风解表,行瘀理气。

18.《针灸辨证治疗学》(章逢润):清利头目,散风通经。

19.《石学敏针灸学》(石学敏):疏肝利胆,散风通经。

20.《传统实用针灸学》(范其云):散风疏气。

【古今应用辑要】

《针灸甲乙经》:齿牙龋痛,浮白、完骨。

【安全针刺法】平刺0.3~0.5寸,可灸。

头窍阴

【定位】在头部,当耳后乳突的后上方,天冲与完骨弧形连线的中1/3与下1/3交点处。

【类属】属足少阳胆经。

【穴性】清泻肝胆,开窍聪耳。

【主治病证】

1. 肝胆火盛之耳聋、耳鸣、头痛、眩晕、口苦、胁痛诸病症。

2. 经络痹阻之颈项强痛。

【常用配伍】

1. 配期门、侠溪、肝俞、胆俞、阳陵泉、太冲,针刺泻法,清肝利胆,治疗肝胆火盛、枢机不利之口苦、胁痛。

2. 配翳风、听会、侠溪、太冲,针刺泻法,清泻肝胆,治肝胆风火耳鸣、耳聋。

3. 配风池、率谷、太阳、侠溪、三阳络,针刺泻法,清泄胆热,治疗少阳风热头痛、眩晕。

4. 配强间,针刺泻法,化痰祛瘀、通络止痛,治疗痰瘀互结之头痛如锥刺不可动。

5. 配大椎、天柱,针刺平补平泻法,舒筋活络,治疗经络痹阻之颈项强痛等。

【穴性文献辑录】

1.《针灸甲乙经》:头痛引颈。

2.《备急千金要方》:鼻管疽,发为疠鼻。主痈疽,头痛如锥刺,不可以动,动则烦心。

3.《针灸大成》:主四肢转筋,目痛,头项颔痛,引耳嘈嘈,耳鸣无所闻,舌本出血,骨劳,痈疽,发厉,手足烦热,汗不出,舌强,胁痛,咳逆,喉痹,口中恶苦。

4.《类经图翼》:主治四肢转筋,目痛,头项痛,耳鸣,痈疽发热,手足烦热汗不出,咳逆,喉痹,舌强,胁痛,口苦。

5.《经穴解》:窍阴之本病,目痛,头项颔痛,引耳嘈嘈无所闻,喉痹口苦,四肢转筋,手足烦热,汗不出。窍阴之心病:舌本出血,舌强,胁痛咳逆,痈疽发厉。

6.《针灸集锦》:清热散风。

7.《针灸腧穴学》(杨甲三):清头聪耳,泄热散结。

8.《临床针灸学》(徐笨人):理气解郁,通窍聪耳。

9.《针灸腧穴手册》(杨子雨):散风疏气。

10.《针灸探微》(谢文志):清头散风,通窍利咽。

11.《中医针灸通释·经脉腧穴学》(康锁彬):清头聪耳,泄热散结。

12.《针灸腧穴疗法》(李平华):清热祛风,通关开窍。

13.《腧穴临床应用集萃》(马惠芳):理气镇痛,开窍聪耳。

14.《中国针灸经穴集成》:清热散风,通关开窍。

15.《针灸辨证治疗学》(章逢润):清热散风,通关开窍。

16.《石学敏针灸学》(石学敏):清胆热,通耳窍,利咽喉。

17.《传统实用针灸学》(范其云):散风疏气。

【古今应用辑要】

《备急千金要方》:窍阴、强间,主头痛如锥刺,不可以动。又:脑空、窍阴主鼻管疽发为疠鼻。

【安全针刺法】平刺 0.3~0.5 寸,可灸。

完 骨

【定位】在头部,当耳后乳突的后下方凹陷处。

【类属】属足少阳胆经。

【穴性】清泻肝胆,通络止痛。

【主治病证】

风热上扰、肝阳上亢、肝胆火旺之头痛、眩晕、齿痛、口喎、颊肿、咽痛、颈项强痛诸病症。

【常用配伍】

1. 配风池、悬颅、率谷、太阳、太冲、太溪,针刺泻法,平肝潜阳,治疗肝阳上亢之头痛、眩晕、不寐。

2. 配外关、风池、下关、颊车、合谷、侠溪,针刺泻法,疏散少阳、消肿止痛,治疗少阳风火上扰之颊肿、咽喉肿痛。

3. 配太阳、风池、下关、翳风、颊车、地仓,针刺平补平泻法,祛风通络,治疗风中经络之口眼歪斜。

4. 配白环俞、小肠俞、膀胱俞,针刺泻法,清热利湿,治疗湿热下注之小便赤黄。

5. 配风池、大椎、巨髎、后溪、绝骨,针刺平补平泻法,舒筋通络止痛,治疗经络痹阻之颈项强痛。

【穴性文献辑录】

1.《针灸甲乙经》:主痎疟,小便黄赤。风头耳后痛,烦心及足不收履,口喎僻,头项摇瘛,牙车急,牙齿龋痛。项肿不可俯仰,颊肿引耳。

2.《黄帝明堂经》:主痎疟。小便黄赤。风头耳后痛,烦心及足不收失履,口眼喎斜,头项摇瘛,牙车急。癫疾僵仆,狂,疟,面有气。项肿不可俯仰,颊肿引耳,齿牙龋痛,喉痹。

3.《备急千金要方》:主头痛,寒热汗不出,恶寒。项强不可以顾。又:主头通气胕肿,主癫疾僵仆,狂,疟。

4.《太平圣惠方》:风眩,项痛,头强寒热。

5.《铜人腧穴针灸图经》:治头痛,烦心,癫疾,头面虚肿,齿龋,偏风口眼喎斜,颈项痛,不得回顾,小便赤黄,喉痹,颊肿。

6.《针灸大成》:主足痿失履不收。

7.《类经图翼》:头痛头风,耳鸣,齿龋,牙车急,口眼喎斜,喉痹,颊肿,癫疾,便赤,足痿不收。

8.《经穴解》:完骨之本病,足痿失履不收,牙车急,颊肿头面肿,颈项痛,头风耳后痛,喉痹。完骨之心病:烦心,小便赤黄,癫疾。完骨之胃病:齿龋,口眼喎斜。

9.《循经考穴编》:中风不遂,手足挛瘘。

10.《针灸集锦》:清热散风。

11.《针灸腧穴学》(杨甲三):祛风,清热,通经活络。

12.《临床针灸学》(徐笨人):散风泻热,疏经活络。

13.《针灸腧穴手册》(杨子雨):散风邪,通经络。

14.《针灸探微》(谢文志):疏风活络,清脑通窍。

15.《中医针灸通释·经脉腧穴学》(康锁彬):清热祛风,通经活络。

16.《针灸腧穴疗法》(李平华):熄风清热,通络止痛。

17.《腧穴临床应用集萃》(马惠芳):通经活络,祛风清热。

18.《中国针灸经穴集成》:祛风清热,止痛明目。

19.《针灸辨证治疗学》(章逢润):散风清热,活络止痛。

20.《石学敏针灸学》(石学敏):清脑通窍,散风泻热。

21.《传统实用针灸学》(范其云):散风邪,通经络。

【古今应用辑要】

1. 古代文献摘录

(1)《针灸甲乙经》:项肿不可俯仰,颊肿引耳,完骨主之。癫疾,僵仆,狂易,面有气,完骨及风池主之。又:喉痹,完骨、天容、气舍、天鼎、尺泽、合阳、商阳、阳溪、中渚、前谷、商丘、然谷、阳交。再:耳聋无所闻,肩贞、完骨。齿牙龋痛:浮白、完骨。

(2)《针灸资生经》:小便赤黄,完骨、小肠俞、白环俞、阳纲、膀胱俞。颈项痛:完骨、颔厌。

2. 现代研究进展

(1)周杰等针刺完骨、列缺为主穴治疗周围性面瘫患者 120 例,取得了较好临床疗效,其中风寒袭络配风池、翳风,邪热壅络配风池、翳风、合谷、外关[周杰,黄春元,王鹏琴,等.针刺完骨列缺穴为主治疗周围性面瘫 120 例.实用中医内科杂志,2008,22(2):62-63]。

(2)杨西永针刺完骨、神门、三阴交治疗心脾两虚型失眠,临床疗效较好[杨西永.完骨穴的临床应用举隅.针灸临床杂志,2001,17(2):55]。

【安全针刺法】斜刺 0.3~0.5 寸,可灸。

阳　白

【定位】在前额部,当瞳孔直上,眉上 1 寸。

【类属】属足少阳胆经。

【穴性】清肝明目,祛风通络。

【主治病证】

1. 风热上扰、肝阳上亢、肝胆火旺之头痛、目痛、目眩诸病症。

2. 风邪入中经络之口㖞、眼睑瞤动、上胞下垂、额肌麻痹诸症。

【常用配伍】

1. 配风池、头维、太阳、合谷,针刺泻法,疏风清热,治疗风热头痛。

2. 配太阳、合谷、少商、睛明、上星,针刺泻法,疏风清热,治疗风热目赤痛。

3. 配太阳、睛明、太冲、侠溪、行间,针刺泻法,清泻肝胆,治疗肝胆火盛目赤痛。

4. 配太阳、丝竹空、瞳子髎、风池,针刺泻法,疏风清热,治疗少阳风热之目外眦痛。

5. 配肝俞、肾俞、风池、睛明,针刺补法,滋阴养肝,治疗肝阴不足之目干涩痛。

6. 配鱼腰、睛明、太阳、丝竹空、承泣,针刺平补平泻法,祛风通络,治疗风邪入中之眼睑瞤动。

7. 配头维、丝竹空、攒竹、地仓、颊车、合谷,针刺平补平泻法,祛风通络,治疗风邪侵袭之口㖞、上胞下垂、额肌麻痹等。

【穴性文献辑录】

1.《针灸甲乙经》:头目瞳子痛,不可以视,挟项强急,不可以顾。

2.《备急千金要方》:目瞳子痛痒,远视晾晾,昏夜无所见。

3.《针灸大成》:主瞳子痒痛,目上视,远视晾晾,昏夜无见,目痛目眵,背膝寒慄,重衣不得温。

4.《类经图翼》:头痛,目昏多眵,背寒慄,重衣不得温。

5.《经穴解》:阳白之本病,瞳子痒痛,目上视,远视晾晾,昏夜无见,目痛目眵。阳白之肺病:背膝寒慄,重衣不得温。

6.《循经考穴编》:赤脉贯睛,胬肉攀珠,或赤肿,或冷眵,及风寒头痛。

7.《针灸集锦》:清热散风。

8.《针灸腧穴学》(杨甲三):清头明目,祛风泄热。

9.《临床针灸学》(徐笨人):祛风活络,清热明目。

10.《针灸腧穴手册》(杨子雨):散风祛邪,疏调经络。

11.《针灸探微》(谢文志):祛风泄火,益气明目。

12.《中医针灸通释·经脉腧穴学》(康锁彬):清头明目,祛风泻热。

13.《针灸腧穴疗法》(李平华):祛风泻火,清肝明目。

14.《腧穴临床应用集萃》(马惠芳):清头明目,祛风泄热。

15.《新编实用腧穴学》(王玉兴):清肝明目,疏风泄热。

16.《中国针灸经穴集成》:祛风泻火,利胆明目。

17.《新编简明针灸学》(闫乐法):祛风清热,益气明目。

18.《针灸辨证治疗学》(章逢润):祛风散火,益气明目。

19.《石学敏针灸学》(石学敏):祛风清热,益气明目。

20.《传统实用针灸学》(范其云):祛风,明目。

【古今应用辑要】

1. 古代文献摘录

(1)《针灸甲乙经》:头目瞳子痛,不可以视,挟项强急不可以顾,阳白主之。

(2)《针灸临床经验辑要》:电光性眼炎,阳白、印堂、瞳子髎、四白、合谷。

2. 现代研究进展

陈勤针刺阳白、风池等穴配合面部闪罐治疗风寒面瘫患者 120 例,总有效率 93.3% [陈勤.针刺加闪罐治疗面神经麻痹 120 例.陕西中医,2006,27(11):1414-1415]。

【安全针刺法】平刺 0.3~0.5 寸,可灸。

头临泣

【定位】在头部,当瞳孔直上入前发际 0.5 寸,神庭与头维连线的中点处。

【类属】属足少阳胆经。

【穴性】清泻肝胆,疏风清热,息风开窍。

【主治病证】

1. 风热上扰、肝胆火旺之头痛、目眩、流泪、目赤痛、目翳、耳鸣、耳聋、鼻塞、鼻渊诸病症。

2. 肝风内动之中风不省人事、小儿惊风、癫痫诸病症。

【常用配伍】

1. 本穴清泻肝胆。配太冲、太阳、侠溪、睛明、瞳子髎,针刺泻法,治疗肝胆风火之目赤痛;配翳风、听会、中渚、侠溪、丘墟、太冲,针刺泻法,治疗肝胆火盛之耳鸣、耳聋;配太冲、风池、印堂、上星、迎香,针刺泻法,治疗肝胆火盛之鼻塞、鼻渊。

2. 本穴疏风清热。配太阳、风池、率谷、头维、合谷,针刺泻法,治疗风热头痛、发热;配睛明、攒竹、阳白、太冲,针刺泻法,治疗迎风流热泪;配攒竹、睛明、瞳子髎、合谷、风池,针刺泻法,治疗风热目翳。

3. 配百会、水沟、十宣、内关,针刺泻法,平肝息风、开窍启闭,治疗中风不省人事。

4. 配前顶、印堂、神门、涌泉,针刺泻法,镇惊安神、开窍息风,治疗小儿惊风。

5. 配肝俞、头维、丝竹空、攒竹,针刺平补平泻法,疏风散热、扶正祛邪,治疗风邪入中之口眼歪斜、前额肌麻痹。

【穴性文献辑录】

1.《针灸甲乙经》:颊清(外台作青)不得视,口沫泣出,两目眉头痛。小儿惊痫反视。

2.《黄帝明堂经》:主颊清不得视,口沫泣出,两目眉头痛。小儿惊痫反视。

3.《太平圣惠方》:卒不识人,风眩鼻塞。

4.《铜人腧穴针灸图经》:治卒中风不识人,目眩鼻塞,目生白翳,多泪。

5.《针灸大成》:疟,日西而发。身痹洒淅振寒。

6.《类经图翼》:主治鼻塞,目眩生翳,眵䁾冷泪,眼目诸疾,惊痫反视,卒暴中风不识人,胁下痛,疟疾日西发。

7.《经穴解》:临泣之本经病,目眩,目生白翳,目泪,大风自目外眦痛,卒中风不识人,惊痫反视,枕骨合颅痛。临泣之肺病:恶寒鼻塞。

8.《针灸集锦》:清热散风。

9.《针灸腧穴学》(杨甲三):泄热清头,醒神宽胸。

10.《临床针灸学》(徐笨人):疏肝利胆,安神定志。

11.《针灸腧穴手册》(杨子雨):散风,通经活络。

12.《针灸探微》(谢文志):清头明目,安神定志。

13.《中医针灸通释·经脉腧穴学》(康锁彬):泄热清脑,醒神宽胸。

14.《针灸腧穴疗法》(李平华):疏风泻热,清头明目。

15.《腧穴临床应用集萃》(马惠芳):清头明目,安神定志。

16.《新编实用腧穴学》(王玉兴):清泄胆热,醒神宽胸,宣通鼻窍。

17.《中国针灸经穴集成》:泻热祛风,清脑明目。

18.《针灸辨证治疗学》(章逢润):清脑明目,宣通鼻窍。

19.《石学敏针灸学》(石学敏):清脑明目,宣通鼻窍。

20.《传统实用针灸学》(范其云):散风,通经活络。

【古今应用辑要】

1.《通玄指要赋》:眵䁾冷泪临泣尤难。

2.《神应经》:白翳,临泣,肝俞。

3.《拦江赋》:眼目之症诸疾苦,更须临泣用针担。

4.《针灸大成》:白翳,临泣、肝俞。又:风眩,临泣、阳谷、腕骨、申脉。

5.《百症赋》:泪出刺临泣,头维之处。

6.《杂病穴法歌》:耳聋,临泣、金门、合谷。

【安全针刺法】平刺0.3~0.5寸,可灸。

脑 空

【定位】在头部,当枕外隆凸的上缘外侧,头正中线旁开2.25寸,平脑户。

【类属】属足少阳胆经。

【穴性】清肝泻火,镇惊醒神,通络止痛。

【主治病证】

1. 肝胆火旺、肝阳上亢之头痛、眩晕、目眩、目赤肿痛、鼻渊、耳鸣、耳聋诸病症。

2. 痰火扰神之癫狂痫、惊悸诸病症。

3. 风寒阻络之颈项强痛。

【常用配伍】

1. 配风池、行间、睛明、太冲、侠溪、迎香、上星、翳风、听会,针刺泻法,清肝泻火,治疗肝胆火旺之目眩、目赤肿痛、鼻渊、耳鸣耳聋等。

2. 配风池、悬颅、太冲、侠溪、太溪,针刺泻法,平肝潜阳,治疗肝阳上亢之头痛、眩晕。

3. 配神门、肺俞、尺泽、丰隆、灵道,针刺泻法,清热化痰,治疗痰火惊悸。

4. 配脑户、风池、昆仑、支沟、大椎、肩外俞、后溪,针刺平补平泻法,祛风活络、散寒止痛,治疗风寒阻络之后头痛、颈项强痛。

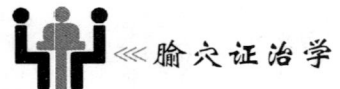

【穴性文献辑录】

1.《针灸甲乙经》：头痛身热，引两颔急(一作痛)。脑风目瞑，头痛风眩，目痛。癫疾大瘦。鼻管疽，发为疠。

2.《备急千金要方》：主头重痛。又：主鼻管疽发为疠鼻。再：主癫疾大瘦，头痛。

3.《太平圣惠方》：主头风目瞑，癫狂病，身寒热引项强急，鼻衄不止，耳鸣聋。

4.《铜人腧穴针灸图经》：治脑风头痛不可忍，目瞑，心悸，发即为癫风，引目眇，劳疾羸瘦，体热，颈项强不得回顾。

5.《扁鹊心书》：治偏头痛，眼欲失明。

6.《类经图翼》：治头痛不可忍，项强不得顾，目瞑鼻衄，耳聋。

7.《经穴解》：脑空之本病，颈项强不得回顾，头重痛不可忍，目瞑心悸，发即为癫疯，引目眇，鼻痛。脑空之肺病：劳疾羸瘦，体热。

8.《医宗金鉴》：主治偏正头疼，目眩。

9.《针灸集锦》(修订本)(郑魁山)：清热散风。

10.《针灸腧穴学》(杨甲三)：祛风，清热，醒神，活络。

11.《临床针灸学》(徐笨人)：调理气血，聪耳明目。

12.《针灸腧穴手册》(杨子雨)：散风解表，清脑通窍。

13.《针灸探微》(谢文志)：清头清目，调理气血。

14.《中医针灸通释·经脉腧穴学》(康锁彬)：清热醒神，祛风活络。

15.《针灸腧穴疗法》(李平华)：熄风，开窍。

16.《腧穴临床应用集萃》(马惠芳)：醒脑通窍，活络散风。

17.《新编实用腧穴学》(王玉兴)：清胆泻火，疏风通窍。

18.《中医针灸经穴集成》(刘冠军)：祛风，开窍。

19.《针灸辨证治疗学》(章逢润)：清脑通窍，疏风止痛。

20.《石学敏针灸学》(石学敏)：疏风泻火，清脑通窍。

21.《传统实用针灸学》(范其云)：散风解表，清脑通窍。

【古今应用辑要】

1.《备急千金要方》：鼻管疽发为疠鼻，脑空、窍阴。又：头重痛，脑空、通天、脑户。

2.《圣济总录》：热病，脑空、上星、囟会、前顶、百会、后顶、承光、通天、络却、玉枕、临泣、目窗、正营、承灵。

3.《针灸资生经》：耳鸣聋，脑空、耳门、翳风。又：目眩，脑空、承浆、前顶、天柱、目窗。

4.《经穴解》：中风邪之甚者，故取此穴治之。

5.《针灸治疗实验集》：头项强痛不能转侧，脑空、风池、风府、脑户。

【安全针刺法】平刺0.3~0.5寸，可灸。

阳 辅

【定位】在小腿外侧，当外踝尖上4寸，腓骨前缘稍前方。

【类属】属足少阳胆经，为该经经穴。

【穴性】清肝泻胆，舒筋通络。

【主治病证】

1. 肝胆火盛、胆经郁热之偏头痛、目外眦痛、腋下肿、瘰疬、胸胁痛、喉痹、疟疾诸病症。

2. 经脉痹阻之下肢外侧痛、膝下浮肿、外踝疼痛、筋脉拘挛、半身不遂诸症。

【常用配伍】

1. 配风池、率谷、太阳、悬颅，针刺泻法，清泻胆火、通络止痛，治疗胆火上攻之偏头痛。

2. 配太阳、瞳子髎、行间、侠溪,针刺泻法,清肝泻胆,治疗肝胆火盛之目外眦痛。

3. 配肝俞、期门、日月、支沟、侠溪,针刺泻法或平补平泻法,疏肝理气、解郁止痛,治疗肝郁气滞之胸胁痛。

4. 配丘墟、足临泣,针刺泻法,疏肝利胆、清热泻火,治疗胆经湿热之腋下肿。

5. 配环跳、风市、阳陵泉、足三里、委中、悬钟,针刺平补平泻法,疏筋活络,治疗经脉痹阻之下肢外侧痛、半身不遂等。

6. 配阳交、悬钟、行间,针刺平补平泻法,通经活络,治疗经气不利之两足麻木。

7. 配大椎、曲池,针刺泻法,疏调少阳、截疟退热,治疗邪伏募原之疟疾。

【穴性文献辑录】

1.《素问》:同阴之脉令人腰痛,痛如小锤居其中,怫然肿,刺同阴之脉,在外踝上绝骨之端。

2.《神农本草经》:治膝酸痛,偏风不随。

3.《黄帝明堂经》:主寒热,酸痛,四肢不举,腋下肿,马刀瘘,喉痹,髀膝胫骨摇酸,痹不仁。腰痛如小锤居其中,怫然肿痛,不可以咳,咳则筋缩急,诸节痛,上下无常处。

4.《备急千金要方》:胸胁痛。

5.《千金翼方》:痔漏。

6.《经穴解》:阳辅之本病,腰溶溶如坐水中,膝下浮肿,筋挛,百节疼痛,实无所知,诸节尽痛无常处,喉痹,腋下肿瘘,马刀挟瘿,膝胻痠痛,风痹不仁,厥逆善太息。心胁痛,面尘头角颔痛,目锐眦痛,缺盆中肿痛,胸中胁胁、髀膝外至绝骨外踝前痛,善洁面青,汗出振寒疟。

7.《医宗金鉴》:主治膝痹痠疼,腰间寒冷,肤肿筋挛,百节痠疼,痿痹,偏风不遂等证。

8.《针灸集锦》(修订本)(郑魁山):清肝胆热,舒经活络。

9.《针灸腧穴学》(杨甲三):清肝胆,通经络。

10.《临床针灸学》(徐笨人):强筋通络,清热散风。

11.《针灸腧穴手册》(杨子雨):清热利胆,除湿通经。

12.《针灸探微》(谢文志):通经活络,清热散风。

13.《中医针灸通释·经脉腧穴学》(康锁彬):清肝利胆,通经活络。

14.《针灸腧穴疗法》(李平华):清泻肝胆,解郁行气。

15.《腧穴临床应用集萃》(马惠芳):清热散风,舒筋活络。

16.《新编实用腧穴学》(王玉兴):舒筋活络,理气止痛。

17.《中医针灸经穴集成》(刘冠军):清肝利胆,行气开郁。

18.《针灸辨证治疗学》(章逢润):疏肝活络,通经止痛。

19.《石学敏针灸学》(石学敏):疏肝调气,通经活络。

20.《传统实用针灸学》(范其云):清热利胆,除湿通经。

【古今应用辑要】

1.《备急千金要方》:阳辅、阳交、阳陵泉,主髀枢膝骨痹不仁。又:腋下肿马刀瘘,阳辅、侠溪、太冲。

2.《针灸资生经》:喉痹,阳辅、阴交、厉兑、下廉、然谷、经渠、完骨、膈俞、缺盆、气舍、云门、阳溪、合谷、温溜、中府、浮白。又:配阳关治风痹不仁。

3.《神应经》:膝股肿,阳辅、委中、三里、解溪、承山。又:中风半身不遂,阳辅、曲池、阳溪、合谷、中渚、三里、昆仑。再:腰痛,阳辅、肩井、环跳、阴市、三里、委中、承山、昆仑、腰俞、肾俞。

4.《针灸大成》:腋下肿,阳辅、丘墟、足临泣。腋肿,马刀疡:阳辅、太冲。逆厥:阳辅、临泣、章门,如脉绝灸间使或针复溜。又:配阳交、绝骨、行间等治两足麻木。

5.《针灸逢源》:胸胁痛,阳辅、支沟、天井、大陵、期门、三里、章门、丘墟、行间。

6.《针灸便用》:腿足麻木,阳辅、阳交、绝骨、行间。

7.《增订中国针灸治疗学》:髀痛胫酸,阳辅、阳陵泉、绝骨、中封、临泣、足三里。又:足挛,阳辅、肾俞、阳

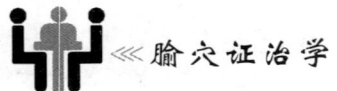

陵、绝骨。

8.《十四经要穴主治歌》:阳辅主治膝酸痛,腰间溶溶如水浸,肤肿筋挛诸痿痹,偏风不遂灸功深。

【安全针刺法】直刺0.5~0.7寸,可灸。

足临泣

【定位】仰卧,在足背外侧,当第四趾本节的后方,小趾伸肌腱的外侧凹陷处。

【类属】属足少阳胆经。为该经输穴;八脉交会穴之一,通于带脉。

【穴性】清肝泻肝,疏肝理气,通络止痛。

【主治病证】

1. 肝胆热盛、肝火上炎、肝气郁结之偏正头痛、目眩、目涩、目赤肿痛、胁痛、乳胀、乳痈、月经不调、瘰疬诸病症。

2. 经脉痹阻之肢体不用、痹痛麻木、足跗肿痛、足趾挛痛诸症。

【常见配伍】

1. 配百会、太冲、悬颅、颔厌、太溪、中渚、风池,针刺泻法,平肝潜阳,治疗肝阳上亢偏正头痛、眩晕。

2. 配太冲、合谷、太阳、瞳子髎、外关,针刺泻法,清泻肝火,治疗肝胆火盛之赤眼、目外眦痛。

3. 配颊车、合谷,针刺泻法,泻火止痛,治疗胆火牙痛、面肿。

4. 配乳根、肩井、期门、行间,针刺泻法,疏泄肝胆郁热、消肿止痛,治疗肝胆郁热壅滞之乳痈。

5. 配肝俞、中庭、侠溪、期门,针刺平补平泻法,疏肝利胆、调理气机,治疗肝郁气滞之胁痛。

6. 配章门、天井、阳陵泉、内关,针刺平补平泻法,疏肝解郁,治疗肝郁气滞之瘰疬。

7. 配环跳、风市、伏兔、阳陵泉、足三里,针刺平补平泻法,舒筋活络、调和气血,治疗下肢中风偏瘫、痹痛麻木。

8. 配昆仑、丘墟、解溪、太冲、悬钟,针刺平补平泻法,调和气血、祛瘀止痛,治疗足跗肿痛、足趾挛痛等。

【穴性文献辑录】

1.《灵枢》:苦癫,遗尿,难言,胁下有邪气,善吐。

2.《备急千金要方》:小儿惊痫反视。

3.《针灸大成》:八脉图并治症穴,手足中风不举,痛麻发热拘挛,头风痛肿项腮连,眼肿赤痛头旋,齿痛耳聋咽肿,浮风瘙痒筋牵,腿疼胁胀肢偏,临泣针时有验。

4.《类经图翼》:主治胸满气喘,目眩心痛,缺盆中及腋下马刀疡,痹痛无常。

5.《经穴解》:临泣之本病,胸中痛,缺盆中及腋下马刀疡瘘,善啮颊,天牖穴中满,淫泺胻痠,目眩,枕骨合颅痛,洒淅振寒,心痛,周痹痛无常处,瘰疬日发,妇人月事不利,季胁支满,乳痈。临泣之肺病:厥逆气喘,不能行。

6.《医宗金鉴》:中风手足举动难,麻痛发热,筋拘挛,头风肿痛连腮项,眼赤而疼合头眩。

7.《针灸集锦》(修订本)(郑魁山):清肝胆热,舒经止痛。

8.《针灸腧穴学》(杨甲三):清头目,利胸胁,理气散结。

9.《临床针灸学》(徐笨人):泻火熄风,明目聪耳。

10.《针灸心悟》(孙震寰):清火熄风,疏肝胆气。

11.《针灸腧穴手册》(杨子雨):清热消肿,通经止痛。

12.《针灸探微》(谢文志):清热熄风,疏肝利胆。

13.《中医针灸通释·经脉腧穴学》(康锁彬):清头明目,通利胸胁,理气散结。

14.《针灸腧穴疗法》(李平华):疏肝利胆,清头明目,通经活络。

15.《腧穴临床应用集萃》(马惠芳):舒肝解郁,熄风泄火。

16.《新编实用腧穴学》(王玉兴):疏泄肝胆,清利头目,通经活络。

17.《中医针灸经穴集成》(刘冠军):舒肝利胆,聪耳明目。

18.《腧穴学讲义》(于致顺):疏泄肝胆,通调带脉。

19.《针灸辨证治疗学》(章逢润):疏肝郁,利胸胁,清头目,通经络。

20.《石学敏针灸学》(石学敏):疏肝熄风,清火化痰,明目益聪。

21.《珍珠囊穴性赋》(张秀玉):足临泣理气散结而却偏头痛。

22.《传统实用针灸学》(范其云):疏泄肝胆,通调带脉。

【古今应用辑要】

1. 古代文献摘录

(1)《针灸甲乙经》:厥,四逆,喘,气满,风身汗出而清,髋髀中痛,不可得行,足外皮痛,临泣主之。疟日西发,临泣主之。胸中满,腋下肿,马刀瘘,善自啮舌颊,天牖中肿,淫泺胫瘘,头眩,枕骨颔腮肿,目涩,身痹,洒淅振寒,季胁支满,寒热,胁腰腹膝外廉痛,临泣主之。大风目外眦痛,身热痱,缺盆中痛,临泣主之。月水不利,见血而有身则败及乳肿,临泣主之。

(2)《针灸资生经》:配膈俞治心痛周痹。

(3)《神应经》:月事不利,足临泣、三阴交、中极。又:乳痈,足临泣、下廉、三里、侠溪、委中、少泽。再:喘逆,足临泣、神门、阴陵、昆仑。

(4)《针灸大全》:足跗肿痛,临泣、行间、申脉。

(5)《玉龙赋》:配内庭治小腹胀。

(6)《针灸大成》:配三阴交,中极治月事不利。

(7)《玉龙歌》:两足有水临泣泻。

(8)《针灸学简编》:头痛目眩,足临泣、风池、百会、合谷。

(9)《针灸学手册》:季胁部疼痛,足临泣、期门、章门、外关、支沟、蠡沟、太冲、阳辅。

(10)《新针灸手册》:耳聋,足临泣、耳门、听宫、翳风、中渚、外关。又:耳鸣,足临泣、肝俞、肾俞、听宫。

(11)《常见疾病针灸治疗便览》:偏头痛,足临泣、风池、头维、丝竹空、中渚。

(12)《中国针灸学概要》:瘰疬生于腋下,足临泣、丘墟。

2. 现代研究进展

陈庆美等采用巨刺法针刺健侧足临泣、患侧太阳穴为主治疗偏头痛患者40例,其中肝阳上亢加太冲、行间,瘀血阻滞加点刺阿是穴,痰浊阻滞加中脘、丰隆,肾气亏虚加太溪、关元、气海,气血亏虚加足三里、血海、三阴交等穴,痊愈18例,显效17例,有效5例,无效0例[陈庆美,陈圣堂.针刺足临泣、太阳穴为主治疗偏头痛40例.湖北中医学院学报,2009,11(1):56]。

【刺灸法】直刺0.5~0.8寸,可灸。

地五会

【定位】在足背外侧,当足四趾本节(第四跖趾关节)的后方,第四、五跖骨之间,小趾伸肌腱内侧缘。

【类属】属足少阳胆经。

【穴性】清泻肝胆,理气止痛,活血通络。

【主治病证】

1. 少阳风热、肝胆火热之头痛、目赤、耳鸣、耳聋诸病症。

2. 肝气郁结、气滞血瘀之胸满、胁痛、乳胀、乳痈诸病症。

3. 经脉痹阻之足跗肿痛诸症。

【常用配伍】

1. 配太阳、风池、悬颅、太冲、颔厌,针刺泻法,疏散少阳风热,治疗少阳风热头痛。

2. 配太冲、太阳、睛明、侠溪、行间,针刺泻法,清泻肝胆实火,治肝胆火盛之目赤肿痛。

3. 配翳风、听会、丘墟、太冲、中渚,针刺泻法,清肝泻胆、通利耳窍,治疗胆火上攻之耳鸣耳聋。

4. 配肝俞、期门、侠溪、中庭,针刺平补平泻法,疏肝理气止痛,治疗肝郁之胸满胁痛。

5. 配膻中、期门、行间、乳根、肩井、足临泣,针刺平补平泻法,理气血、通乳络、消痈肿,治疗气郁乳痈。

6. 配阳辅、足临泣、丘墟,针刺泻法,清热泻火、理气活血、消肿止痛,治疗热毒内盛之腋下肿痛。

7. 配昆仑,针刺平补平泻法,舒利关节,治疗经脉痹阻之足跗肿痛、足趾痛。

【穴性文献辑录】

1. 《针灸甲乙经》:内伤唾血不止,外无膏泽。

2. 《外台秘要》:乳肿。

3. 《铜人腧穴针灸图经》:治内伤唾血,足外皮肤不泽,乳肿。

4. 《针灸大成》:主腋痛,内损唾血,足外无膏泽,乳痈。

5. 《类经图翼》:治蹠痛,内损吐血,足外无膏泽,乳痈。

6. 《经穴解》:地五会之本病,腋痛,足外无膏泽。地五会之胃病:乳痈。地五会之肺病:内损脱血。

7. 《针灸集锦》(修订本)(郑魁山):清肝胆热。

8. 《针灸腧穴学》(杨甲三):清肝胆,疏筋络。

9. 《临床针灸学》(徐笨人):通经活络,清泻胆热。

10. 《针灸腧穴手册》(杨子雨):清热消肿,通经止痛。

11. 《针灸探微》(谢文志):清泄肝胆,化湿消肿。

12. 《中医针灸通释·经脉腧穴学》(康锁彬):清肝利胆,舒筋活络。

13. 《针灸腧穴疗法》(李平华):清泻肝胆,活血通络,消肿止痛。

14. 《腧穴临床应用集萃》(马惠芳):舒肝利胆,通经活络。

15. 《新编实用腧穴学》(王玉兴):疏泄肝胆,清利头目,通经活络。

16. 《中医针灸经穴集成》(刘冠军):舒筋利节,消肿止痛。

17. 《针灸辨证治疗学》(章逢润):清肝胆,疏筋络。

18. 《石学敏针灸学》(石学敏):清肝泄胆,明目聪耳,化湿消肿。

19. 《传统实用针灸学》(范其云):清热消肿,通经止痛。

【古今应用辑要】

1. 古代文献摘录

(1) 《针灸甲乙经》:内伤唾血不足,外无膏泽,刺地五会。

(2) 《备急千金要方》:地五会、阳辅、申脉、委阳、天池、临泣,主腋下肿。

(3) 《标幽赋》:眼痒眼疼,泻光明与五会。

(4) 《席弘赋》:耳内蝉鸣腰欲折,膝下明存三里穴,若能补泻五会间,且莫向人容易说。

(5) 《长桑君长桑君天星秘诀歌》:耳鸣腰痛先五会,次针耳门三里内。

(6) 《古今医统大全》:耳内蝉鸣腰欲折,地五会、三里。

(7) 《增订中国针灸治疗学》:眼暴赤肿痛,地五会、睛明、合谷、太阳、上星、光明。又:眼痒疼,地五会、光明。

2. 现代研究进展

吴杨等针刺加脉冲电治疗神经性耳鸣患者 60 例,其中肝胆火旺配地五会、太冲,临床疗效较好[吴杨,彭玲,王汉春.针刺加脉冲电治疗神经性耳鸣的临床观察.中国康复,2008,23(2):87]。

【刺灸法】直刺 0.3~0.8 寸,可灸。

侠 溪

【定位】在足背外侧,当第四、五趾间蹼缘后方赤白肉际处。

【类属】属足少阳胆经,为该经荥穴。

【穴性】清肝泻胆,疏肝理气,通络止痛。

【主治病证】

1. 肝胆热盛、肝火上炎之头痛、眩晕、耳鸣、耳聋、目赤肿痛、颊肿诸病症。

2. 肝气郁结之胸胁痛、乳痈、腋下肿诸病症。

3. 局部经脉痹阻之足跗肿痛诸症。

【常用配伍】

1. 本穴清泻肝胆实火、疏散少阳风热、清头目、利官窍、消肿止痛。配风池、头维、悬颅、太冲、印堂、行间,针刺泻法,治疗肝胆火盛之头痛、眩晕;配翳风、听会、外关、中渚、太冲、丘墟,针刺泻法,治疗肝胆火盛之耳鸣、耳聋;配太冲、睛明、行间、太阳,针刺泻法,治疗肝火上炎之目赤肿痛;配颊车、风池、合谷、外关、翳风,针刺泻法,治疗少阳风热颊肿。

2. 配支沟、肝俞、章门、期门、中庭、三阳络,针刺平补平泻法,疏肝理气、散瘀消痈,治疗肝郁胸胁满痛、乳痈初起等。

3. 配阳辅、太阳,针刺平补平泻法,理气散结、消肿止痛,治疗肝郁之腋下肿、马刀瘰。

4. 配行间、神门、足窍阴、胆俞,针刺平补平泻法,定惊安神,治疗胆虚惊悸。

5. 配太冲、足临泣、八风,针刺平补平泻法,祛风湿、利关节、通经络、止痹痛,治疗经脉痹阻之膝股痛、足跟肿痛。

【穴性文献辑录】

1.《素问》:足少阳之疟,令人身体解㑊,寒不甚,热不甚,恶见人,见人心惕惕然,热多汗出甚。

2.《针灸甲乙经》:膝外廉痛,热病汗不出,目外眦赤痛,头眩,两颔痛寒逆泣出,耳鸣聋,多汗目痒,胸中痛不可反侧,痛无常处,胸胁榰满,寒如风吹状,狂疾。

3.《备急千金要方》:主乳痈肿溃,主小腹坚痛,月水不通。

4.《铜人腧穴针灸图经》:治胸胁榰满,寒热汗不出,目外眦赤目眩,颊颔肿耳聋,胸中痛不可转侧,痛无常处。

5.《针灸大成》:主胸胁支满,寒热伤寒,热汗不出,目外眦赤,目眩,颊颔肿耳聋,胸痛,颔肿,口噤等症。

6.《经穴解》:侠溪之本病,胸中痛不可转侧,痛无常处,耳聋,目外眦赤,目眩,颊颔肿,胸胁支满,寒热,伤寒之热病汗不出。

7.《针灸集锦》(修订本)(郑魁山):清肝胆热,舒经活络。

8.《针灸腧穴学》(杨甲三):利胸胁,祛湿热,通经络。

9.《临床针灸学》(徐笨人):祛风清热,通窍安神。

10.《针灸腧穴手册》(杨子雨):泄热,启闭,开窍。

11.《针灸探微》(谢文志):清热熄风,疏经活络。

12.《中医针灸通释·经脉腧穴学》(康锁彬):通利胸胁,清热祛湿,通经活络。

13.《针灸腧穴疗法》(李平华):清泻肝胆,消肿止痛。

14.《腧穴临床应用集萃》(马惠芳):清热熄风,消肿止痛。

15.《新编实用腧穴学》(王玉兴):疏利胸胁,清热息风,消肿止痛。

16.《中医针灸经穴集成》(刘冠军):清头明目,消肿止痛。

17.《新编简明针灸学》(闫乐法):清热熄风,消肿止痛。

18.《腧穴学讲义》(于致顺):清热熄风止痛。

19.《针灸辨证治疗学》(章逢润):清头目,利胸胁,清肿痛。

20.《石学敏针灸学》(石学敏):清热熄风,消肿止痛。

21.《传统实用针灸学》(范其云):泄热,启闭,开窍。

22.《十四经要穴主治歌》:侠溪主治胸胁满,伤寒热病汗难出,兼治目赤耳聋痛,颔肿口噤疾堪除。

【古今应用辑要】

1. 古代文献摘录

(1)《针灸甲乙经》:膝外廉痛,热病汗不出,目外眦赤痛,头眩,两颔痛,寒逆泣出,耳鸣聋,多汗,目痒,胸中痛,不可反侧,痛无常处,侠溪主之。胸胁支满,寒如风吹状,侠溪主之。又:狂疾,侠溪、液门、丘墟、光明。

(2)《备急千金要方》:侠溪、阳关,主膝外廉痛。侠溪、阳辅、太冲,主腋下肿,马刀瘘。

(3)《针灸资生经》:侠溪、阳辅、太冲主腋下肿,马刀瘘。

(4)《百症赋》:阳谷、侠溪颌肿口噤并治。

(5)《针灸逢源》:头旋,侠溪、百会、络却、目窗、风池、丰隆、解溪、申脉、至阴。

(6)《针灸学概要》:目赤痛,侠溪、太阳、少商、商阳、行间、上星、合谷。

(7)《增订中国针灸治疗学》:颔痛、引耳嘈嘈、耳鸣无所闻:侠溪、腕骨、阳谷、肩贞、窍阴。又:正头痛,侠溪、上星、神庭、前顶、百会、合谷、丰隆、昆仑。再:善恐,心惕惕:侠溪、然谷、内关、阴陵泉、行间。

2. 现代研究进展

庄子齐等治疗组针刺 L_4-S_1 夹脊穴、侠溪、外丘、委中等特定穴治疗血瘀型腰椎间盘突出症患者 30 例,对照组常规针刺治疗 30 例,结果治疗组与对照组均可改善 IL-6 及血液流变学[庄子齐,江钢辉.电针对血瘀型腰椎间盘突出症及血液流变学 IL-6 的影响.辽宁中医杂志,2005,32(10):989-990]。

【刺灸法】直刺 0.3~0.5 寸,可灸。

足窍阴

【定位】仰卧,在足第四趾末节外侧,距趾甲角 0.1 寸。

【类属】属足少阳胆经,为该经井穴。

【穴性】清泻胆火,通络止痛。

【主治病证】

1. 胆火上炎、胆经郁热之头痛、目眩、目赤肿痛、耳聋、耳鸣、咽喉肿痛、失眠、多梦、热病诸病症。

2. 经脉痹阻之胸胁痛、足跗肿痛、四肢转筋、手足热诸症。

【常用配伍】

1. 配风池、悬颅、太阳、侠溪,针刺泻法,清泄少阳,治疗少阳头痛。

2. 配睛明、瞳子髎、太阳、太冲,针刺泻法,清肝明目,治疗肝胆火盛之目赤肿痛。

3. 配翳风、听会、中渚、侠溪,针刺泻法,清热泻火,通络聪耳,治疗肝胆风火之耳鸣、耳聋。

4. 配翳风、颊车、合谷、少商,针刺泻法,少商点刺出血,清热利咽,治疗风热喉痹。

5. 配风池、郄门、神门、行间,针刺泻法,清胆宁神,治疗胆火上扰之多梦、失眠等。

6. 配期门、中庭、侠溪,针刺泻法,理气活血,治疗气滞胁痛。

【穴性文献辑录】

1.《素问》:邪客于足少阳之络,令人胁痛不得息,咳而汗出。

2.《针灸甲乙经》:手足清,烦热汗不出,手肢转筋,头痛如锥刺之,循热不可以动,动益烦心,喉痹,舌卷干,臂内廉不可及头,耳聋鸣,管疽发病。

3.《备急千金要方》:主胁痛咳逆,四肢转筋。

4.《铜人腧穴针灸图经》:治痈疽,头痛心烦,喉痹舌强口干。

5.《丹溪心法》:妇人月经不调。

6.《医学纲目》:胆寒不得卧。

7.《针灸大成》:主胁痛,咳逆不得息,手足烦热,汗不出,转筋,痈疽,头痛,心烦,喉痹,舌强口干,肘不可举,卒聋,魇梦,目痛,小眦痛。

8.《经穴解》:窍阴之本病,胁痛,咳逆不得息,转筋,肘不得举,卒聋,目痛小眦痛,头痛心烦,手足烦热,汗不出,魇梦。窍阴之肺病:喉痹舌强,口干。

9.《医宗金鉴》:主治胁痛,咳逆不得息,发热躁烦,痈疽口干,头痛喉痹,舌强,耳聋等证。

10.《针灸集锦》(修订本)(郑魁山):清肝胆热。

11.《针灸腧穴学》(杨甲三):清头明月,泄热利胁。

12.《临床针灸学》(徐笨人):通经活络,清胆开窍。

13.《针灸心悟》(孙震寰):平肝熄风,疏泄胆火。

14.《针灸腧穴手册》(杨子雨):泄热,启闭,开窍。

15.《针灸探微》(谢文志):清热开窍,疏经活络。

16.《中医针灸通释·经脉腧穴学》(康锁彬):清头明目,泄热利胁。

17.《针灸腧穴疗法》(李平华):开窍泻热,聪耳明目。

18.《腧穴临床应用集萃》(马惠芳):清热解郁,通经活络。

19.《新编实用腧穴学》(王玉兴):苏厥醒神,清热泻火,通络止痛。

20.《中医针灸经穴集成》(刘冠军):开窍泻热,聪利耳目。

21.《新编简明针灸学》(闫乐法):清上焦,利肺气,止咳喘。

22.《腧穴学讲义》(于致顺):平肝熄风,疏气清热。

23.《针灸辨证治疗学》(章逢润):清胆利胁,泄热通窍。

24.《石学敏针灸学》(石学敏):疏肝气,清胆火,熄风热。

25.《传统实用针灸学》(范其云):泄热,启闭,开窍。

26.《十四经要穴主治歌》:窍阴主治胁间痛,咳不得息热躁烦,痈疽头痛耳聋病,喉痹舌强不能言

【古今应用辑要】

1.《备急千金要方》:手臂肘挛不伸,窍阴、手三里。头痛如锥刺,不可动:窍阴、强间。

2.《针灸逢源》:喉痹,窍阴、曲池、合谷、三间、关冲、风府、天突、丰隆、隐白。

3.《针灸集成》:转筋汗不出,窍阴、太渊、孔最、阳陵泉、胆俞。

4.《针灸学简编》:失眠,多梦,足窍阴、心俞、内关、神门、足三里。

5.《增订中国针灸治疗学》:眼睛痛,窍阴、风府、风池、通里、合谷、申脉、照海、大敦、至阴。又:两胁痛,窍阴、大敦、行间。

【安全针刺法】直刺 0.1 寸,或三棱针点刺放血,可灸。

行　间

【定位】在足背侧,当第一、二趾间,趾蹼缘的后方赤白肉际处。

【类属】属足厥阴肝经,为该经荥穴。

【穴性】清肝平肝,疏肝泻肝。

【主治病证】

1. 肝经风热、肝火上炎、肝阳上亢之偏正头痛、眩晕、目赤肿痛、耳鸣、耳聋、咳嗽、咳血、吐血、失眠诸病症。

2. 肝气郁结、肝失疏泄之胸胁胀痛、月经不调、痛经、经闭诸病症。

3. 肝胆湿热下注之赤白带下、淋证、阴中痛诸病症。

4. 痰气郁结、蒙蔽清窍之中风、癫狂、痫诸病。

【常用配伍】

1. 配风池、悬颅、颔厌、头维、印堂、太阳、阳陵泉,针刺泻法,疏风清热,治疗肝经风热上扰之偏头痛。

2. 配风池、丘墟、阴陵泉、复溜、太溪,针刺泻法,滋阴潜阳,治疗肝阳上亢之头痛、眩晕。

3. 配睛明、太冲、侠溪、太阳,针刺泻法,清泻肝胆,治疗肝胆火盛之目赤肿痛。

4. 配翳风、听会、行间、太溪,针刺泻法,清泻肝胆、宣通耳窍,治疗肝胆火旺之耳鸣、耳聋。

5. 配神门、内关、丰隆、中脘、行间,针刺平补平泻法,理气解郁、化痰开窍,治疗痰气郁结、蒙蔽清窍之癫、狂、痫、厥证。

6. 配合谷、丰隆,针刺泻法,息风潜阳、醒脑开窍,治疗肝阳暴涨、阳亢风动、清窍闭塞之中风。

7. 配尺泽、肺俞、经渠、太冲,针刺泻法,平肝肃肺、降逆止咳,治疗肝火犯肺之咳嗽、咳血。

8. 配内庭、合谷,针刺泻法,泻肝清胃,治疗肝火犯胃、胃络受伤之吐血。

9. 配足窍阴、风池、神门,针刺泻法,清泻肝火,治疗肝火上扰之失眠。

10. 配复溜、神门,针刺平补平泻法,清肝益肾、宁心益志,治疗肝肾亏虚、相火偏亢之遗精。

11. 配肝俞、中庭、期门、侠溪,针刺平补平泻法,疏肝解郁,治疗肝郁胁痛。

12. 配太冲、期门、膈俞、中脘、足三里,针刺平补平泻法,平肝降逆,治疗肝气横逆之呕逆。

13. 配肝俞、中脘、天枢、足三里,针刺平补平泻法,理气健脾,治疗肝郁脾虚泄泻。

14. 配带脉、中极、下髎、阴陵泉、膀胱俞、阳陵泉、三阴交,针刺泻法,清利下焦湿热,治疗肝胆湿热下注之赤白带下、湿热淋证、阴中痛等。

15. 配血海、气海、地机、三阴交、期门、隐白、中极、太冲,针刺平补平泻法,行气活血,治疗气滞血瘀之月经不调、痛经、经闭等。

【穴性文献辑录】

1.《灵枢》:主两胁中痛,寒中,恶血在内,行善掣,节肘脚肿。厥心痛,色苍苍如死状,终日不得太息。

2.《针灸甲乙经》:善惊,悲不乐,厥,胫足下热,面尽热,渴。尿难痛,白浊,卒疝,少腹肿,咳逆,卒阴跳,腰痛不可以俯仰,面黑热,腹中膜满,身热,厥痛。腹痛上抢心,心下满,癃,茎中痛,怒瞋不欲视,泣出,长太息。癫疾,短气,呕血,胸背痛。喉痹,气逆,口喎,喉咽如扼状。月事不利,见血而有身反败,阴寒。

3.《黄帝明堂经》:主心痛色仓仓然如死灰状,终日不得太息,肝心痛也。咳逆上气,唾沫。善惊悲不乐,厥,胫足下热,面尽热,嗌干渴。溺难痛,白浊,卒疝,少腹肿,咳逆呕吐,卒阴跳腰痛不可以俯仰,面仓黑,热,腹中膜满,身热厥痛。腹痛上抢心,心下满,癃,茎中痛,怒瞋不欲视,泣出,长太息。癫疾,短气,呕血,胸背痛。喉痹气逆,口喎,喉咽如扼状。月事不利,见血而有身反败,阴寒。

4.《脉经》:肝病其色青,手足拘急,胁下苦满。或时眩冒,其脉弦长。

5.《备急千金要方》:舌恶。肝病。大小便失禁。痈肿。病疮。

6.《千金翼方》:小儿重舌,心痛,数惊,心悲不乐。茎中痛,消渴,失尿不禁。

7.《外台秘要》:咳逆上气,唾沫,肝心痛,嗌干。

8.《铜人腧穴针灸图经》:寒疝,四肢逆冷,烦渴,瞑不欲视。

9.《通玄指要赋》:行间治膝肿目疾。

10.《扁鹊神应针灸玉龙经》:水蛊胀满,咳逆吐血,脚气红肿。

11.《针经摘英集》:绕踝风……腔前痛。又:伤寒手足逆冷。再:妇人经血过多不止并崩中者。小肠气。

12.《针灸聚英》:洞泻遗尿,消渴,嗜饮,善怒,四肢满,转筋,胸胁痛,七疝,中风,肝积,肥气,发痎疟,妇人小腹肿,面尘脱色,经血过多不止,崩中,小儿急惊风。

13.《古今医统大全》:主治呕逆,洞泻,通尿,癃闭,消渴嗜饮,转筋,胸胁痛,小腹胀,中风。肝积肥气,小肠气,痎疟,崩漏,小儿惊风。

14.《针灸大成》:水蛊胀满,咳逆吐血,脚气红肿。

15.《胜玉歌》:行间可治膝肿病。

16.《类经图翼》:寒湿脚气,雀目,汗气。

17.《医学入门》:目盲泪出,浑身蛊胀,单腹蛊胀,妇人血蛊。

18.《医宗金鉴》:治小儿急慢惊风,及妇人血蛊癥瘕,浑身肿,单腹胀等证。

19.《经穴解》:肝之肾病,遗尿,癃闭,茎中痛,腰痛不可俯仰,便溺难,男女小腹肿,面尘脱色,经血过多不止,崩中。肝之肝病:善怒,转筋,小肠气,瞑不欲视,目中泪出,太息,寒疝七疝,中风口喎,肝积肥气,小儿急惊风。肝之脾病:咳逆呕血,洞泄,四肢满,腹中胀,四肢逆冷,痎疟。肝之心病:肝心痛,色苍苍如死状,癫疾。肝之肺病:消渴嗜饮,胸胁痛,短气,嗌干烦渴。

20.《针灸精粹》(李文宪):行瘀破血结。

21.《经穴图考》:凡疝气,腹胀,足肿者,皆宜灸之,以泄肝木。

22.《针灸集锦》(修订本)(郑魁山):舒肝理气,调经和血,镇惊止痛。

23.《常用腧穴临床发挥》(李世珍):辨证取穴,用泻法,清泄肝火、疏肝利胆、熄风潜阳;循经取穴:用泻法,宣通厥阴经气。

24.《针灸腧穴学》(杨甲三):清肝,凉血,利下焦,熄风活络。

25.《临床针灸学》(徐笨人):调经固冲,清肝明目。

26.《针灸心悟》(孙震寰):行间疏肝,行瘀可破血结之证,泻肝、清肝肾热,补血凉肝。

27.《针灸腧穴手册》(杨子雨):调理肝肾,熄风开窍。

28.《针灸探微》(谢文志):清热泻火,平肝熄风。

29.《中医针灸通释·经脉腧穴学》(康锁彬):清肝凉血,熄风活络,通利下焦。

30.《针灸腧穴疗法》(李平华):清泻肝胆,理气活血,熄风定惊。

31.《腧穴临床应用集萃》(马惠芳):平肝潜阳,泻热安神,凉血止血。

32.《新编实用腧穴学》(王玉兴):平肝息风,凉血活络,清利下焦。

33.《中医针灸经穴集成》(刘冠军):疏气滞,泻肝火。

34.《新编简明针灸学》(闫乐法):清肝泻火。

35.《腧穴学讲义》(于致顺):泻肝火,疏气滞。

36.《针灸辨证治疗学》(章逢润):疏肝清热,理气熄风。

37.《石学敏针灸学》(石学敏):泄肝火,熄肝风,凉血热,清下焦。

38.《珍珠囊穴性赋》(张秀玉):平肝熄风泻行间。

39.《传统实用针灸学》(范其云):泄肝火,疏气滞。

40.《临床常用百穴精解》(王云凯):平补平泻法,宣通经气,疏肝理气。泻法:疏肝利胆,清肝潜阳。

【古今应用辑要】

1. 古代文献摘录

(1)《灵枢》:邪在肝,则两胁中痛,寒中,怒血在内行。善瘈节,时脚肿。取之行间以引胁下,补三里以温胃中,取血脉以散恶血,取耳间青脉以去其瘈。又:肝心痛,行间、太冲。

(2)《针灸甲乙经》:咳逆上气,唾沫,天容及行间主之。

(3)《备急千金要方》:肝病,其色青,手足拘急,胁下苦满。或时眩冒,其脉弦长:大敦、行间、曲泉、太冲、中都。又:肝心痛,取行间、太冲。再:腰痛不可俯仰,行间、委阳、殷门、太白、阴陵泉。

(4)《针灸资生经》:配太冲、治咽中善渴;配神庭治目泪出。又:呕血,行间、太渊、神门、太冲、鱼际。

(5)《针经摘英集》:小肠气,行间、足三里。

(6)《扁鹊神应针灸玉龙经》:口眼㖞,行间、列缺、太渊、二间、申脉、内庭、通谷、地仓、水沟、颊车、合谷。又:癫疾,行间、攒竹、天井、小海、神门、金门、商丘、通谷、心俞、后溪、鬼眼。再:淋癃,行间、曲泉、然谷、阴陵泉、大敦、小肠俞、涌泉、气门。

(7)《针灸大成》:膝胫酸痛,行间、绝骨、太冲、膝眼、三里、阳陵泉。

(8)《百症赋》:兼睛明可治雀目汗气。又:行间涌泉,去消渴之肾竭。

(9)《类经图翼》:失尿,行间、关元、阴陵泉、大敦。

(10)《杂病穴法歌》:腰连脚痛怎生医,环跳、行间与风市。又:脚膝诸痛羡行间。

2. 现代研究进展

(1)张润民等针刺行间穴治疗产后肝郁气滞型缺乳患者36例,全部治愈[张润民,蒋凤芹.针刺行间治疗产后缺乳.中国针灸,2010,30(10):844]。

(2)胡伟勇等取行间穴刺络放血治疗肝阳上亢高血压病患者30例,对照组口服安内贞片剂治疗30例。结果:治疗组显效11例,有效14例,无效5例,总有效率83.33%,在症状改善方面优于对照组[胡伟勇,龚瑷瑷,邹娴,等.刺络放血行间穴治疗肝阳上亢型高血压病的临床效应.江西中医药,2012,43(10):53-54]。

【安全针刺法】直刺0.5~0.8寸,可灸。

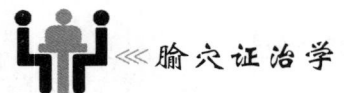

四、清胃肠热穴

清胃肠热穴,具有清泻胃火、泻热通腑的穴性,主要用于治疗胃肠实热引起的胃痛、呕吐、呃逆、腹痛、泄泻、痢疾、便秘、痔疮等病症。

清胃肠热穴大多分布在背部及四肢部。运用时常与具有利窍、安神、利尿、活络、调冲等穴性的腧穴配伍。针刺操作时多施行泻法。

清胃肠热穴中,由于冲阳位于动脉搏动处,故在针刺时应避开动脉,以免伤及血管造成出血;孕妇禁针合谷,以免引起流产;内庭因位于趾间赤白肉际处,故只针不灸。

三 间

【定位】微握拳,在手食指本节(第二掌指关节)后,桡侧凹陷中。

【类属】属手阳明大肠经,为该经输穴。

【穴性】清泻胃肠,通经利节。

【主治病证】

1. 大肠经实热之咽痛、齿痛、目痛诸病症。

2. 胃肠湿热之腹痛、肠鸣、泄泻诸病症。

3. 经脉痹阻之手指红肿、疼痛。

【常用配伍】

1. 配商阳、内庭、天突、丰隆、下关、合谷、颊车、上星,针刺泻法,清肠泻火,治疗大肠经实热之咽喉肿痛、龈肿齿痛、鼻衄等。

2. 配合谷、曲池、天枢、上巨虚,针刺泻法,调节肠胃、祛湿止泻,治疗大肠湿热之肠鸣泄泻。

3. 配合谷、太冲、睛明、少商,针刺泻法,疏风清热,治疗风热上扰之头痛、目痛。

4. 配阳溪、合谷,针刺平补平泻法,疏利关节、通经活络、除痹止痛,治疗经脉痹阻之手指及手背肿痛、拘挛等。

【穴性文献辑录】

1.《黄帝明堂经》:主痎疟。寒热,唇口干,身热喘息,目急痛,善惊。多卧善唾,胸满,肠鸣。齿龋痛,恶清。喉痹,咽肿如哽,肩痛。

2.《备急千金要方》:主疟。又……主吐舌,戾颈,善惊。再……主目急痛。再……主喉痹,咽如哽。再:主胸满肠鸣。再……主嗜卧,四肢不欲动摇。再:三间主气热身热喘。再……主身热疟病。

3.《医心方》:主喉痹咽肿……身热喘息。

4.《针灸资生经》……治口干。

5.《针经摘英集》:治急食不通,伤寒水结。

6.《扁鹊神应针灸玉龙经》:治胸满,肠鸣泄泻……气喘,唇焦……孕妇勿用。

7.《医学纲目》:大便不通,并伤寒水结。

8.《针灸大成》:主喉痹,咽中如梗……胸腹满,肠鸣洞泄,寒热疟……气喘,目眦急痛……喜惊多唾,急食不通,伤寒气热,身寒结水。

9.《百症赋》:兼攒竹,治目中之漠漠。

10.《经穴解》:三间之本病,喉痹,喉中如梗,下齿龋痛,目眦急痛,吐舌戾颈,唇焦口干。三间之内腑病:胸腹满,肠鸣洞泄,气喘,急食不通,伤寒气热,身寒结水,寒热疟,善惊多唾。

11.《针灸集锦》(修订本)(郑魁山):清热止痛,疏经利节。

12.《针灸腧穴学》(杨甲三):泄热,止痛。

13.《临床针灸学》(徐笨人):清热散风,通经利节。

14.《针灸腧穴手册》(杨子雨):清阳明热,疏经利节。

15.《针灸探微》(谢文志):泄热利咽,通经利节。

16.《中医针灸通释·经脉腧穴学》(康锁彬):泄热止痛。

17.《针灸腧穴疗法》(李平华):清热解毒,疏利关节。

18.《腧穴临床应用集萃》(马惠芳):泄热,止痛利咽。

19.《新编实用腧穴学》(王玉兴):通腑泄热,理气活络。

20.《中医针灸经穴集成》(刘冠军):清热,散风,行气。

21.《腧穴学讲义》(于致顺):泄邪热,利咽喉,调腑气。

22.《针灸辨证治疗学》(章逢润):清邪热,通腑气。

23.《石学敏针灸学》(石学敏):清阳明邪热,通大肠腑气。

24.《腧穴类编》(王富春):清热解毒,行气散风。

25.《传统实用针灸学》(范其云):清阳明热,疏经利节。

【古今应用辑要】

1. 古代文献摘录

(1)《针灸甲乙经》:多卧善唾,胸满肠鸣,三间主之。再:痎疟,取完骨及风池、大杼、心俞、上窌、譩譆、阴都、太渊、三间、合谷、阳池、少泽、前谷、后溪、腕骨、阳谷、侠溪、至阴、通谷、京骨皆主之。再:寒热,唇口干,喘息,目急痛,善惊,三间主之。

(2)《备急千金要方》:凡灸疟者,必先问其病之所先发者先灸之,……从手臂发者灸三间。

(3)《千金翼方》:灸三间……三年疟欲发,即下火。又:三间、合谷主喜惊。

(4)《外台秘要》:若手足挛瘲惊者,灸尺泽,次灸阳明,次灸少商,次灸劳宫,次灸心主,次灸合谷,次灸三间,次灸少阳,右手部十六处。

(5)《扁鹊神应针灸玉龙经》:唇干饮不下,三间少商。

(6)《席弘赋》:更有三间、肾俞妙,善治肩背浮劳风。

(7)《百症赋》:目中漠漠,即寻攒竹三间。

(8)《医宗金鉴》:三里三间二间三穴主治牙齿疼痛,食物艰难及偏风眼目诸疾。

2. 现代研究进展

(1)王新刚取天宗穴点刺放血结合针刺灵骨、三间穴治疗气滞血瘀型坐骨神经痛120例,痊愈84例,显效22例,有效14例[王新刚.天宗穴点刺放血结合针刺灵骨、三间穴治疗坐骨神经痛120例.JCAM,2003,19(8):66]。

(2)王长德等治疗组同时提插捻转双侧合谷穴,对照组同时提插捻转单侧合谷穴治疗发作期气滞血瘀型偏头痛患者各50例,其中治疗组临床痊愈22例,显效20例,好转8例[王长德,杜青,陈隐漪.双侧合谷穴同时提插捻转治疗发作期偏头痛.JCAM,2013,29(1):42-43]。

【安全针刺法】直刺0.3~0.5寸,可灸。

合　谷

【定位】在手背,第一、二掌骨间,当第二掌骨桡侧的中点处。

【类属】属手阳明大肠经,为该经原穴。

【穴性】清胃调肠,疏风解表,清热息风,调经催产,通调肠腑,疏经通络。

【主治病证】

1. 阳明火热上攻之目赤肿痛、鼻渊、鼻衄、咽喉肿痛、失音、齿痛、痄腮诸病症。

2. 风邪外袭之发热、头痛、咳嗽、颈项痛、鼻塞、面肿、面瘫诸病症。

3. 邪热炽盛、扰动神明之癫狂、惊风诸病症。

4. 气血瘀滞之月经不调、闭经、滞产诸病症。

5. 肠腑通调失司之腹痛、痢疾、便秘诸病症。

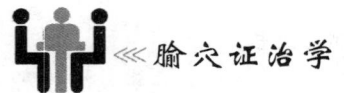

6. 筋脉失养、脉络瘀阻之上肢疼痛、痿痹诸病症。

【常用配伍】

1. 配二间、牙痛穴、鱼际、中脘、颊车、足三里、曲池,针刺泻法,清泄阳明经热,治疗阳明热盛之牙痛龈肿、颊肿、口臭、便秘等。

2. 配列缺、少商、鱼际、尺泽、内庭,少商点刺出血,余穴针刺泻法,清热解毒、通络止痛,治疗邪热壅盛之喉痹、乳蛾。

3. 配列缺、头维、通天、风门、风池、肺俞,针刺泻法,针后在肺俞、风门拔罐,疏风散寒,主治风寒感冒、头痛。

4. 本穴疏风清热。配大椎、曲池、外关,针刺泻法,治疗风热感冒;配少商、尺泽、曲池,少商点刺出血,余穴针刺泻法,治疗风热咽喉肿痛;配睛明、太冲、太阳、少商,少商点刺出血,余穴针刺泻法,治疗风热目赤肿痛;配鱼际、扶突、天鼎、二间,针刺泻法,治疗风热失音;配列缺、迎香、印堂,针刺泻法,治疗风热鼻渊。

5. 配肺俞、列缺,针刺泻法,宣利肺气,治疗各型咳嗽。其中风寒加外关、风门;风热加尺泽、大椎;热盛加曲池、少商,少商点刺出血;痰湿加脾俞、太白、丰隆;肝火加肝俞、太冲;小儿顿咳初咳期加风门、丰隆。

6. 配翳风、列缺、上关、下关、颊车,针刺泻法,疏风泄热,治疗风火牙痛、颌肿痛等。

7. 配列缺、风门、风池,针刺平补平泻法,调和营卫,治疗营卫不和之自汗。热病无汗,先补合谷,后泻复溜;多汗,先泻合谷,次补复溜。

8. 配上星、印堂、迎香、风池、列缺,针刺泻法,肺热清宣、通利鼻窍,治疗肺经蕴热之鼻衄、鼻渊、鼻塞、时流黄臭浊涕、头额胀痛等。

9. 配内庭、曲池、鱼际、尺泽、丰隆,针刺泻法,清肺蠲痰,治疗痰热壅肺之肺痈,咳吐浊痰、脓血,口气腥臭等。

10. 配大椎、曲池、内关、足三里,针刺泻法,清暑解表、化湿和中,治疗中暑轻证之头晕、头痛、身热、胸闷、恶心、口渴、烦躁等。

11. 配太冲即"四关穴",针刺泻法,开窍醒神镇静,治疗邪热炽盛之惊厥、牙关紧闭、抽搐、震颤等。

12. 配颊车、支沟、太冲、井穴,井穴点刺出血,余穴针刺泻法,清热开窍,治疗高热伤阴之牙关紧闭。

13. 配大椎、大陵、间使、风府、厉兑,针刺泻法,清泄胃热、醒脑开窍、宁心定志,治疗火热炽盛、扰乱神明之癫狂。

14. 配曲池、内关、天枢、足三里、三阴交,针刺泻法,清胃泻热、疏风透表,治疗胃热熏蒸之斑疹、瘾疹。

15. 本穴理气和胃、调中止痛。配中脘、行间、足三里、内关,针刺平补平泻法,治疗肝郁胃痛;配中脘、足三里、梁丘,针刺泻法,针后加灸,温中散寒止痛,治疗寒邪客胃之胃痛。

16. 配足三里、大肠俞、天枢、上巨虚、大椎,针刺泻法,清热除湿,治疗湿热痢疾。

17. 配上巨虚、曲池、腹结、天枢,针刺泻法,泻热通腑,治疗热结便秘。

18. 配太冲、气海、地机,针刺平补平泻法,疏肝理气,治疗肝郁气滞之痛经。

19. 配中极、地机、三阴交、太冲,针刺泻法,活血通经,治疗血滞经闭。

20. 配三阴交、独阴、太冲、内关,针刺平补平泻法,理气活血,治疗气滞血瘀之滞产。

21. 配颊车、地仓、下关、风池、太阳、阳白、四白,针刺平补平泻法,通经活络,治疗各型面瘫。

22. 配肩髃、曲池、尺泽、外关、列缺、阳溪、后溪,针刺泻法,针后加灸,温经散寒、通络止痛,治疗风寒湿邪痹阻经脉之上肢不遂,肩臂疼痛、麻木,大指、次指痛而不用,指挛等。

【穴性文献辑录】

1.《针灸甲乙经》:喑不能言。又:疟疟。再:寒热。

2.《黄帝明堂经》:主疟疟,寒热病汗不出。

3.《备急千金要方》:合谷……主疟寒热。又……主狂言惊恐。再……主热病汗不出。再:主久风卒风缓急诸风。或心腹胀满,或半身不遂,或口噤不言,涎唾自出,目闭耳聋,或举身冷直,或烦闷恍惚,喜怒无常,或唇青口白,戴眼,角弓反张。

4.《千金翼方》:又胎上抢心。又:合谷主耳聋,飕飕如蝉鸣。再……主疟寒热。

5.《外台秘要》:寒热痃疟……热病汗不出……喑不能言,口噤不开。

6.《太平圣惠方》:小儿疳眼。又:主痎疟,寒热病汗不出,目不明,生白翳,皮肤痂疥,遍身风疹。

7.《铜人腧穴针灸图经》:疗寒热疟,鼻衄衄,热病汗不出,目视不明,头痛齿龋,喉痹,面肿,唇吻不收,喑不能言,口噤不开。

8.《西方子明堂灸经》:主寒热疟……热病汗不出……喑不能言,口噤不开。妇人妊娠不可刺,损胎气。又:主风头热、鼻清涕也。

9.《扁鹊神应针灸玉龙经》:治头面耳目鼻颊口齿诸疾,伤寒发热,无汗,小儿疳气,眼疾。

10.《针灸聚英》:伤寒汗不出。

11.《古今医统大全》:主治伤寒大渴,脉浮在表,发热恶寒,头痛脊强,无汗,寒热疟,鼻衄不止,目视不明,偏正头痛,腰脊内引痛,小儿单乳鹅。

12.《针灸大成》:伤寒大渴,脉浮在表……寒热疟……热病汗不出……唇吻不收,喑不能言,口噤不开,偏风……小儿单乳鹅。

13.《类经图翼》:主治伤寒大渴,脉浮在表。

14.《经穴解》:合谷之本病,伤寒大渴,脉浮在表,发热恶寒,头痛脊强,无汗,寒热疟,鼻衄不止,热病汗不出,目视不明,生白翳,偏正头痛,下齿龋,耳聋喉痹,小儿单乳鹅,面肿,唇吻不收,喑不能言,口噤不开,风疹,偏风,痂疥。合谷之肾病:腰脊内引痛。

15.《刘氏杂病》:治大寒犯脑。

16.《古法新解会元针灸学》:合谷……性能清阳解表,妊娠泻之勿补,有清阳养胎之功用,同之三阴交有安胎催生功能……泻合谷气衰……如临盆难产,可补合谷以升九阳……胎自然顺生矣。

17.《中华针灸学》:凡暴亡诸阳欲脱者,均宜治之。

18.《针灸精粹》(李文宪):升清降浊,理大肠气,宣诸气,清气分及头面部诸窍之热。

19.《针灸集锦》(修订本)(郑魁山):清泻阳明,疏风镇痛,通经开窍。

20.《常用腧穴临床发挥》(李世珍):辨证取穴,用泻法,疏风解表、清热宣肺、清气分热邪;用泻法或用强刺激,通关启闭、开窍醒志;用补法,补气固表、益气固脱、益气升阳、益气摄血、行血、生血。

21.《针灸腧穴学》(杨甲三):镇痛镇静,通经活络,清热解表。

22.《临床针灸学》(徐笨人):清热散风,安神定惊。

23.《针灸心悟》(孙震寰):清泄肺气,宣散阳明。

24.《针灸心悟·腧穴性赋》:宣大肠诸气泄合谷。

25.《针灸腧穴手册》(杨子雨):解表除热,清泻阳明,醒脑开窍,通经镇痛。

26.《针灸探微》(谢文志):清热解表,通调气血。

27.《中医针灸通释·经脉腧穴学》(康锁彬):镇痛镇静,通经活络,清热解表。

28.《针灸腧穴疗法》(李平华):疏风解表,通络止痛。

29.《腧穴临床应用集萃》(马惠芳):镇静止痛,通经活络,解表泄热。

30.《新编实用腧穴学》(王玉兴):清胃调肠,清热解毒,调冲活络。

31.《中医针灸经穴集成》(刘冠军):疏风解表,通络镇痛。

32.《新编简明针灸学》(闫乐法):疏风清热,醒脑开窍,通调气血。

33.《腧穴学讲义》(于致顺):疏风,解毒,镇痛,通络。

34.《针灸辨证治疗学》(章逢润):疏风清热,开窍醒神,通经活络。

35.《石学敏针灸学》(石学敏):疏风清热,消炎止痛,醒脑开窍,通调气血。

36.《珍珠囊穴性赋》(张秀玉):泻热分面口热病。

37.《腧穴类编》(王富春):清胃调肠,疏风解表,通络镇痛。

38.《传统实用针灸学》(范其云):解表除热,清泻阳明,醒脑开窍,通经镇痛。

39.《临床常用百穴精解》(王云凯):平补平泻法,疏风解表,疏通经络。补法:理肺调肠。泻法:清热解表,清泄阳明,通络开窍,镇惊止痛。

【古今应用辑要】

1. 古代文献摘录

(1)《针灸甲乙经》:聋,耳中不通;齿龋痛,痹痿臂腕不用,唇吻不收,合谷主之。又:喑不能言,合谷及涌泉、阳交主之。

(2)《备急千金要方》:合谷、五处,主风头热。又:合谷、水沟主唇吻不收,喑不能言,口噤不开。

(3)《千金翼方》:产后脉绝不还,针合谷三分,急补之。又:三间、合谷主喜惊。

(4)《铜人腧穴针灸图经》:妇人妊娠不可刺之,损胎气。

(5)《标幽赋》:寒热痹痛,开四关。

(6)《针经摘英集》:治眼疼不可忍,刺足少阳经风池二穴,手阳明合谷二穴,立愈。又:治腰脊内引痛不得屈伸,近上痛者,刺手阳明经合谷二穴;近下痛者,刺足太阳经昆仑二穴;次刺足少阴经伏白,二穴在足踝上二寸陷中。再:治伤寒在表,发热恶寒,头项痛,腰脊强,无汗,尺寸脉俱浮,宜刺手阳明经合谷二穴,依前法刺之,候遍体汗出即出针,此穴解表发汗大妙。再:治产生理不顺,或横或逆,胎死腹中,胞衣不下,刺足厥阴经太冲二穴……次补手阳明经合谷二穴,次泻足太阴经三阴交二穴,立时分解,决验如神。

(7)《云岐子论经络迎随补泻法》:热病汗不出,刺合谷。又:如脉浮面长,过在手足阳明,刺合谷、冲阳。

(8)《扁鹊神应针灸玉龙经》:狂邪发无常,大唤欲杀人:合谷、间使、身柱。

(9)《席弘赋》:手连肩脊痛难忍,合谷针时要太冲;冷嗽先宜补合谷,却需针泻三阴交。

(10)《长桑君天星秘诀歌》:寒疟面肿及肠鸣,先取合谷后内庭。

(11)《针灸聚英》:伤寒汗不出,合谷、后溪、阳池、解溪、风池。

(12)《玉龙赋》:偏正头风有两般,有无痰饮细推观,若然痰饮风池刺,倘无痰饮合谷安。

(13)《拦江赋》:伤寒无汗,泻合谷补复溜;若汗多不止,便补合谷,泻复溜,神效。

(14)《肘后备急歌》:伤寒不汗合谷泻。又:当汗不汗合谷泻,自汗发黄复溜凭。

(15)《医学纲目》:痢不止取合谷、三里、阴陵泉、中脘、关元、天枢、神阙、中极。

(16)《针灸大成》:胸腹膨胀气喘,合谷、三里、期门、乳根。又:头风眩晕,合谷、丰隆、解溪、风池。再:少汗,先补合谷,次泻复溜。多汗,先泻合谷,次补复溜。热退后余热,风门、合谷、行间、绝骨。再:伤寒发痉,不省人事:曲池、人中、合谷、复溜。再:发热,大椎、合谷、中冲。伤寒大热不退,曲池、绝骨、足三里、大椎、涌泉、合谷。伤寒无汗,内庭(泻)、合谷(补)、复溜(泻)、百劳。

(17)《杂病穴法歌》:妇人通经泻合谷。又:头风头痛与牙痛,合谷、三间。

(18)《循经考穴编》:伤寒无汗,补合谷泻复溜即汗。汗多,补复溜泻合谷即止。凡一切头面诸症及中风不语,口眼㖞斜,指挛臂痛,狂邪癫厥,头风目疾,齿龋,鼻衄,风疮痂疥,小儿单乳蛾,无不治之。

(19)《针灸逢源》:中暑,人中、中脘、气海、曲池、合谷、中冲、足三里、内庭。

2. 现代研究进展

(1)李传岐等总结李世珍教授采用补肾益气法针刺合谷、复溜治疗肾气不足,或肾精亏虚挟气虚,或气虚挟肾虚的脑外伤后遗症、痿症、遗尿、失明、四肢瘫痪、上睑无力等症,有较好功效[李传歧.补肾益气法在针灸临床上的应用.针灸临床杂志,1998,14(12):22-23]。

(2)石育峰针刺风池、迎香、合谷、少商配合中药治疗肺经蕴热型春季鼻衄,取得满意疗效[石育峰.针刺配合中药治疗春季鼻衄76例.黑龙江医药,2006,19(5):416]。

(3)张云生针刺后溪透合谷治疗气滞血瘀型急性腰扭伤患者48例,痊愈42例,有效5例,无效1例[张云生.针刺后溪透合谷治疗急性腰扭伤48例.医学理论与实践,2006,19(10):1187-1188]。

(4)唐勇治疗组针刺四关穴联合壮医药线灸治疗正气虚弱,风热之邪、肝胆之火、脾胃湿热熏蒸皮肤,气血营卫不通之带状疱疹患者32例,对照组口服龙胆泻肝汤,治疗组远近期疗效均优于对照组[唐勇.针刺四关穴联合壮医药线灸治疗带状疱疹32例.山东中医杂志,2011,30(5):325-326]。

（5）何广富等针刺合谷、复溜穴，并施以不同补泻手法治疗寒邪束表、里阳被郁，阴阳失调、阴经郁热、熏蒸津液，气虚卫阳不固、腠理开合失司等诸汗症，临床疗效可［何广富，吴岩，杨凤梅.针灸治疗汗症的临床体会.中国实用医药，2011,21（6）:195-196］。

（6）廖迎春等辨证针刺合谷、地仓、颊车、阳白等穴配合激光照射治疗周围性面瘫患者100例，治愈78例,好转20例,无效2例［廖迎春，赵子涛.辨证取穴配合激光照射治疗周围性面瘫100例疗效观察.陕西中医，2012,33（7）:887-888］。

【安全针刺法】直刺0.5~0.8寸,可灸。妇人有孕不可刺之。

下　廉

【定位】在前臂背面桡侧,在阳溪穴与曲池穴连线上,肘横纹下4寸处。

【类属】属手阳明大肠经。

【穴性】清胃调肠,疏风清热。

【主治病证】

1. 胃肠实热、湿热之脘腹疼痛、肠鸣泄泻、泄利脓血、痔疮、乳痈诸病症。

2. 风热上扰之头痛、眩晕、目痛诸症。

3. 局部经络不畅之肘臂痛诸症。

【常用配伍】

1. 本穴疏风清热、清头明目。配合谷、风池、头维、太阳、上星，针刺泻法，治疗风热头风;配印堂、风池、合谷、侠溪,针刺泻法,治疗风热眩晕;配合谷、太阳、睛明、少商,针刺泻法,治疗风热目痛。

2. 配下脘、梁门、天枢、曲池、内庭,针刺泻法,清胃泄热,治疗胃热腹痛、消谷善饥。

3. 配膺窗、温溜、下巨虚、丰隆、足三里、少泽,针刺泻法,清泄阳明,治疗阳明实热之乳痈。

4. 配幽门、太白、合谷、上巨虚、会阳,针刺泻法,清热利湿,治疗大肠湿热之泄利脓血、痔疮等。

5. 配曲池、外关、小海,针刺平补平泻法,舒筋活络,治疗经脉痹阻之肘臂痛等。

【穴性文献辑录】

1.《备急千金要方》:主狂言非常。

2.《铜人腧穴针灸图经》:治头风,臂肘痛,尿黄。

3.《针灸资生经》:胸胁小腹痛,偏风,热风,冷痹不遂,风湿痹。

4.《西方子明堂灸经》:头风,臂肘痛,尿黄,肠鸣相追逐。

5.《针灸大成》:主飧泄,劳瘵,小腹满,小便黄,便血,狂言,偏风,热风,冷痹不遂,风湿痹,小肠气不足,面无颜色,痃癖,腹痛若刀刺不可忍,胸胁痛满,狂走,夹脐痛,食不化,喘息不能行,唇干,涎出,乳痈。

6.《类经图翼》:治偏风头痛,胸痛喘息……大肠气滞,手足不仁。

7.《经穴解》:下廉之本病,偏风,热风,冷痹不遂,风湿痹,乳痈,唇干涎出。下廉之肺病:喘息不能行,劳瘵。下廉之大肠病:痃癖,腹痛若刀割不可忍,飧泄,腹胁痛满,便血,狂走,挟脐痛,小腹满。下廉之小肠病:小便黄,小肠气不足,无颜色,狂言。

8.《针灸逢源》:痹痛,乳痈,痃癖,小肠气。

9.《针灸集锦》(修订本)(郑魁山):疏经活络。

10.《针灸腧穴学》(杨甲三):调肠腑,通经络。

11.《临床针灸学》(徐笨人):清散风热,利气止痛。

12.《针灸腧穴手册》(杨子雨):通经活络,清理肠胃。

13.《针灸探微》(谢文志):清热利湿,通经活络。

14.《中医针灸通释·经脉腧穴学》(康锁彬):调理肠腑,通经活络。

15.《针灸腧穴疗法》(李平华):清头目,通腑气。

16.《腧穴临床应用集萃》(马惠芳):调肠腑,通经络。

17.《新编实用腧穴学》(王玉兴):清胃调肠,疏风清热,通络安神。

18.《中医针灸经穴集成》(刘冠军):通经络,调腑气,利关节。

19.《针灸辨证治疗学》(章逢润):散风清热,和中止痛。

20.《石学敏针灸学》(石学敏):散风热,调肠胃。

21.《腧穴类编》(王富春):清胃调肠,疏风清热,通络安神。

22.《传统实用针灸学》(范其云):通经活络,清理肠胃。

【古今应用辑要】

1.《针灸资生经》:泄利脓血,下廉、幽门、太白。又:胃热不食,下廉、悬钟。再:狂言非常,下廉、丘墟。再:下廉、五处、神庭治头风。

2.《类经图翼》:此穴泻胃中之热,与气冲、三里,巨虚上廉治同。

3.《针灸大成》:乳痈,下廉、三里、侠溪、鱼际、委中、足临泣、少泽。又:胸胁满引痛,下廉、丘墟、侠溪、肾俞。

【安全针刺法】直刺 0.5~0.8 寸,可灸。

手三里

【定位】在前臂背面桡侧,当阳溪与曲池连线上,肘横纹下 2 寸。

【类属】属手阳明大肠经。

【穴性】清热泻火,理气通腑,通经活络。

【主治病证】

1. 风热、火热上攻之颊肿、目痛、失喑、牙痛诸病症。

2. 肠胃运化失司之腹痛、腹泻诸病症。

3. 局部经气不畅之肩背疼痛、上肢不遂诸症。

【常用配伍】

1. 本穴疏散风热、消肿止痛。配合谷、下关、颊车,针刺泻法,治疗风热牙痛;配颊车、翳风、外关、合谷,针刺泻法,治疗风火颊肿;配鱼际、扶突、天鼎、二间,针刺泻法,治风热失喑。

2. 配天枢、中脘、曲池、璇玑,针刺平补平泻法,理肠胃、消积滞、通腑气,治疗食滞胃肠之腹胀、泄泻。

3. 本穴通经活络。配肩髃、曲池、外关、合谷、阳溪,针刺平补平泻法,治疗上肢不遂;配肩髃、肩髎、臑俞、曲池,针刺平补平泻法,治疗肩臂疼痛;配曲池、天井、少海、外关、手五里,针刺平补平泻法,治疗肘挛不伸。

【穴性文献辑录】

1.《针灸甲乙经》:肠腹时寒,腰痛不得卧。

2.《黄帝明堂经》:主五劳虚乏,四肢羸瘦也。

3.《铜人腧穴针灸图经》:脑风头痛,小便难黄赤,肠鸣气走,疰痛。

4.《针灸资生经》:治手臂不仁,肘挛不伸,瘰疬。

5.《席弘赋》:手足上下针三里,食癖气块凭此取。又:此穴治腰背痛,连脐不休。下针麻重须写(注:通'泻'),得气不用留。

6.《针灸大成》:中风口祸,手足不随。

7.《针方六集》:治霍乱,遗矢,失音,痿痹不仁,肘挛不伸,中风口僻,手足不遂,齿颊痛,瘰疬。

8.《类经图翼》:中风,口僻,手足不遂,五劳虚乏,羸瘦,霍乱,遗矢,失音,齿痛颊肿,瘰疬,手痹不仁。

9.《杂病穴法歌》:手三里治舌风舞。

10.《经穴解》:三里之本病,手臂不仁,肘挛不伸,中风口僻,手足不遂,瘰疬齿痛,颊颔肿。三里之本腑病:霍乱,遗矢,失音。

11.《针灸逢源》:治偏风,下牙疼,颔肿,瘰疬。

12.《古法新解会元针灸学》:主治肝胃失和,中风半身不遂,四肢失用,牙疼颈肿疼,瘰疬等症。

13.《针灸集锦》(修订本)(郑魁山):清泻阳明,疏风活络。

14.《针灸腧穴学》(杨甲三):调肠腑,通经络,清头明目。

15.《临床针灸学》(徐笨人):祛风通络,和胃利肠。

16.《针灸腧穴手册》(杨子雨):通经活络,清理肠胃。

17.《针灸探微》(谢文志):祛风通络,和胃利肠。

18.《中医针灸通释·经脉腧穴学》(康锁彬):调理肠腑,通经活络,清头明目。

19.《针灸腧穴疗法》(李平华):祛风通络,消肿止痛,理肠胃。

20.《腧穴临床应用集萃》(马惠芳):通经活络,清热明目,理气通腑。

21.《新编实用腧穴学》(王玉兴):清胃肠热,理气活络。

22.《中医针灸经穴集成》(刘冠军):消肿止痛,调理肠胃。

23.《新编简明针灸学》(闫乐法):疏通经络,调理胃肠。

24.《腧穴学讲义》(于致顺):祛风通络,和胃利肠。

25.《针灸辨证治疗学》(章逢润):祛风通络,调气和中。

26.《石学敏针灸学》(石学敏):调气血,疏经络,和肠胃。

27.《珍珠囊穴性赋》(张秀玉):三里在手,疏风祛痛。

28.《腧穴类编》(王富春):清胃肠热,理气活络。

29.《传统实用针灸学》(范其云):通经活络,清理肠胃。

【古今应用辑要】

1. 古代文献摘录

(1)《针灸甲乙经》:肠腹时寒,腰痛不得卧,手三里主之。

(2)《备急千金要方》:喉痹,三里、温溜、曲池、中渚、丰隆。

(3)《针灸资生经》:三里、温溜、曲池、中渚、丰隆主喉痹不能言。

(4)《席弘赋》:肩上痛连脐不休,手中三里便须求。

(5)《百症赋》:且如两臂顽麻,少海就傍于三里。

(6)《类经图翼》:此穴主泄胃中之热,与气冲、三里、下廉同治。

(7)《杂病穴法歌》:头风目眩项捩强,申脉、金门、手三里。

(8)《太乙神针附方》:凡手臂不仁,肘挛难伸,偏风疼痛,颊红肿,齿痛,瘰疬,针此穴。

2. 现代研究进展

(1)王远华针刺手三里、劳宫穴治疗阴虚血燥之手心烧痒症患者50例,针刺手三里时采用泻法,以针感传至手部为佳,治疗效果满意[王远华.针刺治疗手足心烧痒症50例.河南中医,1999,19(1):56]。

(2)李杰针刺手三里为主治疗气滞血瘀型急性腰扭伤、落枕、岔气及急性扭挫伤取得满意疗效[李杰.手三里穴的临床应用.光明中医,2009,24(3):499-450]。

【安全针刺法】直刺0.8~1.2寸,可灸。

曲　池

【定位】屈肘成直角,在肘横纹外侧端与肱骨外上髁连线中点。完全屈肘时,当肘横纹外侧端处。

【类属】属手阳明大肠经,为该经合穴。

【穴性】清泄阳明,疏风散热,泻热解毒,化痰散结,疏通经络。

【主治病证】

1. 阳明经热、阳明火盛、胃肠湿热之发热汗出、口渴喜饮、心烦甚或神昏谵语、齿痛龈肿、中暑、呕吐、便秘、腹泻、痢疾诸病症。

2. 风热侵袭之发热、咳嗽、气喘、咽喉肿痛、齿痛、目赤肿痛、风疹、荨麻疹诸病症。

3. 热毒内蕴之瘾疹、丹毒、疔疮诸病。

4. 痰凝气滞之瘰疬。

5. 经脉痹阻之肩重痛不举、上肢不遂、手臂拘挛诸症。

【常用配伍】

1. 配大椎、合谷、内庭、商丘、通里、冲阳，针刺泻法，清泄阳明经热，治疗热入气分、阳明经热之大热、大汗、渴饮、心烦甚或神昏谵语等。

2. 配内庭、中脘、合谷、足三里，针刺泻法，清胃泻火，治疗胃火炽盛之口中腐秽、渴喜冷饮、呕吐、便秘、身热面赤、颈肿、喉痹、齿痛龈肿、衄血等。

3. 配大椎、合谷、内关，针刺泻法，清暑解表、化湿和中，治疗中暑轻证之头晕、头痛、身热、胸闷、恶心、口渴、烦躁等。

4. 配天枢、上巨虚、梁门、大肠俞、阴陵泉，针刺泻法，化湿清肠，治疗大肠湿热之腹痛、腹泻、痢疾等。

5. 配列缺、肺俞、尺泽、合谷、太渊，针刺泻法，解表宣肺、化痰止咳，治疗风寒袭肺、肺气失宣之感冒、咳嗽。

6. 配大椎、合谷、鱼际、外关、肺俞、尺泽，针刺泻法，疏散风热、清肃肺气，治疗风热感冒、发热、汗出、头痛、口干咽痛、目赤肿痛、咳嗽、气喘等。

7. 配风池、风门、血海，针刺泻法，祛风清热、调和营卫，治疗风热客于肌肤之风疹、荨麻疹。

8. 配解溪、委中、身柱、风门、血海、内关、足三里、三阴交，针刺泻法，清热解毒、凉血祛风，治疗胃热熏蒸肌肤之荨麻疹、瘾疹、丹毒、疔疮等。

9. 本穴清热息风、化痰开窍。配大椎、曲泽、井穴，针刺泻法，治疗热入心包之神昏谵语；配大椎、风府、涌泉、太冲、井穴，井穴点刺出血，余穴针刺泻法，治疗高热瘛疭；配大椎、合谷、太冲、阳陵泉、井穴，井穴点刺出血，余穴针刺泻法，治疗小儿高热惊风；配劳宫、水沟、上脘、大钟，针刺泻法，治疗痰热狂证。

10. 配人迎、风池、足三里、太冲，针刺泻法，平肝清热，治疗肝阳上亢之头痛、眩晕、高血压。

11. 配支沟、肘尖、章门、陶道、天井、足临泣，针刺平补平泻法，疏肝健脾、化痰消疬，主治瘰疬初起。

12. 配肩髃、肩贞、尺泽、外关、合谷、列缺、阳溪，针刺平补平泻法，温经散寒、疏通经络，治疗风寒湿邪痹阻经脉之肩痹、肩重痛不举、上肢不遂、肘臂痛、手指痛而不能运用等。

13. 配尺泽、膝眼、阳陵泉、足三里，针刺平补平泻法，舒筋活络，治疗经脉痹阻之鹤膝风。

【穴性文献辑录】

1.《针灸甲乙经》：伤寒余热不尽，胸中满，耳前痛，齿前，目赤痛，颈肿，寒热。

2.《黄帝明堂经》：主肩肘中痛，屈伸难，手不得举，偏风半身不遂，捉物不得，挽弓不开，肘臂偏细。又：主大小人偏身风疹，皮肤痂疥也。再：主伤寒余热不尽，胸中满，耳前痛，齿痛，目赤痛，颈肿，寒热，渴饮辄汗出，不饮则皮不热，肩肘中痛，难屈伸，手不可举，腕重急，目不明，身热，惊狂，躄痿痹，瘈疭，癫疾吐舌，喉痹不能言。

3.《备急千金要方》：主久风卒风缓急诸风，卒发动不自觉知，或心腹胀满，或半身不遂，或口噤不言，涎唾自出，目闭耳聋，或举身冷直，或烦闷恍惚，喜怒无常，或唇青目白戴眼，角弓反张，偏风、瘾疹、瘿恶气。又：诸瘾疹，灸随年壮。再：主身湿摇，时时寒。再：主手不可举重，腕急肘中痛，难屈伸。

4.《外台秘要》：主肩肘中痛难屈伸。手不可举，喉痹不能言，目不明，腕急身热，惊狂，躄痿痹重，瘈疭，癫疾，吐舌，胸中满，耳前痛，齿痛，目赤痛，颈肿寒热，渴饮辄汗出，不饮则皮干热，伤寒余热不尽。

5.《医心方》：主肩肘中痛难屈伸，手不举重，喉痹，目不明，腕急，耳热，臂痿，胸满，癫疾。

6.《太平圣惠方》：主大人偏身风癫，皮肤瘾疥。又：偏风，半身不遂，捉物不得，挽弓不开，肘臂偏细。再：小儿睡中惊，目不合。

7.《西方子明堂灸经》：主肘中痛时寒，偏风半身不遂，刺风瘾疹，喉痹不能言，胸中烦满，筋缓接物不得，挽弓不开，屈伸难，风臂肘细而无力，伤寒余热不尽，皮肤干燥，头痛，手不可举重，腕急肘节痹酸酸重，腋急痛，腕外侧痛脱如拔，肩重痛不举，身湿摇，时时寒，瘈疭癫疾，寒热渴。

8.《针经摘英集》:治绕踝风。

9.《扁鹊神应针灸玉龙经》:治中风半身不遂,通身风疼疼,两手拘挛红肿,伤寒发热,过经不除。

10.《痈疽神妙灸经》:主治风刺瘾疹或痒痛,或偏身疼痛,或皮酸顽疥如虫啮,摄之皮脱成疮,随患人年岁壮数灸之。

11.《针灸指南》:主绕踝风,手臂红肿,肘中痛,偏风半身不遂,臂膊疼痛,妇人经脉不通,伤寒余热不尽,癫疾。

12.《普济方》:主肩肘中痛难屈伸,手不可举,喉痹不能言,目不明,腕急身热,惊狂,蹙瘖痹重,瘛疭,癫疾,吐舌,胸中满,耳前痛,齿痛,目赤痛,颈肿寒热,渴饮辄汗出,不饮则皮干热,伤寒余热不尽。又:曲池者,土也……手阳明脉之所入也,为合。

13.《古今医统大全》:主绕踝风,手臂红肿,肘中痛,偏风半身不遂,风邪泣出,喉痹不能言,臂膊痛,筋缓屈伸不便,无力,瘛疭癫疾,皮肤干燥痂疥,妇人经脉不通。

14.《针灸聚英》:主腕踝风,手臂红肿,肘中痛,偏风半身不遂,恶风邪,泣出喜忘,风瘾疹,喉痹不能言,胸中烦满,臂膊疼痛,筋缓捉物不得,挽弓不开屈伸难,风痹肘细无力,伤寒余热不尽,皮肤干燥,瘛疭癫疾,举体痛痒如虫啮,皮脱作疮,皮肤痂疥,妇人经脉不通。

15.《针灸大成》:主绕踝风,手臂红肿,肘中痛,偏风半身不遂,恶风邪气,泣出,善忘,风瘾疹,喉痹不能言,胸中烦满,臂膊疼痛,筋缓捉物不得,挽弓不开屈伸难,风痹肘细无力,伤寒余热不尽,皮肤干燥,瘛疭癫疾,举体痛痒如虫啮,皮脱作疮,皮肤痂疥,妇人经脉不通。

16.《针方六集》:主半身不遂,手臂酸疼,捉物不得,挽弓不开,绕踝风,手臂赤肿,肘中痛,瘾疹喉痹,腕中烦满,伤寒余热不去,皮肤干燥,瘛疭癫疾,遍身风疹痂疥。

17.《医宗金鉴·刺灸心法要诀》:主治肘中疼痛,偏风半身不遂,臂痛拉弓不开,两臂瘫痪,不能举手向发,喉痹喎促欲死,伤寒振寒,余热不尽,皮肤干燥瘛疥等症。又:曲池主治是中风,手挛筋急痛痹风,兼治一切疟疾病,先寒后热自然平。

18.《医学入门》:主头痛喉痹,肘臂疼痛不举,半身不遂,筋缓难以屈伸,腋痛肩痛,皮燥瘾疹,及瘛疭癫疾,寒热作渴,胸满、伤寒余热不净。又:主中风,手挛筋急,痹风疟疾,先寒后热。

19.《循经考穴编》:主半身不遂,手肘拘挛,或筋缓不收,臂细无力,或肘臂肿痛,诸风疹癫,伤寒余热不尽,皮肤干燥,妇人经脉不通。

20.《采艾编翼》:主治伤寒余热不尽,肢痛。

21.《经穴解》:曲池之本病,绕踝风,手挛红肿,肘中痛,背膊痛,偏风,半身不遂,喉痹不能言,筋缩捉物不得,挽弓不开,屈伸难,风痹,肘细无力。曲池之肺病:恶风寒气,泣出善忘,伤寒余热不尽,风瘾疹,皮肤干燥,瘛疭癫疾,皮肤作疮,举体痒痛如虫蠚,皮肤痂疥,妇人经脉不通。

22.《针灸心悟》(孙震寰):曲池行气。

23.《古法新解会元针灸学》:其性能生新散邪,功行六阴之数,善解气分诸毒,从阳走于手足六阴也。

24.《针灸学简编》:疏风解表,调和气血。

25.《针灸集锦》(修订本)(郑魁山):调理肠胃,行气活血,舒筋利节。

26.《常用腧穴临床发挥》(李世珍):用泻法,祛风散邪、清热透表;用泻法配艾灸或配烧山火,驱风散邪、温经散寒。

27.《针灸腧穴学》(杨甲三):清热祛风,调和营血,降逆活络。

28.《临床针灸学》(徐笨人):舒风解表,调和气血。

29.《针灸探微》(谢文志):清热散风,调和气血。

30.《针灸腧穴手册》(杨子雨):清热利湿,调理脾胃,散瘀消肿,舒筋利节。

31.《中医针灸通释·经脉腧穴学》(康锁彬):清热祛风,调和营血,降逆活络。

32.《针灸腧穴疗法》(李平华):疏散风热,调和营卫。

33.《腧穴临床应用集萃》(马惠芳):清热祛风,调和营血,降逆活络。

34.《新编实用腧穴学》(王玉兴):清胃肠热,理气活络。

35.《中医针灸经穴集成》(刘冠军):疏风清热,调和营卫。

36.《新编简明针灸学》(闫乐法):祛风解表,通络止痛。

37.《腧穴学讲义》(于致顺):祛风解表,清热利湿,调和营卫。

38.《针灸辨证治疗学》(章逢润):祛风解表,清热利湿,疏经通络,宽中利节。

39.《石学敏针灸学》(石学敏):清邪热,通腑气,疏经络,调气血。

40.《珍珠囊穴性赋》(张秀玉):曲池在肘,清热调胃。

41.《临床常用百穴精解》(王云凯):平补平泻法,疏风解表,通经活络,降低血压。补法:调和营卫,调理胃肠,益气强身。泻法:清热散风,降逆活络,清泄阳明,利湿。

【古今应用辑要】

1. 古代文献摘录

(1)《神农本草经》:治手肘臂膊疼细无力,半身不遂,发热,胸前烦满,可灸十四壮。

(2)《针灸甲乙经》:肩肘中痛难屈伸,手不可举,腕重急,曲池主之。又:肩肘中痛,难屈伸,手不可举重,腕急,目不明,身热,惊狂,躄痿痹重,瘈疭,癫疾吐舌,伤寒余热不尽,曲池主之。再:喉痹不能言,温溜及曲池主之。再:肩背痛,肩重不举:曲池、天髎。身时摇、时时寒:曲池、列缺。瘈疭、癫疾:曲池、少泽。目不明,腕急,身热,惊狂,躄痿痹,瘈疭,曲池主之。癫疾吐舌,曲池主之。

(3)《备急千金要方》:治久风,卒风,缓急诸风,卒发动不自觉知,或心腹胀满,或半身不遂,或口噤不言,涎唾自出,目闭耳聋,或举身冷直,或烦闷恍惚,喜怒无常,或唇青目白,戴眼,角弓反张,始觉发动,即灸神庭一处七壮……曲池两处各七壮……又:臑会、支沟、曲池、腕骨、肘窌,主肘节痹,臂酸重,腋急痛,肘难屈伸。胸骨、前谷、曲池、阳谷主臂腕急,胸外侧痛脱如拔。曲池、关冲、三里、中渚、阳谷、尺泽主肘痛时寒;曲池、天窌主肩重痛不举。天府、曲池、列缺、百会,主恶风邪气,泣出喜忘。伤寒余热不尽,曲池主之。曲池、列缺,主身湿摇,时时寒。曲池、少泽,主瘈疭癫疾。支正、鱼际、合谷、少海、曲池、胸骨,主狂言惊恐。曲池、人迎、神道、章门、中府、临泣、天池、旋机、府辅,主胸中满。再:大迎、颧窌、听会、曲池,主齿痛,恶寒。再:三里、温溜、曲池、中渚、丰隆,主喉痹不能言。再:列缺、曲池,主热病烦心、心闷,先手臂身热,瘈疭,唇口聚,鼻张,目下汗出如珠。

(4)《太平圣惠方》:曲池二穴者,土也……是手阳明脉之所入为合也。

(5)《琼瑶神书》:热,脉洪,提泻刮颤五七次,搜摄数次,深提摄,气下五七次,不灸。寒,脉微,补刮推按循,气上数次,搓捻数次,搜摄按刮数次,灸五壮。又:善疗肘中病,便风便不收,挽弓开不得,筋缓怎梳头,喉闭促为绝,发热更无休,遍身风疙痒,针灸必须疗。

(6)《铜人腧穴针灸图经》:针七分,得气先泄后补,灸三壮。

(7)《针灸资生经》:曲池、天井、外关主臂痿不仁。又:癫痫,曲池、少泽。麻风:灸曲池、合谷、足三里、绝骨。

(8)《标幽赋》:肩井、曲池,甄权刺臂痛而复射。

(9)《通玄指要赋》:但风两肘之拘挛,仗曲池面平扫。

(10)《针经摘英集》:治臂膊疼痛不可忍,刺曲池穴,得气,先泻后补之。灸亦良,可灸三壮。又:治妇人经脉不通,刺手阳明经曲池二穴,手少阳经支沟二穴,足阳明经三里二穴,足太阴经二阴交二穴。如经脉壅濡不通者,泻之立通;如经脉遂耗不行者,补之,经脉益盛即通行矣。

(11)《普济方》:灸亦良,但令断风抽气而已。

(12)《徐氏针灸大全》:四肢面目浮肿,大热不退:照海、人中、合谷、足三里、临泣、曲池、三阴交。冒暑大热,霍乱吐泻:列缺、委中、百劳、中脘、曲池、十宣、足三里、合谷。又:发狂不识尊卑,曲池、绝骨、百劳、涌泉。

(13)《马丹阳天星十二穴治杂病歌》:善治肘中痛,偏风手不收,挽弓开不得,筋缓莫梳买,喉痹促欲死,发热更无休,遍身风癣癞,针着即时疗。

(14)《肘后歌》:鹤膝肿痛难移步,尺泽能舒筋骨疼,更有一穴曲池妙。又:腰背若患挛急风,曲池一寸五分攻。

（15）《针灸大成》：大热，曲池、足三里、复溜。浑身浮肿：曲池、合谷、足三里、内庭、行间、三阴交。咽中闭：曲池、合谷。浑身生疮：曲池、合谷、足三里、行间。左瘫右痪：曲池、阳溪、合谷、中渚、足三里、阳辅、昆仑。女子月事不来，面黄干呕，妊娠不成：曲池、支沟、足三里、三阴交。两手拘挛，偏风瘫疹，喉痹胸肋胀满，筋缓，手臂无力，皮肤枯燥：曲池（先泻后补）、肩髃、手三里。伤寒发痉，不省人事：曲池、合谷、人中、复溜。疟，先热后寒：曲池、绝骨、膏肓、百劳；热多寒少：后溪、间使、百劳、曲池；寒多热少：后溪、百劳、曲池。再：伤寒大热不退：曲池、绝骨、足三里、大椎、涌泉、合谷。再：四肢面目浮肿，大热不退：照海、人中、合谷、足三里、临泣、曲池、三阴交。冒暑大热，霍乱吐泻：列缺、委中、百劳、中脘、曲池、十宣、足三里、合谷。

（16）《百症赋》：半身不遂，阳陵泉、曲池。发热：少冲、曲池。又：半身不遂，阳陵远达于曲池。又：发热仗少冲、曲池之津。

（17）《玉龙歌》：伛补曲池泻人中。又：两肘拘挛筋骨连，艰难动作欠安然，只将曲池针泻动，尺泽兼行见圣传。

（18）《胜玉歌》：两手酸痛难执物，曲池、合谷共肩髃。

（19）《类经图翼》：肩髃、曲池，此二穴乃治痿秘法也。

（20）《杂病穴法歌》：头面耳目口鼻病，曲池、合谷为之主。

（21）《太乙神针附方》：凡偏风不遂，两手拘挛，捉物不得，臂细无力，肘内寒冷而痛，伤寒余热不尽，针曲池两穴。

（22）《针灸易学》：发狂不省人事，曲池、合谷、人中、复溜。

（23）《十四经要穴主治歌》：曲池主治是中风，手挛筋急痛痹风，兼治一切疟疾病，先寒后热自然平。

（24）《潜斋简效方》：中暑，曲池、委中出血。

（25）《中华针灸学》：又十二鬼穴之一。绕治一切癫狂病。

2. 现代研究进展

（1）赵俊岭选取曲池穴，一侧注射复方蛤青注射液 2ml，另一侧注射免疫球蛋白 A 激活剂注射液 1ml，治疗痰饮内伏，遇感冒或进食虾蟹鱼腥或腥臭异味引动蕴伏肺经痰饮，壅塞气道所致的支气管哮喘患者 76 例，治愈 37 例，好转 30 例，未愈 9 例，总有效率为 88.2%［赵俊岭.曲池穴注射治疗支气管哮喘临床观察.针刺研究，1998，23（4）：54-55］。

（2）范晓玲等针泻曲池、血海为主，配合谷、梁丘、太冲平补平泻，配合中药消肿粉外涂患处治疗外伤性水肿，取得较好疗效［范晓玲，王俊玲，李秀兰.针刺血海、曲池加外敷中药治疗外伤性水肿.天津中医药，2005，22（3）：189-199］。

（3）邓存国等选取曲池点刺放血治疗热毒瘀阻胞睑之麦粒肿患者 60 例，1 个疗程治愈 51 例，2 个疗程治愈 9 例［邓存国，田文继.曲池穴点刺放血治疗麦粒肿.中国针灸，2007，27（6）：461］。

（4）陈志明针泻曲池，针补足三里，配合维生素 B_6 穴位注射足三里治疗虚证泄泻，取得较好疗效［陈志明.针灸足三里、曲池穴临床运用总结.中医外治杂志，2007，16（3）：28-29］。

（5）许海等针刺曲池（单侧患病取健侧，双侧患病取双侧）、患侧膝眼、鹤顶、阳陵泉、膝阳关、梁丘、足三里、三阴交，配合留针期间活动患侧膝关节，治疗感受寒湿之邪，经脉痹阻，不能荣养关节所致的膝关节骨性关节炎患者 44 例，针灸治疗组效果优于对照组［许海，王琪，赵颖.针刺曲池穴治疗膝关节骨性关节炎 44 例.河南中医，2012，32（6）：755-756］。

（6）赵文明等总结王乐亭经验，运用 6.0 寸金针，针刺曲池穴透臂臑穴治疗痰湿阻滞经络引起的儿童腺样体肥大，临床疗效可［赵文明，白罡.针刺曲池透臂臑治疗儿童腺样体肥大的体会.北京中医药，2012，17（3）：505-506］。

（7）廖小七等治疗组选取曲池点刺放血，对照组口服西药治疗血热久郁肌肤之荨麻疹，治疗组疗效优于对照组［廖小七，肖鹏.曲池穴放血疗法治疗慢性荨麻疹疗效观察.上海针灸杂志，2012，31（1）：119-120］。

【安全针刺法】直刺 1.0~1.5 寸，可灸。

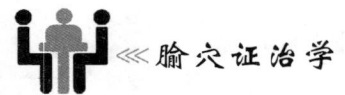

下巨虚

【定位】仰卧伸下肢,或正坐屈膝。在小腿前外侧,当犊鼻下9寸,距胫骨前缘一横指(中指)。

【类属】属足阳明胃经。为小肠下合穴。

【穴性】清胃调肠,通经行气,理气止痛。

【主治病证】

1. 阳明热盛之日晡潮热、腹满硬痛、大便秘结、口舌生疮、乳痈诸病症。

2. 胃肠湿热之腹痛、泄泻、痢疾诸病症。

3. 胃肠气滞之绕脐腹痛、腹胀、疝气、大便不通诸病症。

4. 气血阻滞、经络不通之下肢痿痹、麻木,腰脊痛诸病症。

【常用配伍】

1. 配大肠俞、支沟、阳陵泉、上巨虚、天枢,针刺泻法,清热安神通便,治疗阳明腑实之日晡潮热、手足濈然汗出,腹满硬痛、或绕脐痛,或大便秘结,或热结旁流,甚或神昏等。

2. 配天枢、阴陵泉、上巨虚、内庭、合谷、幽门、太白,针刺泻法,清热除湿,治疗胃肠湿热之腹痛、泄泻、痢疾等。

3. 配中极、委中、小海、神门、支正,针刺泻法,清心导赤,治疗心热下移小肠之小便短赤、热涩疼痛,或尿血,心烦口渴,口舌生疮等。

4. 配足三里、膺窗、丰隆、温溜、少冲、合谷、梁丘,针刺泻法,清胃泻火、祛瘀散结、消肿止痛,治疗胃热壅盛之乳痈。

5. 配足三里、天枢、小肠俞、中脘、脾俞,针刺补法,健脾化湿,治疗脾虚泄泻。

6. 配膻中、阳陵泉、太冲、内关、气海,针刺平补平泻法,理气止痛,治疗肝郁气滞之绕脐腹痛。

7. 配小肠俞、关元、气海、太冲、大敦,针刺平补平泻法,针后加灸,温经散寒、行气止痛,治疗寒凝经脉之疝气、少腹急痛、痛连腰背、睾丸偏坠等。

8. 配小肠俞、关元、天枢、行间、中脘、阳陵泉,针刺平补平泻法,疏导经气、散结止痛,治疗小肠气结(肠结)之腹胀绞痛、大便秘结、矢气不得、干呕,甚则呕吐浊秽之物等。

9. 配环跳、血海、阴市、伏兔、足三里、阳陵泉、承山、昆仑,针刺平补平泻法,祛风湿、通经络、止痹痛,治疗下肢痿痹。

【穴性文献辑录】

1.《素问》:胃中热。

2.《灵枢》:主小腹痛,腰脊控睾而痛,上冲心,时窘之后。

3.《黄帝明堂经》:主少腹痛,飧泄出糜,次指间热,若脉陷,寒热身痛,唇干不得汗出,毛发焦,脱肉少气,内有热,不欲动摇,泄脓血,腰引少腹痛,暴惊狂言非常,痹,胫重,足跗不收,跟痛,乳痈。

4.《针灸甲乙经》:乳痈,惊,痹,胫重,足跗不收,跟痛。又:尿黄。再:少腹痛,泄出糜,次指间热,若脉陷寒热身痛,唇干,不得汗出,毛发焦,脱肉少气,内有热,不欲动摇,泄脓血,腰引少腹痛,暴惊,狂言非常。

5.《肘后备急方》:风毒脚气。

6.《备急千金要方》:脚气初得脚弱,小便黄,狂言,乳痈,惊痹,胫重,足跗不收,跟痛。又:偏风,患风腰脚不遂,不能跪起。

7.《千金翼方》:脚气,腰腿不遂,不得跪起。

8.《外台秘要》:主少腹痛,飧泄出糜,次指间热,若脉陷,寒热,身痛,唇干,不得汗出,毛发焦,脱肉少气,内有热不欲动摇,泄脓血,腰引少腹痛,暴惊,狂言非常,女子乳痈,惊痹,胫肿,足跗不收,跟痛。

9.《太平圣惠方》:主小肠气不足,面无颜色,偏风,热风,冷痹不遂,风湿痹。

10.《医心方》:主少腹痛,飧泄,次指间热,若脉陷,寒热身痛,唇干,毛发焦。

11.《铜人腧穴针灸图经》:治少腹痛,飧泄,次指间痛,唇干,涎出不觉,不得汗出,毛发焦,脱肉,少气,胃中热不嗜饮食,泄脓血,胸胁少腹痛,暴惊,狂言非常,女子乳痛,惊痫,胫肿足跗不收。

12.《西方子明堂灸经》:主小腹痛,飧泄,次指间痛,唇干,涎出不觉,狂言非常,寒湿下注,小便难黄,不得汗出,毛发焦,脱肉,少气,胃中热不嗜食,泄脓血,胸胁少腹痛,暴惊,狂,女子乳痛,喉痹,胻痛足跗不收。

13.《圣济总录》:骨蒸痃癖。

14.《针经摘英集》:治伤寒胃中热不已。

15.《古今医统大全》:主治小肠气,面无颜色,偏风腿痿,足不履地,热风,冷痹,风湿痹,喉痹,足跗不收,跟肿。

16.《针灸大成》:主小肠气不足,面无颜色,偏风腿痿,足不履地,热风,冷痹不遂,风湿痹,喉痹,脚气不足沉重,唇干涎出不觉,不得汗出,毛发焦,肉脱,伤寒,胃中热不嗜食,泄脓血,胸胁小腹控睾而痛,时窘之后,当耳前热,若寒甚,若独肩上热甚及小指次指之间热痛,暴惊狂,言语非常,女子乳痛,足跗不收跟痛。

17.《针方六集》:治小腹痛引睾,耳前热,肩上热,飧泄,足大指间痛,足跟痛,汗不出,毛发焦枯,脱肉少食,面无颜色,胃热不嗜饮食,唇干,涎出不觉,便血,暴惊,狂言,喉痹,胫骨肿,风痹不遂,妇人乳痛。

18.《类经图翼》:主治胃中热,毛焦肉脱,汗不得出,少气,不嗜食,暴惊狂言,喉痹,面无颜色,胸胁痛,飧泄脓血,小肠气,偏风腿痿,足不履地,热风,风湿,冷痹,胫肿足跗不收,女子乳痛。

19.《医学入门》:主发枯,唇干,口中流涎,次指间痛,胃热不食,泄脓血,胸胁小腹痛,乳痛,暴惊狂,小便难,寒湿下注,足胫跗痛,肉脱。

20.《经穴解》:下廉之本病,偏风腿痿,足不履地,热风,冷痹不遂,风湿痹喉痹,脚气不足,沉重,唇干,涎出不觉,不得汗出,毛发焦脱,当耳前热,苦寒甚,若独肩上热,及小指次指间热痛,女子乳痛,足跗不收,跟痛。下廉之本腑病:伤寒胃中热,不嗜食,泄脓血,胸胁小腹控睾而痛,时窘之后,暴惊狂,言语非常。下廉之小肠病:小肠气不足,面无颜色。

21.《循经考穴编》:主风寒湿痹,足痿无力,小腹控引睾痛,飧泄脓血,惊痫,癫狂。

22.《针灸逢源》:治偏风腿痿,足不履地,毛焦肉脱,女子乳痛。

23.《针灸集锦》(修订本)(郑魁山):疏经活络,调理胃肠。

24.《针灸腧穴学》(杨甲三):调肠胃,通经络。

25.《临床针灸学》(徐笨人):调理肠胃,清热利湿。

26.《针灸心悟》(孙震寰):通降胃肠积滞。

27.《针灸腧穴手册》(杨子雨):调理脾胃,清热利湿。

28.《针灸探微》(谢文志):调理胃肠,清热利湿。

29.《中医针灸通释·经脉腧穴学》(康锁彬):调理肠胃,通经活络。

30.《针灸腧穴疗法》(李平华):调肠腑,理气滞。

31.《腧穴临床应用集萃》(马惠芳):调肠胃,通经络。

32.《新编实用腧穴学》(王玉兴):清胃调肠,理气活络,镇惊安神。

33.《中医针灸经穴集成》(刘冠军):调肠腑,理气滞。

34.《针灸辨证治疗学》(章逢润):调理肠胃,疏络通乳。

35.《石学敏针灸学》(石学敏):通肠化滞,疏经调气。

36.《珍珠囊穴性赋》(张秀玉):消目疾而疗面痛。

37.《传统实用针灸学》(范其云):调理脾胃,清热利湿。

38.《临床常用百穴精解》(王云凯):平补平泻法,调理脾胃、疏通经络。补法:健脾和胃,泌别清浊。泻法:清泄阳明,利尿导赤。

【古今应用辑要】

1.古代文献摘录

(1)《素问·水热穴论》:气街、三里、巨虚上下廉,此八者以泻胃中之热也。

(2)《备急千金要方》:狂言非常,下巨虚、丘墟。小便黄:上廉、下廉。凡脚气初得脚弱,使速灸之。凡灸八处……第七下廉穴,在上廉下一夫,一云"踹胫骨外是",灸之百壮……凡此诸穴,灸不必一顿灸尽壮数,可日日灸报之,三日之中,灸令尽壮数为佳。

(3)《针灸资生经》:泄泻脓血,下巨虚、幽门、太白。胃热不食:下巨虚、悬钟。头风:下巨虚、五处、神庭。乳痈:膺窗、足临泣、神封、乳根、足三里、下巨虚、天溪、侠溪。

(4)《针灸大成》:乳痈,下廉、三里、侠溪、鱼际、委中、足临泣、少泽。

2. 现代研究进展

(1)王素玲针刺下巨虚配合辨证取穴治疗慢性细菌性痢疾患者87例,有效率为100%[王素玲.针刺下合穴治疗慢性细菌性痢疾87例.河南中医,2005,25(6):63]。

(2)汪娅莉等电针上巨虚、丰隆为主,配合针刺足三里、下巨虚治疗单纯性肥胖病胃肠腑热型,总有效率95.6%[汪娅莉,曹新,刘志诚,等.电针治疗单纯性肥胖病胃肠腑热型疗效观察.世界针灸杂志,2013,23(2):1-5]。

(3)姜德伟采用健脾补肾法针刺足三里、上巨虚治疗慢性泄泻患者52例,治愈25例,好转24例,无效3例,总有效率94%[姜德伟.针药合用治疗慢性泄泻52例.现代中西医结合杂志.2009,18(24):2964-2964]。

(4)张跃平针刺关元、下巨虚配合辨证取穴治疗缺铁性贫血患者150例,疗效明确[张跃平.针刺治疗缺铁性贫血150例.中国中医药现代远程教育,2010,8(19):30-30]。

【安全针刺法】直刺0.5~0.9寸,可灸。

解 溪

【定位】正坐平放足底,在足背与小腿交界处的横纹中央凹陷处,当拇长伸肌腱与趾长伸肌腱之间。

【类属】属足阳明胃经,为该经经穴。

【穴性】清泻胃肠,化痰开窍,通经活络。

【主治病证】

1. 胃火炽盛之牙痛、头痛、眩晕、眉棱骨痛、头面浮肿、目赤、胃痛、胃热、口臭、便秘诸病症。

2. 痰火扰心之谵语、癫疾、狂证、痫证诸病症。

3. 经脉痹阻之下肢痿痹。

【常用配伍】

1. 本穴泻胃火、清头目、通络止痛。配头维、阳白、太阳、上星、合谷、印堂,针刺泻法,治疗阳明热盛之眉棱骨痛、头痛;配中脘、头维、丰隆、水泉,针刺泻法,治疗痰火眩晕、面赤;配合谷、承泣、睛明、太阳,针刺泻法,治疗胃火目赤痛。

2. 配天枢、上巨虚、合谷、大肠俞,针刺泻法,泄热通腑、调和胃肠,治疗胃热便秘、腹胀。

3. 配大椎、合谷、水沟、曲池、足三里,针刺泻法,清泄阳明,治疗阳明胃热之神昏谵语。

4. 配丰隆、三阴交、神门、膻中、大陵,针刺泻法,清火涤痰开窍,治疗痰热蒙心之癫痫、狂证。

5. 配髀关、足三里、环跳、阳陵泉、丰隆,针刺平补平泻法,祛风除湿、通利关节、疏经活络,治疗风湿痹阻之下肢痿痹。

【穴性文献辑录】

1.《针灸甲乙经》:热病汗不出,善噫,腹胀满,胃热,谵语。又:风水面浮肿,颜黑。筋痹。风从头至足,面目赤,口痛,喘舌。再:癫疾,发寒热,欠,烦满,悲泣出。狂易,见鬼与火。疟,瘛疭惊,股膝重,胕转筋,头眩痛。

2.《备急千金要方》:主口痛,喘舌。主腹大下重。主厥气上逆,腹大。又:主风水面浮肿,颜黑。主瘛疭面惊。主膝重,脚转筋,湿痹。

3.《外台秘要》:主热病汗不出者,噫,腹胀满,胃热谵言,风水面浮肿,颜黑,厥气上支,腹胀大下重,疟,瘛疭惊,股膝重转筋,头眩痛,癫疾,厥寒热,欠,烦满,悲泣出,狂易见鬼与火,霍乱,风从头至足,面目赤肿痛,齿痛。

4.《医心方》:主面浮肿,颜面黑,厥气上楷腹间,瘐疭,股膝重,头眩面目赤。

5.《太平圣惠方》:主上气,咳嗽,喘息急,腹上积气,上下行及目生白翳也。

6.《西方子明堂灸经》:主口齿痛,膝股肿,胕酸转筋,霍乱,头风,面目赤,癫疾,瘐疭惊,湿痹,腹大下肿,厥气上冲,风水面浮肿,颜黑,刺疟,口痛喘舌,目眩,头痛,烦悲。

7.《针经摘英集》:治眉攒内疼痛不可忍者。

8.《扁鹊神应针灸玉龙经》:治喘嗽,上气,腹中积气游走,头昏,目翳,眉棱疼。

9.《琼瑶神书》:治偏正头风之症。

10.《针灸聚英》:主风面浮肿,颜黑,厥气上冲,腹胀,大便下重,瘐惊,膝股胕肿转筋,目眩,头痛,癫疾,烦心,悲泣,霍乱,头风面赤,目赤,眉攒疼不可忍。

11.《古今医统大全》:主治风气面浮肿,厥气上冲,腹胀,头痛,目眩,癫疾,烦心,膝骨胕肿,转筋,霍乱。

12.《针方六集》:治面风浮肿,颜黑,厥气上冲,腹大下重,目眩,头痛,面目赤热,眉横烦心,悲泣,股膝胕肿,癫疾,霍乱,瘐疭。

13.《医学入门》:头风,目眩,目赤,溜肿,目痛,齿痛,舌肿,腹肿,霍乱,转筋,膝股肿,胕酸,瘐疭,癫疾,疟疾。

14.《审视瑶函》:主治风气面浮,头痛,目眩生翳。

15.《经穴解》:解溪之本经病,膝胕股肿,转筋目眩,头痛癫疾,头风,面赤,目赤,眉攒痛不可忍,风面浮肿颜黑。解溪之本腑病:厥逆上冲,腹胀,大便下重,瘐惊,烦心悲泣,霍乱。

16.《循经考穴编》:主首风目眩,头面浮肿,面目赤,癫疾,霍乱,胕股痿痹。若脚腕无力,补之,浑身生疮,泻之。

17.《医宗金鉴·刺灸心法要诀》:主治风水气,面腹足肿喘嗽频,气逆发噎头风眩,悲泣癫狂悸与惊。

18.《针灸逢源》:治厥气上冲,目眩,头痛,癫疾,悲惊胕肿,腹胀,大便下重,转筋,霍乱。

19.《针灸精粹》(李文宪):益胃,清胃热。

20.《针灸集锦》(修订本)(郑魁山):通调肠胃,疏筋利节。

21.《常用腧穴临床发挥》(李世珍):辨证取穴,用泻法(或配透天凉),清降胃火、清宣阳明经气;用补法,扶脾、养胃。局部取穴:用泻法,舒筋活络;配艾灸,驱邪散滞;用补法,壮筋补虚;用三棱针点刺出血,宣通气血。

22.《针灸腧穴学》(杨甲三):清胃火,化痰浊。

23.《临床针灸学》(徐笨人):扶脾化湿,清热安神。

24.《针灸心悟》(孙震寰):扶脾化湿滞,清除胃中热。

25.《针灸腧穴手册》(杨子雨):通调肠胃,疏筋利节。

26.《针灸探微》(谢文志):扶脾化湿,清脑醒神。

27.《中医针灸通释·经脉腧穴学》(康锁彬):清胃泻火,化痰降浊。

28.《针灸腧穴疗法》(李平华):清泻胃热,通腑和胃。

29.《腧穴临床应用集萃》(马惠芳):舒筋活络,清胃化痰,镇惊安神。

30.《新编实用腧穴学》(王玉兴):清降胃热,化痰镇惊,舒筋通络。

31.《中医针灸经穴集成》(刘冠军):清胃降逆,健脾化湿。

32.《新编简明针灸学》(闫乐法):健脾化湿,通络利节。

33.《针灸辨证治疗学》(章逢润):健脾化湿,清胃降逆。

34.《石学敏针灸学》(石学敏):健脾化湿,清胃降逆。

35.《珍珠囊穴性赋》(张秀玉):阳明胃热泻解溪便安。

36.《传统实用针灸学》(范其云):通调肠胃,疏筋利节。

【古今应用辑要】

1.古代文献摘录

（1）《针灸甲乙经》：霍乱，巨阙、关冲、支沟、公孙、解溪。又：凡脚气，初得脚弱使通灸之……解溪……等凡一十八穴。膝骨肿，脓酸转筋：解溪、条口、丘墟、太白。癫疾：解溪、阳跷。热病汗不出：经渠、阳池、合谷、支沟、前谷、内庭、后溪、腕骨、阳谷、厉兑、冲阳、解溪。

（2）《扁鹊神应针灸玉龙经》：如头重、头风，先补后泻。

（3）《百症赋》：兼阳谷，治惊悸怔忡。

2. 现代研究进展

刘道龙等电针解溪、足三里、阳白、头维、上星治疗阳明经头痛患者 36 例，治愈率 77.8%，显效率 16.6%，好转率 6.6%，总有效率 100%［刘道龙，褚雪菲.电针解溪足三里治疗阳明经头痛 36 例.山东中医杂志,2011,30(12):861-861］。

【安全针刺法】直刺 0.4~0.6 寸,可灸。

冲 阳

【定位】在足背最高处,当拇长伸肌腱与趾长伸肌腱之间,足背动脉搏动处。

【类属】属足阳明胃经,为该经原穴。

【穴性】清胃安神,健脾化湿。

【主治病证】

1. 胃火上攻之牙痛、面肿、口眼㖞斜、狂证、癫痫诸病症。

2. 脾气虚弱之食欲不振、腹胀、腹痛诸病症。

3. 经脉痹阻之足痿无力、足背红肿诸症。

【常用配伍】

1. 配合谷、下关、颊车、内庭,针刺泻法,清泻胃火,治疗胃火上攻之牙痛、面肿、口眼㖞斜等。

2. 配百会、丰隆、间使、合谷、神门、大钟、劳宫、后溪,针刺泻法,清胃祛痰,治疗痰火扰动神明之狂妄、癫痫。

3. 本穴健脾益气、理气和胃、消食化滞。配脾俞、中脘、胃俞、足三里,针刺补法,治疗脾胃虚弱之胃痛;配下脘、璇玑、足三里、梁门,针刺平补平泻法,治疗脾虚食滞之腹胀、不嗜食。

4. 配足三里、丰隆、阳陵泉、条口、三阴交,针刺补法,补益气血、疏通经络,治疗气血虚弱之足痿无力。

5. 配解溪、丘墟、足临泣、然谷、八风,针刺泻法,清热祛风,治疗热痹之足背红肿。

【穴性文献辑录】

1.《素问》：主疟,寒热,腹胀满,不得前后。

2.《黄帝明堂经》：主热病汗不出,口中热痛,胃脘痛,时寒热。风水面胕肿(胕,一作浮),腹大不嗜食,足下缓失履。齿龋痛。疟,令人先寒洗淅,甚久而热,热去汗出。振寒而欠,狂妄而行,登高而歌,弃衣而走。

3.《针灸甲乙经》：善啮颊齿唇,热病汗不出,口中热痛。胃脘痛,时寒热。风水面浮肿。腹大,不嗜食。

4.《备急千金要方》：猥退风半身不遂,脾痛,久痢,狂邪惊痫,遗尿。又：瘿,劳气,灸冲阳随年壮。又：主足痿失履不收。再：主疟先寒洗淅,甚久而热,热去汗出。

5.《外台秘要》：主皮先寒,热病汗不出,口热痛,胃脘痛,时寒热皆主之。齿龋痛,腹大不嗜食,振寒而欠,狂妄而行,登高而歌,弃衣而走,足下缓失履,风水面浮肿。

6.《医心方》：主疟令人寒,齿龋痛,腹大不嗜食,振寒。

7.《铜人腧穴针灸图经》：治偏风口眼㖞斜,浮肿,齿龋痛,发寒热,腹坚大,不嗜食,振寒,久狂,登高而歌,弃衣而走,足缓履不收。

8.《针经指南》：主偏风口眼㖞斜,伤寒病,振寒而欠,久狂。

9.《扁鹊神应针灸玉龙经》：治偏风口眼㖞斜,寒热如疟,牙痛。

10.《琼瑶神书》：治口眼㖞斜,红肿,脚背红肿,气聚不散。

11.《针方六集》：主偏风口眼㖞斜,龋齿,跗肿,寒热,腹胀,不嗜食,振寒而欠,足缓,狂妄,弃衣而走,身前痛。

12.《类经图翼》：主治偏风面肿，口眼歪斜，齿龋，伤寒，发狂，振寒汗不出，腹坚大不嗜食，发寒热，足痿跗肿，或胃疟先寒后热，喜见日月光，得火乃快然者，于方热时刺之，出血立寒。

13.《医学入门》：主面肿，口眼㖞斜，齿龋痛，腹大不食，足痿，热病汗不出，寒战，发狂，疟疾。

14.《经穴解》：冲阳之本经病，偏风，口眼㖞，跗肿，齿龋，足缓履不收，身前痛。冲阳之本腑病：发寒热，腹大坚，不嗜食，伤寒病振寒而欠，久狂，登高而歌，弃衣而走。

15.《循经考穴编》：胃虚实皆拔之……主偏风口眼㖞斜，面浮肿，足痿，上齿龋，腹坚大不嗜食，热病寒疟及久狂不愈，脚背红肿，足缓不收。

16.《针灸逢源》：虚实皆拔之……治口眼㖞斜，齿龋，跗肿，腹坚大，发寒热。

17.《针灸学简编》：主偏风口眼歪斜，牙痛，腹坚大不思食，登高而歌，弃衣而走，精神病，足缓不收，足跗部肿痛等。

18.《针灸集锦》(修订本)(郑魁山)：健脾利湿，疏风通络。

19.《针灸腧穴学》(杨甲三)：和胃，化痰，宁神。

20.《针灸腧穴手册》(杨子雨)：清胃热，宁神志。

21.《针灸探微》(谢文志)：和胃宁神，健脾化湿。

22.《中医针灸通释·经脉腧穴学》(康锁彬)：和胃化痰，宁神定志。

23.《针灸腧穴疗法》(李平华)：健脾，化痰，安神。

24.《腧穴临床应用集萃》(马惠芳)：和胃化痰，通络宁神。

25.《新编实用腧穴学》(王玉兴)：清泻胃热，镇惊安神，祛风活络。

26.《中医针灸经穴集成》(刘冠军)：健脾，化湿，安神。

27.《针灸辨证治疗学》(章逢润)：和中化湿，宁神通络。

28.《石学敏针灸学》(石学敏)：扶土化湿，清胃宁神。

29.《新针灸学》：治疗下肢神经痛或麻痹，足关节炎，牙痛，齿龈炎，癫疾，呕吐，鼓肠，食欲不振。

30.《传统实用针灸学》(范其云)：清胃热，宁神志。

【古今应用辑要】

1. 古代文献摘录

(1)《针灸甲乙经》：善啮颊齿唇，热病汗不出，口中热痛，冲阳主之。胃脘痛，时寒热，皆主之。又：风水面浮肿，冲阳主之。再：腹大，不嗜食，冲阳主之。再：足下缓失履，冲阳主之。

(2)《备急千金要方》：面浮肿，天枢、丰隆、厉兑、陷谷、冲阳。齿踢：曲鬓、冲阳。踢齿：厉兑、三间、冲阳、偏历、小海、合谷、内庭、复溜。足痿失履不收：冲阳、三里、仆参、飞扬、复溜、完骨。热病汗不出：经渠、阳池、合谷、支沟、前谷、内庭、后溪、腕骨、阳谷、厉兑、冲阳、解溪。

(3)《千金翼方》：狂，冲阳、丰隆。足痿：冲阳、三里、仆参、飞扬、复溜、完骨。

(4)《针灸资生经》：偏风口㖞，冲阳、地仓。肘中痛：冲阳、曲池。

(5)《针灸学简编》：配百会、大陵、合谷，神门，后溪，心俞治精神病。

2. 现代研究进展

(1)高强等对气虚患者冲阳穴伏安特性进行研究，发现冲阳穴可反映机体气血盛衰的情况［高强，沈雪勇，魏建子，等.气虚患者穴位伏安特性研究.社区卫生保健，2009，8(4)：282-283］。

(2)杨敏等针刺冲阳结合健脾和胃穴治疗消化不良，效佳［杨敏，张红星，邹燃.针刺对功能性消化不良症状及胃动力的影响.中国康复，2009，24(2)：100-102］。

(3)孙宁等选取冲阳穴运用发泡疗法治疗痰湿内阻型心下痞患者35例，总有效率97.14%［孙宁，谢福利.单纯发泡疗法治疗痰湿内阻型心下痞35例.辽宁中医药大学学报，2008，10(7)：101］。

(4)孙宁等取右侧冲阳穴及双侧神门、太冲穴，运用天灸疗法治疗心胆气虚型失眠患者36例，疗效满意［孙宁，谢福利，潘怀义，等.天灸疗法治疗心胆气虚型失眠36例.辽宁中医药大学学报，2008，10(3)：108］。

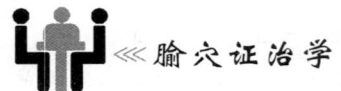

(5)曹颖等针刺头维、偏历、足三里、冲阳穴治疗阳明头痛,疗效显著[曹颖,张红星,邹燃.针刺少阳经穴对偏头痛的镇痛作用及对血浆 β-内啡肽的影响.湖北中医杂志.2009,31(2):9-10]。

【安全针刺法】避开动脉。直刺 0.2~0.3 寸。

内　庭

【定位】足背,当二、三趾之间,趾蹼缘后方赤白肉际处。

【类属】属足阳明胃经,为该经荥穴。

【穴性】清泻胃火,清热利湿,理气和胃,通络止痛。

【主治病证】

1.胃火炽盛之热病、牙痛、龈肿、目赤痛、咽喉肿痛、鼻衄诸病症。

2. 胃肠湿热之泄泻、痢疾诸病症。

3. 胃气失降之呃逆、呕吐、腹痛、腹胀诸病症。

4. 经络痹阻之口眼㖞斜、膝膑肿痛、足跗肿痛诸病症。

【常用配伍】

1. 配下关、颊车、合谷、上星、商阳、天突、丰隆,针刺泻法,清泻胃火、利咽消肿、通络止痛,治疗胃火上攻之牙痛、龈肿、目赤痛、咽喉肿痛、鼻衄等。

2. 配地仓、颊车、下关、颧髎、攒竹、合谷,针泻内庭,余穴用平补平泻法,通经活络、牵正纠偏,治疗风痰阻络之口眼㖞斜。

3. 配外关、公孙、中脘、足三里、支沟、上巨虚,针刺泻法,清泻胃肠,治疗胃肠积热之呕吐、呃逆、便秘等。

4. 配冲阳、合谷、曲池,针刺泻法,清泄阳明经热,治疗阳明经热之身大热、大汗引饮、心烦甚或神昏谵语等。

5. 配商丘、通里、中脘、三阴交,针刺泻法,清脾和中,治疗脾经蕴热之嗳气、呕吐、腹胀溏泻、身重肢困、黄疸、小便不利等。

6. 配天枢、曲池、合谷、阴陵泉、上巨虚,针刺泻法,清热除湿,治疗湿热泄泻、痢疾等。

7. 配下脘、梁门、天枢、大横、曲池,针刺平补平泻法,理气和胃,治疗食滞腹胀、腹痛等。

8. 配足三里、冲阳、解溪、曲池、八风、太冲,针刺泻法,温经散寒、疏通经络,治疗风寒湿痹阻经脉之膝膑肿痛、足跗疼痛等。

【穴性文献辑录】

1.《灵枢》:主四肢逆冷。

2.《黄帝明堂经》:主四厥,手足闷者,使人久持之,厥热(一本作"逆冷")胫痛,腹胀皮痛,善伸数欠,恶人与木音,振寒,嗌中引外痛,热病汗不出,下齿痛,恶寒,目急,喘满,寒栗,断口噤僻,不嗜食。

3.《备急千金要方》:主四肢厥逆,手足闷者,使人久持之,逆冷,胫痛、腹胀满,皮肤痛,善伸数欠,恶人与木音,振寒,嗌中引痛,热病汗不出,下齿痛,恶寒。主四厥,手足闷。又:主喜频伸数欠,恶闻人音。

4.《外台秘要》:主四肢厥逆,手足闷者,使人久持之,逆冷,胫痛,腹胀满,皮肤痛,善伸数欠,恶人与木音,振寒,嗌中引痛,热病汗不出,下齿痛,恶寒,目急,喘满,寒慄,口㖞僻,不嗜食。

5.《医心方》:主四厥手足闷者久持之,厥热,胫痛,腹胀,皮痛者,口噤。

6.《太平圣惠方》:小儿疟久不愈。

7.《铜人腧穴针灸图经》:治四肢厥逆,腹胀满,数欠,恶闻人声,振寒咽中引痛,口㖞,齿龋痛,疟,不嗜食。

8.《扁鹊神应针灸玉龙经》:治腹胀,久疟,四肢厥逆,牙疼,腿膝足跗红肿。

9.《西方子明堂灸经》:主四肢厥逆,僻噤,齿龋痛,腹胀满不得息,不嗜食,喜频伸,数欠,恶闻人音,振寒,咽中痛,口㖞。

10.《通玄指要赋》:腹膨而胀。

11.《琼瑶神书》:治四肢厥冷,大小腹胀,饮食所伤,泻之。

12.《徐氏针灸大全》:善疗四肢厥,喜静恶闻声,耳内鸣喉痛,数欠及牙疼,疟疾不思食,针后使醒醒。

13.《针灸聚英》:主四肢厥逆,腹胀满,数欠,振寒,咽中引痛,口㖞,上齿龋,疟,不嗜食,皮胀痛,鼻衄不止,伤寒手足逆冷汗不出,赤白痢。

14.《古今医统大全》:主治四肢厥逆,腹满,数欠,恶闻人声,口㖞,齿龋,鼻衄,赤白痢,手足逆冷。

15.《玉龙歌》:小腹胀满气攻心。

16.《针灸大成》:四肢厥逆,腹胀满,数欠,恶闻人声,振寒,咽中引痛,口㖞,上齿龋,疟不嗜食,皮肤痛,鼻衄不止,伤寒手足逆冷,汗不出,赤白痢。

17.《类经图翼》:主治四肢厥逆,腹满不得息,恶闻人声,振寒,咽痛,口㖞,齿龋,瘾疹,赤白痢,疟,不嗜食。一传:主疗久疟不愈,并腹胀。

18.《医学入门》:主口噤,口㖞,齿龋痛,咽痛,腹胀不得息,四肢厥逆。

19.《经穴解》:内庭之本经病,口㖞,上齿龋,脑皮肤痛,鼻衄不止,伤寒手足逆冷,汗不出振寒,咽中引痛。内庭之本腑病:四肢厥逆,腹胀满,恶闻人声,疟不嗜食。

20.《循经考穴编》:主伤寒汗不出,振寒,厥逆,恶闻人声,上齿痛,胃口疼,停痰积冷,腹胀,气喘,口㖞,鼻衄,亦治瘾疹,喉痹,便血,足指背红肿疼痛,并宜泻之。

21.《医宗金鉴·刺灸心法要诀》:主治痞满坚硬,针三分,留十呼,灸三壮,患右灸左,患左灸右,但觉腹响是其效验;兼治妇人食蛊,行经头晕,少腹痛等症。又:主治四肢厥逆,喜静恶闻人声,瘾疹不快,咽喉肿痛,数欠,牙频疼,疟疾,不思饮食,耳内蝉鸣等症。

22.《针灸逢源》:治四肢厥逆,恶闻人声,振寒,咽痛,口㖞,鼻衄,上齿龋,赤白痢,疟,不嗜食,腹胀,痞满(患左灸右,患右灸左,觉腹中响,是其效也)。妇人食蛊,行经头晕,小腹痛疾俱妙。

23.《太乙神针附方》:凡十般水肿,四肢厥逆,咽喉引痛,久疟不食,恶闻人声,口歪,齿龋针两穴。

24.《针灸集锦》(修订本)(郑魁山):调理胃肠,祛风活络,清热镇痛。

25.《常用腧穴临床发挥》(李世珍):辨证取穴,用泻法(或配透天凉),清胃火、泄里热。循经取穴:用泻法,清宣阳明经气。局部取穴:用泻法,驱邪散滞。

26.《针灸腧穴学》(杨甲三):清胃泻火,理气止痛。

27.《临床针灸学》(徐笨人):清降胃气,和肠化湿。

28.《针灸心悟》(孙震寰):通降胃气,和肠化滞,去寒清热,导阳明之热下行。回厥。

29.《针灸腧穴手册》(杨子雨):清泻阳明,活络止痛。

30.《针灸探微》(谢文志):清热利湿,调理肠胃。

31.《中医针灸通释·经脉腧穴学》(康锁彬):清胃泻火,理气止痛。

32.《针灸腧穴疗法》(李平华):清泻胃热,通腑止痛。

33.《腧穴临床应用集萃》(马惠芳):清胃泻火,理气止痛。

34.《新编实用腧穴学》(王玉兴):清肠调胃,清热利窍,舒筋活络。

35.《中医针灸经穴集成》(刘冠军):清降胃火,通涤腑气。

36.《新编简明针灸学》(闫乐法):清泻胃火,活络止痛。

37.《腧穴学讲义》(于致顺):清胃泄热,理气镇痛。

38.《针灸辨证治疗学》(章逢润):清泄湿热,理气镇痛。

39.《石学敏针灸学》(石学敏):清胃肠湿热,通阳明腑气。

40.《珍珠囊穴性赋》(张秀玉):腹膨而胀针内庭而有效。

41.《传统实用针灸学》(范其云):清泻阳明,活络止痛。

42.《临床常用百穴精解》(王云凯):平补平泻法,和胃止痛,疏通腑气。补法:健脾和胃。泻法:清胃泄热,导滞止痛。

【古今应用辑要】

1.《备急千金要方》:外关、内庭、三里、大泉、商丘,主僻噤。厉兑、三间、冲阳、偏历、小海、合谷、内庭、复溜,主龋齿。中溜、支沟、内庭,主嗌痛。又:三里、章门、京门、厉兑、内庭、陷谷、络却、昆仑、商丘、阴陵泉、曲泉、阴谷,主腹胀满不得息。天枢、厉兑、内庭,主食不化不嗜食,夹脐急。然谷、内庭、脾输,主不嗜食。再:内庭、环跳,主胫痛不可屈伸。经渠、阳池、支沟、前谷、内庭、后溪、腕骨、阳谷、厉兑、冲阳、解溪,主热病汗不出。厉兑、内庭主疟,不嗜食,恶寒。再:胫痛不可屈伸,内庭、环跳。食不化,不嗜食:天枢、厉兑、内庭。

2.《针灸资生经》:寒疟不嗜食,内庭、厉兑、公孙。

3.《针经摘英集》:治伤寒交汗不出刺足少阳经风池二穴……次刺足阳明经内庭二穴、应时汗出。

4.《针灸大全》:黄疸四肢俱肿,汗出染衣:公孙、至阴、百劳、腕骨、中脘、足三里。脾胃虚寒,呕吐不已:内庭、中脘、气海、公孙。消渴:列缺、脾俞、中脘、照海、足三里、关冲。

5.《针灸大成》:睛痛,内庭、上星。小腹胀满:内庭、足三里、三阴交。赤白痢疾:内庭、天枢、隐白、气海、照海、内关。伤寒无汗:内庭(泻)、合谷(补)、复溜(泻)、百劳。伤寒汗多:内庭、合谷(泻)、复溜(补)、百劳。浑身浮肿:曲池、合谷、足三里、内庭、行间、三阴交。

6.《玉龙歌》:小腹满气攻心,内庭二穴要先针。

7.《类经图翼》:《玉龙赋》云:兼临泣,能理小腹之膜。《通玄赋》云:治腹胀休迟。《千金》十一穴云:三里内庭,治肚腹病。《捷经》云:治石蛊。又云:大便不通,宜泻此。《天星秘诀》云:兼合谷治寒疟面肿及肠鸣。《马丹阳天星十二穴》云:能治四肢厥,喜静恶闻声,瘾疹,咽喉痛,数欠及牙疼,疟疾不能食,耳鸣针使清。

8.《杂病穴法歌》:泄泻肚腹诸般疾,三里、内庭功无比。

9.《针灸逢源》:中暑,人中、中脘、气海、曲池、合谷、足三里、内庭。

10.《针灸集成》:黄疸,身目俱黄,心痛,面赤斑,小便不利:公孙、胆俞、至阳、委中、腕骨、神门、小肠俞。

【安全针刺法】直刺0.3~0.5寸,可灸。

厉 兑

【定位】仰卧或正坐平放足底,在足第二趾末节外侧,距趾甲角0.1寸。

【类属】属足阳明胃经,为该经井穴。

【穴性】清胃泻火,苏厥醒神,疏经通络。

【主治病证】

1. 阳明实热之面肿、齿痛、鼻衄、喉痹、胸满、心烦、癫狂、多梦、热病汗不出诸病症。

2. 邪气闭窍之中风、中暑、昏厥诸病症。

3. 经脉痹阻之足胫寒冷、足痛趾肿、口喎诸症。

【常用配伍】

1. 配神门、中脘、解溪、隐白,针刺泻法,消食导滞,和胃宁心,治疗胃腑不和、痰火扰心之梦魇不宁、满心烦闷等。

2. 配下关、颊车、合谷、内庭,针刺泻法,清泻胃火,治疗胃火齿痛。

3. 配中脘、内关,针刺泻法,通腑和胃,治疗胃气失和之心腹胀满、胃痛等。

4. 配百会、水沟、内关、中冲,针刺泻法,中冲点刺出血,开窍醒神,治疗邪气阻窍之中风昏厥,中暑不省人事等。

5. 配风池、大椎、曲池、合谷,针刺泻法,清热解表,治疗热病汗不出。

6. 配风池、下关、颊车、合谷,针刺平补平泻法,祛风通络,治疗风邪入络之面肿、口喎等。

7. 配迎香、尺泽、外关、合谷,针刺泻法,疏风清热通窍,治疗风热鼻塞、鼻流黄涕等。

【穴性文献辑录】

1.《素问》:主衄衊,上齿寒,尸厥。

2.《黄帝明堂经》:主热病汗不出,衄衊,眩,时仆,面浮肿,足胫寒,不得卧,振寒,恶人与木音,喉痹,龋齿,恶风,鼻不利,多卧善惊,疟,不嗜食,腹寒胀满,尸厥,口噤,气绝,脉动如故,其形无知,如中恶状。

3.《针灸甲乙经》:热病汗不出,衄衊,眩时仆,面浮肿,足胫寒不得卧,振寒,恶人与木音,喉痹龋齿,恶风,鼻不利。又:疟,不嗜食。再:寒,腹胀满。

4.《外台秘要》:主尸厥,口喎,气绝,脉动如故其形无知,如中恶状;疟,不嗜食,腹寒胀满,热病汗不出,衄衊,眩,前仆,面浮肿,足胫寒,恶人与木音,喉痹,龋齿,恶风,鼻不闻,多卧,善惊。

5.《医心方》:主暴厥欲死,口息脉动如故,其形无知,不嗜食,衄衊,足胫寒。

6.《太平圣惠方》:主尸厥如死不知人,多睡善惊,面上浮肿也。

7.《铜人腧穴针灸图经》:治尸厥,口噤气绝状如中恶,心腹胀满,热病汗不出,寒热疟,不嗜食,面肿,足胻寒,喉痹,齿龋,恶风,鼻不利,多惊,好卧。

8.《圣济总录》:传尸。嗜卧倦怠。

9.《西方子明堂灸经》:主鼻不利,涕黄,龋齿,喉痹哽咽,寒热,胫寒不得卧,好惊,寒疟,不嗜食,恶寒,心痛,胀满不得息,热病汗不出,吐舌,戾颈,善惊,尸厥口噤气绝状如中恶,面肿,恶风,鼻不利。

10.《扁鹊神应针灸玉龙经》:治热病无汗如疟,尸厥,口噤,腹胀,多睡,面肿,喉痹,牙疼。

11.《普济方》:《明堂经》云,主尸厥如死不知人,多睡,善惊。《西方子》云:面上浮肿也。又:《铜人经》云:一治尸厥,口噤,气绝状如中恶,心腹胀满,热病汗不出,寒热疟,不嗜食,面肿,足胻寒,喉痹,齿龋,恶风,鼻不利。再:《西方子》云,主鼻不利,涕黄,哽咽,不得卧,恶寒,心痛,胀满不得息,吐舌,戾颈。

12.《琼瑶神书》:治小腹膝胀,寒热进退等症。

13.《针灸聚英》:主尸厥,口噤,气绝状如中恶,心腹胀满,水肿,热病汗不出,寒疟,不嗜食,面肿,足胻寒,喉痹,上齿龋,恶寒,奏不利,多惊,好卧,狂欲登高而歌,弃衣而走,黄疸,衄衊,口喎,唇胗,颈肿,膝髌肿痛,循胸乳气冲、股伏兔胻外廉足跗上痛,消谷善饥,尿黄。

14.《古今医统大全》:主治尸厥口噤状如中恶,心腹满,水肿,热病汗不出,寒热疟不食,面肿,膝髌肿痛,多惊,发狂。

15.《针灸大成》:主尸厥口噤气绝状如中恶,心腹胀满,水肿、热病汗不出,寒疟,不嗜食,面肿,足胻寒,喉痹,上齿龋,恶寒,奔不利,多惊,好卧,狂欲登高而歌,弃衣而走,黄疸,衄衊,口喎,唇胗,颈肿,膝髌肿痛,循胸乳气冲、伏兔胻外廉足跗上皆痛,消谷善饥,尿黄。

16.《针方六集》:治尸厥口噤状如中恶,面目肿,喉痹,齿痛,鼻不利,口喎,唇胗,颈肿,腹胀不食,循胸乳气冲伏兔而痛,膝胻足跗皆痛,多惊,好睡,水肿,热病汗不出,寒疟,癫狂,黄疸,消谷善饥,尿黄。

17.《类经图翼》:主治尸厥口噤气绝状如中恶,心腹满,水肿,热病汗不出,寒热疟,不食,面肿,喉痹,齿龋,恶风,奏不利,多惊,发狂,好卧,足寒,膝髌肿痛。

18.《医学入门》:主鼻不利,涕黄,口噤,吐舌,龋齿,喉痹,颈戾,心痛,胫寒,寒热疟,不嗜食,胀满,尸厥中恶。

19.《经穴解》:厉兑之本经病,面肿,足胻寒,喉痹,上齿龋,颈肿恶寒,鼻不利,衄衊口喎,唇裂,膝髌肿痛,循胸、乳、气膺、伏兔外廉、足跗上皆痛,尸厥气绝,状如中恶,热病汗不出。厉兑之本腑病:心腹胀满水肿,寒疟不嗜食,多惊好卧,狂欲登高而歌,弃衣而走,黄疸,消谷善饥,溺黄。

20.《循经考穴编》:主尸厥,惊狂,黄疸,水肿,热病汗不出,寒疟,不嗜食,胃中积热,胃脘疼痛,便结,便血,齿龋,喉痹,胻外廉足跗痛。

21.《采艾编翼》:厉兑治尸厥。

22.《针灸逢源》:治尸厥气绝状如中恶,水肿,心腹满,热病汗不出,寒疟,齿龋,面肿,喉痹,膝膑肿痛。

23.《重楼玉钥》:主治面肿,喉痹,齿龋,恶风。

24.《针灸精粹》(李文宪):温下焦治足冷如冰。

25.《针灸集锦》(修订本)(郑魁山):清热利湿,通调肠胃。

26.《针灸腧穴学》(杨甲三):清胃泻火,镇静化痰,活络开窍。

27.《临床针灸学》(徐笨人):通经苏厥,清热理气。

28.《针灸心悟》(孙震寰):和胃清神气,疏泄阳明热。

29.《针灸腧穴手册》(杨子雨):清热利湿,启闭开窍,养阴生津。

30.《针灸探微》(谢文志):清泻胃火,宁心开窍。

31.《中医针灸通释·经脉腧穴学》(康锁彬):清胃泻火,镇静化痰,活络开窍。

32.《针灸腧穴疗法》(李平华):活血开窍,清胃安神,调和气血。

33.《腧穴临床应用集萃》(马惠芳):清热和胃,苏厥醒神,通经活络。

34.《新编实用腧穴学》(王玉兴):开窍苏厥,清胃泻火,舒筋活络。

35.《中医针灸经穴集成》(刘冠军):清胃安神,苏厥醒神。

36.《新编简明针灸学》(闫乐法):清胃火,定神志。

37.《腧穴学讲义》(于致顺):苏厥,清热,和胃,清神。

38.《针灸辨证治疗学》(章逢润):和胃化痰,清热安神。

39.《石学敏针灸学》(石学敏):通经气,苏厥逆,清阳明,定神志。

40.《珍珠囊穴性赋》(张秀玉):消目疾而疗面痛。

41.《传统实用针灸学》(范其云):清热利湿,启闭开窍,养阴生津。

【古今应用辑要】

1. 古代文献摘录

(1)《素问》:胃疟者,令人且病也,善饥而不能食,食而支满腹大,刺足阳明、太阴横脉出血。又:邪客于足阳明之经,令人鼽衄,上齿寒。刺足中指次指爪甲上与肉交者各一痏,左刺右,右刺左。邪客于五脏之间,其病也脉引而痛,时来时止,视其病缪刺之于手足爪甲上。视其脉出其血,间日一刺,一刺不已,五刺已。缪传引上齿,齿唇寒痛,视其手背脉血者去之。足阳明中指爪甲上一痏,手大指次指爪甲上各一痏,立已,左取右,右取左。邪客于手足少阴、太阴、足阳明之络,此五络皆会于耳中,上络左角,五络俱端,令人身脉皆动而形无知也。其状若尸或曰尸厥,刺其足大指内侧爪甲上去端如韭叶,后刺足心,后刺足中指爪甲上各一痏,后刺手大指内侧去端如韭叶,后刺手心主少阴锐骨之端各一痏立已……

(2)《针灸甲乙经》:热病汗不出,鼽衄,眩时仆,而浮肿,足胫寒不得卧,振寒,恶人与木音,喉痹,龋齿,恶风,鼻不利,多善惊,厉兑主之。疟,不嗜食,厉兑主之。寒,腹胀满,厉兑主之。

(3)《备急千金要方》:厉兑、京骨、前谷主鼻不利,涕黄。中管、三间、偏历、厉兑、承筋、京骨、昆仑、承山、飞扬、隐白主头热,鼻鼽衄。厉兑、三间、冲阳、偏历、小海、合谷、内庭、复溜主龋齿。又:天容、缺盆、大杼、膈输、云门、尺泽、二间、厉兑、涌泉、然谷主喉痹哽咽寒热。三里、章门、京门、厉兑、内庭、陷谷、络却、昆仑、商丘、阴陵泉、曲泉、阴谷主腹胀满不得息。天枢、厉兑、内庭主食不化,不嗜食,夹脐急。再:天枢、丰隆、厉兑、陷谷、冲阳,主面浮肿。厉兑、条口、三阴交主胫寒,不得卧。五里、三阳络、天井、厉兑、三间主嗜卧,四肢不欲动摇。三间、合谷、厉兑主吐舌,戾颈,喜惊。再:经渠、阳池、合谷、支沟、前谷、内庭、后溪、腕骨、阳谷、厉兑、冲阳、解溪主热病汗不出。厉兑、内庭主疟,不嗜食,恶寒。

(4)《百症赋》:与隐白相谐治梦魇不宁。

(5)《医宗金鉴·刺灸心法要诀》:厉兑主治尸厥症,惊狂面肿喉痹风,兼治足寒膝胫肿,相偕隐白梦魇宁。注:厉兑穴主治尸厥口噤气绝状如中恶,面肿,喉痹,惊狂,好卧,足寒,膝膑肿痛等症……此穴合隐白穴同针,治梦魇不宁,针一分,灸三壮。

2. 现代研究进展

梁树艺取病侧厉兑三棱针点刺放血治疗麦粒肿、目赤肿痛、牙痛、口疮等热证,效果显著[梁树艺.厉兑穴放血的临床应用.针灸临床杂志,2003,19(11):45]。

【安全针刺法】浅刺0.1寸,或点刺放血;可灸。

大　都

【定位】在足内侧缘,当足大趾本节(第一跖趾关节)前下方赤白肉际凹陷处。

【类属】属足太阴脾经,为该经荥穴。

【穴性】清泄胃热,健脾和中。

【主治病证】

1. 脾胃蕴热之胃痛、呕吐、泄泻、便秘、热病无汗、心烦不得卧诸病症。

2. 脾失健运、脾胃虚弱之饮食不化、腹胀、胃痛、泄泻、体重肢肿诸病症。

【常用配伍】

1. 配中脘、胃俞、足三里、上巨虚、内庭、合谷,针刺泻法,清泄胃热、和胃通腑,治疗脾胃蕴热之胃痛、便秘等。

2. 配脾俞、天枢、中脘、上巨虚,针刺补泻兼施,健脾利湿,治疗脾虚泄泻、体重肢肿等。

3. 配中脘、丰隆、内关、公孙,针刺泻法,化痰除湿、降逆止呕,治疗痰饮呕吐。

4. 配中脘、丰隆、神门、隐白,针刺平补平泻法,和胃安神,治疗胃腑不和之心烦不得卧。

5. 配膻中、巨阙、心俞、丰隆、太白,针刺泻法,化痰降浊、通痹止痛,治疗痰浊厥心痛。

6. 配经渠,针刺泻法,疏风解表清热,治疗热病汗不出。

7. 配肾俞、横骨、环跳、昆仑,针刺泻法,理气通络,治疗气滞腰腿疼痛。

【穴性文献辑录】

1.《灵枢》:主厥心痛,腹胀胸满。热病。

2.《伤寒论》:下利。

3.《针灸甲乙经》:疟不知所苦。又:热病,汗不出且厥,手足清,暴泄,心痛腹胀,心尤痛甚,此胃心痛也,腹满善呕烦闷。疟不知所苦。风逆,暴四肢肿,湿则唏然寒,饥则烦心,饱则眩。暴疟。

4.《黄帝明堂经》:主热病汗不出且厥,手足清,暴泄,心痛,腹胀,心尤痛甚,此胃心痛。疟,不知所苦。风逆,暴四肢肿,湿则唏然寒,饥则心烦,饱则眩。

5.《脉经》:诸下利。

6.《肘后备急方》:霍乱下利不止。

7.《备急千金要方》:大都,主目眩。又:小儿客忤吐不止。再:大便难。

8.《外台秘要》:主热病汗不出,厥,手足清,暴泄,厥心痛,腹胀满,心尤痛甚者,胃心痛也。疟不知所苦,风逆,暴四肢肿,湿则唏然寒,饥则烦心,饱则眩。

9.《医心方》:主热病汗出,且厥,足清,暴泄心痛,肠胀,心尤痛,烦心。又:大便闭塞,气结心满。

10.《太平圣惠方》:主热病汗不出,手足逆冷,腹满,善呕,目眩,烦心,四肢肿也。

11.《铜人腧穴针灸图经》:治热病汗不出,手足逆冷,腹满,善呕,烦热闷乱,吐逆,目眩。

12.《西方子明堂灸经》:主目眩,暴泄,心痛,腹胀,热病汗出,足清,厥逆,霍乱,目上插,手足逆冷,腹满,善呕,烦热,闷乱,吐逆。

13.《针经摘英集》:治伤寒手足逆冷。

14.《扁鹊神应针灸玉龙经》:治热病遗热不解,足心发热,脾胃不和,胸膈痞闷,腹痛,吐逆。

15.《普济方》:主热病汗不出,厥手足清,暴泄,厥心痛,腹胀痛,心尤痛甚者,胃心痛也。疟不知所苦。大风逆气,暴泄,四肢肿,湿则唏然寒,饥则心烦,饱则头目眩。

16.《针灸聚英》:主热病汗不出,不得卧,身重骨疼,伤寒手足逆冷,腹满,善呕,烦热闷乱,吐逆,目眩,腰痛不可俯仰,绕踝风,胃心痛,腹胀,胸满,心尤痛,小儿客忤。

17.《古今医统大全》:主治热病汗不出,不得卧,身重骨痛,伤寒手足逆冷,腹满,喜呕,闷乱,吐逆,腰痛不可俯仰。

18.《针方六集》:治寒湿脚气,绕踝风,热病汗不出,手足厥冷,上脘痛,腹胀,烦哕,热闷不得卧,身重骨疼,吐逆,目眩,腰痛不可俯仰,蛔厥,小儿客忤,若本节痛肿者三棱针出血。

19.《医学入门》:主目眩,手足厥,呕吐,暴泄,霍乱,心痛,腹胀,热病汗出。

20.《经穴解》:脾之肾病,腰痛不可俯仰,绕踝风。脾之肝病:小儿客忤,吐逆目眩。脾之脾病:伤寒手足逆冷,腹满善呕,烦热闷乱。脾之心病:胃心痛,腹胀胸满,心蛔痛。脾之肺病:热病汗不出,不得卧,身重骨痛。

21.《循经考穴编》:治本节红肿疼痛,宜弹针出血,又治厥冷及热病汗不出,身重骨疼,腹满,呕逆,心胃痛,小儿客忤。

22.《医宗金鉴》:治伤寒手足逆冷,腹满,呕吐。

23.《针灸集锦》(修订本)(郑魁山):健脾利湿,镇惊熄风。

24.《针灸腧穴学》(杨甲三):健脾和中,泄热止痛。

25.《临床针灸学》(徐笨人):健脾和中,回阳救逆。

26.《针灸腧穴手册》(杨子雨):健脾和胃,益气化湿,养阴退热。

27.《针灸探微》(谢文志):健脾和中,清热化滞。

28.《中医针灸通释·经脉腧穴学》(康锁彬):健脾和中,泄热止痛。

29.《针灸腧穴疗法》(李平华):清泻胃热,健脾和胃。

30.《腧穴临床应用集萃》(马惠芳):健脾和中,泄热止痛。

31.《中医针灸经穴集成》(刘冠军):调健脾胃,泻热和中。

32.《针灸辨证治疗学》(章逢润):健脾和中,清热解表。

33.《石学敏针灸学》(石学敏):理脾胃,助运化,补中气,解表邪。

34.《珍珠囊穴性赋》(张秀玉):健脾利湿通后闭。

35.《传统实用针灸学》(范其云):健脾和胃,益气化湿,养阴退热。

【古今应用辑要】

1.《灵枢·热病》:热病而汗且出及脉顺可汗者,取之鱼际、太渊、大都、太白,泻之则热去,补之则汗出,汗出太甚,取内踝上横脉以止之。

2.《灵枢·厥病》:厥心痛,腹胀,胸满,心尤痛甚,胃心痛也,取之大都、太白。

3.《针灸甲乙经》:热病,汗不出且厥,手足清,暴泄,心痛,腹胀,心尤痛甚,此胃心痛也,大都主之,并取隐白。腹满,善呕,烦闷,此皆主之。

4.《脉经》:脾病其色黄,饮食不消,腹苦胀满,体重节痛,大便不利,其脉微缓而长,此为可治……春当刺隐白,冬刺阴陵泉,皆泻之;夏刺大都,季夏刺公孙,秋刺商丘,皆补之。又当灸章门五十壮,背第十一椎百壮。再:下利,灸足大都五壮,商丘、阴陵泉三壮。

5.《肘后备急方》:霍乱……下痢不止者,灸……大都。

6.《备急千金要方》:小儿中马客忤而吐不止者,灸手心主间使、大都、隐白、三阴交各三壮。又:后闭不通,灸足大都随年壮。胃心痛,取大都、太白。若下(利)不止者,灸大都七壮。消渴,小便数,灸……太溪、中封、然谷、太白、大都、跗阳、行间、大敦、隐白、涌泉。再:阳白、上星、本神、大都、曲泉、侠溪、三间、前谷、攒竹、玉枕主目系急,目上插。大都、太白,主暴泄,心痛,腹胀,心痛尤甚。复溜、丰隆、大都主风逆,四肢肿。太阴、大都、金门、仆参主厥逆,霍乱。

7.《千金翼方》:消渴,灸大都、隐白,各一百壮。又:霍乱下若不止,灸大都七壮。

8.《外台秘要》:疗下痢不止,灸足大指本节内侧赤白肉际,左右七壮名大都。又:治转筋灸涌泉七壮,亦可灸大都七壮。

9.《针灸资生经》:暴泄、心痛、腹胀、心痛尤甚:大都、太白。

10.《云岐子论经络迎随补泻法》:心痛,腹胀,胸满,心尤痛者,胃心痛也。刺大都、太白二穴。

11.《席弘赋》:气滞腰痛不能立,大都、横骨。

12.《针灸大成》:腰痛不可俯仰,绕踝风,小儿客忤,大都主之。

13.《百症赋》:热病汗不出,大都、经渠。

【安全针刺法】 直刺0.3~0.5寸,可灸。

小肠俞

【**定位**】在骶部,骶正中嵴旁开 1.5 寸,平第一骶后孔。

【**类属**】属足太阳膀胱经。为小肠之背俞穴。

【**穴性**】清泻小肠,清热利湿,补肾益气。

【**主治病证**】

1. 小肠热盛之尿浊、尿赤、遗尿、尿闭、茎中痛诸病症。

2. 下焦湿热、气机不畅之腹痛、泄泻、痢疾、带下、痔疮诸病症。

3. 肾气亏虚之遗精、遗尿、带下诸病症。

【**常用配伍**】

1. 配关元、中极、三阴交、复溜,针刺泻法,清小肠热,治疗小肠热盛之尿浊、尿赤、淋癃、遗尿、尿闭、茎中痛等。

2. 本穴清利下焦湿热。配阴陵泉、合谷、下巨虚、天枢,针刺泻法,治疗湿热泄泻;配合谷、大椎、天枢、上巨虚,针刺泻法,治疗湿热痢疾;配下髎、带脉、中极、阴陵泉、行间,针刺泻法,治疗湿热下注之带下;配次髎、大肠俞、长强、会阳、承山、二白,针刺泻法,治疗湿热瘀滞之痔疾;配大敦、照海、阴陵泉,针刺泻法,治疗湿热疝气。

3. 配肾俞、关元、中极、次髎、志室、三阴交,针刺补法,补肾益气、培元止遗,治疗肾气亏虚之遗尿、尿闭、带下、遗精等。

4. 配肾俞、膀胱俞、大肠俞、委中、肝俞、太溪,针刺补法,滋补肝肾、强筋壮骨,治疗肝肾不足之腰腿痛、膝软无力等。

【**穴性文献辑录**】

1.《针灸甲乙经》:主小腹痛,控睾引腰脊,疝痛上冲心,腰脊强,溺黄赤,口干。

2.《备急千金要方》:主泄痢脓血,泄注。腰脊痛,小便不利,带下。小腹胀满,虚乏。三焦寒热。又:治消渴口干不可忍。

3.《铜人腧穴针灸图经》:治小便赤涩、淋沥、小腹疼痛,脚肿,短气,不嗜食,大便脓血出。五痔疼痛,妇人带下。

4.《针灸聚英》:主膀胱三焦津液少,大小肠寒热,小便赤不利,淋沥,遗尿,小腹胀满,疼痛,泄利脓血,五色赤痢,下重肿痛,脚肿,五痔,头痛,虚乏,消渴,口干不可忍,女人带下。

5.《经穴解》:小肠腧之本病,小便赤不利,淋沥遗溺,小腹胀满疼痛,妇人带下。小肠腧之膀胱病:膀胱、三焦津液少。小肠腧之大肠病:大、小肠寒热,泄利脓血,五色赤痢,下重肿痛,脚肿,五痔。小肠腧之胃病:消渴,口干不可忍。

6.《针灸集锦》(修订本)(郑魁山)清热利湿。

7.《针灸腧穴学》(杨甲三):调肠腑,祛湿热,健腰腿。

8.《临床针灸学》(徐笨人):调理小肠,清热利湿。

9.《针灸腧穴手册》(杨子雨):清热利湿。

10.《针灸辨证治疗学》(章逢润):调肠腑,利湿浊。

11.《临床针灸学》(徐笨人):调理小肠,清热利湿。

12.《针灸腧穴手册》(杨子雨):清热利湿。

13.《针灸探微》(谢文志):清热利湿,通调二便。

14.《中医针灸通释·经脉腧穴学》(康锁彬):调理肠腑,祛湿清热,强健腰膝。

15.《针灸腧穴疗法》(李平华):通调肠腑,清热利湿,温补肾阳。

16.《腧穴临床应用集萃》(马惠芳):清热利湿,通调二便。

17.《新编实用腧穴学》(王玉兴):清肠利湿,通利小便,理气通络。

18.《中医针灸经穴集成》(刘冠军):通调肠腑,清热利湿。

19.《新编简明针灸学》:通利下焦,壮腰强肾。

20.《腧穴学讲义》:通调小肠,利湿清热。

21.《针灸辨证治疗学》(章逢润):调肠腑,利湿浊。

22.《石学敏针灸学》(石学敏):理下焦,通小肠,利膀胱。

23.《腧穴类编》(王富春):清热利湿,通调肠腑。

24.《传统实用针灸学》(范其云):清热利湿。

【古今应用辑要】

1.《备急千金要方》:腰脊疝痛,小肠输、中膂输、白环输。小便难,淋癃:长强、小肠输。小便赤黄:完骨、小肠输、白环输、膀胱输。肠鸣,胪胀,欲泄注:三焦输、小肠输、下窌、意舍、章门。又:心烦短气灸小肠输,又灸阙、期门各一百壮,针入五分,又灸心俞百壮,针入五分。

2.《针灸资生经》:短气取小肠俞、鱼际、大陵、肝俞。

3.《医学纲目》:治子宫出血取小肠俞配阳陵泉;治痔疮、便血:小肠俞配大肠俞、腰阳关;治尿浊、尿赤、遗尿、尿闭、茎中痛:小肠俞配关元、中极、三阴交、复溜。

【安全针刺法】直刺0.8~1.2寸,可灸。

阑 尾

【定位】在小腿前侧上部,当犊鼻穴下5寸,距胫骨前缘一横指处。

【类属】属经外奇穴。

【穴性】清肠调中,清热解毒。

【主治病证】

大肠实热瘀滞、热毒内蕴之腹痛、肠痈诸症。

【常用配伍】

1. 配上巨虚、天枢、地机、腹结、内庭、曲池,针刺泻法,清肠通腑、清热解毒,治疗大肠实热瘀滞之肠痈(急性阑尾炎)。

2. 配天枢、上巨虚、足三里、大肠俞、大横,针刺平补平泻法,益气扶正、理气活血,治疗气虚血瘀之肠痈(慢性阑尾炎)。

3. 配足三里、中脘、胃俞,针刺平补平泻法,理气和胃、消食化滞,治疗食滞中焦之胃脘疼痛。

4. 配中脘、梁门、建里、三阴交、脾俞,针刺补法,健脾益气,治疗脾虚消化不良。

【穴性文献辑录】

1.《针灸集锦》(修订本)(郑魁山):清热散瘀,通调肠道。

2.《针灸腧穴学》(杨甲三):行气通腑。

3.《中医针灸通释·经脉腧穴学》(康锁彬):行气通腑。

4.《针灸腧穴疗法》(李平华):清热解毒,通腑化瘀。

5.《腧穴临床应用集萃》(马惠芳):清热化邪,通利腑气。

6.《新编实用腧穴学》(王玉兴):清肠调中,理气通络。

7.《中医针灸经穴集成》(刘冠军):清热化瘀,通调肠腑。

8.《新编简明针灸学》:清热邪,利腑气。

9.《针灸辨证治疗学》(章逢润):调肠腑,通积滞。

10.《腧穴类编》(王富春):清肠调中,理气通络。

【安全针刺法】直刺1.0~1.2寸,可灸。

五、清三焦热穴

清三焦热穴,具有清利三焦、清热泻火的穴性,主要用于治疗热邪弥漫三焦所致的头痛、目赤肿痛、耳鸣、耳聋、咽喉肿痛、鼻衄、咳嗽、泄泻、便秘、肩背痛、手指拘挛等病症。

清三焦热穴主要分布在上肢部、头部及侧胸部。由于心肺居上焦,脾胃居中焦,肝肾、膀胱、大小肠居下焦,因此三焦之热与脏腑火热常互相影响,临床治疗时清三焦热穴常与其他类清热泻火穴相互配合运用,并常配伍具有利窍穴性的腧穴。针刺操作时多施行泻法。

肓　门

【定位】在腰部,当第一腰椎下旁开3寸。

【类属】属足太阳膀胱经。

【穴性】清利三焦,调理枢机。

【主治病证】

热郁三焦、枢机不利之痞块、乳疾、腹痛、泄泻、便秘、痔疾、黄疸、淋证、癃闭诸病症。

【常用配伍】

1. 配乳根、膺窗、膻中、行间、支沟、阳陵泉,针刺泻法,清上焦郁热,治疗热郁上焦之胸闷、乳疾。

2. 配章门、期门、中脘、地机、气冲、合谷,针刺平补平泻法,理气活血散结,治疗中焦郁滞之上腹痛、腹胀、胁痛、痞块等。

3. 配天枢、中极、气海、上巨虚,针刺泻法,清泄下焦积热郁滞,治疗下焦积热之便秘、淋证、癃闭等。

【穴性文献辑录】

1.《针灸甲乙经》:妇人乳余疾。

2.《备急千金要方》:主心下大坚。又:主乳余疾。

3.《外台秘要》:主心下大坚,妇人乳余疾。

4.《医心方》:主心下大坚,妇人乳余疾。

5.《太平圣惠方》:主心下大坚,妇人乳有余疾。

6.《铜人腧穴针灸图经》:主心下大坚,妇人乳有余疾。

7.《西方子明堂灸经》:主心下大坚,妇人乳有余疾。

8.《普济方》:主心下大坚,妇人乳余疾。

9.《针灸聚英》:主心下痛,大便坚,妇人乳疾。

10.《古今医统大全》:主心下痛,大便坚,妇人乳疾。

11.《针灸大成》:主心下痛,大便坚,妇人乳疾。

12.《针方六集》:主心下痛,大便坚,妇人乳疾。

13.《医学入门》:主心下坚满,妇人乳有余疾。

14.《经穴解》:肓门之本病,心下痛,大便坚,妇人乳疾。治痞疾,患左灸右,患右灸左,左右俱有,左右俱灸。

15.《循经考穴编》:主心下痛,气攻腰胁,便艰,妇人乳疾。

16.《针灸逢源》:主心下痛,大便坚,妇人乳疾。

17.《勉学堂针灸集成》:主心下痛,大便坚,妇人乳疾。

18.《针灸学简编》:主治心下痛,胃脘痛,便秘,妇人乳疾等。

19.《针灸集锦》(修订本)(郑魁山):通调肠胃,化滞消痞。

20.《针灸腧穴学》(杨甲三):理气和胃,活血通便。

21.《临床针灸学》(徐笨人):通调肠胃,化淤消痞。

22.《针灸腧穴手册》(杨子雨):疏调三焦,化滞消痞。

23.《针灸探微》(谢文志):调理胃肠,化滞消痞。

24.《中医针灸通释·经脉腧穴学》(康锁彬):理气和胃,活血通便。

25.《针灸腧穴疗法》(李平华):理气,活血,散瘀。

26.《腧穴临床应用集萃》(马惠芳):调理肠胃,化滞消痞。

27.《新编实用腧穴学》(王玉兴):清胃调肠,利湿通淋,调理冲任。

28.《中医针灸经穴集成》(刘冠军):活血,散瘀,行滞。

29.《针灸辨证治疗学》(章逢润):行气活血,化坚通乳。

30.《石学敏针灸学》(石学敏):消食化坚,理气通络。

31.《传统实用针灸学》(范其云):疏调三焦,化滞消痞。

【古今应用辑要】

《千金翼方》:痔疾,肓门、承扶、承筋、飞扬、复溜、劳宫、会阴、委阳、委中。

【安全针刺法】直刺0.5~0.8寸,可灸。

液 门

【定位】第四、五掌指关节之间的前缘凹陷中。

【类属】属手少阳三焦经,为该经荥穴。

【穴性】清利三焦,通经止痛。

【主治病证】

1.上焦风热、少阳火邪上攻之耳鸣、耳聋、耳痛、目赤、喉痹、头痛诸病症。

2.经脉痹阻之手臂痛等。

【常用配伍】

1.配太冲、中渚、合谷、睛明、侠溪,针刺泻法,疏风清热,治疗上焦风热之热病、目赤、头痛等。

2.配翳风、听会、中渚、听宫、耳门、侠溪,针刺泻法,清泄少阳,治疗少阳火盛之耳鸣、耳聋。

3.配少商、关冲、侠溪、鱼际,针刺泻法,疏散少阳风热,治疗少阳风火之咽喉肿痛。

4.配陶道、大椎、后溪、曲池,针刺平补平泻法,和解少阳、祛邪截疟,治疗邪郁少阳之疟疾。

5.配中渚,针刺平补平泻法,舒筋通络,治疗经脉痹阻之手臂痛等。

【穴性文献辑录】

1.《针灸甲乙经》:热病汗不出。风寒热。又:疟,项痛,因忽暴逆。又:胆眩,寒厥,手臂痛,善惊,妄言,而赤泣出。狂疾。耳聋鸣。再:下齿龋则上齿痛。

2.《黄帝明堂经》:主热病汗不出。痒,头痛,目涩暴变。风寒热。眩,寒厥,手臂痛,胆善惊,妄言,面赤泣出。狂疾,耳聋鸣。下齿龋,则上齿痛。

3.《备急千金要方》:主目泣出。目涩暴变。耳痛鸣聋。呼吸短气,咽中如息肉状。下牙齿痛。又:主手臂痛。主风寒热。主喜惊、妄言,而赤。又:狂仆。再:热病先不乐,头痛而热无汗。痎疟热。

4.《针灸大成》:主惊悸,妄言,咽外肿,寒厥,手臂痛不能自上下,痎疟寒热。目赤涩,头痛,暴得耳聋。齿龈痛。

5.《经穴解》:液门之本病,咽外肿,寒厥,手臂痛不能自上下,目赤涩,头痛,暴得耳聋,齿龈痛,寒热痎疟,惊悸妄言。

6.《针灸集锦》(修订本)(郑魁山):清三焦热,开窍聪耳,疏筋利节。

7.《针灸腧穴学》(杨甲三):清头目,利三焦。

8.《临床针灸学》(徐笨人):清热散风,聪耳明目。

9.《针灸腧穴手册》(杨子雨):清热散邪,疏通经络。

10.《针灸探微》(谢文志):清热散风,聪耳明目。

11.《中医针灸通释·经脉腧穴学》(康锁彬):清利头目,疏利三焦。

12.《针灸腧穴疗法》(李平华):清头明目,消肿止痛。

13.《腧穴临床应用集萃》(马惠芳):疏风散邪,调气益聪。

14.《新编实用腧穴学》(王玉兴):利窍通关,疏风泄热,通络止痛。

15.《中医针灸经穴集成》(刘冠军):清头明目,消肿止痛。

16.《针灸辨证治疗学》(章逢润):清头目,祛邪热。

17.《石学敏针灸学》(石学敏):清三焦热邪,疏经络气滞。

18.《传统实用针灸学》(范其云):清热散邪,疏通经络。

【古今应用辑要】

1.《针灸甲乙经》:热病汗不出,天柱及风池,溜阳、关冲、液门主之。又:疟,项痛,因忽暴逆,掖门主之。风寒热,腋门主之。胆眩,寒厥,手臂痛,善惊,妄言,而赤泣出,腋门主之。狂疾,液门主之。耳聋鸣,下关及阳溪、关冲、掖门、阳谷主之。下齿龋则上齿痛:掖门主之。

2.《备急千金要方》:目泣出,掖门、前谷、后溪、腕骨、神庭、百会、天柱、风池、天牖、心输。耳痛鸣聋:上关、下关、四白、百会、颅息、翳风、耳门、颔厌、天窗、阳溪、关冲、掖门、中渚。呼吸短气,咽中如息肉状:液门、四渎。下牙齿痛:阳谷、掖门、商阳、二间、四渎。狂仆:温溜、掖门、京骨。热病先不乐,头痛而热无汗:掖门、中渚、通里。痎疟热:商丘、神庭、上星、百会、完骨、风池、神道、掖门、前谷、光明、至阴、大杼。耳聋不得眠:刺入三分补之。

3.《针灸资生经》:臂不得举,配前谷。

4.《百症赋》:喉痛,配鱼际。

5.《玉龙歌》:手臂红肿,配中渚。

6.《痈疽神妙灸经》:肩内痈疽,当灸腋门三七壮。

【安全针刺法】向掌骨间斜刺 0.3~0.5 寸,可灸。

阳 池

【定位】腕背横纹中,指伸肌腱尺侧缘凹陷中。

【类属】属手少阳三焦经,为该经原穴。

【穴性】疏散少阳风热,舒筋通络止痛。

【主治病证】

1. 少阳风热上攻之耳鸣、耳聋、偏头痛、喉痹诸病症。

2. 邪伏少阳之疟疾。

3. 经脉痹阻之肩臂痛、手臂拘挛、腕痛、腕下垂诸病症。

【常用配伍】

1. 配翳风、风池、耳门、角孙、合谷、侠溪,针刺泻法,疏散少阳风热,治疗少阳风火之偏头痛、耳聋、咽喉肿痛、口干等。

2. 配风门、天柱、大椎,针刺泻法,清热散寒、调和气血,治疗邪在少阳之寒热头痛。

3. 配大椎、后溪、液门、曲池、外关,针刺平补平泻法,和解少阳,治疗疟疾寒热往来。

4. 配脾俞、肾俞、三阴交、照海,针刺平补平泻法,健脾补肾,治疗脾肾亏虚之消渴。

5. 配外关、阳溪、腕骨、四渎、合谷、尺泽、曲池,针刺平补平泻法,祛风除湿、舒筋活络,治疗经脉痹阻之肩臂痛、手臂拘挛、腕痛、腕下垂等。

【穴性文献辑录】

1.《针灸甲乙经》:痎疟。寒热。又:肩痛不得自举,汗不出,颈痛。

2.《备急千金要方》:消渴口干,烦闷。热病汗不出。又:主疟寒热。再:主或因损后把捉不得。

3.《针灸大成》:主消渴口干,烦闷,寒热疟,或因折伤手腕,捉物不得,肩臂痛不得举。

4.《经穴解》:阳池之本病,或因折伤手腕,捉物不得,肩臂痛不得举,消渴口干,烦闷寒热疟。

5.《针灸集锦》(修订本)(郑魁山):清三焦热,疏筋利节。

6.《针灸腧穴学》(杨甲三):清热通络,疏调三焦,增液消渴。

7.《临床针灸学》(徐笨人):疏风解表,通经活络。

8.《针灸腧穴手册》(杨子雨):清热生津,调理三焦。

9.《针灸探微》(谢文志):清热散风,舒筋通络。

10.《中医针灸通释·经脉腧穴学》(康锁彬):清热通络,疏调三焦,增液消渴。

11.《针灸腧穴疗法》(李平华):清热散风,舒筋活络。

12.《腧穴临床应用集萃》(马惠芳):和解少阳、益阴增液。

13.《新编实用腧穴学》(王玉兴):疏调三焦,清热泻火,舒筋通络。

14.《中医针灸经穴集成》(刘冠军):清热散风,舒筋活络。

15.《新编简明针灸学》(闫乐法):调理三焦,通络止疟。

16.《腧穴学讲义》(于致顺):舒筋、通络、解热。

17.《针灸辨证治疗学》(章逢润):散风清热,舒筋活络。

18.《石学敏针灸学》(石学敏):疏散少阳风火,通达三焦经络。

19.《珍珠囊穴性赋》(张秀玉):利关节而疗肩颈痛。

20.《传统实用针灸学》(范其云):清热生津,调理三焦。舒筋,通络,解热。

【古今应用辑要】

1. 古代文献摘录

(1)《针灸甲乙经》:疟疾,完骨及风池、大杼、心俞、上窌、谚语、阴都、太渊、三间、合谷、阳池、少泽、前谷、后溪、腕骨、阳谷、侠溪、至阴、通谷、京骨。寒热:取五处及天柱、风池、腰俞、长强、大杼、中膂内俞、上窌、龈交、上关、关元、天牖、天容、合谷、阳溪、关冲、中渚、阳池、消泺、少泽、前谷、腕骨、阴谷、少海、然谷、至阴、昆仑。

(2)《备急千金要方》:消渴口干,烦闷,又灸阳池五十壮。又:热病汗不出,经渠、阳池、合谷、支沟、前谷、内庭、后溪、腕骨、阳谷、厉兑、冲阳、解溪。再:疟寒热,合谷、阳池、侠溪、京骨。

(3)《针方六集》:肿痛宜弹针出血。折伤恶血不出亦治。

(4)《神灸经纶》:消渴,阳池、承浆、太溪、支正、照海、肾俞、小肠俞、手足小指尖。

(5)《针灸十四经穴诀》:手腕无力,阳池、阳溪、肩髃、曲池、腕骨、合谷、鱼际。

2. 现代研究进展

武雪宇采用针灸辨证治疗术后胃肠功能紊乱53例,其中肝胃不和型取阳池、肝俞、胃俞、足三里、公孙,结果治愈23例,好转27例,无效3例[武雪宇.针灸辨证治疗术后胃肠功能紊乱.中华实用中西医杂志,2007,20(13):1117-1118]。

【安全针刺法】直刺0.3~0.5寸,可灸。

外 关

【定位】在前臂背侧,当阳池与肘尖的连线上,腕背横纹上2寸,尺骨和桡骨正中间。

【类属】属手少阳三焦经。为该经络穴;八脉交会穴之一,通于阳维脉。

【穴性】疏泄少阳,疏风解表,清热利窍,疏经通络。

【主治病证】

1. 少阳风热、三焦火热之热病、偏正头痛、眩晕、目赤肿痛、耳鸣、耳聋诸病症。

2. 风邪外袭之风寒、风热感冒。

3. 少阳枢机不利之胸胁胀满、胁痛、腹痛、肠痈、疟疾诸病症。

4. 经脉痹阻之上肢痿痹。

【常用配伍】

1. 配风池、太阳、侠溪、悬颅、头维,针刺泻法,疏风清热,治疗少阳风热头痛。

2. 配丘墟、太阳、风池,针刺泻法,宣通少阳、通络止痛,治疗邪热循经上扰之偏头痛。

3. 配耳门、丘墟、听会、翳风、会宗、中渚、侠溪,针刺泻法,清宣少阳、开通耳窍,治三焦邪热上扰之耳鸣、耳聋。

4. 配睛明、风池、太阳、太冲、侠溪,针刺泻法,清热明目,治疗三焦火热上攻之目赤肿痛。

5. 配丘墟、翳风、曲泽,针刺泻法,清热解毒、散结消肿,治疗邪热互结、壅遏少阳之痄腮。

6. 配列缺、大椎、风门,针刺泻法,祛风散寒、宣肺解表,治疗风寒感冒、头痛、咳嗽。

7. 配合谷、大椎、尺泽、曲池,针刺泻法,疏风清热,治疗风热感冒、咳喘。

8. 配风池、百会、曲池、大椎,针刺泻法,平肝息风,治疗风阳上扰之头痛、眩晕、高血压。

9. 配内关、行间、中庭、肝俞、侠溪,针刺平补平泻法,理气止痛,治疗肝郁胸胁胀满、疼痛。

10. 配丘墟,针刺泻法,和解少阳,治疗疟疾、伤寒少阳证。

11. 配大陵,原络相配,针刺平补平泻法,调气行血,治疗气血瘀滞之腹痛、肠痈等。

12. 配曲池,针刺泻法,祛风散热,治疗风热外袭肌肤之扁平疣、寻常疣等。

13. 配阳池、偏历、养老,针刺补法,健壮经筋,补益虚损,治疗经筋弛缓之手足痿弱无力。

14. 配肩髃、曲池、手三里、合谷、后溪、阳谷,针刺平补平泻法,舒筋活络,治疗经脉痹阻之上肢不遂、肩臂肘痛、屈伸不利、腕下垂、手指疼痛等。

【穴性文献辑录】

1.《灵枢》:病实则肘挛,虚则不收。

2.《针灸甲乙经》:病实则肘挛,虚则不收。又:肘中濯濯,臂内廉痛不可及头。

3.《黄帝明堂经》:主口僻噤。肘中濯濯,臂内廉痛,不可及头。耳淳淳浑浑无所闻。

4.《备急千金要方》:主耳浑浑淳淳无所闻。又:僻噤。

5.《太平圣惠方》:主肘腕酸重屈伸难,手十指尽痛不得握。兼主耳淳淳浑浑聋无所闻。

6.《针灸大成》:臂膊红肿,肢节疼痛。足内踝骨红肿痛,名曰绕踝风。手指节痛,不能屈伸。足指节痛。五脏结热,吐血不已。六腑结热,血妄行不已。鼻衄不止。吐血昏晕、不省人事。虚损气逆,吐血不已。吐血衄血,阳乘于阴,血热妄行。血寒亦吐,阴乘于阳,名心肺二经呕血。重舌肿胀,热极难言。口内生疮,名曰枯曹风。舌缩不能言,名曰阴强。唇吻裂破,血出干痛。项生瘰疬,绕颈起核者,名曰蟠蛇疬。左耳根肿核者,名曰惠袋疬。耳根红肿痛。颈项红肿不消,名曰项疽。目生翳膜,隐涩难开。风沿烂眼、迎风冷泪。目风肿痛,努肉攀睛。牙齿两颌肿痛。上片牙痛及牙关紧急不开。下片牙痛及颊项红肿痛。耳聋,气痞疼痛。耳内或鸣或痒或痛。雷头风晕、呕吐痰涎。肾虚头痛,头重不举。痰厥头晕及头目昏沉。头顶痛,名曰正头风。目暴赤肿及疼痛。

7.《经穴解》:外关之本病,耳聋,耳浑浑焞焞无闻,五指尽痛,不能握物。

8.《针灸心悟》(孙震寰):散六经表邪,疏三焦壅热,通经络气滞。

9.《针灸精粹》(李文宪):泻三焦。

10.《针灸集锦》(修订本)(郑魁山):清三焦热,镇惊熄风,疏经活络。

11.《针灸腧穴学》(杨甲三):清热解毒,通经活络。

12.《临床针灸学》(徐笨人):理气活血,清热散风。

13.《针灸腧穴手册》(杨子雨):清热散风,和解少阳,疏经活络。

14.《针灸探微》(谢文志):疏风解表,通经活络。

15.《中医针灸通释·经脉腧穴学》(康锁彬):清热解毒,通经活络。

16.《针灸腧穴疗法》(李平华):清热消肿,通经止痛。

17.《腧穴临床应用集萃》(马惠芳):清热解表,通经活络。

18.《新编实用腧穴学》(王玉兴):清利三焦,祛风解热,通络止痛。

19.《中医针灸经穴集成》(刘冠军):清热消肿,通经止痛。

20.《新编简明针灸学》(闫乐法):散风解表,通经活络。

21.《腧穴学讲义》(于致顺):疏解少阳,通络,调阳维。

22.《针灸辨证治疗学》(章逢润):祛邪清热,疏通经络。

23.《常用腧穴临床发挥》(李世珍):辨证取穴,用泻法,解表退热、和解少阳;配透天凉,清降三焦火热。循经取穴:用泻法(或配透天凉),宣通和清宣少阳经经气。局部取穴:用泻法,驱邪、舒筋活络;用补法,壮筋补虚。

24.《石学敏针灸学》(石学敏):散风解表,清热解毒,通经活络。

25.《珍珠囊穴性赋》(张秀玉):解表清热而治头痛。

26.《传统实用针灸学》(范其云):清热散风,和解少阳,通经络气滞。

27.《临床常用百穴精解》(王云凯):平补平泻法,通经活络。补法:壮筋补虚。泻法:疏风解表,宣通少阳,清热解毒。

【古今应用辑要】

1. 古代文献摘录

(1)《针灸甲乙经》:耳焞焞浑浑无所闻,外关主之。

(2)《备急千金要方》:耳聋,外关、会宗。僻噤:外关、内庭、足三里、水泉、商丘。

(3)《针灸资生经》:耳聋,配听会。

(4)《扁鹊神应针灸玉龙经》:肘臂手指不能屈,外关、曲池、三里、中渚。

(5)《针灸大全》:耳聋,外关、听会、肾俞、三里、翳风。鼻衄:外关、少泽、心俞、脾俞、涌泉。五指节痛、不能屈伸:外关、阳谷、五处、腕骨、合谷。

(6)《医学纲目》:胁肋痛,外关透内关。

(7)《玉龙歌》:肚痛秘结,配大陵、支沟。

(8)《神灸经纶》:头目痛,外关、后溪。

2. 现代研究进展

(1)杨志新针刺内关、外关治疗肝胃失和引起的呕吐、失眠症、红斑性肢痛及无汗症,临床疗效佳[杨志新.相对穴位的临床应用(1)——内关、外关穴的临床应用.中国临床医生,2002,30(7):53]。

(2)杨卫国等针刺合谷、下关、颊车为主配合药物治疗单纯性牙周炎患者30例,治愈27例,显效2例,总有效率96.7%,其中风热牙痛配外关、风池[杨卫国,黄俊.针药并用治疗单纯性牙周炎30例临床观察.中医药信息,2008,25(2):54-55]。

【安全针刺法】直刺0.5~1.0寸,可灸。

支　沟

【定位】在前臂背侧,当阳池与肘尖的连线上,腕背横纹上3寸,尺骨和桡骨正中间。

【类属】属手少阳三焦经,为该经经穴。

【穴性】清利三焦,调肠通便,调畅气机。

【主治病证】

1. 少阳风热、三焦火热之暴喑、耳鸣、耳聋、目赤肿痛、咽肿、瘰疬诸病症。

2. 大肠传化功能失常之各型便秘。

3. 三焦气机阻滞之胁肋疼痛、乳少、呕吐、泄泻、经闭诸病症。

【常用配伍】

1. 配翳风、听宫、听会、中渚、耳门、侠溪,针刺泻法,泄热降火、清宣耳窍,治疗少阳火盛之耳鸣、耳聋。

2. 配扶突、天窗、灵道、天鼎、尺泽、太冲、通里,针刺泻法,疏风清热,治疗少阳风火上攻之暴喑不言、咽肿。

3. 配睛明、太阳、合谷、风池,针刺泻法,祛风清热明目,治疗风热外袭、三焦热盛之目赤、目痛、面热。

4. 配天井、阿是穴,针刺泻法,清泄少阳、散结消肿,治疗火毒凝结三焦之瘰疬。

5. 配太阳、风池,针刺泻法,清宣少阳、通络止痛,治疗邪热循经上扰之少阳头痛。

6. 配大横、丰隆、照海,针刺平补平泻法,宣通三焦气机,治疗便秘。燥热内结者,通腑泄热,加内庭、上巨虚;气机瘀滞者,行气导滞,加太冲、天枢、上巨虚;津亏肠燥者,润肠通便,加复溜、血海、三阴交。

6. 配期门、阳陵泉、肝俞、少泽、膻中、阳陵泉,针刺平补平泻法,疏肝理气,治疗肝郁气滞之胁肋胀痛、乳少等。

7. 配中脘、足三里、内关,针刺平补平泻法,利三焦、调气机,治疗中焦气机逆乱之呕吐、泄泻。

8. 配合谷、三阴交、太冲,针刺平补平泻法,理气行血,治疗血滞经闭。

9. 配三阴交、公孙、中极、阴交,针刺平补平泻法,温经散寒、行血祛瘀,治疗寒凝血瘀之产后血晕。

10. 配外关、侠溪、曲池、阿是穴,针刺泻法,疏风散热,治疗热郁肌肤之缠腰火丹、丹毒。

11. 配手三里、阳池、支正,针刺补法,强壮筋脉、补虚益损,治疗筋脉失养之腕下垂。

【穴性文献辑录】

1.《针灸甲乙经》:咳,面赤热。又:马刀肿瘘,目痛,肩不举,心痛楷满,逆气,汗出,口噤不可开。再:热病汗不出,互引,颈嗌外肿,肩臂酸重,胁腋急痛不举,痂疥,项不可顾。再:霍乱。暴喑不能言。男子脊急目赤。

2.《黄帝明堂经》:主咳,面赤热。马刀肿瘘,目痛,肩不举,心痛楷满,逆气,汗出,口噤不可开。热病汗不出,互引,颈嗌外肿,肩臂酸重胁腋急痛四肢不举,痂疥,项不可顾。霍乱。男子脊急,目赤。暴喑不能言。

3.《备急千金要方》:久风,卒风,缓急诸风,卒发动不自觉知,或心腹胀满,或半身不遂,或口噤不言,涎唾自出,目闭耳聋,或举身冷直,或烦闷恍惚,喜怒无常,或唇青口白,戴眼,角弓反张。

4.《太平圣惠方》:热病汗不出,互引,颈嗌外肿,肩臂酸痛,胁腋急痛,四肢不举。痂疥,项不可以顾,霍乱,马刀肿瘘。目痛,肩不举,口噤不开,暴哑不能言。

5.《针灸大成》:主热病汗不出,肩臂酸重。胁腋痛,四肢不举。霍乱呕吐,口噤不开,暴喑不能言,心闷不已,卒心痛,鬼击,伤寒结胸,痂疮疥癣,妇人妊脉不通,产后血晕,不省人事。

6.《经穴解》:支沟之本病,热病汗不出,肩臂酸重,胁腋痛,四肢不举,口噤不开,暴瘖不能言,伤寒结胸,痂疮疥癣,妇人妊脉不通,产后血晕,不省人事。支沟之内症:霍乱呕吐,心闷不已,卒心痛,鬼击。

7.《针灸心悟》(孙震寰):清三焦,通腑气,降逆火。

8.《针灸精粹》(李文宪):泻三焦。

9.《针灸集锦》(修订本)(郑魁山):清三焦热,通关开窍,疏经活络。

10.《针灸腧穴学》(杨甲三):清三焦,降逆火,通腑气。

11.《临床针灸学》(徐笨人):清热开窍,调理肠胃。

12.《针灸腧穴手册》(杨子雨):清热散风,和解少阳,疏经活络。

13.《针灸探微》(谢文志):活血散瘀,通关开窍。

14.《中医针灸通释·经脉腧穴学》(康锁彬):清利三焦,降逆泻火,通腑理气。

15.《针灸腧穴疗法》(李平华):疏利三焦,聪耳利胁。

16.《腧穴临床应用集萃》(马惠芳):清热理气,降逆通便。

17.《新编实用腧穴学》(王玉兴):清利三焦,降逆通便,舒筋通络。

18.《中医针灸经穴集成》(刘冠军):疏利三焦,聪耳利胁。

19.《新编简明针灸学》(闫乐法):清热散风,疏经活络。

20.《腧穴学讲义》(于致顺):宣气机,散淤结、通肠腑。

21.《针灸辨证治疗学》(章逢润):清三焦,疏经络,通腑气,利胸胁。

22.《常用腧穴临床发挥》(李世珍):辨证取穴,用泻法(或配透天凉),清热通便。循经取穴:用泻法(或配透天凉),清宣少阳经气。局部取穴:用泻法,舒筋活络;配艾灸或烧山火,温经散邪;用补法,壮筋补虚。

23.《石学敏针灸学》(石学敏):清三焦,疏经络,通腑气,理胞宫。

24.《珍珠囊穴性赋》(张秀玉):润肠通便支沟取。

25.《传统实用针灸学》(范其云):宣通气机,消散瘀结,输通肠腑。

26.《临床常用百穴精解》(王云凯):平补平泻法,疏筋活络,通利三焦。补法:壮筋补虚。泻法:清宣少阳,理气降逆,泄热通便。

【古今应用辑要】

1. 古代文献摘录

(1)《针灸甲乙经》:霍乱,巨阙、关冲、支沟、公孙、解溪。

(2)《备急千金要方》:瘰疬,支沟、章门。肩背酸痛:支沟、关冲。心病:支沟、太溪、然谷。中风:灸支沟二处各七壮。嗌痛:中渚、支沟、内庭。喉痹不能言:中渚、三里、温溜、曲池、丰隆。热病先不乐,头痛面热无汗:中渚、掖门、通里。身热疟病:中渚、阴都、少海、商阳、三间。

(3)《针灸资生经》:霍乱呕吐,支沟、天枢。马刀肿瘰:配章门。目晄晄不明,恶风寒:中渚、肾俞、胃俞、心俞、百会、内关、复溜、大泉、腕骨、攒竹、睛明、委中、昆仑、天柱、本神、大杼、颔厌、通谷、曲泉、后顶、丝竹空。再:头痛,中渚、鱼际、掖门、通里。

(4)《针经摘英集》:心闷不已,刺手少阳经支沟二穴,足阳明经三里二穴。又:伤寒结胸者,别便人以手于心蔽骨下正痛处左拌揉之,以毫针刺左伴支沟二穴在腕后三寸两骨之间,坐而侧臂取之针入二分,次手厥阴间使穴即止,名曰双关刺。再:产妇血运不省人事,针手少阳经支沟二穴,足阳明经三里二穴,足太阴经三阴交二穴。

(5)《扁鹊神应针灸玉龙经》:肘臂手指不能屈,中渚、曲池、三里、外关。

(6)《神应经》:目翳,中渚、合谷、临泣、角孙、液门、后溪、睛明。又:目眩,中渚、临泣、风府、风池、阳谷、液门、鱼际、丝竹空。再:耳鸣,中渚、液门、商阳、肾俞、百会、听会、听宫、耳门、络却、阳溪、阳谷、前谷、后溪、腕骨。

(7)《针灸大成》:产后血晕不识人,支沟、足三里、三阴交。胸胁疼痛:支沟、章门、外关。

(8)《玉龙歌》:便秘,配照海。

(9)《类经图翼》:大便不通,胁肋疼痛:泻支沟。

(10)《杂病穴法歌》:大便虚秘,补支沟,泻足三里。

(11)《针灸逢源》:肩臂痛,中渚、肩髃、天井、尺泽、少海、曲池、三里、合谷、外关。

2. 现代研究进展

张智龙等电针支沟穴治疗阳明热盛、气机郁滞引起的便秘,总有效率94.4%,且电针支沟穴能明显改善便秘患者的临床症状和结肠传输时间,降低开塞露和泻剂的使用率[张智龙,吉学群,赵淑华,等.电针支沟穴治疗便秘之气秘多中心随机对照研究,2007,27(5):475-478]。

【安全针刺法】直刺0.5~1.0寸,可灸。

天　井

【定位】在臂外侧,屈肘时,当肘尖直上1寸凹陷处。

【类属】属手少阳三焦经,为该经合穴。

【穴性】清泻三焦,行气散结,通络止痛。

【主治病证】

1. 少阳风热之偏头痛、耳鸣、耳聋、癫痫诸病症。

2. 痰气互结之瘿气、瘰疬诸病症。

3. 筋脉不利之肘臂挛痛、麻木、屈伸不利诸症。

【常用配伍】

1. 配率谷、太阳、三阳络、阳陵泉、侠溪,针刺泻法,疏风清热止痛,治疗少阳风热上扰之偏头痛。

2. 配翳风、听会、侠溪、三阳络,针刺泻法,清热泻火,治疗风火耳聋。

3. 配身柱、本神、风池、丰隆、神门、太冲,针刺泻法,清热化痰开窍,治疗风痰癫痫。

4. 配少海、章门、足临泣、天井用灸,左病灸右,右病灸左,疏利三焦、理气化痰,治疗痰气互结之瘰疬。

5. 配中庭、肝俞、期门、支沟,针刺平补平泻法,疏肝解郁、理气止痛,治疗肝郁胸胁痛。

6. 配曲池、肘髎、外关,针刺平补平泻法,舒筋活络,治疗筋脉不利之肘臂挛痛、麻木、屈伸不利。

【穴性文献辑录】

1.《黄帝明堂经》:主疟,食时发,心痛,悲伤不乐。胸痹心痛,肩肉麻木。大风默默不知所痛,嗜卧,善惊,瘰疬。肘痛引肩,不可屈伸,振寒热,颈项肩背痛,臂痿痹不仁。癫疾吐舌沫出,羊鸣,戾颈。

2.《备急千金要方》:短气不得语。又:嗜卧,四肢不欲动摇。

3.《千金翼方》:妇人无乳,惊瘈。又:脐下结痛,流入阴中,发作无时。

4.《铜人腧穴针灸图经》:主心胸痛,咳嗽上气,唾脓不嗜食,惊悸,瘰疬,风痹,臂肘痛捉物不得。

5.《西方子明堂灸经》:悲愁恍惚。

6.《扁鹊神应针灸玉龙经》:治五噎十膈,翻胃吐食,风痹,筋挛骨痛,咳嗽上气,心痛,惊悸,小腹胀痛及羊痫。

7.《痈疽神妙灸经》:五痔,瘰疬。

8.《针灸聚英》:耳聋,嗌肿,喉痹,汗出,目锐眦痛,颊肿痛,耳后臑臂肿痛,捉物不得,嗜卧,扑伤腰髋疼……脚气上攻。

9.《类经图翼》:一切瘰疬,疮肿,瘾疹。

10.《外科大成》:石榴疽,瘰毒,鱼腮,五痔,瘾疹。

11.《经穴解》:天进之本病,耳聋,嗌肿,喉痹,汗出,目锐眦痛,颊肿痛,耳后、臑、背痛,捉物不得,振寒,头颈痛,风痹,脚气上攻。天井之内病:心胸痛,咳嗽上气,短气不得语,唾脓不嗜食,寒热,悽悽不得卧,惊悸瘰疬,癫疾五痫,嗜卧,大风默默不知所痛,悲伤不乐。天井之外病:扑伤腰髋痛。

12.《循经考穴编》:偏头痛。

13.《针灸集锦》(修订本)(郑魁山):清热化痰,疏经利节。

14.《针灸腧穴学》(杨甲三):泄火,安神,散结,通络。

15.《临床针灸学》(徐笨人):清泄风热,疏散结滞。

16.《针灸腧穴手册》(杨子雨):清热化瘀,疏经利节。

17.《针灸探微》(谢文志):清热散风,祛湿化痰。

18.《中医针灸通释·经脉腧穴学》(康锁彬):泄火安神,散结通络。

19.《针灸腧穴疗法》(李平华):熄风通络,清热止痛。

20.《腧穴临床应用集萃》(马惠芳):行气散结,安神通络。

21.《新编实用腧穴学》(王玉兴):疏通三焦,利窍安神,舒筋通络。

22.《中医针灸经穴集成》(刘冠军):清化痰热,疏经利节。

23.《腧穴学讲义》(于致顺):化经络湿痰,疏三焦气火。

24.《针灸辨证治疗学》(章逢润):疏风清热,通络宁神。

25.《石学敏针灸学》(石学敏):宽胸理气,化痰止血,通经活络,清心宁神。

26.《腧穴类编》(王富春):疏通三焦,利窍安神,舒筋活络。

27.《传统实用针灸学》(范其云):清热化瘀,疏经利节。

【古今应用辑要】

1. 古代文献摘录

(1)《备急千金要方》:臂痿不仁,天井、外关、曲池。嗜卧,四肢不欲动摇:五里、三阳络、天井、厉兑、三间。悲愁恍惚,悲伤不乐:天井、神道、心输。

(2)《针灸资生经》:胸痹心痛,天井、临泣。

(3)《扁鹊神应针灸玉龙经》:项强,天井、天柱。

（4）《神应经》：心惊恐，天井、曲泽、灵道、神门、大陵、鱼际、二间、液门、少冲、百会、厉兑、通谷、巨阙、章门。又：癫痫，天井、攒竹、小海、神门、金门、商丘、行间、通谷、心俞、后溪、鬼眼四穴。

（5）《针灸大成》：风痹，天井、尺泽、少海、委中、阳辅。又：心恍惚，天井、巨阙、心俞。再：胸胁痛，天井、支沟、间使、大陵、太白、丘墟、阳辅。

（6）《玉龙歌》：好今瘰疬疾多般，好手医人治亦难，天井二穴多着艾，纵生痛疬灸皆安。

（7）《胜玉歌》：瘰疬少海、天井边。

（8）《杂病穴法歌》：两井、两商、二三间，手上诸风得其所。

（9）《针灸逢源》：肩臂痛，天井、肩髃、尺泽、少海、曲池、三里、合谷、外关、中渚。

2. 现代研究进展

（1）杨运宽等针刺天井、肩井穴为主治疗少阳型颈椎病患者 30 例，结果显效 28 例，有效 2 例，显效率为 93.33%，效果优于常规取穴组治疗［杨云宽，胡幼平，敖有光.针刺二井穴为主治疗少阳型颈椎病疗效观察.四川中医，2004,22(9):89-90］。

（2）张自茂等针刺患肢对侧头部运动区、极泉、尺泽、肩髃、天井、阳池等穴治疗经脉痹阻之脑卒中后上肢痉挛患者 30 例，痊愈 30 例，显效 6 例，有效 4 例，无效 2 例，总有效率为 93.3%，且治疗后痉挛程度、上肢运动功能及日常生活活动能力明显改善［张自茂，冯崇廉，皮周凯，等.针刺治疗脑卒中后上肢痉挛疗效观察.中国针灸，2008,28(4):257-260］。

（3）王国书等针刺病灶侧颅骨缝、患肢肩髃、天井、手三里、太冲等穴治疗中风后痉挛瘫痪患者 35 例，基本痊愈 1 例，显著进步 13 例，进步 19 例，无变化 2 例，总有效率 91.43%［王国书，俞昌德.颅体针结合治疗中风后痉挛瘫痪 35 例.针灸临床杂志，2006,22(8):12-13］。

（4）林翠茹等头针结合天井穴治疗经脉痹阻之卒中后肘关节痉挛瘫痪患者 15 例，头针结合天井穴针刺对卒中后肘关节痉挛状态的改善、运动功能水平、日常生活能力均优于对照组（*P*<0.01）［林翠茹，张金喜，郭家奎.头针结合天井穴治疗卒中后肘关节痉挛瘫痪 15 例.辽宁中医杂志，2010,37(7):1362-1364］。

【安全针刺法】直刺 0.5~1.0 寸，可灸。

消 泺

【定位】在臂外侧，当清冷渊与臑会连线的中点处。

【类属】属手少阳三焦经。

【穴性】清散上焦风热，舒筋通络止痛。

【主治病证】

1. 上焦风热之头痛、齿痛诸病症。

2. 经脉痹阻之颈项强痛、臂痛诸症。

【常用配伍】

1. 配风池、头维、上星、阳白、合谷，针刺泻法，疏风清热，治疗少阳风热头痛。

2. 配外关、风池、合谷、下关、颊车，针刺泻法，清热泻火，治疗少阳风火齿痛。

3. 配风池、天柱、头窍阴、大椎、后溪，针刺平补平泻法，祛风散寒、通经止痛，治疗风寒痹阻之颈项强急、疼痛。

4. 配肩髃、肩贞、肩髎、曲池、合谷，针刺平补平泻法，舒筋活络，治疗经脉痹阻之臂痛不举。

【穴性文献辑录】

1.《针灸甲乙经》：头痛，项背急。又：寒热，痹。

2.《备急千金要方》：项如拔不可以顾。又：颈有大气。

3.《太平圣惠方》：寒热，风痹，头痛，项背急。

4.《针灸聚英》：主风痹，颈项强急肿痛，寒热头痛，癫疾。

5.《针方六集》：主寒热，肩肿引胛中痛，臂痛不能举，项瘿气瘤。

6.《经穴解》:消泺之本病,风痹,颈项强急,肿痛,寒热,头痛,癫疾。

7.《循经考穴编》:臂外廉肿痛或麻,风冷痹及眼花头晕,颈项强急,臂疽等证。

8.《针灸集锦》(修订本)(郑魁山):清三焦热,疏经活络。

9.《针灸腧穴学》(杨甲三):安神,清头,活络。

10.《临床针灸学》(徐笨人):宣通血脉,清头散风。

11.《针灸腧穴手册》(杨子雨):清热化瘀,疏经利节。

12.《针灸探微》(谢文志):清头散风,通经活络。

13.《中医针灸通释·经脉腧穴学》(康锁彬):安神定志,清头活络。

14.《针灸腧穴疗法》(李平华):舒筋活络,清热止痛。

15.《腧穴临床应用集萃》(马惠芳):清热醒神、疏通经络。

16.《新编实用腧穴学》(王玉兴):清三焦热,活络止痛,镇惊熄风。

17.《中医针灸经穴集成》(刘冠军):清热止痛,疏筋活络。

18.《针灸辨证治疗学》(章逢润):清郁热,疏经络。

19.《石学敏针灸学》(石学敏):清三焦郁热,疏经络气滞。

20.《腧穴类编》(王富春):清三焦热,活络止痛,镇惊熄风。

21.《传统实用针灸学》(范其云):清热化瘀,疏经利节。

【古今应用辑要】

1. 古代文献摘录

(1)《备急千金要方》:项如拔不能回顾,消泺、本神、通天、强间、风府、喑门、天柱、风池、龈交、天冲、陶道、外丘、通谷、玉枕。颈有大气:腧户、通天、消泺、天突。

(2)《针灸资生经》:瘿瘤,消泺、脑户、通天、天突。又:配窍阴治项痛。

2. 现代研究进展

(1)张铁英等辨经取穴针刺消泺、天宗、手三里、极泉、天柱为主治疗风寒湿痹阻之神经根型颈椎病患者360例,痊愈212例,显效109例,好转21例,无效18例,痊愈率58.9%[张铁英,孙琳,黄梅颖.辨经取穴治疗神经根型颈椎病360例疗效观察.针灸临床杂志,2005,21(5):18-19]。

(2)杨树林采用温针灸治疗风寒痹证78例,痊愈68例,显效6例,好转4例,其中上肢痹症取消泺、太渊、曲池[杨树林.温针灸治疗风寒痹证78例临床观察.中国针灸学会第五届全国中青年针灸推拿学术研讨会,2001,5:167-169]。

【安全针刺法】直刺0.5~0.7寸,可灸。

瘛脉

【定位】在头部,耳后乳突中央,当角孙至翳风之间,沿耳轮连线的中、下1/3的交点处。

【类属】属手少阳三焦经。

【穴性】清泻三焦,息风止痉。

【主治病证】

1. 上焦风热之偏正头痛、耳鸣、耳聋、耳后痛诸病症;下焦湿热之泻痢。

2. 热盛动风之小儿惊痫、瘛疭诸病症。

【常用配伍】

1. 本穴清泻上焦。配风池、头维、三阳络、率谷、太阳、完骨、外关,针刺泻法,治疗上焦风火头痛、偏头痛;配翳风、听会、耳门、角孙、侠溪,针刺泻法,治疗上焦风热耳鸣、耳聋、耳后痛。

2. 本穴清热开窍、息风止惊。配大椎、合谷、太冲、阳陵泉、井穴,针刺泻法,治疗小儿外感惊风;配水沟、印堂、颅息、中脘、丰隆、太冲、神门,针刺泻法,治疗小儿高热惊风。

3. 配行间、曲池、百会,针刺泻法,平肝息风,治疗肝阳上亢之眩晕、高血压。

4.配天枢、合谷、外关、阴陵泉、上巨虚、下巨虚,针刺泻法,清利下焦湿热,治疗湿热泻痢。

【穴性文献辑录】

1.《针灸甲乙经》:小儿痫瘛,呕吐,泄注,惊恐失精,视瞻瞻不明,眵瞙。

2.《黄帝明堂经》:主小儿痫,瘛疭,呕吐,泄注,惊恐失精,视瞻瞻不明,眵瞙。

3.《备急千金要方》:风头,耳后痛。

4.《铜人腧穴针灸图经》:头风耳鸣,小儿惊痫瘛疭,呕吐,泄痢无时,惊恐,眵瞢,目睛不明。

5.《经穴解》:瘛脉之本病,小儿惊痫瘛疭,头风耳鸣,呕吐泄利,无时惊恐,目睛不明,眵瞢。

6.《针灸精粹》(李文宪):去头面邪风。

7.《针灸集锦》(修订本)(郑魁山):清热散风。

8.《针灸腧穴学》(杨甲三):解痉,聪耳,活络。

9.《临床针灸学》(徐笨人):疏经活络,通窍聪耳。

10.《针灸腧穴手册》(杨子雨):清泻三焦,熄风解毒。

11.《针灸探微》(谢文志):清热散风,通窍聪耳。

12.《中医针灸通释·经脉腧穴学》(康锁彬):解痉活络,聪耳通窍。

13.《针灸腧穴疗法》(李平华):清热散风,聪耳利窍。

14.《腧穴临床应用集萃》(马惠芳):熄风止痉,活络通窍。

15.《新编实用腧穴学》(王玉兴):清热止痉,理气通窍。

16.《中医针灸经穴集成》(刘冠军):清热,解痉,通窍。

17.《针灸辨证治疗学》(章逢润):清热,解痉,通窍。

18.《石学敏针灸学》(石学敏):清热解惊,止痛通窍。

19.《腧穴类编》(王富春):清热止痉,理气通窍。

20.《传统实用针灸学》(范其云):清泻三焦,熄风解毒。

【古今应用辑要】

1.《针灸甲乙经》:小儿惊痫,瘛脉、长强。

2.《针灸资生经》:风头痛,瘛脉、肾俞、攒竹、承光、丝竹空、和髎。又:小儿惊痫瘛疭、呕吐泄注、惊恐失精、瞻视不明:瘛脉、长强。再:配完骨治头风耳后痛。

【刺灸法】直刺0.3~0.5寸,三棱针点刺放血;可灸。

第二节 清热解毒穴

清热解毒穴,具有清解火热毒邪、消肿散结的穴性,主要用于治疗热毒炽盛引起的咽喉肿痛、面赤颊肿、痈肿疮毒、发斑、热毒下痢及其他急性热病等。

清热解毒穴大多分布于头部和四肢部。临床应用时,应根据病情的需要进行相应的配伍。如热毒在血分者,应配伍具有清热凉血穴性的腧穴;火热炽盛者,应配伍具有清热泻火穴性的腧穴;挟湿邪者,应配伍具有清热利湿、利水渗湿穴性的腧穴;热毒炽盛,常夹瘀滞,应配伍具有活血行气穴性的腧穴;疮疡属虚者,又应与具有补气养血穴性的腧穴配伍。

运用清热解毒穴治疗疾病时,针刺操作应施行泻法,或速刺急出,或刺络出血。

二 间

【定位】微握拳,在手食指本节(第二掌指关节)前,桡侧凹陷中。

【类属】属手阳明大肠经,为该经荥穴。

【穴性】清热解毒,消肿止痛。

【主治病证】

阳明火毒炽盛之口干、咽喉肿痛、颌肿、目赤肿痛、龈肿齿痛、齿衄、鼻衄诸病症。

【常用配伍】

1. 配商阳、内庭、丰隆、合谷、下关、颊车、少商,少商点刺出血,余穴针刺泻法,清火解毒,治疗阳明火毒炽盛之咽喉肿痛、颌肿、目赤肿痛、龈肿齿痛、齿衄、鼻衄等。

2. 配合谷、曲池、天枢、上巨虚,针刺泻法,清热除湿、调节肠胃,治疗湿热肠鸣泄泻。

3. 配三间、肾俞、合谷,针刺平补平泻法,祛风除湿、疏利关节,治疗风湿痹阻之手指及手背肿痛。

【穴性文献辑录】

1.《针灸甲乙经》:多卧善睡,肩髃痛寒,鼻鼽赤多血,浸淫起面,身热,喉痹如哽,目眦伤,忽振寒,肩疼。

2.《针经指南》:主喉痹颌肿……口喝急食不通,伤寒水结。

3.《通玄指要赋》:治目昏不见。

4.《针灸大成》:大肠实泻之。

5.《玉龙歌》:牙痛阵阵苦相兼,穴在二间要的转。

6.《行针指要歌》:或针结,针着大肠二间穴。

7.《针方六集》:主喉痹……急食不下,身寒水结,血实者去其血脉。

8.《经穴解》:二间之本病,肩背痛,振寒,鼻鼽衄血,多惊,齿痛目黄,口干口喝,伤寒水结,喉痹颌肿。

9.《古法新解会元针灸学》:二间……性能溜血散热,解肌清表。主治:温毒结喉……风寒闭而振齿……中风口眼歪邪,急食难下,伤寒水结,痛风等症。

10.《针灸集锦》(修订本)(郑魁山):清阳明热。

11.《针灸腧穴学》(杨甲三):清热,利咽。

12.《临床针灸学》(徐笨人):清热解表,通络利咽。

13.《针灸心悟》(孙震寰):散热邪,利咽喉。

14.《针灸腧穴手册》(杨子雨):清阳明,导积滞。

15.《针灸探微》(谢文志):热消肿,通经利咽。

16.《中医针灸通释·经脉腧穴学》(康锁彬):清热利咽。

17.《针灸腧穴疗法》(李平华):清热解毒,散风消肿。

18.《腧穴临床应用集萃》(马惠芳):解表清热,通利咽喉。

19.《新编实用腧穴学》(王玉兴):清热解毒,疏风止痛。

20.《中医针灸经穴集成》(刘冠军):清热散风,消肿止痛。

21.《针灸辨证治疗学》(章逢润):疏风清热,消肿止痛。

22.《石学敏针灸学》(石学敏):疏风清热,利咽止痛。

23.《腧穴类编》(王富春):清热解毒,疏风止痛。

24.《传统实用针灸学》(范其云):清阳明,导积滞。

【古今应用辑要】

1.《针灸甲乙经》:多卧善睡,肩髃痛寒,鼻鼽衄赤血,浸淫起面,身热,喉痹如哽,目眦伤,忽振寒,背疼,二间主之。

2.《备急千金要方》:天容、缺盆、大杼、膈腧、云门、二间、厉兑、涌泉、然谷,主喉痹哽咽,寒热。

3.《针灸资生经》:二间、三间疗多卧喜睡。

4.《席弘赋》:牙疼腰痛并喉痹,二间、阳溪疾怎逃。

5.《百症赋》:寒慄恶寒,二间疏通阴郄暗。

6.《杂病穴法歌》:两井两商二三间,手上诸风得其所。

【安全针刺法】直刺 0.2~0.3 寸,可灸。

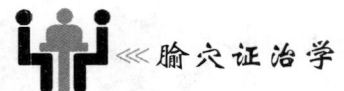

温　溜

【定位】屈肘,在前臂背面桡侧,当阳溪与曲池的连线上,腕横纹上5寸。

【类属】属手阳明大肠经,为该经郄穴。

【穴性】清热解毒,调理肠胃。

【主治病证】

1. 火毒之邪上攻头面之头痛、面肿、咽喉肿痛、口舌肿痛、鼻衄诸病症。

2. 肠腑不通之肠鸣、腹痛诸症。

3. 经脉痹阻之肘臂疼痛诸症。

【常用配伍】

1. 本穴清热解毒、泻火消肿。配商阳、天突、丰隆、内庭,商阳点刺出血,余穴针刺泻法,治疗阳明实热咽喉肿痛;配风池、迎香、合谷、少商,少商点刺出血,余穴针刺泻法,治疗肺经蕴热鼻衄;配商阳、内庭、合谷、颊车、太阳,商阳点刺出血,余穴针刺泻法,治疗胃火上攻之面肿、头痛;配商阳、合谷、承浆、金津、玉液、上廉泉,商阳点刺出血,余穴针刺泻法,治疗胃热口舌肿痛。

2. 配上巨虚、梁门、天枢、曲池、足三里,针刺泻法,调理肠胃,治疗肠腑不通之腹痛、肠鸣。

3. 配液门、京骨、仆参,针刺泻法,泄热通腑、清心化痰,治疗痰热扰心之癫疾、吐舌鼓颔、狂言等。

4. 配肩髃、曲池、外关、天宗、秉风、合谷,针刺平补平泻法,祛风湿、通经络、止痹痛,治疗风湿痹阻之肩臂痛。

【穴性文献辑录】

1.《针灸甲乙经》:热病,肠濡,腨肘臂痛,虚则气膈满。又:疟,面赤肿;再:肠鸣而痛。

2.《黄帝明堂经》:主伤寒,寒热头痛哕衄,肩不举。疟,面赤肿。肠鸣而痛。癫疾吐舌,鼓颔,狂言见鬼。狂仆。口齿痛。喉痹不能言。

3.《备急千金要方》……主狂仆。……主癫疾,吐舌鼓颔,狂言见鬼。……主喉痹不能言。……主肠鸣而痛。又:主伤寒,寒热头痛。再:主脚后廉急不可前却,足跗上痛。

4.《外台秘要》:主肠鸣而痛,伤寒,寒热头痛……吐舌鼓颔,狂言见鬼,狂仆,喉痹不能言,虚气面肿。

5.《医心方》:主口齿痛,肠鸣,伤寒热。

6.《针灸聚英》:主肠鸣而痛,伤寒哕逆噫,膈中气闭,热头痛,喜笑狂言见鬼。

7.《类经图翼》:主治伤寒哕逆,噫膈气闭,寒热头痛,喜笑狂言见鬼。

8.《经穴解》:温溜之本经病,喉痹。温溜之本腑病:肠鸣腹痛。温溜之本脏病:膈中气闭,寒热头痛。温溜之胃病:伤寒呕哕噫,喜笑狂言见鬼,吐涎沫。温溜之心病:吐舌,口舌痛。温溜之脾病:风逆四肢肿。

9.《循经考穴编》:主肠鸣腹痛,伤寒哕逆,癫痫痫狂邪。头痛面肿,喉痹。

10.《针灸逢源》:治肠鸣腕痛,伤寒哕逆,膈中气闭,口舌肿痛。

11.《古法新解会元针灸学》:主治经气臂痛,肠鸣,哕噫,膈气闭结,气厥头痛。

12.《针灸集锦》(修订本)(郑魁山):清泻阳明,疏经活络。

13.《针灸腧穴学》(杨甲三):清邪热,理肠胃。

14.《临床针灸学》(徐笨人):清热散风,舒经活血。

15.《针灸腧穴手册》(杨子雨):清泻阳明,散瘀解毒。

16.《针灸探微》(谢文志):清热散风,调理肠胃。

17.《中医针灸通释·经脉腧穴学》(康锁彬):祛邪清热,调理肠胃。

18.《针灸腧穴疗法》(李平华):清热解毒,调理肠胃。

19.《腧穴临床应用集萃》(马惠芳):理肠胃,清邪热。

20.《新编实用腧穴学》(王玉兴):清热解毒,安神定志。

21.《中医针灸经穴集成》(刘冠军):清热解毒,调理肠胃。

22.《腧穴学讲义》(于致顺):清邪热,理肠胃。

23.《针灸辨证治疗学》(章逢润):清热解毒,通调肠胃。

24.《石学敏针灸学》(石学敏):清阳明经热,调胃肠腑气。

25.《腧穴类编》(王富春):清热解毒,调理肠胃。

26.《传统实用针灸学》(范其云):清泻阳明,散瘀解毒。

【古今应用辑要】

1.《针灸甲乙经》:喉痹不能言,温溜及曲池主之。又:疟,面赤肿,温溜主之。再:肠鸣而痛,温溜主之。癫疾,吐舌,鼓颌,狂言见鬼,温溜主之。狂仆,温溜主之。再:口齿痛,温溜主之。

2.《备急千金要方》:狂痫哭泣。灸手逆注三十壮。

3.《千金翼方》:狂癫哭泣,灸手逆注三十壮。

4.《百症赋》:审他项强伤寒,温溜、期门而主之。又:兼期门,治伤寒项强。

【安全针刺法】直刺0.5~0.8寸,可灸。

阳　谷

【定位】在手腕尺侧,当尺骨茎突与三角骨之间的凹陷处。

【类属】属手太阳小肠经,为该经经穴。

【穴性】清热解毒,息风开窍,疏经通络。

【主治病证】

1. 风热外袭、火毒上攻之目赤肿痛、头眩、齿痛、颈颔肿、耳鸣、耳聋诸病症。

2. 热盛风动之癫狂痫诸病。

3. 经脉痹阻之手腕痛、臂外侧痛诸症。

【常用配伍】

1. 配翳风、睛明、太阳、合谷、下关、颊车、中渚,针刺泻法,疏风清热,治疗风火目赤肿痛、颈颔肿、耳鸣、耳聋等。

2. 配水沟、合谷、神门、内关,针刺泻法,清热息风、安神定惊,治疗热盛风动之癫狂、抽搐、瘛疭等。

【穴性文献辑录】

1.《针灸甲乙经》:热病汗不出,胸痛不得息,颔肿,寒热,耳鸣,聋无所闻。泄风汗出,腰项急不可左右顾及俯仰,肩弛肘废,目痛,痂疥,生疣,瘛疭,头眩,头痛。痎疟。寒热。胸满不得息,头颔肿。风眩,惊,手腕痛。肩痛不可自带衣,臂腕外侧痛不举。狂,癫疾。耳聋鸣。上牙龋痛。

2.《黄帝明堂经》:主热病汗不出,胸胁痛,不得息,颈颔肿,寒热,耳鸣聋无所闻。泄风汗出至腰,项急不可以左右顾及俛仰,肩弛肘废,目痛,痂疥,生疣,瘛疭,头眩目痛。痎疟。风眩惊,手腕痛。肩痛不可自带衣,臂腕外侧痛,不举。狂癫疾。上牙齿龋痛。

3.《备急千金要方》:项强急痛不可以顾。目急赤肿痛,目痛赤。颔痛引耳嘈嘈,耳鸣无所闻。自啮唇,上牙齿痛,下牙齿痛,胁痛不得息。臂腕急,腕外侧痛脱如拔。臂痛。肘痛时寒。肩不举,不得带衣。笑若狂。吐舌,戾颈,妄言。热病,振栗,鼓颔,腹满,阴痿色不变。热病汗不出。疟,胁痛不得息。乍寒乍热,痔痛,腋下肿。痂疥。

4.《太平圣惠方》:主癫疾狂走,热病汗不出,胁痛颈肿,寒热,耳聋,耳鸣,牙齿龋痛,臂腕外侧痛不举,吐舌戾颈,妄言,不得左右顾俯仰,瘛疭,头眩,眼痛。

5.《针灸大成》:主治癫疾狂走,热病汗不出,胁痛,颈颔肿,寒热,耳聋,耳鸣,齿龋痛,臂外侧痛不举,吐舌,戾颈,妄言,左右顾,目眩,小儿瘛疭,舌强,不嗍乳。

6.《经穴解》:阳谷之本病,耳聋耳鸣,目眩,齿龋痛,颈项肿,寒热胁痛,臂外侧痛不举,吐舌戾颈,妄言,左右顾,癫疾狂走,热病汗不出,小儿瘛疭,舌强,不嗍乳。

7.《针灸集锦》(修订本)(郑魁山):清热泻火,疏筋利节。

8.《针灸腧穴学》(杨甲三):安神志,清头目,通经络。

9.《临床针灸学》(徐笨人):清热散风,通经止痛。

10.《针灸腧穴手册》(杨子雨):清热解毒,疏筋利节。

11.《针灸探微》(谢文志):清热散风,通经开窍。

12.《中医针灸通释·经脉腧穴学》(康锁彬):安神定志,清头明目,通经活络。

13.《针灸腧穴疗法》(李平华):清热解毒,祛风舒筋。

14.《腧穴临床应用集萃》(马惠芳):清心明目,镇惊聪耳。

15.《新编实用腧穴学》(王玉兴):安神定惊,清热利窍,通络止痛。

16.《中医针灸经穴集成》(刘冠军):舒筋脉,清热毒。

17.《针灸辨证治疗学》(章逢润):清热、舒筋。

18.《石学敏针灸学》(石学敏):清心安神,熄风镇惊。

19.《腧穴类编》(王富春):清热解毒,舒筋活络。

20.《传统实用针灸学》(范其云):舒筋利节。

【古今应用辑要】

1.《针灸甲乙经》:痎疟:完骨、风池、大杼、心俞、上窌、谚语、阴都、太渊、三间、合谷、阳池、少泽、前谷、后溪、腕骨、阳谷、侠溪、至阴、通谷、京骨皆主之。寒热取五处……阳谷……昆仑。狂,癫疾:阳谷、筑宾、通谷。耳聋鸣:下关、阳溪、关冲、液门、阳谷。

2.《备急千金要方》:项强急痛不可以顾:少泽、前谷、后溪、阳谷、完骨、昆仑、小海、攒竹。目急痛赤肿:阳谷、太冲、昆仑。目痛赤:阳溪、阳谷。颔痛,引耳嘈嘈,耳鸣无所闻:阳谷、腕骨、肩贞、窍阴、侠溪。自啮唇:京骨、阳谷。上牙齿痛:阳谷、正营。下牙齿痛:阳谷、掖门、商阳、二间、四渎。胁痛不得息:腕骨、阳谷。臂腕急、腕外侧脱如拔:腕骨、前谷、曲池、阳谷。臂痛:阳谷、肩髎、天宗。肘痛时癫:曲池、关冲、三里、中渚、阳谷、尺泽。肩不举,不得带衣:清冷渊、阳谷。笑若狂:神门、阳谷。吐舌,戾颈,妄言:阳谷、阳溪。热病,振栗,鼓颔,腹满,阴痿色不变:鱼际、阳谷。热病汗不出:经渠、阳池、合谷、支沟、前谷、内庭、后溪、腕骨、阳谷、厉兑、冲阳、解溪。乍寒乍热疟:大陵、腕骨、阳谷、少冲。痔痛,掖下肿:承筋、承扶、委中、阳谷。痂疥:大陵、支沟、阳谷、后溪。

3.《针灸资生经》:耳聋耳鸣,阳谷、商阳、百会。又:齿龋痛,阳谷、三间、冲阳、内庭、厉兑、四渎、液门、上关。

4.《痈疽神妙灸经》:治皮赤引肿,两目皆闭,侵发,赤肿痛不可忍者是也,当灸阳谷各七壮。

5.《针经摘英集》:颔肿如升,喉中闭塞,水粒不下。以三棱针刺手太阴少商二穴,微出血。泄诸阳脏热凑。在手大指端内侧,去爪甲角如韭叶,兼刺手大指背头节上,以三棱针刺三针出血佳。次针手太阳经阳谷二穴,而愈。

6.《神应经》:颐颔痛,阳谷、腕骨、前谷、商阳、丘墟、侠溪、手三里。

7.《针灸大成》:胁痛,阳谷、腕骨、支沟、臑俞、申脉。又:狂言,阳谷、液门。瘈疭、五指掣:阳谷、腕骨、昆仑。

8.《百症赋》:颔肿口噤,阳谷、侠溪。

【安全针刺法】直刺0.3~0.5寸,可灸。

角 孙

【定位】在头部,折耳廓向前,当耳尖直上入发际处。

【类属】属手少阳三焦经。

【穴性】清热解毒,散风消肿。

【主治病证】

火毒上攻之耳鸣、目赤肿痛、齿痛、疟腮诸病症。

【常用配伍】

1. 配听会、耳门、翳风、外关、中渚,针刺泻法,清热泻火,治疗少阳火盛之耳部肿痛、耳鸣、耳聋。

2. 配下关、颊车、合谷、外关、风池,针刺泻法,清热祛风、消肿止痛,治疗风火牙龈肿痛。

3. 配翳风,灯心草蘸麻油点灸,泄热消肿,治疗热毒壅盛之痄腮。

4. 配少商、曲池,少商点刺出血,余穴针刺泻法,泄热消肿、疏通壅滞,治疗热毒外发之疮肿湿疹。

【穴性文献辑录】

1.《灵枢》:上齿龋。

2.《针灸甲乙经》:齿牙不可嚼,龈肿。

3.《备急千金要方》:颈肿项痛不可顾。又:颈颔柱满。

4.《太平圣惠方》:齿牙不嚼物,龋痛肿。

5.《铜人腧穴针灸图经》:目生肤翳,齿龈肿。

6.《针灸聚英》:唇吻强……颈项强。

7.《医学入门》:牙痛。

8.《经穴解》:角孙之本病,目生肤翳,齿龈肿,唇吻强,齿牙不能嚼物,龋齿,头项强。

9.《循经考穴编》:耳廓红肿,牙车不利。

10.《针灸集锦》(修订本)(郑魁山):清热散风。

11.《针灸腧穴学》(杨甲三):清热,散风。

12.《临床针灸学》(徐笨人):聪耳明目,清散风热。

13.《针灸腧穴手册》(杨子雨):清热散风,消肿化瘀。

14.《针灸探微》(谢文志):清头明目,疏风活络。

15.《中医针灸通释·经脉腧穴学》(康锁彬):清热散风。

16.《针灸腧穴疗法》(李平华):清热解毒,散风消肿。

17.《腧穴临床应用集萃》(马惠芳):清热散风,消肿止痛。

18.《新编实用腧穴学》(王玉兴):清热解毒。

19.《中医针灸经穴集成》(刘冠军):清热散风,消肿止痛。

20.《针灸辨证治疗学》(章逢润):清热,散风。

21.《石学敏针灸学》(石学敏):清经络郁热,散三焦风邪。

22.《珍珠囊穴性赋》(张秀玉):耳目肿痛觅角孙。

23.《腧穴类编》(王富春):清热解毒,消肿止痛。

24.《传统实用针灸学》(范其云):清热散风,消肿化瘀。

【古今应用辑要】

1.《备急千金要方》:颈肿项痛不可以顾,角孙、天容、前谷、腕骨、支正。

2.《针灸资生经》:配颊车治牙齿不能嚼。

3.《神应经》:目翳膜,角孙、合谷、临泣、液门、后溪、中渚、晴明。

4.《针灸大成》:龈痛,角孙、小海。

【安全针刺法】直刺 0.3~0.5 寸,可灸。

耳　尖

【定位】在耳廓的上方,当折耳向前,耳廓上方的尖端处。

【类属】属经外奇穴。

【穴性】清热解毒,散风消肿。

【主治病证】

风毒、火毒上攻之目赤肿痛、眼生翳膜、麦粒肿、喉痹、乳蛾、面部痤疮、偏正头痛诸病症。

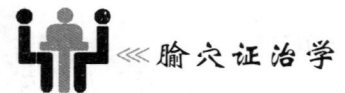

【常用配伍】

1. 配鱼腰、少商、睛明、太阳、合谷、承泣,少商点刺出血,余穴针刺泻法,疏风解毒、清热明目,治疗风热目赤肿痛、麦粒肿、目翳等。

2. 配少商、尺泽、合谷、风池,少商点刺出血,余穴针刺泻法,清热解毒利咽,治疗风热咽喉肿痛。

3. 配风池、悬颅、太冲、阳陵泉,针刺泻法,清热解毒,治疗少阳火毒上攻之偏头痛。

【穴性文献辑录】

1.《针灸大成》:眼生翳膜。

2.《针灸腧穴学》(杨甲三):泻热凉血,明目。

3.《中医针灸通释·经脉腧穴学》(康锁彬):泻热凉血,明目。

4.《针灸腧穴疗法》(李平华):清热解毒,散风消肿。

5.《腧穴临床应用集萃》(马惠芳):泻热凉血,明目。

6.《新编实用腧穴学》(王玉兴):清热解毒。

7.《中医针灸经穴集成》(刘冠军):清热散风,消肿明目利咽。

8.《腧穴类编》(王富春):清热解毒。

【古今应用辑要】

1. 古代文献摘录

(1)《银海精微》:偏正头痛,百会、神聪、临泣、听会、耳尖、风池、光明、太阳。

(2)《实用针灸学》:角膜溃疡,耳尖、太阳等。麦粒肿:耳尖及耳穴眼、肝、脾。

(3)《针灸经外奇穴治疗诀》:目翳不见光,耳尖、鱼腰、中泉、鬼当。砂眼:耳尖、气堂。

(4)《针灸学简编》:配太阳、睛明、合谷治目赤肿痛,急性结膜炎。

(5)《针灸学》:急性结膜炎,耳尖、太阳。

2. 现代研究进展

(1)王永泉点刺耳尖穴治疗风热乳蛾患者100例,痊愈80例,有效15例,无效5例,总有效率95%,无1例发生感染[王永泉.点刺耳尖穴治疗风热乳蛾100例.中医外治杂志,1991:15]。

(2)赵青霞以掐耳尖及人中穴为主,配合点揉内关、足三里穴治疗因气血不足导致的气厥或血厥患者46例,显效34例,有效10例,无效2例[赵青霞.掐耳尖穴为主治疗厥症46例疗效观察.现代中医,1995,(2):109-110]。

(3)李如良采用耳尖放血治疗热毒壅阻之麦粒肿、急性结膜炎,肺胃郁热之痤疮等疾患,起到清热解毒、平肝息风明目、凉血止痒、消肿止痛之功,疗效满意[李如良.耳尖放血临床应用.针灸临床杂志,2002,18(6):22]。

(4)王彦华等针刺耳尖放血,治疗因外感风热(实证)引起的高热患者50例,在耳尖穴放血2小时后测量体温并记录,结果耳尖穴放血对外感发热总有效率达88%[王彦华,吴翠萍,闰有琴.针刺耳尖穴放血退热临床疗效观察.中华国际护理杂志,2003,2(1):56-57]。

(5)杨学娟等取耳尖放血为主,辨证配合耳穴压豆肝、子宫、卵巢、内分泌、丘脑、缘中治疗痛经患者23例,其中经前取交感、皮质下,经期取神门、交感,经后取脾、肾,肝肾亏损者加肾、脾,气血不足者加心、脾,寒湿凝滞者加脾、三焦等耳穴,治愈19例,显效4例[杨学娟,衰封珍,王玉芬,等.耳尖穴放血配合压豆治疗痛经23例.中国民间疗法,2003,10(8):24]。

(6)张旸等采用耳尖放血治疗因风热毒邪引起的急性扁桃体炎、小儿高热、麦粒肿、腮腺炎等儿科疾病,疗效显著[张旸,李岩,李平.耳尖穴放血在儿科疾患中的应用举隅.中国针灸,2008,28(11):843-844]。

(7)石虹治疗组采用耳尖放血,对照组采用湿热敷法配合滴抗生素眼药水、眼膏等治疗因外感风热、毒邪侵袭引起的早期未化脓睑腺炎,治疗组治愈率明显高于对照组,就诊时间越早,治疗效果越好[石虹.耳尖穴点刺放血治疗早期睑腺炎的临床疗效观察.临床与医疗,2011,(31):367]。

【安全针刺法】直刺0.1~0.3寸,或三棱针点刺放血;可灸。

八　邪

【定位】在手背侧,第一至五指间,指蹼缘后方赤白肉际处,左右共八穴。

【类属】属经外奇穴。

【穴性】清热解毒,祛风通络。

【主治病证】

1. 热毒壅滞之毒蛇咬伤、咽喉肿痛、目赤肿痛、手背肿痛诸症。

2. 经脉痹阻之手背肿痛、手指麻木、手指拘挛、头项强痛诸症。

【常用配伍】

1. 配八风、十宣,点刺放血,祛瘀解毒,治疗毒蛇咬伤。

2. 配少商、尺泽、合谷、曲池,针刺泻法,疏风清热,治疗风热咽喉肿痛。

3. 配睛明、合谷、太阳、太冲,针刺泻法,疏风清热,治疗风热目赤肿痛。

4. 本穴祛风除湿、舒筋活络。配阳溪、阳谷、合谷、三间,针刺平补平泻法,治疗手指麻木;配阳池,针刺平补平泻法,治疗鹅掌风;配阳溪、合谷、后溪,针刺泻法,治疗手背肿痛。

【穴性文献辑录】

1.《针灸大成》:治头风牙痛。

2.《针灸心悟》(孙震寰):八风、八邪,末梢手足诸风尽。

3.《针灸集锦》(修订本)(郑魁山):清热散风。

4.《针灸腧穴学》(杨甲三):清热解毒,通络止痛。

5.《中医针灸通释·经脉腧穴学》(康锁彬):清热解毒,通络止痛。

6.《针灸腧穴疗法》(李平华):清热解毒,祛风止痛。

7.《腧穴临床应用集萃》(马惠芳):祛邪通络,清热解毒。

8.《新编实用腧穴学》(王玉兴):清热解毒,舒筋活络。

9.《中医针灸经穴集成》(刘冠军):清热、解毒、止痛。

10.《新编简明针灸学》:祛邪通络。

11.《针灸辨证治疗学》(章逢润):疏经活络。

12.《腧穴类编》(王富春):清热解毒,祛风通络。

【古今应用辑要】

《素问》:诸疟而脉不见,刺十指间出血,血去必已。

【安全针刺法】斜刺0.3~0.5寸,或点刺放血;可灸。

八　风

【定位】在足背侧,第一至五趾间,趾蹼后方赤白肉际处,左右共八穴。

【类属】属经外奇穴。

【穴性】清热解毒,活血通络。

【主治病证】

1. 热毒壅结、气血瘀滞之头痛、牙龈肿痛、毒蛇咬伤诸病症。

2. 经络痹阻之脚气、趾痛、足背肿痛诸病症。

【常用配伍】

1. 配太阳、风池、列缺、印堂针刺泻法,疏风清热,治疗风热头痛。

2. 配合谷、下关、颊车、内庭,针刺泻法,泻火解毒,治疗胃火牙龈肿痛。

3. 配八邪、十宣,点刺出血,祛瘀解毒,治疗毒蛇咬伤。

4. 配太冲、足临泣、解溪、昆仑、照海,针刺平补平泻法,活血通络,治疗经脉痹阻之足跗肿痛。

5. 配足三里、八邪,针刺平补平泻法,舒筋活络,治疗经脉痹阻之下肢及足趾麻木。

6. 配太冲、膈俞、丘墟、昆仑,针刺泻法,活血祛瘀、通经活络,治疗足趾青紫症。

【穴性文献辑录】

1.《针灸大成》:治脚背红肿。

2.《针灸集锦》(修订本)(郑魁山):清热散风。

3.《针灸腧穴学》(杨甲三):活络调血。

4.《中医针灸通释·经脉腧穴学》(康锁彬):通经络,调气血。

5.《针灸腧穴疗法》(李平华):清热解毒,活血通络。

6.《腧穴临床应用集萃》(马惠芳):祛风通络,清热解毒。

7.《新编实用腧穴学》(王玉兴):清热解毒,舒筋活络。

8.《中医针灸经穴集成》(刘冠军):清热,解毒,止痛。

9.《新编简明针灸学》:祛风通络,清热解毒。

10.《针灸辨证治疗学》(章逢润):散风除湿,消肿止痛。

11.《腧穴类编》(王富春):清热解毒,舒筋活络。

【古今应用辑要】

1.《素问》:刺疟者,必先问其病之所先发者,先刺之。先足胫酸痛者,先刺足阳明十指间出血。

2.《备急千金要方》:凡脚气初得脚弱,使速灸之。

【安全针刺法】斜刺 0.5~0.8 寸,或点刺放血;可灸。

第三节　清热利湿穴

清热利湿穴,具有清泄湿热穴性,主要用于治疗湿热证,包括湿温或暑温挟湿。因湿热蕴结、气机不畅,症见身热不扬、胸脘痞闷、小便短赤、舌苔黄腻;湿热蕴结脾胃、升降失常,症见脘腹胀满、呕吐、泻痢;湿热蕴结大肠、传导失职,症见泄泻、痢疾、痔疾肿痛;湿热蕴结肝胆、疏泄失常,症见胁肋胀痛、黄疸、尿赤;湿热下注,症见带下色黄或热淋灼痛;湿热流注关节、经脉痹阻,症见关节红肿热痛;湿热浸淫肌肤,症见湿疹、湿疮等。

清热利湿穴,多兼具泻火、解毒穴性,还可用于治疗脏腑火热证及热毒、火毒证。

运用清热利湿穴时,常与具有利水渗湿穴性的腧穴参合使用。针刺操作多施行泻法。

商　丘

【定位】在足内踝前下方凹陷中,当舟骨结节与内踝尖连线的中点处。

【类属】属足太阴脾经,为该经经穴。

【穴性】清热利湿,健脾化湿,豁痰开窍。

【主治病证】

1. 湿热内蕴、热毒下注之泄泻、痢疾、大便难、痔疾诸病症。

2. 脾虚湿困、脾失健运之腹胀、肠鸣、泄泻、黄疸、饮食不化、体重节重诸病症。

3. 痰浊蒙闭之怠惰嗜卧、癫狂、善笑、梦魇、小儿惊痫诸病症。

【常用配伍】

1. 配阴陵泉、天枢、曲池、足三里,针刺泻法,清热利湿,治疗湿热下注之泄泻、痢疾、大便难、痔疾等。

2. 本穴健脾益气、祛湿利水。配中脘、天枢、足三里、脾俞、关元俞,针刺补法,治疗脾虚泄泻;配脾俞、胃俞、中脘、足三里、章门、公孙,针刺补法,治疗脾虚饮食不化;配脾俞、足三里、胆俞、三阴交、气海、阳陵泉,针刺平补平泻法,治疗寒湿困脾之阴黄。

3. 配脾俞、丰隆、阴陵泉、神门,针刺平补平泻法,健脾除湿化痰,治疗脾虚痰饮内困之急惰嗜卧。

4. 配通里、丰隆、三阴交、大陵、膻中,针刺泻法,豁痰开窍,治疗痰浊蒙闭之癫证。

5. 配神门、脾俞、丰隆、大陵、三阴交,针刺泻法,清心化痰,治疗痰迷心窍之善笑。

6. 配中脘、神门、丰隆、太冲,针刺泻法,清热化痰,治疗小儿痰热惊痫。

【穴性文献辑录】

1.《神农经》:脾虚,腹胀,胃脘痛。

2.《伤寒论》:主下利。

3.《针灸甲乙经》:寒热,善呕。厥头痛,面肿起。脾虚令人病寒,不乐好太息。大惊,乳痛。腹满响响然,不便,心下有寒痛。阴股内廉痛,气痛,狐疝走上下,引少腹痛,不可俯仰上下。痔骨蚀。骨痹,烦满。癫疾,狂,多食,善笑不休发于外,烦心,渴。善厌梦者。管疽。绝子。小儿咳而泄,不欲食者。小儿痫瘈,手足扰,目昏,口噤,尿黄。

4.《黄帝明堂经》:主寒热善呕。厥头痛,面肿起。脾虚令人病寒不乐,好太息。腹满响响然,不便,心下有寒痛。阴股内痛,气痛,狐疝走上下,引少腹痛,不可俛仰。痔,骨蚀。骨痹烦满。癫疾,狂,多食,善笑不发于外,烦心,渴。善厌梦。管疽。喉痹。绝子。小儿咳而泄,不欲食。痫瘈,手足扰,目昏,口噤,尿黄。疟寒,腹中痛,痛已汗出,筋挛痛。

5.《备急千金要方》:商丘主少腹坚痛、下引阴中。又:主心下有寒痛,小腹坚痛下引阴中,筋挛,膝不得屈伸,不可以行。偏风痹,脚不得履地。又主脾虚,令人病不乐,好太息,多寒热,喜呕。再:商丘主烦中渴。商丘主痫瘈。商丘主寒疟,腹中痛。

6.《千金翼方》:商丘主偏风痹,脚不得履地,刺风,头风,热风,阴痹。又:偏风半身不遂。痔漏。

7.《外台秘要》:主癫疾,狂,多食,善笑不休发于外,烦心中渴,疟寒,肠中痛,已汗出,腹满响响不便,心下有寒痛,阴股内痛,气逆,狐疝走上下,腹痛,腹虚令人病寒不乐好太息,喉痹,寒热,善呕,骨痹,烦满,痫瘈,手足扰,癫疾,目昏,口噤,尿黄,筋挛痛。病善厌梦者,绝子,厥头痛,面肿起,咳而泄,不欲食,痔疾,骨疽蚀。

8.《医心方》:主疟寒,腹中痛,孩儿泄,不欲食。不可俯仰,手足烦扰,目昏,口噤,善梦。

9.《铜人腧穴针灸图经》:治腹胀,肠中鸣,不便,脾虚令人不乐,身寒,善太息,心悲气逆,痔疾,骨疽蚀,绝子,魇梦。

10.《西方子明堂灸经》:主心下有寒,脾痛、脾热、脾虚,令人病不乐,好太息,心悲气逆,腹胀满不得息,善呕,心烦满。骨痹,癫疾,痫病,寒疟,腹中痛,孩疟,主痔血泄后重,痔骨蚀,绝子,喜魇梦,阴股内痛,气痛,狐病走上下,引小腹痛不可俯仰,下腹坚痛,下引阴中。

11.《扁鹊神应针灸玉龙经》:治身体拘急,腰脚内廉疼,腹胀肠鸣,身寒气逆,绝子。

12.《痈疽神妙灸经》:治阴疽之发……其色微赤,痛甚,曲踝不能伸舒。

13.《针灸聚英》:主腹胀,肠中鸣,不便,脾虚令人不乐,身寒,善太息,心悲,骨痹,气逆,痔疾,骨疽蚀,魇梦,痫瘈,寒热,好呕,阴股内痛,气痛,狐疝走上下,引小腹痛不可俯仰,脾积痞气,黄疸,舌本强痛,胃脘痛,腹胀,寒疟,溏瘕泄水下,面黄,善思,善味食不消,体重节痛,急惰嗜卧,妇人绝子,小儿慢风。

14.《古今医统大全》:主治腹胀,肠鸣,不便,脾虚令人不乐,身寒,善太息,善呕,骨痹,气喘,阴股内痛,狐疝走上下,引小腹痛不可俯仰,脾积痞气,黄疸,舌本强,胃脘痛,腹胀,寒疟,体重肢节痛,急惰嗜卧。

15.《针灸大成》:小儿慢风。

16.《百症赋》:商丘痔瘤而最良。

17.《类经图翼》:主治胃脘痛,腹胀肠鸣,不便,脾虚令人不乐,身寒,善太息,心悲,气逆,喘呕。舌强,脾积痞气,黄疸,寒疟,体重支节痛,急惰嗜卧,骨疽,痫疾,阴股内痛,狐疝走引小腹疼痛,不可俯仰。

18.《医学入门》:主心下有寒,脾疼,脾热,脾虚令人不乐,腹胀,心烦,骨痹,癫病,痎疟。血痢,后重,痔骨蚀,绝子,阴股内痛,狐疝上下,小腹坚痛,下引阴中。

19.《经穴解》:脾之肾病,骨痹痔疾,骨疽蚀,阴股内廉痛,狐疝走上下,引小腹痛,不可俯仰,女人绝子。脾之肝病:痫瘈,寒热好呕,魇梦,小儿慢惊风。脾之脾病:腹胀肠鸣不便,脾虚令人不乐,身寒善太息,心悲,脾积痞气,黄疸,腹胀寒疟,溏瘕泄水,面黄善思善味,食不消,体重节痛,怠惰嗜卧。脾之肺病:气逆,气痛。脾之心病:舌本强痛。

20.《循经考穴编》:主肠鸣,腹胀,脾积痞气,怠惰嗜卧,阴股内廉痛,骨疽,狐疝;如内踝红肿疼痛宜泻之,弹针出血,两足无力,不能动履,宜先泻后补。

21.《医宗金鉴·刺灸心法要诀》:主治痞气,黄疸,寒疟及呕吐,泻痢等。

22.《针灸逢源》:治腹胀肠鸣,善太息,脾积痞气,黄疸,寒疟,阴股内痛,狐疝走引小腹痛。

23.《针灸指南》:主腹胀,肠中鸣,不便,脾虚令人不乐。黄疸,女子无子,小儿慢惊风,腹胀,寒疟,寒热。

24.《古法新解会元针灸学》:主治脾热口臭,恶梦,腹胀肠鸣,脾虚水泻食不化,身寒,心悲思,骨湿痹,痔疾,骨寒,痛风,阴股痛,狐疝引腹痛,脾寒,积痞,黄疸,舌本强痛,泄泻,湿寒或癫,食不消,身惰怠嗜卧,女人绝子,小儿慢惊风等症。

25.《针灸集锦》(修订本)(郑魁山):健脾利湿。

26.《针灸腧穴学》(杨甲三):健脾,利湿。

27.《临床针灸学》(徐笨人):通调肠胃,清热利湿。

28.《针灸腧穴手册》(杨子雨):调和肝脾,清热利湿。

29.《针灸探微》(谢文志):健脾利湿,和胃理气。

30.《中医针灸通释·经脉腧穴学》(康锁彬):健脾利湿。

31.《针灸腧穴疗法》(李平华):健脾利湿,豁痰开窍。

32.《腧穴临床应用集萃》(马惠芳):健脾化湿,通调肠胃。

33.《中医针灸经穴集成》(刘冠军):健脾利湿,活络止痛。

34.《新编简明针灸学》(闫乐法):健脾理气,化湿退黄。

35.《针灸辨证治疗学》(章逢润):健脾利湿。

36.《石学敏针灸学》(石学敏):健脾利湿,舒筋活络。

37.《传统实用针灸学》(范其云):调和肝脾,清热利湿。

【古今应用辑要】

1. 古代文献摘录

(1)《素问》:脾疟者,令人寒,腹中痛,热则肠中鸣,鸣已汗出,刺足太阴。

(2)《针灸甲乙经》:喉痹,完骨及天容、气舍、天鼎、尺泽、合谷、商阳、阳溪、中渚、前谷、商丘、然谷、阴交悉主之。

(3)《脉经》:脾病,其色黄,饮食不消,腹苦胀满,体重节痛,大便不利,其脉微缓而长。此为可治……春当刺隐白,冬刺阴陵泉,皆泻之;夏刺大都,季夏刺公孙,秋刺商丘。又当灸章门五十壮,背第十一椎百壮。

(4)《备急千金要方》:外关、内庭、三里、大泉、商丘,主僻噤。又:三里、章门、京门、厉兑、内庭、阴谷、络却、昆仑、商丘、阴陵泉、曲泉主腹胀满不得息。再:商丘、幽门、通谷,主脚挛。再:兑端、龈交、承浆、大迎、丝竹空、囟会、天柱、商丘,主癫疾呕吐,寒热疼,互引。再:商丘、神庭、上星、百会、完骨、风池、神道、掖门、前谷、光明、至阴、大杼主痎疟热。再:商丘、复溜,主痔血泄后重。再:商丘、幽门、通谷,主喜呕。

(5)《千金翼方》:痔,飞扬、商丘、复溜、劳宫、会阴、承筋、扶承、委阳、委中并主之。

(6)《针灸资生经》:喜呕,商丘、幽门、通谷。又:善悲太息,商丘、日月。

(7)《玉龙赋》:脚痛,商丘、解溪、丘墟。

(8)《针灸大成》:绝子,商丘、中极。又:脾虚便秘,商丘、三阴交(三十壮)。

(9)《胜玉歌》:脚背疼时商丘刺。

【安全针刺法】直刺0.3~0.5寸,可灸。

腕 骨

【定位】在手掌尺侧,当第五掌骨基底与钩骨之间的凹陷处,赤白肉际。

【类属】属手太阳小肠经,为该经原穴。

【穴性】清热利湿,清热散风,舒筋活络。

【主治病证】

1. 肝胆湿热之胁痛、黄疸。

2. 风热袭表、热伏少阳、内热炽盛之头痛、耳鸣、目翳、目流热泪、热病汗不出、疟疾、惊风诸病症。

3. 经脉痹阻之头项强痛、指挛腕痛诸症。

【常用配伍】

1. 配至阳、阳陵泉、太冲,针刺泻法,清热祛湿、利胁退黄,治疗湿热黄疸、胁痛。

2. 本穴清热散风。配风池、上星、头维、合谷、三阳络,针刺泻法,治疗风热头痛;配天容、听宫、中渚、扶突,针刺泻法,治疗风火耳鸣;配攒竹、睛明、瞳子髎、风池、足临泣,针刺泻法,治疗风热迎风流热泪;配大椎、曲池、外关、合谷、井穴,井穴点刺出血,余穴针刺泻法,治疗热病汗不出。

3. 配大椎、后溪、液门、曲池,针刺泻法,和解少阳,治疗热伏少阳之疟疾、寒热往来。

4. 配通里、大椎、合谷、太冲、阳陵泉、井穴,其中配通里为原络配穴法,井穴点刺出血,余穴针刺泻法,清热安神定惊,治疗热盛惊风。

5. 配足三里、三阴交,针刺平补平泻法,健脾滋阴增液,治疗脾胃阴虚之消渴。

6. 配风池、天柱、风门、后溪、阳谷,针刺泻法,祛风舒筋、活络止痛,治疗风中经络之项强、颈项颔肿。

7. 配肩髃、曲池、手三里、外关、合谷、八邪,针刺平补平泻法,祛风除湿通络,治疗风湿痹阻之肩臂疼痛麻木、指挛。

【穴性文献辑录】

1.《灵枢》:主鼻衄。

2.《针灸甲乙经》:痓互引。痎疟。寒热。热病汗不出,善呕苦、痓,身反折,口噤,善鼓颔,腰痛不可以顾,顾而有似拔者,善悲,上下取之出血,见血立已。偏枯、臂腕酸痛、肘屈不得伸。风头痛,涕出,肩背颈痛,项急烦满,惊,五指掣不可屈伸,战怵。易狂。消渴。项肿不可俯仰,颊肿引耳。衄。喉痹。

3.《黄帝明堂经》:主痓,互引。痎疟。寒热。偏枯,臂腕发痛,肘屈不得伸,风头痛,泣出,肩臂颈痛,项急烦满,惊,五指瘈,不可屈伸,战怵。狂易。消渴。耳鸣无闻。热病汗不出,胁痛不得息,颈颔肿。衄。

4.《备急千金要方》:颈肿项痛不可顾。目䀮䀮不明,恶风寒,目泣出。颔痛引耳嘈嘈,耳鸣无所闻。胁痛不得息。五指掣不可屈伸。肘节痹,臂酸重,腋急痛,肘难屈伸。臂腕急,腕外侧痛脱如拔。肩臂疼。狂言惊恐。烦满,惊。热病汗不出。乍寒乍热疟。

5.《针灸大成》:治热病汗不出,胁下痛不得息,颈颔肿寒热,耳鸣,目冷泪出,生翳,狂易,偏枯,臂肘不得屈伸,痎疟,头痛,烦闷,惊风瘈疭,五指掣。

6.《经穴解》:腕骨之本病,头痛烦闷,颈项肿,耳鸣,目冷泪生翳,偏枯,肘不得屈伸,惊风瘈疭,五指掣。腕骨之内腑病:胁下痛不得息,寒热痎疟,热病汗不出,狂惕。

7.《针灸集锦》(修订本)(郑魁山):清热散风,疏经活络。

8.《针灸腧穴学》(杨甲三):安神定惊,增液消渴。

9.《临床针灸学》(徐笨人):清热利湿,散风舒筋。

10.《针灸腧穴手册》(杨子雨):散风清热,疏经活络。

11.《针灸探微》(谢文志):清热散风,行血散瘀。

12.《中医针灸通释·经脉腧穴学》(康锁彬):安神定惊,增液消渴。

13.《针灸腧穴疗法》(李平华):清热散风,舒筋活络。

14.《腧穴临床应用集萃》(马惠芳):利湿退黄,通窍活络,增液消渴。

15.《新编实用腧穴学》(王玉兴):舒筋活络,祛风止痛,清热增液。

16.《中医针灸经穴集成》(刘冠军):舒筋活络,祛湿退黄。

17.《腧穴学讲义》:疏太阳经邪,清小肠湿热。

18.《针灸辨证治疗学》(章逢润):疏邪祛风,清利湿热。

19.《石学敏针灸学》(石学敏):疏太阳经邪,清小肠经湿热。

20.《珍珠囊穴性赋》(张秀玉):主消渴又能退黄。

21.《腧穴类编》(王富春):利湿退黄,舒筋活络。

21.《传统实用针灸学》(范其云):泌别清浊。

【古今应用辑要】

1. 古代文献摘录

(1)《针灸甲乙经》:痎疟,完骨、风池、大杼、心俞、上窌、譩譆、阴都、太渊、三间、合谷、阳池、少泽、前谷、后溪、腕骨、阳谷、侠溪、至阴、通谷、京骨。寒热取五处……腕骨……昆仑。狂易:腕骨、鱼际、合谷、支正、少海、昆仑。

(2)《备急千金要方》:颈肿项痛不可顾,腕骨、天容、前谷、角孙、支正。目泣出:掖门、前谷、后溪、腕骨、神庭、百会、天柱、风池、天柱、心俞。耳鸣无所闻:腕骨、阳谷、肩贞、窍阴、侠溪。胁痛不得息:腕骨、阳谷。肘臂不能屈伸:腕骨、臑会、支沟、曲池、肘髎。五指掣不可屈伸:腕骨、中渚。臂腕急,腕外侧痛脱如拔:腕骨、前谷、曲池、阳谷。狂言惊恐:支正、鱼际、合谷、少海、曲池、腕骨。热病汗不出:经渠、阳池、合谷、支沟、前谷、内庭、后溪、腕骨、阳谷、厉兑、冲阳、解溪。乍寒乍热疟:大陵、腕骨、阳谷、少冲。

(3)《针灸资生经》:颈项肿、寒热:腕骨、阳谷。又:臂肩痛,腕骨、天宗。五指掣:腕骨、中渚。

(4)《痈疽神妙灸经》:治鼻疔之发,在于鼻内痛而引脑门,不能还气,鼻大如瓶,黑者不治,连牙不得开者亦不治,当灸腕骨七壮,艾如绿豆大。

(5)《云岐子论经络迎随补泻法》:刺伤寒三阳头痛法,三阳头痛,视其色脉。知在何经而取之,如脉浮而头痛,过在手足太阳,刺腕骨、京骨。

(6)《扁鹊神应针灸玉龙经》:臂痛,腕骨、手三里、肘髎、中渚。

(7)《神应经》:胁痛,腕骨、阳谷、支沟、臑俞、申脉。黄疸:腕骨、百劳、三里、涌泉、中脘、膏肓、丹田、阴陵泉。

(8)《针灸大全》:中风半身不遂,腕骨、申脉、手三里、合谷、绝骨、行间、风市、三阴交。

(9)《针灸大成》:伤寒发黄,腕骨、申脉、外关、涌泉。

(10)《玉龙赋》:脾虚黄疸,腕骨、中脘。

(11)《玉龙歌》:腕中无力痛艰难,握物难移体不安,腕骨一针虽见效,莫将补泻等闲看。又:黄疸亦须腕骨灸,金针中脘必痊安。

(12)《类经图翼》:凡与小肠火盛者当泻此,浑身热盛,先补后泻。肩背冷痛,先泻后补。又:汗不出,合谷、腕骨、通里、期门、足三里、复溜。再:受湿手足拘挛,曲池、尺泽、腕骨、外关、中渚。

(13)《针灸逢源》:握物拘挛,曲泽、中渚、腕骨、少海。腋肿:行间、神门、太渊、绝骨、胆俞、腕骨。

2. 现代研究进展

(2)艾诗奇等发现单刺腕骨穴治疗脑卒中后经脉拘急之手指拘挛,疗效优于合谷透后溪穴[艾诗奇,管艳,吴波,等.合谷透后溪穴与单刺腕骨穴治疗脑卒中后手指拘挛70例疗效观察.医学理论与实践,2009,22(4):436]。

【安全针刺法】直刺0.3~0.5寸,可灸。

胆 俞

【定位】在背部,第十胸椎棘突下,旁开1.5寸。

【类属】属足太阳膀胱经。为胆之背俞穴。

【穴性】清热除湿,疏肝理气,清泻肝胆,滋阴清热。

【主治病证】

1. 肝胆湿热、肝胆火盛之胁痛、黄疸、口苦、舌干、咽痛、呕吐、食不化诸病症。

2. 肝气郁结之胁痛、腹痛、腋下肿、郁证、脏躁诸病症。

3. 阴虚之潮热盗汗、肺痨诸病症。

【常用配伍】

1. 配日月,为俞募配穴法,针刺泻法,清热除湿、疏肝利胆、清泻肝胆,治疗一切胆腑病症。

2. 配阳陵泉、大椎、至阳、后溪、阳纲、太冲、腕骨,针刺泻法,清热化湿、疏肝利胆,治疗湿热蕴结之阳黄。

3. 配胃俞、脾俞、阴陵泉、三阴交、足三里、中脘,针刺泻法,针后加灸,温中散寒、健脾除湿,寒湿困脾之阴黄。

4. 配肝俞、期门、太冲、支沟、阳陵泉,针刺平补平泻法,疏肝理气、利胆止痛,治疗肝郁气滞之胁痛。

5. 配日月、天枢、阳陵泉、太冲,针刺平补平泻法,疏肝理气、利胆排石,治疗胆石症。

6. 配中脘、足三里、上脘、太冲、阳陵泉,针刺平补平泻法,疏肝利胆、解痉止痛,治疗肝气郁结之腹痛(胆绞痛)。

7. 配期门、阳陵泉、太冲、侠溪,针刺平补平泻法,疏肝理气,治疗肝气郁结之腋下肿。

8. 配肝俞、支沟、太冲、阳陵泉、内关、昆仑,针刺平补平泻法,疏肝解郁,治疗肝气郁结之郁证。

9. 配侠溪、液门、足临泣、足窍阴、间使,针刺泻法,清泻肝胆,治疗肝郁化火之口苦、舌干、咽痛。

10. 配间使、足临泣、中渚、公孙、内关,清胆和胃,治疗胆火犯胃之呕吐、饮食不下。

11. 配心俞、丘墟、神门、内关、三阴交,针刺平补平泻法,益气镇惊、安神定志,治疗心胆气虚之心烦、不寐。

12. 配膏肓、三阴交、膈俞,针刺平补平泻法,养阴清热,治疗阴虚咽痛、肺痨、潮热。

13. 配心俞、肾俞、志室、三阴交,针刺补法,补心阴、益肾精,治疗心肾亏虚之阳萎、遗精。

【穴性文献辑录】

1.《素问》:主风疟。胆虚气上溢口苦。

2.《针灸甲乙经》:胸满,呕无所出,口苦舌干,饮食不下。

3.《黄帝明堂经》:主胸满,呕无所出,口苦舌干,饮食不下。

4.《备急千金要方》:主胁痛不得卧,胸满呕无所出。又:小便失精。

5.《外台秘要》:崔氏灸骨蒸及邪但梦与鬼神交通。

6.《太平圣惠方》:心胀满,吐逆短气,痰闷,食难下不消。

7.《铜人腧穴针灸图经》:治心腹胀满,呕则食无所出,口苦,舌干,咽中痛,食不下,目黄,胸胁不能转侧,头痛,振寒,汗不出,腋下肿。

8.《西方子明堂灸经》:理心胀满,吐逆短气,痰闷……腋下肿。

9.《针灸聚英》:主头痛……骨蒸劳热。

10.《古今医统大全》:主治头痛,振寒,汗不出,腋下肿,心腹口干苦,呕吐,骨蒸劳热。

11.《针灸大成》:头痛,振寒汗不出,腋下肿胀,口苦舌干,咽痛干呕吐,骨蒸劳热,食不下,目黄。

12.《针方六集》:主头痛……胆热多睡,胆寒不寐,眠中涕泪交流,口苦……骨蒸劳热。

13.《类经图翼》:主治头痛,振寒,汗不出腋下肿……翻胃,劳噎。

14.《医学入门》:主胁满,干呕,惊怕,睡卧不安,酒疸目黄,面发赤斑。

15.《经穴解》:胆腧之本病,头痛振寒,汗不出,腋下肿胀,口苦舌干,咽痛干呕,目黄。胆腧之肾病:骨蒸劳热,食不下。

16.《循经考穴编》:主胸胁痛,干呕吐,口苦,咽干,胆家一切症。亦治骨蒸痨热,短气,黄疸。

17.《医宗金鉴》:胆俞主灸胁满呕,惊悸卧睡不能安,兼灸酒疸目黄色,面发赤斑灸自瘥。注:胆俞主治两胁胀满干呕,惊悸,睡卧不安及酒疸目睛发黄,面发赤斑。

18.《针灸逢源》:治口苦,咽干,酒疸,目黄。

19.《针灸集锦》(修订本)(郑魁山):清泄肝胆,理气解郁。

20.《针灸腧穴学》(杨甲三):疏肝,利胆,养阴清热。

21.《临床针灸学》(徐笨人):清泄湿热,健运中阳。

22.《针灸心悟》(孙震寰):清泄肝胆,和胃祛湿。

23.《针灸腧穴手册》(杨子雨):疏泄肝胆。

24.《针灸探微》(谢文志):清泄肝胆,和胃降逆。

25.《中医针灸通释·经脉腧穴学》(康锁彬):疏肝利胆,养阴清热。

26.《针灸腧穴疗法》(李平华):疏肝利胆,理气清热。

27.《传统实用针灸学》(范其云):疏泄肝胆。

28.《石学敏针灸学》(石学敏):泻肝胆,清湿热,宽胸膈,和脾胃。

29.《腧穴临床应用集萃》(马惠芳):疏肝利胆,养阴清热,和胃降逆。

30.《新编实用腧穴学》(王玉兴):疏肝利胆,养阴清热。

31.《中医针灸经穴集成》(刘冠军):清肝利胆,理气清热。

32.《新编简明针灸学》:清胆泄热,宽胸理气。

33.《腧穴学讲义》:清泄肝胆邪热,和胃理气宽膈。

34.《针灸辨证治疗学》(章逢润):泻肝胆,清湿热,宽胸膈,和脾胃。

35.《腧穴类编》(王富春):利湿退黄,清肝利胆,宽胸理气。

36.《临床常用百穴精解》(王云凯):平补平泻法,疏通经脉,调肝利胆。补法:养阴补虚。泻法:清热化湿,利胆止痛。

【古今应用辑要】

1. 古代文献摘录

(1)《素问》:数谋虑不决,胆虚气上溢而口为之苦:胆募俞。

(2)《备急千金要方》:口舌干,食欲不下:胆俞、商阳、小肠俞。又:肋痛不得卧,胸满,呕无所出:胆俞、章门。

(3)《杨敬斋针灸全书》:呕吐,胆俞、上脘、中脘、气海、脾俞、胃俞、尺泽、足三里。

(4)《百症赋》:目黄,阳纲、胆俞。

(5)《灸法秘传》:黄疸,胆俞、上脘、肝俞、脾俞。

(6)《针灸集成》:酒疸,身目俱黄,小便不利,取公孙、胆俞、至阳、委中、腕骨、神门、小肠俞。又:头痛,胆俞、肾俞、关元、绝骨、内关。

2. 现代研究进展:

(1)兰崴针刺胆俞、期门、阳陵泉为主辨证治疗肝胆郁滞型、肝胆湿热型胆囊结石症患者68例,结果痊愈25例,有效36例,总有效率89.71%[兰崴.针刺治疗胆囊炎68例临床观察.针灸临床杂志,2004,20(11):6-7]。

(2)盛刚等针刺肝俞、胆俞、脾俞、胃俞为主穴,配穴章门、期门、中脘、天枢,配合推拿治疗肝胃气滞型胃脘痛患者43例,疗效显著[盛刚,杨改琴.针刺配合推拿治疗肝胃气滞型胃脘痛43.例陕西中医,2012,33(11):1532-1533]。

【安全针刺法】斜刺0.5~0.8寸,可灸。

大肠俞

【定位】在腰部,第四腰椎棘突下,旁开1.5寸。

【类属】属足太阳膀胱经。为大肠之背俞穴。

【穴性】清热利湿,通调肠腑,通络止痛。

【主治病证】

1. 大肠湿热、肠腑气机不利之腹痛、腹胀、肠鸣、泄泻、痢疾、便秘、脱肛、痔疾诸病症。

2. 肝肾亏虚、经脉痹阻之腰脊强痛、下肢痿痹诸症。

【常用配伍】

1. 配合谷、上巨虚、阴陵泉、天枢,针刺泻法,清热利湿,治疗大肠湿热之肠鸣、泄泻、痢疾等。

2. 配长强、承山、曲池、阴陵泉,针刺泻法,清利湿热,治疗湿热下注之脱肛、痔疾。

3. 配合谷、内庭、天枢、支沟、上巨虚,针刺泻法,清热泻火通便,治疗燥热内结便秘。

4. 配中脘、梁门、足三里、天枢、气海,针刺泻法,消食导滞,治食滞胃肠之腹痛、泄泻。

5. 配脾俞、胃俞、足三里、三阴交、关元,针刺补法,补气养血、益气通便,治疗气虚便秘。

6. 配关元,针刺补法,关元加灸,培元固脱、涩肠止泻,治疗阳气不足之大便失禁。

7. 配次髎、委中、肾俞、气海俞、腰阳关,针刺补法,补肾益精、通络止痛,治疗肾虚劳损之腰脊强痛。

8. 配环跳、承扶、小肠俞、次髎,针刺平补平泻法,活血通络止痛,治疗经脉痹阻之腰腿痛。

【穴性文献辑录】

1.《黄帝明堂经》:主大肠转气,按之如覆杯,食饮不下,善噫,肠中鸣,腹膜面肿,暴泄,腰痛。

2.《备急千金要方》:治风,腹中雷鸣,肠澼泄利,食不消化,小腹绞痛,腰背疼强,或大小便难,不能饮食。又:主肠鸣,腹膜肿,暴泄。再:肠中膹胀不消。

3.《千金翼方》:主风腹中雷鸣,大肠灌沸,肠澼泄痢,食不消化,少腹绞痛,腰脊痛强,大小便难,不能饮食。又:主肠中膹胀,食饮不消化。

4.《外台秘要》:主大肠转气,按之如覆杯,食饮不下,善噫,肠中鸣,腹膜而肿,暴泄,腰痛。是主津液所生病者,目黄,口干,喉痹,肩前臑痛,大指次指痛不用,气盛有余则热肿,虚则寒栗。

5.《太平圣惠方》:治腰痛,肠鸣,腹胀,绕脐切痛,大小便不利,洞泄食不化,脊强不得俯仰。

6.《医心方》:主大肠转气,按如覆杯,食不下,肠鸣腹胀而肿,腰痛。

7.《铜人腧穴针灸图经》:治腰痛,腹鸣,胀满,绕脐中痛,大小便或泄痢,食不化,脊骨强。

8.《西方子明堂灸经》:主腰痛,肠鸣胀满,绕脐中痛,大小便不利,或泄利食不化,脊骨强。又:主大小便不利,肠鸣,腹膜肿,暴泄食不下,喜饮。

9.《灵光赋》:治大便病。

10.《针灸聚英》:主脊强不得俯仰,腰痛,腹中气胀,绕脐切痛,肠鸣引脊痛,多食身瘦,腹中雷鸣,大肠中风而鸣,大肠灌沸,肠癖,泄利,白痢,食不化,小腹绞痛,大小便难。又:中燥。

11.《古今医统大全》:主治脊强不得俯仰,腰痛,腹中气胀,绕脐痛。肠鸣,肠癖,泄痢不化,大便难。

12.《针灸大成》:脊强不得俯仰,腰痛,腹中气胀,绕脐切痛,多食身瘦,肠鸣,大小便不得,洞泄食不化,小腹绞痛。

13.《针方六集》:主中燥,大小便不通,肠癖,泄利不止,肠鸣引腰脊痛,腹胀,绕脐疼痛,多食身瘦,洞泄,脊强不能俯仰。

14.《类经图翼》:主治脊强不得俯仰,腰痛,腹胀绕脐切痛,肠澼泻痢,食不化,大小便不利。

15.《医学入门》:主腰痛,肠鸣,胀满,绕脐中痛,二便不利,或泄痢,食不化,脊强,腹肿。

16.《经穴解》:大肠腧之本病,脊强不可俯仰,腰痛,腹中气胀,绕脐切痛,多食身瘦,肠鸣,大小便不利,洞泄食不化,小腹绞痛。

17.《循经考穴编》:主脏腑邪热,大便闭塞,脏毒便血,或肠鸣,洞泄,腹中气胀,绕脐切痛。

18.《医宗金鉴》:大肠俞治腰脊疼,大小便难此可通,兼治泄泻痢疾病,先补后泻要分明。

19.《针灸逢源》:治大小便难,腰痛,腹胀,绕脐切痛。

20.《针灸集锦》(修订本)(郑魁山):通调大肠。

21.《常用腧穴临床发挥》(李世珍):辨证取穴,用补法,健固肠腑、增强传化功能;用泻法,通肠导滞、疏理大肠气机。局部取穴:用补法,壮筋补虚;用泻法,舒筋活络,配艾灸、拔罐,祛邪散滞。

22.《针灸腧穴学》(杨甲三):调肠腑,利腰膝。

23.《临床针灸学》(徐笨人):疏调二肠,理气化滞。

24.《针灸心悟》(孙震寰):疏调肠胃,理气化滞。

25.《针灸腧穴手册》(杨子雨):扶阳益阴,调补大肠。

26.《针灸探微》(谢文志):疏调肠胃,理气化滞。

27.《中医针灸通释·经脉腧穴学》(康锁彬):调理肠腑,强利腰膝。

28.《针灸腧穴疗法》(李平华):调肠腑,利腰脊。

29.《腧穴临床应用集萃》(马惠芳):疏调肠胃,理气化滞。

30.《新编实用腧穴学》(王玉兴):温里散寒,通调肠腑。

31.《中医针灸经穴集成》(刘冠军):调肠腑,利腰脊。

32.《新编简明针灸学》:通络止痛,调和肠腑。

33.《腧穴学讲义》:调肠胃,利腰膝。

34.《针灸辨证治疗学》(章逢润):调肠腑,化积滞,疏经络,利腰膝。

35.《石学敏针灸学》(石学敏):通腑气,化湿滞,通经络。

36.《腧穴类编》(王富春):清热利湿,通调肠腑。

37.《传统实用针灸学》(范其云):扶阳益阴,调补大肠。

38.《临床常用百穴精解》(王云凯):平补平泻法,舒筋活络,调理大肠气机。补法:强腰壮膝,固肠止涩。泻法:理气导滞,清大肠湿热。

【古今应用辑要】

1. 古代文献摘录

(1)《备急千金要方》:大肠中风者,卧而肠鸣不止,灸大肠输百壮。肠中胪胀不消,灸大肠输四十九壮。又:食晦,脾输、大肠输。再:大小便不利,大肠输、八窌。食不下,喜饮:大肠俞、周荣。

(2)《千金翼方》:胀满,雷鸣,灸大肠俞百壮,三报之。

(3)《针灸资生经》:洞泄,食不化:大肠俞、肾俞。脊强不得俯仰:大肠俞、章门、膈俞、胃仓。

(4)《圣济总录》:便难,大肠俞、小肠俞。

(5)《神应经》:泄泻,大肠俞、曲泉、阴陵泉、然后、束骨、隐白、三焦俞、中脘、天枢、脾俞、肾俞。

(6)《针灸集成》:绕脐切痛,大肠俞、气海、天枢、太溪。肠鸣:大肠俞、中脘、膀胱俞、魂门。

2. 现代研究进展

赖新生等针刺腰三针(肾俞、大肠俞、委中)为主治疗急慢性腰痛患者120例,其中寒湿腰痛加命门、腰阳关;肾虚腰痛加志室、太溪;湿热腰痛加阴陵泉、太冲;瘀血腰痛加膈俞、次髎。治疗结果:痊愈45例,好转64例,无效11例,总有效率90.83%[赖新生,陈小凯,吴虹.腰三针结合辨证配穴治疗腰痛120例疗效观察.针灸临床杂志,1995,11(2):9-10]。

【安全针刺法】直刺0.8~1.2寸,可灸。

中膂俞

【定位】在骶部,骶正中嵴旁开1.5寸,平第三骶后孔。

【类属】属足太阳膀胱经。

【穴性】清热利湿,通络止痛。

【主治病证】

1. 下焦湿热之痢疾、疝气诸病症。

2. 风湿阻络、经气不利之腰脊强痛诸症。

【常用配伍】

1. 配足三里、天枢、曲池、合谷,针刺泻法,清热利湿、调理肠腑,主治湿热泄泻、赤白痢疾。

2. 配肾俞、太溪、照海,针刺平补平泻法,滋阴清热,治疗肾虚消渴及多尿症。

3. 配关元、归来、足三里、三角灸,针刺补法,灸关元、三角灸,益气举陷,治疗气虚下陷之狐疝。

4. 配腰阳关、肾俞、委中、阳陵泉、昆仑,针刺平补平泻法,祛风通络、壮腰止痛,治疗风湿痹阻之腰脊强痛、坐骨神经痛等。

【穴性文献辑录】

1.《黄帝明堂灸经》:主腰痛不可俯仰,夹脊膂痛,上下按之应者,从项后至此穴痛,皆灸之,立愈者也。

2.《针灸甲乙经》:腰痛,不可俯仰。

3.《外台秘要》:主寒热痉,反折互引,腹胀,腋挛,背中怏怏引胁痛,内引心,从项始数脊椎挟膂如痛,按之应手。

4.《医心方》:主腰痛,寒热痉,腹胀,腋挛,背痛内引心。

5.《太平圣惠方》:赤白痢,虚浊,汗出,腰不得俯仰,腹胀,胁痛。

6.《铜人腧穴针灸图经》:治肠冷,赤白痢,肾虚,消渴,汗不出,腰脊不得俯仰,腹胀胁痛。

7.《针灸大成》:主肾虚,消渴,腰脊强不得俯仰,肠冷,赤白痢,疝痛,汗不出,腹胀胁痛。

8.《经穴解》:中膂腧之本病,腰脊强不能俯仰。中膂腧之肾病:肾虚消渴。中膂腧之肝病:疝病,汗不出,腹胀胁痛。

9.《针灸集锦》(修订本)(郑魁山):清利下焦。

10.《针灸腧穴学》(杨甲三):强腰髓,调下焦。散寒,清热理肠。

11.《临床针灸学》(徐笨人):舒筋活血,通肠化滞。

12.《针灸腧穴手册》(杨子雨):益肾强腰,壮筋肉。

13.《针灸探微》(谢文志):温阳散寒,清热理肠。

14.《中医针灸通释·经脉腧穴学》(康锁彬):强壮腰髓,调理下焦。

15.《针灸腧穴疗法》(李平华):强腰脊,调肠腑。

16.《腧穴临床应用集萃》(马惠芳):温阳理气,清热散寒。

17.《新编实用腧穴学》(王玉兴):强壮腰肾,调理下焦。

18.《中医针灸经穴集成》(刘冠军):强腰脊,利肠腑。

19.《针灸辨证治疗学》(章逢润):强壮腰脊,散寒止泻。

20.《石学敏针灸学》(石学敏):温阳散寒,强壮腰肾。

21.《传统实用针灸学》(范其云):益肾强腰,壮筋肉。

【古今应用辑要】

1.《针灸甲乙经》:寒热,取五处及天柱、风池、腰输、长强、大杼、中膂内俞、上窌、龈交、上关、关元、天牖、天容、合谷、阳溪、关冲、中渚、阳池、消泺、少泽、前谷、腕骨、阴谷、少海、然谷、至阴、昆仑主之。又:腰痛不可以俯仰,中膂内俞主之。

2.《备急千金要方》:中膂输,谵谵主臑挛。又:小肠输、中膂输、白环输主腰脊疝痛。再:中膂输、长强、肾输主寒热痉反折。

3.《针灸资生经》:腹胀,中膂俞、谵谵、膈俞。

【安全针刺法】直刺0.8~1.0寸,可灸。

白环俞

【定位】在骶部,骶正中嵴旁开1.5寸,平第四骶后孔。

【类属】属足太阳膀胱经。

【穴性】清利湿热,强健腰膝。

【主治病证】

1. 湿热下注、肾精亏虚之赤白带下、痛经、月经不调、遗精、痔疾、肛裂、便秘、疝气诸病症。

2. 局部经脉痹阻之腰骶疼痛、下肢痿痹诸症。

【常用配伍】

1. 配三阴交、阴陵泉,针刺泻法,清热利湿、活血止痛,治疗湿热下注之赤白带下、痛经及月经不调等。

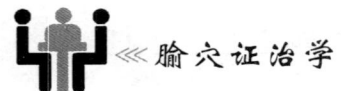

2. 配承山、二白,针刺泻法,清利湿热、活血消肿,治疗大肠湿热之痔疾、肛裂、便秘等。

3. 本穴温补肾气、调理经带、固精止遗。配关元、肾俞、次髎、带脉,针刺补法,治疗肾虚带下;配关元、三阴交、肾俞、太溪,针刺补法,治疗肾虚月经不调;配关元、足三里、归来、三角灸,针刺补法,治疗肾虚狐疝;配肾俞、太溪、气海、三阴交、心俞、中极,针刺补法,治疗肾虚梦交、遗精、白浊等。

4. 配命门、腰阳关、委中、阳陵泉、环跳、承山、太溪,针刺平补平泻法,祛风湿、强筋骨、健腰脊,治疗经脉痹阻之腰脊痛、腰腿痛、下肢痿痹等。

【穴性文献辑录】

1.《黄帝明堂灸经》:主腰脊急强不能俯仰,起坐难,手足不仁,小便黄,腰尻重不举。

2.《备急千金要方》:腰背不便,筋挛痹缩,虚热闭塞。又:主小便黄赤。

3.《巢氏病源》:主男则遗沥,女则月经不调。

4.《外台秘要》:主腰脊以下至足不仁,小便黄。

5.《铜人腧穴针灸图经》:治腰脊挛急痛,大小便不利。……腰髋疼,脚膝不遂,温疟,腰脊冷疼不得安卧,劳揣风虚。

6.《针灸大成》:主手足不仁,腰脊痛,疝痛,大小便不利,腰髋疼,脚膝不遂,温疟,腰脊冷疼不得久卧,劳损虚风,腰背不便,筋挛,痹缩,虚热闭塞。

7.《类经图翼》:手足不仁,二便不利,温疟,筋挛,痹缩,虚热闭塞。

8.《经穴解》:白环俞之本病,腰脊痛,腰脊冷痛,不得久卧,劳损虚气,腰背不便,筋挛臂缩,腰髋痛,脚膝不遂,手足不仁,大小便不利,虚热闭塞,温疟。

9.《针灸集锦》(修订本)(郑魁山):疏调下焦。

10.《针灸腧穴学》(杨甲三):强腰脊,固下元,调经带,利二便。

11.《临床针灸学》(徐笨人):清热利湿,疏调下焦。

12.《针灸腧穴手册》(杨子雨):温补下元。

13.《针灸探微》(谢文志):调理下焦,通经活络。

14.《中医针灸通释·经脉腧穴学》(康锁彬):强壮腰脊,培元固本,调经止带,通利二便。

15.《针灸腧穴疗法》(李平华):补肾气,调下焦,强腰脊。

16.《腧穴临床应用集萃》(马惠芳):调理下焦,温经活络。

17.《新编实用腧穴学》(王玉兴):调经止带,补肾益精,通利小便。

18.《中医针灸经穴集成》(刘冠军):利湿热,健腰膝。

19.《针灸辨证治疗学》(章逢润):健腰脊,利湿热,调经血。

20.《石学敏针灸学》(石学敏):暖胞宫,调经血,理下焦,固精宫。

21.《传统实用针灸学》(范其云):温补下元。

【古今应用辑要】

1.《备急千金要方》:完骨、小肠输、白环输、膀胱输主小便赤黄。又:小肠输、中膂输、白环输主腰脊疝痛。

2.《针灸资生经》:大小便不利取白环俞、承扶、大肠俞。

3.《百症赋》:兼委中治背连腰痛大验。

【安全针刺法】直刺0.8~1.2寸,可灸。

阳　纲

【定位】在背部,当第十胸椎棘突下旁开3寸。

【类属】属足太阳膀胱经。

【穴性】清肝利胆,疏肝理气。

【主治病证】

1. 肝胆湿热之身热、黄疸、胁痛诸病症。

2. 肝脾不调之肠鸣、腹痛、泄泻诸病症。

【常用配伍】

1. 配大椎、至阳、肝俞、胆俞、脾俞、阳陵泉、足三里、三阴交,针刺泻法,清泻肝胆湿热,治疗肝胆湿热熏蒸之身热、胁痛、黄疸。

2. 配巨阙、日月、肝俞、胆俞、中脘、阳陵泉,针刺平补平泻法,疏肝理气,治疗肝气郁结之腹痛、肠鸣、泄泻、胆道蛔虫症等。

3. 配太溪、照海、肾俞,针刺平补平泻法,清热滋阴生津,治疗阴虚内热之消渴。

【穴性文献辑录】

1.《备急千金要方》:阳纲主大便不节,小便赤黄,肠鸣泄注。

2.《外台秘要》:主饮食不下,腹中雷鸣,大便不节,小便赤黄。

3.《医心方》:主饮食不下,腹中雷鸣,大便不节,小便赤黄。

4.《太平圣惠方》:主食不下,腹中雷鸣,大小便不节,黄水。又:主食饮不下,腹中雷鸣,腹满胪胀,大便泄,消渴,身热,面目黄,不嗜食,怠堕也。

5.《铜人腧穴针灸图经》:治腹满膜胀,大便泄利,小便赤涩,身热,目黄。

6.《西方子明堂灸经》:主食不下,腹中雷鸣,大小便不节,黄水,小便黄,肠鸣泄注,消渴,身热,面黄怠堕,目黄不嗜食。

7.《针灸聚英》:主肠鸣腹痛,饮食不下,小便赤涩,腹胀身热,大便不节,泄痢赤黄,不嗜食,怠堕。

8.《古今医统大全》:主治肠鸣痛,食不下,身热,腹胀泄痢。

9.《针灸大成》:主肠鸣腹痛,饮食不下,小便赤涩,腹胀身热,大便不节,泄痢赤黄,不嗜食,怠堕。

10.《针方六集》:主肠鸣腹痛,食不下,大便泄利不节,小便淋沥,身热,目黄,腹胀,怠堕。

11.《类经图翼》:主治肠鸣腹痛,食不下,小便涩,身热,消渴,目黄,腹胀泄痢。

12.《医学入门》:主小便黄,肠鸣泄泻,消渴,身热,而黄,不嗜食,余同魂门。

13.《经穴解》:阳纲之脾病:肠鸣腹痛,饮食不下。阳纲之肾病:小便赤涩,腹胀身热。阳纲之大肠病:大便不节,泄利黄赤,不嗜食,怠惰。

14.《循经考穴编》:主肠鸣腹痛,泻利黄赤,怠堕,不嗜食,身热,尿不清。

15.《针灸逢源》:治肠鸣腹痛,身热,小便涩。

16.《勉学堂针灸集成》:主治肠鸣腹痛,食不下,小便涩,身热,消渴,目黄,腹胀泄痢。

17.《针灸学简编》:主治腹满,腹胀,肠鸣,腹痛,饮食不下,大便泄利,身热,目黄,小便赤涩,黄疸等。

18.《针灸集锦》(修订本)(郑魁山):清肝胆热。

19.《腧穴学讲义》:清胆胃,化湿热。

20.《针灸腧穴学》(杨甲三):和胃调肠,清利湿热。

21.《临床针灸学》(徐笨人):清热利胆,和中化湿。

22.《针灸腧穴手册》(杨子雨):清热利湿,疏泄肝胆。

23.《针灸探微》(谢文志):清热利胆,和中化滞。

24.《中医针灸通释·经脉腧穴学》(康锁彬):和胃调肠,清利湿热。

25.《针灸腧穴疗法》(李平华):清热祛湿,疏肝利胆。

26.《腧穴临床应用集萃》(马惠芳):清热利胆,和中化滞。

27.《新编实用腧穴学》(王玉兴):清肠调胃,清热利湿。

28.《中医针灸经穴集成》(刘冠军):利肝胆,清湿热。

29.《针灸辨证治疗学》(章逢润):清肝胆,利湿热,和胃肠。

30.《石学敏针灸学》(石学敏):泻胆火,清湿热,和脾胃。

31.《传统实用针灸学》(范其云):清热利湿,疏泄肝胆。

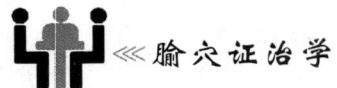

【古今应用辑要】

1.《针灸甲乙经》:食饮不下,腹中雷鸣,大便不节,小便赤黄,阳纲主之。

2.《黄帝明堂灸经》:小儿饮水不歇,面目黄,灸阳纲二穴各一壮。

3.《备急千金要方》:食饮不下,腹中雷鸣,大便不节,小便赤黄,阳纲主之。又:陷谷、温留、漏谷、复留、阳纲主肠鸣而痛。再:阳纲、期门、少商、劳宫主饮食不下。

4.《外台秘要》:食饮不下,腹中雷鸣,大便不节,小便赤黄,阳纲主之。

5.《医心方》:食饮不下,腹中雷鸣,大便不节,小便赤黄,阳纲主之。

6.《太平圣惠方》:小儿饮水不歇,而目黄,灸阳纲二穴各一壮。

7.《针灸资生经》:食不下,阳纲、期门、少商、劳宫。小便赤涩:阳纲、关元、秩边、气海。

8.《普济方》:食饮不下,腹中雷鸣,大便不节,小便赤黄,阳纲主之。又:灸七壮,主饮食不下,腹中雷鸣,腹满虚胀,大便泻,消渴,身热,目黄不嗜食,怠堕也。

9.《百症赋》:兼胆俞治目黄。

【安全针刺法】斜刺 0.5~0.8 寸,可灸。

意 舍

【定位】在背部,当第十一胸椎棘突下旁开 3 寸。

【类属】属足太阳膀胱经。

【穴性】疏泄湿热,健脾和胃。

【主治病证】

1. 湿热内蕴之黄疸、泻痢、小便黄赤诸病症。

2. 脾失健运、水湿不化之腹胀、肠鸣、恶心、呕吐、纳呆、泄泻诸病症。

【常用配伍】

1. 配脾俞、肝俞、胆俞,针刺泻法,清热除湿,治疗湿热黄疸。

2. 配丰隆、内关、章门、公孙、中脘、丰隆,针刺泻法,化湿降浊,治疗脾虚痰饮呕吐、纳呆。

3. 配足三里、天枢,针刺平补平泻法,化湿健脾理肠,治疗湿滞胃肠之腹胀、泄泻、肠鸣。

4. 配脾俞、肾俞、照海、三阴交、足三里、太溪,针刺补法,健脾化湿、益肾生津,治疗脾肾阴虚之消渴。

【穴性文献辑录】

1.《素问》:五脏俞旁五,此十者以泻五脏之热。

2.《针灸甲乙经》:五脏俞旁五,此十者以泻五脏之热。

3.《黄帝明堂经》:主腹满湿胀,大便滑,消渴,面黄。又:主胸胁胀满,背痛,恶寒,饮食不下,呕吐不留住也。

4.《外台秘要》:主腹满胪胀,大便泄,消渴,身热,面目黄。

5.《医心方》:主腹中满,腹胀,大便泄,消渴,身热而目黄。

6.《太平圣惠方》:主腹满湿胀,大便滑,消渴,面黄。又:主胸胁胀满,背痛,恶寒,饮食不下,呕吐不留住也。

7.《铜人腧穴针灸图经》:治腹满虚胀,大便滑泄,背痛,恶风寒,食饮不下,呕吐不止,消渴,目黄。

8.《西方子明堂灸经》:主腹满虚胀,大便泄滑,消渴,面黄,嗜饮,目赤。

9.《普济方》:主胸胁胀满,背痛,恶寒,饮食不下,呕吐不留住也。又:消渴身热,面赤黄。再:腹满胪胀,大便泄。

10.《针灸聚英》:主腹满虚胀,大便滑泻,小便赤黄,背痛,恶风寒,食饮不下,呕吐,消渴,身热,目黄。

11.《古今医统大全》:治背痛,腹胀,大便泻,小便黄,呕吐,恶食,消渴。

12.《针灸大成》:主腹满虚胀,大便滑泻,小便赤黄,背痛,恶风寒,食饮不下,呕吐,消渴,身热,目黄。

13.《针方六集》:主腹满虚胀,背恶寒,泄泻,尿黄,食不下,呕吐,消渴,目黄,身热。

14.《类经图翼》：主治背痛，腹胀，大便泄，小便黄，呕吐，恶风寒，饮食不下，消渴目黄。此穴主泻五脏之热，与五脏俞同。

15.《医学入门》：主腹满虚胀，大便泄滑，消渴，面黄，嗜饮，目赤。又：主胁满呕吐。

16.《经穴解》：意舍之本病，腹满虚胀，大便滑泄，小便赤难，饮食不下，呕吐消渴，身热目黄。意舍之肺病：背痛，恶风寒。

17.《循经考穴编》：主腹虚胀，大便滑泄，小便黄赤，背恶风寒，脊膂酸痛，食饮不下，冷嗽，气攻两胁。

18.《针灸逢源》：治腹胀，呕吐，消渴，目黄。

19.《勉学堂针灸集成》：主背痛，腹胀，大便泄，小便黄，呕吐，恶风寒，饮食不下，消渴目黄。此穴主泻五脏之热，与五脏俞同。

20.《针灸精粹》：泻五脏之热。

21.《针灸学简编》：治背痛，腹满虚胀，大便滑泄，饮食不下，呕吐，消渴，身热，黄疸，糖尿病等。

22.《针灸集锦》（修订本）（郑魁山）：调和脾胃。

23.《针灸腧穴学》（杨甲三）：健脾和胃，清热利湿。

24.《临床针灸学》（徐笨人）：健运脾阳，疏泄湿热。

25.《针灸腧穴手册》（杨子雨）：健脾和胃，除湿化滞。

26.《针灸探微》（谢文志）：健运脾阳，疏泄湿热。

27.《中医针灸通释·经脉腧穴学》（康锁彬）：健脾和胃，清热利湿。

28.《针灸腧穴疗法》（李平华）：健脾益气，和胃止呕。

29.《腧穴临床应用集萃》（马惠芳）：健脾和胃，清热利湿。

30.《新编实用腧穴学》（王玉兴）：健脾和胃，清热利湿。

31.《中医针灸经穴集成》（刘冠军）：补脾培土，行湿化浊。

32.《针灸辨证治疗学》（章逢润）：健脾消食，清利湿热。

33.《石学敏针灸学》（石学敏）：扶脾土，理肠胃，泄湿热。

34.《传统实用针灸学》（范其云）：健脾和胃，除湿化滞。

【古今应用辑要】

1.《针灸甲乙经》：腹满胪胀，大便泄，意舍主之。又：消渴身热，面赤黄，意舍主之。

2.《备急千金要方》：腹满胪胀，大便泄，意舍主之。消渴身热，面赤黄，意舍主之。又：三焦俞、小肠俞、下窌、意舍、章门主肠鸣，胪胀欲泄注。再：承浆、意舍、关冲、然谷主消渴嗜饮。

3.《医心方》：腹满胪胀，大便泄，意舍主之。再：消渴身热，面赤黄，意舍主之。

4.《针灸资生经》：肾虚、消渴、汗不出：意舍、中膂俞。呕吐：意舍、中府、俞府。消渴嗜饮：意舍、承浆、关冲、然谷。配中膂俞，治肾虚消渴，汗不出，腰脊不得。

5.《普济方》：消渴身热，面赤黄，意舍主之。又：腹满胪胀，大便泄，意舍主之。

【安全针刺法】斜刺0.5~0.8寸，可灸。

秩　边

【定位】在臀部，平第四骶后孔，骶正中嵴旁开3寸。

【类属】属足太阳膀胱经。

【穴性】清利下焦，疏经通络。

【主治病证】

1. 下焦湿热之便秘、痔疾、小便不利、阴痛诸病症。

2. 经脉痹阻之腰骶痛、下肢痿痹诸症。

【常用配伍】

1. 配膀胱俞、中极、支沟，针刺泻法，清利湿热、通调小便，治疗湿热蕴结之癃闭、小便不利等。

2.配长强、会阳、承山,针刺泻法,清热利湿、消肿化痔,治疗湿热下注之痔疾、便秘。

3.配带脉、次髎、阴陵泉、太冲,针刺泻法,清热燥湿,治疗湿热带下。

4.配曲泉、阴廉,针刺泻法,清利肝胆、调理下焦,治疗湿热下注之阴痛。

5.配肾俞、腰阳关、大肠俞、委中、阳陵泉,针刺泻法,可针后加灸,疏风散寒、活血通络,治疗风寒侵袭之腰骶部疼痛。

6.配环跳、风市、足三里、委中、悬钟、三阴交,针刺平补平泻法,舒筋活络,治疗经脉痹阻之下肢疼痛,下肢痿痹、瘫痪等。

7.配肾俞、命门、关元、三阴交,补肾壮阳,针刺补法,治疗命门火衰之阳萎。

8.配肾俞、关元、气海、足三里,针刺补法,补肾固精,治疗肾精不足之不孕、不育。

【穴性文献辑录】

1.《外台秘要》:腰脚骶寒,俯仰急难,阴痛下重,不得小便。

2.《医心方》:主腰痛骶寒,谓尾骶骨寒也,俯仰急难,阴痛下重,不得小便。

3.《太平圣惠方》:主腰痛不能俯仰,小便赤黄,尻重不能举。

4.《铜人腧穴针灸图经》:治腰痛不能俯仰,小便赤涩,腰尻重不能举,五痔发肿。

5.《西方子明堂灸经》:治腰痛不能俯仰,小便赤涩,腰尻重不能举,五痔发肿。

6.《普济方》:治腰痛不能俯仰,小便赤涩,腰尻重不能举,五痔发肿。

7.《针灸聚英》:主五痔发肿,小便赤,腰痛。

8.《古今医统大全》:主治腰痛,五痔,小便赤涩。

9.《针灸大成》:主五痔发肿,小便赤,腰痛。

10.《针方六集》:主腰痛不能俯仰,小便淋沥,五痔发肿。

11.《类经图翼》:主治腰痛,五痔,小便赤涩。

12.《医学入门》:主腰痛,尻重不能举,小便淋沥,五痔发肿,小便赤黄。

13.《经穴解》:秩边之本病,五痔发肿,腰痛,小便赤。

14.《循经考穴编》:主五般痔肿,腿股风疼,肾虚腰痛,遗精带浊。

15.《针灸逢源》:主治腰痛,五痔,小便赤涩。

16.《勉学堂针灸集成》:主治腰痛,五痔,小便赤涩。

17.《针灸学简编》:主治腰痛不能俯仰,小便赤,痔疮,生殖器疾患,坐骨神经痛,神经衰弱,下肢瘫痪等。

18.《针灸集锦》(修订本)(郑魁山):壮腰补肾,疏通经络。

19.《针灸腧穴学》(杨甲三):舒筋通络,强健腰膝,疏调下焦。

20.《临床针灸学》(徐笨人):疏通经络,强健腰膝。

21.《针灸腧穴手册》(杨子雨):益气升提,通调下焦。

22.《针灸探微》(谢文志):疏经活络。强健腰膝。

23.《中医针灸通释·经脉腧穴学》(康锁彬):舒筋通络,强健腰膝,疏调下焦。

24.《针灸腧穴疗法》(李平华):强健腰膝,理肠止痛。

25.《腧穴临床应用集萃》(马惠芳):舒筋通络,强健腰膝,疏调下焦。

26.《新编实用腧穴学》(王玉兴):舒筋活络,清热通便。

27.《中医针灸经穴集成》(刘冠军):通经止痛,强健腰膝。

28.《针灸辨证治疗学》(章逢润):疏通经络,强健腰膝。

29.《石学敏针灸学》(石学敏):强腰脊,理下焦,清湿热。

30.《珍珠囊穴性赋》(张秀玉):主下肢痿痹。

31.《传统实用针灸学》(范其云):益气升提,通调下焦。

32.《临床常用百穴精解》(王云凯):平补平泻法,疏筋通络、调和气血。补法:补肾益精,强健腰膝。泻法:清利湿热,疏理下焦。

【古今应用辑要】

1.《针灸甲乙经》:腰痛骶寒,俯仰急难,阴痛下重,不得小便,秩边主之。

2.《备急千金要方》:秩边、胞肓,主癃闭下重,大小便难。又:膈关、秩边、京骨主背恶寒痛,脊强难以俯仰。

3.《外台秘要》:腰痛骶寒,俯仰急难,阴痛下重,不得小便,秩边主之。

4.《医心方》:腰痛骶寒,俯仰急难,阴痛下重,不得小便,秩边主之。

5.《针灸资生经》:小便赤,秩边、关元、气海、阳纲。

6.《普济方》:腰痛骶寒,俯仰急难,阴痛下重,不得小便,秩边主之。

【安全针刺法】直刺1.5~2.0寸,可灸。

阴　谷

【定位】在腘窝内侧,屈膝时,当半腱肌肌腱与半膜肌肌腱之间。

【类属】属足少阴肾经,为该经合穴。

【穴性】清热利湿,补肾培元。

【主治病证】

1. 湿热蕴结、湿热下注之小便赤痛、小便不通、白带过多、阴痛、阴痒、阴囊湿疹、黄疸、水肿诸病症。

2. 肾精亏虚之阳痿、月经不调、崩漏、小便难诸病症。

【常用配伍】

1. 配中极、复溜、水道、阴陵泉,针刺泻法,清热利湿,治疗小肠湿热之小便赤痛、小便不通。

2. 配关元、肾俞、上髎、隐白,针刺泻法,清热除湿,治疗下焦湿热之白带过多、阴痛、阴痒、阴囊湿疹等。

3. 配水道、阳陵泉、足三里,针刺泻法,清热除湿、利尿消肿,治疗湿热黄疸、水肿。

4. 本穴补肾培元。配肾俞、太溪、八髎、关元,针刺补法,治疗肾虚阳痿;配三阴交、肾俞、关元,针刺补法,治疗肾虚月经不调;配关元、交信、三阴交、然谷、肾俞,针刺补法,治疗肾虚崩漏;配肾俞、三焦俞、气海、委阳、脾俞,针刺补法,治疗肾虚小便难。

【穴性文献辑录】

1.《针灸甲乙经》:主男子如蛊,女子如阻,寒热,少腹偏肿。又:狂癫,脊内廉痛,溺难,阴痿不用,少腹急引阴及脚内廉。再:妇人漏血,腹胀满不得息,小便黄。

2.《黄帝明堂经》:主男子如蛊,女子如阻,寒热腹遍肿。狂癫,脊内廉痛,溺难,阴痿不用,少腹急引阴及脚内廉痛。烦闷。妇人漏血,腹胀满不得息,小便黄。

3.《备急千金要方》:消渴,小便数。舌下肿难言,舌纵涎出。腹胀。胃脘暴痛,腹积聚肌肉痛,腹胀满不得息。尿难,阴痿不用。寒热,腹偏肿。脊内廉痛。惊痫。狂走,癫疾。

4.《千金翼方》:阳痿,尿难。

5.《外台秘要》:舌纵涎下,烦闷,脊内廉痛,尿难,阴痿不用,少腹急引内廉痛,妇人漏血,腹胀满不得息,小便黄,男子如蛊,女子如阻,寒热,腹偏肿。

6.《医心方》:舌纵涎下,烦闷,狂瘅,脊内廉痛,尿难,阴痿,少腹痛,如蛊如阻。

7.《太平圣惠方》:主腰重痛不可转侧,冷痹,脚筋挛急。

8.《铜人腧穴针灸图经》:治膝痛如离不得屈伸,舌纵涎下,烦逆,尿难,少腹急引阴痛,股内廉痛,妇人漏血不止,腹胀满不得急,小便黄,男子如蛊,女子如妊娠。

9.《西方子明堂灸经》:主膝痛如离,不能久立;痰涎下,烦逆,溺难。又:主舌下肿,及股内廉痛,妇人漏下,心腹胀满,不得息,小便黄,男子如蛊。女子如妊娠,寒热,腹偏肿,脊内廉痛,阴痿。

10.《扁鹊神应针灸玉龙经》:阴谷为合水。在膝内辅骨后,大筋下,小筋上,屈膝按之,应手取。治伤寒小便不通,腹疼,漏下赤白,小便黄赤。

11.《普济方》:舌纵涎下,烦闷,尿难,阴痿不用,少腹急引内廉痛,妇人漏血,腹胀满不得息,小便黄,男子如蛊,女子如妊娠,寒热,腹偏肿,脊内廉痛。

12.《奇经八脉考》:阴囊湿痒,带漏不止。

13.《针灸聚英》:主膝痛如锥,不得屈伸,舌纵涎下,烦逆,溺难,小便急引阴痛,阴痿,股内廉痛,妇人漏下不止,腹胀满不得息,小便黄,男子如蛊,女子如娠。

14.《针灸大成》:治膝痛如离不得屈伸,舌纵涎下,烦逆,尿难,少腹急引阴痛,股内廉痛,妇人漏血不止腹胀满不得急,小便黄,男子如蛊,女子如妊娠。

15.《类经图翼》:小腹疝急引阴。

16.《经穴解》:肾之本病,膝痛如锥刺,不得屈伸,小便难,急引阴痛,阴痿,股内廉痛,妇人漏下不止,腹胀满不得息,小便黄,男子如蛊,女子如娠。

17.《针灸精粹》:益肾阴。

18.《针灸集锦》(修订本)(郑魁山):调补肝肾,清热利湿。

19.《针灸腧穴学》(杨甲三):调经血,利小便,除胀满,理下焦。

20.《临床针灸学》(徐笨人):益肾清热,理气止痛。

21.《针灸腧穴手册》(杨子雨):益肾疏肝,健脾利湿。

22.《针灸探微》(谢文志):祛湿利尿,滋肾清热。

23.《中医针灸通释·经脉腧穴学》(康锁彬):调理经血,通利小便,清除胀满,调理下焦。

24.《针灸腧穴疗法》(李平华):补肾培元。

25.《腧穴临床应用集萃》(马惠芳):温肾助阳,理气止痛。

26.《新编实用腧穴学》(王玉兴):调经止带,清热利湿,理气止痛。

27.《中医针灸经穴集成》(刘冠军):益元壮肾。

28.《新编简明针灸学》:健脾疏肝,益肾利湿。

29.《腧穴学讲义》:调肾气,理下焦。

30.《针灸辨证治疗学》(章逢润):祛湿通溲,疏泄厥逆,滋肾清热。

31.《石学敏针灸学》(石学敏):补益肾气,通利下焦,疏泻厥逆。

32.《珍珠囊穴性赋》(张秀玉):医膝痛不能屈伸。

33.《腧穴类编》(王富春):清热利湿,补肾培元。

34.《传统实用针灸学》(范其云):益肾疏肝,健脾利湿。

【古今应用辑要】

1. 古代文献摘录

(1)《针灸甲乙经》:脊内廉痛,溺难,阳萎不用,少腹急引阴,及脚内廉痛,阴谷主之。

(2)《脉经》:肾病,其色黑,其气虚弱,吸吸少气,两耳若聋,腰痛时时失精,饮食减少,膝以下清,其脉沉滑而迟。冬刺阴谷,补之。

(3)《备急千金要方》:消渴,小便数,灸……曲骨、阴谷、阴陵泉、复溜。舌下肿难言,舌纵涎出:廉泉、然谷、阴谷。腹胀,胃脘暴痛及腹积聚肌肉痛:膈俞、阴谷。惊痛,狂走,癫疾:筋缩、曲骨、阴谷、行间。腹胀满不得息:阴谷、三里、章门、厉兑、京门、内庭、络却、昆仑、商丘、阴陵泉、曲泉。癫证:阴谷、筋缩、曲骨、行间。

(4)《针灸资生经》:阴谷、大敦、箕门、委中、委阳主小便难。又:阴痛,阴谷、肾俞、志室、太冲。

(5)《扁鹊神应针灸玉龙经》:伤寒小便不通,支沟(泻)。又:水通,阴谷(泻)。

(6)《神应经》:舌强,阴谷、哑门、少商、鱼际、二间、中冲、然谷。又:痰涎,阴谷、然谷、复溜。再:阳萎,阴谷、阴交、然谷、中封、大敦。

(7)《针灸大成》:小便不通,阴谷、阴陵泉。又:痰涎,然谷、复溜、阴谷。再:小便黄赤,阴谷、太溪、肾俞、气海、膀胱俞、关元。小便淋沥:阴谷、关元、气海、三阴交、阴陵泉。

(8)《百症赋》:中邪吐泻,足三里、阴谷。

(9)《神灸经纶》:发狂,阴谷、百会、间使、复溜、足三里。

（10）《针灸集成》：崩漏，阴谷、太冲、血海、然谷、三阴交、肝俞、支沟。

（11）《针灸十四经穴治疗诀》：股痛，阴谷、大肠俞、肾俞、阴包、三阴交、阴陵泉。

2. 现代研究进展

潘海燕等通过电针太溪、阴谷对肾虚型慢性肾脏病患者肾动脉血流即刻效应的对比观察，发现两组针刺前后双肾段间动脉（SRA）和叶间动脉（IRA）的观察指标均有显著性差异，提示两穴能够增加肾脏供血，改善肾脏的缺血状态，从而可能发挥保护肾单位，促进代谢毒素排泄的作用［潘海燕，王永德，单秋华.电针太溪、阴谷对慢性肾脏病患者肾动脉血流的即刻效应.山东中医杂志，2008，27（5）:320-322］。

【安全针刺法】直刺0.8~1.0寸，可灸。

带　脉

【定位】在侧腹部，章门下1.8寸，当第十一肋骨游离端下方垂线与脐水平线的交点上。

【类属】属足少阳胆经。

【穴性】清热利湿，调经止带。

【主治病证】

1. 湿热下注、气虚血瘀之带下、月经不调、阴挺、疝气、闭经、小腹痛诸病症。

2. 气血瘀滞之胁痛、腰骶痛诸症。

【常用配伍】

1. 本穴调经止带，是治疗带下病的要穴。配中极、阴陵泉、下髎、行间，针刺泻法，治疗湿热带下；配气海、三阴交、足三里、白环俞，针刺补法，治疗脾虚带下；配关元、肾俞、次髎、照海，针刺补法，治疗肾虚带下。

2. 配三阴交、关元、归来，针刺平补平泻法，清利湿热、益气养阴，治疗湿热下注之阴挺。

3. 本穴活血理气、调经止痛。配中极、四满、膈俞、太冲，针刺泻法，治疗气滞血瘀之月经不调；配太冲、三阴交、气海、膈俞、地机，针刺泻法，治疗血瘀经闭腹痛。

4. 配侠溪、阳陵泉，针刺平补平泻法，疏肝利胆、通经止痛，治疗肝气郁结之小腹坚痛、月水不通。

5. 配大敦、期门、气海、阴陵泉，针刺泻法，散寒除湿，治疗寒湿疝气。

【穴性文献辑录】

1.《灵枢》：主脉癫疾者，暴仆，四肢云脉皆胀而纵，脉……不满。

2.《针灸甲乙经》：妇人少腹坚痛，月水不通。

3.《黄帝明堂经》：主妇人少腹坚痛，月水不通。

4.《太平圣惠方》：主妇人腹坚痛。月脉不通，带下赤白，两胁下气转连背痛不可忍也。

5.《铜人腧穴针灸图经》：治妇人少腹坚痛，月脉不调，带下赤白，里急，瘭疭。

6.《针灸聚英》：主腰腹纵。溶溶如囊水之状，妇人小腹痛，里急后重，瘭疭。月事不调，赤白带下。

7.《类经图翼》：主治腰腹纵水状，妇人小腹痛急，瘭疭，月事不调，带下赤白，两胁气引背痛。

8.《医学入门》：主治疝气偏坠，木肾，妇人带下赤白。

9.《经穴解》：带脉之本病，腰腹纵，溶溶如囊水之状，妇人小腹痛，里急后重瘭疭，月事不调，赤白带下。又肾着病，腰痛冷如水，身重，腰如带五千钱。不渴，小便利，劳汗出，衣里冷湿而得，久则变为水也，宜灸此穴。

10.《循经考穴编》：主腰腹纵，溶溶如裹水，逆气攻冲如筑，男子七疝偏坠，妇人月病，赤白淋满。

11.《医宗金鉴》：疝气，偏坠本肾及妇人赤白带下。

12.《针灸集锦》（修订本）（郑魁山）：温补下焦

13.《针灸腧穴学》（杨甲三）：调经血，疏肝胆，理下焦。

14.《临床针灸学》（徐笨人）：调经止带，清热利湿。

15.《针灸心悟》（孙震寰）：调带脉，利湿热。

16.《针灸腧穴手册》（杨子雨）：通调经气。

17.《针灸探微》(谢文志):调经止带,清热利湿。

18.《中医针灸通释·经脉腧穴学》(康锁彬):调理经血,疏肝利胆,调理下焦。

19.《针灸腧穴疗法》(李平华):调气血,补肝肾,利下焦。

20.《腧穴临床应用集萃》(马惠芳):清热利湿,调经止带。

21.《新编实用腧穴学》(王玉兴):调经止带,益肾强腰。

22.《中医针灸经穴集成》(刘冠军):调理经带。

23.《新编简明针灸学》(闫乐法):调经止带,通经活络,清热利湿。

24.《针灸辨证治疗学》(章逢润):调经止带,清利湿热。

25.《石学敏针灸学》(石学敏):调经止带,通经活络,清热利湿。

26.《珍珠囊穴性赋》(张秀玉):妇科疾病带脉平扫。

27.《传统实用针灸学》(范其云):通调经气。

【古今应用辑要】

1. 古代文献摘录

(1)《针灸资生经》:月水不通、小腹坚痛:带脉、侠溪。

(2)《神应经》:月经不调,带脉、气海、中极、三阴交、肾俞。

(3)《玉龙赋》:带脉、关元多灸,肾败堪攻。

(4)《针灸大成》:赤白带下,带脉、关元、气海、三阴交、白环俞、间使。

(5)《针灸学简编》:阴挺(虚证),带脉、关元、中脘、中极、三阴交。

2. 现代研究进展

万国强针刺中脘、关元、天枢、带脉为主,配合耳针、饮食和运动综合治疗单纯性肥胖症,其中胃热炽盛型配内庭、梁丘;脾虚痰湿型配足三里、公孙;气滞血瘀型配合谷、三阴交;阴虚内热型配复溜、行间;脾肾阳虚型配阴陵泉、太溪,灸神阙、命门。结果:治疗组有效率为83.3%,明显优于对照组[万国强.针灸辨证分型治疗单纯性肥胖症.上海针灸杂志,2008,27(12):19-20]。

【安全针刺法】直刺0.8~1.0寸,可灸。

五　枢

【定位】在侧腹部,当髂前上棘的前方,横平脐下3寸处。

【类属】属足少阳胆经。

【穴性】清肝泄热,疏肝理气,活血调经。

【主治病证】

1. 肝胆湿热蕴结之腹痛、赤白带下诸病症。

2. 肝气郁结、气虚血瘀之月经不调、痛经、疝气、便秘诸病症。

【常用配伍】

1. 配中极、带脉、阴陵泉、下髎、行间,针刺泻法,清肝泄热利湿,治疗肝胆湿热下注之小腹痛、赤白带下等。

2. 本穴疏肝健脾、理气止痛。配大敦、三阴交、气海,针刺平补平泻法,疏肝行气、活血止痛,治疗气滞疝气;配阳陵泉、太冲、内关、气海、三阴交,针刺平补平泻法,治疗肝郁气滞之少腹痛;配中脘、气海、天枢、行间、阳陵泉,针刺平补平泻法,治疗气滞便秘。

3. 配关元、三阴交、太冲、血海、中极、阳陵泉,针刺平补平泻法,活血调经,治疗气血不和、气滞血瘀之月经不调、痛经。

4. 配关元、百会、气海、曲骨、归来,针刺补法,益气升提、培元固本,治疗中气下陷之阴挺。

【穴性文献辑录】

1.《针灸甲乙经》:男子阴疝,两丸上下,小腹痛。妇人下赤白,里急,瘛疭。

2.《备急千金要方》：主阴疝,两丸上下,少腹痛。

4.《太平圣惠方》：主阴疝,小腹痛及膀胱气攻两胁也。

3.《铜人腧穴针灸图经》：男子寒疝,阴卵上入小腹痛。

5.《针灸聚英》：主㿗癖,小肠膀胱肾余,男子寒疝,阴疝两睾丸上入腹,妇人赤白带下,里急,瘈疭。

6.《类经图翼》：主治㿗癖,小肠膀胱气攻两胁,小腹痛,腰腿痛,阴疝睾丸上入腹,妇人赤白带下。

7.《经穴解》：五枢之本病,男子寒疝,阴卵上入小腹痛,妇人赤白带下,里急,瘈疭,㿗癖。

8.《针灸集锦》(修订本)(郑魁山)：温补下焦。

9.《针灸腧穴学》(杨甲三)：调经带,理下焦,通腑气。

10.《临床针灸学》(徐笨人)：调补肝肾,通利下焦。

11.《针灸腧穴手册》(杨子雨)：通调经气。

12.《针灸探微》(谢文志)：调补肝肾,通利下焦。

13.《中医针灸通释·经脉腧穴学》(康锁彬)：调经止带,疏理下焦,通理腑气。

14.《针灸腧穴疗法》(李平华)：活血调经,调理下焦。

15.《腧穴临床应用集萃》(马惠芳)：调经带,理下焦,通腑气。

16.《新编实用腧穴学》(王玉兴)：清肝泻热,益肾调经。

17.《中医针灸经穴集成》(刘冠军)：调理经带。

18.《针灸辨证治疗学》(章逢润)：强腰益肾,疏肝调经。

19.《石学敏针灸学》(石学敏)：强腰益肾,疏肝调经。

20.《传统实用针灸学》(范其云)：通调经气。

【穴性文献辑录】

1.《针灸资生经》：卵缩,五枢、归来。

2.《神应经》：㿗癖,五枢、气海、三里、三阴交、气门。

3.《针灸大全》：寒疝,五枢、临泣、委中、三阴交。

【安全针刺法】直刺 1.0~1.5 寸,可灸。

阳陵泉

【定位】仰卧或侧卧伸下肢,在小腿外侧,当腓骨头前下方凹陷处。

【类属】属足少阳胆经。为该经合穴;八会穴之一,筋之会。

【穴性】清热利湿,疏肝理气,舒利筋脉,通经活络。

【主治病证】

1. 肝胆湿热、肝气不舒之黄疸、口苦、呕吐、呃逆、胁肋疼痛、腹痛、胃脘痛诸病症。

2. 诸因所致筋脉不利之筋急、经痉、筋缓、经痿、经伤等经筋病。

3. 经脉痹阻之膝髌肿痛、半身不遂、下肢痿痹诸症。

【常用配伍】

1. 配中极、阴陵泉,针刺泻法,清热利湿、利胆退黄,治疗黄疸。湿重于热者,加脾俞、足三里、胆俞、三阴交、气海;热湿重于湿者,加至阳、腕骨、大椎、太冲、内庭;脾阳不振、湿邪内阻者,加阴陵泉、脾俞、足三里。

2. 本穴为治疗胁肋痛之要穴。配日月、支沟、太冲,针刺泻法,清利湿热,治疗湿热胁肋痛;配膈俞、血海、内关、三阴交,针刺泻法,祛瘀止痛,治疗瘀血阻滞之胁肋痛;配间使、三阴交,针刺平补平泻法,理气止痛,治疗气滞胁肋痛;配中庭、太冲、期门、侠溪,针刺平补平泻法,疏肝利胆,治疗肝郁胁肋痛。

3. 配上脘、太冲、神门、梁丘、内关,针刺泻法,疏肝理气、和胃降逆,治疗肝气犯胃之呕吐、呃逆。

4. 本穴为筋会,为治疗筋急、经痉、筋缓、经痿、经伤等经筋病要穴。若风热伤肺阴、筋失所养者,配尺泽、内庭、复溜,针刺平补平泻法,清肺润燥、养阴荣筋;胃热筋伤者,配内庭、侠溪,针刺泻法,清泄阳明邪热;肝热筋痿者,配合谷、太冲,针刺泻法,清肝泄热、舒利筋脉;脾热肉痿者,配内庭、合谷,针刺泻法,清热舒筋祛邪;湿热浸淫者,配内庭、阳陵泉,针刺泻法,清热利湿、通利筋脉;气血不足者,配合谷、足三里、三阴交,针刺补法,补益气血、滋养筋脉;肝肾阴虚者,配复溜、曲泉、太溪,针刺补法,补益肝肾,以滋筋脉;脾肾阳虚者,配命门、肾俞、脾俞,针刺补法,温补脾肾、健壮筋脉。

5. 配身柱、筋缩、太冲,针刺平补平泻法,解痉止搐,治疗风痉筋急之舞蹈病、痉病、破伤风等。

6. 配太阳、率谷、风池,针刺泻法,祛风通络止痛,治疗风热侵袭少阳经脉之头痛。

7. 配印堂、行间、太溪,针刺泻法,清泻肝胆、平肝潜阳,治疗风阳上扰之头痛、眩晕、高血压。

8. 配大椎、合谷、太冲、神门、涌泉,针刺泻法,清热息风、镇惊安神,治疗热盛惊风。

9. 配环跳、风市、秩边、足三里、承山、悬钟、丘墟、丰隆,针刺平补平泻法,活血通络、疏筋利脉,治疗中风半身不遂,下肢痿痹、麻木等。

10. 配犊鼻、鹤顶、足三里,针刺泻法,活血通经,治疗瘀血阻滞之膝部扭伤。

11. 配大杼、绝骨、肾俞,针刺补法,补髓壮骨养筋,治疗肾精亏虚之下肢痿痹不用。

【穴性文献辑录】

1.《黄帝明堂经》:主胆胀。胁下楷满,呕吐逆。善太息,口苦,嗌中吤吤然,数唾,呕宿汁,心下澹澹,恐如人将捕之。髀痹引膝股外廉痛,不仁,筋急。

2.《针灸甲乙经》:胆胀,胁下楷满,呕吐逆,髀痛引膝股外廉痛不仁,筋急。

3.《备急千金要方》:久风、卒风、缓急诸风,卒发动不自觉知,或心腹胀满,或半身不遂,或口噤不言,涎唾自出,目闭耳聋,或举身冷直,或烦闷恍惚,喜怒无常,或唇青口白戴眼,角弓反张。偏风。腰脚不随不能跪起。遗溺。小便失精。又:头面肿。再:治诸风。主失禁遗尿不自知。主头面肿,虚劳尿精。

4.《千金翼方》:胆咳。

5.《太平圣惠方》:喉中鸣。

6.《铜人腧穴针灸图经》:膝伸不得屈,冷痹脚不仁,偏风半身不遂,脚冷无血色。

7.《针灸资生经》:筋病。

8.《通玄指要赋》:治胁下肋边疾。

9.《医学纲目》:胁痛。

10.《马丹阳天星十二穴歌》:阳陵居膝下,外廉一寸中,膝肿并麻木,冷痹及偏风,举足不能起坐卧似衰翁,针入六分止,神功妙不同。

11.《类经图翼》:筋软,筋缩筋痛,寒热头痛,口舌咽喉肿及头面肿,胸胁胀满,心中怵惕,此为筋会,故治筋病,脚气筋挛。

12.《经穴解》:阳陵泉之本病,膝伸不得屈,髀枢膝骨冷痹,内外廉不仁,偏风半身不遂,脚冷无血色,足筋挛,头面肿,苦嗌中介然。

13.《针灸集锦》(修订本)(郑魁山):清泄肝胆,舒筋利节。

14.《常用腧穴临床发挥》(李世珍):辨证取穴,用泻法,通畅胆腑;配透天凉,清热利胆。循经取穴:用泻法,通畅和清宣少阳经气。局部取穴:用泻法,舒筋活络;用补法,壮筋补虚。

15.《针灸腧穴学》(杨甲三):利肝胆,舒筋络,通关节,泄湿热。

16.《临床针灸学》(徐笨人):祛风除湿,健骨强筋。

17.《针灸心悟》(孙震寰):清泻肝胆,舒筋利节。

18.《针灸腧穴手册》(杨子雨):清泄肝胆,舒筋利节。

19.《针灸探微》(谢文志):疏肝利胆,舒筋活络。

20.《中医针灸通释·经脉腧穴学》(康锁彬):疏肝利胆,舒筋活络,通利关节,泄热祛湿。

21.《针灸腧穴疗法》(李平华):舒筋活络,疏肝利胆,定惊熄风。

22.《腧穴临床应用集萃》(马惠芳):舒肝利胆,强健腰膝。

23.《新编实用腧穴学》(王玉兴):疏肝利胆,清热利湿,舒筋利节。

24.《中医针灸经穴集成》(刘冠军):清肝利胆,舒筋活络。

25.《新编简明针灸学》(闫乐法):疏肝清胆,泄热利湿,舒筋活络。

26.《腧穴学讲义》(于致顺):利肝胆,清湿热,强筋骨。

27.《针灸辨证治疗学》(章逢润):疏肝利胆,泄热利湿,舒筋活络,通利关节。

28.《石学敏针灸学》(石学敏):疏肝清胆,泄热利湿,舒筋活络。

29.《传统实用针灸学》(范其云):利肝胆,清湿热,强筋骨。

30.《临床常用百穴精解》(王云凯):平补平泻法,疏通经脉,和解少阳。补法:强健腰膝,壮筋补虚。泻法:疏肝利胆,清利湿热,疏筋活络。

【古今应用辑要】

1. 古代文献摘录

(1)《灵枢》:如人不欲行,疾高而外者,取之阳之陵泉。又:胆病者,善太息,口苦,呕宿汁,心下澹澹恐人将捕之,嗌中吩吩然,数唾,在足少阳之本末,亦视其脉之陷下者,灸之。其寒热者,取阳陵泉。

(2)《备急千金要方》:偏风,半身不遂:阳陵泉、风池、肩髃、曲池、支沟、五枢、巨虚、下廉。又:心中惕惕恐,如人将捕之:阳陵泉、然谷。

(3)《针灸资生经》:配环跳、曲池治偏风半身不遂。

(4)《神应经》:呕吐,阳陵泉、曲泽、通里、劳宫、太溪、照海、太冲、大都、隐白、通谷、胃俞、肺俞。

(5)《针灸大全》:胁肋下痛,起止艰难:阳陵泉、公孙、支沟、章门。

(6)《席弘赋》:配三里治脚痛膝肿。

(7)《长桑君天星秘诀歌》:配环跳治冷风湿痹,配肩井、三里治脚气酸痛。

(8)《千金十一穴歌》:配环跳治膝前及腋胁病。

(9)《玉龙赋》:配阴陵泉治膝肿。

(10)《针灸大成》:配三里、上廉治腹胀满。

(11)《百症赋》:配曲池治半身不遂。

(12)《增订中国针灸治疗学》:筋痹,阳陵泉、太冲。

(13)《珍珠囊穴性赋》(张秀玉):诸筋痰痹阳陵多用。

(14)《针灸学》(上):配阴陵泉治疟疾,配胆囊穴、内关、夹脊胸8~9治胆囊炎。

(15)《针灸学》:黄疸,阳陵泉、太冲、阳纲、胆俞、建里、委阳。

(16)《针灸十四经穴治疗诀》:膝关节痛,阳陵泉、阴陵泉、梁丘、犊鼻、委中、曲泉、三阴交、足三里。

2. 现代研究进展

王凌鸿针刺中渚、阳陵泉穴治疗气血瘀阻型耳痛患者,取得满意临床疗效[王凌鸿.针刺中渚、阳陵泉穴治疗气血瘀阻型耳痛一则.中国民间疗法,2006,(14):1]。

【刺灸法】直刺1.0~1.5寸,可灸。

中　封

【定位】在足背侧,当足内踝前,商丘与解溪连线之间,胫骨前肌腱的内侧凹陷处。

【类属】属足厥阴肝经,为该经经穴。

【穴性】清肝胆热,利下焦湿,舒筋通络。

【主治病证】

1. 肝胆湿热下注之黄疸、小便不利、淋证、疝气、阴痛、遗精诸病症。

2. 肝气郁结之胸腹胀痛诸症。

3. 经脉痹阻之下肢痿痹、足踝肿痛诸症。

【常用配伍】

1. 本穴清利肝胆湿热。配日月、至阳、腕骨、阳陵泉、太冲,针刺泻法,治疗肝胆湿热黄疸;配阴陵泉、三阴交、膀胱俞、中极,针刺泻法,治疗湿热下注之小便不利;配关元、曲骨、行间、三阴交,针刺泻法,治疗湿热淋病、小腹痛;配阴陵泉、大敦、照海,针刺泻法,治疗湿热疝气;配三阴交、阴陵泉、膀胱俞、次髎、蠡沟,针刺泻法,治疗湿热下注阴茎痛;配心俞、行间、蠡沟、三阴交、中极,针刺泻法,治疗肝胆湿热遗精。

2. 配期门、膻中、肝俞、侠溪、中脘,针刺平补平泻法,疏肝解郁、理气止痛,治疗肝郁气滞之胸腹胀满。

3. 配解溪、太溪、商丘,针刺平补平泻法,舒筋活络、通利关节,治疗内踝肿痛。

【穴性文献辑录】

1.《灵枢》:主睾肿卒疝。阴痒挺长。

2.《素问》:肝疟者,令人色苍苍然太息,其状若死者。

3.《黄帝明堂经》:主色苍苍然,太息,如将死状,振寒,溲白便难。癃疝,阴暴痛,疝,癃,脐少腹引痛,腰中痛。痿厥,身体不仁,手足偏小,先取京骨,后取中封、绝骨,皆泻之。身黄,时有微热,不嗜食,膝内廉内踝前痛,少气身体重。女子少腹大,乳难,嗌干嗜饮。女子侠脐疝。

4.《备急千金要方》:失精,筋挛,阴缩入腹相引痛,喉肿,厥逆,鼓胀。男子虚劳失精。五淋。瘿。小腹痛。振寒,溲白,尿难痛。身黄,有微热,不嗜食。痿厥,身体不仁,少气,身湿重。夹脐疝。

5.《千金翼方》:失精,筋挛,阴缩入腹相引痛……喉肿,厥逆,五脏所苦,腹胀小便失精……梦泄精。消渴,遗尿。

6.《外台秘要》:淋痛。痿厥。癃疝。夹脐疝。

7.《铜人腧穴针灸图经》:痃疟……食快快绕脐痛,足逆冷。

8.《扁鹊神应针灸玉龙经》:治痃寒热,腹痛寒疝,足痛,步难,草鞋风。

9.《普济方》:夹脐疝。

10.《古今医统大全》:主治痃疟,五淋。

11.《针灸大成》:主痃疟,色苍苍振寒,小腹肿痛食快快,绕脐痛,五淋,不得小便,足厥冷,身黄有微热,不嗜食,身体不仁,寒疝,腰中痛或身微热,痿厥,失精,筋挛,阴癃入腹相引痛。

12.《医学入门》:主咽偏肿难咽,嗌干善渴,痃疟,色苍振寒,小腹肿,绕脐痛,足逆冷,寒疝引腰痛,或身微热,小腹痛,溲白,尿难痛,身黄,身重,内踝前痛,膝肿,痿厥,身体不仁,癃疝,癃,暴痛,痿厥。

13.《医宗金鉴》:泄遗精,阴痛,五淋,不得尿,鼓胀,瘿气。行步艰辛。

14.《经穴解》:肝之肾病,五淋不得小便,足厥冷,寒疝腰中痛,筋挛阴缩入腹。肝之肝病:痃疟色苍苍振寒,小腹肿痛,绕脐痛。肝之脾病:身黄有微热,不嗜食,身体不仁。

15.《针灸精粹》(李文宪):泻肝。

16.《针灸集锦》(修订本)(郑魁山):舒肝理气,清利下焦。

17.《针灸腧穴学》(杨甲三):清肝胆,利下焦。

18.《临床针灸学》(徐笨人):疏肝健脾,清热利湿。

19.《针灸腧穴手册》(杨子雨):通经脉,散结聚。

20.《针灸探微》(谢文志):疏肝通络,清热利湿。

21.《中医针灸通释·经脉腧穴学》(康锁彬):疏肝利胆,清理下焦。

22.《针灸腧穴疗法》(李平华):清肝胆,利下焦,舒筋脉。

23.《腧穴临床应用集萃》(马惠芳):疏肝健脾,理气消疝。

24.《新编实用腧穴学》(王玉兴):清肝胆热,利下焦湿。

25.《中医针灸经穴集成》(刘冠军):清肝胆,利下焦,舒筋脉。

26.《腧穴学讲义》(于致顺):疏肝、通络.

27.《针灸辨证治疗学》(章逢润):清肝胆,利下焦。

28.《石学敏针灸学》(石学敏):清肝经郁热,泻下焦湿邪。

29.《传统实用针灸学》(范其云):通经脉,散结聚。

【古今应用辑要】

1.《针灸甲乙经》:痿厥,身体不仁,手足偏小,先取京骨,后取中封、绝骨,皆泻之。又:色苍苍然,太息,如将死状,振寒,溲白,便难,中封主之。癫疝,阴暴痛,中封主之。瘿,脐少腹引痛,腰中痛,中封主之。身黄,时有微热,不嗜食,厥内、内踝前痛,少气,身体重,中封主之。女子少腹大,乳难,嗌干嗜饮,中封主之。女子夹脐疝,中封主之。

2.《千金翼方》:消渴,遗尿:曲泉、阴谷、阴陵泉、复溜。

3.《针灸资生经》:配行间治振寒、溲白、尿难痛;配四满治鼓胀。又:黄疸,中封、五里。绕脐痛:中封、水分、神阙。再:腹肿,中封、京门、蠡沟。

4.《扁鹊神应针灸玉龙经》:小腹胀满痛,中封、然谷、内庭、大敦。

5.《针灸大全》:肝病,中封、公孙、肝俞、绝骨。

6.《针灸大成》:小腹胀满痛,中封、然谷、内庭、大敦。

7.《玉龙歌》:合三里,治行步艰楚。

8.《胜玉歌》:配太冲治行步难艰楚。

9.《类经图翼》:小便不利不通,中封、三焦俞、小肠俞、阴交、中极、太冲、至阴。

【安全针刺法】直刺 0.3~0.5 寸,可灸。

蠡　沟

【定位】在小腿内侧,当足内踝尖上 5 寸,胫骨内侧面的中央。

【类属】属足厥阴肝经,为该经络穴。

【穴性】清热利湿,疏肝理气,通络止痛。

【主治病证】

1. 肝胆湿热之赤白带下、阴痒、睾丸肿痛、月经不调、小便不利诸病症。

2. 肝气郁结之月经不调、疝气、少腹满诸病症。

3. 经脉痹阻之足胫疼痛、痿痹诸症。

【常用配伍】

1. 本穴清热利湿之功较强。配带脉、中极、阴陵泉、下髎、行间,针刺泻法,治疗湿毒带下;配关元、三阴交、隐白,针刺泻法,治疗湿热月经不调;配太冲、独阴、中极、下髎、阴陵泉、血海,针刺泻法,治疗湿热阴痒;配三阴交、中封、中极、行间、急脉,针刺泻法,治疗湿热睾丸肿痛;配三阴交、阴陵泉、膀胱俞、中极,针刺泻法,治疗湿热小便不利。

2. 本穴疏肝理气、调经止痛。配气海、气穴、三阴交,针刺平补平泻法,治疗肝气郁结之月经后期;配三阴交、关元、太冲、肝俞、期门,针刺平补平泻法,治疗肝郁月经错乱;配气海、气穴、阳陵泉、期门,针刺平补平泻法,治疗气滞少腹满;配气海、太冲,针刺平补平泻法,治疗疝气及睾丸疼痛。

3. 配脾俞、维道、三阴交、足三里、气海,针刺补法,理气健脾、升阳举陷,治疗脾虚湿盛之阴挺。

4. 配曲泉、阴陵泉、三阴交、阳陵泉,针刺平补平泻法,祛风除湿、舒筋活络,治疗风湿痹阻之胫部酸痛。

【穴性文献辑录】

1.《灵枢》:其病气逆则睾肿,卒疝,实则挺长,虚则暴痒。

2.《素问》:厥阴之脉,令人腰痛,腰中如张弓弩弦。其病令人善言,默默然不慧。

3.《针灸甲乙经》:其病气逆,则睾丸肿卒疝,实则挺长热,虚则暴痒,取之所别。阴跳,腰痛,实则挺长,寒热挛,阴暴痛,遗尿,偏大,虚则暴痒气逆,肿睾,卒疝,小便不利如癃状,数噫,恐悸,气不足,腹中悒悒,少腹痛,嗌中有热如有息肉,状如著欲出,背挛不可俯仰。又:女子疝,小腹肿,赤白淫,时多时少。

4.《黄帝明堂经》:主阴跳腰痛,实则挺长,寒热,挛,阴暴痛,遗溺偏大,虚则暴痒,气逆,睾肿,卒疝,小便不利如癃状,数噫恐悸,气不足,腹中悒悒,少腹痛,嗌中有热如有息肉状,如著欲出,背挛不可俯仰。女子疝,小腹肿,赤白淫时多时少。

5.《脉经》:肝病胸满胁胀,善恚怒叫呼,身体有热而复恶寒,四肢不举,面目白,身体滑,其脉当弦长而急,今反短涩,其色当青而反白者。

6.《备急千金要方》:嗌中有气如息肉状。数噫,恐悸,气不足,腹中悒悒,小便不利,失精。腰痛不可以顾。

7.《千金翼方》:主妇人漏下赤白,月水不调。

8.《外台秘要》:主女子疝,少腹肿,赤白淫,时多时少,阴跳,腰腹痛,实则挺长,寒热挛,暴痛,遗尿,偏大,虚则暴痒,气逆,睾肿,卒疝,小便不利如癃状,数噫,恐悸,气不足,腹中悒悒,少腹痛,咽中有热如息肉状,背挛不可俯仰。

9.《太平圣惠方》:主卒病,小腹肿,小便不利脐下积气如卵石,足寒胫酸,屈伸难。又:主卒疝,小腹痛,小便不利及妇人漏下赤白,月水不调。

10.《医心方》:主女子疝,少腹肿,赤白淫,阴跳,腰痛,挺长。遗尿癃,小便不利。

11.《铜人腧穴针灸图经》:治卒疝,少腹肿,时少腹暴痛,小便不利如癃状,数噫,恐悸,少气不足,腹中痛悒悒不乐,咽中闷如有息肉状,背拘急不可俯仰。

12.《扁鹊神应针灸玉龙经》:治项急腹痛,足寒腕酸,卒疝,小便不利,肾脏风痒,妇人月水不调,赤白带下,脐下积疼。

13.《普济方》:主女子疝,少腹肿,赤白淫下时多时少,阴跳,腰腹痛,实则挺长,寒热挛,暴痛,遗尿,虚则暴痒,肿睾,卒疝,小便不利如癃状,数噫,恐悸,气不足,心中悒悒,少腹痛,喉中有热如息肉状,如著欲出,背挛不可俯仰。

14.《古今医统大全》:主治疝痛,小腹满,癃闭,小便不利,脐下积气如石,足胫寒酸屈伸难,腰背拘急不可俯仰,月经不调。

15.《针灸大成》:主疝痛,小腹胀满暴痛如癃闭,数噫,恐悸,少气不足,悒悒不乐,咽中闷如有息肉,背拘急不可俯仰,小便不利,脐下积气如石,足胫寒酸屈伸难,女子赤白淫下,月水不调,气逆则睾丸卒痛。实则挺长,泻之;虚则暴痒,补之。

16.《类经图翼》:主治疝痛,小腹满痛,癃闭,脐下积气如石,数噫,恐悸,少气,足胫寒酸屈伸难,腰背拘急不可俯仰,月经不调,尿下赤白。

17.《医学入门》:主卒疝,小腹肿,时少腹暴痛,小便癃闭,数噫,恐悸,少气,腹痛,咽如有息肉,背拘急,女子赤白带下,暴腹刺痛。

18.《经穴解》:肝之肾病,小腹胀满暴痛,睾丸卒痛,实则挺长泄之,虚则暴痒补之,癃闭小便不利,脐下积气如石,足胫寒酸屈伸难,赤白带下,月水不调。肝之肺病:数逆,恐悸,少气不足,悒悒不乐,咽中闷如有息肉,背拘急不得俯仰。

19.《针灸精粹》(李文宪):泻肝。

20.《针灸集锦》(修订本)(郑魁山):舒肝理气,清利下焦。

21.《针灸腧穴学》(杨甲三):舒肝理气,调经。

22.《临床针灸学》(徐笨人):舒肝理气,调经止带。

23.《针灸腧穴手册》(杨子雨):疏泄肝胆,清热利湿。

24.《针灸探微》(谢文志):舒肝理气,清热利湿。

25.《中医针灸通释·经脉腧穴学》(康锁彬):清热利湿,疏肝调经。

26.《针灸腧穴疗法》(李平华):舒肝理气,清热利湿。

27.《腧穴临床应用集萃》(马惠芳):疏肝理气,调经止带。

28.《新编实用腧穴学》(王玉兴):调经止带,舒肝理气,清热利湿。

29.《中医针灸经穴集成》(刘冠军):疏肝理气,调经活络。

30.《腧穴学讲义》(于致顺):疏肝,利气,通络。

31.《针灸辨证治疗学》(章逢润):疏肝理气,调经利湿。

32.《石学敏针灸学》(石学敏):舒肝理气,清热利湿。

33.《珍珠囊穴性赋》(张秀玉):胫部酸痛。

34.《传统实用针灸学》(范其云)：疏肝,利气,通络。

【古今应用辑要】

1. 古代文献摘录

(1)《针灸甲乙经》：阴跳,腰痛,实则挺长,寒热挛,阴暴痛,遗尿,偏大,虚则暴痒气逆,肿睾,卒疝,小便不利如癃状,数噫,恐悸,气不足,腹中悒悒,少腹痛,嗌中有热如有息肉,状如著欲出,背挛不可俯仰,蠡沟主之。又：女子疝,小腹肿,赤白淫,时多时少,蠡沟主之。

(2)《备急千金要方》：腰痛不可以顾,蠡沟、三里、阴市、阳辅。

(3)《针灸资生经》：腹肿,蠡沟、京门、中封。又：小腹痛,蠡沟、肝俞、小肠俞、照海、下廉、丘墟、中都。

2. 现代研究进展

罗本华针刺蠡沟穴配合运动疗法治疗风寒湿痹阻之颈椎病患者57例,治愈率52.63%,有效率45.61%,总有效率为98.24%[罗本华.针刺蠡沟穴运动疗法治疗颈椎病疗效观察.辽宁中医杂志,2008,35(4):597-598]。

【安全针刺法】平刺0.3~0.5寸,可灸。

曲 泉

【定位】在膝内侧,屈膝,在膝关节内侧面横纹内侧端,股骨内侧髁的后缘,半腱肌、半膜肌止端的前缘凹陷处。

【类属】属足厥阴肝经,为该经合穴。

【穴性】清热利湿,理气止痛,舒筋通络。

【主治病证】

1. 湿热下注之小便不利、带下、阴痒、遗精诸病症。

2. 肝气郁结、冲任失调之月经不调、痛经、阴挺、少腹痛、茎中痛、疝气、阳萎、头痛、目眩诸病症。

3. 经脉痹阻之膝髌肿痛、下肢痿痹诸症。

【常用配伍】

1. 本穴清热燥湿止痒。配带脉、中极、下髎、阴陵泉,针刺泻法,治疗湿热下注之黄白带下;配中极、血海、蠡沟、三阴交,针刺泻法,治疗湿热下注之阴痒、湿疹。

2. 本穴清热利湿。配中极、膀胱俞、阴陵泉、三阴交,针刺泻法,治疗膀胱湿热之小便不利;配阴陵泉、大敦、照海,针刺泻法,治疗湿热脚气。

3. 本穴疏肝理气、活血化瘀。配气海、血海、三阴交、太冲,针刺平补平泻法,治疗肝气郁滞之月经不调、痛经;配中极、归来、膈俞、血海、太冲,针用泻法,治疗瘀血阻滞之产后腹痛。

4. 配关元、中极、三阴交、太冲、大敦,针刺泻法,疏肝理气止痛,治疗肝气郁结之疝痛、阴茎痛。

5. 配悬颅、颔厌、太阳、太溪、太冲,针刺泻法,平肝潜阳、清利头目,治疗肝阳上亢之头痛、眩晕等。

6. 本穴舒筋利节、通络止痛。配环跳、阳陵泉、三阴交、昆仑,针刺平补平泻法,治疗下肢痿痹;配阳陵泉、阴陵泉、血海、膝眼、犊鼻,针刺泻法,治疗膝髌肿痛。

7. 配关元、中极、肾俞、三阴交,针刺补法,补益肝肾,治疗肾虚阳萎、遗精等。

8. 配百会、气海、三阴交、大敦,针刺补法,重灸百会,益气升阳,治疗中气下陷之阴挺。

【穴性文献辑录】

1.《灵枢》：主病注下血。狂。

2.《针灸甲乙经》：女子疝痛,按之如以汤沃其股,内至膝。飧泄,灸刺曲泉。又:女子阴挺出痛,经水来下阴中肿,或痒,漉青汁若葵羹,血闭无子,不嗜食。

3.《黄帝明堂经》：主丈夫癫疝,阴跳痛引篡中不得溺,腹膜,胁下榰满,闭癃阴痿,后时少泄,四肢不收,实则身热头痛汗不出,目䀮䀮然无所见,怒欲杀人,暴痛引髌下节,时有热气,筋挛,膝痛不可屈伸,狂如新发,衄,不食,喘呼,少腹痛引嗌,足厥痛。女子疝瘕,按之如以汤沃两股中,少腹肿,阴挺出痛,经水来下,阴中肿或痒,漉青汁若葵羹,血闭无子,不嗜食。

4.《备急千金要方》:男子失精,膝胫疼痛冷。消渴,小便数。遗尿。头眩痛。目䀮䀮不明,恶风寒……目系急,目上插……目赤肿痛。胸胁支满。腹胀满,不得息。腹䐜满。癃闭,阴痿。溏泄,痢泄,下血。腹肿。咳逆。膝不可屈伸。筋挛,膝不得屈伸,不可以行。四肢不举。身热,头痛,汗不出。癫疝,阴跳痛引脐中,不尿,阴痿。癫疝,阴跳,痛引茎中,不得尿。

5.《千金翼方》:尿失禁,遗尿。

6.《外台秘要》:主女子疝,按之如汤沃两股中,少腹肿,阴挺痛,汤皆来下血,阴中肿或痒,漉青汁若葵羹,血闭,癫疝,阴跳,痛引脐中,不得尿,阴痿,腹胁下支满,癃闭,后时少泄,四眩不举,实则身热,头眩痛,汗不出,目眴眴,筋挛,膝不可屈伸,发狂,衄血,喘呼,少腹痛引喉咽,病泄下血。

7.《医心方》:主女子疝,按之如汤沃两股中,少腹肿,膝不可屈伸,阴挺痛,四眩不举。

8.《铜人腧穴针灸图经》:治女子血瘕,按之如汤浸股内,少腹肿,阴挺出,丈夫㿗疝,阴股痛,小便难,腹胁支满,癃闭,少气,泄痢,四脓不举,实即身热,目眩痛,汗不出,目眩眩,膝痛筋挛,不可屈伸,发狂,衄血,喘呼,少腹痛引喉嗜……治风劳失精,身体极痛,泄水;下利脓血,阴肿,胕肿。

9.《琼瑶神书》:治脚腿疼痛,寒湿风痹。

10.《扁鹊神应针灸玉龙经》:治中风,脚冷痛,腹痛,泄痢脓血,妇人血瘕。

11.《古今医统大全》:㿗疝,阴股痛,小便难,腹胁支满,癃闭,筋挛不可屈伸。四肢不举,膝胫冷,阴茎痛,女子阴挺,阴痒,血癫。

12.《针灸大成》:肝虚则补之。主㿗疝,阴股痛,小便难,腹胁支满,癃闭,少气,泄利,四眩不举,实则身目眩痛,汗不出,目晄晄,膝关痛,筋挛不可屈伸,发狂,衄血,下血,喘呼,小腹痛引咽喉、房劳失精,身体极痛,泄水,下痢脓血,阴肿,茎痛,胕肿,膝胫冷疼,女子血瘕,按之如汤浸股内,小腹肿,阴挺出,阴痒。

13.《医学入门》:主治㿗疝,阴股痛,胁满,小便难,癃闭,少气,泄利,四眩不举及身热目眩,汗不出,膝痛,筋挛,发狂,衄血,喘呼,咽痛,头风,失精,下利脓血,阴肿,女人血瘕,按之如汤浸股内,小腹肿,阴挺出。

14.《医宗金鉴》:主治㿗疝,阴股痛,男子失精,膝胫冷痛及女子阴挺出,少腹疼痛,阴痒,血癫等症。

15.《针灸逢源》:虚则补之。治㿗疝,阴股痛,小便难,女人血瘕,阴痒,阴挺出。

16.《经穴解》:肝之肾病,㿗疝股阴病,阴肿,阴茎痛,女子小腹肿,阴挺出,阴痒,小便难,癃闭,房劳失精。肝之肝病:腹胁支满,身目眩痛,汗不出,目晄晄,膝关痛不可屈伸,胕肿膝胫冷痛,女子血瘕,按之如汤浸股内。肝之脾病:泄利,四肢不举,少气,泄水,下利脓血,身体极痛。肝之心病:发狂。肝之肺病:衄血,喘呼,小腹痛引咽喉。

17.《针灸集锦》(修订本)(郑魁山):理气活血,清热除湿,疏筋利节。

18.《针灸腧穴学》(杨甲三):清湿热,理下焦。

19.《临床针灸学》(徐笨人):补肝益肾,清热利湿。

20.《针灸心悟》(孙震寰):性凉活,养肝补血,治血寒,泻肝。

21.《针灸腧穴手册》(杨子雨):散寒除湿,疏筋活络。

22.《针灸探微》(谢文志):清利湿热,舒筋活络。

23.《中医针灸通释·经脉腧穴学》(康锁彬):清热利湿,调理下焦。

24.《针灸腧穴疗法》(李平华):散寒除湿,通经利节。

25.《腧穴临床应用集萃》(马惠芳):疏肝理气,调经止痛。

26.《新编实用腧穴学》(王玉兴):调经止带,清热利湿,舒筋活络。

27.《中医针灸经穴集成》(刘冠军):清热利湿,调理下焦。

28.《新编简明针灸学》(闫乐法):除湿散寒,固肾益精。

29.《腧穴学讲义》(于致顺):调肝,理下焦。

30.《针灸辨证治疗学》(章逢润):舒经通络,清利湿热。

31.《石学敏针灸学》(石学敏):舒筋活络,调理气血,清湿热,利膀胱。

32.《珍珠囊穴性赋》(张秀玉):散寒除湿,疏筋活络。

33.《传统实用针灸学》(范其云):膝膑肿痛。

【古今应用辑要】

1.《灵枢》:狂而新发,未应如此者,先取曲泉左右动脉,及盛者见血,有顷已,不已,以法取之,灸骨骶二十壮。又:病注下血,取曲泉。

2.《针灸甲乙经》:病注下血,取曲泉、五里。

3.《脉经》:肝病其色青,手足拘急,胁下苦满,或时眩冒,其脉弦长:大敦,行间,曲泉,太冲,中都。

4.《备急千金要方》:昆仑、曲泉、飞扬、前谷、少泽、通里,主头眩痛。又:三里、行间、曲泉,主腹䐜满。曲泉、跗阳、天池、支沟、小海、绝谷、前谷,主四肢不举。再:梁丘、曲泉、阳关,主筋挛膝不得屈伸,不可行。太冲、曲泉主溏泄,痢泄,下血。

5.《外台秘要》:脚气,阳陵泉,绝骨,风市。

6.《针灸资生经》:癃闭,茎中痛:曲泉、行间。阴肿:曲泉,阴跷、大敦、气冲。又:遗尿,阴谷、阳陵泉、复溜。再:筋挛膝不得屈伸,不可行:曲泉、梁丘、阳关。衄血:曲泉、隐白、谚语、阴郄、迎香。

7.《扁鹊神应针灸玉龙经》:梦遗失精,曲泉、中封、太冲、至阳、膈俞、脾俞、三阴交、肾俞、关元、三焦俞。又:阴茎痛,曲泉、阴陵、阴谷、行间、太冲、三阴交、大敦、太溪、肾俞、中极。再:癞疝,曲泉、中封、太冲、商丘。

8.《席弘赋》:七疝,小腹痛:曲泉、照海、阴交、气海、关元。

9.《肘后歌》:脐腹有病针曲泉……风痹痿厥如何治,大杼曲泉真是妙。

10.《针灸大成》:阴挺出,曲泉、照海、大敦。阴肿:曲泉、太溪、大敦、肾俞、三阴交。梦遗失精:曲泉(灸百壮)、中封、太冲、至阴、膈俞、脾俞、三阴交、肾俞、关元、三焦俞。痢疾:曲泉、太溪、太冲、丹田、小肠俞。淋癃:曲泉、然谷、行间、大敦、小肠俞、气门。脐痛:曲泉、中封、水分。

11.《针灸逢源》:阴挺,曲泉、太冲、照海。

12.《勉学堂针灸集成》:阴萎,曲泉、然谷、阴谷、三阴交、气冲、曲骨、肾俞、膏肓俞。

【安全针刺法】直刺0.8~1.0寸,可灸。

阴　包

【定位】在大腿内侧,当股骨内上髁上4寸,股内肌与缝匠肌之间。

【类属】属足厥阴肝经。

【穴性】清热利湿,调补肝肾。

【主治病证】

肝胆湿热、肝失疏泄、肝肾不足、气滞血瘀之月经不调、遗尿、小便不利、腰骶痛引少腹诸病症。

【常用配伍】

1.配中极、水道、膀胱俞、阴陵泉、三阴交,针刺泻法,清热利湿、通利小便,治疗湿热蕴结膀胱之小便不利。

2.配血海、膈俞、肝俞、太冲、三阴交,针刺平补平泻法,活血调经,治疗气滞血瘀之月经不调。

3.配气海、中极、肾俞,针刺补法,补肾益气,治疗肾虚遗尿。

【穴性文献辑录】

1.《黄帝明堂经》:主腰痛,少腹痛。

2.《太平圣惠方》:主腰痛连小腹肿,小便不利及月水不调者。

3.《铜人腧穴针灸图经》:治腰尻引腹中痛,通尿不禁。

4.《肘后歌》:中满如何去的根,阴包如刺效如神。

5.《针灸大成》:治腰尻引小腹痛,小便难,遗尿,妇人月水不调。

6.《医学入门》:主腰尻引小腹痛,尿不禁。

7.《针方六集》:主腰尻引小腹痛,小便难,遗尿不禁,妇人崩漏,经水不调。

8.《经穴解》:肝之肾病,腰尻引小腹痛,小便难,遗溺不禁,月水不调。

9.《循经考穴编》:主腰尻引小腹痛,小便癃遗,两股生疮,妇人经病。

10.《针灸逢源》:治小便难,遗尿,月水不调。

11.《针灸精粹》(李文宪):养肝补血。

12.《针灸集锦》(修订本)(郑魁山):理气活血,通调下焦。

13.《针灸腧穴学》(杨甲三):调经血,理下焦。

14.《临床针灸学》(徐笨人):疏肝益肾,清热通络。

15.《针灸腧穴手册》(杨子雨):理气活血。

16.《针灸探微》(谢文志):调补肝肾,清利湿热。

17.《中医针灸通释·经脉腧穴学》(康锁彬):调理经血,疏利下焦。

18.《针灸腧穴疗法》(李平华):调经血,理下焦。

19.《腧穴临床应用集萃》(马惠芳):利尿通淋,调经止痛。

20.《新编实用腧穴学》(王玉兴):疏肝调经,清利湿热,通利下焦。

21.《中医针灸经穴集成》(刘冠军):调经血,理下焦。

22.《新编简明针灸学》(闫乐法):消肿止痛。

23.《针灸辨证治疗学》(章逢润):调经血,利湿热。

24.《石学敏针灸学》(石学敏):疏肝调经,清利湿热。

【古今应用辑要】

1.《针灸甲乙经》:腰痛,少腹痛,阴包主之。

2.《备急千金要方》:小腹痛,复溜、中封、肾俞、承筋、阴包、承山。

3.《针灸资生经》:月经不调,阴包、交信。又:小便不利,阴包、至阴、阴陵泉、地机、三阴交。

【刺灸法】直刺1.0~2.0寸,可灸。

足五里

【定位】大腿内侧,当气冲穴直下3寸,大腿根部,耻骨结节的下方,长收肌的外缘。

【类属】属足厥阴肝经。

【穴性】清热利湿,调理下焦。

【主治病证】

肝胆湿热之小腹胀痛、小便不利、遗尿、尿闭、阴痒、睾丸疼痛、阴挺诸病症。

【常用配伍】

1. 配中极、阴陵泉、三阴交,针刺泻法,清热利湿,治疗下焦湿热之小便不通、小腹胀痛、尿闭、遗精等。

2. 配气海、中极、下髎、血海、三阴交、风市、蠡沟,针刺泻法,清湿热、利下焦,治疗湿热下注之阴囊湿痒、睾丸肿痛等。

3. 配脾俞、足三里、三焦俞、阴陵泉,针刺泻法,健脾祛湿、益气化痰,治疗痰湿困脾之嗜卧、四肢倦怠。

4. 配足三里、三阴交、百会、气海,针刺补法,益气升陷,治疗脾虚中气下陷之阴挺。

【穴性文献辑录】

1.《黄帝明堂经》:主少腹中满,热闭不得溺。

2.《备急千金要方》:主心下胀满而痛,上气。

3.《医心方》:主腹中满,热闭不得尿。

4.《铜人腧穴针灸图经》:治肠中满,热闭不得尿。

5.《古今医统大全》:主治肠中热满,不得尿,风劳嗜卧。

6.《针灸大成》:主肠中满,热闭不得尿,风劳,嗜卧。

7.《医学入门》:主热闭不得尿,嗜卧,四肢不得动摇。

8.《针方六集》:主腹满,热闭不尿,阴囊湿痒,两股生疮,风劳嗜卧。

9.《类经图翼》:主治肠风,热闭不得尿,风劳嗜卧,四肢不能举。

10.《经穴解》:肝之肾病,肠满,热闭不得溺。肝之肝病:风劳嗜卧。

11.《循经考穴编》:主腹中热闭,不得小便,肾风,阴囊湿痒。

12.《针灸集锦》(修订本)(郑魁山):调理下焦。

13.《针灸腧穴学》(杨甲三):清湿热,利下焦。

14.《临床针灸学》(徐笨人):清热利湿,固脬止遗。

15.《针灸腧穴手册》(杨子雨):理气活血。

16.《针灸探微》(谢文志):清热利湿,通经活络。

17.《中医针灸通释·经脉腧穴学》(康锁彬):清热利湿,调理下焦。

18.《针灸腧穴疗法》(李平华):清热利湿,调理下焦。

19.《腧穴临床应用集萃》(马惠芳):疏肝理气,清热利湿。

20.《新编实用腧穴学》(王玉兴):清肝泻热,理气通淋。

21.《中医针灸经穴集成》(刘冠军):利下焦,清湿热。

22.《针灸辨证治疗学》(章逢润):除胀满,利湿热。

23.《石学敏针灸学》(石学敏):清下焦,利湿热,舒筋脉。

24.《传统实用针灸学》(范其云):理气活血。

【古今应用辑要】

1. 古代文献摘录

(1)《针灸甲乙经》:少腹中满,热闭不得尿,足五里主之。又:病注下血,曲泉、五里。

(2)《备急千金要方》:五里、三阳络、天井、厉兑、三间,主嗜卧,四肢倦怠。又:寒热痉瘰疬,五里、臂臑、大迎。

(3)《千金翼方》:癫狂,足五里、天窗、肩井、风门、肝俞、肾俞、手五里、曲池、涌泉。

(4)《针灸资生经》:嗜卧,五里、太溪、大钟、照海。又:黄疸,五里、中封。

(5)《针灸大成》:利下血,五里、曲泉、会阴、太冲、会阳。

2. 现代研究进展

朱恒燕电针足五里穴治疗膀胱气机不利引起的尿潴留患者 21 例,临床疗效满意[朱恒燕.电针足五里治疗尿潴留 21 例.中国民间疗法,2005,13(9):12]。

【刺灸法】直刺 1.0~1.5 寸,可灸。

会　阴

【定位】仰卧,屈膝露臀,在会阴中央,男性在阴囊根部与肛门连线的中点,女性在大阴唇后联合与肛门连线的中点。

【类属】属任脉。

【穴性】清热利湿,开窍醒脑,调理冲任。

【主治病症】

1. 湿热下注之阴痒、阴痛、阴部汗湿、痔疾、二便不利诸病症。

2. 窍闭神昏之昏迷、癫狂、惊痫、溺水窒息诸病症。

3. 冲任失调之闭经、月经不调诸病症。

【常用配伍】

1. 本穴清热利湿。配中极、下髎、血海、蠡沟、三阴交、支沟,针刺泻法,治疗湿热阴痒、阴部汗湿;配次髎、长强、会阳、承山,针刺泻法,治疗湿热壅滞之痔疾;配三阴交、阴陵泉、膀胱俞、中极,针刺泻法,清热利尿,治疗膀胱湿热之小便难。

2. 本穴化痰定惊。配内关、水沟、气海、太冲,针刺平补平泻法,治疗气郁昏厥;配脾俞、三阴交、通里、丰隆,针刺泻法,治疗风痰癫痫;配素髎、水沟、涌泉,针刺泻法,治疗溺水窒息。

3. 配关元、气海、中极、长强,针刺平补平泻法,调理冲任、活血通经,治疗冲任不调之月经不调、痛经、阴痛等。

4. 配百会、长强、大肠俞、承山、足三里、气海,针刺补法,益气举陷,治疗中气不足之脱肛。

5. 配关元、气海、三阴交、照海、大赫,针刺补法,补肾升阳,治疗肾虚阴挺。

【穴性文献辑录】

1.《黄帝明堂经》:主小便难,窍中热,实则腹皮痛,虚则痒搔。痔(凡与阴相通者死),阴中诸病,前后相引痛,不得大小。痹。男子阴端寒,上冲心中佷佷。女子血不通。

2.《针灸甲乙经》:女子血不通。又:身肿,皮肤不可近衣,淫泺苛获,久则不仁。

3.《备急千金要方》:会阴主腹中有寒,泄注、肠澼、便血。又:主小便难,窍中热。再:阴头痛。

4.《外台秘要》:主痹,小便难,窍中热,实则腹皮痛,虚则痒搔;痔与阴相通者死。阴中诸病前后相引痛,不得大小便,女子血不通,男子阴端寒上冲心中。

5.《医心方》:女子血不通,男子阴寒。

6.《针灸聚英》:主阴汗,阴头疼。阴中诸病,前后相引痛,不得大小便,阴端寒,冲心,窍中热,皮疼痛,谷道搔痒,久痔相通,女子经水不通,阴门肿痛。

7.《医学入门》:阴寒冲心,女子月经不通。

8.《重楼玉钥》:主治阴寒,阴中诸病,凡喉风。

9.《经穴解》:任之肾病,阴汗,阴头痛,女子阴中诸症,前后相引痛,不得大小便,男子阴端寒冲心,窍中热,皮痛,谷道搔痒,久痔相通,女子经水不通,阴门肿痛,卒死者,针一寸补之。溺死者,令人倒拖出水,针此穴溺屎出则活,余不可针。

10.《针灸集锦》(修订本)(郑魁山):补肾培元,清热利湿。

11.《针灸腧穴学》(杨甲三):苏厥回阳,通利下焦。

12.《临床针灸学》(徐笨人):补肾调经,通窍醒脑。

13.《针灸心悟》(孙震寰):补气振阳益肾气。

14.《针灸腧穴手册》(杨子雨):疏调任督。

15.《针灸探微》(谢文志):补肾调经,清热利湿。

16.《中医针灸通释·经脉腧穴学》(康锁彬):调经强肾,清利湿热。

17.《针灸腧穴疗法》(李平华):清利湿热,强肾调经。

18.《腧穴临床应用集萃》(马惠芳):醒神开窍,通调二阴。

19.《新编实用腧穴学》(王玉兴):苏厥醒神,清利湿热。

20.《中医针灸经穴集成》(刘冠军):调经强肾,苏厥回阳,清利湿热。

21.《新编简明针灸学》(闫乐法):益肾调经,清热利湿,安神定志。

22.《腧穴学讲义》(于致顺):阴中诸病。

23.《针灸辨证治疗学》(章逢润):强肾调经,清利湿热。

24.《石学敏针灸学》(石学敏):调经强肾,清利湿热。

25.《腧穴类编》(王富春):清热利湿,调经强肾。

26.《传统实用针灸学》(范其云):疏调任督。

【古今应用辑要】

1.《针灸甲乙经》:痹,会阴及太渊、消泺、照海主之。

2.《千金翼方》:针痔法……飞扬、商丘、复溜、劳宫、会阴、承筋、承扶、委阳、委中并主之。

3.《针灸资生经》:产后暴卒,会阴、三阴交。

4.《针灸聚英》:卒死者,针一寸,补之。溺死者,令人倒拖出水,针补,尿屎出则治,余不可针。

5.《针灸大成》:阴门卒红肿疼,会阴、中极、三阴交。

6.《经穴解》:卒死者补之,补其气使上通也。溺死者补之,亦使其气通,大小便出则水行矣。

【安全针刺法】直刺 0.5~1.0 寸,孕妇慎用;可灸。

长　强

【定位】在尾骨端下,当尾骨端与肛门连线的中点处。

【类属】属督脉,为该经络穴。

【穴性】清利湿热,益气固脱,通督开窍,通络止痛。

【主治病证】

1. 湿热蕴结下焦之泄泻、痢疾、便血、便秘、痔疾、淋癃、阴部湿痒诸病症。

2. 气虚下陷之泄泻、脱肛、阴挺诸病症。

3. 痰蒙清窍之癫狂痫诸病。

4. 气血瘀滞之腰痛、尾骶痛诸病症。

【常用配伍】

1. 本穴清热利湿、调理下焦。配天枢、合谷、阴陵泉、上巨虚、下巨虚,针刺泻法,治疗湿热泄泻;配合谷、天枢、上巨虚、阴陵泉、气海,针刺泻法,治疗湿热痢疾;配次髎、上巨虚、承山、三阴交、大肠俞,针刺泻法,治疗大肠湿热便血;配三阴交、阳陵泉、膀胱俞、中极,针刺泻法,治疗湿热淋癃;配中极、下髎、血海、三阴交、支沟,针刺泻法,治疗湿热下注之阴部湿痒。

2. 配腹结、合谷、曲池、支沟、天枢、上巨虚,针刺泻法,清热通腑,治疗热结便秘。

3. 配阴陵泉、上巨虚、内庭、大肠俞、承山,针刺泻法,泻热消壅、清利肠道,治疗大肠燥热、血络瘀滞之痔疾。

4. 配百会、脾俞、足三里、上巨虚,针刺补法,益气升提,治疗气虚下陷之脱肛、阴挺等。

5. 配大椎、神门、身柱、膻中、丰隆、三阴交、太冲,针刺平补平泻法,祛风化痰、安神定志,治疗痰浊闭阻络窍之痫证、癫证、狂证等。

6. 配身柱、承山、间使、三阴交,针刺平补平泻法,舒筋活络、强筋健骨,治疗督脉为病之腰脊、尾骶骨痛。

【穴性文献辑录】

1.《灵枢》:实则脊强,虚则头重,高摇之,挟脊之有过者,取之所别也。

2.《针灸甲乙经》:痉反折,心痛,形气短尻腈涩,小便黄闭,腰痛上寒,实则脊急强。癫疾发如狂者,面皮厚敦敦不治,虚则头重,洞泄、淋癃,大小便难,腰尻重难起居。小儿惊痫,瘈疭脊强互相引。

3.《黄帝明堂经》:主痉,反折,心痛,形气短,尻腈清,小便黄闭。寒热。腰痛上寒,实则脊急强。癫疾发如狂,面皮敦敦厚者,不治。虚则头重洞泄,癃痔,大小便难,腰尻重,难起居。小儿惊痫,瘈疭,脊强互相引。又:下漏五痔,疳蚀下部。

4.《备急千金要方》:赤白下痢。五痔便血失屎。病寒冷脱肛,历年不愈。

5.《外台秘要》:小儿脱肛。

6.《太平圣惠方》:主下洞无痔,疳蚀,下部湿。又:长强……主腰脊急强,不可俯仰,癫狂病,大小便难,洞泄不禁。五淋久痔,小儿惊痫病。

7.《铜人腧穴针灸图经》:治肠风下血,五种痔,疳蚀,下部湿。

8.《西方子明堂灸经》:惊恐失精,瞻目不明,眵睛。又:主心痛气短,肠风下血,五痔疳蚀,小儿脱肛泻血,秋深不较。惊痫,瘈疭,多吐,注泄……脊痛,寒痉反折,主癫疾。

9.《扁鹊神应针灸玉龙经》:长强……又治胡孙痨。

10.《针灸聚英》:小儿囟陷,呕血。

11.《针灸大成》:主肠风下血,久痔瘘,腰脊痛,狂病,大小便难,头重,洞泄,五淋,疳蚀下部,小儿囟陷,惊痫瘈疭,呕血,惊恐失精,瞻视不正,小儿脱肛泻血。

12.《胜玉歌》:痔疾、肠风。

13.《杂病穴法歌》:热秘、气秘。

14.《经穴解》:督之本病,腰脊痛,惊痫瘈疭,狂病,小儿囟陷,头重。督之肾病:大小便难,五淋,疳蚀下部,惊恐失精,伤风下血,久痔漏。督之脾病:洞泄呕血。督之肝病:瞻视不正。

15.《循经考穴编》:主肠风脏毒,痔漏,尸痨,蛊虫疳蚀及腰尻骨痛,小儿囟陷。

16.《医宗金鉴》:主治诸般痔漏疼痛。

17.《针灸逢源》:治肠风久痔,下部疳蚀,狂病惊痫,小儿囟陷。

18.《针灸指南》:主肠风下血,久痔漏,腰脊痛,狂病,大小便难,头重,洞泄,五淋,疳蚀下部,小儿囟陷。

19.《针灸集锦》(郑魁山):培补下焦,清热利湿。

20.《常用腧穴临床发挥》(李世珍):局部取穴,用泻法或配透天凉,或点刺出血,消散郁热、消壅散结。用补法:束约肛肌。循经取穴:用泻法,通畅督脉、舒筋活络。

21.《针灸腧穴学》(杨甲三):调理下焦,清热利湿,宁神通络。

22.《针灸临床学》(徐笨人):育阴潜阳,益气固脱。

23.《针灸心悟》(孙震寰):主腰脊急强,不可俯仰,癫狂病,大小便难,洞泄不禁,五淋久痔,小儿惊痫病。

24.《针灸腧穴手册》(杨子雨):沟通经气,清热利湿。

25.《针灸探微》(谢文志):补肾壮阳,疏经固脱。

26.《中医针灸通释·经脉腧穴学》(康锁彬):调理下焦,清热利湿,宁神镇痉。

27.《针灸腧穴疗法》(李平华):清热利湿,熄风安神。

28.《腧穴临床应用集萃》(马惠芳):育阴潜阳,益气固脱,清热利湿。

29.《新编实用腧穴学》(王玉兴):清肠泄热,利湿通淋,镇惊通络。

30.《中医针灸经穴集成》(刘冠军):通任督,调肠腑,利湿热。

31.《新编简明针灸学》(闫乐法):凉血固脱,通利腰脊。

32.《腧穴学讲义》(于致顺):通任督,调肠腑。

33.《针灸辨证治疗学》(章逢润):固脱止泻,凉血镇痉。

34.《石学敏针灸学》(石学敏):镇痉止痛,凉血固脱。

35.《珍珠囊穴性赋》:长强通便消痔而治痔疾肠风。

36.《传统实用针灸学》(范其云):沟通经气,清热利湿。

37.《临床常用百穴精解》(王云凯):平补平泻法,调理下焦,宁神通络。补法:益气固脱,束约肛肌。泻法:清利下焦湿热:配透天凉,或点刺出血:泻郁热,消壅结。

【古今应用辑要】

1. 古代文献摘录

(1)《针灸甲乙经》:小儿痫瘈,瘈脉、长强。又:小儿痫瘈,呕吐泄注,惊恐失精,瞻视不明,瘈脉及长强主之。

(2)《备急千金要方》:长强、小肠俞主大小便难,淋癃。又:期门、长强、天突、侠白、中冲,主心痛短气。再:神道、脊中、腰输、长强、大杼、膈输、水分、脾输、小肠输、膀胱输主腰背急强。再:中膂输、长强、肾输主寒热,痉反折。

(3)《针灸资生经》:小儿惊痫,长强、身柱

(4)《席弘赋》:大杼若连长强导,小肠气痛急行针。

(5)《灵光赋》:痢疾,百会、长强。

(6)《长桑君天星秘诀歌》:小肠气痛,先长强,后刺大敦。又:治小肠疝气。

(7)《玉龙赋》:长强、承山,灸痔最妙。

(8)《针灸大成》:久痔,二白、承山、长强。

(9)《百症赋》:刺长强与承山,善主肠风新下血。又:兼百会穴,专治脱肛。

（10）《肘后歌》：五痔原因热血作,承山须下病无踪。

（11）《胜玉歌》：痔疾肠风长强欺。

（12）《杂病穴法歌》：热闭气闭先长强,大敦阳陵堪调护。

（13）《针灸辑要》：脱肛,长强、承山、环门。小儿遗尿症:长强、三阴交

（14）《采艾编翼》：脱肛,长强、百会、公孙。

（15）《针灸集成》：惊痫瘈疭,长强、昆仑、前顶、神门、百会、神庭、本神。

2. 现代研究进展

张凤英等针刺长强、百会、足三里、天枢,配合中药贴脐治疗小儿中气下陷之脱肛患儿 35 例,Ⅰ度脱垂 22 例,3 个疗程均治愈;Ⅱ度脱垂 8 例,6 个疗程有效 7 例,无效 1 例;Ⅲ度脱垂 5 例,有效 1 例,无效 4 例,总有效率 85.7% ［张凤英,陈秀荣,程洪权.针刺为主治疗小儿脱肛 35 例.针灸临床杂志,2001,17(10):1］。

【安全针刺法】紧靠尾骨前面斜刺 0.8～1.0 寸,不宜直刺;可灸。

腰　俞

【定位】后正中线上,当骶管裂孔处。

【类属】属督脉。

【穴性】清利湿热,培补下焦,强健筋骨。

【主治病证】

1. 湿热下注、下元不固之泄泻、痢疾、便秘、痔疾、月经不调诸病症。

2. 气血瘀滞之腰脊痛、下肢痿痹诸病症。

【常用配伍】

1. 配长强、次髎、上巨虚、承山,针刺泻法,清利湿热,治疗大肠湿热之泻痢、便血等。

2. 配天枢、足三里、肾俞、命门,针刺补法,补肾益气,治疗肾虚腹泻。

3. 配大肠俞、百会、承山、肾俞,针刺补法,益气升阳,治疗气虚下陷之脱肛。

4. 配肾俞、关元、太溪、三阴交,针刺补法,补肾调经,治疗肾虚月经不调。

5. 配委中、肾俞、环跳,针刺平补平泻法,可加灸,温肾壮阳、强健筋骨,治疗腰脊强痛、下肢痿痹等。

【穴性文献辑录】

1.《素问》：主汗不出,足清不仁。

2.《针灸甲乙经》：督脉气所发。腰以下至足清不仁,不可以坐起,尻不举。

3.《西方子明堂灸经》：主腰髓疼,腰脊强,不得回转,温疟痎疟。

4.《医学入门》：主汗不出,足清不仁,腰脊强,温疟痎疟。

5.《古今医统大全》：腰脊痛不得俯仰,温疟汗不出,妇人经闭,尿赤。

6.《针灸聚英》：主腰髓腰脊痛,不得俯仰,温疟汗不出,足清不仁,伤寒四肢热不已,妇人月水闭,尿赤。

7.《循经考穴编》：主一切腰痛,脊膂强痛,淋浊尿赤,妇人月经病。

8.《类经图翼》：主治腰脊重痛,不得俯仰举动,腰以下至足冷痹不仁,强急不能坐卧。灸随年壮,温疟汗不出。妇人经闭,尿赤,灸后忌房劳强力。

9.《经穴解》：督之本病,腰胯痛不得俯仰,妇人月水闭,溺赤,足痹不仁。督之脾病:温疟汗不出。督之肾病,伤寒,四肢热不已。

10.《医宗金鉴》：腰俞主治腰脊痛,冷痹强急动作艰,腰以下至足不仁冷,妇人经闭尿赤痓。

11.《针灸集锦》(郑魁山):培补下焦,清热利湿。

12.《针灸腧穴学》(杨甲三):强腰膝,调下焦,祛湿热。

13.《针灸临床学》(徐笨人):补肾调经,健骨强筋。

14.《针灸腧穴手册》(杨子雨):沟通经气,清热利湿。

15.《针灸探微》(谢文志):补肾调经,舒筋活血。

16.《中医针灸通释·经脉腧穴学》(康锁彬):调经清热,散寒除湿。

17.《腧穴临床应用集萃》(马惠芳):益肾强腰,调经利湿。

18.《新编实用腧穴学》(王玉兴):清热利湿,舒筋活络。

19.《中医针灸经穴集成》(刘冠军):培补下焦,清热利湿。

20.《腧穴学讲义》(于致顺):温下焦、舒经脉、驱风湿、强腰膝。

21.《针灸辨证治疗学》(章逢润):温下元,强腰膝,通经脉,祛风湿。

22.《石学敏针灸学》(石学敏):温下焦,通经脉,驱风湿,强腰膝。

23.《珍珠囊穴性赋》(张秀玉):腰俞散寒止痛能除腰脊不仁。

24.《传统实用针灸学》(范其云):沟通经气,清热利湿。

25.《十四经要穴主治歌》:腰俞主治腰脊痛,冷痹强急动作难,腰下至足不仁冷,妇人经病溺赤痊。

【古今应用辑要】

1. 古代文献摘录

(1)《素问》:云门……髓空此八者以泄四肢之热。

(2)《针灸甲乙经》:乳子下赤白,腰俞主之。又:寒热取五处及天柱、风池、腰俞、长强、大杼……少海、然谷、至阴、昆仑主之。再:腰以下至足清不仁,不可以坐起,尻不举,腰俞主之。

(3)《备急千金要方》:风府、腰输主足不仁。腰痛:腰俞、长强、膀胱俞、气冲、上髎、下髎、居髎。又:月闭,尿赤,脊强互引反折,汗不出,刺腰俞。再:神道、脊中、腰输、大杼、膈输、水分、脾输、小肠输、膀胱输主腰脊急强。

(6)《针灸资生经》:疟疾,腰俞、中脘。足不仁:腰俞、风府。

(7)《神应经》:腰脊强痛,腰俞、委中、涌泉、小肠俞、膀胱俞。

(8)《席弘赋》:冷风冷痹疾难愈,环跳腰俞针与烧。

(9)《针灸大成》:腰脊强痛,腰俞、委中、涌泉、小肠俞、膀胱俞。腰背强直,不能动侧,腰俞、肺俞。

2. 现代研究进展

(1)范红玫电针腰俞、肾俞、命门、委中等穴配合牵引治疗腰椎间盘突出症患者156例,治愈80例,好转68例,未愈8例[范红玫.牵引配合针刺治疗腰椎间盘突出症156例疗效观察.云南中医中药杂志,2004,25(5):20-21]。

(2)席作武针刺腰俞、三阴交、中极、长强穴治疗肛肠病术后尿潴留患者120例,痊愈96例,好转21例,无效3例[席作武.针刺治疗肛肠病术后尿潴留120例.陕西中医,2003,24(7):646-647]。

(3)赵明新等针刺腰俞穴为主配合关元、中极穴位注射辨证治疗原发性痛经患者50例,治愈40例,显效8例,有效2例[赵新明,闫俊英,高英雪,等.穴位注射治疗原发性痛经50例.陕西中医,2008,29(7):872-874]。

【安全针刺法】向上斜刺0.5~1.0寸,可灸。

至 阳

【定位】后正中线,第七胸椎棘突下凹陷中。

【类属】属督脉。

【穴性】清热除湿,疏肝解郁,宽胸理气,通络止痛。

【主治病证】

1. 湿热蕴结之胁痛、黄疸诸病症。

2. 肝气郁结之胸胁胀痛、腹痛、腹泻诸病症。

2. 肺气不宣、心脉痹阻之咳嗽、气喘、胸闷、心痛诸病症。

3. 经脉痹阻之脊背强痛诸症。

【常用配伍】

1. 配腕骨、日月、阳陵泉、太冲,针刺泻法,清热除湿、疏肝利胆,治疗湿热黄疸、胸胁痛、呕吐。

2. 配期门、膻中、侠溪、中庭,针刺平补平泻法,疏肝理气,治疗肝郁气滞之胸胁胀痛。

3. 配太冲、内关、阳陵泉、气海,针刺平补平泻法,疏肝健脾,治疗肝气乘脾之腹痛、腹泻。

4. 配心俞、内关,针刺泻法,宽胸利气、温阳通络,治疗心脉痹阻之心悸、胸闷、心痛。

5. 配大椎、膻中、尺泽、中府、孔最,针刺泻法,清肺化痰、止咳平喘,治疗痰热咳喘。

6. 配委中、腰阳关,针刺平补平泻法,祛风除湿、舒筋活络,治疗风湿痹阻之腰脊强痛。

【穴性文献辑录】

1.《素问·刺热论》:七椎下间主肾热。

2.《黄帝明堂经》:寒热解烂(一本作懒),淫泺胫酸,四肢重痛,少气难言。

3.《备急千金要方》:主胫疼,四肢重,少气难言。

4.《外台秘要》:主寒热,淫泺,胫酸,四肢重痛,少气难言。

5.《医心方》:主寒热解烂,淫泺,胫酸四肢重痛,少气。

6.《太平圣惠方》:主寒热,解烂,淫泺,胫酸,四肢重痛,少气难言也。又:主四肢重,少气难言,脊急强也。

7.《黄帝明堂灸经》:主胃中寒气,不能食,胸胁支满,身羸瘦,背中气上下行,腰脊痛,腹中鸣也。

8.《西方子明堂灸经》:主口舌解烂,淫泺,胫酸,四肢重痛,少气难言。

9.《神应经》:治寒热胫酸,四肢重痛,咳嗽,可灸一壮至七壮。

10.《针灸聚英》:主腰脊痛,胃中寒气不能食,胸胁支满,身羸瘦,背中气上下行,腹中鸣,寒热解㑊,淫泺,胫酸,四肢重痛,少气酸言,卒疰忤攻心胸。

11.《玉龙赋》:却疸治神疲。

12.《古今医统大全》:主治腰脊痛,胃中寒不食,胸胁支满,胫酸四肢重,寒热解㑊。

13.《玉龙歌》:至阳亦治黄疸病,先补后泻效分明。

14.《医学入门》:主胫酸,四肢重痛,怒气难言。又:主五疸痞满。

15.《经穴解》:督之本病,腰脊痛,背中气上下行,腹中鸣。督之脾病:胃中气寒不能食,四肢肿痛,少气难言,寒热解㑊,淫泺胫酸。督之肺病:卒疰忤,攻心胸,胸胁支满,身羸瘦。

16.《循经考穴编》:主黄疸湿热,遍身发黄,胸背引痛。寒热解㑊,体羸颈酸。

17.《医宗金鉴》:至阳专灸黄疸病,兼灸痞满喘促声。

18.《针灸逢源》:治腰脊痛,胃中空,羸瘦身黄,寒热胫酸。

19.《针灸集锦》(郑魁山):宽胸利膈,清热化痰。

20.《针灸腧穴学》(杨甲三):健脾胃,清湿热。

21.《针灸临床学》(徐笨人):宣肺止咳,清热利湿。

22.《针灸心悟》(孙震寰):主四肢重,少气难言,脊急强。

23.《针灸腧穴手册》(杨子雨):宽胸利膈,疏调肝胃。

24.《针灸探微》(谢文志):理气宽胸,清热利胆。

25.《中医针灸通释·经脉腧穴学》(康锁彬):宽胸理气,健脾和中。

26.《针灸腧穴疗法》(李平华):疏肝理气,宣肺调中。

27.《腧穴临床应用集萃》(马惠芳):清热利湿,宣肺止咳。

28.《新编实用腧穴学》(王玉兴):宣肺理气,健脾利湿,通经活络。

29.《中医针灸经穴集成》(刘冠军):健脾调中,化湿祛黄。

30.《新编简明针灸学》(闫乐法):宣肺通络,清利湿热。

31.《针灸辨证治疗学》(章逢润):宽胸利膈,健脾调中。

32.《石学敏针灸学》(石学敏):宣肺止咳,清利湿热,通经活络。

33.《传统实用针灸学》(范其云):宽胸利膈,疏调肝胃。

【古今应用辑要】

1.《针灸甲乙经》:寒热懈懒,淫泺胫酸,四肢重痛,少气难言,至阳主之。

2.《备急千金要方》:主卒疰忤攻心胸,灸第七椎随年壮。

3.《胜玉歌》:黄疸至阳便能离。

4.《医宗金鉴》:至阳专灸黄疸病,兼灸痞满喘促声,命门老虚腰痛症,更治脱肛痔肠风。

5.《类经图翼》:咳嗽,至阳、天突、俞府、华盖、乳根、风门、肺俞、列缺。

6.《神灸经论》:胸满,至阳、期门。黄疸:至阳、公孙、脾俞、胃俞。

【安全针刺法】向上斜刺 0.5~1.0 寸,可灸。

胆　囊

【定位】在小腿外侧上部,当腓骨头前下方凹陷处(阳陵泉)直下 2 寸。

【类属】属经外奇穴。

【穴性】疏肝利胆,清热除湿。

【主治病证】

肝胆湿热蕴结胆腑之黄疸、胁痛、腹痛诸病症。

【常用配伍】

1. 本穴疏肝利胆、清利湿热。配期门、侠溪、支沟、阳陵泉、太冲,针刺泻法,治疗急性胆囊炎;配日月、行间、大包、京门、阳陵泉,针刺泻法,治疗胆石症;配中庭、肝俞、期门、侠溪,针刺泻法,治疗胆道蛔虫症;配胆俞、阳陵泉、太冲、期门、日月、丘墟,针刺泻法,治疗胆绞痛。

2. 配环跳、风市、绝骨、足三里,针刺平补平泻法,舒筋脉、通经络、止痹痛,治疗经脉痹阻之下肢麻木、不用,腰腿痛等。

【穴性文献辑录】

1.《针灸集锦》(修订本)(郑魁山):清泻胆火,疏经活络。

2.《针灸腧穴学》(杨甲三):利胆通腑。

3.《中医针灸通释·经脉腧穴学》(康锁彬):通腑利胆。

4.《针灸腧穴疗法》(李平华):清热解毒,利胆通络。

5.《腧穴临床应用集萃》(马惠芳):利胆通腑。

6.《新编实用腧穴学》(王玉兴):利胆通腑,清利湿热。

7.《中医针灸经穴集成》(刘冠军):清热利胆,通络排石。

8.《新编简明针灸学》:清利胆热。

9.《针灸辨证治疗学》(章逢润):利肝胆,清湿热。

10.《腧穴类编》(王富春):利胆通腑,清热利湿。

【安全针刺法】直刺 0.8~1.2 寸,可灸。

第四节　清热凉血穴

清热凉血穴,具有清解营血分热邪的穴性,主要用于治疗营分、血分等实热证,如温热病热入营分、热灼营阴、心神被扰之心烦不寐、神昏谵语、斑疹;血热蕴于肌肤之瘾疹、湿疹、丹毒等。

运用清热凉血穴时,常与止血穴、开窍穴配合使用;若气血两燔,则应配伍具有清热泻火穴性的腧穴。针刺操作应施行泻法,或刺络出血。

血　海

【定位】屈膝,在髌骨内上缘上 2 寸处。

简易取穴法:患者屈膝,医者以左手掌心按于患者右膝髌骨上缘,第二至五指向上伸直,拇指呈 45°斜置按下,当拇指尖下即是本穴。对侧取法仿此,以右手掌心按患者左膝取之。

【类属】属足太阴脾经。

【穴性】清热凉血,行气活血,疏经通络。

【主治病证】

1. 血热、血瘀之痛经、月经不调、闭经、崩漏诸病症。

2. 血热蕴于肌肤之瘾疹、湿疹、丹毒诸病症。

3. 风湿痹阻之腿膝肿痛、下肢不利诸症。

【常用配伍】

1. 本穴清热凉血止血,善清血分之热。配气海、三阴交、水泉,针刺泻法,治疗血热崩漏;配合谷、足三里、委中、阿是穴,针刺泻法,治疗热入血分、郁于肌肤之丹毒;配关元、地机、行间,针刺泻法,治疗郁热月经过多。

2. 配气海、太冲、三阴交、中极、地机,针刺平补平泻法,行气活血、通瘀调经,治疗气滞血瘀之月经不调、痛经、经闭等。

3. 配风池、风门、曲池,针刺泻法,疏风清热凉血,治疗风热客表之风疹。

4. 配风门、膈俞、脾俞、气海、足三里,针泻风门,余穴均用补法,益气养血祛风,治疗血虚生风之瘾疹。

5. 本穴清热利湿、祛风止痒。配曲池、委中、三阴交,针刺泻法,治疗湿热痒疹;配陶道、曲池、脾俞、阴陵泉、神门,针刺泻法,治疗湿疹;配阴陵泉、膀胱俞、中极、行间、太溪,针刺泻法,治疗小便淋涩。

6. 配气海、关元、三阴交,针补气海、关元,余穴用平补平泻法,健脾摄血,治疗气虚崩漏。

7. 配膈俞、脾俞、足三里、三阴交,针刺补法,健脾益气、统血调经,治疗脾虚紫斑、月经过多,甚或崩漏。

8. 配犊鼻、阴陵泉、阳陵泉、阴谷、三阴交,针刺平补平泻法,舒筋活络、通利关节,治疗膝关节疼痛、小腿内侧痛等。

【穴性文献辑录】

1.《针灸甲乙经》:妇人漏下。若血闭不通,逆气胀。

2.《外台秘要》:主妇人漏下恶血,月闭不通,逆气腹胀。

3.《西方子明堂灸经》:主漏下,若血闭不通,逆气腹胀,月水不调。

4.《琼瑶神书》:治两腿内廉血风疮。

5.《针灸聚英》:主气逆腹胀,女子漏下恶血,月事不调。

6.《古今医统大全》:主女子崩中漏下不止,月事不调,带下。

7.《胜玉歌》:臁内热疮。

8.《针方六集》:主逆气腹胀,肾脏风疮湿痒,浑身脓疥,女子阴内肿,暴崩漏下不止,血闭不通。

9.《类经图翼》:崩中漏下,月事不调,带下,气逆腹胀。肾脏风,两腿疮痒湿不可当。淋病。

10.《医学入门》:主一切血疾及诸疮。

11.《杂病穴法歌》:五淋。

12.《经穴解》:脾之肾病,女子漏下恶血,月事不调。脾之脾病:气逆腹胀。

13.《循经考穴编》:主浑身疥癞,腿内廉血风诸疮及肾脏风疮痒痛,女子血崩漏下,月事不调,逆气冲心。

14.《医宗金鉴·刺灸心法要诀》:血海主治诸血疾,兼治诸疮病自轻。又:主治女子崩中漏下,月信不调,带下及男子肾脏风,两腿疮痒湿痛等症。

15.《重楼玉钥》:主治肾脏风两腿疮痒湿不可当,妇人月事不调,带下,先补后泻。

16.《针灸易学》:治下部生疮。

17.《古法新解会元针灸学》:主治膝脆肿,足麻木,气逆腹胀,女子恶血下漏,月事不调。

18.《针灸精粹》(李文宪):调血。

19.《针灸集锦》(修订本)(郑魁山):调和气血,祛风利湿。

20.《常用腧穴临床发挥》(李世珍):益脾摄血、生血养血、健脾祛湿;行血去瘀、清血分热、化湿祛浊;驱邪散滞;强壮筋脉。

21.《针灸腧穴学》(杨甲三):理血调经,散风祛湿。

22.《临床针灸学》(徐笨人):调气和血,宣通下焦。

23.《针灸心悟》(孙震寰):月经不调。

24.《针灸腧穴手册》(杨子雨):调理气血,清热除湿。

25.《针灸探微》(谢文志):扶脾统血,祛风清热。

26.《中医针灸通释·经脉腧穴学》(康锁彬):理血调经,散风祛湿。

27.《针灸腧穴疗法》(李平华):凉血活血,清热利湿。

28.《腧穴临床应用集萃》(马惠芳):调经统血,健脾化湿。

29.《新编实用腧穴学》(王玉兴):补血活血,调经止带,清热利湿。

30.《中医针灸经穴集成》(刘冠军):理血调经,散风祛湿。

31.《新编简明针灸学》(闫乐法):调理营血,清热利湿。

32.《针灸辨证治疗学》(章逢润):理血调经,散风祛湿。

33.《石学敏针灸学》(石学敏):清热凉血,散风调经。

34.《珍珠囊穴性赋》(张秀玉):通血闭。

35.《传统实用针灸学》(范其云):调理气血,清热除湿。

36.《临床常用百穴精解》(王云凯):平补平泻法,疏通经络、理血调经。补法:养血生血。泻法:行血散风。

【古今应用辑要】

1.《针灸甲乙经》:妇人漏下,若血闭不通,逆气胀,血海主之。

2.《脉经》:尺脉弦,小腹疼,小腹及脚中拘急……针血海泻之。

3.《备急千金要方》:漏下,若血闭不通,逆气胀,刺血海入五分。灸五壮,在膝膑上内廉白肉际二寸半。

4.《针灸资生经》:月经不调,血海、带脉。腹胀:血海、解溪、商丘。

5.《针灸大全》:脚气红肿、大热不退:血海、气冲、照海、公孙、委中、三阴交。

6.《针灸大成》:崩漏不止,血海主之。

7.《百症赋》:妇人经事改常,地机、血海。疬癖:冲门、血海。

8.《胜玉歌》:热疮臁内年年发,血海寻来可治之。

9.《灵光赋》:五淋,气海、血海。

【安全针刺法】直刺 1.0~1.2 寸;可灸。

委 中

【定位】在腘横纹的中点,当股二头肌腱与半腱肌肌腱的中间。

【类属】属足太阳膀胱经,为该经合穴。

【穴性】凉血解毒,舒筋强腰,通络止痛,清热开窍,泄热除湿。

【主治病证】

1. 血热妄行、热毒瘀滞之鼻衄、齿衄、便血、疔疮、丹毒、皮肤瘙痒、风疹、瘾疹诸病症。

2. 经络痹阻之腰痛、腿痛、腘膝挛痛、下肢不遂、下肢痿痹诸症。

3. 暑热、痰热、肝火扰动心神之中暑、霍乱神昏、癫狂、小儿惊风诸病症。

4. 湿热蕴结之脾之腹痛、吐泻、癃闭、带下赤白诸病症。

【常用配伍】

1. 本穴清热、凉血、解毒。配气海、曲泉、行间、迎香、涌泉、谚语,针刺泻法,治疗血热鼻衄、齿衄;配曲池、解溪、风门、阿是穴,针刺泻法,治疗血热丹毒、疔疮;配长强、次髎、上巨虚、承山,针刺泻法,治疗热壅大肠之便血;配曲池、血海,针刺泻法,活血散风,治疗风热荨麻疹。

2. 本穴舒筋强腰、活络止痛,为治疗腰痛要穴。配肾俞、腰阳关、大肠俞、阿是穴,针刺泻法,针后加灸,治疗寒湿腰痛;配命门、肾俞、腰阳关、志室、三阴交、太溪,针刺补法,治疗肾虚腰痛;配水沟、环跳、龈交,针刺泻法,龈交点刺出血,治疗气滞血瘀之跌仆闪挫腰痛、疼痛不能俯仰;配肾俞、腰阳关、环跳、风市、昆仑,针刺平补平泻法,治疗经脉痹阻之腰腿痛(坐骨神经痛)。

3. 配环跳、风市、阳陵泉、太冲、足三里、丘墟,针刺平补平泻法,活血通络,治疗中风下肢不遂。

4. 配阳陵泉、悬钟、承筋、承山、昆仑,针刺补法,舒筋活络、补髓强筋,治疗下肢痿痹拘急、足踝酸软等。

5. 配膝眼、鹤顶、阳陵泉、秩边,针刺平补平泻法,通经活络,治疗经络痹阻之膝关节痛。

6. 配百会、水沟、十宣、曲泽、承山、关元、神阙,针刺泄法,清暑泄热、醒神苏厥,治疗中暑神昏。

7. 配中脘、内关、公孙、天枢、阴陵泉、曲池,针刺泻法,清热利湿、逐秽化浊,治疗霍乱神昏。

8. 配水沟、太冲、十宣、劳宫,针刺泻法,开窍息风,治疗小儿急惊风。

9. 配太冲、丰隆、曲泽,针刺泻法,平肝泻火、清心涤痰,治疗暴怒伤肝之癫狂。

10. 配中极、阴陵泉,针刺泻法,清热利湿,治疗湿热蕴结膀胱之癃闭。

11. 配中极、气海、三阴交、行间,针刺泻法,清热利湿止带,治疗湿热带下。

12. 配中脘、内关、阴陵泉,针刺泻法,健脾除湿,治疗湿热蕴脾之腹痛、吐泻。

【穴性文献辑录】

1.《黄帝内经太素》:膀胱合入于委中。膀胱之气循足太阳脉下合委中,故膀胱有病,疗于委中也。

2.《灵枢》:膀胱病者,小腹偏肿而痛,以手按之,即欲小便而不得,肩上热,若脉陷及足小指外腹及胫踝后皆热。

3.《素问》:足太阳脉令人腰痛,引项脊尻背如重状。又:膝痛,痛及拇指。再:足太阳之疟,令人腰痛头重,寒从背起,先寒后热,熇熇暍暍然,热止汗出难已。

4.《针灸甲乙经》:筋急身热,少腹坚肿时满,小便难,尻骨寒,髀枢痛引季胁内控。又:热病侠脊痛。疟,头重寒背起,先寒后热,渴不止,汗乃出。腰痛,侠脊而痛至头,几几然,目眈眈欲僵仆。癫疾反折。

5.《黄帝明堂灸经》:主脚弱无力,风湿痹,筋急,半身不遂。

6.《备急千金要方》:委中主少腹坚肿。又:委中主热病夹脊痛。

7.《外台秘要》:足太阳之疟,令人腰痛头重,寒从背起,先寒后热。熇熇(虚娇切)暍暍然,热止汗出,难已刺郄中出血。

8.《医心方》:主腰痛夹脊至头,目眈眈,风痉,痔,小便难,腹坚肿,衄不止。

9.《铜人腧穴针灸图经》:治腰挟脊沉沉然,遗尿,腰重不能举体,风痹,髀枢痛,可出血,痼疹皆愈。热病汗不出,足热,厥逆满,膝不得屈伸。

10.《针灸资生经》:热病汗不出,足热厥逆满,膝不得屈伸,取其经血立愈。

11.《肘后歌》:腰软。

12.《针灸大成》:膝痛及拇指,腰挟脊沉沉然,遗溺,腰重不能举体,小腹坚满,风痹,髀枢痛,可出血,痼疹皆愈。伤寒四肢热,热病汗不出,取其经血立愈。大风发眉堕落,刺之出血。又:腰脚疼痛,中风腰背拘急,霍乱。

13.《经穴解》:委中之本病,膝痛及小拇指,腰挟脊沉沉然,遗溺,腰重不能举,小腹坚。委中之肝病:满体风痹,髀枢痛,可出血,痼疹皆愈。委中之肺病:伤寒四肢热,热病汗不出,取其经血立愈。

14.《针灸精粹》:疏风利湿。

15.《针灸集锦》(修订本)(郑魁山):清热散邪,疏筋利节。

16.《常用腧穴临床发挥》(李世珍):辨证取穴,用三棱针刺络放血,凉血解毒、行血祛瘀、截疟。循经取穴:用泻法,驱邪散滞、通经活络。局部取穴:用泻法,舒筋活络;用补法,壮筋补虚。

17.《针灸腧穴学》(杨甲三):舒筋活络,醒神泄热,凉血,解毒,利腰膝。

18.《临床针灸学》(徐笨人):疏导腰膝,清泄血热。

19.《针灸腧穴手册》(杨子雨):清热解毒,散风除湿,疏筋利节。

20.《针灸探微》(谢文志):清热散风,舒筋通络。

21.《中医针灸通释·经脉腧穴学》(康锁彬):舒筋活络,醒神泄热,凉血解毒,强利腰膝。

22.《针灸腧穴疗法》(李平华):清热凉血,舒筋活络。

23.《腧穴临床应用集萃》(马惠芳):清暑泄热,凉血解毒,醒脑安神,疏筋活络。

24.《新编实用腧穴学》(王玉兴):开窍苏厥,舒筋活络,清热凉血。

25.《中医针灸经穴集成》(刘冠军):凉血泻热,舒筋活络。

26.《新编简明针灸学》:祛风活络,清热解暑。

27.《腧穴学讲义》:泄暑热,利腘膝。

28.《针灸辨证治疗学》(章逢润):舒筋通络,凉血泄热,利腰膝,止吐泻。

29.《石学敏针灸学》(石学敏):强腰膝,舒筋脉,止吐泻,解血毒。

30.《传统实用针灸学》(范其云):清热解毒,散风除湿,疏筋利节。

31.《临床常用穴精解》:平补平泻法,舒筋活络,通调气血。补法:强腰壮筋。泻法:醒神开窍,清热凉血,解毒消肿,散风祛湿。

【古今应用辑要】

1.《素问·水热穴论》:云门、髃骨、委中、髓空,此八者以泻四肢之热也。

2.《针灸甲乙经》:遗尿,关门及神门、委中主之。又:痔,篡痛,飞扬、委中及扶承主之。再:衄血不止,承浆及委中主之。再:风痉身反折取足太阳及腘中。

3.《备急千金要方》:衄血不止取委中、隐白。又:筋急身热取委中、委阳。再:关元、委中、照海、太溪主少腹热而偏痛。再:大敦、箕门、委中、委阳主阴跳遗,小便难。再:前谷、委中主尿赤难。

4.《针灸资生经》:风湿痹取委中、下廉。

5.《玉龙歌》:背连腰痛取穴委中、白环俞。

6.《针灸大成》:小便五色取委中、前谷。又:腰背痛楚取委中、复溜。足弱取委中、足三里、承山。再:痈疽发背取肩井、委中,又以蒜片贴疮上灸之,如不疼,灸至疼;如疼,灸至不疼,愈多愈好。再:癫针委中出血二三合,黑紫疙瘩上,亦去恶血。再:股膝内痛取穴委中、足三里、三阴交。

7.《百症赋》:背连腰痛取白环、委中。

8.《行针指要歌》:体虚取穴气海、丹田、委中。

9.《杂病穴法歌》:腰疼取环跳、委中。

【安全针刺法】直刺0.5~1.0寸,或三棱针点刺放血;可灸。

郄 门

【定位】在前臂掌侧,当大陵与曲泽的连线上,腕横纹上5寸。掌长肌腱与桡侧腕屈肌腱之间。

【类属】属手厥阴心包经,为该经郄穴。

【穴性】凉血止血,活血止痛,宁心安神。

【主治病证】

1. 血热妄行之咳血、呕血、衄血诸病症。

3. 心脉痹阻之心痛、心悸、胸痛诸病症。

2. 热扰心神之心烦、癫疾、惊痫诸病症。

【常用配伍】

1. 本穴清热泻火、凉血止血。配尺泽、鱼际、孔最、肺俞,针刺泻法,治疗肺热咳血;配上脘、内庭,针刺泻法,治疗胃热吐血;配兑端、行间、曲泉、委中,针刺泻法,治疗肝火鼻衄;配大椎、灵台、曲池、合谷、委中,治疗热毒疔疮。

2. 配膻中、内关、巨阙、膈俞、心俞,针刺平补平泻法,活血通经止痛,治疗心脉痹阻之心痛、心悸、胸痛等。

3. 配灵道、肺俞、尺泽、丰隆,针刺泻法,清心化痰,治疗痰火心悸。

4. 配大陵、神门、太溪、太冲,针刺平补平泻法,滋阴降火,治疗阴虚火旺之虚烦失眠。

5. 配神门、大陵、膻中、丰隆、三阴交,针刺泻法,治疗痰热蒙心之癫痫。

【穴性文献辑录】

1.《备急千金要方》:郄门主衄血呕血。

2.《千金翼方》:郄门主惊恐畏人,神气不足。

3.《扁鹊神应针灸玉龙经》:治神气不足,惊恐畏人,心痛,呕血,鼻衄。

4.《痈疽神妙灸经》:主胸疽之发,在于两乳之中上二寸许,发面头疼,心虚体倦,其色赤,肺痛引十指者是也。

5.《针灸大成》:主呕血,衄血,心痛呕哕,惊恐畏人,神气不足。

6.《类经图翼》:主心痛,衄血,唾血,呕哕,惊悸,神气不足。

7.《针方六集》:主治呕血衄血,心痛呕哕惊恐,神气不足,久痔。

8.《医学入门》:主心痛,衄血,呕血,呕哕,惊悸,神气不足。

9.《经穴解》:心包之心病,心痛呕哕,惊恐畏人,神气不足。心包之肺病:衄血。心包之脾病:呕血。

10.《针灸集锦》(修订本)(郑魁山):宁心安神,调理气血。

11.《针灸腧穴学》(杨甲三):宁心安神,清营止血。

12.《临床针灸学》(徐笨人):理气清营,宁心安神。

13.《针灸腧穴手册》(杨子雨):通经活络,宁心安神,清热解毒。

14.《针灸探微》(谢文志):宁心安神,宽胸理气。

15.《中医针灸通释·经脉腧穴学》(康锁彬):宁心安神,清营止血。

16.《针灸腧穴疗法》(李平华):清热凉血,宁心止痛。

17.《腧穴临床应用集萃》(马惠芳):理气止痛,宁心安神,清营止血。

18.《新编实用腧穴学》(王玉兴):宁心安神,清热除烦,凉血止血。

19.《中医针灸经穴集成》(刘冠军):宁心理气,宽胸止血。

20.《腧穴学讲义》(于致顺):宁心安神,理气宽膈。

21.《针灸辨证治疗学》(章逢润):安神宁心,清营凉血。

22.《石学敏针灸学》(石学敏):安神宁心,清营凉血。

23.《传统实用针灸学》(范其云):宁心安神,理气宽中。

【古今应用辑要】

1.《针灸甲乙经》:咳血,大陵及郄门主之。又:心痛,衄,哕,呕血,惊恐畏人,神气不足,郄门主之。

2.《备急千金要方》:心痛,郄门、曲泽、大陵。

3.《千金翼方》:大钟、郄门主惊恐畏人,神气不足。

4.《针灸资生经》:怔忡,郄门、心俞、膈俞、肝俞、神门。

【安全针刺法】直刺0.5~1.0寸,可灸。

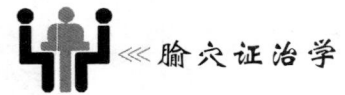

第三章　化痰止咳平喘穴

　　凡具有祛痰或消痰穴性的腧穴,称为化痰穴;凡具有制止或减轻咳嗽和喘息穴性的腧穴,称为止咳平喘穴。由于化痰穴每兼止咳、平喘穴性;而止咳平喘穴又每兼化痰穴性,且病证上痰、咳、喘三者相互兼杂,故将化痰穴与止咳平喘穴合并一章介绍。

　　化痰穴主要用于治疗痰证。痰者,既是病理产物,又是致病因子,它"随气升降,无处不到",所以痰的病证甚多。其包括痰阻于肺之咳喘痰多;痰蒙心窍之昏厥、癫痫;痰蒙清阳之眩晕;痰扰心神之心悸、失眠;肝风夹痰之中风、惊厥;痰阻经络之肢体麻木、半身不遂、口眼歪斜;痰火(气、瘀)互结之痰核、瘰疬、瘿瘤等。止咳平喘穴主要用于治疗外感、内伤所致的各种咳嗽和喘息。

　　化痰止咳平喘穴主要分布于颈项、胸背部、臂部,多归于肺、肾经。肺主气、司呼吸,其腧穴可调节肺气,以发挥宣降肺气之穴性;肾主纳气,其腧穴可调节肾经之气,发挥纳气平喘之穴性;胸背部腧穴近于肺脏,内通肺气,具有宣肺化痰、止咳平喘之穴性。部分腧穴具有宽胸理气、清肺利咽、化痰散结之穴性。

　　运用化痰止咳平喘穴时,由于咳喘每多夹痰,痰多易发咳嗽、气喘,故具有化痰、止咳、平喘穴性的腧穴常配伍同用;"脾为生痰之源",脾虚则津液不能运化而聚湿生痰,故常与益气健脾穴同用;因痰易阻滞气机,"气滞则痰凝,气行则痰消",故又常与理气穴同用。同时,还应根据致病原因和症候、主症的不同进行适当配伍,如外感而致者,当配伍具有解表散邪穴性的腧穴;火热而致者,应配伍具有清热泻火穴性的腧穴;里寒而致者,配伍具有温里散寒穴性的腧穴;气、血、阴、阳虚弱所致者,配伍具有扶正补虚穴性的腧穴;癫痫、惊厥、眩晕、昏迷者,当配伍具有平肝息风、开窍安神穴性的腧穴;痰核、瘰疬、瘿瘤者,当配伍软坚散结穴性的腧穴。

　　运用化痰止咳平喘穴时,针刺操作根据证型施行补泻手法,若邪实为主,针刺用泻法,以宣肺祛痰;若正虚为主,针刺则用补法或用灸法、贴敷法,以补益肺气。

　　化痰止咳平喘穴中位于颈项、胸背部的腧穴,针刺时应慎重,宜平刺或斜刺,以免损伤重要脏器。

中　府

【定位】在胸前壁的外上方,云门下 1 寸,平第一肋间隙,距前正中线 6 寸。

【类属】属手太阴肺经,为该经募穴。

【穴性】清宣肺气,止咳平喘,疏经活络。

　　1. 寒邪犯肺、痰浊阻肺、痰热壅肺、邪热伤肺等导致肺失宣降、气机失常之咳嗽、哮喘、胸满、喉痹、面腹肿、胃满塞、身体烦热诸病症。

　　2. 风寒湿邪痹阻,或瘀血阻滞导致经络不通之胸痛、胸膺痛、肩背痛诸症。

【常用配伍】

　　1. 配合谷、迎香、肺俞,针刺泻法,宣肺通窍,治疗外感风邪之鼻塞流涕,或肺热壅盛之鼻渊。

　　2. 配风门、大椎,针刺泻法,疏风散寒、宣肺止咳,治疗风寒外束、肺失宣降之喉痒咳嗽、痰涎清薄、鼻塞流涕、语声重浊,或兼发热恶寒、头痛无汗、舌苔薄白、脉浮等。

　　3. 配风池、合谷或曲池、风门、尺泽,针刺泻法,疏风清热、宣肺止咳,治疗风热犯表、肺失宣畅之咳嗽不爽、咳痰黏稠、身热、咽痛口渴,或见恶风头痛、汗出、舌苔白燥、脉象浮数等。

　　4. 配肺俞、太溪、大椎、孔最,针刺泻法,滋阴润肺、泻火止咳,治疗阴虚火旺之咳嗽、痰中带血,或咯血鲜红、盗汗颧红、潮热烦躁等。

　　5. 配丰隆、尺泽、中脘,针刺泻法,降痰祛浊、宣利肺气,治疗痰浊壅肺、肺失宣降之实喘。

6. 配太渊、肺俞、合谷、足三里、阴陵泉,针刺补法,补益肺气、固表止喘,治疗肺气虚弱或肺脾气虚,气无所主之虚喘,伴恶风自汗、气短懒言、面腹肿胀等。

7. 配中脘、天枢、合谷,针刺泻法,清肺泄热、和中止呕,治疗肺胃有热之呕吐、食不下、腹胀等。

8. 配肩髃、大杼、天宗,针刺泻法,疏通经络、行气止痛,治疗风寒湿邪痹阻经脉之肩背疼痛。

9. 配膻中、膈俞、三阴交、阿是穴,针刺泻法,行血祛瘀、通络止痛,治疗心血瘀阻,或外伤瘀血阻滞之胸痛、胸膺痛、肩背痛等。

【穴性文献辑录】

1.《素问》:胸中之热。

2.《灵枢》:主皮肤痛,寒热,上气喘,汗出,咳动肩背。

3.《黄帝明堂经》:主肺系急,胸中痛,恶寒,胸满悒悒然,善呕食,胸中热,喘逆,逆气相追逐,多浊唾不得息,肩背风汗出,面腹肿,鬲中不下食,喉痹,扁息肺胀,皮肤骨痛,寒热,烦满。

4.《备急千金要方》:肺胀胁满,呕吐上气。奔豚腹与腰相引痛。气满食不下。转筋在两臂及胸中。又:腹满短气,转鸣。

5.《千金翼方》:身体烦热。卒哕。又:上气,咳逆,短气,气满食不下。

6.《太平圣惠方》:主肺急,胸中满,喘逆,唾浊,善噎,皮肤痛。

7.《针灸摘英集》:治伤寒,胸中热不已。

8.《针灸大成》:腹胀,四肢肿,食不下,喘气胸满,肩背痛,呕哕,咳逆上气,肺系急,肺寒热,胸悚悚,胆热,呕逆,咳唾浊涕,风汗出,皮痛面肿,少气不得卧,伤寒胸中热,飞尸遁疰,瘿瘤。

9.《医学入门》:主喉痹,胸满寒痛,面肿。呕吐,咳唾浊涕,肩背痛,腹胀食饮不下。

10.《针灸逢源》:治肺急胸满,少气不得卧。

11.《经穴解》:主泄胸中之热。又:肺之肺病,喘气胸满,肩背痛,呕哕上气,肺系急,肺寒热,胸悚悚,咳唾浊涕,风汗出,皮肤痛,伤寒胸中热,瘿瘤,飞尸遁疰。肺之脾病:腹胀,四肢肿,食不下,面肿,少气不得卧。肺之肝病:胆热呕逆。

12.《针灸集锦》(修订本)(郑魁山):调理肺气,养阴清热。

13.《常用腧穴临床发挥》(李世珍):辨证取穴,用泻法,宣肺利气;用补法,补益肺气。局部取穴:用泻法,通畅胸络;配艾灸,温肺散邪、温通经络。

14.《针灸腧穴学》(杨甲三):泻胸中热,清肺,健脾。

15.《临床针灸学》(徐笨人):清宣上焦,疏调肺气。

16.《针灸腧穴手册》(杨子雨):宣泄肺气,止咳定喘。

17.《针灸探微》(谢文志):宣肺止咳,养阴清热。

18.《中医针灸通释·经脉腧穴学》(康锁彬):清肺健脾,泻胸中热。

19.《针灸腧穴疗法》(李平华):清宣肺气,止咳平喘。

20.《腧穴临床应用集萃》(马惠芳):止咳平喘,清肺泻热,补气健脾。

21.《新编实用腧穴学》(王玉兴):宣肺止咳,理气宽胸,化痰散结。

22.《中医针灸经穴集成》(刘冠军):清宣肺气,养阴补脾。

23.《新编简明针灸学》(闫乐法):清上焦,利肺气,止咳喘。

24.《腧穴学讲义》(于致顺):清宣上焦,疏调肺气。

25.《针灸辨证治疗学》(章逢润):宣肺理气,止咳平喘。

26.《石学敏针灸学》(石学敏):清上焦,利肺气,止咳喘。

27.《珍珠囊穴性赋》(张秀玉):中府宣肺而定咳喘。

28.《传统实用针灸学》(范其云):宣泄肺气,止咳定喘。

29.《临床常用百穴精解》(王云凯):平补平泻法,理肺行水,和胃降气,疏通经络。补法:养阴理肺。泻法:肃肺清热。

【古今应用辑要】

1. 古代文献摘录

(1)《素问》：大杼、膺俞(中府)、缺盆、背俞(风门)，此八者，以泻胸中之热也。

(2)《备急千金要方》：水肿，中府、间使、合谷。喉痹：中府、阳交。面、腹肿：中府、间使、合谷。又：魄户、中府主肺寒热，呼吸不得卧，咳逆上气，呕沫，噎，气相追逐。再：库房、中府、周荣、尺泽主咳逆上气，呼吸多吐浊沫脓血。

(3)《针灸资生经》：喘逆，中府、魄户。

(4)《百症赋》：胸满噎塞，中府、意舍。

(5)《类经图翼》：哕逆，灸乳根、承浆、中府、风门、肩井、膻中、中脘、期门、气海、足三里、三阴交。喘：灸中府、云门、天府、华盖、肺俞。

2. 现代研究进展

花景春等点揉中府、梁门、关元、气海等穴治疗脾胃受损、元气亏损所致的胃下垂患者35例，治愈28例，显效5例，总有效率94.29%[花景春，翟淑珍，李春艳.点揉法治疗胃下垂35例.吉林中医药，2000，3：34]。

【安全针刺法】直刺0.3~0.5寸或向外斜刺0.5~1.0寸，不可向内侧深刺；可灸。

云 门

【定位】在胸壁前外上方，肩胛骨喙突上方，锁骨下窝凹陷处，距前正中线6寸。

【穴性】宣肺理气，止咳平喘，疏经活络。

【主治病证】

1. 肺气失宣或壅滞之咳嗽、气喘、胸中烦满、胸痛诸病症。

2. 经络不通之肩臂痛诸症。

【常用配伍】

1. 配风门、尺泽，针刺泻法，疏风清热、止咳平喘，治疗风热犯表、肺失宣畅之风热咳嗽。

2. 配复溜，针刺平补平泻法，生津润肺、止咳平喘，治疗燥热伤肺之干咳。

3. 配合谷、大椎、丰隆、膻中、孔最，针刺泻法，清宣肺气、降逆化痰、止咳平喘，治疗痰热遏肺之咳嗽、气喘。

4. 配肺俞、经渠、太冲，针刺泻法，清肝泻肺，治疗肝火灼肺之咳逆、喘不得息。

5. 配膻中、巨阙、膈俞、阴郄、心俞、行间，针刺平补平泻法，宽胸理气、通阳止痛，治疗气滞血瘀之胸痛。

6. 配膻中、内关、丰隆、太渊，针刺泻法，化痰降气，治疗痰浊胸痛。

4. 配曲池、合谷、外关、肩髃、列缺，针刺平补平泻法，通经活络止痛，治疗风寒湿痹之肩臂痛等。

【穴性文献辑录】

1.《素问·水热穴论》：云门……泻四肢之热也。又主四肢之热。

2.《针灸甲乙经》：咳喘不得坐不得卧，呼吸气紧，咽不得，胸中热。

3.《备急千金要方》：瘿，上气，胸满，灸云门五十壮。又：云门，主喘逆上气，呼吸肩息。又：瘿，上气胸满，短气。再：上气胸满短气，咳逆，灸云门五十壮。

4.《医心方》：喉痹，胸中暴逆，咳逆，喘。

5.《太平圣惠方》：呕逆气上。

6.《铜人腧穴针灸图经》：喉痹，胸中烦满，气上冲心，咳喘不得息，胸胁短气，肩痛不得举臂。

7.《针灸资生经》：云门，疗呕逆。

8.《针经摘英集》：治伤寒，四肢热不已。

9.《云岐子保命集论类要》：治伤寒四肢热不已，泻手太阴经云门二穴。

10.《针灸聚英》：主伤寒，四肢热不已，咳逆短气，气上冲心……瘿气。

11.《针灸大成》：主伤寒，四肢热不已，咳逆，喘不得息，胸胁短气，气上冲心，胸中烦满……瘿气。

12.《经穴解》：肺之肺病,咳逆,喘不得息,胸胁短气,气上冲心,胸中烦满,胁彻背痛,肩痛臂不举,喉痹瘿气,伤寒四肢热不已。

13.《勉学堂针灸集成》：主治咳逆短气,上冲心胸,胁肋烦满彻痛,喉痹,瘿气。此穴主泻四肢之热。

14.《针灸逢源》：治四肢热不已,咳逆短气,喉痹,瘿气。

15.《重楼玉钥》：主治咽痛,喉闭,瘿气,伤寒四肢热不已,咳逆短气,上冲心胸等。

16.《针灸精粹》(李文宪)：冲气上逆者泻俞府云门,以平衡理肺。又:佐云门以开胸顺气、导痰理肺。

17.《针灸集锦》(修订本)(郑魁山)：调理肺气。

18.《针灸腧穴学》(杨甲三)：清肺理气,泻四肢热。

19.《临床针灸学》(徐笨人)：清热宣肺,止咳平喘。

20.《针灸心悟》(孙震寰)：开胸顺气,导痰理肺,平喘止咳。

21.《针灸腧穴手册》(杨子雨)：宣通肺气。

22.《针灸探微》(谢文志)：调理气机,清热宣肺。

23.《中医针灸通释·经脉腧穴学》(康锁彬)：清肺理气,泻四肢热。

24.《针灸腧穴疗法》(李平华)：宣调肺气,止咳平喘。

25.《腧穴临床应用集萃》(马惠芳)：肃肺理气,泻四肢热。

26.《新编实用腧穴学》(王玉兴)：宣肺止咳,泄热除烦,化痰散结。

27.《中医针灸经穴集成》(刘冠军)：调理肺气,止咳镇痛。

28.《针灸辨证治疗学》(章逢润)：清肺热,除烦满,利机关。

29.《石学敏针灸学》(石学敏)：清肺热,除烦满,利关节。

【古今应用辑要】

1.《素问·水热穴论》：云门、髃骨、委中、髓空,此八者以泻四肢之热也。

2.《针灸甲乙经》：喉痹,胸中暴逆,先取冲脉,后取三里、云门,皆泻之。

3.《备急千金要方》：天容、缺盆、大杼、膈输、云门、尺泽、二间、厉兑、涌泉、然谷主喉痹,哽噎寒热。又:肾输、复留、大陵、云门主心痛如悬。再:然谷、天泉、陷谷、胸堂、章门、曲泉、天突、云门、肝输、临泣、肩井、风门、行间主咳逆。或中、云门主咳逆上气,涎出多涕,呼吸喘悸,坐不安席。

4.《针灸资生经》：云门、人迎、神藏,治咳逆、喘不得息。又:短气,云门、风门、热府、肺募、巨阙、期门。

5.《针灸聚英》：喘,灸中府、云门、天府、华盖、肺俞。

6.《医学纲目》：哮喘,诸穴选用之,天容、谚谎、气舍、扶突、太白(刺)、魄户、中府、大包、或中、云门、石门,期门(各灸之)。

7.《类经图翼》：上气胸背满痛,肺俞、肝俞、云门、乳根、巨阙、期门、梁门、内关、尺泽。又:云门(瘿)。

8.《针灸心悟》(孙震寰)：四肢热云门、肩髃、委中、悬钟可蠲。

【安全针刺法】向外斜刺0.5~0.8寸,不可向内侧深刺,可灸。

天　府

【定位】在臂内侧面,肱二头肌桡侧缘,腋前纹头下3寸处。

【穴性】宣肺清肺,止咳平喘,疏经活络。

【主治病证】

1. 热邪犯肺、肺气失宣之咳嗽、哮喘、鼻衄、咯血诸病症。

2. 阴虚火旺之瘿气咽肿。

3. 经络不通之肩背疼痛、上臂痛诸症。

【常用配伍】

1. 配尺泽、肺俞、大椎、鱼际,针刺泻法,疏风清热、止咳平喘,治疗风热咳喘。

2. 配大椎、丰隆、孔最、膻中,针刺泻法,清热化痰、止咳平喘,治疗痰热咳喘。

3. 配合谷、风府、神庭、鱼际,针刺泻法,清泄肺热、凉血止血,治疗热灼肺络之鼻衄。

4. 配合谷、偏历、足通谷、昆仑,针刺泻法,清泻胃火、凉血止血,治疗胃热炽盛之衄血、吐血。

5. 配劳宫、太冲、地五会、飞扬、涌泉,针刺泻法,清泻肝火、解郁止血,治疗肝火上逆之鼻衄。

6. 配臑会、气舍、间使、太冲、太溪,针刺平补平泻法,滋阴降火、消瘿散结,治疗阴虚火旺之瘿气。

7. 配肩髃、天宗,针刺平补平泻法,祛风湿通络止痛,治疗肩臂痹痛。

【穴性文献辑录】

1.《灵枢·寒热病》:暴瘅内逆,肝肺相搏,血溢鼻口,取天府。

2.《针灸甲乙经》:咳,上气,喘不得息,暴瘅内逆,肝肺相搏,鼻口出血,身胀逆息不得卧,天府主之。

3.《黄帝明堂经》:主咳,上气喘不得息,暴瘅内逆,肝肺相搏,鼻口出血,此胃大输,身胀,逆息不得卧。

4.《备急千金要方》:天府主身胀逆急不得卧,风汗,身肿,喘息,多唾。

5.《外台秘要》:咳上气,喘不得息,暴瘅内逆,肝肺相搏,口鼻出血,身胀逆息不得卧,风汗出,身肿,喘喝,多睡,恍惚,善忘,嗜卧不觉。

6.《医心方》:主咳上气不得息,暴瘅内逆,肝肺相搏,鼻口出血,身胀喘喝。

7.《太平圣惠方》:思噎,灸天府。

8.《铜人腧穴针灸图经》:治逆气,喘不得息。

9.《针灸聚英》:喘不得息……瘿气。

10.《针方六集》:主气喘逆……瘿瘤瘿疬。

11.《医学入门》:瘿气,喘逆。

12.《经穴解》:肺之肺病,喘息,瘿气,暴瘅,口鼻衄血,飞尸恶疰,鬼语,寒热疟。肺之心病:善忘。肺之肝病:中风邪泣出,目眩远视䀮䀮。

13.《针灸逢源》:治喘息……瘿气。

14.《针灸集锦》(修订本)(郑魁山):调理肺气,清热凉血。

15.《针灸腧穴学》(杨甲三):理肺气,安神志。

16.《临床针灸学》(徐笨人):调理肺气,清热散风。

17.《针灸腧穴手册》(杨子雨):清热化痰,通经调气。

18.《针灸探微》(谢文志):调理肺气,清热散风。

19.《中医针灸通释·经脉腧穴学》(康锁彬):清理肺气,安神定志。

20.《针灸腧穴疗法》(李平华):宣肺理气,清热凉血。

21.《腧穴临床应用集萃》(马惠芳):理肺气,安神志。

22.《新编实用腧穴学》(王玉兴):宣肺止咳,行气利水,疏风清热。

23.《中医针灸经穴集成》(刘冠军):宣通肺气,清热散结。

24.《针灸辨证治疗学》(章逢润):宣肺理气,清热凉血。

25.《石学敏针灸学》(石学敏):清上焦,调肺气,疏经络。

【古今应用辑要】

1.《备急千金要方》:瘿气咽肿,天府、臑会、气舍。又:气户、云门、天府、神门主喘逆上气,呼吸肩息。再:瘿恶气,灸天府五十壮。

2.《古今医统大全》:灸法,膏肓(灸至百壮,以多为佳,灸时手搭膊上)、腹中(灸七壮,禁针)、中脘(灸七壮)、足三里(灸三七壮)、膈俞(灸七壮)、心俞(灸七壮为度)、天府(灸七壮)、乳根(灸七壮)。又:针灸法,天突、肩髃、臑会、天府、冲阳、气舍(以上穴治瘿瘤,并灸)。

3.《针灸聚英》:喘,灸中府、云门、天府、华盖、肺俞。

【安全针刺法】直刺0.3~0.5寸,可灸。

经　渠

【定位】在前臂掌面桡侧,桡骨茎突与桡动脉之间凹陷处,腕横纹上1寸。

【类属】属手太阴肺经,为该经经穴。

【穴性】清肺化痰,止咳平喘,通经活络。

【主治病证】

1. 肺失宣降、肺热壅盛、肝火灼肺之咳嗽、气喘、发热、胸痛胀满、咽喉肿痛诸病症。

2. 经络痹阻之胸背痛、手腕痛、掌中热诸症。

【常用配伍】

1. 本穴宣肺化痰、止喘平喘。配风门、列缺、合谷、肺俞、外关,针刺泻法,治疗风寒犯肺咳嗽;配肺俞、肝俞、太冲,针刺泻法,治疗肝火灼肺咳嗽;配天突、外关、尺泽、大椎,针刺泻法,治疗风热咳嗽、胸部胀满。

2. 配少商、合谷、曲池、廉泉,针刺泻法,疏风清热、消肿止痛,治疗风热咽喉肿痛。

3. 配丘墟、曲池、肩井、肩髃、膻中,针刺平补平泻法,通经活络止痛,治疗经脉痹阻之胸背痛。

4. 配内关、尺泽、劳宫,针刺平补平泻法,清热养阴,治疗阴虚掌中热。

【穴性文献辑录】

1.《针灸甲乙经》:胸中彭彭然,甚则交两手而瞥,暴痹喘逆,刺经渠及天府,此谓之大俞。

2.《黄帝明堂经》:主寒热,胸背急痛,喉中鸣,咳上气喘,掌中热,数欠,汗出,胸中彭彭,甚则交两手瞥。暴瘅内逆,先取天府,此府为胃之大输。臂内廉痛,喘逆,心痛欲呕。

3.《备急千金要方》:主咳逆上气,喘,掌中热。再:太渊、水泉、经渠主臂内廉痛。

4.《外台秘要》:疟、寒热、胸背痛、热病汗不出、心痛欲呕。

5.《医心方》:寒热,胸背急痛,喉中鸣,咳上气,数欠。

6.《太平圣惠方》:主疟。寒热。胸背急呕。

7.《铜人腧穴针灸图经》:喉痹、掌中热。

8.《针灸资生经》:经渠,治足心痛。

9.《针灸指南》:主疟寒热,胸背拘急,胸满膨膨,喉痹,掌中热,咳逆上气,数欠,伤寒热病汗不出,暴痹喘促,心痛呕吐。

10.《扁鹊神应针灸玉龙经》:治热病喘逆,心痛呕吐。

11.《琼瑶神书》:主五心烦热,诸虚不足,脘疼等证。

12.《针灸聚英》:主疟寒热,胸背拘急,胸满膨膨,喉痹,掌中热,咳逆上气,数欠,伤寒热病汗不出,暴痹喘促,心痛呕吐。

13.《针灸大成》:主疟寒热,胸背拘急,胸满膨,喉痹,掌中热,咳逆上气,伤寒,热病汗不出,暴痹喘促,心痛呕吐。

14.《针方六集》:主胸背拘急喘满,上气,数欠,心痛,喉痹,呕吐,掌中热,疟疾,咳嗽,热病不汗。

15.《循经考穴编》:主手腕疼痛,咳嗽喘促,补之能回六脉。

16.《类经图翼》:主治疹疟寒热,胸背拘急膨胀,喉痹,咳逆上气,数欠,伤寒热病汗不出,心痛呕吐。

17.《医宗金鉴·刺灸心法要诀》:经渠主刺疟寒热,胸背拘急胀满坚,喉痹咳逆气数欠,呕吐心疼亦可痊。

18.《针灸逢源》:治胸背拘急,喉痹,咳逆,心痛呕吐,热病汗不出。

19.《勉学堂针灸集成》:主治疹疟寒热,胸背拘急膨胀,喉痹,咳逆上气,数欠,伤寒热病汗不出,心痛呕吐。

20.《十四经要穴主治歌》:经渠主刺疟寒热,胸背拘急胀满坚,喉痹咳逆气数欠,呕吐心痛亦可痊。

21.《经穴解》:肺之肺病,疟寒热,胸背拘急,胸满膨,喉痹,掌中热,咳逆上气,伤寒,热病汗不出,暴痹喘促。肺之心病:心痛呕吐。

22.《针灸集锦》(修订本)(郑魁山):调理肺气。

23.《针灸腧穴学》(杨甲三):宣肺利咽,理气降逆。

24.《临床针灸学》(徐笨人):清热利咽,止咳平喘。

25.《针灸心悟》(孙震寰):经渠能降肺气而治气逆。又:解表经渠与列缺。

26.《针灸腧穴手册》(杨子雨):疏调肺气。

27.《针灸探微》(谢文志):清热利咽,止咳平喘。

28.《中医针灸通释·经脉腧穴学》(康锁彬):宣肺利咽,理气降逆。

29.《针灸腧穴疗法》(李平华):宣肺清热,止咳平喘。

30.《腧穴临床应用集萃》(马惠芳):宣肺平喘,开胸顺气。

31.《新编实用腧穴学》(王玉兴):宣肺利咽,理气降逆。

32.《中医针灸经穴集成》(刘冠军):宣肺平喘,清热止痛。

33.《腧穴学讲义》(于致顺):开肺郁泻肺热。

34.《针灸辨证治疗学》(章逢润):宣肺理气,疏风解表。

35.《石学敏针灸学》(石学敏):清肺降气,疏风解表。

36.《腧穴类编》(王富春):宣肺理气,止咳平喘,清热止痛。

37.《传统实用针灸学》(范其云):疏调肺气。

【古今应用辑要】

1. 古代文献摘录

(1)《备急千金要方》:经渠、丘墟,主胸背急,胸中彭彭。又:经渠、行间,主喜咳。再:少商、太冲、经渠,主喉中鸣。再:中冲、劳宫、少冲、太泉、经渠、列缺,主掌中热,肘中痛。再:太泉、经渠主臂内廉痛。再:经渠、阳池、合谷、支沟、前谷、内庭、后溪、腕骨、阳谷、厉兑、冲阳、解溪,主热病汗不出。再:太泉、太溪、经渠主疟,咳逆,心闷不得卧,寒热。

(2)《针经摘英集》:治伤寒交汗不出刺足少阳经风池二穴,侠溪二穴,次手太阴经鱼际二穴,次经渠二穴,次足阳明经内庭二穴。

(3)《针灸心悟》(孙震寰):湿痰上阻,气逆胸满而喘:经渠、膻中、足三里。

2. 现代研究进展

徐凤荣隔姜温针灸经渠治疗气血瘀滞,瘀阻经络导致的落枕,36例患者全部治愈,疼痛均消失。1次治愈32例,占88.9%;2次治愈3例,占8.3%;3次治愈1例,占2.3%[徐凤荣.隔姜温和灸经渠治疗落枕.中国针灸,2008,28(9):652]。

【安全针刺法】避开桡动脉,直刺0.2~0.3寸,不灸。

天 鼎

【定位】在颈外侧部,胸锁乳突肌后缘,当喉结旁,扶突穴与缺盆穴连线中点。

【类属】属手阳明大肠经。

【穴性】清热利咽,化痰散结。

【主治病证】

1. 火邪上炎之咽喉肿痛、暴喑诸病症。

2. 痰凝气滞之梅核气、瘿气、瘰疬诸病。

【常用配伍】

1. 配内庭、天突、商阳,针刺泻法,清泻肺胃,治疗肺胃热盛之咽喉肿痛。

2. 配外关、液门、侠溪、太冲、合谷、廉泉,针刺泻法,疏风清热,治疗风火咽喉肿痛。

3. 配间使、鱼际、扶突、太溪、通里,针刺泻法,清热化痰,治疗痰热遏肺之暴喑。

4. 配膻中、天井、太冲、章门、神门、丰隆,针刺泻法,化痰散结,治疗气郁痰凝之梅核气、瘰疬、瘿气等。

【穴性文献辑录】

1.《外台秘要》：主暴喑气哽，喉痹咽肿不得息，饮食不下。

2.《太平圣惠方》：主暴喑，咽肿，饮食不下及喉中鸣。

3.《针灸指南》：主暴痛气哽，喉痹，嗌肿不得息。

4.《普济方》：主暴喑气哽，喉痹，咽肿不得息，饮食不下。

5.《针灸聚英》：主喉痹，嗌肿，不得食，饮食不下，喉鸣。又：治暴喑气哽，喉痹嗌肿不得食。

6.《古今医统大全》：主治喉痹，嗌肿不得食。

7.《针方六集》：主喉痹咽肿，饮食不下，项瘿，喉鸣。

8.《医学入门》：主暴喑气哽，咽喉痹肿，咽息不食。

9.《类经图翼》：主治喉痹，嗌肿不得食，暴喑气哽。

10.《经穴解》：天鼎之本病，暴瘖气梗，喉痹咽肿不能息，饮食不下，喉中鸣。

11.《高等针灸学讲义》：主治扁桃腺炎，咽喉炎，舌骨筋麻痹。

12.《古法新解会元针灸学》：主治失喑，喉疼，咽疼紧，饮食难下，咳嗽，唾涎沫，头项强痛等症。

13.《针灸学简编》：主治暴喑气哽，喉痹，咽肿，饮食不下。

14.《针灸集锦》（修订本）（郑魁山）：理气化痰，清利咽膈。

15.《针灸腧穴学》（杨甲三）：清咽，散结，理气，化痰。

16.《临床针灸学》（徐笨人）：行气散瘀，清利咽膈。

17.《针灸腧穴手册》（杨子雨）：理气化痰，清利咽膈。

18.《针灸探微》（谢文志）：清利咽喉，行气散瘀。

19.《中医针灸通释·经脉腧穴学》（康锁彬）：清咽散结，理气化痰。

20.《针灸腧穴疗法》（李平华）：清热利咽，理气化痰。

21.《腧穴临床应用集萃》（马惠芳）：清咽，散结，理气，化痰。

22.《新编实用腧穴学》（王玉兴）：清利咽喉，理气降逆，化痰散结。

23.《中医针灸经穴集成》（刘冠军）：理气开瘀，清咽利膈。

24.《针灸辨证治疗学》（章逢润）：利膈清咽，理气止痛。

25.《石学敏针灸学》（石学敏）：调气血，利咽喉。

26.《中国针灸学》：主治扁桃腺炎（喉痹），咽喉炎，舌骨肌麻痹（失咽嗳嗳），咽下困难（饮食不下）。

27.《针灸学》：主治喉痹，嗌肿，暴喑气哽。

【古今应用辑要】

1.《素问·气府论》：暴喑气哽，喉痹咽痛不得息，食饮不下，天鼎主之。

2.《针灸甲乙经》：手阳明脉气所发者。又：暴喑气哽，喉痹咽痛不得息，食饮不下，天鼎主之。再：喉痹，完骨及天容、气舍、天鼎、尺泽、合谷、商阳、阳溪、中渚、前谷、商丘、然谷、阳交悉主之。

3.《备急千金要方》：天鼎、气舍、膈腧，主喉痹，哽嗳，咽肿不得消，食饮不下。

4.《百症赋》：天鼎、间使，失音嗳嗳而休迟。

【安全针刺法】直刺0.5~0.8寸，可灸。

扶　突

【定位】颈外侧部，喉结旁，当胸锁乳突肌前、后缘之间。

【类属】属手阳明大肠经。

【穴性】宣肺化痰，止咳平喘，清热利咽，理气散结。

【主治病证】

1. 外邪犯肺、肺气不宣之咳嗽、气喘诸病症。

2. 热邪上攻之咽喉肿痛、暴喑诸病症。

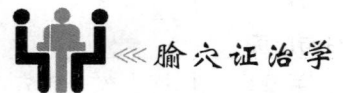

3. 痰凝气滞之瘿气、瘰疬诸病。

【常用配伍】

1. 本穴宣肺化痰、止咳平喘。配天突、合谷、列缺,针刺泻法,治疗风寒咳嗽;配内关、孔最、尺泽、丰隆,针刺泻法,治疗痰热壅肺喘咳。

2. 配天突、少商、尺泽、合谷、曲池,针刺泻法,疏风清热,治疗风热上攻之咽喉肿痛、音哑等。

3. 配廉泉、天突、商阳、内庭、丰隆,针刺泻法,商阳点刺出血,泄热化痰,治疗痰火阻窍之暴喑。

4. 配曲池、支沟、肘尖、肩井,针刺泻法,清热散结,治疗风热瘰疬。

5. 配太溪、照海、鱼际,针泻鱼际,补太溪、照海,滋阴降火,治疗阴虚火旺、虚火上炎之咽喉肿痛等。

6. 配天突、关元、照海、三阴交,针刺补法,益气养阴,治疗气阴两虚之瘿气。

【穴性文献辑录】

1.《外台秘要》:主咳逆上气,咽喉鸣喝,喘息,暴喘气哽。

2.《医心方》:主咳唾上气,咽中喝喝,喘息喉鸣,暴喑气哽,与舌本出血。

3.《铜人腧穴针灸图经》:治咳多唾,上气,咽引喘息,喉中如鸡鸣。

4.《西方子明堂灸经》:主咳逆上气,咽中鸣喘,多唾,喘咳,喉中如水鸡鸣。

5.《针灸聚英》:主咳嗽多唾,上气,咽引喘息,喉中如水鸡声,暴喑气哽。

6.《针方六集》:主咳嗽多唾,上气喘息,喉鸣如水鸡声,暴喑气哽。

7.《类经图翼》:主治咳嗽多喘,上气喘息,喉中如水鸡声,暴喑气哽,项瘿。

8.《医学入门》:主治咳嗽多唾,上气喘息,喉中如水鸡声,暴喑气哽。

9.《循经考穴编》:主咳嗽,喘急喉鸣,咽嗌不利,瘿肿。

10.《经穴解》:扶突之本经与肺病,咳嗽多唾,上气,咽引喘息,喉中如水鸡声,暴喑气梗。

11.《针灸逢源》:治咳嗽上气,喉中如水鸡声。

12.《古法新解会元针灸学》:主治口干多唾,食道狭窄,呼吸口中及喉中如水鸡声,气哽,上气涎出,中风口歪,咽喉肿痛,舌本胀,瘰疬等症。

13.《针灸学简编》:主治咳嗽,多唾,哮喘,喉中如水鸡声,甲状腺肿大,暴喑不语等。是针麻颈部甲状腺手术常用穴之一。

17.《针灸集锦》(修订本)(郑魁山):理气化痰,清利咽膈。

18.《针灸腧穴学》(杨甲三):清咽,利膈,理气散结。

19.《临床针灸学》(徐笨人):调和气血,清咽利膈。

20.《针灸腧穴手册》(杨子雨):理气化痰,清利咽膈。

21.《针灸探微》(谢文志):理气开瘀,清利咽喉。

23.《中医针灸通释·经脉腧穴学》(康锁彬):清咽利膈,理气散结。

24.《针灸腧穴疗法》(李平华):宣肺化痰,清喉散结。

25.《腧穴临床应用集萃》(马惠芳):清咽消肿,理气降逆。

26.《新编实用腧穴学》(王玉兴):清利咽喉,止咳化痰,化痰散结。

27.《中医针灸经穴集成》(刘冠军):宣肺气,利咽喉。

28.《针灸辨证治疗学》(章逢润):止痛消肿,宣肺理气。

29.《石学敏针灸学》(石学敏):宣肺理气,止咳定喘,消肿止痛。

30.《珍珠囊穴性赋》(张秀玉):扶突化痰可疗瘰疬瘿气。

【古今应用辑要】

1. 古代文献摘录

(1)《内经》:手阳明脉气所发。

(2)《灵枢·寒热病》:暴喑气梗,取扶突与舌本出血。

(3)《灵枢·根结》:手阳明根于商阳,入于扶突。

(4)《针灸甲乙经》:咳逆上气,咽喉鸣喘,咽息,扶突主之。

(5)《备急千金要方》:扶突、大钟、窍阴,主舌本出血。支沟、天窗、扶突、曲鬓、灵道,主暴暗不能言。又:扶突、天突、天溪,主喉鸣,暴忤气哽。再:天容、廉泉、魄户、气舍、谚谙、扶突,主咳逆上气,喘息,呕沫,齿噤。

(6)《针灸学简编》:配天突、合谷治喘哑、咳喘。

2. 现代研究进展

傅云辉针刺患侧扶突穴治疗风火牙痛患者186例,治愈173例,好转13例[傅云辉.针刺扶突穴治疗风火牙痛186例.武警医学,1994,5(5):294]。

【安全针刺法】直刺0.5~0.8寸,可灸。

缺 盆

【定位】在锁骨上窝中央,距前正中线4寸。

【类属】属足阳明胃经。

【穴性】止咳定喘,通络止痛。

【主治病证】

1. 肺失宣降之咳喘诸病症。

2. 气血凝滞、经络痹阻之缺盆中痛、落枕、颈痹、肩痹诸病症。

【常用配伍】

1. 配肺俞、合谷、大椎、丰隆、中府、云门、太渊,针刺泻法,清肺化痰、止咳平喘,治疗痰热咳喘。

2. 配心俞、肝俞、巨阙、鸠尾、太溪,针刺平补平泻法,滋阴降火,治疗阴虚肺热之咳血。

3. 配合谷、少商、尺泽,针刺泻法,清热利咽、消肿止痛,治疗热邪上攻之咽喉肿痛。

4. 配天鼎、肩髃、巨骨、颈夹脊,针刺平补平泻法,活血通络,治疗经络痹阻之缺盆中痛、落枕、颈痹、肩痹等。

【穴性文献辑录】

1.《灵枢》:主皮肤痛,寒热,上气喘,汗出,咳动肩背。

2.《黄帝明堂经》:主寒热瘰疬,胸中满,有大气,缺盆中满痛者死,外溃不死,肩痛引项,臂不举,缺盆中痛,汗不出,喉痹,咳唾血。

3.《针灸甲乙经》:寒热瘰疬,胸中满有大气,缺盆中满痛者死,外溃不死,肩引项不举,缺盆中痛,汗不出,喉痹,咳嗽血。

4.《外台秘要》:主寒热历疬,胸中满有大气,缺盆中溃痛者死,外溃不死,肩引项臂不举,缺盆中痛,汗出,喉痹,咳嗽血。

5.《医心方》:主寒热,胸中热满,肩痛引项,臂背不举,喉痹,咳唾血。

6.《太平圣惠方》:主寒热瘰疬,缺盆中肿,外溃不死,胸中热溃,腹大水气,缺盆中痛,汗出,喉痹,咳嗽。

7.《西方子明堂灸经》:主缺盆中痛,汗出,喉痹,咳寒热,瘿疬,缺盆中肿,外溃则生,胸中热及满腹大水气,哽噎,胸热,息贲,胁下气上冲。

8.《针经摘英集》:治伤寒胸中热不已。

9.《普济方》:主寒热历疬颈,胸中满有大气,缺盆中溃肿者死,外溃不死,肩引项臂不举,缺盆中痛,汗出,喉痹,咳嗽。

10.《针灸聚英》:主息贲,胸满喘息,水肿,瘰疬,喉痹,汗出,寒热,缺盆中肿,外溃则生。胸中热溃,伤寒胸中热不已。

11.《痈疽神妙灸经》:瘰疬……发疽。

12.《针方六集》:主息贲、胸满喘息,水肿,汗出,寒热,胸中热溃缺盆痛肿,项瘿,喉痹,瘰疬,缺盆中肿,外溃则生,不则死。

13.《类经图翼》:主治喘急,息贲,咳嗽,胸满水肿,瘰疬寒热,缺盆中肿外溃,伤寒胸中热不已,喉痹,汗出。一曰:主泻胸中之热,治与大杼、中府、风府同。

14.《医学入门》:主喉痹,瘰疬,咳嗽,寒热,缺盆中肿痛,腹溃水气,哽噎,胸热,息贲,胁下气上冲。

15.《经穴解》:缺盆之本病,水肿。缺盆之肺病:胸中热满,伤寒胸热不已,胸满喘息,瘰疬喉痹,息贲,汗出寒热。

16.《循经考穴编》:主咳喘,瘿瘤,项强,咽肿,胸中热,缺盆中痛。

17.《针灸逢源》:治息贲,胸满,水肿,瘰疬,喉痹,伤寒胸热。

18.《重楼玉钥》:主治喉闭汗出,瘰疬寒热,缺盆中肿外溃,伤寒胸中热不已。

19.《针灸集锦》(修订本)(郑魁山):清肺利咽,理气化痰。

20.《针灸腧穴学》(杨甲三):宣肺理气,活络止痛。

21.《临床针灸学》(徐笨人):宽胸利膈,止咳平喘。

22.《针灸腧穴手册》(杨子雨):调气机,止咳喘。

23.《针灸探微》(谢文志):宽胸利膈,止咳平喘。

24.《中医针灸通释·经脉腧穴学》(康锁彬):宣肺理气,活络止痛。

25.《针灸腧穴疗法》(李平华):宣肺化痰,清热利咽。

26.《腧穴临床应用集萃》(马惠芳):宽胸利膈,止咳平喘。

27.《新编实用腧穴学》(王玉兴):宣肺理气,活络止痛,调理气血。

28.《中医针灸经穴集成》(刘冠军):宣肺调气,清热散结。

29.《针灸辨证治疗学》(章逢润):宣肺降逆,清热散结,止痛活络。

30.《石学敏针灸学》(石学敏):通经活络,调理气血。

31.《传统实用针灸学》(范其云):调气机,止咳喘。

【古今应用辑要】

1.《灵枢》:邪在肺,则病皮肤痛,寒热、上气喘,汗出,咳动肩背,取之膺中外腧,背三节五脏之旁,以手疾按之快然,乃刺之,取之缺盆中以越之。

2.《针灸甲乙经》:肩痛引项寒热,缺盆主之。又:肩引项不举,缺盆中痛,汗不出,喉痹,咳嗽血,缺盆主之。

3.《黄帝内经太素》:大杼、膺腧、缺盆、背腧,此八者以泻胸中之热。又:灸寒热之法……缺盆上,切之坚痛如筋者,灸之。

4.《备急千金要方》:天容、缺盆、大杼、膈腧、云门、尺泽、二间、厉兑、涌泉、然谷主喉痹,哽咽寒热。又:期门、缺盆主胸中热,息贲,胁下气上。再:缺盆、心输、肝输、巨阙、鸠尾主咳唾血。缺盆、膻中、巨阙主咳嗽。天牖、缺盆、神道、大杼、天突、水道、巨骨主肩背痛。五处、攒竹、正营、上营、缺盆、中府主汗出寒热。再:腰痛不可俯仰,先取缺盆,后取尾骶与八髎。

5.《千金翼方》:咳唾血,缺盆、心俞、肝俞、巨阙、鸠尾。

【安全针刺法】直刺或斜刺0.3~0.5寸,可灸。

屋 翳

【定位】在胸部,当第二肋间隙,距前正中线4寸。

【类属】属足阳明胃经。

【穴性】化痰止咳,宽胸理气,活络通乳。

【主治病证】

1. 痰湿或痰热阻肺之咳嗽、气喘、痰多诸症。

2. 气机阻滞之胸胁胀满、疼痛诸症。

3. 胃热乳痈,乳络不通之乳少、乳癖诸病症。

【常用配伍】

1. 配肺俞、脾俞、太渊、丰隆、太白、膻中,针刺泻法,化痰止咳,治疗痰湿咳嗽。

2. 配中脘、中府、大椎、丰隆、合谷,针刺泻法,清热化痰平喘,治疗痰热气喘。

3. 配中庭、肝俞、期门、侠溪,针刺平补平泻法,宽胸理气,治疗气郁胸胁胀痛。

4. 配大椎、曲池、肺俞、尺泽、中府、孔最,针刺泻法,清热消肿,治疗肺痈咳唾脓血。

5. 配膺窗、下巨虚、丰隆、温溜,针刺泻法,清热消肿,治疗胃热乳痈。

6. 配尺泽、侠白、足三里,活络通乳,针刺平补平泻法,治疗诸因所致之乳少、乳癖。

【穴性文献辑录】

1.《备急千金要方》:主身肿,皮痛不可近衣。

2.《外台秘要》:主胸胁支满,咳逆上气,呼吸多唾浊沫脓血,身体重,皮肤不可近衣,淫泺,瘈疭不仁。

3.《医心方》:主身肿,皮痛不可近衣,淫泺奇获,则久不仁也。

4.《圣济总录》:治咳逆上气,呼吸,多唾浊沫脓血,身体肿,皮肤痛不可近衣,淫泺,瘈疭不仁。

5.《针灸聚英》:主咳逆上气,唾血多浊沫脓血,痰饮,身体肿,皮肤痛不可近衣,淫泺,瘈疭不仁。

6.《针方六集》:主咳逆上气,唾脓血浊沫痰饮,阳明湿热,水肿,皮痛不可近衣。

7.《类经图翼》:主治咳逆上气,唾脓血浊痰,身肿,皮肤痛不可近衣,淫泺,瘈疭不仁。

8.《医学入门》:主身重皮痛不可近衣,瘈疭不仁,咳喘唾浊沫脓血。

9.《经穴解》:屋翳之本病,咳逆上气。屋翳之肺病:唾血多浊沫脓血,痰饮,身体肿,皮肤痛不可近衣,淫泺。屋翳之肝病:瘈疭不仁。

10.《循经考穴编》:主气逆噎塞,乳中疼痛,唾痰沫脓血,淫泺,瘈疭。

11.《针灸逢源》:治唾脓血浊沫。

12.《针灸集锦》(修订本)(郑魁山):宣肺理气,安神定志,活络通乳。

12.《针灸腧穴学》(杨甲三):理气宽胸,调和营卫。

13.《临床针灸学》(徐笨人):清热消肿,止咳平喘。

14.《针灸腧穴手册》(杨子雨):宽胸利气,清热化瘀。

15.《针灸探微》(谢文志):理气通乳,止咳平喘。

16.《中医针灸通释·经脉腧穴学》(康锁彬):理气宽胸,调和营卫。

17.《针灸腧穴疗法》(李平华):止咳平喘,活络通乳,清热消肿。

18.《腧穴临床应用集萃》(马惠芳):止咳化痰。消痈止痒。

19.《新编实用腧穴学》(王玉兴):宣肺止咳,清热解毒,祛风胜湿。

20.《中医针灸经穴集成》(刘冠军):止咳平喘,舒筋活络。

21.《针灸辨证治疗学》(章逢润):降逆化痰,疏风活血。

22.《石学敏针灸学》(石学敏):清上焦,理气机。

23.《传统实用针灸学》(范其云):宽胸利气,清热化痰。

【古今应用辑要】

1. 古代文献摘录

(1)《针灸资生经》:上气咳逆,屋翳、库房、膏肓俞。

(2)《百症赋》:兼至阴穴治遍身风痒之疼多。

2. 现代研究进展

张卫华等针刺屋翳穴配伍乳根、合谷穴治疗肝郁气滞型、肝火上炎型、冲任失调型、气血亏虚型乳腺增生患者1 678例,近期治愈率62.28%,总有效率97.32%,有效率高于中、西药物组[张卫华,郭英民,郭新荣,等.针刺屋翳、乳根等穴治疗乳腺增生病1 678例.陕西中医,2007,28(6):714-716]。

【安全针刺法】斜刺或平刺0.5~0.8寸,可灸。

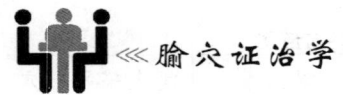

丰　隆

【定位】仰卧伸下肢,或正坐屈膝,在小腿前外侧,当外踝尖上8寸,条口外,距胫骨前缘二横指(中指)。

【类属】属足阳明胃经,为该经络穴。

【穴性】化湿祛痰,涤痰宁神,健脾和胃,疏经通络。

【主治病证】

1. 痰浊、痰热壅盛之咳嗽、哮喘、胸痛诸病症。

2. 痰蒙神窍之神昏、癫、狂、痫诸病症。

3. 痰湿、痰热阻滞之胸闷、眩晕、不寐、中风、头痛、呃逆、痞满、便秘诸病症。

4. 风湿痹阻之下肢痿痹、四肢肿诸症。

【常用配伍】

1. 配肺俞、太渊、列缺、合谷、脾俞、太白,针补肺俞、脾俞,余穴针刺泻法,健脾化湿、化痰止咳,治疗痰湿侵肺之咳嗽痰多。

2. 配足三里、合谷、天突、中脘、中府、风门、尺泽,足三里、中脘针刺平补平泻法,余穴针刺泻法,清热祛痰、止咳平喘,治疗痰热壅肺之哮喘、咳嗽痰多。

3. 配列缺、尺泽、风门、肺俞、阴陵泉,针刺泻法,针后加灸,温肺化饮,治疗寒饮伏肺咳喘。

4. 配少商、尺泽、孔最、太白、肺俞,太白、丰隆针刺补法,或平补平泻法或针灸并用,余穴针刺泻法,健脾化痰、宣肺平喘,治疗痰浊阻肺、肺失宣降之咳喘喉鸣、痰稠量多、恶心纳呆,甚则张口抬肩不能平卧。

5. 配少商、尺泽、肺俞、合谷,少商、尺泽点刺放血,针刺泻法,疏风清热、肃肺平喘,治疗邪热壅肺之胸闷咳喘、痰稠难出,及鼻渊、鼻衄、喉痹等。

6. 配中脘、内关、足三里、灵道、神门、厉兑、隐白,针刺泻法,清热化痰、宁心安神,治疗痰热内扰之心悸、失眠、多梦。

7. 配百会、脾俞,针刺平补平泻法,健脾化痰息风,治疗痰浊眩晕。

8. 配百会、风池、太冲、内庭、行间、印堂,针刺泻法,清泄痰火,治疗痰郁化火之头痛、眩晕。

9. 配神门、中脘、水沟、合谷、脾俞、阴陵泉、三阴交、太冲,针刺泻法,化痰降浊,治疗痰浊内阻之癫证、痫证。

10. 配井穴、阴郄、膈俞、大椎、足三里、神门、合谷,井穴三棱针点刺出血,余穴针刺泻法,清心泻火、豁痰开窍,治疗痰热蒙蔽心窍之癫狂、痫证。

11. 配支沟、阳陵泉,针刺泻法,行气导滞,治疗饮食积滞便秘。

12. 配厉兑、中脘、胃俞、足三里,针刺泻法,清胃导滞,治疗胃火炽盛或食滞中阻之消谷善饥、口渴引饮、脘腹胀闷、疼痛拒按等。

13. 配中脘、内关,针刺泻法,针后加灸,温中健胃、和胃降逆,治疗寒滞中焦之胃痛、呕吐、呃逆。

14. 配环跳、阴市、伏兔、足三里、阳陵泉,针刺平补平泻法,通经活络、祛风除湿,治疗风湿痹阻之下肢痿痹、四肢肿。

【穴性文献辑录】

1.《灵枢》:其病气逆则喉痹卒喑,实则狂癫,虚则足不收,胫枯,取之所别也。

2.《黄帝明堂经》:主厥头痛,面浮肿,烦心,狂见鬼,善笑不休,发于外,有所大喜,喉痹不能言。四肢肿,身湿。厥逆,足暴清,胸痛如刺,腹若刀切之,闷不能食,大小便涩难。

3.《针灸甲乙经》:厥头痛,面浮肿,烦心,狂见鬼,善笑不休,发于外有所大喜,喉痹不能言。

4.《肘后备急方》:哮喘。

5.《外台秘要》:主厥逆,胸痛如刺,腹中切痛,大小便涩难,厥头痛,面浮肿,烦心,狂见鬼,善笑不休、发于外有所大喜,喉痹不能言。

6.《医心方》:主厥逆足暴清,胸痛如刺,肠若刀切之,闷不能食,大小便满,四肢肿。

7.《太平圣惠方》：主厥逆胸痛，气刺不可忍，厥中如刀切，大小便难，四肢不收，身体怠堕，腿膝酸痛屈伸难。又：主四肢不收，身体倦怠，膝腿酸痹，屈伸难。

8.《铜人腧穴针灸图经》：治厥逆胸痛如刺，腹中切痛，大小便难涩，厥头痛，面浮肿，风逆四肢肿，身湿，喉痹不能言。

9.《针经摘英集》：治风痰头痛。

10.《扁鹊神应针灸玉龙经》：治身体倦，腿膝酸痛，四肢不收，心腹气痛，大小便难，寒喘嗽急，喉痹气逆。

11.《琼瑶神书》：治腹逆胸膈疼痛，步艰难。

12.《针灸大成》：厥逆，大小便难，怠惰，腿膝酸，屈伸难，胸痛如刺，腹若刀切痛，风痰头痛，风逆四肢肿，足青，身寒湿，喉痹不能言，登高而歌，弃衣而走，见鬼好笑，气逆则喉痹卒喑，实则癫狂，泻之；虚则足不收，胫枯，补之。

13.《针方六集》：主腿膝酸，屈伸难，痰饮壅盛，喘不得宁，头风，厥逆，胸满，腹痛，面浮，四肢肿，足清，身寒，胫枯，喉痹不能，二便不利，登高而歌，弃衣而走，见鬼好笑，实者泻之，虚者补之。

14.《类经图翼》：主治头痛，面肿，喉痹不能言，风逆癫狂见鬼好笑，腹逆，胸痛如刺，大小便难，怠惰，腿膝酸痛，屈伸不便，腹痛，肢肿，足清寒湿。

15.《医学入门》：主头痛，面肿，喉痹，胸壅切痛，四肢肿，寒湿汗出。大小便难，发狂歌走，见鬼，及厥逆手卒青，心痛如刺。又：主痰晕，呕吐，哮喘。

16.《审视瑶函》：主治头痛，面肿，风逆，癫狂，见鬼好笑。

17.《经穴解》：丰隆之本经病，怠惰，腿膝痠，屈伸难，风逆四肢肿，足青身寒湿，喉痹不能言，胸痛如刺。丰隆之本腑病：腹若刀切痛，登高而歌，弃衣而走，见鬼好笑，厥逆，大小便难。

18.《循经考穴编》：主哮喘气急，一切风痰壅盛，头痛，头胸痛如刺，腹痛如割，腿膝胫足痿痹酸麻，腹逆，尿难，喉痹，实则癫狂好笑，泻之；虚则足不收，补之。

19.《采艾编翼》：止汗。

20.《针灸逢源》：治喉痹不能言，风逆，癫狂，胸痛如刺，大小便难。

21.《针灸精粹》（李文宪）：泻胃除痰通大便，降肠胃热及痰热。

22.《针灸集锦》（修订本）（郑魁山）：祛痰降逆，疏经活络。

23.《常用腧穴临床发挥》（李世珍）：辨证取穴，用泻法，祛痰、和胃、降浊；配透天凉，清泄痰火；用泻法配艾灸或烧山火，温化痰湿、温胃畅中；用补法，健脾养胃。局部取穴：用泻法配艾灸，驱邪散滞、通经活络；用补法，壮筋补虚。

24.《针灸腧穴学》（杨甲三）：健脾化痰，和胃降逆，通便。

25.《临床针灸学》（徐笨人）：健脾利湿，和胃化痰。

26.《针灸心悟》（孙震寰）：降肺气定喘而化痰。和胃气，化湿痰，通大便，通降腑气，化痰降火。

27.《针灸腧穴手册》（杨子雨）：降逆祛痰，疏经活络。

28.《针灸探微》（谢文志）：化湿祛痰，安神宁志。

29.《中医针灸通释·经脉腧穴学》（康锁彬）：健脾化痰，和胃降逆，通便止痢。

30.《针灸腧穴疗法》（李平华）：和胃化痰，止咳平喘，醒神定志。

31.《腧穴临床应用集萃》（马惠芳）：健脾化痰，和胃降逆，通便。

32.《中医针灸经穴集成》（刘冠军）：祛痰，平喘，通便，镇静。

33.《新编简明针灸学》（闫乐法）：健脾胃，祛痰湿，宁神志。

34.《腧穴学讲义》（于致顺）：化痰湿，宁神志。

35.《针灸辨证治疗学》（章逢润）：和胃气，化痰浊，清神气。

36.《石学敏针灸学》（石学敏）：和肠胃，祛痰湿，安神志。

37.《珍珠囊穴性赋》（张秀玉）：消目疾而疗面痛。

38.《传统实用针灸学》（范其云）：化痰湿，宁神志。

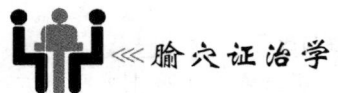

39.《临床常用百穴精解》(王云凯):平补平泻法,和胃化痰,利气宽胸。补法:健脾和胃,化痰定志。泻法:祛痰平喘,疏经通络。

【古今应用辑要】

1. 古代文献摘录

(1)《备急千金要方》:目窗、中渚、完骨、命门、丰隆、太白、外丘、通谷、京骨、临泣、小海、承筋、阳陵泉主头痛寒热汗出不恶寒。又:三里、温溜、曲池、中渚、丰隆主喉痹不能言。丰隆、丘墟主胸痛如刺。天枢、丰隆、厉兑、陷谷、冲阳主面浮肿。复溜、丰隆主风逆四肢肿。冲阳、丰隆主狂妄行,登高而歌,弃衣而走。

(2)《针灸资生经》:风逆四肢肿,丰隆、复溜。四肢不收:丰隆、脾俞。面肿:丰隆、承浆、阳交。

(3)《针灸摘英集》:治喉痹,刺足阳明丰隆,足少阴涌泉。

(4)《扁鹊神应针灸玉龙经》:四肢肿,丰隆、复溜、列缺。

(5)《针灸大全》:呕吐痰涎,眩晕不已:公孙、丰隆、中魁、膻中。

(6)《玉龙赋》:兼肺俞治痰嗽。合涌泉、关元可治尸劳。痰嗽:丰隆、肺俞。

(7)《医学纲目》:喉痹,丰隆、涌泉、关冲、少商、隐白、少冲。头风喘嗽,一切痰饮:丰隆、中脘。

(8)《百症赋》:头痛,强间、丰隆。

2. 现代研究进展

(1)丁德正针刺丰隆、翳风穴配合辨证取穴治疗幻听,效佳[丁德正.针灸治疗精神疾病体会.中医杂志,2001,42(2):86-87]。

(2)王民集等针刺丰隆穴配合肝俞、肾俞穴刺络闪罐治疗肝郁痰凝型乳腺增生病患者78例,有效率96.1%[王民集,曹大明,张璞磷.点刺肝俞、膏肓俞为主治疗肝郁痰凝型乳腺增生病临床观察.河南中医,2006,26(11):28-30]。

(3)高洪生针刺丰隆加辨证取穴,配合耳穴神门、大肠等,治疗肥胖症患者68例。其中胃热易饥型取天枢、关门、足三里、内庭,痰湿内盛型取中脘、丰隆、内关、公孙,脾虚水停型取气海、水分、三阴交、阴陵泉,脾肺气虚型取列缺、太渊、太白、合谷。治疗结果总有效率94.1%[高洪生.针刺治疗单纯性肥胖症68例.陕西中医,2000,21(5):223-224]。

(4)周黎等采用补肾化痰法治疗血管性痴呆,针刺百会、四神聪、风池、太溪、三阴交、足三里、丰隆,同时配合互动疗法,治疗12周后,患者各项评分均有明显改善,优于口服药物组[周黎,李智杰,金海涛.补肾化痰法针刺改善血管性痴呆患者日常生活能力及中医证候疗效观察.针灸临床杂志,2013,29(1):4-7]。

(5)王丽芬等电针足三里、丰隆、太冲等穴联合中药疏肝健脾活血方治疗代谢综合征患者24例,治愈13例,显效4例,有效7例[王丽芬,黄丽萍.电针联合疏肝健脾活血方治疗代谢综合征24例.针灸临床杂志。2011,27(3):30-31]。

(6)汪娅莉等电针上巨虚、丰隆为主,配合针刺足三里、下巨虚治疗单纯性肥胖病胃肠腑热型,总有效率95.6%[汪娅莉,曹新,刘志诚,等.电针治疗单纯性肥胖病胃肠腑热型疗效观察.世界针灸杂志,2013,23(2):1-5]。

(7)王媛等电针上巨虚、足三里、丰隆等为主治疗胃热炽盛型2型糖尿病患者35例,总有效率94.28%[王媛,刘志诚,徐斌.电针治疗胃热炽盛型2型糖尿病患者35例临床观察.中医杂志,2013,54(10):852-857]。

【安全针刺法】直刺0.5~1.2寸,可灸。

肩中俞

【定位】在背部,当第七颈椎棘突下,旁开2寸。

【类属】属手太阳小肠经。

【穴性】止咳平喘,通络止痛。

【主治病证】

1. 肺失宣肃之咳嗽、气喘、唾血诸病症。

2. 经络痹阻之肩背疼痛、落枕诸症。

【常用配伍】

1. 配肺俞、膻中、列缺、合谷、外关,针刺泻法,疏风清热、宣肺止咳,治疗风热咳嗽。

2. 配合谷、丰隆、膻中、中府、孔最、尺泽、定喘,针刺泻法,清热化痰、止咳平喘,治疗痰热遏肺之咳喘。

3. 配大椎、肩井、秉风、支沟、曲池,针刺平补平泻法,祛风散寒、活络止痛,治疗风寒湿痹阻之肩背疼痛。

【穴性文献辑录】

1.《针灸甲乙经》:寒热疬,目不明,咳上气,唾血。

2.《黄帝明堂经》:主寒热厥,目不明,咳上气,唾血。

3.《太平圣惠方》:主小儿奶痨,目不明。

4.《针灸大成》:治寒热,目视不明,咳嗽上气,吐血。

5.《经穴解》:肩中俞之肺病,咳嗽上气,唾血。肩中俞之胆病:寒热,目视不明。

6.《针灸集锦》(修订本)(郑魁山):宣肺解表,疏经活络。

7.《针灸腧穴学》(杨甲三):宣肺,理气,活络止痛。

8.《临床针灸学》(徐笨人):清热明目,止咳平喘。

9.《针灸腧穴手册》(杨子雨):宣肺透表,调和营卫,疏经活络。

10.《针灸探微》(谢文志):清热散风,止咳平喘。

11.《中医针灸通释·经脉腧穴学》(康锁彬):宣肺理气,活络止痛。

12.《针灸腧穴疗法》(李平华):止咳平喘,舒筋散风。

13.《腧穴临床应用集萃》(马惠芳):宣肺解表,活络止痛。

14.《新编实用腧穴学》(王玉兴):舒筋活络,止嗽平喘。

15.《中医针灸经穴集成》(刘冠军):疏风,宣肺,止咳。

16.《针灸辨证治疗学》(章逢润):疏通经络,宣肺止咳。

17.《石学敏针灸学》(石学敏):清上焦,宣肺气,疏经络。

18.《传统实用针灸学》(范其云):宣肺透表,调和营卫,疏经活络。

【古今应用辑要】

1.《太平圣惠方》:小儿奶痨,目不明者,灸肩中俞二穴各一壮。

2.《普济方》:小儿奶痨,目不明者,灸肩中俞二穴各一壮。

【安全针刺法】斜刺 0.3~0.6 寸,可灸。

肺　俞

【定位】在背部,第三胸椎棘突下,旁开 1.5 寸。

【类属】属足太阳膀胱经。为肺之背俞穴。

【穴性】止咳平喘,滋阴清热,祛风解表,宣肺利水。

【主治病证】

1. 诸因引起肺失宣肃之咳嗽、气喘、胸满诸病症。

2. 阴虚火旺之潮热、盗汗、咽喉肿痛、咯血、肺痨诸病症。

3. 风邪外袭之感冒、发热、皮肤瘙痒、瘾疹诸病症。

4. 水道不利之饮证、水肿、癃闭诸病症。

【常用配伍】

1. 本穴宣肺止咳,为治疗咳嗽要穴。配列缺、合谷、外关、风门,针刺泻法,针后加灸,解表散寒、宣肺止咳,治疗风寒咳嗽、百日咳;配尺泽、曲池、大椎、外关,针刺泻法,解表清热、宣肺止咳,治疗风热咳嗽;配脾俞、丰隆、太白、列缺、合谷,针刺泻法,健脾化湿、止咳化痰,治疗痰湿咳嗽;配天突、丰隆、尺泽、合谷、列缺,针刺泻法,清热化痰、止咳平喘,治疗痰热咳喘;配太冲、尺泽,针刺泻法,平肝清肺,治疗肝火犯肺之咳嗽;配复溜、尺泽、太溪、太渊,针刺平补平泻法,滋阴清热,治疗阴伤咳嗽。

2. 本穴化痰平喘,为治疗哮喘要穴。配列缺、尺泽、风门,针刺泻法,针后加灸,治疗寒饮伏肺哮喘;配膻中、尺泽、丰隆、内关,针刺泻法,治疗痰热阻肺哮喘;配定喘、膏肓、太渊、太白,针刺补法,治疗肺虚哮喘;配肾俞、气海、关元、太溪、太渊,针刺补法,治疗肺肾虚喘;配定喘、膏肓、大椎,三伏施行化脓灸或敷贴,预防哮喘发作。

3. 配列缺、风门、风池、合谷,针刺泻法,疏风散寒解表,治疗风寒感冒。

4. 配风池、风门、肺俞、足三里、气海、关元,针刺补法,益气解表,治疗气虚感冒。

5. 配中府、太渊、足三里,针刺补法,调补肺气,治疗肺气虚弱之自汗。

6. 配太溪、复溜、合谷,针刺平补平泻法,滋阴清热,治疗阴虚潮热、盗汗。

7. 配上星、印堂、迎香、太渊,针刺补法,补益肺气,治疗肺气虚弱之鼻渊。

8. 配上星、迎香、曲池,针刺泻法,疏风解表,治疗风热犯肺之鼻衄。

9. 配太溪、鱼际、照海,针刺平补平泻法,滋阴降火,治疗阴虚火旺之咽喉肿痛。

10. 配然谷、百劳、尺泽、鱼际、孔最、太溪,针刺平补平泻法,滋阴降火、宁嗽止血,治疗阴虚火旺之咯血。

11. 配尺泽、鱼际、志室、三阴交、膏肓、神门,针刺平补平泻法,滋阴降火,治疗阴虚火旺之肺痨。

12. 配曲池、血海、肺俞,针刺泻法,散风消疹,治疗风邪外袭之风疹、皮肤瘙痒等。

13. 配风门、定喘、合谷、列缺,针刺泻法,针后加灸,温肺化饮,治疗寒饮犯肺之饮证。

14. 配大杼、合谷、风门、三焦俞、足三里、三阴交,针刺泻法,疏风清热、宣肺行水,治疗风水泛滥之阳水。

15. 配中极、阴陵泉、三阴交、尺泽、鱼际,针刺泻法,清肺热、利水道,治疗肺热壅盛之癃闭。

16. 配合谷、鱼际、廉泉,针刺泻法,清热润肺,治疗消渴属上消者。

【穴性文献辑录】

1.《灵枢》:邪在肺则病皮肤痛,寒热上气、喘。

2.《针灸甲乙经》:主肺胀。又:肺气热……气膈胸中有热。

3.《黄帝明堂经》:主肺寒热,呼吸不得卧,咳上气,呕沫,喘气相追逐,胸满背膺急,息难,振栗,脉鼓,气膈,胸中有热,支满不嗜食,汗不出,腰脊痛。肺胀。癫疾,憎风时振寒,不得言,得寒益甚,身热狂走欲自杀,目反妄见,瘈疭,泣出,死不知人。

4.《肘后备急方》:风毒脚气。

5.《太平圣惠方》:瘿气上气,吐逆,脊强,寒热不食,肉痛皮痒,传尸骨蒸,肺嗽,肺痿上喘,咳嗽唾血,胸肋气满,不得卧。

6.《铜人腧穴针灸图经》:治上气呕吐……寒热喘满,虚烦口干,传尸骨蒸劳,肺痿咳嗽。

7.《针灸大成》:主咳嗽红痰。又:小儿龟背。

8.《类经图翼》:主治五劳,传尸骨蒸,肺痿咳嗽,呕吐,支满,腰脊强痛,寒热,瘿气,黄疸。

9.《经穴解》:肺俞之本病,肺痿咳嗽,肉痛皮痒,呕吐支满,不嗜食,腰脊强痛,背偻,肺中风僵卧,胸满短气,督满汗出,百毒病,食后吐水,劳瘵,口舌干,劳热上气,寒热,喘满虚烦,传尸骨蒸,瘿气,小儿龟背。肺俞之胃病:黄疸。肺俞之心病:狂走欲自杀。

10.《针灸精粹》:清肺热。

11.《针灸集锦》(修订本)(郑魁山):疏散风热,养阴清肺。

12.《常用腧穴临床发挥》(李世珍):辨证取穴,用补法,补肺益气;用泻法,清肺热、宣肺气、止咳平喘;用泻法配艾灸,温肺散邪。局部取穴:用泻法,通经活络,配艾灸、拔火罐,驱邪散滞;用补法,强壮筋脉。

13.《针灸腧穴学》(杨甲三):调肺气,补虚损,清虚热,和营血。

14.《临床针灸学》(徐笨人):宣通肺气,清热和营。

15.《针灸心悟》(孙震寰):宣降肺气,清解肺热。

16.《针灸腧穴手册》(杨子雨):养阴清肺,益气止喘。

17.《针灸探微》(谢文志):清热解表,理气宣肺。

18.《中医针灸通释·经脉腧穴学》(康锁彬):调理肺气,补益虚损,清退虚热,调和营血。

19.《针灸腧穴疗法》(李平华):宣肺平喘,滋阴润肺。

20.《腧穴临床应用集萃》(马惠芳):清热解表,宣理肺气。

21.《新编实用腧穴学》(王玉兴):养阴润肺,清热补虚,开窍醒神。

22.《中医针灸经穴集成》(刘冠军):宣肺,平喘,利气。

23.《新编简明针灸学》:养阴清肺,益气止喘。

24.《腧穴学讲义》:调理肺气,退热。

25.《针灸辨证治疗学》(章逢润):宣肺利气,清热和营。

26.《石学敏针灸学》(石学敏):调肺气,补虚劳,清虚热,和营血。

27.《腧穴类编》(王富春):清热解表,利气止咳,宣肺解表。

28.《传统实用针灸学》(范其云):养阴清肺,益气止喘。

29.《临床常用百穴精解》(王云凯):平补平泻法,疏通经脉,调和气血。补法:补肺益气,配艾灸,温阳固卫,增强体力。泻法:宣肺解表,疏风清热,止咳平喘;配放血及拔罐,清肺散瘀。

【古今应用辑要】

1. 古代文献摘录

(1)《针灸甲乙经》:肺胀,虚满喘咳:肺俞、太渊。

(2)《黄帝明堂灸经》:小儿龟背,肺俞、心俞、膈俞。

(3)《备急千金要方》:食后吐水,肺输、三阴交、期门。喘咳少气百病:肺输、肾输。胸中痛:云门、中府、隐白、期门、肺输、魂门、大陵。咳逆:然谷、天泉、陷谷、胸堂、章门、曲泉、天突、云门、肺输、临泣、肩井、风门、行间。

(4)《乾坤生意》:同陶道、身柱、膏肓治虚损,五劳七伤。

(5)《针灸大成》:肺壅咳嗽,肺俞、膻中、支沟、大陵。久咳不愈:肺俞、足三里、膻中、乳根、风门、缺盆。

(6)《玉龙赋》:兼丰隆治痰嗽。

(7)《行针指要歌》:嗽,肺俞、风门。

(8)《玉龙歌》:兼天突治咳嗽连声,兼陶道治岁热时行。

2. 现代研究进展

张小霞等治疗组采用宣肺膏药敷贴肺俞、风门、膻中、脾俞穴治疗慢性支气管炎患者,其中虚寒型71例,热燥型37例,经治疗后获临床控制9例,显效22例,好转33例,无效6例,总有效率91.43%,疗效明显优于对照组[张小霞,臧向博.宣肺膏药贴治疗慢性支气管炎70例.陕西中医,2008,29(12):331-332]。

【安全针刺法】斜刺0.5~0.8寸,可灸。

魄　户

【定位】在背部,第三胸椎棘突下,旁开3寸。

【类属】属足太阳膀胱经。

【穴性】养阴清肺,止咳平喘,疏通经络。

【主治病证】

1. 肺失宣肃、肺阴亏虚之咳嗽、气喘、肺痨、咯血诸病症。

2. 经络痹阻之项强、肩背痛诸症。

【常用配伍】

1. 配肺俞、膻中、尺泽、中府,针刺泻法,清热止咳,治疗肺热咳嗽。

2. 配太渊、肺俞、膏肓、足三里、三阴交、太溪,针刺补法,养阴清肺,治疗阴虚肺痨。

3. 配定喘、肺俞、太渊、脾俞、膏肓,针刺补法,补益脾肺,治疗肺气虚弱之气喘。

4. 配风池、天柱、风门、肩井、秉风、曲垣、后溪，针刺平补平泻法，祛风通络，治疗经脉痹阻之项强、肩背痛。

【穴性文献辑录】

1.《神农本草经》：主治虚劳肺痿，肩髆胸背连通，三尸走疰，项强喘逆，烦满呕吐。

2.《黄帝明堂经》：主背胛满闷，项急强不得顾，劳损虚发，尸厥走疰，胸背连通也。又：主肩髆间急痛，背气不能引顾，咳逆上喘也。

3.《外台秘要》：主肩髆间急，凄厥，恶寒，项背痛引颈，咳逆上气，呕吐烦满，背痛不能引顾。

4.《医心方》：主肩髆间急，凄厥恶寒，咳逆上气，欲吐烦；项背痛引颈。

5.《太平圣惠方》：主背胛闷，无气力，劳损痿黄，五尸走疰，项强不得回顾。又：主背胛满闷，项急强不得顾，劳损虚乏，尸厥走疰，胸背连痛也。再：主肩髆间急痛，背气不能引顾，咳逆上喘也。

6.《铜人腧穴针灸图经》：治背髆痛，咳逆上气，呕吐烦满，虚劳肺痿，五尸走疰，项强不得回顾。

7.《西方子明堂灸经》：主咳逆上气，肺寒热，呼吸不得卧，呕沫，喘气相追逐，背胛闷无力，劳损萎黄，五尸走疰，项强不得回顾。

8.《标幽赋》：治体热劳嗽。

9.《普济方》：主肩髆间急，凄厥，恶寒，项背痛引颈，咳逆上气，呕吐烦满，背痛不能引顾。又：治背髆痛，咳逆上气，呕吐烦满，虚劳肺痿，五尸走疰，项强不得回顾。

10.《针灸聚英》：主背髆痛，虚劳肺痿，三尸走疰，项强急不得回顾，喘息，咳逆，呕吐，烦满。

11.《古今医统大全》：主治肩髆痛，虚劳肺痿，三尸走疰，项强，喘逆。

12.《针灸大成》：主背髆痛，虚劳肺痿，三尸走疰，项强急不得回顾，喘息，咳逆，呕吐，烦满。

13.《针方六集》：主三尸走疰，肩髆痛，咳逆上气，呕吐烦满，虚劳喘痿，颈项强急不得回顾，体热百节痛，夜梦鬼交。

14.《类经图翼》：治体热劳嗽。

15.《医学入门》：主咳逆，喘气不得卧，肺寒热，项强，背胛无力，劳损痿黄，五尸走疰。

16.《经穴解》：魄户之肺病，背髆痛，虚劳肺痿，三尸走注，喘息咳逆，项急不得回顾，呕吐烦满。以上症皆风邪、火邪、寒邪所致，或针以泄之，或灸以温之，俱宜表之也。

17.《循经考穴编》：主虚劳肺痿，三尸走疰，劳嗽项强，背髆疼痛。

18.《针灸逢源》：治虚劳肺痿，三尸走疰。

19.《勉学堂针灸集成》：治体热劳嗽。

20.《针灸学简编》：主治肩背痛，臂痛，项强不得回顾，支气管炎，肺结核，哮喘，咳逆，呕吐，烦满等。又：宣通肺气，平喘止咳。

21.《针灸集锦》（修订本）（郑魁山）：疏散风热，养阴清肺。

22.《针灸腧穴学》（杨甲三）：理肺，降逆，舒筋，补虚。

23.《临床针灸学》（徐笨人）：宣通肺气，止咳平喘。

24.《针灸心悟》（孙震寰）：第三椎下两旁各三寸，正坐取之，灸五壮。主肩髆间急痛，背气不能引顾，咳逆上喘。又：治虚劳肺痿魄户好。

25.《针灸腧穴手册》（杨子雨）：益肺气，疏经络。

26.《针灸探微》（谢文志）：宣通肺气，止咳平喘。

27.《中医针灸通释·经脉腧穴学》（康锁彬）：理肺降逆，舒筋补虚。

28.《针灸腧穴疗法》（李平华）：止咳平喘，疏风通络。

29.《腧穴临床应用集萃》（马惠芳）：补肺滋阴，下气降逆。

33.《新编实用腧穴学》（王玉兴）：宣肺止咳，清理虚热，舒筋活络。

30.《中医针灸经穴集成》（刘冠军）：止咳，平喘，利肺。

31.《针灸辨证治疗学》（章逢润）：祛风宣肺，平喘止咳。

32.《石学敏针灸学》(石学敏):宣肺气,平喘息。

33.《传统实用针灸学》(范其云):益肺气,疏经络。

【古今应用辑要】

1.《素问》:五脏俞旁五,此十者,以泻五脏之热也(俞旁五者谓魄户、神堂、魂门、意舍、志室五穴)。

2.《神农本草经》……治虚劳发热,可灸十四壮。

3.《针灸甲乙经》:肩膊间急,凄厥,恶寒,魄户主之。又:项背痛引颈,魄户主之。再:咳逆上气,魄户及气舍主之。呕吐烦满,魄户主之。

4.《备急千金要方》:天容、廉泉、魄户、气舍、谚语、扶突主咳逆上气,喘息,呕沫,齿噤。又:魄户、中府主肺寒热,呼吸不得卧,咳逆上气,呕沫,喘气相追逐。

5.《千金翼方》:咳喘,魄户、中府。

6.《外台秘要》:肩膊间急,凄厥,恶寒,魄户主之。又:项背痛引颈,魄户主之。再:咳逆上气,魄户及气舍主之。呕吐烦满,魄户主之。

7.《医心方》:肩膊间急,凄厥,恶寒,魄户主之。又:项背痛引颈,魄户主之。再:咳逆上气,魄户及气舍主之。再:呕吐烦满,魄户主之。

8.《针灸资生经》:颈项不得顾,魄户、肩井;咳逆上气:魄户、气舍、谚语、期门。

9.《标幽赋》:体热劳嗽而泻魄户。

10.《普济方》:肩膊间急,凄厥,恶寒,魄户主之。又:项背痛引颈,魄户主之。再:咳逆上气,魄户及气舍主之。再:呕吐烦满,魄户主之。

11.《百证赋》:劳瘵传尸,取魄户、膏肓之路。

12.《类经图翼》:五脏俞旁五,此十者,以泻五脏之热也(俞旁五者谓魄户、神堂、魂门、意舍、志室五穴)。

13.《采艾编翼》:气喘,魄户、云门、天突、膻中、承满、气海、足三里。

14.《勉学堂针灸集成》:五脏俞旁五,此十者,以泻五脏之热也(俞旁五者谓魄户、神堂、魂门、意舍、志室五穴)。

【安全针刺法】斜刺0.5~0.8寸,可灸。

谚　语

【定位】在背部,第六胸椎棘突下,旁开3寸。

【类属】属足太阳膀胱经。

【穴性】止咳平喘,清热散风,通络止痛。

【主治病证】

1. 肺失宣肃之咳嗽、气喘诸病症。

2. 风热侵袭、热遏募原之鼻衄、目眩、热病汗不出、疟疾诸病症。

3. 经络痹阻之肩背痛、季肋痛诸症。

【常用配伍】

1. 配尺泽、大椎、肺俞、孔最,针刺泻法,清热宣肺、止咳平喘,治疗肺热咳喘。

2. 配肺俞、中府、足三里、脾俞、定喘、膏肓,针刺补法,补益肺气,治疗肺气虚咳嗽、气喘。

3. 配风池、迎香、合谷、少商,针刺泻法,疏风清热,治疗风热鼻衄。

4. 配阴陵泉、丰隆、水泉、印堂,针刺泻法,清火化痰,治疗痰火目眩。

5. 配合谷、大椎、复溜、曲池,针刺泻法,清热散风,治疗外感热病汗不出。

6. 配大椎、外关,针刺泻法,解表清热截疟,治疗热病、疟疾。

7. 配天柱、肩井、秉风、曲垣、后溪,针刺平补平泻法,活络舒筋,通痹止痛,治疗经脉痹阻之肩背痛、季肋痛等。

【穴性文献辑录】

1.《素问》：主大风汗出，胁络季胁少腹而痛胀。拘挛背急，引胁而痛。又：胠络季胁引少腹而胀痛，刺谵语。

2.《黄帝明堂经》：主喘逆，衄衄，肩甲内廉痛，不可俯仰，胠季胁引少腹而痛胀。痉，互引，身热。瘛疭。咳逆上气。风。掖拘挛，暴脉急，引胁而痛，内引心肺。小儿食晦头指。

3.《备急千金要方》：痎疟，目中痛，不能视，小儿食晦，头痛，鼻衄，窒，喘息不通，咳逆上气，喘息呕沫，齿噤腋挛，肩背寒痉，肩胛内廉痛，风疟。又：膈腧、谵语、京门主肩背寒痉，肩胛内廉痛。

4.《外台秘要》：主腋拘挛，暴脉急引胁痛，内引心肺，从项至脊以下十二椎应，等灸之立已。热病汗不出，肩背寒热，痉互引，身热，咳逆上气虚喘，喘逆，衄衄，肩胛内廉痛不可俯仰，胠季胁引少腹而胀痛，小儿食晦，头痛引廉，痎疟风。

6.《医心方》：主腋拘挛，暴脉急引胁而痛，内引心肺，咳喘息，衄衄肩痛。

7.《太平圣惠方》：温疟寒疟，痎疟，背闷，气满腹胀，气眩，疟久不愈者，背气满闷，胸中气噎，劳损虚乏，不得睡。又：主温疟寒疟，痎疟，背闷，气满廉胀，气眩。再：主疟就不愈者，背气满闷，胸中气噎，劳损虚乏，不得睡也。

8.《铜人腧穴针灸图经》：治腋拘挛，暴脉急引胁痛，热病汗不出，温疟，肩背痛，目眩，鼻衄，喘逆，廉胀肩膊内廉痛不得俯仰。

9.《西方子明堂灸经》：主温疟、寒疟、病疟，肩背痛闷，气满腹胀，气痎，肩背瘟，痉，肩胛内廉痛、腋拘挛，暴脉急，胁痛，热病汗不出，目眩，鼻衄，喘逆不得俯仰，风疟，小儿食晦头痛，及五心热，疟久不愈，胸中气咽，劳损虚乏不得睡，咳逆上气。

10.《普济方》：主腋拘挛，暴脉急引胁痛，内引心肺，从项至脊以下十二椎应，等灸之立已。热病汗不出，肩背寒热，痉互引，身热，咳逆上气虚喘，喘逆，衄衄，肩胛内廉痛不可俯仰，胠季胁引少腹而胀痛，小儿食晦，头痛引廉，痎疟风。又：主疟就不愈者，背气满闷，胸中气噎，劳损虚乏，不得睡也。

11.《针灸聚英》：主大风汗不出，劳损不得卧，腹疟，寒疟，背闷气满，廉胀，气眩，胸中痛引腰背，腋拘胁痛，目眩目痛，鼻衄，喘逆，臂膊内廉痛不得俯仰，小儿食晦头痛，五心热。

12.《古今医统大全》：主治大风汗不出，劳损不得卧，温疟，胸腹胀闷，腰背胁拘急，目痛，咳逆，鼻衄。

13.《针灸大成》：主大风汗不出，劳损不得卧，腹疟，寒疟，背闷气满，廉胀，气眩，胸中痛引腰背，腋拘胁痛，目眩目痛，鼻衄，喘逆，臂膊内廉痛不得俯仰，小儿食晦头痛，五心热。

14.《针方六集》：主劳损不得卧，背闷气满，腋胁拘急，目眩，鼻衄，膈胀，胸中痛，气逆，肩膊内痛不得回顾，大风汗不出，腹疟寒热。

15.《类经图翼》：主治大风热病汗不出，劳损不得卧，温疟久不愈，胸廉胀闷，气噎，肩背胁痛急，目痛，咳逆，鼻衄。

16.《医学入门》：主目眩鼻衄，肩背痛胁痛，喘急，热病汗不出，虚损不睡，五心热，寒痉，寒疟，风疟，温疟，痎疟，久疟，小儿食晦头痛。又：主谵疟，久疟，眼暗。

17.《经穴解》：谵语之肺病，背闷气满，胸中痛，引腰背腋拘，胁痛，衄血，喘逆，背膊内廉痛，不得俯仰，大风汗不出，劳损不卧，寒、温疟。谵语之脾病：腹胀气眩，小儿食时头痛，五心热。谵语之肝病：目眩头痛。

18.《循经考穴编》：主谵疟不愈，虚腹劳热，胸痉引背，膊内廉痛。

19.《医宗金鉴》：谵语主治久疟病。

20.《采艾编翼》：治久疟。

21.《针灸逢源》：治疟疾，胸腹胀，劳损不得卧。

22.《勉学堂针灸集成》：主治大风热病汗不出，劳损不得卧，温疟久不愈，胸廉胀闷，气噎，肩背胁痛急，目痛，咳逆，鼻衄。

23.《针灸学简编》：主治肩背疼，胸痛引背，肩膊内廉痛不能俯仰，目眩，目痛，鼻衄，哮喘，热病汗不出，劳损不得眠，疟疾等。

24.《针灸集锦》（修订本）（郑魁山）：宣肺解表，和胃降逆。

25.《针灸腧穴学》(杨甲三):理气活血,通络。

26.《临床针灸学》(徐笨人):清热散风,止咳平喘。

27.《针灸腧穴手册》(杨子雨):益心气,疏经络。

28.《针灸探微》(谢文志):清热散风,止咳平喘。

29.《中医针灸通释·经脉腧穴学》(康锁彬):理气活血,通经活络。

30.《针灸腧穴疗法》(李平华):清热宣肺,止咳平喘。

31.《腧穴临床应用集萃》(马惠芳):止咳平喘,通窍活络。

32.《新编实用腧穴学》(王玉兴):宣肺止咳,清热利窍。

33.《中医针灸经穴集成》(刘冠军):止咳,平喘,清热。

34.《针灸辨证治疗学》(章逢润):理气祛风,活血通络。

35.《石学敏针灸学》(石学敏):解表清热,宣肺理气,通经活络。

36.《传统实用针灸学》(范其云):益心气,疏经络。

【古今应用辑要】

1.《素问》:大风汗出,灸谚谚。再:疟,脉满大,急刺背俞,用中针,旁五脏俞各一,适肥瘦出其血也(瘦者,浅刺少出血;肥者,深刺多出血。背俞,谓大杼,五脏俞,谓谚谚)。

2.《针灸甲乙经》:热病汗不出,上星主之,先取谚谚,后取天牖、风池。又:喘逆,鼽衄,肩胛内廉痛不可俯仰,眇季胁引少腹而痛胀,谚谚主之。再:痉互引,身热,然谷,谚谚主之。咳逆上气,谚谚主之。腋拘挛,暴脉急,引胁而痛,内引心肺,谚谚主之。小儿食晦,头痛,谚谚主之。

4.《备急千金要方》:小儿食晦,头痛,谚谚主之。又:膈输、谚谚、京门、尺泽主肩背寒痉,肩胛内廉痛。再:谚谚、支正、小海主风疟。

5.《千金翼方》:多汗,疟病,灸谚谚五十壮。

6.《太平圣惠方》:小儿食晦头痛及五心热者,灸谚谚二穴各一壮……炷如小麦大。

7.《针灸资生经》:温疟,谚谚、中脘、白环俞。风疟:谚谚、支正、小海。腹满:谚谚、三里。目眩:谚谚、神庭、上关、涌泉、束骨、鱼际、大都。目痛:谚谚、天牖、照海。

8.《针经摘英集》:治头风而肿,项强不得回腰,刺手少阳经天牖二穴……不宜灸,若灸之,面肿,眼合。取足太阳经谚谚二穴……后针天牖、风池,其病即瘳。若不先针谚谚即难瘳起疾也,此者久病流注之法。

9.《医宗金鉴》:谚谚主治久疟病,五脏疟灸脏俞平。注:谚谚穴主治久疟,若五脏疟,灸五脏俞,五脏俞者,心、肝、脾、肺、肾也。

10.《针灸学简编》:配肺俞、膻中、中府、内关治胸痛引背。

【安全针刺法】斜刺 0.5~0.8 寸,可灸。

神　藏

【定位】在胸部,当第二肋间隙,前正中线旁开 2 寸。

【类属】属足少阴肾经。

【穴性】止咳平喘,宽胸利肺,降逆止呕。

【主治病证】

1. 肺失宣肃之咳嗽、气喘、胸痛诸病症。

2. 胃失和降之呃逆、呕吐诸病症。

【常用配伍】

1. 本穴止咳平喘。配风门、肺俞、曲池、大椎、尺泽,针刺泻法,治疗风热咳喘;配列缺、尺泽、脾俞、肺俞、阴陵泉,针刺泻法,针后加灸,治疗寒饮伏肺咳喘;配尺泽、丰隆、太渊、中府、孔最、大椎,针刺泻法,治疗痰热壅肺咳喘。

2. 配巨阙、膻中、璇玑、太渊、丰隆,针刺平补平泻法,宽胸降气、化痰降浊,治疗痰浊胸闷、胸痛。

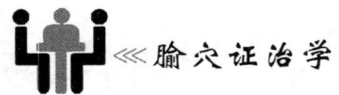

3. 配章门、公孙、中脘、丰隆,针刺平补平泻法,理气和胃、降逆止呕,治疗痰饮呕吐。

【穴性文献辑录】

1.《外台秘要》:主胸满咳逆,喘不得息,呕吐烦满,不得饮食。

2.《医心方》:主胸胁满,咳逆上气,喘不得息,呕吐烦满不能饮食。

3.《太平圣惠方》:主胸胁支满,咳喘不得息,呕吐,胸满不能食。

4.《铜人腧穴针灸图经》:治胸胁支满,咳逆,喘不得息,呕吐,胸满不能食。

5.《西方子明堂灸经》:主胸胁支满,咳嗽不得息,呕吐,胸满不得食。

6.《针灸聚英》:主呕吐,咳逆,喘不得息,胸满不嗜食。

7.《针方六集》:主心悬若饥善恐心惕,口热,舌干,咽肿,上气,呕逆,咳嗽喘不得息,胸满不嗜食。

8.《医学入门》:主咳嗽,余同《灵枢》。

9.《经穴解》:肾之脾病,呕吐不嗜食,咳逆。肾之肺病:喘不得息,胸满,不嗜食。

10.《循经考穴编》:主哮喘气逆,胸满,呕吐不食。

11.《针灸逢源》:治咳逆不得息,呕吐不嗜食。

12.《针灸集锦》(修订本)(郑魁山):宣肺理气。

13.《针灸腧穴学》(杨甲三):宽胸,利气,降逆。

14.《临床针灸学》(徐笨人):清肺和胃,止咳平喘。

15.《针灸腧穴手册》(杨子雨):宽胸理气,降逆止呕。

16.《针灸探微》(谢文志):调理肺气,宣肺清热。

17.《中医针灸通释·经脉腧穴学》(康锁彬):宽胸利气,降逆止呕。

18.《针灸腧穴疗法》(李平华):宽胸利肺,止咳平喘。

19.《腧穴临床应用集萃》(马惠芳):止咳平喘,宽胸理气。

20.《新编实用腧穴学》(王玉兴):宣肺止咳,泄热除烦,和胃降逆。

21.《中医针灸经穴集成》(刘冠军):宽胸,利气。

22.《针灸辨证治疗学》(章逢润):宽胸顺气,安神定喘。

23.《石学敏针灸学》(石学敏):宣肺止嗽,化痰定喘。

24.《传统实用针灸学》(范其云):宽胸理气,降逆止呕。

【古今应用辑要】

1.《针灸甲乙经》:胸满,咳逆,喘不得息,呕吐,烦满不得饮食,神藏主之。

2.《备急千金要方》:华盖、紫宫、中庭、神藏、灵墟、肾输、侠溪、步郎……主胸胁楮满。又:俞府、灵墟、神藏、巨阙主呕吐胸满。再:输府、神藏主咳逆上气,喘不得息。

3.《针灸资生经》:咳逆,喘不得息:神藏、云门、人迎。

4.《百症赋》:胸满项强,神藏、璇玑。

【安全针刺法】斜刺或平刺0.5~0.8寸,不可深刺,以免伤及内脏;可灸。

彧　中

【定位】在胸部,当第一肋间隙,前正中线旁开2寸。

【类属】属足少阴肾经。

【穴性】止咳平喘,宽胸理气。

【主治病证】

肺失宣肃、胸膈气机不利之咳嗽、气喘、胸胁胀满、不嗜食诸病症。

【常用配伍】

1. 配肺俞、膏肓、膻中、中脘、足三里,针刺补法,补益肺气,治疗肺虚咳喘。

2. 配膻中、丰隆、脾俞、三阴交、中府,针刺泻法,宣肺化痰,治疗痰饮咳喘。

3. 配中庭、期门、肝俞、膻中,针刺平补平泻法,宽胸理气、消胀除满,治疗气滞胸胁胀满。

【穴性文献辑录】

1.《外台秘要》:主咳逆上气,涎出多唾,呼吸喘悸,坐不得安。

2.《医心方》:主咳逆上气,涎出多唾,呼吸喘悸,坐不得安。

3.《太平圣惠方》:主胸胁支满,咳逆,喘,不能食饮。又:主咳嗽,上喘,不能食。

4.《西方子明堂灸经》:主胸胁支满,咳逆,喘,不能食饮,上气,涎出多唾,呼吸喘悸,坐不安席。

5.《针灸聚英》:主咳逆喘息,不能食,胸胁支满,涎出多唾。

6.《针方六集》:主咳逆喘痰涎,胸痛,不能食,及乳痛近少阴者。

7.《医学入门》:主喘悸。

8.《经穴解》:肾之肺病,喘息不能食,胸胁支满。肾之脾病:咳逆,涎出多唾。

9.《循经考穴编》:主哮喘气逆,痰涎壅塞,胸膈疼痛,妇人吹乳乳痈及紫白癜风。

10.《针灸集锦》(修订本)(郑魁山):宣肺理气。

11.《针灸腧穴学》(杨甲三):利气,平喘。

12.《临床针灸学》(徐笨人):宣肺平喘,理气化痰。

13.《针灸腧穴手册》(杨子雨):宣肺理气,降逆化痰。

14.《针灸探微》(谢文志):调理肺气,止咳平喘。

15.《中医针灸通释·经脉腧穴学》(康锁彬):利气平喘。

16.《针灸腧穴疗法》(李平华):止咳,平喘,祛痰。

17.《腧穴临床应用集萃》(马惠芳):止咳平喘,降逆止呕。

18.《新编实用腧穴学》(王玉兴):止咳平喘,宽胸顺气,和胃降逆。

19.《针灸辨证治疗学》(章逢润):利气平喘,止咳化痰。

20.《石学敏针灸学》(石学敏):开胸清热,止咳化痰。

21.《传统实用针灸学》(范其云):宣肺理气,降逆化痰。

【古今应用辑要】

1.《针灸甲乙经》:咳逆上气,涎出多唾,呼吸哮,坐卧不安,或中主之。

2.《备急千金要方》:卧不安,或中主之。或中,云门主咳逆上气,涎出多唾,呼吸喘悸,坐不安席。

3.《针灸资生经》:配石门治咳逆上气,涎出多唾;配云门治咳逆上气,涎出多唾,呼吸喘悸,坐不得安。

【安全针刺法】斜刺或平刺 0.5~0.8 寸,不可深刺,以免伤及内脏;可灸。

俞　府

【定位】在胸部,当锁骨下缘,前正中线旁开 2 寸。

【类属】属足少阴肾经。

【穴性】止咳平喘,降逆止呕。

【主治病证】

1. 肺失宣肃之咳嗽、气喘、胸痛诸病症。

2. 胃失和降之呃逆、呕吐诸病症。

【常用配伍】

1. 配风门、肺俞、膏肓、膻中,针刺补法,益气补虚,治疗肺虚咳嗽、气喘。

2. 配丰隆、阴陵泉、中府、膻中、脾俞、肺俞,针刺泻法,针后加灸,温肺化饮,治疗痰饮内停咳喘、胸痛。

3. 配合谷、足三里、内关、公孙、丰隆,针刺平补平泻法,理气和胃、降逆止呕,治痰浊壅遏之恶心、呕吐、不嗜食。

【穴性文献辑录】

1.《黄帝明堂经》:主咳逆上气,喘急,呕吐,不下食饮,胸中痛。

2.《外台秘要》：主咳逆上气,喘不得息,呕吐,胸满不得饮食。

3.《太平圣惠方》：主咳逆上气,喘,呕吐,胸满不得食饮。

4.《铜人腧穴针灸图经》：治咳逆上喘,呕吐,胸满不得饮食。

5.《西方子明堂灸经》：主咳逆上气,呕吐,胸满不得食。

6.《扁鹊神应针灸玉龙经》：主哮喘咳嗽痰饮,气喘风痰。

7.《普济方》：主咳逆上气,喘急呕逆,不下饮食,胸中痛也。

8.《经穴解》：肾之肺病,喘嗽久,胸中痛,久喘,腹胀不下饮食。肾之脾病：呕吐。

9.《针灸逢源》：主咳逆上气,呕吐。喘嗽,腹胀不下食饮,胸中痛。

10.《针灸集锦》(修订本)(郑魁山)：宣肺理气。

11.《针灸腧穴学》(杨甲三)：利气,平喘,降逆。

12.《临床针灸学》(徐笨人)：补肾纳气,祛痰定喘。

13.《针灸腧穴手册》(杨子雨)：宣肺理气,降逆化痰。

14.《针灸探微》(谢文志)：调理肺气,止咳定喘。

15.《中医针灸通释·经脉腧穴学》(康锁彬)：利气平喘,降逆止呕。

16.《腧穴临床应用集萃》(马惠芳)：止咳平喘,理气降逆。

17.《新编实用腧穴学》(王玉兴)：宣肺止咳,降气平喘,和胃止呕。

18.《中医针灸经穴集成》(刘冠军)：利气,止咳,平喘。

19.《新编简明针灸学》：理气止痛,止咳平喘。

20.《针灸辨证治疗学》(章逢润)：宣降肺气,平喘止嗽。

21.《石学敏针灸学》(石学敏)：宣降肺气,平喘止嗽,健脾养胃。

22.《传统实用针灸学》(范其云)：宣肺理气,降逆化痰。

【古今应用辑要】

1.《针灸甲乙经》：咳逆上气,喘不得息,呕吐,胸满不得饮食,俞府主之。

2.《备急千金要方》：俞府、灵墟、神藏、巨阙主呕吐、胸满。又：输府、神藏主咳逆上气,喘不得息。

3.《针灸资生经》：上气喘不得息,俞府、神藏。

4.《神灸经纶》：咳嗽,俞府、丹田、腹中、身柱、列缺、天突、华盖、乳根、风门、肺俞、至阳。

【安全针刺法】斜刺或平刺0.5~0.8寸,不可深刺,以免伤及内脏;可灸。

鸠 尾

【定位】仰卧,在上腹部,前正中线上,当胸剑结合部下1寸。

【类属】属任脉。为任脉络穴;膏之原穴。

【穴性】止咳平喘,化痰开窍,宽胸理气,和中降逆。

【主治病证】

1.痰浊阻肺之咳嗽、气喘诸病症。

2.痰蒙清窍之癫狂痫、脏躁诸病症。

3.气滞血瘀、心脉痹阻之心痛、心悸、胸闷、胸痛诸病症。

4.脘腹气滞、食滞胃肠之腹胀、呕吐、呃逆、反胃、噎膈诸病症。

【常用配伍】

1.配天突、膻中、丰隆、脾俞、肺俞、太渊、合谷,针刺平补平泻法,化痰止咳,治疗痰浊咳嗽、气喘、胸中满痛等。

2.配灵道、郄门、肺俞、尺泽、丰隆,针刺泻法,清热化痰、清心除烦,治疗痰火心悸、心烦。

3.配神门、大陵、丰隆、三阴交、印堂、膻中,针刺泻法,化痰降浊、醒脑开窍,治疗痰浊蒙心之癫证。

4.配身柱、本神、丰隆、太冲、申脉、照海,针刺泻法,化痰醒脑、安神定痫,治疗风痰痫证。

5. 配巨阙、膈俞、心俞、膻中、阴郄,针刺平补平泻法,宽胸理气,治疗心脉瘀阻之心痛、心悸。

6. 本穴理气和胃、降逆止呕、行气止痛。配中脘、足三里、内关、行间、梁丘,针刺平补平泻法,治疗肝郁气滞之胃痛;配章门、公孙、中脘、丰隆,针刺泻法,治疗痰饮呕吐;配中脘、内关、足三里、期门、太冲,针刺平补平泻法,治疗肝气犯胃之呃逆。

【穴性文献辑录】

1.《灵枢》:主腹皮痛,瘙痒。

2.《难经》:热病。

3.《针灸甲乙经》:咳逆上气,唾喘,短气不得息,口不能言。

4.《黄帝明堂经》:主心中寒,胀满不得食,息贲时唾血,血瘀,热病,胸中痛不得卧,心腹痛不可按,善哕,心疝,太息,面赤,心背相引而痛,数噫喘息,胸满咳呕,腹皮痛,瘙痒。喉痹,食不下。

5.《肘后备急方》:脚气。

6.《备急千金要方》:吐变不得下食。又:胸满咳逆。噫喘胸满咳呕。再:心寒胀满不得食,息贲唾血,厥心痛善哕,心疝,太息。再:腹皮痛,疡痒。

7.《铜人腧穴针灸图经》:妇人乳汁少。

8.《针灸入门》:瘿气。

9.《经穴解》:任之肺病,息贲,噫喘喉鸣,胸满咳呕,喉痹咽肿,水浆不下。任之心病,癫痫,不择语言,心中气闷,不喜闻人语,咳唾血,心惊悸,精神耗散。任之肝病,热病偏头痛,引目外眦痛。任之肾病:少年房劳,短气少气。

10.《针灸集锦》(修订本)(郑魁山):和中降逆,清心化痰。

11.《针灸腧穴学》(杨甲三):宁心化痰,和胃降逆。

12.《临床针灸学》(徐笨人):宽胸利膈,开窍醒神。

13.《针灸腧穴手册》(杨子雨):通调任督,活络利膈。

14.《针灸探微》(谢文志):降逆平喘,宽胸化痰。

15.《中医针灸通释·经脉腧穴学》(康锁彬):宁心化痰,和胃降逆。

16.《针灸腧穴疗法》(李平华):宽胸降逆,化痰安神。

17.《腧穴临床应用集萃》(马惠芳):宽胸利膈,宁心定志。

18.《新编实用腧穴学》(王玉兴):宽胸化痰,和胃降逆,清热息风。

19.《中医针灸经穴集成》(刘冠军):和中降逆,清热化痰。

20.《针灸辨证治疗学》(章逢润):清热祛风,和胃降逆,宽胸宁神。

21.《石学敏针灸学》(石学敏):宽胸化痰,和胃降逆,清热熄风。

22.《腧穴类编》(王富春):清热化痰,和中降逆。

23.《传统实用针灸学》(范其云):通调任督,活络利膈。

【古今应用辑要】

1.《备急千金要方》:短气不得息,膻中、华盖。又:旋机、鸠尾主喉痹咽肿,水浆不下。再:缺盆、心输、肝输、巨阙、鸠尾主唾血。

2.《针灸资生经》:胸心痛,膻中、天井。少年房多短气:鸠尾、膻中。心寒:鸠尾、少冲、商丘。唾血:鸠尾、巨阙、心俞、肝俞、缺盆。

3.《席弘赋》:配涌泉治五痫。

4.《针灸聚英》:痫,鸠尾、百会、上脘、神门。

5.《医学纲目》:配行间治伤寒结胸。

6.《百症赋》:膈痛饮蓄,膻中、巨阙。

7.《玉龙歌》:配后溪、神门治癫痫。

8.《针灸大成》:食痫,鸠尾、中脘、少商。失志痴呆:鸠尾、神门、鬼眼、百会。

【安全针刺法】向下斜刺 0.5 寸。注意避免伤及肝脏和心脏。

紫 宫

【定位】仰卧或正卧,在胸部,当前正中线上,平第二肋间。

【类属】属任脉。

【穴性】止咳平喘,宽胸理气,降逆止呕。

【主治病证】

1. 肺失宣降之咳嗽、气喘、胸痛、胸闷诸病症。

2. 胃失和降之呕吐、饮食不下诸症。

【常用配伍】

1. 本穴宣利肺气、止咳平喘。配风门、列缺、合谷、肺俞,针刺泻法,治疗风寒咳嗽;配大椎、丰隆、中府、孔最,针刺泻法,治疗痰热遏肺之哮喘。

2. 配内关、膻中、行间、阳陵泉、支沟、期门,针刺平补平泻法,宽胸理气,治疗气郁胸痛、胸胁支满。

3. 配廉泉、天突,针刺平补平泻法,降气通络,治疗气机壅滞之喉痹、咽喉肿痛、鼻塞。

4. 配膻中、上脘、阳陵泉、太冲、梁丘、神门,针刺平补平泻法,平肝降逆,治疗肝气犯胃之胃痛、呕吐。

5. 配下脘、足三里、内关、腹结,针刺平补平泻法,消食导滞,治疗饮食内停之饮食不下。

【穴性文献辑录】

1.《外台秘要》:胸胁支满,痹痛骨疼,饮食不下,呕逆上气,烦心。

2.《太平圣惠方》:主饮食不下,呕逆烦心,上气吐血,及唾如白胶也。

3.《类经图翼》:主治胸胁支满,膺痛,喉痹咽塞,水浆不入,咳逆上气,吐血烦心。

4.《经穴解》:任之肺病,胸胁支满,胸膺骨痛,饮食不下,呕逆上气,烦心咳逆,吐血,唾如白胶。

5.《针灸集锦》(修订本)(郑魁山):宽胸理气。

6.《针灸腧穴学》(杨甲三):理气宽胸,降逆通络。

7.《临床针灸学》(徐笨人):理气平喘,止咳化痰。

8.《针灸腧穴手册》(杨子雨):宽胸利气。

9.《针灸探微》(谢文志):理气宽胸,降逆止呕。

10.《中医针灸通释·经脉腧穴学》(康锁彬):宽胸理气,止咳平喘。

11.《针灸腧穴疗法》(李平华):宣肺理气,宽胸止咳。

12.《腧穴临床应用集萃》(马惠芳):理气宽胸,降逆通络。

13.《新编实用腧穴学》(王玉兴):宣肺止咳,宽胸顺气,清咽利喉。

14.《中医针灸经穴集成》(刘冠军):宽胸止咳,清肺利咽。

15.《针灸辨证治疗学》(章逢润):清肺利咽,宽胸止咳。

16.《石学敏针灸学》(石学敏):宽胸止咳,利咽喉。

17.《腧穴类编》(王富春):宽胸止咳,清肺利咽。

18.《传统实用针灸学》(范其云):宽胸利气。

【古今应用辑要】

1.《针灸甲乙经》:胸胁榰满,痹痛骨疼,饮食不下,气上烦心,紫宫取之。

2.《备急千金要方》:华盖、紫宫、中庭、神藏、灵墟、胃输、侠溪、步廊、商阳、上廉、三里、气户、周荣、上管、劳宫、涌泉、阳陵泉,主胸胁榰满。又:紫宫、玉堂、太溪,主咳逆上气心烦。

3.《针灸资生经》:胸胁支满,中庭、涌泉。咳逆上气、心烦:玉堂、太溪。吐血:紫宫、肝俞、石门。饮食不下:紫宫、中庭、胆俞。

【安全针刺法】平刺 0.3~0.5 寸,可灸。

华　盖

【定位】仰卧或正卧,于胸骨中线平第一肋间隙处取穴。

【类属】属任脉。

【穴性】止咳平喘,理气解郁。

【主治病证】

1. 肺气不宣之咳嗽、气喘诸病症。

2. 气滞血瘀之胸痛、胁肋痛诸症。

【常用配伍】

1. 本穴宣肺降气、止咳平喘。配肺俞、脾俞、丰隆、太白、合谷,针刺泻法,可加灸,治疗湿痰侵肺咳嗽;配大椎、丰隆、中府、孔最,针刺泻法,治疗痰热咳喘;配尺泽、列缺、风门、肺俞,针刺泻法,针后加灸,治疗寒饮停肺咳喘。

2. 配支沟、日月、行间、阳陵泉,针刺平补平泻法,理气解郁,治疗气郁血滞胸胁痛。

3. 配膻中、内关、丰隆、巨阙,针刺泻法,化痰降浊,治疗痰浊胸痛。

【穴性文献辑录】

1.《外台秘要》:主胸胁支满,痛引胸中,咳逆上气,喘不能言。

2.《医心方》:主胸胁楮满,骨痛引胸中,咳逆上气,喘不能言。

3.《针灸聚英》:主喘急,上气,咳逆,哮嗽,喉痹,咽肿,水浆不下,胸皮痛。

4.《针灸大成》:主喘急上气,咳逆哮嗽,喉痹咽肿,水浆不下,胸胁支满痛。

5.《经穴解》:任之肺病,喘急上气,咳逆咳嗽,喉痹咽肿,水浆不下,胸胁支满痛。

6.《针灸集锦》(修订本)(郑魁山):宽胸理气。

7.《针灸腧穴学》(杨甲三):清肺利咽。

8.《临床针灸学》(徐笨人):宽胸利膈,清肺止咳。

9.《针灸腧穴手册》(杨子雨):宽胸理气,清肺止嗽。

10.《针灸探微》(谢文志):宣肺行气,宽胸利膈。

11.《中医针灸通释·经脉腧穴学》(康锁彬):宽胸利膈,止咳平喘。

12.《针灸腧穴疗法》(李平华):宣肺止咳,宽胸利膈。

13.《腧穴临床应用集萃》(马惠芳):清肺利咽。

14.《新编实用腧穴学》(王玉兴):宣肺止咳,宽胸顺气,清咽利喉。

15.《中医针灸经穴集成》(刘冠军):宽胸理气,清肺化痰。

16.《石学敏针灸学》(石学敏):清肺止嗽,宽胸利膈。

17.《腧穴类编》(王富春):清肺化痰,宽胸理气。

18.《传统实用针灸学》(范其云):宽胸理气,清肺止嗽。

【古今应用辑要】

1.《针灸甲乙经》:咳逆上气,喘不能言,华盖主之。又:胸胁楮满,痛引胸中,华盖主之。

2.《备急千金要方》:华盖、紫宫、中庭、神藏、灵墟、胃输、侠溪、步廊、商阳、上廉、三里、气户、周荣、上管、劳宫、涌泉、阳陵泉,主胸胁楮满。又:紫宫、玉堂、太溪,主咳逆上气心烦。再:天突、华盖,主咳逆上气喘暴。再:膻中、华盖,主短气不得息、不能言。

3.《针灸资生经》:短气不得息,华盖、膻中。

4.《古今医统大全》:气喘,华盖、中府、膻中、云门、天府、肺俞、天突。

5.《百症赋》:配气户治胁肋疼痛。

6.《类经图翼》:哮证,华盖、璇玑、俞府、膻中、肩井、肩中俞、太渊、足三里。

7.《神灸经纶》:咳嗽,华盖、丹田、膻中、身柱、列缺、天突、俞府、乳根、风门、肺俞、至阳。

【安全针刺法】平刺0.3~0.5寸,可灸。

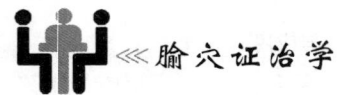

身　柱

【定位】后正中线上,第三胸椎棘突下凹陷中。

【类属】属督脉。

【穴性】宣肺止咳,醒脑安神,通络止痛,清热解毒。

【主治病证】

1. 肺气不利之咳嗽、气喘诸病症。

2. 痰浊阻窍之癫狂痫诸病症。

3. 经脉痹阻之脊背强痛诸症。

4. 热毒郁结之疔疮、发背、身热诸病症。

【常用配伍】

1. 本穴宣肺化痰、止咳平喘。配肺俞、曲池、大椎、尺泽、合谷,针刺泻法,治疗风热咳嗽;配合谷、大椎、丰隆、膻中、中府、孔最,针刺泻法,治疗痰热哮喘。

2. 配水沟、颅息、中脘、丰隆、神门、太冲,针刺泻法,化痰开窍醒神,治疗痰蒙心神之惊风、癫狂、痫证等。

3. 配大椎、筋缩、阳陵泉,针刺平补平泻法,舒筋活络,治疗经脉痹阻之脊背强痛。

4. 配灵台、合谷、委中,针刺泻法,清热解毒,治疗热毒壅盛之疔疮、发背。

【穴性文献辑录】

1.《素问》:热病气穴三椎下间,主胸中热。

2.《外台秘要》:主癫疾,怒欲杀人,身热狂走,谵言见鬼,瘛疭。

3.《医心方》:主身热,狂走,谵言见鬼,瘛疭,癫疾,怒欲杀人。

4.《太平圣惠方》:主癫疾瘛疭,怒欲煞人,身热狂走,谵言见鬼。

5.《西方子明堂灸经》:主癫疾瘛疭,怒欲杀人,身热狂走,谵言见鬼,恍惚不乐,背热。口干,烦渴喘满。头痛汗不出。

6.《玉龙赋》:身柱蠲嗽,能除膂痛。

7.《古今医统大全》:主治腰脊痛,瘛疭,癫痫,妄言。

8.《医学入门》:主癫疾,瘛疭,怒欲杀人,胸热口干,烦渴,喘急,头痛,吐而不出。

9.《经穴解》:督之本病,癫病狂走,瘛疭,怒欲杀人,身热狂言见鬼,小儿惊痫,腰脊痛。

10.《循经考穴编》:主腰脊强痛,瘛疭,癫疾。

11.《医宗金鉴》:主治羊痫风,咳嗽痰喘腰背疼。

12.《针灸逢源》:主治腰脊痛,癫狂,怒欲杀人,瘛疭,身热,妄言见鬼。

13.《针灸集锦》(修订本)(郑魁山):清热散风,扶正祛邪。

14.《针灸腧穴学》(杨甲三):理肺,定惊,止痛。

15.《针灸临床学》(徐笨人):宣肺平喘,镇静安神。

16.《针灸心悟》(孙震寰):主瘛疭,怒欲杀人,狂走见鬼。

17.《针灸腧穴手册》(杨子雨):益气驱邪。

18.《针灸探微》(谢文志):宣肺平喘,清心宁志。

19.《中医针灸通释·经脉腧穴学》(康锁彬):宣肺止咳,宁心安神。

20.《针灸腧穴疗法》(李平华):宣肺止咳,宁心安神。

21.《腧穴临床应用集萃》(马惠芳):宣肺平喘,定惊止痛。

22.《新编实用腧穴学》(王玉兴):祛风退热,宁心镇痉,宣肺止咳。

23.《中医针灸经穴集成》(刘冠军):宣肺止咳,宁心安神。

24.《针灸辨证治疗学》(章逢润):祛风退热,宣肺止咳,清心宁神。

25.《石学敏针灸学》(石学敏):祛风退热,清心宁志,降逆止咳。

26.《传统实用针灸学》(范其云):益气驱邪。

27.《十四经要穴主治歌》:身柱主治羊痫风,咳嗽痰喘腰背痛。

【古今应用辑要】

1. 古代文献摘录

(1)《难经》:治洪长伏三脉,风痫惊痫发狂,恶人与火,灸三椎、九椎。

(2)《针灸甲乙经》:身热狂走,谵语见鬼,癫疾,怒欲杀人,身柱主之。

(3)《备急千金要方》:背强反折,身柱、委中、委阳、昆仑、五处。又:络却、听会、身柱,主狂走、瘈疭,恍惚不乐。

(4)《百症赋》:癫疾必身柱,本神之令。

(5)《采艾编翼》:络却、听会、身柱,主狂走,瘈疭,恍惚不乐。又:身柱三节狂疾。

(6)《神灸经纶》:癫痫,身柱、神庭、灵道、金门、承命。

2. 现代研究进展

施曼华针刺身柱、大椎治疗外感体虚久咳患者62例,治愈45例,好转14例,无效3例[施曼华.针刺治疗外感久咳疗效观察.上海针灸杂志,2009,28(10):595]。

【安全针刺法】向上斜刺0.5~1.0寸,可灸。

定　喘

【定位】在背部,当第七颈椎棘突下,旁开0.5寸。

【类属】属经外奇穴。

【穴性】止咳平喘,通络止痛。

【主治病证】

1. 肺失宣肃之哮喘、咳嗽诸病症。

2. 经脉痹阻之落枕、肩背痛诸症。

【常用配伍】

1. 本穴宣肺理气、止咳平喘。配肺俞、风门、膻中、尺泽,针刺泻法,治疗风热咳喘;配肺俞、膏肓、太渊,针刺补法,治疗肺虚哮喘;配列缺、尺泽、合谷、膻中,针刺泻法,治疗哮喘发作期。

2. 本穴舒筋活络、通痹止痛。配后溪、风池、肩外俞、合谷,针刺泻法,治疗落枕;配后溪、曲垣、肩髃、肩外俞,针刺平补平泻法,治疗肩背痛;配肩髃、曲池、外关、合谷,针刺平补平泻法,治疗上肢疼痛不能举。

【穴性文献辑录】

1.《针灸集锦》(修订本)(郑魁山):宣肺定喘。

2.《针灸腧穴学》(杨甲三):止咳平喘,舒筋活络。

3.《临床针灸学》(徐笨人):天突、定喘为降气平喘之效穴。

4.《中医针灸通释·经脉腧穴学》(康锁彬):平咳喘,舒筋络。

5.《针灸腧穴疗法》(李平华):宣肺理气,止咳平喘,活络止痛。

6.《腧穴临床应用集萃》(马惠芳):平喘止咳,通宣理肺。

7.《新编实用腧穴学》(王玉兴)(王玉兴):宣肺止咳、通络止痛。

8.《中医针灸经穴集成》(刘冠军):宣肺定喘。

9.《新编简明针灸学》:平喘止咳。

10.《针灸辨证治疗学》(章逢润):理气宣肺,止咳定喘。

11.《腧穴类编》(王富春):宣肺止咳,通络止痛。

【古今应用辑要】

张坚成等采用蜂针点刺定喘、列缺、尺泽、膻中、肺俞,发现其对实证哮喘的治疗以及预防都有一定的效果[张坚成,李易崇,李万瑶.定喘穴的临床应用.蜜蜂杂志,2009,4:43]。

【安全针刺法】直刺0.5~1.0寸,可灸。

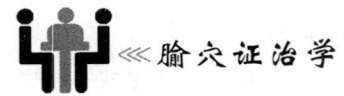

第四章　理气穴

凡具有疏理气机穴性的腧穴,称为理气穴。

理气穴主要用于治疗气滞证或气逆证。

理气穴主要分布于胸部、腹部及背部,其次为四肢和颈部,归脾、胃、肝、胆、膀胱、肾经及任脉,有调节气机、消除气滞或气逆的穴性。

运用理气穴时,常与具有除清热利湿、祛湿化痰、健脾益气、消食导滞、活血祛瘀、养心安神、化痰止咳平喘穴性的腧穴配伍。针刺操作多施行泻法或平补平泻法。

理气穴据其归经、部位、功效的不同,分为三类:宽胸理气穴、理气和胃(肠)穴、疏肝理气穴,以下分别介绍。

第一节　宽胸理气穴

宽胸理气穴,具有宽胸理气、通阳化浊、宣肺化痰、止咳平喘等穴性,主要用于治疗胸阳痹阻或心血瘀阻、肺失宣降所致之胸痹、胸闷、心痛、气塞、咳喘等病症。

运用宽胸理气穴时,若肺气壅滞因于外邪客肺者,应配伍具有宣肺解表穴性的腧穴;因于痰饮阻肺者,应配伍具有祛痰化饮穴性的腧穴;心血瘀阻者,常配伍具有活血化瘀穴性的腧穴;胸阳痹阻者,常配伍温里、化痰、通阳等穴性的腧穴。

理气穴多位于胸背部。位于胸部的腧穴,针刺时应浅刺或平刺,不可向下直刺或斜刺以免刺伤肺脏,造成气胸;位于背部的腧穴,进针时要向内斜刺,直刺、深刺或向外斜刺均易刺穿胸壁而造成气胸。

侠　白

【定位】在臂内侧面,肱二头肌桡侧缘,腋前纹头下4寸,或肘横纹上5寸处。

【类属】属手太阴肺经。

【穴性】宽胸理气,通络止痛。

【主治病证】

1. 肺气不畅、心血瘀阻之气短、心悸、心痛、胸中烦满、胸痛、咳嗽、气喘诸病症。

2. 经脉阻滞之上臂内侧疼痛诸症。

【常用配伍】

1. 配中冲、膻中、心俞、内关、膈俞,针刺平补平泻法,行气活血、化瘀通络,治疗心血瘀阻之心胸痹闷、时而刺痛、痛引肩背等。

2. 配间使、灵道、少冲、气海、丰隆、阴陵泉,针刺平补平泻法,通阳化浊、豁痰理气,治疗痰浊壅塞之胸痞胀痛、心痛彻背、心悸气短、咳吐痰涎等。

3. 本穴宣通肺气、清热化痰、止咳平喘。配孔最、尺泽、大椎,针刺泻法,治疗风热咳嗽;配列缺、尺泽、风门、肺俞,针刺泻法,针后加灸,治疗寒饮伏肺咳嗽、气喘;配合谷、大椎、丰隆、膻中、中府、孔最,针刺泻法,清热化痰平喘,治疗痰热哮喘。

4. 配太渊、大陵、然谷、太溪、命门,针刺补法,温补心肾、温阳行水,治疗心肾阳虚之心痛短气、心悸自汗、动则加剧、神疲乏力、肢冷形寒等。

5. 配臑会、清冷渊、风门,针刺平补平泻法,祛风散寒、活络止痛,治疗风寒阻络之上臂内侧痛。

【穴性文献辑录】

1.《针灸甲乙经》:咳,干呕,烦满,侠白主之。

2.《备急千金要方》:侠白主咳,干呕,烦满。

3.《外台秘要》:治干呕,烦满。

4.《医心方》:主咳,干呕,烦满。

5.《针灸大成》:主短气,干呕逆,烦满。

6.《针灸聚英》:主心痛短气,干呕、烦满。

7.《类经图翼》:气短,干呕烦满。

8.《循经考穴编》:主短气,干呕,紫白癜风。

9.《经穴解》:肺之肺病,干呕逆,烦满短气。肺之心病:心痛。

10.《针灸逢源》:治气短。

11.《针灸集锦》(修订本)(郑魁山):调理肺气。

12.《针灸腧穴学》(杨甲三):理肺和胃。

13.《临床针灸学》(徐笨人):通经活络,调理肺气。

14.《针灸腧穴手册》(杨子雨):调肺气。

15.《针灸探微》(谢文志):疏通经脉,调理肺气。

16.《中医针灸通释·经脉腧穴学》(康锁彬):理肺和胃。

17.《针灸腧穴疗法》(李平华):宽胸利气,止咳平喘。

18.《腧穴临床应用集萃》(马惠芳):宣肺理气,宽胸和胃。

19.《新编实用腧穴学》(王玉兴):理肺和胃,调气止痛。

20.《中医针灸经穴集成》(刘冠军):调肺气。

21.《针灸辨证治疗学》(章逢润):宣通肺气,行气活血。

22.《石学敏针灸学》(石学敏):调气血,止疼痛。

【古今应用辑要】

《备急千金要方》:期门、长强、天突、侠白、中冲主心痛短气。

【安全针刺法】直刺 0.5~0.8 寸,可灸。

人 迎

【定位】正坐仰靠,与喉结相平,在胸锁乳突肌前缘,距喉结 1.5 寸处取穴。

【类属】属足阳明胃经。

【穴性】宽胸理气,止咳平喘,平肝潜阳。

【主治病证】

1. 痰浊阻肺、肺胃热盛、肺气不宣之胸满喘息、咽喉肿痛诸病症。

2. 痰气互结之瘰疬、瘿瘤诸病症。

3. 肝阳上亢之眩晕、头痛诸病症。

【常用配伍】

1. 配膻中、天突、丰隆、中府,针刺泻法,宽胸理气、宣肺化痰、止咳平喘,治疗痰浊壅肺、肺气不宣之胸满喘息。

2. 配章门、天井、足临泣、天突、中封、内庭、太冲,针刺平补平泻法,理气化痰散结,治疗痰气互结之瘰疬、瘿瘤。

3. 配少商、商阳、内庭、天突、合谷,少商、商阳点刺出血,余穴针刺泻法,清宣肺气、利咽消肿,治疗肺胃热盛之咽喉肿痛。

4. 配太冲、曲池、足三里、风池、太阳、阳白,针刺平补平泻法,平肝潜阳,治疗肝阳上亢之头痛、眩晕。

5. 配内关,针刺平补平泻法,通脉安神定悸,治疗心气不足之心悸。

【穴性文献辑录】

1.《灵枢》:主支胁胃中满,喘呼逆息。阳逆头痛,胸满不得息。头痛。

2.《黄帝明堂经》:主胸满呼吸喘喝,冲胸不得息。阳逆霍乱头痛。

3.《针灸甲乙经》:胸满呼吸喘喝,穷窘不得息。

4.《外台秘要》:主阳逆霍乱,阳逆头痛,胸满不得息,胸满呼吸喘喝,穷窘不得息。

5.《医心方》:主霍乱肠逆,头痛,胸满呼吸喘喝。

6.《铜人腧穴针灸图经》:治吐逆霍乱,胸满喘呼不得息,项气闷肿,食不下。

7.《普济方》:主肠逆霍乱,阳逆头痛,胸满不得息,胸满呼吸喘喝,气闷,饮食不下。

8.《针灸聚英》:主吐逆霍乱,胸中满,喘呼不得息,咽喉痈肿,瘰疬。

9.《类经图翼》:主吐逆霍乱,胸满喘呼不得息。项气闷肿,食不下。

10.《经穴解》:人迎之本病,吐逆霍乱,咽喉痈肿,瘰疬。人迎之肺病:胸中满,喘呼不得息。

11.《循经考穴编》:主霍乱喘满,喉痛颈肿,瘰疬。

12.《针灸逢源》:治吐逆霍乱,喘呼不得息。

13.《勉学堂针灸集成》:主治逆上气,咽喉痈肿,逆气喘息不得卧。

14.《针灸集锦》(修订本)(郑魁山):清肺利咽,理气化痰。

15.《针灸腧穴学》(杨甲三):宽胸、降逆、化痰、利咽。

16.《临床针灸学》(徐笨人):通经调气,清热平喘。

17.《针灸腧穴手册》(杨子雨):理气降逆,化痰散结。

18.《针灸探微》(谢文志):清热平喘,行气散瘀。

19.《中医针灸通释·经脉腧穴学》(康锁彬):宽胸降逆,利咽化痰。

20.《针灸腧穴疗法》(李平华):宽胸理气,开郁化痰。

21.《腧穴临床应用集萃》(马惠芳):利咽散结,理气降逆。

22.《新编实用腧穴学》(王玉兴):宽胸降逆,化痰利咽。

23.《中医针灸经穴集成》(刘冠军):理气、开瘀、通脉。

24.《腧穴学讲义》(于致顺):理气血、利咽喉。

25.《针灸辨证治疗学》(章逢润):通脉降逆,理气利咽。

26.《石学敏针灸学》(石学敏):通经络,调气血,利咽喉。

27.《珍珠囊穴性赋》(张秀玉):宽胸散结而能去咽喉肿痛。

28.《传统实用针灸学》(范其云):理气降逆,化痰散结。

29.《临床常用百穴精解》(王云凯):平补平泻法,降逆定喘。补法:益气通脉。泻法:散结清热,通络止痛。

【古今应用辑要】

1.《灵枢》:阳逆头痛,胸满不得息,取之人迎。又:喘呼逆息,气积于上,泻人迎、天突、喉中。

2.《针灸甲乙经》:其气积于胸中者上取之,积于腹中者下取之,上下皆满者,旁取之,积于上者泻人迎、天突、喉中,积于下者泻三里与气街,上下皆满者,上下皆下之,与季胁之下深一寸,重者,鸡足取之。又:阳逆头痛,胸满不得息,取人迎。

3.《黄帝内经太素·寒热杂说》:下齿龋,取之人迎。臂恶寒补之,不恶寒泻之。

4.《备急千金要方》:曲池、人迎、神道、章门、中府、临泣、天池、璇玑、府输主胸中满。又:凡霍乱,头痛,胸满呼吸喘喝,穷窘不得息,人迎主之。

5.《天星秘诀》:耳鸣腰痛先此,后耳门及三里。

6.《针灸集成》:霍乱,头痛,胸痛,呼吸喘喝:人迎、内关、关门、三阴交、足三里。

【安全针刺法】避开颈总动脉,直刺0.3~0.8寸;禁灸。

气　舍

【定位】在颈部,当锁骨内侧端的上缘,胸锁乳突肌的胸骨头与锁骨头之间。

【类属】属足阳明胃经。

【穴性】理气散结,和胃降逆,清热利咽。

【主治病证】

1. 气机郁滞、痰气凝结之瘰疬、瘿瘤诸病症。

2. 胃气上逆之呃逆。

3. 热邪上攻之咽喉肿痛。

【常用配伍】

1. 本穴理气散结。配臑俞、间使、太溪、太冲、扶突、水突,针刺平补平泻法,治疗痰气郁滞之瘿气;配章门、天井、足临泣、丰隆,针刺平补平泻法,治疗气滞痰凝之瘰疬。

2. 配中脘、内关、足三里、气户、膈俞,针刺平补平泻法,和胃降逆,治疗胃气上逆之呃逆。

3. 本穴清热泻火、利咽消肿。配少商、尺泽、合谷,少商点刺出血,针刺泻法,治疗风热咽喉肿痛;配商阳、内庭、天突,针刺泻法,治疗胃火咽喉肿痛。

4. 配大椎、天柱、大杼、后溪,针刺平补平泻法,舒筋通络、祛风湿、止痹痛,治疗经脉痹阻之颈项强痛。

【穴性文献辑录】

1.《针灸甲乙经》:咳逆上气。肩肿不得顾。

2.《备急千金要方》:天鼎、气舍、膈输主喉痹哽噎,咽肿不得消,食饮不下。又:天容、廉泉、魄户、气舍与天突主咳逆上气。喘息呕沫齿噤。

3.《外台秘要》:气舍主咳逆上气,瘤瘿气,咽肿,肩肿不得顾,喉痹。

4.《医心方》:主咳逆上气,肩肿,喉痹,瘤瘿。

5.《铜人腧穴针灸图经》:治咳逆上气,瘤瘿,喉痹,咽肿,颈项强不得回顾。

6.《西方子明堂灸经》:主咳逆上气,瘤瘿,喉痹,咽肿,颈项强不得回顾,肩肿,哽咽食不下。

7.《针灸聚英》:主咳逆上气,肩肿不得顾。喉痹哽噎,咽肿不消,食饮不下,瘿瘤。

8.《针灸大成》:主咳逆上气,颈项强不得回顾,喉痹,哽噎,咽肿不消,瘿瘤。

9.《针方六集》:治喉痹颈肿,项瘿,咳逆上气,饮食不下,喘息呕沫,齿噤。

10.《类经图翼》:主治咳逆上气,肩肿项强不能回顾,喉痹哽咽,食饮不下,瘿瘤。

11.《医学入门》:主喉痹,项强,瘿瘤,肩肿,咳逆上气。

12.《经穴解》:气舍之本病,咳逆上气,颈项强不得回顾,喉痹哽噎,咽肿不消,瘿瘤。

13.《循经考穴编》:主咳逆,哽噎,喉痹。瘿瘤。

14.《针灸逢源》:治喉痹哽咽,瘿瘤。

15.《针灸集锦》(修订本)(郑魁山):清肺利咽,理气化痰。

16.《针灸腧穴学》(杨甲三):理气止痛,降逆平喘。

17.《临床针灸学》(徐笨人):清肺利咽,理气散瘀。

18.《针灸腧穴手册》(杨子雨):理气止逆,化痰散结。

19.《针灸探微》(谢文志):清热利咽,理气散瘀。

20.《中医针灸通释·经脉腧穴学》(康锁彬):理气止痛,降逆平喘。

21.《针灸腧穴疗法》(李平华):清热,调气,化痰。

22.《腧穴临床应用集萃》(马惠芳):清咽利肺,理气散结。

23.《新编实用腧穴学》(王玉兴):降逆平喘,化痰散结,调气活血。

24.《中医针灸经穴集成》(刘冠军):调气,化瘀,散结。

25.《针灸辨证治疗学》(章逢润):散结降逆,清咽止痛。

26.《石学敏针灸学》(石学敏):调气活血,消肿止痛。

27.《传统实用针灸学》(范其云):理气止逆,化痰散结。

【古今应用辑要】

1. 古代文献摘录

(1)《针灸甲乙经》:咳逆上气,魄户及气舍主之。又:肩肿不得顾,气舍主之。喉痹,完骨及天容、气舍、天鼎、尺泽、合谷、商阳、阳溪、中渚、前谷、商丘、然谷、阳交悉主之。瘤瘿,气舍主之。

(2)《备急千金要方》:天府、臑会、气舍主瘤瘿气咽肿。又:天容、廉泉、魄户、气舍与天突主咳逆上气,喘息呕沫齿噤。

(3)《针灸资生经》:水突,气舍治咽肿。

2. 现代研究进展

王悦新取气舍穴配合辨证取穴治疗甲状腺机能亢进症患者 62 例,其中阴虚火旺取臑会、气舍、间使、太冲、太溪;气阴两伤取合谷、天突、天鼎、关元、照海,每天针刺 1 次,每次留针 20~30 分钟,10 次为 1 个疗程。124 例中,采用针灸治疗的 62 例,痊愈 36 例,显效 24 例,好转 2 例,无效 0 例。效果优于随机设立的 62 例抗甲状腺药物治疗对照组的疗效[王悦新.针灸治疗甲状腺机能亢进症的疗效研究.中国地方病防治杂志,2007,22(2):159-160]。

【安全针刺法】直刺 0.3~0.5 寸,可灸。

气 户

【定位】在胸部,当锁骨中点下缘,距前正中线 4 寸。

【类属】属足阳明胃经。

【穴性】宽胸理气,止咳平喘。

【主治病证】

1. 胸、肺、胃气机不利之胸胁胀满、胸胁痛、呃逆、噎嗝、呕吐诸病症。

2. 肺气上逆之咳嗽、喘逆上气诸症。

【常用配伍】

1. 配华盖、血海、行间、期门、支沟,针刺平补平泻法,治疗气机瘀滞之胁肋疼痛。

2. 配气海,针刺平补平泻法,开胸理气,治疗噎嗝。

3. 配膻中、行间、阳陵泉、期门、列缺,针刺平补平泻法,疏肝理气,治疗肝郁气滞之胸胁胀满。

4. 配膻中、内关、足三里、行间,针刺平补平泻法,理气和胃,治疗肝气犯胃、胃气上逆之呃逆。

5. 配膻中、列缺、肺俞、尺泽,针刺泻法,宣肺理气、清热止咳,治疗肺热咳嗽。

6. 配尺泽、膻中、丰隆、孔最,针刺泻法,清热化痰、止咳平喘,治疗痰热壅肺之咳喘。

7. 配上脘、郄门、内庭,针刺泻法,清泻胃火、凉血止血,治疗胃热吐血。

【穴性文献辑录】

1.《黄帝明堂经》:主胸胁楮满,喘逆上气,呼吸肩息,不知食味。

2.《针灸甲乙经》:胸胁楮满,喘满上气,呼吸肩息,不知食味。

3.《备急千金要方》:主胸胁楮满。又:主喘逆上气,呼吸肩息,不知食味。

4.《外台秘要》:主胸胁支满,喘逆上气,呼吸肩息,不知食味。

5.《医心方》:主胸胁楮满。喘逆上气,呼吸肩息,不知食味也。

6.《铜人腧穴针灸图经》:治胸胁支满,喘逆上气,胸背急不得息,不知食味。

7.《古今医统大全》:主治咳逆上气,胸背痛支满,喘急不得息,不知味。

8.《针灸大成》:主咳逆上气,胸背痛,咳不得息,不知味,胸胁支满,喘急。

9.《针方六集》:治咳逆上气,肩息咳嗽,胸胁腹满,背痛不知食味,乳痛。

10.《类经图翼》:主治咳逆上气,胸背痛支满,喘急不得息,不知味。

11.《医学入门》:主胸胁胀满,喘气有声,不知食味。

12.《经穴解》:气户之本病,咳逆上气,不知味。气户之肺病:胸背痛,咳不得息,胸胁支满喘息。

13.《循经考穴编》:主哮喘咳逆,胸膺痛,胁支满,吐血等症。

14.《针灸逢源》:治咳逆上气,胸背痛不得息。

15.《针灸集锦》(修订本)(郑魁山):宽胸理气,疏经止痛。

16.《针灸腧穴学》(杨甲三):宣肺理气散结。

17.《临床针灸学》(徐笨人):理气宽胸,止咳平喘。

18.《针灸腧穴手册》(杨子雨):宽胸利气。

19.《针灸探微》(谢文志):理气宽胸,止咳平喘。

20.《中医针灸通释·经脉腧穴学》(康锁彬):宣肺降逆,理气散结。

21.《针灸腧穴疗法》(李平华):宽胸理气,止咳平喘。

22.《腧穴临床应用集萃》(马惠芳):理气宽胸,止咳平喘。

23.《新编实用腧穴学》(王玉兴):宣肺止咳,宽胸利膈,化痰散结。

24.《中医针灸经穴集成》(刘冠军):调肺气,止喘咳。

25.《针灸辨证治疗学》(章逢润):宣肺理气,止咳平喘。

26.《石学敏针灸学》(石学敏):宽胸膈,理肺气。

27.《传统实用针灸学》(范其云):宽胸利气。

【古今应用辑要】

1. 古代文献摘录

(1)《针灸甲乙经》:胸胁榰满,喘满上气,呼吸肩息,不知食味,气户主之。

(2)《席弘赋》:此穴攻噎若不愈,兼灸气海。兼华盖主治肩背强急酸痛,三焦膀胱肾气热。

(3)《百症赋》:胁肋疼痛,气户、华盖。

2. 现代研究进展

关绥平取气户穴配伍天突、水突、膻中等穴行蜂疗治疗喘逆上气取得显著疗效[关绥平.呃逆的蜂疗医治法.中国蜂业,2007,58(1):34]。

【安全针刺法】斜刺或平刺0.5~0.8寸,可灸。

库 房

【定位】在胸部,当第一肋间隙,距前正中线4寸。

【类属】属足阳明胃经。

【穴性】宣肺理气,止咳定喘。

【主治病证】

1. 肺热炽盛、痰热壅肺之咳嗽气逆、胸痛、气喘、咯吐脓血诸病症。

2. 肝气郁结之胸胁胀痛、乳癖、产后乳少诸病症。

【常用配伍】

1. 配肺俞、天突、丰隆、曲池、尺泽,针刺泻法,宣肺化痰、止咳平喘,治疗痰热咳嗽。

2. 配周荣、中府、尺泽、孔最、肺俞,针刺泻法,清热泻肺、凉血解毒,治疗肺热壅盛之胸痛、咳嗽、咯吐脓血。

3. 配定喘、肺俞、膏肓、太渊,针刺补法,益气补虚、降气平喘,治疗肺虚气喘。

4. 配中庭、肝俞、期门、侠溪,针刺平补平泻法,宽胸理气止痛,治疗肝郁胸胁胀痛。

5. 配乳根、肩井、曲泽,针刺泻法,清热解毒、消肿散结,治疗热毒乳痈初发。

【穴性文献辑录】

1.《针灸甲乙经》:胸胁榰满,咳逆上气,呼吸,多唾浊沫脓血。

2.《外台秘要》:主胸胁支满,咳逆上气,呼吸,多唾浊沫脓血。

3.《医心方》:主胸胁榰满,咳逆上气,呼吸,多唾浊沫也。

4.《太平圣惠方》:主胸腹支满,咳逆上气,呼吸不至息及肺寒咳嗽唾脓也。

5.《铜人腧穴针灸图经》:胸胁支满,咳逆上气,多唾浊沫脓血。

6.《西方子明堂灸经》:主胸胁支满,咳逆上气,呼吸不至息,及肺寒咳喘,唾脓血。

7.《针灸聚英》:主胸胁满,咳逆上气,呼吸不至息,唾脓血浊沫。

8.《针方六集》:主胸胁支满,咳逆上气,呼吸喘息,多唾浊沫脓血。

9.《类经图翼》:主治胸胁满,咳逆上气,呼吸不利,唾脓血浊沫。

10.《医学入门》:主肺寒喘嗽,唾脓血,胸胁支满。

11.《经穴解》:库房之本病,咳逆上气。库房之肺病:胸胁满,呼吸不至息,唾脓血浊沫。

12.《循经考穴编》:主胸胁胀满,咳逆上气及肺寒喘嗽痰唾;若伤寒结胸,呕吐脓血,宜单泻之。

13.《针灸指南》:主胸胁满,咳逆上气。

14.《针灸集锦》(修订本)(郑魁山):理肺化痰。

15.《针灸腧穴学》(杨甲三):理气宽胸。

16.《临床针灸学》(徐笨人):清热宽胸,理气化痰。

17.《针灸腧穴手册》(杨子雨):宽胸利气,清热化瘀。

18.《针灸探微》(谢文志):理气化痰,止咳平喘。

19.《中医针灸通释·经脉腧穴学》(康锁彬):理气宽胸。

20.《针灸腧穴疗法》(李平华):止咳平喘,清热化痰。

21.《腧穴临床应用集萃》(马惠芳):理气宽胸,清热化痰。

22.《新编实用腧穴学》(王玉兴):宣肺平喘,宽胸泄热。

23.《中医针灸经穴集成》(刘冠军):理气宽胸,止咳化痰。

24.《石学敏针灸学》(石学敏):清肺热,理肺气。

25.《针灸辨证治疗学》(章逢润):理气宽胸,降逆化痰。

26.《传统实用针灸学》(范其云):宽胸利气,清热化瘀。

【古今应用辑要】

1.《备急千金要方》:库房、中府、周荣、尺泽主咳逆上气,呼吸多唾浊沫脓血。

2.《针灸资生经》:咳逆,上气,呼吸多唾浊沫脓血:库房、中府、周荣、尺泽。上气咳逆:库房、屋翳、膏肓俞。

【安全针刺法】斜刺或平刺0.5~0.8寸,可灸。

膺 窗

【定位】在胸部,当第三肋间隙,距前正中线4寸。

【类属】属足阳明胃经。

【穴性】理气行滞,止咳平喘。

【主治病证】

1.气血瘀滞之胸胁胀痛、胸痹、乳痈、乳癖、乳少诸病症。

2.痰热壅肺之咳嗽、气喘诸病症。

【常用配伍】

1.配下巨虚、丰隆、温溜、内庭、合谷、乳根,针刺泻法,理气散结、消肿清热,治疗气滞热壅之乳痈。

2.配乳根、少泽、尺泽、足三里,针刺平补平泻法,活血通络、理气下乳,治疗气滞血瘀之乳少。

3.配膻中、内关,针刺平补平泻法,活血祛瘀、行气止痛,治疗气滞血瘀之胸痹、心悸、心区疼痛。

4. 配中庭、支沟、肝俞、期门、侠溪，针刺平补平泻法，疏肝理气，治疗肝郁之胸胁胀痛。

5. 配肺俞、脾俞、丰隆、尺泽、曲池、合谷，针刺泻法，清热化痰、止咳平喘，治疗痰热咳嗽、气喘等。

【穴性文献辑录】

1.《备急千金要方》：主胸胁痛肿。又：主肠鸣泄注。再：主乳痈，寒热，短气卧不安。

2.《千金翼方》：胸胁痛肿。

3.《外台秘要》：胸满痛肿，乳痈寒热，短气卧不安。

4.《医心方》：主胸胁肿痛，乳痈，寒热，短气卧不得安也。

5.《铜人针灸腧穴图经》：治胸满，短气，唇肿，乳痈，寒热，卧不安。

6.《西方子明堂灸经》：主胸胁痛肿，肠鸣泄注，乳痈寒热，短气卧睡不安。

7.《针灸聚英》：主胸满，短气不得卧，肠鸣注泄，乳痈寒热。

8.《类经图翼》：胸满气短不得卧，肠鸣注泄，乳痈寒热。

9.《经穴解》：膺窗之本病，乳痈寒热，卧不安，肠鸣注泄，唇肿。膺窗之肺病：胸满短气。

10.《针灸逢源》：治胸满不得卧，肠鸣注泄，乳痈寒热。

11.《针灸集锦》（修订本）（郑魁山）：宣肺理气，安神定志，活络通乳。

12.《针灸腧穴学》（杨甲三）：宽胸理气，调和营血。

13.《临床针灸学》（徐笨人）：清热解郁，理气活血。

14.《针灸腧穴手册》（杨子雨）：宽胸理气，清热化瘀。

15.《针灸探微》（谢文志）：清热解郁，平喘下乳。

16.《中医针灸通释·经脉腧穴学》（康锁彬）：宽胸理气，调和营血。

17.《腧穴临床应用集萃》（刘冠军）：止咳宁嗽，消肿清热。

18.《新编实用腧穴学》（王玉兴）：止咳平喘，清热利湿。

19.《中医针灸经穴集成》（刘冠军）：止咳平喘，调气开郁。

20.《腧穴学讲义》：治寒热短气卧不安。

21.《针灸辨证治疗学》（章逢润）：降逆平喘，利肺消肿。

22.《石学敏针灸学》（石学敏）：宣肺止咳，宽胸理气。

23.《传统实用针灸学》（范其云）：宽胸利气，清热化瘀。

【古今应用辑要】

1. 古代文献摘录

（1）《针灸甲乙经》：寒热，短气卧不安，膺窗主之。

（2）《针灸资生经》：唇肿，膺窗、太冲。

2. 现代研究进展

（1）彭红华采用针刺配合手法治疗乳房发育不良症50例，主穴膺窗、膻中、乳根、天溪等，肝郁者加太冲；脾虚者加气海、中脘；肾虚者加太溪、涌泉；痰湿内停者加阴陵泉、丰隆。治疗有效率83.0%，优于单纯针灸组和单纯手法组［彭红华.针灸配合手法治疗乳房发育不良临床观察.世界科学技术－中医药现代化，2013，15（2）：286－290］。

（2）赵晓莉等采用活血固冲法针刺膺窗、屋翳、太冲、内关等穴治疗乳癖取得一定疗效［赵晓莉，丛振日，王朝霞.针刺活血固冲化乳癖.中国中医基础医学杂志，2007，13（2）：159］。

（3）王娟等针刺膺窗、膻中、期门、足三里等穴治疗气滞热壅型急性乳腺炎取得良好疗效［王娟，刘玉玲.中西医结合治疗急性乳腺炎的方法和体会.工企医刊，2007，20（2）：45］。

【安全针刺法】斜刺或平刺0.5~0.8寸，可灸。

乳　根

【定位】在胸部，当乳头直下，乳房根部，当第五肋间隙，距前正中线4寸。

【类属】属足阳明胃经。

【穴性】宽胸理气,活络通乳,止咳平喘。

【主治病证】

1. 气滞血瘀、气血虚弱之产后乳少。

2. 胃热壅盛之乳痈、乳癖诸病。

3. 痰浊阻肺、痰热壅肺之胸痛、胸闷、咳喘诸症。

【常用配伍】

1. 本穴居乳下,调气通经催乳,为治疗乳疾要穴。配膺窗、下巨虚、丰隆、温溜、少冲,针刺泻法,治疗胃热乳痈、乳房肿痛;配膻中、脾俞、足三里,针刺补法,治疗气血虚弱乳少;配膻中、少泽、内关、太冲、期门,针刺平补平泻法,治疗肝郁气滞乳少。

2. 配膻中、内关,针刺平补平泻法,活血通络止痛,治疗气滞血瘀之胸痹、心痛。

3. 配膻中、丰隆、太渊、巨阙,针刺泻法,宽胸理气、通阳化浊、宣肺化痰,治疗痰浊阻肺之胸痛、胸闷。

4. 配中府、膻中、丰隆、大椎、俞府,针刺泻法,清热化痰、止咳平喘,治疗痰热咳喘。

【穴性文献辑录】

1.《神农本草经》:治胸下满痛,上气喘急。

2.《针灸甲乙经》:胸下满痛,膺肿。乳痈凄索寒热不可按。

3.《黄帝明堂经》:主胸下满痛,膺肿,乳痈,凄索寒热,痛不可按。

4.《肘后备急方》:主咳嗽,上气。又:卒吐逆。卒得咳嗽。

5.《备急千金要方》:主胸下满痛,膺肿。又:乳痈,凄索寒热。再:腹满,短气转鸣。

6.《千金翼方》:小儿暴痫,若腹满短气转鸣,小儿温疟。

7.《外台秘要》:上气唾脓血。

8.《太平圣惠方》:主膈气不下食噎病。

9.《华佗明堂》:主胸下满闷,臂肿及乳痛也。又:膈气不下,食噎病。

10.《铜人腧穴针灸图经》:治胸下满痛,臂肿,乳痈,凄惨寒痛,不可按抑。

11.《针灸大成》:主胸下满闷,胸痛,膈气不下食噎病,臂痛肿,乳痛,乳痈,凄凄寒热,痛不可按,咳逆,霍乱转筋,四厥。

12.《席弘赋》:但向乳根二肋间,又治妇人生产难。

13.《针灸聚英》:主胸下满闷,胸痛,膈气不下食噎病,臂痛肿,乳痛,乳痈,凄凄寒热,痛不可按,咳逆,霍乱转筋,四厥。

14.《类经图翼》:一传治胎衣不下。

15.《景岳全书》:呃逆。

16.《医学入门》:主胸满痛及膺肿,乳痈热痛。又:小儿龟胸。

17.《医宗金鉴》:主胸前肿,乳痈,小儿龟胸等症。

18.《针灸逢源》:治胸下满,膈气噎病,乳痈,霍乱。

19.《经穴解》:乳根之本病,噎病,膈气不下食,乳痛乳痈,凄惨寒痛,不可按抑,咳逆,霍乱转筋,四厥。乳根之肺病:胸下满闷,胸痛,臂痛肿。

20.《针灸集锦》(修订本)(郑魁山):宣肺理气,活络通乳。

21.《针灸腧穴学》(杨甲三):理气,宽胸,通乳。

22.《临床针灸学》(徐笨人):宣通乳络,活血化瘀。

23.《针灸腧穴手册》(杨子雨):宽胸理气,活络通乳。

24.《针灸探微》(谢文志):宣肺理气,活血化瘀。

25.《中医针灸通释·经脉腧穴学》(康锁彬):理气宽胸,活络通乳。

26.《新编实用腧穴学》(王玉兴):理气宽胸,通经下乳。

27.《中医针灸经穴集成》(刘冠军):宣肺,利气,通乳。

28.《新编简明针灸学》:通乳化瘀,宣肺利气。

29.《腧穴学讲义》:理气通乳。

30.《针灸辨证治疗学》(章逢润):宣肺通络,活血消肿。

31.《石学敏针灸学》(石学敏):清心肺,调气血。

32.《珍珠囊穴性赋》(张秀玉):宽胸增乳而能医产后乳少。

33.《传统实用针灸学》(范其云):宽胸理气,活络通乳。

【古今应用辑要】

1. 古代文献摘录

(1)《神农本草经》:胸下满痛,上气急,可灸七壮。

(2)《太平圣惠方》:食噎,灸乳根。

(3)《针灸资生经》:臂痛,乳根、少海、听宫。

(4)《玉龙赋》:气嗽痰哮,乳根、俞府。

(5)《杨敬斋针灸全书》:乳痈肿痛,乳根、肩井、合谷、少泽、鱼际、临泣、太溪。

(6)《针灸大成》:吐血,乳根、膻中、中脘、气海、三里、支沟。

(7)《古今医统大全》:反胃吐食,乳根、中脘、下脘、建里、三里。

(8)《类经图翼》:诸喘气急,乳根、天突、璇玑、华盖、膻中、期门、气海。

(9)《医宗金鉴·刺灸法要诀》:膺肿乳痛,灸乳根。

(10)《采艾编翼》:咳嗽,乳根、列缺、尺泽、肺俞、彧中、足三里、膻中、上脘、气海。

(11)《针灸逢源》:咳逆,于乳下一指许男左女右,灸三壮即瘥,不疼则不可治。

2. 现代研究进展

(1)张卫华针刺屋翳穴配伍乳根、合谷穴治疗肝郁气滞型、肝火上炎型、冲任失调型、气血亏虚型乳腺增生患者1 678例,近期治愈率62.28%,总有效率97.32%,有效率高于中、西药物组[张卫华,郭英民,郭新荣等.针刺屋翳、乳根等穴治疗乳腺增生病1 678例.陕西中医,2007,28(6):714-716]。

(2)王进才针刺乳根穴为主治疗肝气郁结、肝火上炎、肝肾阴虚、气血两亏型乳腺增生患者120例,痊愈78例,显效32例,有效8例,总有效率98.3%[王进才.针刺乳根穴治疗乳腺增生.上海针灸杂志,2001,20(5):21]。

(3)陈佳红合谷刺乳根穴为主治疗气滞型乳腺增生病患者2例,结果患者分别针5次和20次后肿块减小或消失,乳房隐痛、胀痛消失[陈佳红.合谷刺乳根穴治疗乳腺增生病2例.上海针灸杂志,1996,15(3):289]。

(4)李种泰采用针刺和艾条熏灸乳根、膻中、少泽穴治疗产后缺乳患者55例,总有效率90.9%。其中气血虚弱加心俞、脾俞、膈俞、足三里,肝郁气滞加肝俞、期门、太冲[李种泰.针灸治疗产后缺乳55例.陕西中医,2006,27(2):226-227]。

【安全针刺法】斜刺或平刺0.5~0.8寸,可灸。

胸　乡

【定位】在胸前正中线旁开6寸,当第三肋间隙处。

【类属】属足太阴脾经。

【穴性】宽胸理气,活血祛瘀。

【主治病证】

1. 气滞胸膈之胸胁胀满、疼痛诸病症。

2. 瘀血阻滞之胸闷、心痛诸病症。

【常用配伍】

1. 配支沟、中庭、期门、侠溪、日月,针刺平补平泻法,理气止痛,治疗气滞胸胁胀痛。

2. 配膻中、巨阙、膈俞、心俞、厥阴俞,针刺平补平泻法,活血祛瘀、通络止痛,治疗瘀血阻滞之胸闷、心痛,痛引肩背不得卧。

3. 配内关、神门、三阴交,针刺平补平泻法,镇静安神,治疗心神不安之心悸、失眠。

【穴性文献辑录】

1.《针灸甲乙经》:胸胁楷满,却引背痛,卧不得转侧。

2.《类经图翼》:胁肋支满,引背痛,不得卧转侧。

3.《经穴解》:脾之肺病,胸肋支满,引胸背痛,不得卧,转侧难。

4.《针灸集锦》(修订本)(郑魁山):宽胸理气。

5.《针灸腧穴学》(杨甲三):理气止痛。

6.《针灸腧穴手册》(杨子雨):疏泄三焦,宽胸理气。

7.《针灸探微》(谢文志):理气宽胸,舒经活络。

8.《中医针灸通释·经脉腧穴学》(康锁彬):理气止痛。

9.《针灸腧穴疗法》(李平华):宽胸利胁。

10.《腧穴临床应用集萃》(马惠芳):宣肺止咳,理气止痛。

11.《新编实用腧穴学》(王玉兴):理气宣肺,通络止痛。

12.《中医针灸经穴集成》(刘冠军):宽胸利膈。

13.《针灸辨证治疗学》(章逢润):宽胸利胁,定喘止痛。

14.《石学敏针灸学》(石学敏):宣肺理气,定喘止痛。

15.《传统实用针灸学》(范其云):疏泄三焦,宽胸理气。

【安全针刺法】斜刺或向外平刺 0.5~0.8 寸,可灸。

周 荣

【定位】在胸前正中线旁开 6 寸,当第二肋间隙处。

【类属】属足太阴脾经。

【穴性】宽胸理气。

【主治病证】

1. 痰湿阻肺之咳喘、胸闷、胸痛诸病症。

2. 经气不利之胁肋疼痛诸症。

【常用配伍】

1. 配中府、膻中、定喘、太渊、肺俞、丰隆,针刺泻法,祛湿化痰、宣肺理气,治疗痰湿阻肺之咳喘、胸闷、胸胁胀满疼痛等。

2. 配膻中、期门、阳陵泉、大包、肝俞、行间,针刺平补平泻法,宽胸理气、行气止痛,治疗气滞胸胁胀满、胁肋痛。

3. 配中脘、四缝、脾俞、胃俞、足三里,针刺平补平泻法,健脾和胃、消食化积,治疗脾虚食滞不下。

【穴性文献辑录】

1.《备急千金要方》:主食不下,喜饮。又:主咳逆上气,呼吸多吐浊沫脓血。

2.《经穴解》:脾之肺病,胸肋满不得俯仰,食不下喜饮,咳唾积脓,咳逆。

3.《针灸集锦》(修订本)(郑魁山):宽胸理气。

4.《针灸腧穴学》(杨甲三):宣肺理气,化痰。

5.《针灸腧穴手册》(杨子雨):通经接气,升清降浊。

6.《针灸探微》(谢文志):理气宽胸,止咳平喘。

7.《中医针灸通释·经脉腧穴学》(康锁彬):宣肺降逆,理气化痰。

8.《针灸腧穴疗法》(李平华):宽胸理气,止咳平喘。

9.《腧穴临床应用集萃》(马惠芳):宣肺平喘,理气化痰。

10.《新编实用腧穴学》(王玉兴):止咳平喘。

11.《中医针灸经穴集成》(刘冠军):宽胸利气。

12.《针灸辨证治疗学》(章逢润):利气宽胸,祛痰平喘。

13.《石学敏针灸学》(石学敏):清肺理气,祛痰平喘。

14.《传统实用针灸学》(范其云):通经接气,升清降浊。

【古今应用辑要】

1.《针灸资生经》:周荣、大肠俞治食不下喜饮。

【安全针刺法】斜刺或向外平刺0.5~0.8寸,可灸。

步　廊

【定位】在胸部,当第五肋间隙,前正中线旁开2寸。

【类属】属足少阴肾经。

【穴性】宽胸理气,和胃降逆。

【主治病证】

1. 痰浊壅塞、气滞血瘀之胸痛、胸满、胸闷、胁痛、心痛、心悸、怔忡、咳嗽、气喘诸病症。

2. 胃失和降之呃逆、呕吐诸病症。

【常用配伍】

1. 配膻中、巨阙、肺俞、丰隆,针刺平补平泻法,理气化痰,治疗痰浊壅塞之胸痛、胸满、胸闷等。

2. 配膈俞、三阳络、郄门,针刺平补平泻法,理气活血通络,治疗气滞血瘀之胸满、胁痛。

3. 配心俞、内关,宁心安神、宽胸止痛,针刺泻法,治疗心血瘀阻之心痛、心悸、怔忡。

4. 配期门、行间、内关、天池、肩井,针刺泻法,治疗气郁血瘀之乳痈。

5. 配肺俞、脾俞、丰隆、合谷、太渊,针刺泻法,化痰止咳平喘,治疗痰湿咳喘。

【穴性文献辑录】

1.《外台秘要》:主胸胁支满,膈逆不通,呼吸少气,喘息不得举臂。

2.《医心方》:主胸胁楮满,鬲逆不通,呼吸少气,喘息不得举臂。

3.《太平圣惠方》:主胸胁支满,鼻塞不通,呼吸少气,喘息不得举臂。

4.《针灸聚英》:主胸胁支满痛引胸,鼻塞不通不得息,呼吸少气,咳逆,呕血,不嗜食,不得举臂。

5.《古今医统大全》:治胸胁支满痛引胸,鼻塞下得息,少气,咳逆,呕吐,不食,臂不得举。

6.《针方六集》:治胸膈胀满,气塞不通,呼吸少气,咳逆,呕吐,不嗜食。

7.《经穴解》:肾之肺病,胸胁支满,痛引胸,鼻塞不通,呼吸少气,咳逆呕吐,不嗜食,喘息不得举臂。

8.《循经考穴编》:主伤寒过经不解,支满咳逆,喘息闭闷。

9.《针灸逢源》:治胸胁满痛,咳逆喘息,呕吐,不食。

10.《针灸集锦》(修订本)(郑魁山):宣肺理气。

11.《针灸腧穴学》(杨甲三):宽胸,利气,降逆。

12.《临床针灸学》(徐笨人):调理肺气,止咳平喘。

13.《针灸腧穴手册》(杨子雨):降逆利气,和胃止呕。

14.《针灸探微》(谢文志):调理肺气,止咳平喘。

15.《中医针灸通释·经脉腧穴学》(康锁彬):宽胸利气,降逆化痰。

16.《针灸腧穴疗法》(李平华):止咳平喘,理气降逆。

17.《腧穴临床应用集萃》(马惠芳):止咳平喘,补肾纳气。

18.《新编实用腧穴学》(王玉兴):宽胸行气,宣肺止咳,降逆止呕。

19.《中医针灸经穴集成》(刘冠军):宽胸利气。

20.《针灸辨证治疗学》(章逢润):宽胸降气,止咳。

21.《石学敏针灸学》(石学敏):宣肺止咳,降逆止呕。

22.《传统实用针灸学》(范其云):降逆利气,和胃止呕。

【古今应用辑要】

1.《针灸甲乙经》:胸胁楮满,鬲逆不通,呼吸少气,喘息不得举臂,步廊主之。

2.《备急千金要方》:华盖、紫宫、中庭、神藏……步廊……主胸胁楮满。又:步廊、阴都主鬲上不通,呼吸少气,喘息。

3.《针灸资生经》:少气,步廊、中府、膀胱俞、少冲、间使、肾俞、大钟。又:鬲上不通、呼吸少气、喘息:步廊、阴都。

【安全针刺法】斜刺或平刺0.5~0.8寸,不可深刺,以免伤及内脏;可灸。

神 封

【定位】在胸部,当第四肋间隙,前正中线旁开2寸。

【类属】属足少阴肾经。

【穴性】理气降逆,止咳平喘。

【主治病证】

1. 气机阻滞之胸胁支满、乳痈、胸痛诸病症。

2. 胃失和降之呃逆、呕吐诸病症。

3. 肺失宣肃之咳嗽、气喘、胸闷诸病症。

【常用配伍】

1. 配内关、行间、膻中,针刺平补平泻法,理气行滞,治疗气机阻滞之胸胁支满。

2. 配期门、行间、内关、天池、肩井,针刺平补平泻法,理气通络,治疗气滞乳痈。

3. 配合谷、大椎、丰隆、膻中、孔最,针刺泻法,清热化痰、止咳平喘,治疗痰热阻肺之咳喘。

4. 配肾俞、定喘、膏肓、太溪,针刺补法,补肾纳气,治疗肾虚气喘。

5. 配内关、上脘、足三里、阳陵泉、太冲、梁丘,针刺平补平泻法,理气和胃、降逆止呕,治疗肝气犯胃之呕吐、不嗜食。

6. 配内关、神门,针刺补法,宁心安神,治疗心气亏虚之心悸不宁。

【穴性文献辑录】

1.《外台秘要》:主胸胁支满不得息,咳逆,乳痈洒洒恶寒。

2.《医心方》:主胸满不得息,咳逆,乳痈洒洒恶寒。

3.《针灸聚英》:胸胁支满,痛引胸不得息,咳逆呕吐,胸满不嗜食。

4.《古今医统大全》:主治胸胁支满,痛引胸,逆气,呕吐,不食。

5.《针灸大成》:主胸满不得息,咳逆,呕吐,乳痈洒洒恶寒不嗜食。

6.《类经图翼》:主治胸胁满痛,咳逆不得息,呕吐,不食,乳痈洒洒恶寒。

7.《经穴解》:肾之肺病,胸满不得息,乳痈,洒洒恶寒,不嗜食。肾之脾病:咳逆,呕吐。

8.《循经考穴编》:主寒热洒淅,咳逆,胸满,肺痈。

9.《针灸逢源》:治胸满不得息,乳痈洒洒恶寒。

10.《针灸集锦》(修订本)(郑魁山):宣肺理气,宁心安神。

11.《针灸腧穴学》(杨甲三):利气,通乳,降逆。

12.《临床针灸学》(徐笨人):补肾健脾,理肺平喘。

13.《针灸腧穴手册》(杨子雨):降逆利气,和胃止呕。

14.《针灸探微》(谢文志):调理肺气,止咳平喘。

15.《中医针灸通释·经脉腧穴学》(康锁彬):利气降逆,通络通乳。

16.《针灸腧穴疗法》(李平华):止咳平喘,理气降逆。

17.《腧穴临床应用集萃》(马惠芳):通乳消痛,利气降逆,止咳平喘。

18.《新编实用腧穴学》(王玉兴):宣肺止咳,降气平喘,和胃降逆。

19.《中医针灸经穴集成》(刘冠军):宽胸,利气,通乳。

20.《针灸辨证治疗学》(章逢润):安神镇惊,通乳。

21.《石学敏针灸学》(石学敏):宣降肺气,和胃降逆。

22.《传统实用针灸学》(范其云):降逆利气,和胃止呕。

【古今应用辑要】

1.《针灸甲乙经》:胸胁楛满不得息,咳逆,乳痈洒淅恶寒,神封主之。

2.《备急千金要方》:神封、膺窗主乳痈寒热,短气卧不安。

3.《针灸资生经》:配阳溪治胸满不得息,咳逆;配膺窗治乳痈寒热、短气卧不安。

【安全针刺法】斜刺或平刺 0.5~0.8 寸,不可深刺,以免伤及内脏;可灸。

灵　墟

【定位】在胸部,当第三肋间隙,前正中线旁开 2 寸。

【类属】属足少阴肾经。

【穴性】宽胸理气,止咳平喘,降逆止呕。

【主治病证】

1. 气郁之胸胁胀满疼痛、乳痈诸病症。

2. 肺失宣肃之咳嗽、气喘诸病症。

3. 胃失和降之呃逆、呕吐诸病症。

【常用配伍】

1. 配行间、膻中、内关、期门,针刺平补平泻法,理气行滞,治疗气郁胸胁胀满疼痛。

2. 配肩井、合谷、期门、行间、膻中、足临泣、肩井,针刺平补平泻法,宽胸理气、通乳消痛,治疗气郁乳痈。

3. 配内关、中脘,针刺平补平泻法,和胃降逆止呕,治疗胃气上逆之呕吐不食。

4. 配肺俞、天突、丰隆,针刺泻法,宽胸利气、祛痰止咳,治疗痰湿蕴肺之咳嗽、咯痰、气喘。

【穴性文献辑录】

1.《医心方》:主胸胁稽满引膺不得息,闷乱,呕吐,烦满不得食饮。

2.《太平圣惠方》:主胸胁支满引胸不得息,呕吐,胸满,不得食也。

3.《铜人腧穴针灸图经》:治胸胁支满痛引胸不得息,咳逆呕吐,胸满不嗜食。

4.《针方六集》:主胸胁支满不得息,咳逆呕吐,不嗜食。

5.《类经图翼》:主治胸胁满痛,咳逆不得息,呕吐不食,乳痈洒淅恶寒。

6.《医学入门》:主胸胁支满,喘气,呕吐不食。

7.《经穴解》:肾之肺病,胸胁支满,痛引膺,不得息。肾之脾病,咳逆呕吐,不嗜食。

8.《循经考穴编》:主胸膈满痛,咳逆不已,痰涎壅塞,呕噎等症。

9.《针灸逢源》:主胸胁满痛,呕吐咳逆。

10.《针灸集锦》(修订本)(郑魁山):宣肺理气。

11.《针灸腧穴学》(杨甲三):宽胸,利气,降逆。

12.《临床针灸学》(徐笨人):调理肺气,宣肺清热。

13.《针灸腧穴手册》(杨子雨):宽胸理气,降逆止呕。

14.《针灸探微》(谢文志):调理肺气,宣肺清热。

15.《中医针灸通释·经脉腧穴学》(康锁彬):宽胸利气,降逆化痰。

16.《针灸腧穴疗法》(李平华):宽胸,利气,通乳。

17.《腧穴临床应用集萃》(马惠芳):宽胸理气,清热降逆。

18.《新编实用腧穴学》(王玉兴):止咳平喘,宽胸顺气,降逆止呕。

19.《针灸辨证治疗学》(章逢润):开胸降逆,宁心清热。

20.《石学敏针灸学》(石学敏):开胸降逆,清热消肿。

21.《传统实用针灸学》(范其云):宽胸理气,降逆止呕。

【古今应用辑要】

1.《针灸甲乙经》:胸中楛满,痛引膺不得息,闷乱烦满,不得饮食,灵墟主之。

2.《备急千金要方》:华盖、紫宫、中庭、神藏、灵墟、胃输……主胸胁楛满。

【安全针刺法】斜刺或平刺0.5~0.8寸,不可深刺,以免伤及内脏;可灸。

天 池

【定位】在胸部,第四肋间隙,乳头外1寸,前正中线旁开5寸。

【类属】属手厥阴心包经。

【穴性】宽胸理气,止咳平喘,解郁散结。

【主治病证】

1. 气滞血瘀、痰浊瘀阻之胸痛、胸闷、心痛诸病症。

2. 肺失宣肃之咳嗽、气喘诸病症。

3. 肝气郁结、气滞痰凝之瘰疬、乳痈、腋下肿痛诸病症。

【常用配伍】

1. 配膻中、巨阙、膈俞、阴郄、心俞,针刺平补平泻法,宽胸理气、行气活血,治疗气滞血瘀之胸痹、心痛。

2. 配巨阙、膻中、丰隆、太渊、郄门,针刺泻法,宽胸理气、通阳化浊,治疗痰浊胸痛、胸闷。

3. 配膻中、丰隆、肺俞、合谷、列缺,针刺泻法,宣肺化痰、止咳平喘,治疗痰湿阻肺之咳嗽、气喘。

4. 配液门、极泉、天井、足临泣、阳陵泉、内关、丰隆,针刺平补平泻法,理气解郁、化痰散结,治疗气滞痰凝之瘰疬、乳痈、腋下肿痛。

5. 配大陵、神门、太冲、太溪,针刺平补平泻法,清心除烦、安神定志,治疗阴虚火旺之心烦、失眠。

【穴性文献辑录】

1.《素问》:刺腋下肋间内陷令人咳。

2.《备急千金要方》:主胸中满,腋下肿,四肢不举。

3.《外台秘要》:主寒热胸满,颈痛,四肢不举,腋下肿,上气,胸中有声,喉中鸣。

4.《太平圣惠方》:主寒热痎疟,热病汗不出,胸满,头痛,四肢不举,腋下肿,上气,胸中有喉鸣。又:主上气咳嗽,胸中气满,喉中鸣,四肢不举,腋下肿也。

5.《针灸聚英》:主寒热痎疟,热病汗不出,胸满,头痛,四肢不举,腋下肿,上气,胸中有喉鸣。

6.《针灸大成》:主胸中有声;胸膈烦满,热病汗不出,头痛,四肢不举,腋下肿,上气,寒热痎疟,臂痛,目睨睨不明。

7.《经穴解》:心包之肺病,胸中有声,胸膈烦满,上气寒热,热病汗不出,头痛,四肢不举,腋下肿,痎疟臂痛。心包之肝病:目睨睨不明。

8.《针灸集锦》(修订本)(郑魁山):宽胸理气,宁心安神。

9.《针灸腧穴学》(杨甲三):活血,理气,化痰,散结。

10.《临床针灸学》(徐笨人):理气宽胸,清热散结。

11.《针灸腧穴手册》(杨子雨):宽胸理气,疏通包络。

12.《针灸探微》(谢文志):清热散结,理气宽胸。

13.《中医针灸通释·经脉腧穴学》(康锁彬):理气活血,化痰散结。

14.《针灸腧穴疗法》(李平华):宽胸理气,止咳平喘。

15.《腧穴临床应用集萃》(马惠芳):活血化瘀,止咳平喘,化痰散结。

16.《新编实用腧穴学》(王玉兴):清肺理气,止咳平喘,化痰散结。

17.《中医针灸经穴集成》(刘冠军):清热除烦,散瘀通乳。

18.《新编简明针灸学》(闫乐法):宽胸理气,清热散结。

19.《针灸辨证治疗学》(章逢润):开胸顺气,清肺止咳。

20.《石学敏针灸学》(石学敏):开胸气,清肺热,平咳喘。

21.《珍珠囊穴性赋》(张秀玉):天池理气消肿。

22.《传统实用针灸学》(范其云):宽胸理气,疏通包络。

23.《临床常用百穴精解》(王云凯):平补平泻法,疏通经脉,调和气血。补法:壮筋补虚。泻法:清心开窍,和胃降逆,凉血解毒。

【古今应用辑要】

1.《针灸甲乙经》:寒热取五处及天池、风池、腰俞、长强、大杼、中膂内俞、上窌、龈交、上关、关元、天牖、天容、合谷、阳溪、关冲、中渚、阳池、消泺、少泽、前谷、腕骨、阳谷、少海、然谷、至阴、昆仑主之。又:寒热胸满,头痛,四肢不举,腋下肿,上气,胸中有声,喉中鸣,天池主之。

2.《备急千金要方》:胸闷,天池、曲池、人迎、神道、章门、中府、临泣、璇玑、府俞。

3.《千金翼方》:颈漏灸天池百壮。

4.《针灸资生经》:头痛,天池、合谷、丝竹空、鱼际、四白、天冲、三焦俞、风池。

5.《百症赋》:配委阳治腋肿。

6.《针灸逢源》:瘰疬,天池、肩髃、曲池、合谷、支沟、天井、少海、大迎、足三里。

【安全针刺法】斜刺0.2~0.4寸,不可深刺;可灸。

天　泉

【定位】在臂内侧,当腋前纹头下2寸,肱二头肌的长短头之间。

【类属】属手厥阴心包经。

【穴性】宽胸理气,止咳平喘,通络止痛。

【主治病证】

1. 气滞血瘀、痰浊瘀阻之胸痛、胸闷、心痛诸病症。

2. 痰浊阻肺、肺失宣肃降之咳嗽、气喘诸症。

3. 经脉痹阻之肘臂挛痛诸症。

【常用配伍】

1. 配巨阙、膻中、郄门、丰隆、太渊,针刺泻法,宽胸理气、化痰降浊,治疗痰浊心痛、胸满。

2. 配膻中、巨阙、膈俞、阴郄、心俞,针刺平补平泻法,活血化瘀、疏通心脉,治疗气滞血瘀之胸痹、胸背痛。

3. 配中府、天突、肺俞、丰隆,针刺泻法,宣肺理气、化痰止咳,治疗痰饮咳嗽。

4. 配曲泽、曲池、天府、间使、青灵,针刺平补平泻法,舒筋活络、通络止痛,治疗经脉痹阻之肘臂挛痛。

【穴性文献辑录】

1.《针灸甲乙经》:石水。足不收,痛不可以行。

2.《备急千金要方》:主咳逆。

3.《针灸聚英》:主目䀮䀮不明,恶风寒,心病,胸胁支满,咳逆,膺背胛臂内廉痛。

4.《针灸大成》:治心病,胸胁支满,咳逆,膺背甲间臂内廉痛。

5.《医学入门》:主咳逆,胸胁支满,痛背胛臂内廉骨痛。

6.《针灸逢源》:治胸胁支满,咳逆,胛间痛。

7.《经穴解》：心包之心病，心病，胸胁支满，咳逆，膺、背、胛间、臂内廉痛。心包之肝病：目䀮䀮不明，恶风寒。

8.《针灸集锦》(修订本)(郑魁山)：疏经活络。

9.《针灸腧穴学》(杨甲三)：活血通脉，理气止痛。

10.《临床针灸学》(徐笨人)：理气活血，通乳化淤。配乳根治乳汁分泌不足，配扶突治膈肌痉挛。

11.《针灸腧穴手册》(杨子雨)：疏经活络。

12.《针灸探微》(谢文志)：理气活血，通乳化瘀。

13.《中医针灸通释·经脉腧穴学》(康锁彬)：活血通脉，理气止痛。

14.《针灸腧穴疗法》(李平华)：宽胸理气，通经止痛。

15.《腧穴临床应用集萃》(马惠芳)：活血通脉，理气止痛。

16.《新编实用腧穴学》(王玉兴)：理气止痛，活血通脉，养心安神。

17.《中医针灸经穴集成》(刘冠军)：宽胸理气，疏通经络。

18.《针灸辨证治疗学》(章逢润)：宽胸宁心，化瘀舒经。

19.《石学敏针灸学》(石学敏)：开胸理气，养心安神，活血化瘀。

20.《传统实用针灸学》(范其云)：疏经活络。

【古今应用辑要】

1.《备急千金要方》：然谷、天泉、陷谷、胸堂、章门、曲泉、天突、云门、肺输、临泣、肩井、风门、行间主咳逆。

2.《针灸资生经》：配腕骨，治肩臂痛。

【安全针刺法】直刺 0.5~0.7 寸，可灸。

中　庭

【定位】仰卧，在胸部，当正中线上，平第五肋间，即胸剑结合部。

【类属】属任脉。

【穴性】宽胸理气，降逆和中。

【主治病证】

1. 气滞血瘀、心脉痹阻之胸闷、胸痛、心痛、心悸诸病症。

2. 气郁胸膈、痰气交阻之腹胀、噎膈、梅核气、呕吐、反胃诸症。

【常用配伍】

1. 配巨阙、膻中、膈俞、阴郄、心俞，针刺泻法，宽胸理气、活血通络，治疗瘀血阻滞、心脉痹阻之胸痹、心痛。

2. 配天突、膻中、内关、上脘、丰隆、足三里，针刺泻法，宽胸利膈、化痰散结，治疗痰气互结之噎膈、停食、食反等。

3. 配太冲、膻中、丰隆、天鼎、神门、鱼际，针刺泻法，理气化痰，治疗痰气交阻之梅核气。

4. 配章门、公孙、中脘、意舍，针刺平补平泻法，降气化食，治疗肝气犯胃之呕吐、食不化。

5. 配肝俞、期门、行间、侠溪，针刺平补平泻法，疏肝理气，治疗肝郁胸胀满。

【穴性文献辑录】

1.《针灸甲乙经》：胸胁稽满，膈塞饮食不下。

2.《外台秘要》：主胸胁支满，膈塞饮食不下，呕吐食复还出。

3.《普济方》：治胸胁支满，噎塞心下满。

4.《医学入门》：主胸胁支满，呕逆，饮食不下。

5.《经穴解》：任之肺病，胸胁支满，噎塞，食饮不下，呕吐食出，小儿吐奶。

6.《针灸集锦》(修订本)(郑魁山)：宽胸理气。

7.《针灸腧穴学》(杨甲三):和胃降逆,理气宽胸。

8.《临床针灸学》(徐笨人):理气宽胸,降逆止呕。

9.《针灸腧穴手册》(杨子雨):宽胸理气,疏膈利气。

10.《针灸探微》(谢文志):理气宽胸,降逆止呕。

11.《传统实用针灸学》(范其云):宽胸理气,疏膈利气。

12.《中医针灸通释·经脉腧穴学》(康锁彬):宽胸理气,降逆止呕。

13.《腧穴临床应用集萃》(马惠芳):和胃降逆,理气宽胸。

14.《新编实用腧穴学》(王玉兴):宽胸理气,和胃降逆。

15.《中医针灸经穴集成》(刘冠军):宽胸理气,降逆止呕。

16.《针灸辨证治疗学》(章逢润):降逆宽胸,理气畅中。

17.《石学敏针灸学》(石学敏):宽胸,降逆,调气。

18.《腧穴类编》(王富春):宽胸理气,降逆止呕。

【古今应用辑要】

1.《针灸甲乙经》:胸胁楷满,膈塞饮食不下。呕吐,食复出,中庭主之。

2.《备急千金要方》:华盖、紫宫、中庭、神藏、灵墟、胃输、侠溪、步郎、商阳、上廉、三里、气户、周荣、上管、劳宫、涌泉、阳陵泉,主胸胁楷满。又:中庭、中府,主膈塞食不下,呕吐还出。

3.《太平圣惠方》:小儿呕吐奶汁,灸中庭一穴一壮……炷如小麦大。

4.《针灸资生经》:配中府治膈塞食不下;配中府治呕吐还出、呕逆吐食不得出;配意舍、俞府治呕吐。胸胁支满:中庭、紫宫、涌泉。饮食不下:中庭、紫宫、胆俞。

【安全针刺法】向下平刺0.3~0.5寸,可灸。

膻　中

【定位】仰卧,在胸部,当前正中线上,平第四肋间,两乳头连线的中点。

【类属】属任脉。为八会穴之气会,心包募穴。

【穴性】宽胸理气,和胃降逆,止咳平喘,通络下乳。

【主治病证】

1. 气滞血瘀、痰气郁结、痰浊内阻、痰火内扰、心血瘀阻之胸痹、心痛、胸闷、心悸、心烦、失眠、梅核气、噎膈诸病症。

2. 胃气上逆之呕吐、呃逆诸症。

3. 肺气不宣之咳嗽、气喘诸病症。

4. 肝气郁结、肝火炽盛、气血亏虚之乳少、乳汁不通、乳癖、乳痈诸病症。

【常用配伍】

1. 配巨阙、神门、太渊、丰隆,针刺平补平泻法,理气化痰,治疗痰浊胸痹。

2. 配巨阙、膈俞、阴郄、心俞、中冲,针刺泻法,活血化瘀,治疗瘀血心痛。

3. 配天突、足三里、内关、中脘、丰隆、太冲,针刺平补平泻法,理气化痰、利咽散结,治疗痰气郁结之梅核气、噎膈。

4. 配间使、内关、血海,针刺平补平泻法,理气行血、通络止痛,治疗肝气郁结、气滞血瘀之胸痛、胁痛。

5. 配灵道、郄门、肺俞、尺泽、丰隆、心俞、内关,针刺泻法,清热化痰、清心除烦,治疗痰火心悸、心烦。

6. 配厥阴俞,属俞募配穴法,针刺平补平泻法,宽胸利气、宁心安神,治疗心血瘀阻之心痛、怔忡、失眠、喘息。

7. 配中脘、气海,针刺平补平泻法,疏利三焦、降气宽中,治疗胃气上逆之呕吐、呃逆。

8. 配丰隆、列缺、膻中、天突,针刺泻法,宣肺止咳平喘,治疗痰浊阻肺之咳嗽、喘证。

9. 配肺俞、中脘、天突、膻中,温肺散寒、豁痰开窍,治疗寒痰蕴肺之哮证。

10. 配大椎、曲池、鱼际、少商、孔最、肺俞,针刺泻法,理气活血、祛瘀排脓,治疗热毒壅肺之咯唾脓血。

11. 配乳根、少泽、足三里,少泽点刺放血,宣通乳络、调畅气机,为治缺乳之主方。加泻间使、期门,疏肝解郁,治疗肝郁气滞型缺乳;加补合谷、三阴交,补益气血,治疗气血不足型缺乳。

13. 配肩井、行间、足三里、委中、曲池,针刺泻法,疏肝通乳、清热消肿,治疗肝火炽盛之乳癖及乳痈红肿热痛。

【穴性文献辑录】

1.《难经》:热病。

2.《针灸甲乙经》:咳逆上气,唾喘,短气不得息,口不能言。

3.《黄帝明堂经》:主胸痹心痛,烦满,咳逆上气,唾,喘,短气不得息,口不能言。

4.《肘后备急方》:脚气。

5.《备急千金要方》:吐变不得下食。又:胸痹心痛。上气咳逆。白癜风。肺病。吐血唾血。吐逆不下食。瘿气。上气厥逆。

6.《铜人腧穴针灸图经》:妇人乳汁少。

7.《针灸入门》:瘿气。

8.《经穴解》:任之肺病,上气气短,咳逆噫气,膈气喉鸣,喘嗽不下气,胸中如塞,心胸痛,风痛咳嗽,肺痈唾脓,呕吐涎沫,妇人乳汁少。

9.《针灸集锦》(修订本)(郑魁山):宽胸理气,宁心化痰。

10.《常用腧穴临床发挥》(李世珍):辨证取穴,用泻法,宽胸利膈、理气通络;用补法,补益宗气。局部取穴:泻法配艾灸,温阳散寒、温通脉络。

11.《针灸腧穴学》(杨甲三):理气活血,宽胸利膈。

12.《临床针灸学》(徐笨人):宽胸利膈,止咳平喘。

13.《针灸心悟》(孙震寰):气海膻中专治一切气病。

14.《针灸腧穴手册》(杨子雨):宽胸理气,益气通乳。

15.《针灸探微》(谢文志):理气宽胸,清肺化痰。

16.《中医针灸通释·经脉腧穴学》(康锁彬):理气活血,宽胸利膈。

17.《针灸腧穴疗法》(李平华):宽胸理气,降逆化痰。

18.《腧穴临床应用集萃》(马惠芳):宽胸理气,平喘止咳。

19.《新编实用腧穴学》(王玉兴):宽胸理气,止咳平喘,降逆止呕。

20.《中医针灸经穴集成》(刘冠军):利上焦,宽胸膈,降气通络。

21.《腧穴学讲义》(于致顺):调气降逆,宽胸利膈。

22.《石学敏针灸学》(石学敏):调理气机,宣肺降逆,宽胸化痰。

23.《珍珠囊穴性赋》(张秀玉):上气短气膻中引。

24.《腧穴类编》(王富春):宽胸理气,降气通络。

25.《传统实用针灸学》(范其云):宽胸理气,益气通乳。

26.《新编简明针灸学》(闫乐法):调气降逆,宣肺止咳,宽胸通乳。

27.《临床常用百穴精解》(王云凯):平补平泻法,调畅任脉,疏通气血。补法:补益宗气。泻法:宣肺降逆,理气通络,宽胸畅膈。

【古今应用辑要】

1. 古代文献摘录

(1)《肘后备急方》:救卒死尸厥……灸膻中穴二十八壮。又:脚气,灸膻中五十壮。

(2)《备急千金要方》:华盖、紫宫、中庭、神藏、灵墟、胃输、侠溪、步郎、商阳、上廉、三里、气户、周荣、上管、劳宫、涌泉、阳陵泉,主胸胁榰满。又:中庭、中府,主膈塞食不下,呕吐还出。再:短气不得息,膻中、华盖。再:若腹满短气转鸣,灸肺募……次灸膻中。再:吐变不得下食,灸胸堂百壮。再:膻中、天井,主胸心痛。再:

消渴,咽喉干,灸胸堂五十壮,又灸足太阳五十壮。

(3)《千金翼方》:治卒哕,灸膻中、中府、胃管各数十壮,灸尺泽、巨阙,各七壮。又:吐变不下食,灸胸堂百壮,又灸巨阙五十壮,又灸胃管百壮,三报之,又灸脾募百壮……三报之。

(4)《针灸资生经》:胸心痛,膻中、天井。短气不得息:膻中、华盖。

(5)《古今医统大全》:气喘,膻中、中府、云门、天府、华盖、肺俞、天突。

(6)《百症赋》:膈痛饮蓄,膻中、巨阙。

(7)《玉龙歌》:哮喘之证最难当,夜间不睡气遑遑,天突妙穴宜寻得,膻中着艾便安康。

(8)《行针指要歌》:或针气,膻中一穴分明记。又:或针吐,中脘、气海、膻中补,翻胃吐食一般医。

(9)《针灸大成》:配少泽、乳根治乳少;配中脘、大陵治咳逆发噎。呕吐清涎:膻中、大陵、中脘、劳宫。产后无乳:膻中、少泽、合谷。

(10)《针灸逢源》:咳嗽,膻中、天突、乳根、风门、肺俞、经渠、列缺、鱼际、前谷、三里。

(11)《神灸经纶》:肺痈,膻中、肺俞、支沟、大陵、肾俞、合谷、太渊。

2. 现代研究进展

(1)葛薇针刺膻中、乳泉、少泽为主治疗产后缺乳患者93例,其中气血虚弱加脾俞、足三里,肝郁气滞加内关、太冲,治愈率74%,显效率21%,总有效率95%[葛薇,董玉臣,王薇.针刺治疗产后缺乳93例疗效观察.中国针灸,2003,19(5):56]。

(2)姚子杨针刺膻中、丰隆、太冲穴治疗梅核气患者60例,取得较好疗效[姚子杨.针刺治疗梅核气.实用中西医结合临床,2005,5(4):54]。

(3)王双龙针刺膻中、定喘为主配合火罐治疗哮喘患者3例,实证配列缺,虚证配太渊,2例痊愈,1例好转[王双龙.针灸定喘、膻中穴配拔火罐治疗哮喘3例疗效观察.中外健康文摘,2009,8(4):205]。

(4)张慧敏等电针膻中穴为主,辨证取穴配合按摩治疗气血不足、肝气郁滞所致的产后缺乳患者48例,经治疗后乳汁分泌量多而愈,随诊3个月无复发。48例全部在3~5次内治愈,其中5次治愈者8例[张慧敏,苏红光,许雷.电针膻中穴为主治疗产后乳汁不足症.中国民族民间医药.2011,(2):82]。

(5)闫淑军等针刺膻中、扶突为主穴,配合辨证取穴治疗胃寒型、胃火上逆型、气逆痰阻型、脾胃阳虚型、胃阳不足型顽固性呃逆患者36例,痊愈29例,显效6例,无效1例,总有效率97.1%[闫淑军,高培新,宋奎堂.扶突穴配膻中穴加减治疗顽固性呃逆36例疗效观察.中国卫生产业,2013,(13):171]。

【安全针刺法】平刺0.3~0.5寸,可灸。

玉 堂

【定位】仰卧或正卧,在胸部,当前正中线上,平第三肋间。

【类属】属任脉。

【穴性】宽胸理气,宣肺平喘。

【主治病证】

1. 气机不利之胸膺疼痛、两乳肿痛、胸脘满胀、呕吐、呃逆诸病症。

2. 肺气不宣之胸痛、胸闷、咳嗽、气喘、喉痹、咽喉肿痛诸病症。

【常用配伍】

1. 配巨阙、神门、丰隆,针刺泻法,化痰降浊,治疗痰浊阻滞之胸痛、胸闷。

2. 配膻中、心俞、行间、膈俞,针刺平补平泻法,行气活血,治疗气郁血滞之胸痛、心痛。

3. 配期门、行间、天池、肩井、足临泣,针刺平补平泻法,理气散结消肿,治疗气郁两乳肿痛。

4. 配幽门、足三里、中脘,针刺平补平泻法,宽中利气、降逆止呕,治疗胃气上逆之呕吐、胸脘满胀。

5. 配脾俞、肺俞、丰隆、合谷,针刺泻法,化痰止咳,治疗湿痰咳喘。

6. 配列缺、尺泽、风门、肺俞,针刺泻法,针后加灸,温肺化饮,治疗寒饮伏肺之喘息。

7. 配天突、廉泉,针刺平补平泻法,降气通络,治疗肺气不利之喉痹、咽喉肿痛、鼻塞。

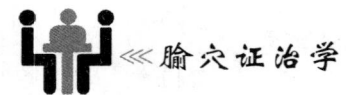

【穴性文献辑录】

1.《太平圣惠方》:主胸满不得喘息,胸痛骨疼,呕逆上气,烦心。

2.《针灸聚英》:主胸膺疼痛,心烦,咳逆上气,胸满不得息,喘息,呕吐寒痰。

3.《经穴解》:任之肺病,胸胁疼痛心烦,咳逆上气,胸满不得息,喘息呕吐寒痰。

4.《针灸集锦》(修订本)(郑魁山):宽胸理气。

5.《针灸腧穴学》(杨甲三):理气宽胸,活络止痛。

6.《临床针灸学》(徐笨人):理气平喘,降逆止呕。

7.《针灸腧穴手册》(杨子雨):疏调经气。

8.《针灸探微》(谢文志):理气平喘,降逆止呕。

9.《中医针灸通释·经脉腧穴学》(康锁彬):宽胸理气,宣肺止咳。

10.《针灸腧穴疗法》(李平华):宣理肺气,宽胸止咳。

11.《腧穴临床应用集萃》(马惠芳):理气平喘,降逆止呕。

12.《新编实用腧穴学》(王玉兴):宣肺止咳,宽胸顺气,清咽利喉。

13.《中医针灸经穴集成》(刘冠军):宽胸理气,止咳利咽。

14.《针灸辨证治疗学》(章逢润):清肺止咳,宽胸利气。

15.《石学敏针灸学》(石学敏):宽胸止咳,利咽喉。

16.《腧穴类编》(王富春):宽胸理气,止咳利咽。

17.《传统实用针灸学》(范其云):疏调经气。

【古今应用辑要】

1.《针灸甲乙经》:胸中满不得息,胁痛骨疼,喘逆上气,呕吐烦心,玉堂主之。

2.《备急千金要方》:紫宫、玉堂、太溪,主咳逆上气,心烦。

3.《百症赋》:兼幽门能治烦心呕吐。

【安全针刺法】平刺0.3~0.5寸,可灸。

天 突

【定位】正坐仰靠,在颈部,当前正中线上,胸骨上窝中央。

【类属】属任脉。

【穴性】宣肺理气,化痰散结,止咳平喘,和胃降逆,清利咽喉。

【主治病证】

1. 痰气互结之胸中气逆、胸痹、噎膈、梅核气、瘿气诸病症。

2. 肺气不宣、肺热炽盛之咽喉肿痛、暴喑、咳嗽、哮喘、咳唾脓血、肺痈诸病症。

3. 胃气上逆之呃逆诸症。

【常用配伍】

1. 配内关、上脘、膻中、行间,针刺平补平泻法,宽胸理气,治疗胸中气逆、咳逆上气。

2. 配膻中、足三里、内关、上脘、胃俞、脾俞、膈俞,针刺平补平泻法,行气化痰、宽胸利膈,治疗痰气互结之噎膈。

3. 配太冲、章门、膻中、丰隆、鱼际、廉泉,针刺平补平泻法,理气解郁、化痰散结,治疗痰气郁结之梅核气。

4. 配气舍、阿是穴(瘿瘤上)、血海、太冲、间使,针刺平补平泻法,疏肝解郁、消瘿散结,治疗痰气互结之瘿气、颈项肿大者。

5. 配定喘、膻中、丰隆,针刺泻法,宣肺降气化痰,治疗痰浊内阻之胸痹。

6. 配内关、中脘,针刺平补平泻法,理气降逆和胃,治疗胃气上逆之呃逆。

7. 配尺泽、肺俞、曲池、大椎,针刺泻法,疏风清热、宣肺止咳,治疗风热咳嗽。

8. 配行间、尺泽,针刺泻法,抑木清金,治疗肝火犯肺之咳嗽。

9. 配列缺、丰隆,针刺泻法,祛痰利气、止咳平喘,治疗痰浊阻肺之咳嗽、气喘。

10. 配肺俞、膻中、尺泽、列缺、风门、阴陵泉,针刺泻法,降气化痰、止哮平喘,治疗风寒袭肺、寒痰渍肺之喘证、哮证。

11. 配定喘、膏肓、肺俞、太渊,针刺补法,补肺益气,治疗肺虚哮喘。

12. 配大椎、肺俞、列缺、合谷、膈俞、尺泽、鱼际,针刺泻法,清热解毒、化瘀消痈,治疗热毒蕴肺之肺痈初、中期,咳喘胸满、咯唾脓血。

13. 配少商、尺泽、曲池,针刺泻法,疏风清热利咽,治疗风热咽喉肿痛。

14. 配少商、内庭、曲池、合谷,少商点刺放血,余穴针刺泻法,泻肺清胃、清利咽喉,治疗肺胃火盛之乳蛾、喉风、喉痹、咽喉肿痛等。

15. 配少商、尺泽、通里,针刺泻法,清热开音,治疗风热暴喑。

16. 配灵道、阴谷、复溜、丰隆、然谷,针刺平补平泻法,滋肾降火利咽,治疗肾阴不足、阴虚火旺之咽痛久不愈、喑哑、入睡口干等。

【穴性文献辑录】

1.《灵枢》:主失音。支胁胃中满,喘呼逆息。

2.《素问》:上气。寒热。

3.《针灸甲乙经》:咳上气喘,暴喑不能言,及舌下挟缝青脉,颈有大气,喉痹,咽中干急,不得息,喉中鸣。翕翕寒热,颈肿,肩痛胸满,腹皮热,衄,气短哽心痛,隐疹,头痛,面皮赤热,身肉尽不仁。

4.《黄帝明堂经》:主咳逆上气,喘,暴喑不能言及舌下挟缝青脉,颈有大气,喉痹,咽中干急,不得息,喉中鸣,翕翕寒热,颈肿肩痛,胸满腹皮热,衄,气哽,心痛,隐疹,头痛,面皮赤热,身肉尽不仁。

5.《备急千金要方》:瘿。主咳逆。

6.《医心方》:心痛。

7.《针灸聚英》:心与背相控而痛。

8.《经穴解》:任之肺病,上气咳逆,气暴喘,咽肿咽冷,声破喉中生疮,喉猜猜咯脓血,瘖不能言,身寒热颈肿,哮喘,喉中嗡嗡如水鸡声,胸之气梗梗,挟舌下青脉,瘿瘤。任之心病:心与背相控而痛。任之胃病:面皮热,五噎,黄疸,醋心多唾,呕吐。

9.《针灸集锦》(修订本)(郑魁山):宽胸理气,清热化痰。

10.《常用腧穴临床发挥》(李世珍):辨证取穴,用泻法,降痰利气、镇咳平喘、清利咽喉;用泻法配艾灸,温降痰浊、镇咳平喘;用补法,收敛肺气。

11.《针灸腧穴学》(杨甲三):清肺利咽,理气散结。

12.《临床针灸学》(徐笨人):宣肺平喘,清热利湿。

13.《针灸心悟》(孙震寰):天突降逆气而定哮喘。

14.《针灸腧穴手册》(杨子雨):除壅消滞,清热化痰,通利气机。

15.《针灸探微》(谢文志):宣肺化痰,清利咽喉。

16.《中医针灸通释·经脉腧穴学》(康锁彬):宣肺止咳,降逆化痰,清利咽喉。

17.《针灸胸穴疗法》(李平华):宣肺止咳,降逆化痰,清利咽喉。

18.《腧穴临床应用集萃》(马惠芳):清肺平喘,利音止咳。

19.《新编实用腧穴学》(王玉兴):宣肺止咳,降逆止呕,化痰散结。

29.《中医针灸经穴集成》(刘冠军):宽胸理气,通利气道,降痰宣肺。

21.《新编简明针灸学》(闫乐法):宣肺止咳,开喑利咽,利气散结。

22.《腧穴学讲义》(于致顺):理气降逆,化痰利咽。

23.《针灸辨证治疗学》(章逢润):宣肺化痰,宽胸降逆,清利咽喉。

24.《石学敏针灸学》(石学敏):宣肺止咳,降逆化痰,利咽喉。

25.《珍珠囊穴性赋》(张秀玉):喘痰喉风天突尽。

26.《腧穴类编》(王富春):宽胸理气,通利气道,宣肺祛痰。

27.《传统实用针灸学》(范其云):宣肺调气,清咽开音。

28.《临床常用百穴精解》(王云凯):平补平泻法,疏通经络,调畅气机。补法:收敛肺气。泻法:降气平喘,利咽散结。

【古今应用辑要】

1. 古代文献摘录

(1)《备急千金要方》:咳逆上气暴喘,天突、华盖。又:天突、天窗,主面皮热。扶突、天突、太溪,主喉鸣,暴忤,气哽。期门、长强、天突、侠白、中冲,主心痛短气。天突、华盖,主咳逆上气,喘暴。天髎、缺盆、神道、大杼、天突、水道、巨骨,主肩背痛。魄户、通天、消泺、天突,主颈有大气。天突、章门、天池、支沟,主漏。天突、天窗,主漏颈痛。

(2)《针灸资生经》:配天窗治漏颈痛,配扶突治喉中如水鸡声,配华盖治咳逆上气喘暴。

(3)《针经摘英集》:治失音,刺任脉天突一穴……次针手少阴经神门二穴……支沟二穴……涌泉二穴,如舌急不语,刺喑门一穴……

(4)《针灸大全》:五瘿,天突、扶突、天窗、缺盆、俞府、膺俞、喉上、膻中、合谷、十宣。

(5)《席弘赋》:谁知天突治喉风。

(6)《胜玉歌》:小儿吼闭,天突、筋缩。

(7)《玉龙歌》:喘嗽,天突、膻中。

(8)《百症赋》:咳嗽连声,肺俞须迎天突穴。

(9)《秘传常山杨敬斋针灸全书》:咽喉肿痛,天突、璇玑、风府、照海。

(10)《针灸大成》:气喘,天突、俞府、膻中、肺俞、三里、中脘。

(11)《类经图翼》:咳嗽,天突、俞府、华盖、乳根、风门、肺俞、身柱、至阳、列缺。

(12)《灵光赋》:天突宛中治喘痰。

(13)《针灸简要》:配内关、中脘治呃逆;配人迎治甲状腺肿大。

(14)《针灸逢源》:五噎,天突、胃俞、中脘、气海、三里、膏肓俞、脾俞。

(15)《针灸集成》:肺痈,天突、膻中、膏肓俞、肺俞。

2. 现代研究进展

(1)杨金林采用维生素 B₁₂穴位注射天突治疗梅核气患者 48 例,总有效率 93.8%[杨金林.天突穴药物注射治疗梅核气 48 例.中国耳鼻喉科杂志,2001,1(2):129]。

(2)马占松按压天突穴配合针刺素髎、中脘、足三里、内关、风池等穴治疗气虚痰阻之呃逆效果满意[马占松.按压天突针刺素髎为主治疗呃逆 91 例.针灸临床杂志,2003,19(6):43]。

(3)何文先针刺天突、廉泉为主配合辨证取穴结合百合固金汤加减治疗慢性咽炎患者 68 例,针刺治疗:选用天突、廉泉为主穴,肺肾阴虚者加太溪、太渊,肝肾阴虚者加行间、太溪,脾胃虚弱者加足三里、三阴交,痰瘀胶结者加丰隆、照海。针刺行间、丰隆用泻法,余穴均用补法轻刺激。治疗结果:痊愈 59 例,好转 7 例,无效 2 例,总有效率 97.1%[何文先.针刺结合中药治疗慢性咽炎 68 例.实用中医药杂志,2004,20(7):362]。

(4)熊英以按揉天突穴和点刺四缝穴为主加用传统小儿推拿手法及背部拔罐治疗小儿痰湿蕴肺型咳嗽 24 例,治愈率 54.17%[熊英,吴云川,朱升朝.按揉天突穴和点刺四缝穴在治疗小儿痰湿蕴肺型咳嗽上的应用.辽宁中医药大学学报,2010,12(10):162-163]。

(5)宋玉芳取天突穴、大椎穴拔罐治疗喉咳外感风寒证初起患者 50 例,治愈 46 例,好转 3 例,无效 1 例[宋玉芳,蒋荣民.天突穴大椎穴拔罐治疗喉咳外感风寒证初起 50 例.四川中医,2011,29(7):121-122]。

(6)冯豪以天突穴位埋线结合半夏厚朴汤辨证加减治疗梅核气患者 48 例,痊愈 18 例,显效 13 例,好转 12 例,无效 5 例,总有效率 89.6%[冯豪.天突穴位埋线合半夏厚朴汤治疗梅核气 48 例.浙江中医杂志,2011,46(9):653]。

【操作】先直刺 0.3 寸,再针尖向下,沿胸骨柄后方刺入 1 寸,不能左右偏斜;治疗咽喉疾病,针尖可向上刺入,针感走向咽喉部;可灸。肺气肿病人,本穴不能深刺,谨防伤及肺脏,引起气胸。

第二节 理气和胃(肠)穴

理气和胃(肠)穴,具有调脾胃、理胃肠、行气止痛、降逆止呕等穴性,主要用于治疗脾胃气滞、腑气不通或中气上逆所致脘腹胀满、疼痛、痞闷不舒、嗳气吞酸、恶心呕吐、腹泻或便秘等病症。

运用理气和胃(肠)穴时,若脾胃气滞因于饮食积滞者,应配伍具有消食导滞穴性的腧穴;因于脾胃气虚者,当配伍健脾益气穴性的腧穴;因于湿热阻滞者,应配伍具有清热利湿穴性的腧穴;因于寒湿困脾者,应配伍具有散寒除湿穴性的腧穴。

理气和胃(肠)穴多居于腹部,针刺不可过深,以免伤及重要脏器。

不 容

【定位】在上腹部,当脐中上 6 寸,距前正中线 2 寸。

【类属】属足阳明胃经。

【穴性】调中和胃,理气止痛。

【主治病证】

1. 饮食积滞、脾胃气滞、胃失和降之胃痛、脘胀、呕吐、食欲不振诸病症。

2. 肝胃不和之脘胁胀痛、心切痛、嗳气纳酸、呕血诸病症。

【常用配伍】

1. 配中脘、内关、足三里、合谷、梁丘,针刺平补平泻法,调中和胃、理气化滞,治疗食滞胃脘之胃痛、嗳腐吞酸、呕吐等。

2. 配期门、劳宫、梁丘、太冲、足三里,针刺平补平泻法,疏肝理气和胃,治疗肝胃不和之脘胁胀痛、心切痛、呕血等。

3. 配肺俞、脾俞、丰隆、合谷、膻中,针刺泻法,化痰除湿,治疗痰湿咳喘。

4. 配天枢、夹脊 7、夹脊 8、夹脊 9、夹脊 10 椎灸之,滋肾明目,治疗肝肾亏损之小儿夜盲症。

【穴性文献辑录】

1.《针灸甲乙经》:呕血肩息,胁下痛,口干,心痛与背相引,不可咳,咳则肾痛。

2.《黄帝明堂经》:主呕血,肩息,胁下痛,口干,心痛与背相引,不可咳,咳则引肾痛。

3.《备急千金要方》:主心切痛,喜噫酸。又:主呕血。再:主脉不出。

4.《千金翼方》:脉不出。

5.《太平圣惠方》:主服内弦急不得食,腹痛如刀刺,两胁积气膨膨然。

6.《铜人腧穴针灸图经》:治腹满,痃癖,不嗜食,腹虚鸣呕吐,胸背相引痛,喘咳,口干,痰癖,胁下痛,疝痕。

7.《医学入门》:主口干,呕吐,喘咳,胸背引痛,肋痛,腹痛如刺,有痰癖积气,疝痕。

8.《针灸逢源》:治腹满,痃癖,胸背引痛。

9.《经穴解》:不容之本病,呕吐痰癖,疝痕,喘嗽而不嗜食,腹虚鸣,腹满痃癖。不容之肺病:肩胁痛,胸胁相引痛。不容之心病:口干心痛。

10.《针灸集锦》(修订本)(郑魁山):调理胃气。

11.《针灸腧穴学》(杨甲三):调中和胃,理气止痛。

12.《临床针灸学》(徐笨人):调中和胃,消胀平喘。

13.《针灸腧穴手册》(杨子雨):调胃气,消积滞。

14.《针灸探微》(谢文志):调中和胃,消胀平喘。

15.《中医针灸通释·经脉腧穴学》(康锁彬):调中和胃,理气止痛。

16.《针灸腧穴疗法》(李平华):调中和胃,理气止痛。

17.《腧穴临床应用集萃》(刘冠军):调中和胃,理气止痛。

18.《新编实用腧穴学》(王玉兴):消食和胃,理气止痛。

19.《中医针灸经穴集成》(刘冠军):理气调中,和胃进食。

20.《针灸辨证治疗学》(章逢润):行气调中,和胃止呕。

21.《传统实用针灸学》(范其云):调胃气,消积滞。

【古今应用辑要】

1. 古代文献摘录

(1)《备急千金要方》:心切痛喜噫酸,不容、期门。又:上管、不容、大腹主呕血。

(2)《圣济总录》:呕血,不容、上管、大陵。

(3)《针灸资生经》:配期门,治心切痛,喜噫酸;配上脘,大陵治呕血。又:疝瘕,不容、中极。

2. 现代研究进展

(1)赵巍针刺不容、气海、中脘等穴治疗脾气虚型胃下垂患者 28 例,治愈 12 例,显效 5 例,好转 8 例,总有效率 89.2%[赵巍.针刺治疗胃下垂 28 例观察.针灸临床杂志,1999,15(3):6-7]。

(2)赵巍芒针针刺不容穴治疗中气下陷型胃下垂患者 48 例,总有效率 95.8%[赵巍.芒针治疗胃下垂 48 例疗效观察.中国中医药咨讯,2010,2(31):108]。

【安全针刺法】直刺 0.5~0.8 寸,可灸。

承 满

【定位】在上腹部,当脐中上 5 寸,距前正中线 2 寸。

【类属】属足阳明胃经。

【穴性】调中和胃,宽胸理气。

【主治病证】

1. 脾胃气滞、胃失和降之胃痛、呕吐、腹胀、肠鸣、食欲不振诸病症。

2. 肺气不利之喘咳。

【常用配伍】

1. 本穴调中和胃、降逆止呕、理气止痛、消食化滞。配中脘、足三里、梁丘、胃俞,针刺泻法,针后加灸,治疗胃寒疼痛;配下脘、足三里、腹结、璇玑,针刺平补平泻法,治疗伤食呕吐、腹胀;配下脘、梁门、天枢、中脘、足三里,针刺泻法,消食导滞,治疗饮食积滞之食欲不振。

2. 配中脘、胃俞、合谷、内关、太冲,针刺平补平泻法,疏肝理气、和胃止痛,治疗肝胃不和之胃痛、呕吐、腹胀。

3. 配丰隆、膻中、合谷、脾俞,针刺泻法,清热化痰、止咳平喘,治疗痰热遏肺之喘咳。

4. 配上脘、郄门、内庭,针刺泻法,清胃泄热止血,治疗热伤胃络之吐血。

【穴性文献辑录】

1.《针灸甲乙经》:肠鸣相逐,不可倾倒。

2.《黄帝明堂经》:主胁下痛,肠鸣相逐不可倾侧。肩息唾血。

3.《备急千金要方》:肠中雷鸣相逐,痢下。又:主胁下坚痛。

4.《千金翼方》:主肠中雷鸣相逐痢下。

5.《太平圣惠方》:主肠鸣腹胀,上喘气逆及膈气唾血。

6.《铜人腧穴针灸图经》:肠鸣腹胀,上喘气逆,食欲不下,肩息唾血。

7.《针灸大成》:治肠鸣腹胀,上喘气逆,食饮不下,肩息唾血。

8.《医学入门》:主喘逆不食,肩息唾血,胁下坚痛及肠鸣腹胀。

9.《针灸逢源》:治肠鸣腹胀,食饮不下。

10.《经穴解》:承满之本病,肠鸣腹胀,上气喘逆,食饮不下。承满之肺病:肩息唾血。

11.《针灸集锦》(修订本)(郑魁山):调理胃气。

12.《针灸腧穴学》(杨甲三):理气和胃。

13.《临床针灸学》(徐笨人):健脾益胃,和中化滞。

14.《针灸腧穴手册》(杨子雨):调胃气,消积滞。

15.《针灸探微》(谢文志):健脾调胃,和中理气。

16.《中医针灸通释·经脉腧穴学》(康锁彬):理气和胃。

17.《针灸腧穴疗法》(李平华):调中和胃,理气和血。

18.《腧穴临床应用集萃》(刘冠军):理气和胃,降逆止呕。

19.《新编实用腧穴学》(王玉兴):消食和胃,理气化湿。

20.《中医针灸经穴集成》(刘冠军):理气,和胃,止呕。

21.《针灸辨证治疗学》(章逢润):和胃理气,除胀降逆。

22.《石学敏针灸学》(石学敏):和胃理气。

23.《传统实用针灸学》(范其云):调胃气,消积滞。

【古今应用辑要】

1. 古代文献摘录

(1)《备急千金要方》:肠中雷鸣相逐,痢下,灸承满五十壮。又:胁下坚痛,承满、中管。

(2)《针灸资生经》:承满,乳根治膈气上逆。

(3)《采艾编翼》:气喘,承满、云门、天突、膻中、魄户、气海、足三里。

(4)《神灸经纶》:肠鸣,承满、神阙、陷谷。

2. 现代研究进展

(1)袁霞等采用调理减脂针刺法针刺承满、带脉、天枢、梁门等穴治疗肥胖症患者 86 例,有效率 96.5%。其中胃热亢盛者加内庭,痰湿内盛者加阴陵泉、丰隆,脾肾阳虚者加中脘、气海、肾俞[袁霞,戚莎莉.调理减脂针刺法治疗肥胖症 86 例疗效观察.赣南医学院学报,2005,25(6):748]。

(2)尚秀葵长时间温和灸承满、百会穴治疗阳虚寒凝型胃下垂取得较好效果[尚秀葵.长时间温和灸治疗胃肠病临证举要.上海针灸杂志,2004,23(3):22-23]。

【安全针刺法】直刺 0.8~1.0 寸,可灸。

关　门

【定位】在上腹部,当脐中上 3 寸,距前正中线 2 寸。

【类属】属足阳明胃经。

【穴性】健脾和胃,通利水道。

【主治病证】

1. 脾胃气滞、食滞胃肠、脾胃虚弱之腹痛、腹胀、食欲不振、肠鸣泄泻诸病症。

2. 脾虚湿盛之水肿、遗尿诸病症。

【主治病证】

1. 配下脘、梁门、天枢、足三里、下巨虚、腹结,针刺平补平泻法,健脾行气、消食化滞,治疗食滞胃肠之腹痛、腹胀、不思饮食等。

2. 配脾俞、下脘、梁门、天枢、足三里、璇玑,针刺补法,健脾益气,治疗脾虚食欲不振。

3. 配脾俞、中脘、天枢、足三里,针刺平补平泻法,健脾除湿止泻,治疗脾虚湿盛泄泻。

4. 配肺俞、三焦俞、偏历、阴陵泉、合谷,针刺泻法,通利水道、利水消肿,治疗风水。

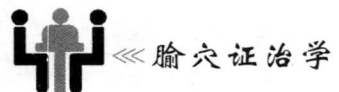

5. 配中府、神门、委中、三阴交,针刺补法,益气摄尿,治疗脾虚遗尿。

【穴性文献辑录】

1.《针灸甲乙经》:腹胀善满,积气,身肿。

2.《备急千金要方》:主遗尿。又:主身肿,身重。

3.《铜人腧穴针灸图经》:治遗尿,善满,积气,肠鸣,卒痛,泄痢,不欲食,腹中气游走,夹脐急,痎疟振寒。

4.《针灸大成》:治遗尿,善满,积气,肠鸣,卒痛,泄痢,不欲食,腹中气游走,夹脐急,痎疟振寒。

5.《医学入门》:主积气肠鸣,泄痢不食,腹中游气,夹脐急痛,痎疟振寒。

6.《针灸逢源》:治积气,肠鸣,泄痢,不欲食,夹脐急痛,痎疟振寒,遗尿。

7.《经穴解》:关门之本病,善满积气,肠鸣卒痛,泄利不欲食,腹中气走,挟脐急痛,痎疟身肿,振寒遗溺。

8.《针灸集锦》(修订本)(郑魁山):调理胃肠。

9.《针灸腧穴学》(杨甲三):利肠胃,利水道。

10.《临床针灸学》(徐笨人):调理肠胃,理气消滞。

11.《针灸腧穴手册》(杨子雨):健脾和胃。

12.《针灸探微》(谢文志):调理肠胃,和中化滞。

13.《中医针灸通释·经脉腧穴学》(康锁彬):调理肠胃,同利水道。

14.《针灸腧穴疗法》(李平华):调理脾胃,通利水道。

15.《新编实用腧穴学》(王玉兴):消食和胃,健脾化湿。

16.《中医针灸经穴集成》(刘冠军):健脾和胃,通利水道。

17.《新编简明针灸学》:调理肠胃,利水消肿。

18.《针灸辨证治疗学》(章逢润):理气和中,健脾益胃,利水止泻。

19.《石学敏针灸学》(石学敏):健脾化湿,和胃止痛。

20.《传统实用针灸学》(范其云):健脾和胃。

【古今应用辑要】

1. 古代文献摘录

(1)《针灸甲乙经》:遗尿,关门、神门、委中。

(2)《备急千金要方》:遗尿,关门、中府、神门。

(3)《针灸大成》:奔豚乳弦,关门、关元、水道、三阴交、归来。

2.现代研究进展

(1)宋尚喜等针刺关门、百会、中脘等穴针刺治疗中气下陷型胃下垂患者 78 例,总有效率 89.2%[宋尚喜,徐粟.针刺治疗胃下垂 78 例.中国民间疗法,2002,10(4):13]。

(2)赵宁侠针刺关门、上脘、承满等穴治疗脾虚湿盛型单纯性肥胖患者,发现患者体重、血流动力学及血液黏稠度均有明显改善[赵宁侠.针刺对单纯性肥胖患者血液流变学的影响.云南中医学院学报,2007,30(1):46]。

【安全针刺法】直刺 0.8~1.2 寸,可灸。

太 乙

【定位】在上腹部,当脐中上 2 寸,距前正中线 2 寸。

【类属】属足阳明胃经。

【穴性】健脾益气,清心宁神。

【主治病证】

1. 脾胃气滞、饮食积滞、脾胃虚弱之胃痛、腹痛、泄泻、不思饮食诸病症。

2. 痰热扰心之癫狂、痫证、吐舌诸病症。

【常用配伍】

1. 配脾俞、胃俞、天枢、中脘、三阴交、章门,针刺补法,健脾和胃,治疗脾胃虚弱之胃痛、泄泻等。

2. 配足三里、脾俞、胃俞,针刺泻法,健脾消食,治疗饮食积滞之胃痛、消化不良等。

3. 配百会、心俞、神门、大陵、滑肉门、鸠尾,针刺泻法,清心化痰、宁心安神,治疗痰热扰心之癫狂、痫证、吐舌等。

【穴性文献辑录】

1.《针灸甲乙经》:狂癫疾,吐舌。

2.《备急千金要方》:主癫疾狂,吐舌。

3.《铜人腧穴针灸图经》:癫疾狂走,心烦,吐舌。

4.《针灸大成》:治心烦,癫狂,吐舌。

5.《医学入门》:治心烦,癫狂,吐舌。

6.《针灸逢源》:治癫狂,吐舌。

7.《经穴解》:太乙之本病,癫疾狂走,心烦吐舌。

8.《针灸集锦》(修订本)(郑魁山):调理胃肠。

9.《针灸腧穴学》(杨甲三):镇惊,化痰,和胃,止痛。

10.《临床针灸学》(徐笨人):豁痰利窍,消胀化滞。

11.《针灸腧穴手册》(杨子雨):健脾行水,和胃安神。

12.《针灸探微》(谢文志):调理胃肠,消胀化滞。

13.《中医针灸通释·经脉腧穴学》(康锁彬):镇惊化痰,和胃止痛。

14.《腧穴临床应用集萃》(刘冠军):涤痰开窍,镇惊安神。

15.《新编实用腧穴学》(王玉兴):消食和胃,镇惊化痰。

16.《中医针灸经穴集成》(刘冠军):健脾和胃,祛痰镇惊。

17.《针灸辨证治疗学》(章逢润):安神镇惊,调气和中。

18.《石学敏针灸学》(石学敏):清心安神,和中调气。

19.《珍珠囊穴性赋》(张秀玉):疗心烦胃痛。

20.《传统实用针灸学》(范其云):健脾行水,和胃安神。

【古今应用辑要】

1. 古代文献摘录

《备急千金要方》:癫疾狂,吐舌:太乙、滑肉门、飞扬。

2. 现代研究进展

(1)赵海音电针太乙、天枢、大横、中脘等穴配合耳穴贴压、TDP照射治疗中心性肥胖患者32例,临床总有效率84.4%。其中脾胃俱旺型加关门、内庭、上巨虚;脾虚湿盛型加足三里、三阴交、水分;脾肾两虚型加关元、带脉、气海;质禀土形型加解溪、曲池、梁丘[赵海音.针刺为主治疗中心型肥胖临床观察.中国针灸,2006,26(9):629-631]。

(2)张凤珍以7寸长针针刺从梁门经关门、太乙、滑肉门、天枢、外陵、大巨直至水道,治疗脾胃虚型胃下垂患者78例,疗效满意[张凤珍.电针治疗胃下垂78例.光明中医,2004,19(3):21]。

【安全针刺法】直刺0.8~1.2寸,可灸。

滑肉门

【定位】在上腹部,当脐中上1寸,距前正中线2寸。

【类属】属足阳明胃经。

【穴性】理气和胃,化痰安神。

【主治病证】

1. 胃失和降之胃痛、呕吐诸病症。

2. 痰热扰心之狂证、舌强、吐舌诸病症。

【常用配伍】

1. 本穴理气和胃、降逆止呕。配中脘、足三里、合谷、梁丘,针刺泻法,针后加灸,治疗寒积胃痛;配章门、公孙、中脘、丰隆,针刺泻法,治疗痰浊呕吐;配下脘、璇玑、足三里、腹结,针刺泻法,治疗伤食呕吐。

2. 配劳宫、水沟、上脘、大钟、百会、少海、温溜,针刺泻法,清热化痰、镇惊安神,治疗痰热扰心之狂证、舌强、吐舌。

【穴性文献辑录】

1.《针灸甲乙经》:狂癫疾,吐舌。

2.《备急千金要方》:主癫疾,狂,吐舌。

3.《铜人腧穴针灸图经》:癫疾,呕逆,吐舌。

4.《针灸大成》:主癫狂,呕逆,吐舌,舌强。

5.《类经图翼》:癫狂,呕逆,吐血,重舌,舌强。

6.《医学入门》:主癫狂,吐舌,呕逆。

7.《针灸逢源》:治癫狂,呕逆,舌强。

8.《经穴解》:滑肉门之本病,癫疾狂走,呕逆,吐舌舌强。

9.《针灸集锦》(修订本)(郑魁山):调理胃肠。

10.《针灸腧穴学》(杨甲三):镇惊,化痰,健胃,止呕。

11.《临床针灸学》(徐笨人):健胃止呕,和中利湿。

12.《针灸腧穴手册》(杨子雨):健脾行水,和胃安神。

13.《针灸探微》(谢文志):调理胃肠,和中利湿。

14.《中医针灸通释·经脉腧穴学》(康锁彬):镇惊化痰,和胃止呕。

15.《针灸腧穴疗法》(李平华):和胃止痛,镇惊。

16.《腧穴临床应用集萃》(刘冠军):镇惊安神,清心开窍。

17.《新编实用腧穴学》(王玉兴):息风定惊,行气和胃。

18.《中医针灸经穴集成》(刘冠军):和胃,止呕,镇惊。

19.《针灸辨证治疗学》(章逢润):健脾益胃,止呕豁痰。

20.《石学敏针灸学》(石学敏):和肠胃,宁神志。

21.《珍珠囊穴性赋》(张秀玉):治癫痫呕逆。

22.《传统实用针灸学》(范其云):健脾行水,和胃安神。

【古今应用辑要】

1. 古代文献摘录

(1)《备急千金要方》:癫疾,狂,吐舌:滑肉门、飞扬、太乙。

(2)《针灸资生经》:滑肉门、少海、温溜,治舌强,吐舌。

2. 现代研究进展

(1)卢文取滑肉门、中脘、下脘、气海等穴埋线治疗肥胖症取得良好疗效。其中胃肠腑热加胃俞、大肠俞、小肠俞、足三里、上巨虚、下巨虚;脾虚湿阻加脾俞、胃俞、心俞、阴陵泉、足三里、三阴交;肝郁气滞加肝俞、胆俞、风市、阳陵泉、地机;脾肾阳虚加脾俞、肾俞、阴陵泉、阴谷[卢文.埋线减肥的临床体会.江苏中医药, 2007,39(1):10]。

(2)刘志龙等针泻滑肉门、中脘、下脘、气海等穴治疗肝郁化火、痰热内扰、阴虚火旺、心脾两虚、心胆气虚型失眠症患者 32 例,总有效率 56.25%[刘志龙,艾宙,周红,等.薄氏腹针治疗失眠症 32 例临床观察.世界中医药,2007,2(1):39]。

【安全针刺法】直刺 0.8~1.2 寸,可灸。

天　枢

【定位】在腹中部,平脐中,距脐中 2 寸。

【类属】属足阳明胃经。为大肠之募穴。

【穴性】和胃调肠,调理冲任。

【主治病证】

1. 各种原因导致胃肠不和之绕脐胃痛、腹痛、腹胀、呕吐、肠鸣、泄泻、痢疾、便秘、肠痈诸病症。

2. 冲任不调之月经不调、痛经、带下诸病症。

【常用配伍】

1. 配下脘、梁门、璇玑、腹结、梁丘、上巨虚,针刺平补平泻法,消食导滞,治疗食滞胃肠之绕脐痛、腹胀、呕吐、不嗜食。

2. 配二间、上巨虚、大肠俞,针刺泻法,理肠导滞,治疗积滞内停之腹痛肠鸣,或腹泻,或便秘,或里急后重、下利不爽。

3. 配风池、合谷、中脘、足三里、阴陵泉,针刺泻法,至阳穴针后加灸,散寒化浊、和胃止泻,治疗寒湿中阻之脘闷腹痛、肠鸣泄泻。

4. 配曲池、上巨虚、大肠俞、关元,针刺泻法,针灸兼施,温经散寒、和肠止泻,治疗感受寒邪或内伤生冷不洁食物之腹痛、腹泻。

5. 配下巨虚、合谷、足三里、公孙,合谷针刺泻法,余穴针刺平补平泻法,健脾和胃、调肠止泻,治疗脾虚湿盛泄泻。

6. 配中脘、足三里、肝俞、行间,针刺平补平泻法,疏肝理气、健脾止泻,治疗肝郁脾虚泄泻。

7. 配中脘、足三里、脾俞、关元俞,针刺补法,健脾和胃、益气止泻,治疗脾胃虚弱泄泻。

8. 配肾俞、命门、关元,针刺补法,针灸兼施,温补脾肾、止泻,治疗脾肾阳虚泄泻。

9. 配曲池、合谷、内关、足三里、三阴交,针刺泻法,疏风透表、清胃泄热,治疗胃热熏蒸之肌肤斑疹、脘腹疼痛、恶心呕吐、肠鸣泄泻等。

10. 配合谷、上巨虚、内关、大肠俞、足三里、脾俞,针刺泻法,清热利湿、调胃理肠,治疗湿热蕴结大肠之痢疾,便溏臭秽、下利脓血。

11. 配上巨虚、足三里,针刺补法,补虚温中、涩肠止痢,治疗脾胃虚寒之休息痢。

12. 配合谷、曲池、腹结、上巨虚、支沟、阳陵泉,针刺泻法,泄热通腑,治疗热结便秘。

13. 配支沟、足三里,针刺平补平泻法,调畅气机,治疗气滞之习惯性便秘。

14. 配脾俞、胃俞、大肠俞、三阴交、足三里、关元,针刺补法,益气养血,治疗气血虚弱之便秘。

15. 配足三里、阑尾、上巨虚、内庭、曲池,针刺泻法,清热解毒、泄热通腑,治疗热毒壅滞之肠痈。

16. 配太冲、四缝、百虫窝,针刺平补平泻法,理气驱蛔,治疗气滞蛔虫症。

17. 配归来、三阴交、气海、气穴,针刺泻法,针灸并用,温经散寒、调理冲任,治疗寒积月经不调。

18. 配中极、水道、地机、归来、次髎,针刺泻法,针灸并用,温经散寒、调经止痛,治疗寒湿痛经。

19. 配气海、太冲、三阴交、气穴、地机、阳陵泉,针刺平补平泻法,疏肝解郁、理气止痛,治疗肝郁气滞痛经。

20. 配期门、章门、三阴交、石门、膈俞、行间、归来,针刺平补平泻法,活血化瘀、祛瘀止痛,治疗血瘀痛经。

21. 配关元、水泉、三阴交、足三里,关元施灸,余穴针刺补法,治疗脾虚带下。

22. 配劳宫、水沟、大椎、曲池、合谷,针刺泻法,清热醒神,治疗热扰心神之狂言。

23. 配肺俞、三焦俞、偏历、阴陵泉、合谷,针刺泻法,清热除湿、利水消肿,治疗湿热熏蒸肌肤之阳水。

【穴性文献辑录】

1.《灵枢》:主腹痛。

2.《针灸甲乙经》:疟振寒,热甚狂言。脐疝,绕脐而痛,时上冲心。气疝哕呕,面肿,奔肫。大肠胀者,腹胀肠鸣,气上冲胸,不能久立,腹中痛濯濯,冬日重感于寒则泄,当脐而痛,肠胃间游气切痛,食不化,不嗜食,身肿,挟脐急。阴疝、气疝。女子胞中痛,月水不以时休止。

3.《黄帝明堂经》:主疟,振寒,热甚狂言。脐疝绕脐而痛,时上冲心。气疝,烦呕,面肿,奔肫。大肠胀。腹胀肠鸣,气上冲胸,不能久立,肠中切痛而鸣濯濯,冬日重感于寒则泄,当脐而痛,肠胃间游气切痛,食不化,不嗜食,身重,挟脐急。阴疝。女子胞中痛,恶血月水不以时休止。

4.《肘后备急方》:霍乱洞泻,转筋腹痛,狂言鬼语。

5.《备急千金要方》:主腹中尽痛。又:主冬月重感于寒则泄,当脐痛肠胃间游气切痛。主奔豚胀,疝。主气疝呕。再:不嗜食,食不消。

6.《千金翼方》:体重四肢不举,多汗,四肢乏力。

7.《外台秘要》:霍乱先洞下。

8.《太平圣惠方》:主久积冷气,绕脐切痛,时上冲心,女子漏下赤白及腹大坚,食不化,面色苍苍也。

9.《铜人腧穴针灸图经》:女子月事不时,血结成块,肠鸣,腹痛,不嗜食。

10.《标幽赋》:治虚损。

11.《针灸聚英》:奔豚,泄泻,胀疝,赤白痢,水痢不止,食不下,水肿腹胀肠鸣,上气冲胸不能久立,久积冷气绕脐切痛,时上冲心,烦满呕吐,霍乱,冬月感寒泄利,疟寒热,狂言,伤寒饮水过多,腹胀气喘,妇人女子癥瘕,血结成块,漏下赤白,月事不时。

12.《针灸大成》:主奔豚,泄泻,肠疝气,赤白痢,水痢不止,食不下,水肿,腹胀肠鸣,上气冲胸,不能久立,久积冷气,绕脐切痛,时上冲心,烦满呕吐,霍乱,冬月感寒泄痢,疟寒热,狂言,伤寒饮水过多,腹胀气喘,妇人女子癥瘕,血结成块,漏下赤白,月事不时,月水不调。

13.《类经图翼》:一传治夹脐疼痛,腹中气快,下泻不止,虚损劳弱。

14.《医学入门》:主面浮肿,唾血,吐血,狂言,呕吐霍乱,泄利,食不化,久积冷气,绕脐切痛,冲心,腹痛腹胀,肠胃游气切痛,女子漏下赤白。又:主内伤脾胃,赤白痢,休息痢,脾泄及脐腹鼓胀,癥瘕。

15.《经穴解》:天枢之大肠病,赤白痢,水痢不止,食不下,泄泻霍乱,水肿胀疝,腹肠鸣,上气冲胸,不能久立,久积冷气,绕脐切痛,时上冲心,冬月感寒泄利,疟寒热狂言,伤寒饮水过多,腹胀气喘,妇人女子癥瘕,血结成块,漏下赤白,月事不时。天枢之肾病:奔豚。

16.《针灸精粹》:调胃肠之气。又:泻肾。再:通阳逐秽。清大肠热。

17.《针灸集锦》(修订本)(郑魁山):调理肠胃,行气活血。

18.《常用腧穴临床发挥》(李世珍):辨证取穴,用泻法,通肠导滞;配透天凉,清热通便;用泻法配艾灸或烧山火,温通肠道、温散积滞;用补法,固涩肠道;配艾灸或烧山火,温阳固肠;用艾条灸,每次艾灸5~20分钟,温阳逐邪。局部取穴:用泻法配艾灸,温散寒积。

19.《针灸腧穴学》(杨甲三):和胃通肠,健脾理气,调经导滞。

20.《临床针灸学》(徐笨人):调中和胃,理气健脾。

21.《针灸心悟》(孙震寰):调肠胃之气必天枢。又:逐臭秽,通肠滞,开通六府。破瘀理血。再:虚损劳弱天枢攻。肠胃有热天枢平。再:化脾胃之湿而助消化。

22.《针灸腧穴手册》(杨子雨):调理肠胃,行气活血。

23.《针灸探微》(谢文志):行气健脾,散寒祛湿。

24.《中医针灸通释·经脉腧穴学》(康锁彬):和胃通肠,健脾理气,调经导滞。

25.《针灸腧穴疗法》(李平华):调肠腑,理气滞。

26.《腧穴临床应用集萃》(刘冠军):调中和胃,理气健脾。

27.《新编实用腧穴学》(王玉兴):理气止痛,活血散瘀,清利湿热。

28.《中医针灸经穴集成》(刘冠军):调肠腑,理气滞。

29.《新编简明针灸学》:疏理肠腑,调气消滞。

30.《针灸辨证治疗学》(章逢润):调理肠胃,理气化湿。

31.《石学敏针灸学》(石学敏):调中和胃,健脾化湿,调经理气。

32.《珍珠囊穴性赋》(张秀玉):天枢能升降气机而调理脾胃。

33.《传统实用针灸学》(范其云):调理肠胃,行气活血。既止泻,又通便。

34.《临床常用百穴精解》(王云凯):平补平泻法,升降气机,理气调肠,活血止血。补法:调整肠腑,健脾和胃。泻法:升降气机,理气行滞。

【古今应用辑要】

1. 古代文献摘录

(1)《脉经》:尺脉紧,脐下痛,宜服当归汤,灸天枢、针关元补之。

(2)《针灸甲乙经》:女子胞中痛,月水不以时休止,天枢主之。又:脐疝绕脐而痛,时上冲心,天枢主之。

(3)《备急千金要方》:面浮肿,天枢、丰隆、厉兑、陷谷、冲阳。食不化,不嗜食,挟脐急:天枢、厉兑、内庭。又:狂言恍惚,灸天枢百壮。小便不利,大便注泄,灸天枢百壮。再:先下利者,灸谷门二七壮……一名大肠募。不瘥更灸如前数。再:屈骨端主小便不利。大便泄数并灸天枢。再:胞中痛,恶血,月水不以时休止,腹胀,肠鸣,气上冲胸,刺天枢入五分,灸三壮。

(4)《千金翼方》:久冷及妇人癥癖,肠鸣泄痢,绕脐绞痛,灸天枢百壮三报之,勿针,脐两旁各二寸。又:吐血,腹痛,雷鸣,灸天枢百壮。体重,四肢不举,灸天枢下十壮,忌针。小便不利,大便数泄注,灸屈骨端五十壮,又灸天枢百壮。胀满,肾冷,瘕聚,泄痢,灸天枢百壮。若先下痢,灸谷门,在脐旁二寸,一名大肠募,灸二七壮,不止,更灸二七壮。

(5)《外台秘要》:又疗先洞下者法,灸脐边二寸,男左女右十四壮,甚者三十四壮,名大肠募也。又:又疗霍乱灸法,灸谷门穴,在脐旁二寸,男左女右,一名大肠募,灸二七壮,不止,又灸如前数。

(6)《针灸资生经》:腹中切痛,天枢、外陵。呕吐,霍乱:天枢、支沟。

(7)《卫生宝鉴》:肠中切痛而鸣,绕脐痛:曲泉、腹结、上廉、四满、大肠俞、中封、水分、神阙、天枢、关元。

(8)《针灸摘英集》:治伤寒饮水过多,腹胀气喘,心下痛不可忍,刺任脉中脘、气海二穴立愈。如少腹上有气冲者,兼刺足阳明经天枢、气冲、三里等。

(9)《针灸大全》:痢疾里急后重,公孙、下脘、天枢、照海。腹中寒痛,泄泻不止:列缺、天枢、中脘、关元、三阴交。月事不调:天枢、关元、气海、三阴交。脐腹胀满不消化:天枢、水分、内庭。

(10)《百症赋》:月潮违限,天枢、水泉。

(11)《针灸大成》:赤痢,内庭、天枢、隐白、气海、照海、内关。白痢:外关、中脘、隐白、天枢、申脉。

(12)《逻遗篇》:吐泻不止,中脘、天枢、气海(灸)。

(13)《针灸逢源》:绕脐腹痛,天枢、气海、水分。

(14)《神灸经纶》:霍乱吐泻,中脘、天枢、气海。肾泄,夜半后及寅卯之间泄者:命门、天枢、气海、关元。气块:脾俞、胃俞、肾俞、梁门、天枢、气海。

(15)《灸法秘传》:初患赤白痢,灸天枢、中脘。

2. 现代研究进展

(1)李仁铭取天枢穴贴药治疗脾肾阳虚证糖尿病重症腹泻患者96例,疗效满意[李仁铭.天枢穴贴药治疗糖尿病重症腹泻96例临床体会.中国中医急症,2009,18(8):1338]。

(2)洪虹等磁贴天枢穴治疗小儿食积型腹泻患者40例,疗效满意[洪虹,杨维华.磁贴天枢穴治疗小儿食积型腹泻40例.中国中医药科技,2010,17(3):238]。

(3)温秉强针刺天枢穴治疗瘀血阻滞型子宫肌瘤患者36例,疗效满意[温秉强.针刺天枢穴治疗子宫肌瘤36例.实用中医内科杂志,2007,27(12):581]。

【安全针刺法】直刺1.0~1.5寸,可灸。

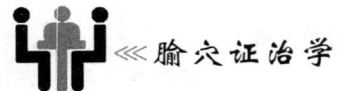

大　巨

【定位】在下腹部,当脐中下2寸,距前正中线2寸。

【类属】属足阳明胃经。

【穴性】和胃健脾,补肾固精。

【主治病证】

1. 脾胃虚弱、湿滞胃肠、寒邪结聚之腹泻、小腹胀满、不便难、疝气、偏枯诸病症。

2. 肾虚不固之遗精、早泄、惊悸不眠、小便不利诸病症。

【常用配伍】

1. 配天枢、足三里、上巨虚,针刺补法,健脾和胃,治疗脾胃虚弱之腹泻、小腹胀满。

2. 配足三里、关元、三阴交、神阙,针刺泻法,加灸,温胃散寒,治疗寒邪结聚之疝气。

3. 本穴补肾固精。配肾俞、关元、三阴交、八髎、太溪,针刺补法,治疗遗精、早泄;配肾俞、太溪、神门、通里,针刺补法,治疗肾虚惊悸不安;配肾俞、水分、脾俞、太溪,针刺平补平泻法,治疗肾虚小便不利。

【穴性文献辑要】

1.《针灸甲乙经》:癫疝。偏枯、四肢不用,善惊。

2.《备急千金要方》:主小腹满,小便难,阴下纵。又:主善惊。主癫疝,偏枯。

3.《千金翼方》:主四肢不举。

4.《外台秘要》:主腹满痛,善烦,癫疝,偏枯,四肢不用,善惊。

5.《铜人腧穴针灸图经》:主少腹胀满,烦渴,癫疝,偏枯,四肢不举,遗精早泄。

6.《针灸大成》:主小腹胀满,烦渴,小便难,癫疝,偏枯,四肢不收,惊悸不眠。

7.《医学入门》:主善惊,烦渴,偏枯,癫疝,小腹满,小便难,阴下纵。

8.《针灸逢源》:主小腹胀满,小便难,癫疝。

9.《经穴解》:大巨之肾病,小腹胀满,烦渴小便难,瘕疝。大巨之肝病:偏枯,四肢不遂。

10.《针灸集锦》(修订本)(郑魁山):理气活血。

11.《针灸腧穴学》(杨甲三):固肾,益气,安神。

12.《临床针灸学》(徐笨人):扶正化湿,理气行滞。

13.《针灸腧穴手册》(杨子雨):温经散寒,分别清浊。

14.《针灸探微》(谢志文):调理肠胃,行气活血。

15.《中医针灸通释·经脉腧穴学》:固肾益气,养血安神。

16.《针灸腧穴疗法》:补肾固精,益气安神。

17.《腧穴临床应用集萃》(刘冠军):调肠胃,固肾气。

18.《新编实用腧穴学》(王玉兴):固肾益气,填补肾精。

19.《中医针灸经穴集成》(刘冠军):益气,安神,固精。

20.《针灸辩证治疗学》(章逢润):益肾固精。

21.《石学敏针灸学》(石学敏):补肾气,益下焦。

22.《传统实用针灸学》(范其云):温经散寒,分别清浊。

【古今应用辑要】

1.古代文献辑录

(1)《针灸甲乙经》:癫疝,大巨、地机、中郄。

(2)《备急千金要方》:小腹满,小便不利,阴下纵:大巨、横骨、期门。又:四肢不举,大巨、曲泉、蹄阳、天池、支沟、小海、绝骨、前谷。

(3)《针灸资生经》:惊悸不眠,大巨、气海、阴交。

2.现代研究进展

（1）孙浩采用艾灸大巨、足三里、天枢穴治疗小儿脾气虚弱型泄泻,疗效较好[孙浩.少儿脾虚泄泻有何外治方法.中医杂志,2006,47(2):154]。

（2）郑丽静等采用梁门透中脘,大横透天枢,大巨透四满治疗单纯性肥胖患者43例,其中脾虚湿阻加地机、丰隆、阴陵泉;胃肠积热取支沟、曲池、上巨虚、内庭;脾肾阳虚取三阴交、脾俞、肾命、太溪;肝气郁结取太冲、阳陵泉、外关。总有效率93.02%[郑丽静,叶国传.以电针为主综合治疗单纯性肥胖43例.针灸临床杂志,2007,23(4):29-30]。

（3）田慧芳电针大巨、中脘、足三里为主穴,配合中频治疗仪治疗便秘患者30例,实秘者加建里、双侧滑肉门、大横、归来穴;虚秘者加下脘、关元、气海等穴,疗效满意[田慧芳.电针加中频治疗仪治疗便秘30例.湖北中医杂志,2007,29(3):41]。

（4）张舒燕等以大巨、大横、中脘、气海等为主穴行穴位埋线治疗气阴亏虚型习惯性便秘患者120例,结果痊愈30例,显效69例,有效16例,总有效率95.84%[张舒燕.简易穴位埋线法治疗习惯性便秘疗效观察.中华中医药学刊,2012,30(6):1286-1288]。

（5）陈旭军等治疗组针刺大巨、水道、气海、中极为主穴,配以疏密波电针治疗气血亏虚型产后尿潴留患者33例,结果总有效率93.94%,优于对照组[陈旭军.电针疏密波治疗产后尿潴留33例.光明中医,2012,27(1):92-93]。

【安全针刺法】直刺1.0~1.5寸,可灸。

上巨虚

【定位】在小腿前外侧,当犊鼻下6寸,距胫骨前缘一横指(中指)。

【类属】属足阳明胃经。为大肠之下合穴。

【穴性】调理肠腑,理气和胃,舒筋活络。

【主治病证】

1. 各种原因(大肠湿热、热结大肠、脾胃不和、胃肠积滞等)所致之肠中切痛、腹胀、纳呆、肠鸣、泄泻、痢疾、便秘诸病症。

2. 经络不通之中风偏瘫、口㖞诸病。

【常用配伍】

1. 配中脘、足三里、大横、公孙、合谷、神阙,针刺泻法,针后加灸,温中散寒,治疗寒积中焦之腹中切痛、肠鸣。

2. 配下脘、梁门、天枢、曲池、支沟、四缝,针刺泻法,消积导滞,治疗饮食积滞之腹痛、腹胀、泄泻、便秘等。

3. 配天枢、合谷、阴陵泉、下巨虚、内庭,针刺泻法,清热除湿,治疗湿热泄泻。

4. 配天枢、阴陵泉、水分、关元、神阙,针刺泻法,针后加灸,温中散寒、理肠化湿,治疗寒湿泄泻、腹痛肠鸣。

5. 配行间、气海、太冲,针刺平补平泻法,疏肝理气,治疗气滞泄泻。

6. 配中脘、天枢、足三里、脾俞、关元俞,针刺补法,健脾和胃、化湿止泻,治疗脾虚泄泻。

7. 配关元、肾俞、脾俞,针刺补法,温补命火、益脾止泻,治疗肾虚泄泻。

8. 配合谷、天枢、大椎、曲池、阴陵泉,针刺泻法,清利湿热,治疗湿热痢。

9. 配合谷、天枢、阴陵泉、气海,针刺泻法,针后加灸,温中散寒,治疗寒湿痢疾。

10. 配天枢、合谷、脾俞、肾俞,针刺补法,温补脾肾,治疗阳虚休息痢。

11. 配大肠俞、支沟、阳陵泉、下巨虚、天枢,针刺泻法,泄热通便,治疗阳明腑实证之大便秘结,或热结旁流。

12. 配天枢、地机、阑尾、大肠俞、腹结,针刺泻法,泄热通腑、祛瘀散结,治疗热毒壅滞之肠痈。

13. 配后溪、关元、小肠俞、足三里,针刺补法,加灸,温中散寒,治疗小肠虚寒之腹痛喜按、肠鸣泄泻等。

14. 配阴市、足三里、伏兔、环跳、血海,针刺平补平泻法,舒筋活络、益气养血,治疗中风下肢不遂。

【穴性文献辑录】

1.《素问》:胃中热。

2.《灵枢》:大肠病者,肠中切痛而鸣濯濯,冬日重感于寒则泄,当脐而痛,不能久立。又:主肠中切痛而鸣,寒泄当脐而痛,不能久立。气上冲胸,喘。

3.《黄帝明堂经》:主风水面肿,胸胁支满,恶闻人声与木音,大肠有热,肠鸣腹满,侠脐痛,食不化,不能久立,狂,妄走,善欠,飧泄,大肠痛。又:主脚胫酸痛。屈伸难,不能久立。

4.《针灸甲乙经》:风水膝肿。又:大肠有热,肠鸣腹满,夹脐痛,食不化,喘,不能久立。小便黄,肠鸣相逐。再:飧泄,大肠痛。狂妄走,善欠。再:胁肋楷满,恶闻人声与木音。

5.《肘后备急方》:风毒脚气。

6.《备急千金要方》:主肠鸣相速逐。

7.《千金翼方》:风水。又:骨髓冷疼。

8.《外台秘要》:主飧泄,大肠痛,狂妄走,善欠,大肠有热,肠鸣,腹满,夹脐痛,食不化,喘不能行立,胸胁支满,恶闻人木音,风水涌肿。甄权云:主大气不足,偏风,腰腿脚不随。

9.《医心方》:主飧泄,大肠痛,胸胁楷满,狂妄走,善欠,风水,膝肿,不能久立。

10.《太平圣惠方》:主大气不足,偏风,腰腿脚不随重,不得履地,脚气,偏风,痹风脚冷,寒疟,灸之大良,日灸七壮。又:主脚胫疫痛,屈伸难,不能久立。

11.《铜人腧穴针灸图经》:治飧泄,腹胁支满,狂走,夹脐腹痛,食不化,喘息不能行。甄权云:治脏气不足,偏风,腰腿手足不仁,可灸以年为壮。

12.《圣济总录》:骨蒸疢癖。

13.《针灸资生经》:甄权云,治脏气不足,偏风,腿手足不仁,灸随年为壮。

14.《西方子明堂灸经》:主脏气不足,偏风,腰腿手足不仁,小便难黄,风水膝肿,飧泄,腹胁支满,狂走,夹脐腹痛,食不化,喘息不能行。

15.《普济方》:主脚胫酸痛屈伸难,不能久立。又云:主大肠气不足,偏风,膝腿不随,脚不得履地,脚气刺风,痹风,脚冷,寒疟,灸之大良。

16.《古今医统大全》:主治脏气不足,偏风,脚气,腰腿手足不仁,脚腰酸疼,不能久立,夹脐腹痛,肠中切痛。

17.《针灸聚英》:主脏气不足,偏风脚气,腰腿手足不仁,脚胫酸痛屈伸难,不能久立,风水膝肿,骨髓冷痛,大肠冷,食不化,飧泄,劳瘵,夹腰腹胁痛,肠中切痛雷鸣,气上冲胸,喘息不能行,不能久立,伤寒胃中热。

18.《针方六集》:治飧泄,腹胁支满,夹脐痛,饮食不化,喘息不能动,偏风,足胫不仁屈伸难,不能久立,风水膝肿,骨髓冷疼。

19.《医学入门》:主脏气不足,胁满,脐腹痛,飧泄,食不化,偏风,腰腿手足不仁,小便难。

20.《循经考穴编》:主偏风,胫膝枯细,腿足不仁,水肿,飧泄,肠鸣切痛。

21.《经穴解》:上廉之本经病,脏气不足,偏风脚气,腰腿手足不仁,脚胫疫痛,屈伸难,不久立,风水膝肿,骨髓冷痛。上廉之大肠病:大肠冷,食不化飧泄,劳瘵,挟脐腹两胁痛,肠中切痛雷鸣,气上冲胸,喘息不能行。上廉之本腑病:伤寒,胃中热。

22.《针灸集锦》(修订本)(郑魁山):调理肠道,疏经活络。

23.《常用腧穴临床发挥》(李世珍):辨证取穴,用泻法,通肠化滞、和胃畅中;配透天凉,清肠胃;用补法,固肠养胃;配艾灸或烧山火,温补肠胃;用泻法配艾灸或烧山火,温胃通肠、化滞畅中。局部取穴:用泻法,舒筋活络;配艾灸,驱邪散滞;用补法,健筋补虚。

24.《针灸腧穴学》(杨甲三):调肠和胃,通经活络。

25.《临床针灸学》(徐笨人):理脾和胃,疏经调气。

26.《针灸心悟》(孙震寰):通降胃肠积滞。渗湿、利湿。理脾和胃,通肠化滞,疏调经气。

27.《针灸腧穴手册》(杨子雨):调理肠胃,行气化瘀。

28.《针灸探微》(谢文志):调理肠胃、清热利湿。

29.《中医针灸通释·经脉腧穴学》(康锁彬):调肠和胃,通经活络。

30.《针灸腧穴疗法》(李平华):调和胃肠,舒筋活络。

31.《腧穴临床应用集萃》(马惠芳):调和肠胃,通经活络。

32.《中医针灸经穴集成》(刘冠军):调和脾胃,通腑化滞。

33.《新编简明针灸学》(闫乐法):调理肠胃,行气化瘀。

34.《腧穴学讲义》(于致顺):理肠胃、清湿热、通积滞。

35.《针灸辨证治疗学》(章逢润):理脾和胃,通腑化滞,疏经调气,起痿缓挛。

36.《石学敏针灸学》(石学敏):理肠胃,清湿热,疏经络,活气血。

37.《珍珠囊穴性赋》(张秀玉):消目疾而疗面痛。

38.《传统实用针灸学》(范其云):调理肠胃,行气化瘀。

39.《临床常用百穴精解》(王云凯):平补平泻法,调理脾胃,疏通经络。补法:健脾益胃,化湿止泻。泻法:清肠泄热,通便导滞。

【古今应用辑要】

1. 古代文献摘录

(1)《灵枢》:邪在大肠,刺肓之原、巨虚上廉、三里。

(2)《黄帝内经素问》:气街、三里、巨虚上下廉,此八者以泻胃中之热也。

(3)《备急千金要方》:凡脚气初得脚弱,使速灸之。初灸风市,次灸伏兔,次灸犊鼻,次灸膝两眼,次灸三里,次灸上廉、次灸下廉,次灸绝骨。凡此诸穴,灸不必一顿灸尽壮数,可日日报灸之,三日之中。灸全尽壮数为佳。又:小便难、黄:上巨虚、下巨虚。

(4)《千金翼方》:骨髓冷疼,灸上廉七十壮。又:风水,灸上廉随年壮。

(5)《外台秘要》:灸脚气穴。

(6)《针经摘英集》:治伤寒胃中热不已,泻任脉中脘一穴,足阳明经三里二穴,次上廉二穴。

(7)《医学纲目》:飧泄,阴陵泉、然谷、巨虚上廉、太冲。

2. 现代研究进展

(1)戴明针刺上巨虚配合辨证取穴治疗单纯性肥胖症。主穴:上巨虚、中脘、天枢、减肥穴(天枢与冲门穴连线中点)、内庭。脾虚加足三里、气海;痰阻加丰隆、水道、阴陵泉;胃热加上脘、内关、三阴交。针刺得气后行捻转手法,接 G6805-2 型电针刺激。治疗 48 例,总有效率 89.6%,优于对照组采用低能量宝塔型平衡膳食治疗的效果[戴明.针刺为主治疗单纯性肥胖症疗效观察.河北中医.2006,28(11):849-850]。

(2)汪娅莉等电针上巨虚、丰隆为主,配合针刺足三里、下巨虚治疗单纯性肥胖病胃肠腑热型,总有效率95.6%[汪娅莉,曹新,刘志诚,等.电针治疗单纯性肥胖病胃肠腑热型疗效观察.世界针灸杂志,2013,23(2):1-5]。

(3)王媛等电针上巨虚、足三里、丰隆为主治疗胃热炽盛型 2 型糖尿病患者 35 例,总有效率 94.28%[王媛,刘志诚,徐斌.电针治疗胃热炽盛型 2 型糖尿病患者 35 例临床观察.中医杂志,2013,54(10):852-857]。

(4)姜德伟采用健脾补肾法针刺足三里、上巨虚治疗慢性泄泻患者 52 例,治愈 25 例,好转 24 例,无效 3 例,总有效率 94%[姜德伟.针药合用治疗慢性泄泻 52 例.现代中西医结合杂志,2009,18(24):2964]。

(5)王烨林等取双侧天枢、上巨虚、三阴交、太冲、足三里组成疏肝健脾方,针刺治疗腹泻型肠易激综合征,能较好地缓解症状[王烨林,孙建华.疏肝健脾针法治疗腹泻型肠易激综合征概要.中国中医急症,2012,21(3):415-416]。

(6)魏超博采用温针灸足三里、上巨虚、天枢、脾俞等为主穴,治疗溃疡性结肠炎患者 59 例,治愈 44 例,显效 6 例,有效 7 例,无效 2 例,总有效率 97%,其中寒湿重者配三阴交、阴陵泉温中祛湿,大便赤白脓血配隐白止血,热重加内庭、合谷清利湿热,肛门坠胀、灼热者加天窗、条口透承山通腑气清热,少腹疼痛配阳陵泉、太冲疏肝理气止痛,肾阳虚腰膝冷痛、便溏加关元、命门温补肾阳[魏超博.温针灸治疗溃疡性结肠炎59例. 光明中医,2011,26(11):2272-2273]。

【安全针刺法】直刺 0.5~1.2 寸,可灸。

太 白

【定位】在足内侧缘,当足第一跖骨小头后缘,赤白肉际凹陷处。

【类属】属足太阴脾经,为该经之输穴、原穴。

【穴性】理气和胃,健脾化湿,舒筋活络。

【主治病证】

1. 脾胃气滞、脾失健运之腹胀、腹痛、肠鸣、泄泻、便秘、胃脘痛、嗳气、恶心、呕吐诸病症。

2. 风寒湿邪痹阻经脉之股膝内、足跗疼痛,小腿沉重疼痛,足大趾运动障碍诸症。

【常用配伍】

1. 配公孙、足三里,足三里针刺补法,余穴针刺平补平泻法,健脾和胃、消食导滞,治疗脾胃不和、食少腹胀。

2. 配中脘,针刺平补平泻法,调和脾胃、行气止痛,治疗饮食停滞之胃痛、饮食不化。

3. 配厉兑、中脘、胃俞、丰隆、足三里,针刺泻法,清泻胃热、调理脾胃,治疗胃火炽盛之消谷善饥、口渴引饮、脘腹胀痛。

4. 配中脘、天枢、脾俞、章门、足三里,针刺补法,或加灸,健脾益气,治疗脾胃虚弱之胃痛、面色萎黄、食欲不振、脘腹胀满、腹痛、肠鸣、泄泻等。

5. 配脾俞、中脘、气海,中脘针刺先泻后补,以补为主,气海穴以雀啄灸法,余穴针刺补法,健运中州、养血止血,治疗脾胃虚寒之腹痛、便血。

6. 配合谷、曲池、上巨虚、腹结,针刺泻法,清热通便,治疗热结便秘。

7. 配大肠俞、陷谷,针刺泻法,清热通腑、活血除痹,治疗大肠实热之肠痈。

8. 配肺俞、列缺、合谷、尺泽、脾俞、丰隆,针刺泻法,宣肺化痰、健脾化湿,治疗痰浊阻肺之咳喘,甚则张口抬肩不能平卧。

9. 配阳陵泉、足三里、承山、阴陵泉、太溪,针刺泻法,或加灸,温经散寒、疏通经络,治疗风寒湿邪痹阻经脉之股膝内、足跗疼痛,小腿沉重疼痛,足大趾运动障碍。

10. 配足三里、三阴交、阳陵泉、八风,针刺泻法,治疗脾虚湿阻之湿脚气。

【穴性文献辑录】

1.《灵枢》:主胃心痛,腹胀胸满,心痛甚。热病。

2.《针灸甲乙经》:热病,满闷不得卧。胸胁胀,肠鸣切痛。身重骨酸不相知。痿不相知。

3.《黄帝明堂经》:烦闷不得卧。胸胁支满,腹中切痛。身重骨痿不相知。大便难。霍乱逆气。

4.《备急千金要方》:太白主胸胁胀,切痛。又:主腹胀,食不化,鼓胀,腹中气大满,腹胀食不化,喜呕,泄有脓血。再:太白主热病先头重,颊痛,烦闷,身热,热争则腰痛不可以仰卧,又热病满闷不得卧,身重骨痛不相知。再:太白主霍乱,逆气。

5.《千金翼方》:脾咳。

6.《外台秘要》:厥心痛,腹胀满,心尤痛甚者,胃心痛也。胸胁支满,腹中切痛,霍乱逆气,大便难,身重,骨痿不相知,热病满闷不得卧,脾胀。

7.《医心方》:主热病先头重,颊痛,烦闷,腰痛,腹满,两颔痛,逆气,大便难。

8.《铜人腧穴针灸图经》:治身热,烦满,腹胀,食不化,呕吐,泄脓血,腹痛,大便难,气逆,霍乱腹中切痛。

9.《西方子明堂灸经》:主头痛寒热,汗出不恶寒,胸胁胀满痛,身热烦满,腹胀食不化,气胀肠鸣,呕吐,泄有脓血,腹痛不可俯仰,热病头重项痛,烦闷身热,热争大便难,气逆霍乱腹痛。

10.《扁鹊神应针灸玉龙经》:治热病无汗,脾胃虚弱,腹胀鸣,呕吐,泄泻,霍乱,不思饮食,身热,腿疼,手足冷,腰尻痛,大便难。

11.《针灸聚英》:身热烦满,腹胀食不化,呕吐,泄泻脓血,腰痛,大便难,气逆霍乱,腹中切痛,肠鸣,膝股胻酸转筋,身重骨痛,胃心痛,腹胀,胸满,心痛脉缓。

12.《古今医统大全》:身热,烦满,腹胀,食不化,呕吐,泻泄,气逆霍乱,腹中切痛,肠鸣,膝股胻酸转筋,身重骨痛。

13.《针灸大成》:身热烦满,腹胀食不化,呕吐,泄泻脓血,腰痛,大便难,气逆,霍乱,腹中切痛,肠鸣,膝股胻酸转筋,身重骨痛,胃心痛,腹胀胸满,心痛脉缓。

14.《针方六集》:治脾脏虚寒,泄泻,呕吐,胃脘痛,身热,烦满,腹胀,食不化,泄脓血,腰痛,大便难,气逆霍乱腹痛如刺,膝股胻跗转筋,身重骨痛。

15.《医学入门》:主头痛头重,项痛,霍乱,呕吐,或泄有脓血,胸胁胀满,腹胀,肠鸣,腰痛不可俯仰,热病烦闷,大便难。

16.《经穴解》:脾之肾病,腰痛,大便难。脾之肝病:膝股胻痠,转筋身重,骨痛。脾之脾病:身热烦满,腹胀食不化,呕吐,泄泻脓血,气逆霍乱,腹中切痛,肠鸣。脾之心病:胃心痛,心痛脉缓。脾之肝病:腹胀胸满。

17.《循经考穴编》:主食不消,胸胁胀,呕吐泻痢,肠鸣,肚痛,气逆霍乱,脚气红肿。

18.《医宗金鉴·刺灸心法要诀》:太白主治痔漏疾,一切腹痛大便难。

19.《针灸逢源》:治身热烦满,腹胀,呕吐,泻痢脓血,腰痛,大便难,霍乱转筋,腹中切痛。

20.《针灸集锦》(修订本)(郑魁山):健脾利湿,通调肠胃。

21.《常用腧穴临床发挥》(李世珍):辨证取穴,用补法,健脾益胃、化湿、益气摄血;用补法配艾灸,温补脾土;用泻法,理脾行湿。

22.《针灸腧穴学》(杨甲三):健脾和胃,活络止痛。

23.《临床针灸学》(徐笨人):调脾和胃,清热化滞。

24.《针灸腧穴手册》(杨子雨):健脾和胃,益气化湿。

25.《针灸探微》(谢文志):清热化滞,调脾和胃。

26.《中医针灸通释·经脉腧穴学》(康锁彬):健脾和胃,活络止痛。

27.《腧穴临床应用集萃》(马惠芳):健脾和胃,清热化湿。

28.《中医针灸经穴集成》(刘冠军):健脾,和中,涩肠。

29.《针灸辨证治疗学》(章逢润):健脾和胃,理气化湿。

30.《石学敏针灸学》(石学敏):健脾和胃,理气化湿。

31.《珍珠囊穴性赋》(张秀玉):热病满闷。

32.《传统实用针灸学》(范其云):健脾和胃,益气化湿。

33.《临床常用百穴精解》(王云凯):平补平泻法,疏通经络。补法:健脾和中,培土生金。泻法:清热化湿,行气导滞。

【古今应用辑要】

1.《灵枢·热病》:热病而汗且出,及脉顺可汗者,取之鱼际、太渊、大都、太白,泻之则热去,补之则汗出。汗出大甚,取内踝上横脉以止之。

2.《灵枢·厥病》:厥心痛,腹胀,胸满,心尤痛甚。胃心痛也,取之大都、太白。

3.《针灸甲乙经》:热病先头重,颊痛,烦闷,身热,热争则腹痛不可以俯仰,胸满,两颔痛甚,善泄,饥不欲食。善噫,热中,足清,腹胀,食不化,善呕,泄有脓血,若呕无所出,先取三里,后取太白、章门主之。热病,满闷不得卧,太白主之。又:脾胀者,脾俞主之,亦取太白。再:大便难,中渚及太白主之。霍乱逆气,鱼际及太白主之。

4.《黄帝明堂经》:主热病先头重颊痛,烦闷身热,热争则腰痛不可以景仰,腹满,两颔痛甚,暴泄善饥,善呕泄,有脓血,苦呕无所出,先取三里,后取太白、章门主之。

5.《黄帝内经太素·厥心痛》:胃心痛也,取之大都、太白。

6.《备急千金要方》:消渴,小便数……灸……太白。又:目窗、中渚……太白……主头痛寒热,汗出不恶寒。再:大都、太白主暴泄,心痛腹胀,心痛尤甚。再:太白、公孙主腹胀食不化,腹胀,腹中气大满。太白、公孙主肠鸣。再:欲唾噫,善咳,气无所出,先取三里,后取太白、章门。委阳、殷门、太白、阴陵泉,行间主腰痛不可俯仰。解溪、条口、丘墟、太白,主膝股肿胻酸转筋。

7.《千金翼方》:脾咳刺足太白。又:消渴……曲泉、阴谷、阴陵泉、复溜,凡此诸穴断小便利大便,不损阳气。亦云止遗尿也。太溪、中封、然谷、太白、大都、跗阳、行间、大敦、隐白、涌泉凡此诸穴各一百壮。

8.《外台秘要》:主病先头重,颊痛,烦闷,身热,腹痛不可以俯仰,腹满,两颔痛甚,暴泄,善饥而不欲食,善噫,热中,足清,腹胀,食不化,善呕,泄有脓血,苦呕无所出,先取三里,后取太白、章门。

9.《针灸资生经》:腹痛,太白、温溜、足三里、陷谷。身热:太白、阳纲。食不化:太白、公孙。

10.《神应经》:便血,隐白、复溜、太冲、会阳、下髎、劳宫、长强、承山、太冲、太白。

11.《针灸大成》:肠痈痛,太白、陷谷、大肠俞。

12.《类经图翼》:胃心痛,巨阙、大都、太白、足三里、承山。

【安全针刺法】直刺 0.5~1.0 寸,可灸。

公　孙

【定位】在足内侧缘,当第一跖骨基底部的前下方,赤白肉际处。

【类属】属足太阴脾经。为该经络穴;八脉交会之一,通于冲脉。

【穴性】调理脾胃,宽胸理气,化痰除湿。

【主治病证】

1. 脾胃气滞之胃疼、嗳气、恶心、呕吐、饮食不化、腹痛、腹胀、肠鸣、泄泻、痢疾、霍乱诸病症。

2. 心脉痹阻之胸闷、心痛诸病症。

3. 痰浊内阻或痰热扰心之呕吐痰涎、眩晕、失眠、心烦、发狂妄言诸病症。

【常用配伍】

1. 配内关、行间、中脘、足三里、阳陵泉,针刺平补平泻法,调理脾胃、理气止痛,治疗脾胃气滞之胃脘疼痛、脘腹胀满。

2. 配期门、阳陵泉、太冲、梁丘、神门、内关,针刺平补平泻法,疏肝理气,治疗肝气犯胃之胃痛、呕吐、嗳气。

3. 配下脘、梁门、足三里、天枢、内庭,针刺泻法,健脾化食、和中消积,治疗食滞腹痛之饮食不下、腹胀、胃痛、吐酸。

4. 配中脘、足三里、梁丘、胃俞、合谷,针刺泻法,针后加灸,温中散寒,治疗寒积胃疼、腹痛。

5. 配大都、脾俞、章门、太白、足三里,针刺补法,或平补平泻法,并加灸,温阳健脾化湿,治疗脾胃虚寒之脘闷纳呆、腹胀便溏甚或完谷不化、四肢不温、小便清长等。

6. 配商丘、脾俞、章门、中脘,针刺泻法,或平补平泻法,健脾和胃、理气化湿,治疗湿邪中阻之脘腹胀痛、嗳气食少、二便不利。

7. 配内关,针刺平补平泻法,或用泻法,为八脉交会八穴配穴法,宽胸理气、和胃降逆,治疗心、胸、胃部疾患,如心脉痹阻之胸闷、心痛等。

8. 配膈俞、内关,公孙针刺补法,余穴针刺泻法,泻肝清胃宁血,治疗肝胃郁热之呕血、便血。

9. 配天枢、合谷、阴陵泉、上巨虚、下巨虚、大肠俞,针刺泻法,清热利湿,治疗湿热泄泻、痢疾、霍乱吐泻。

10. 配长强、次髎、承山、上巨虚,针刺泻法,清热利湿、止血,治疗大肠湿热便血。

11. 配丰隆、中魁、膻中,针刺平补平泻法,健脾化痰,治疗痰湿壅盛之呕吐痰涎、眩晕。

12. 配灵道、郄门、水沟、劳宫、丰隆、大陵、厉兑,针刺泻法,清热化痰,治疗痰火扰心之失眠、心烦、发狂妄言。

【穴性文献辑录】

1.《灵枢》：厥气上逆则霍乱，实则肠中切痛，虚则鼓胀。

2.《针灸甲乙经》：凡好太息不嗜食，多寒热汗出，病至则善呕，呕已乃衰，实则肠中切痛，厥，头面肿起，烦心，狂，多饮，虚则鼓胀，腹中气大满，热痛，不嗜卧。霍乱。又：公孙主狂。

3.《黄帝明堂经》：主疟，好太息，不嗜食，多寒热，汗出，病至则善呕，呕已乃衰，实则腹中切痛，厥头痛，面肿起，烦心，狂，多饮不嗜卧，虚则鼓胀，腹中所大满，热痛，霍乱。

4.《脉经》：吞酸，头痛，胃中有冷。

5.《备急千金要方》：主头面肿。又：脾病。再：腹中胀，食不化，肠鸣。

6.《外台秘要》：主疟不嗜食，多寒热汗出，实则腹中切痛，厥，头面肿，烦心，狂言，多饮，不嗜卧，虚则鼓胀，腹中气大满，热痛，不嗜饮，霍乱。

7.《医心方》：主寒热汗出，不嗜食，多寒，腹中切痛，头面肿起，不嗜卧。

8.《铜人腧穴针灸图经》：治寒疟，不嗜食，卒面肿，烦心，狂言，腹虚胀如鼓。

9.《西方子明堂灸经》：主头面肿，食不化，鼓胀，腹内气大满，寒疟，不嗜食，心烦，狂言。

10.《标幽赋》：脾冷胃痛。

11.《普济方》：主治二十七症：九种心痛（心、胃），痰膈涎闷（心、胃），脐腹痛并胀（三焦、胃），胁肋疼痛（心、脾），产后血迷（心主），胞衣不下（小肠、胃），泄泻不止（大肠、胃），痃气疼痛（心、胃），里急后重（大肠、三焦），伤寒结胸（小肠、心），水腑酒痰（肝、胃），中满不快反胃呕吐（胃），腹胁胀满痛（脾胃），肠风下血（大肠、包络），大人小儿脱肛不收（大肠、肺），气膈（心、肺），食膈不下（胃、脾），食积疼痛（胃、脾），癖气并小儿食癖（小肠、心主），儿枕痛（小肠、三焦），酒癖（胃、三焦），腹鸣（小肠、胃），血刺痛（肝、脾、大肠、胃），小儿脾泻（脾、肾），泻腹痛（大肠、肿），胸中刺痛（心），疟疾心痛（心包络），右件病症，公孙悉主之，先取公孙，后取内关（秋冬八分，春夏五分，灸七壮）。

12.《针灸聚英》：主寒疟，不嗜食，痛气，好太息，多寒热汗出，病至则喜呕，呕已乃衰，头面肿起，烦心，狂言，多饮，胆虚，厥气上逆则霍乱，实则肠中切痛泻之，虚则鼓胀补之。

13.《古今医统大全》：主治寒疟不食，痛气好太息。多寒热汗出，喜呕，心烦，多饮，胆虚。

14.《针灸大成》：寒疟，不嗜食，痛气，好太息，多寒热汗出，病至则喜呕，呕已乃衰，头面肿起，烦心狂言，多饮，胆虚，厥气上逆则霍乱，实则肠中切痛泻之，虚则鼓胀补之。脾心痛。

15.《八脉图并治症穴》：主五脏病，九种心痛涎闷，结胸番胃难停，酒食积聚胃肠鸣，水食气疾膈病，脐痛腹痛胁胀，肠风疟疾心疼，胎衣不下血迷心，泄泻公孙立应。

16.《针方六集》：治脾虚不食，好太息，痛气，霍乱，寒疟，面肿，烦心，狂言，多饮，胆虚气逆，食积，病至喜呕，呕已病衰，实则肠中切痛宜泻，虚则鼓胀宜补。如本节红肿者，宜出血。诸病宜下不下者取此穴。

17.《类经图翼》：主治寒疟，不食，痛气，好太息，多寒热汗出，喜呕，卒而肿，心烦，多饮，胆虚，腹虚，水肿，腹胀如鼓，脾冷胃癌。

18.《医学入门》：主头而肿，心痛，胃脘痛，痰壅膈闷，胸胁疼，膈食反胃，伤寒结胸，腹胀腹鸣，泄泻，里急肠风下血，脱肛，五积，痃癖，寒疟不食，妇人胎衣不下。又：主痰壅胸膈，肠风下血，积块，女人气盅。

19.《经穴解》：脾之肝病，痛气善太息，多寒热汗出，病至喜呕，胆虚。脾之脾病：实则肠中切痛，泄之；虚则鼓胀，补之。厥气上逆，则霍乱，寒疟不嗜食。脾之心病：烦心狂言。脾之肺病：头面肿起，多饮。

20.《循经考穴编》：主痛，疟，诸疸，水肿，痞积，膈胁冷气相乘，胃脾疼癌，足心发热，或痛难腹地，实则肠中切痛泻之，虚则鼓胀补之。

21.《医宗金鉴》：痰壅胸膈，肠风下血积块，及妇人气盅。

22.《八脉八穴治症歌》：九种心痛延闷，结胸翻胃难停，酒食积聚胃肠鸣，水食气疾膈疾，脐痛腹疼胁胀，肠风疟疾心疼，胎衣不下血迷心，泄泻公孙立应。

23.《采艾编翼》：治面肿。

24.《针灸逢源》：治痰壅胸膈，寒疟不食，心痛，积块，妇人气盅。

25.《古法新解会元针灸学》：主治气膨气郁，脾虚作胀。心胃痛，脾燥热结，头面肿，呕恶，烦心，多饮，胆虚厥逆,气冲伤脾久不解,霍乱,腹胀切痛,脾湿寒不利小便,两足麻木,湿寒注,肾疝,食火癎风等症。

26.《针灸精粹》(李文宪):运脾气。补中土,运脾阳。理心腹之寒。

27.《针灸集锦》(修订本)(郑魁山):健脾利湿,通调肠胃。

28.《常用腧穴临床发挥》(李世珍):辨证取穴,用泻法,通调肠胃,理气降逆;配艾灸,温阳降逆;用补法,健脾益胃。局部取穴:用泻法,舒筋活络;配艾灸,驱邪散滞;用补法,壮筋补虚。

29.《针灸腧穴学》(杨甲三):健脾胃,调冲任。

30.《临床针灸学》(徐笨人):健运脾胃,清热利湿。

31.《针灸心悟》(孙震寰):降脾胃气逆而止呕。又:补中益脾阳。

32.《针灸腧穴手册》(杨子雨):健脾和胃,理气平逆。

33.《针灸探微》(谢文志):健脾和胃,理气消胀。

34.《中医针灸通释·经脉腧穴学》(康锁彬):健脾和胃,通调冲任。

35.《针灸腧穴疗法》(李平华):调脾胃,理胃肠。

36.《腧穴临床应用集萃》(马惠芳):健脾胃,调冲任。

37.《中医针灸经穴集成》(刘冠军):理脾胃,调冲脉。

38.《新编简明针灸学》(闫乐法):健脾化湿,理气和胃。

39.《针灸辨证治疗学》(章逢润):健脾理气,化湿和胃。

40.《石学敏针灸学》(石学敏):健脾胃,助运化,理气机,化湿热。

41.《珍珠囊穴性赋》(张秀玉):腹胀失眠。

42.《传统实用针灸学》(范其云):健脾和胃,理气平逆。

43.《临床常用百穴精解》(王云凯):平补平泻法,疏通经络,调整肠腑。补法:健脾和胃。泻法:化湿祛痰,消食导滞。

【古今应用辑要】

1. 古代文献摘录

(1)《素问·刺疟篇》:足太阴之疟,令人不乐,好太息,不嗜食,多寒热,汗出,病至则善呕,呕已乃衰,即取之。

(2)《针灸甲乙经》:凡好太息,不嗜食,多寒热,汗出,病至则善呕,呕已乃衰:公孙、隐白、太白。又:霍乱,巨阙、关冲、支沟、公孙、解溪。

(3)《脉经》:脾病,其色黄,饮食不消,腹苦胀满,体重节痛,大便不利,其脉微缓而长,此为可治……季夏刺公孙。

(4)《备急千金要方》:太白、公孙,主腹胀食不化,鼓胀腹中气大满。又:太白、公孙主肠鸣。

(5)《神应经》:黄疸,公孙、至阳、脾俞、胃俞。脾虚腹胀:公孙、足三里、内庭。脾心痛,痛如针刺:内关、大都、太白、足三里、承山、公孙。不寐:气冲、章门、隐白、天府、太渊、肺俞、上管、条口、攒竹、浮郄、大椎、公孙、阴陵泉、三阴交。

(6)《针灸大全》:呕吐痰涎,眩晕不已:公孙、丰隆、中魁、膻中。脾胃虚寒,呕吐不已:内庭、中脘、气海、公孙。中脘停食,刺痛不已:公孙、解溪、太仓、足三里。脚弱无力:公孙、三里、绝骨、申脉,复刺后溪、昆仑、阳辅。脚气:公孙、冲阳、灸三里。久疟不食:公孙、内庭、厉兑。

(7)《席弘赋》:肚痛,公孙、内关。

(8)《医学纲目》:九种心痛,间使、灵道、公孙、太冲、足三里、阴陵泉。

(9)《针灸大成》:久疟不食,公孙、内庭、厉兑。脚弱无力:公孙、足三里、绝骨、申脉、昆仑、阳辅。脚气:针公孙、冲阳,灸足三里。痢疾里急后重:公孙、下脘、天枢、照海。脉不调:气海、中极、带脉、肾俞、三阴交、公孙、关元、天枢。

(10)《类经图翼》:疟疾,大椎、三椎、谵语、章门、间使、后溪、环跳、承山、飞扬、昆仑、太溪、公孙、至阴、合谷。

（11）《杂病穴法歌》：腹痛，公孙、内关。

（12）《针灸经验方》：不嗜卧，取公孙。

2. 现代研究进展

李鹏程等采用公孙为主穴治疗脾气亏虚型崩漏1例，治疗1周后症状明显好转，随访3月月经正常［李鹏程,艾双春.公孙穴为主治疗脾气亏虚型崩漏体会.实用中医药杂志,2013,29(5)：392］。

【安全针刺法】直刺0.5~1.0寸，可灸。

冲　门

【定位】在腹股沟外侧，距耻骨联合上缘中点3.5寸，当髂外动脉搏动处。

【类属】属足太阴脾经。

【穴性】理气行滞，益气举陷。

【主治病证】

1. 脾胃气滞之胃痛、腹痛、呕吐、胎气上逆诸病症。

2. 中气不足、气虚下陷之狐疝、痔疮、脱肛、阴挺诸病症。

【常用配伍】

1. 配足三里、归来、大横、合谷，针刺泻法，针后加灸，温中散寒消积，治疗寒积腹痛。

2. 配内关、太冲、中脘、足三里，针刺平补平泻法，理气和胃、降逆调冲，治疗肝郁胎气上逆。

3. 配归来、关元、气海、三角灸、足三里，针刺补法，益气举陷，治疗气虚下陷之狐疝、痔疮、脱肛、阴挺、带下、产崩等。

4. 配脾俞、水分、足三里、阴陵泉，针刺补法，健脾除湿，治疗脾虚水肿。

5. 配肾俞、关元、中极、太冲、三阴交，针刺泻法，清热利湿通淋，治疗湿热下注之小便不利、淋癃、尿闭。

【穴性文献辑录】

1.《针灸甲乙经》：寒气腹满，癃，淫泺，身热，腹中积聚疼痛，阴疝。

2.《备急千金要方》：主寒气满，腹中积痛疼，淫泺。又：太阴郄、冲门主疝瘕，阴疝。再：霍乱，乳难，子上冲心。

3.《外台秘要》：主寒气腹满。癃，淫泺，身热，腹中积痛，阴疝，乳难，子上冲心。

4.《医心方》：主寒气腹满，癃，淫泺，身热，腹中积痛，产腹(妇)乳难，子上冲心，阴疝，谓邪盛也。

5.《铜人腧穴针灸图经》：治腹寒气满积聚疼，淫泺，阴疝，难乳，子上冲心不得息。

6.《痈疽神妙灸经》：主胁痛之发于右胁下。又：治战寒，小腹(引)痛是也。

7.《古今医统大全》：主治腹中寒，积聚，阴疝，妊娠冲心。

8.《针灸大成》：主腹寒气满，腹中积聚疼，癃，淫泺，阴疝，妇人难乳，妊娠子冲心不得息。

9.《针方六集》：主中虚气满，积气，阴疝，妇人难产，上冲心不得息。

10.《医学入门》：主寒气满腹积痛，阴疝，难乳。子气上冲。

11.《经穴解》：脾之肾病，阴疝，妇人乳难，妊娠子冲心，癃。脾之脾病：腹寒气满，腹中积聚疼痛，淫泺。

12.《循经考穴编》：主腹痛气满，癃，疝。木肾，妇人难乳，妊娠冲心。

13.《针灸逢源》：治腹寒积聚。淫泺，阴疝，妊娠冲心。

14.《针灸集锦》(修订本)(郑魁山)：调中益气，温经活血。

15.《针灸腧穴学》(杨甲三)：调下焦，理气血。

16.《临床针灸学》(徐笨人)：健脾益肾，行气化湿。

17.《针灸腧穴手册》(杨子雨)：祛瘀化湿，调理气血。

18.《针灸探微》(谢文志)：调理肝肾，行气活血。

19.《中医针灸通释·经脉腧穴学》(康锁彬)：调理下焦，理气活血。

20.《腧穴临床应用集萃》(马惠芳)：健脾化湿，理气解痉。

21.《中医针灸经穴集成》(刘冠军):理下焦,调血脉。

22.《针灸辨证治疗学》(章逢润):活血通络,清利湿热。

23.《石学敏针灸学》(石学敏):清湿热,调气机。

24.《传统实用针灸学》(范其云):祛瘀化湿,调理气血。

【古今应用辑要】

1.《针灸甲乙经》:寒气腹满,癃,淫泺,身热,腹中积聚疼痛,冲门主之。又:阴疝,冲门主之。

2.《备急千金要方》:乳难。子上冲心,阴疝,刺冲门入七分,灸五壮。

3.《千金翼方》:转筋灸涌泉三七壮……又灸慈宫二七壮。

4.《外台秘要》:疗霍乱泄痢所伤,烦欲死者方,灸慈宫二十壮。

5.《针灸资生经》:腹满积聚,冲门、府舍。

6.《百症赋》:带下产崩,冲门、气冲。痃癖:冲门、气海。

【安全针刺法】 直刺 0.5~1.0 寸,可灸。

府 舍

【定位】 在冲门穴外上方 0.7 寸,前正中线旁开 4 寸处。

【类属】 属足太阴脾经。

【穴性】 理气行滞,补益中气。

【主治病证】

1. 脾胃气滞之腹胀、腹痛、积聚、疝气诸病症。

2. 气虚下陷之阴挺、脱肛诸病症。

【常用配伍】

1. 配膻中、中脘、气海、天枢、足三里,针刺平补平泻法,调理脾胃、消积散结,治疗气滞腹满积聚。

2. 配中脘、足三里、大横、公孙、合谷,针刺泻法,散寒消积,治疗寒积腹痛。

3. 配大椎、合谷、三阴交、外关、天枢、上巨虚,针刺泻法,清热除湿,治疗湿热霍乱吐泻。

4. 配归来、关元、天枢、气冲、箕门,针刺平补平泻法,理气行滞,治疗气滞疝气。

5. 配关元、气海、三阴交、大敦,针刺补法,补益中气,治疗气虚下陷之阴挺。

【穴性文献辑录】

1.《针灸甲乙经》:疝瘕,髀中急痛,循胁上下抢心,腹痛积聚,厥逆霍乱。

2.《外台秘要》:主疝瘕,髀中急痛,循胁上下抢心。腹满积聚,厥逆霍乱。

3.《铜人腧穴针灸图经》:主疝瘕,髀中急痛,循胁上下抢心。腹满积聚,厥气霍乱。

4.《针灸聚英》:主疝瘕,痹痛,腹满上抢心。积聚,霍乱。

5.《古今医统大全》:主疝瘕。腹满,积聚,痹痛。

6.《针灸大成》:主疝瘕,髀中急痛,循胁上下抢心,腹满积聚,厥气霍乱。

7.《医学入门》:主心腹胁痛,积聚,霍乱。

8.《经穴解》:脾之肾病,疝瘕。脾之肝病:痹中极痛,循胁上下抢心。脾之脾病:腹满积聚,霍乱厥气。

9.《针灸集锦》(修订本)(郑魁山):调中益气,温经活血。

10.《针灸腧穴学》(杨甲三):理气散结。

11.《针灸腧穴手册》(杨子雨):理气活血,消积散瘀。

12.《针灸探微》(谢文志):调补肝肾,理气固脱。

13.《中医针灸通释·经脉腧穴学》(康锁彬):理气散结。

14.《针灸腧穴疗法》(李平华):通腑散结,理气止痛。

15.《腧穴临床应用集萃》(马惠芳):健脾理气,散结止痛。

16.《新编实用腧穴学》(王玉兴):健脾理气,疏肝止痛。

17.《中医针灸经穴集成》(刘冠军):通腑散结。

18.《针灸辨证治疗学》(章逢润):理气导滞,疏肝止痛。

19.《石学敏针灸学》(石学敏):健脾理气,疏肝止痛。

【古今应用辑要】

《古法新解会元针灸学》:主治瘕聚。疝气,痞疼,气逆霍乱,肢厥,子宫寒久不受孕,赤白带下。脾虚寒,小腹痛补之,脾热少腹跳动泻之。

【安全针刺法】直刺0.8~1.2寸,可灸。

腹　结

【定位】在大横穴下1.3寸,前正中线旁开4寸处。

【类属】属足太阴脾经。

【穴性】健脾和胃,理气止痛。

【主治病证】

脾胃气滞、寒邪入侵、脾胃虚弱之胃痛、腹痛、腹胀、便秘、泄泻、疝气诸病症。

【常用配伍】

1. 配下脘、足三里、梁门、天枢、内庭,针刺平补平泻法,理气和胃、消食导滞,治疗食滞胃痛、呕吐。

2. 配中脘、大横、公孙、合谷、足三里,针刺泻法,针后加灸,温中散寒止痛,治疗寒邪直中之腹痛绕脐。

3. 配中脘、天枢、脾俞、关元俞、足三里,针刺补法,健脾益气、止泻,治疗脾虚腹泻。

4. 配归来、关元、三角灸、足三里,针刺补法,灸三角灸,治疗气虚狐疝。

5. 配行间、太冲,针刺泻法,疏肝理气,治疗肝气郁结之胁痛抢心、气上冲心等。

【穴性文献辑录】

1.《针灸甲乙经》:绕脐痛,抢心,膝寒,泄利,腹结主之。

2.《备急千金要方》:主绕脐痛,抢心。

3.《外台秘要》:主绕脐痛,抢心,膝寒,泄痢。

4.《医心方》:主绕脐痛,抢心,膝寒,注利。

5.《铜人腧穴针灸图经》:治绕脐痛,上冲抢心,腹寒泄利、咳逆。

6.《针灸聚英》:主咳逆,脐痛,腹寒泻痢,心痛。

7.《针灸大成》:主咳逆,绕脐痛,腹寒泻利,上抢心。

8.《经穴解》:脾之脾病,咳逆绕脐痛,腹寒泻利,上抢心。

9.《循经考穴编》:主腹寒泄痢,绕脐疼,胁肋痛,肾气冲心。

10.《针灸逢源》:治咳逆,绕脐腹痛,泄痢。

11.《古法新解会元针灸学》:主治结肠绞痛,痧,绕脐疼,腹寒泻痢,肠炎肿痛,病后脾虚,淤热不尽,痞块,气逆抢心,伤寒后热结旁流余症,脾虚溏泻,便秘等症。

12.《针灸集锦》(修订本)(郑魁山):理气活血。

13.《针灸腧穴学》(杨甲三):理气散结,止痛。

14.《针灸腧穴手册》(杨子雨):温下元,散寒邪。

15.《针灸探微》(谢文志):调理肠胃,宣通下焦。

16.《中医针灸通释·经脉腧穴学》(康锁彬):理气和胃,散结止痛。

17.《针灸腧穴疗法》(李平华):调肠腑,行气血。

18.《腧穴临床应用集萃》(马惠芳):健脾温中,宣通降逆。

19.《新编实用腧穴学》(王玉兴):温中散寒,理气降逆,散结止痛。

20.《中医针灸经穴集成》(刘冠军):行气血,调肠腑。

21.《针灸辨证治疗学》(章逢润):理气降逆。

22.《石学敏针灸学》(石学敏):主治绕脐腹痛,疝痛,腹寒泻痢。

23.《传统实用针灸学》(范其云):温下元,散寒邪。

【古今应用辑要】

1. 古代文献摘录

(1)《针灸资生经》:心痛配腹结、行间。

(2)《针灸聚英》:腹寒痢,取腹结、会阳。

2. 现代研究进展

王东升等电针腹结、大横、天枢、水道治疗腑气不通型中风后便秘,取得较好临床疗效[王东升,王顺,孔令丽,等.腹部电针治疗中风后便秘临床观察.中国针灸,2008,28(1):7-9]。

【安全针刺法】直刺 1.0~1.5 寸,可灸。

大 横

【定位】在腹中部,脐中旁开 4 寸处。

【类属】属足太阴脾经。

【穴性】通调腑气,理气止痛。

【主治病证】

寒邪、湿热蕴结中焦,腑气不通之腹胀、腹痛、腹泻、痢疾、大便秘结诸病症。

【常用配伍】

1. 配中脘、天枢、合谷、上巨虚,针刺泻法,清热利湿、通调肠腑,治疗湿热痢疾、绕脐腹痛等。

2. 配中脘、足三里、天枢、关元、神阙、公孙,针刺泻法,灸神阙、关元,治疗寒积腹痛、洞泄、便秘等。

3. 配大肠俞、支沟、腹结、上巨虚,针刺泻法,清热通腑,治疗热结便秘。

4. 配脾俞、中脘、天枢、足三里,针刺补法,健脾和中,治疗脾虚腹痛、泄泻等。

【穴性文献辑录】

1.《针灸甲乙经》:大风,逆气,多寒,善悲。

2.《备急千金要方》:主惊怖心忪,少力。四肢不举,多汗,洞痢。

3.《针灸大成》:主大风逆气,多寒善悲,四肢不可举动,多汗,洞痢。

4.《经穴解》:脾之脾病,大风逆气,多寒善悲,四肢不能举动,多汗洞痢。

5.《针灸集锦》(修订本)(郑魁山):通调肠胃。

6.《针灸腧穴学》(杨甲三):温中散寒,调理肠胃。

7.《针灸腧穴手册》(杨子雨):除湿散结,通调肠胃。

8.《针灸探微》(谢文志):调理肠胃,宣通腑气。

9.《中医针灸通释·经脉腧穴学》(康锁彬):温中散结,调理肠胃。

10.《针灸腧穴疗法》(李平华):通调肠腑。

11.《腧穴临床应用集萃》(马惠芳):温中散寒,调理肠胃。

12.《新编实用腧穴学》(王玉兴):温中散寒,调理肠胃,宣通腑气。

13.《中医针灸经穴集成》(刘冠军):通腑气,调肠腑。

14.《新编简明针灸学》(闫乐法):除湿散结,行气驱虫,调理肠胃。

15.《针灸辨证治疗学》(章逢润):温中理肠,宣通腑气。

16.《石学敏针灸学》(石学敏):调理大肠,宣通腑气。

17.《珍珠囊穴性赋》(张秀玉):大横能通调腑气。

18.《传统实用针灸学》(范其云):除湿散结,通调肠胃。

【古今应用辑要】

《针灸全书》:大便秘,寒气结,取石关、大横。

【安全针刺法】直刺 1.0~1.5 寸,可灸。

腹　哀

【定位】在上腹部,当脐中上 3 寸,前正中线旁开 4 寸处。

【类属】属足太阴脾经。

【穴性】健脾消食,理气止痛。

【主治病证】

脾虚食积之腹痛、腹胀、嗳气、泄泻、痢疾、便秘诸病症。

【常用配伍】

1. 配下脘、梁门、太白、天枢、曲池,针刺泻法,消积导滞,治疗饮食积滞之腹痛、食积不化。

2. 配气海、中脘、内庭、足三里,针刺泻法,调理胃肠、理气止痛,治疗胃肠气滞之腹痛肠鸣。

3. 配中脘、足三里、大横、公孙、合谷,针刺泻法,针后加灸,治疗寒积绕脐腹痛。

4. 配合谷、曲池、腹结、上巨虚,针刺泻法,清热通便,治疗热结便秘。

5. 配合谷、天枢、上巨虚,针刺泻法,清热除湿,治疗湿热痢疾。

【穴性文献辑录】

1.《针灸甲乙经》:便脓血,寒中食不化,腹中痛,绕脐痛,抢心,膝寒,注利。

2.《针灸聚英》:主寒中食不化,大便脓血。

3.《针方六集》:主便血,腹痛,寒中食不化。

4.《经穴解》:脾之脾病,寒中食不化,大便脓血,腹中痛。

5.《针灸逢源》:治寒中食不化,便脓血,腹痛。

6.《古法新解会元针灸学》:主治中风,中寒洞化不良,胃脘运化失灵,四肢麻木,腹痛,大便脓血,胁痞阻血不通,胁连背痛,气核结,胃久不下等症。

7.《针灸集锦》(修订本)(郑魁山):调理脾胃。

8.《针灸腧穴学》(杨甲三):理气调肠。

9.《针灸腧穴手册》(杨子雨):理脾胃,除积热。

10.《针灸探微》(谢文志):扶脾健胃,清热利湿。

11.《中医针灸通释·经脉腧穴学》(康锁彬):理气调肠。

12.《针灸腧穴疗法》(李平华):调理肠胃。

13.《腧穴临床应用集萃》(马惠芳):健脾和胃,理气调肠。

14.《新编实用腧穴学》(王玉兴):消食导滞,清利湿热。

15.《针灸辨证治疗学》(章逢润):理气和中。

16.《石学敏针灸学》(石学敏):扶脾土,利湿热。

17.《传统实用针灸学》(范其云):理脾胃,除积热。

18.《中国针灸学》:主治胃痉挛(腹中痛),胃部腹冷(寒中)洞化不良,肠出血(大便脓血)。

【古今应用辑要】

1. 古代文献摘录

《针灸资生经》:配太白,治食不化。

2. 现代研究进展

冯春祥等取双侧腹哀穴朝脐方向透刺,配合艾灸中脘、关元治疗胃下垂患者 120 例,痊愈 34 例,显效 30 例,有效 35 例,无效 21 例[冯春祥,王其正,王序平.透刺配合灸法治疗胃下垂 120 例临床观察.中国针灸,1995,(5):241-242]。

【安全针刺法】直刺 1.0~1.5 寸,可灸。

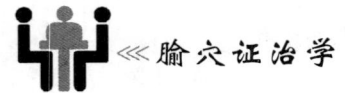

胃　俞

【定位】在背部,第十二胸椎棘突下,旁开1.5寸。

【类属】属足太阳膀胱经。为胃之背俞穴。

【穴性】理气和胃,健脾益气,化湿消滞。

【主治病证】

1. 外邪犯胃、饮食积滞、肝气郁结、脾胃虚弱之胃痛、胃胀、呕吐、呃逆、腹痛、肠鸣、泄泻、痢疾、噎膈诸病症。

2. 局部经脉痹阻之胸胁痛、背痛诸症。

【常用配伍】

1. 配中脘,为俞募配穴,针刺平补平泻法,理气和胃降逆,治疗各种原因所致之胃痛、呕吐、泄泻。

2. 配天枢、中脘、足三里、内关、大肠俞、四缝,四缝点刺,余穴针刺泻法,消食导滞、理气止痛,治疗食滞胃肠之胃痛、恶心、呕吐、脘闷嗳气、饮食不化、泻下臭秽等。

3. 配上巨虚、三阴交、天枢、脾俞,针刺平补平泻法,健脾利湿、和胃理肠,治疗湿滞胃肠之泄泻、痢疾。

4. 配脾俞、中脘、足三里,针刺补法,针后加灸,温中健脾,治疗脾胃虚寒胃痛。

5. 配肝俞、期门、侠溪、中庭,针刺平补平泻法,疏肝理气,治疗肝郁胁痛泛酸。

6. 配脾俞、中脘、天枢、足三里、三阴交、公孙,针刺补泻兼施,中脘用灸,温中健脾,治疗脾胃虚弱之胃痛、反胃、完谷不化、肠鸣、泄泻、阴黄、痰饮、虚劳等。

7. 配脾俞、百会、足三里,用灸法,针刺补法,健脾益气、升阳举陷,治疗中气下陷之胃下垂、久泻、脱肛、阴挺等。

8. 配脾俞、天枢、上巨虚、足三里、三阴交、关元,针刺补法,补气养血,治疗气虚便秘。

9. 配脾俞、足三里、丰隆、三阴交、阴陵泉,针刺补泻兼施,健脾益气、化痰除湿,治疗脾胃虚弱之肥胖、痹证等。

10. 配脾俞、肾俞、关元、复溜,针刺补法,温补脾肾,治疗气虚阳微之噎膈。

11. 配足三里、中脘、百会、太阳、丰隆,针刺泻法,化痰清热、和中安神,治痰热内扰之不寐、呕吐等。

12. 配足三里、丰隆、脾俞、章门、中脘,针刺补法,健脾益气、和胃化痰,治疗脾胃虚弱之痫证。

13. 配脾俞、足三里、三阴交,针刺补法,补益气血,治疗脾胃虚弱之缺乳、月经不调、闭经等。

14. 配足三里、四缝、脾俞,针刺平补平泻法,健脾益胃、消食导滞,治疗脾虚食积之小儿疳积。

15. 配阿是穴、委中,针刺泻法,可灸,温散寒邪、疏通筋脉,治疗寒邪入侵、经筋拘急之背部凉痛、背肌挛急、俯仰不便等。

【穴性文献辑录】

1.《素问》:主风疟,疟发则汗出恶风。

2.《针灸甲乙经》:胃中寒胀,食多身体羸瘦,腹中满而鸣,腹䐜胀,风厥,胸胁榰满,呕吐,脊急痛,筋挛,食不下。

3.《黄帝明堂经》:主胃中寒,胀,食多,身羸瘦,腹中满而鸣,腹䐜,风厥,胸胁榰满,呕吐,脊急痛,筋挛,食不下。

4.《备急千金要方》:主腹满而鸣。又:主呕吐筋挛,食不下,不能食。

5.《千金翼方》:胃中寒不能食,食多身羸瘦,肠鸣,腹满胃胀。

6.《外台秘要》:主胃中寒胀,食多身羸瘦,腹中满而鸣,腹䐜,风厥,胸胁支满,呕吐,脊急痛,筋缩,食不下。

7.《医心方》:主胃中寒,食多身瘦,腹中满而鸣,腹䐜,风腹,胸满,呕吐,脊急,不能食。

8.《太平圣惠方》:烦满吐食,䐜胀不能食。又:主胃中寒气不能食,胸胁支满,身羸瘦,背中气上下行,腰脊痛。

9.《铜人腧穴针灸图经》：治胃中寒腹胀不嗜食,羸瘦,肠鸣腹痛,胸胁支满,脊痛筋挛。

10.《圣济总录》：癥瘕。

11.《西方子明堂灸经》：主烦满吐食,腹胀不能食,腹满而鸣,胃中寒胀,食多呕吐,筋挛急,食不下,胸胁满,羸瘦,肠鸣腹痛,脊痛。

12.《普济方》：主食多,呕吐食不下。

13.《针灸聚英》：主霍乱,胃寒,腹胀而鸣,臑胃,呕吐,不嗜食,多食羸瘦,目不明,腹痛,胸胁支满,脊痛,筋挛,小儿羸瘦,不生肌肤。东垣曰:中湿者,治在胃俞。

14.《古今医统大全》：主治胃寒,吐逆翻胃,霍乱,腹胀支满,肌肤疲瘦,不嗜食,脊痛,筋挛。

15.《针灸大成》：霍乱,胃寒,腹胀而鸣,翻胃呕吐,小儿羸瘦,不生肌肤。

16.《百症赋》：治水肿疲胀,气膈不食,泄泻年久不止,多年积块。

17.《针方六集》：主中翻霍乱,胃寒腹胀,不进饮食,胃热结胸,心疼,多食羸瘦,不生肌肉,胸胁满,目不明。

18.《类经图翼》：主治胃寒吐逆,翻胃,霍乱,腹胀支满,肌肤疲瘦,肠鸣腹痛不嗜食,脊痛筋挛,小儿羸瘦,食少,不生肌肉及小儿痢下赤白,秋末脱肛,肚疼不可忍。

19.《医学入门》：主胁满脊痛,腹胀腹痛,肠鸣,呕吐不食,筋脉挛急。又:主黄疸,食毕头眩,疟疾,善饥不能食。

20.《经穴解》：胃腧之本病,霍乱胃寒,腹胀而鸣,翻胃呕吐,食不下,多食羸瘦,目不明,小儿羸瘦,不生肌肤。胃腧之肝病:腹痛,胸胁支满,脊痛,筋挛。

21.《循经考穴编》：主胃弱胃寒,口吐清水,翻胃呕逆,不进饮食。东垣曰:中湿者,治在胃俞。

22.《医宗金鉴》：黄疸,食毕头眩,疟疾,善饥不能食。

23.《采艾编翼》：胃中寒。

24.《针灸逢源》：治食后头眩,黄疸。疟痢。

25.《针灸集锦》(修订本)(郑魁山)：滋养胃阴,健脾助运。

26.《常用腧穴临床发挥》(李世珍)：辨证取穴,用补法,健胃腑益胃气;用泻法,和胃气消积滞;局部取穴:用补法,强壮筋脉;用泻法,舒筋活络,配艾灸、拔罐,驱邪散滞。

27.《针灸腧穴学》(杨甲三)：健脾胃,消积滞。

28.《临床针灸学》(徐笨人)：调中和胃,化湿消滞。

29.《针灸心悟》(孙震寰)：调中和胃,化湿消滞。

30.《针灸腧穴手册》(杨子雨)：健脾和胃,化湿消滞。

31.《针灸探微》(谢文志)：健脾和胃,化湿消滞。

32.《中医针灸通释·经脉腧穴学》(康锁彬)：健脾和胃,消积化滞。

33.《针灸腧穴疗法》(李平华)：健脾益气,和胃降逆。

34.《腧穴临床应用集萃》(马惠芳)：和胃健脾,消食利湿。

35.《新编实用腧穴学》(王玉兴)：温中降逆,和胃止呕。

36.《中医针灸经穴集成》(刘冠军)：健脾,和胃,降逆。

37.《新编简明针灸学》：和胃降逆,消滞通络。

38.《腧穴学讲义》：调胃气,化湿消滞。

39.《针灸辨证治疗学》(章逢润)：调中和胃,理气消滞。

40.《石学敏针灸学》(石学敏)：调中和胃,化湿消滞。

41.《腧穴类编》(王富春)：理气降逆,健脾和胃。

42.《传统实用针灸学》(范其云)：调中和胃,健脾消滞。

43.《临床常用百穴精解》(王云凯)：平补平泻法,疏通经脉,调和气血。补法:补益胃气,和胃健脾。泻法:理中降逆,消积导滞。

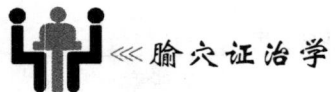

【古今应用辑要】

1. 古代文献摘录

(1)《素问》：霍乱刺俞旁五，足阳明处旁三(王冰谓肾俞、志室、胃俞、胃仓)。

(2)《备急千金要方》：呕吐，胃中寒胀，多食身羸瘦：胃俞、肾俞。又：目肮肮不明，恶风寒：胃输、肾输、内关、心俞、复留、大泉、腕骨、中渚、攒竹、精明、百会、委中、昆仑、天柱、本神、大杼、颔厌、通谷、曲泉、后顶、丝竹空。再：胸胁榰满，华盖、紫宫、中庭、神藏、灵墟、胃输、侠溪、步廊、商阳、上廉、三里、气户、周荣、上管、劳宫、涌泉、阳陵泉。

(3)《太平圣惠方》：小儿羸瘦，食饮少不生肌胀，灸胃输穴各一壮……炷如小麦大。

(4)《针灸资生经》：腹不嗜食，胃俞、脾俞。

(5)《百症赋》：兼魂门治胃冷食不化。

2. 现代研究进展

(1)陈锐等选取脾(胃)气虚证家兔模型，进行脾俞、胃俞、足三里穴位埋线，发现其血清胃动素减低[陈锐，李铁浪，谢辉，等.穴位埋线对脾(胃)气虚证家兔血清胃动素的影响.临床医学工程，2010，17(7)：18-19]。

(2)盛刚等针刺肝俞、胆俞、脾俞、胃俞为主穴，配穴章门、期门、中脘、天枢，配合推拿治疗肝胃气滞型胃脘痛患者43例，疗效显著[盛刚，杨改琴.针刺配合推拿治疗肝胃气滞型胃脘痛43例.陕西中医，2012，33(11)：1532-1533]。

【安全针刺法】斜刺0.5~0.8寸，可灸。

膈 关

【定位】在背部，当第七胸椎棘突下旁开3寸。

【类属】属足太阳膀胱经。

【穴性】理气和胃，降逆止呕，舒筋活络。

【主治病证】

1. 胃失和降之饮食不下、呕吐、呃逆、嗳气、胃痛诸病症。

2. 经脉痹阻之脊背强痛诸症。

【常用配伍】

1. 配下脘、璇玑、足三里、公孙，针刺平补平泻法，消积导滞，治疗食积饮食不下、胃痛。

2. 配天突、内关、胆俞、心俞，针刺平补平泻法，理气降逆止呕，治疗胃失和降之呕吐、嗳气、呃逆等。

3. 配膻中、巨阙、内关、天突，针刺平补平泻法，宽胸理气，治疗气郁胸中之噎膈。

4. 配三阴交、肺俞，针刺泻法，益气养阴，疏风止痒，治疗风邪外袭之荨麻疹、皮肤瘙痒。

5. 配大椎、肩髎、天宗、秩边、京骨，针刺平补平泻法，舒筋活络，治疗经脉痹阻之肩背痛、脊强难俯仰。

【穴性文献辑录】

1.《针灸甲乙经》：背痛恶寒，脊强俯仰难，食不下，呕吐多涎。

2.《备急千金要方》：主腰脊急强。背恶寒痛，脊强难以俯仰。

3.《外台秘要》：主背痛恶寒，脊强俯仰难，食不下，呕吐，多涎。

4.《医心方》：主背痛恶寒，脊强俯仰难，食不下，呕呃，多涎。

5.《太平圣惠方》：主背痛恶寒，脊强俯仰难，食不下，呕哕多涎唾也。

6.《铜人腧穴针灸图经》：治背痛恶寒，脊强俯仰难，食饮不下，呕哕多涎唾，胸中噎闷。

7.《西方子明堂灸经》：主背痛恶寒，脊强难俯仰，食不下，呕哕多涎唾。

8.《普济方》：主腰脊急强。背恶寒痛，脊强难以俯仰。又：治背痛恶寒，脊强俯仰难，食饮不下，呕哕多涎唾，胸中噎闷。

9.《针灸聚英》：主背痛恶寒，脊强俯仰难，食饮不下，呕哕多涎唾，胸中噎闷，大便不节，小便黄。

10.《古今医统大全》:主治背痛恶寒,脊强俯仰难,呕吐,饮食不下,胸中噎闷,大便不利。

11.《针灸大成》:主背痛恶寒,脊强俯仰难,食饮不下,呕哕多涎唾,胸中噎闷,大便不节,小便黄。

12.《针方六集》:主背痛恶寒,脊强俯仰难,食饮不下,呕哕多涎唾,胸中噎闷,大便不节,小便黄。

13.《类经图翼》:主治背痛恶寒,脊强,呕吐,饮食不下,胸中噎闷,大小便不利。此亦血会,治诸血病。

14.《医学入门》:主背痛,脊强,食不下,唾哕,多涎沫。

15.《经穴解》:膈关之本病,饮食不下,呕吐多涎唾。膈关之肺病:大便不节,小便黄。

16.《循经考穴编》:主关节不利,浑身疼痛,呕哕噎闷,食饮不下。

17.《针灸逢源》:治背痛恶寒,脊强,饮食不下。

18.《勉学堂针灸集成》:主治背痛恶寒,脊强,呕吐,饮食不下,胸中噎闷,大小便不利。此亦血会,治诸血病。

19.《针灸学简编》:主治背痛,脊强俯仰困难,饮食不下,胸中噎闷,呃逆,呕哕,多涎唾等。

20.《针灸集锦》(修订本)(郑魁山):宽胸利膈,和胃降逆。

21.《针灸腧穴学》(杨甲三):理气,降逆。

22.《临床针灸学》(徐笨人):通调血脉,和胃降逆。

23.《针灸腧穴手册》(杨子雨):补益胃气,利膈止挛。

24.《针灸探微》(谢文志):通调血脉,和胃降逆。

25.《中医针灸通释·经脉腧穴学》(康锁彬):理气降逆。

26.《针灸腧穴疗法》(李平华):理气,降逆,宽胸。

27.《腧穴临床应用集萃》(马惠芳):理气宽胸,和胃降逆。

28.《新编实用腧穴学》(王玉兴):理气和血,宽胸降逆。

29.《中医针灸经穴集成》(刘冠军):宽胸,利气,降逆。

30.《针灸辨证治疗学》(章逢润):利气降逆,宽胸和中。

31.《石学敏针灸学》(石学敏):健脾胃,助运化,舒筋脉,活气血。

32.《传统实用针灸学》(范其云):补益胃气,利膈止挛。

【古今应用辑要】

1.《备急千金要方》:背恶寒痛,脊强难俯仰:膈关、神道、脊中、腰输、长强、大杼、水分、脾输、小肠输、膀胱输。

2.《针灸资生经》:背恶寒痛,脊强难俯仰:膈关、秩边、京骨。

【安全针刺法】斜刺 0.5~0.8 寸,可灸。

胃　仓

【定位】在背部,当第十二胸椎棘突下旁开 3 寸。

【类属】属足太阳膀胱经。

【穴性】理气消积,舒筋活络。

【主治病证】

1. 饮食积滞、脾胃不和之胃痛、腹胀、小儿食积、疳积诸病症。

2. 经脉痹阻之脊背痛诸症。

【常用配伍】

1. 配脾俞、胃俞、内关、足三里、三阴交,针刺泻法,理气和胃,治疗脾胃气滞之胃痛、腹胀、腹痛。

2. 配下脘、足三里、腹结、璇玑、梁门,针刺泻法,消食化滞,治疗食积胃痛、腹胀。

3. 配脾俞、足三里、中脘、章门,针刺补法,健脾消积,治疗小儿脾虚食积。

4. 配脾俞、四缝,针刺平补平泻法,健脾消食化积,治疗小儿疳积。

5. 配石门、合谷、水分、四满、复溜,针刺泻法,利水渗湿,治疗水肿。

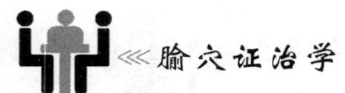

6.配大椎、脊中、腰阳关,针刺平补平泻法,舒筋活络、强腰脊、止痹痛,治疗经脉痹阻之脊背痛等症。

【穴性文献辑录】

1.《外台秘要》:主胪胀,水肿,食饮不下,多寒,不能俯仰。

2.《医心方》:主胪胀,水肿,食饮不下,多寒,不能俯仰也。

3.《太平圣惠方》:主腹内虚胀,水食不消,恶寒,不能俯仰。

4.《铜人腧穴针灸图经》:治腹内虚胀,水食不下,恶寒,背脊不得俯仰。

5.《西方子明堂灸经》:主腹内徐臧,水食不消,恶寒,不能俯仰,水肿胪胀,食饮不下。

6.《普济方》:治腹内虚胀,水食不下,恶寒,背脊不得俯仰。

7.《针灸聚英》:主腹满虚胀,水肿,食饮不下,恶寒,背脊痛不得俯仰。

8.《古今医统大全》:主治腹满水肿,食不下,恶寒,背脊痛,不得俯仰。

9.《针灸大成》:主腹满虚胀,水肿,食饮不下,恶寒,背脊痛不得俯仰。

10.《针方六集》:主腹中虚胀水肿,食饮不下,脊痛,恶寒,不得俯仰。

11.《类经图翼》:主治腹满水肿,食不下,恶寒,背脊痛,不得俯仰。

12.《经穴解》:胃仓之本病,腹满虚胀,水肿,饮食不下。胃仓之肺病:恶寒背痛,不得俯仰。

13.《循经考穴编》:主腹满虚胀,食饮不下,恶寒,脊痛,气攻腰胁。

14.《针灸逢源》:治腹满,水肿,食不下,背脊痛。

15.《勉学堂针灸集成》:主治腹满水肿,食不下,恶寒,背脊痛,不得俯仰。

16.《针灸学简编》:主治腰背部疼痛不得俯仰,腹满虚胀,食饮不下,便秘,水肿等。

17.《针灸集锦》(修订本)(郑魁山):和中理气。

18.《针灸腧穴学》(杨甲三):健脾和胃,理气通络。

19.《临床针灸学》(徐笨人):和胃化湿,理气畅中。

20.《针灸腧穴手册》(杨子雨):健脾胃,消积滞。

21.《针灸探微》(谢文志):理气畅中,和胃化湿。

22.《中医针灸通释·经脉腧穴学》(康锁彬):健脾和胃,理气通络。

23.《针灸腧穴疗法》(李平华):理气和胃,消积。

24.《腧穴临床应用集萃》(马惠芳):健脾和胃,消积导滞。

25.《新编实用腧穴学》(王玉兴):健脾化湿,理气和中。

26.《中医针灸经穴集成》(刘冠军):理气和胃。

27.《腧穴学讲义》:和胃化湿,理气畅中。

28.《针灸辨证治疗学》(章逢润):和胃化湿,理气畅中。

29.《石学敏针灸学》(石学敏):健脾化湿,理气和中。

30.《传统实用针灸学》(范其云):健脾胃,消积滞。

【古今应用辑要】

1.《针灸甲乙经》:胪胀,水肿,食欲不下,多寒,胃仓主之。

2.《备急千金要方》:胪胀,水肿,食欲不下,多寒,胃仓主之。

3.《针灸资生经》:胃仓、意舍、膈关,治食饮不下。脊强不得俯仰:胃仓、章门、膈俞、大肠俞。

4.《普济方》:胪胀,水肿,食欲不下,多寒,胃仓主之。

5.《针灸大成》:水肿,针胃仓、合谷、石门、水沟、三里、复溜、曲泉、四满。

【安全针刺法】斜刺0.5~0.8寸,可灸。

商 曲

【定位】在上腹部,当脐中上2寸,前正中线旁开0.5寸。

【类属】属足少阴肾经。

【穴性】调理肠胃。

【主治病证】

胃肠不和之胃痛、腹痛、腹胀、泄泻、便秘诸病症。

【常用配伍】

1. 配中脘、天枢、足三里，针刺平补平泻法，健脾胃、理肠腑，治疗脾胃气滞之胃痛、腹痛、泄泻。

2. 配膻中、太冲、内关、阳陵泉、中脘，针刺平补平泻法，疏肝理气，治疗肝郁腹痛。

3. 配脾俞、肾俞、章门、关元、足三里，针刺补法，温补脾肾、散寒止痛，治疗脾肾阳虚腹痛、泄泻。

4. 配中脘、天枢、足三里、脾俞、关元俞，针刺补法，健脾止泻，治疗脾虚泄泻。

5. 配支沟、丰隆，针刺平补平泻法，理气调肠，治疗胃肠气滞之腹胀、便秘。

6. 配合谷、上巨虚、曲池、腹结，针刺泻法，清肠通便，治疗热结便秘。

【穴性文献辑录】

1.《铜人腧穴针灸图经》：治腹中积聚，肠中切痛，不嗜食。

2.《针灸聚英》：主腹痛，腹中积聚时切痛，肠中痛，不嗜食，目赤痛从内眦始。

3.《古今医统大全》：主腹中切痛，积聚，不嗜食，目赤痛从内眦始。

4.《针方六集》：主腹中积聚，肠痛，不嗜食，目赤痛从内眦始。

5.《经穴解》：肾之脾病，腹痛，腹中积聚时切痛，腹中痛不嗜食。肾之肝病：目赤痛，自内眦始。

6.《循经考穴编》：主腹中积聚，大便或泻或闭时时切痛。

7.《针灸集锦》（修订本）（郑魁山）：调理胃肠。

8.《针灸腧穴学》（杨甲三）：理气调肠。

9.《临床针灸学》（徐笨人）：通调胃肠，和中化湿。

10.《针灸腧穴手册》（杨子雨）：调冲脉，通肠胃。

11.《针灸探微》（谢文志）：通调胃肠，和中化湿。

12.《中医针灸通释·经脉腧穴学》（康锁彬）：理气调肠。

13.《腧穴临床应用集萃》（马惠芳）：理气调肠，和中化湿。

14.《新编实用腧穴学》（王玉兴）：益气健脾，消食导滞。

15.《中医针灸经穴集成》（刘冠军）：调理胃肠。

16.《针灸辨证治疗学》（章逢润）：调理肠胃，消积化滞。

17.《石学敏针灸学》（石学敏）：健脾和胃，通肠消滞。

18.《传统实用针灸学》（范其云）：调冲脉，通肠胃。

【古今应用辑要】

《针灸甲乙经》：腹中积聚时切痛，商曲主之。

【安全针刺法】直刺 1.0~1.5 寸，可灸。

石　关

【定位】在上腹部，当脐中上 3 寸，前正中线旁开 0.5 寸。

【类属】属足少阴肾经。

【穴性】调理肠胃，活血通胞。

【主治病证】

1. 胃肠不和之呕吐、腹胀、腹痛、便秘诸病症。

2. 寒凝胞宫、瘀血内阻之痛经、月经不调、不孕诸病症。

【常用配伍】

1. 配膈俞、中脘、内关、腹结、璇玑、足三里，针刺平补平泻法，调和胃肠，治疗伤食呕吐、心下坚满。

2. 配中脘、大横、合谷、公孙、足三里，针刺泻法，针后加灸，温中散寒、理气止痛，治疗寒积腹痛。

3. 配合谷、曲池、腹结、上巨虚,针刺泻法,清肠通便,治疗热结便秘。

4. 配大肠俞,针刺平补平泻法,理下焦、通大肠,治疗气滞便秘。

5. 配血海、照海、天枢、肾俞、关元俞,针刺平补平泻法,针后加灸,温肠通便,治疗冷积便秘。

6. 配关元、气海、肾俞、三阴交,针刺泻法,针后加灸,散寒暖宫止痛,治疗产后寒凝腹痛。

7. 配中极、气穴、四满、三阴交、丰隆,针刺平补平泻法,化痰祛瘀,治疗痰瘀互结之不孕。

8. 配阴交、曲骨、命门、气海、肾俞,针刺补法,针后加灸,温肾暖宫,治疗宫寒不孕。

【穴性文献辑录】

1.《备急千金要方》:石关主大便闭,寒气结心坚满。

2.《外台秘要》:主痉脊强,口不可开,多唾,大便难,妇人子脏中有恶血,内逆满痛。

3.《太平圣惠方》:主多唾呕沫,大便难,妇人无子,脏有恶血,腹厥痛,绞痛不可忍也。

4.《铜人腧穴针灸图经》:疗脊强,口不开,多唾,大便秘涩,妇人无子,脏有恶血,上冲腹中,疼痛不可忍。

5.《西方子明堂灸经》:主多呕,脊强口不开,主大便闭塞,气结,心坚满及脊痉反折,主妇人子脏有恶血,内逆满痛。

6.《针灸聚英》:主哕噫,呕逆,腹痛,气淋,小便黄,大便不通,心下坚满,脊强不利,多唾,目赤痛从内眦始,妇人子脏有恶血,血上冲腹,痛不可忍。

7.《古今医统大全》:主治哕噫,呕逆,腹痛,气淋,小便不利,大便燥,目赤痛,妇人子藏有恶血上冲腹痛不可忍。

8.《经穴解》:肾之本病,脊强不利,多唾,腹痛气淋,小便黄,大便不通,妇人无子,藏有恶血,腹痛不可忍。肾之脾病:哕噫呕逆,心下坚满。

9.《循经考穴编》:主呕逆,气喘,脾胃虚寒,饮食不消,翻胃吐食,口出清涎,妇人子脏有恶血上冲腹痛,男子气淋,小便不清。

10.《针灸逢源》:治哕噫,呕逆,气淋,小便黄,大便燥闭,妇人无子,或恶血上冲腹痛。

11.《针灸集锦》(修订本)(郑魁山):调理胃肠。

12.《针灸腧穴学》(杨甲三):调肠胃,理气血。

13.《临床针灸学》(徐笨人):育阴清热,和中化滞。

14.《针灸腧穴手册》(杨子雨):调冲脉,通肠胃。

15.《针灸探微》(谢文志):调理胃肠,和中化滞。

16.《中医针灸通释·经脉腧穴学》(康锁彬):调理胃肠,理气活血。

17.《针灸腧穴疗法》(李平华):补肾培元,利水理肠。

18.《腧穴临床应用集萃》(马惠芳):滋阴清热,和中化湿。

19.《新编实用腧穴学》(王玉兴):健脾和胃,消食导滞,调理冲任。

20.《中医针灸经穴集成》(刘冠军):调肠胃,理下焦。

21.《腧穴学讲义》:痉、脊强口不开,多唾、大便难。妇人子脏中有恶血,逆满痛。

22.《针灸辨证治疗学》(章逢润):理气调胃,宽肠散结。

23.《石学敏针灸学》(石学敏):和肠胃,消积滞。

24.《传统实用针灸学》(范其云):调冲脉,通肠胃。

【古今应用辑要】

1.《针灸甲乙经》:痉脊强,口不开,多唾,大便难,石关主之。

2.《备急千金要方》:京门、石关主脊痉反折。

3.《医心方》:大便闭塞、气结心满:灸石关百壮,又灸足大都随年壮。又:妇人子脏中有恶血,内逆满痛,石关主之。

4.《针灸资生经》:配膀胱俞治腹痛大便难。

5.《丹溪心法附余》:气结、心坚满,大便闭:石关、石门、大都。

6.《针灸逢源》:呕哕,石关、太渊、俞府。

【安全针刺法】直刺 1.0~1.5 寸,可灸。

阴 都

【定位】在上腹部,当脐中上 4 寸,前正中线旁开 0.5 寸。

【类属】属足少阴肾经。

【穴性】调理肠胃,温阳散寒。

【主治病证】

1. 胃肠不和之腹胀、腹痛、腹泻、便秘诸病症。

2. 阳气亏虚之冷积便秘、宫寒不孕诸病症。

【常用配伍】

1. 配建里、足三里、中脘、天枢、梁门,针刺平补平泻法,理气和胃,治疗胃失和降之腹胀、肠鸣、腹痛、腹泻。

2. 配气海、照海、石关、肾俞、关元俞,针刺泻法,针后加灸,温阳散寒化积,治疗冷积便秘。

3. 配少海、商阳、三间、大椎、间使、陶道,针刺泻法,清热截疟,治疗身热疟疾。

4. 配阴交、曲骨、命门、气海、天枢、归来,针刺补法,针后加灸,温肾暖宫,治疗阳虚宫寒不孕。

【穴性文献辑录】

1.《备急千金要方》:阴都主气满逆气肠鸣。

2.《千金翼方》:主小肠热病。

3.《外台秘要》:主身寒热,疟疾,心满气逆。

4.《医心方》:主身寒热疟,心满气逆。

5.《太平圣惠方》:主身寒热,疟疾病,心恍惚。

6.《铜人腧穴针灸图经》:治身寒热疟病,心下烦满气逆。

7.《西方子明堂灸经》:主多唾,呕沫,大便难,及妇人无子,脏有恶血,腹厥痛,绞刺不可忍及身热疟病。主心满气逆,肠鸣。

8.《针灸聚英》:主心满,逆气,肠鸣,肺胀,气抢胁下热痛,目赤痛从内眦始。

9.《针灸大成》:主身寒热,疟病,心下烦满,逆气,肠鸣,肺胀气抢胁下热痛,目赤痛从内眦始。

10.《针灸六集》:主心下烦满,气逆,肠鸣,肺胀。

11.《经穴解》:肾之脾病,身寒热疟病,心下烦满,气逆肠鸣。肾之肺病:肺胀气抢。肾之肝病:胁下烦满,目赤痛自内眦始。

12.《循经考穴编》:主肠鸣,腹胀,逆气抢胁。

13.《针灸逢源》:治寒热疟疾,气抢胁下热痛。

14.《针灸集锦》(修订本)(郑魁山):调理胃肠。

15.《针灸腧穴学》(杨甲三):调肠胃,理气血。

16.《临床针灸学》(徐笨人):滋补开肾,理气宽中。

17.《针灸腧穴手册》(杨子雨):调冲脉,和胃气。

18.《针灸探微》(谢文志):通调胃肠,理气宽肠。

19.《中医针灸通释·经脉腧穴学》(康锁彬):调理胃肠,理气活血。

20.《针灸腧穴疗法》(李平华):调肠胃,理气滞。

21.《腧穴临床应用集萃》(马惠芳):调肠胃,理气血。

22.《新编实用腧穴学》(王玉兴):疏理气机,调和肠胃。

23.《中医针灸经穴集成》(刘冠军):调肠胃,理气滞。

24.《针灸辨证治疗学》(章逢润):调气和中。

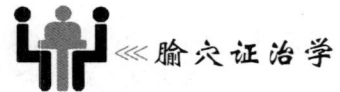

25.《石学敏针灸学》(石学敏):和脾胃,调气机,通腑气,理胞宫。

26.《传统实用针灸学》(范其云):调冲脉,和胃气。

【古今应用辑要】

1. 古代文献摘录

(1)《针灸甲乙经》:身寒热,阴都主之。又:心满气逆,阴都主之。

(2)《备急千金要方》:阴都、少海、商阳、三间、中渚主身热疟病。

(3)《千金翼方》:盗汗,寒热恶寒灸肺俞随年壮,针入五分,又灸阴都各一百壮,针入八分补之。又:肺胀气抢胁下热痛,灸侠胃管两边相去一寸名阴都随年壮。

(4)《针灸资生经》:配太渊、肺俞(灸)治肺胀,胁下热满痛。又:疟身热,阴都、少海、商阳、三间、中渚。再:心中烦满,阴都、巨阙。

(5)《针灸大成》:肺胀膨膨气抢胁下热满痛,阴都、太渊、肺俞。

(6)《古今医统大全》:心痛,阴都、太溪、然谷、尺泽、行间、建里、大都、太白、中脘、神门、通谷。

2. 现代研究进展

(1)杨水凤针刺治疗偏头痛患者40例,主穴为阴都(患侧)、中脘、外关(患侧)、足临泣(患侧),其中外感加风池、合谷,肝胆火盛加行间,气血不足加气海、足三里,痰湿中阻加丰隆、阴陵泉,肝肾阴虚加太溪,有效率95%[杨水凤.腹针结合体针治疗偏头痛40例.辽宁中医学院学报,2006,5(1):75]。

(2)顾群选取腹针治疗偏头痛患者57例,主穴:中脘、阴都;配穴:头顶痛取中脘,前额痛取脘下(中脘下5分),后项痛取脘上,侧头痛分取左、右阴都,若病情较重或病程较长,可用三星刺或梅花刺,有效率72%[顾群、朱文罡.腹针治疗偏头痛的临床观察.光明中医,2009,20(9):1736-1737]。

【安全针刺法】直刺1.0~1.5寸,可灸。

腹通谷

【定位】在上腹部,当脐中上5寸,前正中线旁开0.5寸。

【类属】属足少阴肾经。

【穴性】调理肠胃,宽胸理气。

【主治病证】

1. 脾胃气滞、肠胃不和之胃痛、腹痛、腹胀、呃逆、呕吐、泄泻诸病症。

2. 痰浊内扰之胸痛、胸闷、心悸诸病症。

【常用配伍】

1. 配膻中、太冲、内关、膈俞、中脘、上巨虚,针刺平补平泻法,理气和胃、降逆,治疗脾胃气滞之胃痛、腹痛、腹胀、呃逆。

2. 配下脘、足三里、腹结、璇玑、内关,针刺泻法,消积导滞,治疗伤食呕吐、饮食不下、便秘或泻下臭秽等。

3. 配巨阙、膻中、郄门、心俞、丰隆,针刺平补平泻法,化痰降浊、宽胸理气,治疗痰浊胸痛、胸闷、心痛、心悸。

【穴性文献辑录】

1.《备急千金要方》:心痛恶气,胁急痛。

2.《千金翼方》:通谷主结积留饮,癖囊幽满,饮食不消。

3.《外台秘要》:主失欠,口喝僻不端,饮食善呕不得言。

4.《医心方》:失欠,口僻喝戾不端,食饮喜呕不能言。

5.《太平圣惠方》:治干呕又无所吐,又治劳食饮隔结。又:主笑久口喝,善呕,暴哑不能言也。

6.《铜人腧穴针灸图经》:治失欠口喝,食饮善呕,暴哑不能言。

7.《琼瑶神书》:治脚浮肿。

8.《针灸聚英》:主失欠,口喎,食饮善呕,暴喑不能言,结积留饮,痃癖,胸满,食不化,心恍惚,喜呕,目赤痛从内眦始。

9.《古今医统大全》:主治口喎,暴喑,积聚,痃癖,胸满,食不化,喜呕,目赤痛。

10.《医学入门》:主头痛,目昏,鼻衄清涕,项强,口喎,暴喑,咽喉不利,心中恍惚,惊悸,呕吐,胸满,留饮癖积。

11.《经穴解》:肾之本病,暴瘖不能言。肾之脾病:失欠口喎,食饮善呕,结积留饮,痃癖,胸满食不化,心恍惚善呕。肾之肝病,目赤痛,自内眦始。

12.《循经考穴编》:主心气攻注两胁疼痛,口吐清涎,食饮不化。

13.《针灸逢源》:治口喎,暴喑,积饮,痃癖,胸满,食不化。

14.《针灸集锦》(修订本)(郑魁山):调理胃肠。

15.《针灸腧穴学》(杨甲三):调肠胃,理气血,通经络,宁神志。

16.《临床针灸学》(徐笨人):清心健脾,降逆止呕。

17.《针灸腧穴手册》(杨子雨):降逆气,健脾胃。

18.《针灸探微》(谢文志):和中化滞,降逆止呕。

19.《中医针灸通释·经脉腧穴学》:调理胃肠,理气活血,通经活络,宁神定志。

20.《针灸腧穴疗法》:调理肠胃。

21.《腧穴临床应用集萃》(马惠芳):清心益肾,降逆止呕。

22.《新编实用腧穴学》(王玉兴):疏理气机,调和肠胃,宽胸安神。

23.《中医针灸经穴集成》(刘冠军):理中焦,和脾胃。

24.《针灸辨证治疗学》(章逢润):健脾和胃。

25.《石学敏针灸学》(石学敏):补脾和胃,宽胸理气。

26.《传统实用针灸学》(范其云):降逆气,健脾胃。

【古今应用辑要】

1.古代文献摘录

(1)《针灸甲乙经》:身疼痛,善惊互引,鼻衄,通谷主之。又:饮食善呕不能言,通谷主之。

(2)《备急千金要方》:通谷、章门、曲泉、膈输、期门……主胸胁支满。又:呕吐,腹通谷、商丘、幽门。鼻衄清涕出:通谷、神庭、攒竹、迎香、风门、合谷、至阴。项如拔不能回顾:通谷、消泺、本神、通天、强间、风府、哑门、天柱、风池、龈交、天冲、陶道、外丘、玉枕。再:心痛恶气,胁急痛,灸通谷五十壮。

(3)《针灸资生经》:配章门治善恐。又:目𥉨𥉨不明,恶风寒:通谷、肾俞、胃俞、中渚、攒竹、睛明、委中、昆仑、天柱、本神、曲泉、后顶、丝竹空。

(4)《神应经》:心痛,腹通谷、曲泽、间使、内关、大陵、神门、太渊、太溪、心俞、巨阙。又:心惊恐,通谷、曲泽、天井、灵道、神门、大陵、鱼际、二间、液门、少冲、百会、厉兑、巨阙、章门。

2. 现代研究进展

曾爱莲针刺腹通谷、中脘、关元等穴结合辨证取穴治疗单纯性肥胖患者42例,有效率97.5%[曾爱莲.针灸减肥42例临床疗效观察.江西中医,2006,15(7):52]。

【安全针刺法】直刺0.8~1.2寸,可灸。

幽　门

【定位】在上腹部,当脐中上6寸,前正中线旁开0.5寸。

【类属】属足少阴肾经。

【穴性】通调肠胃。

【主治病证】

肠胃不和之胃痛、腹痛、腹胀、呕吐、消化不良、泄泻、痢疾诸病症。

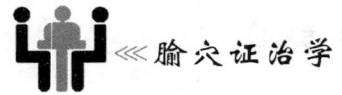

【常用配伍】

1. 配下脘、梁门、天枢、内关、梁丘、足三里,针刺泻法,理气和胃,治疗饮食积滞之胃痛、腹痛、消化不良、呕吐、呃逆等。

2. 配章门、公孙、中脘、丰隆,针刺泻法,祛痰降浊,治疗痰饮呕吐。

3. 配中脘、足三里、天枢、脾俞,针刺补法,健脾止泻,治疗脾虚泄泻。

4. 配合谷、天枢、上巨虚,针刺泻法,清热除湿,治疗湿热痢疾。

5. 配支沟、阴陵泉,针刺平补平泻法,疏肝清热、理气活血,治疗肝郁气滞之胁痛。

【穴性文献辑录】

1.《千金翼方》:上门主胸中痛引腰背,心下呕逆,面无滋润。

2.《外台秘要》:主胸胁背相引痛,心下澹澹,呕吐多唾,饮食不下,善哕,支满不能食,数咳,善忘,泄有脓血,呕沫吐涎,少腹坚,善噫,女子心痛,逆气善吐,食不下。

3.《医心方》:主胸胁背相引痛,心下澹澹,善哕,支满,好噫,女子心疝,逆气吐,食不下。

4.《太平圣惠方》:主善吐,食饮不下,兼唾多吐涎,干哕呕沫及泄有脓血。

5.《铜人腧穴针灸图经》:治胸中引痛,心下烦闷,逆气里急。支满不嗜食,数咳,健忘,泄利脓血,少腹胀满。呕沫呕涎,喜唾,女子心痛,逆气善吐。食不下。

6.《西方子明堂灸经》:主善吐,食饮不下,兼唾多吐涎,干哕呕沫及泄有脓血。主胸中引痛。烦闷健忘,少腹胀满,女子心痛逆气。

7.《普济方》:主胸胁背相引痛,心下澹澹,呕吐多唾,饮食不下,善哕支满,积不能食,散咳善忘,泄有脓血,呕沫吐涎,少腹坚喜噫,女子心痛,逆气善吐,食饮不下。

8.《针灸聚英》:主小腹满胀,呕吐涎沫,喜唾,烦闷,胸痛,胸中满,不嗜食,逆气咳,健忘,泄利脓血,目赤痛从内眦始,女子心痛逆气。

9.《古今医统大全》:主治小腹满,胸满痛,呕吐不食,逆气。

10.《针方六集》:治胸中痛闷,气逆,烦满不嗜食。呕吐涎沫,健忘,小腹胀,泄利脓血,目赤痛从内眦始。

11.《针灸大成》:主小腹胀满,呕吐涎沫,喜唾,心下烦闷,胸中引痛满,不嗜食,里急,数咳,健忘,泄利脓血,目赤痛从内眦始,女子心痛,逆气,善吐食不下。

12.《医学入门》:主善呕涎唾沫,食饮不下,泄有脓血,胸痛烦闷,健忘,腹胀满,气逆。

13.《经穴解》:肾之本病,小腹胀满,泄利脓血。肾之脾病:呕吐涎沫,喜唾,心下烦满,胸中引痛,不嗜食,女子心中痛,逆气善吐,食不下。肾之肺病:里急数咳。肾之心病:健忘。肾之肝病:目赤痛,自内眦始。

14.《循经考穴编》:主心中引痛,健忘失志,气逆烦闷,呕吐涎沫,妇人乳汁不通,乳痛乳疖。

15.《针灸逢源》:治胸中引痛,心下烦闷,小腹胀满,女子心痛,逆气。

16.《针灸集锦》(修订本)(郑魁山):调理胃肠。

17.《针灸腧穴学》(杨甲三):调胃肠,通乳汁,理气血。

18.《临床针灸学》(徐笨人):散淤清热,和胃化湿。

19.《针灸腧穴手册》(杨子雨):降逆利肠,通调肠胃。

20.《针灸探微》(谢文志):疏肝理气,健脾和胃。

21.《中医针灸通释·经脉腧穴学》(康锁彬):调理胃肠,调和气血,通络催乳。

22.《针灸腧穴疗法》(李平华):调理肠胃。

23.《腧穴临床应用集萃》(马惠芳):调理肠胃,通乳消痛。

24.《新编实用腧穴学》(王玉兴):健脾和胃,行气导滞,通经下乳。

25.《中医针灸经穴集成》(刘冠军):降逆和胃。

26.《针灸辨证治疗学》(章逢润):降逆和胃,疏肝止痛。

27.《石学敏针灸学》(石学敏):疏肝气,健脾胃,清腑热,解痉挛。

28.《传统实用针灸学》(范其云):降逆利肠,通调肠胃。

【古今应用辑要】

1.《针灸甲乙经》:胸胁背相引痛,心下溷溷,呕吐多唾,饮食不下,幽门主之。

2.《备急千金要方》:商丘、幽门、通谷主喜呕。又:不嗜食,幽门、地机、阴陵泉、水分、小肠俞。

3.《千金翼方》:上门主胸中痛引腰背,心下呕逆,面无滋润,各灸随年壮。

4.《针灸资生经》:泄利脓血,幽门、下廉、太白。又:健忘,幽门、神道、列缺、膏肓俞。

5.《神应经》:干呕,幽门、大敦、石关、通谷、胆俞。

6.《百症赋》:配玉堂治烦心呕哕。

7.《神灸经纶》:久疟,幽门、中脘、章门、三焦俞、三阴交、内庭、上脘、脾俞。

【安全针刺法】直刺0.5~0.8寸,不可深刺,以免伤及肝脏;可灸。

第三节　疏肝理气穴

疏肝理气穴,具有疏肝解郁、理气利胆、活血止痛等穴性,主要用于治疗肝气郁滞之胸胁胀痛、烦躁易怒、抑郁不乐、小腹胀痛、疝气疼痛、乳房胀痛、月经不调等病症。

运用疏肝理气穴时,若肝气郁滞因于肝血不足者,应配伍具有养血柔肝穴性的腧穴;因于瘀血阻滞者,当配伍具有活血化瘀穴性的腧穴;寒滞肝脉者,应配伍具有暖肝散寒穴性的腧穴。

疏肝理气穴多居于胁肋部,应注意针刺的角度和深度,一般应浅刺或平刺,以免伤及重要脏器。

气　冲

【定位】在腹股沟稍上方,当脐中下5寸,距前正中线2寸。

【类属】属足阳明胃经。

【穴性】疏肝理气,调理下焦,行气活血。

【主治病证】

1. 肝气郁结、气滞血瘀、冲任不调之腹痛、痛经、月经不调、恶露不下、不孕、外阴肿痛、阴茎中痛诸病症。

2. 寒滞肝脉之外阴肿痛、阴茎中痛、疝气诸病症。

【常用配伍】

1. 本穴疏肝理气、调和冲任。配三阴交、太冲、肝俞、期门,针刺平补平泻法,治疗肝郁月经不调;配气海、太冲、三阴交、阳陵泉、地机,针刺平补平泻法,治疗气滞痛经;配太冲、三阴交、阳陵泉、内关、气海、章门,针刺平补平泻法,治疗肝郁腹痛;配太冲、间使、气海、关元,针刺平补平泻法,治疗气滞恶露不下。

2. 配中极、地机、四满、阴交,针刺泻法,活血祛瘀,治疗血瘀恶露不下。

3. 配中极、四满、丰隆、地机、三阴交,针刺泻法,化痰祛瘀,治疗痰瘀互结之不孕。

4. 配中极、三阴交、蠡沟、太冲、大敦、下髎,针刺平补平泻法,针后加灸,温经理气,治疗寒滞肝脉之外阴肿痛、阴茎中痛、疝气等。

5. 配肾俞、八髎、三阴交、足三里、关元,针刺补法,补肾益精,治疗肾虚遗精、阳萎。

【穴性文献辑录】

1.《灵枢》:腹痛。胁胀,胃脘满闷,喘乎逆息。

2.《素问》:泻胃中之热。

3.《针灸甲乙经》:腹中有大热不安,腹有大气如相侠。暴腹胀满,癃,淫泺。又:腹胀,下利。

4.《黄帝明堂经》:主石水。腹中有大热不安,腹有大气,暴腹胀满,癃,淫泺。女子月水不利。

5.《备急千金要方》:主身热腹痛。又:主腹中满热,淋闭不得尿。主大气石水。再:主癫阴肿痛,阴痿,茎中痛。主无子。

6.《千金翼方》:主石水。

7.《外台秘要》:主肠中大热不安,腹有逆气,女子月水不利或闭塞,暴腹胀满,癥,淫泺,身热腹中绞痛,癥疝,阴肿,乳难,子上抢心,若胞不出,众气尽乱,腹满不得反息,腰痛控睾、少腹及股,卒不得俯仰,石水,无子,少腹痛,阴痛,茎中痛,两丸骞痛不可仰卧。

8.《太平圣惠方》:主腹有大气,腹胀,脐下坚,癩疝,阴肿。亦主妇人月水不通,无子。

9.《铜人腧穴针灸图经》:肠中大热不得安卧,腹有逆气上攻心,腹胀满,淫泺,月水不利,身热腹中痛,癩疝阴肿,难乳,子上抢心,痛不得息,气冲腰痛不得俯仰,阴痿,茎中痛,两丸骞痛不可忍。

10.《西方子明堂灸经》:主癩阴肿痛,阴痛,茎中痛,两丸骞痛,不可仰卧及大气石水及腹中满,热淋闭,不得尿。主腹中大热不安,腹有逆气,上攻心,暴腹胀满,癥,淫泺,脐下坚,癥疝,妇人月水不通,无子,或暴闭塞,腹胀满,癥,淫泺,乳难,子上抢心,若胞不出,众气尽乱,绞痛不得反息。

11.《针灸摘英集》:腹有逆气上攻心,腹胀满,上抢心,痛不得息。

12.《针灸聚英》:主腹满不得正卧,癩疝,大肠中热,身热腹痛,大气石水,阴痿,茎痛,两丸骞痛,小腹奔豚,腹有逆气上攻心,腹胀满,上抢心痛不得息,腰痛不得俯仰,淫泺,伤寒,胃中热,妇人无子,小腹痛,月水不利,妊娠子上冲心,产难,包衣不出。

13.《针灸大成》:主腹满不得正卧,癥痛,大肠中热,身热腹痛,大气石水,阴痿,茎痛,两丸骞痛,小腹奔豚,腹有逆气上攻心,腹胀满,上抢心痛不得息,腰痛不得俯仰,淫泺,伤寒,胃中热,妇人无子,小腹痛,月水不利,妊娠子上冲心,产难,包衣不出。又:治吐血。

14.《类经图翼》:此穴主泻胃中之热,与三里,巨虚上、下廉同。

15.《医学入门》:主腹中大热攻心,腹胀,脐下坚,癩疝,阴肿,阴痿,茎中痛,两丸牵痛,不可仰卧及石水腹满,热淋不得尿,妇人月水不通,无子,产难,胞衣不出。

16.《针灸逢源》:治腹满不得正卧,癩疝,奔豚,妇人月水不利,妊娠子上冲心。

17.《经穴解》:气冲之本病,腹满不得正卧,身热腹痛,腹有逆气,上攻心腹胀满,上抢心痛不得息,伤寒胃中热,大气石水,大肠中热。气冲之肝肾病:小腹奔豚,癩疝,阴痿茎痛,两丸骞痛,腰痛不得俯仰,淫泺,妇人无子,小肠痛,月水不利,妊娠子上冲心,产难,胞衣不出。

18.《针灸精粹》(李文宪):清三焦热。

19.《针灸腧穴学》(杨甲三):行气活血,调肝补肾。

20.《临床针灸学》(徐笨人):清热利湿,和胃降逆。

21.《针灸腧穴手册》(杨子雨):舒宗筋,调经血,理气止痛。

22.《针灸探微》(谢文志):理气活血,调补肝肾。

23.《中医针灸通释·经脉腧穴学》(康锁彬):舒筋调经,理气止痛。

24.《腧穴临床应用集萃》(马惠芳):调经血,舒宗筋,理气止痛。

25.《中医针灸经穴集成》(刘冠军):润宗筋,理下元,散厥气。

26.《腧穴学讲义》(于致顺):舒宗筋,散睾气,调膀胱,和营血。

27.《针灸辨证治疗学》(章逢润):舒宗筋,散厥气,和营血,理胞宫。

28.《石学敏针灸学》(石学敏):舒宗筋,散厥气,调血室,理胞宫。

29.《珍珠囊穴性赋》(张秀玉):脱肛下利气冲主。

30.《传统实用针灸学》(范其云):行气活血,散寒除湿。

【古今应用辑要】

1.《灵枢·杂病》:腹痛,刺脐左右动脉,已刺按之,立已;不已,刺气街,已刺按之,立已。

2.《素问·水热穴论》:气冲、三里、巨虚上下廉,此八者,以泻胃中之热也。

3.《针灸甲乙经》:石水刺气冲。又:腹满痛不得息,正卧屈一膝,伸一股,并刺气冲,针上入三寸,气至泻之。再:腰痛控睾,小腹及股,卒俯不得仰,刺气冲。再:阴疝、痿、茎中痛,两丸骞痛不可仰卧,刺气街主之。再:妇人无子及少腹痛,刺气冲主之。

4.《备急千金要方》:矢欠颊车礠,灸背第五椎,一日二七壮,满三日未瘥,灸气冲二百壮,胸前喉下甲骨中是,亦名气堂。又:月水不利,或暴闭塞,腹胀满,癥,淫泺,身热,乳难,子上抢心,若胞不出,众气尽乱,腹中绞痛,不得反息。正仰卧,屈一膝伸一膝,并气冲针上入三寸,气至泻之。

5.《千金翼方》:石水,灸然谷、气冲、四满、章门。

6.《针灸资生经》:配章门治不得卧。

7.《针经摘英集》:治伤寒饮水过多,腹胀气喘,心下痛不可忍,刺任脉中脘、气海二穴立愈。如少腹上有气冲者,兼刺足阳明经天枢、气冲、三里等穴,次针足太阴经三阴交二穴,如无此症,只刺前穴而已。又:治伤寒胃中热不已,泻任脉中脘一穴,足阳明经三里二穴,次上廉二穴……次下廉二穴……气冲二穴。再:奔豚攻心,腹胀满,痛不得息,腰痛不得俯仰:气冲、三里。

8.《针灸聚英》:东垣曰:脾胃虚弱感湿成痿,汗大泄妨食。三里、气冲以三棱针出血。又曰:吐血多不愈,以三棱针于气冲出血立愈。再:兼冲门治带下产崩。

9.《古今医统大全》:小肠气满,气冲、长强、大椎。

【安全针刺法】直刺0.8~1.2寸,可灸。

食　窦

【定位】在胸前正中线旁开6寸,当第五肋间隙处。

【类属】属足太阴脾经。

【穴性】疏肝理气,调理肠胃。

【主治病证】

1. 肝气郁结之胸胁胀痛、黄疸、嗳气吞酸诸病症。

2. 饮食停滞、脾胃气滞、脾胃虚弱之胃痛、恶心、呕吐、呃逆、腹痛、肠鸣、泄泻、水肿诸病症。

【常用配伍】

1. 配太冲、膻中、侠溪、期门、郄门、阳陵泉,针刺平补平泻法,疏肝利胆、理气止痛,治疗肝郁气滞之胸胁胀痛、黄疸。

2. 配上脘、阳陵泉、太冲、神门,针刺平补平泻法,疏肝理气,治疗肝郁嗳气吞酸。

3. 配中脘、章门、公孙、足三里、璇玑,针刺平补平泻法,调理肠胃、理气降逆,治疗食滞胃肠之恶心、食已即吐、腹痛肠鸣、泻下酸腐等。

4. 配膈俞、气海、璇玑,针刺平补平泻法,和胃降逆,治疗胃气上逆之呃逆。

5. 配脾俞、足三里、阴陵泉、水分,针刺平补平泻法,健脾除湿、利水消肿,治疗脾虚水肿。

【穴性文献辑录】

1.《备急千金要方》:膈中雷鸣,察察隐隐,常有水声。

2.《外台秘要》:胸胁支满,膈间雷鸣,漉漉常有水声。

3.《扁鹊心书》:能接脾脏真气,治三十六种脾病,凡诸脾病困难,尚有一毫真气,灸此二三百壮,能保固不死,一切大病,属脾者,皆治之。

4.《针灸大成》:主治胸胁支满,膈间雷鸣,常有水声,膈痛。

5.《类经图翼》:胸胁支满,咳唾逆气,食不下,膈有水声。

6.《经穴解》:脾之脾病,胸胁支满,膈间雷鸣,常有水声,膈痛。

7.《针灸集锦》(修订本)(郑魁山):宽胸理气。

8.《针灸腧穴学》(杨甲三):利胸膈,健脾胃。

9.《针灸腧穴手册》(杨子雨):疏泄三焦,健脾和胃。

10.《针灸探微》(谢文志):理气宽胸,止咳化痰。

11.《中医针灸通释·经脉腧穴学》(康锁彬):宽胸利膈,健脾和胃。

12.《针灸腧穴疗法》(李平华):舒肝理气,调理肠胃。

13.《腧穴临床应用集萃》(马惠芳):宣肺平喘,健脾和中,利水消肿。

14.《新编实用腧穴学》(王玉兴):消食和胃,健脾行水。

15.《中医针灸经穴集成》(刘冠军):宽胸利膈,行气通乳。

16.《针灸辨证治疗学》(章逢润):理气和中,宽胸利膈,利水除湿。

17.《石学敏针灸学》(石学敏):清上焦,祛水邪。

18.《传统实用针灸学》(范其云):疏泄三焦,健脾和胃。

【古今应用辑要】

1.《备急千金要方》:胸胁支满,食窦、通谷、章门、曲泉、膈俞、期门、陷谷、石门。

2.《扁鹊心书》:伤寒太阴证,灸命关五十壮,关元二百壮。又:翻胃食已即吐,乃饮食失节,脾气损也,灸命关三百壮,老人大便不禁,乃脾肾气衰,灸左命关、关元各二百壮,此穴属脾,又名食窦穴。

【安全针刺法】斜刺或向外平刺 0.5~0.8 寸,可灸。

天 溪

【定位】在胸前正中线旁开 6 寸,当第四肋间隙处。

【类属】属足太阴脾经。

【穴性】疏肝理气,宣肺止咳。

【主治病证】

1. 肝气不舒、肝经郁热之乳胁胀痛、乳痈、乳少诸病症。

2. 痰湿阻肺之胸胁胀满、胸痛、胸闷、咳嗽诸病症。

【常用配伍】

1. 配膻中、乳根、期门、太冲、侠溪,针刺平补平泻法,疏肝理气、通乳消肿,治疗肝气郁结之乳痈、乳汁不足。

2. 配膺窗、下巨虚、丰隆、温溜、少冲,少冲点刺出血,余穴针刺泻法,清胃泄热、行气消肿,治疗胃热乳痈。

3. 配巨阙、膻中、郄门、太渊、丰隆,针刺泻法,化痰降浊,治疗痰浊胸痛。

4. 配脾俞、肺俞、丰隆、太渊、合谷,针刺平补平泻法,宽胸理气、化痰止咳,治疗痰湿咳嗽。

【穴性文献辑录】

1.《外台秘要》:胸中满痛,乳肿,贲膺,咳逆上气,喉鸣有声。

2.《铜人腧穴针灸图经》:治胸中满痛,乳肿贲膺,咳逆上气,喉中作声。

3.《针灸大成》:妇人乳肿溃痈。

4.《经穴解》:脾之肺病,胸中满痛,贲膺,咳逆上气,喉中作声,妇人乳肿,溃痈。

5.《针灸集锦》(修订本)(郑魁山):疏肝理气。

6.《针灸腧穴学》(杨甲三):理气宣肺,通乳。

7.《针灸腧穴手册》(杨子雨):升清降浊。

8.《针灸探微》(谢文志):理气宽胸,通经下乳。

9.《传统实用针灸学》(范其云):升清降浊。

10.《中医针灸通释·经脉腧穴学》(康锁彬):理气宣肺,活络通乳。

11.《针灸腧穴疗法》(李平华):宽胸通乳。

12.《腧穴临床应用集萃》(马惠芳):宽胸理气,止咳通乳。

13.《新编实用腧穴学》(王玉兴):止咳平喘,宽胸理气。

14.《石学敏针灸学》(石学敏):宽胸理气,止嗽降逆。

【古今应用辑要】

1.《备急千金要方》:天溪、侠溪主乳肿痛溃。

2.《针灸资生经》:天溪、中府治吐逆上气。

3.《针灸探微》(谢文志):天溪配中府治咳逆上气。

【安全针刺法】斜刺或向外平刺 0.5~0.8 寸,可灸。

大　包

【定位】在胸胁部腋中线上,当第六肋间隙处。

【类属】属足太阴脾经,为脾之大络。

【穴性】疏肝利胁,降气平喘,强身利节。

【主治病证】

1. 肝郁气滞之胸胁痛诸症。

2. 痰湿阻肺、肺气失宣之咳嗽、气喘诸症。

3. 脾虚气血化生不足之全身疼痛、四肢无力诸症。

【常用配伍】

1. 配膻中、期门、肝俞、中庭、侠溪,针刺平补平泻法,疏肝理气,治疗肝郁气滞之胸胁痛。

2. 配膻中、中府、孔最、丰隆、肺俞、合谷,针刺泻法,针后加灸,化痰逐饮,治疗痰饮遏肺之气喘。

3. 配水沟、外关、足三里、阳陵泉,针刺平补平泻法,通经络、实脾气、充四肢、强身利节,治疗全身关节疼痛、身痛倦怠。

【穴性文献辑录】

1.《灵枢》:主身尽痛,百筋皆纵。

2.《针灸甲乙经》:大气不得息,息即胸胁中痛,实则其身尽寒,虚则百节尽纵。

3.《铜人针灸腧穴图经》:腹有大气,气不得息,胸胁中痛,内实则其身尽寒,虚则百节皆纵。

4.《针灸大成》:主胸胁中痛,喘气,实则身尽痛,泻之;虚则百节尽皆纵,补之。

5.《经穴解》:脾之肺病,胸胁中痛,喘气,实则身尽痛,泄之,虚则百节皆纵,补之。

6.《针灸精粹》(李文宪):行腹中诸气。

7.《针灸集锦》(修订本)(郑魁山):理气活络。

8.《针灸腧穴学》(杨甲三):宽胸益脾,理气血。

9.《针灸腧穴手册》(杨子雨):活血化瘀,通经活络。

10.《针灸探微》(谢文志):理气宽胸,调和诸络。

11.《中医针灸通释·经脉腧穴学》(康锁彬):宽胸益脾,理气活血。

12.《针灸腧穴疗法》(李平华):宽胸利胁。

13.《新编实用腧穴学》(王玉兴):宣肺理气,宽胸益脾。

14.《针灸辨证治疗学》(章逢润):利胁宽胸,束骨强筋。

15.《石学敏针灸学》(石学敏):统诸络,束筋骨,调气血。

16.《珍珠囊穴性赋》(张秀玉):大包擅止痛理气。

17.《传统实用针灸学》(范其云):活血化瘀,通经活络。

【古今应用辑要】

1. 古代文献摘录

《神应经》:胸胁中痛取大包。

2. 现代研究进展

杨志豪等辨证针刺大包、三阴交治疗肋间神经外侧皮支卡压症患者 36 例,实证分为肝气郁结证、肝胆湿热证、瘀血阻络证,虚证为肝阴不足证,其中肝气郁结证治愈率为 87.5%,优于其他证型者[杨志豪,蔡培勇.针刺三阴交、大包治疗肋间神经外侧皮支卡压症 36 例.针灸临床杂志,2006,22(3):35-37]。

【安全针刺法】斜刺或向后平刺 0.5~0.8 寸,可灸。

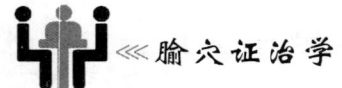

督 俞

【定位】在背部,第六胸椎棘突下,旁开 1.5 寸。

【类属】属足太阳膀胱经。

【穴性】疏肝理气,理气通阳,调理脾胃。

【主治病证】

1. 肝郁气滞之胸胁胀痛、腹痛、呃逆诸病症。

2. 心脉痹阻之心痛、胸闷、气喘诸病症。

3. 脾胃不和之胃痛、腹痛、腹胀、呕逆诸病症。

【常用配伍】

1. 配膻中、太冲、阳陵泉、中脘、天枢,针刺平补平泻法,疏肝理气,治疗肝郁气滞之胸胁胀痛、腹痛、腹胀。

2. 配期门、中脘、内关、膈俞,针刺平补平泻法,理气降逆,治疗肝气犯胃之呃逆。

3. 配心俞、巨阙、厥阴俞、内关、神门、阴郄、膻中,针刺泻法,宽胸理气、通阳化浊、通络止痛,治疗心脉痹阻之心痛、胸闷、喘息不得卧。

4. 配足三里、膈俞、脾俞、胃俞,针刺平补平泻法,调理脾胃、理气降逆,治疗脾胃不和之胃痛、腹胀、泄泻等。

【穴性文献辑录】

1.《黄帝明堂经》:主理寒热,腹中痛,雷鸣,气逆心痛。

2.《太平圣惠方》:寒热,腹中痛,雷鸣,气逆心痛。

3.《针灸大成》:主理寒热,腹中痛,雷鸣,气逆心痛。

4.《医学入门》:主理寒热,腹中痛,雷鸣,气逆心痛。

5.《针灸逢源》:治寒热,心痛。

6.《经穴解》:督腧之心病,寒热心痛。督腧之脾病:腹痛,雷鸣气逆。

7.《腧穴学讲义》:寒热心痛,腹痛,雷鸣气逆。

8.《临床针灸学》(徐笨人):理气活血,疏通心脉。

9.《针灸探微》(谢文志):理气活血,疏通心脉。

10.《针灸腧穴手册》(杨子雨):宽胸理气,调节阴阳。

11.《针灸腧穴学》(杨甲三):理气血,调肠胃。

12.《针灸集锦》(修订本)(郑魁山):宽胸理气。

13.《传统实用针灸学》(范其云):宽胸理气,调节阴阳。

14.《石学敏针灸学》(石学敏):宽胸顺气,通调三焦。

15.《中医针灸通释·经脉腧穴学》(康锁彬):理气活血,调理肠胃。

16.《针灸腧穴疗法》(李平华):宽胸理气,降逆止呕。

17.《中医针灸经穴集成》(刘冠军):宽胸,利气,降逆。

18.《腧穴临床应用集萃》(马惠芳):理气活血,强心通脉。

19.《针灸辨证治疗学》(章逢润):宽胸,利气,降逆。

20.《腧穴类编》(王富春):宽胸利气,降逆止呃。

【安全针刺法】斜刺 0.5~0.8 寸,可灸。

肝 俞

【定位】在背部,第九胸椎棘突下,旁开 1.5 寸。

【类属】属足太阳膀胱经。为肝之背俞穴。

【穴性】疏肝利胆,清热利湿,清肝泻火,平肝潜阳,补益肝肾,养血明目。

【主治病证】

1. 肝气郁结、肝胆湿热、肝火上炎、肝阳上亢等所致之黄疸、胁痛、目赤、目眩、眩晕、吐血、衄血、癫狂痫诸病症。

2. 肝肾不足、肝血亏虚之夜盲、雀目、视物不明、腰脊痛诸病症。

【常用配伍】

1. 配期门、侠溪、太冲、内关、中庭,针刺平补平泻法,疏肝解郁、理气止痛,治疗肝气郁结之胁肋疼痛。

2. 配胃俞、膈俞、公孙,针刺平补平泻法,疏肝理气、和胃止痛,治疗肝气犯胃之胃痛、呕吐、呃逆。

3. 配章门、上脘、气海、大敦,针刺平补平泻法,疏肝解郁、行气消积,治疗肝郁气滞之积聚。

4. 配至阳、日月、支沟、阳陵泉、太冲、期门,针刺泻法,清热利湿、疏肝利胆,治疗肝胆湿热之胁痛、黄疸。

5. 配不容、劳宫、梁丘、太冲、地五会,针刺泻法,清泻肝火、清热止血,治疗肝火犯胃之吐血。

6. 配兑端、曲泉、委中、行间、涌泉,针刺泻法,清泄肝热、泻火止血,治疗肝火灼肺之鼻衄。

7. 配行间、侠溪、太冲、睛明、太阳,针刺泻法,清肝明目,治疗肝火上炎之目赤肿痛。

8. 配行间、侠溪、太冲、太溪、风池、肾俞,针刺泻法,平肝潜阳,治疗肝阳上亢之头痛、头昏、眩晕。

9. 配劳宫、水沟、上脘、大椎、大钟,针刺泻法,清热泻火、安神定志,治疗风阳上扰之癫痫、狂证。

10. 配肾俞、复溜、睛明、攒竹、瞳子髎,针刺补法,滋补肝肾、养肝明目,治疗肝肾阴亏之目翳。

11. 配睛明、承泣、肾俞、光明、膈俞、脾俞、足三里,针刺补法,养血明目,治疗肝血亏虚之青盲、雀目。

12. 配神门、肾俞、太冲、后溪,针刺补法,滋补肝肾、潜阳定痫,治疗肝肾阴虚之痫证。

13. 配脾俞、肾俞、关元、足三里、三阴交,针刺补法,补气养血、理气调经,治疗血枯经闭。

14. 配太溪、肾俞,针刺补法,滋阴养血,治疗心肝血虚之失眠、健忘。

15. 配脾俞、风府、后溪、命门、阳陵泉、太冲,针刺补法,养血柔筋,治疗肝血虚少之痉证、脊背强痛。

【穴性文献辑录】

1.《素问》:皆不言疗心痛,此经言疗取之,刺此节不已,于上下背输寻之,有疗心痛取之。

2.《针灸甲乙经》:痉,筋痛急互引,咳而胁满急,不得息,不得反侧,眩,惊狂,少腹满,目晾晾生白翳,咳引胸痛,筋寒热,唾血,短气,鼻酸。

3.《黄帝明堂经》:痉,筋痛急互引。咳而胁满急,不得息不得反侧,腋胁下与脐相引,筋急而痛反折,目上视,眩,目中循循然,眉头痛,惊狂,衄,少腹满,目晾晾生白翳,咳引胸痛,筋寒热,唾血,短气,鼻酸。肝胀。癫狂。

4.《肘后备急方》:风毒脚气。

5.《备急千金要方》:久风、卒风、缓急诸风,卒发动不自觉知,或心腹胀满,或半身不遂,或口噤不言,涎唾自出,目闭耳聋,或举身冷直,或烦闷忧惚,喜怒无常,或唇青口白戴眼,角弓反张,目不明。又:肝病,吐血,酸削,胸满,心腹积聚痞痛,气短不语,黄疸。再:主热病瘥后食五辛多患眼暗如雀目。筋寒热,痉,筋急相引,转筋入腹将死。

6.《千金翼方》:癫狂。肝风腹胀,食不消化,四肢羸露,不欲食,肌衄,目眴眴然,眉头胁下痛,少腹急。温病,雀目。

7.《外台秘要》:主咳而胁满急不得息,不可反侧,撅胁下与脐相引,筋急而痛,反折,目上视,眩,目中循循然,眉头痛,惊狂,衄,少腹满,目晾晾,生白翳,咳引胸痛,筋寒热,吐血,短气,鼻酸,痉,筋痛急互相引,肝胀,癫狂。

8.《太平圣惠方》:口干,中风楷满,短气不食,食不消,目不明,闭塞,腰痛肩疼,寒病,脐中痛,多怒狂,衄,目晾晾无远视也。

9.《医心方》:主两胁满急与脐相引而反折,目眩头痛。少腹满,胸痛唾血。

10.《铜人腧穴针灸图经》:治咳引两胁急痛,不得息,转侧难,撅胁下与脊相引而反折,目上视,目眩。循眉头痛,惊狂,肌衄,起则目晾晾,目生白翳,咳引胸中痛,寒疝少腹痛,唾血短气。

11.《西方子明堂灸经》：主口干,中风支满,短气不食,食不消,吐血,目不明,闭塞。腰痛肩疼,寒疝。主热瘶后食五辛,多患眼暗如雀目,鼻中酸,两胁急痛,唾血,呕血,筋急手相引,筋寒热,痉。

12.《针灸聚英》：欲引两胁急痛不得息。转侧难,厥胁下与脊相引而反折。目上视,目眩,眉头痛,惊狂,衄衃,起则目䀮䀮。生白翳,咳引脚中痛。寒疝,小腹痛,唾血短气。肝中风,踞坐不得低头,绕两目连额上,色微青,积聚痞痛。

13.《古今医统大全》：主治气短,咳血,多怒,黄疸,鼻酸。热病目出泪,疝气,筋痉相引,转筋入腹。

14.《秘传眼科龙木论》：目上视,目眩,头痛。目䀮䀮生白翳。

15.《针灸大成》：多怒,黄疸,热病后目暗泪出,口干,寒疝,身体反折,眉棱痛。

16.《针方六集》：主肝中风踞坐不得低头,目额两胁痛不得意,目眩泪出。吐血,咳逆口干,疝气小腹痛,多怒。衄血,鼻酸,雀目夜眩。生翳,筋寒。热痉筋急,胁下与脊相引而反折,转筋入腹将死。目上视,黄疸、惊狂,癥瘕痞满。

17.《类经图翼》：主治气短,咳血,多怒,胁肋满闷,咳引两胁脊背急痛不得息,转侧难,反折上视,惊狂,衄衃,眩晕,痛循眉头。黄疸,鼻酸,热病后目中出泪,眼目诸疾,热痛生翳。或热病瘶后因食五辛患目暗,呕血或疝气筋痉相引,转筋入腹。

18.《医学入门》：主中风,支满,胁痛,短气不食,食不消,吐血,目昏,肩疼,腰痛,寒疝,热病瘶后食五辛,多患眼暗如雀目,鼻中酸,寒痉热痉。

19.《经穴解》：肝腧之本病,热病后目暗泪出,及食五辛,目暗目眩,目上视,筋寒热,胫筋急,相引转筋,入腹将死,肝中风,踞坐不得低头,绕两目连额上微青,多怒。肝腧之肺病：鼻痠,气短咳血,咳引两胁急痛不得息,转侧难,撅胁下与脊相引而反折,目戴上,目眩循两眉头,衄衃,起则目䀮䀮,生白翳,咳引胸中痛,唾血短气,积聚。

20.《循经考穴编》：主肝家一切目疾……又主转筋入腹欲死,咳引胸胁急痛不得息,肝中风,踞坐不得低头。亦治惊狂积聚,吐血,寒疝。

21.《针灸逢源》：治吐血,目暗。又：胁满疝气。

22.《针灸集锦》(修订本)(郑魁山)：清泄肝胆,养血明目。

23.《常用腧穴临床发挥》(李世珍)：辨证取穴,用泻法,疏肝解郁、行气祛瘀；用补法,补养肝血、养肝益目；局部取穴：用补法,健筋补虚；用泻法配艾灸或拔罐,祛邪散滞。

24.《针灸腧穴手册》(杨子雨)：调养肝血,明目潜阳。

25.《临床针灸学》(徐笨人)：舒肝解郁,和血安神。

26.《针灸心悟》(孙震寰)：调肝消瘀,通络止痛。

27.《针灸腧穴学》(杨甲三)：疏肝利胆,清头明目。

28.《针灸探微》(谢文志)：疏肝利胆,泄热调气,清头明目。

29.《中医针灸通释·经脉腧穴学》(康锁彬)：疏肝利胆,清头明目。

30.《针灸腧穴疗法》(李平华)：疏肝利胆,养血明目。

31.《腧穴临床应用集萃》(马惠芳)：疏肝理气,利胆解郁。

32.《新编实用腧穴学》(王玉兴)：疏肝理气,清热除湿,安神息风。

33.《中医针灸经穴集成》(刘冠军)：疏肝,利胆,明目。

34.《新编简明针灸学》：清肝明目,调血安神。

35.《腧穴学讲义》：利肝胆,清湿热,行滞明目。

36.《针灸辨证治疗学》(章逢润)：疏肝利胆,熄风定志。

37.《石学敏针灸学》(石学敏)：清肝胆,除湿热,明眼目,熄肝风,安神志。

38.《传统实用针灸学》(范其云)：调养肝血,明目潜阳。

39.《腧穴类编》(王富春)：疏肝理气,利胆,清头明目。

40.《临床常用百穴精解》(王云凯)：平补平泻法,疏通经脉,调和气血。补法：滋阴补血,养肝益目。泻法:平肝理气,泄火解郁。

【古今应用辑要】

1. 古代文献摘录

(1)《针灸甲乙经》:肝胀者(胁下满而痛引少腹):肝俞、太冲。又:筋痛急互引,肝俞主之。再:癫疾,膈俞及肝俞主之。再:咳而胁满急,不得息,不得反侧,撅胁下与脐相引,筋急而痛,反折,目上视,眩,目中循循然,肩项痛,惊狂。少腹满,目䀮䀮,生白翳,数引胸痛,筋寒热,唾血,短气,鼻酸,肝俞主之。

(2)《肘后备急方》:脚气之病……或微觉疼痹,或两胫小满,或行起忽弱,或小腹不仁,或时冷时热,皆其候也,灸百会、风府、胃管及五脏俞则益佳,视病之宽急耳。

(3)《备急千金要方》:若为急风邪所中,便迷漠恍惚,狂言妄语,或少气惙惙,不腧复言,灸肺输及膈输、肝输数十壮。又:丹毒牵病灸肝、肺二输。肝虚目不明,灸肝输二百壮,小儿斟酌可灸二七壮。再:睛明、龈交、承泣、四白、风池、巨窌、瞳子髎、上星、肝输主目泪出,多眵䁾,内眦赤痛养,生白肤翳。肝输、脾输、志室主两胁急痛。肝输,包肓主少腹满。胸堂、脾输、手心主间使、胃管、天枢、肝输、鱼际、劳宫、肾输、太溪主唾血吐血。缺盆、心输、肝输、巨阙、鸠尾主咳唾血。心输、肝输主筋急手相引。玉枕、大杼、肝输、心输、膈输、陶道主汗不出,凄厥恶寒。

(4)《千金翼方》:黄疸……灸太冲七壮,又灸风府、热府、肺俞、脾俞、肾俞,男阴缝拔阴反向上,灸治马黄疸。又:吐血,酸削,灸肝俞百壮。再:癫狂二三十年者,天窗、肩井、风门、肝俞、肾俞、手心主、曲池、足五里、涌泉各五百壮,日七壮。胸满,心腹积聚痞,疼痛,灸肝俞百壮。

(5)《外台秘要》:疗短气不语……又方灸肝俞第九椎百壮。又:肺痛为病,面目白,口沫出,灸肝俞二壮,又灸太阴二炷。

(6)《针灸资生经》:小腹痛,肝俞、小肠俞、蠡沟、照海、下廉、丘墟、中都。又:转筋入腹,肝俞、心俞。再:目䀮䀮,肝俞、复溜。

(7)《标幽赋》:肝腧、命门能使瞽者见秋毫。

(8)《云岐子论经络迎随补泻法》:头痛冒眩,太阳经病可发汗。心下痞满,邪传里也,不可发汗,刺肺腧,肝腧夺其邪气。

(9)《玉龙赋》:目昏血溢,肝俞辨其虚实。

(10)《秘传常山杨敬斋针灸全书》:呕吐,胆俞、上脘、中脘、气海、脾俞、胃俞、尺泽、足三里。

(11)《针灸大成》:目生翳,肝俞、命门、瞳子髎、合谷、商阳。又:青盲无所见,肝俞、商阳(左取右,右取左)。

(12)《百症赋》:䀝肉攀睛,少泽、肝俞。

(13)《类经图翼》:气短,肝俞、大椎、肺俞、天突、肩井、气海、内关、尺泽、足三里、太冲。

(14)《医宗金鉴》:肝俞主灸积聚痛,兼灸气短语声轻,更同命门一并灸,能使目复重明。又:主治左胁积聚疼痛,气短不语,若同命门穴一并灸之即两目昏暗者可使复明。

(15)《灸法秘传》:黄疸,肝俞、上脘、胆俞、脾俞。

(16)《针灸集成》:头痛,胆俞、肾俞、关元、绝骨、内关。又:胃脘痛,肝俞、脾俞、下三里、膈俞、太冲、独阴。

2. 现代研究进展:

(1)秦敏等中药穴位敷贴肝俞、肾俞为主治疗中风恢复期患者 20 例,其中气滞血瘀型配以血海、三阴交,肾虚血瘀型配以足三里、命门,肾虚血瘀组有效率达 75%,气滞血瘀组达 87.5%,临床疗效优于传统针刺[秦敏,李利东.穴位敷贴肝俞、肾俞治疗中风恢复期 20 例疗效观察.针灸临床医学杂志,2007,23(7):54-55]。

(2)王民集等点刺肝俞、膏肓俞为主治疗肝郁痰凝型乳腺增生病患者 118 例,疗效优于西药对照组[王民集,曹大明,张璞璘.点刺肝俞、膏肓俞为主治疗肝郁痰凝型乳腺增生病临床观察.河南中医,2006,26(11):28-29]。

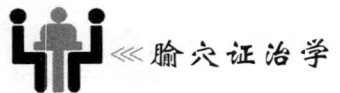

（3）盛刚等针刺肝俞、胆俞、脾俞、胃俞为主穴,配穴章门、期门、中脘、天枢,配合推拿治疗肝胃气滞型胃脘痛患者 43 例,疗效显著[盛刚,杨改琴.针刺配合推拿治疗肝胃气滞型胃脘痛 43 例.陕西中医,2012,33（11）:1532-1533]。

【安全针刺法】斜刺 0.5~0.8 寸,可灸。

魂 门

【定位】在背部,第九胸椎棘突下旁开 3 寸。

【类属】属足太阳膀胱经。

【穴性】疏肝理气,和胃降逆。

【主治病证】

1. 肝气不舒、肝胃不和之胸胁胀痛、呕吐、泄泻、黄疸诸病症。

2. 筋脉失养之肩背筋急疼痛诸症。

【常用配伍】

1. 配支沟、期门、日月、太冲、侠溪、肝俞,针刺平补平泻法,疏肝解郁、理气止痛,治疗肝郁气滞之胸胁胀痛。

2. 配中脘、阳陵泉、太冲、内关,针刺平补平泻法,疏肝和胃、降逆止呕,治疗肝气犯胃之呕吐。

3. 配下脘、璇玑、足三里,针刺平补平泻法,理气行滞,治疗食滞饮食不下。

4. 配中脘、天枢、足三里、脾俞,针刺平补平泻法,调理肝脾,治疗土虚木乘、肝脾不调之泄泻。

5. 配阳陵泉、悬钟、肾俞、太冲,针刺补法,滋阴养筋、缓急止痛,治疗肝肾阴虚、筋脉失养之肩背筋急疼痛。

【穴性文献辑录】

1.《素问》:五脏俞旁五,此十者,以泻五脏之热（俞旁五者:谓魄户、神堂、魂门、意舍、志室）。

2.《针灸甲乙经》:泻五脏之热。胸胁胀满,背痛恶风寒,饮食不下,呕吐不留住。又:五脏俞旁五,此十者,以泻五脏之热（俞旁五者:谓魄户、神堂、魂门、意舍、志室）。

3.《备急千金要方》:胸中痛。呕吐不住,多涎。

4.《外台秘要》:主胸胁胀痛,背痛恶风寒,食饮不下,呕吐不留住。

5.《医心方》:主胸胁痛,背痛,恶风寒,食饮不下,呕吐不留住。

6.《太平圣惠方》:主食饮不下,腹中雷鸣,大便不节,小便赤黄。

7.《铜人腧穴针灸图经》:主食饮不下,腹中雷鸣,大便不节,小便赤黄。

8.《西方子明堂灸经》:主食饮不下,腹中雷鸣,大便不节,小便赤黄,呕吐不住,多涎。

9.《普济方》:治食饮不下,腹中雷鸣,大便不节,小便赤黄。又治呕吐不住,多涎。

10.《针灸聚英》:主尸厥走疰,胸背连心痛,食饮不下,腹中雷鸣,大便不节,小便赤黄。

11.《古今医统大全》:主尸厥走疰,胸背连心痛,食不下,腹中雷鸣。

12.《针灸大成》:主尸厥走疰,胸背连心痛,食饮不下,腹中雷鸣,大便不节,小便赤黄。

13.《针方六集》:主尸厥走注,胸背引心痛,饮食不下,浑身筋骨痛,体热劳嗽,气不升降。腹中雷鸣,大便不节,小便赤黄。

14.《医学入门》:主食饮不下,腹中雷鸣,大便不节,呕吐不住,多涎。

15.《经穴解》:魂门之本病,尸厥走注。魂门之肺病:胸背连心痛,饮食不下,腹中雷鸣,大便不节,小便赤黄。

16.《循经考穴编》:主尸厥走注,浑身骨节痛,胸背连心痛。

17.《针灸逢源》:治尸厥走疰,胸背连心痛,食不下,腹中雷鸣。

18.《针灸学简编》:主治胸背痛,头痛,头晕,尸厥,胸背连心痛,饮食不下,腹中雷鸣,大便不节,小便赤黄等。配心俞、内关治胸背连心痛。

19.《针灸集锦》(修订本)(郑魁山):疏肝理气。

20.《针灸腧穴学》(杨甲三):疏肝理气,和胃调肠。

21.《临床针灸学》(徐笨人):清肝胆热,和血安神。

22.《针灸腧穴手册》(杨子雨):健脾疏肝,调和肠胃。

23.《针灸探微》(谢文志):疏肝理气,健脾和胃。

24.《中医针灸通释·经脉腧穴学》(康锁彬):疏肝理气,和胃调肠。

25.《针灸腧穴疗法》(李平华):疏肝理气,和胃降逆。

26.《腧穴临床应用集萃》(马惠芳):疏肝理气,健脾和胃。

27.《新编实用腧穴学》(王玉兴):疏肝理气,和胃调肠。

28.《中医针灸经穴集成》(刘冠军):疏肝利胆,开胃进食。

29.《针灸辨证治疗学》(章逢润):疏肝理气,健脾和中。

30.《石学敏针灸学》(石学敏):疏肝理气,健脾和胃,通调大肠。

31.《传统实用针灸学》(范其云):健脾疏肝,调和肠胃。

【古今应用辑要】

1.《千金翼方》:呕吐,魂门、阳关。

2.《针灸资生经》:魂门、阳关治呕吐不住,多涎。

3.《标幽赋》:筋挛骨痛而补魂门。

4.《针灸大成》:百节酸痛,魂门、绝骨、足临泣、命门、外关。

5.《百症赋》:胃冷食而难化,魂门、胃俞堪责。

【安全针刺法】斜刺 0.5~0.8 寸,可灸。

肩　井

【定位】在肩上,前直乳中,当大椎与肩峰端连线的中点上。

【类属】属足少阳胆经。

【穴性】疏肝理气,通络止痛。

【主治病证】

1. 肝气郁结、气血瘀滞之乳痈、乳汁少、难产、胞衣不下、瘰疬诸病症。

2. 经脉痹阻之头痛、颈项强痛、肩背疼痛、上肢不遂诸症病。

【常用配伍】

1. 配期门、行间、内关、天池、乳根、足三里,针刺平补平泻法,疏肝理气、通络下乳,治疗肝气郁结之乳痈、乳汁不下。

2. 配合谷、三阴交、太冲,针刺泻法,理气活血,治疗气滞血瘀之滞产。

3. 配章门、天井、足临泣、阳陵泉、大迎,针刺平补平泻法,理气行滞、化痰散结,治疗气郁痰凝之瘰疬。

4. 配丰隆、劳宫、太冲、水沟,针刺泻法,清热化痰、开窍醒神,治疗痰火扰神之中风。

5. 本穴祛风除湿、通络止痛。配风池、风门、阳谷、后溪,针刺平补平泻法,治疗颈项强痛;配秉风、曲垣、天宗、肩贞,针刺平补平泻法,治疗肩背痹痛;配肩髃、肩贞、臂臑、曲池、外关,针刺平补平泻法,治疗手臂疼痛、不举。

【穴性文献辑录】

1.《针灸甲乙经》:肩背髀痛,臂不举,寒热凄索。

2.《黄帝明堂经》:主肩背痹痛,臂不举,寒热凄索气上,不得眠卧。

3.《肘后方》:主风毒脚气。

4.《备急千金要方》:治难产。上气咳逆短气。风劳百病。九漏。臂重不举。癫疝。卵偏大、癫病。

5.《千金翼方》:臂重不举。癫狂。卒忤。

7.《医心方》:骨蒸,弦癖气。

6.《太平圣惠方》:五劳七伤,头项不得回顾。背膊闷,两手不得向头,或因马拗伤,腰髋疼,脚气。

8.《铜人腧穴针灸图经》:治五劳七伤,颈项不得回顾,背膊闷,两手不得向头,或因扑伤,腰髋痛,脚气上攻。妇女堕胎后手足厥逆。

9.《儒门事亲》:产后乳汁不下。

10.《疮疡经验全书》:男子、妇人、小儿患瘰疬。

11.《万病回春》:反胃。

12.《针灸大成》:主中风,气塞涎上不语,气逆,妇人难产,堕胎后手足厥逆;头项痛,五劳七伤,臂痛,两手不得向头。

13.《百症赋》:治乳痈。

14.《类经图翼》:主治中风气塞,涎下不语,气逆,五劳七伤,头项强痛,臂不能举,或因扑伤腰痛,脚气上攻,若妇人难产堕胎后,手足厥逆,针之立愈,若灸更胜;孕妇禁针。

15.《医学入门》:主肘臂不举,扑伤。

16.《经穴解》:肩井之本病,中风气塞,涎上不语,气逆,头颈痛,臂痛,手不能向头,五劳七伤。肩井之妇人病:妇人难产,堕胎后手足厥冷,针此穴立愈。

17.《针灸心悟》:肩井下气。

18.《医宗金鉴》:主治扑伤,肘臂疼痛不举。

19.《针灸精粹》(李文宪):镇肝气,降逆气。

20.《针灸集锦》(修订本)(郑魁山):理气降痰,疏经活络。

21.《针灸腧穴学》(杨甲三):降逆理气,散结补虚,通经活络。

22.《临床针灸学》(徐笨人):通经调气,清热散结。

23.《针灸腧穴手册》(杨子雨):散风祛湿,清热止痛,通经降气。

24.《针灸探微》(谢文志):通经活络,豁痰开窍。

25.《中医针灸通释·经脉腧穴学》(康锁彬):降逆理气,散结补虚,通经活络。

26.《针灸腧穴疗法》(李平华):舒筋活络,豁痰散结。

27.《腧穴临床应用集萃》(马惠芳):降逆理气,散结补虚,通经活络。

28.《新编实用腧穴学》(王玉兴):舒筋活络,理气止痛,清热散结。

29.《中医针灸经穴集成》(刘冠军):通经理气,豁痰开郁。

30.《新编简明针灸学》(闫乐法):散风祛湿,清热止痛。

34.《针灸辨证治疗学》(章逢润):疏经通络,理气降痰。

31.《石学敏针灸学》(石学敏):通经活络,豁痰开窍。

32.《珍珠囊穴性赋》(张秀玉):肩井通经活络可疗肩背痹痛。

33.《传统实用针灸学》(范其云):活血通络。

【古今应用辑要】

1. 古代文献摘录

(1)《备急千金要方》:九漏,灸肩井二百壮。又:卵偏大癞病,灸肩井,在肩解臂按处,随年壮。再:凡难产,针两肩井一寸,泄之,须臾即生。再:卒忤死,灸百壮。再:臂重不举,灸随年壮至百壮,刺五分补之。

(2)《千金翼方》:臂重不举,灸肩井随年壮,可至百壮,针入五分,补之。又:上气咳逆,短气,风劳百病,灸肩井二百壮。

(3)《医心方》:阳颓方,灸肩井,并灸关元百壮。

(4)《针灸资生经》:若妇人胎落后微损,手足弱者,针肩井立瘥。灸乃胜针。日灸七壮,止一百。又:风毒脚弱痹,肩井、大椎、风市、三里。

(5)《儒门事亲》:乳汁不下,针肩井两穴。

（6）《标幽赋》：臂痛，肩井、曲池。

（7）《扁鹊神应针灸玉龙经》：半身不遂，肩井、合谷、手三里、曲池、环跳、血海、阳陵泉、阴陵泉、足三里、绝骨、昆仑。

（8）《针经摘英集》：治妇人堕胎后手足逆冷，刺少阳经肩井二穴，立愈。

（9）《神应经》：诸虚百损、五劳七伤、失精劳证：肩井、大椎、膏肓、脾俞、胃俞、肺俞、下脘、三里。

（10）《长桑君天星秘诀歌》：脚气酸痛肩井先，次寻三里、阳陵泉。

（11）《古今医统大全》：瘰疬诸疮，肩井、曲池、大迎、肘骨尖。

（12）《杨敬斋针灸全书》：乳痈，肩井、乳根、合谷、少泽、鱼际、临泣、太溪。

（13）《针灸大成》：诸虚劳损，五劳七伤，失精劳症：肩井、大椎、膏肓、脾俞、胃俞、下脘、三里。痈疽发背：肩井、委中，又以蒜片、贴疮上关元。瘰疬结核：肩井、曲池、天井、三阳络、阴陵泉。

（14）《百症赋》：肩井乳痈两极效。

（15）《玉龙歌》：两臂急疼气攻胸，肩井分明穴可攻。

（16）《胜玉歌》：髀痛要针肩井穴。

（17）《医学入门》：胞衣不下，肩井、三里、中极、三阴交。

（18）《针灸逢源》：脚气冲心，肩井、三里、太冲。又：疔疮，肩井、合谷、曲池、委中、三里。

（19）《针灸十四经穴治疗诀》：中风不语，肩井、风池、廉泉、天柱、天鼎、大陵、合谷、通里。

2. 现代研究进展

（1）翁军采用辨证分型推拿治疗肩周炎患者 90 例，其中风寒湿邪型重用按法、擦法，风寒湿型和瘀血型疗效优于普通型［翁军.辨证分型推拿治疗肩周炎 90 例.实用中医内科杂志,2011,25（10）:88-89］。

（2）陈雅琪等取印堂、太阳、大椎、风池、肩井、天宗等为主穴，采用推拿疗法治疗气血不足型颈性眩晕，治疗组临床疗效优于对照组［陈雅琪,孙莉.推拿疗法治疗气血不足型颈性眩晕临床观察.湖北中医杂志,2009,31（12）:70-71］。

（3）杨运宽等针刺肩井、天井为主治疗少阳型颈椎病，疗效优于常规取穴组［杨运宽,胡幼平,敖有光.针刺二井穴为主治疗少阳型颈椎病疗效观察.四川中医,2004,22（9）:89-90］。

（4）赵敏霞等针刺屋翳、合谷、天宗、肩井、肝俞为主，配合辨证取穴治疗乳腺增生患者 100 例，总有效率 94%，其中肝火盛去合谷加太冲、侠溪，肝郁不舒加阳陵泉，肝肾阴虚去肝俞、合谷加肾俞、太溪，气血双虚去肝俞、合谷加脾俞、足三里［赵敏霞,郭诚杰.针药并用治疗乳腺增生 100 例.陕西中医,1998,19（6）:270-271］。

【安全针刺法】直刺 0.3~0.5 寸，切忌深刺，捣刺；可灸。

渊　腋

【定位】在侧胸部，举臂，当腋中线，腋下 3 寸，第四肋间隙中。

【类属】属足少阳胆经。

【穴性】疏肝理气，化瘀消肿。

【主治病证】

1. 肝气郁结之胁痛、胸满诸症。

2. 气血瘀滞之腋下肿痛诸症。

【常用配伍】

1. 配肝俞、期门、辄筋、支沟、侠溪、行间，针刺平补平泻法，疏肝利胆、行气止痛，治疗肝郁气滞之胁痛。

2. 配膻中、中庭、行间、期门，针刺平补平泻法，宽胸理气，治疗气滞胸满。

3. 配支沟、章门、足临泣、辄筋、期门，针刺平补平泻法，行气化瘀、消肿止痛，治疗腋下肿痛、马刀挟瘿。

【穴性文献辑录】

1.《针灸甲乙经》：胸满马刀，臂不得举。

2.《铜人腧穴针灸图经》:治胸满无力,臂不举。

3.《针灸大成》:主寒热,马刀疡,胸满无力,臂不举。

4.《经穴解》:渊腋之本病,寒热,马刀疡,胸满无力,臂不举。

5.《循经考穴编》:主胁肋红肿,马刀挟瘿。

6.《针灸集锦》(修订本)(郑魁山):理气活血。

7.《针灸腧穴学》(杨甲三):理气活血,通经止痛。

8.《临床针灸学》(徐笨人):清热散结,理气化痰。

9.《针灸腧穴手册》(杨子雨):理气活血,散瘀消滞。

10.《针灸探微》(谢文志):疏经活络,理气化痰。

11.《中医针灸通释·经脉腧穴学》(康锁彬):理气活血,通经止痛。

12.《针灸腧穴疗法》(李平华):理气,活血,散瘀。

13.《新编实用腧穴学》(王玉兴):理气宽胸,活络止痛。

14.《中医针灸经穴集成》(刘冠军):理气行瘀。

15.《新编简明针灸学》(闫乐法):理气活血,通经止痛。

16.《针灸辨证治疗学》(章逢润):疏经络,和胸胁。

17.《石学敏针灸学》(石学敏):顺气宽胸,舒筋止痛。

18.《传统实用针灸学》(范其云):理气活血,散瘀消滞。

【古今应用辑要】

1.《针灸甲乙经》:马刀肿瘿,渊腋、章门、支沟。

2.《类经图翼》:臂痛不举,渊腋、肩井、肩髃、曲池、曲泽、后溪、太渊。又:马刀、腋下肿:渊腋、支沟、外关、足临泣。

【安全针刺法】平刺 0.5~0.8 寸,可灸。

辄　筋

【定位】在侧胸部,渊腋前 1 寸,平乳头,第四肋间隙中。

【类属】属足少阳胆经。

【穴性】疏肝理气,疏肝和胃,降逆平喘。

【主治病证】

1.肝气郁结之胸痛、胁痛、腋肿诸病症。

2.肝胃不和之呕吐、吞酸诸病症。

3.肺气上逆之咳嗽、气喘诸病症。

【常用配伍】

1.配膻中、期门、中庭、肝俞、侠溪,针刺平补平泻法,疏肝理气、行气止痛,治疗肝郁气滞之胸胁痛。

2.配日月、期门、阳陵泉、太冲、支沟、天池,针刺泻法,理气活血消肿,治疗气郁之腋肿痛。

3.配中脘、阳陵泉、太冲、内关、公孙,针刺平补平泻法,疏肝和胃、降逆止呕,治疗肝胃不和之呕吐、吞酸。

4.配肝俞、肺俞、太冲、太渊,针刺泻法,清肝泻火、降逆平喘,治疗肝火灼肺之咳喘。

【穴性文献辑录】

1.《针灸甲乙经》:胸中暴满,不得眠。

2.《外台秘要》:主胸中暴满,不得卧,喘息。

3.《铜人腧穴针灸图经》:胸中暴满,不得卧,喘息。

4.《针灸大成》:主治胸中暴满,不得卧,太息,善悲,小腹热,欲走,多唾,言语不正,四肢不收,呕吐宿汁,吞酸。

5.《经穴解》:辄筋之本病,太息善悲,呕吐宿汁,吞酸。辄筋之肺病:胸中暴满不得卧。辄筋之脾病:小腹热,欲走,多唾,言语不正,四肢不收。

6.《循经考穴编》:主胸暴满不得卧,吞酸呕汁,马刀瘰疬。

7.《针灸集锦》(修订本)(郑魁山):理气活血,平喘降逆。

8.《针灸腧穴学》(杨甲三):降逆平喘,理气活血。

9.《临床针灸学》(徐笨人):疏肝和胃,降逆平喘。

10.《针灸腧穴手册》(杨子雨):理气活血,散瘀消滞。

11.《针灸探微》(谢文志):疏肝和胃,理气平喘。

12.《中医针灸通释·经脉腧穴学》(康锁彬):降逆平喘,理气活血。

13.《针灸腧穴疗法》(李平华):疏肝理气,活血止痛。

14.《新编实用腧穴学》(王玉兴):疏肝和胃,平喘降逆。

15.《中医针灸经穴集成》(刘冠军):理气平喘,活血止痛。

16.《新编简明针灸学》(闫乐法):降逆平喘,理气活血。

17.《针灸辨证治疗学》(章逢润):疏肝和胃,宽胸降逆。

18.《石学敏针灸学》(石学敏):疏肝和胃,平喘降逆。

19.《传统实用针灸学》(范其云):理气活血,散瘀消滞。

【安全针刺法】平刺0.3~0.5寸,可灸。

日　月

【定位】在上腹部,当乳头直下,第七肋间隙,前正中线旁开4寸。

【类属】属足少阳胆经。为胆之募穴。

【穴性】疏肝利胆,理气和胃。

【主治病证】

1. 肝气郁滞、肝胆湿热之黄疸、胁肋胀痛诸病症。

2. 肝脾不调、肝胃失和之呕吐、吞酸、呃逆、嗳气、胃脘痛诸病症。

【常用配伍】

1. 配肝俞、期门、侠溪、丘墟、阳陵泉、支沟,针刺平补平泻法,疏肝解郁、理气止痛,治疗肝郁气滞之胁痛、胀满。

2. 配大椎、至阳、肝俞、阴陵泉、阳陵泉、太冲,针刺泻法,清利湿热,治疗肝胆湿热之胁痛、腹痛、黄疸。

3. 配内关、期门、太冲、中脘、膈俞,针刺平补平泻法,疏肝理气、降逆宽中,治疗肝气犯胃之胃痛、呃逆。

4. 配内关、公孙、太冲、阳陵泉,针刺泻法,利胆和胃、降逆止呕,治疗胆火犯胃之呕吐、吞酸。

【穴性文献辑录】

1.《素问》:主口苦。

2.《黄帝明堂经》:主太息善悲,少腹有热,欲走。多唾,言语不正,四肢不收。

3.《备急千金要方》:呕吐宿汁,吞酸。

4.《经穴解》:日月之本病,太息善悲,腹热欲走,多唾,言语不正,四肢不收。

5.《循经考穴编》:胁肋疼痛,肾气冲心,善悲多唾,言语不正。

6.《针灸集锦》(修订本)(郑魁山):疏调肝胆,和中降逆。

7.《针灸腧穴学》(杨甲三):利胆,降逆,调理胃肠。

8.《临床针灸学》(徐笨人):疏肝利胆,降逆止呕。

9.《针灸腧穴手册》(杨子雨):理气化瘀,和中降逆。

10.《针灸探微》(谢文志):疏肝利胆,降逆和中。

11.《中医针灸通释·经脉腧穴学》(康锁彬):利胆降逆,调理胃肠。

12.《针灸腧穴疗法》(李平华):疏肝理气,利胆降逆。

13.《腧穴临床应用集萃》(马惠芳):利胆降逆,调理胃肠。

14.《新编实用腧穴学》(王玉兴):疏肝利胆,化湿和中。

15.《中医针灸经穴集成》(刘冠军):开部止痛,降逆利胆。

16.《腧穴学讲义》(于致顺):疏胆、清湿热、和中。

17.《针灸辨证治疗学》(章逢润):利胆疏肝,降逆和中。

18.《石学敏针灸学》(石学敏):疏肝利胆,化湿和中。

19.《传统实用针灸学》(范其云):理气化瘀,和中降逆。

【古今应用辑要】

1. 古代文献摘录

(1)《素问》:此人者,数谋虑不决,故胆虚。气上溢而口为之苦,治之以胆募、俞。

(2)《针灸甲乙经》:太息善悲,少腹有热,欲走,日月主之。

(3)《备急千金要方》:少腹热、善太息:日月、大横。

(4)《类经图翼》:诸咳喘呕哕气逆,吞酸呕吐食不化:日月、中脘、脾俞、胃俞。

2. 现代研究进展

(1)陈庆选取期门、日月、章门、肝俞、胆俞、脾俞,穴位贴敷舒肝贴治疗肝郁脾虚证慢性乙型肝炎患者,能明显改善病人胁痛程度,提高病人生活质量[陈庆.舒肝贴穴位贴敷治疗慢性乙型肝炎胁痛的疗效观察.护理研究,2013,27(9):2890-2891]。

(2)潘纪华针刺膈俞、胆俞、日月、不容、胆囊穴为主治疗慢性胆囊炎,针刺组疗效优于对照组。其中肝郁气滞配肝俞、期门、太冲;湿热阻滞配大椎、曲池、支沟[潘纪华.针刺治疗慢性胆囊炎74例.上海针灸杂志,2005,24(7):24]。

【安全针刺法】斜刺或平刺0.5~0.8寸,可灸。

外 丘

【定位】在小腿外侧,当外踝尖上7寸,腓骨前缘,平阳交。

【类属】属足少阳胆经,为该经郄穴。

【穴性】疏肝理气,通经活络。

【主治病证】

1. 肝气郁滞之胸痛、胁痛、胸胁胀满诸病症。

2. 经脉痹阻之下肢痿痹、颈项强痛诸病症。

【常用配伍】

1. 配期门、侠溪、太冲、膻中、中庭,针刺平补平泻法,疏肝理气,治疗肝郁气滞之胸胁支满、胸胁痛。

2. 本穴舒筋活络、通经止痛。配天柱、大椎、大杼、风池、后溪,针刺平补平泻法,治疗颈项强痛;配环跳、风市、阳陵泉、足三里、悬钟、解溪、昆仑,针刺平补平泻法,治疗下肢痿痹;配仆参、商丘,针刺平补平泻法,治疗踝关节痛。

【穴性文献辑录】

1.《外台秘要》:主肩痛,痿痹,胸胁满,头痛,项内寒热,癫疾呕沫。

2.《铜人腧穴针灸图经》:治肤痛,痿痹,胸胁胀满,颈项痛,恶风寒,癫疾。

3.《针灸大成》:胸胀满,肤痛,痿痹,颈项痛,恶风寒,猘犬伤毒不出,发寒热,癫疾,小儿龟胸。

4.《百症赋》:外丘能收犬伤。

5.《类经图翼》:主治颈项痛,胸满,痿痹癫风,恶犬伤毒不出。

6.《经穴解》:外丘之本病,癫疾痿痹,头项痛,恶风寒,猘犬咬伤毒不出,发寒热。外丘之肺病:胸胀满,肤痛,小儿龟胸。

7.《针灸集锦》(修订本)(郑魁山):舒经活络。

8.《针灸腧穴学》(杨甲三):清肝解毒,疏筋活络。

9.《临床针灸学》(徐笨人):疏肝理气,祛风通络。

10.《针灸腧穴手册》(杨子雨):疏肝利胆,化瘀解毒。

11.《针灸探微》(谢文志):疏肝利胆,清热利湿。

12.《中医针灸通释·经脉腧穴学》(康锁彬):清肝解毒,疏筋活络。

13.《针灸腧穴疗法》(李平华):疏肝理气,通经活络。

14.《腧穴临床应用集萃》(马惠芳):舒肝理气,通经活络。

15.《新编实用腧穴学》(王玉兴):疏肝理气,活络解毒。

16.《中医针灸经穴集成》(刘冠军):清肝解毒。通经活络。

17.《针灸辨证治疗学》(章逢润):疏肝利胆,活络解毒。

18.《石学敏针灸学》(石学敏):疏肝利胆,清热解毒。

19.《传统实用针灸学》(范其云):疏肝利胆,化瘀解毒。

【古今应用辑要】

1.《针灸甲乙经》:胸胁榰满,头痛,项内寒,外丘主之;肤痛,痿痹,外丘主之。

2.《备急千金要方》:头痛,寒热,汗出不恶寒:目窗、中渚、完骨、命门、丰隆、太白、外丘、通谷、京骨、临泣、小海、承筋、阳陵泉。

3.《铜人腧穴针灸图经》:猘犬所伤毒不出寒热,速灸三壮,又可灸所啮之处,立愈。

4.《针灸学简编》:配膈俞、肝俞、三阳络、阳陵泉治胸胁胀满。

【刺灸法】直刺0.5~0.8寸,可灸。

丘　墟

【定位】足外踝前下方,当趾长伸肌腱外侧凹陷处。

【类属】属足少阳胆经,为该经原穴。

【穴性】疏肝理气,清肝平肝,清热泻火,疏经通络。

【主治病证】

1.肝气郁结、肝胆湿热、肝胆火旺、肝阳上亢等所致之胸胁胀满、腋下肿、胁痛、黄疸、头痛、眩晕、耳鸣、耳聋、目赤肿痛、目翳、视物不明、鼻渊、疟疾、疝气诸病症。

2.经络痹阻之项强痛、下肢痿痹、中风偏瘫、转筋、小腿痉挛、外踝肿痛诸病症。

【常用配伍】

1.配侠溪、期门、中庭、膻中、支沟,针刺平补平泻法,理气解郁,治疗肝郁气滞之胸胁胀满疼痛。

2.配渊腋、太冲、期门、极泉、章门,针刺平补平泻法,治疗气血瘀滞之腋下肿。

3.配日月、期门、胆俞、中脘、阳陵泉、太冲,针刺泻法,清肝利胆,治疗肝胆湿热之胁痛、黄疸。

4.配行间、阳陵泉、百会、太阳,针刺泻法,清泄肝胆之火,治疗肝胆火旺、循经上扰之头痛、眩晕、耳鸣、耳聋。

5.配睛明、太阳、风池、足临泣、太冲,针刺泻法,清热泻火,清肝明目,治疗肝火上炎之目赤肿痛、目翳、视物不明。

6.配风池、太冲、百会、行间,针刺泻法,息风潜阳,治疗肝阳上亢、风阳上扰之头痛、眩晕。

7.配阳陵泉、丰隆、风池、听宫、听会,针刺泻法,清泻胆火、宣通耳窍,治疗胆火上扰之耳鸣、耳聋。

8.配风池、迎香,针刺泻法,清泻少阳、宣通鼻窍,治疗胆热上移、熏蒸清窍之鼻渊。

9.配液门、曲池、大椎、后溪,针刺平补平泻法,和解少阳、祛邪截疟,治疗邪伏少阳之疟疾。

10.配大敦、气海、阴市,针刺平补平泻法,疏调经脉、行气化滞,治疗肝脉不利之疝气。

11.配劳宫、上脘、水沟,针刺泻法,平肝泻火、豁痰开窍,治疗痰火扰乱神明之狂证。

12. 配外丘、天柱、肩外俞、大杼、后溪,针刺平补平泻法,舒筋活络,治疗经脉痹阻之颈项强痛。

13. 配环跳、风市、阳陵泉、足三里、悬钟,针刺平补平泻法,活血通络,治疗下肢痿痹、中风偏瘫。

14. 配悬钟、解溪、申脉、昆仑、阿是穴,阿是穴点刺出血,余穴针刺泻法,活血祛瘀、舒筋活络,治疗气血瘀滞闪挫筋伤、外踝肿痛。

15. 配承山、太溪、解溪、昆仑、中封,针刺平补平泻法,健壮经筋、舒筋活络,治疗经筋拘急之转筋、小腿痉挛、足下垂。

16. 配照海、昆仑,针刺补法,舒筋活络、壮筋补虚,治疗经筋不利之足内翻、足外翻。

【穴性文献辑录】

1.《针灸甲乙经》:目视不明,振寒,目翳,瞳子不见,腰两胁痛,脚酸,转筋。寒热颈肿,大疝腹坚。胸满善太息。胸中膨膨然。痿厥,寒,足腕不收,躄,坐不能起,髀枢脚痛。

2.《备急千金要方》:脚急肿痛,战掉不能久立,跗筋足挛;疟振寒。

3.《外台秘要》:腋下肿,狂疾。

4.《神应经》:麻木补之,如脚背红肿,出血甚妙。头项痛,胸满腹胀,上气喘促,霍乱转筋,草鞋风。

5.《针灸大成》:胁痛。又:主胸胁满痛不得息,久疟振寒,腋下肿,痿厥坐不能起,髀枢中痛,目生翳膜,腿酸,转筋,卒疝小腹坚,寒热颈肿,腰胯痛,善太息。

6.《类经图翼》:主治胸胁满痛不得息,寒热,目生翳膜,颈肿,久疟振寒,痿厥,腰腿疼痛。髀枢中痛,转筋,足胫偏细,小腹坚,卒疝。

7.《经穴解》:丘墟之本病,久疟振寒,腋下肿,痿厥坐不能起,髀枢中痛,腿胻痛转筋,卒疝,小腹坚,寒热颈肿,腰痛太息,胸胁满痛不得息。

8.《十二经治症主客原络歌》:胆经之穴何病主,胸胁肋痛何不举,面体不泽头目疼,缺盆腋肿汗如雨,颈项瘿瘤坚似铁,疟生寒热连骨髓,以上病症欲除之,须向丘墟蠡沟取。

9.《针灸集锦》(修订本)(郑魁山):清肝胆热,舒筋利节。

10.《常用腧穴临床发挥》(李世珍):辨证取穴,用泻法,利胆疏肝;配透天凉,清胆火。循经取穴:用泻法,通畅少阳经气;配透天凉,清宣少阳经气。局部取穴:用泻法,驱邪散滞、舒筋活络;用补法,壮筋补虚;用三棱针点刺出血,泄血通络、消散郁热。

11.《针灸腧穴学》(杨甲三):舒肝利胆,泄热通经。

12.《临床针灸学》(徐笨人):通络利节,疏肝利胆。

13.《针灸腧穴手册》(杨子雨):和解少阳,舒筋利节。

14.《针灸探微》(谢文志):疏泄肝胆,活络化瘀。

15.《中医针灸通释·经脉腧穴学》(康锁彬):疏肝利胆,泄热通经。

16.《针灸腧穴疗法》(李平华):理气开郁,消肿止痛。

17.《腧穴临床应用集萃》(马惠芳):利湿退黄,泄热舒筋。

18.《新编实用腧穴学》(王玉兴):舒筋活络,理气止痛,清热明目。

19.《中医针灸经穴集成》(刘冠军):理气开郁,消肿止痛。

20.《腧穴学讲义》(于致顺):疏利肝胆,通络。

21.《针灸辨证治疗学》(章逢润):清肝胆,通经脉,利关节。

22.《石学敏针灸学》(石学敏):清肝胆湿热,通经脉,利关节。

23.《珍珠囊穴性赋》(张秀玉):丘墟疏肝利胆而治目赤痛。

24.《十四经要穴主治歌》:丘墟主治胸胁痛,牵引腰腿髀枢中,小腹外肾脚腕痛,转筋足胫不能行。

25.《传统实用针灸学》(范其云):疏肝,利胆,通络。

26.《临床常用百穴精解》(王云凯):平补平泻法,疏通经脉,通利少阳。补法:壮筋补虚。泻法:疏肝利胆,清热行滞,活络化瘀。

【古今应用辑要】

1.《针灸甲乙经》:目视不明,振寒,目瞤,瞳子不见,腰两胁痛,脚痠转筋,丘墟主之。疟振寒,腋下肿,丘墟主之。寒热颈肿,丘墟主之。大疝腹坚,丘墟主之。胸满善太息,胸中膨膨然,丘墟主之。痿厥寒,足腕不收,坐不能起,髀枢脚痛,丘墟主之。

2.《备急千金要方》:丘墟、阳跷,主腋下肿,寒热,颈肿。又:胸痛如刺,丰隆、丘墟。胸背急,胸中彭彭:经渠、丘墟。膝股肿,胻痠转筋:解溪、条口、丘墟、太白。

3.《针灸资生经》:目中翳膜,丘墟、瞳子髎。

4.《针经摘英集》:腰胯痛,丘墟、环跳。

5.《神应经》:髀枢痛,腿膝痠痛:丘墟、环跳、阳陵。又:中风偏瘫,丘墟、肩髃、曲池、列缺、合谷、手三里、环跳、风市、委中、绝骨、阳陵泉、昆仑、照海。再:胸胁满引腹,丘墟、下廉、侠溪、肾俞。再:久疟,丘墟、中渚、商阳。

6.《针灸大成》:卒疝,丘墟、大敦、阴市、照海。足不能行:丘墟、行间、昆仑、太冲。又:胁痛,针丘墟、中渎。再:配中渎治胁痛。再:脚背红肿痛,丘墟、太冲、临泣、行间、内庭、昆仑。

7.《百症赋》:转筋兮金门丘墟来医。

8.《灵光赋》:髀枢脚痛泻丘墟。

9.《玉龙歌》:脚背疼起丘墟穴。

10.《胜玉歌》:踝跟骨痛灸昆仑,更有绝骨共丘墟。

11.《简易针灸学》:痿证,丘墟、肩髃、曲池、合谷、阳池、阳关、环跳、阳陵泉。

12.《针灸学》(上):配三阳络治肋间神经痛。

13.《增订中国针灸治疗学》:脚胻挛急,丘墟、金门、然谷、承山。

【刺灸法】直刺 0.5~0.8 寸,可灸。

太　冲

【定位】在足背侧,当第一跖骨间隙的后方凹陷处。

【类属】属足厥阴肝经,为该经输穴、原穴。

【穴性】疏肝理气,清泄肝胆,清热泻火,平肝潜阳,疏经通络。

【主治病症】

1.肝气郁结、肝火上炎、肝胆湿热、肝阳上亢、肝风内动等所致之胁痛、腹痛、呕吐、呃逆、泄泻、头痛、眩晕、目赤肿痛、咽喉干痛、口喝、青盲、耳鸣、耳聋、黄疸诸病症。

2.肝失疏泄、冲任不调之痛经、闭经、崩漏、月经不调、带下、疝气诸病症。

3.痰蒙清窍之惊风、中风、癫痫诸病。

4.经脉痹阻之下肢痿痹诸症。

【常用配伍】

1.配膻中、中脘、气海、足三里、期门,针刺平补平泻法,疏肝理气,治疗肝郁气滞之胁痛、腹胀。

2.配上脘、阳陵泉、梁丘、内关,针刺平补平泻法,理气和胃,治疗肝气犯胃之胃痛、呕吐、呃逆。

3.配阴陵泉、天枢,针刺泻法,抑肝扶脾,治疗肝木乘脾、肝脾不调之腹痛、泄泻。

4.配关元、气海、三阴交、肝俞、期门、支沟、大敦,针刺平补平泻法,治疗肝气郁结之月经不调、崩漏。

5.配气海、急脉、气海、归来、大敦,针刺平补平泻法,疏肝理气,治疗肝郁气滞之气疝、狐疝;针后加灸,可温肝散寒,治疗寒凝肝脉之寒疝。

6.配阴陵泉、足三里、章门、水分,针刺平补平泻法,疏肝理气、消积散满,治疗肝脾不和、气滞湿阻之积聚。

7.配天突、阿是穴、膻中,针刺泻法,疏肝解郁、消痰散结,治疗痰气郁结之瘿瘤。

8.配期门、日月、胆俞、支沟、三阴交、阳陵泉、至阳,针刺泻法,疏肝利胆,治疗肝胆湿热之胁痛、黄疸。

9.配大敦、阴陵泉、照海、期门、三阴交、中极、血海,针刺泻法,清热除湿,治疗肝胆湿热下注之疝气、癃

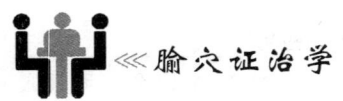

闭、月经不调。

10. 配风池、百会、悬颅、前顶,针刺泻法,平肝清热、潜阳息风,治疗肝阳上亢之眩晕、头痛;若阴虚阳亢,加复溜、太溪,针刺平补平泻法,育阴潜阳。

11. 配合谷,称为四关穴,针刺泻法,平肝息风、镇静安神,治疗肝风内动之头痛、眩晕、小儿惊风。

11. 配大椎、合谷、阳陵泉、井穴,针刺泻法,疏风清热,治疗风热小儿惊风。

12. 配风池、丘墟、合谷、丰隆,针刺泻法,清肝化痰、息风解痉,治疗风火痰盛之痉病、破伤风、惊风、面肌痉挛等。

13. 配血海、三阴交,针刺补法,养血息风,治疗血虚生风之痉病、面肌痉挛、眼球震颤、手指及下肢震颤等。

14. 配神门、劳宫、水沟、大钟、身柱、本神、鸠尾、丰隆,针刺泻法,清热化痰、开窍醒神,治疗痰热扰心之狂证、癫痫。

15. 配中渚、侠溪、行间、太阳、睛明、侠溪,针刺泻法,清泻肝胆,治疗肝胆火热上攻之目赤肿痛、咽喉肿痛。

16. 配肝俞、三阴交、睛明、肾俞、太溪,针刺补法,养肝明目,治疗肝肾不足之视物不明、雀目。

17. 配环跳、风市、阳陵泉、曲泉、足三里,针刺平补平泻法,通经活络,治疗下肢痿痹。

18. 配中封、丘墟、足临泣、八风,针刺泻法,治疗寒湿阻络之足跗肿痛。

【穴性文献辑录】

1.《灵枢》:主厥心痛,色苍苍如死状,终日不得太息。瘈厥,心闷。

2.《素问》:头痛不可忍,小肠疝痛。又:足厥阴之疟,令人腰痛,少腹满,小便不利如癃状。

3.《针灸甲乙经》:狐疝。飧泄。黄疸,热中,善渴。

4.《黄帝明堂经》:主环脐痛,阴骞,两丸缩,腹坚痛不得卧。呕,厥寒,时有微热,胁下楮满,喉痹痛,嗌干,膝外廉痛,淫泺胫酸,腋下肿,马刀瘘,肩肿,吻伤痛。暴胀,胸胁楮满,足寒,大便难,面唇色白,时时呕血。腰痛少腹满,小便不利如癃状,羸瘦,意恐惧,气不足,腹中悒悒。狐疝。飧泄。黄疸,热中,善渴。男子精不足。乳难。女子疝及少腹肿,溏泄,癃,遗溺,阴痛,面尘黑,目下眦痛。女子漏血。

5.《备急千金要方》:马黄,瘟疫。淋病,不得小便,阴上痛。膝内、踝前痛。又:肝病。肺痿。淋病。再:脚气初得脚弱。伤寒。虚劳浮肿。

6.《千金翼方》:难产,产后出汗不止。上气冷发,腹中雷鸣转叫,呕逆不食。肝咳。不得尿。虚劳浮肿。又:温病,咳嗽。

7.《外台秘要》:狐疝,环脐痛。肝心痛。

8.《医心方》:丈夫㿉疝,女子少腹肿,溏泄,黄疸,癃,遗尿。

9.《太平圣惠方》:卒疝。月水不通。

10.《铜人腧穴针灸图经》:癀疝少腹肿,小儿卒疝。

11.《扁鹊神应针灸玉龙经》:腹中诸疾,面黄肌瘦……五淋,茎中疼,阴挺出,马刀腋肿。

12.《古今医统大全》:主治虚劳,浮肿,小腹满,阴痛,遗尿,溏泄,胸胁支满,小肠疝气,小便淋不利,呕逆,善渴,脐酸,厥下马刀癀,女子漏下不止。

13.《玉龙歌》:行步艰难疾转加,太冲二穴效堪夸。

14.《百症赋》:太冲泻唇喎以速愈。

15.《医学入门》:主肿满,行步艰难,霍乱,手足转筋。

16.《医宗金鉴》:主治肿胀满,行动艰辛步履难,兼治霍乱吐泻症,手足转筋灸可痊。

17.《经穴解》:肝之肾病,腰引小腹痛,两丸骞缩,遗溺,阴痛,小便淋,小肠疝气痛,癀疝,小便不利,小儿卒疝,女子漏下不止,大便难,便血。肝之肝病:跗肿内踝前痛,足寒,淫泺脐酸,腋下马刀。肝之脾病:虚劳浮肿,溏泄,呕血,呕逆发寒。肝之心病:心痛脉弦,心痛色苍苍如死状,终日不得太息。肝之肺病:嗌干善渴,马黄瘟疫,肩肿吻伤。

18.《针灸精粹》(李文宪):养肝气。

19.《针灸集锦》(修订本)(郑魁山):舒肝理气,调经和血,镇惊熄风。

20.《常用腧穴临床发挥》(李世珍):辨证取穴,用泻法,疏肝理气,平肝息风;用泻法配透天凉,清泻肝火、息风潜阳;用泻法配艾灸,温肝散寒理气;用补法,养肝血。循经取穴:用泻法,通畅厥阴经气。

21.《针灸腧穴学》(杨甲三):平肝泄热,清头目,理下焦。

22.《临床针灸学》(徐笨人):舒肝解郁,平肝熄风。

23.《针灸心悟》(孙震寰):能振逆,振息肝风内动。通经行瘀。补血养肝。尤有清血凉血固血之功。

24.《针灸腧穴手册》(杨子雨):调理肝肾,熄风开窍。

25.《针灸探微》(谢文志):平肝熄风,调经固冲。

26.《中医针灸通释·经脉腧穴学》(康锁彬):平肝泄热,清利头目,调理下焦。

27.《针灸腧穴疗法》(李平华):平肝熄风,泄热理血。

28.《腧穴临床应用集萃》(马惠芳):平肝熄风,舒肝养血。

29.《新编实用腧穴学》(王玉兴):平肝息风,清热利湿,通络止痛。

30.《中医针灸经穴集成》(刘冠军):平肝镇惊,泄热理血。

31.《新编简明针灸学》(闫乐法):疏肝调肾,平肝熄风,调血通经。

32.《腧穴学讲义》(于致顺):平肝,理血,通络。

33.《针灸辨证治疗学》(章逢润):平肝熄风,舒肝养血。

34.《石学敏针灸学》(石学敏):泄肝火,清头目,行气血,化湿热。

35.《珍珠囊穴性赋》(张秀玉):疏肝理气。

36.《传统实用针灸学》(范其云):平肝潜阳,活血通络。

37.《临床常用百穴精解》(王云凯):平补平泻法,疏通经脉,调畅气机。泻法:疏肝理气,清热平肝,息风潜阳。补法:养血调肝;用灸法,暖肝散寒。

【古今应用辑要】

1. 古代文献摘录

(1)《针灸甲乙经》:乳痈,太冲、复溜。又:肝胀者,肝俞主之,亦取太冲。再:痓,互引善惊,太冲主之。

(2)《脉经》:肝病,其色青,手足拘急,胁下苦满,或时眩冒,其脉弦长:大敦、行间、曲泉、太冲、中都。寸口脉濡,阳气弱,自汗出,是虚损病……针太冲补之。关脉涩,血气逆冷,脉涩为血虚,以中焦有微热……针足太冲上补之。尺脉涩足胫逆冷,小便赤……针足太冲补之。

(3)《备急千金要方》:大便溏泄,痢泻下血:太冲、曲泉。胫酸:太冲、涌泉。疝精不足:太冲、中封、地机。虚劳浮肿:灸太冲、肾俞。目急痛赤肿:阳谷、太冲、昆仑。口热,口干,口中烂:劳宫、少泽、三间、太冲。喉中鸣:少商、太冲、经渠。嗌干:复溜、照海、太冲。

(4)《千金翼方》:马黄急疫,灸太冲七壮,又灸风府、肺俞、心俞、肝俞、脾俞、肾俞。肺痿,下气:肺腧,太冲。

(5)《针灸资生经》:配曲泉治溏泄痢注不止;配然谷治经漏。又:目赤肿痛,太冲、申脉、曲泉、阳溪。

(6)《标幽赋》:寒热痹痛,开四关面已之。

(7)《扁鹊神应针灸玉龙经》:溏泄,太冲、神阙、三阴交。又:脚气,太冲、肩井、风市、三里、承山、丘墟、行间。

(8)《针经摘英集》:治产生理不顺,或横或逆,胎死腹中,胞衣不下:太冲、合谷、三阴交。女子漏下不止:三阴交,太冲。

(9)《席弘赋》:手连肩脊痛,合谷、太冲。指头麻木、咽喉肿痛:百会、太冲、照海、三阴交。

(10)《针灸大成》:疝,太冲、大敦(加灸)、绝骨、三阴交。横生死胎:太冲、合谷、三阴交。女人漏下不止:太冲、三阴交。腹痛引腰痛:太冲、太白。阴疝:太冲、大敦。溏泄:太冲、神阙、三阴交。阴挺出:太冲、少府、照海、曲泉。

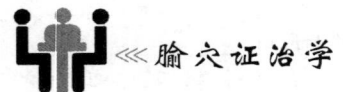

（11）《玉龙歌》：行步艰难，太冲、足三里、中封。

（12）《杂病穴法歌》：赤眼迎香出血奇，临泣、太冲、合谷侣。鼻塞鼻痔及鼻渊，合谷、太冲随手取。舌裂出血导内关，太冲、阴交走上部。手指连肩相引疼，合谷、太冲能救苦。又：七疝大敦与太冲。

（13）《类经图翼》：小儿急惊风，小儿慢惊风：太冲、百会、囟会、上星、率谷、水沟、尺泽、间使、合谷。

（14）《采艾编翼》：胁痛，太冲、通谷、章门、肝俞、阳陵泉、曲泉。

2.现代研究进展

（1）王彩云等电针太冲等穴治疗肝失疏泄型崩漏患者142例，痊愈59例，显效54例，有效19例，总有效率92%[王彩云,朱庆辉.针灸治疗崩漏142例疗效观察.世界今日医学杂志,2004,5(6):455]。

（2）姚子杨针刺太冲、神门、丰隆、膻中穴治疗肝气郁结型梅核气患者60例，取得了较好临床疗效[姚子杨.针刺治疗梅核气.实用中西医结合临床,2005,5(4):54]。

（3）朱广旗等发现针刺曲池、太冲穴对肝火亢盛型及痰湿壅盛型高血压病患者临床疗效较好,且本法可调节高血压病患者血中 ACE、ET 的含量而起到降压作用[朱广旗,吴远华,吴邦启,等.针刺曲池和太冲对高血压病不同证型的疗效.浙江中西医结合杂志,2006,16(1):4-6]。

（4）谢福利等取太冲、神门采用单纯发泡疗法治疗肝郁化火型失眠患者43例，总有效率95.35%,复发率3.03%[谢福利,高志嵩,孙宁,等.单纯发泡疗法治疗失眠215例.江苏中医药,2007,39(12):38-39]。

（5）杨越等治疗组针刺太冲、足三里治疗瘀热型急性淤胆型肝炎患者70例，对照组口服加诺片治疗70例，治疗组显效率、总有效率分别为67.2%、93.8%,对照组分别为50.8%、88.5%,两组比较有显著性差异($P<0.05$)[杨越,李平.针刺足三里、太冲穴治疗急性淤胆型肝炎临床观察.湖北中医杂志,2008,30(2):20-21]。

（6）毛芝芳等针刺太冲、安眠穴配合龙胆泻肝汤治疗肝郁型失眠患者43例，治愈28例，好转12例，总有效率93.0%[毛芝芳,郑利锋.龙胆泻肝汤结合针刺治疗肝郁型失眠43例.北京中医药,2009,28(6):453]。

【安全针刺法】直刺0.5~1.0寸,可灸。

急　脉

【定位】耻骨结节的外侧,当气冲穴外下腹股沟股动脉搏动处,前正中线旁开2.5寸。

【类属】属足厥阴肝经。

【穴性】疏肝理气,健脾益气,疏通经络。

【主治病证】

1.肝气郁结、肝经湿热下注之少腹痛、疝气、阴茎痛、外阴肿痛诸病症。

2.脾虚中气下陷之阴挺、狐疝诸病症。

3.风湿痹阻之股内侧肿诸症。

【常用配伍】

1.配气海、太冲、阳陵泉、归来,针刺平补平泻法,疏肝理气,治疗肝郁气滞之少腹痛、气疝。

2.配期门、大敦、气海、足三里,针刺平补平泻法,温经散寒,治疗寒疝。

3.配中极、蠡沟、下髎、大敦,针刺泻法,清热利湿,治疗肝胆湿热淋癃、阴中痛。

4.配气海、维道、关元、足三里、百会、三阴交,针刺补法,益气升阳举陷,治疗脾虚中气下陷之阴挺、狐疝。

5.配足三里、血海,针刺平补平泻法,祛风湿、通经络,治疗风湿痹阻之股内侧肿。

【穴性文献辑录】

1.《素问》：按之隐指坚然,甚按则痛引上下也。其左者中寒,则上引少腹,下引阴丸,善为痛,为少腹急中寒。此两脉皆厥阴之大络通行其中。故曰厥阴急脉,即睾之系也,可灸而不可刺。病疝,少腹痛即可灸。

2.《备急千金要方》：主治小腹痛,疝气。

3.《针灸集锦》(修订本)(郑魁山)：舒肝理气。

4.《针灸腧穴学》(杨甲三)：疏肝气,理下焦。

5.《临床针灸学》(徐笨人):调补肝肾,清热利湿。

6.《针灸腧穴手册》(杨子雨):调理经气。

7.《针灸探微》(谢文志):调补肝肾,清利湿热。

8.《中医针灸通释·经脉腧穴学》(康锁彬):调理经气。

9.《针灸腧穴疗法》(李平华):平肝熄风,泄热理血。

10.《腧穴临床应用集萃》(马惠芳):疏肝胆,理下焦。

11.《新编实用腧穴学》(王玉兴):疏肝理气,温经散寒,通络止痛。

12.《中医针灸经穴集成》(刘冠军):疏肝,理气,止痛。

13.《针灸辨证治疗学》(章逢润):疏肝气,祛寒湿。

14.《石学敏针灸学》(石学敏):调经气,祛寒湿。

15.《传统实用针灸学》(范其云):调理经气。

【古今应用辑要】

1. 古代文献摘录

(1)《素问》:病疝,少腹痛即可灸。

(2)《类经图翼》:可灸而不可刺,病疝小腹痛者,即可灸之。肝疝:急脉、肩井、章门、气海、归来、关元、三阴交、太溪、太冲、大敦、阑门。

2. 现代研究进展

畅群虎按压急脉穴治疗肝气郁结、筋脉拘挛引起的急性小腹痛,临床疗效较好[畅群虎.按压急脉穴治疗急性小腹痛.中华综合医学杂志,2005,6(4):376]。

【刺灸法】避开动脉,直刺0.5~0.8寸;可灸。

章　门

【定位】在侧腹部,当第十一肋游离端的下方。

【类属】属足厥阴肝经。为脾之募穴;八会穴之一,脏会。

【穴性】疏肝理气,清热利湿,健脾和胃。

【主治病证】

1. 肝气郁结、气滞血瘀之胁痛、胃痛、呕吐、呃逆、郁证、气厥、痞块、疟母诸病症。

2. 肝胆湿热之胁痛、黄疸诸病症。

3. 脾胃虚弱、脾失健运之神疲肢倦、腹胀、肠鸣、泄泻、呕吐、完谷不化、小儿疳积诸病症。

【常用配伍】

1. 配期门、肝俞、侠溪、内关、阳陵泉、中庭,针刺平补平泻法,疏肝理气止痛,治疗肝气郁结、气滞胁络之胁痛。

2. 配间使、三阴交、膈俞,针刺泻法,疏肝理气、活血散瘀,治疗气血瘀滞之胁肋痛。

3. 配期门、中脘、足三里、太冲、内关、公孙,针刺平补平泻法,疏肝和胃、降逆止呕,治疗肝气犯胃之胃痛、呕吐、呃逆。

4. 配期门、石门、三阴交,针刺泻法,活血祛瘀、消积散痞,治疗腹部血瘀痞块。

5. 配间使、神门、通里,针刺泻法,疏肝理气、降气醒神,治疗肝气郁滞、气机逆乱之郁证、气厥。

6. 配痞根、承满、间使、三阴交,针刺泻法,理气活血、化痰散结,治疗久疟不愈之疟母。

7. 配行间、阳陵泉、足三里、期门、至阳、日月,针刺泻法,疏肝利胆、清热化湿,治疗肝胆湿热之胁痛、阳黄。

8. 配脾俞、足三里、胆俞、阴陵泉、三阴交、气海,针刺补法,健脾除湿退黄,治疗脾虚寒湿之阴黄。

9. 配足三里、中脘、关元、气海、脾俞,针刺补法,健脾和胃,治疗脾胃虚弱之神疲肢倦、脘腹胀满、不思饮食、腹泻便溏。

10. 配脾俞、胃俞、足三里、气海、四缝、建里,针刺补法,四缝挑刺,补益脾胃,治疗脾胃虚弱之小儿疳积。

11. 配脾俞、肾俞、足三里、三阴交、关元,针刺补法,温补脾肾,治疗脾肾阳虚之腹痛、泄泻、肠鸣。

12. 配公孙、中脘、丰隆、脾俞,针刺泻法,和胃化痰,治疗痰饮呕吐。

13. 配足三里、脾俞、膈俞、肝俞、血海,针刺补法,益气养血,治疗血虚身𝑵动。

【穴性文献辑录】

1.《针灸甲乙经》:奔豚,腹胀肿。腹中肠鸣盈盈然,食不化,胁痛不得卧,烦热中不嗜食,胸胁楮满,喘息而冲膈,呕,心痛及伤饱,身黄疾,骨赢瘦。腰痛不得转侧,腰清脊强,四肢懈惰,善怒,咳,少气,郁然不得息,厥逆,肩不可举,马刀瘘,身𝑵。

2.《黄帝明堂经》:主奔豚,腹肿。石水。腹中肠鸣盈盈然,食不化,胁痛不得卧,烦热,口干燥不嗜食,胸胁楮满,喘息而冲鬲,呕,心痛及伤饱,身黄,酸削赢瘦。腰痛不得转侧。腰清脊强,四肢懈堕,善怒,咳,少气郁郁然不得息,厥逆,肩不可举,马刀肿瘘,身𝑵。

3.《肘后备急方》:主中风不识人。

4.《备急千金要方》:少腹坚大,胸胀,食不消,妇人瘦瘠。脾病。积聚坚满痛。狂癫,风癫,吐舌。吐变不下食。奔豚上气。男子腰脊冷疼,小便白浊。

5.《千金翼方》:积聚坚满痛。又:虚劳尿血。痔漏。胞衣不出。又:胞衣不出或聚中积聚。

6.《外台秘要》:石水。奔豚。腰清脊强。四肢懈惰,善怒。咳,少气,郁郁然不得息。厥逆,肩不举,马刀,身𝑵,石水,胃胀。

7.《太平圣惠方》:膀胱气,癞疝瘕气,膀胱气痛,状如雷声,积聚气,腹背肋间痛,不可转侧,腹胀如鼓,两肋积气如卵石。

8.《医心方》:主腹中肠鸣,食不化,胁痛,口干,胸满,喘息,心痛腰痛,身黄,四肢懈惰,石水,马刀肿。

9.《铜人腧穴针灸图经》:治肠鸣盈盈然,食不化,胁痛不得卧。烦热口干,不嗜食。胸胁支满,喘息心痛。腰痛不得侧转,伤饱,身黄赢瘦,奔豚,腹肿,脊强,四肢懈惰。善恐少气。腹逆肩臂不举。

10.《古今医统大全》:主治肠鸣食不化,胸胁痛支满,呕吐。咳逆,不得卧,腰脊冷。臂不举,奔豚,积聚。

11.《针灸大成》:主肠鸣盈盈然,食不化,胁痛不得卧,烦热口干,不嗜食,胸胁痛支满,喘息。心痛而呕,吐逆,饮食却出,腹痛不得转侧,腰脊冷疼,尿多,白浊,伤饱身黄瘦,奔豚,积聚,腹肿如鼓,脊强四肢懈惰。善恐少气,厥逆肩臂不举。

12.《百症赋》:治胸胁支满。

13.《胜玉歌》:经年或变劳怯者。

14.《类经图翼》:主一切积聚痞块。

15.《景岳全书》:疝病痞成难消。

16.《医学入门》:主哕噫,呕吐,咳逆,或吐无所出,胸胁满痛,喘息心痛,烦热,伤饱黄瘦,奔豚,腹肿,肠鸣。脊强四肢懈惰,善恐少气,厥逆肩臂不举,热中善食,寒中洞泻,石水身肿,崩漏。

17.《医宗金鉴》:主痞块,多灸左边。肾积,灸两边。

18.《外科大成》:治气癖。

19.《经穴解》:肝之肾病,腰痛不得转侧,腰脊冷痛,溺多白浊,奔豚积聚,脊强,四肢懈惰,疝病。肝之肝病:胁痛不得卧,善恐少气,厥逆,肩臂不举。肝之脾病:肠鸣食不化,烦热口干,不嗜食,吐逆饮食都出,伤饱身黄。肝之肺病:胸胁支满,喘息心痛而呕。

20.《针灸精粹》(李文宪):补五脏,益气血。

21.《针灸集锦》(修订本)(郑魁山):疏调肝脾,清热利湿,活血化瘀。

22.《常用腧穴临床发挥》(李世珍):辨证取穴,用泻法,疏肝利胆;用补法,健脾益胃,配艾灸,温健脾土;拇指按压法,两手拇指分别按于两侧穴位上,重压三下,放松一下,如此反复多次,疏肝理气散滞。局部取穴:用泻法(或配艾灸),消散积块,舒筋活络。

23.《针灸腧穴学》(杨甲三):疏肝健脾,清热利湿,理气散结。

24.《临床针灸学》(徐笨人):舒肝健脾,降逆平喘。

25.《针灸心悟》(孙震寰):温脏寒积聚。

26.《针灸腧穴手册》(杨子雨):化瘀消滞,疏调肝脾。

27.《针灸探微》(谢文志):调和肝脾,活血化瘀。

28.《中医针灸通释·经脉腧穴学》(康锁彬):疏肝健脾,理气散结,清热利湿。

29.《针灸腧穴疗法》(李平华):疏肝健脾,调气活血。

30.《腧穴临床应用集萃》(马惠芳):疏肝健脾,降逆平喘。

31.《新编实用腧穴学》(王玉兴):疏肝理气,健脾散结,清热利湿。

32.《中医针灸经穴集成》(刘冠军):疏肝健脾,调气活血。

33.《新编简明针灸学》(闫乐法):疏肝调肾,平肝熄风,调血通经。

34.《腧穴学讲义》(于致顺):调五脏,理脾气,消积化滞。

35.《针灸辨证治疗学》(章逢润):疏肝健脾,化滞利湿。

36.《石学敏针灸学》(石学敏):疏肝气,调五脏,和脾胃,化积滞。

37.《珍珠囊穴性赋》(张秀玉):饮食不化。

38.《传统实用针灸学》(范其云):化瘀消滞,疏调肝脾。

39.《临床常用百穴精解》(王云凯):平补平泻法,疏通经络,疏肝利胆。泻法:舒筋活络,消痞散结。补法:健脾益胃。

【古今应用辑要】

1. 古代文献摘录

(1)《针灸甲乙经》:石水,章门、然谷。马刀肿瘿:渊液、章门、支沟。

(2)《脉经》:脾病,其色黄,饮食不消,腹苦胀满,体重节痛。大便不利,其脉微缓面长:隐白、阴陵泉、大都、公孙、商丘、章门。又:关脉缓,其人不欲食,此胃气不调,脾胃不足,宜服平胃丸、补脾汤,针章门补之。

(3)《备急千金要方》:奔豚上气,章门、石门、阴交。胁痛不得卧,胸满呕无所出:胆俞、章门。寒中洞泄不化:肾俞、章门。口干:曲泽、章门。咳、唾噫、善咳:太白、章门。

(4)《千金翼方》:虚劳尿血,章门,脾俞,肾俞,三焦俞。

(5)《卫生宝鉴》:治小儿癖气久不消,灸章门各七壮,脐后、脊中灸二一七壮。

(6)《扁鹊神应针灸玉龙经》:肠鸣,章门、三里、陷谷、公孙、太白、三阴交、水分、神阙、胃俞、三焦俞。

(7)《针经摘英集》:治胸胁痛不可忍,期门、章门、行间、丘墟。

(8)《针灸大成》:大便秘结不通,章门、太白、照海。奔豚气:章门、期门、中脘、巨阙、气海(百壮)。

(9)《景岳全书》:疟疾痞成难消者,必灸章门,水道等穴。

(10)《循经考穴编》:呕吐,喘急,肠鸣腹胀,二便秘涩,饮不化,积聚,奔豚,气逆攻刺,胁痛,肢懈,尿多白淫:足三里、章门、中脘。

(11)《勉学堂针灸集成》:腰脊疼痛溺浊,章门、膀胱俞、肾俞、委中、次髎、气海。又:胸胁痛,章门、期门、绝骨、神门、行间。

2. 现代研究进展

汪令针刺章门、中脘、胃俞、脾俞治疗肝气郁结之胃痛患者17例,临床疗效满意[汪令.针灸治疗胃痛17例临床观察.针灸临床杂志,1995,11(3):5-6]。

【刺灸法】直刺0.8~1.0寸,可灸。

期　门

【定位】在前胸部,当乳头直下,第六肋间隙,前正中线旁开4寸。

【类属】属足厥阴肝经。为肝之募穴。

【穴性】疏肝理气,调理肝脾(胃),清热利湿。

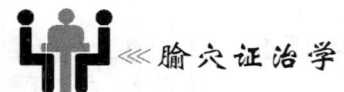

【主治病证】

1. 肝气郁结之胁痛胀满、胁下积聚、乳痈、乳癖、气厥、伤寒热入血室诸病症。

2. 肝气郁结、横逆克土之胃痛、呕吐、呃逆、吞酸、腹痛、腹胀、泄泻、饥不欲食诸病症。

3. 肝胆湿热之胁痛、黄疸诸病症。

【常用配伍】

1. 配肝俞、侠溪、中庭、间使，针刺平补平泻法，疏肝理气、通络止痛，治疗肝气郁结之胁痛胀满。

2. 配三阴交、肝俞、血海、膈俞，针刺平补平泻法，活血化瘀、理气止痛，治疗气滞血瘀胁痛。

3. 配间使、膻中、少泽，针刺泻法，疏肝解郁、通络行乳，治疗肝气郁结、乳络阻滞之缺乳、乳痈、乳癖。

4. 配合谷、水沟、间使，针刺泻法，疏肝解郁、开窍醒神，治疗气机逆乱、蒙闭神明之气厥证。

5. 配章门、石门、阳陵泉、太冲，针刺泻法，理气行滞、活血散结，治疗瘀血阻滞之胁下积聚。

6. 配中脘、公孙、阳陵泉、内关、足三里、太冲，针刺泻法，疏肝理气、和胃降逆，治疗肝气犯胃之胃痛、腹胀、呕吐、呃逆、吞酸等。

7. 配肝俞、行间、中枢、中脘、梁门、足三里、内关，针刺泻法，疏肝健脾，治疗肝郁脾虚之腹痛、腹胀、泄泻、饥不欲食。

8. 配日月、支沟、三阴交、阳陵泉、内庭、太冲，针刺泻法，疏肝利胆，治疗湿热胁痛、黄疸。

9. 配液门、外关、太冲、侠溪、大陵，针刺泻法，清肝泄热，治疗伤寒热入血室。

10. 配肺俞、肝俞、经渠、太冲、膻中，针刺泻法，平肝降火、清肺化痰、止咳平喘，治疗肝火灼肺之咳喘。

【穴性文献辑录】

1.《黄帝明堂经》：主痓，腹大坚不得息。咳，胁下积聚，喘逆，卧不安席，时寒热。心下大坚。奔豚胁下气上下，胸中有热。伤食，胁下满，不能转展反侧，目青而呕。霍乱泄注。瘖不能言。妇人产余疾，食饮不下，胸胁榰满，眩目，足寒，心切痛，善噫，闻酸臭，胀痹，腹满，少腹尤大。

2.《脉经》：寸口脉弦，心下愊愊，微头痛，心下有水气。又：太阳与少阳并病，头痛，颈项强而眩。时如结胸，谵语，脉弦。

3.《备急千金要方》：肝病，心痛，胸胁满。奔豚。五尸。上气咳逆，胸满短气，牵背微痛。

4.《千金翼方》：心痛，胸胁满。奔豚上气。

5.《外台秘要》：小便难。主妇人产余疾，饮食不下，胸胁支满，目眩，足寒，小便难，心切痛，善噫，闻酸臭，胀痹，腹满，少腹尤大，息贲，胁下气上下，胸中有热，目青而呕，霍乱泄痢，痓，腹大坚不得息，咳，胁下积聚，喘逆卧不安席，时寒热，心大坚，奔豚上下，癃，遗尿，鼠瘘痛，小便难而白，瘖不能言。

6.《医心方》：主息贲，胁下气上下，胸中有热，瘖不能言，妇人产余疾，食不下，眩目，足寒。心切痛。

7.《铜人腧穴针灸图经》：伤寒过经不解。治胸中烦热，奔豚上下，目青而呕，霍乱泄利，腹坚硬大，喘不得安卧，胁下积气，女子产余疾，食饮不下，胸胁支满，心中切痛，善噫。

8.《通玄指要赋》：期门退胸满血膨而可止。

9.《针灸摘英集》：治男子、妇人血结胸，面赤大燥，口干消渴，胸中疼痛不可忍者。

10.《席弘赋》：期门穴主伤寒患，六日过经犹未汗。但向乳根二肋间，又治妇人生产难。

11.《针灸聚英》：主胸中烦热。奔豚上下，目青而呕。霍乱泄痢，腹坚硬大，喘不得安卧，胁下积气，伤寒心切痛，喜呕酸，食饮不下，食后吐水，胸胁痛支满，男子、妇人血结胸满，面赤火燥，口干消渴，胸痛不可忍，伤寒过经不解，热入血室，男子则由阳明而伤，下血谵语，妇人月水适来，邪乘虚而入，及产后余疾。

12.《肘后歌》：伤寒痞结胁积痛，宜用期门见深功。

13.《玉龙赋》：治坚痃疝气。

14.《古今医统大全》：主治胸中烦热，奔豚上下，目青而呕，霍乱泻利，腹硬，胸胁痛支满，呕酸，食不下，喘不得卧，伤寒过经不解。

15.《针灸问对》：妇人经脉不调。胸满腹胀，胁下积气，凡是木郁诸疾。

16.《医学入门》：主胸中热，胁胀，心痛气短，喜酸，腹大坚，小腹尤大，小便难，阴下纵，奔豚上下，霍乱泄注,大喘,妇人产余疾。

17.《医宗金鉴》:期门主治奔豚病,上气咳嗽胸背痛,兼治伤寒胁硬痛,热入血室刺有功。

18.《针灸逢源》:治胸中烦热,奔豚上下,目青而呕,霍乱泻痢,喘不得卧,伤寒心切痛,热入血室。

19.《经穴解》:肝之肾病,奔豚上下,目青而呕。肝之肝病:胁下积气,伤寒过经不解,热入血室。肝之脾病:霍乱泻痢,腹坚硬不得卧,呕吐酸,食饮不下,食后吐水。肝之肺病:胸胁支满,男妇血结,胸满,面赤火燥,口干消渴,胸中痛,太阳、少阳并病,胸中烦热。肝之心病:伤寒心切痛。

20.《针灸集锦》(修订本)(郑魁山):疏调肝脾,理气活血。

21.《常用腧穴临床发挥》(李世珍):辨证取穴,用泻法,舒肝理气、清肝利胆、清血室热。局部取穴:用泻法,有通经活络、祛病散滞之功。

22.《针灸腧穴学》(杨甲三):疏调肝脾,理气活血。

23.《临床针灸学》(徐笨人):舒肝利胆,活血化瘀。

24.《针灸心悟》(孙震寰):泻肝。

25.《针灸腧穴手册》(杨子雨):化癖消积,驱邪外出。

26.《针灸探微》(谢文志):疏肝理气,活血化瘀。

27.《中医针灸通释·经脉腧穴学》(康锁彬):舒肝健脾,理气活血,化积消瘀。

28.《针灸腧穴疗法》(李平华):疏肝理脾,调气活血。

29.《腧穴临床应用集萃》(马惠芳):平肝潜阳,疏肝健脾。

30.《新编实用腧穴学》(王玉兴):疏肝理气,健脾和胃,活血消积。

31.《中医针灸经穴集成》(刘冠军):疏肝理肺,调气活血。

32.《新编简明针灸学》(闫乐法):疏肝理脾,和胃化积,活血通瘀。

33.《腧穴学讲义》(于致顺):疏肝利气,化积通滞。

34.《针灸辨证治疗学》(章逢润):疏肝和脾,理气活血。

35.《石学敏针灸学》(石学敏):疏肝理气,活血化瘀,健脾和胃,化痰消积。

36.《珍珠囊穴性赋》(张秀玉):胸胁胀痛。

37.《传统实用针灸学》(范其云):化瘀消积,舒肝利气。

38.《临床常用百穴精解》(王云凯):平补平泻法,通经活络,疏肝理气。泻法:清肝利胆,理气和中,祛瘀散滞。

【古今应用辑要】

1.《伤寒论》:伤寒,腹满,谵语,寸口脉浮而紧,此肝乘脾也,名曰纵,刺期门。伤寒发热,啬啬恶寒,大渴,欲饮水,其腹必满,自汗出,小便利,其病欲解,此肝乘脾也,名曰横,刺期门。妇人中风,发热恶寒,经水适来,得之七八日,热除而脉迟,身凉,胸胁下满,如结胸状,谵语者,此为热入血室也,当刺期门,随其实而泻之。阳明病,下血谵语者,此为热入血室也,但头汗出者,刺期门,随其实而泻之,濈然汗出则愈。

2.《针灸甲乙经》:痉,腹大坚,不得息;咳,胁下积聚,喘逆,卧不安席,时寒热;奔豚上下;伤食,胁下满,不能转展反侧,目青而呕;癃,遗尿,鼠鼷痛,小便难而白;霍乱泄注;喑不能言;妇人产余疾,食饮不下,胸胁榰满,眩目,足寒,心切痛,善噫闻酸臭,胀痹,腹满,少腹尤大,期门主之。又:心下大坚,肓俞、期门、中脘。

3.《脉经》:肝病,其色青,手足拘急,胁下苦满,或时眩冒,其脉弦长:大敦、行间、曲泉、太冲、中都、期门。

4.《备急千金要方》:胸中热,息贲,胁下气上:期门、缺盆。小腹满,小便难,阴下纵:横骨、大巨、期门。心痛短气:期门、长强、天突、侠白、中冲。饮食不下:阳纲、期门、少商、劳宫。水疰,口中涌水,肺来乘肾,食后吐水:肺俞、三阴交、期门。

5.《千金翼方》:上气咳逆,胸满短气牵背痛:灸巨阙、期门。

6.《针灸资生经》:青盲,期门、太泉。

7.《针经摘英集》:胸胁痛不可忍,期门、章门、行间、丘墟、涌泉。五膈气喘息不止:中脘、期门。

8.《针灸大全》:胆症,期门、公孙、临泣、胆俞。

9.《长桑君天星秘诀歌》:伤寒过经不出汗,期门、通里。治伤寒过经不出汗:兼三里。

10.《针灸聚英》:咳嗽,期门、天突、肺俞、肩井、少商、然谷、肝俞、行间、廉泉、扶突、曲泽、前谷。

11.《针灸大成》:伤寒发狂,期门、气海、曲池。胸连胁痛:期门、章门、丘墟、行间、涌泉。

12.《百症赋》:伤寒项强,温溜、期门。

13.《玉龙歌》:坚痃疝气,期门、大敦。

【刺灸法】斜刺 0.5~0.8 寸,可灸。

第五章　理血穴

凡具有制止体内外出血或通利血脉、促进血行、消散瘀血穴性的腧穴,称为理血穴。由于这类腧穴常具有双向作用,多数腧穴既有活血、又有止血的穴性,很难截然分开,故列为一章介绍。

第一节　止血穴

止血穴,具有制止体内外出血的穴性,主要用于治疗各种出血病症,如咯血、咳血、衄血、吐血、便血、尿血、崩漏、斑疹、紫癜等。

止血穴以归心、肝、脾经为主,尤以归心、肝二经者为多。

运用止血穴时,应根据出血的不同原因和病情,进行相应的选择和必要的配伍,以期标本兼顾。如血热妄行而出血者,宜选用具有凉血止血穴性的腧穴,并配伍具有清热泻火、清热凉血穴性的腧穴;阴虚火旺、阴虚阳亢而出血者,宜配伍具有滋阴降火、滋阴潜阳穴性的腧穴;若瘀血内阻、血不循经而出血者,宜选用具有活血止血穴性的腧穴,并配伍具有行气活血穴性的腧穴;虚寒性出血,宜选用具有温经止血穴性的腧穴,并配伍具有益气健脾、温阳穴性的腧穴。

运用止血穴时,针刺操作根据证型施行手法补泻,若邪实为主,针刺用泻法;若正虚为主,针刺则用补法;虚实不显者,针刺用针刺平补平泻法。

除本节所列孔最、隐白、承山、交信、中都外,血海、委中、郄门、膈俞、曲泽、鱼际、上星、天府、上脘、地机、腰俞、长强、行间、温溜等腧穴也具有止血的穴性,可参见相关章节。

孔　最

【定位】在前臂掌面桡侧,当尺泽与太渊连线上,腕横纹上7寸处。

【类属】属手太阴肺经,为该经郄穴。

【穴性】清肺止血,止咳平喘,舒筋活络。

【主治病证】

1. 肺热炽盛、热伤血络之咯血、鼻衄诸病症。

2. 风热、痰湿、痰热犯肺之胸痛、咳嗽、气喘、失音、咽喉肿痛诸病症。

3. 经络不通之肘臂挛痛、腕痛、上肢不遂诸症。

【常用配伍】

1. 本穴清肺止血,善治热伤肺络之咯血、衄血等出血疾患。配曲泽、合谷、肺俞、鱼际,针刺泻法,治疗肺热咳血;配风池、迎香、合谷、少商,针刺泻法,治疗肺经蕴热鼻衄;配太冲、肝俞、肺俞,针刺泻法,治疗肝火犯肺之咯血;配尺泽、鱼际、百劳、然谷,针刺平补平泻法,治疗阴虚火旺之咯血。

2. 配少商、合谷、内庭、关冲,少商,关冲点刺出血,余穴针刺泻法,清泻肺胃、消肿利咽,治疗肺胃热盛之咽喉肿痛。

3. 配鱼际、扶突、天鼎、太溪,针刺泻法,疏风清热、利咽开音,治疗风热失音。

4. 配合谷、大椎,针刺泻法,疏风解表、泄热止痛,治疗风热袭表之热病无汗、头痛。

5. 配尺泽、肺俞、曲池、风门、大椎,针刺泻法,疏风清热、宣肺止咳,治疗风热咳嗽。

6. 配少商、丰隆、尺泽、太白、肺俞,太白针刺补法,丰隆针刺平补平泻法,余穴针刺泻法,宣肺化痰、止咳平喘,治疗痰浊阻肺、肺失宣降之咳嗽气喘、喉间痰鸣、痰稠量多等。

7. 配风门、肺俞、尺泽、足三里、丰隆、四缝,四缝用三棱针点刺,挤出黄色或白色黏液,余穴针刺泻法,清热泻肺、化痰止咳,治疗痰热阻肺之小儿顿咳痉咳期。

8. 配合谷、大椎、丰隆、膻中、中府,针刺泻法,清热化痰平喘,治疗痰热气喘。

9. 配曲池、手三里、天井、外关、阳池、合谷,针用泻法,舒筋活络、通络止痛,治疗经脉痹阻之肘臂挛痛、腕痛、上肢不遂等。

【穴性文献辑录】

1.《针灸甲乙经》:热病汗不出。

2.《黄帝内经明堂类成》:头痛,振寒,臂厥,热,汗不出。

3.《备急千金要方》:臂厥,热病汗不出。又:此穴可以出汗。

4.《外台秘要》:热病汗不出。

5.《医心方》:主头痛,振寒,臂厥,热病汗不出。

6.《太平圣惠方》:主治热病汗不出,吐血失喑,肿痛恶血。

7.《铜人腧穴针灸图经》:治热病汗不出。

8.《扁鹊神应针灸玉龙经》:治太阴热病无汗。又:伤寒热病身无汗,细详孔最患无妨。

9.《古今医统大全》:主热病汗不出,咳逆,肘臂屈伸难,吐血。

10.《针灸聚英》:主热病汗不出,咳逆……吐血。

11.《针灸大成》:热病汗不出,咳逆……吐血,失音,咽肿头痛。

12.《类经图翼》:主治热病汗不出,灸三壮即汗出。及咳逆……吐血,失音。

13.《医学入门》:主热病汗不出。

14.《循经考穴编》:主咳逆,又云:治吐血,失音,咽肿,头痛。

15.《采艾编翼》:治热病汗不出。

16.《经穴解》:肺之肺病,吐血失音,咽肿,头痛,咳逆,热病汗不出。肺之肝病:肘臂厥痛,屈伸难,手不及头,指不能握。

17.《针灸逢源》:治咳逆吐血,失音咽痛。

18.《针灸集锦》(修订本)(郑魁山):调理肺气,清热利咽。

19.《针灸腧穴学》(杨甲三):理气润肺,清热止血。

20.《临床针灸学》(徐笨人):清热降逆,理气止血。

21.《针灸腧穴手册》(杨子雨):清热凉血,调理肺气,清利咽喉。

22.《针灸探微》(谢文志):清热解表,润肺止血。

23.《中医针灸通释·经脉腧穴学》(康锁彬):理气润肺,清热止血。

24.《针灸腧穴疗法》(李平华):清热凉血,调理肺气。

25.《腧穴临床应用集萃》(马惠芳):清热止血,理气润肺。

26.《新编实用腧穴学》(王玉兴):润肺理气,清热止血。

27.《中医针灸经穴集成》(刘冠军):润肺止血,解表清热。

28.《腧穴学讲义》(于致顺):调降肺气,清热止血。

29.《针灸辨证治疗学》(章逢润):润肺止血,解表清热。

30.《石学敏针灸学》(石学敏):润肺利咽,解表清热。

31.《珍珠囊穴性赋》(张秀玉):孔最列缺疗咳喘而走于头顶,祛风解表之效尤良。

32.《传统实用针灸学》(范其云):清热凉血,调理肺气,清利咽喉。

33.《临床常用百穴精解》(王云凯):平补平泻法,宣通肺气,疏通经络。补法:补益肺气。泻法:清热肃肺,凉血止血,清泄肠腑。

【古今应用辑要】

1. 古代文献摘录

（1）《针灸甲乙经》：热病汗不出，上窍，孔最。

（2）《针灸资生经》：咳逆，孔最、天泉、太溪、行间、俞府、神封、腹结、少商、浮白。失音：孔最、哑门。又：孔最、曲泽、肺俞治唾血。

（3）《采艾编翼》：热病汗不出，孔最、上星、悬颅、前谷、腕骨。

（4）《针灸集成》：热病烦心，汗不出：中冲、劳宫、少冲、关冲、大陵、阳溪、曲泽、孔最灸三壮至五壮，即汗。又：咳嗽汗不出，鱼际、窍阴、胆俞、商阳、上星、肺俞、心俞、肝俞、曲泉三壮，孔最三壮。

2. 现代研究进展

（1）李锦鸣针刺孔最治疗热邪犯鼻引起的鼻衄 36 例，临床疗效显著［李锦鸣.针刺孔最治疗鼻衄 36 例.河南中医药学刊，2002，17（5）：44］。

（2）黄能采用鱼腥草注射液穴位注射孔最配合中药治疗风热犯肺型咳嗽 188 例，总有效率达 96.81%［黄能.穴位注射合中药内服为主治疗风热犯肺型咳嗽 188 例.广西中医药，2001，24（5）：36］。

【安全针刺法】直刺 0.5~1.0 寸，可灸。

隐　白

【定位】在足大趾末节内侧，趾甲角旁 0.1 寸处。

【类属】属足太阴脾经，为该经井穴。

【穴性】益气摄血，凉血止血，和胃降逆，开窍醒神。

【主治病证】

1. 脾虚统血无力之月经过多、崩漏、吐血、衄血、尿血、便血诸病症。

2. 脾胃不和之腹胀、腹泻、呕吐诸病症。

3. 痰扰心神之昏厥、尸厥、惊风、癫狂、多梦、心烦善悲诸病症。

【常用配伍】

1. 本穴健脾益气摄血，为治疗出血证要穴。配中脘、脾俞、足三里，针刺补法，治疗脾胃虚弱之吐血；配血海、关元、气海、足三里、脾俞，针刺补法，治疗气不摄血之月经先期量多；配气海、三阴交、关元、脾俞、足三里，针刺补法，治疗气虚崩漏；配关元、足三里、脾俞、太白、会阳，针刺补法，治疗脾气虚弱之便血。

2. 本穴清热凉血止血。配上星、委中、大杼、尺泽，隐白三棱针点刺出血，余穴针刺泻法，治疗肺热鼻衄不止、量多色红；配二间、中脘、厉兑、内庭，隐白、厉兑三棱针点刺出血，余穴针刺泻法，治疗胃热吐血；配承山、长强，针刺泻法，隐白针后点刺放血，治疗湿热内蕴之先便后血、血色鲜红；配三阴交、气海、血海、水泉，隐白三棱针点刺出血，余穴针刺泻法，治疗血热崩漏；配地机、气冲、冲门、三阴交、太冲，针刺泻法，治疗血瘀崩漏。

3. 配脾俞、胃俞、中脘、足三里、天枢，针刺补法，健脾益气、和胃降逆，治疗脾胃虚弱之腹胀、泄泻、呕吐等。

4. 配大敦、水沟，隐白、大敦三棱针点刺出血，水沟针刺泻法，醒脑开窍，治疗中风昏迷。

5. 配劳宫、水沟、上脘、大钟，隐白三棱针点刺出血，余穴针刺泻法，清心化痰、开窍醒神，治疗痰火扰心之惊风、癫狂。

6. 配中脘、丰隆、厉兑，隐白三棱针点刺出血，余穴针刺平补平泻法，理气和胃，治疗食滞胃脘、胃腑不和之心烦、卧不得眠。

7. 配太白、阴陵泉、太溪，针刺泻法，或用艾灸，温经散寒、疏通经络，治疗风寒湿邪痹阻经脉之股膝内、足跗疼痛，足大趾不用。

【穴性文献辑录】

1.《灵枢》：气满胸中，喘息……寒则留之，热者疾之，气下乃止。

2.《针灸甲乙经》：气喘，热病，衄不止，烦心善悲，腹胀逆息，热气，足胫中寒，不得卧，气满胸中热，暴泄，仰息,足下寒,膈中闷,呕吐,不欲饮食。腹中有寒气。饮渴,身伏,多唾。尸厥,死不知人,脉动如故。

3.《黄帝明堂经》:主气喘,热病,衄血不止,烦心善悲,腹胀逆息,热气,足胫中寒不得卧,气满胸中热,暴泄,仰息,足下寒,膈中闷,呕吐不欲食饮。腹中有寒气。饮渴,身体痛。多唾。尸厥,死不知人,脉动如故。

4.《备急千金要方》:隐白,主腹中寒冷,气胀喘。又:主腹胀,逆息。再:腹满喜呕。再:主饮渴。再:主膈中呕吐,不欲食。再:小儿客忤吐不止。再:衄血剧不止。

5.《外台秘要》:主腹中有寒气,起则气喘,热病衄血不止,烦心,善悲,腹胀,逆息热气,足胫中寒不得卧,气满胸中热,暴泄仰息,足下寒,膈中闷,呕吐,不欲饮食,尸厥,死不知人,脉动如故,饮渴,身体痛,多喘。又:男隐卵大癞病。

6.《医心方》:主腹中有寒热,气喘,热病衄不止、烦心。善悲,腹胀,足胫寒。

7.《铜人腧穴针灸图经》:治腹胀,喘满不得安卧,膈中呕吐,食不下,暴泄,衄血不止,卒尸厥不识人,足寒不能温。又:治腹中胀逆气满,胸中热,身体疼痛。再:妇人月事过时不止。

8.《圣济总录》:渴饮病,兼身体疼痛。

9.《西方子明堂灸经》:主腹满,喜呕吐。主腹中寒冷,气胀,喘不得安卧。主饮渴。主胫中寒热、足寒不能温。主卒尸厥不知人,脉动如故,胸中痛,食不下,暴泄,衄血。

10.《扁鹊神应针灸玉龙经》:治腹胀,喘吐,血衄,肠滑食不化,月经不止,血崩。

11.《神应经》:月事不止,刺之立愈。

12.《针灸聚英》:主腹胀,喘满不得安卧,呕吐食不下,胸中热,暴泄,衄血,卒尸厥不识人,足寒不能温,妇人月事过时不止,小儿客忤慢惊风。

13.《针灸大成》:腹胀,喘满不得安卧,呕吐食不下,胸中热,暴泻,衄血,尸厥不识人,足寒不能温,妇人月事过时不止,小儿客忤,慢惊风。

14.《医学入门》:主鼻衄,口渴,喘急,呕吐,胸痛,腹中冷气,胀满,暴泄,胫中寒热,足不能温,卒尸厥不知人。

15.《经穴解》:脾之肾病,足寒不能温,妇人月事过经不止。脾之肝病:小儿客忤,慢惊风,尸厥不识人。脾之脾病:腹胀呕吐,食不下暴泄。脾之肺病:喘满不得卧,胸中热,衄血。

16.《循经考穴编》:主妇人月事过期不止。又:暴尸厥,不知人,脉动如故。又:主腹胀,喘满,脾积疼痛,呕吐食不下,足寒不能温,一切脾病。再:亦治小儿客忤慢惊。

17.《医宗金鉴·刺灸心法要诀》:主治心脾疼痛。

18.《针灸逢源》:治腹胀,暴泄,衄血,尸厥,妇人月事过时不止。小儿客忤惊风。

19.《针灸精粹》(李文宪):升阳气。止经血。温脾壮阳理中下焦寒。

20.《针灸集锦》(修订本)(郑魁山):开窍醒神,益气统血。

21.《针灸腧穴学》(杨甲三):补脾,摄血,苏厥,通经。

22.《临床针灸学》(徐笨人):扶脾回阳,养血宁神。

23.《针灸心悟》(孙震寰):治咳逆而升陷阳。又:补脾益肾。

24.《针灸腧穴手册》(杨子雨):理脾统血,宁神定志。

25.《针灸探微》(谢文志):清心宁神,扶脾统血。

26.《中医针灸通释·经脉腧穴学》(康锁彬):补脾摄血,苏厥开窍,通经活络。

27.《针灸腧穴疗法》(李平华):益气统血,宁神定志。

28.《腧穴临床应用集萃》(马惠芳):调经统血,健脾回阳。

29.《新编实用腧穴学》(王玉兴):苏厥醒神,健脾和胃,益气统血。

30.《新编简明针灸学》(闫乐法):益脾理血,宁神定志。

31.《中医针灸经穴集成》(刘冠军):健脾、统血、宁神。

32.《针灸辨证治疗学》(章逢润):调血益脾,清心安神。

33.《石学敏针灸学》(石学敏):健脾和胃,益气统血,安神定志。

34.《珍珠囊穴性赋》(张秀玉):调经统血治妇病。

35.《传统实用针灸学》(范其云):理脾统血,宁神定志。

36.《临床常用百穴精解》(王云凯):平补平泻法,调经止血。补法:益气健脾宁神。泻法:镇静安神。

【古今应用辑要】

1. 古代文献摘录

(1)《素问》:邪客于五脏之间,其病也脉引而痛,时来时止,视其病,缪刺之于手足爪甲上。(各刺其井,左取右,右取左)视其脉,出其血,间日一刺,一刺不已,五刺已。(有血脉者则刺之如此数)缪引上齿,齿属寒痛,视其手背脉血者去之。(若病缪传而引上齿膜寒痛者刺手背阳明络也)……尸厥,刺其足大指内侧爪甲上去端如韭叶(谓隐白穴),后刺足心(谓涌泉穴),后刺足中指爪甲上各一痏,后刺手大指内侧去端如韭叶(谓少商穴),后刺手心主(谓中冲穴)、少阴锐骨之端(谓神门穴)各一痏,立已。

(2)《针灸甲乙经》:热病汗不出且厥,手足寒清,暴泄,心痛,腹胀,心尤痛甚,此胃心痛也,大都主之,并取隐白,腹满,善呕,烦闷,此皆主之。又:尸厥,死不知人,脉动如故:隐白、大敦。

(3)《脉经》:脾病,其色黄,饮食不消,腹若胀满,体重节痛,大便不利,其脉微缓而长。此为可治……春当刺隐白,冬刺阴陵泉,皆泻之。

(4)《备急千金要方》:小儿中马客忤而吐不止者,灸手心主间使、大都、隐白、三阴交各三壮。又:消渴,小便数,灸两手小指头及足两小指头,并灸项椎佳。又灸当脊梁中央解间一处。与腰目上灸两处,凡三处。又灸背上脾俞下四寸,当夹脊梁灸之两处。凡诸灸,皆当随年壮,又灸肾输二处,又灸腰目……以指按取关元一处,又两旁各二寸二处,阴市二处……或三二列灸相去一寸名曰肾者(《内经》云:伏兔下一寸),曲泉、阴谷、阴陵泉、复溜,此诸穴断小行最佳,不损阳气。亦云止遗尿也。太溪、中封、然谷、太白、大都、跗阳、行间、大敦、隐白、涌泉,凡此诸穴各一百壮。腹背两脚凡四十七处,其肾输、腰目、关元、水道,此可灸三十壮,五日一报之,各得一百五十壮佳。涌泉一处可灸十壮。大敦、隐白、行间,此处可灸三壮,余者悉七壮,皆五日一报之,满三灸可止也。若发如此,灸诸阴而不愈,宜灸诸阳,诸阳在脚表,并灸肺输、募,按流注孔穴,壮数如灸阴家法。再:中管、三间、偏历、厉兑、承筋、京骨、昆仑、承山、飞扬、隐白,主头热,鼻衄衄。再:云门、中府、隐白、期门、肺输、魂门、大陵,主胸中痛。阴陵泉、隐白,主胸中热,暴泄。委中、隐白,主衄血剧不止。申脉、隐白、行间,主胫中寒热。

(5)《千金翼方》:(小儿)若吐不止,灸手心主间使、大都、隐白、三阴交各三炷。

(6)《全生指迷方》:厥证(暴厥不知人事):隐白、涌泉、厉兑、少商、中冲、神门。

(7)《针灸资生经》:衄血剧不止,隐白、委中。又:不得卧,隐白、天府、阴陵泉。再:尸厥,隐白、大敦。

(8)《神应经》:大便血,隐白、复留、太冲、会阳、下髎、劳宫、长强、承山、太冲、太白。尸厥:隐白、列缺、中冲、金门、大都、内庭、厉兑、大敦。泄泻:隐白、曲泉、阴陵、然谷、束骨、三焦俞、中脘、天枢、脾俞、肾俞、大肠俞。呕吐:隐白、曲泽、通里、劳宫、阳陵、太溪、照海、太冲、大都、通谷、胃俞、肺俞。

(9)《针灸聚英》:吐衄血,身热:隐白、脾俞、上脘、肝俞。下血,肠风:隐白,灸足三里。

(10)《古今医统大全》:便血,隐白、三里、肾俞。咳嗽:隐白、肺俞、少商、行间、廉泉、脾俞、肝俞、上脘。

(11)《针灸大成》:赤痢,内庭、天枢、隐白、气海、照海、内关。白痢:外关、中脘、隐白、天枢、申脉。下血:隐白、足三里。吐、衄血:针隐白、脾俞、肝俞、上脘。

(12)《百症赋》:梦魇不宁,厉兑、隐白。

(13)《杂病穴法歌》:尸厥,百会、隐白。

(14)《针灸逢源》:癫狂,隐白、人中、少商、大陵、申脉、风府、颊车、承浆、劳宫、上星、会阴、曲池。

(13)《神灸经纶》:心脾胀痛,隐白、上脘、脾俞、胃俞、肾俞、足三里。疝气:隐白、大敦、肩井、章门、气海、归来、冲门、关元、带脉、会阴、三阴交、太溪、太冲、承浆、筑宾、涌泉、然谷、水道、陷谷、曲泉。

2. 现代研究进展

(1)钱楠等艾灸隐白、少商配合药物治疗痰气郁结型郁症患者30例,总有效率90.0%[钱楠,易伟民,胡玲香.灸少商、隐白治疗痰气郁结症60例临床疗效观察.山西中医,2005,21(5):39-40]。

（2）曹可丽等艾灸双侧隐白穴治疗痰湿阻肺证咳嗽患者 13 例，其中体质虚弱者加足三里，总有效率 92.3%［曹可丽，安培祯.艾灸隐白穴治疗痰湿症 13 例.上海针灸杂志，1996，15（3）：56］。

（3）肖静等运用艾炷直接灸隐白，配合静脉滴注黄芪注射液、口服止血丹胶囊，治疗脾肾两虚夹瘀型崩漏患者 23 例，近期止血 6 例，总有效率 86.96%［肖静，贺海霞，胡茜莹.隐白穴直接灸对脾肾两虚夹瘀型崩漏快速止血的影响.新中医杂志，2012，44（8）：143-146］。

【安全针刺法】直刺 0.1 寸或点刺放血，可灸。

承 山

【定位】在小腿后面正中，委中与昆仑之间，当伸直小腿或足跟向上提时，腓肠肌肌腹下出现尖角凹陷处。

【类属】属足太阳膀胱经。

【穴性】凉血止血，清热利湿，调理肠腑，疏经通络。

【主治病证】

1. 热伤血络之便血、鼻衄诸病症。

2. 大肠实热、湿热下注、中气下陷之腹痛、便秘、痔疮、肛裂、脱肛诸病症。

3. 风寒湿痹阻、经脉不利之腰背痛、肩凝、下肢痿痹、腿痛转筋、脚气诸病症。

【常用配伍】

1. 本穴清热凉血止血，为治疗便血要穴。配长强、三阴交、上巨虚、内庭，针刺泻法，治疗大肠热盛、热伤血络之便血。

2. 配风门、少商、迎香、合谷，针刺泻法，清热凉血止血，治疗肺热鼻衄。

3. 配次髎、长强、二白、太白、会阳、大肠俞，针刺泻法，清热除湿散瘀，治疗湿热下注大肠之痔疮及肛门裂。

4. 配上巨虚、合谷、天枢、腹结、大肠俞、秩边，针刺泻法，清热理气、通调肠腑，治疗热结肠腑之腹痛拒按、便秘。

5. 配百会、二白、长强，针刺补法，百会加灸，补气举陷，治疗中气下陷之脱肛。

6. 配委中、昆仑、腰阳关、肾俞、腰部夹脊穴，针刺平补平泻法，舒筋活络、强健腰脊，治疗各种腰背脊痛。

7. 配委中、承筋、阳陵泉、足三里、悬钟，针刺平补平泻法，舒筋解痉，治疗各种原因所致之腿痛转筋。

8. 配条口，针刺平补平泻法，通络止痛，治疗经脉不通之肩凝症。

9. 配委中、太溪、昆仑、阳陵泉、悬钟，针刺平补平泻法，通经活络，治疗经脉痹阻之下肢痿痛。

10. 配昆仑、太溪、三阴交、丘墟，针刺补法，填精补肾通络，治疗精血不足、经脉失养之足跟痛、足下垂。

11. 配足三里、三阴交、阳陵泉、八风，针刺泻法，祛风除湿，治疗风湿脚气。

【穴性文献辑录】

1.《针灸甲乙经》：鼽衄，腰脊脚腨酸重，战栗不能久立，腨如裂，脚跟急痛，足挛少腹痛，喉咽痛，大便难，腹胀。寒热，篡反出。

2.《黄帝明堂经》：主鼽衄，腰背痛，脚腨酸重，战栗不能久立，腨如裂，脚跟急痛，足挛，少腹痛引喉咽，大便难，腹胀。寒热篡反出。霍乱转筋。癫病瘈疭。

3.《备急千金要方》：主治头热，鼻衄，寒热，癫疾，疝气腹痛，痔肿便血，腰背痛，膝肿胫酸，跟痛，霍乱转筋，战栗不能行立，凡有邪热者可泻之。

4.《千金翼方》：灸治转筋。霍乱转筋。

5.《医心方》：主寒热，篡反出，癫疾，瘈疭，鼽衄，腰背痛，大便难，痔，胫不仁。

6.《太平圣惠方》：主脚弱无力，脚重，偏固不遂。

7.《铜人腧穴针灸图经》：承山治脚气，膝下肿，久痔肿痛。

8.《扁鹊心书》：治脚气，重行不少力。

9.《西方子明堂灸经》:主头热,鼻衄衄,大便难,脚挛,脚胫酸,脚急跟痛,脚筋急痛兢兢,足下热不腨久立,寒热,癫疾,脚腨酸痛,膀腰腨重起坐难,小腹疝气游行五脏,腹中切痛,转筋霍乱,久痔肿痛。

10.《通玄指要赋》:转筋而疼,泻承山而在早。

11.《云岐子论经络迎随补泻法》:治腰背痛,脚气膝下肿,转筋。

12.《扁鹊神应针灸玉龙经》:治腰脊腨足拘挛,寒湿脚膝肿痛,大便难,痔疮,肠风脏毒,癫痫,霍乱转筋。

13.《普济方》:《黄帝明堂灸经》云,主筋挛急,不可屈伸。

14.《琼瑶神书》:治转筋,腰腨筋急,寒湿,脚气不能行步。

15.《马丹阳天星十二穴治杂病歌》:善治腰疼痛,痔疾大便难,脚气并膝肿,辗转战痛酸,霍乱转筋急。

16.《针灸大全》:善理腰疼痛,痔疾大便难。脚气足下肿,两足尽寒酸,霍乱转筋急。

17.《灵光赋》:承山转筋并久痔。

18.《肘后歌》:五痔原因热血作,承山须下病无踪。

19.《古今医统大全》:主治痔肿,大便难,膝肿,胫酸,跟痛,转筋不立。

20.《针灸大成》:主大便不通,转筋,痔肿,战栗不能立,脚气膝肿,胫酸脚跟痛,筋急痛,霍乱,急食不通,伤寒水结。

21.《针方六集》:主腰股膝腨足踝肿痛,风痹,痔漏,便血、脏毒,大便艰难,转筋,霍乱,伤寒水结。

22.《类经图翼》:治劳寒立效,亦有初发疟疾者,灸之立已。又疝气腹痛,痔疮肿便血,有邪热,目眩,肠风新下血,胸膈痞满,喜饮食,两足尽寒酸,展转成时疫,战栗疟憎寒。

23.《医学入门》:主头痛,鼻衄衄,指肿,腰脊痛,腹痛,小腹疝气……脚挛,胫酸痹,跟痛急,足下热不能久立,转筋,霍乱,瘈疭,久痔肿痛,肢肿,寒热汗不出。又主痔漏、转筋。

24.《经穴解》:承山之本病,脚气膝肿,胫痠,脚跟痛,筋急痛,转筋,痔肿,战慄不能久立。承山之大肠病:大便不通,急食不通,伤寒水结。

25.《循经考穴编》:主霍乱乱转筋,腰疼筋急,痔漏便毒,伤寒水结。

26.《医宗金鉴》:主治痔漏疼痛,寒冷转筋。又主治……脚气膝肿……伤寒时疫,寒热疟疾,战栗不腨行立,霍乱转筋等。

27.《针灸集锦》(修订本)(郑魁山):疏筋利节。

28.《常用腧穴临床发挥》(李世珍):辨证取穴,用泻法,宣通雍滞、通便,配透天凉,消散郁热。局部取穴:用补法,壮筋补虚;用泻法,舒筋活络、通畅经气,配艾灸或烧山火、拔罐,温经散邪。

29.《针灸腧穴学》(杨甲三):舒筋解痉,强健腰膝,理气调肠。

30.《临床针灸学》(徐笨人):舒筋凉血,和肠疗痔。

31.《针灸心悟》(孙震寰):清血热。

32.《针灸腧穴手册》(杨子雨):散寒除湿,消瘀解毒。

33.《针灸探微》(谢文志):舒筋活络,调理肠腑。

34.《中医针灸通释·经脉腧穴学》(康锁彬):舒筋解痉,强健腰膝,理气调肠。

35.《针灸腧穴疗法》(李平华):祛风湿,舒筋脉,理肛疾。

36.《腧穴临床应用集萃》(马惠芳):舒筋活络,调理肠腑。

37.《新编实用腧穴学》(王玉兴):舒筋活络,清热通肠。

38.《中医针灸经穴集成》(刘冠军):舒筋脉,理肛疾。

39.《新编简明针灸学》:舒筋通络,通肠疗痔。

40.《腧穴学讲义》:舒筋活络调腑气,疗痔疾。

41.《针灸辨证治疗学》(章逢润):舒筋活络,理肠疗痔。

42.《石学敏针灸学》(石学敏):舒筋活络,通肠疗痔。

43.《珍珠囊穴性赋》(张秀玉):承山舒筋。

44.《腧穴类编》(王富春):活血止血,调大肠,舒筋骨。

45.《传统实用针灸学》(范其云):疏经络,调腑气。

46.《临床常用百穴精解》(王云凯):平补平泻法,舒筋活络,通畅经气。补法:壮筋补虚。泻法:宣通壅滞、通便,消散郁热。

【古今应用辑要】

1. 古代文献摘录

(1)《备急千金要方》:脚胫酸,脚跟急痛:承山、承筋。肠痛:承山、劳宫、完骨。头热,鼻衄衄:中管、三间、偏历、厉兑、承筋、京骨、昆仑、承山、飞扬、隐白。

(2)《外台秘要》:脚气初发转筋,承山、承筋。

(3)《席弘赋》:心胸满,不思饮食:承山、阴陵泉。配转筋目眩:鱼际、昆仑。

(4)《针灸大成》:脏毒下血,承山、脾俞、精宫、长强。霍乱转筋:金门、仆参、承山、承筋。浑身战栗,腨酸:承山、金门。大便下重:承山、解溪、太白、带脉。血痔泄,腹痛:承山、复溜。痔疾,骨疽蚀:承山、商丘。

(5)《百症赋》:肠风新下血,长强、承山。

(6)《玉龙歌》:九般痔漏,承山、长强。

(7)《杂病穴法歌》:心胸痞满,阴陵泉、承山。转筋眼花:然谷、承山。

(8)《针灸心悟》(孙震寰):清血热,委中、承山。

2. 现代研究进展

彭月灵等电针条口透承山治疗肩周炎患者100例,其中气滞血瘀型30例,外感风寒型42例,气血不足型28例。治疗结果:痊愈者57例,显效者21例,有效者15例,总有效率93.0%[彭月灵,冯德荣.条口透承山加电疗治疗肩周炎100例的疗效分析.中国社区医师:综合版,2009,2:66-67]。

【安全针刺法】直刺1.0~1.5寸,可灸。

交 信

【定位】在小腿内侧,当太溪直上2寸,复溜前0.5寸,胫骨内侧缘的后方。

【类属】属足少阴肾经。为阴跷脉郄穴。

【穴性】调冲止血,清热除湿。

【主治病证】

1. 冲任失调之崩漏、月经不调、阴挺诸病症。

2. 湿热下注之五淋、阴痒、睾丸肿痛、疝气诸病症。

【常用配伍】

1. 配气海、三阴交、太冲、地机、大敦,针刺平补平泻法,活血通络止血,治疗血瘀月经过多、崩漏。

2. 配中极、地机、气海、关元、三阴交,针刺平补平泻法,调理冲任,治疗冲任失调之月经不调、赤白带下。

3. 配关元、子宫、肾俞、照海、百会,针刺补法,补肾益气,升阳固脱,治疗肾虚阴挺。

4. 本穴清热利湿。配膀胱俞、中极、阴陵泉、行间、太溪,针刺泻法,治疗湿热五淋;配大敦、阴陵泉、照海,针刺泻法,治疗湿热下注热疝;配中极、血海、下脘、三阴交,针刺泻法,治疗湿热阴痒;配蠡沟、三阴交、中封、血海,针刺泻法,治疗湿热睾丸肿痛。

5. 配中脘、天枢、肾俞、脾俞、足三里,针刺补法,温补脾肾,治疗脾肾阳虚之泄泻。

【穴性文献辑录】

1.《针灸甲乙经》:气癃,癞疝阴急,股枢腨内廉痛。

2.《黄帝明堂经》:主气淋,颓疝,阴急,股枢腨内廉痛。

3.《备急千金要方》:泄痢赤白,漏血,主气淋。

4.《外台秘要》:气癃,癞疝阴急,股引腨内廉痛。

5.《医心方》:气癃,癞疝,阴急,股枢腨内廉痛。

6.《太平圣惠方》:卒疝,大小便难及股胫内廉痛。

7.《铜人腧穴针灸图经》:治女子漏血不止。

8.《西方子明堂灸经》:主气淋,癞疝,阴急,股引内廉骨痛,泄痢赤白,女子漏血不止。

9.《普济方》:气癃,癞疝阴急,股引腨内廉痛。

10.《针灸聚英》:气淋,癞疝,阴急,阴汗。泻痢赤白,气热癃,股、枢、髆(当为腨)内痛。大小便难,淋,女子漏血不止,阴挺出,月水不来,小腹偏痛,四肢淫泺,盗汗出。又:肩背诸疾中渚下,腰膝强痛交信凭。

11.《针灸大成》:气淋,疝疝,阴急,阴汗。泻痢赤白,气热癃,股、枢、髆(当为腨)内痛。大小便难,淋,女子漏血不止,阴挺出,月水不来,小腹偏痛,四肢淫泺,盗汗出。

12.《类经图翼》:主治五淋,阴疝急,泻痢赤白,大小便难,女子漏血不止,阴挺,月事不调,小腹痛,盗汗。

13.《经穴解》:肾之本病,气淋,气热癃,股内枢痛,大小便难,女子漏血不止,月事不来,小腹偏痛。肾之肝病,癞疝,阴急,妇人阴挺出。肾之脾病:四肢淫泺。肾之肺病:泄利赤白,盗汗。

14.《循经考穴编》:主气淋,寒疝,女子带漏不止,腰枢股胫内廉痛。

15.《针灸逢源》:主治五淋,阴疝急,泻痢赤白,大小便难,女子漏血不止,阴挺,月事不调,小腹痛,盗汗。

16.《针灸精粹》:调经血,补肾滋阴。

17.《针灸集锦》(修订本)(郑魁山):调补肝肾。

18.《针灸腧穴学》(杨甲三):调经血,理下焦,通经脉。

19.《临床针灸学》(徐笨人):补肾调经,清热利尿。

20.《针灸心悟》(孙震寰):培本固元,益气统血。

21.《针灸腧穴手册》(杨子雨):益肾气,调冲任,消瘀肿。

22.《针灸探微》(谢文志):补肾调经,清热利尿。

23.《中医针灸通释·经脉腧穴学》(康锁彬):调理经血,疏理下焦,通调经脉。

24.《针灸腧穴疗法》(李平华):活血调经,益肾利水。

25.《腧穴临床应用集萃》(马惠芳):益肾调经,清热利尿。

26.《新编实用腧穴学》(王玉兴):调理冲任,清热利湿。

27.《中医针灸经穴集成》(刘冠军):益肾调经。

28.《针灸辨证治疗学》(章逢润):补肾,调经,利水。

29.《石学敏针灸学》(石学敏):补肾气,益胞宫,清湿热,调血分。

30.《腧穴类编》(王富春):止血,益肾,调经。

31.《传统实用针灸学》(范其云):益肾气,调冲任,消淤肿。

【古今应用辑要】

1.《备急千金要方》:髀枢中痛不可举,环跳、束骨、交信、阴谷。

2.《针灸资生经》:癞疝,交信、中都、大巨、曲骨。又:妇女漏血不止,交信、阴谷、太冲、三阴交。月经不调:交信、阴包。

3.《百症赋》:女子少气漏血,不无交信合阳。

【安全针刺法】直刺0.5~0.7寸,可灸。

中　都

【定位】在小腿内侧,当足内踝尖上7寸,胫骨内侧面的中央。

【类属】属足厥阴肝经,为该经郄穴。

【穴性】凉血止血,疏肝理气,调理肝脾。

【主治病证】

1.肝经热盛、热伤血络之崩漏、恶露不尽、月经过多诸病症。

2.肝气郁结、肝失疏泄之胁痛、疝气诸病症。

3.肝脾不和之小腹痛、腹胀、泄泻诸病症。

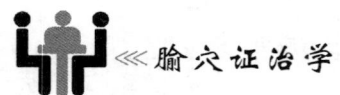

【常用配伍】

1. 本穴清肝泄热、凉血止血。配隐白、三阴交、气海、血海、水泉,隐白三棱针点刺出血,余穴针刺泻法,治疗血热崩漏;配中极、归来、阴谷、血海、气海,针刺泻法,治疗血热恶露不绝;配大敦、太冲、关元,针刺泻法,治疗血热月经过多。

2. 配期门、行间、侠溪、大敦、气海,针刺平补平泻法,疏肝解郁、理气止痛,治疗肝郁胁痛、疝气。

3. 配太冲、阳陵泉、内关、气海,针刺平补平泻法,疏肝理气、调理肝脾,治疗肝木克土、肝脾不调之腹胀、小腹痛。

4. 配肝俞、行间、天枢、足三里,针刺平补平泻法,疏肝健脾、理气和中,治疗肝郁脾虚之泄泻。

【穴性文献辑录】

1.《针灸甲乙经》:肠澼。崩中,厥上下痛。

2.《黄帝明堂经》:主疝。肠澼不止,精。崩中,腹上下痛。

3.《备急千金要方》:主足下热,胫寒不能久立,湿痹不能行。中都主癀疝,崩中。

4.《外台秘要》:主癀疝,崩中,腹上下癀,肠澼,亦止精。

5.《医心方》:主癀疝,崩中,厥上下痛,肠澼不止,泄辅。

6.《铜人腧穴针灸图经》:治肠僻,癀疝,少腹癀,妇人崩中,因产恶露不绝。

7.《扁鹊神应针灸玉龙经》:治肠癖,癀疝,小腹疼,足寒,胫寒,行难,妇人血崩,恶露不止。

8.《针灸大成》:主肠癖,癀疝,小腹痛,不能行立,胫寒,妇人崩中,产后恶露不绝。不能行。

9.《类经图翼》:主治肠癖,癀疝,小腹痛,湿痹,足热,胫寒不能行立,妇人崩中,产后恶露不绝。

10.《医学入门》:主肠澼,癀疝,少腹痛,妇人崩中,因恶露不绝,足下热,胫寒不能久立,湿痹。

11.《针灸逢源》:治癀疝,小腹痛,胫寒。

12.《经穴解》:肝之肾病,小腹痛不能行立,胫寒肠癖,崩中不止,产后恶露不绝。

13.《针灸集锦》(修订本)(郑魁山):舒肝理气,固冲止崩。

14.《针灸腧穴学》(杨甲三):舒肝,理气,调经。

15.《临床针灸学》(徐笨人):补肝益肾,清热利湿。

16.《针灸腧穴手册》(杨子雨):调和肝脾,化瘀解毒。

17.《针灸探微》(谢文志):通经活络,调理气血。

18.《中医针灸通释·经脉腧穴学》(康锁彬):疏肝理气,调和气血。

19.《针灸腧穴疗法》(李平华):疏肝理气,健脾调中,清热凉血。

20.《腧穴临床应用集萃》(马惠芳):舒肝理气,调经止血。

21.《新编实用腧穴学》(王玉兴):疏肝理气,通络止痛。

22.《中医针灸经穴集成》(刘冠军):调肝理血。

23.《腧穴学讲义》(于致顺):疏肝、通络。

24.《针灸辨证治疗学》(章逢润):疏肝理气,消肿止痛。

25.《石学敏针灸学》(石学敏):疏肝理气,活血止痛。

26.《传统实用针灸学》(范其云):调和肝脾,化瘀解毒。

【古今应用辑要】

1. 古代文献摘录

(1)《针灸甲乙经》:癀疝,大巨、地机、中封。

(2)《脉经》:肝病,其色青,手足拘急,胁下苦满,或时眩冒,其脉弦长:大敦、行间、曲泉、太冲、中封、期门。

(3)《备急千金要方》:癀疝,崩中,厥上下痛,肠澼,阴暴败痛:合阳,中都。

(4)《外台秘要》:凡脚气,发有阴阳表里……若病从阴发,起两足大指内侧,上循胫内及膝里,顽痹不仁,或肿先发于此者,皆须随病灸复溜、中都、阴陵泉。

　　(5)《针灸资生经》:癫疝,中都、合阳、中都、关元、交信、中封、太冲、地机。又:产后恶露不止,中都、气海。又:小腹痛,中都、肝俞、小肠俞、蠡沟、照海、下廉、巨墟。

　　(6)《针灸大成》:四肢浮肿,中都、合谷、曲池、中渚、液门、行间、内庭、三阴交、阴陵泉。

　　2. 现代研究进展

　　樊海总结樊美章经验,针刺中都穴治疗肝气郁结引起的急慢性肝炎、脱疽、肺气肿、肿瘤等疾病,临床疗效较好[樊海.樊美章引用中都穴的临床经验.江西中医药,1991,22(5):5-6]。

　　【安全针刺法】平刺0.5~0.8寸,可灸。

第二节　活血穴

　　活血穴,具有通利血脉、促进血行、消散瘀血等穴性,主要用于治疗瘀血阻滞引起的胸、腹、头诸痛,痛如针刺,痛处固定不移;中风半身不遂,肢体麻木,关节痹痛日久;胸痹胁痛;跌仆损伤、瘀肿疼痛;月经不调、恶露不尽、崩漏、产后腹痛等病症。

　　运用活血穴时,除根据不同穴位特点加以选择应用外,还需针对形成瘀血的不同病因病情,随证配伍,以标本兼顾。如寒凝血脉者,当配伍具有温里散寒、温通经脉穴性的腧穴;热瘀互结者,宜配伍具有清热凉血、泻火解毒穴性的腧穴;痰湿阻滞、血行不畅者,当配伍具有化痰除湿穴性的腧穴;风湿痹阻、经脉不通者,应配伍具有祛风除湿通络穴性的腧穴;久瘀体虚或因虚而瘀者,则应配伍具有益气补虚穴性的腧穴;痰瘀积聚,应配伍具有软坚散结穴性的腧穴。由于气血之间关系密切,在运用活血穴时,常配伍理气穴,以增强活血散瘀之力。

　　运用活血穴时,针刺操作根据证型施行手法补泻,若邪实为主,针刺用泻法;若正虚为主,针刺则用补法;虚实不显者,针刺用针刺平补平泻法。

外　陵

　　【定位】在下腹部,当脐中下1寸,距前正中线2寸。

　　【类属】属足阳明胃经。

　　【穴性】活血通络,调理肠胃。

　　【主治病证】

　　1. 气滞血瘀之月经不调、痛经诸病症。

　　2. 胃肠失和之腹痛、腹胀、泄泻、疝气、肠痈诸病症。

　　【常用配伍】

　　1. 配气海、关元、太冲、三阴交、阳陵泉,针刺泻法,理气活血、通经止痛,治疗气滞血瘀之痛经、月经不调。

　　2. 配滑肉门、血海、足三里,针刺平补平泻法,疏风解表、活血通络,治疗气血虚弱复感风邪之瘾疹。

　　3. 配天枢、上巨虚、足三里、内庭,针刺泻法,泄热通腑、活血消痈,治疗热结大肠之肠痈。

　　4. 配关元、足三里、三阴交、公孙,针刺补法,针后加灸,补虚散寒,治疗下焦虚寒之腹胀、腹痛、泄泻。

　　5. 配足三里、大横、公孙、合谷、天枢、神阙,针刺平补平泻法,针后加灸,温中散寒,治疗寒积腹痛。

　　6. 配三阴交、太冲,针刺平补平泻法,理气止痛,治疗气郁疝气痛。

　　【穴性文献辑录】

　　1.《针灸甲乙经》:腹中尽痛。

　　2.《备急千金要方》:腹中尽痛。

　　3.《铜人腧穴针灸图经》:腹中痛,心如悬,引脐腹痛。

　　4.《针灸大成》:治腹中痛,心如悬,引脐腹痛。

5.《景岳全书》:疝。

6.《经穴解》:外陵之本病,腹痛,心下如悬,下引脐痛。

7.《针灸集锦》(修订本)(郑魁山):理气活血。

8.《针灸腧穴学》(杨甲三):条肠胃,理气止痛。

9.《临床针灸学》(徐笨人):和胃化湿,行气活血。

10.《针灸腧穴手册》(杨子雨):温经散寒,调气活血。

11.《针灸探微》(谢文志):调理肠胃,行气活血。

12.《中医针灸通释·经脉腧穴学》(康锁彬):调理肠胃,理气止痛。

13.《针灸腧穴疗法》(李平华):调理肠胃,痛经止痛。

14.《腧穴临床应用集萃》(刘冠军):和胃化湿,理气止痛。

15.《新编实用腧穴学》(王玉兴):理气止痛。

16.《中医针灸经穴集成》(刘冠军):调理肠胃,痛经止痛。

17.《针灸辨证治疗学》(章逢润):和肠理胃,调经止痛。

18.《石学敏针灸学》(石学敏):温下焦,理气机。

19.《传统实用针灸学》(范其云):温经散寒,调气活血。

【古今应用辑要】

1. 古代文献摘录

(1)《针灸资生经》:腹中尽痛,外陵、天枢。

(2)《古今医统》:疝气,外陵、归来、大敦、三阴交。

2. 现代研究进展

(1)蒋湘萍取腹针针刺外陵、中脘、气海等穴配合脾俞、足三里等穴埋线治疗溃疡性结肠炎患者40例,有效率95%。其中头晕头痛加中脘;情绪改变加右上风湿点;潮热、出汗加左气旁(金河穴);体质虚弱加关元下、气穴下[蒋湘萍.腹针加穴位埋线治疗溃疡性结肠炎疗效观察.中医临床研究,2012,4(17):37-39]。

(2)李黄彤等取薄氏腹针针刺外陵、滑肉门、气海、关元等穴治疗心脾亏损型、心肾不交型、心胆气虚型、肝阳上扰型、脾胃不和型慢性失眠患者62例,总有效率96.77%,痊愈率24.19%[李黄彤,等.薄氏腹针治疗慢性失眠62例.中国现代医药杂志,2009,11(5):73-74]。

【安全针刺法】直刺1.0~1.5寸,可灸。

归 来

【定位】在下腹部,当脐中下4寸,距前正中线2寸。

【类属】属足阳明胃经。

【穴性】理气活血,温中散寒,健脾益气。

【主治病证】

1. 气滞血瘀、寒邪凝结之腹痛、阴睾上缩入腹、阴冷肿痛、疝气偏坠、月经不调、经闭、乳癖诸病症。

2. 脾虚气陷之狐疝、阴挺、带下诸病症。

【常用配伍】

1. 配期门、章门、石门、三阴交、痞根,针刺平补平泻法,理气活血、祛瘀散结,治疗气滞血瘀之乳癖。

2. 配曲骨、三阴交、太冲,针刺平补平泻法,行气疏肝、活血调经,治疗肝郁气滞之月经不调。

3. 本穴温经散寒、活血止痛。配中脘、足三里、大横、合谷,针刺平补平泻法,针后加灸,治疗寒积腹痛;配期门、大横、气海、三角灸,针刺平补平泻法,针后加灸,治疗寒滞肝脉之阴睾上缩入腹;配曲骨、气穴、三阴交、天枢,针刺平补平泻法,针后加灸,治疗寒积阴冷肿痛;配太冲、大敦、归来、气冲、三阴交,针刺平补平泻法,针后加灸,治疗寒凝气滞之疝气偏坠、少腹疼痛;配关元、三阴交,针刺泻法,针后加灸,治疗寒凝血瘀之经闭。

4. 本穴健脾益气、升阳固脱。配三角灸、关元、足三里,针刺补法,治疗气虚狐疝;配百会、气海、维道、足三里、三阴交,针刺补法,治疗脾虚气陷之阴挺;配气海、带脉、白环俞、三阴交、足三里,针刺补法,治疗脾虚带下。

5. 配子宫、关元、筑宾、三阴交,关元、三阴交针刺补法,余穴针刺平补平泻法,补肾通络利水,治疗肾虚气化失常之小便不利。

【穴性文献辑录】

1.《针灸甲乙经》:奔肫,卵上入,痛引茎。又:女子阴中寒。

2.《黄帝明堂经》:主奔肫,卵上入,引茎中痛。少腹痛。女子阴中寒。

3.《备急千金要方》:主妇人阴冷肿痛。

4.《千金翼方》:阴冷肿痛。

5.《外台秘要》:主少腹痛,奔豚,卵上入腹,引茎中痛,女人阴中寒。

6.《铜人腧穴针灸图经》:治少腹奔豚,卵缩茎中痛,妇人血脏积冷。

7.《西方子明堂灸经》:奔豚,卵上入引茎痛,妇人血脏积冷。

8.《针灸聚英》:主奔豚,卵上入腹,引茎中痛,妇人血脏积冷。

9.《针灸大成》:小腹奔豚,卵上入腹,引茎中痛,七疝,妇人血脏积冷。

10.《类经图翼》:主治奔豚,七疝,阴丸上缩入腹引茎痛,妇人血脏积冷。

11.《医学入门》:主奔豚,卵上入腹引茎痛,妇人血脏积冷。

12.《经穴解》:归来之肾病,小腹奔豚,卵上入腹,阴中痛,七疝,妇人血脏积冷。

13.《针灸精粹》:治下元寒冷寒疝。

14.《针灸集锦》(修订本)(郑魁山):调气活血,培补冲任。

15.《常用腧穴临床发挥》(李世珍):辨证取穴,用泻法,活血散滞,配艾灸,温经散寒;用补法,摄胞固脱。局部取穴:用泻法,消散瘀滞;配艾灸,温阳散寒。

16.《针灸腧穴学》(杨甲三):调经带,理气,止痛。

17.《临床针灸学》(徐笨人):理气活血,调补肝肾。

18.《针灸心悟》(孙震寰):祛除寒疝腹痛。

19.《针灸腧穴手册》(杨子雨):温经散寒,培补冲任。

20.《针灸探微》(谢文志):理气活血,调补肝肾。

21.《中医针灸通释·经脉腧穴学》(康锁彬):调经止带,理气止痛。

22.《针灸腧穴疗法》(李平华):温中散寒,益气固脱。

23.《腧穴临床应用集萃》(刘冠军):活血化瘀,调经止痛。

24.《新编实用腧穴学》(王玉兴):调经止带,补肾益精。

25.《中医针灸经穴集成》(刘冠军):温经祛寒,益气固脱。

26.《新编简明针灸学》:温经散寒,培补冲任。

27.《针灸辨证治疗学》(章逢润):平冲降逆,益气固脱。

28.《石学敏针灸学》(石学敏):温下焦,理胞宫。

29.《珍珠囊穴性赋》(张秀玉):小肠气痛归来治。

30.《传统实用针灸学》(范其云):温经散寒,培补冲任。

31.《临床常用百穴精解》(王云凯):平补平泻法,调经止带。补法:温经祛寒。泻法:疏肝调冲。

【古今应用辑要】

1. 古代文献摘录

(1)《千金翼方》:阴冷肿痛,灸归来共十壮,三报之。夹玉泉两旁五寸。

(2)《针灸大成》:偏坠木肾,归来、大敦、三阴交。又:小腹奔豚,归来、关元、关门、水道、三阴交。

2. 现代研究进展

洪文等针刺归来、关元、中极等穴结合中药治疗前列腺炎患者 30 例,总有效率 90.0%。其中气滞血瘀者加血海、曲池;湿热下注者加膀胱俞、水道[洪文,陆强益.针药结合治疗慢性前列腺炎 30 例疗效观察.吉林中医药,2007,27(7):42-43]。

【安全针刺法】直刺 0.8~1.2 寸,可灸。

地　机

【定位】在小腿内侧,当内踝尖与阴陵泉的连线上,阴陵泉下 3 寸。

【类属】属足太阴脾经,为该经郄穴。

【穴性】活血化瘀,健脾益气,疏经通络。

【主治病证】

1. 气血瘀阻、冲任失调之痛经、月经不调、经早、经闭、崩漏、恶露不下、恶露不绝诸病症。

2. 脾虚失运之腹胀、腹痛、食欲不振、泄泻、水肿、小便不利诸病症。

3. 经络不利之腿膝肿痛、下肢痿痹诸症。

【常用配伍】

1. 本穴为活血化瘀要穴。配行间、血海、关元,针刺泻法,治疗血瘀痛经;配中极、合谷、三阴交、太冲、丰隆,针刺泻法,治疗血滞经闭;配气海、三阴交、隐白、气冲、冲门,针刺泻法,治疗血瘀崩漏;配中极、气冲,针刺泻法,治疗血瘀恶露不下;配中极、石门、归来,针刺泻法,治疗血瘀恶露不绝。

2. 配血海、关元、三阴交、水道、归来,针刺平补平泻法,温经散寒,通脉止痛,治疗寒湿凝滞痛经。

3. 本穴健脾益气、理气和胃、利水消肿。配脾俞、章门、足三里、天枢,针刺补法,治疗脾虚腹痛、腹胀、食欲不振;配中脘、天枢、足三里、脾俞、关元俞,针刺补法,治疗脾虚泄泻;配脾俞、水分、气海、足三里、太溪,针刺补法,治疗脾虚水肿、小便不利。

4. 配合谷、天枢、上巨虚、阴陵泉、气海,针刺平补平泻法,针后加灸,温中散寒、理气止痢,治疗寒湿痢。

5. 配关元、三阴交、肾俞,针刺补法,补肾益精,治疗肾精亏虚之遗精、少精、阳萎。

6. 配中都、阳辅,针刺平补平泻法,疏通经络,治疗风寒湿邪痹阻经络之下肢痿痹、疼痛等症。

【穴性文献辑录】

1.《针灸甲乙经》:溏瘕,腹中痛,脏痹。

2.《备急千金要方》:主癫疝,精不足。

3.《外台秘要》:主癫疝,溏瘕,腹中痛,脏痹。

4.《医心方》:主癫疝,溏瘕,腹中痛,脏痹。

5.《太平圣惠方》:主腰痛不可俛仰,足痹痛屈伸难也。

6.《铜人腧穴针灸图经》:女子血瘕,按之如汤沃股内至膝。丈夫溏泄,腹胁气胀。水肿腹坚不嗜食,小便不利。

7.《西方子明堂灸经》:主溏瘕,腹中痛,气胀,水肿,腹坚不嗜食,小便不利,脏痹腰痛不可俯仰,足痹痛屈伸难,癫疝,精不足,女子血瘕按之如汤沃股膝皆痛。

8.《普济方》:主癫疝,溏瘕,腹中痛,脏痹。

9.《古今医统大全》:主腰痛不可俯仰,溏泄,腹胀、水肿,小便不利,女子瘕癖。

10.《针方六集》:治腹中痛,脏痹,女子血瘕,按之如汤沃股内引膝,男子溏泄,腹胁坚胀,不嗜食,水肿,小便不利,足大指内侧红肿。

11.《类经图翼》:主治腰痛不可俯仰,溏泄,腹胀,水肿,不嗜食,精不足,小便不利,足痹痛,女子血瘕。

12.《经穴解》:脾之肾病,腰痛不可俯仰,小便不利,精不足。脾之肝病:腹胁胀。脾之脾病:溏泄水肿,腹坚不嗜食,女子瘕癖,按之如汤沃股内至膝。

13.《循经考穴编》:主下部之疾无所不疗,又主腰痛不可俯仰,气胀,不嗜食,男子精不足,女子血瘕如孕,按之如汤沃股内至膝。

14.《针灸逢源》:治腰痛不可俯仰,溏泄,水肿,小便不利,女子癥瘕。

15.《古法新解会元针灸学》:主治腰痛,膝肿,麻木不仁,中风半身不遂,鹤膝风肿,历节风疼,腿浮肿,膝痠胀,风湿寒伏血内客皮肤成痹,阴痒,脚气,血带,癥瘕,按之如热汤沃腰膝,腹疼,腹胀,臌症,水肿,溏泻,腹胁满,精血不足,四肢倦怠,腿膝内臁酸疼,食后作冷疼,脾虚失眠,好卧,身黄瘦,腹毒流入腿腋,在股内结核,又有由耳下阳明经核结通睾丸,连脾经筋发赤,西人称淋巴腺结核。

16.《针灸集锦》(修订本)(郑魁山):健脾利湿,调补肝肾。

17.《针灸腧穴学》(杨甲三):健脾胃,调经带。

18.《临床针灸学》(徐笨人):和脾理血,调樊胞宫。

19.《针灸心悟》(孙震寰):月经不调。又:补脾益精。

20.《针灸腧穴手册》(杨子雨):健脾利湿,调补肝肾。

21.《针灸探微》(谢文志):和脾理血,调补肝肾。

22.《中医针灸通释·经脉腧穴学》:健脾和胃,调经止带。

23.《腧穴临床应用集萃》(马惠芳):健脾渗湿,调经止带。

24.《中医针灸经穴集成》(刘冠军):和脾理血,调理胞宫。

25.《针灸辨证治疗学》(章逢润):和脾理血,调血固精。

26.《石学敏针灸学》(石学敏):和脾,理血,固精。

27.《珍珠囊穴性赋》(张秀玉):理血症。

28.《传统实用针灸学》(范其云):健脾利湿,调补肝肾。

29.《临床常用百穴精解》(王云凯):平补平泻法,疏通经络,理血调经。补法:健脾渗湿。泻法:清热利湿。

【古今应用辑要】

1.《素问·刺腰痛篇》:上热,刺足太阴。

2.《针灸甲乙经》:癫疝,大巨及地机中郄主之。又:溏瘕,腹中痛,脏痹,地机主之。

3.《备急千金要方》:太冲、中封、地机主癫疝,精不足。

4.《针灸资生经》:不嗜食,地机、阴陵泉、水分、幽门、小肠俞。

5.《百症赋》:经事改常,地机、血海。

【安全针刺法】直刺 1.0~1.5 寸,可灸。

极　泉

【定位】在腋窝顶部正中,腋动脉搏动处。

【类属】属手少阴心经。

【穴性】行气活血,宁心安神,疏经通络。

【主治病证】

1.瘀血阻滞之胸痹、胸闷、心痛、胁肋刺痛、目黄诸病症。

2.心神不宁之心悸、气短、失眠、心悲不乐诸病症。

3.风寒湿痹阻之肘臂冷痛、上肢不遂诸症。

【常用配伍】

1.配膻中、巨阙、膈俞、阴郄、心俞,针刺平补平泻法,活血祛瘀、理气止痛,治疗心血瘀阻之胸痹、心痛。

2.配曲泽、少海、气海、血海,针刺平补平泻法,活血通络、宁心安神,治疗瘀血阻滞之心悸、失眠。

3.配大包、京门、行间、膈俞、三阴交,针刺平补平泻法,行气活血,治疗气滞血瘀之胁肋刺痛、目黄。

4.配心俞、巨阙、神门、间使,针刺补法,益气养心,治疗心气虚之心悸、气短。

5.配心俞、内关、膈俞、肾俞、三阴交,针刺平补平泻法,滋养心血,治疗心阴血不足之心悲不乐、郁郁寡欢等。

6. 配天井、少海、章门、足临泣,针刺泻法,理气化痰,治疗肝郁痰凝之瘰疬。

7. 配肩髃、曲泽、外关、合谷,针刺平补平泻法,祛风除湿、舒筋活络、散寒止痛,治疗风寒湿痹阻之肘臂冷痛、上肢不遂。

【穴性文献辑录】

1.《外台秘要》:主心腹痛,干呕哕。是动则病嗌干,心痛,渴而欲饮,为臂厥;是主心所生病者,目黄胁痛,臑臂内后廉痛,掌中热痛。

2.《医心方》:主心痹,干呕哕,四肢不举,心痛,渴而欲饮,臂厥,嗌干。

3.《铜人腧穴针灸图经》:治心痛,干呕,四肢不收,咽干烦渴,臂肘厥寒,目黄,胁下满痛。

4.《针灸聚英》:主臂肘厥寒,四肢厥,心痛,干呕,烦满,胁痛,悲愁。

5.《古今医统大全》:主治胁痛,肘臂厥寒,四肢厥,干呕,烦满。

6.《针灸大成》:主臂肘厥寒,四肢不收,心痛干呕,烦渴,目黄,胁满痛,悲愁不乐。

7.《针方六集》:主心痛干呕,四肢不收,烦渴,臂肘厥冷,黄,胁痛,悲笑。

8.《类经图翼》:主治心胁满痛,肘臂厥寒,四肢不收,干呕,烦渴,目黄。

9.《医学入门》:主目黄咽干,心痛胁满,干呕烦渴,四肢不收。

10.《经穴解》:心之心病,臂肘厥寒,四肢不收,心痛干呕,烦渴目黄,胁满痛,悲愁不乐。

11.《针灸逢源》:治臂肘厥寒,心胁满痛,干呕烦渴,目黄。

12.《针灸集锦》(修订本)(郑魁山):行气活血。

13.《针灸腧穴学》(杨甲三):宽胸理气,通经活络。

14.《临床针灸学》(徐笨人):理气活血,消瘀散结。

15.《针灸腧穴手册》(杨子雨):行气活血,调理血脉。

16.《针灸探微》(谢文志):清热散结,理气活血。

17.《中医针灸通释·经脉腧穴学》(康锁彬):宽胸理气,通经活络。

18.《针灸腧穴疗法》(李平华):理血舒筋,宁心安神。

19.《腧穴临床应用集萃》(马惠芳):宽胸宁心,活络止痛。

20.《新编实用腧穴学》(王玉兴):宽胸理气,通经活络。

21.《中医针灸经穴集成》(刘冠军):疏筋活络。

22.《新编简明针灸学》:行气活血,清心宁神,调理血脉。

23.《针灸辨证治疗学》(章逢润):宁心止痛,通经活络,兴废起痿。

24.《石学敏针灸学》(石学敏):清心宁神,通经活络。

25.《珍珠囊穴性赋》(张秀玉):四肢不举刺极泉。

26.《腧穴类编》(王富春):通经活络,宽胸理气。

27.《传统实用针灸学》(范其云):行气活血,调理血脉。

【古今应用辑要】

1. 古代文献摘录

《针灸资生经》:心痛干呕烦满,极泉、侠白。四肢不收:极泉、日月、脾俞。咽干:极泉、太渊、偏历、太冲、天突。

2. 现代研究进展

武邵运用手法弹拨极泉穴,能改善因气血不畅引起的心悸、胸闷、气短、呼吸困难、悲烦欲哭等症,并且对咽炎、月经不调、乳房病、妇女更年期综合征、头痛、失眠、神经衰弱以及心脑疾病等都能奏效[武邵.极泉穴弹拨法治杂症.中国针灸,2006,26(10):762]。

【安全针刺法】避开腋动脉,直刺或斜刺0.5~1.0寸;不灸。

膈　俞

【定位】 在背部,第七胸椎棘突下,旁开 1.5 寸。

【类属】 属足太阳膀胱经。为八会穴之一,血会。

【穴性】 活血止血,补血养血,宽胸利膈,和胃降逆。

【主治病证】

1. 各种原因所致之血瘀证、出血证和血虚证。

2. 胃气不和之呃逆、脘痞、呕吐、胃痛、噎膈、梅核气诸病症。

3. 风邪郁热蕴于肌肤之风疹、瘾疹诸病症。

【常用配伍】

1. 配膻中、巨阙、心俞、阴郄,针刺平补平泻法,活血化瘀、理气通络,治疗心血瘀阻之胸痹、心痛。

2. 配大包、章门、期门、三阴交、支沟、肝俞、日月,针刺平补平泻法,活血化瘀、理气止痛,治疗瘀血胁痛。

3. 配中极、归来、血海、太冲,针刺平补平泻法,行气化瘀、通络止痛,治疗产后瘀血腹痛。

4. 配肝俞、支沟、阳陵泉、期门,针刺平补平泻法,活血化瘀退黄,治疗瘀血停积之黄疸。

5. 配中脘、内关、足三里,针刺平补平泻法,活血化瘀、理气止痛,治疗瘀血停滞之胃脘痛。

6. 配大椎、肝俞、脾俞、血海、足三里,针刺补法,补血养血,治疗贫血、血小板减少。

7. 配足三里、脾俞、关元、三阴交、气穴、气海,针刺补法,养血调经,治疗血虚经迟。

8. 配肝俞、脾俞、肾俞、关元、足三里、三阴交,针刺补法,养血补血,治疗血枯经闭。

9. 配百会、风池、足三里、肾俞,针刺补法,养血补血,治疗血虚眩晕。

10. 配脾俞、通里、足三里,针刺补法,养血定悸,治疗血虚惊悸。

11. 配心俞、肾俞、内关、三阴交,针刺平补平泻法,滋阴养血安神,治疗阴虚血少、心神失养之郁证。

12. 配公孙、内关,针刺泻法,泻肝清胃、凉血止血,治疗肝火犯胃之吐血。

13. 配脾俞、足三里、素髎,针刺补法,益气摄血,治疗气不摄血之衄血。

14. 配孔最、尺泽、肺俞、阴郄,针刺平补平泻法,治疗阴虚肺热之虚嗽咳血。

15. 配中脘、脾俞、足三里、隐白,针刺补法,益脾统血,治疗脾虚吐血。

16. 配大椎、脾俞、郄门,针刺补法,益气摄血,治疗气不摄血之皮下紫癜。

17. 配脾俞、三焦俞、肾俞、列缺、章门、大敦,针刺补法,补脾益气,治疗脾气亏虚之尿血。

18. 配中脘、内关、足三里、期门、膻中、合谷,针刺平补平泻法,宽胸利膈、和胃降逆,治疗气滞、食积之呃逆、呕吐。

19. 配脾俞、胃俞、内关、阳辅、商丘,针刺平补平泻法,和胃降逆、散寒止痛,治疗寒邪犯胃之胃脘痛。

20. 配膻中、中脘、章门、足三里、肝俞、丰隆、复溜,针刺平补平泻法,宽胸理气、开郁化痰,治疗痰气交阻之噎膈。

21. 配天突、膻中、内关、丰隆、行间,针刺平补平泻法,解郁化痰,治疗痰气互结之梅核气。

22. 配肺俞、膏肓、尺泽、鱼际、志室、三阴交,针刺平补平泻法,滋阴降火,治疗阴虚火旺之肺痨。

23. 配肺俞、膻中,针刺平补平泻法,宣肺理气、止咳平喘,治疗肺气不利之咳嗽、气喘。

24. 配肺俞、身柱、太溪、复溜,针刺平补平泻法,滋阴液、退虚热,治疗阴虚火旺之潮热、盗汗。

25. 配风门、风市、曲池、血海、风池,针刺平补平泻法,疏风解表、凉血消疹,治疗风热风疹、瘾疹及肌肤瘙痒。

26. 配风池、大杼、血海、太冲,针刺平补平泻法,祛风通络、散寒除湿,治疗风邪入侵经络之行痹。

【穴性文献辑录】

1.《针灸甲乙经》:凄凄振寒,数伸欠。又:背痛恶寒,脊强俯仰难,食不下,呕吐多涎,大风汗出。

2.《黄帝明堂经》:主凄凄振寒,数欠伸。痉。咳而呕,鬲寒,食饮不下,寒热,皮肉骨痛,少气不得卧,胸满支两胁,鬲上兢兢,胁痛腹膜,胃脘暴痛,上气,肩背寒痛,汗不出,喉痹,腹中痛,积聚,嘿嘿嗜卧,怠惰不欲动,身常湿湿,心痛无可摇者。大风汗出,癫狂,周痹,身背痛,无可大汗出。

3.《备急千金要方》:心痛如锥刀刺,气结。又:吐,呕逆,不得下食,今日食明日吐者。再:主嗜卧,怠惰不欲动摇,身当湿,不能食。主心痛气结,大便难,吐逆,胸腹胀满,虚劳尿精。

4.《千金翼方》:腹胀,胁腹满。

5.《外台秘要》:主凄凄振寒,数欠伸,咳而呕。膈寒食饮不下,寒热皮肉骨痛,少气不得卧。胸满支两胁,膈上兢兢,胁痛,腹膜,胃管暴痛,上气,肩背寒痛,汗不出,喉痹,腹中痛,积聚。嘿嘿然嗜卧,怠惰不欲动,身常湿,心痛,周痹。身皆痛,痉,大风汗出,癫狂。

6.《医心方》:水病。又:主咳,膈寒食饮不下,胸痛气少,胁腹痛,湿寒欠伸,周痹。

7.《太平圣惠方》:心痛痰饮,吐逆,汗出,虚胀支满,痰疟,痃癖气块,膈上痛,身常湿不食,切痛。又:小儿龟背。再:劳噎。

8.《西方子明堂灸经》:主胸胁相引不得倾侧。肩背寒,痉,心痛,痰饮吐逆,汗出寒热,骨痛,虚胀支满,痰疟,痃癖气块,膈上痛,喉痹,身常湿,不食,切痛,喉痹哽噎,咽肿不得消,食饮不下。

9.《针灸聚英》:主心痛周痹,吐食,翻胃,骨蒸,四肢怠惰嗜卧,痃癖咳逆呕吐,膈胃寒痰,食饮不下,热病汗不出,身重常湿,不能食,食则心痛,身痛腹胀,胁胀满,自汗,盗汗。

10.《古今医统大全》:主治心痛,周痹。吐食,翻胃,痃癖,咳逆,四肢怠惰。嗜卧。骨蒸,热病汗不出,食不下,腹胁胀满。

11.《针灸大成》:心痛,周痹,吐食翻胃,骨蒸,四肢怠惰嗜卧,痃癖,咳逆,呕吐,膈胃寒痰,食欲不下,热病汗不出,身重常湿,不能食,食则心痛,身痛肿胀,胁腹满,自汗盗汗。

12.《针方六集》:主心痛。周痹,吐食翻胃、胸满,咳逆,呕吐痰,饮食不下,胁痛腹胀,水肿,积癖、喉痹……盗汗,热病汗不出。

13.《类经图翼》:主治心痛,周痹,膈胃寒痰暴痛,心满气急,吐食反胃,痃癖五积,气块,血块,咳逆,四肢肿痛,怠惰嗜卧,骨蒸,喉痹,热病汗不出,食不下,腹胁胀满。又:诸血病。

14.《医学入门》:主喉痹,胸胁痛,肩背不得倾侧,心痛,痰饮,吐逆汗出,寒热骨痛,虚胀支满,痰疟,痃癖气块,膈上痛,身常湿,不食。又:主胸胁心痛,痰疟,痃癖,一切血疾。

15.《经穴解》:膈腧之胃病,吐食翻胃,四肢怠惰嗜卧,痃癖,咳逆呕吐,膈胃寒痰,食饮不下,身常湿,不能食,食则心痛,心痛肿胀,胁腹满。膈腧之心病:心痛,自汗盗汗,热病汗不出。膈腧之肾病:周痹骨蒸。

16.《循经考穴编》:主诸血证妄行,及产后败血冲心,骨蒸咳逆,自汗盗汗,又治噎膈翻胃,停痰逆气,心脾腹胁痛。

17.《医宗金鉴》:主治胸胁疼痛,痰疟痃癖,一切血痰。

18.《针灸逢源》:治血证及胸胁心痛,吐食反胃,腹胀,痃癖。

19.《针灸精粹》:统理全身之血。

20.《针灸集锦》(修订本)(郑魁山):宽胸降逆,调补气血。

21.《常用腧穴临床发挥》(李世珍):辨证取穴,用补法,补养阴血、摄血止血;用泻法,祛瘀通络、宽胸理气;用先泻后补之法,调血活血、祛瘀生新。局部取穴:用泻法,舒筋活络;用补法,强壮筋脉;配艾灸,温经散邪。

22.《针灸腧穴学》(杨甲三):调营血,理肠胃,通经络。

23.《临床针灸学》(徐笨人):和血理气,祛痰开膈。

24.《针灸心悟》(孙震寰):血会膈俞、清血和胃、宽胸利膈。

25.《针灸腧穴手册》(杨子雨):补气养血,利膈平逆。

26.《针灸探微》(谢文志):理气降逆,通调气血。

27.《中医针灸通释·经脉腧穴学》(康锁彬):调和营血,理胃调肠,通经活络。

28.《针灸腧穴疗法》(李平华):补血活血,宽中和胃。

29.《腧穴临床应用集萃》(马惠芳):理气降逆,活血通脉。

30.《新编实用腧穴学》(王玉兴):养血和营,理气止痛。

31.《中医针灸经穴集成》(刘冠军):理血,宽中,和胃。

32.《新编简明针灸学》:宽胸降逆,活血化瘀。

33.《腧穴学讲义》:理血化淤,宽胸膈,补虚损。

34.《针灸辨证治疗学》(章逢润):和营血,宽胸膈,调脾胃,降冲逆。

35.《石学敏针灸学》(石学敏):调营血,宽胸膈,化瘀血,和脾胃。

36.《腧穴类编》(王富春):和血理血,宽中和胃。

37.《传统实用针灸学》(范其云):理血化瘀。

38.《临床常用百穴精解》(王云凯):平补平泻法,通经脉,调营血,理肠胃。补法:补阴养血,摄血止血。泻法:理气化瘀,宽膈降逆,凉血止血。

【古今应用辑要】

1. 古代文献摘录

(1)《针灸甲乙经》:癫疾,膈俞及肝俞主之。又:背痛,恶寒,脊强,俯仰难,食不下,呕吐多涎,膈俞主之。癫疾多言,耳鸣,口僻,颊肿,实则聋龋,喉痹不能言,齿痛鼻鼽衄,虚则痹,膈俞、偏历主之。再:痉取囟会、百会及天柱、膈俞、上关、光明主之。

(2)《备急千金要方》:急风邪所中,狂言妄语,灸肺腧、膈腧、肝腧。又:心痛如锥刀刺,气结,灸膈输七壮。吐,呕逆,不得下食,今日食明日吐者,灸膈输百壮。再:吐,章门、中脘主之。天容、缺盆、大杼、膈输、云门、尺泽、二间、厉兑、涌泉、然谷主喉痹,哽咽寒热。天鼎、气舍、膈输主喉痹哽噎,咽肿不得消,食饮不下。通谷、章门、曲泉、膈输、期门、食窦、陷谷、石门主胸胁支满。膈输、阴谷主腹胀、胃管暴痛及腹积聚,肌肉痛。膈输、噫嘻、京门、尺泽主肩背寒,痉,肩胛内藏痛。玉枕、大杼、肝输、心输、膈输、陶道主汗不出,凄凄恶寒。

(3)《千金翼方》:腹胀,胁腹满,灸膈俞百壮,三报之。

(4)《外台秘要》:疗大便不通方,灸第七椎两旁各一寸,七壮。

(5)《太平圣惠方》:小儿龟背,生时被客风拍着脊骨,风达于髓所致也。如是灸肺俞、心俞、膈俞各三壮,炷如小麦大。

(6)《针灸资生经》:痰症,膈俞、命门、太溪。心痛:膈俞、曲泽、督俞。痃疟:膈俞、命门、太溪。腹胀:膈俞、阳谷。

(7)《神应经》:不能食,膈俞、三里、少商、然谷、胃俞、大肠俞。

(8)《针灸大全》:吐血、衄血:膈俞、外关、中冲、肝俞、三里、三阴交。脏毒肿痛,便血不止:膈俞、内关、承山、肝俞、长强。

(9)《针灸聚英》:噎食不下,膈俞、心俞、胃俞、中脘、大肠俞、劳宫、少商、太白、公孙、三里、中魁。

(10)《针灸大成》:留饮,膈俞、通谷。

(11)《类经图翼》:诸血病者皆宜灸之。又:尿血,膈俞、脾俞、三焦俞、肾俞、列缺、章门、大敦。

(12)《针灸逢源》:胃管暴痛及腹积聚,肌肉痛:膈俞、内关、胃俞、商丘。又:喉痹胃脘痛,经渠、膈俞。

2. 现代研究进展

(1)丛越鹏等艾灸膈俞穴治疗气滞兼胃寒型呃逆1例,收到较好疗效[丛越鹏,许广里.艾灸膈俞穴治疗气滞兼胃寒型呃逆1例.吉林中医药,2007,27(5):45]。

(2)吕虎军针刺膈俞为主治疗脾肾阳虚型贫血收到较好疗效[吕虎军.血会膈俞的临床应用.上海针灸杂志,1991,71(2):23]。

(3)车建丽采用伏天在背部肺俞(双)、膈俞(双)、肾俞(双)贴敷哮喘膏治疗哮喘患者117例,其中虚寒型85例,临床控制56例,显效19例,好转7例,无效3例,有效率96%;痰热型32例,临床控制10例,显效12例,好转5例,无效5例,有效率84%[车建丽.穴位贴敷治疗哮喘117例床观察.上海针灸杂志,1998,17(5):19]。

(4)李琛等艾灸中脘、膈俞、足三里、内关治疗寒凝气滞型顽固性呃逆患者64例,临床疗效优于对照组

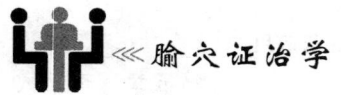 ≪腧穴证治学

[李琛,王小萌.灸法治疗寒凝气滞型顽固性呃逆的疗效.陕西中医,2012,33(6):725-726]。

(5)袁志太灸五脏俞配合针刺膈俞为主辨证治疗肝阳上亢型、心血亏损型、脾胃虚弱型及痰气郁结型更年期综合征患者50例,痊愈48例,好转3例,有效2例,总有效率100%[袁志太.灸法治五脏俞加膈俞针刺治疗更年期综合征.上海针灸杂志,1999,18(6):19]。

【安全针刺法】斜刺0.5~0.8寸,可灸。

气海俞

【定位】在腰部,第三腰椎棘突下,旁开1.5寸。

【类属】属足太阳膀胱经。

【穴性】理气活血,舒筋通络。

【主治病证】

1. 气血瘀滞之月经不调、痛经、痔漏诸病症。

2. 经脉痹阻之腰痛、腿膝不利诸症。

【常用配伍】

1. 配气海、血海、关元、三阴交,针刺泻法,活血止痛,治疗瘀阻胞宫之月经不调、痛经等。

2. 配次髎、血海、承山、二白,针刺平补平泻法,理气活血化瘀,治疗大肠瘀滞之痔漏。

3. 配肾俞、大肠俞、委中、阳陵泉、阿是穴,针刺平补平泻法,舒筋活络、活血止痛,治疗瘀血腰痛,腿膝不利等。

【穴性文献辑录】

1.《太平圣惠方》:理腰痛,痔痛,泻血。

2.《西方子明堂灸经》:主腰痛,痔病。

3.《医学入门》:主腰痛、痔病。

4.《经穴解》:气海腧之肾病,腰痛,痔漏。

5.《针灸集锦》(修订本)(郑魁山):培补元气。

6.《临床针灸学》(徐笨人):调补气血,通经活络。

7.《针灸腧穴学》(杨甲三):理气活血,通络。

8.《针灸腧穴手册》(杨子雨):补肾强腰,益气生肌。

9.《针灸探微》(谢文志):补肾壮阳,调补气血。

10.《中医针灸通释·经脉腧穴学》(康锁彬):理气活血,通经活络。

11.《针灸腧穴疗法》(李平华):理气活血,舒筋活络。

12.《腧穴临床应用集萃》(马惠芳):补肾壮阳,行气活血。

13.《新编实用腧穴学》(王玉兴):温阳散寒,理气活血,通络止痛。

14.《中医针灸经穴集成》(刘冠军):调气血,健腰脊。

15.《新编简明针灸学》:补肾强腰,行气活血。

16.《腧穴学讲义》:调气血,健腰膝。

17.《针灸辨证治疗学》(章逢润):强腰通络,散风和血。

18.《石学敏针灸学》(石学敏):补肾气,调气血,强腰脊。

19.《腧穴类编》(王富春):化生气血,强壮腰脊。

20.《传统实用针灸学》(范其云):补肾强腰,益气生肌。

【安全针刺法】直刺0.8~1.0寸,可灸。

至 阴

【定位】在足小趾末节外侧,距趾甲角0.1寸。

【类属】属足太阳膀胱经,为该经井穴。

【穴性】调和气血,清热通络。

【主治病证】

1. 气滞血瘀、冲任失调之胎位不正、难产、胞衣不下诸症。

2. 风热外袭之头晕、头痛、目痛、鼻塞、鼻衄诸病症。

3. 经气不利之足下热诸症。

【常用配伍】

1. 配次髎、合谷、三阴交、独阴,针刺泻法,理气催产,治疗气滞血瘀之难产。

2. 配中极、气海、合谷、三阴交、昆仑,针刺泻法,行气活血,治疗血瘀之胞衣不下。

3. 配关元、足三里,针刺补法,灸至阴,补益气血,治疗气血不足之胎位不正。

4. 配百会、风池、通天、太阳,针刺泻法,疏风通络,治疗外感风邪之头晕、头痛等。

5. 配风池、睛明、太阳、合谷,针刺泻法,疏散风热、清头明目,治疗风热目赤肿痛、头胀痛等。

6. 配风池、迎香、尺泽、合谷,针刺泻法,清热利窍,治疗肺热鼻塞、鼻衄等。

7. 配曲泉、中极、三阴交,针刺泻法,清利下焦湿热,治疗湿热下注、热扰精室之遗精。

8. 配阳陵泉、昆仑、解溪、太冲,针刺平补平泻法,舒筋通络,治疗经脉痹阻之脚膝肿痛、挛急,足麻痹等。

【穴性文献辑录】

1.《素问》:邪客于足太阳之络,令人头项肩痛。邪客于五脏之间。其病也。脉引而痛,时来时止。

2.《针灸甲乙经》:头重鼻衄及痎疟,汗不出,烦心,足下热,不欲近衣,项痛,目翳,鼻及小便皆不利。疝,四肢淫泺,身闷。风寒从足小指起,脉痹上下带胸胁,痛无常处。

3.《备急千金要方》:主鼻衄清涕出。主腰胁相引急痛。又:主风寒从足小指起,脉痹上下。

4.《针灸大成》:目生翳,鼻塞头重,风寒从小趾起,脉痹上下带胸胁痛无常处,转筋,寒疟汗不出,烦心,足下热,小便不利,失精,目痛,大眦痛。

5.《类经图翼》:遍身痒痛之疾,妇人寒证。

6.《经穴解》:至阴之本病,风寒从小指起,脉痹上下,带胸胁痛无常处,转筋。至阴之肝病:目生翳,目痛,大眦痛。至阴之肺病:鼻塞头重,寒疟汗不出,烦心足下热,小便不利。

7.《医宗金鉴》:横逆难产灸奇穴,妇人右脚小指尖,炷如小麦灸三壮,下火立产效通仙。

8.《古法新解会元针灸学》:带脉寒则腰肾不通,带脉热则周身懈怠,筋疲,气串胸胁痛无常;梦遗失精。

9.《针灸集锦》(修订本)(郑魁山):清热散风,通利下焦。

10.《针灸腧穴学》(杨甲三):正胎位,催胎产,清头目,调阴阳。

11.《临床针灸学》(徐笨人):清热理气,矫正胎位。

12.《针灸腧穴手册》(杨子雨):除虚热,散风邪,益气开窍。

13.《针灸探微》(谢文志):疏通经络,清头明目。

14.《中医针灸通释·经脉腧穴学》(康锁彬):矫正胎位,催胎助产,清头明目,调和阴阳。

15.《针灸腧穴疗法》(李平华):清头目,调胎气。

16.《腧穴临床应用集萃》(马惠芳):活血理气,正胎催产,清头明目。

17.《新编实用腧穴学》(王玉兴):调理气机,清热泻火,正胎催产。

18.《中医针灸经穴集成》(刘冠军):上清头目,下调胎产。

19.《新编简明针灸学》:通络理血,调气转胎。

20.《腧穴学讲义》:上通巅脑,下调胎产。

21.《针灸辨证治疗学》(章逢润):散风热,清头目,理气机,顺胎产。

22.《石学敏针灸学》(石学敏):通血脉,祛风邪,理气机,明头目。

23.《珍珠囊穴性赋》(张秀玉):矫正胎位至阴伏。

24.《腧穴类编》(王富春):开窍醒神,上清头目,下调胞产。

25.《传统实用针灸学》(范其云):除虚热,散风邪,益气开窍。

26.《临床常用百穴精解》(王云凯):平补平泻法,疏通经脉,调和气血,协调阴阳。补法:益肾调经,正胎催产。泻法:疏风清热,清头明目。

【古今应用辑要】

1. 古代文献摘录

(1)《备急千金要方》:胸胁痛,至阴、环跳。鼻鼽清涕出:神庭、攒竹、迎香、风门、合谷、至阴、通谷。小便不利,失精:中极、蠡沟、漏谷、承扶、至阴。

(2)《席弘赋》:脚膝肿时寻至阴。

(3)《肘后歌》:头面之疾针至阴。

(4)《针灸大成》:疮疡,至阴、通谷、束骨、昆仑、委中。

(5)《百症赋》:痒疾之痛,至阴、屋翳。

(6)《杂病穴法歌》:催生,足三里、至阴。

(7)《针灸集成》:胞衣不下,足小趾尖三壮、中极、肩井。

2. 现代研究进展

(1)伦新采用艾灸至阴、气海穴治痛经患者 32 例,其中实证(包括气滞、血瘀、寒湿凝滞)18 例和虚证(包括气血虚弱、肝肾亏损、阳虚内寒)14 例,总有效率 90.6%[伦新.艾灸至阴、气海穴治痛经 32 例.四川中医,1994(1):54-55]。

(2)张淑红用至阴点刺放血为主,配合针灸辨证取穴治疗产后耗气型、肾虚失司型尿潴留患者 53 例,痊愈 43 例,好转 10 例,有效率 100%[张淑红.针灸配合至阴点刺放血治疗产后尿潴留.现代中西医结合杂志,2009,18(31):3801]。

【安全针刺法】浅刺 0.1 寸,可灸。

水 泉

【定位】在足内侧,内踝后下方,当太溪直下 1 寸,跟骨结节的内侧凹陷处。

【类属】属足少阴肾经,为该经郄穴。

【穴性】活血调经,补肾益气,舒筋活络。

【主治病证】

1. 气滞血瘀、肾气亏虚之月经不调、痛经、经闭、阴挺、二便不利诸病症。

2. 局部经气不利之足跟痛诸症。

【常用配伍】

1. 配关元、归来、三阴交,针刺平补平泻法,行气活血,治疗气滞血瘀之月经不调。

2. 配次髎、中极、水道、地机、归来,针刺泻法,针后加灸,治疗寒湿凝滞之痛经。

3. 配归来、中极、合谷、膈俞、太冲、地机,针刺平补平泻法,活血通经,治疗血滞经闭。

4. 配气海、三阴交、关元,针刺补法,补益下元,调理冲任,治疗肾虚月经不调、痛经。

5. 配气海、维道、子宫、关元、大赫、照海,针刺补法,益气举陷,治疗肾气亏虚之阴挺。

6. 配脾俞、肾俞、三阴交、关元、章门,针刺补法,关元加灸,温补脾肾,治疗脾肾阳虚之腹痛、五更泄泻。

7. 配三阴交、阴陵泉、水分、肾俞、膀胱俞,针刺补法,补肾益气,治疗肾气不固、气化失司之小便不利。

8. 配光明、膈俞,针刺平补平泻法,滋阴养血明目,治疗肝血亏虚之近视。

9. 配承山、昆仑,针刺平补平泻法,舒筋活络,治疗经脉痹阻之足跟痛。

【穴性文献辑要】

1.《针灸甲乙经》:月水不来而多闭,心下痛,目䀮䀮不可远视。

2.《备急千金要方》:阴暴出,淋漏,月水不来而多闷,心下痛。

3.《外台秘要》:月水不来而多闭,心下痛,目䀮䀮不可远视。

4.《铜人腧穴针灸图经》:腹中痛。

5.《西方子明堂灸经》:治月事不来,来即多,心下闷痛,目𥉡𥉡不能远视,阴挺出,小便淋沥,腹中痛。

6.《扁鹊神应针灸玉龙经》:治月事不来,来即心闷,阴挺出,小便淋,腹痛,目昏。

7.《针灸聚英》:目𥉡𥉡不能远视,女子月水不来,来即心下多闷痛,阴挺出,小便淋沥,腹中痛。

8.《针灸大成》:治月事不来,来即多,心下闷痛,目𥉡𥉡不能远视,阴挺出,小便淋沥,腹中痛。

9.《针方六集》:主心闷腹痛,目𥉡𥉡不能远视,淋沥,阴挺,脚气,踝骨酸痛,偏坠水肾,女子月事不来。又:脚气,踝骨酸痛,偏坠木肾。

10.《经穴解》:肾之本病,小便淋沥。肾之肝病:目𥉡𥉡不能远视,月事不来,阴挺出。肾之脾病:腹中痛。

11.《循经考穴编》:主目不能远视,女子月事不来,来即心下痛,腹痛,阴挺,淋沥,若踝骨痛宜弹针出血。

12.《针灸精粹》:益肾阴。

13.《针灸集锦》(修订本)(郑魁山):调补肝肾。

14.《针灸腧穴学》(杨甲三):调经血,理下焦。

15.《临床针灸学》(徐笨人):调理冲任,疏利下焦。

16.《针灸腧穴手册》(杨子雨):益肾化瘀,调理冲任。

17.《针灸探微》(谢文志):通调经血,舒肝明目。

18.《中医针灸通释·经脉腧穴学》(康锁彬):调和经血,通理下焦。

19.《针灸腧穴疗法》(李平华):活血化瘀,疏利下焦。

20.《腧穴临床应用集萃》(马惠芳):利水消肿,活血调经。

21.《新编实用腧穴学》(王玉兴):调经止带,清热通便。

22.《中医针灸经穴集成》(刘冠军):调经血,利小便。

23.《新编简明针灸学》:调经,止痛,利尿。

24.《腧穴学讲义》:通调经血,疏泄下焦。

25.《针灸辨证治疗学》(章逢润):通调经血,疏利水道。

26.《石学敏针灸学》(石学敏):理冲任,调气血,疏下焦。

27.《腧穴类编》(王富春):活血调经,疏利下焦。

28.《传统实用针灸学》(范其云):益肾化瘀,调理冲任。

【古今应用辑要】

1. 刘红等点按水泉、仆参穴治疗痛经患者70例,其中气血瘀滞型占58%,寒湿凝滞型占24%,肝郁湿热型占12%,气血亏虚型占6%。两个疗程治愈10例,三个疗程治愈5例,总有效率100%[刘红,王宛彭.点按水泉、仆参穴治疗痛经临床观察.长春中医学院学报,2002,18(4):25]。

2. 解越等总结王丽平教授临床运用水泉穴经验,采取针刺水泉穴配合腹针、体针、头皮针治疗如肝肾不足、瞳神失养型绿风内障等肾经相关的痛症、急症、血症、重症,临床疗效满意[解越,王丽平,陈忻元,等.王丽平教授水泉穴应用举隅.四川中医,2008,26(10):1-3]。

【安全针刺法】直刺0.3~0.5寸,可灸。

四　满

【定位】在下腹部,当脐中下2寸,前正中线旁开0.5寸。

【类属】属足少阴肾经。

【穴性】活血化瘀,补肾益气,理气行滞。

【主治病证】

1. 气滞血瘀、肾气亏虚之积聚肿块、脏有恶血、月经不调、崩漏、带下、恶露不净、不孕、遗精诸病症。

2. 胃肠气机不利之腹胀、腹痛、便秘诸病症。

【常用配伍】

1. 配膈俞、三焦俞、痞根、足三里、三阴交,针刺平补平泻法,理气活血消积,治疗瘀血阻滞之腹部积聚肿块、脏有恶血、气逆满痛。

2. 配中极、血海、膈俞、气海、行间,针刺平补平泻法,行气活血,治疗气滞血瘀之月经不调。

3. 配气海、三阴交、地机、隐白、气冲,针刺平补平泻法,行气活血,治疗气滞血瘀之崩漏。

4. 配中极、气冲、地机、间使、气海,针刺平补平泻法,行气祛瘀,治疗气滞血瘀之产后恶露不净。

5. 配中极、气冲、三阴交、丰隆,针刺泻法,活血化瘀、理气化痰,治疗痰瘀交阻之不孕。

6. 配关元、带脉、肾俞、次髎、照海,针刺补法,补肾止带,治疗肾虚带下。

7. 配气海、三阴交、太溪、命门、肾俞,针刺补法,补肾益精,治疗肾气不固之遗精。

8. 配肾俞、脾俞、水分、气海、阴交,针刺平补平泻法,温肾利水,治疗肾阳虚水泛之水肿。

9. 配阳陵泉、太冲、内关、气海,针刺平补平泻法,理气止痛,治疗气滞小腹胀痛。

10. 配中脘、气海、行间、阳陵泉,针刺平补平泻法,理气通便,治疗气滞便秘。

【穴性文献辑录】

1.《针灸甲乙经》:主脐下积疝瘕,胞中有血。振寒,大腹石水。肠澼泄切痛。

2.《备急千金要方》:四满主脐下疝积。又:四满主于藏中有恶血,内逆满痛。疝。主胞中有血。

3.《千金翼方》:四满主月水不利,奔豚上下并无子,灸三十壮。

4.《外台秘要》:主奔豚上下。主脐下积聚疝瘕,胞中有血,肠澼泄切痛,振寒,大腹石水,肾痛。

5.《医心方》:主脐下积疝瘕,胞中有血,肠澼切痛,振寒,大腹石水也。

6.《铜人腧穴针灸图经》:治脐下积聚疝瘕,肠澼切痛,振寒,大腹石水,妇人恶血疗痛。

7.《针灸聚英》:主积聚疝瘕,肠澼,大肠有水,脐下切痛,振痛,目内眦赤痛,妇人月水不调,恶血疗痛,奔豚上下,无子。

8.《古今医统大全》:主治积聚疝瘕,奔豚脐下痛,女人月经不调。

9.《针灸大成》:主积聚疝瘕,肠澼,大肠有水,脐下切痛,振痛。目内眦赤痛,妇人月水不调,恶血疗痛,奔豚上下。无子。

10.《医学入门》:主腹痛,奔豚,脐下积疝,妇人胞中恶血疗痛。

11.《经穴解》:肾之本病,奔豚上下,月水不调,恶血疗痛,积聚疝瘕,肠澼,大肠有水,脐下切痛,振痛。肾之肝病:目内眦赤痛。

12.《循经考穴编》:主疝瘕,肠澼,脐下切痛,男子遗精,白浊,妇人血崩月病,恶血疗痛,及小便不禁,气攻两胁疼痛。

13.《针灸逢源》:治积聚,疝瘕,脐下痛,女人恶血疗痛。

14.《针灸集锦》(修订本)(郑魁山):调补肝肾。

15.《针灸腧穴学》(杨甲三):调经,利水,理气,消胀。

16.《临床针灸学》(徐笨人):补肾健脾,清热利湿。

17.《针灸腧穴手册》(杨子雨):调补肝肾,理冲脉。

18.《针灸探微》(谢文志):调补肝肾,清热利湿。

19.《中医针灸通释·经脉腧穴学》(康锁彬):理气调经,利水消肿。

20.《腧穴临床应用集萃》(马惠芳):理气健脾,调经止泻,清热利湿。

21.《新编实用腧穴学》(王玉兴):调经止带,清热利湿,理气止痛。

22.《中医针灸经穴集成》(刘冠军):消瘀,通经,利水。

23.《针灸辨证治疗学》(章逢润):消胀化滞,调经利水。

24.《石学敏针灸学》(石学敏):补肾气,调冲脉,利水道。

25.《传统实用针灸学》(范其云):调补肝肾,理冲脉。

【古今应用辑要】

1.古代文献摘录

(1)《针灸甲乙经》:脐下积疝瘕,胞中有血,四满主之。振寒,大腹石水,四满主之。肠澼泄切痛,四满主之。

(2)《备急千金要方》:振寒,大腹石水,四满主之。又:肠澼切痛,四满主之。

(3)《千金翼方》:石水,灸然谷、气冲、四满、章门。

(4)《外台秘要》:主奔豚上下,灸四满侠丹田旁相去三寸,七壮。

(5)《针灸资生经》:配然谷治大腹石水;配石门治脏有恶血,内逆满痛。疝瘕:四满、中极。

(6)《针灸聚英》:水肿,四满、胃仓、合谷、石门、水沟、三里、复溜、曲泉。

2.现代研究进展

杨晓采用五倍子外贴四满穴配合中药汤剂治疗肾虚型遗精症患者35例,显效9例,有效19例,无效7例,总有效率80%[杨晓.五倍子外贴配合中药结合治疗肾虚型遗精症35例疗效观察.新疆中医药,1986,29(2):68]。

【安全针刺法】直刺1.0~1.5寸,可灸。

中　注

【定位】在下腹部,当脐中下1寸,前正中线旁开0.5寸。

【类属】属足少阴肾经。

【穴性】活血调经,调理肠胃。

【主治病证】

1.血瘀阻滞之月经不调、痛经诸病症。

2.脾胃气滞、湿热下注、大肠实热之腹痛、便秘、泄泻、痢疾诸病症。

【常用配伍】

1.配次髎、三阴交、膈俞、期门、地机,针刺平补平泻法,活血调经,治疗瘀血阻滞之月经不调、痛经。

2.配下脘、梁门、天枢、曲池,针刺平补平泻法,理气行滞止痛,治疗食滞腹痛。

3.配合谷、天枢、上巨虚、关元,针刺泻法,清热除湿,治疗湿热痢疾。

4.配合谷、曲池、腹结、上巨虚、支沟,针刺泻法,清热通便,治疗热结便秘。

5.配中脘、天枢、脾俞、足三里,针刺补法,健脾止泻,治疗脾虚泄泻。

【穴性文献辑录】

1.《外台秘要》:少腹有热,大便难。

2.《医心方》:主少腹有热,大小便难。

3.《铜人腧穴针灸图经》:治小腹有热,大便坚燥不利。

4.《针灸聚英》:小腹有热,大便坚燥不利,泄气,上下引腰脊痛。目内眦赤痛,女子月事不调。

5.《古今医统大全》:主治小腹热,大便坚燥,腰脊痛,目内眦痛,女子月事不调。

6.《经穴解》:肾之本病,小肠有热,大便坚燥不利,泄气上下引腰脊痛,月事不调。

7.《循经考穴编》:主脾泄不止,或小腹有热,大便燥坚,小便淋沥,妇人月事不调,腰腹疼痛。

8.《针灸逢源》:治小腹热,大便坚燥,女子月事不调。

9.《针灸集锦》(修订本)(郑魁山):调补肝肾。

10.《针灸腧穴学》(杨甲三):调经,利尿,理肠,泄热。

11.《临床针灸学》(徐笨人):滋肾养肝,理肠通便。

12.《针灸腧穴手册》(杨子雨):滋补肝脾肾,疏调经气。

13.《针灸探微》(谢文志):调补肝肾,清热利湿。

14.《中医针灸通释·经脉腧穴学》(康锁彬):调经利尿,理肠泄热。

15.《腧穴临床应用集萃》(马惠芳):通便止泻,泄热调经,行气止痛。

16.《新编实用腧穴学》(王玉兴):益肾调经,理肠泄热,通利水道。

17.《中医针灸经穴集成》(刘冠军):调肠胃,理气滞。

18.《针灸辨证治疗学》(章逢润):调气和中。

19.《石学敏针灸学》(石学敏):和脾胃,调气机,通腑气,理胞宫。

20.《传统实用针灸学》(范其云):调冲脉,和胃气。

【古今应用辑要】

1.《针灸甲乙经》:少腹热、大便坚:中注、浮郄。又:大便难,中注、太白。

2.《备急千金要方》:中注、浮郄主少腹热,大便坚。

3.《针灸资生经》:配浮郄治少腹热、大便坚。

【安全针刺法】直刺1.0~1.5寸,可灸。

肓 俞

【定位】在腹中部,当脐中旁开0.5寸。

【类属】属足少阴肾经。

【穴性】活血祛瘀,调理肠胃。

【主治病证】

1. 瘀血阻滞之心下大坚、积聚痞块、月经不调、痛经诸病症。

2. 胃肠不和之腹痛、腹胀、呕吐、泄泻、便秘诸病症。

【常用配伍】

1. 配中脘、期门、膈俞,针刺平补平泻法,理气活血,治疗瘀血阻滞之心下大坚、积聚痞块。

2. 配次髎、归来、膈俞、地机,针刺平补平泻法,活血调经,治疗瘀血阻滞之月经不调、痛经。

3. 配关元、三阴交、肾俞、太溪,针刺泻法,补肾调经,治疗肾虚月经不调。

4. 配下脘、足三里、腹结、璇玑、大肠俞,针刺平补平泻法,调理肠胃,治疗伤食呕吐、腹胀痛。

5. 配合谷、曲池、腹结、上巨虚、天枢,针刺泻法,清热通便,治疗热结便秘。

6. 配中脘、足三里、合谷、大横、公孙,针刺泻法,针后加灸,治疗寒积腹痛绕脐。

7. 配脾俞、中脘、足三里、天枢,针刺补法,健脾益气、调肠止泻,治疗脾虚泄泻。

8. 配归来、关元、三角灸,针刺补法,益气补虚,治疗气虚狐疝。

【穴性文献辑录】

1.《针灸甲乙经》:大肠寒中,大便干,腹中切痛。

2.《备急千金要方》:肓输主大腹寒疝。又:肓输主大便干,腹中切痛。

3.《医心方》:肓输主大腹寒中,大便干,肠中切痛。

4.《西方子明堂灸经》:肓腧主大便干,腹中切痛,及大腹寒疝,小腹有热。

5.《针灸聚英》:主腹切痛。寒疝,大便燥,肠满响响然不便,心下有寒,目赤痛从内眦始。

6.《针方六集》:主善饥不欲食,心如悬,腹大时切痛,寒疝,大便燥,心下有寒,目赤痛从内眦始。

7.《经穴解》:肾之本病,寒疝,大便燥。肾之脾病:腹切痛,腹满响响然不便,心下有寒。肾之肝病:目赤痛,自内眦始。

8.《循经考穴编》:主腹膨满,奔响寒疝。

9.《针灸集锦》(修订本)(郑魁山):调肠理气。

10.《针灸腧穴学》(杨甲三):调肠理气,通经活络。

11.《临床针灸学》(徐笨人):益肾健脾,利尿通淋。

12.《针灸腧穴手册》(杨子雨):滋调脾肾,降逆止呕。

13.《针灸探微》(谢文志):理气宽肠,清热利湿。

14.《中医针灸通释·经脉腧穴学》(康锁彬):调肠理气,通经活络。

15.《腧穴临床应用集萃》(马惠芳):通便止泻,理气止痛。

16.《新编实用腧穴学》(王玉兴):理气和胃,降逆止痛,通经活络。

17.《中医针灸经穴集成》(刘冠军):利下焦,调冲脉。

18.《腧穴学讲义》:清肾热,疏厥气,调冲脉,利下焦。

19.《针灸辨证治疗学》(章逢润):温中和胃,理气止痛。

20.《石学敏针灸学》(石学敏):和胃通肠,降逆止痛。

21.《传统实用针灸学》(范其云):滋调脾肾,降逆止呕。

【古今应用辑要】

1. 古代文献摘录

(1)《针灸甲乙经》:心下大坚,肓俞、期门及中脘主之。

(2)《针灸资生经》:寒疝,肓俞、肝俞、太溪、行间。

(3)《百症赋》:五淋,肓俞、横骨。

(4)《玉龙经》:腹中切痛,肓俞、四满。

2. 现代研究进展

王灵枢针刺肓俞、石关、中注结合辨证取穴治疗便秘患者30例,取足少阴肾经的石关、肓俞、中注、交信、太溪、大钟、涌泉穴,随证变化运用,冷秘留针30分钟,热秘疾刺不留针,虚秘用补法,实秘用泻法。结果有效率93.3%[王灵枢,陈艳明.针刺足少阴肾经治疗便秘疗效观察.辽宁中医药,2007,18(7):881]。

维　道

【定位】在侧腹部,当髂前上棘的前下方,五枢前下0.5寸处。

【类属】属足少阳胆经。

【穴性】行气活血,益气补肾。

【主治病证】

气滞血瘀、湿热下注、肾虚气弱之少腹痛、月经不调、带下、阴挺、疝气诸病症。

【常用配伍】

1. 配膈俞、京门、行间、大包,针刺平补平泻法,行气活血、祛瘀止痛,治疗血瘀气滞之痛经。

2. 配地机、中极、三阴交、太冲、合谷、归来,针刺平补平泻法,活血调经,治疗血瘀月经不调。

3. 配肾俞、三阴交、关元,针刺补法,补肾培元、活血调经,治疗肾虚月经不调、带下。

4. 配足三里、气海、百会、三阴交,针刺补法,益气升阳,治疗中气虚弱之阴挺。

5. 配带脉、中极、阴陵泉、下髎、行间,针刺泻法,清热除湿,治疗湿热带下。

6. 配期门、大敦、气海、三阴交,针刺平补平泻法,疏肝理气、散结止痛,治疗气郁疝气。

7. 配天枢、三阴交,针刺补法,益气养血,治疗气血亏虚之便秘。

【穴性文献辑录】

1.《针灸甲乙经》:咳逆不止,三焦有水气不能食。

2.《备急千金要方》:主呕逆不止。

3.《铜人腧穴针灸图经》:呕逆不止,三焦不调,水肿不嗜食。

4.《类经图翼》:主治呕逆不止,三焦不调,不食,水肿。

5.《经穴解》:维道之本病,呕逆不止,水肿,三焦不调,不嗜食。

6.《循经考穴编》:主腰腿一切痛,三焦不调,呕逆水肿。

7.《针灸集锦》(修订本)(郑魁山):温阳利湿,疏经活络。

8.《针灸腧穴学》(杨甲三):调冲任,理下焦。

9.《临床针灸学》(徐笨人):疏肝和胃,理肠通便。

10.《针灸腧穴手册》(杨子雨):通调经气。

12.《针灸探微》(谢文志):调经固冲,理肠通便。

13.《中医针灸通释·经脉腧穴学》(康锁彬):通调冲任,调理下焦。

14.《针灸腧穴疗法》(李平华):理气血,调冲任,利下焦。

15.《腧穴临床应用集萃》(马惠芳):调冲任,理下焦。

16.《新编实用腧穴学》(王玉兴):调经止带,健脾和胃,利水消肿。

17.《中医针灸经穴集成》(刘冠军):调理任、冲,带脉。

18.《针灸辨证治疗学》(章逢润):理冲任,调带脉。

19.《石学敏针灸学》(石学敏):理肠化滞,束调带脉。

20.《传统实用针灸学》(范其云):通调经气。

【古今应用辑要】

《针灸学概要》:阴挺,维道、关元、百会、三阴交、气冲。

【安全针刺法】直刺 1.0~1.5 寸,可灸。

阴 廉

【定位】大腿内侧,当气冲穴直下 2 寸,大腿根部,耻骨结节的下方,长收肌的外缘。

【类属】属足厥阴肝经。

【穴性】活血调经,理气止痛,舒筋活络。

【主治病证】

1. 瘀血阻滞之月经不调、带下、不孕诸病症。

2. 经脉痹阻之股内侧痛、下肢挛急诸症。

【常用配伍】

1. 配中极、三阴交、气海、血海,针刺平补平泻法,行气活血,治疗气滞血瘀之月经不调。

2. 配中极、关元、三阴交、间使、带脉,针刺泻法,除湿解毒、祛瘀调冲,治疗湿毒夹瘀之赤白带下。

3. 配中极、关元、蠡沟,针刺平补平泻法,调经血、理下焦,治疗冲任不调之不孕症。

4. 配太冲、内关、阳陵泉、气海、行间,针刺平补平泻法,理气止痛,治疗气滞腹痛。

5. 配箕门,针刺平补平泻法,祛风通经、通痹止痛,治疗股内侧痛、下肢挛急。

【穴性文献辑录】

1.《黄帝明堂经》:主妇人绝产若未曾产。

2.《古今医统大全》:妇人不妊。

3.《针方六集》:主妇人绝产。

4.《经穴解》:肝之肾病,妇人绝产,若未经生产者,灸三壮,即有子。

5.《循经考穴编》:主木肾便毒。

6.《采艾编翼》:阴廉主求嗣。

7.《针灸逢源》:治经不调未有孕者。

8.《古法新解会元针灸学》:主治妇人绝产,如未经生育者,灸三壮即易中子。男子精初聚觉痛,经聚气核,步履汗出当风等症。

9.《针灸集锦》(修订本)(郑魁山):通调下焦。

10.《针灸腧穴学》(杨甲三):调经血,理下焦。

11.《临床针灸学》(徐笨人):疏肝理气,清热除湿

12.《针灸腧穴手册》(杨子雨):调经止带。

13.《针灸探微》(谢文志):调补肝肾,清热利湿。

14.《中医针灸通释·经脉腧穴学》(康锁彬):调经止带。

15.《针灸腧穴疗法》(李平华):活血调经,通理下焦。

16.《腧穴临床应用集萃》(马惠芳):调经止带,通经活络。

17.《新编实用腧穴学》(王玉兴):调经止带,理气止痛。

18.《中医针灸经穴集成》(刘冠军):调经血,理下焦。

19.《针灸辨证治疗学》(章逢润):通经脉,调营血。

20.《石学敏针灸学》(石学敏):调肝血,益胞宫,疏筋脉。

21.《传统实用针灸学》(范其云):调经止带。

【古今应用辑要】

1.《针灸甲乙经》:妇人绝产,若未曾生产,阴廉主之。

2.《铜人腧穴针灸图经》:治妇人绝产,若未经生产者,可灸二壮,即有子。

3.《针灸资生经》:灸三壮,即有子。

4.《古今医统大全》:若经不调未有孕者,灸三壮,即有子。

5.《针方六集》:主妇人绝产,未经生育者,灸三壮,即孕。

6.《类经图翼》:不孕,阴廉、命门、气海、中极、关元、胞门、子户、然谷、照海。

7.《辑要》:女阴瘙痒症,阴廉、曲骨、会阴。

【刺灸法】直刺1.0~2.0寸,可灸。

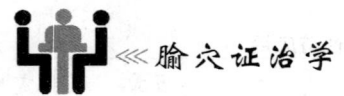

第六章　消食导滞穴

凡具有消化食积、导滞和胃穴性的腧穴,称为消食导滞穴。

消食导滞穴主要用于治疗饮食停滞所致的脘腹胀满疼痛、嗳气吞酸、恶心呕吐、大便异常等病症,以及脾胃虚弱、消化不良等证。

运用消食导滞穴时,常需与具有理气行滞、调理胃肠穴性的腧穴配伍,以使气行而积消;若脾胃素虚、运化无力,食积内停者,则当配伍具有健脾益气穴性的腧穴;若湿浊中阻,又当配伍具有利湿化浊穴性的腧穴,以增强其消食导滞功效。操作时针刺多用泻法或平补平泻法。

消食导滞穴多分布于腹部、背部,针刺时应有所顾忌,一般应浅刺,以免伤及内脏;孕妇慎用;四缝穴一般不灸。在针刺治疗的同时,应注意节制饮食,以利胃气恢复。

本章所列梁门、梁丘、建里、上脘、四缝5穴,均以消食导滞穴性为主。其他腧穴如足三里、胃俞、天枢、中脘、下脘、不容、承满、关门、太乙、食窦、幽门、公孙、胃仓、腹结、腹哀、滑肉门、膈关、中注等,也具有较强的消食导滞穴性,只是由于这些腧穴还有更强的调理胃肠、健脾益气等穴性,故已归入相关类属,应用时可参见相关章节。

梁　门

【定位】在上腹部,当脐中上4寸,距前正中线2寸。

【类属】属足阳明胃经。

【穴性】消食导滞,健脾和胃。

【主治病证】

1. 饮食积滞、胃不能消所致之食欲不振、胃痛、腹痛、胀满、呕吐、泄泻诸病症。

2. 脾胃虚弱、脾胃气滞之胃痛、痞积、泄泻、肥胖诸病症。

【常用配伍】

1. 配足三里、公孙、内关、下脘、腹结、梁丘,针刺泻法,消食导滞,治疗伤食胃痛、腹痛、呕吐、食欲不振等。

2. 配脾俞、胃俞、中脘、足三里、章门,针刺补法,健脾和胃,治疗脾虚胃痛。

3. 配中脘、天枢、下巨虚、足三里、脾俞,针刺补法,可加灸,健脾益气止泻,治疗脾虚之大便溏泻。

4. 配章门、肝俞、痞根,针刺平补平泻法,理气消痞,治疗脾胃气滞之痞积。

5. 配中脘、足三里、梁丘,针刺泻法,针后加灸,温中散寒止痛,治疗寒积胃痛。

6. 配气海、上巨虚、曲池、合谷,针刺泻法,清热通腑,治疗胃肠积热之腹部满痛、大便秘结。

【穴性文献辑录】

1. 《针灸甲乙经》:腹中积气结痛。

2. 《备急千金要方》:主胸下积气。

3. 《针灸聚英》:胁下积气,食饮不思,大肠滑泄,完谷不化。

4. 《针灸大成》:治胁下积气,食欲不振,大肠滑泄,完谷不化。

5. 《医学入门》:治胁下积气,食饮不思,大肠滑泄,谷不化。

6. 《针灸逢源》:治胸胁积气,大肠滑泄。

7. 《经穴解》:梁门之本病,胁下积气,食饮不思,大肠滑泄,完谷不化。

8. 《针灸集锦》(修订本)(郑魁山):调理胃气。

9.《常用腧穴临床发挥》(李世珍):辨证取穴,用泻法,和胃降逆、消导积滞;配艾灸,温中和胃。局部取穴:用泻法,消积软坚;配艾灸或烧山火,温散寒积;用艾灸,温阳逐冷。

10.《针灸腧穴学》(杨甲三):健脾胃,助运化。

11.《临床针灸学》(徐笨人):健脾理气,和胃调中。

12.《针灸腧穴手册》(杨子雨):健胃消积。

13.《针灸探微》(谢文志):健脾调胃,和中化滞。

14.《中医针灸通释·经脉腧穴学》(康锁彬):健脾和胃,消食化滞。

15.《针灸腧穴疗法》(李平华):理中消积。

16.《腧穴临床应用集萃》(刘冠军):和胃理气,健脾调中。

17.《新编实用腧穴学》(王玉兴):健脾消食,理气散结。

18.《中医针灸经穴集成》(刘冠军):消积滞,健脾胃。

19.《新编简明针灸学》:理气健胃,镇痛止呕。

20.《针灸辨证治疗学》(章逢润):健脾益胃,消积化滞。

21.《石学敏针灸学》(石学敏):调中气,和肠胃,助运化。

22.《珍珠囊穴性赋》(张秀玉):除胸下积气。

23.《传统实用针灸学》(范其云):健胃消积。

【古今应用辑要】

1. 古代文献摘录

《针灸大成》:配中脘、足三里、梁丘治寒积胃痛;配脾俞、胃俞、中脘、足三里、章门治脾虚胃痛;配下脘、足三里、腹结、大横治伤食呕吐、食欲不振;配下脘、天枢、曲池、内庭治食滞腹痛;配中脘、天枢、下巨虚、足三里、脾俞治脾虚泄泻。

2. 现代研究进展

(1)侯可强等采用点穴取梁门、章门、天枢、肾俞等穴治疗气滞血瘀、气血虚弱型原发性痛经患者64例,总有效率90.63%[侯可强,何广云.脏腑图点穴治疗原发性痛经64例.中国民间疗法,2007,15(1):14-15]。

(2)李洪涛针刺梁门、关元、足三里、中脘等穴治疗脾胃虚弱中气下陷型胃下垂患者51例,有效率96.8%[李洪涛.针刺治疗胃下垂51例临床观察.亚太传统医药,2006,(8):71]。

(3)任媛媛电针梁门、中脘、滑肉门、天枢等穴治疗单纯性肥胖患者136例,有效率88.24%。其中胃肠实热型加合谷、曲池、上巨虚、内庭、支沟;脾虚湿阻型加章门、阴陵泉、足三里、三阴交、丰隆;气滞血瘀型加膻中、期门、三阴交、太冲;脾肾阳虚型加章门、太溪、关元、水道[任媛媛.腹部电针治疗单纯性肥胖症136例.现代中医药,2007,27(2):46-47]。

【安全针刺法】直刺0.5~0.8寸,可灸。

梁　丘

【定位】仰卧伸下肢,在大腿前面,当髂前上棘与髌底外侧端的连线上,髌底上2寸。

【类属】属足阳明胃经,为该经郄穴。

【穴性】消食导滞,和胃止痛,舒筋通络。

【主治病证】

1. 饮食积滞之腹痛、胀满、呕吐、泄泻诸病症。

2. 诸因所致之胃脘疼痛。

3. 风寒湿痹阻之膝肿、筋挛、膝不得屈伸、下肢不遂诸症。

【常用配伍】

1. 配中脘、内关、下脘,针刺平补平泻法,消食导滞,治疗饮食停滞之腹痛、反酸、呕吐等。

2. 本穴为胃经郄穴,和胃止痛,善治胃痛。配内关、行间、阳陵泉、中脘、足三里,针刺平补平泻法,治疗气滞胃胀痛;配中脘、内关、公孙、胃俞,针刺泻法,针后加灸,治疗寒积胃痛;配中脘、足三里、气海、脾俞,治疗脾胃虚弱胃痛。

3. 配地五会、膺窗、丰隆、温溜、内庭,针刺泻法,清胃泻火、祛瘀散结,治疗胃热乳痛。

4. 配阳陵泉、犊鼻、足三里、血海、鹤顶,针刺平补平泻法,加灸,祛风除湿、通利关节,治疗风湿痹阻之膝肿疼痛。

5. 配曲泉、膝关,针刺平补平泻法,舒筋活络,治疗经脉痹阻之筋挛、膝不得屈伸、不可以行。

6. 配髀关、伏兔、足三里、丰隆、解溪、环跳、阳陵泉,针刺平补平泻法,祛风通络,治疗中风下肢不遂。

【穴性文献辑录】

1.《针灸甲乙经》:膝不能屈伸,不可以行。

2.《外台秘要》:主大惊,乳痛,胫苦痹,膝不能屈伸,不可以行。

3.《医心方》:主大惊,乳痛,胫苔苔,痹膝不能屈伸。

4.《太平圣惠方》:治大惊,乳痛,冷痹,膝痛不能屈伸。

5.《铜人腧穴针灸图经》:治大惊,乳痛,寒痹膝不能屈伸。

6.《西方子明堂灸经》:主筋挛,膝不得屈伸,不可以行。主大惊,乳痛,寒痹。

7.《普济方》:治大惊,胫痛,寒痹膝不能屈伸。又云:足阳明却治胫膝痹。主筋挛不得屈伸,不可以行。

8.《针灸聚英》:主膝脚腰痛,冷痹不仁,难跪,不可屈伸,足寒,大惊,乳肿痛。

9.《古今医统大全》:主脚膝痛,冷痹不仁,不可屈伸,足寒,乳肿痛。

10.《针方六集》:治鹤膝风,膝头红肿,冷痹伸屈不得,筋紧难开。

11.《类经图翼》:主治脚膝痛,冷痹不仁,不可屈伸,足寒,大惊,乳肿痛。《神农经》云:治膝痛屈伸不得,可灸三壮七壮。

12.《医学入门》:主大惊,乳痛,筋挛,膝痹不得屈伸。

13.《外科大成》:治流注。

14.《经穴解》:梁丘之本病,膝脚腰痛,冷痹不仁,跪难屈伸,足寒大惊,乳肿痛。

15.《循经考穴编》:主腰股胻脚痛,冷痹不仁,如鹤膝风红肿,单泻之。屈伸不得,先补后泻。

16.《针灸逢源》:治膝疼,冷痹。

17.《针灸集锦》(修订本)(郑魁山):疏肝和胃,通经活络。

18.《针灸腧穴学》(杨甲三):理气止痛,通经活络。

19.《临床针灸学》(徐笨人):通调胃气,舒筋活络。

20.《针灸腧穴手册》(杨子雨):活血化瘀,通经活络。

21.《针灸探微》(谢文志):理气和胃,祛风化湿。

22.《中医针灸通释·经脉腧穴学》(康锁彬):理气止痛,通经活络。

23.《针灸腧穴疗法》(李平华):和胃止痛,通经利节。

24.《腧穴临床应用集萃》(马惠芳):理气和胃,通经活络。

25.《新编实用腧穴学》(王玉兴):祛风除湿,活络止痛。

26.《中医针灸经穴集成》(刘冠军):通经利节,和胃止痛。

27.《新编简明针灸学》(闫乐法):和胃,通络,止痛。

28.《腧穴学讲义》(于致顺):和胃,通络。

29.《针灸辨证治疗学》(章逢润):活络通经,和胃止痛。

30.《石学敏针灸学》(石学敏):调气血,疏经络,和胃气。

31.《珍珠囊穴性赋》(张秀玉):消目疾而疗面痛。

32.《传统实用针灸学》(范其云):和胃通络。

33.《临床常用百穴精解》(王云凯):平补平泻法,疏利关节,通调腑气。补法:和胃益气。泻法:行气止痛。

【古今应用辑要】

1.古代文献摘录

(1)《针灸甲乙经》:大惊,乳痛,梁丘主之。

(2)《备急千金要方》:凡脚气初得脚弱,使速灸之……亦依支法存旧法:梁丘、犊鼻、三里、上廉、下廉、解溪、太冲、阳陵泉、绝骨、昆仑、阴陵泉、三阴交、足太阴、复溜、然谷、涌泉、承山、束骨等凡一十八穴,旧法多灸百会、风府、五脏六腑俞募,顷来灸者悉觉引气向上,所以不取其法,气不上者可用之。其要病已成,恐不救者,悉须灸之。又:筋挛,膝不得屈伸,不可以行:梁丘、曲泉、阳关。

(3)《针灸资生经》:乳肿,梁丘、地五会。

(4)《扁鹊神应玉龙经》:治膝痛屈伸不得,可灸三壮七壮。

2. 现代研究进展

(1)蒙昌荣等针刺内外膝眼、阳陵泉、梁丘等穴治疗寒湿型膝痹患者40例,疗效满意[蒙昌荣,樊莉,李勇,等.针灸治疗40例寒湿型膝痹的临床观察.内蒙古中医药,2008,27(8):36-37]。

(2)蒲沁沁等针刺足三里、梁丘、血海、阴陵泉、膝眼为主配合补益肝肾穴位治疗膝关节骨性关节炎患者220例,并与单纯口服仙灵骨葆组比较,结果显示针灸组疗效显著,总有效率95.4%[蒲沁沁,刘申易.220例膝关节骨性关节炎予针灸临床治疗疗效分析与观察.中国卫生产业,2012,(16):169-169]。

(3)原鸿雁针刺足三里、梁丘辨证取穴为主,配合磁极针、磁珠耳部按压治疗肥胖病患者500例。基本穴位:体针基本穴:梁丘(双)、水分、中脘、天枢(双)、关元、足三里(双)、建里、曲池(双)、脾俞(双)、胃俞(双);耳部基本穴:内分泌(双)、神门(双)、皮质下(双)、饥点(双)。辨证配穴:脾虚湿盛型体针基本穴位加阴陵泉(双)、三阴交(双);耳贴基本穴位加脾区(双)、胃区(双)。脾虚肠燥型体针基本穴位加上巨虚(双)、支沟(双);耳贴基本穴位加直肠点(双)、肛门区(双)。肝郁脾虚型体针基本穴位加肝俞(双)、太冲(双)、行间(双)。耳贴基本穴位加肝区(双)、胆区(双)。其治疗总有效率96.4%[原鸿雁.开穴针灸治疗肥胖病500例.陕西中医,2013,34(6):743-744]。

【安全针刺法】直刺0.5~0.8寸,可灸。

建　里

【定位】仰卧,在上腹部,前正中线上,当脐中上3寸。

【类属】属任脉。

【主治病证】

食积胃肠、脾胃气滞、寒积中焦、脾胃虚弱之胃痛、腹胀、肠鸣、腹痛、呕吐、不嗜食、水肿诸病症。

【常用配伍】

1. 配上脘、天枢、足三里、腹结、璇玑,针刺平补平泻法,消积化滞,治疗食积胃肠之腹胀、肠鸣、食欲不振、消化不良。

2. 配内关、公孙、行间、阳陵泉、期门,针刺平补平泻法,疏肝理气、和胃止痛,治疗肝气犯胃之胃痛。

3. 配中脘、足三里、梁丘,针刺泻法,针后加灸,温中散寒止痛,治疗胃寒疼痛。

4. 配天枢、大横、合谷、中脘、足三里,针刺泻法,针后加灸,温中散寒止痛,治疗寒积腹中切痛。

5. 配内关、乳根、中脘、合谷,针刺平补平泻法,理气和胃,治疗脾胃气滞之胃痛、反胃、呕吐。

6. 配脾俞、水分、足三里、阴陵泉、中脘,针刺补法,健脾化湿、利水消肿,治疗脾虚腹胀、水肿。

【穴性文献辑录】

1.《黄帝明堂经》:主心痛上抢心,不欲饮食,支痛斥鬲。

2.《外台秘要》:心痛上抢心,不欲食,支痛斥鬲。甄权云:主腹胀,逆气上,并霍乱。

3.《太平圣惠方》:治肠中疼痛,呕逆上气,心疼,身肿。

4.《铜人腧穴针灸图经》:治心下痛,不欲食,呕逆,上气,腹胀,身肿。

5.《普济方》:治肠中疼痛。

6.《针灸聚英》:主腹胀,身肿,心痛,上气,肠中疼,呕逆,不嗜食。

7.《经穴解》:任之任病,腹胀身肿,心痛上气,肠中冷,呕逆不嗜食。

8.《循经考穴编》:身肿,肠中痛,心痛,气逆。

9.《针灸集锦》(修订本)(郑魁山):和中理气,消积化滞。

10.《针灸腧穴学》(杨甲三):健脾胃,助运化。

11.《临床针灸学》(徐笨人):健脾理气,和胃消积。

12《针灸腧穴手册》(杨子雨):调理肠胃,消积化滞。

13.《针灸探微》(谢文志):运脾理气,和胃消积。

14.《中医针灸通释·经脉腧穴学》(康锁彬):和中理气,消积化滞。

15.《针灸腧穴疗法》(李平华):理气和中,消积化滞。

16.《腧穴临床应用集萃》(马惠芳):健脾和胃,降逆利水。

17.《新编实用腧穴学》(王玉兴):消食导滞,健脾和胃,化湿消积。

18.《中医针灸经穴集成》(刘冠军):调健脾胃,消积化滞。

19.《腧穴学讲义》(于致顺):运脾理气,和胃消积,化湿宽中。

20.《针灸辨证治疗学》(章逢润):健脾化湿,和中消积。

21.《石学敏针灸学》(石学敏):健脾化湿,和中消积。

22.《腧穴类编》(王富春):调胃健脾,消食导滞,化湿消积。

23.《传统实用针灸学》(范其云):调理肠胃,消积化滞。

【古今应用辑要】

1. 古代文献摘录

(1)《千金翼方》:中管、建里二穴皆主霍乱。肠鸣,腹痛肠满。弦急上气,针入八分,留七呼,泻五吸,急出针,可灸百壮,日二七壮。

(2)《百症赋》:兼内关,扫尽胸中之苦闷。

2. 现代研究进展

杨晓勇采用针刺足三里为主,实证配天枢、内关、建里;虚证配三阴交、胃俞、大肠俞;混合型随证配伍,配合推拿治疗肠激惹综合征患者30例,痊愈14例,显效10例,好转4例,无效2例[杨晓勇.针刺推拿结合治疗肠激惹综合征疗效观察.成都中医药大学学报,2000,3(23):35]。

【安全针刺法】直刺1.0~2.0寸,可灸。

上 脘

【定位】仰卧,在上腹部,前正中线上,当脐中上5寸。

【类属】属任脉。

【穴性】化滞和中,健脾和胃,化痰宁神。

【主治病证】

1. 饮食积滞、脾胃气滞、脾气虚弱之纳呆、胃痛、腹胀、呕吐、呕血、呃逆、泄泻、黄疸诸病症。

2. 痰扰心神、痰湿阻肺之癫、狂、痫、郁证,胸痹、心痛,咳嗽痰多、哮喘诸病症。

【常用配伍】

1. 配下脘、璇玑、梁门、天枢、足三里、四缝,四缝挑刺、挤出少量黄白色透明样黏液,余穴针刺平补平泻法,消食化滞,治疗饮食停滞之胃痛、腹痛、纳呆、消化不良;加灸内关,治疗食积不化之呕吐、呃逆。

2. 配公孙、内关、手三里、足三里、中脘,针刺平补平泻法,理气和胃止痛,治疗脾胃气滞之胃痛。

3. 配阳陵泉、太冲、行间、公孙、梁丘、神门,针刺平补平泻法,疏肝理气、和胃降逆,治疗肝气犯胃之呕吐。

4. 配内关、足三里、膈俞、梁门,针刺泻法,针后加灸,温中散寒,治疗寒邪犯胃之胃痛、呃逆。

5. 配脾俞、内关、胃俞、中脘、足三里、章门、三阴交,针刺补法,健脾和胃,治疗脾胃虚弱之胃痛、呃逆、呕吐、消化不良。

6. 配天枢、脾俞、合谷、上巨虚、阴陵泉,针刺泻法,健脾化湿、和胃止泻,治疗寒湿中阻之泄泻。

7. 配脾俞、中脘、足三里、隐白,针刺补法,健脾益气摄血,治疗脾胃虚弱之吐血。

8. 配郄门、内庭、梁丘、隐白,隐白点刺出血,余穴针刺泻法,清胃泻热、凉血止血,治疗胃热吐血。

9. 配至阳、太冲、阳陵泉、阴陵泉、胆俞,针刺泻法,清热除湿、利胆退黄,治疗湿热黄疸。

10. 配中脘、足三里、丰隆、间使,针刺泻法,理气解郁、和胃化痰,治疗气滞痰郁之郁证。

11. 配太冲、丰隆、肝俞、脾俞、申脉、照海,针刺泻法,疏肝理气、化痰解郁,治疗痰气郁结之癫证。

12. 配神门、内关、丰隆、太冲,针刺泻法,理气和胃、化痰宁神,治疗痰浊蒙蔽之痫证。

13. 配行间、丰隆、内庭、曲泽,曲泽点刺出血,余穴针刺泻法,清肝泻火、镇心涤痰,治疗痰热扰心之狂证。

14. 配丰隆、内关、膻中,针刺泻法,豁痰泄浊,治疗痰浊痹阻之胸痹、心痛。

15. 配肺俞、脾俞、太渊、丰隆,针刺泻法,化痰止咳平喘,治疗湿痰阻肺之咳嗽痰多、哮喘。

【穴性文献辑录】

1.《针灸甲乙经》:头眩病,身热汗不出;心痛,有三虫,多涎,不得反侧;寒中伤饱,食饮不化,五脏腹满胀,心腹胸胁榰满胀,则生百病;心下有膈,呕血。

2.《脉经》:关脉细,虚腹满。又:寸口脉洪大,胸胁满。

3.《肘后备急方》:卒中五尸。

4.《备急千金要方》:马黄,黄疸;主心下坚,积聚冷胀。

5.《外台秘要》:心风惊悸不能食。

6.《医心方》:主胃管中伤饱,食不化,五脏肠胀。心腹满。

7.《太平圣惠方》:心中热烦,奔豚,气胀满,不能食,霍乱心痛,不可眠卧,吐利,心风惊悸,不能食,心中闷,发哕,伏梁气状如覆杯,风痫,热痛;呕吐,食饮不下,腹胀气满,心忪惊悸,时吐呕血,腹疼刺痛,痰多吐涎。

8.《铜人腧穴针灸图经》:治心中热烦,奔豚气胀不能食……三焦多涎,心风惊悸。

9.《黄帝明堂灸经》:主呕吐,食饮不下,腹胀气满,心惊悸。

10.《西方子明堂灸经》:主心中热烦,奔豚气胀满,不能食……心风惊悸。

11.《针经摘英集》:治风痛,热病,心风惊悸。霍乱吐痢。

12.《针灸聚英》:卒心痛,虚劳吐血,五毒疰不能食。

13.《针方六集》:主九种心痛,风痛惊悸……翻胃呕吐,腹胀气满……虚劳吐血。

14.《类经图翼》:心中烦热,痛不可忍,腹中雷鸣,饮食不化,霍乱翻胃呕吐……心风惊悸。

15.《医学入门》:心风惊悸……风痫热痛。

16.《经穴解》:任之任病,腹中雷鸣相逐,食不化,腹疼刺痛。霍乱吐利腹痛。身热汗不出。翻胃呕吐,食不下。腹胀气满。心忪惊悸,时呕血痰,多涎沫。奔豚伏梁,卒心痛。风痫热病,五毒疰不能食。马黄黄疸。积聚坚大如盘。虚劳吐血。

17.《循经考穴编》:呕泻翻胃,奔豚积聚。

18.《医宗金鉴》:肾积奔豚,心积伏梁之证。

19.《针灸精粹》(李文宪):清心胃热。

20.《针灸集锦》(修订本)(郑魁山):和中降逆,清热化痰。

21.《常用腧穴临床发挥》(李世珍):辨证取穴,用泻法,和胃降逆、理气解郁、消积软坚;用泻法配艾灸或烧山火,温胃散邪;用泻法配透天凉,清胃祛邪;用艾条灸,温阳益胃。

22.《针灸腧穴学》(杨甲三):健脾胃,补中气,清痰热。

23.《临床针灸学》(徐笨人):调理脾胃,和中化湿。

24.《针灸心悟》(孙震寰):利气宣壅导滞。又:清心胃热而宽胸膺。

25.《针灸腧穴手册》(杨子雨):和胃降逆,通利膈气。

26.《针灸探微》(谢文志):调理脾胃,和中化滞。

27.《中医针灸通释·经脉腧穴学》(康锁彬):健脾理气,降逆止呕。

28.《针灸腧穴疗法》(李平华):理气健脾,降逆止呕。

29.《腧穴临床应用集萃》(马惠芳):健脾和胃,宽胸理气。

30.《新编实用腧穴学》(王玉兴):消食导滞,理气化痰,镇惊安神。

31.《中医针灸经穴集成》(刘冠军):和中降逆,利膈化痰。

32.《腧穴学讲义》(于致顺):理脾胃、化痰、舒气、凝神。

33.《针灸辨证治疗学》(章逢润):健脾益胃,降逆止呕,理气化湿,宁神定志。

34.《石学敏针灸学》(石学敏):疏肝宁神,降逆止呕,健脾化湿。

35.《腧穴类编》(王富春):利膈化痰,和中降逆。

36.《传统实用针灸学》(范其云):和胃降逆,通利膈气。

37.《临床常用百穴精解》(王云凯):平补平泻法,疏畅任脉,通利气血。补法:补中益气,养胃进食。泻法:和胃降逆,理气解郁,消积软坚。

【古今应用辑要】

1.《脉经》:寸口脉洪大,胸胁满:上管、期门、章门。

2.《备急千金要方》:霍乱……若吐下不禁,两手阴阳脉俱疾数名,灸心蔽骨下三寸。又灸脐下三寸,各六七十壮。又:呕血,上管、不容、大陵。关上脉数,胃中有客热……针巨阙、上管。关上脉细虚腹满……针三管。再:上管,中管,主寒中伤饱。

3.《千金翼方》:心下坚积聚冷热腹胀,灸上管百壮几报之。

4.《外台秘要》:又疗吐下不禁,两手三阴三阳脉俱疾数者法,灸心厌骨下三寸,又灸脐下三寸,各六七十壮。

5.《针灸资生经》:寒中伤饱,食饮不化:上管、中管。不吐不泻,心中痛甚:上管、中管、下管、脾俞、三阴交。

6.《玉龙赋》:合中脘治九种心疼。

7.《百症赋》:合神门,治发狂奔走。

8.《灸法秘传》:鼓胀在上,灸上脘。

【安全针刺法】直刺1.0~2.0寸,可灸。需注意的是,其深部有胃,本穴不能用提插和粗针疗法;又其上为肝下缘,肝脾肿大者禁针。

四 缝

【定位】在第2~5指掌侧,近侧指间关节的中央,一侧四穴。

【类属】属经外奇穴。

【穴性】健脾化积,清热杀虫,宣肺止咳。

【主治病证】

1. 脾胃虚弱、饮食积滞之小儿疳积、伤食泄泻诸病症。

2. 胃肠积热之肠虫症。

2. 肺气失宣之咳嗽、顿咳诸病症。

【常用配伍】

1. 配中脘、章门、脾俞、胃俞、足三里、公孙,针刺平补平泻法,健脾化积,治疗脾胃虚弱型疳积。

2. 配中脘、建里、天枢、足三里,针刺平补平泻法,消食导滞,治疗伤食泄泻。

3. 配中脘、天枢、百虫窝、足三里,针刺泻法,清热杀虫,治疗胃肠积热之肠虫症。

4. 配合谷、内关、太渊、少商,针刺平补平泻法,宣肺止咳,治疗肺气失宣之咳嗽。

5. 配内关、合谷,针刺泻法,祛痰止咳,治疗百日咳。

【穴性文献辑录】

1.《针灸集锦》(修订本)(郑魁山):清热消积。

2.《针灸腧穴学》(杨甲三):消食化积,止咳平喘。

3.《中医针灸通释·经脉腧穴学》(康锁彬):消食化积,止咳平喘。

4.《针灸腧穴疗法》(李平华):消食化积,止咳平喘。

5.《腧穴临床应用集萃》(马惠芳):消食化积,祛痰导滞。

6.《新编实用腧穴学》(王玉兴):消食化积,止咳驱虫。

7.《中医针灸经穴集成》(刘冠军):消积,驱蛔。

8.《新编简明针灸学》:消疳化积。

9.《针灸辨证治疗学》(章逢润):调肠胃、理气血。

10.《腧穴类编》(王富春):消食化积,止咳驱虫。

11.《临床常用百穴精解》(王云凯):健脾消积,导滞化痰。

【古今应用辑要】

1. 古代文献摘录

《针灸大成》:三棱针出血,治小儿猢狲劳等症。

2. 现代研究进展

(1)井夫杰等点刺四缝穴治疗小儿湿热型腹泻患儿80例,治愈65例,总有效率95%[井夫杰,孟娜.点刺四缝穴治疗小儿湿热型腹泻.中国针灸,2013,33(4):328]。

(2)陈秋帆等点刺四缝穴治疗脾胃气虚型小儿厌食患儿40例,总有效率97.5%[陈秋帆.点刺四缝穴治疗脾胃气虚型小儿厌食40例.中国社区医师,2013,15(4):220]。

(3)井夫杰等应用四缝刺血治疗胃肠燥热型小儿便秘60例,治疗1个疗程,痊愈45例,显效8例,有效4例,无效3例[井夫杰,张静.点刺四缝穴治疗胃肠燥热型小儿便秘.中国针灸,2013,33(3):262]。

(4)张朝霞等自拟厌食方结合针刺四缝穴治疗小儿脾虚型厌食症患儿150例,治疗组痊愈率及总有效率高于对照组,两者差异有统计意义($P<0.05$),治疗组疗效优于对照组[张朝霞,王恩杰,孔令霞.自拟厌食方结合针刺四缝穴治疗小儿脾虚型厌食症150例.中国针灸,2012,32(10):1056-1057]。

【安全针刺法】点刺0.1~0.2寸,挤出少量黄白色透明样黏液或出血。

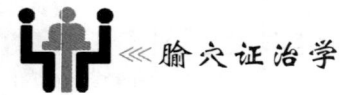

第七章　安神穴

凡具有安神定志、宁心除烦穴性的腧穴,称为安神穴。

安神穴主要用于治疗心神不宁所致的心悸、怔忡、失眠、多梦、烦躁不安、虚烦恍惚等病症,惊风、癫痫、狂证等证亦可选用。

运用安神穴时,应针对导致神志不宁的病因、病机不同,进行相应的配伍。若热扰心神者,当配伍具有清泻心火、清肝泻火穴性的腧穴;若痰浊蒙心者,当配伍具有化痰开窍穴性的腧穴;若瘀血痹阻心脉者,当配伍具有活血化瘀、理气止痛穴性的腧穴;若肝阳上扰者,则当配伍具有平肝潜阳、息风开窍穴性的腧穴;若血虚阴亏者,当配伍具有滋阴降火、补血穴性的腧穴;若心阳不振者,当配伍具有益气温阳穴性的腧穴;若心脾两虚者,当配伍具有补益心脾穴性的腧穴;若心肾不交者,又当配伍具有滋阴补肾、交通心肾穴性的腧穴。

运用安神穴治疗疾病时,针刺操作实证多施行泻法,虚证多施行补法或平补平泻法。

安神穴多分布于上肢内侧部和头部,部分腧穴位于背部胸椎棘突间隙,故针法不宜深刺及直刺,以免损伤内部脏器。在针刺治疗的同时,应注意饮食起居,调畅情志,以助心神安宁。

本章所列灵道、通里、神门、厥阴俞、心俞、神堂、飞扬、申脉、间使、内关、大陵、本神、阳交、巨阙、神道、强间、后顶、神庭、四神聪、安眠20穴,均以安神穴性为主。其他腧穴如大椎、陶道、小海、少海、郄门、通里、少府、上星、昆仑、中脘、上脘、肝俞、照海、仆参、百会、眉冲、囟会、颅息、脑户、印堂等,也具有较强的安神穴性,只是由于这些腧穴还有更强的清热理气、补益阴阳、开窍醒神等作用,故已归入相关类属,应用时可参见相关章节。

灵　道

【定位】在前臂掌侧,当尺侧腕屈肌腱桡侧缘,腕横纹上1.5寸处。

【类属】属手少阴心经,为该经经穴。

【穴性】宁心安神,疏经通络。

【主治病证】

1. 邪扰心神、心神不宁之心悸、怔忡、心痛、悲恐、善笑、瘛疭、暴喑、舌强不语诸病症。

2. 经脉痹阻之肘臂挛急疼痛诸症。

【常用配伍】

1. 配心俞、少府、隐白、厉兑,针刺补泻兼施,镇惊安神、养血补心,治疗心神不宁之心悸、善惊易怒、坐卧不宁、少寐多梦等。

2. 配命门、气海、大陵、阴陵泉、足三里,针刺补法,温补心阳、化气行水,治疗心阳不振之心悸、气短、动则更甚,神疲乏力、肢体浮肿等。

3. 配印堂、大陵、丰隆、志室,针刺补泻兼施,化浊开窍,治疗痰浊蒙心之悲恐、善笑。

4. 配心俞、厥阴俞、膈俞、阴郄,针刺补泻兼施,化瘀通络,治疗心脉痹阻之胸痹心痛。

5. 配天突、扶突、天窗、合谷、外关,针刺泻法,祛风清热、利音开窍,治疗风热暴喑不能言。

6. 配风池、哑门、廉泉、太冲、丰隆,针刺泻法,化痰泻火,治疗痰火上扰之舌强不语。

7. 配肩髃、曲池、少海、阳池,针刺平补平泻法,祛风除湿、舒筋活络,治疗经脉痹阻之肘臂挛急。

【穴性文献辑录】

1.《千金要方》:主暴喑不能言。又:主心痛悲恐,相引瘛疭。再:主肘挛,楮满。

2.《外台秘要》:主心痛悲恐,相引瘛疭,臂肘挛,暴喑不能言。

3.《医心方》:主悲恐心痛,相引瘛疭,臂肘筋挛,喑不能言。

4.《扁鹊神应针灸玉龙经》:治心痛悲恐,暴喑难言。

5.《痈疽神妙灸经》:治气痈。

6.《针灸聚英》:主心痛干呕,悲恐,相引瘛疭,肘挛,暴喑不能言。

7.《针灸大成》:主心痛干呕,悲恐,相引瘛疭肘挛,暴喑不能言。

8.《针灸六集》:主干呕,心痛,悲恐,瘛疭肘挛,暴喑不能言,心内呆痴,五痴,目痛。

9.《医学入门》:主悲恐,心痛,瘛疭,肘挛,暴喑。

10.《循经考穴编》:主心痛悲悸,瘛疭,暴喑,目赤肿不明,手湿痒不仁,肘臂外廉疼痛。

11.《经穴解》:心之心病,心痛干呕,悲恐,相引瘛疭,肘挛,暴瘖不能言。

12.《医宗金鉴·刺灸心法要诀》:灵道主治心疼痛,瘛疭暴喑不出声。

13.《针灸逢源》:治心痛干呕,瘛疭,暴喑。

14.《针灸精粹》:主治心痛。

15.《针灸集锦》(修订本)(郑魁山):行气活血,宁心醒神。

16.《针灸腧穴学》(杨甲三):宁心安神。

17.《临床针灸学》(徐笨人):养心益气,安神定惊。

18.《针灸腧穴手册》(杨子雨):通经络,宁神志。

19.《针灸探微》(谢文志):舒筋活络,安神宁心。

20.《中医针灸通释·经脉腧穴学》(康锁彬):宁心安神。

21.《针灸腧穴疗法》(李平华):宁心安神。

22.《腧穴临床应用集萃》(马惠芳):宁心安神,活血通络。

23.《新编实用腧穴学》(王玉兴):宁心安神,清热利窍,舒筋活络。

24.《中医针灸经穴集成》(刘冠军):宁心,安神,止抽。

25.《针灸辨证治疗学》(章逢润):安心,宁神。

26.《石学敏针灸学》(石学敏):通心气,宁神志。

27.《腧穴类编》(王富春):宁心,安神,止抽。

28.《传统实用针灸学》(范其云):通经络,宁神志。

【古今应用辑要】
《针灸资生经》:肘挛,灵道、尺泽、少海。灵道、天突、天窗治暴喑不能言,口噤。

【安全针刺法】直刺0.3~0.5寸,可灸。

通　里

【定位】在前臂掌侧,当尺侧腕屈肌腱桡侧缘,腕横纹上1寸处。

【类属】属手少阴心经,为该经络穴。

【穴性】清心安神,息风开音,祛风通络。

【主治病证】

1.邪扰心神、心脉失养之失眠、心悸、怔忡、惊恐、舌强不语、脏躁诸病症。

2.风邪袭络之暴喑、头痛、目眩、咽喉肿痛、腕臂痛诸病症。

【常用配伍】

1.配少府、腕骨、内庭、金津、玉液,针刺泻法,金津、玉液点刺出血,清心泻火,治疗心火上炎之口舌生疮、木舌、重舌、心烦口渴,小便短赤、甚则尿血等。

2.配心俞、厥阴俞、人迎、内关,针刺补法,或用温针,温补心阳、安神定悸,治疗心阳不振之心悸、心痛。

3.配神门、内关、三阴交、复溜,针刺补法,滋阴降火、清心除烦,治疗阴虚火旺之心烦不眠、口燥咽干。

4.配心俞、巨阙、间使、神门,针刺补法,补益心气、安神定惊,治疗心气虚惊恐。

5. 配廉泉、劳宫、丰隆、太冲，针刺泻法，息风化痰、宣通舌络，治疗风阳内动、上扰清空之中风语謇。

6. 配内关、合谷、鱼际、少商，针刺泻法，少商点刺出血，祛风泄热、利音开窍，治疗风热暴喑。

7. 配气海、三阴交、太冲、地机，针刺泻法，行气化瘀，治疗气滞血瘀之月经过多、崩漏。

8. 配肩贞、小海、支正、腕骨，针刺泻法，疏经通络，治疗风寒湿邪痹阻小肠经之肩臂后廉疼痛。

【穴性文献辑录】

1.《灵枢》：主支膈，不能言。

2.《黄帝明堂经》：主热病先不乐，数日乃热，热争则卒心痛，心中懊恼，数欠频伸，心下悸，悲恐，头痛，面赤无汗及癫，臂臑肘痛，实则支满，虚则不能言，苦呕，喉痹，少气，遗溺。

3.《针灸甲乙经》：实则支膈，虚则不能言。

4.《千金要方》：主头眩痛。卒痛烦心，心中懊恼，数欠频伸，心下悸，悲恐。主遗尿。主不能言。主心下悸。主热病先不乐数日。主热病先不乐，头痛面热无汗。

5.《外台秘要》：主热病先不乐数日热，热则卒心中懊恼，数欠频伸，悲恐，头眩痛，面赤面热无汗及癫，心下悸，臂臑肘痛，实则肢满，虚则不能言，苦呕，喉痹，少气，遗尿。

6.《医心方》：主热痛心痛，苦吐，头痛，少气，遗尿，数欠。

7.《太平圣惠方》：主头目眩痛，悲恐畏人，肘腕酸重，及暴哑不能言也。

8.《铜人腧穴针灸图经》：治热病卒心中懊恼，面赤面热，心悸，肘臂臑痛，实则支肿，虚则不能言，苦呕，喉痹，少气，遗尿。

9.《圣济总录》：数欠。

10.《西方子明堂灸经》：主头眩痛，目眩，面赤面热，心悸，肘腕酸重及暴哑不能言，少气，热病烦心，心中懊恼，数欠频伸，心下悸，悲恐。遗尿。热病先不乐数日。臂臑痛，实则肢肿，虚则不能言。

11.《扁鹊神应针灸玉龙经》：治心悸怔忡，烦闷，腹胀减食，头面赤，四肢不遂酸痛，气不和。

12.《琼瑶神书》：治心中恐悸，不能言语，掌中发热。

13.《马丹阳天星十二穴并治杂病歌》：欲言声不出，懊恼及怔忡，实则四肢重，头腮面颊红，虚则不能食，暴喑面无容。

14.《古今医统大全》：主治头痛目眩，面热无汗，懊恼，暴喑，心悸，肘臂臑痛，苦呕，喉痹，少气，遗尿，妇人经血过多，崩漏。

15.《眼科龙木论》：治目眩头痛。

16.《针灸大成》：目眩头痛，热病先不乐，数日懊恼，数欠，频呻悲，面热，无汗，头风，暴喑不言，目痛心悸，肘臂臑痛，苦呕，喉痹，少气，遗溺，妇人经血过多，崩中，实则支满膈肿泻之，虚则不能言补之。又：欲言言不出，懊恼在心中，实则四肢重，头腮而颊红，平伸仍欠数，喉闭气难通，虚则不能食，咳嗽而无容。

17.《针灸六集》：主头晕面赤，懊恼，心悸悲恐，臑肘臂酸痛，目眩，苦呕，喉痹不能言，少气，遗尿。

18.《类经图翼》：主治热病头痛目眩，面热无汗，懊恼，暴喑，心悸，悲恐畏人，喉痹，苦呕，虚损数欠，少气遗尿，肘臂肿痛，妇人经血过多，崩漏。

19.《医学入门》：主头痛目眩，面赤，暴哑，肘腕酸重，热病烦心，心悸，遗尿。

20.《循经考穴编》：主怔忡懊恼，热病先不乐数日，面热目痛，舌强，指挛肘臂臑疼，少气遗尿，妇人经血过多，实则支满膈肿，泻之；虚则不能言，补之。

21.《经穴解》：心之心病，头痛目眩，热病卒心病，先不乐数日懊恼。数欠频呻悲，面热无汗，头风，暴瘖不能言，目痛心悸，肘臂臑痛，苦呕。心之肝病：指伸不能屈。心之肺病：喉痹，支满膈肿。心之肾病：少气遗溺，妇人经血过多，崩中。

22.《医宗金鉴·刺灸心法要诀》：通里主治湿热病，无汗，懊恼，心悸惊；喉痹苦呕暴喑哑，妇人经漏过多崩。

23.《采艾编翼》：治烦心。

24.《针灸逢源》：治热病而热无汗，懊恼心悸，喉痹，肘臂痛，妇人经血过多，崩漏。

25.《针灸集锦》(修订本)(郑魁山):行气活血,宁心醒神。

26.《常用腧穴临床发挥》(李世珍):辨证取穴,用泻法,通心络、开心窍、调舌络;配透天凉,清心火、安心神;用补法,补心气、宁心神、养心血、益舌络。局部取穴:用泻法,祛邪散滞、舒筋活络;用补法,壮筋补虚。

27.《针灸腧穴学》(杨甲三):安神志,清虚热,通经活络。

28.《临床针灸学》(徐笨人):宁心安神,息风和营。

29.《针灸心悟》(孙震寰):主头目眩痛,悲恐畏人,肘腕酸重及暴哑不能言。

30.《针灸腧穴手册》(杨子雨):清热除湿,调经疏络,宁心醒神。

31.《针灸探微》(谢文志):清心安神,息风和营。

32.《中医针灸通释·经脉腧穴学》(康锁彬):安神定志,滋阴清热,通经活络。

33.《针灸腧穴疗法》(李平华):宁心安神,祛风和血。

34.《腧穴临床应用集萃》(马惠芳):安神志,清虚热,通经活络。

35.《新编实用腧穴学》(王玉兴):清心开窍,益气宁神,通经活络。

36.《中医针灸经穴集成》(刘冠军):活络开音,养血安神。

37.《新编简明针灸学》:调理气血,安神定志。

38.《腧穴学讲义》:调气、宁神。

39.《针灸辨证治疗学》(章逢润):清心安神,利舌和营。

40.《石学敏针灸学》(石学敏):清心安神,通利喉舌。

41.《珍珠囊穴性赋》(张秀玉):通里宁心疗怔忡。

42.《腧穴类编》(王富春):养血安神,通经活络。

43.《传统实用针灸学》(范其云):清热除湿,调经疏络,宁心醒神。

44.《临床常用百穴精解》(王云凯):平补平泻法,安心通络安神。补法:滋阴养血安神。泻法:清心泻火,息风开音。

【古今应用辑要】

1. 古代文献摘录

(1)《针灸资生经》:头目眩疼,通里、百会。

(2)《神应经》:头风面目赤,通里、解溪。

(3)《针灸大成》:欠气,通里、内庭。经血过多:通里、行间、三阴交。头风,面目赤:通里、解溪。手臂红肿:曲池、通里、中渚、合谷、手三里、液门。疗疮生背上:肩井、足三里、委中、临泣、行间、通里、少海、太冲。心脏诸虚,怔忡、惊悸:内关、阴郄、心俞、通里。

(4)《百症赋》:倦言嗜卧,通里、大钟。

(5)《类经图翼》:虚劳吐血,百劳、肺俞、心俞、膈俞、肝俞、脾俞、肾俞、背骨、中脘、天枢、太渊、通里、间使、大陵、外关、足三里。

(6)《采艾编翼》:心烦渴,通里、太白、阳溪、少冲。

2. 现代研究进展

刘光忠针刺通里、廉泉为主治疗暴喑患者100例,其中风寒型加孔最,风热型加合谷、天突、鱼际、内庭,鱼际以三棱针点刺出血,余穴均用泻法,不留针。3次治愈60例,5～7次治愈30例;针刺7次以上好转7例;症状无明显改善者3例;治愈率为90%[刘光忠.针刺廉泉、通里治疗暴喑100例.针灸临床杂志,2010,21(5):27]。

【安全针刺法】直刺0.3～0.5寸,可灸。

神　门

【定位】在腕掌侧横纹尺侧端,尺侧腕屈肌腱桡侧凹陷中。

【类属】属手少阴心经,为该经输穴、原穴。

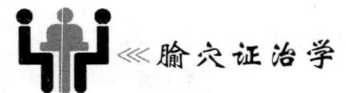

【穴性】宁心安神,清心通络。

【主治病证】

1. 邪气扰心、心神失养之失眠、健忘、惊悸、怔忡、癫狂、痫证、痴呆、心痛、心烦、头晕、目眩诸病症。

2. 经气不利之掌中热诸症。

【常用配伍】

1. 配心俞、膻中、气海、内关、太渊,针刺补法,振奋心阳,治疗心阳不足之心悸气短、心痛、自汗肢冷等。

2. 配心俞、膈俞、巨阙、内关,针刺泻法,活血通络、安神定志,治疗心血瘀阻之胸痹心痛、心悸不宁等。

3. 配印堂、大陵、丰隆、公孙,针刺泻法,清热化痰、和胃安神,治疗痰火扰心之心悸、失眠等。

4. 配阴郄、劳宫、丰隆、照海、井穴,针刺泻法,井穴点刺出血,清心泻火、豁痰开窍,治疗痰火扰心之癫狂,甚则登高而歌、弃衣而走,头痛失眠等。

5. 配膈俞、内关、少府、劳宫、腕骨,针刺泻法,清心凉血,治疗心火上炎之心烦口渴、口舌生疮、重舌、吐血、小便短赤、尿血等。

6. 配心俞、膈俞、脾俞、内关、三阴交,针刺补法,补益心脾,治疗心脾两虚之失眠多梦、健忘、心悸、眩晕、癫证、痴呆、月经不调等。

7. 配心俞、肾俞、复溜、三阴交,针刺补泻兼施,滋阴清热、交通心肾,治疗心肾不交之心烦失眠、多梦、心悸、遗精等。

8. 配胆俞、心俞、大陵、丘墟,针刺补法,养心益胆,治疗心胆虚怯之失眠多梦、易惊、胆怯善恐等。

9. 配内关、太冲、行间,针刺泻法,疏肝理气、清心安神,治疗肝气郁结之脏躁、睡眠不安、悲伤欲哭、胸胁闷胀、心中烦乱等。

【穴性文献辑录】

1.《灵枢》:主心痛喜悲,时眩仆。

2.《素问》:尸厥。心疟者令人烦心甚,欲得清水,反寒不甚热(甲乙作、寒多不甚热)。

3.《脉经》:伤寒喉痹。

4.《黄帝明堂经》:主遗溺。手及臂寒。呕血上气。疟,心烦甚,欲得冷水,寒则欲处热。热中咽干,不嗜食,心痛,数噫恐悸,气不足,喘逆短气,身热,狂,悲哭。胸满胠胀,喉痹。

5.《针灸甲乙经》:心疟者,令人烦心,甚欲得清水,反寒多不甚热,刺手少阴(神门主之)。主遗尿。主手及臂挛。主呕血上气。

6.《千金要方》:主喉痹。主唾血,振寒,呕血上气。主喘逆上气,呼吸肩息,不知食味。主笑若狂。主数噫,恐悸气不足。

7.《千金翼方》:喉痹心烦。心咳。

8.《外台秘要》:主疟,心烦,甚欲得冷水,寒则欲处热,热中咽干,不嗜食,心痛,数噫,恐悸气不足,噫逆身热,狂悲哭,呕血,上气,遗尿,手及臂寒。

9.《医心方》:主遗尿,手及臂寒,呕血,上气,胸满,胠胀,喉痹,喘逆短气。

10.《太平圣惠方》:小儿惊痫善惊,反折,手挛自摇。

11.《铜人腧穴针灸图经》:治疟,心烦,甚欲得饮冷,恶寒则欲处温中,咽干不嗜食,心痛,数噫,恐悸,少气不足,手臂寒,噫逆,身热,狂悲哭,呕血,上气,遗尿,大小人五痫。

12.《西方子明堂灸经》:主笑若狂,手挛挛,遗尿,主喉痹,心痛,数噫,恐悸,少气不足息,疟,心烦甚,欲得饮冷,恶寒则欲处温中,咽干不嗜食,手臂寒,喘逆,耳热,狂悲哭,大小人五痫。

13.《通玄指要赋》:神门去心性之痴呆。

14.《扁鹊神应针灸玉龙经》:治疟,恶寒发热,咽干,身热,狂言,胸满,腹痛,减食,心惊,少气,咳嗽唾红,吐血,遗尿,手臂难举,五痫之疾。

15.《痈疽神妙灸经》:治兑疳,穿骨疽。

16.《琼瑶神书》:治心痴呆,五痫等证。

17.《针灸聚英》：主疟心烦甚，欲得冷饮，恶寒则欲处温中，咽干不嗜食，心痛数噫，恐悸，少气不足息，手臂寒，面赤喜笑，掌中热而哕，目黄胁痛，噫逆身热，狂悲哭，呕血吐血，振寒上气，遗尿，失音，心性痴呆，健忘，心积伏梁，大小人五痫。东垣曰：胃气下溜，五脏气皆乱，其为病互相出见。

18.《古今医统大会》：主治疟疾，心烦惊悸，心痛少气，身热面赤，发狂笑喜，呕血吐血，遗尿，失音，健忘，心积伏梁，大人小儿五痫症。

19.《针灸大成》：疟心烦，甚欲得冷饮，恶寒则欲处温中，咽干不嗜食，心痛数噫，恐悸，少气不足，手臂寒，面赤喜笑，掌中热而哕，目黄胁痛，喘逆身热，狂悲狂笑，呕血吐血，振寒上气，心性痴呆，健忘，心积伏梁，大小人五痫。

20.《针方六集》：主心内呆痴，癫痫发狂，健忘，喜怒不时，臂寒面赤，悲哭惊惑，失叹多言，心痛数噫，伏梁、五痫，遗尿，失喑。

21.《类经图翼》：主治疟疾，心烦欲得冷饮，恶寒则欲就温，咽干不嗜食，惊悸，心痛少气，身热面赤，发狂喜哭，上气，呕血吐血，遗尿，失音，健忘，心积伏梁，大人小儿五痫证，手臂挛掣。

22.《医学入门》：主妄笑妄哭，喉痹，心痛数噫，恐悸少气，疟疾饮冷恶寒，手臂挛卷，喘逆，遗尿，大人小儿五痫。又：主惊悸怔忡，呆痴等疾及中鬼邪，恍惚振慄，小儿惊痫。

23.《循经考穴编》：主痴呆，癫痫，健忘怔忡及心痛心烦，咽干面赤，手臂寒，掌中热。

24.《经穴解》：心之心病，心痛数噫，面赤喜笑，掌中热而哕，狂悲狂笑，心性痴呆，健忘恐悸，少气不足，手臂寒，心积伏梁。心之脾病：疟，心烦，甚欲得冷饮，恶寒则欲处温中，咽干不嗜食，呕血吐血。心之肺病：喘逆身热，振寒上气，遗溺失音。心之肝病：目黄胁痛，大小人五痫。

25.《医宗金鉴·刺灸心法要诀》：神门主治悸怔忡，呆痴中恶恍惚惊，兼治小儿惊痫怔，金针补泻疾安宁。

26.《采艾编翼》：治五痫。

27.《针灸逢源》：治惊悸怔忡，痴呆，狂哭，疟疾，心烦，大小人五痫。

28.《针灸精粹》：除心郁内结之气。安心神。

29.《针灸集锦》（修订本）（郑魁山）：行气活血，宁心安神。

30.《常用腧穴临床发挥》（李世珍）：辨证取穴，用补法，补心气、宁心神、养心血；用泻法，通心络、清心、开窍，配透天凉，清心火。局部取穴：用泻法，驱邪散滞、舒筋活络；用补法，壮筋补虚。

31.《针灸腧穴学》（杨甲三）：益心气，安神志，通经活络。

32.《临床针灸学》（徐笨人）：泻热清心，镇静宁神。

33.《针灸心悟》（孙震寰）：神门镇心。

34.《针灸腧穴手册》（杨子雨）：调理气血，宁心安神。

35.《针灸探微》（谢文志）：安神清心，开郁通经。

36.《中医针灸通释·经脉腧穴学》（康锁彬）：补益心气，安神定志，通经活络。

37.《针灸腧穴疗法》（李平华）：宁心安神，理气活血。

38.《腧穴临床应用集萃》（马惠芳）：宁心安神，通经活络。

39.《新编实用腧穴学》（王玉兴）：清心泻热，宁神开窍，凉血止血。

40.《中医针灸经穴集成》（刘冠军）：宁心安神，宽胸理气。

41.《新编简明针灸学》：调气理血，安神定志。

42.《腧穴学讲义》：安神、宁心、通络。

43.《针灸辨证治疗学》（章逢润）：清心定志，和营安神。

44.《石学敏针灸学》（石学敏）：清心和营，安神定志。

45.《珍珠囊穴性赋》（张秀玉）：神门养心神兮善治失眠。

46.《腧穴类编》（王富春）：宁心安神，宽胸理气。

47.《传统实用针灸学》（范其云）：调理气血，宁心安神。

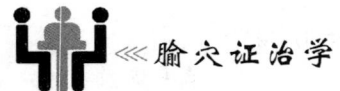

48.《临床常用百穴精解》(王云凯):平补平泻法,疏通经络,宁心安神。补法:益气养血,通脉养心。泻法:清心泻火。

【古今应用辑要】

1. 古代文献摘录

(1)《针灸甲乙经》:遗尿,关门及神门、委中主之。

(2)《备急千金要方》:笑若狂,神门、阳谷。喉痹:神门、合谷、风池。手臂挛:神门、少海。

(3)《千金翼方》:喉痹心烦,神门、合谷。

(4)《针灸资生经》:惊悸少气,神门、蠡沟、巨阙。

(5)《儒门事亲》:衄吐血,下血:隐白、大陵、神门、太溪。

(6)《针经摘英集》:治失音。

(7)《神应经》:发狂,少海、间使、神门、合谷、后溪、复溜、丝竹空。痴呆:神门、少商、涌泉、心俞。心惊恐:曲泽、天井、灵道、神门、大陵、鱼际、二间、液门、少冲、百会、厉兑、通谷、巨阙、章门。心烦:神门、阳溪、鱼际、腕骨、少商、解溪、公孙、太白、至阴。痫证:神门、攒竹、天井、小海、金门、商丘、行间、通谷、心俞。呕血:神门、曲泽、鱼际。

(8)《玉龙赋》:治癫痫失意。

(9)《针灸大成》:怔忡,神门、照海、心俞、内关。失志痴呆:神门、鬼眼、百会、鸠尾。喘逆:神门、阴陵、昆仑、足临泣。痴呆:神门、少商、涌泉、心俞。遗尿:神门、鱼际、太冲、大敦、关元。心痹悲恐:神门、大陵、鱼际。发狂,登高而歌,弃衣而走:神门、后溪、冲阳。心中虚惕,神志不安:内关、百会、神门。

(10)《百症赋》:同上脘治发狂,奔走。

2. 现代研究进展

(1)乔颖欣等针灸治疗组针刺神门、百会为主治疗抑郁症患者20例,其中肝气郁结型配太冲、期门;气郁化火型配行间、内庭;忧郁伤神型配内关、通里;心脾两虚型配足三里、三阴交;阴虚火旺型配太溪、三阴交。百忧解组口服百忧解治疗20例,针灸治疗组总有效率95%,百忧解组总有效率90%,且两组HAMD减分率相比$P<0.05$,针灸治疗组疗效明显优于百忧解组($P<0.05$)[乔颖欣,程为平.针刺"百会""神门"治疗抑郁症的临床研究.针灸临床杂志,2007,23(7):52-54]。

(2)张舒雁针刺神门、足三里、三阴交、阳池,配中脘、关元艾条温和灸后拔罐治疗寒湿困脾、胃失和降之腹痛呕吐者;针泻神门、合谷、太冲、足三里、阴陵泉,配起针后肝俞、脾俞、胃俞拔罐治疗肝气犯胃、肝脾不和之脘腹胀满、嗳气便溏者;针泻神门、梁丘、内庭、阴陵泉、支沟治疗湿热内阻、胃火上炎之胃脘灼痛、嘈杂泛酸者;针泻神门、阳陵泉、蠡沟、阴陵泉、支沟,配磁珠埋压耳穴肝、胆、胃、大肠、神门、皮质下治疗湿热内蕴、肝胆郁滞之胁部胀痛者;针刺神门、足三里、三阴交、腕骨治疗气阴两虚、腑失通降之腹胀、食欲不振者,取得满意临床疗效[张舒雁.神门穴在消化系统疾病中的应用.针灸临床杂志,2001,17(8):43-44]。

(3)齐凤华等针刺神门、足三里、三阴交、太冲四穴治疗心脾两虚型不寐、气血两虚型眩晕、肝气郁结型气厥及肝郁脾虚型乳癖,疗效显著[齐凤华,齐凤玲,齐君艳.论神门、足三里、三阴交、太冲四穴组方的临床应用.针灸临床杂志,1998,14(4):48-50]。

【安全针刺法】直刺0.3~0.5寸,可灸。

厥阴俞

【定位】在背部,第四胸椎棘突下,旁开1.5寸。

【类属】属足太阳膀胱经。为心包之背俞穴。

【穴性】养心安神,宽胸理气。

【主治病证】

1. 心脉失和之心痛、心悸、呕吐诸病症。

2. 肺失宣肃之胸闷、咳嗽诸症。

【常用配伍】

1. 配心俞、巨阙、间使、神门、三阴交,针刺补法,补益心气、宁心安神,治疗心气虚心悸、胸闷等。

2. 配心俞、膈俞、内关、通里、郄门,针刺泻法,活血通痹,治疗心脉痹阻之胸痹心痛。

3. 配膻中、内关、丰隆,针刺泻法,化痰降浊、宽胸理气,治疗痰浊胸闷。

4. 配肺俞、尺泽、太渊,针刺泻法,宣肺化痰止咳,治疗肺失宣降之咳嗽、咯痰。

【穴性文献辑录】

1.《素问》:主膈中热。

2.《备急千金要方》:治胸中膈气,积聚,好吐。又:胸中膈气,厥痛,好吐。

3.《太平圣惠方》:主逆气呕逆,牙痛,留结胸闷。

4.《铜人腧穴针灸图经》:治逆气,呕吐,心痛,留结胸中烦闷。

5.《针灸聚英》:主咳逆。

6.《经穴解》:厥阴腧之本病,心痛,胸满呕吐,留结烦满。厥阴腧之胃病:咳逆牙痛。

7.《针灸精粹》:主治胸膈气块积聚好吐。

8.《针灸集锦》(修订本)(郑魁山):理气活血,疏通心脉。

9.《针灸腧穴学》(杨甲三):活血,理气,止痛。

10.《临床针灸学》(徐笨人):舒肝理气,和胃止呕。

11.《针灸心悟》(孙震寰):宣通心阳。

12.《针灸腧穴手册》(杨子雨):宽胸理气,调节阴阳。

13.《针灸探微》(谢文志):理气活血,清神宁志。

14.《中医针灸通释·经脉腧穴学》(康锁彬):理气活血,通经止痛。

15.《针灸腧穴疗法》(李平华):宁心安神,宽胸止痛。

16.《腧穴临床应用集萃》(马惠芳):活血理气,清心宁志。

17.《新编实用腧穴学》(王玉兴):宽胸理气,和营宁心。

18.《中医针灸经穴集成》(刘冠军):宽胸,宁心,安神。

19.《石学敏针灸学》(石学敏):宽胸理气,和营止痛。

20.《腧穴类编》(王富春):宁心安神,宽胸理气。

21.《传统实用针灸学》(范其云):宽胸理气,调节阴阳。

【古今应用辑要】

1. 古代文献摘录

《针灸资生经》:心痛,厥阴俞、神门、临泣。

2. 现代研究进展

丁章森治疗组厥阴俞透心俞穴埋线治疗心血瘀阻型、痰浊内阻型、心肾阳虚型冠心病患者 8 例,对照组口服消心痛治疗 8 例,经 2 月治疗,治疗组疗效优于对照组[丁章森.厥阴俞透心俞穴埋线治疗冠心病的临床观察.针灸临床杂志,2002,18(7):43-44]。

【安全针刺法】斜刺 0.5~0.8 寸,可灸。

心　俞

【定位】在背部,第五胸椎棘突下,旁开 1.5 寸。

【类属】属足太阳膀胱经。为心之背俞穴。

【穴性】养心安神,调和气血。

【主治病证】

1. 心脉失和之心痛、心悸、失眠、健忘、心烦、惊悸、盗汗、梦遗、癫狂诸病症。

2. 肺失宣肃之咳嗽、吐血、胸引背痛诸症。

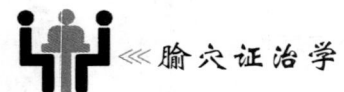

【常用配伍】

1. 配膈俞、内关、神门、合谷,针刺补法,益气安神,治疗心气虚弱之心悸。

2. 配神门、关元、气海、合谷,针刺补法,灸关元、气海,温补心阳,回阳通脉,治疗心阳虚之心痛、胸闷、唇绀、肢冷汗出等。

3. 配脾俞、膈俞、足三里、三阴交,针刺补法,养血安神,治疗心血虚之虚劳、心悸怔忡、健忘、失眠多梦、面色不华等。

4. 配厥阴俞、膈俞、内关、阴郄、巨阙,针刺泻法,活血化瘀、通络止痛,治疗心脉瘀阻之胸痹心痛、胸引背痛等。

5. 配膻中、神门、大陵、丰隆、三阴交,针刺泻法,豁痰开窍,治疗痰浊蒙心之癫证。

6. 配脾俞、神门、足三里、三阴交,针刺补法,补益心脾、养血宁神,治疗心脾两虚之失眠、健忘、惊悸、癫证等。

7. 配神门、少府、肾俞、太冲,针刺补泻兼施,滋阴降火、安神除烦,治疗阴虚火旺之心烦不寐、胸中烦闷等。

8. 配百会、中脘、间使、气冲,针刺泻法,理气宁心,治疗气郁痰结之妇人脏躁,喃喃独语、时喜时悲、哭笑无常等。

9. 配肾俞、白环俞、关元、中封、神门,针刺补法,交通心肾、定志固精,治疗心肾不交之遗精。

10. 配膻中、巨阙、中脘、内关,针刺泻法,和胃降逆,治疗胃气上逆之反胃。

11. 配阿是穴、膈俞、筋缩,针刺泻法,可灸,温经散寒、舒筋活络,治疗寒凝经脉之背肌挛痛、反折筋急、腰背屈曲不能等。

【穴性文献辑录】

1.《素问》:主肝热。又:《水热论》泻五脏之热。

2.《针灸甲乙经》:寒热心痛。

3.《黄帝明堂经》:主痎疟。寒热,心痛循循然,与背相引而痛,胸中恒恒不得息,咳唾血,多涎,烦中善饮,食不下,呕逆,汗不出,如疟状,目䀮䀮,泪出悲伤。心胀。

4.《肘后备急方》:主风毒脚气。

5.《备急千金要方》:治心风寒。又:主心风,腹胀满,食不消化,吐血,酸削,四肢羸弱,不欲饮食,鼻衄。

6.《太平圣惠方》:小儿五六岁不语。小儿龟背。忧噎。又:心中风,狂痫,心气乱语,心腹烦满,结积寒疹,呕逆不食,食即吐血,目痛,胸中满闷,咳嗽不得息,烦心多涎,胃中弱。

7.《圣济总录》:主咳嗽。

8.《席弘赋》:主妇人心痛。

9.《针灸大成》:主偏风半身不遂,心气乱恍惚,心中风偃卧不得倾侧,闷乱冒绝,汗出唇赤,狂走,发痫,语悲泣,胸闷乱,咳吐血,黄疸,鼻衄,目瞤,目昏,呕吐不下食,丹毒,白浊,健忘,小儿心气不足,数岁不语。

10.《胜玉歌》:主遗精白浊。

11.《经穴解》:心腧之本病,偏风半身不遂,心气乱恍惚,心中风,偃卧不得倾侧,汗出唇赤,狂走发痫,语悲泣,心胸闷乱,咳吐血,健忘,小儿心气不足,几岁不能言语。心腧之肺病:咳吐血,鼻衄。心腧之肝病:目瞤目昏。心腧之脾病:黄疸,呕吐不下食。

12.《针灸精粹》:清五脏之热。

13.《针灸集锦》(修订本)(郑魁山):理气活血,化痰宁心。

14.《常用腧穴临床发挥》(李世珍):辨证取穴,用补法,补心气、宁心神、养心血;用泻法,通心络、散瘀血、安神志;用补法配艾灸,温补心阳;用泻法配艾灸,温心阳、通心络、行瘀血。局部取穴:用泻法,舒筋活络;配艾灸、拔罐,通经散邪;用补法,健筋补虚。

15.《针灸腧穴学》(杨甲三):通心络,调气血,宁心神。

16.《临床针灸学》(徐笨人):疏通心络,宁心安神。

17.《针灸心悟》(孙震寰):养心安营,清热宁血。

18.《针灸腧穴手册》(杨子雨):益心气,调心肾。

19.《针灸探微》(谢文志):理气活血,清神宁志。

20.《中医针灸通释·经脉腧穴学》(康锁彬):活血通络,调和气血,宁心安神。

21.《针灸腧穴疗法》(李平华):养心安神,调和气血。

22.《腧穴临床应用集萃》(马惠芳):调气血,通心络,宁心神。

23.《新编实用腧穴学》(王玉兴):宁心安神,镇惊止痉,清利湿热。

24.《中医针灸经穴集成》(刘冠军):通心络,安心神,疏心气,养心血,壮心阳。

25.《新编简明针灸学》:调气理血,宁心安神。

26.《腧穴学讲义》:宁心安神,理血调气。

27.《针灸辨证治疗学》(章逢润):清心安神,通络宽胸。

28.《石学敏针灸学》(石学敏):养血安神,清心宁志,宽胸止痛。

29.《腧穴类编》(王富春):通心络,宁心安神,壮心阳,调理气血。

30.《传统实用针灸学》(范其云):益心气,调心肾。

31.《临床常用百穴精解》(王云凯):平补平泻法,调和气血,疏通经脉。补法:补心气,通心阳,宁心神。泻法:活血通络,散瘀止痛。

【古今应用辑要】

1. 古代文献摘录

(1)《针灸甲乙经》:心胀者,心俞主之,亦取列缺。

(2)《备急千金要方》:心痛,通谷、巨阙、太仓、心输、膻中、神府。筋急手相引:心输、肝输。咳唾血:缺盆、心输、肝输、巨阙、鸠尾。扁鹊云:灸肾、肝、心三俞,主治丹毒病。又:若脊强反张,灸大椎,并灸诸脏输及督脊上当中。

(3)《针灸资生经》:悲愁恍惚,心俞、天井、神道。喜悲泣:心俞、神门、解溪、大陵。胸中郁郁:配大杼。

(4)《针灸大成》:配列缺、神门、少海治健忘少记。配中脘治心风。遗精白浊:心俞、肾俞、关元、三阴交。

(5)《胜玉歌》:胆寒惊心,遗精白浊,夜梦鬼交:心俞、白环俞。

(6)《百症赋》:风痫,神道、心俞。

(7)《玉龙歌》:梦遗,心俞、肾俞。

2. 现代研究进展

符晓敏隔姜灸心俞为主治疗不寐患者45例,其中心脾两虚、胃气不和、痰热内扰者,配脾俞(双)、足三里(双)、太冲(双);肝郁血虚、心虚胆怯、阴虚火旺者,配肝俞(双)、膈俞(双)、三阴交(双);心肾不交者,配肾俞(双)、涌泉(双),均施行温和灸。经过1~3个疗程的治疗,痊愈25例,显效10例,有效7例,无效3例,总有效率为93%[符晓敏.隔姜灸心俞为主治疗不寐45例.北京中医,1998,3:37]。

【安全针刺法】斜刺0.5~0.8寸,可灸。

神　堂

【定位】在背部,第五胸椎棘突下旁开3寸。

【类属】属足太阳膀胱经。

【穴性】宁心安神,理气宣肺,通络止痛。

【主治病证】

1. 心神失养之心痛、心悸、失眠、健忘、癫狂诸病症。

2. 肺失宣肃之咳嗽、气喘、胸满诸症。

3. 经脉痹阻之肩痛、脊背强痛诸症。

【常用配伍】

1. 配心俞、内关、神门,针刺补法,宁心安神,治疗心气虚之心悸、失眠、健忘、心痛等。

2. 配鸠尾、丰隆、太冲,针刺泻法,祛痰开窍,治疗痰浊蒙心之癫狂。

3. 配肺俞、大椎、尺泽、曲池,针刺泻法,疏风清热、宣肺止咳,治疗风热咳嗽。

4. 配肺俞、风门、膻中、尺泽、列缺,针刺泻法,祛风散寒、止咳平喘,治疗风寒束肺之哮喘、胸满等。

5. 配大椎、夹脊、后溪,针刺泻法,祛风散寒、舒筋活络,治疗风寒入络之脊背急强。

【穴性文献辑录】

1.《针灸甲乙经》:泻五脏之热。

2.《黄帝明堂经》:主逆气上攻,时复噎也。

3.《备急千金要方》:主胸腹满。

4.《外台秘要》:主肩痛,胸腹满,凄厥,脊背急强。

5.《医心方》:主肩痛,胸腹满,洒淅脊背强急也。

6.《太平圣惠方》:主肩背连胸痛不可俯仰,腰脊急强,逆气上攻,时噎。

7.《铜人腧穴针灸图经》:治肩痛,胸腹满,洒淅寒热,背急强急。

8.《西方子明堂灸经》:治肩痛,胸腹满,洒淅寒热,背急强急。

9.《普济方》:治肩痛连胸背痛不能俯仰,腹满,洒淅寒热,腰脊强急。

10.《针灸聚英》:主腰背脊强急不可俯仰,洒淅寒热,腹满,气逆上攻,时噎。

11.《古今医统大全》:主治腰背强不可俯仰,洒淅,胸腹满,逆气上攻,时噎。

12.《针灸大成》:主腰背脊强急不可俯仰,洒淅寒热,腰脊强急。又:主腰背脊强急不可俯仰,洒淅寒热,腹满,气逆上攻,时噎。

13.《针方六集》:主多梦,虚惊,狂走,肩脊强急,不可俯仰,胸腹满,洒淅寒热,气逆上攻,时噎。

14.《类经图翼》:泻五脏之热。又:主治腰脊强痛不可俯仰,洒淅寒热,胸腹满逆,时噎。

15.《医学入门》:主肩痛,胸腹满,脊强急,寒热。

16.《经穴解》:神堂之本病,腰脊背强急,不可俯仰,洒淅恶寒,胸满,气逆上攻,时噎。

17.《循经考穴编》:主腰脊强急,洒淅寒热,逆气喘噎,咳嗽痰涎。

18.《勉学堂针灸集成》:主治腰脊强痛不可俯仰,洒淅寒热,胸腹满逆,时噎。

19.《针灸学简编》:主治肩背痛,腰背脊强急不可俯仰,发热恶寒,胸满,气逆上攻,哮喘,时噎,心脏病等。

20.《针灸集锦》(修订本)(郑魁山):清肺宁心,理气安神。

21.《针灸腧穴学》(杨甲三):宁心神,调气血,通经络。

22.《临床针灸学》(徐笨人):宣肺平喘,理气和胃。

23.《针灸腧穴手册》(杨子雨):益心气,疏经络。

24.《针灸探微》(谢文志):通经活络,理气宣肺。

25.《中医针灸通释·经脉腧穴学》(康锁彬):宁心安神,调和气血,通经活络。

26.《针灸腧穴疗法》(李平华):止咳平喘,通经活络。

27.《腧穴临床应用集萃》(马惠芳):宁心安神,活血通络。

28.《新编实用腧穴学》(王玉兴):宁心安神,行气降逆,舒筋活络。

29.《中医针灸经穴集成》(刘冠军):宽胸,理气,宁心。

30.《针灸辨证治疗学》(章逢润):宽胸理气,宁心通络。

31.《石学敏针灸学》(石学敏):调神理气,止咳定喘,舒筋活络。

32.《传统实用针灸学》(范其云):益心气,疏经络。

【古今应用辑要】

1.《针灸甲乙经》:肩痛,胸腹满,凄厥,脊背急强,神堂主之。

2.《外台秘要》:肩痛,胸腹满,凄厥,脊背急强,神堂主之。

3.《医心方》:肩痛,胸腹满,凄厥,脊背急强,神堂主之。

4.《太平圣惠方》:肩痛,胸腹满,凄厥,脊背急强,神堂主之。

5.《针灸资生经》:噎,神堂、中府。又:胸腹满,神堂、涌泉。

6.《普济方》:肩痛,胸腹满,凄厥,脊背急强,神堂主之。

【安全针刺法】斜刺 0.5~0.8 寸,可灸。

飞 扬

【定位】在小腿后面,当外踝后,昆仑穴直上 7 寸,承山外下方 1 寸处。

【类属】属足太阳膀胱经,为该经络穴。

【穴性】清热宁神,除湿通络。

【主治病证】

1. 外感风热、热邪上扰之癫狂、头痛、目眩、衄鼽、外感发热诸病症。

2. 湿热下注之痔疾诸症。

3. 经脉痹阻之腰背痛、脚软无力诸症。

【常用配伍】

1. 配百会、水沟、后溪、合谷,针刺泻法,清热宁神,治疗热扰心神之癫狂。

2. 配白环俞、长强、胞肓、承山,针刺泻法,清热利湿,治疗湿热下注之痔疾。

3. 配风池、上星、阳谷、合谷,针刺泻法,祛风清热,治疗风热头痛、目眩等。

4. 配风池、印堂、迎香、合谷,针刺泻法,清热利窍,治疗风热鼻衄、鼻塞等。

5. 配大椎、外关、列缺、合谷,针刺泻法,疏风散热,治疗外感发热。

6. 配肾俞、命门、大肠俞、委中,针刺平补平泻法,强腰止痛,治疗经脉痹阻之腰背痛。

7. 配环跳、风市、足三里、阳陵泉、承山、太溪,针刺平补平泻法,舒筋活络,治疗经气不利之腿痛、下肢麻痹、腿软无力等。

【穴性文献辑录】

1.《灵枢》:实则鼽窒头背痛,虚则鼽衄,取之所别也。

2.《针灸甲乙经》:淫泺,胫酸,热病汗不出。

3.《黄帝明堂经》:主下部寒,热病汗不出,体重,逆气,头眩,痉,反折。疟,实则腰背痛,虚则鼽衄。疟不渴,间日作。痔,篡痛。腰痛,颈项痛,历节汗出而步失履,寒,腹不仁,腨中痛。癫狂疾,体痛。

4.《备急千金要方》:主下衄寒热,汗不出,体重。又:主狂,疟,头眩痛,痉反折。

5.《千金翼方》:疟实则腰背痛。痔漏。

6.《外台秘要》:身懈寒,少气,热甚恶人,心惕惕然……淫泺,胫酸,热病汗不出,皆主之。下部寒,体重,逆气,头眩痛,痉反折,疟,实则腰背痛,虚则鼽衄不渴,间日狂作,癫疾,体痛,颈项痛,历节汗出,而步失履,寒腹不仁,腨中痛,痔,篡痛。

7.《医心方》:主下部寒热,汗不出。体重,逆气,头眩痛,衄,腹不仁。

8.《太平圣惠方》:主体重,起坐不能步,失履不收,脚腨酸重,战栗不能久立。

9.《铜人腧穴针灸图经》:治野鸡痔,历节风,足指不得屈伸,头目眩,逆气,鼽衄,癫疾,寒疟。

10.《西方子明堂灸经》:主颈项痛,历节风……腨中痛,寒疟,癫疾吐舌,下部寒热……逆气。头热,鼻鼽衄,足痿失履不收。

11.《扁鹊神应针灸玉龙经》:治诸癫,头目昏沉,颈项强痛,腰腿手足历节风,鼻鼽衄血,疟寒热,痔疮。

12.《普济方》:主头眩目痛……下部寒热,汗不出,体重,狂,疟,脊反折,痔伤痛,逆气,头热,足痿。

13.《针灸聚英》:主痔肿痛,体重,起坐不能,失履不收,脚腨酸肿,战慄不能久立久坐,足指不能屈伸,目眩,目痛,历节风,逆气,癫疾,寒疟,实则鼽窒,头背痛,泻之;虚则鼽衄,补之。

14.《经穴解》:飞扬之本病,体重不能起坐,步履不收,脚腨痠重,战慄不能久坐久立,足指不能屈伸,历节风,逆气癫疾,寒疟。

15.《循经考穴编》:痿软无力,痛风历节,腰腿腨脚一切肿痛,筋急不能屈伸。

16.《针灸集锦》(修订本)(郑魁山):疏经活络。

17.《针灸腧穴学》(杨甲三):清头,安神,舒筋,退热。

18.《临床针灸学》(徐笨人):通络止痛,清热散风。

19.《针灸腧穴手册》(杨子雨):清热利湿,疏经活络。

20.《针灸探微》(谢文志):疏经活络,清热消肿。

21.《中医针灸通释·经脉腧穴学》(康锁彬):清头明目,安神定志,舒筋活络。

22.《针灸腧穴疗法》(李平华):散热解表,舒筋活络。

23.《腧穴临床应用集萃》(马惠芳):舒筋活络,清热消肿。

24.《新编实用腧穴学》(王玉兴):舒筋活络,散风解表,安神定志。

25.《中医针灸经穴集成》(刘冠军):舒筋脉,清头目,止狂乱。

26.《腧穴学讲义》:祛太阳经邪,散经络风湿。

27.《针灸辨证治疗学》(章逢润):散风解表,通络止痛。

28.《石学敏针灸学》(石学敏):散风解表,通络止痛。

29.《珍珠囊穴性赋》(张秀玉):飞扬安神。

30.《腧穴类编》(王富春):宁神志,清头目,舒筋脉。

31.《传统实用针灸学》(范其云):清热利湿,疏经活络。

【古今应用辑要】

1.《针灸甲乙经》:身懈寒,少气,热甚恶人,心惕惕然,取飞扬及绝骨,跗下临泣,立已。又:下部寒,热病汗不出,体重,逆气,头眩,飞扬主之。再:疟,实则腰背痛,虚则鼽衄,飞扬主之。再:痔,篡痛:飞扬、委中、承扶。

2.《备急千金要方》:颈项痛,历节汗出:飞扬、涌泉、颔厌、后顶。腰痛如折:束骨、飞扬、承筋。痎疟少气:足三里、陷谷、侠溪、飞扬。足痿失履不收:冲阳、足三里、仆参、飞扬、复留、完骨。癫疾狂吐舌:飞扬、太乙、滑肉门。

3.《针灸资生经》:历节汗出,飞扬、涌泉、颔厌、后顶。头眩眼痛:飞扬、阳谷。

4.《百证赋》:目眩,飞扬、支正。

5.《医宗金鉴》:肾、膀胱经病,下腹少腹脊背疼痛,大便结燥,脐下气逆上冲,口渴吐血,两足寒冷,刺太溪、飞扬。

【安全针刺法】直刺0.7~1.0寸,可灸。

申 脉

【定位】在足外侧部,外踝直下方凹陷处。

【类属】属足太阳膀胱经。为八脉交会穴之一,通于阳跷脉。

【穴性】宁神定志,疏风通络。

【主治病证】

1.风痰上扰、痰蒙清窍之头痛、眩晕、癫狂、痫证、失眠诸病症。

2.风邪外袭之头痛、项强诸症。

3.经脉痹阻之腰腿痛、足胫寒、下肢痿痹诸症。

【常用配伍】

1.配百会、心俞、后溪、丰隆、太冲,针刺泻法,宁心安神、息风止痫,治疗风痰痫证昼发。

2.配大陵、神门、三阴交、太溪,针刺补泻兼施,滋阴降火、清心安神,治疗阴虚火旺之心悸、失眠等。

3.配风池、天柱、合谷、后溪,针刺泻法,散寒解表,治疗外感风寒之头痛、项强等。

4. 配翳风、风池、中渚、太冲，针刺泻法，平肝息风，治疗肝阳上亢之眩晕。

5. 配肾俞、腰阳关、大肠俞、委中，针刺泻法，活血散风，治疗风寒腰痛，腰不能举、不能久立坐等。

6. 配环跳、阳陵泉、悬钟、太溪，针刺平补平泻法，疏经通络，治疗经脉痹阻之半身不遂、腿脚不收、足胫寒等。

7. 配昆仑、丘墟、解溪、太溪，针刺泻法，舒筋活络，治疗气血瘀滞之足跟疼痛。

【穴性文献辑录】

1.《素问》：主目痛，头项肩痛。邪客于足阳跷之脉，令人目痛从内眦此始，刺外踝之下半寸，所各二，左刺右，右刺左。

2.《针灸甲乙经》：腰痛不能举足，少坐，若下车踬地，胫中熇熇。寒热，颈腋下肿。癫狂，互引僵仆。

3.《黄帝明堂经》：主寒热，颈腋下肿。腰痛不能举足，少坐若下车踬地，胫中熇熇然。

4.《备急千金要方》：劳冷气逆，腰髋冷痹……脚屈伸难，鼻中衄血不止，淋沥，百邪癫狂。治诸横邪癫狂针灸图诀……第五针，外踝下白肉际足太阳（即申脉穴也）。

5.《千金翼方》：针邪鬼病图诀法……扁鹊曰百邪所病者有十三穴二……第五次下针在外踝下白肉际，名鬼路。

6.《医心方》：主腰痛不能举足，寒热，颈腋下肿，癫疾，僵仆。

7.《太平圣惠方》：治脚气，肾气，妇人血气。

8.《铜人腧穴针灸图经》：腰痛不能举体，足胕寒不能久立坐，若在舟车中，癫疾。

9.《西方子明堂灸经》：主目反上视，若赤痛从内眦始，腰痛热不能举，胫中寒不能久立坐，若下舟车中，癫疾，厥气，鼻衄血不止。

10.《扁鹊神应针灸玉龙经》：一身四肢拘急，痛肿，麻痹，疼痛，历节风，头风，眉棱疼痛，目赤，鼻衄，耳聋，女人吹乳。

11.《针灸大全》：中风者为百病之长，至其变化各不同焉。或中于脏，或中于腑，或痰或气，或怒或喜，逐其隙而害成也……治之先审其症，而后刺之。其中五脏六腑，形症各有名，先须察其踝面名其症，依标本刺之，不无效也。

12.《针灸聚英》：风眩，腰脚痛。

13.《拦江赋》：申脉能除寒与热……虚当补，逢疼痛者，泻而迎。

14.《针灸大成》：主风眩。腰脚痛，胕酸不能久立，如在舟中，劳极冷气，逆气，腰髋冷痹，脚膝屈伸难，妇人血气痛。又：主四肢风邪及痈毒病，与后溪主客相应。

15.《针方六集》：主风眩，癫痫，厥气，腰痛不能伸，足弱不能立，目反上视，赤痛从内眦始，及诸病在太阳经者。

16.《医学入门》：主昼发痫，足肿，牙疼。主目反上视，若赤痛从内眦始，腰痛胫寒热，不能久立坐，癫疾，鼻衄。

17.《经穴解》：申脉之本病，痫病昼发，风眩，腰脚痛，胕痠不能久立，如在舟中，劳极，冷气逆气，腰髋冷痹，脚膝屈伸难。

18.《循经考穴编》：主癫疾冷痹，脚踝红肿。

19.《针灸逢源》：主治风眩，牙痛，昼发之痫，胕酸，腰脚痛，妇人血气痛。

20.《针灸集锦》（修订本）（郑魁山）：祛散风寒，疏经活络。

21.《针灸腧穴学》（杨甲三）：安神志，舒筋脉，利腰膝，清头目。

22.《临床针灸学》（徐笨人）：活血通络，清脑醒神。

23.《针灸腧穴手册》（杨子雨）：祛痰除湿，醒神开窍。

24.《针灸探微》（谢文志）：清神宁志，行血理气。

25.《中医针灸通释·经脉腧穴学》（康锁彬）：安神定志，舒筋活络，强利腰膝，清头明目。

26.《腧穴临床应用集萃》（马惠芳）：活血理气，宁志安神。

27.《新编实用腧穴学》(王玉兴):舒筋活络,安神定志,疏风清热。

28.《中医针灸经穴集成》(刘冠军):宁神,舒筋。

29.《腧穴学讲义》:清神志,舒筋脉,通阳跷。

30.《针灸辨证治疗学》(章逢润):祛风通络,清利头目。

31.《石学敏针灸学》(石学敏):疏风解表,宁心安神,舒筋通络。

32.《珍珠囊穴性赋》(张秀玉):步履艰难申脉求。

33.《腧穴类编》(王富春):宁心安神,舒筋活络。

34.《传统实用针灸学》(范其云):清神志,舒筋脉。

35.《临床常用百穴精解》(王云凯):平补平泻法,通经脉,调气血,和阴阳。补法:安神宁心,振奋阳气,强健腰膝。泻法:镇静止痫,清利头目。

【古今应用辑要】

1. 古代文献摘录

(1)《黄帝明堂经》:癫狂互引,僵仆,申脉主之,先取阴跷,后取京骨。

(2)《备急千金要方》:胫中寒热,申脉、隐白、行间。腰痛不能举:申脉、太冲、阳跷。鼻中衄血不止,淋沥:申脉、京骨。腋下肿,寒热,颈肿:申脉、丘墟。

(3)《标幽赋》:头风头痛,申脉、金门。肩背腰腿在表之病:申脉、外关、后溪、足临泣。

(4)《神应经》:足胕寒,申脉、复溜、厉兑。

(5)《灵光赋》:脚气,申脉、照海。

(6)《针灸聚英》:洁古曰,痫病昼发,灸阳跷。

(7)《玉龙赋》:太溪昆仑申脉,最疗足肿之迍。

(8)《拦江赋》:申脉能除寒与热,头风偏正及心惊,耳鸣,胸中满。遇麻木者虚当补,逢疼痛者泻而迎。

(9)《秘传常山杨敬斋针灸全书》:伤寒恶寒发热,申脉、合谷、外关、内庭。

(10)《杂病穴法歌》:头风目眩,项捩强,申脉、金门、手三里。脚膝诸痛:行间、三里、申脉、金门。

(11)《循经考穴编》:洁古曰,痫病昼发,宜灸阳跷。

2. 现代研究进展

(1)粘芙蓉等艾灸申脉治疗小儿泄泻患儿75例,其中伤食型32例,风寒型12例,湿热型10例,脾虚型16例,脾肾阳虚型5例,治疗有效[粘芙蓉,柳向荣.灸申脉治小儿泄泻75例.针灸学报,1992,6:38]。

(2)王新生采用艾灸申脉穴为主治疗腹泻患者100例,其中外感寒湿或风寒者单灸申脉,外感湿热或暑湿者灸申脉、天枢、合谷、上巨虚、下巨虚治疗42例;食滞肠胃者灸申脉、中脘、脾俞、关元俞、天枢治疗28例;肝气乘脾者灸申脉、肝俞、行间、三阴交治疗10例;脾胃虚弱者灸申脉、足三里、关元、中脘、脾俞、胃俞治疗12例;肾阳虚寒者灸申脉、肾俞、命门、阳陵泉、关元治疗8例,临床治愈率100%[王新生.艾灸申脉穴为主治疗腹泻的体会.中国中医药信息杂志,2003,10(3):72]。

(3)张梅梅等针刺申脉、照海为主穴治疗血虚生风、肝风内动、心脾两虚型眼肌痉挛患者30例,痊愈20例,有效8例,总有效率91.5%[张梅梅,刘若潮,赵亮.针刺治疗眼肌痉挛体会.中国民康医学,2008,20(24):2936]。

【安全针刺法】直刺0.2~0.3寸,可灸。

间 使

【定位】在前臂掌侧面,当大陵与曲泽的连线上,腕横纹上3寸。掌长肌腱与桡侧腕屈肌腱之间。

【类属】属手厥阴心包经,为该经经穴。

【穴性】宁心安神,理气和胃,通经活络。

【主治病证】

1. 邪扰心神、心神失养之心痛、心悸、癫狂、痫证、脏躁、郁证、烦躁诸病症。

2. 肝郁气滞之胃痛、呕吐、疟疾诸病症。

3. 经脉痹阻之肘臂痛、腋肿、掌中热诸症。

【常用配伍】

1. 配心俞、巨阙、太渊、丰隆、三阴交,针刺泻法,宽胸理气、化痰止痛,治疗痰浊心痛。

2. 配心俞、膻中、神封、神门,针刺补法,益气养心、宁神定志,治疗心气虚之心悸不宁。

3. 配水沟、大陵、合谷、丰隆,针刺泻法,化痰开窍,治疗痰浊蒙窍之癫狂、痫证。

4. 配中脘、内关、丰隆、厉兑,针刺泻法,清热泻火、化痰安神,治疗痰火扰心之心烦、躁扰不宁等。

5. 配天突、三间、上脘、丰隆、太冲,针刺泻法,理气和胃、祛痰降气,治疗痰气搏结之梅核气、咽中如梗,胸闷胁痛,腹胀吸气、食欲不振、胃脘隐痛等。

6. 配膻中、少泽、太冲,针刺泻法,疏肝理气、通畅乳络,治疗肝郁气滞之乳癖,胸闷嗳气、乳房胀痛、结节随喜怒而消长等。

7. 配膻中、期门、太冲,针刺泻法,疏肝理气、通络散滞,治疗肝气郁结、脉络痹阻之胸痛、胁痛等。

8. 配中脘、内关、阳陵泉、太冲,针刺泻法,疏肝和胃、理气止痛,治疗肝气犯胃之胃痛、呕吐等。

9. 配大椎、大杼、后溪、陶道、曲池,针刺泻法,宣阳解表、祛邪截疟,治疗邪伏募原之疟疾。

10. 配三阴交,针刺泻法,行气活血、祛瘀止痛,治疗气血瘀滞之扭伤,跌仆闪挫身痛、咳嗽、深呼吸、转侧痛甚,活动受限等。

11. 配肩髃、曲池、外关、大陵、合谷,针刺平补平泻法,舒筋活络,治疗经脉痹阻之肘臂疼痛等。

【穴性文献辑录】

1.《黄帝明堂经》:主热病烦心,善哕,胸中澹澹善动而热。卒心中痛,瘈疭互相引,肘内廉痛,心熬熬然。胸痹引背时寒。心痛善悲,厥逆,悬心如饥之状,心澹澹而惊。头身风热,善呕,怵惕,寒中少气,掌中热,肘挛腋肿。面赤目黄。头大浸淫。喑不能语,咽中哽。

2.《肘后备急方》:主霍乱干呕。

3.《备急千金要方》:小儿中马客忤而吐不止。久风卒风缓急诸风,卒发动不自觉知,或心腹胀满,或半身不遂,或口噤不言,涎唾自出,目闭耳聋,或举身冷直,或烦闷恍惚,喜怒无常,或唇青口白戴眼,角弓反张。心病。狂。鬼魅。食即吐。卒死。又:嗌中如扼;狂邪发无常,被头大唤,欲杀人,不避水火及狂言妄语,灸间使三十壮。

4.《千金翼方》:带下,淋,疝瘕。健忘。

5.《通玄指要赋》:疟生寒热。

6.《长桑君天星秘诀歌》:如中鬼邪。

7.《针灸大成》:主伤寒结胸,心悬如饥,卒狂,胸中澹澹,恶风寒,呕沫,怵惕,寒中少气。掌中热,腋肿肘挛,卒心痛多惊,中风气塞,涎上昏危,不得语,咽中如梗,鬼邪,霍乱干呕,妇人月水不调,血结成块,小儿客忤。

8.《经穴解》:心包之心病,卒心痛,多惊,掌中热。心包之肺病:伤寒结胸,心中如饥,卒狂,胸中憺憺,恶风寒,呕沫。心包之脾病:寒中少气,鬼邪霍乱,干呕。心包之肝病:中风气逆,涎上昏危,喑不得语,咽中如梗,腋肿肘挛,小儿客忤,妇人月水不调,血结成块。

9.《针灸精粹》(李文宪):间使行血。又:干呕不止,粥食汤药皆吐,灸手间使三十壮,若四厥脉沉绝不至者,灸之使通,此法能起死人。

10.《针灸集锦》(修订本)(郑魁山):清热化痰,宁心安神。

11.《常用腧穴临床发挥》(李世珍):辨证取穴,用泻法,理气解郁、通畅心络、宽胸利气;用泻法,在发疟前针治,可截疟。循经取穴:用泻法,通经活络、驱邪散滞。局部取穴:用泻法,祛邪散滞、舒筋活络;用补法,壮筋补虚。

12.《针灸腧穴学》(杨甲三):益心气,清神志,调肠胃,理经血。

13.《临床针灸学》(徐笨人):理气活血,清心安神。

14.《针灸心悟》(孙震寰):主卒狂惊悸,臂中肿痛,屈伸难。岐伯云:主祛鬼邪。

15.《针灸腧穴手册》(杨子雨):和解清热,通经活络,宁心安神。

16.《针灸探微》(谢文志):安神益智,和胃除痰。

17.《中医针灸通释·经脉腧穴学》(康锁彬):补益心气,清神定志,调理肠胃,通经活血。

18.《针灸腧穴疗法》(李平华):宁心安神,和胃祛痰,通经活络。

19.《腧穴临床应用集萃》(马惠芳):截疟,安神,宽胸。

20.《新编实用腧穴学》(王玉兴):宁心安神,镇惊止痉,和胃降逆。

21.《中医针灸经穴集成》(刘冠军):宁心安神,和胃祛痰。

22.《新编简明针灸学》(闫乐法):和解清热,调胃止痛,宁心安神。

23.《腧穴学讲义》(于致顺):宁神、和胃、祛痰。

24.《针灸辨证治疗学》(章逢润):益心宁神,宽胸化痰。

25.《石学敏针灸学》(石学敏):养心宁神,宽胸化痰,开窍启闭。

26.《珍珠囊穴性赋》(张秀玉):间使除热病烦心。

27.《传统实用针灸学》(范其云):宁神,和胃,祛痰。

28.《临床常用百穴精解》(王云凯):平补平泻法,疏通经脉,调和气血。补法:益心气,宁心神,壮筋补虚。泻法:宽胸理气,和胃降逆,解郁除烦,行血调经。

【古今应用辑要】

1.《针灸甲乙经》:风邪(狂癫),间使、承浆、心俞、足三里。又:卒心中痛,瘛疭互相引,肘内廉痛,心敖敖然;胸痹引背时寒;心悬如饥状,善悲而惊狂,面赤目黄;头身风热,善呕吐,怵惕,寒中少气,掌中热,肘挛腋肿;头大浸淫,间使主之。

2.《备急千金要方》:热病烦,胸中澹澹喜动而热:间使、中冲、劳宫、大陵、关冲、少冲、阳溪、天窌。又:风邪,灸间使随年壮,又灸承浆七壮,又灸心俞七壮及灸三里七壮。再:嗌中如扼,狂邪发无常,被头大唤欲杀人,不避水火及狂言妄语,灸间使三十壮。

3.《神应经》:心邪癫狂,间使、攒竹、尺泽、阳溪。呕哕:间使、百会、曲泽、劳宫、商丘。

4.《灵光赋》:水沟、间使,治邪癫。

5.《针灸大成》:咽中如梗,间使、三间。热多寒少:间使、足三里。卒狂:间使、后溪、合谷。配三间治咽中如梗,配三里治热多寒少,配支沟治鬼击。配大椎、后溪、陶道、曲池、液门治疟疾。

6.《胜玉歌》:五疟寒多热亦多,间使、大杼真妙穴。配阳陵泉、内关、胃俞、中脘治肝郁胃痛;配上脘、阳陵泉、太冲、神门治肝气犯胃呕吐;配肩髃、曲泽、外关、合谷治臂痛。

7.《百症赋》:癫,水沟、间使。

8.《神灸经纶》:九种心痛,间使、巨阙、灵道、曲泽、通谷。

【安全针刺法】直刺 0.5~1.0 寸,可灸。

内 关

【定位】在前臂掌侧,当大陵与曲泽的连线上,腕横纹上 2 寸。掌长肌腱与桡侧腕屈肌腱之间。

【类属】属手厥阴心包经。为该经络穴;八脉交会穴之一,通于阴维脉。

【穴性】养心安神,化痰和胃,理气止痛。

【主治病证】

1. 邪扰心神、心神失养之心痛、心悸、脏躁、郁证、不寐、中风诸病症。

2. 痰浊上蒙之眩晕、癫狂、痫证、头痛诸病症。

3. 胃失和降、胃气上逆之胃痛、呕吐、呃逆诸症。

4. 气机失调、经脉痹阻之胸胁痛、肘臂挛痛诸症。

【常用配伍】

1. 配心俞、膈俞、巨阙、通里、阴郄,针刺泻法,活血化瘀、通痹止痛,治疗心脉痹阻之胸痹、心痛。

2. 配心俞、厥阴俞、关元、神门、合谷,针刺补法,灸关元、温阳救逆、益气复脉,治疗心阳虚之心痛、胸闷、心悸等。

3. 配心俞、复溜、太冲,针刺补泻兼施,育阴潜阳、活血通络,治疗阴虚阳亢之心悸、心痛等。

4. 配百会、水沟、丰隆、三阴交、太冲,针刺泻法,息风化痰、醒脑开窍,治疗风痰阻络之中风闭证、晕厥等。

5. 配水沟、大椎、劳宫、丰隆、太冲,针刺泻法,泄热涤痰、清心安神,治疗痰火扰心之癫狂。

6. 配膻中、神门、大陵、丰隆、三阴交,针刺泻法,豁痰宁心,治疗痰浊蒙窍之癫痫。

7. 配神门、中脘、丰隆、厉兑,针刺泻法,和胃安神,治疗胃腑不和之失眠。

8. 配中脘、阴陵泉、丰隆、公孙,针刺补泻兼施,健脾化痰,治疗痰浊中阻之眩晕、呕吐等。

9. 配膻中、中脘、神门、丰隆、太冲,针刺泻法,疏肝解郁、化痰宁神,治疗痰气交阻之脏躁、郁病、癔病、梅核气等。

10. 配中脘、足三里、行间、公孙,针刺泻法,和胃降逆、理气止痛,治疗胃失和降之胃痛、嗳气、呕吐等。

11. 配膈俞、膻中、合谷、足三里,针刺泻法,宽胸利膈,治疗胃气上逆之呃逆。

12. 配肝俞、期门、膻中、太冲,针刺泻法,疏肝理气止痛,治疗肝气郁结之胸胁疼痛。

13. 配膻中、乳根、少泽、太冲,针刺泻法,疏肝通乳,治疗肝郁气滞之乳少。

14. 配膈俞、血海、足三里、三阴交,针刺补泻兼施,益气行血、化瘀通络,治疗气血不调之月经不调、产后血晕等。

15. 配风池、太阳、率谷、悬颅、侠溪,针刺泻法,疏利经气,治疗少阳经气不利之偏头痛。

16. 配肩髃、曲池、手三里、合谷,针刺平补平泻法,疏经通络,治疗经脉痹阻之肘臂疼痛、上肢不遂等。

【穴性文献辑录】

1.《灵枢》:主心痛,项强。又:实则心痛,虚则为头强。又:溢阴为内关。内关不通,死不治。

2.《素问》:厥阴之上,风气治之。又:心病者,胸中痛,胁支满,胁下痛,膺背肩胛间痛,两臂内痛。

3.《神农本草经》:治心痛腹痛,腹内诸疾。

4.《针灸甲乙经》:面赤皮热,热病汗不出,中风热,目赤黄,肘挛,腋肿,实则心暴痛,虚则烦心,心惕惕不能动,失智。又:心澹澹而善惊恐,心悲。

5.《黄帝明堂经》:主面赤皮热,热病汗不出,中风热,目赤黄,肘挛腋肿,实则心暴痛,虚则烦,心惕惕不能动,失智。又:心澹澹而善惊恐,心悲。

6.《备急千金要方》:凡心实者则心中暴痛,虚则心烦,惕然不能动,失智。又:主手中风热。再:风齿疼痛。手中风热。

7.《扁鹊神应针灸玉龙经》:治伤寒发热,胸满腹胀,心痛,肠鸣冷痛,脾黄,癥块,泻痢,食积,咳嗽哮喘,肠风痔漏,五淋。

8.《针灸大成》:中满心胸痞胀,肠鸣泄泻脱肛,食难下膈酒来伤,积块坚横胁抢,妇女胁痛心痛,结胸里急难当,伤寒不解胸膛,疟疾内关独当。又:主手中风热,失志,心痛,目赤,支满肘挛。实则心暴痛泻之,虚则头强补之。

9.《类经图翼》:生疮,腹内诸疾。

10.《景岳全书》:一切牙痛,手中风热。

11.《经穴解》:心包之心病,失志心痛,实则心暴痛,虚则头强。心包之肝病:目赤,支满,肘挛,手中风热。

12.《针灸精粹》(李文宪):清心包络,利六腑,以及胸中热。

13.《针灸集锦》(修订本)(郑魁山):理气降逆,宁心安神,镇痉止痛。

14.《常用腧穴临床发挥》(李世珍):辨证取穴,用泻法,理气散滞、通畅心络、安心神、和胃止呕、截疟。循经取穴:用泻法,通经活络、驱邪散滞。局部取穴:用泻法,舒筋活络;配艾灸,驱邪散滞;用补法,壮筋补虚。

15.《针灸腧穴学》(杨甲三):益心安神,和胃降逆,宽胸理气,镇静止痛。

16.《临床针灸学》(徐笨人):理气宽胸,宁心安神。

17.《针灸心悟》(孙震寰):内关快膈止痛。内关司心系瘀热。又:清心及胸膈热邪,利达三焦,使水道能够下行。

18.《针灸腧穴手册》(杨子雨):通经活络,疏表解热,宁心安神。

19.《针灸探微》(谢文志):宁心安神,理气和胃。

20.《中医针灸通释·经脉腧穴学》(康锁彬):益心安神,和胃降逆,宽胸理气,镇静止痛。

21.《针灸腧穴疗法》(李平华):宁心安神,镇惊止痛,理气和胃。

22.《腧穴临床应用集萃》(马惠芳):宁心安神,和胃降逆,宽胸理气,镇静止痛。

23.《新编实用腧穴学》(王玉兴):宁心安神,镇惊止痉,和胃降逆。

24.《中医针灸经穴集成》(刘冠军):宁心安神,理气止痛。

25.《新编简明针灸学》(闫乐法):通经解表,宁心安神,和胃止痛,降逆止呕。

26.《腧穴学讲义》(于致顺):宁心安神,和胃理气,调阴维。

27.《针灸辨证治疗学》(章逢润):宽胸醒神,除烦宁心,理气和胃,降逆止呕。

28.《石学敏针灸学》(石学敏):宽胸安神,清热除烦,和胃止痛,降逆止呕。

29.《珍珠囊穴性赋》(张秀玉):内关却胸中苦闷。

30.《腧穴类编》(王富春):宁心安神,理气止痛。

31.《传统实用针灸学》(范其云):宁心安神,理气镇痛。

32.《临床常用百穴精解》(王云凯):平补平泻法,疏通经脉,通调气血。补法:壮筋补虚,益心气,安心神。泻法:宽胸利膈,降气平喘,和胃降逆,苏厥醒神,活血化瘀,镇静止痛。

【古今应用辑要】

1. 古代文献摘录

(1)《神农本草经》:治心痛腹胀,腹内诸疾,可灸七壮。

(2)《针灸甲乙经》:心澹澹而善惊恐,心悲,内关主之。又:刺入二分,灸五壮。

(3)《备急千金要方》:凡心实者,则心中暴痛,虚则心烦,惕然不能动,失智,内关主之。又:目赤黄,颧髎、内关。面赤热:肾俞、内关。

(4)《标幽赋》:胸腹满痛刺内关。

(5)《席弘赋》:肚痛,内关、公孙。

(6)《玉龙赋》:取内关于照海,医腹疾之块。

(7)《拦江赋》:胸中之病内关担。

(8)《针灸大成》:腹内疼痛,内关、三里、中脘、关元、水分、天枢。又:某夫人患危寒之疾,半月不饮食,目闭不开久矣,六脉仍有如无……针内关二穴,目即开,而即能食米,徐以乳汁调理而愈。再:食不下,内关、鱼际、三里。腹痛:内关、三里、中脘。胸满支肿:内关、膈俞。

(9)《百症赋》:建里、内关,扫尽胸中之苦闷。

(10)《杂病穴法歌》:腹痛,公孙、内关。胞衣不下:照海、内关。又:舌裂出血寻内关,一切内伤内关穴,痰火积块退烦潮。

(11)《循经考穴编》:实则心暴痛,泻之;虚则头强,补之。

(12)《针灸精粹》(李文宪):阴虚火动,骨蒸潮热,咳嗽吐痰,汗出烦躁,不寐少气,取大椎,合谷,内关,复溜。思虑伤心,心惊悸怔忡,健忘,火扰心神不安,多梦失眠取神门,通里,内关。

(13)《针灸心悟》(孙震寰):恶心、呕吐:中脘、下脘、内关。心悸:内关、太冲、心俞、肾俞。咳嗽:肺俞、中府、内关、尺泽、足三里。虚劳:内关、三阴交。胃肠病:足三里、上巨虚、内关、天枢。肝胃不和,胃脘两胁疼痛:内关、中脘、足三里、太冲。中暑而吐泻心烦:委中、曲泽、内关、足三里。心虚肝热,咳嗽带血:心俞、肝俞、大椎、内关。脾胃虚弱,食后胀痛:公孙、内关。上焦有热,心烦失眠:内关、大陵、大椎、足三里。心阳不足,心悸气短:心俞、内关、足三里。调气行水,驱邪降逆:大椎、内关。失眠不寐:神门、内关。

2. 现代研究进展

(1)符海清运用代温灸膏内关穴加压贴敷治疗外邪犯胃型呕吐症患者45例,痊愈9例,显效19例,有效10例,无效7例,总有效率84.4%[符海清.代温灸膏加压贴敷治疗外邪犯胃型呕吐症的观察与护理.当代护士,2010,2:74-75]。

(2)王国建针刺内关、间使、行间、太冲治疗气滞血瘀、寒湿凝滞、气血不足、肝肾虚损型原发性痛经患者60例,痊愈21例,显效14例,好转19例,无效6例,总有效率90.0%[王国建.独取厥阴经治疗原发性痛经60例.吉林中医药,2010,7(30):709-710]。

(3)荣培红等运用补阳还五汤配合针刺内关、合谷、曲池、足三里、三阴交、血海治疗中风患者120例,其中阳明腑实者加风池、太冲、肾俞、太溪,痰多者加百会、印堂、丰隆、天柱,阴虚者加气海、脾俞、膈俞,语言不利者加颊车、地仓、廉泉、人中。基本痊愈38例,显著进步37例,进步34例,无效13例,总有效率89.17%[荣培红,林海.补气活血法配合针刺治疗中风120例.陕西中医,2010,10(31):1330-1331]。

(4)张蕊等针刺内关、公孙、足三里、三阴交、四神聪为主治疗失眠患者55例,其中肝郁化火加肝俞、太冲,痰热内扰加丰隆,阴虚火热加肾俞、太溪,心脾两虚加心俞、脾俞,心虚胆怯加心俞、胆俞。治愈15例,显效24例,好转14例,无效2例,总有效率96.36%[张蕊,刘瑜,贾伟.针灸治疗失眠55例.陕西中医,2010,31(10):1384-1385]。

(5)夏粉仙等采用内关穴埋线配合贴压耳穴神门、交感治疗失眠,其中心脾两虚型加心脾,阴虚火旺型加肾,胃腑不和型加胃,肝火上扰型加肝,总有效率88.1%[夏粉仙,甘莉,叶红明.内关穴埋线配合耳穴贴压治疗失眠症临床观察.上海针灸杂志,2012,31(4):233-235]。

(6)侯珺等针刺内关、神门、百会、神庭、四神聪、安眠穴治疗失眠患者52例,其中心脾两虚型加心俞、脾俞、足三里、阴陵泉、三阴交,用捻转补法;心胆气虚型加心俞、胆俞,用捻转补法;肝郁化火型加风池、合谷、太冲、行间,用捻转泻法;阴虚火旺型加肾俞、太溪,用捻转补法,再加太冲,用捻转泻法;痰热内扰型加中脘、阴陵泉、丰隆、用捻转泻法。治愈28例,显效16例,有效7例,无效1例,总有效率98.08%[侯珺,刘智斌.针刺治疗失眠症52例疗效观察.按摩与康复医学,2012,3(7):67-68]。

(7)王书柏总结马同如老中医经验,取内关、通里、心俞、厥阴俞,针后加灸,风池只针不灸治疗心阳不振、寒凝心脉型胸痹;针刺内关、中脘、足三里、风池治疗风寒外袭型胃痛;针泻风池,针补内关、神门、三阴交、心俞、脾俞治疗心脾两虚型失眠,临床疗效佳[王书柏.马同如老中医内关风池配穴的临床应用.光明中医,2012,27(8):1517-1518]。

(8)秦迪等用益气祛瘀涤痰法配合醒脑开窍针刺法针刺内关、人中、三阴交为主,治疗脑梗塞康复期气虚血瘀痰浊证,治疗组在神经功能缺损评定及生活能力评定等指标均优于对照组[秦迪,马春华,宇宏男.益气祛瘀涤痰法治疗脑梗塞康复期气虚血瘀痰浊证疗效观察.陕西中医,2013,34(3):286-288]。

【安全针刺法】直刺0.5~0.8寸,可灸。

大　陵

【定位】在腕横中点处,掌长肌腱与桡侧腕屈肌腱之间。

【类属】属手厥阴心包经,为该经输穴、原穴。

【穴性】养心安神,宽胸和胃,理气止痛。

【主治病证】

1. 邪扰心神、心神失养之心痛、胸痛、心悸、心烦、惊悸、癫狂、痫证诸病症。

2. 气机阻滞、胃失和降之胃痛、胁痛、呕吐、舌疮、口臭诸病症。

3. 经脉痹阻之手腕麻痛诸症。

【常用配伍】

1. 配膻中、神门、丰隆、太冲,针刺泻法,疏肝理气、化痰醒志,治疗气郁痰结之癫狂、喜笑悲恐、痫证等。

2. 配水沟、上脘、劳宫、神门、三阴交、太溪，针刺补泻兼施，滋阴降火、安神定志，治疗火盛阴伤之狂证。

3. 配心俞、膈俞、巨阙、内关，针刺泻法，理气活血、化瘀止痛，治疗心脉瘀阻之胸痛、心痛、心悸等。

4. 配心俞、神门、合谷、三阴交，针刺补法，补益心气、养心安神，治疗心气虚心悸。

5. 配神门、丰隆、内庭，针刺泻法，清热化痰、镇惊安神，治疗痰火内扰之惊悸。

6. 配心俞、肾俞、神门、太溪、太冲，针刺补泻兼施，滋阴安神，治疗阴虚火旺之不寐。

7. 配膻中、期门、中脘、侠溪、公孙，针刺泻法，宽胸利膈、行气止痛，治疗气机阻滞之胃痛、胸胁疼痛等。

8. 配上脘、梁丘、阳陵泉、太冲，针刺泻法，疏肝和胃、降逆止呕，治疗肝气犯胃之呕吐。

9. 配劳宫、通里、内庭，针刺泻法，清热泻火，治疗心胃火盛之舌疮、口臭等。

10. 配外关、支沟、合谷、上巨虚，针刺泻法，清热通腑，治疗胃肠积热之口臭、便秘等。

11. 配支正、外关、阳谷、阳溪、阳池，针刺平补平泻法，疏经通络，治疗经脉痹阻之腕关节疼痛。

【穴性文献辑录】

1.《灵枢》：主烦心。

2.《针灸甲乙经》：热病烦心而汗不出，肘挛腋肿，善笑不止，心中痛，目赤黄，小便如血，欲呕，胸中热，苦不乐，太息，喉痹嗌干，喘逆，身热如火，头痛如鼓，短气胸痛。两手掌不收伸及腋，偏枯不仁，手瘛偏小筋急。又：心痛善悲。厥逆，悬心如饥之状，心澹澹而惊。

3.《黄帝明堂经》：主热病烦心而汗不出，肘挛腋肿，善笑不休，心中痛，目赤黄，小便如血，欲呕，胸中热，狂言，不乐，太息，喉痹嗌干，喘逆，身热如火，头痛如破，短气胸痛。心痛，善悲，厥逆，悬心如饥之状，心澹澹而惊。两手挛不伸及腋偏枯不仁，手瘛偏小，筋急。呕血，瘈疭，耳鸣。

4.《脉经》：左手关前寸口阳绝者，无小肠脉也，苦脐痹，小腹中有疝瘕，王（王字一本作五）月即冷上抢心，刺手心主经，在掌后横理中（即大陵穴也）。又：心病，其色赤，心痛气短，手掌烦热，或啼笑骂詈，悲思愁虑，面赤身热，其脉实大而数，此为可治。又：苦脐痹，小腹中有疝瘕。苦心下有水气，忧恚发之。

5.《肘后备急方》：治霍乱而碗者。

6.《备急千金要方》：吐血呕逆，吐不止。头痛如破、目痛如脱、咳逆寒热。目黄振寒。又：呕吐，呕逆。脐瘴，疝瘕。心病。干呕，食即吐。咳逆。消渴。再：主目赤，小便如血。又：主目赤，小便如血。主手挛不伸。主咳逆，寒热发。

7.《千金翼方》：癫狂。鬼魅。

8.《铜人腧穴针灸图经》：治热病汗不出，臂挛腋肿，善笑不休，心悬善饥，喜悲泣惊恐。又：胸胁痛。

9.《保命集》：哕呕无度。

10.《通玄指要赋》：心胸病。

11.《胜玉歌》：心热口臭。

12.《经穴解》：心包之心病，热病汗不出，手心热，肘臂挛痛，腋肿，善笑不休，烦心，心悬若饥，心痛掌热，善悲泣惊恐，呕哕无度，狂言不乐，病疮疥癣。心包之肺病：喉痹口干，身热头痛短气，胸胁痛。

13.《针灸精粹》（李文宪）：清心胸穴。

14.《针灸集锦》（修订本）（郑魁山）：理气活血，宁心安神，清热散邪。

15.《常用腧穴临床发挥》（李世珍）：辨证取穴，用泻法，清心安神、通畅心络、清营凉血。循经取穴：用泻法，通畅厥阴经气。局部取穴：用泻法，驱邪散滞、宣导气血、舒筋活络；用补法，壮筋补虚。

16.《针灸腧穴学》（杨甲三）：宁心安神，调胃肠，和营血，通经络。

17.《临床针灸学》（徐笨人）：清心宁神，宽胸和胃。

18.《针灸心悟》（孙震寰）：大陵清心肃浊逆能起痴呆之症。又：大陵开胸膈。

19.《针灸腧穴手册》（杨子雨）：疏经通络，醒神开窍。

20.《针灸探微》（谢文志）：和胃宽胸，清心宁神。

21.《中医针灸通释·经脉腧穴学》（康锁彬）：宁心安神，调理胃肠，调和营血，通经活络。

22.《针灸腧穴疗法》（李平华）：宁心安神，宽胸理气，和胃降逆。

23.《腧穴临床应用集萃》(马惠芳):清热宁心,宽胸和胃,通经活血。

24.《新编实用腧穴学》(王玉兴):宁心安神,镇惊止痉,和胃降逆。

25.《中医针灸经穴集成》(刘冠军):宁心安神,理气止痛。

26.《新编简明针灸学》(闫乐法):清心宁神,镇惊止痉,宽胸和胃。

27.《腧穴学讲义》(于致顺):清心宁神,和胃宽胸。

28.《针灸辨证治疗学》(章逢润):清心宁神,和胃宽胸,清营凉血。

29.《石学敏针灸学》(石学敏):清心宁神,和胃宽胸,清营凉血。

30.《珍珠囊穴性赋》(张秀玉):大陵宽胸兼疗手腕痹痛。

31.《腧穴类编》(王富春):宁心安神,宽胸和胃。

32.《传统实用针灸学》(范其云):清心宁神,和胃宽胸。

33.《临床常用百穴精解》(王云凯):平补平泻法,疏通经脉,调和气血。补法:补益心气,壮筋补虚。泻法:泄热宁心,开窍醒脑。

【古今应用辑要】

1. 古代文献摘录

(1)《针灸甲乙经》:心痛善悲,厥逆,悬心如饥之状,心澹澹而惊:大陵、间使。咳血、呕血:大陵、郄门。又:两手挛不收伸,及腋偏枯不仁,手瘈偏小筋急,大陵主之。再:配偏历治喉痹咽干。瘈疭欲呕,大陵主之。

(2)《备急千金要方》:大陵、腕骨、阳谷、少冲主乍寒乍热疟。大陵、支沟、阳谷、后溪主痴疥。又:头痛如破,目痛如脱:头维、大陵。喉痹嗌干:大陵、偏历。心痛如悬:肾俞、复溜、大陵、云门。痴疥:大陵、支沟、阴谷、后溪。咳逆喘:少商、大陵。心下澹澹喜惊:曲泽、大陵。乍寒乍热疟:大陵、腕骨、阳谷、少冲。风热善怒,心中悲喜,喜笑不止:劳宫、大陵。若手足掣瘈惊者,灸尺泽,次灸阳明,次灸少商,次灸劳宫,次灸心主,次灸合谷,次灸三间,次灸少阳,右手部十六处。若呕哕者,灸心主各七壮。吐不止,更灸如前效。再:凡卒患腰肿,附骨痈疽,节肿游风热毒,初觉有异者急灸之十三鬼穴之鬼心,治百邪癫狂。

(3)《外台秘要》:疗苦哕方法,灸手腕第一约理中七壮,名心主,当中指。

(4)《保命集》:哕呕无度,针手厥阴大陵穴。

(5)《通玄指要赋》:抑又闻心胸病,求掌后之大陵。

(6)《针灸大成》:心胸痛,曲泽、内关、大陵。伤寒胸胁痛:大陵、期门、膻中、劳宫。口吐清涎:大陵、膻中、中脘、劳宫。短气:大陵、尺泽。心包经实证泻大陵。

(7)《玉龙歌》:腹痛,大陵、外关。口臭:大陵、人中。心闷、疮痍:大陵、劳宫。肚痛便秘:外关、支沟。

(8)《胜玉歌》:心热口臭大陵驱。

2. 现代研究进展

(1)潘建红针刺大陵、人中、少商、隐白、间使、行间、上星治疗肝郁血虚、肝阳上亢型精神神志病,经治疗后患者精神状态良好,病情稳定[潘建红.大陵穴与精神神志疾病浅析.光明中医,2009,24(8):1524-1525]。

(2)马登旭等选取①大陵、人中、上星、承浆、曲池、申脉、后溪;②风府、颊车、舌下中缝、间使、少商、隐白,以上两组穴位交替使用通过强刺激针刺泻法治疗郁怒伤肝、痰火上扰型及气郁痰闭、肝脾失调型癫狂证患者56例,治愈28例,显效10例,好转12例,无效6例,总有效率89.28%[马登旭,闫平.针刺十三鬼穴治疗癫狂证56例临床体会.内蒙古中医药,2010,29(12):35]。

(3)陈鑫等针刺大陵穴为主治疗阴虚火旺、气阴两虚型失眠,临床疗效佳[陈鑫,钟兰.针刺大陵穴为主治疗失眠体会.河南中医,2013,33(4):589-590]。

(4)马仁智等针刺大陵、太溪穴为主,配内关、神门、三阴交、阴郄、复溜等穴治疗心肾不交型眩晕、遗尿、梦泄、不寐等病,临床疗效满意[马仁智,孟云凤.大陵、太溪穴临床配伍应用举隅.安徽中医学院学报,1995,14(3):37]。

【安全针刺法】直刺0.3~0.5寸,可灸。

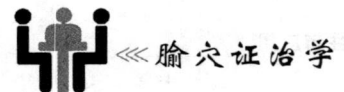

本 神

【定位】在头部,当前发际上0.5寸,神庭旁开3寸,神庭与头维连线的内2/3与外1/3的交点处。

【类属】属足少阳胆经。

【穴性】镇惊安神,息风通络。

【主治病证】

1. 风痰上扰之癫痫、小儿惊风、中风昏迷诸病症。

2. 风邪阻络之头痛、目眩、颈项强痛诸病症。

【常用配伍】

1. 配心俞、身柱、大陵、丰隆、太冲,针刺泻法,息风化痰、安神醒志,治疗风痰上扰之癫痫。

2. 配水沟、颅息、神门、太冲、丰隆,针刺泻法,清热化痰、镇惊止痉,治疗痰热小儿惊风。

3. 配百会、水沟、十宣、丰隆、太冲,针刺泻法,十宣点刺出血,化痰开窍,治疗风痰阻络之中风不省人事。

4. 配风池、印堂、太阳、太溪、太冲,针刺补泻兼施,平肝潜阳,治疗肝阳上亢之头痛、眩晕等。

5. 配神庭、印堂、攒竹、外关、合谷,针刺泻法,疏风通络、散邪止痛,治疗风邪外袭之前额头痛。

【穴性文献辑录】

1.《针灸甲乙经》:头痛目眩,颈项强急,胸胁相引不得倾侧。小儿惊痫。

2.《黄帝明堂经》:主头痛,目眩痛,颈项强急,胸胁相引不得倾。癫疾。小儿惊痫。

3.《备急千金要方》:目系急,目上插。猥退风,半身不遂,失音不语。

4.《针灸大成》:主惊痫吐涎沫,颈项僵急痛,目眩,胸胁引不得转侧,痫疾呕吐涎沫。

5.《经穴解》:本神之本经病,惊痫吐涎沫,癫痫吐涎沫,偏风头项强急痛,目眩,胸相引不得转侧。

6.《针灸集锦》(修订本)(郑魁山):清热散风。

7.《针灸腧穴学》(杨甲三):祛风定惊,活络止痛。

8.《临床针灸学》(徐笨人):清眩止痛,安神定志。

9.《针灸腧穴手册》(杨子雨):散风,泻胆。

10.《针灸探微》(谢文志):清目明目,安神宁志。

11.《中医针灸通释·经脉腧穴学》(康锁彬):祛风定惊,活络止痛。

12.《针灸腧穴疗法》(李平华):息风解痉,清热止痛。

13.《腧穴临床应用集萃》(马惠芳):祛风定惊,清阳止痛。

14.《中国针灸经穴集成》:清热止痛,镇静安神。

15.《针灸辨证治疗学》(章逢润):疏风清热,醒神镇惊。

16.《石学敏针灸学》(石学敏):泻胆火,清头目,宁神志。

17.《传统实用针灸学》(范其云):散风,泻胆。

【古今应用辑要】

1.《针灸甲乙经》:头痛目眩,颈项僵急,胸胁相引,不得倾侧,本神主之。

2.《备急千金要方》:小儿惊痫,本神、前顶、囟会、天柱。又:胸胁相引不得倾侧,本神、颅息。

3.《百症赋》:癫疾必身柱本神之令。

【安全针刺法】平刺0.3~0.5寸,可灸。

阳 交

【定位】在小腿外侧,当外踝尖上7寸,腓骨后缘。

【类属】属足少阳胆经。为阳维脉郄穴。

【穴性】定惊安神,疏肝利胆,通络止痛。

【主治病证】

1. 肝郁气滞、胆郁痰扰之癫痫、惊狂、胸胁胀满、面肿诸症。

2. 经脉痹阻之膝股痛、下肢痿痹诸症。

【常用配伍】

1. 配日月、大陵、解溪、侠溪,针刺泻法,清热利胆、定惊安神,治疗胆郁痰扰之惊悸、怔忡等。

2. 配膻中、神门、丰隆、三阴交,针刺平补平泻法,化痰宁神,治疗痰浊蒙心之癫证。

3. 配肝俞、中庭、期门、侠溪、大钟,针刺泻法,疏肝解郁、理气止痛,治疗气滞胸胁胀痛。

4. 配膝阳关、犊鼻、阳陵泉、阴陵泉、足三里,针刺平补平泻法,通经活络、消肿止痛,治疗经脉痹阻之膝腿肿痛。

5. 配环跳、风市、委中、阳陵泉、悬钟、昆仑,针刺平补平泻法,疏经通络,治疗经气不利之下肢痿痹等。

【穴性文献辑录】

1.《备急千金要方》:主喉痹,胸满肿寒热。

2.《铜人腧穴针灸图经》:治寒厥惊狂,喉痹,胸满面肿,寒痹膝骭不收。

3.《针灸大成》:胸满肿,膝痛足不收,寒厥,惊狂,喉痹,面肿,寒痹,膝胫不收。

4.《经穴解》:阳交之本病,胸满肿膝痛,足不收,寒厥惊狂,喉痹面肿,寒痹膝骭不收。

5.《针灸集锦》(修订本)(郑魁山):舒经活络。

6.《针灸腧穴学》(杨甲三):舒肝利胆,镇惊祛风。

7.《临床针灸学》(徐笨人):舒筋利节,定惊安神。

8.《针灸腧穴手册》(杨子雨):疏泄肝胆经气,解毒活瘀通络。

9.《针灸探微》(谢文志):通经活血,温胆宁神。

10.《中医针灸通释·经脉腧穴学》(康锁彬):疏肝利胆,镇惊祛风。

11.《针灸腧穴疗法》(李平华):疏肝利胆,定惊安神。

12.《腧穴临床应用集萃》(马惠芳):舒筋活络,安神定志。

13.《新编实用腧穴学》(王玉兴):舒筋活络,息风镇痉,理气消肿。

14.《中医针灸经穴集成》(刘冠军):疏肝利胆,定惊安神。

15.《针灸辨证治疗学》(章逢润):疏肝胆,通经络。

16.《石学敏针灸学》(石学敏):温胆宁神,通经活血。

17.《传统实用针灸学》(范其云):疏泄肝胆经气,解毒活瘀通络。

【古今应用辑要】

1. 古代文献摘录

(1)《针灸甲乙经》:寒热痹,髀胫不收,阳交主之。寒厥,癫疾,噤呿,瘈疭,惊狂,阳交主之。又:暗不能言,阳交、合谷、涌泉。再:喉痹,阳交、完谷、天容、气舍、天鼎、尺泽、合谷、商阳、阳溪、中渚、前谷、商丘、然谷。

(2)《针灸资生经》:胸满,阳交、临泣。又:面肿,阳交、丰隆、承浆。

(3)《百症赋》:惊悸怔忡,取阳交解溪勿误。

(4)《杂病穴法歌》:二陵二跷与二交,头项手足相互与。

(5)《针灸便用》:腿足麻木,阳交、阳辅、行间。

(6)《针灸学简编》:膝肿痛,小腿寒痛:阳交、足三里、阴陵泉、三阴交、血海、梁丘。

2. 现代研究进展

金和俊针刺大肠俞为主治疗腰椎间盘突出症,其中少阳阳明型配伍阳交、外丘,取得较好临床疗效﹝金和俊.针药并用治疗腰椎间盘突出症.天津:天津医学院硕士学位论文﹞。

【安全针刺法】直刺0.5~0.8寸,可灸。

巨 阙

【定位】仰卧,在上腹部,前正中线上,当脐中上6寸。

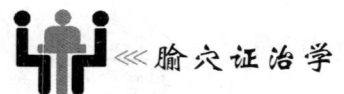

【类属】属任脉。为心之募穴。

【穴性】宁心安神,宽胸理气,和胃降逆。

【主治病证】

1. 邪气扰心、心神失养之心悸、心痛、胸痛、心烦、癫狂、痫证、健忘诸病症。

2. 肺失宣降之胸满短气、咳逆上气诸症。

3. 胃气失和之反胃、吞酸、呕吐诸症。

【常用配伍】

1. 配膻中、膈俞、阴郄、通里、内关,针刺泻法,活血通络、化瘀止痛,治疗心血瘀阻之心悸、胸痹心痛等。

2. 配心俞、间使、神门,针刺补法,养心安神,治疗心气虚惊悸。

3. 配心俞、脾俞、神门、足三里、三阴交,针刺补法,补益心脾,治疗心脾两虚之健忘、失眠等。

4. 配大椎、印堂、内关、丰隆、三阴交,针刺泻法,化痰开窍,治疗痰浊蒙心之癫痫。

5. 配膻中、中脘、太渊、丰隆,针刺泻法,理气化痰,治疗痰浊胸痛、胸满气短等。

6. 配上脘、阳陵泉、足三里、太冲,针刺泻法,疏肝和胃,治疗肝气犯胃之胃痛、呕吐等。

7. 配天突、膻中、中脘、内关、足三里,针刺泻法,理气化痰、和胃降逆,治疗痰气互结、胃气上逆之噎膈、反胃、呃逆等。

【穴性文献辑录】

1.《黄帝明堂经》:主热病……狂,妄言……狐疝,惊悸少气。

2.《脉经》:寸口脉伏,胸中逆气,噎塞不通,是胃中冷气上冲心胸。又:寸口脉沉,胸中引胁痛,胸中有水气。再:关脉微,胃中冷,心下拘急。关脉数,胃中有实热。关脉紧,心下苦满急痛,脉紧者为实。心病其色赤,心痛气短,手掌烦热。

3.《针灸甲乙经》:热病胸中澹澹,腹满暴痛,恍惚不知人,手清,少腹满,瘛疭,心痛,气满不得息。又:狂,妄言,怒,恶火。再:胸胁支满,瘛疭引脐腹痛,短气烦满。再:狐疝,惊悸少气。

4.《肘后备急方》:治心疝发作有时。

5.《备急千金要方》:心瘛……心下有热。又:治马黄黄疸,急疫。再:心痛不可按,烦心。心痛暴恶风。惊悸少气。再:吐逆不得食。再:上气咳逆,胸满短气牵背痛。再:主膈中不利。主手清。主狐疝。

6.《外台秘要》:主心痛不可按,烦心热病,胸中澹澹,腹满暴痛,恍惚不知人,手清,少腹满,瘛疭病心疝满不得息,息贲,时唾血,心腹胀满,噎烦热,善呕,膈中不通利……惊悸少气,胸胁支满,瘛疭引少腹痛,短气烦满,呕吐心胀。

7.《医心方》:主心痛烦心,热病胸痛,腹满。

8.《太平圣惠方》:主心痛不可忍,呕血烦心。

9.《铜人腧穴针灸图经》:治心中烦满热病,胸中痰饮,腹胀暴痛……发狂不识人,惊悸少气。

10.《黄帝明堂灸经》:小儿诸痫。病如尸厥吐沫。

11.《西方子明堂灸经》:主心中烦闷,热病,胸中痰饮,息贲。

12.《针经摘英集》:治胸中痰饮蛊毒。又:治卒心痛不可忍。

13.《普济方》:主热风痫。

14.《针灸聚英》:主上气咳逆,胸满,短气,背痛,胸痛,痞塞,数种心痛,冷痛……伤寒烦心,喜呕发狂……五脏气相干。

15.《古今医统大全》:主治上气逆咳,胸满气短,九种心痛……痰饮。

16.《针方六集》:主胸满气痛痞塞,惊悸恍惚,吐逆不食……翻胃五脘气相干。

17.《类经图翼》:主治上气咳逆,胸满气短,九种心疼,冷痛引少腹。

18.《医学入门》:主心中烦闷热病,胸中痰饮,息贲。又:主九种心痛,痰饮吐水,腹痛息贲。

19.《经穴解》:任之心病,数种心痛冷痛,蛔虫痛,虫毒猫鬼,胸中痰饮,先心痛先吐,惊悸伤寒,烦心喜呕,发狂,五脏气相干,卒心痛,尸厥,妊娠子上冲心。任之肺病:胸满短气,背痛胸痛,痞寒,咳嗽寒热,膈中不利。任之胃病:霍乱不识人,腹胀暴痛,恍惚不止,吐逆不食,少气腹痛,黄疸急疸,急疫,上气咳逆。任之肝病:狐疝,小腹胀,噎。

20.《循经考穴编》:主九种心疼,翻胃膈食,痰涎壅塞……五噎不顺,七疝冲心。

21.《针灸逢源》:治胸满短气,九种心痛,痰饮咳嗽,霍乱,尸厥。

22.《针灸集锦》(修订本)(郑魁山):和中降逆,清心化痰。

23.《针灸腧穴学》(杨甲三):宁心化痰,理气和胃。

24.《临床针灸学》(徐笨人):和中化湿,清心宁神。

25.《针灸心悟》(孙震寰):理气畅中,平咳除满。

26.《针灸腧穴手册》(杨子雨):疏调经气,和胃降逆。

27.《针灸探微》(谢文志):行气降逆,清心宁神。

28.《中医针灸通释·经脉腧穴学》(康锁彬):宁心化痰,理气和胃。

29.《针灸腧穴疗法》(李平华):宽胸化痰,降逆止呕,宁心安神。

30.《腧穴临床应用集萃》(马惠芳):宽胸化滞,清心宁神。

31.《新编实用腧穴学》(王玉兴):宽胸顺气,宁心安神,降逆和胃。

32.《中医针灸经穴集成》(刘冠军):和中降逆,宁心安神。

33.《腧穴学讲义》(于致顺):凝神调气,和胃利膈。

34.《针灸辨证治疗学》(章逢润):宽胸化痰,宁心安神,和胃降逆,理气畅中。

35.《石学敏针灸学》(石学敏):宽胸化痰,和胃降逆。

36.《腧穴类编》(王富春):宁心安神、和中降逆。

37.《传统实用针灸学》(范其云):疏调经气,和胃降逆。

【古今应用辑要】

1. 古代文献摘录

(1)《针灸甲乙经》:霍乱,巨阙、关冲、支沟、公孙、解溪。

(2)《脉经》:关脉数,胃中有热:巨阙、上管。

(3)《备急千金要方》:巨阙、间使,主胸中澹澹。又:巨阙、上管、石门、阴蹻,主腹中满。再:巨阙、上管,主腹胀,五脏胀,心腹痛。又:俞府、灵墟、神藏、巨阙,主呕吐胸满。再:缺盆、心输、肝输、巨阙、鸠尾主咳唾血。又:巨阙、关冲、支沟、公孙、阴陵泉,主霍乱。

(4)《千金翼方》:主心闷痛,上气引少腹冷,灸二七壮。又:心痛暴恶气叉心,灸巨阙百壮。又:上气咳逆,胸满短气,牵背彻痛,灸巨阙、期门各五十壮。

(5)《针灸资生经》:少气,巨阙、解溪、然谷、尺泽。

(6)《针灸大成》:子上逼心,气闷欲绝:巨阙、合谷(补)、三阴交(泻)。

2. 现代研究进展

张永富采用654-2足三里穴封闭配合吴茱萸敷贴巨阙穴治疗脾虚湿运型小儿慢性腹泻患儿148例,治愈70例,好转69例,无效9例,总有效率92.6%[张永富.654-2足三里穴封闭与吴茱萸巨阙穴敷贴治疗小儿慢性腹泻148例.中国社区医师,2003,(5):7]。

【安全针刺法】向下斜刺0.5~1.0寸,可灸。需要注意的是,刺本穴宜向下斜刺,不可过深,避免刺中肝脏和肿大的心脏。

神　道

【定位】后正中线上,第五胸椎棘突下凹陷中。

【类属】属督脉。

【穴性】宁心安神,宣肺理气,通络止痛。

【主治病证】

1. 邪扰心神、心神失养之心痛、惊悸、怔忡、失眠、健忘、癫痫诸病症。

2. 肺气不利之咳嗽、气喘诸症。

3. 经脉痹阻之脊背强痛诸症。

【常用配伍】

1. 配心俞、厥阴俞、内关、神门,针刺平补平泻法,宁心安神,治疗心神不宁之心悸、心痛等。

2. 配膈俞、脾俞、通里、足三里,针刺补法,补血养心,治疗血虚心悸。

3. 配心俞、脾俞、神门、足三里、三阴交,针刺补法,补益心脾,治疗心脾两虚之失眠、健忘等。

4. 配心俞、神门、复溜、照海,针刺补法,滋阴清热,养心安神,治疗虚火上扰之心悸怔忡、失眠多梦等。

5. 配心俞、中脘、大陵、神门、丰隆,针刺泻法,化痰降浊、安神定志,治疗痰浊蒙心之癫痫。

6. 配肺俞、尺泽、列缺、风门,针刺泻法,宣肺止咳,治疗风寒束肺之咳嗽、气喘等。

7. 配肺俞、脾俞、太渊、丰隆、太白,针刺补泻兼施,健脾除湿、止咳化痰,治疗痰湿咳嗽。

【穴性文献辑录】

1.《素问·刺热论》:热病气穴……五椎下间主肝热。

2.《黄帝明堂经》:主身热头痛,进退往来。痎疟。悲愁恍惚,肩痛腹满,腰背急强。

3.《外台秘要》:主身热头痛,进退往来,痎疟恍惚,悲愁。

4.《医心方》:主身热痛,进退往来,痎疟,悲愁,恍惚,肩痛,腹满,背急痛。

5.《古今医统大全》:主治伤寒头痛,寒热往来,痎疟健忘,惊悸,牙车急,张口不合,风痫。

6.《针方六集》:主伤寒发热,头痛,往来寒热,痎疟,恍惚悲愁,健忘,惊悸,小儿风痫,背反折。

7.《针灸聚英》:主伤寒发热头痛,进退往来,痎疟,恍惚,悲愁,健忘,惊悸,失欠,牙车磋张口不合,小儿风痫。

8.《医学入门》:主腰脊急强,痎疟,恍惚悲愁,健忘,惊悸,寒热往来,热喘,目昏头痛。又:主背上怯怯之气。

9.《经穴解》:督之本病,小儿风痫,可灸七壮。督之心病:恍惚悲愁,健忘惊悸。督之肺病:伤寒,发热头痛,进退往来,痎疟。督之肾病:失欠,牙车磋,张口不合。

10.《针灸逢源》:治伤寒头痛,往来寒热痎疟,悲愁健忘,惊悸。

11.《勉学堂针灸集成》:治小儿风痫,瘛疭,灸七壮至百壮。

12.《针灸集锦》(修订本)(郑魁山):清热息风,宁心化痰。

13.《针灸腧穴学》(杨甲三):益心,镇惊,止痛。

14.《针灸临床学》(徐笨人):清热散风,安神定志。

15.《针灸心悟》(孙震寰):主身热头痛,进退往来,痎疟恍惚悲愁。

16.《针灸腧穴手册》(杨子雨):养心宁神。

17.《针灸探微》(谢文志):清热散风,安神定志。

18.《中医针灸通释·经脉腧穴学》(康锁彬):养心宁神,通经止痛。

19.《针灸腧穴疗法》(李平华):宁心安神,通络止痛。

20.《腧穴临床应用集萃》(马惠芳):理气宽胸,镇惊安神。

21.《中医针灸经穴集成》(刘冠军):镇惊宁神,通经止痛。

22.《针灸辨证治疗学》(章逢润):镇惊宁神,清热通络。

23.《石学敏针灸学》(石学敏):镇痉息风,安神止痛。

24.《传统实用针灸学》(范其云):养心宁神。

【古今应用辑要】

1.《针灸甲乙经》:身热头痛,进退往来,神道主之。

2.《肘后备急方》:治卒得咳嗽方,从大椎下,第五节下,六节上空间,灸一处随年壮,并治上气。

3.《备急千金要方》:神道、关元主身热头痛,进退往来。又:神道、脊中、腰输、长强、大杼、膈关、水分、脾输、小肠输、膀胱输主腰脊急强。再:治卒病恶风,欲死不能语及肉痹不知人,灸第五椎,名曰藏输,百五十壮,三百壮便愈。再:曲池、人迎、神道、章门、中府、临泣、天池、璇机、输府主胸中满。天髎、缺盆、神道、大杼、天突、水道、巨骨主肩背痛。天井、神道、心输主悲愁恍惚,悲伤不乐。商丘、神庭、上星、百会、完骨、风池、神道、掖门、前谷、光明、至阴、大杼主疟疾热。

4.《针灸资生经》:神道、幽门、列缺、膏肓俞治健忘。寒热:神道、少海。又:小儿风痫,瘛疭可灸七壮。

5.《神应经》:癫痫,神道、攒竹、天井、小海、神门、金门、商丘、行间、通谷、心俞、后溪。

6.《百症赋》:风痫常发,神道须还心俞宁。

7.《十四经要穴主治歌》:神道惟灸背上病,怯怯短气艾火添。

【安全针刺法】向上斜刺 0.5~1.0 寸,可灸。

强　间

【定位】在后正中线,后发际正中直上 4 寸。

【类属】属督脉。

【穴性】安神宁志,清头散风。

【主治病证】

1. 邪扰心神之癫痫、狂证、失眠诸病症。

2. 风邪外袭之头痛、目眩、项强诸症。

【常用配伍】

1. 配本神、身柱、鸠尾、丰隆、太冲,针刺泻法,息风化痰、镇静安神,治疗风痰上扰之癫痫。

2. 配百会、悬颅、太冲、太溪,针刺补泻兼施,平肝潜阳,治疗肝阳上亢之头痛、眩晕等。

3. 配百会、印堂、丰隆,针刺泻法,化痰降浊,治疗痰浊头痛。

4. 配风池、大椎、天柱,针刺泻法,通络止痛,治疗风寒入络之项强痛。

【穴性文献辑录】

1.《针灸甲乙经》:癫疾狂走,瘛疭摇头、口㖞,戾颈强。

2.《备急千金要方》:头痛如锥刺不可动。项如拔不可左右顾。口㖞僻不能言,癫疾呕。痫发瘛疭。狂走不得卧,心中烦。

3.《太平圣惠方》:风痫。

4.《医心方》:癫疾狂走,瘛疭摇头,口㖞,泪出,颈强。

5.《铜人腧穴针灸图经》:脑眩目运,头痛不可忍,烦心,呕吐涎沫。

6.《针灸聚英》:主头痛目眩,脑旋,烦心,呕吐涎沫,项强,狂走不卧。

7.《经穴解》:督之本病,头痛目眩,脑旋烦心,呕吐涎沫,项强不得回顾,狂走不卧。

8.《针灸逢源》:主头痛项强,目眩,脑旋,烦心。

9.《针灸集锦》(修订本)(郑魁山):清头散风。

10.《针灸腧穴学》(杨甲三):清头目,安神志。

11.《临床针灸学》(徐笨人):清心安神,舒筋止痛。

12.《针灸腧穴手册》(杨子雨):清头益脑。

13.《针灸探微》(谢文志):安神宁志,清热散风。

14.《中医针灸通释·经脉腧穴学》(康锁彬):清神宁心,平肝息风。

15.《针灸腧穴疗法》(李平华):息风清热,镇静安神。

16.《腧穴临床应用集萃》(马惠芳):清头明目,安神止痛。

17.《新编实用腧穴学》(王玉兴):平肝息风,除烦止呕,通络止痛。

18.《中医针灸经穴集成》(刘冠军):清头散风,镇静安神。

19.《针灸辨证治疗学》(章逢润):息风止痛,安神定志。

20.《石学敏针灸学》(石学敏):平肝息风,舒筋止痛。

21.《传统实用针灸学》(范其云):清头益脑。

【古今应用辑要】

1. 古代文献摘录

(1)《备急千金要方》:项如拔不可左右顾,强间、消泺、本神、通天、风府、喑门、天柱、风池、龈交、天冲、陶道、外丘、通谷、玉枕。头痛如锥刺不可动:窍阴、强间。口喝僻不能言:承泣、四白、巨窌、禾窌、上关、大迎、颧骨、强间、风池、迎香、水沟。

(2)《针灸资生经》:配百会、承光治烦心。癫发,狂走不得卧:强间、攒竹、后顶、小海。

(3)《百症赋》:头痛,强间、丰隆。

2. 现代研究进展

邵雷等针刺"头三针"(强间、百会、脑户)治疗原发性高血压病患者65例,其中肝火亢盛型19例,阴虚阳亢型10例,阴阳两虚型24例,痰湿壅滞型12例。显效37例,有效16例,无效12例,总有效率为81.5%,且"头三针"对肝火亢盛型的降压作用最佳,其次为痰湿壅滞型[邵雷,魏薇."头三针"治疗原发性高血压病65例.上海针灸杂志,2000,19(2):30]。

【安全针刺法】平刺0.5~0.8寸,可灸。

后 顶

【定位】后正中线上,后发际正中直上5.5寸。

【类属】属督脉。

【穴性】镇静安神,祛风通络。

【主治病证】

1. 邪扰心神之癫狂、痫证、失眠诸病症。

2. 风邪入络之头痛、目眩、项强诸症。

【常用配伍】

1. 配印堂、大陵、神门、巨阙、丰隆,针刺泻法,化痰降浊、镇静安神,治疗痰浊蒙心之癫证。

2. 配百会、身柱、本神、丰隆、太冲,针刺泻法,息风化痰、定惊安神,治疗风痰痫证。

3. 配百会、印堂、复溜、太冲,针刺补泻兼施,滋阴潜阳,治疗肝阳上亢之头晕、目眩等。

4. 配风池、百会、合谷、外丘,针刺泻法,疏风解表、散寒止痛,治疗风寒外袭之头痛、项痛、恶寒等。

5. 配风池、天柱、肩中俞、后溪,针刺平补平泻法,舒筋活络,治疗经脉痹阻之项强。

【穴性文献辑录】

1.《针灸甲乙经》:癫疾瘛疭。狂走,颈项痛。

2.《黄帝明堂经》:主风眩目眩,颅上痛。癫疾,瘛疭狂走,项直头痛。

3.《备急千金要方》:偏头痛。历节汗出。目睆睆不明,恶风寒。癫疾呕。狂走癫疾。瘛疭,不得卧,心中烦。

4.《医心方》:头风。

5.《太平圣惠方》:主风眩,目视目睆睆。额颅上痛。

6.《经穴解》:督之本病,颈项强急,恶风寒,风眩目睆睆,额颅上痛,狂走癫疾不卧,痫发瘛疭,头偏痛,历节汗出。

7.《针灸集锦》(修订本)(郑魁山):清头散风。

8.《针灸腧穴学》(杨甲三):清头目,安神志。

9.《临床针灸学》(徐笨人):宁心安神,通经止痛。

10.《针灸腧穴手册》(杨子雨):疏调督脉。

11.《针灸探微》(谢文志):清头明目,安神定志。

12.《中医针灸通释·经脉腧穴学》(康锁彬):醒脑安神,息风镇痉。

13.《针灸腧穴疗法》(李平华):息风通络,镇惊安神。

14.《腧穴临床应用集萃》(马惠芳):宁心安神,通络止痛。

15.《新编实用腧穴学》(王玉兴):平肝息风,解表除烦,通络止痛。

16.《中医针灸经穴集成》(刘冠军):清头散风,镇静安神。

17.《针灸辨证治疗学》(章逢润):散风止痛,潜阳宁神。

18.《石学敏针灸学》(石学敏):宁心安神,平肝潜阳,散风止痛。

19.《传统实用针灸学》(范其云):疏调督脉。

【古今应用辑要】

1. 古代文献摘录

(1)《备急千金要方》:颈项痛,历节汗出:后顶、飞扬、涌泉、额厌。

(2)《圣济总录》:热病,后顶、上星、囟会、前顶、百会、五处、承光、通天、络却、玉枕、临泣、目窗、正营、承灵、脑空。

(3)《针灸资生经》:配外丘治颈项痛、恶风寒。目䀮䀮:后顶、肾俞、偏历。风眩:后顶、玉枕、额厌。癫发,狂走不得卧:后顶、攒竹、小海、强间。

(4)《针灸大成》:配百会、合谷治头顶俱痛。

(5)《循经考穴编》:头风眩晕,如顶心痛,刺之,须泻涌泉,使上下相通,易愈也。

2. 现代研究进展

闫爱国针刺后顶透强间治疗督脉经气不伸,寒邪客留于经之颈椎病;针泻后顶、针补太溪治疗肾精不足、督脉失养之腰痛,针刺后顶、复溜治疗肝肾不足、经脉失濡之腿痛,取得较好临床疗效[闫爱国.应用后顶穴治疗颈肩腰腿痛的临床体会.针灸临床杂志,2008,24(4):28-29]。

【安全针刺法】平刺0.5~0.8寸,可灸。

神　庭

【定位】前发际正中直上0.5寸。

【类属】属督脉。

【穴性】宁心安神,清利头目。

【主治病证】

1. 邪扰心神之癫狂、痫症、惊悸、失眠诸病症。

2. 风邪外袭、风阳上扰之头痛、目赤肿痛、眩晕、鼻渊、鼻衄诸病症。

【常用配伍】

1. 配身柱、百会、兑端、丰隆、三阴交,针刺泻法,息风化痰、镇静安神,治疗风痰上扰之癫痫呕沫。

2. 配心俞、神堂、神门、三阴交,针刺平补平泻法,宁心安神,治疗心神不安之心悸、失眠等。

3. 配百会、印堂、中脘、阳陵泉、行间,针刺泻法,息风化痰,治疗风痰上扰之头痛、眩晕等。

4. 配印堂、水泉、太冲,针刺补泻兼施,平肝潜阳,治疗肝阳上亢之眩晕。

5. 配风池、头维、合谷、列缺,针刺泻法,疏风通络,治疗外感头痛。

6. 配风池、迎香、外关、合谷,针刺泻法,疏风清热、宣肺利窍,治疗风邪外袭、肺经蕴热之鼻塞、鼻衄、鼻渊等。

7. 配睛明、太阳、合谷,针刺泻法,疏风清热明目,治疗风热目赤肿痛。

8. 配睛明、肝俞、肾俞、太溪,针刺补法,补益肝肾、明目退翳,治疗肝肾亏虚之目翳、雀目等。

【穴性文献辑录】

1.《针灸甲乙经》:头脑中寒,鼻衄,目泣出。寒热头痛,喘喝,目不能视,风眩,善呕,烦满,癫疾呕沫。

2.《黄帝明堂经》:主头脑中寒,鼻衄,目泣出。疟疾。寒热头痛,喘喝,目不能视。风眩,善呕,烦满。癫

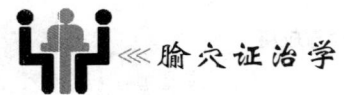

疾呕沫。

3.《备急千金要方》:治久风、卒风、缓急诸风,卒发动不自觉知,或心腹胀满,或半身不遂,或口噤不言,涎唾自出,目闭耳聋,或举身冷直,或烦闷恍惚,喜怒无常,或唇青口白戴眼,角弓反张。风头眩,善呕烦满。目泣出,鼻衄,清涕出,癫疾呕,痎疟热。

4.《千金翼方》:唇青戴眼,角弓反张。

5.《太平圣惠方》:肿气,风癫,癫风不识人,羊鸣,角弓反张,披发而上歌下哭。多学人言语,惊悸不得安寝,弃表而走。羊痫吐舌。又:小儿风痫。

6.《针灸聚英》:目痛,目肿,目翳。

7.《经穴解》:督之本病,登高而歌,弃衣而走,角弓反张,吐舌癫疾,风痫,目上视不识人,头风目眩,鼻出清涕不止,惊悸不得安寝,呕吐烦满。

8.《针灸逢源》:治发狂登高妄走,风痫目上视,泪出,鼻渊。惊悸不得安寝。

9.《针灸精粹》(李文宪):目肿目翳。

10.《针灸集锦》(修订本)(郑魁山):清头散风。

11.《针灸腧穴学》(杨甲三):清头目,安神志。

12.《临床针灸学》(徐笨人):清头明目,宁心安神。

13.《针灸腧穴手册》(杨子雨):清头明目,宁心安神。

14.《针灸探微》(谢文志):清热镇痉,通窍止呕。

15.《中医针灸通释·经脉腧穴学》(康锁彬):清头明目,安神定志。

16.《针灸腧穴疗法》(李平华):镇惊安神,清热散风。

17.《腧穴临床应用集萃》(马惠芳):清利头目,通窍宁神。

18.《新编实用腧穴学》(王玉兴):平肝息风,清热利窍。

19.《中医针灸经穴集成》(刘冠军):清头散风,镇静安神。

20.《针灸辨证治疗学》(章逢润):散风镇惊,通窍安神。

21.《石学敏针灸学》(石学敏):宁心安神,平肝镇惊。

22.《珍珠囊穴性赋》(张秀玉):头昏眼花取神庭。

23.《传统实用针灸学》(范其云):清头明目,宁心安神。

【古今应用辑要】

1. 古代文献摘录

(1)《针灸甲乙经》:痎疟,神庭、百会。

(2)《备急千金要方》:鼻衄,清涕出:神庭、攒竹、迎香、风门、合谷、至阴、通谷。癫疾呕沫:神庭、兑端、承浆。

(3)《圣济总录》:中风,神庭、曲差、上关、下关、颊车、天柱、陶道、风门、心俞。

(4)《针灸资生经》:风痫目戴上不识人,神庭、丝竹空。风头眩:神庭、上星、囟会。目泣出:神庭、前谷、后溪、腕骨、百会、天柱、风池、心俞、天牖。目眩:神庭、上关、涌泉、束骨、鱼际、大都、谚谓。

(5)《医学纲目》:眼暴赤肿痛,神庭、上星、囟会、前顶、百会,出血即愈,又取光明、地五会。

(6)《针灸大成》:风痫,神庭、百会、前顶、涌泉、丝竹空、神阙(一壮)、鸠尾(三壮)。

2. 现代研究进展

(1)姚舜等治疗组电针神庭、本神、丝竹空、印堂为主治疗中风后焦虑患者30例,其中痰盛加丰隆、足三里,气虚加气海,血瘀加膈俞,肾虚加肾俞、太溪、腰阳关。对照组口服圣·约翰草提取物片(商品名:路优泰)治疗30例。治疗组总有效率86.67%,对照组总有效率80.00%,两组疗效及HAMA焦虑量表评分比较均无显著性差异(P>0.05),两组治疗前后HAMA评分有显著差异(P<0.05)[姚舜,姚凤祯.电针额区腧穴治疗中风后焦虑的临床观察.针灸临床杂志,2010,26(4):35-37]。

(2)曹铁军等针刺神庭、百会、内关、太冲为主穴治疗抑郁症患者45例,其中肝郁脾虚者加三阴交治疗

10例,肝气郁结者加期门、膻中治疗23例,心脾两虚者加神门、足三里15例治疗;咽中异物感加取上廉泉、太溪。治愈8例,显效21例,有效12例,无效4例,总有效率91.1%,且治疗前后HRSD评分有显著性差异(P<0.05)[曹铁军,黄芳,李霞,等.从奇经论治抑郁症的临床观察.中华中医药学刊,2007,25(7):1401-1402]。

(3)王敏等对照组口服氢化麦角碱(喜德镇)、盐酸吡硫醇(脑复新)治疗血管性痴呆患者30例,观察组在此基础上针刺神庭、本神、四神聪、百会治疗31例,其中髓海不足配血海、悬钟,肝肾亏虚配三阴交、太溪,脾肾两虚配公孙、太溪,心肝火盛配太冲、神门,痰浊阻窍配丰隆、足三里,气滞血瘀配血海、太冲。观察组基本控制3例,显效6例,有效16例,无效6例,总有效率80.6%;对照组基本控制1例,显效2例,有效15例,无效11例,总有效率63.3%,观察组疗效优于对照组[王敏,王敏华,华启海,等.针刺"头三神"穴为主治疗血管性痴呆疗效观察.上海针灸杂志,2005,24(6):12-14]。

(4)马婧等治疗组电针神庭、百会、四神聪、本神、关元、中极、三阴交为主治疗小儿遗尿患儿48例,对照组针刺中极、关元、三阴交、膀胱俞治疗34例,其中肾气不足型配肾俞、膀胱俞,脾肺气虚型配次髎、脾俞。治疗组痊愈31例,好转15例,总有效率95.83%,对照组痊愈18例,好转8例,总有效率76.47%,治疗组疗效优于对照组[马婧,唐飞.电针治疗小儿遗尿的临床疗效观察.针灸临床杂志,2005,21(9):38]。

(5)陈丽仪等治疗组电针神庭、印堂为主治疗失眠患者36例,对照组针刺神门、内关治疗36例,其中心脾两虚者加足三里、三阴交,痰热内扰者加丰隆、内庭,阴虚火旺者加太溪、三阴交,肝郁化火者加风池、太冲。治疗组痊愈13例,显效17例,有效5例,无效1例,总有效率97.2%;对照组痊愈6例,显效13例,有效11例,无效6例,总有效率83.3%,治疗组疗效优于对照组[陈丽仪,郭元琦,凌楠.高频电针神庭印堂穴治疗不寐临床观察.新中医,2001,33(10):46-47]。

(6)赵立民等针刺神庭、百会、耳门、听宫、听会、翳风、后顶、头维、聪耳、聪脑穴治疗老年感觉神经性耳聋患者65例(97耳),其中肝肾不足型配肓俞、气海、关元、太溪治疗28例,肝火旺盛型和痰火郁结型配中脘、天枢、阳陵泉、太冲分别治疗20例和7例,治愈18例,好转46例,无效1例[赵立民,侯立军,曾桂凤.针灸对不同证型老年感觉神经性耳聋患者听力的影响.中国临床康复,2006,10(19):12-13]。

【安全针刺法】平刺0.5~0.8寸,可灸。

四神聪

【定位】头顶部,当百会穴前后左右各1寸,共四穴。

【类属】属经外奇穴。

【穴性】宁心安神。

【主治病证】

1. 邪扰元神、元神失养之头痛、眩晕、失眠、健忘、癫痫、中风偏瘫诸病症。

【常用配伍】

1. 配筋缩、脾俞、通里、阴陵泉、三阴交,针刺补泻兼施,健脾化痰、宁心开窍,治疗痰浊上蒙之病证。

2. 配印堂、中脘、内关、丰隆,针刺泻法,化痰降浊,治疗痰浊内阻之头痛、眩晕等。

3. 配水沟、劳宫、上脘、大钟,针刺泻法,清热化痰、安神定志,治疗痰火扰心之狂证。

4. 配合谷、太冲、太溪,针刺补泻兼施,平肝潜阳,治疗肝阳上亢之眩晕。

5. 配百会、膈俞、足三里、三阴交,针刺补法,补益气血,治疗气血亏虚之头痛、眩晕等。

6. 配脾俞、心俞、神门、足三里,针刺补法,补益心脾,治疗心脾两虚之失眠、健忘等。

7. 配风池、太阳、列缺,针刺泻法,疏风散寒、通络止痛,治疗风寒头痛。

【穴性文献辑录】

1.《太平圣惠方》:理头风目眩,狂乱风痫。

2.《银海精微》:眼疾,偏正头痛。

3.《类经图翼》:中风,风痫。

4.《经穴解》:治中风风痫。

5.《针灸集成》:主头风目眩,风痫狂乱。

6.《针灸精粹》:脊强反折。

7.《针灸腧穴学》(杨甲三):清利头目,醒脑开窍。

8.《中医针灸通释·经脉腧穴学》(康锁彬):清利头目,醒脑开窍。

9.《针灸腧穴疗法》(李平华):镇惊安神,醒脑开窍。

10.《腧穴临床应用集萃》(马惠芳):镇静安神,清利头目,醒脑开窍。

11.《新编实用腧穴学》(王玉兴):苏厥醒神,开窍通络。

12.《中医针灸经穴集成》(刘冠军):安神,聪脑。

13.《腧穴学讲义》:平肝息风,开窍宁神。

14.《腧穴类编》(王富春):镇静安神,明目聪耳。

【古今应用辑要】

1. 古代文献摘录

(1)《针灸资生经》:配涌泉、强间治风痫。

(2)《针灸经外奇穴治疗诀》:头痛,四神聪、发际、虎口、太阳。癫痫:四神聪、承命、脊背之五、鬼哭。

(3)《中医针灸通释·经脉腧穴学》(康锁彬):配大椎、曲池、太冲可治疗小儿多动症、舞蹈症。

(4)《中医针灸经穴集成》(刘冠军):临床配百会、哑门治大脑发育不全;配神门治失眠,癫痫。

2. 现代研究进展

(1)欧阳钢等针刺四神聪为主,配合针刺强刺激后神聪透前神聪治疗瘀血阻滞型急性腰扭伤,配合足三里穴治疗肾气亏虚型尿潴留,配合人中、神门、太溪、足三里穴治疗髓海不足型老年性痴呆,临床疗效佳[欧阳钢,田泽.四神聪穴的临床应用.针灸临床杂志,1998,14(5):39-40]。

(2)裴尔新等治疗组采用电针四神聪穴治疗心脾两虚型失眠患者200例,对照组常规针刺神门、内关、百会穴治疗100例,结果治疗组总有效率87%,对照组总有效率70%,治疗组疗效优于对照组[裴尔新,吴爱君.电针四神聪穴治疗心脾两虚型失眠200例.长春中医学院学报,2002,18(4):23]。

(3)王昆华针刺四神聪为主治疗不寐患者45例,其中心脾亏虚型配心俞、厥阴俞、脾俞治疗12例,心肾不交型配心俞、肾俞、太溪治疗6例,心胆虚怯型配心俞、胆俞、阳陵泉治疗2例,肝阳上扰型配肝俞、间使、太冲治疗3例,脾胃不和型配胃俞、气海、足三里、中脘、天枢治疗22例,痊愈29例,显效11例,无效5例,总有效率99.8%[王昆华.以四神聪穴为主辨证论治45例不寐的临床观察.针灸临床杂志,2002,18(8):55]。

(4)周志杰等采用药棒针点按督脉穴(哑1、哑2、百会穴)为主及头部四神聪、率谷穴,辅以手足阳经穴治疗脑瘫患儿435例,其中精血不足型配至阳,肝强脾弱型配大都,肝肾亏损型配肝俞、肾俞,脾肾虚弱型配命门、肾俞、脾俞,命门火衰型配关元、气海、中脘穴灸之以疏通督脉,总有效率91.2%[周志杰,张福会,韦强.棒针治疗小儿脑瘫435例.陕西中医,2003,24(12):1121-1122]。

(5)陈利华针刺四神聪、百会、足三里、关元、三阴交等穴为主,并配合艾灸关元、三阴交治疗心窍郁闭、脾肾阳虚型遗尿患者1例,通过补肾固脾、醒神开窍法,收到预期效果[陈利华.温针灸治愈遗尿1例.四川中医,2003,21(10):84]。

(6)张璞璘等针刺平补平泻四神聪后,采用高频密波通电针仪30分钟治疗阴虚火旺证失眠患者60例,痊愈1例,显效18例,有效38例,无效3例,总有效率95%[张璞璘,赵欣纪,高希言.针刺四神聪治疗失眠症60例疗效观察.河南中医,2006,26(1):40-41]。

(7)任宗曲以电针头皮穴四神聪、百会、双侧风池穴为主治疗梦语患者8例,其中伴阳明头昏、记忆力渐退、纳差消瘦者配本神、神门、足三里,痊愈3例,占37.5%;显效3例,占37.5%;进步1例,占12.5%;无效1例,占12.5%,总有效率88.5%[任宗曲.从针刺百会、四神聪为主治疗梦语8例.湖北民族学院学报,2006,23(4):66]。

(8)章涵等治疗组采用"小醒脑"针法针刺四神聪、印堂、百会、上星等穴治疗突发性耳聋患者52例,其中风邪外犯配风池、耳门、外关穴,肝胆火逆配听会、翳风、太冲穴,气滞血瘀配听宫、合谷、三阴交穴,对照组采用传统针刺辨证治疗58例,结果治疗组总有效率98.08%,对照组总有效率84.48%,两者差异显著[章涵,赵玉霞.针刺治疗突发性耳聋52例临床观察.江苏中医药,2007,39(10):55-56]。

(9)陈荣等治疗组针灸四神聪、百会、神庭、内关、足三里、太溪穴配合口服益智醒脑汤治疗痰瘀闭阻型老年痴呆症患者58例,对照组静滴脑复康治疗57例,结果治疗组总有效率74.1%,对照组总有效率54.1%,治疗组疗效优于对照组[陈荣,殷群,路亚娥.益智醒脑汤配合针灸治疗痰瘀闭阻型老年痴呆症58例.陕西中医,2007,28(6):670-671]。

(10)童惠云等针刺四神聪为主,配百会、印堂、合谷、太冲、丰隆穴治疗气郁化火之忧郁症,配百会、风池、太冲、率谷、太阳、丝竹空等穴治疗肝阳上亢之偏头痛,配百会、风池、内关、神门、足三里、丰隆、太溪等穴治疗痰热内扰之失眠,配合谷、太冲、足三里、太溪和局部穴治疗肝肾阴虚、虚风内动之面肌痉挛等多种疾病,疗效甚佳[童惠云,苏霞.四神聪临床应用举隅.湖北中医杂志,2007,29(1):48]。

(11)陶红星等针刺组针刺四神聪、印堂、太阳、翳明、内关、三阴交等穴为主治疗失眠患者58例,其中心脾两虚17例,心肾不交16例,肝阳上亢13例,脾胃不和12例,药物组口服艾司唑仑治疗56例。针刺组总有效率84.5%,药物组总有效率73.2%,两组患者疗效比较差异非常显著(P<0.05),针刺组疗效优于药物组。针刺组不同证型PSQI总积分比较,其中心脾两虚、心肾不交、肝阳上亢型改善明显,脾胃不和型改善不明显[陶红星,金锦兰.针刺经外奇穴治疗失眠症58例临床研究.吉林中医药,2009,29(1):52-53]。

(12)胡方梅等总结程为平教授经验,加强扬刺四神聪、百会为主治疗各类型抑郁证,心脾两虚型配内关、神门、三阴交、足三里穴,阴虚火旺型配太溪、大陵穴,痰气郁结型配丰隆、太冲、中脘穴,取得了较好效果[胡方梅,崔友祥,程为平.程为平教授加强扬刺治疗抑郁证临床体会.医家针萃,2010,26(3):59-60]。

(13)李助宇针刺四神聪、百会、气海穴为主治疗遗尿患儿52例,其中肾阳不足、下焦虚寒者27例,肺脾两虚、不能固涩者13例,肺脾肾均虚、禀赋不足者12例,治愈41例,好转8例,无效3例,总有效率94.2%[李助宇.针灸治疗遗尿52例疗效观察.中国中医临床杂志,2010,23(2):12]。

(14)梁印针刺四神聪、神庭、印堂、头维、风池穴为主,配阴陵泉、三阴交、太冲等穴治疗肝阳暴亢型中风,配外关、三阴交、足三里等穴治疗气虚血瘀型中风,临床疗效佳[梁印.四神聪在中风病中的应用体会.中国中医急症,2012,21(5):767]。

(15)刘麒麟总结向诗余教授经验,针刺百会合四神聪穴为主治疗各种疾病,配风池、天柱、大杼穴治疗风痰上扰之颈性眩晕,配血海、足三里、关元、三阴交、太溪等穴治疗髓海不足之老年性震颤,配太溪、神门、申脉、照海、三阴交穴治疗心肾不交之失眠,配合谷、太冲、足三里、丰隆等穴治疗风痰闭阻之癫痫,配率谷、角孙、头维、太阳、合谷、太冲等穴治疗肝阳上亢之偏头痛,配合谷、太冲、足三里、丰隆等穴治疗风痰阻络之面肌痉挛等各类疾病,疗效显著[刘麒麟,向诗余.向诗余教授百会合四神聪穴应用经验.针灸临床杂志,2013,29(2):37-38]。

【安全针刺法】平刺0.5~1.0寸,可灸。

安　眠

【定位】在翳风穴与风池穴连线的中点处。

【类属】属经外奇穴。

【穴性】镇惊安神,疏风通络。

【主治病证】

1.邪气扰心、心神失养之失眠、心悸、烦躁、癫狂、痫证、癔病诸病症。

2.风邪外袭之眩晕、头痛诸病症。

【常用配伍】

1.配中脘、神门、丰隆、厉兑,针刺泻法,和胃安神,治疗胃腑不和之失眠、烦躁。

2.配风池、神门、中渚、行间,针刺泻法,清泻肝火,治疗肝火上扰之失眠。

3. 配神门、大陵、丰隆、三阴交、太冲,针刺泻法,化痰降浊、安神定志,治疗痰浊蒙心之癫证。

4. 配心俞、肾俞、复溜、三阴交,针刺补泻兼施,滋阴清热、交通心肾,治疗心肾不交之心烦失眠、多梦、心悸等。

5. 配心俞、脾俞、神门、内关、三阴交,针刺补法,补益心脾,治疗心脾两虚之失眠多梦、心悸等。

6. 配风池、百会、印堂、太阳、合谷,针刺泻法,疏风清热,治疗风热头痛、眩晕。

【穴性文献辑录】

1.《针灸腧穴学》(杨甲三):镇静,安神。

2.《中医针灸通释·经脉腧穴学》(康锁彬):镇静,安神。

3.《针灸腧穴疗法》(李平华):镇惊安神。

4.《腧穴临床应用集萃》(马惠芳):镇静安神。

5.《新编实用腧穴学》(王玉兴):安神定志,平肝潜阳。

6.《中医针灸经穴集成》(刘冠军):镇静安眠。

7.《针灸辨证治疗学》(章逢润):镇静安神。

【古今应用辑要】

毛芝芳采用龙胆泻肝汤结合针刺安眠、神门、三阴交、太冲穴治疗肝郁型失眠患者43例,治疗1疗程,治愈10例,好转8例,无效1例;治疗2疗程,治愈12例,好转3例,无效1例;治疗3疗程,治愈6例,好转1例,无效1例,总有效率为93.0%[毛芝芳,郑利锋.龙胆泻肝汤结合针刺治疗肝郁型失眠43例.北京中医药,2009,28(6):453]。

【安全针刺法】直刺1.5~2.0寸,可灸。

第八章　开窍醒神回厥穴

　　凡具有通关开窍、苏厥醒神穴性的腧穴,称为开窍醒神回厥穴。

　　开窍醒神回厥穴主要用于治疗邪陷心包或痰蒙清窍所致的中风晕厥、中暑、癫狂、痫证、惊风、神昏谵语、痉挛抽搐等病症。

　　神志昏迷有虚实之别,虚证即脱证,实证即闭证。脱证治当回阳救逆、益气固脱,慎用开窍醒神回厥穴;闭证治当通关开窍、苏厥醒神,宜选用本章腧穴。运用开窍醒神回厥穴时,常需与具有宁心安神穴性的腧穴配伍,以安神定志;若痰浊上蒙者,当配伍具有化痰降浊穴性的腧穴;若热陷心包、窍闭神昏者,当配伍具有清热泻火穴性的腧穴;若肝风内动、惊厥抽搐者,又当配伍具有平肝潜阳、息风止痉穴性的腧穴。

　　运用开窍醒神回厥穴治疗窍闭神昏之疾病时,针刺操作实证多施行泻法。

　　开窍醒神回厥穴多分布于四肢末端及头面部,故针刺时,只宜浅刺,或点刺出血。素髎、水沟、兑端、龈交、十宣所在部位皮肤柔软薄弱、血管神经丰富,故不宜灸。

　　本章所列少冲、少泽、天窗、眉冲、金门、涌泉、中冲、关冲、大敦、百会、素髎、水沟、兑端、龈交、十宣 15 穴,均以开窍醒神回厥穴性为主。其他腧穴如风府、通里、阴郄、神门、上星、口禾髎、通天等,也具有较强的开窍醒神回厥穴性,只是由于这些腧穴还有更强的解表利窍、清热安神等作用,故已归入相关类属,应用时可参见相关章节。

少　冲

【定位】在小指桡侧端,指甲角旁约 0.1 寸处。

【类属】属手少阴心经,为该经井穴。

【穴性】泄热开窍,清心安神。

【主治病证】

1. 痰热扰神、窍闭神昏之中风、昏厥、小儿惊风、癫狂、热病诸病症。

2. 心脉失和之心痛、心悸、胸胁痛诸症。

【常用配伍】

1. 配风府、水沟、合谷、十宣,针刺泻法,十宣点刺出血,化痰开窍、苏厥醒神,治疗风痰阻窍之中风昏迷。

2. 配合谷、太冲、水沟,针刺泻法,泄热苏厥,治疗热邪闭郁之小儿惊风。

3. 配大椎、曲池、中冲、内庭,针刺泻法,清热散邪,治疗热病。

4. 配水沟、上脘、神门、丰隆、大钟,针刺泻法,清热化痰,治疗痰火扰心之狂证。

5. 配膈俞、膻中、巨阙、阴郄,针刺泻法,祛瘀止痛,治疗瘀血痹阻之心悸、心痛等。

6. 配膈俞、大包、期门、三阴交、行间,针刺泻法,理气活血,治疗瘀血阻络之胸胁痛。

7. 配膈俞、上脘、郄门、合谷、内庭,针刺泻法,清热凉血止血,治疗胃热吐血。

【穴性文献辑录】

1.《素问》:邪客于五脏之间,其病也脉引而痛,时来时止,缪刺之于手足爪甲上(各刺其井,左取右,右取左。)

2.《黄帝明堂经》:主热病烦心,上气,心痛而寒,善太息,烦满少气,悲恐善惊,掌中热,肘腋胸中痛,口中热,咽喉中酸,乍寒乍热,手卷不伸,掌痛引肘腋。

3.《千金要方》:主酸咽。主胸痛口热。主心痛而寒。主掌中热,肘中痛。主太息烦满,少气悲惊。主热病烦心,心闷而汗不出,掌中热,心痛,身热如火,浸淫,烦满,舌本痛。主乍寒乍热疟。

4.《千金翼方》：主咽喉酸辛。

5.《外台秘要》：主热病烦心，上气，心痛而冷，烦满少气，悲恐善惊，掌中热，肘腹胸中痛，口中热，咽喉中酸，乍寒乍热，手蜷不伸，掌痛引肘腹。

6.《医心方》：主热病烦心，上气，心痛而寒，善太息，口中热，胸中痛，手蜷不伸，掌痛。

7.《太平圣惠方》：兼主惊痫、吐舌沫出也。又：主热病烦心，上气，心痛而冷，烦满少气，悲恐善惊，掌中热，肘腹胸中痛，口中热，咽喉中酸，乍寒乍热，手蜷不伸，掌痛引肘腹。

8.《铜人腧穴针灸图经》：治热病烦满，上气心痛，痰冷少气，悲恐善惊，掌中热，胸中痛，口中热，咽中酸，乍寒乍热，手挛不伸，引肘腹痛。

9.《扁鹊神应针灸玉龙经》：治五痛，心痛，热病，胸满气急，手挛臂痛，掌热，虚悲惊，实喜笑。

10.《乾冲生意》：此为十二井，治同手太阴少商。

11.《针灸聚英》：热病烦满，上气咽干渴，目黄，臑臂内后廉痛，厥心痛，痰冷、少气，悲恐善惊。

12.《针灸大成》：主热病烦满，上气嗌干渴，目黄，臑臂内后廉痛，胸心痛，痰冷少气，悲惊寒热，肘痛不伸。

13.《十四经要穴主治歌》：少冲主心胆虚，怔忡癫狂不可遗。

14.《经穴解》：心之心病，热病烦满，上气咽干渴，臂臑内后廉痛，胸中痛，痰气悲惊，寒热，肘痛不伸。心之肝病：目黄，前阴臊臭。

15.《针灸集锦》（修订本）（郑魁山）：行气活血，清热醒神。

16.《针灸腧穴学》（杨甲三）：醒神开窍，泄热苏厥。

17.《临床针灸学》（徐笨人）：回阳救逆，清心安神。

18.《针灸心悟》（孙震寰）：主烦心上气，卒心痛，悲恐畏人，善惊，手拳不得伸，掌中热痛。兼主惊痫，吐舌沫出。

19.《针灸腧穴手册》（杨子雨）：祛瘀开窍，泄热醒脑。

20.《针灸探微》（谢文志）：清心安神，开窍泻热。

21.《中医针灸通释·经脉腧穴学》（康锁彬）：醒神开窍，泄热苏厥。

22.《针灸腧穴疗法》（李平华）：泄热苏厥，宁心安神，宣通气血。

23.《腧穴临床应用集萃》（马惠芳）：清热息风，醒神开窍，理血通经。

24.《新编实用腧穴学》（王玉兴）：开窍苏厥，清心泻热，通络止痛。

25.《中医针灸经穴集成》（刘冠军）：开窍苏厥，泻热醒神。

26.《新编简明针灸学》：泄热通瘀，开窍醒脑，宁心安神。

27.《腧穴学讲义》：清心热、开窍、醒神。

28.《针灸辨证治疗学》（章逢润）：醒神开窍，泄热救逆。

29.《石学敏针灸学》（石学敏）：宁心安神，回阳救逆，泄热通经。

30.《珍珠囊穴性赋》（张秀玉）：少冲疗上气，心病心经医。

31.《腧穴类编》（王富春）：开窍苏厥，泻热醒神。

32.《传统实用针灸学》（范其云）：祛瘀开窍，泄热醒脑。

【古今应用辑要】

1.《针灸资生经》：胸痛，少冲、中府。口中热：少冲、大钟。

2.《乾冲生意》：凡初中风，跌倒，卒暴昏沉，痰涎壅满，不省人事，牙关紧闭，药水不下，急以三棱针刺少商、商阳、中冲、关冲、少泽及此穴。又：此为十井穴，凡中风跌倒，卒暴昏沉，双、单蛾痹，喉紧不开，以三棱针刺此穴及少商诸穴。

3.《针灸聚英》：张洁古治前阴臊臭，泻肝行间，后于此穴以治其标。

4.《玉龙赋》：心虚，热壅，少冲明于济夺。又：胆寒心虚病何如，少冲二穴最功多。

5.《针灸大成》：中风昏迷，少冲、少商、商阳、中冲、关冲、少泽。心惊发狂：少冲、内关、心俞、中脘、十宣。

腹寒热气:少冲、商丘、太冲、行间、三阴交、隐白、阴陵泉。

6.《百症赋》:发热,少冲、曲池。

7.《医宗金鉴·刺灸心法要诀》:商阳主刺卒中风,暴仆昏沉痰塞壅,少商、中冲、关冲、少冲、少泽、三棱立回生。

【安全针刺法】浅刺 0.1 寸,或点刺出血;可灸。

少　泽

【定位】在手小指末节尺侧,距指甲根角 0.1 寸。

【类属】属手太阳小肠经,为该经井穴。

【穴性】开窍泄热,活络通乳。

【主治病证】

1. 邪气闭窍之昏厥。

2. 风热上攻之头痛、目痛、目翳、咽喉肿痛、鼻衄、耳聋、耳鸣、热病诸病。

3. 气滞血瘀、气血亏虚之乳汁不通、乳少、乳痈诸症。

4. 经脉痹阻之小指麻木诸症。

【常用配伍】

1. 配水沟、劳宫、丰隆、十宣、太冲,针刺泻法,十宣点刺出血,清心豁痰、启闭开窍,治疗风痰闭窍之中风昏迷。

2. 配大椎、曲池、神门、十宣,针刺泻法,十宣点刺出血,清热息风,治疗内热炽盛之昏迷、瘛疭、小儿急惊风等。

3. 配膻中、间使、乳根、期门、太冲,针刺泻法,疏肝解郁、理气通乳,治疗肝郁气滞之乳少或无乳、乳痈等。

4. 配膈俞、乳根、内关、三阴交,针刺泻法,行气活血,治疗气滞血瘀之乳汁不行、乳房胀硬刺痛、胸胁疼痛等。

5. 配中脘、合谷、血海、三阴交,针刺补法,补益气血,治疗气血虚弱之乳汁缺少或全无、乳汁清稀、面色无华等。

6. 配膺窗、内庭、曲池、三阴交,针刺泻法,清胃泄热、通乳散结,治疗胃热壅盛之乳痈。

7. 配大椎、曲池、合谷、商阳,针刺泻法,商阳点刺出血,清热利咽,治疗风热咽喉肿痛。

8. 配睛明、瞳子髎、阳溪、丘墟,针刺泻法,清心泻肺、清热明目,治疗心肺火邪壅盛之胬肉攀睛、眼睑胀硬、眵多泪少等。

9. 配手五里、曲池、手三里、液门,针刺平补平泻法,疏经通络,治疗经脉痹阻之上肢麻木疼痛。

【穴性文献辑录】

1.《针灸甲乙经》:主振寒,小指不用,寒热汗不出,头痛,喉痹,舌卷,小指之间热,口中热,烦心,心痛,臂内廉及胁痛,聋,咳,瘛疭,口干,头痛不可以顾。痎疟。寒热。

2.《黄帝明堂经》:主振寒,小指不用,寒热汗不出,头痛喉痹,舌卷,小指之间热,口中热,烦心,心痛,臂内廉及胁痛,聋,咳,瘛疭,口干,项痛不可顾。痎疟。

3.《备急千金要方》:头眩痛,项强急痛不可以顾。口热,口干,口中烂。咽中干,口中热,唾如胶。喉痹,舌卷,口干。短气,胁痛,心烦。瘛疭、癫疾。振寒,小指不用,头痛。疟,寒热。疟寒,汗不出。

4.《太平圣惠方》:主疟寒热,汗不出,头痛,咳嗽,瘛疭,口干,项痛不可顾也。

5.《针灸大成》:治疟寒热,汗不出,喉痹,舌强,口干,心烦,臂痛瘛疭,咳嗽,颈项急不可顾,目生肤翳覆瞳子。

6.《经穴解》:少泽之本病,喉痹舌强,臂痛瘛疭,颈项急不得回顾,目生肤翳覆瞳子,疟寒热汗不出,口干烦心,咳嗽,口中涎唾,头痛。

7.《针灸集锦》(修订本)(郑魁山):清热醒神,活络通乳。

8.《常用腧穴临床发挥》(李世珍):辨证取穴,三棱针点刺出血豆许,开窍醒志、清宣太阳;用泻法,大幅度的捻泻或捻刺,通乳散结、开窍醒志;用补法,充调乳汁。局部取穴:用泻法或点刺出血,宣统气血。

9.《针灸腧穴学》(杨甲三):清热,利咽,通乳,苏厥。

10.《临床针灸学》(徐笨人):通经开窍,活络利乳。

11.《针灸腧穴手册》(杨子雨):清热解表,醒神开窍,活络通乳。

12.《针灸探微》(谢文志):清热解郁,开窍醒神。

13.《中医针灸通释·经脉腧穴学》(康锁彬):清热利咽,活络通乳,苏厥开窍。

14.《针灸腧穴疗法》(李平华):开窍,泻热,利咽,通乳。

15.《腧穴临床应用集萃》(马惠芳):清热通乳,散瘀利窍。

16.《新编实用腧穴学》(王玉兴):开窍苏厥,清心泻热,通调乳汁。

17.《中医针灸经穴集成》(刘冠军):开窍泄热,利咽通乳。

18.《新编简明针灸学》:清心泄热,开窍通络。

19.《腧穴学讲义》:散风寒,通乳汁。

20.《针灸辨证治疗学》(章逢润):清心泄热,开窍利咽,通乳。

21.《石学敏针灸学》(石学敏):清心泄热,开窍通络。

22.《珍珠囊穴性赋》(张秀玉):增液通乳须少泽而治。

23.《腧穴类编》(王富春):开窍泻热,利咽通乳。

24.《传统实用针灸学》(范其云):清热解表,醒神开窍,活络通乳。

25.《临床常用百穴精解》(王云凯):平补平泻法,疏通经脉,调和气血。补法:充调乳汁。泻法:清热利咽,通乳散结,开窍醒神。

【古今应用辑要】

1. 古代文献摘录

(1)《素问》:目痛,眼大眦痛,刺手少阳井穴少泽;小眦痛,刺少阳井穴关冲。又:喉痹,刺少阳手足井,并刺少商及足太阴井。

(2)《针灸甲乙经》:痎疟,完骨、风池、大杼、心俞、上窌、谚语、阴都、太渊、三间、合谷、阳池、少泽、前谷、后溪、腕骨、阳谷、侠溪、至阴、通谷、京骨。又:寒热取五处……少泽……昆仑。

(3)《肘后备急方》:急喉痹,舌强不能言,须臾不治即杀人,宜急于两手小指甲后各灸三炷,炷如绿豆大。

(4)《备急千金要方》:头眩痛,昆仑、前泉、飞扬、前谷、少泽、通里。项强急痛不可以顾:少泽、前谷、后溪、阳谷、完骨、昆仑、小海、攒竹。口热、口干、口中热:劳宫、少泽、三间、太冲。咽中干、口中热、唾如胶:太溪、少泽。喉痹、舌卷、口干:关冲、窍阴、少泽。短气、胁痛、心烦:尺泽、少泽。癫疾、瘈疭:少泽、曲池。疟寒,汗不出:少泽、复溜、昆仑。又:耳聋不得眠,刺小指外侧端,近甲一分半,补之。再:手太阳手小指端,灸随年壮治黄疸。

(5)《千金翼方》:妇人无乳,少泽、液门、天井。

(6)《针灸资生经》:疟疾,少泽、复溜、昆仑。咳嗽:少泽、心俞、库房。

(7)《神应经》:乳痈,少泽、下廉、三里、侠溪、鱼际、委中、足临泣。

(8)《针灸大全》:鼻衄,少泽、外关、心俞、膈俞、涌泉。又:胸前两乳红肿痛,少泽、列缺、大陵、膻中。再:少泽除心下寒。

(9)《玉龙赋》:乳肿,少泽、太阳。

(10)《针灸大成》:妇人无乳,膻中、少泽、合谷。又:乳痈,膻中、大陵、委中、少泽、俞府。再:中风跌倒,卒暴昏沉,痰涎壅滞,不省人事,牙关紧闭:少泽、少商、商阳、中冲、关冲、少冲。

(11)《百症赋》:胬肉攀睛,少泽、肝俞。

(12)《杂病穴法歌》:心痛翻胃,劳宫、少泽。

（13）《针灸逢源》：臂痛，少泽、外关、肩髃、合谷、曲池。

2. 现代研究进展

（1）陈国献等按压少泽穴治疗虚寒型呃逆数十例，方便有效[陈国献,李仕颖.按压少泽穴治疗虚寒型呃逆体会.河南中医,2003,23（5）:48]。

（2）葛薇等针刺少泽、乳泉、膻中等穴治疗产后缺乳患者93例，其中气血虚弱加脾俞、足三里，肝郁气滞加内关、太冲，治愈率74%，显效率21%，总有效率95%[葛薇,董玉臣,王薇.针刺治疗产后缺乳93例疗效观察.针灸临床杂志,2003,19（5）:56]。

（3）江洁慈等取少泽点刺放血配合针刺治疗乳腺小叶增生患者30例，其中肝郁气滞型配太冲、内关、膻中、膺窗、丰隆，冲任失调型配太溪、太冲、膻中、三阴交、肝俞、肾俞、丰隆，痰瘀凝结型配膻中、膺窗、丰隆、中脘、脾俞，总有效率90.0%，其中肝气郁滞型疗效较好[江洁慈,劳沛良,邹燕齐,等.少泽放血为主配合针刺治疗乳腺小叶增生临床观察.上海针灸杂志,2009,28（4）:203-204]。

（4）董海彦等针刺膻中、乳根、少泽、内关、太冲、太溪治疗肝气郁滞型乳汁不行1例，疗效显著[董海彦,曹奕,董海兵.针刺治疗肝气郁滞型乳汁不行验案.河南中医,2012,32（5）:642]。

【安全针刺法】浅刺0.1寸或点刺放血,可灸。

天　窗

【定位】在颈外侧部,胸锁乳突肌的后缘,扶突后,与喉结平。

【类属】属手太阳小肠经。

【穴性】清热开窍,活络散结。

【主治病证】

1. 邪气闭窍之中风口噤、癫狂诸症。

2. 热邪上扰之耳鸣、耳聋、咽喉肿痛、颊肿、暴喑、头痛诸病症。

3. 气滞痰凝之瘿气、颈项强痛诸症。

【常用配伍】

1. 配水沟、劳宫、上脘、大钟,针刺泻法,清热化痰、安神定志,治疗痰火扰心之狂证。

2. 配水沟、劳宫、井穴、太冲、丰隆,针刺泻法,息风化痰、醒脑开窍,治疗风痰闭窍之中风、痫证。

3. 配膈俞、天鼎、天突、丰隆,针刺泻法,化痰散结,治疗气滞痰凝之瘿气。

4. 配天容、听宫、外关、中渚,针刺泻法,疏风清热、开窍益聪,治疗风热耳鸣、耳聋。

5. 配扶突、曲池、合谷、少商,针刺泻法,利咽清热,治疗风热咽喉肿痛。

6. 配廉泉、扶突、间使、通里、合谷、少商,针刺泻法,泻热开音,治疗风热暴喑不能言。

7. 配风池、天柱、风门、后溪,针刺平补平泻法,舒筋活络,治疗经脉痹阻之颈项强痛。

【穴性文献辑录】

1.《针灸甲乙经》：颊肿痛。耳鸣。瘿。

2.《黄帝明堂经》：主颊肿痛。耳鸣。耳聋无闻,喉痛,喑不能言,肩痛引项,汗出及偏耳鸣。

3.《备急千金要方》：中风失喑,不漏言语,缓纵不随。又:狂邪鬼语。主皮热。耳痛鸣聋。暴喑不能言。喉嗌痛。漏颈痛。

4.《太平圣惠方》：主耳鸣,聋无所闻,颊肿,喉中痛,暴喑不能言,及肩痛引项不得顾。

5.《针灸大成》：主痔瘘,颈痛,肩胛引项不得回顾,耳聋,颊肿,齿噤中风。

6.《经穴解》：天窗之本病,痔漏颈痛,肩痛引颈不得回顾,耳聋颊肿,喉中痛,暴瘖不能言,齿噤中风。

7.《针灸集锦》（修订本）（郑魁山）：清热散风。

8.《针灸腧穴学》（杨甲三）：通窍宁神,理气散结。

9.《临床针灸学》（徐笨人）：清热利咽,通窍聪耳。

10.《针灸腧穴手册》（杨子雨）：清热祛湿。

11.《针灸探微》(谢文志):通窍聪耳,清利咽喉。

12.《中医针灸通释·经脉腧穴学》(康锁彬):通窍宁神,理气散结。

13.《针灸腧穴疗法》(李平华):清热散风,舒筋活络。

14.《腧穴临床应用集萃》(马惠芳):利咽聪耳,祛风定志。

15.《新编实用腧穴学》(王玉兴):利窍通关,安神定志,清热散结。

16.《中医针灸经穴集成》(刘冠军):清热开窍。

17.《针灸辨证治疗学》(章逢润):散风清热。

18.《石学敏针灸学》(石学敏):散风邪,调气机。

19.《传统实用针灸学》(范其云):清热祛湿。

【古今应用辑要】

1.《针灸甲乙经》:耳鸣,百会及额厌、颅息、天窗、大陵、偏历、前谷、后溪。又:瘿,天窗、臑会。

2.《备急千金要方》:中风失喑,不漏言语,缓纵不随,先灸天窗五十壮,息火仍移灸百会五十壮毕。又:狂邪鬼语,灸天窗九壮。再:耳痛鸣聋,上关、下关、四白、百会、颅息、翳风、耳门、额厌、天窗、阳溪、关冲、液门、中渚。暴喑不能言:支沟、天窗、扶突、曲鬓、灵道。喉嗌痛:风府、天窗、劳宫。漏颈痛:天突、天窗。

3.《圣济总录》:耳鸣,天窗、百会、额厌、颅自、大陵、偏历、前谷、后溪。

4.《针灸资生经》:耳聋,天窗、上关、下关、四白、百会、颅息、翳风、耳门、曲池、额厌、阳溪、关冲、液门、中渚。面皮热:配天突。口噤:天窗、翳风。颊肿痛:天窗、巨髎。

5.《针灸大成》:耳聋气闭,天窗、听宫、听会、翳风、足三里、合谷。

6.《百症赋》:心下悲戚,天窗、听宫、脾俞。

7.《针灸集成》:乳蛾,天窗、尺泽、神门、足三里、太溪、少商。

【安全针刺法】直刺 0.3~0.7 寸,可灸。

眉 冲

【定位】攒竹直上入发际 0.5 寸,神庭与曲差连线之间。

【类属】属足太阳膀胱经。

【穴性】息风开窍,疏风通络。

【主治病证】

1. 风痰闭阻清窍之眩晕、癫痫诸症。

2. 风邪外袭之头痛、鼻塞、视物不明诸症。

【常用配伍】

1. 配大椎、身柱、后溪、丰隆、太冲,针刺泻法,息风安神、化痰定痫,治疗风痰阻窍之痫证。

2. 配百会、中脘、丰隆、阴陵泉,针刺泻法,息风化痰,治疗风痰上扰之眩晕。

3. 配风池、上星、太阳、合谷,针刺泻法,疏风通络,治疗风邪外袭之头痛。

4. 配风门、风府、迎香、合谷、列缺,针刺泻法,疏风散寒,治疗风寒鼻塞、涕多清稀、头胀痛等。

5. 配肺俞、印堂、前谷、曲池、合谷,针刺泻法,辛凉解表、宣肺通窍,治疗风热鼻塞、涕黄而稠,头痛且胀,口干喜饮等。

【穴性文献辑录】

1.《备急千金要方》:主伤寒证。

2.《太平圣惠方》:理目,五般痫,头痛,鼻塞。

3.《针灸大成》:主五痫,头痛鼻塞。

4.《经穴解》:眉冲之本病,五痫,头痛鼻塞。

5.《针灸逢源》:治头痛,鼻塞。

6.《勉学堂针灸集成》:主头风。

7.《针灸集锦》(修订本)(郑魁山):清头散风。

8.《针灸腧穴学》(杨甲三):明目,安神,祛风。

9.《临床针灸学》(徐笨人):清热散风,通窍安神。

10.《针灸腧穴手册》(杨子雨):散风通络,清头明目。

11.《针灸探微》(谢文志):清热散风,通窍安神。

12.《中医针灸通释·经脉腧穴学》(康锁彬):祛风明目,安神定惊。

13.《针灸腧穴疗法》(李平华):息风,清热,通窍。

14.《腧穴临床应用集萃》(马惠芳):清头明目,通窍安神。

15.《新编实用腧穴学》(王玉兴):明目利窍,祛风清热,安神定志。

16.《中医针灸经穴集成》(刘冠军):通窍,醒神,祛风。

17.《针灸辨证治疗学》(章逢润):祛风邪,清头目,安神志。

18.《石学敏针灸学》(石学敏):祛风邪,清头目,通鼻窍。

19.《腧穴类编》(王富春):通窍醒神,祛风明目。

20.《传统实用针灸学》(范其云):散风通络,清头明目。

【古今应用辑要】

《脉经》:寸口脉紧,苦头痛骨肉疼,是伤寒宜服麻黄汤,针眉冲、颞颥,摩治伤寒膏。

【安全针刺法】平刺0.3~0.5寸,可灸。

金　门

【定位】在足外侧部,当外踝前缘直下,骰骨下缘处。

【类属】属足太阳膀胱经,为该经郄穴。

【穴性】息风开窍,舒筋通络。

【主治病证】

1. 风痰阻络之癫痫、昏厥、小儿惊风、头痛诸病症。

2. 经脉痹阻之腰痛、外踝痛、下肢痿痹、霍乱转筋诸症。

【常用配伍】

1. 配水沟、合谷、中冲、丰隆、太冲,针刺泻法,中冲点刺出血,息风止痉、化痰安神,治疗风痰上扰之小儿惊风、昏厥。

2. 配本神、水沟、后溪、仆参、太冲,针刺泻法,息风化痰、开窍醒神,治疗风痰阻窍之癫痫、癔病等。

3. 配昆仑、申脉、解溪、丘墟,针刺平补平泻法,舒筋活络,治疗经脉痹阻之外踝痛。

4. 配环跳、承扶、阳陵泉、承山、昆仑,针刺平补平泻法,通络止痛,治疗经气不利之下肢痹痛。

5. 配肾俞、大肠俞、命门、委中,针刺泻法,散寒除湿,治疗寒湿腰痛。

【穴性文献辑录】

1.《素问》:足太阳之疟,令人腰痛头重,寒从背起,先寒后热,熇熇暍暍然,热止,汗出难已,刺郄中出血。

2.《针灸甲乙经》:主霍乱转筋,尸厥癫痫,暴疝,膝胻酸,身战不能久立。小儿张口摇头,身反折。

3.《备急千金要方》:主尸厥暴死。

4.《医心方》:主尸厥暴死,霍乱转筋,马痫。

5.《外台秘要》:主尸厥暴死,霍乱转筋,癫疾不呕沫,马痫。

6.《铜人腧穴针灸图经》:霍乱转筋,膝胻酸,身战不能久立,癫痫,尸厥,暴疝,小儿发痫,张口摇头,身反折。

7.《肘后歌》:(疟疾)连日频频发不休,金门刺深七分是。

8.《针灸大成》:主霍乱转筋,尸厥癫痫,暴疝,膝胻酸,身战不能久立。小儿张口摇头身反。

9.《经穴解》:金门之本病,尸厥癫痫,小儿张口摇头身反折。金门之肝病:霍乱转筋,暴疝,膝胻痠,身战不能久立。

10.《循经考穴编》:主外踝疼,白虎历节风。牙齿痛。小儿摇头反折,宜灸之,炷如小麦大。

11.《医宗金鉴》:金门能疗病癫痫。

12.《古法新解会元针灸学》:湿毒浸淫脚气。

13.《针灸集锦》(修订本)(郑魁山):清热散风。

14.《针灸腧穴学》(杨甲三):开关窍,舒筋脉。

15.《临床针灸学》(徐笨人):通经止痛,清脑安神。

16.《针灸腧穴手册》(杨子雨):化瘀通滞,沟通经气,醒神开窍。

17.《针灸探微》(谢文志):通经活络,清脑宁神。

18.《中医针灸通释·经脉腧穴学》(康锁彬):开利关窍,舒筋活络。

19.《针灸腧穴疗法》(李平华):息风定惊,舒筋活络。

20.《腧穴临床应用集萃》(马惠芳):通经活络,清脑安神。

21.《中医针灸经穴集成》(刘冠军):开窍醒神,舒筋止痛。

22.《针灸辨证治疗学》(章逢润):舒筋通络,清神开窍。

23.《石学敏针灸学》(石学敏):舒筋活络,苏厥安神。

24.《腧穴类编》(王富春):开窍醒神,舒筋止痛。

25.《传统实用针灸学》(范其云):化瘀通滞,沟通经气,醒神开窍。

【古今应用辑要】

1.《针灸甲乙经》:尸厥暴死,金门主之。又:霍乱转筋,金门、仆参、承山、承筋。小儿马痫:仆参、金门。

2.《备急千金要方》:癫疾马痫,仆参、金门。厥逆霍乱:太阴、大都、金门、仆参。

3.《通玄指要赋》:头风痛,金门、申脉。

4.《席弘赋》:伤寒耳聋,金门、听会。

5.《百症赋》:转筋兮,金门丘墟来医。

6.《杂病穴法歌》:头痛目眩项捩强,申脉、金门、手三里。脚膝诸痛:行间、足三里、申脉、金门。

【安全针刺法】直刺0.3~0.5寸,可灸。

涌　泉

【定位】在足底部,卷足时足前部凹陷处,约当第二、三趾趾缝纹头端与足跟连线的前1/3与后2/3交点上。

【类属】属足少阴肾经,为该经井穴。

【穴性】开窍苏厥,滋阴清热,益肾通络。

【主治病证】

1. 邪气闭窍之晕厥、中风昏迷、小儿惊风、癫痫、癔病诸病症。

2. 肾阴不足、水不涵木之眩晕、头痛、咽痛、失音、失眠、善恐、善忘、善怒、手足心热诸病症。

3. 肾气亏虚之小便不利、癃闭、水肿、泄泻、奔豚、阳萎、疝气诸病症。

4. 经脉痹阻之腰痛、膝痛诸症。

【常用配伍】

1. 配百会、水沟、十宣、丰隆、太冲,针刺泻法,十宣点刺出血,平肝息风、豁痰开窍,治疗风痰阻窍之中风昏迷。

2. 配水沟、大椎、曲泽、委中、百会,针刺泻法,曲泽、委中点刺出血,泄热苏厥,治疗热毒蒙心之昏厥、暑厥等。

3. 配前顶、印堂、神门,针刺泻法,镇惊息风,治疗惊恐小儿惊风。

4. 配风池、百会、太冲,针刺泻法,平肝潜阳,治疗肝阳上亢之头痛、眩晕等。

5. 配大陵、合谷、中脘、丰隆,针刺泻法,豁痰开窍、清热醒神,治疗痰火扰心之狂证。

6. 配神门、大陵、三阴交,针刺补泻兼施,清心安神,治疗心肾不交之心烦、失眠等。

7. 配鱼际、廉泉、太溪、照海,针刺补泻兼施,滋阴清热、利咽开音,治疗阴虚火旺之咳嗽、咽喉肿痛、音哑、失音等。

8. 配中极、关元、三阴交、太溪,针刺补泻兼施,温肾利水,治疗肾气不足之遗尿、小便不利、癃闭等。

9. 配脾俞、中脘、足三里,针刺补法,灸涌泉,温肾健脾,治疗脾肾阳虚之泄泻。

10. 配百会、足三里、血海、三阴交,针刺补法,益气补血,治疗气血虚弱之头晕、眼花等。

11. 配关元、太冲、公孙,针刺泻法,平肝降逆,治疗肝热奔豚气。

12. 配少府、太溪、昆仑、照海,针刺补法,补肾通络,治疗肾虚之足跟痛、手足心热、足趾麻木等。

【穴性文献辑要】

1.《灵枢》:主腰脊如解,不欲饮食。热病,挟脐急痛胸胁满。骨痛阴痹,腹胀腰痛,大便难,肩背颈项痛,目眩。

2.《素问》:邪客于足少阴之络,令人嗌痛,不可内食,无故善怒,气上走贲上。

3.《针灸甲乙经》:热中,少气,厥阳寒。又:风入腹中侠脐急痛,胸痛,胁榰满,衄不止,五指端尽痛,足不践地。

4.《黄帝明堂经》:主热中少气,厥寒……风入腹中,侠脐急,胸胁榰满,衄不止,五指端尽痛,足不得践地……热病者,先腰痛胫酸,善渴数饮,身热,热争则项痛而强,胫寒且酸。

5.《外台秘要》:霍乱转筋不止,渐欲入腹。又:石发后变霍乱,转筋入腹痛。

6.《扁鹊心书》:远年脚气肿痛,或脚心连胫骨痛,或下粗腿肿沉重少力。

7.《医学纲目》:肾厥头痛。

8.《针灸大成》:主尸厥。又:心中热结,风疹,风痫,心痛饥不嗜食。

9.《经穴解》:肾之本病,足下热,五指尽痛,足胫寒而逆,足下冷至膝,股内廉痛,尸厥,面黑如炭色,头痛癫癫然。肾之舌咽病:舌干咽肿,上气咽干,喉闭舌急失音,咽中痛不可纳食,痦不能言,头痛,身项痛而寒且痠。肾之肺病:咳吐有血,鼻衄不止,渴而喘,喘而脊胁相引,悲欠,咳嗽身热,风疹,胸胁满闷,少气寒厥,痿厥嗜卧,舌干引饮。肾之肝病:坐欲起,目䁾䁾无所见,善恐,如人将捕之,风痫。肾之心病:烦心心痛,心中结热,卒心痛,癫病挟脐痛,忽忽喜忘。肾之肾病:转胞不得溺,腰痛大便难,小腹急痛,泄而下重,男子如蛊,女子如娠,妇人无子,肠癖,肾积奔豚,风入肠中,小腹痛,腰痛,腹胀不欲食。肾之脾病:黄疸,霍乱转筋。

10.《循经考穴编》:主肾家一切病,尸厥、癫风、冲头痛、足心热、嗌干咽痛、目䁾心悸、心中结热、身面发黄。

11.《针灸逢源》:风痫,热厥,心痛,喉痹,疝气,奔豚,血淋,气痛。

12.《针灸精粹》:补肾益精滋阴。

13.《针灸集锦》(修订本)(郑魁山):清热醒神,交济心肾。

14.《常用腧穴临床发挥》(李世珍):辨证取穴,用泻法,开窍启闭、醒脑苏厥、引火下行、平冲降逆;用艾灸,平冲降逆、导邪(导痰、导热、引火、引血)下行,降火潜阳,催产引产。

15.《针灸腧穴学》(杨甲三):苏厥开窍,降逆止呕,泄热清心,回阳救逆。

16.《临床针灸学》(徐笨人):滋阴降火,宁神苏厥。

17.《针灸心悟》(孙震寰):清肾热,降阴火。

18.《针灸腧穴手册》(杨子雨):滋肾降火,清热醒脑,交济心肾。

19.《针灸探微》(谢文志):滋阴降火,安神定志。

20.《中医针灸通释·经脉腧穴学》(康锁彬):苏厥开窍,降逆止呕,泄热清心,回阳救逆。

21.《针灸腧穴疗法》(李平华):开窍,宁神,泻热。

22.《腧穴临床应用集萃》(马惠芳):滋阴益肾,平肝息风,醒脑开窍。

23.《新编实用腧穴学》(王玉兴):开窍苏厥,滋肾清热,降逆通络。

24.《中医针灸经穴集成》(刘冠军):开窍,苏厥,泄热,降逆。

25.《新编简明针灸学》:清热开窍,醒脑宁神,滋阴降火。

26.《腧穴学讲义》:开窍、宁神、降逆。

27.《针灸辨证治疗学》(章逢润):开窍醒神,滋肾清热,除烦救逆。

28.《石学敏针灸学》(石学敏):滋肾清热,除烦宁神,开窍救逆。

29.《珍珠囊穴性赋》(张秀玉):下气引火,始求于涌泉。

30.《腧穴类编》(王富春):开窍苏厥,滋肾清热,降逆通络。

31.《传统实用针灸学》(范其云):开窍,宁神。

32.《临床常用百穴精解》(王云凯):平补平泻法,调肾气,利血脉。补法:益肾滋阴,引火下行。泻法:平冲降逆,开窍启闭,醒脑苏厥。

【古今应用辑要】

1. 古代文献摘录

(1)《灵枢》:邪在肾,则病骨痛,阴痹:涌泉、昆仑。又:热病侠脐急痛,胸胁满:涌泉、阴陵泉。

(2)《素问》:邪客于手足少阴、太阴、足阳明之络,此五络皆会于耳中,上络左角。五络俱竭,令人身脉皆动,而形无知也,其状若尸,或曰尸厥。刺其足大指内侧爪甲去端入韭叶(谓隐白穴)后刺足心(谓涌泉穴,足少阴之井也)……又:中热而喘,刺足少阴(涌泉、太钟悉主之)。再:邪客于足少阴之络,令人嗌痛不可内食,无故善怒,气走于贲上,刺足中央之络各三宥。

(3)《针灸甲乙经》:热病侠脐急痛,胸胁满。取之涌泉与阴陵泉。又:热中,少气,厥阳寒,灸之热去。

(4)《肘后备急方》:转筋者,灸足厥心,当拇指大聚筋上六七壮名涌泉。

(5)《备急千金要方》:肾病,其色黑,其气虚弱,吸吸少气,两耳若聋,腰痛,时时失精,饮食减少,膝以下清,其脉沉滑而迟,此为可治。……春当刺涌泉……又:热病先腰胫酸,喜渴数饮,身清清则项痛而寒且酸,足热不欲言,头痛颠颠然。先取涌泉及太阳井荥。再:肠痈之为病不动摇,灸两承山,又灸足心、两手劳宫,又灸两耳后完骨,各随年壮。再:喉痹哽咽寒热,涌泉、然谷。

(6)《外台秘要》:起死之法无过于灸。灸法唯三处要穴:第一承筋,又不止则灸涌泉。又:脚气,若心胸气满,已灸身胫诸穴及服汤药而气犹不下,烦急欲死者,宜灸两足心下。

(7)《扁鹊心书》:脚气少力,或顽麻疼痛,灸涌泉穴五十壮。

(8)《针灸资生经》:风痫,涌泉、神聪、强间。风疹:涌泉、环跳。

(9)《玉龙赋》:兼关元、丰隆治尸劳。

(10)《肘后歌》:顶心头痛眼不开,涌泉下针定安康,伤寒痞气结心中,两目昏黄汗不痛,涌泉妙穴三分许,速使周身汗自通。

(11)《百症赋》:兼行间治消渴肾竭。又:厥寒、厥热涌泉清。

(12)《寿世保元》:治自缢气已脱,极重者只灸涌泉穴。

2. 现代研究进展

(1)魏巧兰等按摩涌泉穴配合耳穴压豆神门、交感、皮质下、心、肾、内分泌治疗心肾不交型不寐患者62例,痊愈10例,显效35例,有效12例,无效5例,总有效率92%[魏巧兰,唐小明,单燕.耳穴压豆配合涌泉穴按摩治疗心肾不交型不寐的效果观察.护理与康复,2013,12(1):75-76]。

(2)于海波以吴茱萸外敷涌泉穴治疗肾阳虚衰、阳上浮型喉痹,心肾不交型不寐等虚火上炎证,临床疗效显著[于海波.浅议吴茱萸贴敷涌泉穴治疗虚火上炎证.中国民间疗法,2012,20(10):18-19]。

(3)安贵霞采用艾条温和灸涌泉穴配合耳穴神门、心、交感、皮质下贴压治疗肝火上扰型、阴虚火旺型、心脾两虚型失眠患者54例,其中肝火上扰型加肝,阴虚火旺型加肾,心脾两虚型加脾,显效16例,有效8例,无效1例,总有效率98%[安贵霞.艾灸涌泉穴配耳穴贴压治疗失眠54例.现代中西医结合杂志,2011,20(3):329-330]。

(4)王新云等艾灸肾俞、涌泉加针补地仓、颊车、阳白、鱼腰、下关、合谷、关元、内关、太溪、足三里、志室、心俞、神门、中极、三阴交、通里、攒竹、丝竹空、承泣、风池、昆仑等穴,治疗因惊恐所致肾虚疾病患者216例,其中口眼歪斜48例,大便失禁56例,惊恐遗精32例,惊恐失眠53例,胞轮振动27例,共治愈194例,治愈率89.8%,好转22例,好转率10%[王新云,宗志军.灸肾俞、涌泉加针刺治疗因惊恐所致诸病216例临床研究.中国社区医师,2009,11(218):416]。

(5)姜劲峰取涌泉拔火罐为主,结合辨证配穴治疗单纯性鼻出血患者40例,其中热邪犯肺证配鱼际、少商,脾胃积热证配内庭、合谷,肝火上逆证配太冲、行间,肝肾阴虚证配太冲、太溪,痊愈24例,显效11例,无效5例,总有效率为87.5%[姜劲峰.涌泉穴为主治疗单纯性鼻出血40例临床观察.针灸临床杂志,2003,19(7):55]。

(6)邢俊标针刺太冲透涌泉治疗阴虚阳亢型头痛症患者45例,痊愈34例,有效11例,总有效率100%[邢俊标.太冲透涌泉治疗阴虚阳亢型头痛症45例.华北煤炭医学院学报,2007,9(5):684]。

(7)吴元样采用引火归元敷涌泉法治疗肾亏阴不恋阳及肝虚龙火不藏所致头痛、鼻衄、复发性口疮及不寐等疾病,其中头痛患者20例,临床治愈8例,有效8例,无效4例;鼻衄患者18例,临床治愈13例,有效3例,无效2例;复发性口疮患者9例,临床治愈2例,有效5例,无效2例;不寐患者12例,临床治愈7例,有效3例,无效2例[吴元样,仲润生.引火归元敷涌泉.江西中医药,2002,(6):26]。

(8)张文璐采用不同药物敷贴涌泉穴加穴位注射双侧定喘、足三里、肺俞治疗风寒型、湿热型、气虚型幼儿咳嗽35例,治愈28例,好转7例,总有效率100%[张文璐.涌泉穴敷贴加穴位注射治疗幼儿咳嗽35例.上海针灸杂志,2000,19(11):42]。

(9)于浩等根据已故国家级名老中医夏森柏教授所擅长的透穴针刺法,采用针刺内庭透涌泉、太冲治疗肾水不足、肝阳偏亢型头痛;针刺内庭透涌泉、风池、丰隆治疗风热犯肺型咳嗽;针刺内庭透涌泉,小幅度捻转,治疗阴虚肺热型咳血;针刺内庭透涌泉,进针后大幅度捻转治疗饮食停滞型胃疼;针刺内庭透涌泉、太冲治疗肝肾阴虚、风阳上扰型中风;针刺内庭透涌泉、内关、后溪、风池、足三里、神门治疗心肾不交型痫证,临床疗效显著[于浩,杨涛,曾贤,等.针刺内庭穴透涌泉穴的临床运用.贵阳中医学院学报,2010,32(4):55-57]。

(10)周成武治疗组采用针刺涌泉穴配合西医综合治疗,治疗脑气不通型、瘀停清窍型、痰瘀蒙窍型、痰热蒙窍型、痰瘀蒙窍兼热结腑实型重型颅脑损伤急性期患者30例,对照组采用西医综合治疗30例。结果表明,针刺涌泉穴辅助治疗重型颅脑损伤急性期、中医辨证为实证者,无论是 GCS 评分、清醒时间,还是并发症发生率,均优于单纯的西医治疗(均 $P<0.01$)[周成武.针刺涌泉穴辅助治疗重型颅脑损伤急性期(实证)疗效观察.中国中医药信息杂志,2006,13(8):64-65]。

(11)王爱琴针刺强刺激涌泉穴为主,配太冲、中脘、气海、通里、廉泉等穴治疗心火亢盛、肾阴被灼、经络受阻型暴哑及肝火上逆、心火亢盛、肾阴被灼、经络受阻型暴聋患者2例,临床疗效显著[王爱琴.针治暴聋暴哑医案二则.中国中医导报,2007,4(2):146]。

(12)高克斌等以自拟补心益气汤结合按摩涌泉穴治疗心脾两虚型失眠,临床疗效满意[高克斌,梁亚红,薛森,等.自拟补心益气汤结合涌泉穴按摩治疗失眠的研究.中国医药指南,2011,9(15):117]。

【安全针刺法】直刺0.3~0.5寸,可灸。

中 冲

【定位】在手中指末节尖端中央。

【类属】属手厥阴心包经,为该经井穴。

【穴性】开窍醒神,清心泄热。

【主治病证】

1. 邪闭心包,邪气阻窍之中风、舌强不语、失语、谵语妄言、中暑、昏厥、小儿惊风、热病诸病症。

2. 心经热盛之心痛、心烦、舌下肿痛、掌中热诸症。

【常用配伍】

1. 配水沟、劳宫、太冲、丰隆,针刺泻法,开窍醒神、清心豁痰,治疗风痰阻窍之中风昏迷、舌强不语。

2. 配大椎、水沟、曲泽、曲池、委中,针刺泻法,委中点刺出血,泄热开窍、苏厥醒神,治疗中暑昏迷。

3. 配大椎、曲池、合谷、阳陵泉、太冲,针刺泻法,泄热息风,治疗风热小儿惊风。

4. 配印堂、内关、神门,针刺泻法,清心泄热,宁心安神,治疗心经郁热之心痛、癫证、小儿夜啼等。

5. 配金津、玉液、合谷、内庭,针刺泻法,金津、玉液点刺出血,清泻胃火,治疗胃热舌下肿痛。

【穴性文献辑录】

1.《神农本草经》:小儿夜啼多哭。

2.《针灸甲乙经》:热病烦心,心闷而汗不出,掌中热,心痛,身热如火,浸淫烦满,舌本痛。耳鸣。

3.《备急千金要方》:主舌本痛。

4.《太平圣惠方》:主热病烦心,心闷而汗不出,身热如火,头痛如破,烦满,舌本痛。又:小儿夜啼,上灯啼,鸡鸣止者。

5.《铜人腧穴针灸图经》:治热病烦闷汗不出,掌中热,身如火痛,烦满舌强。

6.《通玄指要赋》:心胸病。

7.《针灸大成》:热病烦闷,汗不出,掌中热,身如火,心痛烦满,舌强。

8.《类经图翼》:主治热病汗不出,头痛如破,身热如火,心痛烦满,舌强痛,中风不省人事。

9.《经穴解》:心包之心病,热病烦满,汗不出,掌中热,身如火,心痛烦满,舌强。

10.《循经考穴编》:中风,中暑,中气。又:不省人事,及热病烦闷,掌烙身炙,九种心痛,喉舌等症。

11.《医宗金鉴》:初中风跌倒,卒暴昏沉,痰盛不省人事,牙关紧闭,药水不下。

12.《针灸集锦》(修订本)(郑魁山):活血开窍,清热散邪。

13.《针灸腧穴学》(杨甲三):开窍苏厥,清心泄热。

14.《临床针灸学》(徐笨人):开窍苏厥,清心退热。

15.《针灸腧穴手册》(杨子雨):泻热启闭,醒神开窍。

16.《针灸心悟》(孙震寰):心包中冲主头项至喉之冲逆。

17.《针灸探微》(谢文志):开窍醒神,清心泻热。

18.《中医针灸通释·经脉腧穴学》(康锁彬):开窍苏厥,清心泄热。

19.《腧穴临床应用集萃》(马惠芳):回阳救逆,醒神通络。

20.《新编实用腧穴学》(王玉兴):开窍苏厥,清心泄热,通络止痛。

21.《中医针灸经穴集成》(刘冠军):开窍醒神,清心泻热。

22.《腧穴学讲义》(于致顺):开窍、苏厥、清心退热。

23.《针灸辨证治疗学》(章逢润):开窍苏厥,清心退热。

24.《石学敏针灸学》(石学敏):清心除热,开窍复苏。

25.《珍珠囊穴性赋》(张秀玉):中冲醒脑而治中风昏迷。

26.《腧穴类编》(王富春):开窍醒神,清心泻热。

27.《传统实用针灸学》(范其云):泻血启闭,醒神开窍。

28.《临床常用百穴精解》(王云凯):平补平泻法,疏通经脉,调和气血。泻法(放血):开窍醒脑,泄热宁心。

【古今应用辑要】

1. 古代文献摘录

(1)《灵枢》:耳鸣,取手中指爪甲上。左取右,右取左。先取手,后取足。

(2)《素问·缪刺论》:配商阳治耳聋时不闻音。又:邪客于手阳明之络,令人耳聋,时不闻音,刺手大指次指爪甲上去端如韭叶各一痏,立闻。不已刺中指爪甲上与肉交者,立闻。其不时闻者,不可刺也。耳中生风者亦刺之如此数,左刺右,右刺左。

(3)《针灸甲乙经》:热病烦心,心闷而汗不出,掌中热。心痛,身热如火,浸淫烦满,舌本痛,中冲主之。又:耳鸣,取手中指爪角上。

（4）《备急千金要方》：手掌热，肘中痛：中冲、劳宫、少冲、天泉、经渠、列缺。又：热病烦心，心闷汗不出，掌中热，心痛，身热如火，浸淫烦满，舌本痛：中冲、劳宫、少冲、大陵、间使、关冲、阳谷、天髎。心痛短气：期门、长强、天突、侠白、中冲。

（5）《太平圣惠方》：小儿夜啼，上灯啼鸡鸣止者，灸中指甲后一分，中冲穴一壮，炷如小麦大。

（6）《针灸资生经》：中冲、命门疗身热如火，头痛如破。

（7）《乾坤生意》：此为井穴，治同少商。

（8）《针灸大成》：惊风，灸中冲、印堂、合谷，各数十壮。

（9）《百症赋》：配廉泉治舌下肿痛。

（10）《玉龙歌》：腹中气块痛难当，穴法宜向内关防，八法有名阴维穴，腹中之疾永安康。又：中风，中冲、人中。

（11）《医宗金鉴》：此为十井穴，凡卒中风，跌倒，卒暴昏沉，痰盛不省人事，牙关紧闭，药水不下，急以三棱针刺中冲、少商、商阳、关冲、少冲、少泽，使血气流通，实起死回生急救之妙诀也。

（12）《针灸心悟》（孙震寰）：心肾不交，神昏肢厥：涌泉、劳宫。昏迷不醒，急救：水沟、百会、涌泉、劳宫。

2. 现代研究进展

李墨等针刺中冲穴治疗气虚血瘀型血管性痴呆患者 35 例，治疗后患者认知和行为能力评分较治疗前均明显改善（$P<0.05$）［李墨，时国臣，赵志轩.针刺中冲穴治疗气虚血瘀型血管性痴呆的临床观察.黑龙江中医药，2011，40（5）：43-44］。

【安全针刺法】浅刺 0.1 寸，或点刺放血；可灸。

关　冲

【定位】无名指尺侧指甲根角旁 0.1 寸。

【类属】属手少阳三焦经，为该经井穴。

【穴性】开窍醒神，清热散邪。

【主治病证】

1. 邪气闭窍之中风、中暑、昏厥诸症。

2. 热邪外袭之舌强、喉痹、头痛、心烦、目赤痛、耳聋、耳鸣、热病诸病症。

【常用配伍】

1. 配水沟、内关、十宣、委中，针刺泻法，十宣点刺出血，开窍醒神，治疗邪气闭窍之中风昏迷、晕厥、中暑等。

2. 配哑门、廉泉、丰隆、太冲，针刺泻法，化痰开窍，治疗痰浊阻窍之舌强不语。

3. 配天柱、大椎、曲池、商阳、液门，针刺泻法，发汗泄热，治疗热病汗不出。

4. 配风池、听宫、角孙、外关、侠溪，针刺泻法，清泄胆火，通利耳窍，治疗胆火上炎之耳鸣、耳聋。

5. 配风池、太阳、率谷、合谷，针刺泻法，疏风清热，清利头目，治疗风热偏正头痛、目赤肿痛等。

6. 配合谷、曲池、少商、足窍阴，针刺泻法，祛风泄热，消肿止痛，治疗风热喉痹、舌卷口干、乳蛾等。

【穴性文献辑录】

1.《灵枢》：主喉痹舌卷，口中干，烦心，心痛，臂表痛，不可及头。耳聋。

2.《素问》：喉痹，舌卷，口干，心烦，臂外廉痛。手不及头。

3.《针灸甲乙经》：热病汗不出。又：寒热。喉痹，舌卷，口干。烦心，臂表痛不可及头。再：肘痛不能自带衣起。头眩，颔痛，面黑，风肩背痛不可顾。再：霍乱。耳聋鸣。

4.《黄帝明堂经》：主热病汗不出。寒热。喉痹舌卷，口干烦心，心痛，臂表痛，不可及头。肘痛不能自带衣起，头眩颔痛，面黑渴，风肩背痛不可顾。霍乱。耳聋鸣。

5.《备急千金要方》：风眩头痛。耳聋鸣聋。又：主舌卷，口干，心烦闷。再：喉痹，舌卷。口干。消渴嗜饮。再：主肩中热，头不可以顾。肩臂酸重。肘痛时寒。肘疼不能自带衣。面黑渴风。热病烦心。心闷而汗不出。掌中热,心痛,身热如火。浸淫,烦满。舌本痛。再:寒热凄索气上不得卧。霍乱。

6.《针灸大成》:主治喉痹,喉闭,舌卷,口干,头痛,霍乱,胸中气噎,不嗜食,臂肘痛不可举,目生翳膜,视物不明。

7.《经穴解》:关冲之本病,喉痹喉闭,胸中气噎,不嗜食,肘臂病不可举,目生翳膜,视物不明,舌卷口干,头痛。关冲之本腑病:霍乱。

8.《针灸心悟》(孙震寰):利三焦。疏经络气火,解三焦郁热。

9.《针灸精粹》(李文宪):泻三焦。

10.《针灸集锦》(修订本)(郑魁山):清三焦热,醒神开窍。

11.《针灸腧穴学》(杨甲三):泄热,开窍,利喉舌。

12.《临床针灸学》(徐笨人):清脑醒神,宣达三焦。

13.《针灸腧穴手册》(杨子雨):清热散邪,醒神开窍。

14.《针灸探微》(谢文志):清热解郁,回阳开窍。

15.《中医针灸通释·经脉腧穴学》(康锁彬):泄热开窍,清利喉舌。

16.《针灸腧穴疗法》(李平华):开窍泻热,消肿利舌。

17.《腧穴临床应用集萃》(马惠芳):清热解毒,醒神通窍,活血通络。

18.《新编实用腧穴学》(王玉兴):苏厥开窍,清热泻火,通络止痛。

19.《中医针灸经穴集成》(刘冠军):开窍泄热,消肿利舌。

20.《新编简明针灸学》(闫乐法):清上焦热,利咽消肿。

21.《腧穴学讲义》(于致顺):疏经络气火,解三焦郁热。

22.《针灸辨证治疗学》(章逢润):解热开窍。

23.《石学敏针灸学》(石学敏):疏风邪,清火邪,解郁热。

24.《珍珠囊穴性赋》(张秀玉):主咽喉肿痛兮。

25.《传统实用针灸学》(范其云):清热散邪,醒神开窍。

【古今应用辑要】

1. 古代文献摘录

(1)《素问》:邪客于手少阳之络,喉痹,舌卷,口干,心烦,臂外廉痛。手不及头。刺手中指次指爪甲上去端如韭叶各一痏。

(2)《针灸甲乙经》:热病汗不出,天柱及风池、商阳、关冲、掖门。又:寒热,取五处……关冲……昆仑主之。再:喉痹,舌卷,口干,烦心,臂表痛不可及头,关冲主之。肘痛不能自带衣起,头眩,额痛,面黑,风肩背痛不可顾,关冲主之。再:霍乱,巨阙、关冲、支沟、公孙、解溪主之。耳聋鸣,下关及阳溪、关冲、掖门、阳谷主之。

(3)《备急千金要方》:风眩头痛,天柱、风门、昆仑、关元、关冲。耳痛鸣聋:上关、下关、四白、百会、颅息、翳风、耳门、额厌、天窗、阳溪、关冲、掖门、中渚。喉痹,舌卷,口干:关冲、窍阴、少泽。消渴嗜饮:承浆、意舍、关冲、然谷。肘痛时寒:曲池、关冲、三里、中渚、阳谷、尺泽。肩中热,头不可以顾:肩贞、关冲、肩髃。肩臂酸重:支沟、关冲。热病烦心,心闷而汗不出,掌中热,心痛,身热如火,浸淫,烦满,舌本痛:中冲、劳宫、大陵、间使、关冲、少冲、阳溪、天窌。寒热凄索气上不得卧:肩井、关冲。霍乱:巨阙、关冲、支沟、公孙、阴陵泉。

(4)《针灸资生经》:目生白翳,关冲、临泣、腕骨、龈交、肝俞、四白、前谷。

(5)《神应经》:头风,关冲、上星、前顶、百会、阳谷、合谷、昆仑、侠溪。

(6)《百症赋》:舌缓不语,配哑门。

(7)《玉龙歌》:针刺关冲出毒血,口生津液病俱消。

(8)《类经图翼》:中风,急以三棱针刺少商、商阳、中冲、少冲、关冲、少泽。

2. 现代研究进展

曹荣禄等循经辨证针刺井穴治疗肩周炎患者82例,其中病在手阳明大肠经,选取商阳穴;病在手少阳三焦经,选取关冲穴;病在手太阳小肠经,选取少泽穴;病在手太阴肺经,选取少商穴,痊愈48例,显效22例,好转10例,总有效率97.56%［曹荣禄.循经辨证针刺井穴治疗肩周炎82例.陕西中医,2007,28(7):880-881］。

【安全针刺法】浅刺0.1寸,或点刺放血,可灸。

大　敦

【定位】在足大趾末节外侧,距趾甲角0.1寸(指寸)。

【类属】属足厥阴肝经,为该经井穴。

【穴性】醒脑开窍,理气调血。

【主治病证】

1. 邪气闭窍之中风昏厥、癫狂、痫证诸症。

2. 肝失疏泄、气血失调之崩漏、月经不调、经闭、阴挺、疝气、阴缩、阴部肿痛、尿血、癃闭、淋证诸病症。

【常用配伍】

1. 配水沟、百会、中冲,针刺泻法,中冲点刺出血,开窍醒神,治疗邪气闭窍之昏厥、中暑等。

2. 配百会、膻中、神门、丰隆、三阴交,针刺泻法,化痰开窍,安神定志,治疗痰浊上蒙之癫痫。

3. 配膈俞、血海、地机、三阴交、太冲,针刺泻法,活血祛瘀,治疗肝郁血瘀之月经不调、崩漏等。

4. 配气海、归来、血海、三阴交、隐白,针刺泻法,凉血止血,治疗血热崩漏、月经过多等。

5. 配关元、阴谷、太溪,针刺补泻兼施,滋阴降火,治疗阴虚火旺之尿血。

6. 配肝俞、关元、然谷、照海、太溪,针刺泻法,灸关元,行气逐寒,治疗寒凝气滞之寒疝、囊冷、硬结如石、阴茎不举等。

7. 配中极、关元、急脉、蠡沟、三阴交,针刺泻法,灸中极、关元,治疗寒凝阴缩、小腹疼痛等。

8. 配期门、蠡沟、丘墟、交信、太溪,针刺泻法,疏肝行气,治疗肝气郁结之气疝、忿怒号哭后阴囊肿大等。

9. 配气海、中极、行间,针刺泻法,行气止痛,治疗气滞小腹疼痛。

10. 配膀胱俞、次髎、中极、阴陵泉、三阴交,针刺泻法,清热利湿,治疗湿热蕴结膀胱之淋证、癃闭、阴中痛等。

11. 配中极、关元、气海、足三里,针刺补法,健脾益气,治疗脾虚遗尿。

【穴性文献辑录】

1.《灵枢》:主瘈。

2.《素问》:邪客于足厥阴之络,令人卒疝暴痛。又:人有所堕坠,恶血留内,腹中胀满,不得前后。再:邪客于五脏之间,其病也脉引而痛。时来时止。

3.《针灸甲乙经》:卒心痛,汗出。又:主阴跳遗尿、小便难而痛、阴上下入腹中,寒疝,阴挺出,偏大肿,腹脐痛,腹中悒悒不乐。再:尸厥。死不知人,脉动如故。再:小儿痫瘈,遗清尿。虚则病诸痫癫,实则闭癃,小腹中热。善寐。

4.《黄帝明堂经》:主卒心痛汗出,大敦主之,出血立已,阴跳遗溺,小便难而痛,阴上入腹中,寒疝阴挺出,偏大肿,腹脐痛,腹中悒悒不乐。尸厥死不知人,脉动如故。小儿痫瘈,遗清溺,虚则病诸瘕癫,实则闭癃,小腹中热,善寐。卒疝暴痛,灸刺之,男子立已。

5.《肘后备急方》:卒死中恶。卒癫。狂言鬼籍语。卒魇寐不寤。

6.《备急千金要方》:主目不视,太息。又:主卒疝暴痛,阴跳上入腹,寒疝,阴挺出,偏大肿,脐腹中邑邑不乐,小便难而痛。再:小儿阴肿,遗尿。小儿遗尿。尿血。胍时痒。肝病。厥。再:大便难,下血。五淋,石淋,小便不得,小便失禁。消渴,小便数。

7.《千金翼方》:卒心疝暴痛,汗出。又:阴肿欲溜困。

8.《外台秘要》:主卒心痛,汗出,阴跳,遗尿。小便难而痛,阴上入腹,寒疝,阴挺出偏大肿。腹脐痛,腹中悒悒不乐,小儿痫瘈,遗精腹,虚则病诸癃癫,实则闭癃,少腹中热。善寐,凡厥死不知人,脉动如故,痉。

9.《铜人腧穴针灸图经》:治卒疝,小便数,遗溺,阴头中痛……妇人血崩不止。

10.《通玄指要赋》:稽夫大敦去七疝之偏坠。

11.《扁鹊神应针灸玉龙经》:治寒湿脚气,治七疝,肝心痛,腹胀脐下急,中热,尸厥,血崩。

12.《席弘赋》:大便闭涩大敦烧。

13.《针灸大成》:主五淋,卒疝,七疝。

14.《医宗金鉴》:主诸疝,阴囊肿,脑衄,破伤风,小儿急慢惊风等症。

15.《经穴解》:肝之肾病,癃,五淋,小便遗数不禁,妇人血崩不止,阴挺出,阴中痛。肝之肝病:卒疝七疝,阴头中痛,汗出,阴上入少腹,阴偏大,腹脐中痛,悒悒不乐。肝之脾病:腹胀肿,小腹痛。肝之心病:中热喜寐,尸厥状如死人。

16.《针灸精粹》(李文宪):泄肝气。

17.《经穴图考》:凡疝气,腹胀,足肿者,皆宜灸之,以泄肝木。

18.《针灸集锦》(修订本)(郑魁山):清热醒神,固冲止崩,升举下陷。

19.《常用腧穴临床发挥》(李世珍):辨证取穴,用泻法,清泄肝火、疏肝利胆、息风潜阳;循经取穴:用泻法,宣通厥阴经气。

20.《针灸腧穴学》(杨甲三):理气调经,通淋,苏厥。

21.《临床针灸学》(徐笨人):疏肝理气,回阳救逆。

22.《针灸心悟》:大敦泄肝。血崩漏血。温肝之寒灸大敦。

23.《针灸腧穴手册》(杨子雨):调理肝肾,息风开窍。

24.《针灸探微》(谢文志):调补肝肾,疏泄厥气。

25.《中医针灸通释·经脉腧穴学》(康锁彬):开窍苏厥,疏肝解郁,通淋调经。

26.《针灸腧穴疗法》(李平华):活血理气,泄热解痉。

27.《腧穴临床应用集萃》(马惠芳):回阳救逆,调经止淋。

28.《新编实用腧穴学》(王玉兴):苏厥醒神,清利湿热,理气调肝。

29.《中医针灸经穴集成》(刘冠军):理气调血,泄热解痉。

30.《新编简明针灸学》(闫乐法):调理肝肾,开窍宁神。

31.《腧穴学讲义》(于致顺):理肝,调血,苏厥。

32.《针灸辨证治疗学》(章逢润):苏厥解痉,调血理气。

33.《石学敏针灸学》(石学敏):调经血,理下焦,苏厥逆,清神志。

34.《珍珠囊穴性赋》(张秀玉):理气调经灸大敦。

35.《传统实用针灸学》(范其云):调理肝肾,息风开窍。

【古今应用辑要】

1.古代文献摘录

(1)《针灸甲乙经》:尸厥不知人,脉动如故,隐白及大敦主之。

(2)《备急千金要方》:复溜、中封、承筋、阴包、承山、大敦,主小腹痛。又:大敦、箕门、委中、委阳,主阴跳遗小便难。大敦、箕门,主五淋不得尿。再:小便失禁,灸大敦七壮,又行间七壮。

(3)《千金翼方》:狂走癫厥如死人,灸足大敦九壮。

(4)《外台秘要》:疗卒疝暴痛方,灸大敦。

(5)《痈疽神妙灸经》:鱼口疽,一名横痃,发于左者曰痃,发于右者曰鱼口,横肿为便毒,当灸足大指端三壮。

(6)《针灸资生经》:哕噫,大敦、石关。又:喜寐,大敦、厉兑。

(7)《针经摘英集》:治男子卒疝,少腹痛不可忍,刺足厥阴大敦二穴……次针足阳明经阴市二穴……兼刺阴跷经照海二穴。

(8)《扁鹊神应针灸玉龙经》:阴中痛,大敦、太冲。又:血崩,大敦、气海、阴谷、太冲、然谷、三阴交、中极。

(9)《琼瑶神书》:大敦二穴、行间二穴,治心腹胀满,眼目红肿,脚背虚浮,能清水气,肝家怒气。

(10)《针灸大全》:中风不省人事,大敦、申脉、中冲、百会、印堂。

（11）《长桑君天星秘诀歌》：配长强治小肠气痛。

（12）《玉龙赋》：配期门治坚疝疝气。又：大敦、照海寒疝而善蠲。

（13）《医学纲目》：配三阴交治疝气、小腹偏痛。

（14）《百症赋》：配照海治寒疝。

（15）《玉龙歌》：七般病气取大敦。又：肾强疝气发甚频，气上攻心似死人，关元兼刺大敦穴。

（16）《类经图翼》：尿血，大敦、膈俞、三焦俞、肾俞、列缺、章门。又：便秘，大敦、章门、阴交、气海、石门、足三里、三阴交、照海、太白、大都。

（17）《杂病穴法歌》：七疝大敦与太冲。又：热秘气秘必长强，大敦、阳陵堪调护。

（18）《医宗金鉴》：大敦治诸疝，阴中痛。如配阴陵泉、照海治热病；配中极、膀胱俞、三阴交、阴陵泉治湿热癃闭；配中极、膀胱俞、阴陵泉、行间、太溪治湿热蕴结膀胱淋疾；配中极、次髎、阴陵泉、三阴交治湿热下注阴中痛。

（19）《勉学堂针灸集成》：卒心痛，大敦、间使、神门、列缺。又：阴挺，大敦、阴跷、曲骨、曲泉、照海、太溪。再：阴头痛，大敦、太冲、肾俞、阴交。

2. 现代研究进展

张磊等艾炷灸大敦穴为主配合辨证针刺治疗功能失调性子宫出血患者 60 例，其中心脾两虚型针补神门、心俞、气海、脾俞，肝郁型针泻太冲、肝俞；脾虚型针补脾俞、足三里、三阴交；肝肾阴虚型针补肝俞、太冲、太溪。显效 41 例，有效 13 例，无效 6 例，总有效率 90.0%［张磊，贾春生.艾炷灸大敦穴为主治疗功能失调性子宫出血 60 例.中国针灸，2004，24（8）：550］。

【安全针刺法】浅刺 0.1~0.2 寸，可灸。

百　会

【定位】后正中线上，后发际正中直上 7 寸，当两耳尖直上与前正中线的交点。

【类属】属督脉。

【穴性】开窍醒神，回阳固脱，祛风通络。

【主治病证】

1. 邪气闭窍之中风、癫狂、瘛疭、痫病、失语诸病症。

2. 中气下陷之脱肛、阴挺、久泻久痢诸病症。

3. 风邪上扰之头痛、眩晕、鼻塞、耳鸣、惊悸、健忘诸病症。

【常用配伍】

1. 配风池、劳宫、丰隆、涌泉，针刺泻法，息风豁痰、开窍醒神，治疗风痰闭阻之中风闭证。

2. 配风池、水沟、鸠尾、丰隆、太冲，针刺泻法，息风化痰，治疗风痰阻络之癫痫。

3. 配长强、关元、足三里、承山，针刺补法，灸关元，益气固脱，治疗气虚脱肛，滑脱不痛、少气懒言等。

4. 配气海、维道、归来、足三里，针刺补法，灸气海，补益脾气、益气升阳，治疗脾虚阴挺。

5. 配命门、关元、天枢、足三里，针刺补法，灸命门、关元，温中补虚、升阳举陷，治疗脾肾阳虚之久泻久痢。

6. 配关元、气海，针刺补法，重灸，益气回阳固脱，治疗元气暴脱之中风脱证，中气下陷之气厥。

7. 配风池、印堂、曲池、合谷，针刺泻法，疏风散热，治疗风热头痛、鼻塞、目赤肿痛等。

8. 配风府、天柱、上星、列缺，针刺泻法，疏风散寒、通窍止痛，治疗外感风寒之头痛、项强、鼻塞、鼻衄等。

9. 配阴陵泉、足三里、丰隆，针刺泻法，祛风散邪、和中化湿，治疗风湿或痰浊头痛、眩晕等。

10. 配风池、复溜、行间，针刺补泻兼施，平肝潜阳、息风清脑，治疗肝阳上亢之头痛、眩晕等。

11. 配合谷、足三里、三阴交，针刺补法，补益气血，治疗气血亏虚之头痛、眩晕等。

12. 配肾俞、复溜、太溪，针刺补法，补益肾精，治疗肾精亏虚之头痛、眩晕、耳鸣等。

【穴性文献辑录】

1.《素问》：主寒热。

2.《针灸甲乙经》：顶上痛，风头重，目如脱，不可左右顾。

3.《黄帝明堂经》：主窒。瘖疟。顶上痛，风头重，目如脱，不可左右顾。癫疾，耳鸣，小儿惊痫。热病汗出而善呕。

4.《肘后备急方》：卒死尸厥。风毒脚气。脱肛。

5.《备急千金要方》：大风，猥退风，半身不遂，失音不语。卒起僵仆，恶见风寒。汗出而呕，痉。

6.《千金翼方》：尸厥如死，动脉如故。久风卒风缓急诸风，发动不自觉知，或心腹胀满，或口噤不言，涎唾自出，目闭耳聋，或举身冷直，或烦闷恍惚，喜怒无常。凡有风皆灸之，神验。

7.《太平圣惠方》：脱肛风痫，青风心风，角弓反张，羊鸣多哭，言语不择，发时即死。吐沫，心中热闷，头风。多睡心烦，惊悸无心力，妄前失后，吃食无味，头重，饮酒面赤鼻塞。脑重，头目眩痛，心神恍惚。又：小儿惊痫。

8.《针灸资生经》：头风，中风言语謇涩，卒身不遂，心烦惊悸，健忘无心力。

9.《针经摘英集》：治中风，手足不随。又：治中风，气塞，涎上不语，昏危者。再：脱肛。

10.《经穴解》：督之本病，头风，中风言语謇涩，口噤不开，偏风半身不遂，心烦闷，惊悸健忘，忘前失后，心神恍惚，无心力，痎疟，脱肛，风痫，青风心风，角弓反张，羊鸣多哭，语言不择，登时即死，吐沫，汗出而呕，饮酒面赤，脑重目眩，食无味。

11.《针灸逢源》：治头风鼻塞，中风、口噤，心神恍惚，惊悸健忘，痎疟，脱肛，小儿夜啼。

12.《重楼玉钥》：鼻衄。

13.《针灸精粹》(李文宪)：清头部热。治卒中头风。

14.《针灸集锦》(修订本)(郑魁山)：清头散风，开窍醒神，回阳固脱。

15.《常用腧穴临床发挥》(李世珍)：辨证取穴，用泻法，息风潜阳、祛风散邪、清脑、通督解痉；用补法，升阳益气；用艾灸，回阳固脱。局部取穴：用泻法，活血通络；配艾灸，温散风寒、温通鼻窍；用三棱针点刺出血，泻血散热、活血祛瘀；用艾灸，温阳散邪。

16.《针灸腧穴学》(杨甲三)：苏厥开窍，升阳固脱。

17.《临床针灸学》(徐笨人)：健脑宁神，升阳举陷。

18.《针灸腧穴手册》(杨子雨)：沟通经气，健脑醒神，升阳益气。

19.《针灸探微》(谢文志)：调补中气，健脑宁神，回阳固脱，平肝息风。

20.《中医针灸通释·经脉腧穴学》(康锁彬)：息风醒脑，升阳固脱。

21.《针灸腧穴疗法》(李平华)：开窍醒脑，回阳固脱，清热息风。

22.《腧穴临床应用集萃》(马惠芳)：升阳固脱，醒脑开窍。

23.《新编实用腧穴学》(王玉兴)：益气升阳，开窍醒脑，宁心安神。

24.《中医针灸经穴集成》(刘冠军)：开窍醒脑，回阳固脱。

25.《新编简明针灸学》(闫乐法)：升阳固脱，平肝息风，开窍宁神。

26.《腧穴学讲义》(于致顺)：升阳固脱，平肝息风，开窍宁神。

27.《针灸辨证治疗学》(章逢润)：苏厥息风，清热开窍，醒脑安神，升阳固脱。

28.《石学敏针灸学》(石学敏)：平肝息风，升阳益气，清脑安神。

29.《珍珠囊穴性赋》(张秀玉)：百会升阳固脱，卒倒气脱在此已矣。

30.《传统实用针灸学》(范其云)：开窍宁神，平肝息风，升阳固脱。

31.《临床常用百穴精解》(王云凯)：平补平泻法，活血通络止痛。补法：升阳益气。艾灸：温阳散邪。泻法：息风潜阳，祛风散邪，醒脑，通督解痉。三棱针点刺出血：泻血散热，活血祛瘀。

【古今应用辑要】

1. 古代文献摘录

(1)《黄帝明堂灸经》：中风言语謇涩，百会、耳前发际、肩井、风市、三里、绝骨、曲池。

（2）《备急千金要方》：恶风邪气泣出，喜忘：天府、曲池、列缺、百会。耳痛鸣聋：上关、下关、四白、百会、颅息、翳风、耳门、颔厌、天窗、阳溪、关冲、液门。

（3）《针灸资生经》：脚气，百会、风府、五脏六腑俞募。头风：百会、脑空、天柱。

（4）《神应经》：疟疾，百会、经渠、前谷。

（5）《灵光赋》：痫疾，百会、龟尾。

（6）《席弘赋》：小儿脱肛，先灸百会，次鸠尾。急喉风：百会、太冲、照海、阴交。

（7）《针灸大成》：脱肛，百会、尾闾（七壮）、脐中（随年壮）。赤游风：百会、委中。小儿脱肛：百会、长强、大肠俞。浑身发红丹：百会、曲池、足三里、委中。呕哕：百会、曲泽、间使、劳宫、商丘。中风风邪入腑，以致手足不遂：百会、耳前发际、肩髃、曲池、风市、足三里、绝骨。中风风邪入脏，以致气塞涎壅不语昏危：百会、大椎、风池、肩井、曲池、足三里、间使。偏正头风：百会、前顶、神庭、上星、丝竹空、风池、合谷、攒竹、头维。头项俱痛：百会、后顶、合谷。疟疾：百会、经渠、前谷。喜哭：百会、水沟。食气，饮食闻食嗅：百会、少商、足三里、灸膻中。瘈惊：百会、解溪。嗜卧：百会、天井、三间、二间、太溪、照海、厉兑、肝俞。心气痛连胁：百会、上脘、支沟、大陵、足三里。痫：灸百会、鸠尾、上脘、神门、阳跷（昼发）、阴跷（夜发）。风痫，目戴上：百会、昆仑、丝竹空。痛风：百会、环跳。

（8）《百症赋》：脱肛，百会、尾翳。

（9）《行针指要赋》：风病，风府、百会。

2. 现代研究进展

（1）徐世芬等电针组电针百会、印堂配四关穴治疗肝气郁结型和肝郁化火型抑郁症患者 23 例，药物组口服百忧解治疗 22 例，结果两组对肝郁型抑郁性神经症的临床疗效没有明显差异，但电针组治疗后中医证候均有明显改善（P 均<0.05），且在改善急躁易怒、嗳气频作、口苦、头痛方面较药物组有明显差异（P 均<0.05）。提示电针百会、印堂为主治疗肝郁型抑郁性神经症具有显著的临床疗效，避免了药物的毒副作用[徐世芬，庄礼兴.电针百会印堂对肝郁型抑郁性神经症的影响.现代中西医结合杂志，2010，19（15）：1835-1836，1838]。

（2）张冬云针刺百会、合谷、太冲、足三里、三阴交为主，并根据气滞部位随症加减治疗气机郁结引起的失眠、头痛、头晕、心悸、耳鸣、耳聋、呃逆、纳差、腹泻、月经不调等症，如气滞于头者加本神、神庭、太阳，头晕耳鸣、耳聋者加率谷、翳风、听宫，气滞于咽者加廉泉、天突、人迎，上腹胀满、心下悸动、纳差者加上脘、下脘、梁门，腹泻者加天枢、大横，消瘦、无力者加气海、关元，月经不调者加中极、大赫，乳房胀痛者加膻中、屋翳，胸闷、心悸者加膻中、神门，呃逆者加攒竹、内庭，临床疗效满意[张冬云.调神理气方的针灸临床应用.针灸临床杂志，2010，26（1）：17-18]。

（3）赵海音等针刺百会、风池为主，配以辨证取穴治疗紧张型头痛 41 例，其中肝阳上亢型加太冲、阳辅，痰浊上扰型加丰隆、神庭，瘀阻脉络型加血海、太阳，气血亏虚型加气海、足三里，肝肾阴虚型加太冲、太溪。痊愈 6 例，显效 15 例，有效 16 例，总有效率 90.2%。且患者治疗前后疼痛分级指数（PRI）、目测类比定级（VAS）和现有疼痛程度（PPI）数值比较差异有统计学意义（P<0.01）[赵海音，高明清.针刺治疗紧张型头痛临床观察.上海针灸杂志，2009，28（12）：711-712]。

（4）刘小萍等治疗组电针百会、肾俞、太溪、悬钟、风池治疗肾精亏虚型轻度认知功能障碍患者 17 例，药物组口服盐酸多奈哌齐治疗 19 例，结果电针组治疗后 MMSE 较评分治疗前有显著提高，且左侧颞叶 NAA/Cr 显著升高（P<0.05），对照组治疗后 MMSE 评分及 NAA/Cr 未见明显变化（P>0.05），且两组间比较有统计学意义（P<0.05）[刘小萍，刘智艳，楼俭茹，等.电针对轻度认知功能障碍的干预.新疆中医药，2010，28（2）：25-28]。

（5）李迎春等试验组采用"升阳祛霾"法针刺百会、风池、合谷、迎香、印堂，配合百会、印堂热敏化悬灸治疗风寒型急性鼻炎患者 30 例，对照组选用呋-麻滴鼻液及鼻炎片治疗 30 例，试验组愈显率为 83.33%，对照组愈显率为 70.00%，两组比较 P<0.05，且试验组症状改善较对照组明显（P<0.05）[李迎春，谢强."升阳祛霾"针灸法治疗风寒型急性鼻炎的临床观察.北京中医药，2009，28（11）：882-883]。

（6）朱玉等针刺百会、足三里、三阴交、神门、安眠等穴配合耳针治疗心脾两虚型失眠患者 40 例,治愈 24 例,显效 10 例,有效 3 例,总有效率 92.5%［朱玉,张福侠.针刺配耳穴治疗心脾两虚型失眠症 40 例.中国中医药现代远程教育,2009,7（10）:118］。

（7）符志强针刺百会、三阴交、关元、隐白为主,配以辨证取穴治疗绝经过渡期功血患者 21 例,治愈 13 例,好转 7 例,总有效率 95.2%［符志强.针刺加艾炷灸治疗绝经过渡期功血 21 例疗效观察.新中医,2008,40（7）:73-74］。

【安全针刺法】平刺 0.5~0.8 寸,可灸。

素 髎

【定位】在面部,当鼻尖的正中央。

【类属】属督脉。

【穴性】回阳救逆,清利鼻窍。

【主治病证】

1. 邪气闭窍之惊厥、昏迷、小儿惊风、瘈疭诸病症。

2. 邪气上犯鼻窍之鼻塞、鼻衄、鼻疮、鼻渊、酒齄鼻诸病症。

【常用配伍】

1. 配水沟、内关、神阙、关元、足三里,针刺补法,重灸神阙、关元,回阳固脱、醒脑开窍,治疗虚脱昏迷。

2. 配百会、前顶、印堂、曲池、神门,针刺泻法,清热开窍,治疗热闭心包之小儿惊厥。

3. 配风池、上星、迎香、合谷,针刺泻法,疏风清热利窍,治疗风热鼻塞、鼻衄、酒齄鼻等。

4. 配风门、迎香、印堂、列缺,针刺泻法,疏风散寒,治疗风寒鼻塞、鼻流清涕等。

【穴性文献辑录】

1.《针灸甲乙经》:鼽衄涕出,中有悬痈,宿肉,窒洞不通,不知香臭。

2.《备急千金要方》:鼻窒,喘息不利,鼻喎僻,多涕,鼽衄有疮。

3.《针灸聚英》:鼻中息肉不消,多涕,生疮,鼻窒喘息不利,鼻喎僻,鼽衄。

4.《经穴解》:督之脾症,鼻中息肉不消,多涕生疮,鼻窒喘息不利,鼻喎僻,鼽衄。

5.《针灸集锦》（修订本）（郑魁山）:清热开窍。

6.《针灸腧穴学》（杨甲三）:通鼻窍,苏厥逆。

7.《针灸腧穴手册》（杨子雨）:清热化瘀。

8.《针灸探微》（谢文志）:清热开窍,回阳救逆。

9.《中医针灸通释·经脉腧穴学》（康锁彬）:启闭苏厥,宣通鼻窍。

10.《针灸腧穴疗法》（李平华）:苏厥安神,清热开窍。

11.《腧穴临床应用集萃》（马惠芳）:通鼻窍,醒神志。

12.《新编实用腧穴学》（王玉兴）:通利鼻窍,清热泻火,苏厥醒神。

13.《中医针灸经穴集成》（刘冠军）:清热开窍.回阳救逆。

14.《新编简明针灸学》（闫乐法）:通窍苏厥。

15.《腧穴学讲义》（于致顺）:升阳救逆,开窍泄热。

16.《针灸辨证治疗学》（章逢润）:通窍苏厥,清热宣肺。

17.《石学敏针灸学》（石学敏）:开肺气,通鼻窍,化瘀血,苏厥逆。

18.《珍珠囊穴性赋》（张秀玉）:鼻窍不通求素髎。

19.《传统实用针灸学》（范其云）:兴奋作用强。

【古今应用辑要】

1. 古代文献摘录

（1）《备急千金要方》:鼻窒、喘息不利:素窌、曲差、上星、迎香、水沟、龈交、通天、禾窌、风府。

(2)《针灸大成》：小儿惊厥，素髎、前顶、印堂、神门、涌泉、百会。

2. 现代研究进展

方顺济针刺素髎穴治疗气滞血瘀型急性腰扭伤患者 62 例，1 次治疗治愈 30 例，2 次治疗治愈 9 例，好转 18 例，未愈 5 例，1 次治愈率为 48.3%，总有效率 91.9%［方顺济.针刺素髎穴治疗急性腰扭伤 62 例.中国中医骨伤科杂志，2010，10（43）］。

【安全针刺法】向上斜刺 0.3~0.5 寸，或点刺放血；不灸。

水　沟

【定位】在人中沟的中上 1/3 交界处。

【类属】属督脉。

【穴性】醒脑开窍，祛风通络。

【主治病证】

1. 邪气闭窍之癫狂、痫证、小儿惊风、昏迷、晕厥、中暑诸病症。

2. 风邪袭络之口眼㖞斜、牙关紧闭、面肿、鼻塞、鼻衄、齿痛诸病症。

3. 经脉痹阻之腰痛、脊脊强痛诸症。

【常用配伍】

1. 配巨阙、尺泽、大陵、丰隆、太冲，针刺泻法，泄热化痰、清心开窍，治疗痰热壅盛、内闭心包之昏迷、厥证。

2. 配中冲、合谷、丰隆、太冲、涌泉，针刺泻法，中冲点刺出血，清热启闭、开窍醒志，治疗痰蒙清窍之中风闭证。

3. 配曲泽、曲池、神门、委中、内庭，针刺泻法，曲泽点刺出血，解暑清热、醒神开窍，治疗中暑昏迷。

4. 配颅息、神门、丰隆、太冲，针刺泻法，清心开窍、镇肝息风，治疗痰热扰心之惊风。

5. 配曲池、劳宫、神门、合谷、委中、太冲，针刺泻法，清心平肝、息风开窍，治疗热入营血之痉证。

6. 配大椎、神门、后溪、丰隆、太冲，针刺泻法，息风豁痰、开窍醒脑，治疗风痰扰神之癫痫。

7. 配上脘、大陵、丰隆、内庭、行间，针刺泻法，清火涤痰、开窍醒脑，治疗肝火挟痰、上扰心神之狂证。

8. 配素髎、神阙、关元、足三里、涌泉，针刺补泻兼施，重灸神阙、关元，益气固脱、苏厥醒神，治疗元气虚脱之晕厥。

9. 配风池、曲池、外关、列缺，针刺泻法，祛风散邪、宣肺行水，治疗风水面肿。

10. 配风池、四白、下关、颊车、地仓、合谷，针刺平补平泻法，祛风散邪、疏经通络，治疗风邪入络之口眼㖞斜、牙关紧闭等。

11. 配印堂、风池、迎香、合谷，针刺泻法，疏风散热、通利鼻窍，治疗风热鼻塞、鼻衄等。

12. 配风府、大椎、后溪、夹脊，针刺平补平泻法，通络止痛，治疗经脉痹阻之脊背强直。

13. 配肾俞、大肠俞、委中，针刺泻法，活血化瘀、行气止痛，治疗闪挫腰痛。

【穴性文献辑录】

1.《针灸甲乙经》：寒热，头痛。水肿。口不能禁水浆，㖞僻。鼻鼽不得息，不收洟，不知香臭及衄不止。

2.《黄帝明堂经》：主寒热头痛。水肿，人中尽满，唇反者死。口不禁水浆，㖞僻。癫疾互引。鼻鼽不得息，鼻不收洟，不知香臭及衄不止。振寒，手卷前僵。

3.《肘后备急方》：卒死中恶。卒死尸厥。卒客忤死。卒得鬼击。卒中邪鬼，恍惚振噤。

4.《备急千金要方》：邪病语不止，及诸杂候。目风痒赤痛，肝风占喉口不能言。

5.《外台秘要》：癫疾互引，水肿人中尽满，唇反者死，振寒，手捲前僵，口噤㖞僻。

6.《太平圣惠方》：消渴，饮水无多少，水气遍身肿，失笑无时节，癫痫，语不识尊卑，乍喜乍哭，牙关不开。面肿唇动，叶叶肺风，状如虫行，口噤。又：小儿急惊风。

7.《针经摘英集》：治中风口噤牙关不开。又：中恶。

8.《针灸大成》:卒中恶,喘渴,目不可视,黄疸马黄,瘟疫,通身黄,口喝僻,水面肿。

9.《经穴解》:督之本病,癫痫,语不识尊卑,乍哭乍笑,中风口噤,牙关不开,卒中恶鬼击,喘渴,目不可视,口喝僻。督之脾病:消渴,饮水无度,水气遍身肿,面肿唇动,状如虫行,黄疸,马黄瘟疫,遍身黄。

10.《针灸精粹》(李文宪):卒中风头面风邪。

11.《针灸集锦》(修订本)(郑魁山):清热息风,苏厥醒神。

12.《常用腧穴临床发挥》(李世珍):辨证取穴,用泻法(或强刺激),或拔针不闭穴孔,令出血少许,开窍启闭、清脑醒志;用爪甲切之,开窍醒志。循经取穴:用泻法,宣通督脉经气。局部取穴:用泻法,通调面络。

13.《针灸腧穴学》(杨甲三):清神志,开关窍,苏厥逆,止疼痛。

14.《针灸腧穴手册》(杨子雨):醒脑启闭,通经活络。

15.《针灸探微》(谢文志):清热开窍,回阳救逆。

16.《中医针灸通释·经脉腧穴学》(康锁彬):清神苏厥,开关止痛。

17.《针灸腧穴疗法》(李平华):清热开窍,回阳救逆。

18.《腧穴临床应用集萃》(马惠芳):醒神开窍,苏厥止痛。

19.《新编实用腧穴学》(王玉兴):开窍苏厥,清热祛风,通络止痛。

20.《中医针灸经穴集成》(刘冠军):清热开窍,回阳救逆。

21.《新编简明针灸学》(闫乐法):疏风开窍,通络利腰。

22.《腧穴学讲义》(于致顺):开窍,苏厥,宁神,健腰。

23.《针灸辨证治疗学》(章逢润):醒神开窍,宁神镇痛,祛风清热,回阳救逆,通窍止痛。

24.《石学敏针灸学》(石学敏):复苏宁神,开窍启闭,祛风止痛,清热化痰。

25.《珍珠囊穴性赋》(张秀玉):中风不醒人事水沟堪治。

26.《传统实用针灸学》(范其云):醒脑启闭,通经活络。

27.《临床常用百穴精解》(王云凯):平补平泻法,宣通督脉经气。泻法:开窍启闭,清脑醒志,通调面络。

【古今应用辑要】

1.古代文献摘录

(1)《针灸甲乙经》:癫疾互引,水沟、龈交。

(2)《备急千金要方》:鼻不收涕,不知香臭:水沟、天牖。口不能禁水浆,喝僻:水沟、龈交。寒热头痛喘渴,目不可视:水沟、神庭。

(3)《针灸摘英集》:中风口噤,牙关不开:水沟、颊车。

(4)《神应经》:面肿,水沟、上星、攒竹、支沟、间使、中渚、解溪、行间、厉兑、噫喜、天牖、风池。

(5)《灵光赋》:癫,水沟、间使。

(6)《针灸大成》:中风不省人事,人中、中冲、合谷,不效复刺哑门、大敦。中暑,不省人事:人中、合谷、内庭、百会、中极、气海。口内生疮:海泉、人中、承浆、合谷。腰脊强痛:人中、委中。不识人:水沟、临泣、合谷。中恶不省:水沟、中脘、气海。大小五痫:水沟、百会、神门、金门、昆仑、巨阙。鼻流清涕:上星、人中、风府。上牙痛:人中、太渊、吕细。消渴:水沟、承浆、金津、玉液、曲池、劳宫、太冲、行间、商丘、然谷、隐白。面肿:水沟、上星、攒竹、支沟、间使、中都、液门、解溪、行间、厉兑、噫喜、天牖、风池。喜哭:百会、水沟。喜笑:水沟、列缺、阳溪、大陵。中恶不省:水沟、中脘、气海。

(7)《百症赋》:痿偻,人中、风池。面肿虚浮:人中、前顶。

(8)《玉龙歌》:偻,补曲池,泻人中。中风:中冲(先补后泻)、人中。口臭:大陵、人中。腰脊闪痛:委中、水沟。

(9)《胜玉歌》:中风口吐沫,人中、颊车。

(10)《杂病穴法歌》:小儿惊风,少商、人中、涌泉。

2.现代研究进展

雷正权等针刺水沟、气海、足三里、三阴交为主穴治疗气虚血瘀型中风患者43例,基本痊愈16例,显效

18例,有效6例,总有效率93.02%[雷正权,李瑛,李亚东.针刺治疗气虚血瘀型中风43例.陕西中医,2005, 26(2):157-157]。

【安全针刺法】向上斜刺0.3~0.5寸,强刺激,或指甲掐按;不灸。

兑　端

【定位】在面部,当上唇的尖端,人中沟下端的皮肤与唇的移行部。

【类属】属督脉。

【穴性】开窍苏厥,祛风清热。

【主治病证】

1. 邪气闭窍之癫狂、晕厥、昏迷诸病症。

2. 风邪袭络之口喎唇动、口噤、鼻塞诸病症。

3. 火热上炎之齿龈肿痛、口疮、鼻渊、衄血、消渴嗜饮诸病症。

【常用配伍】

1. 配水沟、内关、丰隆、巨阙、太冲,针刺泻法,化痰开窍,治疗痰浊蒙心之厥证。

2. 配百会、本神、后溪、丰隆,针刺泻法,息风化痰、定痫安神,治疗风痰痫证、呕沫等。

3. 配水沟、内关、气海、太冲,针刺泻法,理气开窍,治疗气机逆乱之气厥。

4. 配下关、劳宫、合谷、内庭,针刺泻法,清泻胃火,治疗胃火上炎之齿龈肿痛、口疮臭秽等。

5. 配目窗、翳风、下关、颊车、合谷,针刺泻法,疏风通络、开关启闭,治疗风邪入络之口喎、口噤不开等。

【穴性文献辑录】

1.《针灸甲乙经》:痉互引,唇吻强,癫疾,呕沫。

2.《备急千金要方》:唇吻强,上齿龋痛,癫疾呕沫,寒热痉互引。

3.《太平圣惠方》:口噤鼓颔,癫疾吐沫及衄血不止。

4.《铜人腧穴针灸图经》:小便黄,舌干,消渴。

5.《针灸聚英》:鼻塞,痰涎口噤。

6.《经穴解》:督之本病,癫疾吐沫,鼻塞痰涎,口噤鼓颔,唇吻强,齿龈痛,衄血不止。督之心病:小便黄,舌干消渴。

7.《针灸逢源》:治癫痫吐沫,消渴,鼻衄,口臭齿龈痛。

8.《针灸集锦》(修订本)(郑魁山):清热利湿。

9.《针灸腧穴学》(杨甲三):开窍,泻热。

10.《针灸腧穴手册》(杨子雨):疏调经络。

11.《针灸探微》(谢文志):清热散风,开窍醒神。

12.《中医针灸通释·经脉腧穴学》(康锁彬):开窍泄热。

13.《针灸腧穴疗法》(李平华):开窍息风,清热止痛。

14.《腧穴临床应用集萃》(马惠芳):清热散风,开窍醒神。

15.《新编实用腧穴学》(王玉兴):开窍苏厥,清热泻火。

16.《中医针灸经穴集成》(刘冠军):清热,定惊,止痛。

17.《针灸辨证治疗学》(章逢润):清泻胃热,定惊止痛。

18.《石学敏针灸学》(石学敏):清胃热,养胃阴,止疼痛,定神志。

19.《传统实用针灸学》(范其云):疏调经络。

【古今应用辑要】

1.《针灸甲乙经》:癫疾呕沫,神庭、兑端、承浆。

2.《备急千金要方》:癫,兑端、龈交、承浆、大迎、丝竹空、囟会、天柱、商丘。口齿痛:兑端、目窗、正营、耳门。

3.《针灸资生经》:癫疾吐沫,兑端、本神、丰隆。上齿龋:兑端、耳门。口干:兑端、二间、窍阴。衄血不止:兑端、禾髎、劳宫。溺黄:兑端、太溪、阴谷、下廉。

4.《百症赋》:小便赤涩,兑端、小海。

【安全针刺法】向上斜刺 0.2~0.3 寸,不灸。

龈 交

【定位】上唇系带与齿龈连接处。

【类属】属督脉。

【穴性】开窍醒神,清热通络。

【主治病证】

1. 痰蒙清窍之癫狂诸病。

2. 风热外袭、火热上炎之面赤颊肿、唇吻强急、牙龈肿痛、口㖞、口噤、口臭、齿衄、鼻中息肉、鼻渊、目翳诸病症。

【常用配伍】

1. 配水沟、上脘、神门、丰隆、大钟,针刺泻法,泻热化痰、清心开窍,治疗痰火扰心之狂证。

2. 配翳风、颊车、下关、合谷、内庭,针刺泻法,清泄阳明,治疗阳明火盛之面赤颊肿、齿龈肿痛、口臭、齿衄、面部疮癣等。

3. 配风池、翳风、太阳、下关、地仓、颊车、合谷,针刺泻法,疏风通络、通关开窍,治疗风邪入络之口眼㖞斜、口噤不开、唇吻强急等。

4. 配上星、迎香、合谷,针刺泻法,通利鼻窍,治疗风邪外袭之鼻塞、流涕等。

【穴性文献辑录】

1.《针灸甲乙经》:痉烦满,寒热,癫疾互引。目痛不明。齿间出血,有伤酸,齿床落痛,口不可开,引鼻中。鼻中息肉不利,鼻头额颊中痛,鼻中有蚀疮。

2.《备急千金要方》:主项如拔,不可左右顾。面赤颊中痛。目泪出,多眵瞕,内眦赤痛痒,生白肤翳。鼻窒,喘息不利,鼻㖞僻,多涕,鼽衄有疮。口不能禁水浆,㖞僻,口噤不开,引鼻中。癫疾呕沫。寒热痉互引。

3.《针灸聚英》:马黄黄疸,寒暑温疫,脊强而厥,邪气蓄则肿热。

4.《针灸大成》:主鼻中息肉,蚀疮,鼻塞不利。额痛中痛,颈项强,目泪眵汁,牙疳肿痛,内眦赤痒痛,生白翳,面赤心烦,马黄黄疸,寒暑瘟疫,小儿面疮癣久不除。

5.《经穴解》:督之本病,额颊中痛,头项强,鼻中息肉蚀疮,鼻塞不利。督之肝病:内眦赤痒痛,生白翳。督之胃病:牙疳肿痛,面赤心烦,马黄黄疸,寒暑瘟疫,小儿面疮,癣久不除,点烙亦佳。

6.《针灸逢源》:鼻中息肉,牙疳肿痛,目赤多泪眵,头额痛,面生疮癣。

7.《针灸集锦》(修订本)(郑魁山):清热利湿。

8.《针灸腧穴学》(杨甲三):开窍,清热,通经,宁神。

9.《针灸腧穴手册》(杨子雨):清热除湿,化瘀消肿。

10.《针灸探微》(谢文志):清热泻火,开窍醒神。

11.《中医针灸通释·经脉腧穴学》(康锁彬):开窍宁神,清热通经。

12.《针灸腧穴疗法》(李平华):清热解毒,开窍醒神。

13.《腧穴临床应用集萃》(马惠芳):宁神开窍,清热止痛。

14.《中医针灸经穴集成》(刘冠军):清热,开窍,醒神。

15.《针灸辨证治疗学》(章逢润):泻热止痛,通窍明目。

16.《石学敏针灸学》(石学敏):宣肺通窍,清热泻火,明目止痛。

17.《传统实用针灸学》(范其云):清热除湿,化瘀消肿。

【古今应用辑要】

1. 古代文献摘录

（1）《针灸甲乙经》：癫疾互引，水沟、龈交。

（2）《备急千金要方》：口噤不开，龈交、上关、大迎、翳风。面赤颊中痛：攒竹、龈交、玉枕。癫疾呕沫，寒热痉互引：兑端、龈交、承浆、大迎、丝竹空、囟会、天柱、商丘。

（3）《针灸资生经》：颈项急不得顾，龈交、风府。

（4）《针灸大成》：口臭难近，龈交、承浆。

2. 现代研究进展

陆敖良针刺龈交、后溪、肾俞、大肠俞、腰阳关、环跳、殷门、风市、阳陵泉、承山、昆仑等穴为主配合推拿治疗急性腰痛患者 120 例，其中寒湿或湿热侵袭者配阴陵泉、足三里、丰隆，肾虚者配命门、关元、气海、志室、太溪，气滞血瘀者配膈俞、太冲。治愈 104 例，好转 101 例，未愈 35 例[陆敖良.浅谈针刺配合推拿治疗急性腰痛.针灸临床杂志,2005,21(8):13-14]。

【安全针刺法】向上斜刺 0.2~0.3 寸，或点刺放血；不灸。

十　宣

【定位】在手十指尖端，距指甲游离缘 0.1 寸。一侧五穴，共十穴。

【类属】属经外奇穴。

【穴性】苏厥醒神，清热通络。

【主治病证】

1. 邪气闭窍之昏迷、晕厥、中暑、小儿惊厥、癫痫、狂证诸病症。

2. 热邪上攻之咽喉肿痛、乳蛾、热病诸病症。

3. 经脉痹阻之指端麻木、四肢麻木诸症。

【常用配伍】

1. 配百会、水沟、十二井穴、丰隆、行间，针刺泻法，十宣、十二井穴点刺出血，醒脑开窍，治疗风痰阻窍之中风闭证，卒然昏仆，牙关紧闭，半身不遂等。

2. 配大椎、水沟、曲泽、委中，针刺泻法，十宣、曲泽、委中点刺出血，泄热开窍，醒神苏厥，治疗中暑壮热无汗、口渴引饮、烦躁神昏、面红目赤、口唇干燥等。

3. 配大椎、印堂、曲池、合谷，针刺泻法，十宣点刺出血，泻热镇惊，治疗热陷心包之小儿惊厥。

4. 配大椎、阴郄、神门、合谷、足三里、丰隆，针刺泻法，清心泻火，豁痰开窍，治疗痰火蒙心之癫狂、壮热面赤、急躁易怒、甚则神昏谵语等。

5. 配曲池、合谷、少商，针刺泻法，十宣、少商点刺出血，利咽消肿，治疗风热咽喉肿痛。

6. 配曲池、合谷、内庭、足三里，针刺泻法，十宣点刺出血，清泻阳明，治疗阳明热盛之口臭、口舌糜烂、牙龈肿痛等。

【穴性文献辑录】

1.《备急千金要方》：风病大动，手足瘈疭。又：脾风占候声不出，或上下手。卒死。邪病大患，骂詈走。短气不得语。

2.《针灸心悟》（孙震寰）：十二井、十宣具在指端，点刺出血，可泄十二经邪热，交接阴阳气血。

3.《针灸集锦》（修订本）（郑魁山）：清热苏厥。

4.《针灸腧穴学》（杨甲三）：泄热救逆。

5.《中医针灸通释·经脉腧穴学》（康锁彬）：泻热救逆。

6.《针灸腧穴疗法》（李平华）：通关开窍，清热止痛。

7.《腧穴临床应用集萃》（马惠芳）：泻热救逆。

8.《新编实用腧穴学》（王玉兴）：开窍苏厥，清热止痉，通络止痛。

9.《中医针灸经穴集成》（刘冠军）：泄热醒神，开窍镇痉。

10.《新编简明针灸学》:宣散风热,开窍止痉。

11.《腧穴类编》(王富春):清热开窍,苏厥止痉,通络止痛。

12.《临床常用百穴精解》(王云凯):开窍醒脑,泄热镇痉。

【古今应用辑要】

1. 古代文献摘录

(1)《备急千金要方》:小儿惊风,手足瘈疭:灸手足十指趾端。

(2)《千金翼方》:邪病大患,骂詈狂走,十指端去爪甲一分主之。又:治指忽挚痛不可忍,灸指端七壮。

(3)《乾坤生意》:凡初中风跌倒,卒暴昏沉,痰涎壅滞,不省人事,牙关紧闭,药水不下,及一切暴死恶候,不省人事,及绞肠痧:三棱针手十指、十二井穴,当去恶血。

(4)《针灸大成》:冒暑大热,霍乱吐泻:列缺、委中、百劳、中脘、曲池、十宣、足三里、合谷。五心烦热:内关、涌泉、十宣、大陵、合谷、四花。

(5)《古今医统大全·霍乱门》:针灸法,刺委中穴出血,或刺十指头出血皆是良法。今北方人凡病悉刺两手、腘窝出血,谓之打寒,此则伤寒热入血室而用此法也。霍乱证亦以此法,所谓血去寒出。非此二证,悉皆用之,误也。

(6)《神灸经纶》:冒暑霍乱,百劳、委中、合谷、曲池、足三里、十宣。

(7)《针灸集成》:肌肤温而病人自言寒冷不可忍者,是气不过也,即针十宣、八邪穴立效,一身同然。

2. 现代研究进展

(1)刘翠莲等采用十宣穴放血为主治疗小儿高热惊厥患儿30例,显效25例,总有效率96%〔刘翠莲,陈莉秋.十宣穴放血为用于治疗小儿高热惊厥30例.上海针灸杂志2000,19(6):29〕。

(2)王凤玲采用十宣、大椎放血为主,配合针泻水沟、内关、合谷、曲池抢救急性中暑患者2例,临床疗效显著〔王凤玲.十宣穴放血为主抢救急性中暑2例.针灸临床杂志,2002,18(8):49〕。

(3)李欣欣等采用十宣穴放血治疗气厥症患者82例,均一次治愈,一般针刺半分钟左右病人即能苏醒,3~6分钟后症状完全消失,功能恢复正常〔李欣欣,田德龙,张春香.十宣穴放血在气厥症急救中的应用.中华医学与健康,2006,3(1):64〕。

【安全针刺法】直刺0.1~0.2寸,或三棱针点刺放血。

第九章 平肝息风穴

凡具有平肝潜阳、息风止痉穴性的腧穴,称为平肝息风穴。

平肝息风穴主要用于治疗肝阳上亢或肝风内动所致的头痛眩晕、烦躁易怒、耳鸣、耳聋、口眼㖞斜、惊痫抽搐等病症。

运用平肝息风穴时,应根据引起肝阳上亢、肝风内动的病因和兼证,进行相应的配伍。若肝火上炎者,当配伍具有清肝泻火穴性的腧穴;若热极生风者,当配伍具有清热泻火穴性的腧穴;若阴虚阳亢者,当配伍具有养阴滋肾穴性的腧穴;若阴血亏虚者,当配伍具有滋阴补血穴性的腧穴;若风痰上扰者,当配伍具有化痰降浊穴性的腧穴;若邪气闭窍、神识昏蒙者,当配伍具有醒脑开窍穴性的腧穴;若心神不安,烦躁失眠者,又当配伍具有宁心安神穴性的腧穴。

运用平肝息风穴治疗内风证时,针刺操作实证多施行泻法,虚证多施行补法或补泻兼施法。

平肝息风穴多分布于头面部和足部,耳和髎应避开动脉针刺;哑门应向下颌方向缓慢针刺,不可向上斜刺或深刺,以免损伤延髓。在针刺治疗的同时,应注意调畅情志,以助肝气条达。

本章所列束骨、翳风、颅息、耳和髎、率谷、天冲、正营、筋缩、哑门、脑户、前顶11穴,均以平肝息风穴性为主。其他腧穴如百会、风池、风府、太阳、合谷、鸠尾、肝俞、听会等,也具有较强的平肝息风穴性,只是由于这些腧穴还有更强的疏风解表、理气通窍等作用,故已归入相关类属,应用时可参见相关章节。

束 骨

【定位】在足外侧,足小趾本节(第五跖趾关节)的后方,赤白肉际处。

【类属】属足太阳膀胱经,为该经输穴。

【穴性】息风清热,祛风通络。

【主治病证】

1. 肝风内动、风痰阻窍之癫狂、头痛、目眩诸病症。

2. 经脉痹阻之项强、腰脊痛、下肢后侧痛诸症。

【常用配伍】

1. 配肝俞、百会、风池、印堂、行间,针刺泻法,平肝息风,治疗肝风内动、上扰清空之头痛、目眩等。

2. 配身柱、风池、鸠尾、丰隆、太冲,息风化痰、安神定志,治疗风痰阻窍之癫痫。

3. 配风池、百会、丰隆、太冲,针刺泻法,祛风化痰,治疗风痰上扰之头痛。

4. 配风门、风池、天柱、后溪,针刺泻法,祛风通络,治疗风邪外袭之项强。

5. 配肾俞、大肠俞、腰阳关,针刺平补平泻法,通络止痛,治疗经脉痹阻之腰脊痛。

6. 配承扶、殷门、委中、承山、昆仑,针刺平补平泻法,舒筋活络,治疗经气不利之下肢后侧痛。

【穴性文献辑录】

1.《灵枢》:主厥逆,头重眩仆。

2.《备急千金要方》:主眦烂赤。主肠澼泄。

3.《医心方》:主身痛,狂、善行,癫疾,臑痛如折,脚如结,耳聋,恶风,目眦烂。

4.《太平圣惠方》:主头痛,目眩,身热,肌肉动。秦承祖云:主风赤,胎赤,两目眦烂也。

5.《针灸资生经》:主癫疾互引,善惊,羊鸣。

6.《扁鹊神应针灸玉龙经》:小儿诸痫。

7.《琼瑶神书》:治腰痛不得屈伸,脚气虚肿。

8.《针灸聚英》:腰脊痛如折,髀不可曲,腘如结,踹如裂,耳聋,恶风寒,头颈项痛,目黄泪出,发背,痈疽,背生疔疮。

9.《针灸大成》:主腰脊痛如折,髀不可曲,腘如结,踹如裂,耳聋,恶风寒,头颈项痛,目眩身热,目黄泪出,肌肉动,项强不可回顾,目内眦赤烂,肠澼泄,痔,疟,癫狂,发背,痈疽,背生疔疮。

10.《经穴解》:束骨之本病,腰脊痛如折,髀不可曲,腘如结,踹如裂,癫狂,头颈项痛,头不可回顾,发背痈疽,背生疔疮,疟,痔。束骨之肾病:耳聋,恶风寒。束骨之肝病:目眩身热,目黄泪出,内眦赤烂。束骨之大肠病:肠澼。

11.《循经考穴编》:主本节肿疼,足心发热,宜弹针出血。又主腰背痛如折,髀强不可曲,腘如结,踹如裂。目眩,头痛,项强,瞤动。目黄泪出,内眦赤烂。

12.《针灸集锦》(修订本)(郑魁山):清热散风,疏经活络。

13.《针灸腧穴学》(杨甲三):舒筋脉,利腰膝,清头目,调营血。

14.《临床针灸学》(徐笨人):通经活血,清热散风。

15.《针灸腧穴手册》(杨子雨):祛寒散邪,疏通经气。

16.《针灸探微》(谢文志):通经活络,清热散风。

17.《中医针灸通释·经脉腧穴学》(康锁彬):舒筋活络,强利腰膝,清头明目,调和营血。

18.《针灸腧穴疗法》(李平华):息风清热,通络止痛。

19.《腧穴临床应用集萃》(马惠芳):通经活络,清热散风。

20.《中医针灸经穴集成》(刘冠军):祛风热,利项背。

21.《针灸辨证治疗学》(章逢润):散风热,清头目,舒筋脉,利项背。

22.《石学敏针灸学》(石学敏):散风邪,清头目,泻毒热,舒筋脉。

23.《腧穴类编》(王富春):祛风通络,清头明目。

24.《传统实用针灸学》(范其云):祛寒散邪,疏通经气。

25.《临床常用百穴精解》(王云凯):强壮腰膝,舒筋通络,清热利湿。

【古今应用辑要】

1.《脉经》:左手关后尺中阳实者,膀胱实也,苦逆冷,胁下有邪气相引痛,刺足太阳经,治阳(即束骨穴也)。

2.《针灸甲乙经》:暴病头痛,身热痛,肌肉动,耳聋,恶风,目眦烂赤,项不可以顾,髀枢痛,泄,肠澼,束骨主之。又:疟,从胻起,束骨主之。痉、惊,互引,脚如结,踹如裂,束骨主之。寒热,腰痛如折,束骨主之。身痛,狂,善行,癫疾,束骨主之,补诸阳。

3.《备急千金要方》:腰痛如折,束骨、飞扬、承筋。又:癫痫疾病互引,善惊,羊鸣,狂易,多言不休:风府、昆仑、束骨。再:疟从脚胻起,冲阳、束骨。

4.《针灸资生经》:腰痛如折,飞扬、承筋。内眦赤烂:束骨、京骨。

5.《天元太乙歌》:项强肿痛、体重腰痛:束骨、足三里。

6.《百症赋》:项强多恶风,束骨、天柱。

【安全针刺法】直刺0.3~0.5寸,可灸。

翳　风

【定位】乳突前下方与下颌角之间的凹陷中。

【类属】属手少阳三焦经。

【穴性】息风开窍,祛风通络。

【主治病证】

1. 肝风内动、风阳上扰之耳鸣、耳聋诸病症。

2. 风邪入络之口眼㖞斜、口噤、齿痛、头痛、颊肿、瘰疬诸病症。

【常用配伍】

1. 配百会、风池、丰隆、太冲,针刺泻法,平肝息风、降浊化痰,治疗肝风挟痰、上扰清窍之眩晕、呕吐、耳鸣、耳聋等。

2. 配听会、中渚、外关、丘墟、侠溪,针刺泻法,疏散少阳风热,治疗少阳风热上扰之耳鸣、耳聋、疹腮等。

3. 配风池、太阳、下关、颊车、地仓、合谷,针刺平补平泻法,疏风散邪,治疗风邪入络之口眼㖞斜、口噤不开等。

4. 配颊车、尺泽、合谷、少商,针刺泻法,少商点刺出血,疏散风热、清利咽喉,治疗外感风热之咽喉肿痛、面颊肿痛、乳蛾等。

5. 配颊车、合谷、内庭、足三里,针刺泻法,清宣阳明、消散郁热,治疗阳明邪热壅盛之疹腮、齿痛、面痛等。

6. 配天容、尺泽、复溜、太溪,针刺补泻兼施,养阴清肺,治疗阴虚火旺、虚火上炎之咽喉肿痛、齿痛等。

7. 配阴陵泉、丰隆、中脘、脾俞,针刺补泻兼施,健脾化痰,治疗痰湿中阻、清阳不升之眩晕、呕吐、耳鸣等。

【穴性文献辑录】

1.《黄帝明堂经》:主痓,暗不能言。聋。口僻不正,失欠,口不开。

2.《备急千金要方》:耳痛鸣聋。又:下牙齿痛。口噤不开引鼻中。牙齿龋痛。再:骨酸,眩,狂,瘈疭,口噤,喉鸣沫出,暗不能言。

3.《外台秘要》:主聋,僻不正,失欠,脱颔,口噤不开,痓,不能言。

4.《太平圣惠方》:主耳鸣聋,失欠,暴哑不能言,口噤不开,及口㖞斜。

5.《铜人腧穴针灸图经》:口眼㖞斜……颊肿,牙车急痛。

6.《针灸聚英》:口吃,牙车急,小儿喜欠。

7.《针方六集》:耳中脓,瘰疬,项强。

8.《经穴解》:翳风之本病,耳鸣耳聋,口眼㖞斜,脱颔颊肿,口吃牙车急,口噤不开,不能言,小儿善欠。

9.《循经考穴编》:耳鸣耳痛,耳中湿痒。

10.《针灸集锦》(修订本)(郑魁山):清热化痰,通关开窍。

11.《常用腧穴临床发挥》(李世珍):局部取穴,用泻法,或配透天凉,或拔针不闭穴孔令出血数豆许,清宣耳窍,清泄郁热;用三棱针刺出血,消散壅滞,泄血散热;用补法,聪耳益络。

12.《针灸腧穴学》(杨甲三):聪耳,散风热,活络。

13.《临床针灸学》(徐笨人):疏风通络,开窍益聪。

14.《针灸腧穴手册》(杨子雨):清头散风,化瘀解毒,通经活络。

15.《针灸探微》(谢文志):通窍益聪,清热散结。

16.《中医针灸通释·经脉腧穴学》(康锁彬):聪耳通窍,散热活络。

17.《针灸腧穴疗法》(李平华):息风清热,通络开窍。

18.《腧穴临床应用集萃》(马惠芳):通利耳窍,祛风泄热。

19.《新编实用腧穴学》(王玉兴):利窍通关,疏风清热。

20.《中医针灸经穴集成》(刘冠军):散风活络,聪耳启闭。

21.《新编简明针灸学》(闫乐法):疏风通络,聪耳明目。

22.《腧穴学讲义》(于致顺):聪耳明目,疏风通络。

23.《针灸辨证治疗学》(章逢润):疏风泄热,聪耳通窍,通经活络。

24.《石学敏针灸学》(石学敏):疏风泄热,通窍聪耳,活络止痛。

25.《珍珠囊穴性赋》(张秀玉):口眼歪斜取翳风。

26.《腧穴类编》(王富春):散风活络,聪耳启闭。

27.《传统实用针灸学》(范其云):聪耳明目,疏风通络。

28.《临床常用百穴精解》(王云凯):平补平泻法,通经活络。补法:聪耳益络。泻法:清宣耳窍,泄热消壅。

【古今应用辑要】

1. 古代文献摘录

(1)《针灸甲乙经》:聋,翳风、会宗、下关。

(2)《备急千金要方》:口噤,翳风、龈交、上关、大迎。耳痛鸣聋:上关、下关、四白、百会、颅息、翳风、耳门、颔厌、天窗、阳溪、关冲、掖门、中渚。口失欠,下牙齿痛:下关、人迎、翳风。口噤不开引鼻中:龈交、上关、大迎、翳风。

(3)《针灸资生经》:暴暗不能言:翳风、通里。

(4)《神应经》:耳聋:翳风、耳门、风池、侠溪、听会、听宫。

(5)《针灸大成》:聤耳生疮,出脓水,翳风、合谷、耳门……复刺后穴,听会、三里。

(6)《玉龙歌》:耳聋气闭痛难言,须刺翳风穴始痊,亦治项上生瘰病,下针泻动即安然。

(7)《百症赋》:耳聋气闭,全凭听会、翳风。

(8)《针灸逢源》:目翳,翳风、睛明、太阳、瞳子髎、光明、合谷、命门、肝俞、临泣。

2. 现代研究进展

(1)闫杜海等电针翳风、听会穴为主治疗神经性耳聋患者38例,其中肝气厥逆者加太冲、侠溪、丘墟、中渚等,气血瘀阻者加血海、膈俞、三阴交等,脾胃虚弱气血不足者加中脘、足三里、三阴交、气海等,肾元亏损者加肾俞、关元、太溪等,药物中毒者加百会、哑门、上星、外关等。痊愈6例,显效13例,有效16例,无效3例,总有效率92.1%[闫杜海,李成文,卫淑华.电针听会、翳风穴为主治疗神经性耳聋38例.上海针灸杂志,2003,22(6):33]。

(2)沙剑轲针泻翳风、听会、阳陵泉、太冲治疗肝胆火旺之暴发性耳聋,针刺平补平泻翳风、听会、三阴交、太溪、行间治疗肝肾阴虚、虚火上炎之神经性耳痛,针泻翳风、听会、内关、风池、足三里、阳陵泉、行间治疗肝郁化火、风火上犯之美尼尔氏综合征等病,临床疗效满意[沙剑轲.听会、翳风治疗耳疾的临床运用和体会.中国民族民间医药杂志,2007,14(6):375-376]。

【安全针刺法】直刺0.5~1.0寸,可灸。

颅 息

【定位】在头部,当角孙至翳风之间,沿耳轮连线的上、中1/3的交点处。

【类属】属手少阳三焦经。

【穴性】息风通窍,清热散风。

【主治病证】

1. 肝风内动之小儿惊痫、瘛疭诸病。

2. 风邪入络之耳鸣、耳聋、头痛、呕吐诸病症。

【常用配伍】

1. 配水沟、中脘、神门、丰隆、太冲,针刺泻法,息风镇惊,治疗风痰上扰之小儿惊痫。

2. 配翳风、耳门、听会、中渚、侠溪,针刺泻法,清泄少阳、通窍聪耳,治疗少阳风火上炎之耳鸣、耳聋、耳痛等。

3. 配翳风、率谷、太阳、阳辅,针刺泻法,疏散少阳风热,治疗少阳风热头痛。

4. 配风池、角孙、太阳、合谷,针刺泻法,疏风清热,治疗风热目赤痛。

5. 配内关、中脘、阴陵泉、丰隆,针刺平补平泻法,理气和胃,降逆止呕,治疗胃气上逆之呕吐涎沫。

【穴性文献辑录】

1.《针灸甲乙经》:身热痛,胸胁痛不可反侧。

2.《黄帝明堂经》:主身热头胁痛,不可反侧。耳鸣(不闻人言)。小儿惊痫,喘不得息。

3.《备急千金要方》:耳痛鸣聋。又:主小儿痫,喘不得息。再胸胁相引不得倾侧。

4.《外台秘要》:身热头重。

5.《铜人腧穴针灸图经》:风痉耳聋,小儿发痫,瘛疭,呕吐涎沫,惊恐失精,瞻视不明。

6.《西方子明堂灸经》:风聋耳痛塞,耳痛鸣聋,胸胁相引不得俯仰及发痫风瘛疭,呕吐及治目昏眩,睛视不明。

7.《针灸大成》:耳肿及脓汁。

8.《类经图翼》:聤耳肿流脓汁。

9.《经穴解》:颅息之本病,耳中痛,喘息,小儿呕吐涎沫,瘛疭发痫,胸胁相引,身热头痛,不得卧,耳肿及脓汁。

10.《循经考穴编》:头风偏正,面痒如虫行,额角红肿,两颊生疮。

11.《针灸集锦》(修订本)(郑魁山):清热散风。

12.《针灸腧穴学》(杨甲三):聪耳,镇惊,泄热。

13.《临床针灸学》(徐笨人):通窍聪耳,清热散风。

14.《针灸腧穴手册》(杨子雨):清泻三焦,息风解毒。

15.《针灸探微》(谢文志):清热散风,通窍聪耳。

16.《中医针灸通释·经脉腧穴学》(康锁彬):聪耳通窍,泄热镇惊。

17.《针灸腧穴疗法》(李平华):息风通窍,镇惊止痛。

18.《腧穴临床应用集萃》(马惠芳):通窍止痛,镇惊息风。

19.《新编实用腧穴学》(王玉兴):利窍聪耳,安神定惊,泄热通络。

20.《中医针灸经穴集成》(刘冠军):通窍息风,镇惊止痫。

21.《针灸辨证治疗学》(章逢润):散风、通窍、镇惊。

22.《石学敏针灸学》(石学敏):疏风止痛,通经开窍,安神镇惊。

23.《腧穴类编》(王富春):息风通窍,镇惊止痛。

24.《传统实用针灸学》(范其云):清泻三焦,息风解毒。

【古今应用辑要】

1. 古代文献摘录

(1)《备急千金要方》:耳痛鸣聋,颅息、上关、下关、四白、百会、翳风、耳门、颔厌、天窗、阳溪、关冲、掖门、中渚。

(2)《针灸资生经》:小儿发痫瘛疭,颅息、瘛脉、神道。胁痛:颅息、膈俞、中膂俞、窍阴、阳谷。

(3)《此事难知》:头痛身热,颅息、命门、陷谷。

(4)《神应经》:逆气呕涎沫,颅息、曲泽、魂门、阳关、膈关、天容、膈俞、膻中、幽门、筑宾、少海。

(5)《百症赋》:痉病非颅息而不愈。

2. 现代研究进展

于海波等针刺颅息、四神聪、脑户、脑空、神庭、本神等穴,配合穴位注射治疗肝肾不足型、心脾两虚型、痰瘀气虚型小儿脑瘫患儿185例,其中肝肾不足者加肝俞、肾俞、三阴交,阴虚阳亢者加劳宫,阳虚阴盛者加涌泉,心脾不足者加心俞、脾俞,痰湿壅盛者加丰隆。显效64例,有效88例,总有效率82.15%[于海波,皮敏,曹雪梅,等.针灸治疗185例小儿脑瘫的疗效观察.江西中医药,2004,35(8):59-60]。

【安全针刺法】直刺0.3~0.5寸,可灸。

耳和髎

【定位】在头侧部,当鬓发后缘,平耳郭根之前方,颞浅动脉的后缘。

【类属】属手少阳三焦经。

【穴性】息风通络,疏风清热。

【主治病证】

风邪入络之头痛、耳鸣、耳聋、牙关拘急、口眼㖞斜、颌肿诸病症。

【常用配伍】

1. 配翳风、颊车、下关、合谷,针刺泻法,息风止痉,治疗风邪入络之牙关紧闭、口噤不开。

2. 配翳风、太阳、阳白、颊车、地仓、合谷,针刺平补平泻法,祛风通络,治疗风邪外袭之口眼㖞斜。

3. 配翳风、听会、三阳络、侠溪,针刺泻法,清泄少阳,治疗少阳风热耳鸣、耳聋。

4. 配风池、率谷、太阳、合谷,针刺泻法,宣泄少阳,治疗少阳头痛。

5. 配翳风、下关、颧髎、合谷,针刺泻法,疏风清热、消肿止痛,治疗风热颌肿、齿痛等。

【穴性文献辑录】

1.《针灸甲乙经》:头重颔痛,引耳中㤗㤗嘈嘈。

2.《备急千金要方》:风头痛。

3.《铜人腧穴针灸图经》:治牙车引急,头重痛,耳中嘈,颔颊肿。

4.《针灸聚英》:主头重痛,牙车引急,颈颔肿,耳中嘈嘈,鼻涕,面风寒,鼻准上肿,痾痛,招摇视瞻,瘈疭,口僻。

5.《针方六集》:头角痛,牙车肿……鼻痛。

6.《医学入门》:耳鸣。

7.《经穴解》:和髎之本病,牙车引急,颈项肿,耳中嘈嘈,瘈疭口僻,头重痛,鼻涕,面风寒,鼻准上肿,痾痛,招摇视瞻。

8.《针灸集锦》(修订本)(郑魁山):清热散风。

9.《针灸腧穴学》(杨甲三):祛风通络。

10.《临床针灸学》(徐笨人):通窍聪耳,清热息风。

11.《针灸腧穴手册》(杨子雨):清热散风,散瘀消肿,疏通经络。

12.《针灸探微》(谢文志):清热散风,通窍聪耳。

13.《中医针灸通释·经脉腧穴学》(康锁彬):祛风通络。

14.《针灸腧穴疗法》(李平华):息风通络,清热消肿。

15.《腧穴临床应用集萃》(马惠芳):祛风通络,消肿止痛。

16.《新编实用腧穴学》(王玉兴):利窍通关,疏风清热,通络止痛。

17.《中医针灸经穴集成》(刘冠军):祛风活络,消肿止痛。

18.《针灸辨证治疗学》(章逢润):祛风,通络,止痛。

19.《石学敏针灸学》(石学敏):祛风邪,疏经络。

20.《腧穴类编》(王富春):祛风活络,消肿止痛。

21.《传统实用针灸学》(范其云):清热散风,散瘀消肿,疏通经络。

【古今应用辑要】

《备急千金要方》:口㖞不能言,禾髎、承泣、四白、巨髎、上关、大迎、颧髎、强间、风池、迎香、水沟。风头痛:攒竹、承光、肾输、丝竹空、和髎。

【安全针刺法】避开动脉,平刺 0.3~0.5 寸;可灸。

率　谷

【定位】在头部,当耳尖直上入发际 1.5 寸,角孙直上方。

【类属】属足少阳胆经。

【穴性】清热息风,通络利窍。

【主治病证】

1. 肝风内动、肝阳上亢之头痛、眩晕、小儿惊风、耳鸣、耳聋诸病症。

2. 风邪外袭之偏正头痛诸症。

【常用配伍】

1. 配风池、悬颅、中渚、足临泣、太冲，针刺泻法，平肝息风、通络止痛，治疗肝阳上亢之偏头痛。

2. 配百会、印堂、行间、水泉，针刺补泻兼施，平肝潜阳，治疗肝阳上亢之眩晕。

3. 配前顶、颔厌、印堂、神门、太冲，针刺泻法，息风定惊，治疗肝风内动之惊风。

4. 配听宫、听会、液门、中渚，针刺泻法，清热泻火、疏利少阳，治疗胆火上炎之耳鸣、耳聋。

【穴性文献辑录】

1.《黄帝明堂经》：主醉酒风热发，两角(一作两目)眩痛，不能饮食，烦满呕吐。

2.《备急千金要方》：主烦满呕吐。

3.《铜人腧穴针灸图经》：膈胃寒痰，伤酒，风发脑两角强痛，不能饮食，烦满呕吐不止。

4.《类经图翼》：主治脑病，两头角痛，胃膈寒痰，烦闷呕吐，酒后皮风肤肿。

5.《经穴解》：率谷之本病，脑两角痛，头重，醉后皮肤肿。率谷之胃病：胃寒，饮食烦满，呕吐不止，痰气膈痛。

6.《循经考穴编》：偏正头风，眼疾。

7.《医宗金鉴》：率谷酒伤吐痰眩。

8.《针灸集锦》(修订本)(郑魁山)：清热散风。

9.《针灸腧穴学》(杨甲三)：祛风，和胃化痰，止痛。

10.《临床针灸学》(徐笨人)：清热息风，通经活络。

11.《针灸腧穴手册》(杨子雨)：清热散风，息风止痉。

12.《针灸探微》(谢文志)：通窍聪耳，镇惊止搐。

13.《中医针灸通释·经脉腧穴学》：祛风止痛，和胃化痰。

14.《针灸腧穴疗法》(李平华)：息风，清热。

15.《腧穴临床应用集萃》(马惠芳)：清热息风，通经活络。

16.《中国针灸经穴集成》：平肝利胆，清热息风。

17.《新编简明针灸学》(闫乐法)：清热散风，镇惊止痛。

18.《针灸辨证治疗学》(章逢润)：清热祛风，宽膈和中。

19.《石学敏针灸学》(石学敏)：疏风活络，镇惊止搐。

20.《传统实用针灸学》(范其云)：清热散风，息风止痉。

【古今应用辑要】

1. 古代文献摘录

(1)《针灸甲乙经》：醉酒风热，发两目眩痛，不能饮食，烦满呕吐，率谷主之。

(2)《针灸资生经》：膈胃寒痰，率谷、膈俞。

(3)《玉龙歌》：偏正头风痛难医，丝竹金针亦可施，沿皮而后透率谷，一针两穴世间稀。

2. 现代研究进展

(1)赵永祥针刺率谷、百会治疗头痛患者 40 例，其中前额痛加合谷，后头痛加风池，空痛加太溪。治愈 23 例，显效 8 例，好转 6 例，无效 3 例，总有效率 92%[赵永祥.针刺率谷百会治疗头痛 40 例.云南中医中药杂志，1999,20(6):29-30]。

(2)张卫针刺①率谷、上星、内关；②风池、百会、太阳为主治疗椎动脉型颈椎病患者 52 例，其中气血不足者加足三里、气海，痰湿中阻者加丰隆、中脘，肝肾阴虚、肝阳上亢者加侠溪、照海。痊愈 41 例，显效 4 例，好转 2 例，无效 5 例，总有效率 90.4%[张卫.针刺为主治疗椎动脉型颈椎病 52 例.陕西中医，1998,19(10):463]。

(3)李家康针刺双侧率谷为主治疗中风偏瘫患者 76 例，其中肝阳上亢加百会、曲泉、太冲透涌泉，痰多加丰隆、太溪，烦躁加定神、神门、足临泣。53 例脑梗塞患者中痊愈 25 例，显效 15 例，好转 10 例，无效 3 例，有效率为 94.3%,23 例脑溢血患者中痊愈 9 例,显效 6 例,好转 4 例,无效 4 例,有效率为 82.6%[李家康.针刺率谷穴治疗中风偏瘫 76 例.湖北中医杂志,1995,17(2):44]。

(4)韩林等针刺丝竹空透率谷、颔厌透悬颅、率谷透角孙为主治疗无先兆性偏头痛患者 40 例,其中肝阳上亢型配太冲透涌泉,瘀阻脑络型配三阴交、委中,痰浊上扰型配中脘、丰隆。痊愈 14 例,显效 13 例,有效率 10 例,总有效率 92.5%[韩林,何天有.透刺治疗无先兆偏头痛 40 例疗效观察.针灸临床杂志,2008,24(4):38-39]。

(5)邓宁等针刺组针刺丝竹空透率谷、颔厌透悬颅、玉枕透天柱、脑空透风池等治疗颈性眩晕患者 64 例,其中肝阳上亢者加风池、行间,肾精亏虚者加百会、悬钟,痰湿中阻者加头维、丰隆;药物组静滴盐酸培他啶、丹参注射液,口服西比灵治疗 50 例。针刺组有效率 92.19%,药物组有效率 78.00%,针刺组疗效优于药物组(P<0.05)[邓宁.透刺法与药物治疗颈性眩晕症疗效对比观察.针刺研究,2005,30(1):48-49]。

【安全针刺法】平刺 0.5~0.8 寸,可灸。

天 冲

【定位】在头部,当耳根后缘直上入发际 2 寸,率谷后 0.5 寸处。
【类属】属足少阳胆经。
【穴性】平肝息风,疏风通络。
【主治病证】
1. 肝风内动、风痰阻络之头痛、耳鸣、惊恐、癫痫、瘿气诸病症。
2. 风邪外袭之头痛、齿龈肿痛诸症。
【常用配伍】
1. 配百会、前顶、神门、丰隆、涌泉,针刺泻法,化痰息风、定惊安神,治疗惊恐惊风。
2. 配百会、神庭、听宫、中渚,针刺泻法,清泻胆火,治疗胆火上炎之眩晕、耳鸣等。
3. 配风池、太阳、角孙、头维、合谷,针刺泻法,祛风散邪,治疗风邪外袭之头痛。
4. 配翳风、颊车、地仓、合谷、外关,针刺泻法,疏风清热、消肿止痛,治疗风火齿龈肿痛。
【穴性文献辑录】
1.《备急千金要方》:主头痛,癫疾互引,数惊悸。
2.《铜人腧穴针灸图经》:治头痛,癫疾,风痉,牙龈肿,善惊恐。
3.《针灸大成》:主癫疾风痉,牙龈肿,善惊恐,头痛。
4.《经穴解》:天冲之本病,癫疾,风痉头痛,善惊恐。天冲之胃病:牙龈肿。
5.《循经考穴编》:偏正头痛,耳虚鸣湿痒。
6.《针灸集锦》:清热散风。
7.《针灸腧穴学》(杨甲三):祛风定惊,清热散结。
8.《临床针灸学》(徐笨人):清头宁神,活血散淤。
9.《针灸腧穴手册》(杨子雨):清热散风。
10.《针灸探微》(谢文志):清头散风,安神宁志。
11.《中医针灸通释·经脉腧穴学》(康锁彬):祛风定惊,清热散结。
12.《针灸腧穴疗法》(李平华):祛风清热,定惊定神。
13.《腧穴临床应用集萃》(马惠芳):祛风定惊,清热散结。
14.《中国针灸经穴集成》:祛风定惊。
15.《针灸辨证治疗学》(章逢润):祛风定惊止痛。
16.《石学敏针灸学》(石学敏):清胆热,宁神志。
17.《传统实用针灸学》(范其云):清热散风。
【古今应用辑要】

1. 古代文献摘录

（1）《针灸甲乙经》：头痛，天冲及目窗、风池主之。

（2）《针灸甲乙经》：癫疾呕沫，神庭及兑端、承浆主之。其不呕沫，本神及百会、后顶、玉枕、天冲、大杼、曲骨、尺泽、阳溪、外丘、当上脘旁五分通谷、金门、承筋、合阳主之。

（3）《备急千金要方》：消泺、本神、通天、强间、风府、喑门、天柱、风池、龈交、天冲、陶道、外丘、通谷、玉枕主项如拔不可左右顾。

【安全针刺法】平刺0.3~0.5寸，可灸。

正　营

【定位】在头部，当前发际上2.5寸，头正中线旁开2.25寸。

【类属】属足少阳胆经。

【穴性】息风通络，疏风清热。

【主治病证】

肝风内动、少阳郁热之头痛、眩晕、齿痛、唇吻强急、呕吐诸病症。

【常用配伍】

1. 配风池、太阳、率谷、外关，针刺泻法，疏散少阳郁热，治疗少阳郁热之偏头痛。

2. 配风池、印堂、合谷、太冲、水泉，针刺补泻兼施，平肝息风，治疗肝阳上亢之头晕、目眩等。

3. 配翳风、地仓、下关、合谷，针刺泻法，疏风柔筋，治疗风邪入络之唇吻强急。

4. 配翳风、颊车、地仓、外关、合谷，针刺泻法，清热泻火，治疗风火齿痛。

5. 配百会、太阳、风池、内关，针刺泻法，祛风通络，治疗风邪外袭之头痛，呕吐等。

【穴性文献辑录】

1.《针灸甲乙经》：上齿龋痛，恶风寒。

2.《备急千金要方》：主唇吻强，上齿龋痛。又：主上牙齿痛。再：主汗出寒热。

3.《铜人腧穴针灸图经》：治牙齿痛，唇吻急强，齿龋痛，头项偏痛。

4.《西方子明堂灸经》：主诸阳之热。

5.《针灸聚英》：目眩瞑。

6.《经穴解》：正营之本病，目眩瞑，头顶偏痛。正营之胃病：牙齿痛，唇吻急强，唇龋痛。

7.《针灸集锦》（修订本）（郑魁山）：清热散风。

8.《针灸腧穴学》（杨甲三）：清头明目，祛风止痛。

9.《临床针灸学》（徐笨人）：疏经活络，清脑止呕。

10.《针灸腧穴手册》（杨子雨）：疏调肝胆。

11.《针灸探微》（谢文志）：疏经活络，清头止呕。

12.《中医针灸通释·经脉腧穴学》（康锁彬）：清脑明目，祛风止痛。

13.《针灸腧穴疗法》（李平华）：息风清热，活络止痛。

14.《腧穴临床应用集萃》（马惠芳）：清头明目，疏风止痛。

15.《新编实用腧穴学》（王玉兴）：利窍通关，疏风清热。

16.《中医针灸经穴集成》（刘冠军）：疏风，活络，止痛。

17.《针灸辨证治疗学》（章逢润）：疏风活络止痛。

18.《石学敏针灸学》（石学敏）：清胆热，通经络。

19.《传统实用针灸学》（范其云）：疏调肝胆。

【古今应用辑要】

1.《圣济总录》：热病，正营、承灵、上星、囟会、前顶、百会、后顶、五处、承光、通天、络却、玉枕、临泣、目窗、脑空。

2.《针灸资生经》:唇吻强,上齿龋痛:正营、兑端、目窗、耳门。

3.《针灸医案集要》:头痛,正营、风池、头维、上关、太阳、丝竹空、百会、曲池、足三里。

【安全针刺法】平刺 0.3~0.5 寸,可灸。

筋 缩

【定位】后正中线上,第九胸椎棘突下凹陷中。

【类属】属督脉。

【穴性】息风通络,疏肝和胃。

【主治病证】

1. 肝风内动之癫痫、小儿惊痫、脊强、筋挛拘急、四肢不收诸病症。

2. 肝气犯胃、肝胆湿热之胃痛、黄疸诸病。

【常用配伍】

1.配风府、大椎、阳陵泉、行间,针刺泻法,息风止痉、通络止痛,治疗肝风内动之脊强、筋挛拘急、四肢不收等。

2. 配印堂、大陵、膻中、丰隆、三阴交,针刺泻法,化痰降浊,治疗痰浊蒙心之癫证。

3. 配通里、丰隆、三阴交、行间,针刺泻法,化痰息风、开窍醒神,治疗痰蒙心窍之惊痫。

4. 配大椎、瘈脉、腕骨、行间,针刺泻法,清热息风,治疗温邪热极生风之小儿急惊风。

5. 配至阳、腕骨、阳陵泉、太冲,针刺泻法,利胆退黄,治疗肝胆湿热之阳黄。

6. 配悬枢、期门、上脘、足三里、行间,针刺泻法,疏肝理气、和胃止痛,治疗肝气犯胃之胃痛。

【穴性文献辑录】

1.《素问·刺热》:主肾热。

2.《黄帝明堂经》:主狂走,癫疾,脊急强,目转上插。小儿发痫,瘈疭。

3.《外台秘要》:主小儿惊痫瘈疭,狂走,癫疾,脊急强,目转上插。

4.《西方子明堂灸经》:主癫疾,多言及目瞪也。又:主惊痫,疝,癫疾,脊急强,目转上插。

5.《针灸聚英》:主癫疾,狂走,脊急强,目转反戴上视,目瞪,痫病多言,心痛。

6.《古今医统大全》:主治癫疾,狂走,风痫目上视。

7.《眼科龙木论》:治目转上插。

8.《百症赋》:主治癫疾惊狂,脊强风痫,目上视。

9.《针方六集》:主癫疾,狂走,脊膂强痛,目反视,痫病多言,心痛,寒热进退,四肢拘挛。

10.《经穴解》:督之本病,脊急强,目转反戴上视,目瞪,痫病多言,癫疾狂走,心痛。

11.《循经考穴编》:主手足不收,或拳挛不举,怒气伤肝,皮黄气闭,癫痫瘈疭,心疼脊强。

12.《采艾编翼》:九节肝主筋,司伸缩狂痫。

13.《针灸逢源》:治癫痫,惊狂,脊强,目上视。

14.《针灸集锦》(修订本)(郑魁山):镇惊息风。

15.《针灸腧穴学》(杨甲三):舒筋缓急,镇惊息风。

16.《针灸临床学》(徐笨人):舒筋活络,清脑醒神。

17.《针灸心悟》(孙震寰):主惊痫狂走,癫病多言,脊急强,两目转上及目瞪。

18.《针灸腧穴手册》(杨子雨):止痉息风。

19.《针灸探微》(谢文志):清脑醒神,通经活络。

21.《中医针灸通释·经脉腧穴学》(康锁彬):舒筋缓急,镇惊息风。

21.《针灸腧穴疗法》(李平华):息风镇惊,通络止痉。

22.《腧穴临床应用集萃》(马惠芳):舒筋缓急,醒脑安神。

23.《新编实用腧穴学》(王玉兴):平肝息风,舒筋缓急。

24.《中医针灸经穴集成》(刘冠军):镇惊息风,通络止痉。

25.《针灸辨证治疗学》(章逢润):强腰脊,缓挛急,健脾胃,安神志。

26.《石学敏针灸学》(石学敏):强腰脊,健脾胃,止痉挛,安神志。

27.《传统实用针灸学》(范其云):止痉息风。

【古今应用辑要】

1. 古代文献摘录

(1)《灵枢》:心痛,当九节刺之。

(2)《针灸甲乙经》:狂走,癫疾,脊急强,目转上插,筋俞主之。又:小儿惊痫发瘛疭,脊急强,目转上插,筋缩主之。

(3)《备急千金要方》:筋缩、曲骨、阴谷、行间主惊痫,狂走,半癫疾。

(4)《太平圣惠方》:小儿羊痫,目瞪吐舌羊鸣也。灸第九椎下节间三壮,炷如小麦大。

(5)《百症赋》:脊强兮,水道、筋缩。

(6)《胜玉歌》:更有天突与筋缩,小儿吼闭自然疏。

2. 现代研究进展

王辉等治疗组采用筋缩、命门、足三里穴位埋线加常规抗痫药物治疗肝肾不足、肝风内动、痰浊上逆之West综合征患儿31例,对照组采用常规抗痫药物治疗30例,治疗组总有效率90.32%,对照组总有效率66.67%,治疗组疗效优于对照组[王辉,闫炳苍.穴位埋线配合药物治疗West综合征疗效观察.实用中医药杂志,2009,25(11):750-751]。

【安全针刺法】向上斜刺0.5~1.0寸,可灸。

哑　门

【定位】后正中线上,后发际正中直上0.5寸,第一颈椎下。

【类属】属督脉。

【穴性】利音开窍,息风通络。

【主治病证】

1. 风邪闭阻、清窍闭郁之暴喑、中风舌强不语、聋哑、癫狂、痫证、瘛病、脊强反折诸病症。

2. 经脉痹阻之项强、后头痛诸症。

【常用配伍】

1. 配关冲、中冲、廉泉、承浆、百会,针刺泻法,关冲、中冲点刺出血,息风化痰、开窍利音,治疗风痰阻络之中风舌强不语。

2. 配廉泉、天鼎、外关、丘墟、内庭,针刺泻法,清气泄热、利音开窍,治疗热闭心窍之舌暗不能言。

3. 配风池、廉泉、天鼎、通里、间使,针刺泻法,理气通络、宣通音窍,治疗气机不利、音窍闭阻之喑哑。

4. 配廉泉、通里、太渊、太溪、复溜,针刺补法,补益肺肾,治疗肺肾阴虚之舌暗、音哑等。

5. 配廉泉、少府、内庭、金津、玉液,针刺泻法,金津、玉液点刺出血,清心泻脾,治疗心脾积热之舌重。

6. 配听会、翳风、丘墟、行间,针刺泻法,清泄肝胆郁热,治疗肝胆火旺之聋哑。

7. 配廉泉、听会、合谷、太溪,针刺补法,填精养窍,治疗精气亏虚、清窍失聪之聋哑。

8. 配身柱、鸠尾、丰隆、太冲,针刺泻法,息风化痰止痉,治疗风痰痫证,颈项强急、脊强反折等。

9. 配水沟、支沟、劳宫、大钟,针刺泻法,清心泻火、化痰安神,治疗痰火扰心之狂证。

10. 配风池、百会、太阳、合谷,针刺泻法,疏风清热、通络止痛,治疗风热头痛。

11. 配风池、天柱、大椎、大杼,针刺泻法,可灸,温经通络,治疗风寒湿外袭之项背强痛。

【穴性文献辑录】

1.《针灸甲乙经》:项强,舌缓,暗不能言。

2.《备急千金要方》:项如拔,不可左右顾。

3.《外台秘要》:泻诸阳气,热衄,善噫,风头痛,汗不出,寒热,痉,脊强反折,瘈疭,癫疾,头重。

4.《医心方》:主项强舌缓,喑不能言。

5.《太平圣惠方》:主头风脑痛,失喑不能言,舌急。项强不得回顾。

6.《铜人腧穴针灸图经》:治颈项强,舌缓不能言,诸阳热气盛,鼻衄血不止,头痛风汗不出,寒热风痉脊强反折,瘈疭,癫疾。

7.《针灸大成》:主强急不语,重舌,癫疾,头重风汗不出。

8.《玉龙歌》:偶尔失音言语难,哑门一穴两筋间,若知浅针莫深刺,言语音和照旧安。

9.《类经图翼》:颈项强急不语,脊强反折,中风尸厥,暴死不省人事。

10.《经穴解》:督之本病,脊强反折,瘈疭癫疾,头重风汗不出。督之心病:舌急不语,重舌。督之肾病:诸阳热气盛,衄血不止,寒热风哑。

11.《针灸逢源》:治重舌不语,衄血,寒热,脊强反折,瘈疭癫疾。

12.《针灸集锦》(修订本)(郑魁山):清热散风,化痰开窍。

13.《常用腧穴临床发挥》(李世珍):辨证取穴,用泻法,开宣音窍、通督解痉;配透天凉,清脑醒志;用补法,益脑增音。局部取穴:用泻法,通经活络、驱邪散滞。

14.《针灸腧穴学》(杨甲三):醒神清脑,开窍镇静。

15.《临床针灸学》(徐笨人):安神定惊,通窍增音。

16.《针灸腧穴手册》(杨子雨):止痉息风,通络开窍。

17.《针灸探微》(谢文志):通经活络,开窍安神。

18.《中医针灸通释·经脉腧穴学》(康锁彬):疏风通络,开窍醒脑。

19.《针灸腧穴疗法》(李平华):息风通络,开窍醒神。

20.《腧穴临床应用集萃》(马惠芳):醒脑开窍,镇静安神。

21.《新编实用腧穴学》(王玉兴):利窍醒神清脑,祛风泻热通络。

22.《中医针灸经穴集成》(刘冠军):疏风通络,开窍醒脑。

23.《新编简明针灸学》(闫乐法):开喑窍、清神志。

24.《腧穴学讲义》(于致顺):通空窍,清神志。

25.《针灸辨证治疗学》(章逢润):疏风活络,开窍醒神,通利机关。

26.《石学敏针灸学》(石学敏):利机关,通窍络,清神志。

27.《珍珠囊穴性赋》(张秀玉):舌强不语哑门除。

28.《传统实用针灸学》(范其云):止痉息风,通络开窍。

29.《临床常用百穴精解》(王云凯):平补平泻法,通经活络,祛邪散滞。泻法:开宣音窍,通督解痉,清脑醒志。补法:益脑增音。

【古今应用辑要】

1.古代文献摘录

(1)《备急千金要方》:项如拔,不可左右顾:消泺、本神、通天、强间、风府、哑门、天柱、风池、龈交、天冲、陶道、外丘、通谷、玉枕。

(2)《针灸资生经》:头重,哑门、通天、跗阳。

(3)《神应经》:脊反折,哑门、风府。

(4)《针灸大成》:脊反折,哑门、风府。瘈疭指掣:哑门、阳谷、腕骨、带脉、劳宫。舌强:哑门、少商、鱼际、二间、中冲、阴谷、然谷。

(5)《百症赋》:舌缓不语,哑门、关冲。

(6)《经穴解》:脊强反折等疾,取此穴以泄在上之邪。头重风汗不出,风入督经而头为之重……取此穴以散其风,而汗自出矣。此穴在舌之俊,针以泄其火。风伤肺而寒热作,久之成哑,针之以散其风,而降其火。

(7)《医宗金鉴》:中风舌缓,暴喑不语,伤风伤寒,头痛项急,不得回顾及抽搐:哑门、风府。

(8)《针灸逢源》:癫狂,哑门、人中、少商、隐白、大陵、申脉、风府、颊车、承浆、劳宫、上星、会阴、曲池。

2. 现代研究进展

(1)张玉萍针刺哑门、廉泉、通里为主治疗肝阳暴亢型、痰热腑实型、气虚血瘀型、阴虚风动型、风痰阻络型中风后失语症患者 54 列,痊愈 30 例,显效 19 例,无效 5 例,总有效率 90.74%[张玉萍.针刺哑门及廉泉治疗中风失语症的临床效果观察.中国中医药现代远程教育,2013,11(12):48-49]。

(2)周志跃针刺哑门、金津、玉液、风池、廉泉、左右夹廉泉、通里治疗脑卒中假性球麻痹构音障碍患者 120 例,其中痰浊阻窍者配丰隆、阳陵泉、三阴交,肝肾阴虚者配太溪、复溜、太冲,气虚血瘀者配血海、足三里。治愈 75 例,有效 42 例,无效 3 例,总有效率 97.5%[周志跃.快刺法治疗脑卒中假性球麻痹构音障碍 120例报告.中国民康医学,2009,21(22)]。

【安全针刺法】正坐位,头微前倾,项部放松,向下颌方向缓慢刺入 0.5~1.0 寸,不可向上斜刺或深刺;不可灸。

脑　户

【定位】后正中线上,后发际正中直上 2.5 寸。

【类属】属督脉。

【穴性】息风开窍,疏风通络。

【主治病证】

1. 肝风内动、风痰阻窍之癫狂、痫证、喑不能言、头痛、头晕、瘿瘤诸病症。

2. 风邪外袭之头痛、面痛、面赤、目黄、颈项强痛诸症。

【常用配伍】

1. 配印堂、神门、膻中、丰隆、三阴交,针刺泻法,清心化痰、开窍醒神,治疗痰浊蒙心之癫证。

2. 配本神、鸠尾、丰隆、阴谷、太冲,针刺泻法,息风止痉,治疗风痰阻窍之痫证。

3. 配百会、印堂、水泉、行间、太溪,针刺补泻兼施,平肝潜阳,治疗肝阳上亢之眩晕。

4. 配扶突、通天、消泺,针刺泻法,行气散结,治疗气滞痰凝之瘿瘤。

5. 配风池、通天、脑空、合谷,针刺泻法,行气祛湿,治疗风湿外袭之头重、头痛等。

6. 配廉泉、扶突、曲池、鱼际,针刺泻法,疏风清热,治疗风热喑哑。

7. 配风池、太阳、睛明、合谷、太冲,针刺泻法,散风清热明目,治疗风热目赤痛。

8. 配大椎、风池、天柱、后溪,针刺泻法,可灸,祛风散寒,治疗风寒项强。

【穴性文献辑录】

1.《针灸甲乙经》:痉,目不眴。癫疾,骨酸,眩,狂,瘈疭,口噤,羊鸣。喑不能言。

2.《黄帝明堂经》:主痉,目不眴。寒热,头重项痛,目不明,风到脑中寒,重衣不热,汗出,头中恶风。癫疾,骨酸,眩,狂,瘈疭,口噤,羊鸣,喑不能言。

3.《备急千金要方》:主风,狂癫。

4.《千金翼方》:头重,风劳。

5.《外台秘要》:目赤痛,不能视,面赤肿。

6.《铜人腧穴针灸图经》:目睛痛不能远视,面赤目黄,头肿。

7.《古今医统大全》:面赤痛,头重肿痛,瘿瘤。

8.《经穴解》:主病,面赤目黄,面痛,头重肿痛,瘿瘤。

9.《循经考穴编》:主颈项强痛,头风目泪。

10.《针灸集锦》(修订本)(郑魁山):清头散风。

11.《针灸腧穴学》(杨甲三):清头目,利关窍。

12.《临床针灸学》(徐笨人):清热明目,镇痉安神。

13.《针灸腧穴手册》(杨子雨):清头益脑。

14.《针灸探微》(谢文志):清热散风,安神宁志。

15.《中医针灸通释·经脉腧穴学》(康锁彬):散风清热,开窍镇痉。

16.《针灸腧穴疗法》(李平华):息风安神,清热止痛。

17.《腧穴临床应用集萃》(马惠芳):清头明目,通利关窍。

18.《新编实用腧穴学》(王玉兴):利窍通关,宁心安神,疏风清热。

19.《中医针灸经穴集成》(刘冠军):散风清热,开窍镇痉。

20.《针灸辨证治疗学》(章逢润):清热散风,利窍镇痉。

21.《石学敏针灸学》(石学敏):散风清热,开窍镇痉。

22.《珍珠囊穴性赋》(张秀玉):脑户大阳之交,醒脑开窍非此不能。

23.《传统实用针灸学》(范其云):清头益脑。

【古今应用辑要】

1. 古代文献摘录

(1)《备急千金要方》:头重痛,脑户、通天、脑空。面赤肿:上星、百会、前顶、脑户。癫疾呕:偏历、神庭、攒竹、本神、听宫、上星、百会、听会、筑宾、阳溪、后顶、强间、脑户、络却、玉枕。骨酸、口噤,喉鸣沫出,暗不能言:脑户、听会、风府、听宫、翳风。瘿病:脑户、通天、消泺、天突。

(2)《千金翼方》:凡风灸上星、前顶二百壮,百会一百壮,脑户三百壮。

(3)《针灸资生经》:目痛不能视,脑户、风池、玉枕、风府、上星。目黄:脑户、胆俞、意舍、阳纲。

2. 现代研究进展

李佩芳治疗组针刺督脉腧穴脑户、强间、神庭、百会、风府、大椎、神道 7 穴为主治疗不寐患者 50 例,其中肝火扰心者加行间、侠溪、照海,痰热扰心者加内庭、丰隆、阴陵泉,胃气失和者加公孙、内关、中脘,瘀血内阻者加三阴交、血海、膈俞,心脾两虚者加心俞、脾俞、神门,心胆气虚者加心俞、胆俞、丘墟,心肾不交者加神门、太溪、膻中;对照组口服艾司唑仑治疗 50 例。两组患者治疗后,经匹兹堡睡眠质量量表评分、临床症候变化评定两组疗效,治疗组均优于对照组($P<0.05$)[李佩芳.通督调神针刺法治疗不寐的临床观察.针灸临床杂志,2013,29(4):17-18]。

【安全针刺法】平刺 0.5~0.8 寸,可灸。

前 顶

【定位】后正中线上,百会穴前 1.5 寸。

【类属】属督脉。

【穴性】平肝息风,清热利窍。

【主治病证】

1. 肝风内动、风阳上扰之癫痫、头痛、眩晕、小儿惊风诸病症。

2. 风邪外袭之头顶痛、目眩、面赤肿、目赤肿痛、鼻渊诸症。

【常用配伍】

1. 配百会、瘈脉、印堂、神门、涌泉,针刺泻法,清热息风、安神定惊,治疗肝风内动之小儿惊悸、惊风。

2. 配风池、百会、太冲,针刺泻法,平肝潜阳,治疗肝阳上亢之头晕、头痛、目眩等。

3. 配风池、百会、头维、合谷、三阳络,针刺泻法,疏风清热、通络止痛,治疗风热头痛。

4. 配风池、囟会、脑户、上星、承浆,针刺泻法,清热消肿,治疗风热面赤、面肿。

5. 配印堂、迎香、风池、合谷,针刺泻法,疏风清热、通利鼻窍,治疗风热鼻渊。

【穴性文献辑录】

1.《针灸甲乙经》:风眩目瞑,恶风寒,面赤肿。小儿惊痫。

2.《黄帝明堂经》:主风眩目瞑,恶风寒,面赤肿。小儿惊痫。

3.《备急千金要方》:主风,偏头痛。目上插憎风寒。

4.《千金翼方》:风痫。

5.《太平圣惠方》:头皮肿,头风热痛。又:小儿急惊风。

6.《铜人腧穴针灸图经》:风痫,瘈疭,鼻多清涕,顶肿痛。

7.《针灸聚英》:头风、目眩、面赤肿,水肿,小儿惊痫、瘈疭,肿痛。

8.《针方六集》:鼻塞鼻痔。

9.《循经考穴编》:头风、鼻涕、眩晕。

10.《经穴解》:督之本病,小儿惊痫瘈疭,发即无时,头风目眩,鼻多清涕,顶肿痛,面赤肿。督之脾病:水肿。

11.《针灸逢源》:头风目眩。面赤肿,鼻多清涕。

12.《针灸集锦》(修订本)(郑魁山):清头散风。

13.《针灸腧穴学》(杨甲三):清头目,安神志。

14.《临床针灸学》(徐笨人):健脑安神,清热息风。

15.《针灸腧穴手册》(杨子雨):疏调督脉。

16.《针灸探微》(谢文志):清热散风,滋阴潜阳。

17.《中医针灸通释·经脉腧穴学》(康锁彬):清利头目,安定神志。

18.《针灸腧穴疗法》(李平华):清头散风。

19.《腧穴临床应用集萃》(马惠芳):清头明目,安神定志。

20.《新编实用腧穴学》(王玉兴):平肝息风,清热利窍。

21.《中医针灸经穴集成》(刘冠军):清头散风。

22.《针灸辨证治疗学》(章逢润):散风镇痉,清利头目。

23.《石学敏针灸学》(石学敏):潜肝阳,清头目。

24.《传统实用针灸学》(范其云):疏调督脉。

【古今应用辑要】

1. 古代文献摘录

(1)《备急千金要方》:风眩偏头痛,前顶、后顶、颔厌。面赤肿:前顶、上星、囟会、脑户、风池。

(2)《太平圣惠方》:小儿急惊风,前顶、攒竹、人中。

(3)《针灸资生经》:头风目眩戴上,前顶、五处。目眩瞑:前顶、承浆、天柱、脑空、目窗。

(4)《儒门事亲》:目暴赤肿,三棱针刺前顶、百会。

(5)《百症赋》:配水沟治面肿虚浮。

(6)《针灸逢源》:目赤肿痛,前顶、上星、睛明、攒竹、风池、合谷、三间、太阳、目窗、百会。

2. 现代研究进展

刘荣先等针刺前顶、百会、印堂为主配合中药及心理疏导治疗肝气郁结型抑郁症患者 28 例,其中心脾两虚型取内关、足三里、心俞,心神失养型取四神聪、神门、三阴交,肝气郁结型取太冲、合谷、太阳、水沟,心阴气虚型取神门、四神聪、足三里。痊愈 7 例,显效 13 例,有效 5 例,愈显率为 71%,总有效率 89%[刘荣先,陈祥华.针刺辨证用药合心理疏导治疗抑郁症.四川中医,2006,24(4):105-106]。

【安全针刺法】平刺 0.5~0.8 寸,可灸。

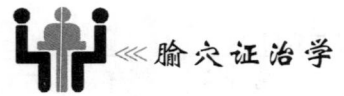

第十章　利水渗湿穴

凡具有通利水道、渗泄水湿穴性的腧穴,称为利水渗湿穴。

利水渗湿穴主要用于治疗水湿不行所致的水肿、小便不利、泄泻、痰饮、淋证、黄疸、湿疮、带下等病症。

运用利水渗湿穴时,常需与具有健脾化湿、理气行滞穴性的腧穴配伍,以使脾气健运,气行水行;若水肿骤起兼有表证者,当配伍具有解表宣肺穴性的腧穴;若水肿日久,脾肾阳虚者,当配伍具有温补脾肾穴性的腧穴;若湿热合邪者,当配伍具有清热穴性的腧穴;若寒湿相并者,当配伍具有温里祛寒穴性的腧穴;若兼有瘀血者,当配伍具有活血化瘀穴性的腧穴。

运用利水渗湿穴治疗湿阻证、淋证时,针刺操作实证多施行泻法,虚证多施行补法或补泻兼施。

利水渗湿穴多分布于腰腹部及四肢肘膝关节以下。人体水液的输布依赖于肺的宣散,脾的运化,肾与膀胱的气化开阖及三焦的通利作用,故利水渗湿穴也多分布于肺、大肠、脾、胃、肾、膀胱诸经。利水渗湿穴中位于腹部的腧穴,应注意掌握针刺的深度,孕妇慎用。

本章所列偏历、水道、陷谷、漏谷、阴陵泉、箕门、委阳、三焦俞、膀胱俞、胞肓、京门、石门、水分13穴,均以利水渗湿穴性为主。其他腧穴如小肠俞、肓门、秩边、足三里、脾俞、气海、关元、三阴交等,也具有较强的利水渗湿穴性,只是由于这些腧穴还有更强的理气清热、补益气血等作用,故已归入相关类属,应用时可参见相关章节。

偏　历

【定位】屈肘,在前臂背面桡侧,当阳溪与曲池连线上,腕横纹上3寸。

【类属】属手阳明大肠经,为该经络穴。

【穴性】疏风清热,利水通络。

【主治病证】

1. 水湿停聚、气化不利之水肿、小便不利诸症。

2. 风热侵袭之目赤、耳鸣、耳聋、鼻衄、咽喉肿痛诸病症。

3. 局部经脉痹阻之肩臂肘腕痛诸症。

【常用配伍】

1. 配肺俞、水分、阴陵泉、合谷,针刺泻法,疏风利水,治疗外感风邪之风水。

2. 配水道、中极、膀胱俞、三阴交、阴陵泉,针刺泻法,清利湿热,治疗湿热下注之小便不利。

3. 配睛明、攒竹、合谷,针刺泻法,疏风清热、明目退翳,治疗风热目赤肿痛、目翳等。

4. 配风池、听会、腕骨、中渚、侠溪,针刺泻法,疏风清热、行气利窍,治疗风热上扰之耳鸣、耳聋。

5. 配太渊、少商、尺泽、合谷,针刺泻法,疏风解表、清热宣肺,治疗风热咽喉肿痛、咳喘等。

6. 配肩髃、曲池、手三里、合谷,针刺平补平泻法,祛风通络、除痹止痛,治疗经脉痹阻之肩肘手腕酸痛。

【穴性文献辑录】

1.《黄帝明堂经》:主风疟,汗不出,寒热。癫疾多言,耳鸣,口僻,颊肿,实则聋,喉痹不能言,齿龋痛,鼻鼽衄,虚则痹膈。翳目,目䀮䀮。又:主发寒热,疟久不愈。

2.《医心方》:主寒热汗不出,风疟,目䀮䀮,癫疾,耳鸣口僻,颊肿喉痹,齿痛鼻衄。

3.《太平圣惠方》:主发寒热,疟久不愈,目视䀮䀮,手不及头,臂膊肘腕酸痛难屈伸及癫疾多言。

4.《铜人腧穴针灸图经》:治寒热疟,风汗不出。

5.《扁鹊神应针灸玉龙经》:治疟寒热无汗。

6.《经穴解》:偏历之本病,肩髆肘腕酸痛,齿痛鼻衄,咽喉干,喉痹耳鸣,瞬目眈眈,寒热疟,风汗不出,癫疾多言,利小便。

7.《针灸集锦》(修订本)(郑魁山):疏经活络。

8.《针灸腧穴学》(杨甲三):清热,利尿。

9.《临床针灸学》(徐笨人):通经活络,祛风利湿。

10.《针灸腧穴手册》(杨子雨):疏风活络,清热化湿。

11.《针灸探微》(谢文志):宣肺发汗,通经活络。

12.《中医针灸通释·经脉腧穴学》(康锁彬):清热利尿。

13.《针灸腧穴疗法》(李平华):清热利水,消肿止痛。

14.《腧穴临床应用集萃》(马惠芳):清热利尿,通经活络。

15.《新编实用腧穴学》(王玉兴):清热解毒,利水消肿。

16.《中医针灸经穴集成》(刘冠军):清热宣肺,通调水道。

17.《腧穴学讲义》(于致顺):清肺,通络,调水道。

18.《针灸辨证治疗学》(章逢润):祛风清热,通调水道。

19.《石学敏针灸学》(石学敏):清阳明经热,通调水道。

20.《珍珠囊穴性赋》(张秀玉):疏经络而治口眼歪斜。

21.《腧穴类编》(王富春):补清热泻火,明目聪耳,利水渗湿,清热宣肺。

22.《传统实用针灸学》(范其云):疏风活络,清热化湿。

【古今应用辑要】

1.《灵枢》:实则龋聋,虚则齿寒痹膈,取之所别也。

2.《素问》:实则龋聋,虚则齿寒痹膈,取之所别。

3.《针灸甲乙经》:风疟,汗不出,偏历主之。又:癫疾多言,耳鸣口僻,颊肿,实则聋龋,喉痹不侧言,齿痛鼻衄衄;虚则痹。鬲俞、偏历主之。

4.《医宗金鉴》:肺经里之原穴太渊,大肠表之络穴偏历,二穴应刺之症,即胸胀溏泻……皆肺、大肠经病也。

【安全针刺法】直刺 0.3~0.5 寸,可灸。

水　道

【定位】在下腹部,当脐中下 3 寸,距前正中线 2 寸。

【类属】属足阳明胃经。

【穴性】通调水道,调理冲任。

【主治病证】

1. 气化不利、水湿停聚之小腹胀满、小便不利、尿闭、水肿、疝气诸病症。

2. 冲任失调之痛经、月经不调、不孕诸病。

【常用配伍】

1. 配膀胱俞、中极、阴陵泉、三阴交,针刺泻法,清利湿热,治疗湿热蕴结膀胱之尿频、尿急、尿痛、小便不利、小腹急痛等。

2. 配关元、中极、足三里、阴陵泉、三阴交,针刺补法,可灸,补肾健脾、温阳行水,治疗脾肾阳虚之水肿、尿闭、气淋、劳淋等。

3. 配肾俞、关元、气海、复溜、太溪,针刺平补平泻法,宜灸,温补肾阳、化气行水,治疗阳虚水泛之面肿、肢体浮肿,心悸,喘逆,腹部胀满,大便溏泄等。

4. 配水分、气海、足三里、三阴交,针刺补法,可灸,化气行水,治疗阳虚水泛之腹水。

5. 配中极、次髎、地机、三阴交,针刺平补平泻法,可灸,调经止痛,治疗寒湿阻胞之痛经。

6.配归来、关元、三角灸、足三里,针刺补法,灸关元、三角灸,益气升提,治疗中气下陷之狐疝。

【穴性文献辑录】

1.《黄帝明堂经》:主三焦约,大小便不通。小腹胀满痛引阴中,月水至则腰背痛,胞中瘕,子门有寒引髋髀。

2.《备急千金要方》:三焦约,大小便不通。又:主少腹胀满,痛引阴中。又:主肩背痛。又:主消渴。再:三焦、膀胱、肾中热气。

3.《千金翼方》:妊胎不成,若堕胎腹痛,漏胞见赤。子死腹中及难产。子藏闭塞不受精。胞衣不出,或腹中积聚。

4.《铜人腧穴针灸图经》:治膀胱有寒,三焦结热,小便不利。

5.《针灸大成》:主腰背强急,膀胱有寒,三焦结热,妇人小腹胀满,痛引阴中,胞中瘕,子门寒,大小便不通。

6.《医学入门》:主腰背痛及三焦结热,二便不利,小腹满引阴中痛,膀胱寒。

7.《经穴解》:水道之膀胱病,膀胱有寒,三焦结热,妇人小腹胀满,痛引阴中,胞中瘕,子门寒,大小便不通,腰背强急。

8.《针灸精粹》:理三焦膀胱肾中热气。

9.《针灸集锦》(修订本)(郑魁山):通调水道。

10.《针灸腧穴学》(杨甲三):通二便,调经,止痛。

11.《临床针灸学》(徐笨人):清热利湿,通调水道。

12.《针灸腧穴手册》(杨子雨):温经散寒,分别清浊。

13.《针灸探微》(谢文志):通调水道,清热利湿。

14.《中医针灸通释·经脉腧穴学》(康锁彬):通调二便,调经止痛。

15.《针灸腧穴疗法》(李平华):通调水道,清热利湿。

16.《腧穴临床应用集萃》(刘冠军):利水消肿,调经止痛。

17.《新编实用腧穴学》(王玉兴):利尿通便,调经止痛。

18.《中医针灸经穴集成》(刘冠军):清湿热,利膀胱,通水道。

19.《针灸辨证治疗学》(章逢润):通利三焦。

20.《石学敏针灸学》(石学敏):理下焦,调水道。

21.《珍珠囊穴性赋》(张秀玉):水道能通调三焦而通利二便。

22.《传统实用针灸学》(范其云):温经散寒,分别清浊。

23.《临床常用百穴精解》(王云凯):平补平泻法,疏通经络,通调水道。补法:调血脉,理冲任。泻法:理气行滞。

【古今应用辑要】

1.古代文献摘录

(1)《针灸甲乙经》:三焦约,大小便不通,小腹胀满,痛引阴中,月水至则腰脊痛,胞中瘕,子门有寒引髋髀,水道主之。

(2)《备急千金要方》:三焦膀胱肾中热气,灸水道随年壮。又:肩背痛,天髎、缺盆、神道、大杼、天突、水道、巨骨。再:少腹胀满痛引阴中,月水至则腰背痛,胞中瘕,子门寒,大小便不通:刺水道入二寸半,灸五壮。

(3)《针灸资生经》:霍乱吐泻,水道、中脘、水分。

(4)《卫生宝鉴》:肠中切痛而鸣,绕脐痛:曲泉、腹结、上廉、四满、大肠俞、中封、水分、神阙、天枢、关元。

(5)《玉龙歌》:水病腹满虚胀,水分、水道、足三里、阴交。

(6)《百症赋》:脊强,水道、筋缩。

(7)《针灸大成》:奔豚乳弦,水道、关元、关门、三阴交。

(8)《医学纲目》:诸疝,大敦、行间、太冲、中封、蠡沟、阑门、关元、水道。

(9)《类经图翼》:水鼓,灸水沟、水道、水分、神阙。

(10)《景岳全书》:疝疾瘕成难消,灸章门、水道。

(11)《神灸经纶》:疝气,水道、大敦、肩井、章门、气海、归来、冲门、关元、带脉、会阴、三阴交、太溪、太冲、隐白、承浆、筑宾、涌泉、然谷、陷谷、曲泉。

2. 现代研究进展

(1)赵研敏等针刺水道(左)、大肠俞、天枢、支沟、上巨虚、合谷、曲池、承山、丰隆、归来(右)等穴治疗实证便秘患儿56例,痊愈36例,有效12例,无效8例,总有效率85.7%。对痊愈与有效的48例患儿随访3个月,大便正常者41例,2个月内复发者4例,3个月内复发者3例[赵研敏,张颖.针刺治疗小儿实证便秘56例.中国针灸,2007,27(7):532]。

(2)刘永久等针刺"髎四针"为主治疗痛经患者65例,其中气滞血瘀加太冲,寒凝湿滞加水道,气血不足加脾俞,总有效率93%[刘永久,马秀丽.髎四针治疗痛经65例.黑龙江中医药,1994,(3):48]。

【安全针刺法】直刺0.5~1.2寸,可灸。

陷　谷

【定位】第二、三跖趾关节后方,二、三跖骨结合部之前的凹陷中。

【类属】属足阳明胃经,为该经输穴。

【穴性】健脾利湿,通经活络。

【主治病证】

1. 脾虚湿盛、气化不利之面目浮肿、胸胁支满、水肿、肠鸣腹痛诸症。

2. 经脉痹阻之足背肿痛诸症。

【常用配伍】

1. 配脾俞、肝俞、胃俞、冲阳、公孙,针刺补泻兼施,温阳化气、健脾利水,治疗脾虚湿盛之胸胁支满、心下痞闷、呕吐清涎、头昏目眩、心悸短气等。

2. 配大肠俞、天枢、下脘、太白、公孙,针刺平补平泻法,健脾和胃、理气止痛,治疗脾胃失和之腹胀、肠鸣、腹痛等。

3. 配肺俞、三焦俞、阴陵泉、合谷、偏历,针刺泻法,疏风利水,治疗外感风邪之风水。

4. 配下关、颧髎、列缺、合谷、公孙,针刺泻法,疏风消肿,治疗风邪入络之面目浮肿。

5. 配解溪、内庭、太冲,针刺平补平泻法,通经活络、消肿止痛,治疗经脉痹阻之足跗肿痛。

【穴性文献辑录】

1.《灵枢》:主四肢逆冷。

2.《黄帝明堂经》:主热病,刺陷谷,足先寒,寒上至膝乃出针。水肿留饮,胸胁支满,刺陷谷,出血立已。面肿,目痈肿,刺陷谷,出血立已。善啮唇善嚏,腹痛,胀满,肠鸣,热病汗不出。

3.《备急千金要方》:主腹大满,喜嚏。又:凡头目痈肿,留饮,胸胁支满,刺陷谷出血立已。再:凡热病,刺陷谷,足先寒,寒上至腨乃出针,身痹,洒淅振寒,季胁支满痛。

4.《千金翼方》:水肿。

5.《外台秘要》:主热痢,面肿,目痈肿,善啮唇,善嚏,腹痛,胀满,肠鸣,热病汗不出,水肿,留饮,胸胁支满。

6.《医心方》:主热病面肿,水肿,胸满,善啮唇,肠鸣,时寒热。

7.《太平圣惠方》:主卒疝,小腹痛,头面虚肿,及痎疟发寒热也。

8.《铜人腧穴针灸图经》:治面目浮肿及水病,善嚏,肠鸣,腹痛,热病汗不出,振寒,疟疾。

9.《素问保命集》:热无度不可止。

10.《西方子明堂灸经》:主胸胁支满,腹大满,善嚏,肠鸣而痛,面目痈肿,浮肿,水病,热病汗不出,振寒疟疾。

11.《扁鹊神应针灸玉龙经》：治久疟无汗，面肿，腹胀，肠鸣，腿麻肿痛。

12.《普济方》：主热病，面目痛肿，龋齿，喝唇，善噫，腹痛，胀满，肠鸣，热病汗不出，水肿留饮，胸胁支满。

13.《琼瑶神书》：治眼目浮肿，食肿，水肿，气肿。

14.《针灸聚英》：主面目浮肿及水病，善噫，肠鸣腹痛，热病无度汗不出，振寒疟疾。

15.《针方六集》：若脚背红肿，宜弹针出血。

16.《医学入门》：主面目痛肿，浮肿，热病汗不出，振寒，疟疾，胸胁支满，腹满，喜息，肠鸣面痛。

17.《经穴解》：陷谷之本经病，热病无度，汗不出。陷谷之本腑病，面目浮肿及水病善噫，肠鸣腹痛，振寒疟疾。

18.《循经考穴编》：主水病，面目浮肿，肠鸣腹痛，足背肿疼。

19.《医宗金鉴·刺灸心法要诀》：主治面目浮肿及水病，善噫，病气少腹痛，肠鸣，腹痛，疟疾振寒，无汗等症，或胃脉弦。

20.《针灸逢源》：治面目浮肿，水病，善噫，肠鸣腹痛，振寒疟疾。

21.《针灸精粹》（李文宪）：调胃气。

22.《针灸集锦》（修订本）（郑魁山）：健脾利湿，疏风通络。

23.《针灸腧穴学》（杨甲三）：和胃行水，理气止痛。

24.《临床针灸学》（徐笨人）：清热解表，散风行水。

25.《针灸心悟》（孙震寰）：陷谷开胃。

26.《针灸腧穴手册》（杨子雨）：清热利湿，通经活络。

27.《针灸探微》（谢文志）：健脾化湿，清热解表。

28.《中医针灸通释·经脉腧穴学》（康锁彬）：和胃行水，理气止痛。

29.《针灸腧穴疗法》（李平华）：清热利湿，通经活络。

30.《腧穴临床应用集萃》（马惠芳）：清热解表，和胃行水，理气止痛。

31.《中医针灸经穴集成》（刘冠军）：健脾利湿，疏通经络。

32.《针灸辨证治疗学》（章逢润）：健脾消水，散风降逆。

33.《石学敏针灸学》（石学敏）：健脾消水，和胃降逆。

34.《珍珠囊穴性赋》（张秀玉）：腹满肠鸣取陷谷即可。

35.《传统实用针灸学》（范其云）：清热利湿，通经活络。

【古今应用辑要】

1. 古代文献摘录

（1）《针灸甲乙经》：水肿留饮，胸胁支满，刺陷谷出血立已。面肿，目痛，刺陷谷出血立已。

（2）《备急千金要方》：通谷、章门、曲泉、膈输、期门、食窦、陷谷、石门，主胸胁支满。陷谷、温溜、漏谷、复溜、阳纲，主肠鸣而痛。天枢、丰隆、厉兑、陷谷、冲阳，主面浮肿。陷谷、列缺，主面目痛肿。然谷、天泉、陷谷、章门、曲泉、天突、云门、肺输、临泣、肩井、风门、行间，主咳逆。又：凡热病，刺陷谷，足先寒，寒上至膝乃出针，身痹洒淅振寒，季胁支满痛。再：三里、陷谷、侠溪、飞扬，主痎疟少气。

（3）《千金翼方》：水肿，灸陷谷随年壮。

（4）《保命集》：热无度不可止，刺陷谷出血。

（5）《百症赋》：腹内肠鸣，下脘、陷谷能平。

2. 现代研究进展

林廷樾治疗组取患侧行间、太白、陷谷放血配合中药辨证治疗湿热痹阻、留滞关节之痹病（急性痛风性关节炎）患者61例，对照组口服双氯芬酸钠缓释片及别嘌醇治疗53例。治疗组总有效率100%，对照组总有效率81.13%，两组治愈率比较，差异有显著性意义（$P<0.01$），且两组血尿酸水平改变比较，差异有显著性意义（$P<0.05$）［林廷樾.刺血结合中药治疗急性痛风性关节炎疗效观察.针灸临床杂志,2009,25(9):14-15］。

【安全针刺法】直刺 0.3~0.5 寸,可灸。

漏　谷

【定位】在小腿内侧,当内踝尖与阴陵泉的连线上,距内踝尖 6 寸,胫骨内侧缘后。

【类属】属足太阴脾经。

【穴性】健脾利水,疏经通络。

【主治病证】

1. 脾失健运、水湿不化之水肿、小便不利、腹胀、肠鸣、疝气偏坠、遗精、带下诸病症。

2. 经脉痹阻之腿膝厥冷、麻木不仁、足踝肿痛诸症。

【常用配伍】

1. 配脾俞、肾俞、中极、气海、太溪,针刺补法,健脾益肾、化气行水,治疗脾肾两虚之小便不利、遗尿、尿频、尿闭、水肿等。

2. 配会阳、次髎,针刺平补平泻法,可灸,散寒除湿止带,治疗寒湿带下。

3. 配梁丘、血海、足三里、阳陵泉、三阴交,针刺平补平泻法,疏经通络、除痹止痛,治疗经气不利之腿膝麻木不仁、厥冷、疼痛等。

4. 配商丘、解溪、昆仑、太溪,针刺平补平泻法,通络止痛,治疗经脉痹阻之足踝肿痛等。

【穴性文献辑录】

1.《针灸甲乙经》:腹中热,若寒,腹善鸣,强欠,时内痛,心悲气逆,腹满。少腹胀急,小便不利,厥气上头巅。

2.《备急千金要方》:主肠鸣,强欠,心悲,气逆,腹䐜满急。又:漏谷主久湿痹不漏行。小便不利失精漏下赤白,四肢酸削。

3.《外台秘要》:主腹中热若寒,肠鸣,强欠,时内痛,心悲气逆,腹满腹胀而气快然引肘胁下,少腹胀急,小便不利,厥气上头巅。

4.《医心方》:主腹中热若寒,肠善鸣,膝内痛,肘胁下少腹䐜急,小便不利。

5.《太平圣惠方》:主足热痛,腿冷疼不能久立,麻痹不仁也。

6.《铜人腧穴针灸图经》:治痃癖冷气,心腹胀满,食饮不为肌肤,湿痹不能久立。

7.《针灸聚英》:主肠鸣,强欠,心悲,逆气,腹胀满急,痃癖,冷气,食饮不为肌肤,膝痹足不能行。

8.《古今医统大全》:主膝痹不仁,肠鸣腹胀,痃癖,冷气,小腹痛。

9.《针方六集》:主冲心,湿痹不能跂立。

10.《类经图翼》:主治膝痹,脚冷不仁,肠鸣,腹胀,痃癖,冷气小腹痛,饮食不为肌肤,小便不利,失精。

11.《经穴解》:脾之肾病,膝痹,足不能行。脾之脾病:腹胀满急,痃癖冷气,食饮不为肌肤,肠鸣强欠。脾之心病:心悲。脾之肺病:气逆。

12.《循经考穴编》:主腿膝冷麻痹不仁,足踝肿痛及木肾偏坠,腹满,气逆。

13.《针灸逢源》:治肠鸣腹胀,痃癖,冷气,饮食不为肌肤。膝痹,脚冷。

14.《针灸集锦》(修订本)(郑魁山):健脾利湿。

15.《针灸腧穴学》(杨甲三):健脾利湿。

16.《临床针灸学》(徐笨人):调补肝肾,健脾利湿。

17.《针灸心悟》(孙震寰):益精气之不固。

18.《针灸腧穴手册》(杨子雨):健脾利湿,调理下焦。

19.《针灸探微》(谢文志):调补肝肾,通经活络。

20.《中医针灸通释·经脉腧穴学》(康锁彬):健脾利湿。

21.《针灸腧穴疗法》(李平华):健脾益气,渗湿利水。

22.《腧穴临床应用集萃》(马惠芳):健脾和胃,利尿除湿。

23.《中医针灸经穴集成》(刘冠军):健脾,渗湿,利水。

24.《针灸辨证治疗学》(章逢润):健脾利湿。

25.《石学敏针灸学》(石学敏):补心健脾,调气理中。

26.《传统实用针灸学》(范其云):健脾利湿,调理下焦。

【古今应用辑要】

1.《针灸甲乙经》:腹中热若寒,腹善鸣,强欠,时内痛,心悲,气逆,腹满,漏谷主之。已刺外踝,上气不止,腹胀而气快然引肘胁下,皆主之。又:少腹胀急,小便不利,厥气上头巅,漏谷主之。

2.《备急千金要方》:阳谷、温留、漏谷、复留、阳纲主肠鸣而痛。又:中极、蠡沟、漏谷、承扶、至阴主小便不利,失精。

3.《针灸资生经》:腹寒冷气,漏骨、会阳。血瘕:漏骨、曲泉。

【安全针刺法】直刺 1.0~1.5 寸,可灸。

阴陵泉

【定位】在小腿内侧,当胫骨内侧髁下缘陷中。

【类属】属足太阴脾经,为该经合穴。

【穴性】健脾利水,清热利湿,疏经通络。

【主治病证】

1. 脾失健运、水湿内停之水肿、遗尿、腹痛、腹胀、泄泻、痢疾、黄疸诸病症。

2. 湿热下注之阴痛、带下、遗精、癃闭、小便不利诸病症。

3. 经脉痹阻之腿膝肿痛诸症。

【常用配伍】

1. 配脾俞、丰隆,针刺补泻兼施,健脾化浊,治疗脾虚湿盛、清阳不升之头痛、眩晕等。

2. 配中脘、足三里、公孙,针刺补泻兼施,健脾利湿,治疗脾胃虚弱之呕吐、泄泻等。

3. 配肾俞、水分、中极、关元、三阴交、太溪,针刺补泻兼施,宜灸,补脾益肾、利水消肿,治疗脾肾阳虚之水肿、癃闭、小便不利、泄泻等。

4. 配肺俞、定喘、太渊、丰隆,针刺补泻兼施,健脾化痰、止咳平喘,治疗痰湿喘逆。

5. 配肺俞、列缺、曲池、合谷,针刺泻法,疏风解表、通利水道,治疗风遏水阻、流溢肌肤之风水。

6. 配至阳、胆俞、日月、腕骨、阳陵泉,针刺泻法,清热化湿,治疗湿热黄疸。

7. 配脾俞、水分、足三里、胆俞、三阴交,针刺泻法,灸水分,温化寒湿,治疗寒湿黄疸。

8. 配膀胱俞、中极、三阴交,针刺泻法,清利膀胱,治疗膀胱湿热之小便不利、尿痛、尿频等。

9. 配三阴交、大敦、照海,针刺泻法,清热利湿,治疗湿热下注之阴茎痛、妇女阴痛等。

10. 配犊鼻、阳陵泉、阴谷、足三里,针刺泻法,舒筋利节,治疗风寒湿邪痹阻之膝痛、屈伸不利等。

11. 配解溪、太白、太冲,针刺平补平泻法,疏通经络,治疗经脉痹阻之足跗肿痛。

【穴性文献辑录】

1.《灵枢》:主热病挟胁急痛,胸胁满。飧泄。

2.《伤寒论》:下利。

3.《针灸甲乙经》:腹中气盛,腹胀逆不得卧。腹中气胀,嗌嗌不嗜食,胁下满。肾腰痛不可俯仰。溏不化食,寒热不节。妇人阴中痛,少腹坚急痛。

4.《黄帝明堂经》:主腹中气盛,水胀逆不得卧。腹中气胀嗌嗌不嗜食,胁下满。腰痛不可俯仰。气癃尿黄。溏泄,谷不化,寒热不节。女子疝瘕,按之如汤沃其股内至膝,飧泄,妇人阴中痛,少腹坚,急痛重下湿,心下满,寒中,小便不利,霍乱,足痹痛。

5.《备急千金要方》:阴陵泉主腹中胀,不嗜食,胁下满,腹中盛水。胀逆不得卧。又:阴陵泉主心下满,寒中,小便不利。主洞泄不化。主胸中热暴泄,疝瘕,飧泄,阴中痛,小腹痛坚急重,下湿不嗜食。水肿不得卧。遗溺失禁,出不自知。再:阴陵泉主足痹痛。虚劳尿精。

6.《千金翼方》:水肿。

7.《外台秘要》:主溏泄谷不化,腹中气胀嗑嗑,胁下满,腹中气盛。腹胀逆不得卧,肾腰痛不可俯仰,气癃,尿黄,寒热不节,女子疝瘕按之如似汤沃其股内至膝,飧泄,妇人阴痛,少腹坚急痛,重下,不嗜食,心下满,寒中,小便不利,霍乱,足痹痛。

8.《医心方》:主女子疝瘕,腹中盛水胀逆,腰痛,癃,尿黄,不嗜食。心下满,足痹痛。

9.《铜人腧穴针灸图经》:治腹中寒,不嗜食,膈下满,水胀腹坚,喘逆不得卧,腰痛不得俯仰,霍乱,疝瘕,小便不利,气淋,寒热不节。

10.《西方子明堂灸经》:主心下满,寒中,小便不利,腹中胀,不嗜食,胁下满,腹中盛水胀,喘逆不得卧,足痹痛,霍乱,失禁遗尿,胸中热,暴泄,胀满不得息,气淋,寒热不节,肾病不可俯仰,气癃,尿黄,妇人疝瘕,按之如以汤沃股膝,飧泄,阴痛,小腹坚急重,下湿,不嗜食,腰痛。

11.《扁鹊神应针灸玉龙经》:治霍乱,腹胀,嗜逆,七疝八瘕,腰痛,小便不利。

12.《天元太乙歌》:肠中切痛。

13.《古今医统大全》:主治腹中寒痛,胀满,喘逆不得卧,小便不利,腰痛不可俯仰,疝瘕,遗尿,泄泻,阴痛。

14.《针灸大成》:腹中寒不嗜食,胁下满,水胀腹坚,喘逆不得卧,腰痛不可俯仰,霍乱,疝瘕,遗精,尿失禁不自知,小便不利,气淋,寒热不节,阴痛,胸中热,暴泻飧泄。

15.《针方六集》:治大小便不通,膝盖红肿,筋紧不开,腹胁坚,水胀。腰痛不能俯仰,寒热不时,嗜逆胸中热,暴泄,飧泄,霍乱,疝瘕,中寒不嗜食,遗精,尿失禁,气淋,阴痛。

16.《类经图翼》:主治腹中寒痛,胀满,喘逆不得卧,小便不利,气淋,寒热不节,腰痛,足膝红肿。

17.《医学入门》:主心下满,寒中腹胀,胁满,腹中水气,喘逆,霍乱,暴泄,足痛,腰痛,小腹坚急,小便不利,又治遗尿,失禁,气淋,妇人瘕瘕。

18.《经穴解》:脾之肾病,腰痛不可俯仰,失精,溺失禁不自知,小便不利,气淋,阴痛疝。脾之肝病:胁下满,水胀腹坚,寒热不节。脾之脾病:腹中寒,不嗜食,暴泄飧泄,霍乱瘕。脾之肺病:喘逆不能卧,胸中热。

19.《循经考穴编》:主小便不利,水肿,腹满,腰痛,疝瘕,遗尿,气淋,冷泄,霍乱,以及腿膝肿疼,中下部疾无不治之。

20.《杂病穴法歌》:心胸痞满,小便不通。

21.《医宗金鉴·刺灸心法要诀》:主治胁腹胀满,阴痛,足膝红肿,小便不通,小便失禁不觉,下部等症。

22.《重楼玉钥》:主治腹中寒痛,胀满,喘逆不得卧,小便不通,阴痛,足膝红肿。

23.《针灸逢源》:治腹胀满,不嗜食,飧泄,疝瘕,小便不利。

24.《古法新解会元针灸学》:治胸疼,腹疼,腿膝肿疼,疝气,脾湿脚气,阴痒,腿足湿痹麻木,中风偏枯,半身不遂,鹤膝风肿,疠节风疼,风寒腿疼,脾虚溏泻,气血虚亏,作喘,饮食难化,气滞血寒,痞结癥瘕,气虚,湿邪伤肾发奔豚,腹空痛而肠鸣,妇人经血不调,白带,黄带,身酸软,气短神弱,阴挺出,子宫坠,少腹如刀刺疼,腰痛,霍乱,遗精,遗尿,大小便不禁,湿淋,血淋,小便不利,胸热,寒冷伤脾嗜卧,寒热往来,身瘠瘦似脾劳,肋胀满,膨症身肿,血晕血崩,少腹石臌,阴筋不舒等症。

25.《针灸精粹》(李文宪):温中焦理脾气。

26.《针灸集锦》(修订本)(郑魁山):健脾利湿,调补肝肾。

27.《常用腧穴临床发挥》(李世珍):辨证取穴,用补法,健脾益气;配艾灸或烧山火,温补脾阳。用泻法,利水行湿;配艾灸,温化水湿;配透天凉,清利湿热。局部取穴:用泻法,驱邪散滞、舒筋活络;用补法,壮筋补虚。

28.《针灸腧穴学》(杨甲三):健脾胃,利小便,调经血,通经络。

29.《临床针灸学》(徐笨人):清热化湿,疏调三焦。

30.《针灸腧穴手册》(杨子雨):健脾利湿,调补肝肾。

31.《针灸探微》(谢文志):健脾利湿,调补肝肾。

32.《中医针灸通释·经脉腧穴学》(康锁彬):健脾和胃,通利小便,调经止血,通经活络。

33.《针灸腧穴疗法》(李平华):健脾祛湿,通利三焦。

34.《腧穴临床应用集萃》(马惠芳):清利温热,健脾理气,益肾调经,通经活络。

35.《新编实用腧穴学》(王玉兴):健脾益肾,利水渗湿,通经活络。

36.《中医针灸经穴集成》(刘冠军):健脾利水,通利三焦。

37.《新编简明针灸学》(闫乐法):健脾胃,化湿滞,利下焦,调肝肾。

38.《针灸辨证治疗学》(章逢润):健脾化湿,通利三焦。

39.《石学敏针灸学》(石学敏):健脾利湿,通利三焦。

40.《珍珠囊穴性赋》(张秀玉):祛湿利水健脾益胃。

41.《传统实用针灸学》(范其云):健脾利湿,调补肝肾。

42.《临床常用百穴精解》(王云凯):平补平泻法,疏通经络,通利三焦,利水渗湿。补法:健脾益肾。泻法:利水消肿。

【古今应用辑要】

1. 古代文献摘录

(1)《灵枢·四时气》:飧泄补三阴之上,补阴陵泉,皆久留之,热行乃止。

(2)《针灸甲乙经》:热病夹脐急痛,胸胁满,取之涌泉与阴陵泉。又:腹中气盛,腹胀逆,不得卧,阴陵泉主之。再:腹中气胀嗑嗑,不嗜食,胁下满,阴陵泉主之。再:肾腰痛不可俯仰,阴陵泉主之。再:气癃,尿黄,关元及阴陵泉主之。再:溏,不化食,寒热不节,阴陵泉主之。再:妇人阴中痛,少腹坚急痛,阴陵泉主之。

(3)《脉经》:脾病,其色黄,饮食不消,腹苦胀满,体重节痛,大便不利,其脉微缓而长,此为可治。春当刺隐白,冬刺阴陵泉,皆泻之。

(4)《备急千金要方》:凡脚气初得脚弱,使速灸之梁丘、犊鼻、三里、上廉、下廉、解溪、太冲、阳陵泉、绝骨、昆仑、阴陵泉、三阴交、足太阴、复溜、然谷、涌泉、承山、束骨等凡一十八穴。又:虚劳尿精,又灸……阳陵泉、阴陵泉各随年壮。消渴,小便数,灸……曲泉、阴谷、阴陵泉、复留。遗尿,失禁出不自知,灸阴陵泉随年壮。再:三里、章门……阴陵泉、曲泉、阴谷主腹胀满不得息。阴陵泉、关元主寒热不节,肾病不可以俯仰,气癃、尿黄。阴陵泉、阳陵泉主失禁遗尿不自知。京门、然谷、阴陵泉主洞泄不化。阴陵泉、隐白主胸中热,暴泄。委阳、殷门、太白、阴陵泉、行间主腰痛不可俯仰。巨阙、关冲、支沟、公孙、阴陵泉主霍乱。再:疝瘕,按之如以汤沃股内至膝,飧泄,阴中痛,少陵痛坚急重,下湿,不嗜食,刺阴陵泉入二分,灸三壮。泄痢:阴陵泉、隐白。

(5)《千金翼方》:消渴,曲泉、阴谷、阴陵泉、复溜,凡此诸穴,断小便利大便,不损阳气,亦云止遗尿也。又:失禁,尿不自觉知,针阴陵泉入五分,灸随年壮。再:水肿不得卧,灸阴陵泉百壮。

(6)《外台秘要》:失禁,尿不自觉知,灸阴陵泉随年壮。

(7)《针灸资生经》:疝瘕,阴陵泉、太溪、阴郄。水肿不得卧:阴陵泉百壮。

(8)《神应经》:小便不禁,阴陵泉、承浆、委中、太冲、膀胱俞、大敦。不嗜食:阴陵泉、中封、然谷、内庭、厉兑、隐白、肺俞、脾俞、胃俞、小肠俞。

(9)《席弘赋》:心胸满不思食,阴陵泉、承山。

(10)《长桑君天星秘诀歌》:小肠连脐痛,阴陵泉、涌泉。

(11)《玉龙赋》:膝肿痛,阴陵泉、阳陵泉。

(12)《医学纲目》:痢不止,合谷、足三里、阴陵泉、中脘、关元、天枢、神阙、中极。飧泄:阴陵泉、然谷、巨虚上廉、太冲。

(13)《针灸大成》:小便不通,阴陵泉、气海、三阴交、阴谷、大陵。疝瘕:阴陵泉、太溪、丘墟、照海。霍乱:阴陵泉、承山、解溪、太白。瘰疬结核:肩井、曲池、天井、三阳络、阴陵泉。

(14)《百症赋》:水肿盈脐,阴陵泉、水分。

(15)《杨敬斋针灸全书》:水肿,阴陵泉、人中、水分、期门、气海、天枢、脾俞、足三里、内庭、阴谷、三阴交、公孙。

(16)《类经图翼》:小便不禁,气海、阴陵泉、大敦、行间。

(17)《医学入门》:热秘、气秘:长强、大敦、阴陵泉。

(18)《杂病穴法歌》:心胸痞满,阴陵泉、承山。小便不通:阴陵泉、足三里。

(19)《针灸逢源》:脾疸口甘,脾俞、阳陵泉。小便癃闭:阴陵泉、小肠俞、阴交。

2. 现代研究进展

(1)庞俊辨经与辨证针刺治疗头痛患者137例,其中痰湿阻络型取阴陵泉、三阴交、丰隆、公孙,外邪袭络型取风池、风门、太阳、列缺,肝胆气逆型取太冲、行间、足临泣、悬颅、风池,气滞血瘀型取阿是、太阳、百会、足三里,气血亏虚型取印堂、足三里、太冲、太溪、曲泉,痊愈65例,显效43例,有效23例,无效6例,显效率78.83%[庞俊.辨经与辨证针刺治疗头痛137例.陕西中医,1994,15(10):464-465]。

(2)付怡针刺阴陵泉治疗胃痛症患者20例,其中肝郁气滞犯胃者配太冲、三阴交,脾胃湿热气滞者配足三里、内庭,反胃者加内关,痛引小腹者加手三里,痊愈18例,显效2例,全部有效[付怡.针刺阴陵泉治疗胃痛症.中国针灸,1996,51(6):24]。

(3)王素芳等针刺阴陵泉、中脘、足三里配合耳穴脾、胃、大肠、神门、三焦、内分泌治疗单纯性肥胖患者20例,其中胃中蕴热加内庭、曲池、上巨虚,肠燥便结加天枢、支沟、曲池,湿困脾胃加中脘、水道、丰隆,肝阳上亢加曲池、太冲、侠溪,脾肾气虚加脾俞、肾俞、太白,肺脾气虚加肺俞、脾俞、列缺,阴液耗伤加合谷、复溜、曲池。近期临床痊愈61例,好转35例,有效19例,无效5例,总有效率95.8%[王素芳,王小宁.针刺配合耳压治疗单纯性肥胖120例.陕西中医,2010,31(5):590-591]。

(4)赖少兰针刺治疗组针刺阴陵泉、合谷、足三里、丰隆,配合艾灸气海、关元治疗痰湿体质型的难治性痤疮患者30例,其中发热者予大椎、肺俞穴刺络放血,瘀血者予四花穴挑治;对照组口服异维A酸胶丸治疗30例。治疗后治疗组在痰湿体质症状积分比较及临床疗效上均优于对照组(P<0.05)[赖少兰.针灸改善难治性痤疮痰湿体质30例.陕西中医,2010,31(5):590-591]。

(5)胡幼平等电针组电针阴陵泉、丰隆治疗痰浊型原发性高血脂症患者34例,药物对照组口服舒降之治疗31例,结果电针组临床控制19例,显效10例,有效3例,无效2例,总有效率94.12%;药物组临床控制19例,显效7例,有效3例,无效2例,总有效率93.55%。两组临床疗效无明显差异,但考虑药物可能会产生的副作用,电针丰隆和阴陵泉治疗原发性高血脂症更有优势[胡幼平,卢松,青林波,等.电针丰隆、阴陵泉治疗原发性高血脂症临床疗效研究.针灸临床杂志,2008,24(3):6-7]。

【安全针刺法】直刺1.0~2.0寸,可灸。

箕　门

【定位】在大腿内侧血海穴与冲门穴的连线上,当血海穴上6寸处。

【类属】属足太阴脾经。

【穴性】健脾利湿,疏经通络。

【主治病证】

1. 脾失健运、水湿不化之小便不利、遗尿、腹股沟肿痛、五淋诸病症。

2. 经脉痹阻之下肢痿痹、疼痛麻木诸症。

【常用配伍】

1. 配脾俞、膀胱俞、中极、曲骨、足三里,针刺补泻兼施,健脾益气、利水通淋,治疗气虚遗尿、小便不利、尿闭、劳淋等。

2. 配膀胱俞、中极、阴陵泉、三阴交、行间,针刺泻法,清利膀胱,治疗膀胱湿热之小便不利、热淋等。

3. 配小肠俞、膀胱俞、阴陵泉、三阴交,针刺泻法,清热除湿,治疗湿热下注之阴囊湿疹。

4. 配合阳、三阴交,针刺平补平泻法,温经散寒,治疗寒湿带下。

5. 配阴陵泉、血海、三阴交,针刺泻法,散寒除湿、通络止痛,治疗寒湿下注之腹股沟肿痛。

【穴性文献辑录】

1.《外台秘要》:主淋,遗尿,鼠鼷痛,小便难。

2.《医心方》:主癃,遗尿,鼠鼷痛,小便难而白。

3.《铜人腧穴针灸图经》:治淋,遗尿,鼠鼷肿痛,小便不通。

4.《西方子明堂灸经》:主阴跳,遗尿,小便难,主淋,鼠鼷肿痛。

5.《痈疽神妙灸经》:主腹痛之发于脐下横而肿,微赤甚痛,牵引背痛。

6.《古今医统大全》:主治小便不通,遗尿,鼠鼷肿痛。

7.《针灸大成》:主淋,小便不通,遗尿,鼠鼷肿痛。

8.《经穴解》:脾之肾病,淋,不便不通,遗溺,鼠鼷肿痛。

9.《循经考穴编》:主淋,遗尿,癃闭,鼠鼷肿痛,两股生疮。阴囊湿痒。

10.《针灸指南》:主淋,小便遗溺,鼠鼷肿痛。

11.《古法新解会元针灸学》:主治发鼠鼷或鱼口疼肿,遗尿,淋沥,小便不通,阴湿痒等症。

12.《针灸集锦》(修订本)(郑魁山):健脾利湿。

13.《针灸腧穴学》(杨甲三):调营血,利小便。

14.《临床针灸学》(徐笨人):健脾利湿,宣通水道。主腹痛,尿闭,遗尿,淋症,腹股沟肿痛,股内诸疮,阴囊湿痒。

15.《针灸腧穴手册》(杨子雨):健脾利湿。

16.《针灸探微》(谢文志):健脾利湿,宣通水道。

17.《中医针灸通释·经脉腧穴学》(康锁彬):调和营血,通利小便。

18.《针灸腧穴疗法》(李平华):利水通淋。

19.《腧穴临床应用集萃》(马惠芳):健脾渗湿,通利下焦。

20.《新编实用腧穴学》(王玉兴):清热利湿,通调水道。

21.《中医针灸经穴集成》(刘冠军):利水通淋。

22.《新编简明针灸学》(闫乐法):利小便,祛痹痛。

23.《针灸辨证治疗学》(章逢润):利水通淋,清利湿热。

24.《石学敏针灸学》(石学敏):清湿热,调水道。

25.《传统实用针灸学》(范其云):健脾利湿。

【古今应用辑要】

1.《备急千金要方》:大敦、箕门、委中、委阳主阴跳,遗溺,小便难。

2.《针灸资生经》:遗尿,箕门、通里、大敦、膀胱俞、太冲、委中、神门。

3.《针灸直指》:淋病,箕门、复溜、悬钟、大敦、石门、中封、气海、长强、小肠俞、中极、然谷、太冲、委阳、志室、中髎、足太阳、足三里。

【安全针刺法】避开动脉,直刺0.5~1.0寸;可灸。

三焦俞

【定位】在腰部,第一腰椎棘突下,旁开1.5寸。

【类属】属足太阳膀胱经。为三焦之背俞穴。

【穴性】通调三焦,利水化湿,疏经通络。

【主治病证】

1. 三焦气化不利之腹胀、肠鸣、水谷不化、呕吐、泄泻、痢疾、小便不利、水肿诸病症。

2. 经脉痹阻之肩背拘急、腰背强痛诸症。

【常用配伍】

1. 配脾俞、水分、气海、阴陵泉、足三里，针刺补泻兼施，健脾利水，治疗脾虚水肿、腹水等。

2. 配肾俞、脾俞、石门、气海、委阳，针刺补泻兼施，宜灸，补益脾肾、通利水道，治疗脾肾阳虚之小便不利、水肿等。

3. 配膀胱俞、中极、阴陵泉、三阴交，针刺泻法，清热利湿，治疗湿热小便不利。

4. 配脾俞、胃俞、中脘、天枢、足三里，健脾益胃，治疗脾胃虚弱之水谷不化、腹胀肠鸣、泄泻等。

5. 配合谷、天枢、气海、上巨虚、阴陵泉，针刺泻法，灸气海，散寒除湿，治疗寒湿痢疾。

6. 配腰阳关、肾俞、委中、三阴交，针刺泻法，舒筋通络、散寒除湿，治疗寒湿腰痛。

7. 配身柱、肾俞、命门、委中、太溪，针刺补法，温补肾阳、强健腰脊，治疗肾虚腰脊强痛。

【穴性文献辑录】

1.《针灸甲乙经》：头痛食不下，肠鸣，胪胀，欲呕，时泄。

2.《黄帝明堂经》：主头痛，饮食不下，肠鸣胪胀欲呕，时泄注。

3.《备急千金要方》：治转胞小便不得，五脏六腑心腹满，腰背痛，饮食吐逆，寒热往来，小便不利，羸瘦，少气。又：少腹坚大如盘，胃中胀，食不消，妇人瘦瘠，头痛，食不下。再：主癥瘕。

4.《千金翼方》：虚劳尿血。

5.《外台秘要》：疗五脏六腑积聚胀满，羸瘦，不能饮食法。又：小便出血。再：头痛，饮食不下，肠鸣虚胀，欲呕时注泄。

6.《医心方》：主水谷不消，目眩头痛……肠鸣胪胀，主腹积聚如石，肩背拘急，腰脊强。

7.《太平圣惠方》：水谷不消，腹胀，腰痛，吐逆，背痛身热，腰脊急强。

8.《铜人腧穴针灸图经》：治肠鸣腹胀，水谷不化，腹中痛欲泄注，目眩头痛，吐逆，饮食不下肩背拘急，腰脊强不得俯仰。

9.《普济方》：主腹积聚如石。又：主背痛身热。

10.《针灸聚英》：主脏腑积聚，胀满羸瘦，不能饮食，伤寒头痛，饮食吐逆，肩背急，腰脊强不得俯仰，水谷不化，泄利下注，腹胀，肠鸣，目眩头痛。

11.《古今医统大全》：主治脏腑积聚，胀满，不能饮食，羸瘦，伤寒头痛，吐逆，肩背急，腰脊强不得俯仰，水谷不化，下利，肠鸣，目眩。

12.《秘传眼科龙木论》：治目眩，头痛。

13.《针方六集》：主脏腑积聚胀满，羸瘦，不能饮食，吐逆，飧泄，肠鸣，目眩头痛，肩背痛，腰脊强，不能俯仰。

14.《类经图翼》：主治伤寒身热头痛，吐逆，肩背急，腰脊强，不得俯仰，脏腑积聚胀满，膈塞不通，饮食不化，羸瘦，水谷不分，腹痛，下痢，肠鸣，目眩。

15.《医学入门》：主头痛……疟疾。

16.《经穴解》：三焦腧之本病，上焦病，伤寒头痛，饮食吐逆，目眩头痛。中焦病，脏腑积聚，胀满羸瘦，不能饮食，肩背急，腰脊强不得俯仰。下焦病，谷不化，注泄下利，腹胀肠鸣。

17.《循经考穴编》：主脏腑积聚，水谷不化，目眩，头痛，胀满，吐逆，肠鸣注下。又：三焦热壅，气不升降，口苦，唇裂，消渴，三焦受冷，口吐清涎。

18.《医宗金鉴》：三焦俞治胀满疼，积块坚硬痛不宁，更治赤白休悬痢，刺灸此穴自然轻。

19.《针灸逢源》：治胸腹胀满，饮食不消。

20.《勉学堂针灸集成》：主五脏六腑积聚，心腹满，腰脊痛，吐逆，寒热，小便不利，灸随年壮。又治尿血灸百壮。

21.《针灸集锦》（修订本）（郑魁山）：温阳化气，通调水道。

22.《针灸腧穴学》（杨甲三）：调三焦，利水道，益元气，强腰膝。

23.《临床针灸学》（徐笨人）：调气利水，通利三焦。

24.《针灸腧穴手册》（杨子雨）：疏泄水湿，通调水道。

25.《针灸探微》(谢文志):温阳化湿,通利三焦。

26.《中医针灸通释·经脉腧穴学》(康锁彬):调理三焦,通调水道,补益元气,强壮腰膝。

27.《针灸腧穴疗法》(李平华):调三焦,利水道,通经络。

28.《腧穴临床应用集萃》(马惠芳):调三焦,利水道,益元气,强腰膝。

29.《新编实用腧穴学》(王玉兴):通调水道,健脾和胃,强健腰膝。

30.《中医针灸经穴集成》(刘冠军):调三焦,利水道。

31.《腧穴学讲义》:调气化,利水湿。

32.《针灸辨证治疗学》(章逢润):通调三焦,利湿健脾。

33.《石学敏针灸学》(石学敏):温阳化气,通利三焦。

34.《腧穴类编》(王富春):利水化湿,通调三焦。

35.《传统实用针灸学》(范其云):疏泄水湿,通调水道。

【古今应用辑要】

1. 古代文献摘录

(1)《备急千金要方》:肠鸣腹胀,欲泄注:三焦输、小肠输、下髎、意舍、章门。

(2)《千金翼方》:虚劳,尿血,白浊,灸脾俞百壮,又灸三焦俞百壮。

(3)《神应经》:肠鸣,三焦俞、胃俞、神阙、水分、三阴交、章门、太白、公孙、陷谷、足三里。又:泄泻,三焦俞、曲泉、阴陵泉、然骨、束骨、隐白、中脘、天枢、脾俞、肾俞、大肠俞。

(4)《类经图翼》:小便不利不通,三焦俞、小肠俞、阴交、中极。又:少腹胀痛,三焦俞、章门、阴交。

(5)《神灸经纶》:呕吐不下食,三焦俞、膈俞、巨阙。又:久痢,三焦俞、大肠俞、中脘、脾俞、天枢、足三里、三阴交。

2. 现代研究进展

杨卫东针灸三焦俞、厥阴俞、大陵、内外劳宫、腕骨、合谷、足三里、三阴交、关元、气海、太冲、太溪为主,配中脘、肝俞、神门、阳池、命门,每次选穴 6~8 穴,配合中药辨证治疗脾胰两虚、肝郁痰热交阻,气阴二虚,阴阳二虚型糖尿病患者 40 例,显效 11 例,有效 28 例,无效 1 例,总有效率 97%[杨卫东.中医辨证结合针灸治疗糖尿病 40 例.陕西中医,2010,31(7):895-896]。

【安全针刺法】直刺 0.5~1.0 寸,可灸。

膀胱俞

【定位】在骶部,骶正中嵴旁开 1.5 寸,平第二骶后孔。

【类属】属足太阳膀胱经。为膀胱之背俞穴。

【穴性】通调膀胱,培补下元,通络止痛。

【主治病证】

1. 膀胱气化不利之癃闭、小便不利、尿频、泄泻、便秘、前阴肿诸病症。

2. 下元虚衰之遗尿、遗精、淋浊诸症。

3. 经脉痹阻之腰脊强痛、膝足寒冷无力诸症。

【常用配伍】

1. 配中极、阴陵泉、三阴交、行间,针刺泻法,清热利湿、调理膀胱,治疗膀胱湿热之小便不利、癃闭、小便赤涩、尿频、尿急、尿痛等。

2. 配合谷、天枢、上巨虚、行间,针刺泻法,清热除湿,治疗湿热腹痛、泄泻等。

3. 配中极、血海、阴陵泉、蠡沟、三阴交,针刺泻法,疏风清热、除湿止痒,治疗湿热下注之阴部瘙痒、淋浊等。

4. 配肾俞、志室、关元、三阴交,针刺补法,补益肾气,治疗肾虚遗精、阳萎等。

5. 配中极、关元、肾俞、三阴交、阴陵泉、太溪,针刺补法,灸关元,温肾补阳、化气行水,治疗肾阳不足之遗尿、癃闭等。

6. 配筋缩、肾俞、环跳、委中、昆仑,针刺平补平泻法,疏经通络,治疗经气不利之腰脊强痛,下肢瘫痪、乏力、麻木、疼痛等。

7. 配肾俞、命门、委中、足三里、太溪,针刺平补平泻法,宜灸,温阳散寒,治疗阳虚膝足寒冷无力。

【穴性文献辑录】

1.《针灸甲乙经》:热痉互引,汗不出,反折,尻臀内痛,似瘅疟状。又:腰脊痛强引背、少腹俯仰难,不得仰息,脚痿重,尻不举,溺赤,腰以下至足清不仁,不可以坐起。

2.《备急千金要方》:主坚结积聚。

3.《铜人腧穴针灸图经》:治风劳腰脊痛,泄利腹痛,小便赤湿,遗尿,阴生疮,少气,足胻寒拘急不得屈伸,女人瘕聚,脚膝无力。

4.《针灸大成》:主小便赤黄,遗溺,阴生疮,少气,胫寒拘急不得屈伸,腹满,大便难,泄利腹痛,脚膝无力,女子瘕聚。

5.《经穴解》:膀胱腧之本病,小便赤黄,遗溺,阴生疮。膀胱腧之大肠病:腹满大便难,泄利腹痛,女子瘕聚。膀胱腧之本经病:风劳脊急强,少气胫寒拘急,不得屈伸,脚膝无力。

6.《医家金鉴·刺灸心法要诀》:膀胱俞治小便难,少腹胀痛不能安,更治腰脊强直痛,艾火多添疾自痊。

7.《针灸集锦》(修订本)(郑魁山):疏调膀胱,清热化湿。

8.《针灸腧穴学》(杨甲三):通利水道,培元固本,强健腰膝。

9.《临床针灸学》(徐笨人):培补下元,通利水道。

10.《针灸腧穴手册》(杨子雨):疏调膀胱。

11.《针灸探微》(谢文志):培补下元,清热利尿。

12.《中医针灸通释·经脉腧穴学》(康锁彬):通利水道,培元固本,强健腰膝。

13.《针灸腧穴疗法》(李平华):利水祛湿,强健腰脊。

14.《腧穴临床应用集萃》(马惠芳):清热利尿,培补下元。

15.《新编实用腧穴学》(王玉兴):清热利湿,温补脾肾,舒筋活络。

16.《中医针灸经穴集成》(刘冠军):利膀胱,强腰脊。

17.《腧穴学讲义》:调膀胱、利腰脊。

18.《针灸辨证治疗学》(章逢润):调膀胱,利水湿,强腰脊,理经血。

19.《石学敏针灸学》(石学敏):清利下焦,调理经血。

20.《传统实用针灸学》(范其云):疏调膀胱。

【古今应用辑要】

1. 古代文献摘录

(1)《备急千金要方》:完骨、小肠输、白环输、膀胱输主小便赤黄。又:神道、谷中、腰输、长强、大杼、膈输、水分、脾输、小肠输、膀胱输主腰脊急强。再:腰输、长强、膀胱输、气冲、上窌、下窌、居窌主腰痛。太溪、次窌、膀胱输主足清不仁。脾输、膀胱输主热痉引骨痛。上管、曲差、上星、陶道、天柱、上窌、县厘、风池、命门、膀胱输主烦满汗不出。

(2)《百症赋》:配脾俞治脾虚,谷食不消。

2. 现代研究进展

董慧敏等采用黄芪注射液穴位注射中极、关元、三阴交配合膀胱俞、华佗夹脊穴、肾俞刮痧治疗肾气不足型小儿遗尿患儿 30 例,近期疗效治愈 20 例,好转 6 例,无效 4 例,总有效率 86.7%;远期疗效治愈 18 例,好转 4 例,无效 8 例,总有效率 73.3%[董慧敏,柴增辉,石印服.穴位注射联合刮痧治疗肾气不足型小儿遗尿疗效观.陕西中医,2012,34(9):1309-1310]。

【安全针刺法】直刺 0.8~1.2 寸,可灸。

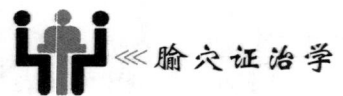
委 阳

【定位】在腘横纹外侧端,当股二头肌腱的内侧。

【类属】属足太阳膀胱经。为三焦之下合穴。

【穴性】疏利三焦,祛湿利水,疏经通络。

【主治病证】

1. 三焦气化不利、水湿停聚之小腹胀满、水肿、小便不利、癃闭、遗尿、腋下肿诸病症。

2. 经脉痹阻之腰脊强痛、腿足拘挛疼痛、痿厥不仁诸症。

【常用配伍】

1. 配膀胱俞、中极、三阴交、昆仑,针刺泻法,调理三焦、疏利膀胱,治疗膀胱气化不利之小便淋沥不尽、遗尿等。

2. 配关元、交信、阴谷、列缺,针刺泻法,清热泻火、利水通淋,治疗水热互结、气化不利之癃闭,小腹胀满、口渴不欲饮水、大便不畅等。

3. 配脾俞、肾俞、关元、太溪,针刺补法,温补脾肾、化气行水,治疗脾肾阳虚之小便不利、癃闭等。

4. 配肾俞、大肠俞、委中、三阴交、太白,针刺平补平泻法,健脾祛湿、舒筋通络,治疗寒湿腰痛、不可俯仰,下肢痿厥、麻木不仁等。

5. 配阳陵泉、承山、昆仑、太溪,针刺泻法,清热除湿、通络止痛,治疗湿热腿足拘挛疼痛。

6. 配天池、少海,针刺泻法,清利三焦郁滞,治疗三焦气机不畅之腋下肿痛。

【穴性文献辑录】

1.《素问·刺腰痛论》:衡络之脉令人腰痛,不可俯仰,仰则恐仆,得之举重伤腰,衡络绝,恶血归之。刺之在郄阳筋之间,上郄数寸,衡居为二痏出血(横居二穴谓委阳、殷门,平视横相当也……故曰衡居为二痏)。

2.《灵枢·邪气脏腑病形》:三焦病者,腹气满,小腹尤坚,不得小便,窘急。溢则水留,即为胀。候在足太阳之外大络,大络在太阳少阳之间,亦见于脉,取委阳。

3.《针灸甲乙经》:胸满膨膨然,实则癃闭,腋下肿,虚则遗尿,脚急,竞竞然筋急痛,不得大小便,腰痛引腹,不得俯仰。

4.《外台秘要》:主胸满膨膨然,实则闭癃,腋下肿痛,虚则遗尿,脚急,竞竞然筋痛,不得小便,痛引腹,腰痛不得俯仰。

5.《医心方》:主胸满闷,癃,痔,腋下肿,筋急,腰痛。

6.《铜人腧穴针灸图经》:治飞尸遁注,痿厥不仁、小便淋沥。

7.《针灸聚英》:主腰脊痛不可俯仰,引阴中不得小便,痿疾,癃疾,小腹坚,伤寒热甚。

8.《医学纲目》:膝筋拘挛不开。

9.《针灸大成》:胸满膨膨。

10.《经穴解》:委阳之肝病,腋下肿痛,胸满膨胀,筋急身热。委阳之肺病:痿厥不仁。委阳之心病:飞尸遁注,小便淋沥。

11.《针灸逢源》:治飞尸,遁疰,痿厥,小便淋沥。

12.《针灸集锦》(修订本)(郑魁山):疏筋利节。

13.《针灸腧穴学》(杨甲三):通利三焦,舒筋通络。

14.《临床针灸学》(徐笨人):疏经调气,清热利湿。

15.《针灸腧穴手册》(杨子雨):通调下焦,疏筋利节。

16.《针灸探微》(谢文志):疏利三焦,通经活络。

17.《中医针灸通释·经脉腧穴学》(康锁彬):通利三焦,舒筋通络。

18.《针灸腧穴疗法》(李平华):清肝胆,利下焦,舒筋脉。

19.《腧穴临床应用集萃》(马惠芳):通利三焦,舒筋通络。

20.《中医针灸经穴集成》(刘冠军):通三焦,疏水道,利膀胱。

21.《腧穴学讲义》:调水道,利膀胱。

22.《针灸辨证治疗学》(章逢润):通经活络,疏利三焦。

23.《石学敏针灸学》(石学敏):疏利三焦,通经活络。

24.《传统实用针灸学》(范其云):通调下焦,疏筋利节。

【古今应用辑要】

1. 古代文献摘录

(1)《备急千金要方》:腰痛不可以俯仰,委阳、殷门、太白、阴陵泉、行间。阴跳痛,小便难:大敦、箕门、委中、委阳。坚痛引阴中,不得小便:阴交、石门、委阳。腑下肿:地五会、阳辅、申脉、委阳、天池、临泣。又:委中,委阳主筋急身热。再:五处、身柱、委中、委阳、昆仑主脊强反折,瘛疭、癫疾,头痛。

(2)《千金翼方》:(针痔法)飞扬、商丘、复留、劳宫、会阴、承筋、扶承、委阳、委中并主之。

(3)《针灸资生经》:小便淋漓取委阳、志室、中髎。又:小腹坚痛引阴中取阴交、石门、委阳。再:阴跳,小便难取阴谷、大敦、箕门、委中、委阳。

(4)《百症赋》:腋肿取委阳、天池。

2. 现代研究进展

罗平等采用三阳开泰法针刺委阳、飞扬、跗阳,配腰背部阿是穴 L4-S1 夹脊穴治疗坐骨神经痛患者 85 例。其中病在太阳经者,配秩边或承山;病在少阳经者,配环跳或风市;病在阳明经者,配髀关或丰隆。痊愈 63 例,显效 18 例,有效 4 例,全部有效[罗平,张淑忆.三阳开泰法针刺治疗坐骨神经痛 85 例.中国民间疗法,2004,12(12):8-9]。

【安全针刺法】直刺 0.5~1.0 寸,可灸。

胞　肓

【定位】在臀部,平第二骶后孔,骶正中嵴旁开 3 寸。

【类属】属足太阳膀胱经。

【穴性】利水化湿,通调二便,疏经通络。

【主治病证】

1. 膀胱气化不利之小便不利、癃闭、阴肿诸症。

2. 肠腑气滞之腹胀、肠鸣、便秘诸症。

3. 经脉痹阻之腰脊痛诸症。

【常用配伍】

1. 配膀胱俞、肾俞、中极、三阴交,针刺泻法,通调水道,治疗膀胱气化不利之癃闭、小便不利等。

2. 配天枢、大横,针刺泻法,理肠通腑,治疗胃肠气滞之肠鸣、腹胀、便秘等。

3. 配肾俞、命门、秩边、殷门、委中、阳陵泉,针刺平补平泻法,通络止痛,治疗经脉痹阻之腰脊强痛、下肢疼痛等。

【穴性文献辑录】

1.《外台秘要》:主腰脊痛,恶寒,少腹满坚,癃闭下重,不得小便,以手按之则欲小便,涩而不得出,肩上热,手足小指外侧及胫踝后皆热,若脉陷取委中央。

2.《医心方》:主腰脊痛,恶寒,少腹满坚,癃闭下重,不得小便。

3.《太平圣惠方》:主腰脊痛急,食不消,腹中急,阴痛下肿并疗恶寒腰背痛。又:主腰痛不可忍,俯仰难,恶寒。小便涩也。

4.《铜人腧穴针灸图经》:治腰痛恶寒,少腹坚急,癃闭下重,不得小便,涩痛,腰背卒痛。

5.《西方子明堂灸经》:主腰脊痛急,食不消,腹中急,阴痛下肿并疗恶寒腰背痛。

6.《普济方》:主腰脊痛,恶寒,少腹满坚,癃闭下重,不得小便,以手按之则欲小便,涩而不得出,肩上热,手足小指外侧及胫踝后皆热,若脉陷取委中央。又:主腰痛不可忍,俯仰难,恶寒。小便涩也。

7.《针灸聚英》:主腰背急痛,食不消,腹坚急,肠鸣,淋沥,不得大小便,癃闭下肿。

8.《古今医统大全》:主治腰脊痛,腹坚,肠鸣,大小便不利。

9.《针灸大成》:主腰背急痛,食不消,腹坚急,肠鸣,淋沥,不得大小便,癃闭下肿。

10.《针方六集》:主腰痛,恶寒不得俯仰,食不消,小腹坚急,癃闭,脊背引痛,伛偻。

11.《类经图翼》:主治腰脊痛,恶寒,小腹坚,肠鸣,大小便不利。

12.《医学入门》:主治同志室。

13.《经穴解》:胞肓之本病,肠鸣淋沥,不得大小便,癃闭下肿,腰脊急痛,食不消,腹坚急。

14.《循经考穴编》:主腰脊急痛,二便癃闭,阴下肿,八字骨疼。

15.《针灸逢源》:治腰脊痛,腹坚,肠鸣。

16.《勉学堂针灸集成》:主治腰脊痛,恶寒,小腹坚,肠鸣,大小便不利。

17.《针灸学简编》:主治腰脊急痛,小腹坚急,尿闭,小便涩痛,便秘等。

18.《针灸集锦》(修订本)(郑魁山):疏调下焦。

19.《针灸腧穴学》(杨甲三):利二便,强腰脊。

20.《临床针灸学》(徐笨人):壮腰健肾,清热通淋。

21.《针灸腧穴手册》(杨子雨):疏调膀胱。

22.《针灸探微》(谢文志):壮腰健肾,舒筋活络。

23.《中医针灸通释·经脉腧穴学》(康锁彬):通利二便,强利腰脊。

24.《针灸腧穴疗法》(李平华):补肾壮腰,通利二便。

25.《腧穴临床应用集萃》(马惠芳):补肾壮腰,舒筋活络。

26.《新编实用腧穴学》(王玉兴):利尿通便,强健腰膝。

27.《中医针灸经穴集成》(刘冠军):通二便,利腰脊。

28.《针灸辨证治疗学》(章逢润):强腰脊,利水道,通腑气。

29.《石学敏针灸学》(石学敏):强腰脊,通腑气,利水道。

30.《传统实用针灸学》(范其云):疏调膀胱。

【古今应用辑要】

1.《针灸甲乙经》:腰脊痛,恶寒,少腹满坚,癃闭下重,不得小便,胞肓主之。

2.《备急千金要方》:肝输,包肓主少腹满。又:包肓,秩边主癃闭下重,不得小便。再:次窌、胞肓、承筋主腰脊痛,恶寒。

3.《针灸资生经》:癃闭,胞肓、秩边;不得小便:胞肓、石门、关元、阴交、中极、曲骨。阴痛下肿:胞肓、志室。

【安全针刺法】直刺 0.8~1.0 寸,可灸。

京 门

【定位】在侧腰部,章门后 1.8 寸,当第十二肋骨游离端的下方。

【类属】属足少阳胆经。为肾之募穴。

【穴性】益肾健脾,利水通络。

【主治病证】

1. 肾虚气化不利之水肿、小便不利诸症。

2. 脾肾阳虚之腹胀、泄泻、肠鸣诸症。

3. 经脉痹阻之腰痛、胁痛诸症。

【常用配伍】

1. 配肾俞、关元、阴谷、复溜、照海,针刺补法,补益肾气、化气利水,治疗肾气虚衰之小便不利、水肿等。

2. 配肾俞、中脘、章门、天枢、足三里,针刺补泻兼施,宜灸,补益脾肾,治疗脾肾阳虚之泄泻、腹胀、肠鸣等。

3. 配膈俞、大包、三阴交、行间,针刺泻法,行气活血、通络止痛,治疗瘀血胁痛。

4. 配肾俞、命门、委中、三阴交,针刺补法,补肾壮腰,治疗肾虚腰痛。

【穴性文献辑录】

1.《素问》:主寒热。

2.《针灸甲乙经》:痉,脊强反折。寒热,腹䐜胀,怏怏然不得息。腰痛不可以久立俯仰。溢饮,水道不通,溺黄,小腹痛,里急肿,洞泄,体痛引骨。

3.《黄帝明堂经》:主痉,脊强反折。寒热,腹䐜胀怏怏然不得息。腰痛不可以久立俯仰。溢饮水道不通,溺黄,小腹痛,里急肿,洞泄,髀痛引背。

4.《备急千金要方》:主腹胀满不得息。又:主寒热,䐜胀。再:主肩背寒,痉,肩甲内廉痛。再:主腰痛脊急。

5.《铜人腧穴针灸图经》:治腰痛不得俯仰,寒热䐜胀,引背不得息,水道不利,尿黄,少腹急肿,肠鸣洞泄,髀枢引痛。

6.《针灸大成》:主肠鸣,小腹痛,肩背疼,痉,肩胛内廉痛,腰痛不得俯仰久立。

7.《类经图翼》:肠鸣洞泄,水道不利,少腹急痛,寒热䐜胀,肩背腰髀引痛,不得俯仰久立。

8.《经穴解》:京门之本病,肩背寒痉,肩胛内廉痛,寒热,腹胀引背不得息,髀枢引痛。京门之肾病:腰痛不能俯仰久立,水道不利,溺黄,小腹急肿。京门之大小肠病:肠鸣,小肠痛,肠鸣洞泄。

9.《循经考穴编》:主水道不利,肠鸣洞泄,肩背畏寒,腹胀腰痛,髀枢引痛。

10.《针灸集锦》(修订本)(郑魁山):温补肾阳。

11.《针灸腧穴学》(杨甲三):益肾利尿,调肠,通经活络,止痛。

12.《临床针灸学》(徐笨人):疏肝理气,清热利尿。

13.《针灸腧穴手册》(杨子雨):通肾化瘀,疏调胆木。

14.《针灸探微》(谢文志):温肾壮阳,清热利湿。

15.《中医针灸通释·经脉腧穴学》(康锁彬):益肾利尿,调经止痛,通经活络。

16.《针灸腧穴疗法》(李平华):健脾益肾,祛湿利水。

17.《腧穴临床应用集萃》(马惠芳):利尿通淋,补肾温阳。

18.《新编实用腧穴学》(王玉兴):益肾健脾,化气利水,通络止痛。

19.《中医针灸经穴集成》(刘冠军):益肾,利水。

20.《针灸辨证治疗学》(章逢润):温肾利水,化气和中。

21.《石学敏针灸学》(石学敏):和胃温肾,化气利水。

22.《传统实用针灸学》(范其云):通肾化瘀,疏调肝胆。

【古今应用辑要】

1.《脉经》:尺脉沉,腰背痛,宜服肾气圆,针京门补之。

2.《针灸甲乙经》:腰痛不可以久立俯仰,京门、行间。

3.《备急千金要方》:洞泄不化,京门、然谷、阴陵泉。又:腹胀满不得息,京门、三里、章门、厉兑、内庭、阴谷、络却、昆仑、商丘、阴陵泉、曲泉。再:尿黄,水道不通:京门、照海。脊痉反折:京门、石关。

4.《针灸资生经》:洞泄体痛,京门、昆仑。

5.《针灸学简编》:腰痛,京门、肾俞、膀胱俞、委中。

【安全针刺法】 直刺0.3~0.5寸,可灸。

石 门

【定位】 仰卧,在下腹部,前正中线上,当脐中下2寸。

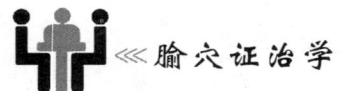

【类属】属任脉。为三焦之募穴。

【穴性】通调水道,补肾益精,调理冲任。

【主治病证】

1. 三焦气化不利、水道失司之小便不利、水肿、腹胀、腹痛诸病症。

2. 肾气不固、气化失司之尿频、尿急、尿痛、血尿、遗尿诸病症。

3. 冲任不调之月经不调、经闭、带下、崩漏、产后恶露不止、胞衣不下、遗精、阳萎诸病症。

【常用配伍】

1. 配膀胱俞、三焦俞、肾俞,针刺平补平泻法,疏利三焦、通调水道,治疗三焦气化不利、水道失司之腹胀、小便不利。

2. 配肾俞、水分、脾俞、足三里,针刺补法,温阳利水,治疗脾肾阳虚之阴水。

3. 本穴补肾培元、调冲任、益精血。配肾俞、关元、肝俞、三阴交,针刺补法,治疗肝肾亏虚之经闭;配带脉、肾俞、次髎、照海、气穴,针刺补法,治疗肾虚带下量多;配肾俞、八髎、关元、百会,针刺补法,治疗肾虚阳萎;配肾俞、志室、气海、三阴交,针刺补法,治疗肾气不固之遗精;配中极、地机、归来,针刺泻法,治疗胞脉瘀阻之恶露不止。

4. 配肾俞、脾俞、天枢、足三里,针刺补法,温阳止泻,治疗肾阳虚泄泻。

5. 配太溪、大敦、气海、归来、中脘、足三里、阴陵泉、阴交,针刺平补平泻法,理气降逆,治疗气逆奔豚。

【穴性文献辑录】

1.《针灸甲乙经》:三焦胀者。又:水肿腹大,水胀,水气行皮中。再:气痛,瘕,小便黄,气满塞,虚则遗尿,身时寒热,吐逆,尿难,腹满。

2.《黄帝明堂经》:水胀,水行皮中……水气上下,五脏游气。

3.《备急千金要方》:脐下疝绕脐痛,三焦胀者,气满于皮肤中,心腹中卒痛而汗出,水肿腹大,水胀,水气行皮中。

4.《外台秘要》:小便黄,气满,虚则遗尿,身寒热。

5.《医心方》:主脐疝,绕脐腹中切痛,水腹胀,气癃,小便黄,气满。

6.《太平圣惠方》:主腹大坚,气淋,小便黄,身寒热。咳逆上气,呕吐血,卒疝,绕脐痛,奔豚气上冲。

7.《圣济总录》:水肿支满。

8.《西方子明堂灸经》:主水胀,水气行皮中,小腹皮敦敦然。小便黄,气满。

9.《普济方》:治腹坚,支满。

10.《针灸聚英》:气淋,血淋,呕吐血,不食谷,谷不化,水肿,水气行皮中,小腹皮敦敦然,气满。

11.《古今医统大全》:血淋。

12.《类经图翼》:气淋,小便黄赤不利,小腹痛,泄泻不止。

13.《经穴解》:任之任病,伤寒,小便不利,泄利不禁,小腹绞痛,阴囊入腹,奔豚抢心,腹皮坚硬,卒疝绕脐,气淋血淋,小便黄,小腹皮敦敦然气满,妇人因产后恶露不止,结成块,崩中漏下。水肿水气行皮肤,呕吐血,不食谷,谷不化。

14.《循经考穴编》:主伤寒阴证……下元虚冷。

15.《针灸逢源》:治小腹绞痛,气淋、血淋。

16.《勉学堂针灸集成》:水肿,支满,气淋。

17.《针灸集锦》(修订本)(郑魁山):补肾培元,清热利湿。

18.《针灸腧穴学》(杨甲三):温肾散寒,调经止带。

19.《临床针灸学》(徐笨人):清利下焦,滋肾健脾。

20.《针灸腧穴手册》(杨子雨):疏调任脉,通利三焦,调经止带。

21.《针灸探微》(谢文志):补肾调经,清热利湿。

22.《中医针灸通释·经脉腧穴学》(康锁彬):温肾散寒,调经止带。

23.《针灸腧穴疗法》(李平华):调肠胃,理气滞。

24.《腧穴临床应用集萃》(马惠芳):温肾健脾,调经止带。

25.《新编实用腧穴学》(王玉兴):温肾散寒,调经止带。

26.《中医针灸经穴集成》(刘冠军):补肾培元,清热利湿。

27.《针灸辨证治疗学》(章逢润):调经止带,理气壮阳。

28.《石学敏针灸学》(石学敏):调经止带,温肾壮阳。

29.《腧穴类编》(王富春):清热利湿,补肾培元。

30.《传统实用针灸学》(范其云):疏调任脉,通利三焦,调经止带。

【古今应用辑要】

1. 古代文献摘录

(1)《备急千金要方》:大便闭塞,气结,心坚满,灸石门百壮。又:通谷、章门、曲泉、膈输、期门、食窦、陷谷、石门,主胸胁支满。石门、商丘主少腹坚痛,下引阴中。巨阙、上管、石门、阴跷主腹中满暴痛汗出。水分、石门主少腹中拘急痛。阴交、石门主水胀,水气行皮中,小腹皮敦敦然,小便黄,气满。或中、石门主咳逆上气,涎出多唾。章门、石门、阴交主奔豚上气。阴交、石门主两丸骞。

(2)《千金翼方》:绝嗣不生,漏下赤白,灸泉门十壮三报之,石门穴……主妇人气痛,坚硬,产后恶露不止,遂成结块,崩中断绪,日灸二七至一百止。

(3)《针灸资生经》:小腹拘急痛,石门、水分。

(4)《针灸大成》:妇女多子,石门、三阴交。

2. 现代研究进展

张鸥等针刺石门穴治疗湿热蕴结下焦之急性尿路感染,针刺石门、三阴交治疗肾虚小儿遗尿,临床疗效佳[张鸥,韩红.石门穴临床应用举隅.上海中医药杂志,2003,37(1):44-45]。

【安全针刺法】直刺 1.0~2.0 寸,宜多灸。孕妇禁针。

水　分

【定位】仰卧,在上腹部,前正中线上,当脐中上 1 寸。

【类属】属任脉。

【穴性】利水消肿,健脾理气。

【主治病证】

1. 水湿停滞之水肿、头面浮肿、鼓胀、小便不通诸症。

2. 脾失健运之腹痛、肠鸣、泄泻诸病症。

【常用配伍】

1. 配肺俞、三焦俞、偏历、合谷、阴陵泉,针刺泻法,疏风利水,治疗风遏水阻、流溢肌肤之风水。

2. 配脾俞、阴陵泉、三阴交,针刺补泻兼施,健脾利水,治疗脾虚水肿。

3. 配脾俞、中脘、天枢、阴陵泉、足三里,针刺补泻兼施,健脾理气、利水祛湿,治疗脾虚腹痛、腹胀、纳呆、肠鸣、泄泻等。

4. 配中脘、足三里、合谷、公孙,针刺泻法,灸中脘,散寒止痛,治疗寒积腹痛。

5. 配脾俞、肾俞、关元、足三里、复溜,针刺补法,宜灸,温补脾肾、化气行水,治疗脾肾阳虚之水肿、鼓胀等。

6. 配肾俞、会阳、气海、天枢、足三里,针刺补泻兼施,灸气海,治疗脾肾阳虚之腹胀、洞泄等。

【穴性文献辑录】

1.《针灸甲乙经》:痓,脊强,里紧腹中拘痛。

2.《外台秘要》:疗转筋欲死方者。又:主痓,脊强,里急腹中拘急痛。

3.《太平圣惠方》:主水气浮肿,鼓肠肠鸣,状如雷声,时上冲心。

4.《铜人腧穴针灸图经》:治腹坚如鼓,水肿肠鸣,胃虚胀不嗜食,绕脐痛,冲胸不得息。

5.《扁鹊神应针灸玉龙经》:水病灸之大良。

6.《普济方》:主水气浮肿,鼓胀,肠鸣如雷鼓声,时上冲心。

7.《针灸聚英》:主水病腹坚如鼓,转筋不嗜食,肠胃虚胀。

8.《针方六集》:主治水病腹肿如鼓。

9.《类经图翼》:主水病腹坚满肿如鼓,冲胸不得息。

10.《经穴解》:任之任病,水病腹坚肿如鼓,肠胃虚胀,绕脐痛冲心,腰脊急强,肠鸣状如雷声,上冲心,鬼击鼻出血,小儿囟陷。

11.《针灸集锦》(修订本)(郑魁山):和中理气,分利水湿。

12.《针灸腧穴学》(杨甲三):健脾利水。

13.《临床针灸学》(徐笨人):健脾利水,通调水道。

14.《针灸心悟》(孙震寰):运脾土,利水湿,通小便,消水肿。

15.《针灸腧穴手册》(杨子雨):利水消肿,分利水湿。

16.《针灸探微》(谢文志):通调水道,理气运脾。

17.《中医针灸通释·经脉腧穴学》(康锁彬):健脾利水,理气和中。

18.《针灸腧穴疗法》(李平华):健脾理气,运化水湿。

19.《腧穴临床应用集萃》(马惠芳):健脾利水,通调水道。

20.《新编实用腧穴学》(王玉兴):健脾利水,和胃调肠。

21.《中医针灸经穴集成》(刘冠军):和中理气,分利水湿。

22.《腧穴学讲义》(于致顺):运脾土,利水湿。

23.《针灸辨证治疗学》(章逢润):利水湿,健脾胃。

24.《石学敏针灸学》(石学敏):健脾胃,消水湿。

25.《腧穴类编》(王富春):通调水道,理气止痛。

26.《传统实用针灸学》(范其云):利水消肿,分利水湿。

【古今应用辑要】

1. 古代文献摘录

(1)《神农本草经》:腹胀水肿,可灸十四壮至二十一壮。

(2)《肘后备急方》:治卒得鬼击方……又:灸脐上一寸七壮。

(3)《备急千金要方》:治反胃吐食,灸二十壮。

(4)《千金翼方》:身重,灸水分百壮,针入一寸补之。

(5)《圣济总录》:水分、石门,主少腹中拘急痛。

(6)《针灸资生经》:水肿……灸水分与气海。

(7)《扁鹊神应针灸玉龙经》:单腹疼,宜泻,气满腹痛,先补后泻。

(8)《席弘赋》:兼气海治水肿。

(9)《针灸大成》:绕脐痛,水分、神阙、气海。

(10)《百证赋》:兼阴陵能去水肿盈脐。

(11)《勉学堂针灸集成》:浮肿,水分、三阴交、脾俞。

2. 现代研究进展

(1)桂斯立针补水分、阴交、肓俞、天枢、关元、中脘、足三里、三阴交、太溪,配温针灸肓俞、中脘、关元、足三里治疗脾肾阳虚型慢性肾盂肾炎并轻度肾功能不全;针补水分、阴交、肓俞、天枢、足三里、三阴交、支沟、照海、肾俞、气海俞、关元俞治疗脾肾阳气亏虚、阴阳失调型便秘,临床疗效佳[桂斯立.脐周四穴的临床应用.上海针灸杂志,2004,23(11):24]。

(2)原鸿雁运用开穴针灸治疗方法治疗肥胖病患者500例,体针基本穴取水分、中脘、天枢、关元、足三里、建里、梁丘、曲池、脾俞、胃俞,耳部基本穴取内分泌、神门、皮质下、饥点,其中脾虚湿盛型加阴陵泉、三阴交,脾虚肠燥型加上巨虚、支沟,脾虚型加肝俞、太冲、行间。减重达到6公斤以上320例,减重达到3公斤以上162例,无效18例,总有效率96.4%,半年以后体重稳定的达89%[原鸿雁.开穴针灸治疗肥胖病500例.陕西中医,2013,34(6):743-744]。

【**安全针刺法**】直刺1.0~2.0寸,可灸。

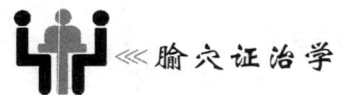

第十一章　祛风除湿通络穴

　　凡具有祛除风寒湿邪、解除风湿痹痛穴性的腧穴,称为祛风除湿通络穴。

　　祛风除湿通络穴主要用于治疗风寒湿邪侵袭人体肌肉、筋骨、经络所致的痹症、痿证、腰痛、头痛、半身不遂等病证,症见肢体疼痛、麻木、沉重、酸凉、关节不利、筋脉拘急或腰膝酸痛等。

　　运用祛风除湿通络穴时,应根据痹证的类型,选择相应穴性的腧穴。如风邪偏盛之行痹,应选择具有祛风通络穴性的腧穴;湿邪偏盛之着痹,应选择具有除湿通络穴性的腧穴;寒邪偏盛之痛痹,应选择具有散寒通络穴性的腧穴;外邪入里而从热化或郁久化热之热痹,应选择具有清热通络穴性的腧穴。

　　同时也应根据痹证的类型、邪犯的部位、病程的新久等,进行相应配伍。若风邪偏盛者,当配伍具有活血和营穴性的腧穴;若湿邪偏盛者,当配伍具有健脾渗湿穴性的腧穴;若寒邪偏盛者,当配伍具有温经补阳穴性的腧穴;若热邪偏盛者,当配伍具有清热凉血穴性的腧穴;若感邪初期,兼有表证者,当配伍具有解表穴性的腧穴;若病邪入里、气滞血瘀者,当配伍具有行气活血化瘀穴性的腧穴;若兼有痰浊者,当配伍具有祛痰降浊穴性的腧穴;若久病体虚者,当配伍具有滋补肝肾、补益气血穴性的腧穴等。无论何种证型,均可配伍病变局部腧穴或阿是穴。

　　祛风除湿通络穴多分布于四肢外侧、颈肩部、腰部,多归于手足三阳经。运用祛风除湿通络穴治疗疾病时,针刺操作时实证多施行泻法,虚证多施行补法或灸法,虚实不明显时施行平补平泻法。

　　根据祛风除湿通络穴的穴性偏向不同,本章分为祛风除湿穴、疏散外风穴、通经活络穴三类进行介绍。

第一节　祛风除湿穴

　　祛风除湿穴,具有祛风除湿、活络止痛的穴性,主要用于治疗感受风寒湿邪或风湿热邪,邪气闭阻所致的关节、肌肉疼痛麻木、筋脉拘挛、屈伸不利等症。

　　祛风除湿穴大多分布于肩背部和四肢部。犊鼻与膝眼因位于膝关节,故不宜直接灸,以免影响关节功能。运用祛风除湿穴治疗疾病时,针刺操作多施行泻法或平补平泻法,若寒湿甚者可加灸。

　　本节腧穴除具有祛风除湿的穴性外,部分腧穴尚具有止咳平喘、消肿散结的穴性,用于治疗瘰疬、咳喘、乳痈等病证,临证时可酌情选用。

阴　市

【定位】在大腿前面,当髂前上棘与髌底外侧端的连线上,髌底上3寸。

【类属】属足阳明胃经。

【穴性】温经散寒,除湿通络。

【主治病证】

1. 寒凝经脉之膝冷无力、腰痛、下肢不遂、疝气、腹痛诸症。

2. 寒湿阻滞之腹胀、水肿、脚气、腰腿疼诸病症。

【常用配伍】

1. 配环跳、风市、伏兔、膝阳关、阳陵泉、足三里、委中,针刺泻法或平补平泻法,温经散寒、通络止痛,治疗经脉痹阻之下肢不遂,腿膝冷痛、无力等。

2. 配肾俞、命门、腰阳关、阳陵泉、委中,针刺平补平泻法,命门可灸,温经通络,治疗寒湿腰腿痛。

3. 配关元、肝俞、太冲、太溪,针刺补泻兼施,关元可灸,温经散寒,治疗寒邪客于厥阴之寒疝腹痛。

4. 配关元、水分、三阴交,针刺平补平泻法,灸关元,温阳化气行水,治疗水湿停聚之水肿。

5. 配足三里、阳陵泉、三阴交、悬钟、阳辅,针刺平补平泻法,散寒除湿,治疗寒湿脚气。

【穴性文献辑录】

1.《黄帝明堂经》:主寒疝,下至腹膝膝腰,痛如清水,大腹(一作"小腹")诸疝,按之下至膝下伏兔中寒,疝痛腹胀满,痿厥少气。

2.《备急千金要方》:主腹中满,痿厥,少气。又:主寒疝下至腹膝,膝腰痛如清水,小(一作大)腹诸疝,按之下至膝上,伏兔中寒,疝痛,腹胀满,痿,少气。再:主消渴小便数。

3.《外台秘要》:主寒疝下至腹膝,腰痛如清水,大腹诸疝,按之下膝上,伏兔中寒痛,腹胀满。痿厥,少气。

4.《医心方》:主寒疝下至膝,腰痛,腹中胀满,痿厥,少气。

5.《太平圣惠方》:主寒疝,下至腰脚如冷水,小肠诸疝,按之在膝上,伏兔下寒痛,腹胀满,痿厥,少气也。又:主卒疝,小腹痛,腹痿,气少,伏兔中寒,腰如冷水。

6.《铜人腧穴针灸图经》:治寒疝,少腹痛胀满,腰已下伏兔上寒如注水。

7.《西方子明堂灸经》:主腹中满,痿厥少气,腰痛不可以顾。主膝上伏兔中寒,寒疝,小腹痛,厥痿气少,腰如冰水。

8.《针经摘英集》:治男子卒疝,少腹痛不可忍。

9.《普济方》:主寒疝下至腹膝,膝腰痛如清水,大腹诸疝,按之下膝上伏兔,膝寒痛,腹满,痿厥,少气。又:主寒疝,下至腰脚冷如水,小肠诸疝,按之在膝上伏兔下。

10.《琼瑶神书》:治脚冷,膝痛求得屈伸,麻木不仁。

11.《针灸聚英》:主腰脚如冷水,膝寒,痿痹不仁,不屈伸,卒寒疝,腹痿少气,小腹痛胀满,脚气,伏兔上寒,消渴。

12.《古今医统大全》:主治脚膝冷,痿痹不仁不得屈伸,寒疝,小腹痛满。

13.《针方六集》:主腿脚寒如冰水,酸疼无力,左膝右痿,小腹胀满,消渴,寒疝,脚气。

14.《类经图翼》:主治腰膝寒如注水,痿痹不仁,不得屈伸,寒疝,小腹痛满,少气。

15.《医学入门》:主腹满,痿厥,少气,腰如水冷,痛不可顾。

16.《循经考穴编》:主腰腿膝胫寒,乏力,痿痹不能屈伸。如两膝麻木不仁,单泻之;湿气重,不能久立,先补后泻。

17.《经穴解》:阴市之本病,腰脚如冷水,膝寒,痿痹不仁,不屈伸,脚气,脚以上伏兔以下寒,力痿少气,小腹痛,胀满,卒寒疝,消渴。

18.《医宗金鉴·刺灸心法要诀》:阴市主痹痿不仁,腹膝寒如注水侵,兼刺两足拘挛痹,寒疝少腹痛难禁。注:主治痿痹不仁,不得屈伸,腹膝寒如注水,两足拘挛痹痛,寒疝,少腹疼痛等症。

19.《针灸逢源》:治腰膝寒,痿痹不屈伸,寒疝,小腹满痛。

20.《重楼玉钥》:主治腰膝寒如注水,痿痹不仁,不得屈伸,寒疝小腹痛满,少气。

21.《针灸精粹》(李文宪):祛湿之穴。

22.《针灸集锦》(修订本)(郑魁山):疏经利节。

23.《针灸腧穴学》(杨甲三):通经祛寒,理气止痛。

24.《临床针灸学》(徐笨人):祛风除湿,益胃养阴。

25.《针灸心悟》(孙震寰):祛风胜湿,祛腰腿下受风湿,酸痛沉重。

26.《针灸腧穴手册》(杨子雨):散寒除湿,通经络,利关节。

27.《针灸探微》(谢文志):通经活络、清热利湿。

28.《中医针灸通释·经脉腧穴学》(康锁彬):通经祛寒,理气止痛。

29.《针灸腧穴疗法》(李平华):强腰膝,温下焦。

30.《腧穴临床应用集萃》(马惠芳):温经散寒,理气止痛。

31.《新编实用腧穴学》(王玉兴):祛风除湿,蠲痹止痛,舒筋活络。

32.《中医针灸经穴集成》(刘冠军):温下焦,强腰膝,散寒湿。

33.《针灸辨证治疗学》(章逢润):温肾散寒,强腰通络。

34.《石学敏针灸学》(石学敏):散风寒,通经络,利关节。

35.《珍珠囊穴性赋》(张秀玉):消目疾而疗面痛。

36.《传统实用针灸学》(范其云):散寒除湿,通经络,利关节。

【古今应用辑要】

1.《针灸甲乙经》:寒疝痛,腹胀满,痿厥,少气,阴市主之。

2.《备急千金要方》:三里、阴市、阳辅、蠡沟主腰痛不可以顾。又:大腹,灸阴市随年壮。再:水肿大腹,灸随年壮。

3.《针灸资生经》:阴市、肝俞,疗寒疝,腰脚如冷水。

4.《通玄赋》:膝胫痛阴市能医。

5.《灵光赋》:两足拘挛觅阴市。

6.《席弘赋》:心疼手颤少海问,若要除根觅阴市。

7.《玉龙赋》:兼风市,能驱腿足之乏力。

8.《针灸大成》:小腹痛,阴市、承山、下廉、复溜、中封、大敦、小海、关元、肾俞,随年壮。寒疝腹痛:阴市、太溪、肝俞。

9.《玉龙歌》:腿膝无力身立难,腹因风湿致伤残,倘知二市穴能灸,步履悠然渐自安。

10.《胜玉歌》:腿股转酸难移步,妙穴说与后人知,环跳、风市及阴市,泻却金针病自除。

【安全针刺法】直刺0.5~1.5寸,可灸。

犊 鼻

【定位】屈膝,在髌骨下缘,髌骨与髌韧带外侧凹陷中取穴。

【类属】属足阳明胃经。

【穴性】祛风除湿,通络止痛。

【主治病证】。

风寒湿热痹阻经脉之膝关节疼痛、屈伸不利、下肢麻痹、脚气诸病症。

【常用配伍】

1.配梁丘、阳陵泉、内膝眼、膝阳关、委中,针刺平补平泻法,通络止痛,治疗经脉痹阻之膝关节疼痛、肿胀、屈伸不利等。

2.配足三里、阴陵泉、三阴交、八风,针刺泻法,除湿通络,治疗湿邪下注之脚气。

【穴性文献辑录】

1.《灵枢》:主膝中痛。

2.《针灸甲乙经》:犊鼻肿,可刺,其上坚勿攻,攻之者死。

3.《黄帝明堂经》:主犊鼻肿,可灸,不可刺,其上坚勿攻,攻之者死。膝中痛不仁,难跪起。

4.《肘后备急方》:风毒脚气。又:灸治脚气。

5.《备急千金要方》:主膝不仁,难跪。又:凡犊鼻肿,可灸不可刺,若其上坚勿攻,攻之即死。再:主膝中痛不仁。

6.《外台秘要》:主犊鼻肿,先熨去之,其赤坚勿攻,攻者死,膝中痛不仁,难跪起,诸肿节溃者死,不溃可疗也。

7.《医心方》:主犊鼻肿,可灸不可刺,其上坚勿攻,膝中痛不仁。

8.《太平圣惠方》:主犊鼻肿,洗熨去之,其上坚勿攻,攻者死,膝中痛不仁,难跪起,诸肿节溃者死,不溃可疗。

9.《铜人腧穴针灸图经》：治膝中疼痛不仁，难跪起，膝膑痈肿，溃者不可治，不溃者可疗，若犊鼻坚硬，勿便攻，先以洗熨，即微刺之愈。

10.《西方子明堂灸经》：主膝中痛不仁，难跪起；膝膑痛，溃者不可治，不溃者可疗。

11.《痈疽神妙灸经》：治膝中痛不仁，难跪起，膝膑肿溃者不可治，不溃者可疗，若坚硬且勿攻，先以洗熨，即微刺之愈。

12.《普济方》：主犊鼻肿，洗熨去之，其上坚勿攻，攻者死。

13.《针灸聚英》：主膝中痛不仁，难跪起，脚气，膝膑肿，膝膑肿溃者不可治，不溃可治，若犊鼻坚硬，不便攻，先洗熨，微刺之愈。

14.《古今医统大全》：主膝中肿痛不仁，难跪起，脚气。

15.《针方六集》：主膝中痛不仁，难跪起，治鹤膝风，膝头红肿，宜三棱针出血。一方：膝膑肿溃者不治，不溃可治，犊鼻坚硬勿硬攻，先用洗熨，微刺之愈。

16.《类经图翼》：主治膝痛不仁，难跪起，脚气，若膝膑痈肿，溃者不可治，不溃者可疗。若犊鼻坚硬，勿硬攻之，先用洗熨，而后微刺之愈。

17.《外科大成》：治唇疽，膝痛。

18.《经穴解》：犊鼻之病，膝中痛不仁，难跪起，脚气，膝髌肿，溃者不可治，不溃者可治。若犊鼻坚硬，勿便攻，先洗熨之，微刺之则愈。

19.《循经考穴编》：主膝痛不仁，凡膝膑痛股者不可治，不溃者可治。若犊鼻坚硬，勿便攻之，宜先洗以熨，微针出血，余并不可刺，恐伤筋脉。

20.《针灸逢源》：治风邪湿肿，若膝膑肿溃者不可治，不溃者可疗，犊鼻坚硬勿硬攻，先用洗熨，而后微刺之。

21.《重楼玉钥》：主治膝痛不仁，难跪起。脚气。

22.《针灸集锦》（修订本）（郑魁山）：通利关节。

23.《针灸腧穴学》（杨甲三）：通经活络，理气止痛。

24.《临床针灸学》（徐笨人）：通经活络，散寒止痛。

25.《针灸腧穴手册》（杨子雨）：除湿热，利关节。

26.《针灸探微》（谢文志）：疏风散寒，通经活络。

27.《中医针灸通释·经脉腧穴学》（康锁彬）：通经活络，理气止痛。

28.《针灸腧穴疗法》（李平华）：通经，散寒，止痛。

29.《腧穴临床应用集萃》（马惠芳）：通经活络，消肿止痛。

30.《新编实用腧穴学》（王玉兴）：祛湿散寒，通利关节，活络止痛。

31.《中医针灸经穴集成》（刘冠军）：通经，散寒，止痛。

32.《新编简明针灸学》（闫乐法）：祛寒湿，利关节。

33.《针灸辨证治疗学》（章逢润）：通经活络，散寒止痛。

34.《石学敏针灸学》（石学敏）：祛寒湿，利关节。

35.《珍珠囊穴性赋》（张秀玉）：消目疾而疗面痛。

36.《传统实用针灸学》（范其云）：除湿热，利关节。

【古今应用辑要】

1. 古代文献摘录

(1)《灵枢·杂病》：膝中痛，取犊鼻，以员利针发而间之，针大如氂，利膝无疑。

(2)《备急千金要方》：凡脚气初得脚弱，使速灸之。初灸风市，次灸伏兔，次灸犊鼻，次灸膝两眼，次灸三里，次灸上廉，次灸下廉，次灸绝骨。凡此诸穴，灸不必一顿灸尽壮数，可日日报灸之，三日之中，灸全尽壮数为佳。凡脚气初得脚弱，使速灸之……亦依支法存旧法：梁丘、犊鼻、三里、上廉、下廉、解溪、太冲、阳陵泉、绝骨、昆仑、阴陵泉、三阴交、足太阴、复溜、然谷、涌泉、承山、束骨等凡一十八穴。

(3)《外台秘要》:灸脚气穴名,阳陵泉、绝骨、风市、昆仑、阳辅、上廉、下廉、太冲、犊鼻、膝目、曲泉、阴陵泉、中都、三阴交、复溜、少阳维、太阴、太阴跷、委中、承筋、承山、涌泉。

(4)《针灸大成》:膝以下病,灸犊鼻、膝关、三里、阳陵。

2. 现代研究进展

许广里针刺梁丘、犊鼻配合辨证取穴治疗膝关节滑膜炎患者60例,治愈41例,显效14例,有效3例,无效2例,总有效率96.67%[许广里,齐琳婧,顾灵溪.浅刺治疗膝关节滑膜炎的临床观察.吉林中医药,2010,30(11):976-976]。

【安全针刺法】直刺1.0~1.5寸。禁直接灸,艾条灸10~15分钟。

肩 贞

【定位】在肩关节后下方,臂内收时,肘后纹头上1寸(指寸)。

【类属】属手太阳小肠经。

【穴性】祛风通络,疏筋利节。

【主治病证】

1. 风寒湿痹阻经脉之肩胛痛、手臂麻木疼痛、不能上举、项痛、缺盆中痛诸症。

2. 外感风热之伤寒发热恶寒、耳鸣、耳聋诸症。

【常用配伍】

1. 配肩髃、肩髎、肩外俞、天宗、秉风,针刺平补平泻法,祛风散寒、通络止痛,治疗经脉痹阻之肩痛、不能上举等。

2. 配肩髃、曲池、支正、外关、合谷,针刺平补平泻法,疏经通络,治疗经气不利之手臂麻痛不举。

3. 配翳风、下关、听宫、外关,针刺泻法,清热聪耳,治疗风热耳鸣。

【穴性文献辑录】

1.《针灸甲乙经》:寒热,项疬适,耳无闻,引缺盆,肩中热痛麻痹不举。耳鸣无闻。

2.《备急千金要方》:颔痛引耳嘈嘈,耳鸣无所闻。手麻木不举。肩中热,头不可以顾。寒热,项疬。

3.《针灸大成》:主伤寒,寒热,耳鸣,耳聋,缺盆肩中热痛,风痹手足麻木不举。

4.《经穴解》:肩贞之本病,耳聋耳鸣,缺盆肩中热痛,风痹,手足麻木不举,伤寒寒热。

5.《针灸集锦》(修订本)(郑魁山):疏经利节。

6.《针灸腧穴学》(杨甲三):清头聪耳,通经活络。

7.《临床针灸学》(徐笨人):清热开窍,活血化瘀。

8.《针灸腧穴手册》(杨子雨):散风除湿,化瘀通络。

9.《针灸探微》(谢文志):通经活络,舒筋利节。

10.《中医针灸通释·经脉腧穴学》(康锁彬):清头聪耳,通经活络。

11.《针灸腧穴疗法》(李平华):祛风止痛。

12.《腧穴临床应用集萃》(马惠芳):清热止痛,通络聪耳。

13.《新编实用腧穴学》(王玉兴):舒筋活络,清热散结。

14.《中医针灸经穴集成》(刘冠军):祛风止痛,舒利关节。

15.《腧穴学讲义》:理气活络。

16.《针灸辨证治疗学》(章逢润):疏风活血,通络散结。

17.《石学敏针灸学》(石学敏):疏风,活血,散结。

18.《腧穴类编》(王富春):舒筋活络,清热散结。

19.《传统实用针灸学》(范其云):散风除湿,化瘀通络。

【古今应用辑要】

1. 古代文献摘录

（1）《黄帝内经太素》：灸寒热之法，与臂肩上陷者，灸之（臂肩亦取脉陷，疗寒热之输，肩贞等穴也）。

（2）《针灸甲乙经》：耳鸣无闻，肩贞、完骨。

（3）《备急千金要方》：颔痛引耳嘈嘈，耳鸣无所闻：肩贞、腕骨、阳谷、窍阴、侠溪。肩中热，头不可以顾：肩贞、关冲、肩髃。

2. 现代研究进展

袁军利电针肩贞、肩髃、肩前、曲池等穴配合曲安奈德注射液加 2% 利多卡因混合液穴位注射治疗肩周炎患者 85 例，其中肩内廉痛加尺泽、太渊，肩外廉痛加后溪、小海，肩前廉痛加列缺。痊愈 49 例，好转 36 例，总有效率 100%［袁军利.电针配合穴位注射治疗肩周炎 85 例.中国社区医师，2007，15（9）：101］。

【安全针刺法】直刺 0.5~1.0 寸，可灸。

臑　俞

【定位】在肩部，当腋后纹头直上，肩胛冈下缘凹陷中。

【类属】属手太阳小肠经。

【穴性】祛风通络，散结止痛。

【主治病证】

1. 风寒湿痹阻经脉之肩臂酸痛无力、肩肿诸症。

2. 痰瘀互结之瘰疬。

【常用配伍】

1. 配肩井、肩髃、肩髎、后溪，针刺平补平泻法，祛风散寒、通络止痛，治疗风寒湿痹阻经脉之肩痛、活动不利等。

2. 配肩髃、曲池、手三里、合谷，针刺平补平泻法，疏经通络，治疗肩臂酸痛无力、上肢不遂等。

3. 配风池、天宗、秉风，针刺平补平泻法，疏风通络，治疗风寒入络之肩背疼痛等。

4. 配扶突，针刺平补平泻法，化痰散结，治疗痰瘀互结之瘰疬。

【穴性文献辑录】

1.《针灸甲乙经》：寒热，肩肿引胛中痛，肩臂酸。

2.《针灸大成》：主臂酸无力，肩痛引胛，寒热，气肿颈痛。

3.《经穴解》：臑俞之本病，臂酸无力，肩痛引胛，寒热气肿，胫痛。

4.《针灸集锦》（修订本）（郑魁山）：疏筋利节。

5.《针灸腧穴学》（杨甲三）：活络，散结。

6.《临床针灸学》（徐笨人）：清热化痰，宣痹止痛。

7.《针灸腧穴手册》（杨子雨）：散风除湿，化瘀通络。

8.《针灸探微》（谢文志）：疏风活络，舒筋利节。

9.《中医针灸通释·经脉腧穴学》（康锁彬）：活络散结。

10.《针灸腧穴疗法》（李平华）：散风、舒筋、止痛。

11.《腧穴临床应用集萃》（马惠芳）：舒筋活络，消肿化痰。

12.《新编实用腧穴学》（王玉兴）：舒筋活络，止痛散结。

13.《中医针灸经穴集成》（刘冠军）：散风，舒筋，止痛。

14.《针灸辨证治疗学》（章逢润）：舒筋止痛，散寒祛风。

15.《石学敏针灸学》（石学敏）：舒筋，活络，散结。

16.《腧穴类编》（王富春）：祛风止痛，舒筋活络。

17.《传统实用针灸学》（范其云）：散风除湿，化瘀通络。

【古今应用辑要】

1. 古代文献摘录

(1)《针灸甲乙经》:肩臂不可举,臑俞、臂臑。

(2)《神应经》:胁痛,臑俞、阳谷、腕骨、支沟、申脉。

2. 现代研究进展

李万山等针刺臑俞穴治疗上肢瘫痪等症,其中肝阳上亢加风池、太阳、肝俞、肾俞、外关等穴,痰湿中阻加头维、内关、丰隆、阴陵泉、膻中、足三里等穴,气虚血瘀加百会、足三里、脾俞、胃俞、膈俞、神门等穴,肝肾亏虚加百会、悬钟、肾俞、太溪、关元、三阴交等穴[李万山,络华亭,李万瑶.臑俞穴的功用.蜜蜂杂志,2008,4(4):37]。

【安全针刺法】直刺或斜刺 0.5~1.5 寸,可灸。

天 宗

【定位】在肩胛部,当冈下窝中央凹陷处,与第四胸椎相平。

【类属】属手太阳小肠经。

【穴性】祛风通络,宣肺平喘,消肿散结。

【主治病证】

1. 风寒湿痹阻经脉之肩胛疫痛、肘臂外后侧痛、上肢不举、落枕诸病症。

2. 肺气不利之气喘、胸胁支满诸症。

3. 气血瘀滞之乳痈。

【常用配伍】

1. 配肩髃、臑俞、肩贞、秉风,针刺平补平泻法,祛风散寒、通络止痛,治疗风寒痹阻之肩胛疫痛。

2. 配肩贞、小海、支正,针刺平补平泻法,通络止痛,治疗经气不利之肘臂外后侧痛。

3. 配肩井、膻中、尺泽、周荣,针刺泻法,行气活血,治疗气血瘀滞之乳痈、乳癖等。

【穴性文献辑录】

1.《针灸甲乙经》:肩重,肘臂痛不可举。

2.《备急千金要方》:肩重,肘臂痛不可举。臂痛。

3.《针灸大成》:主肩臂酸疼,肘外后廉痛,颊颔肿。

4.《经穴解》:天宗之本病,肩背酸疼,肘外后廉痛,颊颔肿。

5.《针灸集锦》(修订本)(郑魁山):疏筋利节。

6.《针灸腧穴学》(杨甲三):通经活络,理气消肿。

7.《临床针灸学》(徐笨人):清热散结,宽胸解郁。

8.《针灸腧穴手册》(杨子雨):散风祛湿,疏筋利节。

9.《针灸探微》(谢文志):清热散结,疏经活络。

10.《中医针灸通释·经脉腧穴学》(康锁彬):通经活络,理气消肿。

11.《针灸腧穴疗法》(李平华):祛风活络。

12.《腧穴临床应用集萃》(马惠芳):通经活络,理气消肿。

13.《新编实用腧穴学》(王玉兴):舒筋活络,清热止痛,理气宽胸。

14.《中医针灸经穴集成》(刘冠军):疏风,活络,止痛。

15.《新编简明针灸学》:疏风解表,行气宽胸。

16.《针灸辨证治疗学》(章逢润):舒筋散风,行气宽胸。

17.《石学敏针灸学》(石学敏):疏风解表,行气宽胸。

18.《珍珠囊穴性赋》(张秀玉):治肩重能除肘臂痛。

19.《腧穴类编》(王富春):舒筋活络,清热止痛,宽胸理气。

20.《传统实用针灸学》(范其云):散风祛湿,疏筋利节,催乳。

【古今应用辑要】

1. 古代文献摘录

(1)《备急千金要方》:臂痛,天宗、肩窌、阳谷。

(2)《针灸资生经》:臂痛,天宗、五里。

2. 现代研究进展

(1)陈跃来等取天宗穴行上、下守气针法,配合肩前、肩髃、肩贞、条口治疗正气不足、寒湿痹阻经络之肩周炎;取天宗、肩井埋线,配合局部围刺、针泻肝俞、期门治疗肝气郁结型乳腺增生症,临床疗效佳[陈跃来,郑魁山.天宗穴针刺手法证治新探.上海中医药杂志,2000,34(3):30-31]。

(2)陈立峰采用利多卡因、维生素 B_{12}、地塞米松混合液穴位注射天宗、肩贞、巨骨、云门,配合中药治疗风寒湿型、瘀滞型、阳虚血凝型肩周炎患者 147 例,治愈 56 例,好转 70 例,未愈 21 例,总有效率 85.7%[陈立峰.水针配合中药辨证治疗肩周炎 147 例.长春中医药大学学报,2009,25(4):552-553]。

(3)王亚渭总结郭诚杰教授经验,针刺①屋翳、合谷、期门;②天宗、肩井、肝俞,并配合中药离子导入治疗乳腺增生病,其中肝火旺去合谷加太冲、侠溪,肝郁加阳陵泉,肝肾阴虚去肝俞加肾俞、太溪,气血双虚去肝俞、合谷加脾俞、足三里,临床疗效佳[王亚渭.郭诚杰教授针药结合治疗乳腺增生病的经验.陕西中医,2009,30(10):1362-1363]。

(4)朱英等治疗组取天宗、肩井、膈俞、肝俞、脾俞穴位埋线配合督脉(从大椎至腰阳关)及背腰部膀胱经走罐治疗乳腺增生病患者 68 例,其中肝郁痰凝型配丰隆治疗 43 例,冲任失调型配三阴交、足三里治疗 25 例;对照组口服乳康胶囊治疗 68 例。治疗组总有效率 95.59%,对照组总有效率 76.47%,治疗组疗效优于对照组[朱英,莫小勤,陈日兰.穴位埋线配合走罐治疗乳腺增生病 68 例.陕西中医,2010,31(2):209-211]。

【安全针刺法】直刺或斜刺 0.5~0.7 寸,可灸。

秉　风

【定位】在肩胛部,冈上窝中央,天宗直上,举臂有凹陷处。

【类属】属手太阳小肠经。

【穴性】祛风散寒,通络止咳。

【主治病证】

1. 风寒湿邪痹阻经脉之肩臂疼痛不举、上肢酸麻诸症。

2. 肺气不利之咳嗽。

【常用配伍】

1. 配天宗、肩井、肩髃、臑俞,针刺平补平泻法,除痹止痛,治疗经脉痹阻之肩背痛、不可举等。

2. 配肩髃、肩髎、曲池、外关、合谷,针刺平补平泻法,舒筋通络,治疗经气不利之上肢酸麻。

3. 配太渊、肺俞,针刺泻法,宣肺止咳,治疗肺气不利之咳嗽、咯痰。

【穴性文献辑录】

1.《针灸甲乙经》:肩痛不可举。

2.《黄帝明堂经》:肩痛不可举。

3.《针灸大成》:主肩痛不能举。

4.《经穴解》:秉风之本病,肩痛不能举。

5.《针灸集锦》(修订本)(郑魁山):疏筋利节。

6.《针灸腧穴学》(杨甲三):散风活络。

7.《临床针灸学》(徐笨人):通经活络,理气散风。

8.《针灸腧穴手册》(杨子雨):散风祛湿,疏筋利节。

9.《针灸探微》(谢文志):清热散风,疏经活络。

10.《中医针灸通释·经脉腧穴学》(康锁彬):散风活络。

11.《针灸腧穴疗法》(李平华):祛风舒筋。

12.《腧穴临床应用集萃》(马惠芳):疏风活络,止咳化痰。

13.《新编实用腧穴学》(王玉兴):疏风通络。

14.《中医针灸经穴集成》(刘冠军):舒筋,散风,止痛。

15.《新编简明针灸学》:疏通经络。

16.《针灸辨证治疗学》(章逢润):舒筋通络。

17.《石学敏针灸学》(石学敏):疏通经络,调理气血。

18.《腧穴类编》(王富春):祛风止痛,舒筋活络。

19.《传统实用针灸学》(范其云):散风祛湿,疏筋利节。

【古今应用辑要】

1.《针灸甲乙经》:肩痛不可举,天容、秉风。

2.《针灸资生经》:肩痛不能举,秉风、云门。

【安全针刺法】直刺 0.5~0.8 寸,可灸。

肩　髎

【定位】在肩髃后方,当臂外展时,于肩峰后下方呈现凹陷处。

【类属】属手少阳三焦经。

【穴性】祛风除湿,舒筋活络。

【主治病证】

风寒湿邪痹阻经脉之臂痛、肩重不能举、中风偏瘫、半身不遂、荨麻疹诸症。

【常用配伍】

1. 配肩髃、臑俞、曲池、外关、合谷,针刺平补平泻法,祛风除湿、通经止痛,治疗风湿阻络之肩臂手指疼痛、麻木等。

2. 配肩贞、肩髃、条口透承山,针刺泻法,舒筋通络,治疗经脉痹阻之肩臂疼痛不能举等。

3. 配颈夹脊、养老,针刺泻法,祛风散寒,治疗风寒阻络之落枕。

4. 配曲池、合谷、足三里、风市,针刺泻法,祛风清热、除湿止痒,治疗风湿热毒蕴结肌肤之荨麻疹。

【穴性文献辑录】

1.《针灸甲乙经》:肩重不举,臂痛。

2.《针方六集》:肩重不能举,臂肘痛。

3.《经穴解》:肩髎之本病,臂痛,肩重不能举。

4.《针灸精粹》(李文宪):泻四肢热。

5.《针灸集锦》(修订本)(郑魁山):疏经利节。

6.《针灸腧穴学》(杨甲三):祛风湿,通经络。

7.《临床针灸学》(徐笨人):祛风散寒,活血止痛。

8.《针灸腧穴手册》(杨子雨):散风湿,利关节。

9.《针灸探微》(谢文志):祛风胜湿,调理气血。

10.《中医针灸通释·经脉腧穴学》(康锁彬):通经活络,祛风除湿。

11.《针灸腧穴疗法》(李平华):祛风除湿,舒筋活络。

12.《腧穴临床应用集萃》(马惠芳):祛风利湿,疏通经络。

13.《新编实用腧穴学》(王玉兴):祛风除湿,舒筋活络。

14.《中医针灸经穴集成》(刘冠军):祛风湿,通经络。

15.《新编简明针灸学》(闫乐法):祛风湿,通经络。

16.《腧穴学讲义》(于致顺):祛风湿,调气血。

17.《针灸辨证治疗学》(章逢润):祛风湿,通经络。

18.《石学敏针灸学》(石学敏):祛风湿,通经络,调气血。

19.《珍珠囊穴性赋》(张秀玉):肩重不举肩髎求。

20.《腧穴类编》(王富春):祛风湿,通经络。

21.《传统实用针灸学》(范其云):散风湿,利关节。

【古今应用辑要】

1. 古代文献摘录

(1)《备急千金要方》:臂痛,肩髎、天宗、阳谷。又:肩中热,头不可以顾:肩髎、关冲、肩贞。

(2)《针灸大成》:半身不遂、中风:肩髎、绝骨、昆仑、合谷、曲池、手三里、足三里。

(3)《针灸逢源》:荨麻疹,肩髎、曲池、合谷、曲泽、足三里、环跳。

2. 现代研究进展

(1)王晨瑶等温针配合电针肩髎、肩前、肩髃治疗粘连期风寒湿型肩周炎患者 19 例,治愈 2 例,显效 12 例,有效 5 例,总有效率 100%[王晨瑶,方剑乔,石慧,等.“肩三针”温针配合电针治疗粘连期风寒湿型肩周炎 19 例.中医杂志,2011,52(20):1752-1754]。

(2)王小兵等电针肩髎、肩髃、肩前、曲池、外关、中渚、阿是穴,配合拔罐,口服独活寄生汤治疗风寒湿痹阻之肩周炎患者 109 例,痊愈 78 例,好转 31 例[王小兵,李永红.针罐药物结合治疗肩周炎疗效观察.中国社区医师,2007,23(22):49]。

【安全针刺法】直刺 0.7~1.0 寸,可灸。

环　跳

【定位】在股外侧部,侧卧屈股,当股骨大转子最凸点与骶管裂孔连线的外 1/3 与中 1/3 交点处。

【类属】属足少阳胆经。

【穴性】祛风除湿,温经散寒,清热通络。

【主治病证】

1. 风寒湿热痹阻经脉之腰胯痛、下肢痹痛、下肢瘫痪、半身不遂、遍身风疹、脚气、水肿。

2. 寒湿、湿热下注之痔疮、带下诸病。

【常用配伍】

1. 配风市、委中、三阴交、昆仑、阴陵泉、曲池,针泻曲池、阴陵泉,余穴针刺平补平泻法,祛风散寒、除湿通络,治疗风寒湿邪侵袭之髋部疼痛、腰腿痛、痹证、风疹、脚气、水肿等。

2. 配秩边、委中、血海、曲池、三阴交,针泻曲池、三阴交,余穴针刺平补平泻法,清利湿热、疏经通络,治疗湿热阻络之腰腿痛、痹证、痔疮、风疹、脚气等。

3. 配大肠俞、阳陵泉、委中、昆仑、间使、三阴交,针泻间使、三阴交,余穴针刺平补平泻法,行气活血、舒筋通络,治疗气滞血瘀之腰腿痛、膝踝肿痛、痹证、痿证、半身不遂等。

4. 配腰阳关、委中、合谷、三阴交,针补合谷、三阴交,余穴针刺平补平泻法,补益气血、通络止痛,治疗气血不足、筋骨失养之腰髋疼痛、下肢疼痛、痹证、痿证、半身不遂等。

5. 配殷门、阳陵泉、悬钟、肾俞、太冲、太溪,针补肾俞、太溪、太冲,余穴针刺平补平泻法,补益肝肾,治疗肝肾不足之腰腿痛,痿证,下肢麻痹、瘫痪等。

6. 配水沟、腰阳关、委中、昆仑、阿是穴,针刺泻法,活血通络,治疗闪挫腰痛。

【穴性文献辑录】

1.《素问》:邪客于足少阳之络,令人留于枢中痛,髀不可以举。

2.《灵枢》:主足痹不可举。

3.《针灸甲乙经》:腰胁相引痛急,髀筋瘈,胫痛不可屈伸,痹不仁。

4.《黄帝明堂经》:主髀枢中痛,不可举。腰脊相引急痛,髀筋瘈,胫痛不可屈伸,痹不仁。

5.《备急千金要方》:主胸胁痛无常处。腰胁相引急痛。胫痛不可屈伸。

6.《太平圣惠方》:冷痹,风湿,偏风,半身不遂,腰胯疼痛。

7.《铜人腧穴针灸图经》:治冷风湿痹,风疹,偏风,半身不遂,腰胯痛不得转侧。

8.《西方子明堂灸经》:胫痹不仁,髀不仁。

9.《神应经》:中风身体不遂,血凝气滞,浑身腰腿风寒湿痹,生疮,肿癞。

10.《针灸大成》:折腰莫能顾,冷风并湿痹,腿胯连腿痛,转侧主欹歔。

11.《经穴解》:环跳之本病,冷风湿痹不仁,风疹遍身,半身不遂,腰胯痛塞,膝不得转则伸缩。

12.《太乙神针附方》:治中风,中痰,半身不遂,腰胯强直,股痛引胁不得转身,诸风寒湿,风痹,风疹。

13.《医宗金鉴》:主治腰、胯、股、膝中受风寒湿气、筋挛疼痛。

14.《针灸逢源》:治冷风腰痹不仁,腰股膝痛不得转侧。

15.《针灸精粹》(李文宪):搜经络及四肢之风。

16.《针灸集锦》(修订本)(郑魁山):祛风利湿,疏筋利节。

17.《常用腧穴临床发挥》(李世珍):循经取穴,用泻法,通经活络,驱邪散滞;配透天凉,消散郁热;配艾灸或烧山火,温通经脉。局部取穴:用补法,配艾灸或烧山火,补益虚损;用泻法,驱邪散滞;配艾灸,温散寒湿。

18.《针灸腧穴学》(杨甲三):祛风湿,利腰腿。

19.《临床针灸学》(徐笨人):祛风除湿、舒筋利节。

20.《针灸腧穴手册》(杨子雨):祛风湿,通经络。

21.《针灸探微》(谢文志):通经活络,驱风散寒。

22.《中医针灸通释·经脉腧穴学》(康锁彬):祛风除湿,强利腰膝。

23.《针灸腧穴疗法》(李平华):祛风除湿,通经活络。

24.《腧穴临床应用集萃》(马惠芳):祛风湿,利腰腿。

25.《新编实用腧穴学》(王玉兴):回阳固脱,舒筋通络。

26.《中医针灸经穴集成》(刘冠军):祛风湿,利腰腿。

27.《新编简明针灸学》(闫乐法):疏通经络,强腰益肾,驱风散寒。

28.《腧穴学讲义》(于致顺):利腰腿,通经络。

29.《针灸辨证治疗学》(章逢润):强腰利髀,祛除风湿,舒筋通络。

30.《石学敏针灸学》(石学敏):疏通经络,强腰益肾,驱风散寒。

31.《珍珠囊穴性赋》(张秀玉):风寒湿痹环跳可祛。

32.《传统实用针灸学》(范其云):祛风湿,通经络。

33.《临床常用百穴精解》(王云凯):平补平泻法,疏通经络,调畅经气。补法:温通经脉,补益虚损。泻法:祛风驱邪,温散寒湿,活血行滞。

【古今应用辑要】

1.古代文献摘录

(1)《针灸资生经》:髀枢中痛不可举,环跳、束骨、交信、阴交、阴谷。又:胫痛不可屈伸,环跳、内庭。再:脚不能行,环跳、阳陵泉、巨虚下廉、阳辅。风疹:环跳、涌泉。

(2)《标幽赋》:中风环跳而宜刺。

(3)《扁鹊神应针灸玉龙经》:中风半身不遂,环跳、合谷、手三里、曲池、肩井、血海、阳陵泉、阴陵泉、足三里、绝骨、昆仑。

(4)《长桑君天星秘诀歌》:冷风湿痹,环跳、阳陵泉。

(5)《肘后歌》:腰腿疼痛十年春,应针环跳便惺惺。

(6)《针灸大成》:膝以上病,灸环跳、风市。

(7)《玉龙歌》:环跳能治腿股风,居髎二穴认真攻,委中毒血更出尽,愈见医科神圣功。

（8）《胜玉歌》：腿股转酸难移步，环跳、风市、阴市。

（9）《经穴解》：冷风寒湿之伤人下部也，未有不先中此穴者，故一切腰膝艰难痛苦治病，皆取此穴。

（10）《马丹阳天星十二穴》：环跳在髀枢，侧卧屈足取，折腰莫能顾，冷风并湿痹，腿胯连胀痛，转侧重欷歔，若人针灸后，顷刻病消除。

（11）《杂病穴法歌》：腰痛，环跳、委中。腰连脚痛：环跳、行间、风市。脚连胁腋痛：环跳、阳陵泉。冷风湿痹：环跳，阳陵泉、足三里。

（12）《采艾编翼》：脚气，环跳、三阴交、太冲、腿胯。

（13）《增订中国针灸治疗学》：挫闪腰痛，环跳、委中、昆仑、尺泽、阳陵、下髎。

（13）《简易针灸学》：下肢痿痹，环跳、阳关、阳陵、丘墟。

（14）《针灸心悟》（孙震寰）：环跳、风市腰腿风湿有灵。

2. 现代研究进展

（1）张玫辨证分型针灸治疗中风后遗症患者 75 例，总有效率为 86.67%。其中风痰阻络型选用人中、督脉、三阴交、内关、外关、环跳、足三里［张玫.辨证分型针灸治疗中风后遗症 75 例.实用中医内科杂志,2013, 27（1）:138-139］。

（2）张丽蓉等治疗组采用温针与齐刺法相结合的方法治疗阳虚寒凝型腰椎间盘突出症患者 70 例，主穴取腰夹脊穴、肾俞、腰阳关、悬钟，病在足太阳膀胱经取秩边、环跳、承扶、殷门、委中、承山，病在足少阳胆经取环跳、风市、阳陵泉、悬钟；对照组取穴同治疗组，只用常规电针治疗。治疗组总有效率 97.1%，对照组总有效率 78.4%，治疗组疗效明显优于对照组［张丽蓉,陈卫卫.齐刺温针法治疗腰椎间盘突出症 70 例.陕西中医, 2011,32（10）:1385-1386］。

（3）张巧玲等观察组电针深刺环跳、夹脊穴、委中、昆仑、风市、阳陵泉、阿是穴，针后局部絮刺拔罐治疗血瘀型腰椎间盘突出症患者 30 例；对照组取穴、电针同前，不行絮刺拔罐治疗 30 例。观察组总有效率 96.67%，对照组总有效率 80%，观察组疗效明显优于对照组［张巧玲,付晓红.絮刺火罐结合电针治疗血瘀型腰椎间盘突出症疗效观察.中医药学报,2009,37（5）:79-80］。

（4）钟颖辨证循经取穴治疗老年性骨关节病，其中肝肾亏虚型取肝俞、肾俞、命门、环跳、足三里、阴谷、阳陵泉、悬钟，辨证循经取穴组总有效率为 92%，非辨证循经取穴组总有效率 88%，辨证循经取穴组疗效优于非辨证循经取穴组［钟颖.辨证取穴治疗老年性骨关节病 50 例临床观察.湖南中医杂志.1994,10（5）:40-41］。

【安全针刺法】直刺 1.5~2.5 寸，可灸。

风　市

【定位】俯卧或侧卧，在大腿外侧部的中线上，当腘横纹上 7 寸，直立垂手时，中指尖处。

【类属】属足少阳胆经。

【穴性】祛风除湿，疏经通络。

【主治病证】

风寒湿热痹阻经脉之半身不遂、下肢痿痹、麻木、遍身瘙痒、疝气、脚气、历节风疮诸病症。

【常用配伍】

1. 配腰阳关、环跳、阳陵泉、间使、三阴交、血海，针泻间使、血海，行气散瘀、活血通络，治疗气血瘀滞之半身不遂、下肢麻木、腰腿痛、髋股痛、痹证等。

2. 配曲池、合谷、外关、血海、阴陵泉、三阴交，针泻曲池、阴陵泉，清利湿热，治疗湿热浸淫之髋股痛、腰腿痛、痿证、痹证、遍身瘙痒、荨麻疹等。

3. 配承山、丰隆、阴陵泉、足三里、太白、脾俞，针泻阴陵泉，针补足三里、太白、脾俞，健脾利湿，治疗脾虚湿盛之痿证、腰腿痛等。

4. 配环跳、足三里、悬钟、三阴交、合谷，针补合谷、三阴交，补益气血，治疗气血亏虚之痿证，下肢痹痛、麻木等。

5.配环跳、曲泉、悬钟、复溜、太溪,针补曲泉、复溜、太溪,补益肝肾,治疗肝肾不足之腰腿痛、半身不遂、下肢麻木、痿证、痹证等。

6.配足三里、三阴交、尺泽、内庭、复溜,针泻尺泽、内庭,针补复溜,滋阴生津、润燥荣筋,治疗肺燥津伤之痿证。

7.配蠡沟、关元、三阴交、太冲,针刺平补平泻法,灸关元,温经散寒,治疗寒凝厥阴之疝气。

【穴性文献辑录】

1.《备急千金要方》:两膝挛痛,引胁拘急。缓纵痿痹,腿膊痛冷不仁。

2.《太平圣惠方》:冷痹,脚胫麻,腿膝酸痛,腰尻重,起坐难。

3.《铜人腧穴针灸图经》:冷风湿痹,风疹偏风半身不遂,腰胯痛不得转侧。

4.《针灸大成》:主中风腿膝无力,脚气,浑身瘙痒,麻痹,疠风疮。

5.《景岳全书》:风痹疼痛之要穴。

6.《医学入门》:疠风疮,中风,腿膝无力,浑身痛痒,麻痹。

7.《经穴解》:风市之本病,中风腿膝无力,脚气,浑身搔氧,疠风疮。

8.《循经考穴编》:中风瘫痪,顽麻冷痹,一切股膝腨足酸疼肿重,动履艰难之疾。

9.《医宗金鉴》:腿中风湿,疼痛无力,脚气,浑身瘙痒麻痹。

10.《针灸集锦》(修订本)(郑魁山):祛风利湿,舒筋活络。

11.《常用腧穴临床发挥》(李世珍):辨证取穴,用泻法配艾灸,祛风散寒。局部取穴:用泻法,驱邪散滞,配透天凉,舒筋活络,消散局部郁热;配艾灸或烧山火,温经通络散邪;用补法,强壮筋脉。

12.《针灸腧穴学》(杨甲三):祛风湿,调气血,通经络。

13.《临床针灸学》(徐笨人):活血通络,祛风散寒。

14.《针灸心悟》(孙震寰):祛风散寒,舒筋止痛。

15.《针灸腧穴手册》(杨子雨):祛风湿,通经络。

16.《针灸探微》(谢文志):疏风清热,通经活络。

17.《中医针灸通释·经脉腧穴学》(康锁彬):祛风除湿,调理气血,通经活络。

18.《腧穴临床应用集萃》(马惠芳):祛风湿,调气血,通经络。

19.《新编实用腧穴学》(王玉兴):舒筋活络,散风祛湿。

20.《中医针灸经穴集成》(刘冠军):祛风湿,疏经络。

21.《新编简明针灸学》(闫乐法):祛风湿,通经络。

22.《腧穴学讲义》(于致顺):祛风寒,强筋骨。

23.《针灸辨证治疗学》(章逢润):祛风湿,强筋骨,疏经络。

24.《石学敏针灸学》(石学敏):祛风寒,强筋骨。

25.《传统实用针灸学》(范其云):祛风湿,通经络。

26.《临床常用百穴精解》(王云凯):平补平泻法,疏通经络、调和气血;补法:壮筋补虚;泻法:祛风散寒,除湿行滞,活络止痛。

【古今应用辑要】

1.《备急千金要方》:凡脚气得弱脚,使速灸之……初灸风市,次灸伏兔,次灸犊鼻,次灸两膝眼,次灸三里,次灸上廉,次灸绝骨。

2.《针灸资生经》:脚弱,风市、犊鼻、足三里、绝骨。

3.《医说》:足痹痛掣不可忍,风市、肩髃、曲池。

4.《全生指迷方》:痹证始觉脚弱,速灸风市、犊鼻、足三里。

5.《神应经》:风痹脚胫麻木,风市、环跳。又:偏风半身不遂,风市、肩髃、曲池、列缺、合谷、手三里、环跳、委中、绝骨、丘墟、阳陵泉、昆仑、照海。

6.《玉龙赋》:腿脚乏力,风市、阴市。又:风市、阴市驱腿脚之乏力。

7.《医学纲目》:脚弱无力,灸太冲、厉兑、风市。

8.《针灸大成》:腰疼难动,风市、委中、行间。腿痛:风市、阴市。脚气:一风市(百壮或五十壮),二伏兔(针三分,禁灸),三犊鼻〔五十壮〕,四膝眼,五三里(百壮),六上廉,七下廉(百壮),八绝骨。

9.《玉龙歌》:膝腿无力身立难,原因风湿致伤残,倘知二市穴能灸,步履悠然渐自安。

10.《胜玉歌》:腿股转痠难移步,妙穴说与后人知,环跳风市及阴市。

11.《杂病穴法歌》:腰连脚痛怎生医,环跳行间与风市。

12.《针灸临床经验辑要》:荨麻疹,风市、曲池、足三里。

13.《新针灸手册》:足痿,风市、承山、昆仑、飞扬、环跳、阳陵。

14.《针灸十四经要穴主治歌》:风市主治腿中风,两膝无力脚气冲,兼治浑身麻疹痒,艾火烧针皆就功。

【安全针刺法】直刺 1.0~1.5 寸,可灸。

中　渎

【定位】俯卧或仰卧,在大腿外侧,当风市下 2 寸,或在横纹上 5 寸,股外侧肌与股二头肌之间。

【类属】属足少阳胆经。

【穴性】祛风除湿,疏经通络。

【主治病证】

风寒湿邪痹阻经脉之下肢痿痹麻木、腿膝痠痛、半身不遂、筋痹不仁诸症。

【常用配伍】

1. 配环跳、阳陵泉、足三里、委中、昆仑,针刺平补平泻法,通经活络,治疗经脉痹阻之下肢不遂、痿痹不仁、半身不遂等。

2. 配风市、阳陵泉,针刺泻法,祛风养血,治疗风入营血、蕴结肌表之肌肤麻木。

3. 配梁丘、血海、膝眼、阳陵泉,针刺平补平泻法,祛风除湿、通络止痛,治疗膝部经络不通之膝关节疼痛、肿胀、屈伸不利等。

【穴性文献辑录】

1.《针灸甲乙经》:寒气在分肉间痛,上下痹不仁。

2.《铜人腧穴针灸图经》:治寒气入于分肉之间,痛攻上下,筋痹不仁。

3.《经穴解》:中渎之本病,寒气客于分肉间,攻痛上下,筋痹不仁。

4.《针灸集锦》(修订本)(郑魁山):舒筋活络。

5.《针灸腧穴学》(杨甲三):通经活络,祛风湿。

6.《临床针灸学》(徐笨人):祛风通络,温经散寒。

7.《针灸腧穴手册》(杨子雨):祛风除湿,疏筋活络。

8.《针灸探微》(谢文志):舒筋活络,驱风散寒。

9.《中医针灸通释·经脉腧穴学》(康锁彬):通经活络,祛风除湿。

10.《针灸腧穴疗法》(李平华):舒筋活络。

11.《腧穴临床应用集萃》(马惠芳):通经活络,祛风散寒。

12.《新编实用腧穴学》(王玉兴):舒筋活络。

13.《中医针灸经穴集成》(刘冠军):祛风活络。

14.《针灸辨证治疗学》(章逢润):疏经络,祛风寒。

15.《石学敏针灸学》(石学敏):舒筋活络,祛风散寒。

16.《传统实用针灸学》(范其云):祛风除湿,舒筋活络。

【古今应用辑要】

1.《针灸大成》:痿,针中渎、环跳,灸足三里、肺俞。又:胁痛,中渎、丘墟。

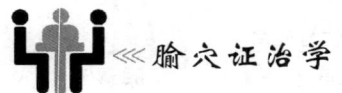《腧穴证治学》

2.《增订中国针灸治疗学》:髀胫急痛,中渎、阳关、风市、悬钟。

3.《针灸正宗》:足痿麻木,中渎、臑会、消泺、四渎、外关、居髎、环跳、风市、阳关、阳陵泉。

【安全针刺法】直刺1.0~1.5寸,可灸。

膝 关

【定位】在小腿内侧,当胫骨内上髁的后下方,阴陵泉后1寸,腓肠肌内侧头的上部。

【类属】属足厥阴肝经。

【穴性】祛风除湿,通利关节。

【主治病证】

风寒湿热之邪痹阻经脉之膝髌肿痛、历节风痛、下肢痿痹、鹤膝风诸症。

【常用配伍】

1. 配膝眼、梁丘、血海、阳陵泉,针刺平补平泻法,散寒除湿、通痹止痛,治疗寒湿痹痛、历节风痛等。

2. 配阴市、委中、阴陵泉、足三里、行间,针刺泻法,清热除湿、通络止痛,治疗湿热下注之膝髌红肿疼痛、鹤膝风。

3. 配环跳、风市、阳陵泉、足三里、承山、三阴交,针刺平补平泻法,通经活络,治疗经脉痹阻之下肢痿痹。

【穴性文献辑录】

1.《针灸甲乙经》:膝内廉痛引髌不可屈伸,连腹引咽喉痛。

2.《黄帝明堂经》:主膝内廉痛引髌,不可屈伸,连腹引咽喉痛。

3.《铜人腧穴针灸图经》:治风痹,膝内痛引膑不可屈伸,喉咽中痛。

4.《琼瑶神书》:治膝眼红肿,脾家受湿,脚软无力。

5.《针方六集》:主风痹,膝内痛不可屈伸,膝大红肿,咽喉痛。

6.《类经图翼》:主治风痹,膝内肿痛引膑不可屈伸及寒湿走注,白虎历节风痛,不能举动,咽喉中痛。

7.《医学入门》:主喉痛、风痹,膝内痛引膑不可屈伸。

8.《循经考穴编》:主鹤膝风痹、腰脚不能动履。

9.《外科大成》:治透膝疽。

10.《采艾编翼》:治风痒。

11.《针灸逢源》:治膝内廉痛引膑不可屈伸。

12.《经穴解》:肝之病肝病,风瘅膝内廉痛,引膑不可屈伸。肝之肺病:咽喉中痛。

13.《针灸精粹》(李文宪):治腿膝诸风。

14.《针灸集锦》(修订本)(郑魁山):通利关节。

15.《针灸腧穴学》(杨甲三):散风湿,利膝关。

16.《临床针灸学》(徐笨人):祛风除痹,疏筋利节。

17.《针灸腧穴手册》(杨子雨):祛风清热,通利关节,散寒除湿,调和气血。

18.《针灸探微》(谢文志):通经活络,散瘀消肿。

19.《中医针灸通释·经脉腧穴学》(康锁彬):散风除湿,通利关节。

20.《针灸腧穴疗法》(李平华):膝髌肿痛,历节风痛,下肢痿痹。

21.《腧穴临床应用集萃》(马惠芳):祛风除湿,疏利关节。

22.《新编实用腧穴学》(王玉兴):散寒除湿,通利关节。

23.《中医针灸经穴集成》(刘冠军):散寒除湿,通经利节。

24.《腧穴学讲义》(于致顺):疏肝、通络。

25.《针灸辨证治疗学》(章逢润):通经脉,祛风湿,利关节。

26.《石学敏针灸学》(石学敏):通经络,祛风湿,利关节。

27.《传统实用针灸学》(范其云):寒湿流注,历节风痛,咽部疼痛。

【古今应用辑要】

1.《针灸甲乙经》:膝内廉痛引髌不可屈伸,连腹引咽喉痛,膝关主之。

2.《针灸资生经》:膝酸痛,膝关、三里。

3.《针灸大全》:鹤膝风,膝关、临泣、行间、额顶、阴陵泉。

4.《针灸大成》:配委中或加三里、阴市治两膝红肿疼痛。

5.《针灸正宗》:历节风病,四肢关节奇肿,疼痛不可按,难以行动:膝关、肩内、曲池、合谷、环跳、犊鼻、商丘、风市。

【安全针刺法】直刺 1.0~1.5 寸,可灸。

膝　眼

【定位】屈膝,在髌韧带两侧凹陷处,在内侧的称内膝眼,在外侧的称外膝眼,又为犊鼻穴。

【类属】属经外奇穴。

【穴性】祛风除湿,健膝通络。

【主治病证】

1. 风寒湿热之邪痹阻经脉之膝髌肿痛、腿痛、鹤膝风、脚气诸病症。

2. 肾虚之腰膝酸软。

【常用配伍】

1. 配血海、阴陵泉、曲池、合谷、内庭,针刺泻法,清热通络、散邪止痛,治疗风湿热邪痹阻经络之膝部红肿疼痛、鹤膝风。

2. 配关元、鹤顶、足三里,针刺泻法,温针灸或灸关元,温散寒湿,治疗寒湿阻络之膝以下冷痛、重着沉痛等。

3. 配血海、阴陵泉、丰隆、三阴交,针刺泻法,祛痰化瘀,治疗痰瘀阻络之膝部疼痛、强直肿大、遇冷加重、屈伸不利等。

4. 配肾俞、关元、阳陵泉、足三里、太溪,针刺补法,温肾补阳、散寒通络,治疗肾虚腰膝酸软。

5. 配足三里、三阴交、阴陵泉、八风,针刺平补平泻法,除湿通络,治疗风湿脚气。

【穴性文献辑录】

1.《经穴解》:主治膝冷痛不已。

2.《针灸集锦》(修订本)(郑魁山):通利关节。

3.《常用腧穴临床发挥》(李世珍):用泻法,祛邪散滞,行血祛瘀;配透天凉,消散郁热;配艾灸或烧山火,温散寒湿;用补法,健膝补虚。

4.《针灸腧穴学》(杨甲三):利腿膝。

5.《中医针灸通释·经脉腧穴学》(康锁彬):疏利关节。

6.《针灸腧穴疗法》(李平华):祛风湿,通经络。

7.《腧穴临床应用集萃》(马惠芳):除湿活络,通利关节。

8.《新编实用腧穴学》(王玉兴):祛风除湿,舒筋利节,活络止痛。

9.《中医针灸经穴集成》(刘冠军):通利关节。

【古今应用辑要】

1. 古代文献摘录

(1)《备急千金要方》:凡脚气初得,脚弱。

(2)《玉龙歌》:膝头红肿不能行,必针膝眼膝关穴。

(3)《针灸大成》:鹤膝风。

(4)《类经图翼》:膝冷痛不已,膝腿肿痛。

2. 现代研究进展

李俐等温针灸组温针灸内膝眼、外膝眼、阳陵泉治疗阳虚寒凝型膝骨性关节炎患者 40 例,单纯针刺组治疗 40 例,两组治疗前后症状积分及临床疗效比较,温针灸组均优于单纯针刺组[李俐,洪昆达,吴明霞,等.温针灸治疗阳虚寒凝型膝骨性关节炎 40 例.福建中医药,2010,41(5):37]。

【安全针刺法】向膝中斜刺 0.5~1.0 寸,或透刺对侧膝眼;可灸。

第二节　疏散外风穴

疏散外风穴,具有疏风清热、舒筋通络的穴性,主要用于治疗外风所致的口眼㖞斜、面痛、面痒、眼睑瞤动、头痛、颈项强痛等症。

疏散外风穴大多分布于头面部、肩背部,其次分布于四肢部。位于面部及上背部的腧穴针刺时应注意针刺角度和深度,避免损伤重要脏器。大迎因位于面动脉搏动处,针刺时应注意避开动脉。运用疏散外风穴治疗疾病时,针刺操作多施行泻法或平补平泻法。

本节腧穴除具有疏风通络的穴性外,部分腧穴尚具有散结消肿、通调督脉的穴性,用于治疗瘰疬、癫狂痫等病证,临证时可酌情选用。

肩　髃

【定位】在肩部,三角肌上,臂外展,或向前平伸时,当肩峰前下方凹陷处。

【类属】属手阳明大肠经。

【穴性】疏风散热,通络散结。

【主治病证】

1. 风邪入络之肩背上肢痛、肩臂不能上举、中风、半身不遂诸病症。

2. 风热蕴结肌肤之风疹、瘾疹诸病症。

3. 气滞痰凝之瘰疬。

【常用配伍】

1. 配肩髎、曲池、合谷、环跳、足三里、悬钟,针刺平补平泻法,疏经通络止痛,治疗风寒湿痹阻之关节疼痛,气血瘀滞之半身不遂等。

2. 配肩髎、曲池、手三里、外关、合谷,针刺泻法,祛风通络,治疗风痰阻络之上肢麻木、上肢不遂、疼痛等。

3. 配天宗、肩髎、曲池、条口透承山,针刺泻法,舒筋利节,治疗经脉痹阻之肩臂痛、上举不利、肘臂疼痛等。

4. 配曲池、支沟、肘尖、三间、章门,针刺泻法,清热散风、软坚散结,治疗风热瘰疬。

5. 配阳溪、大椎、曲池、三阴交,针刺泻法,疏散风热、和营止痒,治疗风热瘾疹、风疹等。

【穴性文献辑录】

1.《针灸甲乙经》:肩中热,指臂痛。

2.《备急千金要方》:肩贞、关冲、肩髃主肩中热,头不可以顾。

3.《千金翼方》:肩髃主偏风半身不随,热风,头风,刺风,手不上头,捉物不得,挽弓不开,臂冷酸痛无力。

4.《太平圣惠方》:主疗偏风半身不遂,热风,疼风,胸俯仰风,刺风,风虚,手不得向头,捉物不得。挽弓不开,臂细无力酸疼,臂冷而缓。

5.《西方子明堂灸经》:主疗偏风不遂,热风瘾疹,手臂挛急,捉物不得,臂细无力,筋骨酸疼,肩中热,头不可以顾。

6.《扁鹊神应针灸玉龙经》:治中风半身不遂,手背挛急,筋骨酸痛,风热瘾疹。

7.《普济方》:《铜人经》云……疗偏风半身不遂,热风隐疹,手臂挛急,捉物不得,挽弓不开,臂细无力,筋骨酸疼,主胸俛仰刺风,风虚,手不得上头,臂冷而缓。《西方子》云:疗肩中热,头不可以顾。

8.《古今医统大全》:主治中风,偏风半身不遂,手足不遂,肩臂痛手不能向头上,劳气泄精,憔悴,伤寒作热不已,四肢热,诸瘿气。

9.《针灸聚英》:主中风手足不随,偏风,风痪,风癫,风痨,半身不遂,热风,肩中热……肩臂疼痛,臂无力,手不可向头挛急,风热,瘾疹,颜色枯焦,劳气泄精,伤寒、热不已,四肢热,诸瘿气。

10.《针方六集》:主中风,肩臂痛,风痪不随,半身不遂,肩中热,头不可回顾,手不可及头,挛急,瘾疹,瘿气。

11.《类经图翼》:主治中风、偏风半身不遂,肩臂筋骨酸痛不能上头,伤寒作热不已,劳气泄精,憔悴,四肢热,诸瘿气,瘰疬。

12.《医学入门》:主偏风不遂,手臂挛急,臂细无力,筋骨酸疼,肩中热,头不可顾,凡一切风热瘾疹。又:主瘫痪,肩肿,手挛。

13.《循经考穴编》:主诸风瘫痪,手不能向头,头不得回顾,若肩膊肿疼,泻之,冷风痛痹,先补后泻。唐鲁州刺史库狄嵚风痹不能挽弓,甄权为刺肩髃,进针即射。

14.《针灸逢源》:治胸中有瘀血,肩臂不得屈伸。

15.《经穴解》:肩髃之本病,中风,手足不逆,偏风,风痪风痨,风病半身不遂,热病肩中热,头不可回顾,肩臂疼痛,臂无力,手不能向头,挛急,诸瘿气。肩髃之肺病:风热瘾疹,颜色枯焦,四肢热,伤寒热不已。肩髃之肾病:气劳泄精。

16.《针灸指南》:主中风手足不随,偏风半身不遂,热风,肩中热……肩臂疼痛,手不能举,挛急,风热瘾疹。

17.《高等针灸学讲义》:主治半身不遂,动脉硬化症。血压亢进,后头部及肩胛部痉挛,上膊神经痛。

18.《古法新解会元针灸学》:主治疬节风疼,两足疼,腘串疼,咳嗽,腰疼,肩臂四肢疼,湿毒湿毒,气部,肝气传经,中风半身不遂,暗不能语,痪风,骨节筋挛,瘾疹不出,腰色枯焦,劳气泄精,肢麻,腰强疼,胯坠,咳嗽,失音短气,气瘿,瘰疬,牙疼,头痛。此穴有升阳散火之功,清气宣痰,舒经和络而开胸。室女妇人,经血不通,气血滞,胁肋连背串痛,肝气缠胃不解,麻木,慢性中风,上部一切诸症,十二经穴配合皆收功。

19.《针灸学简编》:系手阳明大肠经与阳跷脉之会穴。又:主治中风半身不遂,手臂挛急,臂细无力,筋骨酸痛,肩、背、臂肿痛,手不能向头,头不得回顾,风热,瘾疹,甲状腺肿等。又:疏风活络,调和气血,通利关节。

20.《针灸集锦》(修订本)(郑魁山):理气化痰,舒筋利节。

21.《常用腧穴临床发挥》(李世珍):用补法,壮筋补虚、强健关节;用泻法,舒筋活络、驱邪散滞;配透天凉,消散郁热。

22.《针灸腧穴学》(杨甲三):通经,活络,理气,散结。

23.《临床针灸学》(徐笨人):通经活络,利节止痛。

24.《针灸腧穴手册》(杨子雨):通经络,利关节,散瘀结。

25.《针灸探微》(谢文志):活血散风,通利关节。

26.《中医针灸通释·经脉腧穴学》(康锁彬):通经活络,理气散结。

27.《针灸腧穴疗法》(李平华):祛风湿,利关节。

28.《腧穴临床应用集萃》(马惠芳):通利关节,疏散风热。

29.《新编实用腧穴学》(王玉兴):舒筋活络,清热散结。

30.《中医针灸经穴集成》(刘冠军):祛风热,通经络,利关节。

31.《新编简明针灸学》(闫乐法):通经活络,散结止痛。

32.《腧穴学讲义》(于致顺):祛风湿,利关节。

33.《石学敏针灸学》(石学敏):疏经络,祛风湿,利关节,调气血。

34.《临床常用百穴精解》(王云凯):平补平泻法,疏风通络,通利关节。补法:养血柔筋。泻法:通经活络,理气散结。

35.《中华针灸学》:主治中风手足不遂,偏风,风痪,风瘰,肩中热……肩臂疼痛无力,手不能举,挛急,风热,瘾疹,颜色枯焦,劳气泄精,伤寒热不已,四肢热,瘿病。

36.《珍珠囊穴性赋》(张秀玉):肩髃止痛最治肩臂痹痛。

37.《新针灸学》:主治偏瘫,血压亢进,枕部和肩胛部诸肌痉挛,臂神经痛。

38.《新编针灸学》:对上臂神经痛及肩关节炎有效。

39.《中国针灸学》:主治半身不遂(中风,偏风),头部及肩胛部诸肌之痉挛(手臂挛痹,不能仰头),肱神经痛(肩臂筋骨酸痛),肩胛关节炎(肩端红肿痛),三角肌风湿等。

40.《针灸学》:主治肩臂痛,半身不遂,瘾疹。

【古今应用辑要】

1. 古代文献摘录

(1)《素问·水热穴论》:云门、髃骨、委中、髓空,此八者以泻四肢之热也。

(2)《备急千金要方》:治久风,卒风,缓急诸风,卒发动不自觉知,或心腹胀满,或半身不随,或口噤不言,涎唾自出,闭目,耳聋,或举身冷直,或烦闷恍惚,喜怒无常,或唇青口白,戴眼,角弓反张,始觉发动,即灸神庭,曲差、上关、下关、颊车、廉泉、囟会、百会、本神、天柱、陶道、风门、心输、肝输、肾输、膀胱输、曲池、肩髃、支沟、合谷、间使、阳陵泉、阳辅、昆仑。又:防风汤主偏风,甄权处疗安平公方……服一剂觉好,更进一剂即一度针,九剂九针即瘥,灸亦得。针风池一穴,肩髃一穴,曲池一穴,支沟一穴,五枢一穴,阳陵泉一穴,巨虚下廉一穴,凡针七穴即瘥。再:狠退风半身不遂,失音不语者,灸百会,次灸本神,次灸承浆,次灸风府,次灸肩髃,次灸心输,次灸手五里,次灸手髓孔,次灸手少阳,次灸足五里,次灸足髓孔,次灸足阳明各五百壮。

(3)《千金翼方》:偏风,半身不遂:肩髃、曲池、列缺。又:灸狠退风半身不随法,先灸天窗,次大门,次承浆,次风池,次曲池,次足髓孔,次手阳明,次脚五册次脚髓孔。次足阳明若有手足患不随,灸百会,次本神,次肩髃,次心俞,次手少阳,次足外踝下容爪。再:凡颜色焦枯,劳气失精,肩背痛,手不得上头,灸肩髃百壮。

(4)《太平圣惠方》:患刺风者,百日刺筋,百日刺骨,方可得瘥,灸亦得,然不及针。还以平手取其穴。日灸七壮,增至二七壮,以瘥为度。若发偏风不随,可至一(二)百。若更多灸,然手臂细。

(5)《铜人腧穴针灸图经》:疗偏风半身不遂,热风瘾胗,手臂挛急,捉物不得,挽弓不开、臂细无力,筋骨酸疼,可灸七壮至二七壮,以瘥为度。若灸偏风不遂,七七壮止,不宜多灸,恐手臂细。若风病筋骨无力,久不瘥,当灸不畏细也。刺即泄肩臂热气。唐库狄钦若患风痹,手臂不得伸,引诸医莫能愈。甄权针肩髃二穴,令将弓箭向垛射之如故。

(6)《针经摘英集》:治臂腢疼痛不可忍,刺足少阳经肩井穴,刺手阳明肩髃穴,次曲池穴,得气先泻后补之。灸亦大良,可灸二壮。又:治伤寒四肢热不已,泻手太阴经云门二穴,次针手阳明经肩髃二穴,次太阳经委中二穴,次督脉腰俞一穴……

(7)《扁鹊神应针灸玉龙经》:肩髃针二寸半。若手背红肿痛,泻之;寒湿麻木,补之。

(8)《痈疽神妙灸经》:乳痈之发,其证不一,有发正于乳上曰乳气,乳左曰侵囊,乳右曰乳疽,乳下曰乳岩,当乳头所发乳毒,俱当灸肩髃二十七壮。

(9)《长桑君天星秘诀歌》:手臂挛痹取肩髃。

(10)《针灸大成》:肩痹痛,肩髃、天井、曲池、阳谷、关冲。

(11)《百症赋》:兼阳溪能消瘾风之热极。又:手太阳、阳明、阳跷之会。一曰:足少阳、阳跷之会。又:诸瘿气瘰病。再:此穴若灸偏风不遂,自七壮至七七壮止。不可过多,恐致臂细。若风病筋骨无力久不瘥,当多灸不畏细也。

(12)《玉龙歌》:肩端红肿痛难当,寒湿相争气血狂,若向肩髃明补泻,管君多灸自安康。

(13)《胜玉歌》:两手酸痛难执物,曲池、合谷共肩髃。

(14)《类经图翼》:昔有病风痹,臂痛无力,不能挽弓,甄权于此进针即可射。此穴若灸偏风不遂,自七壮至七七壮止,不可过多,恐致臂细。若风病筋骨无力,久不瘥,当多灸,不畏细也。然灸不如刺。忌酒肉五辛浆水。此穴主泻四肢之热……

（15）《经穴解》：若风病，筋骨无力，久不瘥，灸不畏细。刺即泄肩臂热气。

（16）《采艾编翼》：肩髃，臂痛举臂取。

（17）《大乙神针附方》：肩髃穴……凡臂酸痛，不能捉物，针两穴。

（18）《针灸易学》：唐鲁州刺史库狄钦，风痹不能挽弓，甄权针肩髃，针进可射。

（19）《经穴图考》：灸瘰气，左右相当，男左十八，右十七壮；女右十八，左十七壮，再三以瘥止。

（20）《针灸学简编》：配天宗、肩髎治肩关节周围炎。配曲池、外关、合谷治上肢麻痹。

（21）《中华针灸学》：此穴为手太阳小肠经、手阳明大肠经、阳跷脉三脉之会。一曰：足少阳胆经、阳跷脉之会。

2. 现代研究进展

（1）冯春燕等取双侧肩髃刺络拔罐治疗荨麻疹患者 30 例，其中风邪型加肺俞，胃热型加胃俞，1 个疗程治愈 20 例，2 个疗程治愈 9 例，3 个疗程治愈 1 例，2 个月后随访，未见复发［冯春燕，沈建国.肩髃穴刺络拔罐治疗顽固性荨麻疹 30 例.上海针灸，2010，29（10）：628］。

（2）陈耀南灸中脘、肩髃，配合针刺外关、曲池、风市、阳陵泉治疗冲任失调、肝郁血热型荨麻疹；灸中脘、肩髃，配合针刺合谷、通谷、中脘、足三里治疗脾虚胃弱、寒湿阻滞型荨麻疹，临床疗效佳［陈耀南.灸中脘肩髃穴治疗荨麻疹.中医杂志，1991，10：23］。

（3）李永富针刺肩髃透极泉、肩内陵透肩外陵、阿是穴为主治疗肩周炎患者 500 例，其中风邪盛者取血海、膈俞，湿邪盛者取足三里、商丘，寒邪盛者取肾俞、关元；以手少阳经病痛为主者取中渚、陵下穴，以手太阳经病痛为主者取后溪、第四颈夹脊穴，以手阳明经病痛为主者取三间、条口透承山，以手太阴经病痛为主者取太渊、阴陵泉，以手厥阴经病痛为主者取大陵、曲泉，以手少阴经病痛为主者取神门、阴谷。痊愈 250 例，显效 200 例，好转 40 例，无效 10 例，总有效率 98%［李永富.针灸审因辨经治疗肩关节周围炎 500 例.陕西中医，2003，24（11）：1032］。

【安全针刺法】直刺或向下斜刺 0.8~1.5 寸，可灸。

巨 髎

【定位】面部，瞳孔直下，平鼻翼下缘处，当鼻唇沟外侧。

【类属】属足阳明胃经。

【穴性】疏风清热，疏经通络。

【主治病证】

1. 风邪入络之口眼㖞斜、眼睑眴动、唇颊肿、目翳诸症。

2. 风热上攻、火热上炎之鼻衄、齿痛、唇颊肿诸病症。

【常用配伍】

1. 配风池、翳风、地仓、颊车、合谷、外关，针刺平补平泻法，祛风通络，治疗风邪入中之口眼㖞斜。

2. 配太阳、阳白、攒竹、合谷，针刺泻法，疏风散热，治疗风热眼睑眴动。

3. 配天窗、合谷、翳风、颊车、商阳，针刺泻法，散风清热、止痛消肿，治疗风热唇颊肿痛。

4. 配迎香、商阳、内庭、合谷，针刺泻法，凉血止血，治疗胃热鼻衄。

5. 配地仓、下关、合谷、内庭，针刺泻法，清热止痛，治疗胃火齿痛。

【穴性文献辑录】

1.《备急千金要方》：主面恶风寒，颊肿痛。又：主目泪出，多眵瞁，内眦赤痛痒。生白肤翳。再：主口㖞僻不能言。再：主头面气胕肿。

2.《外台秘要》：主面目恶风寒，胕肿痛痛，招摇视瞻，瘈疭口僻，青盲无所见。远视䀮䀮，目中淫肤，白膜覆瞳子。

3.《医心方》：主面目恶风，翳膜，口僻，青盲。

4.《太平圣惠方》：主疗面风寒，鼻颇上肿。痈痛，招摇视白，瘈疭，口僻。

5.《铜人腧穴针灸图经》：治青盲无所见，远视□□，白膜覆瞳子，面风寒，鼻塞，颇上肿痈痛，瘈疭、口喎。

6.《西方子明堂灸经》：主疗风寒，鼻准上肿痈痛。动摇视瞻，瘈疭，口涎，目泪出，多赤，痛痒，生白翳覆瞳子。

7.《针灸聚英》：主瘈疭，唇颊肿痛，口喎僻，目障无见，青盲无见，远视㪿㪿，淫肤白膜，翳覆瞳子，面风鼻颇肿痈痛，招摇视瞻，脚气膝肿。

8.《古今医统大全》：主治瘈疭，唇颊肿痛，口喎僻。目瞳青盲无见，远视㪿㪿，面风，鼻颇肿，脚气肿痛。

9.《秘传眼科龙木论》：治青盲目无所见，远视㪿㪿，白翳覆瞳子面。

10.《针灸大成》：主瘈疭，唇颊肿痛，口喎僻，目障无见，青盲无见，远视㪿㪿，淫肤白膜，翳覆瞳子，面风鼻肿痈痛，招摇视瞻，脚气膝肿。

11.《针方六集》：主目障白膜，目盲无见，翳覆瞳子，鼻塞，面风颊肿，口喎，瘈疭，脚气瞳肿。

12.《类经图翼》：主治瘈疭，唇颊肿痛，口喎，目障，青盲无见，远视颇，面风鼻颇肿。脚气膝胫肿痛。

13.《医学入门》：主风寒，鼻准肿痛，瘈疭，口喎，目赤痛痒，多泪，白翳遮阔。

14.《经穴解》：巨髎之本病，风面鼻颇肿，唇颊肿痛，口喎僻，脚气膝肿，痈痛。巨髎之阳跷病：瘈疭，招摇视瞻。巨髎之肝病：目暗无见，青盲无见，远视㪿㪿，淫肤白翳覆瞳子。

15.《循经考穴编》：主鼻室口喎，目障目泪，努肉攀阔，面风颇肿。

16.《针灸集锦》（修订本）（郑魁山）：清热散风，疏经镇痛。

17.《常用腧穴临床发挥》（李世珍）：局部取穴，用泻法，驱邪散滞、舒筋活络；配透天凉，消散郁热；配艾灸或烧山火，温散风寒、舒筋活络；用补法，壮筋补虚、强健关节。

18.《针灸腧穴学》（杨甲三）：祛风明目，活络镇痛。

19.《临床针灸学》（徐笨人）：清热散瘀，明目退翳。

20.《针灸腧穴手册》（杨子雨）：清热散风，疏经活络。

21.《针灸探微》（谢文志）：清头明目，疏风活络。

22.《中医针灸通释·经脉腧穴学》（康锁彬）：祛风明目，通鼻开窍。

23.《针灸腧穴疗法》（李平华）：祛风通络，清热散风。

24.《腧穴临床应用集萃》（马惠芳）：清热息风，明目退翳。

25.《中医针灸经穴集成》（刘冠军）：祛风，活络。

26.《新编简明针灸学》（闫乐法）：疏风通络。

27.《针灸辨证治疗学》（章逢润）：散风活络，消肿止痛。

28.《石学敏针灸学》（石学敏）：疏风活络，消肿止痛。

29.《传统实用针灸学》（范其云）：清热散风，疏经活络。

【古今应用辑要】

1. 古代文献摘录

（1）《备急千金要方》：青盲无所见，远视㪿㪿，目中淫肤，白幕覆瞳子，巨窌主之。又：睛明、龈交、承泣、四白、风池、巨窌、瞳子窌、上星、肝输，主目泪出，多眵瞙，内眦赤痛痒，生白肤翳。再：承泣、四白、巨窌、禾窌、上关、大迎、颧骨、强间、风池、迎香、水沟，主口喎僻不能言。再：完骨、巨窌，主头面气胕肿。

（2）《百症赋》：兼肾俞，治胸膈停留瘀血。

2. 现代研究进展

沈燕等总结武连仲教授治疗周围性面神经麻痹经验，于热阻阳明之面瘫中期巨刺巨髎、颔厌，针刺患侧攒竹、翳风、太阳、眉冲、阳白、四白、迎香、地仓、颊车、大迎等穴，临床疗效满意[沈燕，张树霞，王舒.武连仲治疗周围性面神经麻痹撷菁.实用中医内科杂志，2007，21（8）：16-17]。

【安全针刺法】斜刺或平刺0.3~0.5寸。

地　仓

【定位】在面部,口角外侧,上直对瞳孔。

【类属】属足阳明胃经。

【穴性】祛风通络。

【主治病证】

风邪入络之口角㖞斜、流涎、唇缓不收、面痛、齿痛、颊肿、眼睑𥆧动诸病症。

【常用配伍】

1. 配翳风、太阳、下关、颊车、合谷,针刺平补平泻法,祛风通络,治疗风邪入中之口眼㖞斜。

2. 配合谷、承浆、颊车,针刺泻法,理气通滞利窍,治疗风邪入络之口噤不开、唇缓不收、流涎等。

3. 配太阳、鱼腰、阳白、四白,针刺平补平泻法,疏风通络,治疗风邪外袭之眼睑𥆧动。

4. 配颊车、下关、合谷、内庭,针刺泻法,祛风清热、通络止痛,治疗风火颊肿、面痛,胃火齿痛等。

【穴性文献辑录】

1.《针灸甲乙经》:主足缓不收,痿不能行,不能言语,手足痿躄不能行。

2.《备急千金要方》:主口缓不收不能言。又:主足痿躄不能行。

3.《外台秘要》:主口颔不收,不能言语。手足痿躄不能行。

4.《医心方》:主口颔不收不能语,手足痿躄不能行。

5.《太平圣惠方》:主疗大患风者,其脉亦有动时,亦有不动时。多主偏风口㖞,失喑不言。不得饮水浆,食漏落,眼𥆧动。

6.《铜人腧穴针灸图经》:治偏风,口㖞,目不得闭,失喑不语,饮食不收,水浆漏落,眼𥆧动不止。

7.《西方子明堂灸经》:主偏风口㖞,失音不言。不得饮水浆,食漏落,眼𥆧动。

8.《针灸聚英》:主偏风口㖞,目不得闭,脚肿,失音不语,饮水不收。水浆漏落,眼𥆧动不止,瞳子痒,远视䀮䀮,昏夜无见。

9.《针方六集》:主中风口㖞,流涎,目不得闭,唇𥆧动,不语失音,饮食不收,瞳子痒,远视䀮䀮,脚肿。

10.《类经图翼》:主治偏风口眼歪斜,牙关不开,齿痛,颊肿,目不得闭,失音不语,饮食不收,水浆漏落,眼𥆧动,远视䀮䀮,昏夜无见。

11.《灵光赋》:地仓能止口流涎。

12.《玉龙赋》云:兼颊车疗口㖞。

13.《医学入门》:主偏风口㖞,失音不言,饮食漏落,眼𥆧动。

14.《经穴解》:地仓之本经病,偏风口㖞,目不得闭,脚肿,失音不语,饮水不收,水浆漏落,眼𥆧动不止,瞳子痒,远视䀮䀮,夜视无见,齿痛颊肿。

15.《循经考穴编》:主口眼㖞斜,亦主水浆漏落,眼𥆧动,昏夜无见。

16.《医宗金鉴·刺灸法要诀》:主偏风口眼歪斜,牙关不开,齿痛颊肿,目不能闭,唇缓不收,饮食难进,失音不语,眼目𥆧动,视物䀮䀮,昏夜无见等症。

17.《采艾编翼》:口㖞。

18.《针灸逢源》:治口㖞不语,饮水漏落。

19.《重楼玉钥》:主治偏风口眼歪斜,牙关不开,齿痛颊肿。

20.《针灸集锦》(修订本)(郑魁山):清热散风,疏经镇痛。

21.《针灸腧穴学》(杨甲三):祛风,通经,活络。

22.《临床针灸学》(徐笨人):祛风活络,扶正镇痛。

23.《针灸心悟》(孙震寰):治疗面部麻痹加地仓效佳。

24.《针灸腧穴手册》(杨子雨):疏经活络,清热散风。

25.《针灸探微》(谢文志):疏风活络,扶正镇痛。

26.《中医针灸通释·经脉腧穴学》(康锁彬):祛风明目,活络镇痛。

27.《针灸腧穴疗法》(李平华):祛风通络,散风清热。

28.《腧穴临床应用集萃》(马惠芳):祛风止痛,舒筋活络。

29.《新编实用腧穴学》(王玉兴):舒筋活络,明目止痛。

30.《中医针灸经穴集成》(刘冠军):祛风邪,利机关,通气滞。

31.《新编简明针灸学》(闫乐法):疏风通络,消肿止痛。

32.《腧穴学讲义》(于致顺):祛风邪,通气滞,利机关。

33.《针灸辨证治疗学》(章逢润):疏风行气,活络通经。

34.《石学敏针灸学》(石学敏):散风邪,通经络。

35.《珍珠囊穴性赋》(张秀玉):治口㖞而愈颊肿。

36.《传统实用针灸学》(范其云):疏经活络,清热散风。

【古今应用辑要】

1.《备急千金要方》:足痿,地仓、大泉。

2.《针灸资生经》:偏风,地仓、承山、上廉、下廉。

3.《玉龙赋》:口㖞,地仓、颊车。

【安全针刺法】 横刺,针尖向颊车刺 1.0~1.5 寸;可灸。

大 迎

【定位】 在下颌角前方,咬肌附着部前缘,当面动脉搏动处。

【类属】 属足阳明胃经。

【穴性】 疏风通络,清热消肿。

【主治病证】

1. 风邪入络之口眼㖞斜、口噤不开、唇吻瞤动、面浮肿、牙关脱臼诸病症。

2. 风热上攻之齿痛、颊肿、瘰疬诸病症。

【常用配伍】

1. 配太阳、翳风、地仓、四白、合谷,针刺平补平泻法,祛风通络,治疗风邪入中之口眼㖞斜。

2. 配地仓、颊车、下关、承浆、合谷,针刺泻法,息风止痉,治疗风邪入络之牙关紧闭、唇瞤动。

3. 配颊车、翳风、内庭、商阳,针刺泻法,疏风散热、通络止痛,治疗风热面肿痛、颊肿等。

4. 配曲池、臂臑、支沟、肘尖,针刺泻法,疏风清热,治疗风热瘰疬。

5. 配下关、耳门、合谷,针刺平补平泻法,通络荣筋,治疗经筋松弛之牙关脱臼。

【穴性文献辑录】

1.《素问》:主下齿龋,四肢热。

2.《灵枢·寒热病》:下齿龋取之,臂恶寒补之,不恶寒泻之。

3.《针灸甲乙经》:主痉口噤。又:癫疾互引口㖞,喘悸者。再:寒热颈瘰疬。厥口僻,失欠,下牙痛,颊肿恶寒,口不收,舌不能言,不得嚼。

4.《备急千金要方》:主口㖞僻不能言。主口噤不开引鼻中。主口失欠,下牙齿痛。又:口缓不收不能言。主齿痛恶寒。主牙齿颊痛。主癫疾呕沫,寒热痉互引。再:主寒热痉厥,鼓颔,癫痉,口噤。

5.《外台秘要》:主寒热,颈瘰疬,癫疾,口㖞,喘痉悸,口噤,厥口僻,失欠,下牙痛,颊肿,恶寒,口不收,舌不能言,不得嚼。

6.《医心方》:主寒热颈瘰疬,癫疾,口㖞,喘悸,齿痛,寒痉,口噤,舌不能言。

7.《铜人腧穴针灸图经》:治寒热颈痛瘰疬,口㖞,齿龋痛,数欠气,风痉,口噤,牙疼,颊频肿,恶寒,舌强不能言。

8.《西方子明堂灸经》:主口噤不开引鼻中,口缓不收,不能言,口失欠,下牙齿痛,恶寒,寒热头痛,瘰疬,口㖞,数欠气,风痉,口噤,牙疼,颊频肿,恶寒,风壅面浮肿,目不闭,唇眴动。

9.《针灸摘英集》:风瘫面浮肿,目不得闭,唇吻眴动不止。

10.《针灸聚英》:主风痉口喑哑,口噤不开,唇吻眴动,颊肿,牙疼,寒热,颈痛瘰疬,舌强,舌缓不收,不能言,目痛不得闭。

11.《针方六集》:主风痉喑哑,唇吻眴动,牙疼颊肿不可以嚼,舌强难言,风痛面浮肿,颈痛瘰疬寒热,目痛不能闭。

12.《类经图翼》:主治风痉口喑,口噤不开,唇吻眴动,颊肿,牙痛,舌强不能言,目痛不得闭,口㖞,数欠风痛面肿,寒热瘰疬。

13.《医学入门》:主头痛,面浮肿,口眴动,口㖞,口噤不言,下牙齿痛,寒热,瘰疬,数欠气,风痉颊颔肿连面。

14.《经穴解》:大迎之本病,风痉口噤不开,唇吻眴动,颊肿牙痛,口㖞,齿龋痛,风壅面浮肿,目痛不得卧,数欠气,恶寒,舌强不能言。大迎之胆病:寒热头痛,瘰疬。

15.《循经考穴编》:主腮颊红肿疼痛。

16.《针灸逢源》:治风痉口噤,唇吻眴动,牙疼颊肿,寒热瘰疬。

17.《经穴图考》:主治中风牙关不开,失喑不语,口眼歪斜,颊肿牙痛,失欠,牙关脱臼。

18.《针灸集锦》(修订本)(郑魁山):清头散风,通利牙关。

19.《针灸腧穴学》(杨甲三):祛风活络,开牙关。

20.《临床针灸学》(徐笨人):调和经脉,疏通气血。

21.《针灸腧穴手册》(杨子雨):清热散风,祛瘟解毒,通利牙关。

22.《针灸探微》(谢文志):清热散风,疏血活络。

23.《中医针灸通释·经脉腧穴学》(康锁彬):祛风开窍,通经活络。

24.《针灸腧穴疗法》(李平华):息风通络,清热消肿。

25.《腧穴临床应用集萃》(马惠芳):祛风通络,消肿止痛。

26.《新编实用腧穴学》(王玉兴):利窍通关,清热解毒,宁心安神。

27.《中医针灸经穴集成》(刘冠军):疏风清热,消肿止痛。

28.《新编简明针灸学》(闫乐法):疏风邪,利牙关,通耳窍。

29.《针灸辨证治疗学》(章逢润):疏风散寒,清热解毒。

30.《石学敏针灸学》(石学敏):祛风邪,通气滞。

31.《传统实用针灸学》(范其云):清热散风,祛瘟解毒,通利牙关。

【古今应用辑要】

1.《针灸甲乙经》:癫疾发作,口㖞喘悸,大迎及阳明、太阴。

2.《备急千金要方》:瘰疬,大迎、五里、臂臑。口噤不开引鼻中:龈交、上关、大迎、翳风。口失欠,下牙齿痛:下关、大迎、翳风。口缓不收不能言:地仓、大迎。齿痛恶寒:大迎、颧窌、听会、曲池。牙齿频痛:下关、大迎、翳风、完骨。

3.《针灸资生经》:齿痛恶寒,大迎、颧髎、听会、曲池。

【安全针刺法】避开动脉,斜刺或平刺0.3~0.5寸。

颊　车

【定位】在面颊部,下颌角前上方约一横指(中指),当咀嚼时咬肌隆起,按之凹陷处。

【类属】属足阳明胃经。

【穴性】祛风清热,开关止痛。

【主治病证】

1. 风热瘟毒侵袭之口眼㖞斜、齿痛、颊肿、口噤不语、牙关紧闭、中风、疟腮、失音诸病症。

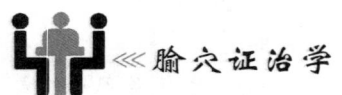

2. 经脉痹阻之颈项强直诸症。

【常用配伍】

1. 配风池、合谷、太阳、四白、下关、地仓，针刺平补平泻法，祛风通络，治疗风邪入络之口眼㖞斜、面痛等。

2. 配下关、承浆、合谷、水沟，针刺泻法，清热开关，治疗热极生风之小儿惊风，牙关紧闭、口噤不开等。

3. 配合谷、曲池、下关、内庭、劳宫，针刺泻法，清热泻火、消肿止痛，治疗风火或胃火颊肿、齿痛等。

4. 配翳风、风池、下关、大迎、合谷、中渚，针刺泻法，清热解毒、利咽止痛，治疗热毒蕴结之痄腮、咽喉肿痛等。

5. 配商阳、内庭、天突、廉泉，针刺泻法，泄热开音，治疗实热失音。

6. 配复溜、太溪，针泻颊车，针补复溜、太溪，滋阴补肾、清热通络，治疗肾虚牙痛。

【穴性文献辑录】

1.《针灸甲乙经》：颊肿，口急，颊车痛，不可以嚼。

2.《备急千金要方》：主口僻痛，恶风寒不可以嚼。又：主牙齿不能嚼。

3.《千金翼方》：主牙车不开，口噤不言及牙疼不得食，牙颊肿。

4.《外台秘要》：主颊肿，口急，颊车骨痛，齿不可用嚼。

5.《医心方》：主牙车骨痛，齿不可用嚼，颊肿，口急。

6.《太平圣惠方》：主牙车不开，口噤不能言，牙齿疼不得嚼及颊肿也。

7.《铜人腧穴针灸图经》：治牙关不开，口噤不语失喑，牙车疼痛，颔颊肿，颈强不得回顾。

8.《西方子明堂灸经》：主口僻痛，恶风寒，不可以嚼，失喑，牙车疼，颔颊肿，颈项不得回顾。

9.《针经摘英集》：治中风口噤，牙关不开。

10.《针灸聚英》：主中风，牙关不开，口噤不语，失喑，牙关痛，颔颊肿，牙不可嚼物，颈强不得回顾，口眼㖞斜。

11.《古今医统大全》：主治中风口噤，失喑不语，口眼㖞斜，颊肿，牙痛不可嚼物。

12.《针灸大成》：中风牙关不开，口噤不语，失音，牙车痛，颔颊肿，牙不可嚼物，颈强不得回顾，口眼㖞斜。

13.《针方六集》：治牙关不开，口噤不语，失喑，牙车疼，颔颊肿，项强不得回顾，口龈㖞僻。左病治右，右病治左。

14.《医学入门》：主口僻痛，不可以嚼，失喑，牙疼，颊肿项强，恶风寒。又：主落架风。

15.《经穴解》：颊车之本病，牙车疼痛，颔颊肿，牙不可嚼物，项强不得回顾，口眼㖞僻。

16.《循经考穴编》：牙疼，牙关不开，口噤失音，腮颊肿，颈项疼。

17.《针灸逢源》：治牙关不开，口眼㖞斜。

18.《针灸精粹》(李文宪)：口噤㖞斜风邪。

19.《针灸集锦》(修订本)(郑魁山)：祛风清热，通利牙关，疏经止痛。

20.《针灸腧穴学》(杨甲三)：祛风活络，开窍益聪。

21.《临床针灸学》(徐笨人)：开关通络，祛风调气。

22.《针灸心悟》(孙震寰)：散风邪口噤不开。

23.《针灸腧穴手册》(杨子雨)：清热散风，祛瘟解毒，通关止痛。

24.《针灸探微》(谢文志)：开关通络，清热散风。

25.《中医针灸通释·经脉腧穴学》(康锁彬)：祛风活络，开启牙关。

26.《腧穴临床应用集萃》(马惠芳)：祛风清热。开关通络。

27.《新编实用腧穴学》(王玉兴)：利窍通关，息风通络，清热解毒。

28.《中医针灸经穴集成》(刘冠军)：开关活络，疏风止痛。

29.《新编简明针灸学》(闫乐法)：疏风通络，消肿止痛。

30.《腧穴学讲义》(于致顺):疏风、理气、止痛。

31.《针灸辨证治疗学》(章逢润):开关通络,疏风清热。

32.《石学敏针灸学》(石学敏):散风活络,通关调气。

33.《传统实用针灸学》(范其云):清热散风,祛瘟解毒,通关止痛。

34.《临床常用百穴精解》(王云凯):平补平泻法,通络牵正,散风止痛。补法:益气通络。泻法:祛风牵正,通络开关,消肿止痛,清热解毒。

【古今应用辑要】

1. 古代文献摘录

(1)《备急千金要方》:治久风,卒风,缓急诸风,卒发不自觉知,或心腹胀满,或半身不遂,或口噤不言,涎唾自出,目闭耳聋,或举身冷直,或烦闷恍惚,喜怒无常,或唇青口白,戴眼,角弓反张,始觉发动,即灸神庭七壮,一次灸颊车二穴各七壮。卒中风,口噤不得开,灸机关二穴。又:颊车、颧窌主口僻痛,恶风寒不可以嚼。再:角孙、颊车主牙齿不能嚼。

(2)《千金翼方》:凡卒中风口噤不得开,灸颊车二穴。口僻痛,恶风寒,不可以咀:颊车、颧髎。

(3)《针灸资生经》:颈项强,不得顾:颊车、大椎、气舍、脑空。

(4)《针灸大成》:牙关脱臼,颊车、百会、承浆、合谷。中风口噤不开:颊车、人中、百会、承浆、合谷。口眼歪斜:颊车、合谷、人中、承浆、百会、地仓、瞳子髎。头强痛:颊车、风池、少海、后溪、前谷。伤寒无汗:内庭(泻)、合谷(补)、复溜。

(5)《杂病穴法歌》:牙风,颊车、合谷、临泣。

(6)《百症赋》:口歪,颊车、地仓。

2. 现代研究进展

(1)徐海燕针刺配合艾灸地仓、颊车、翳风等穴治疗风邪入络之周围性面瘫急性期患者60例,痊愈43例,显效12例,好转3例,无效2例,总有效率96.67%[徐海燕.针刺配合艾灸治疗周围性面瘫急性期临床疗效分析.实用中西医结合临床,2007,7(4):41-42]。

(2)唐斌温针地仓、颊车、翳风、阳白、四白、合谷治疗风寒袭络之面瘫患者73例,痊愈65例,有效6例,未愈2例,总有效率97.26%[唐斌.温针治疗面瘫73例.吉林中医药,2008,28(11):825]。

【安全针刺法】直刺0.3~0.4寸,或向地仓方向斜刺0.7~0.8寸;可灸。

下　关

【定位】在面部耳前方,当颧弓与下颌切迹所形成的凹陷中。

【类属】属足阳明胃经。

【穴性】清热散风,通关利窍。

【主治病证】

风热毒邪入络、火热上炎之口眼㖞斜、齿痛、面痛、颊肿、口噤、聤耳、耳鸣、耳聋、牙关开合不利诸病症。

【常用配伍】

1. 本穴经配伍,针刺泻法,息风解痉、开关通络,如配耳门、合谷、太冲、大椎,治疗破伤风口噤不开;配合谷、水沟、井穴,治疗中风闭证牙关紧闭;配内关、水沟、颊车,治疗气厥牙关开合不利。

2. 配太阳、风池、翳风、四白、地仓、合谷,针刺平补平泻法,疏风通络,治疗风痰阻络之口眼㖞斜。

3. 配翳风、合谷、颊车、地仓、内庭,针刺泻法,清热止痛,治疗胃火齿痛。

4. 配耳门、听会、翳风、中渚、侠溪,针刺泻法,清热降火、聪耳利窍,治疗少阳胆火上炎之耳鸣、耳聋等。

5. 配风池、大椎、翳风、听宫、外关、足临泣,针刺泻法,清热解毒,治疗热毒聤耳。

6. 配风池、四白、迎香、颊车、合谷、内庭,针刺泻法,清泻阳明胃火、通络止痛,治疗胃火面痛。

7. 配百会、风池、行间、太溪、水泉,针刺补泻兼施,平肝潜阳,治疗肝阳上亢之眩晕。

8. 配三阴交、太溪,针刺补法,补精强筋、坚固关节,治疗精血不足、经筋失养之惯性下颌关节脱位。

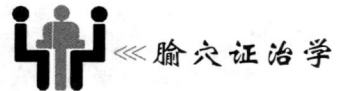

【穴性文献辑录】

1.《黄帝明堂经》:主口僻。耳聋鸣。失欠,下齿龋,下牙痛,颊肿。痓。恶风寒不可以嚼。

2.《针灸甲乙经》:失欠,下齿龋,下牙痛,颊肿。

3.《备急千金要方》:治久风,卒风,缓急诸风,卒发动不自觉知。或心腹胀满,或半身不遂,或口噤不言,涎唾自出,目闭,耳聋,或举身冷直,或烦闷恍惚,喜怒无常,或唇青口白,戴眼,角弓反张,始觉发动即灸神庭、下关。

4.《千金翼方》:牙车脱开,不得嚼食。牙车脱臼。

5.《外台秘要》:主失欠,下齿龋下牙痛,颊肿,耳聋鸣,痉口僻,耳中有干底。聤耳。

6.《医心方》:主失欠,下齿龋痛,耳聋鸣,下牙痛,痉口僻,恶风寒不可以嚼。

7.《铜人腧穴针灸图经》:疗聤耳有脓汁出,偏风口目㖞,牙车脱臼。

8.《西方子明堂灸经》:主耳痛鸣聋,下牙齿痛,齿龋痛,耳有脓汁,口㖞。

9.《针灸聚英》:主失欠,牙车脱臼,目眩,齿痛,偏风口眼㖞斜,耳鸣,耳聋,耳痛脓汁出。

10.《古今医统大全》:主治偏风口眼㖞斜,耳鸣,耳聋痛痒,出脓汁,失欠,牙车脱臼。

11.《针方六集》:治中风口眼㖞僻,牙车脱臼,目眩,齿痛,聤耳有脓,耳鸣,耳聋,耳痛。

12.《类经图翼》:主治偏风口眼㖞斜,耳鸣,耳聋,痛痒出脓,失欠,牙关脱臼。

13.《医学入门》:主耳痛鸣聋有脓,口㖞、下牙齿痛,齿龋痛。

14.《经穴解》:下关之本病,偏风口眼㖞,牙车脱臼,牙龈肿处,以三棱针刺出脓血,多含盐汤即不畏风。下关之胆病:聤耳有脓汁出。

15.《循经考穴编》:主耳鸣齿痛,耳有脓汁,口眼㖞斜,牙关脱臼。

16.《针灸逢源》:治聤耳出脓,偏风口㖞,牙车脱臼。

17.《针灸集锦》(修订本)(郑魁山):清热止痛,通利牙关,疏风开窍。

18.《针灸腧穴学》(杨甲三):清头明目。

19.《临床针灸学》(徐笨人):疏风活络,调气止痛。

20.《针灸腧穴手册》(杨子雨):清郁热,通牙关,止疼痛。

20.《针灸探微》(谢文志):清热散风,通利开窍。

21.《中医针灸通释·经脉腧穴学》(康锁彬):祛风活络,开窍益聪。

22.《针灸腧穴疗法》(李平华):祛风开窍,清热通络。

23.《腧穴临床应用集萃》(马惠芳):消肿止痛,聪耳通络。

24.《中医针灸经穴集成》(刘冠军):清热疏风,通关利窍。

25.《新编简明针灸学》(闫乐法):疏风邪,利牙关,通耳窍。

26.《腧穴学讲义》(于致顺):祛风、清热、止痛。

27.《针灸辨证治疗学》(章逢润):疏风清热,开闭止痛。

28.《石学敏针灸学》(石学敏):散风通窍,消炎止痛。

29.《珍珠囊穴性赋》(张秀玉):聪耳止牙痛。

30.《传统实用针灸学》(范其云):清郁热,通牙关,止疼痛。

31.《临床常用百穴精解》(王云凯):平补平泻法,消肿止痛,聪耳通络。补法:益气通络。泻法:疏风清热,通关利窍。

【古今应用辑要】

1. 古代文献摘录

(1)《针灸甲乙经》:耳聋鸣,下关、阳溪、关冲、掖门、阳关。口僻:颧髎、龈交、下关。

(2)《备急千金要方》:牙齿龋痛,下关、大迎、翳风、完骨。口失欠,下牙齿痛:下关、大迎、翳风。再:上关、下关、中渚主耳痛鸣聋。

(3)《千金翼方》:唇青,眼戴,角弓反张,始觉发动即灸神庭七壮……次灸下关……次灸昆仑二穴七壮、凡有风皆灸之,神验。牙齿龋痛:下关、大迎、翳风、完骨。下牙齿痛:下关、大迎、翳风。

2. 现代研究进展

(1)罗冬青等治疗组电针下关、颊车、合谷、内庭为主治疗牙龈痛胃火牙痛患者 63 例,对照组口服黄连解毒丸治疗 63 例,治疗组总有效率 95.24%,对照组总有效率 82.54%,治疗组疗效优于对照组[罗冬青,孙英霞.电针下关、颊车为主治疗牙龈痛胃火牙痛 63 例临床观察.江苏中医药.2008,40(5):58-59]。

(2)韩长根等取太冲配下关穴治疗牙痛患者 106 例,其中太冲穴得气后风火牙痛用泻法,虚火牙痛用先泻后补法,患者出现牙痛缓解或痛止时,再配患侧下关穴,得气后留针 30 分钟。痊愈 81 例,有效 21 例,无效 4 例,总有效率 96.22%[韩长根,闫支花.太冲配下关穴治疗牙痛 106 例.河南中医,2003,23(9):60]。

【安全针刺法】直刺 0.3~0.5 寸,可灸。

后　溪

【定位】在手掌尺侧,微握拳,当小指本节(第五掌指关节)后的远侧掌横纹头赤白肉际。

【类属】属手太阳小肠经。为该经输穴;八脉交会穴之一,通于督脉。

【穴性】散风清热,活络通督。

【主治病证】

1. 风热外袭、火热上扰之耳鸣、耳聋、目赤、目眩、咽喉肿痛、鼻衄、癫痫、狂证、疟疾诸症。

2. 督脉经气不利之头项疼痛、肩臂疼痛、手指挛急、痉证诸症。

【常用配伍】

1. 本穴经配伍,针刺平补平泻法或泻法,祛风散寒、通督止痛,如配肩髃、肩髎、臑俞,治疗风寒入络之肩凝证;配风池、大椎、天柱、肩外俞、列缺,治疗外感风寒之落枕、头项强痛;配肩髎、曲池、外关、阳溪、合谷、八邪,治疗经脉痹阻之肘臂痛、手腕拘急、手背痛。

2. 本穴经配伍,针刺泻法,疏风清热,如配天柱、风府,治疗风热头痛;配少商、鱼际、合谷,治疗风热咽痛;配风池、翳风、听宫、支沟,治疗风热耳鸣。

3. 配身柱、天柱、本神、鸠尾、丰隆,针刺泻法,息风化痰、通督醒神,治疗风痰上蒙心窍之痫症。

4. 配劳宫、水沟、上脘、大钟,针刺泻法,清热化痰,治疗痰火扰心之狂证。

5. 配大椎、筋缩、百会、水沟,针刺平补平泻法,柔筋止痉,治疗督脉筋脉拘挛强急之痉证。

6. 配大椎、曲池、外关、丘墟,针刺泻法,和解少阳、驱邪截疟,治疗邪伏少阳之疟疾。

【穴性文献辑录】

1.《针灸甲乙经》:振寒寒热,肩臑肘臂痛,头不可顾,烦满身热,恶寒,目赤痛,眦烂,生翳膜暴痛,鼻鼽衄,发聋,臂重痛,肘挛,痂疥,胸中引臑,泣出而惊,颈项强,身寒,头不可以顾。痎疟。寒热,头颔肿。狂互引,癫狂数发,耳鸣。

2.《黄帝明堂经》:主振寒,寒热,肩臑肘臂痛,头不可顾,烦满身热,恶寒,目赤痛,眦烂生翳膜,鼽衄发聋,臂重痛,肘挛,痂疥,胸满引臑,泣出而惊,颈项强,身寒。痎疟。颈颔肿。狂,互引,癫疾数发。耳鸣。

3.《备急千金要方》:头痛。项强急痛不可以顾。目泣出。眦烂有翳。鼻衄,窒,喘息不通。耳鸣。臂重痛,肘挛,肩臑痛。风身寒。泣出而惊。热病汗不出,身热恶寒。疟寒热。痂疥。

4.《太平圣惠方》:主痎疟寒热,目生白翳,肘臂腕重难屈伸,五指尽痛不可擘。

5.《针灸大成》:主疟寒热,目赤生翳,鼻衄,耳聋,胸满,颈项强不得回顾,癫疾,臂肘挛急。

6.《经穴解》:后溪之本病,目赤生翳,鼻衄,耳聋,胸满,寒热疟,痂疥,颈项强痛不得回顾,肘臂挛痛,癫疾。

7.《针灸精粹》:清表热。

8.《针灸集锦》(修订本)(郑魁山):散风清热,疏经活络。

9.《常用腧穴临床发挥》(李世珍):辨证取穴,用泻法,通督解痉、宣通太阳经气,截疟。局部取穴:用泻法或配艾灸,祛邪散滞、舒筋活络;用补法,壮筋补虚。

10.《针灸腧穴学》(杨甲三):安神志,清头目,通经络。

11.《临床针灸学》(徐笨人):清热息风,开窍宁神。

12.《针灸心悟》(孙震寰):主痎疟寒热,目生白翳,肘臂腕重难屈伸,五指尽痛不可掣。

13.《针灸腧穴手册》(杨子雨):散风清热,疏调经络。

14.《针灸探微》(谢文志):清热利湿,开窍宁神。

15.《中医针灸通释·经脉腧穴学》(康锁彬):安神定志,清头明目,通经活络。

16.《针灸腧穴疗法》(李平华):散风舒筋,通督脉。

17.《腧穴临床应用集萃》(马惠芳):清头明目,安神定志,通经活络。

18.《新编实用腧穴学》(王玉兴):开窍醒神,清利头目,疏通经络。

19.《中医针灸经穴集成》(刘冠军):散风舒筋,通督止痫。

20.《新编简明针灸学》:解表清热,醒神通阳。

21.《腧穴学讲义》:舒筋骨,通督脉,清神志。

22.《针灸辨证治疗学》(章逢润):清热宁心,祛风通络。

23.《石学敏针灸学》(石学敏):解表清热,醒神通阳。

24.《珍珠囊穴性赋》(张秀玉):头项强痛凭后溪以求。

25.《腧穴类编》(王富春):舒筋活络,通督止痛。

26.《传统实用针灸学》(范其云):舒筋脉,清神志。

27.《临床常用百穴精解》(王云凯):平补平泻法,疏通经脉,调和气血。补法:壮筋补虚,振奋阳气。泻法:退热截疟,安神镇惊,清头明目,舒筋止痉。

【古今应用辑要】

1. 古代文献摘录

(1)《针灸甲乙经》:脾心痛,后溪、太溪。痎疟:完骨、风池、大杼、心俞、上窌、谚语、阴都、太渊、三间、合谷、阳池、少泽、前谷、后溪、腕骨、阳谷、侠溪、至阴、通谷、京骨。耳鸣:百会、颔厌、颅息、天窗、大陵、

(2)《备急千金要方》:鼻衄,窒,喘息不通:后溪、承灵、风池、风门、谚语。热病汗不出:后溪、经渠、阳池、合谷、支沟、前谷、内庭、腕骨、阳谷、厉兑。痂疥:大陵、支沟、阳谷、后溪。又:治蚤食午吐,午食晚吐,灸此左右二穴,九壮立愈。

(3)《针灸资生经》:癫狂,后溪、申脉、前谷。目赤:后溪、睛明、目窗、瞳子髎。又:臂痛:后溪、三里、曲池。

(4)《痈疽神妙灸经》:黑疗之发在于耳中,肿痛连腮赤肿者是也,当灸后溪七壮。

(5)《扁鹊神应针灸玉龙经》:时行疟疾最难禁,穴法由来未审明,若把后溪穴寻得,多加艾火即时轻。又:肘挛,后溪、尺泽、肩髃、小海、间使、大陵、鱼际。

(6)《神应经》:目翳膜,后溪、合谷、临泣、角孙、液门、中渚、睛明。

(7)《针灸大全》:颈项强痛,不能回顾:后溪、承浆、风池、风府。痫症:后溪、内关、神门、心俞、鬼眼。

(8)《针灸大成》:头目眩晕,后溪、风池、命门、合谷。又:脾寒发疟,后溪、间使、大椎、身柱、足三里、绝骨、合谷、膏肓。热多寒少,后溪、间使、百劳、曲池;寒多热少,后溪、百劳、曲池。

(9)《百症赋》:腿痛,后溪、环跳。黄疸:后溪、劳宫。盗汗:阴都、后溪。

(10)《玉龙赋》:治蚤食午吐,午食晚吐,灸此左右二穴九壮,立愈。

(11)《胜玉歌》:五痫,后溪、鸠尾、神门。

(12)《类经图翼》:臂痛不举,肩井、肩髃、渊腋、曲池、曲泽、后溪、大渊。

2. 现代研究进展

李立国等针刺后溪穴为主配阿是穴治疗偏头痛患者40例,其中以颞部疼痛为主加角孙透率谷,以前额疼痛为主加头维透阳谷,枕部疼痛明显取风池向对侧沿皮横刺,疼痛剧烈者配合耳背刺络放血,痊愈21例,有效15例,无效4例,总有效率90.0%[李立国,李杰.针刺后溪穴治疗偏头痛40例临床观察.甘肃中医学院

学报,2007,24(5):44-46]。

【安全针刺法】直刺0.5~0.8寸,可灸。

颧　髎

【定位】在面部,当目外眦直下,颧骨下缘凹陷处。

【类属】属手太阳小肠经。

【穴性】祛风清热,通络止痛。

【主治病证】

风热阻络之口眼㖞斜、眼睑𥆧动、齿痛、颊肿、目赤、颧赤、唇肿诸病症。

【常用配伍】

1. 配翳风、下关、太阳、攒竹、颊车、地仓、合谷,针刺平补平泻法,祛风通络,治疗风邪入中之口眼㖞斜、面痛等。

2. 配风池、太阳、阳白、四白、大迎,针刺平补平泻法,祛风止痉,治疗风邪入络之眼睑𥆧动。

3. 配风池、颊车、下关、曲池、合谷,针刺泻法,清热泻火,消肿止痛,治疗风热齿痛。

4. 配下关、颊车、四白、内庭、合谷,针刺泻法,疏风清热,治疗风热颊肿、面赤、目赤等。

【穴性文献辑录】

1.《针灸甲乙经》:颧肿唇痈。目赤黄。

2.《备急千金要方》:主目赤黄。又:主口僻廉,恶风寒,不可以嚼。再:主齿痛恶寒。

3.《针灸大成》:治口㖞,面赤,目黄,眼𥆧动不止,颊肿齿痛。

4.《经穴解》:颧髎之本病,口㖞,面赤目黄,眼𥆧动不止,颊肿齿痛。

5.《针灸集锦》(修订本)(郑魁山):清热散风,疏经止痛。

6.《针灸腧穴学》(杨甲三):散风,明目,清热,消肿。

7.《临床针灸学》(徐笨人):清热散风,调经化瘀。

8.《针灸腧穴手册》(杨子雨):清热祛湿,通调经络。

9.《针灸探微》(谢文志):清热散风,通经活络。

10.《中医针灸通释·经脉腧穴学》(康锁彬):散风明目,清热消肿。

11.《针灸腧穴疗法》(李平华):息风清热,通经活络。

12.《腧穴临床应用集萃》(马惠芳):清热消肿,祛风通络。

13.《新编实用腧穴学》(王玉兴):清热消肿,活络祛风。

14.《中医针灸经穴集成》(刘冠军):祛风消肿。

15.《针灸辨证治疗学》(章逢润):散风活络。

16.《石学敏针灸学》(石学敏):通经活络,散风止痛。

17.《珍珠囊穴性赋》(张秀玉):牵正镇痛。

18.《传统实用针灸学》(范其云):清热祛湿,通调经络。

【古今应用辑要】

1. 古代文献摘录

(1)《针灸甲乙经》:颧肿唇痈,颧窌主之。又:目赤黄。颧窌主之。再:齿廉。颧窌及二间主之。

(2)《备急千金要方》:目赤黄,颧窌、内关。又:口僻廉,恶风寒,不可以嚼:颊车、颧窌。再:齿痛恶寒,大迎、颧窌、听会、曲池。

(3)《针灸大成》:目眦烂、风泪出,配头维。

(4)《百症赋》:目𥆧动,配大迎。

2. 现代研究进展

赵育红等采用挂钩针手法针刺颧髎、地仓、颊车、牵正、合谷、太冲等穴配合中药牵正散加减治疗风邪入

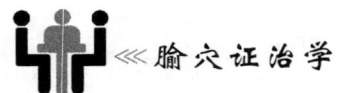

络之面瘫患者42例,痊愈28例,显效9例,好转4例[赵育红,宫春明,刘涛,等.挂钩针配合中药治疗面瘫42例.陕西中医,2008,29(4):481]。

【安全针刺法】直刺0.2~0.3寸,可灸。

附　分

【定位】在背部,当第二胸椎棘突下,旁开3寸。

【类属】属足太阳膀胱经。

【穴性】祛风散寒,疏经通络。

【主治病证】

1. 风寒湿痹阻经脉之肩背拘急、颈项强痛、肘臂麻木不仁诸症。

2. 风寒外袭之感冒、气喘、泌乳异常诸症。

【常用配伍】

1. 配风池、大椎、肩中俞、天柱、后溪,针刺泻法,祛风活络、舒筋止痛,治疗风寒入络之颈项强痛。

2. 配天宗、曲垣、肩髃、肩井、后溪,针刺泻法,散寒除湿,治疗寒湿入络之肩背痛、肩背拘急等。

3. 配肩髃、曲池、外关、合谷,针刺平补平泻法,通经活络,治疗经气不利之肘臂麻木、疼痛等。

4. 配五处、印堂、迎香,针刺泻法,疏风散寒,治疗风寒喷嚏不止。

5. 配乳根、中府、肝俞、少海、通里,针刺平补平泻法,理气通乳,治疗气滞泌乳异常。

【穴性文献辑录】

1.《千金要方》:主背痛引头。

2.《外台秘要》:主背痛引颈。

3.《太平圣惠方》:主背痛引额。

4.《铜人腧穴针灸图经》:治肩背拘急,风冷客于膀,颈项强痛,不得回顾,风劳臂肘不仁。

5.《西方子明堂灸经》:治肩背拘急,风冷客于膀,颈项强痛,不得回顾,风劳臂肘不仁。又:主背痛引额引头。

6.《普济方》:治肩背拘急,风冷客于膀,颈项强痛,不得回顾,风劳臂肘不仁。又:主背痛引额引头。再:主背痛引颈项。

7.《针灸大成》:主肘不仁,肩背拘急,风冷客于腠理,颈项不得回顾。

8.《针方六集》:主风寒客于腠理,肩背拘急,颈项强痛不得回顾,肘臂不仁。

9.《类经图翼》:主肘不仁,肩背拘急,风冷客于腠理,颈项不得回顾。

10.《医学入门》:治肩背拘急,风冷客于膀,颈项强痛,不得回顾,风劳臂肘不仁。

11.《经穴解》:附分之肺病,肘不仁,肩背拘急,风冷客于腠理,颈项不得回顾。

12.《循经考穴编》:主肩背拘急,颈项不得回顾。

13.《针灸逢源》:治肩背拘急,颈痛不得回顾。

14.《针灸学简编》:主治风寒客于肌肤,肩背拘急,颈项强痛不得回顾,臂部及肘部不仁等。又:有疏风散寒,舒筋活络作用。配大椎、肩髎、肩髃、天宗治肩、背拘急疼痛。

15.《针灸集锦》(修订本)(郑魁山):清热散风,舒经活络

16.《针灸腧穴学》(杨甲三):舒筋活络,散寒。

17.《临床针灸学》(徐笨人):疏散风寒,舒经活络。

18.《针灸腧穴手册》(杨子雨):祛湿散风,疏经活络。

19.《针灸探微》(谢文志):疏散风寒,舒经活络。

20.《中医针灸通释·经脉腧穴学》(康锁彬):舒筋络络,祛湿散寒。

21.《针灸腧穴疗法》(李平华):祛风散寒,舒筋活络。

22.《腧穴临床应用集萃》(马惠芳):祛风散寒,疏通经络。

23.《新编实用腧穴学》(王玉兴):舒筋活络,散寒通乳。

24.《中医针灸经穴集成》(刘冠军):祛风散寒,舒筋活络。

25.《腧穴学讲义》:肩背拘急,颈项强痛,肘臂麻木。

26.《针灸辨证治疗学》(章逢润):散风祛湿,舒筋活络。

27.《石学敏针灸学》(石学敏):祛风散寒,强壮筋骨。

28.《传统实用针灸学》(范其云):祛湿散风,舒经活络。

【古今应用辑要】

《针灸大成》:配大椎、后溪、肩中俞、天柱治颈项强痛;配肩髃、臑俞、肩井、天宗治肩背痛;配肩髃、曲池、外关、合谷治肘臂麻痛。

【安全针刺法】斜刺 0.5~0.8 寸,可灸。

足通谷

【定位】在足外侧部,足小趾本节(第五跖趾关节)前方,赤白肉际处。

【类属】属足太阳膀胱经,为该经荥穴。

【穴性】祛风通络,化痰安神。

【主治病证】

1. 风邪外袭之头痛、项强、目眩、鼻衄诸病症。

2. 风痰阻络之癫痫诸症。

【常用配伍】

1. 配风池、天柱、头维、太阳、合谷,针刺泻法,疏风清热,治疗风热头项痛、目眩等。

2. 配风池、上星、合谷、内庭,针刺泻法,清热散风,凉血通窍,治疗风热鼻衄。

3. 配风池、风门、天柱、后溪,针刺泻法,祛风散寒、通络止痛,治疗风寒入络之项强痛。

4. 配百会、劳宫、水沟、上脘、大钟,针刺泻法,清热化痰,治疗痰火扰心之癫狂。

5. 配身柱、本神、章门、丰隆、太冲,针刺补泻兼施,健脾化痰、息风安神,治疗风痰阻窍之痫证。

6. 配中极、足三里,针补足三里,针泻中极、足通谷,健脾利水,治疗脾虚湿滞之留饮。

【穴性文献辑录】

1.《灵枢》:厥逆,头重眩仆,不知。

2.《针灸甲乙经》:身疼痛,善惊互引,鼻鼽衄。寒热,目晥晥善咳喘逆。食饮善呕,不能言。舌下肿,难言,舌纵喝戾不端。

3.《黄帝明堂经》:主身疼痛,善惊,互引,鼻鼽衄。痎疟。寒热,目晥晥善咳喘逆。狂癫疾。善唏,头眩项痛,烦满,振寒。

4.《备急千金要方》:主结积留饮,癖囊胸满,饮食不消。

5.《外台秘要》:身热疼痛,喜惊互引,鼻鼽,癫疾,寒热,目晥晥,喜咳,喘逆。狂疾不呕沫,痉,善唏,头眩,项痛,烦满振寒,痎疟。

6.《铜人腧穴针灸图经》:治头重,目眩,善惊引,鼽衄,颈项痛,目晥晥。甄权云:结聚留饮,胸满,食不消。

7.《针灸聚英》:胃气下溜于五脏,气乱在于头。

8.《针灸大成》:主头重目眩,善惊,引鼽衄,项痛,目晥晥,留饮,胸满,食不化,失欠。

9.《针方六集》:主失欠,食不下,善呕,喉痹,暴喑不能言,结积留饮,痃癖,胸满,心中恍惚,目赤痛内眦始者……饮留胸满,食不化。

10.《经穴解》:通谷之本病,头重目眩,善惊,引鼽衄项痛,目晥晥。通谷之胃病:留饮胸满,食不化,失矢。

11.《针灸逢源》:头项痛,目晥晥,鼽衄,善惊,留饮,胸满。

12.《针灸集锦》(修订本)(郑魁山):清热散风,疏经活络。

13.《针灸腧穴学》(杨甲三):安神,泄热,清头明目。

14.《临床针灸学》(徐笨人):疏导经气,清头明目。

15.《针灸心悟》(孙震寰):理五脏之气求通谷。

16.《针灸腧穴手册》(杨子雨):除虚热,开清窍。

17.《针灸探微》(谢文志):疏导经气,安神益智。

18.《中医针灸通释·经脉腧穴学》(康锁彬):安神定志,泄热明目。

19.《针灸腧穴疗法》(李平华):清热祛风,清头明目。

20.《腧穴临床应用集萃》(马惠芳):疏通经气,安神益智。

21.《新编实用腧穴学》(王玉兴):安神宁心,清热利窍,宽胸理气。

22.《中医针灸经穴集成》(刘冠军):清头明目,利水通溲。

23.《针灸辨证治疗学》(章逢润):散风泄热,清利头目。

24.《石学敏针灸学》(石学敏):散风清热,镇惊安神。

25.《腧穴类编》(王富春):利水通便,清头明目。

26.《传统实用针灸学》(范其云):除虚热,开清窍。

【古今应用辑要】

1.《针灸甲乙经》:痎疟,完骨及风池、大杼、心俞、上窍……至阴、通谷、京骨。

2.《备急千金要方》:胸胁支满,通谷、章门、曲泉、膈输、期门、食窦、陷谷、石门。风痫,癫疾涎沫,狂,烦满:丝竹空、通谷。

3.《针灸大成》:肠癖、溃疝,小肠痛,灸通谷、束骨、大肠俞。

4.《类经图翼》:诸结积留饮……灸通谷五十壮。

5.《古法新解会元针灸学》:胃气下溜五脏,气乱气逆于头作晕旋,取之天柱、大杼,不知者,深取通谷、束骨。

【安全针刺法】直刺0.2~0.3寸,可灸。

承　浆

【定位】仰卧或正坐仰靠,当颏唇沟正中凹陷处。

【类属】属任脉。

【穴性】祛风清热,通调任督。

【主治病证】

1.风热之邪入络之口眼㖞斜、面肿、龈肿、齿痛、口舌生疮、流涎、暴喑诸病症。

2.痰蒙清窍之癫狂诸症。

3.任督脉气不通之项强诸症。

【常用配伍】

1.配翳风、四白、颊车、地仓、大迎、合谷,针刺平补平泻法,疏风通络,治疗风邪入络之口眼㖞斜、唇紧等。

2.配翳风、太阳、下关、颊车、商阳,针刺泻法,清热通络、消肿止痛,治疗风热面肿、面痛等。

3.配翳风、颊车、合谷、内庭,针刺泻法,清热泻火,治疗胃火齿痛、龈肿等。

4.配少府、商阳、地仓、金津、玉液,针刺泻法,金津、玉液点刺出血,清热解毒,治疗心脾积热之口舌生疮。

5.配廉泉、鱼际、哑门、扶突、通里,针刺泻法,通窍开音,治疗热邪壅盛之暴喑不语。

6.配廉泉、丰隆、阴陵泉,针刺补法,健脾化痰,治疗脾虚流涎。

7.配印堂、风池,针刺平补平泻法,通调任督,治疗任督脉气不通之头痛项强等。

【穴性文献辑录】

1.《黄帝明堂经》:主寒热凄厥鼓颔。痓,口噤互引,口干,小便赤黄或时不禁。癫疾呕沫。消渴嗜饮。目暝,身汗出。衄血不止。

2.《肘后备急方》:主卒死中恶。

3.《备急千金要方》:紧唇。哕。鬲痫。狠退风卒身不遂,失音不语。

4.《医心方》:口噤。

5.《太平圣惠方》:偏风口喎,面肿消渴,面风口不开,口中生疮,暴哑不能言。又:新生儿噤不吮奶,多啼。

6.《针灸大成》:主偏风,半身不遂,口眼喎斜,面肿消渴,口齿疳蚀生疮,暴瘖不能言。

7.《经穴解》:任之胃病,偏风半身不遂,口眼喎斜,面肿消渴,口齿疳蚀生疮,暴瘖不能言。

8.《针灸集锦》(修订本)(郑魁山):清热散风,开窍醒神。

9.《针灸腧穴学》(杨甲三):祛风通络,镇静消渴。

10.《临床针灸学》(徐笨人):清热散风,安神定志。

11.《针灸腧穴手册》(杨子雨):散风通络,疏调任督。

12.《中医针灸通释·经脉腧穴学》(康锁彬):生津敛液,舒筋活络。

13.《针灸腧穴疗法》(李平华):祛风通络,消肿止痛。

14.《腧穴临床应用集萃》(马惠芳):舒筋散风,定志生津。

15.《中医针灸经穴集成》(刘冠军):祛风通络,通调任督。

16.《针灸辨证治疗学》(章逢润):祛风通络,消肿镇痛。

17.《石学敏针灸学》(石学敏):祛风,通络,消肿。

18.《珍珠囊穴性赋》(张秀玉):承浆舒筋络生津液。

19.《腧穴类编》(王富春):祛风通络,通调任督。

20.《传统实用针灸学》(范其云):散风通络,疏调任督。

【古今应用辑要】

1. 古代文献摘录

(1)《针灸甲乙经》:癫疾呕沫,神庭及兑端、承浆主之。其不呕沫,本神及百会、后顶、玉枕、天冲、大杼、曲骨、尺泽、阳溪、外丘、当上脘旁五分通谷、金门、承浆、合阳主之。又:寒热、凄厥鼓颔,消渴嗜饮;痓,口噤互引,口干,小便赤黄,或时不噤,目暝身汗出身,承浆主之。消渴嗜饮,承浆主之。再:目暝,身汗出,承浆主之。衄血不止,承浆及委中主之。

(2)《备急千金要方》:风邪,灸间使随年壮。又灸承浆七壮,又灸心输七壮,及灸三里七壮。又:承浆、前顶、天柱、脑空、目窗,主目眩暝。承浆、意舍、关冲、然谷,主消渴嗜饮。兑端、龈交、承浆、大迎、丝竹空、囟会、天柱、商丘,主癫疾呕沫,寒热痓互引。承浆、大迎,主寒热凄厥,鼓颔、癫痓口噤。

(3)《千金翼方》:凡哕,令人愦恨,灸承浆,炷如麦大七壮。

(4)《外台秘要》:卒死方……又方,灸……承浆十壮,大良。又:膈痫之为病,目反,四肢不举,灸风府,又灸顶上、鼻人中,下唇承浆,皆随年壮。

(5)《针灸资生经》:暗不能言,承浆、风府。面肿:承浆、丰隆、阳交。

(6)《神应经》:小便不禁,承浆、阴陵、委中、太冲、膀胱俞、大敦。

(7)《针灸大成》:配风府治头痛项强。口内生疮:承浆、劳宫。消渴:承浆、金津、玉液、海泉、人中、廉泉、气海、肾俞。

(8)《针灸逢源》:癫狂,承浆、人中、少商、隐白、大陵、申脉、风府、颊车、劳宫、上星、会阴、曲池。

(9)《神灸经纶》:半身不遂,承浆、肩髃、肩井、百会、客主人、地仓、三里、三间、二间、阳陵泉、阳辅。

2. 现代研究进展

咸培伟总结李平教授经验,针泻承浆、风府治疗风寒侵袭筋脉之落枕;针泻承浆、颊车、翳风、合谷治疗风热上攻之牙痛;针刺平补平泻承浆配温针灸大椎治疗寒凝血瘀之痛经,临床疗效佳[咸培伟.李平教授运用承浆穴经验举隅.中国民间疗法,2009,17(5):4-5]。

【安全针刺法】向上斜刺0.3~0.5寸,可灸。

牵 正

【定位】位于面颊部,下颌结节前方的凹陷与口角外0.4寸连线之中点。

【类属】属经外奇穴。

【穴性】祛风通络。

【主治病证】

风邪入络之口眼㖞斜、面痛诸症。

【常用配伍】

1. 配风池、阳白、四白、地仓、合谷,针刺平补平泻法,疏风通络,治疗风邪入络之口眼㖞斜。

2. 配翳风、太阳、颧髎、下关、颊车、商阳,针刺泻法,商阳点刺出血,清热通络、消肿止痛,治疗风热面痛。

【穴性文献辑录】

1.《针灸腧穴学》(杨甲三):祛风,清热。

2.《中医针灸通释·经脉腧穴学》(康锁彬):祛风,清热。

3.《腧穴临床应用集萃》(马惠芳):祛风清热,通经活络。

4.《新编实用腧穴学》(王玉兴):祛风通络,清热解毒。

5.《中医针灸经穴集成》(刘冠军):祛风通络。

6.《针灸辨证治疗学》(章逢润):疏风清热,通经活络。

【古今应用辑要】

1. 古代文献摘录

(1)《针灸学》:面瘫,牵正、地仓、风池、阳白。口疮:牵正、承浆、龈交、地仓、合谷。腮腺炎:牵正、翳风、合谷。

(2)《针灸辨证治疗学》(章逢润):配地仓、风池、合谷治面神经麻痹;配翳风、合谷治腮腺炎。

2. 现代研究进展

李秋光等扬刺牵正穴为主,配针刺阳白透鱼腰、地仓透人中、合谷、迎香、下关等穴治疗周围性面神经麻痹患者68例,其中风寒型29例,总有效率96.5%;风热型39例,总有效率94.8%[李秋光,王德刚,于晓红.扬刺牵正穴为主治疗周围性面神经麻痹68例.针灸临床杂志,2004,20(6):40]。

【安全针刺法】直刺0.3~0.5寸,可灸。

夹承浆

【定位】在头面颏部,颏唇沟中点两旁约1寸处。

【类属】属经外奇穴。

【穴性】疏风通络。

【主治病证】

风邪外袭、风热上扰之口眼㖞斜、齿痛、口角流涎、口唇疔疖诸症。

【常用配伍】

1. 配风池、翳风、四白、颊车、合谷,针刺平补平泻法,疏风通络,治疗风邪入络之口眼㖞斜。

2. 配翳风、颊车、合谷、内庭,针刺泻法,清热泻火,治疗胃火齿痛、口唇疔疖等。

【穴性文献辑录】

1.《备急千金要方》:马黄急疫等病。

2.《针灸腧穴学》(杨甲三):疏风,清热。

3.《中医针灸通释·经脉腧穴学》(康锁彬):疏风,清热。

4.《腧穴临床应用集萃》(马惠芳):清热,疏风。

5.《新编实用腧穴学》(王玉兴):清热解毒,活络止痛。

6.《中医针灸经穴集成》(刘冠军):祛风通络,清热化湿。

【古今应用辑要】

1.《针灸经外奇穴治疗诀》:齿槽尖肿,夹承浆、女膝、唇里。

2.《中华口腔科杂志》:下牙痛,夹承浆、合谷、下关、颊车、承浆。

3.《针灸学》:面肌痉挛,夹承浆、攒竹、四白。三叉神经痛:夹承浆、下关、合谷。

【安全针刺法】直刺 0.3~0.5 寸,可灸。

第三节　通经活络穴

通经活络穴,具有舒筋通络、除痹止痛的穴性,主要用于治疗经脉痹阻、经气不利所致的筋脉拘急、麻木不仁、风湿痹痛、半身不遂、下肢痿弱等症。

通经活络穴大多分布于四肢、肩背部。位于肩背部的腧穴针刺时应注意进针的角度及深度,避免伤及肺脏,造成气胸。针刺操作时实证多施行泻法,虚证多施行补法或灸法,虚实不明显时施行平补平泻法。

本节腧穴多用于治疗腧穴所在部位的病证,部分腧穴尚具有消肿散结、清热利湿、调经止带、息风通窍的穴性,用于治疗瘰疬、瘿气、便秘、痔疾、崩漏、带下、滞产、癫痫等病证,临证时可酌情选用。

上　廉

【定位】在前臂背面桡侧,当阳溪与曲池连线上,肘横纹下 3 寸。

【类属】属手阳明大肠经。

【穴性】理气通腑,通经活络。

【主治病证】

1. 腑气不通之腹胀、腹痛、肠鸣诸症。

2. 经脉痹阻之肩臂痛、手臂麻木、半身不遂、手足不仁诸症。

【常用配伍】

1. 配肩髃、曲池、外关、合谷,针刺平补平泻法,舒筋活络、除痹止痛,治疗经脉痹阻之手臂肩髆酸痛、麻木,上肢不遂等。

2. 配天枢、合谷、阴陵泉、足三里、上巨虚,针刺泻法,清热利湿、理气止痛,治疗湿热肠鸣、腹痛、泄泻等。

3. 配梁门、下脘、天枢,针刺泻法,消积导滞,治疗食积腹痛。

4. 配风池、太阳、印堂、合谷,针刺泻法,疏风清热,治疗风热头痛。

【穴性文献辑录】

1.《针灸甲乙经》:主小便黄,肠中鸣相逐。

2.《备急千金要方》:风水,膝肿。

3.《铜人腧穴针灸图经》:治脑风头痛,小便难黄赤,肠鸣气走,痓痛。

4.《针灸大成》:主小便难黄赤……偏风半身不遂……喘息,大肠气滞,脑风,头痛。

5.《针方六集》:臂膊偏痛……肠鸣走痛,喘息,偏风半身不遂,脑风时痛。

6.《类经图翼》:此穴主泄胃中之热,与气冲、三里、下廉同治。又:治偏风头痛,胸痛喘息,半身不遂,肠鸣,小便涩,大肠气滞,手足不仁。

7.《经穴解》:上廉之本病,偏风,半身不遂,骨髓冷,手足不仁,脑风头痛。上廉之大肠病:肠鸣胸痛,喘息,大肠气。上廉之小肠病:小便难,黄赤。

8.《循经考穴编》:肩膊酸痛,髓冷,脑风头痛,肠鸣气走注。

9.《针灸指南》:小便难黄赤,肠鸣,腹痛,臂偏风,半身不遂,骨髓冷。

10.《古法新解会元针灸学》:治大肠气虚……气逆霍乱……中风口眼㖞斜,半身不遂等症。

11.《针灸集锦》(修订本)(郑魁山):疏经活络。

12.《针灸腧穴学》(杨甲三):调肠腑,通经络。

13.《临床针灸学》(徐笨人):通经活络,清热利湿。

14.《针灸腧穴手册》(杨子雨):通经活络,清理肠胃。

15.《针灸探微》(谢文志):通经活络,清热利湿。

16.《中医针灸通释·经脉腧穴学》(康锁彬):调理肠腑,通经活络。

17.《针灸腧穴疗法》(李平华):舒筋活络,通调腑气。

18.《腧穴临床应用集萃》(马惠芳):调肠腑,通经络。

19.《新编实用腧穴学》(王玉兴):舒筋活络,理气调肠,清热利尿。

20.《中医针灸经穴集成》(刘冠军):通经络,调腑气,利关节。

21.《针灸辨证治疗学》(章逢润):疏经络,通腑气。

22.《石学敏针灸学》(石学敏):疏经络,调腑气。

23.《腧穴类编》(王富春):舒筋活络,理气调肠,清热利尿。

24.《传统实用针灸学》(范其云):通经活络,清理肠胃。

【古今应用辑要】

1.《针灸资生经》:小便难,上廉、下廉。

2.《针灸大成》:食泄,上廉、下廉。

3.《类经图翼》:此穴主泄胃中之热,与气冲、三里、下廉同治。

【安全针刺法】直刺 0.5~1.0 寸,可灸。

肘　髎

【定位】在臂外侧,屈肘,曲池上方 1 寸,当肱骨边缘处。

【类属】属手阳明大肠经。

【穴性】疏筋利节,通经活络。

【主治病证】

经脉痹阻之肩臂肘痛、上肢不遂、麻木、拘挛诸症。

【常用配伍】

1. 配肩髃、肩髎、臑俞,针刺平补平泻法,疏利关节,治疗经脉痹阻之肩痛、活动不利等。

2. 配曲池、天井、手三里、外关,针刺平补平泻法,活血通络,治疗气血瘀滞之肘部拘挛、疼痛,屈伸不利等。

3. 配肩髎、曲池、外关、阳池、合谷,针刺平补平泻法,通络止痛,治疗经气不利之上肢不遂,上臂疼痛、拘挛等。

【穴性文献辑录】

1.《外台秘要》:主肩肘节戾重痹痛,不可屈伸。

2.《太平圣惠方》:主肘臂酸重,不可屈伸,痹麻不仁也。

3.《铜人腧穴针灸图经》:治肘节风痹,痹痛不可举,屈伸挛急。

4.《医心方》:主肘节酸重痹痛不可屈伸。

5.《普济方》:……主肘臂酸重,麻痹不仁。

6.《针灸大成》:主风劳嗜卧,肘节风痹,臂痛不举,屈伸挛急,麻木不仁。

7.《古今医统大全》:主治风,嗜卧,臂痛不举,麻木不仁。

8.《针灸聚英》:主风劳嗜卧,臂痛不举,肩重、腋急,肘臂麻木不仁。

9.《针方六集》:主风劳嗜卧,肘节风痹,臂腕不举,肩重腋急。

10.《类经图翼》:主治肘节风痹,臂痛不举,麻木不仁,嗜卧。

11.《医学入门》:主肘节风痛,臂痛挛急。

12.《循经考穴编》:主肘节骨痛,拘挛麻木,不得屈伸,又主风劳嗜卧。

13.《经穴解》:肘髎之本病,肘节风痹,臂痛不举,屈伸挛急,麻木不仁。肘髎之肺病:风劳嗜卧。

14.《针灸逢源》:治肘节风痹,臂痛不举。

15.《针灸指南》:主风劳,肘节风痛,臂痛,麻木不仁。

16.《古法新解会元针灸学》:主治瘰疬,瘿痛廉颔,肘节风痹。主疼,风劳肘挛,麻木不仁,气逆冲目,彻臂肩酸疼难忍等症。

17.《针灸学简编》:主治肘部疼痛,拘挛,麻木不得屈伸,臂痛不可举,上肢瘫痪。

18.《针灸集锦》(修订本)(郑魁山):舒筋利节。

19.《针灸腧穴学》(杨甲三):通经、活络。

20.《临床针灸学》(徐笨人):通经活络,舒筋利节。

21.《针灸腧穴手册》(杨子雨):舒筋利节。

22.《针灸探微》(谢文志):舒筋利节。

23.《中医针灸通释·经脉腧穴学》(康锁彬):通经活络。

24.《针灸腧穴疗法》(李平华):舒筋利节。

25.《腧穴临床应用集萃》(马惠芳):通经活络。

26.《新编实用腧穴学》(王玉兴):清胃肠热,理气止痛。

27.《中医针灸经穴集成》(刘冠军):舒筋利节。

28.《针灸辨证治疗学》(章逢润):疏经络,利关节。

29.《石学敏针灸学》(石学敏):疏经络,利关节。

30.《中国针灸学》:主治肱神经痛(臂痛不可屈伸),肩臂部之关节风湿病(肘节风痹),肩胛部及臂肘部之麻痹(手臂痛麻木不仁)。

32.《针灸学》:主治肘臂痛、挛急、麻木不仁。

【古今应用辑要】

1.《针灸甲乙经》:肩肘节酸重,臂痛不可屈伸,肘窌主之。

2.《备急千金要方》:臑会、支沟、曲池、腕骨、肘窌,主肘节痹,臂酸重,腋急痛,肘难屈伸。

3.《针灸学简编》:配曲池、手三里治肘部痛。

【安全针刺法】直刺0.5~1.0寸,可灸。

手五里

【定位】在臂外侧,当曲池与肩髃连线上,曲池上3寸处。

【类属】属手阳明大肠经。

【穴性】疏筋利节,理气散结。

【主治病证】

1. 经脉痹阻之肘臂挛痛、上肢麻木疼痛、肿胀、痿软诸症。

2. 痰凝气滞之瘰疬。

【常用配伍】

1. 配肩髃、曲池、手三里、少海、外关、合谷,针刺平补平泻法,舒筋活络、通利关节,治疗经气不利之肩肘臂挛急、疼痛等。

2. 配臂臑、扶突、曲池、支沟、合谷,针刺平补平泻法,豁痰化瘀散结,治疗痰瘀凝结之瘰疬。

3. 配大椎、曲池、支沟、液门,针刺泻法,大椎点刺出血,退热截疟,治疗感受疟邪之疟疾。

4. 配肺俞、中府、尺泽、孔最,针刺泻法,宣肺泄热、凉血止血,治疗肺热咳嗽、吐血等。

5. 配大钟、照海、二间,针刺泻法,解困醒神,治疗阴盛阳虚之嗜睡。

【穴性文献辑录】

1.《外台秘要》:主风劳,惊恐,久吐血,肘不欲举,风痛,嗜卧,四肢不欲动摇,身黄,寒热颈痛,咳嗽,呼吸,翳目,目眮眮,少气,痎疟,心下胀满痛,上气。

2.《铜人腧穴针灸图经》:治风劳,惊恐,吐血,肘臂痛,嗜卧,四肢不得动摇,寒热瘰疬,咳嗽,目视肮肮,痎疟,心下胀满。

3.《医心方》:主嗜卧,四肢不欲动摇,身体黄,寒热,颈瘰疬,咳唾上气。

4.《普济方》:主风劳,惊恐吐血,肘不能举,风痛,嗜卧,四肢不欲动摇,身黄寒热颈肿,咳逆呼吸,目视肮肮,少气,痎疟,心下胀满痛,上气。

5.《针灸聚英》:主风劳,惊恐,吐血,咳嗽,肘臂痛,嗜卧,四肢不得动,心下胀满,上气,身黄,时有微热,瘰疬。

6.《古今医统大全》:主治风痨,惊恐,吐血,咳嗽,肘臂痛难动,胀满,气逆,微热,瘰疬。

7.《针灸大成》:主风劳,惊恐,吐血,咳嗽,肘臂痛,嗜卧,四肢不得动,心下胀满,上气,身黄,时有微热,瘰疬,目视肮肮,痎疟。

8.《针方六集》:主风劳,惊恐,吐血,咳嗽,风寒臂痛,瘰疬,寒热,嗜卧,心下胀满,上气,身黄。

9.《类经图翼》:主治风劳惊恐,吐血,咳嗽,嗜卧,肘臂疼痛难动,胀满气逆,寒热瘰疬,目视肮肮,痎疟。

10.《针灸逢源》:治气逆,瘰疬。

11.《医学入门》:主偏风,下牙痛。

12.《循经考穴编》:主一切风湿肿滞,臂膊疼痛不举,亦治咳嗽吐血,瘰疬,心下胀满。

13.《经穴解》:五里之本病,肘臂痛,瘰疬,目视肮肮。五里之肺病:肺劳惊恐,吐血咳嗽。

14.《重楼玉钥》:主治肘臂疼痛难动,寒热瘰疬。

15.《古法新解会元针灸学》:主治风劳,吐血,咳嗽,肘臂痛,嗜卧,风痹,四肢不欲动,腹胀,黄疸,瘰疬,目不明。

16.《针灸腧穴学》(杨甲三):通经活络,理气散结。

17.《临床针灸学》(徐笨人):清热化痰,行气散瘀。

18.《针灸腧穴手册》(杨子雨):舒筋利节,散瘀解毒。

19.《针灸探微》(谢文志):通经活络,行气散瘀。

20.《中医针灸通释·经脉腧穴学》(康锁彬):通经活络,理气散结。

21.《针灸腧穴疗法》(李平华):舒筋活络,祛瘀散结。

22.《腧穴临床应用集萃》(马惠芳):理气散结,通经活络。

23.《新编实用腧穴学》(王玉兴):舒筋活络,理气散结。

24.《中医针灸经穴集成》(刘冠军):通经,散瘀,止痛。

25.《针灸辨证治疗学》(章逢润):舒筋起痿,放瘀止痛。

26.《中华针灸学》:主治风劳,惊恐,吐血,咳嗽,肘臂痛,嗜卧,四肢拘急,心下胀满,上气,身黄,瘰疬……痎疟。

27.《石学敏针灸学》(石学敏):疏经络,祛风湿,利关节。

28.《中国针灸学》:主治肺炎(胀满气逆寒热),咳嗽(吐血咳嗽),风湿病(肘臂疼痛难动),腺病(瘰疬),前膊神经痛,四肢之运动麻痹(风劳),嗜卧,恐怖证。

29.《针灸学》:主治肘臂疼痛不可举,瘰疬。

【古今应用辑要】

1.《针灸甲乙经》:痎疟,心下胀满痛,上气,灸手五里,左取右,右取左。又:嗜卧,四肢不欲动摇,身体黄,灸手五里,左取右,右取左。再:寒热颈瘰疬,咳,呼吸难,灸五里,左取右,右取左。

2.《备急千金要方》:猥退风,半身不遂,失音不语者,灸百会,次灸本神,次灸承浆,次灸风府,次灸肩髃,次灸心输,次灸手五里,次灸手髓孔,次灸手少阳,次灸足五里,次灸足髓孔,次灸足阳明各五百壮。又:五里、三阳络、天井、厉兑、三间主嗜卧,四肢不欲动摇。再:中封、五里主身黄,时有微热。大迎、五里、臂臑主寒热,颈瘰疬。再:灸瘰疬方,五里、人迎各三十壮。

3.《百症赋》:五里、臂臑,生病疮而能治。

【安全针刺法】直刺0.5~0.8寸,可灸。

臂　臑

【定位】在臂外侧,三角肌止点处,当曲池与肩髃连线上,曲池上7寸。

【类属】属手阳明大肠经。

【穴性】通经活络,化痰散结,清热明目。

【主治病证】

1. 经脉痹阻之颈项拘急、肩臂疼痛诸症。

2. 痰瘀凝结之瘰疬、瘿气诸病。

3. 风热上攻之目疾。

【常用配伍】

1. 配大椎、肩中俞、肩井、后溪,针刺平补平泻法,祛风通络、散寒止痛,治疗风寒入络之颈项拘急。

2. 配肩髃、曲池、肘髎、合谷,针刺平补平泻法,通络止痛,治疗经脉痹阻之肩臂肘疼痛、屈伸不利等。

3. 配曲池、肩井、支沟、手五里、丰隆,针刺平补平泻法,化痰祛瘀、通络散结,治疗痰瘀凝结之瘰疬。

4. 配太阳、睛明、耳尖、光明、合谷,针刺泻法,耳尖点刺放血,疏风散热、清头明目,治疗风热目疾。

【穴性文献辑录】

1.《外台秘要》:主寒热,颈项拘急,肩臂痛不可举。

2.《医心方》:主寒热,颈病适,肩痛不可举。

3.《铜人腧穴针灸图经》:治寒热、颈项拘急,瘰疬,肩背痛不得举。

4.《普济方》:疗瘰疬,臂细无力,手不得向头。

5.《针灸聚英》:主臂细无力,臂痛不得向头,瘰疬,颈项拘急。

6.《古今医统大全》:主治臂痛无力,瘰疬,颈项拘急。

7.《针方六集》:主臂细无力,痛不能上头,颈项拘急,瘰疬,寒热,肩背引痛。

8.《类经图翼》:主治臂痛无力,寒热瘰疬,颈项拘急。

9.《经穴解》:臂臑之本病,臂痛不得举,瘰疬,颈项拘急。臂臑之肺证:寒热。

10.《针灸逢源》:治瘰疬,臂痛。

11.《经穴图考》:主治臂痛无力,寒热瘰疬。颈项拘急。

12.《高等针灸学讲义》:主治上膊神经痛,颈项部诸筋痉挛,瘰疬。

13.《古法新解会元针灸学》:主治偏风不遂,寒热臂痛,项背拘急,瘰疬等证。

14.《针灸学简编》:主治发热恶寒,颈项拘急,肩端红肿,肩背疼痛,臂不得举,淋巴结结核等。又:疏通经络,止痛镇痛。

15.《针灸集锦》(修订本)(郑魁山):疏经散风。

16.《针灸腧穴学》(杨甲三):通经,活络,明目,散结。

17.《针灸腧穴手册》(杨子雨):活络散瘀。

18.《针灸探微》(谢文志):行气散瘀,疏风通络。

19.《中医针灸通释·经脉腧穴学》(康锁彬):通经活络,明目散结。

20.《针灸腧穴疗法》(李平华):祛风通络,清热明目。

21.《腧穴临床应用集萃》(马惠芳):清热明目,祛风通络。

22.《新编实用腧穴学》(王玉兴):舒筋活络,理气散结。

23.《中医针灸经穴集成》(刘冠军):舒筋活络,清热明目。

24.《新编简明针灸学》(闫乐法):通经活络,清肝明目。

25.《腧穴学讲义》(于致顺):通络明目。

26.《针灸辨证治疗学》(章逢润):祛风通络,明目止痛。

27.《石学敏针灸学》(石学敏):疏经络,活血止痛。

28.《中国针灸学》:主治臂神经痛。颈项部诸肌之痉挛(头项拘急),瘰疬,言语不能。

【古今应用辑要】

1. 古代文献摘录

(1)《针灸甲乙经》:寒热,项疬适,肩臂不可举,臂臑俞主之。

(2)《备急千金要方》:诸瘿,灸肩髃……又灸风池……又灸两耳后发际一百壮。又灸头冲……各随年壮。又:人迎、五里、臂臑主寒热,颈瘰疬。

(3)《千金翼方》:(灸瘿法)灸风池,侠项两边两穴,耳上发际百壮。又大椎百壮,大椎两边相去各一寸半,小垂下各三十壮。又颈冲……一名臂臑,灸随年壮,凡五处共九穴。又垂两手两腋上纹头,各灸三百壮,亦良。

(4)《外台秘要》:(灸诸瘿)凡灸五处九穴(其灸五处共九穴,即风池,耳上发际,大椎,颈冲,五处共九穴也)。

(5)《百症赋》云:兼五里能愈瘰疬。

(6)《针灸学简编》:配肩髃(臂臑透肩髃)是针麻肺叶切除手术配方之一。

2. 现代研究进展

汪艳等针刺臂臑透肩髃治疗痰凝气滞型梅核气患者36例,痊愈19例,显效8例,有效6例,无效3例,总有效率91.7%[汪艳,马俊华.臂臑透肩髃治疗梅核气36例.上海针灸杂志,2007,26(12):33]。

【安全针刺法】直刺0.5~1.0寸,可灸。

巨 骨

【定位】在肩上部,当锁骨肩峰端与肩胛冈之间凹陷处。

【类属】属手阳明大肠经。

【穴性】通经活络,理气散结。

【主治病证】

1. 经脉痹阻之肩背臂痛,不得屈伸诸症。

2. 气郁痰结之瘰疬、瘿气、惊痫诸症。

【常用配伍】

1. 配肩髃、臑俞、曲池、外关、合谷,针刺平补平泻法,通经活络,治疗经脉痹阻之肩臂疼痛、麻木不举,上肢屈伸不利等。

2. 配扶突、曲池、天井、手五里、丰隆,针刺平补平泻法,理气化痰,治疗气滞痰凝之瘰疬。

3. 配臑会、少海、间使、太冲、太溪,针刺补泻兼施,滋阴散结,治疗阴虚痰凝之瘿气。

4. 配云门、天府、公孙,针刺平补平泻法,理气散结,治疗痰气郁结之瘿气。

5. 配孔最、尺泽、鱼际,针刺泻法,降气止咳、清热止血,治疗肺热咯血。

【穴性文献辑录】

1.《外台秘要》:主肩髃痛,胸中有瘀血,肩臂不得屈伸而痛。

2.《医心方》:主肩背痹痛,臂不举,血瘀肩中,痛不能动摇。

3.《太平圣惠方》:主惊痫,破心吐血。又:主肩中痛,不能动摇。

4.《铜人腧穴针灸图经》:胸中有瘀血,肩臂不得屈伸而痛。

5.《针经指南》:主膊痛,惊痫,破心吐血。

6.《西方子明堂灸经》:主背膊痛,胸中癖血,肩臂不能屈伸而痛,臂不得举,肩中痛不能动摇。

7.《古今医统大全》:主治惊痫,吐血,胸中有瘀血,臂膊痛不得屈伸。

8.《普济方》:治背髆痛臂不举,血瘀肩中,痛不能动摇。

9.《针灸聚英》:主惊痫,破心吐血,臂髆痛,胸中有瘀血,肩臂不得屈伸。

10.《针方六集》:主惊痫,吐血,膊痛,胸中有瘀血,肩臂引急难伸。

11.《类经图翼》:主治惊痫,吐血,胸中有瘀血,臂痛不得屈伸。

12.《医学入门》:主胸中瘀血,肩臂背膊疼痛。

13.《经穴解》:巨骨之本病,臂膊痛,肩臂不可屈伸。巨骨之阳跷病:惊痫。巨骨之肺病:胸中瘀血,破心吐血。

14.《循经考穴编》:治证与肩髃同,又主惊痫,破心胸有瘀血,肩臂不得屈伸。

15.《古法新解会元针灸学》:主治气喘胸闷,喘不得卧,湿热蒸肺,气冲作喘,痰壅不下,惊痫,臂痫,胸中瘀血,肩痛难举。

16.《针灸学简编》:主治半身不遂,肩背臂疼痛,肩关节不得屈伸,瘾疹等。又:疏经活络,通利关节。

17.《针灸集锦》(修订本)(郑魁山):宽胸理气,舒经利节。

18.《针灸腧穴学》(杨甲三):通经,活络。

19.《临床针灸学》(徐笨人):祛风散寒,舒筋利节。

20.《针灸心悟》(孙震寰):上气气逆巨骨降。

21.《针灸腧穴手册》(杨子雨):理气散结,通利关节。

22.《针灸探微》(谢文志):舒经活络,活血散瘀。

23.《中医针灸通释·经脉腧穴学》(康锁彬):通经活络。

24.《针灸腧穴疗法》(李平华):通经,散瘀,止痛。

25.《腧穴临床应用集萃》(马惠芳):通经活络。

26.《新编实用腧穴学》(王玉兴):舒筋活络,理气散结。

27.《中医针灸经穴集成》(刘冠军):散瘀止痛,镇静安神。

28.《腧穴学讲义》(于致顺):散淤通络。

29.《针灸辨证治疗学》(章逢润):舒筋,利节,止痛。

30.《石学敏针灸学》(石学敏):通经络,利关节。

31.《新编针灸学》:主治齿痛,肱部麻痹(肩背痹不举),成肘不能屈伸。

32.《中国针灸学》:主治背膊痛,肩臂痛不得屈伸,瘿气,瘰疬。

【古今应用辑要】

1.《针灸甲乙经》:肩背髆不举,血瘀肩中,不能动摇,巨骨主之。

2.《备急千金要方》:巨骨、前谷,主臂不举……主肩中痛不能动摇。又:天牖、缺盆、神道、大杼、天突、水道、巨骨主肩背痛。

【安全针刺法】直刺,微斜向外下方,刺0.5~1.0寸;可灸。

髀 关

【定位】仰卧,髂前上棘与髌底外侧端的连线上,屈股时,与会阴相平的缝匠肌外侧凹陷处。

【类属】属足阳明胃经。

【穴性】强健腰膝,通经活络。

【主治病证】

经脉痹阻之髀股痿痹麻木、腰膝疼痛、下肢酸软、足麻不仁、筋急不能屈伸诸症。

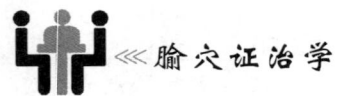

【常用配伍】

1. 配肾俞、命门、腰阳关、委中,针刺补法,补肾强腰,治疗肾虚腰痛。

2. 配环跳、承扶、风市、足三里、阳陵泉、悬钟,针刺平补平泻法,通络止痛,治疗经脉痹阻之下肢疼痛、麻木、瘫痪等。

3. 配足三里、解溪、丘墟、太冲、侠溪,针刺平补平泻法,疏经通络,治疗经气不利之足麻不仁。

【穴性文献辑录】

1.《针灸甲乙经》:膝寒痹不仁,不可屈伸。

2.《备急千金要方》:主膝寒不仁,痿痹不得屈伸。

3.《外台秘要》:主膝寒痹不仁,痿不得屈伸。

4.《铜人腧穴针灸图经》:治膝寒不仁,痿厥,股内筋络急。

5.《西方子明堂灸经》:主黄疸,膝寒不仁,痿痹不得屈伸,厥股内筋络急。

6.《普济方》:治膝寒不仁,痿厥,股内筋络急不能屈伸。《西方子》云:主黄疸。

7.《针灸聚英》:主腰痛,足麻木,膝寒不仁,痿痹,股内筋络急不能屈伸,小腹引喉痛。

8.《古今医统大全》:主治腹痛,膝寒,足麻木不仁,痿痹,股内筋络急,小腹引喉痛。

9.《医学纲目》:主黄疸,痿痹不得屈伸,股内筋急。

10.《针方六集》:主腰痛,足麻木,膝寒不仁,股内痿痹,筋脉急痛,小腹引喉痛。

11.《类经图翼》:主治腰痛,膝寒,足麻木不仁,黄疸,痿痹,股内筋络急,小腹引喉痛。

12.《经穴解》:髀关之本病,足麻木,膝寒不仁,痿痹,股内筋络急不屈伸,小腹引喉痛,腰痛。

13.《循经考穴编》:主股髀痿痹麻木,寒湿脚气,经络筋急不得屈伸。

14.《针灸逢源》:治腰痛,膝寒,痿痹股内筋急。

15.《针灸腧穴学》(杨甲三):强腰膝,通经活络。

16.《针灸集锦》(修订本)(郑魁山):疏筋活络。

17.《临床针灸学》(徐笨人):舒筋活络,理气利节。

18.《针灸腧穴手册》(杨子雨):散寒除湿,疏经活络。

19.《针灸探微》(谢文志):通经活络,疏风散寒。

20.《中医针灸通释·经脉腧穴学》(康锁彬):强壮腰膝,通经活络。

21.《针灸腧穴疗法》(李平华):健腰膝,通经络。

22.《腧穴临床应用集萃》(马惠芳):强腰膝,通经络。

23.《新编实用腧穴学》(王玉兴):舒筋活络,散寒止痛。

24.《中医针灸经穴集成》(刘冠军):健腰膝,通经络。

25.《针灸辨证治疗学》(章逢润):强腰股,通经络,祛寒湿。

26.《石学敏针灸学》(石学敏):祛风湿,通经络。

27.《珍珠囊穴性赋》(张秀玉):消目疾而疗面痛。

28.《传统实用针灸学》(范其云):散寒除湿,疏经活络。

【安全针刺法】直刺 0.6~1.2 寸,可灸。

伏 兔

【定位】仰卧,伸下肢,在大腿前外侧,当髂前上棘与髌底外侧端的连线上,髌底上 6 寸。

【类属】属足阳明胃经。

【穴性】散寒止痛,通经活络。

【主治病证】

寒湿阻络之腰胯疼痛、腿膝冷痛、麻痹不仁、脚气、疝气、腹胀诸病症。

【常用配伍】

1. 配环跳、居髎、风市、委中、阳陵泉、足三里、三阴交,针刺平补平泻法,通络止痛,治疗经脉痹阻之偏瘫、下肢麻木、疼痛等。

2. 配肾俞、大肠俞、腰阳关、髀关、环跳,针刺平补平泻法,疏经通络,治疗经气不利之腰胯痛。

3. 配足三里、阴陵泉、三阴交、八风,针刺平补平泻法,散寒除湿,治疗寒湿脚气。

【穴性文献辑录】

1.《针灸甲乙经》:寒疝下至腹腠,膝腰痛如清水。

2.《肘后备急方》:主风毒脚气。又:灸治脚气。

3.《备急千金要方》:狂邪鬼语。又:脚气初得脚弱。

4.《太平圣惠方》:治气劳,痹逆,狂邪,膝冷,手节挛缩,身瘾疹,腹胀少气,妇人八部诸病,通针。

5.《铜人腧穴针灸图经》:治风劳,气逆,膝冷不得温。

6.《针灸资生经》:《明》云:妇人下部诸病,通针三分。

7.《普济方》:治风劳,痹逆,狂邪,手节挛缩,身隐疹,腹胀,少气,妇人下部诸病。

8.《针灸聚英》:主膝冷不得隐,风劳,痹逆,狂邪,手挛缩、身隐疹,腹胀,少气,头重,脚气,妇人下部诸疾。

9.《古今医统大全》:主脚气,膝冷,风痹,妇人下部诸疾。

10.《针方六集》:主患风瘾,膝冷不温,风痹,手足挛缩,腹胀,脚气,妇人下部诸症。

11.《类经图翼》:主治脚气,膝冷不得温,风痹,妇人下部诸疾。

12.《循经考穴编》:主膝胯痛,膝冷不得温,麻痹不仁等症。

13.《经穴解》:伏兔之本病,膝冷不得温,痹逆狂邪,手挛缩,身瘾疹,腹胀少气,头重脚气,妇人八部诸疾。

14.《医宗金鉴·刺灸心法要诀》:伏兔主刺腹膝冷,兼刺脚气痛痹风,若逢穴处生疮节,说与医人莫用功。注:主治腿膝寒冷,脚气,痛痹。

15.《针灸逢源》:治膝冷不得瘾,风痹,脚气。

16.《针灸精粹》(李文宪):祛湿之穴。

17.《针灸集锦》(修订本)(郑魁山):疏经活络。

18.《针灸腧穴学》(杨甲三):强腰膝,理气血。

19.《临床针灸学》(徐笨人):调气活血,化瘀通络。

20.《针灸腧穴手册》(杨子雨):散寒除湿,疏经活络。

21.《针灸探微》(谢文志):通经活络,清热散风。

22.《中医针灸通释·经脉腧穴学》(康锁彬):强壮腰膝,理气活血。

23.《针灸腧穴疗法》(李平华):壮腰膝,通经络。

24.《腧穴临床应用集萃》(马惠芳):散寒化湿,疏通经络。

25.《新编实用腧穴学》(王玉兴):祛风除湿,通经活络,散寒止痛。

26.《中医针灸经穴集成》(刘冠军):壮腰膝,通经络。

27.《新编简明针灸学》(闫乐法):祛风散寒,温经通络。

28.《针灸辨证治疗学》(章逢润):强腰益肾,疏风活络。

29.《石学敏针灸学》(石学敏):温经散寒,疏风活络。

30.《珍珠囊穴性赋》(张秀玉):消目疾而疗面痛。又:伏兔阴市可主腿膝冷痛。

31.《传统实用针灸学》(范其云):散寒除湿,疏经活络。

【古今应用辑要】

1. 古代文献摘录

(1)《针灸甲乙经》:寒疝下至腹腠,膝腰痛如清水,大腹(一作小腹)诸疝,按之至膝上,伏兔主之。

(2)《备急千金要方》:若手足掣疭惊者,灸尺泽,次灸阳明,次灸少商,次灸劳宫,次灸心主,次灸合谷,次灸三间,次灸少阳。右手部十六处,其要者阳明、少商、心主、尺泽、合谷、少阳壮数如上。又灸伏兔,次灸三里,次灸腓肠,次灸鹿溪,次灸少阳,次灸然谷。右足部十四处皆可灸,壮数如上。手足阳明谓入四指,凡小儿惊痫皆灸之。若风病大动,手足掣疭者,尽灸手足十指端。又灸本节后。又:凡脚气初得脚弱,使速灸之,初灸风市,次灸伏兔,次灸犊鼻,次灸膝两眼,次灸三里,次灸上廉,次灸下廉,次灸绝骨。凡此诸穴,灸不必一顿灸尽壮数,可日日报灸之,三日之中灸令尽壮数为佳。再:狂邪鬼语,灸伏兔百壮。

(3)《千金翼方》:(脚气)初灸风市,次伏兔,次犊鼻,次膝目,次三里,次上廉,次下廉,次绝骨。凡此诸灸不必一顿灸尽壮数,可日日报灸之,三日之中令尽壮数为佳。凡病一脚灸一脚,病两脚便灸两脚也。凡脚弱病多著两脚。

2. 现代研究进展

(1)周小增等采用蜂针伏兔穴,配合膝眼、血海、梁丘、鹤顶等穴治疗脉络瘀阻、气血凝滞之骨性膝关节炎;蜂针伏兔穴,配合风市、血海、志室、膈俞等穴治疗风邪侵袭、遏于肌肤之荨麻疹,取得较好疗效[周小增,钟志国,李万瑶.伏兔穴的临床应用.蜜蜂杂志,2006,10:30]。

(2)谢强针刺足三里、脾俞、伏兔等穴配合中药治疗脾虚型耳闭,疗效甚佳[陈璐璐.谢强针药并用治疗耳胀耳闭经验.河南中医,2012,32(3):374-375]。

【安全针刺法】直刺 0.6~1.2 寸,可灸。

条 口

【定位】仰卧,伸下肢,在小腿前外侧,当犊鼻下 8 寸,距胫骨前缘一横指(中指)。

【类属】属足阳明胃经。

【穴性】舒筋活络,散寒除湿。

【主治病证】

1. 寒湿阻络、经脉痹阻之下肢痿痹冷痛、股膝肿、转筋、足痿、足软、跗肿、肩背痛、脚气诸症。

2. 寒凝中焦之脘腹疼痛、肠疝痛诸症。

【常用配伍】

1. 配环跳、风市、足三里、阳陵泉、承山、悬钟,针刺平补平泻法,散寒除湿、舒筋止痛,治疗寒湿阻络之下肢痿痹,小腿冷痛、麻木、转筋等。

2. 配解溪、昆仑、太冲、足临泣,针刺平补平泻法,通络消肿,治疗经气不利之跗肿。

3. 配承山、肩髃、肩髎、阳陵泉,针刺泻法,条口透承山,活血通络,治疗气血阻滞之肩痛、活动不利等。

4. 配天枢、气海、上巨虚,针刺平补平泻法,气海可灸,散寒除湿,治疗寒凝腹痛、虚寒痢疾等。

【穴性文献辑录】

1.《针灸甲乙经》:主胫痛,足缓失履,湿痹,足下热,不能久立。

2.《外台秘要》:主胫寒不得卧,胫疼,足缓失履,湿痹足下热不能久立。

3.《医心方》:主寒胫疼,足缓失履,湿痹,足下热,不能久立。

4.《铜人腧穴针灸图经》:治膝胻寒酸痛,足缓履不收,湿痹足下热。

5.《针灸聚英》:主足麻木,风气,足下热不能久立,足寒膝痛,胫寒,湿痹,脚痛,胫肿,转筋,足缓不收。

6.《古今医统大全》:主治足膝麻木,脚痛,跗肿,转筋,湿痹,足缓不收,不能久立。

7.《针灸大成》:主足麻木风气,足下热,不能久立,足寒膝痛,胫寒湿痹,脚痛胫胻肿,转筋,足缓不收。

8.《针方六集》:主膝胫寒酸,缓纵不收,湿痹,麻木,足下热不能久立,脚痛,胫肿,转筋。

9.《类经图翼》:主治足膝麻木,寒酸,肿痛,跗肿,转筋,湿痹,足下热,足缓不收,不能久立。

10.《医学入门》:主湿痹,胫寒,足膝酸痛缓弱。

11.《经穴解》:条口之本经病,足麻木,风气足下热,不能久立,足寒膝痛,胫寒湿痹,脚痛,胻肿转筋,足缓不收。

12.《循经考穴编》:主足胫痛,两足无力。

13.《针灸逢源》:治足麻酸寒。

14.《针灸集锦》(修订本)(郑魁山):疏经活络。

15.《针灸腧穴学》(杨甲三):舒筋活络,理气和中。

16.《临床针灸学》(徐笨人):活血通经,利气止痛。

17.《针灸腧穴手册》(杨子雨):祛湿化瘀,疏经活络。

15.《针灸探微》(谢文志):调理肠胃,通经活络。

19.《中医针灸通释·经脉腧穴学》(康锁彬):舒筋活络,理气和中。

20.《针灸腧穴疗法》(李平华):舒筋活络,和胃理气。

21.《腧穴临床应用集萃》(马惠芳):舒筋活络,理气和中。

22.《新编实用腧穴学》(王玉兴):祛风除湿,散寒通络。

23.《中医针灸经穴集成》(刘冠军):理气舒筋。

24.《针灸辨证治疗学》(章逢润):舒筋活络止痛。

25.《石学敏针灸学》(石学敏):舒筋脉,调气血,祛寒湿。

26.《珍珠囊穴性赋》(张秀玉):小腿冷痛条口治。

27.《传统实用针灸学》(范其云):祛湿化瘀,疏经活络。

【古今应用辑要】

1.《备急千金要方》:条口、三里、承山、承筋,主足下热不能久立。又:厉兑、条口、三阴交,主胫寒不得卧。再:解溪、条口、丘墟、太白,主膝股肿胫酸转筋。

2.《长桑君天星秘诀歌》:兼冲阳、绝骨,治足缓难行。

3.《杂病穴法歌》:两足难移先悬钟,条口后针能步履。

【安全针刺法】直刺0.5~0.9寸,可灸。

青　灵

【定位】在肱二头肌内侧沟中,当极泉与少海连线上,肘横纹上3寸处。

【类属】属手少阴心经。

【穴性】散风止痛,理气通络。

【主治病证】

1. 风邪入络之头痛振寒、肩臂痛诸症。

2. 气血瘀滞之目黄、胁痛、瘰疬诸症。

【常用配伍】

1. 配头维、太阳、列缺、合谷,针刺泻法,祛风散寒解表,治疗风寒头痛。

2. 配肩髃、少海、曲池、灵道、合谷,针刺平补平泻法,通经活络,治疗肩臂疼痛、上肢麻痹等。

【穴性文献辑录】

1.《太平圣惠方》:主肩不举,不能带衣也。

2.《铜人腧穴针灸图经》:治肩臂不举,不能带衣,头痛振寒,目黄胁痛。

3.《古今医统大全》:主治头痛目黄,振寒,胁痛,肩臂不举。

4.《针灸大成》:主目黄头痛,振寒胁痛,肩臂不举,不能带衣。

5.《针方六集》:主肩痛不举,腋痛,目黄,目系痛,振寒。

6.《医学入门》:主头痛目黄,胁痛,肩不能举。

7.《循经考穴编》:主肩臂红肿,腋下痛,目黄,马刀。

8.《经穴解》:心之心病,目黄胁痛,头痛振寒,肩臂不举,不能带衣。

9.《针灸逢源》:治目黄胁痛,肩臂不举。

10.《针灸集锦》(修订本)(郑魁山):行气活血。

11.《针灸腧穴学》(杨甲三):清头明目,散风止痛。

12.《临床针灸学》(徐笨人):清热利湿,舒筋利节。

13.《针灸心悟》(孙震寰):主肩不举,不能带衣。

14.《针灸腧穴手册》(杨子雨):行气活血,调理血脉。

15.《针灸探微》(谢文志):通经活络,疏筋利节。

16.《中医针灸通释·经脉腧穴学》(康锁彬):清头明目,散风止痛。

17.《针灸腧穴疗法》(李平华):祛风解表,止痛。

18.《腧穴临床应用集萃》(马惠芳):理气止痛,宽胸宁心。

19.《新编实用腧穴学》(王玉兴):理气散结,散风止痛,舒筋活络。

20.《中医针灸经穴集成》(刘冠军):散风止痛。

21.《针灸辨证治疗学》(章逢润):舒经起痿,通络止痛。

22.《石学敏针灸学》(石学敏):疏经络,调气血。

23.《腧穴类编》(王富春):理气散结,散风止痛,舒筋活络。

24.《传统实用针灸学》(范其云):行气活血,调理血脉。

【安全针刺法】直刺 0.5~1.0 寸,可灸。

曲　垣

【定位】在肩胛部,冈上窝内侧端,当臑俞与第二胸椎棘突连线的中点处。

【类属】属手太阳小肠经。

【穴性】祛风散寒,通络止痛。

【主治病证】
风寒湿痹阻经脉之肩背痛、肩胛拘急疼痛诸症。

【常用配伍】

1. 配肩髃、肩髎、臑俞、曲池,针刺平补平泻法,祛风除湿、舒筋利节,治疗风寒湿痹阻之肩痛、上举不利等。

2. 配肩外俞、秉风、天宗、后溪,针刺平补平泻法,祛风散寒、除痹止痛,治疗风寒入络之肩背拘急疼痛。

3. 配曲池、合谷,针刺平补平泻法,除痹止痛,治疗经气不利之上肢疼痛不举、上肢不遂等。

【穴性文献辑录】

1.《针灸甲乙经》:肩胛周痹。

2.《备急千金要方》:肩胛周痹。

3.《太平圣惠方》:主肩痛周痹。

4.《针灸大成》:主肩痹热痛,气注肩胛,拘急痛闷。

5.《经穴解》:曲垣之本病,肩臂热痛,气注肩胛,拘急痛闷。

6.《针灸集锦》(修订本)(郑魁山):疏筋利节。

7.《针灸腧穴学》(杨甲三):舒筋活络,止痛。

8.《针灸腧穴手册》(杨子雨):散寒祛湿,疏筋利节。

9.《临床针灸学》(徐笨人):疏风活络,舒筋散瘀。

10.《针灸探微》(谢文志):舒筋散瘀,疏风活络。

11.《中医针灸通释·经脉腧穴学》(康锁彬):舒筋活络,通经止痛。

12.《针灸腧穴疗法》(李平华):舒筋散风。

13.《腧穴临床应用集萃》(马惠芳):舒筋活络,散风止痛。

14.《新编实用腧穴学》(王玉兴):舒筋活络。

16.《中医针灸经穴集成》(刘冠军):舒筋,散风。

17.《针灸辨证治疗学》(章逢润):通络止痛。

18.《石学敏针灸学》(石学敏):舒筋调气,活血止痛。

19.《腧穴类编》(王富春):舒筋活络,疏风止痛。

20.《传统实用针灸学》(范其云):散寒祛湿,疏筋利节。

【古今应用辑要】

1. 古代文献摘录

《针灸十四经穴治疗诀》:肩胛拘挛疼痛,曲垣、大杼、秉风、肩中俞、肩外俞、臂臑、臑会、天宗。肩背痛:曲垣、风池、大杼、曲池、肩髃、肩外俞。

2. 现代研究进展

徐福等腕踝针配合针刺曲垣穴治疗寒湿痹阻之肩背肌筋膜炎患者228例,治愈183例,有效43例,无效2例,治愈率80.26%,有效率99.12%〔徐福,霍文璟.腕踝针配合曲垣穴直刺治疗肩背肌筋膜炎228例.浙江中医杂志,2007,42(10):595〕。

【安全针刺法】直刺或向外下方斜刺0.5~0.8寸,可灸。

肩外俞

【定位】在背部,当第一胸椎棘突下,旁开3寸。

【类属】属手太阳小肠经。

【穴性】通络止痛。

【主治病证】

经脉痹阻之肩背酸痛、颈项强急、上肢冷痛、肘臂痛、落枕诸症。

【常用配伍】

1. 配大椎、天宗、曲垣、肩井、肩髎,针刺平补平泻法,舒筋活络,治疗风寒湿痹阻之肩背酸痛。

2. 配风池、大椎、秉风、列缺、后溪,针刺泻法,祛风散寒,治疗风寒入络之颈项强急、落枕等。

3. 配肩髃、肩髎、手三里、曲池、支正、合谷,针刺平补平泻法,除痹止痛,治疗经脉痹阻之肘臂痛、不能举,上肢冷痛等。

【穴性文献辑录】

1.《针灸甲乙经》:肩胛中痛而寒至肘。

2.《黄帝明堂经》:主肩中痛,发寒热,引项急强,左右不顾。

3.《备急千金要方》:肩胛中痛热,而寒至肘。

4.《太平圣惠方》:主肩中痛,发寒热,引项急强,左右不顾。

5.《针灸大成》:主肩胛痛,周痹寒至肘。

6.《经穴解》:肩外俞之本病,肩胛痛,周痹寒至肘。

7.《针灸精粹》:主肩中痛,发寒热,引项急强,左右不顾。

8.《针灸集锦》(修订本)(郑魁山):疏经活络。

9.《针灸腧穴学》(杨甲三):舒筋活络,止痛。

10.《临床针灸学》(徐笨人):通络利节,散寒止痛。

11.《针灸腧穴手册》(杨子雨):散寒祛湿,疏经活络。

12.《针灸探微》(谢文志):祛寒散风,疏经活络。

13.《中医针灸通释·经脉腧穴学》(康锁彬):舒筋活络,通经止痛。

14.《针灸腧穴疗法》(李平华):祛风舒筋。

15.《腧穴临床应用集萃》(马惠芳):舒筋活络,散风止痛。

16.《新编实用腧穴学》(王玉兴):舒筋活络。

17.《中医针灸经穴集成》(刘冠军):舒筋,散风。

18.《针灸辨证治疗学》(章逢润):祛风舒筋。

19.《石学敏针灸学》(石学敏):疏经络,祛风湿。

20.《腧穴类编》(王富春):舒筋活络,祛风止痛。

21.《传统实用针灸学》(范其云):散寒祛湿,疏经活络。

【古今应用辑要】

《针灸十四经穴治疗诀》:臂背酸痛,肩外俞、风池、大杼、曲垣、曲池、肩髃、天应。

【安全针刺法】向外斜刺0.5~0.8寸,可灸。

承 扶

【定位】在大腿的后面,臀下横纹的中点。

【类属】属足太阳膀胱经。

【穴性】疏经通络,调肛理肠。

【主治病证】

1. 经脉痹阻之腰腿痛、臀股疼痛、下肢痿痹诸症。

2. 湿热蕴结肠腑之便秘、痔疾、泄泻诸病症。

【常用配伍】

1. 配肾俞、腰阳关、环跳、委中,针刺平补平泻法,通络止痛,治疗经脉痹阻之腰臀痛。

2. 配肾俞、环跳、风市、阳陵泉、三阴交,针刺平补平泻法,疏经通络,治疗经气不利之下肢疼痛、麻木、瘫痪等。

3. 配次髎、秩边、长强、承山、二白,针刺泻法,调肛理肠、清热化瘀,治疗湿热瘀滞之痔疮、便秘等。

【穴性文献辑录】

1.《针灸甲乙经》:腰脊痛,尻脊股臀阴寒大痛,虚则血动,实则并热痛,痔痛,尻脽中肿,大便直出。又:阴胞有寒,小便不利。

2.《黄帝明堂灸经》:扶承主腰脊尻臀殷阴寒痛,五种痔疾泻鲜血,尻脽中肿,大便难,小便不利。

3.《备急千金要方》:承扶主尻中肿,大便直出,阴胞有寒,小便不利。

4.《医心方》:主腰脊尻臀殷阴寒痛,大便直出,小便不利。

5.《铜人腧穴针灸图经》:治腰脊相引如解,久痔,尻脽肿,大便难,阴胞有寒,小便不利。

6.《针灸大成》:承扶治久痔臀肿,大便难。阴包有寒,小便不利。

7.《经穴解》:承扶之肾病,腰脊相引如解。承扶之大肠病:久痔,尻臀肿,大便难。承扶之膀胱病:阴包有寒,小便不利。

8.《针灸集锦》(修订本)(郑魁山):疏经活络。

9.《针灸腧穴学》(杨甲三):舒筋活络,通调二便。

10.《临床针灸学》(徐笨人):通经活络,调理气血。

11.《针灸腧穴手册》(杨子雨):化瘀解毒,散风祛湿。

12.《针灸探微》(谢文志):舒筋活络。

13.《中医针灸通释·经脉腧穴学》(康锁彬):舒筋活络,通调二便。

14.《针灸腧穴疗法》(李平华):健腰膝,调肛肠。

15.《腧穴临床应用集萃》(马惠芳):舒筋活络,通调二便。

16.《新编实用腧穴学》(王玉兴):舒筋活络,通利二便。

17.《中医针灸经穴集成》(刘冠军):舒筋节,调肛肠。

18.《新编简明针灸学》:化瘀解毒,舒筋通络。

19.《传统实用针灸学》(范其云):化瘀解毒,散风祛湿

20.《石学敏针灸学》(石学敏):舒筋,活血,止痛。

21.《针灸辨证治疗学》(章逢润):疏筋止痛,通调二便。

【古今应用辑要】

1.《针灸甲乙经》:痔篡痛,飞扬、委中及扶承主之。

2.《备急千金要方》:中极、蠡沟、漏谷、承扶、至阴主小便不利,失精。又:承筋、承扶、委中、阳谷主痔痛,腋下肿。

3.《千金翼方》:(针痔法)飞扬、商丘、复留、劳宫、会阴、承筋、扶承、委阳、委中并主之。

【安全针刺法】直刺 1.5~2.5 寸,可灸。

殷 门

【定位】在大腿的后面,承扶与委中的连线上,承扶下 6 寸处。

【类属】属足太阳膀胱经。

【穴性】通经活络。

【主治病证】

经脉痹阻之腰脊强痛、腿股酸痛、下肢痿痹、瘫痪诸症。

【常用配伍】

1. 配肾俞、腰俞、委阳,针刺泻法,通络止痛,治疗风湿阻络之腰脊强痛不可俯仰。

2. 配环跳、风市、委中、足三里、阳陵泉,针刺平补平泻,舒筋活络,治疗经脉痹阻之腿股酸痛、下肢痿痹。

【穴性文献辑录】

1.《针灸甲乙经》:腰痛得俯不得仰,仰则恐仆(外台作试仰则痛)得之举重恶血归之。

2.《外台秘要》:主腰痛得俯不得仰,仰则痛,得之举重恶血归之。

3.《医心方》:主腰痛得俯不得仰,仰则痛。

4.《铜人腧穴针灸图经》:治腰疼不可俯仰,举重恶血注之,股外肿。

5.《普济方》:主腰痛得俯不得仰,仰则仆痛,得之举重恶血归之。

6.《针灸大成》:殷门治腰脊不可俯仰,举重,恶血,泄注,外股肿。

7.《医学入门》:主腰脊不可俯仰,股外肿,因瘀血注之。

8.《经穴解》:殷门之本病,腰脊不可俯仰,举重,恶血,泄注,外股肿。

9.《针灸集锦》(修订本)(郑魁山):疏经活络。

10.《针灸腧穴学》(杨甲三):舒筋通络,利腰腿。

11.《临床针灸学》(徐笨人):温经通络,散寒止痛。

12.《针灸腧穴手册》(杨子雨):化瘀散结,通经活络。

13.《针灸探微》(谢文志):通经活脉。

14.《中医针灸通释·经脉腧穴学》(康锁彬):舒筋通络,强利腰腿。

15.《针灸腧穴疗法》(李平华):强脊健腰。

16.《腧穴临床应用集萃》(马惠芳):舒筋活络,强健腰腿。

17.《新编实用腧穴学》(王玉兴):舒筋活络。

18.《中医针灸经穴集成》(刘冠军):健腰腿,除瘀滞。

19.《针灸辨证治疗学》(章逢润):壮腰脊,强筋骨。

20.《石学敏针灸学》(石学敏):壮腰脊,强筋骨。

21.《传统实用针灸学》(范其云):化瘀散结,通经活络。

【古今应用辑要】

1.《素问·刺腰痛》:委阳、殷门治腰痛。

2.《备急千金要方》:委阳、殷门、太白、阴陵泉、行间主腰痛不可俯仰。

【安全针刺法】直刺 1.0~2.0 寸,可灸。

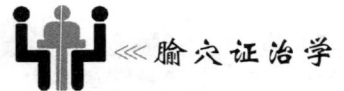

浮 郄

【定位】在腘横纹外侧端,委阳上1寸,股二头肌腱的内侧。

【类属】属足太阳膀胱经。

【穴性】疏筋利节,调肠通便。

【主治病证】

1. 经脉痹阻之髀枢不仁、臀股麻木、腘筋挛急诸症。

2. 肠腑失司之便秘。

【常用配伍】

1. 配承扶、殷门、风市、委中、承山、昆仑,针刺平补平泻法,舒筋通络,治疗经脉痹阻之臀股麻木、小腿挛急等。

2. 配委中、委阳、承山、阳陵泉,针刺平补平泻法,柔筋缓急,治疗经气不利之腘筋挛急。

3. 配曲池、上巨虚,针刺泻法,泄热通便,治疗热秘。

【穴性文献辑录】

1.《针灸甲乙经》:不得卧。

2.《备急千金要方》:少腹热,大便坚。

3.《外台秘要》:不得卧。

4.《医心方》:主不得卧,出汗不得,大便坚不出。

5.《铜人腧穴针灸图经》:主小肠热,大肠结,股外胫筋急,髀枢不仁。

6.《普济方》:主小腹热,大便坚,太阳膀胱经热,大肠结,股外经筋急,髀枢不仁。又:主不得卧立。

7.《针灸大成》:主霍乱转筋,小肠热,大肠结,胫外经筋急,髀枢不仁,小便热,大便坚。

8.《类经图翼》:主治霍乱转筋,小腹膀胱热,大肠结,股外筋急,髀枢不仁。

9.《经穴解》:浮郄之胃病,霍乱转筋。浮郄之肾病:小肠热,大肠结。浮郄之肝病:筋急髀枢不仁。

10.《针灸集锦》(修订本)(郑魁山):疏筋利节。

11.《针灸腧穴学》(杨甲三):舒筋、活络。

12.《临床针灸学》(徐笨人):通经活络,舒筋利节。

13.《针灸腧穴手册》(杨子雨):化淤通经,疏筋利节。

14.《针灸探微》(谢文志):通经活络,疏筋利节。

15.《中医针灸通释·经脉腧穴学》(康锁彬):舒筋活络。

16.《针灸腧穴疗法》(李平华):舒筋活络。

17.《腧穴临床应用集萃》(马惠芳):通经活络,舒筋利节。

18.《新编实用腧穴学》(王玉兴):舒筋活络,养血安神。

19.《中医针灸经穴集成》(刘冠军):清热,舒筋。

20.《针灸辨证治疗学》(章逢润):疏筋通络,清利二便。

21.《石学敏针灸学》(石学敏):舒筋通络,活血止痛,清利下焦。

22.《传统实用针灸学》(范其云):化淤通经,疏筋利节。

【古今应用辑要】

《备金千金要方》:中注、浮郄主少腹热,大便坚。

【安全针刺法】直刺0.5~1.0寸,可灸。

合 阳

【定位】在小腿的后面,当委中与承山的连线上,委中下2寸。

【类属】属足太阳膀胱经。

【穴性】理气调经,疏经通络。

【主治病证】

1. 气滞血瘀之崩漏、阴阜肿痛、带下、疝痛诸病症。

2. 经脉痹阻之腰脊痛、下肢酸痛、下肢痿痹诸症。

【常用配伍】

1. 配合谷、交信、次髎,针刺补泻兼施,益气止血,治疗气虚崩漏、月经过多。

2. 配肾俞、中极、关元、三阴交,针刺泻法,活血化瘀、调经止痛,治疗气滞血瘀之痛经。

3. 配肾俞、次髎、关元,针刺补法,补肾壮阳,治疗肾阳虚之阳痿。

4. 配环跳、委中、阳陵泉、承山、昆仑,针刺平补平泻法,舒筋通络、活血止痛,治疗下肢酸痛、麻痹,下肢痿痹等。

5. 配腰阳关、肾俞、委中,针刺平补平泻法,强筋壮腰,治疗经脉痹阻之腰脊痛。

【穴性文献辑录】

1.《针灸甲乙经》:腰厥膝急,腰脊痛引腹,篡阴股热,阴暴痛,寒热,膝酸重。

2.《备急千金要方》:主腹中有寒,泄注,肠澼便血。又:主癫疝,崩中腹上下痛及肠澼、阴暴败痛。再:合阳主腰脊痛引腹。合阳主膝股重。

3.《外台秘要》:主痹厥,癫疾不呕沫,瘈疭,拘急,跟厥,膝重,腰脊痛引腹,篡阴股热,阴暴痛,寒热,膝酸重。

4.《医心方》:主踝厥,癫疾,瘈疭,膝急,腰脊痛。

5.《铜人腧穴针灸图经》:治腰脊强引腹痛,阴股热,膝胻酸重腹步难,寒疝,阴偏痛,女子崩中。

6.《西方子明堂灸经》:主腰脊强痛引腹,膝股热,胻酸重,癫疝,女子崩中,腹上下痛,肠澼,阴偏暴肿痛。

7.《普济方》:主痹厥,癫疾不呕沫,瘈疭,拘急,跟厥,膝重,腰脊痛引腹,篡阴股热,阴暴痛,寒热,膝酸重。

8.《针灸聚英》:主腰脊引腹痛,阴股热,胻酸肿步腹难,寒疝,阴偏痛,女子崩中带下。

9.《古今医统大全》:主治腰脊强引腹痛,阴股热,胻酸肿,寒疝偏坠,女子崩带下不止。

10.《针灸大成》:主腹寒热气,冷气泄泻,久痔,肠澼下血,阳气虚乏,阴汗湿。又:主腰脊引腹痛,阴股热,胻酸肿步腹难,寒疝,阴偏痛,女子崩中带下。

11.《针方六集》:治腰脊强痛引腹,阴股热,胻酸肿不能行立,寒疝,侧坠,痔漏,女子血崩带下。

12.《类经图翼》:主治腰脊强引腹痛,阴股热,胻酸肿,寒疝偏坠,女子崩中不止。

13.《医学入门》:主腰脊强痛引腹,膝股热,胻酸重,癞疝,女子崩中,腹痛,肠澼,阴痛。

14.《经穴解》:合阳之肾病,腰脊强引腹痛,阴股热,胻痠肿,行步艰难,寒疝阴偏痛,女子崩中漏下。

15.《循经考穴编》:主腹脊强引腹痛,阴股热,胻酸肿,便毒,寒疝,女子崩带。

16.《采艾编翼》:治腰脊强引腹痛。

17.《针灸逢源》:主治腰脊强引腹痛,阴股热,胻酸肿,寒疝偏坠,女子崩带下不止。

18.《勉学堂针灸集成》:治腰脊强引腹痛,阴股热,胻酸肿,寒疝偏坠,女子崩带不止。

19.《针灸学简编》:主治腰脊强引腹痛,膝部及小腿肢重肿痛,子宫出血,带下,寒疝,睾丸炎,阳痿,小腿三头肌痉挛等。

20.《针灸集锦》(修订本)(郑魁山):疏筋利节。

21.《针灸腧穴学》(杨甲三):活血调经,舒筋通络,强健腰膝。

22.《临床针灸学》(徐笨人):清热利湿,补肾调经。

23.《针灸腧穴手册》(杨子雨):祛风除湿,温经散寒,疏筋利节。

24.《针灸探微》(谢文志):补肾调经,清热利湿。

25.《中医针灸通释·经脉腧穴学》(康锁彬):活血调经,舒筋通络,强健腰膝。

26.《针灸腧穴疗法》(李平华):健腰腿,调下焦。

27.《腧穴临床应用集萃》(马惠芳):活血调经,舒筋通络,强健腰膝。

28.《新编实用腧穴学》(王玉兴):活血调经,舒筋通络,强健腰膝。

29.《中医针灸经穴集成》(刘冠军):调下焦,健腰腿。

30.《针灸辨证治疗学》(章逢润):强腰膝,舒筋脉,理下焦。

31.《石学敏针灸学》(石学敏):强腰肾,舒筋脉,调经血。

32.《传统实用针灸学》(范其云):祛风除湿,疏筋利节,消瘀解毒。

【古今应用辑要】

1.《针灸甲乙经》:癫疾呕沫,神庭及兑端、承浆主之。其不呕沫,本神及百会、后顶、玉枕、天冲、大杼、曲骨、尺泽、阳溪、外丘、当上脘旁五分通谷、金门、承筋、合阳主之。委中下二寸为合阳。

2.《备急千金要方》:合阳、中郄主癫疝,崩中,腹上下痛,肠澼,阴暴败痛。

【安全针刺法】直刺0.7~1.0寸,可灸。

承 筋

【定位】在小腿的后面,当委中与承山的连线上,腓肠肌肌腹中央,委中下5寸。

【类属】属足太阳膀胱经。

【穴性】清泄肠热,舒筋活络。

【主治病证】

1. 大肠湿热壅滞之痔疾、便秘诸症。

2. 经脉痹阻之腰背拘急、下肢痹痛、腿痛转筋、膝酸重、脚肿诸症。

【常用配伍】

1. 配委中、阳陵泉、足三里、承山、筑宾、昆仑,针刺泻法,散寒舒筋、通络止痛,治疗风寒阻络之小腿疼痛、转筋、麻痹不仁,膝酸重,下肢痹痛等。

2. 配肾俞、命门、腰阳关、委中,针刺平补平泻法,通经活络、缓急止痛,治疗经脉痹阻之腰背拘急。

3. 配长强、会阳、二白,针刺泻法,清热利湿、散瘀理肛,治疗湿热壅滞之痔疮。

4. 配大肠俞、支沟、足三里,针刺泻法,调肠通便,治疗湿热便秘。

【穴性文献辑录】

1.《素问》:主寒热。

2.《针灸甲乙经》:寒热,篡后出,瘈疭,脚腨酸重,战栗不能久立,脚急肿,跗筋痛,足挛,少腹引喉嗌,大便难。

3.《黄帝明堂经》:主寒热,篡后出,瘈疭,脚腨酸重,战栗不能久立,脚急肿痛,跗筋足挛,少腹痛引喉嗌,大便难。大肠实则腰背痛,寒痹转筋,头眩痛,虚则鼻衄,癫疾,腰痛濈濈然汗出,令人欲食,欲走。痔,篡痛。癫疾。霍乱,胫痹不仁。

4.《备急千金要方》:大便难,霍乱已死有暖气者。

5.《太平圣惠方》:风劳热,足烦肿痛,转筋急痛,身瘾疹,大小便不止。

6.《铜人腧穴针灸图经》:治寒痹转筋,肢肿,大便难,腨酸重,引少腹痛,鼻衄衄,腰背拘急,霍乱。

7.《西方子明堂灸经》:主头痛,寒热汗不出,恶寒,肢肿……足下热,不腨久立,胫痹不仁,转筋霍乱,瘈疭,脚痿,腰痛如折,脚腨酸痛重引小腹。腰脊痛,恶寒,痔痛,指下肿,鼻衄衄。

8.《针灸聚英》:主腰背拘急,大便秘,腋肿,痔疮,胫痹不仁……霍乱转筋。

9.《古今医统大全》:主治腰背拘急,腋肿,大便秘,五痔,腨酸,脚跟痛,转筋霍乱。

10.《针灸大成》:腰背拘急,大便秘,腋肿,痔疮,胫痹不仁,腨酸,脚急跟痛,腰痛,鼻衄衄,霍乱转筋。

11.《针方六集》:主寒痹,转筋,阴股肿,脚腨酸,小腹痛,大便难,背胀腰疼,头痛,衄衄,痔疮,脚跟急痛。

12.《经穴解》:承筋之本病,腰背拘急,胫痹不仁,腨痠腰痛,脚跟急痛,痔疮,霍乱转筋。承筋之肺病:大便秘,鼻衄衄。承筋之肝病:腋肿。

13.《循经考穴编》:脏毒肠风。

14.《针灸逢源》:治腨酸,脚跟痛,五痔,大便闭。

15.《针灸集锦》(修订本)(郑魁山):疏筋利节。

16.《针灸腧穴学》(杨甲三):舒筋通络,强健腰膝,通调大肠。

17.《临床针灸学》(徐笨人):舒筋活血,清热散结。

18.《针灸腧穴手册》(杨子雨):祛风除湿,疏筋利节,消瘀解毒。

19.《针灸探微》(谢文志):清热散风,疏筋活络。

20.《中医针灸通释·经脉腧穴学》(康锁彬):舒筋通络,强健腰膝,通调大肠。

21.《针灸腧穴疗法》(李平华):健腰膝,理肛疾。

22.《腧穴临床应用集萃》(马惠芳):舒筋通络,强健腰膝,通调大肠。

23.《新编实用腧穴学》(王玉兴):舒筋活络,清热通肠。

24.《中医针灸经穴集成》(刘冠军):健腰膝,理肛疾。

25.《针灸辨证治疗学》(章逢润):舒筋通络,调肠提肛。

26.《石学敏针灸学》(石学敏):通经络,舒筋脉。

27.《腧穴类编》(王富春):舒筋活络,强健腰膝,清泄肠热。

28.《传统实用针灸学》(范其云):祛风除湿,疏筋利节,消瘀解毒。

【古今应用辑要】

1.《针灸甲乙经》:癫疾呕沫,神庭、兑端、承浆主之。其不呕沫,本神及百会、后顶、玉枕、天冲、大杼、曲骨、尺泽、阳溪、外丘、腹通谷、金门、承筋、合阳主之。又:霍乱胫痹不仁,承筋主之。再:霍乱转筋,金门、仆参、承山、承筋。

2.《备急千金要方》:霍乱已死,有暖气者,灸承筋……又:头痛,寒热,汗出不恶寒:目窗、中渚、京骨、命门、丰隆、太白、外丘、通谷、临泣、小海、承筋、阳陵泉。头热,鼻衄血:承筋、中管、三间、偏历、厉兑、京骨、昆仑、承山、飞扬、隐白。足下热不能久立:条口、足三里、承山、承筋。

3.《外台秘要》:霍乱转筋,承筋、涌泉、足跟后黑白肉际当中央。

【安全针刺法】直刺0.5~1.0寸,可灸。

跗　阳

【定位】在小腿后面,外踝后,昆仑穴直上3寸。

【类属】属足太阳膀胱经。为阳跷脉郄穴。

【穴性】散风通络,舒筋利节。

【主治病证】

1. 风寒外袭之头痛、头重诸症。

2. 经络痹阻之腰腿痛、下肢痿痹、外踝肿痛诸症。

【常用配伍】

1. 配环跳、风市、阳陵泉、承山、昆仑,针刺平补平泻法,舒筋活络,治疗经气不利之下肢瘫痪、痿痹、疼痛、麻木等。

2. 配腰阳关、肾俞、秩边、环跳、委中、承山,针刺平补平泻法,通经止痛,治疗经脉痹阻之腰腿痛。

3. 配三阴交、申脉、昆仑、丘墟,针刺泻法,化瘀消肿、行气止痛,治疗气血瘀滞之踝部肿痛。

4. 配风池、百会,针刺泻法,祛风解表、散寒止痛,治疗风寒头重、头痛。

【穴性文献辑录】

1.《针灸甲乙经》:痿厥,风头重,颓痛,枢股腨外廉骨痛,瘈疭,痹不仁,振寒。

2.《备急千金要方》:腰痛不能久立,腿膝胫酸重,筋急屈伸难,坐不能起。又:主痿厥风,头重痛。

3.《外台秘要》:主痿厥风,头重,眩,颓痛,枢股腨外廉骨痛,瘈疭,痹不仁,振寒,时有热,四肢不举。

4.《医心方》:主痿厥风,头重,颈痛,四肢不举不仁。

5.《太平圣惠方》:主腰痛不能久立,屈伸难,坐不能起及四肢不举。

6.《铜人腧穴针灸图经》:风痹,头重,颈痛,髀枢股胻痛,瘈疭,风痹不仁,时有寒慄。

7.《西方子明堂灸经》:主痿,痛风,头重目眩,颈痛,枢股胻外廉骨痛,四肢不举,瘈疭,风痹不仁,时有寒热。

8.《普济方》:主痿,痛风,头重目眩,颈痛,枢股胻外廉骨痛如裂,瘈疭,痹不仁,振寒时有热,四肢不能举。

9.《针灸大成》:主霍乱转筋,腰痛不能久立,坐不能起,髀枢股胻痛,痿厥,风痹不仁,头重,颈痛,时有寒热,四肢不举。

10.《针方六集》:主霍乱转筋,痿厥,风痹不仁,时有寒栗,头项背膂髀枢腰胫皆痛,反张瘈疭。

11.《医学入门》:头重,痿厥,风痹,胻外廉骨痛,四肢不能举,瘈疭,时有寒热。

12.《类经图翼》:主治霍乱转筋,腰痛不能立,髀枢股胻痛,痿厥,风痹不仁,头重,颈痛,时有寒热,四肢不举,屈伸不能。

13.《经穴解》:跗阳之本病,腰痛不能久立,坐不能起,髀枢、股、胻痛,痿厥,风痹不仁,霍乱转筋。跗阳之胆病:头重额痛,时有寒热,四肢不举。

14.《循经考穴编》:主瘫痪,痿痹,腰尻髀枢股胻痛,外踝红肿,寒湿脚气,两足生疮。

15.《针灸集锦》(修订本)(郑魁山):疏筋利节。

16.《针灸腧穴学》(杨甲三):舒筋,退热,强腰膝,清头目。

17.《临床针灸学》(徐笨人):通络利节,清散风热。

18.《针灸腧穴手册》(杨子雨):散风祛湿,疏筋利节。

19.《针灸探微》(谢文志):通经活络,清热散风。

20.《中医针灸通释·经脉腧穴学》(康锁彬):清头明目,舒筋退热,强壮腰膝。

21.《针灸腧穴疗法》(李平华):舒筋止痛。

22.《腧穴临床应用集萃》(马惠芳):通经活络,清热散风。

23.《新编实用腧穴学》(王玉兴):舒筋活络,清利头目。

24.《中医针灸经穴集成》(刘冠军):利腰腿,清头目。

25.《针灸辨证治疗学》(章逢润):通络止痛,清利头目。

26.《石学敏针灸学》(石学敏):舒筋活血,散风止痉,通络止痛。

27.《腧穴类编》(王富春):舒筋活络,退热散风。

28.《传统实用针灸学》(范其云):散风祛湿,疏筋利节

【古今应用辑要】

1. 古代文献摘录

(1)《针灸甲乙经》:痿厥,风头重,颈痛,枢股胻外廉骨痛,瘈疭,痹不仁,振寒,时有热,四肢不举,跗阳主之。

(2)《备急千金要方》:四肢不举,跗阳、曲泉、天池、大巨、支沟、小海、绝骨、前谷。

(3)《针灸资生经》:瘈疭,跗阳、天井。头重:跗阳、哑门、通天。

2. 现代研究进展

朱德宇艾灸跗阳穴治疗寒湿痹症型坐骨神经痛患者100例,治疗组有效49例,对照组有效42例,两组显效率有显著性差异(P<0.05),治疗组显效率高于对照组[朱德宇.跗阳穴疗坐骨神经痛.针灸临床杂志,2011,27(1):49]。

【安全针刺法】直刺0.5~1.0寸,可灸。

昆 仑

【定位】在足部外踝的后方,当外踝尖与跟腱之间的凹陷处。

【类属】属足太阳膀胱经,为该经经穴。

【穴性】散风祛湿,舒筋利节,调和气血。

【主治病证】

1. 风寒湿热之邪痹阻之头痛、目眩、鼻衄、项强、肩背拘急、腰腿痛、足跟痛、痫证、疟疾诸症。

2. 气血瘀滞之滞产、难产、胞衣不下诸症。

【常用配伍】

1. 本穴经配伍,针刺泻法,疏散风热、清利头目,如配风池、天柱、三阳络、合谷,治疗风热头痛;配风池、太阳、外关、阳溪,治疗风热目眩、目赤;配风池、迎香、合谷、少商,治疗风热鼻衄。

2. 配风池、天柱、后溪,针刺泻法,宣通太阳经气、舒筋活络,治疗风邪入络之落枕,头痛连项下、项痛左右不能回顾等。

3. 配大肠俞、腰阳关、环跳、委中、阳陵泉、承山,针刺平补平泻法,活络止痛,治疗经脉痹阻之腰腿痛、下肢麻痹等。

4. 配风市、曲泉、委中、阳辅,针刺平补平泻法,舒筋活络、缓急止痛,治疗经气不利之腿膝挛痛。

5. 配悬钟、太溪、丘墟、三阴交,针刺补法,填精补血、强筋健骨,治疗精血亏虚、筋脉失养之足跟痛。

6. 配阴陵泉、三阴交,针刺泻法,可灸,祛湿通络、活血散滞,治疗寒湿脚气。

7. 配百会、风池、后溪、申脉,针刺平补平泻法,清利头目、安神定志,治疗风痰入络之癫病、惊痫、头痛等。

8. 配大椎、筋缩、风门、后溪、委中、承山,针刺平补平泻法,疏风祛邪、舒筋止痉,治疗风邪入络之痉证。

9. 配合谷、内关、三阴交,针刺泻法,行气活血,治疗气滞血瘀之胞衣不下。

【穴性文献辑录】

1.《灵枢》:主厥心痛与背相控,善瘛,如从后触其心,伛偻者,肾心痛也。又:邪在肾则病骨痛,阴痹者按之而不得,腹胀,腰痛,大便难,肩背颈项痛,时眩……昆仑,视有血者,尽取之。

2.《素问》:主寒热。

3.《针灸甲乙经》:痉,脊强,头眩痛,脚如结,腨如裂。疟,多汗,腰痛不能俯仰,目如脱,项如拔,疟不渴,间日作。癫疾,瘈衄。女子产难,胞衣不出。大风。

4.《黄帝内经太素》:灸寒热之法……外踝之后灸之。

5.《备急千金要方》:主久风、卒风、缓急诸风,发动不自觉知,或心腹胀满,或半身不遂,或口噤不言,涎唾自出,目闭耳聋,或举身冷直,或烦闷恍惚,喜怒无常,或唇青口白戴眼,角弓反张。又:主腹痛喘暴满,主不得大便,主洞泄体痛,主狂易多言不休。再:主疟多汗不出。

6.《千金翼方》:疟,多汗,腰痛不能俯仰,目如脱,项如拔。

7.《医心方》:主寒热,癫疾,目眰眰,瘈衄,疟多汗,腰痛不可俯仰,项如拔,痉,脊强,脚如结。

8.《太平圣惠方》:治恶血,风气肿痛,脚肿,女子绝产。

9.《铜人腧穴针灸图经》:肩背拘急,咳喘暴满,阴肿痛,小儿发痫,瘈疭。

10.《西方子明堂灸经》:目急痛,赤肿,洞泄,体痛。霍乱,小儿阴肿,脚痛,转筋,尸厥,中恶吐逆,咳喘暴病。

11.《通玄指要赋》:大抵脚腕痛,昆仑解愈。

12.《云岐子论经络迎随补泻法》:昆仑穴泻热厥痛。

13.《扁鹊神应针灸玉龙经》:治腰尻膝足风寒湿痹,肿痛,暴喘,上气,诸痛……诸痫,便毒。

14.《普济方》:上昆仑治恶血风气肿痛,脚肿。又云:下昆仑主刺风疹风热,风冷痹,腰疼,偏风半身不遂,脚重疼不履地。

15.《琼瑶神书》:治腰脚疼痛,气脉不和。

16.《针灸聚英》:东垣曰,《针经》云上气不足,脑为之不满,耳为之苦鸣,头为之倾,目为之眩;中气不足,溲便为之变,肠为之苦鸣;下气不足则为痿厥、心悗。补足外踝留之。

16.《针灸大成》:腰尻脚气,足腨肿不得履地……头痛,肩背拘急,咳喘满,腰脊内引痛,伛偻,阴肿痛,目眩痛如脱,疟,多汗,心痛与背相接……小儿发痫瘈疭。又:妊妇刺之落胎,主妇人孕难,胞衣不出。再:中风转筋拘急,行步无力疼痛。

17.《经穴解》:昆仑之本病,腰尻脚气,足腨肿不能立地,腘如结,踝如裂,肩背拘急,腰脊内引痛,伛偻,小儿发痫瘈疭,头痛。昆仑之肺病:咳喘满,衄鼽,疟多汗。昆仑之肾病:阴肿痛。昆仑之肝病:目眩痛如脱。昆仑之心病:心痛与背相接。昆仑之膀胱病:妇人孕难,胞衣不出。

19.《循经考穴编》:脚气干湿,齿齲。

20.《针灸集锦》(修订本)(郑魁山):疏筋利节,解表散寒。

21.《常用腧穴临床发挥》(李世珍):循经取穴,用泻法,通经活络、通畅太阳经气;配透天凉,清降郁热。局部取穴:用泻法,舒筋活络、通络散滞,配艾灸,温散寒湿;用补法,壮筋补虚;用三棱针点刺出血数豆许,泄血祛瘀,消散郁热。

22.《针灸腧穴学》(杨甲三):清头目,理胞宫,安神志,舒筋脉。

23.《针灸心悟》(孙震寰):昆仑逐破。又止挛急。

24.《临床针灸学》(徐笨人):疏导经气,健腰强肾。

25.《针灸腧穴手册》(杨子雨):散风祛湿,清热开窍,疏筋利节。

26.《针灸探微》(谢文志):清头明目,舒筋化湿。

27.《中医针灸通释·经脉腧穴学》(康锁彬):清头明目,调理胞宫,安神定志,舒筋活络。

28.《针灸腧穴疗法》(李平华):祛风清热,通经活络。

29.《腧穴临床应用集萃》(马惠芳):舒筋活络,清头明目。

30.《新编实用腧穴学》(王玉兴):清热解毒,舒筋活络,安神理胞。

31.《中医针灸经穴集成》(刘冠军):清头明目,利腰催产。

32.《新编简明针灸学》:祛风通络,舒筋健腰。

33.《腧穴学讲义》:祛风通络,舒筋健腰。

34.《针灸辨证治疗学》(章逢润):祛风通络,舒筋强腰,清利头目。

35.《石学敏针灸学》(石学敏):散风解肌,舒筋活络,强腰补肾。

36.《珍珠囊穴性赋》(张秀玉):昆仑理胎。

37.《腧穴类编》(王富春):疏通经络,益肾催产。

38.《传统实用针灸学》(范其云):祛风通络,舒筋健腰。

39.《临床常用百穴精解》(王云凯):平补平泻法,疏筋活络,调和气血。补法:壮筋补虚,振奋阳气。泻法:驱邪截疟,安神定痫,清头明目,调理胞宫。

【古今文献辑要】

1.古代文献摘录

(1)《灵枢》:厥心痛与背相控,善瘈如从后触其心,伛偻者,肾心痛。取京骨、昆仑,发狂不已,取然谷。又:寒热,取五处及天柱、风池、腰俞、长强、大杼、中膂内俞、上髎、龈交、上关、关元、天牖、天容、合谷、阳溪、关冲、中渚、阳池、消泺、少泽、前谷、腕骨、阳谷、少海、然谷、至阴、昆仑。

(2)《针灸甲乙经》:头多汗,腰尻顾痛,腨跟肿,上齿痛,脊背尻重不欲起,恶闻食臭,恶闻人音,泄风从头至足,昆仑主之。又:风从头至足,痛痹,口闭不能开,每大便顾暴满,按之不下,嚏,悲,喘,昆仑主之。再:厥心痛、肾心痛:京骨、昆仑,发针立已,不已取然谷。

(3)《备急千金要方》:风眩头痛,天牖、风门、昆仑、关元、关冲。疟寒汗不出:少泽、复留、昆仑。又:凡脚气初得,脚弱,使速灸之……气不上者可用之。其要病已咸恐不救者,悉须灸之。

(4)《外台秘要》：脚气,灸阳陵泉、昆仑。

(5)《云岐子论经络迎随补泻法》：洁古刺诸痛法……腰痛,昆仑及委中出血。又：肾心痛,京骨、昆仑、合谷。

(6)《席弘赋》：转筋目眩针鱼腹,承山、昆仑立便消。

(7)《马丹阳天星十二穴治杂病歌》：转筋腰尻痛,暴喘满冲心,举步行不得,动足即呻吟,若欲求安乐,须于此穴针。

(8)《肘后歌》：脚膝经年疼痛不休,昆仑、吕细。

(9)《针灸大成》：便毒痈疽,承浆、三阴交。

(10)《玉龙歌》：脚气、腿足肿红,昆仑、申脉、太溪。

(11)《针灸心悟》(孙震寰)：四肢湿邪之浸,曲池、昆仑。

2. 现代研究进展

鲁世君等采用654-2穴位注射昆仑治疗坐骨神经痛患者97例,其中风寒湿型50例,肾虚型40例,血瘀型7例,痊愈44例,显效32例,好转16例,总有效率94.9%[鲁世君,朱建春.654-2昆仑穴位注射治疗坐骨神经痛97例.中国针灸,1996,16(8):56]。

【安全针刺法】直刺0.5~1.0寸,可灸。

仆　参

【定位】在足外侧部,外踝后下方,昆仑穴直下,跟骨外侧,赤白肉际处。

【类属】属足太阳膀胱经。

【穴性】通窍醒神,舒筋通络。

【主治病证】

1. 风痰阻窍之癫痫、晕厥诸病症。

2. 经脉痹阻之下肢痿弱、腿痛转筋、膝肿、脚气、足跟痛诸症。

【常用配伍】

1. 配环跳、伏兔、委中、足三里、承山、昆仑,针刺平补平泻法,通经活络,治疗经气不利之下肢痿弱、痹痛等。

2. 配阳陵泉、承山、承筋,针刺泻法,散寒除湿、舒筋止痛,治疗寒湿入络之腿痛转筋、脚气等。

3. 配昆仑、丘墟、太溪,针刺平补平泻法,通络止痛,治疗经气不利之足跟肿痛、不得着地。

4. 配水沟、太冲、合谷、十宣,针刺泻法,十宣点刺出血,苏厥醒神,治疗风痰阻窍之癫痫、晕厥。

【穴性文献辑录】

1.《针灸甲乙经》：腰痛不可举,足跟中踝后痛,脚痿。又：癫疾,僵,转筋。再：恍惚尸厥,头痛。暴霍乱。

2.《备急千金要方》：主恍惚,尸厥,头痛。又：主足跟中踝后痛。

3.《外台秘要》：腰痛不可举,足跟中踝后痛,癫疾,僵仆,转筋,尸厥,暴霍乱,马痫。

4.《医心方》：主腰痛,足跟中踝后痛,脚痿,尸厥,霍乱,马痫。

5.《太平圣惠方》：主小儿马痫。

6.《铜人腧穴针灸图经》：治足跟痛不得履地,脚痿转筋,尸厥如中恶状,霍乱吐逆,癫痫,狂言见鬼。

7.《圣济总录》：转筋急。

8.《灵光赋》：后跟痛在仆参求。

9.《针灸大成》：主足痿,失履不收,足跟痛不得履地,霍乱转筋,吐逆,尸厥癫痫,狂言见鬼,脚气膝肿。

10.《针方六集》：主脚跟红肿,痿痹不能履地,转筋,尸厥,暴死,脉动如故,吐逆,痰涎壅盛,头重如石,癫痫,狂言见鬼。

11.《经穴解》：仆参之本病,足痿失履不收,足跟痛不得履地,脚气膝肿,尸厥癫痫,狂言见鬼,霍乱转筋。仆参之胃病:吐逆。

12.《循经考穴编》:主足跟痛不得履地及颧佣,痰壅,头重如石。

13.《针灸逢源》:治跟痛,霍乱转筋,吐逆,尸厥,癫痫,身体反折。

14.《针灸集锦》(修订本)(郑魁山):疏经活络,开窍醒神。

15.《针灸腧穴学》(杨甲三):利腰腿,舒筋骨。

16.《临床针灸学》(徐笨人):舒筋活络,消肿止痛。

17.《针灸腧穴手册》(杨子雨):除湿利节,沟通经气。

18.《针灸探微》(谢文志):消肿止痛,清脑醒神。

19.《中医针灸通释·经脉腧穴学》(康锁彬):舒筋壮骨,强利腰腿。

20.《针灸腧穴疗法》(李平华):舒筋壮骨。

21.《腧穴临床应用集萃》(马惠芳):舒筋骨,利腰腿。

22.《新编实用腧穴学》(王玉兴):益肾健骨,舒筋通络,安神定志。

23.《中医针灸经穴集成》(刘冠军):舒筋壮骨。

24.《针灸辨证治疗学》(章逢润):舒筋健骨,利湿定志。

25.《石学敏针灸学》(石学敏):益肾健骨,舒筋利湿,安神定志。

26.《腧穴类编》(王富春):通络止痛,强筋健骨。

27.《传统实用针灸学》(范其云):除湿利节,沟通经气。

【古今应用辑要】

1. 古代文献摘录

(1)《针灸甲乙经》:尸厥,仆参、中极。小儿马痫:仆参、金门。霍乱转筋:金门、仆参、承山、承筋。

(2)《备急千金要方》:足痿失履不收,仆参、冲阳、三里、飞扬、复留、完骨。癫疾马痫:仆参、金门。癫疾吐舌、鼓颔、狂言见鬼:温留、仆参。厥逆霍乱:太阴、大都、金门、仆参。

(3)《针灸资生经》:转筋,仆参、窍阴、至阴、解溪、丘墟。

(4)《杂病穴法歌》:两足酸麻补太溪,仆参内庭盘跟楚。

2. 现代研究进展

(1)刘红等采用点按水泉、仆参穴治疗气血瘀滞型、寒湿凝滞型、肝郁湿热型、气血亏虚型痛经患者70例,2疗程治愈10例,3疗程治愈5例,总有效率100%[刘红,王宛彭.点按水泉、仆参穴治疗痛经临床观察.长春中医学院学报.2002,18(4):25-26]。

(2)周丽莎取双侧仆参穴点刺放血治疗气暑厥证,临床疗效佳[周丽莎.厥证的针刺治验.针灸临床杂志.2001,17(3):9-10]。

【安全针刺法】直刺0.3~0.5寸,可灸。

京 骨

【定位】仰卧或侧卧,在足外侧,第五跖骨粗隆下方,赤白肉际处。

【类属】属足太阳膀胱经,为该经原穴。

【穴性】清热息风,舒筋活络。

【主治病证】

1. 风热阻络之头痛、项强、目翳、癫痫诸病症。

2. 经络痹阻之腰腿痛、膝痛、脚挛痛诸症。

【常用配伍】

1. 配身柱、本神、鸠尾、丰隆,针刺泻法,息风化痰,治疗风痰阻窍之癫痫。

2. 配昆仑、然谷,针刺泻法,清热除烦,开窍醒神,治疗痰火扰心之狂证。

3. 配风门、风池、天柱、后溪,针刺泻法,祛风通络、舒筋止痛,治疗外感头痛、项强。

4. 配风池、睛明、瞳子髎、前谷,针刺泻法,疏风清热,治疗风热目翳。

5. 配肾俞、大肠俞、委中、承山、悬钟、昆仑,针刺平补平泻法,舒筋活络,治疗经脉痹阻之腰腿痛、下肢痿痹等。

【穴性文献辑录】

1.《灵枢》:主厥心痛,与背相引,善瘛,如从后触其心,伛偻者,肾心痛也。

2.《针灸甲乙经》:腹满,颈项强,腰脊不可俯仰,眩,心痛,肩背相引如从后触之状,身寒从胫起。

3.《黄帝明堂经》:主衄䘌血不止,淫泺头痛,目白翳,跟尻瘛疭,头肿痛,泄注,上抢心,目赤眦烂无所见,痛从眦始,腹满,颈项强,腰脊不可俯仰。眩,心痛,肩背相引,如从后触之状,身伛偻。瘛,目反白多,鼻不通利,涕黄,便去血。瘖疟。寒热,善唏头重,足寒,不欲食,脚挛。善自啮颊,偏枯,腰髀枢痛,善摇头。癫疾,狂妄行,振寒。

4.《备急千金要方》:主鼻中衄血不止,淋泺。主鼻中不利涕黄。背恶寒痛,脊强难以俯,主目反白,白翳从内眦始。

5.《外台秘要》:主颊疟寒热,善唏,头重,足寒……泄注,上抢心,目赤眦烂,无所见,痛从内眦始。腹满,颈项强,腰背不可俯仰,眩,痿厥、身体不仁,手足偏小。先取京骨……厥心痛与肩背相引。善瘛如从后触其心,伛偻者,肾心痛也。瘛,目反白多,鼻不通利,涕黄,便血。又:主痃疟。

6.《医心方》:主唏,头重,足寒,不欲食,脚挛,衄,目白翳,鼻不利。

7.《太平圣惠方》:主疟寒热,善惊悸,不欲食,膝膝胫痿,脚挛不得伸,癫病狂走,善自啮颊,及膝胫寒也。

8.《铜人腧穴针灸图经》:治膝痛不得屈伸。目内眦赤烂,发疟寒热,善惊,不欲食,筋挛,足胻酸。髀枢痛,颈项强,腰背不可俯仰,衄衄血不止,目眩。

9.《云歧子论经络迎随补泻法》:伤寒三阳头痛,脉浮而头痛;腰痛。又洁古云:刺诸痛法……头痛,手足太阳原穴……腰痛,身之前,足阳明原穴,身之后,足太阳原穴。

10.《扁鹊神应针灸玉龙经》:治头项腰胯筋骨痰。诸目病,鼻疾。

11.《普济方》:头热鼻不利。

12.《针灸聚英》:头痛如破,腰痛不可屈伸,身后痛,身侧痛;心痛。

13.《古今医统大全》:腰脊痛如折,髀不可曲,项强不可回顾。

14.《针灸大成》:主头痛如破,腰痛不可屈伸,身后侧痛,目内眦赤烂。白翳自内眦起,目反白,目眩。发疟寒热,喜惊,不饮食,筋挛,足胻痛,髀枢痛,颈项强,腰背不可俯仰,伛偻,鼻衄不止,心痛。又膀胱主肾之客……胆热。

15.《针方六集》:脚气红肿燥裂,痃疟。

16.《医学入门》:痰注。

17.《经穴解》:京骨之本病,头痛如破,腰痛不可屈伸,筋挛,足、胻、髀枢痛,身后侧痛,颈项强,腰背痛不可俯仰,枢偻。京骨之肝病:目赤烂,目内眦始,白翳挟内眦反白,目眩。京骨之肺病:鼻衄不止。京骨之心病:心痛目眩。京骨之胆病:疟发寒热,喜惊不饮食。

18.《循经考穴编》:寒湿脚气,两足燥裂,或湿痒生疮。

19.《针灸逢源》:治腰痛,项强,痃疟,寒热,衄衄,目眩,内眦赤烂。

20.《针灸集锦》(修订本)(郑魁山):清热散风,疏经活络。

21.《针灸腧穴学》(杨甲三):清头目,开关窍,舒筋脉,利腰膝。

22.《临床针灸学》(徐笨人):通经活络,宁心安神。

23.《针灸腧穴手册》(杨子雨):散风祛湿,疏经通络。

24.《针灸探微》(谢文志):清热散风,宁心安神。

25.《中医针灸通释·经脉腧穴学》(康锁彬):清头明目,开关利窍,舒筋活络,强利腰膝。

26.《针灸腧穴疗法》(李平华):息风清热,舒筋活络。

27.《腧穴临床应用集萃》(马惠芳):清热散风,宁心安神。

28.《新编实用腧穴学》(王玉兴):疏风解表,宁神定志,通经活络。

29.《中医针灸经穴集成》(刘冠军):清头明目,舒筋利节。

30.《腧穴学讲义》:祛风,宁神,清脑。

31.《针灸辨证治疗学》(章逢润):疏风热,清头目,通经络,利腰膝。

32.《石学敏针灸学》(石学敏):疏风热,宁神志,通经络。

33.《珍珠囊穴性赋》(张秀玉):开关利窍京骨取。

34.《腧穴类编》(王富春):清热止痉,明目舒筋。

35.《传统实用针灸学》(范其云):散风祛湿,疏经通络。

【古今应用辑要】

1.《灵枢》:厥心痛,肾心痛:京骨、昆仑。

2.《针灸甲乙经》:腰脊不可俯仰,眩,心痛,肩背相引如从后触之状,身寒从胫起,京骨主之。又:寒热,善啼,头重,足寒,不欲饮食,脚挛,京骨主之。又:痿厥,身体不仁,手足偏小:京骨、中封、绝骨皆泻之。

3.《备急千金要方》:头痛寒热,汗出恶寒:目窗、中渚、完骨、命门、丰隆、太白、外丘、通谷、京骨、临泣、小海、承筋、阳陵泉。目中白翳:前谷、京骨。鼻不利,涕黄:厉兑、京骨、前谷。鼻中衄血不止,淋沥:京骨、申脉。背恶寒痛,脊强难以俯仰:膈关、秩边、京骨。疟寒热:合谷、阳池、侠溪、京骨。

4.《针灸资生经》:目内眦赤烂,京骨、束骨。目翳:京骨、前谷。背恶寒痛,脊强难俯仰:京骨、膈关、秩边。惊恐:京骨、大钟、大陵。

5.《云歧子论经络迎随补泻法》:刺伤寒三阳头痛……脉浮而头痛,过在手足太阳,刺腕骨、京骨。

6.《采艾编翼》:瘛疭,京骨、大杼、列缺、大迎、曲泽。

【安全针刺法】直刺0.3~0.5寸,可灸。

三阳络

【定位】在前臂背侧,腕背横纹上4寸,尺骨与桡骨之间。

【类属】属手少阳三焦经。

【穴性】清泻三焦,通络止痛。

【主治病证】

1. 三焦热盛之齿痛、暴喑、耳鸣、耳聋诸症。

2. 经脉痹阻之手臂痛诸症。

【常用配伍】

1. 配翳风、听会、中渚、行间,针刺泻法,清泻胆火、聪耳通络,治疗胆火上炎之耳鸣、耳聋。

2. 配风池、下关、合谷,针刺泻法,疏风清热,治疗风火齿痛。

3. 配风池、廉泉、支沟、通里,针刺泻法,开窍息风,治疗风痰阻络之中风失语。

4. 配支沟、通里、液门、侠溪,针刺泻法,清泻少阳,治疗少阳风火上扰之暴喑。

5. 配曲池、手三里、外关、合谷,针刺平补平泻法,舒筋活络、除痹止痛,治疗经脉痹阻之手臂痛。

【穴性文献辑录】

1.《灵枢》:取三阳之络以补手太阴。

2.《针灸甲乙经》:皮寒热者不可附席,毛发焦、鼻槁腊不得汗。又:嗜卧,身体不能动摇,大温(一本作湿)。再:内伤不足。

3.《备急千金要方》:嗜卧、四肢不欲动摇。

4.《针灸大成》:主暴喑哑,耳聋,嗜卧,四肢不欲动摇。

5.《经穴解》:三阳络之本病,暴瘖耳聋,嗜卧,四肢不欲动摇。

6.《针灸集锦》(修订本)(郑魁山):疏经活络,通关开窍。

7.《针灸腧穴学》(杨甲三):通络,开窍,镇痛。

8.《临床针灸学》(徐笨人):清热祛风,活络止痛。

9.《针灸腧穴手册》(杨子雨):清泻三焦,消肿通窍。

10.《针灸探微》(谢文志):通经活络,清脑开窍。

11.《中医针灸通释·经脉腧穴学》(康锁彬):通络开窍,镇静止痛。

12.《针灸腧穴疗法》(李平华):清热聪耳,通络止痛。

13.《腧穴临床应用集萃》(马惠芳):疏通经络,聪耳利音。

14.《新编实用腧穴学》(王玉兴):利窍聪耳,通络止痛。

15.《中医针灸经穴集成》(刘冠军):宣通气血,开窍镇痛。

16.《针灸辨证治疗学》(章逢润):通络开窍。

17.《石学敏针灸学》(石学敏):清音泻火,开窍通络。

18.《传统实用针灸学》(范其云):清泻三焦,消肿通窍。

【古今应用辑要】

1.《针灸甲乙经》:皮寒热者不可附席,毛发焦、鼻槁腊不得汗,取三阳之络以补手太阴。

2.《备急千金要方》:嗜卧,四肢不欲动摇:五里、三阳络、天井、厉兑、三间。

3.《针灸资生经》:暴喑,三阳络、支沟、通谷。又:龋齿,三阳络、合谷、偏历、耳门。再:暴聋,三阳络、液门。

【安全针刺法】直刺 0.5~1.0 寸,可灸。

四　渎

【定位】在前臂背侧,当阳池与肘尖的连线上,肘尖下 5 寸,尺骨与桡骨之间。

【类属】属手少阳三焦经。

【穴性】清泻三焦,聪耳通络。

【主治病证】

1. 三焦火逆之暴喑、耳聋、齿痛、咽干如梗、偏头痛、眩晕诸病症。

2. 经脉痹阻之前臂痛、上肢瘫痪诸症。

【常用配伍】

1. 配翳风、听会、天牖、中渚、侠溪,针刺泻法,清泻三焦,治疗三焦火逆之暴聋。

2. 配天突、廉泉、外关、液门、行间,针刺泻法,疏散少阳风热,治疗少阳风热之暴喑、咽阻如梗等。

3. 配颊车、下关、外关、合谷,针刺泻法,疏风清热、泻火止痛,治疗风火牙痛。

4. 配曲池、手三里、合谷,针刺平补平泻法,疏经通络,治疗经脉痹阻之肘臂疼痛。

【穴性文献辑录】

1.《针灸甲乙经》:卒气聋。又:齿痛。

2.《备急千金要方》:暴聋。下牙齿痛。又:呼吸短气,咽中如息肉状。

3.《痈疽神妙灸经》:主鱼腮之发于耳下平腮中是也。

4.《针方六集》:龋齿,项瘰,呼吸短气,咽中如息肉状。

5.《经穴解》:四渎之本病,暴气耳聋,下齿龋痛。

6.《循经考穴编》:臂膊疼痛。

7.《针灸集锦》(修订本)(郑魁山):疏经活络。

8.《针灸腧穴学》(杨甲三):通耳窍,清咽喉。

9.《临床针灸学》(徐笨人):通窍聪耳,清热利咽。

10.《针灸腧穴手册》(杨子雨):清泻三焦,消肿通窍。

11.《针灸探微》(谢文志):通窍聪耳,清脑利咽。

12.《中医针灸通释·经脉腧穴学》(康锁彬):疏通耳窍,清利咽喉。

13.《针灸腧穴疗法》(李平华):清咽利耳。

14.《腧穴临床应用集萃》(马惠芳):疏经通络,聪耳利咽。

15.《新编实用腧穴学》(王玉兴):利窍聪耳清热,舒筋通络止痛。

16.《中医针灸经穴集成》(刘冠军):清咽利耳。

17.《针灸辨证治疗学》(章逢润):清咽喉,通耳窍。

18.《石学敏针灸学》(石学敏):清咽喉,疏经络,宽胸膈。

19.《腧穴类编》(王富春):舒筋通络止痛,利窍聪耳清热。

20.《传统实用针灸学》(范其云):清泻三焦,消肿通窍。

【古今应用辑要】

1.《备急千金要方》:暴聋,四渎、天牖。下牙齿痛:阳谷、掖门、商阳、二间、四渎。又:呼吸短气,咽中如息肉状:四渎、掖门。再:臂痿不仁,四渎、天井、外关、曲池。

2.《痈疽神妙灸经》:鱼腮之发于耳下平腮中是也。发时连牙道里痛甚,灸四渎三七壮。

3.《采艾编翼》:牙痛,四渎、目窗、颊车、合谷。

【安全针刺法】直刺0.5~1.0寸,可灸。

清冷渊

【定位】在臂外侧,屈肘,当肘尖直上2寸,天井穴上1寸。

【类属】属手少阳三焦经。

【穴性】清热泻火,舒筋利节。

【主治病证】

1. 邪热郁滞三焦之头痛、目赤痛、目黄、胁痛诸症。

2. 经脉痹阻之肩背不举、肘痛不能屈伸诸症。

【常用配伍】

1. 配风池、悬颅、太阳、中渚,针刺泻法,疏散少阳风火,治疗少阳风火头痛。

2. 配风池、攒竹、睛明、合谷,针刺泻法,疏风清热,治疗风热目赤肿痛。

3. 配胆俞、阳纲、至阳、阳陵泉、太冲,针刺泻法,清热祛湿,治疗湿热黄疸、目黄等。

4. 配肩髃、巨骨、臑会、天宗,针刺平补平泻法,疏经活络、祛风止痛,治疗经脉痹阻之肩背疼痛、麻木不举等。

5. 配少海、曲池,针刺平补平泻法,活络止痛,治疗经气不利之肘痛。

【穴性文献辑录】

1.《针灸甲乙经》:头痛振寒。又:肩不可举,不能带衣。

2.《铜人腧穴针灸图经》:臑纵,肩臂不举,不能带衣。

3.《西方子明堂灸经》:目黄胁痛。

4.《普济方》:主头重颔痛,振寒,肩不举,不得带衣。

5.《针灸聚英》:主肩痹痛,臂臑不能举。

6.《古今医统大全》:主诸痹痛,肩臂臑不能举。

7.《类经图翼》:肿痛。

8.《经穴解》:清冷渊之本病,肩臂痛,臂臑不能举,不能带衣。

9.《针灸集锦》(修订本)(郑魁山):清三焦热,疏经活络。

10.《针灸腧穴学》(杨甲三):疏风散寒,通络止痛。

11.《临床针灸学》(徐笨人):清热退黄,通络止痛。

12.《针灸腧穴手册》(杨子雨):清热化瘀,疏经利节。

13.《针灸探微》(谢文志):清热泻火,舒筋活络。

14.《中医针灸通释·经脉腧穴学》(康锁彬):疏风散寒,通络止痛。

15.《针灸腧穴疗法》(李平华):清热泄火,通经止痛。

16.《腧穴临床应用集萃》(马惠芳):清散风热,疏通经络。

17.《新编实用腧穴学》(王玉兴):舒筋活络,行气止痛。

18.《中医针灸经穴集成》(刘冠军):清热泻火,通经止痛。

19.《针灸辨证治疗学》(章逢润):疏风散寒,通络止痛。

20.《石学敏针灸学》(石学敏):疏通经气,清利湿热。

21.《腧穴类编》(王富春):舒筋活络,行气止痛。

22.《传统实用针灸学》(范其云):清热化瘀,疏经利节。

【古今应用辑要】

1. 古代文献摘录

(1)《席弘赋》:配尺泽治肘痛。

(2)《胜玉歌》:眼痛须觅清冷渊。

2. 现代研究进展

谭朝坚温针灸双侧清冷渊,配合针刺天井、上巨虚、足三里、长强治疗气滞蕴热型、血瘀成脓型急性阑尾炎患者 32 例,除 1 例退出外,其余 31 例均获痊愈[谭朝坚.针灸治疗急性阑尾炎 32 例临床小结.四川中医,1993,11(7):50]。

【安全针刺法】直刺 0.3~0.5 寸,可灸。

臑　会

【定位】肩髎穴与天井穴连线上,肩髎穴下 3 寸,三角肌后缘。

【类属】属手少阳三焦经。

【穴性】清热通络,理气散结。

【主治病证】

1. 少阳风热侵袭之肩臂痛、目疾诸病症。

2. 气滞痰凝之瘿气、瘰疬诸病。

【常用配伍】

1. 配天宗、肩髎、曲垣、臑俞,针刺泻法,祛风通络,治疗风邪入络之肩胛肿痛。

2. 配肩髃、肩髎、曲池,针刺平补平泻法,通络止痛,治疗经脉痹阻之肩臂痛、不能上举。

3. 配天突、水突、扶突、间使、太冲,针刺泻法,理气散结,治疗气滞痰凝之瘿气。

4. 配翳风、曲池、天井、支沟,针刺泻法,疏风清热散结,治疗风热瘰疬。

【穴性文献辑录】

1.《针灸甲乙经》:腠理气。又:瘿。

2.《备急千金要方》:肘节痹,臂酸重,腋急痛,肘难屈伸。又:癫疾臑气。再:瘤瘿气,咽肿。

3.《外台秘要》:项瘿气瘤,臂痛,气肿,腠理气。

4.《铜人腧穴针灸图经》:痉痛。

5.《西方子明堂灸经》:寒热病,瘰疬,腋急痛。

6.《针灸聚英》:主臂痛酸无力,痛不能举,寒热,肩肿引胛中痛,项瘿气瘤。

7.《经穴解》:臑会之本病,臂痠无力,痛不能举,肩肿引胛中痛,项瘿气瘤,寒热。

8.《循经考穴编》:肩巨骨肿痛,臂膊不仁,颈项瘰疬。

9.《针灸集锦》(修订本)(郑魁山):疏经活络。

10.《针灸腧穴学》(杨甲三):散结,通络,止痛。

11.《临床针灸学》(徐笨人):疏经活血,消肿散瘀。

12.《针灸腧穴手册》(杨子雨):理气软坚,疏经利节。

13.《针灸探微》(谢文志):疏经活血,消肿散瘀。

14.《中医针灸通释·经脉腧穴学》(康锁彬):通络散结,行气止痛。

15.《针灸腧穴疗法》(李平华):清热利节,通经散瘀。

16.《腧穴临床应用集萃》(马惠芳):化痰散结,疏通经络。

17.《新编实用腧穴学》(王玉兴):舒筋活络,理气散结。

18.《中医针灸经穴集成》(刘冠军):清热利节,通经散郁。

19.《针灸辨证治疗学》(章逢润):清郁热,通经络,利关节。

20.《石学敏针灸学》(石学敏):通经气,清热邪,利关节。

21.《腧穴类编》(王富春):舒筋活络,理气散结。

22.《传统实用针灸学》(范其云):理气软坚,疏经利节。

【古今应用辑要】

1.《备急千金要方》:肘节痹,臂酸重,腋急痛,肘难屈伸:臑会、支沟、曲池、腕骨、肘髎。又:瘿瘤气,咽肿:臑会、天府、气舍。再:癫疾臑气,臑会、申脉。

2.《针灸资生经》:手麻痹不仁,臑会、曲池、支沟、腕骨、肘髎。

【安全针刺法】直刺0.8~1.2寸,可灸。

天 髎

【定位】在肩胛部,肩井与曲垣的中间,当肩胛骨上角处。

【类属】属手少阳三焦经。

【穴性】祛风通络。

【主治病证】

风邪外袭之颈项强痛、肩重不能举、胸中烦满、发热恶寒、热病无汗诸症。

【常用配伍】

1. 配风池、大椎、天柱、后溪,针刺泻法,祛风散寒,治疗风寒入络之颈项强痛。

2. 配风门、肩井、天宗、秉风,针刺泻法,祛风散邪、通经活络,治疗风邪入络之肩背痛。

3. 配天宗、肩髃、曲池、合谷,针刺平补平泻法,通络止痛,治疗经脉痹阻之肩臂痛。

4. 配膻中、内关、太冲,针刺泻法,调畅少阳气机,去烦除满,治疗气机阻滞之胸中烦满、憋闷等。

【穴性文献辑录】

1.《针灸甲乙经》:身热汗不出,胸中热满。

2.《备急千金要方》:肩重痛不举。又:热病烦心,心闷而汗不出,掌中热,心痛身热如火,浸淫烦满,舌本痛。

3.《外台秘要》:肩肘中痛引颈,寒热,缺盆痛,汗不出,胸中热满。

4.《医心方》:肩痛引项,寒热,缺盆中痛。

5.《经穴解》:天髎之本病,肩臂疫痛,缺盆中痛,项筋急。天髎之阳维病:寒热汗不出,胸中烦满。

6.《循经考穴编》:项筋强急,气项肿大,胸中烦闷。

7.《针灸逢源》:治肩臂酸,缺盆痛,颈项急,胸中烦满。

8.《针灸集锦》(修订本)(郑魁山):疏经利节。

9.《针灸腧穴学》(杨甲三):祛风湿、通经络。

10.《临床针灸学》(徐笨人):通经活络,疏筋利节。

11.《针灸腧穴手册》(杨子雨):散风解表,疏经活络。

12.《针灸探微》(谢文志):疏经活络,清热散风。

13.《中医针灸通释·经脉腧穴学》(康锁彬):祛风除湿,通经活络。

14.《针灸腧穴疗法》(李平华):祛风湿,通经络。

15.《腧穴临床应用集萃》(马惠芳):疏通经络。

16.《新编实用腧穴学》(王玉兴):舒筋活络,清热解表。

17.《中医针灸经穴集成》(刘冠军):祛风湿,通经络。

18.《针灸辨证治疗学》(章逢润):祛风湿,通经络。

19.《石学敏针灸学》(石学敏):祛经络风湿,调气血瘀滞。

20.《腧穴类编》(王富春):舒筋活络,清热解表。

21.《传统实用针灸学》(范其云):散风解表,疏经活络。

【古今应用辑要】

《备急千金要方》:热病烦心,心闷而汗不出,掌中热,心痛身热如火,浸淫烦满舌本痛:天髎、中冲、劳宫、大陵、间使、关冲、少冲、阳溪。

【安全针刺法】直刺0.5~0.8寸,可灸。

居　髎

【定位】在髋部,当髂前上棘与股骨大转子最凸点连线的中点处。

【类属】属足少阳胆经。

【穴性】舒筋活络,散寒调经。

【主治病证】

1. 寒湿痹阻之腰腿痹痛、下肢瘫痪、足痿、寒疝诸病症。

2. 寒凝胞宫之月经不调、带下诸病症。

【常用配伍】

1. 配肾俞、腰阳关、环跳、风市、委中、阳陵泉,针刺平补平泻法,舒筋活络,治疗经脉痹阻之腰腿痹痛、下肢瘫痪等。

2. 配足三里、阳陵泉、悬钟、丘墟、太溪,针刺补法,强健筋骨,治疗肾虚足痿。

3. 配腰眼、关元俞、环跳、风市,针刺平补平泻法,活血止痛,治疗气虚瘀滞之腰胯痛。

4. 配期门、大敦、气海,针刺泻法,气海可灸,理气散结,治疗寒疝。

5. 配八髎、肝俞、脾俞、三阴交,针刺平补平泻法,理气调经,治疗气郁之月经不调。

【穴性文献辑录】

1.《外台秘要》:腰痛引少腹……肩前痛与胸相引,臂里、挛急,手不能上举至肩。

2.《铜人腧穴针灸图经》:腰引少腹痛,肩引胸臂挛急,手臂不得举至肩。

3.《类经图翼》:主治肩引胸臂挛急不得举,腰引小腹痛。

4.《经穴解》:居髎之本病,腰引小腹痛,肩引胸臂挛急,手臂不得举以至肩。

5.《循经考穴编》:瘫痪痿弱,腿脚诸疾。

6.《针灸集锦》(修订本)(郑魁山):清利湿热,疏筋利节。

7.《针灸腧穴学》(杨甲三):通经活络,强健腰腿。

8.《临床针灸学》(徐笨人):疏肝健脾,清热利湿。

9.《针灸腧穴手册》(杨子雨):祛风除湿,通调经气,疏筋利节。

10.《针灸探微》(谢文志):舒筋活络,清热利湿。

11.《中医针灸通释·经脉腧穴学》(康锁彬):通经活络,强健腰腿。

12.《针灸腧穴疗法》(李平华):舒筋活络。

13.《腧穴临床应用集萃》(马惠芳):舒筋活络,强健腰腿。

14.《新编实用腧穴学》(王玉兴):舒筋活络,调经止带。

15.《中医针灸经穴集成》(刘冠军):强腰膝,通经络。

16.《针灸辨证治疗学》(章逢润):疏筋活络,强腰益肾。

17.《石学敏针灸学》(石学敏):舒筋活络,强腰肾,利膀胱。

18.《传统实用针灸学》(范其云):腰胯痠痛,下肢痹痛,坐骨神经痛。

【古今应用辑要】

1.《玉龙赋》:腿风湿痛,居髎、环跳、委中。

2.《针灸易学新法》:月经不调,居髎、八髎、腰眼、肝俞、脾俞、三里。

3.《针灸正宗》:足痿,居髎、臑会、消泺、四渎、外关、环跳、风市、中渎、阳关、阳陵泉。

4.《针灸临床经验辑要》:无痛分娩,居髎、府舍、带脉、五枢、太冲。

【安全针刺法】直刺 1.0~1.5 寸,可灸。

膝阳关

【定位】仰卧、俯卧或侧卧屈股,在膝外侧,当阳陵泉上 3 寸,股骨外上髁上方的凹陷中。

【类属】属足少阳胆经。

【穴性】舒筋利节,活络利胆。

【主治病证】

1. 风寒湿痹阻经脉之膝髌肿痛、屈伸不利、腘筋挛急、小腿麻木、鹤膝风、脚气诸症。

2. 胆经郁热、横逆犯胃之呕吐、多涎诸症。

【常用配伍】

1. 配犊鼻、阳陵泉、鹤顶、内膝眼、足三里,针刺泻法,通利关节、舒筋活络,治疗风寒湿痹阻之膝髌肿痛。

2. 配委中、承山、阳陵泉,针刺平补平泻法,舒筋解痉,治疗风寒湿入络之腘筋挛急。

3. 配委中、阳陵泉、足三里、承山、悬钟、三阴交,针刺平补平泻法,疏经通络,治疗经气不利之小腿麻木。

4. 配魂门、侠溪、内关,针刺泻法,利胆和胃,治疗胆经郁热、横逆犯胃之呕吐、多涎。

【穴性文献辑录】

1.《素问》:少阳令人腰痛,如以针刺其皮中,循循然不可以俯仰,不可以顾。又:鼠瘘寒热,还刺寒府。

2.《备急千金要方》:筋挛膝下不得屈伸,不可以行。

3.《铜人腧穴针灸图经》:治膝外痛不可屈伸,风痹不仁。

4.《类经图翼》:主治风痹不仁,股膝冷痛,不可屈伸。

5.《经穴解》:阳关之本病,风痹不仁,膝痛不可屈伸。

6.《针灸集锦》(修订本)(郑魁山):舒筋利节,温经散寒。

7.《针灸腧穴学》(杨甲三):疏筋脉,利关节,祛风湿。

8.《临床针灸学》(徐笨人):清热散风,活络止痛。

9.《针灸腧穴手册》(杨子雨):驱风散寒,舒筋利节。

10.《针灸探微》(谢文志):通经活络,疏风散寒。

11.《中医针灸通释·经脉腧穴学》(康锁彬):疏通筋脉,通利关节,祛风除湿。

12.《针灸腧穴疗法》(李平华):祛风湿,利关节。

13.《腧穴临床应用集萃》(马惠芳):疏筋脉,利关节,祛风湿。

14.《新编实用腧穴学》(王玉兴):舒筋活络。

15.《中医针灸经穴集成》(刘冠军):疏筋脉,利关节。

16.《针灸辨证治疗学》(章逢润):散寒祛风,疏筋利节。

17.《石学敏针灸学》(石学敏):疏风散寒,舒筋活血。

18.《传统实用针灸学》(范其云):驱风散寒,舒筋利节。

【古今应用辑要】

1. 古代文献摘录

(1)《针灸甲乙经》:膝外廉痛,不可屈伸,胫痹不仁,阳关主之。

（2）《备急千金要方》：髀枢膝骨痹不仁，阳关、阳辅、阳陵泉。又：筋挛不得屈伸，不可以行：阳关、梁丘、曲泉。再：呕吐不止、多涎：阳关、魂门。

（3）《针灸资生经》：胫痹不仁，阳关、环跳、承筋。

2. 现代研究进展

蒙昌荣等治疗组针刺膝阳关、内膝眼、外膝眼、阳陵泉、梁丘、血海，配合艾炷灸内外膝眼治疗寒湿型膝痹患者40例，对照组仅针刺治疗40例，治疗组疗效优于对照组［蒙昌荣，樊莉，李勇，等.针灸治疗40例寒湿型膝痹的临床观察.内蒙古中医药，2008，27（8）：36-37］。

【安全针刺法】直刺0.8~1.0寸，可灸。

夹　脊

【定位】在背腰部，当第一胸椎至第五腰椎棘突下两侧，后正中线旁开0.5寸。左右共34穴。

【类属】属经外奇穴。

【穴性】调理脏腑，疏经通络。

【主治病证】

1. 胸1~5夹脊：心脉失和、肺失宣肃、经脉痹阻之胸闷、胸痛、心痛、心悸、咳嗽、气喘、上肢痿痹诸病症。

2. 胸6~12夹脊：肝失疏泄、脾失健运、胃失和降之胃痛、呃逆、呕吐、腹痛、腹胀、肠鸣泄泻、口苦、黄疸、胁痛诸病症。

3. 腰1~5夹脊：肝肾不足、冲任失调、经脉痹阻之遗精、阳痿、水肿、小便不利、遗尿、经带胎产病、产后病、不孕症、腹痛、便秘、痢疾、腰骶疼痛、下肢痿痹诸病症。

【常用配伍】

1. 本穴经配伍，针刺平补平泻法或泻法，通利关节、舒筋活络，如配大椎、肩外俞、天宗、后溪，治疗风寒入络之脊背疼痛；配肩髃、曲池、手三里、外关、合谷，治疗经气不利之上肢疼痛、麻木；配肾俞、命门、腰阳关、委中，治疗经脉痹阻之腰脊强痛；配环跳、委中、阳陵泉、昆仑，治疗经气不利之下肢疼痛、麻木。

2. 配膻中、巨阙、心俞、膈俞、阴郄、丰隆，针刺泻法，宽胸理气、活血化瘀，治疗心脉痹阻之胸闷、心痛等。

3. 配肺俞、太渊、膻中、丰隆，针刺补泻兼施，宣肺化痰、止咳平喘，治疗肺失宣降之咳嗽咯痰、气喘。

4. 配脾俞、胃俞、中脘、足三里，针刺补法，健脾和胃、理气降逆，治疗脾胃虚弱之胃痛、呕吐、呃逆、腹痛、腹胀、肠鸣泄泻等。

5. 配中脘、内关、足三里、太冲，针刺泻法，疏肝和胃，治疗肝气犯胃之胃脘痛、腹痛、呕吐、泄泻等。

6. 配肾俞、关元、命门、三阴交、太溪，针刺补法，补肾壮阳、调理冲任，治疗肾虚阳痿、遗精、月经不调、不孕症、遗尿、小便不利等。

7. 配膈俞、血海、三阴交、太白，针刺泻法，行气活血，治疗气滞血瘀之崩漏。

8. 配天枢、合谷、上巨虚，针刺泻法，清热利湿，治疗湿热蕴结大肠之便秘、泻痢等。

【穴性文献辑录】

1.《针灸集锦》（修订本）（郑魁山）：通利关节，调理脏腑。

2.《针灸腧穴学》（杨甲三）：调阴阳，和气血。

3.《中医针灸通释·经脉腧穴学》（康锁彬）：调阴阳，和气血。

4.《针灸腧穴疗法》（李平华）：通利关节，调理脏腑。

5.《腧穴临床应用集萃》（马惠芳）：调理脏腑，通利关节。

6.《新编实用腧穴学》（王玉兴）：舒筋活络，调理气血。

7.《中医针灸经穴集成》（刘冠军）：调理脏腑，通利关节。

8.《新编简明针灸学》：调理脏腑，舒筋活络。

9.《针灸辨证治疗学》（章逢润）：通经活络。

10.《腧穴类编》（王富春）：舒筋活络，调理气血。

【古今应用辑要】

1. 古代文献摘录

《素问》：邪客于足太阳之络，令人拘挛背急，引胁而痛，刺之从项始，数脊柱，侠脊，疾按之，应手如痛，刺之旁三，立已。又：邪客于足太阳之络……刺之从项始数脊椎夹脊。

2. 现代研究进展

（1）仝光照针刺C3~7夹脊穴为主，配双侧风池、双侧天柱、单侧后溪治疗颈型眩晕患者55例，其中风寒湿型加双侧大椎、风门，气滞血瘀加双侧膈俞和局部刺络出血，痰湿阻络加单侧丰隆、足三里。治愈36例，显效10例，好转9例，全部有效[仝光照.针刺颈夹脊穴治疗颈性眩晕55例.山西中医，2009，25（3）：57-58]。

（2）费新明针刺①华佗夹脊穴胸3、5、7、9、11及胃管下俞；②璇玑、膻中、中脘、梁门、天枢、气海治疗呃逆患者36例，其中肾气虚加肾俞、气海，肝气不舒加期门、太冲，外感引起的胃气不和加外关、合谷、足三里。痊愈30例，好转6例，总有效率100%[费新明.以华佗夹脊穴为主针刺治疗呃逆36例临床观察.甘肃中医学院学报，2009，26（2）：39-40]。

【安全针刺法】颈胸部直刺0.5~1.0寸，腰部直刺1.0~1.5寸；可灸。

第十二章　补益穴

凡具有补益正气、扶助虚弱穴性的腧穴,称为补益穴。

补益穴主要用于治疗人体正气虚弱、精微物质亏耗所致的精神萎靡、体倦乏力、面色淡白或萎黄、心悸气短、脉象虚弱等各种虚证。补益穴的补虚作用又有补气、补血、补阴与补阳的不同,分别主治气虚证、血虚证、阴虚证和阳虚证。

补益穴多位于下肢、腹部、腰骶部,归于脾、胃、肾、膀胱经和任、督二脉。脾胃为后天之本,气血生化之源;足太阴为多血之经,足阳明为多气多血之经,故补气穴、补血穴多归脾、胃经。肾为先天之本,元阴元阳之根;督脉总统一身之阳,任脉为阴经之海,故补阴穴、补阳穴多归肾经和任、督二脉。

使用补益穴,必须根据气虚、血虚、阴虚与阳虚的证候不同,选择相应穴性的腧穴。但考虑到人体气血阴阳之间,在生理上相互联系,相互依存,在病理上也常常相互影响,临床上单一的虚证并不多见,因此,需将两类或两类以上的补益穴配伍使用。如气为血之帅,血为气之母,气血密不可分,故补气穴常与补血穴同用;热病易伤阴,且壮火食气,常致气阴两虚,故补气穴常与补阴穴同用;气虚可发展为阳虚,阳虚者必有气虚,故补气穴常与补阳穴同用。津血均属于阴,失血血虚可致阴虚,阴津大量耗损又可致津枯血燥,血虚与阴亏之证并见,故补血穴常与补阴穴同用。阴阳互根,孤阴不生,独阳不长,且阴或阳虚损到一定程度,可出现阴损及阳或阳损及阴的情况,以致最后形成阴阳两虚的证候,故补阴穴常与补阳穴同用。

运用补益穴时,应根据不同证型及兼证进行相应配伍,若阴虚阳亢者,当配伍具有平肝潜阳穴性的腧穴;若气滞血瘀者,当配伍具有活血化瘀穴性的腧穴;若兼水肿者,当配伍具有健脾利水穴性的腧穴;若兼咳喘者,当配伍具有止咳平喘穴性的腧穴等。

运用补益穴治疗里虚证时,针刺操作时多施行补法或灸法。

根据补益穴的穴性偏向不同,本章分为补气穴、补血穴、补阴穴、补阳穴四类进行介绍。

第一节　补气穴

补气穴,具有补益脏气、益气固脱的穴性,主要用于治疗气虚证。如脾气虚所致的体倦神疲、面色萎黄、食欲不振、脘腹虚胀、大便溏薄、一身虚浮,甚或脏器下垂、血失统摄等病症;肺气虚所致的咳嗽无力、声音低怯,气少喘促、动则益甚等病症;心气虚所致的胸闷气短、动后加剧,心悸怔忡等病症。元气藏于肾,依赖三焦通达全身,脏腑之气的产生依赖于元气的资助。元气虚之轻者所致的某些脏气虚证病症;元气虚极所致的气息短促,脉微欲绝等虚脱病症。

临床应用时,应根据病情的需要进行相应的配伍。若中气下陷者,当配伍具有升阳举陷穴性的腧穴;若脾虚食滞者,当配伍具有消食导滞穴性的腧穴;若脾虚湿滞者,当配伍具有利水渗湿穴性的腧穴;若脾不统血者,当配伍具有止血穴性的腧穴;若兼咳喘有痰者,当配伍具有止咳平喘、理气化痰穴性的腧穴;若兼血虚、阴虚、阳虚者,又当分别配伍具有补血、补阴、补阳穴性的腧穴。

补气穴大多分布于腹部和四肢部。位于下腹部的腧穴,针前要求排空小便,膀胱充盈时不可直刺,以免刺伤膀胱;孕妇慎用。运用补气穴治疗疾病时,针刺操作多施行补法,可灸。

太　渊

【定位】在腕掌侧横纹桡侧,桡动脉搏动处。

【类属】属手太阴肺经。为该经输穴、原穴;八会穴之一,为脉会。

【穴性】补益肺气,清肺宣肺,复脉通络。

【主治病证】

1. 肺气虚弱之咳嗽、哮喘、胸痛、烦满、无脉症诸病症。

2. 肺失宣降、邪气壅肺之咽喉肿痛、胸痛、咯血、呕血、咳嗽、气喘诸病症。

3. 经络不通之腕臂痛、掌中热、缺盆中痛诸症。

【常用配伍】

1. 本穴经配伍,针刺补法或补泻兼施,补益肺气,如配定喘、膏肓、肺俞、气海,治疗肺虚哮喘;配合谷、肺俞,治疗肺气亏虚之咳嗽、失音;配中府、肺俞、足三里,治疗气虚感冒、自汗;配上星、迎香、合谷、肺俞,治疗肺气虚弱之鼻渊、鼻涕白黏、鼻塞、嗅觉减退等。

2. 本穴经配伍,针刺泻法或平补平泻法,宣肺化痰、止咳平喘,如配太白、丰隆、阴陵泉,治疗痰湿咳嗽、气喘;配内庭、丰隆,治疗痰热蕴肺之咳嗽;配膻中、巨阙、郄门、丰隆,治疗痰浊胸痛、烦满。

3. 配列缺、肺俞、大椎、尺泽、合谷,针刺泻法,大椎可灸,疏风解表、宣肺散寒,治疗风寒感冒、鼻塞流涕、咳嗽等。

4. 配少商、尺泽、合谷、曲池,针刺泻法,疏风清热,治疗风热咳嗽、咽喉肿痛等。

5. 配脾俞、肺俞、太白、足三里,针刺补法或补泻兼施,健脾益肺、培土生金,治疗肺脾两虚之咳嗽、哮证、喘证、小儿顿咳、遗尿等。

6. 配肺俞、气海、肾俞、太溪、合谷,针刺补法,补益肺肾,治疗肺肾气虚之哮喘、失音、遗尿、痿证等。

7. 配肺俞、鱼际、复溜,针刺补法或平补平泻法,养阴清肺,治疗肺阴亏损之干咳少痰、咽干、音哑、咯血等。

8. 配复溜、太溪,针刺补法,滋补肺肾、金水相生,治疗肺肾阴虚之失音、盗汗、下消等。

9. 配肺俞、膈俞、尺泽、行间,针刺泻法,泻肝清肺,治疗肝火犯肺之咳嗽、咯血等。

10. 配人迎、心俞、内关,针刺平补平泻法,理血复脉,治疗血虚之无脉症。

11. 配神门、巨阙、内关,针刺补法,益气养心,治疗肺气不足、心失所养之心悸。

12. 配曲池、内关、神门、合谷,针刺平补平泻法,疏经活络、通痹止痛,治疗经脉痹阻之肩背痛、腕臂痛等。

【穴性文献辑录】

1.《灵枢》:主肺心痛。热病。

2.《黄帝明堂经》:主痹,逆气,寒厥,急热烦心。善唾哕噫,胸满激呼,胃气上,瘅,逆气心痛,胀满膨膨,臂厥,肩膺胸痛,妒乳,目中白,眼青。转筋,掌中热,乍寒乍热,缺盆中相引痛,数欠,喘不得息,臂内廉痛,上膈,饮已烦满。病温身热,五日以上汗不出,留针一时取之。未满五日,不可刺。疟,咳逆攘心,闷不得卧,胸满喘督,背痛,唾血,振寒,嗌干,狂言,口僻,引而下之。

3.《针灸甲乙经》:数咳喘不得息,臂内廉痛,上膈饮已烦满。妒乳,病温身热,五日已上,汗不出,刺太渊。口僻,刺太渊,引而下之。

4.《备急千金要方》:肺病。又:臂内廉痛。

5.《席弘赋》:气刺两乳求太渊,未应之时泻列缺。又:列缺头痛以偏正,重泻太渊无不应。再:五般肘痛寻尺泽,太渊针后却收功。

6.《针灸大成》:胸痹逆气,善哕呕,饮水,咳嗽,烦闷不得眠,肺胀膨膨,臂内廉痛,目生白翳,眼痛赤,乍寒乍热,缺盆中引痛,掌中热,数欠,肩背痛寒,喘不得息,噫气上逆,心痛脉涩,咳血呕血,振寒,咽干,狂言,口僻,溺色变,卒遗矢无度。

7.《经穴解》:肺之肺病,胸痹逆气,善哕呕,饮水咳嗽,烦闷不得眠,肺膨胀,臂内廉痛,乍寒乍热,缺盆中引痛,掌中热,数欠,肩背痛,寒喘不得息,噫气上逆,心痛脉涩,咳血,振寒,咽干。肺之心病:心痛脉涩,狂言口僻。肺之脾病:噫气,上逆,呕血。肺之肝病:目生白翳,眼痛赤。肺之肾病:溺色变,卒遗矢无度。

8.《医宗金鉴》:牙齿疼痛,手腕无力疼痛,咳嗽风痰,偏正头疼。

9.《十四经要穴主治歌》:太渊主刺牙齿病,腕肘无力或疼痛,兼刺咳嗽风痰疾,偏正头疼效若神。

10.《针灸精粹》(李文宪):润肺。

11.《针灸集锦》(修订本)(郑魁山):调理肺气,止咳化痰。

12.《常用腧穴临床发挥》(李世珍):辨证取穴,用补法,补肺益气;用泻法,清肺宣肺、疏理肺气。局部取穴:用泻法,驱邪散滞、舒筋活络;用补法,壮筋补虚。

13.《针灸腧穴学》(杨甲三):调肺气,通血脉。

14.《临床针灸学》(徐笨人):祛风化痰,理肺止咳。

15.《针灸心悟》(孙震寰):爰诸太渊润肺。又:养津益液太渊少冲同针。

16.《针灸腧穴手册》(杨子雨):疏经通脉,止咳化痰。

17.《针灸探微》(谢文志):调理肺气,祛风化痰。

18.《中医针灸通释·经脉腧穴学》(康锁彬):调肺理气,活血通脉。

19.《针灸腧穴疗法》(李平华):宣肺止咳,通脉理气。

20.《腧穴临床应用集萃》(马惠芳):止咳化痰,通调血脉,健脾益气。

21.《新编实用腧穴学》(王玉兴):理血通脉,宣肺平喘,清泄胃热。

22.《中医针灸经穴集成》(刘冠军):宣肺止咳,通脉理血。

23.《新编简明针灸学》(闫乐法):祛风通络,调理肺气,止咳化痰。

24.《腧穴学讲义》(于致顺):祛风止咳,理肺化痰、通脉。

25.《针灸辨证治疗学》(章逢润):清肺理气,止咳利咽,通脉疏经。

26.《石学敏针灸学》(石学敏):清肺理气,润肺利咽,疏经通络。

27.《珍珠囊穴性赋》(张秀玉):太渊鱼际清肺热而达于肺系,补肺利咽之功堪。

28.《腧穴类编》(王富春):补气理血,宣肺通脉,止咳平喘,清泄胃热。

29.《传统实用针灸学》(范其云):疏经通脉,止咳化痰。

30.《临床常用百穴精解》(王云凯):平补平泻法,宣肺止咳,通脉理血。补法:益肺滋阴。泻法:疏风清肺,止咳化痰。

【古今应用辑要】

1. 古代文献摘录

(1)《灵枢·热病》:热病而汗且出,及脉顺可许:鱼际、太渊、大都、太白,泻之则热去,补之则汗出。

(2)《神农本草经》:治牙痛、手腕无力疼痛。

(3)《针灸甲乙经》:痹,会阴、太渊、消泺、照海。

(4)《针灸资生经》:不得卧,太渊、肺俞、条口、隐白。

(5)《备急千金要方》:臂内廉痛,太渊、经渠。又:唾血,大泉、神门。再:健百邪所病,太渊、十三鬼穴。

(6)《玉龙赋》:咳嗽风痰,太渊、列缺。

(7)《针灸大成》:噫气上逆,太渊、神门。狂言:太渊、阳溪、下廉、昆仑。寒厥:太渊、液门。缺盆肿:太渊、商阳、足临泣。咽干:太渊、鱼际。

(8)《杂病穴法歌》:偏正头痛,泻列缺、太渊。

(9)《针灸心悟》(孙震寰):咳血咯血肺俞太渊宜审。气逆咳嗽,痰中带血:肺俞、太渊、尺泽。又:心肺蕴热,咳嗽胸满:太渊、少冲、肺俞、心俞。又:偏正头痛,列缺、太渊。再:肘痛,尺泽、太渊。

2. 现代研究进展

(1)李莉等针刺太渊为主治疗痹证患者 76 例,其中行痹配风池,痛痹配肾俞,着痹配阴陵泉,热痹配大椎。痊愈 37 例,显效 27 例,有效 12 例[李莉,李国臣,黄应兰.针刺太渊穴为主治疗痹证 76 例.浙江中医杂志,2003,38(05):212]。

(2)黄虹针刺加 TDP 照射治疗遗尿患者 56 例,其中脾肺气虚型取太渊、百会、气海、足三里、三阴交,肾阳不足型取百会、关元、中极、肾俞、膀胱俞、太溪。治愈41例,好转13例,无效2例,总有效率为96.4%[黄虹.针刺加TDP照射治疗遗尿56例临床分析.蚌埠医学院学报,2004,29(4):355-356]。

(3)邵素菊等观察组采用邵氏"五针法",穴取肺俞、大椎、风门等治疗肺脾亏虚型哮病患者105例,对照组常规针刺太渊、定喘、膏肓、肺俞、脾俞等治疗105例。观察组临床痊愈14例,显效42例,有效32例,无效6例,总有效率93.6%;对照组临床痊愈8例,显效30例,有效41例,无效13例,总有效率85.9%,观察组疗效优于对照组[邵素菊,秦小永,高希言.邵氏"五针法"治疗肺脾亏虚型哮病多中心随机对照研究.中国针灸,2007,11(27):793-796]。

(4)刘延明针刺气海、关元、中极、肾俞、膀胱俞、三阴交治疗小儿遗尿40例,其中脾肺气虚加太渊、肺俞、脾俞、足三里,肾阳不足加太溪、命门,下焦湿热加曲骨、阴陵泉。治愈32例,显效6例,无效2例,总有效率95%[刘延明.针灸治疗小儿遗尿40例.中国医学文摘儿科学,2008,1(27):23]。

【安全针刺法】直刺0.2~0.3寸,可灸。

足三里

【定位】仰卧伸下肢,或正坐屈膝,在小腿前外侧,当犊鼻下3寸,距胫骨前缘一横指。

【类属】属足阳明胃经,为该经合穴、下合穴。

【穴性】扶正培元,益气生血,调理脾胃,行气导滞,疏经通络。

【主治病证】

1. 脾胃虚弱、中虚脏寒、邪气犯胃之胃痛、呕吐、腹胀、肠鸣、消化不良、泄泻、便秘、疳积、慢惊风、慢脾风、黄疸、脱肛诸病症。

2. 脾气虚弱、水湿不化之痰饮、脚气、咳喘痰多、水肿、遗尿诸病症。

3. 气血亏虚之头晕、心悸、气短、失眠、耳鸣、产后血晕、崩漏、经闭、月经不调、虚劳羸瘦、中风脱证、痫证、厥证诸病症。

4. 食积脾胃之胃脘痛、呕吐、腹胀、泄泻、痢疾、呃逆诸病。

5. 经脉痹阻之腰膝酸痛、下肢不遂诸症。

【常用配伍】

1. 配内关、中脘、公孙、胃俞、太白,针刺泻法,和胃降逆、理气导滞,治疗食滞中阻、升降失和之脘痛拒按、脘腹胀闷、呃逆、呕吐等。

2. 配太冲、期门、支沟、行间、肝俞、阳陵泉,针刺泻法,疏肝理气、和胃降逆,治疗肝木克土之脘痛连胁、胀闷疼痛,干呕或吐酸,腹痛腹泻或月经不调等。

3. 配风池、风门、肺俞、气海、关元,针刺补泻兼施,益气解表,治疗气虚感冒,恶寒发热、气短懒言、头痛倦怠、鼻塞、咳嗽痰白等。

4. 配曲池、合谷、内关、三阴交,针刺泻法,透表清热,治疗阳明热盛、肌肤发斑色红成片。

5. 配中府、肺俞、太渊,针刺补法,益气固表,治疗气虚自汗,汗出恶风,气短懒言、动则益甚等。

6. 配神门、心俞、脾俞、内关、三阴交,针刺补法,补益心脾、安神定志,治疗心脾两虚之失眠多梦、心悸怔忡、手足心热、头晕眼花等。

7. 配脾俞、气海、血海、大椎、肝俞、膈俞,针刺补法,益气养血,治疗气血两虚之眩晕耳鸣、面色少华、神疲乏力、心悸气短等。

8. 配大都、脾俞、章门、太白,针刺补法,健脾益气、振奋中阳,治疗脾胃虚弱、中阳不振之食少腹胀、便溏浮肿、形寒身疲、面色㿠白等。

9. 配关元、气海、神阙、足三里、太溪、心俞、巨阙,针刺补法,灸神阙,温经散寒、回阳救逆,治疗阳虚寒盛、四肢厥逆、下利清谷等。

10. 配解溪、胃俞、中脘,针刺补法,温胃益气,治疗胃气虚弱之脘痞嗳气、不思饮食、气短乏力等。

11. 配内庭、厉兑、中脘、合谷、曲池,针刺泻法,清胃泻火、升清降浊,治疗中焦蕴热、胃火炽盛之口渴、身热面赤、喜冷饮、消谷善饥、口中腐秽、牙痛、齿衄、鼻衄、便秘、腹痛等。

12. 配百会、长强、肾俞、关元、中脘、气海,针刺补法,健脾益气、补肾培元,治疗脾肾阳虚之便溏、脱肛、纳呆食少,或五更泄泻,宫寒不孕不育,形寒肢冷、面色萎黄等。

13. 配三阴交、百会、合谷、太冲、内关、关元、气海、神阙,针刺补法,重灸百会、神阙,回阳固脱,治疗中风脱证之不省人事、目合口张、手撒遗尿、鼻鼾、汗出如油等。

14. 配阳陵泉、环跳、悬钟、解溪,针刺平补平泻法,温经散寒、疏筋利节、强壮筋骨,治疗风寒湿痹阻经脉之膝髌及足胫疼痛、下肢痿痹、膝肿、半身不遂等。

【穴性文献辑录】

1.《灵枢》:腹䐜胀,胃脘当心而痛,上支两胁,膈咽不通,食欲不下,取之三里也。又:两胁中痛,寒中,善掣、脚肿。肌肉痛,肠鸣腹痛,气上冲胸,喘,不能久立。肠中不便,霍乱,胃中热,寒热,腰痛。

2.《黄帝明堂经》:主阳厥凄凄而寒,少腹坚,头痛,胫股腹痛,消中,小便不利,善哕。狂歌妄言,怒、恐,恶人与火,骂詈。热病汗不出,善呕,苦痉,身反折,口噤,善鼓颔,腰痛不可以顾,顾而有似拔者,善悲,上下取之,出血,见血立已。喉痹不能言。五脏六腑胀。小腹胀,皮肿。腹中寒,胀满,善噫,恶闻食臭,胃气不足,肠鸣腹痛,泄利,食不化,心下胀。霍乱,遗尿,矢气。阴气不足,热中,消谷善饥,腹热身烦,狂言。胸中瘀血,胸胁楮满。膈痛不能久立,膝痿寒。乳痈有热。

3.《针灸甲乙经》:阳厥,凄凄而寒,少腹坚,头痛,胫股腹痛,消中,小便不利,善呕。又:狂歌妄言,怒,恶人与火,骂言。再:痉,身反折,口噤,喉痹不能言。五脏六腑之胀。水肿胀,皮肿。肠中寒,胀满善噫,恶闻食臭,胃气不足,肠鸣腹痛泄,食不化,心下胀。再:霍乱遗矢。阴气不足,热中,消谷善饥,腹热身烦,狂言。再:胸中瘀血,胸胁支满,痛不能久立,膝痿寒。乳痈有热。

4.《肘后方》:风毒脚气。

5.《备急千金要方》:胸胁支满,腹胀不得息,喘痹,主水腹胀,皮肿,咳嗽,多唾,足痿失履不收,足下热不能久立,霍乱,遗矢,矢气。又:胁痛寒中,恶血在内行,善掣,节时肿,呕胆。

6.《千金翼方》:身肿,坐不欲起,风劳脚疼,骨热,烦,胸满气闷,风邪,腹水。

7.《太平圣惠方》:主腹满坚块,不能食,胃气不足,反胃,胸胁腹积气,脚弱。又:脏腑久积冷气,心腹胀满,胃气不足,恶闻食臭,肠鸣,腹痛。再:秦丞祖云,诸病皆治。食气,水气,虫毒痃癖,四肢肿满,腿膝酸痛,目不明。

8.《医心方》:主腹中寒胀满热,汗不出,善呕,痉身反折,口噤,不能久立。

9.《铜人腧穴针灸图经》:主胃中寒,腹满坚块,不能食,反胃,胸胁积气,脚弱。

10.《通玄指要赋》:五劳之羸瘦,冷痹肾败。

11.《扁鹊神应针灸玉龙经》:治男女百病,五劳七伤,脾胃诸气,诸积,诸虫,诸眼疾,喉风寒,诸疼痛。

12.《针经摘英集》:胸中痰饮。产妇血晕不省事。妇人经脉不通。小肠气。又:治男子脏气虚惫,真气不足,一切气疾久不瘥,不思饮食,全无气力。再:治风痫,热病心风,惊悸,霍乱吐痢,伏梁气状如覆杯。

13.《琼瑶神书》:治五劳七伤,诸虚百喘等。

14.《徐氏针灸大全》:能除心腹痛,善治胃中寒,肠鸣并积聚,肿满脚胫酸,伤寒羸瘦损,气虫疾诸股,人过三旬后,针灸眼重观,取穴举足取,去病不为难。

15.《席弘赋》:虚喘。食癖气块。耳内蝉鸣,腰欲折。又治腰连胯痛,脚肿脚痛。

16.《马丹阳天星十二穴》:能除心胁痛,腹胀胃中寒,肠鸣并泄泻,腿肿膝胫酸,伤寒羸瘦损,气蛊及诸般。

17.《天星秘诀》:耳鸣,腰痛。

18.《古今医统大全》:主胃中寒,心腹胀满,肠鸣,脏气虚惫,真气不足,腹痛,食不下,大便不通,心痛逆气上攻,腰痛不得俯仰,小肠气,痃癖,四肢满,膝胻酸痛,目不明,五劳七伤,羸瘦虚乏等症皆治。

19.《针灸大成》:胃中寒,心腹胀满,肠鸣,脏气虚惫,真气不足,腹痛食不下,大便不能,心烦不已,卒心痛,腹有逆气上攻,腰痛不得俯仰,小肠气,水气,蛊毒,鬼击,痃癖,四肢满,膝胻酸痛,目不明,产妇血晕不省

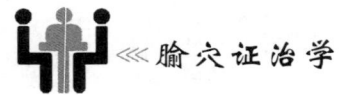

人事。

20.《证治准绳》:伤暑汗大泄。

21.《医学入门》:主头目昏眩,口苦,口噤,鼓颌,口㖞,喘痹,呕吐,狂言,狂笑,咳嗽,多唾,乳肿,乳痈,胃虚。恶闻食气,或中消善饥,霍乱,疝癖,胁胀,腹胀腹鸣,胸腹中瘀血,水肿。疟,病,泄泻,身热,壮热恶寒,肘痛,心痛,腹痛,腰痛。足膝痿,足热,小腹坚满,小便不利,食气,蛊毒,五劳羸瘦,七伤虚乏。又:主中风,中湿,诸虚耳聋,上牙疼,喘痹风水肿。心腹鼓胀,噎膈,哮喘,寒湿脚气,上中下部疾无所不治。

22.《外科大成》:治乳症、膝症。

23.《经穴解》:三里之本病,膝胻疼痛,口僻,乳肿乳痈,喉痹不能言,四肢满,胸中瘀血。三里之胃病:胃中寒,心腹胀,水气肠鸣,脏气虚惫,真气不足,腹痛食不下,心闷不已,卒心痛,腹有逆气上攻。三里之大小二肠病:大便不通,小肠气,小肠胀,皮肿,阴气不足,小腹坚,头眩,小便利。三里之肾病:腰痛不得俯仰,五劳七伤,羸瘦虚乏。三里之肝病:目不明,产妇血晕。

24.《医宗金鉴·刺灸心法要诀》:三里合灸步履艰。

25.《针灸逢源》:治胃中寒,脏气虚,腹胀,腹痛,蛊毒,疝癖,中风,寒湿脚气,噎膈,哮喘等症。

26.《太乙神针附方》:凡五劳七伤,翻胃,气膈肠鸣,肛疼,疝癖,膨胀,胸胃雷血,咳嗽稠痰,足痿失屐。

27.《针灸精粹》(李文宪):能升气,又能降气,调中气,清血养血,行血补气。益胃补气血。治胃寒腹中寒冷。搜四肢风。

28.《针灸集锦》(修订本)(郑魁山):调理脾胃,疏通经络,镇痉止痛。

29.《常用腧穴临床发挥》(李世珍):辨证取穴,用补法,健脾养胃,补中益气;配艾灸或烧山火,温补脾胃;用泻法,和胃通肠、祛痰导滞;用泻法配艾灸或烧山火,温胃导滞、温化寒湿;艾条灸,温运中焦、养益后天、防病抗疫、健体益寿。局部取穴:用泻法配艾灸,驱邪散滞;用补法,强壮筋脉。

30.《针灸腧穴学》(杨甲三):健脾和胃,扶正培元,理气降逆,通经活络。

31.《临床针灸学》(徐笨人):健脾和胃,扶正培元。

32.《针灸心悟》(孙震寰):升清降浊,调理中焦,温中散寒,止吐止泻,导痰行滞,通经络气血,扶正培阳,祛病强身。

33.《针灸腧穴手册》(杨子雨):和脾胃,理肠胃,通经活络,防病保健。

34.《针灸探微》(谢文志):调理脾胃,扶正培元。

35.《中医针灸通释·经脉腧穴学》(康锁彬):健脾和胃,扶正培元,理气降逆,通经活络。

36.《针灸腧穴疗法》(李平华):补气血,调脾胃,通经活络。

37.《腧穴临床应用集萃》(马惠芳):健脾和胃,扶正培元,通经活络,升降气机。

38.《新编实用腧穴学》(王玉兴):补中益气,健脾和胃,理气降逆,通经和血。

39.《中医针灸经穴集成》(刘冠军):调理脾胃,扶正培元,通经活络。

40.《新编简明针灸学》(闫乐法):健脾和胃,调补气血,疏通经络,扶正培元。

41.《腧穴学讲义》(于致顺):理脾胃、调气血、补虚弱。

42.《针灸辨证治疗学》(章逢润):健脾和胃,扶正培元。

43.《石学敏针灸学》(石学敏):补益脾胃,和肠化滞,调和气血,疏通经络,扶正培元,祛邪防病。

44.《珍珠囊穴性赋》(张秀玉):消目疾而疗面痛。

45.《传统实用针灸学》(范其云):和脾胃,理肠胃,通经活络,防病保健,为强壮要穴。

46.《临床常用百穴精解》(王云凯):平补平泻法,调理脾胃,通经活络。补法:扶正培元,健脾和胃,益气养血。泻法:行气导滞,活血化瘀。

【古今应用辑要】

1.古代文献摘录

(1)《素问》:气冲、三里、巨虚上下廉,此八者以泻胃中之热也。

(2)《灵枢》:著痹不去,久寒不已,卒取其三里。邪在肝,则两胁中痛,寒中,恶血在内,行善掣节时脚肿,

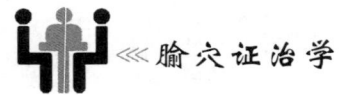 腧穴证治学

取之行间,以引胁下,补三里以温胃中。风痉身反折,先取足太阳及腘中及血络出血,中有寒取三里。气在于肠胃者,取之足太阴、阳明,不下者,取之三里。又:肠中不便,取三里,盛泻之,虚补之。又:腹中常鸣,气上冲胸,喘不能久立,邪在大肠,刺肓之原、巨虚上廉、三里。再:小腹痛肿,不得小便,邪在三焦约,取之太阳大络,视其络脉与厥阴小络结而血者,肿上及胃脘取三里。

(3)《针灸甲乙经》:热病先头重,额痛,烦闷,身热,热争则腰痛不可以俯仰,胸满,两额痛甚,善泄,饥不欲食,善噫,热中,足清,腹胀,食不化,善呕,泄有脓血,若呕,无所出,先取三里,后取太白、章门。又:五脏六腑之胀,皆取三里。再:水肿胀,皮肿,三里主之。再:喉痹胸中暴逆,先取冲脉,后取三里、云门,皆泻之。再:腹中不便,取三里,盛则泻之,虚则补之。

(4)《脉经》:寸口脉涩是胃气不足,宜服干地黄汤,自养,调和饮食。针三里补之。

(5)《肘后备急方》:脚气之病或微觉疼痹,或两胫小满,或行起忽弱,或小腹不仁。或时冷时热,皆其候也,不即治转上入腹,便发气则杀人……次灸三里二百壮。

(6)《备急千金要方》:凡脚气初得脚弱。使速灸之。初灸风市,次灸伏兔,次灸犊鼻。次灸膝两眼,次灸三里,次灸上廉,次灸下廉,次灸绝骨。凡此诸穴,灸不必一顿灸尽壮数,可日日报灸之,三日之中。灸全尽壮数为佳。又:风邪,灸间使随年壮,又灸承浆七壮,又灸心输七壮及灸三里七壮。又:三里、温溜、曲池、中渚、丰隆主喉痹不能言。外关、内庭、三里、大泉、商丘主僻喋。再:腰痛不可以顾,足三里、阴市、阳辅、蠡沟。肠中雷鸣,气上冲胸,喘不能久立,邪在大肠,刺肓之原、巨虚上廉、三里。再:凡喘痹,胁中暴逆,先取冲脉,后取三里、云门各泻之。又刺手小指端出血立已。华盖、紫宫、中庭、神藏、灵墟、胃俞、侠溪、步廊、商阳、上廉、三里、气户、周荣、上脘、劳宫、涌泉、阳陵泉主胸胁支满。少商、三里主小便不利、癃。三里、行间、曲泉主腹胀满。再:凡食饮不化,入腹还出,先取下管,后取三里泻之。再:咳唾,噫,善咳,气无所出,先取三里,后取太白、章门。冲阳、三里、仆参、飞扬、复溜、完骨主足痿失履不收。条口、三里、承山、承筋主足下热不能久立。三里、陷谷、侠溪、飞扬主痎疟少气。

(7)《千金翼方》:骨热,胸烦满,气闷,针三里入五分。又:身重肿,坐不欲起,风劳脚疼,灸三里五十壮,针入五分补之。又灸足太阳一十壮,针入三分,补之。再:治猥退风方……先灸百会,次灸风池,次灸大椎,次灸肩井,次灸曲池,次灸间使,各三壮。次灸三里五壮。其炷如苍耳子大。从此以后,日别灸之,至随年壮也。再:中管、大陵、劳宫、三里、然谷、太溪右八穴皆主黄疸。

(8)《外台秘要》:凡脚气,常须灸三里,绝骨,勿令疮瘥,佳。

(9)《针灸资生经》:谷不化,足三里、大肠俞、三阴交、下脘、三焦俞、悬枢、梁门。痎疟少气:足三里、陷谷、侠溪、飞扬。痿癖:足三里、太溪。腹䐜胀:足三里、行间、曲泉。足痿失履不收:足三里、冲阳、仆参、飞扬、复溜、完骨。喉痹不能言:足三里、复溜、曲池、中渚、丰隆。乳痈:膺窗、足临泣、神封、乳根、足三里、下巨虚、天溪。

(10)《卫生宝鉴》:风中脏,气塞涎上,不语昏危:灸百会、风池、肩井、曲池、足三里、间使。

(11)《长桑君天星秘诀歌》:胃中停宿食,足三里、璇玑。

(12)《针灸大全》:消渴,列缺、脾俞、中脘、照海、足三里、关冲。

(13)《医学纲目》:痢不止,合谷、足三里、阴陵泉、中脘、关元、天枢、神阙、中极。五噎、五膈:天突、膻中、心俞、上脘、中脘、下脘、脾俞、胃俞、巨阙、中魁、大陵、足三里。九种心痛:间使、灵道、公孙、太冲、足三里、阴陵泉。衄血:上星、风府、哑门、合谷、内庭、足三里、照海。

(14)《行针指要歌》:镇痰,中脘、足三里。吐:中脘、气海、膻中。

(15)《玉龙歌》:寒湿脚气,足三里、三阴交。

(16)《针灸大成》:伤寒大热不退,曲池、绝骨、足三里、大椎、涌泉、合谷。四肢面目浮肿,大热不退:照海、人中、合谷、足三里、临泣、曲池、三阴交。咳嗽红痰:百劳、肺俞、中脘、足三里。足弱:委中、足三里、承山。单鼓胀:气海、行间、足三里、内庭、水分、石关。霍乱吐泻:关冲、支沟、尺泽、足三里、太白、太溪、大包。疔疮生背上:肩井、足三里、委中、临泣、行间、通里、少海、太冲。久嗽不愈:肺俞、足三里、膻中、乳根、风门、缺盆。哮吼喘嗽:俞府、天突、膻中、肺俞、足三里、中脘。浑身浮肿:曲池、合谷、足三里、内庭、行间、三阴交。

（17）《类经图翼》：血臌，膈俞、脾俞、肾俞、间使、足三里、复溜、行间。

（18）《医学入门》：大便秘，补支沟、泻足三里。

（19）《杂病穴法歌》：泄泻肚腹诸般疾，足三里、内庭。催产：灸足三里、至阴。喘急：列缺、足三里。

（20）《审视瑶函》：暴赤肿痛眼，宜先刺合谷、足三里、太阳、睛明；不效，后再刺攒竹、太阳、丝竹空。

（21）《续名医类案》：鼻渊，上星、合谷、足三里。

（22）《针灸逢源》：中暑，人中、中脘、气海、曲池、合谷、足三里、内庭。足不能行：足三里、三阴交、复溜、行间。

（23）《神灸经纶》：久痢，中脘、脾俞、天枢、三焦俞、足三里、三阴交。中风气塞痰涌，昏迷不省人事：百会、风池、大椎、肩井、间使、曲池、足三里、肩髃、环跳、绝骨。耳暴聋：液门、足三里。

2. 现代研究进展

（1）赵雪梅运用腧穴电阻测定仪观测 60 例脾胃虚寒及肝气犯胃型胃脘痛患者经穴电阻的变化，发现胃脘痛患者均在足三里、胃俞出现电阻失衡显著，与健康人比较 $P<0.05$ ［赵雪梅.不同证型胃脘痛患者经穴电阻相关性研究.中国针灸，2005，25（3）：194－195］。

（2）阎红等针刺足三里、百会、内关为主治疗慢性疲劳综合征患者 38 例，其中脾气不足加中脘、三阴交；肝气郁结加风池、合谷、太冲；心血不足加神门、三阴交，兼心阴虚者用阴郄代替神门；肾气不足加关元、气海、太溪；痰浊内阻加三阴交、丰隆，兼痰热者加内庭；风热未清加曲池、合谷。临床治愈 9 例，显效 21 例，有效 5 例，无效 3 例，总有效率 92.1% ［阎红，李忠仁.针灸辨证治疗慢性疲劳综合征的临床研究.中国针灸，2003，23（4）：197－199］。

（3）李晓棠等电针足三里、天枢穴为主治疗各种急腹痛患者 186 例，包括急性肠胃炎、急性阑尾炎、急性菌痢、胆绞痛、急性肠梗阻、胃肠痉挛、胃肠神经官能症，其中寒邪内积加灸神阙，食积加针里内庭等。治愈率 81.79%，有效率 94.1% ［李晓棠，李晓丽.足三里、天枢穴为主电针治疗急腹痛临床观察.河南职工医学院学报，2001，13（2）：159］。

（4）于竹力针灸足三里、天枢、阴陵泉为主治疗小儿腹泻患儿 32 例，其中寒湿泻艾灸天枢，伤食泻加四缝，阳虚泻加艾灸关元、天枢。其中湿热泻痊愈 12 例，有效 1 例；寒湿泻痊愈 9 例；伤食泻痊愈 2 例，有效 1 例；脾虚泻痊愈 3 例，有效 2 例，无效 1 例［于竹力.针灸治疗小儿腹泻 32 例.针灸临床杂志，2006，22（10）：19－20］。

（5）付强等针刺足三里、内关、攒竹为主，配合胃复安足三里穴位注射治疗胃癌术后呃逆患者 33 例，其中气虚加气海、中脘，血虚加肝俞、血海，湿胜加丰隆、阴陵泉，瘀血加膈俞、三阴交。第一疗程痊愈 25 例，好转 6 例，无效 2 例；第二疗程痊愈 4 例，好转 2 例，无效 2 例［付强，崔晓平，王建华.辨证针刺配合足三里穴位注射治疗胃癌术后呃逆 33 例.陕西中医学院学报，2007，30（5）：62］。

（6）张壅德治疗组取内关、中脘、足三里穴位埋线并配合中药治疗寒凝气滞、肝气犯胃、饮食积滞、脾胃虚弱、瘀血阻络型胃痛患者 167 例，痊愈 113 例，显效 42 例，好转 4 例，无效 8 例［张壅德.辨证论治与穴位埋线治疗胃痛 167 例.中国中医药现代远程教育，2008，6（3）：275］。

（7）赵亚萍等治疗组针刺足三里、中脘、太冲、神门为主治疗胃肠神经官能症患者 40 例，其中肝气郁结者配阳陵泉、内关、气海，气郁化火者配三阴交、太溪、膻中，痰气交阻者配丰隆、气海、三阴交、公孙，脾胃虚弱者配脾俞、胃俞、隐白、章门；对照组口服吗丁啉治疗 40 例。治疗组总有效率 92.5%，对照组总有效率 75.0%，治疗组疗效明显优于对照组［赵亚萍，丁敏，王艳君.针刺治疗胃肠神经官能症 40 例.四川中医，2006，24（3）：101－102］。

（8）詹正明采用艾条温灸双侧足三里治疗气虚、阳虚感冒患者 60 例，治愈 18 例，好转 40 例，总有效率 96.66% ［詹正明.艾灸足三里穴治疗感冒 60 例.中医外治杂志，2006，15（5）：34］。

（9）孙伯青在一般治疗的基础上，采用黄芪注射液穴位注射足三里配合中药汤剂治疗气阴两虚型、气阴两虚挟瘀型、气阴两虚挟痰型、气阴两虚挟痰瘀型充血性心力衰竭，观察组心功能疗效优于对照组［孙伯青.益气活血法治疗充血性心力衰竭的临床研究.中国中西医结合急救杂志，2006，13（1）：44－47］。

（10）黄建成运用胸腺肽穴位注射足三里,并配合中药汤剂治疗湿热型、气阴两虚型、阴虚内热型、风热型干燥综合征患者共 36 例,显效 19 例,有效 9 例[黄建成,汪新华.中西药配合穴位注射治疗舍格林氏综合征.时珍国医国药,2000,11(1):82-83]。

（11）雒荣东治疗组采用聚肌胞注射液穴位注射足三里治疗婴幼儿秋季腹泻患儿 100 例,其中湿热型配天枢、长强,脾虚型配关元、天枢;对照组采用内科常规治疗,治疗组疗效优于对照组[雒荣东穴位注射治疗婴幼儿秋季腹泻的对照观察.中国针灸,2004,24(5):315-316]。

（12）洪华全采用 654-2 穴位注射足三里治疗风寒型、湿热型小儿秋季腹泻,并随证配以中药,临床疗效优于西药对照组[洪华全,刘德频.足三里穴位注射配合中医辨证治疗小儿秋季腹泻 30 例.福建中医药,2003,34(2):48]。

（13）汪娅莉等电针上巨虚、丰隆为主,配合针刺足三里、下巨虚治疗单纯性肥胖病胃肠腑热型,总有效率 95.6%[汪娅莉,曹新,刘志诚,等.电针治疗单纯性肥胖病胃肠腑热型疗效观察.世界针灸杂志,2013,23(2):1-5]。

（14）王媛等电针上巨虚、足三里、丰隆等为主治疗胃热炽盛型 2 型糖尿病患者 35 例,总有效率 94.28%[王媛,刘志诚,徐斌.电针治疗胃热炽盛型 2 型糖尿病患者 35 例临床观察.中医杂志,2013,54(10):852-857]。

（15）魏超博采用温针灸①足三里、上巨虚、天枢、腹结;②脾俞、大肠俞、肾俞为主治疗溃疡性结肠炎患者 59 例,其中寒湿重者配三阴交、阴陵泉,热重加内庭、合谷,肾阳虚加关元、命门。基本治愈 44 例,显效 6 例,有效 7 例,无效 2 例,总有效率 97%[魏超博.温针灸治疗溃疡性结肠炎 59 例.光明中医,2011,26(11):2272-2273]。

（16）王烨林采用疏肝健脾针法针刺足三里、天枢、上巨虚、三阴交、太冲、百会、印堂为主治疗肝郁脾虚腹泻型肠易激综合征,临床疗效满意[王烨林,孙建华.疏肝健脾针法治疗腹泻型肠易激综合征概要.中国中医急症,2012,21(3):415-416]。

【安全针刺法】直刺 0.5~1.5 寸,可灸。

上　髎

【定位】在骶部,髂后上棘与后正中线之间,适对第一骶后孔。

【类属】属足太阳膀胱经。

【穴性】补益肾气,调经止带,强筋健骨。

【主治病证】

1. 肾气亏虚、肾精不足之月经不调、阴挺、赤白带下、遗精、阳痿、小便不利诸病症。

2. 肝肾亏虚之腰脊痛诸症。

【常用配伍】

1. 配肾俞、三阴交、关元,针刺补法,补肾调经,治疗肾虚月经不调。

2. 配中极、肾俞、关元、命门、百会,针刺补法,补益肾精,治疗肾精不足之阳痿、遗精。

3. 配带脉、关元、照海、肾俞,针刺补法,补益肾气、止带,治疗肾虚带下。

4. 配关元、中极、子宫、大赫、足三里、照海,针刺补法,补益肾气、升阳举陷,治疗肾虚阴挺。

5. 配肾俞、三焦俞、气海、脾俞、委阳,针刺补法,补肾益气,治疗肾气虚遗尿、小便不利。

6. 配肾俞、腰阳关、命门、足三里、次髎,针刺补法,壮筋骨、健腰膝、通络止痛,治疗肝肾亏虚、经脉痹阻之腰痛不可以转摇、腰膝冷痛、腰膝酸软。

【穴性文献辑录】

1.《素问·骨空论》:腰痛不可以转摇,急引阴卵。

2.《针灸甲乙经》:女子绝子,阴挺出不禁,白沥。

3.《铜人腧穴针灸图经》:治腰膝冷痛,呕逆,鼻衄,寒热疟,妇人绝嗣,阴挺出不禁。

4.《针灸大成》:主大小便不利,呕逆,膝冷痛,鼻衄,寒热疟,阴挺出,妇人白沥,绝嗣。又:八髎总治腰痛。

5.《经穴解》:上髎之胃病,呕逆。上髎之肺病:鼻衄。上髎之胆病:膝冷痛,寒热疟。上髎之肾病:大小便不利,妇人阴挺出,白沥绝嗣。

6.《类经图翼》:治妇人阴中痒痛,赤白带下。

7.《针灸集锦》(修订本)(郑魁山):壮腰补肾,清热利湿。

8.《针灸腧穴学》(杨甲三):调下焦,强腰膝,通经络。

9.《临床针灸学》(徐笨人):补益下焦,强健腰膝。

10.《针灸腧穴手册》(杨子雨):温补下元,调经止带。

11.《针灸探微》(谢文志):补益下焦,清热利湿。

12.《中医针灸通释·经脉腧穴学》(康锁彬):调理下焦,强壮腰膝,通经活络。

13.《针灸腧穴疗法》(李平华):补肾气,健腰膝。

14.《腧穴临床应用集萃》(马惠芳):补益下焦,清热利湿。

15.《新编实用腧穴学》(王玉兴):调经止带,益肾壮阳。

16.《中医针灸经穴集成》(刘冠军):健腰膝,调下焦。

17.《新编简明针灸学》:通经活血,壮腰止痛。

18.《针灸辨证治疗学》(章逢润):强腰膝,调经血。

19.《石学敏针灸学》(石学敏):通经活血,壮腰止痛。

20.《传统实用针灸学》(范其云):温补下元,调经止带。

【古今应用辑要】

1.《针灸甲乙经》:热病汗不出,上髎、孔最。又:腰痛怏怏不可以俯仰,腰以下至足不仁,人脊腰背寒,次髎主之。先取缺盆,后取尾骶与八髎。再:筋急,身热,少腰坚肿时满,小便难,尻股寒,髀枢痛引季胁内控,八髎、季中主之。

2.《备急千金要方》:大小便不利,大肠输、八髎。腰痛:腰输、长强、膀胱、气冲、上髎、下髎、居髎。烦满汗不出:上管、曲差、上星、陶道、天柱、上髎、悬厘、风池、命门、膀胱输。

3.《千金翼方》:大理赵卿患风,腰脚不遂,不得跪起,针上髎、环跳、阳陵泉、下巨虚。

4.《针灸资生经》:寒热疟取上髎、偏历。又:鼻衄血取上髎、后溪、风府。

5.《珍珠囊穴性赋》(张秀玉):强壮腰膝,凭上髎次髎以调理。

【安全针刺法】直刺0.8~1.0寸,可灸。

次　髎

【定位】在骶部,髂后上棘与后正中线之间,适对第二骶后孔。

【类属】属足太阳膀胱经。

【穴性】补肾益气,调理冲任,通调二便,疏经通络。

【主治病证】

1. 肾气不足、肾精亏虚、肾阳虚衰、气滞血瘀、湿热下注之月经不调、痛经、带下、滞产、不孕、遗精、阳痿、遗尿、癃闭、脱肛、便血诸病症。

2. 肝肾亏虚、风寒湿痹阻之腰脊痛、下肢痿痹诸症。

【常用配伍】

1. 配命门、肾俞、带脉、关元、照海,针刺补法,补益肾气、固摄带脉,治疗肾虚带下。

2. 配中极、阴陵泉、行间、带脉,针刺泻法,清热利湿,治疗湿热带下。

3. 配三阴交、关元、肾俞,针刺补法,补肾调经,治疗肾虚月经不调。

4. 配三阴交、间使、中极、阳池,针刺泻法,活血行气、缓急止痛,治疗气滞血瘀之痛经。

5. 配中极、水道、地机、归来、商丘,针刺泻法,针后加灸,温经散寒止痛,治疗寒湿痛经。

6. 配关元、子宫、肾俞、命门,针刺补法并加灸,温肾壮阳、温暖胞宫,治疗肾阳不足之宫寒不孕。

7. 配合谷、三阴交、至阴,针补合谷,泻三阴交、至阴,益气活血,治疗气虚血瘀之滞产、胞衣不下。

8. 配肾俞、三阴交、关元、关元俞、中极,针刺补法,培补元气、固肾壮阳,治疗肾气不足之阳痿、早泄。

9. 配肾俞、气海、三焦俞、合谷、阴谷、足三里,针刺补法,益气固肾止溺,治疗肾气不固之遗尿。

10. 配关元、肾俞、命门,针刺补法,宜灸,温肾助阳,治疗命门火衰之遗尿。

11. 配关元、太溪、足三里、中极,针刺补法,温肾助阳、化气行水,治疗肾阳不足之癃闭。

12. 配中极、膀胱俞、阳陵泉、阴陵泉,针刺泻法,清利湿热,治疗湿热蕴结下焦之癃闭。

13. 配长强、合谷、足三里、百会,针刺补法,灸百会,补中益气、升阳举陷,治疗中气不足之脱肛。

14. 配阴陵泉、三阴交、大肠俞,针刺泻法,清利湿热,治疗湿热下注之便血。

15. 配百会、长强,针刺泻法,清利下焦湿热,治疗湿热下注之肛门瘙痒。

16. 配肾俞、委中、命门、腰阳关、大肠俞,针刺补法,补肾壮腰、通络止痛,治疗肾虚腰痛。

17. 配肾俞、大肠俞、环跳、足三里、绝骨,针刺平补平泻法,舒筋活络、通络止痛,治疗筋脉痹阻之腰痛、下肢痿痹。

【穴性文献辑录】

1.《备急千金要方》:腰痛……又灸八髎及外踝上骨约中。主大小便不利。又:主腰脊痛恶寒。主腰下至足不仁。

2.《针灸甲乙经》:腰痛怏怏不可以俯仰,腰以下至足不仁,人脊腰背寒。女子赤白沥,心下积胀。

3.《外台秘要》:主腰痛怏怏然不可以俯仰,腰以下至足不仁,腰脊背寒,先取缺盆后取尾骶与八髎,女子赤白沥,心下积胀。

4.《医心方》:腰痛怏怏不可俯仰,腰以下至足不仁,心下积胀,白淋。

5.《西方子明堂灸经》:治疝气下坠,腰脊痛不得转摇,急引阴器痛不可忍,腰以下至足不仁,背腰寒,小便赤淋,心下坚胀。

6.《古今医统大全》:主治大小便不利,腰痛,足清,疝气下坠,肠鸣,泻泄,白带。

7.《针灸大成》:小便赤淋,腰痛不得转摇,急引阴器痛不可忍,腰以下至足不仁,背腰寒,小便赤,心下坚胀,疝气下坠,肠鸣注泄,妇人赤白带下。

8.《医学入门》:主腰下至足不仁,恶寒,妇人赤白沥下,心下积胀,大小便不利,疝气下坠。

9.《经穴解》:次髎之肾病,小便赤淋,肠鸣泄注,疝气下坠,小便赤,心下坚胀,腰痛不得转摇,急引阴器,痛不可忍,腰以下至足不仁,足清气痛,背膝寒,妇人赤白带下。

10.《针灸集锦》(修订本)(郑魁山):壮腰补肾,清热利湿。

11.《常用腧穴临床发挥》(李世珍):辨证取穴,用补法,提肛约胞、补益虚损;用泻法,行血散滞、消散郁热。局部取:用泻法,驱邪散滞;配艾灸或拔罐,温散寒湿;用补法,强壮筋骨。

12.《针灸腧穴学》(杨甲三):调下焦,强腰膝,通经络。

13.《临床针灸学》(徐笨人):强健腰脊,调经止带。

14.《针灸腧穴手册》(杨子雨):益肾化湿。

15.《针灸探微》(谢文志):补益下焦,清热利湿。

16.《中医针灸通释·经脉腧穴学》(康锁彬):调理下焦,强壮腰膝,通经活络。

17.《针灸腧穴疗法》(李平华):补肾气,健腰膝。

18.《腧穴临床应用集萃》(马惠芳):补益下焦,清热利湿。

19.《新编实用腧穴学》(王玉兴):调经止带,补肾壮阳,清热通便。

20.《中医针灸经穴集成》(刘冠军):健腰膝,调下焦。

21.《新编简明针灸学》:调经活血,理气止痛。

22.《针灸辨证治疗学》(章逢润):强腰膝,调经血。

23.《石学敏针灸学》(石学敏):调经活血,理气止痛。

24.《传统实用针灸学》(范其云):益肾化湿。

25.《临床常用穴精解》:平补平泻法,疏通经脉,调理下焦。补法:补肾壮腰,强壮筋骨,提肛约胞。泻法:理气调经,清利湿热,行血散瘀。

【古今应用辑要】

1. 古代文献摘录

(1)《针灸甲乙经》:筋急,身热,少腹坚肿时满,小便难,尻股寒,髀枢痛引季胁内控,八髎、委中主之。又:女子赤白沥,心下积胀,次髎主之。

(2)《备急千金要方》:足清不仁,太溪、次髎、膀胱俞。又:腰背痛恶寒,次髎、胞肓、承筋。再:腰输、长强、膀胱输、气冲、上髎、下髎、居髎主腰痛。

(3)《针灸资生经》:绝子取次髎、商丘。

(4)《珍珠囊穴性赋》(张秀玉):强壮腰膝,凭上髎次髎以调理。

2. 现代研究进展

(1)杨燕妮等治疗组采用经期热敏灸次髎穴、大肠俞、三阴交、血海、关元、子宫穴、护宫穴治疗慢性盆腔炎寒凝胞宫证患者40例,对照组采用经期抗生素头孢曲松钠针剂和替硝唑针剂静脉点滴治疗33例。治疗组临床治愈率67.50%,有效率95.00%;对照组临床治愈27.27%,有效率69.70%,治疗组疗效优于对照组,且热敏灸可有效改善慢性盆腔炎患者寒湿凝滞胞宫的症状[杨燕妮,杨贤海,陈小玲,等.经期热敏灸治疗慢性盆腔炎寒凝胞宫证临床观察.中医药临床杂志,2012,10]。

(2)李涛等试验组口服妇盆康联合次髎穴位注射痰热清治疗湿热蕴结型盆腔炎性包块患者60例,对照组静滴头孢+替硝唑配合口服桂枝茯苓胶囊治疗60例。试验组治愈42例,有效15例,显效3例,无效0例;对照组治愈21例,有效16例,显效8例,无效15例,试验组疗效优于对照组[李涛,金力,张瑞红.中药联合穴位注射治疗湿热蕴结型盆腔炎性包块的临床观察.河北医药,2011,33(5)777-778]。

(3)周丽莎治疗组针刺双侧次髎穴治疗原发性痛经患者37例,其中虚证配关元,寒证配命门或肾俞,热证配少府、阴谷;对照组口服去痛片、甲芬那酸片、用已烯雌酚、黄体酮等治疗19例。治疗组总有效率91.89%,对照组总有效率84.21%,治疗组疗效优于对照组[周丽莎.针刺次髎穴为主治疗原发性痛经的临床观察.湖北中医杂志,2003,25(8)47]。

【安全针刺法】直刺0.8~1.2寸,可灸。

中 髎

【定位】在骶部,髂后上棘与后正中线之间,适对第三骶后孔。

【类属】属足太阳膀胱经。

【穴性】益气补肾,清热利湿,调理胃肠,通络止痛。

【主治病证】

1. 肾气亏虚、下焦湿热之月经不调、赤白带下、小便不利诸病症。

2. 胃肠气滞之腹胀、腹泻、下痢、便秘诸病症。

3. 经脉痹阻之腰骶痛诸症。

【常用配伍】

1. 配肾俞、三阴交、关元,针刺补法,补肾益气,治疗肾虚月经不调、带下。

2. 配关元俞、上髎、次髎、归来、三阴交,针刺泻法,清热利湿,治疗湿热下注之赤白带下。

3. 配中极、肾俞、三焦俞、委阳、膀胱俞,针刺补法,益气固肾,治疗肾虚小便不利。

4. 配大肠俞、天枢、关元、中极、足三里,针刺泻法,和胃调肠,治疗胃肠气滞之腹胀、下痢。

5. 配支沟、天枢,针刺泻法,通气调肠,治疗气滞便秘。

6. 配腰阳关、肾俞、大肠俞、秩边、委中,针刺平补平泻法,舒筋活络、强筋健骨,治疗腰骶强痛、下肢痿痹等。

【穴性文献辑录】

1.《针灸甲乙经》：女子赤淫时白,气癃,月事少。又:腰痛,大便难,注泄,腰尻中寒。再:筋急,身热,少腹坚肿,时满,小便难,尻骨寒,髀枢痛,引季胁内控。

2.《铜人腧穴针灸图经》：治丈夫五痨七伤,六极,腰痛,大便难,腹胀,下利,主小便淋涩,飧泄,妇人绝子,带下,月事不调。

3.《针灸大成》：主大小便不利,腹胀下利,五劳七伤,六极,大便难,小便淋涩,飧泄,妇人带下,月事不调。

4.《胜玉歌》：腰痛中空穴最奇。

5.《经穴解》：中髎之本经病,大小便不利,大便难,小便淋沥,大便飧泄,腹胀下利,五劳七伤六极,带下,月水不调,绝子。

6.《针灸集锦》(修订本)(郑魁山)：壮腰补肾,清热利湿。

7.《针灸腧穴学》(杨甲三)：调下焦,强腰膝,通经络。

8.《临床针灸学》(徐笨人)：补肾调经,清热利湿。

9.《针灸腧穴手册》(杨子雨)：温补下元,调经止带。

10.《针灸探微》(谢文志)：补益下焦,清热利湿。

11.《中医针灸通释·经脉腧穴学》(康锁彬)：调理下焦,强壮腰膝,通经活络。

12.《针灸腧穴疗法》(李平华)：补肾气,健腰膝。

13.《腧穴临床应用集萃》(马惠芳)：补益下焦,清热利湿。

14.《新编实用腧穴学》(王玉兴)：调经止带,补肾益精,清热通便。

15.《中医针灸经穴集成》(刘冠军)：健腰膝,调下焦。

16.《新编简明针灸学》：调经活血,散寒止痛。

17.《针灸辨证治疗学》(章逢润)：强腰膝,调经血。

18.《石学敏针灸学》(石学敏)：调经活血,散寒止痛。

19.《传统实用针灸学》(范其云)：温补下元,调经止带。

【古今应用辑要】

1.《备急千金要方》：大便难,中窌、石门、承山、太冲、中管、大钟、太溪、承筋。大小便不利:大肠输、八窌。

2.《胜玉歌》：腰强痛取中髎、腰阳关、肾俞、大肠俞、委中。

【安全针刺法】直刺 0.8~1.2 寸,可灸。

下　髎

【定位】在骶部,当次髎下内方,适对第四骶后孔处。

【类属】属足太阳膀胱经。

【穴性】补肾益气,调理胃肠,舒筋活络。

【主治病证】

1. 肾气亏虚之小便不利、赤白带下、痛经、崩漏诸病症。

2. 胃肠气滞、实热之肠鸣、泄泻、便秘、大便下血诸病症。

3. 经脉痹阻之腰痛、下肢痿痹诸症。

【常用配伍】

1. 配肾俞、膀胱俞、关元、中极、三阴交,针刺补法,补肾益气、调理冲任,治疗肾虚白带过多、痛经、崩漏等。

2. 配肾俞、三焦俞、脾俞、委阳,针刺补法,益气固肾,治疗肾虚小便不利。

3. 配肾俞、关元、命门、足三里,针刺补法,可灸,温补肾阳,治疗肾阳虚腹痛、泄泻。

4. 配丰隆、支沟,针刺泻法,和胃通肠,治疗气滞便秘。

5. 配天枢、大肠俞、脾俞,针刺泻法,调肠理气,治疗胃肠气滞之肠鸣泄泻。

6. 配长强、承山、会阳,针刺泻法,清热泻火,治疗大肠实热之大便下血。

7. 配腰阳关、命门、肾俞、委中、风市、昆仑,针刺平补平泻法,舒筋活络,治疗经脉痹阻之腰痛、下肢痿痹等。

【穴性文献辑录】

1. 《素问·刺腰痛论》:腰痛引少腹控䏚,不可以仰。

2. 《针灸甲乙经》:女子下苍汁不禁,赤沥,阴中痒痛,引少腹控䏚,不可仰俯。又:肠鸣,飧泄。

3. 《医心方》:主腰痛不可反侧,尻䏚中痛,女子阴中痒痛,肠鸣泄注。

4. 《铜人腧穴针灸图经》:治腰痛不得转侧,女子下苍汁不禁,阴中痛引少腰急痛,大便下血,寒湿内伤。

5. 《针灸聚英》:主大小便不利,肠鸣注泄,寒湿内伤,大便下血,腰不得转,痛引卵,女子下苍汁不禁,阴中痛引小腹急痛。

6. 《类经图翼》:主肠鸣泄泻,二便不利,下血腰痛,引小腹急痛,女子淋浊不禁。

7. 《经穴解》:下髎之本病,寒湿内伤,大便下血,大小便不利,肠鸣注泄,腰不得转,痛引卵,女子下苍汁不禁,阴中痛,引小腹急痛。

8. 《针灸集锦》(修订本)(郑魁山):壮腰补肾,清热利湿。

9. 《针灸腧穴学》(杨甲三):调下焦,强腰膝,通经络。

10. 《临床针灸学》(徐笨人):补肾调经,疏利下焦。

11. 《针灸腧穴手册》(杨子雨):益肾化湿。

12. 《针灸探微》(谢文志):补益下焦,清热利湿。

13. 《中医针灸通释·经脉腧穴学》(康锁彬):调理下焦,强壮腰膝,通经活络。

14. 《针灸腧穴疗法》(李平华):补肾气,健腰膝。

15. 《腧穴临床应用集萃》(马惠芳):补益下焦,清热利湿。

16. 《新编实用腧穴学》(王玉兴):调经止带,益肾壮阳,清热通便。

17. 《中医针灸经穴集成》(刘冠军):健腰膝,调下焦。

18. 《针灸辨证治疗学》(章逢润):强腰膝,调经血。

19. 《石学敏针灸学》(石学敏):调经止痛,通调二便。

20. 《传统实用针灸学》(范其云):益肾化湿。

【古今应用辑要】

《备急千金要方》:肠鸣胪胀欲泄注,三焦输、小肠输、下窌、意舍、章门。腰痛:腰输、长强、膀胱输、气冲、上窌、下窌、居窌。又:肠鸣、泄注刺下窌入二寸,留七呼,灸三壮。

【安全针刺法】直刺0.8~1.2寸;可灸。

志 室

【定位】在腰部,当第二腰椎棘突下旁开3寸。

【类属】属足太阳膀胱经。

【穴性】补益肾气,通络壮腰。

【主治病证】

肾气虚衰之阳痿、遗精、小便不利、水肿、月经不调、腰脊强痛诸病症。

【常用配伍】

1. 配肾俞、白环俞、八髎穴、关元、三阴交,针刺补法,补肾益气、壮阳固涩,治疗肾气不固之遗精、滑精、阳痿等。

2. 配脾俞、肾俞、水分、足三里、太溪,针刺补泻兼施,可灸,温补脾肾、化气行水,治疗脾肾阳虚之水肿、小便不利。

3. 配百会、心俞、神门、三阴交,针刺补法,补益心肾,治疗心肾不交之失眠、健忘。

4. 配关元、合谷、三阴交,针刺泻法,活血祛瘀、调经止痛,治疗瘀阻胞宫之月经不调、痛经等。

5. 配肾俞、命门、委中、三阴交、太溪,针刺补法,强壮腰膝、通络止痛,治疗肾虚腰痛、腰膝酸软等。

【穴性文献辑录】

1.《素问》:霍乱刺俞旁五。

2.《黄帝明堂经》:腰痛脊急,两胁胀满,大便难,食饮不下,背痛俯仰不得。

3.《外台秘要》:主腰痛脊急,胁下满,少腹坚急。

4.《医心方》:主腰痛脊急,胁下满,少腹中坚也。

5.《太平圣惠方》:主腰脊痛急,食不消,腹中坚急,阴痛下肿。又:腰痛脊急,两胁胀满,大便难,食饮不下,背痛俯仰不得。

6.《铜人腧穴针灸图经》:治腰痛脊强痛,食饮不消,腹中坚急,阴痛下肿,失精,小便淋沥。

7.《西方子明堂灸经》:主腰脊痛急,食不消,腹中坚急,阴痛下肿并脊强,两胁急痛,失精,小便淋沥。

8.《普济方》:腰痛脊急,两胁胀满,大便难,食饮不下,背痛俯仰不得。又:治腰痛脊强痛,食饮不消,腹中坚急,阴痛下肿,失精,小便淋沥。

9.《针灸聚英》:主阴肿阴痛,背痛,腰脊强直俯仰不得,引食不消,腹强直,梦遗失精,淋沥,吐逆,两胁急痛,霍乱。

10.《古今医统大全》:主治阴肿,阴痛,背脊强,两胁痛,霍乱,吐逆不食。

11.《针灸大成》:主阴肿阴痛,背痛,腰脊强直俯仰不得,饮食不消,腹强直,梦遗失精,淋沥,吐逆,两胁急痛,霍乱。又:灸精宫专主梦通。

12.《针方六集》:主腰背强痛,饮食不消,腹中坚急,阴痛下肿,遗精,小便淋沥,吐逆霍乱。

13.《类经图翼》:主治阴肿,阴痛,失精,小便淋沥,背脊痛,腰胁痛,腹中坚满,霍乱吐逆不食,大便难。

14.《医学入门》:主腰脊强,腹痛,阴痛下肿,失精,小便淋沥。

15.《经穴解》:志室之本病,阴肿阴痛,梦遗失精,淋沥,饮食不消,腹满背痛,腰脊强直,俯仰不得,吐逆,两胁急痛。志室之胃病:霍乱。

16.《循经考穴编》:主腰强背痛,遗精,淋沥,阴中肿疼,吐逆霍乱。

17.《针灸逢源》:治背脊强,小便淋沥,失精。

18.《勉学堂针灸集成》:主治阴肿,阴痛,失精,小便淋沥,背脊痛,腰胁痛,腹中坚满,霍乱吐逆不食,大便难。又:灸精宫专主梦通。

19.《针灸精粹》:泻五脏之热。

20.《针灸学简编》:主治背痛,腰脊强痛不得俯仰,两胁急痛,饮食不消,腹泻,霍乱(非真性霍乱),阴肿,阴痛,遗精,小便淋沥,肾炎,肾绞痛,阳萎等。

21.《针灸集锦》(修订本)(郑魁山):补肾培元。

22.《针灸腧穴学》(杨甲三):补肾益精,利湿通络,强壮腰膝。

23.《临床针灸学》(徐笨人):补肾益精,清热利尿。

24.《针灸腧穴手册》(杨子雨):益肾培元,通调水道。

25.《针灸探微》(谢文志):补肾益精,清热导湿。

26.《中医针灸通释·经脉腧穴学》(康锁彬):补益肾精,利湿通络,强壮腰膝。

27.《针灸腧穴疗法》(李平华):补肾壮腰,利水消肿。

28.《腧穴临床应用集萃》(马惠芳):补肾益精,调经止带,利湿通淋,强壮腰膝。

29.《新编实用腧穴学》(王玉兴):温阳利水,补益肾精,舒筋通络。

30.《中医针灸经穴集成》(刘冠军):补肾壮腰,增髓益精

31.《腧穴学讲义》:补肾、益精、利湿。

32.《针灸辨证治疗学》(章逢润):补肾益精,强腰渗湿。

33.《石学敏针灸学》(石学敏):补肾益精,利尿渗湿。

34.《传统实用针灸学》(范其云):摄精而填补真阴,与命门相配,补肾功能尤强。

【古今应用辑要】

1. 古代文献摘录

(1)《针灸甲乙经》:腰痛脊急,胁下满,少腹坚急,志室主之。

(2)《千金要方》:肝输、脾输、志室主两胁急痛。又:志室、京门主腰痛脊急。

(3)《外台秘要》:腰痛脊急,胁下满,少腹坚急,志室主之。

(4)《医心方》:腰痛脊急,胁下满,少腹坚急,志室主之。

(5)《针灸资生经》:阴痛下肿,志室、胞肓。腰脊痛,食不消,腹坚急:志室、胞肓。小便淋沥:志室、委阳、中髎。

(6)《针经摘英集》:忽然气滞,腰疼不可俯仰,刺足太阳络神关二穴,在背俞部第十四椎下两旁相去各三寸。用毫针针入五分,得气即泻,即志室也。次针足厥阴肝经行间二穴。

(7)《普济方》:腰痛脊急,胁下满,少腹坚急,志室主之。

2. 现代研究进展

李万瑶采用蜂针志室、肾俞为主治疗腰痛,其中寒湿型腰痛配腰阳关,寒湿化热配阴陵泉、行间、侠溪;劳损型腰痛配膈俞、次髎;肾阳虚型腰痛配命门,肾阴虚型腰痛配太溪,临床疗效佳[李万瑶.志室穴在蜂针中的应用.蜜蜂杂志,2004,4:29-30]。

【安全针刺法】直刺0.8~1.0寸,可灸。

横 骨

【定位】在下腹部,当脐中下5寸,前正中线旁开0.5寸。

【类属】属足少阴肾经。

【穴性】补益肾气,理气止痛。

【主治病证】

1. 肾气虚衰之阳萎、遗精、遗尿、小便不利诸病症。

2. 气滞少腹之小腹胀痛、疝气、阴部肿痛诸症。

【常用配伍】

1. 配肾俞、志室、关元、八髎、三阴交,针刺补法,温肾壮阳,治疗肾虚阳萎、遗精等。

2. 配中极、肾俞、膀胱俞、太溪、三阴交,针刺补法,补肾缩泉,治疗肾虚遗尿。

3. 配关元、阴谷、三阴交,针刺补泻兼施,调理冲任,治疗冲任失调之月经不调、经闭等。

4. 配阴陵泉、三阴交,针刺泻法,清利湿热,治疗湿热下注之小便不利。

5. 配天枢、大巨、归来、足三里,针刺泻法,行气止痛,治疗气机阻滞之少腹痛。

【穴性文献辑录】

1.《针灸甲乙经》:少腹痛,溺难,阴下纵。

2.《黄帝明堂经》:主少腹满,溺难,阴下纵。

3.《脉经》:尺脉数,恶寒,脐下热痛,小便赤黄,针横骨泻之。又:尺脉缓,脚弱下肿,小便难,有余沥,针横骨泻之。再:尺脉浮,下热风,小便难。

4.《备急千金要方》:主脱肛。又:男阴卵大癫病。

5.《千金翼方》:妇人遗尿,不知时出,灸横骨,当阴门七壮。

6.《外台秘要》:主少腹痛满,小便难,阴下纵,卵中痛。

7.《医心方》:少腹痛,尿难,阴下纵。

8.《太平圣惠方》:膀胱气攻两胁,脐下鸣,阴卵入腹。

9.《铜人腧穴针灸图经》:腹胀小便难,阴器纵伸痛。

10.《圣济总录》:寒冷脱肛,灸脐中随年壮。脱肛历年不愈,灸横骨百壮。

11.《席弘赋》:气滞腰疼不能立。

12.《针灸聚英》:主淋,小便不通,阴器下纵引痛,小腹满,目赤痛从内眦始,五脏虚竭,失精。

13.《针灸大成》:主五淋,小便不通,阴器下纵引痛,小腹满,目赤从内眦始,五脏虚竭失精。

14.《医学入门》:主失精,五脏虚竭。又:主腹胀,小便难,阴器纵伸痛。

15.《经穴解》:肾之本病,五淋小便不通,阴气下从,小腹满,五脏虚竭,失精。肾之肝病,目赤痛,自内眦始。

16.《循经考穴编》:主竖疝偏坠,木肾肿大,阴气入腹,肾气冲心,妇人月事闭绝,小腹攻注疼痛,灸之立效,亦治腹胀小便难,目赤痛从内眦始。

17.《类经图翼》:主淋,小便不通,阴器下纵引痛,小腹满,目赤痛从内眦始,五脏虚竭,失精。

18.《针灸逢源》:治小便不通,阴器下纵引痛。

19.《针灸集锦》(修订本)(郑魁山):调补肝肾,清热利湿。

20.《针灸腧穴学》(杨甲三):益肾气,理下焦。

21.《临床针灸学》(徐笨人):益肾健脾,清泄湿热。

22.《针灸腧穴手册》(杨子雨):强肾益精。

23.《针灸探微》(谢文志):调补肝肾,清热养阴。

24.《中医针灸通释·经脉腧穴学》(康锁彬):补益肾气,通利下焦。

25.《针灸腧穴疗法》(李平华):益肾气,利膀胱。

26.《腧穴临床应用集萃》(马惠芳):涩精举阳,通利下焦。

27.《新编实用腧穴学》(王玉兴):益肾填精,通利下焦。

28.《中医针灸经穴集成》(刘冠军):益肾气,利膀胱。

29.《针灸辨证治疗学》(章逢润):清利下焦。

30.《石学敏针灸学》(石学敏):补肾益经,通利下焦。

31.《腧穴类编》(王富春):补益肾气,通利膀胱。

32.《传统实用针灸学》(范其云):强肾益精。

【古今应用辑要】

1. 古代文献摘录

(1)《备急千金要方》:小腹满,小便难,阴下纵:横骨、大巨、期门。又:治妇人遗尿,不知出时,脱肛历年不愈,灸横骨百壮。

(2)《针灸资生经》:小腹满,小便难,阴下肿:大巨、期门、横骨。

(3)《席弘赋》:气滞腰痛不能立,横骨大都宜救急。

(4)《百症赋》:育俞、横骨,泻五淋之久积。

(5)《针灸十四经穴治疗诀》:女子阴痛,横骨、四髎、中极、大赫、曲骨、血海、阴交、三阴交。

2. 现代研究进展

(1)洪玉兰等治疗组温针灸横骨、曲骨、三阴交,配合针刺承浆、太冲穴治疗肾气不足、肺脾肾气虚型单纯性遗尿患者15例,对照组中药辨证治疗15例。治疗组总有效率100%,对照组总有效率93.3%,治疗组疗效优于对照组[洪玉兰,张玲.温针灸治疗单纯性遗尿临床总结.中国现代医生,2009,21:106,139]。

(2)赵连琴针刺横骨穴为主,配曲骨、气海穴治疗肾阳虚型、脾肾两虚型老年性夜尿频患者30例,痊愈18例,显效12例[赵连琴.针灸治疗老年性夜尿频30例.中国中医药,2010,23(8):162-163]。

【安全针刺法】直刺 1.0~1.5 寸,可灸。

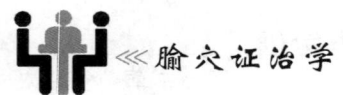

气 穴

【定位】在下腹部,当脐中下3寸,前正中线旁开0.5寸。

【类属】属足少阴肾经。

【穴性】补益肾气,调理冲任。

【主治病证】

1. 肾气虚衰、冲任不调之月经不调、经闭、崩漏、带下、不孕、阳萎诸病症。

2. 肾虚水湿不化之小便不利、泄泻、痢疾诸病症。

3. 经脉痹阻之腰脊痛诸症。

【常用配伍】

1. 配关元、气海、三阴交、太溪,针刺补法,灸关元,益肾暖宫、调理冲任,治疗虚寒闭经、月经后期等。

2. 配肾俞、关元、八髎、太溪,针刺补法,补益肾气,治疗肾虚阳萎、痛经等。

3. 配带脉、肾俞、次髎、照海,针刺补法,补肾止带,治疗肾虚带下。

4. 配关元、气海、中脘、肾俞、三阴交、商丘,针刺补法,补肾健脾、理血调经,治疗脾肾亏虚之月经不调、不孕症等。

5. 配命门、肾俞、天枢、上巨虚、足三里,针刺补泻兼施,命门可灸,温肾健脾、利湿止泻,治疗肾虚泄泻、痢疾等。

6. 配肾俞、脾俞、三焦俞、阴谷,针刺补泻兼施,温补脾肾、化气行水,治疗脾肾气虚之小便不利。

【穴性文献辑录】

1.《黄帝明堂经》:主腹中痛,月水不通,奔泄,气上下引腰脊痛。

2.《备急千金要方》:主五淋不得尿,妇人绝嗣不生。又:妇人子脏闭塞,不受精疼。

3.《千金翼方》:胞衣不出,腹中积聚,子死腹中,难产。

4.《外台秘要》:月水不通,奔气上下,引腰脊痛。

5.《医心方》:腹中痛,月水不通,奔豚,泄气上下引腰脊痛。

6.《铜人腧穴针灸图经》:治月事不调,泄利不止,奔气上下引腰脊痛。

7.《扁鹊心书》:带下,子宫虚寒,浊气凝结下焦,冲任不得相容,故腥物时下。

8.《普济方》:治月事不调,泄利不止、贲气上下引腰脊痛。

9.《针灸聚英》:主奔豚气上下引脊痛,泄利不止,目赤痛从内眦始,妇人月事不调。

10.《针灸大成》:主奔豚气上下引脊痛,泄利不止,目赤痛从内眦始,妇人月事不调。

11.《类经图翼》:主治奔豚上引脊痛,泄痢,月经不调。

12.《经穴解》:肾之本病,奔豚气上下行,引腰脊痛,泄利不止,月事不调。肾之肝病:目赤痛,自内眦始。

13.《循经考穴编》:妇人子宫久冷,不能成孕,赤白淋沥,月事不调,败血,逆气攻冲两胁疼痛。

14.《针灸集锦》(修订本)(郑魁山):调补肝肾,温经散寒。

15.《针灸腧穴学》(杨甲三):益肾气,理下焦,降逆气,暖胞宫。

16.《临床针灸学》(徐笨人):调经利气,摄血培元。

17.《针灸腧穴手册》(杨子雨):益肾气,调冲任。

18.《针灸探微》(谢文志):调补肝肾,清热利湿。

19.《中医针灸通释·经脉腧穴学》(康锁彬):补肾气,调理下焦,温暖胞宫。

20.《针灸腧穴疗法》(李平华):补肾调经。

21.《腧穴临床应用集萃》(马惠芳):止泄泻,理下焦,调冲任,益肾气。

22.《新编实用腧穴学》(王玉兴):调理冲任,补肾益精,通利下焦。

23.《中医针灸经穴集成》(刘冠军):益肾元,调经带。

24.《针灸辨证治疗学》(章逢润):调冲任,利气机。

25.《石学敏针灸学》(石学敏):补肾气,调冲任,利下焦。

26.《腧穴类编》(王富春):益元气,调经带。

27.《传统实用针灸学》(范其云):益肾气,调冲任。

【古今应用辑要】

1.《针灸甲乙经》:月水不通,奔豚,泄气上下引腹脊痛,气穴主之。

2.《备急千金要方》:月事不调,泄气上下引腰脊痛,刺入穴入一寸,灸五壮。又:妊子不成若堕落腹痛,漏见赤胞门主之。

3.《采艾编翼》:腰痛,气穴、肾俞、合阳、委阳。

【安全针刺法】直刺 1.0~1.5 寸,可灸。

中 极

【定位】仰卧,于脐与耻骨联合上缘中点连线的下 1/5 与上 4/5 的交点处取穴。

【类属】属任脉。为膀胱之募穴。

【穴性】补益肾气,清热利湿。

【主治病证】

1. 肾气不足、肾阳亏虚之遗精、阳萎、遗尿、尿闭、疝气偏坠、月经不调、崩漏、产后恶漏不止、胞衣不下、水肿、阴挺诸病症。

2. 湿热下注之小便频数、带下、阴痒诸病症。

【常用配伍】

1. 配肾俞、膀胱俞、关元、大赫、太溪,针刺补法,益肾缩泉,治疗肾虚遗尿、小便频数等。

2. 配关元、肾俞、命门、三阴交、志室,针刺补法,补肾壮阳,治疗肾气不足之阳萎、早泄、遗精、尿浊等。

3. 配肾俞、关元、次髎、太溪、照海、三阴交,针刺补法,补益肾气、调经止带,治疗肾虚月经不调、痛经、带下等。

4. 本穴经配伍,针刺补法,补益肺脾肾、化气行水,如配脾俞、肾俞、关元、水分、太溪、阴陵泉,治疗脾肾阳虚之水肿,鼓胀;配太溪、气海、太渊,治疗肺肾气虚、气化不足之癃闭、遗尿;配关元、天枢、中脘、阴陵泉、太溪,治疗脾肾阳虚、饮留肠间之痰饮。

5. 本穴经配伍,针刺泻法,清热利湿,如配膀胱俞、三阴交,治疗湿热尿频、小便不利、尿血、尿闭、淋证;配三阴交、阴陵泉、水道、水分,治疗湿热互结、水道不利之水肿、癃闭、鼓胀;配阴陵泉、足三里,治疗湿热互结之阳黄。

6. 本穴经配伍,针刺泻法,清热燥湿,如配带脉、次髎、阴陵泉、三阴交、太冲,治疗湿毒带下,湿热疝气;配下髎、蠡沟、三阴交、大敦,治疗湿热阴痒。

7. 本穴经配伍,针刺泻法,活血理气、调理冲任,如配阴交、地机、血海、三阴交、太冲,治疗寒凝血瘀之痛经、闭经;配气冲、石门、地机、归来,治疗痰阻胞脉之恶露不绝;配气冲、四满、丰隆、三阴交,治疗痰瘀交阻之不孕。

8. 配通里,针刺泻法,清心火、利小便,治疗心火上炎之舌疮。

【穴性文献辑录】

1.《针灸甲乙经》:主奔豚上抢心,甚则不得息,忽忽少气,尸厥,心烦痛,饿不能食,善寒中腹胀,引眇而痛,小腹与脊相控暴痛。

2.《黄帝明堂经》:主奔肫上抢心,甚则不得息,忽忽少气,尸厥,心烦痛,饿不能食,善寒中腹胀,引眇而痛,小腹与脊相控暴痛,时窘之后。丈夫失精。女子禁中,腹热痛,乳余疾,绝子,内不足,子门不端,少腹苦寒,阴痒及痛,经闭不通,小便不利。

3.《备急千金要方》:主腹中热痛。又:主寒中腹痛。再:拘挛,腹疝,月水不下,乳余疾,绝子阴痒。

4.《千金翼方》:崩中带下,因产恶露不止,妇人断绪,妊不成,数堕落,癫卵偏大。

5.《外台秘要》:腹热痛,妇人子门不端,少腹苦寒,阴痒及痛,经闭不通,乳余疾,绝子内不足,奔豚上抢心,甚则不能急。忽忽少气,尸厥,心烦痛,饥不能食,善寒中,腹胀引胁而痛,少腹与脊相控暴痛,时窘之后,经闭不通,小便不利,丈夫失精。

6.《医心方》:腹热痛……小腹苦寒阴痒痛。

7.《西方子明堂灸经》:小腹苦寒,奔豚抢心

8.《针灸聚英》:主冷气积聚,时上冲心,腹中热……阳气虚惫,小便频数……小腹苦寒,阴痒而热。

9.《针灸大成》:卒中尸厥,恍惚不醒人事,血淋下痕,小便赤涩,失精梦遗,脐腹疼痛,结如盆杯,男子阳气虚惫,病气水肿,奔豚抢心,气急而喘……赤白妇人带下。

10.《针方六集》:主冷气积聚,时上冲心,腹中热。

11.《医学入门》:主妇人下元虚冷,虚损。月事不调。

12.《经穴解》:任之任病,冷气积聚,时上冲心,腹中热,脐下结块,奔豚抢心,阴汗水肿,阳气虚惫,小便频数,失精绝子,妇人疝瘕,产后恶露不下,胎衣不下,月事不调,血结成块,子门肿痛不端,小腹苦寒,阴痒而热,阴痛,恍惚尸厥,饥不能食,临经行房,羸瘦寒热,转脬不得溺,妇人断绪,四度针即有子。

13.《循经考穴编》:主下元虚惫。

14.《类经图翼》:主治阳气虚惫,冷气时上冲心……妇人下元虚冷。

15.《医宗金鉴》:主治下元寒冷。

16.《针灸精粹》(李文宪):调经止血崩漏。又:益精补气血。

17.《针灸集锦》(修订本)(郑魁山):补肾培元,清热利湿。

18.《常用腧穴临床发挥》(李世珍):辨证取穴,用补法,化气行水、约束膀胱;用泻法,通利小便。局部取穴:用泻法,温经散结、活血祛瘀。

19.《针灸腧穴学》(杨甲三):助阳利水,调经止带。

20.《临床针灸学》(徐笨人):通调冲任,清利膀胱。

21.《针灸心悟》(孙震寰):补肾气,益精血。又:下焦虚寒可温散。再:调经养血,调血室,温精宫,驱下焦虚汗而固下元。再:利膀胱,理下焦。

22.《针灸腧穴手册》(杨子雨):疏调经气。

23.《针灸探微》(谢文志):补肾调经,清热利湿。

24.《中医针灸通释·经脉腧穴学》(康锁彬):补肾培元,清热利湿。

25.《针灸腧穴疗法》(李平华):补肾培元,清热利湿。

26.《腧穴临床应用集萃》(马惠芳):益肾助阳,调经止带。

27.《新编实用腧穴学》(王玉兴):温阳利水,调经止带。

28.《中医针灸经穴集成》(刘冠军):补肾气。利膀胱,清湿热。

29.《新编简明针灸学》(闫乐法):益肾调经,通利膀胱。

30.《腧穴学讲义》(于致顺):调膀胱,理下焦,利湿热。

31.《针灸辨证治疗学》(章逢润):壮元阳,利膀胱,调经血,理下焦。

32.《石学敏针灸学》(石学敏):壮元阳,调经血,利膀胱,理下焦。

33.《珍珠囊穴性赋》(张秀玉):多补少泻,湿热相火顿消。

34.《腧穴类编》(王富春):补肾气,利膀胱,清湿热。

35.《传统实用针灸学》(范其云):疏调经气,既利尿,又缩尿。

36.《临床常用百穴精解》(王云凯):平补平泻法,通调冲任,疏理下焦。补法:补益冲任,固摄下元,温阳化气。泻法:化气行水,通利小便,清下焦湿热。

【古今应用辑要】

1.古代文献摘录

(1)《针灸甲乙经》:奔豚上抢心,甚则不得息,忽忽少气,尸厥,心烦痛,饿不能食,善寒中腹胀……小腹

558

与脊相控暴痛,时窘之后,中极主之。又:恍惚,尸厥,头痛:中极、仆参。

(2)《备急千金要方》:尺脉牢,腹满阴中急……针丹田、关元、中极。又:中极、蠡沟、漏谷、承扶、至阴主小便不利失精。再:中极、仆参,主恍惚,尸厥,烦痛。再:子门不端,小腹苦寒,阴痒及痛……刺中极入二寸,留十呼,灸三壮,在脐下四寸。

(3)《千金翼方》:主奔豚抢心不得息,灸五十壮。心中烦热。奔豚,胃气胀满不能食。针上管入八分,得气即泻,若心痛不能食,为冷气,宜先补后泻,神验。灸之亦佳,日二七至一百止。不瘥倍之,大忌房室。

(4)《针灸资生经》:阴痒,中极、阴跷、腰尻交、阴交、曲泉。

(5)《针灸大成》:胎衣不下,中极、肩井。阴茎虚痛:中极、太溪、复溜、三阴交。经事不调:中极、肾俞、气海、三阴交。血崩漏下:中极、子宫。

2. 现代研究进展

(1)张惠民取中极、关元、三阴交、血海穴位埋线治疗气滞血瘀型,寒湿凝滞型,气血虚弱、肝肾不足型痛经患者34例,痊愈28例,显效4例,好转2例,有效率100%[张惠民.穴位埋线治疗痛经34例.河南中医,2002,22(4):40-41]。

(2)李晓雷等治疗组采用烧山火手法针刺中极、四关穴治疗寒凝血瘀型痛经患者20例,对照组普通针刺三阴交、次髎、归来、地机治疗20例。治疗组总有效率80.00%。对照组总有效率55.00%,治疗组总有效率高于对照组[李晓雷,豁银程.针刺中极穴取热配合四关穴治疗寒凝血瘀型痛经.中国民间疗法,2011,19(11):15-16]。

(3)李国强针刺中极、曲骨、三阴交为主治疗癃闭患者57例,其中湿热蕴结者加合谷、阴陵泉、大椎,肺热壅盛者加列缺、尺泽,肾气亏虚者加肾俞、关元,肝郁气滞者加太冲、阳陵泉,脾气不升者加足三里、中脘。治愈47例,好转5例,无效2例,总有效率97.4%,其中1~3次针刺治愈者45例[李国强.针刺治疗癃闭57例.陕西中医,2008,29(4):479]。

【安全针刺法】直刺1.0~1.5寸,可灸。孕妇慎用。针前要求排空小便,膀胱充盈时不可直刺。

气　海

【定位】仰卧,在下腹部,前正中线上,当脐中下1.5寸。

【类属】属任脉。为肓之原穴。

【穴性】益气固脱,行气导滞。

【主治病证】

1. 脏腑气虚之四肢无力、脏气虚惫、形体羸瘦、四肢厥冷、中风脱证、胃下垂、脱肛、阴挺、疝气,遗精、阳萎、遗尿、崩漏、月经不调、痛经、经闭、赤白带下、产后恶漏不止、胞衣不下、不孕,虚喘,泻痢不止、水谷不化、便秘、癃闭、淋证诸病症。

2. 气机阻滞之脘腹胀满、绕脐腹痛、水肿、奔豚气、癃闭、淋证、月经不调、痛经、经闭、崩漏、胞衣不下诸病症。

【常用配伍】

1. 本穴经配伍,针刺补法,重灸关元、神阙,回阳救逆、益气固脱,如配关元、神阙、肾俞、涌泉,治疗中风脱证;配关元、神阙、三阴交、足三里治疗血虚气脱产后血晕。

2. 本穴经配伍,针刺补法,重灸关元,补中益气、升阳举陷,如配长强、足三里、百会、关元,治疗中气下陷之脱肛;配子宫、足三里、关元,治疗脾虚气陷之阴挺;配足三里、关元、太冲,治疗中气下陷之狐疝;配足三里、合谷、关元,治疗中气不足、气虚下陷之胃下垂。

3. 本穴经配伍,针刺补法,补益气血,如配脾俞、合谷、足三里、三阴交、归来,治疗气血亏虚之月经不调、痛经、闭经、崩漏、产后恶露不绝、产后腹痛、不孕等;配足三里、血海、三阴交,治疗虚劳羸瘦;配百会、关元、三阴交,治疗气血不足之头痛、眩晕;配膀胱俞、中极、水道、阴陵泉,治疗气虚淋证。

4. 本穴经配伍,针刺补法,灸神阙,温阳补气,如配神阙、支沟、足三里,治疗虚寒便秘;配神阙、肾俞、三阴交、太溪,治疗中焦气虚、下焦温化失常之遗尿、癃闭、淋证。

5. 本穴经配伍,针刺补法,补益脾气,如配脾俞、中脘、足三里、天枢,治疗脾虚泄泻、虚寒痢、休息痢;配带脉、脾俞、三阴交、次髎,治疗脾虚带下;配膀胱俞、太渊、足三里,治疗脾肺气虚之遗尿。

6. 本穴经配伍,针刺补法,补益肾气,如配足三里、太溪、肾俞,治疗肾不纳气之哮喘;配肾俞、三焦俞、阴谷、太溪,治疗肾气不足、膀胱气化不利之遗尿、癃闭。

7. 本穴经配伍,针刺补法,补肺益肾,如配肺俞、肾俞、太渊、太溪,治疗肺肾气虚之失音、哮证、喘证;配肺俞、肾俞、中极、太溪,治疗肺肾气虚、膀胱失约之小便失禁、遗尿。

8. 配关元、肾俞、命门、三阴交,针刺补法或灸法,大补元气、温肾壮阳,治疗肾虚命门火衰之遗精、阳萎、滑精等。

9. 本穴经配伍,针刺泻法,理气导滞、化气行水,如配中脘、膻中、足三里、太冲,治疗中焦气机阻滞、升降失常之呃逆、呕吐、气鼓、胃脘痛、绕脐腹痛;配中极、行间,治疗气淋属实者;配水分、阴陵泉、三阴交,治疗水湿停滞之水肿;配中极、内关、公孙,治疗水寒之气上逆之奔豚。

10. 本穴经配伍,针刺平补平泻法,活血化瘀、行气止痛,如配三阴交、归来、太冲,治疗气滞血瘀之痛经、闭经、产后恶露不绝、产后腹痛;配气穴、三阴交、支沟、行间,治疗气滞月经后期;配隐白、三阴交、地机、冲门,治疗血瘀崩漏;配中极、合谷、三阴交、独阴,治疗血瘀胞衣不下。

【穴性文献辑录】

1.《黄帝明堂经》:主少腹疝气游行五脏,腹中切痛,卧善惊。

2.《备急千金要方》:妇人水泄痢,遗尿,小腹绞痛。又:主少腹疝气,游行五脏,腹中切痛。

3.《千金翼方》:奔豚上气,胀满,癥聚滞下疼,血淋,小儿遗尿。

4.《外台秘要》:腹疝,卧善惊。甄权云:主下热,小便赤,气痛状如刀搅。

5.《太平圣惠方》:冷病,面黑,肌体羸瘦,四肢力弱,小腹积聚,奔豚腹坚,脱阳欲死,不知人,五脏气逆上攻。

6.《铜人腧穴针灸图经》:脐上冷气上冲,心下气结成块,状如覆杯,小便赤涩,妇人月事不调,带下崩中,因产恶露不止,绕脐疠痛;治脏虚惫,真气不足,一切气疾久不瘥。

7.《针灸资生经》:治脏气虚惫,真气不足,一切气疾久不瘥。

8.《备急灸法》:男子遗精,白浊。

9.《西方子明堂灸经》:主脏气虚惫,一切气疾。主少腹病气游行五脏,腹中切痛及惊不得卧。主冷气冲心。

10.《针经摘英集》:治男子元脏发动,脐下痛不可忍。又:治男子脏气虚惫,真气不足。再:治伤寒饮水过多,腹胀气喘。

11.《普济方》:主脏气虚惫,真气不足,一切气疾。

12.《针灸聚英》:主伤寒饮水过多,腹肿胀,气喘,心下痛,冷病面赤,脏虚气惫,真气不足,一切气疾久不瘥,肌体羸瘦,四肢力弱,奔豚,七疝。

13.《古今医统大全》:主治下焦冷痛,阴虚真气不足,奔豚,七疝,小肠膀胱癥瘕结块,状如覆杯,脐下冷气。阳脱欲死,阴证卵缩,四肢厥冷。

14.《针方六集》:脏气虚惫,真气不足。

15.《类经图翼》:治小肠气痛。伤寒腹痛。

16.《医学入门》:一切气疾,阴证痹冷及风寒暑湿,水肿。心腹鼓胀,胁痛,诸虚癥瘕。

17.《经穴解》:任之任病,一切气疾久不瘥,肌体羸瘦,四肢力弱,冷病面赤,脏虚气惫,真气不足,伤寒饮水过多,腹肿胀,气喘心下痛,奔豚七疝,小肠膀胱肾余,癥瘕结块状如覆杯,腹暴胀按之不下,脐下冷气痛,中恶脱阳欲死,阴症卵缩,四肢厥冷,大便不能,小便赤,卒心痛,妇人临经行房,羸瘦,崩中,赤白带下,月事不调,产后恶露不止,绕脐疠痛,闪着腰痛,小儿遗溺。

18.《循经考穴编》:主真气不足,脏气虚惫,一切气疾久不瘥,肌体羸瘦,气力衰弱,腹疝豚羸,肚疼心痛。

阴证卵缩,脱阳欲死。

19.《医宗金鉴》:主治一切气疾,阴证腹冷及风寒暑湿,水肿,心腹鼓胀,诸虚腹痕等症。

20.《采艾编翼》:主一切虚惫,心真气不足。

21.《针灸逢源》:治脐下冷气。阳脱欲死,阴证卵缩,四肢厥冷,奔豚,七疝。

22.《针灸精粹》(李文宪):固元气。泻血。又:补气振阳益肾精。温中下焦,治腹中一切寒冷。

23.《针灸集锦》(修订本)(郑魁山):补肾培元,益气和血。

24.《常用腧穴临床发挥》(李世珍):辨证取穴,用补法,培补元气;用泻法,行气散滞、理气行血。局部取穴:用泻法,祛邪散滞。

25.《针灸腧穴学》(杨甲三):理气,益肾,固精。

26.《临床针灸学》(徐笨人):补肾利水,温固下元。

27.《针灸心悟》(孙震寰):补气振阳益肾精。又:益气温下焦。再:补元气,回生气,振肾阳以散诸阴。再:振阳气,和营血,理经带,温下焦,驱湿浊。

28.《针灸腧穴手册》(杨子雨):补肾固元,升阳益气。

29.《针灸探微》(谢文志):益肾固精,清热利湿。

30.《中医针灸通释·经脉腧穴学》(康锁彬):培肾补气,益气调经。

31.《针灸腧穴疗法》(李平华):补肾培元。

32.《腧穴临床应用集萃》(马惠芳):补气益肾,涩精固本。

33.《新编实用腧穴学》(王玉兴):温补脾肾,利水通淋,调经止带。

34.《中医针灸经穴集成》(刘冠军):利下焦,补元气,行气散滞。

35.《新编简明针灸学》(闫乐法):补气升阳,益肾调经。

36.《腧穴学讲义》(于致顺):理气补肾。

37.《针灸辨证治疗学》(章逢润):益气培元,补肾固精,理气和血,祛除寒湿。

38.《石学敏针灸学》(石学敏):升阳补气,益肾固精。

39.《珍珠囊穴性赋》(张秀玉):诸般气症气海针。

40.《腧穴类编》(王富春):补元气,利下焦,行气散滞。

41.《传统实用针灸学》(范其云):补肾固元,升阳益气。

42.《临床常用百穴精解》(王云凯):平补平泻法:疏导任脉,调一身之气。补法:培补元气,调补冲任,益气固摄。泻法:疏导气机,行滞止痛。

【古今应用辑要】

1. 古代文献摘录

(1)《灵枢》:腹中常鸣,气上冲胸,喘不能久立,邪在大肠。刺肓之原、巨虚上廉、三里。

(2)《脉经》:尺脉微,厥逆,小腹中拘急,有寒气。宜服小建中汤,针气海。又:尺脉迟,下焦有寒。宜服桂枝圆,针气海、关元补之。再:尺脉芤,下焦虚,小便去血,宜服竹皮生地黄汤。灸丹田,关元亦针补之。再:尺脉牢,腹满,阴中急。宜服葶苈子茱萸圆。针丹田、关元、中极。

(3)《备急千金要方》:血淋,灸丹田随年壮。

(4)《千金翼方》:治奔豚上气,又灸气海百壮。

(5)《扁鹊心书》:元气将脱,灸气海、丹田、关元各三百壮。

(6)《针灸资生经》:崩中漏下,气海、石门。瘕聚:气海、天枢。

(7)《席弘赋》:五淋,气海、足三里。

(8)《针灸聚英》:此阴虚阳暴绝,得之病后酒色,丹溪为灸气海渐苏,服人参膏数斤愈。

(9)《针灸大成》:月经不调,气海、中极、带脉(一壮)、肾俞、三阴交。单蛊胀:气海、行间、足三里、内庭、水分、石关。妇女赤白带下:气海、中极、白环俞、肾俞。

(10)《行针指要歌》:虚证,气海、丹田、委中。

(11)《神灸经纶》：胁痛，气海、关元、期门、窍阴。

(12)《类经图翼》：遗溺，气海、关元、阴陵泉、大敦、行间。

(13)《灵光赋》：五淋，气海、血海。

2. 现代研究进展

(1)郑春良取气海、璇玑、膻中穴位埋线治疗肺肾两虚型哮喘患者 56 例，临床治愈 22 例，好转 28 例，总有效率 89.3%，治愈率 39.6%［郑春良.璇玑、膻中、气海穴埋线治疗肺肾两虚型哮喘.华夏医学，2000，13(1)：94-95］。

(2)王爱华等采用丁香、白芷、川芎、麝香等制成的药栓贴敷于气海、三阴交治疗气滞血瘀型、寒湿凝滞型痛经，取得较好临床疗效［王爱华，于建光.穴位药物贴敷治疗痛经.中医外治杂志，2005，14(2)：55］。

(3)王维等选用小鼠游泳训练模型，发现针灸关元、气海穴可提高气虚证小鼠耐疲劳能力，增加 Hb 和 Hct，提高血清 T、T/C 及 C3、C4 水平，明显降低血清 C，从而纠正气虚证小鼠神经-内分泌-免疫系统失调，显著提高气虚证小鼠耐疲劳能力［王维，李荣亨.针灸关元、气海穴对气虚证小鼠耐疲劳能力与免疫指标的影响.中国中医急症，2008，17(10)：1433-1434］。

(4)王红梅等温针灸气海、秩边、关元、曲骨、水道、归来、阴陵泉、三阴交配合点穴治疗尿潴留患者 38 例，其中湿热下注者加中极、行间，肝郁气滞者加太冲、支沟，瘀浊阻塞者加血海、膈俞，肾气亏虚者加肾俞、太溪。治疗 5 次后痊愈者 9 例，温针灸 10 次后痊愈者 23 例，好转 5 例，无效 1 例，治愈率 84.2%，总有效率 97.4%［王红梅，陆鹤.温针配合点穴治疗尿潴留 38 例.陕西中医，2013，34(1)：73］。

【安全针刺法】直刺 1.0~2.0 寸，可多灸。孕妇不宜针刺。膀胱充盈时，不可向下斜刺过深。

中 脘

【定位】仰卧，在上腹部，前正中线上，当脐中上 4 寸。

【类属】属任脉。为胃之募穴；八会穴之一，为腑会。

【穴性】健脾和胃，消积化滞，理气化痰，益气养血。

【主治病证】

1. 邪气犯胃、中焦气滞之胃脘痛、腹痛、肠鸣、呕吐、呃逆、泄泻、痢疾、便秘、黄疸、胁下坚痛诸病症。

2. 脾胃虚弱、中虚脏寒之胃痛、翻胃、纳呆、食不化诸病症。

3. 脾失健运、痰饮不化之哮喘、惊悸、怔忡、失眠、脏躁、癫狂、痫证、惊风、头痛诸病症。

4. 气血亏虚之虚劳吐血、产后血晕诸病症。

【常用配伍】

1. 本穴经配伍，针刺泻法或平补平泻法，可灸，散寒除湿、理气和中，如配足三里、梁丘、合谷、胃俞，治疗寒积胃痛；配足三里、大横、公孙、合谷，治疗寒积腹痛；配脾俞、胆俞、足三里、阳陵泉、三阴交，治疗寒湿阴黄；配关元、神阙、天枢、足三里，治疗寒湿霍乱；配大椎、外关、合谷，治疗外感风寒之呕吐。

2. 本穴经配伍，针刺泻法，调理胃肠、消积导滞，如配天枢、内庭，治疗饮食停滞之纳呆、泄泻、便秘；配足三里、内关，治疗饮食停滞、胃气上逆之嗳气、恶心、呕吐；配丰隆、内庭、神门、通里，治疗宿食停滞、胃气不和之失眠、心烦。

3. 本穴经配伍，针刺泻法或平补平泻法，行气止痛、调和胃肠，如配间使、公孙、太冲、阳陵泉、足三里，治疗肝气犯胃之胃痛；配肝俞、天枢、足三里、阳陵泉、行间，治疗肝郁泄泻；配期门、天枢、气海、行间，治疗气郁便秘；配膻中、气海、足三里、太冲，治疗肝郁气鼓；配足三里、间使、天突，治疗肝气郁结、中焦气阻之梅核气；配膈俞、期门、京门、行间、三阴交，治疗气滞血瘀之胁下坚痛。

4. 本穴经配伍，针刺补法或平补平泻法，补益脾胃，如配脾俞、关元俞、天枢、足三里、阴陵泉，治疗脾虚泄泻、肠鸣；配公孙、下脘、璇玑、足三里，治疗脾胃虚弱、食积不化之纳呆、食不化、翻胃；配脾俞、足三里、乳根、膻中、少泽，治疗脾胃虚弱之乳少。

5. 本穴经配伍，针刺泻法，委中点刺出血，清热化湿、逐秽化浊，如配合谷、上巨虚、天枢、阴陵泉，治疗湿热痢疾、泄泻;配天枢、公孙、阴陵泉、委中,治疗湿热霍乱;配合谷、曲池、腹结、上巨虚,治疗热结便秘;配至阳、腕骨、阳陵泉、太冲,治疗湿热黄疸。

6. 本穴经配伍,针刺泻法或平补平泻法,清热化痰、定惊醒神,如配丰隆、灵道、郄门,治疗痰火惊悸、怔忡;配颅息、丰隆、神门、太冲,治疗痰热惊风;配上脘、间使、神门、足三里、丰隆,治疗痰浊上蒙之癫痫;配百会、劳宫、水沟、大钟,治疗痰火扰心之狂证。

7. 本穴经配伍,针刺泻法或平补平泻法,健脾化痰,如配肺俞、定喘、膻中、丰隆,治疗痰浊壅肺之哮喘;配内关、膻中,治疗痰浊壅塞之心痛;配丰隆、百会、印堂,治疗痰浊头痛;配内庭、公孙、丰隆、足三里,治疗痰饮呕吐;配天枢、神阙、水分,治疗中阳不运、饮停胃肠之痰饮证。

8. 本穴经配伍,针刺补法,健脾和胃、益气生血,如配足三里、关元、气海、三阴交、隐白,治疗脾胃虚弱、气血不足之月经不调、闭经、血脱产后血晕;配膈俞、脾俞、足三里、通里,治疗血虚心悸;配脾俞、足三里、隐白、关元,治疗虚劳吐血;配关元、足三里、太白、会阳,治疗脾胃虚弱便血。

9. 本穴经配伍,针刺补法或平补平泻法,补益心脾,如配脾俞、通里、丰隆、三阴交、百会,治疗心脾不足之痫证;配心俞、内关、三阴交、神门、膈俞,治疗心血亏虚之脏躁。

10. 配足三里、神阙,针刺补法,宜灸,温补中焦,治疗脾胃虚寒、中阳式微之胃脘痛、反胃、呕吐等。

11. 配气海、百会、子宫,针刺补法,重灸百会,益气升阳,治疗中气下陷之阴挺。

【穴性文献辑录】

1.《针灸甲乙经》:心痛有寒,难以俯仰,心疝气冲胃,死不知人;伤忧悁思气积;腹胀不通,寒中伤饱,食饮不化;小肠有热,溺赤黄,溢饮,胁下坚痛。

2.《黄帝明堂经》:心痛身寒……气积,腹胀不通,寒中伤饱,食饮不化,小肠有热,溺赤黄。

3.《脉经》:寸口脉数即为吐,以有热在胃脘。又:寸口脉弱,阳气虚,自汗出而短气。关脉沉,心下有冷气,苦满吞酸。关脉弦,胃中有寒,心下厥逆,此以胃气虚。关脉滑,胃中有热,滑为实满。关脉浮,腹满不欲食,浮为虚满。关脉洪,胃中热,必烦满。关脉实,胃中痛。关脉牢,脾胃气寒。关脉迟,胃中寒。关脉细,虚腹满。再:少服病肿不得小便,邪在三焦。

4.《肘后备急方》:卒得霍乱,先腹痛者。

5.《备急千金要方》:狂癫,风痫吐舌。五毒疰,不能饮食,百病。中恶。鼻间焦臭。腹胀不通,疰,大便坚,忧思损伤,气积聚,腹中甚痛,作脓肿往来上下。蛔。

6.《千金翼方》:身体萎黄。头身热,虚劳吐血,呕逆,少食,多饱及多睡百病。腹中雷鸣相逐,逆气。奔豚冷气,心间伏梁,状如覆杯,冷结诸气。泄痢。

7.《医心方》:头热,衄,目黄,振寒,噫,烦满积聚。

8.《太平圣惠方》:心热痛……因读书得奔豚气,心闷,伏梁状如覆杯,冷结气。

9.《针灸资生经》:凡脾疼不可忍,饮食全不进。

10.《西方子明堂灸经》:因读书得奔豚气,心闷伏梁状如覆杯,冷气。腹中热,喜渴,涎出是蛔……气积聚腹中甚痛……主寒中伤饱。

11.《针经摘英集》:治五膈,气喘息不止……治伤寒饮水过多,腹胀,气喘……治伤寒胃中热不已。

12.《针灸聚英》:翻胃……气心痛,伏梁,心下如覆杯。

13.《古今医统大全》:翻胃不食……心积。

14.《针方六集》:翻胃……完谷不化,心痛身寒。

15.《类经图翼》:主治心下胀满。伤饱食不化,五膈,五噎,翻胃不食,心脾烦热疼痛,积聚痰饮,或因读书得奔豚气上攻,伏梁心下寒癖结气,凡脾冷不可忍,心下胀满。

16.《医学入门》:主伤暑,及内伤脾胃,心肝痛……翻胃能引胃中生气上行。

17.《经穴解》:任之胃病,五膈,喘息不止,腹暴胀。中恶脾痛,饮食不进,翻胃。赤白痢,寒澼。气心痛,伏梁,心下如履杯,心下膨胀,面色痿黄。天行伤寒,热不已。温疟,先腹痛先泄。霍乱,泄出不知,饮食不化。心痛身寒,不可俯仰,气发噎。

18.《循经考穴编》:主中土停寒,腹痛腹胀,霍乱翻胃。

19.《医宗金鉴》:主治内伤脾胃,心脾痛

20.《采艾编翼》:上主纳,中主变,下主泄。

21.《针灸精粹》(李文宪):壮胃气散寒邪,升清降浊利气。又:振阳益胃补六腑。再:泻六腑导浊。又:温中暖胃寒及腹中一切寒冷。再:祛湿化湿。

22.《针灸集锦》(修订本)(郑魁山):调理肠胃,行气活血,清热化滞。

23.《常用腧穴临床发挥》(李世珍):辨证取穴,用泻法,和胃导滞、祛痰消积;用泻法配艾灸或烧山火,暖胃逐邪、温通腑气;用泻法配透天凉,清胃散邪;用补法,健胃补中;用艾条灸,温阳益胃、暖胃散邪。

24.《针灸腧穴学》(杨甲三):健脾胃,助运化,补中气,安神志。

25.《临床针灸学》(徐笨人):调胃益脾,温中化湿。

26.《针灸心悟》(孙震寰):解郁升清降浊。又:振阳益胃,补六腑。逐臭秽,通肠滞,开通六腑。再:温中暖胃,散寒止痛。升清降浊,健脾胃而治水湿。再:壮胃中之阳气,腐熟水谷之功,和中调升降,解郁理肝脾。调和胃气,温化湿滞。清胃热。

27.《针灸腧穴手册》(杨子雨):消积化滞,健脾养胃。

28.《针灸探微》(谢文志):理中和胃,降逆化滞。

29.《中医针灸通释·经脉腧穴学》(康锁彬):调理中焦,健脾和胃,降逆化湿。

30.《针灸腧穴疗法》(李平华):调理肠胃,理气降逆,消食化滞。

31.《腧穴临床应用集萃》(马惠芳):健脾和胃,补中安神。

32.《新编实用腧穴学》(王玉兴):消食导滞,镇惊安神,降逆利水。

33.《中医针灸经穴集成》(刘冠军):补中气,理中焦,化滞和中。

34.《新编简明针灸学》(闫乐法):健脾利湿,和胃降逆。

35.《腧穴学讲义》(于致顺):理中和胃,化湿消滞。

36.《针灸辨证治疗学》(章逢润):健脾益胃,降逆和中,理气止痛,化湿消滞。

37.《石学敏针灸学》(石学敏):调理中焦,健脾利湿,和胃降逆。

38.《珍珠囊穴性赋》(张秀玉):和胃健脾。

39.《腧穴类编》(王富春):补中气,理中焦,化滞和中。

40.《传统实用针灸学》(范其云):调胃理气,化湿降逆。

41.《临床常用百穴精解》(王云凯):平补平泻法,疏导任脉,调和胃气。补法:调补中气,健胃消食。泻法:降气导滞,清胃散邪。

【古今应用辑要】

1. 古代文献摘录

(1)《千金翼方》:黄疸,中管、大陵、劳宫、足三里、然谷、太溪。

(2)《扁鹊心书》:霍乱……胃气大损,六脉沉细,四肢闭冷,乃真阳欲脱,灸中脘五十壮,关元三百壮,六脉复生。又:气厥、尸厥,灸中脘五百壮。

(3)《济生方》:翻胃,服药未应者:中脘、足三里,各灸七壮或九壮。

(4)《针灸大成》:喘息不能行,中脘、期门、上廉。大便泄泻不止:中脘、天枢、中极。霍乱吐泻:中脘、天枢。温疟:中脘、大椎。

(5)《行针指要歌》:痰证,中脘、足三里。呕吐:中脘、气海、膻中。

(6)《类经图翼》:蛊毒,中脘、照海。

(7)《杂病穴法歌》:霍乱,中脘、足三里、内庭。腹满:中脘、足三里。

(8)《神灸经纶》:久痢,灸中脘、脾俞、天枢、三焦俞、大肠俞、足三里、三阴交。

(9)《灵光赋》:腹坚,中脘、下脘。

2. 现代研究进展

（1）陈泽莉采用中脘、足三里、梁丘、天枢为主穴位埋线治疗单纯性肥胖症患者 52 例,其中月经不调配血海、子宫,脾虚湿阻配阴陵泉、水分,肝郁气滞配气海、膻中,胃热湿阻配曲池、丰隆,脾肾两虚配阴陵泉、脾俞,阴虚内热配肾俞、三阴交。显效 48 例,有效 3 例,无效 1 例,总有效率 98.08%［陈泽莉.穴位埋线治疗肥胖症 52 例.江苏中医药,2008,40（12）:57］。

（2）位娜娜等温针灸中脘穴配合针刺百会、四神聪、上星、印堂、人中、膻中、头维、合谷、内关、梁门、天枢、足三里、阴陵泉、三阴交、丰隆治疗呃逆患者 18 例,其中肝郁气滞者加太冲,大便秘结者加上巨虚。痊愈 12 例,好转 5 例,无效 1 例,总有效率 94.5%［位娜娜,刘锦.中脘穴温针灸为主治疗呃逆 18 例.中国中医药科技,2013,20（4）:342］。

（3）钟敏等对照组常规使用硫酸沙丁醇气雾剂及茶碱缓释片治疗轻、中度稳定期肺脾气虚型 COPD 患者 18 例,试验组在对照组治疗基础上加用健脾化痰汤和温灸中脘。试验组总有效率 88.9%,对照组总有效率 72.2%,试验组疗效优于对照组［钟敏,邓宇航.健脾化痰加温灸中脘治疗稳定期肺脾气虚型 COPD 患者疗效观察.中医临床研究,2013,5（10）:40-41］。

（4）李凤鸣对照组采用常规西医疗法治疗脾胃虚寒型胃痛患者 42 例,治疗组在对照组治疗基础上加用自制中药贴贴敷中脘、脾俞、胃俞、足三里。治疗组痊愈 26 例,显效 6 例,有效 5 例,无效 5 例;对照组痊愈 12 例,显效 7 例,有效 14 例,无效 9 例,两组临床疗效比较差异有统计学意义［李凤鸣.中药穴位贴敷配合艾灸治疗脾胃虚寒型胃痛 42 例.陕西中医,2013,34（4）:449-450］。

（5）李琛等治疗组艾灸中脘、膈俞、足三里、内关穴治疗寒凝气滞型顽固性呃逆患者 32 例,对照组常规肌肉注射胃复安治疗 32 例,治疗组总有效率 93.75%,对照组总有效率 62.5%,治疗组疗效优于对照组［李琛,王小萌.灸法治疗寒凝气滞型顽固性呃逆 64 例.陕西中医,2013,34（4）:449-450］。

（6）任媛媛治疗组针刺腹四针（中脘、关元、天枢）治疗慢性功能性便秘热秘型患者 35 例,药物组口服麻仁丸治疗 35 例。治疗第 1 疗程至第 2 疗程,2 组之间便秘评分变化差值及疗效比较,差异均有统计学意义（$P<0.01$）［任媛媛.腹四针治疗慢性功能性便秘热秘型 70 例.陕西中医,2011,32（9）:1228-1229］。

【安全针刺法】直刺 1.0~2.0 寸,可灸。

子　宫

【定位】在下腹部,当脐中下 4 寸,中极旁开 3 寸。

【类属】属经外奇穴。

【穴性】补益肾气,调理冲任。

【主治病证】

肾气亏虚、肾精不足等导致冲任失调之月经不调、痛经、经闭、崩漏、阴挺、不孕、疝气诸病症。

【常用配伍】

1. 配关元、三阴交、肾俞、水泉,针刺补法,补肾益气,治疗肾虚月经不调。

2. 配肝俞、肾俞、关元、足三里,针刺平补平泻法,滋补肝肾,治疗肝肾亏虚之痛经。

3. 配肾俞、中极、关元、然谷、三阴交、交信,针刺补法,补肾固摄,治疗肾气亏虚、气不摄血之血崩不止。

4. 配肾俞、提托、关元、气海、太溪、足三里,针刺补法,补肾益气,治疗肾气虚阴挺。

5. 配百会、气海、足三里、维道,针刺补法,培补中气、固摄胞宫,治疗脾虚阴挺。

6. 配肾俞、气穴、然谷,针刺补法,补肾益精,治疗肾虚不孕。

7. 配关元、三角灸、归来、足三里,针刺补法,补肾益气,治疗气虚狐疝。

8. 配中极、水道、地机、归来,针刺平补平泻法,针后加灸,温经散寒、止痛,治疗寒湿痛经。

9. 配中极、地机、合谷、太冲、三阴交,针刺平补平泻法,活血祛瘀,治疗血瘀经闭。

【穴性文献辑录】

1.《针灸大成》:妇人久无子嗣。

2.《针灸集锦》（修订本）（郑魁山）:升提下陷,调经和血。

3.《针灸腧穴学》(杨甲三):暖宫调经,理气止痛。

4.《针灸心悟》(孙震寰):益精气,调经血,暖胞除寒。

5.《中医针灸通释·经脉腧穴学》(康锁彬):调经暖宫,理气止痛。

6.《针灸腧穴疗法》(李平华):补益肾气,升提下陷,调经止痛,

7.《腧穴临床应用集萃》(马惠芳):调经暖宫,升提下陷。

8.《新编实用腧穴学》(王玉兴):调经止带,理气和血。

9.《新编简明针灸学》:调经理气。

10.《针灸辨证治疗学》(章逢润):调经举陷。

11.《腧穴类编》(王富春):调经种子,理气止痛。

【古今应用辑要】

1. 古代文献摘录

(1)《针灸大全》:子宫久冷,不受胎孕:子宫、照海、中极、三阴交。

(2)《针灸大成》:血崩漏下,子宫、中极。

(3)《玉龙歌》:两睛红肿,睛明、鱼尾、太阳。

(4)《针灸经外奇穴治疗诀》:月经闭止或不调,子宫、下曲骨、经中、交仪。

(5)《针灸学简编》:配次髎、关元、中极、足三里、三阴交治子宫脱垂;配肾俞、关元、血海、三阴交治盆腔炎。

(6)《中国针灸学》:功能性子宫出血,子宫、三阴交、隐白。

2. 现代研究进展

(1)苏万胜电针子宫穴为主治疗子宫肌瘤患者112例,其中气滞血瘀型配气海、血海、膈俞、三阴交等穴,阴虚肝旺型配三阴交、肾俞、行间、太冲等穴,脾虚气弱型配足三里、脾俞、中脘、气海等穴,痊愈68例,显效16例,好转12例,总有效率86%[苏万胜.电针子宫穴为主治疗子宫肌瘤112例临床观察.针灸临床杂志,1996,12(1):16]。

(2)许淑琴等温针灸子宫穴治疗阳虚宫冷阴寒证女性不孕症患者48例,原发性不孕18例,治愈12例;继发性不孕22例,治愈17例;子宫后倾者8例,治愈5例,总有效率为71%。1个疗程怀孕者21例,2个疗程怀孕者13例[许淑琴,李亚菊.温针灸"子宫穴"治疗女性不孕症48例.针灸临床杂志,1999,15(3):51-52]。

(3)宋淑华采用烧山火手法针刺双侧子宫穴、关元治疗肾阳虚型不孕症患者50例,痊愈26例,其中针刺1个月即怀孕者4例,1~3个月怀孕者12例,4~6个月怀孕者9例,1年半怀孕者1例;显效18例,有效4例,无效2例,总有效率96%[宋淑华."烧山火"针刺手法治疗肾阳虚型不孕症50例.针灸临床杂志,1999,15(3):51-52]。

【安全针刺法】直刺0.8~1.2寸,可灸。

第二节　补血穴

补血穴,具有补血的穴性,主要用于治疗血虚所致的面色苍白或萎黄、唇爪苍白、眩晕耳鸣、心悸怔忡、失眠健忘,或月经愆期、量少色淡、甚则闭经,舌淡脉细等病症。

运用补血穴时,因有形之血不能自生,生于无形之气,故常与具有补气穴性的腧穴配伍;脾胃为后天之本、气血生化之源,脾胃虚弱可致气血生化乏源,故亦常与具有补益脾胃穴性的腧穴配伍;若兼见阴虚者,又当配伍具有补阴穴性的腧穴。补血穴大多分布于四肢部。针刺操作多施行补法。

三阴交

【定位】在小腿内侧,当足内踝尖上3寸,胫骨内侧缘后方。

【类属】属足太阴脾经。

【穴性】养血活血,健脾利湿,滋补肝肾,疏经通络。

【主治病证】

1. 气血亏虚、气滞血瘀之痛经、产后血晕、滞产、恶露不止、头痛、眩晕、失眠诸病症。

2. 脾胃虚弱、健运失司、水湿不化之腹痛、腹胀、肠鸣、泄泻、水肿、小便不利、疝气、脚气诸病症。

3. 肝肾亏虚、冲任失调之月经不调、痛经、经闭、崩漏、带下、阴挺、不孕、阳萎、遗精、遗尿诸病症。

4. 经脉痹阻之足踝痛、下肢痿痹诸症。

【常用配伍】

1. 本穴经配伍,针刺补法,健脾益气,如配中脘、天枢、足三里、脾俞、公孙,治疗脾虚泄泻、消化不良;配脾俞、胃俞、中脘、足三里、章门,治疗虚寒胃痛、腹痛;配气海、带脉、白环俞、足三里,治疗脾虚带下。

2. 本穴经配伍,针刺补法,补益肾气,如配气海、志室、肾俞,治疗肾虚滑精;配肾俞、关元、足三里、次髎,治疗肾虚阳萎;配肾俞、气海、足三里、太溪,治疗肾虚遗尿;配肾俞、八髎、关元、阴陵泉,治疗肾虚带下。

3. 配膏肓、肾俞、然谷、太溪,针刺补法,滋补肾阴,治疗肾阴虚之眩晕耳鸣、梦遗健忘等。

4. 配内关、神门,针刺平补平泻法,补脾宁心,治疗心脾两虚之失眠、心悸、怔忡、健忘等。

5. 本穴经配伍,针刺补法,益气养血,如配足三里、脾俞、膈俞、气海、关元,治疗气血虚弱之经迟、痛经、产后腹痛;配关元、气户、子宫、足三里,治疗血虚不孕;配足三里、复溜、至阴,治疗气血虚弱之滞产;配关元、独阴,治疗气虚胎衣不下。

6. 本穴经配伍,针刺补法,重灸百会、关元、气海,益气固脱,如配足三里、百会、气海、关元,治疗中风脱证,血虚气脱之产后血晕;配关元、足三里、脾俞,治疗气虚失摄之恶露不止;配百会、气海、维道、足三里,治疗中气下陷之阴挺;配合谷、太白,治疗脾气虚弱、气不摄血之吐血、衄血、便血。

7. 本穴经配伍,针刺泻法或平补平泻法,疏肝理气,如配气海、气穴、太冲,治疗肝气郁结之月经不调、痛经、经闭;配归来、太冲,治疗肝郁气滞之疝气偏坠。

8. 配合谷、三阴交、太冲、至阴,针补合谷,泻三阴交,降气催产,治疗气滞滞产。

9. 配关元、太冲、大敦,针刺泻法,灸关元,温经散寒、通络止痛,治疗寒凝肝脉之疝气,睾丸偏坠胀痛、痛引少腹等。

10. 本穴经配伍,针刺泻法,活血化瘀,如配中极、地机、合谷、太冲、血海,治疗瘀阻胞宫之经闭;配气海、地机、冲门、隐白,治疗血瘀崩漏;配中极、气冲、地机,治疗血瘀恶露不下。

11. 本穴经配伍,针刺补泻兼施,利水消肿,如配脾俞、水分、阴陵泉、足三里,治疗脾虚水肿;配肾俞、脾俞、水分、阴陵泉、太溪,治疗肾虚水肿。

12. 本穴经配伍,针刺泻法,清热利湿,如配中极、曲泉、阴陵泉、下髎,治疗湿热下注之阴痒、带下;配中极、膀胱俞、阴陵泉,治疗膀胱湿热之小便淋浊、小便不利;配阴陵泉、天枢,治疗湿热痢疾;配曲池、阴陵泉、陶道,治疗湿热湿疹。

13. 配肩髃、阳溪、大椎、鱼际,针刺泻法,祛风止痒,治疗风热瘾疹、色红成片。

14. 本穴经配伍,针刺平补平泻法,祛风除湿、通络止痛,如配太冲、足临泣、丘墟,治疗经脉痹阻之足痛;配足三里、阴陵泉、八风,治疗寒湿脚气。

【穴性文献辑录】

1.《针灸甲乙经》:足下热痛,不能久坐,湿痹不能行。飧泄。惊不得眠。善嚏水气上下五脏游气也。

2.《黄帝明堂经》:主足下热,胫痛不能久立,湿痹不能行。

3.《脉经》:动苦两胫腰重、少腹痛;癫疾。

4.《肘后备急方》:主霍乱手足逆冷。泄精。

5.《备急千金要方》:三阴交主髀中痛不得行,足外皮痛。又:女人漏下赤白。胆虚寒。梦泄精、髀中痛不能行,足外皮寒,胫寒不得卧。两丸骞。霍乱手足逆冷。血崩,失欠颊车蹉。劳淋。产难,月水不禁,横生胎动。妇人下血泻痢,赤白漏下。腹中五寒。惊狂走。脾病。心疝暴痛。劳淋。下痢赤白。阴卵大癫病。小儿客忤吐不止。水注口中涌水出。

6.《千金翼方》:主咳逆,虚劳寒损,忧恚,筋骨挛痛。又主心中咳逆,泄注腹痛,喉痹,项颈满。又:女梦与人交,泄精。再:足太阴穴在内踝上一夫,一名三阴交,亦主大便不利,针入三分。再:难产,痔漏。月水不禁,胎动。脚疼。

7.《外台秘要》:主足下热,胫疼不能久立,湿痹不能行,腹中热若寒,膝内痛,心悲气逆,腹满小便不利,厥气上及巅;脾病者身重若饥,足痿不欲行,善瘛,脚下痛,虚则腹胀腹鸣,溏泄,食饮不化,脾胃肌肉痛。梦泄。

8.《医心方》:主足下热,胫疼不能久立,湿痹不能行。又:气噎胸塞。

9.《太平圣惠方》:主膝内踝痛,小便不利,身重,足痿不能行也。

10.《铜人腧穴针灸图经》:治疝癖,腹中寒,膝股内痛,气逆,小便不利,脾病身重,四肢不举,腹胀,肠鸣,溏泄,食不化,女子漏下不止。

11.《圣济总录》:呕哕。

12.《扁鹊神应针灸玉龙经》:治身重,足痿,膝内踝疼。七疝小肠气,肠毒,小便不利,五淋。

13.《丹溪心法》:肺胀,痰嗽不得卧,但可一边眠者,可左侧者灸右三阴交,可右侧者灸左三阴交。妇人经脉不通,已有寒热,三阴交三分立效,如疼时乃月经要通也。

14.《针经摘英集》:治转胞小便不通。又:治男子元脏发动,脐下痛不可忍。再:治脾胃虚弱,心腹胀满,不思饮食,肠鸣腹痛,食不化。又:治伤寒饮水过多,腹胀气喘,心下痛不可忍。

15.《针灸聚英》:主脾胃虚弱,心腹胀满,不思饮食,脾痛身重,四肢不举,腹胀,肠鸣,溏泄,食不化,疝癖,腹寒,膝内廉痛,小便不利,阴茎痛,足痿不能行,疝气,小便通失,胆虚,食后吐水,梦遗失精,霍乱手足逆冷,失欠,颊车蹉开,张口不合,男子阴茎痛,元脏发动,脐下痛不可忍,小儿客忤,妇人临经行房羸瘦,癥瘕,漏血不止。月水不止,妊娠胎动,横生,产后恶露不行,去血过多。血崩晕不省人事,如经脉闭塞不通,泻之立通,经脉虚耗不行者补之,经脉益盛则通。

16.《古今医统大全》:主脾胃虚弱,心腹胀满,不思饮食,脾痛身重,四肢不举,溏泄,疝癖,小便不利,膝内廉痛,足痿不行,阴茎痛,疝所痛欲死,脐下痛不可忍,中风厥卒不省人事。

17.《针灸大成》:脾胃虚弱,心腹胀满,不思饮令,脾痛身重,四肢不举,腹胀肠鸣,溏泄食不化,疝癖,腹寒,膝内廉痛,小便不利,阴茎痛,足痿不能行,疝气,小便遗,胆虚,食后吐水,梦遗失精,霍乱,手足逆冷,失欠,颊车蹉开,张口不合,男子阴茎痛,元脏发动,脐下痛不可忽,小儿客忤,妇人临经行房,羸瘦,癥瘕,漏血不止,月水不止,妊娠胎动,横生,产后恶露不行,出血过多,血崩晕,不省人事,如经脉塞闭不通,泻之立通,经脉虚耗不行者,补之,经脉盛则通。

18.《胜玉歌》:下胎衣。

19.《针方六集》:主脾虚腹胀,食少,脾痛身重,四肢不举,腹胀,肠鸣,飧泄,食不化。水肿,遗精,白浊,寒癖,膝内廉痛,疝气偏坠,小便不通,阴茎痛,胆虚,食后吐水,梦遗,霍乱,脐下痛,手足逆冷。呵欠,女人赤白带下,经事不调,胎衣不下,难产。

20.《类经图翼》:主治脾胃虚弱,心膝胀满,不思饮食,脾病身重,四肢不举,飧泄,痢血。疝癖,脐下痛不可忍,中风卒厥,不省人事,膝内廉痛,足痿不行,凡女人产难月水不禁,赤白带下,先泻后补,小肠疝气,偏坠,木肾肿痛,小便不通,浑身浮肿,先补后泻。

21.《杂病穴法歌》:呕噎、死胎。

22.《经穴解》:脾之肾病,膝内廉痛,小便不利,阴茎痛,足痿不能行,疝气,小便遗,梦遗失精,元脏发动,脐下痛不可忍,妇人临经行房,羸瘦癥瘕,漏血不止,月水不止,妊娠胎动,横生,产后恶露不行,去血过多,血崩,晕不省人事。脾之肝病:胆虚,小儿客忤。脾之脾病:脾胃虚弱,心腹胀满,不思饮食,脾病身重,四肢不举,腹胀肠鸣,溏泄食不化,疝癖腹寒,食后吐水,霍乱手足逆冷,呵欠,颊车蹉开,张口不合。

23.《循经考穴编》:主黄疸水肿,肾疝偏坠,瘕痫霍乱,肠鸣腹胀,小便癃遗。胃脾疼痛,脚气痿痹,膝股内廉胻踝肿痛,疮塞瘾疹,妇人癥瘕崩漏,月事不调,犯经羸瘦,如经脉闭塞者,泻之立通,不行者,补之则至;又治胎衣不下,胎死腹中。

24.《外科大成》:治鹤膝胻疽。

25.《医宗金鉴》:痞满,㿗冷,病气,遗精,及妇人脚气,月经不调,久不成孕,赤白带下淋漓。

26.《针灸逢源》:治心腹胀满,四肢不举,疝癖疝气,膝内廉痛,女人赤白带下,月水不调,经脉闭塞泻之立通。

27.《重楼玉钥》:主治脾胃虚弱,心腹胀满,不思饮食,妇人产难,月水不禁,赤白带下,宜先泻后补,凡小肠疝气,木肾偏坠,小便不通,浑身浮肿,宜先补后泻。

28.《眼科锦囊》:上睑低垂,轻症者,灸三阴交。

29.《经穴图考》:刺此穴能落死胎。又:主喉痹,项颈满,肠痔,气逆,痔血,阴急,鼻衄,梦泄,脚气。

30.《针灸指南》:主脾胃虚弱,心腹胀满,不思饮食。脾痛,身重,四肢不举,腹寒,膝内廉痛,小便不利,阴茎痛,梦遗失精,霍乱,手足逆冷,呵欠颊车隐开张口不合,男子阴茎痛,元脏发动,脐下痛不可忍,小儿客忤,妇人临经行房,羸瘦,癥瘕,漏血不止,妊娠月水不止,胎动横生。

31.《古法新解会元针灸学》:主治脾虚腹泻,霍乱后胃脾虚脱,水泻,少腹痛,脐下痞,子宫坠,阴挺出,赤白黄带,腹胀短气,阴虚茎疼,中风足痿,风痹麻木,疠节风疼肿炎,血风血毒,血湿传经,疮毒痈肿,男子妇人五脏气虚,自汗短气,小腹疝癥,偏坠,妇人血晕,经闭不通,男子五淋白浊,梦遗滑精,脐腹绕痛,小儿急慢惊风等症。

32.《针灸精粹》(李文宪):行气降气。通经行疼、清血生血、凉血固血。补三阴、益阳壮精生气血。温中下焦及血寒。清血热平肝热。治中风、主周身四肢风。祛湿化湿。

33.《针灸集锦》(修订本)(郑魁山):健脾益气,调补肝肾。

34.《常用腧穴临床发挥》(李世珍):辨证取穴,用补法,健脾摄血、补血、育阴;用泻法,活血祛瘀、疏肝、行湿;用泻法(少泻)配透天凉,凉血;用先泻后补之法,活血,祛瘀生新。局部取穴:用泻法,舒筋活络;用补法,壮筋补虚。

35.《针灸腧穴学》(杨甲三):健脾胃,益肝肾,调经带。

36.《临床针灸学》(徐笨人):调和脾胃,分利湿热。

37.《针灸心悟》(孙震寰):通经行瘀尤有清血凉血固血之功。又:生气血而补三阴。

38.《针灸腧穴手册》(杨子雨):健脾益气,清热利湿,调补肝肾。

39.《针灸探微》(谢文志):扶脾培元,调补肝肾。

40.《中医针灸通释·经脉腧穴学》(康锁彬):健脾和胃,补肝益肾,调经止带。

41.《针灸腧穴疗法》(李平华):健脾益气,补肝肾,利水湿。

42.《腧穴临床应用集萃》(马惠芳):健脾胃,益肝肾,调经带。

43.《新编实用腧穴学》(王玉兴):活血调经,益气健脾,培补肝肾。

44.《中医针灸经穴集成》(刘冠军):调脾胃,益肝肾。

45.《新编简明针灸学》(闫乐法):健脾益气,清利湿热,调补肝肾。

46.《针灸辨证治疗学》(章逢润):补脾胃,助运化,通经络,调气血,益肝肾,平冲逆。

47.《石学敏针灸学》(石学敏):滋补肝肾,健脾和胃,通经活络。

48.《珍珠囊穴性赋》(张秀玉):健脾调经补益肝肾。

49.《传统实用针灸学》(范其云):活血止血,利尿缩尿;皮肤病要穴;强壮要穴。

50.《临床常用百穴精解》(王云凯):平补平泻法,疏通经络,调理气血。补法:健脾和胃,养肝益肾。泻法:利湿导滞,降气催产。

【古今应用辑要】

1. 古代文献摘录

(1)《针灸甲乙经》:飧泄,补三阴交、阴陵泉。

(2)《脉经》:尺中脉坚实,竟尺寸口无脉应,阴干阳也,动苦两胫腰重,少腹痛,癫疾刺足太阴踝上二寸,针入五分,灸太阳阳跷。

(3)《肘后备急方》:(霍乱)先手足逆冷者三阴交七壮灸。

(4)《备急千金要方》:小儿中马客忤而吐不止者,灸手心主间使、大都、隐白、三阴交各三壮。又:凡脚气初得脚弱,使速灸之梁丘、犊鼻、三里、上廉、下廉、解溪、太冲、阳陵泉、绝骨、昆仑、阴陵泉、三阴交、足太阴、伏溜、然谷、涌泉、承山、束骨等凡一十八穴。再:心痛腹胀,涩涩然大便不利,取足太阴。再:梦泄精,灸三阴交二七壮。再:劳淋,灸足太阴百壮,在内踝上三寸,三报之。再:卵偏大上入腹,灸三阴交,随年壮。再:厉兑、条口、三阴交主胫寒不得卧。再:惊不得眠,气海、三阴交、大巨。

(5)《千金翼方》:(小儿)若吐不止,灸心主间使、大都、隐白、三阴交各三壮。白崩中,灸少腹横交当脐孔直下一百壮。又灸内踝上三寸,左右各一百壮。产难,月水不禁,横生胎动皆针三阴交。妇人下血、泄痢、赤白漏血,灸足太阴五十壮,在内踝上三寸,百壮主腹中五寒。胆虚,灸足内踝上一夫,名三阴交二十壮。惊狂走,灸内踝上三寸,近后动脉上七壮。肠痔逆气,痔血,阴急,鼻衄,骨疽,大小便涩,鼻中干燥,烦满,狂易,走气,凡二十二种病,皆当灸之也。再:手足逆冷,灸三阴交各七壮,不瘥更七壮。劳淋,足太阴百壮,在内踝上三寸,三报之。

(6)《外台秘要》:疗手足逆者法灸三阴交穴七壮。又:主丈夫梦泄,灸三阴交七壮。再:夫劳淋之为病,劳倦即发,痛引气冲,灸足太阴百壮,在内踝上三寸三报之。

(7)《针灸资生经》:水胀,三阴交、石门。小便淋血不止,阴气痛:照海、阴谷、三阴交。食不化:中脘、三阴交。女子漏血不止:交信、阴谷、太冲、三阴交。

(8)《通玄指要赋》:下死胎,三阴交、太冲。

(9)《玉龙歌》:寒湿脚气,足三里、三阴交。

(10)《痈疽神妙灸经》:治鹤膝风在膝内股当膝肿疼甚者,见青筋,引足心痛是也,当灸三阴交七壮,甚则二七壮,待膝伸直为佳。

(11)《针经摘英集》:治产生理不顺或横或胎死腹中,胞衣不下,刺太冲二穴,针入八分。补百息,次补合谷二穴,次泻三阴交二穴。又:治产妇血晕不省人事针支沟二穴、三里二穴、三阴交二穴。再:治妇人经血过多不止并崩中者,毫针刺三阴交二穴、次针行间二穴、次通里二穴,各灸二七壮。再:治产子上逼心。治女子漏下不止,刺三阴交二穴、太冲二穴。治妇人经脉不通,刺曲池二穴、支沟二穴、三里二穴、三阴交二穴。如经脉壅塞不通者,泻之立通,如经脉虚耗不行者补之,经脉益盛,即逼行矣。

(12)《神应经》:痞块闷痛,大陵、中脘、三阴交。阴肿:三阴交、曲泉、太溪、大敦、肾俞。

(13)《乾坤生意》:小肠疝气,三阴交、大敦。

(14)《针灸大全》:腹中寒痛,泄泻不止:列缺、天枢、中脘、关元、三阴交。子宫久冷,不受胎孕:三阴交、照海、中极、子宫两穴。

(15)《席弘赋》:冷嗽,三阴交、气海。脚痛膝肿:三阴交、足三里。

(16)《长桑君天星秘诀歌》:脾病血气,三阴交、合谷。胸膈痞闷:三阴交、承山。

(17)《玉龙赋》:蛊胀,三阴交、水分、足三里。连延脚气:三阴交、足三里、绝骨。

(18)《针灸大成》:足踝以上痛,灸三阴交、绝骨、昆仑。赤白带下:气海、中极、白环俞、肾俞、三阴交、阴交。小便不利:阴陵泉、气海、三阴交、阴谷、大敦。月水不绝:中极、肾俞、合谷、三阴交。难产:三阴交、合谷、太冲。肾脏风疮:三阴交、血郄(血海)。

(19)《百症赋》:白浊久遗精,三阴交、气海。

(20)《杨敬斋针灸全书》:闭经,三阴交、阳交、中极、肾俞、太冲。

(21)《证治准绳》:产后血晕,不省人事:三阴交、三里、支沟。

(22)《杂病穴法歌》:舌裂出血,内关、太冲、三阴交。又:呕噎阴交不可饶,死胎阴交不可缓。

（23）《针灸逢源》：难产，三阴交、合谷、昆仑。产后恶露不止：三阴交、气海、中极。

（24）《神灸经纶》：久痢，中脘、脾俞、天枢、三焦俞、足三里、三阴交。

（25）《针灸集成》：漏白带下，三阴交、曲骨。月经不通：合谷、三阴交、血海、气冲。脐下结块如盆：三阴交、关元、间使、太冲、太溪、肾俞、独阴。

2. 现代研究进展

（1）张聪等选取脾气虚证大鼠模型 10 只，发现电针其足三里、三阴交穴能改善大鼠的体征及机能状态，有效调节脾气虚证大鼠血清 NO、ET-1 含量[张聪，李旭阳.电针"足三里""三阴交"穴对脾气虚证大鼠血清 NO、ET-1 的影响.辽宁中医药大学学报，2013，15（6）：226-228]。

（2）黄开云观察组采用醒脑开窍针刺法针刺三阴交、人中、内关为主配合鹿胶补阳还五汤内服以及足腿药浴治疗退行性腰椎管狭窄症气虚血瘀型患者 35 例，对照组采用华佗夹脊穴针刺法配合鹿胶补阳还五汤内服以及足腿药浴治疗 32 例。观察组总有效率 74.3%，对照组总有效率 46.9%，两组比较有显著意义（P<0.05），且观察组疗程明显低于对照组，有效病例复发率也低于对照组[黄开云.电针三阴交治疗退行性腰椎管狭窄症"气虚血瘀型"的临床观察.针灸临床杂志，2011，27（4）：42-44]。

（3）吴卫华等行捻补合谷、三阴交治疗气血亏虚诸证患者 32 例，治愈 16 例，总有效率为 84.4%[吴卫华，袁丽芳.捻补合谷、三阴交治疗气血亏虚诸证 32 例.中国针灸，2006（增刊）：39-40]。

（4）郑岚等治疗组采用活血汤配合针刺三阴交治疗气滞血瘀型原发性痛经患者 40 例，对照组口服月月舒冲剂治疗 40 例。治疗组总有效率 90%，对照组总有效率 70%，治疗组疗效优于对照组[郑岚，李艳.活血汤配合针刺三阴交治疗气滞血瘀型原发性痛经 40 例临床观察.中国中医药科技，2008，15（5）：350]。

（5）严桂珍等选取脾阳虚证家兔模型 32 只，发现以气血流经脾经的巳时（9：00-11：00）针灸三阴交穴可使 T 淋巴细胞转化和红细胞 C_{3b} 受体花环率明显回升[严桂珍，许少峰，吴敏怡，等.针灸"三阴交"穴择时治疗对脾阳虚家兔免疫功能的影响.中国针灸，2001，21（12）：735-737]。

（6）隋永杰等治疗组针刺三阴交穴为主，配中脘、气海、公孙、丰隆治疗脾虚湿阻型单纯性肥胖患者 43 例，对照组针刺足三里穴为主治疗 39 例，治疗组减肥、调脂总有效率分别为 88.37% 和 83.72%，对照组减肥、调脂总有效率分别为 58.97% 和 79.48%，治疗组疗效优于对照组[隋永杰，马兰香，张勇，等.三阴交穴为主针刺治疗脾虚湿阻型单纯性肥胖及对血脂的影响.陕西中医，2010，31（2）：213-214]。

【安全针刺法】直刺 1.0～1.5 寸，可灸。孕妇不宜针。

肝　俞

【定位】在背部，第九胸椎棘突下，旁开 1.5 寸。

【类属】属足太阳膀胱经。为肝之背俞穴。

【穴性】补养肝血，疏肝清肝。

【主治病证】

1. 肝血不足之夜盲、雀目、癫证、痫证、脊背痛、月经不调诸病症。

2. 肝胆湿热、肝气郁结、肝火上炎之黄疸、胁痛、吐血、衄血、目赤、目眩、狂证诸病症。

【常用配伍】

1. 本穴经配伍，针刺补法，补肝养血，如配睛明、膈俞、三阴交，治疗肝血虚夜盲、雀目、青盲；配脾俞、关元、足三里、三阴交，治疗血枯经闭、月经涩少；配脾俞、风府、后溪、足三里，治疗气虚血少之痉证。

2. 本穴经配伍，针刺补法，滋补肝肾，如配肾俞、足三里、关元、照海，治疗肝肾亏虚之痛经；配肾俞、绝骨、阳陵泉，治疗肝肾亏虚之痿证、筋急痛；配肾俞、睛明、攒竹、复溜，治疗肝肾阴虚之目翳、青盲；配神门、肾俞、太冲，治疗肝肾阴虚之痴呆。

3. 本穴经配伍，针刺泻法，疏肝解郁、理气止痛，如配期门、中庭、侠溪、太冲，治疗肝气郁结之胁肋疼痛；配膈俞、气海、章门、上脘、大敦，治疗肝郁气滞之积聚。

4. 本穴经配伍，针刺泻法，清热除湿，如配胆俞、至阳、腕骨、阳陵泉、丘墟，治疗湿热黄疸；配期门、日月、支沟、阳陵泉、太冲,治疗湿热胁痛。

5. 本穴经配伍,针刺泻法,清泄肝热、泻火止血,如配不容、劳宫、梁丘、地五会,治疗肝火犯胃之吐血;配兑端、曲泉、委中、行间,治疗肝火灼金之鼻衄。

6. 配百会、风池、太冲、水泉、行间,针刺补泻兼施,平肝潜阳,治疗肝阳上亢之头痛、头昏、眩晕等。

7. 配睛明、太阳、侠溪、太冲,针刺泻法,清肝明目,治疗肝火上炎之目赤肿痛。

8. 配水沟、大椎、劳宫、曲池、大钟,针刺泻法,清热泻火、安神定志,治疗痰火上扰之癫痫、狂证。

9. 配胃俞、行间、公孙,针刺泻法,疏肝理气、和胃降逆,治疗肝气犯胃之胃痛、呃逆等。

【穴性文献辑录】

1.《素问》:皆不言疗心痛,此经言疗取之,刺此节不已,于上下背输寻之,有疗心痛取之。

2.《针灸甲乙经》:痉,筋痛急互引。咳而胁满急不得息,不得反侧,眩,惊狂,少腹满,目䀮䀮生白翳,咳引胸痛,筋寒热,唾血,短气,鼻酸。

3.《黄帝明堂经》:痉,筋痛急互引,咳而胁满急,不得息不得反侧,腋胁下与脐相引,筋急而痛反折,目上视,眩,目中循循然,眉头痛,惊狂,衄,少腹满,目䀮䀮生白翳,咳引胸痛,筋寒热,唾血,短气,鼻酸。又:肝胀。再:癫狂。

4.《肘后备急方》:脚气之痛。

5.《备急千金要方》:久风卒风缓急诸风,卒发动不自觉知,或心腹胀满,或半身不遂,或口噤不言,涎唾自出,目闭耳聋,或举身冷直,或烦闷忧惚,喜怒无常,或唇青口白戴眼,角弓反张目不明。又:肝病,吐血,酸削,胸满,心腹积聚痞痛,气短不语,黄疸。再:主热病瘥后食五辛多患眼暗如雀目。再:筋寒热,痉,筋急相引,转筋入腹将死。

6.《千金翼方》:癫狂,肝风腹胀,食不消化,四肢羸露,不欲食,䀮衄,目䀮䀮,眉头胁下痛,少腹急,温病,雀目。

7.《外台秘要》:主咳而胁满急不得息,不可反侧。撅胁下与脐相引,筋急而痛,反折,目上视,眩中循循然,眉头痛,惊狂,衄。少腹满,目䀮䀮,生白翳,咳引脚痛,筋寒热,吐血,短气,鼻酸,痉,筋痛急互相引,肝胀,癫狂。

9.《医心方》:主两胁满急与脐相引而反折,目眩头痛。又:腹满,胸痛唾血。

8.《太平圣惠方》:口干,中风楷满,短气不食,食不消,目不明,闭塞,腰痛肩疼,寒病,脐中痛,多怒狂,衄,目䀮䀮无远视也。

10.《铜人腧穴针灸图经》:治咳引两胁急痛,不得息,转侧难,撅胁下与脊相引而反折,目上视,目眩。又:循眉头痛,惊狂,䀮衄,起则目䀮䀮,目生白翳,咳引胸中痛,寒病少腹痛,唾血短气。

11.《西方子明堂灸经》:主口干,中风支满,短气不食,食不消,吐血,目不明,闭塞,腰痛肩疼,寒疝。又:主热瘥后食五辛,多患眼暗如雀目,鼻中酸,两胁急痛,唾血,呕血,筋急手相引,筋寒热,痉。

12.《针灸聚英》:欲引两胁急痛不得息。又:转侧难,撅胁下与脊相引而反折。目上视,目眩,眉头痛,惊狂,䀮衄,起则目䀮䀮。再:生白翳,咳引脚中痛。寒疝,小腹痛,唾血短气。再:肝中风,踞坐不得低头,绕两目连额上,色微青,积聚痞痛。

13.《古今医统大全》:主治气短,咳血,多怒,黄疸,鼻酸。热病目出泪,疝气,筋痉相引,转筋入腹。

14.《秘传眼科龙木论》:目上视,目眩,头痛。目䀮䀮生白翳。

15.《针灸大成》:多怒,黄疸,热病后目暗泪出,口干,寒疝,身体反折,眉棱痛。

16.《针方六集》:主肝中风踞坐不得低头,目额两胁痛不得意,口眩泪出。吐血,咳逆口干,疝气小腹痛,多怒。又:衄血,鼻酸,雀目夜眩。生翳,筋寒。热疼筋急,肋下与脊相引而反折,转筋入腹将死。再:目上视,黄疸,惊狂,癥瘕痞满。

17.《类经图翼》:主治气短,咳血,多怒,胁肋满闷,咳引两胁脊背急痛不得息,转侧难,反折上视,惊狂,䀮衄,眩晕,痛循眉头。又:黄疸,鼻酸,热病后目中出泪,眼目诸疾,热病生翳。再:或热病瘥后因食五辛患目暗,呕血或疝气筋痉相引,转筋入腹。

18.《医学入门》：主中风，支满，胁痛，短气不食，食不消，吐血，目昏，肩疼，腰痛，寒疝，热病瘥后食五辛。又：多患眼暗如雀目，鼻中酸，寒痉热痉。

19.《经穴解》：肝腧之本病，热病后目暗泪出，及食五辛，目暗目眩，目上视，筋寒热，胫筋急，相引转筋，入腹将死，肝中风，踞坐不得低头，绕两目连额上微青，多怒。肝腧之肺病：鼻瘆，气短咳血，咳引两胁急痛不得息，转侧难，撅胁下与脊相引而反折，目戴上，目眩循两眉头，衄衊，起则目晾晾，生白翳，咳引胸中痛，唾血短气，积聚。

20.《循经考穴编》：主肝家一切目疾……又主转筋入腹欲死，咳引胸胁急痛不得息，肝中风，踞坐不得低头。又：治惊狂积聚，吐血，寒疝。

21.《针灸逢源》：治吐血，目暗。又：胁满疝气。

22.《针灸集锦》（修订本）（郑魁山）：清泄肝胆，养血明目。

23.《常用腧穴临床发挥》（李世珍）：辨证取穴，用泻法，疏肝解郁、行气祛瘀；用补法，补养肝血、养肝益目。局部取穴：用补法，健筋补虚；用泻法配艾灸或拔罐，祛邪散滞。

24.《针灸腧穴手册》（杨子雨）：调养肝血，明目潜阳。

25.《临床针灸学》（徐笨人）：舒肝解郁，和血安神。

26.《针灸心悟》（孙震寰）：调肝消瘀，通络止痛。

27.《针灸腧穴学》（杨甲三）：疏肝利胆，清头明目。

28.《针灸探微》（谢文志）：疏肝利胆，泄热调气，清头明目。

29.《中医针灸通释·经脉腧穴学》（康锁彬）：疏肝利胆，清头明目。

30.《针灸腧穴疗法》（李平华）：疏肝利胆，养血明目。

31.《腧穴临床应用集萃》（马惠芳）：疏肝理气，利胆解郁。

32.《新编实用腧穴学》（王玉兴）：疏肝理气，清热除湿，安神息风。

33.《中医针灸经穴集成》（刘冠军）：疏肝，利胆，明目。

34.《新编简明针灸学》：清肝明目，调血安神。

35.《腧穴学讲义》：利肝胆，清湿热，行滞明目。

36.《针灸辨证治疗学》（章逢润）：疏肝利胆，息风定志。

37.《石学敏针灸学》（石学敏）：清肝胆，除湿热，明眼目，熄肝风，安神志。

38.《传统实用针灸学》（范其云）：调养肝血，明目潜阳。

39.《腧穴类编》（王富春）：疏肝理气，利胆，清头明目。

40.《临床常用百穴精解》（王云凯）：平补平泻法，疏通经脉，调和气血。补法：滋阴补血，养肝益目。泻法：平肝理气，泄火解郁。

【古今应用辑要】

1. 古代文献摘录

（1）《针灸甲乙经》：肝胀者（胁下满而痛引少腹）：肝俞、太冲。又：筋痛急互引，肝俞主之。再：癫疾，膈俞及肝俞主之。再：咳而胁满急，不得息，不得反侧，撅胁下与脐相引，反折，筋急而痛，目上视，眩，目中循循然，肩项痛，惊狂。少腹满，目晾晾，生白翳，数引胸痛，筋寒热，唾血，短气，鼻酸，肝俞主之。

（2）《肘后备急方》：脚气之病……或微觉疼痹，或两胫小满，或行起忽弱，或小腹不仁，或时冷时热，皆其候也，灸百会、风府、胃管及五脏俞则益佳，视病之宽急耳。

（3）《备急千金要方》：若为急风邪所中，便迷漠恍惚，狂言妄语，或少气慑慑，不腧复言，灸肺输及膈输、肝输数十壮。又：少腹满，肝俞、胞肓。两胁急痛：肝俞、脾俞、志室。再：丹毒牵病灸肝、肺二输。肝虚目不明，灸肝输二百壮，小儿斟酌可灸二七壮。再：精明、龂交、承泣、四白、风池、巨窌、瞳子窌、上星、肝输主目泪出，眵瞙，内眦赤痛痒，生白肤翳。肝输、脾输、志室主两胁急痛。肝输，包肓主少腹满。胸堂、脾输、手心主间使、胃管、天枢、肝输、鱼际、劳宫、肾输、太溪主唾血吐血。缺盆、心输、肝输、巨阙、鸠尾主咳唾血。再：心输、肝输主筋急手相引。玉枕、大杼、肝输、心输、膈输、陶通主汗不出，凄厥恶寒。

（4）《千金翼方》：黄疸……灸太冲七壮，又灸风府、热府、肺俞、脾俞、肾俞，男阴缝拔阴反向上，灸治马黄疸。又：吐血，酸削。灸肝俞百壮。再：癫狂二三十年者，天窗、肩井、风门、肝俞、肾俞、手心主、曲池、足五里、次涌泉各五百壮，日七壮。胸满，心腹积聚痞，疼痛，灸肝俞百壮。

（5）《外台秘要》：疗短气不语……又方灸肝俞第九椎百壮。又：肺痛为病，面目白，口沫出，灸肝俞二壮，又灸太阴二炷。

（6）《针灸资生经》：小腹痛，肝俞、小肠俞、蠡沟、照海、下廉、丘墟、中都。又：转筋入腹，肝俞、心俞。再：目睆睆，肝俞、复溜。

（7）《标幽赋》：肝腧、命门能使瞽者见秋毫。

（8）《云岐子论经络迎随补泻法》：头痛冒眩，太阳经病可发汗。心下痞满。邪传里也，不可发汗，刺肺腧，肝腧夺其邪气。

（9）《玉龙赋》：目昏血溢，肝俞辨其虚实。

（10）《秘传常山杨敬斋针灸全书》：呕吐，胆脘、上脘、中脘、气海、脾俞、胃俞、尺泽、足三里。

（11）《针灸大成》：目生翳，肝俞、命门、瞳子髎、合谷、商阳。又：青盲无所见，肝俞、商阳（左取右，右取左）。

（12）《百症赋》：胬肉攀睛，少泽、肝俞。

（13）《类经图翼》：气短，肝俞、大椎、肺俞、天突、肩井、气海、内关、尺泽、足三里、太冲。

（14）《医宗金鉴》：肝俞主灸积聚痛，兼灸气短语声轻，更同命门一并灸，能使目复重明。又：主治左胁积聚疼痛，气短不语，若同命门穴一并灸之即两目昏暗者可使复明。

（15）《灸法秘传》：黄疸，肝俞、上脘、胆俞、脾俞。

（16）《针灸集成》：头痛，胆俞、肾俞、关元、绝骨、内关。又：胃脘痛，肝俞、脾俞、下三里、膈俞、太冲、独阴。

2. 现代研究进展

（1）张魁魁等治疗组针刺肝俞、额中线、百会、四神聪治疗肝气郁结型抑郁症患者 20 例，对照组口服抗抑郁药黛力新治疗 20 例，治疗后治疗组与对照组总有效率分别为 90% 和 85%，治疗组疗效优于对照组，且两组 HAMD 评分有显著性差异[张魁魁，刘莉，韩雪燕.针刺额中线结合肝俞穴治疗肝气郁结型抑郁症的临床观察.针灸临床杂志，2012，28（1）：23-24]。

（2）秦敏等中药穴位敷贴肝俞、肾俞为主治疗中风恢复期患者 20 例，其中气滞血瘀型配血海、三阴交，肾虚血瘀型配足三里、命门，肾虚血瘀组有效率 75%，气滞血瘀组有效率 87.5%，临床疗效优于传统针刺[秦敏，李利东.穴位敷贴肝俞、肾俞治疗中风恢复期 20 例疗效观察.针灸临床杂志，2007，23（7）：54-55]。

（3）王民集等治疗组取肝俞、膏肓俞刺络拔罐为主，配丰隆、臂中穴治疗肝郁痰凝型乳腺增生病患者 78 例，对照组口服乳癖消片治疗 40 例，治疗组总有效率 96.1%，对照组总有效率 87.5%，治疗组疗效优于对照组，且治疗组即时止痛效果明显优于对照组[王民集，曹大明，张璞璘.点刺肝俞、膏肓俞为主治疗肝郁痰凝型乳腺增生病临床观察.河南中医，2006，26（11）：28-29]。

（4）盛刚等针刺肝俞、胆俞、脾俞、胃俞、胃管下俞为主，配内关、足三里、行间、公孙，配合推拿治疗肝胃气滞型胃脘痛患者 43 例，治愈 19 例，有效 24 例，总有效率 100%[盛刚，杨改琴.针刺配合推拿治疗肝胃气滞型胃脘痛 43 例.陕西中医，2012，33（11）：1532-1533]。

（5）刘永鑫等治疗组采用改良温和悬灸疗法悬灸肝俞、脾俞、肾俞、命门、足三里、合谷、太溪，再根据疼痛部位的不同选择局部穴位，治疗风湿性关节炎患者 60 例，对照组口服西药来氟米特治疗 48 例。治疗组总有效率 91.6%，对照组总有效率为 37.5%，治疗组疗效优于对照组[刘永鑫，刘咏梅，刘斌，等.改良温和悬灸疗法治疗类风湿性关节炎 60 例.陕西中医，2012，33（10）：1398-1399]。

【安全针刺法】斜刺 0.5~0.8 寸，可灸。

脾　俞

【定位】在背部,第十一胸椎棘突下,旁开1.5寸。

【类属】属足太阳膀胱经。为脾之背俞穴。

【穴性】健脾和胃,益气养血,化湿通络。

【主治病证】

1. 脾胃虚弱之腹痛、腹胀、泄泻、纳差、呕吐、呃逆诸病症。

2. 脾虚水湿不化之尿少、水肿、黄疸、鼓胀诸病症。

3. 脾不统血之便血、崩漏诸病症。

4. 脾虚血少之眩晕、心悸、健忘、失眠、乳少、经闭、崩漏、便秘诸病症。

5. 脾肾阳虚之泄泻、痢疾、完谷不化、劳淋诸病症。

6. 经气不利之背痛、胁痛诸症。

【常用配伍】

1. 配胃俞、中脘、天枢、内关、足三里、公孙、三阴交,针刺补泻兼施,脾俞、中脘可灸,温中健脾、和胃止痛,治疗脾胃虚寒之呕吐、呃逆、吞酸、胃痛、腹痛等。

2. 本穴经配伍,针刺补法或补泻兼施,补益脾胃,如配中脘、关元俞、天枢、足三里、太白,治疗脾虚泄泻、完谷不化;配中极、天枢、中脘,治疗脾虚邪留肠胃之痰饮;配足三里、四缝、太白,治疗脾虚食积之小儿疳积。

3. 本穴经配伍,针刺补法或补泻兼施,可灸,温补脾肾,如配肾俞、关元、水分、足三里、太溪,治疗脾肾阳虚之水肿、鼓胀;配肾俞、关元、天枢、上巨虚、太溪,治疗脾肾阳虚之泄泻、休息痢;配胃俞、肾俞、关元、复溜,治疗气虚阳微之噎膈;配肾俞、膀胱俞、关元、三阴交,治疗脾肾亏虚之劳淋。

4. 本穴经配伍,针刺补法或平补平泻法,补益肺脾,如配肺俞、太渊、太白,治疗肺脾两虚之咳嗽、气喘;配肺俞、气海、足三里,治疗脾肺气虚之小儿遗尿。

5. 本穴经配伍,针刺补法,益气养血,如配胃俞、足三里,治疗气血亏虚、不能上奉于头之头痛、眩晕;配肝俞、膈俞、关元、三阴交,治疗血枯经闭;配膻中、乳根、足三里,治疗气虚血少之乳汁不足;配大肠俞、胃俞、天枢、足三里,治疗气血不足之便秘。

6. 配胃俞、中脘、足三里、阳陵泉、三阴交,针刺补泻兼施,中脘可灸,温中化湿,治疗寒湿阻遏之阴黄。

7. 配心俞、足三里、三阴交、神门,针刺补法,补益心脾,治疗心脾两虚之健忘、失眠、心悸、眩晕等。

8. 配关元、归来、三阴交、隐白,针刺补法,益气止崩,治疗气虚崩漏。

9. 配肝俞、膈俞、太冲,针刺泻法,行气化瘀,治疗气结血瘀之癥瘕积聚。

10. 配膀胱俞、小肠俞、中极、三阴交,针刺泻法,清热利湿固精,治疗湿热下注之遗精。

【穴性文献辑录】

1.《针灸甲乙经》:咳而呕,膈寒,食不下,寒热,皮肉胀痛,少气不得卧,胸满支两胁,膈上竞竞胁痛,腹膜胸脘暴痛,上气,肩背寒痛,汗不出,喉痹,腹中痛,积聚,默然嗜卧,怠惰不欲动,身常湿湿,心痛无可摇者。又:大肠转气,按之如覆杯,热引胃痛,脾气寒,四肢急烦,不嗜食。再:黄疸,善欠,胁下满,欲吐。

2.《黄帝明堂经》:主热痉。脾胀。腹中气胀引脊痛,饮食多,身羸瘦,名曰食晦。又:大肠转气,按之如覆杯,热引胃痛,脾气寒,四肢急烦,不嗜食。再:黄瘅善欠,胁下满欲吐,身重不欲动。

3.《肘后急备方》:主风毒脚气,黄疸。

4.《备急千金要方》:主脾风。又:泄利不食,食不生肌肤。再:治转胞、小便不得、虚劳、尿血、白浊。胀满水肿。

5.《千金翼方》:身体重,四肢不能自持。又:主四肢寒热。腰疼不得俯仰,身黄,腹满,食呕,舌根直。

6.《外台秘要》:腹中气胀引脊痛,食饮多身羸瘦,名曰食晦。黄疸,善欠,胁下满,欲呕,身重不动,脾痛,热痉,大肠转气,按之如覆杯,热引胃痛,脾气寒,四肢急烦,不嗜食,痹胀。

7.《铜人腧穴针灸图经》:食饮倍多身渐羸瘦,痰疟。

8.《卫生宝鉴》:治小儿胁下满,泻痢,体重,四肢不收,痃癖,积聚,腹痛不嗜食,痎疟寒热。又治腹胀引背、食欲不多渐渐黄瘦,小儿黄疸。

9.《西方子明堂灸经》:主腰身黄,腹胀腹肚泄痢,身重,四肢不收,黄疸邪气,痃癖积聚,腹痛,寒热,腹中气胀引脊痛,食饮多而身羸瘦,腰脊强急,热痉引骨痛。

10.《针灸聚英》:主多食,身疲瘦,吐或汁,痃癖,积聚,胁下满,泄利,痎疟,寒热,水肿,气胀引脊痛,黄疸喜欠,不嗜食。

11.《古今医统大全》:主治痃癖,积聚、胁下满,痎疟寒热,黄疸不食。

12.《针方六集》:主多食身瘦,黄疸,胁下满泻利,体重怠惰,痃癖,积聚,腹痛,痎疟寒热,水肿气胀引脊痛,喜欠,不嗜食。

13.《类经图翼》:主治痃癖,积聚,胁下满,痎疟寒热……治水肿鼓胀,气满泄泻,年久不止及久年积块胀痛。

14.《医学入门》:主内伤脾胃,吐泄,疟,病,嗜急黄疸,食症,吐血,小儿慢脾风。

15.《经穴解》:脾腧之本病,善欠不嗜食,水肿气胀引脊痛,痎疟寒热,泄利,腹胀引胸背痛,多食身瘦,痃癖积聚,胁下满。

16.《循经考穴编》:主五噎,五疸,脾泄脾黄,腹胀不嗜食,或能食身瘦。

17.《医宗金鉴》:脾俞主灸伤脾胃,吐泻疟痢疸瘕症,嗜急吐血诸般证,更治婴儿慢脾风。

18.《采艾编翼》:治积聚。

19.《针灸逢源》:治内伤脾胃,吐泻,痎疟,积块,黄疸,小儿慢脾风。

20.《针灸集锦》(修订本)(郑魁山):健脾利湿,益气统血。

21.《常用腧穴临床发挥》(李世珍):辨证取穴,用补法,补脾益气、健脾益胃;用补法配艾灸,温补脾阳、温脾制湿。局部取穴:用补法,健筋补虚;用泻法配艾灸、拔罐,驱邪散滞。

22.《针灸腧穴学》(杨甲三):健脾,摄血,调营卫。

23.《临床针灸学》(徐笨人):健脾利湿,和胃调中。

24.《针灸心悟》(孙震寰):扶土祛水湿,理脾助运。

25.《针灸腧穴手册》(杨子雨):健脾利湿,益气统血。

26.《针灸探微》(谢文志):健脾利湿,益气统血。

27.《中医针灸通释·经脉腧穴学》(康锁彬):健脾摄血,调和营卫。

28.《针灸腧穴疗法》(李平华):健脾益气,和胃化湿。

29.《腧穴临床应用集萃》(马惠芳):健脾统血,和胃益气。

30.《新编实用腧穴学》(王玉兴):益气健脾,和胃降逆。

31.《中医针灸经穴集成》(刘冠军):健脾,和胃,化湿。

32.《新编简明针灸学》:健脾利湿,和胃降逆。

33.《腧穴学讲义》:调脾气,助运化,除水湿,和营血。

34.《针灸辨证治疗学》(章逢润):健脾化湿,理气和中。

35.《石学敏针灸学》(石学敏):健脾利湿,和胃降逆,益气和营。

36.《腧穴类编》(王富春):清热利湿,健脾和胃。

37.《传统实用针灸学》(范其云):健脾利湿,益气统血。

38.《临床常用百穴精解》(王云凯):平补平泻法,疏通经脉,调和营卫。补法:温阳健脾,利湿止泻。泻法:化痰除湿,驱邪散滞。

【古今应用辑要】

1.古代文献摘录

(1)《针灸甲乙经》:腹中气胀引背痛,食欲多、身羸瘦,先取脾俞后取季胁。又:热痉,脾俞及肾俞主之。再:脾胀者,脾俞主之,亦取太白。再:黄疸,善欠,胁下满欲吐,脾俞主之。

（2）《备急千金要方》：若脊强反张，灸大椎，并灸诸脏输及督脊上当中。又：脾中风者，其人但踞坐而腹满，身通黄，吐咸汁出者尚可治，急灸脾输百壮。再：丹毒灸肝脾二俞。两胁急痛：肝输、脾输、志室。不嗜食：然谷、内庭、脾输。唾血吐血：胸堂、脾输、手心主间使、胃管、天枢、肝输、鱼际、劳宫、肩腧、太溪。腰脊急强：神道、脊中、腰俞、长强、大杼、膈俞、水分、脾输、小肠输、膀胱输。热痉引骨痛：脾输、膀胱输。

（3）《千金翼方》：脾风，灸脾俞各五十壮。又：黄疸……灸太冲七壮，又灸风门热府、肺俞、心俞、肝俞、脾俞、肾俞，男阴缝拔阴反向上，灸治马黄黄疸。再：食不消化，泄痢不作肌肤，灸脾俞随壮。腹满水肿，灸脾俞随年壮，三报之。虚劳尿血，白浊，灸脾俞百壮。

（4）《外台秘要》：疗胀满水肿法，灸脾俞随年壮。

（5）《针灸资生经》：配大肠俞治腹中气胀、引脊痛、食饮多而身赢瘦。

（6）《神应经》：泄泻，脾俞、曲泉、阴陵、然谷、束骨、隐白、三焦俞、中脘、天枢、肾俞、大肠俞。又：痢疾，脾俞、曲泉、太溪、太冲、丹田、小肠俞。

（7）《百症赋》：心下乏悲瘦，脾俞、听宫。又：脾虚谷食不消，脾俞、膀胱俞。

（8）《秘传常山杨敬斋针灸全书》：呕吐，脾俞、上管、中管、气海、胆俞、胃俞、尺泽、足三里。

（9）《针灸大成》：食多身瘦，脾俞、胃俞。又：吐衄血，肝俞、上脘。

（10）《类经图翼》：心、腹、胸胁胀痛，胃脘痛：脾俞、膈俞、内关、阳辅、商丘。臌胀：脾俞、肝俞、三焦俞、水分、公孙、大敦。

（11）《景岳全书》：积聚，脾俞、中脘、期门、章门、三焦俞、通谷。

（12）《针灸集成》：腹胀不嗜食，食不化：脾俞、中脘、肝俞、胃俞。又：怠惰嗜卧，四肢不收：脾俞、三阴交、章门、照海、中脘、解溪。

2. 现代研究进展

（1）雒成林等总结刘世琼教授脾俞配合足三里临床运用经验，两穴相伍用于治疗气血亏虚引起的头晕、目眩、惊悸征忡、失眠、胃痛、腹泻、月经不调等诸病，收到较好临床疗效［雒成林，李素俭.刘世琼教授脾俞配合足三里临证治验举隅.针灸临床杂志，2006，22（5）：47-48］。

（2）陈锐等选取脾（胃）气虚证家兔模型进行脾俞、胃俞、足三里穴位埋线，发现埋线组能改善脾（胃）气虚证症状，增加其进食量，并降低脾（胃）气虚证血清胃动素含量，其疗效与中药组相近［陈锐，李铁浪，谢辉，等.穴位埋线对脾（胃）气虚证家兔血清胃动素的影响.临床医学工程，2010，17（7）：18-19］。

（3）周莹等采用滋阴补肾中药为主配合推拿肾俞、脾俞、关元、气海、八髎、龟尾、夜尿点为主，配板门、脾土、丹田等穴治疗小儿遗尿症患儿 3 372 例，其中脾肾阳虚型加脾俞、肺俞、三阴交、百会、小天心，肝经湿热型加肝经、小天心、清天河水、退六腑、百会、倒捏脊，肾气不足型加心经、肾经、小肠穴、百会、捏脊，心肾不交型加心经、肾经、人中、百会、捏脊。显效 90% 左右，无效 10% 左右［周莹，杨茯苓.滋阴补肾中药为主治疗小儿遗尿症 3 372 例.陕西中医，2011，32（7）：794-795］。

（4）孙瑞华取脾俞透胃俞、中脘透上脘、足三里穴位埋线为主治疗慢性胃炎患者 112 例，其中肝胃不和型加肝俞、期门、太冲，湿热型加丰隆、阴陵泉，虚寒型加梁丘、公孙，胃阴不足型加三阴交、幽门、章门，气滞血瘀型加膈俞、血海，胃下垂加百会、提胃穴。治愈 67 例，有效 39 例，无效 6 例，总有效率 94.6%。且能改善腹痛、纳差、暖气、嘈杂、反酸、恶心等临床症状［孙瑞华.穴位埋线治疗慢性胃炎 112 例.中原医刊，2004，31（1）：28-29］。

【安全针刺法】斜刺 0.5~0.8 寸，可灸。

第三节　补阴穴

补阴穴，具有滋养阴液的穴性，主要用于治疗阴虚证。阴虚证主要表现为阴液不足，不能滋润脏腑组织所致的皮肤、咽喉、口鼻或眼目干燥等症；以及阴虚内热所致的午后潮热、盗汗、五心烦热、两颧发红，或是阴

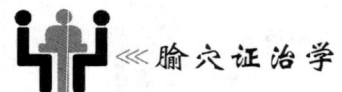

虚阳亢导致的头晕目眩等症。不同脏腑的阴虚证还有其特殊的症状,如肺阴虚可见干咳少痰、咯血或声音嘶哑;心阴虚可见心悸怔忡、失眠多梦;胃阴虚可见口干咽燥、胃脘隐痛、饥不欲食;肝阴虚可见头晕耳鸣、两目干涩,或爪甲不荣、肢麻筋挛;肾阴虚可见头晕目眩、耳鸣耳聋、牙齿松动、腰膝酸软、遗精等。

运用补阴穴时,应根据不同的临床证候进行相应的配伍。若肝阳上亢者,当配伍具有平肝潜阳穴性的腧穴;若心神不宁者,当配伍具有宁心安神穴性的腧穴;若兼咳嗽咯痰者,当配伍具有止咳化痰穴性的腧穴;若兼胃痛呕逆者,当配伍具有降逆和中穴性的腧穴;若兼血虚、气虚者,又当分别配伍具补血、补气穴性的腧穴。

补阴穴大多分布于四肢部。运用补阴穴治疗疾病时,针刺操作多施行补法或平补平泻法。

阴 郄

【定位】在前臂掌侧,当尺侧腕屈肌腱桡侧缘,腕横纹上 0.5 寸处。

【类属】属手少阴心经,为该经郄穴。

【穴性】滋阴清热,养血安神,凉血止血。

【主治病证】

1. 心阴亏虚、阴虚火旺之骨蒸盗汗、惊悸、心痛、咯血、衄血诸病症。

2. 心血亏虚之失眠、心悸诸病症。

3. 火热壅盛、血热妄行之吐血、衄血诸症。

【常用配伍】

1. 配心俞、脾俞、通里、足三里、三阴交,针刺补法,滋补心血、养心安神,治疗心血虚之头晕眼花、心悸、失眠、多梦等。

2. 配巨阙、肾俞、关元、神门、太溪,针刺补法,滋阴清热、涵养心肾,治疗阴虚火旺之虚烦不眠、口燥咽干等。

3. 配复溜、合谷、后溪、三阴交、太溪,针刺补法,清虚热、敛阴液,治疗阴虚骨蒸潮热、盗汗等。

4. 配心俞、膈俞、膻中、巨阙、大陵,针刺泻法,治疗瘀血痹阻之胸痹心痛。

5. 配尺泽、鱼际,针刺泻法,清热凉血,治疗肺热壅盛之衄血、吐血。

6. 配郄门、内庭、上脘,针刺泻法,清泻胃火,治疗胃热吐血。

7. 配颈百劳、肺俞、定喘,针刺泻法,滋阴降火,治疗肺阴虚火旺之肺痨咯血。

【穴性文献辑录】

1.《黄帝明堂经》:主凄凄寒,咳吐血,气惊心痛。

2.《针灸甲乙经》:凄凄寒嗽,吐血,逆气,惊,心痛。

3.《千金要方》:主吐血。主气惊心痛。

4.《外台秘要》:主十二痫,失音不能言。

5.《太平圣惠方》:主小儿鸡痫,喜惊,反折,手掣自摇。

6.《铜人腧穴针灸图经》:治失喑不能言,洒淅振寒,厥逆,心痛,霍乱,腕中满,衄血,惊恐。

7.《扁鹊神应针灸玉龙经》:治腕满心痛,气逆,失喑难言,衄血,洒淅恶寒,霍乱,惊恐,盗汗,小儿骨蒸。

8.《针灸聚英》:主鼻衄,吐血,洒淅恶寒,厥逆,气惊心痛。

9.《针灸大成》:主鼻衄,吐血,洒淅恶寒,厥逆,气惊心痛。

10.《证治准绳》:伤暑汗大泄。

11.《针方六集》:主失喑不语,洒淅振寒,厥逆,心痛,衄血,吐血,惊悸,肩臂腕骨冷痛。

12.《类经图翼》:主治鼻衄,吐血,失音不能言,霍乱,胸中满,洒淅恶寒,厥逆,惊恐,心痛。

13.《医学入门》:主惊恐,心痛,失喑,洒淅厥逆,霍乱,胸满,衄血。

14.《循经考穴编》:主惊悸吐衄,洒淅畏寒,骨蒸盗汗。

15.《经穴解》:心之心病,霍乱胸中满,心痛厥逆,惊恐。心之肺病:衄血吐血,洒淅畏寒。

16.《针灸集锦》(修订本)(郑魁山):行气活血,养阴安神。

17.《针灸腧穴学》(杨甲三):清虚热,安神志。

18.《临床针灸学》(徐笨人):通经活络,清心宁神。

19.《针灸腧穴手册》(杨子雨):通经活血,清热养阴。

20.《针灸探微》(谢文志):清心安神,益气固表。

21.《中医针灸通释·经脉腧穴学》(康锁彬):养阴清热,安神定志。

22.《针灸腧穴疗法》(李平华):滋养阴血,宁心安神。

23.《腧穴临床应用集萃》(马惠芳):清心安神,固表开音。

24.《新编实用腧穴学》(王玉兴):清心安神,开窍除热,凉血止血。

25.《中医针灸经穴集成》(刘冠军):滋养阴血,固表安神。

26.《腧穴学讲义》:清心火、安神固表。

27.《针灸辨证治疗学》(章逢润):安神宁心,益阴固表。

28.《石学敏针灸学》(石学敏):清心潜阳,安神固表。

29.《珍珠囊穴性赋》(张秀玉):阴郄凉血止吐血。

30.《腧穴类编》(王富春):滋养阴血,固表安神。

31.《传统实用针灸学》(范其云):通经活血,清热养阴。

32.《临床常用百穴精解》(王云凯):平补平泻法,疏通经络,宁心安神。补法:滋阴养血安神。泻法:清心火,除虚烦。

【古今应用辑要】

1. 古代文献摘录

(1)《针灸资生经》:心痛,阴郄、行间。心烦、舌强:阴郄、中冲。多惊:阴郄、间使、二间、厉兑。衄血:阴郄、迎香。

(2)《百症赋》:盗汗,阴郄、后溪。寒栗恶寒:二间、阴郄。

2. 现代研究进展

赵嘉勇等治疗组针刺阴郄配复溜穴为主治疗颅脑损伤术后气阴两虚汗证患者36例,其中神倦乏力加中脘、脾俞、足三里、三阴交,咽干口渴加列缺、照海;对照组口服生脉饮治疗36例。治疗组、对照组止汗疗效总有效率分别为94.44%和72.22%,治疗组疗效明显优于对照组,且治疗组日汗出时间及日汗出量降低程度均优于对照组[赵嘉勇,孟宏.针刺治疗颅脑损伤术后气阴两虚汗证36例.针灸临床杂志,2013,29(8):37-39]。

【安全针刺法】直刺0.3~0.5寸,可灸。

膏　肓

【定位】在背部,当第四胸椎棘突下旁开3寸。

【类属】属足太阳膀胱经。

【穴性】滋阴润肺,补虚益损,通络止痛。

【主治病证】

1. 肺肾阴虚、阴虚火旺之肺痨、咳嗽、气喘、咯血、骨蒸盗汗诸病症。

2. 肺气亏虚、气血不足咳嗽、喘息、健忘、遗精、虚损不足诸病症。

3. 经脉痹阻之肩胛背痛诸症。

【常用配伍】

1. 本穴经配伍,针刺补法或补泻兼施,补虚培元、滋阴降火、润肺止咳,如配肺俞、鱼际、足三里、三阴交、太溪、然谷,治疗肺肾阴虚之肺痨咯血、骨蒸潮热;配太渊、太溪、肺俞、肾俞,治疗肺肾阴虚之咳嗽、气喘。

2. 配复溜、阴郄、合谷,针补复溜,泻合谷,滋阴敛汗,治疗阴虚盗汗。

3. 配定喘、肺俞、天突、太渊、足三里,针刺补泻兼施,补益肺脾、止咳平喘,治疗肺脾气虚之咳嗽、哮喘。

4. 配足三里、膈俞、气海、关元,针刺补法,补益气血,治疗气血亏虚之虚损不足、体弱形瘦。

5. 配心俞、神门、百会、太溪、三阴交,针刺补法,补肾养心,治疗心肾不交之健忘、失眠、遗精等。

【穴性文献辑录】

1.《灵枢》:本穴主治久病虚损。

2.《千金要方》:灸之无疾不愈。又:无所不治,主羸瘦虚损,梦中失精,上气咳逆,狂惑妄误,灸两胛中各一处至六百壮,多至千壮。再:灸讫后令人阳气康盛。

3.《千金翼方》:无所不治,主羸瘦虚损,梦中失精,上气咳逆,狂惑妄误,灸两胛中各一处至六百壮,多至千壮。

4.《外台秘要》:灸之无疾不愈。又:无所不治,主羸瘦虚损,梦中失精,上气咳逆,狂惑妄误,灸两胛中各一处至六百壮,多至千壮。再:主无所不疗,诸羸弱瘦损,梦中失精,上气咳逆,狂惑妄误。

5.《医心方》:主无所不治,诸羸弱瘦损,梦中失精,上气咳逆,狂惑妄误。

6.《太平圣惠方》:灸之无疾不愈。又:无所不治,主羸瘦虚损,梦中失精,上气咳逆,狂惑妄误,灸两胛中各一处至六百壮,多至千壮。

7.《铜人腧穴针灸图经》:灸之无疾不愈。又:无所不治,主羸瘦虚损,梦中失精,上气咳逆,狂惑妄误,灸两胛中各一处至六百壮,多至千壮。

8.《针灸资生经》:无所不治,主羸瘦虚损,梦中失精,上气咳逆,狂惑妄误,灸两胛中各一处至六百壮,多至千壮。

9.《西方子明堂灸经》:此穴无所不治,主羸瘦虚损,梦中失精,上气咳逆,狂惑。

10.《普济方》:无所不治,主羸瘦虚损,梦中失精,上气咳逆,狂惑妄误,灸两胛中各一处至六百壮,多至千壮。

11.《针灸聚英》:灸之无疾不愈。又:主无所不疗,羸瘦虚损,传尸骨蒸,梦中失精,上气咳逆,发狂健忘,痰病。

12.《古今医统大全》:主治百病无所不疗,五劳七伤,诸病咳逆,痰火健忘。

13.《医学纲目》:此穴无病不治。

14.《针灸大成》:主无所不疗,羸瘦虚损,传尸骨蒸,梦中失精,上气咳逆,发狂健忘,痰病。

15.《行针指要歌》:或针劳,须向膏肓及百劳。

16.《玉龙歌》:膏肓二穴治病劳。

17.《针方六集》:无所不疗,一切痰饮虚损劳瘵,传尸骨蒸,痈疽发背并治之。

18.《经穴解》:膏肓腧之本经病,羸瘦虚损,传尸骨蒸,梦中失精,上气咳逆,发热健忘,痰病。

19.《循经考穴编》:主五劳七伤,诸虚百损,传尸痨瘵,骨蒸盗汗,吐血咳血,举重失力,四肢倦怠,目眩头晕,脾胃虚弱,噎膈翻胃,痈疽发背。

20.《采艾编翼》:无所不疗,劳伤积病。

21.《针灸逢源》:治上气咳逆,痰火噎膈,梦遗,痼冷,虚劳诸病。

22.《勉学堂针灸集成》:灸之无疾不愈。又:主阳气亏弱,诸虚痼冷,梦遗,上气咳逆,噎膈,狂惑忘误,百病,尤治痰饮诸痰。

23.《针灸精粹》:补阳气,益气振阳。

24.《针灸学简编》:主治肺结核,骨蒸盗汗,吐血,咳血,咳逆上气,哮喘,四肢倦怠,头晕目眩,健忘,遗精,噎膈,呕吐,痈疽发背,支气管炎,胸膜炎,神经衰弱等。多用于治疗慢性疾病,常灸此穴有强壮身体的作用。又:通宣理肺,益气补虚。

25.《针灸集锦》(修订本)(郑魁山):清肺养阴,补虚益损。

26.《针灸腧穴学》(杨甲三):补虚益损,调理肺气。

27.《临床针灸学》(徐笨人):补肺健脾,益气补虚。

28.《针灸心悟》(孙震寰):膏肓填损理劳。又:闻之膏肓俞益精气而补虚损。再:喜以恐胜悲以喜,劳损短少膏肓司。

29.《针灸腧穴手册》(杨子雨):补虚益损,疏经活络。

30.《针灸探微》(谢文志):通宣理肺,益气补虚。

31.《中医针灸通释·经脉腧穴学》(康锁彬):补虚益损,调理肺气。

32.《腧穴临床应用集萃》(马惠芳):补虚益损,调理肺气。

33.《新编实用腧穴学》(王玉兴):养阴润肺,益气健脾。

34.《中医针灸经穴集成》(刘冠军):补虚损,理肺气。

35.《腧穴学讲义》:理肺气,补虚损。

36.《针灸辨证治疗学》(章逢润):滋肺健脾,益肾培元,补气宁神。

37.《石学敏针灸学》(石学敏):健脾胃,补肺虚,培肾元,宁心神。

38.《珍珠囊穴性赋》(张秀玉):膏肓主骨蒸盗汗。

39.《传统实用针灸学》(范其云):补虚益损,疏经活络。

【古今应用辑要】

1. 古代文献摘录

(1)《针灸资生经》:肩背痛,膏肓俞、肩井。又:健忘,膏肓俞、神道、幽门、列缺。再:久咳宜灸膏肓,次久肺俞。

(2)《普济方》:灸两胛中各一处至六百壮,多至千壮。

(3)《针灸大成》:入年二旬后方可灸刺二穴,仍灸三里二穴引火下行,以固其本,若年幼而灸之恐火气盛上焦作热。

(4)《玉龙歌》:膏肓二穴治病劳。

(5)《行针指要歌》:虚劳,膏肓、百劳。又:或针老,须向膏肓及百劳。

(6)《类经图翼》:兼陶道、身柱、肺俞治虚损五劳七伤紧要之穴。

(7)《勉学堂针灸集成》:兼陶道、身柱、肺俞治虚损五劳七伤紧要之穴。

(8)《针灸学简编》:配肺俞、肾俞、中府、膻中、足三里治肺结核;配肺俞、定喘、膻中、足三里治哮喘;配大椎、曲池、气海、关元、足三里治气虚血虚体弱形瘦。

2. 现代研究进展

雒成林等艾灸膏肓穴为主,配气海、足三里、至阴穴治疗风湿寒性关节痛患者147例,近期治愈128例,显效12例,有效7例,全部获效[雒成林,张弘强,刘世惊.膏肓灸法治疗风湿寒性关节痛147例.中国民间疗法,2002,10(9):9-10]。

【安全针刺法】斜刺0.5~0.8寸,可灸。

然　谷

【定位】在足内侧缘,足舟骨粗隆下方,赤白肉际处。

【类属】属足少阴肾经,为该经荥穴。

【穴性】滋阴补肾,清热利湿,通络止痛。

【主治病证】

1. 肾阴虚之遗精、阳萎、白浊、咽喉肿痛、咯血、潮热、盗汗、消渴、心悸、月经不调、善恐、小儿脐风诸病症。

2. 湿热下注之阴痒、小便不利、泄泻诸病症。

3. 经脉痹阻之足跗肿痛、下肢痿痹诸症。

【常用配伍】

1. 本穴经配伍,针刺补法,补益肾气,如配肾俞、志室、气海、三阴交,治疗肾虚遗精、阳萎;配肾俞、关元、三阴交、太溪,治疗肾虚月经不调;配关元、子宫、大赫,治疗肾虚阴挺。

2. 本穴经配伍,针刺补法,温补肾阳,利水消肿,如配肾俞、命门、水分、太溪,治疗肾阳虚水肿;配肾俞、命门、中脘、足三里,治疗脾肾阳虚泄泻。

3. 本穴经配伍,针刺补泻兼施,滋阴清虚热,如配肾俞、太溪、复溜、太冲,治疗肾阴虚下消,消渴多饮、多尿;配尺泽、鱼际、孔最、颈百劳,治疗阴虚火旺之咯血;配阴郄、复溜、太溪、三阴交,治疗阴虚潮热、盗汗、心烦、咽喉干痛。

4. 本穴经配伍,针刺泻法,清热利湿,如配中极、下髎、蠡沟、三阴交,治疗湿热下注之阴痒;配中极、水道,治疗膀胱湿热之癃闭、小便不利、淋证;配阳陵泉、期门、至阳、太冲,治疗湿热中阻之黄疸、胸胁痛。

5. 配八风、太冲、涌泉,针刺平补平泻法,通络止痛,治疗经气不利之足趾疼痛。

【穴性文献辑要】

1.《灵枢》:主厥心痛,痛如以锥针刺其心,心痛甚者,脾心痛也。

2.《素问》:邪客于足少阴之络,令人卒心痛,暴胀,胸胁支满。

3.《针灸甲乙经》:热病。又:胸中寒,脉代时至,上重下轻,足不能地,少腹胀,上抢心,胸楢满,咳唾有血。再:消渴,黄疸,足一寒一热,舌纵,烦满。主足寒。

4.《黄帝明堂经》:主热病烦心,足寒清,多汗……胸中寒,脉代时不至,上重下轻,足不能安地,少腹胀,上抢心,胸胁楢满,咳唾有血。萎厥、癫疾,洞泻……小儿脐风,口不开,善惊。

5.《备急千金要方》:然谷主胸中寒,咳唾有血。又:主洞泄不化。再:主温疟汗出。

6.《千金翼方》:石水。

7.《医心方》:主不嗜食,热病烦心,足寒清,嗌内肿,上重下轻,女子不孕,男子精溢黄疸。

8.《铜人腧穴针灸图经》:初生小儿脐风口噤,萎厥洞泄。

9.《扁鹊神应针灸玉龙经》:寒湿脚气,疥疮,痛痒,小儿脐风口噤。

10.《类经图翼》:此穴主泻肾脏之热,若治伤寒,亦宜出血。

11.《经穴解》:肾之本病:足跗肿不得履地,淋沥白浊,妇人无子,痿厥,胻疫不能久立,足一寒一热,男子泄精,阴挺出,月事不调,阴痒,小腹胀,上抢胸。肾之肝病:心恐惧,如人将捕之,寒疝,小儿脐风口噤。肾之脾病:消渴。肾之心病:舌纵烦满,心痛如刺,暴胀,胸胁支满,无积。肾之肺病:咽内肿,不能纳唾,不能出唾,涎出喘呼少气,咳唾血,喉痹,自汗盗汗。

12.《针灸精粹》:益肾振阳。

13.《针灸集锦》(修订本)(郑魁山):滋阴补肾,清热利湿。

14.《针灸腧穴学》(杨甲三):退肾热,益肾阴,理下焦,利水湿。

15.《临床针灸学》(徐笨人):清热利湿,补肾调经。

16.《针灸心悟》(孙震寰):滋肾阴,补肾阳。

17.《针灸腧穴手册》(杨子雨):滋阴补肾,清热利湿,和血解毒。

18.《针灸探微》(谢文志):清热利湿,补肾调经。

19.《中医针灸通释·经脉腧穴学》(康锁彬):清退虚热,补益肾阴,调理下焦,利水祛湿。

20.《针灸腧穴疗法》(李平华):益肾调经,清热利湿。

21.《腧穴临床应用集萃》(马惠芳):滋阴补肾,清热利湿。

22.《新编实用腧穴学》(王玉兴):滋肾益精,通利下焦,清泄虚热。

23.《中医针灸经穴集成》(刘冠军):退肾热,疏厥气,理下焦。

24.《腧穴学讲义》:退肾热,疏厥气,理下焦。

25.《针灸辨证治疗学》(章逢润):滋阴补肾,清利湿热。

26.《石学敏针灸学》(石学敏):滋肾阴,清虚热,利膀胱,理下焦。

27.《腧穴类编》(王富春):滋阴补肾,清热利湿,通调下焦。

28.《传统实用针灸学》(范其云):滋阴补肾,清热利湿,和血解毒。

【古今应用辑要】

1. 古代文献摘录

(1)《灵枢》:热病烦心,痛如锥刺其心,心痛甚者,脾心痛也,取然谷、太溪。又:厥心痛,痛如以锥针刺其心,心痛甚者,脾心痛也,取之然谷、太溪。

(2)《针灸甲乙经》:热痛,烦心,足寒清,多汗,先取然谷,后取太溪……补之。瘈互引,身热,然谷、谚语主之。又:凡热病,烦心,足寒清,多汗,先取然谷,后取太溪、大指间动脉,皆先补之。再:寒热取五处及天柱、风池……然谷、至阴、昆仑主之。

(3)《黄帝明堂经》:主热病烦心,足寒清,多汗,先取然谷,后取太溪、大指间动脉,皆先补之。

(4)《脉经》:肾病,其色黑,其气虚弱,吸吸少气,两耳若聋,腰痛,时时失精,饮食减少,膝以下清,其脉沉滑而迟,此为可治……夏刺然谷,季夏刺太溪,皆泻之。又:喉痹哽咽寒热,涌泉、然谷。

(5)《黄帝内经太素》:厥心痛与背相引善瘛,如从后触其心,身伛偻者,肾心痛也。先取京骨、昆仑,发针立已;不已,取然谷。

(6)《备急千金要方》:妇人绝子,灸然谷五十壮。又:脾心痛,取然谷。再:肾病,其色黑,其气虚弱,吸吸少气,两耳若聋,腰痛,时时失精,饮食减少,膝以下清,其脉沉滑而迟,此为可治……夏刺然谷。

(7)《千金翼方》:绝子,灸然谷五十壮。又:石水,灸然谷。再:中管、大陵、劳宫、三里、然谷……主黄疸。然谷、阳陵泉主心中惕惕恐人将捕之。

(8)《针灸资生经》:疟多汗,然谷、昆仑。

(9)《云岐子论经络迎随补泻法》:厥心痛,痛如以锥针刺其心,心痛甚者,脾心痛也,取之然谷、太溪。

2. 现代研究进展

旷秋和采用然谷穴三棱针点刺出血治疗气滞血瘀型胸痹、虚火上炎型喉痹,穴位注射治疗足跟痛以及针刺泻法治疗湿热下注型血淋,临床疗效满意[旷秋和.然谷穴的临床应用举隅.针灸临床杂志,2010,26(1):29-30]。

【安全针刺法】直刺0.5~0.8寸,可灸。

太　溪

【定位】在足内侧,内踝后方,当内踝尖与跟腱之间的凹陷处。

【类属】属足少阴肾经,为该经输穴、原穴。

【穴性】滋阴补肾,通络止痛。

【主治病证】
1. 肾阴虚、虚火上炎之咽喉肿痛、咳喘、咯血、齿痛、头痛、眩晕、耳鸣、耳聋、消渴诸病症。
2. 肾精亏虚、肾气不足之月经不调、遗精、阳萎、小便不利、泄泻、失眠、健忘、腰脊痛诸病症。
3. 经脉痹阻之腰脊痛、下肢厥冷、内踝肿痛诸症。

【常用配伍】
1. 配肾俞、风池、百会、悬颅、飞扬、太冲,针刺补泻兼施,滋阴潜阳,治疗肝肾阴虚、阴虚阳亢之头痛、眩晕。
2. 配听会、耳门、曲泉、复溜,针刺补法,滋阴聪耳,治疗肾阴虚耳鸣、耳聋。
3. 配照海、鱼际、少泽、廉泉,针刺补泻兼施,滋阴降火、清咽利喉,治疗阴虚火旺之咽喉疼痛、咽干口燥。
4. 配颊车、下关、合谷、行间,针刺补泻兼施,养阴清热、疏泄阳明,治疗阴虚胃火牙痛。
5. 配尺泽、鱼际、孔最、列缺,针刺补泻兼施,滋水清金、凉血止血,治疗阴虚火旺之咳血、咯血。
6. 配肾俞、志室、关元、气海、三阴交,针刺补法,补益肾气,治疗肾虚阳萎、遗精、滑精、男子不育、遗尿、小便频数等。
7. 配肾俞、命门、关元、三阴交,针刺补法,调理冲任、补养精血,治疗肾虚冲任失养之月经不调、闭经、女子不孕、带下等。
8. 配复溜、关元、百会,针刺补法,补益肾精,治疗髓海空虚之眩晕。
9. 配脾俞、关元、气海、中极、足三里、阴陵泉,针刺补法或补泻兼施,温肾补脾,治疗脾肾阳虚水肿、小便不利、泄泻、带下、不孕等。

10. 配肺俞、太渊、气海、复溜,针刺补法,补益肺肾,治疗肺肾气虚之虚喘、哮证。

11. 配内关、神门、心俞、三阴交,针刺补泻兼施,交通心肾,治疗心肾不交之失眠、多梦、健忘等。

12. 配肾俞、腰阳关、命门、阳陵泉、委中,针刺平补平泻法,补肾强腰,治疗肾虚腰痛、臀腿痛等。

14. 配昆仑、丘墟、申脉,针刺平补平泻法,疏通经络,治疗经脉痹阻之下肢及内踝肿痛等。

【穴性文献辑要】

1.《灵枢》:主厥心痛,痛如以锥针刺其心。喘咳。

2.《素问》:足少阴之疟,令人呕吐甚,多寒热,热多寒少,欲闭户牖而处,其痛难也。

3.《针灸甲乙经》:热痛,烦心,足寒清……又:热病汗不出……再:胞中有大疝瘕积聚,与阴相引而痛,苦涌泄上下出……再:厥气上楦。

4.《黄帝明堂经》:主热病汗不出……寒厥,足热。胞中有大疝瘕积聚,与阴相引而痛,苦涌泄上下出……消瘅,善噫,气走喉咽而不能言,手足清,溺黄,大便难,嗌中肿痛,唾血,口中热,唾如胶。

5.《备急千金要方》:主心痛如锥刺,甚者手足寒至节不息者,死。又:主少腹热而偏痛。再:主腹中相引痛。

6.《千金翼方》:肾咳。

7.《外台秘要》:主久疟,咳逆,心闷不得卧,呕甚,热多寒少,欲闭户而处,寒厥,足热;肾胀,热病汗不出,默默嗜卧,尿黄,少腹热,嗌中痛,腹胀内肿,涎下,厥心痛如锥刺其心,心痛甚者,脾心痛也。

8.《太平圣惠方》:足胫寒,鼻衄不止。又:小儿阴肿。

9.《医学纲目》:喘满痰实。

10.《类经图翼》:主治热病汗不出,伤寒手足逆冷,嗜卧,咳嗽……脉沉手足寒……寒疝、疬癖。

11.《经穴解》:肾之本病,热病汗不出,默默嗜卧,溺黄,伤寒手足厥冷,大便难,消疸。肾之肝病:寒疝,胸胁痛,瘦瘠,寒热,久疟咳逆。肾之脾病:呕吐痰实,口中如胶,善噫,痿,牙齿痛,疬癖。肾之心病:心痛如锥刺,心脉沉,手足寒至节,喘息者死,唾血。肾之肺病:咳嗽不嗜食,咽肿。

12.《针灸精粹》:益肾振阳滋阴。

13.《针灸集锦》(修订本)(郑魁山):滋阴补肾,清热利湿。

14.《常用腧穴临床发挥》:辨证取穴,用补法,补肾气、益肾阴、健脑髓;配艾灸或烧山火,温补肾阳。局部取穴:用泻法,舒筋活络,配艾灸驱邪散滞;用补法,强壮筋骨。

15.《针灸腧穴学》(杨甲三):滋肾阴,退虚热,壮元阳,理胞宫,强腰膝。

16.《临床针灸学》(徐笨人):滋阴清热,益肾补虚。

17.《针灸心悟》(孙震寰):滋阴益肾。

18.《针灸腧穴手册》(杨子雨):滋阴补肾,协调经气。

19.《针灸探微》(谢文志):补肾调经,清热利尿。

20.《中医针灸通释·经脉腧穴学》(康锁彬):滋阴壮阳,清退虚热,调理胞宫,强壮腰膝。

21.《针灸腧穴疗法》(李平华):滋阴补肾,调理冲任。

22.《腧穴临床应用集萃》(马惠芳):滋阴益肾,培土生金。

23.《新编实用腧穴学》(王玉兴):回阳益肾,调理冲任,清肺止咳,清热祛湿。

24.《中医针灸经穴集成》(刘冠军):滋阴补肾,调理冲任。

25.《新编简明针灸学》:滋阴降火,培元补肾。

26.《腧穴学讲义》:益肾清热,健腰膝。

27.《针灸辨证治疗学》(章逢润):滋肾降火,通调冲任,清肺止嗽。

28.《石学敏针灸学》(石学敏):滋补下焦,调理冲任,清肺止嗽。

29.《珍珠囊穴性赋》(张秀玉):益肾纳气,要觅于太溪。

30.《腧穴类编》(王富春):滋阴补肾,调理冲任,强健腰膝。

31.《传统实用针灸学》(范其云):益肾阴,清虚热,健腰膝。

32.《临床常用百穴精解》(王云凯):平补平泻法,疏通经脉,通利三焦。补法:补肾气,益肾阴,健脑髓,强腰膝。补而加灸或烧山火,可补肾气,壮元阳。泻法:清肾经之虚火,泻下焦湿热。

【古今应用辑要】

1. 古代文献摘录

(1)《针灸甲乙经》:热痛,烦心,足寒清,多汗,先取然谷,后取太溪……补之。又:热病汗不出,默默嗜卧,尿黄,少腹热,嗌中痛,腹胀内肿涎下,心痛如锥刺,太溪补之。再:胞中有大疝瘕积聚,与阴相引而痛,苦涌泄上下出,补尺泽、太溪。再:厥心痛,如锥刺其心,心痛痛甚者,脾心痛也,取然谷,太溪。

(2)《黄帝明堂经》:胞中有大疝瘕积聚,与阴相引而痛,苦涌泄上下出,补尺泽、太溪、手阳明寸口,皆补之。

(3)《伤寒论》:少阴病,手足厥冷,发热者不死,脉不止者,灸少阴七壮(活人书云灸太溪)。

(4)《脉经》:左手关后尺中阳绝者,无膀胱脉也。苦冷逆,妇人月使不调,三月则闭,男子失精,尿有余沥。刺足少阴治阴,在内踝下动脉(即太溪穴也)。

(5)《备急千金要方》:肾病,其色黑,其气虚弱,吸吸少气,两耳若聋,腰痛,时时失精,饮食减少,膝以下清,其脉沉滑而迟,此为可治……季夏刺太溪,皆泻之。又:凡热病烦心,足寒清,多汗,先取然谷,后取太溪……皆先补之。再:配太溪治脾心痛。

(6)《千金翼方》:肾咳刺足太溪。

(7)《针灸资生经》:寒疝,太溪、行间、肓俞、肝俞。

(8)《云岐子论经络迎随补泻法》:伤寒邪在三阴……如脉沉而腹痛,过在足少阴肾,手厥阴心包,刺太溪、大陵。又:伤寒阴病欲绝当灸太溪穴。再:心痛脉沉取肾原穴。再:伤寒经与里合灸太溪七壮。

(9)《秘传常山杨敬斋针灸全书》:肾厥头痛,太溪、肾俞、后溪、太渊。

(10)《针灸大成》:唾血振寒,太溪、足三里、列缺、太渊。

(11)《百症赋》:配商阳治寒疟。

(12)《类经图翼》:热痰嗽,太溪、肺俞、膻中、尺泽。

2. 现代研究进展

(1)魏建子等采用自行研制的穴位伏安特性检测系统,对33例气虚患者和77例正常人太渊、太溪穴伏安特性进行检测,比较气虚患者和正常人穴位伏安特性的差异。结果显示正常人和气虚患者穴位伏安特性曲线呈非线性特征,且增程曲线与减程曲线不重合。在2~7μA多个扫描电流处气虚患者太渊、太溪两穴电阻与正常人比较存在显著差异,气虚患者穴位电阻明显低于正常人[魏建子,沈雪勇,周钮,等.气虚患者太渊太溪穴伏安特性.辽宁中医杂志,2007,34(5):547]。

(2)王存安等治疗组针刺太溪穴为主,辨证配合中药及自我按摩治疗气血虚弱、肝肾不足型视疲劳综合征患者36例,对照组辨证使用中药治疗36例。治疗组总有效率97.2%,对照组总有效率83.3%,治疗组疗效明显优于对照组[王存安,房毅.针刺太溪穴为主治疗视疲劳综合征.河南中医,2001,21(5):54]。

(3)宋媛媛等针刺太溪、三阴交治疗肾虚血瘀型原发性痛经,针灸太溪、关元治疗肾阳虚型泄泻,临床疗效满意[宋媛媛,张巍,陈以国.太溪穴临床应用举隅.吉林中医药,2009,29(3):236-237]。

(4)蔡晓刚针刺太溪穴为主治疗血虚阴亏型习惯性便秘、虚火上炎型牙痛,临床疗效满意[蔡晓刚.太溪穴临床应用举隅.上海中医药杂志,2003,37(9):50-51]。

(5)杨挺宇针刺太溪、神门、少海、三阴交、足三里、内关、阳陵泉治疗心脾肾虚损型失眠,临床疗效满意[杨挺宇.针刺顽固性失眠治验三则.环球中医药,2008,1(5):31-32]。

(6)方震治疗组针刺治疗神经性耳聋患者30例,局部穴位取听宫、听会、翳风,虚证配百会、太溪、关元,实证配中渚、合谷、外关等;对照组采用复方丹参注射液、三磷酸腺苷及注射用辅酶A静脉滴注,结果显示治疗组总有效率85.37%,对照组总有效率57.50%,两组比较差异有统计学意义(P<0.05),治疗组疗效优于对照组[方震.针刺治疗神经性耳聋30例.江西中医药,2007,38(10):57]。

（7）崔永堂等针刺太溪为主治疗痛经患者 32 例，其中脾胃湿热气滞、恶心呕吐配足三里，痛引会阴加中极。结果 21 例 1~2 次治愈，8 例 3~4 次治愈，3 例治疗 4 次后疼痛消失但遇冷时有轻微腹部不适感，总有效率 100%［崔永堂，李怀珍.太溪穴在临床中的应用.衡阳医学院学报，2001，29（3）:321-322］。

（8）王志平等采用远近配穴法针补太溪、照海，针泻人迎治疗阴虚喉痹患者 126 例，总有效率 84.44%［王志平，杨宣舒.远近配穴法治疗阴虚喉痹 126 例临床观察.重庆中医药杂志，1987，（3）:33-34］。

【安全针刺法】直刺 0.5~0.8 寸，可灸。

大　钟

【定位】在足内侧，内踝下方，当跟腱附着部的内侧前方凹陷处。

【类属】属足少阴肾经，为该经络穴。

【穴性】滋阴补肾，通络壮骨。

【主治病证】

1. 肾阴亏虚之气喘、咳血诸症。

2. 肾气亏虚之痴呆、嗜卧、癃闭、小便不利、月经不调诸病症。

3. 经脉痹阻之足跟痛、腰脊强痛诸症。

【常用配伍】

1. 配郄门、神门、太溪，针刺补泻兼施，滋阴宁神，治疗心阴亏虚之心悸、失眠、惊恐不安等。

2. 配心俞、尺泽、孔最、鱼际、然谷，针刺泻法，滋阴降火、凉血止血，治疗阴虚火旺之咳喘、唾血等。

3. 配天枢、石关、太溪，针刺补泻兼施，养阴通便，治疗阴虚便秘。

4. 配定喘、肺俞、肾俞、太溪，针刺补法，治疗肾气亏虚、肾不纳气之虚喘。

5. 配通里、三阴交、太溪，针刺补法，补益肾气、疏通心络，治疗肾气虚之懒言嗜卧。

6. 配肾俞、关元、三阴交，针刺补法，补肾调经，治疗肾虚月经不调。

7. 配膀胱俞、关元、中极、委阳、三阴交，针刺补泻兼施，补益肾气、通调膀胱，治疗肾虚小便不利、癃闭等。

8. 配肾俞、腰阳关、委中、太溪，针刺补法，补肾壮腰，治疗肾虚腰脊强痛。

9. 配委中、昆仑、太溪，针刺平补平泻法，舒筋利节，治疗经脉痹阻之足跟肿痛。

【穴性文献辑要】

1.《灵枢》:气逆则烦闷，实则闭癃，虚则腰痛。

2.《针灸甲乙经》:疟多寒少热。又:腰脊相引如解，实则闭癃，凄凄腰脊痛，宛转，目循循，嗜卧，口中热，虚则腰痛，寒厥，烦心闷。

3.《黄帝明堂经》:主疟多寒少热……实则闭癃……虚则腰痛，寒厥，烦心闷。

4.《备急千金要方》:大钟主多寒少热。又:大钟、太溪主烦心满呕。

5.《千金翼方》:大钟、郄门主惊恐畏人，神气不足。

6.《外台秘要》:主实则闭癃，凄凄腰脊强痛，嗜卧，口中热，虚则腰痛，寒厥，烦心，闷喘，少气不足以息。

7.《圣济总录》:虚则呕逆，多寒，欲闭户而处，少气不足，胸胀，喘息，舌干，喘中食噎不得下，善惊恐不乐，喉中鸣，咳唾血。

8.《标幽赋》:心性呆痴。

9.《针灸大成》:实则闭癃泻之，虚则腰痛补之。

10.《经穴解》:肾之本病，腰脊痛，淋沥，腰脊强，善惊恐不乐，口中热，多寒，欲闭户而处，闭癃。肾之脾病:呕吐，腹满便难，嗜卧。肾之心病:舌干。肾之肺病:肺胀喘息，少气不足，洒淅，咽中食噎不得下，喉中鸣，咳唾气逆，烦闷。

11.《循经考穴编》:主虚则呕逆多寒，实则小便淋涩，大便秘结，又主心性痴呆，足跟痛。

12.《针灸集锦》（修订本）（郑魁山）:滋肾清肺。

13.《针灸腧穴学》(杨甲三):益肾,清热,安神。

14.《临床针灸学》(徐笨人):补肾和血,镇静安神。

15.《针灸腧穴手册》(杨子雨):益肾活络,强壮筋骨。

16.《针灸探微》(谢文志):安神定志,清热利湿。

17.《中医针灸通释·经脉腧穴学》(康锁彬):益肾固本,安神定惊。

18.《针灸腧穴疗法》(李平华):补肾气,强筋骨。

19.《腧穴临床应用集萃》(马惠芳):利水消肿,益肾调经,清热安神。

20.《新编实用腧穴学》(王玉兴):利水调经,清热降逆,通经活络。

21.《中医针灸经穴集成》(刘冠军):强腰壮骨,清脑安神。

22.《腧穴学讲义》:调肾和血,益神。

23.《针灸辨证治疗学》(章逢润):调气和血,益肾安神。

24.《石学敏针灸学》(石学敏):调气和血,补益肾经。

25.《腧穴类编》(王富春):安神清脑,强壮腰骨。

26.《传统实用针灸学》(范其云):益肾活络,强壮筋骨。

【古今应用辑要】

1. 古代文献摘录

《针灸资生经》:口中热,大钟、少冲。又:配郄门治惊恐畏人、神气不足。

2. 现代研究进展

秦玉革采取以意行气的补法针刺大钟穴治疗虚证腰脊痛患者 52 例,痊愈 41 例,显效 5 例,好转 2 例,无效 4 例,总有效率 92.3%[秦玉革.以意行气针刺大钟穴治疗虚证腰脊痛 52 例.中国民间疗法,2005,13(9):11-12]。

【安全针刺法】直刺 0.3~0.5 寸,可灸。

照　海

【定位】在足内侧,内踝尖下方凹陷处。

【类属】属足少阴肾经。为八脉交会穴之一,通于阴跷脉。

【穴性】滋阴补肾,调理跷脉。

【主治病证】

1. 肾阴亏虚之惊恐不安、痫证夜发、咽喉干痛、暴喑诸症。

2. 肾气不足之月经不调、赤白带下、阴挺、阴痒、小便频数、癃闭诸病证。

3. 跷脉功能失司之失眠、嗜卧诸症。

【常用配伍】

1. 配扶突、列缺、合谷、太溪,针刺补泻兼施,滋阴利咽,治疗阴虚火旺之咽喉肿痛、音哑、暴喑等。

2. 配神门、三阴交、百会,针刺补法,交通心肾,治疗心肾不交之失眠、多梦等。

3. 配大陵、神门、太溪,针刺补法,滋阴安神,治疗阴虚失眠。

4. 配神庭、二间、阴交、大巨,针刺泻法,泻阴补阳、调理跷脉,治疗阴盛阳衰之嗜卧。

5. 配神堂、通里、太溪、肾俞,针刺补法,定惊宁神,治疗肾虚惊恐不安。

6. 配太溪、太冲、百会,针刺补泻兼施,滋阴潜阳,治疗水不涵木之眩晕。

7. 配孔最、尺泽,针刺补泻兼施,滋阴泻火,治疗阴虚干咳、咯血等。

8. 配支沟、章门、太白,针刺补泻兼施,滋阴通腑,治疗阴虚气滞之便秘。

9. 配肾俞、关元、血海、三阴交、太溪,针刺补法,补肾调经,治疗肾虚月经不调、痛经等。

10. 配肾俞、带脉、中极、次髎,针刺补泻兼施,补肾止带,治疗肾虚带下。

11. 配关元、归来、子宫、大赫,针刺补法,益阴升阳举陷,治疗肾虚阴挺。

12. 配肾俞、水分、中极、阴谷,针刺补泻兼施,补肾化气,治疗肾虚气化不利之小便频数、小便不利、水肿等。

13. 配太冲、昆仑、悬钟,针刺平补平泻法,疏经通络,治疗下肢痿痹、足踝疼痛等。

【穴性文献辑录】

1.《灵枢》:主癃。又:目中赤痛从内眦始。

2.《素问》:妇人漏下赤白,四肢瘦削。月经不断。又:病不知所痛,两跷马上。

3.《针灸甲乙经》:目痛引眦,少腹偏痛,背伛,瘈疭,视昏,嗜卧。惊,善悲不乐如堕坠,汗不出,面尘黑病,饥不欲食。卒疝,少腹痛。目中赤痛,从内眦始。又:女子不下月水。妇人阴挺出,四肢淫泺,身闷。偏枯不能行,大风默默不知所痛,视如见星,溺黄,小腹热,干咽。

4.《黄帝明堂经》:主目痛引眦,少腹偏痛,背(一作脊)伛,瘈疭,视昏,嗜卧,照海主之。泻左阴跷,取足左右少阴俞,先刺阴跷,后刺少阴,气在横骨上。惊,善悲不乐如堕坠,汗不出,面尘黑,病饿不欲食。卒疝少腹痛,照海主之,病在左取右,右取左,立已。阴暴起疝。痹,偏枯不能行,大风默默不知所痛,视如见星,溺黄,小腹热,咽干,照海主之,泻左阴跷,右少阴俞,先刺阴跷,后刺少阴,在横骨中。女子不下月水。妇人淋沥,阴挺出,四肢淫泺,身闷。

5.《备急千金要方》:女人漏下赤白,四肢酸削,阴挺下血,阴中肿或痒,漉清汁若葵汁,女子不下月水,痹,惊善悲不乐,如堕坠,汗不出。又:目痛,视如见星。

6.《千金翼方》:主卧惊,视如见鬼。

7.《外台秘要》:目痛引脊,少腹偏痛,呕,瘈疭,视昏,嗜卧,痉惊,喜悲不乐,如堕状,汗不出,面尘黑色,饥不欲食,卒疝,少腹痛,病者左取右,右取左立已;阴暴起,疝,女子不下月,妇人淋沥,阴挺出,四肢淫泺,心闷,暴疟及诸淋目中赤痛,偏枯不能行,大风默默不知所痛,视如见星,溺黄,少腹热,咽干,痹。

8.《医心方》:主卒疝,少腹痛,四肢淫泺,身闷,目痛,尿黄。

9.《太平圣惠方》:主卒疝,少腹痛,病者左取右,右取左立已。女子不下月水;惊善悲不乐,如堕坠,汗不出。面黑,饥不欲食,妇人淋沥阴挺出,四肢淫泺。又:心闷,暴疟及诸淋,目痛,小腹偏痛,呕逆,嗜卧,偏枯不能行,卧惊,视如见星,尿黄,小腹热,咽干。

10.《铜人腧穴针灸图经》:治嗌干,四肢懈惰,善悲不乐,久疟,卒疝,少腹痛,呕吐,嗜卧,大风偏枯,半身不遂,女子淋沥,阴挺出。

11.《圣济总录》:治嗌干,四肢懈惰,善悲不乐,久疟,卒疝,少腹痛,呕吐,嗜卧,大风偏枯,半身不遂,女子淋沥,阴挺出。

12.《西方子明堂灸经》:主嗌干,四肢懈怠堕,善悲不乐,久疟,卒疝,少腹痛,呕吐,嗜卧,大风偏枯,半身不遂,女子淋沥,阴挺出。又:阴暴起疝,少腹热而偏痛,大风默默,不知所痛,视如不明。

13.《标幽赋》:喉中闭塞。

14.《通玄指要赋》:四肢之懈惰,凭照海以消除。

15.《扁鹊神应针灸玉龙经》:伤寒发热……头风,胸满,酒积食癖,血痕,气块,肠漏血,大便闭结,小肠疝气,遗尿,女人产后血晕,经水不调。又:照海,通阴跷,在内踝四分,赤白肉际。治伤寒发热,咽喉肿痛,头风胸满,腹胀恶心,翻大钟 走太阳,在足跟冲中,当踝后,绕跟取。再:治胸腹喘逆少气,惊恐,口燥咽干,咳吐,喉中鸣,食噎烦闷,呕,腰疼,大便秘,嗜卧,口中热,小便不利。

16.《玉龙歌》:大便闭结不能通。

17.《普济方》:胎衣不下(肾),肠鸣下痢腹痛(大肠),妇人血积(肾心主),儿枕痛(胃、肝),难产(肝、肾),痿气(胃),食劳黄(脾、胃),肠风痒(大肠),癖病(肝、肺)足厥热(心主)。又:照海穴治咽酸。

18.《席弘赋》:取照海治喉中之闭塞。

19.《针灸聚英》:治咽干,心悲不乐,四肢懈惰,久疟,卒疝,呕吐,嗜卧,大风默默不知所痛,视如见星,小腹痛,妇女逆经,四肢淫泺,阴暴跳起或痒漉清汁,小腹偏痛,淋,阴挺出,月水不调。

20.《古今医统大全》:阴跷照海膈喉咙。

21.《医学纲目》:数日不大便,躁渴者。

22.《针灸大成》:瘨病夜发。又:治咽干,心悲不乐,四肢懈惰,久疟,卒疝,呕吐,嗜卧,大风默默不知所痛,视如见星,小腹痛,妇女逆经,四肢淫泺,阴暴跳起或痒漉清汁,小腹偏痛,淋,阴挺出,月水不调。

23.《针方六集》:治嗌干,悲恐,目如见星,呕吐,腹痛,久疟,暴疝,淋沥。阴挺,二便不调,腹内一切隐疾。

24.《类经图翼》:咽干,呕吐,四肢懈惰,嗜卧,善悲不乐,大风偏枯,半身不遂,久疟,卒疝,腹中气痛,小腹淋痛,阴挺出,月水不调。

25.《医学入门》:主发夜瘨,大便闭,消渴。

26.《经穴解》:肾之本病,小腹痛,小腹偏痛,淋。肾之肝病:卒疝,不寐,大风默默不知所痛,视如见星,妇女经逆,月水不调,四肢淫泺,四肢急惰,阴暴跳起,或痒,漉清汁,阴挺出,目赤痛至目内眦始。肾之脾病:呕吐嗜卧,唏。肾之肺病:咽干,心悲不乐。

27.《循经考穴编》:阴挺生疮。

28.《医宗金鉴》:主发夜瘨,大便闭,消渴。

29.《针灸逢源》:咽干,呕吐,四肢懈惰,嗜卧,善悲,久疟,卒疝,腹中气痛,淋病,阴挺出,月水不调。

30.《针灸精粹》:益肾阴。

31.《针灸集锦》(修订本)(郑魁山):滋阴补肾,清热利湿。

32.《针灸腧穴学》(杨甲三):滋肾阴,清虚热,利小便,宁神志,调经血。

33.《临床针灸学》(徐笨人):补肾调经,清热利咽。

34.《针灸心悟》(孙震寰):行气下气。

35.《针灸腧穴手册》(杨子雨):益肾痛经,化瘀解毒。

36.《针灸探微》(谢文志):清热利湿,补肾调经。

37.《中医针灸通释·经脉腧穴学》(康锁彬):滋补肾阴,清退虚热,通利小便,安神定志。调理经血。

38.《针灸腧穴疗法》(李平华):滋阴补肾,利咽安神。

39.《腧穴临床应用集萃》(马惠芳):滋阴调经,息风止痉,利咽安神。

40.《新编实用腧穴学》(王玉兴):滋肾利水,调理冲任,开窍宁神。

41.《中医针灸经穴集成》(刘冠军):滋阴补肾,利咽明目。

42.《新编简明针灸学》:滋阴清热,清心宁神,利咽止痛。

43.《腧穴学讲义》:清热,宁神,利咽喉。

44.《针灸辨证治疗学》(章逢润):利咽明目,宽利胸膈,通经安神。

45.《石学敏针灸学》(石学敏):调经和营,清利下焦,清心安神,利咽止痛。

46.《珍珠囊穴性赋》(张秀玉):滋补肾阴而治咽喉痹。

47.《腧穴类编》(王富春):滋阴补肾,利咽明目。

48.《传统实用针灸学》(范其云):清热,宁神,利咽喉。

49.《临床常用百穴精解》(王云凯):辨证取穴,平补平泻法:调理经血。补法:滋肾阴,利咽喉。泻法:清虚热,宁神志。

【古今应用辑要】

1. 古代文献摘录

(1)《灵枢》:瘨,阴跷、大敦。

(2)《针灸甲乙经》:癫狂,互引僵仆:申脉、阴跷、京骨。又:痉,取之阴跷及三毛上,及血络出血。又:痹,会阴及太渊、消泺、照海主之。

(3)《备急千金要方》:嗌干,复溜、照海、太冲、中封。咽偏肿不可以咽:前谷、照海、中封。少腹热而偏痛:关元、委中、照海、太溪。腹中满暴痛汗出:巨阙、上管、石门、阴跷。尿黄,水道不通:京门、照海。阴暴出,淋漏,月水不来而多闷,心下痛:水泉、照海。

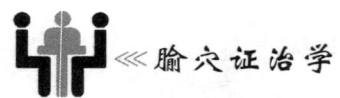

(4)《千金翼方》:狂癫惊走风,恍惚,瞋喜骂笑,欢笑鬼语,吐舌,悉灸上星、魄户……阴跷、足跟随年壮。

(5)《外台秘要》:热痛烦心,足寒清,多汗:然谷、太溪、大指动脉间。

(6)《针灸资生经》:妇人阴挺,曲泉、水泉、照海。

(7)《标幽赋》:下胎衣,外关、照海。

(8)《通玄指要赋》:四肢之懈惰,凭照海以消除。

(9)《席弘赋》:七疝小腹痛,照海、三阴交、曲泉、气海、关元。又:咽喉痛,百会、太冲、照海、三阴交。

(10)《拦江赋》:痰涎壅塞及咽干、噤口,用三棱针放血。

(11)《古今医统大全》:疝气,照海、章门、太白、气海、足三里。

(12)《针灸大成》:足踝以下病,照海、申脉。红肿脚气生疮:照海、昆仑、京骨、委中、足三里、三阴交。穿跟草鞋风:照海、丘墟、商丘、昆仑、太冲、解溪。马痫:照海、鸠尾、心俞。大便闭塞:照海、太白、章门。

(13)《百症赋》:大敦照海,患寒疝而善蠲。

(14)《玉龙歌》:腹内肿块,内关、照海。胎衣不下:阴跷、阳维。又:照海、支沟,通大便之秘。

(15)《杂病穴法歌》:下胞衣,照海,内关。

2.现代研究进展

(1)黄俊山针药结合组针刺照海、申脉为主配合松郁安神方治疗肝郁化火型不寐患者40例,针刺组及中药组分别仅针刺及仅服用中药治疗各40例,采用自身对照方法观察治疗前后阿森斯睡眠量表(Athens)的变化,结果显示针药组疗效优于针刺组和中药组,针刺合松郁安神方治疗肝郁化火型不寐疗效确切[黄俊山.针刺合松郁安神方治疗肝郁化火型不寐40例疗效观察,福建中医药大学学报,2012,22(3):1-2]。

(2)马新平等治疗组针刺照海、申脉穴治疗肝郁化火型失眠患者30例,对照组常规针刺行间、足窍阴、风池、神门治疗30例,治疗组显效率93.3%,优于对照组[马新平.针刺照海申脉治疗肝郁化火型失眠的疗效观察.四川中医.2011,29(3):119]。

(3)赵晓宾等针刺照海、申脉、太冲、行间、日月、期门、睛明、球后、风池、攒竹治疗肝郁气滞型暴盲,针刺照海、申脉、睛明、球后、攒竹、足三里、气海、膈俞、肝俞、肾俞治疗气血亏虚型暴盲,临床疗效佳[赵晓宾,林忆平.针刺调节阴阳跷脉为主治疗暴盲2例.广西中医药,2012,35(1):26-27]。

(4)王世广治疗组针补照海、针泻申脉为主治疗不寐症患者40例,其中肝郁化火型取内关、行间、肝俞,痰热内扰型取神门、内关、公孙、丰隆,阴虚火旺型取太溪、心俞、肾俞,心脾两虚型取心俞、脾俞、足三里、三阴交,心胆气虚型取大陵、胆俞、肝俞、阴郄;对照组不取照海、申脉治疗30例。治疗组治愈率62.5%,总有效率97.5%,对照组分别为31.6%和68.4%,两组疗效比较差异具有非常显著性意义(P<0.01)[王世广.针刺照海申脉为主治疗不寐症临床观察.中国针灸,2005,25(11):771-772]。

【安全针刺法】直刺0.3~0.5寸,可灸。

复　溜

【定位】在小腿内侧,太溪直上2寸,跟腱的前方。

【类属】属足少阴肾经,为该经经穴。

【穴性】补肾利水,滋阴治汗。

【主治病证】

1.肾气虚弱、水湿不化之水肿、腹胀、肠鸣、泄泻、腿肿、足痿、脉微细时止诸病症。

2.阴虚盗汗,阳虚自汗,热病无汗或汗出不止诸症。

【常用配伍】

1.配百会、风池、三阴交、太冲,针刺补泻兼施,育阴潜阳,治疗肝肾阴虚、水不涵木之眩晕、头痛等。

2.配三阴交、行间,针刺补泻兼施,滋补肝肾、息风潜阳,治疗阴虚风动之手足蠕动、手足心热、舌红少苔、脉细数无力等。

3.配太渊、太溪、内庭,针刺补泻兼施,养阴滋肾、补肺泻胃,治疗阴虚燥热之消渴。

4. 配心俞、大陵、神门、太溪,针刺补泻兼施,交通心肾,治疗肾阴不足、虚火扰心之失眠、五心烦热、心悸、健忘等。

5. 配太溪、通里、太渊,针刺补法,滋补肺肾、金水相生,治疗肺肾阴虚之咽痛、音哑、失音。

6. 配太溪、肾俞、百会,针刺补法,填精补髓,治疗肾精亏虚、髓海空虚之眩晕、头痛等。

7. 配听宫、三阴交、太溪,针刺补法,补益肾精,治疗肾精亏虚之耳鸣、耳聋。

8. 配肝俞、太溪、睛明,针刺补法,滋补肝肾、明目退翳,治疗肝肾不足之青盲、夜盲、目翳等。

9. 配合谷,止汗发汗,针泻合谷、补复溜,治疗气虚汗出不止,阴虚盗汗;针补合谷、泻复溜,治疗热病无汗。

10. 配肾俞、志室、关元、三阴交,针刺补法,固肾填精,治疗肾虚封藏失职之阳萎、遗精、早泄等。

11. 配肾俞、水分、关元、天枢、足三里,针刺补泻兼施,温补脾肾,治疗脾肾阳虚之肠鸣、泄泻、水肿等。

12. 配大杼、肾俞、悬钟、三阴交,针刺补法,补髓壮骨,治疗肾虚筋骨失养之腰脊强痛、腰腿疼痛、软弱无力,足跟痛等。

【穴性文献辑录】

1.《素问》:主腰痛,痛引脊内廉。又:厥。

2.《针灸甲乙经》:疟,热少间寒不能自温,膜胀,切痛引心。血痔泄后重,腹痛如癃状,狂仆必有所扶持及大气涩出,鼻孔中痛,腹中常鸣,骨寒热无所安,汗出不休。嗌干,腹瘈痛,坐卧目䀮䀮,善怒多言。腰痛,引脊内廉。风逆四肢肿。

3.《黄帝明堂经》:主虐热,少气,足胻寒不能自温,腹膜切痛引心。心如悬,阴厥,脚腨后廉急,不可前却,血癃,肠澼便脓血,足胕上痛,舌卷不能言,善笑,足痿不收履,溺青、赤、白、黄、黑,青取井,赤取荥,黄取输,白取经,黑取合。又:血痔,泄后重,腹病如癃状,狂仆必有所扶持,及大气涩出,鼻孔中痛,腹中雷鸣,骨寒热无所安,汗出不休。嗌干,腹瘈痛,坐起目䀮䀮,善怒多言。风逆,四肢肿。乳难。

4.《脉经》:肾病,其色黑,其气虚弱,吸吸少气,两耳若聋,腰痛,时时失精,饮食减少,膝以下清气脉沉滑而迟。

5.《备急千金要方》:脚气。又:消渴,小便数。目䀮䀮不明,无风寒。涩出,鼻孔中痛,主舌倦不能言。龋齿,嗌干,心痛如悬。小腹痛。腹瘈痛。肠鸣而痛。淋。肠澼便脓血,泻痢后重,腹痛如痉状。脚后廉急不可前却,足胕上痛,足痛失履不收。胫寒不能自温。寒热,癫仆。寒热无所安,汗出不止,风逆四肢肿。又:疟寒汗不出,痔血,泻后重。

6.《千金翼方》:痔漏。又:血淋。

7.《外台秘要》:脚气。又:痛引腰脊内廉,嗌干,腹瘈痛,坐起目䀮䀮,善怒多言,疟热,少气,足胻寒不自温,腹膜切痛引心,心如悬,阴厥,脚踹后廉急不可前却,肠澼便脓血,足跌上痛,舌倦不能言,善噫,足痿不收,病尿青赤白黄黑,血痔泄后重,腹痛如淋状及火气,涩出,鼻孔中痛,腹中雷鸣,骨寒热无所安,汗出不休,心风四肢肿,气在横骨,风逆四肢肿,乳难。

8.《医心方》:腰痛引脊内廉,腹厥痛,嗌干,尿青赤白,目䀮䀮,涩出。

9.《太平圣惠方》:治腰脊内引痛不得俯仰起坐,善怒多言,足痿不收腹,胻寒不自温,腹中雷鸣,兼治腿肿,四肢肿,十水病。女子赤白漏下,五淋小便如散灰色。又:兼治腹鼓,石水病,女子赤白漏下,五淋,小便如散灰色。

10.《铜人腧穴针灸图经》:治腰脊内引痛,不能俯仰起坐,目䀮䀮,善怒多言,舌舌干涩自出,足痿不收履,胻寒不自温,腹中雷鸣,腹胀如鼓,四肢肿、十水病。漏青赤白黄黑,青取井,赤取荥,黄取输,白取经,黑取合。又:血痔泄后重,五淋小便如散火,骨寒热,汗出不止。

11.《圣济总录》:小便余沥。

12.《西方子明堂灸经》:主腰脊内引痛,不得俯仰起坐;目䀮䀮视不明,口舌干,涩自出;足痿不能履,不自温;腹中雷鸣,腹胀如鼓,四肢肿,十水病,溺青、赤、黄、白、黑,青取井,赤取荥,黄取输,白取经,黑取合。又:血痔,泄后重,五淋小便如散火,骨寒热,汗注不止;脚后廉急,不可前却,足胕上痛,风逆四肢废。

13.《针灸摘英集》:治脉微细不见,或时无脉者。

14.《扁鹊神应针灸玉龙经》:伤寒无汗,浑身疼,盗汗,腰疼引脊,腹胀,肠鸣,四肢浮肿,胫寒,足痿,小便染色。又:复溜为经金。在内踝上二寸,动脉陷中。治浑身疼,盗汗,腰痛引脊,腹胀肠鸣,四肢浮肿,胫寒足痿,小便杂色。再:复溜偏治五淋病。

15.《神应经》:盗汗不收及面萎黄。

16.《席弘赋》:复溜气滞便离腰。

17.《肘后歌》:疟疾三日得一发,先寒后热,寒多热少;伤寒四肢厥逆冷,无脉;伤寒自汗发黄。

18.《针灸大成》:肠澼,腰脊内引痛,不得俯仰起坐,目视䀮䀮,善怒多言,舌干,胃热虫动涎出,足痿不收履,胻寒不自温,腹中雷鸣,腹胀如鼓,四肢肿,血痔,泄后重,五淋,血淋,小便如散火,骨寒热,盗汗,汗注不止,齿龋,脉微细不见,或时无脉。

19.《类经图翼》:主肠澼腰脊内引痛不得俯仰起坐,目视䀮䀮,善怒多言,舌干,胃热虫动涎出,足痿不收履,胻寒不自温,腹中雷鸣,腹胀如鼓,四肢肿,血痔,泄后重,五淋,血淋,小便如散火,骨寒热,盗汗,汗注不止,齿龋,脉微细不见,或时无脉。

20.《经穴解》:肾之本病,腰脊引痛,不得俯仰起坐,足痿不收履,胻寒不自温,五淋血淋,小便如散火,骨寒热,脉细微或时无脉。肾之肝病:目视䀮䀮,善怒。肾之脾病:胃热,虫动涎出,腹中雷鸣,腹胀如鼓,四肢肿,五种水病,青、黄、赤、白、黑,青取井、赤取荥、黄取腧、白取经、黑取合。如白水,则取此经之经穴,泄后肿,齿龋。肾之心病:舌干多言。肾之肺病:盗汗不止,肠澼,血痔。

21.《医宗金鉴》:主治血淋,气滞腰痛。

22.《针灸逢源》:主肠澼腰脊内引痛不得俯仰起坐,目视䀮䀮,善怒多言,舌干,胃热虫动涎出,足痿不收履,胻寒不自温,腹中雷鸣,腹胀如鼓,四肢肿,血痔,泄后重,五淋,血淋,小便如散火,骨寒热,盗汗,汗注不止,齿龋,脉微细不见,或时无脉。

23.《针灸精粹》:补肾气,滋阴,振阳固精,化湿。

24.《针灸集锦》(修订本)(郑魁山):滋阴补肾,清热利湿。

25.《常用腧穴临床发挥》(李世珍):辨证取穴,用补法:滋阴补肾、益髓健脑;配透天凉,滋阴降火。局部取穴:补法,壮精补虚;用泻法:舒筋活络、驱邪散滞。

26.《针灸腧穴学》(杨甲三):温肾,利水,调营卫。

27.《临床针灸学》(徐笨人):清热利湿,滋肾润燥。

28.《针灸心悟》(孙震寰):祛湿消滞,滋肾润燥。收肾气固精。

29.《针灸腧穴手册》(杨子雨):益肾固表,利湿消肿。

30.《针灸探微》(谢文志):滋阴润燥,清热利尿。

31.《中医针灸通释·经脉腧穴学》(康锁彬):温肾利水,调和营卫。

32.《针灸腧穴疗法》(李平华):滋阴补肾,利尿。

33.《腧穴临床应用集萃》(马惠芳):发汗解表,温阳利水。

34.《新编实用腧穴学》(王玉兴):温肾利水,滋阴清热,通经活络。

35.《中医针灸经穴集成》(刘冠军):清热利水,滋阴补肾。

36.《新编简明针灸学》:滋阴固表,调理下焦。

37.《腧穴学讲义》:调肾气,清湿热。

38.《针灸辨证治疗学》(章逢润):益肾强筋,利湿通淋。

39.《石学敏针灸学》(石学敏):滋肾强腰,疏利下焦。

40.《珍珠囊穴性赋》(张秀玉):通调水道以治四肢肿。

41.《腧穴类编》(王富春):滋阴补肾,清热利水。

42.《传统实用针灸学》(范其云):调肾气,清湿热。

43.《临床常用百穴精解》(王云凯):补法,滋阴补肾,益髓健脑。配透天凉,滋阴降火。泻法:舒筋活络,驱邪散滞。

【古今应用辑要】

1. 古代文献摘录

（1）《针灸甲乙经》：乳痈，太冲、复溜。

（2）《备急千金要方》：嗌干，复溜、照海、太冲、中封。小腹痛：复溜、中封、肾俞、承筋、阴包、承山、大敦。风逆四肢肿：复溜、丰隆、大都。目䀮䀮不明，恶风寒：肾俞、心俞、内关、复溜。心痛如悬：肾俞、复溜、大陵、云门。肠鸣而痛：陷谷、温溜、漏谷、复溜、阳纲。足痿失履不收：冲阳、足三里、仆参、飞阳、复溜、完骨。寒热，癫仆：风池、听会、复溜。疟寒汗不出：少泽、复溜、昆仑。痔血，泄后重：商丘、复溜。

（3）《千金翼方》：血淋，灸丹田随年壮，又灸复溜五十壮。又：止遗尿，曲泉、阴谷、阴陵泉、复溜。

（4）《铜人腧穴针灸图经》：水肿气胀满，复溜、神阙。又：足胫寒，复溜、申脉、厉兑。

（5）《针灸资生经》：便血，太冲、会阳、复溜。又：善怒，劳宫、复溜。

（6）《扁鹊神应针灸玉龙经》：伤寒有阴有阳，用意参详，不问阴阳，七日过经不汗：合谷（补）复溜（泻，汗出立愈，此穴解表发汗神妙）。

（7）《拦江赋》：无汗，补合谷，泻复溜。

（8）《针灸大成》：足胫寒，复溜、申脉、厉兑。又：鼓胀，复溜、公孙、中封、太白、水分。再：肿水气胀满，复溜、神阙。

（9）《玉龙歌》：无汗伤寒泻复溜，汗多亦将合谷收，若然六脉皆微细，金针一补脉还浮。要起六脉之沉匿，复溜称神。

（10）《胜玉歌》：脚气复溜不需疑。

（11）《杂病穴法歌》：水肿，水分、复溜。

2. 现代研究进展

（1）张继庆针刺复溜、合谷治疗原发性多汗症患者 46 例，其中气虚不固自汗 29 例，阴虚内热盗汗 17 例，自汗者补合谷泻复溜，盗汗者补复溜泻合谷，治愈 31 例，显效 9 例，有效 3 例［张继庆.辨证针刺合谷、复溜治疗原发性多汗症 46 例.中国针灸，2006，26（11）：838］。

（2）罗鸿宇治疗组针刺双侧复溜穴治疗肾虚腰痛患者 22 例，对照组针刺肾俞、委中、夹脊、命门、志室、太溪治疗 21 例。治疗组治愈率 72.73%，总有效率 95.45%；对照组治愈率 38.10%，总有效率 80.95%，治疗组疗效优于对照组［罗鸿宇.针刺复溜治疗肾虚腰痛 22 例疗效观察.河北中医，2001，23（7）：531-532］。

（3）张婷婷等针刺复溜、肾俞、阿是穴治疗肾虚腰痛，针刺复溜、通里、百会、足三里治疗阴虚火旺型盗汗，针刺复溜、足三里、关元、丰隆、百会治疗脾肾阳虚型经行浮肿，临床疗效满意［张婷婷，范郁山，杨建华，等.复溜穴临床应用举隅.中医外治杂志，2011，20（4）：15］。

（4）戴晖针刺复溜、太溪、昆仑、肾俞治疗肝肾亏虚型足跟痛，针刺复溜、足三里、阳陵泉、太溪治疗气血阻滞型腓神经麻痹，针刺复溜、关元、气海、秩边、四神聪治疗肾阳不足型顽固性遗尿，临床疗效满意［戴晖.针刺复溜穴为主治疗多种疾病体会.实用中医药杂志，2012，28（9）：807-808］。

【安全针刺法】 直刺 0.5~1.0 寸，可灸。

悬　钟

【定位】 小腿外侧部，外踝尖上 3 寸，腓骨前缘凹陷处。或定于腓骨后缘与腓骨长、短肌之间凹陷处。

【类属】 属足少阳胆经。八会穴之一，为髓会。

【穴性】 补肾益髓，清热利湿。

【主治病证】

1. 肾虚失养、髓海不足之头晕、目眩、颈项强痛、半身不遂、膝腿痛、足胫挛痛诸病症。

2. 湿热阻络之脚气、胸腹胀满、胁痛、腋下肿诸症。

【常用配伍】

1. 配肝俞、肾俞、曲泉、足三里、阳陵泉,针刺补法,补益肝肾、养筋通络,治疗肝肾不足,筋骨失养之半身不遂、痿证等。

2. 配大杼、肾俞、三阴交、太溪,针刺补法,补髓壮骨,治疗髓虚不足之痿证、腰胫酸软、下肢痿软、半身不遂等。

3. 配环跳、风市、委中、阳陵泉、昆仑,针刺平补平泻法,疏经通络,治疗经脉痹阻之腰腿痛、髀枢痛、痹证等。

4. 配风池、天柱、大椎、后溪,针刺平补平泻法,通络止痛,治疗局部经气不利之颈项强痛、落枕等。

5. 配百会、风池、肾俞、太溪,针刺补法,填精补髓,治疗髓海空虚之眩晕、头痛等。

6. 配期门、日月、天池、阳陵泉、行间,针刺泻法,清热除湿、理气止痛,治疗湿热胁痛、腋下肿等。

7. 配足三里、阴陵泉、三阴交、八风,针刺泻法,除湿通络,治疗湿脚气。

8. 配足三里、阳陵泉,针刺泻法,针后加灸、温经通络、祛瘀生新,治疗气虚血瘀之臁疮。

9. 配肾俞、膀胱俞、中极、复溜,针刺补泻兼施,补益肾气、通利膀胱,治疗肾虚小便不利、癃闭、淋证等。

【穴性文献辑录】

1.《素问》:骨行酸痛甚,按之不可。髓病,以镵针绝骨出血,立已。又:主寒热。

2.《灵枢》:动苦两胫腰重,少腹痛,癫疾。肠鸣,足痹痛酸,腹满不能食,得之寒温。

3.《黄帝明堂经》:主腹满,胃中有热,不嗜食。小儿腹满,不能食欲。

4.《肘后备急方》:风毒脚气,龋齿。

5.《备急千金要方》:五淋,病热欲呕。风劳身重,湿痹,流脓,髀筋急瘰,胫。髀枢痛,膝胫骨摇,酸痹不仁,筋缩诸节酸折。瘰,马刀腋肿。

6.《太平圣惠方》:腹满,中焦客热,不嗜食,兼腿胯连膝胫痹麻,屈伸难。膝胫连腰痛,筋挛急,足不收履,坐不能起。

7.《铜人腧穴针灸图经》:治心腹胀满,胃中热不嗜食,膝痛,筋挛足不收履,坐不能起。

8.《云岐子保命集》:百节疼痛实无所知。

9.《神应经》:伤大热无汗,心疼,腹胀,中焦寒热,减食,吐水,腰胯急痛,寒热,遍身疥疮,脚气。

10.《针灸大成》:主心腹胀满,胃中热,不嗜食,脚气,膝胻痛,筋骨挛痛,足不收,逆气,虚劳寒损,忧恚,心中咳逆,泄注,喉痹,颈项强,肠痔瘀血,阴急,鼻衄,脑疽,大小便涩,鼻中干,烦满狂易,中风手足不遂。

11.《类经图翼》:主治颈项痛,手足不收,腰膝痛,脚气筋骨挛。

12.《经穴解》:悬钟之本病,脚气膝胻痛,筋气痛,足不收。喉痹,颈项强,阴急,中风手足不遂,忧恚。悬钟之胃病:心腹胀满,胃中热,不嗜食,泄注,心中咳逆。悬钟之肺病:鼻衄,肠痔瘀血,鼻干逆气,烦满狂易,虚劳寒损。悬钟之太阳病:脑疽,二便闭涩。

13.《医宗金鉴》:主治胃热腹胀,胁痛脚气,脚胫湿痹,浑身瘙痒,趾疼等证。

14.《针灸集锦》(修订本)(郑魁山):清肝胆热,舒经活络。

15.《常用腧穴临床发挥》(李世珍):辨证取穴,用补法,补髓壮骨;用泻法,通畅少阳经气。局部取穴:用泻法,或配艾灸、烧山火,驱邪散滞;用补法,强壮筋脉。

16.《针灸腧穴学》(杨甲三):添精益髓,舒筋活络,清热通便,理气止痛。

17.《临床针灸学》(徐笨人):通经活络,强筋坚骨。

18.《针灸腧穴手册》(杨子雨):清热利湿,通经脉。

19.《针灸探微》(谢文志):清热散风,通经活络。

20.《中医针灸通释·经脉腧穴学》(康锁彬):添精益髓,舒筋活络,清热通便,理气止痛。

21.《针灸腧穴疗法》(李平华):通经活络,坚筋壮骨。

22.《腧穴临床应用集萃》(马惠芳):益髓生血,舒筋活络。

23.《新编实用腧穴学》(王玉兴):舒筋活络,清热利湿,理气散寒。

24.《中医针灸经穴集成》(刘冠军):通经活络,坚筋壮骨。

25.《新编简明针灸学》(闫乐法):泄胆火,清髓热,通经络,祛风湿。

26.《针灸辨证治疗学》(章逢润):祛风湿,利筋骨,清髓热,泻胆逆。

27.《石学敏针灸学》(石学敏):泄胆火,清髓热,通经络,祛风湿。

28.《十四经要穴主治歌》:悬钟主治胃热病,腹胀肋痛脚气痛,兼治脚胫湿痹痒,足指疼痛针可停。

29.《传统实用针灸学》(范其云):清热利湿,通经脉。

30.《临床常用百穴精解》(王云凯):平补平泻法,疏通经络,通畅少阳经气。补法:强筋健骨,填精益随。泻法:清热通便,理气止痛,驱邪散滞。

【古今应用辑要】

1. 古代文献摘录

(1)《素问》:胻痠痛甚,按之不可,名曰胕髓病,以针绝骨出血,立已。

(2)《针灸甲乙经》:腹满,胃中有热,不嗜食,悬钟主之。小儿腹满,不能食饮,悬钟主之。

(3)《备急千金要方》:主风,灸百壮,治风,身重心烦足胫疼。又:四肢不举,绝骨、曲泉、跗阳、天池、大巨、支沟、小海、前谷。

(4)《千金翼方》:风身重,心烦,足胫疼。冷痹,胫膝疼。腰脚挛急,足冷气上不能久立,有时厌厌嗜卧,手脚沉重,自觉赢瘦,此名复连病,令人极无情也,常然不乐,健忘,嘻嘻,有如此侯,即宜灸之。

(5)《标幽赋》:配环跳治躄足。

(6)《神应经》:鼻衄,绝骨、上星、卤会。

(7)《天星秘诀歌》:足缓难行,绝骨、条口、冲阳。

(8)《玉龙赋》:配三里、三阴交治脚气;配风池治伛偻。

(9)《医学纲目》:疮疥顽癣取绝骨、三里、间使、解溪、血郄,或针或灸。

(10)《秘传常山敬斋杨先生针灸全书》:伤寒小便不通,绝骨、关元、阴陵、阴谷。

(11)《针灸大成》:心腹胀满,绝骨、内庭。疟,先寒后热:绝骨、百会、膏肓、合谷。又:配内庭治心腹胀大。再:伤寒大热不退,绝骨、曲池、三里、大椎、涌泉、合谷。

(12)《针灸学简编》:中风半身不遂,悬钟、肾俞、环跳,风市、委中、足三里。

(13)《针灸集成》:喉痛胸胁支满,绝骨、尺泽、太溪、神门、合谷、内关、中渚。又:项强,绝骨、风门、肩井、风池、昆仑、天柱、风府。

(14)《增订中国针灸治疗学》:髀胫急痛,悬钟、风市、中渎、阳关。又:足挛,绝骨、肾俞、阳陵、阳辅。

(15)《针灸学》(上):配侠溪、风池治偏头痛。

2. 现代研究进展

(1)葛宙挺针刺悬钟、足三里、肾俞、三阴交治疗肝肾亏虚型眩晕,针刺悬钟、侠溪治疗湿热蕴结型胁痛,临床疗效佳[葛宙挺.悬钟穴临床运用举隅.甘肃中医,2003,16(5):52]。

(2)刘洁等电针组电针悬钟、肾俞、四神聪、神门等穴治疗肾精亏虚型轻度认知功能障碍患者 8 例,药物组口服盐酸多奈哌齐(安理申片剂)治疗 9 例,结果神经心理学量表 MMSE 和 CMS 评分,电针组治疗后高于治疗前和药物组治疗后($P<0.05$)[刘洁,刘智艳.电针治疗肾精亏虚型轻度认知功能障碍临床观察.上海针灸杂志,2009,28(6):319-321]。

【安全针刺法】直刺0.3~0.5寸,可灸。

第四节　补阳穴

补阳穴,具有补益阳气的穴性,主要用于治疗阳虚证。如肾阳亏虚所致的畏寒肢冷、腰膝酸软、下元虚冷、阳萎早泄、精寒不育或宫冷不孕、崩漏带下、尿频遗尿等病症;脾肾阳虚所致的脘腹冷痛、肠鸣腹泻,或阳虚水泛所致的水肿;肝肾不足所致的眩晕耳鸣、筋骨萎软等病症。

运用补阳穴时,应根据不同的临床证候进行相应的配伍。若脾阳被困者,当配伍具有温里穴性的腧穴;若心阳不振者,当配伍具有养心安神的腧穴;若精血亏虚者,当配伍具有滋阴补血、填精补髓穴性的腧穴;若兼水肿者,当配伍利水渗湿穴性的腧穴;若兼下肢痿痹、腰膝疼痛者,当配伍具有舒筋活络穴性的腧穴;若兼气虚者,又当配伍具有补气穴性的腧穴。

补阳穴大多分布于腰骶部、腹部。位于下腹部的腧穴针前要求排空小便,膀胱充盈时不可直刺,以免损伤膀胱;孕妇慎用。运用补阳穴治疗疾病时,针刺操作多施行补法,宜多灸。

肾　俞

【定位】在腰部,第二腰椎棘突下,旁开 1.5 寸。

【类属】属足太阳膀胱经。为肾之背俞穴。

【穴性】补肾固精,益水壮火,通利腰脊。

【主治病证】

1. 肾气亏虚、肾精不足、肾阴阳偏虚之阳痿、遗精、白浊、月经不调、带下、遗尿、小便不利、小便频数、水肿、消渴、耳鸣、耳聋、洞泄不化、虚喘、腰膝酸痛诸病症。

2. 经脉痹阻之腰腿痛诸症。

【常用配伍】

1. 本穴经配伍,针刺补法或补泻兼施,补益肾气、调理冲任,如配关元、三阴交、水泉、太溪,治疗肾虚月经不调;配气穴、然谷、太溪,治疗肾虚不孕;配关元、带脉、次髎、照海,治疗肾虚带下;配白环俞、志室、关元、三阴交、太溪,治疗肾虚不固之遗精、滑精。

2. 配肺俞、太渊、膏肓、气海、太溪,针刺补法,补肾纳气,治疗肾虚哮喘。

3. 配三焦俞、气海、中极、阴谷,针刺补泻兼施,补益肾气、利水除湿,治疗肾虚小便不利、癃闭。

4. 配太溪、三阴交,针刺补法,补益精血、益肾壮腰,治疗肾虚腰痛。

5. 本穴经配伍,针刺补法或补泻兼施,宜灸,温补肾阳、固摄下元,如配关元、命门、三焦俞、三阴交,治疗命门火衰之阳痿;配气海、命门、交信、复溜,治疗肾阳虚之崩漏;配膀胱俞、关元、中极、三阴交,治疗肾阳虚之遗尿、小便频数。

6. 本穴经配伍,针刺补法或补泻兼施,滋阴补肾,如配关元、太溪、复溜,治疗肾阴亏虚之下消、虚劳;配风池、肝俞、行间、太溪,治疗肝肾阴虚、肝阳上亢之眩晕;配心俞、肝俞、神门,治疗阴虚火旺之不寐、健忘。

7. 本穴经配伍,针刺补法或平补平泻法,补益肾精,如配心俞、关元、太溪,治疗肾精亏耗之健忘、痴呆;配翳风、听会、关元、太溪,治疗肾精不足之耳聋、耳鸣;配命门、腰阳关、委中、阳陵泉、太溪,治疗肾精亏虚、经脉失养之腰腿痛、腰膝酸软。

8. 本穴经配伍,针刺补法或补泻兼施,宜灸,温肾健脾、化气行水,如配脾俞、三焦俞、关元、足三里、三阴交,治疗脾肾阳虚之鼓胀;配脾俞、关元、气海、阴陵泉、足三里、复溜,治疗脾肾阳虚之阴水;配脾俞、膀胱俞、命门、关元、三阴交,治疗脾肾阳虚之淋证。

9. 配脾俞、关元、命门、中脘、天枢、足三里,针刺补泻兼施,灸关元、中脘,温补脾肾、涩肠止泻,治疗肾阳虚衰之五更泄、洞泄不止。

10. 配大肠俞、关元、气海、支沟、足三里,针刺补泻兼施,温阳通便,治疗阳虚便秘。

11. 本穴经配伍,针刺补法或补泻兼施,补益肝肾,如配肝俞、关元、足三里、三阴交,治疗肝肾亏损之痛经;配肝俞、命门、睛明、复溜,治疗肝肾亏损之夜盲、青盲、目翳、目视不明等。

12. 配命门、阳辅,针刺泻法,可灸,温经散寒、通络止痛,治疗寒湿阻络之腰痛、痛痹等。

【穴性文献辑录】

1.《素问》:主腹暴满,按之不下。

2.《黄帝明堂经》:主热痓。寒热,食多,身羸瘦,两胁引痛,心下膜痛,心如悬,下引脐,少腹急痛,热,面黑,目䀮䀮,喘咳少气,溺浊赤。骨寒热,溲难。肾胀,腰痛不可俯仰反侧。风头痛如破,足寒如水,头重身热,振栗,腰中四肢淫泺,欲呕,腹鼓大,寒中洞泄,食不化,骨寒热,引背不得息。

3.《针灸甲乙经》:寒热,食多身羸瘦,两胁引痛,心下贲痛,心如悬,下引脐,少腹急痛,热,面黑,目𣇄𣇄,久喘咳,少气,溺浊赤,骨寒热,溲难。

4.《脉经》:寸口脉沉著骨,反仰其手乃得之,此肾脉也,动若少腹痛,腰体酸,癫疾。又:初持寸口中,脉如躁状,洪大,久按之细而坚牢,动若腹腹相引痛,以下至足胻重也,不欲食。

5.《肘后急备方》:风毒脚气。

6.《备急千金要方》:背中风者,主两胁引痛。主小便难,赤浊,骨寒热。主头痛身热赤、振栗,腰中四肢淫泺,欲呕。

7.《千金翼方》:主肾间风虚。又:主五脏虚劳,少腹弦急,胀热。再:主百病,水肿。

8.《外台秘要》:腰痛不可俯仰反侧,热痉,寒热,食多身羸瘦,两胁引痛,心下贲痛,心如悬下引脐,少腹急痛热,面黑目𣇄𣇄,喘咳少气,脱浊赤,骨寒热,便难,肾胀,风头痛如破,足寒如水,头重,身热,振栗,腰中四肢淫泺,欲呕,腹鼓大,寒中,洞泄食不化,骨寒热,引背不得息。

9.《太平圣惠方》:理虚劳耳聋,肾虚及水脏胀,挛急腰痛,小便浊,阴中疼,血精出,五劳七伤,冷呕,脚膝拘急,好独卧,身肿如水。又:主腰痛不可俯仰,转侧难,身寒热,饮食倍多,多羸瘦,而黄黑,目𣇄𣇄,兼主丈夫妇人久积冷气成劳病也。

10.《医心方》:主腰痛,热痉,食多身瘦,两胁难,心下膜痛,喘咳热,苦头痛,足寒,洞泄食不化。

11.《铜人腧穴针灸图经》:治虚劳,羸瘦,耳聋,肾虚水脏久冷。心腹膜胀,两胁满,引少腹急痛,目视𣇄𣇄,少气,尿血,小便浊,出精,阴中疼。五劳七伤,虚惫,脚膝拘急,足寒如冰,头重身热,振栗,腰中四肢淫泺,洞泄食不化,身肿如水。

12.《西方子明堂灸经》:主虚劳耳聋,肾虚水藏胀,挛急腰痛。小便浊,阴中痛,血精出,五劳七伤。冷呕,脚膝拘急,好独卧,身肿如水,小腹痛。主呕吐,寒中,洞泄不化,小便难,赤浊,骨寒热,两胁引痛,目𣇄𣇄不明,恶风寒,面赤热,心痛如悬。

13.《通玄指要赋》:能泻尽腰腹之痛。

14.《针经摘英集》:主肾虚腹痛久不已。

15.《普济方》:肾虚,腰不能转侧。

16.《针灸聚英》:主虚劳,羸瘦,耳聋,肾虚,水脏久冷,心腹膜满胀急。两胁满引小腹急痛胀热,小便淋,目视𣇄𣇄,少气,尿血,小便浊,出精,梦泄,肾中风踞坐而腰痛,消渴,五劳七伤,虚惫,脚膝拘急,腰寒如水,头重,身热,振栗,食多,羸瘦,面黄黑,肠鸣,膝中四肢淫泺,洞泄食不化,身肿如水,女人积冷气成劳,乘经交接羸瘦,寒热往来。

17.《古今医统大全》:主治虚劳,羸瘦,耳聋,肾虚腰痛。梦遗,精滑,脚膝拘急,身重振寒。

18.《秘传眼科龙木论》:治目视𣇄𣇄,五劳七伤。

19.《针灸大成》:虚劳羸瘦,耳聋肾虚,水脏久冷,心腹膜满胀急,小便淋,溺血,小便浊,出精梦泄,肾中风,踞坐而腰痛,消渴,五劳七伤,虚惫,脚膝拘急,腰寒如冰,洞泄食不化,身肿如水,女人积冷气成劳,乘经交接,羸瘦,寒热往来。

20.《胜玉歌》:肾败腰疼小便频。

21.《针方六集》:主肾脏虚寒腰疼,遗精,白浊,羸瘦。面黑,耳鸣及聋,头重目昏,足腰酸疼,四肢淫泺,洞泄食不化,心腹满,两胁满,小腹急胀,少气,身肿如水,膝胫中寒,消渴,五劳七伤,虚惫,妇人赤白带下,月经不调,下元虚损,于户中寒。

22.《类经图翼》:主治虚劳,羸瘦,面目黄黑,耳聋……泻五脏之热。又:主尿血、消渴、口干。再:色欲过度,虚肿,耳痛。

23.《医学入门》:主肾虚,水脏胀,耳聋,目昏,面赤,心痛如悬,胁痛,胀满,呕吐,寒中,洞泄,腰痛,脚膝拘挛,小便赤白浊,尿血,遗精,小腹痛,好独卧,身重如水,骨蒸,寒热,一切五劳七伤。又:主诸虚,女人无子及耳聋,吐血,腰痛,女劳疸,妇人赤白带下。

24.《经穴解》:肾腧之本病,虚劳羸瘦,耳聋肾虚,水脏久冷,胀热小便淋,少气溺血,小便浊,出精梦泄,肾中风,踞坐而腰痛,五劳七伤虚惫,腰寒如冰,女人乘经交接羸瘦,寒热往来。肾腧之脾病:心腹膜满胀急,两胁满引小腹急痛,食多羸瘦,面黄黑肠鸣,洞泄食不化,身肿如水,女人积冷气成劳,膝中四肢淫泺,消渴。肾腧之肝病:目视䀮䀮。肾腧太阳本经之病:头重身热,战慄。

25.《循经考穴编》:主肾脏虚冷,尪羸怯弱,五劳七伤,遗精,淋浊,女劳疸,肾虚泄,耳聋,目视䀮䀮,腰痛,脚腰拘急,或中风寒湿气,致腰疼痛,其寒如冰,其重如石。又:治女人经病带漏,子宫久冷,梁经交接羸瘦,寒热。

26.《医宗金鉴》:下元诸虚,精冷无子,及耳聋吐血、腰痛、女劳疸、妇人赤白带下。

27.《针灸逢源》:治虚劳,羸瘦,耳聋,腰痛,梦遗,精滑,脚膝挛急,妇人赤白带下。

28.《针灸精粹》:清下焦治足冷如冰。

29.《腧穴学讲义》:调肾气,强腰脊,明耳目。

30.《针灸集锦》(修订本)(郑魁山):益肾固精,清热利湿。

31.《常用腧穴临床发挥》(李世珍):辨证取穴,用补法,补肾益精、强壮腰脊;用补法,温补肾阳。局部取穴:用泻法,舒筋活络、祛湿散邪、散寒祛湿。

32.《针灸腧穴学》(杨甲三):益肾气,强腰脊,壮元阳,利水湿,明耳目。

33.《临床针灸学》(徐笨人):补肾益气,聪耳明目。

34.《针灸心悟》(孙震寰):补肾振阳,祛湿强腰。

35.《针灸腧穴手册》(杨子雨):益肾固精,利湿消肿。

36.《针灸探微》(谢文志):益水壮火,明目聪耳。

37.《中医针灸通释·经脉腧穴学》(康锁彬):补益肾气,强壮腰膝,培元固本,利水祛湿,聪耳明目。

38.《针灸腧穴疗法》(李平华):健脾益气,和胃止呕。

39.《腧穴临床应用集萃》(马惠芳):益肾强腰,壮阳利水,明目聪耳。

40.《新编实用腧穴学》(王玉兴):温补元阳,益肾强腰,健脾益气,利水祛湿。

41.《中医针灸经穴集成》(刘冠军):调补肾气,通利腰脊。

42.《新编简明针灸学》:补肾益精,壮腰充耳。

43.《针灸辨证治疗学》(章逢润):益肾气,强腰脊,利水湿,充耳目。

44.《石学敏针灸学》(石学敏):壮元阳,补腰肾,祛水湿,充耳目。

45.《腧穴类编》(王富春):补肾阳,益肾气,通利腰脊。

46.《传统实用针灸学》(范其云):益肾固精,利湿消肿。

47.《临床常用百穴精解》(王云凯):平补平泻法,疏通经脉,调和气血。补法:益肾纳气,填精补髓,强腰健脊,聪耳明目。泻法:舒筋活络,祛湿散邪。

【古今应用辑要】

1. 古代文献摘录

(1)《针灸甲乙经》:热痉,脾俞、肾俞。又:肾胀,肾俞、太溪。

(2)《备急千金要方》:面赤热,肾输、内关。心痛如悬:肾输、大陵、复留、云门。寒中洞泄不化:肾俞、章门。丹毒:灸肾、肝、心三输。虚劳浮肿:太冲、肾输。小腹痛:复留、中封、肾输、承筋、阴包、承山、大敦。心痛如悬:肾输、复留、大陵、云门。胃中寒胀,食多身羸瘦:胃输、肾输。呕吐:胃输、肾输。喘咳,少气,百病:肺输、肾输。足寒:京骨、然谷、肾输。寒热痉反折:中膂输、长强、肾输。风头痛:攒竹、承光、肾输、丝竹空、和窌。目䀮䀮不明,恶风寒:肾输、内关、心输、复留、大泉、腕骨、中渚、攒竹、精明、百会、委中、昆仑、天柱、本神、大杼、颔厌、通谷、曲泉、后顶、丝竹空、胃输。

(3)《千金翼方》:虚劳,尿血,白浊:灸脾俞、三焦俞、肾俞、章门。又:丈夫梦失精,小便浊难,灸肾俞百壮。

(4)《外台秘要》:小便出血方,灸肾俞百壮。

（5）《神应经》：胸胁满引腹，肾俞、下廉、丘墟、侠溪。

（6）《席弘赋》：肩背浮风劳，三间、肾俞。

（7）《针灸大成》：耳内虚鸣，肾俞、足三里、合谷、太溪、听会、三里。肾虚腰痛：肾俞、委中、太溪、白环俞。足挛：肾俞、阳陵、阳辅、绝骨。遗精白浊：肾俞、关元、三阴交。月经不调：肾俞、中极、气海、三阴交。

（8）《百症赋》：胸膈停留瘀血，肾俞、巨髎宜征。

（9）《玉龙赋》：老人便多，命门、肾输。治腰虚之梦遗：心输、肾输。

（10）《类经图翼》：阳萎，肾俞、命门、气海、然谷。

（11）《采艾编翼》：遗溺，肾俞、大敦、气海。腰痛：肾俞、合阳、委阳、气穴。

（12）《针灸逢源》：白浊，肾俞、关元、中极。

（13）《神灸经纶》：耳聋，肾俞、偏历、听会。

2. 现代研究进展：

（1）樊云等选取阳虚模型大鼠，推拿其足三里、肾俞穴，发现能升高其外周血 LTiX 水平［樊云，甘水咏，吴森，何生华.推拿足三里、肾俞穴对阳虚模型大鼠外周血 LTiX 水平影响的实验研究.湖北中医杂志，2010，12（9）：870-871］。

（2）王翠玉等口服补肾养血汤配合针刺肾俞、关元、天枢、地机为主，配肝俞、足三里、三阴交、中脘、次髎，治疗肾虚型月经过少患者 50 例，痊愈 33 例，有效 14 例，无效 3 例，总有效率 94%［王翠玉，高雅贤，万秀丽.补肾养血汤配合针灸治疗肾虚型月经过少 50 例.陕西中医，2011，32（7）：785-786］。

（3）王健等针刺肾俞、三阴交为主穴治疗乳糜尿患者 37 例，其中湿热下注型加阴陵泉、行间，脾虚气陷型加足三里、脾俞、百会，肾气不固加关元，肾阳虚加命门，肾阴虚加太溪。痊愈 29 例，显效 7 例，无效 1 例，有效率 97.3%［王健，侯宽超.针刺肾俞三阴交为主治疗乳糜尿 37 例.中国针灸，2005，25（12）：896-897］。

（4）夏晓红运用艾条温灸肾俞、足三里治疗瘀血腰痛患者 38 例，痊愈 26 例，显效 7 例，好转 4 例，无效 1 例，总有效率 97.4%［夏晓红.艾灸肾俞、足三里治疗瘀血腰痛 38 例.河北中医，2001，23（11）：851］。

（5）孙冬梅温针肾俞、气海、膻中、足三里、三阴交、太冲为主治疗女性更年期综合征患者 58 例，其中肾气虚型为原处方，肾阳虚型加脾俞、关元，肾阴虚型加肝俞、太溪、内关，肾阴阳两虚型同时加针前述穴位。显效 24 例，有效 34 例，显效率 41.38%，总有效率 100%［孙冬梅.温针肾俞穴为主治疗女性更年期综合征 58 例.中国民间疗法，2012，20（6）：17-18］。

（6）于娟治疗组推拿肾俞穴为主治疗老年肾虚腰痛患者 60 例，其中肾阴虚加涌泉，肾阳虚加命门；对照组肾阴虚型口服六味地黄丸，肾阳虚型口服桂附八味丸治疗 60 例。治疗组总有效率 93%，对照组总有效率 58%，治疗组疗效优于对照组［于娟.推拿肾俞穴治疗老年肾虚腰痛的研究.现代中西医结合杂志，2004，13（10）：1276-1277］。

（7）赖新生等针刺腰三针（肾俞、大肠俞、委中）为主治疗急慢性腰痛患者 120 例，其中寒湿腰痛加命门、腰阳关，肾虚腰痛加志室、太溪，湿热腰痛加阴陵泉、太冲，瘀血腰痛加膈俞、次髎。痊愈 45 例，好转 64 例，无效 11 例，总有效率 90.83%［赖新生，陈小凯，吴虹.腰三针结合辨证配穴治疗腰痛 120 例疗效观察.针灸临床杂志，1995，11（2）：9-10］。

【安全针刺法】直刺 0.8~1.0 寸，可灸。

关元俞

【定位】在腰部，第五腰椎棘突下，旁开 1.5 寸。

【类属】属足太阳膀胱经。

【穴性】温肾补阳，通利下焦。

【主治病证】

肾阳虚、肾气不足之腹胀、泄泻、小便不利、遗尿、腰痛、消渴诸病症。

【常用配伍】

1. 配脾俞、肾俞、上髎、关元、三阴交,针刺补法,灸关元,温阳散寒,治疗阳虚腹胀、少腹冷痛等。

2. 配肾俞、三焦俞、气海、阴谷,针刺补法,温肾壮阳,治疗肾阳虚小便不利。

3. 配脾俞、命门、上巨虚、天枢、足三里,针刺补泻兼施,温肾健脾,治疗脾肾阳虚泄泻。

4. 配肾俞、关元、太溪,针刺补法,益肾养阴,治疗肾虚消渴、尿频、遗尿等。

5. 配关元、中极、三阴交,针刺平补平泻法,理血调经,治疗冲任失调之痛经。

6. 配肾俞、命门、秩边、委中、太溪,针刺补法,补肾壮骨,治疗肾虚腰脊强痛、下肢酸软、腿膝乏力等。

【穴性文献辑录】

1.《太平圣惠方》:理风劳,腰痛,泄痢,虚胀,小便难,妇人瘕聚诸疾。

2.《针灸大成》:主风劳腰痛,泄痢,虚胀,小便难,妇人癖聚诸疾。

3.《针灸逢源》:治小便难,妇人瘕聚。

4.《勉学堂针灸集成》:治泻痢,虚胀,小便难,妇人瘕聚诸疾。

5.《经穴解》:关元腧之本病,风劳腰痛,泄利虚胀,小便难,妇人瘕聚。

6.《针灸集锦》(修订本)(郑魁山):温肾壮阳。

7.《针灸腧穴学》(杨甲三):培元固本,调理下焦。

8.《临床针灸学》(徐笨人):补肾调经,调理下焦。

9.《针灸腧穴手册》(杨子雨):壮阳温肾,培元固本。

10.《针灸探微》(谢文志):调理下焦,疏风散寒。

11.《中医针灸通释·经脉腧穴学》(康锁彬):培元固本,调理下焦。

12.《针灸腧穴疗法》(李平华):补肾培元,通利下焦。

13.《腧穴临床应用集萃》(马惠芳):培元固本,调理下焦。

14.《新编实用腧穴学》(王玉兴):温阳散寒,调理下焦,通络止痛。

15.《中医针灸经穴集成》(刘冠军):壮腰培元,通利小便。

16.《新编简明针灸学》:强腰壮肾,通调腑气。

17.《腧穴学讲义》:理下焦,健腰膝,化湿滞。

18.《针灸辨证治疗学》(章逢润):培元强腰,通调水道。

19.《石学敏针灸学》(石学敏):强壮腰肾,通调下焦。

20.《腧穴类编》(王富春):补阳,壮腰培元,通利小便。

21.《传统实用针灸学》(范其云):壮阳温肾,培元固本。

【古今应用辑要】

1. 古代文献摘录

《针灸资生经》:风劳腰痛,关元俞、膀胱俞。

2. 现代研究进展

任路等针刺关元俞加罐治疗血瘀型原发性痛经患者78例,其中寒凝血瘀配三阴交、足三里,气滞血瘀配太冲、足三里。显效26例,有效14例,无效8例,总有效率89.74%,且治疗能改善血液流变学的异常指标,降低血瘀患者的血液凝滞性[任路,孟安琪,普立宪.针刺关元俞加罐治疗血瘀型原发性痛经临床研究.中国中医药信息杂志,2001,8(3):73-74]。

【安全针刺法】直刺0.8~1.2寸,可灸。

会 阳

【定位】在骶部,尾骨端旁开0.5寸。

【类属】属足太阳膀胱经。

【穴性】温肾补阳,清热利湿。

【主治病证】

1. 肾气不足、肾阳亏虚之阳痿、带下、泄泻诸病症。

2. 湿热下注之痔疾、便血、痢疾诸症。

【常用配伍】

1. 配肾俞、关元、八髎、足三里,针刺补法,温肾壮阳,治疗肾虚阳痿。

2. 配肾俞、带脉、关元,针刺补法,补肾培元,治疗肾虚带下。

3. 配肾俞、命门、天枢、足三里,针刺补法,温阳止泻,治疗肾阳虚泄泻。

4. 配天枢、合谷、上巨虚,针刺泻法,清热除湿,治疗湿热痢疾。

5. 配长强、次髎、中极、承山,针刺泻法,调理肛疾、清营止血,治疗湿热蕴结之痔疮、便血等。

6. 配曲池、血海、蠡沟,针刺泻法,祛风除湿、活血止痒,治疗湿热下注之阴部瘙痒。

7. 配百会、合谷、承山,针刺补法,重灸百会,升阳固脱,治疗中气下陷之脱肛。

【穴性文献辑录】

1.《针灸甲乙经》:主肠中有寒热,泄注,肠澼便血。

2.《备急千金要方》:主腹中有寒,泄注,肠澼便血。

3.《铜人腧穴针灸图经》:治腹中冷气,泻痢不止,久痔阳气虚乏,阴汗湿。

4.《针灸大成》:主腹寒,热气冷气,泄泻,肠澼下血,阳气虚乏。阴汗湿,久痔。

5.《类经图翼》:主腹中寒气。又:主治久痔,阳气虚乏,阴汗湿。

6.《医学入门》:主腹中有寒,泄泻,肠澼,便血,久痔,阳虚,阴汗湿。

7.《经穴解》:会阳穴所主,皆下焦之病。腹寒热气,冷气,泄泻,肠澼下血,阳气虚乏,久痔,阴汗出。

8.《针灸集锦》(修订本)(郑魁山):壮腰补肾,清热利湿。

9.《针灸腧穴学》(杨甲三):调理下焦。

10.《临床针灸学》(徐笨人):理气调肠,清热利湿。

11.《针灸腧穴手册》(杨子雨):化瘀解毒,清热利湿。

12.《针灸探微》(谢文志):清热利湿,理气调肠。

13.《中医针灸通释·经脉腧穴学》(康锁彬):调理下焦。

14.《腧穴临床应用集萃》(马惠芳):清热利湿,理气升阳。

15.《新编实用腧穴学》(王玉兴):温阳祛寒,调理下焦。

16.《中医针灸经穴集成》(刘冠军):调下焦,理肛疾。

17.《传统实用针灸学》(范其云):化瘀解毒,清热利湿。

18.《石学敏针灸学》(石学敏):清肠热,分清浊。

19.《针灸辨证治疗学》(章逢润):调肠腑,理下焦。

【古今应用辑要】

1. 古代文献摘录

《针灸资生经》:配复溜、束骨治肠澼。

2. 现代研究进展

石玫等点刺四缝、会阳为主治疗小儿秋季腹泻,其中风寒型配中脘、合谷、风池、大肠俞、足三里,湿热型配天枢、曲池、风池、大肠俞、足三里,食滞型配中脘、天枢、脾俞、胃俞、足三里,脾肾阳虚型配中脘、天枢、气海、脾俞、肾俞,临床疗效满意[石玫,王声强,赵甫刚,等.点刺四缝、会阳为主治疗小儿秋季腹泻体会.河北中医,2010,32(5):727-728]。

【安全针刺法】直刺 0.8~1.0 寸。

大　赫

【定位】在下腹部,当脐中下 4 寸,前正中线旁开 0.5 寸。

【类属】属足少阴肾经。

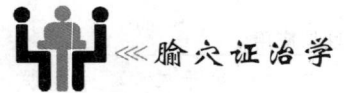

【穴性】调补肾气。

【主治病证】

肾气不足之阳萎、遗精、阴茎痛、阴挺、月经不调、痛经、带下、泄泻诸病症。

【常用配伍】

1. 配肾俞、关元、三阴交、太溪，针刺补法，补益肾气、调理冲任，治疗肾虚遗精、阴茎疼痛，小腹胀痛，月经不调、不孕等。

2. 配肾俞、带脉、气穴、次髎，针刺补法，补肾止带，治疗肾虚带下量多。

3. 配关元、子宫、照海，针刺补法，灸关元，治疗肾虚阴挺。

4. 配命门、中封，针刺补法，灸中封，补益肝肾，治疗肝肾亏虚之虚劳失精。

【穴性文献辑录】

1.《针灸甲乙经》：男子精溢，阴上缩。女子赤淫。

2.《黄帝明堂经》：主男子精溢，阴上缩。女子赤淫。

3.《备急千金要方》：主胞下垂注阴下脱。又：失精，阴上缩，茎中痛。再：气淋，遗尿。又：女子赤淫。

4.《千金翼方》：男子虚劳失精，阴上缩，茎中痛。

5.《外台秘要》：男子精溢，阴上缩。女子赤淫。

6.《医心方》：女子赤淫，男子精溢，阴上缩。

7.《铜人腧穴针灸图经》：治男子阴器结缩，女子赤带。

8.《普济方》：女子赤淫。

9.《针灸聚英》：虚劳失精，阴痿精溢阴上缩，茎中痛，目赤痛从内眦始，妇人赤淫。

10.《古今医统大全》：主治虚劳失精，阴痿，茎中痛，目赤痛。

11.《针灸大成》：主虚劳失精，男子阴器结缩。茎中痛，目赤痛从内眦始，妇人赤带。

12.《针方六集》：女子赤白带下。

13.《类经图翼》：主治虚劳失精，阴痿上缩，茎中痛，目赤痛，女子赤带。

14.《医学入门》：大赫主女子赤淫。又主遗精。

15.《经穴解》：肾之本病，虚劳失精，男子阴气结缩，茎中痛，妇人赤带。肾之肝病：目赤痛，至内眦始。

16.《循经考穴编》：主虚劳失精，小腹急胀疼痛，肾气冲心，男子阴器短缩，茎中痛，妇人赤带。

17.《医宗金鉴》：主遗精。

18.《针灸逢源》：主治虚劳失精，阴痿上缩，茎中痛，目赤痛，女人赤带。

19.《勉学堂针灸集成》：主治虚劳失精，阴痿上缩，茎中痛，目赤痛，女子赤带。

20.《针灸集锦》(修订本)(郑魁山)：调补肝肾，清热利湿。

21.《针灸腧穴学》(杨甲三)：益肾气，理下焦。

22.《临床针灸学》(徐笨人)：补肾调经，清热利湿。

23.《针灸腧穴手册》(杨子雨)：强肾益精。

24.《针灸探微》(谢文志)：调补肝肾，清热利湿。

25.《中医针灸通释·经脉腧穴学》(康锁彬)：补益肾气，调理下焦。

26.《针灸腧穴疗法》(李平华)：调补肾气。

27.《腧穴临床应用集萃》(马惠芳)：涩精止带，调经止痛。

28.《新编实用腧穴学》(王玉兴)：益肾填精，调理冲任。

29.《中医针灸经穴集成》(刘冠军)：益肾气，理下焦。

30.《针灸辨证治疗学》(章逢润)：益肾气，理胞宫。

31.《石学敏针灸学》(石学敏)：益肾气，理胞宫。

32.《腧穴类编》(王富春)：补益肾阳，调理下焦。

33.《传统实用针灸学》(范其云)：强肾益精。

【古今应用辑要】

1. 古代文献摘录

(1)《针灸甲乙经》:精溢,阴上缩:然谷、大赫。

(2)《备急千金要方》:精溢,阴上缩:然谷、大赫。

(3)《针灸资生经》:精溢阳萎,然谷、大赫。又:痿厥,中封、大赫。

(4)《普济方》:精溢,阴上缩:然谷、大赫。

(5)《十四经要穴主治歌》:大赫专治病遗精。又:女子阴痛,大赫、四髎、中极、曲骨、横骨、血海、阴交、三阴交。

(6)《针灸正宗》:泄泻(五更泄),大赫、神阙、关元、气海、肓俞、中注、四满。

2. 现代研究进展

魏伟针刺大赫、天枢、足三里、上巨虚等穴位治疗脾胃虚弱型慢性溃疡性结肠炎患者45例,临床痊愈12例,基本缓解11例,部分缓解18例,无效4例,总有效率91.11%[魏伟.脾胃虚弱型慢性溃疡性结肠炎针刺治疗45例临床报告及分析.中医临床研究,2011,18(3):91-92]。

【安全针刺法】直刺0.8~1.2寸,可灸。

关　元

【定位】仰卧,在下腹部,前正中线上,当脐中下3寸。

【类属】属任脉。为小肠之募穴。

【穴性】固本培元,益气固脱,清热利湿。

【主治病证】

1. 元阴元阳亏虚之遗精、遗尿、阳萎、早泄、白浊、月经不调、痛经、经闭、崩漏、带下、不孕、产后恶露不止、虚劳、羸瘦、少腹疼痛、呕吐、泄泻、消渴、眩晕诸病症。

2. 真阳衰微、中气下陷之中风脱证、阴挺、脱肛、疝气诸症。

3. 湿热下注之小便频数、小便不利、带下诸病症。

【常用配伍】

1. 本穴经配伍,针刺补法,大补元气、益气摄血,如配气海、隐白,治疗肾虚崩漏;配肾俞、脾俞、气海、三阴交,治疗气虚恶露不止;配足三里、太白、会阳,治疗气虚便血。

2. 本穴经配伍,针刺补法,宜灸,温肾暖宫,如配肾俞、足三里、三阴交,治疗肾虚寒凝之痛经;配肾俞、子宫、气户、三阴交、太溪,治疗肾虚宫寒不孕症。

3. 配血海、三阴交、太溪、水泉,针刺补法,调补冲任,治疗肾虚冲任不足之月经不调、闭经等。

4. 配肾俞、次髎、中极、带脉、三阴交,针刺补法,灸关元,补肾止带,治疗肾虚带下。

5. 配气海、归来、三阴交、太冲,针刺泻法,调气行血,治疗气滞血瘀之痛经、闭经、产后腹痛等。

6. 配气海、志室、三阴交,针刺补法,补肾固精,治疗肾虚遗精。

7. 配肾俞、气海、太溪,针刺补法,宜灸,温肾壮阳,治疗命门火衰、下元虚寒之阳萎。

8. 配肾俞、膀胱俞、中极、太溪,针刺补法,温补肾阳、固约膀胱,治疗肾虚遗尿、尿频、小便不利、尿闭等。

9. 配肾俞、中极、水分、阴陵泉、太溪,针刺补法,温阳补肾、利水消肿,治疗脾肾阳虚之水肿。

10. 本穴经配伍,针刺补法,宜灸,大补元气、回阳固脱,如配神阙、气海、合谷、足三里,治疗真阳衰微、阳气暴脱之中风脱证;配子宫、大赫、归来,治疗肾虚阴挺;配百会、长强、大肠俞、足三里,治疗气虚脱肛;配百会、曲泉,治疗中气下陷之疝气。

11. 配足三里、气海、太溪,针刺补法,宜灸,温阳益气、固本培元,治疗肾阳不足、命门火衰之虚劳羸瘦。

12. 配百会、足三里、三阴交、太溪,针刺补法,补益元气、充养脑髓,治疗元气不足、脑神失养之多寐、头痛、眩晕等。

13. 配肾俞、神阙、中脘、阴陵泉、足三里,针刺补法,灸神阙,温补脾肾、扶阳逐寒,治疗脾肾阳虚之泄泻、完谷不化、呃逆、反胃等。

14. 配神阙、合谷、足三里、太冲,针刺补泻兼施,灸神阙,温补脾肾、息风镇惊,治疗脾肾阳衰之慢脾风、慢惊风。

15. 配神阙、气海,针刺泻法,宜灸,温阳益虚、散寒止痛,治疗虚寒腹痛。

16. 配脾俞、肾俞、归来、足三里、太溪,针刺补泻兼施,治疗气血不足、下元虚冷之便秘。

17. 本穴经配伍,针刺泻法,清热利湿、杀虫止痒,如配中极、血海、蠡沟、三阴交,治疗湿热阴痒;配膀胱俞、中极、阴陵泉、行间,治疗热淋;配丰隆、带脉、阴陵泉,治疗赤白带下。

18. 配肾俞、环跳、委中,针刺泻法,可灸,温经散寒、通络止痛,治疗寒湿腰腿痛。

【穴性文献辑录】

1.《灵枢》:身有所伤,血出多及中风寒,若有所堕坠,四肢懈惰不收。

2.《针灸甲乙经》:奔豚寒气入小腹,时欲吐,伤中溺血,小便数,背胁痛,引阴腹中,窘急欲凑,后泻不止。石水引胁下胀,头眩痛,身尽热。胞转不得溺,少腹满。暴疝,少腹大热。女子绝子,衃血在内不下。又:暴疝,少腹大热。再:主隐闭塞,小便不通,劳热石淋。

3.《肘后备急方》:绕脐痛急。

4.《备急千金要方》:妇人绝嗣不生,胞门闭塞。男阴卵偏大,癞病。寒气入腹,胞闭寒,小便不通,劳热石淋。石淋,脐下三十六疾,不得小便;伤中尿血。又:主寒气入腹。再:主小腹满,石水。主奔豚寒气入小腹。

5.《千金翼方》:断续,产道冷。

6.《外台秘要》:脐下绞痛,流入阴中,发作无时。气癃,尿黄。

7.《太平圣惠方》:主奔豚寒气入小腹,时欲呕。

8.《西方子明堂灸经》:小腹热而偏痛,寒气入腹,及石淋,脐下三十六疾,不得小便,及肠中尿血,胞转,气淋,又主小便数,及泄痢不止,小腹满,石水,及奔豚气入小腹,暴疝痛,身热,头痛进退往来。

9.《普济方》:主寒热石水,痛引胁下,腹胀,头眩痛,身尽热,气癃,尿黄。

10.《针灸聚英》:主积冷虚乏,脐下绞痛,流入阴中,发作无时,冷气结块痛,寒气入腹痛,失精,白浊,尿血,暴疝,风眩头痛,转胞闭塞,小便不通,黄赤劳热,石淋,五淋,泄利,奔豚抢心,妇人带下,月经不通,绝嗣不生,胞门闭塞,胎漏下血,产后恶露不止。

11.《针方六集》:治中寒,脐下疞痛,下元虚损,遗精。

12.《医学入门》:主诸虚肾积,虚老人泄泻,遗精,白浊。令人生子。

13.《循经考穴编》:主积冷虚乏,脐下绞痛,遗精,淋浊,癃疝,奔豚,伤寒阴证。

14.《类经图翼》:主治积冷诸虚百损,脐下绞痛,渐入阴中,冷气入腹,少腹奔豚,夜梦遗精,白浊,五淋,七疝……血冷月经断绝。

15.《医宗金鉴》:主治诸虚肾积及老人泄泻,遗精,白浊等证。

16.《针灸逢源》:治积冷诸虚,脐下绞痛,遗精,白浊,五淋,七疝,妇人带下,月经不通。

17.《经穴解》:任之任病,积冷虚乏,脐下绞痛,流入阴中,发作无时,冷气结块痛,寒气入腹痛,失精白浊,溺血七疝,转胂闭塞,小便不通,黄赤劳热,石淋劳淋,泄利,奔豚抢心,脐下结血,状如覆杯,妇人带下,月经不通,绝嗣不生,胞门闭塞,胎漏下血,产后恶露不止。

18.《针灸精粹》(李文宪):固下元益肾精。又:驱腹中一切冷气。再:温下焦,暖子宫。

19.《针灸集锦》(修订本)(郑魁山):补肾培元,清热利湿。

20.《常用腧穴临床发挥》(李世珍):辨证取穴,用补法,补肾阳、温脾阳;用艾条灸,温下元、暖胞宫、逐寒邪。局部取穴:用泻法,通经行血、消积散滞。

21.《针灸腧穴学》(杨甲三):培元固本,补益下焦。

22.《临床针灸学》(徐笨人):培肾固本,清热利湿。

23.《针灸心悟》(孙震寰):驱腹中冷气。又:固下元,益肾精。再:温中下焦,治腹中寒凝气滞之疾。再:

培肾固元,温调血室,除阴分寒。

24.《针灸腧穴手册》(杨子雨):温阳固脱,通调三阴,益肾保健。

25.《针灸探微》(谢文志):培肾固本,补气回阳,清热利湿。

26.《中医针灸通释·经脉腧穴学》(康锁彬):培元固本,补益下焦。

27.《针灸腧穴疗法》(李平华):补肾培元,清热利湿。

28.《腧穴临床应用集萃》(马惠芳):培元固本,补益下焦。

29.《新编实用腧穴学》(王玉兴):益气回阳,培元固本,调理冲任,清热利湿。

30.《中医针灸经穴集成》(刘冠军):补肾培元,温阳固脱。

31.《新编简明针灸学》(闫乐法):益肾调经,回阳补气。

32.《腧穴学讲义》(于致顺):益肾固本,理气回阳。

33.《针灸辨证治疗学》(章逢润):温肾壮阳,培元固精,通调冲任,理气除寒。

34.《石学敏针灸学》(石学敏):温肾固精,补气回阳,通调冲任,理气和血。

35.《珍珠囊穴性赋》(张秀玉):培补元气,积冷虚乏可保。

36.《腧穴类编》(王富春):补肾培元,温阳固脱。

37.《传统实用针灸学》(范其云):培肾固本,调气回阳。

38.《临床常用百穴精解》(王云凯):平补平泻法,调畅任脉,通利气血。补法:调补冲任,益气固摄,壮阳益火,分清泌浊;灸之可大补元气,回阳固脱,温养冲任,祛寒止痛。泻法:通经行血,消积散滞。

【古今应用辑要】

1. 古代文献摘录

(1)《针灸甲乙经》:寒热,取五处及天池、风池、腰俞、长强、大杼、中膂内俞、上窌、龈交、上关、关元、天牖、天容、合谷、阳溪、关冲、中渚、阳池、消泺、少泽、前谷、腕骨、阳谷、少海、然谷、至阴、昆仑主之。又:气癃溺黄,关元、阴陵泉。

(2)《脉经》:关脉芤,大便去血数斗者,以膈俞伤故也……若重下去血者,针关元。又:关脉伏,中焦有水气,膈泄……针关元,利小便,溏泻便止。关脉濡,若虚冷,脾气弱,重下病……针关元补之。尺脉伏,小腹痛,癥疝,水谷不化……针关元补之。尺脉滑,血气实,妇人经脉不利,男子尿血……针关元泻之。尺脉弱,阳气少,发热骨烦……针关元补之。尺脉濡,若小便难……针关元泻之。尺脉实,小腹痛,小便不禁……针关元补之。再:脉来中央坚实,径至关者冲脉也。动若少腹痛,上抢心,有瘕疝,绝孕,遗矢尿,胁支满烦也,横寸口边丸丸,此为任脉。若腹中有气如指,上抢心,不得俯仰,拘急,脉来紧细实长至关者,任脉也。动若少腹绕脐,下引横骨,阴中切痛。取脐下三寸。再:妇人伤寒怀身,腹满不得小便,加从腰以下重,如有水气状,怀身七月,太阴当养不养,此心气实,当刺泻劳宫及关元,小便利则愈。

(3)《备急千金要方》:石淋,灸关元三十壮,又灸气门三十壮。若吐下不禁,两手阴阳脉俱疾数者,灸心蔽骨下三寸,又灸脐下三寸各六七十壮。气淋,灸关元五十壮,又灸央玉泉相去一寸半三十壮。血淋,灸丹田随年壮,又灸伏留五十壮。一云:随年壮。又:尺脉紧,脐下痛,灸天枢,针关元补之。尺脉芤,下焦虚,小便去血,灸丹田关元。尺脉牢,腹满,阴中急,针丹田关元、中枢。尺脉迟,下焦有寒,针气海、关元泻之。再:天牖、风门、昆仑、关元、天冲,主风眩头痛。关元、期门、少而,主胁下胀。关元、委中、照海、太溪主少腹热而偏痛。关元、涌泉,主胞转气淋,又主小便数。阴陵泉、关元,主寒热不节,肾病不可以俯仰,气癃尿黄。神道、关元,主身热头痛进退往来。

(4)《千金翼方》:石淋,脐下三十六种疾,不得小便,灸关元三十壮。

(5)《外台秘要》:又凡脐下绞痛,流入阴中,发作无时,此冷气,疗之法,灸脐下三寸名关元,百壮。又:主寒热石水,痛引胁下胀,头眩痛,身尽热气癃,尿黄。

(6)《针灸资生经》:妇人奔豚,关元、中极、阴交、石门、四满、期门。又:关元、秩边、气海、阳纲,治小便赤涩。

(7)《三因极一病证方论》:阴毒,灸脐下丹田、气海。

(8)《扁鹊心书》:伤寒太阴证,关元、命关。又:并治脑疽发背,诸般疔疮恶毒,灸关元三百壮,以保肾气。亦治瘰疬、破伤风。

(9)《针灸大成》:大便不禁,丹田、大肠俞。肾胀偏坠:关元(灸三十壮)、大敦(灸七壮)。

2. 现代研究进展

(1)潘凤军等按揉后艾灸关元穴治疗虚寒型慢性泄泻患者 35 例,治疗 1 个疗程痊愈者 3 例,2 个疗程痊愈者 5 例,3 个疗程痊愈者 8 例;有效者 12 例,无效者 7 例;总有效率 80%[潘凤军,黄翠玲,王萍乐.按揉加艾灸关元穴治疗虚寒型慢性泄泻 35 例.内蒙古中医药,2000,(13)11:36]。

(2)刘卫平治疗组采用自拟通经止痛方外敷关元穴治疗寒凝血瘀型原发性痛经患者 45 例,对照组口服温经汤治疗 40 例。治疗组总有效率 97.78%,对照组总有效率 72.50%,两组愈显率比较,差异有显著性意义(P<0.05)[刘卫平.中药外敷治疗寒凝血瘀型原发性痛经 45 例疗效观察.中医外治杂志,2004,13(4):4-5]。

(3)朱红霞等治疗组艾灸关元、气海、脾俞、肾俞配合四神丸治疗脾肾阳虚型慢性结肠炎患者 32 例,对照组口服柳氮磺胺吡啶治疗 30 例。治疗组总有效率 100%,对照组总有效率 96.7%,提示艾灸的温热刺激及药物作用可改善胃肠运动功能,缓解胃肠道痉挛从而减轻泄泻、腹胀、腹痛等症状[朱红霞,肖晓华,易本谊.艾灸配合四神丸治疗脾肾阳虚型慢性结肠炎 32 例.针灸临床杂志,2005,21(2):51-52]。

(4)何邦广等治疗组温针灸关元、天枢、中脘、足三里治疗脾虚型溃疡性结肠炎患者 30 例,对照组常规针刺 30 例,取穴与治疗组相同。治疗组总有效率 90%,对照组总有效率 73.3%,治疗组疗效优于对照组。且治疗后两组临床症状积分、肠镜积分比较,差异有显著性意义(P<0.05)[何邦广,吴海标,钱火辉.温针灸治疗脾虚型溃疡性结肠炎临床观察.吉林中医药,2009,29(5):410-411]。

(5)魏凌霄等观察组采用针刺关元穴得气后搓柄提插法加强刺激,配子宫、三阴交、足三里、合谷、太冲穴治疗气郁型月经失调患者 66 例,针刺组采用常规针刺法治疗(取穴与观察组同)治疗 62 例,中药组采用口服中药柴胡疏肝散加味治疗 63 例。观察组和针刺组疗效(总有效率、痊愈率、显效率)明显优于中药组(P<0.01),观察组总有效率与针刺组比较差异无统计学意义,但观察组在痊愈率、显效率上明显优于针刺组(P<0.01)[魏凌霄,许曙,宣益民,等.针刺关元穴治疗气郁型月经失调疗效观察.上海针灸杂志,2010,29(10):629-630]。

【安全针刺法】直刺 1.0～2.0 寸,宜多灸。孕妇慎用。针前要求排空小便,膀胱充盈时不可直刺。

腰阳关

【定位】后正中线上,第四腰椎棘突下凹陷中。

【类属】属督脉。

【穴性】补肾壮阳,温经通络。

【主治病证】

1. 肾阳虚衰之遗精、阳痿、月经不调、带下、腰痛诸病症。

2. 经脉痹阻之腰骶痛、下肢痿痹诸病症。

【常用配伍】

1. 配肾俞、志室、关元、八髎、三阴交,针刺补法,补肾益精,治疗肾虚阳痿、遗精、白浊等。

2. 配肾俞、关元、三阴交、太溪,针刺补法,补肾调经,治疗肾虚月经不调、痛经、带下等。

3. 配命门、膀胱俞、三阴交,针刺补法,温阳行水,治疗肾阳虚遗尿、尿频等。

4. 配肾俞、志室、命门、太溪、委中,针刺补法,温肾壮阳,壮骨止痛,治疗肾阳虚腰痛。

5. 配肾俞、环跳、足三里、委中、承山,针刺泻法,温经散寒,通络止痛,治疗寒湿腰腿痛、下肢痿软酸痛、下肢痿痹等。

【穴性文献辑录】

1.《针灸大成》:主膝外不可屈伸,风痹不仁,筋挛不行。

2.《经穴解》:督之肝病,膝外不可屈伸,风痹不仁,筋挛不行。

3.《循经考穴编》:主劳损腰胯痛,遗精白浊,妇人月病带下。

4.《古法新解会元针灸学》:主治四肢无力等症。

5.《高等针灸学讲义》:主治膝关节炎,腰椎神经痛,下腹膨胀,下痢。

6.《针灸集锦》(修订本)(郑魁山):壮腰补肾,疏筋利节。

7.《针灸腧穴学》(杨甲三):强腰膝,益下元。

8.《针灸临床学》(徐笨人):调益肾气,强壮腰脊。

9.《针灸腧穴手册》(杨子雨):补益经气。

10.《针灸探微》(谢文志):补肾调经,祛寒利湿。

11.《中医针灸通释·经脉腧穴学》(康锁彬):温肾强腰,散寒祛湿。

12.《针灸腧穴疗法》(李平华):温肾壮腰,舒利关节。

13.《腧穴临床应用集萃》(马惠芳):补益下元,强壮腰膝。

14.《新编实用腧穴学》(王玉兴):益肾强腰,祛寒除湿,调理冲任。

15.《中医针灸经穴集成》(刘冠军):壮腰补肾,疏利关节。

16.《新编简明针灸学》(闫乐法):固肾精,壮腰膝。

17.《腧穴学讲义》(于致顺):调肾气,利腰膝,祛寒湿。

18.《针灸辨证治疗学》(章逢润):温下元,强腰脊,祛寒湿。

19.《石学敏针灸学》(石学敏):调血室,固精宫,祛寒湿,强腰膝。

20.《传统实用针灸学》(范其云):补益经气。

【古今应用辑要】

1. 古代文献摘录

《备急千金要方》:筋挛膝不得屈伸,不可以行:阳关、梁丘、曲泉。

2. 现代研究进展

(1)张必萌等观察组电针腰阳关、夹脊穴、环跳、阳陵泉为主配以辨证取穴治疗腰椎间盘突出症患者100例,对照组口服莫比可片剂治疗100例,观察组总有效率86.53%,对照组总有效率75.00%(P<0.01),且治疗组腰痛、下肢痛或麻木、步行能力、直腿抬高以及肌力的改善优于对照组(P<0.01)[张必萌,吴耀持,邵萍,等.电针疗法在腰椎间盘突出症中的应用:随机对照.中国组织工程研究与临床康复,2008,2(12):353-355]。

(2)陆如春等选择督脉腰阳关至腰俞之间,每次选3个点,上下间隔0.5~1.0cm挑刺,治疗肾虚型、肝郁型、气滞血瘀型、湿热痰郁型不孕症患者118例,挑治1次获孕34例,2次获孕36例,3次获孕31例,3次以上获孕10例,获孕率94.1%[陆如春,马春梅,陆如新.督脉选点挑刺治疗不孕症118例.陕西中医,1998,19(12):556]。

【安全针刺法】向上斜刺0.5~1.0寸,可灸。

命　门

【定位】后正中线上,第二腰椎棘突下凹陷中。

【类属】属督脉。

【穴性】补肾温阳,强腰通络。

【主治病证】

1. 肾阳亏虚之阳萎、遗精、白浊、早泄、遗尿、尿频、痛经、带下、泄泻、痢疾、水肿、头晕、耳鸣、手足逆冷诸病症。

2. 经脉痹阻之脊强、腰痛诸症。

【常用配伍】

1. 配肾俞、气海、中极、太溪,针刺补法,可灸,温补肾阳、化气行水,治疗肾阳亏虚、水湿不化之遗尿、尿频、癃闭、小便不利、水肿等。

2. 配肾俞、脾俞、天枢、足三里,针刺补法,可灸,温肾健脾,治疗脾肾阳虚之泄泻、痢疾。

3. 配肾俞、关元、次髎、太溪,针刺补法,补肾培元,治疗肾阳虚阳痿。

4. 配肾俞、志室、气海、三阴交,针刺补法,补益肾气、固涩精关,治疗肾虚遗精、早泄。

5. 配肾俞、关元、三阴交、太溪,针刺补法,宜灸,暖宫益精,治疗女子宫寒不孕,男子精少不育。

6. 配肾俞、阴陵泉、太溪,针刺补法,温肾培元、固本止带,治疗肾虚带下。

7. 配合谷、间使、中极、三阴交,针刺泻法,益气行血、通经止痛,治疗气滞血瘀之月经不调、痛经、崩漏等。

8. 配肾俞、百会、足三里,针刺补法,补益心肾,治疗肾虚髓海不充之头晕、神经衰弱等。

9. 配翳风、听会、肾俞、关元、太溪,针刺补法,补益肾精,治疗肾精亏虚之耳鸣。

10. 配肾俞、腰阳关、委中、太溪,针刺补法,补肾壮腰,治疗肾虚腰痛。

11. 配脊中、身柱、大椎、后溪、委中,针刺平补平泻法,通经止痛,治疗经气不利之脊强痛。

【穴性文献辑录】

1.《针灸甲乙经》:头痛如破,身热如火,汗不出瘛疭,寒热汗不出,恶寒里急,腰腹相引痛。

2.《黄帝明堂经》:主头痛如破,身热如火,汗不出,瘛疭里急,腰腹相引痛。

3.《备急千金要方》:头痛寒热,汗出,不恶寒。瘛疭里急,腰腹相引。丈夫痔漏下血,脱肛,不食,长泄痢,妇人崩中出血,带下淋浊赤白。烦满。

4.《外台秘要》:主头痛如破,身热如火,汗不出,瘛疭,腰腹相引痛。

5.《太平圣惠方》:寒热痎疟。又:主头痛如破,身热如火,汗不出,瘛疭,腰厘相引痛。

6.《针灸大成》:主头痛如破,身热如火,汗不出,寒热,痎疟,腰脊相引痛,骨蒸,五脏热,小儿发痫,张口摇头,身反折角弓。

7.《针方六集》:主肾虚腰痛,目眩不明,头痛身热,痎疟腰腹相引痛,骨蒸五脏热,男子遗精,女子赤白带下,小儿发痫,张口摇头角弓反折。

8.《类经图翼》:肾虚腰痛,赤白带下,男子泄精,耳鸣,手足冷痹挛,疝,惊恐头眩,头痛如破,身热如火,骨蒸汗不出,痎疟瘛疭,里急腹痛。

9.《医学入门》:主老人肾虚腰疼及诸痔脱肛,肠风下血。又:主头痛如破,身热如火,汗不出,瘛疭里急,腰厘引痛。

10.《经穴解》:督之本病,腰腹相引,小儿发痫,张口摇头,身反折角弓,骨蒸五脏热,头痛如破,身热如火,汗不出。一云:治肾虚腰痛,赤白带下,男子泄精,耳鸣,手足冷,痹挛疝,惊恐,头眩瘛疭,急腹痛。督之脾病:寒热痎疟。

11.《医宗金鉴》:主老人肾虚腰疼及久痔脱肛,肠风下血等症。

12.《针灸逢源》:治头疼身热如火,腰痛骨蒸。

13.《针灸心悟》(孙震寰):主身热如火,头痛如破,寒热痎疟,腰腹相引痛。

14.《针灸集锦》(修订本)(郑魁山):温肾壮阳。

15.《常用腧穴临床发挥》(李世珍):辨证取穴,用补法或配艾灸,补肾培元、温阳益脾、壮腰补虚;用泻法,通畅督脉经气;配艾灸,温通督脉、温阳补虚。局部取穴:用泻法,通畅督脉经气,祛邪散滞;配艾灸,温阳散邪。

16.《针灸腧穴学》(杨甲三):补肾强阳,调经止带,舒筋活络。

17.《针灸临床学》(徐笨人):疏经调气,固精壮阳。

18.《针灸腧穴手册》(杨子雨):壮阳益肾。

19.《针灸探微》(谢文志):培元补肾,理肠固脱。

20.《中医针灸通释·经脉腧穴学》(康锁彬):培元固本,补肾强腰,调经止带。

21.《针灸腧穴疗法》(李平华):培元固本,强健腰膝。

22.《腧穴临床应用集萃》(马惠芳):补肾壮阳,培元固精。

23.《新编实用腧穴学》(王玉兴):益肾壮阳,清热安神,调理冲任。

24.《中医针灸经穴集成》(刘冠军):培元固本,强健腰膝。

25.《新编简明针灸学》(闫乐法):培元补肾,通利腰脊。

26.《针灸辨证治疗学》(章逢润):培元温肾,强健腰膝,固精止带,疏经调气。

27.《石学敏针灸学》(石学敏):培元补肾,固精止带,强健腰膝,疏经调气。

28.《珍珠囊穴性赋》(张秀玉):命门能温阳益肾。

29.《传统实用针灸学》(范其云):培补肾元,通利腰脊,为强壮要穴。

30.《临床常用穴精解》(王云凯):平补平泻法,疏通经脉,调畅气血。补法(或配艾灸):补肾培元,燠火暖土。泻法:调畅经气,祛邪散滞。

【古今应用辑要】

1. 古代文献摘录

(1)《针灸甲乙经》:头痛如破,身热如火,汗不出,瘛疭,寒热汗不出,恶寒里急,腰腹相引痛,命门主之。

(2)《备急千金要方》:烦满汗不出,命门、膀胱俞。又:目窗、中渚、完骨、命门……主头痛寒热,汗出,不恶寒。再:丈夫痔漏下血,脱肛,不食,长泄痢,妇人崩中出血,带下淋浊赤白,皆灸之。

(3)《针灸资生经》:命门、膀胱俞、上管、曲差、上星、陶道、天柱、上髎、悬厘、风池主烦满汗不出。

(4)《标幽赋》:目盲,肝俞、命门。

(5)《玉龙赋》:老者便多,命门兼肾俞著艾。又:肾败腰虚小便频,夜间起止苦劳神,命门若得金针助,肾俞艾灸起禀迍。

(6)《针灸大成》:遗精白浊,命门、心俞、肾俞、关元、白环俞。

(7)《玉龙歌》:肾败腰虚小便频,命门、肾俞加灸。

(8)《胜玉歌》:肾败腰疼,小便频:命门、肾俞。

(9)《类经图翼》:胎屡坠,命门、肾俞、中极、交信、然谷。又:阳不起,灸命门、肾俞、气海、然谷。

(10)《采艾编翼》:泄泻,命门、水分、天枢、气海、三间、大肠俞、长强、足三里、百会。

(11)《针灸辑要》:遗尿症,命门、长强、三阴交。

(12)《十四经要穴主治歌》:命门老虚腰痛证,更治脱肛痔肠风。

2. 现代研究进展

(1)路月霞灸命门、神阙、肾俞配合针刺中脘、天枢、足三里等治疗五更泄患者80例,痊愈57例,好转20例,总有效率96.25%[路月霞.针灸治疗五更泻80例.陕西中医,2008,29(4):482-483]。

(2)邓树泳等选取肾阳虚小鼠模型,发现经命门穴艾灸治疗后,与模型组对比,模型加灸组小鼠血清、胸腺和脾脏中SOD活性明显升高,而MDA的含量明显降低,提示艾灸命门穴对肾阳虚小鼠有明显的治疗作用,能提高机体抗氧化能力[邓树泳,张琰,伊丽娜,等.命门穴艾灸对肾阳虚小鼠血清、胸腺和脾脏SOD、MDA的影响.时珍国医国药,2012,23(7):1805-1806]。

(3)杨敏采用强肾灸贴敷命门穴治疗肾阳(肾气)虚型亚健康态患者50例,痊愈16例,显效22例,有效10例[杨敏.强肾灸治疗亚健康状态50例.陕西中医,2009,30(3):337]。

(4)蒋和鑫隔中药饼灸命门、关元穴治疗肾气不足型遗尿患者108例,总有效率96%[蒋和鑫.隔药饼灸治疗肾气不足型遗尿108例.上海针灸杂志,1996,15(2):16-17]。

【安全针刺法】直刺0.5~1.0寸,可灸。

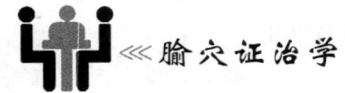

第十三章　温里穴

凡具有温里祛寒穴性的腧穴,称为温里穴。

温里穴主要用于治疗寒邪入侵、脾胃阳气被困或阳气衰弱、阴寒内盛所致的畏寒喜温、面色苍白、倦怠嗜卧、肢冷汗出、呕吐下痢、脘腹冷痛、阳虚水肿、小便清长、阴冷阳萎、宫寒不孕、虚寒痛经、风寒湿痹等。

运用温里穴时,应根据不同的证候进行相应的配伍。若外寒内侵,兼有表证者,当配伍具有解表穴性的腧穴;若寒湿内阻者,当配伍具有健脾利湿穴性的腧穴;若脾肾阳虚者,当配伍具有温补脾肾穴性的腧穴;若寒凝经脉、气滞血瘀者,当配伍具有活血化瘀、行气通络穴性的腧穴;若兼气虚者,当配伍具有补气穴性的腧穴;若兼水肿者,当配伍具有利水渗湿穴性的腧穴。

运用温里穴治疗里寒证时,针刺操作实证多施行泻法,虚证多施行补法;多用灸法。

温里穴多分布于腹部、腰部。位于下腹部的腧穴,内应膀胱,应在排尿后进针;孕妇慎用。神阙不宜针刺,宜灸。在针刺治疗的同时,应注意节制饮食,不宜进食生冷寒凉之品。

本章所列曲骨、阴交、神阙、下脘、悬枢、脊中、中枢7穴,均以温里穴性为主。其他腧穴如胃俞、大肠俞、气海俞、关元俞、会阳、气海、肾俞、志室等,也具有较强的温里穴性,只是由于这些腧穴还有更强的补益脾肾、温阳补气等作用,故已归入相关类属,应用时可参见相关章节。

曲　骨

【定位】仰卧,于前正中线上,脐下5寸,耻骨联合上缘的中点处。

【类属】属任脉。

【穴性】温肾培元,清利湿热。

【主治病证】

1. 肾虚之遗尿、遗精、阳萎、带下、月经不调诸病症。

2. 湿热下注之小便淋沥、阴囊湿痒、小腹胀满、带下、疝气、痛经诸病症。

【常用配伍】

1. 配关元、肾俞、八髎、归来、百会、三阴交,针刺补法,温补肾气,治疗肾虚遗精、阳萎等。

2. 配肾俞、膀胱俞、关元、中极、三阴交、太溪,针刺补法,补益肾气、通利膀胱,治疗肾虚遗尿。

3. 配肾俞、八髎、关元、三阴交,针刺补法,补肾调经,治疗肾虚月经不调、带下等。

4. 配膀胱俞、中极、阴陵泉、行间、三阴交,针刺泻法,清利湿热、利尿通淋,治疗湿热蕴结膀胱之小便淋沥等。

5. 配曲池、血海、风市、阴陵泉、蠡沟、行间,针刺泻法,清热除湿、杀虫止痒,治疗湿热下注之阴囊湿痒。

6. 配下髎、带脉、阴陵泉、蠡沟,针刺泻法,利湿止带,治疗湿热带下。

【穴性文献辑录】

1.《黄帝明堂经》:主膀胱胀。小便难,水胀满,溺出少,胞转不得溺。癫疾。妇人下赤白淫,绝嗣,阴中干痛,恶合阴阳,少腹膜坚,小便闭。

2.《针灸甲乙经》:妇人下赤白沃后,阴中干痛,恶合阴阳,少腹膜坚,小便闭。

3.《备急千金要方》:主小腹胀,血癃,小便难。又:主小便不利,泄注。失精,五脏虚竭。走哺转筋。腹中满小便数。妇人绝嗣不生,漏赤白,妇人遗尿。

4.《外台秘要》:主膀胱小便难,脚屈,转胞不得尿,妇人赤白淫,阴中干痛,恶合阴阳,水胀满,尿涩,癫疾不呕沫。

5.《太平圣惠方》:主五淋,小便黄。

6.《铜人腧穴针灸图经》:癀疝,少腹痛。

7.《西方子明堂灸经》:主小便胀,血癀,小便难,主癃疝小腹痛,妇人赤白带下。

8.《针灸聚英》:主失精,五脏虚弱,虚乏冷极,小腹胀满,小便淋沥不通,癀疝,小腹痛,妇人赤白带下。

9.《古今医统大全》:主治小腹满,小便淋,癀疝,小腹痛,失精,虚冷,妇人赤白带下。

10.《针方六集》:主失精,五脏虚弱,寒极,阳萎,小腹胀满,淋沥,癃闭,小腹痛,妇人赤白带下,阴疮。

11.《经穴解》:任之肾病,五脏虚弱,失精,虚乏冷极,小腹胀满,小便淋沥不通,癀疝小腹痛,妇人赤白带下。

12.《循经考穴编》:主七疝,木肾偏坠,小腹急痛茎缩,阴囊湿痒,妇人赤白带下

13.《针灸精粹》(李文宪):补真气益精。

14.《针灸集锦》(修订本)(郑魁山):补肾培元,清热利湿。

15.《针灸腧穴学》(杨甲三):补肾利尿,调经止带。

16.《临床针灸学》(徐笨人):补肾调经,清热利尿。

17.《针灸腧穴手册》(杨子雨):调理任脉,清利湿热。

18.《针灸探微》(谢文志):清热利尿,补肾调经。

19.《中医针灸通释·经脉腧穴学》(康锁彬):调经止带,补肾利尿。

20.《针灸腧穴疗法》(李平华):补肾培元,清热利湿。

21.《腧穴临床应用集萃》(马惠芳):调经启阳,通利下焦。

22.《新编实用腧穴学》(王玉兴):温阳利水,调经止带。

23.《中医针灸经穴集成》(刘冠军):温补肾阳,调经止带。

24.《新编简明针灸学》(闫乐法):补肾兴阳,调经止带。

25.《针灸辨证治疗学》(章逢润):温阳利水,调经止带。

26.《石学敏针灸学》(石学敏):温补肾阳,调经止带。

27.《腧穴类编》(王富春):温补下元,调经止带。

28.《传统实用针灸学》(范其云):调理任脉,清利湿热。

【古今应用辑要】

1. 古代文献摘录

(1)《针灸甲乙经》:癫疾呕沫,神庭及兑端、承浆主之。其不呕沫,本神及百会、后顶、玉枕、天柱、大杼、曲骨、尺泽、阳谷、外丘、当上脘傍五分通谷、金门、承筋、合阳主之。

(2)《备急千金要方》:小便不利,大便数注,灸屈骨端五十壮。又:失精,五脏虚绵,灸屈骨端五十壮。霍乱、走哺转筋,灸踵踝白肉际各三七壮,又灸小腹下横骨中央随年壮。再:筋缩、曲骨、阴谷、行间主惊痫,狂走、癫疾。再:赤白沃,阴中干痛,恶合阴阳,小腹膜坚,小便闭,刺曲骨入一寸半,灸三壮。

(3)《千金翼方》:水肿胀,灸曲骨百壮。

(4)《外台秘要》:又主腹满小便数法,灸屈骨端二七壮。

2. 现代研究进展

(1)沈保强等针刺曲骨、地机、三阴交为主配合温和灸法灸关元、次髎治疗原发性痛经患者40例。其中肝气郁滞加太冲,气滞血瘀加合谷,寒湿凝滞加阴陵泉。治愈29例,好转10例,无效1例,治愈率72.5%[沈保强,曹双凤.体针结合灸法治疗原发性痛经40例.陕西中医,2010,31(3):346]。

(2)刘晓辉总结孙瑞华副主任医师经验,针刺曲骨、照海治疗肾阳虚损型、热盛动风型癃闭,临床疗效佳[刘晓辉.针刺曲骨照海治疗癃闭.浙江中医杂志,2003,1:166]。

【安全针刺法】直刺0.5~1.0寸,可灸。内为膀胱,应在排尿后进针;内有子宫,孕妇慎用。

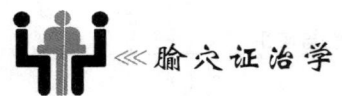

阴 交

【定位】仰卧,在下腹部,前正中线上,当脐中下1寸。

【类属】属任脉。

【穴性】温补下元,清热利湿,温经通络。

【主治病证】

1. 肾阳虚衰之崩漏、月经过多、带下、恶露不止、闭经、腹满、水肿、绕脐冷痛、泄泻诸病症。

2. 湿热下注之阴痒、赤白带下诸症。

3. 寒凝经脉之疝气、腰膝拘挛诸症。

【常用配伍】

1. 本穴经配伍,针刺补法,灸神阙,补益肾气、调经止带,如配肾俞、关元、带脉、次髎,治疗肾虚带下;配肾俞、子宫、气海、三阴交,治疗肾虚月经不调、崩漏;配中极、石门、神阙、三阴交,治疗肾气虚恶露不止。

2. 配肾俞、命门、神阙、中脘、天枢、足三里,针刺补法,灸神阙,温肾补阳、健脾止泻,治疗脾肾阳虚之绕脐冷痛、泄泻等。

3. 配肾俞、脾俞、水分、阴陵泉、三阴交,针刺补泻兼施,温肾健脾、利水除湿,治疗脾肾阳虚之腹满水肿、小便不利等。

4. 配带脉、中极、次髎、阴陵泉、蠡沟,针刺泻法,清热除湿止带,治疗湿热带下。

5. 配曲骨、下髎、血海、蠡沟、三阴交,针刺泻法,清热除湿、杀虫止痒,治疗湿热阴痒。

6. 配大敦、太溪、气海、归来、曲泉、足三里,针刺补泻兼施,温经散寒、缓急止痛,治疗寒凝经脉之疝气。

7. 配肾俞、大肠俞、委中,针刺平补平泻法,舒筋活络止痛,治疗腰部经气不利之腰痛、腰膝拘挛等。

【穴性文献辑录】

1.《针灸甲乙经》:水肿,水气行皮中。又:舌纵涎下,烦闷。

2.《黄帝明堂经》:水胀,水气行皮中。阴疝引睾。惊不得眠,善龄,水气上下,五脏游气。

3.《备急千金要方》:主五脏游气。又:主肠鸣濯濯如有水声。

4.《外台秘要》:水气行皮中……水气上下,五脏游气。阴疝引睾。

5.《医心方》:水气上下,五脏游气,手足拘挛,阴疝,女子月水不下,上气腹膜坚痛,男子两刃骞,水胀,水气行皮中。

6.《太平圣惠方》:主脐下热。小便赤,气痛状如刀搅。

7.《铜人腧穴针灸图经》:寒疝引少腹痛。

8.《西方子明堂灸经》:主……五脏游气。主脐下疞痛,寒疝。

9.《针灸聚英》:主气痛如刀搅……阴汗湿痒……脐下热……绕脐冷痛。

10.《古今医统大全》:主治小腹气痛引阴中。

11.《百症赋》:治腹内风寒走痛胀痛。

12.《类经图翼》:主治冲脉生病,从少腹冲心而痛,不得小便。

13.《医学入门》:主脐下热,水气痛,状如刀搅。

14.《经穴解》:任之任病,奔豚上腹,气痛如刀搅,腹膜坚痛,下引阴中,不得小便,两丸骞疝痛,阴汗湿痒,腰膝拘挛,脐下热,妇人血崩,月事不绝,带下,产后恶露不止,绕脐冷痛,绝子阴痹,小儿囟陷,鬼击鼻出血。

15.《循经考穴编》:主下元虚冷,败血成块,气痛如绞。

16.《针灸集锦》(修订本)(郑魁山):补肾培元,清热利湿。

17.《针灸腧穴学》(杨甲三):调经理气,温补下焦。

18.《临床针灸学》(徐笨人):调经固冲,清热利湿。

19.《针灸腧穴手册》(杨子雨):疏调冲任,平逆止冲。

20.《针灸探微》(谢文志):补肾调经,清热利湿。

21.《中医针灸通释·经脉腧穴学》(康锁彬):调经固带,利水消肿。

22.《针灸腧穴疗法》(李平华):补肾培元,清热利湿。

23.《腧穴临床应用集萃》(马惠芳):清热利湿,调经固冲。

24.《新编实用腧穴学》(王玉兴):活血调经,温肾益精。

25.《中医针灸经穴集成》(刘冠军):温下元,调经血。

26.《石学敏针灸学》(石学敏):调经血,温下元。

27.《腧穴类编》(王富春):温补下元,调经血。

28.《传统实用针灸学》(范其云):疏调冲任,平逆止冲。

【古今应用辑要】

1.《肘后备急方》:治卒得鬼击方,又方,灸脐下一寸三壮。

2.《备急千金要方》:大小便不通,灸脐下一寸三壮,又灸横纹百壮。又:阴交、石门主水胀水气行皮中,小腹皮敦敦然,小便黄气满。再:章门、石门、阴交主奔豚上气。再:环跳、束骨、交信、阴交、阴谷主髀枢中痛不可举。

3.《千金翼方》:水肿气上下,灸阴交百壮。

4.《外台秘要》:又疗下痢纯白如鼻涕者……灸脐下一寸五十壮良。

5.《针灸资生经》:阴交、石门,疗崩中。

6.《标幽赋》:阴交阳别定血晕。

7.《席弘赋》:兼照海、曲泉、关元、气海同泻,治七疝、小腹痛如神。又:治小肠气湿痛连脐,急泻此穴。

8.《天星秘诀歌》:胸膈痞满,阴交、承山。

9.《玉龙赋》:兼三里,水分治鼓胀。

10.《百症赋》:无子,阴交、石关。

【安全针刺法】直刺 1.0~2.0 寸,可灸。孕妇慎用。

神　阙

【定位】仰卧,在腹中部,脐中央。

【类属】属任脉。

【穴性】回阳固脱,温补脾肾,温阳散寒。

【主治病证】

1. 阳虚、气虚、血虚之脱证、厥证。

2. 脾肾阳虚之腹痛、肠鸣、水肿、鼓胀、泄泻、小便不禁、月经不调、崩漏、不孕诸病症。

3. 阴寒凝滞之腹痛、泄泻诸病症。

【常用配伍】

1. 本穴经配伍,针刺补法,重灸神阙、百会、关元,回阳救逆、益气固脱,如配关元、气海、肾俞、足三里、涌泉,治疗中风脱症;配百会、关元、气海,治疗阳虚寒厥;配关元、百会、气海、血海、足三里,治疗血虚昏厥;配关元、气海、足三里、三阴交,治疗产后血虚气脱晕厥。

2. 本穴经配伍,针刺补法,温补下元、调理冲任,如配肾俞、关元、太溪,治疗肾虚不孕;配肾俞、志室、气海、三阴交,治疗肾阳虚遗精、滑精;配命门、肾俞、三阴交,治疗肾虚崩漏;配关元、三阴交,治疗寒凝胞宫之月经不调、痛经、不孕、带下等。

3. 配百会、长强、气海,针刺补法,重灸百会,升阳举陷,治疗中气下陷之脱肛。

4. 配命门、肾俞、关元、水分、天枢、中脘、足三里,针刺补法,灸关元、中脘,温肾补脾、散寒止泻,治疗脾肾阳虚之腹痛、腹满、肠鸣、泄泻、便秘、慢惊风等。

5. 配关元、中脘、内关、足三里,针刺补法,灸关元、中脘,温阳补脾、和胃降逆,治疗脾胃虚寒之呕吐、呃

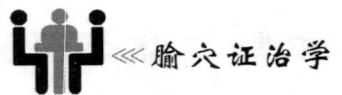

逆、反胃等。

6. 配肾俞、脾俞、中极、关元、水分、阴陵泉，针刺补泻兼施，灸关元，温肾健脾、利水消肿，治疗脾肾阳虚、气不化水之水肿、鼓胀、痰饮、癃闭等。

7. 配下脘、水分、气海、天枢、公孙，针刺泻法，灸气海、水分，温阳散寒止痛，治疗阴寒凝滞之腹痛、腹满、泄泻、霍乱等。

【穴性文献辑录】

1. 《针灸甲乙经》：水肿大平脐，肠中常鸣，时上冲心；绝子灸脐中，令有子。

2. 《肘后备急方》：霍乱。

3. 《千金翼方》：妇人胞落癞，淋病，脱肛。

4. 《外台秘要》：小儿脱肛，脐疝，绕脐痛，冲胸不得息。

5. 《医心方》：主疝绕脐痛冲胸，不得息，水腹大满，腹中常鸣，时上冲心。

6. 《铜人腧穴针灸图经》：泄利不止，小儿奶利不绝，腹大绕脐痛，水肿，鼓胀，肠中鸣，状如流水声，久冷伤惫。

7. 《西方子明堂灸经》：水肿，鼓胀，肠中鸣，状如水声，久冷伤惫。

8. 《备急灸法》：转胞小便不通，溺水。

9. 《普济方》：中风不省。

10. 《针灸聚英》：主中风不苏。久冷伤败脏腑。泄利不止。

11. 《古今医统大全》：主治中风不省人事，腹中虚冷。

12. 《针灸大成》：主中风不省人事，腹中虚冷。

13. 《针方六集》：主中风不省，久寒伤败脏腑。泄痢不止。

14. 《医学入门》：主百痫及老人虚冷泄泻。

15. 《经穴解》：任之任病，腹中虚冷，脏腑泄利不止。水肿鼓胀，肠鸣状如流水声。中风不省人事，风痫角弓反张。

16. 《医宗金鉴》：主治百病及老人虚冷泄泻。

17. 《针灸精粹》(李文宪)：补气血、益肾精。

18. 《针灸集锦》(修订本)(郑魁山)：培元固本。

19. 《常用腧穴临床发挥》(李世珍)：辨证取穴，用艾灸，振奋中阳、温补下元、回阳固脱。局部取穴：用艾灸，逐冷散结、温散寒邪、温通血脉。

20. 《针灸腧穴学》(杨甲三)：回阳固脱，益下元，调肠胃。

21. 《临床针灸学》(徐笨人)：回阳固脱，理气健脾。

22. 《针灸心悟》(孙震寰)：益肾精，补气血。又：回垂绝之阳，固卫，防外脱之望。再：温通元阳，化腹中寒湿积滞。

23. 《针灸腧穴手册》(杨子雨)：培元周本，回阳救脱。

24. 《针灸探微》(谢文志)：回阳固脱，健运脾阳。

25. 《中医针灸通释·经脉腧穴学》(康锁彬)：回阳固脱，健脾和胃。

26. 《针灸腧穴疗法》(李平华)：回阳救逆，补肾培元。

27. 《腧穴临床应用集萃》(马惠芳)：回阳救逆，温阳利水。

28. 《新编实用腧穴学》(王玉兴)：回阳固脱，补益下元。

29. 《中医针灸经穴集成》(刘冠军)：培元固本，回阳救脱，和胃理肠。

30. 《新编简明针灸学》(闫乐法)：回阳固脱，调理脾胃。

31. 《腧穴学讲义》(于致顺)：温阳固脱，健运脾胃。

32. 《针灸辨证治疗学》(章逢润)：温阳救逆，苏厥固脱，补益脾胃，理气和肠。

33. 《石学敏针灸学》(石学敏)：温通元阳，复苏固脱，理肠胃，消积滞。

34.《珍珠囊穴性赋》(张秀玉):回阳救逆神阙灸。

35.《腧穴类编》(王富春):培元固本,回阳救逆,调理肠胃。

36.《传统实用针灸学》(范其云):温阳固脱,健运脾胃。

37.《临床常用百穴精解》(王云凯):大补元气,回阳复脉,温暖下元,祛寒止痛,调理肠胃,导滞消胀。

【古今应用辑要】

1. 古代文献摘录

(1)《针灸甲乙经》:肠中常鸣,时上冲心,灸脐中。

(2)《备急千金要方》:脐中、石门、天枢、气海主少腹疝气,游行五脏、疝绕脐,冲胸不得息。

(3)《外台秘要》:马痫之为病,张口摇头,马鸣欲反折,灸项风府、脐中二壮。

(4)《针灸资生经》:腹虚胀如鼓,神阙、公孙。

(5)《针灸聚英》:五淋,隔盐灸脐中七壮,灸三阴交。

(6)《针灸大成》:肠鸣而泻,神阙、水分、三间。

(7)《勉学堂针灸集成》:中风不省人事,可灸百壮至五百壮即苏。

(8)《经穴解》……腹寒也,宜灸温之。又……脾虚不能运水抵膀胱,而止在肠中作声,亦宜灸以温之。再:中风……风痫……两症皆气为痰滞,上下闭塞,前后气血反乱,宜灸百壮,以温其气,而助其正。

2. 现代研究进展

(1)韦莉莉等以腹针引气归元结合神阙艾灸疗法的协定处方为主,治疗更年期脾肾阳虚型泄泻、浮肿、腰痛等病,其中泄泻取带脉、足三里、下巨虚、太冲,浮肿取阴陵泉、三阴交、太溪、太冲,腰痛取阳陵泉、悬钟,临床疗效满意[韦莉莉,楼国平.针灸在更年期脾肾阳虚型疾病中的运用举隅.中医临床杂志,2013,5(16):54,56]。

(2)刘红等治疗组采用温脾散贴敷神阙穴联合红外线照射治疗脾肾阳虚型溃疡性结肠炎患者31例,对照组口服美沙拉嗪治疗32例,治疗后治疗组临床疗效、大便恢复正常时间、腹痛缓解时间均优于对照组,且治疗组纤维结肠镜检查症状改善,对照组改善不明显[刘红,谭华梁,徐寅,等.温脾散贴敷联合红外线照射治疗脾肾阳虚型溃疡性结肠炎患者的疗效观察.湖南中医药大学学报,2013,33(7):89-91]。

(3)常燕等采用腹针引气归元配合艾灸神阙治疗脾胃虚寒型慢性浅表性胃炎患者32例,对照组针刺中脘、内关、公孙、足三里、脾俞、气海治疗32例,治疗组总有效率90.63%,对照组总有效率78.13%,治疗组疗效优于对照组[常燕,王丽娜,梁瑞丽.腹针配合艾灸神阙治疗脾胃虚寒型慢性浅表性胃炎32例临床观察.河北中医药学报,2013,28(2):31-32]。

(4)陈少玲等治疗组艾灸联合狗皮膏灸贴神阙穴治疗寒凝血瘀型原发性痛经患者30例,对照组给予双氯芬酸肠溶片对症治疗,治疗组总有效率86.67%,对照组总有效率56.67%,两组疗效比较,差异有统计学意义(P<0.05)[陈少玲,黄少妮,何剑荣.中药灸贴神阙穴治寒凝血瘀型原发性痛经疗效观察.内蒙古中医药,2013,12:68-69]。

(5)徐信杰治疗组采用温补脾肾法选四神汤加减结合艾灸神阙穴治疗肾虚五更泻患者42例,对照组采用温补脾肾法治疗37例,治疗组总有效率92.9%,对照组总有效率75.7%,治疗组疗效优于对照组,且治疗后症状积分比较差异有高度统计学意义(P<0.01)[徐信杰.温补脾肾法结合艾灸神阙穴治疗五更泻.中医中药,2012,9(30):101-102]。

(6)杨斌等治疗组采用安神敷脐方结合神阙穴按摩治疗心肾不交之失眠患者30例,对照组口服佐匹克隆治疗30例,安慰剂组口服维生素B_1治疗30例。治疗后经PSQI评定结果比较,治疗组与对照组患者的睡眠质量均得以改善,安慰剂部分患者睡眠质量得到改善[杨斌,陈阳,黄谈.安神敷脐方结合神阙穴按摩治疗心肾不交之失眠90例疗效观察.海峡药学,2012,24(10):18-130]。

(7)陈雪等药贴组采用强身保健药贴贴敷神阙穴治疗气血两虚型慢性疲劳综合征患者39例,药贴模拟贴组治疗39例,治疗后药贴组补体C3、C4含量高于药贴模拟贴组,提示"强身保健药贴"可提高气血两虚型慢性疲劳综合征患者细胞免疫功能[陈雪,钟兰.强身保健药贴神阙穴透皮给药对气血两虚型慢性疲劳综合征患者免疫功能的影响.云南中医中药杂志,2012,33(3):19-21]。

(8)黄日香等对照组采用西医常规对症支持治疗小儿脾肾阳虚型泄泻患儿209例,治疗组在西医常规治疗上加生姜附子饼贴神阙穴配合艾灸治疗209例,治疗1天后对照组总有效率46.42%,治疗组总有效率90.91%;治疗3天后对照组总有效率84.69%,治疗组总有效率97.61%,治疗组疗效优于对照组[黄日香,钟斌,严东英.生姜附子饼贴脐配合艾灸治疗小儿脾肾阳虚型泄泻209例.陕西中医,2011,32(11):1463-1464]。

(9)佘延芬等隔物灸组隔盐灸神阙、关元治疗寒湿凝滞型原发性痛经患者105例,药物组口服月月舒冲剂治疗104例,隔物灸组疗效及痛经症状积分均优于药物组,且隔物灸组β-EP水平较治疗前明显升高(P<0.01)[佘延芬,孙立虹,杨继军,等.隔物灸对寒湿凝滞型原发性痛经患者经期血浆β-EP含量的影响.中国针灸,2008,28(10):19-721]。

(10)李茜等观察组采用神阙灸配合电针局部犊鼻、内膝眼、阳陵泉、阿是穴等治疗阳虚寒凝型膝骨关节炎30例(54膝),对照组采用神阙安慰灸配合电针局部治疗30例(50膝),治疗后观察组疗效优于对照组,且1个月后随访时,观察组疼痛疗效和综合疗效均优于对照组[李茜,朱江.神阙灸配合电针治疗阳虚寒凝型膝骨关节炎疗效观察.中国针灸,2008,28(8):565-568]。

(11)于先会等采用何首乌神阙穴外敷配合摩腹治疗肠燥便秘患者50例,有效率100%[于先会,谭永霞,刘雪燕.神阙穴外敷治疗肠燥便秘50例.中国民间疗法,2006,14(11):24-25]。

(12)蔡雪映治疗组采用汉磁灸热贴贴敷神阙穴治疗脾虚型泄泻患者105例,对照组口服黄连素治疗96例,治疗组总有效率86.7%,对照组总有效率63.54%,治疗组疗效优于对照组[蔡雪映.神阙穴贴敷治疗脾虚型泄泻105例.中国民间疗法,2007,15(3):16]。

(13)刘晓琴隔姜隔盐灸神阙、天枢、关元穴治疗脾肾阳虚之五更泻患者32例,总有效率90.6%[刘晓琴.艾灸神阙穴为主治疗五更泻32例.上海针灸,2008,28(1):32]。

【安全针刺法】不宜针刺,宜灸。

下 脘

【定位】仰卧,在上腹部,前正中线上,当脐中上2寸。

【类属】属任脉。

【穴性】温中和胃,消积化滞。

【主治病证】

1. 阴寒内盛、脾肾阳虚之胃痛、腹痛、脾胃虚弱、呕吐、呃逆、反胃、肠鸣、泄泻、虚肿诸病症。

2. 饮食积聚、湿热蕴结、肝胃不和之腹痛、腹胀、胃痛、肠鸣、泄泻、痢疾、呕吐、呃逆、反胃、食谷不化、痞块诸病症。

【常用配伍】

1. 本穴经配伍,针刺泻法,消食导滞化积,如配梁门、中脘、天枢、足三里,治疗食滞胃肠之腹痛、腹胀、胃痛、泄泻、便秘;配璇玑、梁门、腹结、足三里,治疗食不化、伤食呕吐。

2. 配天枢、水分、神阙、阴陵泉,针刺补法,灸神阙、水分,温阳散寒、和中止痛,治疗寒邪客胃之腹痛、腹胀、腹内痞块、呕吐、泄泻等。

3. 配天枢、阴陵泉、足三里,针刺泻法,清利湿热,治疗胃肠湿热之泄泻、便秘、痢疾等。

4. 配气海、足三里、三阴交、太冲,针刺泻法,疏肝理气、和胃止痛,治疗木郁乘土之胃痛、腹痛、泄泻等。

5. 配中脘、天枢、脾俞、关元、足三里、陷谷,针刺补法,灸中脘、关元,温阳和中,治疗脾胃阳虚之腹痛、泄泻、肠鸣、反胃等。

6. 配脾俞、胃俞、足三里、四缝,针刺补泻兼施,健脾消积,治疗脾胃虚弱、积滞内停之消化不良、疳证等。

7. 配脾俞、肾俞、水分、气海、阴陵泉、太溪,针刺补泻兼施,灸水分、气海,温补脾肾、利水祛湿,治疗脾肾阳虚之浮肿。

8.配中脘、足三里、血海、百会,针刺补法,健脾益气、补血升清,治疗脾虚气血不足之头痛、眩晕、月经不调等。

9.配期门、章门、太冲、三阴交,针刺泻法,理气活血、消肿散结,治疗气血瘀滞之痞块。

【穴性文献辑录】

1.《针灸甲乙经》:食饮不化,入腹还出。

2.《脉经》:关脉虚觚,腹满。

3.《外台秘要》:主饮食不化,入腹还出,六腑之谷气不转。

4.《医心方》:六腑水气使谷不化。

5.《太平圣惠方》:腹胃不调,腹内痛不能食,小便赤,腹坚硬癖块,脉厥厥动。

6.《铜人腧穴针灸图经》:腹痛,六腑之气寒,谷不转,不嗜食,腹坚硬癖块,脐上厥气动,日渐羸瘦。

7.《西方子明堂灸经》:主腹胃不调……脉厥厥动,日渐瘦羸,六腑气寒,谷食不转。

8.《普济方》:主食饮不化,入腹还出,六腑之气寒,谷食不转。又:治腹胃不调。

9.《针灸聚英》:翻胃。

10.《针方六集》:气寒。

11.《类经图翼》:寒谷不化,虚肿癖块连脐

12.《医学入门》:主腹胃不调。

13.《经穴解》:任之任病,脐下厥气动坚硬,癖块连脐上厥气动,日渐羸瘦,胃胀羸瘦腹痛,六腑之气寒,谷不转化,不嗜食,脉厥动,翻胃。

14.《针灸逢源》:治癖块连脐,羸瘦。翻胃。

15.《针灸集锦》(修订本)(郑魁山):和中理气,消积化滞。

16.《常用腧穴临床发挥》(李世珍):辨证取穴,用泻法,和胃导滞、通肠散结;用泻法配艾灸,温通肠腑、温胃散寒。局部取穴:用泻法配艾灸,散寒祛邪。

17.《针灸腧穴学》(杨甲三):温胃散寒,理气散结。

18.《临床针灸学》(徐笨人):健脾和胃,消积化滞。

19.《针灸心悟》(孙震寰):温通脾胃,转化水谷精微。

20.《针灸腧穴手册》(杨子雨):消积化滞,健脾和胃。

21.《针灸探微》(谢文志):通调胃肠,消积化滞。

22.《中医针灸通释·经脉腧穴学》(康锁彬):温胃散寒,理气散结。

23.《针灸腧穴疗法》(李平华):理气和中,消积化滞。

24.《腧穴临床应用集萃》(马惠芳):温胃散寒,理气散结。

25.《新编实用腧穴学》(王玉兴):消食导滞,健脾和胃。

26.《中医针灸经穴集成》(刘冠军):和中理气,温中化湿。

27.《腧穴学讲义》(于致顺):利肠胃,清积滞。

28.《针灸辨证治疗学》(章逢润):健脾和胃,行气导滞。

29.《石学敏针灸学》(石学敏):健脾和胃,消食化滞。

30.《腧穴类编》(王富春):温中化湿,和中理气。

31.《传统实用针灸学》(范其云):消积化滞,健脾和胃。

32.《临床常用百穴精解》(王云凯):平补平泻法,疏通任脉,和畅胃气。补法:补中和胃。泻法:和胃理肠,消食导滞,清热降逆。

【古今应用辑要】

1.古代文献摘录

(1)《备急千金要方》:关上脉紧,心下苦满痛。脉紧为实……针巨阙、下管泻之。

(2)《针灸资生经》:羸瘦,下脘、胃俞、脾俞、下廉。又:反胃,下脘、足三里。

(3)《神灸经纶》:痢疾,里急后重:灸下脘、天枢、照海。

(4)《百症赋》:兼陷谷能平腹内肠鸣。

2. 现代研究进展

陈杰采用长针中脘透下脘,配足三里、内关穴及 TDP 照射治疗寒邪客胃型、饮食伤胃型、肝气犯胃型顽固性胃痉挛患者 60 例,针刺 1~3 次,疼痛完全消失 30 例,3~6 次疼痛完全消失 26 例,10 次内疼痛完全消失 4 例,总有效率 100%［陈杰.长针透刺滞针法配合 TDP 照射治疗顽固性胃痉挛 60 例.吉林中医药,2006,26(2):44-45］。

【安全针刺法】直刺 1.0~2.0 寸,可灸。

悬 枢

【定位】后正中线上,第一腰椎棘突下凹陷中。

【类属】属督脉。

【穴性】温肾健脾,温经强腰。

【主治病证】

1. 脾肾阳虚、阴寒内蕴之腹胀、腹痛、脾胃虚弱、胃痛、完谷不化、泄泻、痢疾、脱肛诸病症。

2. 肾虚失养、经脉痹阻之腰脊强痛诸症。

【常用配伍】

1. 本穴经配伍,针刺补法,灸肾俞、关元,温补脾肾、和胃理肠,如配肾俞、天枢、足三里,治疗脾肾阳虚泄泻、完谷不化;配脾俞、肾俞、关元、足三里,治疗脾肾阳虚腹痛、腹胀。

2. 配中脘、内关、足三里,针刺泻法,灸中脘,温中和胃,治疗寒邪客胃之胃痛、呃逆、呕吐等。

3. 配天枢、梁门、中脘、上巨虚,针刺泻法,化积通腑,治疗食积腹胀、泄泻等。

4. 配肾俞、命门、委中、阳陵泉,针刺补泻兼施,温肾壮阳、温经通络,治疗肾虚腰痛,寒湿腰脊强痛等。

5. 配长强、百会,针刺补法,重灸百会,升阳举陷、益气固脱,治疗中气下陷之脱肛。

【穴性文献辑录】

1.《黄帝明堂经》:主腹中积气上下行,腹中尽痛也。

2.《外台秘要》:主腹中积气上下行,水谷不化,下利,腰脊强。

3.《医心方》:腹中积气上下行,不仁。

4.《铜人针灸腧穴图经》:主积气上下行,水谷不化下利,腰脊强不得屈伸,腹中留积。

5.《针灸大成》:主腰脊强,不得屈伸,积气上下行,水谷不化,下利,腹中留积。

6.《类经图翼》:治腰脊强不得屈伸,腹中积气上下疼痛,水谷不化,泻痢不止。

7.《经穴解》:督之本病,腰脊强,不能屈伸。督之脾病:积气上下行,水谷不化,下利,痰留腹中。

8.《循经考穴编》:主一切聚气上下,腹中留积及奔豚,疝气,囊缩,腰脊强痛不得俯仰。

9.《采艾编翼》:治三焦气病,水谷不化。

10.《针灸集锦》(修订本)(郑魁山):温补脾肾。

11.《针灸腧穴学》(杨甲三):舒筋活络,调理肠胃。

12.《针灸临床学》(徐笨人):强腰益肾,涩肠固脱。

13.《针灸心悟》(孙震寰):主腹中积气上下行,腹中尽痛。

14.《针灸腧穴手册》(杨子雨):疏调三焦。

15.《针灸探微》(谢文志):强腰健肾,理肠固脱。

16.《中医针灸通释·经脉腧穴学》(康锁彬):温肾健脾,舒筋活络。

17.《针灸腧穴疗法》(李平华):温肾健脾,强腰健膝。

18.《腧穴临床应用集萃》(马惠芳):舒筋活络,涩肠固脱。

19.《新编实用腧穴学》(王玉兴):舒筋活络,调理脾胃。

20.《针灸辨证治疗学》(章逢润):益肾强腰,健脾理气。

21.《石学敏针灸学》(石学敏):健脾胃,强腰脊。

22.《传统实用针灸学》(范其云):疏调三焦。

【古今应用辑要】

《针灸甲乙经》:腹中积上下行,悬枢主之。

【安全针刺法】直刺0.5~1.0寸,可灸。

脊　中

【定位】后正中线上,第十一胸椎棘突下凹陷中。

【类属】属督脉。

【穴性】温中通督,健脾利湿。

【主治病证】

1. 脾胃虚弱、寒凝中焦之腹胀、腹痛、泄泻、黄疸、痢疾、小儿疳积、痔疾、便血、脱肛诸病症。

2. 肾虚失养、经脉痹阻之腰脊强痛诸症。

3. 痰蒙清窍之癫痫。

【常用配伍】

1. 配肾俞、命门、天枢、足三里,针刺补法,灸命门,温补脾肾,治疗虚寒泄泻。

2. 配脾俞、足三里、阴陵泉、三阴交,针刺补泻兼施,健脾利湿,治疗脾虚阴黄、腹泻等。

3. 配气海、长强、百会、承山,针刺补法,重灸百会,升阳举陷、益气固脱,治疗气虚脱肛、痔疾、便血等。

4. 配肾俞、命门、委中、腰阳关,针刺补法,温补肾阳、强腰壮骨,治疗肾虚腰痛。

5. 配水沟、百会,针刺平补平泻法,通调督脉、开窍醒神,治疗痰蒙清窍之癫痫。

【穴性文献辑录】

1.《针灸甲乙经》:腰脊强,不得俯仰,腹满不能食。

2.《黄帝明堂经》:主腹满不能食。腰脊强,不得俯仰。黄疸。

3.《备急千金要方》:主黄疸腹满不得食。

4.《外台秘要》:主腹满不能食,腰脊强不得俯卧,黄疸。

5.《太平圣惠方》:主风痫癫邪,温病积聚,下痢。

6.《针灸聚英》:主风痫,癫邪,黄疸,腹满,不嗜食,五痔,便血,温病,积聚,下痢,小儿脱肛。

7.《古今医统大全》:主风痫,癫邪,黄疸,腹满不食,五痔,积聚,小儿脱肛。

8.《针灸大成》:主风痫癫邪,黄疸,腹满,不嗜食,五痔便血,温病,积聚,下利,小儿脱肛。

9.《经穴解》:督之本病,风痫癫邪,五痔便血。督之脾病:黄疸,腹满不嗜食,积聚下利,小儿脱肛。督之肺病:温病。

10.《循经考穴编》:主癫痫及翻胃吐血,小儿积块,亦频灸之。

11.《针灸集锦》(修订本)(郑魁山):温补脾肾。

12.《针灸腧穴学》(杨甲三):调理肠胃,益肾宁神。

13.《针灸临床学》(徐笨人):健脾利湿,镇痉固脱。

14.《针灸腧穴手册》(杨子雨):调理督脉。

15.《针灸探微》(谢文志):健脾利湿,镇痉固脱。

16.《中医针灸通释·经脉腧穴学》(康锁彬):调理肠胃,益肾宁神。

17.《腧穴临床应用集萃》(马惠芳):强腰补肾,调理胃肠。

18.《新编实用腧穴学》(王玉兴):健脾利湿,益肾强腰。

19.《中医针灸经穴集成》(刘冠军):温肾健脾,强健腰膝。

20.《针灸辨证治疗学》(章逢润):健脾利湿,益肾强脊。

21.《石学敏针灸学》(石学敏):健脾利湿,益肾强脊,镇痉固脱。

22.《珍珠囊穴性赋》(张秀玉):脊中可镇痉宁神。

23.《传统实用针灸学》(范其云):调理督脉。

【古今应用辑要】

1.《针灸甲乙经》:黄疸,刺脊中。再:腹满不能食,刺脊中。

2.《备急千金要方》:眼暗,灸大椎下数节第十当脊中,安灸二百壮,惟多为佳,至验。

3.《针灸资生经》:风痫,脊中、涌泉。

4.《类经图翼》:小儿痢下赤白,秋末脱肛,每厕肛痛不可忍者,灸之亦无妨。又:胸背腰膝病,腰挫闪疼,起止艰难:脊中、肾俞、命门、中膂俞、腰俞。

5.《针灸逢源》:治风痫癫邪,五痔积聚,下痢,小儿脱肛可灸二壮。

【安全针刺法】直刺0.5~1.0寸,可灸。

中 枢

【定位】后正中线上,第十胸椎棘突下凹陷中。

【类属】属督脉。

【穴性】温中止痛,补肾强腰。

【主治病证】

1. 脾胃虚弱、中焦积滞之腹满、腹泻、胃痛、呕吐、食欲不振、黄疸诸病症。

2. 肾虚经脉痹阻之腰脊强痛诸症。

【常用配伍】

1. 配脾俞、胃俞、中脘、足三里、阴陵泉、三阴交,针刺补泻兼施,健脾利湿、和胃止痛,治疗脾虚阴黄、胃痛、腹泻、腹满、饮食不振等。

2. 配中脘、足三里,针刺泻法,灸中脘,温中散寒止痛,治疗寒邪客胃之胃痛、呕逆等。

3. 配上脘、期门、阳陵泉、内关,针刺泻法,理气和胃,治疗肝气犯胃之胃痛、呕吐等。

4. 配下脘、梁门、天枢、足三里,针刺泻法,消积导滞,治疗饮食积滞之腹满、食欲不振等。

5. 配肾俞、委中,针刺补法,补肾强腰、通络止痛,治疗肾虚腰痛、脊强等。

【穴性文献辑录】

1.《备急千金要方》:眼暗。又:四肢寒热,腰痛不得俯仰,身黄腹满,食呕舌直。

2.《类经图翼》:一传此穴能退热,进饮食。

3.《针灸集锦》(修订本)(郑魁山):温补脾肾。

4.《针灸腧穴学》(杨甲三):健脾和胃,舒筋活络,清利湿热。

5.《针灸临床学》(徐笨人):强腰补肾,和胃止痛。

6.《针灸腧穴手册》(杨子雨):健脾理气。

7.《针灸探微》(谢文志):补肾健脾,理肠清热。

8.《中医针灸通释·经脉腧穴学》(康锁彬):健脾和胃,益肾舒筋,清利湿热。

9.《针灸腧穴疗法》(李平华):温补脾肾,理气和胃,健腰脊。

10.《腧穴临床应用集萃》(马惠芳):健脾和胃,强腰补肾,清利湿热。

11.《新编实用腧穴学》(王玉兴):理气和胃,舒筋活络。

12.《中医针灸经穴集成》(刘冠军):强腰补肾.和胃止痛。

13.《针灸辨证治疗学》(章逢润):益肾健脾。

14.《石学敏针灸学》(石学敏):强腰补肾,和胃止痛。

15.《传统实用针灸学》(范其云):健脾理气。

【古今应用辑要】

《素问》:背与心相控而痛,所治天突与十椎及上纪,上纪者,胃脘也,下纪者,关元也。

【**安全针刺法**】直刺0.5~1.0寸,可灸。

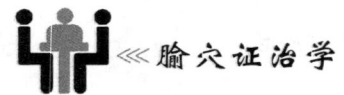

第十四章　利窍穴

　　凡具有通利目、鼻、耳、口、舌、咽喉等头面部诸窍穴性的腧穴,称为利窍穴。

　　利窍穴主要用于治疗邪气犯窍或脏气虚损,不能濡养头面部诸窍而致的目赤肿痛、目翳、眼睑瞤动、鼻塞、鼻渊、耳鸣、耳聋、咽喉肿痛、舌肿等病症。

　　利窍穴主要分布于头面部,其次为四肢部,归大肠、胃、小肠、膀胱、三焦、胆经及任脉,有疏风通络、通利官窍的穴性。

　　运用利窍穴时,常与具有疏风解表、清热泻火、益气补血、补益肝肾等穴性的腧穴配伍。针刺操作实证多施行泻法,虚证多施行补法或平补平泻法。

　　利窍穴据其部位、功效的不同,分为四类:利目窍穴、利鼻窍穴、利耳窍穴、利口舌咽喉穴,以下分别介绍。

第一节　利目窍穴

　　利目窍穴,具有明目通络、祛风清热的穴性,主要用于治疗目赤肿痛、视物不明、天行赤眼、头晕目眩等病证。

　　利目窍穴以归手足阳经为主,足三阳经循行上头,故尤以足三阳经者为多。

　　运用利目窍穴时,应根据不同的证候进行相应的配伍。若风邪外袭者,当配伍具有疏风解表穴性的腧穴;若火热上扰者,当配伍具有清热泻火穴性的腧穴;若肝阳上亢者,当配伍具有平肝潜阳穴性的腧穴;若气血亏虚者,当配伍具有补益气血穴性的腧穴;若肝肾亏虚者,当配伍具有滋补肝肾穴性的腧穴。

　　运用利目窍穴时,针刺操作实证多施行泻法,虚证多施行补法或平补平泻法;部分腧穴可点刺出血。

　　由于利目窍穴大多分布在头面部,故部分腧穴不宜灸。布于眼周的睛明、承泣、球后、四白,在治疗时应特别注意,严格掌握针刺方向和深度,不作大幅度地提插和捻转,以免损伤眼球及内部组织结构,造成出血,甚则危及患者生命。

承　泣

【定位】面部,瞳孔直下,当眼球与眶下缘之间。

【类属】属足阳明胃经。

【穴性】清热明目,祛风通络。

【主治病证】

1. 风热上攻、火热上炎之目赤肿痛、睑弦赤烂、迎风流泪、眦漏诸病。

2. 肝肾亏虚、气血不足之眼睑瞤动、胞轮振跳、夜盲、冷泪症、上胞下垂、能近怯远诸病症。

3. 风邪入络之口眼㖞斜诸症。

【常用配伍】

1. 配睛明、太阳、攒竹、阳白、丝竹空、合谷、风池、鱼际,针刺泻法或用三棱针点刺局部近下眼睑处出血,疏风清热、凉血解毒,治疗外感风热之迎风流泪、胞睑肿胀、睑弦赤烂、羞明流泪、时有热感等。

2. 配行间、侠溪、睛明、太冲,针刺泻法,清肝泻火,治疗肝火上炎之目赤肿痛、热泪症等。

3. 配睛明、太阳、合谷、内庭、委中,针刺泻法,清泻胃火,治疗胃火上炎之目赤肿痛、目眦溢脓等。

4. 配睛明、肝俞、太冲、肾俞、复溜,针刺补法,滋补肝肾,治疗肝肾亏虚之夜盲、暴盲、近视、冷泪症、目翳、视瞻昏渺等。

5. 配三阴交、合谷、足三里,针刺补法,补益气血,治疗气血亏虚之夜盲、胞轮振跳、上胞下垂等。

6. 配合谷、颊车、下关、地仓、四白、丝竹空,针刺平补平泻法,通经活络、息风止痉,治疗风邪入络之口眼㖞斜、眼睑眴动等。

【穴性文献辑录】

1.《针灸甲乙经》:目不明,泪出,目眩瞀,瞳子痒,远视䀮䀮,昏夜无见,目眴动,与项口参相引,㖞僻口不能言,刺承泣。

2.《备急千金要方》:主目泪出,目多眵,内眦赤痛痒,生白肤翳。又:主口㖞僻不能言。

3.《太平圣惠方》:主疗眼㖞目不正,口㖞,目眴,面动叶叶然牵口眼,热疼赤痛,目视䀮䀮,冷泪,眼睑赤。

4.《医心方》:主目不明,泪出,眵瞙,瞳子痒,远视茫茫,㖞僻。

5.《铜人腧穴针灸图经》:治口眼㖞僻,目眴,面叶叶动牵口眼,目视䀮䀮,冷泪。眼眦赤痛。

6.《针灸聚英》:主目冷泪出,上视,瞳子痒,远视䀮䀮,昏夜无见,目眴动与项口相引,口眼㖞斜,口不能言,面叶叶动,眼赤痛,耳鸣,耳聋。

7.《古今医统大全》:主治冷泪出,瞳子痒,远视䀮䀮,昏夜无见,口眼㖞斜。

8.《针灸精粹》(李文宪):目冷泪出。

9.《经穴解》:主目冷泪出,上视,瞳子痒,远视䀮䀮,昏夜无见,目眴动,与项口引,口眼㖞斜,口不能言,面叶叶牵动,眼赤痛,耳鸣耳聋。

10.《针灸集锦》(修订本)(郑魁山):清头明目,疏风活络。

11.《腧穴学讲义》(于致顺):祛风散火,疏邪明目。

12.《常用腧穴临床发挥》(李世珍):局部取穴,用泻法,驱邪明目、舒筋活络;用补法,补虚明目;用三棱针点刺眼睑局部出血,泄血祛病、宣散郁热。

13.《针灸腧穴学》(杨甲三):明目,祛风。

14.《临床针灸学》(徐笨人):疏风活络,开窍明目。

15.《针灸腧穴手册》(杨子雨):疏风活络,清热明目。

16.《针灸探微》(谢文志):清头明目,祛风散火。

17.《中医针灸通释·经脉腧穴学》(康锁彬):祛风明目。

18.《针灸腧穴疗法》(李平华):清热明目,祛风止痉。

19.《腧穴临床应用集萃》(马惠芳):散风清热,明目止泪。

20.《新编实用腧穴学》(王玉兴):明目利窍,疏风清热。

21.《中医针灸经穴集成》(刘冠军):散风泻火,疏邪明目。

22.《新编简明针灸学》(闫乐法):疏风清热,清热明目。

23.《针灸辨证治疗学》(章逢润):散风泄火,疏邪明目。

24.《石学敏针灸学》(石学敏):散风热,明眼目。

25.《传统实用针灸学》(范其云):疏风活络,清热明目。

【古今应用辑要】

1. 古代文献摘录

(1)《备急千金要方》:目泪出,睛明、龈交、承泣、四白、风池、巨髎、瞳子髎、上星、肝输。又:口㖞僻不能言,承泣、四白、巨髎、禾髎、上关、大迎、颧髎、强间、风池、迎香、水沟。

(2)《千金翼方》:视眼㖞不正,口㖞,目眴,面动叶叶然,眼赤痛,目䀮䀮,冷热泪,目睑赤,皆针承泣。

(3)《针灸资生经》:不能言,承泣、地仓、大迎、鱼际、通里。

2. 现代研究进展

(1)苏礼和针刺承泣、睛明、四白、攒竹、肝俞、肾俞等穴,配合中药杞菊地黄汤加味为主方加减治疗肝肾亏虚型冷泪症患者52例,治愈36例,好转10例,无效6例,总有效率88.46%[苏礼和.针药结合治疗冷泪症

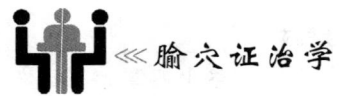

52 例疗效观察.中国实用医药,2008,21(3):90-91]。

（2）杨博等针刺强刺激承泣为主治疗糖尿病视网膜病变患者10例,其中阴虚型加三阴交、涌泉、肾俞等,气虚型加关元、气海、血海、脾俞、肝俞等。痊愈7例,好转3例[杨博,邹伟,岳远更.眼部穴位针刺治疗糖尿病视网膜病变10例临床观察.杏林中医药,2009,29(8):688-689]。

【安全针刺法】以左手拇指向上轻推眼球,紧靠眶下缘缓慢直刺0.3~0.7寸,不作大幅度捻转;禁灸。

四 白

【定位】面部,瞳孔直下,当眶下孔凹陷处。

【类属】属足阳明胃经。

【穴性】清热明目,祛风止痛。

【主治病证】

1. 风热上攻、火热上炎之目赤痒痛、迎风流泪、头面疼痛诸病症。

2. 气血不足、肝肾亏虚之眼睑𥇢动、目翳、夜盲、眩晕、上胞下垂诸病。

3. 风邪入络之口眼㖞斜、面痛、面𥇢、头痛诸症。

4. 胆道闭阻之蛔厥。

【常用配伍】

1. 配合谷、阳白、睛明、太阳、瞳子髎、足临泣,针刺泻法,疏风清热,治疗风热上攻之迎风流泪、目翳、头面疼痛等。

2. 配承泣、睛明、太阳、内庭,针刺泻法,清泻胃火,治疗胃火上炎之目赤肿痛、目痒等。

3. 配丰隆、太白、太冲,针刺泻法,涤痰通络、疏肝明目,治疗肝火上炎、风痰阻络之目翳、眼睑𥇢动、目眩等。

4. 配鱼腰、太阳、合谷、地仓、颊车、迎香,针刺平补平泻法,祛风通络、息风止痉,治疗风邪入络之口眼㖞斜、眼睑𥇢动等。

5. 配迎香,针刺泻法透刺,通络止痛,治疗胆道闭阻之蛔厥。

【穴性文献辑录】

1.《针灸甲乙经》:目痛,口僻,泪目不明。

2.《备急千金要方》:主目痛,口僻,泪目不明。又:主目泪出,多眵䁾,内眦赤痛痒。生白肤翳。再:主耳痛鸣聋。再:主口㖞僻不能言。

3.《外台秘要》:主目痛,口僻,泪出,目不明。

4.《太平圣惠方》:主头痛,目眩。又:主目眴不止。

5.《铜人腧穴针灸图经》:治头痛,目眩,眼生白翳,微风目𥇢动不息。

6.《西方子明堂灸经》:主头痛。目眩,目眴,泪出多䁾,内眦赤痛痒,生白肤翳,目𥇢动不息。

7.《针灸聚英》:主头痛。目眩,目赤痛,僻泪不出,目痒,目肤翳,口眼㖞僻不能言。

8.《古今医统大全》:主头痛。目眩,目赤昏痛,僻泪。眼弦痒,口眼㖞僻不能言。

9.《秘传眼科龙木论》:治头痛,目眩,眼生白翳。

10.《针方六集》:主头痛,目眩,赤痒生翳,微风目泪,口眼㖞僻。

11.《类经图翼》:主治头痛,目眩生翳,𥇢动流泪眼眩痒,口眼㖞僻不能言。

12.《医学入门》:主头痛,目眩,泪出。痛痒生翳,𥇢动不息。

13.《经穴解》:四白之本病,口㖞眼僻不能言。四白之肝病:目赤痛,僻泪不明,目肤翳,头痛目眩。

14.《循经考穴编》:主目痛,目赤肤翳。东垣曰:目翳自下侵上者,此阳明来也。

15.《探艾编翼》:目𥇢动。

17.《针灸逢源》:治目赤生翳。

18.《针灸集锦》(修订本)(郑魁山):清头明目,疏风活络。

19.《常用腧穴临床发挥》(李世珍):局部取穴,用泻法,驱邪散滞、舒筋活络;配艾灸或烧山火,散寒驱邪;配透天凉,消散邪热;用补法,壮筋补虚。

20.《针灸腧穴学》(杨甲三):明目祛风,通鼻窍。

21.《临床针灸学》(徐笨人):疏风通络,清头明目。

22.《针灸腧穴手册》(杨子雨):疏风活络,清热明目。

23.《针灸探微》(谢文志):疏风活络,清热明目。

24.《中医针灸通释·经脉腧穴学》(康锁彬):祛风明目。

25.《针灸腧穴疗法》(李平华):清热明目。

26.《腧穴临床应用集萃》(马惠芳):散风明目,通经活络。

27.《新编实用腧穴学》(王玉兴):明目利窍,疏风清热。

28.《中医针灸经穴集成》(刘冠军):祛风,明目。

29.《新编简明针灸学》(闫乐法):疏风活络,清热明目。

30.《腧穴学讲义》(于致顺):祛风明目,疏肝利胆。

31.《针灸辨证治疗学》(章逢润):明目祛风。

32.《石学敏针灸学》(石学敏):疏风泻热,通经活络。

33.《珍珠囊穴性赋》(张秀玉):消目疾而疗面痛。

34.《传统实用针灸学》(范其云):疏风活络,清热明目。

【古今应用辑要】

1. 古代文献摘录

(1)《备急千金要方》:上关、下关、四白、百会、颅息、翳风、耳门、颔厌、天窗、阳溪、关冲、掖门、中渚,主耳痛耳鸣。又:承泣、四白、巨窌、上关、大迎、颧骨、强间、风池、迎香、水沟,主口㖞僻不能言。

(2)《针灸资生经》:头痛目眩,四白、涌泉、大杼。

2. 现代研究进展

(1)邢鸣芳针刺四白、新明Ⅱ、攒竹配合中药参苓白术散加减及西药对症治疗为主,治疗脾胃虚弱、肝风内动之儿童频繁眨眼 38 例,治愈 32 例,好转 4 例,治愈率 84.21%,总有效率 94.74%[邢鸣芳.儿童频繁眨眼 38 例中西医结合治疗体会.中医中药,2010,9:125]。

(2)温霞采用内服中药配合针灸四白透鼻根、印堂透鼻根、迎香透鼻根、列缺、合谷、风池为主治疗过敏性鼻炎患者 60 例,其中气虚加足三里、气海、百会,阴虚加关元、太溪,阳虚加肾俞、关元,血虚加血海、膈俞,风寒加大椎、曲池,风热加大椎、鱼际,痰热加丰隆、内庭。痊愈 48 例,有效 8 例,无效 4 例,总有效率为93.3%[温霞.内服中药加针灸治疗过敏性鼻炎的临床观察.中医中药,2008,5(14):86-87]。

【安全针刺法】直刺 0.2~0.4 寸,不宜灸。

头　维

【定位】在头侧部,当额角发际上 0.5 寸,头正中线旁 4.5 寸。

【类属】属足阳明胃经。

【穴性】清头明目,泄热止痛。

【主治病证】

1. 风热外袭、风邪入络之目赤肿痛、头痛、迎风流泪、眼睑瞤动、口眼㖞斜诸病症。

2. 胃火上炎、胆经郁热之头痛、目眩、目痛、目视不明诸病症。

【常用配伍】

1. 配百会、太阳、率谷、合谷,针刺泻法,清泻胆经,治疗胆经郁热之偏头痛。

2. 配风池、角孙、睛明、攒竹、太阳、合谷,针刺泻法,祛风明目,治疗风热外袭之目赤肿痛、迎风流泪、眼睑瞤动等。

【穴性文献辑录】

1.《针灸甲乙经》:寒热,头痛如破,目痛如脱,喘逆,烦满,呕吐,流汗难言。

2.《备急千金要方》:主喘逆烦满呕沫流汗。

3.《外台秘要》:主寒热,头痛如破,目痛如脱,喘逆烦满,呕吐,流汗难食。

4.《医心方》:主寒热,头痛如破,目痛如脱,喘逆烦满,呕沫,流汗难语言。

5.《铜人腧穴针灸图经》:治头偏痛,目视物不明,今附治微风眼睑瞤动不止,风泪出。

6.《扁鹊神应针灸玉龙经》:主额角疼痛泻,眩晕补,灸二七壮愈。

7.《针灸聚英》:主头痛如破,目痛如脱,目瞤,目风泪出,偏风视物不明。

8.《古今医统大全》:主治头痛如破,目痛如脱,泪出,偏风,视物不明。

9.《秘传眼科龙木论》:治头偏痛,目视物不明。

10.《针方六集》:主头痛如破,目痛如脱,眼赤目瞤,迎风流泪,视物不明。

11.《类经图翼》:主治头风疼痛如破,目痛如脱,泪出不明。

12.《经穴解》:头维之本病,头痛如破,目痛如脱,目瞤目风,泪出偏风,视物不明。

13.《循经考穴编》:主头痛如破,目痛如脱,微风目润,迎风目泪。

14.《医宗金鉴·刺灸心法要诀》:主刺头风疼,目痛如脱泪不明,禁灸随皮三分刺,兼刺攒竹更有功。

15.《针灸逢源》:治头风痛,泪出。

16.《重楼玉匙》:主治头风疼痛如破,目疼,泪出不明。

17.《针灸集锦》(修订本)(郑魁山):祛风止痛,清头明目。

18.《针灸腧穴学》(杨甲三):清头明目。

19.《临床针灸学》(徐笨人):祛风泻火,止痛明目。

20.《针灸腧穴手册》(杨子雨):疏经止痛,清头明目。

21.《针灸探微》(谢文志):祛风泻火,清头明目。

22.《中医针灸通释·经脉腧穴学》(康锁彬):清头明目。

23.《针灸腧穴疗法》(李平华):散风热,清头目。

24.《腧穴临床应用集萃》(马惠芳):清头明目,止痛镇痉。

25.《新编实用腧穴学》(王玉兴):明目利窍,祛风清热。

26.《中医针灸经穴集成》(刘冠军):祛风泄火,清头明目。

27.《新编简明针灸学》(闫乐法):疏风邪,清头目。

28.《针灸辨证治疗学》(章逢润):祛风泄火,止痛明目。

29.《石学敏针灸学》(石学敏):散风邪,清头目。

30.《珍珠囊穴性赋》(张秀玉):明目定头疼。

31.《传统实用针灸学》(范其云):疏经止痛,清头明目。

【古今应用辑要】

1. 古代文献摘录

(1)《备急千金要方》:头维、大陵主头痛如破,目痛如脱。

(2)《针灸大成》:眼睑瞤动,头维,攒竹。迎风有泪:头维、睛明、临泣、风池。

(3)《玉龙赋》:兼攒竹能治目疼头痛。

(4)《百症赋》:兼临泣可治泪出。

2. 现代研究进展

(1)韩西荣等针刺头维、百会、四神聪、神庭、上印堂、神门、三阴交为主治疗失眠患者85例,其中心脾两虚加脾俞、章门、足三里,针用补法;心肾不交加肾俞、太溪、太冲,针宜补泻兼施;脾胃不和加中脘、丰隆、足三里,针用泻法;肝火上扰加肝俞、行间、大陵,针用泻法。临床治愈43例,显效28例,有效12例,无效2例,总有效率97.6%[韩西荣,吴晨燕,杨改琴.醒脑安神针法治疗失眠85例.陕西中医,2010,31(8):1055-1056]。

（2）王旭慧治疗组针刺头维、神庭、百会、太阳、率谷为主治疗偏头痛患者 30 例,其中肝阳上亢型加太冲,血虚型加血海,痰浊型加丰隆,肾虚型加太溪,瘀血型加膈俞;对照组口服尼莫地平片治疗 30 例。两组即时止痛疗效比较无显著性差异,远期止痛疗效比较有显著性差异,针刺组优于对照组［王旭慧.针刺治疗偏头痛 30 例.中华临床医学月刊,2005,6:1661］。

（3）李湘力等采用蜂针针刺头维、率谷、上星、风池、胆俞、肝俞治疗痰湿内阻、肝胆火旺型偏头痛,疗效满意［李湘力,李万瑶.头维穴及其临床应用.蜜蜂杂志,2005,11:35］。

【安全针刺法】向下或后平刺 0.5~0.8 寸,不可灸。

养　老

【定位】在前臂背面尺侧,当尺骨小头近端桡侧凹缘中。

【类属】属手太阳小肠经,为该经郄穴。

【穴性】散风明目,舒筋活络。

【主治病证】

1. 外感风邪之目视不明、肩背肘臂痛诸症。

2. 气血瘀滞、经脉痹阻之落枕、急性腰痛诸症。

【常用配伍】

1. 配天柱、风池,针刺泻法,散风明目,治疗风邪外袭之目视不明。

2. 配合谷、曲池、肩中俞、臑俞、手五里,针刺泻法,祛风通络止痛,治疗肩背肘臂痛、急性腰痛等。

3. 配外关、阳池,针刺平补平泻法,舒筋活络,治疗手腕下垂、手腕痛等。

【穴性文献辑录】

1.《灵枢》:肩痛欲折,臑如拔,手不能自上下。

2.《针灸甲乙经》:肩痛欲折,臑如拔,手不能自上下。

3.《黄帝明堂经》:主肩痛欲折,臑如拔,手不能自上下。

4.《备急千金要方》:手不得上下,肩痛欲折。

5.《太平圣惠方》:肩痛欲折,臑如拔,手不能自上下。

6.《针灸大成》:主肩臂酸疼,肩欲折,臂如拔,手不能自上下,目视不明。

7.《经穴解》:养老之本病,肩臂酸重,肩背痛,肩如折,臂如拔,手不能上下,目视不明。

8.《针灸集锦》(修订本)(郑魁山):清热利湿,疏筋活络。

9.《针灸腧穴学》(杨甲三):清头明目。

10.《临床针灸学》(徐笨人):舒筋活络,清热明目。

11.《针灸腧穴手册》(杨子雨):清热利湿,散风明目。

12.《针灸探微》(谢文志):清热散风,通经活络。

13.《中医针灸通释·经脉腧穴学》(康锁彬):清头明目。

14.《针灸腧穴疗法》(李平华):明目舒筋。

15.《腧穴临床应用集萃》(马惠芳):明目清热,舒筋活络。

16.《新编实用腧穴学》(王玉兴):清肝明目,舒筋通络。

17.《中医针灸经穴集成》(刘冠军):疏筋,通络,明目。

18.《新编简明针灸学》:清热利湿,散风明目。

19.《腧穴学讲义》:舒筋、通络、明目。

20.《针灸辨证治疗学》(章逢润):舒筋通络,明目散风。

21.《石学敏针灸学》(石学敏):疏通经络,明目散风。

22.《珍珠囊穴性赋》(张秀玉):治腰痛亦可清目。

23.《腧穴类编》(王富春):明目,舒筋,活络。

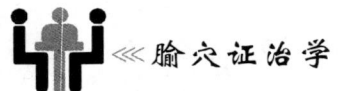

24.《传统实用针灸学》(范其云):舒筋,通络,明目。

【古今应用辑要】

1. 古代文献摘录

(1)《备急千金要方》:肩背痛,养老、天柱。

(2)《针灸资生经》:目视不明,养老、合谷、曲差。

(3)《百症赋》:目觉䀮䀮,急取养老、天柱。

2. 现代研究进展

(1)张凤琴针刺养老、天柱配肝俞、肾俞、风池、太冲、阳白、攒竹治疗肝肾亏虚复视患者 40 例,治愈 32 例,总有效率 95%[张凤琴.针刺治疗复视 40 例.上海针灸杂志,2000,19(6):25]。

(2)王锐超针刺养老配合阿是穴刺络拔罐治疗外感风寒、气血凝滞落枕患者 68 例,1 次治愈 50 例,2 次治愈 15 例,3 次治愈 3 例,总有效率 100%[王锐超.针刺养老穴配合阿是穴刺络拔罐治疗落枕 68 例.针灸临床杂志,2005,21(9):49]。

【安全针刺法】直刺或斜刺 0.5~0.8 寸,可灸。

睛 明

【定位】正坐或仰卧,目内眦角稍上方凹陷处。

【类属】属足太阳膀胱经。

【穴性】清热明目,养肝退翳,疏风通络。

【主治病证】

1. 外感风热、火热上炎之天行赤眼、目赤肿痛、迎风流泪、胬肉攀睛、内眦痒痛、眦漏、针眼诸病。

2. 肝血不足之高风雀目、青风内障、目翳、云翳、能近怯远诸病。

3. 风寒痹阻之憎寒头痛、腰痛诸症。

【常用配伍】

1. 配攒竹、三阴交、合谷、太阳、风池,针刺泻法或太阳点刺出血,疏风清热、凉血明目,治疗风热上攻之天行赤眼、暴风客热、迎风流泪、翼状胬肉、目翳等。

2. 配外关、神门、三阴交,针刺泻法,清心凉血、消散郁热,治疗三焦郁热、心火上炎之赤脉传睛、翼状胬肉、目眦痒痛等。

3. 配行间、侠溪、球后、光明、太阳,针刺泻法,清肝明目,治疗气滞雀目,肝火上炎之目赤肿痛、青盲等。

4. 配肝俞、肾俞、承泣、瞳子髎、三阴交,针刺补法,滋补肝肾,治疗肝肾亏虚、肝血不足之目翳、青盲、高风雀目、夜盲、视物昏渺、能近怯远等。

5. 配委中、昆仑,针刺泻法,祛风散寒、舒筋活络,治疗风寒腰疼。

【穴性文献辑录】

1.《黄帝明堂经》:主目不明恶风,目泪出憎寒,头痛目眩瞀,内眦赤痛,目䀮䀮无所见,眦痒痛,淫肤白翳。

2.《备急千金要方》:主目眩瞀,内眦赤痛,远视䀮䀮无见,眦痒痛,淫肤白翳。

3.《千金翼方》:肤翳白膜覆瞳仁,目睛及眯,雀目,冷泪,目视不明,胬肉出。

4.《太平圣惠方》:肤翳白膜,覆瞳子,眼暗雀目,冷泪,䁾䁾眼,视物不明,胬肉。

5.《针灸大成》:目远视不明……大眦攀睛,胬肉侵睛,雀目瞳子生障,小儿疳睛,大人气眼冷泪。

6.《灵光赋》:胬肉攀睛。

7.《重楼玉钥》:主疳眼,头痛目眩。

8.《经穴解》:睛明之目病,目远视不明,恶风泪出,憎寒头痛,目眩,内眦赤痛,䀮䀮无见,眦痒,淫肤白翳,大眦攀睛,努肉侵睛,雀目,瞳子生障,小儿疳睛,大人气眼冷泪。

9.《针灸集锦》(修订本)(郑魁山):疏风清热,活血明目。

10.《常用腧穴临床发挥》(李世珍):局部取穴,用泻法,清热明目、退翳散瘀、舒筋活络;用补法,补虚明目、健筋。

11.《针灸腧穴学》(杨甲三):明目,泄热,祛风,通络。

12.《临床针灸学》(徐笨人):疏风清热,通络明目。

13.《针灸腧穴手册》(杨子雨):疏风清热,通络明目。

14.《针灸探微》(谢文志):疏风泄热,滋水明目。

15.《中医针灸通释·经脉腧穴学》(康锁彬):邪热明目,祛风通络。

16.《针灸腧穴疗法》(李平华):祛风,清热,明目。

17.《腧穴临床应用集萃》(马惠芳):明目退翳,祛风泻热。

18.《新编实用腧穴学》(王玉兴):明目利窍,散风泄火。

19.《中医针灸经穴集成》(刘冠军):祛风明目,养肝退翳。

20.《新编简明针灸学》:祛风清热,通络明目。

21.《腧穴学讲义》:疏风清热,通络明目。

22.《针灸辨证治疗学》(章逢润):散风泄火,滋阴明目。

23.《石学敏针灸学》(石学敏):散风泄火,滋阴明目。

24.《珍珠囊穴性赋》(张秀玉):睛明清热明目而疗目疾。

25.《腧穴类编》(王富春):祛风明目,养肝退翳。

26.《传统实用针灸学》(范其云):疏风清热,通络明目。

27.《临床常用百穴精解》(王云凯):平补平泻法,疏通经脉,和调局部气血。补法,补虚明目。泻法,散风清热,明目退翳,舒筋通络。

【古今应用辑要】

1. 古代文献摘录

(1)《备急千金要方》:睛明、龈交、承泣、四白、风池、巨窌、瞳子窌、上星、肝输主目泪出,多眵眵,内眦赤痛痒,生白肤翳。

(2)《神应经》:迎风流泪,睛明、头维、临泣、风池。

(3)《席弘赋》:目疾,睛明、合谷、光明。

(4)《针灸大成》:目生翳膜,睛明、合谷、四白,不效,复刺太阳、光明、大骨空、小骨空。

(5)《百症赋》:雀目,睛明、行间。

(6)《玉龙歌》:两眼红肿疼痛,怕日羞明:睛明、鱼尾、太阳(出血)。

(7)《循经考穴编》:目翳赤痛自内眦起者,必刺攒竹、睛明,以宣泄太阳之热。

(8)《医宗金鉴·刺灸心法要诀》:睛明、攒竹目昏朦,迎风流泪眦痒痛,雀目攀睛白翳生。睛明、攒竹二穴主治目痛视不明,迎风泪簷肉攀睛,白翳眦痒,雀目诸症。

(9)《针灸逢源》:雀目不能夜视,睛明、光明、临泣、三阴交。

2. 现代研究进展

吴新贵针刺睛明穴为主治疗呃逆患者122例,其中胃中寒冷者配合艾灸中脘,胃火上逆者加内庭,气滞痰阻者配足三里、太冲,痰湿明显者加丰隆,脾肾阳虚者配足三里、脾俞、肾俞,胃阴不足者配三阴交。经1次治疗而愈者11例,2~3次而愈者39例,4~5次而愈者48例,6~7次而愈者16例,无效8例,总治愈率93%[吴新贵.针刺睛明穴为主治疗呃逆122例.上海针灸杂志,1998,17(5):26~27]。

【安全针刺法】嘱患者闭目,左手将眼球推向外侧固定,针沿眼眶边缘缓缓刺入0.3~0.5寸,不宜大幅捻转、提插,出针后按压针孔片刻,以防出血;可灸。

攒　竹

【定位】正坐或仰卧,当眉头凹陷中,眶上切迹处。

【类属】属足太阳膀胱经。

【穴性】清热明目,疏风通络。

【主治病证】

1. 风热外袭、火热上炎之目赤肿痛、迎风流泪、睑弦赤烂、目痒、头痛诸病症。

2. 肝肾亏虚、气血不足之目眩、目翳、夜盲、上胞下垂、胞轮振跳、视物不明、能近怯远诸病。

3. 外感风寒之头痛、眉棱骨痛、口眼㖞斜、面瞤、面痛、颊肿、衄血诸病症。

【常用配伍】

1. 配睛明、太阳、合谷、少商、风池、足临泣,针刺泻法或太阳、攒竹点刺出血,疏风清热,治疗风热目赤肿痛、上胞下垂、迎风流泪、目翳、睑弦赤烂等。

2. 配太阳、四白、行间、风池,针刺泻法,祛风清肝、宣散郁热,治疗肝经郁热之热泪、面痛等。

3. 配阳白、承泣、地仓、颊车、下关、风池、翳风,针刺平补平泻法,疏散风邪、通经活络,治疗风邪侵袭之面瘫、眼睑瞤动等。

4. 配阳白、头维、太阳、风池,针刺泻法,散风止痛,治疗风寒头痛。

5. 配丝竹空、四白、太溪、肝俞、肾俞、大骨空、小骨空,针刺补法,滋补肝肾、明目止泪,治疗肝肾亏损之夜盲、视物昏渺、冷泪等。

6. 配阳白、太阳、丝竹空、三阴交、足三里,针刺补法,益气养血,治疗气血不足之上胞下垂、胞轮振跳、目视不明等。

7. 配尺泽、间使、阳溪、百会,针刺泻法,泄热开窍、息风镇痉,治疗邪热扰心之癫狂。

8. 配承山、委中、会阴,针刺泻法,清热利湿、活血散瘀,治疗湿热下注之痔疾。

【穴性文献辑录】

1.《灵枢》:主噫,嚏。

2.《素问》:恶风。

3.《黄帝明堂经》:主风头痛,鼻衄,眉头痛,善嚏泪出,目如欲脱,汗出寒热,面赤颊中痛,项强不可左右顾,目系急,瘛疭。痔痛。小儿痫发,目上插。癫疾互引反折,戴眼及眩,狂走不得卧,心中烦。目眈眈不明,恶风寒。又:尸厥,癫狂病,神邪鬼魅。

4.《千金翼方》:主目视不明眈眈,目中热痛及瞤。

5.《太平圣惠方》:主目视眈眈,视物不明,眼中热痛及眼瞤。头目风眩,眉头痛,鼻衄,目眈眈无远视,尸厥,癫狂病,神邪鬼魅。又:小儿急惊风。

6.《通玄指要赋》:脑昏目赤。

7.《针灸大成》:目眈眈视物不明,泪出目眩,瞳子痒,眼中赤痛及睑动不得卧……尸厥癫邪,神狂,风眩,嚏。

8.《玉龙歌》:眉间疼痛。

9.《外台秘要》:意中烦,目眦眦不明,恶风寒,痫发目上插,痔痛。

10.《针方六集》:主火邪乘目失明,睛昏,目赤胀痛者。

11.《循经考穴编》:主一切目疾红肿热,泪常流。

12.《经穴解》:攒竹之目病,目眈眈视物不明,泪出目眩,瞳子痒,目瞤,眼中赤痛及睑瞤动不得卧,风眩嚏。攒竹之脾病:颊痛,面痛。攒竹之心病:尸厥癫痫,神鬼狂魅。

13.《针灸精粹》:宣泄头部热气。

14.《针灸集锦》(修订本)(郑魁山):疏风清热,通络明目。

15.《常用腧穴临床发挥》(李世珍):局部取穴,用泻法,清热明目、驱邪散滞、舒筋活络;用补法,明目、健睑;刺血,泄血散瘀、宣散郁热。

16.《针灸腧穴学》(杨甲三):明目,祛风泄热。

17.《临床针灸学》(徐笨人):清热散风,通经明目。

18.《针灸心悟》(孙震寰):宣泄头部热气以攒竹。

19.《针灸腧穴手册》(杨子雨):疏风清热,通络明目。

20.《针灸探微》(谢文志):清热散风,活络明目。

21.《中医针灸通释·经脉腧穴学》(康锁彬):祛风明目,泄热定惊。

22.《针灸腧穴疗法》(李平华):清热明目。

23.《腧穴临床应用集萃》(马惠芳):清热散风,活络明目。

24.《新编实用腧穴学》(王玉兴):明目利窍,散风清热,止痉通络。

25.《中医针灸经穴集成》(刘冠军):清热,明目。

26.《新编简明针灸学》:祛风散热,通络明目。

27.《腧穴学讲义》:祛风、明目。

28.《针灸辨证治疗学》(章逢润):祛风散热,通络明目。

29.《石学敏针灸学》(石学敏):祛风散热,通络明目。

30.《珍珠囊穴性赋》(张秀玉):祛风明目又治面瘫。

31.《腧穴类编》(王富春):通络明目,疏风清热。

32.《传统实用针灸学》(范其云):疏风清热,通络明目。

33.《临床常用百穴精解》(王云凯):平补平泻法,疏通经脉,调和气血。补法:明目,健睑。泻法:清热明目,散风镇痉,舒筋活络;点刺放血,泄热散瘀。

【古今应用辑要】

1. 古代文献摘录

(1)《备急千金要方》:风头痛,攒竹、承光、肾输、丝竹空、和窌。痫发,狂走不得卧,心中烦:攒竹、小海、后顶、强间。目系急上插:攒竹、玉枕。目䀮䀮不明,恶风寒:肾输、内关、心输、复留、大泉、腕骨、中渚、攒竹、睛明、百会、委中、昆仑、天柱、本神、大杼、颔厌、通谷、曲泉、后顶、丝竹空、胃输。目系急,目上插:阳白、上星、本神、大都、曲泉、侠溪、三间、前谷、攒竹、玉枕。痫发瘛疭,狂走不得卧,心中烦:攒竹、小海、后顶、强间。癫疾呕:偏历、神庭、攒竹、本神、听宫、上星、百会、听会、筑宾、阳溪、后顶、强间、脑户、络却、玉枕。汗出寒热:五处、攒竹、正营、上管、缺盆、中府。

(2)《针灸资生经》:尸厥,攒竹、禾髎。目䀮䀮:攒竹、肾俞、昆仑。

(3)《儒门事亲》:暴盲,攒竹与顶前五穴大出血。

(4)《神应经》:癫狂,攒竹、尺泽、间使、阳溪。又:头痛,攒竹、百会、上星、风府、风池、丝竹空、小海、阳溪、合谷、腕骨、中冲、中渚、昆仑、阳陵。

(5)《针灸大成》:心邪癫狂,攒竹、尺泽、间使、阳溪。

(6)《百症赋》:兼三间可治目中漠漠。

(7)《玉龙赋》:兼头维治目疼头痛。

(8)《胜玉歌》:目内红肿苦皱眉,丝竹、攒竹亦堪医。

2. 现代研究进展

(1)季卫明等针刺膻中、内关、中脘、足三里为主配合指压攒竹穴治疗顽固性呃逆患者144例,其中胃寒积滞者加中脘、足三里用补法,膻中、内关平补平泻,拔针后悬灸中脘、足三里、神阙穴;脾胃虚寒者加灸脾俞、胃俞;胃火上逆者加内庭穴,针刺均用泻法;肝气郁滞者加期门、太冲穴,针刺泻法;年老体弱者针刺补法加灸关元、气海穴。治疗1次即愈者36例,3次治愈者57例,1周治愈者49例,3周治愈者2例,全部治愈[季卫明,庄新娟,于丽娟.针灸配合指压攒竹穴治疗顽固性呃逆144例.中国民间疗法,2013,21(5):23-24]。

(2)王小平等治疗组指压攒竹穴为主治疗顽固性呃逆患者66例,其中寒邪犯胃型加温和灸中脘、足三里,食滞胃肠加顺时针方向揉按中脘、下脘,指压重按璇玑,肝气犯胃加指压重按阳陵泉、太冲,脾胃虚寒加温和灸足三里、脾俞、章门,胃阴不足加温和灸足三里、三阴交;对照组口服旋覆代赭汤加减治疗66例,治疗组总有效率90.9%;对照组总有效率75.8%,两组疗效比较差异有统计学意义($P<0.01$)[王小平,朱云群.指压

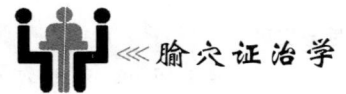

攒竹穴为主治疗顽固性呃逆 66 例.广西中医药,2007,30(4):29-30]。

（3）卢开信针刺攒竹穴配合运动治疗太阳阻滞型腰扭伤患者 66 例,痊愈 49 例(其中 1 次治愈 34 例),好转 14 例,无效 3 例,总有效率 95.5%[卢开信.针刺攒竹穴配合运动治疗太阳阻滞型腰扭伤.中国临床康复,2002,6(12):1822-1830]。

【安全针刺法】治眼病向下斜刺 0.3~0.5 寸,治头痛、面瘫可平刺透鱼腰穴;可灸。

曲　差

【定位】在头部,当发际正中直上 0.5 寸,旁开 1.5 寸,即神庭与头维连线的内 1/3 与中 1/3 交点上。

【类属】属足太阳膀胱经。

【穴性】明目通窍,疏风清热。

【主治病证】

外感风热、营卫不和之目眩、目痛、前头痛、目视不明、鼻塞、衄血诸病症。

【常用配伍】

1. 本穴经配伍,针刺泻法,疏风通络、通窍止痛,如配迎香、风池、上星、合谷,治疗风邪外袭之鼻塞、流涕;配京骨、前谷、内庭、列缺,治疗风热鼻渊、涕多黄浊;配百会、印堂、太阳、合谷,治疗外感头晕、头痛。

2. 配肝俞、迎香、风池、足临泣,针刺泻法,清泄少阳,治疗胆经郁热之鼻渊、脓涕等。

3. 配睛明、肝俞、承光、光明,针刺补法,养血明目,治疗肝血不足之目视不明等。

【穴性文献辑录】

1.《针灸甲乙经》:主烦满,汗不出。

2.《黄帝明堂经》:主头痛身热,鼻塞,喘息不利,烦满汗不出。

3.《备急千金要方》:主久风卒风缓急诸风,卒发动不自觉知,或心腹胀满,或半身不遂,或口噤不言,涎唾自出,目闭耳聋,或举身冷直,或烦闷忧惚,喜怒无常,或唇青口白戴眼,角弓反张。

4.《太平圣惠方》:目视不明。

5.《铜人腧穴针灸图经》:主身热、目视不明。

6.《针方六集》:治雷头风,头痛,身热,汗不出,眼视不明,衄血,鼻塞,鼻疮,项肿,心烦。

7.《类经图翼》:顶巅痛。

8.《经穴解》:曲差之肝病,目不明。曲差之肺病:衄血鼻塞。曲差之本病:心烦满,汗不出,头顶痛,项肿身烦热。

9.《针灸集锦》(修订本)(郑魁山):清头散风。

10.《针灸腧穴学》(杨甲三):明目,泄热。

11.《临床针灸学》(徐笨人):清热祛风,通窍明目。

12.《针灸腧穴手册》(杨子雨):疏风清热,调和营卫。

13.《针灸探微》(谢文志):清热散风,开窍明目。

14.《中医针灸通释·经脉腧穴学》(康锁彬):泄热明目。

15.《针灸腧穴疗法》(李平华):疏散风热,明目。

16.《腧穴临床应用集萃》(马惠芳):清头目,泄风热。

17.《新编实用腧穴学》(王玉兴):明目通窍,疏风清热,除烦平喘。

18.《中医针灸经穴集成》(刘冠军):祛风,明目。

19.《针灸辨证治疗学》(章逢润):祛风止痛,清利头目。

20.《石学敏针灸学》(石学敏):散风邪,清头目,止疼痛。

21.《腧穴类编》(王富春):祛风明目。

22.《传统实用针灸学》(范其云):疏风清热,调和营卫。

【古今应用辑要】

　　1.《备急千金要方》:曲差、上星、迎香、素髎、水沟、眼交、通天、禾髎、风府主鼻室,喘息不利,鼻㖞僻,多涕,鼽衄有疮。上管、曲差、上星、陶道、天柱、上窌、悬厘、风池、命门、膀胱输主烦满汗不出。

　　2.《针灸资生经》:目视不明,曲差、养老、合谷。

　　3.《神应经》:脑泻,鼻中臭涕出:曲差、上星。

　　4.《类经图翼》:鼻衄,曲差、上星、印堂、风门、合谷。

　　5.《神灸经纶》:头痛,曲差、百会、囟会、丹田、气海、上星、神庭、后顶、率谷、风池。

【安全针刺法】平刺 0.3~0.5 寸,可灸。

承　光

【定位】在头部,当前发际正中直上 2.5 寸,旁开 1.5 寸。

【类属】属足太阳膀胱经。

【穴性】明目通窍,清热散风。

【主治病证】

风热外袭之目痛、目翳、目视不明、目眩、鼻塞、头痛、热病无汗、呕吐烦心诸病。

【常用配伍】

1. 配迎香、印堂、上星、头维、合谷、外关,针刺泻法,疏风通窍,治疗外感风邪之鼻塞多涕、头痛等。

2. 配合谷、复溜、大椎、曲池,针补合谷,泻复溜,清热发汗,治疗热病无汗。

3. 配睛明、攒竹、光明、行间、太冲,针刺泻法,疏肝明目,治疗肝火上炎之目痛、目翳、视物不明等。

4. 配太冲、昆仑,针刺泻法,潜阳息风,治疗肝阳上亢之头痛、目眩等。

5. 配公孙、内关、解溪,针刺平补平泻法,宽胸和胃,治疗太阴直中之呕吐、心烦等。

【穴性文献辑录】

1.《针灸甲乙经》:主热病汗不出面苦呕烦心。又:青盲远视不明。

2.《医心方》:主风眩头痛,欲呕烦心,青盲远视不明。

3.《针灸大成》:主目生白翳。

4.《类经图翼》:主治头风,目眩,呕吐,心烦,鼻塞不利,目翳,口㖞。

5.《经穴解》:承光之本病,风眩头痛,呕吐心烦。承光之肺病,鼻塞不闻香臭,鼻多清涕。承光之肝病:目生白翳。承光之脾病:口㖞。

6.《针灸集锦》(修订本)(郑魁山):清头散风。

7.《针灸腧穴学》(杨甲三):明目,祛风,泄热。

8.《临床针灸学》(徐笨人):清散风热,通络明目。

9.《针灸腧穴手册》(杨子雨):清头散风。

10.《针灸探微》(谢文志):清热散风,通窍明目。

11.《中医针灸通释·经脉腧穴学》(康锁彬):泄热明目,祛风通络。

12.《针灸腧穴疗法》(李平华):疏散风热,明目。

13.《腧穴临床应用集萃》(马惠芳):清热散风,明目通窍。

14.《新编实用腧穴学》(王玉兴):明目利窍通鼻,祛风清热除烦。

15.《中医针灸经穴集成》(刘冠军):清头明目。

16.《针灸辨证治疗学》(章逢润):清热除烦,明目通窍。

17.《石学敏针灸学》(石学敏):清热除烦,明目开窍。

18.《腧穴类编》(王富春):清利头目,宣通鼻窍。

19.《传统实用针灸学》(范其云):清头散风。

【古今应用辑要】

1.《备急千金要方》:攒竹、承光、肾输、丝竹空、和髎主风头痛。又:商阳、巨髎、上关、承光、瞳子髎、络却

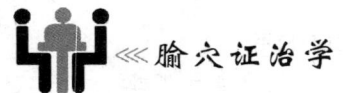 ≪腧穴证治学

主青盲无所见。

2.《圣济总录》：热病，承光、正营、承灵、上星、囟会、前顶、百会、后顶、五处、通天、络却、玉枕、临泣、目窗、胞肓。

3.《针灸资生经》：配大都治呕吐，配解溪治风眩头痛、呕吐心烦。青盲无所见：承光、络却、商阳、巨髎、上关、瞳子髎。再：鼻塞，不闻香臭：承光、上星、百会、囟会。

【安全针刺法】平刺0.3~0.5寸，可灸。

丝竹空

【定位】在面部，当眉梢凹陷处。

【类属】属手少阳三焦经。

【穴性】清热明目，疏风通络。

【主治病证】

1. 风热上攻、风火郁遏、火热上炎之目赤肿痛、目眩、眼睑瞤动、偏正头痛、齿痛诸病症。

2. 风痰阻络之癫痫。

【常用配伍】

1. 本穴经配伍，针刺泻法，疏风散热、通络止痛，如配攒竹、四白、合谷、风池，治疗风热目赤肿痛、眼睑瞤动；配头维、率谷、太阳、风池、外关，治疗风热头痛；配外关、风池、合谷、下关、颊车，治疗风火牙痛；配翳风、攒竹、四白、地仓，治疗风邪入中之面瘫。

2. 配睛明、太冲、太阳、行间、侠溪，针刺泻法或丝竹空点刺放血，清肝泻胆，治疗肝胆之火上炎之暴风客热等。

3. 配太阳、角孙、睛明、肾俞、肝俞、光明，针刺补法，补虚明目，治疗肝肾不足之赤脉传睛、目翳等。

4. 配水沟、百会、合谷，针刺泻法，息风醒脑，治疗风痰阻络之癫痫。

【穴性文献辑录】

1.《针灸甲乙经》：痓，反目，憎风。又：小儿脐风，目上插。

2.《备急千金要方》：风头痛。又：目眴眴不明，恶风寒。再：风痫，癫疾，涎沫，狂，烦满。寒热，痓互引。

3.《外台秘要》：眩，头痛互引。

4.《铜人腧穴针灸图经》：目眩头痛，目赤，视物眩眩，风痫，目戴上不识人，眼睫毛倒，发狂，吐涎沫，发即无时。

5.《针经摘英集》：偏正头痛。

6.《针方六集》：眼痛，目赤肿。又：迎风烂眼，冷泪出。

7.《类经图翼》：头风。牙疼。

8.《经穴解》：丝竹空之本病，目赤，视物眴眴不明，目眩头痛，眼睫毛倒，偏正头痛，恶风寒，风痫，目戴不识人，发狂吐涎，发即无时。

9.《循经考穴编》：一切头面眉目或肿赤或痒麻，及目眩头晕，面掣眉跳，目内红痛。

10.《针灸精粹》(李文宪)：清头目热。

11.《针灸集锦》(修订本)(郑魁山)：清热散风。

12.《针灸腧穴学》(杨甲三)：清头明目，散风镇惊。

13.《临床针灸学》(徐笨人)：清热散风，通络明目。

14.《针灸心悟》(孙震寰)：散风止痛，清火明目。

15.《针灸腧穴手册》(杨子雨)：清热散风，沟通经脉。

16.《针灸探微》(谢文志)：平肝息风，清火泄热。

17.《中医针灸通释·经脉腧穴学》(康锁彬)：清头明目，散风镇惊。

18.《针灸腧穴疗法》(李平华)：清肝明目，祛风通络。

19.《腧穴临床应用集萃》(马惠芳):清头明目,散风止痛。

20.《新编实用腧穴学》(王玉兴):利窍明目,疏风清热,安神除烦。

21.《中医针灸经穴集成》(刘冠军):散风止痛,清头明目。

22.《新编简明针灸学》(闫乐法):清热疏风,明目止痛。

23.《腧穴学讲义》(于致顺):祛风、泄热。

24.《针灸辨证治疗学》(章逢润):清头面,散风明目。

25.《石学敏针灸学》(石学敏):散风止痛,清火明目。

26.《珍珠囊穴性赋》(张秀玉):丝竹空能疗眩头痛。

27.《腧穴类编》(王富春):清头明目,散风止痛。

28.《传统实用针灸学》(范其云):清热散风,沟通经脉。

【古今应用辑要】

1. 古代文献摘录

(1)《备急千金要方》:目上插,憎风寒:丝竹空、前顶。又:癫疾呕沫,寒热,痉互引:丝竹空、兑端、龈交、承浆、大迎、囟会、天柱、商丘。风头痛:攒竹、承光、肾输、丝竹空、和窌。

(2)《通玄指要赋》:丝竹疗头疼不忍。

(3)《神应经》:目眩,丝竹空、临泣、风府、风池、阳谷、中渚、液门、鱼际。又:发狂,丝竹空、少海、间使、神门、合谷、后溪、复溜。

(4)《秘传常山杨敬斋针灸全书》:赤眼肿痛,丝竹空、睛明、攒竹、合谷。

(5)《针灸大成》:吐涎,丝竹空、百会。

(6)《玉龙歌》:偏正头风痛难医,丝竹金针亦可施。

(7)《百症斌》:兼耳门能治牙痛于顷刻。

(8)《胜玉歌》:目内红肿苦皱眉,丝竹、攒竹亦堪医。

(9)《针方六集》:治眼疼口赤肿,沿皮向前一寸五分透瞳子髎穴,宜弹针出血。

2. 现代研究进展

(1)许正月等电针丝竹空、攒竹、阳白、太阳穴治疗外感风邪型、脾胃虚弱型、肝肾阴虚型糖尿病性动眼神经麻痹患者32例,其中肝肾阴虚型17例,有效率93%;脾胃虚弱型10例,有效率90%;外感风邪型5例,有效率80%[许正月,于静.电针治疗糖尿病性动眼神经麻痹32例.山东中医药大学学报,2008,32(6):484-485]。

(2)任新民等毫针透刺丝竹空、攒竹、睛明、太阳为主穴治疗气滞血瘀型视网膜静脉阻塞患者34例,对照组单纯针刺以上四穴,治疗组总有效率76.47%,优于对照组($P<0.05$)[任新民,冯平,冯川.毫针透刺治疗气滞血瘀型视网膜静脉阻塞68例.四川中医,2008,26(3):111-112]。

(3)任斌丝竹空透刺率谷为主治疗外感风寒型、肝郁气滞型、气滞血瘀型、肝肾亏虚型顽固性头痛患者128例,痊愈78例,显效27例,有效23例,总有效率100%[任斌.丝竹空透率谷治疗顽固性头痛128例临床观察.云南中医中药杂志,2010,31(4):43-44]。

【安全针刺法】平刺0.3~0.5寸。

瞳子髎

【定位】在面部,目外眦旁,当眶外侧缘处。

【类属】属足少阳胆经。

【穴性】清肝明目,疏风清热。

【主治病证】

1. 肝胆火热上炎之目赤肿痛、头痛、青盲、远视不明诸病症。

2. 外感风热之目赤、目痒、目痛、目翳、怕光羞明、迎风流泪、头痛、口㖞诸病症。

【常用配伍】

1. 本穴经配伍,针刺泻法,疏风散热、明目通络止痛,如配头维、风池、太阳、合谷,治疗风热头痛;配合谷、攒竹、四白、少商、足临泣,治疗风热目翳、目赤、目痒痛;配风池、翳风、阳白、地仓,治疗风邪入络之口眼㖞斜。

2. 配睛明、攒竹、太阳、行间、侠溪、太冲,针刺泻法,疏散郁热、清泄少阳,治疗肝胆火盛之目赤肿痛,肝经郁热之迎风流热泪、怕光羞明、目翳多眵等。

3. 配风池、头维、率谷、悬颅、中渚,针刺泻法,疏利少阳经气,治疗少阳头痛。

4. 配睛明、养老、肝俞、足三里,针刺补法,益气养血通络,治疗气血不足之夜盲。

5. 配少泽、太冲,针刺泻法,疏肝清热、通络止痛,治疗肝经郁热之女子乳肿。

【穴性文献辑录】

1.《黄帝明堂经》:主青盲无所见,远视䀮䀮,目中淫肤白膜。

2.《肘后备急方》:主中风眼上睛垂。

3.《备急千金要方》:目泪出,多眵䁾,内眦赤痛痒,生白肤翳。

4.《铜人腧穴针灸图经》:治青盲目无所见,远视䀮䀮,目中肤翳白膜,头痛,目外眦赤痛。

5.《经穴解》:瞳子髎之肝病,目痒,翳膜白,青盲无见,远视䀮䀮,赤痛泪出,多眵䁾,内眦痒,头痛,喉闭。

6.《循经考穴编》:眉棱骨痛如破,目疼如裂,胬肉攀睛,翳膜眵䁾,眦痒泪出,天吊抽掣。

7.《针灸集锦》(修订本)(郑魁山):清热散风,活络明目。

8.《针灸腧穴学》(杨甲三):疏散风热,明目止痛。

9.《临床针灸学》(徐笨人):清热散风,止痛明目。

10.《针灸腧穴手册》(杨子雨):清热散风,散瘀消肿,明目止痛。

11.《针灸探微》(谢文志):祛风清热,消肿明目。

12.《中医针灸通释·经脉腧穴学》(康锁彬):疏散风热,明目止痛。

13.《针灸腧穴疗法》(李平华):清肝明目,疏散风热。

14.《腧穴临床应用集萃》(马惠芳):疏散风热,明目退翳。

15.《中国针灸经穴集成》:疏散风热.明目止痛。

16.《新编简明针灸学》(闫乐法):清热散风,明目止痛。

17.《腧穴学讲义》(于致顺):疏风清热,明目止痛。

18.《针灸辨证治疗学》(章逢润):疏散风热,明目止痛。

19.《石学敏针灸学》(石学敏):疏风散热,清脑明目,消肿止痛。

20.《传统实用针灸学》(范其云):清热散风,散瘀消肿,明目止痛。

【古今应用辑要】

1.《针灸大全》:口眼歪斜,瞳子髎、人中、合谷、太渊、十宣。

2.《针灸大成》:目生内障,瞳子髎、合谷、临泣、睛明。

3.《类经图翼》:瞳子髎兼少泽,能治妇人乳肿。

4.《增订中国针灸治疗学》:目昏暗,瞳子髎、三里、承泣、肝俞。

5.《针灸十四经穴治疗诀》:眶下痛,瞳子髎、四白、巨髎。

6.《针灸学简编》:夜盲症,瞳子髎、睛明、养老、足三里。羞明隐涩:瞳子髎、上星、百会、攒竹、丝竹空、睛明、太阳、合谷。

7.《针灸治验录》:迎风流泪,瞳子髎、睛明、承泣、合谷。

8.《针灸临床经验辑要》:色盲症,主穴为瞳子髎、上关、天牖;配穴为听宫、睛明、四白、巨髎。

【安全针刺法】直刺或平刺 0.3~0.5 寸。

目　窗

【定位】在头部,当前发际上 1.5 寸,当头正中线旁开 2.25 寸。

【类属】属足少阳胆经。

【穴性】清头明目,祛风消肿。

【主治病证】

1. 外感风邪、少阳风热之头痛、目眩、目赤肿痛、面目浮肿、鼻塞、上齿肿痛、青盲诸病症。

2. 风热闭郁之小儿惊痫。

【常用配伍】

1. 本穴经配伍,针刺泻法,疏风散热、明目止痛,如配太阳、风池、三阳络、头维、阳白,治疗少阳风热头痛、目眩;配外关、下关、颊车、合谷,治疗风火齿肿痛。

2. 配睛明、瞳子髎、太阳、风池、侠溪,针刺泻法,清胆泻火,治疗少阳胆火上炎之目赤肿痛、青盲等。

3. 配风池、陷谷、阴陵泉,针刺泻法,祛风利湿消肿,治疗风水相搏之面目浮肿。

4. 配承泣、睛明、攒竹、光明、肝俞、肾俞,针刺补法,补肝肾明目,治疗肝肾亏虚之能近怯远、目视不明等。

【穴性文献辑录】

1.《针灸甲乙经》:青盲无见,远视目䀮䀮,目中淫肤,白膜覆瞳子。

2.《备急千金要方》:目瞑,远视䀮䀮。又:主眩瞑。再:主唇吻强,上齿龋痛。

3.《铜人腧穴针灸图经》:治头面浮肿,痛引目外眦赤痛,忽头旋,目䀮䀮远视不明。

4.《西方子明堂灸经》:主诸阳之热,头痛寒热,汗出不恶寒,目眩瞑,唇吻强,上齿龋痛,目外眦赤,䀮䀮远视不明。

5.《类经图翼》:主治头目眩痛引外眦,远视不明,面肿,寒热汗不出。

6.《经穴解》:目窗之本病,目赤痛,忽头旋,目䀮䀮远视不明,头面浮肿,头痛寒热,汗不出恶寒。

7.《循经考穴编》:主一切目疾,青盲内障,宜先泻后补;暴赤肿疼,宜单泻之。亦治头痛,头旋,而目浮肿。

8.《针灸集锦》(修订本)(郑魁山):清热散风。

9.《常用腧穴临床发挥》(李世珍):辨证取穴,用泻法,宣肺利气;用补法,补益肺气。局部取穴:用泻法,通畅胸络;配艾灸,温肺散邪、温通经络。

10.《针灸腧穴学》(杨甲三):清头明目,发散风热。

11.《临床针灸学》(徐笨人):通经活络,聪耳明目。

12.《针灸腧穴手册》(杨子雨):散风邪,通经络。

13.《针灸探微》(谢文志):清头明目,息风通络。

14.《中医针灸通释·经脉腧穴学》(康锁彬):清脑明目,发散风热。

15.《针灸腧穴疗法》(李平华):清头明目,祛风消肿。

16.《腧穴临床应用集萃》(马惠芳):清头明目,发散风热。

17.《新编实用腧穴学》(王玉兴):明目利窍,祛风清热,止惊通络。

18.《中医针灸经穴集成》(刘冠军):祛风消肿,清头明目。

19.《针灸辨证治疗学》(章逢润):祛风清热,明目通络。

20.《石学敏针灸学》(石学敏):清脑明目,息风通络。

21.《传统实用针灸学》(范其云):散风邪,通经络。

【古今应用辑要】

1. 古代文献摘录

(1)《针灸甲乙经》:头痛,目窗及天冲、风池主之。

（2）《针灸资生经》：目痛如脱，头维、大陵。

（3）《神应经》：视物不明，头维、攒竹、睛明、目窗、百会、风府、风池、合谷、肝俞、肾俞。又：迎风流泪，头维、睛明、临泣、风池。

（4）《针灸大成》：眼睑瞤动，头维、攒竹。又：面目浮肿，目窗、陷谷。

（5）《针灸集成》：偏头痛，目眩眩不可忍：头维、风池、本神。

2. 现代研究进展

（1）姚益龙等针刺头四针（目窗、神庭、前顶）、腹三针（天枢、气海）、三阴交、神门、太冲、安眠透风池为主治疗神经衰弱患者89例，其中肝气郁结、胸闷加内关，肝肾阴虚加太溪，胃脘胀满加中脘。痊愈68例，显效19例，无效2例，总有效率97.7%［姚益龙，李竞成.针刺治疗神经衰弱89例.陕西中医，2004，25（3）：261］。

（2）景宽等针刺目窗穴为主治疗单纯性青光眼患者46例，其中肝气郁结型配内关、太冲、膻中，肝肾两虚型配太溪、肾俞、肝俞，心脾两虚型配神门、心俞、脾俞。痊愈16例，显效13例，有效10例，无效7例，总有效率84.8%［景宽，王富春，魏丽娟，等.针刺目窗穴为主治疗单纯性青光眼的疗效观察.云南中医杂志，1990，11（4）：31-32］。

【安全针刺法】平刺0.3~0.5寸，可灸。

光　明

【定位】在小腿外侧，外踝尖上5寸，腓骨前缘。

【类属】属足少阳胆经，为该经络穴。

【穴性】疏肝利胆，明目通络。

【主治病证】

1. 肝胆经郁热、肝胆火盛之目痒、目痛、颊肿诸病症。

2. 胆气不利、肝阴不足之目痛、目昏不明、夜盲诸病症。

3. 胆气郁滞之乳房胀痛。

4. 经气不利、经脉痹阻之膝痛、小腿疼痛、下肢痿痹诸症。

【常用配伍】

1. 配睛明、太冲、太阳、地五会、侠溪，针刺泻法，清泻肝胆、明目止痛，治疗肝胆火盛之目痛、目痒等。

2. 配角孙、四白、丝竹空、睛明、太冲、肝俞、肾俞、风池，针刺补法，滋补肝肾、明目退翳，治疗肝肾亏虚之目翳、夜盲等。

3. 配足临泣、内庭、期门、太冲、侠溪、肩井，针刺泻法，行气活血、消肿止痛，治疗肝胆气郁之两乳发憋、胀痛难忍。

4. 配环跳、风市、阳陵泉、膝眼、承山，针刺平补平泻法，舒筋通络止痛，治疗膝痛、下肢痿痹等。

【穴性文献辑录】

1.《素问》：淫泺，胫酸下能久立。

2.《灵枢》：实则厥，虚则痿躄，坐不能起，取之所有别也。

3.《黄帝明堂经》：主身懈㑊，寒，少气，热甚，恶人，心惕惕然，取光明及绝骨、跗上临泣立已。淫泺胫酸，热病汗不出。痉。虚则痿躄，坐不能起，实则厥，胫热膝痛，身体不仁，手足偏小，善啮颊。狂疾。

4.《备急千金要方》：主腹足清，寒热汗不出。

5.《针灸大成》：主淫泺，胫酸疼，不能久立，热病汗不出，卒狂。虚则痿痹，坐不能起，补之；实则足胻热，膝痛身体不仁，善啮颊，泻之。

6.《经穴解》：光明之本病，淫泺，胫疼胻痛，不能久立，热病汗不出，卒狂。

7.《医宗金鉴》：妇人少腹胞中疼痛，大便难，小便淋，好怒色青。

8.《针灸集锦》（修订本）（郑魁山）：清热散风，舒经活络。

9.《针灸腧穴学》(杨甲三):明目,通络。

10.《临床针灸学》(徐笨人):清胆明目,祛风利湿。

11.《针灸腧穴手册》(杨子雨):疏肝利胆,滋益肝阴。

12.《针灸探微》(谢文志):清肝明目,祛风利湿。

13.《中医针灸通释·经脉腧穴学》(康锁彬):清肝明目,通经活络。

14.《针灸腧穴疗法》(李平华):清肝明目,理气通络。

15.《腧穴临床应用集萃》(马惠芳):疏肝明目,通经活络。

16.《新编实用腧穴学》(王玉兴):清肝明目,舒筋活络。

17.《中医针灸经穴集成》(刘冠军):通络明目。

18.《新编简明针灸学》(闫乐法):疏肝利胆,滋养肝阴。

19.《腧穴学讲义》(于致顺):调肝胆,明目。

20.《针灸辨证治疗学》(章逢润):益肝明目,通络祛风。

21.《石学敏针灸学》(石学敏):清肝明目,通经络,祛风湿。

22.《珍珠囊穴性赋》(张秀玉):光明明目通络。

23.《传统实用针灸学》(范其云):调肝,明目。

【古今应用辑要】

1. 古代文献摘录

(1)《针灸甲乙经》:虚则痿躄,坐不能起,实则厥,胫热时痛,身体不仁,手足偏小,善啮颊,光明主之。又:痓,取囟会、百会及天柱、膈俞、上关、光明主之。

(2)《备急千金要方》:光明、临泣,主喜啮颊。狂疾:掖门、侠溪、丘墟、光明。

(3)《针灸资生经》:配足临泣,治喜啮颊。

(4)《标幽赋》:眼痒眼痛,泻光明与地五会。

(5)《席弘赋》:睛明治眼未效时,合谷光明安可缺。

(6)《针灸大成》:眼痒眼疼,光明(泻)、五会。

(7)《针灸学手册》:眼痒,光明、睛明、太阳、风池、合谷、侠溪、肝俞。

(8)《新针灸手册》:目赤肿痛,光明、睛明、攒竹、头维、四白。

(9)《针灸逢源》:雀目不能夜视,光明、肝俞、睛明、临泣、三阴交。

(10)《针灸腧穴学》(杨甲三):配足临泣治两乳房发憋,胀痛难忍。

(11)《标准针灸穴位图册》:早期白内障,光明、肝俞、风池、角孙、攒竹、丝竹空、睛明、太冲。

2. 现代研究进展

(1)汪帼斌等针刺眼三针为主治疗视神经萎缩,其中肝郁气滞型配伍光明,临床疗效满意[汪帼斌,林国华,赖新生.针刺为主治疗视神经萎缩经验.针灸临床杂志,2002,18(12):5-6]。

(2)席润成针刺光明穴为主治疗风牵偏视患者26例,其中卫外失固、风邪中络取双曲池、合谷,肝血不足、风中经络取血海、三阴交,脾虚湿盛、风痰阻络取太白、丰隆,肝阳化风、挟痰上扰取太冲、丰隆,气虚血滞、络脉痹阻取足三里、气海。痊愈25例,特效1例,有效率100%[席润成.以光明穴为主诊治"风牵偏视".针灸临床杂志,1995,11(10):21]。

【安全针刺法】斜刺0.5~0.8寸,可灸。

球　后

【定位】在面部,当眶下缘外1/4与内3/4交界处。

【类属】属经外奇穴。

【穴性】明目退翳。

【主治病证】

1. 风热上攻、火热上炎之天行赤眼、目赤肿痛、睑弦赤烂、迎风流泪、胬肉攀睛、眦漏、针眼诸病症。

2. 肝肾亏虚、气血不足之高风雀目、青风内障、目翳、云翳、眼睑眴动、胞轮振跳、夜盲、上胞下垂、能近怯远诸病症。

【常用配伍】

1. 配风池、睛明、攒竹、太阳、瞳子髎、合谷、足临泣,针刺泻法,疏风清热、消肿止痛,治疗风热外袭之目赤肿痛、迎风流泪、胞睑肿胀、睑弦赤烂等。

2. 配睛明、太阳、合谷、内庭,针刺泻法,清泻胃火,治疗胃火上炎之目赤肿痛、目眦溢脓等。

3. 配睛明、攒竹、行间、侠溪、太冲,针刺泻法,清肝泻火,治疗肝火上炎之目赤肿痛、热泪症等。

4. 配承泣、睛明、肝俞、肾俞、太冲、复溜,针刺补法,滋补肝肾,治疗肝肾亏虚之近视、夜盲、暴盲、冷泪症、目翳、视瞻昏渺等。

5. 配承泣、阳白、合谷、足三里、三阴交,针刺补法,补益气血,治疗气血亏虚之夜盲、胞轮振跳、上胞下垂等。

【穴性文献辑录】

1. 《针灸集锦》(修订本)(郑魁山):活血明目。

2. 《针灸腧穴学》(杨甲三):明目。

3. 《中医针灸通释·经脉腧穴学》(康锁彬):通络明目。

4. 《针灸腧穴疗法》(李平华):清肝明目。

5. 《腧穴临床应用集萃》(马惠芳):清热明目,通络。

6. 《新编实用腧穴学》(王玉兴)(王玉兴):明目利窍,清热泄火。

7. 《中医针灸经穴集成》(刘冠军):活血,明目。

8. 《新编简明针灸学》:清热明目,通络止痛。

9. 《腧穴类编》(王富春):清热明目退翳。

【古今应用辑要】

1. 古代文献摘录

(1)《实用针灸学》:视神经萎缩,球后、翳明、睛明。

(2)《针灸学简编》:配肝俞、风池、太阳、攒竹、合谷治视神经炎、视神经萎缩。配风池、睛明、太阳、合谷、太冲治青光眼。

(3)《常用新医疗法手册》:内斜视,球后、太阳。

(4)《针灸学》:青光眼,球后、风池、曲池、合谷、太冲。癔病眼蒙:球后、神门。虹膜睫状体炎:球后、睛明、太阳、合谷、肝俞。视神经炎:球后、睛明、风池、养老、光明。

2. 现代研究进展

石湘兰针刺球后、睛明、攒竹为主治疗视神经萎缩患者64例,其中肝肾亏损型加肝俞、肾俞、太溪、太冲,心营亏虚型加心俞、神门、足三里,脾肾阳虚型加脾俞、肾俞、关元、命门,肝气郁结型加光明、支沟、太冲,气滞血瘀型加内关、膈俞、合谷。治愈46只眼,显效23只眼,进步9只眼,无效14只眼,总有效率84.8%[石湘兰.针灸治疗视神经萎缩疗效观察.牡丹江医学院学报,2003,24(3):45]。

【安全针刺法】轻推眼球向上,沿眶缘缓慢直刺0.5~1.2寸,不作大幅度提插、捻转。

鱼　腰

【定位】在额部,瞳孔直上,眉之中点处。

【类属】属经外奇穴。

【穴性】疏风清热,明目通络。

【主治病证】

外感风邪、风热上扰之目赤肿痛、目翳、眉棱骨痛、眼睑眴动、眼睑下垂、口眼㖞斜诸病症。

【常用配伍】

1. 本穴经配伍,针刺泻法,疏风清热、明目通络,如配太阳、合谷、睛明、少商,治疗风热目赤肿痛;配风池、阳白、丝竹空、印堂、合谷,治疗风热上扰之眉棱骨痛,风邪伤络之眼睑下垂;配地仓、颊车、阳白、合谷,治疗风邪入中之口眼㖞斜。

2. 配睛明、四白、侠溪、行间、太冲,针刺泻法,清泄肝胆,治疗肝胆火盛之目赤肿痛,肝胆风热之目翳等。

【穴性文献辑录】

1.《医经小学》:目疼。

2.《针灸大成》:眼生垂帘,翳膜。

3.《针灸集成》:眼疾。

4.《针灸集锦》(修订本)(郑魁山):清头明目。

5.《针灸腧穴学》(杨甲三):疏风明目。

6.《中医针灸通释·经脉腧穴学》(康锁彬):疏风,通络,明目。

7.《针灸腧穴疗法》(李平华):清头明目,息风通络。

8.《腧穴临床应用集萃》(马惠芳):清肝明目,通经活络。

9.《新编实用腧穴学》(王玉兴):明目利窍,疏风清热,通络止痛。

10.《中医针灸经穴集成》(刘冠军):清头明目。

11.《新编简明针灸学》:清肝明目,通络止痛。

12.《腧穴类编》(王富春):消肿明目,通络止痛。

【古今应用辑要】

1. 古代文献摘录

(1)《针灸经外奇穴治疗诀》:目生翳膜:鱼腰、耳尖。

(2)《针灸学简编》:配风池、睛明、太阳、攒竹、合谷治目赤肿痛,青少年性近视。

(3)《儿科针灸治疗经验》:天行赤眼,鱼腰、风府、风池、攒竹、丝竹空、瞳子髎、承泣、睛明、合谷、太冲。口眼歪斜:鱼腰、百会、风府,风池、攒竹、丝竹空、瞳子髎、承泣、颧髎、颊车、下关、地仓、人中、承浆、合谷、三里等。

(4)《针灸学概要》:眉棱骨痛:鱼腰、攒竹、申脉。

(5)《中医针灸通释·经脉腧穴学》(康锁彬),口眼歪斜配颊车、地仓、牵正;目赤肿痛配攒竹、承泣、合谷、少商;眼底病配睛明、新明、养老、足三里。

(6)《针灸学》:近视,鱼腰、合谷。眶上神经痛:鱼腰、攒竹、四渎、内关。白内障:鱼腰、瞳子髎、攒竹、翳明。

2. 现代研究进展

赵永祥针刺攒竹透鱼腰、阳白穴治疗肝胆风火上扰之眉棱骨痛患者20例,痊愈15例,好转5例[赵永祥.攒竹透鱼腰治疗眉棱骨痛20例.云南中医中药杂志,2007,(11):60]。

【安全针刺法】平刺0.3~0.5寸。

第二节　利鼻窍穴

利鼻窍穴,具有宣通鼻窍、疏风清热的穴性,主要用于治疗鼻塞流涕、鼻渊、鼻衄、鼻窒等病症。

运用利目窍穴时,常与具有疏风解表、清热泻火穴性的腧穴配伍。针刺操作时多施行泻法。

利鼻窍穴均位于头面部。囟会为婴儿时期头顶软骨之处,所以婴儿禁刺,以免伤及脑组织。位于鼻周围的迎香、禾髎等穴,因鼻部血管、神经极为丰富,一般禁灸。

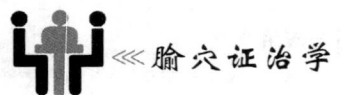

禾 髎

【定位】在上唇部,鼻孔外缘直下,平水沟穴。

【类属】属手阳明大肠经。

【穴性】祛风利窍。

【主治病证】

用于风邪外袭之鼻塞流涕、鼻衄、口眼㖞斜、口僻、口噤不开诸病症。

【常用配伍】

1. 配迎香、印堂、列缺、合谷,针刺泻法,祛风散寒、通鼻开窍,治疗外感风寒之鼻塞、流清涕等。

2. 配风池、迎香、少商、合谷、劳宫,针刺泻法,疏风散热,治疗风热鼻衄。

3. 配阳白、太阳、合谷、地仓、颊车,针刺泻法,疏风通络,治疗风邪外袭之口眼㖞斜。

4. 配耳门、下关、颊车、地仓、合谷,针刺平补平泻法,祛风通络、启闭止痉,治疗风邪入络之牙关紧闭、口噤不开等。

【穴性文献辑录】

1.《外台秘要》:主鼻窒,口僻,清涕出不可止,鼽衄有痈,口噤不可开。

2.《太平圣惠方》:主鼻窒口僻,清涕出不可止,鼻衄有疮,口不可开及尸厥也。

3.《铜人腧穴针灸图经》:治鼻衄不止,鼻清涕生疮,口噤不开。

4.《针灸聚英》:主尸厥及口不开,鼻疮息肉,鼻塞,不闻香臭,鼽衄。

5.《针方六集》:主尸厥口噤,中风口眼歪斜,唇吻肿,鼻疮鼻衄,鼻渊,鼻塞不闻香臭。

6.《类经图翼》:主治尸厥,口不可开,鼻疮,息肉,鼻塞,鼽衄。

7.《经穴解》:禾髎之本病,尸厥口不可开,鼻疮息肉,鼻塞不闻臭香,鼽衄不止。

8.《针灸逢源》:治鼻塞鼽衄。

9.《经穴图考》:主治鼻疮,息肉,鼻塞,鼽衄。

10.《古法新解会元针灸学》:主治中风口歪,牙疼鼻疮,鼻生息肉,牙龈暴长,鼻塞不闻香臭,鼽衄,尸厥,口噤,唇风火燎疼,唇破出血,目系疼等证。

11.《针灸学简编》:主治尸厥(突然失去神志、但有脉搏、呼吸),口噤不开,鼻衄血不止,鼻流清涕,息塞不闻香臭,面神经麻痹等。

12.《针灸集锦》(修订本)(郑魁山):散风清热。

13.《针灸腧穴学》(杨甲三):祛风开窍。

14.《临床针灸学》(徐笨人):清热散风,通经开窍。

15.《针灸腧穴手册》(杨子雨):舒经通络,通利鼻窍。

16.《针灸探微》(谢文志):清热散风,疏经开窍。

17.《中医针灸通释·经脉腧穴学》(康锁彬):祛风开窍。

18.《针灸腧穴疗法》(李平华):祛风开窍。

19.《腧穴临床应用集萃》(马惠芳):祛风开窍。

20.《新编实用腧穴学》(王玉兴):宣通鼻窍,清热凉血,苏厥醒神。

21.《中医针灸经穴集成》(刘冠军):祛风,开窍。

22.《针灸辨证治疗学》(章逢润):祛风开窍。

23.《中华针灸学》:主治尸厥,口不可开,鼻疮息肉,鼻塞,鼻衄,不辨香臭。

24.《石学敏针灸学》(石学敏):清肺热,清鼻窍。

25.《中国针灸学》:主治急性鼻卡他(清涕出不可止),鼻腔闭塞(鼻窒),嗅能减退、衄血(鼽衄),鼻茸(鼻疮息肉),咬肌痉挛(口不可开),耳下腺炎等。

26.《针灸学》:主治鼻鼽衄、口噤、鼻疮息肉。

【古今应用辑要】

1.《针灸甲乙经》：鼻窒口僻，清涕出不可止，衄衊有痈，禾窌主之。

2.《备急千金要方》：承泣、四白、巨窌、禾窌、上关、大迎、颧髎、强间、风池、迎香、水沟主口喝僻不能言。又：曲差、上星、迎香、素窌、水沟、断交、通天、禾窌、风府，主鼻窒，喘息不利，鼻喝僻，多涕，衄衊有疮。

3.《针灸学简编》：配印堂、上星治鼻出血，配地仓、颊车治面神经麻痹。

【安全针刺法】斜刺或平刺0.3~0.5寸，不宜灸。

迎　香

【定位】在鼻翼外缘中点旁开约0.5寸，当鼻唇沟中。

【类属】属手阳明大肠经。

【穴性】宣通鼻窍，祛风清热，祛蛔镇痛。

【主治病证】

1. 风邪外袭、火热上炎之鼻塞、鼻衄、鼻不闻香臭、鼻渊、面痒浮肿、面痛、口眼喝斜诸病症。

2. 胆道闭阻之蛔厥。

【常用配伍】

1. 本穴经配伍，针刺泻法，祛风通络、宣通鼻窍，如配列缺、合谷、上星、印堂、风门，治疗外感鼻塞、流涕、鼻渊、面痒等；配上关、四白、颧髎、合谷，治疗风邪入络之面浮肿、面痛；配地仓、颊车、阳白、合谷，治疗风邪外袭之口眼喝斜。

2. 配合谷、曲池、尺泽、少商，针刺泻法，清热泻肺，治疗肺经蕴热之鼻衄。

3. 配印堂、太冲、丘墟，针刺泻法，清泄肝胆，治疗肝胆火盛之鼻渊、鼻衄等。

4. 配内庭、上星、二间、合谷、解溪，针刺泻法，清胃泻火，治疗胃火鼻衄、鼻头红肿等。

5. 配神庭、上星、合谷、太渊，针补合谷、太渊，补益肺气、宣通鼻窍，治疗肺虚外感之鼻塞、鼻痒、流清涕等。

6. 配四白，针刺泻法，迎香透四白，治疗胆道闭阻之蛔厥。

【穴性文献辑录】

1.《医心方》：主鼻不利，窒洞气塞，喝僻，多涕，衄衊有痈。

2.《太平圣惠方》：主鼻息不闻香臭，偏风面痒及面浮肿，风叶叶动状如虫行，或在唇痛。

3.《铜人腧穴针灸图经》：治鼻有息肉，不闻香臭，衄血，偏风口喝，面痒浮肿，风动叶叶状如虫行，或痒肿痛。

4.《针灸聚英》：主鼻塞不闻香臭，偏风口喝，面痒浮肿，风动叶状如虫行，唇肿痛，喘息不利，鼻衄多涕，衄衊有疮，鼻有息肉。

5.《玉龙赋》：能清眼热之红，又攻鼻窒为最。

6.《类经图翼》：主治鼻塞不闻香臭，息肉多涕，有疮衄衊，喘息不利，偏风喝斜，浮肿风动，面痒如虫行。

7.《医学入门》：主眼目赤肿，鼻塞不闻香臭。

8.《循经考穴编》：主衄衊，鼻渊息肉，不闻香臭，面风痒如虫行，并宜单泻，口眼喝斜，可灸三壮。

9.《审视瑶函》：主治鼻不闻香臭，喘息不利，偏风口眼喝斜，浮肿风动，满面作痒，状如虫行。

10.《古法新解会元针灸学》：主治鼻窒塞不闻香臭，偏风口歪，面浮肿风动状如虫行，目系急，牙疼，唇风肿疼，鼻塞，鼻衄，鼻疮，鼻生息肉，骨槽风肿，目黄等症。

11.《经穴解》：迎香之本病，鼻塞不闻香臭，面痒浮肿，风动如虫行状，偏风口喝，唇肿痛，喘息不利，鼻喝多涕，衄衊骨疮。

12.《针灸逢源》：治鼻有息肉，面痒浮肿。

13.《针灸指南》：主鼻不闻香臭、偏风口眼喝斜。

14.《针灸学简编》：主治口眼歪斜，面部蚁走感，面痒，浮肿，面部疼痛，鼻塞不闻香臭，鼻衄，伤风，丹毒，荨麻疹等。又:有散热开窍的作用。

15.《针灸集锦》(修订本)(郑魁山):清热散风,通利鼻窍。

16.《常用腧穴临床发挥》(李世珍):用泻法,宣通鼻窍、宣散郁热、舒筋活络;用补法,壮筋补虚。

17.《针灸腧穴学》(杨甲三):通鼻窍,祛风热,理气止痛。

18.《临床针灸学》(徐笨人):泄火散风,宣通鼻窍。

19.《针灸腧穴手册》(杨子雨):舒经活络,通利鼻窍,交通经气。

20.《针灸探微》(谢文志):清热散风,通利鼻窍。

21.《中医针灸通释·经脉腧穴学》(康锁彬):通鼻开窍,祛风清热,理气止痛。

22.《针灸腧穴疗法》(李平华):疏散风热,宣通鼻窍。

23.《新编实用腧穴学》(王玉兴):宣通鼻窍,清肺泄热,通络散风。

24.《中医针灸经穴集成》(刘冠军):清热散风,宣通鼻窍。

25.《新编简明针灸学》(闫乐法):疏风通络,通利鼻窍。

26.《腧穴学讲义》(于致顺):通鼻窍,散风热。

27.《针灸辨证治疗学》(章逢润):散风清热,宣通鼻窍。

28.《中华针灸学》:主鼻塞不闻香臭,偏风口㖞,面疮浮肿如虫行,唇肿痛,喘息不利,鼻㖞多涕,衄血,鼻生息肉,鼻疮。

29.《石学敏针灸学》(石学敏):清肺热,散风邪,通鼻窍。

30.《珍珠囊穴性赋》(张秀玉):迎香通利鼻窍而又称奇。

31.《腧穴类编》(王富春):有祛风、清热、宣通鼻窍之效。

32.《临床常用百穴精解》(王云凯):平补平泻法,宣肺通窍。补法:益气复嗅。泻法:清肺热,散风邪,通鼻窍。

33.《新编针灸学》:主治鼻炎,前鼻道出血。

34.《针灸学》:主治鼻塞,息肉,衄血,口眼㖞斜,面痒浮肿,多涕不闻香臭。

【古今应用辑要】

1. 古代文献摘录

(1)《针灸甲乙经》:鼻鼽不利,窒洞气塞,㖞僻多涕,衄血有痈,迎香主之。

(2)《备急千金要方》:神庭、攒竹、迎香、风门、合谷、至阴、通谷,主鼻鼽清涕出。又:曲差、上星、迎香、素髎、水沟、龈交、通天、禾髎、风府主鼻窒,喘息不利,鼻㖞僻多涕,衄血有疮。再:承泣、四白、巨髎、禾髎、上关、大迎、颧骨、强间、风池、迎香、水沟,主口㖞僻不能言。

(3)《通玄指要赋》:鼻窒无闻。迎香可引。

(4)《席弘赋》:耳聋气闭,听会、迎香。又:耳聋气痞。

(5)《百症赋》:面上虫行有验,迎香可取。

(6)《玉龙歌》:不闻香臭从何治,迎香两穴可堪攻。

(7)《灵光赋》:鼻窒不闻迎香间。

(8)《医宗金鉴·制灸心法要诀》:迎香主刺鼻失臭,兼刺面痒若虫行。注:迎香穴主治鼻塞不闻香臭,浮肿风动,面痒状如虫行等症。

(9)《杂病穴法歌》:赤眼,迎香(出血)、临位、太冲、合谷。

(10)《针灸学简编》:配上星、印堂、合谷治鼻塞、鼻炎、鼻窦炎,配地仓、颊车、下关治口眼歪斜、面神经麻痹。

2. 现代研究进展

(1)许曙针泻迎香、腹结、上巨虚、合谷治疗热秘,针刺迎香、风池、上星、攒竹透鱼腰、合谷治疗风寒化热型鼻渊,针刺侧迎香、人中透地仓、下关、合谷、左侧颊前线治疗寒凝筋脉、血气痹阻型面麻,临床疗效满意[许曙.迎香穴的临床应用举隅.针灸临床杂志,2004,20(3):50]。

（2）叶德宝针刺迎香透鼻通、印堂穴治疗鼻窒患者 32 例,其中肺虚邪滞证加风池、足三里、合谷治疗 23 例,气滞血瘀证加风池、合谷、三阴交治疗 9 例。肺虚邪滞证治愈 8 例,好转 14 例,未愈 1 例;气滞血瘀证治愈 0 例,好转 7 例,未愈 2 例［叶德宝.迎香透鼻通穴治疗鼻窒 32 例.上海针灸杂志,2002,21(5):41］。

【安全针刺法】斜刺或平刺 0.3~0.5 寸,不宜灸。

通　天

【定位】在头部,当前发际正中直上 4 寸,旁开 1.5 寸。

【类属】属足太阳膀胱经。

【穴性】利鼻通窍,祛风通络。

【主治病证】

风邪外袭、气血壅滞之鼻塞多清涕、鼻衄、鼻疮、鼻渊、鼻窒、头痛、头重、口喝、颈项转侧难、眩晕诸病症。

【常用配伍】

1. 本穴经配伍,针刺泻法,祛风通络、利鼻开窍,如配列缺、合谷、上星、迎香、印堂,治疗外感风寒鼻塞、多清涕;配百会、太阳、风池、三阳络、合谷,治疗风寒头痛;配风池、少商、合谷、迎香,治疗风热鼻衄、鼻渊;配大椎、大杼、后溪,治疗风邪客络之颈项转侧难。

2. 配迎香、上星、太溪、太冲、涌泉,针刺补泻兼施,滋阴降火,治疗阴虚火旺之鼻衄。

3. 配风池、印堂、迎香、太冲、行间,针刺泻法,清泻肝火,治疗肝火上炎之鼻渊、多浊涕等。

4. 配络却、百会、风池,针刺平补平泻法,祛风通窍,治疗风痰阻络之癫痫。

【穴性文献辑录】

1.《黄帝明堂经》:主项痛重,暂起仆僵,鼻窒鼽衄,喘息不得通。

2.《备急千金要方》:瘿气,面肿。

3.《外台秘要》:主鼻窒鼽衄不得通,喝僻多涕,鼽衄此有疮。

4.《太平圣惠方》:主项痛重,暂起仆僵。

5.《铜人腧穴针灸图经》:治颈项转侧难,鼻塞闷,偏风口喝,鼻多清涕,衄血、头重。

6.《眼科龙木论》:治偏风,头重。

7.《针方六集》:主旋晕,尸厥,喘息,项有大气瘿痛。

8.《类经图翼》:主狂走,癫疾恍惚。

9.《医学入门》:主鼻痔。

10.《循经考穴编》:主一切头旋头痛,鼻痔,鼻衄,鼻塞多涕,及中风天吊,口眼喝斜,颈项强戾。

11.《经穴解》:通天之本病,头旋尸厥,头重暂起僵卧。通天之肺病:鼻衄鼻疮,鼻痓,鼻多清涕,喘息。通天之肝病:头颈转侧难,气瘿瘤瘿。通天之脾病:口喝。

12.《针灸集锦》(修订本)(郑魁山):清头散风。

13.《针灸腧穴学》(杨甲三):通鼻窍,泄风热。

14.《临床针灸学》(徐笨人):祛风清热,通窍活络。

15.《针灸心悟》(孙震寰):通经祛表邪,宣肺开鼻窍。

16.《针灸腧穴手册》(杨子雨):清热化瘀,调理气血,通利鼻窍。

17.《针灸探微》(谢文志):清热散风,通窍活络。

18.《中医针灸通释·经脉腧穴学》(康锁彬):通鼻开窍,祛风泄热。

19.《针灸腧穴疗法》(李平华):祛风散寒,利鼻止痛。

20.《腧穴临床应用集萃》(马惠芳):宣肺利鼻,散风清热。

21.《新编实用腧穴学》(王玉兴):宣通鼻窍,祛风清热,苏厥醒神。

22.《中医针灸经穴集成》(刘冠军):利鼻止痛。

23.《针灸辨证治疗学》(章逢润):散风解表,通利鼻窍。

24.《石学敏针灸学》(石学敏):散风解表,通利鼻窍。

25.《腧穴类编》(王富春):清热祛风,利鼻通窍。

26.《传统实用针灸学》(范其云):清热化瘀,调理气血,通利鼻窍。

【古今应用辑要】

1.《备急千金要方》:脑户、通天、脑空主头重痛。又:消泺、本神、通天、强间、风府、哑门、天柱、风池、龈交、天冲、陶道、外丘、通谷、玉枕主项如拔不可左右顾。再:曲差、上星、迎香、素窌、水沟、龈交、通天、禾窌、风府主鼻窒,喘息不利,鼻喎僻多涕,鼽衄有疮。通天、络却主暂起僵仆。再:脑户、通天、消泺、天突主颈有大气。

2.《针灸资生经》:配承光治口喎、鼻多清涕。又:头重,通天、哑门、跗阳。

3.《针灸逢源》:鼻痔息肉,通天、百会。

【安全针刺法】平刺0.3~0.5寸,可灸。

承 灵

【定位】在头部,当前发际上4寸,头正中线旁开2.25寸。

【类属】属足少阳胆经。

【穴性】通利鼻窍,疏风解表。

【主治病证】

外感风邪之鼻塞多涕、鼻渊、鼻衄、鼽衄、头痛、目痛、眩晕、发热、恶寒、咳嗽、喘息诸病症。

【常用配伍】

1. 配风池、上星、迎香、合谷、少商,针刺泻法,疏风清热、通利鼻窍,治疗风热鼻衄、鼻塞等。

2. 配睛明、攒竹、太阳、合谷,针刺泻法,清热明目,治疗风热目痛。

3. 配迎香、印堂、合谷、列缺,针刺泻法,解表散寒,治疗风寒鼻塞、流清涕等。

4. 配头维、大椎、风池、太阳、百会、合谷,针刺泻法,疏风解表,治疗外感头痛、发热恶寒等。

【穴性文献辑录】

1.《针灸甲乙经》:脑风头痛,恶见风寒,鼽衄,鼻窒,喘息不通。

2.《备急千金要方》:主鼻衄,窒息不通。

3.《医学入门》:主脑风头痛,恶风寒,鼻衄,喘急。

4.《经穴解》:承灵之本病,脑风头痛,恶风寒。承灵之肺病:鼽衄鼻窒,喘息不利。

5.《针灸集锦》(修订本)(郑魁山):清热散风。

6.《针灸腧穴学》(杨甲三):清头明目,清热散风。

7.《临床针灸学》(徐笨人):清脑通窍,活络散风。

8.《针灸腧穴手册》(杨子雨):清热散风。

9.《针灸探微》(谢文志):祛热散风,清脑通窍。

10.《中医针灸通释·经脉腧穴学》(康锁彬):清脑明目,清热散风。

11.《针灸腧穴疗法》(李平华):疏散风热。

12.《腧穴临床应用集萃》(马惠芳):清头目,散风热。

13.《新编实用腧穴学》(王玉兴):宣通鼻窍,疏风清热,止咳平喘。

14.《中医针灸经穴集成》(刘冠军):清热散风。

15.《针灸辨证治疗学》(章逢润):清热散风,宣通鼻窍。

16.《石学敏针灸学》(石学敏):泻胆清热,宣通鼻窍。

17.《传统实用针灸学》(范其云):清热散风。

【古今应用辑要】

1.《备急千金要方》:鼻衄,窒,喘息不通,承灵、风池、风门、谚谑、后溪。

2.《圣济总录》:热病,承灵、正营、上星、囟会、前顶、百会、后顶、五处、承光、通天、络却、玉枕、临泣、目窗、脑空。

3.《经穴解》:承灵之本病,脑风头痛,恶风寒……本经伤风病也,宜灸此穴。承灵之肺病:鼽衄鼻窒,喘息不利……宜灸此穴。

【安全针刺法】平刺0.3~0.5寸,可灸。

囟　会

【定位】前发际正中直上2寸。

【类属】属督脉。

【穴性】通利鼻窍,清头散风。

【主治病证】

1. 外感风邪之鼻衄、鼻渊、鼻塞,鼻痔,鼻痛,头晕、目眩、面赤肿痛、头顶痛诸病症。

2. 风热闭郁之癫疾、小儿惊风诸病。

【常用配伍】

1. 配印堂、迎香、合谷,针刺泻法,疏风清热、通利鼻窍,治疗风热鼻渊、鼻衄等。

2. 配上星、迎香、列缺、风门,针刺泻法,祛风散寒,治疗风寒鼻渊、鼻塞。

3. 配风池、头维、上星、阳白、太阳,针刺泻法,疏风散热、通络止痛,治疗风热前头痛。

4. 配百会、印堂、行间、水泉、太冲、太溪,针刺补泻兼施,平肝潜阳,治疗肝阳上亢之眩晕、头痛等。

5. 配攒竹、水沟、百会,针刺泻法,醒脑息风、定惊宁神,治疗风热闭郁之小儿惊风。

【穴性文献辑录】

1.《针灸甲乙经》:痉。小儿惊痫。

2.《黄帝明堂经》:主室,寒热,喘喝,目不能视,目泣出。风眩,善呕烦满,头痛颜青。癫疾呕沫,暂起僵仆,恶见风寒,面赤肿。

3.《备急千金要方》:痫,目反上视,眸子动。又:中风失喑不能言语。温病。

4.《太平圣惠方》:头目眩,头皮肿,头风痛,生白屑,兼主面赤暴肿,小儿多涕。

5.《针灸资生经》:脑冷,脑痛。

6.《针灸聚英》:脑虚冷或饮食酒过多,脑疼如破,衄血,鼻塞不闻香臭,惊悸,目戴上不识人。

7.《经穴解》:督之本病,脑虚冷,饮酒过多,脑痛如破,衄血面赤,暴肿,头皮肿,生白屑风,头眩颜青,目眩,鼻塞不闻香臭,惊悸,目上戴不识人。

8.《针灸精粹》(李文宪):治鼻塞头风。

9.《针灸集锦》(修订本)(郑魁山):清头散风。

10.《针灸腧穴学》(杨甲三):清头,散风。

11.《针灸腧穴手册》(杨子雨):疏调督脉。

12.《针灸探微》(谢文志):清热通窍,平肝息风。

13.《中医针灸通释·经脉腧穴学》(康锁彬):安神醒脑,清热散风。

14.《针灸腧穴疗法》(李平华):清头散风。

15.《腧穴临床应用集萃》(马惠芳):清热开窍,镇惊息风。

16.《新编实用腧穴学》(王玉兴):利鼻窍,疏风清热,安神宁心。

17.《中医针灸经穴集成》(刘冠军):清头散风。

18.《针灸辨证治疗学》(章逢润):醒神镇惊,散风清火。

19.《石学敏针灸学》(石学敏):平熄肝风,开窍镇惊。

20.《传统实用针灸学》(范其云):疏调督脉。

【古今应用辑要】

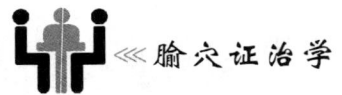

1. 古代文献摘录

(1)《针灸甲乙经》:痉取囟会、百会、天柱、膈俞、上关、光明。

(2)《备急千金要方》:面赤肿,囟会、上星、前顶、脑户、风池。

(3)《针灸资生经》:鼻衄,囟会、上星。小儿惊痫:囟会、前顶、本神、天柱。多唾:囟会,百会。头风:囟会、百会、前顶。

(4)《玉龙赋》:卒暴中风,囟会、百会。

(5)《神应经》:鼻衄,囟会、上星、绝骨。

(6)《百症赋》:头风,囟会、玉枕。

(7)《类经图翼》:小儿惊风,囟会、百会、上星、率谷、水沟、尺泽、间使、合谷、太冲。

(8)《神灸经纶》:鼻息鼻痔,囟会、上星、百会、风池、人中、大椎、通天。头痛:囟会、百会、丹田、气海、上星、神庭、曲差、后顶、率谷、风池。

2. 现代研究进展

周久诚治疗组针刺上星透囟会治疗脑卒中偏瘫患者 129 例,虚证针用捻转补法,实证泻针出气;对照组采用神经内科常规治疗方法治疗 128 例,两组患者治疗前后偏瘫肢体神经功能缺损评分比较 $P<0.01$,治疗组疗效优于对照组[周久诚.上星透囟会治疗脑卒中偏瘫临床疗效观察 129 例.中国医药指南,2009,7(12):65-66]。

【安全针刺法】平刺 0.5~0.8 寸,小儿前囟未闭者禁针;可灸。

第三节　利耳窍穴

利耳窍穴,具有聪耳利窍、疏风通络的穴性,主要用于治疗耳鸣、耳聋、聤耳、耳痛等病症。

手足少阳及手太阳经循行至耳,故利耳窍穴多归于三焦、小肠及胆经。

运用利耳窍穴时,常与具有疏风散热、清热泻火、滋补肝肾穴性的腧穴配伍。针刺操作实证多施行泻法,虚证多施行补法。

利耳窍穴多位于头面部。位于耳周的耳门、听宫穴需张口取穴。

天 容

【定位】在颈外侧部,当下颌角的后方,胸锁乳突肌的前缘凹陷中。

【类属】属手太阳小肠经。

【穴性】聪耳开窍,理气利咽。

【主治病证】

1. 用于风热外袭、热邪上扰之耳鸣、耳聋、颊肿、咽喉肿痛、头项痛肿诸病症。

2. 用于气滞痰凝之梅核气、呕逆吐沫诸病症。

【常用配伍】

1. 本穴经配伍,针刺泻法,清热疏风、聪耳利咽,如配听会、翳风、中渚、丘墟,治疗少阳风火耳鸣、耳聋;配人迎、尺泽、合谷、少商,治疗风热咽喉肿痛、声音嘶哑。

2. 配身柱、灵台、合谷、委中,针刺泻法,泻火通络,治疗火热壅滞之头项痛肿。

2. 配膻中、天突、廉泉、太冲、丰隆,理气化痰,针刺平补平泻法,治疗痰气交阻之梅核气、咽中如梗。

3. 配中脘、内关、足三里、丰隆,针刺平补平泻法,理气化痰、和胃止呕,治疗胃气不和、痰气上逆之呕逆吐沫。

【穴性文献辑录】

1.《灵枢》:阳气大逆,上满于胸中,愤膜肩息,大气逆上,喘喝坐伏,病恶埃烟,噎不得息。

2.《针灸甲乙经》:喉痹。

3.《黄帝明堂经》:主寒热。疝积,胸中痛,不得躬屈。咳逆上气唾沫。肩痛不可举。颈项痈肿不能言。耳聋嘈嘈无所闻。喉痹。瘿。咽肿。

4.《备急千金要方》:颈肿项痛不可顾。咳逆呕沫。又:喉痹哽咽寒热。再:咳逆上气喘,急,呕沫齿噤。

5.《针灸大成》:主颈项痛不能言,颈肿项痈不可龈。耳嘈嘈若蝉鸣,咳逆呕沫,上气喘息,齿噤,喉痹,寒热,咽如鲠,瘿。

7.《经穴解》:天容之本病,喉痹寒热,咽中如梗,瘿,项瘫不可回头,不能言,胸痛胸满不得息,呕逆吐沫,齿噤,耳鸣耳聋。

8.《针灸集锦》(修订本)(郑魁山):清热化痰。

9.《针灸腧穴学》(杨甲三):通窍、理气、散结、清热。

10.《临床针灸学》(徐笨人):清热消肿,活血通络。

11.《针灸腧穴手册》(杨子雨):清热祛湿。

12.《针灸探微》(谢文志):清热利咽,通窍聪耳。

13.《中医针灸通释·经脉腧穴学》(康锁彬):清热通窍,理气散结。

14.《针灸腧穴疗法》(李平华):清热解毒,利咽聪耳。

15.《腧穴临床应用集萃》(马惠芳):聪耳利咽,清热降逆。

16.《新编实用腧穴学》(王玉兴):理气散结,利咽消肿。

17.《中医针灸经穴集成》(刘冠军):聪耳利咽。

18.《针灸辨证治疗学》(章逢润):疏经理气,利咽消肿。

19.《石学敏针灸学》(石学敏):疏经理气,利咽消肿。

20.《珍珠囊穴性赋》(张秀玉):去耳鸣又疗咽喉肿。

21.《传统实用针灸学》(范其云):清热祛湿。

【古今应用辑要】

1. 古代文献摘录

(1)《灵枢》:阳气大逆,上满于胸中,愤膜肩息,大气逆上,喘喝坐伏,病恶埃烟,噎不得息,取之天容。

(2)《针灸甲乙经》:寒热取五处及天柱、风池、腰俞、长强、大杼、中膂内俞、上窍、龈交、上关、关元、天牖、天容、合谷、阳溪、关冲、中渚、阳池、消泺、少泽、前谷、腕骨、阳谷、少海、然谷、至阴、昆仑主之。又:喉痹,完骨及天容、气舍、天鼎、尺泽、合谷、商阳、阳溪、中渚、前谷、商丘、然谷、阳交。再:疝积胸中痛,不得穷屈,天容主之。欲逆上气唾沫,天容及行间主之。肩痛不可举,天容及秉风主之。头项痛肿不能言,天容主之。耳聋嘈嘈无所闻,天容主之。

(3)《备急千金要方》:颈肿项痛不可顾,天容、前谷、角孙、腕骨、支正。又:主喉痹哽咽寒热,天容、缺盆、大杼、膈输、云门、尺泽、二间、厉兑、涌泉、然谷。再:咳逆上气喘,急,呕沫齿噤:天容、廉泉、魄户、气舍、噫嘻、扶突。

2. 现代研究进展

(1)陈颖针刺天容、右内关、左公孙、丰隆、廉泉、天突、太冲等穴,配合中药治疗肝气郁结之梅核气患者30例,痊愈19例,显效7例,有效2例,无效2例,总有效率86.6%[陈颖.针刺天容穴配合中药治疗梅核气疗效观察.中国误诊学杂志,2008,8(8):1797-1798]。

(2)钱晓平等治疗组针刺$T_3 \sim T_{12}$胸段夹脊穴合天容、天窗穴治疗瘀血内阻,水湿停留,气机受阻,脾肾阳虚,寒湿困脾,肝胃不和,寒邪犯胃,心肺不足型顽固性呃逆患者54例;对照组针刺足三里、内关、中脘、攒竹、膻中、印堂治疗53例。治疗组总有效率96.30%,对照组总有效率84.90%,治疗组疗效优于对照组[钱晓平,徐芳.$T_3 \sim T_{12}$胸段夹脊穴合天容、天窗穴治疗顽固性呃逆临床研究.中国中医急症,2011,20(1):8,22]。

【安全针刺法】直刺0.5~0.8寸,可灸。

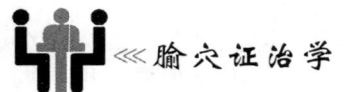

听 宫

【定位】在面部,耳屏前,下颌骨髁状突的后方,张口时呈凹陷处。

【类属】属手太阳小肠经。

【穴性】聪耳开窍,清热宁神。

【主治病证】

1. 风热外袭、火热上炎之耳鸣、耳聋、聤耳、齿痛、颊肿、头痛诸病症。

2. 火热扰心之癫痫。

【常用配伍】

1. 配翳风、率谷、听会、中渚、侠溪、丘墟、太冲,针刺泻法,清泻肝胆,治疗肝胆火盛、火热上扰之耳鸣、耳聋等。

2. 配风池、角孙、翳风、合谷、外关、足临泣,针刺泻法,祛风泻火,治疗风火湿毒之聤耳。

3. 配耳门、听会、丰隆、劳宫,针刺泻法,清热化痰,治疗痰火郁结之耳聋。

4. 配廉泉、少商、合谷、曲池,针刺泻法,疏风清热、利咽开音,治疗风热失音。

5. 配下关、颊车、合谷、外关,针刺泻法,清热止痛,治疗风火牙痛、颊肿。

【穴性文献辑录】

1.《灵枢》:夫发蒙者,耳无所闻,目无所见。

2.《针灸甲乙经》:癫疾狂瘛疭,眩仆癫疾,喑不能言,羊鸣沫出。

3.《黄帝明堂经》:主惊狂,瘛疭,眩仆,癫疾,喑不能言,羊鸣沫出。耳聋填填如无闻,聆聆嘈嘈若蝉鸣、颎颊鸣。

4.《备急千金要方》:主聋,嘈嘈若蝉鸣。又:癫疾呕。再:骨腹、眩、狂、瘛疭、口噤、喉鸣沫出。喑不能言。

5.《太平圣惠方》:主耳聋填如无所闻,怅怅嘈嘈蝉鸣,心腹满,臂痛失色。

6.《针灸大成》:主失音,癫疾,心腹满,聤耳,耳聋如物填塞无闻,耳中嘈嘈怅怅蝉鸣。

7.《经穴解》:听宫之本病,耳鸣耳聋,如物填塞无闻,耳中嘈嘈怅怅如蝉鸣,失音,癫疾,心腹满。

8.《针灸集锦》(修订本)(郑魁山):清头聪耳。

9.《针灸腧穴学》(杨甲三):安神活络,聪耳开窍。

10.《临床针灸学》(徐笨人):清热通络,止鸣复聪。

11.《针灸腧穴手册》(杨子雨):清宣少阳,益聪开窍。

12.《针灸探微》(谢文志):通窍益聪,清热宁神。

13.《中医针灸通释·经脉腧穴学》(康锁彬):安神活络,聪耳开窍。

14.《针灸腧穴疗法》(李平华):清热,聪耳,安神。

15.《腧穴临床应用集萃》(马惠芳):宣开耳窍,宁神定志。

16.《新编实用腧穴学》(王玉兴):利窍聪耳,安神定志,通络止痛。

17.《中医针灸经穴集成》(刘冠军):开窍聪耳。

18.《新编简明针灸学》:宣窍止痛,宁神定志。

19.《针灸辨证治疗学》(章逢润):益聪开窍,通络止痛。

20.《珍珠囊穴性赋》(张秀玉):消肿聪耳。

21.《石学敏针灸学》(石学敏):宣窍止痛,宁神定志。

22.《传统实用针灸学》(范其云):清宣少阳,益聪开窍。

23.《临床常用百穴精解》(王云凯):平补平泻法,疏通经脉,调和气血。补法:补虚健筋,聪耳。泻法:聪耳开窍,安神活络,镇痛消肿。

【古今应用辑要】

1. 古代文献摘录

（1）《针灸甲乙经》：癫疾狂瘈疭，眩仆癫疾，喑不能言，羊鸣沫出，听宫主之。

（2）《备急千金要方》：耳聋耳鸣，天容、听会、听宫、中渚。又：癫疾呕，偏历、神庭、攒竹、本神、听宫、上星、百会、听会、筑宾、阳溪、后顶、强间、脑户、络却、玉枕。再：骨腹、眩、狂、瘈疭、口噤、喉鸣沫出，喑不能言：脑户、听会、风府、听宫、翳风。

（3）《针灸资生经》：臂痛，听宫、少海、乳根。

（4）《针灸大成》：耳聋、气闭，配听会、翳风。

（5）《百症赋》：兼脾俞，前祛心下之悲凄。

（6）《类经图翼》：聤耳，听宫、颊车、合谷。

2. 现代研究进展

（1）汤晓云等针刺听宫五针为主治疗三叉神经痛患者 55 例，其中外感风邪配太渊、偏历，肝火上犯配行间、太冲，阴虚阳亢配太溪，久病体虚配曲池、足三里。痊愈 21 例，显效 19 例，有效 11 例，无效 4 例，总有效率 92.72%［汤晓云，姜云武，孙俊.听宫五针为主治疗三叉神经痛 55 例疗效观察.云南中医中药杂志，2006，27（4）：31］。

（2）陈志群等治疗组针刺配合复方麝香注射液、当归注射液穴位注射患侧听宫、健侧合谷为主治疗三叉神经痛患者 38 例，其中感受外邪加曲池、胃火上炎加丰隆、内庭，肝阳上亢加太冲、行间，气血两亏加足三里、三阴交；对照组仅针刺治疗 31 例。治疗组总有效率 100%，对照组总有效率 83.9%，治疗组疗效优于对照组［陈志群，曾庆鸿.针刺合穴位注射治疗三叉神经痛 38 例临床观察.湖南中医药大学学报，2010，30（11）：68-69］。

（3）管汴生等针刺听宫、翳风、颞后线治疗暴聋患者 50 例，其中风邪外侵型取风池、大椎、风门、列缺，气滞血瘀型取瘛脉、耳门、耳和髎、膈俞，肝郁气结型取太冲、丘墟、外关、肝俞，气血亏虚型取足三里、三阴交、太溪、百会（灸）、肾俞、脾俞。治愈 29 例，好转 14 例，无效 7 例，总有效率 86%［管汴生，曹琚敏，李杰.针刺治疗暴聋 50 例.陕西中医，2005，26（9）：958-959］。

【安全针刺法】张口，直刺 0.5～1.0 寸；可灸。

络　却

【定位】在头部，当前发际正中直上 5.5 寸，旁开 1.5 寸。

【类属】属足太阳膀胱经。

【穴性】祛风通窍，化痰安神。

【主治病证】

1. 风邪外袭之耳鸣、鼻塞、头晕、目视不明、口㖞诸病症。

2. 风痰上扰之耳鸣、耳聋、目眩、癫狂、痫证、瘈疭、项肿、瘿瘤诸病症。

【常用配伍】

1. 本穴经配伍，针刺泻法，疏风清热、通窍止眩，如配翳风、听会、侠溪、外关，治疗风热耳鸣、耳聋；配风池、百会、太阳、上星，治疗风热眩晕；配风池、列缺、合谷、迎香、印堂，治疗风热鼻塞；配睛明、太阳、风池、光明，治疗风热上攻之目视不明。

2. 配合谷、下关、颊车、地仓，针刺平补平泻法，疏风通络，治疗风邪入络之口眼㖞斜。

3. 配身柱、本神、鸠尾、神门、大陵、丰隆、三阴交、太冲，针刺泻法，化痰安神，治疗风痰痫证。

4. 配风府、水沟，针刺泻法，醒脑开窍，治疗痰浊阻窍之癫狂。

【穴性文献辑录】

1.《针灸甲乙经》：主癫疾僵仆，目妄见，恍惚不乐，狂走，瘈疭。

2.《医心方》：主脑风眩，头痛，癫疾，仆僵，目盲，眠惚不乐，狂走，瘈疭。

3.《西方子明堂灸经》：主癫疾呕……目盲内障无所见，腹胀满不得息。

4.《古今医统大全》:主瘿瘤。

5.《针灸聚英》:主头眩,耳鸣,狂走,瘈疭,恍惚不乐,腹胀。

6.《眼科龙木论》:治青风内障,目无所见。

7.《针灸大成》:主头旋耳鸣。

8.《经穴解》:络却之本病,头旋耳鸣,狂走瘈疭,恍惚不乐。络却之肝病:青盲内障,目无所见,腹胀。

9.《针灸集锦》(修订本)(郑魁山):清头散风。

10.《针灸腧穴学》(杨甲三):安神志,清头目。

11.《临床针灸学》(徐笨人):镇惊化痰,通窍明目。

12.《针灸腧穴手册》(杨子雨):疏经活络,调理阴阳。

13.《针灸探微》(谢文志):祛风清热,通窍明目。

14.《中医针灸通释·经脉腧穴学》(康锁彬):安神定志,清头明目。

15.《针灸腧穴疗法》(李平华):息风通络,清热开窍。

16.《腧穴临床应用集萃》(马惠芳):祛风清热,明目通窍。

17.《新编实用腧穴学》(王玉兴):利窍通关,安神定志,疏风泄热。

18.《中医针灸经穴集成》(刘冠军):清头,明目,镇静。

19.《针灸辨证治疗学》(章逢润):祛风热,清头目。

20.《石学敏针灸学》(石学敏):祛风热,清头目,通耳窍。

21.《腧穴类编》(王富春):清热祛风,利鼻通窍。

22.《传统实用针灸学》(范其云):疏经活络,调理阴阳。

【古今应用辑要】

1.《备急千金要方》:商阳、巨髎、上关、承光、瞳子髎、络却主青盲无所见。又:偏历、神庭、攒竹、本神、听宫、上星、百会、听会、筑宾、阳溪、后顶、强间、脑户、络却、玉枕主癫疾呕。再:络却、听会主暂起僵仆。再:狂症,络却、听会、身柱。

2.《圣济总录》:青盲,无所见:络却、商阳、巨髎、上关、承关、瞳子髎。

3.《针灸逢源》:耳鸣,络却、耳门、听会、听宫、前谷、腕骨、阳谷、肾俞。

【安全针刺法】平刺0.3~0.5寸,可灸。

中 渚

【定位】手背第四、五掌骨小头后缘之间凹陷中,当液门穴后1寸。

【类属】属手少阳三焦经,为该经输穴。

【穴性】聪耳明目,泻热通络。

【主治病证】

1. 风热外袭、火邪上扰之耳鸣、耳聋、头痛、目眩、目赤肿痛、目翳、咽喉肿痛诸病症。

2. 少阳经气不利之肩背肘臂酸痛、手指屈伸不利诸症。

【常用配伍】

1. 本穴经配伍,针刺泻法,聪耳明目、清热散风,如配外关、曲池、合谷、听宫、听会,治疗风热上扰之耳鸣、耳聋、耳疖;配睛明、丝竹空、太阳、合谷、风池,治疗风热目赤肿痛、目翳、暴风客热。

2. 配风池、太阳、率谷、丘墟、侠溪,针刺泻法,疏风清热、通络止痛,治疗少阳风火头痛、目眩等。

3. 配听会、耳门、行间、太冲、丘墟,针刺泻法,清宣少阳,治疗肝胆三焦火盛、循经上炎之耳鸣、耳聋等。

4. 配丰隆、内庭,针刺泻法,清热化痰,治疗痰火上扰、壅阻耳窍之耳鸣、耳聋等。

5. 配支沟、内庭、足窍阴,针刺泻法,清泄少阳、阳明郁热,治疗少阳、阳明郁热上攻咽喉之咽肿、喉痹。

6. 配翳风、颊车、外关、曲池、合谷,针刺泻法,泻热解毒,治疗少阳热毒壅滞之痄腮。

7. 配大椎、曲池、液门、后溪,针刺泻法,退热截疟,治疗邪伏募原之疟疾。

8. 配肩髎、曲池、外关,针刺泻法或点刺患处出血,疏经活血、消肿止痛,治疗少阳经脉不利之肩臂肘酸痛、落枕等。

【穴性文献辑录】

1.《黄帝明堂经》:主疟,发有四时,面上赤,目䀮䀮无所见。寒热。嗌外肿,肘臂痛,手上类类也,五指瘈不可屈伸,头眩,颔额颅痛。狂,互引,头痛耳鸣,目痛。耳聋,两颞颥痛。喉痹。

2.《针灸甲乙经》:寒热。大便难。耳聋,两颞颥痛。喉痹。

3.《备急千金要方》:目眵不明。头痛寒热,汗不出恶寒。又:主颞颥痛,额颅热痛,面赤。目䀮䀮不明,恶风寒。喉痹不能言。再:聋嘈嘈若蝉鸣。嗌痛,肘痛时寒,热病先不乐,头痛面热无汗,身热疟病。

4.《太平圣惠方》:主目䀮䀮无所见,肘臂腧痛,手五指不握尽痛也。又:小儿目涩怕明,状如背盲。

5.《通玄指要赋》:脊间心后者,针中渚而立瘥。

6.《席弘赋》:久患伤寒肩背痛。

7.《针灸大成》:治热病汗不出,目眩头痛,耳聋,目生翳膜,久疟,咽肿,肘臂痛,手五指不得屈伸。

8.《经穴解》:中渚之本病,目眩头痛,耳鸣,目生翳膜,咽肿,肘臂痛,手五指不得屈伸,热病汗不出。

9.《针灸心悟》(孙震寰):耳病。

10.《针灸精粹》(李文宪):手臂红肿泻之出血愈。

11.《针灸集锦》(修订本)(郑魁山):清三焦热,开窍聪耳,疏筋利节。

12.《针灸腧穴学》(杨甲三):清热通络,开窍益聪。

13.《临床针灸学》(徐笨人):清热疏气,开窍益聪。

14.《针灸腧穴手册》(杨子雨):清热散邪,疏通经络。

15.《针灸探微》(谢文志):开窍益聪,解三焦邪热。

16.《中医针灸通释·经脉腧穴学》(康锁彬):清热通络,开窍益聪。

17.《针灸腧穴疗法》(李平华):清热利窍,通络止痛。

18.《腧穴临床应用集萃》(马惠芳):清热散邪,明目益聪。

19.《新编实用腧穴学》(王玉兴):利窍通关,疏风泄热,通络止痛。

20.《中医针灸经穴集成》(刘冠军):聪耳明目,清热止痛。

21.《新编简明针灸学》(闫乐法):聪耳明目,通络止痛。

22.《腧穴学讲义》(于致顺):疏气机,利耳窍。

23.《针灸辨证治疗学》(章逢润):散风,清热,通络。

24.《常用腧穴临床发挥》(李世珍):辨证取穴,用泻法,清热降火。循经取穴:用泻法,清宣少阳经气。局部取穴:用泻法配艾灸,祛邪散滞;用补法,壮筋补虚。

25.《石学敏针灸学》(石学敏):清头目,散风热,疏经络,活气血。

26.《珍珠囊穴性赋》(张秀玉):主手指屈伸。

27.《传统实用针灸学》(范其云):疏气机,利耳窍。

28.《临床常用百穴精解》(王云凯):平补平泻法,疏通经脉,调理气机。补法:壮筋补虚。泻法:清热降火,祛邪散滞,清宣少阳经气。

【古今应用辑要】

1. 古代文献摘录

(1)《针灸甲乙经》:大便难,中渚、太白。寒热:取五处、天柱、风池、腰俞、长强、大杼、中膂内俞、上廉、龈交、上关、关元、天牖、天容、合谷、阳溪、关冲、中渚、阳池、消泺、少泽、前谷、腕骨、阳谷、少海、然谷、至阴、昆仑。又:喉痹,完骨及天容、气舍、天鼎、尺泽、合谷、商阳、阳溪、中渚、前谷、商丘、然谷、阳交。再:疟发有四时,面上赤,䀮䀮无所见,中渚主之。

(2)《备急千金要方》:目眵不明,针中渚入二分,留三呼,泻五吸,灸七壮,炷如雀矢大。耳痛鸣聋:上关、下关、四白、百会、颅息、翳风、耳门、颔厌、天窗、阳溪、关冲、液门、中渚。喉痹:三里、温溜、曲池、中渚、丰隆。

耳聋嘈嘈若蝉鸣:天容、听会、听宫、中渚。嗌痛:中渚、支沟、内庭。肘痛时寒:曲池、关冲、三里、中渚、阳谷、尺泽。热病先不乐,头痛面热无汗:液门、中渚、通里。身热疟病:阴都、少海、商阳、三间、中渚。头痛寒热,汗不出恶寒:目窗、中渚、完骨、命门、丰隆、太阳、外丘、通谷、京骨、临泣、小海、承筋、阳陵泉。

(3)《太平圣惠方》:小儿目涩怕明,状如背盲,灸中渚二穴各一壮。

(4)《通玄指要赋》:脊间心后者,针中渚而立瘥。

(5)《神应经》:咳逆,支沟、前谷、大陵、曲泉、三里、陷谷、然谷、行间、临泣、肺俞。胁痛:支沟、阳谷、腕骨、臑俞、申脉。肩背痛:支沟、风门、肩井、中渚、后溪、腕骨、委中。

(6)《针灸大成》:不省人事,中渚、三里、大敦。久疟:中渚、商阳、丘墟。咽肿:中渚、太溪。手臂红肿及疽:中渚、液门、曲池、合谷。大便不通:支沟、章门、照海、太白。

(7)《玉龙歌》:手臂红肿,中渚、液门。

(8)《证治准绳》:产后血晕不省人事,支沟、三里、三阴交。

(9)《灵光赋》:五指不伸中渚取。

2. 现代研究进展

王凌鸿针刺中渚、阳陵泉穴治疗气血瘀阻型耳痛患者1例,临床疗效满意[王凌鸿.针刺中渚、阳陵泉穴治疗气血瘀阻型耳痛一则.中国民间疗法,2006,14(4):17-18]。

【安全针刺法】直刺0.3~0.5寸,可灸。

会 宗

【定位】在前臂背侧,腕背横纹上3寸,支沟穴尺侧,当尺骨桡侧缘。

【类属】属手少阳三焦经,为该经郄穴。

【穴性】聪耳通络,清泻三焦。

【主治病证】

1. 三焦火盛、循经上逆之耳鸣、耳聋、耳部红肿疼痛、痫证诸病症。

2. 三焦经气不利之上肢肌肤痛、肘臂痛诸症。

【常用配伍】

1. 配中渚、翳风、耳门、听会、外关、侠溪,针刺泻法,清泄少阳、聪耳利窍,治疗少阳相火上攻之耳聋、耳鸣等。

2. 配肩髎、天井、四渎、手五里、曲池、阳池、合谷,针刺平补平泻法,疏经通络,治疗三焦经气不利之肘臂痛、上肢肌肤痛、上肢不遂等。

3. 配期门、阳交、太冲,针刺泻法,调理少阳气机,治疗少阳气郁胁痛。

4. 配百会、四神聪、巨阙、后溪、申脉、太冲,针刺平补平泻法,息风化痰、醒脑安神,治疗风痰上蒙清窍之痫证。

【穴性文献辑录】

1.《针灸甲乙经》:聋。

2.《备急千金要方》:耳浑浑淳淳聋,无所闻。

3.《针灸大成》:五痫,肌肤痛,耳聋。

4.《经穴解》:会宗之本病,五痫,肌肤痛,耳聋。

5.《针灸集锦》(修订本)(郑魁山):疏经活络。

6.《针灸腧穴学》(杨甲三):清三焦火,安神志,通经络。

7.《临床针灸学》(徐笨人):通经活络,祛痰定喘。

8.《针灸腧穴手册》(杨子雨):清泻三焦,疏经活络

9.《针灸探微》(谢文志):通经活络,清三焦邪热。

10.《中医针灸通释·经脉腧穴学》(康锁彬):清三焦火,安神定志,通经舒络。

11.《针灸腧穴疗法》(李平华):清热聪耳,疏通经气。

12.《腧穴临床应用集萃》(马惠芳):清热解痉,通络益聪。

13.《新编实用腧穴学》(王玉兴):清热解郁,疏通经气。

14.《中医针灸经穴集成》(刘冠军):清热解郁,疏通经气。

15.《针灸辨证治疗学》(章逢润):清三焦邪热,疏少阳经气。

16.《石学敏针灸学》(石学敏):清解三焦热邪,疏通少阳经气。

17.《传统实用针灸学》(范其云):清泻三焦,疏经活络。

【古今应用辑要】

1. 古代文献摘录

(1)《针灸甲乙经》:聋,翳风及会宗下空主之。

(2)《备急千金要方》:耳聋,外关、会宗。

2. 现代研究进展

庄子齐治疗组电针会宗、养老为主配合病变颈椎旁夹脊穴治疗急性期血瘀型颈椎病患者32例,对照组针刺颈段夹脊穴治疗31例,治疗组总有效率93.75%,对照组总有效率83.87%,两组疗效、平均疗程均有显著性差异,且两组治疗前后血液流变学有改善[庄子齐.电针郄穴为主对血瘀型颈椎病疗效及血液流变学的影响.上海针灸杂志,2005,24(11):3-5]。

【安全针刺法】直刺0.5~1.0寸,可灸。

天牖

【定位】在颈侧部,当乳突的后方直下,平下颌角,胸锁乳突肌的后缘。

【类属】属手少阳三焦经。

【穴性】清头聪耳,祛风散结。

【主治病证】

1. 外感风邪之暴聋、头痛、头晕、面肿、项强、目痛诸病症。

2. 痰凝气滞之瘰疬。

【常用配伍】

1. 配翳风、耳门、听会、中渚、四渎、侠溪,针刺泻法,清泻肝胆、聪耳开窍,治疗胆火上炎之耳鸣、耳聋、暴聋等。

2. 配风池、头维、率谷、合谷,针刺泻法,祛风散邪、通络止痛,治疗少阳风热头痛、头昏。

3. 配风池、印堂、水泉、太冲,针刺泻法,清泄少阳,治疗少阳风火眩晕。

4. 配太阳、承泣、合谷,针刺泻法,疏风清热,治疗风热目痛。

5. 配翳风、廉泉、合谷,针刺泻法,疏泄郁热、消肿止痛,治疗风热上攻之咽喉肿痛。

6. 配风池、颊车、下关、合谷,针刺泻法,疏风通络、清热消肿,治疗风热面肿。

7. 配风池、肩外俞、后溪、昆仑,针刺平补平泻法,祛风通络,治疗风邪入络之项强不得回顾。

【穴性文献辑录】

1.《针灸甲乙经》:热病汗不出。又:鼻衄,不得息。再:痎疟。寒热。胕肿。目中痛不能视。癫疾。

2.《黄帝明堂经》:主肩背痛,寒热,瘰疬,颈有大气,暴聋气蒙瞀耳目不明,头额痛,泪出,洞鼻不知香臭,风眩,喉痹。

3.《黄帝内经太素·寒热杂说》:耳暴聋。

4.《备急千金要方》:风眩头痛。又:目不明耳不聪,目泣出。鼻不收涕不知香臭。再:喉痹,颈肿不可俯仰,颈肿引耳后。乳肿。

5.《外台秘要》:主肩背痛,寒热,历适,颈有大气,暴聋,气蒙瞀,耳目不用,头额痛,泪出,满鼻,不知香臭,风眩,喉痹,三焦病,腹气满,少腹尤其坚,不得不便,窘急,溢则为水,留则为胀,痎疟。

6.《太平圣惠方》:主头风面肿,项强不得回转,夜梦颠倒,面青黄无颜色。头有积气,头风,目眩,鼻塞不闻香臭。

7.《经穴解》:天牖之本病,暴气聋,目不明,耳不听,目中痛,头风面肿,项强不得回顾,夜梦癫倒,面青黄无颜色。

8.《循经考穴编》:主肩牖及两胛痛,颈筋强不能回顾,目痛目昏,耳暴重听,头风面肿。

9.《针灸集锦》(修订本)(郑魁山):清头散风。

10.《针灸腧穴学》(杨甲三):清头明目,通经活络。

11.《临床针灸学》(徐笨人):清脑聪耳,活瘀散结。

12.《针灸腧穴手册》(杨子雨):散风消肿。

13.《针灸探微》(谢文志):清脑聪耳,清热散瘀。

14.《中医针灸通释·经脉腧穴学》(康锁彬):清头明目,通经活络。

15.《针灸腧穴疗法》(李平华):清热利窍,祛风通络。

16.《腧穴临床应用集萃》(马惠芳):清头明目,消痰截疟。

17.《新编实用腧穴学》(王玉兴):明目利窍通关,祛风清热活络。

18.《中医针灸经穴集成》(刘冠军):清头明目,活络利耳。

19.《针灸辨证治疗学》(章逢润):清热利窍。

20.《石学敏针灸学》(石学敏):清三焦部热,祛经络湿邪。

21.《腧穴类编》(王富春):清热泻火,清头明目,活络止痛。

22.《传统实用针灸学》(范其云):散风消肿。

【古今应用辑要】

1.《灵枢·寒热病》:暴聋气蒙,耳目不明,取天牖。

2.《针灸甲乙经》:目中痛不能视,天牖、谚谙、风池、上星。

3.《黄帝内经太素·寒热杂说》:手少阳病耳暴聋不得明了者可取天牖。

4.《备急千金要方》:肩臂痛,天牖、缺盆、神道、大杼、天突、水道、巨骨。暴聋:天牖、四渎。风眩头痛:天牖、风门、昆仑、关元、关冲。喉痹,颈肿不可俯仰:天牖、完骨、前谷。目泣出:掖门、前谷、后溪、牖骨、神庭、百会、天柱、风池、天牖、心输。

5.《针灸资生经》:头风面肿,天牖、上星。又:肩背痛,天牖、缺盆、神道、大杼、天突、水道、巨骨。

6.《神应经》:腰背俱疼难转,天牖、风池、合谷、昆仑。

【安全针刺法】直刺0.5~1.0寸,可灸。

耳 门

【定位】在面部,当耳屏上切迹的前方,下颌骨髁突后缘凹陷处。

【类属】属手少阳三焦经。

【穴性】聪耳通络,清热止痛。

【主治病证】

外感风热毒邪之耳鸣、耳聋、聤耳、齿痛、颈颌痛、唇吻强诸病症。

【常用配伍】

1. 配风池、翳风、听会、中渚、外关,针刺泻法,疏散少阳风热,治疗少阳风热耳聋、耳鸣等。

2. 配足临泣、大椎、外关、翳风、合谷,针刺泻法,清热解毒,治疗热毒聤耳。

3. 配风池、颊车、液门、侠溪、合谷,针刺泻法,祛风消肿,治疗风毒颈颌肿痛。

4. 配地仓、承浆、颊车、合谷、太冲,针刺泻法,疏风通络,治疗风邪入络之唇吻强。

5. 配丝竹空、颊车、手三里、合谷,针刺泻法,祛风泻火,治疗风火龋齿痛。

6. 配足三里、太溪、肾俞,针刺补法,培肾固本、疏经通络,治疗肾虚耳鸣、腰痛等。

【穴性文献辑录】

1.《针灸甲乙经》：耳中有脓，耳鸣聋，头颔痛。又：上齿龋。

2.《备急千金要方》：(瘛)目反上视眩子动。又：耳痛鸣聋，唇吻强，上齿龋痛。

3.《外台秘要》：耳中有脓及底耳、聤耳。

4.《铜人腧穴针灸图经》：耳有脓汁出，生疮，聤耳，聤耳，耳鸣如蝉声，重听无所闻，齿龋。噤口。

5.《西方子明堂灸经》：耳痛鸣聋。

6.《针方六集》：耳内脓疮无闻，牙疼口噤不开，两目红肿。

7.《类经图翼》：耳鸣腰痛。

8.《医学入门》：齿痛。

9.《经穴解》：耳门之本经病，耳鸣如蝉声，聤耳脓汁出，耳生疮，重听无所闻，齿龋，唇吻强。

10.《循经考穴编》：聤脓湿痒及口噤天吊。

11.《针灸集锦》(修订本)(郑魁山)：清热散风，通关开窍。

12.《针灸腧穴学》(杨甲三)：聪耳，开窍，泄热，活络。

13.《临床针灸学》(徐笨人)：宣达气机，开窍聪耳。

14.《针灸腧穴手册》(杨子雨)：清热散风，解毒化瘀。

15.《针灸探微》(谢文志)：开窍益聪，清热泻火。

16.《中医针灸通释·经脉腧穴学》(康锁彬)：聪耳开窍，泄热活络。

17.《针灸腧穴疗法》(李平华)：清热聪耳，通络止痛。

18.《腧穴临床应用集萃》(马惠芳)：开窍益聪，祛风通络。

19.《新编实用腧穴学》(王玉兴)：利窍聪耳，疏风清热。

20.《中医针灸经穴集成》(刘冠军)：通气机，开耳窍，疏邪热。

21.《新编简明针灸学》(闫乐法)：通窍泄热。

22.《腧穴学讲义》(于致顺)：通气机，开耳窍，疏邪热。

23.《针灸辨证治疗学》(章逢润)：开窍益聪，通络止痛。

24.《石学敏针灸学》(石学敏)：开窍益聪，通气疏邪。

25.《珍珠囊穴性赋》(张秀玉)：耳门消除耳鸣聋。

26.《腧穴类编》(王富春)：清热解毒，通气机，开耳窍。

27.《传统实用针灸学》(范其云)：清热散风，解毒化瘀。

【古今应用辑要】

1. 古代文献摘录

(1)《备急千金要方》：耳痛鸣聋，耳门、上关、下关、四白、百会、颅息、翳风、颔厌、天窗、阳溪、关冲、掖门、中渚。唇吻强，上齿龋痛：兑端、目窗、正营、耳门。又：(瘛)若目反上视眩子动……次灸两耳门。再：治风耳鸣，两耳门前后各灸一百壮。

(2)《席弘赋》：但患伤寒两耳聋，耳门听会疾如风。

(3)《长桑君天星秘诀歌》：耳鸣腰痛先五会，次针耳门、三里内。

(4)《针灸大成》：聤生疮，有脓汁：耳门、翳风、合谷。又：重听无所闻，耳门、风池、侠溪、翳风、听会、听宫。

(5)《百症赋》：耳门、丝竹空能住牙疼于顷刻。

2. 现代研究进展

杨改琴等电针耳门、听宫、听会、百会、耳根、翳风、中渚、外关、侠溪等穴，配合弥可保注射液、地塞米松注射液、2%利多卡因注射液混合液穴位注射耳门、听宫、听会、耳根治疗耳鸣耳聋患者34例，其中肾虚加太溪、关元、气海，肝火上炎加太冲，痰湿加丰隆、阴陵泉；对照组常规针刺34例。治疗组总有效率88.2%，对照组总有效率68.0%，治疗组疗效优于对照组[杨改琴，张莉君.电针配合穴位注射治疗耳鸣耳聋68例.陕西中医，

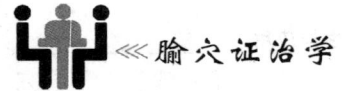

2009,30(7):882-883]。

【安全针刺法】微张口,直刺0.5~1.0寸;可灸。

听 会

【定位】在面部,当耳屏尖切迹的前方,下颌骨髁状突的后缘,张口有凹陷处。

【类属】属足少阳胆经。

【穴性】利耳通络,祛风泻火。

【主治病证】

风热外袭、火热上攻之耳聋、耳鸣、耳痛、聤耳、口眼㖞斜、面痛、头痛、齿痛、腮肿诸病症。

【常用配伍】

1. 本穴经配伍,针刺泻法,祛风清热、利耳通络,如配下关、外关、合谷、曲池、列缺,治疗外感风热、上扰窍络之耳鸣、耳聋、下颌疼痛;配太阳、风池、外关、合谷,治疗风热头痛;配下关、地仓、翳风、合谷、太冲,治疗风邪入络之口眼㖞斜,风火齿痛、腮肿。

2. 配大椎、翳风、风池、足临泣,针刺泻法,清热解毒,治疗热毒蕴结之聤耳流脓。

3. 配翳风、中渚、太冲、行间、丘墟、侠溪,针刺泻法,清泻肝胆,治疗肝胆火旺之耳鸣、耳聋、聤耳、耳痛、下颌肿痛等。

4. 配翳风、中渚、劳宫、内庭、丰隆、哑门,针刺泻法,清热化痰,治疗痰热郁结之耳鸣、齿痛、聋哑等。

5. 配下关、水沟、内关、间使,针刺泻法,理气启闭,治疗气厥牙关紧闭、口噤不开等。

6. 配关元、气海、三阴交、足三里,针刺补法,补益气血、培元聪耳,治疗气血亏虚不能上奉之耳鸣、耳聋。

7. 配下关、颊车、耳门、翳风、合谷、足三里,针刺补法,补虚壮筋、健固关节,治疗经筋弛缓之下颌关节脱臼。

【穴性文献辑录】

1.《灵枢》:主耳中鸣。

2.《针灸甲乙经》:寒热头不痛,喘喝,目不能视,目泣出。聋,耳中颠溲,颠溲者,若风。

3.《黄帝明堂经》:主聋,耳中颠飕颠飕者若风。齿龋痛。狂,惊,瘈疭,眩仆,喑不能言,羊鸣吐沫。

4.《备急千金要方》:主聋,嘈嘈若蝉鸣。又:主齿痛,恶寒。主癫疾,呕。再:主骨酸,眩,狂,瘈疭,口噤,喉鸣沫出,喑不能言。主寒热,癫仆。主狂走,瘈疭,恍惚不乐。

5.《千金翼方》:耳聋,耳中如蝉鸣,牙车急疼痛,不得嚼食,牙车脱臼。

6.《外台秘要》:主寒热,喘喝,目不能视,目泣出,头痛,耳中颠,飕风,齿龋痛。

7.《经穴解》:听会之肾病,耳鸣耳聋。听会之胃病:牙车臼脱,相离三寸,牙车急不嚼物,齿痛恶寒。听会之肝病:狂走瘈疭,恍惚不乐,中风口㖞,手足不随。

8.《医学心悟》:狂,惊,瘈疭,眩仆,喑不能言,羊鸣吐沫。

9.《医宗金鉴》:主治耳聋,耳鸣,牙关脱臼,齿痛,中风瘈疭,㖞邪等证。

10.《针灸集锦》(修订本)(郑魁山):清热散风,通关开窍。

11.《常用腧穴临床发挥》(李世珍):用泻法,清宣耳窍、宣通耳络、清热散结;用补法,聪耳健固关节。

12.《针灸腧穴学》(杨甲三):开窍聪耳,活络安神。

13.《临床针灸学》(徐笨人):清肝胆火,开窍益聪。

14.《针灸腧穴手册》(杨子雨):清热散风,通关开窍。

15.《针灸探微》(谢文志):通窍益聪,疏肝利胆。

16.《中医针灸通释·经脉腧穴学》(康锁彬):开窍聪耳,活络安神。

17.《针灸腧穴疗法》(李平华):祛风清热,通络开窍。

18.《腧穴临床应用集萃》(马惠芳):开窍聪耳,活络安神。

19.《中国针灸经穴集成》:益聪利耳,通经活络。

20.《新编简明针灸学》(闫乐法):疏理肝胆,行气宣窍。

21.《腧穴学讲义》(于致顺):疏风清热,开耳窍。

22.《针灸辨证治疗学》(章逢润):疏经活络,开窍益聪,清泄肝胆。

23.《石学敏针灸学》(石学敏):疏肝利胆,行气宣窍。

24.《珍珠囊穴性赋》(张秀玉):开窍聪耳。

25.《传统实用针灸学》(范其云):清热散风,通关开窍。

26.《临床常用百穴精解》(王云凯):平补平泻法,疏经活络;补法:开窍聪耳,健固精关。泻法:清热散结,宣通耳窍。

【古今应用辑要】

1. 古代文献摘录

(1)《针灸甲乙经》:耳中颠飕颠飕者,若风,听会主之。又:寒热头痛,喘喝,目不能视,神庭主之。其目泣出,头不痛者,听会主之。

(2)《针灸资生经》:耳蝉鸣,听会、听宫。

(3)《卫生宝鉴》:风中脉,口眼㖞斜:听会、颊车、地仓。

(4)《标幽赋》:耳聋,听会、阳池。

(5)《席弘赋》:耳聋气痞听会针,迎香穴泻功如神。

(6)《乾坤生意》:中风口眼歪斜,听会、颊车、地仓。

(7)《玉龙歌》:耳聋之症不闻声,痛痒蝉鸣不快情,红肿生疮须用泻,宜从听会用针行。

(8)《针灸大成》:耳红肿痛,听会、合谷、颊车。

(9)《百症赋》:耳聋气闭,听会、翳风。

(10)《胜玉歌》:耳闭听会莫迟延。

(11)《神灸经纶》:耳聋,听会、肾俞、偏历。

(12)《增订中国针灸治疗学》:耳内生脓,时感耳窍闭塞,耳红肿痛:听会、合谷、颊车。

(13)《简易针灸学》:聋哑,听会、翳风、百会、哑门、合谷、中渚、廉泉、瘈脉、耳门。

2. 现代研究进展

闰杜海等电针听会、翳风穴为主治疗神经性耳聋患者 38 例,其中肝气厥逆者加太冲、侠溪、丘墟、中渚等,气血瘀阻者加血海、膈俞、三阴交等,脾胃虚弱气血不足者加中脘、足三里、三阴交、气海等,肾元亏损者加肾俞、关元、太溪等。痊愈 6 例,显效 13 例,有效 16 例,无效 3 例,总有效率 92.1%[闰杜海,李成文,卫淑华.电针听会、翳风穴为主治疗神经性耳聋 38 例.上海针灸杂志,2003,22(6):33]。

【安全针刺法】直刺 0.5~0.7 寸,可灸。

第四节　利口舌咽喉穴

利口舌咽喉穴,具有通利舌咽、清热开窍的穴性,主要用于治疗唇吻强急、咽喉肿痛、喉喑、舌肿等病症。

运用利口舌咽喉穴时,常与具有疏风散热、清热泻火、理气化痰穴性的腧穴配伍。针刺操作实证多施行泻法,虚证多施行补法或平补平泻法。

利口舌咽喉穴多分布于颈部、咽喉部,其次分布于手指指尖。位于颈部的腧穴应注意针刺的角度和深度,避免伤及颈部动脉。金津、玉液在舌系带两旁的静脉上,多采用三棱针点刺放血。少商、商阳位于手指末端,亦多点刺出血。

其他腧穴如颊车、大迎、扶突、天鼎、哑门等,也具有较强的利口舌咽喉穴性,只是由于这些腧穴还有更强的疏风通络、理气化痰、利音开窍等作用,故已归入相关类属,应用时可见相关章节。

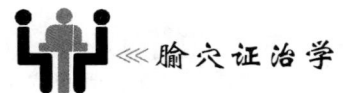

少 商

【定位】在手拇指末节桡侧,距指甲角0.1寸(指寸)处。

【类属】属手太阴肺经,为该经井穴。

【穴性】利咽止痛,清热泻肺,苏厥开窍。

【主治病证】

1. 外感风热、肺热壅盛之咽痛喉肿、乳蛾、喉喑、喉痹、鼻衄、痄腮、咳嗽、气喘、重舌、发热诸病症。

2. 火热闭郁之中暑、中风、昏厥、癫狂、小儿惊风、瘛病诸病症。

3. 经络不通之指腕挛急诸症。

【常用配伍】

1. 本穴经配伍,针刺泻法,井穴点刺出血,宣散风热、清热解毒、利咽明目,如配廉泉、合谷、翳风、曲池、外关,治疗外感风热之乳蛾、喉喑、喉痹;配睛明、攒竹、合谷、太阳,治疗风热目痛;配少商、关冲、商阳,治疗温热毒邪壅滞之痄腮。

2. 配廉泉、尺泽、内庭、翳风、解溪,针刺泻法,清泻肺胃之热、利咽止痛,治疗肺胃热盛之乳蛾、喉痹等。

3. 配风池、迎香、大椎、合谷,针刺泻法或大椎点刺出血,清热泻肺、利鼻止衄,治疗肺经蕴热之鼻衄、鼻渊等。

4. 本穴经配伍,针刺泻法,井穴、十宣点刺出血,苏厥开窍、泄热宁神、祛风止痉,如配水沟、十宣、合谷、太冲、丰隆、劳宫,治疗中风闭证及厥证属实者;配大椎、合谷、内关、中脘、足三里,治疗中暑呕吐;配水沟、大椎、曲泽、内关、神门、十宣、合谷,治疗热病神昏;配大椎、合谷、太冲、阳陵泉,治疗风热小儿惊风。

5. 配水沟、劳宫、丰隆、大钟,针刺泻法,清热泻火、化痰宁神,治疗痰火扰心之癫狂。

6. 本穴经配伍,针刺泻法,少商点刺出血,宣肺清热、止咳平喘,如配肺俞、风门、列缺、合谷,治疗风寒感冒、咳嗽;配合谷、曲池、尺泽、大椎,治疗风热感冒、咳嗽。

7. 配膻中、孔最、大椎、丰隆、合谷,针刺泻法,清肺化痰,治疗痰热壅肺之咳嗽、胸闷、气喘等。

8. 配复溜、廉泉、内庭,针泻廉泉、内庭,补复溜,养阴润肺、清利咽喉,治疗阴虚肺燥之喉喑。

【穴性文献辑录】

1.《灵枢》:主耳中鸣。又:振寒洒洒,鼓颔不得汗出,腹胀烦悗,取手太阴。

2.《素问》:尸厥。

3.《针灸甲乙经》:热病象疟,振栗鼓颔,腹胀睥睨,喉中鸣,少商主之;疟,寒厥及热厥,烦心善哕,心满而汗出。寒濯濯,心烦,手臂不仁,唾沫,唇干引饮,手腕挛,指肢痛,肺胀上气,耳中生风,咳喘逆,痹,臂痛,呕吐,饮食不下,膨膨然。

4.《黄帝明堂经》:主疟,寒厥及热烦心,善哕,心满而汗出,刺出血,立已。寒濯濯,寒热,手臂不仁,唾沫。唇干引饮,手腕挛,指支痛,肺胀上气。耳中生风,咳喘逆,指痹臂痛,呕吐,饮食不下,膨膨,热病象疟,振栗鼓颔,腹胀睥睨,喉中哏哏。

5.《备急千金要方》:耳前痛。又:肺病。

6.《太平圣惠方》:小儿胎痫。奶痫。惊痫。一依此灸一壮。炷如小麦大。

6.《针灸资生经》:咽中肿塞,谷粒不下。

7.《针灸入门》:鬼魅狐惑,恍惚振噤。

8.《玉龙歌》:乳蛾之疟少人医,必用金针疾如除,如若少商出血后,即时安稳免穴危。

9.《杂病穴法歌》:小儿惊风少商穴,人中涌泉泻莫深。

10.《长桑君天星秘诀歌》:指痛挛急少商好,依法施之无不灵。

11.《太乙歌》:男子疝癖。

12.《外科证治全书》:治梅核气。

13.《类经图翼》:小儿乳蛾、项肿、喉闭、汗出咳逆。

14.《经穴解》:肺之肺病,颔肿,喉闭,咳逆,疟疾振寒,腹满,唾沫,喉中鸣,小儿乳鹅,汗出而寒。肺之心病:烦心善哕,心下满,掌热。肺之脾病:唇干引饮,食不下,膨膨。肺之肝病,手挛指痛。肺之肾病:耳中鸣。

15.《针灸精粹》(李文宪):治小儿惊风喉风,并一切风邪。

16.《针灸集锦》(修订本)(郑魁山):清肺利咽,清热醒神。

17.《常用腧穴临床发挥》(李世珍):辨证取穴,用三棱针点刺出血豆许,开窍启闭、清利咽喉、清肺疏卫;用泻法:开窍醒志、通畅经气、清宣肺气。

18.《传统实用针灸学》(范其云):清肺利咽,清热开窍。

19.《针灸腧穴学》(杨甲三):清肺利咽,苏厥开窍。

20.《临床针灸学》(徐笨人):清热利咽,醒脑开窍。

21.《针灸心悟》(孙震寰):主疟,寒热,烦心善哕,唾沫唇干,呕吐,食饮不下,肠胀微喘,心下膨膨然。又:列缺少商宣肺气。再:少商喉科要穴,平小儿惊搐。

22.《针灸腧穴手册》(杨子雨):清肺利咽,清热开窍。

23.《针灸探微》(谢文志):清热解表,回阳救逆。

24.《中医针灸通释·经脉腧穴学》(康锁彬):清肺利咽,苏厥开窍。

25.《针灸腧穴疗法》(李平华):清热解毒,开窍苏厥。

26.《腧穴临床应用集萃》(马惠芳):清热利咽。醒神开窍。

27.《新编实用腧穴学》(王玉兴):开窍苏厥,清肺利咽。

28.《中医针灸经穴集成》(刘冠军):宣肺利咽,泄热醒神。

29.《新编简明针灸学》(闫乐法):清肺利咽,清热开窍,苏厥回逆。

30.《腧穴学讲义》(于致顺):清肺、利咽、苏厥。

31.《针灸辨证治疗学》(章逢润):清肺利咽、苏厥救逆。

32.《石学敏针灸学》(石学敏):苏厥救逆,清热利咽。

33.《珍珠囊穴性赋》(张秀玉):少商之穴清热醒神疗咽痛尤良。

34.《腧穴类编》(王富春):宣肺利咽,泻热醒神。

35.《临床常用百穴精解》(王云凯):泻法,醒脑开窍,清诸脏之热。点刺出血:清泻肺火,活血消肿,利咽止痛。

【古今应用辑要】

1. 古代文献摘录

(1)《备急千金要方》:呕吐,少商、劳宫。又:喉中鸣,少商、太冲、经渠。再:咳逆喘,少商、大陵。

(2)《铜人腧穴针灸图经》:忽腮颔肿大如升,喉中闭塞。

(3)《针灸大成》:咳逆振寒,少商、天突(灸三壮)。又:双乳蛾症,少商、金津、玉液。再:咽喉肿痛,少商、天突、合谷。

(4)《百症赋》:少商、曲泽,血虚口渴同施。

(5)《肘后歌》:刚柔二痉最乖张,口噤眼合面红妆,热血流入心肺腑,须要金针刺少商。

(6)《类经图翼》:泄诸脏之热,项肿,雀目不明,中风。

(7)《天星秘诀歌》:指痛挛急,少商。

(8)《杂病穴法歌》:小儿惊风,少商、人中、涌泉

(9)《松心堂笔记》:百日咳,少商、商阳。

(10)《针灸精粹》(李文宪):少商、商阳、合谷(刺出血)治喉科、腹痛、热甚喘逆烦燥、热极生风、惊痫瘛疭、目直色青或角弓反张。又:霍乱呕吐不止,曲泽、委中、金津、玉液、少商、商阳、合谷。

(11)《针灸心悟》(孙震寰):肺胃有热,咽喉肿痛:少商、商阳、合谷。

2. 现代研究进展

(1)钱楠等治疗组艾灸少商、隐白穴配合西药氟西汀治疗痰气郁结型郁证患者30例,对照组采用氟西

汀治疗 30 例,治疗组治愈 9 例,显效 11 例,有效 7 例,无效 3 例,总有效率 90.0%;对照组治愈 5 例,显效 10 例,有效 7 例,无效 8 例,总有效率 73.3%,两组疗效及汉密顿抑郁量表评分比较均有显著差异[钱楠,易伟民.灸少商、隐白治疗痰气郁结型郁证 60 例临床疗效观察.山西中医,2005,21(5):39-40]。

(2)霍雪花等针刺少商、天突、商阳、内关、丰隆、太溪等穴治疗痰热蕴肺型咳嗽患者 90 例,治愈 54 例,好转 31 例,未愈 5 例,总有效率为 94%[霍雪花,孔祥丽,蔡晓刚.针刺治疗痰热蕴肺型咳嗽 90 例.光明中医,2008,23(10):1547-1548]。

(3)肖蕾等针刺少商、商阳、丰隆、天枢、支沟等穴配合中药口服治疗急性脑梗死痰热腑实型便秘,临床疗效显著[肖蕾,王立新,崔祺.针药结合治疗急性脑梗死痰热腑实型便秘临床观察.中国针灸,2011,31(5):400-404]。

(4)井夫杰等取左侧少商、商阳、关冲、耳尖穴,右侧少商、商阳、关冲、耳尖穴,大椎穴点刺出血治疗风热型外感发热患儿 90 例,痊愈 65 例,显效 12 例,有效 8 例,无效 5 例,总有效率 94.44%[井夫杰,张静.穴位刺血治疗小儿风热型外感发热 90 例.针灸临床杂志,2013,29(1):46-47]。

【安全针刺法】浅刺 0.1 寸,或点刺放血;可灸。

商 阳

【定位】在食指末节桡侧,距指甲根角 0.1 寸。

【类属】属手阳明大肠经,为该经井穴。

【穴性】清泄阳明,利咽开窍,通络止痛。

【主治病证】

1. 外感风热、阳明火盛之咽喉肿痛、齿痛、颔肿、痄腮、耳鸣、耳聋、青盲、热病无汗、咳喘诸病症。

2. 火热闭郁之中风昏迷、高热不退、热厥诸症。

3. 经络痹阻之手指麻木诸症。

【常用配伍】

1. 本穴经配伍,针刺泻法,商阳点刺出血,清泄阳明之火、利咽消肿止痛,如配内庭、天突、丰隆,治疗阳明火热咽喉肿痛;配内庭、合谷、颊车、下关、承浆、翳风,治疗阳明火邪上壅之齿痛、颔肿。

2. 配少商、合谷、翳风,针刺泻法,疏风清热、解毒利咽,治疗风热上攻、热毒蕴结之咽喉肿痛、痄腮等。

3. 配听会、翳风、丰隆、劳宫、内庭,针刺泻法,清热化痰、通窍益聪,治疗痰热郁结之耳鸣、耳聋等。

4. 本穴经配伍,针刺泻法,井穴点刺出血,泄热开窍、苏厥醒神,如配水沟、少商、丰隆,治疗中风闭证昏迷;配水沟、内关、劳宫、中冲、少商,治疗高热不退、热厥。

5. 配合谷、后溪、八邪、外关,针刺平补平泻,祛风经络止痛,治疗经气不利之手指麻木等。

【穴性文献辑录】

1.《素问》:主气满胸中,喘息而支肤,胸中热。耳聋时不闻音。

2.《针灸甲乙经》:热疟口干,臂瘰引,口中寒,颔肿肩肿引缺盆。喉痹。

3.《黄帝明堂经》:主热病汗不出,热疟口干。臂瘰引口中,恶寒,颔肿,肩痛引缺盆。青盲。耳中生风,耳鸣,耳聋时不闻。又:主胸膈气满……疟病,口干。

4.《备急千金要方》:商阳、巨窌、上关、承泣、瞳子窌、络却,主青盲无所见。

5.《外台秘要》:主气满胸中,喘息支胁,热病汗不出,耳中生风,耳鸣耳聋,时不闻,热疟,口干,下齿痛,臂瘰引,口中恶寒,颔肿肩痛引缺盆,喉痹,青盲。

6.《铜人腧穴针灸图经》:治胸中气满,喘咳支肿,热病汗不出,耳鸣耳聋,寒热痎疟,口干颐颔肿,齿痛恶寒,肩背急相引缺盆痛,目青盲。

7.《扁鹊神应针灸玉龙经》:治喘急气上,牙痛,耳聋,目赤肿。

8.《百症赋》:兼太溪,治寒疟有验。

9.《针方六集》:主胸中气满,咳喘肢痛,热病不汗……寒热痎疟,口干颊肿,齿痛,目盲,肩背急引缺盆中痛。

10.《医学入门》:主胸满肢肿,热病汗不出……肩背引缺盆痛,目青盲。

11.《杂病穴法歌》:两井、两商、二三间,上诸风得其所。

12.《经穴解》:商阳之本病,肩背急,相引缺盆中痛,齿痛恶寒,口干颐颔肿,热病汗不出。商阳之耳目病:耳鸣耳聋,目青盲。商阳之肺病:胸中气满,喘咳支肿,寒热痎疟。

13.《循经考穴编》:主胸满喘咳……热病汗不出……目青盲。

14.《医宗金鉴》:商阳主刺卒中风,暴仆昏沉痰塞壅,少商中冲关冲少,少泽三棱立回生。

15.《重楼玉钥》:主治胸中气满喘咳。

16.《针灸逢源》:治耳鸣聋,寒热病疟。

17.《针灸学简编》:主治中风昏迷,热病汗不出……为急救穴之一。

18.《针灸集锦》(修订本)(郑魁山):清热醒神,疏泻阳明。

19.《针灸腧穴学》(杨甲三):健脾和胃,扶正培元,理气降逆,通经活络。

20.《临床针灸学》(徐笨人):清热消肿,通经利咽。

21.《针灸心悟》(孙震寰):清肺利咽,疏泄阳明热。

22.《针灸腧穴手册》(杨子雨):清泻阳明,醒神开窍。

23.《针灸探微》(谢文志):解表退热,开窍醒神。

24.《中医针灸通释·经脉腧穴学》(康锁彬):清肺利咽,开窍苏厥。

25.《针灸腧穴疗法》(李平华):清热解毒,开窍醒神。

26.《腧穴临床应用集萃》(马惠芳):清热解表,开窍苏厥。

27.《新编实用腧穴学》(王玉兴):开窍苏厥,止咳平喘,清热通络。

28.《中医针灸经穴集成》(刘冠军):开窍醒神,泄热消肿。

29.《新编简明针灸学》(闫乐法):醒脑苏厥,清热,利咽止痛。

30.《腧穴学讲义》(于致顺):清热解表,宣肺利咽。

31.《针灸辨证治疗学》(章逢润):开窍苏厥,泄热消肿,利咽止痛。

32.《石学敏针灸学》(石学敏):醒脑苏厥,清阳明经热,利咽止痛。

33.《珍珠囊穴性赋》(张秀玉):商阳救急兮耳齿喉疾。

34.《腧穴类编》(王富春):利咽,泻热消肿,开窍醒神。

35.《传统实用针灸学》(范其云):清泻阳明,醒神通窍。

【古今应用辑要】

1. 古代文献摘录

(1)《素问》:邪客于手阳明之络,令人气满胸中,喘息而支胠,胸中热,刺手大指次指爪甲上,去端如韭叶各一痏,左取右,右取左,如食顷已。又:邪客于手阳明之络,令人耳聋时不闻音,刺手大指次指爪甲上,去端如韭叶各一痏,立闻。再:邪客于五脏之间,其病也,脉引而痛,时来时止,视其病,缪刺之手足爪甲上,视其脉,出其血,间日一刺,不已,五刺已。缪传引上齿,齿唇寒痛,视其手背脉血者去之,足阳明中指爪甲上一痏,手大指次指爪甲上各一痏,立已,左取右,右取左。

(2)《针灸甲乙经》:热疟,口干,商阳主之。又:热病汗不出,天柱及风池、商阳、关冲、掖门主之。

(3)《针灸大成》:热病汗不出,商阳、阳谷、侠溪、厉兑、劳宫、腕骨。

(4)《百症赋》:寒疟兮,商阳太溪验。

2. 现代研究进展

(1)许凯声取商阳穴点刺放血治疗便秘患者 56 例,其中实热型 42 例,气虚型 10 例,虚寒型 4 例。实热型有效 39 例,无效 3 例;气虚型有效 9 例,无效 1 例;虚寒型有效 3 例,无效 1 例[许凯声.商阳点刺放血治疗便秘 56 例.中国针灸,1998,18(4):218]。

(2)周菲菲等取商阳穴点刺放血治疗热毒壅盛之扁桃体炎患者 100 例,1 次治愈 55 例,2 次治愈 28 例

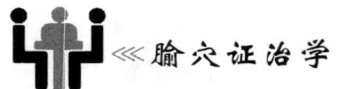

［周菲菲.商阳点刺放血治疗扁桃体炎100例.湖南中医杂志,2004,20(1):54]。

【安全针刺法】浅刺0.1~0.2寸,或点刺放血;可灸。

水 突

【定位】在颈部,胸锁乳突肌的前缘,当人迎与气舍连线的中点。

【类属】属足阳明胃经。

【穴性】利咽散结,理气化痰,止咳平喘。

【主治病证】

1. 外感风热、痰热蕴结之咽喉肿痛、咳嗽、气逆、喘息诸病症。

2. 痰凝气滞之瘿气、瘰疬诸病。

【常用配伍】

1. 本穴经配伍,针刺泻法,清宣肺气、止咳平喘,如配中府、尺泽、曲池、大椎,治疗风热咳嗽;配大椎、膻中、孔最、丰隆,治疗痰热咳嗽、气喘;配肺俞、脾俞、太渊、太白、丰隆,治疗痰湿咳嗽。

2. 配定喘、肺俞、尺泽、太渊、膻中,针刺补泻兼施,补益肺气、止咳平喘,治疗肺气虚之咳喘、咳逆上气、喘息不得安等。

3. 配商阳、合谷、内庭,针刺泻法,商阳点刺出血,清泻阳明、利咽止痛,治疗胃火上炎之咽喉肿痛。

4. 配支沟、肘尖、章门、太冲,针刺泻法,理气散结,治疗肝气郁结之瘰疬。

5. 配天鼎、扶突、合谷、太冲、太溪,针刺补泻兼施,滋阴降火,治疗阴虚火旺之瘿瘤。

【穴性文献辑录】

1.《针灸甲乙经》:咳逆,上气,咽喉痛肿,呼吸短气,喘息不通。

2.《备急千金要方》:主咽喉肿。

3.《外台秘要》:主咳逆上气,咽喉痛肿,呼吸短气,喘息不通。

4.《铜人腧穴针灸图经》:治咳逆上气,咽喉痛肿,呼息短气,喘息不得。

5.《西方子明堂灸经》:主咳逆上气,咽喉痛肿,呼吸短气,喘息不得卧。

6.《针方六集》:治咳逆上气,咽喉壅肿,呼吸短气,喘不得息,噎食翻胃。

7.《经穴解》:水突之本病与肺病,咳逆上气,咽喉痛肿,呼吸短气,喘息不得卧。

8.《循经考穴编》:主咳逆咽痛,短气喘息。

9.《针灸集锦》(修订本)(郑魁山):清肺利咽,理气化痰。

10.《针灸腧穴学》(杨甲三):宽胸理气,化痰利咽。

11.《临床针灸学》(徐笨人):清热利咽,降逆平喘。

12.《针灸腧穴手册》(杨子雨):理气降逆,化痰散结。

13.《针灸探微》(谢文志):清热利咽,理气化痰。

14.《中医针灸通释·经脉腧穴学》(康锁彬):宽胸理气,化痰利咽。

15.《针灸腧穴疗法》(李平华):止咳平喘,化痰散结。

16.《腧穴临床应用集萃》(马惠芳):清热利咽,降逆平喘。

17.《新编实用腧穴学》(王玉兴):宽胸理气,降逆平喘,化痰散结。

18.《中医针灸经穴集成》(刘冠军):平喘利咽,消瘀散瘿。

19.《针灸辨证治疗学》(章逢润):降逆平喘,利咽消肿。

20.《石学敏针灸学》(石学敏):调肺气,利咽喉。

21.《传统实用针灸学》(范其云):理气降逆,化痰散结。

【古今应用辑要】

1. 古代文献摘录

(1)《针灸甲乙经》:咳逆,上气,咽喉痛肿,呼吸短气,喘息不通,水突主之(一本作天突)。

（2）《针灸辑要》：声嘶，主穴为水突、人迎、廉泉、天鼎、扶突，配穴为间使、合谷、二间、颊车。

2. 现代研究进展

严道南等取人迎、水突两穴推拿配合低电压中低频脉冲电治疗肺肾阴虚证、肺脾气虚证或气滞血瘀痰凝证慢性喉炎患者29例，痊愈2例，显效9例，好转12例，无效6例，总有效率79.31%［严道南,耿晓文,刘赟.人迎、水突穴推拿及脉冲电刺激治疗慢性喉炎的临床观察.中国中西医结合耳鼻咽喉科杂志,2007,15（1）:57－59］。

【安全针刺法】直刺0.3~0.8寸,可灸。

璇　玑

【定位】仰卧或正卧,当前正中线上,胸骨上窝中央下1寸。

【类属】属任脉。

【穴性】清肺利咽,宽胸理气。

【主治病证】

1. 热邪侵袭、肺气不利之咳嗽、气喘、喉痹、胸痛、咽喉肿痛诸病症。

2. 气机阻滞之胸闷、胸胁满痛诸症。

【常用配伍】

1. 本穴经配伍,针刺泻法,宽胸理气,如配内关、膻中、行间,治疗气郁胸满闷;配中脘、支沟、太冲,治疗气郁胁肋胀痛;配内关、膻中、丰隆、太白,治疗痰浊壅盛之胸闷、胸痛。

2. 配肺俞、俞府、丰隆、尺泽,针刺泻法,清热化痰、止咳平喘,治疗痰热咳喘、胸闷等。

3. 配内关、蠡沟、期门,针刺泻法,理气化痰,治疗痰气交阻之梅核气。

4. 配中脘、梁门、足三里,针刺泻法,消积导滞,治疗食积胃痛。

【穴性文献辑录】

1.《外台秘要》:主胸满痛,喉痹,咽痈水浆不下。

2.《太平圣惠方》:小儿喉中鸣,咽乳不利。

3.《针灸聚英》:主胸胁支满痛,咳逆上气,喉鸣,喘不能言,喉痹咽痛,水浆不下,胃中有积。

4.《经穴解》:任之肺病,胸胁支满痛,咳逆上气,喉鸣喘不能言,喉痹咽痛,水浆不下。任之胃病:胃中有积。

5.《针灸集锦》（修订本）（郑魁山）:宽胸理气。

6.《针灸腧穴学》（杨甲三）:清肺利咽,消积。

7.《临床针灸学》（徐笨人）:理气降逆,止咳平喘。

8.《针灸腧穴手册》（杨子雨）:清热除壅,宣通肺气。

9.《针灸探微》（谢文志）:理气降逆,止咳平喘。

10.《中医针灸通释·经脉腧穴学》（康锁彬）:宽胸利肺,止咳平喘。

11.《针灸腧穴疗法》（李平华）:宣肺理气,宽胸止咳。

12.《腧穴临床应用集萃》（马惠芳）:清肺利咽,消积。

13.《新编实用腧穴学》（王玉兴）:宣肺止咳,宽胸顺气,清咽利喉。

14.《中医针灸经穴集成》（刘冠军）:利肺清咽,宽胸理气。

15.《针灸辨证治疗学》（章逢润）:宽胸利肺,止咳利咽。

16.《石学敏针灸学》（石学敏）:宽胸止咳,利咽喉。

17.《腧穴类编》（王富春）:清肺利咽,宽胸理气。

18.《传统实用针灸学》（范其云）:清热除壅,宣通肺气。

【古今应用辑要】

1.《针灸甲乙经》:胸满痛。璇玑主之。又:喉痹咽肿,水浆不下,璇玑主之。

2.《备急千金要方》：旋机、鸠尾，主喉痹咽肿，水浆不下。又：曲池、人迎、神道、章门、中府、临泣、天池、旋机、府输，主胸中满。

3.《针灸资生经》：天突、关冲，治气噎。

4.《席弘赋》：胃中有积刺璇玑。又：配三里治胃中有积。

5.《长桑君天星秘诀歌》：若是胃中停宿食，后寻三里起璇玑。

6.《天星秘诀歌》：胃停宿食，璇玑、三里。

7.《秘传常山杨敬斋针灸全书》：咽肿，璇玑、天突、风府、照海。

8.《百症赋》：胸满项强，神藏、璇玑宜试。

9.《玉龙歌》：气喘急急不得眠，何当日夜苦忧煎，若得璇玑针泻动，更取气海自然安。又：配气海治尪羸，咽促。

10.《杂病穴法歌》：内伤食积针三里，璇玑相应块亦消。

11.《类经图翼》：诸喘气急，璇玑、华盖、天突、膻中、乳根、期门、气海。

【安全针刺法】平刺 0.3~0.5 寸，可灸。

廉 泉

【定位】仰卧或正坐仰靠，在颈部，当前正中线上，喉结上方，舌骨上缘凹陷处。

【类属】属任脉。

【穴性】清热利喉，通利舌咽。

【主治病证】

1. 风热外袭、风火上炎之舌下肿痛、舌纵涎出、暴喑、舌根急缩、舌强、舌干口燥、口舌生疮、咽喉肿痛、舌喑、喉喑、急喉风、重舌、木舌诸病症。

2. 风痰闭阻舌窍之中风舌强不语、语言謇涩、失语诸症。

3. 肺肾阴虚之消渴、聋哑、喑哑、舌喑、久喑、慢喉喑诸病。

【常用配伍】

1. 配风府、金津、玉液、通里、丰隆、阴陵泉，针刺泻法，金津、玉液点刺出血，祛风化痰、通利舌络，治疗中风风痰闭阻之舌强、语謇、失语等。

2. 配天突、列缺、风门、肺俞，针刺泻法，疏风散寒、宣肺利窍，治疗风寒袭肺之喉喑、喉痹、咳嗽等。

3. 配曲池、外关、少商、中冲、合谷，针刺泻法，少商、中冲点刺出血，清热利咽，治疗风热急喉风、咽喉肿痛、口舌干燥、舌下肿痛、口舌生疮、暴喑等。

4. 配翳风、地仓、太冲、十二井穴、金津、玉液，针刺泻法，井穴、金津、玉液点刺出血，息风泻火、通利舌络，治疗风火上冲舌咽之舌根急缩、舌强、舌纵涎出等。

5. 配翳风、哑门、听宫、风池、外关，针刺平补平泻法，祛风通窍，治疗风邪阻窍之喑哑、聋哑等。

6. 配通里、三阴交、金津、玉液，针刺泻法，金津、玉液点刺出血，清心泻脾、散结消肿，治疗心脾蕴热、热毒上炎之重舌、木舌。

7. 配解溪、尺泽、复溜、少商，针补复溜，余用泻法，少商点刺出血，滋阴泻火、清热利咽，治疗肺肾阴虚之久喑、慢喉喑等。

8. 配通里、天鼎、神门、内关、三阴交，针刺补法，补益心脾、养血荣舌，治疗心脾不足之舌喑、暴喑。

9. 配哑门、三阴交、太渊、太溪，针刺补法，补益肺肾，治疗肺肾不足之聋哑、喑哑。

10. 配间使、太冲，针刺泻法，理气利舌，治疗肝气郁滞之舌喑、梅核气、咽中如鲠等。

【穴性文献辑录】

1.《灵枢》：主气积于胸中。

2.《针灸甲乙经》：咳上气，欬诎胸痛；舌下肿，难以言，舌纵涎出。

3.《黄帝明堂经》：主舌下肿，难以言，舌纵涎出。咳逆上气，喘息呕沫，齿噤。

4.《铜人腧穴针灸图经》:舌根急缩,下食难。

5.《针灸摘英》:口疮。

6.《针方六集》:舌强,舌纵,舌卷短缩,舌肿满口,重舌,喉痹,咳嗽上气,喘息呕沫,涎出难言。

7.《经穴解》:任之肺病,咳嗽上气,喘息呕沫。任之心病:舌下肿难言,舌根缩急不食,舌纵涎出口疮。

8.《针灸集锦》(修订本)(郑魁山):通利咽膈,清热化痰。

9.《常用腧穴临床发挥》(李世珍):辨证取穴,用泻法,通调舌络、消散痈肿;配透天凉,清利咽喉、消散痈结;用补法,补益舌本。

10.《针灸腧穴学》(杨甲三):利喉舌,增津液,通耳窍。

11.《临床针灸学》(徐笨人):通利咽喉,清热利气。

12.《针灸腧穴手册》(杨子雨):除壅消滞,疏调经气,清热利咽。

13.《针灸探微》(谢文志):开窍除痰,清火降逆。

14.《中医针灸通释·经脉腧穴学》(康锁彬):通利舌咽,清热化痰。

15.《针灸腧穴疗法》(李平华):清热祛风,通利舌咽。

16.《腧穴临床应用集萃》(马惠芳):通利咽喉,理气开窍,增液通窍。

17.《新编实用腧穴学》(王玉兴):利窍通关,止咳平喘,消食止痛。

18.《中医针灸经穴集成》(刘冠军):通调舌络,清利咽喉。

19.《新编简明针灸学》(闫乐法):开喑利咽。

20.《腧穴学讲义》(于致顺):清音,利窍。

21.《针灸辨证治疗学》(章逢润):清火除痰,开窍利喉舌。

22.《石学敏针灸学》(石学敏):清火除痰,开窍利咽。

23.《珍珠囊穴性赋》(张秀玉):廉泉消肿痛利舌咽。

24.《腧穴类编》(王富春):清利咽喉,通调舌络。

25.《传统实用针灸学》(范其云):除壅消滞,疏调经气,清热利咽。

26.《临床常用百穴精解》(王云凯):平补平泻法,疏导经络,调畅气血。补法:补益舌本。泻法:通调舌络,消散痈肿,开窍利咽;施透天凉法:利喉舌,生津液。

【古今应用辑要】

1. 古代文献摘录

(1)《备急千金要方》:舌疾,舌下肿难言,舌纵涎出:廉泉、然谷、阴谷。又:治久风、卒风、缓急诸风,卒发动不自觉知,或心腹胀满,或半身不遂,或口噤不言,涎唾自出,目开耳聋或举身冷直,或烦闷恍惚,喜怒无常,或唇青口白戴眼,角弓反张,始觉发动,即灸神庭……次灸曲差……上关……下关……颊车……廉泉……囟会……百会……本神……天柱……陶道……风门……心输……肝输……肾输……膀胱输……曲池……肩髃……支沟……合谷……间使……阳陵泉……阳输……昆仑……。再:天容、廉泉、魄户、气舍、扶突,主咳逆少气,喘息呕沫,齿噤。

(2)《针灸资生经》:胸痛,廉泉、中府。

(3)《古今医统大全》:咳嗽,廉泉、肺俞、少商、行间、脾俞、肝俞、上脘、隐白。

(4)《针灸大成》:舌肿难言,廉泉、金津、玉液。又:舌强难言,廉泉、金津、玉液、风府。

(5)《百症赋》:舌下肿痛,廉泉、中冲。

(6)《类经图翼》:喉痹喉癣,廉泉、天柱、天突、阳谷、合谷。

(7)《针灸简要》:配天突、人迎治急性、慢性咽炎;配哑门、合谷治语言不利。

(8)《针灸逢源》:舌肿难言,廉泉、金津、玉液、少商、行间。

(9)《针灸十四经穴治疗诀》:口疮,廉泉、风池、颊车、地仓、曲池、合谷、手三里。又:中风失语,廉泉、风池、肩井、天柱、天鼎、大陵、合谷、通里。

2. 现代研究进展

(1)张玉萍针刺哑门、廉泉、通里治疗肝阳暴亢型、风痰阻络型、痰热腑实型、气虚血瘀型及阴虚风动型中风失语症患者54例,痊愈30例,显效19例,无效5例,总有效率90.74%,且针刺后"中风失语症检查法"中自发谈话、理解、复述、命名的积分值均较治疗前显著增高[张玉萍.针刺哑门及廉泉治疗中风失语症的临床效果观察.中国中医药现代远程教育,2013,11(12):48-49]。

(2)钟小蓓等针刺廉泉、舌三针、地仓、颊车穴配合中药辨证论治治疗脾虚型、脾冷型、胃热型小儿脑瘫流涎症患儿70例,痊愈49例,显效10例,有效8例,无效3例,总有效率达95.71%[钟小蓓,王迪华.辨证分型配合针刺治疗小儿脑瘫流涎症70例.陕西中医,2010,31(11):1466-1467]。

(3)刘光忠针刺廉泉、通里为主治疗暴喑患者100例,其中风寒型加孔最,风热型加合谷、天突、鱼际、内庭,鱼际以三棱针点刺出血,余穴均用泻法不留针。3次治愈60例,5~7次治愈30例;针刺7次以上好转7例;症状无明显改善者3例;治愈率90%[刘光忠.针刺廉泉、通里治疗暴喑100例.针灸临床杂志,2010,21(5):27]。

(4)赵志丹治疗组以养阴清肺汤为基础方加减配合针刺廉泉穴治疗虚火上炎、肝郁气滞痰凝及虚阳上浮型慢性咽炎患者82例,对照组口服万通炎康片、四季润喉片治疗80例,治疗组总有效率93.9%,对照组总有效率的58.8%,治疗组疗效优于对照组[赵志丹.养阴清肺汤加针刺廉泉穴治疗慢性咽炎.四川中医,2004,22(4):86]。

(5)邵素霞针刺廉泉、人迎、扁桃、合谷为主治疗喉痹患者38例,其中咽喉干痛配鱼际或少商点刺出血,咳痰配风门、肺俞,气虚血瘀配足三里、太冲,气滞痰鸣、喉间憋闷配天突、膻中。治愈25例,好转11例,未愈2例,有效率94.74%[邵素霞.针灸治疗喉痹38例.河南中医,2003,23(9):69]。

(6)何文先针刺廉泉、天突为主,配合中药百合固金汤加减治疗慢性咽炎患者68例,其中肺肾阴虚者加太溪、太渊,肝肾阴虚者加行间、太溪,脾胃虚弱者加足三里、三阴交,痰瘀胶结者加丰隆、照海。痊愈59例,好转7例,无效2例,有效率97.1%。此后随访半年,复发12例[何文先.廉泉穴互动式针刺法治疗卒中后吞咽困难.实用中医药杂志,2004,20(7):362]。

(7)王伦针刺廉泉、天突为主治疗梅核气患者59例,其中肝气郁结者加太冲、阳陵泉,肝木乘脾、痰气郁结者加脾俞、足三里、中脘、丰隆。治愈39例,显效16例,无效4例,总有效率93.2%[王伦.针刺治疗梅核气59例.吉林中医药,2002,22(3):42]。

【安全针刺法】向舌根斜刺1.0~1.5寸。

金津、玉液

【定位】在口腔内,当舌下系带左、右侧的静脉上取穴,左为金津,右为玉液。

【类属】属经外奇穴。

【穴性】利咽生津,清热开窍。

【主治病证】

1. 热邪外袭、火热上炎之舌强、舌肿、口疮、咽喉肿痛、中暑、疟疾诸病症。

2. 肺胃阴虚之消渴、口渴引饮诸病症。

3. 风痰闭阻、舌窍失利之中风失语、舌强语謇诸症。

4. 湿热蕴结之呕吐、腹泻、黄疸诸病症。

【常用配伍】

1. 配廉泉、聚泉、风府、中冲、劳宫、内关、太冲,针刺泻法,利舌窍、通经络,治疗中风风痰闭阻之语謇、舌强不语等。

2. 配地仓、承浆、大陵、通里、内庭,针刺泻法,清心泻脾,治疗心脾积热之舌肿、口疮等。

3. 配关冲、外关、支沟、水沟、地仓,针刺泻法,清泻三焦,治疗三焦热极、循经上炎之口舌生疮,口气冲人、臭不可近等。

4. 配少商、合谷、曲池,针刺泻法,疏风清热,治疗风热咽喉肿痛。

5. 配曲池、劳宫、中脘、身柱、行间、然谷,针刺补泻兼施,滋阴清热、生津止渴,治疗阴虚消渴、口渴引饮等。

6. 配大椎、合谷、中脘、天枢、足三里、三阴交,针刺泻法,清利湿热、降逆止呕,治疗湿热蕴结之呕吐、腹泻等。

【穴性文献辑录】

1.《备急千金要方》:舌卒肿,满口溢出如吹猪胞。气息不得通,须臾不治杀人。

2.《针灸大全》:重舌肿胀,热极难言。

3.《针灸大成》:重舌肿痛,喉痹。

4.《针灸集成》:消渴,口疮,舌肿,喉痹。

5.《针灸精粹》:退胃心热,生津止渴。

6.《针灸集锦》(修订本)(郑魁山):清热开窍。

7.《针灸腧穴学》(杨甲三):调气机,利口舌。

8.《针灸心悟》(孙震寰):清心火,降胃热,止呕吐。

9.《中医针灸通释·经脉腧穴学》(康锁彬):调气机,利口舌。

10.《针灸腧穴疗法》(李平华):清热开窍。

11.《腧穴临床应用集萃》(马惠芳):清热解毒,祛邪开窍。

12.《新编实用腧穴学》(王玉兴):利舌洪音,清热解毒。

13.《中医针灸经穴集成》(刘冠军):清热开窍,止渴止呕。

14.《腧穴学讲义》:清音,利窍。

15.《腧穴类编》(王富春):清热消肿,清心降逆。

【古今应用辑要】

1. 古代文献摘录

(1)《神应经》:消渴,水沟、承浆、金津、玉液、曲池、劳宫、太冲、行间、商丘、然谷、隐白。

(2)《针灸大成》:双蛾,玉液、金津、少商。消渴:金津、玉液、承浆。口内生疮:金津、玉液、长强。又:舌强难言,金津、玉液、廉泉、风府,面颊泛肿生疮:金津、玉液、合谷、列缺、地仓、颊车、承浆、三里。

(3)《增订中国针灸治疗学》:单乳蛾,金津、玉液、少商。

(4)《针灸学简编》:配少商、合谷治咽喉肿痛,扁桃体炎等。又:热泄、暑泄:金津、玉液、合谷、内庭、十宣、委中。

(5)《儿科针灸治疗经验》:聋哑,金津、玉液、百会、哑门、翳风、听宫、听会、耳门、肝俞、肾俞、间使、通里、外关、合谷、三里、三阴交、涌泉等。

(6)《常见疾病针灸治疗便览》:胃热呕吐,金津、玉液、内关、中脘、足三里、天突、内庭。

2. 现代研究进展

(1)张智取金津、玉液点刺出血治疗痰湿壅结之重舌,寒邪客胃之急性胃痛,脾胃虚弱之腹泻,临床疗效满意[张智.金津、玉液二穴的临床应用.陕西中医,1994,15(11):516]。

(2)周志杰等快速针刺哑穴配合天突、金津、玉液治疗痰气交阻型癔病失音患者108例,痊愈者98例,显效者10例,全部有效[周志杰,张福会.快速针刺哑穴治疗癔病失音108例.陕西中医,1994,15(11):516]。

【安全针刺法】点刺放血。

中篇主要参考书目

[1]　黄帝内经太素[M].北京:人民卫生出版社,1963.

[2]　灵枢经[M].北京:人民卫生出版社,1963.

[3]　神农氏.神农本草经[M].华龄出版社,2008.

[4]　秦越人.难经[M].北京:科学技术文献出版社,1996.

[5]　汉·张仲景.伤寒论[M].北京:中国医药科技出版社,2013.

[6]　黄龙祥.《黄帝明堂经》辑校[M].北京:中国医药科技出版社,1987.

[7]　晋·皇甫谧.针灸甲乙经[M].北京:人民卫生出版社,1956.

[8]　晋·王叔和.脉经[M].北京:中国医药科技出版社,2011.

[9]　晋·葛洪.肘后备急方[M].广州:广东科学技术出版社,2012.

[10]　唐·孙思邈,焦振廉等校注.备急千金要方[M].北京:中国医药科技出版社,2011.

[11]　唐·孙思邈.千金翼方[M].北京:中国医药科技出版社,2011.

[12]　唐·王焘,王淑民校注.外台秘要方[M].北京:中国医药科技出版社,2011.

[13]　宋·庄绰.西方子明堂灸经.灸膏肓俞穴法[M].上海:上海中医学院出版社,1989.

[14]　宋·赵佶.郑金生点校.圣济总录[M].北京:人民卫生出版社,2013.

[15]　宋·琼瑶真人.琼瑶神书(针灸神书)[M].北京:中医古籍出版社,1999.

[16]　宋·王怀隐,陈昭遇,等.太平圣惠方[M].北京:中医古籍出版社,2005.

[17]　宋·王惟一.铜人腧穴针灸图经[M].北京:人民卫生出版社,1955.

[18]　宋·王执中.针灸资生经[M].上海:上海科学技术出版社,1959.

[19]　元·胡元庆.痈疽神妙灸经[M].天津:天津古籍出版社,1980.

[20]　元·杜思敬.针经摘英集[M].北京:人民卫生出版社影印,1955.

[21]　元·杜思敬.云岐子论经络迎随补泻法[M].北京:人民卫生出版社,1955.

[22]　元·张璧.云岐子保命集论类要[M].北京:中华书局,1985.

[23]　元·李鼎,王罗珍,李磊评注.针经指南[M].上海:上海科学技术出版社,1998.

[24]　元·王国瑞.李宁点校.神应经·扁鹊神应针灸玉龙经[M].北京:中医古籍出版社,1990.

[25]　明·高武.针灸聚英[M].上海:上海科学技术出版社,1961.

[26]　明·张介宾.类经图翼[M].北京:人民卫生出版社,1965.

[27]　明·杨继洲.针灸大成[M].北京:人民卫生出版社,1963.

[28]　明·徐春甫.古今医统大全[M].北京:人民卫生出版社,1991.

[29]　明·陈言.杨敬斋针灸全书[M].上海:上海卫生出版社,1967.

[30]　明·朱橚.金瀛鳌,林青,田思胜,等.普济方[M].沈阳:辽宁科学技术出版社,2007.

[31]　李时珍.王罗珍,李鼎校注.奇经八脉考[M].上海:上海科学技术出版社,1990.

[32]　明·楼英.阿静,等校注.医学纲目[M].北京:中国中医药出版社,1998.

[33]　明·张景岳.景岳全书[M].北京:中国医药科技出版社,2011.

[34]　明·李梴.医学入门[M].北京:中国医药科技出版社,2011.

[35]　明·撰人佚名.循经考穴编[M].北京:群联出版社,1955.

[36]　明·陈会.李鼎评注.针灸玉龙经·神应经合注[M].上海:上海科学技术出版社,1995.

[37]　清·李学川.针灸逢源[M].北京:中国医药科技出版社,2012.

[38]　清·吴谦,等.医宗金鉴·刺灸心法[M].北京:人民卫生出版社,1981.

[39]　续修四库全书·神灸经论[M].上海:上海古籍出版社,2002.

[40]　清·廖润鸿.勉学堂针灸集成[M].北京:中国中医药出版社,2008.

[41]　清·吴亦鼎.神灸经纶[M].北京:中医古籍出版社,1987.

［42］　清·李守先.针灸易学［M］.北京:人民卫生出版社,1990.

［43］　清·岳含珍.经穴解［M］.北京:人民卫生出版社,1990.

［44］　日本·丹波康赖.医心方［M］.北京:华夏出版社,2011.

［45］　柯传灏.针灸十四经穴治疗诀［M］.上海:上海科学技术出版社,1958.

［46］　焦会元,焦星五,等校对.古法新解会元针灸学［M］.民国旧书,1937.

［47］　李文宪.针灸精粹［M］.台北:旋风出版社,1974.

［48］　郑魁山.针灸集锦(修订本)［M］.兰州:甘肃科学技术出版社,1988.

［49］　李世珍.常用腧穴临床发挥［M］.北京:人民卫生出版社,1985.

［50］　杨甲三,杨骏,汪润生,等.针灸腧穴学［M］.上海:上海科学技术出版社,1989.

［51］　徐笨人,葛书翰.临床针灸学［M］.沈阳:辽宁科学技术出版社,1986.

［52］　孙震寰,高立山.针灸心悟［M］.北京:人民卫生出版社,1985.

［53］　杨子雨.针灸腧穴手册［M］.太原:山西科学教育出版社,1986.

［54］　谢文志.针灸探微［M］.重庆:科学技术文献出版社重庆分社,1987.

［55］　康锁彬.中医针灸通释·经脉腧穴学［M］.石家庄:河北科学技术出版社,1995.

［56］　李平华.针灸腧穴疗法［M］.北京:中医古籍出版社,1996.

［57］　马惠芳,马文珠,李瑞.腧穴临床应用集萃［M］.北京:新时代出版社,1999.

［58］　王玉兴.新编实用腧穴学［M］.北京:中国医药科技出版社,1999.

［59］　刘冠军.中医针灸经穴集成［M］.南昌:江西科学技术出版社,1997.

［60］　闫乐法,等.新编简明针灸学［M］.济南:山东科学技术出版社,1998.

［61］　于致顺.腧穴学讲义［M］.哈尔滨:黑龙江中医学院出版社,2010.

［62］　章逢润.针灸辨证治疗学［M］.北京:中国医药科技出版社,2000.

［63］　石学敏.石学敏针灸学［M］.天津:天津科学技术出版社,1996.

［64］　张秀玉,郭义.珍珠囊穴性赋［M］.针灸临床杂志,2007,23(10):44-45.

［65］　王富春.腧穴类编［M］.上海:上海科学技术出版社,2009.

［66］　范其云.传统实用针灸学［M］.太原:山西科学技术出版社,1993.

［67］　王云凯.临床常用百穴精解［M］.天津:天津科学技术出版社,2000.

［68］　邓良月,黄龙祥.中国针灸证治通鉴［M］.青岛:青岛出版社,1995.

［69］　王德深.中国针灸穴位通鉴［M］.青岛:青岛出版社,2004.

腧穴证治学　下编　常见证候及病证证治

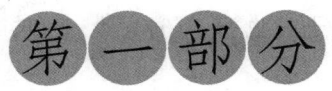

常见证候证治

第一章　基本虚证类

第一节　气虚证

【概念】气虚证是脏腑组织机能减退所表现的证候。

【临床表现】神疲乏力,少气懒言,语音低弱,或有头晕目眩,自汗,活动时诸症加剧,舌淡苔白,脉虚无力。

【病机分析】由于元气不足,推动无力,脏腑组织机能减退,故神疲乏力,少气懒言,语音低弱;气虚清阳不升,不能温养头目,则头晕目眩;气虚毛窍疏松,卫外不固则自汗;劳则耗气,故活动时诸症加剧;气虚无力鼓动血脉,血不上营于舌,而见舌淡苔白;运血无力,故脉象按之无力。

【常见病种】咳嗽、哮喘、泄泻、心悸、眩晕、癃闭、月经先期、痛经、崩漏、小儿遗尿等(慢性支气管炎、哮喘、慢性胃肠炎、冠心病、高血压病、梅尼埃综合征、前列腺增生、月经不调、功能失调性子宫出血、子宫脱垂、小儿遗尿等)。

【治法】益气补虚。

【处方】膻中　气海　足三里

【随病配穴】咳嗽配列缺、肺俞,哮喘配膏肓、定喘,泄泻配脾俞、三阴交,心悸配心俞、巨阙,眩晕配百会、太阳,癃闭配肾俞、膀胱俞,月经先期配脾俞、三阴交,痛经配三阴交、子宫,崩漏配隐白、脾俞,小儿遗尿配中极、肾俞、肺俞。

【刺灸方法】针刺补法,可灸。

【方义】膻中为心包经之募穴,气会穴,又为手足少阴、足太阴、手太阳经与任脉之交会穴,本穴位于两乳之间,正处胸之中央,善调胸中之大气,主一身之气,为治疗各种气病之要穴。气海为任脉腧穴,肓之原穴,具有回阳益气之功,为治气虚诸病之要穴,正如《类经图翼》曰:"昔柳公度曰:吾养生无他术,但不使元气佐喜怒,使气海常温尔。今人既不能不以元气佐喜怒,若能时灸气海使温,亦其次也。"足三里为胃经合穴、下合穴,又为四总穴之一,阳明为多气多血之经,且脾胃为后天之本,气血生化之源,本穴具有补中益气,调和气血,强壮保健之功。膻中为上气海,气海为下气海,一上一下,斡旋一身之大气。再配以足三里,使气血生化有源,三穴相伍,协力而行,使益气补虚之功益彰。

第二节　气陷证

【概念】气陷证是气虚无力升举而反下陷所表现的证候。

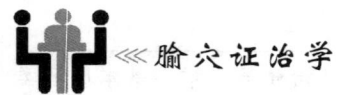

【临床表现】头晕眼花,气短懒言,神疲乏力,脘腹坠胀,脏器(胃、肾等)下垂,子宫脱垂,久痢久泄,脱肛,舌淡苔白,脉弱。

【病机分析】本证多由气虚进一步发展而来,故兼见头晕眼花,气短懒言,神疲乏力,脉弱等气虚证的表现;人体内脏固定于一定的位置,多有赖于气的升举作用,气虚升举无力而反下陷,故脘腹坠胀,内脏下垂;中气亏虚,清阳不升,气陷于下,则久泄久痢,甚则脱肛;气虚无力鼓动血脉,血不上营于舌,而见舌淡苔白;气虚无以充养脉道,故见脉弱。

【常见病种】脘痞、腹胀、泄泻、脱肛、阴挺、虚劳等(胃下垂、肾下垂、子宫脱垂、慢性肠炎、慢性痢疾、直肠脱垂等)。

【治法】益气补虚,升阳举陷。

【处方】百会　气海

【随病配穴】脘痞、腹胀配中脘、内关、足三里,阴挺配维道、子宫、关元,泄泻配天枢、公孙、足三里,脱肛配脾俞、大肠俞、长强,虚劳配足三里。

【刺灸方法】针刺补法,重灸。

【方义】百会位于巅顶,为督脉腧穴,又是督脉与手、足三阳经之交会穴,具有升阳举陷之功,如《针灸大成》曰:"泄泻三五年不愈,灸百会五七壮即愈。"《席弘赋》曰:"小儿脱肛患多时,先灸百会次尾骶。"气海为任脉腧穴,肓之原穴,具有益气补虚,回阳固脱之功,为治气虚之要穴。二穴相伍,重用灸法,使益气补虚,升阳举陷之功益彰。

第三节　气脱证

【概念】气脱证是指元气亏虚已极,气息奄奄欲脱所表现的危重证候。

【临床表现】面色苍白,四肢厥冷,汗出不止,甚至晕厥,舌淡,脉微细欲绝或浮大而散。

【病机分析】气脱阳亡,不能上荣于舌、面,则面色苍白,舌淡;阳气不能温煦四肢,则四肢厥冷;不能固摄津液,则汗出不止;神随气散,神无所主,则为晕厥,脉道失充故脉微细欲绝,阳气浮越外亡,故脉浮大而散。

【常见病种】厥证、虚脱等(中暑、休克、心源性晕厥、脑源性晕厥、低血糖昏迷等)。

【治法】益气固脱。

【处方】百会　神阙　关元

【随病配穴】晕厥配水沟、十宣,虚脱配素髎、内关。

【刺灸方法】针刺补法,重灸。

【方义】百会为督脉腧穴,位居巅顶,又是督脉与手足阳经之交会穴,头为诸阳之会,故本穴具有回阳益气固脱,升阳举陷之功,如《类经图翼》云:"百会人中……治尸厥卒倒气脱。"神阙为任脉腧穴,为神气通行的门户而名,灸之能回阳固脱,温阳补肾。关元为任脉腧穴,为足三阴经与任脉之交会穴,位居少腹,为人生元气之根本,具有培补元气,温补真阳之功。三穴分属任督两脉,相互配伍使气有所附、阴有所主,共奏益气固脱之功。

第四节　血虚证

【概念】血虚证是血液亏虚,脏腑百脉失养所表现的全身虚弱的证候。

【临床表现】面色淡白或萎黄,唇舌爪甲色淡,头晕眼花,心悸失眠,手足发麻,妇女月经量少、色淡、衍期甚或经闭,脉细。

【病机分析】血虚肌肤唇舌爪甲失养,故面色淡白,唇舌爪甲色淡;血虚不能上荣于头目,故头晕眼花;心主血脉而藏神,血虚心失所养则心悸,神失所养而失眠;经络肌肤失养则手足发麻,脉道失充则脉细;女子以血为用,血液充盈,月经按期而至,血液不足,经血乏源,故月经量少、色淡,经期迁延,甚至经闭。

【常见病种】头痛、眩晕、心悸、不寐、痿证、月经量少、月经后期、闭经等(贫血、神经血管性头痛、冠心病、失眠、月经不调、闭经等)。

【治法】补血养血。

【处方】膈俞　足三里

【随病配穴】头痛、眩晕配百会、太阳、合谷,心悸配神门、心俞、巨阙,不寐配内关、神门、脾俞,痿证配悬钟、阳陵泉,月经量少、月经后期配气海、归来、三阴交,闭经配肾俞、气海、三阴交。

【刺灸方法】针刺补法。

【方义】膈俞为膀胱经穴,又为血会,善调理脏腑之血,具有养血和血之功,如《类经图翼》云:"此血会也,诸血病者皆宜灸之,如吐血衄血不已,虚损昏晕,血热妄行,心肺二经呕血,脏毒便血不止。"为治疗血证之要穴。足三里为胃经合穴、下合穴,又为四总穴之一,具有调和气血,补中益气,强壮保健之功。二穴相伍,使气血生化有源,充盈脉道,营养脏腑官窍,使补血养血之功益彰。

第五节　阴虚证

【概念】阴虚证是阴液不足,不能制阳,阳气相对亢胜所表现的证候。

【临床表现】潮热盗汗,午后颧红,五心烦热,口燥咽干,舌红少苔,脉细数。

【病机分析】阴液亏虚,虚热内蒸,故五心烦热,午后潮热,两颧发红;虚火内扰营阴,则为盗汗;阴液亏虚不能上润,故见口燥咽干;阴液不足,虚火内生,故舌红少苔,脉细数。

【常见病种】肺痨、胃脘痛、不寐、眩晕、消渴、绝经前后诸症、带下病、阴痒、瘰疬等(肺结核、慢性胃炎、失眠、高血压病、糖尿病、更年期综合征、盆腔炎、阴道炎、淋巴结结核等)。

【治法】滋养阴液。

【处方】太溪　三阴交

【随病配穴】肺痨配肺俞、尺泽,胃脘痛配胃俞、中脘,不寐配阴郄、神门,眩晕配照海、太冲,消渴配胃脘下俞、肾俞,绝经前后诸症配肝俞、肾俞,带下病配次髎、带脉,阴痒配中极、会阴,瘰疬配天井、少海。

【刺灸方法】针刺补法。

【方义】太溪为足太阴肾经输穴、原穴,为肾脏原气输注之所,五行属土,为本经母穴。肾阴为一身阴精之根本,虚则补其母,故补本穴具有滋补肾阴,清降虚火之功。三阴交为足太阴脾经腧穴,为足三阴经之交会穴,可通调三阴经之气血;脾生血,肝藏血,肾藏精,精血同源均属阴,故本穴能滋阴养液,滋补肝脾肾。二穴相伍,以滋补肝肾之阴为主,使元阴充盛而滋养全身之阴液,共奏滋补阴液,清降虚火之功。

第六节　阳虚证

【概念】阳虚证是阳气亏损,失却温煦推动,脏腑机能衰退所表现的证候。

【临床表现】畏寒肢冷,神疲乏力,倦怠嗜卧,气短,面白,口淡不渴,或喜热饮,尿清便溏,或尿少浮肿,舌淡胖,脉沉迟无力。

【病机分析】阳气虚衰,不能温煦肌肤手足,则畏寒肢冷;阳气不足,脏腑机能减退,则神疲乏力,倦怠嗜卧;阳虚、肾不纳气,则气短;水湿代谢失调,则舌淡胖,尿清便溏;膀胱气化功能障碍,水液潴留,故尿少浮肿;阳气虚衰,阴寒内盛,气血运行无力,故口淡不渴,面白,脉沉迟无力。

【常见病种】嗜睡、泄泻、便秘、心悸、癃闭、水肿、阳萎等(发作性睡病、慢性胃炎、慢性腹泻、功能性便秘、

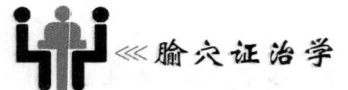

冠心病、甲状腺功能减退、前列腺增生、男性勃起功能障碍、肺心病等)。

【治法】温阳散寒。

【处方】命门　神阙

【随病配穴】嗜睡配百会、大椎,泄泻、便秘配天枢、中脘、足三里,心悸配心俞、神门,癃闭配关元、中极、膀胱俞,水肿配三焦俞、水分、关元,阳萎配中极、三阴交。

【刺灸方法】命门针刺补法,宜灸,神阙只灸不针。

【方义】命门为督脉经穴,位居两肾俞之间,为元气之所系,真阳之所存,三焦气化之源,生命之门,其气通于肾,具有大补元阳,培元固本之功。神阙为任脉腧穴,为神气通行的门户,灸之能温阳补肾,回阳固脱,如《万病回春》曰:"治阴证冷极,热药救不回者,手足冰冷……用大艾炷灸脐中。"肾阳为全身阳气之根本,二穴相伍,一前一后,一阴一阳,共奏培元固本,温阳散寒之功。

第七节　气血两虚证

【概念】气血两虚证是气虚与血虚同时存在的证候。

【临床表现】头晕目眩,少气懒言,乏力自汗,面色淡白或萎黄,心悸失眠,舌淡而嫩,脉细弱。

【病机分析】气血不足,不能上养头目,故头晕目眩;元气不足,脏腑机能减退,体表不固,故少气懒言,乏力自汗;气血不足,心神失养,故心悸失眠;气血不足,不能上荣于面舌,不能充盈脉道,故面色淡白或萎黄,舌淡而嫩,脉细弱。

【常见病种】头痛、眩晕、惊悸、怔忡、不寐、自汗、月经不调、痛经、闭经、瘰疬等(神经血管性头痛、颈椎病、冠心病、神经衰弱、失眠、自主神经功能紊乱、贫血、营养缺乏、功能失调性子宫出血、淋巴结炎等)。

【治法】益气补血。

【处方】脾俞　足三里

【随病配穴】头痛、眩晕配百会、风池,惊悸、怔忡配心俞、神门,不寐配神门、三阴交,自汗配合谷、复溜,月经不调配三阴交、子宫,痛经配气海、三阴交,闭经配气海、膈俞,瘰疬配膏肓、颈百劳。

【刺灸方法】针刺补法。

【方义】脾俞为脾经之背俞穴,是足太阴脾经经气输注于背部的腧穴,脾胃为后天之本,气血生化之源,故本穴具有健脾和胃,补益气血之功。足三里为足阳明胃经合穴、下合穴,阳明为多气多血之经,故本穴具有健脾和胃,补中益气,调和气血,强壮保健之功。二穴相伍,使气血生化有源,使益气补血之功益彰。

第八节　津液亏虚证

【概念】津液亏虚证是体内津液不足,全身或某些脏腑组织器官失其濡润滋养所表现的证候。

【临床表现】口燥咽干,唇燥而裂,皮肤干枯无泽,小便短少,大便干结,舌红少津,脉细数。

【病机分析】津液具有滋润濡养脏腑、经络组织、孔窍的作用。津液亏耗,上不能滋润口咽,则口燥咽干,唇燥而裂;外不能濡养肌肤,则皮肤干燥枯槁;下不能化生小便,濡润大肠,则小便短少,大便干结。津液不足,血液化生亦减少,津血亏虚而生内热,故舌红少津,脉见细数。

【常见病种】燥证、消渴、便秘、噎膈等(上呼吸道感染、糖尿病、胃肠功能紊乱、贲门痉挛、食管神经官能症等)。

【治法】生津养液。

【处方】肺俞　照海

【随病配穴】燥证配大椎、曲池;消渴配胃脘下俞、脾俞、三阴交;便秘配脾俞、照海、大肠俞;噎膈配天突、璇玑。

【刺灸方法】针刺补法。

【方义】肺俞为足太阳膀胱经腧穴,为肺脏精气输注于背部之背俞穴,具有滋养肺阴,止咳润燥之功。照海为足少阴肾经腧穴,为肾经经水在此大量蒸发而名,亦为八脉交会穴之一,通于阴跷脉,具有滋阴生津,清热降火之功。二穴相伍,一上一下,共奏滋阴润燥,生津养液之功。

第九节　精气亏虚证

参见肾系证类肾精亏虚证一节。

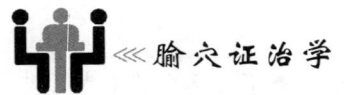

第二章　基本实证类

第一节　外风证

【概念】外风证是风邪或夹湿热疫毒等侵袭肤表,卫外机能失常所表现的证候。

【临床表现】恶风寒,微发热,汗出,鼻塞或喷嚏,咳嗽,咽喉痒或痛,或皮肤瘙痒,或肢体关节游走疼痛,或肌肤麻木不仁、口眼㖞斜。

【病机分析】风为阳邪,风邪伤人易侵袭人体上部头面和肌表,肌表失于卫阳温煦,故见恶风寒;正气抗邪,邪正相争则见发热;风邪袭表,皮肤腠理开泄,而见汗出;风邪犯肺,肺系不利,故见鼻塞或喷嚏、咳嗽、咽喉痒或痛;风邪客于肤腠,则见皮肤瘙痒,或见丘疹;风与寒湿合邪,阻痹经络,流窜关节,则见肢体关节游走疼痛;风邪侵袭经络,经气阻滞不通,则见肌肤麻木不仁、口眼㖞斜。

【常见病种】感冒、咳嗽、哮病、瘾疹、行痹、面瘫等(感冒、上呼吸道感染、支气管炎、哮喘、荨麻疹、骨关节炎、特发性周围性面神经麻痹等)。

【治法】祛风解表,祛风通络。

【处方】风池　肺俞

【随病配穴】感冒配大椎、列缺、风门,咳嗽配天突、列缺,哮喘配定喘、膏肓,瘾疹配血海、曲池,行痹根据部位配臂臑、曲池、合谷、膝眼、阳陵泉、昆仑等,面瘫配翳风、地仓、太阳等。

【刺灸方法】针刺泻法。

【方义】风池为足少阳胆经腧穴,又为足少阳与手少阳经、阳维脉之交会穴。按"伤于风者,上先受之"之理论,本穴位居脑后,乃风邪汇集,入脑的要冲,故名"风池",具有祛风解表,疏风清热,通经活络,明目益聪之功。风为阳邪,易侵袭人体之阳位,《素问·太阴阳明论》云:"故犯贼风虚邪者,阳受之。"太阳主表,为一身之藩篱,外风先犯太阳,故选用足太阳膀胱经之腧穴肺俞。肺俞为肺之背俞穴,是肺之经气输注于背部的特定腧穴,具有调和营卫、密实腠理,调理肺气、止咳平喘之功。二穴相伍,协力而行,使祛风解表通络之功益彰。

第二节　外寒证

【概念】外寒证是寒邪侵袭机体,伤人肤表,阻遏卫阳,阳气抗邪于外所表现的证候。

【临床表现】恶寒,头身疼痛,无汗,鼻塞流清涕,口不渴,舌苔白,脉浮紧。

【病机分析】寒为阴邪,易伤阳气,寒邪束于肌表,卫阳被遏,肌肤失于温煦,则见恶寒;卫阳郁遏,脉中营阴郁滞,筋骨失于温养,故头身疼痛;寒性阴凝,致肌腠致密,玄府不开,则见无汗;寒邪外袭,肺气失宣,鼻窍不利,故见鼻塞流清涕;寒为阴邪,故口不渴;寒邪凝束,正气抗邪,故苔白,脉浮紧。

【常见病种】感冒、胃痛、腹痛、泄泻等(上呼吸道感染、急性胃肠炎等)。

【治法】散寒解表。

【处方】大椎　风门

【随病配穴】感冒配风池、列缺,胃痛配足三里、中脘、梁门,腹痛、泄泻配足三里、天枢、上巨虚。

【刺灸方法】针刺泻法,可灸。

【方义】大椎为督脉与手足三阳经之交会穴,督脉为阳脉之海,具有调节全身诸阳经经气的作用,大椎位居督脉高位,具有宣通一身之阳气,宣阳解表,祛风散寒之功。风门为督脉与足太阳膀胱经之交会穴,为风邪侵袭之门户而名,具有疏风散寒,调理肺气之功。《素问》云:"灸寒热之法,先灸项大椎。"故灸上述二穴能振奋阳气,紧密腠理,固表强卫,散寒解表。两穴相伍,协力而行,使散寒解表通络之功益彰。

第三节　暑热证

【概念】暑热证是夏月炎暑之季,感受暑热之邪所表现的证候。

【临床表现】头昏头痛,心烦胸闷或神志昏迷,口渴多饮,汗多身热或壮热无汗,面红目赤,手足痉挛或抽搐。

【病机分析】暑为夏季火热之气所化,其性炎热,其势炽盛,感受暑邪,气热郁逆,上犯头部,故见头昏头痛;邪热内犯心包,扰动心神,则见心烦胸闷,若暑热内盛,蒙蔽心包,则见神志昏迷;邪热伤津,则口渴多饮;热为阳邪,迫津外出,则见汗多身热,若暑热搏于肌肤,则壮热无汗、肌肤灼热、面红目赤;热盛动风,则手足痉挛或抽搐。

【常见病种】中暑、惊风等(中暑、小儿惊厥等)。

【治法】清泻暑热。

【处方】曲池　合谷

【随病配穴】中暑轻症配内关、大椎,中暑重症配水沟、十宣、委中(点刺放血),惊风配水沟、百会、筋缩。

【刺灸方法】针刺泻法,曲池可点刺放血。

【方义】曲池为手阳明大肠经合穴,具有疏风解表,清热退热之功。合谷为手阳明大肠经原穴,具有清热凉血,疏风解表之功。夏暑发自阳明,故取阳明经腧穴,配以泻法或点刺放血以清泻阳明气分实热。两穴相伍,协力而行,使清热退热,疏风解表之功益彰。

第四节　湿阻证

【概念】湿阻证是外界湿邪侵袭人体或体内水液运化失常所表现的证候。

【临床表现】胸闷脘痞,或恶心欲呕,口腻不渴,头重如裹,肢体困重或酸痛,大便稀溏,小便浑浊,女子带下过多等。

【病机分析】湿阻胸膈,气机不畅,则见胸闷;湿阻中焦,升降失常或湿邪困脾,脾阳不振,运化失司,则见脘痞腹胀,或恶心欲吐;湿为阴邪,故口腻不渴;湿性重着,清阳不升,故头重如裹;湿浊留注皮肉关节,则见肢体重困,关节、肌肉酸痛,屈伸不利;湿性黏滞趋下,排泄物及分泌物秽浊不清,故大便稀溏,小便浑浊,妇女带下过多。

【常见病种】呕吐、腹痛、泄泻、痢疾、眩晕、痹证、带下等(急慢性胃肠炎、风湿性关节炎、类风湿性关节炎、退行性骨关节炎、头痛、阴道炎等)。

【治法】健脾除湿。

【处方】阴陵泉　足三里

【随病配穴】腹痛、泄泻、痢疾配上巨虚、天枢,呕吐配中脘、内关,眩晕配太阳、百会、风池,带下配八髎、带脉、三阴交。

【刺灸方法】阴陵泉针刺泻法,足三里针刺补法或平补平泻法。

【方义】阴陵泉为足太阴脾经合穴,五行属水。脾主运化水液,对水液具有吸收、转输和布散作用。阴陵

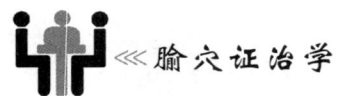

泉为脾经之子穴,根据"虚则补其母,实则泻其子"的治疗原则,泻之能起到健脾除湿,利水消肿之功。足三里为胃经合穴、下合穴,亦为全身强壮保健之要穴,能健运脾胃,和中化湿。二穴配伍,一补一泻,相互制约,使补而不滞,泻而不伤,使健脾除湿之功增强。

第五节　外燥证

【概念】外燥证是外界气候干燥,燥邪外袭,耗伤人体津液所表现的证候。

【临床表现】各种干燥症状,如皮肤干涩甚至皲裂、脱屑,口唇、鼻孔、咽喉干燥,舌苔干燥,口渴饮水,或见干咳少痰,小便短黄,大便燥结等。

【病机分析】燥性干涩,易伤津液,故侵犯人体,最易损伤人体津液,出现各种干燥、涩滞不利的症状:如皮肤干涩甚至皲裂,口唇、鼻孔、咽喉干燥,口渴饮水,小便短黄,大便燥结等。肺为娇脏,喜润恶燥,司呼吸,外合皮毛,开窍于鼻,故燥邪伤人,自口鼻而入,最易犯肺,燥伤肺阴,宣降失司,甚则损伤肺络,而见干咳少痰,或痰黏难咯,或痰中带血;肺与大肠相表里,则可出现大便干燥等症状。

【常见病种】感冒、咳嗽、便秘等(上呼吸道感染、支气管炎等)。

【治法】清宣润燥。

【处方】肺俞　列缺

【随病配穴】感冒配风池、大椎,咳嗽配肺俞、天突,便秘配天枢、支沟。

【刺灸方法】针刺平补平泻法。

【方义】肺俞为肺之背俞穴,具有调和营卫、密实腠理,养阴清热,调理肺气、止咳平喘之功。列缺为手太阴肺经之络穴,具有祛风散邪、宣肺止咳平喘之功。列缺亦为八脉交会穴,通于任脉,任脉为阴脉之海,针刺列缺可以通调阴脉之海,起到滋阴润肺的作用。《素问·阴阳应象大论》云:"燥胜则干"。燥邪伤人,自口鼻而入,最易犯肺。故选二穴配伍,使肺气实,燥邪出,而使清宣润燥之功增强。

第六节　实热证(火邪炽盛证)

【概念】实热证是外界阳热之邪侵袭,或寒湿等邪郁而化热,或情志过极化火,或脏腑气机过旺,使体内阳热之气过盛,阴液未能御制阳热之邪所表现的证候。

【临床表现】发热、恶热,汗多,烦躁,口渴喜冷饮,大便干结或便秘,小便短黄,面色赤,舌质红或绛,舌苔黄或灰黑而干燥,脉数有力。

【病机分析】火热为阳邪,其性燔灼急迫,升腾炎上,故见壮热、恶热,面色赤;热迫津外泄而见汗出,热扰神明而见烦躁;火热之邪耗伤人体津液而见口渴喜冷饮,大便干结或便秘,小便短黄;舌质红或绛,舌苔黄或灰黑而干燥,脉数有力为一派阳热有余,阴液不足之像。

【常见病种】咳嗽、中暑、胃脘痛、口疮、牙龈肿痛、咽痛、便秘、吐血、衄血、便血、尿血、月经过多、崩漏、急惊风、痄腮、疔疮、丹毒、乳痈、天行赤眼等(急性支气管炎、中暑、口腔溃疡、牙周炎、咽炎、胃肠炎、消化道溃疡、痔疮、肾小球肾炎、月经不调、功能失调性子宫出血、小儿高热、脑膜炎、腮腺炎、疖、痈、急性网状淋巴管炎、急性乳腺炎、流行性出血性结膜炎等)。

【治法】清热泻火。

【处方】十二荥穴　大椎

【随病配穴】咳嗽配尺泽、肺俞,中暑配合谷、曲池,胃脘痛配梁丘、上脘,口疮、牙龈肿痛配合谷,咽痛配少商、天突,便秘配支沟、天枢,衄血配巨髎、上星,便血配下巨虚,尿血配中膂俞、中极,月经过多配地机、三阴交,崩漏配隐白、血海,急惊风配曲池、水沟,痄腮配颊车、翳风,疔疮配身柱、委中,丹毒配阿是穴、委中,乳痈配肩井、膚窗,天行赤眼配上星、太阳。

【刺灸方法】针刺泻法,可点刺出血或刺络拔罐。

【方义】荣穴为五输穴之一,是经气所溜的部位。《难经·六十八难》曰:"荣主身热",故十二荣穴具有清热泻火之功,善于治疗各种热病。大椎为督脉与手足三阳经之交会穴,督脉为阳脉之海,具有调节全身诸阳经经气的作用,大椎位居督脉高位,具有宣通一身阳气之功,泻之能起到清热泻火之功。二穴相伍,可点刺出血或刺络拔罐,使热随血泻,使清热泻火之功益彰。

第七节　痰证(痰浊阻滞证)

【概念】痰证是痰浊停阻于脏器组织之间,或见于某些局部,或流窜全身所表现的证候。

【临床表现】咳嗽咯痰,痰质黏稠,胸脘痞闷,恶心纳呆,呕吐痰涎,头晕目眩,形体多肥胖,或神昏而喉间痰鸣,或神志错乱而为癫、狂、痴、痫,或某些部位出现圆滑柔韧的肿块,舌苔腻,脉滑。

【病机分析】肺失宣降,不能敷布津液,水液凝滞或被火热煎熬,生而成痰,痰浊蕴肺,而见咳嗽咯痰,痰质黏稠;脾失健运,水湿停蓄,凝聚不散,化而成痰,痰湿中阻,胃失和降,而见胸脘痞闷,恶心纳呆,呕吐痰涎;痰随气流窜全身,上蒙清窍而见头晕目眩,蒙蔽心神而见神昏而喉间痰鸣,或发为癫、狂、痴、痫等病;泛溢肌肤而见形体肥胖;痰质黏稠,流动性小而难以消散,停聚于某些局部而见瘰疬、瘿瘤、乳癖等肿块;舌苔腻,脉滑为痰浊内阻之征。

【常见病种】咳嗽、肺胀、哮喘、痞证、呕吐、眩晕、癫证、痫病、痴呆、肥胖、瘰疬、瘿瘤、乳癖等(肺炎、肺脓肿、支气管哮喘、慢性支气管炎、阻塞性肺气肿、慢性胃炎、高血压病、精神分裂症、癫痫、血管性痴呆、单纯性肥胖、淋巴结炎、单纯性甲状腺肿、甲状腺炎、乳腺增生等)。

【治法】健脾化痰。

【处方】中脘　丰隆

【随病配穴】咳嗽配天突、列缺,肺胀配中府、膻中、肺俞,哮喘配膻中、肺俞,痞证配上脘、梁门,呕吐配内关,眩晕配头维、阴陵泉,癫证配心俞、脾俞、神门,痫病配鸠尾、筋缩,痴呆配四神聪、心俞,肥胖配阴陵泉、三阴交,瘰疬配天井、肩井,瘿瘤配扶突、天容,乳癖配屋翳、太冲。

【刺灸方法】中脘针刺平补平泻法,丰隆针刺泻法。

【方义】中脘为任脉腧穴、胃之募穴、腑会穴,又为任脉与手太阳、手少阳与足阳明经之交会穴,具有调理中焦,祛湿化痰之功。丰隆为足阳明胃经之络穴,别走足太阴经,能沟通脾胃二经,脾为生痰之源,故本穴具有清降痰浊,和胃宁神,清热化湿之功,为治痰之要穴。中脘以健运为主,丰隆以清降为要,二穴相伍,相互促进,使健脾化痰之功益彰。

第八节　气滞证(气机阻滞证)

【概念】气滞证是人体某一部分,或某一脏腑经络的气机阻滞,运行不畅所表现的证候。

【临床表现】胸胁脘腹等处胀闷,甚或疼痛,症状时轻时重,部位不固定,疼痛可为窜痛、胀痛、攻痛等,痛胀常随嗳气、肠鸣、矢气后减轻,或随情志的忧思恼怒与喜悦而加重或减轻,脉多弦。

【病机分析】气的运行发生障碍而不通,不通则痛,故多为窜痛、胀痛、攻痛性质;中焦为气机升降之枢纽,易产生气滞,故见胸胁脘腹处胀闷疼痛;嗳气、肠鸣、矢气可使气机暂时得通,故胀痛等症可缓解;肝主疏泄,若情志不舒,肝失疏泄,常可导致或加重气滞,故症状轻重可随情绪波动而改变;脉弦为气机不利,脉气不舒之象。

【常见病种】胃脘痛、痞满、泄泻、便秘、胁痛等(食管炎、慢性胃炎、消化性溃疡、急慢性肠炎、胆囊炎、胆

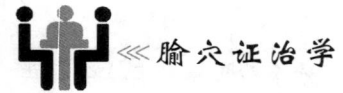

石症等）。

【治法】行气止痛。

【处方】中脘　太冲

【随病配穴】胃脘痛配胃俞、内关,痞满配璇玑、上脘,泄泻配天枢、足三里,便秘配天枢、阳陵泉,胁痛配期门。

【刺灸方法】针刺泻法。

【方义】中脘为任脉腧穴、胃之募穴、腑会穴,位处中焦。中焦为气机升降之枢纽,治中焦如衡,非平不安,故本穴具有调理中焦气机,行气止痛之功。太冲为足厥阴肝经输穴、原穴,为肝经元气汇集之处,肝主疏泄,肝气不舒常导致或加重气滞,且木旺克土亦可致中焦气机阻滞,故本穴具有疏肝和胃,理气止痛之功。二穴相伍,一上一下,使气机顺,转输畅,共奏行气止痛之功。

第九节　气逆证

【概念】气逆证是气机升降失常,气上冲逆而不调所表现的证候。

【临床表现】肺气上逆,则见咳嗽,喘息;胃气上逆,则见呃逆,嗳气,恶心,呕吐;肝气上逆,则见头痛,眩晕,昏厥,呕血等。

【病机分析】气逆基本上是在气滞基础上的一种表现形式,主要为气上冲逆,失于和降而致。外邪、痰浊犯肺,肺失肃降,肺气上逆,而见咳嗽、喘息;寒、热、水饮、瘀血、食积等原因致胃失和降,胃气上逆,而见呃逆、嗳气、恶心、呕吐;若因情志不遂,郁怒伤肝,肝气升发太过,而见头痛、眩晕、奔豚气。

【常见病种】咳嗽、哮喘、呃逆、呕吐、头痛、眩晕、奔豚气等(慢性支气管炎、支气管哮喘、慢性胃炎、消化性溃疡、急慢性肠炎、食管炎、胃肠神经官能症、自主神经功能紊乱等)。

【治法】下气降逆。

【处方】内关　膻中

【随病配穴】咳嗽配中府,哮喘配天突、肺俞,呃逆、呕吐配中脘、足三里,头痛、眩晕配太冲、太阳,奔豚气配期门、太冲。

【刺灸方法】针刺泻法。

【方义】内关为手厥阴心包经腧穴,为心包经络穴,别走少阳三焦经,又为八脉交会穴之一,与阴维脉相通。手厥阴经下膈历络三焦,阴维脉主一身之里,故本穴具有通调上、中焦气机,为治疗中焦气机上逆之要穴。膻中为任脉腧穴,又为心包募穴,足太阴、足少阴、手太阳、手少阳经与任脉之交会穴。膻中为宗气之海,又善治气病,故为气会穴,具有调气降逆,宽胸利膈之功。二穴相伍,共奏下气降逆之功。

第十节　血瘀证(瘀血内阻证)

【概念】血瘀证是瘀血内阻所表现的证候。

【临床表现】以痛、紫、瘀、块、涩为特点。疼痛如针刺刀割,痛有定处而拒按,常在夜间加剧;肿块在体表者色呈青紫,在腹内者坚硬,按之不移;出血反复不止,色泽紫黯或夹有血块,或大便色黑如柏油;面色黧黑,肌肤甲错,口唇爪甲紫黯,或皮下紫斑,或肌肤微小血脉丝状如缕,或腹部青筋外露,或下肢青筋胀痛;妇女常见痛经、闭经;舌质紫黯,或见瘀斑瘀点,脉弦涩。

【病机分析】瘀血阻塞络脉,气血运行受阻,造成机体某一部分气血不通,不通则痛,而见疼痛如针刺刀割,痛有定处而拒按;夜间血行较缓,瘀阻加重,故夜间疼痛加剧;积瘀不散而凝结,可形成肿块,血未流行,故外见肿块色青紫,内部肿块触之坚硬不移;出血是由于瘀血阻塞脉络,血液不能循经运行,而溢出脉外,所出之血停聚未行,故色紫黯,或已凝结而成血块;瘀血内阻,气血运行不畅,肌肤失养,而见面色黧黑,皮肤粗糙如鳞甲,甚至口唇爪甲紫黯;瘀阻皮下,则皮下见瘀斑;瘀阻肌表络脉,皮肤表面出现丝状如缕;瘀阻肝脉,则见腹部青筋外露;瘀阻下肢,则见小腿青筋隆起、弯曲,甚至蜷曲成团;瘀血内阻,冲任不调,妇女可见闭经;舌紫黯,脉细涩为瘀血阻络之征。

【常见病种】筋伤、骨折、痹证、痿证、胃脘痛、狂证、痫病、头风、痛经、闭经、崩漏、恶露不绝、蛇窜疮、紫癜、落枕、肘劳、漏肩风、腰脊痛等(急慢性软组织损伤、骨折、颈椎病、风湿性关节炎、类风湿性关节炎、周围神经病变、肌萎缩侧索硬化、慢性胃炎、躁狂症、癫痫、外伤性头痛、原发性痛经、原发性闭经、子宫复旧不良、带状疱疹后遗神经痛、单纯性紫癜、颈肌劳损、网球肘、肩周炎、腰椎间盘突出症等)。

【治法】活血化瘀。

【处方】膈俞　血海

【随病配穴】筋伤、骨折配阿是穴、阳陵泉,痹证配阿是穴,痿证配夹脊穴、悬钟,胃脘痛配中脘、足三里,狂证配水沟、大陵、太冲,痫病配上星、筋缩,头风配阿是穴、合谷,痛经、闭经配三阴交、气海,崩漏配隐白、中极、三阴交,恶露不绝配次髎、石门、地机,蛇窜疮配夹脊穴、阿是穴,紫癜配曲池、足三里,落枕配颈夹脊、后溪,肘劳配肘髎、曲池,漏肩风配肩髃、肩髎,腰脊痛配肾俞、委中。

【刺灸方法】针刺泻法。

【方义】膈俞为膀胱经穴,膀胱经为多血少气之经,膈俞又为血会穴,具有理血化瘀,和血养血,清热止血之功,为治疗血证之要穴。血海为足太阴脾经腧穴,为脾血归聚之海,并善治血分病而名。具有调和气血,活血化瘀,疏经通络之功。二穴相伍,协力而行,使活血化瘀之功益彰。

第十一节　食积证

参见脾系证类食滞胃肠证。

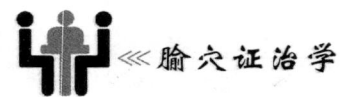

第三章　心系证类

第一节　心气虚证

【概念】心气虚证是由于心气不足,鼓动无力所表现的虚弱证候。

【临床表现】心悸,气短,精神疲惫,活动后加重,面色淡白,或有自汗,舌质淡,脉虚。

【病机分析】心气虚,鼓动无力,故见心悸;气虚卫外不固,故自汗;机能活动衰减,故气短、神疲;动则气耗,故活动劳累后诸症加剧;气虚运血无力,气血不充,故面色淡白、舌淡、脉虚。

【常见病种】心悸、胸闷、胸痹心痛、虚劳、自汗、不寐等(心脏神经官能症、心绞痛、各种慢性疾病后期、自主神经功能紊乱、神经衰弱、失眠等)。

【治法】益气养心。

【处方】心俞　巨阙

【随病配穴】心悸配内关,胸痹心痛配阴郄、气海,虚劳配关元、足三里,自汗配气海、合谷、复溜,不寐配神门、三阴交。

【刺灸方法】针刺补法,可灸。

【方义】心俞为足太阳经腧穴,亦为心之背俞穴,为心气转输、输注之所,具有养心安神,疏通心络,调理气血,宁心定志之功。巨阙为任脉腧穴,又为心之募穴,具有疏通心脉,养心安神之功。《难经》云:"阳病行阴,故令募在阴;阴病行阳,故令俞在阳。"两穴相伍,俞募相配,一前一后,一阴一阳,共奏益气养心,调补心气,安神定志,通络止痛之功。

第二节　心阳虚证

【概念】心阳虚证是心阳虚衰,鼓动无力,虚寒内生所表现的证候。

【临床表现】心悸怔忡,心胸憋闷或痛,气短,自汗,形寒畏冷,面色㿠白,或面唇青紫,舌质淡胖或紫黯,苔白滑,脉弱或结代。

【病机分析】心阳虚衰,鼓动无力,心动失常,故轻则心悸,重则怔忡;胸阳不展,故心胸憋闷,气短;温运血行无力,心脉痹阻不通,则见心痛;阳虚温煦失职,故见形寒肢冷;卫外不固则自汗;运血无力,血行不畅,故见面色㿠白,或面唇青紫、脉或结或代或弱;舌质淡胖或紫黯,苔白滑,为阳虚寒盛之象。

【常见病种】心悸、胸痹心痛、虚劳、自汗等(心绞痛、肺心病、各种慢性疾病后期、自主神经功能紊乱等)。

【治法】温补心阳。

【处方】心俞　厥阴俞　关元

【随病配穴】心悸配内关、间使,胸闷气短配膻中、足三里,虚劳配气海、足三里,自汗配气海。

【刺灸方法】针刺补法,宜灸。

【方义】心俞为心之背俞穴,为心气转输、输注之所,具有助心阳,益心气,养心安神之功。厥阴俞为心包之背俞穴,《灵枢·邪客》云:"诸邪之在于心者,皆在于心包络。"本穴具有温补心阳,疏通心脉之功。关元为任脉腧穴,足三阴经与任脉之交会穴,是三焦之气所生之处,乃元阴元阳交关之所,具有培元固本,补益元阴元阳之功。重用灸法能激发人体元阴元阳,增强温补心阳之功。三者相伍,前后相配,共奏补益心阳,散寒通络之功。

第三节　心血虚证

【概念】心血虚证是心血亏虚,不能濡养心脏所表现的证候。

【临床表现】心悸,头晕,失眠多梦,健忘,面色淡白或萎黄,唇、舌色淡,脉细弱。

【病机分析】心血不足,心失所养,心动失常,故见心悸;血不养心,心神不安,则见失眠、多梦;血虚不上荣于头、面,故见头晕、健忘、面色淡白或萎黄,唇、舌色淡;血少脉道失充,故脉细无力。

【常见病种】心悸、眩晕、不寐等(心脏神经官能症、贫血、低血压、神经衰弱等)。

【治法】补血养心。

【处方】心俞　膈俞

【随病配穴】心悸配内关、间使,眩晕配百会、足三里,不寐配安眠、神门。

【刺灸方法】针刺补法,可灸。

【方义】心俞为足太阳经腧穴、心之背俞穴,具有调理气血,养心安神,宁心定志之功。膈俞为足太阳膀胱经腧穴,又为血会穴,《类经图翼》云:“此血会也,诸血病者皆宜灸之,如吐血衄血不已,虚损昏晕,血热妄行,心肺二经呕血,脏毒便血不止。”具有益气血、疗虚损、清血热、止出血之功。二者相伍,协力而行,使补血养心,宁心安神之功益彰。

第四节　心阴虚证

【概念】心阴虚证是心阴亏损,虚热内扰所表现的证候。

【临床表现】心烦心悸,失眠、多梦,或见五心烦热,午后潮热,盗汗,两颧发红,舌红少津,脉象细数。

【病机分析】心阴亏少,心失所养,心动失常,故见心悸;心失濡养,且虚热扰心,心神不守,则心烦、失眠、多梦;阴不制阳,虚热内生,故五心烦热,午后潮热,盗汗,颧红,舌红少津;脉细数,为阴虚内热之象。

【常见病种】胸痹心痛、不寐、内伤发热、盗汗、失喑等(冠心病、神经衰弱、低热、自主神经功能紊乱、咽炎等)。

【治法】滋阴清火,养心安神。

【处方】阴郄　神门

【随病配穴】胸痹心痛配心俞、内关,不寐配百会、安眠,内伤发热配复溜,盗汗配三阴交、太溪,失喑配列缺、天突。

【刺灸方法】针刺补法。

【方义】阴郄为手少阴心经之郄穴,具有清泻心火,滋阴敛汗之功。神门为手少阴心经腧穴,为心之输穴、原穴,是心经脉气所注。《素问》云:“心者,君主之官,神明出焉。”心藏神,本穴既是心气出入之门户,又主治神志病而名。具有安神定志,清心凉营,通络止痛之功。阴郄侧重于“清”,神门侧重于“安”,二穴相伍,协力而行,使滋阴清火,养心安神之功益彰。

第五节　心脉痹阻证

【概念】心脉痹阻证是瘀血、痰浊、阴寒、气滞等因素阻痹心脉所表现的证候。

【临床表现】心悸怔忡,心胸憋闷作痛,痛引肩背内臂,时作时止;或见痛如针刺,舌黯或有青紫斑点,脉细涩或结代;或为心胸闷痛,体胖痰多,身重困倦,舌苔白腻,脉沉滑或沉涩;或遇寒痛剧,得温痛减,形寒肢冷,舌淡苔白,脉沉迟或沉紧;或疼痛而胀,胁胀,常喜太息,舌淡红,脉弦。

【病机分析】本证多因正气先虚,心阳不振,失于温养,心动失常,故见心悸怔忡;阳气不宣,血行无力,容易继发瘀血内阻,痰浊停聚,阴寒凝滞,气机阻滞等病理变化以致心脉痹阻,气血不畅,故心胸憋闷疼痛;手少阴心经之脉直行上肺,出腋下,循内臂,经脉气血不畅故痛引肩背内臂。瘀血内阻,故见痛如针刺,舌黯或有青紫斑点,脉涩或结代;痰浊内盛,故见心胸闷痛,患者多形体肥胖痰多,身重困倦,脉沉滑或沉涩;寒邪内盛,故遇寒痛剧,得温痛减,形寒肢冷,舌淡苔白,脉沉迟或沉紧;气机郁滞,故疼痛而胀,善太息,脉弦。

【常见病种】心悸、胸痹心痛等(心脏神经官能症、冠心病、胆囊炎等)。

【治法】活血化瘀,通络止痛。

【处方】心俞　内关　膻中

【随病配穴】心悸配大陵,胸痹配神门,肢体痹配极泉、尺泽,肥胖配丰隆、阴陵泉,胁痛配日月、阳陵泉。

【刺灸方法】针刺泻法。

【方义】心俞为心之背俞穴,具有疏通心络,调理气血,安神定志之功。内关为手厥阴心包经腧穴,为心包经络穴,别走少阳三焦,又为八脉交会穴之一,与阴维脉相通。《灵枢·终始》云:"阴溢为内关。内关不通,死不治。"症之内关者,即内格,盖以阴气闭塞于内,不与外阳协调,致阴气逆行上犯,而为胸中各病,本穴可治之而名,具有清泻包络,疏利三焦,宁心安神,镇静止痛之功。膻中为任脉腧穴,又为心包募穴,足太阴、足少阴、手太阳、手少阳经与任脉之交会穴。膻中为宗气之海,又善治气病,故为气会穴。具有调气降逆,宽胸利膈之功,使气行血行,活血通络。三穴相伍,使气血调,心脉畅,共奏活血化瘀,通络止痛之功。

第六节　痰蒙心神证

【概念】痰蒙心神证是痰浊蒙蔽心神所表现的证候,又称痰迷心窍证,痰迷心包证。

【临床表现】意识模糊,甚则昏不知人,或精神抑郁,表情淡漠,神志痴呆,喃喃独语,举止失常;或突然昏仆,不省人事,口吐涎沫,喉有痰声;并见面色晦滞,胸闷呕恶,舌苔白腻,脉滑。

【病机分析】痰浊蒙蔽心窍,神明失司,故见意识模糊,甚则昏不知人;气郁痰凝,痰气搏结,阻蔽神明,则见神志痴呆,精神抑郁,表情淡漠,喃喃独语,举止失常;若痰浊挟肝风闭阻心神,则见突然昏仆,不省人事,口吐涎沫,喉中痰鸣;痰浊内阻,清阳不升,浊气上泛,故面色晦暗;胃失和降,胃气上逆,则胸闷作呕;舌苔白腻,脉滑,均为痰浊内盛之征。

【常见病种】厥证、郁证、狂证、痴呆、痫病、脏躁等(休克、中风后情感障碍、抑郁症、精神分裂症、痴呆、癫痫、更年期综合征等)。

【治法】豁痰开窍,镇惊宁神。

【处方】百会　神门　丰隆

【随病配穴】厥证配水沟、内关,郁证配太冲、三阴交,狂证配劳宫,痴呆配大钟、悬钟,痫病配申脉、照海,脏躁配期门、太冲。

【刺灸方法】针刺泻法。

【方义】百会位于巅顶,为督脉与足太阳、手足少阳、足厥阴经、阳维脉之交会穴,督脉又为"阳脉之海",主一身之阳,故本穴具有醒脑开窍,安神定志之功。神门为手少阴心经腧穴,为心之输穴、原穴,是心经通道所在,元气所居之处。心位于胸腔,膈膜之上,在五脏六腑中居于首要地位,心为藏神之脏,主神明或神志,故本穴具有镇惊安神,清心凉营之功。丰隆为足阳明胃经之络穴,别走足太阴经,能沟通脾胃二经,脾为生痰之源,故本穴能清降痰浊,为治痰之要穴。具有和胃气,宁神志,化痰除湿之功。百会重于"开窍",神门重于"宁神",丰隆重于"化痰",三穴相伍,共奏豁痰开窍,镇惊宁神之功。

第四章　肺系证类

第一节　肺气虚证

【概念】肺气虚证是肺气虚弱,呼吸无力,卫外不固所表现的证候。

【临床表现】咳嗽无力,气短而喘,动则尤甚,咯痰清稀,声低懒言语,或有自汗、畏风,易于感冒,神疲体倦,面色淡白,舌淡苔白,脉弱。

【病机分析】肺气虚弱,呼吸功能减弱,宣降无权,气逆于上,加之宗气生成不足,故见咳嗽无力,气短而喘;动则耗气,肺气更虚,则咳喘加重;肺虚,津液不得布散,聚而为痰,故吐痰清稀;肺气虚,宗气衰少,发声无力,故声低懒言;肺气亏虚,不能宣发卫气于肤表,腠理失密,卫表不固,故见自汗、畏风,且易受外邪侵入而反复感冒;面色淡白,神疲体倦,舌淡苔白,脉弱,均为气虚不能推动气血,机能衰减之象。

【常见病种】气虚感冒、自汗、咳嗽、哮病、喘病、肺胀、痰饮、水肿等(上呼吸道感染、慢性支气管炎、支气管哮喘、肺气肿、肺源性心脏病、心源性哮喘等)。

【治法】补肺益气。

【处方】肺俞　膏肓　膻中

【随病配穴】气虚感冒配列缺、合谷,自汗配合谷、复溜,咳嗽配中府,哮喘配定喘、天突,肺胀配肾俞、太溪,痰饮配中脘、丰隆,水肿配阴陵泉、三阴交。

【刺灸方法】针刺补法,可灸。

【方义】肺俞为肺之背俞穴,是肺之经气输注于背部的特定腧穴,故本穴具有调理肺气、止咳平喘,调和营卫、密实腠理,养阴清热之功。膏肓位于心肺之间,其上为肺之魄户,其下为心之神堂,即肓之上,膏之下而名,具有通宣理肺、益气补虚之功,为治疗虚损劳伤之常用穴。膻中位于两乳之间,为宗气之海,内部为肺,肺主气,诸气皆属于肺,故为气会穴,具有宽胸理气,止咳平喘之功。肺俞、膏肓补益肺气,肺俞、膻中调畅气机,三穴相配,使肺气补而不滞,补肺益气之功益彰。

第二节　肺阴虚证

【概念】肺阴虚证是肺阴亏虚,虚热内扰所表现的虚热证候。

【临床表现】干咳无痰,或痰少而黏、不易咯出,或痰中带血,声音嘶哑,口燥咽干,形体消瘦,五心烦热,潮热盗汗,两颧潮红,舌红少苔乏津,脉细数。

【病机分析】肺阴不足,失于滋润,肺中乏津,或虚火灼肺,以致肺热叶焦,失于清肃,气逆于上,故干咳无痰,或痰少而黏,不易咯出;甚则虚火灼伤肺络,络伤血溢,故痰中带血;肺阴不足,咽喉失润,且为虚火所蒸,故声音嘶哑;阴液不足,失于滋养,则口燥咽干,形体消瘦;阴虚阳无以制,虚热内炽,故见午后潮热,五心烦热;热扰营阴则盗汗;虚火上炎,故两颧发红;舌红少苔乏津,脉细数,为阴虚内热之象。

【常见病种】咳嗽、肺痨、肺痿、盗汗、内伤发热、虚劳等(慢性支气管炎、肺结核、肺纤维化、肺硬化、甲状腺功能亢进、功能性低热、慢性肺部感染等)。

【治法】滋阴润肺。

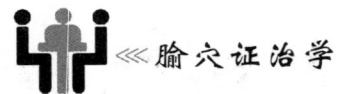

【处方】肺俞　膏肓　太溪

【随病配穴】肺痨配中府、太渊、足三里,肺痨咯血配孔最,肺痿配肾俞,盗汗配阴郄,内伤发热配肾俞、太溪,虚劳配命门、关元。

【刺灸方法】针刺补法或平补平泻法。

【方义】肺俞为肺之背俞穴,具有调理肺气、调和营卫、养阴清热之功。膏肓具有益气补虚、调和气血之功,为治疗虚劳损伤、痨瘵骨蒸、潮热盗汗等诸虚百损之要穴。太溪为足少阴肾经之输穴、原穴,具有滋肾阴、退虚热之功;肾阴为五脏之阴的根本,滋肾阴能补肺阴,达到金水相生的目的。三穴相伍,肺肾同补,金水相生,使滋阴润肺功能益彰。

第三节　风寒束肺证

【概念】风寒束肺证是风寒侵袭,肺卫失宣所表现的证候。

【临床表现】咳嗽,咯少量稀白痰,气喘,微有恶寒发热,鼻塞,流清涕,喉痒,或见身痛无汗,舌苔薄白,脉浮紧。

【病机分析】肺司呼吸,外合皮毛,风寒外感,最易袭表犯肺,肺气被束,失于宣降而上逆,则为咳嗽、气喘;肺津不布,聚成痰饮,随肺气逆于上,故咯痰色白质稀;鼻为肺窍,肺气失宣,鼻咽不利,则鼻塞、流清涕、喉痒;风寒束表,卫阳被遏,不能温煦肌表,故见微恶风寒;卫阳抗邪,阳气浮郁在表,故见发热;风寒束表,凝滞经络,经气不利,故头身疼痛;寒性收引,腠理闭塞,故见无汗;舌苔薄白,脉浮紧,为感受风寒之征。

【常见病种】感冒、咳嗽、哮病、喘病等(上呼吸道感染、急慢性支气管炎、支气管哮喘等)。

【治法】疏风解表,宣肺散寒。

【处方】风门　列缺　合谷

【随病配穴】感冒配风池,咳嗽配肺俞,哮喘配定喘、肺俞、天突。

【刺灸方法】针刺泻法或平补平泻法,寒重者加灸风门。

【方义】风门为督脉于足太阳膀胱经之交会穴,为风邪侵袭之门户而名,具有疏风散寒,调理肺气之功;灸之能振奋经气,紧密腠理,固表强卫。列缺为手太阴肺经络穴,具有祛风散邪、宣肺止咳平喘之功。合谷为手阳明大肠经原穴,具有疏风解表、清泻肺气之功。列缺与合谷相伍为原络配穴法,三穴相配,使疏风解表、宣肺散寒之力益彰。

第四节　肺热炽盛证

【概念】肺热炽盛证是火热炽盛,壅积于肺,肺失清肃所表现的证候。

【临床表现】咳嗽痰稠色黄,气喘息粗,壮热口渴,烦躁不安,甚则鼻翼煽动,衄血咯血,或胸痛咯吐脓血腥臭痰,大便干结,小便短赤,舌红苔黄,脉滑数。

【病机分析】肺热炽盛,内壅肺脏,肺气上逆而为咳嗽;炼液为痰而见痰稠色黄,清肃之令不行,故气喘息粗,呼吸困难;里热蒸腾,充斥体表则肌肤灼手;内灼阴津,故口渴欲饮;热扰心神则心烦不安;若痰热交阻,壅滞肺系,气道不利,肺气闭郁,可见鼻翼煽动之危象;若热伤肺络,络损血溢,可致鼻衄、咯血;若痰热阻滞肺络,导致气滞血壅,脉络气血不得通畅,则出现胸痛;血腐化脓,则咯吐脓血腥臭痰;里热炽盛,津液被耗,肠失濡润则大便干结;化源不足则小便短赤。舌红苔黄主热,脉滑数为里热或痰热之征。

【常见病种】咳嗽、肺痈、哮喘、风温等(肺炎、急慢性支气管炎、急性肺脓肿、急性胸膜炎、支气管扩张、肺结核空洞等)。

【治法】清肺泄热。

【处方】尺泽　大椎

【随病配穴】咳嗽配肺俞、中府,肺痈配孔最、鱼际,哮喘配天突、定喘,风温配曲池、合谷。

【刺灸方法】针刺泻法或刺络放血。

【方义】尺泽为手太阴肺经之合穴,尺泽五行属水,肺五行属金,故尺泽也为本经子穴;具有疏调上焦气血,清肺热、泻肺火,降逆止咳平喘之功。大椎为手足三阳经与督脉的交会穴,督脉为"阳脉之海",具有调节全身阳经经气的作用,大椎位居督脉之高位,而具有宣通一身阳气之功,正如《玉龙歌》云:"大椎能泻胸中之热及诸热气。"二穴相伍,针刺泻法或刺络放血能使热随血出而起到泄热清肺之功。

第五节　痰浊阻肺证

【概念】痰浊阻肺证是痰湿蕴结,肺气阻滞所表现的证候。

【临床表现】咳嗽,痰多,色白、质稠或清稀,易咯,胸闷,气喘,或喉间有哮鸣声,恶寒,肢冷,舌质淡,苔白腻或白滑,脉弦或滑。

【病机分析】痰浊阻肺,肺失宣降,肺气上逆,则咳嗽,呼吸喘促,咯痰色白而黏稠,量多易咯;寒饮停肺,肺气上逆,则痰色白而清稀、量多易咯;痰气搏结,上涌气道,故喉中痰鸣,时发哮喘;痰浊或寒饮凝闭于肺,肺气不利,故胸部满闷;寒性凝滞,阳气被郁而不能外达,形体四肢失于温煦,故恶寒、肢冷;舌淡,苔白腻或白滑,脉弦或滑,为寒饮痰浊内停之象。

【常见病种】咳嗽、哮病、喘病、痰饮等(上呼吸道感染、慢性支气管炎、支气管哮喘、肺气肿、肺源性心脏病、心源性哮喘等)。

【治法】健脾除湿,调肺化痰。

【处方】肺俞　中脘　丰隆

【随病配穴】咳嗽配太渊、太白,哮喘配列缺、天突,痰饮配脾俞。

【刺灸方法】针刺泻法。

【方义】肺俞为肺之背俞穴,具有调理肺气、止咳平喘之功。中脘为胃之募穴,六腑皆取禀于胃,亦为腑会,也是任脉与手太阳、手少阳与足阳明经的交会穴,具有调理中焦、祛湿化痰之功。丰隆为足阳明胃经之络穴,别走足太阴经,能沟通脾胃二经,故本穴具有清降痰浊之功,为治痰之要穴。脾为生痰之源,肺为贮痰之器,脾失运化致痰湿上阻于肺,故取三穴相伍,使健脾调肺,除湿化痰之功益彰。

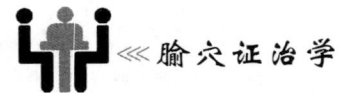

第五章　脾系证类

第一节　脾气虚证

【概念】脾气虚证是脾气虚弱,运化失职所表现的证候。

【临床表现】腹胀,纳少,食后尤甚;大便溏薄,肢体倦怠,少气懒言,面色萎黄或浮肿,或消瘦,舌淡苔白,脉缓弱。

【病机分析】脾主运化,脾气虚弱,运化失职,散精无力,故见腹胀纳少;食后脾气愈困,故食后尤甚;脾气虚,运化乏力,水湿留滞不化,流注肠中,则大便溏薄;脾为气血生化之源,脾虚化源不足,不能充养肢体、肌肉,而见肢体倦怠乏力,形体消瘦;面部失荣,故面色萎黄;脾气虚,水谷精气化源不足,宗气生成减少,故少气懒言;水湿不化,浸淫肌肤,则见浮肿;脾气虚,气血生化乏力,致气弱血虚,舌、脉失充,故见舌淡,脉缓弱。

【常见病种】胃痛、呕吐、泄泻、腹痛、便秘、痞满、胃缓、虚劳等(急慢性胃炎、慢性结肠炎、肠易激综合征、功能性便秘、胃下垂等)。

【治法】健脾益气。

【处方】足三里　气海

【随病配穴】胃痛配中脘、公孙,呕吐配下脘、内关,泄泻配建里、天枢,腹痛配神阙,便秘配天枢,痞满配梁门,胃缓配不容、承满,虚劳配脾俞。

【刺灸方法】针刺补法,可灸。

【方义】足三里为胃经合穴、下合穴,又为四总穴之一,是足阳明胃经经气会合于脏腑的部位。阳明为多气多血之经,且足阳明胃经与足太阴脾经相表里,脾胃为后天之本,气血生化之源,故本穴具有健脾和胃,益气生血之功。气海为任脉腧穴,为生气之海,亦为肓之原穴,具有益气补虚之功,为治气虚诸病之要穴,正如《胜玉歌》云:"诸般气症从何治,气海针之灸亦宜。"两穴相伍,协力而行,使气血生化有源,使健脾益气之功益彰。

第二节　中气下陷证

【概念】中气下陷证是脾气亏虚,升举无力而反下陷所表现的证候。

【临床表现】脘腹垂坠作胀,食后益甚,或便意频数,肛门坠重,或经久大便溏泄,甚则脱肛,或子宫下垂,或小便浑浊如米泔水,并伴见气短乏力,倦怠懒言,头晕目眩,面白无华,食少便溏,舌淡苔白,脉缓弱。

【病机分析】脾气主升,能升发清阳,举托内脏,脾气虚衰,升举无力,内脏失于举托,故脘腹垂坠作胀,食后更甚;中气下陷故便意频数,肛门坠重,或久泻不止,甚则脱肛,或子宫下垂;脾主散精,脾虚气陷,致精微不能正常输布而反下流入膀胱,故小便浑浊如米泔水;清阳不升,头目失养,故头晕目眩;脾气虚弱,健运失职,故食少便溏;化源亏乏,故气短乏力,倦怠懒言,面白无华,舌淡白,脉缓弱。

【常见病种】胃缓、泄泻、阴挺、膏淋、尿浊、癃闭、遗尿等(胃下垂、肾下垂、脱肛、子宫下垂、慢性肠炎、慢性痢疾、乳糜尿、尿潴留等)。

【治法】益气健脾,升阳固脱。

【处方】百会　气海　脾俞

【随病配穴】胃缓配中脘,泄泻配足三里,阴挺配关元、维道,膏淋、尿浊配肾俞、三阴交,癃闭配膀胱俞、中极,遗尿配肾俞、关元。

【刺灸方法】针刺补法,重灸。

【方义】百会为督脉与手足阳经之交会穴,气为阳,统于督脉,故灸之可振奋阳气,有升提收摄之功。气海为任脉经穴,为生气之海,亦为肓之原穴,能益气固脱,调补下焦气机。《胜玉歌》云:"诸般气症从何治,气海针之灸亦宜";《行针指要歌》云:"或针虚,气海丹田委中奇。"脾俞为足太阳膀胱经穴,为背俞穴。是脾气转输、输注之所,为治脾病之重要腧穴,能补脾阳、益营血。三穴相伍,使健脾益气,升阳固脱之功益彰。

第三节　脾阳虚证

【概念】脾阳虚证是脾阳虚衰,失于温运,阴寒内生所表现的虚寒证候。

【临床表现】纳少腹胀,腹痛绵绵,喜温喜按,形寒气怯,四肢不温,面白不华或虚浮,大便稀溏,或见肢体浮肿,小便短少,或妇女带下量多而清稀色白,舌淡胖或有齿痕,苔白润,脉沉迟无力。

【病机分析】脾阳虚衰,运化失权,故纳少腹胀,大便稀溏;阳虚阴盛,寒从内生,寒凝气滞,故腹痛喜温喜按;阳虚温煦之力不足,故见形寒气怯,四肢不温,面白不华或虚浮;若脾阳虚,水湿不化,泛溢于肌肤,则见肢体浮肿;水湿下注,损伤带脉,则见妇女带下量多而清稀色白;舌淡胖或有齿痕,苔白润,脉沉迟无力,均为阳虚,水寒之气内盛之征。

【常见病种】胃痛、呕吐、泄泻、腹痛、痞满、呃逆、虚劳、痰饮、肥胖、带下病等(急慢性胃炎、慢性结肠炎、肠易激综合征、功能性便秘、单纯性肥胖、白带异常等)。

【治法】温阳健脾。

【处方】脾俞　关元

【随病配穴】胃痛配足三里、上脘,呕吐配隐白、内关,泄泻配太白、足三里,腹痛配天枢、下脘,痞满配章门、中脘,呃逆配中脘、内关,虚劳配足三里、肾俞,痰饮配丰隆,肥胖配关门。

【刺灸方法】针刺补法,宜灸。

【方义】脾俞为足太阳膀胱经穴,为脾之背俞穴,是脾气转输、输注之所,为治脾病重要腧穴,能补脾阳、益营血。《千金方》云:"虚劳尿白浊,灸脾俞一百壮。"《医宗金鉴》云:"小儿慢脾风证。"《针灸大成》:"主腹胀,引胸背痛,多食身瘦……黄疸,善欠,不嗜食。"关元为小肠募穴,为足三阴经与任脉之交会穴,为精血之室、元气之所,是人生命的根本所在。有固本培元,益气固脱之功。《太平圣惠方》:"引岐伯云,但是积冷虚乏病,皆宜灸之。"《类经图翼》:"此穴当人身上下四旁之中,故又名大中极,乃男子藏精,女子畜血之处。"脾俞补脾阳、益营血,补益后天生化之源,关元培补元气根本。两穴相伍,温中健脾之功益彰。

第四节　脾虚血亏证

【概念】脾虚血亏证是脾气虚弱,生血不足所表现的证候。

【临床表现】食少,腹胀,便溏,头晕,疲乏,妇女闭经、月经后期、量少,面白,舌淡,脉细无力。

【病机分析】脾虚运化失权,故食少腹胀;食入不消,清浊不分,注入肠道,则见便溏;脾为气血生化之源,脾虚化源不足,血虚不能上荣于头面,故头晕、面白;不能充养筋肉,而见疲乏;血海不足,冲任血少而见月经后期、月经量少,甚则闭经;舌淡,脉细无力为脾虚血亏,无以充养脉道,上荣于舌之征。

【常见病种】不寐、眩晕、泄泻、痿证、月经量少、月经后期、闭经等(失眠、贫血、吸收不良综合征、脊髓亚急性联合变性、月经不调、闭经等)。

【治法】健脾养血。

【处方】膈俞　脾俞　足三里

【随病配穴】不寐配心俞、申脉、照海,眩晕配百会,泄泻配中脘、天枢,痿证配阳陵泉、悬钟,月经量少、月经后期配归来、三阴交,闭经配合谷、三阴交。

【刺灸方法】针刺补法,宜灸。

【方义】膈俞为膀胱经穴,为血会,善调理脏腑之血,具有养血和血之功,用于血虚及一切血证。《类经图翼》云:"此血会也,诸血病者皆宜灸之,如吐血衄血不已,虚损昏晕,血热妄行,心肺二经呕血,脏毒便血不止。"《医宗金鉴》:"更治一切失血症。"脾俞为足太阳膀胱经穴,为背俞穴,是脾气转输、输注之所,为治脾病重要腧穴,能补脾阳、益营血。足三里为胃经合穴、下合穴,又为四总穴之一,具有调和气血,补中益气,强壮保健之功。三穴相伍,共奏健脾养血之功。

第五节　脾虚水泛证

【概念】脾虚水泛证是脾阳虚衰,温运失职,水湿内停所表现的证候。

【临床表现】食少,腹胀,便溏,面浮肢肿,畏冷肢凉,或有腹水,神疲乏力,面白,舌淡胖,苔白滑,脉濡或弱。

【病机分析】脾阳虚衰,运化失权,故纳少腹胀,大便稀溏;水谷精微运化乏力,失于敷布,肢体失养,而见神疲乏力;阳虚阴寒内盛,温煦无力,故见畏冷肢凉,面白;脾阳虚,水浊不化,可见腹水,泛溢于肌肤,则见面浮肢肿;舌淡胖,苔白滑,脉濡或弱均为脾阳虚衰,水寒之气内盛之征。

【常见病种】泄泻、虚劳、胃饮、脾水等(慢性结肠炎、肠易激综合征、慢性胃炎、营养不良性腹水等)。

【治法】健脾行水。

【处方】脾俞　水分　阴陵泉

【随病配穴】泄泻配天枢、足三里,胃缓配中脘、足三里,虚劳配百会、气海,胃饮、脾水配三阴交、气海。

【刺灸方法】脾俞针刺补法,水分、阴陵泉针刺平补平泻法。

【方义】脾俞为足太阳膀胱经腧穴,是脾气转输、输注之所,为治脾病重要腧穴,具有补脾阳、益营血、助运化、利水湿之功。《素问·至真要大论》云:"诸湿肿满,皆属于脾",故此证以健脾为治本之法。水分为任脉经腧穴,内与小肠相应,穴为水液入膀胱,渣滓入大肠之泌别清浊处,具有利水消肿,健脾和胃之功。对此穴《类经图翼》有云:"治水病腹胀,黄肿如鼓,冲胸不得息,绕脐痛,肠鸣泄泻,小便不通,小儿陷囟。"阴陵泉为脾经腧穴,乃本经合穴,为本经脉气所入之处,具有健脾消肿,清热利湿之功。阴陵泉与水分伍用出自《百症赋》:"阴陵、水分,去水肿之脐盈。"指出二穴为治疗腹水之要穴。脾俞健脾治本,水分、阴陵泉治标为主,标本同治,三穴相伍,健脾行水之功益彰。

第六节　脾虚湿困证

【概念】脾虚湿困证是脾气虚弱,水湿内停所表现的证候。

【临床表现】食少,腹胀,便溏,身体困重,或有微肿,舌淡胖,苔白润或腻,脉濡缓。

【病机分析】脾气虚弱,运化失健,致胃之受纳、腐熟不力,故食少、腹胀;脾主运化水湿,脾虚则运化乏力,水湿留滞不化,流注肠中,则大便溏薄;湿性重着,泛溢肢体,而见身体困重;水湿不运,泛溢肌肤,则肢体微肿;舌淡胖,苔白润或腻,脉濡缓均为脾气虚弱,水湿内停之征。

【常见病种】胃胀、呕吐、泄泻、腹痛、痞满、肥胖、脾水等(急慢性胃炎、慢性结肠炎、肠易激综合征、单纯性肥胖症、营养不良性腹水等)。

【治法】健脾利湿。

【处方】阴陵泉　足三里

【随病配穴】胃胀配中脘,呕吐配内关、公孙,泄泻配天枢、上巨虚,腹痛配章门、滑肉门,痞满配中脘,肥胖配天枢、关门,脾水配脾俞、水分、三阴交。

【刺灸方法】阴陵泉针刺平补平泻,足三里、脾俞针刺补法。

【方义】阴陵泉为足太阴脾经合穴,具有健脾胃,化湿滞,促气化之功,正如《杂病穴法歌》云:"心胸痞满阴陵泉""小便不通阴陵泉"。足三里为足阳明经经穴,为本经合穴、下合穴,具健脾和胃,益气生血之功。脾为后天之本,气血津液生化之源,喜燥恶湿,脾虚运化失职,则湿蕴不化。脾胃同居中焦,互为表里。脾主运化,胃主受纳;脾主升,胃主降。两者功用相辅相成,亦常同病。阴陵泉、足三里分别为脾经、胃经之合穴。"合治内府",二穴伍用,表里相合,一脏一腑,一阴一阳,一运一纳,一升一降,共奏健脾利湿之功。

第七节　胃阴虚证

【概念】胃阴虚证是胃阴不足,胃失濡润、和降所表现的证候。

【临床表现】胃脘隐隐灼痛,饥不欲食,口燥咽干,大便干结,或胃脘嘈杂、痞胀,或干呕呃逆,舌红少津,脉细数。

【病机分析】胃阴不足,则胃阳偏亢,虚热内生,热郁胃中,胃气不和,致胃脘部隐痛,饥不欲食;胃阴亏虚,上不能滋润咽喉,则口燥咽干,下不能濡润大肠,故大便干结;胃失阴液滋润,胃气不和,可见胃脘嘈杂、痞胀,阴虚热扰,胃气上逆,可见干呕呃逆;舌红少津,脉象细数为阴虚内热之征。

【常见病种】胃痛、呕吐、噎膈、呃逆、虚劳、便秘等(慢性胃炎、食管炎、贲门痉挛、肠易激综合征、习惯性便秘等)。

【治法】养阴和胃。

【处方】胃俞　中脘　三阴交

【随病配穴】胃痛配梁丘,呕吐配内关、足三里,噎膈配膈俞、期门,呃逆配水突、气舍、气户,虚劳配脾俞、足三里,便秘配照海、天枢。

【刺灸方法】针刺补法。

【方义】胃俞为足太阳膀胱经腧穴,为胃之背俞穴,又是治疗胃病之要穴而名,具有调胃和中,消胀除满之功。中脘又名太仓,为任脉腧穴,又是胃之募穴、腑会穴、任脉与手太阳、手少阳、足阳明经之交会穴,具有调理中焦,调畅气机之功。三阴交为足太阴脾经腧穴,为足三阴经之交会穴,具有滋阴健脾和胃之功。胃俞、中脘相伍为俞募配穴,调胃和中,促气血化生;三阴交补阴养血,使阴液得复,胃得濡养,三穴相伍,共奏养阴和胃之功。

第八节　胃火[热](炽盛)证

【概念】胃火[热](炽盛)证是由于胃中火热炽盛,胃失和降所表现的实热证候。

【临床表现】胃脘灼痛,拒按,口渴喜冷饮,或消谷善饥,或口臭、牙龈肿痛、齿衄,大便秘结,小便短黄,舌红苔黄,脉滑数。

【病机分析】热炽胃中,胃气不畅,故胃脘灼痛;胃热炽盛,耗津灼液,则渴喜冷饮;机能亢进,则消谷善饥;胃络于龈,胃火循经上熏,气血壅滞,故见牙龈肿痛;胃中浊气上逆则口臭;血络受伤,血热妄行,可见齿衄;热盛伤津耗液,肠道失润故见大便秘结,津伤尿源不充,故小便短黄;舌红苔黄,脉滑数为胃热内盛之征。

【常见病种】胃痛、虚劳、便秘、消渴、血证(鼻衄、齿衄)、喉痹、牙痛等(急慢性胃炎、肠易激综合征、习惯

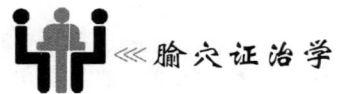

性便秘、糖尿病、牙龈出血、鼻出血、急慢性扁桃体炎、牙周炎等）。

【治法】清胃泻火。

【处方】内庭　合谷

【随病配穴】胃痛配梁丘、上脘，虚劳、便秘配腹结、上巨虚，消渴配脾俞、胃俞、三阴交，血证（鼻衄配巨髎、孔最，齿衄配承浆、二间），喉痹配天突，加商阳点刺出血，牙痛配颊车、下关。

【刺灸方法】针刺泻法。

【方义】内庭为足阳明胃经荥穴，五行属水，亦为本经子穴，具有清泻胃火，和胃化滞，理气止痛之功。根据"荥主身热"之理论，针刺泻法使其清泻胃热之力尤甚。合谷为手阳明大肠经原穴，又是四总穴之一，具有清热退热，通调肠腑之功。两穴伍用出自《长桑君天星歌秘诀》："寒疟面肿及肠鸣，先取合谷后内庭。"两穴相伍，为同名经配穴，同经相应，同气相求，使清胃泻火力之功益彰。

第九节　寒邪犯胃证

【概念】寒邪犯胃证是寒邪侵袭胃脘，胃失和降所表现的证候。

【临床表现】胃脘冷痛、痛势急剧、遇寒加剧，得温则减，恶心呕吐，吐后痛缓，口淡不渴，或口泛清水，腹泻清稀，或腹胀便秘，面白或青，恶寒肢冷，苔白润，脉弦或沉紧。

【病机分析】寒邪在胃，胃阳被困，故胃脘冷痛；证情属实，则痛势急剧；寒则邪更盛，温则寒气散，故遇寒痛增而得温则减；胃气上逆，则恶心呕吐；吐后气滞暂缓故痛减；胃气虚寒，不能温化精微，致水液内停而为水饮，水饮不化随胃气上逆，可见口淡不渴，口泛清水；若寒邪侵犯肠道，传导失司，则见腹泻清水；寒凝气阻，可见腹胀便秘；寒邪伤阳，阻遏阳气，不能外达故面白或青，恶寒肢冷；苔白润，脉弦或沉紧为阴寒内盛，凝阻气机之征。

【常见病种】胃痛、腹痛、呕吐、呃逆、泄泻、便秘、痢疾等（急慢性胃炎、功能性消化不良、胃溃疡、胃肠痉挛、肠易激综合征、炎症性肠病、细菌性痢疾、阿米巴痢疾等）。

【治法】温胃散寒。

【处方】足三里　合谷　中脘

【随病配穴】胃痛配梁丘、公孙，腹痛配天枢，呕吐配内关，呃逆配天突、关元，泄泻配神阙（灸）、上巨虚，便秘配照海、支沟，痢疾配阴陵泉、天枢。

【刺灸方法】针刺平补平泻法，中脘可灸。

【方义】足三里为足阳明胃经腧穴，为本经合穴、下合穴，为胃经脉气所入，又为四总穴之一。具有调理胃肠，理气消胀，化积导滞，行气止痛之功。合谷为手阳明大肠经原穴，又是四总穴之一，具有疏风解表，通降肠胃之功。中脘为任脉腧穴，又是胃之募穴、腑会穴、任脉与手太阳、手少阳、足阳明经之交会穴，其内为胃，具有调理中焦，调畅气机之功。足三里、合谷相伍为同名经配穴，合谷轻清主气，以升散为主，足三里重浊下行，以降浊为要，二穴相配一升一降，升清降浊，使调理胃肠，理气消胀，行气止痛之功益彰。配以中脘用灸法，直达病所，三穴共伍，共奏温胃散寒之功。

第十节　肠热腑实证

【概念】肠热腑实证是邪热入里，与肠中糟粕相搏，燥屎内结所表现的里实热证候。在六经辨证中称为阳明腑证，卫气营血辨证中属气分证，三焦辨证中属中焦证。

【临床表现】高热，或日晡潮热，汗多，口渴，脐腹部胀满硬痛、拒按，大便秘结，或热结旁流，气味恶臭，小便短黄，甚则神昏谵语、狂乱，舌质红，苔黄厚而燥，或焦黑起刺，脉沉数（或沉实）有力。

【病机分析】里热炽盛，伤津耗液，肠道失润，邪热与肠中燥屎内结，腑气不通，故脐腹部胀满硬痛而拒按，大便秘结；大肠属阳明，经气旺于日晡，故日晡发热更甚；若燥屎内积，邪热迫津下泄，则泻下青黑色恶臭粪水，称为"热结旁流"；肠热壅滞，腑气不通，邪热与秽浊上熏，侵扰心神，可见神昏谵语，精神狂乱；里热熏蒸，迫津外泄，则高热，汗出口渴，小便短黄；实热内盛，故舌质红，苔黄厚而干燥，脉沉数有力；若燥屎与邪热互结，煎熬熏灼，则舌苔焦黑起刺；阻碍脉气运行，则脉来沉迟而有力。

【常见病种】腹痛、泄泻、便秘、内伤发热、痢疾等（急慢性胃肠炎、功能性消化不良、肠易激综合征、炎症性肠病、细菌性痢疾、阿米巴痢疾等）。

【治法】泄热通腑。

【处方】上巨虚　内庭

【随病配穴】腹痛配天枢、足三里，泄泻配胃俞、大肠俞，便秘配支沟、天枢，内伤发热配曲池、合谷。

【刺灸方法】针刺泻法。

【方义】上巨虚为足阳明胃经腧穴，手阳明大肠经之下合穴，具有调理肠胃，理肠通便之功。正如《针灸甲乙经》云："大肠又热，肠鸣腹满，侠脐痛，食不化，喘不能久立，巨虚上廉主之；小便黄，肠鸣相逐，上廉主之；飧泄，大肠痛，巨虚上廉主之。"内庭为足阳明胃经荥穴，亦为本经子穴，具有清泻胃火，消积导滞，理气止痛之功。根据"荥主身热"之理论，针刺泻法能增强其清热泻火之功。两穴相伍，针刺泻法，共奏泄热通腑之功。

第十一节　肠道湿热证

【概念】肠道湿热证是湿热侵犯肠道，传导失职所表现的证候。

【临床表现】腹胀腹痛，下痢脓血，或暴注下迫，里急后重，或腹泻不爽、粪质黏稠腥臭，肛门灼热，身热口渴，小便短黄，舌质红，苔黄腻，脉滑数。

【病机分析】湿热之邪侵犯肠道，阻滞气机，则腹胀腹痛；湿热下注，损伤肠络，瘀热互结，则下痢脓血；湿热之邪侵袭肠道，气机紊乱，水液下趋，则暴注下迫；火性急迫而湿性黏滞，湿热疫毒侵犯，肠道气机阻滞，则腹痛阵作而欲泻，却排便不爽，肛门滞重，呈里急后重之征；肠道湿热不散，秽浊蕴结不泄，则腹泻不爽，粪质黄稠、秽臭，排便时肛门有灼热感；湿热蒸达于外，则身热；热邪伤津，泻下耗液，则口渴，小便短少；舌质红，苔黄腻，脉滑数均为湿热内蕴之征。

【常见病种】泄泻、痢疾、腹痛、肠痈等（急慢性胃肠炎、肠易激综合征、细菌性痢疾、阿米巴痢疾、霍乱、伤寒、阑尾炎等）。

【治法】清利湿热。

【处方】天枢　合谷　上巨虚

【随病配穴】泄泻配足三里，痢疾配内庭、曲池，腹痛配中脘，肠痈配内庭、曲池、十宣。

【刺灸方法】针刺泻法。

【方义】天枢为足阳明胃经腧穴，为中、下焦之气升降出入之枢纽而名，具有疏调大肠，调中和胃，扶土化湿之功。合谷为手阳明大肠经原穴，具有清热泻热，通降肠胃之功。上巨虚为足阳明胃经腧穴，手阳明大肠经之下合穴，具有清热利湿，调理肠胃，理肠通便之功。三穴相伍，同走大肠，共奏清利湿热之功。

第十二节　食滞胃肠证

【概念】食滞胃肠证是饮食停滞胃肠所表现的证候。

【临床表现】脘腹痞胀疼痛、拒按，厌食，嗳腐吞酸，呕吐酸馊食物，吐后胀痛得减，或腹痛，肠鸣，矢气臭如败卵,泻下不爽,大便酸腐臭秽,舌苔厚腻,脉滑或沉实。

【病机分析】暴饮暴食,或饮食不慎,食滞胃肠,气失和降,阻滞不通,则脘腹痞胀疼痛、拒按;食积于内,腐熟不及,则拒于受纳,故厌恶食物;胃中未消化之食物夹腐浊之气上逆,则嗳腐吞酸,或呕吐酸馊食物;吐后宿食得以排出,故胀痛可减;食滞肠道,阻滞气机,则腹胀,腹痛,泻下不爽,肠鸣,矢气多而臭如败卵;腐败食物下注,则泻下之物酸腐秽臭;胃肠秽浊之气上蒸,则舌苔厚腻;脉滑或沉实,均为食积之征。

【常见病种】胃脘痛、呕吐、泄泻、痞疾、小儿积滞等(急慢性胃炎、胃溃疡、幽门梗阻、小儿疳积、胃肠神经官能症、消化不良等)。

【治法】消积导滞。

【处方】梁门　足三里

【随病配穴】胃脘痛配中脘、内庭,呕吐配璇玑、下脘、内关,泄泻配章门、上巨虚,痞疾配四缝、脾俞、胃俞,小儿积滞配天枢、里内庭。

【刺灸方法】针刺泻法。

【方义】梁门为足阳明胃经腧穴,内当胃脘,为胃气出入之门户,具有和胃降逆,消积化滞之功。正如《针灸甲乙经》云:"腹中积气结痛,梁门主之。"《针灸大成》云:"主胁下积气,饮食不思,大肠滑泻,完谷不化。"足三里为胃经合穴、下合穴,又为四总穴之一,"合治内腑",故本穴具有健脾和胃,消积导滞,理气消胀,行气止痛之功。梁门为近端病所取穴,足三里为循经远道配穴,二者相伍,一上一下,协力而行,共奏消积导滞,和胃降逆之功。

第六章　肝系证类

第一节　肝阴虚证

【概念】肝阴虚证是肝之阴液亏损,阴不制阳,虚热内扰所表现的证候。

【临床表现】头晕眼花,两目干涩,视力减退,面部烘热或颧红,口咽干燥,五心烦热,潮热盗汗,或见手足蠕动,或胁肋隐隐灼痛,舌红少津,脉弦细而数。

【病机分析】肝阴不足,不能上滋头目,故头晕眼花,两目干涩,视力减退;肝络失养,且为虚火所灼,疏泄失职,故胁肋隐隐灼痛;筋脉失养,则手足蠕动。阴虚不能制阳,虚热内蒸,故五心烦热,午后潮热;虚火内灼营阴,则为盗汗;虚火上炎,故面部烘热或颧红。阴液不能上承,则口干咽燥。舌红少津,脉弦细数,为肝阴不足,虚热内炽之征。

【常见病种】眩晕、青盲、喉痹、盗汗、胁痛等(高血压病、青光眼、扁桃体炎、自主神经功能紊乱、肝炎等)。

【治法】滋阴柔肝,清泻虚火。

【处方】肝俞　行间

【随病配穴】眩晕配百会、太冲,青盲配睛明、光明,喉痹配廉泉、列缺,盗汗配太溪、复溜、照海,胁痛配期门。

【刺灸方法】肝俞针刺补法,行间针刺平补平泻法。

【方义】肝俞为膀胱经腧穴,为肝脉经气所输注于背部之背俞穴,肝主藏血,其治在血,血属阴,具有滋阴柔肝,养血明目之功。行间为肝经荥穴,五行属火,为足厥阴肝经经气所溜之处。"荥主身热",故本穴具有清肝泻火之功。本穴泻之能泻肝经实火,平补平泻能泻肝经虚火。二者相伍,上下相配,协力而行,共奏滋阴柔肝,清泻虚火之功。

第二节　肝血虚证

【概念】肝血虚证是肝血不足,所系组织器官失养所表现的证候。

【临床表现】头晕目眩,面白无华,爪甲不荣,视物模糊或夜盲,或见肢体麻木,关节拘急不利,手足震颤,肌肉瞤动,或见妇女月经量少,色淡,甚则闭经,舌淡,脉细。

【病机分析】肝开窍于目,在体为筋,其华在爪。肝血不足,目失所养,故目眩,视物模糊或夜盲;筋失其养,则肢体麻木,关节拘急不利,手足震颤,肌肉瞤动;女子以肝为先天,肝血不足,血海空虚,故月经量少,色淡,甚则闭经;血虚不能上荣头面,故面白无华,头晕;舌淡,脉细,为血虚之象。

【常见病种】眩晕、青盲、夜盲、颤震、月经过少、闭经等(低血压病、贫血、青光眼或夜盲、帕金森病、月经量少、闭经等)。

【治法】补养肝血。

【处方】肝俞　足三里

【随病配穴】眩晕配百会、血海,青盲、夜盲配睛明、光明,颤震配百会、阳陵泉,月经过少配次髎、血海、关元,闭经配关元、三阴交。

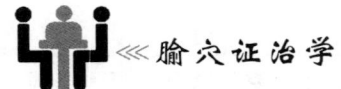

【刺灸方法】针刺补法,可灸。

【方义】肝俞为肝之背俞穴,内应肝脏,具有补血养肝,调和气血之功。足三里为足阳明胃经腧穴,为胃之合穴,是胃气合于脏腑之所,又为胃之下合穴、四总穴之一。脾胃为后天之本,气血生化之源,阳明经亦为多气多血之经,故本穴具有补益气血,强壮保健之功。肝俞、足三里伍用出自《玉龙歌》:"肝家血少目昏花,宜补肝俞力更加,更把三里频泻动,还光益血自无差。"二者相伍,补气生血,使肝血充盈,组织得养,共奏补血养肝之功。

第三节　肝阳上亢证

【概念】肝阳上亢证是肝肾阴亏,肝阳亢扰于上所表现的上实下虚证候。

【临床表现】眩晕耳鸣,头目胀痛,面红目赤,急躁易怒,失眠多梦,腰膝酸软,头重脚轻,舌红少津,脉弦或弦细数。

【病机分析】肝为刚脏,体阴用阳,肝肾之阴不足,阴不制阳,肝阳升发太过,血随气逆,亢扰于上,故见眩晕,耳鸣,头目胀痛,面红目赤,失眠多梦;肝性失柔,则急躁易怒;肝主筋,肾主骨,腰为肾之府,肝肾阴亏,筋骨失养,故见腰膝酸软无力;阴亏于下,阳亢于上,上实下虚,故头重脚轻,行走飘浮;舌红少津,脉弦或弦细数,为肝肾阴亏,肝阳亢盛之征。

【常见病种】眩晕、耳鸣、赤眼、头痛、不寐、腰痛、中风等(高血压病、耳鸣、流行性结膜炎、头痛、自主神经功能紊乱、腰肌劳损、脑血管意外等)。

【治法】平肝潜阳。

【处方】太冲　合谷

【随病配穴】眩晕配百会、太溪,耳鸣配听宫、中渚,赤眼配太阳、瞳子髎,头痛配太阳、百会、率谷,不寐配内关、神门、安眠,腰痛配委中、肾俞,中风配百会、水沟、太溪。

【刺灸方法】针刺泻法。

【方义】太冲为足厥阴肝经输穴、原穴,五行属土,为肝经元气汇集之处。厥阴为多血少气之经,且肝为脏,属阴,肝藏血,主疏泄,如《素问·至真要大论》云:"诸风掉眩,皆属于肝。"故本穴具有疏肝理气、平肝息风之功。合谷为手阳明大肠经原穴,阳明为多气多血之经,故本穴具有调和气血,行气开窍,镇静安神之功。合谷主气,太冲主血,二穴相伍,名曰"四关",一气一血,相互为用,共奏平肝潜阳之功。

第四节　肝郁气滞证

【概念】肝郁气滞证是肝失疏泄,气机郁滞所表现的证候。

【临床表现】情志抑郁易怒,喜叹息,胸胁或少腹闷胀窜痛,或咽部梅核气,或颈部瘿瘤、癥瘕,妇女乳房胀痛,月经不调,痛经。

【病机分析】肝气郁结,经气不利,故见肝经所过部位胸胁、乳房、少腹胀闷疼痛或窜动作痛;肝气郁结,不得条达疏泄,则情志抑郁,久郁不解,失其柔顺舒畅之性,而见急躁易怒;气郁生痰,痰随经气流动,搏结于咽则见梅核气,积聚于颈项则见瘿瘤;气病及血,气滞血瘀,冲任不调,而见月经不调或经行腹痛;气聚血结或酿癥瘕。

【常见病种】胁痛、月经不调、经行腹痛、乳癖、梅核气、脏躁、郁病等(胆囊炎、月经不调、痛经、乳腺增生、慢性咽炎、更年期综合征、抑郁症等)。

【治法】疏肝理气。

【处方】期门　太冲

【随病配穴】胁痛配日月、阳陵泉,月经不调配三阴交,经行腹痛配地机、三阴交,乳癖配膻中、乳根,梅核气配天突,脏躁配百会,郁证配神门。

【刺灸方法】针刺泻法。

【方义】期门为肝之募穴,是足厥阴肝经经气汇集之处,又是足厥阴与足太阴经、阴维脉的交会穴。肝脉布两胁,肝为藏血之脏,故本穴具有疏肝理气,消痞散结之功。太冲为肝经之输穴、原穴,为肝经通道所在,元气所居之处,具有疏肝理气,清肝平肝之功,为治疗肝失疏泄之要穴。二者相伍,协力而行,使疏肝解郁,理气止痛之功益彰。

第五节 寒凝肝脉证

【概念】寒凝肝脉证是寒邪侵袭,凝滞肝经所表现的以肝经循行部位冷痛为主症的证候。又称寒滞肝经证,简称肝寒证。

【临床表现】少腹冷痛,阴部坠胀作痛,或阴囊收缩隐痛,得温则减,遇寒加甚,或见巅顶冷痛,形寒肢冷,舌淡苔白润,脉象沉紧或弦紧。

【病机分析】足厥阴肝经绕阴器,循少腹,上巅顶。寒性收引凝滞,寒袭肝经,阳气被遏,气血运行不畅,经脉挛急,故见少腹冷痛牵引睾丸坠胀冷痛,或见巅顶冷痛;寒为阴邪,阻遏阳气而不布,故见形寒肢冷;寒则气血凝涩,故疼痛遇寒加剧,得热痛减;舌淡苔白润,脉沉紧或弦紧,均为寒盛之象。

【常见病种】腹痛、痛经、疝气、头痛等(结肠炎、痛经、急性睾丸炎、头痛等)。

【治法】温经散寒,调理冲任。

【处方】归来 太冲 关元

【随病配穴】腹痛配天枢、足三里,痛经配地机、次髎,疝气配气冲、三阴交,头痛配百会、太阳。

【刺灸方法】针刺泻法,归来、关元宜灸。

【方义】归来为足阳明胃经腧穴,既可纳气归元,又可治气分病使其复原而名。具有暖宫散寒,行气止痛之功。太冲为足厥阴肝经输穴、原穴,五行属土,为肝经元气汇集之处。肝经所过,入毛中,环阴器,抵小腹,且肝主疏泄,故本穴具有疏肝理气,活血通经之功。关元为任脉腧穴,小肠募穴,为足三阴经与任脉之交会穴,乃元阴元阳交关之所。任脉为"阴脉之海,主胞胎",故本穴具有暖宫固精,补益元气之功。归来、关元灸之,能温经暖宫,散寒通络,配以太冲疏理肝经经气,三穴相伍,共奏温经散寒,调理冲任之功。

第六节 胆郁痰扰证

【概念】胆郁痰扰证是痰热内扰,胆失疏泄所表现的证候。

【临床表现】胆怯易惊,惊悸不宁,失眠多梦,烦躁不安,胸胁闷胀,善太息,头晕目眩,口苦,呕恶,舌红,苔黄腻,脉弦数。

【病机分析】胆为清净之府,主决断,痰热内扰,胆气不宁,故见胆怯易惊,胆失疏泄,气机不利,故胸胁闷胀,善太息;痰热内扰心神,则烦躁不安,惊悸不宁,失眠多梦;胆脉络头目,痰热循经上犯,故见头晕目眩;胆热犯胃,胃失和降,胃气上逆,则见呕恶;热迫胆气上溢,则口苦;舌红,苔黄腻,脉弦数,为痰热内蕴之征。

【常见病种】心悸、不寐、胁痛、眩晕、痞满等(心神经官能症、神经衰弱、胆囊炎、高血压病、慢性胃炎等)。

【治法】疏肝解郁,清胆化痰。

【处方】侠溪 丰隆

【随病配穴】心悸配内关、间使,不寐配百会、安眠,胁痛配期门、日月,眩晕配百会、太冲,痞满配梁门、上脘。

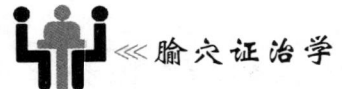

【刺灸方法】针刺泻法。

【方义】侠溪为足少阳胆经之荥穴,五行属水,荥主身热,故本穴具有疏解少阳经气,清热泻火,疏肝利胆之功。丰隆为足阳明胃经之络穴,别走足太阴经,能沟通脾胃二经,脾为生痰之源,胃为水谷之海,主降,故本穴具有清降痰浊,化痰和胃,健脾宁神,疏经通络之功。二穴相伍,协力而行,共奏疏肝解郁,清胆化痰之功。

第七节 肝胆湿热证

【概念】肝胆湿热证是湿热蕴结肝胆,疏泄功能失职所表现的证候。

【临床表现】胁肋灼热胀痛,厌食腹胀,口苦,泛呕,大便不调,小便短赤,或见寒热往来,身目发黄,或阴部瘙痒,或带下色黄秽臭,舌红苔黄腻,脉弦数或滑数。

【病机分析】湿热内阻肝胆,疏泄失职,气机不畅,故胸胁灼热胀痛;湿热郁蒸,胆气上溢,则口苦;胆汁不循常道而外溢,则见身目发黄;邪居少阳胆经,枢机不利,正邪相争,故见寒热往来;湿热郁阻,脾胃升降、纳运功能失司,故见厌食腹胀,泛呕,大便不调;足厥阴肝经绕阴器,若湿热之邪循经下注,可见阴部瘙痒,女子带下色黄秽臭,小便短赤;舌红苔黄腻,脉弦数或滑数,均为湿热内蕴之象。

【常见病种】胁痛、疳证、黄疸、疟疾、阴痒、带下病等(带状疱疹、小儿营养不良、肝硬化、疟疾、阴道炎、盆腔炎等)。

【治法】疏肝利胆,清热利湿。

【处方】曲泉　阳陵泉

【随病配穴】胁痛配支沟、相应夹脊穴,疳证配四缝、中脘、足三里,黄疸配至阳、阴陵泉、胆俞,疟疾配间使、大椎,阴痒配蠡沟、三阴交,带下病配带脉、阴陵泉。

【刺灸方法】针刺泻法。

【方义】曲泉为足厥阴肝经合穴,乃本经脉气所入,五行属水,具有清肝泻胆,清热利湿,缓急止痛,调经止带之功。阳陵泉为足少阳胆经合穴,五行属土,又为筋会,是胆气在此合于脏腑之处。《素问·灵兰秘典论》曰:"胆者,中正之官,决断出焉",故本穴具有疏肝利胆,清热利湿,疏通经络之功。二合穴相伍,一内一外,一水一土,相互制约,相互促进,使疏肝利胆,清热利湿之功益彰。

第七章　肾系证类

第一节　肾气虚证

【概念】肾气虚证是肾气亏虚,失于封藏、固摄所表现的证候。

【临床表现】面色淡白,腰腿乏力,神疲乏力,反应迟钝,小便频数而清,或尿后余沥不尽,或遗尿,或夜尿频多,或小便失禁,男子滑精、早泄,女子月经淋漓不尽,或带下清稀量多,或胎动易滑,舌淡,苔白,脉弱。

【病机分析】肾气亏虚,腰膝、脑神失养,则腰腿乏力,反应迟钝,神疲乏力;肾气亏虚,固摄无权,膀胱失约,则小便频数清长,尿后余沥不尽,夜尿频多,遗尿,小便失禁;肾气亏虚,失于封藏,精关不固,精液外泄,则滑精、早泄;肾气亏虚,带脉失固,则带下清稀量多;冲任之本在肾,肾气不足,冲任失约,则月经淋漓不尽;肾气亏虚,胎气不固,以致胎动不安,滑胎、小产;面色淡白,舌淡,脉弱,为肾气亏虚,失于充养之征。

【常见病种】遗尿、淋证、遗精、阳萎、早泄、崩漏、带下病、滑胎等(尿路感染、尿道综合征、膀胱炎、前列腺增生、尿失禁、急慢性肾盂肾炎、男性勃起功能障碍、遗精、早泄、盆腔炎、功能失调性子宫出血、流产等)。

【治法】补肾益气。

【处方】肾俞　气海

【随病配穴】淋证配中极、膀胱俞,遗尿配中极、次髎,遗精、阳萎、早泄配次髎、三阴交、命门,崩漏配隐白、三阴交,带下病配带脉、白环俞,滑胎配关元、命门。

【刺灸方法】针刺补法,可灸。

【方义】肾俞为足少阴经之背俞穴,为肾经经气在背部输注之处,具有补肾益气,强健腰膝之功。气海为任脉腧穴,乃本经脉气所发,男子生气之海,又为大气之所归,犹百川汇集如海,故名气海。具有调补下焦气机,补肾气、益肾元、和营血、调经带,纳肾气、止虚喘之功。二穴相伍,相互促进,固下元,促气化,使补肾益气之功益彰。

第二节　肾虚水泛证

【概念】肾虚水泛证是肾的阳气亏虚,气化无权,水液泛滥所表现的证候。

【临床表现】腰膝酸软,耳鸣,身体浮肿,腰以下尤甚,按之没指,小便短少,畏寒肢凉,腹部胀满,或见心悸,气短,咳喘痰鸣,舌质淡胖,苔白滑,脉沉迟无力。

【病机分析】肾阳虚温煦失职,故畏寒肢冷,腰膝酸冷;肾阳不足,不能蒸腾气化,水湿内停,泛溢肌肤,故身体浮肿;肾居下焦,阳虚气化不行,水湿趋下,故腰以下肿甚,按之没指,小便短少;水气犯脾,脾失健运,气机阻滞,则腹部胀满;水气凌心,抑遏心阳,则心悸;水寒射肺,肺失宣降,则咳嗽气喘,喉中痰鸣;舌质淡胖,苔白滑,脉沉迟无力,为肾阳亏虚,水湿内停之征。

【常见病种】癃闭、关格、水肿、鼓胀、心悸、哮喘等(急慢性肾炎、肾病综合征、肾功能衰竭、慢性充血性心力衰竭、肝硬化、贫血、内分泌失调及营养障碍、心源性哮喘等)。

【治法】温阳利水。

【处方】肾俞　命门　水分

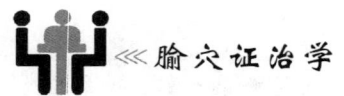

【随病配穴】癃闭、关格配三阴交、阴陵泉、膀胱俞,水肿配委阳、阴陵泉,鼓胀配肝俞、太冲,心悸配心俞、神门,哮喘配天突、定喘、肺俞。

【刺灸方法】肾俞、命门针刺补法,宜灸;水分针刺泻法。

【方义】肾俞为足少阴经之背俞穴,具有益水壮火,温阳化气,利水渗湿之功。命门为督脉经穴,当两肾之中间,是人体生命的重要门户而名。具有培元补肾,壮阳固精之功。水分为任脉腧穴,内与小肠相应,盖小肠有分清泌浊之功,本穴能分利腹部水气,主水病而名。具有健运脾土,利水消肿之功。肾俞、命门伍用,重用灸法,能增强温阳化气行水之功;三穴配伍,协力而行,使温阳补肾,利水消肿之功益彰。

第三节 肾阳虚证

【概念】肾阳虚证是肾阳亏虚,机体失却温煦所表现的虚寒证候。

【临床表现】头目眩晕,面色㿠白或黧黑,腰膝酸冷疼痛,畏冷肢凉,下肢尤甚;精神萎靡,性欲减退,男子阳萎早泄、滑精精冷,女子宫寒不孕;或久泄不止,完谷不化,五更泄泻;或小便频数清长,夜尿频多;舌淡,苔白,脉沉细无力,尺脉尤甚。

【病机分析】肾阳虚不能温运气血上养清窍,则头目眩晕;不能温运气血上荣于面,面部血络失充,故面色㿠白;肾阳虚惫,阴寒内盛,气血运行不畅,则面色黧黑;肾主骨,腰为肾之府,肾阳虚温煦失职,不能温暖腰膝,故见腰膝酸冷、疼痛;肾居下焦,肾阳虚失于温煦,故畏寒肢凉,下肢尤甚;阳虚温煦功能减弱,不能振奋精神,则精神萎靡;命门火衰,性功能减退,可引起性欲低下,男子见阳萎、早泄、滑精、精冷;女子见宫寒不孕;肾阳不足,火不暖土,脾失健运,则见久泄不止,完谷不化,五更泄泻;肾阳虚,气化失司,肾气不固,故小便频数清长,夜尿频多;舌淡苔白,脉沉细无力,尺脉尤甚,为肾阳不足之象。

【常见病种】腰痛、水肿、五更泻、多寐、阳萎、早泄、滑精、男子不育、痛经、女子不孕等(肾上腺皮质激素分泌不足、性激素分泌不足、慢性疲劳综合征、慢性肠炎、男性勃起功能障碍、遗精、早泄、不育症、痛经、女子不孕症等)。

【治法】温肾补阳。

【处方】肾俞 命门

【随病配穴】腰痛配大肠俞、阿是穴,水肿配水分、阴陵泉,五更泻配天枢、上巨虚,多寐配申脉、照海,阳萎、早泄配关元、三阴交,滑精配次髎、关元,不孕、不育配次髎、关元、足三里,痛经配地机、三阴交。

【刺灸方法】针刺补法,重灸。

【方义】肾俞为足少阴经之背俞穴,为肾气转输、输注的地方,具有益水壮火,温阳化气,强健腰膝之功。命门为督脉经穴,乃本经脉气所发,为五脏六腑之本,十二经之根,为人体真火所居之所,具有培元温阳补肾之功。肾俞、命门伍用,出自《玉龙赋》:"老者便多,命门兼肾俞而着艾。"《玉龙歌》:"肾败腰虚小便频,夜间起止苦劳神,命门若得金针助,肾俞艾灸起遭迍。"重用灸法,能增强温阳之功,激发人身元阴元阳,使二者相互滋化,生生不息。二穴相配,协力而行,使温肾补阳,复元固本之功益彰。

第四节 肾阴虚证

【概念】肾阴虚证是肾阴亏虚,失于滋养,虚热内扰的虚热证候。

【临床表现】腰膝酸软而痛,头晕,耳鸣,齿松,发脱,男子阳强易举、遗精、早泄,女子经少或经闭、崩漏,失眠,健忘,口咽干燥,形体消瘦,五心烦热,潮热盗汗,骨蒸发热,午后颧红,小便短黄,舌红少津、少苔或无苔,脉细数。

【病机分析】肾阴亏虚,腰膝失养,则腰膝酸软;阴虚精亏髓减,清窍失充,则头晕耳鸣,健忘遗事;齿为骨之余,肾之华在发,肾阴失滋,则齿松发脱;肾阴亏损,虚热内生,相火扰动,性功能亢进,则男子阳强易举,精关不固,而见遗精、早泄;肾阴亏虚,女子则月经来源不足,冲任不充,故月经量少,经闭;阴不制阳,虚火扰动,迫血妄行,则见崩漏下血;虚火上扰心神,故心烦少寐;肾阴不足,失于滋养,则口燥咽干,形体消瘦;虚火内扰,则五心烦热,潮热盗汗,骨蒸发热,午后颧红,小便短黄;舌红少苔、无苔少津,脉细数,为阴虚内热之象。

【常见病种】腰痛、眩晕、耳鸣、瘿病、失眠、阳强、早泄、滑精、闭经、崩漏、健忘等(糖尿病、高血压病、甲状腺炎、甲状腺功能亢进、更年期综合征、遗精、早泄、闭经、崩漏等)。

【治法】滋阴补肾。

【处方】太溪　阴谷

【随病配穴】腰痛配次髎、肾俞,眩晕配风池、太阳,耳鸣配耳门、听宫、听会,瘿病配天窗、大椎,失眠配神门、内关,阳强配行间、蠡沟,早泄、滑精配三阴交、次髎、命门,闭经配关元、三阴交,崩漏配隐白、三阴交,健忘配悬钟、四神聪。

【刺灸方法】针刺补法,阴虚火旺者针刺平补平泻法。

【方义】太溪为足太阴肾经输穴、原穴,五行属土为本经母穴。具有滋肾阴、退虚热,壮元阳、利三焦,补命火、理胞宫,补肝肾、强腰膝之功。虚则补其母,故本穴用补法能滋阴补肾,清降虚火。阴谷为足太阴肾经之合穴,五行属水,具有滋肾阴、清虚热、理下焦、利小便之功。二穴相伍,相互促进,使培元补肾、滋阴降火之功益彰。

第五节　肾精亏虚证

【概念】肾精亏虚证是肾精不足,脑与骨、髓失充所表现的虚弱证候。

【临床表现】小儿生长发育迟缓,身材矮小,囟门迟闭,智力低下,骨骼痿软,男子精少不育,女子经闭不孕,性欲减退,成人早衰,腰膝酸软,耳鸣耳聋,发脱齿松,健忘恍惚,神情呆钝,两足痿软,动作迟缓,舌淡,脉弱。

【病机分析】小儿肾精不充,不能主骨生髓充脑,不能化气生血,生长肌肉,则发育迟缓,身体矮小,囟门迟闭,智力低下,骨骼痿软;肾精不足,生殖无源,不能兴动阳事,故性欲减退,生育机能低下,男子表现为精少不育,女子表现为经闭不孕;成人肾精亏损,无以充髓实脑,则健忘恍惚,神情呆钝;肾之华在发,齿为骨之余,精亏不足,则发枯易脱,齿松早脱;肾开窍于耳,脑为髓海,精少髓亏,则耳鸣耳聋;肾精不养腰府,则腰膝酸软;精亏骨失充养,则两足痿软,行动迟缓;舌淡,脉弱,为虚弱之象。

【常见病种】耳鸣、脱发、齿松、健忘、早衰、小儿五迟五软、男子不育、女子闭经、不孕等(肾上腺皮质激素分泌不足、性激素分泌不足、佝偻病、脑发育不全、脑性瘫痪、智力低下、早衰症、闭经、精子减少症、无精症、死精症、女性不孕症等)。

【治法】填精补髓。

【处方】肾俞　关元

【随病配穴】耳鸣配耳门、听宫、听会,脱发配血海、百会,齿松配颊车、下关、合谷,闭经配太溪、三阴交、足三里,健忘配百会、悬钟、养老,早衰配命门、太溪,五迟五软配四神聪、悬钟、身柱,男子不育配神阙、太溪、悬钟,女子不孕配命门、神阙、太冲。

【刺灸方法】针刺补法,可灸。

【方义】肾俞为足太阳膀胱经穴,又是足少阴经之背俞穴,具有滋补肾阴,温补肾阳,滋补脑髓,聪耳明目,强健腰膝,固涩下元之功。关元为任脉腧穴,小肠募穴,为足三阴经与任脉之交会穴,是三焦之气所生之处,为男子藏精,女子蓄血之地,乃元阴元阳交关之所,穴属元气之关隘而名。具有培肾固本,补益元气,暖宫固精,强壮保健之功。二穴相伍,使肾气充,元阳固,填精益髓之功益彰。

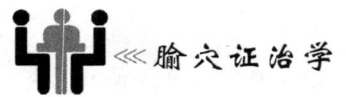

第六节　膀胱湿热证

【概念】膀胱湿热证是湿热侵袭,蕴结膀胱,气化不利所表现的证候。

【临床表现】小便频数、急迫、短黄,排尿灼热、涩痛,或小便浑浊、尿血、有砂石,或腰部、小腹胀痛,发热,口渴,舌红,苔黄腻,脉滑数或濡数。

【病机分析】湿热郁蒸膀胱,气化不通,下迫尿道,故尿频、尿急,小便灼热,排尿涩痛;湿热煎熬,津液被灼,则尿短少而色黄;湿热伤及血络,迫血妄行,则尿血;湿热久恋,煎熬尿浊结成砂石,则尿中可见砂石;膀胱湿热波及小腹、腰部,经气失调,则腰部、小腹胀痛;发热,口渴,舌红,苔黄腻,脉滑数,为湿热内蕴之征。

【常见病种】淋证、尿浊、癃闭、腰痛、腹痛、带下病、阴痒等(尿路感染、泌尿系统结石、结核或肿瘤、急慢性前列腺炎、膀胱炎、乳糜尿、急慢性肾盂肾炎、宫颈炎、盆腔炎等)。

【治法】清热利湿,通调下焦。

【处方】膀胱俞　中极

【随病配穴】淋证配秩边、阴陵泉、委中,尿浊配秩边、委阳,癃闭配肾俞、三阴交,腰痛配肾俞、委中、阿是穴,腹痛配天枢、上巨虚,带下病配带脉、次髎,阴痒配蠡沟、太冲。

【刺灸方法】针刺泻法。

【方义】膀胱俞为足太阴经腧穴,为膀胱之气转输、输注的地方,又善治膀胱病证而名。本穴具有宣通下焦气机,约束膀胱功能,通利水道之功。中极为任脉腧穴,又是膀胱经募穴,具有清利膀胱,调理下焦,清热利湿之功,二穴相伍,俞募相配,共奏舒利膀胱气机,清热利湿之功。

第七节　寒凝胞宫证

【概念】寒凝胞宫证是寒邪侵袭,凝滞于女子胞所表现的证候。

【临床表现】小腹冷痛,喜温,月经过少或闭经,或痛经,或月经后期,经色紫黯,或带下清稀,舌淡苔白润,脉沉紧或弦紧。

【病机分析】经行或产后血室正开,寒邪侵袭,或内伤生冷,阴寒内生,血为寒凝,阻滞胞宫,阳气温煦司职,故小腹冷痛;寒为阴邪,易伤阳气,故喜温;阴寒偏盛,凝滞胞宫,经脉稽迟,阳气推动司职,气血不行,故见月经过少,月经后期或闭经;寒性收引,血脉挛急,故见痛经,带下清稀;舌淡苔白润,脉沉紧或弦紧皆为寒邪内袭之象。

【常见病种】月经后期、月经过少、闭经、痛经、胞衣不下、产后腹痛、产后恶露不下、癥瘕、宫寒不孕等(月经不调、功能失调性子宫出血、痛经、闭经、胎盘滞留、子宫肌瘤、不孕症等)。

【治法】散寒暖宫。

【处方】关元　子宫

【随病配穴】月经后期配命门、三阴交,月经过少配脾俞、足三里,闭经配肾俞,痛经配地机、三阴交,胞衣不下配独阴、至阴,产后腹痛配水道、太冲、足三里,产后恶露不下配血海、太冲,癥瘕配血海、地机,宫寒不孕配命门、次髎、肾俞。

【刺灸方法】针刺平补平泻法,重灸。

【方义】关元为任脉腧穴,为足三阴经与任脉之交会穴,为男子藏精,女子蓄血之地,具有暖宫固精,培肾固本,补益元气,止血止带之功。子宫为经外奇穴,内为子宫所居而名,具有暖宫散寒,调经种子之功。二穴相伍,共用灸法,使温阳散寒,暖宫调经之功益彰。

第八节　瘀阻胞宫证

【概念】瘀阻胞宫证是瘀血内停,聚结于女子胞所表现的证候。

【临床表现】小腹刺痛,固定不移,拒按,或有肿块,或月经后期、量少,经色紫黯夹块,或闭经,或崩漏,舌紫黯或有斑点,脉弦涩等。

【病机分析】瘀血内停胞宫,阻滞经脉,血行不畅,不通则痛,故小腹刺痛;瘀血形成包块,痛有定处,按则痛剧。血液黏滞,血脉不通,气血运行受阻,以致月经后期或量少,瘀血郁于一处而热化,以至血行散溢,致使月经提前,或量多;血瘀使胞宫气化受阻,气血运行紊乱,血海蓄溢失常,致使月经先后无定期,或经闭,或崩漏,经色紫黯夹块;舌紫黯或有斑点,脉弦涩皆为瘀血内停之征。

【常见病种】月经不调、闭经、崩漏、痛经、滞产、产后腹痛、产后恶露不下、癥瘕、不孕等(功能失调性子宫出血、生殖器炎症或肿瘤引起的阴道异常流血、子宫内膜异位症、子宫腺肌病、子宫肌瘤、闭经、胎盘滞留等)。

【治法】行气活血。

【处方】地机　三阴交

【随病配穴】月经不调配期门、血海,闭经配行间、气海,崩漏配血海、秩边,痛经配太冲、气海,滞产配独阴、至阴,产后腹痛配水道、足三里,产后恶露不下配气冲、中极,癥瘕配期门、血海,不孕配次髎、关元。

【刺灸方法】针刺泻法。

【方义】地机为足太阴脾经郄穴,足太阴经循于少腹,阴经郄穴治血症,本穴具有行气活血,调经止痛之功。三阴交为足三阴经的交会穴,为调理脾、肝、肾三经之要穴,具有通调经水,行气理胞之功。地机偏于调血,三阴交偏于调气,两穴一血一气,通调气血之力强,协力而行,共奏行气活血,化瘀调胞之功。

第九节　冲任不调证

【概念】冲任不调证是冲任二脉功能失调所表现的证候。

【临床表现】小腹胀痛,月经先期或月经后定期、月经先后无定期,量少或量多,崩漏或闭经,不孕,舌淡苔薄白,脉虚或涩等。

【病机分析】冲脉为"十二经脉之海",贯穿全身,通调十二经气血,任脉"总任诸阴",为"阴脉之海",冲任二脉受脏腑之气主胎孕而化月经;冲任失调,络脉受阻,胞宫气血运行不畅,不通则痛,则小腹胀痛;血海蓄溢失常,则月经先期或后期或无定期;血行受阻,月事不能按时而下,则经闭;或瘀血阻络,化生郁热,灼伤脉络,则发为崩漏;胞宫气化失司,则妊养失职,难以孕养胚胎,而致不孕。

【常见病种】月经失调、闭经、痛经、崩漏、带下病、滞产、恶露不绝、产后腹痛、癥瘕、不孕等(功能失调性子宫出血、生殖器炎症或肿瘤引起的阴道异常流血、子宫内膜移位症、子宫腺肌病、子宫肌瘤、慢性盆腔炎、内分泌失调、不孕等)。

【治法】调理冲任。

【处方】三阴交　关元

【随病配穴】月经不调配期门、血海,闭经配肾俞、足三里,痛经配地机、次髎,崩漏配血海、隐白,带下病配带脉、白环俞,滞产配独阴、至阴,产后腹痛配水道、足三里,癥瘕配太冲、期门,恶露不绝配气海、膈俞,不孕配肾俞、次髎。

【刺灸方法】针刺平补平泻法。

【方义】关元为任脉腧穴,为足三阴经与任脉之交会穴,为精血之室,元气之所,冲任同源,故为调理冲任之要穴,具有培肾固本,补益元气,暖宫固精,强壮保健之功。任脉为阴脉之海,三阴交为足三阴经的交会穴,能调理足三阴经经气,而通调任脉。具有调理冲任,行气理血,调经止带之功,为妇科理血调经之要穴。二穴相伍,使调理冲任之功益彰。

第八章　脏腑兼证类

第一节　肺脾气虚证

【概念】肺脾气虚证是肺脾两脏气虚,出现脾失健运,肺失宣降的虚损证候。

【临床表现】食欲不振,腹胀便溏,久咳不止,气短而喘,声低懒言,乏力少气,或痰吐清稀而多,或见面浮肢肿,面白无华,舌质淡,苔白滑,脉细弱。

【病机分析】肺气虚,宣降失职,气逆于上,则咳喘日久不止,气短;气虚水津不布,聚湿生痰,故痰多而清稀。脾气虚,运化失健,则见食欲不振,腹胀便溏;气虚则全身机能活动减退,故声低懒言,乏力少气;气虚运血无力,面失所荣,故见面白无华;若脾虚水湿不运,泛溢肌肤,可见面浮肢肿;舌淡,苔白滑,脉细弱,为气虚之征。

【常见病种】腹泻、咳嗽、喘证、虚劳、水肿等(厌食症、肠易激综合征、慢性腹泻、咳嗽、哮喘、慢性疲劳综合征、贫血、水肿等)。

【治法】益气健脾,培土生金。

【处方】肺俞　太白　脾俞

【随病配穴】腹泻配天枢、足三里,咳嗽配中府,哮喘配定喘、天突,虚劳配足三里、膻中,水肿配阴陵泉、水分,遗尿配百会、气海、三阴交。

【刺灸方法】针刺补法,可灸。

【方义】肺俞为足太阳膀胱经腧穴,为肺脏精气输注于背部之背俞穴,具有调理肺脏,宣肺降气,止咳平喘之功。脾俞为足太阳膀胱经腧穴,是脾气输注于背部的背俞穴,为治疗脾病之重要腧穴,脾为气血生化之源,本穴有健运脾气,补益气血,化湿和中之功。太白为足太阴脾经输穴、原穴,五行属土。《古法新解会元针灸学》云:"太白者,脾之和也。阴土遇阳而相合,以化金质属肺应象天之太白星。此穴有全土生金之功,故名太白。"故本穴具有健脾和胃,培土生金之功。肺为水之上源,脾主运化水湿,三穴相伍,使肺脾气充,水湿得以健运,共奏益气健脾,培土生金之功。

第二节　肺胃阴虚证

【概念】肺胃阴虚证是肺胃阴液亏虚,肺胃失于滋养清肃所表现的证候。

【临床表现】干咳无痰,或痰少而黏、不易咯出,或痰中带血,声音嘶哑,口燥咽干,形体消瘦,五心烦热,潮热盗汗,两颧潮红,胃脘嘈杂,饥不欲食,或痞胀不舒,隐隐灼痛,干呕,呃逆,大便干结,小便短少,红舌少苔乏津,脉细数。

【病机分析】肺胃之阴不足,虚热内生,虚火灼肺,肺失清肃,气逆于上,故干咳无痰,或痰少而黏,难以咯出;甚则虚火灼伤肺络,络伤血溢,则痰中带血;肺阴不足,咽喉失润,且为虚火所蒸,以致声音嘶哑;阴虚阳无所制,虚热内炽,故见午后潮热,五心烦热,盗汗,两颧发红;胃阴不足,虚热内生,胃失和降,则胃脘隐痛而有灼热感,嘈杂不舒,痞胀不适;胃中虚热扰动,消食较快,则有饥饿感,而胃阴失滋,纳化迟滞,则饥不欲食;胃失和降,胃气上逆,可见干呕,呃逆;阴液不足,失于滋润,则口燥咽干,形体消瘦;不能下润,则大便干结,小便

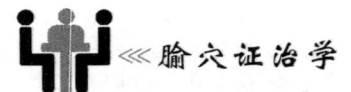

短少;舌红少苔乏津,脉细数,为阴虚内热之象。

【常见病种】咳嗽、音瘖、乳蛾、胃脘痛、呃逆、消渴、痿证、便秘等(慢性支气管炎、支气管扩张、肺炎、急性扁桃体炎、慢性咽喉炎、慢性萎缩性胃炎、糖尿病、重症肌无力、肺癌、便秘等)。

【治法】滋阴补肺,养阴和胃。

【处方】膏肓　中脘　三阴交

【随病配穴】咳嗽配肺俞、天突,音瘖配廉泉,乳蛾配少商、廉泉,胃脘痛配中脘、内关,呃逆配膻中、内关、攒竹,消渴配足三里、太溪,痿证配足三里、合谷,便秘配天枢、支沟、内庭。

【刺灸方法】针刺补法。

【方义】膏肓为足太阳膀胱经穴,穴居背部,其内为肺,具有滋阴润肺,益气补虚之功,为治疗虚劳损伤、痨瘵骨蒸、潮热盗汗等诸虚百损之要穴。中脘为任脉腧穴,胃募穴,腑会穴,又为任脉与手太阳、手少阳、足阳明经之交会穴。位处中焦,具有和胃理中,缓急止痛之功。三阴交为足太阴脾经腧穴,为足三阴经之交会穴。脾胃相表里,故本穴具有滋阴健脾和胃之功。三穴相伍,共奏滋阴补肺,养阴和胃之功。

第三节　肝火犯肺证

【概念】肝火犯肺证是肝经气火上逆犯肺,使肺失清肃所表现的证候。又名木火刑金证。

【临床表现】咳嗽阵作,气逆,咯痰黄稠,甚则咳吐鲜血,胸胁灼痛,急躁易怒,心烦口苦,头晕目赤,大便干结,小便短赤,舌边红,苔薄黄,脉弦数。

【病机分析】肝火炽盛,上逆犯肺,肺失清肃,则咳嗽阵作;火热灼津,炼液成痰,则痰黄黏稠;火灼肺络,迫血妄行,则为咳血;肝火内郁,经气不畅,则胸胁灼痛,急躁易怒;热蒸胆气上逆,则口苦;肝火上扰,气血上逆,则头晕头胀,面红目赤;舌红,苔薄黄,脉弦数,为肝经实火内炽之征。

【常见病种】咳嗽、咯血、耳鸣、耳聋、头痛、头晕、胁痛等(急性支气管炎、肺炎、肺结核、支气管扩张咯血、急性耳聋、耳鸣、偏正头痛、高血压病、胆囊炎等)。

【治法】泻肝清肺。

【处方】行间　孔最

【随病配穴】咳嗽配天突、中府,咯血配列缺,耳鸣、耳聋配耳门、听宫,头痛、头晕配百会,胁痛配日月、阳陵泉。

【刺灸方法】针刺泻法。

【方义】行间为肝经荥穴,五行属火,为足厥阴肝经经气所溜之处,又为本经子穴。"荥主身热",故本穴具有清泻肝火,理气止痛之功。又"实则泻其子",故泻之能治疗肝经实热之证。孔最为肺经郄穴,是手太阴肺经气血深聚之处,且阴经郄穴常用于治疗血症,本穴具有宣肺清肺,清热止痛之功。二穴相伍,清热力盛,共奏泻肝清肺之功。

第四节　肝肾亏虚证

【概念】肝肾亏虚证是肝肾精血阴液亏虚所表现的证候。

【临床表现】早衰,腰膝酸软,头晕眼花,视力减退或夜盲,耳鸣耳聋,发脱齿松,健忘恍惚,神情呆钝,两足痿软,动作迟缓,或为妇女月经量少、色淡,甚则闭经不孕,性欲减退,男子精少不育,爪甲不荣,面白无华,舌淡,脉细弱。

【病机分析】肝开窍于目,肝血不足,目失所养,故目眩,视物模糊或夜盲;肾精不足,不能兴动阳事,故性欲减退,生育机能低下,男子表现为精少不育;女子以肝为先天,肝血不足,肾精亏损,冲任失养,血海空虚,故妇女月经量少、色淡,甚则闭经不孕,性欲减退;精血亏虚不能上荣头面,肾精亏损,无以充髓实脑,故面白无华,头晕,健忘恍惚,神情呆钝;肾之华在发,齿为骨之余,精亏不足,则发枯易脱,齿松早脱;肾开窍于耳,脑为髓海,精少髓亏,则耳鸣耳聋;肾精不养腰府,则腰膝酸软;精亏骨失充养,则两足痿软,行动迟缓;舌淡,脉细弱,为精血亏虚之象。

【常见病种】痿证、颤震、中风、偏枯、痴呆、骨痹、脏躁、近视、筋痹、眩晕、头痛、早衰、耳鸣、耳聋、雀目、遗精、月经量少、闭经、不孕、不育等(重症肌无力、运动神经元病、帕金森病、脑卒中、中风后遗症、血管性痴呆、骨关节炎、抑郁证、假性近视、肩周炎、颈椎病、梅尼埃病、头痛、早衰症、耳鸣、耳聋、夜盲、月经不调、不孕、不育等)。

【治法】滋补肝肾,填精益髓。

【处方】肾俞 肝俞 关元

【随病配穴】痿证、偏枯配悬钟、足三里,颤震配四关穴,中风配头皮针,痴呆配百会、四神聪,骨痹配悬钟、大杼,脏躁配期门、太冲,近视配睛明、承泣,筋痹配阳陵泉,眩晕、头痛配风池、太阳,早衰配三阴交、涌泉,耳鸣、耳聋配听宫、听会,雀目配睛明、光明,遗精配心俞、内关、志室,月经不调、闭经配血海、三阴交,不孕不育配气海、志室、三阴交。

【刺灸方法】针刺补法,可灸。

【方义】肾俞为足太阳膀胱经穴,为肾之经气输注于背部之背俞穴,肾藏精,为先天之本,具有补肾益精,滋补脑髓,固涩下元之功。肝俞亦为膀胱经穴,为肝之背俞穴,肝藏血,具有补肝血益肝阴之功。"精血同源""肝肾同源",故肝俞、肾俞两穴相伍使肝肾精血互生而得充。关元为任脉腧穴,小肠募穴,为足三阴经与任脉之交会穴,位居少腹,为三焦之气所生,男子藏精,女子蓄血之地。具有培补元气,温补真阳之功。三穴相伍,于阳中求阴,使阴平阳秘,精髓得充,共奏滋补肝肾,填精益髓之功。

第五节 肝肾阴虚证

【概念】肝肾阴虚证是肝肾两脏阴液亏虚,阴不制阳,虚热内扰所表现的证候。

【临床表现】头晕,目眩,耳鸣,健忘,胁痛,腰膝酸软,口燥咽干,失眠多梦,低热或五心烦热,颧红,男子遗精,女子月经量少,舌红,少苔,脉细数。

【病机分析】肾阴亏虚,水不涵木,肝阳上扰,则头晕目眩;肝阴不足,肝脉失养,致胁部隐隐作痛;肝肾阴亏,不能上养清窍,则耳鸣,健忘;肝肾亏虚,筋脉失养,则腰膝酸软;虚火内扰,心神不安,故失眠多梦;肝肾阴亏,相火妄动,扰动精室,精关不固,则男子遗精;冲任隶属肝肾,肝肾阴伤,冲任失充,则女子月经量少;阴虚失润,则口干咽燥;阴虚生内热,热蒸于里,故五心烦热;火炎于上,则两颧发红;内迫营阴,使夜间盗汗;舌红少苔,脉细数,为阴虚内热之征。

【常见病种】眩晕、头痛、中风、郁证、雀目、癫狂、胁痛、耳鸣、健忘、腰腿痛、不寐、燥证、黧黑斑、遗精、月经量少、痛经、绝经前后诸症等(眩晕、高血压病、偏头痛、脑卒中、中风后抑郁症、夜盲症、癫痫、小儿惊风、慢性乙型肝炎、肝癌、耳鸣、健忘症、骨质疏松症、失眠、干燥综合征、黄褐斑、遗精、闭经、原发性痛经、更年期综合征等)。

【治法】滋肝肾阴,清降虚火。

【处方】肾俞 太溪 行间

【随病配穴】眩晕、头痛配风池、百会,中风配头皮针顶颞前、后斜线,郁证配期门、肝俞,雀目配睛明,癫狂配水沟、涌泉,耳鸣配听宫、听会,健忘配四神聪,腰腿痛配阿是穴、委中,不寐配神门、三阴交,燥证配血海,黧黑斑配中脘、三阴交,遗精配关元,月经不调、痛经配三阴交,绝经前后诸症配太冲、三阴交。

【刺灸方法】行间针刺泻法,肾俞、太溪针刺补法。

【方义】肾俞为足少阴经之背俞穴,具有滋补肾阴,温补肾阳,滋补脑髓,强健腰膝之功。太溪为足太阴

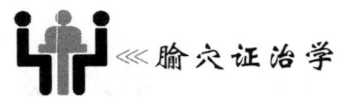

肾经输穴、原穴,五行属土,为本经母穴,为肾经经气所输注、留止之处,为肾脉之根,先天元气之所发,能调节肾脏之元阴元阳,具有滋阴补肾,清退虚热之功,为滋阴之要穴。虚则补其母,故本穴用补法能滋阴补肾,清降虚火。行间为足厥阴肝经荥穴,为本经脉气所溜,五行属火,"荥主身热",故本穴具有清热泻火,凉血明目,平肝息风之功。三穴相伍,滋水涵木,共奏滋补肝肾,滋阴降火之功。

第六节　肝胃不和证

【概念】肝胃不和证是肝气郁滞,横逆犯胃,胃失和降所表现的证候。又称肝气犯胃、肝胃气滞证。

【临床表现】胃脘、胸胁胀满疼痛,或为窜痛,呃逆嗳气,吞酸嘈杂,情绪抑郁,或烦躁易怒,善太息,食纳减少,舌苔薄白或薄黄,脉弦或带数。

【病机分析】肝主疏泄,胃主受纳,肝气条达则胃气和降。肝气郁滞,疏泄失职,横逆犯胃,胃失和降,则见胃脘胸胁胀满疼痛,或窜痛;胃气上逆,则呃逆嗳气;肝失条达,气机郁滞,则精神抑郁;若气郁化火,肝性失柔,则见急躁易怒,善太息;气火内郁犯胃,可见吞酸嘈杂;肝气犯胃,胃纳失司,故见食纳减少;苔薄白,脉弦为肝气郁结之象;若气郁化火,则见苔薄黄,脉弦或带数。

【常见病种】郁证、痞证、胃脘痛、胁痛、呕吐、返酸、呃逆等(抑郁症、功能性消化不良、急慢性胃炎、胃神经官能症、消化性溃疡、慢性乙型肝炎、反流性食管炎、膈肌痉挛等)。

【治法】疏肝和胃。

【处方】章门　中脘　太冲

【随病配穴】郁证配神门、期门,痞证配天枢、鸠尾,胃脘痛配足三里、胃俞,胁痛配期门、大包,反酸配内关、梁门,呃逆配攒竹、内关。

【刺灸方法】太冲针刺泻法,章门、中脘针刺平补平泻法,可灸。

【方义】章门为足厥阴肝经腧穴、脾之募穴、脏会穴,为脾气、五脏之气汇聚之处,具有调理脾胃,调和五脏之功。肝脉布两胁,章门属肝经而居胸胁,亦具有疏肝理气之功。中脘又名太仓,为任脉腧穴,又是胃之募穴、腑会穴、任脉与手太阳、手少阳、足阳明经之交会穴,具有调理中焦,调畅气机之功,为治疗腹中诸疾之要穴。太冲为足厥阴肝经输穴、原穴,五行属土,为肝经元气汇集之处,具有疏肝理气,清肝泻火之功。章门疏峻肝气于上兼调脏气,中脘调畅气机于中兼理腑气,太冲开导肝气于下,三穴相伍,疏上畅中导下,共奏疏肝和胃之功。

第七节　肝郁脾虚证

【概念】肝郁脾虚是肝失疏泄、脾失健运所表现的证候,又称肝脾不调、肝脾不和证。

【临床表现】胸胁胀满窜痛,善太息,情志抑郁,或急躁易怒,纳呆腹胀,便溏不爽,肠鸣矢气,或腹痛欲泻,泻后痛减,或大便溏结不调,舌苔白,脉弦或缓弱。

【病机分析】肝失疏泄,经气郁滞,故胸胁胀痛窜痛;太息则气郁得达,胀闷得舒,故喜太息;气机郁结不畅,则精神抑郁;肝失柔顺之性则急躁易怒;肝气横逆犯脾,脾失健运,则纳呆腹胀;气滞湿阻,则便溏不利,肠鸣矢气;气滞于腹则痛,便后气机得畅,故泻后疼痛得以缓解;苔白,脉弦或缓弱,为肝郁脾虚之征。

【常见病种】胁痛、郁证、痞证、胃脘痛、纳呆、腹泻、乳癖、肥胖等(慢性乙型肝炎、胆囊炎、脂肪肝、抑郁症、功能性消化不良、慢性胃炎、厌食症、慢性结肠炎、肠易激综合征、乳腺增生症、肥胖等)。

【治法】疏肝健脾。

【处方】期门　太冲　足三里

【随病配穴】胁痛配日月、阳陵泉,郁证配神门、内关,痞证配璇玑、中脘,胃脘痛、纳呆配中脘、建里,腹泻配天枢、上巨虚,乳癖配乳根、大包,肥胖配阴陵泉、丰隆。

【刺灸方法】期门、太冲针刺泻法,足三里针刺补法。

【方义】期门为足厥阴肝经腧穴,肝之募穴,又是足厥阴、足太阴经与阴维脉交会穴。肝脉布两胁,期门属肝经而居胸胁,具有疏肝理气、调理脏腑之功。太冲为足厥阴肝经输穴、原穴,为肝气元气汇集之处,具有疏肝理气、清肝平肝之功。足三里为胃经合穴、下合穴,五行属土,又为四总穴之一,具有健脾和胃,补中益气,调和气血,强壮保健之功。期门与太冲同为肝经腧穴,期门疏利肝气于上,太冲开导肝气于下,二穴与足三里相配,泻肝补脾,共奏抑木扶土之功。

第八节　脾肾阳虚证

【概念】脾肾阳虚证是脾肾阳气亏虚所表现的证候。

【临床表现】腰膝、下腹冷痛,畏冷肢凉,久泻久痢,或五更泄泻,完谷不化,便质清冷,或全身水肿,小便不利,面色㿠白,舌淡胖,舌白滑,脉沉迟无力。

【病机分析】脾肾阳虚,不能温化水谷,则见久泻久痢,五更泄泻,下利清谷;脾肾阳虚,水湿不化,则肢体浮肿,腹胀如鼓,小便不利;脾肾阳虚气衰,不能温煦形体,则见形寒肢冷,面色㿠白,腰膝冷痛;舌淡胖,苔白滑,为脾肾阳气虚衰,阴寒水湿内停所致;脉沉细无力为脾肾阳气虚衰之征。

【常见病种】五更泻、泄泻、痢疾、水肿、鼓胀、癃闭、腰痛、月经不调、带下、绝经前后诸证等(慢性结肠炎、溃疡性结肠炎、慢性痢疾、慢性肾炎、慢性肾功能衰竭、肝硬化腹水、前列腺炎、腰椎间盘突出症、腰椎退行性骨关节炎、功能失调性子宫出血、白带过多、更年期综合征等)。

【治法】温补脾肾。

【处方】脾俞　肾俞　命门

【随病配穴】五更泻配天枢、神阙(灸),泄泻、痢疾配足三里、天枢、上巨虚,水肿、鼓胀配复溜、水分,癃闭配水道、中极,腰痛配阿是穴、委中,月经不调配三阴交、关元,带下配带脉、三阴交,绝经前后诸症配太冲、三阴交。

【刺灸方法】针刺补法,宜灸。

【方义】脾俞是脾脏之气输注于背部的背俞穴,脾主运化,本穴具有温补脾阳,健脾利湿之功。肾俞是肾脏之气输注于背部的背俞穴,能补肾助先天,具有温阳化气,利水渗湿之功。命门位居两肾俞之间,为元气之所系,真阳之所存,乃脏腑之本,十二经脉之根,三焦气化之源,生命之门,其气通于肾,具有大补元阳,培元固本之功,为治疗命门火衰之要穴。三穴相伍,加用灸法,益火补土,相辅相成,共奏温阳补脾益肾之功。

第九节　心胆气虚证

【概念】心胆气虚证是胆气亏虚,心神失养所表现的证候。又称心虚胆怯证。

【临床表现】头昏胆怯,触事易惊,心悸善恐,寐多噩梦,时易惊醒,惧闻响声,善太息,神疲乏力。

【病机分析】胆气不足,决断无权,而见胆怯易惊、犹豫不决;又因母能令子虚,故胆气虚往往兼见心气虚,心气虚弱,鼓动无力,而见心悸怔忡;心气不足,神不内守,而烦躁不安,惊悸不宁,失眠多梦;胆气亏虚,失于疏泄,经气不畅,而见胸胁胀闷,善太息;惊则气乱,乱则气耗,恶性循环,气虚加重,而见神疲乏力。

【常见病种】惊悸、怔忡、不寐、郁证等(神经官能症、神经衰弱、抑郁症、焦虑症等)。

【治法】益胆安神。

【处方】胆俞　神门

【随病配穴】惊悸配京骨、阳交、百会,怔忡配心俞、巨阙、鸠尾,不寐配三阴交、安眠,郁证配百会、太冲。

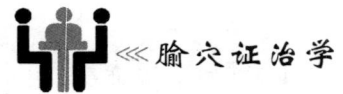

【刺灸方法】针刺补法。

【方义】胆俞为足太阳膀胱经腧穴,是胆腑精气输注于背部之处,其内通于胆,胆主决断,胆气足则志定而神安,本穴具有疏调胆腑,理气宽膈之功。神门为手少阴心经之输穴、原穴,五行属土,为本经子穴。补之能补益心气,安神定志。二穴相伍,使胆气实,心气充,共奏益胆安神之功。

第十节　心肺气虚证

【概念】心肺气虚证是心肺两脏气虚所表现的虚弱证候。

【临床表现】心悸,咳嗽,气短而喘,吐痰清稀,自汗,胸闷,神疲乏力,声低懒言,面色淡白,动则尤甚,舌淡苔白,脉弱或结、代。

【病机分析】心气虚弱,鼓动无力,而见心悸怔忡;肺气虚弱,失于宣降,而见咳嗽,肃降不能,气短而喘;肺气虚衰,津液无以输布,水液停聚成痰,且痰液清稀;肺气虚弱卫外不固,而发自汗;宗气亏虚,气滞胸中,而胸闷;心为五脏六腑之大主,气虚则脏腑机能减退,而见神疲乏力,声低懒言,面色淡白;动则耗气,气虚程度加重,故运动后诸症加剧;气虚则血弱,不能上荣舌体,则舌淡苔白;血脉气血运行无力或心脉之气不续,则脉见弱或结、代。

【常见病种】心悸、咳嗽、喘证、自汗、痰饮、胸痹心痛等(心律失常、肺炎、心源性哮喘、慢性支气管炎、自主神经功能紊乱、冠心病等)。

【治法】补益心肺。

【处方】膻中　肺俞　心俞

【随病配穴】心悸配内关,咳嗽配中府,喘证配天突、定喘,自汗配复溜、合谷,痰饮配丰隆,胸痹心痛配巨阙。

【刺灸方法】针刺补法。

【方义】膻中为心包经之募穴,本脏经气汇集之处,八会穴之气会穴,又为手足少阴、足太阴、手太阳经与任脉之交会穴。本穴位于两乳之间,正处胸之中央,善调胸中之大气,主一身之气,为治疗各种气病之要穴。肺俞为肺脏经脉之气输注于背部之背俞穴,肺主气,故本穴具有调理肺气,止咳平喘之功。心俞为心气输注于背部之背俞穴,具有调理心气,养心安神之功。三穴相伍,共奏补气益肺养心之功。

第十一节　心肝血虚证

【概念】心肝血虚证是血液亏少,心肝失养所表现的证候。

【临床表现】心悸心慌,多梦健忘,视物模糊,头晕目眩,面色无华,爪甲不荣,肢体麻木、震颤,女子月经量少色淡,甚则闭经。舌淡,脉细弱。

【病机分析】心血不足,心失所养,心神不宁,故见心悸怔忡,健忘,失眠多梦;肝血不足,肝开窍于目,则目失所养,而见视物模糊;血虚头目失养,则头晕目眩,面色无华;爪甲、经脉失于濡养,而见爪甲不荣;肝体阴而用阳,肝血不足,易内生风动,而见肢体麻木、震颤;女子以肝为先天,以血为本,心肝血虚,冲任失养,则月经量少色淡,甚则闭经;舌淡,脉细弱为血虚之象。

【常见病种】心悸、健忘、不寐、眩晕、颤震、月经不调等(心律不齐、神经衰弱、神经官能症、失眠、贫血、震颤麻痹、功能失调性子宫出血等)。

【治法】养心柔肝。

【处方】膈俞　肝俞　心俞

【随病配穴】心悸配神门,健忘配四神聪,不寐配内关、安眠,眩晕配百会、风池,颤震配风池、阳陵泉,月经不调配地机、三阴交。

【刺灸方法】针刺补法。

【方义】膈俞为膀胱经腧穴,其内应膈膜,上为心俞,心主血,下为肝俞,肝藏血,故又为血会。本穴善调理脏腑之血,具有和血养血,清热止血之功,为治疗血证之要穴。肝俞为膀胱经腧穴,为肝脉经气所输注于背部之背俞穴,肝主藏血,故其治在血,具有补血养肝之功。心俞为心经之背俞穴,心主血脉,故本穴可调理心气,补益心血。三穴相配,共奏补血柔肝养心之功。

第十二节　心脾两虚证

【概念】心脾两虚证是心血不足、脾气虚弱所表现的虚弱证候。

【临床表现】心悸怔忡,失眠多梦,头晕健忘,食欲不振,腹胀便溏,气短神疲乏力,面色萎黄或淡白,唇甲无华,或神情抑郁,思绪不宁,表情淡漠,或见皮下出血,女子月经量少色淡、淋漓不尽,舌质淡嫩,脉细弱。

【病机分析】心血不足,心失所养,心神不宁,则心悸、健忘、失眠、多梦;头目失养,则眩晕;脾虚气弱,运化失健,故食欲不振,腹胀便溏;脾虚不能摄血,可见皮下出血,女子月经量少色淡,淋漓不尽;脾气虚弱,脾志失藏,故见神情抑郁,思绪不宁;思虑伤脾,气血生化之源不足,心神失养,故见表情淡漠;面色萎黄或淡白,唇甲无华,气短神疲乏力,舌质淡嫩,脉细弱,均为气血亏虚之征。

【常见病种】心悸、健忘、不寐、郁证、纳差、泄泻、月经不调等(心律失常、健忘症、失眠、抑郁症、厌食、贫血、肠易激综合征、功能失调性子宫出血等)。

【治法】补脾益气,补血养心。

【处方】心俞　脾俞　足三里

【随病配穴】心悸配内关、神门,健忘配百会、大钟,不寐配安眠、三阴交,郁证配公孙、太冲,纳差配章门、璇玑、中脘,泻泄配天枢,月经不调配太白、血海。

【刺灸方法】针刺补法,可灸。

【方义】心俞为心经之背俞穴,心主血脉,故本穴具有补益心血,调养心神之功。脾俞为脾经之背俞穴,脾为后天之本,气血生化之源,故本穴具有健脾益气,补益气血之功。足三里为胃经合穴、下合穴,又为四总穴之一,具有健脾和胃,补中益气,调和气血,强壮保健之功。三穴相伍,协力而行,以调和气血为主,使气血生化有源,推动有力,滋养脏腑经络,共奏补脾益气,补血养心之功。

第十三节　心肾不交证

【概念】心肾不交证是心肾的阴液亏虚,虚火内扰所表现的证候。

【临床表现】心烦失眠,惊悸健忘,头晕,耳鸣,腰膝酸软或口咽干燥,或五心烦热、潮热盗汗,男子遗精,女子月经不调。

【病机分析】肾阴亏虚,水不济火,不能上养心阴,心火偏亢,扰动心神,则见心烦失眠、多梦、惊悸;肾阴亏虚,骨髓失充,髓海失养,而见健忘、头晕、耳鸣;腰膝失养,则腰膝酸软;阴虚阳亢,虚热内生,而见口咽干燥,五心烦热,潮热盗汗;虚火内炽,相火妄动,扰乱精室,而见男子梦遗;阴虚内热,热扰冲任,冲任不固,而见经血妄行。

【常见病种】不寐、健忘、癫狂、眩晕、脏躁、盗汗、遗精、月经不调等(失眠、神经官能症、神经衰弱、精神分裂症、高血压病、更年期综合征、自主神经功能紊乱、功能失调性子宫出血等)。

【治法】滋阴降火,交通心肾。

【处方】神门　太溪

【随病配穴】不寐配心俞、三阴交,健忘配心俞、四神聪,眩晕配百会、照海,脏躁配劳宫、太冲,盗汗配阴郄、复溜,遗精配志室、关元,月经不调配次髎、三阴交,癫狂配涌泉、劳宫。

【刺灸方法】神门针刺泻法,太溪针刺补法。

【方义】神门为心经之输穴、原穴,为心气出入之门户,心藏神,故本穴具有清心凉营,安神定志之功。太溪为足太阴肾经输穴、原穴,为肾脏原气输注之所,五行属土为本经母穴。虚则补其母,故补本穴具有滋阴降火,补肾强腰之功。二者相伍,泻南补北,使水火既济,心肾相交。

第十四节　心肾阳虚证

【概念】心肾阳虚证是心肾阳气虚衰,温运无力,致血行瘀滞,水湿内停所表现的虚寒证候。

【临床表现】心悸怔忡,形寒肢冷,或神疲乏力,腰膝酸冷,或肢体浮肿,小便不利,甚则胸闷气喘,唇甲青紫,舌质淡暗青紫,苔白滑,脉沉细微。

【病机分析】心失温养,鼓动,肾阳亏虚,气化无权,水气凌心,而见心悸怔忡,胸闷气喘;肾阳虚,不能温煦腰膝,而见腰膝酸冷;肾阳不振,蒸腾不能,膀胱气化失司,水液内停,泛溢肌肤,则肢体浮肿,小便不利;心肾阳虚,失于温养,则畏寒肢冷、神疲乏力;温运无力,血行不畅,则唇甲青紫;苔白滑,脉沉细微,为心肾阳虚,阴寒内盛之象。

【常见病种】心悸、胸痹心痛、水肿、癃闭等(心律失常、冠心病、心源性或肾源性水肿、尿潴留、无尿症等)。

【治法】温肾补心。

【处方】心俞　命门

【随病配穴】心悸配神门、内关,胸痹心痛配膻中、巨阙,水肿配水分、阴陵泉,癃闭配三阴交、膀胱俞、中极。

【刺灸方法】针刺补法,宜灸。

【方义】心俞为心之背俞穴,为心气转输、输注之所,具有助心阳,益心气,养心安神之功。命门为人体真火所居之所,具有培元温阳补肾之功。肾阳为人体阳气之根本,二穴灸之能激发人体元阳,使肾阳实,心阳充,增强温阳化气行水之功。二穴相伍,相辅相成,共奏温阳益肾补心之功。

第九章　经脉筋骨证类

第一节　风痰入络证

【概念】风痰入络证是肝风夹痰闭阻经络所表现的证候。

【临床表现】肢体麻木不仁,瘙痒,半身不遂,舌强语謇,喉中痰鸣,口舌㖞斜,流涎,头目胀痛,眩晕,手足拘挛,关节酸痛,苔白腻或黄腻,脉弦滑。

【病机分析】风痰瘀血流窜于经络之中,故见半身不遂,痰瘀阻窍则口舌歪斜,舌强语謇,喉中痰鸣;痰浊内停,筋脉失于濡养,故见肢体麻木或拘急,关节酸痛;痰浊蒙蔽清窍,则见眩晕,头目胀痛;苔白腻或黄腻,脉弦滑为风痰入络之象。

【常见病种】头风、眩晕、中风、痫病等(神经血管性头痛、脑血管意外后遗症、癫痫等)。

【治法】化痰除湿,祛风通络。

【处方】合谷　太冲　丰隆

【随病配穴】头风配太阳、风池,眩晕配百会、内关,中风配曲池、风市、阳陵泉,痫病配申脉、鸠尾、筋缩。

【刺灸方法】针刺泻法。

【方义】合谷为手阳明大肠经原穴,阳明为多气多血之经,具有调和气血,通经活络,行气开窍,镇静安神之功。太冲为足厥阴肝经输穴、原穴,厥阴为多血少气之经,且肝藏血主疏泄,故本穴具有调和气血,疏肝理气,平肝息风之功。丰隆为足阳明胃经之络穴,别走足太阴,能沟通脾胃二经,故本穴具有清降痰浊之功,正如《玉龙歌》云:"痰多宜向丰隆寻。"本穴为治痰之要穴。合谷太冲相配为四关穴,一气一血,一升一降,相互制约,使行气活血,平肝息风,醒脑开窍之功益彰,配以丰隆化痰为主,共奏化痰除湿,祛风通络之功。

第二节　寒凝经脉证

【概念】寒凝经脉证是寒邪凝滞经脉,血行不畅所表现的证候。

【临床表现】恶寒,肢体关节疼痛较剧,痛有定处,遇寒加重,得热痛减,昼轻夜重,关节不能屈伸,痛处不红,触之不热,肤色紫黯或苍白,苔白或白腻,脉弦紧。

【病机分析】寒邪客于腠理故见恶寒,寒邪闭阻经络关节,故痛有定处,遇寒加重,得热痛减;寒为阴邪,易损伤阳气,故昼轻夜重,痛处不红,触之不热,肤色紫黯或苍白;寒性凝滞,故关节不能屈伸;苔白或白腻,脉弦紧为寒盛痛甚之象。

【常见病种】各种寒痹、漏肩风、项痹等(风湿性关节炎、肩周炎、颈椎病、腰椎间盘突出症、腰椎骨质增生、各种骨关节炎等)。

【治法】温经散寒,疏经通络。

【处方】关元　腰阳关

【随病配穴】寒痹:肩部配肩髎、肩髃、臑俞,肘部配曲池、天井、外关,腕部配阳池、阳溪、腕骨,脊背配身柱、夹脊穴,髋部配环跳、居髎、悬钟,股部配秩边、承扶,膝部配犊鼻、梁丘、阳陵泉、膝阳关,踝部配申脉、照海、昆仑、解溪;漏肩风配肩贞、臂臑、肩髃、天宗,项痹配颈夹脊、肩井、风池,腰痛配肾俞、大肠俞、委中。

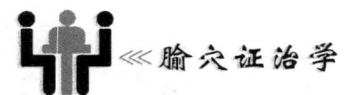

【刺灸方法】针刺泻法,可灸。

【方义】关元为任脉腧穴,为足三阴经与任脉之交会穴,是三焦之气所生之处,乃元阴元阳交关之所。具有培肾固本,补益元气之功。腰阳关为督脉腧穴,督脉行于背部正中,总督阳经,为阳脉之海,对全身阳经经气起调节作用,《针灸大成》云:"主膝外不可屈伸,风痹不仁,筋挛不行。"本穴具有补肾壮阳,温经通络之功。重用灸法能激发人体元阴元阳,增强温补阳气,温经散寒通络之功。二穴相伍,协力而行,使温经散寒,疏经通络之功益彰。

第三节　湿热阻络证

【概念】湿热阻络证是湿热之邪阻滞经脉所表现的证候。

【临床表现】肢体关节沉重疼痛,麻木,患处糜烂、瘙痒,或痿弱无力,发热,口不甚渴,苔黄腻,脉滑数。

【病机分析】湿为阴邪,其性重着黏滞,湿热之邪痹阻脉络,则见肢体关节沉重疼痛;湿热蕴于肌肤,化为火毒,"热盛则肉腐"故见肌肤糜烂、瘙痒;湿热浸淫,气血运行不畅,筋脉肌肉不得濡养,故见肢体痿弱无力;湿热郁蒸而见发热,口不甚渴,苔黄腻,脉滑数均为湿热阻络之象。

【常见病种】着痹、痿证、腰痛、丹毒、湿疮等(类风湿性关节炎、重症肌无力、腰椎间盘突出症、腰椎骨质增生、急性网状淋巴管炎、湿疹等)。

【治法】清热除湿,疏经通络。

【处方】曲池　委中　阴陵泉

【随病配穴】着痹:肩部配肩髎、肩髃、臑俞,肘部配天井、外关,腕部配阳池、阳溪、腕骨,脊背配身柱、腰阳关,髋部配环跳、居髎、悬钟,股部配秩边、承扶,膝部配犊鼻、梁丘、阳陵泉、膝阳关,踝部配申脉、照海、昆仑、解溪;痿证配夹脊穴、悬钟,腰痛配肾俞、大肠俞,丹毒配血海、三阴交、阿是穴,瘾疹配肺俞、水分。

【刺灸方法】针刺泻法,曲池、委中可点刺放血或刺络拔罐。

【方义】曲池为手阳明大肠经合穴,具有疏风散热,清热解毒,利水除湿,祛风止痒,疏通经络之功。委中为足太阳膀胱经合穴、下合穴,如《类经图翼》云:"此穴主泻四肢之热。委中者,血郄也,凡热病汗不出,小便难,衄血不止,脊强反折,瘛疭癫疾,足热厥逆不得屈伸,取其经血立愈。"故本穴具有凉血解毒,清热除湿,活血化瘀,疏经通络之功。阴陵泉为脾经合穴,具有健脾消肿,清热利湿之功。曲池、委中点刺出血或刺络拔罐使邪随血泻而起到清热凉血之功。曲池多用于上肢疾患,委中及阴陵泉多用于下肢疾患,三穴相伍,上下相配,协力而行,使清热除湿,通络止痛之功益彰。

第四节　瘀血阻络证

【概念】瘀血阻络证是瘀血阻于经络所表现的证候。

【临床表现】痛处固定不移,拒按,其痛如刺,夜间痛甚,或见紫斑、肿块固定,出血紫黯,口唇,爪甲青紫,舌质紫黯或有瘀斑,脉涩或结代。

【病机分析】瘀血停聚,阻滞经脉,血行不畅,故见痛处固定不移,拒按,其痛如刺;血为阴邪,故夜间痛甚;血溢脉外则见紫斑、肿块;舌紫或有斑点,脉涩或结代等,均为瘀血阻络之象。

【常见病种】筋伤、蛇窜疮、漏肩风、腰脊痛、头风、胁痛、痿证等(急性软组织损伤、带状疱疹后遗神经痛、肩周炎、腰椎间盘突出症、腰椎骨质增生、头痛、肋间神经痛、肋软骨炎、肌萎缩侧索硬化、周期性麻痹等)。

【治法】活血化瘀,疏经通络。

【处方】膈俞　血海

【随病配穴】蛇窜疮配夹脊穴、阿是穴,漏肩风配肩贞、臑臑、肩髎,腰脊痛配肾俞、委中、阿是穴,头风配风池、百会、率谷,胁痛配期门、太冲,痿证配夹脊穴、足三里、悬钟。

【刺灸方法】针刺泻法,可点刺放血或刺络拔罐。

【方义】血海为足太阴脾经腧穴,乃本经脉气所发,为脾血归聚之海,并善治血分病而名。正如《十四经要穴主治歌》云:"血海主治诸血疾。"本穴具有调和气血,祛风清热,疏经通络之功。膈俞为足太阳膀胱经腧穴,膀胱经为多血少气之经,膈俞又为血会穴,具有理血化瘀,宽胸和胃,清热和血之功,广泛用于瘀血、血热、血虚引起的各种血证。二穴相伍,协力而行,使活血化瘀,疏经通络之功益彰。

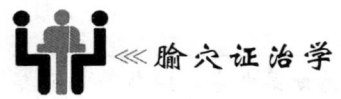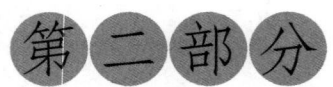

第二部分

常见病证证治

第一章　内科病证

第一节　中风

中风是指由于气血逆乱，产生风、火、痰、瘀，致脑脉痹阻或血溢脑脉之外所引起以突然昏仆、半身不遂、口舌歪斜、言语謇涩或不语、偏身麻木为主症的病证。

一、病因病机

脑为元神之府，统领肢体，司视听言动。其功能隶属于五脏。若脏腑功能失调，气血素虚或痰浊、瘀血内生，加之劳倦内伤、忧思恼怒、饮酒饱食、用力过度、气候骤变等诱因，致瘀血阻滞、痰热内蕴，或阳化风动、血随气逆，导致脑脉痹阻或血溢脉外，引起昏仆不遂，而发为中风。

1. 情志过极：情志所伤，肝阳暴亢，气机逆乱，夹气血上冲于脑；或阳亢化火，煎熬血液，灼液为痰，痰瘀痹阻或灼伤脑络，络破血溢，瘀阻脑内；或忧思气结，郁而化火，阳亢无制化风而致本病。

2. 脾失健运：嗜食肥甘厚腻，饥饱失宜，或中气亏虚，或肝阳素旺，横逆犯脾，脾失健运，聚湿生痰，郁久化热，痰热互结，蒙蔽清窍，闭阻脑络或灼伤脑络，络破血溢而致本病。

3. 积损正衰："年四十而阴气自半，起居衰矣"，年老体弱，或久病气血亏损，脑脉失养；或气虚运血无力，血行不畅，脑脉瘀滞不通；或阴血亏虚，阴不制阳，阳化风动，携痰浊、瘀血上蒙元神而致本病。

中风病位在脑，与心、肾、肝、脾密切相关。其病因不外乎虚（阴虚、气虚）、风（肝风）、火（肝火、心火）、痰（风痰、湿痰）、气（气逆）、血（血瘀）六端，此六端在一定条件下相互影响，相互作用。病性多为本虚标实，上盛下虚，在本为肝肾阴虚，气血衰少，在标为风火相煽，痰湿壅盛，瘀血阻滞，气血逆乱。而其基本病机为气血逆乱，上犯于脑，脑之神明失用。

二、辨证论治

（一）中经络

1. 风痰瘀血，痹阻脉络

【临床表现】半身不遂，口舌歪斜，舌强言謇或不语，偏身麻木，头晕目眩，舌质黯淡，舌苔薄白或白腻，脉弦滑。

【治法】祛风化痰，活血通络。

【处方】针对病性取穴（以下均简称病性取穴）：中脘　丰隆
　　　　针对病位取穴（以下均简称病位取穴）：

（1）局部取穴:顶颞前斜线　顶颞后斜线　顶中线　顶旁1线　顶旁2线

（2）循经取穴:内关　足三里　阴陵泉　三阴交

【方义】病性取穴为痰浊阻滞证基本处方;头皮针疏经通络,醒脑开窍;内关为手厥阴心包经络穴,化痰醒神;足三里、阴陵泉健脾利湿,化痰通络;三阴交滋补肝脾肾,标本兼治。

【刺灸方法】针刺泻法,头皮针针刺快速捻针法。

2. 肝阳暴亢,风火上扰

【临床表现】半身不遂,偏身麻木,舌强言謇或不语,或口舌歪斜,眩晕头痛,面红目赤,口苦咽干,心烦易怒,尿赤便干,舌质红或红绛,舌苔薄黄,脉弦有力。

【治法】平肝潜阳,息风通络。

【处方】病性取穴:太冲　合谷

病位取穴:

（1）局部取穴:顶颞前斜线　顶颞后斜线　顶中线　顶旁1线　顶旁2线

（2）循经取穴:内关　阳陵泉　太冲　三阴交

【方义】病性取穴为肝阳上亢证基本处方;内关开窍醒神;阳陵泉舒筋通络;太冲平肝潜阳,清泻肝火;三阴交滋补肝肾,疏通经络。

【刺灸方法】针刺泻法,头皮针针刺快速捻针法。

3. 痰热腑实,风痰上扰

【临床表现】半身不遂,口舌歪斜,言语謇涩或不语,偏身麻木,腹胀便干便秘,头晕目眩,咯痰或痰多,舌质黯红或黯淡,苔黄或黄腻,脉弦滑或偏瘫侧脉弦滑而大。

【治法】通腑泄热,息风化痰。

【处方】病性取穴:上巨虚　内庭

病位取穴:

（1）局部取穴:顶颞前斜线　顶颞后斜线　顶中线　顶旁1线　顶旁2线

（2）循经取穴:劳宫　曲池　天枢　丰隆

【方义】病性取穴为肠热腑实证基本处方;劳宫为心包经荥穴,泄热开窍;曲池疏风清热;天枢为大肠募穴,通腑泄热;丰隆化痰通腑。

【刺灸方法】针刺泻法,头皮针针刺快速捻针法。

4. 气虚血瘀,痰瘀阻络

【临床表现】半身不遂,口舌歪斜,言语謇涩或不语,偏身麻木,面色㿠白,气短乏力,口角流涎,自汗出,心悸便溏,手足肿胀,舌质暗淡,舌苔薄白或白腻,脉沉细、细缓或细弦。

【治法】益气活血,化瘀通络。

【处方】病性取穴:气海　膻中　血海

病位取穴:

（1）局部取穴:顶颞前斜线　顶颞后斜线　顶中线　顶旁1线　顶旁2线

（2）循经取穴:肾俞　足三里　阳陵泉

【方义】病性取穴为气虚证、瘀血内阻证基本处方加减;肾俞补益肾气以益先天;足三里补中益气以益后天;阳陵泉柔筋通络。

【刺灸方法】针刺平补平泻法,头皮针针刺快速捻针法,可灸。

5. 阴虚风动,风痰阻络

【临床表现】半身不遂,口舌歪斜,舌强言謇或不语,偏身麻木,烦躁失眠,眩晕耳鸣,手足心热,舌质红绛或暗红,少苔或无苔,脉细弦或弦数。

【治法】滋补肝肾,息风通络。

【处方】病性取穴:太溪　三阴交

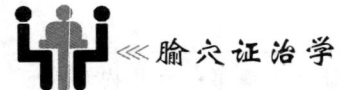

病位取穴：

(1)局部取穴：顶颞前斜线　顶颞后斜线　顶中线　顶旁1线　顶旁2线

(2)循经取穴：肾俞　肝俞　神门　太冲

【方义】病性取穴为阴虚证基本处方；肾俞、肝俞滋补肝肾阴精；神门调养心气，安神定志；太冲平肝潜阳，息风通络。

【刺灸方法】针刺补法，头皮针针刺快速捻针法。

（二）中脏腑

1. 闭证

【临床表现】突然昏仆，不省人事，牙关紧闭，口噤不开，两手握固，肢体强痉，二便闭结，兼见颜面潮红，气粗口臭，躁动不安，舌质红绛或干红，苔黄腻或黄糙，脉弦滑或弦数。

【治法】开窍启闭，通络止痉。

【处方】病性取穴：百会　神门　丰隆

病位取穴：

(1)局部取穴：水沟

(2)循经取穴：合谷　太冲　十二井穴

【方义】病性取穴为痰蒙心神证基本处方；水沟内络于脑，醒神开窍，调神导气；合谷、太冲为四关穴，通达气血，醒脑开窍；十二井穴决壅开闭，通三阴三阳经气，协调阴阳。

【刺灸方法】针刺泻法，井穴点刺放血。

2. 脱证

【临床表现】突然昏仆，不省人事，目合口张，气息微弱，手撒肢冷，肢体软瘫，二便自遗，脉细弱或脉微欲绝。

【治法】回阳救逆，益气固脱。

【处方】病性取穴：百会　神阙　关元

病位取穴：

(1)局部取穴：水沟

(2)循经取穴：足三里　内关

【方义】病性取穴为气脱证基本处方；水沟、内关醒神开窍，协调阴阳；足三里补益气血。

【刺灸方法】针刺补法，重灸。

第二节　眩晕

眩晕是指由于清窍失养，脑髓不充或风阳上扰，痰浊上蒙所致的以头晕眼花，视物旋转不定为主症的一类病证。眩即眼花，晕即头晕，两者常同时并见，故统称"眩晕"。轻者闭目即止，重者如坐舟车，站立不能，或伴恶心、呕吐、汗出，甚者昏仆倒地。亦称"眩冒""目眩""眩仆""头眩""掉眩"等。

一、病因病机

脑为"神明之府"，头为诸阳之会，清阳之府，且为髓海汇聚之处，元神所居之府，居于人体之最高位，五脏精华之血，六腑清阳之气皆上注于头，手足三阳经亦上会于头。若因肝阳上亢，上扰清空；或痰浊上蒙清窍；或气血不足，清窍失养；或肝肾亏虚，脑髓空虚均可导致眩晕。总之，眩晕的发生不越清窍被扰、被蒙和失养三条。

1. 肝阳上亢：肝为将军之官，体阴用阳，主动主升，其经脉上巅顶。若肝气失于疏泄，郁而化火，风阳升动,或急躁恼怒,肝阳暴亢,循经上扰清窍,发为眩晕。

2. 痰浊上蒙:恣食肥甘厚味,脾失健运,水湿停蓄,凝聚不散,化而成痰,痰湿中阻,则清阳不升,浊阴不降,痰随气流窜全身,浊阴上蒙清窍而发。

3. 气血亏虚:素体体虚,先天禀赋不足,气血亏虚;或因脾胃虚弱,后天运化乏力,气血生化乏源;或大病久病或失血之后,虚而不复;或劳倦过度,气血衰少,气虚则清扬不展,血虚则清窍失养,而发生眩晕。

4. 肝肾亏虚:先天禀赋不足,肾阴素亏,肝失所养,水不涵木,阴不制阳,肝阳上亢,发为眩晕;或年老肾亏,或久病伤肾,或房劳过度,以致肾精亏耗,无以生髓,髓海失充而发。

本病病位在清窍,与肝、脾、肾三脏关系密切。眩晕虚证多因肝肾阴虚、肝风内动,气血亏虚、清窍失养,肾精亏虚、脑髓失充而致。眩晕实证多由痰浊阻遏,升降失常,痰火气逆,上犯清窍而成。眩晕的各种病因病机,可以相互影响,相互转化,形成虚实夹杂,或阴损及阳,阴阳两虚之证。肝风、痰火上扰清窍,进一步发展可上蒙清窍,阻滞经络,而形成中风;或突发气机逆乱,清窍暂闭或失养,而引起晕厥。

二、辨证论治

(一)肝阳上亢

【临床表现】头晕目赤,眼花耳鸣,头胀痛,面红,急躁易怒,少寐多梦,口干苦,舌红少津,苔少或黄,脉弦数或细数。

【治法】滋水涵木,平肝潜阳。

【处方】病性取穴:太冲　合谷

病位取穴:

(1)局部取穴:四神聪

(2)循经取穴:三阴交　太溪

【方义】病性取穴为肝阳上亢证基本处方;四神聪宁神醒脑;三阴交、太溪,滋补肝肾,滋水涵木。

【刺灸方法】针刺平补平泻法。

(二)痰浊上蒙

【临床表现】头晕目眩,沉重如蒙,嗜睡多梦,胸闷泛恶,呕吐痰涎,纳呆嘈杂,四肢浮肿,舌胖苔白腻,脉濡滑。

【治法】健脾降浊,涤痰清窍。

【处方】病性取穴:中脘　丰隆

病位取穴:

(1)局部取穴:四神聪　头维

(2)循经取穴:足三里　内关

【方义】病性取穴为痰浊阻滞证基本处方;四神聪、头维疏调局部气机,通络止痛;足三里健脾化痰;内关宽胸理气安神。

【刺灸方法】针刺泻法。

(三)气血两虚

【临床表现】头晕眼花,甚则视物昏黑,动则加剧,遇劳尤甚,面色㿠白,神疲懒言,爪甲不荣,心烦少梦,惊悸不安,舌淡,苔薄白,脉细弱。

【治法】补益气血,健脾养心。

【处方】病性取穴:气海　足三里　膈俞

病位取穴:

（1）局部取穴：百会

（2）循经取穴：神门　三阴交

【方义】病性取穴为气虚证、血虚证基本处方加减；百会为督脉经穴，为诸阳之会，可帅血上荣，升举阳气；神门宁心安神；三阴交补益脾肾，以益生化之源。

【刺灸方法】针刺补法，可灸。

（四）肝肾亏虚

【临床表现】头晕眼花，健忘恍惚，视力减退或夜盲，耳鸣耳聋，发脱齿松，腰膝酸软，两足痿软，遗精阳萎或妇女月经量少、色淡，甚则闭经不孕，性欲减退，舌淡红，脉弦细或沉细。

【治法】滋补肝肾，填精益髓。

【处方】病性取穴：肾俞　肝俞　关元

病位取穴：

（1）局部取穴：百会

（2）循经取穴：悬钟　太溪

【方义】病性取穴为肝肾亏虚证基本方；百会升举阳气，充填髓海；悬钟为髓会，填精益髓；太溪滋补肝肾，滋水涵木。

【刺灸方法】针刺补法，可灸。

第三节　头痛

头痛是指因外邪侵袭，或是内伤诸疾，引起气血逆乱，瘀阻脑络，脑失所养，而以头部疼痛为主要临床表现的病证。

一、病因病机

头为诸阳之会，清阳之府，又是髓海汇聚之处，元神所居之府，居于人体之最高位，五脏精华之血，六腑清阳之气皆上注于头，手足三阳经亦上会于头。若内外之邪上犯清空，阻遏清阳，则气血逆乱，瘀阻脑络，而发为头痛。其病因不外乎外邪侵袭或内伤诸疾。

1. 外邪侵袭：多因起居不慎，感受风、寒、湿、热之邪而致。六淫邪气侵袭，上犯巅顶，清阳之气受阻，气血凝滞，而发为本病。又因风为百病之长，故六淫之中，以风邪为主要病因，多夹寒、湿、热邪而发病。故《素问·风论》记载："新沐中风，则为首风""风气循风府而上，则为脑风"。

2. 情志失调：忧郁恼怒，肝失条达，气郁阳亢或肝郁化火，上扰清空而致；或肝火郁久，耗伤阴血，肝肾亏虚，精血不能上承于头而致。

3. 饮食不当：脾胃虚弱，气血生化不足，无以濡养；或若饮食不节，嗜酒太过，过食辛辣肥甘，脾失健运，痰湿内生，遏阻清阳，上蒙清窍。

4. 先天不足或房事不节：先天禀赋不足，或房劳过度，肾精久亏，阴损及阳，致脑髓空虚。或体虚久病，病后正气受损，营血亏虚，不能上荣于脑髓脉络。

5. 其他：头部外伤致瘀血痹阻，或久病入络亦可发为本病。

外感六淫之头痛属于邪实，因外邪侵袭，上扰清空，壅滞经络，脉络不通而致，一般以风邪为主，多兼夹他邪，如寒、湿、热等。内伤头痛病性较为复杂，气血亏虚、肾精不足之头痛属虚证，肝阳、痰浊、瘀血所致之头痛多属实证，虚实在一定条件下可以相互转化。如肝阳、肝火日久，阳热伤阴，肾虚阴亏，转为肾精亏虚之头痛，或阴虚阳亢，虚实夹杂之头痛；痰浊中阻日久，脾胃受损，气血生化不足，营血亏虚，不荣头窍，转为气血亏虚之头痛；各种头痛迁延不愈，久病入络，又可转为瘀血头痛。

二、辨证论治

(一)风寒证

【临床表现】头痛连及项背,常有拘急收紧感,或伴恶风畏寒,遇风尤剧,口不渴,苔薄白,脉浮紧。

【治法】疏风解表,散寒止痛。

【处方】病性取穴:风门　大椎

　　　　病位取穴:

　　　　(1)局部取穴:风池　阿是穴

　　　　(2)循经取穴:列缺

【方义】病性取穴为外寒证基本处方;风池穴居脑后,乃风邪汇集,入脑的要冲,具有祛风解表之功;阿是穴局部通络止痛;列缺为四总穴之一,"头项寻列缺",疏风解表止痛。

【刺灸方法】针刺泻法,寒重者加灸大椎。

(二)风热证

【临床表现】头痛而胀,甚则头胀而裂,发热或恶风,面红目赤,口渴喜饮,大便不畅,或便秘,溲赤,舌尖红,苔薄黄,脉浮数。

【治法】疏风解表,清热止痛。

【处方】病性取穴:风池　曲池

　　　　病位取穴:

　　　　局部取穴:耳尖　阿是穴

【方义】病性取穴为外风证、暑热证基本处方加减;耳尖疏风清热;阿是穴局部通络止痛。

【刺灸方法】针刺泻法,曲池、耳尖可点刺放血。

(三)风湿证

【临床表现】头痛如裹,肢体困重,胸闷纳呆,大便或溏,苔白腻,脉濡。

【治法】祛风胜湿,通络止痛。

【处方】病性取穴:风池　阴陵泉　足三里

　　　　病位取穴:

　　　　局部取穴:百会

【方义】病性取穴为外风证、湿阻证基本处方加减;百会祛风通络。

【刺灸方法】针刺泻法,足三里针刺平补平泻法。

(四)肝阳上亢

【临床表现】头昏胀痛,两侧为重,心烦易怒,夜寐不宁,口苦面红,或兼胁痛,舌红苔黄,脉弦数。

【治法】平肝潜阳,息风止痛。

【处方】病性取穴:太冲　合谷

　　　　病位取穴:

　　　　(1)局部取穴:太阳　颔厌

　　　　(2)循经取穴:率谷

【方义】病性取穴为肝阳上亢证基本处方;太阳疏风散邪,颔厌疏通局部经气;率谷清热息风,通络止痛。

【刺灸方法】针刺泻法。

（五）痰浊上扰

【临床表现】头痛昏蒙,胸脘满闷,纳呆呕恶,舌苔白腻,脉滑或弦数。

【治法】健脾化痰,通络止痛。

【处方】病性取穴:中脘　丰隆

　　　　　　病位取穴:

　　　　　（1）局部取穴:百会　印堂

　　　　　（2）循经取穴:足三里

【方义】病性取穴为痰浊阻滞证基本处方;百会、印堂宣发清阳,通络止痛;足三里健脾化痰。

【刺灸方法】针刺泻法,足三里针刺平补平泻法。

（六）气血亏虚

【临床表现】头痛隐隐,时时昏晕,心悸失眠,面色少华,神疲乏力,遇劳加重,舌质淡,苔薄白,脉细弱。

【治法】补气养血,和络止痛。

【处方】病性取穴:脾俞　足三里

　　　　　　病位取穴:

　　　　　（1）局部取穴:百会

　　　　　（2）循经取穴:气海　血海

【方义】病性取穴为气血两虚证基本处方;百会补益髓海;气海、血海补气养血。

【刺灸方法】针刺补法,可灸。

（七）瘀阻脑络

【临床表现】头痛经久不愈,痛处固定不移,痛如针刺,或有头部外伤史,舌紫黯,或有瘀斑、瘀点,苔薄白,脉细或细涩。

【治法】活血化瘀,通窍止痛。

【处方】病性取穴:膈俞　血海

　　　　　　病位取穴:

　　　　　（1）局部取穴:阿是穴

　　　　　（2）循经取穴:委中

【方义】病性取穴为瘀血阻络证基本处方;头部阿是穴通络止痛;委中为血郄,化瘀止痛。

【刺灸方法】针刺泻法,阿是穴、委中可点刺放血。

（八）肝肾亏虚

【临床表现】头痛且空,眩晕耳鸣,腰膝酸软,神疲乏力,滑精带下,舌红少苔,脉细无力。

【治法】滋补肝肾,填精益髓。

【处方】病性取穴:肾俞　肝俞　关元

　　　　　　病位取穴:

　　　　　（1）局部取穴:太阳

　　　　　（2）循经取穴:太溪　太冲

【方义】病性取穴为肝肾亏虚证基本处方;太阳通络止痛;太溪、太冲为肾经和肝经原穴,滋补肝肾。

【刺灸方法】针刺补法,太阳针刺平补平泻法,肾俞、关元可灸。

第四节　面瘫

　　面瘫是指机体正气不足,脉络空虚,外邪乘虚入中面部经络,引起气血痹阻,经筋功能失调,筋肉失于约束,而以口、眼向一侧歪斜为主要表现的病证。

一、病因病机

　　面瘫多于口、眼部位发生病变,口、眼部位的经络多由手、足太阳和手、足阳明经所主。足太阳经筋为"目上冈",足阳明经筋为"目下冈",口颊部主要为手太阳和手、足阳明经筋所主。一旦机体正气不足,劳逸失度,或外邪侵袭,致面部经络阻滞,气血痹阻,手、足太阳和手、足阳明经筋功能失调而发为本病。其病因不外乎正气不足或外邪侵袭。

　　1. 外邪侵袭:多为起居不慎,感受风、寒、热之邪。外邪侵袭,阻滞面部经络,气血痹阻,经筋功能失调。风为百病之长,多夹杂寒邪或热邪而发。

　　2. 正气不足:多为劳作过度,机体正气不足,久病入络,脉络空虚,卫外不固,无法抵御外界邪气的侵袭,致使面部经络受阻而致本病。

　　外邪侵袭之面瘫属于邪实,外邪侵袭阻滞面部经络,气血痹阻,手、足太阳和手、足阳明经筋功能失调而发为面瘫。一般以风邪为主,多兼夹他邪,如寒、热等。正气不足属于虚证,病久入络,瘀血阻滞面部经络。外邪侵袭又是在内伤积损的基础上,乘虚而入,故面瘫属于虚实夹杂证。

二、辨证论治

(一)风寒证

　　【临床表现】面部有受凉史,一侧面部肌肉板滞、麻木,眼裂变大,露睛流泪,鼻唇沟变浅,口角歪斜,舌淡,苔薄白,脉浮紧。

　　【治法】祛风散寒,疏调经筋。

　　【处方】病性取穴:风池　大椎

　　　　　　病位取穴:

　　　　　　(1)局部取穴:牵正　阳白　地仓　颊车

　　　　　　(2)循经取穴:合谷

　　【方义】病性取穴为外风证、外寒证基本处方加减;牵正舒经活络,散风止痛;阳白、地仓、颊车疏通少阳、阳明经气;合谷为"四总穴"之一,面口合谷收,疏风解表。

　　【刺灸方法】针刺泻法。

(二)风热证

　　【临床表现】多继发于感冒发热,口、眼歪向一侧,耳后疼痛,舌前2/3味觉减退或消失,甚至听觉过敏,舌红,苔薄黄,脉浮数。

　　【治法】疏风散热,疏调经筋。

　　【处方】病性取穴:风池　曲池　合谷

　　　　　　病位取穴:

　　　　　　局部取穴:翳风　阳白　地仓　颊车

　　【方义】病性取穴为外风证、暑热证基本处方加减;翳风疏风散热,活络止痛;阳白、地仓、颊车疏通少阳、阳明经气。

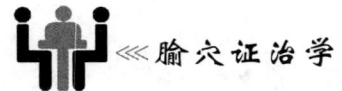

【刺灸方法】针刺泻法。

（三）气虚血瘀

【临床表现】面部肌肉板滞、无力，并有刺痛感，口、眼歪斜，肢体困倦，面色淡白，头晕，苔薄白，脉细涩。

【治法】补气养血，活血通络。

【处方】病性取穴：足三里　膈俞　血海

　　　　病位取穴：

　　　　（1）局部取穴：阳白　地仓　颊车

　　　　（2）循经取穴：合谷

【方义】病性取穴为气虚证、血瘀证基本处方加减；阳白、地仓、颊车疏通少阳、阳明经气；合谷疏通经络，擅治头面诸疾。

【刺灸方法】针刺平补平泻或泻法；足三里针刺补法，可灸。

第五节　面痛

面痛是指外邪侵袭面部经络，或其他病因，引起面部经络气血痹阻，经脉不通，而以面部出现放射性、烧灼样的抽掣疼痛为主要表现的病证。

一、病因病机

面痛区域多分布在眼部和上、下颌等部位，而眼部的经络主要为足太阳经所主，上、下颌部位的经络主要为手、足阳明经和手太阳经所主。当外邪或他病阻滞面部阳明、太阳经络，面部气血痹阻，脉络不通而发为面痛。其病因不外乎外邪侵袭或气滞血瘀。

1. 风寒外袭：风寒之邪侵袭阳明筋脉，寒主收引，凝滞筋脉，面部气血痹阻，发为本病。

2. 风热浸淫：风热邪毒浸淫面部筋脉，气血不畅而致。

3. 气滞血瘀：外伤或久病入络，使面部气滞血瘀，经脉不通而致。

外邪侵袭之面痛属于邪实，气血痹阻面部手、足太阳和手、足阳明经络，脉络不通而发为面痛。一般以风邪为主，多兼夹他邪，如寒、热等。外伤属实邪，久病入络属于虚证，病久入络，瘀血阻滞面部经络而发面痛。

二、辨证论治

（一）风寒证

【临床表现】面痛遇寒则甚、得热则轻，鼻流清涕，苔白，脉浮紧。

【治法】祛风散寒，通络止痛。

【处方】病性取穴：风池　风门　大椎

　　　　病位取穴：

　　　　（1）局部取穴：额部疼痛：攒竹　阳白

　　　　　　　　　　　上颌疼痛：四白　颧髎

　　　　　　　　　　　下颌疼痛：地仓　下关

　　　　（2）循经取穴：列缺

【方义】病性取穴为外风证、外寒证基本处方加减；局部取穴根据疼痛部位不同，疏通局部面部经络止痛；列缺疏风散寒。

【刺灸方法】针刺泻法，寒重者可灸大椎。

（二）风热证

【临床表现】痛处有灼热感,流涎,目赤流泪,苔薄黄,脉浮数。

【治法】疏风散热,通络止痛。

【处方】病性取穴:风池　曲池　合谷

　　　　病位取穴:

　　　　（1）局部取穴:同风寒证

　　　　（2）循经取穴:外关

【方义】病性取穴为外风证、暑热证基本处方加减;外关疏风清热。

【刺灸方法】针刺泻法,曲池可点刺放血。

（三）气滞血瘀

【临床表现】面部痛处固定不移,舌黯或有瘀斑,脉涩。

【治法】活血化瘀,行气止痛。

【处方】病性取穴:膈俞　血海　太冲

　　　　病位取穴:

　　　　（1）局部取穴:同风寒证

　　　　（2）循经取穴:内关

【方义】病性取穴为气滞证、血瘀证基本处方加减;内关活血化瘀,行气止痛。

【刺灸方法】针刺泻法。

第六节　胸痹心痛

胸痹心痛是指外邪侵袭,或是内伤诸疾上犯心胸,引起气机不畅,心脉痹阻,而以胸部闷痛,甚则胸痛彻背,喘息不得卧为主要表现的病证。

一、病因病机

心为“君主之官”“神之舍也”,主血脉,外有心包护卫,开窍于舌,外合于脉,为五脏六腑之大主,在五行属火,为阳中之阳,主宰人体的生命活动。心气不足,血行无力,心脉失养,内、外之邪侵袭心脏而发病。病则气机不畅,心脉痹阻而为胸痹心痛。其病因不外乎外感之邪或饮食、情志、劳倦等内伤诸疾。

1. 寒邪内侵:寒主收引,可抑遏阳气,若素体阳衰,胸阳不足,阴寒之邪乘虚侵袭,寒凝气滞,痹阻胸阳,而发胸痹。

2. 饮食失调:饮食不洁,过食肥甘厚味,或嗜烟酒,致脾胃损伤,聚湿生痰,上犯心胸,遏阻心阳而致心脉痹阻。

3. 情志失调:忧思伤脾,脾运失健,遂聚生痰。郁怒伤肝,肝郁气滞,甚则气郁化火,灼津成痰。气滞或痰阻,血行失畅,致气血瘀滞或痰瘀交阻,胸阳不运。

4. 劳倦内伤:劳倦伤脾,脾虚转输失能,气血生化不足,无以濡养心脉,拘急而痛。积劳伤阳,心肾阳微,鼓动无力,胸阳失展,阴寒内侵,血行涩滞而致。

5. 年迈体虚:年过半百,肾气自半,精血渐衰。肾阳虚衰,不能鼓舞五脏之阳,心阳不振,血脉失于温运,痹阻不畅;肾阴亏虚,不能濡养五脏之阴,心阴耗伤,心脉失于濡养。

胸痹心痛的主要临床表现多为本虚标实,虚实夹杂。本虚有气虚、气阴两虚及阳气虚衰;标实有血瘀、寒凝、痰浊、气滞,且可相兼为病,如气滞血瘀、寒凝气滞、痰瘀交阻等。其主要病机为心脉痹阻,且病机转化可

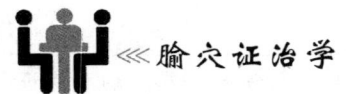

因实致虚,亦可因虚致实。痰踞心胸,胸阳痹阻,病延日久,每可耗气伤阳,向心气不足或阴阳并损证转化;阴寒凝结,气失温煦,日久寒邪伤人阳气,亦可向心阳虚衰转化;瘀阻脉络,血行滞涩,留瘀日久,心气痹阻,心阳不振;心气不足,鼓动无力,易致气滞血瘀;心肾阴虚,水亏火炎,炼液为痰;心阳虚衰,阳虚外寒,寒痰凝络而致。

二、辨证论治

(一)寒凝心脉

【临床表现】猝然心痛如绞,心痛彻背,喘不得卧,多因气候骤冷或骤感风寒而发病或加重,伴形寒,甚则手足不温,冷汗自出,胸闷气短,心悸,面色苍白,苔薄白,脉沉紧或沉细。

【治法】辛温散寒,宣通心阳。

【处方】病性取穴:心俞　内关　关元

　　　　病位取穴:

　　　　(1)局部取穴:膻中

　　　　(2)循经取穴:通里

【方义】病性取穴为心脉痹阻证、寒凝经脉证基本处方加减;膻中为心包经募穴,调气降逆,宽胸利膈;通里为心包经络穴,疏通心脉,活血止痛。

【刺灸方法】针刺泻法,寒重者可灸关元。

(二)心血瘀阻

【临床表现】心胸疼痛,如刺如绞,痛有定处,入夜为甚,甚则心痛彻背,背痛彻心,或痛引肩背,伴有胸闷,日久不愈,可因暴怒、劳累而加重,舌质紫黯,有瘀斑,苔薄,脉弦涩。

【治法】活血化瘀,通脉止痛。

【处方】病性取穴:心俞　内关　膈俞

　　　　病位取穴:

　　　　(1)局部取穴:巨阙

　　　　(2)循经取穴:阴郄　郄门

【方义】病性取穴为心脉痹阻证、血瘀证基本处方加减;巨阙为心经募穴,俞募相配调心气,化瘀血;阴郄、郄门为心经和心包经郄穴,疏通心脉,缓急止痛。

【刺灸方法】针刺泻法。

(三)痰浊内阻

【临床表现】胸闷重而心痛微,痰多气短,肢体沉重,形体肥胖,遇阴雨天而易发作或加重,伴有倦怠乏力,纳呆便溏,咯吐痰涎,舌体胖大且边有齿痕,苔浊腻或白滑,脉滑。

【治法】通阳泄浊,豁痰宣痹。

【处方】病性取穴:心俞　内关　丰隆　中脘

　　　　病位取穴:

　　　　(1)局部取穴:巨阙

　　　　(2)循经取穴:太渊

【方义】病性取穴为心脉痹阻证、痰浊阻滞证基本处方加减;巨阙振奋心阳,通阳泄浊;太渊为脉会,与丰隆相配蠲化痰浊。

【刺灸方法】针刺泻法,中脘可灸。

（四）心气虚弱

【临床表现】心胸隐痛,时作时休,心悸气短,动则益甚,伴倦怠乏力,声息低微,面色㿠白,易汗出,舌暗淡红,苔薄白,脉虚细缓或结代。

【治法】益气养心。

【处方】病性取穴:心俞　巨阙

　　　　病位取穴:

　　　　(1)局部取穴:膻中

　　　　(2)循经取穴:气海　足三里

【方义】病性取穴为心气虚证基本处方;膻中为气会,调气止痛;气海补养先天元气;足三里补脾益后天之气而补益心气。

【刺灸方法】针刺补法,可灸。

（五）心肾不交

【临床表现】心胸隐痛,久发不愈,心烦失眠,心悸盗汗,头晕耳鸣,腰膝酸软,气短乏力,舌红,苔少,脉细数。

【治法】滋阴补肾,养心止痛。

【处方】病性取穴:神门　太溪

　　　　病位取穴:

　　　　(1)局部取穴:膻中

　　　　(2)循经取穴:心俞　肾俞　三阴交

【方义】病性取穴为心肾不交证基本处方;膻中宽胸利膈;心俞养心安神,疏通心络;肾俞益气补肾;三阴交养血滋阴。

【刺灸方法】针刺补法。

第七节　心悸

心悸是指感受外邪,或是内伤杂病等上犯心胸,引起心脉痹阻或心失所养,而以心跳异常、自觉心慌不安,甚则不能自主为主要表现的病证。临床上将其分为"惊悸"和"怔忡",病情较轻者为惊悸,病情较重者为怔忡。

一、病因病机

心居于胸腔之内,藏神,故为"君主之官,神明出焉"。心气不足,血行无力,心失所养,内、外之邪侵袭心脏而发病。病则心脉痹阻,扰乱心神,或心失濡养,心主不安而为心悸。其病因有外邪、七情、药食、体虚等。

1. 感受外邪:风、寒、湿三气杂至,合而为痹。痹证日久,复感外邪,内舍于心,痹阻心脉,心血运行受阻,发为心悸。或风寒湿热之邪,由血脉内侵于心,耗伤心气心阴,亦可引起心悸。温病、疫毒均可灼伤营阴,心失所养,或邪毒内扰心神,如春温、风温、暑温、白喉、梅毒等病,往往伴见心悸。

2. 七情所伤:平素心虚胆怯,突遇惊恐,忤犯心神,心神动摇,不能自主而心悸;大怒伤肝,大恐伤肾,怒则气逆,恐则精却,阴虚于下,火逆于上,动撼心神而发心悸。

3. 药食不当:嗜食醇酒厚味,煎炸炙煿,蕴热化火生痰,痰火上扰心神则为心悸;或因药物过量,毒性较剧,耗伤心气,损伤心阴,引起心悸。

4. 体虚劳累:禀赋不足,素质虚弱,或久病伤正,耗损心之气阴,或劳倦太过伤脾,生化之源不足,气血阴阳亏乏,脏腑功能失调,致心神失养,发为心悸。

心悸的病机不外乎气血阴阳亏虚,心失所养,或邪扰心神,心神不宁,病理性质主要有虚实两方面。虚者为气、血、阴、阳亏损,使心失濡养,而致心悸;实者多由痰火扰心,水饮上凌或心血瘀阻,气血运行不畅所致。虚实之间又可以相互夹杂或转化。实证日久,病邪伤正,可分别兼见气、血、阴、阳亏损,而虚证也可因虚致实,兼见实证表现。临床上阴虚者常兼火盛或痰热;阳虚者易夹水饮、痰湿,气血不足者,易兼气血瘀滞。

二、辨证论治

(一)心虚胆怯

【临床表现】心悸不宁,善惊易恐,坐卧不安,不寐多梦而易惊醒,恶闻声响,食少纳呆,苔薄白,脉细略数或细弦。

【治法】镇惊定志,益胆安神。

【处方】病性取穴:胆俞 神门

病位取穴:

(1)局部取穴:巨阙

(2)循经取穴:间使 心俞

【方义】病性取穴为心胆气虚证基本处方;巨阙疏通心脉,宁心安神;间使、心俞养心安神。

【刺灸方法】针刺补法。

(二)心脾两虚

【临床表现】心悸气短,头晕目眩,失眠健忘,面色无华,倦怠乏力,纳呆食少,舌淡红,脉细弱。

【治法】补脾益气,补血养心。

【处方】病性取穴:心俞 脾俞 足三里

病位取穴:

(1)局部取穴:膈俞

(2)循经取穴:神门

【方义】病性取穴为心脾两虚证基本处方;膈俞补血养血;神门宁心安神。

【刺灸方法】针刺补法,足三里可灸。

(三)阴虚火旺

【临床表现】心悸易惊,心烦失眠,五心烦热,口干,盗汗,思虑劳心则症状加重,伴耳鸣腰酸,头晕目眩,急躁易怒,舌红少津,苔少或无,脉细数。

【治法】滋阴清火,养心安神。

【处方】病性取穴:阴郄 神门

病位取穴:

循经取穴:太溪 三阴交

【方义】病性取穴为心阴虚证基本处方;太溪、三阴交滋肾阴上济心火,以治其本。

【刺灸方法】针刺补法或平补平泻法。

(四)水气凌心

【临床表现】心悸眩晕,胸闷痞满,渴不欲饮,小便短少,或下肢浮肿,形寒肢冷,伴恶心,欲吐,流涎,舌淡胖,苔白滑,脉弦滑或沉细而滑。

【治法】振奋心阳,化气行水。

【处方】病性取穴:心俞　命门

　　　　病位取穴:

　　　　循经取穴:内关　阴陵泉

【方义】病性取穴为心肾阳虚证基本处方;内关宁心定悸;阴陵泉利水消肿。

【刺灸方法】针刺补法,命门宜灸。

(五)心脉瘀阻

【临床表现】心悸不安,胸闷不舒,心痛时作,痛如针刺,唇甲青紫,舌质紫黯或有瘀斑,脉涩或结或代。

【治法】活血化瘀,理气通络。

【处方】病性取穴:膈俞　血海

　　　　病位取穴:

　　　　(1)局部取穴:膻中

　　　　(2)循经取穴:心俞　内关

【方义】病性取穴为瘀血内阻证基本处方;膻中理气强心,行气活血;心俞、内关疏通心脉,定悸止痛。

【刺灸方法】针刺平补平泻法。

(六)心阳虚弱

【临床表现】心悸不安,胸闷气短,动则尤甚,面色苍白,形寒肢冷,舌淡苔白,脉虚弱或沉细无力。

【治法】温补心阳,安神定悸。

【处方】病性取穴:心俞　厥阴俞　关元

　　　　病位取穴:

　　　　循经取穴:神门

【方义】病性取穴为心阳虚证基本处方;神门宣通心阳,安神定悸。

【刺灸方法】针刺补法,宜灸。

第八节　不寐

不寐是指内伤诸症损伤心神,引起心神不安,神不守舍,而以经常不能获得正常睡眠为主要表现的病证。轻者入寐困难或寐而易醒,醒后不寐;重者彻夜难眠。

一、病因病机

心藏神,为"君主之官""神之舍也"。人之寤寐,由心神控制,而营卫阴阳的正常运作是保证心神调节寤寐的基础。因饮食不节,情志失常,劳倦、思虑过度及病后、年迈体虚等因素,致心神不安,神不守舍,不能由动致静,而发不寐。

1. 情志失常:喜怒哀乐等情志过极均可导致脏腑功能的失调,而发生不寐。或由情志不遂,暴怒伤肝,肝气郁结,肝郁化火,邪火扰动心神,神不安而不寐;或由五志过极,心火内积,扰动心神而不寐;或由喜笑无度,心神激动,神魂不安而不寐;或由暴受惊恐,导致心虚胆怯,神魂不安,夜不能寐。

2. 饮食不节:暴饮暴食,宿食停滞,脾胃受损,酿生痰热,痰热上扰,胃气失和,而不得安寐。《素问·逆调论》指出:"胃不和则卧不安。"另外,浓茶、咖啡、酒之类饮料也是造成不寐的因素。

3. 劳逸失调:劳倦太过则伤脾,过逸少动则脾虚气弱,运化不健,气血生化不足,不能上奉于心,心神失养;思虑过度,伤及心脾,心伤则阴血暗耗,神不守舍。

4. 病后体虚:久病体虚,年迈血少,引起心血不足,心失所养,心神不安而不寐。亦可因年迈体虚,阴阳亏虚而不寐。素体阴虚,兼因房劳过度,肾阴耗伤,阴衰于下,不能上奉于心,水火不济,心火独亢,火盛神动,心肾失交而神志不宁。

不寐的病理变化,总属阳盛阴衰,阴阳失交。一为阴虚不能纳阳,一为阳盛不得入于阴。其病位主要在心,与肝、脾、肾密切相关,心主神明,神安则寐,神不安则不寐。其病机变化中肝郁化火,或痰热内扰,神不安宅者以实证为主;心脾两虚,气血不足,心胆气虚,或心肾不交,水火不济,心神失养,神不安宁者多属虚证;久病可表现为虚实兼夹,或为瘀血所致。

二、辨证论治

(一)肝郁化火

【临床表现】不寐多梦,甚则彻夜不眠,急躁易怒,伴头晕头胀,目赤耳鸣,口干而苦,不思饮食,便秘溲赤,舌红苔黄,脉弦而数。

【治法】疏肝泻火,镇心安神。

【处方】病性取穴:太冲　期门

病位取穴:

(1)局部取穴:安眠

(2)循经取穴:行间　神门

【方义】病性取穴为肝郁气滞证基本处方;安眠镇静安神;行间清肝泻火;神门宁心安神。

【刺灸方法】针刺泻法。

(二)痰热内扰

【临床表现】心烦不寐,胸闷脘痞,泛恶嗳气,伴口苦,头重,目眩,舌偏红,苔黄腻,脉滑数。

【治法】清热化痰,和中安神。

【处方】病性取穴:中脘　丰隆

病位取穴:

循经取穴:内庭　公孙　神门

【方义】病性取穴为痰浊阻滞证基本处方;内庭、公孙清泻脾胃之热,和中安神;神门宁心安神。

【刺灸方法】针刺泻法。

(三)心脾两虚

【临床表现】不易入睡,多梦易醒,心悸健忘,神疲食少,伴头晕目眩,四肢倦怠,腹胀便溏,面色少华,舌淡苔薄,脉细无力。

【治法】补益心脾,养心安神。

【处方】病性取穴:心俞　脾俞　足三里

病位取穴:

循经取穴:三阴交　神门

【方义】病性取穴为心脾两虚证基本处方;三阴交健脾养血;神门宁心安神。

【刺灸方法】针刺补法,可灸。

(四)心虚胆怯

【临床表现】虚烦不寐,触事易惊,终日惕惕,胆怯心悸,伴气短自汗,倦怠乏力,舌淡,脉弦细。

【治法】益气镇惊,安神定志。

【处方】病性取穴:胆俞　神门

病位取穴：

　　循经取穴：心俞　丘墟

【方义】病性取穴为心胆气虚证基本处方；心俞、丘墟补心壮胆，安神定志。

【刺灸方法】针刺补法。

（五）心肾不交

【临床表现】心烦不寐，心悸不安，多梦，腰酸足软，伴头晕耳鸣，健忘，遗精，口干津少，五心烦热，舌红少苔，脉细而数。

【治法】滋阴降火，养心安神。

【处方】病性取穴：神门　太溪

　　病位取穴：

　　循经取穴：大陵　三阴交

【方义】病性取穴为心肾不交证基本处方；大陵清降心火；三阴交补肾滋阴，上济于心。

【刺灸方法】针刺补法，大陵针刺泻法。

第九节　郁证

郁证是指因情志所伤，或体质等因素，引起肝失疏泄、脾失健运、心失所养、脏腑阴阳气血失调，而以抑郁善忧、情绪不宁，或易哭易怒为主要表现的病证。

一、病因病机

人的喜、怒、忧、思、悲、恐、惊，七种情志变化，在正常情况下不会使人发病。当突然、强烈或长期持久的情志刺激，超过人体本身生理活动的调节范围，如肝失疏泄、脾失健运、心失所养致脏腑阴阳气血失调，脏腑功能紊乱而发为本病。其病因总属情志所伤。

1.情志所伤：七情过极，刺激过于持久，超过机体的调节能力，导致情志失调，尤以悲忧恼怒最易致病。若恼怒伤肝，肝失条达，气失疏泄，致肝气郁结；气郁日久化火，则为火郁；气滞血瘀则为血郁；谋虑不遂或忧思过度，久郁伤脾，脾失健运，食滞不消而蕴湿、生痰、化热等，则又可成为食郁、湿郁、痰郁、热郁。

2. 体质因素：原本肝旺，或体质素弱，又加情志刺激，肝郁抑脾，饮食渐减，生化不足，日久必气血不足，心脾失养，或郁火暗耗营血，阴虚火旺，心病及肾，致心肾阴虚。

郁证病位主要在肝，涉及心、脾、肾，气机郁滞为病理基础。其病理性质起初多实，日久转虚或虚实夹杂。虽以气、血、湿、痰、火、食六郁邪实为主，但病延日久则易由实转虚，或因火郁伤阴而导致阴虚火旺、心肾阴虚之证；或因脾伤气血生化不足，心神失养，而致心脾两虚之证。

二、辨证论治

（一）肝气郁结

【临床表现】精神抑郁，情绪不宁，胸部满闷，胁肋胀痛，痛无定处，脘闷嗳气，不思饮食，大便不调，苔薄白，脉弦。

【治法】疏肝解郁，理气畅中。

【处方】病性取穴：期门　太冲

　　病位取穴：

　　循经取穴：支沟　内关

【方义】病性取穴为肝郁气滞证基本处方;支沟调理少阳经气,善治胸胁疼痛;内关宽胸解郁。

【刺灸方法】针刺泻法。

(二)气郁化火

【临床表现】性情急躁易怒,胸胁胀满,口苦而干,或头痛,目赤,耳鸣,或嘈杂吞酸,大便秘结,舌质红,苔黄,脉弦数。

【治法】疏肝解郁,清肝泻火。

【处方】病性取穴:期门　太冲

　　　　病位取穴:

　　　　循经取穴:行间　内庭　阳陵泉

【方义】病性取穴为肝郁气滞证基本处方;行间、内庭为肝经、胃经之荥穴,能清泻肝火、清降胃火;阳陵泉调理少阳,疏肝解郁,通络止痛。

【刺灸方法】针刺泻法。

(三)心脾两虚

【临床表现】多思善疑,头晕神疲,心悸胆怯,失眠健忘,纳差,面色不华,舌质淡,苔薄白,脉细。

【治法】健脾养心,补益气血。

【处方】病性取穴:心俞　脾俞　足三里

　　　　病位取穴:

　　　　循经取穴:神门　三阴交

【方义】病性取穴为心脾两虚证基本处方;神门补益心气,养心安神;三阴交补益脾肾,养血安神。

【刺灸方法】针刺补法,可灸。

(四)阴虚火旺

【临床表现】情绪不宁,心悸,健忘,失眠,多梦,五心烦热,盗汗,口咽干燥,舌红少津,脉细数。

【治法】滋阴降火,交通心肾。

【处方】病性取穴:神门　太溪

　　　　病位取穴:

　　　　循经取穴:心俞　肾俞　三阴交

【方义】病性取穴为心肾不交证基本处方;心俞养心安神;肾俞、三阴交滋阴补肾,清降心火。

【刺灸方法】针刺补法,神门针刺泻法。

第十节　癫证

癫证是指因内伤诸疾侵扰心脏,引起心窍蒙蔽,神明逆乱,而以精神抑郁,表情淡漠,沉默痴呆,语无伦次,静而少动为主要表现的病证。

一、病因病机

心者,"君主之官,神明出焉",人体之神藏于心,心神主宰人的一切精神意识思维活动,心神正常,人体各部分的功能互相协调,彼此合作,互助互用,全身安泰。当七情、饮食等损伤心神,各脏腑功能失调和阴阳失于平秘,进而产生气滞、痰结等,蒙蔽心窍或心神被扰,神明逆乱,而发癫证。其病因主要与内伤诸疾有关。

1. 七情内伤:多因恼怒郁愤不解,肝失疏泄,胆气不平,心胆失调,心神扰乱而发病;或肝郁不解,气郁痰结,阻塞心窍而发病。

2. 饮食失节:嗜食肥甘厚味,脾胃运化失司,聚湿成痰,痰浊内阻,上扰心神;或痰与气结,阻蔽神明而发病。

癫证主要病位在心肝,病理因素以气、痰为主,二者相互关联,以气郁为先。肝气郁结,肝失调达,气郁生痰;或心脾气结,郁而生痰,痰气互结,蒙蔽神机。总的病机为痰气郁结,蒙蔽心神。初起痰气郁结,蒙蔽心神,多为实证,久则心脾耗伤,气血不足,多为虚实夹杂。

二、辨证论治

(一)痰气郁结

【临床表现】精神抑郁,表情淡漠,沉默痴呆,时时太息,言语无序,或喃喃自语,多疑多虑,喜怒无常,秽洁不分,不思饮食,舌红,苔腻而白,脉弦滑。

【治法】理气解郁,化痰醒神。

【处方】病性取穴:中脘　丰隆　太冲

　　　　病位取穴:

　　　　(1)局部取穴:四神聪

　　　　(2)循经取穴:脾俞

【方义】病性取穴为痰浊阻滞证、气机阻滞证基本处方;四神聪开窍醒神;脾俞健脾化痰。

【刺灸方法】针刺平补平泻法。

(二)心脾两虚

【临床表现】神思恍惚,魂梦颠倒,心悸易惊,善悲欲哭,肢体困乏,饮食锐减,言语无序,舌淡,苔薄白,脉沉细无力。

【治法】健脾益气,养心安神。

【处方】病性取穴:心俞　脾俞　足三里

　　　　病位取穴:

　　　　(1)局部取穴:百会

　　　　(2)循经取穴:神门　三阴交

【方义】病性取穴为心脾两虚证基本处方;百会醒脑开窍,疏通脑络;神门调养心神;三阴交健脾养血,益气通络。

【刺灸方法】针刺补法,可灸。

第十一节　狂证

狂证是指因内伤诸疾侵扰心脏,引起心窍蒙蔽,神明逆乱,狂躁不宁,而以精神亢奋,躁扰不宁,打人毁物,动而多想为主要表现的病证。

一、病因病机

心藏神,为人体生命活动的中心。五脏六腑必须在心的统一指挥下,才能进行统一协调的正常的生命活动。心为君主,而脏腑百骸皆听命于心。心藏神而为神明之用。《灵枢·邪客》云:"心者,五脏六腑之大主也,精神之所舍也。"当七情内伤或饮食失节等引起痰火、瘀血损伤心神,蒙蔽心窍或心神被扰,神明逆乱,而发为本病。

1. 七情内伤：多因暴怒不止，引动肝胆木火，郁火上升，冲心犯脑，神明无主而发病；或肝气郁结，气失畅达，血行凝滞，致气滞血瘀，或痰瘀互结，气血不能上荣脑髓，神机失用而发病。

2. 饮食失节：嗜食肥甘厚味，脾胃运化失司，聚湿成痰，痰浊内盛，郁而化火，上扰心神；或与瘀血相伍，痹阻心窍，均致神志失常而发病。

3. 先天不足：胎儿在母体内因禀赋异常，脏气不平，生后一有所触，遭遇情志刺激，则气机逆乱，阴阳失调，神机失常而发病。

狂证主要病位在心肝，病理因素以痰、火、瘀为主，三者相互关联。气郁化火，炼液成痰，或痰火蓄结阳明，则扰乱神明。病久气滞血瘀，凝滞脑气，又每兼瘀血为患。总的病机为痰火上扰，神明失主。初起痰火上扰，心神不安，多为实证，久则火盛伤阴，心神失调，多为虚实夹杂。

二、辨证论治

(一)痰火扰神

【临床表现】起病先有性情急躁，头痛失眠，两目怒视，面红目赤，突发狂乱无知，打人毁物，逾垣上屋，高歌狂呼，舌质红绛，苔多黄腻或黄燥，脉弦大滑数。

【治法】清心泻火，涤痰醒神。

【处方】病性取穴：中脘　丰隆　劳宫　行间

病位取穴：
(1)局部取穴：百会
(2)循经取穴：水沟

【方义】病性取穴为痰浊阻滞证、火邪炽盛证基本处方，心主神明，肝主疏泄，取心包经、肝经荥穴以清泻心肝之火；百会、水沟开窍醒神，疏通脑络。

【刺灸方法】针刺泻法。

(二)火盛伤阴

【临床表现】狂躁日久，病势较缓，时而烦躁不安，时而多言善惊，恐惧不安，形瘦面红，心烦不寐，口干唇红，舌质红，无苔，脉细数。

【治法】滋阴降火，安神定志。

【处方】病性取穴：太溪　三阴交

病位取穴：
(1)局部取穴：大椎
(2)循经取穴：神门

【方义】病性取穴为阴虚证基本处方；大椎泄热除烦；神门醒脑开窍，安神定志。

【刺灸方法】针刺平补平泻法。

(三)气血瘀滞

【临床表现】躁扰不宁，恼怒多言，甚则登高而歌，或妄闻妄见，面色黯滞，胸胁满闷，头痛心悸，舌质紫黯或有瘀斑，脉弦数或细涩。

【治法】活血化瘀，行气止痛。

【处方】病性取穴：太冲　膈俞　血海

病位取穴：
(1)局部取穴：百会
(2)循经取穴：大陵　神门

【方义】病性取穴为气滞证、血瘀证基本处方加减;百会醒脑开窍;大陵、神门宁心定志。

【刺灸方法】针刺平补平泻法。

第十二节　痫病

痫病是指因内伤诸疾,或因外伤撞击脑部,引起气血逆乱,蒙蔽清窍,而以猝然昏仆、强直抽搐、口吐涎沫、醒后如常人为主要表现的病证。

一、病因病机

脑为元神所居之府,是人体极其重要的器官,是生命要害之所在,人的听觉、视觉、嗅觉以及思维、记忆、言语等功能都归于脑。若七情失调,或先天因素致脑神失养,或脑部外伤,或他病之后,造成脏腑失调,气血逆乱,蒙蔽清窍而发病。其病因有内伤杂病、先天因素、脑部外伤等。

1. 七情失调:主要与惊恐有关,由于突受大惊大恐,造成气机逆乱,进而损伤脏腑,肝肾受损,则易致阴不敛阳而生热生风。

2. 脾胃受损:易致精微不布,痰浊内聚,经久失调,一遇诱因,痰浊或随气逆,或随火炎,或随风动,蒙蔽心神清窍。

3. 先天因素:痫病始于幼年者多见,与先天因素有密切关系,所谓"病从胎气而得之"。若母体突受惊恐,一则导致气机逆乱,一则导致精伤而肾亏,所谓"恐则精却"。母体精气之耗伤,必使胎儿发育异常,出生后,遂易发生痫病。而妊娠期间,母体多病,服药不当,损及胎儿,易成为发病的潜在因素。

4. 脑部外伤:由于跌仆撞击,或出生时难产,均导致脑窍受损,瘀血阻络,经脉不畅,脑神失养,使神志逆乱,昏不知人,而发病。

5. 其他因素:如六淫之邪所干,或饮食失调,或患他病后,脏腑受损,均可导致积痰内伏,一遇劳累过度,生活起居失于调摄,遂致气机逆乱,触动积痰,生热动风,壅塞经络,闭塞心窍,上扰脑神而发病。

痫病发病,以心脑神机失用为本,风、火、痰、瘀致病为标。痰浊受阻,神机受累,元神失控是病机的关键所在。痫病之痰,具有随风气而聚散和胶固难化两大特点。其久发难愈,反复不止,正是由于胶固于心胸的"顽痰"所致。顽痰闭阻心窍,肝经风火内动是痫病主要病机特点。久发耗伤精气,致心肾亏虚,气血不足,可见心脾两虚。发病初期,痰瘀阻窍,肝郁化火生风,风痰闭阻,或痰火炽盛等以实证为主;若日久不愈,损伤正气,首伤心脾,继损肝肾,加以痰瘀凝结胶固,表现为虚实夹杂。

二、辨证论治

(一)痰火扰神

【临床表现】猝然昏倒,不省人事,四肢强痉拘挛,口中有声,口吐白沫,烦躁不安,气高息粗,痰鸣辘辘,口臭便干,舌质红或暗红,苔黄腻,脉弦滑。

【治法】清热泻火,化痰开窍。

【处方】病性取穴:中脘　丰隆　行间

　　　　病位取穴:

　　　　循经取穴:筋缩　长强　鸠尾

【方义】病性取穴为痰浊阻滞证、火邪炽盛证基本处方,肝主疏泄,取肝经荥穴以清泻肝火;筋缩解痉止搐;长强、鸠尾交通任督二脉,调整阴阳,为治疗本病之要穴。

【刺灸方法】针刺泻法。

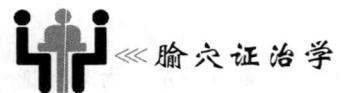

（二）风痰闭窍

【临床表现】猝然昏仆,目睛上视,口吐白沫,手足抽搐,喉中痰鸣,苔白腻,脉滑。

【治法】涤痰息风,开窍定痫。

【处方】病性取穴:合谷　太冲　丰隆

　　　　病位取穴:

　　　　循经取穴:阳陵泉　长强　鸠尾

【方义】病性取穴为风痰入络证基本处方;阳陵泉为筋会,舒缓筋肉,解痉止搐;长强、鸠尾为治疗本病之要穴。

【刺灸方法】针刺泻法。

（三）瘀阻脑络

【临床表现】既往有脑外伤(或产伤)史,发作时猝然昏仆,抽搐,或仅见口角、眼角、肢体抽搐,颜面口唇青紫,舌质紫黯或有瘀点,脉弦或涩。

【治法】活血化瘀,醒神止搐。

【处方】病性取穴:膈俞　血海

　　　　病位取穴:

　　　　（1）局部取穴:水沟　上星

　　　　（2）循经取穴:筋缩　阳陵泉

【方义】病性取穴为瘀血阻络证基本处方;水沟醒神开窍;上星点刺出血活血通络;筋缩、阳陵泉解痉止搐。

【刺灸方法】针刺泻法,上星可点刺放血。

（四）心脾两虚

【临床表现】久发不愈,猝然昏仆,或仅见头部低垂,四肢无力,伴面色苍白,口吐白沫,四肢抽搐无力,口噤目闭,二便自遗,舌淡,苔白,脉弱。

【治法】补益气血,健脾宁心。

【处方】病性取穴:心俞　脾俞　足三里

　　　　病位取穴:

　　　　循经取穴:神门　三阴交　筋缩

【方义】病性取穴为心脾两虚证基本处方;神门调养心神,醒脑开窍;三阴交健脾利湿,养血通络;筋缩息风止痉。

【刺灸方法】针刺补法,可灸。

（五）肝肾阴虚

【临床表现】猝然昏仆,或手足蠕动,四肢逆冷,语謇,健忘失眠,腰膝酸软,舌质红绛,少苔或无苔,脉弦细数。

【治法】滋肝肾阴,清降虚火。

【处方】病性取穴:肾俞　太溪　行间

　　　　病位取穴:

　　　　循经取穴:肝俞　三阴交　筋缩

【方义】病性取穴为肝肾阴虚证基本处方;肝俞、三阴交补益肝肾,养血滋阴;筋缩解痉止搐。

【刺灸方法】针刺补法,行间针刺泻法。

第十三节　痴呆

痴呆是指因内伤诸疾等因素,引起肝肾亏虚,气血不足,脑髓失养,而以呆傻愚笨,智能低下,善忘等为主要表现的病证,是一种神志异常的疾病。

一、病因病机

脑为元神之府,是生命的枢机,主宰人体的生命活动。具有精神、意识、思维功能,为精神、意识、思维活动的枢纽,为一身之宗,百神之会。脑主精神意识的功能正常,则精神饱满,意识清楚,思维灵敏,记忆力强,语言清晰,情志正常;否则,便出现神明功能异常。若由于年迈体虚、七情内伤、久病耗伤等原因致气血不足,肾精亏损,脑髓失养,神机失用而发为本病。

1. 年迈体虚:人至老年,脏腑功能减退,年高阴气自半,肝肾阴虚,或肾中精气不足,不能生髓,髓海空虚,髓减脑消,则神机失用而成痴呆。此外,年高气血运行迟缓,血脉瘀滞,脑络瘀阻,亦可使神机失用,而发痴呆。

2. 情志所伤:所欲不遂,或郁怒伤肝,肝失疏泄,可致肝气郁结,肝气乘脾,脾失健运,则聚湿生痰,蒙蔽清窍,使神明被扰,神机失用而成痴呆;或日久生热化火,神明被扰,则性情烦乱,忽哭忽笑,变化无常;或久思积虑,耗伤心脾,心阴心血暗耗,脾虚气血生化无源,气血不足,脑失所养,神明失用;或脾虚失运,痰湿内生,清窍受蒙;或惊恐伤肾,肾虚精亏,髓海失充,脑失所养,皆可发为痴呆。

3. 久病耗损:中风、眩晕等疾病日久,或失治误治,积损正伤,一是可使肾、心、肝、脾之阴、阳、精、气、血亏损不足,脑髓失养;二是久病入络,脑脉痹阻,脑气与脏气不得相接而发痴呆。

痴呆主要由精、气、血亏损不足,髓海失充,脑失所养,或气、火、痰、瘀诸邪内阻,上扰清窍所致,其病理性质多属本虚标实,本虚为阴精、气血亏虚,标实为气、火、痰、瘀内阻于脑。痴呆的基本病机为髓海不足,神机失用,而病机之间又可相互转化。一是气滞、痰浊、血瘀之间可以相互转化,或相兼为病,终致痰瘀互结;二是气滞、痰浊、血瘀可以化热,而形成肝火、痰热、瘀热,上扰清窍,进一步发展,可耗伤肝肾之阴,肝肾阴虚,水不涵木,阴不制阳,肝阳上亢,化火生风,风阳上扰清窍,而使痴呆加重;三是虚实之间可相互转化,实证的痰浊、瘀血日久,若损及心脾,则气血不足,或耗伤心阴,神明失养,或伤及肝肾,则阴精不足,脑失所养,可转化为痴呆的虚证;而虚证病久,气血亏乏,脏腑功能受累,气血运行不畅,或积湿为痰,或留滞为瘀,则可见虚中夹实之证。

二、辨证论治

(一)肝肾亏虚

【临床表现】记忆力减退,暴发性哭笑,易怒,易狂,伴有头昏眩晕,手足发麻,振颤,失眠,重者发作癫痫,舌质红,苔薄黄,脉弦数。

【治法】滋补肝肾,填精益髓。

【处方】病性取穴:肾俞　肝俞　关元

　　　　病位取穴:

　　　　(1)局部取穴:百会　四神聪

　　　　(2)循经取穴:悬钟

【方义】病性取穴为肝肾亏虚证基本处方;百会、四神聪醒脑开窍,通络宁神;悬钟补肾养髓。

【刺灸方法】针刺补法,可灸。

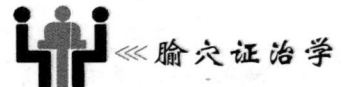

(二)痰浊阻窍

【临床表现】表情呆板,行动迟缓,终日寡言,坐卧不起,记忆力丧失,二便失禁,舌胖嫩而淡,边有齿痕,苔白厚而腻,脉滑。

【治法】豁痰开窍,健脾化浊。

【处方】病性取穴:中脘　丰隆

病位取穴:

(1)局部取穴:神庭　四神聪

(2)循经取穴:足三里

【方义】病性取穴为痰浊阻滞证基本处方;神庭、四神聪醒神开窍;足三里健脾和胃,化痰降浊。

【刺灸方法】针刺泻法,中脘、足三里针刺平补平泻法。

(三)瘀血阻络

【临床表现】神情淡漠,反应迟钝,常默默无语,或离奇幻想,健忘易惊,舌质紫黯,有瘀点或瘀斑,脉细涩。

【治法】活血化瘀,疏经通络。

【处方】病性取穴:膈俞　血海

病位取穴:

(1)局部取穴:百会

(2)循经取穴:大陵　太冲

【方义】病性取穴为瘀血阻络证基本处方;百会醒脑开窍;大陵宁心安神;太冲行气活血,化瘀通络。

【刺灸方法】针刺泻法,可点刺放血。

(四)气血不足

【临床表现】行为表情失常,终日不言不语,或忽笑忽歌,喜怒无常,记忆力减退甚至丧失,步态不稳,面色淡白,气短乏力,舌淡,苔白,脉细弱无力。

【治法】补气养血,填精益髓。

【处方】病性取穴:脾俞　足三里

病位取穴:

(1)局部取穴:百会　四神聪

(2)循经取穴:气海　血海

【方义】病性取穴为气血两虚证基本处方;百会、四神聪安神定志;气海、血海益气养血。

【刺灸方法】针刺补法,可灸。

第十四节　感　冒

感冒是指感受触冒风邪或时行疫毒,客于肺卫,以鼻塞,流涕,喷嚏,头痛,恶寒,发热,全身不适等为主要临床表现的病证。

一、病因病机

肺为脏腑之华盖,其位最高,开窍于鼻,职司呼吸,外主皮毛,其性娇气,不耐邪侵。因风性轻扬,"伤于风者上先受之",故外邪从口鼻、皮毛入侵,肺卫首当其冲。若因正气不足,外邪客于肺卫,而发为本病。

1. 六淫侵袭:六淫病邪均可致本病,因风为六气之首,"百病之长",故风邪常与寒、热、暑、湿之邪夹杂为患。六淫侵袭,从口鼻皮毛而入,卫表不和,肺失宣肃,而致本病。

2. 时行疫毒:岁时不和,温凉失节,人感乖戾之气而生病,直袭肺卫,相染为患而发为时行感冒。

感冒的发病决定于正气与邪气两方面的因素,一是正气能否御邪,"邪之所凑,其气必虚",提示了正气不足或卫气功能状态暂时低下是感冒的决定因素;二是邪气能否战胜正气,即感邪的轻重,邪气轻微不足以胜正则不病感冒,邪气盛如严寒、时行疫毒,邪能胜正则亦病感冒,所以邪气是感冒的重要因素。

二、辨证论治

(一)风寒证

【临床表现】恶寒重,发热轻,无汗,头痛,肢节酸疼,鼻塞声重,时流清涕,喉痒,咳嗽,痰吐稀薄色白,舌苔薄白,脉浮或浮紧。

【治法】辛温解表,宣肺散寒。

【处方】病性取穴:大椎　风门

　　　　病位取穴:

　　　　循经取穴:风池　列缺　合谷

【方义】病性取穴为外寒证基本处方;风池为足少阳经与阳维脉的交会穴,"阳维为病苦寒热",故风池疏散风邪,清利头目;列缺为本经络穴,疏风解表,宣肺止咳;合谷祛风宣肺,解表退热。

【刺灸方法】针刺泻法,可灸。

(二)风热证

【临床表现】发热,微恶风寒,或有汗,鼻塞喷嚏,流稠涕,头痛,咽喉疼痛,咳嗽痰稠,舌苔薄黄,脉浮数。

【治法】辛凉解表,宣肺清热。

【处方】病性取穴:风池　肺俞

　　　　病位取穴:

　　　　循经取穴:鱼际　大椎　曲池

【方义】病性取穴为外风证基本处方;鱼际为肺经荥穴,清泄肺热,利咽止咳;大椎、曲池疏风清热解表。

【刺灸方法】针刺泻法,大椎可点刺放血。

(三)暑湿证

【临床表现】发生于夏季,面垢身热汗出,但汗出不畅,身热不扬,身重倦怠,头昏重痛,或有鼻塞流涕,咳嗽痰黄,胸闷欲呕,小便短赤,舌苔黄腻,脉濡数。

【治法】清暑祛湿,解表和中。

【处方】病性取穴:曲池　合谷

　　　　病位取穴:

　　　　循经取穴:中脘　足三里　支沟

【方义】病性取穴为暑热证基本处方;中脘、足三里健胃和中,化湿降浊;支沟通调三焦气机,祛风清暑化湿。

【刺灸方法】针刺泻法或平补平泻法。

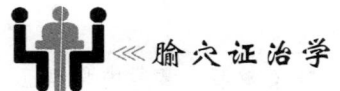

第十五节　咳嗽

咳嗽是指外邪侵袭肺系,或是内邪干肺,引起肺气不清,失于宣肃,而以咳嗽、咯痰为主要表现的病证。金元时期医家将咳嗽分别论之,有声无痰为咳,有痰无声为嗽,有痰有声为咳嗽。

一、病因病机

肺主气,司呼吸,上连气道喉咙,开窍于鼻,外合皮毛,为五脏六腑之华盖,其气贯百脉。由于肺体清虚,不耐寒热,故称娇脏,易受内外之邪侵袭而为病,病则宣肃失司,迫气上逆而为咳嗽。故《医学三字经·咳嗽》云:"肺为脏腑之华盖,呼之则虚,吸之则满,只受得本脏之正气,受不得外来之客气,客气干之,则呛而咳矣。亦只受得脏腑之清气,受不得脏腑之病气,病气干之,亦呛而咳矣。"其病因主要为外邪侵袭和内邪干肺。

1. 外邪侵袭:多为天气冷热失常,气候突变,人体未能适应,卫外功能失调,六淫之邪或从口鼻而入,或从皮毛而受,内犯于肺,肺失肃降,则肺气上逆而致。虽然六气皆令人咳,但因四时主气不同,故感邪亦有别。因而临床表现风寒、风热、燥热等不同证候,其中尤以风寒咳嗽为多。

2. 情志刺激:郁怒伤肝,肝失条达,气机不畅,日久气郁化火,气火上逆犯肺。

3. 饮食失当:平素嗜食烟酒或辛辣助火之品,熏灼肺胃,灼津生痰;或过食肥甘,脾失健运,痰湿内生,上渍于肺。

4. 肺脏虚损:常因肺系多种病证迁延日久,肺脏虚损,阴伤气耗,肺的主气功能失调,肺气升降出入失常所致。

5. 其他:水气犯肺、钩虫感染等亦可致咳。

外感六淫咳嗽属于邪实,因外邪犯肺,导致肺气壅遏不畅所致,并可演变转化。如风寒咳嗽,未能及时宣散,可郁而化热;风热咳嗽又可化燥伤津;或因肺热蒸液成痰而致痰热郁肺。内伤咳嗽属邪实与正虚并见,病理因素为痰与火,他脏及肺者,多因邪实导致正虚:如肝火犯肺,每见气火炼液为痰,耗伤肺津;痰湿犯肺,多由脾失健运,聚湿酿痰,上贮于肺,若久延不愈可致脾肺气虚,甚则病延及肾,由咳致喘,痰湿蕴肺,遇感引触,则痰从热化,痰热久郁,则易耗伤肺阴。

二、辨证论治

(一)风寒袭肺

【临床表现】咳嗽频作,声重咽痒,痰白清稀,鼻塞流涕,恶寒无汗,发热头痛,全身酸痛,舌苔薄白,脉浮或浮紧。

【治法】解表散寒,宣肺止咳。

【处方】病性取穴:风门　列缺　合谷

　　　　病位取穴:

　　　　(1)局部取穴:肺俞

　　　　(2)循经取穴:外关

【方义】病性取穴为风寒束肺证基本处方;肺俞宣肺止咳;外关通于阳维,阳维主阳主表,故外关能疏泄阳邪,解表散寒。

【刺灸方法】针刺泻法,寒重者加灸风门。

（二）风热犯肺

【临床表现】咳嗽咳痰不爽,痰黄或稠黏,喉燥咽痛,常伴恶风身热,头痛肢楚,鼻流黄涕,口渴等表热证,舌苔薄黄,脉浮数或浮滑。

【治法】疏风清热,宣肺止咳。

【处方】病性取穴:风池　肺俞

　　　　病位取穴:

　　　　（1）局部取穴:膻中

　　　　（2）循经取穴:大椎　曲池　尺泽

【方义】病性取穴为外风证基本方;膻中宽胸理气;大椎为诸阳经交会穴,疏泄阳邪而退热;曲池疏风清热;尺泽为肺经合穴,五行属水,为本经子穴,清泄肺热,降逆止咳平喘。

【刺灸方法】针刺泻法,大椎、尺泽可点刺放血。

（三）风燥伤肺

【临床表现】喉痒干咳,无痰或痰少而粘连成丝,咳痰不爽,或痰中带有血丝,咽喉干痛,唇鼻干燥,口干,常伴鼻塞,头痛,微寒,身热等表证,舌质红干而少津,苔薄白或薄黄,脉浮。

【治法】疏风清肺,润燥止咳。

【处方】病性取穴:肺俞　列缺

　　　　病位取穴:

　　　　（1）局部取穴:天突

　　　　（2）循经取穴:照海　太溪

【方义】病性取穴为外燥证基本处方;天突宣肺止咳;照海、列缺为八脉交会穴相配为用,善治喉咙肺系疾患;太溪、照海滋补肾阴,金水相生,润肺止咳。

【刺灸方法】针刺平补平泻法。

（四）痰湿蕴肺

【临床表现】咳嗽反复发作,尤以晨起咳甚,咳声重浊,痰多,痰黏腻或稠厚成块,色白或带灰色,胸闷气憋,痰出则咳缓、憋闷减轻,常伴体倦,脘痞,腹胀,大便时溏,舌苔白腻,脉濡滑。

【治法】燥湿化痰,理气止咳。

【处方】病性取穴:肺俞　中脘　丰隆

　　　　病位取穴:

　　　　（1）局部取穴:膻中

　　　　（2）循经取穴:太渊

【方义】病性取穴为痰浊阻肺证基本处方;膻中宽胸理气;太渊为肺经原穴,本脏真气所注,调理肺气,止咳化痰。

【刺灸方法】针刺泻法。

（五）痰热郁肺

【临床表现】咳嗽气息急促,或喉中有痰声,痰多稠黏或为黄痰,咳吐不爽,或痰有热腥味,或咳吐血痰,胸胁胀满,或咳引胸痛,面赤,或有身热,口干欲饮,舌苔薄黄腻,舌质红,脉滑数。

【治法】清热肃肺,化痰止咳。

【处方】病性取穴:尺泽　大椎

　　　　病位取穴:

（1）局部取穴：肺俞
（2）循经取穴：丰隆　曲池
【方义】病性取穴为肺热炽盛证基本处方；肺俞、曲池清泄肺热，理肺止咳；丰隆祛痰除湿。
【刺灸方法】针刺泻法。

（六）肝火犯肺

【临床表现】上气咳逆阵作，咳时面赤，常感痰滞咽喉，咯之难出，量少质黏，或痰如絮状，咳引胸胁胀痛，咽干口苦，症状可随情绪波动而增减，舌红或舌边尖红，舌苔薄黄少津，脉弦数。
【治法】清肝泻火，化痰止咳。
【处方】病性取穴：行间　孔最
　　　　病位取穴：
　　　　（1）局部取穴：肺俞
　　　　（2）循经取穴：太冲　尺泽
【方义】病性取穴为肝火犯肺证基本处方；肺俞、尺泽清热化痰止咳；太冲清泻肝火，使火不灼金。
【刺灸方法】针刺泻法。

（七）肺阴亏虚

【临床表现】干咳，咳声短促，痰少黏白，或痰中带血丝，或声音逐渐嘶哑，口干咽燥，常伴有午后潮热，手足心热，夜寐盗汗，口干，舌质红少苔，或舌上少津，脉细数。
【治法】滋阴润肺，化痰止咳
【处方】病性取穴：肺俞　膏肓　太溪
　　　　病位取穴：
　　　　循经取穴：足三里　三阴交
【方义】病性取穴为肺阴虚证基本处方；足三里培土生金，补益肺脾；三阴交滋补肾水，滋阴止咳。
【刺灸方法】针刺补法。

第十六节　哮病

哮病是由于宿痰伏肺，遇诱因或感邪引触，以致痰阻气道，肺失肃降，痰气搏击所引起的发作性痰鸣气喘病证。

一、病因病机

哮病的发生，为宿痰内伏于肺，每因外感、饮食、情志、劳倦等诱因而引触，邪气触动停积之痰，痰随气升，气因痰阻，痰气壅塞于气道，气道狭窄挛急，通畅不利，肺气宣降失常而喘促，痰气相互搏击而致痰鸣有声。
1. 寒痰内伏：屡感风寒，失于表散，寒邪深入肺脏；或经常饮食生冷，伤及肺气，皆使上焦津液不布，凝聚而成寒痰，内伏肺与膈上，因外感而触发；或为热从寒化，而生寒痰。
2. 外邪引动：外感风寒或风热之邪，失于表散，邪蕴于肺，壅阻肺气，引动内伏宿根，痰阻气逆而发。
3. 饮食触发：饮食酸咸肥甘太过，脾失健运，痰热内蕴，上贮于肺，敛聚不散，随感而发。
4. 劳欲久病：劳欲过度，久病气虚，肺气耗损，气不化津，痰饮内生；或病后阴虚火旺，热蒸液聚，痰热胶固而发。
哮病发作为痰阻气闭，以邪实为主。由于病因不同，体质差异，又有寒哮、热哮之分。哮因寒诱发，素体阳虚，痰从寒化，属寒痰为患则发为冷哮；若因热邪诱发，素体阳盛，痰从热化，属痰热为患则发为热哮。或由痰热内郁,风寒外束,则为寒包火证。寒痰内郁化热,寒哮亦可转化为热哮。若哮病反复发作,寒痰伤及脾肾之阳,痰热伤及肺肾之阴,则可从实转虚。哮病为本虚标实之病,标实为痰浊,本虚为肺脾肾虚。因痰浊而导致肺、脾、肾虚衰;肺、脾、肾虚衰又促使痰浊生成,使伏痰益固,且正虚降低了机体抗御诱因的能力。本虚与标实互为因果,相互影响,故本病难以速愈和根治。发作时以标实为主,表现为痰鸣气喘;在间歇期以肺、脾、肾等脏器虚弱之候为主,表现为短气、疲乏,常有轻度哮症。若哮病大发作,或发作呈持续状态,邪实与正虚错综并见,肺肾两虚而痰浊又复壅盛,严重者因不能治理调节心血的运行,命门之火不能上济于心,则心阳亦同时受累,甚至发生"喘脱"危候。

二、辨证论治

(一)发作期

1. 寒哮
【临床表现】呼吸急促,喉中哮鸣有声,胸膈满闷如窒,咳不甚,痰少咳吐不爽,白色黏痰,口不渴,或渴喜热饮,天冷或遇寒而发,形寒怕冷,或有恶寒,喷嚏,流涕等表寒证,舌苔白滑,脉弦紧或浮紧。

【治法】温肺散寒,化痰平喘。

【处方】病性取穴:风门　列缺　合谷

病位取穴:

(1)局部取穴:天突　膻中　肺俞

(2)循经取穴:尺泽

【方义】病性取穴为风寒束肺证基本处方;天突降逆止咳平喘,膻中宽胸理气;肺俞为肺之背俞穴,祛风散寒,调理肺气,止咳平喘;尺泽宣肃手太阴之气,肃肺止哮。

【刺灸方法】针刺泻法,肺俞可灸。

2. 热哮
【临床表现】气粗息涌,喉中痰鸣如吼,胸高胁胀,张口抬肩,咳呛阵作,咯痰色黄或白,黏浊稠厚,排吐不利,烦闷不安,汗出,面赤,口苦,口渴喜饮,舌质红,苔黄腻,脉弦数或滑数。

【治法】清热宣肺,涤痰止哮。

【处方】病性取穴:尺泽　大椎

病位取穴:

(1)局部取穴:天突　肺俞

(2)循经取穴:孔最　丰隆

【方义】病性取穴为肺热炽盛证基本处方;天突、肺俞宣肺肃肺,畅达上焦胸肺之郁滞;孔最为肺经郄穴,疏利经气,化痰降火;丰隆豁痰降逆。

【刺灸方法】针刺泻法。

(二)缓解期

1. 肺气亏虚
【临床表现】气短声低,动则尤甚,或喉中有轻度哮鸣声,咳痰清稀色白,面色㿠白,常自汗畏风,易感冒,每因劳倦、气候变化等诱发哮病,舌淡苔白,脉细弱或虚大。

【治法】补肺固卫,化痰止哮。

【处方】病性取穴:肺俞　膏肓　膻中

病位取穴:

(1)局部取穴:定喘

(2)循经取穴:太渊

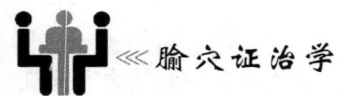

【方义】病性取穴为肺气虚证基本处方;定喘宣肺平喘;太渊为肺经输土穴,培土生金,补肺益气。

【刺灸方法】针刺补法,定喘针刺泻法,可灸。

2. 脾气亏虚

【临床表现】平素痰多气短,倦怠无力,面色萎黄,食少便溏,或食油腻易于腹泻,每因饮食不当则易诱发哮病,舌质淡,苔白腻或白滑,脉细弱。

【治法】健脾益气,祛痰止哮。

【处方】病性取穴:足三里 气海

　　　　病位取穴:

　　　　(1)局部取穴:肺俞 定喘

　　　　(2)循经取穴:丰隆 太白

【方义】病性取穴为脾气虚证基本处方;肺俞、定喘补益肺气,宣肺平喘;太白为脾经输土穴,补益脾气,培土生金;丰隆祛痰除湿止哮。

【刺灸方法】针刺补法,可灸。

3. 肾气亏虚

【临床表现】平素短气息促,动则尤甚,吸气不利,或喉中有轻度哮鸣,腰膝酸软,脑转耳鸣,劳累后易诱发哮病,或畏寒肢冷,面色苍白,舌淡苔白,质胖嫩,脉象沉细;或颧红,烦热,汗出黏手,舌红,苔少,脉细数。

【治法】固本培元,纳气止哮。

【处方】病性取穴:肾俞 气海

　　　　病位取穴:

　　　　(1)局部取穴:膻中 肺俞 膏肓

　　　　(2)循经取穴:太溪

【方义】病性取穴为肾气虚证基本处方;膻中补气理气,宽胸利膈;肺俞、膏肓补益肺气,补虚止咳平喘;太溪补肾益气,纳气止哮。

【刺灸方法】针刺补法,可灸。

第十七节 喘病

喘病是指由于外感或内伤,导致肺失宣降,肺气上逆或气无所主,肾失摄纳,以致呼吸困难,甚则张口抬肩,鼻翼煽动,不能平卧等为主要临床特征的一种病证。

一、病因病机

肺为气之主,司呼吸,外合皮毛,内为五脏之华盖,若外邪袭肺,或他脏病气上犯,皆可使肺气壅塞,肺失宣降,呼吸不利而致喘促;或使肺气虚衰,气失所主而喘促。肾为气之根,与肺同司气之出纳,若肾元不固,摄纳失常则气不归元,阴阳不相接续,亦可气逆于肺而为喘。故外邪侵袭、饮食不当、情志失调、劳欲久病等均可成为喘病的病因,引起肺失宣降,肺气上逆或气无所主,肾失摄纳而发为喘病。

1. 外邪侵袭:外感风寒或风热之邪,未能及时表散,邪蕴于肺,壅阻肺气,肺气不得宣,因而上逆作喘。

2. 饮食不当:恣食生冷、肥甘,或嗜酒伤中,脾失健运,痰浊内生;或他脏影响于肺,致肺气受阻,气津失布,津凝痰生,痰浊内蕴,上阻肺气,肃降失常,发为喘促。

3. 情志失调:情志不遂,忧思气结,肝失调达,气失疏泄,肺气痹阻;或郁怒伤肝,肝气上逆于肺,肺气不得肃降,升多降少,气逆而喘。

4. 劳欲久病:肺系久病,咳伤肺气,或久病脾气虚弱,肺失充养,肺之气阴不足,以致气失所主而喘促。若久病迁延,由肺及肾,或劳欲伤肾,精气内夺,肺之气阴亏耗,不能下荣于肾,肾之真元伤损,根本不固,则气失摄纳,上出于肺,出多入少,逆气上奔为喘。

喘病的病位,主脏在肺和肾,与肝、脾、心有关。喘病的病理性质有虚实两类。实喘在肺,为外邪、痰浊、肝郁气逆致肺壅邪气而宣降不利;虚喘当责之于肺、肾两脏,因精气不足,气阴亏耗而致肺不主气,肾不纳气。故喘病的基本病机是气机的升降出纳失常,"在肺为实,在肾为虚"。病情错杂者,每可下虚上实,虚实夹杂并见。但在病情发展的不同阶段,虚实之间有所侧重,或互相转化。若肺病及脾,子盗母气,则脾气亦虚,脾虚失运,聚湿生痰,上渍于肺,肺气壅塞,气津失布,血行不利,可形成痰浊血瘀,此时病机以邪实为主,或邪实正虚互见。若迁延不愈,累及于肾,其病机则呈现肾失摄纳,痰瘀伏肺之肾虚肺实之候。若阳气虚衰,水无所主,水邪泛溢,又可上凌心肺,病机则为因虚致实,虚实互见。因心脉上通于肺,肺气治理调节心血的运行,宗气贯心肺,肾脉上络于心,心肾相互既济,又心阳根于命门之火,心脏阳气的盛衰,与先天肾气及后天呼吸之气皆有密切关系。故本病的严重阶段,肺肾虚极,孤阳欲脱,必致心气、心阳亦惫,心不主血脉,血行不畅而瘀滞,面色、唇舌、指甲青紫,甚则出现喘汗致脱,亡阳、亡阴,则病情危笃。

二、辨证论治

(一)风寒闭肺

【临床表现】喘息,呼吸气促,胸部胀闷,咳嗽,痰多稀薄色白,兼有头痛,鼻塞,无汗,恶寒,或伴发热,口不渴,舌苔薄白而滑,脉浮紧。

【治法】散寒止咳,宣肺平喘。

【处方】病性取穴:风门　列缺　合谷
　　　　病位取穴:
　　　　(1)局部取穴:肺俞
　　　　(2)循经取穴:尺泽

【方义】病性取穴为风寒束肺证基本处方;肺俞祛风散寒,止咳平喘;尺泽宣肺平喘。

【刺灸方法】针刺泻法,寒重者可灸。

(二)风热犯肺

【临床表现】喘促气粗,咳嗽痰黄而稠,心胸烦闷,口干而渴,可伴发热恶风,舌边红,苔薄黄,脉浮数。

【治法】清热祛风,宣肺平喘。

【处方】病性取穴:风池　肺俞
　　　　病位取穴:
　　　　(1)局部取穴:膻中　中府
　　　　(2)循经取穴:大椎　合谷

【方义】病性取穴为外风证基本处方;膻中宽胸理气,降逆平喘;中府肃肺平喘;大椎、合谷疏风清热。

【刺灸方法】针刺泻法。

(三)痰湿蕴肺

【临床表现】喘而胸满闷窒,甚则胸盈仰息,咳嗽痰多黏腻色白,咯吐不利,兼有呕恶纳呆,口黏不渴,苔厚腻色白,脉滑。

【治法】健脾化痰,降逆平喘。

【处方】病性取穴:肺俞　中脘　丰隆
　　　　病位取穴:
　　　　(1)局部取穴:膻中　天突
　　　　(2)循经取穴:脾俞

【方义】病性取穴为痰浊阻肺证基本处方;膻中宽胸理气,降气平喘;天突止咳平喘;脾俞补益脾气,健脾化痰。

【刺灸方法】针刺泻法。

(四)水气凌心

【临床表现】喘咳气逆,倚息难以平卧,咯痰稀白,心悸,面目肢体浮肿,小便量少,怯寒肢冷,面唇青紫,舌胖黯,苔白滑,脉沉细。

【治法】温阳利水,泻肺平喘。

【处方】病性取穴:肾俞 命门 水分

　　　病位取穴:

　　　(1)局部取穴:肺俞 膻中

　　　(2)循经取穴:内关

【方义】病性取穴为肾虚水泛证基本处方;肺俞、膻中宽胸理气,宣肺肃肺,止咳平喘;内关强心气以平喘。

【刺灸方法】针刺平补平泻法,可灸。

(五)肺脾两虚

【临床表现】久病不止,气短而喘,声低懒言,乏力少气,或痰吐清稀而多,或见面浮肢肿,面白无华,食欲不振,腹胀便溏,舌质淡,苔白滑,脉细弱。

【治法】补气健脾,益肺定喘。

【处方】病性取穴:肺俞 太白 脾俞

　　　病位取穴:

　　　(1)局部取穴:膏肓 定喘

　　　(2)循经取穴:足三里

【方义】病性取穴为脾肺气虚证基本方;膏肓通宣理肺,益气补虚;定喘止咳平喘;足三里补益脾气,培土生金。

【刺灸方法】针刺补法,可灸。

(六)肺肾两虚

【临床表现】喘促日久,气息短促,呼多吸少,动则喘甚,气不得续,小便常因咳甚而失禁,或尿后余沥,形瘦神疲,面青肢冷,或有跗肿,舌淡苔薄,脉微细或沉弱。

【治法】补肺益肾,纳气平喘。

【处方】病性取穴:肺俞 膏肓 膻中 肾俞 气海

　　　病位取穴:

　　　(1)局部取穴:定喘

　　　(2)循经取穴:太溪

【方义】病性取穴为肺气虚证、肾气虚证基本处方;定喘疏理肺气,止咳平喘;太溪补益肾气,金水相生。

【刺灸方法】针刺补法,可灸。

第十八节　肺痨

肺痨是一种由于正气虚弱,感染痨虫,侵蚀肺脏所致的以咳嗽、咯血、潮热、盗汗及身体逐渐消瘦等症为主要临床表现,具有传染性的慢性消耗性疾病。

一、病因病机

肺痨的致病因素主要有两个方面,一为感染痨虫,一为正气虚弱。《古今医统·痨瘵门》即曾指出"凡此诸虫……著于怯弱之人……日久遂成痨瘵之证。"肺开窍于鼻,职司呼吸,痨虫自鼻吸入,直趋于肺,蚀肺而发为本病。

1. 感染痨虫:长期与患者接触,不避染疫,感受痨虫,侵袭于肺,当正气不足时即可发病。

2. 正气虚弱:先天禀赋不强,小儿喂养不当;或病后失养;或后天摄身不慎,嗜欲无节,耗伤精血;或情志不遂,忧思过度;或劳倦伤脾,而导致正气虚弱,痨虫入侵而发病。

痨虫和正气虚弱两种病因,可以相互为因。痨虫传染是发病不可缺少的外因,正虚是发病的基础,是痨虫入侵和引起发病的主要内因。正气旺盛,即使感染痨虫后,也未必发病,正气不足,则感染后易于发病。另一方面,痨虫感染是发病的必备条件,痨虫既是耗伤人体气血的直接原因,同时又是决定发病后病变发展规律、区别于他病的特殊因素。

本病病理以阴虚火旺为主。因肺喜润恶燥,痨虫蚀肺,肺体受损,首耗肺阴,阴虚则火旺,而见阴虚肺燥之候。故朱丹溪概括痨瘵的病理为"主乎阴虚"。由于阴阳互根,阴虚则火旺,可发展为气阴两虚,甚则阴损及阳。本病初起病变在肺,肺体受损,肺阴亏耗,肺失滋润,表现为肺阴亏损之候;继则肺肾同病,兼及心肝,而致阴虚火旺;或因肺脾同病,阴伤及气而致气阴两虚;后期肺脾肾三脏均亏,阴损及阳,可趋于阴阳两虚的严重局面。

二、辨证论治

(一)肺阴亏损

【临床表现】干咳,咳声短促,或咯少量黏痰,或痰中带血丝或血点,血色鲜红,胸部隐隐闷痛,午后手足心热,皮肤干灼,口干咽燥,或有轻微盗汗,舌边尖红,苔薄,脉细或细数。

【治法】滋阴润肺,杀虫止咳。

【处方】病性取穴:肺俞　膏肓　太溪

　　　　病位取穴:

　　　　(1)局部取穴:中府

　　　　(2)循经取穴:孔最　三阴交

【方义】病性取穴为肺阴虚证基本处方;中府与肺俞俞募相配,润燥止咳;孔最为手太阴郄穴,善治咯血,宣肺清肺;三阴交滋水润肺。

【刺灸方法】针刺补法。

(二)阴虚火旺

【临床表现】呛咳气急,痰少质黏,或吐稠黄痰,量多,时时咯血,血色鲜红,午后潮热,骨蒸,五心烦热,颧红,盗汗量多,口渴,心烦,失眠,性情急躁易怒,或胸胁掣痛,男子可见遗精,女子月经不调,形体日渐消瘦,舌红而干,苔薄黄或剥,脉细数。

【治法】滋阴降火,退热敛汗。

【处方】病性取穴:肺俞　膏肓　太溪

　　　　病位取穴:

　　　　(1)局部取穴:中府

　　　　(2)循经取穴:孔最　鱼际　阴郄

【方义】病性取穴为肺阴虚证基本处方;中府宽胸润燥止咳;孔最宣肺清肺,善治咯血;鱼际为肺经荥穴,

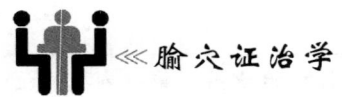

清泻肺经虚热,善治骨蒸;阴郄为滋阴敛汗之要穴。

【刺灸方法】针刺补法。

(三)气阴两虚

【临床表现】咳嗽无力,气短声低,咯痰清稀色白,偶或痰中夹血,或咯血,血色淡红,午后潮热,伴有畏风,怕冷,自汗与盗汗并见,面色㿠白,颧红,纳少神疲,便溏,舌质嫩红,或舌淡有齿印,苔薄,脉细弱而数。

【治法】益气养阴,健脾和中。

【处方】病性取穴:膻中　足三里　太溪　三阴交

　　　　病位取穴:

　　　　(1)局部取穴:膏肓

　　　　(2)循经取穴:太渊

【方义】病性取穴为气虚证、阴虚证基本处方加减;膏肓滋阴补肺,益气补虚;太渊为肺经原穴,补肺益气止咳。

【刺灸方法】针刺补法,可灸。

(四)阴阳两虚

【临床表现】咳逆喘息少气,咯痰色白,或夹血丝,血色黯淡,潮热,自汗,盗汗,声嘶或失音,面浮肢肿,心慌,唇紫,肢冷,形寒,或见五更泄泻,口舌生糜,大肉尽脱,男子滑精、阳萎,女子经少、经闭,舌质淡或光嫩少津,脉微细而数,或虚大无力。

【治法】滋阴补阳,培土固本。

【处方】病性取穴:太溪　三阴交　命门

　　　　病位取穴:

　　　　(1)局部取穴:肺俞　膏肓

　　　　(2)循经取穴:太渊　肾俞　足三里

【方义】病性取穴为阴虚证、阳虚证基本处方加减;肺俞、膏肓补益肺气,滋养肺阴;太渊肃理肺气,止咳平喘;肾俞补益肾气以养先天,足三里补益脾气以滋后天。

【刺灸方法】针刺补法,可灸。

第十九节　呕吐

呕吐是指因胃失和降、胃气上逆所致的以饮食、痰涎等胃内之物从胃中上涌,自口而出为临床特征的一种病证。前人有两说:一说认为有物有声谓之呕,有物无声谓之吐,无物有声谓之干呕;另一说认为呕以声响名,吐以吐物言,有声无物曰呕,有物无声曰吐,有声有物曰呕吐。呕与吐常同时发生,很难截然分开,故近世多并称为呕吐。

一、病因病机

胃主受纳腐熟水谷,为水谷精微之仓、气血之海,以通降为顺,与脾相表里,为燥土属阳。若因外感、内伤之邪侵犯胃腑,致胃气不降,气逆而上,而发为本病。

1. 外邪侵袭:风、寒、暑、湿之邪,以及积浊之气,侵犯胃腑,阻遏胃气,胃失和降,水谷随气上逆,发为本病。

2. 饮食不节:饮食过多,或过食生冷油腻、不洁等食物,皆可伤胃滞脾,食积不化,胃气不能下行,上逆而发。

3. 情志失调:恼怒伤肝,肝失疏泄,横逆犯胃,胃气不降而发。

4. 脾胃虚弱:劳倦太过,耗伤中气;或久病中阳不振,脾失健运,水谷不能化生精微,清浊相混,升降失司,胃气上逆而发。

呕吐的病因是多方面的,且常相互影响,兼杂致病,如外邪可以伤脾,气滞可致食停,脾虚可以成饮等。呕吐的病机无外乎虚实两大类,实者由外邪、饮食、痰饮、气郁等邪气犯胃,致胃失和降,胃气上逆而发;虚者由气虚、阳虚、阴虚等正气不足,使胃失温养、濡润,胃失和降,胃气上逆所致。一般来说,初病多实,日久损伤脾胃,中气不足,可由实转虚;脾胃素虚,复为饮食所伤,或成痰生饮,则因虚致实,出现虚实并见的复杂病机。

二、辨证论治

(一)寒邪犯胃

【临床表现】呕吐食物,吐出有力,突然发生,起病较急,常伴有恶寒发热,胸脘满闷,不思饮食,舌苔白,脉浮滑。

【治法】散寒解表,和胃降逆。

【处方】病性取穴:足三里　合谷　中脘

　　　　病位取穴:

　　　　(1)局部取穴:梁门

　　　　(2)循经取穴:内关　风池

【方义】病性取穴为寒邪犯胃证基本处方;梁门理气和胃;内关为心包经络穴,别走少阳三焦,通于阴维脉,通调上、中焦气机,为治疗中焦气机上逆之要穴;风池祛风散寒,解表和中。

【刺灸方法】针刺泻法,可灸。

(二)食滞胃肠

【临床表现】呕吐物酸腐,脘腹胀满拒按,嗳气厌食,得食更甚,吐后反快,大便或溏或结,气味臭秽,苔厚腻,脉滑实。

【治法】消食化滞,和胃降逆。

【处方】病性取穴:梁门　足三里

　　　　病位取穴:

　　　　(1)局部取穴:中脘　天枢

　　　　(2)循经取穴:内关　内庭

【方义】病性取穴为食滞胃肠证基本处方;中脘为胃之募穴、腑会穴,调畅中焦气机;天枢为大肠募穴,为调理胃肠气机之枢纽,行气导滞;内关和胃降逆;内庭清泻阳明积热。

【刺灸方法】针刺泻法。

(三)痰饮停胃

【临床表现】呕吐物多为清水痰涎,胸脘满闷,不思饮食,头眩心悸,或呕而肠鸣,苔白腻,脉滑。

【治法】温化痰饮,和胃降逆。

【处方】病性取穴:中脘　丰隆

　　　　病位取穴:

　　　　(1)局部取穴:章门

　　　　(2)循经取穴:内关　阴陵泉

【方义】病性取穴为痰浊阻滞证基本处方;章门为脾之募穴,健脾蠲饮;内关安神止悸,降逆止呕;阴陵泉为脾经合穴,可健脾利湿化痰。

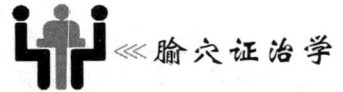

【刺灸方法】针刺泻法。

（四）肝气犯胃

【临床表现】呕吐吞酸,嗳气频作,胸胁胀满,烦闷不舒,每因情志不遂而呕吐吞酸更甚,舌边红,苔薄白,脉弦。

【治法】疏肝和胃,降逆止呕。

【处方】病性取穴:章门　中脘　太冲
　　　　病位取穴:
　　　　（1）局部取穴:期门
　　　　（2）循经取穴:足三里　神门

【方义】病性取穴为肝胃不和证基本处方;期门疏肝理气,调畅气机,行气止呕;足三里行气导滞,和胃降逆;神门宁心定志,解郁除烦。

【刺灸方法】针刺泻法。

（五）脾胃虚弱

【临床表现】饮食稍有不慎,即易呕吐,时作时止,胃纳不佳,食入难化,脘腹痞闷,口淡不渴,面白少华,倦怠乏力,大便溏薄,舌质淡,苔薄白,脉濡弱。

【治法】益气健脾,和胃降逆。

【处方】病性取穴:足三里　气海
　　　　病位取穴:
　　　　（1）局部取穴:建里　脾俞　胃俞
　　　　（2）循经取穴:内关

【方义】病性取穴为脾气虚证基本处方;建里、脾俞、胃俞补益脾胃;内关降逆止呕。

【刺灸方法】针刺补法,宜灸。

（六）胃阴不足

【临床表现】呕吐反复发作,但呕吐量不多,或仅吐唾涎沫,时作干呕,口燥咽干,胃中嘈杂,似饥而不欲食,舌红少津,脉细数。

【治法】滋养胃阴,和胃降逆。

【处方】病性取穴:胃俞　中脘　三阴交
　　　　病位取穴:
　　　　（1）局部取穴:脾俞
　　　　（2）循经取穴:太溪　足三里

【方义】病性取穴为胃阴虚证基本处方;脾俞、足三里健脾和胃,补益气血,和胃降逆;太溪滋补肾阴以养胃阴。

【刺灸方法】针刺补法。

第二十节　呃逆

呃逆是指胃气上逆动膈,以气逆上冲,喉间呃呃连声,声短而频,令人不能自止为主要临床表现的病证。呃逆古称"哕",又称"哕逆"。

一、病因病机

胃居膈下,肺居膈上,膈居肺胃之间,肺胃均有经脉与膈相连;肺气、胃气同主降,若因饮食不当,情志不遂,脾胃虚弱等使肺胃气逆,皆可使膈间气机不畅,逆气上出于喉间,而生呃逆。

1. 饮食不节:进食太快太饱,过食生冷,过服寒凉药物,致寒气蕴蓄于胃,胃失和降,胃气上逆,并可循手太阴之脉上动于膈,使膈间气机不利,气逆上冲于喉;或过食辛热煎炒,醇酒厚味,或过用温补之剂,致燥热内生,腑气不行,胃失和降,胃气上逆动膈,发为呃逆。

2. 情志不遂:恼怒伤肝,气机不利,横逆犯胃,胃失和降,胃气上逆动膈;或肝郁克脾,或忧思伤脾,脾失健运,滋生痰浊;或素有痰饮内停,复因恼怒气逆,胃气上逆挟痰动膈,发为呃逆。

3. 正气亏虚:年高体弱,或大病久病,正气未复,或吐下太过,虚损误攻等,损伤中气,致脾胃虚弱,胃失和降;或胃阴不足,不得润降,致胃气上逆动膈,而发呃逆。若病深及肾,肾失摄纳,冲气上乘,挟胃气上逆动膈,也可导致呃逆。

呃逆的病位在膈,病变关键脏腑为胃,并与肺、肝、肾有关。其主要病机为胃气上逆,扰动膈间。

二、辨证论治

(一)胃中寒冷

【临床表现】呃声沉缓有力,胸膈及胃脘不舒,得热则减,遇寒则甚,进食减少,口淡不渴,舌苔白,脉迟缓。

【治法】温中散寒,降逆止呃。

【处方】病性取穴:足三里 合谷 中脘

病位取穴:

(1)局部取穴:胃俞 膈俞

(2)循经取穴:内关

【方义】病性取穴为寒邪犯胃证基本处方;胃俞与中脘俞募相配,调理脾胃气机,和胃降逆;膈俞利膈镇逆;内关通调上中焦气机,降逆止呃。

【刺灸方法】针刺泻法,宜灸。

(二)胃火上逆

【临床表现】呃声洪亮有力,冲逆而出,口臭烦渴,多喜饮冷,脘腹满闷,大便秘结,小便短赤,苔黄燥,脉滑数。

【治法】清降胃火,和胃止呃。

【处方】病性取穴:内庭 合谷

病位取穴:

(1)局部取穴:中脘 天枢

(2)循经取穴:内关 公孙

【方义】病性取穴为胃火炽盛证基本处方;中脘、天枢为胃与大肠募穴,调畅胃肠气机,清泻阳明实热,以通为顺;公孙、内关通于冲脉,善治"胃、心、胸"病证,和胃降逆。

【刺灸方法】针刺泻法。

(三)气滞痰阻

【临床表现】呃逆连声,胸胁胀满,常因情志不畅而诱发或加重,脘闷食少,恶心嗳气,或肠鸣矢气,或呼吸不利,头目昏眩,平时多痰,苔薄腻,脉弦滑。

【治法】行气化痰,和胃止呃。

【处方】病性取穴:中脘　太冲　丰隆

　　　　病位取穴:

　　　　(1)局部取穴:期门

　　　　(2)循经取穴:内关　足三里

【方义】病性取穴为气滞证、痰浊阻滞证基本处方;期门为肝之募穴,疏肝理气,以防木克土太过;内关行气降逆止呃;足三里健脾化痰,行气导滞,和胃止呃。

【刺灸方法】针刺泻法。

(四)脾胃阳虚

【临床表现】呃声低长无力,气不得续,泛吐清水,脘腹不舒,喜温喜按,面色㿠白,手足不温,食少乏力,大便溏薄,舌质淡,苔薄白,脉细弱。

【治法】温补脾胃,和中降逆。

【处方】病性取穴:脾俞　关元

　　　　病位取穴:

　　　　(1)局部取穴:中脘　气海　胃俞

　　　　(2)循经取穴:内关　足三里

【方义】病性取穴为脾阳虚证基本处方;中脘、胃俞俞募相配,理气和中,降逆止呃;内关行气降逆;足三里补益脾胃,益气止呃。

【刺灸方法】针刺补法,宜灸。

(五)胃阴不足

【临床表现】呃声短促而不得续,口干咽燥,烦躁不安,不思饮食,或食后饱胀,大便干结,舌质红,苔少而干,脉细数。

【治法】生津益胃,养阴止呃。

【处方】病性取穴:胃俞　中脘　三阴交

　　　　病位取穴:

　　　　(1)局部取穴:膈俞

　　　　(2)循经取穴:太溪　足三里

【方义】病性取穴为胃阴虚证基本处方;膈俞利膈止呃;太溪滋补肾阴以养胃阴,滋阴生津;足三里滋养脾胃,生津濡润。

【刺灸方法】针刺补法。

第二十一节　胃痛

胃痛是由于胃气阻滞,胃络瘀阻,胃失所养,不通则痛导致的以上腹胃脘部发生疼痛为主症的一种脾胃肠病证。又称胃脘痛。

一、病因病机

胃为五脏六腑之大源,主受纳腐熟水谷,其气以和降为顺。脾与胃相表里,同居中焦,共奏受纳运化水谷之功。脾气主升,胃气主降,胃之受纳腐熟,赖脾之运化升清。若因外感寒邪,饮食所伤,情志不遂,脾胃虚弱等原因致脾胃功能失调,引起不通则痛或不荣则痛,而发为本病。

1. 寒邪客胃:寒属阴邪,其性凝滞收引,寒邪由口吸入,或脘腹受凉,寒邪直中,内客于胃;或服药苦寒太过,或寒食伤中,致使寒凝气滞,胃气失和,胃气阻滞,不通则痛。

2. 饮食伤胃:饮食不节,暴饮暴食,损伤脾胃,饮食停滞,致使胃气失和,胃中气机阻滞,不通则痛;或五味过极,辛辣无度,或恣食肥甘厚味,或饮酒如浆,伤脾碍胃,蕴湿生热,阻滞气机,以致胃气阻滞,不通则痛。

3. 肝气犯胃:忧思恼怒,情志不遂,肝失疏泄,肝郁气滞,横逆犯胃,以致胃气失和,胃气阻滞;或肝郁日久,化火生热,邪热犯胃,导致肝胃郁热而痛。

4. 脾胃虚弱:若素体不足,或劳倦过度,或饮食所伤,或过服寒凉药物,或久病脾胃受损,致脾胃虚弱,中焦虚寒,胃失温养,发生胃痛;或热病伤阴,或胃热火郁,灼伤胃阴,或久服香燥理气之品,耗伤胃阴,胃失濡养,发为胃痛。

5. 瘀阻胃络:若气滞日久,血行瘀滞,或久病入络,胃络受阻,或胃出血后,离经之血未除,以致瘀血内停,胃络阻滞不通,而致胃痛。

6. 痰饮停胃:若脾阳不足,失于健运,湿邪内生,聚湿成痰成饮,蓄留胃脘,而致胃痛。

本病病初多由外邪、饮食、情志不遂所致,病因多单一,病机也单纯,常见寒邪客胃、饮食停滞、肝气犯胃、肝胃郁热、脾胃湿热等证候,表现为实证;久则常见由实转虚,如寒邪日久损伤脾阳,热邪日久耗伤胃阴,多见脾胃虚寒、胃阴不足等证候,则属虚证。因实致虚,或因虚致实,皆可形成虚实并见证,如胃热兼有阴虚,脾胃阳虚兼见内寒,以及兼夹瘀、食、气滞、痰饮等。本病的病位在胃,与肝脾关系密切,也与胆肾有关。基本病机为胃气阻滞,胃络瘀阻,胃失所养,不通则痛。

二、辨证论治

(一)寒邪客胃

【临床表现】胃痛暴作,甚则拘急作痛,得热痛减,遇寒痛增,口淡不渴,或喜热饮,苔薄白,脉弦紧。

【治法】温胃散寒,理气止痛。

【处方】病性取穴:足三里　合谷　中脘

病位取穴:

(1)局部取穴:梁门

(2)循经取穴:内关　公孙

【方义】病性取穴为寒邪犯胃证基本处方;梁门和胃理气止痛;公孙、内关为八脉交会穴,宽胸理气,开郁止痛。

【刺灸方法】针刺泻法,宜灸。

(二)胃热炽盛

【临床表现】胃脘灼痛,痛势急迫,喜冷恶热,得凉则舒,泛酸嘈杂,口干口苦,舌红少苔,脉弦数。

【治法】清泻胃火,和胃止痛。

【处方】病性取穴:内庭　合谷

病位取穴:

(1)局部取穴:中脘

(2)循经取穴:梁丘

【方义】病性取穴为胃火炽盛证基本处方;中脘为胃之募穴,调理中焦,理气止痛;梁丘为胃经郄穴,善治急性疼痛,和胃止痛。

【刺灸方法】针刺泻法。

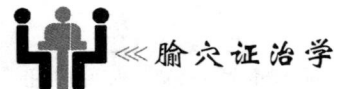

（三）食滞胃肠

【临床表现】暴饮暴食后,胃脘疼痛,胀满不消,疼痛拒按,得食更甚,嗳腐吞酸,或呕吐不消化食物,其味腐臭,吐后痛减,不思饮食或厌食,大便不爽,得矢气及便后稍舒,舌苔厚腻,脉滑有力。

【治法】消食导滞,和胃止痛。

【处方】病性取穴:梁门　足三里

病位取穴:
(1)局部取穴:璇玑　天枢
(2)循经取穴:内关　足三里

【方义】病性取穴为食滞胃肠证基本处方;璇玑行气导滞,善消宿食;天枢通调腑气,引食下行;内关宽胸利膈,降逆止呕;足三里健脾和胃,消积导滞。

【刺灸方法】针刺泻法。

（四）肝胃气滞

【临床表现】胃脘胀满,攻撑作痛,脘痛连胁,胸闷嗳气,喜长叹息,大便不畅,得嗳气、矢气则舒,遇烦恼郁怒则痛作或痛甚,苔薄白,脉弦。

【治法】疏肝理气,和胃止痛。

【处方】病性取穴:章门　中脘　太冲

病位取穴:
(1)局部取穴:期门　膻中
(2)循经取穴:足三里

【方义】病性取穴为肝胃不和证基本处方;期门平抑冲逆之肝气,降逆和胃;膻中宽胸理气,调畅气机;足三里补益脾胃,行气止痛,亦防土虚木乘。

【刺灸方法】针刺泻法。

（五）脾胃虚寒

【临床表现】胃痛隐隐,绵绵不休,冷痛不适,喜温喜按,空腹痛甚,得食则缓,劳累、食冷、受凉后疼痛发作或加重,泛吐清水,食少,神疲乏力,手足不温,大便溏薄,舌淡苔白,脉虚弱。

【治法】温中健脾,和胃止痛。

【处方】病性取穴:脾俞　关元

病位取穴:
(1)局部取穴:中脘　胃俞
(2)循经取穴:足三里　公孙

【方义】病性取穴为脾阳虚证基本方;中脘、胃俞俞募相配,健脾和胃,温中止痛;足三里、公孙补益气血,健脾和胃,理气止痛。

【刺灸方法】针刺补法,中脘、关元宜灸。

（六）胃阴不足

【临床表现】胃脘隐隐灼痛,似饥而不欲食,口燥咽干,口渴思饮,消瘦乏力,大便干结,舌红少津或光剥无苔,脉细数。

【治法】养阴益胃,和中止痛。

【处方】病性取穴:胃俞　中脘　三阴交

病位取穴:

　　(1)局部取穴:脾俞
　　(2)循经取穴:足三里　血海

【方义】病性取穴为胃阴虚证基本处方;脾俞、胃俞滋补脾胃,养阴生津;足三里健脾和胃,促使气血化生;血海滋阴养血,使阴液得复,胃得其养。

【刺灸方法】针刺补法。

(七)瘀阻胃络

【临床表现】胃脘疼痛,痛如针刺刀割,痛有定处,按之痛甚,食后加剧,入夜尤甚,或见吐血、黑便,舌质紫黯或有瘀斑,脉涩。

【治法】活血化瘀,理气止痛。

【处方】病性取穴:膈俞　血海
　　病位取穴:
　　(1)局部取穴:中脘
　　(2)循经取穴:内关　太冲

【方义】病性取穴为瘀血内阻证基本处方;中脘调理中焦,理气和胃止痛;内关宽胸理气,开郁止痛;太冲疏肝活血,行气止痛。

【刺灸方法】针刺泻法。

第二十二节　泄泻

　　泄泻是指因感受外邪,或饮食内伤,致脾失健运、传导失司致粪便稀薄或完谷不化,甚至泻出如水样,并多伴有排便次数增多为特征的一类病证。泄是指大便溏薄而势缓之意,泻则是指大便清稀如水而直下之状,临床一般将两者统称为泄泻。

一、病因病机

　　脾主运化,输布水谷精微,配合肺、肾、三焦、膀胱等脏腑,对水液进行吸收和转输,调节人体水液代谢平衡。脾喜燥恶湿,对于湿邪有特殊的易感性。若因外邪、饮食、情志等原因,或因脾胃虚弱、命门火衰等导致脾虚湿盛,脾失健运,大小肠传化失常,升降失调,清浊不分,而成泄泻。

　　1. 感受外邪:感受湿邪,或兼夹暑、寒、热之邪,困阻脾土,致升降失调,传导失司,水谷杂下而致本病。

　　2. 饮食不节:饮食过量,停滞肠胃;或恣食肥甘,湿热内生;或过食生冷,寒邪伤中;或误食腐馊不洁,食伤脾胃肠,化生食滞、寒湿、湿热之邪,致运化失职,清浊不分,而致本病。

　　3. 情志失调:烦恼郁怒,肝气不舒,横逆克脾,脾失健运,升降失调;或忧郁思虑,脾气不运,土虚木乘,升降失职;或素体脾虚,逢怒进食,更伤脾土,引起脾失健运,升降失调,而致本病。

　　4. 脾胃虚弱:长期饮食不节,饥饱失调;或劳倦内伤,或久病体虚,或素体脾胃肠虚弱,不能受纳水谷及运化精微,聚水成湿,积谷为滞,脾胃升降失司,清浊不分,混杂而下,而致本病。

　　5. 命门火衰:命门之火,助脾胃之运化以腐熟水谷。若年老体弱,肾气不足;或久病之后,肾阳受损;或房室无度,命门火衰,致脾失温煦,运化失职,水谷不化,升降失调,清浊不分,而成泄泻。且肾为胃之关,主司二便,若肾气不足,关门不利,则可发生大便滑泄、洞泄。

　　泄泻的病因有外感、内伤之分,外感之中湿邪最为重要,外来湿邪最易困阻脾土,致脾失健运,升降失调,而成泄泻,其他诸多外邪只有与湿邪相兼,方能致泻。内伤当中脾虚最为关键,泄泻的病位在脾胃肠,大小肠的分清别浊和传导变化功能可以用脾胃的运化和升清降浊功能来概括;脾虚健运失职,清气不升,清浊不分,自可成泻;其他诸如寒、热、湿、食等内、外之邪,以及肝肾等脏腑所致的泄泻,都只有在伤脾的基础上,导致脾失健运时才能引起泄泻。在发病和病变过程中,外邪与内伤,外湿与内湿之间常相互影响,外湿最易伤脾,脾虚又易生湿,互为因果。本病的基本病机是脾虚湿盛致使脾失健运,大小肠传化失常,升降失调,清浊不分。脾虚湿盛是导致本病发生的关键因素。

二、辨证论治

(一)寒湿困脾

【临床表现】泄泻清稀,甚如水样,腹痛肠鸣,脘闷食少,苔白腻,脉濡缓。若兼外感风寒,则泄泻暴起,恶寒发热,头痛,肢体酸痛,苔薄白,脉浮。

【治法】和中化湿,解表散寒。

【处方】病性取穴:阴陵泉　足三里

　　　　病位取穴:

　　　　(1)局部取穴:天枢　中脘

　　　　(2)循经取穴:上巨虚

【方义】病性取穴为湿阻证基本处方加减;天枢、中脘为大肠与胃之募穴,可调理肠胃气机,升清降浊;上巨虚为大肠下合穴,运化湿滞,取"合治内腑"之意。

【刺灸方法】针刺泻法,宜灸。

(二)肠腑湿热

【临床表现】泄泻腹痛,泻下急迫,或泻而不爽,粪色黄褐,气味臭秽,肛门灼热,或身热口渴,小便短黄,苔黄腻,脉滑数或濡数。

【治法】清热利湿,升清降浊。

【处方】病性取穴:天枢　合谷　上巨虚

　　　　病位取穴:

　　　　(1)局部取穴:水分

　　　　(2)循经取穴:阴陵泉　内庭

【方义】病性取穴为肠道湿热证基本处方;水分清热利湿,利小便而实大便;阴陵泉健脾化湿;内庭为胃经荥穴,清泻胃肠湿热。

【刺灸方法】针刺泻法。

(三)食滞胃肠

【临床表现】腹痛肠鸣,泻下粪便臭如败卵,并夹有完谷,泻后痛减,伴有脘腹胀满,嗳腐酸臭,不思饮食,苔垢黄或厚腻,脉滑。

【治法】消食导滞,调和胃肠。

【处方】病性取穴:梁门　足三里

　　　　病位取穴:

　　　　(1)局部取穴:天枢　中脘　璇玑

　　　　(2)循经取穴:公孙

【方义】病性取穴为食滞胃肠证基本处方;天枢、中脘调理中焦气机,升清降浊;璇玑消食除胀;公孙和胃降逆,化食消滞。

【刺灸方法】针刺泻法。

(四)肝气乘脾

【临床表现】腹痛而泻,伴有腹中雷鸣,攻窜作痛,矢气频作,每于抑郁恼怒或情志紧张之时诱发,平素亦多胸胁胀闷,嗳气食少,或并脏躁之证,舌淡红,苔薄,脉弦。

【治法】疏肝理气,健脾止泻。

【处方】病性取穴:期门 太冲 足三里

病位取穴:

(1)局部取穴:天枢 脾俞

(2)循经取穴:阳陵泉

【方义】病性取穴为肝郁脾虚证基本处方;天枢调理肠胃气机;脾俞补益脾土,健脾止泻;阳陵泉疏肝理气,缓急止痛。

【刺灸方法】针刺泻法或平补平泻法。

(五)脾气虚弱

【临床表现】大便时溏时泻,迁延反复,完谷不化,饮食减少,食后脘闷不舒,稍进油腻食物则大便次数明显增加,面色萎黄,神疲倦怠,舌淡,苔白,脉细弱。

【治法】健脾利湿,益气止泻。

【处方】病性取穴:足三里 气海

病位取穴:

(1)局部取穴:中脘 脾俞 天枢

(2)循经取穴:三阴交

【方义】病性取穴为脾气虚证基本处方;中脘、脾俞健运脾气,利湿止泻;天枢调畅中焦气机;三阴交补益脾肾,健脾止泻。

【刺灸方法】针刺补法,宜灸。

(六)肾阳亏虚

【临床表现】黎明之前脐腹作痛,肠鸣即泻,泻下完谷,泻后即安,小腹冷痛,形寒肢冷,腰膝酸软,舌淡,苔白,脉细弱。

【治法】温补脾肾,固涩止泻。

【处方】病性取穴:脾俞 肾俞 命门

病位取穴:

(1)局部取穴:关元 章门 天枢

(2)循经取穴:足三里

【方义】病性取穴为脾肾阳虚证基本处方;关元温补肾阳;章门与脾俞俞募相配,补益脾气;天枢调理中焦气机;足三里健脾温中止泻。

【刺灸方法】针刺补法,宜灸。

第二十三节 痢疾

痢疾是指因感受湿热疫毒,积滞肠腑,肠膜血络受伤,而出现以腹痛、里急后重、下痢赤白脓血为主要临床表现的一类病证。本病一年四季均可见,但夏秋季节尤易发作。

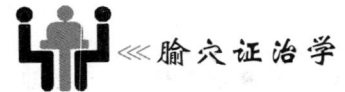

一、病因病机

大肠主津,传导糟粕;小肠主液,受盛化物,泌别清浊。若因外感时邪疫毒,或饮食不节,致邪气蕴于肠腑,肠道传化失司,脂络受伤,腐败化为脓血而发为本病。

1. 感受湿毒,搏结气血:湿毒之邪,或与食积相合,积于肠腑,与气血搏结,壅塞肠道,肠腑传导失常,脂络受伤,气血凝滞,腐败化为脓血而致。

2. 体虚久利,正亏邪恋:下痢收涩过早,邪留日久;或体虚感邪,虽经攻伐,仍余邪不尽,致脾胃之气虚弱,寒热夹杂,留滞于肠,肠腑传导失常而致。

痢疾的病位在肠,病机主要是邪滞于肠,气血壅滞,肠道传化失司,脂络受伤,腐败化为脓血而为痢。其中湿滞疫毒是主要的病理因素,并贯穿发病始终,而人体体质阴阳气血的盛衰又是病机转化的关键。痢疾虽然病位在肠,但是肠与脾胃相连,肾又主二阴,故本病与脾胃肾的关系密切,临证常可见脾、胃、肾与肠同病之证。

二、辨证论治

(一)湿热蕴结

【临床表现】身热腹痛,痛而拒按,痢下赤白脓血相杂,黏稠如胶冻,腥臭,肛门灼热,小便短赤,舌苔黄腻,脉滑数。

【治法】清热化湿,理气止痢。

【处方】病性取穴:天枢　合谷　上巨虚

　　　　病位取穴:

　　　　(1)局部取穴:下脘

　　　　(2)循经取穴:内庭

【方义】病性取穴为肠道湿热证基本处方;下脘调理胃肠气机,理气化滞;内庭清泻胃肠之热,和肠化滞。

【刺灸方法】针刺泻法。

(二)寒湿困脾

【临床表现】腹痛拘急,痢下赤白,白多赤少或纯为白冻,里急后重,脘胀腹满,头身困重,饮食乏味,舌苔白腻,脉濡缓。

【治法】温化寒湿,调理胃肠。

【处方】病性取穴:阴陵泉　足三里

　　　　病位取穴:

　　　　(1)局部取穴:天枢　中脘

　　　　(2)循经取穴:合谷　上巨虚

【方义】病性取穴为湿阻证基本处方;天枢、中脘理气和中,调胃止痛;合谷、上巨虚调理阳明,运化湿滞。

【刺灸方法】针刺泻法,宜灸。

(三)正虚邪恋

【临床表现】下痢时发时止,日久难愈,一受外邪或饮食不当、劳作等而诱发,痢下赤白;平时饮食减少,倦怠怯冷,嗜卧,临厕腹痛,里急后重,夹有黏液,舌质淡,苔腻,脉濡软或数。

【治法】温中祛邪,调和胃肠。

【处方】病性取穴:脾俞　关元

　　　　病位取穴:

（1）局部取穴：胃俞　肾俞　天枢

（2）循经取穴：上巨虚

【方义】病性取穴为脾阳虚证基本处方；脾俞、胃俞补气调中，以资化源；肾俞培补肾气，扶正祛邪；天枢、上巨虚调理阳明之气，祛邪止泻。

【刺灸方法】针刺补法，天枢、上巨虚针刺泻法，关元、背俞穴宜灸。

第二十四节　便秘

便秘是指由于大肠传导功能失常导致大便秘结不通，排便周期延长，或粪质干结，排出艰难，或经常便而不畅的一种病证。

一、病因病机

大肠主津，传导糟粕，以降为顺，以通为用。若因外感寒热之邪，内伤饮食情志，病后体虚，阴阳气血不足等原因，致大肠传导失司，通降失常，糟粕内结，壅塞不通，而发为本病。

1. 肠胃积热：素体阳盛，或热病之后，余热留恋；或肺热肺燥，下移大肠；或过食醇酒厚味，过食辛辣；或过服热药，均可致肠胃积热，耗伤津液，肠道干涩失润，粪质干燥，难于排出而成。

2. 气机郁滞：忧愁思虑，脾伤气结；或抑郁恼怒，肝郁气滞；或久坐少动，气机不利，致腑气郁滞，通降失常，传导失职，糟粕内停，不得下行，或欲便不出，或出而不畅，或大便干结而成。

3. 阴寒积滞：恣食生冷，凝滞胃肠；或外感寒邪，直中肠胃；或过服寒凉，阴寒内结，均可导致阴寒内盛，凝滞胃肠，传导失常，糟粕不行而成。

4. 气虚阳衰：饮食劳倦，脾胃受损；或素体虚弱，阳气不足；或年老体弱，气虚阳衰；或久病产后，正气未复；或过食生冷，损伤阳气；或苦寒攻伐，伤阳耗气，均可导致气虚阳衰，气虚则大肠传导无力，阳虚则肠道失于温煦，阴寒内结，便下无力，使排便时间延长而成。

5. 阴亏血少：素体阴虚，津亏血少；或病后产后，阴血虚少；或失血夺汗，伤津亡血；或年高体弱，阴血亏虚；或过食辛香燥热，损耗阴血，均可导致阴亏血少，血虚则大肠不荣，阴亏则大肠干涩，肠道失润，大便干结，便下困难而成。

本病病位在大肠，并与脾胃肺肝肾密切相关。脾虚传送无力，糟粕内停，致大肠传导功能失常，而成便秘；胃与肠相连，胃热炽盛，下传大肠，燔灼津液，大肠热盛，燥屎内结，可成便秘；肺与大肠相表里，肺之燥热下移大肠，则大肠传导功能失常，而成便秘；肝主疏泄气机，若肝气郁滞，则气滞不行，腑气不能畅通；肾主五液而司二便，若肾阴不足，则肠道失润，若肾阳不足则大肠失于温煦而传送无力，大便不通，均可导致便秘。上述各种病因病机之间常常相兼为病，或互相转化，如肠胃积热与气机郁滞可以并见，阴寒积滞与阳气虚衰可以相兼；气机郁滞日久化热，可导致热结；热结日久，耗伤阴津，又可转化成阴虚等等。然而，便秘总以虚实为纲，冷秘、热秘、气秘属实，阴阳气血不足所致的虚秘则属虚。虚实之间可以转化，可由虚转实，可因虚致实，而虚实并见。归纳起来，形成便秘的基本病机是邪滞大肠，腑气闭塞不通或肠失温润，推动无力，导致大肠传导功能失常。

二、辨证论治

（一）肠道实热

【临床表现】大便干结，腹胀腹痛，面红身热，口干口臭，心烦不安，小便短赤，舌红，苔黄燥，脉滑数。

【治法】泄热导滞，通腑导便。

【处方】病性取穴：上巨虚　内庭

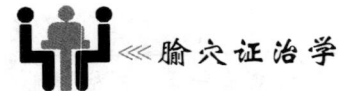

病位取穴:

(1)局部取穴:天枢　腹结

(2)循经取穴:合谷

【方义】病性取穴为肠热腑实证基本处方;天枢为大肠募穴,配腹结疏通大肠腑气,腑气通则大肠传导功能复常;支沟宣通三焦气机;合谷清泄阳明之热,清热存津。

【刺灸方法】针刺泻法。

(二)肠道气滞

【临床表现】大便干结,或不甚干结,欲便不得出,或便而不畅,肠鸣矢气,腹中胀痛,胸胁满闷,嗳气频作,饮食减少,舌苔薄腻,脉弦。

【治法】调理气机,导滞通便。

【处方】病性取穴:中脘　太冲

病位取穴:

(1)局部取穴:天枢

(2)循经取穴:上巨虚　支沟

【方义】病性取穴为气机阻滞证基本处方;天枢、上巨虚调理大肠气机,通调腑气;支沟宣通三焦气机,行气导滞。

【刺灸方法】针刺泻法。

(三)脾虚气弱

【临床表现】粪质不干硬,有便意,但临厕排便困难,需努挣方出,挣则汗出短气,便后乏力,体质虚弱,面白神疲,肢倦懒言,舌淡,苔白,脉弱。

【治法】健脾益气,行气通便。

【处方】病性取穴:足三里　气海

病位取穴:

(1)局部取穴:天枢　脾俞　大肠俞

(2)循经取穴:足三里

【方义】病性取穴为脾气虚证基本处方;天枢、大肠俞俞募相配,调畅大肠气机,以助传导;脾俞、足三里补脾益气,行气导滞。

【刺灸方法】针刺补法,可灸。

(四)脾肾阳虚

【临床表现】大便或干或不干,皆排出困难,小便清长,面色㿠白,四肢不温,腹中冷痛,得热痛减,腰膝冷痛,舌淡苔白,脉沉迟。

【治法】补益脾肾,温阳通便。

【处方】病性取穴:脾俞　肾俞　命门

病位取穴:

(1)局部取穴:天枢　关元

(2)循经取穴:足三里　三阴交

【方义】病性取穴为脾肾阳虚证基本处方;天枢调理气机,行气导滞;关元温补肾阳,温阳通便;足三里、三阴交健脾补肾益气。

【刺灸方法】针刺补法,宜灸。

（五）阴虚肠燥

【临床表现】大便干结,如羊屎状,形体消瘦,头晕耳鸣,心烦失眠,潮热盗汗,腰酸膝软,舌红,少苔,脉细数。

【治法】滋阴润燥,润肠通便。

【处方】病性取穴:太溪　三阴交

病位取穴:

(1)局部取穴:天枢　大肠俞

(2)循经取穴:足三里　照海

【方义】病性取穴为阴虚证基本处方;天枢、大肠俞疏通大肠腑气;足三里补益气血,以资化源;照海滋阴生津,润肠通便。

【刺灸方法】针刺补法。

第二十五节　胁痛

胁痛是指以一侧或双侧胁肋部疼痛为主要表现的病证,是临床上一种常见的自觉症状。胁,指侧胸部,为腋以下至第十二肋骨的总称。

一、病因病机

肝为刚脏,主疏泄,性喜条达;主藏血,体阴而用阳。肝居胁下,其经脉布于两胁,胆附于肝,其脉亦循于胁,所以,胁痛多与肝胆疾病有关。若情志不遂、饮食不节、跌扑损伤、久病体虚等原因,累及于肝胆,导致气滞、血瘀、湿热蕴结,肝胆疏泄不利,或络脉失养,即可引起胁痛。

1. 情志不遂:因情志所伤,或暴怒伤肝,或抑郁忧思,可使肝失调达,疏泄不利,气阻络痹,发为肝郁胁痛。

2. 跌扑损伤:气为血帅,气行则血行。或因跌扑外伤,或因强力负重,致使胁络受伤,瘀血停留,阻塞胁络,发为本病。

3. 饮食所伤:饮食不节,过食肥甘,损伤脾胃,湿热内生,郁于肝胆,肝胆失于疏泄,发为本病。

4. 外感湿热:湿热之邪外袭,郁结少阳,枢机不利,肝胆经气失于疏泄,可以导致胁痛。

5. 劳欲久病:劳欲过度,使精血亏少,肝阴不足,血不养肝,脉络失养,拘急而痛。

胁痛的基本病机为肝络失和,病理变化可归结为"不通则痛"和"不荣则痛"。肝郁气滞、瘀血停着、湿热蕴结所致胁痛为"不通则痛",属实;阴血不足,肝络失养所致胁痛为"不荣则痛",属虚。胁痛初病在气,由肝郁气滞,气机不畅而致。气为血帅,气行则血行,故气滞日久,血行不畅,其病变由气滞转为血瘀,或气滞血瘀并见。气滞日久,易于化火伤阴;因饮食所伤,肝胆湿热所致胁痛,日久亦可耗伤阴津,皆可致肝阴耗伤,脉络失养,而转变为虚证或虚实夹杂证。胁痛有虚有实,以实证多见。实证以气滞、血瘀、湿热为主,三者又以气滞为先。虚证多属阴血亏少,肝失所养。虚实之间可以相互转化,故临床常见虚实夹杂之证。

二、辨证论治

（一）肝气郁结

【临床表现】胁肋胀痛,走窜不定,甚则引及胸背肩背,疼痛每因情志变化而增减,胸闷腹胀,嗳气频作,得嗳气而胀痛稍舒,纳少口苦,舌苔薄白,脉弦。

【治法】疏肝理气。

【处方】病性取穴:期门　太冲

　　　　病位取穴:

　　　　(1)局部取穴:日月

　　　　(2)循经取穴:阳陵泉

【方义】病性取穴为肝郁气滞证基本处方;日月为胆之募穴,通调局部气机,疏利肝胆;阳陵泉为胆经合穴,疏泄肝胆经气。

【刺灸方法】针刺泻法。

(二)瘀血阻络

【临床表现】胁肋刺痛,痛有定处,痛处拒按,入夜痛甚,胁肋下或见癥块,舌质黯紫,脉沉涩。

【治法】祛瘀通络。

【处方】病性取穴:膈俞　血海

　　　　病位取穴:

　　　　(1)局部取穴:阿是穴

　　　　(2)循经取穴:支沟

【方义】病性取穴为血瘀证基本处方;阿是穴为病变之所在,疾病反应点,疏通局部经气;支沟为手少阳三焦经之经穴,为治疗胁痛的经验要穴。

【刺灸方法】针刺泻法,阿是穴四花刺法或刺络拔罐。

(三)肝胆湿热

【临床表现】胁肋胀痛或灼热疼痛,口苦口黏,胸闷纳呆,恶心呕吐,小便黄赤,大便不爽,或兼有身热恶寒,身目发黄,舌红,苔黄腻,脉弦滑数。

【治法】清热利湿。

【处方】病性取穴:曲泉　阳陵泉

　　　　病位取穴:

　　　　(1)局部取穴:日月　阿是穴

　　　　(2)循经取穴:阴陵泉

【方义】病性取穴为肝胆湿热证基本处方;日月为胆之募穴,清肝利胆;阴陵泉为足太阴脾经合穴,健脾清热利湿。

【刺灸方法】针刺泻法。

(四)肝阴不足

【临床表现】胁肋隐痛,悠悠不休,遇劳加重,口苦咽燥,心中烦热,头晕目眩,舌红,少苔,脉细弦而数。

【治法】养阴柔肝。

【处方】病性取穴:肝俞　行间

　　　　病位取穴:

　　　　(1)局部取穴:期门　阿是穴

　　　　(2)循经取穴:足三里　三阴交

【方义】病性取穴为肝阴虚证基本处方;期门为肝之募穴,疏理肝气;阿是穴局部通络止痛;足三里、三阴交扶助脾胃,滋阴养血,以资生化之源。

【刺灸方法】针刺补法,行间、期门针刺泻法或平补平泻法。

第二十六节　水肿

水肿是由肺脾肾三脏对水液运化、输布功能失调,致体内水液潴留,泛滥肌肤,表现以头面、眼睑、四肢、腹背、甚至全身浮肿为特征的一类病证。

一、病因病机

人体水液的运行,有赖于脾气的升化转输,肺气的宣降通调,心气的推动以及肾气的蒸化开合。这些脏腑功能正常,则三焦发挥决渎作用,膀胱气化畅行,小便通利,可维持正常的水液代谢。反之,若因外感风寒湿热之邪,水湿浸渍,饮食劳倦,禀赋不足等导致上述脏腑功能失调,三焦决渎失司,膀胱气化不利,体内水液潴留,泛滥肌肤,即可发为水肿。

1. 风邪袭表:风为六淫之首,每夹寒夹热,风寒或风热之邪侵袭肺卫,肺失宣降通调,风遏水阻,风水相搏,发为水肿。

2. 外感水湿:久居湿地,或冒雨涉水,湿衣裹身时间过久,水湿内侵,困遏脾阳,脾胃失其升清降浊之能,水无所制,发为水肿。

3. 饮食不节:过食肥甘或嗜食辛辣,久则湿热中阻,损伤脾胃;或因生活饥馑,营养不足,脾气失养,以致脾失健运转输,水湿壅滞,发为水肿。

4. 禀赋不足:先天禀赋薄弱,肾气亏虚,膀胱开合不利,气化失常,水泛肌肤,发为水肿。

5. 久病劳倦:纵欲无节,劳倦过度,或生育过多,久病产后,损伤脾胃,水湿输布失常,溢于肌肤,发为水肿。

水肿发病的基本病理变化为肺失通调,脾失转输,肾失开阖,膀胱气化失常,三焦气化不利,导致体内水液潴留,泛滥肌肤。肺主一身之气,有主治节,通调水道,下输膀胱的作用。风邪犯肺,肺气失于宣畅,不能通调水道,风水相搏,发为水肿。脾主运化,有散布水精的功能。外感水湿,脾阳被困,或饮食劳倦等损伤脾气,造成脾失转输,水湿内停,乃成水肿。肾主水,水液泛滥肌肤,则为水肿。按病理性质,水肿有阴水、阳水之分,并可相互转化或夹杂。阳水属实,多由外感风邪、疮毒、水湿而成,病位在肺、脾。阴水属虚或虚实夹杂,多由饮食劳倦、禀赋不足、久病体虚所致,病位在脾肾。肺脾肾三脏与水肿的发病,是以肾为本,以肺为标,而以脾为制水之脏,诚如《景岳全书·肿胀》所云:"凡水肿等证,乃肺脾肾三脏相干之病。盖水为至阴,故其本在肾;水化于气,故其标在肺;水唯畏土,故其制在脾。今肺虚则气不化精而化水,脾虚则土不制水而反克,肾虚则水无所主而妄行。"

二、辨证论治

(一)风水相搏

【临床表现】眼睑浮肿,继则四肢及全身皆肿,来势迅速,多有恶寒,发热,肢节酸楚,小便不利等。偏于风热者,伴咽喉红肿疼痛,舌质红,脉浮滑数;偏于风寒者,兼恶寒,咳喘,舌苔薄白,脉浮滑或浮紧。
【治法】疏风散邪,宣肺行水。
【处方】病性取穴:风池　肺俞
　　　　　　风热:曲池　合谷
　　　　　　风寒:大椎　风门
　　　　病位取穴:
　　　　循经取穴:三焦俞　阴陵泉
【方义】病性取穴为外风证基本处方,偏于风热者加曲池、合谷疏风清热,偏于风寒者取外寒证基本处方解表

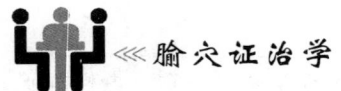

散寒；三焦俞温阳化气，利水消肿；阴陵泉健脾利水渗湿。

【刺灸方法】针刺泻法或平补平泻法。

(二)脾虚湿困

【临床表现】全身水肿，下肢明显，按之没指，小便短少，身体困重，胸闷，纳呆，泛恶，苔白腻，脉沉缓，起病缓慢，病程较长。

【治法】运脾化湿，通阳利水。

【处方】病性取穴：阴陵泉　足三里
　　　　病位取穴：
　　　　（1）局部取穴：三阴交
　　　　（2）循经取穴：脾俞　水分

【方义】病性取穴为脾虚湿困证基本处方；三阴交健脾利湿；脾俞补气健脾；水分分利水道，利尿行水。

【刺灸方法】针刺补法，阴陵泉、水分针刺平补平泻法。

(三)阳虚水泛

【临床表现】水肿反复消长不已，面浮身肿，腰以下甚，按之凹陷不起，尿量减少或反多，腰酸冷痛，四肢厥冷，怯寒神疲，面色㿠白，甚者心悸胸闷，喘促难卧，腹大胀满，舌质淡胖，苔白，脉沉细或沉迟无力。

【治法】温肾助阳，化气行水。

【处方】病性取穴：肾俞　命门　水分
　　　　病位取穴：
　　　　（1）局部取穴：关元
　　　　（2）循经取穴：脾俞　阴陵泉

【方义】病性取穴为肾虚水泛证基本处方；关元固本培元，助阳行水；脾俞、阴陵泉健脾以运化水湿。

【刺灸方法】肾俞、命门、关元、脾俞针刺补法，命门、关元重灸；水分、阴陵泉针刺平补平泻法或泻法。

第二十七节　淋证

淋证是指以小便频数短涩，淋沥刺痛，小腹拘急为主症的病证。淋之名称，始见于《内经》，淋者，如雨淋而下，淋沥不畅，甚或闭阻不通之意。

一、病因病机

肾者主水，维持机体水液代谢。膀胱者，州都之官，有贮存和排尿功能。二者表里相关，经络相互络属，共主水道，司决渎。若因外感湿热、饮食不节、情志失调、禀赋不足或劳伤久病等因素引起邪气蕴结膀胱，或久病脏腑功能失调，致肾与膀胱气化不利，而致淋证。

1. 膀胱湿热：因下阴不洁，秽浊之邪从下侵入机体，上犯膀胱；或由小肠邪热、心经火热、下肢丹毒等他脏外感之热邪传入膀胱；或多食辛热肥甘之品，嗜酒过度，酿成湿热，下注膀胱；或肝胆湿热下注皆可使湿热蕴结下焦，膀胱气化不利，发为热淋。若灼伤脉络，迫血妄行，血随尿出，则发为血淋。若湿热久蕴，煎熬尿液，结成砂石，则发为石淋。若湿热蕴结，膀胱气化不利，不能分清别浊，脂液随小便而出，则发为膏淋。

2. 情志失调：情志不遂，肝气郁结，郁于下焦；或气郁化火，气火郁于膀胱，则发为气淋。

3. 脾肾亏虚：久病缠身，劳伤过度，房事不节，多产多育皆可致脾肾亏虚。脾虚而中气不足，气虚下陷，则发为气淋；若肾虚而下元不固，肾失固摄，不能制约脂液，脂液下注，随尿而出，则发为膏淋；若肾虚而阴虚火旺，火热灼伤脉络，血随尿出，则发为血淋；病久伤正，遇劳即发者，则为劳淋。

淋证的基本病理变化为湿热蕴结下焦,肾与膀胱气化不利。由于湿热导致的病理变化的不同,以及脏腑器官之差异,临床上乃有六淋之分。若湿热客于下焦,膀胱气化不利,小便灼热刺痛,则为热淋;若膀胱湿热,灼伤血络,迫血妄行,血随尿出,以至小便痛涩有血,乃成血淋;湿热久蕴,熬尿为石,遂致石淋;湿热蕴久,阻滞经络,脂液不循常道,小便混浊不清,而为膏淋;若肝气失于疏泄,气火郁于膀胱,则为气淋;若久淋不愈,湿热留恋膀胱,由腑及脏,继则由肾及脾,脾肾受损,正虚邪弱,则成劳淋。

二、辨证论治

(一)热淋

【临床表现】小便频数短涩,灼热刺痛,尿色黄赤,少腹拘急胀痛,或有寒热,口苦,呕恶,或有腰痛拒按,或有大便秘结,苔黄腻,脉滑数。

【治法】清热利湿通淋。

【处方】病性取穴:膀胱俞　中极
　　　　病位取穴:
　　　　(1)局部取穴:秩边
　　　　(2)循经取穴:行间　阴陵泉

【方义】病性取穴为膀胱湿热证基本处方;秩边疏通局部经气,利尿通淋,为通利小便之经验要穴;肝经循阴器,故取肝经荥穴行间泄热止痛;阴陵泉清热利湿。

【刺灸方法】针刺泻法。

(二)石淋

【临床表现】尿中夹砂石,排尿涩痛,或排尿时突然中断,尿道疼痛,少腹拘急,往往突发,一侧腰腹绞痛难忍,甚则牵及外阴,尿中带血,舌红,苔薄黄,脉弦或弦数。

【治法】清热利湿,排石通淋。

【处方】病性取穴:膀胱俞　中极
　　　　病位取穴:
　　　　(1)局部取穴:秩边透水道
　　　　(2)循经取穴:委阳

【方义】病性取穴为膀胱湿热证基本处方;秩边透水道疏通局部经气,通淋排石;委阳为三焦下合穴,能通利三焦,化气行水,如《甲乙经》云该穴主"腰痛引腹,不得俯仰",排石通淋。

【刺灸方法】针刺泻法。

(三)气淋

【临床表现】实证表现为小便涩痛,淋沥不畅,小腹胀满疼痛,苔薄白,脉多沉弦。虚证表现为尿时涩滞,小腹坠胀,尿有余沥,面白不华,舌质淡,脉虚细无力。

【治法】实证宜理气疏导;虚证宜补中益气。

【处方】病性取穴:膀胱俞　中极
　　　　　　实证:期门　太冲　肝俞
　　　　　　虚证:足三里　气海　脾俞
　　　　病位取穴:
　　　　局部取穴:秩边透水道

【方义】病性取穴为膀胱湿热证基本处方;实证取肝郁气滞证基本处方疏肝理气,加肝俞清肝行气;虚证取脾气虚证基本处方,加脾俞健脾利湿,补中益气;秩边透水道疏通局部经气,利尿通淋。

【刺灸方法】实证针刺泻法;虚证足三里、气海、脾俞针刺补法,余用平补平泻法。

(四)血淋

【临床表现】实证表现为小便热涩刺痛,尿色深红,或夹有血块,疼痛满急加剧,或见心烦,舌苔黄,脉滑数。虚证表现为尿色淡红,尿痛涩滞不明显,腰酸膝软,神疲乏力,舌淡红,脉细数。

【治法】实证宜清热通淋,凉血止血;虚证宜滋阴清热,补虚止血。

【处方】病性取穴:膀胱俞　中极

　　　　　　　实证:劳宫　少府

　　　　　　　虚证:太溪　阴谷

　　　　　病位取穴:

　　　　　循经取穴:血海　三阴交

【方义】病性取穴为膀胱湿热证基本处方;实证取心经和心包经荥穴,清心泻火;虚证取肾阴虚证基本处方滋阴补肾,清虚热;血海止血补血;三阴交清热利湿。

【刺灸方法】实证针刺泻法;虚证太溪针刺补法,余用泻法或平补平泻法。

(五)膏淋

【临床表现】实证表现为小便浑浊、乳白或如米泔水,上有浮油,置之沉淀,或伴有絮状凝块物,或混有血液、血块,尿道热涩疼痛,尿时阻塞不畅,口干,苔黄腻,舌质红,脉濡数。虚证表现为病久不已,反复发作,淋出如脂,小便涩痛反见减轻,但形体日渐消瘦,头昏无力,腰酸膝软,舌淡,苔腻,脉细弱无力。

【治法】实证宜清热利湿,分清泻浊;虚证宜补虚固涩。

【处方】病性取穴:膀胱俞　中极

　　　　　　　实证:阴陵泉

　　　　　　　虚证:肾俞　关元

　　　　　病位取穴:

　　　　　循经取穴:三阴交

【方义】病性取穴为膀胱湿热证基本处方;实证取阴陵泉清热除湿;虚证取肾精亏虚证基本处方培元固本,益气固摄;三阴交实证分清泌浊,虚证滋补脾肾,补虚固涩。

【刺灸方法】针刺平补平泻法,肾俞、关元针刺补法,可灸。

(六)劳淋

【临床表现】小便不甚赤涩,溺痛不甚,但淋沥日久,时作时止,遇劳即发,腰膝酸软,神疲乏力,病程缠绵,舌质淡,脉细弱。

【治法】补脾益肾。

【处方】病性取穴:脾俞　肾俞　命门

　　　　　病位取穴:

　　　　　(1)局部取穴:中极

　　　　　(2)循经取穴:足三里

【方义】病性取穴为脾肾阳虚证基本处方;中极为膀胱募穴,疏利膀胱而通淋;足三里健运中州,益气通淋。

【刺灸方法】针刺补法,中极针刺泻法,肾俞、命门可灸。

第二十八节　癃闭

癃闭是因膀胱气化不利而以小便量少,排尿困难,甚至小便闭塞不通为主症的一种病证。其中小便不畅,点滴而短少,病势较缓者称为癃;小便闭塞,点滴不通,病势较急者称为闭。

一、病因病机

《素问·灵兰秘典论篇》曰:"膀胱者,州都之官,津液藏焉,气化则能出矣。"小便的通畅,有赖于膀胱的气化。《素问·经脉别论篇》又曰:"饮入于胃,游溢精气,上输于脾,脾气散精,上归于肺,通调水道,下输膀胱,水精四布,五经并行。"水液的吸收、运行、排泄,还有赖于三焦的气化和肺脾肾的通调、转输、蒸化。若因外邪侵袭、饮食不节、情志内伤、瘀浊内停、体虚久病等原因引起膀胱气化不利,则发为本病。

1. 外邪侵袭:下阴不洁,湿热秽浊之邪上犯膀胱,膀胱气化不利;或湿热毒邪犯肺,热邪壅滞,肺气闭塞,水道通调失司,不能下输膀胱;或因燥热犯肺,肺燥津伤,水源枯竭,而成癃闭。

2. 饮食不节:久嗜醇酒、肥甘、辛辣之品,导致脾胃运化功能失常,内湿自生,酿湿生热,阻滞于中,下注膀胱,气化不利;或饮食不足,饥饱失调,脾胃气虚,中气下陷,无以气化则生癃闭。

3. 情志内伤:惊恐、忧思、郁怒、紧张引起肝气郁结,疏泄失司,从而影响三焦水液的运化及气化功能,水道通调受阻,形成癃闭。

4. 瘀浊内停:瘀血败精阻塞于内,或痰瘀积块,或砂石内生,尿路阻塞,小便难以排出,即成癃闭。

5. 体虚久病:年老体弱或久病体虚,可致肾阳不足,命门火衰,"无阳则阴无以生",致膀胱气化无权,而溺不得生;或久病、热病,耗损津液,导致肾阴不足,"无阴则阳无以化",乃致水府枯竭而无尿。

癃闭的基本病理变化为膀胱气化功能失调,病位在膀胱和肾。肾主水,与膀胱相表里,共司小便,体内水液的分布与排泄,主要依赖肾的气化。膀胱的气化,也受肾气所主,肾与膀胱气化正常,则膀胱开阖有度,小便藏泄有序。若肾阳不足,命门火衰,气化不及州都,则膀胱气化无权,导致癃闭产生。此外,肺居上焦,为水之上源,脾居中焦,为水液升降之枢纽,肝主疏泄,协调三焦气机之通畅。若肺热壅盛,气不布津,通调失职;或热伤肺津,肾失滋源,湿热壅阻,下注膀胱;或中气不足,升降失度,肝气郁结,疏泄不及,砂石、痰浊、瘀血等阻塞尿路,均可致膀胱气化失常,发为本病。

二、辨证论治

(一)膀胱湿热

【临床表现】小便点滴不通,或量极少而短赤灼热,小腹胀满,口苦口黏,或口渴不欲饮,或大便不畅,舌质红,苔黄腻,脉数。

【治法】清热利湿,通利小便。

【处方】病性取穴:膀胱俞　中极

病位取穴:

循经取穴:阴陵泉　三阴交

【方义】病性取穴为膀胱湿热证基本处方;阴陵泉健脾利水;三阴交调理肝、脾、肾,助膀胱气化。

【刺灸方法】针刺泻法。

(二)肝郁气滞

【临床表现】小便不通或通而不爽,情志抑郁,或多烦善怒,胁腹胀满,舌红,苔薄黄,脉弦。

【治法】疏利气机,通利小便.

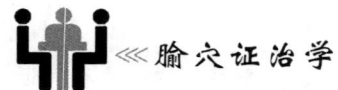

【处方】病性取穴：期门　太冲

　　　　　病位取穴：

　　　　　（1）局部取穴：膀胱俞　中极

　　　　　（2）循经取穴：大敦

【方义】病性取穴为肝郁气滞证基本处方；膀胱俞、中极俞募相配，疏调膀胱气化，通利小便；《灵枢·热病篇》曰："癃，取之阴跷及三毛上及血络出血"，故取大敦疏理肝气，行气利水。

【刺灸方法】针刺泻法，大敦点刺放血。

（三）瘀浊阻塞

【临床表现】小便点滴而下，或尿如细线，甚或阻塞不通，小腹胀满疼痛，舌紫黯，或有瘀点，脉涩。

【治法】行瘀散结，通利水道。

【处方】病性取穴：血海　膈俞

　　　　　病位取穴：

　　　　　局部取穴：膀胱俞　中极　气海

【方义】病性取穴为瘀血内阻证基本处方；膀胱俞、中极助膀胱气化，通利小便；气海行气活血。

【刺灸方法】针刺泻法。

（四）肾阳亏虚

【临床表现】小便不通或点滴不爽，排出无力，面色㿠白，神气怯弱，畏寒肢冷，腰膝冷而酸软无力，舌淡胖，苔薄白，脉沉细或弱。

【治法】温补肾阳，化气利水。

【处方】病性取穴：肾俞　命门

　　　　　病位取穴：

　　　　　局部取穴：膀胱俞　关元

【方义】病性取穴为肾阳虚证基本处方；膀胱俞助膀胱气化，通利小便；关元培补元阳，温阳化气行水。

【刺灸方法】针刺补法，宜灸。

第二十九节　消渴

消渴是因禀赋不足，阴虚燥热所致，以多饮、多食、多尿、消瘦或尿有甜味为主要临床表现的一种疾病。消渴之名，首见于《素问·奇病论》，根据病机及症状的不同，《内经》还有"消瘅""膈消""肺消""消中"等名称的记载。

一、病因病机

肺主气，为水之上源，输布津液；胃主腐熟水谷，脾主运化，为胃行其津液；肾为先天之本，主藏精而寓元阴元阳。若因禀赋不足、饮食失节、情志失调、劳欲过度等原因致燥热伤肺，津液不能输布；或胃火炽盛，脾阴不足；或肾阴亏虚，虚火内生，上灼心肺；或肾失濡养，开阖固摄失权，而发为本病。

1. 禀赋不足：先天禀赋不足，是引起本病的重要因素。《灵枢·五变》云："五脏皆柔弱者，善病消瘅。"

2. 饮食失节：过食肥甘，醇酒厚味，辛辣香燥，损伤脾胃，致脾胃运化失常，积热内蕴，化燥伤津，消谷耗液，发为消渴。

3. 情志失调：长期过度的精神刺激，如郁怒伤肝，肝气郁结，或劳心竭虑等，致郁久化火，火热内燔，消灼肺胃阴津而发为消渴。

4.劳欲过度:房事不节,劳欲过度,肾精亏损,虚火内生,则火因水竭而益烈,水因火烈而益干,终致肾虚肺燥胃热俱现,发为消渴。

消渴病机主要在于阴津亏损,燥热偏盛,而以阴虚为本,燥热为标。病位在肺、胃、肾,尤以肾为关键。消渴病日久,则易发生以下两种病变:一是阴损及阳,阴阳俱虚。消渴虽以阴虚为本,燥热为标,但由于阴阳互根,阳生阴长,若病程日久,阴损及阳,则致阴阳俱虚,其中以肾阳虚及脾阳虚较为多见。二是病久入络,血脉瘀滞。消渴病是一种病及多个脏腑的疾病,影响气血的正常运行,且阴虚内热,耗伤津液,亦使血行不畅而致血脉瘀滞。消渴虽有在肺、胃、肾的不同,但常互相影响,临床"三多"之症常可并见。

二、辨证论治

(一)肺热津伤

【临床表现】烦渴多饮,口舌干燥,尿频量多,烦热多汗,舌边尖红,苔薄黄,脉洪数。

【治法】清热润肺,生津止渴。

【处方】病性取穴:肺俞　膏肓　太溪

　　病位取穴:

　　(1)局部取穴:胃脘下俞

　　(2)循经取穴:鱼际

【方义】病性取穴为肺阴虚证基本处方;胃脘下俞为治疗消渴之经验要穴;鱼际清泄肺热。

【刺灸方法】针刺平补平泻法,鱼际针刺泻法。

(二)胃热炽盛

【临床表现】多食易饥,口渴,尿多,形体消瘦,大便干燥,苔黄,脉滑实有力。

【治法】清胃泻火,养阴增液。

【处方】病性取穴:内庭　合谷

　　病位取穴:

　　(1)局部取穴:胃脘下俞

　　(2)循经取穴:胃俞　足三里　三阴交

【方义】病性取穴为胃火炽盛证基本处方;胃脘下俞为治疗消渴之经验要穴;胃俞、足三里、三阴交健脾益胃以布津液,和中养阴。

【刺灸方法】针刺平补平泻法,内庭、合谷针刺泻法。

(三)肾阴亏虚

【临床表现】尿频量多,混浊如脂膏,或尿甜,腰膝酸软,乏力,头晕耳鸣,口干唇燥,皮肤干燥,瘙痒,舌红,少苔,脉细数。

【治法】滋阴补肾,润燥止渴。

【处方】病性取穴:太溪　阴谷

　　病位取穴:

　　(1)局部取穴:胃脘下俞

　　(2)循经取穴:肾俞　三阴交

【方义】病性取穴为肾阴虚证基本处方;胃脘下俞为治疗消渴之经验要穴;肾俞、三阴交补益肾气,滋补肾阴。

【刺灸方法】针刺补法。

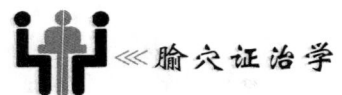

（四）阴阳两虚

【临床表现】小便频数，混浊如膏，面容憔悴，耳轮干枯，腰膝酸软，四肢欠温，畏寒肢冷，阳萎或月经不调，舌苔淡白而干，脉沉细无力。

【治法】滋阴温阳，补肾固涩

【处方】病性取穴：太溪　三阴交　命门　神阙

　　　　病位取穴：

　　　　（1）局部取穴：胃脘下俞

　　　　（2）循经取穴：肾俞　足三里

【方义】病性取穴为阴虚证、阳虚证基本处方；胃脘下俞为治疗消渴之经验要穴；肾俞补益肾阴肾阳，足三里补益后天以资先天。

【刺灸方法】针刺补法，可灸。

第三十节　阳萎

阳萎是指成年男子性交时，由于阴茎萎软不举，或举而不坚，或坚而不久，无法进行正常性生活的病证。

一、病因病机

肾为先天之本，主生殖而司二阴；肝藏血，主筋其经脉绕阴器，前阴为宗筋之所聚；脾为后天之本，气血生化之源。若因情志内伤、湿热、瘀血、痰湿、寒邪、虚损等病因致肝郁气滞，实邪内阻，宗筋不用；或脏腑虚损，精血不足，宗筋失养而发为本病。

1. 禀赋不足，劳伤久病：先天不足或恣情纵欲，房事过度，或手淫、早婚，均可造成精气虚损，命门火衰而致阳事不举。

2. 七情失调：情志不遂，思欲过度，忧思郁怒，则肝失疏泄，宗筋所聚无能，乃成阳萎；或过思多虑，损伤心脾，气血不足，宗筋失养；或大惊卒恐，伤于心肾，气机逆乱，气血不达宗筋，不能作强，则阳事不举。

3. 饮食不节：过食醇酒厚味，脾胃运化失常，聚湿生热，湿热下注肝肾，经络阻滞，气血不荣宗筋，乃成阳萎。

4. 外邪侵袭：久居湿地或湿热外侵，蕴结肝经，下注宗筋，或寒湿伤阳，阳为阴遏，发为阳萎。

阳萎的原因虽多，其基本病机为肝、肾、心、脾受损，气血阴阳亏虚，阴络失荣，或肝郁湿阻，经络失畅导致宗筋不用而成。肝主筋，足厥阴肝经绕阴器而行；肾藏精，主生殖，开窍于二阴；脾之经筋皆聚于阴器。宗筋作强有赖于肝、肾、脾精血之濡养。心乃君主之官，情欲萌动，阳事之举，必赖心火之先动。肾虚精亏，真阳衰微，则宗筋无以作强；肝失疏泄，气机阻滞，血不达宗筋，则宗筋不举；脾失运化，气血生化乏源，宗筋失养；忧郁伤心，心血暗耗，则心难行君主之令，从而阴茎痿软不举。故阳萎之病位在宗筋，病变脏腑在肝、肾、心、脾。

二、辨证论治

（一）命门火衰

【临床表现】阳事不举，或举而不坚，精薄清冷，神疲倦怠，畏寒肢冷，面色㿠白，头晕耳鸣，腰膝酸软，夜尿清长，舌淡胖，苔薄白，脉沉细。

【治法】温肾壮阳。

【处方】病性取穴：肾俞　命门

　　　　病位取穴：

　　（1）局部取穴：关元

　　（2）循经取穴：三阴交

　　【方义】病性取穴为肾阳虚证基本处方；关元为三焦之气所生之处，为男子藏精，女子蓄血之地，乃元阴元阳交关之所，培肾固本，暖宫固精；三阴交是肝、脾、肾三经的交会穴，健脾益气，补益肝肾，强筋起萎。

　　【刺灸方法】针刺补法，肾俞、命门、关元重灸。

（二）湿热下注

　　【临床表现】阴茎萎软，阴囊潮湿，瘙痒腥臭，睾丸坠胀作痛，小便赤涩灼痛，胁胀腹闷，肢体困倦，泛恶口苦，舌红，苔黄腻，脉滑数。

　　【治法】清利湿热。

　　【处方】病性取穴：曲泉　阳陵泉

　　　　　　病位取穴：

　　（1）局部取穴：中极

　　（2）循经取穴：行间　三阴交

　　【方义】病性取穴为肝胆湿热证基本处方；中极为膀胱募穴，能振奋膀胱之气，促进气化，使湿热从小便而去；行间为肝经荥穴，泄肝经之热；三阴交健脾除湿，强筋起萎。

　　【刺灸方法】针刺泻法。

（三）惊恐伤肾

　　【临床表现】阳萎不振，心悸易惊，胆怯多疑，夜多噩梦，常有被惊吓史，苔薄白，脉弦细。

　　【治法】益肾宁神。

　　【处方】病性取穴：肾俞　神门　太溪

　　　　　　病位取穴：

　　（1）局部取穴：关元

　　（2）循经取穴：四神聪　三阴交

　　【方义】病性取穴为肾气虚证与心肾不交证基本处方加减；关元培本固精；四神聪安神定志；三阴交补益肝脾，助阳起萎。

　　【刺灸方法】针刺补法。

（四）心脾两虚

　　【临床表现】阳萎不举，心悸，失眠多梦，神疲乏力，面色萎黄，食少纳呆，腹胀便溏，舌淡，苔薄白，脉细弱。

　　【治法】补益心脾。

　　【处方】病性取穴：心俞　脾俞　足三里

　　　　　　病位取穴：

　　（1）局部取穴：关元　肾俞

　　（2）循经取穴：三阴交

　　【方义】病性取穴为心脾两虚证基本处方；关元、肾俞温补肾阳，培本固精；三阴交补益肝肾之阴。

　　【刺灸方法】针刺补法。

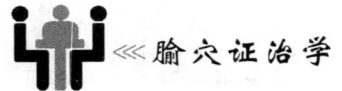

<h1>第三十一节 遗精</h1>

遗精是指不因性生活而精液遗泄的病证。其中因梦而遗精的称为"梦遗",无梦而遗精,甚至清醒时精液流出的称"滑精"。

<h2>一、病因病机</h2>

肾为封藏之本,受五脏六腑之精而藏之,若因先天不足、禀赋素亏,或因劳神过度,欲念不遂,饮食不节,恣情纵欲诸多因素致肾虚封藏不固,或精室受扰,均可导致本病。

1. 劳神太过:凡情志失调,劳神太过,则心阳独亢,心阴被灼,心火不能下交于肾,肾水不能上济于心,心肾不交,水亏火旺,扰动精室而遗精。

2. 欲念不遂:少年气盛,情动于中,或心有恋慕,所欲不遂,或壮夫久旷,思慕色欲,皆令心动神摇,君相火旺,扰动精室而遗精。

3. 饮食不节:醇酒厚味,损伤脾胃,湿热内生,蕴而生热,湿热扰动精室,或郁于肝胆,迫精下泄均可致遗精。

4. 恣情纵欲:青年早婚,房事过度,或少年无知,频犯手淫,或醉而入房,纵欲无度,日久肾虚精脱,或相火扰动精室,或肾不固精乃成遗精。

本病的病机总属肾失去封藏,精关不闭。其病位在肾,与心、肝、脾三脏密切相关。肾为封藏之本,正常情况下,肾精不会外泄,如肾脏自病,或其他原因导致肾之封藏失常,则精关不固,精液外泄,发生遗精。精之藏制虽在肾,但精之主宰在心,心为君主之官,主神明,性欲之萌动,精液之蓄泄,无不听命于心,神安才可精固。若劳心太过,致君火摇于上,心失主宰,则精自遗。肝肾内寄相火,相火因肾精的涵育而守位听命,其系上属于心。若君火妄动,相火随之而应,将影响肾之封藏,故君相火旺,或心、肝、肾阴虚火旺,皆可扰动精室而成遗泄。脾主运化,为气血生化之源,水谷入胃,脾气散精,下归于肾,则为肾中所藏之精髓。若久嗜醇酒厚味,脾胃湿热内生,下扰精室,则迫精外泄;劳倦思虑,脾气下陷,气不摄精而成遗精。总之,遗精一病虽为肾病,但与心、肝、脾、肾相关。

<h2>二、辨证论治</h2>

<h3>(一)心肾不交</h3>

【临床表现】少寐多梦,梦则遗精,心中烦热,腰膝酸软,舌红,少苔,脉细数。

【治法】滋阴降火,交通心肾。

【处方】病性取穴:神门 太溪

　　　　病位取穴:

　　　　(1)局部取穴:关元

　　　　(2)循经取穴:三阴交

【方义】病性取穴为心肾不交证基本处方;关元温补下元,培本固精;三阴交补益肝肾,固精止遗。

【刺灸方法】针刺补法,神门针刺泻法。

<h3>(二)湿热下注</h3>

【临床表现】遗精时作,小便黄赤,热涩不畅,口苦而腻,舌质红,苔黄腻,脉濡数。

【治法】清热利湿,固涩精宫。

【处方】病性取穴:中极 膀胱俞

病位取穴:

(1)局部取穴:会阴 次髎

(2)循经取穴:阴陵泉

【方义】病性取穴为膀胱湿热证基本处方;会阴为任、督二脉交会穴,交通阴阳,固涩精宫;次髎清利下焦湿热;阴陵泉为脾经合穴,健脾清热利湿。

【刺灸方法】针刺泻法。

(三)心脾两虚

【临床表现】劳则遗精,失眠健忘,心悸不宁,面色萎黄,神疲乏力,纳差便溏,舌淡,苔薄,脉弱。

【治法】调补心脾,益气摄精。

【处方】病性取穴:心俞 脾俞 足三里

病位取穴:

(1)局部取穴:关元

(2)循经取穴:三阴交

【方义】病性取穴为心脾两虚证基本处方;关元温补肾阳,培元固精;三阴交补益肝肾,强健脾胃,以滋后天生化之源。

【刺灸方法】针刺补法。

(四)肾虚不固

【临床表现】梦遗频作,甚至滑精,腰酸膝软,咽干,心烦,眩晕耳鸣,健忘失眠,低热颧赤,形瘦盗汗,发落齿摇,舌红,少苔,脉细数。遗久滑精者,可兼见形寒肢冷,阳萎早泄,精冷,夜尿多或尿少浮肿,尿色清,或余沥不尽,面色㿠白或枯槁无华,舌淡嫩有齿痕,苔白滑,脉沉细。

【治法】补肾益精,固涩止遗。

【处方】病性取穴:肾俞 关元

肾阴虚:太溪 阴谷 照海

肾阳虚:命门 志室

病位取穴:

循经取穴:三阴交

【方义】病性取穴为肾精亏虚证基本处方;偏肾阴虚者加肾阴虚证基本处方,照海滋肾水以除虚火;偏肾阳虚者加肾阳虚证基本处方,志室固精止遗;三阴交调补脾、肝、肾之气而固摄精关。

【刺灸方法】针刺补法,阳虚者可灸。

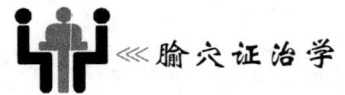

第二章　皮外骨伤科病证

第一节　蛇串疮

蛇串疮是指肝经火毒蕴积，脾经湿热内蕴，或血虚肝旺，湿热毒蕴，气血凝滞，引起皮肤出现红斑、水疱，簇集成片，累累如串珠，互不融合，呈单侧带状分布，后期水疱干燥，结痂，脱落，遗留暂时性的色素沉着，并伴有皮肤烧灼、刺痛等为主症的一类病证。本病好发于胸胁、颜面部，亦称："蛇丹""火带疮""蜘蛛疮""缠腰火丹"等，多发于春秋季节，好发于成年患者，老年人病情尤重，多数患者患病后很少复发，极少数患者可再次发病。

一、病因病机

本病好发于胸胁部，为肝经所过，肝经郁热或脾失健运，湿热内蕴，外溢肌肤，或复感外邪均可致本病。年老体虚者，常因血虚肝旺，正虚邪恋，致本病迁延难愈。

1. 肝经郁热：多由情志内伤，致肝气郁结，郁久化火，肝经郁热，外溢肌肤而发为疱疹；复感火热邪毒，客于少阳、厥阴经络，熏灼肌肤、脉络而发为疱疹。

2. 脾虚湿蕴：多因饮食不节，脾失健运，湿邪内生，蕴而化热，湿热内蕴，外溢肌肤而生发为疱疹；复感火热邪毒，客于阳明、太阴经络，浸淫肌肤、脉络而发为疱疹。

3. 气滞血瘀：年老体弱者或久病耗气伤血者，血虚肝旺或气血亏虚，余邪留恋，气血瘀滞，致疼痛剧烈，病程迁延。

二、辨证论治

（一）肝经郁热

【临床表现】皮损鲜红，疱壁紧张，灼热刺痛，伴口苦咽干，烦躁易怒，大便干燥或小便黄，舌质红，苔薄黄或黄厚，脉弦滑数。

【治法】清泻肝火，通络止痛。

【处方】病性取穴：曲泉　阳陵泉

　　　　病位取穴：

　　　　（1）局部取穴：皮损局部阿是穴及与之相应同侧夹脊穴

　　　　（2）循经取穴：行间　外关

【方义】病性取穴为肝胆湿热证基本处方；夹脊穴、阿是穴调畅局部气机，祛瘀止痛；行间为肝经荥穴，清肝泻火；外关为胆经络穴，疏利少阳之气，清泻火毒。

【刺灸方法】针刺泻法，皮损局部围刺，可刺络拔罐。

（二）脾虚湿蕴

【临床表现】皮损色淡，疱壁松弛，易于破溃，渗水糜烂，伴纳呆腹胀，口不渴或口渴不欲饮，大便时溏，舌质淡，苔黄腻，脉濡数。

【治法】健脾利湿,通络止痛。

【处方】病性取穴:阴陵泉　足三里

　　　　病位取穴:

　　　　(1)局部取穴:皮损局部阿是穴及与之相应同侧夹脊穴

　　　　(2)循经取穴:三阴交

【方义】病性取穴为脾虚湿困证基本处方;夹脊穴、阿是穴疏通局部经络,活血止痛;三阴交健脾除湿。

【刺灸方法】针刺泻法,皮损局部围刺,可灸。

(三)气滞血瘀

【临床表现】皮疹消退后局部疼痛不止,痛不可忍,坐卧不安,重者可持续数月或更长时间,舌质黯,苔白,脉弦细。

【治法】理气活血,通络止痛。

【处方】病性取穴:膈俞　血海

　　　　病位取穴:

　　　　(1)局部取穴:皮损局部阿是穴及与之相应同侧夹脊穴

　　　　(2)循经取穴:足三里　三阴交

【方义】病性取穴为血瘀证基本处方;夹脊穴、阿是穴局部活血通络,祛瘀除邪;足三里、三阴交补益脾胃,调和气血,行气化瘀,扶正祛邪。

【刺灸方法】针刺平补平泻法,皮损局部围刺,可灸。

第二节　瘾疹

瘾疹是一种以皮肤出现红色或苍白色风团,伴瘙痒,发无定处,时隐时现,骤起骤退,消退后不留痕迹为主要表现的过敏性皮肤病。如发生在眼睑、口唇等组织疏松部位,水肿明显,则称"游风"。本病可发生于任何年龄、季节、男女皆可患病。

一、病因病机

本病总因禀赋不耐,人体对某些物质过敏所致。可因卫外不固,风寒、风热之邪客于肌表;或因肠胃湿热郁于肌肤;或因气血不足,虚风内生;或因情志内伤,冲任不调,肝肾不足,而致风邪搏结于肌肤而发病。

1. 外邪侵袭:风寒或风热之邪外袭,营卫失和,日久致表虚,卫外不固,邪客于肌表,脉络阻滞而发。

2. 肠胃湿热:饮食所伤,或有肠道寄生虫,致肠胃不和,湿热内蕴,内不得疏泄,外不得透达,郁于肌肤而发。

3. 血虚风燥:年老体弱或病久,气血亏虚,肌肤失养,气虚卫外不固,血虚生风化燥,风气搏于肌腠而发。

二、辨证论治

(一)风热犯表

【临床表现】风团鲜红,灼热剧痒,遇热则剧,得冷则减,伴发热,恶寒,咽喉肿痛,舌质红,苔薄白或薄黄,脉浮数。

【治法】疏风清热,和营止痒。

【处方】病性取穴:风池　肺俞

　　　　病位取穴:

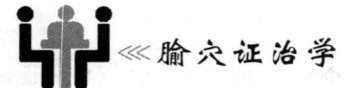

　　　　循经取穴:大椎　曲池　血海

　　【方义】病性取穴为外风证基本处方;大椎为诸阳之会,点刺出血以泄热祛邪;曲池疏风清热,解表止痒;血海清血热,泻郁毒而止痒。

　　【刺灸方法】针刺泻法,大椎、曲池可点刺放血。

(二)风寒束表

　　【临床表现】风团色白或微红,遇寒加重,得暖则减,伴恶寒,口不渴,舌质淡,苔薄白,脉浮紧。

　　【治法】疏风散寒,和营止痒。

　　【处方】病性取穴:大椎　风门

　　　　　　病位取穴:

　　　　　　循经取穴:风池　血海

　　【方义】病性取穴为外寒证基本处方;风池疏风散寒,调和营卫;血海理血和营,祛风止痒。

　　【刺灸方法】针刺泻法,大椎可灸。

(三)胃肠湿热

　　【临床表现】风团片大,色红,瘙痒剧烈,此起彼伏,伴脘腹疼痛,恶心呕吐,大便或溏或秘,小便黄,舌质红,苔黄腻,脉滑数或弦滑。

　　【治法】清利湿热,祛风和营。

　　【处方】病性取穴:天枢　合谷　上巨虚

　　　　　　病位取穴:

　　　　　　循经取穴:曲池　足三里　血海

　　【方义】病性取穴为肠道湿热证基本处方;曲池、足三里为手足阳明经合穴,调和肠胃,清热利湿;血海理血和营。

　　【刺灸方法】针刺泻法。

(四)血虚风燥

　　【临床表现】风团色淡红,反复发作,迁延不愈,午后或夜间加剧,或劳累后加重,伴心烦易怒,口干,手足心热,舌红少津,脉沉细。

　　【治法】养血祛风,润燥止痒。

　　【处方】病性取穴:膈俞　足三里

　　　　　　病位取穴:

　　　　　　循经取穴:血海　三阴交　风门

　　【方义】病性取穴为血虚证基本处方;血海、三阴交补血润燥,理血和营;风门疏风解表,祛邪止痒。

　　【刺灸方法】针刺补法,风门针刺泻法。

第三节　粉刺

　　粉刺是指一种发生于颜面、胸、背部,皮损可见丘疹如刺,挤出白色碎米样粉汁或淡黄色脂栓,自觉轻度瘙痒或无自觉症状,严重时可感疼痛等为主要临床表现的一种疾病,其典型损害有毛囊性丘疹、黑头粉刺、脓疱、结节、囊肿及瘢痕等。多见于青春期男女,病程长短不一,青春期后可逐渐痊愈。

一、病因病机

肺主皮毛,其华在面,开窍于鼻;阳明经历于面,胃经下行过胸;太阳主表,督脉主阳主表,督脉与膀胱经布于背部;若因肺经风热,外邪侵袭太阳,或湿热、痰湿蕴结脾胃,均可致邪气阻于颜面、胸、背等肌肤,而发为本病。

1. 肺经风热:素体阳热偏盛,营血偏热,复感风热,血热搏结,气血郁滞,蕴阻肌肤,发为本病。

2. 湿热蕴结:过食辛辣油腻及肥甘厚味之品,湿热内生,结于肠胃,循经上熏,阻于肌肤,发为本病。

3. 痰湿凝结:脾气亏虚,运化不利,水湿内停,日久聚湿成痰,湿郁久化热,湿热挟痰,凝滞肌肤,发为本病。

二、辨证论治

(一)肺经风热

【临床表现】丘疹色红,或有痒痛、脓疱,伴口渴喜饮,大便秘结,小便短赤,舌质红,苔薄黄,脉浮数。

【治法】清肺泄热,祛风止痒。

【处方】病性取穴:风池　肺俞

　　　　病位取穴:

　　　　循经取穴:合谷　曲池　大椎

【方义】病性取穴为外风证基本处方;合谷、曲池为手阳明经原穴、合穴,肺与大肠相表里,疏风清热解表;大椎透达郁热。

【刺灸方法】针刺泻法。

(二)湿热蕴结

【临床表现】颜面、胸背部皮肤油腻,皮疹红肿疼痛,或有脓疱,伴口臭,大便秘结,小便黄赤,舌质红,苔黄腻,脉滑数。

【治法】清热化湿,通腑解毒。

【处方】病性取穴:内庭　大椎　足三里　阴陵泉

　　　　病位取穴:

　　　　循经取穴:曲池　合谷

【方义】病性取穴为实热证与湿阻证基本处方,取胃经荥穴以清泻胃火,通腑解毒;曲池、合谷疏泄肌肤郁热,清利湿热。

【刺灸方法】针刺泻法。

(三)痰湿凝结

【临床表现】皮疹色暗红,以结节、囊肿、瘢痕为主,经久难愈,或伴有纳呆,腹胀,便溏,舌淡胖,苔腻,脉滑。

【治法】健脾利湿,软坚散结。

【处方】病性取穴:中脘　丰隆

　　　　病位取穴:

　　　　循经取穴:脾俞　足三里　三阴交

【方义】病性取穴为痰浊阻滞证基本处方;脾俞、足三里健脾和胃,化痰祛湿;三阴交清热利湿,活血化瘀散结。

【刺灸方法】针刺平补平泻法,丰隆针刺泻法。

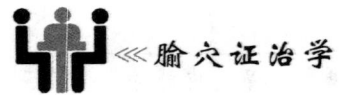

第四节　丹毒

丹毒是以皮肤突然发红成片,色鲜红如涂丹,焮热肿胀疼痛为主要临床表现的传染性皮肤病。生于胸腹腰胯部者,称"内发丹毒";发于头面部者,称"抱头火丹";发于小腿足部者,称"流火";新生儿多生于臀部,称"赤游丹"。

一、病因病机

本病多因素体血分有热,或皮肤、黏膜破损,外受火毒,热毒蕴郁肌肤而发。发病在头面者,多兼风热或毒热亢盛;发于胁下、腰胯部位者,多夹肝胆之火;发于下肢者,多夹湿热之邪。

1. 风热毒蕴:头为诸阳之会,易受风热外袭,或因抠鼻、挖耳、头皮损伤等,邪毒侵入,邪阻经络,化火化毒,热毒蕴结肌肤,发而为病。

2. 湿热毒蕴:脾胃湿热蕴积,下注足胫,化为火毒;或素有湿脚气,皮肤黏膜破损,感染邪毒,发而为病。

3. 胎火蕴毒:多因母亲过食辛辣、炙烤之物,胎火、胎毒内蕴,复感风热毒邪,客于腠理,热毒相搏,发于肌肤而为病;或断脐、创伤,毒邪入侵而发。

二、辨证论治

(一)风热毒蕴

【临床表现】发于头面部,恶寒发热,皮肤焮红灼热,肿胀疼痛,甚则发生水疱,眼胞肿胀难睁,或鼻肿呼吸不畅,或耳肿失聪,伴恶寒,发热,头痛,舌质红,苔薄黄,脉浮数。

【治法】疏风清热,解毒消丹。

【处方】病性取穴:肺俞　合谷　曲池

　　　　病位取穴:

　　　　(1)局部取穴:皮损局部阿是穴

　　　　(2)循经取穴:委中

【方义】病性取穴为外风证、暑热证基本处方加减;委中为血郄,刺络拔罐,与皮损局部点刺出血,以泻血分热毒。

【刺灸方法】针刺泻法,曲池、委中、阿是穴点刺放血或刺络拔罐。

(二)湿热毒蕴

【临床表现】发于下肢,局部红赤肿胀、灼热疼痛,可见水疱、紫斑,甚者结毒化脓或皮肤坏死,或反复发作,形成大脚风(象皮腿),伴全身发热,心烦,口渴,纳呆等,舌质红,苔黄腻,脉滑数。

【治法】清热利湿,解毒通络。

【处方】病性取穴:阴陵泉　足三里　内庭

　　　　病位取穴:

　　　　(1)局部取穴:皮损局部阿是穴

　　　　(2)循经取穴:血海　丰隆

【方义】病性取穴为湿阻证、实热证基本处方加减,脾胃湿热蕴结,取胃经荥穴内庭以清泻胃火;血海化瘀行血;丰隆清热除湿,泻阳明火毒;皮损局部阿是穴点刺出血,祛邪外出。

【刺灸方法】针刺泻法,阿是穴点刺放血。

（三）胎火蕴毒

【临床表现】发生于新生儿，多见于脐周、臀部，局部红肿灼热，可呈游走性，伴壮热烦躁，甚则神昏谵语，恶心呕吐，舌质红，苔黄，指纹青紫。

【治法】清热凉血，解毒消丹。

【处方】病性取穴：内庭　侠溪　大椎

　　　　　病位取穴：

　　　　　循经取穴：合谷　曲池　血海　委中

【方义】病性取穴为实热证基本处方，脐周、臀部为胃经、胆经所过，取胃经、胆经荥穴以清泻胃胆之火；合谷、曲池为手阳明经穴，疏风清热，清泻血分郁热；委中点刺出血，配以血海可清血分之热毒。

【刺灸方法】针刺泻法不留针，多点刺出血。

第五节　乳痈

乳痈是指因乳头破损，邪毒外袭，或乳汁淤积，乳络阻滞，郁久化热，而以乳房局部结块，红肿热痛，溃后出脓稠厚，并伴恶寒发热等为主要临床表现的一种病证。常发生于哺乳期妇女，尤以尚未满月的初产妇多见。发生于哺乳期者，称"外吹乳痈"；发生于妊娠期者，称"内吹乳痈"；在非哺乳期和非怀孕期发生者，称"不乳儿乳痈"。

一、病因病机

乳头属足厥阴肝经，肝主疏泄，能调节乳汁的分泌；乳房属足阳明胃经，乳汁为气血所化生，若因气滞热壅，热毒炽盛等原因致厥阴、阳明脉络受阻而发为本病。

1. 气滞热壅：多为情志不畅，肝气郁结，厥阴之气失于疏泄，郁而化热；或产后饮食不节，恣食肥甘厚味而致阳明积热，胃热壅盛；或乳头破损，火毒之邪侵袭；或胎气旺盛，阳明蕴热，导致乳络受阻，乳汁瘀积，郁久化火而发为乳痈。

2. 热毒炽盛：乳房属阳明胃经，阳明多气多血，火热毒邪蕴蒸阳明，致乳络阻塞，乳汁瘀积不通，积久化热化火，热毒炽盛，肉腐成脓发而为痈。

3. 正虚毒恋：病久不愈，脓肿溃烂，脓汁清稀，气血亏虚，难以去腐生肌，愈合缓慢或形成乳漏。

二、辨证论治

（一）气滞热壅

【临床表现】乳汁瘀积结块，皮色不变或微红，肿胀疼痛，伴恶寒发热，头痛，周身酸楚，口渴，便秘，舌质红，苔薄黄，脉数。

【治法】疏肝清胃，通乳消肿。

【处方】病性取穴：中脘　太冲

　　　　　病位取穴：

　　　　　（1）局部取穴：膻中　乳根

　　　　　（2）循经取穴：少泽　内庭　足三里

【方义】病性取穴为气滞证基本处方；膻中、乳根疏调局部气机，通乳止痛；内庭、足三里清降胃火，清阳明之滞；少泽为治疗乳痈之经验效穴。

【刺灸方法】针刺泻法。

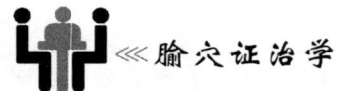

（二）热毒炽盛

【临床表现】乳房肿痛,痛如鸡啄,皮肤焮红灼热,肿块变软,有应指感,或切开排脓后引流不畅,红肿热痛不消,有"传囊"现象,伴壮热、口渴、喜冷饮、面红目赤、烦躁不宁、大便秘结、小便短赤;舌质红,苔黄腻,脉洪数。

【治法】清热解毒,托里透脓。

【处方】病性取穴:内庭　合谷
　　　　病位取穴:
　　　　（1）局部取穴:乳根　肩井
　　　　（2）循经取穴:足三里　行间

【方义】病性取穴为胃火炽盛证基本处方;乳根疏调局部气机,通乳止痛;足少阳经循胸过季肋,肩井疏理胸胁气机,本穴亦为治疗乳痈之经验效穴;足三里、行间与内庭、合谷相配可清泄阳明、厥阴之郁热。

【刺灸方法】针刺泻法。

（三）正虚毒恋

【临床表现】溃脓后乳房肿痛虽减,但疮口脓水不断,脓汁清稀,愈合缓慢或形成乳漏,伴面色少华、全身乏力,或低热不退、饮食减少,舌质淡,苔薄,脉弱无力。

【治法】益气和营,托毒消痈。

【处方】病性取穴:脾俞　足三里
　　　　病位取穴:
　　　　（1）局部取穴:膻中　乳根
　　　　（2）循经取穴:气海　膏肓

【方义】病性取穴为气血两虚证基本处方;膻中、乳根相配以疏调气机,通乳消痈;气海、膏肓补虚扶正,益气和营。

【刺灸方法】针刺补法,膻中、乳根平补平泻法。

第六节　乳癖

乳癖是以单侧或双侧乳房出现单个或多个肿块,肿块形态、大小不一,质地不硬,活动度好,多位于外上象限,活动良好,常有轻度疼痛为主要临床表现的病证。多为周期性乳房疼痛,与月经周期及情绪变化有明显关系,好发于20~45岁的中青年女性。

一、病因病机

肝经、胃经均过乳房,若因情志内伤、冲任失调等致肝失疏泄,痰瘀凝结,阻滞乳络,而发为本病。

1. 肝郁痰凝:情志不遂,忧郁不解,肝气郁结,气机阻滞;肝郁犯脾,脾失健运,痰浊内生,气血瘀滞,痰浊瘀血凝结,阻于乳络而成肿块。

2. 冲任失调:冲任之气,上行为乳,下行为月水。久病、多产、堕胎或房事不节等,损伤肝肾,冲任失调,经络失养,气血瘀滞,积于乳房、胞宫;或乳房痰浊凝结,乳房疼痛、结块;或经水逆乱,月事紊乱失调。

二、辨证论治

（一）肝郁痰凝

【临床表现】多见于青壮年妇女,乳房肿块随喜怒消长,乳房胀痛或刺痛,伴胸闷胁胀,善郁易怒,失眠多梦,心烦口苦,舌质淡红,苔薄黄,脉弦滑。

【治法】疏肝理气,化痰散结。

【处方】病性取穴:期门　太冲

　　　　病位取穴:

　　　　（1）局部取穴:膻中　乳根

　　　　（2）循经取穴:丰隆

【方义】病性取穴为肝郁气滞证基本处方;膻中为气会,行气宽胸;乳根疏通局部经气;丰隆除湿化痰散结。

【刺灸方法】针刺泻法。

（二）冲任失调

【临床表现】多见于中年妇女,乳房肿块于月经前加重,经后缓减,伴腰酸乏力,神疲倦怠,月经先后失调,量少色淡,甚或经闭,舌质淡,苔白,脉沉细。

【治法】补益肝肾,调摄冲任。

【处方】病性取穴:三阴交　关元

　　　　病位取穴:

　　　　（1）局部取穴:膻中　屋翳

　　　　（2）循经取穴:肾俞　太冲

【方义】病性取穴为冲任不调证基本处方;膻中、屋翳,行气通络;肾俞补益肾气,调摄冲任;太冲疏肝理气,消肿散结。

【刺灸方法】针刺平补平泻法,太冲针刺泻法。

第七节　肠痈

肠痈是指因饮食不节,湿热内阻,败瘀浊气壅遏于肠腑,而致肠腑内发生痈肿,以转移性右下腹疼痛和右下腹局限而固定压痛为主要临床特征的急性腹部疾病。根据发病部位不同又有不同的名称,痛在天枢穴附近者称"大肠痈";痛在关元穴附近者称"小肠痈";以右腿不能伸直为特点者称"缩脚肠痈"。

一、病因病机

小肠主受盛化物、分清泌浊,若因饮食不节,湿热内阻致受盛功能失调,传化停止,则气机失于通调,败瘀浊气壅遏肠腑,热盛肉腐而成本病。

1. 气滞血瘀:情志内伤,致肝气郁结,气滞血瘀;或饱食后暴急奔走或跌扑损伤,导致肠腑脉络损伤,败血浊气壅遏,气滞血瘀,发而为痈。

2. 瘀滞化热:多因饮食不节,暴饮暴食,恣食膏粱、生冷等,导致脾胃受损,胃肠传化不利,湿热积滞,肠腑壅热,气血瘀滞,发而为痈。

3. 热毒炽盛:肠腑蕴脓日久,热毒灼伤肠络,痈脓溃破,发而为病。

二、辨证论治

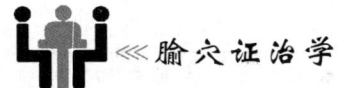≪腧穴证治学

（一）气滞血瘀

【临床表现】右少腹疼痛,痛点固定,触痛明显,有反跳痛,或局部可扪及局限性包块,伴微热或不发热,恶心呕吐,嗳气纳呆,大便秘结,舌质红,苔黄腻,脉弦紧。

【治法】行气活血,通腑泄热。

【处方】病性取穴:中脘　血海

病位取穴:

（1）局部取穴:天枢

（2）循经取穴:合谷　上巨虚　阑尾

【方义】病性取穴为气滞证、血瘀证基本处方加减;天枢为大肠之募穴,疏通大肠气机,通腑导滞;合谷为大肠经原穴,上巨虚为大肠下合穴,清泻阳明,通腑泄热;阑尾穴为经外奇穴,清热活血,散瘀消肿导滞,为治疗肠痈的经验效穴。

【刺灸方法】针刺泻法。

（二）瘀滞化热

【临床表现】右下腹疼痛剧烈,腹壁紧张,触之有明显反跳痛,伴发热口渴,便秘溲赤,舌质红,苔黄腻,脉弦滑数。

【治法】清热利湿,行气化瘀。

【处方】病性取穴:天枢　合谷　上巨虚

病位取穴:

（1）局部取穴:大肠俞

（2）循经取穴:曲池　阑尾

【方义】病性取穴为肠道湿热证基本处方;大肠俞、曲池清利大肠湿热,行气散瘀;阑尾清热活血,散瘀消肿导滞。

【刺灸方法】针刺泻法。

（三）热毒炽盛

【临床表现】腹痛剧烈,腹肌紧张,弥漫性压痛、反跳痛,伴高热烦渴,或满腹胀满,呕吐不能食,大便秘结,小便短赤,舌质绛红而干,苔黄厚腻或黄厚干,脉弦滑数或洪大。

【治法】清热解毒,祛瘀止痛。

【处方】病性取穴:上巨虚　内庭　大椎

病位取穴:

（1）局部取穴:天枢

（2）循经取穴:曲池　合谷　足三里

【方义】病性取穴为肠热腑实证、火邪炽盛证基本处方加减;天枢通调大肠气机;曲池、合谷清泻阳明热毒,行气散瘀;阑尾穴清热活血,消肿止痛;足三里通腑泄热排毒。

【刺灸方法】针刺泻法,大椎可点刺放血。

第八节　痔疮

痔疮是以便血,痔核脱出,肛周潮湿瘙痒、疼痛,便秘,肛门下坠感等为临床表现的病证。根据发病部位的不同,又可分为内痔、外痔及混合痔。生于齿线以上者为内痔;生于齿线以下者为外痔;内外兼有者为混合

痔。

一、病因病机

本病多因风邪所伤,或饮食不节,过食辛辣肥甘;或久坐、久立,负重远行;或长期便秘;或泻痢日久、劳倦、胎产等,导致肛肠气血失调,络脉瘀滞,湿热蕴结发而为痔。

1. 风伤肠络:风邪挟热,损伤肠络,致血不循经,下溢肛门,导致痔疮便血。

2. 湿热下注:饮食不洁,过食辛辣肥甘,湿热内生,下注大肠,致络脉瘀阻,发为痔疮。

3. 气滞血瘀:情志内伤,或久坐、久立、负重远行,或便秘、久忍大便,导致肠道气血瘀滞,结于肛门,发为痔疮。

4. 脾虚气陷:素体虚弱,或久病、泻痢日久、产后劳倦,致脾虚气亏,脾不统血,血不循经,溢于脉外,导致痔疮便血;中气不足,气虚下陷,无以摄纳,导致直肠脱垂不收,内痔脱出不纳。

二、辨证论治

(一)风伤肠络

【临床表现】大便带血,滴血或喷射状出血,血色鲜红,或有肛门瘙痒,伴口干,大便秘结,舌质红,苔薄黄,脉浮数。

【治法】清热祛风,凉血止血。

【处方】病性取穴:膈俞　血海
　　　　病位取穴:
　　　　(1)局部取穴:会阳
　　　　(2)循经取穴:曲池　二白

【方义】病性取穴为血瘀证基本处方;会阳疏通局部肠络,行气活血,化瘀导滞;曲池清热祛风止痒,清泻阳明之热;二白为治疗痔疮之经验效穴,止血消痔。

【刺灸方法】针刺泻法。

(二)湿热下注

【临床表现】便血色鲜,量较多,肛内肿物外脱,可自行回缩或肛缘肿物隆起,灼热疼痛,重坠不适,时流滋水,伴口干不欲饮,大便干或溏,舌质红,苔黄腻,脉滑数。

【治法】清热利湿,凉血止血。

【处方】病性取穴:天枢　合谷　上巨虚
　　　　病位取穴:
　　　　(1)局部取穴:会阳　长强
　　　　(2)循经取穴:承山　二白

【方义】病性取穴为肠道湿热证基本处方;会阳、长强局部行气活血,消肿止痛;足太阳经别别入于肛门,故取承山清肛肠之湿热,利肛周之气血;二白清利湿热,止血消痔。

【刺灸方法】针刺泻法。

(三)气滞血瘀

【临床表现】肛内肿物脱出,甚或嵌顿,肛管紧缩,坠胀疼痛,甚则肛缘形成血栓及水肿,触痛明显,舌质黯红,苔白或黄,脉弦细涩。

【治法】行气活血,化瘀止痛。

【处方】病性取穴:膈俞　血海

病位取穴：
(1)局部取穴：白环俞　长强
(2)循经取穴：三阴交　承山

【方义】病性取穴为血瘀证基本处方；白环俞、长强疏通肠络，祛瘀止痛；三阴交清利湿热；承山可调理肠道气机，行气止痛。

【刺灸方法】针刺泻法。

(四)脾虚气陷

【临床表现】肛门松弛，痔核脱出不能自行回纳，需用手托复位，便血色鲜或淡，伴面色少华，神疲乏力，少气懒言，纳少便溏，舌淡胖，边有齿痕，苔白，脉细弱。

【治法】益气健脾，升阳固脱。

【处方】病性取穴：百会　气海　脾俞
　　　　病位取穴：
　　　　(1)局部取穴：会阳
　　　　(2)循经取穴：神阙　足三里

【方义】病性取穴为中气下陷证基本处方；会阳局部活血化瘀，行气导滞；神阙为真气所聚之处，灸之可温阳益气固脱；足三里补脾益气。

【刺灸方法】针刺补法，会阳平补平泻法，宜灸。

第九节　筋瘤

筋瘤是指因外伤、劳损等，致关节局部气滞血瘀，而以关节或腱鞘内发生囊性肿物为主要临床表现的病证。囊性肿物突出皮肤，皮色不变，表面光滑，不与皮肤相连，边界清晰，基底固定或推之可动，有轻微压痛或无压痛，其内含有无色透明或微呈白色、淡黄色的浓稠冻状黏液。常见于腕背和足背部，青壮年和中年多见，女性较多。

一、病因病机

本病多因外伤或慢性劳损导致局部经脉受损，气滞血瘀，筋肉失养而发为瘀结肿块。

二、辨证论治

气滞血瘀

【临床表现】局部肿块，缓慢发生或偶然发现，按之轻压痛或无压痛，有囊性感，高出皮肤，表面光滑，边界清楚，活动性小，伴局部酸胀不适。

【治法】行气活血，散结止痛。

【处方】病性取穴：膈俞　血海
　　　　病位取穴：
　　　　局部取穴：阿是穴

【方义】病性取穴为血瘀证基本处方；阿是穴疏通局部经气，化瘀散结。

【刺灸方法】针刺泻法，阿是穴用粗针或三棱针自囊肿顶部刺入，并向四周深刺，刺破囊壁后迅速挤压，挤出囊液后加压包扎；或局部围刺，刺破囊壁后挤出囊液，加压包扎，可灸。

第十节　落枕

落枕亦称失枕,是指由于睡眠时姿势不当,或因负重颈部扭转,或风寒侵袭项背,局部脉络受损,出现以疼痛、颈项僵硬、活动受限为特征的一种病证。轻者数日即愈,重者可迁延数周不愈。

一、病因病机

1. 气滞血瘀:多因睡姿不当,使头颈部处于过伸或过曲,导致颈部肌肉长时间过分牵张而受损;或长期从事伏案工作,使颈项部肌肉积累性劳损;或突然转动颈项导致肌肉损伤,局部经脉气血阻滞而发病。

2. 外感邪气:风寒湿邪侵袭项背,寒凝血滞,筋络痹阻,不通则痛。

二、辨证论治

(一)风寒外袭

【临床表现】感受风寒之邪,颈项部强痛,拘紧麻木,可兼有微恶风寒、微发热、头痛等表证,舌淡、苔薄白,脉弦紧。

【治法】祛风散寒,舒筋通络。

【处方】病性取穴:风池　大椎

病位取穴:

(1)局部取穴:阿是穴　肩外俞

(2)循经取穴:后溪　悬钟

【方义】病性取穴为外风证、外寒证基本处方加减;阿是穴、肩外俞疏通局部经气,通络止痛;后溪、悬钟远端疏通太阳、少阳经脉,通络止痛。

【刺灸方法】针刺泻法,阿是穴四花刺法或刺络拔罐,可灸。

(二)气滞血瘀

【临床表现】晨起颈项部疼痛,活动不利,活动时患侧头痛加剧,局部酸楚疼痛,压痛明显,甚至向同侧的肩胛及上臂扩散,有时局部可见筋结,舌紫黯,脉弦紧。

【治法】活血化瘀,舒筋止痛。

【处方】病性取穴:血海

病位取穴:

(1)局部取穴:阿是穴　肩井

(2)循经取穴:落枕　后溪

【方义】病位取穴为血瘀证基本处方加减;阿是穴、肩井疏通局部经气,舒筋止痛;落枕为经外奇穴,为治疗本病的经验效穴;太阳经脉、督脉分布于项背部,后溪通于督脉,远端疏导项背经气,通络止痛。

【刺灸方法】针刺泻法,阿是穴四花刺法或刺络拔罐。

第十一节　肘劳

肘劳是指肘、腕长期操劳,风寒之邪聚集肘节,以致劳伤气血或风寒侵袭脉络,经络失和而致的以肘部疼痛、关节活动障碍为主症的病证。

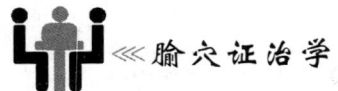

一、病因病机

病因主要为慢性劳损。前臂在反复地做拧、拉、旋转等动作时,可使肘部的筋脉慢性损伤,迁延日久,气血阻滞,脉络不通,不通则痛。肘外部主要归手三阳经所主,故手三阳经筋受损是本病的主要病机。

二、辨证论治

劳伤血瘀

【临床表现】自觉肘关节酸痛无力,疼痛每可牵及肘尖、肘内外侧及前臂,疼痛为持续性,不能端提重物,常反复发作。重者肘关节僵硬,活动受限。

【治法】舒筋通络,活血止痛。

【处方】病性取穴:血海

　　　　病位取穴:

　　　　(1)局部取穴:肘髎　曲池　小海　天井　阿是穴

　　　　(2)循经取穴:合谷

【方义】病性取穴为血瘀证基本处方加减;肘髎、曲池为手阳明经腧穴,小海为手太阳经合穴,天井为手少阳经合穴,疏利手三阳经经气,通络止痛;阿是穴疏通局部经气,行气止痛;合谷疏风解表,疏经通络。

【刺灸方法】针刺泻法,阿是穴四花刺法或刺络拔罐,可灸。

第十二节　漏肩风

漏肩风是以肩关节酸重疼痛,活动功能障碍为主症的病证。患者多见于中老年人,以五十岁左右居多,又称"五十肩""冻结肩""肩凝症"。

一、病因病机

本病多因素体气虚,营卫虚弱,肩部筋骨衰颓,复因外邪内侵,或劳累闪挫,或长期姿势不当,经脉气血阻滞而致肩痹,痹痛日久,肩部气血运行不畅,脉络阻滞,筋脉痹阻而致肩凝。

1. 外邪侵袭:风寒湿邪侵袭肩部经脉,经脉痹阻,不通则痛。
2. 外伤筋脉:颈部外伤,筋脉受损,气血不畅,瘀滞经脉。
3. 气血虚弱:营卫虚弱,肩部筋骨衰颓,气血不足,肩部经脉失于濡养。

二、辨证论治

(一)外邪内侵

【临床表现】肩部疼痛,遇风寒剧增,得温则缓,恶寒畏风,舌质淡,苔薄白,脉浮或弦紧。

【治法】祛风散邪,通络止痛。

【处方】病性取穴:大椎　风门

　　　　病位取穴:

　　　　(1)局部取穴:阿是穴　臂臑　肩三针(肩髃、肩贞、肩髎)

　　　　(2)循经取穴:曲池　外关　中平

【方义】病性取穴为外寒证基本处方;阿是穴、臂臑、肩三针疏通局部经络之气,通络止痛;曲池、外关祛风散邪,疏利经气;中平穴为平衡针的代表穴位之一,为治疗本病之效穴。

【刺灸方法】针刺泻法,阿是穴四花刺法或刺络拔罐,可灸。

（二）气滞血瘀

【临床表现】肩部肿痛,疼痛拒按,夜间尤甚,舌质黯或有瘀斑,苔白,脉细涩或弦紧。

【治法】行气通络,祛瘀止痛。

【处方】病性取穴:太冲　血海

　　　　病位取穴:

　　　　　　（1）局部取穴:阿是穴　肩三针

　　　　　　（2）循经取穴:阳陵泉　条口透承山

【方义】病性取穴为气滞证、血瘀证基本处方加减;阿是穴、肩三针疏理局部经气,活血通络止痛;阳陵泉为筋会,舒筋通络;条口透承山活血化瘀,消肿止痛,为治疗本病之效穴。

【刺灸方法】针刺泻法,阿是穴四花刺法或刺络拔罐。

（三）气血虚弱

【临床表现】肩部酸痛,劳累后剧增,常伴气短懒言,四肢乏力,舌质淡,苔薄白,脉细弱或细沉。

【治法】益气补血,活血止痛。

【处方】病性取穴:足三里　气海　膈俞

　　　　病位取穴:

　　　　　　（1）局部取穴:阿是穴　肩三针

　　　　　　（2）循经取穴:阳陵泉

【方义】病性取穴为气虚证、血虚证基本处方加减;阿是穴、肩三针局部活血通络止痛;阳陵泉舒筋通络,行气止痛。

【刺灸方法】针刺补法,阳陵泉针刺平补平泻法,可灸。

第十三节　项痹病

项痹病是指因长期低头工作,年老正虚,经气不利引起的以项部经常疼痛麻木,连及头、肩、上肢,并可伴有眩晕等为主要表现的肢体痹病类疾病。

一、病因病机

患者多为中老年,多见于长期伏案工作之人,常有颈椎长期劳损或外伤等病史。发病缓慢,时愈时发。其病因主要为正气不足和外邪入侵。

1. 正气不足:肝肾亏虚,正气不足是项痹病的本因,体虚腠理空疏,营卫不固,易感外邪,正气不足,无力祛邪外出,病邪稽留而病势缠绵;正气不足,营卫虚弱,颈项部筋骨衰颓,复因外邪内侵,或劳累闪挫,或长期姿势不当,经脉气血阻滞而致项痹。

2. 外邪入侵:居处潮湿,涉水冒雨,或睡卧当风,或冒雾露,气候变化,冷热交错等原因,致风寒湿邪乘虚侵袭人体;或因工作于湿热环境,风湿热之邪乘虚而入;或因阳热之体、阴虚之躯,素有内热,复感风寒湿邪,邪从热化,或风寒湿郁久化热,而为风湿热之邪,痹阻颈部经脉而致。

风、寒、湿、热之邪往往相互为虐,方能成病。风为阳邪开发腠理,又具穿透之力,寒借此力内犯;湿邪借风邪疏泄之力,寒邪收引之能,而入侵筋骨肌肉,风寒又借湿邪黏着、胶固之性,壅塞经络,不通而痛。风、寒、湿、热病邪留注肌肉、筋骨、关节,造成颈项部经络壅塞,气血运行不畅,肢体筋脉拘急、失养为本病的基本病机。

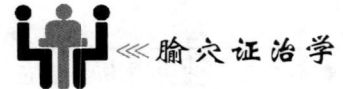

二、辨证论治

（一）风寒阻络

【临床表现】颈肩部及上肢窜痛,颈部僵硬,活动不利,以窜痛为主,伴恶风畏寒,或觉头部沉重,舌质淡红,苔薄白,脉弦紧。

【治法】祛风散寒,通络止痛。

【处方】病性取穴:风池　大椎

　　　　病位取穴:

　　　　（1）局部取穴:阿是穴　颈夹脊

　　　　（2）循经取穴:肩井　后溪

【方义】病性取穴为外风证、外寒证基本处方加减;阿是穴、颈夹脊疏通局部经气,通络止痛;肩井疏理少阳经气,理气止痛;后溪与督脉相通,疏调太阳、督脉经气,通络止痛。

【刺灸方法】针刺泻法,阿是穴四花刺法,可灸。

（二）气滞血瘀

【临床表现】颈肩部及上肢刺痛,颈部僵硬,活动不利,以刺痛为主,痛处固定,舌质黯,脉弦。

【治法】活血祛瘀,行气止痛。

【处方】病性取穴:太冲　血海

　　　　病位取穴:

　　　　（1）局部取穴:风池　阿是穴　颈夹脊

　　　　（2）循经取穴:后溪　肩井

【方义】病性取穴为气滞证、血瘀证基本处方加减;风池、阿是穴、颈夹脊疏通局部经气,行气止痛;后溪、肩井远端通调太阳、少阳及督脉经气,通络止痛。

【刺灸方法】针刺泻法,阿是穴四花刺法或刺络拔罐,可灸。

（三）痰湿阻络

【临床表现】颈肩部及上肢疼痛,颈部僵硬,活动不利,伴头重如裹,纳呆,四肢麻木不仁,舌质黯红,苔厚腻,脉弦滑。

【治法】行气化痰,除湿止痛。

【处方】病性取穴:丰隆　中脘

　　　　病位取穴:

　　　　（1）局部取穴:阿是穴　颈夹脊

　　　　（2）循经取穴:后溪　阴陵泉

【方义】病性取穴为痰浊阻滞证基本处方;阿是穴、颈夹脊局部疏经通络,行气止痛;后溪通调太阳、督脉经气,通络止痛;阴陵泉健脾除湿,化痰通络。

【刺灸方法】针刺泻法,阿是穴四花刺法。

（四）肝肾亏虚

【临床表现】颈肩部及上肢疼痛,颈部僵硬,活动不利,伴眩晕头痛,失眠多梦,耳鸣,肢体麻木,舌质红,苔少,脉弦细。

【治法】滋补肝肾,益气通络。

【处方】病性取穴:肝俞　肾俞　关元

病位取穴：

（1）局部取穴：阿是穴　颈夹脊

（2）循经取穴：太溪　太冲

【方义】病性取穴为肝肾亏虚证基本处方；阿是穴、颈夹脊局部通络止痛；太溪、太冲为肾经和肝经原穴，滋补肝肾，益气通络。

【刺灸方法】针刺平补平泻法，可灸。

第十四节　腰痛

腰痛是指腰部感受外邪，或因劳伤、肾虚而引起的气血运行失调，脉络绌急，腰府失养所致的以腰部一侧或两侧疼痛为主要症状的一类病证。

一、病因病机

本病多因感受外邪、跌扑损伤和劳欲太过等因素，致腰部经筋、络脉受损，腰部经络气血阻滞，不通则痛；或因素体禀赋不足，年老精血亏衰，房劳过度，损伐肾气，腰部脉络失于温煦、濡养而致。如《素问·脉要精微论》云："腰者，肾之府，转摇不能，肾将惫矣。"

1. 外邪侵袭：多由居处潮湿，或劳作汗出当风，衣裹冷湿，或冒雨着凉，或长夏之季，劳作于湿热交蒸之处，寒湿、湿热、暑热等六淫邪毒乘劳作之虚，侵袭腰府，致腰部经脉受阻，气血不畅而致。

2. 气滞血瘀：腰部劳作太过，或长期体位不正，或活动转侧时不当，负重闪挫，跌仆外伤，劳损腰府筋脉气血，或久病入络，气血运行不畅，使腰部气机壅滞，血络瘀阻而致。

3. 肾虚体亏：先天禀赋不足，或久病体虚，或年老体衰，或房劳过度，损伐肾气，腰部脉络失于温煦、濡养而致。

腰为肾之府，乃肾之精气所溉之域。肾与膀胱相表里，足太阳经过之。此外，任、督、冲、带诸脉，亦布其间，故内伤则不外肾虚。而外感风寒湿热诸邪，以湿性黏滞，湿性趋下，最易痹着腰部，所以外感总离不开湿邪为患。劳力扭伤，多因气滞血瘀，不通则痛，临床上亦不少见。

二、辨证论治

（一）寒湿腰痛

【临床表现】腰部冷痛重着，转侧不利，逐渐加重，每遇阴雨天或腰部感寒后加剧，痛处喜温，舌淡体大，苔白腻，脉沉紧。

【治法】温经散寒，除湿止痛。

【处方】病性取穴：关元　腰阳关

　　　　病位取穴：

（1）局部取穴：阿是穴　肾俞

（2）循经取穴：委中

【方义】病性取穴为寒凝经脉证基本处方；阿是穴疏通局部经气；肾俞益气补肾，通络止痛；委中为四总穴之一，疏通太阳经经气，为治疗腰痛的要穴。

【刺灸方法】针刺泻法，阿是穴四花刺法，可灸。

（二）湿热腰痛

【临床表现】腰部痛处灼热，夏天或阴雨天加剧，活动后微减，伴见面色红赤，口苦咽干，溲赤便结，舌质红,苔黄腻,脉滑数。

【治法】清热除湿,通络止痛。

【处方】病性取穴:委中　阴陵泉

　　　　病位取穴:

　　　　(1)局部取穴:阿是穴　肾俞

　　　　(2)循经取穴:足三里

【方义】病性取穴为湿热阻络证基本处方;阿是穴、肾俞局部通络止痛;足三里健运脾胃,和中化湿。

【刺灸方法】针刺泻法,阿是穴四花刺法,委中可点刺放血或刺络拔罐。

(三)瘀血腰痛

【临床表现】腰痛较剧,或胀痛,或如锥刺,痛处固定,持续不解,活动不利,甚则不能转侧,面晦唇暗,舌质紫黯或有瘀斑,脉弦涩。

【治法】活血化瘀,疏经通络。

【处方】病性取穴:膈俞　血海

　　　　病位取穴:

　　　　(1)局部取穴:阿是穴

　　　　(2)循经取穴:委中　阳陵泉

【方义】病性取穴瘀血阻络证基本处方;阿是穴局部通络止痛;委中为血郄,活血通络;阳陵泉为筋会,舒筋通络止痛。

【刺灸方法】针刺泻法,阿是穴四花刺法或刺络拔罐。

(四)肾虚腰痛

【临床表现】腰痛以酸软为主,喜按喜揉,腿膝无力,遇劳更甚,卧则减轻,常反复发作。偏阳虚者,则少腹拘急,面色㿠白,手足不温,少气乏力,舌淡,脉沉细;偏阴虚者,则心烦失眠,口燥咽干,面色潮红,手足心热,舌红少苔,脉弦细数。

【治法】补肾强腰,通络止痛。

【处方】病性取穴:

　　　　　　肾阳虚:肾俞　命门

　　　　　　肾阴虚:太溪　阴谷

　　　　病位取穴:

　　　　(1)局部取穴:阿是穴

　　　　(2)循经取穴:悬钟

【方义】病性取穴为肾阳虚证、肾阴虚证基本处方;阿是穴局部疏经通络止痛;悬钟为髓会,主骨生髓,填精益髓,强腰止痛。

【刺灸方法】针刺补法,可灸。

第十五节　扭伤

扭伤是指四肢关节筋络肌肉受外来暴力撞击、强力扭转、牵拉压迫,或因不慎而跌倒闪挫等原因引起的受伤部位肿胀疼痛,关节活动障碍,而无骨折、脱臼、皮肉破损的病证。

一、病因病机

多因剧烈运动或负重持重姿势不当,或跌仆闪挫,牵拉或过度扭转等原因,引起某部位局部皮肉筋脉受损,经络不畅,经气不利,气血瘀阻,壅滞局部,不通则痛。

二、辨证论治

气滞血瘀

【临床表现】局部疼痛肿胀,关节活动不利或不能,局部多伴肌肤发红或青紫,舌多瘀黯,或有瘀斑、瘀点。

【治法】活血祛瘀,通络止痛。

【处方】病性取穴:膈俞　血海

病位取穴:

(1)局部取穴:阿是穴

腰部:肾俞　腰痛穴　委中

踝部:申脉　丘墟　解溪

膝部:膝眼　膝阳关　梁丘

肩部:肩髃　肩髎　肩贞

肘部:曲池　小海　天井

腕部:阳溪　阳池　阳谷

髀部:环跳　秩边　承扶

【方义】病性取穴为血瘀证基本处方;阿是穴及扭伤局部经穴,疏经通络,活血祛瘀,通则不痛,如《针灸聚英·肘后歌》言:"打扑伤损破伤风,先于痛处下针攻。"

【刺灸方法】针刺泻法,局部可刺络拔罐,久伤可灸。

第十六节　痹证

痹症是指由风、寒、湿、热等外邪侵袭经络,气血痹阻而引起的以肢体关节、肌肉等出现酸、痛、麻木、重着、屈伸不利,甚或灼热、肿大等为主症的一类病证。痹证的含义较广泛,有广义、狭义之分。广义的痹证,泛指机体正气不足,卫外不固,邪气乘虚而入,脏腑经络气血痹阻引起的疾病,统称为痹证。包括《内经》所含肺痹、心痹等脏腑痹及肉痹、筋痹等肢体经络痹。狭义的痹证,为本节主要讨论的肢体经络痹。

一、病因病机

人体正气不足,若遇风、寒、湿、热病邪侵袭人体,无力祛邪外出,留注肌肉、筋骨、关节,造成经络壅塞,气血运行不畅,肢体筋脉拘急、失养而发为本病。

1. 外邪入侵:居处潮湿,冒雨涉水,或睡卧当风,或冒雾露,气候变化,冷热交错等原因,以致风寒湿邪侵袭人体;如《素问·痹论》云:"风寒湿三气杂至,合而为痹也。"或身处湿热环境,风湿热之邪乘虚而入;亦可因阳热、阴虚,素有内热,复感风寒湿邪,邪从热化;或因外感风寒湿邪,郁久化热,而为风湿热之邪,痹阻经络,发为本病。

2. 正气不足:体虚腠理空疏,营卫不固,为外感风、寒、湿、热邪创造了条件。《济生方·痹》有:"皆因体虚,腠理空疏,受风寒湿气而成痹也。"且正气不足,无力祛邪外出,病邪稽留而病势缠绵。

风为阳邪开发腠理,寒借此力内犯,风又借寒凝之积,使邪附病位,而成伤人致病之基;湿邪借风邪疏泄之力,寒邪收引之能,入侵筋骨肌肉,风寒又借湿邪之性,黏着、胶固于肢体而不去。风、热均为阳邪,风胜则化热,热胜则生风,狼狈相因,开泄腠理而让湿入,又因湿而胶固不解。正气不足是本病的内在因素和病变的基础,外感邪气根据邪气的性质不同,则临床表现多样。风邪甚者,病邪流窜,病变游走不定;寒邪甚者,肃杀阳气,疼痛剧烈;湿邪甚者,黏着凝固,病变沉着不移;热邪甚者,煎灼阴液,热痛而红肿。痹病日久不愈,气血津液运行不畅之病变日甚,血脉瘀阻,津液凝聚,痰瘀互结,闭阻经络,深入骨骼,出现皮肤瘀斑、关节肿胀畸形等症,甚至深入脏腑,出现脏腑痹的证候。本病初病属实,久病必耗伤正气而虚实夹杂,伴见气血亏虚,肝肾不足的证候。

二、辨证论治

(一)行痹

【临床表现】肢体肌肉、关节疼痛,游走不定,痛无定处,或伴见恶风发热,舌质淡,苔薄白,脉多浮或浮紧。

【治法】祛风通络,活血止痛。

【处方】病性取穴:风池　膈俞　血海

病位取穴:

局部取穴:阿是穴

肩部:肩髎　肩髃　臑俞

肘部:曲池　天井　外关

腕部:阳池　阳溪　腕骨

脊背:身柱　腰阳关

髋部:环跳　居髎

股部:秩边　承扶

膝部:犊鼻　梁丘　膝阳关　阳陵泉

踝部:申脉　照海　昆仑　解溪

【方义】病性取穴为外风证、瘀血阻络证基本处方加减;局部取穴根据病位不同,取阿是穴及局部经穴疏通经气,活血化瘀止痛。

【刺灸方法】针刺泻法,可灸。

(二)痛痹

【临床表现】肢体肌肉、关节疼痛剧烈,甚则关节屈伸不利,痛处固定,遇冷痛甚,得热则减,皮色不红,触之不热,苔薄白,脉弦紧。

【治法】温经通络,散寒止痛。

【处方】病性取穴:关元　腰阳关

病位取穴:

局部取穴:同行痹

【方义】病性取穴为寒凝经脉证基本处方;局部取穴疏通局部经气,活血行气止痛。

【刺灸方法】针刺泻法,关元、腰阳关针刺平补平泻法,宜灸。

(三)着痹

【临床表现】肢体关节疼痛重着、酸楚,或有肿胀,痛有定处,肌肤麻木,手足困重,活动不便,可因阴雨风冷发作,苔白腻,脉濡缓。

【治法】除湿通络,散寒止痛。

【处方】病性取穴:阴陵泉　足三里

　　　　病位取穴:

　　　　局部取穴:同行痹

【方义】病性取穴为湿阻证基本处方;局部取穴疏通局部经气,活血行气止痛。

【刺灸方法】针刺泻法,阴陵泉针刺平补平泻法,足三里针刺补法,可灸。

(四)热痹

【临床表现】肢体关节疼痛,痛处焮红灼热、肿胀,得冷则舒,可累及单个或多个关节,多兼有发热,口渴,烦闷不安,舌质红,苔黄腻或黄燥,脉滑数。

【治法】祛风清热,除湿通络。

【处方】病性取穴:曲池　委中　阴陵泉

　　　　病位取穴:

　　　　局部取穴:同行痹

【方义】病性取穴为湿热阻络证基本处方;局部取穴疏通局部经气,活血行气止痛。

【刺灸方法】针刺泻法,曲池、委中可点刺放血或刺络拔罐。

第十七节　痿证

痿证是指由于外感或内伤,致精血受损,肌肉筋脉失养以致肢体弛缓、痿弱无力,甚则肌肉萎缩废用的一种病证。又称"痿辟""痿躄"。

一、病因病机

肝藏血主筋,肾藏精生髓主骨,津生于胃,肺通调布散津液,若外感湿热,或脾胃、肝肾亏虚等原因致精血受损,肌肉、筋骨失于气血津液的濡养,而发为本病。

1. 肺热津伤:感受温热毒邪,高热不退或温热病后期,余热燔灼,均可伤于肺津,肺热叶焦,不能布散津液润泽五脏,遂成四肢肌肉筋脉失养,痿弱不用。

2. 湿热浸淫:外感湿热之邪,或久居湿地,冒受雨露,感受寒湿之邪,郁久化热,湿热未除,濡滞肌肉,浸淫经脉,气血不运,肌肉筋脉失养而发为痿证。

3. 脾胃亏虚:久病体虚、饮食不节,或过食生冷肥甘,伤及脾胃,水谷失于运化,气血精微生化不足,五脏及筋肉失于濡养;或脾失健运水湿内生,久而化热,湿热浸淫肌肉、脉络,致气血不畅,肌肉筋骨失养而发病。

4. 肝肾亏虚:先天禀赋不足,或年老体衰,房劳或劳役太过而致肝肾亏虚;或因情志失调,内火而生,灼伤精血,伤及肝肾;或因湿热注于肝肾,损及肝肾之阴,均可致精血亏虚、髓枯筋痿而发病。

外感邪毒多以湿邪为主,可挟热、寒之邪,湿热之邪或寒湿郁而化热,耗伤精血津液而发病,此为实;内伤多因五脏虚损,精微失于生化,津液失于输布,精血亏虚,筋肉失于濡养而发病,此为虚。因虚不运,痰湿、瘀血、湿热、湿邪、积滞等,可兼夹发生而出现虚实夹杂之证。虚实可互相传变,如肺热叶焦,津失敷布,则五脏失濡,内热互起;肾水不亏,水不制火,则火灼肺金,导致肺热津伤;脾虚与湿热更是互为因果,湿热亦能下注于肝肾,伤及肝肾之阴。

二、辨证论治

(一)肺热伤津

【临床表现】以发热起病,或热退后突然出现肢体软弱无力,心烦口渴,小便短黄,或兼有咳嗽,舌质红,苔黄,脉细数。

【治法】清热润燥,养肺生津。

【处方】病性取穴:尺泽　大椎

病位取穴:

(1)局部取穴:夹脊穴

(2)循经取穴:阳陵泉　鱼际

【方义】病性取穴为肺热炽盛证基本处方;夹脊穴调理脏腑,通行气血;阳陵泉为筋会,强筋壮骨;鱼际为肺经荥穴,清热解表,宣肺清肺。

【刺灸方法】针刺泻法。

(二)湿热浸淫

【临床表现】肢体逐渐困重、痿软无力,或麻木,微肿,以下肢多见,或两足发热,胸痞脘闷,小便短赤涩痛,苔黄腻,脉细数。

【治法】清热利湿,强筋通络。

【处方】病性取穴:阴陵泉　足三里

病位取穴:

(1)局部取穴:夹脊穴

(2)循经取穴:曲池　委中　下肢足阳明经

【方义】病性取穴为湿阻证基本处方;夹脊穴行气活血,通调诸筋;曲池清泻阳明实热;委中为血郄,清热凉血,活血化瘀;足阳明经为多气多血之经,排刺能疏通阳明气血,以润宗筋。

【刺灸方法】针刺泻法,髀关至解溪每隔1寸1针。

(三)脾胃虚弱

【临床表现】肢体痿软无力逐渐加重日久,食少,纳呆,便溏,腹胀,面浮面色不华,气短,神疲乏力,舌质淡或有齿痕,苔白或腻,脉细。

【治法】补益脾胃,荣润筋脉。

【处方】病性取穴:足三里　气海

病位取穴:

(1)局部取穴:夹脊穴

(2)循经取穴:阴陵泉　下肢足阳明经

【方义】病性取穴为脾气虚证基本处方;夹脊穴调理脏腑,行气活血;阴陵泉健脾除湿;足阳明经排刺能疏通阳明气血,荣润筋脉。

【刺灸方法】针刺补法,髀关至解溪每隔1寸1针。

(四)肝肾亏虚

【临床表现】起病缓慢,下肢痿软无力,腰脊酸软,不能久立,甚则下肢肌肉严重萎缩,步履全废,或伴目眩耳鸣、遗精早泄,舌红,少苔,脉沉细或细数。

【治法】补益肝肾,填精补髓。

【处方】病性取穴:肾俞　肝俞　关元

病位取穴:

(1)局部取穴:夹脊穴

(2)循经取穴:三阴交　太溪　上、下肢足阳明经

【方义】病性取穴为肝肾亏虚证基本处方;夹脊穴调理脏腑,行气活血;三阴交、太溪补益肝脾肾;手、足

阳明经排刺能疏调气血,濡养筋肉。

【刺灸方法】针刺补法,肩髃至合谷、髀关至解溪每隔1寸1针。

(五)瘀阻脉络

【临床表现】肢体痿弱经久不愈,或伴有疼痛,痛处固定不移,痛如针刺,或局部兼有瘀斑、瘀点,舌紫黯,或有瘀斑、瘀点,苔薄白,脉细或细涩。

【治法】活血化瘀,通络止痛。

【处方】病性取穴:膈俞　血海

　　　　病位取穴:

　　　　(1)局部取穴:夹脊穴

　　　　(2)循经取穴:三阴交　委中

【方义】病性取穴为血瘀证基本处方;夹脊穴调理脏腑,行气活血;三阴交、委中祛瘀通脉。

【刺灸方法】针刺平补平泻法,委中可点刺放血或刺络拔罐。

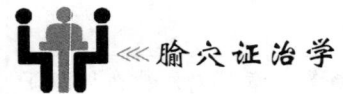

第三章　妇儿科病证

第一节　月经不调

一、月经先期

月经先期是指月经周期缩短,每月提前7天以上,甚至半月一行,连续两个周期以上者称为月经先期。亦称"经期超前"或"经早"。

（一）病因病机

肾藏精,主生殖,肾气盛,天癸至,任冲脉通盛,月事以时而下。气血是化生月经的基本物质,冲任需气血充盈才能蓄溢有常,胞宫受气血灌注才能行月经,而气血又来源于脏腑,行于经脉,故月经是脏腑、气血、经络作用于胞宫而产生的。若血热妄行,或脾肾气虚,冲任不固,经血失于制约,则月经提前而至。故《景岳全书·妇人规》指出:"所谓血热者,当以通身脏象论,勿以脉证无火,而单以经早者为热,若脉证无火而经早不及期者,乃其心脾气虚,不能固摄而然。"其病因主要为气虚、血热。

1. 气虚:先天禀赋不足,或素体虚弱,脾肾亏虚,统摄无权;劳累过度,饮食失节,损伤脾气,或房劳多产,久病伤肾,肾气不足;思虑过度,伤及脾气,均可致气虚失摄,冲任不固,不能制约经血,则月经先期而至。

2. 血热:素体阳盛或阴虚,热自内生;或过食温燥、辛辣之品,生火热之邪,扰及血分;或因情志不畅,肝气郁结,气郁化火;或失血伤阴,或久病伤阴,或房劳多产伤精耗血而致阴虚,阴虚内热;或外感火热之邪,扰及冲任,均可致内生之热或外感之热,皆可扰及冲任,致血海不宁,月经先期而至。

本病多由热扰冲任致血海不宁,或气虚失摄致冲任不固所致。其中,血热之中又有虚实之分,且虚实之间亦可相互转化,如实热之证日久伤阴亦可致虚热内生;而气虚中又有属脾属肾之异。一般体质壮实之青年妇女起病之初多见血热,素体脾肾不足或久病不愈者多见气虚,临床往往虚实互见,如脾肾气虚又可致水湿潴留;阴虚内热煎灼津液,血液凝滞,而成虚实夹杂之证。

（二）辨证论治

1. 气虚

（1）脾气虚

【临床表现】月经提前,量或多或少,色淡质清稀,神疲乏力,倦怠嗜卧,气短懒言,小腹空坠,纳少便溏,舌质淡,苔薄白,脉缓弱。

【治法】健脾益气,固冲调经。

【处方】病性取穴:足三里　气海

　　　　病位取穴:

　　　　①局部取穴:归来

　　　　②循经取穴:三阴交

【方义】病性取穴为脾气虚证基本处方;归来位于腹部,内应子宫,益胃调经;三阴交健脾固摄。

【刺灸方法】针刺补法,可灸。

（2）肾气虚

【临床表现】经期提前,量或多或少,经色淡黯质薄,伴见腰腿酸软,头晕耳鸣,小便频数,夜尿多,舌黯,苔薄白,脉沉细。

【治法】补肾益气,固冲调经。

【处方】病性取穴:肾俞　气海

　　　　病位取穴:

　　　　①局部取穴:关元

　　　　②循经取穴:太溪

【方义】病性取穴为肾气虚证基本处方;冲任二脉同起胞中,关元属任脉经穴,又与足三阴经交会,为调理冲任之要穴;太溪为肾经原穴,补肾益气。

【刺灸方法】针刺补法,可灸。

2. 血热

（1）阴虚血热

【临床表现】经期提前,量少,色红质稠,伴见两颧潮红,五心烦热,潮热盗汗,咽干口燥,舌红,少苔,脉细数。

【治法】养阴清热,凉血调经。

【处方】病性取穴:太溪　三阴交

　　　　病位取穴:

　　　　①局部取穴:归来

　　　　②循经取穴:血海

【方义】病性取穴为阴虚证基本处方;归来养血活血调经;血海养血育阴。

【刺灸方法】针刺平补平泻法。

（2）阳盛血热

【临床表现】经期提前,月经量多,经色鲜红或紫红,质稠,伴见面红,心烦口渴,大便燥结,小便短赤,舌红,苔黄,脉滑数。

【治法】清热降火,凉血调经。

【处方】病性取穴:内庭　大椎

　　　　病位取穴:

　　　　①局部取穴:中极

　　　　②循经取穴:地机

【方义】病性取穴为实热证基本处方,阳明热盛见心烦口渴,大便燥结、小便短赤,故取足阳明经荥穴清泻阳明之热;中极位于腹部,清热活血调经;地机为足太阴脾经之郄穴,清热凉血调经。

【刺灸方法】针刺泻法。

3. 肝郁化热

【临床表现】经期提前,量或多或少,经色紫红,质稠有块,经血排出不畅,经前乳房、胸胁、少腹胀痛,心烦易怒,口苦咽干,舌质红,苔黄,脉弦数。

【治法】清肝解郁,凉血调经。

【处方】病性取穴:期门　太冲

　　　　病位取穴:

　　　　（1）局部取穴:气海

　　　　（2）循经取穴:血海　行间

【方义】病性取穴为肝郁气滞证基本处方;气海调理冲任,理气行气;血海调经统血,清热凉血;行间清肝泄热凉血。

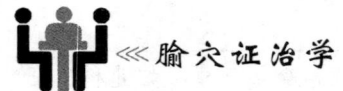

【**刺灸方法**】针刺泻法。

二、月经后期

月经后期是指月经周期延后7天以上,甚至3~5个月一行,经期正常,连续两个周期以上者。亦称"月经错后""月经延后""经迟"。月经初潮后1年内,或进入更年期,周期时有延后,但无其他症状者,不作病论。

(一)病因病机

天癸源于先天,藏之于肾,受后天水谷精微的滋养,天癸至,任冲脉通盛,月事以时而下。月经为气血所化生,气血充盛,经脉畅通,血海按时满盈,月事如期而至。若肾虚,精血不足,冲任不盈或邪气阻滞,气血运行不畅,冲任受阻,血海不能按时满溢,遂致月经后期。如朱丹溪认为"过期而来,乃是血虚",《医方考》云:"后期者为寒,为郁,为气,为痰"。其病因主要为精血不足和邪气阻滞。

1. 精血不足:多为先天肾气不足或房劳多产致肾虚精亏,或产乳众多耗伤阴血,或久病失血,或脾虚化源不足,以致营血虚少,冲任不盈,血海不盛,经血不能按时满溢而致月经后期。

2. 邪气阻滞:邪气阻滞经脉,经血运行不畅,冲任受阻,月经后期而至;情志抑郁,气机不畅,气滞血阻;素体脾虚,过食肥甘厚味,脾失健运,痰湿内生;素体脾肾阳虚,阳虚生寒,血为寒凝;经期过食生冷、寒凉药物,或感受寒邪,寒邪凝滞。

精血不足所致月经后期属于虚证,多因肾虚、血虚导致冲任不足,血海不能按时满溢所致,肾为一身阴阳之根本,且精血同源,肾虚精亏,则精不化血;血虚日久,也可伤及肾中精气,导致肾虚。邪气阻滞所致月经后期多为气机不畅,或痰湿,或阴寒邪气阻滞经脉,经血运行不畅所致,邪气可因于外感,亦可自内而生,外感者多为邪实,日久亦可影响脏腑功能,而致虚实夹杂之证,如阴寒之邪日久伤阳;痰湿内阻,久则困脾,伤及脾阳。而邪气自内而生者,多为邪实与正虚并见,如脾肾阳虚,阳虚生寒,寒凝血滞;或脾虚失运,痰湿阻滞。

(二)辨证论治

1. 肾虚

【**临床表现**】月经初潮较迟,经期延后,量少,色正常或淡黯,质清稀,腰酸腿软,头晕耳鸣,面色晦暗,或面部黯斑,舌淡黯,苔薄白,脉沉细。

【**治法**】补肾益气,养血调经。

【**处方**】病性取穴:肾俞　气海

病位取穴:

(1)局部取穴:关元

(2)循经取穴:三阴交

【**方义**】病性取穴为肾气虚证基本处方;关元调理冲任;三阴交补益肝肾。

【**刺灸方法**】针刺补法,可灸。

2. 血虚

【**临床表现**】月经延后,量少,色淡质稀,小腹空痛而喜揉按,肌肤无泽,面色淡白或萎黄,头昏眼花,心悸失眠,舌淡苔薄,脉细无力。

【**治法**】补血养营,益气调经。

【**处方**】病性取穴:膈俞　足三里

病位取穴:

(1)局部取穴:气海

(2)循经取穴:脾俞

【**方义**】病性取穴为血虚证基本处方;气海益气养血调经;脾俞健脾和胃,益气补血。

【刺灸方法】针刺补法,可灸。

3. 血寒

【临床表现】月经周期延后,少腹隐痛或冷痛,喜热或得热则减,腰膝冷痛,畏寒肢冷,苔白,脉沉紧或沉迟。

【治法】温阳散寒,养血调经。

【处方】病性取穴:关元　子宫

　　　　病位取穴:

　　　　(1)局部取穴:命门　神阙

　　　　(2)循经取穴:三阴交

【方义】病性取穴为寒凝胞宫证基本处方;命门、神阙暖宫散寒,温肾调经;三阴交为足三阴经之交会穴,调养经血。

【刺灸方法】针刺补法,宜灸。

4. 气滞

【临床表现】月经延后,经量少,经色黯红有块,排出不畅,小腹胀痛,甚则胸胁胀痛,舌质正常或稍暗,脉弦。

【治法】理气行滞,活血调经。

【处方】病性取穴:期门　太冲

　　　　病位取穴:

　　　　(1)局部取穴:子宫

　　　　(2)循经取穴:蠡沟

【方义】病性取穴为肝郁气滞证基本处方;子宫为经外奇穴,疏调局部气血;蠡沟为肝经络穴,疏肝理气。

【刺灸方法】针刺泻法。

5. 痰湿

【临床表现】经期延后,色淡质黏,胸闷呕恶纳差,心悸气短,带下量多,素体肥胖,痰多,舌淡胖,苔白腻,脉滑。

【治法】燥湿化痰,活血调经。

【处方】病性取穴:阴陵泉　足三里

　　　　病位取穴:

　　　　(1)局部取穴:中极

　　　　(2)循经取穴:丰隆　三阴交

【方义】病性取穴为湿阻证基本处方;中极调理冲任,通利水湿;丰隆为足阳明胃经之络穴,别走足太阴,健脾益胃,化痰除湿;三阴交健脾除湿化痰。

【刺灸方法】针刺泻法。

三、月经先后无定期

月经先后无定期是指月经周期或前或后 1~2 周,连续两个周期以上者,又称"经水先后无定期""月经愆期""经乱"。

(一)病因病机

肝藏血,主疏泄;肾藏精,主生殖;脾统血,主运化,为气血生化之源。若肝的疏泄失职,肾的启闭失常,脾的生化统摄无权,则血海蓄溢失常,月经先后无定期。故《傅青主女科》云:"妇人有经来断续,或前或后无定期,人以为气血之虚也,谁知是肝气之郁结也","前后之或断或续,正肾气之或通或闭耳"。其病因主要为统摄失度和气机逆乱。

1. 统摄失度:素体肾虚,肾气未充,或素体脾虚,气血不足,统摄失度;或房劳多产,久病大病,损伤肾气,饮食失节,思虑过度,损伤脾气致脾肾亏虚,统摄失度,则月经先后无定期。

2. 气机逆乱:情志不畅,或郁怒伤肝,致肝之疏泄功能失常,血海蓄溢失度;如疏泄不及,则月经延后,疏泄太过,则月经先期而至。

统摄失度所致之月经先后无定期多由于肾虚,肾气不足,藏泻失度,或脾虚统摄无权及生化不足所致,属于虚证。肾为先天之本,脾为后天之本,二者常相互影响,如脾虚,生化无源,日久可伤及肾中精气,导致肾虚;肾虚日久,不能温养脾胃,又可致脾虚。气机逆乱所致之月经先后无定期多为实证,且多责之于肝。肝气逆乱,横侮脾土,亦可致脾气不舒,运化失常。

(二)辨证论治

1. 肾虚
【临床表现】月经周期不定,或先或后,量少,色黯淡,质清稀,可伴有头晕耳鸣,腰膝酸软,小便频数而清,夜尿多,舌质淡,苔薄白,脉沉弱。

【治法】补肾益气,养血调经。

【处方】病性取穴:肾俞　气海
　　　　病位取穴:
　　　　(1)局部取穴:关元　气穴
　　　　(2)循经取穴:太溪

【方义】病性取穴为肾气虚证基本处方;关元、气穴调理冲任,补益肝肾;太溪为肾经原穴,补肾益气。

【刺灸方法】针刺补法,可灸。

2. 脾虚
【临床表现】月经周期不定,或先或后,量或多或少,色淡质稀,少气懒言,倦怠嗜卧,纳少便溏,舌淡苔白,脉缓弱无力。

【治法】补脾益气,养血调经。

【处方】病性取穴:足三里　气海
　　　　病位取穴:
　　　　(1)局部取穴:关元
　　　　(2)循经取穴:三阴交

【方义】病性取穴为脾气虚证基本处方;关元培补先天,补虚调经;三阴交调肝健脾补肾。

【刺灸方法】针刺补法,可灸。

3. 肝郁
【临床表现】月经周期不定,或先或后,经量或多或少,色黯红,有块,或经行不畅,胸胁、乳房、少腹胀痛,情绪抑郁、喜太息或烦躁易怒,或嗳气食少,舌质淡红,苔薄白,脉弦。

【治法】疏肝解郁,活血调经。

【处方】病性取穴:期门　太冲
　　　　病位取穴:
　　　　(1)局部取穴:气海
　　　　(2)循经取穴:血海　肝俞

【方义】病性取穴为肝郁气滞证基本处方;气海调理冲任,行气导滞;血海行气活血调经,肝俞调理肝经经气,疏肝解郁。

【刺灸方法】针刺泻法。

第二节　痛经

痛经是指妇女在经期或行经前后,出现与月经周期相关的周期性小腹疼痛,或痛引腰骶,甚则剧痛昏厥者,亦称"经行腹痛"。

一、病因病机

经期冲任经血由满而溢,由溢而少,此时胞宫气血易虚易实,易受致病因素影响,若因精血不足,冲任失充,胞宫失养或邪气阻滞,气血不畅,胞脉受阻,均可导致经行腹痛。如《景岳全书·妇人规》所说:"经行腹痛,有虚有实,实者或因寒凝,或因血滞,或因气滞,或因热滞;虚者有因血虚,有因气虚。"其病因主要为精血不足和邪阻胞宫。

1. 精血不足:先天肾气不足,或素体脾胃虚弱,精血不足;房劳多产,或久病虚损,或大病久病,耗伤气血致脾肾不足,精亏血少,经行血泻,失于濡养,"不荣则痛"。

2. 邪阻胞宫:经期产后,或过食寒凉生冷之品,感受寒邪,或感受湿热之邪,邪与血相结,气血运行不畅;情绪抑郁,肝气不舒,气机不畅,气滞血瘀,胞脉瘀阻致内外邪气阻滞胞脉,经前经时气血下注冲任,胞脉气血更加壅滞,"不通则痛"。

精血不足所致之痛经属于虚证,多因肾虚精亏,气血不足,胞脉失濡所致,且精血同源,二者常互相演变转化,如肾虚精少,不能化生血液,则可导致血虚;气血不足日久又可损耗肾精,进一步导致肾虚。邪阻胞宫所致之痛经属于邪实,多为寒邪、湿热邪气内袭,与血搏结或气机不畅,气滞血瘀,胞脉瘀阻,不通则痛。

二、辨证论治

(一)气血虚弱

【临床表现】月经后期小腹隐隐作痛,喜按,月经量少,色淡质清稀,或伴神疲乏力,头晕心悸,失眠多梦,面色淡白,舌质淡,苔薄,脉细无力。

【治法】益气补血,调经止痛。

【处方】病性取穴:脾俞　足三里

　　　　病位取穴:

　　　　(1)局部取穴:气海

　　　　(2)循经取穴:三阴交

【方义】病性取穴为气血两虚证基本处方;气海益气活血止痛;三阴交养血调经。

【刺灸方法】针刺补法,可灸。

(二)气滞血瘀

【临床表现】经前或经期小腹胀痛,拒按,经行不畅,经量少,经色紫黯有块,或伴胸胁、乳房胀痛,舌紫黯或有瘀点,脉弦或涩。

【治法】行气活血,祛瘀止痛。

【处方】病性取穴:地机　三阴交

　　　　病位取穴:

　　　　(1)局部取穴:气海

　　　　(2)循经取穴:太冲

【方义】病性取穴为瘀阻胞宫证基本处方;气海调理冲任,行气导滞;太冲疏肝解郁,调畅气机。

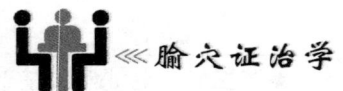
【刺灸方法】针刺泻法。

(三)寒凝血瘀

【临床表现】经前或经期小腹冷痛,拒按,得热痛减,经量少,色黯有块,畏寒肢冷,舌黯苔白,脉沉紧。
【治法】温经散寒,祛瘀止痛。
【处方】病性取穴:关元　子宫
　　　　病位取穴:
　　　　(1)局部取穴:水道
　　　　(2)循经取穴:三阴交
【方义】病性取穴为寒凝胞宫证基本处方;水道为胃经腧穴,温经散寒止痛;三阴交行气调经止痛。
【刺灸方法】针刺泻法,宜灸。

(四)湿热蕴结

【临床表现】经前或经期小腹疼痛,拒按,或痛连腰骶,经量或多或少,经色紫红,质稠有块,经期长,或伴带下量多,色黄质稠味臭,小便黄赤,舌红,苔黄腻,脉滑数或濡数。
【治法】清热除湿,化瘀止痛。
【处方】病性取穴:阴陵泉　足三里
　　　　病位取穴:
　　　　(1)局部取穴:次髎　中极
　　　　(2)循经取穴:三阴交　行间
【方义】病性取穴为湿阻证基本处方;次髎、中极清热利湿,调经止痛;行间、三阴交疏肝清肝,行气活血止痛。
【刺灸方法】针刺泻法。

第三节　闭经

闭经是指女子年逾18周岁,月经尚未来潮,或月经周期建立后又连续停闭达6个月以上者。前者称为"原发性闭经",后者称为"继发性闭经"。妊娠期、哺乳期或绝经期的月经停闭属生理现象,不作为闭经论,有些少女初潮后2年内偶尔出现的月经停闭现象,可不予治疗。先天生殖器官发育异常或后天器质性损伤导致的经闭,非药物治疗能奏效,不属本节讨论范围。

一、病因病机

肾藏精,主生殖,肾气盛,天癸至,气血充和,任冲脉通盛,月事以时而下。如肾气亏虚,气血不足,冲任不盈,或气血不畅,冲任不通,胞脉受阻,则月经闭而不来。故汉·张仲景《金匮要略》将经闭的原因概括为"因虚、积冷、结气,为诸经水断绝"。其病因主要为精血不足和邪气内阻。

1. 精血不足:多因先天禀赋不足,肾气未充,或房劳多产,肾精亏虚,或饮食失节,脾失健运,或思虑过度,阴血暗耗,或多产小产、久病失养,营血耗损,导致精血不足,冲任气血虚少,血海不能满溢,月经闭而不来。

2. 邪气内阻:情绪抑郁,精神紧张,遭受刺激,或愤怒过度,导致肝失柔和、条达,气机不畅,气滞血瘀;或经期产后,感受寒湿之邪,或过食生冷,血为寒凝,血为湿阻;或因素体脾虚湿胜,或饮食不节,脾失健运,导致痰湿内生,痹阻经脉,均可致血行不畅,冲任不通,月经闭而不至。其他如生活习惯和环境的改变,以及手术创伤亦可导致闭经的发生。

精血不足所致之经闭属于虚证,多因肾虚精亏、脾虚、气血不足,导致冲任不盈,血海空虚所致,且可互相影响、互相转化。如肾虚日久,不能温养脾胃,可导致脾虚,脾虚运化失常,则气血生化无源;反之,血虚,不能充填肾精,则可导致肾虚精亏。邪气内阻所致之经闭属于邪实,多因寒邪、痰湿之邪客于冲任或气机郁滞,导致血液运行受阻,血海不能满溢所致,且可互相影响转化。如寒邪日久可伤及阳气,脾阳不足,运化失常则可导致痰湿内生;痰湿为阴寒之邪,日久伤阳,亦可导致阴寒内盛;气机不畅亦可影响脾主运化,脾失健运,水液代谢失常,则痰湿内生。

二、辨证论治

(一)肾虚

【临床表现】年逾 18 尚未行经,或月经初潮来迟,经期延后,月经量少,色淡质清稀,继而出现闭经,多伴腰膝酸软,头晕耳鸣,如肾阳虚则多见畏寒肢冷,小便清长,夜尿多,大便溏薄,面色晦暗,舌淡苔白,脉沉弱;如肾阴虚则多见骨蒸潮热,盗汗,五心烦热,唇赤颧红,舌红少苔或无苔,脉细数。

【治法】补肾益精,益气调经。

【处方】病性取穴:肾俞　关元

　　　　病位取穴:

　　　　(1)局部取穴:气海

　　　　(2)循经取穴:太溪　三阴交

【方义】病性取穴为肾精亏虚证基本处方;气海补益肾气;太溪、三阴交滋肾阴,理胞宫,补肝肾。

【刺灸方法】针刺补法,可灸。

(二)脾虚

【临床表现】月经周期或前或后,量少色淡质薄渐至停闭,伴见纳呆腹胀,肢倦神疲,少气懒言,大便稀溏,面色萎黄,舌淡胖有齿痕,苔白腻,脉濡。

【治法】健脾益气,养血调经。

【处方】病性取穴:足三里　气海

　　　　病位取穴:

　　　　(1)局部取穴:关元

　　　　(2)循经取穴:脾俞　三阴交

【方义】病性取穴为脾气虚证基本处方;关元补益元气,益气调经;脾俞、三阴交益气养血,健脾调经。

【刺灸方法】针刺补法,可灸。

(三)血虚

【临床表现】月经期延后,量少色淡质薄渐至停闭,伴见头晕眼花,心悸怔忡,少寐多梦,面色爪甲淡白无泽,舌质淡苔薄白,脉细。

【治法】益气养血,补虚调经。

【处方】病性取穴:膈俞　足三里

　　　　病位取穴:

　　　　(1)局部取穴:气海

　　　　(2)循经取穴:脾俞　三阴交

【方义】病性取穴为血虚证基本处方;气海益气养血;脾俞、三阴交补益脾气,养血调经。

【刺灸方法】针刺补法,可灸。

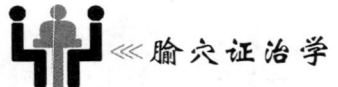

（四）气滞血瘀

【临床表现】月经周期先后不定,经量或多或少,色黯,多块,渐至停闭,或骤然停闭数月,小腹胀痛拒按,情绪抑郁,或烦躁易怒,胸胁、乳房胀痛,嗳气,喜叹息,舌紫黯或有瘀点,脉沉弦或涩而有力。

【治法】行气活血,祛瘀通经。

【处方】病性取穴:地机　三阴交

　　　　病位取穴:

　　　　（1）局部取穴:气海

　　　　（2）循经取穴:太冲　膈俞

【方义】病性取穴为瘀阻胞宫证基本处方;气海调理冲任,行气导滞;太冲疏肝理气;膈俞为血会,理血化瘀,和血养血。

【刺灸方法】针刺泻法。

（五）寒凝血瘀

【临床表现】月经停闭数月,小腹疼痛拒按,得热痛减,形寒肢冷,面色青白,舌紫黯,苔白,脉沉紧。

【治法】温经散寒,活血通经。

【处方】病性取穴:关元　子宫

　　　　病位取穴:

　　　　（1）局部取穴:命门　腰阳关

　　　　（2）循经取穴:三阴交

【方义】病性取穴为寒凝胞宫证基本处方;命门、腰阳关暖宫散寒,化瘀通经;三阴交调理冲任,行气活血。

【刺灸方法】针刺平补平泻法,宜灸。

（六）痰湿阻滞

【临床表现】月经停闭数月,可见带下量多,色白质黏,或呕恶多痰,胸脘满闷,食少纳呆,神疲肢倦,形体肥胖,舌淡胖苔白腻,脉滑。

【治法】健脾除湿,祛痰通经。

【处方】病性取穴:阴陵泉　足三里

　　　　病位取穴:

　　　　（1）局部取穴:中脘　水道

　　　　（2）循经取穴:脾俞　丰隆

【方义】病性取穴为湿阻证基本处方;中脘、水道健脾除湿,调理冲任;脾俞、丰隆健脾化痰。

【刺灸方法】针刺平补平泻法。

第四节　崩漏

崩漏是指妇女不在月经期间,阴道突然大量出血,或淋漓不断者,忽然大下者谓之"崩",又叫"崩中"或"经崩";淋漓不断者谓之"漏",又叫"漏下"或"经漏"。崩与漏在疾病的发展过程中常相互转化,血崩日久,可成漏;久漏不止,亦可致崩,所以临床常以"崩漏"并称。若经期延长达2周以上者,亦属崩漏范畴。

一、病因病机

心主血脉,肝藏血,脾统血,肾藏精、精化血。如五脏功能失常,气不统血,或邪气阻滞,血液运行失常,血不归经,冲任不固,则经血非时而下,或量多如崩,或淋漓不断。故《女科证治约旨》云:"盖血生于心,藏于肝,统于脾,流行升降,灌注八脉,如环无端。至经血崩漏,肝不藏而脾不统,心肾损伤,奇经不固,瘀热内积,堤防不固,或成崩,或成漏,经血运行,失其常度。"其病因主要为血失统摄和邪与血结。

1. 血失统摄:如先天肾气不足,或房劳多产,损伤肾气,肾虚封藏失司,冲任不固,不能制约经血;或忧思过度,饮食劳倦,损伤脾气,血失统摄,非时而下。

2. 邪与血结:情绪抑郁,气机不畅,气滞血瘀,血不循经;或气郁化火,火热内盛,迫血妄行;或房劳多产,耗伤精血,阴虚内热;或过食辛辣燥热之品,火热内盛,迫血妄行;或感受寒热之邪,寒凝血瘀,血不循经;或素体阳盛,阳盛则热等均可致血脉瘀滞或血热妄行,冲任受损,经血非时而下。

血失统摄之崩漏属于正虚,多因肾虚失藏或脾虚失摄所致,二者可相互影响转化。如肾虚日久,不能温养脾胃,则可导致脾虚,而脾虚日久又可损及肾阳。邪与血结之崩漏多表现为虚实夹杂,如气滞血瘀、寒凝血瘀,血不归经,或热迫血妄行,经血非时而下,久则气血亏损;阴虚内热,热邪灼津,亦可致血液凝滞成瘀。

二、辨证论治

(一)肾虚

1. 肾阴虚

【临床表现】经血非时而下,出血量或多或少,淋漓不断,色红质稠,伴头晕耳鸣,腰膝酸软,五心烦热,夜寐不安,舌质红,苔少,脉细数。

【治法】滋阴补肾,固冲止血。

【处方】病性取穴:太溪　阴谷

　　　　病位取穴:

　　　　(1)局部取穴:关元

　　　　(2)循经取穴:肾俞　三阴交

【方义】病性取穴为肾阴虚证基本处方;关元培补元阴元阳,调冲任,理经血;肾俞、三阴交滋阴补肾。

【刺灸方法】针刺补法。

2. 肾阳虚

【临床表现】经血非时而下,出血量多,淋漓不尽,色淡质稀,畏寒肢冷,小便清长,大便溏薄,面色晦暗,舌淡黯,苔薄白,脉沉弱。

【治法】补肾助阳,温经止血。

【处方】病性取穴:肾俞　命门

　　　　病位取穴:

　　　　(1)局部取穴:关元　神阙

　　　　(2)循经取穴:三阴交

【方义】病性取穴为肾阳虚证基本处方;关元、神阙补益肾阳,调理冲任;三阴交滋补脾肾。

【刺灸方法】针刺补法,宜灸。

(二)脾虚

【临床表现】经血非时而下,量多如崩,或淋漓不断,色淡质稀,神疲乏力,少气懒言,脘闷纳呆,面色无华,舌淡胖,苔薄白,脉濡弱。

【治法】健脾益气,固冲止血。

【处方】病性取穴:足三里　气海
　　　　病位取穴:
　　　　(1)局部取穴:关元
　　　　(2)循经取穴:脾俞　隐白

【方义】病性取穴为脾气虚证基本处方;关元益气固本,调理冲任;脾俞补益脾气;隐白为脾经井穴,补脾统血,为止崩效穴。

【刺灸方法】针刺补法,隐白可灸。

(三)血热

【临床表现】经血非时而下,量多如崩,或淋漓不断,血色深红,心烦少寐,渴喜冷饮,头晕面赤,小便黄,大便秘结,舌质红,苔黄,脉滑数。

【治法】清热凉血,固冲止血。

【处方】病性取穴:膈俞　血海
　　　　病位取穴:
　　　　(1)局部取穴:中极
　　　　(2)循经取穴:行间　隐白　三阴交

【方义】病性取穴为血瘀证基本处方;中极调理冲任,清热凉血;行间为肝经荥穴,清肝理气,清血中伏热;隐白、三阴交固冲止血。

【刺灸方法】针刺泻法。

(四)血瘀

【临床表现】经血非时而下,或淋漓不净,或骤然下血量多,血色紫黯,夹有瘀块,小腹疼痛拒按,舌紫黯,或有瘀点,脉涩或弦涩有力。

【治法】活血祛瘀,行气止血。

【处方】病性取穴:膈俞　血海
　　　　病位取穴:
　　　　(1)局部取穴:气冲
　　　　(2)循经取穴:太冲　隐白

【方义】病性取穴为血瘀证基本处方;气冲疏通局部气机,行气导滞;太冲疏肝理气,调理冲任,隐白为治崩效穴。

【刺灸方法】针刺泻法,隐白可灸。

第五节　绝经前后诸证

绝经前后诸证是指妇女在绝经前后,出现月经紊乱,五心烦热,潮热盗汗,情绪烦躁易怒,失眠心悸,头晕耳鸣,腰背酸痛等与绝经有关的症状。又称"断经前后诸证",西医称"更年期综合征"。这些证候常参差出现,病程长短不一,短者数月,长者可迁延数年以至数十年不等。

一、病因病机

肾藏精,主生殖。妇女 49 岁前后,肾气日衰,天癸渐竭,冲任二脉逐渐亏虚,精血日趋不足,此期若素体禀赋不足,或情志失调,久病失养,饮食失节,劳倦失度,或感受外邪,易致阴阳失调而发病。其病因主要为素体不足和调摄失宜。

1. 素体不足：素体阴虚血少或肾阳虚衰，于经断前后，天癸渐竭，肾阴肾阳更显亏虚，脏腑失却温养，遂致绝经前后诸证发生。

2. 调摄失宜：忧思过度，营阴暗耗，大惊卒恐，损伤肾气；或房事不节，导致肾阴肾阳进一步损耗；其他脏腑病变，长期不愈，致气血亏虚，阴阳失调，且久病及肾，肾气由盛渐衰而发为本病。

素体不足和调摄失宜所致之绝经前后诸证皆属于虚证，多为肾阴、肾阳亏虚，导致脏腑失养，机能减退所致。"肾为先天之本"，肾的阴阳失调，每易波及其他脏腑，而五脏六腑的病变，日久则必然累及于肾，故本病之本在肾，亦常累及他脏，而致本病证候复杂。如肾阴虚，肾水不足，不能上济心火，则可致心肾不交；肾阴虚，水不涵木，则可致肝阳上亢；肾阳虚，不能温运脾土，则可导致脾肾阳虚；思虑过度、久病失养、房事不节等亦可进一步损耗肾阴肾阳。

二、辨证论治

(一)肾阴虚

【临床表现】绝经前后，月经不调，月经多见提前量少，或量多，色淡质稠，并伴有五心烦热，烦躁易怒，潮热面赤，烘热汗出，失眠多梦，口燥咽干，腰膝酸软，头晕耳鸣，舌红苔少，脉细数。

【治法】滋阴补肾，育阴潜阳。

【处方】病性取穴：太溪　阴谷

　　　　病位取穴：

　　　　(1)局部取穴：肾俞　中极

　　　　(2)循经取穴：神门　三阴交

【方义】病性取穴为肾阴虚证基本处方；肾俞、中极调冲任，理经血；神门宁心安神；三阴交调补肝肾，育阴潜阳。

【刺灸方法】针刺补法。

(二)肾阳虚

【临床表现】绝经前后，月经不调，量多或量少，色淡质稀，并伴有头晕耳鸣，腰脊冷痛，畏寒肢冷，倦怠无力，面色晦暗，小便频数，带下量多，质清稀，舌淡，脉沉细而迟。

【治法】温肾壮阳，填精养血。

【处方】病性取穴：肾俞　命门

　　　　病位取穴：

　　　　(1)局部取穴：关元　腰阳关

　　　　(2)循经取穴：足三里

【方义】病性取穴为肾阳虚证基本处方；关元、腰阳关温肾壮阳，暖宫散寒；足三里补益气血，养后天以资先天。

【刺灸方法】针刺补法，宜灸。

第六节　带下病

带下病是指带下量明显增多，或色、质、气味发生异常的一类疾病。又称"下白物""流秽物"。

一、病因病机

脾主运化，行津液，布精微，脾气转输运化津液各走其道，液渗于前阴空窍，与精之余和合而为带下。任脉为阴脉之海,出胞宫而循阴器,并受带脉约束,带下既属阴液,乃受任脉和带脉的调节约束以能维持常量。如外邪侵袭,或脏腑功能失调导致肾的气化、固摄失常,脾失运化,任脉受损,带脉失约,而成带下病。《血证论·崩带》曰:"若脾土失其冲和,不能制水,带脉受伤,注于胞中,因发带证。"其病因主要是水湿内停和感受外湿。

1. 水湿内停:素体脾虚湿胜,或肾阳虚,肾之气化功能失常,水湿内停;或情绪抑郁,肝气不舒,木乘土,或久思伤脾,运化失职;或喜食肥甘厚味,或饮食不节,损伤脾气,湿自内生;或劳倦过度,损伤脾气,或房事不节,损伤肾气,致水液代谢失常,水湿内停,下注冲任,损及任带,而致带下病。

2. 感受外湿:多为经期产后,胞脉空虚,忽视卫生,或房室不禁,或手术损伤,以致感受湿毒,或素体阴虚,相火偏旺,损伤血络,下焦易受湿化热。

水湿内停所致之带下属于虚证,因脾肾阳虚导致水湿代谢失常所致,并可演变转化。如脾虚日久,可损及肾阳;肾阳亏虚,不能温养脾土,亦可导致脾虚。感受外湿所致之带下则有虚有实,实者多为经期产后,调摄失宜,感受湿热、湿毒之邪所致,虚者则是由于阴虚失守,下焦感受湿热之邪所致,且湿热、湿毒之邪日久亦可伤阴,导致阴虚。

二、辨证论治

(一)脾阳虚

【临床表现】带下量多,色白,质稀,无臭,甚者绵绵不断,可伴见神疲倦怠,腹胀纳呆,大便稀溏,四肢不温,两足跗肿,面白不华或虚浮,舌淡胖或有齿痕,苔白润,脉缓弱。

【治法】健脾益气,除湿止带。

【处方】病性取穴:脾俞　关元

　　　　　病位取穴:

　　　　　(1)局部取穴:带脉

　　　　　(2)循经取穴:足三里　阴陵泉

【方义】病性取穴为脾阳虚证基本处方;带脉调理带脉经气,固摄止带;足三里补益脾气;阴陵泉健脾利湿止带。

【刺灸方法】针刺补法,宜灸。

(二)肾阳虚

【临床表现】带下量多,色白清冷,质清稀如水,久下不止,伴头晕耳鸣,腰膝酸软冷痛,畏寒蜷卧,大便溏薄或见五更泻,小便频数清长,夜尿频多,性欲减退,甚则男子阳萎早泄、滑精精冷,女子宫寒不孕,舌淡,苔白,脉沉细无力。

【治法】温肾助阳,摄精止带。

【处方】病性取穴:肾俞　命门

　　　　　病位取穴:

　　　　　(1)局部取穴:带脉　次髎

　　　　　(2)循经取穴:白环俞　足三里

【方义】病性取穴为肾阳虚证基本处方;带脉、次髎调经止带;白环俞补肾理气,助膀胱气化,除湿止带;足三里益气养血。

【刺灸方法】针刺补法,宜灸。

(三)阴虚夹湿

【临床表现】带下量不甚多,色黄或赤白相兼,质稠或有臭气,阴部干涩不适,或有灼热感,伴头晕耳鸣,腰膝酸软,五心烦热,失眠多梦,舌红,苔少,脉细数。

【治法】滋阴补肾,清热止带。

【处方】病性取穴:太溪　阴谷

　　　　病位取穴:

　　　　(1)局部取穴:带脉　次髎

　　　　(2)循经取穴:肾俞　三阴交

【方义】病性取穴为肾阴虚证基本处方;带脉、次髎清热除湿,调经止带;肾俞滋阴补肾;三阴交补益肝肾,健脾清热除湿。

【刺灸方法】针刺平补平泻法。

(四)湿热下注

【临床表现】带下量多,色黄,质黏稠,有臭气,胸闷心烦,口苦咽干,不欲食,甚则呕恶,小便短赤,阴部瘙痒,舌红,苔黄腻,脉濡数。

【治法】清热利湿,健脾止带。

【处方】病性取穴:阴陵泉　足三里

　　　　病位取穴:

　　　　(1)局部取穴:带脉　次髎　中极

　　　　(2)循经取穴:行间

【方义】病性取穴为湿阻证基本处方;带脉约束诸经以止带;次髎、中极清利下焦湿热;行间清泻肝火,疏肝理气。

【刺灸方法】针刺泻法。

(五)湿毒蕴结

【临床表现】带下量多,黄绿如脓,或赤白相兼,或五色杂下,状如米泔,臭秽难闻,小腹疼痛,腰骶酸痛,口苦咽干,小便短赤,舌红,苔黄腻,脉滑数。

【治法】清热解毒,除湿止带。

【处方】病性取穴:阴陵泉　行间

　　　　病位取穴:

　　　　(1)局部取穴:中极　次髎

　　　　(2)循经取穴:曲泉　蠡沟

【方义】病性取穴为湿阻证、实热证基本处方加减,肝经过少腹,绕阴器,其经筋结于阴器,故取肝经荥穴清泻肝火;中极、次髎清利下焦湿热,除湿解毒;曲泉为肝经合穴,蠡沟为肝经络穴,清泻肝经湿热,清热解毒利湿。

【刺灸方法】针刺泻法。

第七节　不孕

不孕是指育龄期妇女,婚后夫妇同居2年以上,配偶生殖功能正常,未避孕而未受孕者;或曾孕育过,未避孕又2年以上未再孕者。前者称为"原发性不孕症",古人称为"全不产";后者称为"继发性不孕症",古人称为"断绪"。

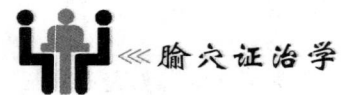

一、病因病机

肾主藏精,主生殖,肾气盛,天癸至,任冲脉通盛,女子月事以时下,男子精气溢泻,两性相合,便可成胎孕。如先天禀赋不足,或脏腑功能失调,或邪气阻滞,导致肾之阴阳亏虚,冲任气血失调,则可发生不孕。《素问·上古天真论》云:"女子须肾气盛,天癸至,任脉通,太冲脉盛,月事以时下;男子须肾气盛,天癸至,精气溢泻,男女阴阳和,故有子。任脉虚,太冲脉衰少,天癸竭,地道不通,则形坏而无子也。"故其病因主要为肾虚精亏和邪阻胞脉。

1. 肾虚精亏:多为先天禀赋不足,或房事不节,久病大病,反复流产,耗精伤肾,损及肾之阴阳,导致肾阴肾阳亏虚,肾阳虚,则不能化气行水,致阴寒之气壅阻胞脉,不能摄精成孕;肾阴虚,则冲任血亏,不能凝精成孕。

2. 邪阻胞脉:情绪不畅,肝郁气滞,疏泄失常,则血气不和,冲任失调,以致不孕;过食肥甘厚味,或饮食不节,脾失健运,致痰湿内生,壅阻胞脉;或经期产后余血未净之际,涉水感寒,或不禁房事,感受邪气,邪与血结,瘀阻胞脉,以致不孕。

肾虚精亏所致之不孕属于虚证,因肾阴、肾阳亏虚,以致冲任虚衰,胞脉失于温养所致。阳虚则寒,阴虚则热,如肾阳亏虚,命门火衰,不能化气行水,则寒湿内生,滞于冲任,壅阻胞脉;肾阴亏虚,阴虚内热,热伏冲任,扰及血海则不孕。邪阻胞脉所致之不孕则有虚有实,实者多为气机不畅,气血失和或感受寒、湿等致病邪气,邪与血结,瘀阻胞脉所致;虚者多为脾虚失运,导致痰湿内生,壅阻胞脉所致,实为虚实夹杂之证。

二、辨证论治

(一)肾阳亏虚

【临床表现】婚后多年不孕,月经后期,量少色淡,腰膝酸冷疼痛,畏冷肢凉,下肢尤甚,性欲淡漠,小便频数清长,夜尿多,舌淡苔白,脉沉细或沉迟。

【治法】温肾补阳,摄精助孕。

【处方】病性取穴:肾俞　命门
　　　　病位取穴:
　　　　(1)局部取穴:子宫　关元
　　　　(2)循经取穴:足三里　三阴交

【方义】病性取穴为肾阳虚证基本处方;子宫调理胞宫;关元温肾补阳,调理冲任;足三里、三阴交调理气血,补益胞脉。

【刺灸方法】针刺补法,宜灸。

(二)肾阴亏虚

【临床表现】婚后多年不孕,月经后期,量少色淡,腰膝酸软,头晕耳鸣,失眠心悸,皮肤不润,面色萎黄,舌淡少苔,脉沉细。

【治法】滋肾养血,调补冲任。

【处方】病性取穴:太溪　阴谷
　　　　病位取穴:
　　　　(1)局部取穴:关元　肾俞
　　　　(2)循经取穴:三阴交

【方义】病性取穴为肾阴虚证基本处方;关元培补元阴元阳,肾俞补益肾精;三阴交滋补肾阴,调补冲任。

【刺灸方法】针刺补法。

（三）瘀阻胞宫

【临床表现】婚后多年不孕，月经后期，量或多或少，色黯有块，经行不畅，甚或漏下不止，少腹疼痛拒按，舌紫黯，或有瘀斑瘀点，苔薄白，脉弦涩。

【治法】活血化瘀，舒经通络。

【处方】病性取穴：地机　三阴交

　　　　病位取穴：

　　　　（1）局部取穴：中极　归来

　　　　（2）循经取穴：膈俞　血海

【方义】病性取穴为瘀阻胞宫证基本处方；中极、归来调理气血，通调胞脉；膈俞、血海活血化瘀，行气养血。

【刺灸方法】针刺泻法，可灸。

（四）痰湿内阻

【临床表现】婚后多年不孕，月经后期，素体肥胖多痰，带下量多，色白如涕，头晕心悸，脘闷纳呆，倦怠乏力，舌淡，苔白腻，脉滑。

【治法】燥湿化痰，调理冲任。

【处方】病性取穴：中脘　丰隆

　　　　病位取穴：

　　　　（1）局部取穴：中极　阴交

　　　　（2）循经取穴：阴陵泉　足三里

【方义】病性取穴为痰浊阻滞证基本处方；中极、阴交利湿化痰，调理冲任；阴陵泉、足三里健脾利湿。

【刺灸方法】针刺平补平泻法。

（五）肝气郁滞

【临床表现】婚后多年不孕，月经衍期，量时多时少，经前胸胁或乳房胀痛，小腹胀痛，情绪抑郁易怒，舌质淡红，苔薄白，脉弦。

【治法】疏肝理气，调经种子。

【处方】病性取穴：期门　太冲

　　　　病位取穴：

　　　　（1）局部取穴：子宫

　　　　（2）循经取穴：三阴交

【方义】病性取穴为肝郁气滞证基本处方；子宫调理胞宫，调经种子；三阴交健脾疏肝补肾。

【刺灸方法】针刺泻法。

第八节　胎位不正

胎位不正是指妊娠后期（32周以后）发生胎先露及胎位异常（除枕前位为正常胎位外，其余均为异常胎位）者，或称"胎位异常"。

一、病因病机

气具有推动、固护、维持的作用，如气虚或气滞则可使胎气失和，胎儿无力调转，或欲转不能，以致胎位不正。《傅青主女科》曰："产母之气血足，则胎必顺，产母之气血亏，则胎必逆；顺则易生，逆则难产。气血既亏，母身必弱，子在胞中，亦必弱；胎弱无力，欲转头向下而不能，此胎之所以有脚手先下者也。"其病因主要为气血不足和肝气郁结。

1. 气血不足：多为孕妇素体虚弱，脾虚化源不足，或孕后饮食调理不当，导致气血不足，无力促胎调转，以致胎位不正。

2. 肝气郁结：多为孕后恣食肥甘，脾虚气滞，或情志不舒，气机失畅，胎儿不得回转，而致胎位不正。

气血不足所致之胎位不正属于虚证，多因气血不足，无力促胎调转所致。肝气郁结所致之胎位不正属于实证，多因肝郁气滞，胎儿不得回转所致。

二、辨证论治

（一）气血虚弱

【临床表现】妊娠后期，胎位不正，伴见神疲体倦，气短懒言，心悸失眠，小腹下坠，面色淡白，舌淡，苔白，脉滑缓。

【治法】益气养血，安胎转胎。

【处方】病性取穴：脾俞　足三里

病位取穴：

循经取穴：肾俞　至阴

【方义】病性取穴为气血两虚证基本处方；肾俞补益肾气而养胎气；至阴穴为足太阳膀胱经之井穴，是膀胱经与肾经经气交接的部位，具有疏通经络、调整阴阳的功能，灸之可调冲任，是纠正胎位之效穴。

【刺灸方法】针刺补法，至阴宜小艾炷或艾条灸。

（二）气机郁滞

【临床表现】妊娠后期，胎位不正，伴见胸胁脘腹胀满疼痛，时轻时重，疼痛多为窜痛、胀痛、攻痛，情绪抑郁，胸闷嗳气，苔薄白，脉弦滑。

【治法】理气和血，安胎转胎。

【处方】病性取穴：太冲

病位取穴：

循经取穴：至阴　三阴交

【方义】病性取穴为肝郁气滞证基本处方，因妊娠后期腹部禁针，故只远取太冲疏肝理气；三阴交健脾疏肝益肾，化瘀滞，理胞宫；至阴穴为纠正胎位之效穴。

【刺灸方法】针刺平补平泻法，至阴宜灸。

第九节　滞产

滞产是指妊娠足月临产时，胎儿不能顺利娩出者，又称"难产"。

一、病因病机

胎儿的生长发育以及生产均赖于母体气血的濡养和推动，如母体气血不足，胞宫无力运胎，或气血瘀滞，冲任失畅，胞宫瘀滞，不能运胎，以致难产。故《济阴纲目》云："妇人以血为主，惟气顺则血和，胎安则产顺……或为交合，使精血聚于胞中，皆致难产"；《保产要旨》云："难产只顾有八，有因子横、子逆而难产者……有因体肥脂厚、平素逸而难产者，有因子壮大而难产者，有因气虚不运而难产者。"其病因主要为气血虚弱和气滞血瘀。

1. 气血虚弱：多为患者素体虚弱，气血不足，产时用力汗出，气随汗泄，或用力过早，耗伤气津，气血大伤，冲任不足，胞宫无力运胎，以致难产。

2. 气滞血瘀：多为患者素体抑郁，或过逸，气机不畅；或临产忧虑紧张，气结血滞；或感受寒邪，寒凝血滞，气机不利，冲任失畅，胞宫瘀滞，不能运胎，以致难产。

气血虚弱所致之滞产属于虚证，多因血虚胞胎濡养不足，或气虚胞脉运行不畅所致，因气血相互依存、相互为用，故常气虚和血虚并见。气滞血瘀所致之滞产属于实证，多因气机不畅或寒邪凝滞，导致血液瘀滞，壅阻胞脉所致。

二、辨证论治

（一）气血虚弱

【临床表现】产时阵痛微弱，宫缩不强，产程过长，努责乏力，伴神倦乏力，心悸气短，面色苍白，舌淡，苔薄，脉虚大或细弱。

【治法】补气养血，润胎催产。

【处方】病性取穴：脾俞　足三里

　　　　病位取穴：

　　　　循经取穴：复溜　三阴交　至阴　合谷

【方义】病性取穴为气血两虚证基本处方；复溜补肾，三阴交补益肝脾肾；至阴益肾气，理胞脉；合谷为催产下胎之效穴。

【刺灸方法】针刺补法，至阴针灸并用。

（二）气滞血瘀

【临床表现】产时腰腹持续胀痛，疼痛剧烈，宫缩虽强，但无规律、无推力，久产不下，伴胸闷脘胀，时欲呕恶，面色紫黯，舌黯红，苔薄白，脉弦大或涩。

【治法】行气化瘀，滑胎催产。

【处方】病性取穴：太冲

　　　　病位取穴：

　　　　循经取穴：三阴交　合谷　独阴

【方义】病性取穴为气滞证基本处方，因妊娠后期腹部禁针，故只远取太冲理气导滞；三阴交、合谷理气活血，祛瘀催产；独阴为经外奇穴，为催产下胎之效穴。

【刺灸方法】针刺泻法，独阴宜灸。

第十节　乳少

乳少是指产后哺乳期内，产妇乳汁甚少，或全无，亦称为"缺乳"或"乳汁不行"。一般情况下，初分娩时因气血损伤，或哺乳中月经复潮后，乳汁分泌较少属正常。

一、病因病机

妇人经血与乳汁，俱由脾胃所生。经乳同源于脾胃，其溢泻与排出的正常，均有赖于肝气条达，疏泄有度。若气血虚弱则生乳不足；或肝气郁结则乳脉壅塞，可致无乳可下，乳不得下或下亦甚少。故《妇人·良方》云："乳汁乃气血所化，资于冲任，若元气虚弱，则乳汁短少，若累产无乳，此内亡津液，初产乳房焮胀，此乳未通。"其病因主要为气血虚弱和乳脉壅塞。

1. 气血虚弱：多为脾胃虚弱，气血生化不足，或素体气血不足，复因产时失血耗气，以致气血虚弱无以化乳，则产后乳汁少，甚或全无。

2. 乳脉壅塞：素性抑郁，或产后情志失调，肝失条达，气机不畅，以致乳络不通，乳汁运行受阻而缺乳。

气血虚弱所致之乳少属于虚证，因气血虚弱无以化乳所致。乳脉壅塞所致之乳少属于实证，多因肝郁气滞，气血失调，经脉滞涩所致。

二、辨证论治

(一)气血亏虚

【临床表现】分娩一周后或哺乳期中，乳汁少，甚或全无，乳汁清稀，乳房柔软无胀满感，面色无华，头昏乏力，心悸失眠，舌质淡，苔少，脉细弱。

【治法】益气养血，通脉增乳。

【处方】病性取穴：脾俞　足三里

病位取穴：

(1)局部取穴：乳根

(2)循经取穴：少泽

【方义】病性取穴为气血两虚证基本处方；乳根为阳明经腧穴，位于乳房部，疏通阳明经气血以催乳；少泽为小肠经井穴，其经脉过胸中，为通乳经验效穴。

【刺灸方法】针刺补法。

(二)肝气郁滞

【临床表现】分娩一周后或哺乳期中，乳汁涩少，甚或全无，乳汁浓稠，乳房胀硬疼痛，情绪抑郁不畅，胸胁脘腹胀闷不舒，纳差，舌质淡红，苔薄黄，脉弦。

【治法】疏肝理气，活络通乳。

【处方】病性取穴：期门　太冲

病位取穴：

(1)局部取穴：乳根　膻中

(2)循经取穴：少泽

【方义】病性取穴为肝郁气滞证基本处方；乳根、膻中疏理气机，行气催乳；少泽为通乳经验效穴。

【刺灸方法】针刺泻法。

第十一节　阴挺

阴挺是指妇女阴中有物下坠，甚至挺出阴户之外。又称为"阴挺下脱""阴脱""阴突"等。本病常发生于劳动妇女，以产后损伤多见。

一、病因病机

脏腑之间的升降相因，协调平衡，是维持人体内脏相对恒定于一定位置的重要因素。脾胃升降为人体气机之枢纽，脾气主升，对维持腹腔的内脏位置有重要作用。肾脉通过冲任督带四脉与胞宫相连，在天癸的作用下，督带二脉调节和约束着冲任和胞宫的功能。如中气不足，或肾气亏虚，冲任失固，带脉失约，系胞无力，而致子宫下垂。《医宗金鉴》曰："妇人阴挺，或因胞络伤损，或因分娩用力太过，或因气虚下陷，湿热下注。

阴中突出一物如蛇,或如菌,如鸡冠者,即古之㿗疝类也……"其病因主要为中气不足和肾气亏虚。

1.中气不足:多为素体虚弱,中气不足;或分娩时用力太过,或产后操劳持重,或年老体弱,便秘努责,伤及中气,气虚下陷,系胞无力,以致子宫下垂。

2.肾气亏虚:多为先天不足,或房劳多产,或年老体弱,肾气亏虚,冲任不固,带脉失约,系胞无力,而致子宫下垂。

本病多为虚证,多因中气不足或肾虚,冲任不固,系胞无力所致,并可相互转化,气虚日久可伤及肾中精气,导致肾虚;肾虚,失却温养,亦可导致中气不足。日久不愈亦可变生他证,如阴挺日久,局部损伤,易感受湿热之邪,导致局部红肿溃烂,黄水淋漓,带下量多,色黄如脓,气味臭秽。

二、辨证论治

(一)脾虚气陷

【临床表现】阴中有物突出,甚或脱出阴道口外,劳则加剧,伴有小腹下坠,神倦乏力,少气懒言,或带下量多,色白质稀,面白无华,食少便溏,舌淡,苔白,脉缓弱。

【治法】健脾益气,升阳举陷。

【处方】病性取穴:百会　脾俞　气海

　　　　病位取穴:

　　　　(1)局部取穴:子宫　维道

　　　　(2)循经取穴:足三里

【方义】病性取穴为中气下陷证基本处方;子宫调理胞宫、胞脉的气血而恢复摄胞之功;维道与带脉相交会,固摄带脉,收摄胞宫;足三里补益脾气。

【刺灸方法】针刺补法,宜灸。

(二)肾阳亏虚

【临床表现】阴中有物突出,甚或脱出阴道口外,伴有小腹下坠,小便频数清长,头晕耳鸣,腰酸腿软,舌质淡,苔薄,脉沉弱。

【治法】补肾壮阳,固摄胞宫。

【处方】病性取穴:肾俞　命门

　　　　病位取穴:

　　　　(1)局部取穴:大赫　关元

　　　　(2)循经取穴:照海

【方义】病性取穴为肾阳虚证基本处方;关元温补肾阳,固摄冲任;大赫、照海补益肾气,升提胞宫。

【刺灸方法】针刺补法,宜灸。

(三)湿热下注

【临床表现】阴中有物突出,甚或脱出阴道口外,其表面溃烂,黄水淋漓,伴有小便灼热,口苦口干,舌质红,苔黄腻,脉沉乏力。

【治法】清热利湿,益气固脱。

【处方】病性取穴:阴陵泉　足三里

　　　　病位取穴:

　　　　(1)局部取穴:中极　次髎

　　　　(2)循经取穴:大敦　蠡沟

【方义】病性取穴为湿阻证基本处方;中极、次髎清利下焦湿热;大敦为肝经井穴,清泻肝经湿热,蠡沟为

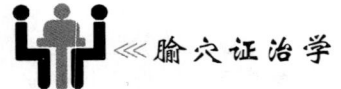

肝经合穴,清肝疏肝,清热利湿。

【刺灸方法】针刺泻法。

第十二节　急惊风

急惊风是小儿时期常见的一种以四肢抽搐,角弓反张,口噤不开,昏迷为主要症状的急危重病证。本病四季皆可发生,一般以1~5岁小儿多见,年龄越小发病率越高。

一、病因病机

小儿为稚阴稚阳之体,外感时邪,易从热化,热盛生痰,热极生风,痰盛发惊,惊盛生风而发为本病,其病因主要是热、痰、惊、风的相互影响,互为因果,主要病位在心肝两经。

1. 外感时邪:外感六淫,皆能致痉。四季交替,寒热突变,小儿肌肤薄弱,腠理不密,卫外不固,六淫邪气和疫疠之气侵袭肌表,时邪入里,迅速传变,郁而化热,热极生风,内陷心包,上扰神明,发为惊风。

2. 暴受惊恐:小儿肝常有余,心神怯弱,如突见异物,乍闻异声或不慎跌仆,暴受惊恐,致气血逆乱,神明受扰,肝风内动,出现昏迷、抽搐,发为惊风。

3. 痰热内蕴:乳食不节,或误食污浊毒邪之物,郁结于肠胃,气机不畅,日久生痰,痰郁化火,痰热上扰神明,发为惊风。

二、辨证论治

(一)外感时邪

【临床表现】发热骤起,头痛身痛,咳嗽咽红,鼻塞,流涕,乳蛾红肿,烦躁不安,高热之际,突然昏迷,四肢拘急,舌质红,苔薄黄,脉浮数。

【治法】疏风清热,息风定惊。

【处方】病性取穴:合谷　曲池

　　　　病位取穴:

　　　　循经取穴:太冲　十宣　大椎

【方义】病性取穴为暑热证基本处方;合谷、太冲两穴合用为四关穴,平肝息风,开窍镇惊;十宣、大椎疏风解表,退热定惊。

【刺灸方法】针刺泻法,曲池、十宣、大椎点刺放血。

(二)暴受惊恐

【临床表现】发病较急,暴受惊恐后惊惕不安,突然抽搐,身体战栗,神志不清,夜间惊啼,喜投母怀,四肢厥冷,苔薄白,脉乱不齐,指纹紫滞。

【治法】镇惊安神,平肝息风。

【处方】病性取穴:太冲　合谷

　　　　病位取穴:

　　　　(1)局部取穴:百会　印堂

　　　　(2)循经取穴:神门　内关

【方义】病性取穴为肝阳上亢基本处方;百会、印堂为督脉经穴,镇惊安神;神门、内关宁心安神。

【刺灸方法】针刺泻法。

（三）痰热内蕴

【临床表现】病起初见纳呆,呕吐,腹痛,便秘,继之出现发热,迅速出现昏迷,四肢抽搐,喉间痰鸣,腹部胀满,呼吸气粗,苔厚腻,脉弦滑。

【治法】清热息风,涤痰开窍。

【处方】病性取穴:中脘　丰隆

　　　　病位取穴:

　　　　（1）局部取穴:水沟

　　　　（2）循经取穴:合谷　太冲　神门

【方义】病性取穴为痰浊阻滞证基本处方;水沟为督脉穴,督脉通于脑,醒脑开窍;四关穴镇肝息风,神门清心镇惊。

【刺灸方法】针刺泻法。

第十三节　痄腮

痄腮是指因感受风温邪毒,壅阻少阳经脉,以发热、耳下腮部漫肿疼痛为主症的一种急性传染病。由于痄腮颊部肿胀如蛙腹,或如鸬鹚颈部,古人有"虾蟆瘟""鸬鹚瘟"之称。由于本病四季均可发生,以春、冬季多见,散发为主,可流行,以3~9岁小儿多见。本病一般预后良好,少数患儿因素体虚弱或邪毒炽盛,可见邪陷心包,毒窜睾腹之变证。

一、病因病机

足少阳之脉下耳后,绕耳而行;足阳明之脉,上抵头角下耳后;足厥阴肝经之脉,循阴股,入毛中,过阴器,抵少腹,上与胃经并行。若积热内蕴,伏于阳明,或外感风温疫毒之邪,从口鼻而入,遏阻少阳、阳明经脉,结于腮部而发为本病。

1. 温毒袭表:风温邪毒从口鼻肌表而入,侵犯足少阳胆经,胆经起于目外眦,经耳前耳后下行于身之两侧,终止于两足第四趾端。少阳受邪,毒热循经上攻腮颊,与气血相搏,气滞血瘀,凝滞于腮颊,致局部漫肿、疼痛。

2. 热毒壅盛:热甚化火,出现高热不退,烦躁头痛,经脉失和,机关不利,致张口咀嚼困难。

3. 邪陷心肝:足少阳胆经与足厥阴肝经互为表里,热毒炽盛,正气不支,邪陷厥阴,扰动肝风,蒙蔽心包,可出现高热不退、抽风、昏迷等症。

4. 毒窜睾腹:足厥阴肝经循少腹络阴器,邪毒内传,引睾窜腹,则可伴有睾丸肿胀、疼痛或少腹疼痛。肝气乘脾,还可出现上腹疼痛、恶心呕吐等症。

二、辨证论治

（一）温毒袭表

【临床表现】轻微发热,恶寒,一侧或两侧腮部漫肿疼痛,边缘不清,触之痛甚,咀嚼不便,或伴头痛,咽痛,纳少,舌质红,苔薄白或淡黄,脉浮数。

【治法】疏风清热,散结消肿。

【处方】病性取穴:风池　合谷

　　　　病位取穴:

　　　　（1）局部取穴:颊车　翳风

(2)循经取穴:合谷　外关

【方义】病性取穴为外风证、暑热证基本处方加减;局部取足阳明经腧穴颊车、足少阳经腧穴翳风宣通局部气血,散瘀止痛;合谷主治面口疾病,疏通阳明气血,消肿散结;外关疏风解表,散结止痛。

【刺灸方法】针刺泻法。

(二)热毒蕴结

【临床表现】高热不退,多见两侧腮部肿胀疼痛,坚硬拒按,张口、咀嚼困难,伴烦躁不安,口渴引饮,或伴头痛、呕吐,咽部红肿,食欲不振,大便秘结,小便短赤,舌质红,苔黄,脉滑数。

【治法】清热解毒,软坚散结。

【处方】病性取穴:中渚　侠溪　大椎

病位取穴:

(1)局部取穴:颊车　翳风

(2)循经取穴:曲池　合谷

【方义】病性取穴为火邪炽盛证基本处方,两腮为少阳之脉所过,故取手足少阳之荥穴清泄少阳之热;颊车、翳风宣散局部壅滞之气血,行气散结,祛瘀软坚;曲池、合谷清泻阳明热毒。

【刺灸方法】针刺泻法,大椎可点刺放血。

(三)邪陷心肝

【临床表现】腮部肿胀疼痛,坚硬拒按,高热不退,神昏,嗜睡,项强,反复抽风,伴头痛,呕吐,舌质红绛,苔黄糙,脉弦数。

【治法】清热解毒,息风开窍。

【处方】病性取穴:行间　劳宫　大椎

病位取穴:

(1)局部取穴:颊车　翳风

(2)循经取穴:水沟　十宣

【方义】病性取穴为实热证基本处方,邪陷厥阴,蒙蔽心包,故取肝经及心包经荥穴,泻肝清心;颊车、翳风软坚散结,行气止痛;十宣、水沟泄热解毒,开窍醒神。

【刺灸方法】针刺泻法,十宣点刺放血。

(四)毒窜睾腹

【临床表现】疾病后期,腮部肿胀渐消,一侧或两侧睾丸肿胀疼痛,或伴少腹疼痛,痛时拒按,舌质偏红,苔黄,脉弦数。

【治法】清泻肝胆,活血止痛。

【处方】病性取穴:曲泉　阳陵泉

病位取穴:

(1)局部取穴:归来

(2)循经取穴:行间　足临泣

【方义】病性取穴为肝胆湿热证基本处方;归来位于少腹部,疏通少腹经气,通络止痛;行间清泄肝热,疏通肝经郁闭之气,消肿散结止痛;足临泣清泄少阳邪热。

【刺灸方法】针刺泻法。

第十四节　疳积

疳积是指因喂养不当,或多种疾病影响,导致脾胃受损,气液耗伤,而形成以形体消瘦,面色无华,面黄发枯,精神萎靡或烦躁,饮食异常为主要临床特征的一种小儿慢性病证。"疳"有两种含义:一是"疳者甘也",指小儿过食肥甘厚味,损伤脾胃,形成疳疾;一是"疳者干也",指小儿气阴耗伤过重,气液干涸,形体干瘦,形成疳疾。本病发病无明显季节性,多见于5岁以下小儿。

一、病因病机

小儿初生,脏腑娇嫩,脾禀未充,胃气未动,运化力弱,除正常生理活动之外,还要不断生长发育,因而对脾胃运化输布水谷精微之气的要求则更为迫切,故脾常不足。若因喂养失宜,乳食不节,或疾病影响,以及先天禀赋不足均可发为本病。

1. 喂养不当:乳食失节,饥饱无度,过食肥甘厚腻之品、生冷不洁之物,导致食积内停,积久成疳,正所谓:"积为疳之母,无积不成疳"。或乳食喂养不足,如小儿生后缺乳,过早断乳,未及时添加辅食,以及因食物数量、质量不足,或偏食、挑食,使营养精微摄取不足,导致气血生化乏源,不足以濡养脏腑肌肤,日久成疳。

2. 疾病影响:多因小儿长期患病,反复感染,或呕吐泻痢,或时行热病,导致津液大伤,脾胃虚弱,化生不足,气血俱虚,阴液消耗,久则成疳。

3. 禀赋不足:常因早产、双胎、孕期药物损伤胎儿或父母精血不足等,导致先天禀赋不足,肾气虚弱,诸脏皆伤,出生后脾胃不健,水谷精微摄取不足,形成疳证。

疳证的病变部位总在脾胃,其主要的病机为脾胃虚损,津液消亡。病机属性以虚为本。脾胃病变有轻有重,初起病情尚轻,仅表现脾胃不和,运化失健的证候,称为疳气;若疾病进一步发展,脾胃虚弱,兼有虫积食滞,元气受伤,虚中夹实,称为疳积;若日久则脾胃气阴俱伤,津液消亡,气血俱衰,出现干枯干瘦症候,称为干疳。

二、辨证论治

(一)疳气

【临床表现】形体略消瘦,面色萎黄少华,毛发稀疏,食欲不振,或能食善饥,精神欠佳,性急易怒,大便干稀不调,舌质淡,苔白或微腻,脉细滑。

【治法】和脾健运,培中化滞。

【处方】病性取穴:足三里　气海

病位取穴:

(1)局部取穴:章门　中脘

(2)循经取穴:脾俞　胃俞　四缝

【方义】病性取穴为脾气虚证基本处方;章门配脾俞、中脘配胃俞,俞募配穴以健脾和胃,补益后天;四缝消食导滞,为治疗小儿疳积的经验效穴。

【刺灸方法】针刺补法,四缝三棱针点刺,挤出少量黄水。

(二)疳积

【临床表现】形体明显消瘦,肚腹膨胀,甚则青筋暴露,毛发稀疏如穗,面色萎黄无华,精神不振或易烦躁激动,睡眠不宁,或伴揉眉挖鼻,咬指磨牙,动作异常,食欲不振或多食多便,舌质淡,苔淡黄腻,脉沉细而滑。

【治法】理脾消积,导滞杀虫。

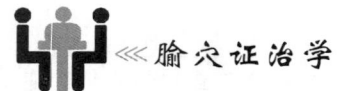

【处方】病性取穴：膈俞　脾俞　足三里

病位取穴：

（1）局部取穴：膻中　天枢

（2）循经取穴：气海　公孙

【方义】病性取穴为脾虚血亏证基本处方；膻中、气海行气降逆；天枢疏通胃肠气机,行气导滞；公孙补益脾胃,理气消积。

【刺灸方法】针刺补法,天枢、公孙平补平泻法。

（三）干疳

【临床表现】极度消瘦,面呈老人貌,皮肤干瘪起皱,大肉已脱,皮包骨头,精神萎靡,啼哭无力且无泪,毛发干枯,腹凹如舟,杳不思食,大便溏或便秘,时有低热,口唇干燥,舌淡或光红少津,苔少,脉沉细弱。

【治法】补益气血,健脾消积。

【处方】病性取穴：脾俞　足三里

病位取穴：

（1）局部取穴：关元

（2）循经取穴：肾俞　膈俞　三阴交

【方义】病性取穴为气血两虚证基本处方；肾俞、关元补益肾气以养先天；三阴交调理脾胃,补益后天；膈俞为血会,调血养血。

【刺灸方法】针刺补法。

第十五节　积滞

积滞是指因小儿喂养不当,乳食内伤,停聚中焦,致脾胃受损,而以不思乳食,腹胀嗳腐,大便溏薄或酸臭或便秘为主要临床表现的一种小儿常见的脾胃病证。本病一年四季皆可发生,尤以夏秋季节暑湿当令之时,发病率较高。以婴幼儿多见,常与感冒、泄泻、疳证中合并出现。积滞又称食积。本病预后一般良好,但个别患儿可因积滞日久迁延失治而转化为疳积。

一、病因病机

脾为后天之本,气血生化之源。小儿脾常不足,脾胃之体成而未全,脾胃之用全而未壮,乳食的受纳、腐熟、传导,与水谷精微的吸收、转输功能均显得和小儿的迅速生长发育所需不相适应。若因喂养不当,乳食内伤,停聚中焦,致脾胃受损,乳食停滞不化,气机阻滞而发为本病。

1. 乳食内积：小儿脾常不足,又多因饮食不知节制,或喂养不当,乳食无度,或恣食肥甘厚味生冷刺激和难以消化的食物,导致脾胃受损,受纳运化功能失司,升降失调,致乳食内停,积滞不消,发为积滞。

2. 脾虚挟积：多由于小儿先天禀赋不足,脾胃虚弱,加之后天调护失当,或病后体虚,致胃不腐熟水谷,脾失健运,致乳食内停,发为积滞。

二、辨证论治

（一）乳食内积

【临床表现】乳食少思或不思,脘腹胀满,疼痛拒按,或有嗳腐吞酸,恶心、呕吐酸馊乳食,烦躁哭闹,夜卧不安,手足心热,肚腹热甚,大便秽臭或便秘,小便短黄或如米泔,舌质红,苔腻,指纹紫滞,或脉弦滑。

【治法】消乳化食,和中导滞。

【处方】病性取穴：梁门　足三里

病位取穴：

（1）局部取穴：中脘　天枢

（2）循经取穴：里内庭

【方义】病性取穴为食滞胃肠证基本处方；中脘健脾消积；天枢调畅气机，理气和中；里内庭为治疗伤食的经验效穴。

【刺灸方法】针刺泻法。

（二）脾虚挟积

【临床表现】神倦乏力，面色萎黄，形体消瘦，夜寐不安，不思乳食，食则饱胀，腹满喜按，呕吐酸馊乳食，大便溏薄酸腥，夹有乳片或不消化食物残渣，舌质淡红，苔白腻，指纹淡滞，或脉细滑。

【治法】健脾助运，消食化滞。

【处方】病性取穴：足三里　气海　梁门

病位取穴：

（1）局部取穴：中脘

（2）循经取穴：太白　四缝

【方义】病性取穴为脾气虚证、食滞胃肠证基本处方；中脘调和肠胃；太白为脾经输穴，健脾消积导滞；四缝为治疗积滞的经验效穴。

【刺灸方法】针刺补法，梁门针刺泻法，四缝三棱针点刺，挤出少量黄水。

第十六节　小儿遗尿

小儿遗尿是指3岁以上的小儿不能自控排尿，在睡眠中小便自遗，醒后方觉的一种病证。3岁以下的婴幼儿，由于智力未全，排尿的自控能力尚未形成；或学龄儿童常因白天游戏玩耍过度，夜晚熟睡不醒，偶然发生遗尿者，均非病态。3岁以上的幼儿，特别是5岁以上的儿童，尚不能自控排尿，每睡即遗，视为病态，方称遗尿。亦称"尿床"。

一、病因病机

小儿初生之时，五脏六腑，成而未全，全而未壮，脏腑娇嫩，形气未充。五脏六腑的形和气皆属不足，但其中又以肺、脾、肾三脏不足表现尤为突出。肾主封藏，司气化，膀胱为津液之府，依赖肾阳温养气化，主贮藏和排泄小便；肺主一身之气，主通调水道、下输膀胱；脾主中气，主运化水湿，三脏均与水液代谢密切相关。各种原因引起的肾气不足、肺脾气虚，均可导致本病。

1. 肾气不足：多由先天禀赋不足引起，如早产、双胎、胎怯等，使元气失充，肾阳不足，下元虚冷，不能温养膀胱，膀胱气化功能失调，闭藏失职，不能制约尿液，而发为遗尿。

2. 肺脾气虚：素体虚弱，或大病之后，肺脾俱虚。上虚不能制下，肺虚则不能为气化之主，则膀胱失约，津液不藏，而成遗尿。

二、辨证论治

（一）肾气不足

【临床表现】睡中经常遗尿，甚者一夜数次，小便清长，熟睡不易唤醒，醒后方觉，神疲乏力，面㿠肢冷，腰腿酸软，智力较差或记忆力减退，舌质淡，苔白，脉沉细或沉迟无力。

【治法】温补肾阳,固涩下元。

【处方】病性取穴:肾俞　气海

病位取穴:

(1)局部取穴:关元　中极

(2)循经取穴:三阴交　膀胱俞

【方义】病性取穴为肾气虚证基本处方;关元补益肾气,固摄下元;中极为膀胱之募穴,与膀胱俞俞募相配以助膀胱之气化功能;三阴交补脾益肾,先后天同补。

【刺灸方法】针刺补法,可灸。

(二)肺脾气虚

【临床表现】睡中遗尿,尿频而量少,反复感冒,少气懒言,神倦乏力,面色少华,常自汗出,食欲不振,大便溏薄,舌质淡,苔薄白,脉沉无力。

【治法】补肺益脾,固涩膀胱。

【处方】病性取穴:肺俞　太白　脾俞

病位取穴:

(1)局部取穴:气海

(2)循经取穴:三阴交

【方义】病性取穴为肺脾气虚证基本处方;气海温补肾阳,补先天元气以益脾肺之气;三阴交健脾益气。

【刺灸方法】针刺补法,可灸。

第十七节　小儿脑性瘫痪

小儿脑性瘫痪是指因先天禀赋不足,肝肾亏虚,或后天失养,气血虚弱,脑部失养,脑络受损,以肢体瘫痪,手足不自主徐动,智力低下,语言不清为主要临床表现的疾病。本病可归属于"五迟""五软""痿证"等范畴。

一、病因病机

肾主骨,肝主筋,脾主肌肉,人能站立行走,需要筋骨肌肉协调运动。言为心声,脑为髓海,若因先天禀赋不足,肝肾亏虚,或后天失养,气血虚弱,致脑部失养,脑络受损而发为本病。

1. 先天不足:父母素体偏虚,父精不足,母血气虚,禀赋不足;或孕期母体疾病缠绵,胎元失养,导致胎儿先天禀赋不足,肝肾亏虚,气血虚衰,出生后成为脑瘫。

2. 后天失养:分娩时难产,窒息缺氧,导致脑络受损,气血受阻;或出生后疾病缠绵,耗伤气血精微,精血不能濡养全身脏器,不能濡润经络,发而为病。

二、辨证论治

(一)肝肾不足

【临床表现】瘫痪为单瘫、偏瘫、全瘫或硬瘫,智力低下,生长发育迟缓,筋脉拘急,屈伸不利,伴急躁易怒,或多动秽语,舌质红,苔少,脉弦或弦细。

【治法】补肾填髓,养肝强筋。

【处方】病性取穴:肾俞　肝俞　关元

病位取穴:

（1）局部取穴：百会　四神聪
（2）循经取穴：足三里　三阴交

【方义】病性取穴为肝肾亏虚证基本处方；百会、四神聪位于头顶部，健脑益智；足三里、三阴交健脾益胃，补益气血。

【刺灸方法】针刺平补平泻法。

（二）脾胃虚弱

【临床表现】瘫痪为四肢痿软，手不能举，足不能立，咀嚼乏力，口开不闭，伸舌外出，涎流不禁，表情呆滞，面色萎黄，智力低下，少气懒言，肌肉消瘦，四肢不温，舌质淡，苔少，脉沉细。

【治法】补益脾胃，健脑益智。

【处方】病性取穴：足三里　气海
　　　　病位取穴：
　　　　（1）局部取穴：百会　四神聪
　　　　（2）循经取穴：关元　中脘　三阴交

【方义】病性取穴为脾气虚证基本处方；百会、四神聪健脑益聪；关元培补元气，益先天以养后天；中脘、三阴交健脾和胃，补益气血。

【刺灸方法】针刺补法，可灸。

第十八节　小儿多动症

小儿多动症是指患儿智力正常或接近正常，以难以控制的动作过多，注意力涣散，情绪不稳，冲动任性，行为异常，并有不同程度学习困难的一种病证。本病男孩多于女孩，多见于学龄期儿童。本病预后较好，多数患儿到青春期逐渐好转而痊愈。

一、病因病机

小儿稚阴稚阳，先天禀赋不足，后天失于调护，稍有感触，即易阴阳偏颇，阴虚阳亢，阳动无制。心主血藏神，心阴不足，则心火有余，而现心神不宁，多动不安；肝体阴而用阳，其志在怒，肝肾阴虚，肝阳上亢，则致注意力不集中，性情冲动执拗；脾为至阴之脏，性静，脾失濡养，则静谧不足，兴趣多变，言语冒失，心思不定，不能自控；肾为先天之本，肾精不足，脑海不充则神志不聪而善忘。本病病位涉及心肝脾肾，病理性质为本虚标实，阴虚为本，阳亢、痰浊、瘀血为标。若因先天不足，产时或产后损伤，后天失养等原因导致阴阳失调而发为本病。

1. 先天禀赋不足：父母素体偏虚，先天禀赋不足，肾气不足，或妊娠期母体精神调养失宜，导致胎儿先天不足，肾气亏虚，精血不充，脑髓失养，元神失藏，阴阳失衡而发为本病。

2. 产伤外伤瘀滞：产时或产后外界伤害，导致小儿气血瘀滞，经脉阻滞不畅，心肝失养而神魂不宁，发为本病。

3. 后天护养不当：过食辛辣厚味，酿生湿热痰浊，过食生冷则损伤脾胃，病后失养，脏腑损伤，气血亏虚均可导致心神失养，阴阳失调，而发为本病。

二、辨证论治

（一）心肾不足

【临床表现】记忆力差，智力落后于同龄儿童，自控能力差，多动不安，注意力涣散，遗尿多梦，可伴腰酸乏力,面色黧黑,苔薄,脉细软。

【治法】补益心肾,安神定志。

【处方】病性取穴:心俞　肾俞　气海

病位取穴:

(1)局部取穴:四神聪

(2)循经取穴:关元　神门

【方义】病性取穴为心气虚证、肾气虚证基本处方加减;四神聪益智醒脑,安神定志;关元培补元气,补肾益气;神门宁心安神。

【刺灸方法】针刺补法。

(二)肾虚肝亢

【临床表现】智力低于同龄儿童,手足多动,动作笨拙,性格暴躁,易激动,冲动任性,难以静坐,注意力不集中,伴五心烦热,盗汗,大便秘结,舌质红,苔薄,脉细弦。

【治法】滋补肝肾,潜阳安神。

【处方】病性取穴:肾俞　太溪　行间

病位取穴:

(1)局部取穴:四神聪

(2)循经取穴:关元　三阴交

【方义】病性取穴为肝肾阴虚证基本处方;四神聪安神定志,益智醒脑;关元培补元气,填精生髓;三阴交补脾益智,滋养肝肾。

【刺灸方法】针刺补法,行间针刺泻法。

(三)心脾不足

【临床表现】神思涣散,心神不宁,多动不安,注意力不集中,语言冒失,动作笨拙,情绪不稳,头晕健忘,伴面色少华,神疲乏力,形体消瘦,纳呆,大便溏泻或秘结,舌质淡,苔少或薄白,脉细弱。

【治法】健脾益气,养心安神。

【处方】病性取穴:心俞　脾俞　足三里

病位取穴:

(1)局部取穴:百会

(2)循经取穴:内关　神门　三阴交

【方义】病性取穴为心脾两虚证基本处方;百会醒脑安神,开窍益聪;内关、神门宁心安神,益气补心;三阴交补肾健脾益气。

【刺灸方法】针刺补法。

第四章　五官科病证

第一节　麦粒肿

麦粒肿是指胞睑生小疖肿,形如麦粒,红肿痒痛,易成脓溃破的眼病。临床以眼睑缘硬结、充血水肿、压痛为主要特征,因其形似麦粒故名。中医文献中将本病的轻症称为"针眼",重症称为"眼丹"。

一、病因病机

脾胃为后天之本,胞睑属脾,若饮食有节,胃纳脾输,则目得其养;若外感风热或饮食不节致阳明胃火炽盛,火毒上攻,或脾胃郁遏湿热,上壅胞睑,均可引起本病。

1. 外感风热:风热之邪直袭胞睑,气血不畅,热毒滞留于眼睑脉络,而成针眼。

2. 热毒炽盛:因过食辛辣炙烤之物致脾胃积热,或心肝之火循经上炎,热毒上攻,蕴于胞睑,营卫失调,局部酿脓而成针眼。

3. 脾虚湿热:脾气虚弱,健运无权,湿浊化热,气血不和,反复为患。

二、辨证论治

(一)风热外袭

【临床表现】疾病初起,眼睑局部红肿痒痛,触之有硬结,或伴发热恶寒、头痛,全身症状不明显,舌淡红,苔薄白,脉浮数。

【治法】疏风清热,调和营卫。

【处方】病性取穴:风池　肺俞

　　　　病位取穴:

　　　　(1)局部取穴:攒竹　鱼腰　太阳

　　　　(2)循经取穴:合谷　曲池

【方义】病性取穴为外风证基本处方;攒竹、鱼腰、太阳宣泄眼部之郁热,泄热止痛,活血散结;合谷清散上焦客热,曲池清热搜风,二穴合用擅治一切头面之疾属实者。

【刺灸方法】针刺泻法,太阳、曲池可点刺放血。

(二)热毒炽盛

【临床表现】眼睑红肿灼热疼痛,硬结较大,疮顶出现白色脓点,伴有头痛发热,口干,口臭,便秘,尿赤,舌红苔黄,脉数。

【治法】清热泻火,解毒散结。

【处方】病性取穴:内庭　行间　大椎

　　　　病位取穴:

　　　　(1)局部取穴:攒竹　鱼腰　太阳

　　　　(2)循经取穴:曲池　支沟　少冲

【方义】病性取穴为火邪炽盛证基本处方,胞睑属脾,肝开窍于目,取胃经、肝经荥穴以清泻胃火、肝火;攒竹、鱼腰、太阳泄眼部之郁热,活血散结;曲池清热泻火;支沟为手少阳三焦经经穴,清利三焦;少冲为心经井穴,点刺出血可泻心火。

【刺灸方法】针刺泻法,太阳、曲池、少冲可点刺放血。

(三)脾虚湿热

【临床表现】针眼反复发作,缠绵难愈,但诸症不重,舌红,苔薄黄,脉细数。

【治法】健脾利湿,清热解毒。

【处方】病性取穴:阴陵泉　足三里

　　　　病位取穴:

　　　　　(1)局部取穴:攒竹　鱼腰　太阳

　　　　　(2)循经取穴:三阴交　曲池

【方义】病性取穴为脾虚湿困证基本处方;攒竹、鱼腰、太阳疏通局部经气;三阴交健脾利湿;曲池清热解毒。

【刺灸方法】针刺泻法,足三里针刺补法。

第二节　天行赤眼

天行赤眼是指外感疫疠之气,白睛暴发红赤、点片溢血,常累及双眼,能迅速传染并引起广泛流行的眼病。又名天行赤目、天行赤热、天行赤运等,俗称"红眼病"。

一、病因病机

本病是由外感天行疫疠之气所致。《银海精微·卷之上》中就有指出:"天行赤眼者,谓天地流行毒气,能传染于人",强调了疫疠之气为其外因。

1. 外感风热:风热之邪侵袭目窍,疫毒壅滞脉络而成。

2. 热毒炽盛:体内素有积热,火毒循经上扰,复感疫毒,内外合邪,交攻于目。

二、辨证论治

(一)风热外袭

【临床表现】患眼沙涩灼热,羞明流泪,眼眵稀薄,胞睑微红,白睛红赤,发热头痛,鼻塞,流清涕,舌质红,苔薄黄,脉浮数。

【治法】疏风散邪,清热解毒。

【处方】病性取穴:风池　肺俞

　　　　病位取穴:

　　　　　(1)局部取穴:睛明　太阳

　　　　　(2)循经取穴:合谷　少商

【方义】病性取穴为外风证基本处方;睛明、太阳宣泄局部之郁热,通络明目;合谷调阳明经气,疏风泻热;少商为手太阳经井穴,解表泻热,宣通气血。

【刺灸方法】针刺泻法,太阳、少商可点刺放血。

(二)热毒炽盛

【临床表现】患眼灼热疼痛,热泪如汤,胞睑红肿,白睛红赤壅肿、弥漫溢血,黑睛星翳,口渴心烦,便秘溲赤,舌红,苔黄,脉数。

【治法】清热泻火,散邪解毒。

【处方】病性取穴:行间　侠溪　大椎

　　　　病位取穴:

　　　　(1)局部取穴:攒竹　瞳子髎　太阳

　　　　(2)循经取穴:合谷　曲池

【方义】病性取穴为火邪炽盛证基本处方,肝开窍于目,取肝胆经荥穴以清泻肝胆之火;攒竹、瞳子髎、太阳局部泄热通络明目;曲池清热解毒,合谷清热凉血,白睛属肺,肺与大肠相表里,针刺泻法或点刺放血以清泻阳明实热而使肺气肃降。

【刺灸方法】针刺泻法,太阳、曲池可点刺放血。

第三节　近视

近视是以视近清楚,视远模糊为主症的眼病。古代医籍又称为目“能近怯远症”,至《目经大成》始称近视。

一、病因病机

心主藏神,目为心使,因神藏于心,其外用又在于目,故眼之能视,受心主使。《审视瑶函·目为至宝论》云:“心神在目,发为神光,神光深居瞳神之中,才能明视万物。”《素问·脉要精微论》谓:“夫精明者,所以视万物,别黑白,审长短;以长为短,以白为黑,如是则精衰矣。”说明眼之能视,有赖于充足的精气濡养。故眼的视觉是否正常,与肾所受藏脏腑的精气充足与否,关系至为密切。若心阳不足,肝肾亏虚,致目失所养,神光不得发越于远处,而发为本病。

1. 心阳不足:火在目而为神光,心阳不足,神光不得发越于远处,故视近尚清,视远模糊。

2. 肝肾亏虚:肝藏血,开窍于目,目得血而能视;肾藏精,精生髓,久视伤目或过劳伤肾,致髓海空虚,目失所养。

3. 其他:本病亦有因先天禀赋不足,或不良用眼习惯,如看书、写字目标太近,坐位姿势不正以及光线强烈或不足等,使目络瘀阻,目失所养,导致本病。

二、辨证论治

(一)心阳不足

【临床表现】视近清楚,视远模糊,或伴心悸失眠,神疲乏力,畏寒肢冷,舌质淡,苔薄白,脉细弱。

【治法】温补心阳,安神明目。

【处方】病性取穴:心俞　厥阴俞　关元

　　　　病位取穴:

　　　　(1)局部取穴:睛明　风池

　　　　(2)循经取穴:神门　内关

【方义】病性取穴为心阳虚证基本处方;睛明位于眼区,通经活络、益气明目,是治疗眼疾的常用穴;风池为足少阳与阳维之交会穴,内与眼络相连,养血明目;神门、内关安神补心。

【刺灸方法】针刺补法,风池穴针感扩散至颞及前额或至眼区较好,关元可灸。

(二)肝肾亏虚

【临床表现】能近怯远,可有眼前黑花飘动,或有头晕耳鸣,腰膝酸软,寐差多梦,舌质淡,脉细弱或弦细。

【治法】滋补肝肾,补虚明目。

【处方】病性取穴:肾俞　肝俞　关元

病位取穴:

(1)局部取穴:睛明　太阳

(2)循经取穴:光明　太溪

【方义】病性取穴为肝肾亏虚证基本处方;睛明、太阳疏调局部经气,明目通络;光明为足少阳胆经络穴,与肝相通,肝开窍于目,可养肝明目;太溪滋补肾精。

【刺灸方法】针刺补法。

第四节　耳鸣、耳聋

耳鸣、耳聋是指听觉异常的两种症状。耳鸣多指自觉耳中鸣响为主症,或为蝉响,或为风声;耳聋以听力减退或完全丧失为主症。"聋为鸣之渐,鸣为聋之始",二者常同时出现,亦可单独为患。两者在病因病机及针灸治疗方面大致相同,故合并论述。

一、病因病机

肾开窍于耳,耳之聪司于肾,耳为肾之外候。肾藏精,精生髓,髓聚于脑,精髓充盛,髓海得养,则听觉才会灵敏。肝气通于耳,肝气调达,则听力聪敏。脾主运化而升清,脾气健旺,气血充沛,清阳之气上奉耳,则耳的功能正常。若因肾精亏虚,或肝胆火旺,上逆于耳,或脾失健运,气血不足,耳失所养均可导致本病。

1. 外感风邪:外感风邪,肺失清肃,郁而化热,循三焦经脉上犯清窍,实邪阻滞,闭阻经脉而为病。

2. 肝胆火盛:手足少阳经循行至耳窍,因暴怒、惊恐,肝胆之火上逆,走窜少阳经脉,以至少阳经气闭阻不通,经气不畅,耳窍不通而致本病。

3. 肾精亏虚:肾藏精主髓,为先天之本,上通于脑,开窍于耳,若年老体弱,或劳倦纵欲,致肾精不足,髓海空虚,以致精气不能上达于耳而成。

4. 气滞血瘀:久病不愈,情志抑郁,肝气郁结,气滞血瘀;或因打斗跌仆、爆震等伤及筋脉,致血瘀内停;或久病入络,致耳窍经脉瘀阻,清窍闭塞。

本病实证多责之于肝胆和风邪,虚证多责之于肾和脾胃。实证有因风邪外袭,侵及耳窍所致;有因肝气郁结上逆,阻塞清窍,或肝郁化火上扰清窍所致;有痰郁化火上壅,阻塞气道而致。虚证有因肾精亏虚,髓海不足而致;有因脾胃虚弱,气血化生不足,不能上奉于耳而致。

二、辨证论治

(一)风邪外犯

【临床表现】突起耳鸣,响声如风,听力下降或伴有耳堵闷感,全身或有鼻塞、流涕、咳嗽、头痛发热、恶风等,舌质红,苔薄黄,脉浮数。

【治法】祛风解表,疏通耳窍。

【处方】病性取穴:风池　肺俞

病位取穴:

(1)局部取穴:听宫　听会　耳门　翳风

(2)循经取穴:外关　合谷

【方义】病性取穴为外风证基本处方;听会、耳门、听宫三穴均循经入耳,为治疗耳疾要穴,疏导少阳经气,聪耳启闭,合称"耳三针";翳风疏散风热,益耳安神;外关清热散邪;合谷疏通阳明经络,并兼有祛风作用,为治疗头面诸疾之要穴。

【刺灸方法】针刺泻法,耳三针以局部酸胀并向周围扩散为佳。

(二)肝胆火逆

【临床表现】耳鸣、耳聋突然发生,多因郁怒而发或明显加重,耳鸣如风、如雷、如潮声,或兼有耳闭塞感,头痛,眩晕,面红目赤,烦躁易怒,夜寐不宁,兼有口苦、咽干,尿黄,便秘,胸胁胀痛,舌红苔黄,脉弦数。

【治法】清肝泻火,聪耳启闭。

【处方】病性取穴:行间　侠溪　大椎

病位取穴:

(1)局部取穴:耳门　听会　翳风

(2)循经取穴:中渚　丘墟

【方义】病性取穴为火邪炽盛证基本处方,肝胆火逆,寻少阳经上闭耳窍,故取肝胆经荥穴以泻肝胆之火;耳门、听会、翳风均为少阳经穴,可疏导局部经气,清泻少阳火热;中渚、丘墟分别为手足少阳经之原穴,疏利少阳,宣通耳气。

【刺灸方法】针刺泻法,耳三针以局部酸胀并向周围扩散为佳。

(三)气滞血瘀

【临床表现】耳鸣耳聋,病程长短不一,新病耳鸣、耳聋者,多突发,久病耳鸣、耳聋者,耳鸣程度无明显波动,全身可无明显其他症状,舌质黯红或有瘀点,脉细涩。

【治法】活血化瘀,通络开窍。

【处方】病性取穴:膈俞　血海　太冲

病位取穴:

(1)局部取穴:耳门　听宫　听会　翳风

(2)循经取穴:合谷　三阴交

【方义】病性取穴为血瘀证、气滞证基本处方加减;局部取耳三针、翳风聪耳启闭,宣通耳窍;合谷、三阴交行气活血。

【刺灸方法】针刺泻法,耳三针以局部酸胀并向周围扩散为佳。

(四)肝肾亏虚

【临床表现】耳鸣绵绵,声如蝉鸣,夜间益著,甚则虚烦失眠,听力渐退,胁痛目涩,五心烦热,潮热盗汗,口燥咽干,或手足蠕动,经闭经少,夜尿频多,舌红少苔,脉细数。

【治法】滋补肝肾,填精养窍。

【处方】病性取穴:肾俞　肝俞　关元

病位取穴:

(1)局部取穴:耳门　听宫　听会　翳风

(2)循经取穴:三阴交　太冲　太溪

【方义】病性取穴为肝肾亏虚证基本处方;耳三针、翳风疏通局部经气,疏通耳窍;三阴交为三阴经交会穴,太冲、太溪为肝肾经原穴,滋补肝肾,填精养窍。

【刺灸方法】针刺补法,耳三针平补平泻法,以局部酸胀并向周围扩散为佳。

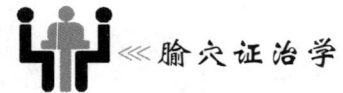

第五节 鼻渊

鼻渊是指外邪侵袭、脏腑失调或脏腑虚损所致的以鼻流浊涕、量多不止为主要特征的鼻病，又有"脑漏""脑渗""脑崩""脑泻"等病名。

一、病因病机

肺主气，司呼吸，开窍于鼻，鼻为肺窍。肺气和利，则呼吸通畅，嗅觉灵敏。胆为中精之腑，其清气上通于脑。胆之经脉，曲折布于脑后，脑下通于空格，空格之下为鼻。胆之经气平和，则脑、空格、鼻功能正常。鼻准属脾，当脾有病变时，常影响于鼻窍。若因风热侵袭、胆经郁热或脾胃湿热均可导致本病。

1. 肺经风热：多因外感风热邪毒，或风寒侵袭，先从口鼻入，壅塞肺系，久而化热，邪热循经上蒸，犯及鼻窍；外邪侵袭，是本病发病的主要原因。

2. 胆经郁热：胆为刚腑，内寄相火，其气上通于脑。若情志不遂，恚怒失结，疏泄失职，气郁化火，气火内炽，循经上犯，移热于脑，火灼津烁，损及鼻窍，迫津下渗为涕，而为鼻渊。

3. 脾胃湿热：嗜酒醴肥甘之物，湿热内生，郁困脾胃，运化失常，清气不升，浊阴不降，湿热邪毒循经上蒸，停聚窦内而致。

二、辨证论治

（一）肺经风热

【临床表现】鼻塞，鼻涕量多而黄稠，嗅觉减退，头痛，可兼有发热畏风，汗出，咳嗽，痰多，头额、眉棱、颌面部疼痛，舌质红，舌苔薄黄，脉浮数。

【治法】疏风清热，宣肺通窍。

【处方】病性取穴：风池 肺俞

　　　　病位取穴：

　　　　（1）局部取穴：印堂 迎香

　　　　（2）循经取穴：尺泽 合谷

【方义】病性取穴为外风证基本处方；印堂位于督脉而近鼻根，迎香位于鼻旁，可散局部之郁热，利鼻通窍；尺泽为肺经子穴，泻之能清泄肺热；合谷宣肺清热。

【刺灸方法】针刺泻法，尺泽可刺络放血。

（二）胆经郁热

【临床表现】鼻涕脓浊，量多，色黄或黄绿，或有腥臭味，鼻塞，嗅觉减退，头痛剧烈，口苦，咽干，目眩，耳鸣耳聋，寐少梦多，急躁易怒，舌质红，舌苔黄或腻，脉弦数。

【治法】清泄胆热，利鼻通窍。

【处方】病性取穴：侠溪 大椎

　　　　病位取穴：

　　　　（1）局部取穴：迎香 上星

　　　　（2）循经取穴：风池

【方义】病性取穴为火邪炽盛证基本处方，侠溪为胆经荥穴，疏解少阳经气，清泄胆热；迎香、上星疏通局部经气，通利鼻窍；风池为足少阳胆经腧穴，清胆利鼻。

【刺灸方法】针刺泻法，印堂、迎香可点刺放血。

（三）脾胃湿热

【临床表现】鼻涕黄浊量多,鼻塞重而持续不通,嗅觉消失,鼻腔红肿胀痛,肿胀较甚,伴头晕重胀,头痛较剧,胃脘胀满嘈杂,食欲不振,嗳腐吞酸,小便黄,舌质红,苔黄腻,脉濡或滑数。

【治法】健脾利湿,清胃通窍。

【处方】病性取穴:阴陵泉　足三里

　　　　病位取穴:

　　　　　　(1)局部取穴:印堂　迎香

　　　　　　(2)循经取穴:丰隆　内庭

【方义】病性取穴为湿阻证基本处方;印堂、迎香疏通局部经气,通利鼻窍;丰隆清热化痰除湿;内庭为胃经荥穴,清泻胃火。

【刺灸方法】针刺泻法。

第六节　鼻衄

鼻衄是指因热伤血络或脏腑虚损,气不摄血所致的血不循经,溢于脉外,以鼻窍出血为临床特征的病证。古人根据病因和症状及发病情况的不同尚有不同的命名,如"伤寒鼻衄""时气鼻衄""温病鼻衄""虚劳鼻衄""经行鼻衄""红汗""鼻洪""鼻大衄"等。

一、病因病机

鼻为清窍,血脉多聚之处。鼻衄的发生主要与外感六淫、酒食不节、情志过极、劳倦过度以及热病或久病,引起肺、脾、胃、心、肝、肾等脏腑功能失调,血液不循经脉正常运行,溢于清道而发为本病。实证者,多因火热气逆,迫血妄行而致;虚证者,多因阴虚火旺或气不摄血而致。

1. 风热犯肺,灼伤鼻窍:外感风热燥邪,首先犯肺,致肺失清肃,邪热循经,上犯鼻窍,热伤阳络,迫血妄行,血溢清道而鼻衄。如《外科正宗·卷四》:"鼻中出血,乃肺经火旺,迫血妄行,而从鼻窍出也。"

2. 内火炽盛,迫血妄行:胃中素有积热,或因暴饮烈酒,过食辛辣,致胃热炽盛,火热内燔,循经上炎,损伤鼻络,迫血妄行;或情志不舒,肝气郁结,郁久化火,循经上炎;或暴怒伤肝,肝火上逆,血随火动,木火刑金,灼伤鼻窍脉络,血溢脉外;或思虑劳神太过,情志之火内发;或外感温热邪毒,邪热困肺,逆传心包致心火亢盛,入于营血,迫血妄行,损伤肺窍阳络,血溢脉外,发为鼻衄。

3. 肝肾亏虚,虚火伤络:素体阴虚或劳损过度,久病热病,阴津被耗,致肝肾阴虚,水不涵木,肝不藏血,虚火上炎,损伤肺窍阳络,血溢脉外而致鼻衄。

4. 脾不统血,血溢脉外:久病不愈,忧思劳倦,饮食不节,损伤脾胃,致脾气虚弱,统摄无权,气不摄血,血不循经,渗溢于鼻窍而为鼻衄。

二、辨证论治

（一）肺经热盛

【临床表现】鼻中出血,点滴而下,量不多而色鲜红,鼻腔肌膜干燥、灼热感,鼻塞涕黄,咳嗽痰少,口干咽痛,恶风发热,舌质红,苔薄黄或黄燥,脉数或浮数。

【治法】清泄肺热,凉血止血。

【处方】病性取穴:尺泽　大椎

　　　　病位取穴:

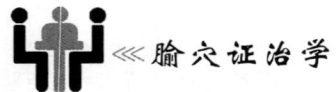

（1）局部取穴：迎香
（2）循经取穴：合谷　少商

【方义】病性取穴为肺热炽盛证基本处方；迎香疏通局部经气，为治鼻病之要穴，且本穴为阳明经穴，能清泻阳明之热；肺与大肠相表里，合谷、少商清泄肺热，使亢热渐平而衄自止。

【刺灸方法】针刺泻法，尺泽、少商可点刺放血。

（二）胃火炽盛

【临床表现】鼻出血量多、色深红，伴见烦渴引饮，齿龈红肿甚至出血，大便秘结，小便短赤，舌质红，苔黄，脉滑数。
【治法】清胃泻火，凉血止血。
【处方】病性取穴：内庭　合谷
　　　　病位取穴：
　　　　（1）局部取穴：巨髎　上星
　　　　（2）循经取穴：天枢

【方义】病性取穴为胃火炽盛证基本处方；巨髎为治疗鼻衄之效穴，位于鼻旁，凉血止血；上星归属督脉，下行鼻柱，可泻诸阳经之热，清鼻窍之火；天枢为大肠募穴，泻之通腑去实。

【刺灸方法】针刺泻法，巨髎、上星可点刺放血。

（三）阴虚火旺

【临床表现】鼻出血时作时止，血色红，量不多，口干不欲饮，耳鸣目眩，五心烦热，舌红绛，少苔，脉细数。
【治法】滋阴降火，养血止血。
【处方】病性取穴：太溪　三阴交
　　　　病位取穴：
　　　　（1）局部取穴：迎香　上星
　　　　（2）循经取穴：照海　太冲

【方义】病性取穴为阴虚证基本处方；迎香、上星疏通局部经气，照海滋补肾阴，太冲清降虚火。

【刺灸方法】针刺平补平泻法。

第七节　咽喉肿痛

咽喉肿痛是以咽喉红肿疼痛、有异物感、吞咽不适为主要临床表现的病证。

一、病因病机

咽接食管，通于胃，为饮食之通道；喉接气管，通于肺，主呼吸及发音。咽喉与各脏腑均有一定联系，其中以肺、胃关系最为密切。咽喉部为众多经脉循行交汇之处，十二经脉及任督二脉均直接或间接与咽喉发生联系，故外感六淫邪毒，或脏腑功能失调、经脉变动，均可引发咽喉部不适，其中尤以火热证为多，故咽喉肿痛发病最多。若因风热火毒侵袭咽喉，或嗜食辛辣香燥之物致热毒搏结咽喉；或肺胃积热循经上扰，或体虚久病肺肾两虚，虚火上炎，灼伤咽喉，均可导致本病。

1. 外感风邪：气候骤变，起居不适，肺卫失固，易感风热外邪，侵袭于肺，熏灼肺系，邪热上壅咽喉，脉络阻滞发为本病。

2. 脾胃积热：外邪不解，邪热传里，或过食辛热香辣、醇酒之类，肺胃蕴热，复感外邪，肺胃积热搏结咽喉，气血壅阻，发为咽痛。

3. 肺肾阴虚:温热过后,或过度劳累,损伤肺肾阴液,咽喉失于滋养,加之阴虚火热上炎,常灼于咽喉,引发肿痛。

4. 脾胃损伤:脾胃失运,水谷精微化生不足,津不上乘,咽喉失养而痛;或饮食不节,损伤脾胃,水湿内停,结聚为痰,凝结咽喉,久之经脉瘀滞而为病。

二、辨证论治

(一)风热袭肺

【临床表现】咽喉红肿疼痛,吞咽时疼痛明显,伴发热,恶风,汗出,头痛,咳痰黄稠,舌质红,苔薄白或微黄,脉浮数。

【治法】疏风散邪,宣肺利咽。

【处方】病性取穴:风池　肺俞
　　　　病位取穴:
　　　　(1)局部取穴:天突
　　　　(2)循经取穴:少商　尺泽

【方义】病性取穴为外风证基本处方;天突清热利咽;少商为手太阴经井穴,点刺出血可清泻肺热、消肿利咽,为治疗本病之要穴;尺泽为手太阴经合穴,实则泻其子,能泻肺经实热。

【刺灸方法】针刺泻法,少商、尺泽可点刺放血。

(二)肺胃实热

【临床表现】咽喉红肿,灼热疼痛,咽喉有堵塞感,高热,口渴喜饮,口气臭秽,大便燥结,小便短赤,舌质红,苔黄,脉洪数。

【治法】清泻肺胃,消肿利咽。

【处方】病性取穴:内庭　合谷
　　　　病位取穴:
　　　　(1)局部取穴:天鼎
　　　　(2)循经取穴:少商

【方义】病性取穴为胃火炽盛证基本处方;天鼎清阳明郁热,局部消肿止痛;少商点刺出血,清泄肺热,利咽消肿。

【刺灸方法】针刺泻法,少商点刺放血。

(三)肺肾阴虚

【临床表现】咽喉干燥,灼热疼痛不适,午后或入夜较重,或咽部哽咽不适,干咳痰少,声音嘶哑,不欲饮水,手足心热,舌红少津,脉细数。

【治法】滋阴养液,降火利咽。

【处方】病性取穴:太溪　肺俞
　　　　病位取穴:
　　　　(1)局部取穴:廉泉
　　　　(2)循经取穴:鱼际　照海

【方义】病性取穴为肾阴虚证、肺阴虚证基本处方加减;廉泉为任脉与阴维脉之会,津液所处,生津润燥;鱼际清肺之虚热,利咽喉;照海滋阴降火,引虚火下行。

【刺灸方法】针刺平补平泻法。

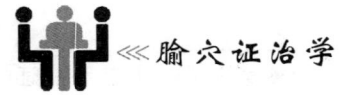

<h1 style="text-align:center">第八节　牙痛</h1>

牙痛,称"齿痛",是口腔疾病中最常见的症状之一,每因冷、热、酸、甜等刺激而发作或加重,可伴有牙龈红肿、牙龈出血、龈肉萎缩、牙齿松动、咀嚼困难或有龋齿存在。牙体本身或牙齿周围的病变均可引起本症。

一、病因病机

《灵枢·经脉》曰:"大肠手阳明之脉……是动则病齿痛"。十二经脉中,手阳明大肠经入下齿,足阳明胃经入上齿,无论是风热外袭还是胃火炽盛,火邪循经上炎均可引起牙痛。肾主骨,齿为骨之余,肾阴不足、虚火上炎亦可引起。故牙痛主要因火热为患。

1. 风火牙痛:风热侵袭,风火邪毒侵犯,伤及牙体及牙龈肉,邪聚不散,气血滞留,气血不通,瘀阻脉络而为病。

2. 实火牙痛:手、足阳明经脉分别入下齿、上齿,大肠、胃腑积热或风邪外袭经络,郁于阳明而化火,火邪循经上炎而发牙痛。

3. 虚火牙痛:肾主骨,齿为骨之余,肾阴不足,不能上荣于齿,若合虚火上炎,更引起牙痛。

4. 其他:多食甘酸之物,口齿不洁,垢秽蚀齿而发。

二、辨证论治

(一)风火牙痛

【临床表现】发作急骤,牙痛剧烈,牙龈红肿,喜凉恶热,可兼有发热、口渴、腮颊肿胀,舌红,苔薄黄,脉浮数。

【治法】祛风泻火,通络止痛。

【处方】病性取穴:风池　肺俞

　　　　　病位取穴:

　　　　　(1)局部取穴:颊车　下关

　　　　　(2)循经取穴:合谷　外关

【方义】病性取穴为外风证基本处方;颊车、下关疏通足阳明经气,通络止痛;合谷为四总穴之一,为治疗牙痛之要穴,疏通阳明经气,祛风通络止痛;外关疏风解表。

【刺灸方法】针刺泻法。

(二)实火牙痛

【临床表现】牙痛剧烈,牙龈红肿甚至出血,遇热更甚,伴口臭、尿赤、便秘,舌红,苔黄,脉洪数。

【治法】清热泻火,通络止痛。

【处方】病性取穴:二间　内庭　大椎

　　　　　病位取穴:

　　　　　(1)局部取穴:颊车　下关

　　　　　(2)循经取穴:合谷

【方义】病性取穴为火邪炽盛证基本处方,手阳明大肠经入下齿,足阳明胃经入上齿,取手足阳明经荥穴以泻阳明之火;颊车、下关疏散局部之热邪,消肿止痛;合谷清泻阳明火热,为治疗牙痛之要穴。

【刺灸方法】针刺泻法,二间、内庭可点刺放血。

（三）虚火牙痛

【临床表现】牙齿隐隐作痛,时作时止,午后或夜晚加重,日久不愈可见齿龈萎缩,甚则牙根松动,伴腰膝酸软、头晕眼花,舌质红嫩,少苔或无苔,脉细数。

【治法】滋阴降火,清热止痛。

【处方】病性取穴:太溪　阴谷

　　　　病位取穴:

　　　　(1)局部取穴:颊车

　　　　(2)循经取穴:行间　合谷

【方义】病性取穴为肾阴虚证基本处方;颊车疏通阳明经气,消肿止痛;行间清热降火;合谷为治疗牙痛之要穴,清热止痛。

【刺灸方法】针刺泻法,太溪、阴谷针刺补法。

第九节　口疮

口疮是指以齿龈、两颊、上腭、舌体等处出现黄白色溃疡,大小不一,可从米粒至黄豆大小,成圆形或卵圆形,伴疼痛流涎,或伴发热的一种疾病。

一、病因病机

脾开窍于口,舌为心之苗,且足太阴脾经、手少阴心经、足少阴肾经经脉均循行于此,若因感受风热之邪,或恣食膏粱厚味直接刺激口腔,或积聚生热、火热上灼;或气血虚弱,黏膜柔嫩,不耐邪热熏灼或久病体虚均可导致本病。其发病机制皆为火热循经上炎,熏蒸口舌发为口疮。

1. 心脾积热:足太阴经通于口,外感风热,内乘于脾,或恣食肥甘煎炸,脾胃积热,火热循经上炎,熏蒸口舌;手少阴经通于舌,若心阳偏亢,或肝郁化火,母病及子,引动心火亢旺于上,上冲口舌亦致此病。

2. 虚火上炎:素体阴虚,或久病、热病伤阴致阴虚火盛,水不制火,虚火上炎,而口舌生疮。

3. 气血亏虚:平素体弱,或因禀赋阳虚,气化失调而致。

二、辨证论治

(一)心脾积热

【临床表现】舌上、舌边、上腭、口角溃疡为主,周围红肿,疼痛拒按,口臭,心烦不安,口干欲饮,小便短黄,大便秘结,舌红,苔薄黄,脉数。

【治法】清凉心脾,泻火解毒。

【处方】病性取穴:内庭　合谷

　　　　病位取穴:

　　　　(1)局部取穴:金津　玉液

　　　　(2)循经取穴:少府

【方义】病性取穴为胃火炽盛证基本处方;金津、玉液点刺放血可泄热消肿止痛;少府为心经之荥穴,清心泻火。

【刺灸方法】针刺泻法,金津、玉液点刺放血。

（二）阴虚火旺

【临床表现】口腔溃疡或糜烂,周围色不红或微红,疼痛不甚,反复发作或迁延不愈,神疲颧红,口干不渴,舌红,苔少,脉细数。

【治法】滋阴降火,引火归元。

【处方】病性取穴:太溪　阴郄

　　　　　病位取穴:

　　　　　（1）局部取穴:廉泉　承浆

　　　　　（2）循经取穴:照海　三阴交

【方义】病性取穴为肾阴虚证合心阴虚证基本处方加减;廉泉为阴维、任脉之会,联系舌本,疏通口腔气机以治标;配以任脉穴承浆,疏通局部经气,止痛消肿;照海滋阴清热,引虚热下行;三阴交滋肾养阴清热。

【刺灸方法】针刺泻法,太溪、照海针刺补法。。

（三）气血亏虚

【临床表现】口腔溃疡或糜烂,溃疡处颜色较淡,周围颜色不红,疼痛不甚,不易愈合,气短懒言,少动体弱,舌淡,苔白,脉细弱。

【治法】补中益气,养血补血。

【处方】病性取穴:足三里　膈俞　气海

　　　　　病位取穴:

　　　　　（1）局部取穴:廉泉　承浆

　　　　　（2）循经取穴:脾俞　三阴交

【方义】病性取穴为气虚证、血虚证基本处方加减;廉泉、承浆调和局部气血,通络止痛;脾俞、三阴交补脾以助化源。

【刺灸方法】针刺补法,可灸。

第五章 急 症

第一节 痉 证

痉证是以项背强直,四肢抽搐,甚至口噤,角弓反张为主要临床表现的一种病证。

一、病因病机

肝主筋,筋脉有约束联系和保护骨节肌肉的作用,其依赖肝血的濡养而保持刚柔相兼之性。如因感受外邪,或久病过劳阴血不足,或失治误治阴液耗伤,肝失濡养,筋脉刚劲太过,失去柔和之性,则发为本病。

1. 感受外邪:外感风、寒、湿邪,壅阻脉络,以致气血运行不利,筋脉失养,痉挛抽搐;外感湿热之邪,或寒邪郁而化热,邪热消灼津液,筋脉失于濡养;或热病邪入营血,引动肝风,扰乱神明,发为痉证。

2. 久病过劳:久病不愈,气血耗伤,气虚血行不畅,瘀血内阻,血虚不能濡养筋脉;久病脏腑功能失调,脾虚不化水湿,或肝火灼伤津液,或肺气不宣,蒸灼肺津等,皆能产生痰浊,痰浊阻滞经脉,经脉失养而致痉;或久病致肝肾阴虚,阴不制阳,肝阳上亢,亢阳化风而致痉。

3. 误治或失治:误用汗、吐、下法,导致伤精耗液,津伤液脱,亡血亡精,筋脉失养,而致痉证发生。

痉证病在筋脉,属肝所主,其发病尚与心、脾、胃、肾等脏腑密切相关。如热陷心包,逆乱神明,或脾失健运,痰浊阻滞,或胃热腑实,阴津耗伤,或肾精不足,阴血亏虚,均与痉证发生有关。感受风寒湿邪或热邪炽盛而引起的痉证,为外感发痉,多属实证。此时正气未虚,只要治疗得当,可以较快好转。由于热盛所致的痉证,若治疗不当,热毒内陷,则痉厥并见,病情凶险,危及生命。又热盛伤阴,肝肾之阴精衰竭,此时则转为虚证。内伤痉证可以感受外邪而变为外感发痉,外感发痉久治不愈,最后亦能导致内伤发痉。

二、辨证论治

(一)高热伤津

【临床表现】高热头痛,项背强急,手足挛急,甚则角弓反张,渴喜冷饮,舌质红绛,舌苔黄燥,脉弦细而数。

【治法】清热生津,息风止痉。

【处方】病性取穴:大椎 行间

　　　　病位取穴:

　　　　(1)局部取穴:筋缩

　　　　(2)循经取穴:合谷 太冲 阳陵泉

【方义】病性取穴为火邪炽盛证基本处方,肝主筋,故取肝经荥穴清肝泻火,息风止痉;筋缩柔筋止痉;合谷、太冲为四关穴,疏风清热,平肝息风止痉;阳陵泉为胆经合穴和筋会穴,镇肝息风,缓解痉挛。

【刺灸方法】针刺泻法,大椎可点刺放血。

(二)热入营血

【临床表现】高热烦躁,神昏谵语,项背强直,四肢抽搐,甚则角弓反张,舌质红绛,苔黄少津,脉细数。

【治法】清心透营,开窍止痉。

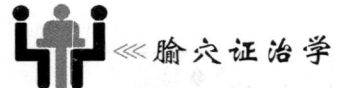

【**处方**】病性取穴：大椎　行间　劳宫

　　　　　病位取穴：

　　　　　（1）局部取穴：水沟

　　　　　（2）循经取穴：合谷　太冲　阳陵泉

【**方义**】病性取穴为火邪炽盛证基本处方，肝主筋，热入营血，邪入心包，故取肝经、心包经荥穴清心肝之火；水沟醒神开窍；四关穴镇痉宁神、泄热息风；阳陵泉柔筋止痉。

【**刺灸方法**】针刺泻法，大椎可点刺放血。

（三）阴血亏虚

【**临床表现**】项背强急，四肢麻木、抽搐或筋肉跳动，直视口噤，头目昏眩，自汗，神疲气短，或低热，舌质淡或舌红无苔，脉细数。

【**治法**】益气养血，滋阴止痉。

【**处方**】病性取穴：太溪　三阴交　膈俞　足三里

　　　　　病位取穴：

　　　　　（1）局部取穴：筋缩　肝俞

　　　　　（2）循经取穴：阳陵泉

【**方义**】病性取穴为阴虚证、血虚证基本处方；肝俞补益肝血，合筋缩柔肝止痉；阳陵泉柔筋止痉。

【**刺灸方法**】针刺平补平泻法，太溪、足三里针刺补法。

第二节　厥证

厥证是以突然昏倒，不省人事，四肢逆冷为主要临床表现的一种病证。病轻者，短时间可苏醒；病重者，昏厥时间较长，严重者甚至一蹶不复而死亡。

一、病因病机

《景岳全书·厥逆》所说："厥者尽也，逆者乱也，即气血败乱之谓也。"气的升降出入，是气运动的基本形式，升降失调是气机紊乱的病理变化。气为阳，血为阴，气与血阴阳相随，互为资生，互为依存。若因情志内伤、体虚劳倦、亡血失津、饮食不节等引起气机升降失调或气血逆乱，上犯神明或神明失养而发为本病。

1. 情志内伤：七情刺激，气逆为患，以恼怒致厥为多。所愿不遂，肝气郁结，郁久化火，肝火上炎；或因大怒而气血并走于上等，致使阴阳不相顺接而发为厥证。

2. 体虚劳倦：元气素虚，复加空腹劳累，以致中气不足，脑海失养；或睡眠长期不足，阴阳气血亏耗，发为厥证。

3. 亡血失津：如因大汗吐下，气随液耗；或因创伤出血，以致气随血脱，阳随阴消，神明失主而致厥。

4. 饮食不节：嗜食醇酒肥甘，脾胃受伤，运化失常，以致聚湿生痰，痰浊阻滞，气机不畅，日积月累，如痰浊一时上壅，清阳被阻，则可发为昏厥。

厥证的主要病机是气机突然逆乱，升降失常，气血阴阳不相顺接。情志变动，最易影响气机运行，轻则气郁，重则气逆，逆而不顺则气厥。气盛有余之人，骤遇恼怒惊骇，气机上冲逆乱，清窍壅塞而发为气厥实证；素来元气虚弱之人，突遇恐吓，清阳不升，神明失养，而发为气厥虚证。素有肝阳偏亢，遇暴怒伤肝，肝气上逆，血随气升，气血逆乱于上，发为血厥实证；大量失血，血脱则气无以附，气血不能上达清窍，神明失养，昏不知人，则发为血厥虚证。由于情志、痰食、外邪而致气的运行逆乱，或痰随气升而成痰厥；或食滞中焦，胃失和降，脾不升清而致食厥；或暑热郁逆，而致暑厥。总之，凡气盛有余，气逆上冲，血随气逆，或夹痰壅滞于上，以致清窍闭塞，不知人事，为厥之闭证；气虚不足，清阳不升，气陷于下，或大量出血，气随血脱，血不上达，气血不相顺接,致神明失养,不知人事,为厥之脱证。

二、辨证论治

(一)闭证

【临床表现】由于情志异常,精神刺激,突然昏仆,不省人事,或四肢厥冷,呼吸气粗,牙关紧闭,口噤握拳,或喉间痰鸣,舌苔白腻,脉沉弦有力。

【治法】活血行气,化痰开窍。

【处方】病性取穴:合谷　太冲　丰隆

　　　　病位取穴:

　　　　(1)局部取穴:水沟　百会

　　　　(2)循经取穴:中冲　劳宫

【方义】病性取穴为肝阳上亢证、痰浊阻滞证基本处方加减;水沟、百会醒脑开窍,启闭苏厥;中冲、劳宫为心包经井穴、荥穴,泄热开窍,清心启闭。

【刺灸方法】针刺泻法,水沟、中冲、劳宫点刺放血。

(二)脱证

【临床表现】眩晕昏仆,面色苍白,四肢厥冷,呼吸微弱,汗出淋漓,神情淡漠或烦躁不安,甚则昏迷,目陷口张,舌质淡,脉微欲绝或脉动紊乱。

【治法】益气回阳,救逆醒神。

【处方】病性取穴:百会　神阙　关元

　　　　病位取穴:

　　　　(1)局部取穴:素髎

　　　　(2)循经取穴:足三里　气海

【方义】病性取穴为气脱证基本处方;素髎升阳举陷,醒脑开窍;足三里补益气血,气海益气固脱。

【刺灸方法】针刺补法;神阙、关元、气海、百会重灸。

第三节　脱证

脱证是指突然汗出,目合口开,二便自遗,甚则神昏为主要表现的急危病证。《临证指南医案·脱》篇中就有指出"脱之名,惟阳气骤起,阴阳相离,汗出如油,六脉垂危,一时急迫之证,方名为脱。"

一、病因病机

各种疾病危重阶段,或邪毒内侵,内陷营血,或亡血失精,耗气伤阴,致气机逆乱,"阴阳气不相顺接"或"阴阳之气不相维系"而发为本病。

1. 外中邪毒、虫毒、金创:外感风热、暑湿、疫气之邪,以及猝中虫兽邪毒,不仅可因来势迅猛而遏阻阳气,扰乱气机,遏阻血脉,而且可因邪热内盛而耗气伤津、动血,从而导致阴阳之气不相顺接;而猝然金创,大出血更可造成阴阳离决之势。

2. 内伤七情与饮食:暴怒、惊恐、饱餐、饥饿、酗酒可直接破乱气机,还可借助积食、停饮、蓄痰、留瘀而间接加剧气机逆乱之势,均可导致阴阳之气不相顺接;因长期内伤与禀赋较弱而形成的气血阴阳虚衰之体,既易助长外邪而伤正,又易滋生饮、痰、瘀等病理产物而遏阳,从而极易导致脱证。

3. 误施汗、吐、下法:凡不该用汗、吐、下三法而误施者,可因伤津耗气而促成正气欲脱之势。

寒邪伤阳,热邪伤阴,皆可致气机逆乱,阴阳之气不相顺接或维系而发脱证,其病性多属虚实夹杂,以虚为主。外感多为因实致虚,内伤则可虚中夹实。

二、辨证论治

【临床表现】面色苍白,汗出不止,声低息微,目合口开,手撒尿遗,舌淡,苔或白润或红而干,脉微细欲绝。

【治法】益气固脱。

【处方】病性取穴:百会　神阙　关元

病位取穴:

(1)局部取穴:素髎

(2)循经取穴:内关　气海　足三里

【方义】病性取穴为气脱证基本处方;素髎为任督二脉相交接之穴,转枢阴阳,开窍醒神;内关为心神之元汇聚之处,宁神定志,调理血脉;气海为肓之原穴,益气补虚,回阳固脱;足三里补益气血,以资化源。

【刺灸方法】针刺补法,百会、神阙、关元、气海重灸。

第四节　高热

高热又称壮热,是指体温升高在39℃以上为主症的多种急性发热性综合征。温病中卫气营血各阶段的高热,伤寒太阳、阳明和少阳中的高热,脏腑杂病内伤所致的"大热"等,都属于此。

一、病因病机

高热之病因以外感六淫之邪为主,其中以湿邪、风寒之邪、疫疠之气为多。邪气入侵人体,正邪相争而致本病。

1. 外感风寒:卒感寒邪,束于肌表,卫阳被遏,正邪相争而出现高热。

2. 外感风热:感受风热或具有温热性质之阳邪,致风热犯肺,卫失宣散,肺失清肃,热蒸肌表,或邪气入里化热,内热炽盛而出现高热。

3. 外感疫疠:感受疫毒时邪,邪毒肆虐,侵犯人体,若卫虚不能御邪,则邪气由卫犯于肺,内热炽盛而出现高热;或素体虚弱,疫毒之邪可直犯营血,逆传心包而见高热。

4. 外感暑邪:暑为阳邪,其性炎热,侵犯人体,若正气不足,暑热病邪可直入心营,暑热内闭,不能外达,则出现高热。

高热传变,一般而言,具有由表及里,从阳入阴,先实后虚的基本规律,即经脉传,三焦传,卫气营血传,表里传等。但由于高热发病毒热炽盛,其变化快危害大,时常见有变证发生。热盛生风、动血而生惊、抽、血三变证。阳盛易伤阴,热盛易耗气,故多伴见气阴两虚之兼证;正气素虚,无力束邪,毒邪入血,弥漫血络而为毒瘀证,阻隔阴阳为厥为脱;衰耗脏器易伤及心阳,造成心之"气阳衰竭",而发心衰、心悸等症。

二、辨证论治

(一)外感风热

【临床表现】发热较重,微恶风,汗出不畅,头痛,面赤,咳嗽,咽干或肿痛,痰黏或黄,鼻塞,流黄涕,渴喜冷饮,尿黄,便干,苔薄黄,脉浮数。

【治法】疏风清热,宣肺解表。

【处方】病性取穴:风池　合谷　曲池

病位取穴:

循经取穴:鱼际　外关　大椎

【方义】病性取穴为外风证、暑热证基本处方加减;鱼际为肺之荥穴,清泄肺热;外关清热散邪;大椎疏风清热,点刺出血使热随血泻。

【刺灸方法】针刺泻法,大椎、曲池可点刺放血。

(二)湿邪内陷

【临床表现】湿邪由表迅速入里化热,湿邪内陷中焦,发热汗出不解,口渴不欲多饮,脘痞呕恶,心中烦闷,便溏色黄,小便短赤,苔黄腻,脉濡数。

【治法】宣畅中焦,清热除湿。

【处方】病性取穴:阴陵泉　足三里

病位取穴:

循经取穴:合谷　内庭　大椎

【方义】病性取穴为湿阻证基本处方;内庭、合谷清泄阳明之热;大椎泄热通阳。

【刺灸方法】针刺泻法,大椎可点刺放血。

(三)暑热蒙心

【临床表现】身热不退,面赤气粗,肌肤灼热,朝轻暮重,唇干喜饮,甚则神识昏蒙,似清似昧,心烦不寐,或时谵语,痉厥抽搐,呕恶,小便短赤热痛,舌红干,脉洪大而数。

【治法】清泄暑热,开窍启闭。

【处方】病性取穴:曲池　合谷

病位取穴:

(1)局部取穴:水沟

(2)循经取穴:中冲　内关　委中

【方义】病性取穴为暑热证基本处方;水沟为任督交会阴阳转枢之穴,开窍醒神;中冲为心包之井穴,清热醒神;内关善清心胸,利达三焦;委中为血郄,清血分之热。

【刺灸方法】针刺泻法,中冲、委中点刺放血。

(四)疫毒熏蒸

【临床表现】畏寒壮热,继而但热不寒,头痛且重,面目红赤,咽喉肿痛溃烂,烦躁不安或丹痧显现,舌红,苔黄,脉数。

【治法】清热解毒,消肿止痛。

【处方】病性取穴:内庭　二间　大椎

病位取穴:

循经取穴:曲池　合谷　曲泽　委中

【方义】病性取穴为火热炽盛证基本处方,阳明热盛,故取手足阳明经荥穴清泻阳明火毒;曲池、合谷清热搜风,疏解肌肤郁热;外关清热散邪;曲泽、委中点刺出血可清血分之热,使毒随血泻。

【刺灸方法】针刺泻法,大椎、曲池、曲泽、委中可点刺放血。

第五节　内脏绞痛

内脏绞痛泛指人体不同部位出现的剧烈疼痛。根据疼痛部位的不同,分论述如下。

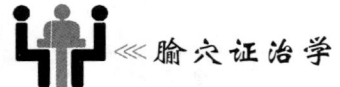

一、心绞痛

心绞痛是指因胸阳不足,阴寒、痰浊留踞胸中,或心气不足,鼓动无力,使气血痹阻,心失血养所致,以发作性心胸疼痛为主要表现的内脏痹病类疾病。

(一)病因病机

心为"君主之官",五脏六腑之大主。若因寒邪内侵,抑遏阳气;或因饮食失调,损伤脾胃,聚湿生痰,上犯心胸,遏阻心阳;或因情志失调,气血瘀滞或痰瘀交阻,胸阳不运;或因劳倦、体虚,无以濡养心脉而发为本病。其病位在心,发病多涉及肝、脾、肾等脏。病性总属本虚标实,虚实夹杂。病情的进一步发展,瘀血痹阻心脉,可心胸猝然剧痛,而发为真心痛,为重证。如心阳阻遏,心气不足,鼓动无力,可见心动悸,脉结代;若心肾阳虚,水邪泛滥,水饮凌心射肺,可出现咳喘、肢肿等证。

(二)辨证论治

【临床表现】胸骨后或左胸发作性闷痛,不适,甚至剧痛向左肩背沿手少阴心经循行部位放射,持续时间短暂,伴短气乏力,面色苍白,自汗心悸,甚至喘促,肢冷,脉结代。

【治法】温振心阳,化瘀止痛。

【处方】病性取穴:心俞　内关　膻中

病位取穴:
(1)局部取穴:巨阙
(2)循经取穴:阴郄　郄门

【方义】病性取穴为心脉痹阻证基本处方;巨阙为心之募穴,与心俞为俞募配伍,行气活血,化瘀止痛;阴郄、郄门为心经和心包经郄穴,长于缓急止痛。

【刺灸方法】针刺泻法或平补平泻法。

二、胃痉挛

胃痉挛是指胃部肌肉抽搐而引起的胃脘部剧烈疼痛,属中医"胃脘痛""胃脘暴痛"范畴。

(一)病因病机

胃为水谷之海,主受纳和腐熟水谷,宜通而不宜滞。若因寒邪客胃、饮食不节、情志失调、肝气郁结、素体阴虚,又复感外寒,致胃府气机郁滞,失于和降,"不通则痛"而突发该症。

(二)辨证论治

【临床表现】突发性剧烈腹痛,或痛如针刺刀绞,腹部挛急,喜暖喜按,面色苍白,汗出肢冷,舌苔薄白,脉紧,或势如刀绞、拒按,伴恶心呕吐,嗳腐吞酸,面色苍白,汗出肢冷,舌红苔白腻,脉弦紧。

【治法】和胃解痉,理气止痛。

【处方】病性取穴:梁门　足三里　中脘

病位取穴:
循经取穴:梁丘　内关

【方义】病性取穴为食滞胃肠证、寒邪犯胃证基本处方加减;梁丘为胃经郄穴,长于止痛解痉;内关宽胸和胃,降逆止呕。

【刺灸方法】针刺泻法,虚寒者针后加灸。

三、胆绞痛

胆绞痛是指因胆囊或胆管内结石移动,造成胆囊或胆总管的暂时性梗阻而引起的绞痛。表现为上腹持续性痛,阵发性加重,放射到肩背或胸部,伴恶心呕吐,如果同时并发胆道感染,可随之发生寒战、发热、黄疸,属中医"胁痛"范畴。

(一)病因病机

肝为刚脏,主疏泄,性喜条达,体阴而用阳。若因情志抑郁,肝气郁结,郁而作痛;或过食肥甘,嗜酒无度,伤及脾胃,痰湿壅滞,郁而化热形成结石,阻滞胆道;或因肠中蛔虫妄动上窜,误入胆道,均可使肝胆气滞,胆道阻滞,不通则痛。

(二)辨证论治

【临床表现】突然发病,出现右上腹部痛或上腹疼痛,轻重不一,重者疼痛难忍,甚则打滚,呻吟不止,面色苍白伴大汗,多为间歇性绞痛,也可为持续性痛,疼痛可向右肩或右上背部放射,常伴恶心和呕吐。

【治法】疏肝利胆,行气止痛。

【处方】病性取穴:太冲　期门　阳陵泉

病位取穴:

(1)局部取穴:日月

(2)循经取穴:胆俞　胆囊穴

【方义】病性取穴为肝郁气滞证、肝胆湿热证基本处方加减;日月为胆经募穴,位居胆囊区,与胆俞俞募配穴,疏调肝胆气机,利胆止痛;胆囊穴为治疗胆腑疾病的经验效穴。

【刺灸方法】针刺泻法。

四、肾绞痛

肾绞痛是一种肾、输尿管和尿道部位的阵发性和放射性剧痛,表现为阵发性腰部或腹部绞痛,程度不同的小便涩痛,尿血。属中医"石淋""血淋"范畴。

(一)病因病机

肾者主水,维持机体水液代谢。膀胱者,州都之官,有贮存和排尿功能。二者表里相关,经络相互络属,共主水道,司决渎。若因湿热蕴结下焦,膀胱气化不利,或灼伤血络,迫血妄行;或湿热久蕴,熬尿为石,瘀阻脉络而发为本病。若久病不愈,湿热留恋膀胱,由腑及脏,继则由肾及脾,脾肾受损,正虚邪弱。本病病位主要在膀胱和肾,且与肝脾亦有关。病变初起多实多热,病久则可由实转虚,而见虚实夹杂证。

(二)辨证论治

【临床表现】突发性腰部剧烈绞痛,痛引小腹,牵扯前阴、会阴、大腿内侧疼痛,或排便时尿液突然中断,尿热、尿痛、尿中带血,痛剧者伴面色苍白,恶心呕吐,冷汗淋漓,甚则昏厥。

【治法】清利湿热,通淋止痛。

【处方】病性取穴:膀胱俞　中极

病位取穴:

(1)局部取穴:水道　肾俞

(2)循经取穴:三阴交　阴陵泉

【方义】病性取穴为膀胱湿热证基本处方;水道居于少腹,疏利局部气机,利湿通络止痛;肾俞调理肾气,以助膀胱气化;三阴交、阴陵泉清利湿热,通淋止痛。

【刺灸方法】针刺泻法。

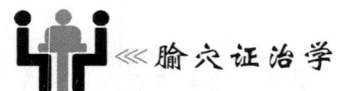

下篇主要参考书目

[1]　邓铁涛.中医诊断学[M].上海:上海科学技术出版社,1984.

[2]　张伯臾.中医内科学[M].上海:上海科学技样出版社,1984.

[3]　邱茂良.针灸学[M].上海:上海科学技术出版社,1985.

[4]　杨长森.针灸治疗学[M].上海:上海科学技术出版社,1985.

[5]　顾伯康.中医外科学[M].上海:上海科学技术出版社,1986.

[6]　曾敬光,刘敏如.中医妇科学[M].北京:人民卫生出版社,1986.

[7]　吴敦序,刘燕池,李德新.中医基础理论[M].上海:上海科学技术出版社,1995.

[8]　朱文峰,费兆馥,杨牧祥.中医诊断学[M].上海:上海科学技术出版社,1995.

[9]　王萍芬.中医儿科学[M].上海:上海科学技术出版社,1997.

[10]　王永炎.中医内科学[M].上海:上海科学技术出版社,1997.

[11]　石学敏.针灸治疗学[M].北京:人民卫生出版社,2001.

[12]　梁繁荣,赵吉平.针灸学[M].北京:人民卫生出版社,2002.

[13]　石学敏.针灸学[M].北京:中国中医药出版社,2002.

[14]　吴富东.针灸医籍选读[M].北京:中国中医药出版社,2002.

[15]　李曰庆.中医外科学[M].北京:中国中医药出版社,2002.

[16]　周仲瑛.中医内科学[M].北京:中国中医药出版社,2003.

[17]　王士贞.中医耳鼻喉科学[M].北京:中国中医药出版社,2003.

[18]　姜良铎.中医急诊学[M].北京:中国中医药出版社,2003.

[19]　王明芳.中医眼科学[M].中国中医药出版社,2004.

[20]　龙致贤.针灸学[M].北京:学苑出版社,2005.

[21]　沈雪勇.经络腧穴学[M].北京:中国中医药出版社,2007.

[22]　张吉.经脉病候辨证与针灸论治[M].北京:人民卫生出版社,2006.

[23]　曾庆华.中医眼科学[M].北京:中国中医药出版社,2007.

[24]　朱文锋.中医诊断学[M].北京:中国中医药出版社,2007.

[25]　王启才.针灸治疗学[M].北京:中国中医药出版社,2007.

[26]　王启才,燕宪仪.王启才新针灸学[M].北京:中医古籍出版社,2008.

[27]　王启才.特定穴临床应用[M].北京:中国中医药出版社,2008.

[28]　王云凯,王富春.中医妇科学[M].北京:中国中医药出版社,2009.

[29]　严隽陶.推拿学[M].北京:中国中医药出版社,2009.

[30]　吕玉娥,吕运权,吕运东.吕景山对穴[M].北京:人民军医出版社,2010.

[31]　王启才,王伟佳.启才针灸治疗学[M].北京:人民军医出版社,2011.

附录一　腧穴归经索引

一、手太阴肺经

1. 中府（220）
2. 云门（222）
3. 天府（223）
4. 侠白（250）
5. 尺泽（101）
6. 孔最（335）
7. 列缺（65）
8. 经渠（225）
9. 太渊（539）
10. 鱼际（104）
11. 少商（660）

二、手阳明大肠经

1. 商阳（662）
2. 二间（170）
3. 三间（132）
4. 合谷（133）
5. 阳溪（69）
6. 偏历（448）
7. 温溜（172）
8. 下廉（137）
9. 上廉（505）
10. 手三里（138）
11. 曲池（139）
12. 肘髎（506）
13. 手五里（507）
14. 臂臑（509）
15. 肩髃（486）
16. 巨骨（510）
17. 天鼎（226）
18. 扶突（227）
19. 禾髎（642）
20. 迎香（643）

三、足阳明胃经

1. 承泣（622）
2. 四白（624）
3. 巨髎（489）
4. 地仓（491）
5. 大迎（492）
6. 颊车（493）

7. 下关（495）
8. 头维（625）
9. 人迎（251）
10. 水突（664）
11. 气舍（253）
12. 缺盆（229）
13. 气户（254）
14. 库房（255）
15. 屋翳（230）
16. 膺窗（256）
17. 乳根（257）
18. 不容（273）
19. 承满（274）
20. 梁门（364）
21. 关门（275）
22. 太乙（276）
23. 滑肉门（277）
24. 天枢（279）
25. 外陵（345）
26. 大巨（282）
27. 水道（449）
28. 归来（346）
29. 气冲（307）
30. 髀关（511）
31. 伏兔（512）
32. 阴市（470）
33. 梁丘（365）
34. 犊鼻（472）
35. 足三里（542）
36. 上巨虚（283）
37. 条口（514）
38. 下巨虚（144）
39. 丰隆（232）
40. 解溪（146）
41. 冲阳（148）
42. 陷谷（451）
43. 内庭（150）
44. 厉兑（152）

四、足太阴脾经

1. 隐白（337）

2. 大都（154）
3. 太白（286）
4. 公孙（288）
5. 商丘（178）
6. 三阴交（567）
7. 漏谷（453）
8. 地机（348）
9. 阴陵泉（454）
10. 血海（215）
11. 箕门（457）
12. 冲门（291）
13. 府舍（292）
14. 腹结（293）
15. 大横（294）
16. 腹哀（295）
17. 食窦（309）
18. 天溪（310）
19. 胸乡（259）
20. 周荣（260）
21. 大包（311）

五、手少阴心经

1. 极泉（349）
2. 青灵（515）
3. 少海（91）
4. 灵道（372）
5. 通里（373）
6. 阴郄（578）
7. 神门（375）
8. 少府（93）
9. 少冲（407）

六、手太阳小肠经

1. 少泽（409）
2. 前谷（105）
3. 后溪（497）
4. 腕骨（180）
5. 阳谷（173）
6. 养老（627）
7. 支正（70）
8. 小海（95）
9. 肩贞（474）

10. 臑俞 (475)
11. 天宗 (476)
12. 秉风 (477)
13. 曲垣 (516)
14. 肩外俞 (517)
15. 肩中俞 (234)
16. 天窗 (411)
17. 天容 (648)
18. 颧髎 (499)
19. 听宫 (650)

七、足太阳膀胱经
1. 睛明 (628)
2. 攒竹 (629)
3. 眉冲 (412)
4. 曲差 (632)
5. 五处 (110)
6. 承光 (633)
7. 通天 (645)
8. 络却 (651)
9. 玉枕 (71)
10. 天柱 (73)
11. 大杼 (74)
12. 风门 (75)
13. 肺俞 (235)
14. 厥阴俞 (378)
15. 心俞 (379)
16. 督俞 (312)
17. 膈俞 (351)
18. 肝俞 (312)
19. 胆俞 (182)
20. 脾俞 (575)
21. 胃俞 (296)
22. 三焦俞 (458)
23. 肾俞 (596)
24. 气海俞 (354)
25. 大肠俞 (184)
26. 关元俞 (599)
27. 小肠俞 (157)
28. 膀胱俞 (460)
29. 中膂俞 (186)
30. 白环俞 (187)
31. 上髎 (547)
32. 次髎 (548)
33. 中髎 (550)
34. 下髎 (551)
35. 会阳 (600)
36. 承扶 (518)
37. 殷门 (519)
38. 浮郄 (520)
39. 委阳 (462)
40. 委中 (216)
41. 附分 (500)
42. 魄户 (237)
43. 膏肓 (579)
44. 神堂 (381)
45. 譩譆 (239)
46. 膈关 (298)
47. 魂门 (316)
48. 阳纲 (188)
49. 意舍 (190)
50. 胃仓 (299)
51. 肓门 (159)
52. 志室 (552)
53. 胞肓 (463)
54. 秩边 (191)
55. 合阳 (520)
56. 承筋 (522)
57. 承山 (340)
58. 飞扬 (383)
59. 跗阳 (523)
60. 昆仑 (525)
61. 仆参 (527)
62. 申脉 (384)
63. 金门 (413)
64. 京骨 (528)
65. 束骨 (433)
66. 足通谷 (501)
67. 至阴 (354)

八、足少阴肾经
1. 涌泉 (414)
2. 然谷 (581)
3. 太溪 (583)
4. 大钟 (586)
5. 水泉 (356)
6. 照海 (587)
7. 复溜 (590)
8. 交信 (342)
9. 筑宾 (96)
10. 阴谷 (193)
11. 横骨 (554)
12. 大赫 (601)
13. 气穴 (556)
14. 四满 (357)
15. 中注 (359)
16. 肓俞 (360)
17. 商曲 (300)
18. 石关 (301)
19. 阴都 (303)
20. 腹通谷 (304)
21. 幽门 (305)
22. 步廊 (261)
23. 神封 (262)
24. 灵墟 (263)
25. 神藏 (241)
26. 彧中 (242)
27. 俞府 (243)

九、手厥阴心包经
1. 天池 (264)
2. 天泉 (265)
3. 曲泽 (97)
4. 郄门 (218)
5. 间使 (386)
6. 内关 (388)
7. 大陵 (391)
8. 劳宫 (99)
9. 中冲 (417)

十、手少阳三焦经
1. 关冲 (419)
2. 液门 (160)
3. 中渚 (652)
4. 阳池 (161)
5. 外关 (162)
6. 支沟 (164)
7. 会宗 (654)
8. 三阳络 (530)
9. 四渎 (531)
10. 天井 (166)
11. 清冷渊 (532)
12. 消泺 (168)
13. 臑会 (533)
14. 肩髎 (478)
15. 天髎 (534)
16. 天牖 (655)
17. 翳风 (434)
18. 瘈脉 (169)
19. 颅息 (436)
20. 角孙 (174)
21. 耳门 (656)
22. 耳和髎 (437)
23. 丝竹空 (634)

十一、足少阳胆经

1. 瞳子髎(635)
2. 听会(658)
3. 上关(111)
4. 颔厌(112)
5. 悬颅(113)
6. 悬厘(114)
7. 曲鬓(115)
8. 率谷(438)
9. 天冲(440)
10. 浮白(116)
11. 头窍阴(117)
12. 完骨(118)
13. 本神(394)
14. 阳白(119)
15. 头临泣(120)
16. 目窗(637)
17. 正营(441)
18. 承灵(646)
19. 脑空(121)
20. 风池(77)
21. 肩井(317)
22. 渊腋(319)
23. 辄筋(320)
24. 日月(321)
25. 京门(464)
26. 带脉(195)
27. 五枢(196)
28. 维道(361)
29. 居髎(535)
30. 环跳(479)
31. 风市(481)
32. 中渎(483)
33. 膝阳关(536)
34. 阳陵泉(197)
35. 阳交(394)
36. 外丘(322)
37. 光明(638)
38. 阳辅(122)
39. 悬钟(593)
40. 丘墟(323)
41. 足临泣(124)
42. 地五会(125)
43. 侠溪(126)
44. 足窍阴(128)

十二、足厥阴肝经

1. 大敦(421)
2. 行间(129)
3. 太冲(325)
4. 中封(199)
5. 蠡沟(201)
6. 中都(343)
7. 膝关(484)
8. 曲泉(203)
9. 阴包(205)
10. 足五里(206)
11. 阴廉(362)
12. 急脉(328)
13. 章门(329)
14. 期门(331)

十三、任脉

1. 会阴(207)
2. 曲骨(610)
3. 中极(557)
4. 关元(603)
5. 石门(465)
6. 气海(559)
7. 阴交(612)
8. 神阙(613)
9. 水分(467)
10. 下脘(616)
11. 建里(367)
12. 中脘(562)
13. 上脘(368)
14. 巨阙(395)
15. 鸠尾(244)
16. 中庭(266)
17. 膻中(267)
18. 玉堂(269)
19. 紫宫(246)
20. 华盖(247)
21. 璇玑(665)
22. 天突(270)
23. 廉泉(666)
24. 承浆(502)

十四、督脉

1. 长强(209)
2. 腰俞(211)
3. 腰阳关(606)
4. 命门(607)
5. 悬枢(618)
6. 脊中(619)
7. 中枢(620)
8. 筋缩(442)
9. 至阳(212)
10. 灵台(107)
11. 神道(397)
12. 身柱(248)
13. 陶道(80)
14. 大椎(81)
15. 哑门(443)
16. 风府(84)
17. 脑户(445)
18. 强间(399)
19. 后顶(400)
20. 百会(423)
21. 前顶(446)
22. 囟会(647)
23. 上星(108)
24. 神庭(401)
25. 印堂(88)
26. 素髎(426)
27. 水沟(427)
28. 兑端(429)
29. 龈交(430)

十五、经外奇穴

1. 太阳(86)
2. 鱼腰(640)
3. 球后(639)
4. 金津、玉液(668)
5. 夹承浆(504)
6. 牵正(504)
7. 耳尖(175)
8. 安眠(405)
9. 子宫(565)
10. 定喘(249)
11. 夹脊(537)
12. 十宣(431)
13. 四缝(370)
14. 八邪(177)
15. 膝眼(485)
16. 胆囊(214)
17. 阑尾(158)
18. 八风(177)

附录二　腧穴拼音字母索引

A

安眠(405)

B

八风(177)
八邪(177)
白环俞(187)
百会(423)
胞肓(463)
本神(394)
髀关(511)
臂臑(509)
秉风(477)
步廊(261)
不容(273)

C

长强(209)
承扶(518)
承光(633)
承浆(502)
承筋(522)
承灵(646)
承满(274)
承泣(622)
承山(340)
冲门(291)
冲阳(148)
尺泽(101)
次髎(548)
攒竹(629)

D

大包(311)
大肠俞(184)
大都(154)
大敦(421)
大赫(601)
大横(294)
大巨(282)
大陵(391)
大迎(492)
大钟(586)

大杼(74)
大椎(81)
带脉(195)
膻中(267)
胆囊(214)
胆俞(182)
地仓(491)
地机(348)
地五会(125)
定喘(249)
督俞(312)
犊鼻(472)
兑端(429)

E

耳和髎(437)
耳尖(175)
耳门(656)
二间(170)

F

飞扬(383)
肺俞(235)
风池(77)
风府(84)
丰隆(232)
风门(75)
风市(481)
浮白(116)
浮郄(520)
扶突(227)
伏兔(512)
府舍(292)
腹哀(295)
腹结(293)
复溜(590)
附分(500)
腹通谷(304)
跗阳(523)
肓门(159)

G

肝俞(312)

膏肓(579)
膈关(298)
膈俞(351)
公孙(288)
关冲(419)
关门(275)
关元(603)
关元俞(599)
光明(638)
归来(346)

H

颔厌(112)
合谷(133)
合阳(520)
横骨(554)
后溪(497)
华盖(247)
滑肉门(277)
环跳(479)
肓俞(360)
会阳(600)
会阴(207)
会宗(654)
魂门(316)

J

箕门(457)
急脉(328)
极泉(349)
脊中(619)
颊车(493)
夹承浆(504)
夹脊(537)
肩井(317)
肩髎(478)
间使(386)
肩外俞(517)
肩髃(486)
肩贞(474)
肩中俞(234)
建里(367)

交信(342)

角孙(174)

解溪(146)

金津、玉液(668)

金门(413)

筋缩(442)

京骨(528)

京门(464)

睛明(628)

经渠(225)

鸠尾(244)

巨骨(510)

巨髎(489)

巨阙(395)

居髎(535)

厥阴俞(378)

K

孔最(335)

禾髎(642)

库房(255)

昆仑(525)

L

阑尾(158)

劳宫(99)

蠡沟(201)

厉兑(152)

廉泉(666)

梁门(364)

梁丘(365)

列缺(65)

灵道(372)

灵台(107)

灵墟(263)

漏谷(453)

颅息(436)

络却(651)

M

眉冲(412)

命门(607)

目窗(637)

N

脑户(445)

脑空(121)

臑会(533)

臑俞(475)

内关(388)

内庭(150)

P

膀胱俞(460)

脾俞(575)

偏历(448)

魄户(237)

仆参(527)

Q

气冲(307)

气海(559)

气海俞(354)

气户(254)

瘈脉(169)

期门(331)

气舍(253)

气穴(556)

牵正(504)

前顶(446)

前谷(105)

强间(399)

清冷渊(532)

青灵(515)

丘墟(323)

球后(639)

曲鬓(115)

曲差(632)

曲池(139)

曲骨(610)

曲泉(203)

曲垣(516)

曲泽(97)

颧髎(499)

缺盆(229)

R

然谷(581)

人迎(251)

日月(321)

乳根(257)

S

三间(132)

三焦俞(458)

三阳络(530)

三阴交(567)

商丘(178)

商曲(300)

商阳(662)

上关(111)

上巨虚(283)

上廉(505)

上髎(547)

上星(108)

上脘(368)

少冲(407)

少府(93)

少海(91)

少商(660)

少泽(409)

申脉(384)

身柱(248)

神藏(241)

神道(397)

神封(262)

神门(375)

神阙(613)

神堂(381)

神庭(401)

肾俞(596)

食窦(309)

石关(301)

石门(465)

十宣(431)

手三里(138)

手五里(507)

俞府(243)

束骨(433)

率谷(438)

水道(449)

水分(467)

水沟(427)

水泉(356)

水突(664)

四白(624)

四渎(531)

四缝(370)

四满(357)

丝竹空(634)

素髎(426)

T

太白(286)

太冲(325)

太溪(583)

太阳(86)

太乙(276)

太渊(539)

陶道(80)

天池(264)　　　　下巨虚(144)　　　　印堂(88)
天冲(440)　　　　下廉(137)　　　　膺窗(256)
天窗(411)　　　　下髎(551)　　　　迎香(643)
天鼎(226)　　　　下脘(616)　　　　涌泉(414)
天府(223)　　　　陷谷(451)　　　　幽门(305)
天井(166)　　　　消泺(168)　　　　鱼际(104)
天髎(534)　　　　小肠俞(157)　　　　鱼腰(640)
天泉(265)　　　　小海(95)　　　　玉堂(269)
天容(648)　　　　心俞(379)　　　　玉枕(71)
天枢(279)　　　　囟会(647)　　　　彧中(242)
天突(270)　　　　行间(129)　　　　渊腋(319)
天溪(310)　　　　胸乡(259)　　　　云门(222)
天牖(655)　　　　璇玑(665)
天宗(476)　　　　悬厘(114)　　　　　　　　Z
天柱(73)　　　　悬颅(113)　　　　章门(329)
条口(514)　　　　悬枢(618)　　　　照海(587)
听宫(650)　　　　悬钟(593)　　　　辄筋(320)
听会(658)　　　　血海(215)　　　　正营(441)
通里(373)　　　　　　　　　　　　支沟(164)
通天(645)　　　　　　Y　　　　支正(70)
瞳子髎(635)　　　　哑门(443)　　　　秩边(191)
头临泣(120)　　　　阳白(119)　　　　志室(552)
头窍阴(117)　　　　阳池(161)　　　　至阳(212)
头维(625)　　　　阳辅(122)　　　　至阴(354)
　　　　　　　　阳纲(188)　　　　中冲(417)
　　　　W　　　　阳谷(173)　　　　中都(343)
外关(162)　　　　阳交(394)　　　　中渎(483)
外陵(345)　　　　阳陵泉(197)　　　　中渚(652)
外丘(322)　　　　阳溪(69)　　　　中封(199)
完骨(118)　　　　养老(627)　　　　中府(220)
腕骨(180)　　　　腰俞(211)　　　　中极(557)
维道(361)　　　　腰阳关(606)　　　　中髎(550)
委阳(462)　　　　液门(160)　　　　中膂俞(186)
委中(216)　　　　翳风(434)　　　　中枢(620)
胃仓(299)　　　　意舍(190)　　　　中庭(266)
胃俞(296)　　　　譩譆(239)　　　　中脘(562)
温溜(172)　　　　阴包(205)　　　　中注(359)
屋翳(230)　　　　阴都(303)　　　　周荣(260)
五处(110)　　　　阴谷(193)　　　　肘髎(506)
五枢(196)　　　　阴交(612)　　　　筑宾(96)
　　　　　　　　阴廉(362)　　　　紫宫(246)
　　　　X　　　　阴陵泉(454)　　　　子宫(565)
膝关(484)　　　　殷门(519)　　　　足临泣(124)
郄门(218)　　　　阴市(470)　　　　足窍阴(128)
膝眼(485)　　　　阴郄(578)　　　　足三里(542)
膝阳关(536)　　　　龈交(430)　　　　足通谷(501)
侠白(250)　　　　隐白(337)　　　　足五里(206)
侠溪(126)
下关(495)

业科技专著大系

动物普通病学

第二版

张乃生　李毓义　主编

中国农业出版社

图书在版编目（CIP）数据

动物普通病学/张乃生，李毓义主编．—2版．—
北京：中国农业出版社，2011.7
ISBN 978 - 7 - 109 - 15927 - 3

Ⅰ.①动…　Ⅱ.①张…②李…　Ⅲ.①动物疾病—诊
疗　Ⅳ.①S858

中国版本图书馆 CIP 数据核字（2011）第 150156 号

中国农业出版社出版
（北京市朝阳区农展馆北路 2 号）
（邮政编码 100125）
责任编辑　张玲玲

北京通州皇家印刷厂印刷　　新华书店北京发行所发行
2011 年 8 月第 2 版　　2011 年 8 月第 2 版北京第 1 次印刷

开本：889mm×1194mm　1/16　　印张：81.5
字数：2 363 千字　　印数：1～1 200 册
定价：320.00 元
（凡本版图书出现印刷、装订错误，请向出版社发行部调换）

本书有关用药的声明

　　兽医科学是一门不断发展的学科，标准用药安全注意事项必须遵守。但随着科学研究的发展及临床经验的积累，知识也不断更新，因此治疗方法及用药也必须或有必要做相应的调整。建议读者在使用每一种药物之前，参阅厂家提供的产品说明以确认推荐的药物用量、用药方法、所需用药的时间及禁忌等。医生有责任根据经验和对患病动物的了解决定用药量及选择最佳治疗方案。出版社和作者对任何在治疗中所发生的对患病动物和/或财产所造成的伤害不承担责任。

　　敬读者知。

中国农业出版社

第二版编写人员

主　编　张乃生　李毓义

副主编　王　哲　张朝崑　周昌芳　张国才　邓俊良
　　　　陈　越　高宏伟　杨振国　高英杰　唐博恒
　　　　龚　伟　叶茂生　张守印　朱连勤　刘国文

编　者（以姓名笔画为序）

丁伯良	马洪胜	王　志	王　凯	王　贵	王　哲
王小龙	王云鹤	王永达	王光亚	王林安	王金勇
王宗元	王建文	王建华	王俊东	王捍东	王继玉
王惠川	韦旭斌	卞建春	邓俊良	叶茂生	申海青
史　言	史志诚	仝宗喜	冯立文	吕康年	朱连勤
向瑞平	刘天生	刘国文	刘宗平	刘智喜	关亚农
许乐仁	孙大丹	孙卫东	李　哲	李小兵	李权武
李庆怀	李京城	李绍君	李树滋	李祚煌	李艳飞
李家奎	李锦春	李毓义	李德富	杨　震	杨士钰
杨正涛	杨宗泽	杨宜林	杨振国	肖志国	吴双民
吴金节	吴维芬	何　英	邹康南	辛德颐	汪世昌
宋有信	张乃生	张幼成	张庆斌	张守印	张贤亮
张国才	张学东	张海彬	张朝崑	张德群	陈　越
陈振旅	邵良平	武　瑞	林藩平	尚建勋	易厚生
周昌芳	郑昌乐	赵　圣	赵兴绪	胡冬琴	胡国良
胡春山	洪子鹏	袁　慧	莫　内	夏　成	党晓鹏
倪有煌	徐世文	徐立仁	徐良玉	徐忠宝	高巨星
高宏伟	高英杰	郭　铁	郭成裕	郭定宗	唐兆新
唐博恒	黄志宏	黄克和	曹光荣	龚　伟	曾志明
谢光洪	谭　勋	樊　璞	潘家强	潘瑞荣	

主　审　陈振旅　史　言　王　志

第一版编写人员

主　编　李毓义　杨宜林

副主编　史志诚　张朝崑　孙大丹　徐良玉　张乃生
　　　　朱连勤　王　哲　张守印　叶茂生

编　者（以姓名笔画为序）

丁伯良	马洪胜	王　志	王　哲	王小龙
王云鹤	王永达	王光亚	王宗元	王林安
王建文	王建华	王继玉	王惠川	邓俊良
叶茂生	史　言	史志诚	孙大丹	刘天生
刘智喜	许乐仁	许娟华	朱连勤	关亚农
吕康年	李　哲	李庆怀	李权武	李京城
李绍君	李树滋	李祚煌	李毓义	李德富
汪世昌	何　英	陈振旅	邹康南	宋有信
肖志国	辛德颐	吴双民	吴维芬	杨　震
杨士钰	杨宜林	林藩平	尚建勋	易厚生
胡春山	张乃生	张幼成	张庆斌	张守印
张学东	张贤亮	张朝崑	张德群	郑昌乐
郑锦璋	洪子鹏	赵兴绪	郭　铁	倪有煌
党晓鹏	高巨星	徐立仁	徐良玉	徐忠宝
黄志宏	曾志明	曹光荣	樊　璞	潘瑞荣

审　校　王洪章　祝玉琦　倪有煌

第 二 版 前 言

动物普通病，相对于特定病原体所致发的动物传染病和寄生虫病，囊括了除这两类疾病以外的各种疾病，涉及内科病、外科病、产科病三门临床学科。

动物群体病，以往只包括动物传染病和寄生虫病，现今还涵盖动物的营养代谢病、中毒性疾病、遗传性疾病、免疫性疾病等动物群体普通病。

动物普通病学应该作为高等院校兽医专业实行教学、科研同医疗相结合的临床基础。

在这世纪之交的近30年间，对动物普通病，尤其群体普通病的研究，同对动物传染病和寄生虫病的研究一样，取得了长足的进步。为了比较系统全面地反映国内外动物普通病、尤其群体普通病的最新研究进展，给广大畜牧兽医工作者深入学习和认识这类疾病提供最新资料，在本书第一版（1994年，吉林科学技术出版社出版）的基础上，吉林大学畜牧兽医学院（原解放军兽医大学），联合扬州大学兽医学院、中国农业大学、南京农业大学、西北农林科技大学、东北农业大学、华中农业大学、安徽农业大学等全国近40所高等农业院校，以及军事医学科学院军事兽医研究所、天津市畜牧兽医研究所、陕西省畜牧兽医总站等119名内科、外科、产科三门临床学科的老中青五代专家教授，集体修订了这部大型参考书。

本书列述了各种动物的普通病近700个，分为循环系统疾病，呼吸系统疾病，消化系统疾病，泌尿系统疾病，神经系统疾病，血液病，被皮、运动器官及眼的疾病，生殖系统疾病，内分泌腺疾病，营养代谢疾病，中毒性疾病，遗传性疾病，免疫性疾病以及幼畜疾病等共14篇。

在编写的内容上，本版坚持并强化了第一版五个突出的特点：

一是突出了群体普通病，如中毒性疾病和营养代谢病。

二是突出了有研究进展的、新发现和确认的、或在比较医学上有较大价值的疾病，如遗传性疾病、免疫性疾病，特别是遗传性免疫病、遗传性受体病、遗传性维生素病以及遗传性微量元素病。

三是突出了我国研究得比较深入并取得较大成果的疾病，如蕨类植物中毒、栎树叶中毒、疯草中毒、萱草根中毒、山黧豆中毒、白苏中毒、羊踯躅中毒、霉烂甘薯中毒、霉稻草中毒、杂色曲霉毒素中毒、氟中毒、钼镉中毒、瘤胃酸中毒等中毒性疾病；硒缺乏症、牛酮病、生产瘫痪、脂肪肝，尤其肉鸡腹水症等营养代谢病；以及马便秘、马急性盲结肠炎、牛真胃变位、迷走神经性消化不良等草食动物胃肠弛缓。

四是突出了水肿、气喘、黄疸、紫绀、光敏、腹水、红尿、流产、不孕、乏情、跛行、脱毛、皮炎、贫血、多血、出血、溶血、流涎、马属动物腹痛以及反刍动物前胃迟缓等20个临床常见综合征的鉴别诊断，这些症状鉴别诊断要领，都是编者多年乃至毕生临床经验的系统总结，无现成资料可循，极其难得，对于扩展诊断思路，指导临床实践具有较大的参考价值。

五是突出了小动物疾病，全书近700个病之中，以小动物为主或涉及小动物的不少于360个，有助于当前小动物医院诊疗业务的开展。

在篇章的体系上，本书未按内科病、外科病、产科病分科编排，而基本上是按器官组织系统分编的。因此，在各篇章之中，既有传统的内科病，也有传统的外科病或产科病，意在形成动物普通病二级学科教材体系，谋求临床兽医学总体上的统一和融合。

本书各篇章长短不一，相差悬殊。凡研究进展较大或新近发现或确认的疾病，均不惜笔墨，广征博引，力求深入详尽，文后附有参考文献，以备查考；而对一些研究进展不大或多年无进展的疾病，则只作概括性介绍，以保持系统性和完整性。

本书对20世纪50年代以来发现或确认的200多个动物遗传病和免疫病作了比较详尽地介绍。遗传性疾病篇，包括遗传性代谢病、遗传性血液病、遗传性神经-肌病、遗传性心血管病、遗传性内分泌腺病、染色体畸变等11章；免疫性疾病篇，包括超敏反应病、自身免疫病、免疫缺陷病、免疫增生病等4章。

所有这些篇章，原则上都是依据临床表型、病理表型或主要发病环节分类的。唯独遗传性受体病、遗传性维生素病和遗传性微量元素病，原本应各自归属于遗传性免疫病、遗传性代谢病、遗传性血液病或遗传性心血管病，现分别特设专章予以介绍。

本书着力从细胞遗传学和传统免疫学到分子遗传学和现代免疫学，从细胞病理学到分子病理学，深入探讨了动物遗传病、免疫病的病因、病理、临床表现、诊断和防治，并从比较医学的角度概述了人类的对应病和相关病。书后还附有动物遗传病同人类对应病比对表、医学自发模型动物世界各国保存单位，以及中英文病名索引，以供比较生物学咨询和研究。

本书介绍的动物普通病，尤其遗传病和免疫病，除侧重于家畜和家禽外，还涉及从鼠类至非人灵长类等各种实验动物、经济动物、伴侣动物以及野生动物，因此适合畜牧学、兽医学、医学、生物学等生命科学诸多专业学科领域的教学、科研和医疗人员阅读，对实验动物系统和海关动物检验检疫部门的人员也有较大的学习、参考价值。

由于编者水平所限，书中定有不妥与疏漏之处，恳请广大读者批评指正。

编 者

2011 年 7 月

第 一 版 前 言

　　动物普通病是相对于由特定病原体引起的动物传染病和寄生虫病而言的，包括除传染病、寄生虫病以外的各种动物疾病，即涉及传统的内科病、外科病和产科病等三门学科的内容。近年来，对动物普通病，尤其是对动物生产危害严重的群发性普通病以及与人类疾病相对应的普通病的研究有了长足的进步；有些普通病，其危害显然不亚于传染病和寄生虫病。为了较全面地反映国内外动物普通病的最新研究进展，给广大畜牧兽医工作者深入学习和认识这些疾病提供较为系统的资料，由中国人民解放军农牧大学（原兽医大学）、北京农业大学、南京农业大学、西北农业大学、东北农业大学、安徽农业大学、扬州大学等全国18所高等农业院校，陕西省畜牧兽医总站以及北京动物园等共77名专家教授集体编写了这本大型参考书。

　　本书先后列述各种动物的普通病共750多个，分为15篇，包括循环系统疾病，呼吸系统疾病，消化系统疾病，泌尿系统疾病，神经系统疾病，血液病，被皮、运动器官及眼的疾病，生殖系统疾病，内分泌腺疾病，营养代谢疾病，中毒性疾病，遗传性疾病，免疫性疾病，幼畜疾病，动物园动物疾病。在编写的内容上有以下5个突出特点：一是突出了群发性普通病，如中毒性疾病、营养代谢病等；二是突出了有研究进展的疾病、新发现和确认的疾病，以及在比较医学上有较大价值的疾病，如免疫性疾病、遗传性疾病、血液病等；三是突出了我国研究得比较深入，取得较大成果的疾病，如栎树叶中毒、蕨类植物中毒、棘豆草中毒、霉烂甘薯中毒、霉稻草中毒、杂色曲霉毒素中毒、氟中毒、钼中毒、瘤胃酸中毒等中毒性疾病，硒缺乏症、牛酮病、牛生产瘫痪等营养代谢病，以及马便秘、马急性盲结肠炎、牛真胃变位等草食兽胃肠弛缓；四是突出了小动物疾病，全书750多个疾病中，以小动物为主或涉及小动物的不下300种之多，有助于指导当前小动物医院的诊疗实践；五是突出了流涎、腹痛、气喘、贫血、出血、红尿、流产、跛行等11个临床常见综合征的鉴别诊断，这些鉴别诊断要领都是编者多年临床实践经验的系统总结，无现成资料可鉴，极为难得，对于扩展临床诊断思路，掌握诊断要领，十分有用。

　　本书各篇章疾病的篇幅相差悬殊，凡是研究进展较大或新近发现的疾病，均不吝笔墨，力求深入详尽，文后还附有参考文献；而对一些研究进展不大或多年未有进展的疾病，一般只作概略的介绍。

在编写的体例上，本书未严格按传统的内科病、外科病和产科病进行编排，而基本上是以组织器官系统来分篇的。因此，在有的篇章中，既包括传统的内科病，也包括外科病或产科病。动物园动物疾病在临床表现和诊疗方法上有鲜明的特点，本书专设篇章作了介绍。为方便读者查找，书末附有中、英文病名索引。

由于编者水平所限，书中定有不妥与疏漏之处，恳请广大读者批评指正。

编　者

1994 年 5 月

目　　录

第二版前言
第一版前言

第一篇　循环系统疾病

第一章　循环衰竭 ……………………… 3

一、急性心力衰竭 …………………… 3

二、慢性心力衰竭 …………………… 5

三、外周循环衰竭 …………………… 8

四、发作性心搏亢进 ……………… 10

第二章　心脏疾病 …………………… 11

一、急性心内膜炎 ………………… 11

二、心脏瓣膜病 …………………… 13

三、急性心肌炎 …………………… 15

四、心肌病 ………………………… 18

五、心包炎 ………………………… 18

六、创伤性心包炎 ………………… 20

第三章　血管疾病 …………………… 22

动脉血栓—栓塞症 ……………… 22

[附] 水肿综合征鉴别诊断 ……… 24

本篇参考文献 …………………… 34

第二篇　呼吸系统疾病

一、鼻出血 ………………………… 37

二、鼻炎 …………………………… 37

三、感冒 …………………………… 38

四、鼻副窦炎 ……………………… 38

五、喉囊炎 ………………………… 39

六、喉炎 …………………………… 39

七、喉水肿 ………………………… 40

八、喘鸣症 ………………………… 41

九、急性支气管炎 ………………… 42

十、慢性支气管炎 ………………… 43

十一、肺充血和肺水肿 …………… 44

十二、肺出血 ……………………… 45

十三、急性肺泡气肿 ……………… 46

十四、慢性肺泡气肿 ……………… 46

十五、间质性肺气肿 ……………… 47

十六、慢性阻塞性肺病 …………… 47

十七、牛急性肺水肿和肺气肿 …… 49

十八、卡他性肺炎 ………………… 51

十九、纤维素性肺炎 ……………… 52

二十、化脓性肺炎 ………………… 54

二十一、坏疽性肺炎 ……………… 55

二十二、霉菌性肺炎 ……………… 56

二十三、胸膜炎 …………………… 57

二十四、胸腔积水 ………………… 58

[附] 气喘综合征鉴别诊断 ……… 58

第三篇　消化系统疾病

第一章　上部消化道疾病 …………… 67
　一、口炎 ………………………… 67
　二、咽炎 ………………………… 67
　三、咽麻痹 ……………………… 68
　四、咽气癖 ……………………… 68
　五、唾液腺炎 …………………… 68
　六、食管阻塞 …………………… 69
　七、食管炎 ……………………… 70
　八、食管痉挛 …………………… 70
　九、食管麻痹 …………………… 71
　十、食管狭窄 …………………… 71
　十一、食管扩张 ………………… 72
　十二、嗉囊卡他 ………………… 72
　十三、嗉囊阻塞 ………………… 73
　[附] 流涎综合征鉴别诊断 …… 73

第二章　前胃疾病 ………………… 77
　一、前胃弛缓 …………………… 77
　二、瘤胃食滞 …………………… 81
　三、急性瘤胃臌气 ……………… 84
　四、慢性瘤胃臌气 ……………… 86
　五、创伤性网胃腹膜炎 ………… 87
　六、瓣胃秘结 …………………… 90

第三章　胃肠疾病 ………………… 92
　一、猪胃食道区溃疡 …………… 92
　二、胃扩张—扭转复合症 ……… 93
　三、真胃溃疡 …………………… 94
　四、真胃炎 ……………………… 97
　五、真胃阻塞 …………………… 98
　六、真胃左方变位 ……………… 101
　七、真胃右方变位 ……………… 104
　八、真胃臌气 …………………… 107
　九、反刍动物盲肠扩张 ………… 108
　十、反刍动物肠变位 …………… 110
　十一、反刍动物肠便秘 ………… 111
　十二、猪肠便秘 ………………… 113

十三、兔肠便秘 …………………… 113
十四、肉食动物肠梗阻 …………… 114
十五、胃肠卡他 …………………… 115
十六、胃肠炎 ……………………… 117
十七、黏液膜性肠炎 ……………… 121
十八、马急性盲结肠炎 …………… 122
十九、马肥厚性肠炎 ……………… 126
二十、马肉芽肿性肠炎 …………… 128

第四章　马腹痛病 ………………… 130
　概述 ……………………………… 130
　一、急性胃扩张 ………………… 136
　二、慢性胃扩张 ………………… 139
　三、肠痉挛 ……………………… 140
　四、肠臌气 ……………………… 142
　五、肠变位 ……………………… 144
　六、肠便秘 ……………………… 149
　七、肠结石 ……………………… 156
　八、肠积沙 ……………………… 159
　九、肠系膜动脉血栓—栓塞 …… 160
　[附] 马属动物腹痛病症状鉴别诊断 … 163

第五章　肝脏疾病 ………………… 168
　一、肝炎 ………………………… 168
　二、肝脓肿 ……………………… 169
　三、肝脂肪变性 ………………… 170
　四、肝淀粉样变性 ……………… 171
　五、肝硬化 ……………………… 171
　六、肝破裂 ……………………… 172

第六章　腹膜疾病 ………………… 173
　一、腹膜炎 ……………………… 173
　二、乳糜性腹膜炎 ……………… 175
　三、卵黄性腹膜炎 ……………… 176
　四、肠系膜脓肿 ………………… 176
　五、腹水 ………………………… 176
　[附] 腹水综合征鉴别诊断 …… 178
本篇参考文献 ……………………… 185

第四篇　泌尿系统疾病

一、急性肾功能衰竭 …………… 191

二、肾病 …………………………… 192

三、急性肾炎 ……………………… 193

四、慢性肾炎 ……………………… 195

五、肾盂肾炎 ……………………… 195

六、膀胱炎 ………………………… 196

七、膀胱麻痹 ……………………… 197

八、膀胱痉挛 ……………………… 197

九、尿道炎 ………………………… 198

十、尿石症 ………………………… 198

十一、猫泌尿系综合征 …………… 200

［附］红尿症鉴别诊断 …………… 202

本篇参考文献 …………………… 207

第五篇　神经系统疾病

第一章　中枢神经疾病 ………… 211

一、脑充血 ………………………… 211

二、脑震荡及脑挫伤 ……………… 211

三、脑出血 ………………………… 212

四、脑膜脑炎 ……………………… 213

五、脑室积水 ……………………… 214

六、脑水肿 ………………………… 215

七、脑软化 ………………………… 215

八、中暑 …………………………… 216

九、肝脑病 ………………………… 218

十、脊髓挫伤 ……………………… 218

十一、脊髓及脊髓膜炎 …………… 219

十二、马尾神经炎 ………………… 220

第二章　植物神经疾病 ………… 222

一、迷走神经性消化不良 ………… 222

二、马草病 ………………………… 225

第三章　外周神经疾病 ………… 229

第一节　脑神经疾病 ……………… 229

一、视神经麻痹 …………………… 229

二、动眼神经麻痹 ………………… 229

三、滑车神经麻痹 ………………… 230

四、三叉神经麻痹 ………………… 230

五、外展神经麻痹 ………………… 230

六、面神经麻痹 …………………… 230

七、前庭耳蜗神经麻痹 …………… 231

八、舌咽神经麻痹 ………………… 232

九、迷走神经麻痹 ………………… 232

十、脊副神经麻痹 ………………… 232

十一、舌下神经麻痹 ……………… 232

第二节　脊神经疾病 ……………… 233

一、肩胛上神经麻痹 ……………… 233

二、桡神经麻痹 …………………… 233

三、坐骨神经麻痹 ………………… 234

四、股神经麻痹 …………………… 235

五、腓神经麻痹 …………………… 235

六、闭孔神经麻痹 ………………… 236

七、胫神经麻痹 …………………… 236

第四章　机能性神经病 ………… 237

一、癫痫 …………………………… 237

二、膈痉挛 ………………………… 238

三、新生马驹适应不良综合征 …… 239

本篇参考文献 …………………… 241

第六篇　血　液　病

第一章　红细胞疾病 ……………… 245

　概述 ……………………………… 245

　一、贫血 ………………………… 247

　[附] 动物群体贫血病症状鉴别诊断 … 251

　二、真性红细胞增多症 ………… 261

　[附] 多血病症状鉴别诊断 …… 263

第二章　白细胞疾病 ……………… 267

　概述 ……………………………… 267

白血病 ……………………………… 268

第三章　出血性疾病 ……………… 273

　概述 ……………………………… 273

　一、血小板减少性紫癜 ………… 278

　二、获得性血小板功能障碍病 … 281

　三、播散性血管内凝血 ………… 282

　[附] 出血综合征鉴别诊断 …… 285

本篇参考文献 ……………………… 294

第七篇　被皮、运动器官及眼的疾病

第一章　被皮疾病 ………………… 297

　概述 ……………………………… 297

　一、脱毛症 ……………………… 298

　二、皮炎 ………………………… 299

　三、马皮肤炎 …………………… 301

　四、湿疹 ………………………… 302

　五、钉伤 ………………………… 303

　六、蹄叉腐烂 …………………… 304

　七、蹄慢性疣状真皮炎 ………… 304

　八、牛裂蹄 ……………………… 305

　九、马裂蹄 ……………………… 306

　十、蹄叶炎 ……………………… 307

　十一、蹄软骨骨化及坏死 ……… 308

　十二、蹄底真皮炎 ……………… 309

第二章　运动器官疾病 …………… 310

　一、骨膜炎 ……………………… 310

　（一）掌（跖）骨骨化性骨膜炎 … 310

　（二）指（趾）骨骨化性骨膜炎 … 311

　二、骨髓炎 ……………………… 312

　三、骨折 ………………………… 313

　四、关节透创 …………………… 315

　五、关节扭伤 …………………… 316

　六、关节挫伤 …………………… 317

　七、关节脱位 …………………… 318

　八、关节滑膜炎 ………………… 320

　九、外伤性肌炎 ………………… 321

　十、风湿性肌炎 ………………… 322

　十一、腱炎 ……………………… 323

　十二、腱断裂 …………………… 324

　十三、腱鞘炎 …………………… 325

　十四、黏液囊炎 ………………… 327

　（一）臂二头肌黏液囊炎 ……… 327

　（二）肘结节黏液囊炎（肘肿）… 328

　（三）腕前黏液囊炎（膝瘤）… 328

　（四）跟结节黏液囊炎 ………… 329

　（五）胫骨前肌内侧支腱下黏液囊炎 … 329

　（六）臀中肌黏液囊炎 ………… 329

　（七）舟状骨滑液囊炎 ………… 330

　[附] 马、骡肢蹄病症状鉴别诊断 … 330

第三章　眼病 ……………………… 340

　一、结膜炎 ……………………… 340

　二、泪囊炎 ……………………… 341

　三、眼睑内翻 …………………… 341

　四、翼状胬肉 …………………… 341

　五、角膜外伤 …………………… 342

　六、角膜炎 ……………………… 343

　七、虹膜睫状体炎 ……………… 343

　八、白内障 ……………………… 344

　九、浑睛虫病 …………………… 345

十、青光眼 …………………………… 345
　　（一）闭角型青光眼 …………… 345
　　（二）开角型青光眼 …………… 346
　　（三）继发性青光眼 …………… 347
十一、周期性眼炎 ………………… 347
十二、视网膜炎 …………………… 348

第八篇　生殖系统疾病

第一章　雌性生殖器官疾病 ……… 353
　一、阴道脱出 …………………… 353
　二、阴道炎 ……………………… 355
　三、阴道囊肿 …………………… 356
　四、前庭大腺囊肿 ……………… 356
　五、阴门及阴道损伤 …………… 356
　六、阴道出血 …………………… 357
　七、阴道狭窄 …………………… 358
　八、阴门及前庭狭窄 …………… 358
　九、子宫颈狭窄 ………………… 359
　十、子宫颈发育异常 …………… 359
　　（一）双子宫颈 ……………… 359
　　（二）子宫颈肥大症 ………… 360
　　（三）子宫颈囊肿 …………… 360
　十一、子宫内翻及脱出 ………… 360
　十二、子宫出血 ………………… 362
　十三、子宫内膜炎 ……………… 363
　十四、子宫积脓和子宫积液 …… 365
　十五、犬、猫子宫积脓复合症 … 366
　十六、子宫内膜增生性障碍 …… 367
　十七、妊娠子宫变位 …………… 368
　　（一）子宫扭转 ……………… 368
　　（二）子宫腹固定 …………… 370
　十八、子宫破裂或穿孔 ………… 370
　十九、子宫弛缓 ………………… 371
　二十、子宫复旧不全 …………… 371
　二十一、输卵管炎 ……………… 372
　二十二、鸡右侧输卵管囊肿 …… 372
　二十三、卵巢炎 ………………… 373
　二十四、卵巢囊肿 ……………… 373
　　（一）牛卵巢囊肿 …………… 373
　　（二）马慕雄狂 ……………… 375
　　（三）猪卵巢囊肿 …………… 376
　　（四）犬、猫卵巢囊肿 ……… 376
　二十五、胎衣不下 ……………… 377

第二章　雌性生殖机能疾病 ……… 379
　一、卵巢机能减退、不全和性欲缺乏 … 379
　二、牛屡配不孕综合征 ………… 380
　三、牛乏情 ……………………… 382
　四、流产综合征 ………………… 384
　五、孕畜浮肿 …………………… 388
　六、胎水过多 …………………… 389

第三章　难产 ……………………… 391
　一、难产的诊断 ………………… 391
　二、手术助产的基本方法 ……… 392
　　（一）牵引术 ………………… 392
　　（二）矫正术 ………………… 393
　　（三）截胎术 ………………… 394
　　（四）剖腹产 ………………… 396
　三、常见难产 …………………… 399
　　（一）阵缩及努责微弱 ……… 401
　　（二）努责过强及破水过早 … 402
　　（三）骨盆狭窄 ……………… 403
　　（四）胎儿过大 ……………… 404
　　（五）双胎难产 ……………… 404
　　（六）全身水肿 ……………… 405
　　（七）腹腔积水 ……………… 405
　　（八）裂腹畸形 ……………… 405
　　（九）先天性假佝偻 ………… 405
　　（十）躯体不全 ……………… 406
　　（十一）先天性歪颈 ………… 406
　　（十二）胎头积水 …………… 406
　　（十三）重复畸形 …………… 406
　　（十四）头颈侧弯 …………… 406
　　（十五）头向后仰 …………… 408
　　（十六）头向下弯 …………… 408
　　（十七）头颈捻转 …………… 408
　　（十八）腕部前置 …………… 409
　　（十九）肩部前置 …………… 409

（二十）肘关节屈曲 ················ 410
（二十一）前腿置于颈上 ·········· 410
（二十二）跗部前置 ················ 410
（二十三）坐骨前置 ················ 411
（二十四）正生侧位或下位 ······ 412
（二十五）倒生侧位或下位 ······ 412
（二十六）腹部前置竖向 ·········· 413
（二十七）背部前置竖向 ·········· 414
（二十八）腹部前置横向 ·········· 414
（二十九）背部前置横向 ·········· 415

第四章　雄性生殖器官疾病 ········ 416
一、阴囊皮炎 ····················· 416
二、阴囊积水 ····················· 416
三、阴囊创伤 ····················· 417
四、阴囊赫尼亚（疝） ·········· 417
五、龟头包皮炎 ·················· 418
六、包皮狭窄 ····················· 419
七、阴茎血肿 ····················· 420
八、阴茎偏斜 ····················· 421
九、嵌顿包茎 ····················· 422
十、隐睾 ··························· 423
十一、睾丸扭转 ·················· 424
十二、睾管阻塞 ·················· 424
十三、睾丸血管性损伤 ·········· 424
十四、睾丸变性 ·················· 425
十五、睾丸炎 ····················· 427
十六、附睾炎 ····················· 428

十七、精囊腺炎 ·················· 428
十八、前列腺炎 ·················· 429
十九、前列腺过度发育 ·········· 430
二十、前列腺创伤 ··············· 430
二十一、前列腺鳞状化生 ······ 431
二十二、尿道球腺鳞状化生 ···· 431
二十三、精子异常 ··············· 432
（一）精子头部异常 ············ 432
（二）精子中节异常 ············ 433
（三）精子尾部异常 ············ 433
（四）精子头部脱离 ············ 434
（五）精子的其他异常 ········· 434
［附］各种动物精液中异常精子状况 ········· 435

第五章　乳腺疾病 ··················· 436
一、乳房炎 ······················· 436
（一）牛乳房炎 ·················· 436
（二）马乳房炎 ·················· 443
（三）羊乳房炎 ·················· 444
（四）猪乳房炎 ·················· 444
（五）犬、猫乳房炎 ············ 445
二、乳溢 ··························· 445
三、乳池瘘管 ····················· 446
四、乳头皮肤皲裂 ··············· 446
五、乳头管狭窄与闭锁 ·········· 447
六、乳池狭窄与闭锁 ············· 447
七、乳滞 ··························· 448
八、血乳 ··························· 448

第九篇　内分泌腺疾病

一、抗利尿激素异常综合征 ····· 453
二、尿崩症 ······················· 453
三、糖尿病 ······················· 455
四、甲状腺机能减退 ············· 456
五、甲状腺机能亢进 ············· 458
六、甲状腺肿 ····················· 460
七、甲状旁腺机能减退 ·········· 461

八、甲状旁腺机能亢进 ·········· 461
［附］假性甲状旁腺机能亢进 ·········· 463
九、肾上腺皮质机能减退 ······ 463
十、肾上腺皮质机能亢进 ······ 465
十一、嗜铬细胞瘤 ··············· 466
十二、猪应激综合征 ············· 467

第十篇　营养代谢疾病

概述 ……………………………………… 473

第一章　糖、脂肪、蛋白质代谢障碍 ……… 475

一、马麻痹性肌红蛋白尿病 ………… 475
二、马地方性肌红蛋白尿病 ………… 477
三、捕捉性肌病 ……………………… 478
四、奶牛酮病 ………………………… 479
五、妊娠毒血症 ……………………… 482
　（一）绵羊妊娠毒血症 …………… 483
　（二）牛妊娠毒血症 ……………… 484
　（三）驴妊娠毒血症 ……………… 485
六、脂肪肝综合征 …………………… 485
七、肥胖母牛综合征 ………………… 489
八、高脂血症 ………………………… 490
九、黄脂病 …………………………… 492
十、绵羊食毛症 ……………………… 492
十一、痛风 …………………………… 493
十二、营养衰竭症 …………………… 494

第二章　矿物质代谢障碍 …………… 496

一、反刍动物低血镁搐搦 …………… 496
二、纤维性骨营养不良 ……………… 498
三、马趴窝病 ………………………… 500
四、骨软病 …………………………… 501
五、猪骨软骨病 ……………………… 503
六、胫骨软骨发育不良 ……………… 504
七、反刍动物运输搐搦 ……………… 506
八、泌乳搐搦 ………………………… 507
九、生产瘫痪 ………………………… 508

十、"母牛倒地不起"综合征 ………… 511
十一、母牛产后血红蛋白尿病 ……… 512

第三章　微量元素缺乏病 …………… 515

一、硒缺乏症 ………………………… 515
二、铜缺乏症 ………………………… 518
三、锌缺乏症 ………………………… 519
四、碘缺乏症 ………………………… 522
五、锰缺乏症 ………………………… 524
六、钴缺乏症 ………………………… 525
七、羊白肝病 ………………………… 527

第四章　维生素缺乏病 ……………… 529

一、维生素 A 缺乏症 ………………… 529
二、B 族维生素缺乏症 ……………… 531
　（一）维生素 B_1 缺乏症 ………… 532
　（二）维生素 B_2 缺乏症 ………… 534
　（三）维生素 B_6 缺乏症 ………… 534
　（四）维生素 B_{12} 缺乏症 ……… 535
　（五）烟酸缺乏症 ………………… 536
　（六）泛酸缺乏症 ………………… 536
　（七）生物素缺乏症 ……………… 537
　（八）叶酸缺乏症 ………………… 538
　（九）胆碱缺乏症 ………………… 538
三、维生素 C 缺乏症 ………………… 539
四、维生素 D 缺乏症 ………………… 539
五、维生素 K 缺乏症 ………………… 540
六、维生素 E 缺乏症 ………………… 541

本篇参考文献 ………………………… 543

第十一篇　中毒性疾病

概述 ……………………………………… 547

第一章　饲料中毒 …………………… 559

一、瘤胃酸中毒 ……………………… 559
二、瘤胃碱中毒 ……………………… 563
三、牛邦克斯综合征 ………………… 566

四、亚硝酸盐中毒 …………………… 566
五、氢氰酸中毒 ……………………… 568
六、食盐中毒 ………………………… 570
七、蓖麻子中毒 ……………………… 573
八、棉子饼中毒 ……………………… 574
九、十字花科植物中毒 ……………… 577

十、生豆饼（粕）中毒 ……………… 580
十一、马铃薯中毒 …………………… 581
十二、酒糟中毒 ……………………… 582

第二章　农药中毒 ……………………… 583

一、有机磷农药中毒 ………………… 583
二、有机氯农药中毒 ………………… 585
三、有机锡杀菌剂中毒 ……………… 587
四、有机硫杀菌剂中毒 ……………… 588
五、除草剂中毒 ……………………… 588
　（一）2,4-D及2,4,5-T中毒 …… 588
　（二）五氯酚中毒 ………………… 589
六、杀软体动物剂中毒 ……………… 591
七、灭鼠药中毒 ……………………… 592
　（一）安妥中毒 …………………… 592
　（二）磷化锌中毒 ………………… 593
　（三）氟乙酰胺中毒 ……………… 594
　（四）抗凝血杀鼠药中毒 ………… 595

第三章　矿物质中毒 …………………… 598

一、砷中毒 …………………………… 598
二、汞中毒 …………………………… 600
三、铅中毒 …………………………… 602
四、钼中毒 …………………………… 604
五、镉中毒 …………………………… 607
六、铜中毒 …………………………… 608
七、硒中毒 …………………………… 611
八、氟中毒 …………………………… 613

第四章　有毒植物中毒 ………………… 618

概述 ………………………………… 618
一、栎树叶中毒 ……………………… 619
二、牛蕨中毒 ………………………… 623
三、绵羊蕨中毒 ……………………… 627
四、马蕨中毒 ………………………… 627
五、猪蕨中毒 ………………………… 628
六、实验动物蕨中毒 ………………… 628
七、疯草中毒 ………………………… 628
八、萱草根中毒 ……………………… 632
九、木贼中毒 ………………………… 634
十、白苏中毒 ………………………… 636
十一、山黧豆中毒 …………………… 637

十二、羊踯躅中毒 …………………… 639
十三、映山红中毒 …………………… 641
十四、聚合草中毒 …………………… 642
十五、假多包叶中毒 ………………… 643
十六、柽麻子中毒 …………………… 644
十七、马缨丹中毒 …………………… 645
十八、山蟛蜞菊中毒 ………………… 646
十九、喜树叶中毒 …………………… 647
二十、昆明山海棠中毒 ……………… 648
二十一、腊梅中毒 …………………… 648
二十二、鹅绒藤中毒 ………………… 649
二十三、醉马草中毒 ………………… 650
二十四、夹竹桃中毒 ………………… 651
二十五、光能效应植物中毒 ………… 653
二十六、霉败草木樨中毒 …………… 654

第五章　真菌毒素中毒 ………………… 657

概述 ………………………………… 657
一、黄曲霉毒素中毒 ………………… 658
二、棕曲霉毒素中毒 ………………… 661
三、霉麦芽根中毒 …………………… 663
四、草酸盐中毒 ……………………… 664
五、霉菌毒素性肾病 ………………… 666
六、红青霉毒素中毒 ………………… 667
七、T-2毒素中毒 …………………… 669
八、草食动物霉菌性胃肠炎 ………… 671
九、马霉玉米中毒 …………………… 672
十、玉米赤霉烯酮中毒 ……………… 674
十一、霉菌毒素性感光过敏 ………… 676
十二、麦角中毒 ……………………… 677
十三、雀稗麦角中毒 ………………… 679
十四、流涎素中毒 …………………… 680
十五、震颤素中毒 …………………… 681
十六、漆斑霉素中毒 ………………… 682
十七、羽扇豆中毒 …………………… 683
十八、色二孢中毒 …………………… 684
十九、霉烂甘薯中毒 ………………… 685
二十、杂色曲霉素中毒 ……………… 688
二十一、牛霉稻草中毒 ……………… 690
［附］黄疸综合征鉴别诊断 ………… 692

第六章　动物毒中毒 …………………… 706

一、蛇毒中毒 ………………………… 706

二、斑蝥中毒 …………………… 707
三、蜂毒中毒 …………………… 709
四、蝎毒中毒 …………………… 710
五、蚜虫中毒 …………………… 711
［附］感光过敏症状鉴别诊断 …… 711
本篇参考文献 …………………… 716

第十二篇　遗传性疾病

第一章　遗传性代谢病 …………… 723
　概述 …………………………… 723
　第一节　糖类代谢病 …………… 731
　　一、糖原累积病 ……………… 731
　　　（一）糖原累积病Ⅰ型 …… 731
　　　（二）糖原累积病Ⅱ型 …… 733
　　　（三）糖原累积病Ⅲ型 …… 736
　　二、黏多糖累积病 …………… 738
　　　（一）黏多糖累积病Ⅰ型 … 738
　　　（二）黏多糖累积病Ⅵ型 … 741
　　　（三）黏多糖累积病Ⅶ型 … 744
　　三、α-甘露糖累积病 ………… 746
　　四、β-甘露糖累积病 ………… 750
　　五、岩藻糖累积病 …………… 752
　　六、糖蛋白累积病 …………… 754
　第二节　神经鞘类脂质代谢病 … 756
　　一、GM₁神经节苷脂累积病 … 756
　　二、GM₂神经节苷脂累积病 … 759
　　三、神经鞘髓磷脂累积病 …… 763
　　四、葡萄糖脑苷脂累积病 …… 766
　　五、球状细胞白质营养不良症 … 768
　　六、异染性白质营养不良症 … 770
　　七、嗜苏丹性白质营养不良症 … 772
　　八、蜡样质-脂褐素病 ……… 772
　第三节　氨基酸代谢病 ………… 775
　　一、枫糖尿病 ………………… 775
　　二、遗传性酪氨酸血症Ⅱ型 … 779
　　三、尿黑酸尿症 ……………… 781
　　四、白化病 …………………… 782
　　五、新生畜瓜氨酸血症 ……… 786
　　六、先天性高氨血症Ⅱ型 …… 788
　　七、遗传性胱氨酸尿症 ……… 790
　　八、特发性范可尼综合征 …… 793
　第四节　嘌呤和嘧啶代谢病 …… 797
　　一、尿酸盐尿结石症 ………… 797

二、遗传性痛风 ………………… 799
三、乳清酸尿症 ………………… 803
第五节　其他代谢病 …………… 805
　一、先天性高胆红素血症 …… 805
　二、家族性高脂蛋白血症 …… 809
　三、原发性乳糖不耐受症 …… 813
第二章　遗传性血液病 ………… 815
　第一节　红细胞疾病 ………… 818
　　一、家族性红细胞增多症 … 818
　　二、特发性红细胞生成不良症 … 821
　　三、贫血-角化不良-脱毛综合征 … 822
　　四、α-海洋性贫血 ………… 824
　　五、β-海洋性贫血 ………… 826
　　六、异常血红蛋白病 ……… 828
　　　（一）犬运动耐力减退 … 829
　　　（二）鹿红细胞镰变现象 … 829
　　　（三）猫红细胞内结晶样体 … 829
　　　（四）牛家族性红细胞增多症 … 830
　　七、遗传性球形细胞增多症 … 831
　　八、遗传性口形细胞增多症 … 833
　　九、家族性口形细胞增多症——
　　　　增殖性胃炎 …………… 836
　　十、遗传性椭圆形细胞增多症 … 838
　　十一、葡萄糖-6-磷酸脱氢酶缺乏症 … 840
　　十二、磷酸果糖激酶缺乏症 … 842
　　十三、丙酮酸激酶缺乏症 … 845
　　十四、家族性非球形细胞性
　　　　　溶血性贫血 ……… 848
　　十五、谷胱甘肽缺乏症 …… 849
　　十六、谷胱甘肽还原酶缺乏症 … 851
　　十七、家族性高铁血红蛋白血症 … 853
　　十八、先天性卟啉病 ……… 856
　　［附］猫先天性卟啉病 …… 861
　　十九、狐松鼠天然卟啉病 … 862
　第二节　白细胞疾病 ………… 863

一、遗传性粒细胞分叶过少症 …… 863
二、骨髓恶液质 …… 864
第三节　血小板疾病 …… 865
一、原发性血小板增多症 …… 865
二、血小板病 …… 866
三、贮藏池病 …… 867
第四节　凝血因子疾病 …… 871
一、先天性纤维蛋白原缺乏症 …… 871
二、先天性凝血酶原缺乏症 …… 872
三、先天性第Ⅶ因子缺乏症 …… 873
四、先天性第Ⅷ因子缺乏症
（甲型血友病） …… 875
五、先天性第Ⅸ因子缺乏症
（乙型血友病） …… 879
六、甲乙型血友病 …… 882
七、先天性第Ⅹ因子缺乏症 …… 882
八、先天性第Ⅺ因子缺乏症
（丙型血友病） …… 884
九、先天性第Ⅻ因子缺乏症 …… 885
十、先天性前激肽释放酶缺乏症 …… 887
十一、血管性假血友病 …… 889

第三章　遗传性神经－肌病 …… 895

第一节　遗传性神经病 …… 898
一、遗传性先天性脑水肿 …… 898
二、遗传性脑膜脑突出 …… 900
三、寡突神经胶质细胞发育不良 …… 902
四、多灶性中枢神经元生活力缺失 …… 903
五、遗传性小脑生活力缺失 …… 905
六、A－C畸形并小脑发育不全 …… 909
七、遗传性脊髓发育不良 …… 910
八、脊髓白质变性 …… 911
九、遗传性痉挛性轻瘫 …… 912
十、家族性周期性痉挛 …… 914
十一、先天性肠无神经节症 …… 915
十二、特发性喉麻痹 …… 919
十三、进行性肥大性神经病 …… 921
十四、遗传性感觉性神经病 …… 922
十五、遗传性脊肌萎缩症 …… 924
第二节　遗传性肌病 …… 928
一、Ⅱ型肌纤维缺乏症 …… 928
二、Ⅱ型肌纤维肥大症 …… 930

三、进行性肌营养不良症 …… 931
四、先天性肌强直 …… 934
五、强直性肌营养不良症 …… 937
六、家族性线粒体肌病 …… 940
七、鸭特发性斜颈 …… 941
八、膈肌病 …… 942
九、火鸡胸肌病 …… 944

第四章　遗传性心血管病 …… 946

第一节　先天性心脏病 …… 946
一、动脉导管未闭 …… 947
二、主动脉狭窄 …… 950
三、肺动脉狭窄 …… 952
四、室间隔缺损 …… 953
五、房间隔缺损 …… 955
六、法乐氏四联症 …… 957
七、右主动脉弓续存 …… 958
第二节　特发性心肌病 …… 959
一、扩张性心肌病 …… 959
二、肥厚性心肌病 …… 961
三、限制性心肌病 …… 963
四、牛遗传性心肌病 …… 965
五、火鸡自发性圆心病 …… 967
六、仓鼠遗传性心肌病 …… 970
七、小鼠和大鼠遗传性心肌病 …… 972
八、遗传性心钙化 …… 974
第三节　家族性血管病 …… 975
一、动脉－静脉瘘管 …… 975
二、原发性淋巴水肿 …… 978

第五章　遗传性内分泌腺病 …… 981

一、家族性甲状腺肿 …… 981
二、家族性糖尿病 …… 985
三、妊娠糖尿病 …… 989
四、遗传性尿崩症 …… 990

第六章　遗传性免疫病 …… 993

第七章　遗传性受体病 …… 994

一、血小板无力症 …… 994
二、血小板无力性血小板病 …… 996
三、重症肌无力 …… 998

四、粒细胞病综合征 …………… 1002
五、先天性肌阵挛 ……………… 1006
六、家族性高胆固醇血症 ……… 1008

第八章　遗传性维生素病 ………… 1011
一、遗传性坏血病 ……………… 1011
二、选择性钴胺素吸收不良 …… 1013
三、遗传性假性维生素 D 缺乏症 … 1015
四、抗维生素 D 佝偻病 ………… 1016

第九章　遗传性微量元素病 ……… 1020
一、遗传性缺铁性贫血 ………… 1020
二、贝尔格莱德大鼠贫血 ……… 1022
三、遗传性铜累积病 …………… 1024
四、先天性铜吸收障碍 ………… 1028
五、遗传性胸腺发育不全 ……… 1029

第十章　染色体畸变 ……………… 1033
一、染色体数目变异 …………… 1033
（一）整倍体变异 ……………… 1033
（二）非整倍体变异 …………… 1034

（三）嵌合体 …………………… 1036
二、染色体结构变异 …………… 1038
（一）染色体缺失 ……………… 1038
（二）染色体重复 ……………… 1038
（三）染色体倒位 ……………… 1039
（四）染色体易位 ……………… 1039
（五）着丝粒裂解 ……………… 1042
（六）染色体裂隙与断裂 ……… 1042
三、染色体变异的原因 ………… 1042
四、性异常与染色体 …………… 1042
（一）双生间雌 ………………… 1042
（二）雌雄间体 ………………… 1044
（三）玳瑁猫 …………………… 1046

第十一章　其他遗传疾病 ………… 1052
一、蹄叶炎样综合征 …………… 1052
二、胶原组织发育异常 ………… 1053
三、成骨不全 …………………… 1056
四、蜘蛛肢综合征 ……………… 1057
五、先天性多囊肾病 …………… 1058
［附］紫绀症状鉴别诊断 ……… 1061

第十三篇　免疫性疾病

第一章　超敏反应病 ……………… 1075
概述 …………………………… 1075
一、过敏性休克 ………………… 1078
二、过敏性鼻炎 ………………… 1079
三、血管神经性水肿 …………… 1082
四、荨麻疹 ……………………… 1083
五、变应性皮炎 ………………… 1084
六、犬特应性皮炎 ……………… 1086
七、新生畜同种免疫性溶血性贫血 … 1087
八、新生畜同种免疫性白细胞减少症 … 1091
九、新生畜同种免疫性血小板
　　减少性紫癜 ……………… 1091
十、血斑病 ……………………… 1093
十一、超敏反应性虹膜睫状体炎 … 1097
十二、血清病综合征 …………… 1098
十三、变应性接触性皮炎 ……… 1099
十四、蚤咬变应性皮炎 ………… 1100

第二章　自身免疫病 ……………… 1103
概述 …………………………… 1103
一、乳汁变态反应 ……………… 1106
二、自身免疫性溶血性贫血 …… 1106
三、自身免疫性血小板减少性紫癜 … 1110
四、系统性红斑狼疮 …………… 1114
五、类风湿性关节炎 …………… 1118
六、干燥综合征 ………………… 1121
七、天疱疮 ……………………… 1123
八、大疱性类天疱疮 …………… 1126
九、自身免疫性甲状腺病 ……… 1128
十、特发性脑脊髓炎 …………… 1131
十一、特发性多神经炎 ………… 1133
十二、特发性肌炎 ……………… 1136
十三、动脉炎-血管炎综合征 …… 1139
十四、结节性脂膜炎 …………… 1141
十五、晶体诱发性葡萄膜炎 …… 1143

十六、自免性视网膜营养不良 ……… 1144

十七、免疫介导性不育（孕）症 ……… 1146

第三章　免疫缺陷病 ……… 1149

概述 ……… 1149

一、联合性免疫缺陷病 ……… 1157

二、免疫缺陷性侏儒 ……… 1161

三、原发性腔上囊成熟缺陷 ……… 1163

四、原发性无丙球蛋白血症 ……… 1166

五、暂时性低丙球蛋白血症 ……… 1169

六、新生畜低丙球蛋白血症 ……… 1171

七、选择性 IgM 缺乏症 ……… 1172

八、选择性 IgG 缺乏症 ……… 1174

九、牛选择性 IgG_2 缺乏症 ……… 1175

十、选择性 IgA 缺乏症 ……… 1176

十一、周期性血细胞生成症 ……… 1179

十二、遗传性补体第三成分缺乏症 ……… 1182

十三、纤毛无活动性综合征 ……… 1185

十四、色素缺乏易感性增高综合征 ……… 1188

十五、动物艾滋病 ……… 1190

（一）猴艾滋病 ……… 1190

（二）猫艾滋病 ……… 1195

（三）牛艾滋病 ……… 1198

第四章　免疫增生病 ……… 1203

概述 ……… 1203

一、淋巴细胞-浆细胞性胃肠炎 ……… 1204

二、多发性骨髓瘤 ……… 1206

三、巨球蛋白血症 ……… 1209

四、淋巴增生性单株丙球病 ……… 1211

第十四篇　幼畜疾病

概述 ……… 1215

一、新生仔畜窒息 ……… 1215

二、胎粪停滞 ……… 1216

三、新生畜孱弱 ……… 1216

四、脐炎 ……… 1217

五、脐出血 ……… 1217

六、持久脐尿管 ……… 1217

七、尿潴留 ……… 1218

八、膀胱破裂 ……… 1218

九、幼畜营养不良 ……… 1219

十、幼畜消化不良 ……… 1220

十一、仔猪中毒性肝营养不良 ……… 1222

十二、佝偻病 ……… 1223

十三、仔猪水肿病 ……… 1225

十四、犊牛前胃周期性臌胀 ……… 1226

十五、仔猪贫血 ……… 1227

十六、新生畜低血糖症 ……… 1229

十七、肉鸡腹水综合征 ……… 1229

［附］群体溶血病症状鉴别诊断 ……… 1238

本篇参考文献 ……… 1247

附录一　动物遗传病同人类对应病比对表 ……… 1250

附录二　医学自发模型动物世界各国保存单位 ……… 1260

附录三　中文病名索引 ……… 1264

附录四　英文病名索引 ……… 1273

第一篇

循环系统疾病

循环系统，包括心脏和血管两大部分。心脏，如同"血泵"，作为血液循环的动力。血管，构成由动脉、微血管、静脉连通的管道网络，保证血液周身环流。两者相辅相成，共同行使为全身所有组织器官供应氧气和营养物质并清除二氧化碳和代谢产物的功能。

心脏血管系统与全身组织器官，在结构上一脉相通，在功能上息息相关。心血管疾病，必将影响全身各系统器官的功能。各器官系统疾病，也一定会影响心血管功能。

因此，循环系统尤其心脏功能的好坏，通常成为评价动物健康状况、使役能力和生产性能，判定病程和预后的主要标志和依据。

循环系统疾病，包括循环衰竭，即急性心力衰竭、慢性心力衰竭和外周循环衰竭；心脏疾病，即心内膜疾病、心肌疾病、心包疾病；以及血管疾病。

第一章　循环衰竭

心血管系统的主要机能是维持血液循环，使血管系统和组织之间能够进行氧气等营养物同二氧化碳等排泄物的正常交换。循环衰竭（circulatory failure）是循环系统两个功能单位（心脏和血管）机能衰竭的统称，包括心力衰竭（heart failure）和外周衰竭（peripheral failure）。

心力衰竭，指的是心泵功能不全，概由心脏本身的疾病所引起，并进而分为急性心力衰竭和慢性（充血性）心力衰竭。

外周衰竭，指的则是回心血量不足，多由血管系统的缺陷所引起，并进而分为低血容量性休克和血管性休克。

一、急性心力衰竭

Acute Heart Failure

急性心力衰竭，是心肌收缩性突然发生障碍，心肌收缩力减弱以至丧失，心搏出量和每分输出量不能满足组织器官（尤其脑和心）需要的一种急性病理过程。

按病程，有发作型和亚急性型之分。

发作型心力衰竭，即心性晕厥，顿然丧失知觉，就地摔倒，可视黏膜苍白，伴有或不伴有惊厥，而于短时间（数秒至数分钟）内死亡或恢复。

亚急性型心力衰竭，主要表现心搏动强盛，第一心音增强带金属音色，第二心音减弱，甚至只能听到一个心音（胎儿心音），心动过速或心搏徐缓，脉搏细弱或不感于手，结膜发绀，静脉怒张，高度呼吸困难，病程 12～24h 不等。

急性心力衰竭综合征，可发生于各种动物，在马、犬和牛尤为多见。

【病因及发病机理】

心脏的搏出量和每分输出量，主要由心肌收缩力、静脉血液回流量和外周循环阻力 3 个因素所决定，其中以心肌收缩力为根本性决定因素。因此，可造成心搏出量锐减而致发急性心力衰竭的病因，可归纳为心肌收缩力减弱、静脉血液回流量不足和外周循环阻力加大 3 个方面。

1. 心肌收缩力极度减弱　发生于下列情况：

（1）容量负荷过度。如超重、超速驮载和挽曳，长途奔跑，超量超速输液时，心脏容量负荷急剧增加，心室腔过度充盈，超过了心脏的最大负荷力，心肌储备能量过多的消耗，极易发生急性心力衰竭。

（2）心肌突然遭受剧烈刺激。如雷击，触电，刺激性药物如钙制剂、色素制剂、砷制剂等静脉注射速度过快或用量过大。

（3）心肌本身的损害。包括心肌炎、心肌变性和心肌梗死，如马急性传染性贫血、血孢子虫病、口蹄疫、脑心肌炎病毒感染所致的急性心肌炎，硒缺乏和铜缺乏等营养缺乏病所致的心肌变性，某些有毒植物（如 *Phalaris* spp. 和 *Taxus* spp.）中毒所致的心肌病以及冠状动脉血栓形成所致的心肌梗死等。

（4）心肌收缩受到抑制。如麻醉过量时迷走神经抑制作用所致的反射性心跳骤停或心动徐缓等。

2. 静脉回心血量急剧减少 发生于两种情况：

一是创伤性心包炎时，心包填塞或缩窄使腔静脉血回流灌注心腔发生障碍。

二是各种原因所致的心动过速时心室舒张期过于短暂，或各种原因所致的室性纤维性颤动时几乎不存在明显的心室舒张期，心腔充盈不足。

3. 外周循环阻力加大 心脏压力负荷过重也是引起急性心力衰竭的主要原因。

可造成心室射血阻抗加大和压力负荷过重的因素，包括大动脉（主动脉和肺动脉）硬化时的血压增高，脱水时的血液黏滞和微循环障碍时的毛细血管前括约肌收缩。因此，在甲状腺机能亢进、应激状态、绝对性或相对性红细胞增多症以及马急性盲结肠炎、牛瘤胃酸中毒、蹄叶炎、胃肠穿孔和破裂所致的内毒素血症或败血性休克时，常因急性心力衰竭而转归死亡。

急性心力衰竭的病理变化：眼观检查可见心脏扩张，心室腔内充满血液，心内外膜有弥漫性针尖大出血斑点，支气管内积有多量泡沫状液体和肺水肿。镜下检查可见心肌肌原纤维崩解，间质水肿，间质内神经纤维分离以及线粒体肿胀、变性等变化。

【临床表现】

急性心力衰竭的临床表现，因病程类型而显著不同。

1. 发作性即最急性型心力衰竭 常无先兆而突然起病，在显现短暂的呼吸急促和步态蹒跚之后，猝然倒地，知觉完全丧失，可视黏膜苍白，有的伴有轻度的阵挛性惊厥，一般在倒地后的数秒或数分钟之内死亡或苏醒。如果来得及做心脏检查，则可发现心动过速或心动徐缓，两心音减弱，脉搏不感于手。

2. 非发作性即亚急性型心力衰竭 病程12～24h不等，可观察到相对完整的病程发展阶段。

初期，病畜精神沉郁，使役或运动中易于疲劳，出汗（马），呼吸促迫，可视黏膜轻度发绀，体表静脉扩张，心搏动强盛，第一心音增强，脉搏细数，脉律失常。

随着病程的发展，在数小时内病情渐进增重，病畜食欲废绝，精神极度沉郁，黏膜高度发绀，体表静脉怒张，全身出汗，心搏动亢进，震动胸壁和全身，第一心音高朗带金属音色，第二心音极弱，甚至只能听到一个心音（胎儿心音），心律失常，出现阵发性心动过速，脉搏细数，每分钟百次以上，脉律不整甚至不感于手。

3. 最突出的是肺水肿体征 混合性高度呼吸困难；胸部听诊两侧肺野内可听到广泛的捻发音和大、中、小水泡音；叩诊肺野中上部呈鼓音，下部呈浊鼓音或浊音；两侧鼻孔流出多量无色细小泡沫状鼻液。

【诊断】

急性心力衰竭，病因明确，症状典型，病程短急（促），容易诊断。其论证依据，主要包括：病史调查有诱发急性心力衰竭的某种病因或原发病存在。现症收集有3方面体征：

（1）心血管体征。即心搏动亢进，胎儿心音，脉细弱不感。

（2）脑、心缺血体征。即心性晕厥（cardiac syncope），心搏骤停（cardiac asystole）。

（3）肺淤滞体征。即肺充血和肺水肿。

急性心力衰竭两种病程类型，也容易区分。

其起病突然，病程短促（以分计），除心血管体征外，还显现晕厥、黏膜苍白等体循环缺血体征的，为发作性即最急性型心力衰竭。

其病情发展渐进增重，病程短急（以小时计），除心血管体征外，还显现肺水肿、黏膜发绀等体循环和肺循环淤滞休征的，则为亚急性型非发作性心力衰竭。

鉴别诊断： 应注意区分发作性心力衰竭和癫痫。

发作性心力衰竭，虽有晕厥，但惊厥症状缺如或很轻，且有黏膜苍白、心动过速等循环衰竭体征。

癫痫呈多次反复发作，除知觉短暂丧失外，恒伴有间代性痉挛和强直性痉挛，且不表现黏膜苍白、心动过速等心血管体征。

【治疗】

发作性心力衰竭，常无从治疗。

亚急性型非发作性心力衰竭的治疗要点是，缓解呼吸困难，增强心肌收缩力。

1. 缓解呼吸困难 应立即输氧，实施氧气吸入等急救措施。

2. 增强心肌收缩力 应选用速效、高效强心苷：如 0.02% 洋地黄毒苷液 5～10mL，静脉注射（马、牛）；西地兰 1.6～3.2mg，以 5% 葡萄糖液稀释，缓慢静注（马、牛），静注后约 8min 显效；毒毛旋花子苷 K，马、牛 1.25～3.75mg，犬 0.25～0.5mg，用 5% 葡萄糖液稀释后缓慢静注，3～10min 之后显效。

对发作性心力衰竭缓解期和起因于心肌营养不良的亚急性型心力衰竭的病马（牛），可加用能量物质，如葡萄糖－胰岛素－氯化钾液，即胰岛素 100U，10% 氯化钾液 30mL，加入 25% 葡萄糖液 500mL 内，静脉滴注，兼有营养心肌和抗心律失常的作用。

3. 减慢心率 对伴有阵发性心动过速的心衰病马，可肌内注射复方奎宁注射液 10～20mL，每日 2～3 次，效果颇好。如配合洋地黄制剂静脉注射，则疗效更佳。

二、慢性心力衰竭

Chronic Heart Failure

慢性心力衰竭，又称充（淤）血性心力衰竭（congestive heart failure），是以心肌收缩力减弱，心泵代偿功能衰竭，体循环和（或）肺循环淤滞（充血）为病理特征的一种慢性循环衰竭综合征。各种动物均可发生，在老龄马和犬中尤为多见。

【病因】

慢性心力衰竭，按病因有原发和继发之分。

1. 原发性慢性心力衰竭 多起因于长期过度劳役。在持久重役时，心肌储备力过度消耗，心腔长期淤血，心肌过度牵张，以致收缩力逐渐减弱和衰竭。

2. 继发性慢性心力衰竭 多继发或伴发于各种疾病的经过之中，包括：

（1）障碍血液回流的疾病。如心包积液、心包炎，尤其致发心包填塞或缩窄的慢性纤维素性心包炎（绒毛心）。

（2）降低心肌收缩性的疾病。如心肌变性、慢性心肌炎、心肌硬化。

（3）增加心脏容量负荷或血流负荷的疾病。如房室瓣（三尖瓣和二尖瓣）闭锁不全、动脉半月状瓣（主动脉瓣和肺动脉瓣）闭锁不全以及房间孔（卵圆孔）未闭、室间隔缺损、法乐氏四联症等。

（4）增加心脏压力负荷或射血阻抗的疾病。如左房室口狭窄、主动脉口狭窄、肺动脉口狭窄、慢性肺气肿所致的肺动脉高压、慢性肾炎所致的主动脉高压以及马高山不适应症和牛胸病所致的主动脉和（或）肺动脉高压综合征。

【发病机理】

1. 在长期持续超容量负荷和（或）超压力负荷（pressure and/or volume overloading）的情况下，机体以心肌肥厚、肌原纤维变粗、心率增加等代偿形式维持心脏的每分输出量。

在这一代偿机制中，心肌间的血管不按比例增多，心肌细胞的胞浆胞核比例明显加大，核内

DNA 相对减少，肌凝蛋白合成相对减少，血液供应相对不足，而心肌的能耗、氧耗大幅度绝对增高，以致代偿机能逐渐减退直至衰竭，心每搏输出量和每分输出量减少，不能满足各组织器官的血供要求，同时心脏前负荷加大，造成相应循环系统的淤血性病理改变，静脉压升高，血管通透性增大，微循环中血浆的滤出多而组织液的吸进少，结果出现水肿。

由于心搏出量减少，肾血流量也减少，以致肾小球旁器缺血，激活肾素－血管加压素－醛固酮系统，肾滤过率下降，引起水、钠潴留，循环血容量增多，以致心脏前后负荷均逐渐加大，而使心泵失代偿病程愈益增重，进入恶性循环。

2. 心脏前负荷加大的范围，即淤血的静脉系统，因心力衰竭的主（首）发部位而不同。

（1）左心衰竭。左心室和左心房淤血，肺静脉压升高，肺循环淤滞，发生肺淤血以至肺水肿。

（2）右心衰竭。右心室和右心房淤血，腔静脉压升高，体循环淤滞，发生全身皮肤浮肿，体腔积水和各组织器官淤血。肾淤血时，肾小球滤过率降低，尿生成减少。加上醛固酮分泌增多，肾小管钠回收增加，引起水、钠潴留，使心性水肿加重。脑淤血时，脑组织缺氧，出现脑机能障碍。胃肠道淤血时，发生消化障碍。肝淤血时，肝脏肿大，肝功异常，甚而导致肝纤维化（心性肝硬化），门脉高压，使腹水增重。

（3）不论左心衰竭还是右心衰竭，最终都将发展为全心衰竭，而使肺循环和体循环均陷入淤血状态。

【临床表现】

慢性心力衰竭，病程长达数月至数年，病情发展缓慢。病畜在长时间内表现精神沉郁，食欲减退，不愿走动，不耐运动和使役，易于疲劳和出汗，叩诊心脏浊音区扩大（心脏扩张），听诊两心音尤其主动脉第二心音减弱，肺动脉第二心音高朗，左房室口和（或）右房室口可闻缩期心内杂音（左心室或右心室扩张所致的房室瓣相对性闭锁不全），脉搏增数而细弱。初期，静息状态下呼吸和脉搏无明显改变，稍事运动则呼吸急促，脉搏加快。呼吸和脉搏数的恢复比正常时缓慢得多。随着病程的发展，即使在静息状态下亦显现呼吸和脉搏加快。

静脉淤滞所致的症状和体征，则因心泵功能衰竭的主（首）发部位而不同。

1. 左心衰竭　肺循环淤滞，主要显现肺被动性充血（肺淤血和淤血性支气管炎）的各种症状和体征，包括混合性呼吸困难（心源性喘息），结膜发绀，湿性咳嗽，全肺野听诊有干性和湿性啰音，叩诊肺前下区常可发现半浊音区或浊音区。

2. 右心衰竭　体循环静脉系统淤滞，颈静脉膨隆，颈静脉搏动明显，甚至出现阳性静脉搏动（右心室扩张，三尖瓣相对性闭锁不全）。颌下、胸前、腹下和四肢末端出现无热无痛的捏粉样肿胀。重症后期，还常伴有腹腔积水、胸腔积水或心包积水。此外，可因各实质器官和脏器的淤血而显现下列相应的症状和体征。

（1）脑淤血。呈现意识障碍，反应迟钝，甚而眩晕、跌倒、步态蹒跚等神经症状。

（2）肝淤血。叩诊右侧肝浊音区显现（马）或扩大，直肠检查或腹壁触诊可摸到肿大的肝右叶后缘。重症病例，右心室高度扩张而发生三尖瓣口相对性闭锁不全时，除可见右房室口缩期心内杂音、阳性静脉搏动和颈静脉膨隆外，还能在右肋弓部上方、叩诊肝浊音区部位看到、触到或听到肝脏搏动，其出现的频度（次数）与心搏数和静脉搏动数完全一致，只是出现的时相略微滞后。后期，则因发生心原性肝硬化而使腹腔积水增重。

（3）肾淤血。尿少、色浓、相对密度大，因肾小管变性而出现蛋白尿，尿沉渣镜检可见肾上皮细胞和各种管型。

（4）胃肠淤血。出现消化障碍，排粪迟滞或腹泻，逐渐消瘦。

【诊断】

重症、后期慢性心力衰竭，可依据典型的临床表现确定诊断。左心、右心、全心衰竭，亦可依据静脉淤滞的范围在肺循环和（或）体循环而加以区分。

早期、轻症慢性心力衰竭的病马，可进行心脏功能试验：使速步运动 15min 后，听诊心搏动数。健康马，心搏动数增加到每分钟 55～65 次，经 3～7min 即恢复正常。慢性心衰病马，心搏动数增加到 70 次以上，经 10～30min 后方能恢复到运动前的心搏数。

【治疗】

凡各种器质性心脏病、心包病、肾脏病伴发或继发的慢性心力衰竭，尤其慢性肺气肿所致的肺心症（cor pulmonale），均无治疗价值，终归死亡，一经确诊，即应淘汰处理。

对原发性慢性心力衰竭病畜，尤其贵重动物轻症早期，可停止劳役，加强护理，低钠饮食，辅以治疗，有望康复。治疗要点在于，减轻心脏负荷和增强心泵功能。

洋地黄制剂强心苷，包括洋地黄毒苷（digitoxin）和狄高辛（digoxin）等，具有正性肌力作用（positive inotropic effect）、负性频率作用（negative chronotropic effect）和负性传导作用（negative dromotropic effect），能通过增强心肌收缩力，增加心输出量，降低心肌氧耗而提高心泵功能。同时，能通过减慢心率和延长心室舒张期，使心室灌注充分和排空完全，并通过增加肾血流量，肾小球滤过率和减少肾小管对水、钠的回收，呈其利尿作用，而缓解心脏的前、后负荷和容量、压力负荷。是治疗慢性心力衰竭的首选传统强心苷，尤其适用于伴有心率过快（心房纤颤、心房扑动、室上性期前收缩和阵发性心动过速），并兼有肺、体循环静脉淤滞的全心充血性心力衰竭的病畜。

洋地黄强心苷，治疗量接近中毒量，安全范围狭窄，转化排除慢，有蓄积作用，很容易发生中毒。因此，实施洋地黄强心苷治疗，必须达到洋地黄化（digitalization），同时必须进行毒性监测。

通常是，洋地黄化业已达到，洋地黄中毒即将开始。洋地黄化的指征是心泵功能明显改善，循环淤滞开始缓解，心率减慢和尿量增加而接近正常。达到这一指征的洋地黄制剂的用量，即为洋地黄化剂量或全效量。获得全效后，为保持洋地黄化效果而服用或注射的洋地黄强心苷剂量，则称为维持量。

洋地黄片和洋地黄酊日服全效量，分别为每日每千克体重 0.03～0.04g 和 0.3～0.4mL；洋地黄毒苷和狄高辛静脉注射全效量，分别为每日每千克体重 0.06～0.012mg 和 0.008～0.016mg；各自的维持量均为其全效量的 1/10。

洋地黄化的具体方法和步骤，因动物种类和洋地黄制剂而不尽相同。

1. 马 应用洋地黄片和洋地黄酊内服或洋地黄毒苷和狄高辛静脉注射，分速给和缓给两种方式。病情较重较急的，用速给法，即静脉注射洋地黄毒苷或狄高辛，首次注全效量的 1/2，以后每隔 2h 注全效量的 1/10，达到洋地黄化之后，每日服用一次维持量的洋地黄片或洋地黄酊，持续 1～2 周。

病情较轻较缓的，用缓给法，即内服洋地黄片或洋地黄酊，将全效量分为 4 剂，首次服全效量的 1/2，6h 后再服全效量的 1/4，最后两次每隔 6h 各服全效量的 1/8。第二日开始每日服用一次维持量，持续 1～2 周（Blood 等，1983）。

2. 牛 通常应用洋地黄毒苷肌内注射，全效量为每日每千克体重 0.028mg，或狄高辛静脉注射，全效量为每日每千克体重 0.008mg。将全效量分为 3 剂，每隔 8h 注射 1 次。第二日开始将维持量（全效量的 1/8～1/5）分两次注射，持续 1～2 周不等（Clark，1986）。

3. 犬和猫 当前主张实施狄高辛口服缓慢洋地黄化（slow oral digitalization using digoxin），即用维持量的狄高辛片或狄高辛液（犬，每日每千克体重 0.022mg；猫，每日每千克体重 0.011mg）一日两次分服，需 10d 左右使之达到洋地黄化。然后用同样的维持量一直延续下去，直到出现中毒指征时停药（Ross，1983）。

洋地黄中毒的指征：心律失常，包括正性自动节律性作用（positive automatotropic effect）所致的期前收缩、阵发性心动过速和心室颤动，抑制房室传导所致的房室传导阻滞及房室搏动不协调，抑制窦房结所致的窦性心动过缓。

上述这些心律失常可分别应用口服或静滴氯化钾液（对单纯异位起搏点兴奋引起的心律失常）、利多卡因（对伴有房室传导阻滞并由异位起搏点兴奋引起的心律失常）或阿托品（对传导阻滞或窦性心动过缓）进行解毒抢救。

三、外周循环衰竭

Peripheral Circulating Failure

外周循环衰竭，又称虚脱或休克，包括血管性休克（vasculogenic shock）和低血容量性休克（hypovolemic shock），是以循环血量和回心血量急剧减少，心搏出量骤然下降以及微血管灌注严重不足为基本病理特征的一种急性循环衰竭综合征。

外周循环衰竭，同急性心力衰竭一样，是临床各科众多疾病转归死亡的直接原因，也是兽医诊疗中最常见的一种急症（emergency）和危象（crisis）。

【病因及发病机理】

1. 外周循环衰竭的基本病理过程　由于循环血量和回心血量急剧减少，心室扩张期灌血不满，心肌收缩时搏出量骤然下降，以致全身微血管灌注严重不足，各组织器官缺血、缺氧，最终陷入循环虚脱（circulatory collapse），即休克（shock）状态。其中心发病环节在于循环血量和回心血量不足。

2. 外周循环衰竭的病因和原发病　可归纳为下列两大类：

（1）血液性衰竭（hematogenic failure）或低血容量性衰竭（hypovolemic failure）。系血液总量低下所致。

具体病因：急性失血性贫血，如各种创伤和出血性素质时的内出血和外出血；急性血浆渗漏，如大面积深度烧伤、渗出性胸腹炎、渗出性腹膜炎；大量体液和电解质丢失，如大出汗、腹泻、呕吐、尿崩、胃肠阻塞液体回渗积滞等引起的各类型脱水。

（2）血管性衰竭（vasogenic failure）。系外周血管扩张或紧缩，微循环血液淤积，有效循环血量不足所致。

具体病因：中枢神经系统损伤，血管运动中枢抑制或麻痹，如牛的生产瘫痪等；各种原因所致的过敏反应，如血清病、药物过敏等；各种休克，尤其内毒素血症所致的败血性休克，如反刍兽瘤胃酸中毒、马属动物急性盲结肠炎、肠变位、穿孔性腹膜炎、坏疽性乳房炎等（Clark，1986）。

3. 外周循环衰竭的病理过程　大体分为3个阶段。

（1）初期或代偿期。由于循环血量和回心血量不足，心搏出量减少，动脉压下降，交感神经—肾上腺髓质系统反射性活动增强，儿茶酚胺类物质分泌增多，兴奋具有 α-肾上腺素能受体的血管，引起脾脏等内脏器官、皮肤的动脉以及静脉容量血管收缩，心率加快，周围血管阻力和血压回升，使脑、心等生命器官的血液供应暂时得到保证，而非生命器官组织的微血管供血不足。

（2）中期或失代偿期。非生命器官组织缺血、缺氧，局部发生酸中毒，对儿茶酚胺的敏感性降低，交感神经和肾上腺髓质释放更多的儿茶酚胺，以保持血管收缩，致使组织持续缺血、缺氧，肥大细胞释放组胺和5-羟色胺，促使大部或全部微血管扩张，微血管床血液淤积，血管渗透性增高，有效循环血量、静脉回心血量和心搏出量更加减少，形成恶性循环而进入失代偿期，心和脑等生命器官供血不足，开始发生缺血、缺氧而出现组织损伤。在此阶段，如能及时治疗使有效循环血量得以恢复，则不至于发生持久性组织损伤而制止病程的发展。

（3）后期或衰竭期。各组织器官，尤其心、脑等生命器官血液灌注不足，严重缺血、缺氧，酸中毒和组织损伤加重，发生弥漫性血管内凝血（DIC），形成微血栓，进入衰竭期或不可逆期。此时，即使采取各种复容解痉、疏通微循环的措施，亦难免死亡转归（Blood 等，1983）。

【临床表现】

在原发病因的作用下或在原发病的经过中突然起病或恶化，除贫血症（anemia）、浓血症（hemoconcentration）、内毒素血症（endotoxemia）所固有的脱水（dehydration）和低血容量（hypovolemia）体征以及原发病的原有症状外，骤然显现下列外周循环衰竭所特有的临床表现：

1. 食欲废绝，渴欲增进，精神极度沉郁或不安，站立不动，体温低下，呼吸浅表而促迫，可视黏膜苍白或灰白，耳、鼻、四肢末端皮肤冷凉或厥冷；心率加快，心音减弱、第二心音尤甚，脉搏细弱以至不感，但颈静脉不粗隆。

2. 检测中心静脉压低下（常为负值水柱），动脉收缩压大幅度降低，微血管再充盈时间显著延长（至少 3s）。

3. 末期少尿以至无尿（尿闭），肌肉松弛无力，反应迟钝，站立不稳，终于倒地不起，陷入抽搐、昏迷状态，在数小时内转归死亡。

【治疗】

外周循环衰竭属急症和危象，应立即实施抢救。急救的要领包括复容、解痉以及疏通微循环。

1. 复容（repletion of circulating fluid volume）　即恢复循环血容量，是血管性衰竭，尤其低血容量性衰竭早中期急救成功的关键措施。

（1）复容的液体种类，依体液丧失的方式而定。急性失血性贫血所致的，可输注全血；血浆渗漏和内毒素血症所致的，可输注血浆、低分子右旋糖苷等扩容剂（expander）；浓血症、脱水所致的，可输注平衡电解质溶液，即林格氏液、5%葡萄糖生理盐水。

（2）输注全血或血浆，除恢复循环血容量以外，还兼有防止和制止 DIC 发生和微血栓形成的作用，输注量为每千克体重 20～40mL，配合输注 2～6 倍量的电解质平衡液则效果更佳。

（3）5%葡萄糖生理盐水或林格氏液的输注量，通常按每千克体重 20～40mL，显然有些保守，有时需要补给 1～3 个正常血液总容量的液体，即每千克体重补液 100～300mL（Clark，1986）。

（4）防止补液过量而造成心力衰竭和肺水肿的监护措施是测定中心静脉压（CVP），即 CVP 一般不得超过 490～980Pa 水柱。但通常应用的临床指征是开始大量排尿，在不伴有肾衰的情况下，即表明补液量已经足够。

2. 解痉和疏通微循环　指的是解除小动脉、微动脉和毛细血管前括约肌的痉挛性收缩，以纠正动静脉短路，疏通微循环，增加微血管灌注，恢复对组织细胞的供血供氧，并使淤积于微血管床内的血液进入体循环，增加有效循环血量和回心血量。这是治疗血管性衰竭和内毒素性休克的根本措施。

（1）解痉必须在复容之后实施，在复容之前解痉反而会使动脉血压更加降低，不利于组织的血液灌注和微循环的疏通。

（2）通常用于解痉的药物是皮质类固醇，如地塞米松（dexamethasone），每千克体重 4～6mg 或强的松龙（prednisolone），每千克体重 25～30mg，加入 5%葡萄糖生理盐水内滴注。

此时此刻，儿茶酚胺类肾上腺素能受体缩血管药绝对禁忌！

（3）对药物过敏或血清病过敏性休克时的外周循环衰竭，必须应用肾上腺素或去甲肾上腺素等缩血管药和支气管扩张剂进行抢救，以增加外周循环阻力，使血压得以回升。如肾上腺素（1∶1 000）皮下或肌内注射，每千克体重 0.01～0.02mL；地塞米松肌内或静脉注射，每千克体重 0.25～1mg；

二苯胺（benadryl）肌内或静脉注射，每千克体重 0.5～1mg；氨茶碱静脉或肌内注射，马、牛每千克体重 1～2g，犬每千克体重 0.05～0.1g。

（4）在伴有脑水肿、颅内压升高和尿闭的情况下，可用高渗脱水剂和利尿剂，如甘露醇每千克体重 1～3mg，配成 20% 溶液快速静脉输注。

（5）为防止 DIC 和微血栓的形成，可在复容、解痉的基础上，加用肝素和低分子右旋糖苷。前者剂量为每千克体重 250U；后者剂量为每千克体重 20% 溶液 10mL。

3. 外周循环衰竭危象缓解后，应针对原发病进行治疗。

四、发作性心搏亢进

Paroxysmal Palpitation

发作性心搏亢进，又称阵发性心悸，多见于马和犬。常因车船运输、火灾险情中受到惊吓，保定过程中过度骚扰，脱缰奔跑或竞赛疾驰之后，交感神经高度兴奋而发生，常伴有主动性肺充血。

【临床表现】

主要包括：心悸如捣，即心搏动极度亢进，震动胸壁、躯干、脊柱以至全身；心音增强，有时沿主动脉、腹主动脉直至背腰部均可听到心音；心动过速，马每分钟可达百次以上，有达 160 次的。

经常出现各种心律失常，尤其是长程的阵发性心动过速，脉搏细数而不整，静脉怒张，颈静脉搏动明显。

呼吸浅表而疾速，每分钟 60～80 次，有多达 120 次的，呈混合性呼吸困难；听诊两侧肺泡音粗粝而听不到捻发音和水泡音，表明伴发了主动性肺充血而尚未发展为肺水肿。

重症病马，常并发间代性膈痉挛，肋弓部腹壁可见有节奏地跳动（跳肷），且跳动的次数常与心搏数一致（同步性膈痉挛）。一般经过数分钟、数小时，最迟 1d 后自行恢复，也有反复发作的，预后良好。个别因心搏骤停而猝死。

【治疗要点】

竭力使病畜保持安静，并给予镇静剂，如水合氯醛 25～50g，配成黏浆剂灌服或灌肠。肺充血严重，有发展为肺水肿之虞的，可一次颈静脉快速放血（马）2～4L。放血后呼吸很快即减慢并逐渐平缓。

（张乃生　李毓义　杨振国　刘国文）

第二章　心脏疾病

心脏疾病，指的是心脏本身各组织即心内膜、心肌和心包的各种器质性疾病，恰与心脏的功能障碍病即急性心力衰竭和慢性充血性心力衰竭相对应。

心内膜疾病，主要包括急性心内膜炎和慢性心内膜炎，即多种心脏瓣膜病。

心肌疾病，主要包括心肌炎和心肌病（心肌变性，心肌纤维化）。

心包疾病，主要包括心包炎、创伤性心包炎和心包积液。

一、急性心内膜炎

Acute Endocarditis

急性心内膜炎，是心内膜及其瓣膜的急性炎症的总称，包括恶性心内膜炎（malignant endocarditis）即溃疡性心内膜炎（ulcerative endocarditis）和良性心内膜炎（benign endocarditis）即疣状心内膜炎（verrucous endocarditis）或增殖性心内膜炎（vegetative endocarditis）。

按发生部位，可分为壁性心内膜炎（mural endocarditis）和瓣膜性心内膜炎（valvular endocarditis）。

按病程，可分为急性心内膜炎和亚急性心内膜炎。

按病因，可分为细菌性心内膜炎（bacterial endocarditis）和风湿性心内膜炎（rheumatic endocarditis）。

兽医临床上，以亚急性型细菌性瓣膜性心内膜炎居多，可发生于各种动物，在马、牛、猪、犬比较常见。

【病因及发病机理】

原发性非细菌性心内膜炎，在动物中很少发生，主要见于严重的全身性风湿病以及心包、心肌等邻接组织的炎症蔓延。在马，可因圆线虫幼虫移行所致发。

继发性细菌性心内膜炎，是动物急性心内膜炎的主要病因类型。通常见于猪丹毒、腺疫、痘疮、口蹄疫、传染性胸膜肺炎等传染病的经过中。更多继发于呈现脓毒败血症和慢性菌血症的化脓坏死性疾病，如子宫内膜炎、乳房炎、创伤性网胃腹膜炎、化脓性脐带炎、蹄叶炎、坏死杆菌病、脓肿、腐蹄病等。致发急性心内膜炎的细菌有：脑膜炎球菌、葡萄球菌、链球菌、化脓杆菌、巴氏杆菌、猪丹毒杆菌、大肠杆菌以及结核杆菌等。

各种动物的细菌性心内膜炎，其常见致病菌和瓣膜侵害部位不尽一致。

在马，主要致病菌是驹放线杆菌（*Actinobacillus equuli*）和马腺疫链球菌（*Streptococcus equi*），其次是脑膜炎球菌（*Meningococcus* spp.）；主要侵害部位是主动脉半月瓣，其次是左房室瓣。

在牛，主要是化脓性棒状杆菌（*Corynebacterium pyogenes*）、α-型溶血性链球菌（*α-hemolytic streptococci*），其次是气肿疽梭状芽孢杆菌（*Clostridium chauuaei*）、丝状支原体（*Mycoplasma mycoides*）、葡萄球菌、猪丹毒杆菌（*Erysipelothrix insidiosa*）和结核杆菌；主要侵害右房室瓣，其次是左房室瓣或双侧房室瓣。

在绵羊，尤其羔羊，主要是链球菌和大肠杆菌。

在猪，主要是猪丹毒杆菌，其次是化脓性棒状杆菌、链球菌、葡萄球菌和沙门氏菌；主要侵害左房室瓣。

在犬和猫，主要是链球菌，其次是金黄色葡萄球菌（*Staphylococcus aureus*）和埃希氏大肠杆菌（*Escherichia coli*）等；主要侵害左房室瓣和主动脉半月瓣，约占90%，其次是右房室瓣和肺动脉半月瓣（Blood等，1983；Ettinger，1983；Button等，1986）。

在急性脓毒败血症或慢性菌血症的情况下，血流中的病原菌直接黏着于损伤或未损伤的瓣膜表面或通过瓣膜基部的毛细血管而感染，激发心内膜尤其瓣膜的炎症过程。依病原菌的性质和毒力以及退行性病变和进行性病变的比例不同，而出现两种病型：良性增生性疣状心内膜炎和恶性溃疡性心内膜炎。

疣状心内膜炎，系由毒性较弱的病原性细菌所致，组织坏死等退行性病变轻微，结缔组织增生等保护性炎症反应强烈。瓣膜的游离缘以及腱索、乳头肌部产生粟粒大的小结节，灰白色或灰黄色，被覆纤维蛋白凝固物，并互相融合为疣状或息肉状，故名。疣状心内膜炎，由于心内膜肥厚、瓣膜皱缩变形而导致瓣孔狭窄和（或）瓣膜闭锁不全等器质性病变，转为慢性心脏瓣膜病，最终导致充血性心力衰竭。

溃疡性心内膜炎，系由毒性较强的病原菌所致，组织出血、坏死等退行性病变迅速发展，而结缔组织增生等保护性炎症反应轻微，心内膜尤其瓣膜出现扁豆大乃至铜钱大的溃疡，有时暴露或深及心肌。瓣膜溃疡处菲薄，因血压而向一侧呈囊状膨隆，形成瓣膜瘤，或发生穿孔而变成有窗瓣膜，更有腱索破坏或断离的，从而导致瓣孔狭窄和（或）瓣膜闭锁不全，障碍血液循环。

尤为严重的是，坏死部组织呈质地脆软的絮片状，容易脱落形成栓子（emboli），于肺、心肌、肾、脑、关节等全身各处造成栓塞性动脉炎（embolic arteritis），发生转移性脓肿（metastatic abscess），而使病情恶化，终至死亡。

【临床表现】

动物的急性心内膜炎，除个别因静脉注射或插管感染者外，通常发生于其他疾病的经过之中。其临床表现因病理类型、原发病和转移病灶的部位而不同。

病畜的全身症状明显，中热或高热稽留、弛张或反复，食欲废绝，精神委顿，衰弱无力，不耐运动。

1. 主要症状在心脏和血液循环系统　心搏动强盛以至亢进，震动胸壁以至躯干，轻微运动或兴奋后则心搏亢进更加明显，常出现阵发性心动过速等各种心律失常，显示心内膜和心肌的刺激症状。

2. 在一定瓣口发出易变性心内杂音是本病的特征　长时间定点听诊（马主要在主动脉瓣口，牛在右房室瓣口，猪在左房室瓣口，犬、猫在左房室瓣口和主动脉瓣口）可发现心内杂音在音性和时相上的变化，有时在第一心音之后，有时在第二心音之后，有时在第一、第二心音之间延续。

病的后期，心脏功能障碍愈益严重，出现血液循环紊乱，可视黏膜发绀，静脉极度扩张，颈静脉搏动明显，呼吸困难（肺充血及肺水肿）以及胸前、腹下浮肿等。

溃疡性心内膜炎，还常因栓子脱落而于各组织器官形成栓塞性血管炎和转移性脓肿，表现相应的症状，如皮肤和可视黏膜的出血斑点（栓塞性血管炎）；关节强直、渗出、疼痛和肌痛（栓塞性关节炎和肌炎）；呼吸困难、咳嗽（粟粒性肺脓肿）；晕厥、抽搐、癫痫发作（脑血管栓塞）；腹痛、腹泻（肠血管栓塞）、背腰疼痛（肾血管栓塞）；急性心力衰竭（心肌炎、心肌梗死）；肢体萎弱、厥冷、麻痹、脉搏缺失等（肢端大的末梢动脉分支栓塞）。

检验所见：主要包括白细胞增多症，中性粒细胞增多症，核型左移；末梢血染色、镜检和培养，可证实菌血症。

【病程及预后】

急性心内膜炎和亚急性心内膜炎，病程数日至数周不等。疣状心内膜炎，多转为慢性心内膜炎，变成心脏瓣膜病，终生不愈。溃疡性心内膜炎取恶性病程，概于1周左右死于急性心力衰竭，心、肺、脑、肾血管栓塞以及脓毒败血症。

【诊断】

细菌性心内膜炎（BE, bacterial endocarditis）的论证诊断依据，主要包括以下3个方面：

1. 有起病于化脓坏死性疾病经过中的病史。

2. 有反复发作或稽留、弛张的中高热、心搏亢进，心动过速，易变性心内杂音以及多种组织器官血管栓塞等临床表现。

3. 有白细胞增多症、中性粒细胞增多症、核型左移以及菌血症等检验证据。

【治疗】

抗菌消炎是治疗 BE 的根本原则和措施。有下列实施要点：

1. 要有针对性 应依据血液培养明确主要致病菌，并依据药敏试验选用对主要致病菌最为敏感的抗生素。

2. 要选最佳途径 对解决菌血症和脓毒败血症的最佳给药途径是静脉注射。

3. 要用突击剂量 日量不低于每千克体重 2 000U，最好是最低抑菌浓度（MIC）的 20 倍。

4. 要持续用药 疗程不得短于 7～10d，依据病情有时必须坚持 4～6 周（Blood 等，1983；Ettinger，1983）。

在血液培养取得阳性结果或无条件做药敏试验的情况下，一般选用氨苄青霉素、庆大霉素和红霉素，伍用磺胺制剂和磺胺增效剂则效果更好。

此外，可相机应用一些防血栓、促纤溶以及增强心肌收缩力的药物。

二、心脏瓣膜病

Valvular Disease

心脏瓣膜病，又称慢性心内膜炎（chronic endocarditis）或慢性心瓣炎（chronic valvulitis），是以心瓣及其附件如腱索、乳头肌的器质性变化为基础，瓣膜闭锁不全和（或）瓣孔狭窄以及血液动力学紊乱为特征的一组慢性心脏病。

单个瓣膜闭锁不全或瓣孔狭窄的，称为单纯性心脏瓣膜病，如左房室瓣闭锁不全、主动脉孔狭窄等。

多个瓣膜闭锁不全和（或）瓣孔狭窄的，则称为联合性心脏瓣膜病，如主动脉瓣闭锁不全合并左房室孔狭窄、右房室孔狭窄合并右房室瓣闭锁不全、左房室瓣闭锁不全合并肺动脉孔狭窄等。

本病多发于犬和马，牛、猪等次之。

【病因及发病机理】

通常由急性心内膜炎转化而来。不论是疣状心内膜炎，还是溃疡性心内膜炎，瓣膜上的疣状赘生物或溃疡缺损等炎性病变，最终概为肉芽组织所修复，并纤维化而形成瘢痕，导致瓣膜肥厚、皱缩、变形或瓣叶粘连，造成瓣膜闭锁不全和（或）瓣孔狭窄，引起血液动力学的相应紊乱。瓣孔狭窄时，血液通过受阻，心脏压力负荷加大；瓣膜闭锁不全时，血液倒流积滞，心脏容量负荷加大。加大的负荷，不论是压力负荷还是容量负荷，都迫使心肌加强收缩，引起代偿性心脏肥大。

随着病程的进展，代偿作用逐渐减退以至丧失，心腔血液积滞并扩张，最终导致充血性心力衰竭，发生血液循环紊乱，而出现相应静脉系统的淤血和水肿。

【临床表现】

心脏瓣膜病的临床表现，包括器质性心内杂音为主的心区体征以及脉搏异常和颈静脉异常、呼吸困难、皮肤浮肿等血液循环紊乱症状，因患病畜种以及受侵害瓣膜（孔）的位置和病变的性质而不同。

1. 二尖瓣闭锁不全 多发于马、犬和猪。主要表现：视触左侧心搏动强盛；听诊第一心音减弱，肺动脉第二音增强；有收缩期心内杂音，最强听取点在左侧第5肋间，肘头上方1～2指处（马、犬）或左侧第4肋间，肘头上方1～2指处（牛、猪）；叩诊左心肥大、扩张（初期），并右心肥大、扩张（后期）；常发支气管炎；失代偿时显现呼吸困难、发绀等肺充血（淤血）和肺水肿症状。

2. 左房室孔狭窄 多发于马和犬。主要表现：左侧心搏动强盛；听诊第一心音和肺动脉第二音增强；有舒张期或缩期前心内杂音，最强听取点同二尖瓣闭锁不全；叩诊左心房肥大、扩张（初期）并右心室肥大、扩张（后期）；脉弱，常见房性期前收缩和房颤（依据心电图）；呼吸困难、黏膜发绀等左心衰竭所致的肺淤血、肺水肿症状程度较重，出现得亦较早。

3. 三尖瓣闭锁不全 多发于牛、羊和犬。主要表现：听诊第一心音减弱，常被心内杂音所掩盖；有收缩期心内杂音，最强听取点在右侧第3、第4肋间，肘头前上方1～2指处（马和犬）或右侧第3肋间，肘头前上方1～2指处（牛和猪）；叩诊右心扩张；颈静脉膨隆，阳性颈静脉搏动；肝脏肿大并出现肝脏搏动；皮肤浮肿、体腔积液等右心充血性心力衰竭的症状比较明显，出现得亦较早。

4. 右房室孔狭窄 多发于牛和羊。主要表现：听诊第一心音增强；有舒张期或缩期前心内杂音，最强听取点同三尖瓣闭锁不全；叩诊右心房扩张；颈静脉膨隆，阴性颈静脉搏动明显增强；肝脏肿大但无肝脏搏动；脉搏弱小；皮肤浮肿、体腔积液、各组织器官淤血等右心充血性心力衰竭的症状出现得最早，也最严重，因为右心房的代偿能力最差。

5. 主动脉瓣闭锁不全 多发于马和犬。主要表现：左侧心搏动强盛；听诊第一、第二心音均减弱；有舒张期心内杂音，最强听取点在左侧第4肋间，肩关节水平线稍下方（马、牛、猪、犬）；叩诊左心室肥大、扩张；跳脉，并显颈静脉波动；因左心室代偿能力强大，不容易出现肺淤血、肺水肿等左心衰竭的症状。

6. 主动脉孔狭窄 各种动物均较少发生。主要表现：听诊第二心音减弱；有收缩期心内杂音，最强听取点同主动脉瓣闭锁不全；叩诊左心室肥大、扩张；迟脉，易发脑供血不足引起的眩晕；左心衰竭所致的肺循环淤滞体征常不出现或较晚出现。

7. 肺动脉瓣闭锁不全 多发于犬。主要表现：听诊第二心音尤其肺动脉第二音减弱，几乎被心内杂音所掩盖；有舒张期心内杂音，最强听取点在左侧第3肋间，胸骨上方肋骨与肋软骨结合处（马、牛、猪、犬）；叩诊右心室肥大、扩张，常出现呼吸困难、可视黏膜发绀等肺供血不足、气体交换障碍的症状。

8. 肺动脉孔狭窄 各种动物均极少发生。主要表现：心区触诊可感有震颤；听诊有收缩期心内杂音，最强听取点同肺动脉瓣闭锁不全；叩诊右心室肥大（初期）或扩张（后期）；脉搏弱小，呼吸困难、可视黏膜发绀等肺供血不足和气体交换障碍的症状非常明显，运动或应激后尤甚；失代偿期出现体循环静脉系统淤滞的各种右心衰竭体征。

9. 联合性心脏瓣膜病 常发生于马、犬等各种动物。心区体征和血液循环紊乱症状错综复杂，各种各样，主要取决于上述4种瓣膜、4个瓣孔病变的排列组合情况以及心肌的代偿能力和病程发展阶段，很难一一列举。

【病程及预后】

心脏瓣膜病取慢性经过，病程数年至 10～20 年不等。代偿期除心区体征外，无明显的临床表现，仍可轻度服役，坚持数年至 10 多年不等，主要取决于养护情况。

一旦进入失代偿期，则显现肺循环和（或）体循环静脉系统淤滞的充血性心力衰竭症状，预后不良，终归死亡。

【诊断】

依据为特定瓣膜和（或）瓣孔的器质性心内杂音等心区体征和慢性经过。

必要时（尤其小动物）配合心电图和 X 射线等影像诊断，不难与伴有心杂音或心内杂音的各种疾病如心包炎、心肌病以及先天性心脏病进行鉴别。

【治疗】

代偿期心脏瓣膜病动物，不必治疗。

已表现充血性心力衰竭症状的失代偿期病畜，不值得治疗。

个别价格昂贵的珍稀动物（如熊猫）或优良种畜，可应用洋地黄强心苷维护心脏功能，以延长代偿期（见慢性心力衰竭）。

三、急性心肌炎

Acute Myocarditis

急性心肌炎，是以心肌实质变性、坏死和间质渗出、细胞浸润为病理形态学特征，以心肌兴奋性增高和收缩力减弱为病理生理学基础的一种急性变质性炎症过程。

按疾病起因，有原发和继发之分。

按炎症性质，可分为化脓性心肌炎（suppurative myocarditis）和非化脓性心肌炎（nonsuppurative myocarditis）。

各种动物均可发生，多发于犬和马。

常见的病型是继发性非化脓性心肌炎（secondary nonsuppurative myocarditis）。据尸检病理组织学调查，犬心肌炎的发生率高达 6.6%～7.8%（Detweiler 等，1979；Ettinger，1983），而猫的心肌炎仅为 0.5%（25/4 933）（Liu，1977；Ettinger，1983）。

【病因及发病机理】

在动物之中，原发性心肌炎如风湿病经过中的风湿性心肌炎即变态反应性心肌炎（allergic myocarditis）实属罕见。

原因不明的所谓特发性心肌炎（idiopathic myocarditis），仅报道发生于 boxers 犬（Tilley，1979；Ettinger，1983）。

动物的急性心肌炎通常继发或并发于某些传染病、寄生虫病、真菌病、脓毒败血症以及多种毒物中毒。

1. 马属动物急性心肌炎　可继发或并发于传染性贫血、传染性胸膜肺炎、腺疫等传染病，梨形虫病等血孢子虫病，细菌性心内膜炎、子宫内膜炎、脐带炎、肺炎等所致的脓毒败血症以及夹竹桃中毒和汞、砷、铅、磷、锑、铜中毒等。

2. 牛、羊急性心肌炎　可继发或并发于口蹄疫、牛瘟、传染性胸膜肺炎、布鲁氏菌病、结核病等传染病，泰勒虫病、锥虫病等寄生虫病以及夹竹桃等各种毒物中毒。

3. 猪急性心肌炎　可继发于猪瘟、猪口蹄疫、猪肺疫、猪丹毒等传染病，弓形虫病、新孢子虫病等寄生虫病以及各种中毒。还可发生于脑心肌炎病毒感染。

4. 犬急性心肌炎　分为细菌性心肌炎、病毒性心肌炎、霉菌性心肌炎和原虫性心肌炎等。细菌性心肌炎（bacterial myocarditis），发生于细菌性心内膜炎等脓毒败血症的经过中，常因败血性栓塞（septic embolization）造成局灶性或弥漫性化脓性心肌炎。

病毒性心肌炎（viral myocarditis），常见于犬细小病毒（canine parvo virus，CPV）和犬瘟热病毒（canine distemper virus，CDV）感染。

犬细小病毒感染分肠型和心肌型两种综合征，两型综合征同时存在的实属罕见。12 周龄前，尤其 4～8 周龄的幼犬多为急性心肌炎型；6 月龄以上的成年犬和老龄犬多为致死性慢性心肌炎型（Ettinger，1983）。

犬瘟热病毒感染通常最早可使幼龄（3 周龄前后）犬发生心肌的多灶性急性坏死病变，而炎性细胞反应轻微，最后可导致心肌纤维化和钙化。

霉菌性心肌炎（mycotic myocarditis），见于全身性曲霉菌病和隐球菌病，可致发化脓性心肌炎（Wood 等，1978；Edwards 等，1979；Ettinger，1983）。

全身性拟青霉菌病（systemic paecilomycosis）可致发非化脓性肉芽肿性心肌炎（nonsuppurative granulomatous myocarditis）（Patnaik 等，1972）。

还见于藻类样病原体（algaelike organism）感染，如播散性原外壁菌病（disseminated protothecosis）可致发化脓性肉芽肿性心肌炎（pyogranulomatous myocarditis）（Tyler 等，1980）。

原虫性心肌炎（protozoal myocarditis），见于急性锥虫感染，如克鲁斯氏锥虫（*Trypanosoma cruzi*）的无鞭毛体（amastigotes）可致发右心房（室）的坏死性肉芽肿性心肌炎（necrotizing granulomatous myocarditis）（Williams 等，1977）。

5. 猫急性心肌炎　除中毒性、细菌性、病毒性心肌炎外，其原虫性心肌炎，多起源于鼠弓形虫（*Toxoplasma gondii*）感染所致的变应性心肌炎（hypersensitive myocarditis），慢性型居多，急性型甚少（Jacobson，1980；Ettinger，1983）。

心肌炎的发生机理还不十分清楚，各致病因素的具体发病环节也不尽一致。

通常的发病过程是：直接毒害心肌（如中毒性心肌炎和原虫性心肌炎）；改变血管的通透性（如变应性心肌炎和病毒性心肌炎）；造成血管栓塞（如细菌性和化脓性心肌炎）。

急性心肌炎的病理形态学特征：心肌纤维的变性（颗粒变性和脂肪变性）、坏死以及间质的渗出、水肿和细胞浸润（化脓性炎症或非化脓性炎症）或肉芽肿形成（肉芽肿性炎症）。眼观心肌柔软、松弛、质地脆弱易撕裂，心腔扩大。心肌切面湿润多汁（炎性水肿），呈暗红色，散在出血斑点。变性、坏死部位，呈苍白色、灰红色或黏土样灰白色。

局灶性心肌炎的形态特征是心肌切面呈灰黄色斑纹，形成特异的"虎斑心"。

心肌的收缩力减弱、兴奋性增高和传导功能障碍，是决定本病发展和转归的病理生理学基础。

由于心肌纤维的变性以至坏死，心肌收缩力减弱，紧张性减退，每搏输出量以及每分输出量减少，动脉压降低，各组织器官供血不足，静脉系统淤血、水肿，最终陷于急性心力衰竭。

由于间质组织的炎性浸润，初期至中期可刺激心脏传导系统，使心肌兴奋性增高，而出现期前收缩、阵发性心动过速、心房或心室纤维性颤动等心律失常；后期则损害心脏传导系统，使心肌传导性发生不同程度的阻断（滞），而出现 1～3 度的房室传导阻滞、房室收缩分离或心搏骤停。

【症状】

动物的急性心肌炎，大多继发或伴发于其他疾病的经过中，且临床症状的变动幅度很大。轻症为亚临床型，无特殊表现；重症突发急性心力衰竭而迅速死亡；中等程度的，临床症状常被原发病的症状所掩盖而漏诊或失察，直至尸检时才得到确认。

急性心肌炎的病理生理学基础是心肌兴奋性增高，传导性障碍以及收缩力减弱。其固有的临床综合征应包含两个侧面：一是心律失常；二是心力衰竭。

1. 心律失常 一般表现为期前收缩，阵发性心动过速，心房纤颤以至心室纤颤；严重的则表现为心动徐缓、房室传导不全阻滞以至完全阻滞。

2. 心力衰竭 一般表现为心搏动强盛，第一心音高朗、浑浊，第二心音低沉、消失，脉搏细弱、短缺；严重的则表现为黏膜发绀，混合性呼吸困难，肺泡呼吸音粗粝（肺充血），或全肺野捻发音、大中小水泡音、细泡沫状鼻液（肺水肿）等左心衰竭体征和（或）颈静脉膨隆，体表静脉怒张，颌下、胸前、腹下及四肢末端皮肤浮肿等右心衰竭体征。

3. 心电图变化 可分3期：

初期或轻症，R波增大，T波增高，P-Q间期和S-T间期缩短。

中期或重症，R波低平，T波高耸，S-T段下降，P-Q间期和S-T间期延长。

末期或危症，R波更小，T波更高或倒置，S-T段下降。

不论哪个阶段，急性心肌炎全病程都显示严重的心律失常。通常初、中期多伴有期前收缩、心动过速、房颤或室颤；末期多伴有房室传导阻滞。

【病程及预后】

病程数日至数周不等，取决于病因和原发病。一般预后不良，少数可转为慢性心肌炎。

出现颤动性心律失常、房室传导完全阻滞、脉搏严重短缺和交替脉的，表明心肌损害重剧，是预后不良的征兆。

【诊断】

典型的急性心肌炎，心律失常和心力衰竭两组体征兼备，即使与原发病的临床表现混杂存在，通常也不难做出诊断。

轻症急性心肌炎，临床表现常不典型，很难与心肌病即心肌营养不良（包括心肌变性和心肌纤维化）鉴别。

为此，可进行心脏功能试验：令患畜作100～200m距离的跑步运动，检测心搏动（或脉搏）数增加的幅度及其回复运动前状态所需之时间。

1. 急性心肌炎病畜 运动后心搏数大幅度增加，甚至运动停止后2～3min仍继续增加，且需较长时间（5min以上）才能回复到运动前的心搏数。

2. 心肌变性病畜 心搏数有一定幅度的增加，但运动停止后立刻减缓，再经1～2min即回复正常。

3. 心肌纤维（硬）化病畜 即使驱赶跑步10min之后，心搏数的增加幅度及其回复所需的时间均与健畜无大差异（段得贤，1988）。

急性心肌炎的病因诊断或原发病的确定甚难。细菌性的，可借助于血液培养；病毒性和原虫性的，则必须进行血清学等病原的特异诊断。

【治疗】

应首先针对原发病，实施血清、疫苗等特异疗法以及磺胺—抗生素疗法。

急性心肌炎本身的治疗要点是降低心肌兴奋性，增强心肌收缩力和矫正心律失常。

1. 患畜应完全静息，尽量避免音响、强光、运动以及各种不必要的诊断操作惊扰，有条件时可予吸氧和心区冷敷，初期不宜应用强心剂，洋地黄制剂更属禁忌！

2. 对已显现心力衰竭体征的患畜，要选用强心药，如安钠咖和强尔心（氧化樟脑）交替使用，或在应用硝酸士的宁（0.3%硝酸士的宁注射液皮下注射剂量：马，牛 10～20mL；犬 0.5～1mL）的基础上，用 0.1%肾上腺素注射液（马、牛 3～5mL，犬 0.3～0.5mL）皮下注射或混入 5%葡萄糖生理盐水 500～1 000mL 内缓慢点滴静脉注射。

3. 对心律失常的患畜，应针对心律失常的类型选用合适的心律矫正剂，如复方奎宁、奎尼丁、普鲁卡因酰胺、利多卡因、心得安等。

奎尼丁。适用于心搏过速的心律失常，尤其是室性期前收缩和室性阵发性心动过速。通常用硫酸奎尼丁（quinidine sulfate）片内服。马，始用剂量为每千克体重 20mg，以后每隔 8h 服 1 次，剂量为每千克体重 10mg（Blood 等，1983）。犬，始用剂量为每千克体重 6～20mg，以后每隔 6～8h 服 1 次，剂量为每千克体重 6～10mg（Ettinger，1983）。

普鲁卡因酰胺（procainamide，pronestyl）。亦适用于心搏过速的心律失常，尤其是室性期前收缩和室性心动过速。胶囊和片剂口服剂量为每千克体重 6～20mg，每 4～8h 服 1 次；静脉注射首次剂量为每千克体重 2mg，以后每隔 4～8h 注射 1 次，剂量为每千克体重 1mg，直至心律矫正。

利多卡因（1idocaine，xylocaine）。适用于危及生命的室性心动过速和纤颤的急救。用药途径为 2%溶液静脉注射。剂量为每千克体重 4mg，作用期短暂。一般为 15～20min，隔半小时可重复用药 1 次。

心得安（propranolol，inderal）。适用于各种心动过速的心律失常，尤其窦性和房性心动过速和纤颤，也适用于各种室上性期前收缩。口服剂量，小犬 2.5～20mg，大犬 20～80mg，每日 2～3 次（Ettinger，1983）。

四、心 肌 病

Myocardial Disease

心肌病，包括心肌变性（myocardial degeneration）和心肌纤维化或硬化（myocardial fibrosis or sclerosis），是以心肌纤维变性和（或）间质结缔组织增生为病理形态学特征，以心脏舒缩功能障碍为病理生理学基础的一组慢性非炎性心肌疾病。

按其病因，可分为原发性或特发性心肌病（primary or idiopathic cardiomyopathy）和继发性心肌病（secondary cardiomyopathy）。

按其病理形态学改变、血液动力学紊乱和临床表现的特点，可分为扩张性（充血性）心肌病、肥厚性心肌病和限制性（缩窄性）心肌病。

各种动物均可发生，多见于犬和猫（详见遗传性疾病篇遗传性心血管病章）。

五、心 包 炎

Pericarditis

心包炎是心包囊的脏（浆膜）层和壁（纤维）层炎性疾病的总称。按病程，有急性和慢性之分。按性质，可分为浆液性、纤维蛋白性、化脓性和腐败性等病理类型。

临床特征：心区疼痛、心包摩擦音、心包拍水音、心浊音区扩大以及急性渗出期心压塞（cardiac tamponade）或慢性机化时心包闭塞和缩窄（pericardial obliteration and constriction）所致的充血性心力衰竭。

本病可发生于各种动物，尤其多见于牛和猪。

在牛，多为创伤性网胃心包炎；在猪，概为感染性心包炎。

【病因及发病机理】

心包炎可在心包先天发育缺陷、心包肿瘤等先天性或获得性心包疾病的基础上发生。

病原微生物的感染途径包括 3 个方面：胸膜炎、心肌炎等邻接蔓延；创伤感染，如牛的创伤性网胃心包炎；血源感染，见于各种细菌性、真菌性、病毒性全身感染，发生于各种动物。

1. 马心包炎　见于腺疫以及粪链球菌全身感染所致的心包炎、关节炎、胸膜炎、腹膜炎综合征。

2. 牛心包炎　见于巴氏杆菌病、败血性链球菌病、支原体病、弯杆菌病、结核病、传染性胸膜肺炎、播散性脑脊髓炎等。

3. 绵羊和山羊心包炎　见于巴氏杆菌病、败血性链球菌病、金黄色葡萄球菌病、支原体病、弯杆菌病、埃希氏大肠杆菌病等。

4. 猪心包炎　见于猪瘟、巴氏杆菌病、败血性链球菌病、支原体多浆膜炎（mycoplasma polyserositis）、地方流行性肺炎、败血性沙门氏菌病、脑心肌炎病毒感染（encephalomyocarditis virus infection）以及嗜血杆菌所致的格拉瑟氏病（Glasser's disease）等。

5. 犬和猫心包炎　见于犬瘟热、猫传染性腹膜炎、放线菌病、球孢子菌病（coccidioidomycosis）以及心包囊肿（pericardial cyst）、心包腹膜膈疝（peritoneopericardial diaphragmatic hernia）等先天性心包病和血管肉瘤（hemangiosarcoma）、间皮瘤（mesothelioma）等获得性心包病基础上的感染（Blood 等，1983；Ettinger 等，1983；Button，1986）。

在器械性刺激、创伤和病原微生物的作用下，心包囊的脏层和壁层发生充血、出血和渗出，蓄积大量的浆液性、浆液纤维蛋白性、出血性、化脓性以至腐败性渗出物。

渗出液的数量非常可观，在大（马、牛）、中（猪、羊）、小动物（犬、猫）分别可达 30~40L，15~20L，5~8L，2~4L 和 1L。

随着病程的进展，渗出液逐渐被吸收而进入慢性期，心包结缔组织增生，纤维蛋白机化（纤维化），以至厚达 3~5cm 的心包膜完全黏结于增厚的心外膜上或者呈块片状粘连而遗留许多充满渗出物的小腔洞（Blood 等，1983；段得贤等，1988）。

心包疾病的血液动力学改变有其独特之处。它不同于心肌疾病和心内膜疾病，通常不直接损伤心肌收缩力，即不会立即降低心脏的泵功能而导致心源性休克，而是主要和首先影响心脏的舒张顺应性（diastolic ventricular compliance）。

在急性期，由于心包积液，内压升高，超过大气压和胸内压，使心室腔、心房和大静脉不能充分舒张和充盈，而导致心填塞或压塞（cardiac tamponade）。

在慢性期或亚急性期，由于心包脏壁两层增厚并粘连，限制心室、心房以至大静脉的舒张、充盈和灌血，而导致心包闭塞（pericardial obliteration）或心包缩窄（pericardial constriction）。

心包填（压）塞和闭塞最终造成心脏的慢性顺应性衰竭（chronic failure with impaired ventricular compliance），出现充血性心力衰竭，主要显现右心衰竭的体征（Ettinger 等，1983）。

心包闭塞或缩窄以及心脏填塞或压塞时，左右两心室的舒张和充盈本来都是同样不足的，肺静脉压和腔静脉压都是同样升高的，但临床表现的主要是右心的充血性心力衰竭和体循环的静脉系统淤滞。这是因为左心衰竭造成的肺静脉高压，被右心衰竭造成的肺动脉低压所抵消，以至肺循环淤滞得到相当程度的缓解（Ettinger 等，1983）。

【症状】

血源性感染或邻接蔓延所致的急性心包炎，通常在其他疾病的经过中起病显症。表现精神沉郁，食欲废绝，中热至高热稽留或弛张，呼吸加快、浅表且以腹式为主。

大动物多不愿走动，双肘外展，背腰拱起，颜貌忧苦，茫然站立。

小动物常躺卧，起卧动作拘谨小心。

特征性临床表现是心区的各项体征。

初期即干性心包炎期，炎性刺激症状明显：视诊心搏动加快、强盛，震动胸壁以至躯干；触诊心搏动有力，有时感有胸壁震颤，动物呻吟不安，诉有痛觉；听诊心音增强，心律失常（期前收缩和阵发性心动过速），可闻心包摩擦音，其音质柔和或粗粝，出现的时相不定，常常跨越舒缩两期，位置大多在心脏基底部；叩诊心区，动物有疼痛反应，而心浊音界不见改变。

随着病程的进展（通常经过 24h 左右），心包内出现大量渗出液，即进入湿性心包炎期：刺激症状和疼痛表现逐渐缓和，而心脏压塞体征开始显现：触诊心律依然失常，心率显著加快，心搏动微弱；听诊两心音低沉而遥远，心包摩擦音减弱以至消失（在心基部残留时间较长），往往出现心包拍水音；叩诊心脏绝对浊音区明显扩大，有的发鼓音或金属音。脉搏细弱而频数，每分钟超过百次，有的不感于手；而颈静脉膨隆、粗大，搏动明显，直抵上颈部。

病程进一步发展的标志是显现不同程度的心力衰竭体征，主要是右心衰竭、体循环静脉系统淤滞的一系列症状：皮肤静脉怒张，颈静脉极度粗隆硬固，下颌隙、胸前（垂皮）、腹下以至四肢末端部出现无热无痛的捏粉样肿胀，严重的伴有腹腔积水和胸腔积水，呼吸困难，黏膜发绀等。

慢性心包炎　主要表现心包闭塞或缩窄的症状，除心区体征外，全身症状以颈静脉怒张和皮肤浮肿为特征，而气喘和心动过速等症状不像急性心包炎那样显著，病程缓长，数月至经年不等。

检验所见包括：血液检验有白细胞总数增多，中性粒细胞比例增高以及核型左移等炎性指征；X射线胸透显示心脏体积（含心包）极度增大；心区超声检查显示液平面；心电图检查，除心律失常的图形外，各导联均属低电压波型，QRS综合波振幅明显减低缩小，甚而如锯齿状。

【病程及预后】

主要取决于病因及原发病。血源感染性心包炎，尤其浆液性心包炎，常取急性经过，病程数日至数周，如不死于原发病，多可自行康复或转为慢性。

创伤性心包炎，概为化脓腐败性心包炎，多取亚急性或慢性经过，终归死亡，预后不良。

【诊断】

心包炎的心区体征和循环系统的症状典型，辅之以影像诊断和心电图检查，必要时施行心包穿刺，一般都可做出明确的诊断。但原发病的确认很难，必须进行全面检查，尤其病原学特殊检查。

【治疗】

血源感染的心包炎，应针对原发病，兼顾心包炎，施行磺胺—抗生素疗法。

创伤性心包炎多无救治希望，后期一经确诊，应即淘汰。

六、创伤性心包炎

Traumatic Pericarditis

创伤性心包炎，是由于尖锐金属异物刺伤心包所致的一种急性、亚急性或慢性化脓—腐败性炎症过程。各种动物（马、羊、犬等）均可发生，但多发生于牛，尤其舍饲的乳牛，是创伤性网胃腹膜炎的一种继发病，通常在妊娠后期或分娩之后等腹压剧烈改变的情况下，因网胃的剧烈收缩，其中的尖锐金属异物（如铁钉、钢丝、发针等）穿透网胃前壁、膈肌直至心包腔或心肌，由穿透物带进的病原微生物（主要是化脓性棒状杆菌）感染所致发，特称牛创伤性网胃—心包炎（traumatic reticulo - pericarditis）或称金属物病（hardware disease）。

诊断要点：有持续数周或数月的创伤性网胃腹膜炎症状先行；有分娩、臌气、奔跃、跌倒等可使腹压急剧增高的情况下突然显症的病史；有心搏亢进、心音高朗、心动过速、呼吸浅促、心区触痛乃至心包摩擦音或心包胸膜摩擦音等心肺急性刺激症状（干性心包炎或胸膜炎）；或者有心搏和脉搏细弱或不感，心音模糊而遥远，心浊音区明显（向后上方）扩大，并逐步显现颈静脉膨隆增粗（如索状）和胸前（垂皮）浮肿等心压塞体征；体温和脉搏很不相称，即中热、轻热或无热而脉搏细数，每分钟超过 80～100 次；血液常规检验，可见白细胞增多症、中性粒细胞增多症、核型轻度或中度左移等炎性疾病指征。

本病经过数日、数周乃至数月，少数于短时间内死于急性心填塞和内出血（穿透心肌或血管），多数在数周内死于毒血症和心力衰竭。

早期确诊（干性心包炎期或湿性心包炎初期），施行瘤胃切开术并通过网胃摘除金属异物，辅以磺胺—抗生素等抗菌消炎治疗，可望痊愈。

晚期出现典型症状（听诊拍水音，叩诊金属性鼓音，心包穿刺流出脓性腐败性液体）后确诊，则即使施行心包异物摘除术、心包冲洗术甚至心包切开和部分摘除术，亦难免转归死亡。

（李毓义 张乃生）

第三章 血管疾病

动物的血管疾病，包括动脉疾病、静脉疾病、毛细血管疾病、淋巴管疾病和血管肿瘤疾病。

1. 动脉疾病 分闭塞性和非闭塞性两大类。闭塞性动脉病（occlusive arterial disease）包括动脉血栓形成（arterial thrombosis）、动脉栓塞（arterial embolism）、结节性动脉周围炎（periarteritis nodosa）、糖尿病性动脉病（diabetic arteriopathy）等。非闭塞性动脉病（nonocclusive arterial disease）包括动脉炎、动脉瘤（arterial aneurysm）、动脉—静脉瘘管（arteriovenous fistula）、动脉粥样硬化（atherosclerosis）以及动脉钙化（arterial calcification）等。

2. 静脉疾病 包括静脉曲张症（varicosis）、静脉炎（phlebitis）以及血栓性静脉炎（thrombophlebitis）。

3. 毛细血管疾病 包括荨麻疹、血管性紫癜（vascular purpura）以及血管神经性水肿（angioneurotic edema）。

4. 淋巴管疾病 包括淋巴水肿（lymphedema）、淋巴管扩张（lymphangiectasia）、淋巴瘘（1ymphatic fistura）以及淋巴管炎（1ymphagitis）。

5. 血管肿瘤 如血管瘤（angioma，hemangioma）、血管异构瘤（vascular hamartoma）以及血管肉瘤（hemangiosarcoma）。

本章仅介绍动脉血栓—栓塞症。至于动脉—静脉瘘管、血管神经性水肿、荨麻疹、动脉炎—血管炎综合征以及原发性淋巴水肿等其他血管疾病，可参见本书的遗传性疾病篇和免疫性疾病篇。

动脉血栓—栓塞症

ArteriaI Thrombo - Embolism

动脉血栓—栓塞症，包括动脉血栓形成（arterial thrombosis）和动脉栓塞形成（arterial embolism）相互不同而前后关联的两个病理过程，是一种最为常见的闭塞性动脉疾病。

【病因及发病机理】

正常情况下，机体的血液凝固机制和纤维蛋白溶解机制健全、复杂而相互制约，处于动态平衡，保证血液流通，管道畅通无阻。一旦失去这种平衡，凝血过程超过纤溶过程，即形成血栓。

血栓形成有 3 个基本条件或因素，即心血管壁完整性遭到破坏，尤其心内膜和血管内膜发生损伤；血液黏稠，处于高凝状态；血流缓慢以至停滞。

栓塞形成可独立发生，但通常继发于血栓形成之后。造成动脉栓塞的栓子（emboli），主要是血栓脱落的凝块，也可能是组织微粒、脂肪悬滴、血液寄生虫团块（犬，猫心丝虫）、血管内移行的幼虫（圆虫幼虫、微丝蚴）以及各种异物等（Suter，1983）。

动物的动脉血栓和（或）栓塞症，通常见于下列情况：

1. 各种动物尤其犬、猫、马的细菌性溃疡性心内膜炎。

2. 小动物的心肌病，尤其肥厚性心肌病和心内膜弹力纤维增生症所致的缩窄性心肌病；在猫，特称心肌病—主动脉血栓栓塞综合征（cardiomyopathy - aortic embolism syndrome），其发生率在猫心肌病中高达 50%（Kashohm 等，1963；Liu，1970；Harpster，1977，Suter，1983）。

3. 寄生虫性动脉内膜炎，如普通圆虫（*Strongylus urlgaris*）幼虫迷路所致的马肠系膜前动脉炎、髂动脉炎、主动脉炎及冠状动脉炎。还有牛盘尾丝虫病（onchocerciasis）、绵羊带油丝虫病（eleophoriasis）以及犬、猫心丝虫病（heartworm disease）所致的动脉炎（Blood 等，1983；Ettinger 等，1983）。

4. 感染性动脉炎，如牛恶性卡他热、马病毒性动脉炎，犬、猫的结节性动脉周围炎以及各种动物的动脉硬化和粥样硬化症。

5. 马、犬等动物的红细胞增多症、高脂蛋白血症、巨球蛋白血症（参见免疫性疾病篇免疫增生病章）等所致的高黏血症；淀粉样变、肾病综合征、柯兴氏综合征、内毒素血症等所致的高凝血状态；猪水肿病继发的脑脊髓血管病、维生素 E-硒缺乏综合征以及许多败血性疾病所致的微血管病（Blood 等，1983）。

6. 麦角中毒、霉稻草中毒等所致的末梢部坏死；骨折、去势或手术时脂肪球进入血行所致的肺动脉脂栓等（Blood 等，1983）。

【症状】

动脉血栓—栓塞症的临床表现，随原发病或致发病因而不同，主要取决于血栓或栓塞形成的部位（主干还是分支，脏腑还是肌肤，生命器官还是非生命器官）和程度（完全闭塞还是不全闭塞）。与血栓或栓塞形成的速度也有一定的关系，涉及侧支循环是否来得及建立。

临床特点包括：显症突然；闭塞段动脉下游的脉搏微弱或缺失；在限定的范围内，即在闭塞动脉所支配的器官组织，发生功能和结构改变，出现相应的症状或体征。

1. 主动脉血栓—栓塞　主要见于细菌性溃疡性心内膜炎、肥厚性或限制性心肌病以及瓣膜下主动脉缩窄等先天性心脏病。在猫，常发生心肌病—主动脉血栓栓塞综合征，以雄性波斯猫居多（Tilley 等，1975）。在犬，除细菌性心内膜炎外，还常由心丝虫成虫所致发（Stuart 等，1978，Ettinger 等，1983）。

主动脉弓处的血栓栓塞，可相继引起肠系膜动脉栓塞、肾动脉栓塞和髂动脉栓塞等主动脉双分叉、三分叉处的栓塞，但典型病例常出现双侧髂动脉栓塞，以后肢运动障碍为始发症状，并显现以下 5 种示病体征：股动脉脉搏减弱或缺失；触诊腓肠肌痉挛、硬固并表现疼痛；后肢趾垫苍白或发绀；后肢末梢部冷凉或厥冷；后肢轻瘫，膝盖反射、趾反射减退或消失，而肛门反射、尾的动作和痛觉以及排粪和排尿均不见异常（Suter，1983）。

2. 肠系膜动脉血栓—栓塞　除作为犬、猫主动脉血栓栓塞的一个分症外，主要见于普通圆虫幼虫所致发的马属动物血塞疝和栓塞性出血坏死性肠炎（参见消化系统疾病篇）。

3. 肾动脉血栓—栓塞　常作为主动脉血栓—栓塞的一个分症，主要表现肾缺血性梗死或肾出血性梗死，发生尿闭、尿毒症和（或）血尿症。

4. 腋窝动脉血栓—栓塞　作为主动脉血栓—栓塞的一个分症，比较少见。主要症状是前肢运动障碍。其一套 5 种示病体征与髂动脉血栓—栓塞相仿。

5. 腹下动脉血栓—栓塞　主要表现为臀部和尾部的肌肉麻痹，膀胱和直肠麻痹，排粪和排尿障碍。

6. 肺动脉血栓—栓塞　主要见于溃疡性心内膜炎、脓毒败血症等感染性栓子所致的栓塞，或后腔静脉血栓形成的栓子转移（Breeze 等，1976；Blood 等，1983）。在犬，是心丝虫症时施行杀成虫治疗后最常见的合并症，一般在给杀虫药之后 7～10d 出现（Ettinger 等，1983）。

主要表现为突发呼吸困难、咳嗽、咯血；呼吸困难，常发展为窒息危象；有时咯血非常严重而造成急性失血性贫血。由于肺动脉压突然剧烈升高，突发急性右心充血性心力衰竭而死亡。耐过急性发作的，常转为肺炎，特别是化脓性肺炎。

7. 冠状动脉血栓和脑动脉血栓　常是动脉粥样硬化、高黏血症和弥散性血管内凝血的结果。主要表现急性心肌梗死和脑血栓的症状，在短时间内转归死亡。

【病程及预后】

不全闭塞的末梢动脉血栓—栓塞，常由于侧支循环的建立和血栓的纤溶，而在发病后的数周之后逐步缓解，但常易复发，预后不良。

心、脑、肾、肺等生命器官的动脉血栓—栓塞，大多在首次发作时即行死亡。

【治疗】

在兽医临床上，对动脉血栓—栓塞尚无有效实用的治疗方法。

马的肠系膜动脉和髂动脉血栓栓塞，曾报道静脉注射葡萄糖酸钠液可获得良好疗效（Tillotson等，1966；Branscomb，1986）。

（李毓义　张乃生）

［附］水肿综合征鉴别诊断

血管外组织间隙有过量积液，称为水肿（edema）。其出现于全身各部位和体腔的，称为全身性水肿（general edema），其局限于某一部位或器官的，称为局部性水肿（local edema）。

水肿不是独立的疾病，而是伴随于许多疾病经过中的一个体征。单个动物发生的水肿，称为个体水肿病（individual edema）；畜群中一部、大部乃至全部发生的水肿，则称为群体水肿病（popular edema）。

（一）水肿形成的因素

在正常情况下，血管与组织间的液体交流保持着动态平衡。毛细血管动脉端压为 4.3kPa 左右，静脉端压为 1.6kPa 左右，而整个毛细血管系统的平均压为 3.3kPa，约相等于血浆胶体渗透压。动脉端所产生的滤过压，可使血管内的液体透出毛细血管而进入组织间隙；另一方面，静脉端的毛细血管压小于血浆胶体渗透压，组织间隙的液体可重新吸入毛细血管内。血管与组织间液体的这种滤透和再吸收作用，保证了体液交流的平衡。组织活动时，组织间隙的液体偏多，多余的液体可通过淋巴管汇入血液而保持这种平衡状态。

可见，影响血管和组织间液体交流的参数包括：毛细血管压，血浆胶体渗透压，毛细血管通透性，组织压和淋巴流。下列各种因素，可造成水肿。

1. 毛细血管压增高　一般先有静脉系统淤滞，造成静脉压升高，使静脉端毛细血管增加，组织间隙液体再吸收减少，而形成水肿。

2. 血浆胶体渗透压降低　与毛细血管压相对立的是血浆胶体渗透压。前者使液体由血管滤过至组织间隙，后者使液体由组织间隙再吸进血管。血浆蛋白，不同于盐类、糖、非蛋白氮等溶质，不易透过毛细血管膜，是毛细血管内胶体渗透压的主要维持者。血浆白蛋白，分子量小于球蛋白，所产生的渗透压约为相等重量球蛋白的 3 倍。因此，血浆总蛋白，尤其白蛋白减少，是血浆胶体渗透压降低的决定性因素。临界水平线大约是：血浆总蛋白，55g/L；血浆白蛋白，25g/L；血浆胶体渗透压，2.7kPa。如果血浆总蛋白、白蛋白和胶体渗透压低于此临界值，则血管液体的滤出多于吸入而形成水肿（低渗性水肿或稀血性水肿）。

临床上，因血浆胶体渗透压降低而形成水肿的实例有：蛋白质营养缺乏和吸收障碍所致的低蛋白血症和低白蛋白血症；肝癌、肝硬变等重剧肝病所致的白蛋白合成障碍；蛋白质耗损过多和体液存留（水化），如各类病因所致的慢性重度贫血，各类病因所致的恶病质（消瘦、衰竭、贫血）状态，捻转血矛线虫、钩虫、锥虫所致的重度侵袭病，淋巴细胞—浆细胞性胃肠炎（一种遗传性免疫增生病）所致的蛋白质丢失性肠病（protein - losing enteropathy）。

3. 毛细血管通透性增加　正常的毛细血管壁不易为蛋白质所透过。但当组织有发炎、损伤等病理状态时，毛细血管壁的小孔道扩大，通透性增加，部分血液蛋白滤出血管而积于组织间隙，组织间液胶体渗透压增加，液体回吸收减少而形成水肿。

此类水肿，多为局部性水肿，常见于各种炎症，局部加热或受冷，昆虫螫刺，毒蛇咬伤，过敏反应以及静脉淤滞引起的组织缺氧等。

4. 淋巴流淤滞　淋巴系统对维持血管与组织间液体的正常交流有很大的作用（分流与泄洪）。淋巴回流不畅而发生淤滞，即形成水肿。典型例证是丝虫病所致的淋巴管梗塞。

5. 组织压减低　皮肤及皮下组织松弛时，组织压减低，水肿容易形成。

6. 盐与水滞留　盐摄入过多或其他因素造成钠滞留时，可激起抗利尿素分泌增多而引发水滞留（水化，hydration），于是血浆容量增大，毛细血管压增高，液体从血管滤入组织间隙而形成水肿。

心脏性水肿和肾脏性水肿，常伴有钠滞留和水滞留，与钠、水滞留密切相关。

（二）水肿综合征病因病理分类及特征

临床上显现水肿综合征的疾病不下百种，可依据病因和发病机理作如下分类。

1. 心脏性水肿　心脏疾病发展至心力衰竭阶段所表现的全身性水肿。

充血性心力衰竭时所见的水肿，是多种因素共同作用的结果，包括静脉压和毛细血管压增高，静脉压增高引发的淋巴回流不畅，静脉淤滞后缺氧引发的毛细血管壁通透性增加以及盐和水的滞留等。

按照向前衰竭学说，水肿形成的程序是：心输出量减少→肾血流量减少→肾小球盐和水的滤过量减少→钠和水滞留→血浆容量增大→静脉压和毛细血管压增高→液体由血管内滤出→水肿。

按照向后衰竭学说，水肿形成的程序是：静脉压增高→毛细血管压增高→液体由血管内滤出增加→血浆容量减小→钠和水滞留→水肿。

心脏性水肿见于下列疾病（图1-1）：

（1）心丝虫病。

（2）填塞性心包炎。

（3）肺心病。间质性肺炎、慢性肺泡气肿、慢性阻塞性肺病（COPD）最终导致的肺心病。

（4）失代偿期心脏瓣膜病。如左房室孔狭窄，三尖瓣闭锁不全，右房室孔狭窄等。

（5）先天性心脏病。如肺动脉狭窄，房间隔缺损，室间隔缺损等。

（6）遗传性心肌病。如牛特发性心肌病，火鸡自发性圆心病，仓鼠交感性心肌营养不良，小鼠和大鼠先天性心肌病以及小鼠、大鼠、海豚营养不良性心钙化等。

（7）中毒病。如痢特灵（呋喃唑酮）慢性中毒诱导的鸡圆心病以及氨丙嘧吡啶、蕨、木贼、问

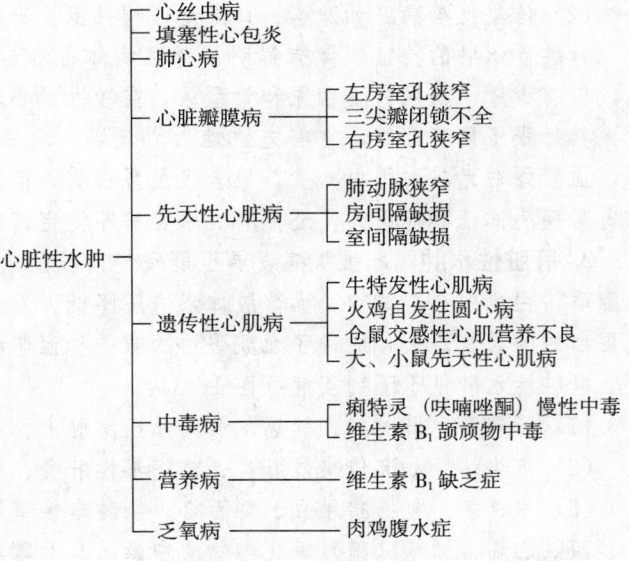

图1-1　心脏性水肿的病因

荆、节节草、异叶猩猩木等维生素 B_1 颉颃物中毒。

（8）维生素 B_1 缺乏症所致的心衰型脚气病。

（9）乏氧和肺动脉高压所致的肉鸡腹水症。

心脏性水肿的特征：有心脏病和心力衰竭尤其右心心力衰竭的症状和体征；静脉压升高；水肿随心力衰竭而消长。

2. 肾脏性水肿　各种原因所致肾脏疾病所表现的全身性水肿。基本病变是肾小球肾炎和肾变病（肾小管变性坏死）。引发水肿的机理因肾脏病变而异。急性肾小球肾炎的水肿，主要是由于肾小管滤过机能降低后造成的钠水滞留，肾性高血压造成的充血性心力衰竭以及免疫反应造成的毛细血管通透性增加。慢性肾小球肾炎的水肿，主要是由于充血性心力衰竭以及肾功能衰竭后钠和水的滞留。肾变病的水肿，则主要是由于长期排出蛋白尿造成的低蛋白血症和血浆胶体渗透压降低。

肾脏性水肿主要见于下列疾病（图 1-2）：

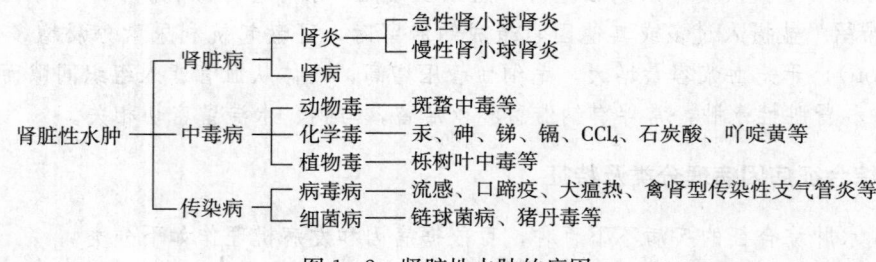

图 1-2　肾脏性水肿的病因

（1）中毒性疾病。包括汞、砷、磷、铅、锑、镉、四氯化碳、石炭酸、吖啶黄、松馏油等化学物质中毒；栎树叶（丹宁、没食子酸、酚类化合物）等植物中毒；斑蝥等动物毒中毒以及橘青霉素和棕曲霉毒素等真菌毒素中毒。

（2）传染性疾病。如流感、口蹄疫、猪丹毒、犬瘟热、链球菌病、禽肾型传染性支气管炎等。

肾脏性水肿的特征：伴有鲜明的肾脏病体征和症状。在急性肾小球肾炎，肾功能减损，血压增高，伴有少尿、血尿、蛋白尿和管型尿。在慢性肾小球肾炎，肾功能显著减损，血非蛋白氮增高，血压尤其舒张压显著升高，常有充血性心力衰竭，眼底检查显示视网膜肾性病变。在肾变病，极度水肿，血浆蛋白尤其白蛋白减少，尿含大量蛋白质，但无血尿，血非蛋白氮和血压均正常。除上述各自的肾脏疾病体征和症状外，还伴有其原发病即特定传染病或中毒病的各种表现。

3. 肝脏性水肿　肝脏疾病发展至肝硬变阶段所表现的全身性水肿。肝脏性水肿主要是由于肝功能障碍，白蛋白合成减少，血浆胶体渗透压降低。发展至肝硬变阶段，伴有门静脉高压而出现腹水，则蛋白质的大量流失，促进了血浆蛋白的减少和血浆胶体渗透压的降低，造成水肿的恶性循环。

肝脏性水肿见于下列疾病（图 1-3）：

（1）肝硬变。肝肿瘤、胰癌、肝门淋巴结肿大、门静脉血栓等。

（2）传染病。如犬传染性肝炎、鸭病毒性肝炎、肝结核等。

（3）中毒病。包括猪屎豆、野百合、杂种车轴草等植物中毒；汞、磷、砷、铅、铁、铜、四氯化碳、四氯乙烯、酒精（糟）等化学物质中毒；黄曲霉毒素、拟茎点霉素 A（羽扇豆中毒）、杂色曲霉毒素等真菌毒素中毒。

（4）侵袭病。如血吸虫病、牛羊肝片吸虫病、肝棘球蚴病等。

（5）遗传病。如铜累积病即遗传性肝硬化（inherited cirrhosis）、家族性肝内动脉—静脉（A - V）瘘等。

肝脏性水肿的特征：慢性病程；腹水和后肢水肿明显；肝功能减损；血浆白蛋白减少，常伴有黄疸体征（肝性黄疸）。

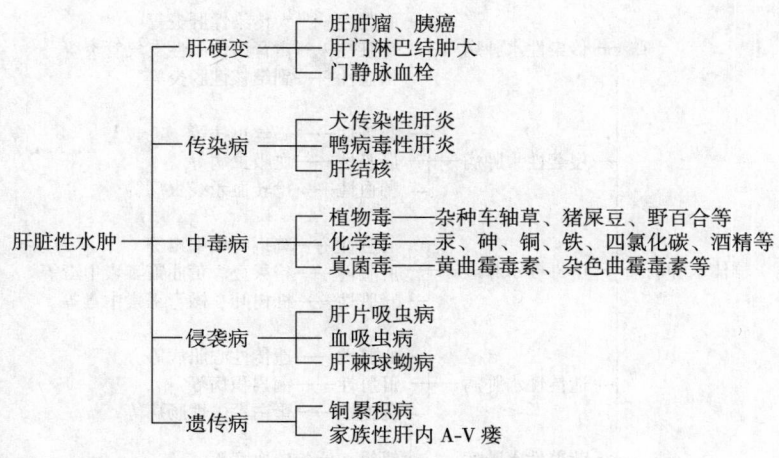

图 1-3　肝脏性水肿的病因

4. 营养性水肿　营养物摄入不足、吸收障碍或耗损过多所造成的全身性水肿。病理学基础是血浆蛋白，尤其白蛋白减少和血液胶体渗透压降低（稀血性水肿或低渗性水肿）。

营养性水肿见于下列疾病（图 1-4）：

（1）能量，尤其蛋白质摄入不足（饥饿性水肿或灾荒性水肿）。

（2）各种慢性胃肠病，营养物消化吸收障碍。

（3）各种慢性肝脏病，白蛋白合成减少。

（4）重度侵袭病，如捻转血矛线虫病、钩虫病、锥虫病等，严重贫血，造成稀血性水肿。

（5）蛋白质丢失过多或体液存留（水化），如肾病后期以及蛋白质丢失性肠病，即淋巴细胞—浆细胞性胃肠炎。

（6）非心脏病型维生素 B_1 缺乏症。

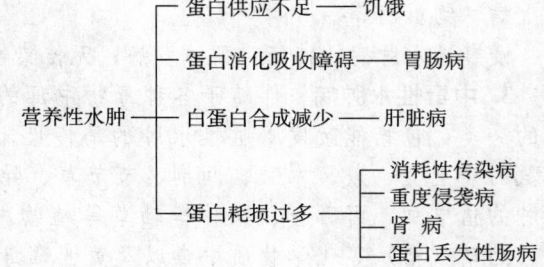

图 1-4　营养性水肿的病因

营养性水肿的特征是：低蛋白血症，尤其低白蛋白血症；血液胶体渗透压明显降低；慢性病程；衰竭（消瘦＋贫血）体征。

5. 激素性水肿　调节水盐代谢的激素所引发的全身性水肿。见于马、犬、猫的肾上腺皮质功能亢进症即柯兴氏样病或柯兴氏样综合征（Cushings - like disease or syndrome），注射或服用肾上腺皮质类固醇或促肾上腺皮质激素等。

（三）群体水肿病的类别及特征

伴有水肿综合征的动物群体病，超过 50％，可分为 6 类，包括传染性水肿病、侵袭性水肿病、中毒性水肿病、遗传性水肿病、营养性水肿病和乏氧性水肿病，即肉鸡腹水症（图 1-5）。

1. 传染性水肿病　微生物感染所致发的一类水肿病。包括能致发肝脏性水肿的犬传染性肝炎、鸭病毒性肝炎、肝结核等；能致发肾脏性水肿的流感、口蹄疫、猪丹毒、犬瘟热、链球菌病、禽肾型传染性支气管炎等；能致发稀血（低渗）性水肿的结核、鼻疽、副结核性肠炎、马传染性贫血等慢性消耗性传染病。

传染性水肿病的特征：群体发病；有传染性，能水平传播；伴有发热；可检出特定的病原微生物以及反应性或保护性抗体；动物回归感染发病。

2. 侵袭性水肿病　寄生虫大量侵袭所致发的一类水肿病。包括能致发心脏性水肿的心丝虫病；

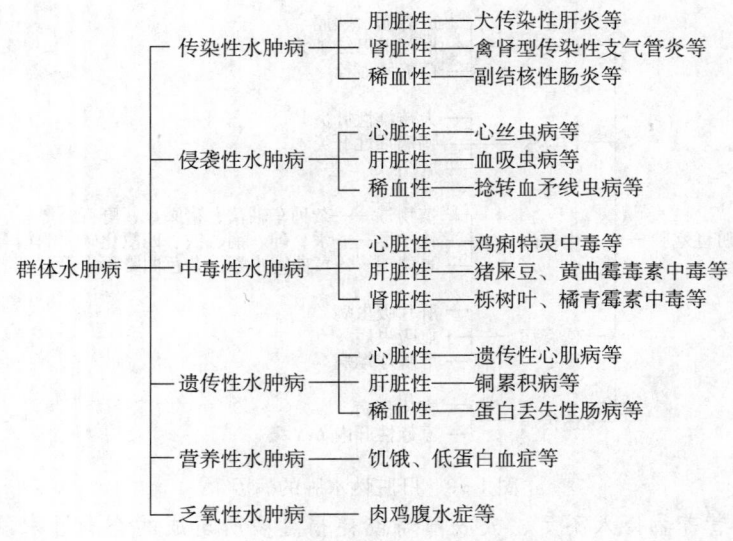

图 1-5 群体水肿病类别

能致发肝脏性水肿的血吸虫病、肝片吸虫病、肝棘球蚴病等；能致发稀血性水肿的捻转血矛线虫病、锥虫病、钩虫病等。

侵袭性水肿病的特征：群体发病；无传染性；可检出大量相关的寄生虫。

3. 中毒性水肿病 伴随于各种毒物中毒的一类水肿病。中毒性水肿病是群体水肿病中为数最多的一类，包括能致发心脏性水肿的马慢性阻塞性肺病（COPD）、鸡痢特灵（呋喃唑酮）中毒以及氨丙嘧吡啶、蕨、木贼、问荆、节节草、异叶猩猩木等维生素 B_1 颉颃物中毒等；能致发肝脏性水肿的猪屎豆、野百合、杂种车轴草等植物中毒，汞、砷、磷、铅、铜、铁、四氯化碳、四氯乙烯、酒精（糟）等化学物质中毒以及黄曲霉毒素、拟茎点霉素 A、杂色曲霉毒素等真菌毒素中毒；能致发肾脏性水肿的汞、砷、铅、锑、镉、氯仿、石炭酸、吖啶黄、松馏油等化学物质中毒；栎树叶（丹宁、酚类化合物）等植物中毒，斑蝥等动物毒中毒以及霉败饲料中橘青霉素和棕曲霉素等真菌毒素中毒。

中毒性水肿病的特征：群体发病；无传染性，不水平传播，同居不感染；查有相应的毒物接触史；体内或排泄物内可检出相应的毒物或其降解物；动物中毒试验发病。

4. 遗传性水肿病 伴随于各种遗传病的一类水肿病。此类水肿病为数亦多，包括能致发心脏性水肿的各种先天性心脏病，如肺动脉狭窄、房（室）间隔缺损；各种遗传性心肌病，如牛特发性心肌病、火鸡自发性圆心病、仓鼠交感性心肌营养不良、小鼠和大鼠先天性心肌病以及小鼠、大鼠、海豚的营养不良性心钙化等；能致发肝脏性水肿的铜累积病和家族性肝内动脉—静脉瘘；还有能致发稀血性水肿的遗传性免疫增生病—淋巴细胞浆细胞性胃肠炎，即蛋白丢失性肠病等。

遗传性水肿病的特征：群体发病；无传染性；家族式分布，即只在有血统关系的动物群体内发生，呈一定的遗传类型；可在某染色体上找到突变的基因位点。

5. 营养性水肿病 营养物质摄入不足、吸收障碍或耗损过多所致发的一类水肿病。包括能量，尤其蛋白摄入不足的饥饿性水肿；营养物消化吸收不良的各种慢性胃肠病；白蛋白合成减少的各种慢性肝脏病；蛋白质耗损过多的结核、鼻疽、传染性贫血、副结核性肠炎等慢性消耗性传染病；捻转血矛线虫病、钩虫病、锥虫病等重度侵袭病以及蛋白丢失性肠病等免疫增生性遗传病。

营养性水肿病的特征：群体发病；低蛋白血症、低白蛋白血症；血液胶体渗透压明显降低；慢性病程；恶病质（消瘦＋贫血）体征。

6. 乏氧性水肿病 即肉鸡腹水症，是各种病因造成相对或绝对乏氧，引发肺动脉高压所致的一种特发于仔肉鸡的心脏性水肿。

乏氧性水肿病的特征：群体发病，殃及鸡群之大部或全部；无传染性；非家族式分布；证病性病理变化是右心肥大、扩张（RW/TW 增大）和肺动脉高压；主要临床表现是右心心力衰竭及其引发的心脏性水肿和心源性腹水体征。

（四）水肿综合征诊断方略

动物水肿综合征的诊断，通常分三步实施：论证诊断和类症鉴别；症状鉴别诊断；群体水肿病鉴别诊断。

1. 水肿综合征论证诊断和类症鉴别　看到显现皮肤肿胀的畜禽，要考虑到水肿、淋巴外渗、气肿、血肿和脓肿，在腹部肿胀时，还要考虑到"疝"。应首先通过触诊和试验性穿刺，确认皮肤水肿，排除类症。

皮肤水肿，又称浮肿，触诊无热无痛，捏粉样，无需试验性穿刺。

皮下淋巴外渗，限局性肿胀，触诊无热痛，波动感，肿胀部穿刺获黏稠而易凝固的淋巴液。

皮下气肿，范围大，可遍及全身，触诊无热痛，如气枕，可窜动，感有或听到捻发音，肿胀部穿刺获气体。

皮下血肿，范围小，触诊有或无热痛，感波动，肿胀部穿刺获血液。

皮下脓肿，局限性，触诊多有热痛，坚实或波动感，肿胀部穿刺获脓汁。

腹壁疝，压缩性肿胀，触诊多无热痛，可听有肠鸣音，切忌试验性穿刺！

确认是皮肤水肿并排除类症后，要进一步确认属限局性水肿还是全身性水肿。主要依据皮肤水肿的部位、范围和有无体腔积液。大范围皮肤水肿，时隐时现，或轻或重，并伴有腹腔、胸腔或心包腔等体腔积液的，为全身性水肿。

2. 水肿综合征症状鉴别诊断　经论证诊断和类症鉴别确认的全身性水肿病畜，要特别注意检查心脏、肾脏、肝脏和营养四方面的病征和病变，测试心脏功能、肝脏功能、肾脏功能，测定血浆总蛋白量、白蛋白量和胶体渗透压，据以做出病因诊断，至少确定其病因类型（图 1-6）。

（1）心脏病征突出。对心脏病征突出并显现心力衰竭的，要着重考虑心脏性水肿，查找能造成肺动脉高压、充血性心力衰竭，导致体循环和静脉系统淤滞的各类疾病。包括：填塞性心包炎；肺心病；各种失代偿期心脏瓣膜病；各种先天性心脏病；各种遗传性心肌病；某些营养缺乏病，如维生素 B_1 缺乏症所致的心衰型脚气病以及乏氧和肺动脉高压所致的肉鸡腹水

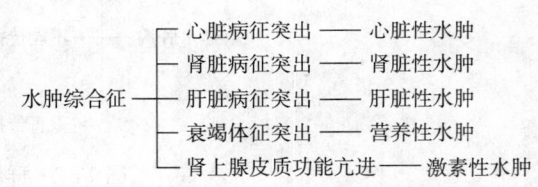

图 1-6　水肿综合征症状鉴别诊断

症；某些中毒病，如痢特灵（呋喃唑酮）慢性中毒诱导的鸡圆心病以及各种维生素 B_1 颉颃物（氨丙嘧吡啶、木贼、蕨）中毒；还有犬心丝虫病。可依据这些疾病各自的病征和病变特点，进一步分层逐个地加以鉴别和认证。

（2）肾脏病征突出。对肾脏病征突出并显现肾功能衰竭的，要着重考虑肾脏性水肿，包括禽肾型传染性支气管炎等传染病，镉、锑、石炭酸、吖啶黄等化学物质中毒，栎树叶（酚类化合物）等植物中毒，草酸盐中毒、霉菌毒素性肾病等真菌毒素中毒，以及斑蝥等动物毒中毒所致的急慢性肾小球肾炎和肾病变。可依据这些疾病各自的病征和病变特点，进一步分层逐个地加以鉴别和认证。

（3）肝脏病征突出。对肝脏病征突出并显现腹水的，要着重考虑肝脏性水肿，包括肝肿瘤、胰癌、肝门淋巴结肿大、门静脉血栓等可造成门静脉高压和肝硬变的重剧肝病；犬传染性肝炎、鸭病毒性肝炎等传染病；血吸虫病等侵袭病；铜累积病（遗传性肝硬化）等遗传病；更要考虑各种肝毒性中

毒病，如野百合、杂种车轴草等植物中毒；汞、砷、铁、铜、四氯化碳、酒精等化学物质中毒以及黄曲霉毒素、杂色曲霉毒素、拟茎点霉素 A 等真菌毒素中毒。可依据这些疾病各自的病征和病变特点，进一步分层逐个地加以鉴别和认证。

（4）衰竭体征突出。对衰竭体征突出并显现低蛋白血症的，要着重考虑营养性水肿。包括：饥饿性水肿；非心脏病型维生素 B_1 缺乏症；能导致营养物质消化吸收障碍的慢性胃肠病；能导致严重贫血、造成稀血性水肿的重度侵袭病等。可依据这些疾病各自的病征，辅以特殊检验进一步逐个地加以鉴别和认证。

（5）肾上腺皮质功能亢进。对肾上腺皮质功能亢进的，要考虑激素性水肿。应查明是否柯兴氏样综合征或曾否服用或注射过肾上腺皮质类固醇和促肾上腺皮质激素。

3. 动物群体水肿病症状鉴别诊断　当畜禽大批发生水肿综合征时，应考虑群体水肿病，包括传染性水肿病、侵袭性水肿病、遗传性水肿病、中毒性水肿病、营养性水肿病以及乏氧性水肿病，即肉鸡腹水症。可按下列两条线路分层次逐个进行鉴别诊断。

一条线路是，先确定群体水肿病类别，再划分水肿综合征病因类别，最后论证水肿病的具体病因或原发病。

另一条线路是，先确定水肿综合征病因类别，再划分群体水肿病类别，最后论证水肿病的具体病因或原发病。

（1）先确定群体水肿病类别的鉴别线路。在通常情况下，可首先依据群体水肿病的传播情况（水平传播、垂直传播、不能传播），将水平传播的传染性水肿病、垂直传播的遗传性水肿病同不能传播的中毒性水肿病、侵袭性水肿病、营养性水肿病、乏氧性水肿病鉴别开来（图 1-7）；然后再依据有无毒物接触史、大量虫体侵袭、衰竭恶病质体征和缺氧应激情况，将后四种群体水肿病鉴别开来（图 1-8、图 1-9、图 1-10、图 1-11、图 1-12）。最后依据各自的临床特征、病理变化以及检验所见，逐个论证诊断其原发病。

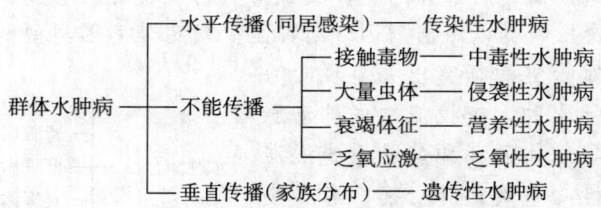

图 1-7　群体水肿病症状鉴别诊断

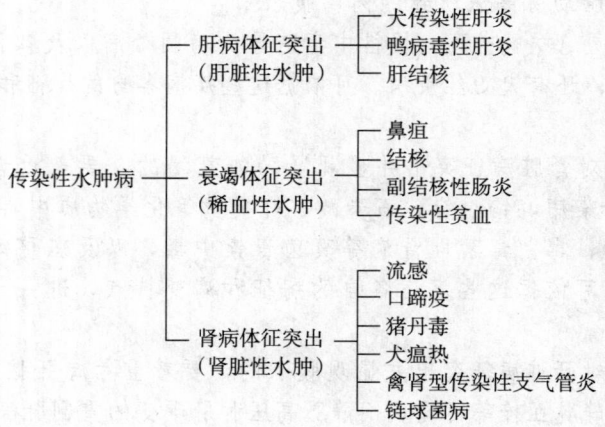

图 1-8　传染性水肿病鉴别诊断

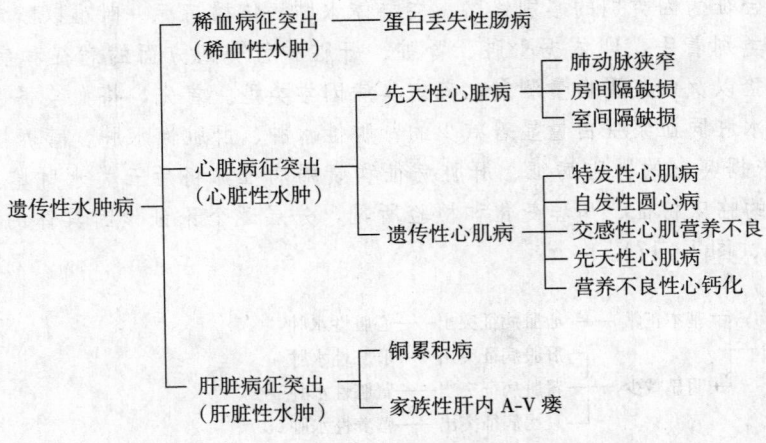

图 1-9　遗传性水肿病鉴别诊断

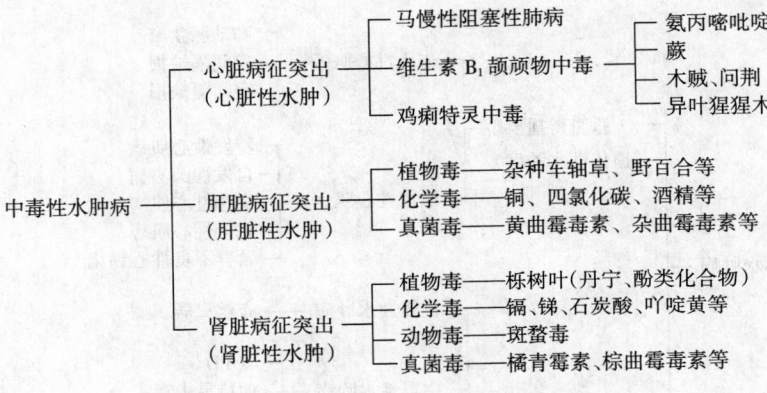

图 1-10　中毒性水肿病鉴别诊断

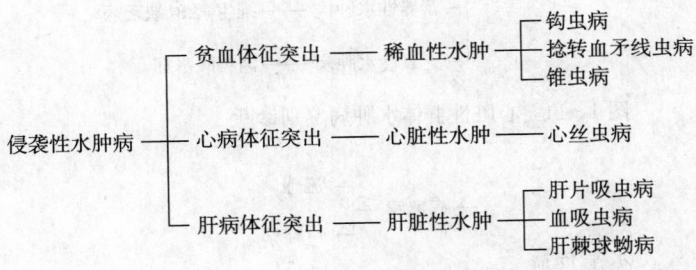

图 1-11　侵袭性水肿病鉴别诊断

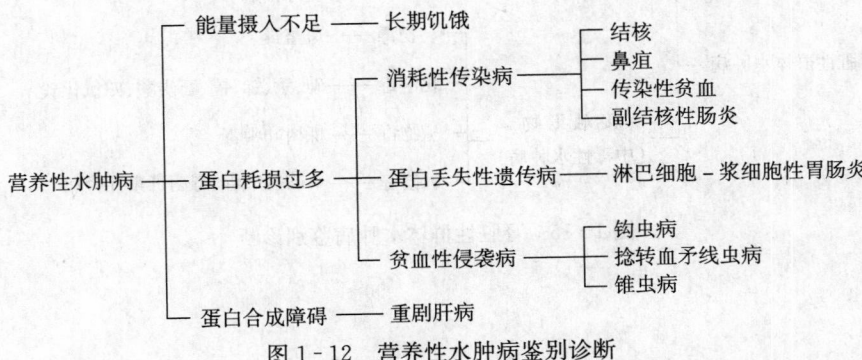

图 1-12　营养性水肿病鉴别诊断

　　(2) 先确定水肿综合征病因类别的鉴别线路。在群体水肿病传播情况一时难以断定的情况下，可从确定水肿综合征病因类别着手，即依据心脏、肾脏、肝脏和营养四方面的病征和病变，结合心功能、肾功能、肝功能试验以及血浆蛋白量测定，确定其病因学类型。首先，将血浆蛋白量基本正常而心病体征突出的心脏性水肿同血浆蛋白量显著减少的肾脏性水肿、肝脏性水肿、营养性水肿鉴别开来（图1-13）；然后，再依据突出的肾脏病征、肝脏病征和衰竭病征，将后三类水肿鉴别开来；最后，依据传播情况以及各自的临床特征、病理变化和检验所见，分层逐个论证诊断具体的原发病（图1-14、图1-15、图1-16、图1-17）。

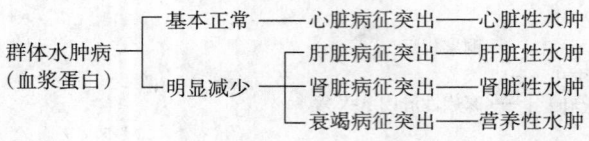

图 1-13　群体水肿病鉴别诊断

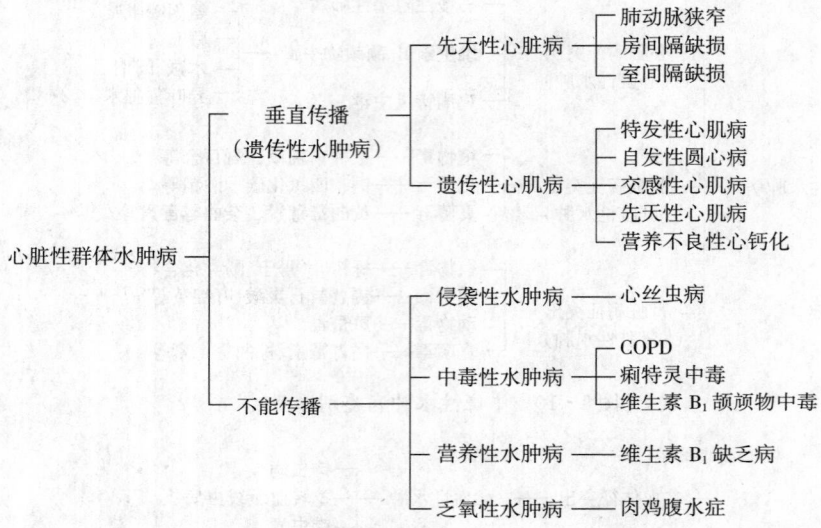

图 1-14　心脏性群体水肿病鉴别诊断

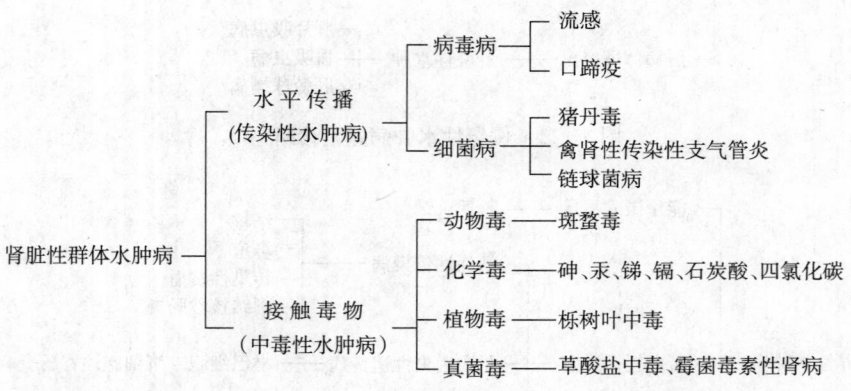

图 1-15　肾脏性群体水肿病鉴别诊断

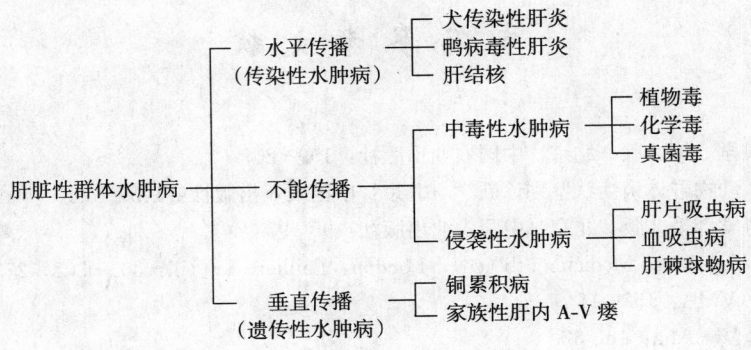

图 1-16　肝脏性群体水肿病鉴别诊断

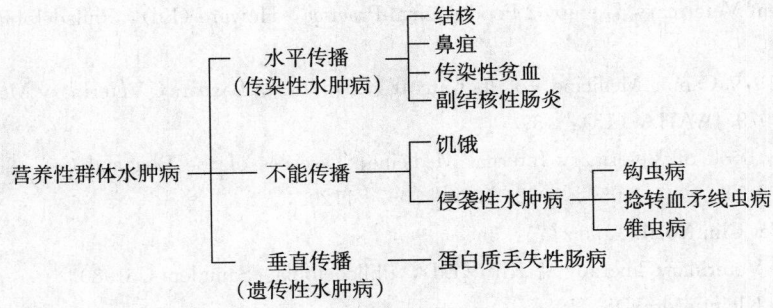

图 1-17　营养性群体水肿病鉴别诊断

（杨振国　李毓义）

本篇参考文献

段得贤.1988.家畜内科学.第2版.北京：中国农业出版社：199-207.

李毓义，张乃生.2003.动物群体病症状鉴别诊断学.北京：中国农业出版社：145-159.

王建华.2005.家畜内科学.第3版.北京：中国农业出版社：95-97.

Blood D C，et al. 1983. Veterinary Medicine 6th（ed），London：Bailliere Tindall：301-302，273-278，295-298.

Branscomb B L. 1986. JAVMA：152-164.

Breeze R G，et al. 1976. Vet Ann：16-52.

Button C. 1986. Current Veterinary Therapy 2 Food Animal Practice，Howard（Ed），Philadelphia：Saunders Co：606-697，698-699.

Clark D R. 1986. Current Veterinary Therapy 2 Food Animal Practice，Howard（Ed），Philadelphia：Saunders Co：694-696.

Detweiler D D，et al. 1979. Canine Medicine Vol Ⅱ. Catcott（Ed），Santa Barbara，Veterinary Medical Publication Inc.

Edwards N T，et al. 1979. JAAHA（15）：439.

Ettinger S J. 1983. Textbook of Veterinary Internal Medicine，Diseases of the Dog and Cat，2nd（ed）Philadelphia：Saunders Co：980-1029，1047-1050，1052-1060，1097-1120.

Harpster N K. 1977. Vet Clin North Amer（7）：355.

Jacobson R H. Current Veterinary Therapy Ⅶ Kird（Ed），Philadelphia：Saunders Co1980.

Kashohm C et al. 1963. Kleintierpraxis8：108.

Liu S K. 1977. Vet Clin North Amer（7）：323.

Liu S K，et al. 1970. Am J Vet Res（31）：2071-2077.

Liu S K，et al. 1971. JAVMA（65）：1319.

Patnaik S K，et al. 1972. JAVMA（161）：806.

Ross J N. 1983. Textbook of Veterinary Internal Medicine，Diseases of the Dog and Cat，2nd（ed），Ettinger（Ed），Philadelphia：Saunders Co：910-928.

Suter P F. 1983. Textbook of Veterinary Internal Medicine，Diseases ot the Dog and Cat，2nd（ed），Ettinger（Ed），Philadelphia：Saunders Co：106-1068.

Thomas W P. 1983. Textbook of Veterinary Internal Medicine，Diseases of the Dog and Cat. 2nd（ed），Ettinger（Ed），Philadelphia：Saunders Co：1080-1095.

Tilley I P. 1979. The CV Mosby Company St Louis.

Tilley L P，et al. 1975. Feline Pract（5）：32.

Tillotson P J，et al. 1966. JAVMA（149）：766.

Tyler D E，et al. 1980. JAVMA（176）：987.

Williams G D，et al. 1977. JAVMA（171）：171.

Wood G L，et al. 1978. JAVMA（192）：704.

第二篇

呼吸系统疾病

呼吸系统疾病，乃动物的常见多发病，多发生于寒冷潮湿的秋、冬和初春。潮湿和寒冷能使动物机体对环境的适应性降低，呼吸道黏膜上皮的纤毛运动减慢或完全停止，溶菌酶、干扰素的分泌减少，为细菌感染创造条件。因此，畜禽圈舍卫生条件恶劣、吸入刺激性气体或尘埃、贼风侵袭、寒夜露宿、气候剧变、过度疲劳、发汗受寒，是呼吸系统疾病的主要原因。机械因素和化学因素亦可直接损伤呼吸道的黏膜，破坏呼吸道屏障机能，引起炎症或招致细菌感染。

呼吸系统疾病的基本症状是，呼吸困难、咳嗽、流鼻液和胸部病理学检查异常所见。

预防呼吸系统疾病的关键，在于增强动物机体的抵抗力，防止家畜受寒感冒，避免物理性、化学性异常刺激。

一、鼻 出 血

Epistaxis

【病因】

机械性损伤，如粗暴地插入胃管，牛、羊角的骨折，头部遭受打击，鼻腔进入异物，昆虫的螫刺及寄生虫的寄生等。日射病、热射病时，头部充血和血压升高，使鼻腔毛细血管破裂。

伴发或继发于其他疾病，如炭疽、马鼻疽、马传染性贫血、牛传染性鼻气管炎及恶性卡他热等传染病，维生素 C、维生素 K 缺乏症，血斑病，牛和猪的黄曲霉毒素中毒，慢性铜中毒。

【症状】

血液从一侧或两侧鼻孔呈点滴状、线状或喷射状流出，一般多为鲜红色，不含气泡或仅有少量较大的气泡。机械性损伤，多呈一侧性出血。其他因素引起的多呈两侧性出血。

出血的数量和状态取决于黏膜损伤的范围及血管破坏的程度。短时少量鼻出血，全身症状常不认变化；持续大量出血，病畜可在 8～12h 内死于失血性贫血。

【治疗】

关键在于消除出血的病因。让家畜保持安静，头部高置，于额部和鼻部施行冷敷，一般数分钟内即可止血。如出血不止，可向鼻腔内注入 1%～2% 明矾液，或 1% 鞣酸液，或 10% 明胶液。一侧鼻孔出血不止的，可用浸有 10% 氯化铁液或 0.02% 肾上腺素液的纱布填塞鼻腔（或纱布上撒以止血粉），经一昼夜后取出（填塞物上系一根长线，固定于笼头上），同时缓慢静脉注射 10% 氯化钙液，马、牛 50～100mL，或 10% 枸橼酸钠液 100mL（大动物）。

二、鼻　　炎

Rhinitis

【病因】

原发性鼻炎主要是由于寒冷作用、吸入刺激性气体和化学药物以及机械刺激等引起。如畜舍通气不良，吸入氨、硫化氢以及农药、化肥等有刺激性的气体或吸入大量煤烟等。机械性刺激，如尘埃、饲料碎片、霉菌孢子、草茎、麦芒、昆虫等侵入鼻腔，粗暴地使用胃管、鼻喉镜。变应性鼻炎常见于犬和猫，如枯草热或过敏性鼻炎。此外，还伴发或继发于鼻疽、腺疫、流感、出血性败血症、牛恶性卡他热、慢性猪肺疫、猪萎缩性鼻炎、犬瘟热等传染病，以及咽炎、喉炎、支气管炎、肺炎和鼻副窦炎等疾病的经过中。

【症状】

1. 急性鼻炎　病初鼻黏膜潮红、肿胀，敏感性增高，患畜常打鼻喷、摇头和擦鼻。小动物呼吸时发鼻塞音。随后由一侧或两侧鼻孔流出鼻液。鼻液由浆液性变为黏液性和黏液脓性，最后逐渐减少、变干，呈干痂状附于鼻孔周围。有的下颌淋巴结肿胀。

2. 慢性鼻炎　常持续或时多时少地流出黏液和脓性鼻液，如为腐败性者则放恶臭。鼻黏膜肿胀、肥厚、凹凸不平，呈灰白色或蓝红色，严重者往往见有糜烂、溃疡及瘢痕。

3. 犬的慢性鼻炎　可能引起窒息或脑病。

4. 猫的慢性化脓性鼻炎　最后常导致鼻骨肿大，鼻梁皮肤增厚以及淋巴结肿大，几乎是不治之症。

【治疗】

轻症可不治而愈。重症可用温生理盐水、1%碳酸氢钠液、2%～3%硼酸液、1%明矾液、0.1%鞣酸液或0.1%高锰酸钾液冲洗鼻腔，每天1～2次。冲洗后涂以青霉素或磺胺软膏，也可向鼻腔内撒入青霉素或磺胺类粉剂。鼻黏膜高度肿胀时，可涂布血管收缩剂，如0.01%肾上腺素或滴鼻净。2%松节油或2%克辽林液蒸气吸入，每日2～3次，每次15～20min，效果良好。也可采用雾化吸入疗法。

慢性鼻炎，还可涂擦1%氯化锌液或硝酸银液。鼻甲骨坏死时，可施行圆锯术，冲洗鼻腔并取出坏死组织。

三、感　冒

Common Cold

感冒，是寒冷感发作所致的一种以上呼吸道黏膜发炎为主症的急性全身性疾病。临床上以体温突然升高、咳嗽、羞明流泪和流鼻液为特征。没有传染性。

治疗要点在于解热镇痛，祛风散寒，防止继发感染。

解热镇痛。可内服阿司匹林或氨基比林，马、牛10～25g，猪、羊及犊牛2～5g；亦可肌内注射30%安乃近液，或安痛定液，马、牛20～40mL，猪、羊及犊牛5～10mL。在应用解热镇痛剂后，体温仍不下降或症状仍未减轻时，可适当配合应用抗生素或磺胺类药物，以防止继发感染。

祛风散寒。应用中药效果好。当外感风寒时，宜辛温解表，疏散风寒，方用荆防败毒散加减；当外感风热时，宜辛凉解表，祛风清热，方用桑菊银翘散加减。

四、鼻副窦炎

Nasosinusitis

鼻副窦炎是指颌窦和额窦黏膜的炎症，多取慢性经过。马、牛多发。一侧性居多。

【病因】

常并发或继发于鼻卡他，草料残渣、麦芒等异物进入窦腔，以及面部挫伤、骨折、鼻咽黏膜炎、上臼齿齿槽骨膜炎、龋齿、骨软症、鼻疽、腺疫、恶性卡他热、禽痘等疾病。

【症状】

一侧或两侧鼻孔持续流浆液性、黏液性，以至脓性、腐臭鼻液，低头或强力呼吸、咳嗽以及头部剧烈活动时鼻液量增多，否则提示窦孔被发炎组织或黏稠脓汁所堵塞。后期由于鼻腔黏膜肥厚和鼻窦蓄脓，出现吸气性呼吸困难和鼻狭窄音。触诊额窦或颌窦知觉过敏，增温。窦壁骨骼膨隆，幼驹尤为明显。骨质变软时，指压有颤动感。叩诊患部疼痛，发浊音，穿刺可抽出脓性分泌物。全身症状多不明显。

【治疗】

一般采用抗菌消炎或中药疗法，必要时进行手术疗法。

病初脓汁不多时，应用抗生素或磺胺类药物肌内或静脉注射，并配合应用 20％硫酸镁溶液 100mL（马、牛）静脉或肌内注射，每日 1 次，4～5 次为一个疗程，一般有效。

中药辛夷散疗效很好。辛夷散处方：辛夷 60g、酒知母 30g、酒黄柏 30g、沙参 20g、木香 10g、郁金 15g、明矾 10g，共为细末，开水冲调，候温灌服，连用 5～7 付（马、牛）。

当药物治疗无效，骨折碎片落入窦内，脓汁潴留，或肉芽组织过度增生时，应施行圆锯术，用连接胶管的注射器吸出窦腔内潴留的脓汁；彻底清除坏死组织和异物；用 0.2％高锰酸钾液进行洗涤；脓汁黏稠的，可用 2％～4％碳酸氢钠液冲洗。然后向窦腔内注入松碘油膏（松馏油 5mL，碘仿 3g，蓖麻油 100mL）20～30mL，或 0.25％普鲁卡因青霉素液，术后头几天应逐日或隔日换药一次。手术疗法并用辛夷散，效果更佳。

五、喉 囊 炎

Inflammation of Guttural Pouches

喉囊炎是喉囊黏膜及其周围淋巴结炎症的统称。本病为马属动物所特有，多为单侧性，取慢性经过。

【病因】

通常继发于咽炎、喉炎、腺疫、鼻疽等其他疾病；也有因食物、骨碎片等异物及致病性曲霉菌通过耳咽管侵入而发生感染的，后者特称喉囊霉菌病（guttural pouch mycosis）。

【临床表现】

同侧鼻孔流出黏液性或脓性污秽、恶臭的分泌物，在低头或咀嚼时流出增多；腮腺处肿胀、柔软且有弹性，加以触压则鼻液量增多；喉囊积气时，叩诊呈鼓音；头颈姿势异常，呼吸现喘鸣音，严重时有发生窒息的危险；用鼻喉镜检查咽部或 X 线摄影，喉囊内显示液面；经过缓慢，持续数年或终生不愈。

【治疗】

在于消除病因或治疗原发病。为促进炎性渗出物排出，可压迫喉囊或将头部放低；亦可穿刺喉囊，用抗生素溶液灌洗，配合应用磺胺、抗生素注射，多数病例效果良好。口服碘化物也常能奏效。久治不愈的，切开喉囊，用防腐收敛剂冲洗。

亦可试用喉囊封闭：用 16 号针头于环椎翼前外缘一横指（幼驹为半横指）处垂直刺入皮下，然后将针头转向对侧外眼角方向，缓慢刺入 5～6cm，将注射器活塞后抽，可见大量气泡，即为进入喉囊的确证，注入加青霉素 80 万 IU 的 1％普鲁卡因液 30～40mL，高抬马头并保持 20min，以免药物自咽鼓管前口流出。每日封闭 1～2 次。

六、喉 炎

Laryngitis

【病因】

原发性喉炎，主要起因于受寒感冒，机械性或化学性刺激。继发性喉炎，主要是邻近器官炎症，如鼻炎、咽炎、气管炎等的蔓延或继发于某些传染病，如腺疫、鼻疽、流行性感冒、传染性上呼吸道卡他、猪肺疫、猪瘟、结核、犬瘟热、禽白喉、牛恶性卡他热、犊白喉等。

【症状】

突出的表现是剧烈的咳嗽和喉部体征。病初发短干痛咳，以后则变为湿而长的咳嗽。饮冷水、采食干料以及吸入冷空气时，咳嗽加剧，甚至发生痉挛性咳嗽。犬咳嗽时常伴发呕吐。患畜喉部肿胀，头颈伸展，呈吸气性呼吸困难。触诊喉部，摇头伸颈，表现知觉过敏，并发连续的痛咳，喉狭窄音远扬数步之外；喉部听诊闻大水泡音。有时流浆液性、黏液性或黏液脓性鼻液，下颌淋巴结急性肿胀。并发咽炎时，则咽下障碍，有大量混有食物的唾液随鼻液流出。重症病例，精神沉郁，体温升高 1～1.5℃，脉搏增数，结膜发绀，吸气性呼吸困难，甚至引起窒息死亡。

慢性喉炎，患畜长期弱咳、钝咳，早晚吸入冷空气时更为明显。触诊喉部稍敏感，引发弱咳。每因喉部结缔组织增生、黏膜显著肥厚、喉腔狭窄而造成持续性吸气性呼吸困难。

【治疗】

1. 消除炎症 初期宜用冰水冷敷喉部，以后可用 10％食盐水温敷，每日 2 次，也可局部涂擦 10％樟脑酒精或涂布鱼石脂软膏等。重症喉炎，可注射磺胺、抗生素制剂。以 0.5％～1％普鲁卡因 30～50mL，青霉素 80 万 IU（马、牛）进行喉囊封闭，每日 2 次，两侧交替进行，效果显著。必要时，可行蒸气吸入或雾化吸入。

2. 祛痰镇咳 当患畜频发咳嗽而鼻液黏稠时，可内服溶解性祛痰剂，常用人工盐 20～30g，茴香末 50～100g，制成舔剂，一次内服（马、牛）；或碳酸氢钠 15～30g，远志酊 30～40mL，温水 500mL，一次内服（马、牛）；或氯化铵 15g，杏仁水 35mL，远志酊 30mL，温水 500mL，一次内服（马、牛）。猪、羊量酌减。小动物可内服复方甘草片、止咳糖浆等；也可内服羧甲基半胱氨酸片（化痰片），犬 0.10～0.20g，每日 3 次；猫 0.05～0.10g，每日 3 次。有窒息危象时，应施行气管切开术。

七、喉 水 肿

Laryngeal Oedema

喉水肿是指喉黏膜和黏膜下组织，尤其勺状会厌褶与声门裂的水肿。有炎症性和淤积性两种病型。

【病因】

1. 炎性喉水肿 多继发于炭疽、气肿疽、巴氏杆菌病、猪瘟、猪肺疫、荨麻疹、血斑病、血清病以及药物过敏等，或起因于吸入强烈刺激性气体、粉尘，呼吸道感染以及喉部黏膜损伤。

2. 淤积性喉水肿 起因于局部静脉淤血，如心脏疾病、颈静脉受头络或厩绳的压迫、创伤性心包炎、稀血症以及饲料、细菌或霉菌中毒所致发的肾炎。

【症状】

1. 炎性喉水肿 特征是突发吸气性高度呼吸困难，伴有明显的哨音或喘鸣音，有时咳嗽。喉镜检查，可见喉黏膜严重肿胀，声带之间几乎不见裂隙。患畜恐惧不安，可视黏膜发绀，颈静脉充盈，血压极度下降，全身出汗，体温升高，脉搏细弱不感于手。倒地痉挛，窒息而死。

2. 淤积性喉水肿 发展较缓慢，无窒息危象，但具有喉水肿的基本症状。

【治疗】

伴有窒息危象的炎性喉水肿，应立即施行气管切开术！一般可施行冷敷，或以10%樟脑酒精涂擦喉部，内服小块冰及泻剂。

淤积性喉水肿，可进行放血疗法。炎性喉水肿，必须配合应用抗生素治疗。

过敏性喉水肿，可皮下注射肾上腺素（大家畜0.01%溶液4～6mL）或给予抗组织胺和激素类药物（苯海拉明、扑尔敏、氢化可的松等）。

狗和猫的喉水肿，还可将消炎剂或收敛剂经口涂擦于喉黏膜上。

八、喘鸣症

Roaring

喘鸣症是返神经（喉后神经）麻痹、声带弛缓、喉舒张肌（环勺肌）萎缩、喉腔狭窄所致发的一种以吸气性呼吸困难和伴发异常音响（喘鸣）为特征的喉病。

本病通常发生于左侧喉肌与声带，又称喉偏瘫（laryngeal hemiplegia）。多见于3～6岁的骑马，英国纯血种赛马尤为多见，犬和牛偶发。

【病因】

病因复杂，尚无定论。一般认为与遗传因素有关，是先天性神经远端轴索变性病的一个类型，即返神经变性所引起的喉内附肌轻瘫或麻痹（参见遗传性疾病篇）。据临床观察，绝大多数（92%）发生于左侧，少数（6%）发生于右侧，双侧发生的仅占2%。

颈静脉注射，药液漏入血管周围，使神经受到损伤，以及主动脉肿瘤、淋巴结及甲状腺肿胀压迫返神经，也都能引起返神经麻痹。某些病例可追踪到以前的感染（如腺疫、流感、咽炎）或寄生虫病（媾疫）。

马山黧豆中毒亦常造成返神经麻痹而出现喘鸣症（参见中毒性疾病篇）。

【症状】

典型症状是吸气时喉部发出狭窄音。病初，静息状态或轻微使役时狭窄音不明显，重役、压迫喉部或扭转或压迫马头时，则呈现喘鸣，随着病况的加重，静息状态下也发出喘鸣音，其音色似笛音、哨音、鼾声等。患畜显现吸气性呼吸困难，鼻孔开张，吸气时肋间凹陷，腹部收缩。触诊左侧喉软骨凹陷，压迫右侧勺状软骨，即可激发强烈的吸气性呼吸困难，以至窒息。人工诱咳难以成功，原因是喉裂不能紧闭；即使诱咳成功，咳声也显得嘶哑或呈破碎声。通过鼻喉镜检查（大家畜）或直接视诊（小动物）喉裂不对称，即可确诊。

【治疗】

除实施手术外，别无他法。有人切开喉头，切除麻痹的声带和勺状软骨而取得较好的疗效。通过气管切开术，将麻痹的勺状软骨切断亦可。对于返神经不全麻痹的，可使用药物治疗或针灸疗法。因周围淋巴结肿大和炎性渗出压迫所致的，可用碘化钾5g内服，每日2次，局部涂擦汞软膏、斑蝥软膏，以及注射藜芦素0.5mL或70%酒精5mL。

电针疗法有良好效果。从下颌骨和臂头肌的前缘引一水平线，连线的中点处为一穴，向喉方向斜刺3cm。该穴下方1cm处为另一穴，向斜上方气管斜刺7～10cm，针尖抵气管环，但不刺伤气管。按要求进针后，连接电疗机两极。电压与频率的调节由低到高，由慢到快，以病畜能忍受为度。

九、急性支气管炎

Acute Bronchitis

【病因】

寒冷刺激，可使支气管黏膜下的血管收缩，黏膜缺血而防御机能降低，呼吸道常在菌（如肺炎球菌、巴氏杆菌、链球菌、葡萄球菌、化脓杆菌等）或外源性非特异性病原菌乘虚而入，呈现致病作用。

机械性和化学性刺激，如吸入粉碎饲料、尘埃、霉菌孢子，氯、氨、二氧化硫等刺激性气体及火灾时的闷热空气；投药以及吞咽障碍时异物进入气管，均可引起吸入性支气管炎。

继发于某些传染病和寄生虫病，如马腺疫、鼻疽、马传染性支气管炎、马病毒性肺炎、牛结核、口蹄疫、犬瘟热、猪肺疫、仔猪蛔虫病、鸡传染性支气管炎及各种动物的肺丝虫病等。

【发病机理】

在致病因素强烈作用下，呼吸道防御功能（上皮的纤毛运动、咳嗽的冲击作用、黏液中溶菌酶及干扰素的防御作用、管壁上的淋巴滤泡）下降，白细胞的吞噬作用减弱以及黏膜的咳嗽反射迟钝，常在菌乘机繁殖，侵害刺激黏膜发生充血、肿胀，上皮细胞脱落，黏液分泌增加，炎性细胞浸润等炎性变化，刺激神经末梢，引起反射性咳嗽。炎性产物和细菌毒素被吸收，则引起不同程度的全身症状。炎症向下蔓延可造成细支气管狭窄、阻塞和肺泡气肿，导致呼吸高度困难，病因作用持续或反复存在，可使支气管壁及其周围组织增生，发生慢性支气管炎和支气管周围炎，甚至因支气管阻塞而造成肺膨胀不全或慢性肺泡气肿。

【症状】

1. 急性大支气管炎　主要症状是咳嗽。病初呈干、短、痛咳，以后变为湿、长咳。从两侧鼻孔流出浆液性、黏液性或黏液脓性鼻液。胸部听诊可听到干性或湿性啰音。全身症状较轻，体温正常或升高 $0.5\sim1.0℃$，

2. 急性细支气管炎　多继发于大支气管炎，呈现弥漫性支气管炎的特征。全身症状重剧，体温升高 $1\sim2℃$，呼吸疾速，呈呼气性呼吸困难，可视黏膜蓝紫色，有弱痛咳，胸部听诊，肺泡呼吸音增强，可听到干啰音和小水泡音，还可听到捻发音。胸部叩诊音较正常高朗，继发肺泡气肿时，呈过清音，肺叩诊界扩大。

3. 腐败性支气管炎　除急性支气管炎的基本症状外，病畜全身症状重剧，呼出气带腐败性恶臭，两侧鼻孔流污秽不洁并带腐败臭味的鼻液。叩诊有时呈金属性鼓音或破壶音，该部位听诊可听到支气管呼吸音或空瓮性呼吸音。

【病程及预后】

急性大支气管炎，经过 $1\sim2$ 周，预后良好。细支气管炎，病情重剧，常有窒息倾向，或变为慢性而继发慢性肺泡气肿，预后慎重。腐败性支气管炎，病情严重，发展急剧，多死于败血症。

【诊断】

主要依据于受寒感冒病史，咳嗽、流鼻液、听诊干、湿啰音等现症。X 射线检查，肺部有纹理较粗的支气管阴影，而无病灶阴影。

【治疗】

治疗原则为加强护理，消除病因，祛痰镇咳，抑菌消炎，必要时抗过敏。

1. 祛痰镇咳　动物频发咳嗽，分泌物黏稠不易咳出时，应用溶解性祛痰剂（详见喉炎的治疗）；频发痛咳，分泌物不多时，可选用镇痛止咳剂。常用的有：磷酸可待因，马、牛 0.2～2g，猪、羊 0.05～0.1g，犬、猫酌减，内服，每日 1～2 次；或水合氯醛，马、牛 8～10g，常水 500mL，加入适量淀粉浆，内服，每日 1 次。犬、猫等痛咳不止时，也可用盐酸吗啡 0.1g，杏仁水 10mL，茴香水 300mL，混合后，每次 1 食匙，每天 2～3 次。

2. 抑菌消炎　为促进炎性渗出物的排除，可用松节油、来苏儿、克辽林、木馏油、薄荷脑、麝香草酚等蒸气吸入，或用无刺激性的药物，如碳酸氢钠等进行雾化吸入疗法；为抑制细菌生长，可向气管内注入抗生素，即以青霉素 100 万 IU，或链霉素 100 万 IU，溶于 1％普鲁卡因液 15～20mL 内，一次注入，每日 1 次，5～6 次为一疗程；

也可向气管内注入 5％薄荷脑石蜡油（先将液状石蜡煮沸，放凉至 40℃左右，按石蜡的 5％加入薄荷脑，融化后密封，备用），马、牛 10～15mL，猪、羊 2～3mL，头 2 日每日 1 次，以后隔日 1 次，4 次为一疗程，并施行全身磺胺、抗生素疗法。

呼吸困难时，可肌内注射氨茶碱，马、牛 1～2g，猪、羊 0.25～0.5g，犬 0.05～0.1g，每日 2 次；或皮下注射 5％麻黄素液，马、牛 4～10mL。

3. 抗过敏疗法　据报道，一溴樟脑粉和普鲁卡因粉具有较强的抗过敏作用。用法是：第 1 天，一溴樟脑粉 4g，普鲁卡因粉 2g，甘草、远志末各 20g，制成丸剂，早晚各 1 剂。第 2 天，一溴樟脑粉增加到 6g，普鲁卡因粉增加到 3g。第 3～第 4 天，分别增加到 8g 和 4g。

十、慢性支气管炎

Chronic Bronchitis

【病因】

原发性慢性支气管炎通常由急性转来。继发性慢性支气管炎多由于慢性心、肺病所引起。全身性疾病，如鼻疽、结核、白血病、肾炎；寄生虫病，如丝状网尾线虫病、犬心丝虫病，也可继发。

【症状】

主要症状是持续性咳嗽。咳嗽多发生在运动、采食、夜间或早晚气温较低时，常为剧烈的干咳，鼻液少而黏稠。并发支气管扩张时，咳嗽后有大量腐臭鼻液流出。病势弛张，气温突变或服重役时症状加重。

胸部可听到干啰音。叩诊一般无变化。并发肺泡气肿时发过清音，肺界后移。全身症状一般不明显。后期并发支气管周围炎和肺泡气肿，则显不同程度的呼气性呼吸困难。

【病程及预后】

病程较长，可持续数周、数月乃至数年，往往导致肺膨胀不全、肺泡气肿、支气管狭窄、支气管扩张，预后不良。

【治疗】

治疗原则基本上同急性支气管炎。

为稀释和排除黏稠的渗出物，可用蒸气吸入和祛痰剂，或用碘化钾，马、牛 5～10g，猪、羊1～2g，或木馏油 25g，加入蜂蜜 50g，拌于 500g 饲料中喂予，有较好效果。

根据临床实践经验，应用盐酸异丙嗪 10～20 片（每片 25mg），盐酸氯丙嗪 10～20 片（每片 25mg），复方甘草合剂 100～150mL 或人工盐 80～200g，做成丸剂，一次投服（马、牛），每日 1 次，连服 3d，效果良好。

霉菌性支气管炎，行抗过敏疗法。

十一、肺充血和肺水肿

Pulmonary Hyperemia and Edema

肺充血，即肺毛细血管床血液过度充满，分两种病型，即主动性充血（动脉性充血）和被动性充血（静脉性充血）。前者是流入肺内的血液量增加，流出量正常；后者是流入肺内的血液量正常或增多，流出量减少。

肺持续充血，血液的液体成分渗漏到肺泡、支气管、肺间质，即发展为肺水肿。

本病可发生于各种家畜，多见于马、牛和犬。

【病因】

1. **主动性肺充血** 主要由于炎热季节，动物过度奔跑，剧烈劳役，车船运输，吸入热空气或刺激性气体等，使机体过分受热或兴奋，代谢机能增强，耗氧量增多，心脏功能加强，血液由右心室大量压入肺动脉，肺循环血容量增加，以致肺毛细血管过度充满而发生。

2. **被动性肺充血** 主要发生于失代偿性心脏病，如心肌炎、心脏瓣膜病、某些传染病、严重胃肠病以及中毒病等所引起的心力衰竭。患畜长期横卧，血液停滞于卧侧肺脏，称为沉积性肺充血。

3. **肺水肿** 由肺充血尤其被动性肺充血持续作用所引起。

【发病机理】

肺循环的特点是径路短，动脉管壁薄，循环阻力小，肺动脉压只相当于主动脉压的 1/6，且肺组织和肺血管都有较大的扩张性。

肺循环血容量变动范围较大。在安静状态下，肺毛细血管只有 1/15～1/10 开放，其余大部分血管处于闭锁状态。在致病因素作用下，为适应机体需氧量的增加，闭锁的肺毛细血管几乎全部开放，容纳大量血液，导致毛细血管充血扩张，以致血管壁神经麻痹，发生肺充血。尔后，由于肺动脉压增高，加重右心负担，引起心力衰竭。

肺充血时，肺毛细血管充满血液而扩张，挤压肺泡和毛细支气管，使管腔缩小，引起呼吸困难。

肺水肿时，血液中的液体成分渗漏到肺泡、肺间质及支气管内，呼吸困难更加明显。

【症状】

肺充血和肺水肿乃是同一病理过程的前后两个不同阶段，临床症状有许多相似之处。病畜突然发病，惊恐不安，呈高度混合性呼吸困难，鼻孔开张，头颈伸展，呼吸用力，甚至张口呼吸。两前肢叉开站立，肘部外展。呼吸数剧增，每分钟 60～100 次以上。眼结膜充血或发绀，眼球突出，头部及体表静脉怒张。

1. **肺充血** 脉搏加快而有力，第二心音增强，体温升高达 39～40℃，呼吸浅表、增数、无节律。听诊肺泡音粗粝，但无啰音。肺叩诊音正常或呈过清音。肺之前下部，可因沉积性充血而呈半浊音。被动性肺充血，体温常不升高，伴有耳、鼻及四肢末端发凉等心力衰竭体征。

2. 肺水肿　呼吸更加费力，混合性呼吸困难重剧，两侧鼻孔流出多量浅黄色或白色甚至粉红色的细小泡沫状鼻液。胸部听诊，肺泡音微弱而出现广泛的捻发音、小水泡音、中水泡音以至大水泡音。胸部叩诊，前下区肺泡充满液体呈浊音或半浊音；中上部肺泡内既有液体又有气体，呈鼓音或浊鼓音。

X射线检查，肺野阴影一致加深，肺门血管纹理显著。

【病程及预后】

主动性肺充血和肺水肿，心、肺状况大多良好，及时治疗，短时间内即可痊愈，个别病例可拖延数天。重剧病例死于窒息或心力衰竭。

被动性肺充血发展较慢，病程取决于原发病。出现肺水肿的，病情发展虽慢，但源于左心衰竭，预后不良；重剧肺水肿，发展迅速，概因窒息而死。

【治疗】

治疗原则是保持病畜安静，减轻心脏负担，制止液体渗出，缓解呼吸困难。

1. 缓解肺循环负荷　主动性肺充血、肺水肿病畜，颈静脉大量快速放血，马、牛 2 000～4 000 mL，猪 300～600mL，有急救功效。被动性肺充血、肺水肿病畜，可行氧气吸入。马、牛每分钟吸入 15～20L，共吸入 100～120L。也可皮下注射 8～20L。

2. 制止渗出　可应用钙剂，马、牛静脉注射 10％氯化钙溶液 100～200mL（猪、羊酌减），每日 2 次；或静脉注射 20％葡萄糖酸钙液 500mL，每日 1 次。

因低蛋白血症引起的肺水肿，要限制输注晶体溶液，应用血浆或全血以提高胶体渗透压。

因血管渗透性增强引起的肺水肿，可适当应用大剂量皮质激素，如强的松龙 5～10mg/kg，静脉滴注。

因弥漫性血管内凝血引起的肺水肿，可应用肝素或低分子右旋糖苷液。

因过敏反应而引起的肺水肿，通常伍用抗组胺药与肾上腺素。

3. 抗泡沫疗法　支气管树内存留的泡沫，可用 20％～30％酒精溶液 100mL 左右，雾化吸入 5～10min，呼吸困难随即缓和。

据报，应用二甲基硅油消泡沫气雾剂抢救肺水肿，亦可取得较高疗效。

十二、肺 出 血

Hemoptysis

肺出血，系喉头以下呼吸器官即气管、支气管和肺组织血管破裂所表现的一种咯血综合征。常是出血性素质疾病的一个分症，以流红色细泡沫样鼻液为其临床特征。

【治疗】

置病畜于宽敞、阴凉的畜舍内，保持静息，避免刺激，轻症即可自愈。肺充血引起的肺出血，可行颈静脉放血。轻度肺出血，头部和胸部施冷敷。重剧出血，应用止血剂。

肺出血首选止血药为 6-氨基己酸（氨己酸），马、牛首次用量 20～30g，加入 500mL 生理盐水或葡萄糖溶液，静脉滴注。维持量为每小时 3～6g。凝血质亦可，马、牛 20～40mL，静脉注射。其次是 10％氯化钙液，马、牛 100～200mL，静脉注射。也可将明胶溶解在生理盐水中皮下注射（大动物 40～60g，小动物 2～10g），以增强血液的凝固性。

十三、急性肺泡气肿

Acute Alveolar Emphysema

急性肺泡气肿，指的是肺组织弹力一时性减退，肺泡极度扩张，充满气体，容积增大。本病多发生于老龄家畜，特别是长期重役的马骡。

【病因】

急性原发性弥漫性肺泡气肿，主要起因于急剧使役或长期重役。老龄马、骡，肺泡弹性降低，更易发生。也常继发于弥漫性细支气管炎、上呼吸道狭窄及持续性痉挛性咳嗽。

【症状】

急性弥漫性肺泡气肿，突然起病，主要症状是呼吸困难。病畜呼吸用力，呼吸数增多，常伴有低而弱的咳嗽。结膜呈蓝紫色，胸外静脉怒张。胸部叩诊，呈广泛的过清音，叩诊界向后下方扩大，常后移1～2个肋间，严重的可达肋骨弓。胸部听诊，病初肺泡呼吸音增强或减弱，可听到湿啰音或干啰音。X射线检查，肺野透明，膈肌穹隆后移，且活动幅度减小。

【病程及预后】

急性肺泡气肿，消除病因迅即康复，否则转为慢性。在牛，常因肺泡破裂而继发间质性肺气肿，预后不良。

【治疗】

治疗要点是除去病因（治疗原发病）和缓解呼吸困难。

为缓解呼吸困难，可用1%硫酸阿托品、2%氨茶碱或用0.5%异丙肾上腺素雾化吸入，每次用量2～4mL。也可用1%硫酸阿托品液，大动物1～3mL，小动物0.2～0.3mL，皮下注射。

并发支气管炎的，要施行磺胺、抗生素疗法。出现窒息危象的，应实施氧气疗法。

十四、慢性肺泡气肿

Chronic Alveolar Emphysema

慢性肺泡气肿，又称气喘病，是肺泡持续扩张，肺泡弹性丧失，造成肺泡壁、间质组织、弹力纤维萎缩直至崩解的一种慢性肺病。临床上以高度呼气性呼吸困难、肺部叩诊界后移为特征。本病主要发生于马、骡，役牛、猎犬也可发生。

【病因】

迄今尚未完全弄清。通常认为是急性肺泡气肿的结果。

最近的研究揭示，马肺泡气肿见于一种过敏性肺病，即慢性阻塞性肺病（COPD）。其主要致敏原是嗜热性放线菌——微小多孢子菌（*Micropolyspora faeni*）和烟曲霉。牧草的花粉以及至今尚未确定的其他一些微粒，也与本病的发生有关。

【临床表现】

主要表现呼气性呼吸困难，特征是二段呼气，即在正常呼气运动之后，随之腹肌又强力收缩。呼气用力且延长，脊背拱曲，欻窝变平，腹围缩小，肛门突出，于肋骨与肋软骨结合处形成一条"喘沟"或"喘线"。听诊肺泡音，病变部减弱而健康部代偿性增强，常可听到干、湿性啰音。发弱而短的钝咳。肺动脉第二音增强，胸部叩诊呈过清音，肺脏边缘尤为明显。叩诊界向后下方扩大 1~4 个肋间。心脏绝对浊音区缩小或消失。病畜黏膜发绀，静脉怒张，易疲劳、出汗。体温常无变化。

X 射线检查，整个肺区异常透明，支气管影像模糊，膈肌向后移位。

病程缓长，拖延数月、数年、乃至终生。顽固难治，预后不良。

【治疗】

无根治疗法。一经确诊即应淘汰。

十五、间质性肺气肿

Interstitial Pulmonary Emphysema

间质性肺气肿，系指肺泡、漏斗和细支气管发生破裂，气体窜入肺小叶间质而发生的一种肺病。临床上以突然呈现呼吸困难和皮下气肿为特征。本病可发生于各种动物，但以牛最为常见。

【病因】

间质性肺气肿，起因于吸入刺激性气体、肺脏被异物刺伤或肺线虫损伤。

在流行性感冒，某些中毒病，如对硫磷、栎树叶、白苏和黑斑病甘薯中毒，以及腺瘤病和产气荚膜杆菌病等疾病经过中，亦可继发。

在马，多由于重剧使役、奔驰、冲击、呛水、长途运输及剧烈咳嗽等引起肺泡破裂，而致发本病。

【症状】

常突然起病，迅速呈现呼吸困难，甚至窒息危象。病畜张口伸舌，惊恐不安，脉搏快而弱，但体温一般不高。胸部叩诊音高朗，呈过清音；肺表面有气囊时，叩诊呈鼓音；肺界一般正常。继发于急性肺泡气肿的，则肺界后移。听诊肺泡呼吸音减弱，可听到碎裂性啰音及捻发音。肺组织被压缩而实变的部位，可听到支气管呼吸音。颈部和肩部最先出现皮下气肿，迅速窜流至全身皮下，触诊可感有捻发音。

【病程及预后】

病程之缓急，取决于病因和原发病。重症经数小时或 1~2d 窒息死亡。慢性经过可长达 4 周左右。

【治疗】

尚无根治疗法。关键在于除去病因和治疗原发病。轻症病例，破裂肺泡自行愈合，皮下气体吸收，可不药而自愈。

（宋有信　李小兵）

十六、慢性阻塞性肺病

Chronic Obstructive Pulmonary Disease

慢性阻塞性肺病（COPD），又称气喘病（heaves）或外源性变应性肺泡炎（extrinsic allergic

pulmonary alveolitis），是马属动物的一种以高度呼气性呼吸困难、慢性咳嗽、流鼻液为特征的非传染性呼吸系统疾病。本病在我国云南、新疆、内蒙古、西藏、宁夏、河北、辽宁、吉林、青海和甘肃等地均有发生。牛的"农民肺"（farmer's lung）亦应属此病。

【病因】

病因仍有争议，多数学者认为是动物接触无机尘和有机尘所引起的一种"尘肺"。

无机尘，主要是饲草中的尘土，特别是尘土中的铝硅酸盐化合物，随呼吸进入肺脏，因此，在气候干燥、风沙大、空气含尘量较高的地区容易发病。

有机尘，主要是饲草料中的霉菌，包括寄生在干草与麦秸上的普通高温放线菌（*Thermoactinomyces vulgaris*）、热吸水链霉菌（*Streptomyces thermohydroscopicus*）、干草微小多孢子菌（*Micropolyspora faeni*）和其他真菌等。

大多数病马是在被圈入厩舍，特别是暴露于多粉尘的环境中出现呼吸紊乱。运动及饲喂粗饲料，尤其是饲喂有粉尘或发霉的干草时，症状加剧。

本病现已证实为变应性疾病，是一种超敏反应病。过度劳役、气候变化和受寒感冒常是本病发生的主要诱因。

【病理变化】

肺脏体积增大，重量增加，切面支气管明显，并散在暗褐色小病灶。

组织学变化为慢性支气管炎和血管周围炎，间质性肺炎和肺泡炎，还有明显的肺泡气肿；肺泡间质、支气管和血管周围有吞噬尘粒的巨噬细胞（尘细胞）形成的结节或团块，大结节由大量结缔组织包围；支气管和纵隔后淋巴结亦有明显的尘细胞积聚。

【症状】

主要特征是咳嗽，呼吸迫促用力，呈呼气性呼吸困难，腹式呼吸，严重病例鼻孔扩张呈喇叭口状，全身颤动，肛门抽缩，腹部用力扇动，有明显的喘沟，运动后气喘更为显著，呼吸极度困难。有的病例呼吸节律不齐，呈二重呼吸，呼吸暂停达 15～30 s，继而为短促的深呼吸。病畜心搏亢进，肺动脉第二音增强，有的节律不齐，出现间歇或缩期杂音，病情越重，心搏亢进越明显。鼻孔流浆液性、黏液性鼻液。病畜精神沉郁，食欲降低或废绝，体温中度升高，消瘦。

肺部听诊：肺泡呼吸音增强或出现支气管呼吸音；有的部位肺泡呼吸音减弱乃至缺如，并听到干啰音和湿啰音；有的出现捻发音。

胸部叩诊：呈过清音或鼓音，伴发肺气肿时肺界明显扩大。

X 射线检查：肺野有雾絮状阴影，或呈磨砂玻璃样，其间混杂有大量的弥漫性粟粒状阴影。病期较长转变为慢性或反复感染发作的，则显现弥漫性纤维化，形成典型的网状阴影，甚至呈蜂窝状，有的病例其间夹杂有颗粒状、砂粒状或小结节状阴影。

血液学检查：白细胞总数增加，中性粒细胞比例升高，血浆二氧化碳结合力明显增高。

【病程及预后】

概取慢性经过，病程数月甚至数年。病程短、症状轻的病畜，经适当的治疗可明显好转或痊愈。病期长的重症病例，一般不能完全康复。

【诊断】

根据病史，结合高度呼气性呼吸困难、咳嗽、肺部啰音等特征症状和慢性病程，即可初步诊断，

X 射线检查可为确立诊断提供依据。

【治疗】

治疗原则包括抗菌消炎，抗过敏和祛痰镇咳。

首先应停止饲喂发霉变质的草料，将病马转移到户外或通风良好、空气清洁的环境中，清除厩舍内的秸秆和干草，轻症病例可很快康复。

抗菌消炎可选用青霉素和链霉素，肌内注射，每日 2 次。醋酸可的松 500～800mg，每日 1 次肌内注射，病情好转后逐渐减量。也可将青霉素 80 万～160 万 IU，0.25% 普鲁卡因 20～40mL，缓慢气管内注入，每日 1 次，对气管听诊有啰音的病畜疗效特别显著。

为祛痰镇咳，常用非那根糖浆或伤风止咳糖浆 100～150mL，氯化铵 8～10g，杏仁水 30～40mL，樟脑 0.5g，酵母粉 50～100g，混合灌服，每日 1 次。

【预防】

改进草料贮存方法，防止发霉变质，禁止饲喂已发霉的草料。清除草料中的尘土、沙粒及其他粉尘，防止吸入呼吸道。加强饲养管理，经常清扫饲槽和厩舍内的积尘，保持厩舍干燥和通风。

（刘宗平）

十七、牛急性肺水肿和肺气肿

Acute Bovine Pulmonary Edema and Emphysema

牛急性肺水肿和肺气肿，以往包含于牛"再生草热"（fog fever）、牛非典型间质性肺炎（bovine atypical interstitial pneumonia，AIP）、牛"喘气病"（panting）、牛呼吸窘迫复合症（bovine respiratory distress complex，BRDC）等广义的名称之中。本书所述牛急性肺水肿和肺气肿（ABPE），指的是牛从青草中摄入过多的 L-色氨酸（TRP），在瘤胃中经微生物转化成 3-甲基吲哚（3-MI），吸收后经代谢变为肺毒物质所引起的一种变应性肺病。

本病主要发生于成年肉用牛。特征是突然暴发呼吸困难，但很少咳嗽，体温也多正常，或转归死亡，或在几天内奇妙地好转。发病率可达 50% 以上。典型病例多在秋季转移到较好的青草场或再生草场之后 5～10d 发生。

再生草是指刈割后再生的草（foggage 或 aftermath）。"fog fever"中的"fog"来自"foggage"，而与烟雾（smog）或气雾（fog）无关。

【病因】

许多暴发概与 L-色氨酸（tryptophone，TRP）的代谢物有关。秋季茂盛的青草，无论是苜蓿、油菜、甘蓝、芜菁还是禾本科牧草，均含有相当量的 TRP。牛摄入后，TRP 在瘤胃内被某些细菌降解为吲哚乙酸（IAA），继而转化为 3-甲基吲哚（3-MI）吸收入血，经双功能氧化酶系统（mixed function oxidase system，MFOS）的代谢，变成肺毒物质。这种物质在肺组织中非常活跃，生成一种反应中间产物，与肺细胞微粒体结合，引起肺细胞的变应性损害。

【临床表现】

ABPE 最常发生于重型肉用牛，也可发生于奶牛或其他肉役兼用牛。通常是在转移草场后的 5～10d 内暴发。在该草场上放牧 3 周以上的牛很少发病。发病率 50%，甚至 100%，但重症病例只是少数。

1. 轻症病牛　常不引人注意，病牛变得比较温顺，但仍然机敏。呼吸增数，但肺部听诊常不见异常。通常可在数天内自愈。

2. 重症病牛　表现呼吸极度困难，张口吐舌，口流黏涎，出气发出粗大的吭哧声，但少见咳嗽。早期肺部听诊，很少听到啰音。约 1/3 病例转归死亡。耐过的病例，可在第 3 天显著好转，恢复吃草，但肺部听诊呼吸音粗粝，皮下出现气肿性碎裂音。有的皮下气肿，从颈、肩部一直扩展到背腰部。临床完全康复约需 3 周。

【病理变化】

突出而典型的病变限于呼吸系统。不论病死牛还是即将屠宰牛，肺脏均肿大而增重，打开胸腔时不塌陷，质地似橡皮，全肺普遍发生水肿和气肿，肺小叶间质和胸膜下出现大的气囊。喉、气管和较大的支气管常见有黏膜下出血。

组织学特征是肺充血、肺泡水肿，肺泡腔内有透明膜形成，肺泡上皮增生，Ⅱ型肺细胞尤甚，偶见有细支气管坏死区。气肿常特别显著，且局限于间质组织并伴有水肿。发病 3d 后屠宰的，肺部同样肿大而不塌陷，色淡灰，质度硬，眼观水肿和气肿不太明显，但组织学检查可见有广泛的肺泡上皮增生，显示急性弥漫性增生性肺泡炎的特征。

【诊断】

诊断依据包括病史、症状和病理特征。但可出现呼吸困难（喘气）的类症甚多，诊断要特别注重病因。

类症及其鉴别要点如下：

1. 牛的农民肺（farmers lung disease in cattle）　系吸入过敏原——嗜热性放线菌，特别是粪土小多孢菌（*Micropolyspora faeni*）的孢子所致。该孢子直径微小（1μm），可达下呼吸道甚至肺泡，引起外源性变应性肺泡炎（extrinsic allergic alveolitis）。急性重症病例，也会有一定程度的肺气肿，但组织学检查显示肺泡间质细胞浸润，类上皮细胞增生和阻塞性细支气管炎。慢性病例显示肺泡上皮增生，肺间质纤维化，相似于弥漫性纤维性肺泡炎（diffuse fibrosing alveolitis，DFA），可资鉴别。

2. 母牛的乳变态反应　多因挤奶延误或停奶过急，使乳汁再吸收所致。实质是 α-酪蛋白引起的Ⅰ型超敏反应病。临床上也表现喘气症状（肺水肿、肺气肿），往往伴有荨麻疹。其病因明确，恒单个发生，不难区分（参见免疫性疾病篇自身免疫病章）。

3. 牛霉烂甘薯中毒　症状很相似，但有采食霉烂甘薯（包括甘薯的黑斑病、干腐病、软腐病、象虫病等）的病史，不易混同（参见中毒性疾病篇真菌毒素中毒章）。

4. 牛白苏中毒　系因摄入过多紫苏属植物引起的肺水肿，俗称"潜沫病"（参见中毒性疾病篇有毒植物中毒章）。

5. 安妥中毒　病理特征为肺水肿，临床表现为呼吸困难。多见于中小动物（参见中毒性疾病篇农药中毒章）。

6. 牛肺虫感染　胎生网尾线虫（*Dictyocaulus viviparus*）所致。其临床表现有剧烈而持续的咳嗽，除肺气肿病变外，还可见有嗜酸性肉芽肿性肺炎。检查粪便或气管冲洗物，可查明其虫卵和幼虫。

7. 水牛变应性肺气肿　已报道发生于南京地区，特征是除肺气肿外，血液中嗜酸性粒细胞增多，肺间质嗜酸性粒细胞浸润，异丙嗪，扑尔敏等抗过敏药治疗有效。

8. 围栏肥育牛气管水肿　病因未明，特称"喇叭声综合征"（honker syndrome），报道于美国，见于围栏肥育期肉牛，散发。主要病理变化是气管下段（从颈中部至气管分叉处）黏膜及黏膜下水肿，造成气管狭窄，临床表现吸气性呼吸困难，吸气时发出像吹喇叭样的怪声，重症多窒息而死。

9. 吸入二氧化硫、氮氧化物及电焊镀锌铁管时发生的烟雾所引起的急性哮喘症 人畜均可发生。如1952年12月发生的"伦敦烟雾事件"、"洛杉矶烟雾事件"以及20世纪60年代初期日本发生的"四日市哮喘"。

此外，还应注意与牛流行热、运输热、传染性胸膜肺炎、传染性鼻气管炎等表现呼吸困难的牛病进行鉴别。

【防治】

预防要点在于夏末秋初更换草场后，为防止摄入过多青草，放牧前可供应些干草或精料。在更换草场前7～10d，加喂莫能菌素，每天每头口服200mg，可抑制3-MI的产生。也有人建议口服MFO抑制剂胡椒基丁醚（piperonyl butoxide），以防止产生3-MI，用量为每千克体重0.5mL，每隔12h口服1次。

目前尚无特效疗法。可试用肾上腺素、氨茶碱及肾上腺皮质激素类药物治疗，只要离开发病的草场，并细心照料，即使重症病例，经7～10d后也可能痊愈。

（林藩平　邵良平）

十八、卡他性肺炎

Catarrhal Pneumonia

卡他性肺炎，又称支气管肺炎（broncho-pneumonia）或小叶性肺炎（lobular pneumonia），是定位于肺小叶的炎症。以肺泡内充满由上皮细胞、血浆与白细胞等组成的浆液性细胞性炎症渗出物为病理特征。临床上以弛张热型、叩诊有散在的局灶性浊音区和听诊有捻发音为特征。各种动物均常发生，幼畜及老龄动物尤为多发。

【病因及发病机理】

多由支气管炎发展而来。病因同支气管炎，如寒冷刺激、理化学因素等。

过劳、衰弱、维生素缺乏及慢性消耗性疾病等凡使动物呼吸道防卫能力降低的因素，均可导致呼吸道常在菌大量繁殖或病原菌入侵而诱发本病。

已发现的病原有衣原体属、肺炎球菌、绿脓杆菌、化脓杆菌、猪嗜血杆菌、沙门氏菌、大肠杆菌、坏死杆菌、葡萄球菌、链球菌、化脓棒状杆菌、霉菌以及腺病毒、鼻病毒、流感病毒、3型副流感病毒和疱疹病毒等。

本病常继发或并发于许多传染病和寄生虫病，如仔猪的流行性感冒、马和牛的传染性支气管炎、马腺疫、鼻疽、结核、口蹄疫、犬瘟热、病毒性动脉炎、牛恶性卡他热、肺线虫病、羊衣原体肺炎、猪肺疫、副伤寒等。

上述病因作用于动物机体，首先引起支气管炎，随后蔓延至肺泡，引起肺小叶或小叶群的炎症。炎症组织蔓延融合成大片的融合性肺炎时，病变范围如同大叶性肺炎，但病变新旧不一，肺泡内仍然是细胞性渗出物和脱落的上皮而非纤维蛋白，病性截然不同。

【症状】

病初呈急性支气管炎的症状，但全身症状较重剧。病畜精神沉郁，食欲减退或废绝，结膜潮红或蓝紫。体温升高 1.5～2℃，呈弛张热，有时为间歇热。脉搏随体温而变化，马、牛每分钟可达 60～80 次，羊、猪则可超过百次。呼吸增数，马、牛每分钟可达 20～40 次，羊、猪可超过百次。咳嗽是固定症状，由干性痛咳转为湿性痛咳。流少量鼻液，呈黏液性或黏液脓性。

胸部叩听诊：病灶浅在的，可发现一个或数个小浊音区，通常在胸前下三角区内；融合性肺炎时，则出现大片浊音区；深在病灶，叩不出浊音或呈浊鼓音。

听诊病灶部肺泡呼吸音减弱，可听到捻发音；其他部位肺泡呼吸音增强。

融合性肺炎区可听到干、湿性啰音和支气管肺泡（混合性）呼吸音。

X 射线检查：肺纹理增强，显现大小不等的灶状阴影，似云雾状，有的融成一片（融合性肺炎）。

【病程及预后】

病程一般持续 2 周。大多康复；少数转为化脓性肺炎或坏疽性肺炎，转归死亡。

【诊断】

本病论证论断不难。类症鉴别应注意细支气管炎和纤维素性肺炎。

1. 细支气管炎　呼吸极度困难，呼气呈冲击状。因继发肺气肿，叩诊呈过清音，肺界扩大。

2. 纤维素性肺炎　稽留热型，定型经过，有时见铁锈色鼻液，叩诊的大片浊音区内肺泡音消失，出现支气管呼吸音。X 射线检查，显示均匀一致的大片阴影。

【治疗】

治疗原则包括抑菌消炎、祛痰止咳和制止渗出。

1. 抑菌消炎　主要应用抗生素和磺胺类制剂。常用的抗生素为青霉素、链霉素及广谱抗生素。常用的磺胺类制剂为磺胺二甲基嘧啶。

在条件允许时，治疗前最好取鼻液做细菌对抗生素的敏感试验，以便对症用药。例如，肺炎双球菌、链球菌对青霉素较敏感，青霉素与链霉素联合应用效果更好。对金黄色葡萄球菌，可用青霉素或红霉素，亦可应用苯甲异噁唑霉素。

对肺炎杆菌，可用链霉素、卡那霉素、土霉素（马属动物不宜内服），亦可应用磺胺类药物。

对绿脓杆菌，可配用庆大霉素和多黏菌素 B、多黏菌素 F。

大肠杆菌所引起的，应用新霉素，按每日每千克体重 4mg，肌内注射，每天注射 1 次。

病情顽固的，可应用四环素，马、牛 1～2g，猪、羊 0.1～0.25g，溶于葡萄糖生理盐水或 5％葡萄糖注射液中，静脉注射，每日 2 次。

实践证明，应用抗生素和普鲁卡因气管内注射效果良好，即青霉素 200 万～400 万 IU，链霉素 1～2g，1％～2％普鲁卡因液 40～60mL，气管内注入（马、牛），每日 1 次，2～4 次可愈。亦可用 5％薄荷脑液状石蜡气管内注射。

2. 祛痰止咳和制止渗出　参见急性支气管炎治疗。

十九、纤维素性肺炎

Fibrinous Pneumonia

纤维素性肺炎，又称格鲁布性肺炎（croupous pneumonia）或大叶性肺炎（lobar pneumonia），是以细支气管、肺泡内充满大量纤维蛋白渗出物为特征的急性肺炎，常侵及肺的一个或几个大叶。临床上以高热稽留、铁锈色鼻液、大片肺浊音区和定型经过为特征。主要见于马属动物，牛、猪也有发生。

【病因及发病机理】

病因和发病机理尚未完全阐明。

传染性纤维素性肺炎，有马的传染性胸膜肺炎，牛、羊、猪由巴氏杆菌引起的肺炎。近年证明，动物的大叶性肺炎主要是由肺炎双球菌引起的。

非传染性纤维素性肺炎，是一种变态反应性疾病。可诱发大叶性肺炎的因素甚多，如受寒感冒、过劳、吸入刺激性气体、胸部外伤、饲养管理不当等。

继发性纤维素性肺炎，见于马腺疫、血斑病、流行性支气管炎及犊牛副伤寒等，常取非定型经过。

典型的纤维素性肺炎，其发展过程有明显的阶段性，一般分为 4 期：

1. 充血水肿期　持续 12～36h，特征是肺泡毛细血管充血与浆液性水肿，肺泡上皮肿胀并脱落，肺泡和细支气管内渗出有大量白细胞和红细胞。

2. 红色肝变期　持续约 48h。肺泡和细支气管内充满纤维蛋白渗出物，其中含有大量红细胞、脱落的上皮和少量白细胞。渗出物很快凝固，病变的肺组织不含空气，质地坚实如肝脏样。

3. 灰色肝变期　持续时间约 48h 或者更长，纤维蛋白渗出物开始发生脂肪变性和白细胞渗入；以后脂肪变性达最高度，外观先呈灰色后变灰黄色。

肝变期的发展，在肺的不同部位不同步，致使罹病肺叶切面呈斑纹状大理石外观。

4. 溶解吸收期　渗出的蛋白质经溶蛋白酶作用变为可溶性的蛋白胨和更简单的分解产物——亮氨酸和酪氨酸，而被吸收或排出。

有些病例，纤维素在灰色肝变期未被全部溶解和吸收，致使肺泡壁结缔组织增生，形成纤维组织，称为肉变（carnification）。未被吸收的肝变部还可能发生坏死、软化，继发化脓性肺炎或坏疽性肺炎。

【症状】

起病突然，体温 40～41℃以上，并稽留 6～9d，以后渐退或骤退至常温。病畜精神沉郁，食欲减损或废绝，但是脉搏加快不明显。高热而脉搏不太快是本病早期的特征。呼吸促迫，每分钟可达 60 次，呈混合性呼吸困难。黏膜发绀、黄染，皮温不整，肌肉震颤。病畜频发短痛咳，溶解期变为湿咳。肝变初期，流铁锈色或黄红色（如番红花）鼻液。

胸部叩诊：随病程而显现规律性改变。

充血渗出期呈鼓音或浊鼓音；肝变期变为大片浊音区，持续 3～5d；溶解期，重新变为鼓音或浊鼓音。肺脏健侧或健区叩诊音高朗。继发肺气肿时，边缘呈过清音，肺界向后下方扩大。

马的浊音区多从肘后下部开始，逐渐扩展至胸部后上方，范围广大，上界多呈弧形，弓背向上。牛的浊音区，常在肩前叩诊区。

肺部听诊：可发现与叩诊规律性改变相应的病理呼吸音。

充血渗出期相继出现肺泡呼吸音增强、干啰音、捻发音、肺泡音减弱和湿啰音。肝变期，肺泡音消失，代之以支气管呼吸音。溶解期，支气管呼吸音消失，再次出现啰音、捻发音。

血液学变化，通常白细胞增多，可达 $20 \times 10^9/L$ 或更多，中性粒细胞增多，核型左移，淋巴细胞减少，嗜酸性粒细胞和单核细胞减少。严重病例，白细胞减少。

X 线射检查：病变部呈现明显而广泛的阴影。

【病程及预后】

1. 典型的大叶性肺炎　第 5 至第 7 天为极期，第 8 天以后体温即行下降，全病程为 2 周左右。

2. 非典型大叶性肺炎　病程有长有短。轻症常止于充血期，并很快康复。重症可出现各种并发病，如肺脓肿、肺坏疽、胸膜炎等，转归于死亡。

【治疗】

治疗原则是消除炎症，控制继发感染，制止渗出和促进炎性产物吸收。

1. 消除炎症，控制继发感染　九一四（新胂凡纳明）对大叶性肺炎有较好的疗效。病初注射九一四，按每千克体重0.015g计算，一般马、牛用量为4～4.5g，临用时溶于葡萄糖盐水或生理盐水500mL内，缓慢静脉注射（羊、猪用量可酌减）。

最好在注射前半小时，先皮下注射强心剂，如樟脑磺酸钠或咖啡因，待心脏机能改善后，再注射九一四，或将一次剂量分多次注射，较为安全。

在注射九一四的间隔期间，静脉注射四环素或土霉素，按每千克体重日量10～30mg，溶于5％葡萄糖盐水500～1 000mL内，分2次静脉注射，疗效显著。抗生素和磺胺类药物，对本病亦有较好的抑菌消炎作用，可酌情选用。

也可配合应用普鲁卡因星状神经节封闭，静脉滴注氢化可的松或地塞米松等，以降低机体对各种刺激的反应性，控制炎症发展。

2. 制止渗出，促进炎性产物吸收　可静脉注射10％氯化钙或葡萄糖酸钙溶液。为促进炎性渗出物吸收和排除，可选用利尿素或醋酸钾等利尿剂内服。

3. 对症处置　心力衰竭时，可选用安钠咖液、强尔心液及樟脑磺酸钠液等强心剂。为防止自体中毒，可静脉注射樟酒糖液（处方见坏疽性肺炎）或撒乌安液。

当呼吸高度困难时，可肌内注射氨茶碱，或行氧气吸入。

二十、化脓性肺炎

Suppurative Pneumonia

化脓性肺炎，又称肺脓肿，其病原菌主要为链球菌、葡萄球菌、肺炎球菌及化脓棒状杆菌。各种家畜均可发生，病死率高。

【病因】

动物的原发性化脓性肺炎很少，偶见于胸壁刺伤或尖锐异物经由网胃刺入肺脏。大多继发于脓毒败血症或肺内感染性血栓形成，如幼畜败血症、脐静脉炎、化脓性子宫炎、化脓性乳房炎、腺疫、鼻疽、结核、鹿腐蹄病、褥疮、去势感染等。

【临床表现】

临床表现取决于原发病和感染途径。特点是以发热为标志的不定病程。

血行感染的，发病迅速，很快达到病的极期。继发于小叶性肺炎的，消退期延迟，体温再度升高。脓肿开始形成时，持续发热；脓肿被结缔组织包围时，热即行消退；新脓肿形成时，体温又复升高。脓肿一旦破溃，则病情加剧，脉搏增数，体温升高。

叩诊浅在的脓肿区：呈局限性浊音。听诊可闻各种啰音，特别是湿啰音。大脓肿破裂，形成肺空洞时，则可听到空瓮性呼吸音和带金属音响的水泡音，叩诊呈破壶音。并有大量恶臭脓性鼻液流出或喷出，内含弹力纤维和脂肪颗粒。常于1～2周内由于脓毒败血症或化脓性胸膜炎而致死。

X射线检查：早期肺脓肿呈大片浓密阴影，边缘模糊。慢性肺脓肿多呈大片密度不匀的阴影，伴有纤维增生，胸膜增厚，其中央常有多发性不规则稀疏区。

【治疗】

无特效疗法。及时应用抗生素治疗，给予突击剂量，坚持足够疗程，常能收到良好的效果。青霉素为首选药物，较大剂量（每千克体重每日 1 万～1.5 万 IU），肌内注射或静脉滴注，对厌氧菌感染而有恶臭鼻液者，疗效特别显著。

牛可选用链霉素或新霉素，每千克体重用 3～5mg，7～10d 为一疗程。青霉素治疗无效的，可用红霉素等注射。

此外，配合静脉注射 10％氯化钙或 33％酒精注射液（马、牛 300mL）能提高疗效。在脓肿破溃时，可用松节油吸入，或薄荷脑石蜡油气管内注射。

二十一、坏疽性肺炎

Gangrenous Pneumonia

坏疽性肺炎，又称肺坏疽或吸入性肺炎（aspiratory pneumonia），是误咽食物、呕吐物或药物，腐败细菌侵入肺脏所致发的一种坏疽性炎症。临床上以呼吸极度困难，流污秽恶臭、含弹力纤维的鼻液为特征。各种动物均可发生，病死率极高。

【病因】

本病主要起因于异物误咽或吸入，常发生于下列情况：咽炎、咽麻痹、破伤风、血斑病、生产瘫痪、咽壁脓肿、咽后淋巴结肿大、食管阻塞等伴有吞咽障碍的疾病，经鼻投药，药液进入气管；或经口灌服松节油、福尔马林、酒精等刺激性药物，因呛咳而误咽（呛肺）。卡他性肺炎、大叶性肺炎以及鼻疽、结核、猪肺疫等传染病经过中，肺炎病灶继发感染腐败菌。坏死杆菌病、褥疮、化脓性蜂窝织炎等疾病，腐败栓子血行转移造成肺血管栓塞。肋骨骨折、胸壁透创、网胃尖锐异物损伤肺组织，带入腐败菌而感染。

【症状】

主要症状是呼出气放腐败臭味。轻微的，咳嗽时俯身鼻侧才能闻到。严重的，则弥散于整个厩舍。

两侧鼻孔流出污秽不洁的灰绿色或灰褐色恶臭鼻液，咳嗽或低头时，鼻液量增多。镜检鼻液，可见到肺组织崩解产生的弹力纤维。

浅在的病灶，叩诊呈限局性浊音、金属音或破壶音（肺空洞）。病灶很小或深在的，叩诊无变化。病灶部听诊，有支气管呼吸音及水泡音。空洞形成并与支气管相通的，可听到空瓮性呼吸音和金属性大水泡音。

病畜全身症状重剧，精神高度沉郁，体温一般可增高至 40℃以上，呼吸疾速而困难，胸式呼吸，湿性痛咳，脉搏细数，节律不齐。病情严重时，白细胞比正常增多 2～3 倍。

X 射线检查：可见限局性阴影。当空洞内含有脓汁、气体和组织分解产物时，阴影总体呈类圆形，并显有上界水平的液状内含物。

【诊断】

根据呼出气放腐败臭味，两侧鼻孔有污秽恶臭的鼻液，内含小块肺组织和弹力纤维，胸部病理学检查确认肺空洞体征的存在，即可确定诊断。但应区别下列疾病：

1. 腐败性支气管炎　缺乏高热和肺浸润体征，鼻液中无弹力纤维。

2. 支气管扩张　渗出物积聚于扩张的支气管内并腐败分解，呼出气和鼻液也可能放恶臭味，但积痰大多周期性地在剧烈咳嗽之后排出，且检不出弹力纤维，全身症状也不明显。

3. 鼻副窦坏疽　多为单侧鼻液，缺乏全身症状，颌窦、额窦局部体征明显。

【治疗】

成书记载的现用诸法，均不奏效。一经确诊，即应淘汰处理。

二十二、霉菌性肺炎

Mycotic Pneumonia

霉菌性肺炎，各种动物都可发生，多见于家禽，尤其幼禽，常伴有气囊和浆膜的霉菌病。

【病因】

霉菌及其孢子可通过呼吸道吸入感染，病原真菌包括丝孢菌、放线菌、葡萄状白霉菌和裂殖菌。马、牛多为曲霉菌属的烟曲霉菌；家禽多为灰绿曲霉菌、黑曲霉菌、烟曲霉菌及毛霉属的总状毛霉曲菌，这些霉菌在自然界广泛分布，潮湿情况下，温度适宜（35～40℃）很易生长发育。在鸡，除接触感染外，还能通过种鸡经卵垂直传播给雏鸡。

【症状】

患畜具有支气管肺炎的基本症状。特点是鼻液呈污秽绿色，眼结膜苍白或发绀，咳嗽，呼吸增数，体温升高，日渐消瘦，胸部听诊有啰音，叩诊有较大的浊音区。

病禽流浆液性鼻液，呼吸困难，张口呼吸，吸气时颈部气囊扩大，一起一伏并发出"嘎嘎声"，夜间更加显著。病鸭因鼻液堵塞鼻腔而摇头。食欲减退，倦怠无力，不愿活动，渐进性消瘦，常有下痢。

【病理变化】

在马、牛，肺脏有大小不等的结节，散在或互相融合，具有结缔组织包膜，结节中心为化脓性或干酪样物质。有时在肝、脾、肾中也可见到此种结节。在家禽，呼吸道黏膜有炎性变化；支气管黏膜和气囊增厚，内有黄绿色霉菌菌苔。肺和肋的浆膜表面有黄、灰、灰白色小结节。

【诊断】

根据流行病学、临床表现及病理变化可做出初步诊断。确诊需进行微生物学检查。取病灶组织或鼻液少许置载玻片上，加生理盐水1～2滴，用针拨碎，显微镜检查见有菌丝或孢子，即可确诊。

【治疗】

1. 制霉菌素　马、牛250万～500万U，羊、猪50万～100万U，犬10万U，每天3～4次，拌于饲料中喂给。家禽每千克饲料中添加50万～100万U，连用1～3周。雏鸡、雏鸭每100只一次用量为50万～100万U，每天2次，连用3d。

2. 两性霉素B　按每千克体重0.12～0.25mg，以5％葡萄糖液稀释成每毫升含0.1mg，缓慢静脉注射，隔日注射或每周注射2次。

3. 克霉唑　抗真菌谱广，毒性小，内服易吸收。内服量：马、牛5～10g，驹、犊、猪、羊0.75～1.5g，均分2次内服；雏鸡每100只用1g，混于饲料中喂给。

1∶3 000 硫酸铜溶液，作为饮水用，连续 3～5d；小群畜禽亦可投服；马、牛 600～2 500mL，羊、猪 150～500mL；家禽 3～5mL，每天 1 次，连用 3～5d；或内服 0.5％碘化钾溶液，马、牛 400～1 000mL，猪、羊 100～400mL，鸡 1～1.5mL，每天 3 次。

二十三、胸 膜 炎

Pleuritis

【病因】

原发性胸膜炎，比较少见。可因胸壁严重挫伤、穿刺创感染、胸膜腔肿瘤，或受寒冷刺激、过劳等使机体防御机能降低，病原微生物乘虚侵入繁殖而致病。

继发性胸膜炎，较为常见。常起因于邻近器官炎症的蔓延，如卡他性肺炎、大叶性肺炎、坏疽性肺炎、牛创伤性网胃—心包炎、胸部食管穿孔以及肋骨骨折等，常可引起胸膜炎。

也常继发于某些传染病，如腺疫、鼻疽、传染性胸膜肺炎、流行性感冒、结核、马传染性贫血及猪肺疫等。

【症状】

患畜精神不振，被毛蓬乱，食欲减退，体温升高达 40℃，呈弛张热或不定热。呼吸浅表频数，多呈断续性呼吸和腹式呼吸，间或有弱痛咳。

1. 触诊胸壁 患畜躲闪、战栗或呻吟。常取站立姿势，肘部外展。躺卧时亦多健侧朝下或作伏卧。

2. 胸部叩诊 初期病畜常因疼痛而抗拒，并激发咳嗽；渗出期，可于肩端水平线上下，发现水平浊音，并随体位而变动。叩诊液面上方呈鼓音。

3. 胸部听诊 病初可听到胸膜摩擦音或心包胸膜摩擦音；随着渗出液的蓄积，摩擦音消失。健康部位的肺泡呼吸音则增强。恢复期，渗出液被吸收，可重新听到胸膜摩擦音。浊音区上缘有时出现极其微弱的支气管呼吸音，浊音区内肺泡呼吸音减弱或消失，水平浊音区以上肺泡呼吸音增强，在腐败性胸膜炎，还可听到胸腔拍水音。胸腔积液时，两心音均减弱。

4. 胸腔穿刺 当胸腔内积聚大量渗出液时，可流出多量黄色或红黄色液体，含大量纤维蛋白，放置易于凝固，相对密度大于 1.016，蛋白质含量在 3％以上，雷瓦尔他（Rivalta）氏反应阳性。穿刺液有腐败臭味或脓汁时，表明病情恶化，已转为化脓坏死性胸膜炎。

【病程及预后】

急性轻度纤维素性胸膜炎，约经数小时或数日而痊愈。重剧的渗出性胸膜炎，病程 2～3 周；化脓腐败性及出血性胸膜炎，多死于窒息和心力衰竭，预后不良。

【诊断】

根据呼吸浅表而困难，明显的腹式呼吸，胸壁触诊疼痛，听诊有胸膜摩擦音，胸部叩诊呈水平浊音，超声检查出现液平段，胸腔穿刺有大量渗出液流出，即可确诊。

【治疗】

治疗原则是，消除炎症，制止渗出，促进渗出液吸收及制止自体中毒。

1. 为促进炎症消散，可在胸壁上涂擦 10％樟脑酒精、芥子精或松节油等刺激剂，而后实施温包。

亦可应用紫外线或透热疗法进行治疗。与此同时，应用青霉素、链霉素等抗生素肌内注射和胸膜腔注入。

2. 为制止渗出，在马，可静脉注射 10% 氯化钙 100～200mL，每日 1 次，持续数日。

3. 为促进渗出液吸收，可应用强心剂、利尿剂及缓泻剂，或者应用水杨酸钠 20～50g，樟脑 5～12g，硝酸钾 15～25g，水适量，一日 2 次分服（马、牛）。

4. 胸腔渗出液过多，呼吸困难时，可进行胸腔穿刺放液。必要时可反复施行。

5. 化脓性胸膜炎，在穿刺排液后，可用 0.1% 雷佛奴尔液等消毒液冲洗胸腔，然后向胸腔内注入抗生素，常用青霉素 100 万～200 万 IU 或链霉素 200 万～300 万 IU，一次注入。

二十四、胸腔积水

Hydrothorax

胸腔积水，简称胸水，即胸膜腔内积有漏出液。它不是独立疾病，而是全身水肿的一个分症，常同腹腔积水、心包积水、皮下水肿并存。

【病因】

同全身性水肿，如心、肾的疾病，慢性贫血、稀血症、肝硬化及慢性消耗性疾病，均可引起本病。

【症状】

液体积聚过多时，呼吸浅表而困难，心音微弱。胸部叩诊两侧呈水平浊音，随体位移动而变化。听诊时，浊音区内肺泡呼吸音减弱或消失，其上缘可听到支气管呼吸音。体温一般正常或稍降低。

X 射线检查：显示一片均匀浓密的水平阴影。

胸腔穿刺：有大量穿刺液呈淡黄色至微红黄色，清澈或略浑浊，相对密度 1.016 以下，蛋白质含量 3% 以下，雷瓦尔他氏反应阴性。

【治疗】

要点在于除去病因即治疗原发病。积液过多而显现窒息危象时，应穿刺放液。

（宋有信　李小兵）

［附］气喘综合征鉴别诊断

气喘（asthma），即呼吸困难（dyspnea），又称呼吸窘迫综合征（respiratory distress syndrome，RDS），是一种以呼吸用力和窘迫为基本临床特征的症候群。

气喘不是独立的疾病，而是许多原因引起或许多疾病伴有的一种临床常见多发的综合征。

呼吸困难，表现为呼吸强度、频度、节律和方式的改变。

1. 按呼吸频度和强度的改变，分为吸气性呼吸困难（inspiratory dyspnea）、呼气性呼吸困难（expiratory dyspnea）和混合性呼吸困难（mixed dyspnea）。

2. 按呼吸节律的改变，分为断续性呼吸（interrupted R）、潮式呼吸（wax and wane R）即陈—施二氏呼吸（Cheyne - Stock's R）、间歇呼吸（intermittent R）即毕奥托氏呼吸（Biot's R）以及深长大呼吸即库斯莫尔氏呼吸（Kusmaul's R）。

3. 按呼吸方式的改变，分为胸式呼吸和腹式呼吸。

(一) 呼吸困难病因学分类

哺乳动物的呼吸功能，指的是通过血液—肺泡间以及血液—组织间的气体交换，将物质代谢所需的 O_2 由外界吸入，经血液输送到细胞利用，并将物质代谢（氧化磷酸化过程，呼吸链）产生的 CO_2 由细胞排出，经血液输送到肺泡呼出体外。

换句话说，正常的呼吸过程包括三大环节：外呼吸（肺呼吸），吸入 O_2，呼出 CO_2；中间运载（血液呼吸），输入 O_2，输出 CO_2；内呼吸（组织呼吸），摄入、利用 O_2，生成、排出 CO_2。上述呼吸过程各环节，均受呼吸中枢等神经体液机制的调节和控制。因此，呼吸困难综合征，可按呼吸功能障碍的病因和主要发病环节，分为如下八大类（图 2-1）。

1. 大气乏氧性呼吸困难　即氧气稀薄性气喘。是大气内氧气贫乏所致的呼吸困难，如各种动物的高山不适应症以及牛的胸病，表现混合性呼吸困难。

2. 气道狭窄性呼吸困难　即通气障碍性气喘。包括鼻腔、喉腔、气管腔等上呼吸道狭窄所致的吸气性呼吸困难；还包括细小支气管肿胀、痉挛等下呼吸狭窄所致的呼气性呼吸困难。

3. 肺原性呼吸困难　即换气障碍性气喘。包括非炎性肺病和炎性肺病等各种肺病时因肺换气功能障碍所致的呼吸困难。肺原性呼吸困难，除慢性肺泡气肿和马的慢性阻塞性肺病（chronic obstuctive pulmonary disease，COPD）为呼气性呼吸困难外，概表现为混合性呼吸困难。

(1) 属于非炎性肺病的。有肺充血、肺水肿、肺出血、肺不张（膨胀不全）、急性肺泡气肿、慢性肺泡气肿和间质性肺气肿；还有以肺水肿、肺出血、急性肺泡气肿和间质性肺气肿为病理学基础的黑斑病甘薯中毒、白苏中毒、再生草热（变应性肺炎）、安妥中毒等中毒性疾病。

(2) 属于炎性肺病的。有卡他性肺炎、纤维素性肺炎、出血性肺炎、化脓性肺炎、坏疽性肺炎、硬结性肺炎；还有以这些肺炎作为病理学基础的霉菌性肺炎、细菌性肺炎、病毒性肺炎、支原体肺炎、丝虫性肺炎、钩虫性肺炎、原虫性肺炎等各种传染病和侵袭病。

4. 胸腹原性呼吸困难　即呼吸运动障碍性气喘。是胸、肋、腹、膈疾病时因呼吸运动发生障碍所致的呼吸困难。

(1) 胸原性呼吸困难。表现为腹式混合性呼吸困难，系胸、肋疾病如胸膜炎、胸腔积液、胸腔积气、肋骨骨折等所致。

(2) 腹原性呼吸困难。表现为胸式混合性呼吸困难，系腹、膈疾病如急性弥漫性腹膜炎、胃肠臌胀、腹腔积液、膈肌病、膈疝、膈痉挛、膈麻痹等所致。

5. 血原性呼吸困难　即气体运载障碍性气喘。系红细胞、血红蛋白数量减少和（或）血红蛋白性质改变，载 O_2、释 O_2 障碍所致。

血原性气喘，表现混合性呼吸困难，运动之后更为明显，伴有可视黏膜和血液颜色的一定改变，见于各种原因引起的贫血（苍白、黄染）、异常血红蛋白分子病（鲜红，红色发绀）、CO 中毒（鲜红）、家族性高铁血红蛋白血症（褐变）、亚硝酸盐中毒（褐变）等。

6. 心原性呼吸困难　即肺循环淤滞—组织供血不足性气喘。系心力衰竭，尤其左心衰竭的一种表现，概为混合性呼吸困难，运动之后更为明显。

心原性气喘，见于心肌疾病、心内膜疾病、心包疾病的重症和后期，还见于许多疾病的危重濒死期，伴有心力衰竭固有的心区病征和（或）全身症状。

7. 细胞性呼吸困难　即内呼吸障碍性气喘。系细胞内氧化磷酸化过程受阻，呼吸链中断，组织氧供应不足或失利用（内窒息）所致。

细胞性呼吸困难，表现为混合性高度以至极度呼吸困难或窒息危象，见于氰氢酸或 CO 中毒等，特点是静脉血色鲜红而动脉化，病程急促而呈闪电式。

8. 中枢性呼吸困难　即呼吸调控障碍性气喘。起因于脑炎、脑膜炎、脑水肿、脑出血、脑肿瘤时的颅内压增高以及高热、酸中毒、尿毒症、巴比妥和吗啡等药物中毒时呼吸中枢的抑制和麻痹。

除一般脑症状明显和灶症状突出外，常表现伴有呼吸节律改变的混合性呼吸困难。

（二）呼吸困难症状学分类

呼吸困难，可按呼吸频度和强度的改变，分为三大类别，即吸气性呼吸困难、呼气性呼吸困难和混合性呼吸困难（图 2-2）。

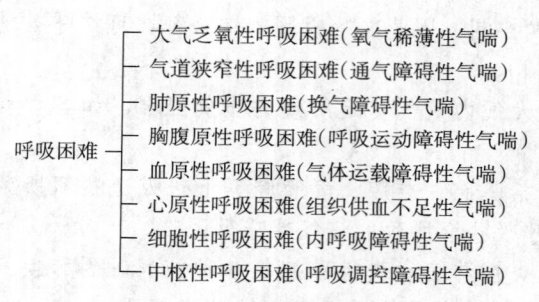

图 2-1　呼吸困难病因学分类

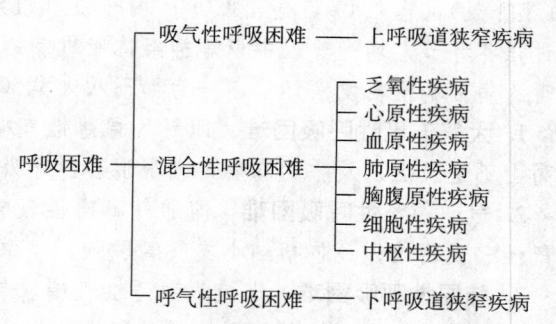

图 2-2　呼吸困难症状学分类

1. 吸气困难的疾病　表现吸气性呼吸困难的疾病较多，主要涉及鼻、鼻副窦、喉、气管、主支气管等上呼吸道疾病。

（1）其双侧鼻孔流黏液脓性鼻液的，有各种鼻炎。

（2）其单侧鼻孔流腐败性鼻液的，有颌窦炎、额窦炎、喉囊炎等鼻副窦炎。

（3）其不流鼻液或只流少量浆液性鼻液的，有鼻腔肿瘤、息肉、异物、羊鼻蝇蛆以及马纤维性骨营养不良等造成的鼻腔狭窄；喉炎、喉水肿、喉偏瘫、喉肿瘤等造成的喉腔狭窄；气管塌陷、气管水肿即气管黏膜及黏膜下水肿所致围栏肥育牛喇叭声综合征（honker syndrome）以及甲状腺肿、食管憩室、淋巴肉瘤、脓肿等压迫造成的气管腔狭窄或主支气管腔狭窄。

2. 呼气困难的疾病　表现呼气性呼吸困难的疾病很少，主要涉及下呼吸道狭窄即细支气管的通气障碍和肺泡组织的弹性减退。其急性病程的，有弥漫性支气管炎和毛细支气管炎；其慢性病程的，有慢性肺泡气肿和马慢性阻塞性肺病（COPD）。

3. 混合性呼吸困难的疾病　表现混合性呼吸困难的疾病很多，涉及众多器官系统。包括：

（1）除慢性肺泡气肿而外的所有肺和胸膜的疾病（肺原性和胸原性呼吸困难）。

（2）腹膜炎、胃肠臌胀、遗传性膈肌病（膈肥大）、膈疝等障碍膈运动的疾病（腹原性呼吸困难）。

（3）心力衰竭以及贫血、血红蛋白异常等障碍血气中间运载的疾病（心原性和血原性呼吸困难）。

（4）氰氢酸中毒、CO 中毒等障碍组织呼吸的疾病（细胞性呼吸困难）。

（5）各种脑病、高热、酸中毒、尿毒症等障碍呼吸调控的疾病（中枢性呼吸困难）。

（三）喘症症状鉴别诊断

遇到表现气喘的病畜，首先要确定其症状学类型，是吸气性呼吸困难、呼气性呼吸困难还是混合性呼吸困难。这是喘症鉴别诊断的第一步。

然后，依据吸气困难、呼气困难和混合性呼吸困难，分别进行第二层鉴别。

1. 吸气困难的类症鉴别　吸气延长而用力，并伴有狭窄音（哨音或喘鸣），是吸气性呼吸困难的主要临床特征。

吸气困难这一体征,指示的诊断方向非常明确,即病在呼吸器官,在上呼吸道通气障碍,在鼻腔、喉腔、气管或主支气管狭窄。

可造成上呼吸道狭窄而表现吸气困难的疾病较多,可按下列层次和要点进行定位。主要依据于鼻液,包括鼻液之有无和数量、鼻液的性质和单双侧性(图2-3)。

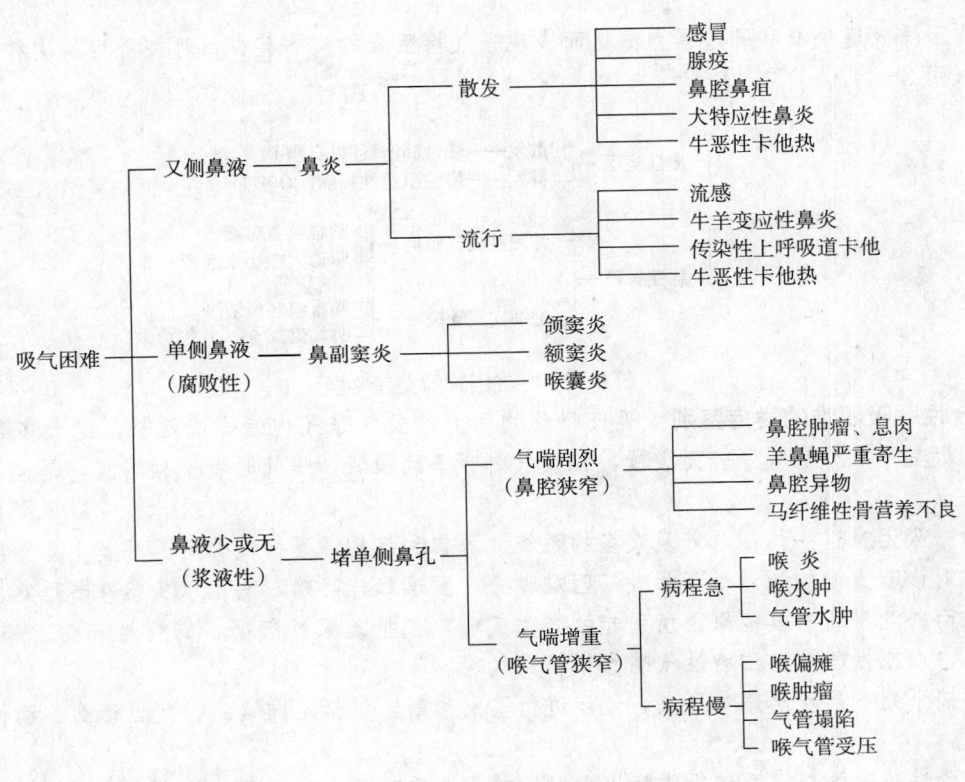

图2-3　吸气困难类症鉴别

(1) 其单侧鼻孔流污秽不洁腐败性鼻液,且头颈低下时鼻液涌出的,要考虑鼻副窦疾病,如颌窦炎、额窦炎和喉囊炎(马)。然后依据颌窦、额窦和喉囊检查的结果确定之。

(2) 其双侧鼻孔流黏液——脓性鼻液,并表现鼻塞、打喷嚏等鼻腔刺激症状的,要考虑各种鼻炎或以鼻炎为主要临床表现的其他各种疾病。

①其呈散发的,有感冒、腺疫、鼻腔鼻疽、犬特应性鼻炎(遗传素质)、牛恶性卡他热(在东北地区)等。

②其呈大批流行的,有流感、牛羊变应性鼻炎(夏季鼻塞)、传染性上呼吸道卡他、牛恶性卡他热等。

(3) 其不流鼻液或只流少量浆液性鼻液的,要侧重考虑可造成鼻腔、喉、气管等上呼吸道狭窄的其他各种疾病。在这种情况下,可轮流堵上单侧鼻孔,观察气喘的变化,以探索上呼吸道狭窄的部位。

①堵住单侧鼻孔后气喘加剧的,指示鼻腔狭窄。可通过鼻道探诊和相关检查,确定是鼻腔肿瘤、息肉、羊鼻蝇严重寄生、鼻腔异物,还是马纤维性骨营养不良等。

②堵住单侧鼻孔后气喘有所增重的,指示喉气管狭窄。然后依据病程急慢和相关检查,确定是哪种疾病造成的喉狭窄或气管狭窄。

(4) 其取急性病程的,有喉炎(伴有局部刺激症状)、喉水肿(伴有窒息危象)以及气管水肿(如牛喇叭声综合征)以及甲状腺肿、食管憩室、纵隔肿瘤造成的喉或气管受压。

（5）其取慢性病程的，有喉偏瘫（遗传性或中毒性）、喉肿瘤（渐进增重）、气管塌陷。

2. 呼气困难的类症鉴别 呼气延长而用力，伴随胸、腹两段呼气而在肋弓部出现"喘线"（喘沟、息痨沟），是呼气性呼吸困难的表现特点。

呼气困难这一体征，指示的诊断方向更加明确，即病在呼吸器官，在于肺泡弹力减退和下呼吸道狭窄。

可造成下呼吸道狭窄和肺泡弹力减退而表现呼气性困难的疾病甚少，可按下列层次和要点进行鉴别和定性（图2-4）。

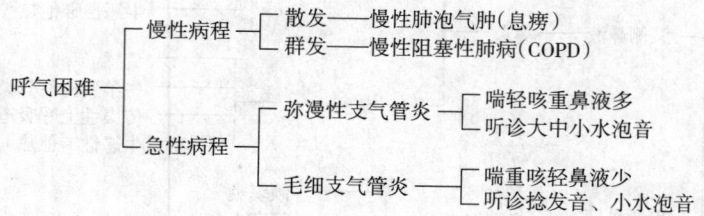

图2-4 呼气困难的类症鉴别

3. 混合性呼吸困难的类症鉴别 吸气呼气均用力，吸气呼气均缩短或延长，绝大多数为呼吸浅表而疾速，极其个别为呼吸深长而缓慢，但吸气时听不到哨音，呼气时看不到喘线，是混合性呼吸困难的表现特点。

混合性呼吸困难这一体征，涉及众多的系统、器官和疾病，囊括气喘病因分类上介绍的8类气喘中的7类，对诊断方向的指示远不如吸气困难和呼气困难那样明确，它指示7条诊断线路，即除气道狭窄性气喘而外几乎所有其他原因所引起的各类气喘，包括乏氧性气喘、胸腹性气喘、肺原性气喘、心原性气喘、血原性气喘、细胞性气喘和中枢性气喘。

通常可按下列各层次思路和要点，逐步进行鉴别诊断，包括定向诊断、定位诊断、病性诊断和病因诊断。

在对混合性呼吸困难病畜进行类症鉴别时，首先要看呼吸式和呼吸节律有无改变（图2-5）。

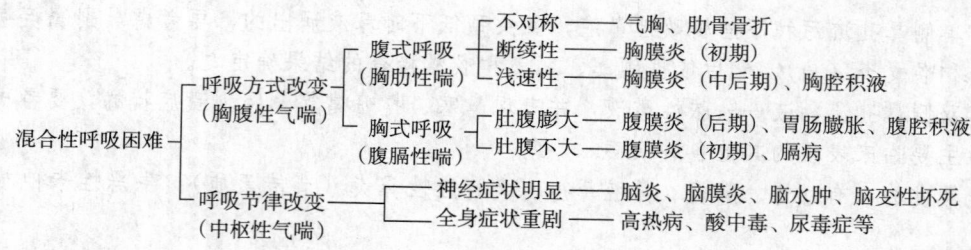

图2-5 混合性呼吸困难类症鉴别（1）

（1）混合性呼吸困难，伴有呼吸式明显改变的，指示属胸腹原性气喘。

①其伴有胸式呼吸的，指示腹原性气喘，病在腹和膈。再看肚腹是否膨大：肚腹膨大的，要考虑胃肠臌胀（积食、积气、积液）、腹腔积液（腹水、肝硬化、膀胱破裂）、腹膜炎后期等；肚腹不膨大的，要考虑腹膜炎的初期（腹壁触痛、紧缩）、膈疝（腹痛）、膈麻痹（呼吸时肋胸部大起大落而腹部不起不落）以及遗传性膈肌病（家族式发生）等，最后逐个加以论证诊断和病因诊断。

②其伴有腹式呼吸的，指示胸原性气喘，病在胸和肋。再看两侧胸廓运动有无对称性和连续性。其左右呼吸不对称的，要考虑肋骨骨折和气胸；其断续性呼吸的，要考虑胸膜炎初期（干性胸膜炎）；其单纯呼吸浅表、快速而用力的，要考虑胸腔积液或胸膜炎中后期（渗出性胸膜炎、被包性胸膜炎），最后逐个进行论证诊断和病因诊断。

（2）混合性呼吸困难，伴有呼吸节律的明显改变，呼吸深长而缓慢，并出现潮式呼吸、间歇式呼吸或深长大呼吸的，常指示属中枢性气喘。

①其神经症状明显的，要考虑各种脑病，如脑炎、脑水肿、脑出血、脑坏死、脑肿瘤（具一般脑症状和灶症状）和脑膜炎（具脑膜刺激症状）。

②其全身症状重剧的，则要考虑全身性疾病（高热病、酸中毒、尿毒症、药物中毒）的危重期以至濒死期，最后逐个进行病性论证和病因诊断。

对呼吸式、呼吸节律、呼吸运动对称性没有明显改变的混合性呼吸困难病畜，要在心原性气喘、肺原性气喘、血原性气喘、细胞性气喘、乏气性气喘等5种病因类型中找病，尤其应该着重从前两种病因类型中找病。

（3）混合性呼吸困难而伴有明显心衰体征（脉搏细弱或不感，微血管再充盈时间延迟，黏膜发绀，静脉怒张，皮下浮肿等）的，常指示属心原性气喘。此类心原性气喘的实质是心力衰竭，尤其左心衰竭引起的肺循环淤滞（肺淤血、肺水肿）的表现。对这样的病畜，要着重检查心脏（图2-6）。

①其心区病征（视、触、听、叩等一般病理学检查和心电图、超声、X射线摄影、心血管造影及心功能试验等特殊检查）典型的，提示心病性原发性心力衰竭，要考虑有关的心内膜疾病、心肌疾病和心包疾病。

②其心区检查，除心衰的一般所见（第一心音强，第二心音弱或胎儿心音等）外，无明显心区体征的，提示症状性继发性心力衰竭，要考虑某种全身性疾病或其他系统器官疾病进入了危重濒死期。

（4）对混合性呼吸困难病畜，要注意观察可视黏膜和血液的颜色。凡混合性呼吸困难，且伴有黏膜和血液颜色改变的，常指示属血原性气喘、细胞性气喘以至乏氧性气喘（图2-6）。

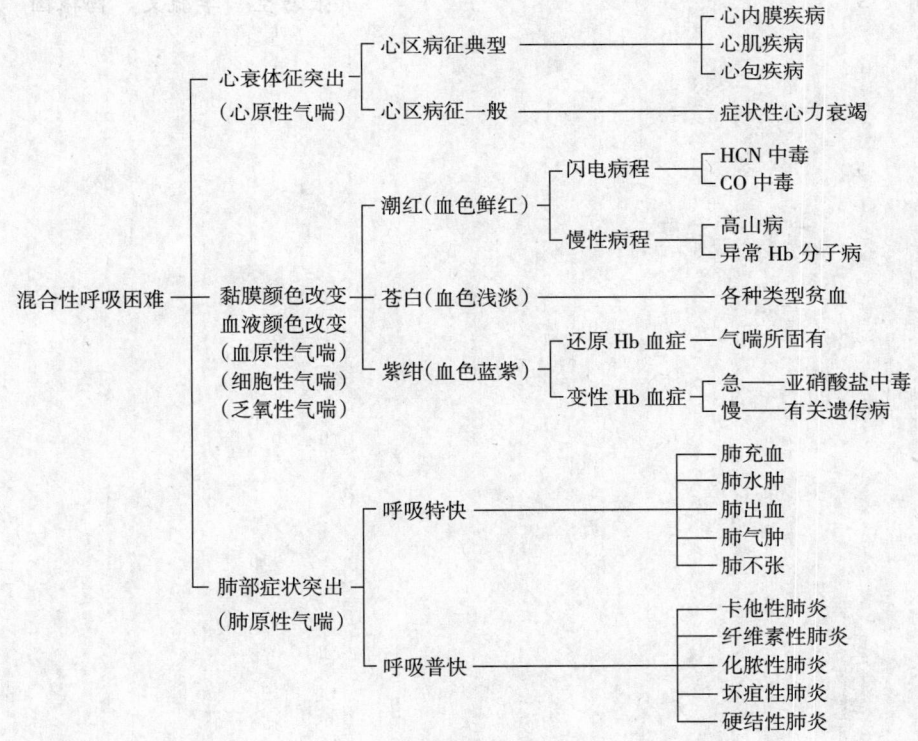

图2-6　混合性呼吸困难类症鉴别（2）

①其可视黏膜潮红，静脉血色鲜红，极度呼吸困难（窒息危象），取闪电式病程的，要考虑氰氢酸中毒和CO中毒。

②同样的病征，但呼吸困难静息时不显，运动后才显现，且取慢性病程的，常提示继发性红细胞增多症，要考虑高山病或异常血红蛋白血症（Hb先天异常，对O_2结合牢固，不易氧离的一种遗传性

分子病）。

③其可视黏膜苍白或黄白而血色浅淡的，常提示贫血性气喘，要进一步查明贫血的类型和具体病因（参见贫血病症状鉴别诊断）。

④其可视黏膜发绀（蓝紫色），而血色发暗或褐变的，应采静脉血（抗凝）在试管中振荡，查明是还原性血红蛋白血症（振荡后由暗变红），还是变性血红蛋白血症（振荡后仍为暗褐色）。前者是各种气喘的必然结果。后者见于某些中毒病和遗传病。其急性病程的，要考虑亚硝酸盐中毒；其慢性病程且呈家族性发生的，要考虑谷胱甘肽、谷胱甘肽还原酶、高铁血红蛋白还原酶等先天缺陷所致的家族性高铁血红蛋白血症。

（5）混合性呼吸困难病畜，肺部症状突出的，常指示属肺原性气喘。肺原性气喘是最常见多发的一种呼吸困难病因类型（图2-6）。

①其呼吸特快，每分钟呼吸数在马、牛多达80～160次的，常提示非炎性肺病，要考虑肺充血、脉水肿、肺出血、肺气肿以及肺不张，可依据肺部听、叩诊结果和鼻液性状改变，逐个鉴别并查明病因。

②其呼吸普快，每分钟呼吸数在马、牛通常不超过40～60次的，常提示是炎性肺病，要考虑卡他性肺炎、纤维素性肺炎、化脓性肺炎、坏疽性肺炎以及硬结性肺炎，可依据鼻液性状、咳嗽、尤其是肺部听、叩诊变化、全身状态以及影像学所见，逐个进行鉴别诊断，做出论证（病性）诊断以至病因诊断。

（张乃生　李毓义　杨振国　刘国文）

第三篇

消化系统疾病

第一章　上部消化道疾病

一、口　炎

Stomatitis

口炎是口腔黏膜炎症的统称，分为卡他性、水疱性、固膜性和蜂窝织性等类型。各种动物均可发生。

【病因】

非传染性病因，包括机械性、温热性和化学性损伤，以及核黄素、抗坏血酸、锌等营养缺乏症。

传染性口炎，见于口蹄疫、坏死杆菌病、钩端螺旋体病、泰勒虫病，牛黏膜病、牛恶性卡他热、猪水疱病、鸡新城疫、犬瘟热、羊痘等特殊病原疾病。

【症状】

卡他性口炎，恒伴有流涎、采食和咀嚼障碍，口腔检查可见黏膜潮红、增温、肿胀和疼痛。

其他类型口炎，除卡他性口炎的基本症状外，还有口腔黏膜的水疱、溃疡、脓疱或坏死等病变，有些病例伴有发热等全身症状。

【治疗】

给予柔软饲料和清冷饮水。用1％食盐或明矾、2％～3％硼酸、0.1％高锰酸钾等消毒、收敛液冲洗口腔，溃疡面涂布碘酊甘油、龙胆紫或1％磺胺甘油混悬液。

必要时施行抑菌消炎等全身疗法。

对特殊病原所致的传染性口炎，应着力治疗原发病，并注意实施隔离。

二、咽　炎

Pharyngitis

咽炎是咽黏膜、软腭、扁桃体（淋巴滤泡）及其深层组织炎症的总称。按病程和炎症的性质，分为急性和慢性、卡他性、蜂窝织性和格鲁布性等类型。可发生于各种动物，多发于马、猪和犬。

【病因】

原发性病因是机械性、温热性和化学性刺激；受寒、感冒、过劳时，机体防卫能力减弱，链球菌、大肠杆菌、巴氏杆菌、坏死杆菌以及沙门氏菌等条件致病菌内在感染。

继发性咽炎，常伴随于重症口炎、食管炎、喉炎、血斑病，以及腺疫、流感、炭疽、巴氏杆菌病、口蹄疫、猪瘟、犬瘟热、恶性卡他热等传染病。

【症状】

头颈伸展，吞咽困难，流涎，呕吐或干呕（猪、犬、猫），流出混有食糜、唾液和炎性产物的污秽鼻液。沿第一颈椎两侧横突下缘向内或下颌间隙后侧舌根部向上做咽部触诊，病畜表现疼痛不安并发弱痛性咳嗽。

咽腔视诊（猪、犬、猫），可见软腭和扁桃体高度潮红、肿胀，被有脓性或膜状覆盖物。蜂窝织性和格鲁布性咽炎，还伴有发热等明显或重剧的全身症状。

慢性咽炎，病程缓长，咽部触痛等刺激症状轻微。

【治疗】

要点是抑菌消炎，严禁胃管投药。

处置方法包括：咽喉部先冷敷后温敷，涂布鱼石脂软膏 2％～3％食盐水或碳酸氢钠溶液喷雾或蒸气吸入。

10％水杨酸钠溶液静脉注射，配合磺胺—抗生素疗法，对马的急性咽炎有很高的疗效，通常 2～3 次即愈。

三、咽 麻 痹

Pharyngeal Paralysis

咽麻痹，是支配咽活动的脑神经和（或）延髓中枢受侵害所致发的吞咽机能丧失。多发于犬、马和牛，分为末梢性和中枢性两类。

1. 末梢性咽麻痹　起因于舌咽神经和迷走神经咽支的炎症性或中毒性病变、损伤或被血肿、脓肿、肿瘤所压迫。

2. 中枢性咽麻痹　起因于吞咽中枢所在的延髓的病变，通常伴随在延髓麻痹、肉毒中毒、狂犬病等中毒性或传染性脑病的经过中。

咽麻痹综合征表现特殊，容易确诊。

诊断依据包括：大量流涎；饮食贪婪，但不见吞咽动作，食物和饮水立即从口腔和鼻腔逆出；触压咽部不疼痛，手摸咽腔不紧缩，吞咽反射完全丧失。

末梢性咽麻痹，应查明并除去病因，施行对症处置。中枢性咽麻痹，尚无有效疗法。

四、咽 气 癖

Wind - suckling，Crib - biting

咽气癖，又称咬槽摄气癖，是马匹所特有的一种吞咽空气的刁癖行为。病因迄今不明，一般认为是休闲无聊养成的恶癖。群居马匹常互相模仿而伙发，军马系马场上更是屡见不鲜。

恶癖发作时，病马上颌门齿抵住饲槽、马桩或缰绳等物体作为支撑点，缩颈屈头一口一口地吞咽空气，发出"咕噜"声响；有的无支撑而凭空地吞咽；上颌门齿过磨，而胸头肌粗大；严重的常伴发消化不良，偶尔继发慢性胃扩张。

矫正办法：装着咽气癖皮带。将特制的下部附有带尖刺金属片的宽 4cm 的厚皮带紧扣于咽喉部，有一定的效果。

彻底疗法：施行锉癖术。将胸头肌、胸骨舌骨肌、胸骨甲状肌和肩胛舌骨肌横断并部分（10cm）切除。

五、唾液腺炎

Sailoadentitis

唾液腺炎，是腮腺、颌下腺和舌下腺炎症的统称，包括腮腺炎（parotitis）、颌下腺炎（submaxillaritis）和舌下腺炎（sublinguitis）。各种动物均可发生，多发于马、牛和猪。

【病因】

原发性病因是饲料芒刺或尖锐异物刺伤唾液腺管。

继发性唾液腺炎，见于口炎、咽炎、马腺疫、马传染性胸膜肺炎、穗状葡萄霉菌毒素中毒病以及流行性腮腺炎。

【症状】

基本症状：流涎；头颈伸展（两侧性）或歪斜（一侧性）；采食、咀嚼困难以至吞咽障碍；腺体局部红、肿、热、痛体征。

1. 腮腺炎　单侧或双侧耳后方肿胀、增温和疼痛。如已化脓，则肿胀部触诊感有波动和捻发音，叩诊发鼓音，口腔放恶臭气味。

2. 颌下腺炎　下颌骨角内后侧肿胀、增温、疼痛，触压舌尖旁侧、口腔底壁的颌下腺管，有脓液流出，或有鹅卵大波动性肿块（炎性舌下囊肿）。如继发蜂窝织炎，则口腔底壁弥漫性肿胀（脓性颌下腺炎）。

3. 舌下腺炎　触诊口腔底部和颌下间隙，可感肿胀、增温、疼痛，腺叶突出于舌下两侧的口黏膜表面，最后化脓并溃烂。

【治疗】

要点在于局部消炎。

用50％酒精温敷；碘软膏或鱼石脂软膏涂布；切开脓肿，用双氧水或0.1％高锰酸钾液冲洗。

全身实施磺胺—抗生素治疗。

继发性唾液腺炎，应着重治疗原发病。

六、食管阻塞

Oesophageal Obstruction

食管阻塞，又称食道梗阻，是由于吞咽物过于粗大和（或）咽下机能紊乱所致发的一种食管疾病。各种动物均可发生，多发生于牛、马和犬。

按其程度，可分为完全阻塞和不全阻塞。

按其部位，可分为咽部食管阻塞、颈部食管阻塞和胸部食管阻塞。

【病因】

堵塞物除日常饲料外，还有马铃薯、甜菜、萝卜等块根块茎或骨片、木块、胎衣等异物。

1. 原发性阻塞　常发生在饥饿、抢食、采食受惊等应激状态下或麻醉复苏后。

2. 继发性阻塞　常伴随于异嗜癖（营养缺乏症）、脑部肿瘤以及食管的炎症、痉挛、麻痹、狭窄、扩张、憩室等疾病。

【症状】

采食中止，顿然起病；口腔和鼻腔大量流涎；低头伸颈，徘徊不安或晃头缩脖，做吞咽动作；几番吞咽或试以饮水后，随着一阵颈项挛缩和咳嗽发作，大量饮水和（或）唾液从口腔和鼻孔喷涌而出。颈部食管阻塞，可见局限性膨隆，能摸到堵塞物。

反刍兽常继发瘤胃臌气。犬可伴发头颈部水肿。

确诊依据食管探诊和 X 射线检查。

【治疗】

要点是润滑管腔，缓解痉挛，清除堵塞物。

首先用水合氯醛等镇痛解痉药灌肠，并以 1‰～2‰普鲁卡因溶液混以适量石蜡油或植物油灌入食管。

然后依据阻塞部位和堵塞物性状，选用下列方法疏通食管：

1. 疏导法　拴缰绳于左前肢系凹部在坡道上来回驱赶（马）或皮下注射新斯的明等拟胆碱药，借助于食管运动而使之疏通。

2. 压入法　胃管推送或连接打气管气压推进。

3. 挤出法　颈部垫以平板，手掌抵堵塞物下端，向咽部挤压。

4. 手术法　切开食管，取出堵塞物。

七、食 管 炎

Oesophagitis

食管炎，是食管黏膜及其深层组织的各类型炎性疾病。各种动物均可发生。多发于马、牛和猪。

【病因】

1. 原发性病因　包括机械性刺激，如粗硬的饲草、尖锐的异物、粗暴的胃管探诊；温热性刺激，如滚烫的饲料；化学性刺激，如氨水、盐酸、酒石酸锑钾等腐蚀性物质。

2. 继发性食管炎　见于食管狭窄或扩张、咽炎和胃炎、马胃蝇幼虫和鸽毛滴虫重度侵袭，以及痘疮、口蹄疫、坏死杆菌病、牛瘟、牛黏膜病、牛恶性卡他热等传染病。

【症状】

轻度流涎，咽下困难，头颈不断伸屈，精神极度紧张，前蹄刨地，表现疼痛，触摸或探诊食管，可发现其一段或全段敏感，并诱发呕吐动作，从口鼻逆出混有黏液、血块及假膜的唾液和食糜。重剧的食管炎可造成食管破裂（穿孔）。

1. 前段食管穿孔　常继发蜂窝织炎，颈沟部显肿胀，触诊感捻发音，最终形成食管瘘或后遗食管狭窄和扩张。

2. 后段食管穿孔　多继发坏死性纵隔炎、胸膜炎以至脓毒败血症。

【治疗】

局部用消毒、收敛药或黏浆剂，全身用磺胺—抗生素疗法。

颈部食管穿孔应施行手术修补。

胸部食管坏死穿孔无有效疗法。

八、食管痉挛

Oesophageal Spasm

食管痉挛，是以食管肌痉挛性收缩为病理学基础的一种食管病。各种动物均可发生，多发于马、犬和猪。

【病因】

1. 原发性（机能性）食管痉挛　系中枢神经和植物神经机能紊乱，迷走神经紧张性和食管黏膜感受性增高，以及冰凉饮食等寒冷刺激所致。

2. 继发性（症状性）食管痉挛　见于食管炎、食管阻塞、食管和贲门溃疡以及破伤风、狂犬病等病程中。

【症状】

症状有中止饮食，惊恐不安，头颈频频伸缩，表现吞咽和咀嚼动作；视诊左侧颈沟部有自上而下或自下而上的波动；触压颈部食管如同硬索，表现疼痛不安；痉挛反复发作，每次发作持续数分钟至数小时不等。

【治疗】

治疗在于镇静解痉。常用的是水合氯醛溶液灌肠，阿托品溶液皮下注射或安钠咖溴化钠合剂（安溴合剂）静脉注射。

九、食管麻痹

Oesophageal Paralysis

食管麻痹，是以食管运动机能丧失为病理学基础的一种食管疾病。按神经损伤的部位，分为末梢性食管麻痹和中枢性食管麻痹两种类型。

1. 末梢性食管麻痹　系由于保定、手术、外伤等损害了支配食管运动机能的末梢神经所致。

2. 中枢性食管麻痹　大多伴同咽麻痹，作为延髓麻痹的分症，见于脑炎、狂犬病、伪狂犬病以及肉毒中毒的病程中。

单纯末梢性食管麻痹，主要表现流涎、吞咽障碍，食管均匀扩张，全段食管被饲料团块所堵塞，呈圆筒状；左侧颈沟处可见颈段食管显长香肠状突隆，触之坚实或柔韧而无痛感；可做吞咽动作，但不见饮食下行的食管波动。

中枢性食管麻痹，还伴有咽麻痹、舌麻痹等脑症状。

末梢性食管麻痹，有的经2~3周后可自行康复。

中枢性食管麻痹，无治疗办法，概取死亡转归。

十、食管狭窄

Oesophageal Stenosis

食管狭窄，有机能性和机械性之分。机能性食管狭窄，系迷走神经兴奋性增高，贲门部括约肌痉挛或失弛缓（achalasia）所致。机械性食管狭窄，常继发于邻近器官肿大，或肿瘤、脓肿、血肿的压迫，如纵隔淋巴结及支气管淋巴结肿大、甲状腺肿、动脉瘤、黑色素瘤、淋巴肉瘤等各种恶性肿瘤以及肝脏的肿大等。食管本身的病变，如肿瘤、脓肿、寄生虫包块、黏膜肥厚和炎性肿胀以及手术创的瘢痕性收缩等，亦可致发。

主要症状是吞咽障碍。机能性食管狭窄，吞咽障碍的出现和消失均甚迅速。机械性食管狭窄，随着病程和狭窄程度的发展，吞咽障碍渐进增重，愈益明显。后期继发狭窄部上方食管扩张，并反复发作继发性食管阻塞。

依据渐进增重的慢性吞咽障碍病程、食管探诊及 X 射线造影检查，可确定狭窄的部位和程度。

机械性食管狭窄尚无根治办法。

十一、食管扩张

Oesophageal Dilatation

食管扩张有两种病型：食管膨胀和食管憩室。

【病因】

1. 食管膨胀　指的是一段食管管壁向四周呈圆柱形或纺锤形扩展。常发生在食管狭窄部前侧，其起因包括老龄动物食管壁肌纤维弹性减退、牛住肉孢子虫病时食管肌萎缩或迷走神经性贲门痉挛（失弛缓）。

2. 食管憩室　指的则是一处食管管壁向侧方作囊状或袋状扩大。其起因于食管管壁受堵塞物或肿瘤压迫而发生沉坠的，特称压迫性憩室；因与邻接器官组织粘连而管壁被牵引的，称为牵引性憩室；因食管肌层断裂，黏膜疝入裂隙而向外突出的，则称为黏膜疝或假性憩室。

【症状】

临床表现包括：日趋明显的口鼻流涎；渐进增重的吞咽障碍；每次采食后显示的食管阻塞；颈段扩张可见限局性膨隆，加以按压即缩小或消失；胸段扩张则每次采食后显现喘息发作。

确立诊断依据于食管探诊和 X 射线造影检查。

【治疗】

食管膨胀无治疗办法。食管憩室可行手术，切除憩室部，修补食管壁。

十二、嗉囊卡他

Catarrh of Ingluvies

嗉囊卡他，又称软嗉，是嗉囊表层黏膜的炎性疾病。多发于鸡。

【病因】

原发性病因包括：采食难消化或易腐败发酵的饲料；饮用污秽水；误食酸、碱等腐蚀性物质；雌、雄鸽与雏鸽分离后嗉囊乳发生分解等。

继发性嗉囊卡他，见于鸡新城疫，白色念珠菌感染（鹅口疮），毛滴虫、捻转真毛细线虫、穿孔毛细线虫重度侵袭，瞿麦中毒，食盐中毒等疾病。

【症状】

症状有食欲减损，头颈伸直，吞咽困难，伴有嗳气或呕吐；嗉囊胀大，叩诊呈鼓音，触摸柔软、有弹性，表现疼痛。有的迅速消瘦、衰竭而死亡；有的转为慢性，后遗嗉囊下垂。

【治疗】

治疗要点在于先高抬后躯，按压嗉囊，排出贮积的内容物，再用 0.5％鞣酸、1％明矾或 2％硼酸等消毒收敛溶液冲洗。

十三、嗉囊阻塞

Obstruction of Ingluvies

嗉囊阻塞，又称硬嗉，是由于嗉囊运动机能减弱所致的嗉囊内硬固性食物停滞。多发于鸡。

【病因】

易发因素包括长期饲喂糊状饲料或寄生虫重度侵袭所致的嗉囊弛缓以及维生素、矿物质元素或砾石缺乏造成的异嗜。

致发病因包括过量啄食高粱、豌豆等干燥颗粒饲料，胡萝卜、马铃薯等大块根茎以及拌有糠麸的干草；大量吞食柔韧的水生植物，或金属块、骨片、皮革、毛发等坚韧的异物。

【症状】

症状为食欲废绝，喙频频开张，流恶臭黏液；嗉囊胀大，触之黏硬或坚硬；大多于数日内死于窒息、自体中毒或嗉囊破裂；少数转为慢性，后遗嗉囊下垂。

【治疗】

治疗措施是，首先按摩嗉囊，压碎内容物，经口排除。然后用消毒收敛溶液冲洗。按摩无效的，尤其异物性阻塞，可施行嗉囊切开术。

［附］ 流涎综合征鉴别诊断

唾液即涎（saliva，sialon，ptyalo），是由腮腺、颌下腺、舌下腺以及口腔黏膜上分布的许多小腺体所分泌的混合液。

腮腺开口于上第三白齿对应的颊黏膜上。颌下腺开口于舌下肉阜。舌下腺开口于舌下褶的小乳头。唾液的昼夜分泌量：马为40L，牛为60L，猪为15L。唾液不断分泌，并不断地通过吞咽运动（舌、咽、食管的协同动作）咽下，保持口腔的一定干湿度。

唾液分泌过多和（或）吞咽障碍，即发生流涎（ptyalismus，salivatio，sialozemia，ptyalorrhoe，salivation，sialorrhoe）。

其单从口腔流出的，称为流口涎。其兼从口腔和鼻腔流出的，则称为口鼻流涎。

（一）显现流涎的疾病和情况

流涎综合征是兽医临床上比较常见的体征。显现流涎综合征的疾病有：

1. 口腔疾病　包括各类型口炎以及舌伤、舌麻痹、舌放线菌病、齿牙磨灭不正、齿槽骨膜炎等。

2. 唾液腺疾病　包括腮腺炎、颌下腺炎、舌下腺炎等。

3. 咽部疾病　包括咽炎、咽麻痹、咽肿瘤、咽阻塞（马胃蝇幼虫、蚂蟥、异物）等。

4. 食管疾病　包括食管阻塞、食管炎、食管痉挛、食管麻痹、食管狭窄、食管扩张（憩室）等。

显现流涎综合征的，还有可刺激唾液分泌的各种因素：

1. 拟胆碱药物如毛果芸香碱、槟榔碱等的应用。

2. 呈副交感神经兴奋效应的真菌毒素中毒如流涎素中毒，有毒植物中毒，有机磷农药中毒以及沙林、索曼等军用毒剂中毒等。

3. 由唾液腺排泄的某些毒物的中毒，如汞中毒和砷中毒等。

（二）流涎综合征病因学分类

流涎的病因在于唾液分泌过多和（或）吞咽障碍。因此，流涎综合征可按病因分为两大类（图3-1）。

1. 分泌增多性流涎　包括各种口腔疾病、唾液腺疾病和可促进唾液腺分泌的一些疾病和因素，如有机磷毒剂和农药中毒，砷、汞等重金属中毒，呈副交感神经兴奋效应的某些植物中毒、真菌毒素中毒以及各种拟胆碱药物的使用等。

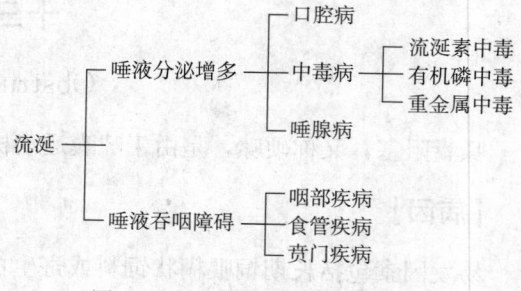

图3-1　流涎综合征病因学分类

2. 吞咽障碍性流涎　包括咽部疾病，如咽炎、咽麻痹、咽肿瘤、咽阻塞以及马腺疫等伴有咽部侵袭、累及吞咽功能的各种传染病；食管疾病，如食管阻塞、食管狭窄、食管扩张、食管麻痹、食管痉挛、食管炎等；贲门括约肌失弛缓；以及肉毒梭菌毒素中毒（肉毒中毒、延髓球麻痹）等可障碍吞咽活动的各种疾病。

（三）流涎综合征症状学分类

流涎综合征，可按涎液流出的部位和状态分为两大类，即流口涎类和口鼻流涎类（图3-2）。

1. 口腔流涎类　包括各种口腔疾病，唾液腺疾病以及能使唾液腺分泌增多的各种中毒病，如流涎素等真菌毒素中毒、有机磷农药和军用毒剂中毒、汞中毒、砷中毒。

2. 口鼻流涎类　包括各种咽部疾病、食管疾病和贲门疾病。

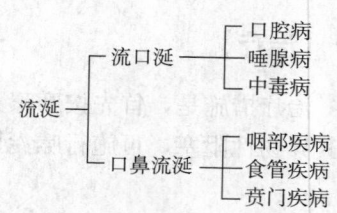

图3-2　流涎综合征症状学分类

（四）流涎综合征症状鉴别诊断

临床上遇到流涎的病畜，可按下列思路分层逐个地加以鉴别（图3-3）。

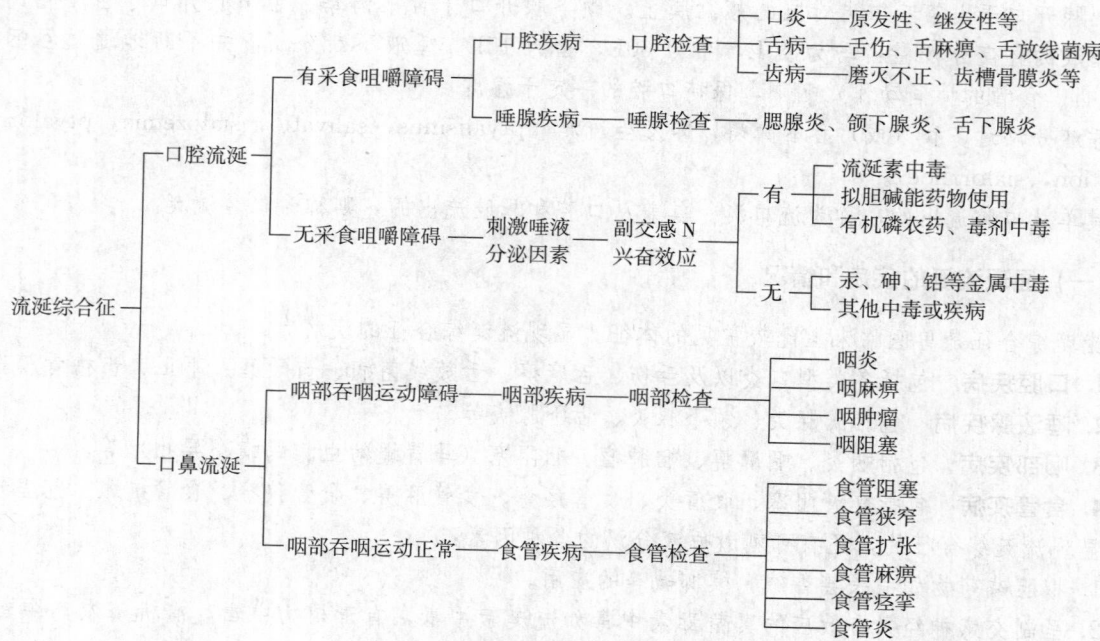

图3-3　流涎综合征症状鉴别诊断思路

　　首先要观察并区分流涎的部位和类别，是流口涎还是口鼻流涎。这是流涎综合征第一层鉴别指标和要点。

　　流口涎。提示是唾液分泌增多所致，属分泌增多性流涎综合征，应着重考虑口腔疾病，唾液腺疾病，或者可促进唾液腺分泌增多的某些疾病和因素。

　　口鼻流涎。则提示是吞咽障碍所致，属吞咽障碍性流涎综合征，应着重考虑咽部疾病，食管疾病，或者可障碍吞咽活动的其他一些疾病。

　　1. 口腔流涎　对流口涎的病畜，要注意观察有无采食和咀嚼障碍以及全身症状的轻重。这是流涎综合征第二层鉴别指标和要点。

　　(1) 其采食咀嚼障碍的，常指示是口腔疾病或者唾液腺疾病，应着重进行口腔检查和唾液腺检查，并依据下列要点确定诊断。

　　①口炎。口黏膜潮红、增温、肿胀、疼痛，并有水疱、脓疱、溃疡、糜烂、坏死灶等示病症状。多数动物群发口炎，要考虑到核黄素、抗坏血酸、锌等营养缺乏病，还要考虑到口蹄疫、坏死杆菌病、钩端螺旋体病、牛黏膜病、猪水疱病、羊痘、犬瘟热、鸡新城疫、泰勒虫病等特殊病原疾病，可分别依据全身症状、病理变化、病原学检查、营养成分测定以及防治效果等进行鉴别。

　　②舌病。见有舌伤、舌麻痹、舌放线菌病等各自显而易见的示病症状。

　　③齿病。可见波状齿、阶状齿、锐齿、剪状齿等不正齿形和齿列，以及齿龈炎、齿槽骨膜炎等各自的示病症状。

　　④唾腺炎。在腮腺部、颌下腺部、舌下腺部，可见温热、疼痛、肿胀等各自的示病症状。

　　(2) 其采食咀嚼正常的，常指示是某些可促进唾液腺分泌的疾病或因素。应详细询问用药史，并做全身的系统检查。

　　①对其中有一系列副交感神经兴奋效应（如肠音增强、瞳孔缩小、心率减缓、肌肉阵挛）的，应考虑：

　　a. 毛果芸香碱、毒扁豆碱、比赛可灵等胆碱能药物或者各种交感神经阻断剂的使用。

　　b. 敌百虫、1605、1509、乐果等有机磷农药中毒。

　　c. 沙林、索曼等有机磷军用神经毒剂中毒。

　　d. 某些有毒植物和真菌毒素，如豆类丝核菌产物流涎素所致的中毒，以及橘青霉素和棕曲霉素所致的霉菌毒素性肾病。

　　②对其中无全身性副交感神经兴奋效应的，则应考虑砷中毒和汞、铅等重金属中毒，以及其他中毒或疾病。

　　2. 口鼻流涎　对口鼻流涎的病畜，要注意观察有无咽部吞咽运动障碍，这也是流涎综合征第二层鉴别指标。

　　(1) 其有咽部吞咽运动障碍的，指示是咽部疾病。应通过咽部视诊、触诊及 X 射线检查，依据下列要点确定诊断。

　　①咽炎。头颈伸展，吞咽和触诊咽部时有摇头、呛咳等疼痛表现，常伴发喉炎而显吸气性呼吸困难。多数动物群发咽炎，要考虑到腺疫、流感、炭疽、巴氏杆菌病、口蹄疫、犬瘟热、恶性卡他热等传染病。

　　②咽麻痹。看不到吞咽动作，触诊咽部不疼痛，手摸咽腔不紧缩。

　　③咽肿瘤。慢性病程，吞咽障碍渐进增重，X 射线检查可见肿块存在。

　　④咽阻塞。多突然或顿然起病，常伴有呼吸困难以至窒息危象，胃管探诊通不过咽部，X 射线检查可发现阻塞的异物。

　　(2) 其无咽部吞咽运动障碍的，指示是食管疾病。应通过食管的视诊、触诊、探诊以及 X 射线检查，按照下列要点确定诊断。

①食管阻塞。顿然起病，频频做吞咽动作和呃逆动作。通过食管视诊、触诊、探诊和 X 射线检查，可确认阻塞的部位。反刍动物还伴有瘤胃臌气。

②食管痉挛。呈阵发性。发作时食管如硬索状，缓解期探诊可通。解痉剂效果良好。

③食管麻痹。看不到食管吞咽波和呃逆动作。胃管插入感到松弛。常继发食管阻塞。其伴有舌麻痹和咽麻痹等神经脱失症状的，概为肉毒中毒所致的延髓球麻痹。

④食管狭窄。慢性经过；食物不通，饮水可通；粗管不通，细管可通；常继发食管扩张和阻塞；X 射线造影可显示狭窄的部位。

⑤食管扩张。慢性经过，渐进增重；探管时通时不通；每次采食后继发食管阻塞；X 射线造影可显示扩张的部位（颈部食管还是胸部食管）和类型（呈圆柱形、纺锤形的食管膨胀还是囊状、袋状扩大的食管憩室）。

⑥食管炎。急性经过；食管触诊和探诊表现疼痛；吞咽带疼；流涎的程度较轻，但涎液内混有炎性产物。

（3）其伴有口炎和咽炎的，系上部消化道炎症，常为滚烫的饲料或误服氨水、盐酸、酒石酸锑钾等腐蚀性物质所致，要注意鉴别。

（4）其伴有全消化道和泛泌尿系炎症的，为采食斑蝥所致的斑蝥素中毒（参见中毒性疾病篇）。

（张乃生　李毓义）

第二章　前胃疾病

一、前胃弛缓

Hypotonia and Atonia of Forestomaches

前胃弛缓，是瘤胃、网胃、瓣胃神经肌肉装置感受性降低，平滑肌自动运动性减弱，内容物运转迟滞所致发的反刍动物消化障碍综合征。

临床特征：食欲减损，反刍障碍，前胃运动减弱乃至停止。

该综合征在反刍动物常见多发，主要发生于舍饲的牛、羊，尤其奶牛和肉牛。我国黄淮海平原的耕牛，包括黄牛和水牛，早春和晚秋的发病率特高，有时可占前胃病的75%以上（李毓义等，1994）。

前胃弛缓按病因和病程，有原发和继发之分。

原发性前胃弛缓，又称单纯性消化不良（simple indigestion），多取急性病程，预后良好。

继发性前胃弛缓，又称症状性消化不良（symptomatic indigestion），多取亚急性或慢性病程，广泛显现于各系统和各类疾病的经过之中，病情复杂，预后不良的居多。

【病因】

1. 原发性前胃弛缓　概起因于饲养管理不当和环境条件改变。

（1）饲料过粗过细。长期单一饲喂稻草、麦秸、豆秸、谷草、糠秕或甘薯蔓、花生秧等含木质素多、质地坚韧、难以消化的饲料，强烈刺激胃壁，前胃内容物易缠结形成难移动的团块，而影响微生物的正常消化活动；反之，长期饲喂质地柔软刺激性小或缺乏刺激性的饲料，如麸皮、面粉、细碎精料等，不足以兴奋运动机能，均易发生前胃弛缓。

（2）饲料霉败变质。如采食受热发蔫的堆放青草、冻结的块根、变质的青贮饲料以及霉败的豆渣、粉渣、豆饼、花生饼、菜子饼、棉子饼等糟粕类饲料。

（3）饲草与精料比例不当。如饲草不足而精料过多；农忙季节任意加喂精料；牛闯进饲料房或堆谷场，偷食大量谷物；片面追求高产，给奶牛和肉牛饲喂过量新收的大麦、小麦以及青贮饲料。

（4）矿物质与维生素不足。严冬或早春，水冷草枯，或日粮配合不当，缺乏钙、钾或维生素，使神经体液调节紊乱，胃肠弛缓。

（5）环境条件突然变换。如由放牧突然变为舍饲；干旱年份，饮水不足；水涝地区，饲喂生长不良的再生草；误食尼龙绳、塑料袋等化纤制品；妊娠、分娩、犊牛离乳、车船运输、天气骤变以及预防接种等应激因素，使胃肠神经受到抑制，消化动力定型遭到破坏。

2. 继发性前胃弛缓　常作为症状性消化不良，显现于下列各类疾病（图3-4）。

（1）消化系统疾病。口、舌、咽、食管等上部消化道疾病以及创伤性网胃腹膜炎、肝脓肿等肝胆、腹膜疾病的经过中，通过对前胃运动的反射性抑制作用或因损伤迷走神经胸支和腹支所致；瘤胃积食、瓣胃秘结、真胃阻塞、真胃溃疡、真胃变位、真胃炎、肠便秘、盲肠弛缓与扩张等胃肠疾病经过中，由于胃肠内环境尤其酸碱环境的相互影响以及内脏一内脏反射反馈抑制作用所致。

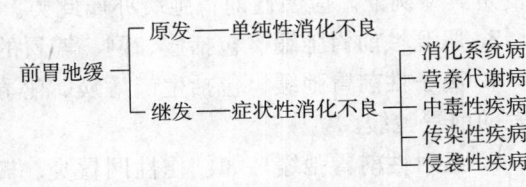

图3-4　前胃弛缓病因分类

（2）营养代谢病。如牛生产瘫痪、酮血病、骨软症、运输搐搦、泌乳搐搦、青草搐搦、低磷酸盐血症性产后血红蛋白尿病、低钾血症、硫胺素缺乏症，以及锌、硒、铜、钴等微量元素缺乏症。

（3）中毒性疾病。如霉稻草中毒、黄曲霉毒素中毒、杂色曲霉毒素中毒、棕曲霉毒素中毒、霉麦芽根中毒等真菌毒素中毒；白苏中毒、萱草根中毒、栎树叶中毒、蕨中毒等植物中毒；棉子饼中毒、亚硝酸盐中毒、酒糟中毒、生豆粕中毒等饲料中毒；有机氯、五氯酚钠等农药中毒。

（4）传染性疾病。如流感、黏膜病、结核、副结核、牛肺疫、布鲁氏菌病等。

（5）侵袭性疾病。如前后盘吸虫病、肝片吸虫病、细颈囊尾蚴病、血茅线虫病、泰勒焦虫病、锥虫病等。

【发病机理】

草食动物消化生理的最大特点是纤维素的微生物酵解和挥发性脂肪酸的吸收功能。

反刍动物纤维素酵解的主要场所在前胃尤其瘤胃。瘤胃内的纤维素消化，主要靠乳酸生成菌群和乳酸分解菌群等微生物区系的发酵分解以及大、中、小三型纤毛虫的机械作用来完成。而微生物区系和纤毛虫的活力，都需要前胃内环境尤其酸碱环境保持相对稳定。纤维素酵解的终末产物是乙酸、丙酸、丁酸等挥发性脂肪酸（volatile fatty acid，VFA）。这些挥发性脂肪酸经胃肠壁的跨膜吸收，必须通过肉毒酰辅酶 A 和碳酸氢根（HCO_3^-）的共同作用。食物反刍和充分混唾对反刍类动物之所以至关重要，就因为这类动物唾腺的分泌量特大，牛每日可达 60L。唾液内所含的大量水分和碳酸氢钠，能使前胃内环境特别是酸碱环境保持相对稳定，从而保证纤维素的微生物消化和挥发性脂肪酸的吸收功能。

反刍动物胃肠道内食物的正常运转，不论是搅拌运动还是推进后送运动，都需要两个基本条件。一是包括食管沟、瘤网孔、网瓣孔、贲门、幽门、回盲口、盲结口等关卡在内的整个胃肠道的通畅；二是胃肠平滑肌和括约肌固有的自动运动性（舒缩性）。而决定食物能否正常运转的这两大方面，都是由胃肠神经机制（交感与副交感）、体液机制（肠神经肽、血钙、血钾）以及肠道内环境尤其酸碱环境刺激，通过内脏—内脏反射进行调控的。

因此，前胃弛缓可按主要发病环节分为五种病理类型，即酸碱性前胃弛缓、神经性前胃弛缓、肌源性前胃弛缓、离子性前胃弛缓和反射性前胃弛缓（图 3-5）。

1. 酸碱性前胃弛缓　前胃内容物的酸碱度对前胃平滑肌固有的自动运动性和纤毛虫的活力有直接影响。前胃内容物的酸碱度稳定在 pH 6.5～7.0 的范围内时，前胃平滑肌的自动运动性和纤毛虫的活力正常。如果超出此范围，不论过酸或过碱，则前胃平滑肌的自动运动性

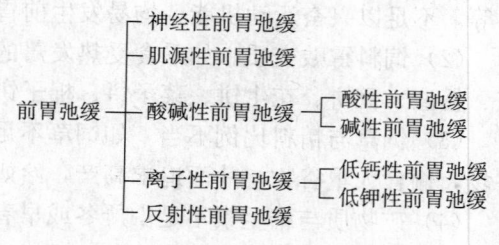

图 3-5　前胃弛缓病理类型

减弱，纤毛虫活力降低，而发生前胃弛缓。过食谷类等高糖饲料，发酵过程旺盛，常引起酸性前胃弛缓；过食高蛋白或高氮饲料，包括过量饲喂豆科植物和尿素，腐败过程旺盛，常引起碱性前胃弛缓（Blood 等，1989；李毓义等，1994）。

2. 神经性前胃弛缓　创伤性网胃腹膜炎时因损伤迷走神经腹支和胸支所引发的迷走神经性消化不良是典型例证。应激性前胃弛缓亦属此类。

3. 肌源性前胃弛缓　包括瘤、网、瓣胃的溃疡、出血和坏死性炎症所引发的前胃弛缓。

4. 离子性前胃弛缓　包括生产瘫痪、泌乳搐搦、运输搐搦、妊娠后期等血钙过低或血钾过低所引发的前胃弛缓。

5. 反射性前胃弛缓　如创伤性网胃炎、瓣胃秘结、真胃变位、真胃阻塞、真胃炎、肠便秘等胃肠疾病经过中，通过内脏—内脏反射的反馈抑制作用所继发的症状性前胃弛缓。

前胃弛缓的发展过程，亦随病因病理类型而不同。

单纯性消化不良，在饲养管理条件改善后多能于短期内迅速康复。症状性消化不良，由于瘤胃内容物不能正常运化，胃肠内环境尤其酸碱环境进一步发生改变，蛋白质腐败分解形成组胺、酰胺等有毒物质，损伤肝脏功能，而引起酸血症和毒血症。腐败和酵解产物还强烈刺激前胃、真胃乃至小肠，发生炎性变化，使病情急剧发展和恶化。

【临床表现】

前胃弛缓，在临床上分急慢两种病程类型。

1. 急性前胃弛缓　食欲减退或废绝；反刍缓慢或停止；瘤胃收缩的力量弱、次数少，瓣胃蠕动音亦稀弱；瘤胃内容物充满，触诊背囊感到黏硬（生面团样），腹囊则比较稀软（粥状），奶牛的泌乳量下降。

其原发性的，即所谓单纯性消化不良，体温、脉搏、呼吸等生命指征多无明显异常，血液生化指标亦无明显改变，经过 2～3d，只要饲养管理条件得到改善，给予一般的健胃促反刍处置即能康复，甚至不药而愈。

其继发性的，即所谓症状性消化不良，除上述前胃弛缓的基本症状而外，还显现相关原发病的症状，相应的血液生化指标亦有明显改变，一般性健胃促反刍处置多不见效，病情复杂而重剧，病程 1 周左右，预后慎重。

2. 慢性前胃弛缓　食欲不定，有时正常，有时减退或废绝。常常虚嚼、磨牙、异嗜，舐墙啃土，或采食污草、赃物。反刍不规则、无力或停止；嗳出气有臭味。瘤胃和瓣胃音减弱。瘤胃内容物呈液状（瘤胃积液），冲击式触诊闻震水声。便秘与腹泻相交替。粪便干小或糊状，气味腥臭，附黏液和血液。

病程数周，病情弛张。全身状态渐进增重，精神委顿，被毛猬立，逐渐消瘦，最终出现鼻镜干燥、眼球下陷、卧地不起等脱水和衰竭体征。

【临床检验】

对前胃弛缓病畜，可相机进行血液生化检验和瘤胃液性状检验。

血液生化检验项目，主要包括酮体、钙、钾的定量，用以区分牛酮病和绵羊妊娠病所表现的前胃弛缓（酮体性消化不良）以及低钙和低钾血症所造成的前胃弛缓（离子性消化不良）。

瘤胃液性状检验项目，主要包括酸碱度，纤毛虫的数目、大小、活力，沉降活性试验（sediment activity test）以及纤维素消化试验（cellulose digestion test）。

1. 瘤胃液酸碱度　吸取瘤胃液用 pH 试纸直接测定。健康牛羊瘤胃液 pH 为 6.5～7.0。前胃弛缓时，多数降低至 pH 6.0 以下（酸性消化不良），少数升高至 pH 7.0 以上（碱性消化不良）。

2. 纤毛虫数目、大小及活力　健康牛羊瘤胃内容物每毫升纤毛虫数平均约为 100 万个，大、中、小纤毛虫各占一定比例，且都具有相当的活力。前胃弛缓时，不论是酸性消化不良还是碱性消化不良，纤毛虫尤其大型和中型纤毛虫的数目显著减少，纤毛虫存活率亦大大降低。

3. 沉降活性试验　瘤胃内环境尤其酸碱环境的改变，不仅影响纤毛虫的数目和活力以及胃壁平滑肌的自动运动性，而且还影响纤维素酵解所依赖的瘤胃微生物群系的活性。沉降活性试验就是检测瘤胃内微生物群系活性的一种最简便的方法（Nichols 等，1958；Blood 等，1989；李毓义等，1994）。方法是吸取瘤胃液，滤去粗粒，将滤液静置于室温下的玻璃筒内，记录微粒物质的漂浮时间。健康牛羊的瘤胃液多在 3～9min 之间漂浮。若漂浮时间延长，即表明瘤胃内微生物群系的活性降低，存在较为严重的消化不良（Blood 等，1989）。但作者在对河南省中牟地区碱过多性胃肠弛缓病牛的研究中发现，瘤胃液的漂浮沉降时间在健牛平均为 (5.09±1.14) min，而碱过多性前胃弛缓病牛缩短为（2.65±0.89）min，道理还不清楚（李毓义等，1998）。

4. 纤维素消化试验　检测瘤胃液内微生物群系活性的又一方法是将棉线一端拴在一小金属球上，悬于盛有瘤胃液的容器中，进行厌氧温浴，观察棉线被消化断离而金属球脱落的时间。若这一消化时间超过 30 h，即表明瘤胃液微生物群系对纤维素酵解的活性降低（Blood 等，1989；李毓义等，1994）。

【诊断】

前胃弛缓是反刍动物最常见多发的一种消化障碍综合征，有多种病因、病程和病理类型，广泛显现或伴随于几乎所有消化系统疾病以及众多动物群体性疾病的经过中。因此，前胃弛缓综合征的诊断应按以下程序逐步展开。

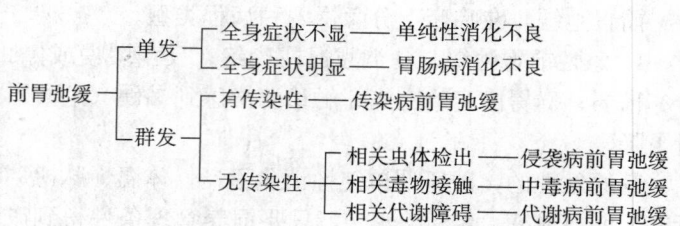

图 3-6　前胃弛缓症状鉴别诊断

第一步：确认前胃弛缓。依据十分明确，包括食欲减退，反刍障碍以及前胃（主要是瘤胃和瓣胃）运动减弱。在乳畜，还有泌乳量突然下降。

第二步：区分是原发性前胃弛缓还是继发性前胃弛缓。主要依据是疾病经过和全身状态。

其仅表现前胃弛缓基本症状，而全身状态相对良好，体温、脉搏、呼吸等生命指征无大改变，且在改善饲养管理并给予一般健胃促反刍处置后短期（48～72h）内即趋向康复的，为原发性前胃弛缓，即单纯性消化不良。再依据瘤胃液 pH、总酸度、挥发性脂肪酸含量，以及纤毛虫数目、大小、活力和漂浮沉降时间等瘤胃液性状检验结果，确定是酸性前胃弛缓还是碱性前胃弛缓，有针对性地实施治疗。

其除前胃弛缓基本症状外，体温、脉搏、呼吸等生命指征亦有明显改变，且在改善饲养管理并给予常规健胃促反刍处置后数日病情仍继续恶化的，为继发性前胃弛缓，即症状性消化不良。

第三步：区分原发病是消化系统疾病还是群体性疾病。主要依据是流行病学和临床表现。

1. 凡单个零散发生，且主要表现消化障碍病征的，要考虑各种消化系统疾病，包括瘤胃食滞、瘤胃炎、创伤性网膜炎、瓣胃秘结、瓣胃炎、真胃阻塞、真胃变位、真胃溃疡、真胃炎、盲肠弛缓和扩张以及肝脓肿、迷走神经性消化不良等，可进一步依据各自的示病症状、特征性检验所见和证病性病变，分层逐个地加以鉴别和论证。

2. 凡群体成批发生的，要着重考虑各类群体性疾病，包括各种传染病、侵袭病、中毒病和营养代谢病。可依据有无传染性、有无相关虫体大量寄生、有无相关毒物接触史以及酮体、血钙、血钾等相关病原学和病理学检验结果，按类、分层、逐个地加以鉴别和论证。

【治疗】

总的原则是改善饲养管理条件，调整胃肠内环境特别是酸碱环境，矫正胃肠的神经体液调控，恢复胃肠运动机能，促进前胃内容物的微生物消化和运转。为此，应针对不同的病因类型、病程类型和病理类型，分别采用如下治疗措施。

1. 原发性前胃弛缓　应禁食 1～2 天，再饲喂优质干草或放牧。或者用自来水直接冲洗瘤胃之后，再选用下列任一药剂和疗法。

（1）碳酸盐缓冲合剂（carbonate buffer mixture，CBM）。碳酸钠 50g，碳酸氢钠 420g，氯化钠 100g，氯化钾 20g，温水 10L，胃管灌服，每日 1 次（牛）。适用于酸过多性胃肠弛缓。作者用 CBM 试治 52 例酸过多性前胃弛缓病牛，全部痊愈，平均投用方剂数为 1.4±0.5 付。其中 32 例一服治愈，

20 例两服治愈（李毓义等，2002）。

（2）醋酸盐缓冲合剂（acetate buffer mixture，ABM）。醋酸钠 130g，冰醋酸 25g，氯化钠 100g，氯化钾 20g，常水 10L，胃管灌服，每日 1 次（牛）。适用于碱过多性胃肠弛缓。作者用 ABM 试治 48 例碱过多性前胃弛缓病牛，治愈 44 例，治愈率为 91.67%，投用方剂数平均为 1.3±0.48 付（李毓义等，1998）。

CBM 和 ABM 是作者依据反刍动物酸碱性胃肠弛缓发病论假说所设计的一对病因—发病机理疗法。CBM 适用于酸过多性胃肠弛缓，ABM 适用于碱过多性胃肠弛缓。其药理作用在于移除瘤胃内积滞的挥发性脂肪酸（CBM）或者补给瘤胃内缺少的挥发性脂肪酸（ABM），从而调整前胃内的酸碱度，解除前胃平滑肌弛缓，恢复前胃内纤维素的微生物消化过程。

这两种合剂的终末降解产物都是 H_2CO_3，即 CO_2 和 H_2O。因此，CBM 和 ABM 与古今中外沿用的胃肠酸碱调节剂如氢氧化镁和稀盐酸相比，不仅效果确实，而且安全可靠，无任何毒副作用，也不会矫枉过正，造成医源性酸中毒和碱中毒（李毓义等，1998，2002）。

2. 离子性前胃弛缓 可用 10%氯化钙溶液 100～150mL，10%氯化钠溶液 100～200mL，20%安钠咖注射液 10～20mL，一次静脉注射（牛），增强前胃神经兴奋性，效果显著。

3. 牛酮病和绵羊妊娠病所表现的症状性前胃弛缓 可静脉注射高浓度葡萄糖液和胰岛素，常迅速见效。

4. 应激或过敏因素所致的前胃弛缓 可用 2%盐酸苯海拉明注射液 10mL 肌内注射，配合钙剂应用，效果更佳。

5. 对趋向康复的前胃弛缓 可用健牛瘤胃内容物接种法。先胃管灌服 1%氯化钠液 10L，然后通过虹吸引流取出瘤胃液 4～8L，给病牛灌服接种，以更新瘤胃内的微生物群系，提高纤毛虫活力，增进治疗效果。

6. 对重症晚期病例 因瘤胃积液，伴发脱水和自体中毒，可用 25%葡萄糖液 500～1000mL，40%乌洛托品溶液 20～40mL，20%安钠咖注射液 10～20mL，静脉注射。

7. 对继发性前胃弛缓 应首先治疗原发病，并采取健胃清肠等相应的对症疗法，提高治愈率。

【预防】

前胃弛缓的预防要领在于改善饲养管理，合理调配日粮，不喂霉败冰冻变质饲料，并防止环境条件的突然改变，避免应激性刺激。

二、瘤胃食滞

Impaction of Rumen

瘤胃食滞，又称瘤胃积食或瘤胃阻塞，是接纳过多和（或）后送障碍所致发的瘤胃急性扩张。其临床特征是，瘤胃运动停滞（stasis），容积增大，充满黏硬内容物，伴有腹痛、脱水和自体中毒等全身症状。

本病是反刍动物的一种多发病。舍饲的耕牛、奶牛和育肥的肉牛尤为常见，发病率约占前胃疾病的 12%～18%。多发于早春和晚秋，可导致死亡。

本病有四种临床病型：按其病因，可分为原发性瘤胃食滞和继发性瘤胃食滞；按瘤胃内容物的酸碱度，可分为酸过多性瘤胃食滞和碱过多性瘤胃食滞。

【病因】

1. 原发性瘤胃食滞 概因贪食，瘤胃接纳过多所致。

（1）贪食过量适口性好的青草、苜蓿、红花草（紫云英）、甘薯、胡萝卜、马铃薯等青绿或块茎、块根类饲料。

（2）由放牧突然变为舍饲，特别是饥饿时采食大量谷草、稻草、豆秸、花生秧、甘薯蔓、羊草乃至棉杆等难以消化的粗饲料。

（3）过食豆饼、花生饼、棉子饼以及酒糟、豆渣等糟粕类饲料。

其过食谷类、块茎块根类高糖饲料的，常引起酸过多性瘤胃食滞；其过食豆科植物、籽实、尿素等高氮饲料的，常引起碱过多性瘤胃食滞（Blood 等，1989；李毓义等，1994）。

2. 继发性瘤胃食滞　概因瘤胃内容物后送障碍所致，见于其他胃肠疾病的经过中，如创伤性网胃腹膜炎、瓣胃秘结、真胃变位、迷走神经性消化不良、真胃阻塞、黑斑病甘薯中毒等。

【发病机理】

瘤胃是反刍动物纤维素微生物酵解的主要场所。纤维素的正常酵解，酵解产物挥发性脂肪酸的跨膜转运以及瘤胃平滑肌所固有的自动运动性，无不依赖于瘤胃内环境尤其酸碱环境的相对稳定。瘤胃内的酸碱环境通常波动于 pH 6.5～7.0 的范围内。瘤胃内酸碱环境的改变，不论酸度增高到 pH 6.0 以下，还是碱度增高到 pH 7.5 以上，都会使纤维素酵解菌群的活性和纤毛虫的活力降低，瘤胃平滑肌的自动运动性减弱以至消失，而发生瘤胃食滞。

过食谷类、块根块茎类高糖饲料的，酵解过程旺盛，乳酸等酸性产物增多，pH 降低，发生酸过多性瘤胃食滞。

过食豆类、尿素等高氮饲料的，腐败过程旺盛，胺类等碱性产物增多，pH 升高，发生碱过多性瘤胃食滞。

瘤胃内容物的正常后送，依赖于瘤胃平滑肌的自动运动性（搅拌运动和推进运动），还依赖于后送通道的畅通。在瓣胃秘结、真胃变位、真胃阻塞、肠便秘等诸多胃肠疾病的经过中，由于交感神经兴奋性增高，使网瓣孔、贲门、幽门、回盲口、盲结口等关卡的括约肌失弛缓（achalasia），或通过内脏—内脏反射，使瘤胃平滑肌的自动运动性受到反馈抑制，以致瘤胃内容物后送发生障碍，而引起继发性瘤胃阻塞。

【临床表现】

1. 初期　病畜神情不安，目光呆滞，拱背站立，回头观腹，后肢踢腹或以角撞腹，有时不断起卧，痛苦呻吟，表现肚腹疼痛。食欲废绝，反刍停止，空嚼，流涎，嗳气，有时作呕或呕吐。瘤胃蠕动音减弱以至完全消失。触诊瘤胃，内容物黏硬或坚实，用拳按压留浅痕，甚至重压亦不留痕。腹部膨胀，饥窝平满或稍显突出。瘤胃背囊有一层气帽，穿刺时可排出少量气体和带有腐败酸臭气味并混有泡沫的液体。腹部听诊，肠音微弱或沉衰。排粪量减少，粪块干硬呈饼状。有的排淡灰色带恶臭的软粪或发生下痢。直肠检查，瘤胃扩张，容积增大，充满黏硬的内容物，有的内容物松软呈粥状。

2. 晚期　病情恶化，肚腹更加膨胀，呼吸促迫，心动亢进，脉搏疾速，皮温不整，四肢、耳根及耳廓冰凉，全身肌颤，眼球下陷，黏膜发绀，运动失调乃至卧地不起，陷入昏迷，或因脱水和自体中毒而陷入虚脱状态。

病程及预后取决于积滞内容物的性质和数量。轻症病例、应激因素引起的，常于短时间内康复。一般病例，及时加以治疗，3～5d 后亦可痊愈。继发性瘤胃食滞，病程较长，持续 7d 以上的，瘤胃高度弛缓，陷入弛缓性麻痹状态，预后大多不良。

【诊断】

依据肚腹膨大，饥窝平满，瘤胃内容物黏硬或坚实以及呼吸困难、黏膜发绀、肚腹疼痛等现症，可论证诊断为瘤胃食滞。

依据过食的生活史或其他胃肠疾病的病史，可确定其病因病程类型为原发性瘤胃食滞或继发性瘤胃食滞。

依据瘤胃内容物酸碱度（pH）测定，可确定为酸过多性瘤胃食滞或碱过多性瘤胃食滞。

在鉴别诊断上，通常考虑以下疾病，鉴别要点如下：

1. 前胃弛缓 食欲减退，反刍减少，触诊瘤胃内容物呈面团样或粥状，无肚腹疼痛表现，全身症状轻微或缺如。

2. 急性瘤胃臌气 肚腹膨胀，饥窝突出，触诊瘤胃壁紧张而有弹性，叩诊呈鼓音或金属性鼓音，呼吸高度困难，伴有窒息危象，且病情发展急剧，泡沫性瘤胃臌气尤甚。

3. 创伤性网胃炎 精神沉郁，头颈伸展，姿势异常，嫌忌运动，触诊网胃区表现疼痛，有周期性瘤胃臌气，应用拟胆碱类药物则病情反而加剧。

4. 真胃阻塞 瘤胃积液，右下腹部膨隆，而饥窝不平满，直肠检查或右下腹部真胃区冲击式触诊，感有黏硬的真胃内容物，病牛表现疼痛。

5. 黑斑病甘薯中毒 大量采食霉烂甘薯所致，伴有瘤胃食滞体征。鉴别要点在于，多为群体大批发生，急性肺气肿以至间质性肺气肿等气喘综合征非常突出，常伴有皮下气肿。依据病史和流行病学，必要时做霉烂甘薯饲喂发病试验，不至误诊。

【治疗】

总的原则是促进积滞瘤胃内容物的转运和消化，缓解或纠正脱水和自体中毒。

瘤胃食滞，古今中外，概惯用下列胃肠消导疗法。

1. 病初 停止饲喂 1～2d，施行瘤胃按摩，每次 5～10min，隔半小时 1 次，或先灌服大量温水，然后按摩；用酵母粉 500～1 000g，常水 3～5L，一日两次分服。

2. 病情较重的 用硫酸镁或硫酸钠 300～500g，液体石蜡或植物油 500～1 000mL，常水 6～10L，一次灌服。投服泻剂后，用毛果芸香碱 0.05～0.2g，或新斯的明 0.01～0.02g 等拟胆碱类药物，皮下注射，以兴奋前胃神经，促进瘤胃内容物运化。有时，先用 1% 食盐水洗涤瘤胃，再输注促反刍液，即 10% 氯化钙液 100mL，10% 氯化钠液 100～200mL，20% 安钠咖注射液 10～20mL，静脉注射，以改善中枢神经系统调节功能，增强心脏活动，鼓舞胃肠蠕动，促进反刍。

3. 病的后期 除反复洗涤瘤胃外，还要及时用 5% 葡萄糖生理盐水 2 000～3 000mL，20% 安钠咖注射液 10～20mL，静脉注射，以纠正脱水。或者用 5% 碳酸氢钠液 300～500mL 或 11.2% 乳酸钠溶液 200～300mL。静脉注射。另用 5% 硫胺素注射液 40～60mL，静脉注射，以促进丙酮酸氧化脱羧，缓解酸血症。

药物治疗如不见效果，应即进行瘤胃切开术，取出其中的内容物，同时摘出网胃内的金属异物并接种健牛的瘤胃液（方法和数量参见前胃弛缓的治疗）。

作者依据草食动物胃肠弛缓发病论假说，开辟了瘤胃食滞治疗的新途径：通过调整瘤胃内环境特别是酸碱环境，恢复瘤胃平滑肌的自动运动性，增强纤维素酵解菌系和纤毛虫的活性，以增进积滞食物的消化；通过协调胃肠的植物神经控制，解除关卡括约肌的失弛缓状态，以疏导积滞食物的后送。并相应创立了瘤胃食滞的一套四种病因-发病机理疗法，即碳酸盐缓冲合剂（CBM）或醋酸盐缓冲合剂（ABM）灌服法，双侧胸腰段交感神经干药物阻断法和小量多次拟胆碱类药物注射法，在瘤胃食滞的治疗研究上取得了突破性进展（李毓义等，1998，2002）。

1. 碳酸盐缓冲合剂灌服法 碳酸钠 50g，碳酸氢钠 420g，氯化钠 100g，氯化钾 20g，温水 10L，胃管灌服，每日 1 次（牛）。此方适用于酸过多性瘤胃食滞。作者用 CBM 试治 42 例酸过多性瘤胃食滞病牛，治愈 40 例，治愈率高达 95.2%，平均投用方剂数为 1.4±0.5 付。其中一剂治愈 23 例，两剂治愈 17 例（李毓义等，2002）。

2. 醋酸盐缓冲合剂灌服法　醋酸钠 130g，冰醋酸 25g，氯化钠 100g，氯化钾 20g，常水 10L，胃管灌服，每日 1 次（牛）。此方适用于碱过多性瘤胃食滞。作者用 ABM 试治 11 例碱过多性瘤胃食滞病牛（瘤胃液酸碱度由正常的 pH 6.18±0.41 增高到 pH 8.04±0.59），治愈 10 例，治愈率为 90.91%，平均投用方剂数为 1.35±0.63 付（李毓义等，1998）。

3. 双侧胸腰段交感神经干药物阻断法　取 1% 盐酸普鲁卡因注射液 80～100mL，分注于双侧胸膜外封闭穴位，以阻断胸腰段交感神经干的兴奋传导。每日 1～2 次。

4. 小量多次拟胆碱类药物注射法　用毛果芸香碱、毒扁豆碱、新斯的明以及比赛可灵等副交感神经兴奋剂的 1/4 剂量，每隔 30min 注射 1 次，连续 4～6 次，以减缓药物的毒副作用。此法与交感神经阻断剂或胸腰段交感神经干药物阻断法合并应用，对协调胃肠的植物神经功能效果确实，也比较安全。

（张乃生　李毓义）

三、急性瘤胃臌气

Acute Ruminal Tympany

急性瘤胃臌气，是由于前胃神经反应性降低，收缩力减弱，采食的易发酵饲料，在瘤胃内菌群作用下，迅速酵解，酿生大量气体，而引起的瘤胃和网胃急剧臌气。

依病因，有原发性和继发性之分。按病性，可分为泡沫性臌气（frothy bloat）和游离气体性臌气（free gas bloat）。本病多发于牛和绵羊，山羊少见。中国南方耕牛发病率占前胃疾病的 15%～20%。夏季放牧牛羊常成群发生，病死率可达 30%。

【病因】

1. 原发性瘤胃臌气　多发于水草茂盛的夏季。中国南方地区，清明到夏至最为常见，通常见于采食大量容易发酵的饲草或饲料以及由舍饲转为放牧的牛羊群。尤其是在繁茂草地上放牧的头两三天之内。

（1）牛羊在放牧季节，采食幼嫩牧草，如苜蓿、紫云英、金花菜（野苜蓿）、三叶草、野豌豆等豆科植物，尤其是下午采食过多，更易引起泡沫性臌气。再生草、甘薯蔓、萝卜缨、青草等，也是瘤胃臌气的主要致病因素。

（2）采食堆积发热的青草、雨露浸渍或霜雪冻结的牧草、霉败的干草，以及多汁易发酵的青贮饲料，特别是舍饲的牛羊，突然饲喂过多。

（3）饲料配合或调理不当，谷物类饲料碾磨过细，饲喂过多，饲草不足；玉米、豆饼、花生饼、棉子饼、酒糟、干麦芽等，未经浸渍和调理；矿物质不足，钙、磷比例失调等，都可成为本病的致病因素。耕牛补饲黄豆过量，也常成为泡沫性臌气的病因。

（4）给奶牛和肉牛加喂胡萝卜、甘薯、马铃薯、芜青等多汁块根饲料；开春后，在草场、田埂、路边、山坡上刈草喂耕牛或放牧误食毒芹、乌头、白藜芦、佩兰、白苏或毛茛科等有毒植物，乃至采食桃、李、杏、梅等富含氰苷类毒物的幼枝嫩叶。

2. 继发性瘤胃臌气　主要见于前胃弛缓，创伤性网胃腹膜炎，食管阻塞、痉挛和麻痹，迷走神经胸支或腹支受损，纵隔淋巴结结核性肿胀，食道癌，以及前胃粘连等疾病经过中，系瘤胃内气体排除障碍所致。

【发病机理】

瘤胃形同发酵罐，采食的饲草、饲料在其酵解和运化过程中产生的气体，主要是二氧化碳和甲烷。其中二氧化碳占 $50\%\sim70\%$，甲烷为 $20\%\sim45\%$，还有少量氢、氧、氮和硫等。这些气体，除部分在瘤胃内容物表面形成气帽（gas cap）外，大多通过反刍和嗳气排出，或运转至皱胃和小肠吸收，从而保持产气与排气的相对平衡。在病理状态下，采食的易发酵饲料，酿生大量的气体，既不能通过嗳气排出，又不能由胃肠道吸收，因而导致瘤胃急性臌气。

1. 泡沫性臌气　发生机理较为复杂。泡沫的形成，主要决定于瘤胃液的表面张力、黏稠度及泡沫表面的吸附性能等 3 种胶体化学因素。易发酵的饲料，特别是豆科植物，含多量的蛋白质、皂苷、果胶等物质，可产生气泡。其中核蛋白体（rRNA）18S 更具有生成泡沫的特性。果胶、唾液中的黏蛋白和细菌的多糖可增高瘤胃液的黏稠度。瘤胃内容物发酵过程中所产生的有机酸，特别是柠檬酸、丙二酸、琥珀酸等非挥发性酸类，可使瘤胃液的 pH 下降。当降至 pH6.0～5.2 时，泡沫的稳定性较高，不能逸出，以致阻塞贲门，嗳气停止，而于短时间内发展为泡沫性臌气。

2. 游离气体性臌气　主要起因于瘤胃内碳酸氢盐、发酵过程产生的大量游离二氧化碳和甲烷以及饲料中所含氰苷和脱氢黄体酮化合物（类似维生素 P），可降低前胃神经的兴奋性，并对瘤胃收缩有抑制作用。

在病情发展中，由于瘤胃壁过度扩张，腹内压升高，胸腔负压降低，使呼吸与血液循环发生障碍。瘤胃内腐败、酵解产物刺激瘤胃壁发生痉挛性收缩，而呈疼痛不安现象。病的末期，瘤胃壁张力完全丧失，气体排出更为困难，血液中 CO_2 显著升高，碱储下降，以致发生窒息和心脏麻痹而死亡。

【症状】

通常在采食大量易发酵饲料之后数小时甚至在采食中突然发病，病情发展急剧。

病的初期，兴奋不安，精神沉郁，食欲废绝，反刍停止；结膜充血，角膜周边血管扩张；回头望腹，不断起卧，表现腹痛。随着病程发展，病畜呆立不动，黏膜发绀，呼吸急促，出汗，皮温不整，步态蹒跚，以至突然死亡。

肚腹迅速膨大，腰旁窝突出，腹壁紧张而有弹性，叩诊呈鼓音，病羊的右腹部突出。

随着瘤胃臌气，膈肌受压迫，呼吸用力而促迫，甚至伸展头颈，张口伸舌呼吸，每分钟达 60 次以上。

心搏亢进，脉搏疾速，脉性强硬，每分钟可达 100～120 次以上，病的后期，心力衰竭，脉不感手，病情危重。

泡沫性臌气。病牛常有泡沫状唾液从口腔逆出或喷出。瘤胃穿刺时，只能断断续续地排出少量气体，同时瘤胃液随着胃壁收缩向上涌出，放气困难。

病的末期，心力衰竭，静脉怒张，口色青紫，呼吸极度困难，神情恐惧。由有毒植物引起的，颜貌忧苦，流涎或泡沫；站立不稳，往往突然倒地抽搐，出现窒息危象，顿时死亡。

【病程及预后】

本病的病程短促，重剧病例，如不及时采取急救措施，可于数小时内窒息死亡。轻症病例，及时治疗，可以迅速痊愈，预后良好。消胀后又复发的，预后多不良。

【治疗】

原则在于排气消胀，理气止酵，强心输液，健胃消导。

病初，病情轻者，抬举其头，用草把按摩腹部，促进瘤胃收缩和气体排出。松节油，牛 20～

30mL，羊 5~8mL；鱼石脂，牛 10~15g，羊 2~5g；酒精，牛 30~50mL，羊 5~10mL，加温水适量，一次内服，可止酵消胀。或将病牛立于斜坡上，保持前高后低姿势，不断牵引其舌，或用木棒涂油给病牛衔在口内，促进气体排出。

重剧病例发生窒息危象时，应行瘤胃穿刺放气急救。游离气体性臌气，可用稀盐酸 10~30mL 或鱼石脂 15~25g，酒精 100mL，常水 1 000mL，或生石灰水 1 000~3 000mL，或 8%氧化镁溶液 600~1 000mL，从穿刺针孔注入瘤胃，防腐止酵。用 0.25%普鲁卡因溶液 50~100mL，青霉素 100万 IU，注入瘤胃内，效果更佳。

泡沫性臌气，宜用 2%聚合甲基硅煤油溶液。牛 100mL，羊 25mL，加水稀释后内服。或用消胀片（15mg/片），牛 30~60 片，羊 15 片，内服，具有杀沫消胀的作用。

应用豆油、花生油、菜子油、香油。牛 300mL，加温水 500mL，制成油乳剂，通过胃管投入，或用套管针注入瘤胃内，可降低泡沫的稳定性，迅速消胀。

草原上放牧牛群发生泡沫性臌气时，危急病例，用奶油 500mL，加水适量灌入瘤胃内，颇为有效。

用液状石蜡 500~1 000mL，松节油 30~40mL，加常水适量内服，亦有消沫消胀作用。

用药无效时，应立即施行瘤胃切开术，取出其中内容物，若有条件，于排气后接种健康瘤胃液 3~6L，并将青霉素或土霉素投入瘤胃内，可增进治疗效果。

在治疗过程中，应注意调整瘤胃内容物的 pH。当 pH 降低时，可用 2%~3%碳酸氢钠溶液进行瘤胃洗涤。亦可参照瘤胃食滞疗法，给予盐类或油类泻剂，促进瘤胃内腐酵物质排除。必要时可用毛果芸香碱 20~50mg 或新斯的明 10~20mg，皮下注射，以兴奋前胃神经，增强瘤胃收缩力，促进反刍与嗳气。

【预防】

注意饲料保管与调制，防止饲料霉败；谷物饲料不宜粉碎过细。不可饥饱无常，更不宜骤然变换饲料；舍饲牛羊群开春变换饲料应逐步进行，以增强其消化功能的适应性。

放牧牛羊群夜间或临放牧前，先饲喂干谷草、羊草、稻草或作物的秸秆。

易发酵的牧草，特别是豆科植物，应刈割后饲喂。

奶牛、肉牛及耕牛放牧前，可适当应用有抗泡沫作用的表面活性药物，如豆油、花生油、菜子油等。

在牧区，可于放牧前，饲喂乳化的牛羊脂，效果也很理想。治疗用的聚氧化乙烯、聚氧化丙烯合剂，加少量植物油，牛 20~30mL，羊 3~5mL，于放牧前灌服，或混在饮水中饮服。

四、慢性瘤胃臌气

Chronic Ruminal Tympany

慢性瘤胃臌气不是独立的疾病，而是食管、前胃、真胃以及肠道等诸多慢性疾病经过中的一种综合征。

【病因】

主要起因于瘤胃运动机能减弱，产生的气体不能完全排出，或嗳气活动发生障碍。

前胃弛缓、创伤性网胃炎、前胃排泄孔阻塞、瘤胃与腹膜粘连、慢性腹膜炎、网胃或瓣胃与膈粘连、创伤性心包炎、瓣胃秘结、慢性皱胃疾病、肠狭窄及慢性肝脏疾病等，均能引起瘤胃和网胃臌气。

食管狭窄、扩张、肿瘤，纵隔淋巴结结核性肿大，肝脏棘球蚴病，支气管新生物，以及支配食管的迷走神经损伤，前胃内积沙、结石或毛球阻塞等，可伴发慢性瘤胃臌气。

【症状】

周期性发作，左腰旁窝凸出，肚腹中度膨胀。病情弛张，时而消胀，时而胀大，常于采食或饮水后发作。瘤胃收缩力正常或减弱。病情发展缓慢，往往出现间歇性便秘和下痢。随着病程的延续，病畜显著消瘦，生产性能降低，奶牛的泌乳量显著减少。

【治疗】

根本在于治疗原发病，对症治疗多无效果。

五、创伤性网胃腹膜炎

Traumatic Reticuloperitonitis

创伤性网胃腹膜炎，是因采食的饲料中混杂钉、针、铁丝等尖锐金属异物，落入网胃，刺损胃壁，甚至穿过胃壁刺损腹膜、肝、脾和胃肠所引起的慢性炎症。

本病多发于舍饲的耕牛、奶牛和肉牛，2岁以上的耕牛和奶牛尤为常见。其他反刍动物，如山羊、绵羊乃至骆驼亦有发生，但较为少见。

【病因】

本病的发病条件是饲草饲料中、牛羊舍内外地面上，以及房前、屋后、田埂、路边草丛中散在各种尖锐金属异物。

采食快，不咀嚼，舌面有后倾的角质乳头，异物可随饲草囫囵吞咽以及有舔食癖，是牛多发本病的内在原因。

常见的金属异物有铁钉、铁丝、钢笔尖、缝针、大头针、标本针、发卡、铅笔刀、指甲剪、图钉、硬币以及碎铁片等。其中针、钉、铁丝与其他尖锐的金属异物，乃至玻璃片等的危害性最大，不但会使网胃损伤，造成网胃穿孔，还可刺损邻近的组织器官，导致急剧的炎性病理变化。如果被误食的金属异物（弯曲的铁丝或铁钉）停滞在食管的上部或食管沟内，则影响吞咽和反刍。曾见淮南奶牛场淘汰3头奶牛的网胃壁中均嵌入饲料粉碎机上销钉2～4根，并已被结缔组织和干酪样物质所包埋，形成慢性创伤性网胃腹膜炎。

本病多见于食欲旺盛、采食迅速的青壮年耕牛和奶牛。随着工业的发展，发病率显著增高。一般病例，均可自然康复，严重病例难免死亡。实际上，在健康耕牛和奶牛群中，运用金属异物探索器检查，阳性反应率可达80%。误咽的金属异物多数落入网胃底，即使少数进入瘤胃，仍可随同瘤胃内容物运转进入网胃。是否发病，主要取决于腹内压的急剧变化。瘤胃食滞、瘤胃臌气、重剧劳役，或妊娠、分娩及奔跑、跳沟、滑倒、手术保定等情况下，腹内压急剧升高，网胃强烈收缩，是促发本病的重要因素。

【发病机理】

反刍动物特别是牛，采食快，不咀嚼，喜爱舔食，口腔黏膜上有大量锥状乳头，舌面粗糙，舌背上有许多尖端向后的锥状角质乳头，有利于采食，以适应生态环境。但在饲养管理粗放的情况下，金属异物混杂在饲草饲料中，可随同采食被吞咽下去。据统计，铁丝占58%，铁钉占36%，其他异物占6%。

　　金属异物所致发的网胃及其邻近器官的病理损害，与金属异物的性状和大小有关。一般而言，较长的金属异物被吞入瘤胃，通常不致引起炎性反应。异物停滞在食管或食管沟内并造成损害时，吞咽与反刍即发生异常，甚至有呕逆表现。钉、针和铁丝等各种异物进入网胃，不一定会造成损害，即使刺损网胃壁而未穿透其浆膜，也常不表现临床病态。有的长期嵌留在网胃壁上，逐渐被氧化分解而消失；有的由于网胃有力的收缩，穿透胃壁。较小的 6~7cm 长的尖锐金属异物落入网胃时，危害性最大。这是因为网胃体积不大，收缩力强，收缩时前后壁紧密接触，容易刺损胃壁。

　　刺损的部位和性质，与异物的尖锐程度及嵌留方向有关。异物沿体纵轴方向嵌留的，向前可穿过胃壁而刺损膈、心和肺，向后可穿过胃壁而刺损肝、脾、肠及腹膜，从而导致创伤性网胃心包炎，或创伤性网胃腹膜炎及其相关疾病。异物横置的，则常常在左右胃侧壁间嵌留，仅致发网胃本身的炎症和脓肿而不伤及周围器官，呈现慢性消化不良症状。

　　网胃内存在金属异物，不一定都发病，只在母牛妊娠分娩、耕牛犁田耙地用力、公牛配种爬跨等腹内压急剧改变时，才会促进本病的发生。创伤性网胃炎的初期多并发急性局限性腹膜炎，表现为前胃弛缓和腹痛。异物退回瘤胃，即可自愈；但有的也可能发生穿孔性腹膜炎。曾见安徽合肥奶牛场一头拉脱维亚种公牛，铁丝穿过网胃刺损小肠，呈现剧烈腹痛症状，发生休克，迅速死亡。

　　慢性创伤性网胃腹膜炎常并发网胃或肝、脾脓肿，渗出大量纤维蛋白，使腹腔脏器粘连，特别是耕牛，由于胃脏机能紊乱呈现慢性前胃弛缓、周期性瘤胃臌气，以及瓣胃秘结、皱胃阻塞，甚至继发感染，引起脓毒败血症，病情更为错综复杂。

　　尸检时，网胃内见有或多或少的金属异物，如钉、针或铁丝等，或嵌在网胃皱襞内，或刺入胃壁中，局部黏膜有炎性反应。但多数病例网胃背面的前后壁浆膜上留有瘢痕或瘘管，乃至一个或数个扁平硬块，其中包埋着铁钉或销钉，周围结缔组织增生，形成脓腔或干酪腔。有的因网胃壁穿孔，形成局限性或弥漫性腹膜炎。腹腔内有渗出的纤维蛋白，使部分或全部脏器互相粘连，膈、肝、脾上形成一个或数个脓肿。在慢性病例，可见网胃同邻近器官间形成瘘管。

【症状】

　　病初，通常表现前胃弛缓，食欲减退，瘤胃运动减弱，反刍缓慢，不断嗳气，周期性瘤胃臌气。肠蠕动音减弱，有时发生顽固性便秘，后期下痢，粪有恶臭。奶牛泌乳量减少。由于网胃疼痛，病牛有时突然起卧不安。病情逐渐发展，显现下列各种临床症状：

　　1. 站立姿势　多数病例拱背站立，头颈伸展，眼睑半闭，两肘外展，保持前高后低姿势，呆立而不愿移动。

　　2. 运动异常　病牛动作缓慢，迫使运动时，畏惧上下坡、跨沟或急转弯；在砖石、水泥路面上行走，止步不前，神情忧郁。

　　3. 起卧姿势　病牛，经常躺卧，起卧时极为小心，肘部肌肉颤动。时而呻吟或磨牙，有的呈犬坐姿态，显现膈肌被刺损的示病症状。

　　4. 疼痛反应　由于前胃神经受到损害，引起疼痛反射，背腹部肌肉紧缩，背腰强拘。网胃区叩诊，病牛畏惧、回避、退让、呻吟或抵抗，显现不安。用力压迫胸椎棘突和剑状软骨时，有疼痛表现。

　　5. 敏感区所见　网胃敏感区，指的是鬐甲部皮肤即第 6~8 对脊（胸）神经上支分布的区域。用双手将鬐甲部皮肤紧捏成皱襞，病牛即因感疼痛而凹腰。将牛头转向左侧，并将鬐甲后端皮肤捏成皱襞提起，即可在鼻孔近旁听到一种低沉的呻吟声。

　　6. 异常动作　有的病例，反刍、咀嚼、吞咽动作异常。反刍时先将食团吃力地逆呕到口腔，小心咀嚼；吞咽时伸头缩脖，颜貌忧苦，食团进入食管后，作片刻停顿再继续下咽。整个吞咽动作显得不太顺畅，极不自然。这种现象常见于金属异物刺入网胃前壁，或在食管沟内嵌留时。这样的病牛若用拟胆碱制剂皮下注射，则疼痛不安加剧，上述反刍、咀嚼、吞咽动作异常更为明显。

7. 全身状态　病畜的体温、呼吸、脉搏，一般无显著变化。但在网胃穿孔性腹膜炎时，全身症状重剧，体温上升至 39.5～40℃，颈静脉怒张；呼吸浅表急促，心力衰竭，全身战栗，可视黏膜发绀，微血管再充盈时间延长，肢体末梢部冷凉乃至厥冷，突然死于内毒素休克。

血液学检查：病初白细胞总数可增至 (11～16) ×10⁹/L，中性粒细胞增至 45％～70％，淋巴细胞减少至 30％～45％。两者的比例倒置。但也有白细胞总数减少的。

伴发局限性腹膜炎时，中性粒细胞增多。其中分叶核达 40％以上，幼稚型和杆状核占 20％左右，核型左移，如无并发病，三两天后白细胞总数即趋于正常。但慢性病例，白细胞总数中等度增多，中性粒细胞和单核细胞增加。

伴发急性弥漫性腹膜炎时，白细胞总数显著减少，甚至低于 $4×10^9/L$，而幼稚型和杆状核的绝对数比分叶核还高，呈退化性左移，表明病情重剧。

【病程及预后】

病程缓慢。有些病例，由于结缔组织增生或异物被包埋，形成瘢痕而自愈。多数病例呈现慢性前胃弛缓、周期性瘤胃臌气，久治不愈。重剧病例，伴发穿孔性腹膜炎，病情发展急剧，往往于数小时数天内死亡。有的可能继发肝脓肿、脾脓肿、膈脓肿，乃至局限性或弥漫性腹膜炎，造成腹腔脏器广泛粘连，陷于长期消化不良，逐渐消瘦，终于淘汰。

【诊断】

临床症状典型、示病症状明显的病例并不多见，多数伴有迷走神经性消化不良综合征，临床诊断困难。

论证诊断的主要依据：前胃弛缓、瘤胃周期性臌气、迷走神经性消化不良等消化障碍现症；慢性病程；站立和运动姿势异常、反刍和吞咽动作异常以及揭示网胃疼痛的各种表现。

金属异物探测和 X 射线检查，对确定本病的病性并无价值。

【治疗】

通常采用对症与手术两种治疗措施。

病的初期，金属异物刺损网胃壁时，应使病牛站立于斜坡上，或具有 15～20cm 倾斜的平板上，保持前躯高后躯低的体姿，同时限制饲料日量，尤其饲草量，降低腹腔脏器对网胃的压力，以利异物从网胃壁上退出。用青霉素 300 万 IU 与链霉素 5g，以 0.5％普鲁卡因溶液作溶媒，肌内注射；或用磺胺二甲嘧啶，按每千克体重 0.15g 剂量内服，每日 1 次，连续 3～5d，效果良好。多数病例，伴有弥漫性腹膜炎，如能早期确诊，并及时应用广谱抗生素进行治疗，可望治愈。通常用盐酸土霉素 2～3g，或四环素 3～4g，生理盐水 4L，腹腔注入，每日 1 次，连续 3 次。

手术疗法：施行瘤胃切开术，从网胃壁上摘除异物。如在早期又无并发病，手术后加强护理，疗效在 90％以上。

【预防】

1. 加强经常性饲养管理，注意饲料调理，防止饲料中夹杂金属异物。

2. 村前屋后，作坊、仓库、铁工厂及垃圾堆附近不可放牧。从工厂区附近收割的饲草、饲料应注意检查。奶牛、肉牛饲养场和种牛繁殖场，可应用电磁筛、磁性吸引器，清除混杂在饲料中的金属异物。

3. 有条件的饲养场，可应用金属异物探测器，对牛群进行定期健康检查。必要时，可应用金属异物摘除器从瘤胃中清除异物。

（倪有煌　张德群　吴金节　李锦春）

六、瓣胃秘结

Impaction of Omasum

瓣胃秘结，系由于前胃弛缓，瓣胃收缩力减弱，内容物充满、干燥所致发的瓣胃阻塞和扩张。中兽医称为"百叶干"。本病多发于耕牛，奶牛也较常见。

依据瓣胃内容物的酸碱度，可分为酸过多性瓣胃秘结和碱过多性瓣胃秘结两种病型。

【病因】

1. 原发性瓣胃秘结　耕牛常因劳役过度，饲养粗放，长期饲喂干草，特别是粗纤维坚韧的甘薯蔓、花生秧、豆秸、红茅草，以及豆荚、麦糠等。黄淮海地区铡短草喂牛，往往促进本病发生。奶牛多因长期饲喂麸糠、粉渣、酒糟等含有泥沙的饲料，或受到外界不良因素的刺激和影响，惊恐不安，而导致本病的发生。突然变换饲料，或由放牧转为舍饲，饲料质量过差，缺乏蛋白质、维生素及某些必需的微量元素，如铜、铁、钴、硒等；或饲养不正规，饲喂后缺乏饮水，运动不足，消化不良，也能引起本病的发生。

2. 继发性瓣胃秘结　通常伴发于前胃弛缓、真胃阻塞、真胃变位、真胃溃疡、创伤性网胃腹膜炎、腹腔脏器粘连、牛产后血红蛋白尿病、生产瘫痪、牛黑斑病甘薯中毒、牛恶性卡他热、急性肝炎，以及血液原虫病和某些急性热性病经过中，系瓣胃收缩力减弱所致。

【发病机理】

本病是在前胃弛缓的基础上发生发展的。由于前胃弛缓，瓣胃收缩力降低，内容物停滞，因而过度扩张，致使瓣胃受到机械性刺激和压迫，并因内容物腐败分解形成大量有毒物质，引起瓣胃壁发炎和坏死，神经肌肉装置受到破坏，胃壁平滑肌陷于麻痹（肌原性瓣胃弛缓），有毒物质被吸收，引起自体中毒和脱水。

瓣胃内容物酸碱度改变及其酸过多性或碱过多性瓣胃秘结的发病机理，与酸碱性前胃弛缓和酸碱性瘤胃食滞基本一致（李毓义等，1994）。

【临床表现】

1. 初期　病的初期，前胃弛缓，食欲不振或减退，粪便干燥成饼状。瘤胃轻度臌气，瓣胃蠕动音减弱或消失。触诊瓣胃区（右侧第7～第9肋间中央），病牛退让，表现疼痛。叩诊瓣胃浊音区扩大。精神迟钝，呻吟，奶牛泌乳量下降。

2. 中期　随着病程的进展，全身症状逐渐加重，鼻镜干燥、龟裂，磨牙、虚嚼，精神沉郁，反应减退；呼吸疾速，心搏亢进，脉搏可达80～100次/min。食欲、反刍消失。瘤胃收缩力减弱。瓣胃穿刺（右侧第9肋间肩关节水平线上）感到阻力加大，瓣胃不显现收缩运动。直肠检查，肛门括约肌痉挛性收缩，直肠内空虚，有黏液和少量暗褐色粪便。

3. 晚期　晚期病例，瓣叶坏死，伴发肠炎和全身败血症，体温上升至40℃左右，病情显著恶化。食欲废绝，排粪停止，或仅排少量黑褐色粥状粪便，附着黏液，具有恶臭。呼吸次数增多，心搏动强盛。脉搏增至100～140次/min，脉律不齐，结代或徐缓。尿量减少。呈深黄色，或无尿。尿呈酸性反应，相对密度大，含大量蛋白、尿蓝母及尿酸盐。微血管再充盈时间延长，皮温不整，末梢部冷凉，结膜发绀，眼球塌陷，显现脱水和自体中毒体征。体质虚弱，神情忧郁，卧地不起，以至死亡。

一般病例，病程较缓，经及时治疗，1～2周多可痊愈，预后良好。重剧病例，突然发病，病程短急，伴有瓣叶坏死及败血症的，3～5d后即卧地不起，陷入昏迷状态，终至死亡。

【诊断】

本病的临床表现，与前胃疾病、真胃疾病以及某些肠道疾病相同或相似，诊断困难。有些病例，直到死后剖检时才得以发现。因此，临床诊断时，必须对病牛的胃肠道进行全面细致的检查，主要依据食欲减损或废绝，瘤胃蠕动减弱，瓣胃蠕动音低沉或消失，触诊瓣胃敏感性增高，排粪迟滞甚至停止等，做出论证诊断。必要时进行剖腹探查。

酸碱性瓣胃秘结的鉴别，可依据瘤胃内容物pH测定结果间接地加以推断。

【治疗】

治疗原则在于增强前胃运动机能，促进瓣胃内容物软化与排除。

病的初期，可用硫酸钠或硫酸镁400～500g，水8～10L（或液状石蜡1 000～2 000mL，或植物油500～1 000mL，一次内服。为增强前胃神经兴奋性，促进前胃内容物运转与排除，可同时应用10％氯化钠溶液100～200mL，20％安钠咖注射液10～20mL，静脉注射。氨甲酰胆碱、新斯的明、盐酸毛果芸香碱等拟胆碱药，应依据病情选择应用。但妊娠母牛及心肺功能不全、体质弱的病牛忌用！

作者依据酸碱性胃肠弛缓发病论假说所研制的碳酸盐缓冲合剂（CBM）和醋酸盐缓冲合剂（ABM）同样适用于酸碱性瓣胃秘结，并已取得比较满意的疗效（李毓义等，1998，2002）。

对重症病例，各地采用瓣胃注射治疗。据报道，用10％硫酸镁或硫酸钠溶液2 000～3 000mL，液状石蜡或甘油300～500mL，普鲁卡因2g，混合后注入瓣胃内，可收到一定效果。

近年来，多采取瓣胃冲洗疗法，即施行瘤胃切开术，用胃管插入网瓣孔冲洗瓣胃。瓣胃孔经冲洗疏通后，病情随即缓和，效果良好。

病牛伴发肠炎或败血症时，应根据全身机能状态，首先用氢化可的松0.2～0.5g，生理盐水40～100mL，静脉注射。同时用10％葡萄糖酸钙溶液，或撒乌安注射液100～200mL，静脉注射。并注意强心补液，以纠正脱水和缓解自体中毒。

【预防】

预防要点是，尽量防止可导致前胃弛缓的各种不良因素。饲草不宜铡得过短，适当减少坚韧粗硬的纤维饲料，加强运动，并给予充足的饮水。

（张乃生　周昌芳　李毓义　刘国文）

第三章　胃肠疾病

一、猪胃食道区溃疡

Oesophagogastric Ulceration of Swine

胃食道区溃疡，又名胃溃疡综合征（gastric ulcer syndrome），是特发于猪的一种以胃食道区限局性溃疡为病理特征的胃病。

据国内外大量资料报道，屠宰猪体胃食道区溃疡病的发生率，低的约占2%～5%，高的可达15%～25%，目前已成为屠宰猪的一种常见多发病。本病多见于圈养的猪群，大量采食谷类饲料、生长迅速、体重45～90kg的猪尤多发生（Blood等，1983）。

【病因】

众说纷纭，尚无定论。有人认为，胃食道区溃疡病有高度的遗传性，与选育生长速度快、背膘薄的猪种有关（Berruecos等，1972；Groadalen等，1974）。

多数学者则认为，致发本病的主要因素是饲养和（或）管理不当（Reese等，1963；Kowdlczyk等，1971；Blood等，1983）。如日粮中缺乏足够量的纤维素，在谷类日粮中不适当地混合大量有刺激性的矿物质添加剂，应激所致的胃酸过多，饲料中含糖高，助长能溶解角质的真菌腐蚀胃黏膜等等（Hoorens等，1965；Kadel等，1969）。

日粮中纤维素含量和颗粒大小等物理性状在诱发胃食道区溃疡上最为重要。如胃内容物变成流动态，破坏分层胃内容物的正常pH梯度，则更多的胃酸和胃蛋白酶得以与胃的食道区黏膜接触（Muggenberg等，1966；Lawrence等，1972；Ehrensprcrgcr等，1976）。

在谷类日粮中，玉米的构成比大时发病率高，如将玉米磨得很细或使其胶化或膨胀，则更有引起发病的倾向（Reese等，1966；Mason等，1968；Bjorklund等，1970）。

不论精料还是秸秆，颗粒的大小至关重要。日粮中含5%～10%磨得粗糙的大麦秸几乎能完全防止本病，将其调制为颗粒饲料，则溃疡的发生数量增加。在玉米日粮中加25%粗磨的燕麦，溃疡的发生即明显减少（Chamberlain等，1967；Baustad等，1969；Maxwell，1970）。

有人依据患病的胃有更多的液体内容物，且一些胃的黏膜被胆汁所黄染，提出胆汁自十二指肠回流至胃可能引起溃疡形成（Muggenberg等，1964；Reed等，1970）。

【症状】

通常不表现明显的临床症状。多数病猪因急性胃内出血而死，剖检时才被发现。

亚急性胃内出血病例，可视黏膜明显苍白，衰弱，厌食，粪便呈柏油样糊状，含大量血液和黏液，通常在1～2d内死亡。

慢性胃出血和伴有慢性腹膜炎的病猪，不易发现，仔细观察可见食欲减退，可视黏膜苍白以及粪便变黑。

【诊断】

除亚急性胃内出血和继发急性穿孔性腹膜炎的病猪外，多在尸检时发现。生前诊断极为困难。X

射线影像诊断猪胃食道区溃疡，尚处于研究阶段，还未普遍应用。

【防治】

生前诊断困难，更无有效疗法。

预防要点是改善饲养和管理；防止或减少饲喂、驱赶和运载中应激状态的发生；减少日粮中的玉米数量，不喂颗粒饲料而改为粉饲；增加日粮中的纤维量和粗磨成分。

在玉米日粮中保证有 25％粗磨的燕麦，并加上 5％～10％的磨得粗糙的大麦秸和（或）燕麦壳，有很好的预防效果（Baustad 等，1969；Maxwell 等，1970；Blood 等，1983）。

业已明确，饲料中添加抗生素、维生素 A 和维生素 E、抗组胺药或安定药，不能防止高玉米日粮饲喂猪的胃食道区溃疡的形成（Nuwer 等，1965；Blood 等，1983）。

甲腈咪胍（cimetidine）300mg 内服，每日 2 次，对早期病猪有很高的疗效（Wass 等，1986）。

二、胃扩张-扭转复合症

Gastric Dilation - Volvulus Complex

胃扭转是指胃幽门部从右侧转向左侧，并被挤压于肝脏、食道的末端和胃底之间，导致胃内容物不能后送的疾病。胃扭转之后，胃内气体排出困难，很快发生胃扩张，特称胃扩张-扭转复合症。不全闭塞性胃扭转可能不发生胃扩张，或只发生轻度胃扩张。

本病多发于 2～10 岁的大型犬和胸部狭长品种的犬，中型犬和小型犬也可以发生，但发病率较低。雄性犬发病率高于雌性犬。

【病因】

病因目前尚不十分清楚。

饲养管理不当是引发本病的重要原因。胃内食糜胀满，胃下垂，食物质量不良，或过于稀薄，进食过快，每天只喂一次，食后马上训练、配种、狩猎、玩耍等可促使本病的发生。

其他因素，如胃肠功能差、胆小恐惧的犬，或脾肿大、钙磷比例失衡、胃韧带松弛、应激等均为诱发因素。

此外，本病的发生与性别也有一定的关系，临床上雄性犬的发病率高于雌性犬。

【症状】

突然起病，主要表现腹痛，呻吟，口吐白沫，躺卧，病情发展十分迅速。完全闭塞性胃扭转，贲门和幽门都闭塞，胃内气体、液体和食物，既不能呕吐出去，也不能进入肠管，发生急性胃扩张，短时间内即可见腹部胀大，叩诊腹部呈鼓音或金属音，冲击式触诊胃下部，有时可听到震水声。病犬脉搏频数，呼吸困难，陷入休克，在数小时内死亡，最长存活时间不超过 48 h。

胃扭转不十分严重的病例，贲门和（或）幽门未完全闭塞，症状较轻，可存活数天或更长。

【诊断】

确诊根据突然起病、呕吐、腹痛、胃部体征等急腹症临床表现、X 射线摄片及胃插管检查。

胃扩张-扭转复合症，在症状上与单纯性胃扩张、肠扭转和脾扭转有相似之处，应注意鉴别。简单易行的办法是以插胃导管进行区分。

单纯性胃扩张，胃管易插到胃内，排气液减压后，相关症状随即缓解以至消失；胃扭转时，胃导管插不到胃内，胃扩张不会缓解；肠扭转或脾扭转时，胃管容易插到胃内，即使胃内气体放出，腹胀依旧，并继续衰竭。

【治疗】

穿刺放气，减轻腹压。在轻度麻醉的情况下，试插胃导管，或进行 X 光透视摄片，决定是否需要马上手术。

术前，应输液，以保证血压，防止休克，在输液过程中应使用皮质类固醇药物、高渗盐水和抗生素，配合应用氟尼辛葡胺（每千克体重 0.5～1mg），以减少前列腺素的合成。

对休克病犬还要给予强心剂和呼吸兴奋剂。

完全闭塞性胃扭转，必须马上手术矫正。在麻醉状态下，手术切开腹壁（由剑状软骨到脐的后方），将扭转的胃整复到正常位置。如胃整复困难，应先行穿刺放气后再进行整复，即用插入的胃导管将胃内物吸出或洗出来。必要时可行胃切开手术，取出胃内食物，然后清洗、缝合胃壁。为防止复发，可将胃壁固定到腹壁上。手术本身可能很成功，但患犬仍然会因为休克、出血或心衰而死亡。

术后要坚持静脉输液、保持酸碱和电解质平衡，并使用抗生素治疗，必要时输血。常用林格氏液、乳酸林格氏液、糖盐水、复方氨基酸、ATP、CoA、维生素 C 等。

常用的抗生素有氨苄青霉素、头孢菌素、喹诺酮类药物等。

胃肠蠕动较差的，还可使用甲基硫酸新斯的明或复合维生素 B 皮下注射。

术后一周内，应喂给少量易消化的流质食物，以后逐渐过渡到正常食物。饲喂量应由少到多逐渐增加，分多次少量饲喂，并给予健胃、助消化药。

【预防】

饲喂方式、食物、应激等致病因素应予控制。如不喂过于稀薄的食物，不喂得过饱，食后不马上运动，每日分 2 次饲喂等。

（李家奎）

三、真胃溃疡

Abomasal Ulcer

真胃溃疡，即皱胃溃疡，包括真胃黏膜浅表的糜烂和侵及黏膜下深层组织的溃疡，因黏膜局部缺损、坏死或自体消化所形成。各种反刍动物均可发生，常见于肉牛、奶牛和犊牛。

【病因及发病机理】

1. 原发性真胃溃疡　一般起因于饲料粗硬、霉败、质量不良、饲养突变等所致的消化不良，特别是长途运输、惊恐拥挤、妊娠、分娩、劳役过度等应激作用。因而本病多发于浓饲育肥的肉牛、妊娠分娩的乳牛以及离乳之后的犊牛。

2. 继发性真胃溃疡　通常见于真胃炎、真胃变位、真胃淋巴肉瘤以及血矛线虫病、黏膜病、恶性卡他热、口蹄疫、牛羊痘疹和水疱病、病毒性鼻气管炎等寄生虫病和传染病的经过中，致发真胃黏膜的出血、糜烂、坏死以至溃疡。

胃溃疡的发生机理还未完全搞清。正常情况下，胃黏膜保持着组织的完整性，表面有黏液层被覆，足可防止胃酸和胃蛋白酶的消化。反刍动物的真胃黏膜，同大多数其他动物的胃黏膜一样，具有两种类型的组胺受体（histamine receptor），即 H_1 和 H_2。

Ⅰ型组胺受体（H₁）兴奋时，毛细血管扩张，血管通透性增强，血浆渗出，血压下降，胃肠和支气管的平滑肌收缩，苯海拉明和异丙嗪等抗组胺药可阻断之。

Ⅱ型组胺受体（H₂）兴奋时，表现为胃酸分泌增多，ranitidine（呋喃硝胺）、metiamide（甲硫脒胺、甲脒硫脲）、cimetidine（甲腈脒胍、甲腈脒胺）以及 burinamide（丁脒胺）等抗组胺药可加以阻断（Whitlock，1986）。

黏膜表面缺损是形成糜烂以至溃疡的基础。但黏膜缺损未必导致黏膜糜烂的出现，黏膜糜烂也未必导致溃疡的形成。溃疡形成的基本条件是胃酸分泌增多和黏膜组织抵抗力降低。

真胃淋巴肉瘤时，真胃溃疡的形成就是基于胃壁组织的淋巴细胞浸润使黏膜的血液供应发生了障碍。

动物实验显示，胆酸、挥发性脂肪酸以及阿司匹林等，可使胃酸分泌增多，黏膜对氢离子（H⁺）的通透性大大增加，而导致胃溃疡的形成（Whitlock，1986）。在这种情况下，胃蛋白酶也随同扩散进入黏膜下各层，引起进一步的损伤和溃疡的纵深发展（Davenport，1966，1972；Blood 等，1983）。

各种原因造成的应激状态，可刺激下丘脑肾上腺皮质系统（hypothalamic - adrenal cortexaxis），使血浆中的皮质类固醇水平增高，成为促进胃液大量分泌的主要因素。结果，胃内酸度升高，保护性黏液分泌减少或缺如，胃蛋白酶在酸性胃液中逐渐侵蚀消化黏膜的缺损部，而导致糜烂和溃疡的形成。

剖检所见：幽门区和胃底部黏膜皱襞上散在有数量不等的糜烂或溃疡。糜烂为数众多，范围浅表而细小。溃疡大多在胃底部的最下部，少数在胃底部和幽门部的交界处，呈圆形或椭圆形，其长轴通常与真胃的长轴相平行，边缘整齐，界限明显，直径由 3～5mm 至 50～60mm 不等，深度可达黏膜下、肌层以至浆膜层。有的发生穿孔，或被网膜围住，在腹腔中形成一个直径 12～15cm 的大囊腔，填满血液、食糜和坏死的碎屑，发展为慢性限局性腹膜炎；或食糜和血液从穿孔处流入腹膜腔，造成腐败性腹膜炎而于短时间内死于内毒素休克。

【临床表现】

取决于溃疡的数量、范围和深度。依据是否并发出血和穿孔，大体分为 4 种病型。

1. Ⅰ型（糜烂及溃疡型）　真胃内出现多处糜烂或浅表的溃疡；出血轻微或不伴有出血。

此型真胃溃疡多见于犊牛，无明显的全身症状，除粪便有时能检出潜血外，临床表现同消化不良，生前诊断颇难。但这样的糜烂和溃疡常能自行愈合，预后良好。屠宰时真胃黏膜面可认瘢痕化的病灶（Blood 等，1983；Whitlock，1986）。

2. Ⅱ型（出血性溃疡及贫血型）　真胃内的溃疡范围广，至少深及黏膜下，损伤了胃壁血管，但未贯通浆膜层。

此型真胃溃疡是最常见的临床病型，表现为突然厌食，轻度腹痛，心动过速（每分钟 90～100 次），产乳量急剧下降，排柏油样粪以及可视黏膜苍白等失血性贫血的症状。2～5 岁青壮年牛的出血性溃疡，通常是与真胃淋巴肉瘤无关的良性出血性溃疡（benign bleeding ulcers），出血很急，但经过输血抢救后大多经 4～6d 即开始康复或转为慢性溃疡阶段而停止出血。

6 岁以上老龄牛的出血性溃疡，很可能是与淋巴肉瘤有关的溃疡（lymphosarcoma - associated ulcers），其临床特点是慢性腹泻和黑粪，持续性出血，溃疡不能愈合，渐进性消瘦，直至死亡（Palmer 等，1983；Whitlock，1986）。

3. Ⅲ型（溃疡穿孔及限局性腹膜炎型）　临床表现酷似创伤性网胃－腹膜炎，包括不规则发热，厌食，反复发作前胃弛缓或臌气以及隐微的腹痛、呻吟、不愿走动、运步拘谨等腹膜炎症状。两者的区分在于腹壁触痛点不同：真胃穿孔的压痛点在剑状软骨的右侧，而网胃炎的压痛点在剑状软骨的左侧（Palmer 等，1984；Whitlock，1986）。

4.Ⅳ型（溃疡穿孔及弥漫性腹膜炎型） 此型最不常见。临床表现为发热，全身肌颤和出汗，呼吸促迫，心动过速，结膜发绀，脉搏细弱以至不感于手，肢体末端厥冷，站立不动或卧地不起，白细胞数急剧减少等败血性休克的体征。腹腔穿刺可获得污秽浑浊的褐绿色混血的腹腔液。通常于显症后24～48h 之内死亡（Jensen 等，1976）。

【诊断】

1.Ⅰ型真胃溃疡 黏膜限局性糜烂和坏死浅在，不表现特征性临床症状，易误认为一般性消化不良，不易确诊。

2.Ⅱ型真胃溃疡 出血严重，依据排柏油样黑粪和明显的出血性贫血体征，不难诊断。但有些病例因继发性幽门痉挛或伴发幽门毛球阻塞（犊牛）而在胃出血后的一定时间（24～48h）内不见黑粪排出，且直肠检查或右肋弓后腹胁部触叩诊可认为积液积气而臌胀的真胃，很容易误诊为真胃右方变位或扭转，应注意鉴别。

在这种情况下，应重视突然出现的明显乃至重剧的贫血体征，并在胸骨剑突后右侧做真胃的深部触诊，以发现隐痛和呻吟。该痛点的特征是深压时不痛，而检手抬举时疼痛（段得贤，1988），与人阑尾炎时的反弹性疼痛（rebound pain）相仿。

对表现慢性腹泻、长期排黑粪、渐进消瘦和贫血的Ⅱ型真胃溃疡病牛，应考虑真胃淋巴肉瘤的存在，必要时可进行牛白血病病毒（BLV）有关的病原学检验（Whitlock，1986）。

3.Ⅲ型真胃溃疡 主要表现限局性腹膜炎症状，应注意与网胃腹膜炎区别，鉴别要点如前所述。

4.Ⅳ型真胃溃疡 呈急性穿孔性弥漫性腹膜炎表现，症状典型，容易确诊。

【治疗】

治疗原则是镇静止痛，抗酸制酵，消炎止血。

1.病情较轻的Ⅰ型和Ⅱ型病畜 应保持安静，改善饲养，给予富含维生素 A、蛋白质的易消化饲料，如青干草、麸皮、大麦、胡萝卜等，避免刺激和兴奋，减少应激因素。

（1）为减轻疼痛和反射性刺激，防止溃疡的发展，应镇静止痛，2.5％盐酸氯丙嗪溶液 10～20mL，肌内注射。

（2）为中和胃酸，防止黏膜受浸蚀，宜用硅酸镁或氧化镁等抗酸剂，使真胃内容物的 pH 升高，胃蛋白酶的活性丧失。硅酸镁 100g，逐日投服，连续 3～5d（Espersen，1977），氧化镁（日量450kg 体重 500～800g。连续 2～4d 投服，对某些病牛有效（Blood 等，1983）；将上述抗酸剂直接注入真胃，效果更好，但通过腹壁的真胃注入技术难以掌握。有人提出腹壁上留置一根穿入真胃的套管的方法，避免重复注入和失误（Alonso 等，1973）。

（3）为制止胃酸分泌，国外兽医临床从 20 世纪 80 年代开始试用各种Ⅰ型组胺受体（H_1）阻断剂，如甲腈脒胍、呋喃硝胺等（Whitlock 等，1983）。甲腈脒胍（cimetidine）每千克体重 8～16mg，每日 3 次投服，可明显地减少胃酸分泌。此类药物用量颇大，价格昂贵，除非良种种畜，一般不宜采用（Whitlock，1986）。

（4）为保护溃疡面，防止出血，促进愈合，犊牛可用次硝酸铋 3～5g 于饲喂前半小时口服，每日3 次，持续 3～5d。

2.出血严重的Ⅱ型病畜 应着重制止出血，可应用维生素 K 制剂；1％刚果红溶液 100mL，静脉注射；亦可用氯化钙溶液或葡萄糖酸钙溶液加维生素 C，静脉注射。但最好实施输血疗法，一次输给 2～4L（犊牛）或 6～8L（成牛），既可补充血容量，又可有效地制止出血，救治效果良好。

3.Ⅲ型病畜 应按创伤性网胃腹膜炎实施治疗，应用各种抗生素并限制活动，以免炎症扩散。

4. Ⅳ型病畜　即使开腹施行胃修补术，亦难免死于内毒素休克，一般不予救治，即行淘汰。

四、真 胃 炎

Abomasitis

真胃炎即皱胃炎，是指各种病因所致皱胃黏膜及黏膜下层的炎症。本病多见于犊牛和成年牛。

【病因】

1. 原发性真胃炎　多因饲喂粗硬饲料、冰冻饲料、发霉变质饲料或长期饲喂糟粕、粉渣等引起；当饲喂不定时，时饱时饥，突然变换饲料或劳役过度，经常调换饲养员，或者因长途运输，过度紧张，引起应激反应，影响消化机能，而导致皱胃炎的发生。

2. 继发性真胃炎　常继发于前胃疾病：营养代谢疾病、口腔疾病、肠道疾病、肝脏疾病、寄生虫病（如血矛线虫病）和某些传染病（如牛病毒性腹泻、牛沙门氏菌病等）。

【症状】

急性或慢性真胃炎，都呈现消化障碍，并往往发生呕吐。

1. 急性真胃炎　病畜精神沉郁，鼻镜干燥，皮温不整，结膜潮红、黄染，泌乳量降低甚至完全停止，体温一般无变化。食欲减退或废绝，反刍减少、短促、无力或停止，有时空嚼、磨牙；口黏膜被覆黏稠唾液，舌苔白腻，口腔散发甘臭，有的伴发糜烂性口炎；瘤胃轻度臌气，收缩力减弱；触诊右腹部真胃区，病牛疼痛不安；便秘，粪呈球状，表面覆盖多量黏液，间或腹泻。有的病牛还表现腹痛不安。病的末期，病情急剧恶化，往往伴发肠炎，全身衰弱，脉率增快，脉搏微弱，精神极度沉郁甚至昏迷。

2. 慢性真胃炎　病畜呈长期消化不良，异嗜。口腔甘臭，可视黏膜苍白或黄染，唾液黏稠，有舌苔，瘤胃收缩减弱；便秘，粪便干硬。病的后期，病畜衰弱，贫血，腹泻。

【病程及预后】

急性真胃炎病程1～2周，经过适当治疗，改善饲养，加强护理，可望康复。

慢性真胃炎的病程及预后视病情轻重，护理和治疗条件而定；有的病程持续数月或年余，时而好转，时而严重，往往预后不良。

【治疗】

主要在于清理胃肠，消炎止痛。重症病例，则应强心、输液，促进新陈代谢。慢性病例，应注意清肠消导，健胃止酵，增进治疗效果。

急性真胃炎，病初，先禁食1～2d，并灌服植物油（500～1 000mL）或人工盐（400～500g）。

犊牛，禁食1～2d，在绝食期间，喂给温生理盐水。禁食结束后，先给予温生理盐水，再给少量牛奶，逐渐增量。离乳犊牛，可饲喂易消化的优质干草和适量精料，补饲少量氯化钴、硫酸亚铁等微量元素。瘤胃内容物发酵、腐败时，可用四环素每千克体重10～25mg，内服，每日1～2次，或者用链霉素1g，内服，每日1次，连续应用3～4次。必要时给予新鲜牛瘤胃液0.5～1L，更新瘤胃内微生物，增进其消化机能。

对病情严重、体质衰弱的成年牛应及时用抗生素防止感染；同时用5％葡萄糖生理盐水2 000～3 000mL，20％安钠咖注射液10～20mL，40％乌洛托品注射液20～40mL，静脉注射。病情好转时，可服用复方龙胆酊60～80mL，橙皮酊30～50mL等健胃剂。清理胃肠，可给予盐类或油类缓泻剂。

中兽医认为本病是胃气不和，食滞不化，应以调胃和中，导滞化积为治则。方用加味保和丸：焦三仙 200g，莱菔子 50g，鸡内金 30g，延胡索 30g，川楝子 50g，厚朴 40g，焦槟榔 20g，大黄 50g，青皮 60g，水煎去渣，内服。

其脾胃虚弱、消化不良、皮温不整、耳鼻发凉的，则应以强脾健胃，温中散寒为主。宜用加味四君子汤：党参 100g，白术 120g，茯苓 50g，肉豆蔻 50g，广木香 40g，炙甘草 40g，干姜 50g，共为末，开水冲调，候温灌服。

康复期间，应注意护理，保持安静，尽量避免各种不良因素的刺激和影响；加强饲养，给予优质干草，加喂富有营养、容易消化、含维生素多的饲料，并注意适当运动。

【预防】

加强饲养管理，给予质量良好的饲料，饲料搭配合理；搞好畜舍卫生，减少应激因素。

（郭成裕）

五、真胃阻塞

Abomasal Impaction

真（皱）胃阻塞，即真（皱）胃积食，又称饮食性真胃阻塞（dietary abomasal impaction），是由于受纳过多和（或）排空不畅所造成的真胃内食（异）物停滞、胃壁扩张和体积增大。各种反刍动物均可发生，尤其多见于黄牛、水牛、肉牛和乳牛，是反刍兽的一种常见多发病。

【病因】

按病因，真胃阻塞有原发性和继发性之分。

1. 原发性真胃阻塞　主要起因于长期大量采食粗硬而难消化的粉碎饲草或偶然吞食不能消化的异物。我国西北、华北以及苏、鲁、豫、皖等地，冬春缺乏青绿饲料，用谷草，麦秸、玉米秸秆、高粱秸秆或稻草铡碎喂牛，江北和淮北的黄牛和水牛，在夏收夏种和冬耕大忙季节，饲喂麦糠、豆秸、甘薯蔓、花生藤或其他秸秆，加上饮水不足、劳役过度、精神紧张和气象应激，常大批发生本病。

美国、加拿大等一些国家，用切细或磨碎的粗硬秸秆同谷粒组成混合日粮饲喂肥育牛和妊娠后期的乳牛，真胃阻塞的发病率可高达 15%（Blood 等，1983）。饲草内多沙，块根块茎多汁饲料混有泥土，可引起真胃沙土阻塞的暴发，发病率不下 10%（Hunter 等，1975）。

成年牛吞进胎盘、麻线，或啃舔被毛在胃内形成毛球，犊牛和羔羊误食破布、木屑、刨花以及塑料薄膜等异物，则可引起机械性真胃阻塞（Hoffsis，1986）。这样的原发性阻塞，真胃内积滞的是黏硬的食物或坚硬的异物，而且瓣胃以至瘤胃内也常伴有不同程度的积食。

2. 继发性真胃阻塞　主要起因于胃肌收缩力减退，真胃"泵"（abomasal "pump"）功能丧失和排空后送不畅，通常见于真胃炎、真胃溃疡、真胃淋巴肉瘤等所致的肌源性真胃弛缓，或真胃变位矫正术过程中损伤胃壁神经，尤其迷走神经性消化不良等所致的神经性真胃弛缓。还可继发于小肠阻塞，特别是十二指肠积食或幽门狭窄。这样的继发性真胃阻塞，多不伴有瓣胃积食，而且真胃所积滞的内容物通常是稀软的食糜、发酵形成的气体或渗漏的液体。

【发病机理】

多胃草食兽最大的消化代谢生理特点是前胃内纤维素的微生物消化和能量的挥发性脂肪酸供应，即饲草内的纤维素在前胃尤其瘤胃内通过纤维素分解菌和原虫（纤毛虫）的消化作用，分解为乙酸、丙酸、丁酸等挥发性脂肪酸吸收入血，经肝脏转化而供应机体所需能量。经前胃消化吸收后，食物中残留的糖类、脂肪和蛋白质等营养成分连同纤毛虫、纤维素分解菌等微生物蛋白，随食糜源源不断地通过瓣胃孔进入真胃、小肠、大肠，分别由胃液、肠液、胰液中的相关酶类进一步消化吸收。

食糜由瓣胃孔进入真胃并经幽门口向小肠排空后送，是通过真胃"泵"功能而实现的。其基础是真胃壁平滑肌固有的自动运动性（inherrent automatic mobility）。大脑皮质通过皮质下中枢和植物神经系统等神经体液机制加以调控。交感神经抑制胃壁平滑肌收缩，兴奋幽门括约肌收缩，而迷走神经兴奋胃壁平滑肌收缩，抑制幽门括约肌收缩。两者相反相成，协调控制真胃"泵"的正常运转，保证真胃的正常消化吸收过程，使真胃的进入量和排出量处于动态平衡，从而保持一定的容积。

切细的粗饲料和粉碎的谷粒饲料，比粗长的饲草能更快地通过反刍兽的前胃，大量未经消化或消化不全的纤维素和粗纤维提前进入真胃，而随同进入的纤维素分解菌和纤毛虫在强酸性胃液作用下迅速死亡，致使含纤维素和粗纤维的食糜不得消化，逐渐积滞而发生阻塞。

食进并积聚于真胃内的泥沙，则可直接引起真胃壁弛缓和慢性扩张。

继发性真胃阻塞，作者认为系起病于植物神经对真胃运动的调控障碍，即交感神经紧张性增高和（或）迷走神经紧张性减低（神经性真胃弛缓）。前者发生于饥饿、寒冷、惊恐、疲劳等应激情况下；后者则发生于迷走神经节、干、丛受到损伤时，如迷走神经性消化不良那样，但两者的生物学效应是一致的，即真胃壁平滑肌弛缓而幽门括约肌紧缩，导致胃排空后送缓慢或中断，造成真胃内容物积滞，产生气体，液体回渗，体积增大。

至于真胃炎、真胃溃疡、真胃淋巴肉瘤病程中所继发的真胃阻塞，作者认为系起病于胃壁平滑肌自动运动性减退或丧失所致的肌源性真胃弛缓（李毓义等，1994，2002）。

真胃阻塞一旦发生，则不论原发还是继发，也不论起病于肌源性弛缓还是神经性弛缓，都将因大量回渗的液体以及分泌的氢离子、氯离子和钾离子不能从真胃流至小肠回收，而发生不同程度的脱水、低氯血症、低钾血症以至代谢性碱中毒，使胃壁弛缓愈益增重，内容物更加充满，有的多达30kg以上，体积显著增大，极度扩张和伸展，直至真胃的永久性弛缓（Blood等，1983）。

真胃阻塞后，通过内脏—内脏反射途径，使前胃机能受到抑制，以至食欲废绝，反刍停止，瘤胃内微生态和菌群发生紊乱，内容物腐败分解过程加剧，产生大量的刺激性有毒物质，引起胃壁的炎性浸润，渗透性增强，瘤胃内大量积液，而发生严重的脱水和自体中毒（段得贤，1988）。

【症状】

1. 病初　食欲、反刍减退，瘤胃蠕动音短促、稀少、低弱，瓣胃音低沉，排粪迟滞，粪便干燥，肚腹无明显异常，临床表现如同一般的前胃弛缓。

2. 病情发展　病牛食欲废绝，反刍停止，瘤胃运动极弱以至完全停止，瓣胃蠕动音消失，肠音稀弱，常常取排粪姿势，粪便量少、糊状、棕褐色、放恶臭，混少量黏液、血丝或血块，体重迅速而明显地减少．而肚腹显著增大，右下侧尤甚，全身状态亦逐渐恶化，呼吸促迫，脉搏增数（每分钟60～80次），有的体温升高，出现中热。

3. 病的后期　病牛精神极度沉郁，体质虚弱，鼻镜干燥，眼球塌陷，结膜发绀，舌面皱缩，血液黏稠，脉搏细弱而疾速，每分钟达到或超过100次，呈现严重的脱水和自体中毒症状。

典型病例：视诊右侧中腹部直至肋弓后下方局限性膨隆，冲击式触诊可感有黏硬或坚实的真胃，病畜则表现呻吟、退让、蹴腹、抵角等疼痛反应。

直肠检查：入手盆腔前口即可摸到充满捏粉样内容物的瘤胃从左腹腔一直扩延到右腹腔的后部，犹如拐了个弯而呈L形（Hoffsis等，1986）。特征性改变（示病症状兼固定症状）是可触及伸展扩张的真胃，其后壁远远超出右肋弓部向下后方延伸，呈捏粉样硬度，轻压留痕，或质地黏硬，重压留痕（段得贤等，1988）。

检验所见：主要包括低氯血症、低钾血症、代谢性碱中毒以及血液浓缩等脱水指征（Blood等，1983）。但有时由于饥饿和消耗引起贫血、低蛋白血症和代谢性酸中毒，而使 PCV、血浆总蛋白以及 CO_2 结合力等碱中毒和脱水检验指征的变化被抵消或掩盖，应作具体分析（Hoffsis等，1986）。

【病程及预后】

本病的病程及预后主要取决于阻塞的病因类型和阻塞物的性质。食物性真胃阻塞及时确诊和治疗，多能痊愈。重症病例，诊治延误，常于1周左右因真胃破裂而死于穿孔性腹膜炎和内毒素休克。异物性真胃阻塞可通过手术救治。真胃沙土阻塞，取慢性病程，且多数伴有瓣胃、小肠和盲肠的沙土阻塞以及顽固的胃肠弛缓、慢性腹泻，经过数周后多死于衰竭症。继发性真胃阻塞，病程数日至数周不等，预后大多不良，终归死亡。

【诊断】

1. 食物性真胃阻塞　依据长期饲喂粗硬细碎草料的生活史，腹部视诊触诊右肋弓后下方的限局性膨隆，直肠检查结果以及低氯血症、代谢性碱中毒等检验所见，一般不难做出诊断。必要时进行开腹探查，以确定或排除可能的异物性真胃阻塞，并相机施行真胃切开救治手术。

2. 继发性真胃阻塞　不论其起因是肌源性真胃弛缓、神经性真胃弛缓还是小肠阻塞，真胃内积滞的都是液状食糜、液体和气体，瘤胃内也常伴有液状食糜和气液，因而在左右肋弓部听叩诊可发现清脆铿锵的"钢管音"，腹冲击式触诊可听到震水音，很容易误诊为迷走神经性消化不良和真胃左方变位或右方变位，应依据生活史、病史和病程，进行综合分析，仔细加以鉴别，必要时进行剖腹探查。

【治疗】

治疗原则包括恢复胃泵功能，消除积滞食（异）物，纠正机体脱水，缓解自体中毒等三个方面。

1. 恢复胃泵功能　增强胃壁平滑肌的自动运动性，解除幽门痉挛，从而恢复真胃的排空后送功能，是治疗真胃阻塞，尤其继发性真胃阻塞的根本原则。

主要措施是药物阻断胸腰段交感神经干和小量多次注射拟副交感神经药（参见马急性胃扩张的治疗），使植物神经对胃肠运动的调控趋向平衡。

2. 清除积滞食（异）物　是治疗真胃阻塞，尤其食（异）物性真胃阻塞的中心环节。

初期或轻症病牛，可投服盐类泻剂如硫酸镁或氧化镁，油类泻剂如植物油和液状石蜡或25%的磺琥辛酯钠（dioctyl sodium sulfosuccinate，DSS）溶液120～180mL，经胃管投服，每日1次，连续3～5d（Blood等，1983；Hoffsis，1986）。

中后期或重症病牛，宜施行瘤胃切开和瓣胃真胃冲洗排空术，即首先施行瘤胃切开术，取出部分瘤胃内容物，然后应用胃导管插入网瓣孔，通过胃导管灌注温生理盐水，逐步深入地冲洗瓣胃以至真胃，直至积滞的内容物基本排空为止。

对塑料薄膜、胎盘等异物阻塞，则必须施行真胃切开术取出，但效果较差，合并症较多。

3. 纠正脱水和缓解自体中毒　这是各病程阶段病牛均可施行、中后期重症病牛必须施行的救急措施。

通常应用5%葡萄糖生理盐水5～10L，10%氯化钾溶液20～50mL，20%安钠咖注射液10～20mL，静脉注射，每日2次。亦可用10%氯化钠溶液300～500mL，20%安钠咖液10～30mL，静脉注射，每日2次，连续2～3d，兼有兴奋胃肠蠕动的作用。

但在任何情况下，真胃阻塞的病牛都不得内服或注射碳酸氢钠，否则将会加剧碱中毒！

在真胃阻塞已基本疏通的恢复期病牛，可用氯化钠（50～100g）、氧化钾（30～50g）、氯化铵

（40～80g）的合剂，加水 4～6L 灌服，每日 1 次，连续使用，直至恢复正常食欲为止（Blood 等，1983）。

六、真胃左方变位

Left Displaced Abomasum

真胃左方变位，简称 LDA，真胃变位的一种常见病型，即真胃由腹中线偏右的正常位置经瘤胃腹囊与腹腔底壁间潜在空隙移位至并嵌留于腹腔左侧壁与瘤胃之间。

本病自 1950 年由 Begg 氏首先描述和确认以来，临床报道逐年增多，但几乎只发于乳牛，尤其多发于 4～6 岁的中年乳牛和冬季舍饲期间。常见于泌乳早期，约 80% 的确诊病例发现于产后泌乳的头 1 个月之内。雄性乳牛、妊娠期乳牛、青年母牛以及肉用母牛极少发生（Robertson 等，1968；Blood 等，1983；Hoffsis 等，1986）。

在国内，自作者（1985）报道首例以来，临床病例在逐年增多（宋有信，李毓义等，1985，1994，2002）。

【病因及发病机理】

关于本病的病因和发病机理，国内外学者认识不尽一致。

作者赞同真胃弛缓说，认为胃壁平滑肌弛缓是真胃发生膨胀和变位（尤其左方变位）的病理学基础。因此，真胃变位尤其左方变位的基本病因乃是各种可致发真胃弛缓的因素。

优质谷类饲料如玉米和玉米青贮，是主要的病因学因素（Robertson，1968；Svendsen，1969，1970；Hull 等，1973；Coppock，1972，1974）。真胃左方变位最常发生在体形大而产奶量高的乳牛。

西欧和北美乳牛高精料舍饲，LDA 发病率高，而新西兰和澳大利亚乳牛低精料牧饲，LDA 发病率低。这强烈地表明，LDA 的发生显然与高精料低粗料舍饲有关，以至曾一度将 LDA 归类为生产性疾病（production disease），命名为产量病（disorder of throughput）（Whitlock，1973）。优质谷类饲料据认为可加快瘤胃食糜的后送速度，使进入真胃内的挥发性脂肪酸浓度剧增而抑制胃壁平滑肌的运动和幽门的开放（Ash 等，1956；Sack，1968；Svendsen，1969，1970），导致食物滞留并产生 CO_2（$NaHCO_3 + HCl$）以及 CH_4、N_2 等气体，引起真胃的弛缓、膨胀和变位（Svendsen，1975；Blood 等，1983；Hoffsis 等，1986）。

一些产后疾病，常使真胃运动性进一步减弱，是促发 LDA 的潜在因素（Hoffsis 等，1986）。如胎衣滞留、子宫内膜炎、乳房炎、创伤性网胃腹膜炎（反射性真胃弛缓）、低钙血症（液递性真胃弛缓）、真胃深层溃疡（肌源性真胃弛缓）以及迷走神经性消化不良（神经性真胃弛缓）时，容易发生 LDA（Robertson，1968；Hull 等，1973；Pearson 1973；Wallace，1975；Blood 等，1983；李毓义等，1994，2002）。

实验证明，代谢性碱中毒也可引起真胃弛缓而使排空速度减慢（Blood 等，1983）。据观察，乳牛体内的酸碱平衡有季节性变化。高产乳牛从夏季开始向偏碱的方向改变，冬季精料舍饲期碱性最强（Poulsen，1974，1976），春季开始放牧后，又向偏酸的方向回复。LDA 在冬季舍饲期发生较多，除这一时期产犊较多外，可能还与这一因素有关（Robertson，1968；Martin 等 1978；Wallace，1975）。

在 LDA 的发生上，还有一种机械性因素说，认为妊娠子宫随着胎儿的逐渐增大而沉坠，机械性地将瘤胃向上抬高并向前推移，使瘤胃腹囊与腹腔底壁间出现潜在的空隙，真胃沿此空隙向左方移位，分娩后瘤胃回复下沉，致使移位的真胃嵌留于瘤胃和左腹壁之间（Blood 等，1983；Hoffsis 等，1986）。

LDA 发生的这一机械性因素说应予以承认，否则难以阐明 LDA 绝大多数发生于乳牛分娩之后。但作者认为，机械性因素只是 LDA 发生的一个条件。LDA 发生的前提、根本原因或病理学基础还在于各种原因引起的真胃弛缓、积气和膨胀（李毓义等，1994，2002）。

目前一般认为，LDA 的发生发展过程大体如下：

真胃在上述各种病因单一或复合作用下发生弛缓、积气和膨胀，在妊娠后期沿腹腔底壁与瘤胃腹囊间形成的潜在空隙移向体中线左侧，分娩后瘤胃下沉，将真胃的大部嵌留于瘤胃与腹腔左侧壁之间，整个真胃顺时针方向轻度扭转，胃底部和大弯部首先变位，接着引起幽门和十二指肠变位。其后，真胃沿左腹壁逐渐向前上方飘移，向上一般可抵达脾脏和瘤胃背囊的外侧，向前一般可抵达瘤胃前盲囊与网胃之间，个别的则陷入网胃与膈之间（顺时针前方变位）。真胃在瘤胃与腹壁间嵌留和挤压的部分，血行不受干扰，只是运动受到一定的限制，造成不全阻塞，仍有少量液体可通过幽门后送，多引起伴有低氯血症和低钾血症的轻度代谢性碱中毒（Svendsen，1969；Whitlock，1976）。由于被嵌留真胃遭到压迫，加之采食量减少，瘤胃的体积逐渐缩小（段得贤，1988）。在病程延久的慢性病例，真胃黏膜可出现溃疡，真胃浆膜同网膜、腹壁或瘤胃发生粘连，甚至因溃疡穿孔而突然致死（Stewart，1973）。

【临床表现】

通常在分娩后数日或 1～2 周之内显症，食欲减损并偏食，不愿吃精料或干草。泌乳量急剧下降或逐渐减少。由于能量代谢负平衡，体重迅速减轻，形体明显消瘦，并出现继发性酮病，呼出气带烂苹果味，尿液检查有酮体。体温、脉搏、呼吸多在正常范围内，主要表现消化障碍。病牛反刍稀少、延迟、无力或停止。瘤胃运动稀弱、短促以至绝止。排粪迟滞或腹泻，有的便秘与腹泻相交替。粪便呈油泥状、糨糊样，潜血检查多为阳性。据统计，慢性病例，排粪迟滞的居多，持续腹泻的仅占20%～40%（Robertson，1966）。一般病例不显腹痛。有的每当瘤胃强烈收缩时表现呻吟、踏步、踢腹等轻微的腹痛不安。真胃显著膨胀的急性病例，腹痛明显，并发瘤胃臌胀。

本病的示病性体征，几乎全部显现于腹部。如不认真检查腹部，反复进行仔细的腹部视、触、听、叩诊，这些有诊断价值的体征常被遗漏而误诊为原发性酮病和（或）创伤性网胃腹膜炎。

1. 视诊腹围 显著缩小，两侧饥窝部塌陷，右侧腹壁膨隆度变小而显得比较平坦，左侧肋弓部后下方、左饥窝的前下方出现限局性凸起，有时凸起部由肋弓后方向上延伸，几乎到达饥窝顶部，该部触诊有气囊样感觉，叩诊发鼓音。

2. 听诊左侧腹壁 可于第9～第12肋骨弓下缘、肩-膝水平线上下听到真胃音，其音色为带金属音调的流水音或滴落音（叮铃声），出现频度时多时少，多时 5min 内 2～3 次，少时 15min 没有 1 次，且与瘤胃运动无关。

3. 用手掌用力推动叮铃音明显处 可感知限局性震水音。用听叩诊结合的方法，即用手指或叩诊锤叩击肋骨，同时在附近的腹壁上听诊，常能在真胃嵌留的部位听到一种类似叩击金属管所发出的共鸣音——钢管音。钢管音区域局限，一般出现于左侧肋弓的前后，向前可达第9、第10肋骨部，向下抵肩关节膝关节水平线，呈卵圆形或不正形，范围大小不一，直径小的仅为 10～12cm，大的可达35～45cm，而且时隐时现，大小和形状随真胃所含气液的多少以及真胃飘移的位置而发生改变。

4. 在钢管音区域的直下部做试验性穿刺 常可获得褐色带酸臭气味的浑浊液体，pH 2.0～4.0，无纤毛虫（宋有信等，1985）。

5. 直肠检查 可发现瘤胃比正常更靠近腹正中，触诊右侧腹胁部有空虚感。病程数周、瘤胃体积显著缩小的，可能于瘤胃和左腹壁之间摸到膨胀的真胃或感有较大的空隙（可容一拳）（李毓义等，1994，2002）。

真胃顺时针前方变位的病牛，钢管音深在而不易发现，左肋弓部不显现上述示病性体征。但在心区后上方、胸腔两侧长时间听诊，可发现特异的叮铃声即真胃音。开腹探查时在网胃和膈之间可摸到膨胀的真胃（Watering 等，1965）。

血液检验：可证实低氯血症、碱储偏高、血液浓缩等代谢性碱中毒和脱水指征的轻度改变。

【病程及预后】

通常取亚急性和慢性经过，病程迁延数周，如不治疗，最终多死于恶病质或真胃穿孔所致的腹膜炎。有的可自行复位，但容易再发。少数急性病牛，腹痛剧烈，瘤胃臌胀，体温升高，心动过速，全身症状明显，如不施行手术整复，常于 1 周内死于急腹症。个别病牛，不表现临床异常，在 1～2 年的病程中照常妊娠、分娩和泌乳，直到屠宰时才被证实（Ingling 等，1975）。

【诊断】

作者等的临床体验是，遇到分娩或流产后显现消化不良、轻度腹痛、酮病综合征的病牛，经前胃弛缓或酮病常规治疗无效或复发的，除注意创伤性网胃腹膜炎外，即应着重怀疑 LDA。然后反复认真地检查腹部、尤其左腹部，依据下列一套 4 项示病体征确立诊断：

视诊左肋弓部后上方的限局性膨隆，触之如气囊，叩之发鼓音；肋弓部后下方冲击式触诊感有震水音；在第 9～第 12 肋间、肩关节水平线上下，运用听叩诊结合法寻找钢管音，并确定钢管音的区域，划定其形状和范围；在圈定的区域内长时间听诊，获取叮玲声；在钢管音区的直下部进行试验性穿刺，取得真胃液（宋有信等，1985）。

在上述腹部示病体征不齐备时，可辅以直肠检查和超声诊断（显示液平）。必要时，应用腹腔内窥镜检查，可在瘤胃左方发现两个裂缝：腹壁与真胃间的外侧缝；真胃与瘤胃间的内侧缝。最后实施开腹探查并手术整复，以验证诊断的准确性。

【治疗】

LDA 有 3 种治疗方法，即保守疗法、滚转复位法和手术整复法。

1. 保守疗法 即通过静脉注射钙制剂、皮下注射新斯的明等拟副交感神经药和投服盐类泻剂，以增强胃肠的运动性，消除真胃弛缓，促进真胃内气液的排空和复位（Hoffsis 等，1986）。

2. 滚转复位疗法 实施步骤是：饥饿数日并限制饮水，尽量使瘤胃容积变小；病牛左侧横卧，再转成仰卧；以背轴为轴心，先向左滚转 45°，回到正中，然后向右滚转 45°，再回到正中，如此以 90°的摆幅左右摇晃 3～5min；突然停止，恢复左侧横卧姿势，稍后转成俯卧，最后站立。经过仰卧状态下的左右反复摇晃，瘤胃内容物向背部下沉，对腹底壁潜在空隙的压力减轻，含大量气体的变位真胃随着摇晃上升到腹底空隙处，并逐渐移向右侧面而复位。此法复位有 70%的成功率（Blood 等，1983；段得贤，1986）。

这两种疗法的共同缺陷是成功率低，对真胃已发生粘连者无效，且容易再发。

3. 手术整复固定疗法 据文献记载共有 4 条手术径路，即左髂部切口、右髂部切口、两侧髂部同时切口以及腹正中旁线切口。这 4 种径路，各有利弊。

（1）左髂部切口法。可充分显露真胃的变位部分，但复位和固定困难。

（2）右髂部切口法。真胃固定方便，但真位复位较难，变位部粘连时复位更不可能。

（3）两侧髂部同时切口法。真胃复位和固定均较容易，但手术损伤大，时间长，费人力，花钱多。

（4）腹正中旁线切口法。要实施全身麻醉和仰卧保定，且术后容易污染，形成切口疝（钱锋等，1986）。

长春兽医大学（现吉林大学畜牧兽医学院）建立的 LDA 简易手术整复固定法，术式简便易行，效果确实，花费少。自 1984 年以来，治愈 LDA 病牛已逾数百例，无一复发。施术全过程如下：

病牛站立保定，腰旁神经干传导麻醉，配合切口局部直线浸润麻醉。左侧腹壁剃毛消毒后，于腰椎横突下方 30cm、季肋后 6～8cm 处，做一长 15～20cm 的垂直切口。打开腹腔后，可在切口处直视变位充气的真胃。用带有长胶管的针头穿刺真胃，接上注射器或吸引器抽吸真胃内积滞的气体和部分液体。此时术者应检查真胃同周围器官组织有无粘连，如有粘连即行分离。然后，术者牵拉真胃寻找大网膜并将其引至切口处。用长约 1 m 的肠线，一端在真胃大弯的大网膜附着部做一褥式缝合并打结，剪去余端；另一端带有缝合针放在腹壁切口外备用。此时，术者实施复位，将真胃沿左腹壁推送到瘤胃下方的右侧腹底正常位置处。皱胃复位确实无误后，术者右手掌心握着带肠线的前述备用缝合针，紧贴左腹壁伸向右腹底部，令助手在右腹壁下指示真胃的正常体表投影位置，术者按助手所指部位将缝针向外穿透腹壁，由助手将缝针随带缝线一起拔出腹腔，慢慢拉紧缝线，于术者确认真胃复位固定后，助手用缝合针刺入旁开 1～2cm 处的皮下再穿出皮肤，引出缝合肠线将其与入针处留线在皮外打结固定并剪去余线。最后，腹腔内注入青霉素、链霉素溶液，按常规方法闭合腹壁切口，术后第 5 天可剪断腹壁固定肠线。术后第 7 至第 9 天拆除皮肤切口缝线（钱锋等，1987）。

七、真胃右方变位

Right Displaced Abomasum

真位右方变位，简称 RDA，与 LDA 相对应，是真胃在右侧腹腔范围内各类型位置改变的统称。真胃右方变位，包括真胃后方变位、真胃前方变位、真胃右方扭转、瓣胃真胃扭转等 4 种病理类型。

真胃后方变位。又称真胃扩张（abomasal dilatation），简称 AD，指的是真胃因弛缓、膨胀而离开腹底壁正常位置，作顺时针方向偏转约 90°，移位至瓣胃后方、肝脏与右腹壁之间，大弯部朝后，瓣胃真胃结合部和幽门十二指肠区发生轻度的折屈或扭曲，只造成幽门排空不畅或幽门口不全闭塞，对胃壁的血管和神经并未造成挤压（Pearson 等，1973；Hoffsis 等，1986）。

真胃前方变位。全称应为真胃逆时针前方变位，以区别于由 LDA 发展形成的真胃顺时针前方变位，指的是真胃逆时针方向偏转约 90°，移位至网胃与膈肌之间，大弯部朝前，瓣胃真胃结合部和幽门十二指肠区常发生较明显的折屈或扭曲，造成幽门口的部分或完全闭塞（宋有信，1985；段得贤等，1988）。

真胃右方扭转（right torsion of the abomasum）。简称 RTA。指的是真胃逆时针方向转动 180°～270°，移位至瓣胃上方或后上方，肝脏的旁侧，大弯部朝上，瓣胃真胃结合部（O/a）和幽门十二指肠区（P/d）均发生较大程度的拧转，十二指肠从瓣胃后经过，常造成瓣-皱孔和幽门口的完全闭塞（Smith，1978；Blood 等，1983；Hoffsis 等，1986）。

瓣胃真胃扭转（omasal - abomasal torsion）。简称 OAT。指的是真胃连同瓣胃逆时针方向转动 180°～270°，瓣胃原位扭转，而真胃移至瓣胃后上方和肝脏旁侧，大弯部朝上，网胃瓣胃结合部（R/O）和幽门十二指肠区（P/d）均发生严重的拧转，十二指肠从瓣胃前横过，恒造成网瓣孔和幽门口的完全闭锁。肝脏亦受压而出现明显的病变（Habel 等，1981；Hoffsis 等，1986）。

上述各病型真胃右方变位，主要是真胃扩张和真胃扭转，多发生于成年乳牛，常见于产犊后 3～6 周之内（Neal 等，1960；Ide 等，1964；Espersen 等，1964；Poulsen，1974）。北欧各国发生尤多（Poulsen，1974，1976）。RDA 不同于 LDA，在公牛、肉牛和犊牛中也屡有发生（Macleod，1964，1968）。其中有的起始为 LDA，然后回归右侧，变为 RDA 或 RTA（Poulsen，1974）。

真胃右方变位，尤其 RTA 和 OAT 的发生率，远远低于真胃左方变位。据北美的一份典型调查，在同期内，LDA 发生 147 例，而 RTA 只有 18 例。两者的发生比例接近于 9：1（Gabel 等，1969；Hoffsis 等，1986）。有人统计，LDA、AD（真胃扩张）、AV（真胃扭转）三者的发生比例大体为

20：4～5：1（Whitlock，1969；宋有信，1985）。

【病因及发病机理】

真胃右方变位的主要病因，同 LDA 一样，包括可造成真胃弛缓的各种因素。但不存在妊娠和分娩所造成的机械性病因。

RDA 同 LDA 一样，主要发生于冬季舍饲乳牛的产后。这表明其病理学基础也是真胃的弛缓和扩张，系谷物高精料饲养、冬季舍饲期运动缺乏和分娩应激等诸因素共同作用的结果（Svendsen，1969；Bolton 等，1976；Blood 等，1983；Hoffsis 等，1986）。

牛 RDA 在丹麦、瑞典等北欧各国的发生率特高，据认为与冬季舍饲期体内酸碱平衡偏向碱性状态有关，摄食未清洗块根饲料上的大量泥土也具有病因学意义（Poulsen 等，1974，1976；Blood 等，1983）。

真胃右方变位的发生发展过程。一般认为大体如下：在各种因素的复合作用下，真胃首先发生弛缓，积滞液体和气体，逐渐扩张并向后方移位或前方移位，历时数日至 2 周不等，真胃继续分泌盐酸、氯化钠，由于排空不畅，液体和电解质不能后送至小肠回收，胃壁愈益膨胀和弛缓，导致脱水和代谢性碱中毒，并伴有低氯血症和低钾血症。在此期间，疾病取亚急性经过，真胃内积滞的液体可多达 35L，脱水可达体重的 5%～12%，显示高位肠阻塞（麻痹性肠梗阻）的典型变化，如同犊牛实验性真胃右方变位和十二指肠阻塞一样（Espersen 等，1961；Hammond 等，1964；Poulsen，1974；Blood 等，1983）。

在上述真胃弛缓和（或）扩张的基础上，如因跳跃、起卧、滚转、分娩等而使体位或腹压发生剧烈的改变，造成固定真胃位置的网膜破裂，则真胃沿逆时针方向做不同弧度的偏转而造成真胃扭转或瓣胃真胃扭转，导致幽门口和瓣皱孔或网瓣孔的完全闭锁，发生真胃急性梗阻，进一步积液、积气和膨胀，甚而胃壁出血、坏死乃至破裂，出现更为严重脱水、低氯血症、低钾血症、代谢性碱中毒，直至循环衰竭，而于短时间内死亡（Pearson，1973；Blood 等，1983；Hoffsis 等，1986）。

【临床表现】

真胃右方变位的临床表现因病理类型而不同。临床上只分急性和亚急性两种病程类型。真胃扩张即后方变位，多取亚急性型病程。

真胃扭转（RTA）尤其瓣胃真胃扭转（OAT）恒取急性病程。

真胃前方变位，则兼有两种病程类型，即取亚急性或急性病程。

1. 亚急性型真胃右方变位　通常包括全部真胃扩张即后方变位、大部分真胃逆时针前方变位以及 RTA 和 OAT 的初期阶段。

大多在产犊后的 3～6 周内逐渐显症，病初与 LDA 相似，但腹痛比较明显，食欲很快废绝，泌乳大减或停止，瘤胃运动减弱以至消失，有时轻度臌胀，粪便量少色暗呈糊状，体温一般正常，而鼻镜干燥、烦渴贪饮、眼球塌陷等脱水体征发展得比较迅速，心率中等度增数，每分钟可达 80～100 次，全身症状比较明显。

3～4d 之后，右腹部明显膨大，右肋弓部后侧尤为明显。运用听叩诊结合的方法，在右肋弓部以至右腹中部可发现较大范围的"钢管音"，实施冲击式触诊可感有震水声。直肠检查可触到膨胀的真胃后壁，紧张而有弹性，充满液体和气体，压不留痕（据以区别于真胃积食），几乎占满腹腔的右下半部。经过 10～14d 不等，及时而正确的治疗，可能痊愈，预后慎重。

2. 急性型真胃右方变位　通常包括 RTA 尤其 OAT、一部分真胃逆时针前方变位以及个别发生破裂的真胃扩张。

在真胃扩张的病程中，突然发生剧烈的腹痛，表现后蹄踢腹，两后肢频频交替踏步（treading），呻吟，不安，拱腰缩腹，取蹲伏姿势。全身症状重剧，包括心动过速，每分钟 100～140 次，可视黏膜苍白，体温低下，腕跗关节以下皮肤发凉，微血管再充盈时间延长，脉搏细弱，眼球塌陷等严重的脱水体征和循环衰竭体征。

消化道症状和腹部体征同亚急性型病例基本一致。不同点在于钢管音区域下部试验性穿刺抽取的 pH2.0～4.0 的真胃液呈红褐色混血，粪便亦混血，甚至排出的是柏油样粪。经过 3～5d，病程短急，常在 48～96h 之内死于循环衰竭或真胃破裂，如不及时手术整复，则康复者为数甚少，预后不良（张鸣谦等，1981；宋有信，1985）。

检验所见：主要包括严重的低氯血症、低钾血症、代谢性碱中毒以及重度的脱水指征。

血气分析显示，血液 pH 可高达 7.528，剩余碱基（BE）＋17.5；血氯低下，59mmol/L；血钾降低，2.8mmol/L；红细胞压积容量（PCV），由正常的 30%～33%增高到 40%～45%；血浆总蛋白（TPP）由正常的 65～75g/L 增高到 80g/L 以上（Hammond 等，1964；Whitlock，1980；Hoffsis 等，1986）。

严重的代谢性碱中毒病牛，尿液呈反常的酸性（paradoxical aciduria），据认为是低氯血症和低钾血症的结果，可能还与重度脱水时钠的潴留有一定的关系（Gingerich 等，1975；Hoffsis 等，1986）。

【诊断】

牛真胃右方变位的临床表现明显，论证诊断比 LDA 容易得多。主要依据腹痛、脱水、低氯血症、代谢性碱中毒等临床症状和检验所见；右腹部一套 3 项示病体征，即视诊肋弓后腹中部显著膨胀、叩听诊结合有范围较大（从第 9 肋骨至肋弓后腹中部）的钢管音区以及冲击式触诊感震水声；钢管音区下方试验性穿刺可获得真胃液；直肠检查可摸到积气积液、膨大紧张的真胃后壁。4 种不同病理类型可按以下要点进行区分：

1. 真胃后方变位（扩张）　腹痛较轻，病程较长，取亚急性型病程，右腹一套 3 项体征齐备，穿刺胃液及所排粪便常不混血，除非后期破裂，一般不表现休克危象。

2. 真胃逆时针前方变位　多数取亚急性型病程，临床表现和检验所见比后方变位重剧，且因真胃前置，不具备右腹中部的一套 3 项示病体征，直肠检查也摸不到真胃，如不注意搜索心区后上方的钢管音、真胃音和震水声，常被漏诊。

3. RTA 和 OAT　腹痛剧烈，全身症状重剧，恒取急性型病程，迅速出现循环衰竭体征和休克危象，排柏油样粪，穿刺真胃液混血。即使有的因胃底部广泛坏死，穿刺的真胃液 pH 为 6.0～6.5（宋有信，1985），亦容易同真胃扩张区别。依据右腹中部的一套 3 项示病体征和直肠检查结果，绝不会误认为真胃前方变位。至于 RTA 和 OAT 之间，临床上区分不了，即使开腹探查，也很难摸清。

鉴别诊断：应考虑到显示腹痛并可能在右腹出现钢管音的一些类症，如瘤胃臌胀、腹腔积气、十二指肠和空肠积液积气、盲肠扭转、盲肠弛缓并扩张、子宫扭转并积气等。因此，一旦在右腹壁发现了钢管音，就要首先定位，并确定钢管音区的范围和形状，然后通过直肠检查、阴道检查以及体外穿刺试验等逐个地加以排除（Donald，1980；宋有信，1985）。

【治疗】

真胃右方变位，特别是 RTA 和 OAT，不同于 LDA，单纯药物疗法和滚转疗法都不能加以矫正，一经确诊，即应施行开腹整复手术。能站立的病牛在右腰旁窝切口，卧地的病牛在腹正中旁（右）线切口，而以前一手术途径为好，因便于确定真胃的解剖位置和整复的方向（Gabel 等，1969；Boucher，1968；钱锋，1984，1986）。

1. 真胃右方变位和扭转整复术　六柱栏内站立保定，右髋部常规剪、剃毛和消毒。腰旁神经干传导麻醉和切口局部直线浸润麻醉。右髋部第 3 腰椎横突下 15cm 处垂直切口 20～25cm，或右髋部上 1/3、季肋直后，与肋骨平行切口 20～25cm。

按常规剖腹后，膨满的真胃即显露于创口下，居于右腹壁和肠袢之间。真胃露出后，可先用带长胶管的针头穿刺放气减压，并做腹腔隔离缝合，即将腹膜与胃浆膜和肌层沿创缘缝合使腹腔闭合，以免污染。

而后，在隔离的真胃壁上做一道浆膜肌层袋口缝合，并于袋口缝合的中部做 2～3cm 长的小切口，迅速插入胃导管，同时收紧袋口缝合线，使真胃内的积液间断性地排出（10～30L 不等）。

积液排尽后，拔出胃导管，缝合皱胃切口，并拆除隔离缝合。

然后，伸手于腹腔内，将真胃推送至正常位置并加以缝合固定。最后按常规方法闭合腹壁切口（钱锋，1984，1986）。

2. 真胃右方变位（含前后方变位和真胃扭转）**整复术**　站立保定，右腰旁窝向下行腹壁切开。真胃穿刺放气减压，排除积液。然后伸手入腹腔触诊真胃的位置和大弯部的朝向，以判断属于哪种病理类型，从而确定整复的具体方案。

（1）如系真胃后方变位。即单纯真胃扩张而无扭转，则气液排除减压后，真胃即自行回复至正常位置，不必固定（钱锋，1986）。

（2）如系真胃顺时针前方变位。需将真胃从网胃与膈肌之间拽回至瓣胃后下方，使大弯部抵腹中线偏右的腹底壁而后加以固定。

（3）如系真胃变位于瓣胃上方或后上方，且大弯部朝上，即为真胃扭转。其瓣—皱孔处拧转的，是 RTA，其网瓣孔处拧转的，是 OAT。

整复的方法是，用左手的手掌托着真胃的背部即大弯部，向前下方一直推送至网胃处；然后利用前臂部使瓣胃尽量向腹中线侧挤靠，而将真胃拽回到瓣胃下方，使大弯部抵腹中线偏右的腹底壁处，恢复正常的位置；最后，通过牵引网膜，使幽门部暴露于腹切口处，实施幽门部网膜腹壁固定术（omentopexy），并按常规方法关腹。

在此整复方案中，有不少学者主张真胃减压只排气不排积液。其好处是手术时间大大缩短，腹腔污染的机会减少，整复后真胃积液经小肠吸收，可使低氯低钾血症和代谢性碱中毒迅速自行缓解而不必施行大量输液（Hoffsis 等，1986），

手术过程中和术后，应大量输注等渗盐水，用量 8～20L 不等。整复手术的成功率，与病程长短有关。早期施行整复，真胃扩张几乎全部痊愈；RTA 治愈率可达 75%；OAT 亦可达 35%～50%（Hoffsis 等，1986）。

（李毓义　周昌芳　谢光洪）

八、真胃臌气

Abomasal Bloat

真胃臌气，是以真胃显著扩张，充满气体、液体和未凝固代乳品为病理特征的一种超急性型致死性真胃病。主要发生于用代乳品饲喂的犊牛和羔羊（Gorrill 等，1975；Arsenault 等，1980；Blood 等，1983）。

【病因及发病机理】

主要病因是犊牛和羔羊突然采食大量温热（15℃以上）的代乳品。以温热代乳品每天两次饲喂的羔羊，尤易发生真胃臌气。而冷的含难溶成分少的代乳品或充分冷冻过的代乳品，即使随意饲喂亦很少或不发生臌气。发生机理尚未查明，据认为与真胃突然过度充满、产气微生物增殖和反射性幽门痉

挛有关（Arsenault 等，1980）。

【临床表现】

病犊和病羔通常在采食代乳品之后的 1h 之内突然起病，腹部急剧膨胀，饥窝部突隆，叩诊呈鼓音，触诊有弹性，由于腹压极度增高，障碍呼吸和循环，大多于显现腹胀之后的若干分钟之内猝死于窒息和（或）急性心力衰竭。

【防治】

用套管针在右肋弓后的腹部穿刺真胃，放气减压，并由套管向真胃内注入 0.5％福尔马林液等制酵剂，羔羊 10～20mL；犊牛 30～50mL。代乳品内加入适量（按 0.1％的比例）福尔马林，可减少真胃臌气的发生率（Gorrill 等，1975）。

九、反刍动物盲肠扩张

Caecal Dilatation in Ruminants

反刍动物盲肠扩张，又称盲肠弛缓和扩张（caecal atony and dilatation）、盲肠扩张和变位（caecal dilatation and displacement）或盲肠扩张和扭转（caecal dilatation and torsion），是以肠壁平滑肌弛缓性麻痹所致盲肠扩张、变位或扭转为主要病理特征的一种反刍动物急腹症。

世界各国均有报道，多发生于乳牛（Espersen，1960；Pearson，1963；Svendsen 等，1970；大星健治，1980；余敞，1980；Blood 等，1983）和绵羊（Hjelle，1966；Waldeland，1982）。还报道发生于印度水牛（Layer 等，1980；Kumar 等，1983）、延边黄牛（金星，1982）、山羊（Desphande 等，1979）以及羔羊（Gumbrell 等，1973）。

【病因及发病机理】

一般认为，盲肠弛缓是造成盲肠扩张、变位以至扭转的病理学基础。实验表明，挥发性脂肪酸（VFA）对盲肠的运动性呈抑制作用。其中，丁酸的抑制作用最强，丙酸次之，乙酸最弱。反刍动物盲肠内容物中未解离的挥发性脂肪酸浓度增高，可导致盲肠弛缓（Svendsen，1970，1972，1974），Argenzio 的山羊实验证实，挥发性脂肪酸对大肠内水分和离子的吸收有明显的影响。

本病大多发生在产犊或产羔之后的加强饲喂时期，向青草生长茂盛的夏季牧地或再生草牧地转牧的初夏和秋季。疾病发生的这些季节性分布规律提示，高精料和肥嫩饲草等日粮组成的改变在本病的发生上具有重大的病因学意义（Waldeland，1982）。

依据上述有关实验研究结果和疾病发生特点，推论本病的发生发展过程大体是，在产后高精料强化饲养，转入肥嫩草场放牧以及消化功能减退的情况下，食物中富含的纤维素和可溶性糖在瘤胃内未经充分消化和酵解即进入盲肠，盲肠内的微生物酵解作用活跃，产生大量挥发性脂肪酸和乳酸，pH 下降，导致盲肠弛缓，内容物停滞，产生气体，加上液体向肠腔回渗，造成盲肠扩张。

反刍兽盲肠的解剖学特点：顶部悬挂于总肠系膜之间，背面连结肠，腹面连回肠，外侧为大网膜，内侧为瘤胃，而后（盲）端 1/3 部游离。因此。盲肠弛缓、扩张后，其顶部游离端（与脊柱平行）容易因沉坠而垂折或前屈，造成盲肠肠系膜顺（逆）时针扭转 90°～360°，使盲结肠结合部和（或）回盲肠结合部闭塞不通（Waldeland，1982）。严重的，肠壁发生缺血性坏死，终至破裂，而引起腐败性腹膜炎和内毒素休克。

【临床表现】

本病的临床表现包括两个阶段：盲肠弛缓和扩张的慢性消化紊乱期，持续 2～4 周；盲肠变位或扭转的急腹症发作期，病程 3～7d。

1. 牛盲肠扩张和扭转　病牛食欲减退，反刍稀少，瘤胃运动减弱，排粪迟滞或腹泻，排恶臭水样粪，有隐微的腹痛表现，体温、脉搏、呼吸无大改变，持续 1～3 周，施行前胃迟缓的各种治疗方法概不见效，终于形体消瘦，左肷窝塌陷，瘤胃空虚，肚腹缩小，显现恶病质状态。与此同时，右肷窝部以至腹胁中下部逐渐膨大隆突，开始出现本病特有的体征，而由盲肠弛缓和扩张所致的慢性消化紊乱期转入盲肠变位和扭转所致的急腹症发作期。

病牛食欲废绝，反刍停止，瘤胃运动消失，排粪迟滞或秘结，两后肢频频交替踏步、踢腹或屈曲呈蹲伏姿势，表现明显或剧烈的腹痛。右腹部膨隆处，叩诊发鼓音，冲击式触诊感震水声。通过听叩诊结合的方法，可在右肷窝部发现横置的椭圆形钢管音区，或扩展至右肋弓后整个腹中下部的广大钢管音区。试验性穿刺，可获得恶臭污浊的穿刺液，pH 8.0 左右。

直肠检查：壶腹部空虚，积有中等数量的乳白色胶冻状黏液。左腹腔宽松，瘤胃容积显著缩小。右腹腔胀满，在肋弓后腰旁窝前角处可触到膨胀紧张的盲肠基部，其游离端直至盲肠顶部（盲肠尖）亦膨胀增粗，直径 15～25cm，水平后延至髂骨结节处，表明位置未变（弛缓和扩张期）；有的病牛，盲肠游离端连同盲肠顶部发生垂折并前屈至右腹中下部，呈长圆柱形（Blood 等，1983）、圆筒形（余敞，1980）或椭圆形，长 47cm，宽 35cm，深 25cm，容积超过缩小的瘤胃和网胃之和（金星，1982），且触压肠壁和腹壁，动物即表现明显的疼痛（变位和扭转期）。这样的病牛，通常在 1 周之内死于盲肠破裂所致的穿孔性腹膜炎和内毒素休克。

2. 羊盲肠扩张和扭转　通常在产羔后的 1～2 个月左右，或由舍饲和贫瘠草场转入夏季草场和秋季再生草场之后发病。在盲肠弛缓和扩张所致的慢性消化紊乱期间，呈前胃弛缓症状，常被忽略。一经发现，大多已进入盲肠变位和扭转所表现的急腹症发作期。

病羊腹部尤其右腹部膨隆，不愿走动，呈现明显的腹痛，站立时频频伸展体躯，躺卧时频频努责。食欲废绝，反刍停止，瘤胃运动消失，不见排粪。有的体温升高至 40.4℃，呼吸促迫。在右胁腹部，尤其上区，可通过听叩诊结合的方法发现钢管音区域，冲击式触诊感有震水声。指检直肠空虚，有时可触及气胀的肠管。

【诊断】

依据慢性消化不良在前和急腹症发作继后的典型病程，左腹塌陷而右腹膨隆的对应体态以及钢管音、震水声、混血粪汁碱性穿刺物等一套 3 项右腹体征，可做出初步诊断。

然后通过直肠检查（牛）和（或）剖腹探查（牛、羊），确诊是盲肠弛缓扩张还是盲肠变位扭转，并施行手术整复。

鉴别诊断：应注意真胃扩张和扭转、真胃急性臌气、真胃阻塞和结肠阻塞。

1. 真胃扩张和扭转　钢管音区域在右肋弓部前后，位置靠前，试验性穿刺物为酸性反应。

2. 真胃臌气　发生于犊牛和羔羊，超急性病程，呼吸障碍和循环衰竭明显，短时间内猝死于窒息和休克。

3. 真胃阻塞　右肋弓后下腹部膨大，一般无钢管音和震水声，触诊内容物黏硬或捏粉样。

4. 结肠阻塞　钢管音区域狭小，位于右季肋部即第 11～第 12 肋骨上半部及其后缘的腰旁窝处，大致呈圆形，且音响易变甚而有时消失（成田修司等，1980；金星，1982）。

【治疗】

轻症盲肠弛缓和扩张，可禁饲数日，采用保守疗法，投服盐类泻剂（Grunder，1972）或阻断腹部（胸腰）交感神经干、小量多次肌内注射硫酸新斯的明等拟交感神经药（李毓义，1987），并注意补液和输注氯化钠和氯化钾，以纠正其轻度脱水、代偿性低氯血症和低钾血症（Whitlock，1976；

Blood，1983）。

重症盲肠弛缓和扩张，尤其盲肠变位和扭转，应施行剖腹整复术。外科矫正治疗的预后良好，复发率低，仅为 10%（Whitlock，1976；Waldeland，1982）。

1. 牛盲肠扩张和扭转剖腹整复术　站立保定，腰旁传导麻醉结合腹切口直线浸润麻醉，右腰旁窝稍下方腹部垂直切口约 15cm。腹膜切开后，扩张、变位、扭转的盲肠即暴露于创口，拉出盲肠尖，做 1～2cm 小切口，用胶管引流排除积滞的气体和粪液，切口内翻缝合送回腹腔，按盲肠游离部的正常位置复位（盲肠尖水平走向髂骨结节）。如盲肠变位部已发生坏死或坏疽（肠壁紫黑色），即应切除，行盲端闭合（余敝，1980；Blood 等，1983）。

2. 绵羊盲肠扩张和扭转剖腹整复术　站立或左侧卧保定；腰旁传导麻醉结合腹切口直线浸润麻醉；右腰旁窝稍下垂直切开 6～8cm。腹膜切开后，扩张、变位的盲肠游离端即暴露于创缘，拉出创口（高度气胀时，先用带胶管的细针头放气减压）；然后在尽量靠近盲肠尖的游离端做一袋口缝合，并在中心部做 1.5～2cm 的切口，以排除积滞的液体和食糜；拉紧并闭合肠切口；将盲肠游离端还纳腹腔；探索并钝性剥离粘连处，使盲肠整复至正常位置；最后按常规关腹。

术后护理的要点是应用抗生素以防止感染，实施输液和替代疗法以纠正脱水、低氯血症和低钾血症（Waldeland，1982）。

（李毓义　周昌芳　谢光洪）

十、反刍动物肠变位

Intestinal Dislocation in Ruminants

反刍动物肠变位，同其他动物的肠变位一样，包括肠套叠、肠扭转、肠绞窄（缠结）、肠嵌闭（嵌顿）等 4 种病理类型，是由于肠管自然位置发生改变，致使肠系膜（间膜）连同肠壁受到挤压绞窄，肠管血行发生障碍，造成肠壁缺血坏死和肠腔闭塞不通的一组机械性肠阻塞和一类重剧性腹痛病。

本病主要发生于羊和牛，常见的病型是十二指肠套叠，空肠等小肠嵌闭，盲肠扭转和肠系膜扭转。其致发病因和疾病发生发展过程，与马属动物的肠变位基本相同。

【临床表现】

1. 腹痛　除盲肠扭转疼痛较轻以外，都表现中度以上的腹痛，并由阵发性变为持续性，站立不稳，塌腰，侧卧，回头顾腹。应用止痛剂很难奏效。在 12～24h 之后，外观稳静，转为沉重的腹痛。

2. 排粪　开始排少量稀粪，以后排粪减少并呈污黑色或带血，不久排粪停止。牛盲肠扭转只是排粪量减少。

3. 全身症状　迅速恶化，心率增到每分钟 80～100 次，严重者高达每分钟 100 次以上，可视黏膜发绀，而后变苍白，精神高度沉郁，很快发展为中度脱水。

腹腔穿刺：大多为血样腹水。

直肠检查：直肠空虚，常蓄有血样黏液。

十二指肠套叠可在右下腹部第 3、第 4 腰椎横突下方触到长椭圆形、香肠样坚实感的肠段，病牛表现痛苦；如其后部套叠，则该段积液而膨胀。

小肠扭转可在右肾下方触及紧张的索状物，有的可直接触到坚实感的扭转肠段，牵引时有疼痛反应。

小肠嵌闭常可触到肿胀而有坚实感的肠段。肠袢被输精管游离端缠绞时，在耻骨前下方一侧可触到移动性较大的肿块。

盲肠扭转可触到盲肠呈弧形下沉，肠管膨隆紧张，沿似瘤胃盲囊状的盲肠末端向前延伸，在盲肠基部（相当于右肾下方）可触到一索状物呈蒂柄样。

实验室检验：对肠变位的论证诊断仅有参考意义，但可作为判断病程和预后的依据。血液浓缩，红细胞压积容量和血浆总蛋白增高。高血糖、高丙酮酸、高乳酸血症，其增高的幅度与病的严重程度相平行。

小肠变位的实验研究表明，血糖可由正常的 3.92mmol/L（70mg/dL）左右上升到 5.6mmol/L（100mg/dL）以上。晚期由于糖原耗竭而很快下降。乳酸由正常的 0.777～1.11mmol/L（7～10mg/dL）上升到 3.33～4.44mmol/L（30～40mg/dL）。丙酮酸由 79.8～114μmol/L（0.7～1.0mg/dL）上升到 342～456 μmol/L（3.0～4.0mg/dL）。盲肠扭转时，变动幅度较小。此外，血液尿素氮增加（表明外周循环衰竭），血浆总蛋白量下降，而血氨升高。血液 pH，早期升高，中后期除小肠扭转持续降低外，其余仍升高。血清 K^+、Cl^- 减少。尿 pH 下降，尿蓝母阳性。

【诊断】

依据直肠检查结果，腹痛，混血腹腔穿刺液，体况恶化迅速，排血便等，不难确诊。

【治疗】

保守疗法基本无效。

手术疗法：剖腹式式与肠阻塞相同。对病变肠段的处理，除剥离粘连、整复（扭转）和修补疝孔（嵌闭）外，关键在于正确掌握肠切除的标准。通常在以下情况下需做肠切除术：

（1）变位肠段已坏死或有坏死倾向的。

（2）肠腔内血凝块经捏碎挤出后，发现肠管仍继续出血而膨胀的。

（3）整复后肠管色泽不转为红润的。

（4）中后期病例，已出现休克体征或休克前兆的。

适度放宽肠切除的标准，宁切除，不姑息，是防止内毒素休克，提高手术成功率的基础和前提。

补液纠正脱水，是提高肠变位疗效的重要措施之一。除小肠扭转出现代谢性酸中毒需针对性治疗外，其余疗法均同肠阻塞。

术后 3～5d 内需注射抗生素，以控制炎症。

十一、反刍动物肠便秘

Intestinal Impaction in Ruminants

反刍动物肠便秘，包括十二指肠、空肠、盲肠、结肠等不同肠段的秘结。是以肠弛缓为病理基础，肠内食糜或粪便积滞所造成的一种机能性肠阻塞。黄牛、水牛较多发生。常见于成年牛，尤其老年牛。

【病因及发病机理】

本病的发生与饲养管理关系密切。

1. 饲喂粗韧纤维饲料，如甘薯蔓、花生藤、麦秸、枯老的绿肥或其他牧草。

2. 饲料中缺乏矿物质，舔食的被毛在真胃中缠绕形成毛球，并进入肠道而引起阻塞。

3. 大量稻谷摄入后积滞于盲肠，堵塞盲结肠口而引起阻塞。

4. 饮水不足，缺乏运动，重役，偷吃大量稻谷，加上年老、齿病和围产期消化功能减退而发病。

肠阻塞对机体的影响，因牛的种类和阻塞的部位而有很大差异。

一般来说，乳牛＞黄牛＞水牛。阻塞的部位越靠前，病变越明显，病程越短急。

病理生理改变主要是水摄入减少和肠液的丢失（淤积在消化道内），导致脱水和心血管系统的紊乱；其次是血液中 K^+ 和 Cl^- 的大量丢失，呈现代谢性碱中毒，血氨升高，大多死于自体中毒。因摄入多量稻谷而引起的盲肠阻塞，常导致酸中毒。

【临床表现】

病牛大都食欲废绝，反刍停止。结肠阻塞牛偶有少量食欲。病初，多数病牛有阵发性轻度腹痛，表现为四肢频频踏地，头向右侧顾腹，拱背努责，举尾。前胃弛缓，常伴有轻度臌气。排粪量减少变干。乳牛泌乳量下降。体温、心率、呼吸都无明显变化。接着腹痛中止，精神沉郁，出现轻度脱水、前胃弛缓、排粪停止而代之以白色胶冻状黏液，且心率加快，呼吸增数。病程进入中后期，则病牛极度沉郁，喜卧，体温低下，心动过速，有的达 100 次/min，呈中度以上脱水，并出现心包摩擦音，可视黏膜由发绀变为苍白，末梢厥冷，陷入休克状态，最后昏迷或抽搐而死。

病程 5～10d 左右，阻塞部越靠后病程越长，结肠阻塞可拖延 2 周左右。

实验室检查：有助于对病情严重程度的判断。主要有以下几点：

1. 血液浓缩：红细胞压积容量增高，血浆总蛋白含量增高。

2. 代谢性碱中毒：血浆中 Cl^-、K^+ 减少，血液 pH 升高，血浆碱储增高，其速率和阻塞部位有关。阻塞部越靠前，出现得越早，越严重。尿呈酸性，尿蓝母阳性。但由稻谷引起的盲肠便秘，血液 pH 下降，碱储减少，血乳酸含量增高，呈代谢性酸中毒。

3. 血液尿素氮含量上升，后期血氨升高。

4. 血糖随病情的严重程度而升高，后期血糖陡然下降是濒死的预兆。

【诊断】

根据病史、腹痛，排粪停止而排出胶冻状黏液，可做出初步诊断。确定诊断则必须直肠检查。

1. **盲肠阻塞**　可在腹腔右侧触及臌气积液、粗如手臂的盲肠，严重时盲肠尖部可坠入盆腔。

2. **结肠阻塞**　通常根据盲肠和小肠的积液、积气来推断，少数病例可触到阻塞部。

3. **十二指肠阻塞**　除位于右肾腹侧髂骨曲的阻塞部可触及外，只能根据真胃膨满而空肠、盲肠、结肠萎陷和排粪停止，腹痛等综合判断。

4. **空肠阻塞**　可认十二指肠膨胀而盲肠、结肠萎陷。个别能触到阻塞部。

【治疗】

1. **保守疗法**　包括补液、强心、解毒等全身处置和各种疏通疗法，如经口灌服或经瓣胃注入硫酸钠、石蜡油等泻剂，以及注射拟胆碱药，以促进阻塞物排出。

临床实践证明，这些保守疗法，对十二指肠阻塞，特别进入中期以后是无效的。对盲肠和结肠阻塞，也只是早期有效，还必须同时通过直肠按摩阻塞部。稻谷所致的盲肠阻塞，则可经直肠抖动阻塞部使谷团松散，有一定效果。

凡采用保守治疗、经 6～12h 仍未见好转的，应即施行手术治疗，切莫延迟！

2. **手术疗法**　站立保定，右侧腰旁麻醉结合切口局部浸润麻醉。自第 3 腰椎下 5cm 起做一长 20cm 的垂直切口。如系盲肠阻塞病例，切口应向后移一个腰椎距离，分层切开腹壁。然后沿膨胀的肠管由前向后或沿萎陷的肠管由后向前找到秘结部，实施隔肠按压或侧切取粪。肠壁已坏死或接近坏死的，则坚决切除，施行断端吻合术，切莫姑息！

（吴维芬　王捍东）

十二、猪肠便秘

Intestinal Constipation in Swine

猪肠便秘，是由于肠弛缓，内容物停滞、干涸，造成肠腔阻塞的一种腹痛病。按其病因，有原发和继发之分。

【病因】

1. 原发性肠便秘 主要起因于饲养管理不当，如长期喂含粗纤维多的饲料，精料过多而粗饲料不足或缺乏饮水；饲料不洁，混有多量泥沙或其他异物等。

2. 继发性肠便秘 多发生在热性病如感冒、猪瘟、猪丹毒等疾病的经过中。

【症状】

病猪一般表现为精神沉郁，食欲减退或废绝，有时饮欲增加，偶尔见有腹胀、不安等。主要症状是：频频取排粪姿势，初期排出干小粪球，被覆黏液或带有血丝，以后则排粪停止；听诊肠音减弱或消失，伴有肠臌气时可听到金属性肠音；触诊腹部显示不安，小型或瘦弱的病猪可摸到肠内干硬的粪球，成串珠状排列。

后期病例，阻塞部肠壁发生缺血、坏死，肠内容物渗入腹腔而继发限局性或弥漫性腹膜炎的，则体温升高，全身症状重剧；秘结粪块压迫膀胱颈部的，可出现排尿障碍，甚至尿潴留。

【治疗】

当病猪尚有食欲，腹痛不明显时，宜停食 1d，多次直肠灌入微温肥皂水，而后行腹部按摩，以软化结粪，促进排出。腹痛症状明显的病猪，应先用镇静剂，常用安乃近 3～5mL 肌内注射。然后用泻剂疏通肠道。这是本病治疗的关键性措施：用硫酸镁 50～100g，水适量内服；或用硫酸镁 30～50g、蜂蜜 20～50g，加多量水混合，一次内服；植物油或石蜡油 100mL 内服。肠道疏通后，可喂给多汁饲料。机体衰弱的，应及时补糖输液。

【预防】

合理搭配饲料，适量增喂食盐，保证充足饮水，适度加强运动。

十三、兔肠便秘

Intestinal Constipation in Rabbits

肠便秘是兔的常见内科病。

【病因】

主要是长期饲喂干饲料，饮水不足；青饲料缺乏或单一饲喂粗饲料；饲料或饮水中混有大量泥沙。此外，运动不足，热性疾病经过中引起胃肠消化与分泌机能紊乱，肠蠕动机能减弱；营养代谢障碍，异嗜啃毛，误食污物等，均可导致肠便秘的发生。

【症状】

精神沉郁，多卧少动，初期排粪量减少，粪球细小而坚硬，形同鼠粪，粪球表面有时附有黏液。

以后则排粪停止，表现不安、拱腰、顾腹，因继发肠臌气而腹围增大。触诊腹部可摸到粗硬的肠管，或触到肠内有念珠状豌豆大小的坚硬粪球；听诊肠音减弱或消失。体温一般正常。

【治疗】

在于停止喂料，多给饮水，促进粪便排出。食欲废绝，排粪停止时，以内服泻剂为主，用硫酸钠或人工盐，成年兔6～10g，幼兔减半，加温水30mL内服；植物油或石蜡油10～25mL，蜂蜜10mL，加温水20mL一次内服；果导1～2片，每日2次内服。

温肥皂水灌肠疗效显著。将兔侧卧保定，并使前低后高，将人用导尿管插入直肠，以插入受阻为度，缓慢注入温肥皂水（45℃左右）40mL，注入时一手按压肛门以防倒流，注完后另一手通过腹壁轻轻挤压硬结的粪球1～2min，再按摩腹部5min，同时口服多酶片1片，通常一次见效。病情较重的，可重复一次。结粪排出后，食欲即恢复，应给予易消化的青绿多汁饲料，以后再逐渐添加其他饲料，直至恢复正常饲喂。

【预防】

合理搭配青、粗饲料，定时定量饲喂，充分供给清洁饮水，适当加强运动。食欲较差的，可饮用1‰盐水，结合腹部按摩。

十四、肉食动物肠梗阻

Intestinal Constipation in Carnivores

肉食动物肠梗阻，是异物阻塞肠道而致发的一种腹痛病。常见于犬、猫、狐等动物。

【病因】

常见肉食动物因贪食带硬骨、硬刺的肉鱼食品，或随饲料吞入石块、塑料绳索、毛球等而阻塞肠腔。犬大肠与小肠的口径近似，回盲口和盲结口相对狭窄，因此犬，尤其幼龄犬，常因骨片、石块、骨渣与韧性丝状物缠绕形成结状物，以及蛔虫体纠结成团而引起肠梗阻。

据报道，猫的自发性巨结肠症，由于结肠壁肌层神经节细胞结构的先天性缺陷，致使该部肠管弛缓扩张，而引起慢性机能性肠便秘（参见遗传性疾病篇）。

【症状】

一般表现食欲减退或废绝，呕吐或流涎，频频出现排粪动作而无粪便排出或只排出少量干粪，严重的表现腹痛。

病犬主要表现不安，吠叫，顽固性呕吐，有时吐出粪样物，触诊腹部可感有硬结的梗塞物。

病猫则不时地努责举尾，表现里急后重，但无粪便排出，或只排出少量粪球；腹痛表现为蹲腰、贴腹、拧尾，并不断鸣叫。指检肛门，则表现疼痛不安。

【治疗】

轻度便秘，用石蜡油或植物油100～150mL，每日1次，连服3～4d，可获满意效果。用畜禽口服补液盐1包（氯化钠3.5g，碳酸氢钠2.5g，氯化钾1.5g，葡萄糖20g），加水1 000mL，分2次灌肠，结合腹部按摩；另取1包照此制成600mL水溶液，让其自饮。如此反复多次，对犬肠梗阻有较好疗效。石蜡油，犬100mL，猫15mL，一次内服，结合上述口服补液盐多次灌肠，辅以腹部按摩，也有一定疗效。

犬、猫，尤其是幼龄犬猫发生的异物性或蛔虫性肠阻塞，药物治疗大多无效，应尽早施行剖腹肠切开术，取出梗阻物。

（张德群　吴金节　李锦春）

十五、胃肠卡他

Gastro - Enteric Catarrh

胃肠卡他，即卡他性胃肠炎，或称消化不良（indigestion），是胃肠黏膜表层炎症和消化紊乱的统称。各种动物都可发生，多见于马、猪、犬和猫。

按疾病经过，分为急性胃肠卡他或急性消化不良和慢性胃肠卡他或慢性消化不良。

按病变部位，分为胃卡他即以胃和小肠为主的消化不良以及肠卡他，即以大肠为主的消化不良。

在马，还按病理过程，分为酸性肠卡他，即酸性消化不良和碱性肠卡他，即碱性消化不良。

【病因】

1. 饲料品质不良　如饲草粗硬而不易消化，受潮而霉败以及霜冻的块根，堆积发热的青贮饲料，夹杂泥沙的草料等。

2. 饲养管理不当　如喂饮失时，动物过饱过饥，久渴而暴饮；日粮的构成、草料的种类、猪食的稠度和温度以及饲喂的顺序和方法突然改变，动物的消化动力定型遭到破坏；饲喂后立即重役或重役后立即饲喂，动物的胃肠消化功能难以适应。

3. 误用刺激性药物　如水合氯醛不加黏浆剂，稀盐酸、乳酸不冲淡，吐酒石未溶解，健胃酊剂过浓过量等。

4. 伴发或继发于各种疾病　如马流行性感冒、牛恶性卡他热、猪传染性胃肠炎、犬瘟热等传染病；马胃蝇幼虫病、牛羊捻转胃虫病、肠道蠕虫病、肠道球虫病、肝吸虫病等寄生虫病；霉玉米中毒、黑斑病甘薯中毒，多种植物中毒、多种矿物质中毒等中毒性疾病；马咽气癖、齿牙磨灭不正、唾液腺炎、马纤维性骨营养不良、慢性肝胆病和心肺病等邻接器官或相关器官的疾病。

【发病机理】

各种致病因素，直接刺激胃肠黏膜上的感受器，或通过神经体液机制反射性地破坏胃肠的分泌、运动和消化机能（功能性消化不良）；有的则进而引起胃肠黏膜表层的炎症和消化功能障碍（器质性消化不良）。

胃分泌机能紊乱，在马、猪和犬，可分为胃腺兴奋性胃酸过多型、胃腺兴奋性无力型、胃腺兴奋性不活泼型和胃腺兴奋性胃酸过少型，分别反映胃分泌机能紊乱的不同阶段。

胃酸过多型，是分泌紊乱初始阶段的信号；兴奋性无力型，是分泌腺机能衰竭开始的信号；胃腺兴奋性不活泼和胃酸过少型，则是胃腺分泌机能衰竭和神经调节高度抑制状态的标志。

胃运动机能紊乱，表现为初期的胃运动机能增强、胃内容物排空加快和后期的胃运动机能减弱、胃内容物长时间滞留。

肠功能紊乱，表现为初期的肠分泌、运动活动增强和后期的分泌、运动活动减弱。由于肠道内环境改变和肠道菌群（微生态）失调，而发生两种类型的消化障碍。

肠内致发酵的微生物占优势，内容物发酵过程旺盛，形成大量有机酸，肠内 pH 偏低，导致酸性肠卡他或酸性消化不良。

肠内致腐败的微生物占优势，内容物腐败过程旺盛，形成大量胺类，肠内 pH 偏高，导致碱性肠卡他或碱性消化不良。

消化不全产物、细菌毒素及炎性产物等在肠道内积滞，或刺激肠管运动增强而引起腹泻，或被吸收而引起自体中毒。腹泻的生物学作用有双重性。一方面，将大量异常内容物排出体外，从而减轻胃肠道所经受的刺激，缓解自体中毒；另一方面，由于大量水、盐类和碱基的丢失，引起水盐代谢紊乱和酸碱平衡失调，而导致脱水和酸中毒。

在消化不良病程中，消化液尤其胰液分泌减少，消化酶类活性降低，蛋白质有 $40\%\sim60\%$ 不能消化，脂肪有 $70\%\sim80\%$ 不能消化，淀粉和纤维素的消化也发生障碍，营养物质消化吸收不全，逐渐陷于消瘦和衰弱。在慢性消化不良，则更因造血物质（铁质和蛋白质）的匮乏而发生贫血。

【临床表现】

消化不良（机能性和器质性）的基本症状包括：食欲减退或废绝；有的异嗜；饮欲增进或烦渴贪饮，口腔干燥或湿润，有臭味，口色红黄或青白，舌体皱缩，被有舌苔；肠音增强、活泼、不整或减弱、沉衰；粪便或干小或稀软，含消化不全的粗纤维或谷粒，放不同程度的臭味；全身症状不明显，体温、脉搏、呼吸无大变化。

1. 胃机能障碍为主的急性消化不良　病马精神倦怠，呆立嗜眠，不时打哈欠，抬头翻举上唇（蹇唇似笑），饮食欲大减，有的异嗜，吃尿湿的垫草，舔食咸碱的沙土；结膜中度黄染；口腔症状明显，黏膜潮红，唾液黏稠，口甘臭或恶臭，舌面被覆灰白色舌苔，肠音减弱或沉衰；粪便成球，干小而色暗，表面附少量黏液，含消化不全的粗纤维和谷粒；体温有时升高，易疲劳出汗。

病猪和病犬，精神委顿，食欲大减或废绝，但大多烦渴贪饮，常发呕吐或干呕（呕逆动作），口臭有舌苔，肠音沉寂，往往出现便秘，排尿少，尿色深黄。

2. 肠机能障碍为主的急性消化不良　最突出最重要的症状是腹泻和贪饮。粪便呈稀糊状以至水样，放恶臭，混有黏液、血丝和未经消化的饲料。

在小家畜可通过腹壁触诊发现肠痛，在各种家畜恒可听到增强的以至雷鸣般的带有金属音色的肠蠕动音，常伴发臌气。有的伴有轻热和中热。直肠卡他时，可见明显的里急后重，粪便表面覆盖有黏液和血丝，直肠温度增高，黏膜潮红，偶尔直肠脱出。

马属动物的急性肠卡他，有酸性和碱性之分。

酸性肠卡他病马，食欲稍减，结膜轻度黄染，易疲劳出汗，口腔湿润，肠蠕动增强，排粪频繁，粪便松散或稀软带水，含黏液，放酸臭味，脱水体征较明显。迷走神经紧张性偏高，易继发肠臌气和肠痉挛（卡他性肠痉挛）。胃酸度增高，尿呈酸性反应，含少量尿蓝母。

碱性肠卡他病马，精神沉郁或嗜眠，食欲大减或废绝，结膜中度黄染，口腔干燥，肠蠕动减弱或沉衰，排粪迟滞，粪稠呈粥状，放腐败臭味，色深，含黏液多，伴有轻热或中热，自体中毒的体征较明显。交感神经紧张性偏高，易继发肠便秘和肠炎。胃酸度降低，尿液浑浊，含大量尿蓝母。

3. 慢性胃肠卡他或消化不良　病畜精神沉郁，结膜色淡并黄染，食欲不定，往往表现异嗜，舔食平时不愿吃的东西，如煤渣，沙土和粪尿浸染的垫草，还有大口吃粪的，口腔干燥或黏滑，口臭味大，有厚薄不等的灰白色或黄白色舌苔。肠音增强、不整或减弱。便秘与腹泻交替发生。粪便内含消化不全的粗大纤维和谷粒，病程数月至数年不等，最终陷于恶病质状态。

【治疗】

治疗原则包括除去病因，改善饮食，清肠制酵，调整胃肠机能。

1. 除去病因　是使消化不良得以彻底康复、不再复发的根本措施。如草料品质不良所致的，要改换为优质草料；长期休闲所致的，要给予适当的使役或运动；齿牙不良所致的，要修整牙齿；胃肠道寄生虫所致的，要及时彻底驱虫；钙、食盐等矿物质营养缺乏所致的，要在日粮中补足等等。

2. 改善饮食　减饲并施行食饵疗法，对消化不良的康复至关重要。病初减饲 1～2d，给予优质易消化的草料如青草、麸皮粥，最好放牧。

病猪和病犬要喂给稀粥或米汤，给予充分的饮水。待彻底康复后再逐渐转为常饲。

对消化机能高度障碍而食欲废绝的病马，切忌灌服淀粉浆、玉米糊等谷类营养品，以免增加胃肠负担，反使病情加重，而转为急性盲结肠炎！

3. 清肠制酵　指的是清理胃肠内容，制止腐败发酵过程，具有减轻胃肠负荷和刺激，防止和缓解自体中毒的作用，对排粪迟滞的消化不良病畜尤为必要。为此，可用缓泻剂或清洗肠道（猪、犬、猫）。蓖麻油或液状石蜡加适量制酵剂硫桐脂（鱼石脂代用品）或克辽林加水稀释后灌服，马 250～750mL，牛 500～1 000mL，犊牛、马驹、绵羊、山羊、猪 50～100mL，犬 10～50mL，猫 5～10mL。

硫酸镁或硫酸钠、氯化钠等盐类泻剂亦可应用，马、牛 300～500g，猪、绵羊、山羊 20～50g，犬 5～10g，加 25 倍水溶解后内服。

在马，还可用敌百虫 10～15g，温水 1～3L，一次灌服，兼有驱除胃肠道寄生虫的效果。

4. 调整胃肠机能　以胃机能障碍为主的消化不良，多在清理胃肠的基础上，酌情给予稀盐酸（马骡 10～30mL，猪 2～10mL，犬 2～5mL），混在饮水中自行饮服，每日 2 次，连续 3～5d，同时内服苦味酊、龙胆酊、橙皮酊、大蒜酊等苦味健胃剂或刺激性健胃剂以及酵母粉、胃蛋白酶等助消化剂，增强胃肠分泌和运动，则效果更好。

酸性肠卡他病马，多在应用盐类泻剂清理胃肠之后，用人工盐或碳酸盐缓冲合剂 80～100g，加各种健胃剂，温水 3～5L 灌服。

碱性肠卡他病马，则多在应用液状石蜡等油类泻剂清理胃肠之后，静脉注射 10% 高渗氯化钠液 300～400mL，20% 安钠咖液 10～20mL，5% 硫胺素 20～40mL，效果良好。

十六、胃 肠 炎

Gastroenteritis

胃肠炎是胃黏膜和（或）肠黏膜及黏膜下深层组织重剧炎性疾病的总称，包括黏液化脓性、出血性、纤维素性、坏死性等炎症类型。按病因，有原发性和继发性之分。

本病可发生于各种动物，多见于马、牛、猪、犬，是一种常见多发病。

【病因】

1. 原发性胃肠炎　凡能致发胃肠卡他的因素，在刺激作用增强、持续和（或）机体耐受防卫能力减弱的情况下，同样可致发胃肠炎。主要是饲料的品质不良，如发霉变质的玉米、大麦、豆饼、糟粕和干草，冰冻腐烂的块根、块茎，青草或青贮饲料，腐败变质的肉类和鱼类。

其次是各种中毒，如某些有毒植物中毒，砷、汞、铅、铜、铊等金属毒物中毒，有机氟等农药中毒以及葡萄穗霉菌毒病等真菌毒素中毒。

2. 继发性胃肠炎　见于炭疽、巴氏杆菌病、沙门氏菌病、钩端螺旋体病、牛瘟、牛副结核性肠炎、牛黏膜病综合征、羊快疫、传染性肠毒血症、猪瘟、猪传染性胃肠炎、吮乳仔猪坏死性肠炎、犬瘟热、猫传染性胃肠炎、禽副伤寒以及雏白痢等传染病的经过中。

还见于肠球虫、肠钩虫、圆线虫的重度侵袭。

马的继发性胃肠炎，最常见于消化不良、便秘和肠变位的病程中。

消化不良，特别是碱性消化不良时，常因病程拖延，治疗失时，胃肠屏障机能减退而突然转为胃肠炎。

肠便秘时，由于秘结粪块久不通下，肠壁持续受压，局部血液循环发生障碍，屏障机能遭到破坏，阻塞部及其前侧肠道内产生的大量细菌毒素（肠毒素和内毒素）吸收；或由于用药不当。如蓖麻油未经煮沸，巴豆不曾炮制，芦荟和大黄伍用，盐类泻剂投量过大（芒硝超过 800g）、浓度过高（超过 6%）或多次重复使用；或由于护理不周，如刚刚疏通即饲喂多量粗硬饲草，加喂玉米粉，或饮大量冷水，均易继发胃肠炎。

肠变位时，变位的肠段缺血、水肿、出血以至坏死，多继发胃肠炎而死于内毒素血症、内毒素休克和弥漫性血管内凝血。

【发病机理】

在原发性病因的作用下，特别是长途驱赶、车船运输而使机体抵抗力降低，环境卫生不良、饲料单一（胡萝卜素和硫胺素缺乏）、饲喂不当而使肠道菌群紊乱，胃肠屏障作用减退的情况下，肠道内的大肠杆菌及其亚型、产气荚膜杆菌及其亚型、各种沙门氏菌等兼性致病菌的致病性增强，变成优势菌群（占 95%～98%），所产生的肠毒素（enterotoxin）损伤胃肠壁，造成胃肠黏液分泌增多、黏膜水肿、出血、纤维蛋白渗出、白细胞浸润以至溃疡和坏死。

当炎症局限于胃和小肠时，由于交感神经的紧张性增高，对胃肠运动的抑制性增强，肠蠕动减弱，且大肠吸收水分的功能相对完好，以致排粪迟滞而不显腹泻。

当炎症波及大肠或以肠炎为主时，肠蠕动增强，出现腹泻。

当肠管炎性病变重剧，以至肠肌出血、坏死时，则导致肌源性肠弛缓或弛缓性肠肌麻痹，肠腔内积滞大量液体和腐败发酵产生的气体，而出现胃肠积液和膨气。

炎性产物、腐败产物以及细菌毒性产物（肠毒素，尤其内毒素）经失去屏障作用的肠壁吸收入血，则导致自体中毒甚至内毒素血症和内毒素休克，最终发生弥漫性血管内凝血。

胃肠黏膜分泌大量黏液、肠运动增强和腹泻，是机体对胃肠炎性刺激的保护性应答，具有双重性生物学意义，即同时具有对机体不利的一面：过多的黏液，包裹食糜，妨碍消化酶的接触和营养物的消化吸收。进入肠道特别是大肠内的黏液蛋白，成为腐败菌大量繁殖的营养基质，会助长大肠内的腐败过程，加剧自体中毒。

肠蠕动加快，大肠水分回收不全所致的腹泻，使大量体液、电解质（主要是 Na^+ 和 K^+）和碱基（主要是 HCO_3^-）丢失，导致不同程度的脱水、失盐和酸中毒。机体脱水和酸中毒，使血液浓缩、循环血量减少，微循环淤滞，从而加重内毒素血症所致的内毒素休克和弥漫性血管内凝血过程，使病程急转直下，病情迅速恶化，而转归于死亡。

【症状】

疾病初起，多呈现急性消化不良，即急性胃肠卡他的症状，以后逐渐或迅速地出现胃肠炎的典型临床表现，包括重剧的胃肠机能障碍和全身症状，明显的机体脱水和（或）自体中毒体征，转归死亡的短急病程。

1. 全身症状重剧　病畜精神沉郁或高度沉郁，闭目呆立，不注意周围事物。食欲废绝而饮欲亢进。结膜暗红，巩膜中度或重度黄染。皮温不整，体温升高至 40℃ 以上，少数病畜后期发热，个别病畜始终不见发热。脉搏增数，每分钟 80～100 次，初期充实有力，以后很快减弱。

2. 胃肠机能障碍重剧　病畜口腔干燥，口色深红、红紫或蓝紫，乃至蓝紫带黑色，舌质软弛，舌面皱缩，被覆多量灰黄色乃至黄褐色舌苔，口臭难闻。常有轻微的腹痛，喜卧地或回顾腹部，也有个别腹痛明显或剧烈的。猪、犬、猫、貂、貉等中小动物，常发生呕吐，呕吐物带有血液或胆汁。

持续而重剧的腹泻是胃肠炎的主要症状。病畜频频排粪，每天 10～20 次不等。粪便稀软、粥状、糊状以至水样，放恶臭或腥臭味，混杂数量不等的黏液、血液或坏死组织片。肠音在初期增强，后期减弱乃至消失。肛门松弛，排粪失禁，有的不断努责而无粪便排出，显里急后重状态。

3. 脱水体征明显 胃肠炎病畜腹泻重剧的，呈中度或重度脱水体征，包括皮肤干燥，弹性减退，肚腹蜷缩，眼球塌陷，眼窝深凹，角膜干燥，暗淡无光，尿少色浓，血液黏稠黯黑。

4. 自体中毒体征明显 病畜全身无力，极度虚弱，耳尖、鼻端和四肢末梢发凉，局部或全身肌颤，脉搏细数或不感于手，结膜和口色蓝紫，微血管再充盈时间延长，甚至出现兴奋、痉挛或昏睡等神经症状。

5. 血、尿检验改变明显 初期，白细胞总数增多，中性粒细胞比例增大，核型左移，出现多量杆状核和幼稚型（增生性左移）。后期或末期，白细胞总数减少，而中性粒细胞比例不大，且核型左移（退化型左移），由于脱水和循环衰竭而出现相对性红细胞增多症指征，包括血液浓稠，血沉减慢，红细胞压积容量增高（＞40％）。尿少色暗密度大，呈酸性反应，含多量蛋白质、肾上皮细胞以至各种管型。

胃和小肠为主的胃肠炎。口症突出，舌苔黄厚，口臭难闻，巩膜黄染重，肠音沉衰或绝止，排粪迟滞，粪便干小而色暗，被覆大量胶冻样黏液，后期有可能出现腹泻，自体中毒的体征比脱水的体征明显。

马骡的小肠炎。有中热或高热，轻微或中度的间歇性腹痛，巩膜中度或高度黄染，排粪迟滞。粪球干小，肚腹不大而呼吸促迫。由于小肠内容物逆流而继发积液性胃扩张，每隔数小时导胃，都有黄红色或黄绿色酸臭的液状胃内容物流出，容量自数升至10余升不等，只是一次比一次减少。直肠检查十二指肠、空肠和回肠内充满积液，但均触不到积食，偶尔可感有触痛。腹腔穿刺，有的流出淡红黄色渗出液。

重剧的出血坏死性肠炎。伴有中度或剧烈的腹痛，陷于肠弛缓性麻痹（肌原性肠弛缓），肠音沉衰以至绝止，不见排粪，且常因肠内积液积气而显得肚腹膨大。腹腔穿刺可获得血染的渗出液，容易误诊为肠臌气和肠变位。

马骡霉性胃肠炎。病初显急性消化不良症状，经1～2周后病情逐渐增重，进入严重期，则病马体温升高到39℃左右，有的伴有高热，升至40℃以上，精神高度沉郁，有的狂躁不安，或无目的徘徊，出现神经症状。常常排污泥样恶臭粪便，有的排淡红色腥臭水样粪。多数转归死亡。

【病程及预后】

急性胃肠炎病程短急，经过2～3d，多数取死亡转归。步态跟跄，口唇弛垂，出冷黏汗，耳、鼻及腕、跗关节以下发凉或厥冷，脉搏不感于手，是濒危的体征。

马骡的小肠炎，病程较长，经过8～10d后多能逐渐康复，预后良好。

【诊断】

依据重剧的全身症状，口症、肠音、腹泻、粪便性状等配套而典型的胃肠症状，一般不难做出诊断。其口腔症状明显，肠音沉衰，粪球干小的，主要病变可能在胃；其腹痛和黄染明显，腹泻出现较晚，且继发积液性胃扩张的，主要病变可能在小肠；其腹泻出现很早，脱水体征明显，并有里急后重表现的，主要病变在大肠。

病因诊断和原发病的确定比较复杂和困难。主要依据于流行病学调查，血、粪、尿的化验，草料和胃内容物的毒物检验，以区分单纯性胃肠炎、传染性胃肠炎、寄生虫性胃肠炎和中毒性胃肠炎。必要时，可进行有关病原学的特殊检查。

马的急性胃肠炎，要特别注意同以下4种类症进行鉴别。

1. 马沙门氏菌病 体温升高，腹泻，腹痛，12～36h之内急性死亡。鉴别要点包括病原学检查和抗生素的疗效。血液、脾脏、淋巴结以至肌肉内，可检出鼠伤寒沙门氏菌或肠炎沙门氏菌。

2. 马出血性败血症 鉴别要点是症状发生，伴有高热和全身性皮下浮肿，血液及心、肝、脾等实质脏器内可检出两端浓染的巴氏杆菌。

3. 马肠型炭疽 高热40℃以上，腹痛剧烈，排血样粪，12~36h之内急性死亡。鉴别要点是濒死前8h左右血液（耳尖血）内可查出炭疽杆菌，死后可见天然孔出血、脾肿大，炭疽热沉淀试验呈阳性反应。

4. 马出血坏死性盲结肠炎 多在应激状态下或加喂高碳水化合物（如玉米粉）精料时突然起病，经过短急，于12~36h之内死于内毒素休克。鉴别要点是口症轻、无舌苔，脱水体征早于并重于腹泻，肠内积液积气，微血管再充盈时间明显延长（5~10s），血液内可检出内毒素，伴有血管衰竭的中毒性休克危象。

【治疗】

对动物特别是马属动物急性胃肠炎的治疗，作者的临床经验是：抓住一个根本——消炎；掌握两个时机——缓泻或止泻，把好三个关口——补液、解毒和强心。

1. 抑菌消炎 抑制肠内致病菌增殖，消除胃肠炎症过程，是治疗急性胃肠炎的根本措施，适用于各种病型，应贯穿于整个病程。可依据病情和药物敏感试验，选用下列抗菌消炎药物。黄连素，每日每千克体重0.005~0.01g，2~3次分服。磺胺脒或酞磺胺噻唑或琥珀酰磺胺噻唑，每日每千克体重0.1~0.3g，2~3次分服，伍用抗菌增效剂三甲氧苄氨嘧啶（TMP），抗菌效果更好。新霉素，每日每千克体重4000~8000 U，2~4次分服。

马急性胃肠炎，用高锰酸钾3~5g，配成0.1%溶液，或15~25g，配成0.4%溶液灌服或灌肠，效果颇好。

2. 缓泻或止泻 相反相成的两项措施，必须切实掌握用药时机。

（1）缓泻。适用于病畜排粪迟滞，或者虽排恶臭稀粪而胃肠内仍有大量异常内容物积滞时。病初，在马可用人工盐、食盐或碳酸盐缓冲合剂300~400g，加适量防腐消毒药内服。晚期，则以灌服液状石蜡为好。据国外资料报道，槟榔碱8mg皮下注射，每20min一次，直至症状改善和稳定时为止，对马急性胃肠炎陷于肠弛缓状态时的清肠效果颇好。

（2）止泻。适用于肠内积粪已基本排尽，粪的臭味不大而仍剧泻不止的非传染性胃肠炎病畜。常用吸附剂和收敛剂，如木炭末，马、牛一次100~200g，加水1~2L，配成悬浮液内服；或矽炭银片（药用炭0.06g，白陶土0.24g，氯化银0.0015g）30~50g，鞣酸蛋白20g，碳酸氢钠40g，加水适量灌服。中小动物按体重比例小量使用。

3. 补液、解毒和强心 脱水、自体中毒、心力衰竭，是急性胃肠炎的直接致死因素。因此，施行补液、解毒、强心，常成为抢救危重胃肠炎的3项关键措施。

（1）药液的选择。以复方氯化钠液或生理盐水为宜。输注5%葡萄糖生理盐水，兼有补液、解毒和营养心肌的作用。加输一定量的10%低分子右旋糖苷液，则兼有扩充血容量和疏通微循环的作用。

（2）补液的数量和速度。视脱水的程度和心、肾的机能状态而定。通常以红细胞压积容量（PCV）测定值为估算指标（正常值为32%）。体重300kg的马骡，PCV测定值每增加1%，即补液1瓶（500mL）。如PCV由正常的32%增高到42%，即可补液10瓶（5L）。临床上，一般以开始大量排尿作为液体基本补足的监护指标。

（3）为纠正酸中毒，应予补碱。通常应用5%碳酸氢钠液静脉注射。补碱量依据血浆CO_2结合力测定值（正常值为50%）估算，即体重300kg的马骡，血浆CO_2结合力测定值每降低3.5%，即补给5%碳酸氢钠1瓶（500mL）。如血浆CO_2结合力测定值由正常的50%降为40%，即需补充5%碳酸氢钠液3瓶（1.5L），其液体量应计入补液量。

（4）当病畜心力极度衰竭时。大量快速输液，心脏不能承受；少量慢速输液，又不能及时补足循环容量，故可用5%葡萄糖生理盐水或复方氯化钠液施行腹腔补液。腹膜吸收能力完好时，每小时可吸收 2～4L。

在困难条件下，可用 1%温盐水灌肠，每次 3～5L，隔 4～6h 灌肠 1 次，实施胃肠补液。

（5）为维护心脏机能，在补液的基础上，可适当选用西地兰、洋地黄毒苷、毒毛旋花子苷 K 等速效强心剂。

十七、黏液膜性肠炎

Mucomembraneous Enteritis

黏液膜性肠炎，是肠黏膜表层的一种特殊类型的炎症。以黏膜表面覆盖一种主要由黏液并混有少量纤维蛋白所构成的网膜状管型为其特征。

各种动物均可发生，常见于牛和马，其次是猪和肉食兽。

【病因及发病机理】

致病因素和发生过程尚不清楚。一般认为是某种变应原所致的超敏反应，与副交感神经紧张性增高亦不无关系。

其变应原：包括大肠杆菌、副伤寒杆菌等肠道常在菌的代谢产物；肝片吸虫、肠道寄生虫等虫体蛋白；草料霉败变质形成的特异性蛋白质以及机体内形成的一些异常代谢物等。

病变的肠段：一般涉及回肠、盲肠和结肠。牛多在回肠，马多在大肠。肠黏膜潮红、肿胀，有多少不等的出血点。肠淋巴滤泡肿胀，形成高粱粒大的灰白色小结节，凸起于肠黏膜表面。肠腔内有稀薄黏稠或带血色的液状内容物，并有微黄色乃至棕色黏液膜状管型，一般长达 0.5～1m，有的可达 4～8m，部分混杂在肠内容物中，部分附着于黏膜表面，通常由多层套叠的黏液膜管型所构成，粗 2～3mm，横断面层次分明，有 7～8 层之多。

【临床表现】

基本表现是发热、消化障碍、腹痛和排黏液膜状物，病程数日至 1 周，一般取良性经过，个别继发重剧肠炎而转归死亡。各种动物的临床症状和疾病经过大同小异。

1. 牛黏液膜性肠炎　典型病例呈双相经过。病初，食欲减退，反刍减少，瘤胃蠕动稀弱，轻度腹痛，排恶臭或腥臭的稀薄粪便，常表现里急后重。这些前驱症状持续 12～15h 后自行缓解。间隔 5～6d 后，或更晚一些，病情再度加剧，病牛发热或不发热，全身症状明显，表现腹痛不安，频频努责，一旦排出灰白色或黄白色膜状黏液管型或索条状黏液膜，则腹痛随即停止，且 1～2d 后迅速康复。

非典型病例：轻症，无前驱症状，在一阵腹痛不安和里急后重之后，随即排出稀薄恶臭粪便和上述黏液索条或管型，迅即痊愈；重症，持续腹泻，反复排出膜状结构物和腥臭粪便，伴有明显的自体中毒和脱水体征，病程 1 周左右，多数康复，个别致死。

2. 马黏液膜性肠炎　多伴有中热和高热，体温升高至 39.5～41℃，食欲大减或废绝，精神沉郁，间歇性中度腹痛，反复起卧不安，常取排粪姿势，表现里急后重，在终于排出被覆大量黏液的粪球或混杂白色、灰白色纠结成团块的索状或管状黏液套膜之后，腹痛随即消失，全身症状亦逐渐缓和，经过数日完全康复。

3. 猪黏液膜性肠炎　恒有发热，体温上升至 40℃ 以上，精神委顿，排粪迟滞，全身症状明显，但无明显的腹痛症状，易误诊为肠道传染病。经过反复灌肠，常排出成串的粪球，被大量成团的灰白色絮状或网膜状黏液所包裹，经 2～3d 康复。

4. 肉食兽黏液膜性肠炎　发热，乏弱，不食，全身症状明显，常显腹胀，腹部触诊肠管无包块但表现疼痛不安，排恶臭稀粪，混有几厘米长的黏液条片，大多数经过 3～5d 康复，少数发展为重剧的肠炎，个别取死亡转归。

【治疗】

按急性胃肠卡他实施治疗，但应加用抗过敏和制止渗出的药物，并注意清肠缓泻。

抗过敏药物：通常应用盐酸苯海拉明肌内注射，用量为每千克体重 0.55～1.1mg，或盐酸异丙嗪肌内注射，剂量相同。

为制止渗出，可静脉注射 10％氯化钙液，5％葡萄糖氯化钙液或葡萄糖酸钙液。

为清理胃肠，可服用植物油或液状石蜡，牛和马 500～1 500mL；猪和羊 50～100mL。对猪、犬和肉食动物，还可反复施行灌肠，以促进黏液膜排出。

十八、马急性盲结肠炎

Acute Caeco - colitis of Equine

急性盲结肠炎，有众多同义名称，如急性结肠炎（acute colitis）、急性结肠炎综合征（acute colitis syndrome）、出血水肿性结肠（hemorrhagic edematous colon）、应激后腹泻（post - stress diarrhea）、衰竭性休克（exhaustive shock）、马肠道梭状芽孢杆菌病（equine intestinal clostridiosis）等，是以盲肠、大结肠尤其下行大结肠的水肿、出血和坏死为证病性病理特征的一种急性、超急性、高度致死性、非传染性疾病。

临床特点：突然起病，重剧性腹泻，进展急速的休克和短急的病程。各年龄段的马、骡、驴均可发生，2～10 岁的青壮年马居多。常年零散发生，有时群发而流行。

本病早有记载（Graham 等，1919）。最初发现于运输应激的马骡，特称运输病（transport disease）。半个世纪之后，Rooney 等（1963）重提此病，并确认其结肠炎病变，但不知其病因，暂名"X"结肠炎。

20 世纪 60 年代初，我国不少军马在重剧劳役之后急死于腹泻，当时不识此病，又由于胃肠炎症多不单在的传统观念，称之为"最急性型胃肠炎"和"过劳性胃肠炎"。

60 年代末，东北和西北的一些军马场为预防沙门氏菌流产，给妊娠后期母马服用土霉素（2.5～3.5g）而出现大批急性腹泻死亡，曾怀疑土霉素中毒，实属此病。

"败血性下痢"是个传统名称，指的是在马流感、马传染性贫血等传染病或许多外产科疾病经过中或临床痊愈后，体温突然升高，暴发腹泻并于短时间内死亡的情况。现在看来，也是此病。

马急性盲结肠炎遍布于欧、美、亚、非、澳五大洲各国，是危害马属动物的一种常见的群发性内科病。

在中国，已报道大批发生于河北、山西、河南、淮北、辽宁、吉林等地。在吉林省，散发病例早就存在，群发病例也先后暴发于通化地区的海龙，四平地区的伊通，长春地区的农安，为患多年。

【病因及发病机理】

一般认为，马属动物的急性盲结肠炎在病的发生上与肠道菌群失调（dysbacterie）即重感染（superinfection）有关，是马骡在应激状态下，肠道革兰氏阴性菌过度增殖所造成的内毒素血症（endotoxemia）和内毒素休克（endotoxemic shock）状态。其病理发生发展过程大体如下：

在突然过饲高淀粉饲料（尤其玉米粉）、气候骤变、过度疲劳、极度兴奋（如车船运输）以及手术、妊娠、分娩等应激因素的影响下，或在流感、传染性贫血、烧伤、骨折、呼吸道感染等各种疾病的经过中，动物处于应激状态，交感反应增强，儿茶酚胺等缩血管物质分泌增多，腹腔血管收缩，肠管血液供应减少，以致肠道屏障机能及内环境发生改变，常在菌数量比例失常，造成肠道菌群失调；或者由于滥用抗生素，特别是内服或注射土霉素、四环素等广谱抗生素，使肠道微生态环境发生改变，大多数常在菌被抑制或死亡，而某些耐药菌株或过路菌大量繁殖取而代之，造成肠道菌交替症（第三度即重度菌群失调）。结果，大肠杆菌、副大肠杆菌、沙门氏菌等肠道优势菌异常增殖并大量崩解，释出多量肠毒素（enterotoxin）和内毒素（endotoxin）。前者直接作用于肠壁，发生盲肠和大结肠黏膜及其深层组织的淤血、水肿、出血以至坏死；后者则经肠壁和腹膜吸收入血，引起内毒素血症，进而导致内毒素休克并激发弥漫性血管内凝血（disseminated intravascular coagulation，DIC）。

上述由国外学者分别提出，后经作者综合归纳的关于致发病因（突然增喂高淀粉精料，土霉素等广谱抗生素服用或注射，应激状态），以及肠道菌群失调，内毒素血症，内毒素休克和弥漫性血管内凝血等本病发生发展的五大环节，已由作者等通过粪便的细菌学检查，血液、腹腔液、脑脊液的内毒素鲎试验（limulus test，LT），动脉压、中心静脉压、微血管再充盈时间测定以及凝血象检验，在急性盲结肠炎自发性病马（李毓义等，1982）和诱发性病马模型（倪汝选等，1985）上得到了全面的证实。

据瑞典的研究报道（Wierup，1977），A 型产气荚膜梭状芽孢杆菌（*Clostridium perfringens* type A）在马急性盲结肠炎的发生上起重要作用。提出本病应更名为马肠道梭状芽孢杆菌病（equine intestinal clostridiosis）。其研究表明，健康马匹肠内容物和粪便内，仅个别能检出产气荚膜杆菌，且菌数很少。而急性盲结肠炎病马肠道及粪便内的产气荚膜杆菌异常增多，急性期每克粪便内可达 10^7 菌落形成单位（colony forming unit，CFU），且随着病势的消退，产气荚膜杆菌的数量逐渐减少到正常水平。A 型产气荚膜杆菌具有产生细胞外抗原的能力，病马血清中抗该菌细胞外抗原的沉淀性抗体较健康对照马显著增多。这一论点，迄今尚未得到公认。

内毒素，是革兰氏阴性菌菌体细胞壁的主要成分，一种类脂多糖巨分子复合物。由大肠杆菌、沙门氏菌（spp.）、假单胞菌（spp.）等各种革兰氏阴性菌所提取的内毒素，毒性作用相似，毒力有所不同，用鲎血细胞溶解产物（鲎试剂）做微量检测（鲎试验）不能加以区分。

内毒素血症时的发热，系基于中性粒细胞和巨噬细胞所产生和释放的内生性致热原。后者作用于下丘脑，致使体温调节机制发生紊乱。

内毒素休克的特征，是心搏出量的进行性减少和全身动脉压的相应降低，直至循环衰竭。早期的特点是肝脏等内脏的静脉急剧收缩，引起回心血量下降，心搏出量减少，以致全身动脉压骤然降落。从而刺激儿茶酚胺的释放，使非生命器官组织的小动脉普遍收缩，全身动脉压得以暂时恢复。血压的再次降落，常标志第二期即非可逆期的开始，死亡概发生在该期开始后的 3～48h 之内。

其特征是毛细血管前括约肌扩张，外周阻力普遍降低，加上毛细血管后小静脉收缩，导致进行性的毛细血管床淤积，回心静脉血减少和心搏出量减少。

微循环障碍是内毒素休克晚期的一个特点。主要包括毛细血管血液停滞、毛细血管通透性增加、毛细血管内皮细胞损伤、血细胞黏着于血管壁以至微血栓的广泛形成。

微循环障碍一旦出现，必将导致下列后果：器官组织血液灌注不良，组织细胞缺血缺氧，进行无氧酵解，产生大量乳酸，发生代谢性酸中毒，表现为高乳酸血症，血浆 CO_2 结合力和血液 pH 降低。大部分血液滞留于微循环中，特别是盲肠、大结肠病变部广泛的淤血和水肿，大量体液渗漏并积存于肠腔内，加上重剧腹泻所造成的水盐丢失，致使血液高度浓缩和黏滞，循环血量急剧减少，而伴发低血容量性休克。

循环血液中的血小板和白细胞，尤其中性粒细胞，在毛细血管床内堆聚或滞留，而表现为血小板减少症和中性粒细胞减少症。

内毒素作为"假信息"，能使肝细胞膜上固着的酶激活，刺激肝糖原分解，导致内毒素休克早期的血糖升高。以后则由于血中胰岛素水平较高，糖皮质激素（促进糖原异生）受到抑制，肝糖原贮备耗竭，而出现低血糖症。

内毒素最大的致病作用，还在于能多方面地同时激活参与凝血过程及纤溶过程的各种酶类或因子。一开始，显现血液凝固性增高（高凝状态），而诱发弥漫性血管内凝血；以后则进入血液凝固性降低期（低凝状态），而出现消耗性出血。微血栓在心、脑、肝、肾、肺等重要器官内形成时，轻则引起各该器官的机能不全，重则导致死亡。

典型病理变化：盲肠、大结肠（主要为下行大结肠）淤血、水肿、出血和坏死，肠腔内有大量恶臭的泡沫状血性液体，各组织器官淤滞，出现微血栓，往往普遍出血；心、肝、肾等实质脏器变性。

【症状】

通常是在重剧劳役、长途驱赶、车船运送、骤然改（加）喂高淀粉饲料的情况下，在流感、传染性贫血等全身性感染或其他疾病的经过中，在应用土霉素、四环素等广谱抗生素之后，或在不能确认特殊应激因素的状态下，无任何先兆即突然起病。临床上，主要表现为休克危象、暴发性腹泻以及脱水、酸中毒、内毒素血症、肠道菌群失调，弥漫性血管内凝血等相关的体征和检验所见。

病畜精神高度沉郁，肌肉震颤，局部或全身出汗，皮温降低，耳、鼻、四肢以至胴体发凉，体温升高（39～42℃），可视黏膜发绀，呈红紫、蓝紫乃至紫黑色，呼吸浅表而快速，脉搏细数乃至不感于手。听诊第一心音浑浊，第二心音减弱或消失（胎儿心音），心律失常，时有阵发性心动过速。少尿以至无尿。测定动脉收缩压降低，中心静脉压低下或为负值，微血管再充盈时间延迟至5～10s或更长。休克体征通常在起病后10h左右开始显现，并很快陷入上述愈益深重的休克危象。

病畜显现严重而典型的大肠功能紊乱：食欲废绝，口腔干燥，多无明显的口臭，概无黄厚的舌苔，小肠音沉衰，大肠音活泼，有金属性流水音，腹围下侧方增大，触诊腹壁可感到肠内有大量液体贮留。多数病畜暴发腹泻，粪便粥状稀软或糊状水样，恶臭以至腥臭，常夹杂未消化谷粒或混有潜血、脓球、黏液和泡沫。但有约10%的病马不出现腹泻，其大小肠音沉衰或绝止，伴有不同程度的腹痛表现，个别的排粪迟滞，并因肠内积液积气（肌原性肠弛缓）而显腹胀。

检验血液、尿液、腹腔穿刺液、脑脊髓液以及粪便等各项指标，显示疾病发展各阶段的相应改变。

1. 肠道菌群失调指征 刮取直肠黏膜或拭取粪便涂片，做革兰氏染色，可见密集而单一的革兰氏阴性小杆菌，而革兰氏阳性菌极少乃至绝迹。必要时，做粪便内细菌计数，或做分离鉴定，进行肠道微生态评价。

2. 内毒素血症指征 白细胞总数减少到 $5 \times 10^9/L$ 直至 $1 \times 10^9/L$ 以下，中性粒细胞比例降低，并出现中毒性颗粒；腹腔液、血液乃至脑脊液做鲎试验呈阳性反应。

3. 弥漫性血管内凝血指征 血小板数减少，不及 $1 \times 10^{11}/L$；全血凝血时间（WBCT）延长，可达20min以上；一期法凝血酶原时间（OSPT）延长，可至16～30s；鱼精蛋白副凝集（3P）试验，多呈阳性反应。

4. 脱水指征 血液黏稠而色暗；红细胞压积容量（PCV）增高，可达40%～70%；血浆总蛋白（TPP）增多，可达80～120g/L。

5. 酸中毒指征 血乳酸含量显著增高，可达3.33～5.55mmol/L（30～50mg/dL）；血浆 CO_2 结合力降低，可达40%以至20%；血液 pH 下降，常低于 pH 7.3，严重的可接近 pH 7.0；尿呈酸性，pH 6左右。

6. 肾衰竭指征 血尿素氮（BUN）增高，可达14.3～21.4mmol/L（400～600mg/dL）；尿少色浓乃至无尿；尿蛋白和潜血试验，呈阳性反应；尿渣镜检，可见红、白细胞，各种上皮乃至管型。

【病程及预后】

病程很短，发展极快，一般在24h内死亡，也有个别拖延3～5d的。预后大多不良，病死率在

70%左右。耐过的病例，常后遗心功能障碍（心肌营养不良乃至心肌炎）和消化障碍（肠道菌群失调），且往往复发。

【诊断】

本病的论证诊断不难。主要依据于五个方面：起病的突然性及其与某种应激因素的关联性；暴发性重剧腹泻；进展急速的休克危象；一般不超过24h的短促病程；肠道菌群失调和内毒素血症检验指征。

鉴别诊断：群发病例应注意与肠型炭疽、巴氏杆菌病以及沙门氏菌病鉴别。散发病例应注意与肠变位和肠破裂鉴别。

肠型炭疽、巴氏杆菌病和沙门氏菌病：均具传染性，血液中可检出相应的病菌，可依据血清学检验确立诊断。

肠变位和胃肠破裂：也有休克危象和血液白细胞总数下降，血液内毒素鲎试验亦可为阳性反应，容易与未显腹泻的急性盲结肠炎混同。鉴别要点在于：起病情况不同，有腹痛综合征和胃肠阻塞症状先行；腹腔穿刺液污秽褐绿，混粪汁或为血性渗漏液；直肠检查可触摸到肠管位置的改变或变位的肠段。

马急性盲结肠炎的早期诊断：救治成败的关键所在。而早期的盲结肠炎常被误诊为一般的胃肠炎。作者依据临床实践体验，这两种病在早期还是能够鉴别的，应着眼于并体察到以下3点：

1. 在口症上 一般胃肠炎，尤其胃和小肠炎症为主的，口症很明显，主要反映在口臭和舌苔上。口腔臭味较大，且多为恶臭。舌苔灰黄而厚腻，甚至龟裂并落屑。口色则多偏红，齿龈部常无淤血带。而急性盲结肠炎，口症很轻微，口臭味不大，舌苔则几乎缺如，但口色多青紫，齿龈部恒有淤血带。

2. 在休克危象上 一般胃肠炎早期恒不认微循环淤滞表现，多在病的中后期即起病24h后开始显现微循环淤滞，重症末期才陷于休克危象。而急性盲结肠炎，早在起病后的数小时内，至多10h前后即显现微循环淤滞乃至休克危象，表现精神极度沉郁，下唇常常弛垂，可视黏膜发绀，微血管再充盈时间大大延迟（>5s），四肢末端及耳鼻皮温发凉甚而厥冷，心悸如捣，胎儿心音，脉细数乃至不感等。

3. 在脱水与腹泻的关系上 一般胃肠炎的脱水体征与腹泻的程度直接相关，早期腹泻不重剧时脱水体征并不明显。急性盲结肠炎则否，其脱水早于腹泻，重于腹泻。即早在腹泻较轻（粥样粪）甚至未见腹泻的情况下，血液浓缩、皮肤弹力减退、眼窝塌陷、CPV增高等脱水体征和检验指征已很引人注目。这种情况下的脱水，如前所述，显然并非单纯由于腹泻而造成大量血浆丢失，看来主要是由于内毒素血症造成的体液分布失常，即由于微循环淤滞，血管通透性增强，血浆外渗，胃肠腔内积液所致。

【治疗】

治疗原则包括控制感染、复容解痉、解除酸中毒和维护心肾机能等4个方面。

1. 控制感染 控制肠道内革兰氏阴性菌继续增殖并防止全身感染，是治疗本病的根本环节。为此，可用庆大霉素静注，多黏菌素B 100万～200万U肌内注射；同时内服链霉素2～4g，每12h服1次。为中和内毒素和扩张血管，可配合应用肾上腺皮质激素，如氢化可的松500～2 000mg，加入葡萄糖液内输注，每日2～3次。

2. 复容解痉 输注液体以恢复循环血容量，应用低分子右旋糖苷和血管扩张剂以疏通微循环，是抗休克治疗的核心措施。

切记扩容在前，解痉继后，不容颠倒！实施输液时，要注意掌握补液的数量、种类、顺序和速度，严密监护补液效应，并适时应用扩血管药。

补液数量，参见胃肠炎的治疗。补液种类，初中期宜输等渗盐水和低分子右旋糖苷液，后期可加输葡萄糖盐水。输注顺序，应先为等渗盐液，继之 5％碳酸氢钠液，然后低分子右旋糖苷液，最后葡萄糖盐水加速效强心苷或肾上腺皮质激素滴注。输液速度，开始 30min 内应全速输注，每千克体重每分钟输入 1mL，即每 2min 要输注 1 瓶（500mL）液体。为此，可用粗针头做加压输注或双侧颈静脉输注，必要时并用腹膜腔内注入。以后即改为平速输注，每千克体重每分钟输入 0.25～0.5mL，即每 4～6min 输进 1 瓶（500mL）液体。

补液效应的监护，除观察临床体征外，应测定动脉血压、中心静脉压（CVP）和微血管再充盈时间。其动脉压回升而中心静脉压仍低于正常的，表明血容量尚不足，应继续快速输注；其动脉压和中心静脉压均回升到正常范围的，表明其血容量已基本恢复；其动脉压不回升而中心静脉压很快回升并超过正常的，则表明心力衰竭！应加用速效强心苷，减速输注。中心静脉压相对于空气大气压一般不得超过 1.18kPa（120mmH$_2$O）。

在补足血容量的基础上，要及时应用扩血管药，以改善组织的微循环灌注。常用的是，2.5％氯丙嗪肌注或静注，每次 10～20mL，每隔 6～8h 注射 1 次；1％多巴胺注射液 10～20mL 或 0.5％盐酸异丙肾上腺素 2～4mL，静脉滴注。

3. 解除酸中毒 本病经过中伴有重度酸中毒且进展极快，及时大量补碱，输注 5％碳酸氢钠液十分必要。补碱量的估算参见胃肠炎的治疗。

本病的酸中毒，是微循环淤滞和组织缺血缺氧的结果。因此补碱只是治标，要从根本上解除酸中毒，还必须着力于疏通微循环，改善组织的血液供应。

4. 维护心肾机能 可静脉滴注西地兰、毒毛旋花子苷 K、铃兰毒苷、洋地黄毒苷等速效高效强心苷；可内服双氢克尿噻或静脉注射利尿磺胺（速尿）等强力的利尿剂。

但维护心、肾机能的根本措施，同解除酸中毒一样，在于复容解痉，疏通微循环，改善心、肾的血液灌注，解决心、肾组织的缺血和缺氧。

十九、马肥厚性肠炎

Hypertrophic Enteritis in Equine

马肥厚性肠炎，即肥大性肠炎，确切的全称病名应为马慢性增生性肥大性小肠炎，是以十二指肠、空肠、回肠黏膜和浆膜的结缔组织增生、淋巴细胞浸润以及黏膜肌层、肠肌层的增生肥大为主要病理组织学特征的一种慢性肠炎。以慢性消化不良、渐进性消瘦、直检小肠增粗增厚、多发性假性肠憩室、继发性肠穿孔和腹膜炎为其临床特征。

据文献记载，本病唯独发生于马（Schulte，1950；张荣臻等，1959），故特称马肥厚性肠炎、马多发性假性小肠憩室（张荣臻）或马小肠肌层肥大（hypertrophy of the muscular coat of the small intestine in the horse）（Schulte，1950）。

本病从 20 世纪 50 年代初开始，曾数以千计地大批发生于从蒙古人民共和国引进的蒙古马。国内海拉尔地区的蒙古马和新疆地区的伊犁马亦有发生。直至 60 年代末，在各部军马中仍屡见不鲜。

【病因及发病机理】

迄今一直未明。一般认为，起因于饲养管理条件的急剧改变、长途驱赶的运输应激以及新马调教的过度劳累所致的急性胃肠卡他，由于病因作用强烈而持久，转为慢性病程，导致胃肠结构的改变，主要是小肠黏膜和浆膜的结缔组织增生，黏膜肌层以及肠环形肌和纵行肌的肥大。

特征性病理形态学变化：主要在小肠。眼观十二指肠、空肠以至回肠的整个小肠显著增粗增厚，缺乏弹性。收缩状态的肠管，其口径（从肠壁外层算起）平均为 25～45mm，比正常（15～20mm）增粗约 1 倍。管壁的厚度平均为 10～15mm，为正常（3～4mm）的 3～5 倍。肠壁各层的厚度亦均有所增加，黏膜和黏膜下层的平均厚度约为 4mm，黏膜的皱襞变厚，黏膜面被覆多量灰白色黏液。镜检肠绒毛大部分脱落，残留的肠绒毛也因上皮剥脱，仅留光秃的固有层。肠腺的上皮细胞大量脱落，残留的上皮细胞呈显著的黏液性变。黏膜固有层增厚，结缔组织显著增生并有多量淋巴细胞浸润。黏膜肌层略呈肥厚，肌纤维肥大。黏膜下层结缔组织亦增生。其中的小动脉管壁有硬化现象。肠壁肌层的肥厚最为显著。环状肌厚达 4～7mm，纵行肌厚达 1～3mm。镜检除平滑肌纤维肥大增生外，在肌纤维之间还出现多量增生的结缔组织纤维。浆膜层眼观除普遍充血和肥厚外，还出现多数大小不等的椭圆形肥厚病灶，厚（高）约 1mm，长 5～20mm，宽 2～10mm。

　　镜检肥厚病灶完全为肉芽组织，其中有多数小动脉，小动脉周围的结缔组织呈水肿和黏液性变。靠近浆膜表层的肉芽组织可见明显的充血和水肿。

　　小肠部最特殊的病变是假性憩室的形成，即肠黏膜通过小肠肌层裂孔向外凸出所构成的疝囊，而非真性肠憩室。假性憩室都位于肠系膜附着部小动脉入口处的肠壁。它们主要出现于小肠前 2/3 肠段的系膜附着侧肠壁，排列成行，几乎每一个小动脉的入口处都可见到。前后憩室的间距，短的 5mm，长的 25mm。当肠管切开时，因憩室开口处保持闭锁状态，又位于黏膜皱襞的底部，而不易发现。一般为球状盲囊，口径 5～10mm，深约 10mm。憩室底部室壁的厚度仅 1～2mm，因而从黏膜面透视囊底，呈半透明状态。

　　镜检可见室壁各层组织均呈萎缩，黏膜已失去其固有结构，上皮完全脱落，仅残留菲薄的固有层，有少量小淋巴细胞浸润，黏膜肌层也显著萎缩而菲薄。内环状肌和外纵行肌两层肠肌完全消失，仅遗留薄层结缔组织。这样的假性肠憩室易破裂而发生肠穿孔和腹膜炎，使病马于短时间内死于内毒素休克。憩室底壁的破裂孔恒向肠系膜两层之间开口，因此液状肠内容物流入腹膜腔，而植物纤维团块多积滞于肠系膜两层之间，以致腹腔穿刺时见不到混有大量植物纤维的腹腔液。

　　胃和盲肠、结肠也有轻度的慢性卡他性炎症所见。有的病马，伴有大肠肠壁的肥厚，只是程度轻微得多。个别病马，盲肠和结肠的浆膜面见有少量红色绒毛状的肉芽组织。

【症状】

　　病马食欲不定，时好时坏，有的喝水减少。多数病马不吃精料只吃草，少数病马则不吃草光吃料。往往喜爱舔食沙土、墙壁和粪尿。肠音不整，或强盛或减弱。粪球干小，表面被覆多量黏液，放酸臭味，但粪球内的植物纤维非常纤细。体温、脉搏、呼吸无明显变化。有反复发作的轻微腹痛。按慢性消化不良施行食饵疗法和药物疗法均难见效，病马逐渐消瘦。

　　有些病马，因胃后送机能障碍，每次采食后即显现呼吸促迫而腹围并不膨大，伴有不同程度腹痛，导胃常排出多少不等的液状食糜，灌水试验可证实胃排空障碍，表明继发了胃扩张，注意不要误认为马的慢性肥厚性胃炎（Nair，1968）。

　　有些病马，体温升高，结膜苍白，全身出汗，肌肉震颤，脉搏细数，拱腰缩腹站立，步态拘谨，颜貌忧苦，全身症状突然增重，常表明发生了肠穿孔继发的腹膜炎。腹腔穿刺可获得污秽浑浊的褐绿色穿刺液，混有血液、脓汁、纤维蛋白和淀粉颗粒。这样的病马，大多于 12～24h 之内死于内毒素休克。

　　直肠检查可得到证病性诊断依据。触诊十二指肠、空肠及回肠，多段或全段肥厚，粗细和硬度均如同胶管（胃导管），有的空肠相互粘连形成肠盘，折曲回转于腹腔中部，入手即可触得。空肠轻度肥厚，则必须入手至耻骨前沿，将空肠贴附于左右腹胁部腹壁加以揉触，才能感知。

【病程及预后】

　　取慢性经过，病程数月至数年不等，最终概因瘦弱衰竭而死于恶病质，或因假性肠憩室破裂而于短时间内死于穿孔性腹膜炎和内毒素休克。

【治疗】

曾试行的各种饮食疗法和药物疗法均告无效。

二十、马肉芽肿性肠炎

Equine Granulomatous Enteritis

马肉芽肿性肠炎，是以肠管尤其小肠及肠系膜淋巴结内肉芽肿形成为基本病理学特征的一种慢性肠炎。主要临床特征包括食欲不定、精神沉郁、逐渐消瘦、皮肤水肿、低蛋白血症，伴有或不伴有腹泻以及慢性病程。

本病最早发现于 20 世纪 70 年代中期（Cimprieh，1974），以后相继报道见于北美、南非和澳大利亚等地（Merritt 等，1976；Bestir 等，1978；Meuten 等，1978；Roberts 等，1980；Hodgson 等，1982；Blood 等，1983）。1 岁以上的各年龄马均可发生。据报道，以 3～10 岁的青壮年标准种马和英纯血马发生居多。

【病因及发病机理】

本病的病因和发病环节迄今未明。有些学者依据所报道的病例多为标准种（standard bred），有一定的家族性发生倾向，腹水内间皮细胞的吞噬活性降低以及小肠尤其回肠和肠系膜淋巴结的肉芽肿形成，认为与人的节段性回肠炎（regional ileitis）即科隆氏病（Crohn's disease）颇为相似，提出本病可能属遗传性免疫病（Cimprieh，1974；Roberts 等，1980）。

本病的特征性病理形态学改变是肉芽肿形成。整个小肠（除前 50cm 十二指肠外）肠壁增厚，肠系膜淋巴结普遍肿大、水肿、色淡。肠黏膜表层隆突形成粗大的皱襞，肠绒毛难以辨认。大肠黏膜无明显改变，但内容为绿色乳状液体，表明淀粉消化不全。

镜检整个小肠的黏膜固有层内有大量淋巴细胞和组织细胞浸润，肠绒毛萎缩，黏膜固有层直至黏膜肌层下的深层组织内，有众多的肉芽肿形成。浆膜面明显增厚，结缔组织增生，并散在有单核细胞浸润和血管增生。

肉芽肿呈小结节状，形同淋巴滤泡。中心部含小的淋巴细胞和大的组织细胞。细胞浸润则常位于小动脉的周围。各肠段肉芽肿形成和淋巴细胞浸润的程度和分布颇不一致，而以空肠尤其回肠最为严重，由黏膜固有层、黏膜肌层、内环状肌和外纵行肌层，一直扩延到浆膜层。在十二指肠，细胞浸润只限于黏膜固有层，而且比较轻微。结肠以至直肠的细胞浸润和肉芽肿形成主要在黏膜肌层下，而黏膜固有层内极其轻微。胃黏膜浅表部也散在有少量淋巴细胞和组织细胞的小结节。肠切片姬姆萨染色和 Ziehl - Neilsen 抗酸性染色均找不到任何病原菌。肠系膜淋巴结皮质和髓质内有较多的淋巴细胞，正常的淋巴滤泡稀少，出现大组织细胞灶，被膜内亦有细胞浸润（Roberts 等，1980）。

^{51}Cr 放射性同位素研究业已证实，作为本病临床特征的低蛋白血症和皮肤水肿，是大量蛋白质经肠道丢失和小肠对氨基酸、双肽、三肽的吸收障碍所致。蛋白质肠道内丢失的途径，主要是黏膜溃疡面血浆的渗出和肠淋巴流阻塞，乳糜管扩张以至破裂造成的淋巴漏出（Merritt 等，l976；Meuten 等，1978）。在后一情况下，还伴有大量淋巴细胞的丢失，而造成淋巴细胞减少症（Roberts 等，1980）。

由于细胞浸润，肠绒毛的结构发生改变，表面积减少，刷状缘酶活性降低，淋巴流阻塞，而导致小肠吸收机能紊乱。小肠对氨基酸（Merritt 等，1976）、脂质（Meuten 等，1978）、葡萄糖和木糖（Hodgson 等，1982）的吸收能力微乎其微，导致低蛋白血症、低白蛋白血症、皮肤水肿、渐进性消

瘦以至最终的恶病质状态（Blood 等，1983）

【症状】

通常无任何先兆，有的有不明原因的短期（1～3d）发热先行，病马食欲大减，精神委顿，体重下降。以后，体温、脉搏、呼吸始终不见明显改变，食欲时好时坏，长期不定，精神愈益沉郁，日渐消瘦，并陆续在颌凹部、胸前、腹下以及四肢下部出现无热无痛的捏粉样肿胀。有的反复表现轻微的腹痛发作。多数病马排粪迟滞，粪球干小、恶臭，被覆黏液。少数病马出现腹泻，排恶臭的粥状或糊状粪便。

直肠检查：可发现前肠系膜根部弥漫性增厚；十二指肠横行部、空肠、尤其回肠增厚；小肠连接的肠系膜和左侧上下行结肠之间的肠间膜上，可触到众多的单在而坚实的肠系膜淋巴结肿块。

血液检验：可发现低蛋白血症、低白蛋白血症、轻度贫血以及淋巴细胞减少症。血浆总蛋白极度减少，一般为 38～53g/L，严重的不足 30g/L（正常为 57～79g/L）；血浆白蛋白极度减少，一般为 10～12g/L，严重的可减少到 8g 以下（正常为 23.3～38.5g/L）。白球比（A/G）亦相应降低为 0.36～0.5（正常为 0.6～1.4）；白细胞总数轻度减少，(5.8～9.2)×10⁹/L，而淋巴细胞明显减少，(0.6～1.6)×10⁹/L ［正常为（1.6～5.4）×10⁹/L］（Roberts 等，1980；Blood 等，1983）。

【病程及预后】

经过 3～6 个月不等，预后不良，概死于恶病质或继发感染。

【诊断】

遇有表现渐进性消瘦、下垂部皮肤水肿、低蛋白血症、低白蛋白血症、淋巴细胞减少症等慢性消耗性综合征（chronic wasting syndrome）的病马，应考虑到本病。

确定诊断的依据：直肠检查或剖腹探查确认小肠尤其空肠和回肠肥厚；肠系膜淋巴结肿大；剖腹活检肠系膜淋巴结和空肠节段或活检直肠片段，确认肉芽肿等特征性病理组织学所见（Merritt 等，1976；Hodgson 等，1982）；进行口服葡萄糖耐量试验（OGTT）和口服木糖耐量试验（OXTT），获得低平而缺乏峰值的吸收曲线，证实小肠的严重吸收障碍（Roberts 等，1973，1974，1975；Breukiak，1974；Bohon 等，1976；Hodgson 等，1982）。

【治疗】

尚无根治疗法。试用的各种对症疗法，均告无效（李毓义等，1994，2002）。

（李毓义　张乃生　刘国文）

第四章　马腹痛病

概　　述

腹痛即疝痛（colica，dolor coli），中兽医统称"起卧症"，泛指动物对腹腔和盆腔各组织器官内感受器疼痛性刺激发生反应所表现的综合征。腹痛综合征并非独立的疾病，而是许多有关疾病的一种共同的临床表现。伴有腹痛综合征的一些疾病。病情重剧，病程短急，且多具危象，故又称急腹症（acute abdominal disease）或腹危象（abdominal crisis）。

腹痛综合征，见于各科疾病，包括症候性腹痛、假性腹痛和真性腹痛。

症候性腹痛。指的是在肠型炭疽、巴氏杆菌病、病毒性动脉炎、沙门氏菌病等传染病，马圆形线虫病、蛔虫病等寄生虫病以及腹壁疝、阴囊疝等外科病经过中所表现的腹痛。

假性腹痛。指的是在急性肾炎、膀胱炎、尿结石、子宫痉挛、子宫扭转、子宫套叠等泌尿生殖器官疾病乃至肝破裂、胆结石、胰腺炎、腹膜炎、胸膜炎等胃肠以外的各组织器官疾病经过中所表现的腹痛。

真性腹痛。指的是在急性胃扩张、慢性胃扩张、肠痉挛、肠臌胀、肠便秘、肠变位、肠结石、肠积沙、肠系膜动脉血栓—栓塞等胃肠疾病经过中所表现的腹痛。

本章介绍的是各种真性腹痛病，即胃肠性腹痛病，对症候性腹痛病和假性腹痛病，只在鉴别诊断上有所涉及。

马腹痛病的发病率高，病死率也高。据国外文献报道，世界各国马骡腹痛病占其疾病总数的12.5％～58.5％，病死率高达8.5％～13.5％。

国内部分资料统计，马属动物腹痛病占其各科疾病总数的9.65％～19.65％，一直是严重影响养马业发展的主要疾病，给畜牧业造成相当大的损失，因而始终被列为兽医临床研究的重点课题，在病因、诊断和防治等诸方面均取得了突破性进展。

（一）腹痛病的分类

А В Синев 依据机能病理学，首先按食物通过的速度，将腹痛病分为两大类，即胃肠内容物通过加快的腹痛病，包括胃肠卡他和胃肠炎；胃肠内容物通过减慢的腹痛病，包括各种类型的胃肠阻塞。进而，将胃肠阻塞分为动力性阻塞和机械性阻塞。动力性阻塞再分为痉挛性阻塞和麻痹性阻塞。前者包括急性胃扩张、肠痉挛和肠臌胀；后者包括各段大小肠便秘。机械性阻塞再分为绞扼性肠阻塞，包括各种类型肠变位；淤血性肠阻塞，包括肠系膜动脉转移性栓塞和蠕虫性血栓—栓塞；堵塞性肠阻塞，包括积沙性堵塞、结石性堵塞和寄生虫性堵塞。

Г В Домрачев 将腹痛病分为胃性腹痛病和肠性腹痛病两大类。前者包括急性胃扩张和慢性胃扩张；后者则分为伴有腹膜炎的肠性腹痛病，包括肠系膜动脉血栓—栓塞和各种类型肠变位；不伴有腹膜炎的肠性腹痛病，包括肠痉挛、肠臌胀、肠结石、肠积沙以及各段大小肠便秘。

作者（1987）依据腹痛病病理学研究进展和临床实践体验，提出真性腹痛病的又一分类法（图3-7），并从临床诊断的角度提出马腹痛病的症状鉴别诊断分类，包括五大真性腹痛病、反复发作性腹痛病、取排尿排粪姿势的腹痛病，以及伴有发热的腹痛病等4类（见马腹痛病症状鉴别诊断）。

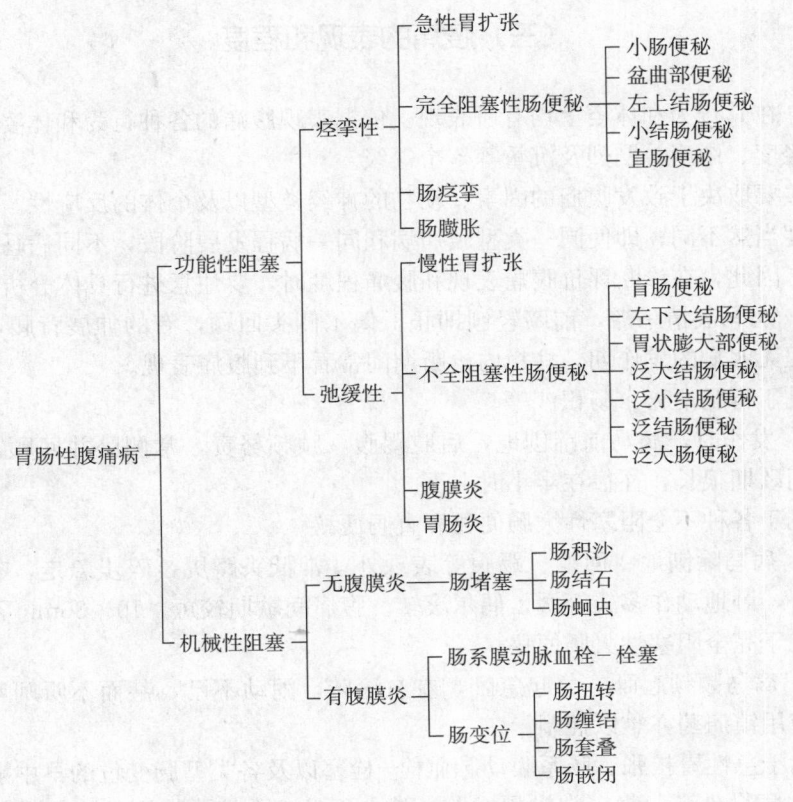

图 3-7　胃肠性腹痛病分类

（二）腹痛的发病机理

腹痛与痉挛性疼痛、膨胀性疼痛、肠系膜性疼痛和腹膜性疼痛等 4 种因素有关。

1. 痉挛性疼痛　系由胃肠或泌尿生殖道平滑肌痉挛性收缩所致。

其特点是，腹痛呈阵发性，腹痛发作和间歇相交替。发作时，病马躁动不安，起卧滚转，呈中度或剧烈腹痛；间歇期，则安静站立，形若无恙，甚而照常采食饮水。

此种腹痛，多见于肠痉挛、肠系膜动脉血栓－栓塞和胎动不安等。

2. 膨胀性疼痛　系因胃肠内积滞过量的食物、气体和液体或膀胱积尿，而使脏壁受到过度押张所致。

其特点是，腹痛呈持续性，间歇期极短或全无，过度膨胀则腹痛反而缓解乃至消失。

此种腹痛多见于胃扩张和肠臌胀等。

3. 肠系膜性疼痛　系因肠管位置改变，肠系膜受到挤压牵引所致。

其特点是，腹痛持续而剧烈，病马常取仰卧抱胸或四肢集拢姿势。

此种腹痛多见于各类型肠变位。

4. 腹膜性疼痛　系因腹膜感受器受炎性刺激所致。

其特点是，腹痛持续沉重而外观稳静，病马常拱腰缩腹，长久站立或侧卧，不愿走动和改变体位。

此种腹痛多见于伴有腹膜炎的腹痛病，如肠变位后期或胃肠破裂时。

上述 4 种性质的疼痛，可单独、同时或相继出现于同一腹痛病的经过之中。

（三）腹痛的表现和程度

病马的腹痛，在其行为和体姿上均有所表现。依据表现腹痛的各种行为和体姿改变，可将腹痛程度划分为隐微、轻度、中度、剧烈及沉重等 5 个等级。

腹痛的程度主要取决于致发腹痛的因素、动物的神经类型以及个体的反应性。腹痛病的类型和经过不同，腹痛程度当然不同；即使同一类型腹痛病和同一病程发展阶段，不同病马所表现的腹痛在程度上也不尽一致。因此，在诊断评价腹痛表现和腹痛程度时，要注意进行具体分析。

1. 隐微腹痛　病马表情呆滞，前蹄轻刨即止，偶尔侧头回顾，有的伸展背腰，有的长时间伸肢侧卧不动，全病程无明显的发作期，柱栏内诊断期间常看不到腹痛表现。

此种腹痛多见于盲肠便秘、肠积沙等。

2. 轻度腹痛　发作时，病马前蹄刨地，后肢踢腹，频频努责，常侧卧并回顾，但概不滚转，或欲滚即止。腹痛间歇期很长，往往在半小时上下。

此种腹痛多见于各种不全阻塞性大肠便秘和直肠便秘。

3. 中度腹痛　病马除刨地、回顾、踢腹等表现外，常低头蹲尻，碎步急走，有时俯头闻地，徘徊往复，择地欲卧，卧地动作多较轻缓，偶尔滚转。腹痛间歇期较短，10～30min 不等。

此种腹痛多见于完全阻塞性大肠便秘。

4. 剧烈腹痛　病马频频起卧，急起急卧，左右滚转，闹动不已，甚而不听呵喝，横冲直撞，达到狂暴的程度，应用镇痛药亦难以控制。

此种腹痛多见于急性胃扩张、肠系膜动脉血栓—栓塞以及各类型肠变位的早中期。

5. 沉重腹痛　病马外观稳静，常拱腰拢肢，站立不动，强拉硬拽则细步轻移，行行止止，更有蜷伏一隅，肌颤汗出，不滚不闹，鞭笞亦不愿站起的。

此种腹痛可见于急性弥漫性腹膜炎、肠变位后期以及胃肠破裂。

（四）腹痛病的病因

关于马腹痛病的病因，特别是马易发腹痛病的原因问题，历来有许多争议。其实，马腹痛病的发生，同任何其他疾病一样，必有其促发的外在动因，亦必有其易发的内在原因。致病外因照例要通过易患内因才能逞其作用，两者缺一不可。

1. 腹痛病外因

（1）草料和饮水品质不良。如精料霉败变质，易膨胀发酵；饲草粗硬、柔韧，不易消化；饲料冰冻，饮水冷凉，混杂泥沙，矿物质含量不足等。

（2）饲养管理和使役不当。如精料过多，饮水不足；突然变换饲料的种类及配比，突然改变饲养方式、饲喂程序及方法；饲喂后立即重役或重役后立即饲喂等。

（3）天气骤变。在气温降低、湿度升高、气压降低等气象因素骤然剧变的暴风雨雪天气或其前后，马腹痛病的发生常显著增多。这一现象客观存在，但机理尚不清楚。一般认为，天气骤变作为应激原，可使敏感机体处于应激状态，致使某些反射活动发生紊乱，特别是植物神经系统交感神经和副交感神经的协调功能失去平衡。

2. 腹痛病内因

（1）老龄、咽气癖、饲料单纯、长期休闲、矿物质营养不足等所致的胃肠功能紊乱。

（2）牙病、胃肠寄生蠕虫、饲料混杂芒刺或砂石等所致的胃肠溃疡、炎症等器质性变化。

（3）普通圆虫幼虫寄生所致的肠系膜前动脉病变。许多文献认为，普通圆虫幼虫寄生性肠系膜前动脉损伤是马急腹痛症最主要的内在发病因素。其病因作用表现于 3 个方面，即障碍肠管的血液供应、干扰肠管的神经支配、引起过敏反应。

①寄生性肠系膜动脉损伤，包括真性动脉瘤和动脉炎，其轻度血栓-栓塞性病变最为常见，绝大多数（90％以上）马匹可见有此病变。肠系膜前动脉，尤其右支即回盲结肠动脉，常有血栓形成，并在其下游分支内发生栓塞，使所辖肠段的血液灌注不足，而伴发慢性、再发性腹痛。

②寄生性肠系膜前动脉根部膨大，可压迫围绕它的腹腔神经节和肠系膜神经丛，使之发生变性和萎缩，由其发出并支配壁内神经丛（节）的交感神经节后纤维和迷走神经节前纤维也发生病变。除肠管的植物神经受到影响外，肠血管本身的植物神经控制也发生障碍，引起肠血管的收缩或扩张。结果，肠管的血液供应和运动机能都发生紊乱，常造成肠便秘、套叠或扭转。

③用普通圆虫浸出物给已经致敏的马匹静脉注射，可实验性地引起急性胃扩张、肠扭转以及大小肠便秘。从而推测，马匹在感染圆虫病之后可被致敏，当再次感染或继续感染时，即发生过敏反应，而引起急腹症乃至休克危象。

（4）马胃肠解剖生理特点，只是决定某些腹痛病在马比较多发以及马腹痛病具备某些特殊性的一个因素。当然，马腹痛病是上述某种（些）外在促发动因作用于具备上述某种（些）易发内在原因的个体时才得以发生的。

（五）腹痛病的发病机理

胃肠运动机能，是保证食物消化吸收和粪便后送排泄的必要条件。胃肠具有壁内神经丛，即肠肌丛（奥氏丛）和黏膜下丛（蔓氏丛），其平滑肌固有一种自动运动性。在完整的机体，胃肠平滑肌固有的这种自动运动性，经受 3 方面的制约。一是胃肠腔内环境：稳定的胃肠腔内环境，通过化学感受器、压力感受器和壁内神经丛，为胃肠平滑肌的自动运动性提供适度的刺激。二是胃肠血液供应：充足的血液灌注和流畅的微循环，为胃肠平滑肌自动运动性的发挥提供物质代谢基础。三是胃肠植物神经分布：来自头部和荐部的副交感神经，通过迷走神经食管背支和盆神经，以节前纤维进入肠壁，呈其兴奋作用；来自胸腰部的交感神经，通过内脏大神经、内脏小神经、腹腔神经节以及前，后肠系膜神经节（丛），以节后纤维进入肠壁，呈其抑制作用；两者相互协调（包括常阈平衡、高阈平衡和低阈平衡），控制胃肠平滑肌的自动运动性。

腹痛病的各种外因和内因，通常正是通过上述制约胃肠自动运动性的 3 个途径而逞其致病作用的。

草料和饮水品质不良，饲养管理和使役不当，归根结底是通过对消化反射活动动力定型的破坏，而使胃肠腔内环境发生改变，化学感受器或压力感受器经受异常刺激，向壁内神经装置发放的冲动过强或过弱。

普通圆虫幼虫寄生性肠系膜前动脉损伤以及天气骤变等因素，主要是使肠系膜血管发生堵塞或诱发肠系膜血管发生挛缩，而使胃肠供血不足，物质代谢发生紊乱。

破坏神经调节机能的各种内外因素，都是直接或间接地经由大脑皮质、皮质下中枢、植物神经（干、节）以至胃肠壁内神经丛，而使交感神经与副交感神经的协调控制失去平衡。

真性或胃肠性腹痛病的发生，实质上都是基于胃肠平滑肌自动运动性的改变，或者表现为胃肠运动性增强，即胃肠平滑肌及括约肌的痉挛性收缩；或者表现为胃肠运动性减弱，即胃肠平滑肌及括约肌的弛缓乃至麻痹。起初，概属于机能性障碍，以后，多导致器质性改变。

至于腹痛病的病理形态学改变，除胃肠壁出血、水肿、坏死等局部病变以及实质脏器变性和腹膜炎外，已开始注意到包括弥漫性血管内凝血在内的中毒性休克的各项病理特征，并有个别文献涉及到会造成急性死亡的胰腺和肾上腺皮质出血及坏死。

　　在腹痛病的发展过程中，对疾病转归有决定性影响的因素主要是腹痛、胃肠膨胀、水盐代谢和酸碱平衡紊乱以及内毒素休克。

　　1. 腹痛　痉挛性、膨胀性、肠系膜性、腹膜性疼痛，其性质不同，其表现各异，但最初都是一种保护性反应，而后则成为影响病理过程发展的附加因素。剧烈的疼痛性冲动持续不断地进入大脑皮质，可使神经细胞过度紧张乃至衰竭，大脑半球的机能减弱，皮质下中枢摆脱大脑皮质的控制，交感肾上腺系统功能过度活跃，植物神经功能协调性遭到破坏，从而不仅使机体物质代谢和血液动力学发生紊乱，而且还使胃肠分泌、消化、吸收、运动障碍等基本病理过程进一步加剧。

　　腹痛，特别是来自胃和直肠的疼痛感觉，还会使膀胱括约肌痉挛而发生尿潴留，或使肾泌尿减少直至发生尿闭。马实验性前部肠管阻塞时，尿量为 1 020mL，中部阻塞时为 1 763mL，而后部阻塞时为 5 570mL。

　　2. 胃肠膨胀　伴有胃肠完全阻塞或闭塞的腹痛病，由于食物的停滞、腐败发酵气体的形成以及消化液的分泌，阻塞部前侧胃肠容积增大而剧烈膨胀。

　　膨胀的胃肠，除致发膨胀性疼痛外，还因腹内压增高、膈运动受阻和胸内负压降低而使呼吸和循环发生障碍，严重的可导致呼吸和循环衰竭或胃肠破裂，而于短时间内死亡。

　　3. 脱水和酸碱血症　胃肠阻塞性腹痛病时，水盐丢失及伴随的酸碱平衡紊乱，常成为致死性病理因素。水盐丢失的数量、速度以及所伴随酸碱血症的类型，取决于阻塞的程度和部位。

　　临床观察和实验研究证实，阻塞的程度愈完全，阻塞的部位愈靠前，机体脱水就愈迅速、愈严重。小肠阻塞时，脱水迅速而严重，失水量可达到乃至超过体重的 16％；大肠阻塞时，脱水则轻微而缓慢。在马实验性胃、十二指肠阻塞，胃内积液可超过 40L；回肠阻塞，胃内积液平均为 4.5L；大结肠阻塞，胃内则无积液。

　　胃及十二指肠阻塞时，阴离子丢失以氯离子为主，伴发碱血症；回肠阻塞时，阴离子丢失以碳酸氢根为主，伴发酸血症。

　　4. 内毒素休克　20 世纪 60 年代末开始提出马腹痛病经过中的内毒素休克问题。一般认为，在胃肠不通的情况下，阻塞部前侧肠内容物停滞并腐败发酵，肠道内环境和菌群发生紊乱，大肠杆菌等革兰氏阴性菌优势增殖，产生多量内毒素，经肠壁或渗入腹腔液经腹膜吸收入血，导致内毒素血症以至内毒素休克。

　　70 年代中期，美国明尼苏达大学在实验性小肠扭转马测定出内毒素血症，但发现内毒素在血液中的存在很不恒定。

　　80 年代初，作者等利用鲎试验首次在肠变位及重危症完全阻塞性大肠便秘自然病马的腹腔液及血液中证实了内毒素的存在，并与病情的严重程度呈正相关，从而确认内毒素休克是使腹痛病病情恶化而取死亡转归的一个因素。并发现，完全阻塞性大肠便秘病马后期存在的内毒素血症，在阻塞部疏通之后 4～8h 之内即自行消失，表明内毒素血症是可逆的，不一定都发展为内毒素休克。

（六）腹痛病的诊断

　　马胃肠性腹痛病，病情较复杂，病程多短急，要求迅速而正确地建立诊断。原长春兽医大学（现吉林大学畜牧兽医学院）在这方面积累了丰富的实践经验，形成了比较独特的腹痛病诊断程序和方法，包括问诊、一般检查和特殊检查 3 部分。

　　1. 问诊　腹痛病的问诊，必须简明扼要，有的放矢，结合一般检查，边看边问。要着重了解：发病时间，以推断病程；起病情况，以推断是突然起病还是起病徐缓；腹痛表现，以推断腹痛的程度和性质；饮食及粪尿，以推断胃肠是否阻塞以及阻塞程度；治疗经过，以保证治疗的连贯性，避免用药的重复或脱节。

2. 一般检查　腹痛病的一般检查，包括体温、脉搏、呼吸、结膜色泽、口腔变化、腹围大小、腹痛表现以及听取心音、肠音、胃音或食管逆蠕动音等 10 项。作者将其概括为一测（体温）、二数（脉搏和呼吸）、三听（心音、肠音、胃音或食管逆蠕动音）及四看［腹痛表现、腹围大小、结膜色泽以及口症（舌色、干湿度、齿龈黏膜微血管再充盈时间）］。

问诊和一般检查，通常要求在 15min 左右完成，并形成"印象诊断"或"初步诊断"，有时甚至还可以确定诊断（如典型的肠痉挛和原发性肠臌胀）。

3. 特殊检查　腹痛病的特殊检查，包括胃管插入、腹腔穿刺、直肠检查、血液检验等 4 大项，可依据病情，灵活运用。

（1）胃管插入。能查明胃的充满状况和排空机能，从而确定有无急慢性胃扩张以及胃扩张的类型（食滞性、气胀性或积液性）。应用抽吸装置导胃减压或实施洗胃，则更兼具治疗作用。

（2）腹腔穿刺。可依据腹腔穿刺液的性状，辅助确定腹痛病的类型，在腹痛病的鉴别诊断和预后判断上具有重要意义。混血性腹腔液，见于各类型肠变位、肠系膜动脉血栓－栓塞和出血性肠炎；渗出性腹腔液，见于泛发性腹膜炎和坏死性肠炎；含粪汁或食糜腹腔液，见于胃肠穿孔或破裂；混尿液的腹腔液，则见于膀胱破裂。

（3）直肠检查。借助直肠检查以诊治马腹痛病，在中国已有悠久的历史（起卧人手）。通过直肠检查，不仅能确定肠便秘的部位，结粪的大小、形状、硬度以及肠变位的类型和肠段，还能确定有无胃扩张、肠结石、肠积沙、肠系膜动脉瘤以及肾结石、膀胱括约肌痉挛、子宫扭转、子宫套叠等假性腹痛病。

（4）血液检验。对腹痛病的确定诊断并无价值，但在腹痛病的预后判断上有较大的意义。常检测的是血沉、红细胞压积容量、血浆总蛋白等脱水指标；血浆二氧化碳结合力、血乳酸含量等酸碱血症指标；白细胞总数、血小板数、鲎试验等内毒素血症指标。

（七）腹痛病的治疗

针对腹痛病的一般发病机理和基本病理过程，其综合性治疗原则应包括镇痛、减压、疏通、补液和解毒等 5 个方面。实施治疗时，可按具体病情，灵活运用。

1. 镇痛　正如发病机理所述，腹痛是胃肠病理学改变的结果，本身并不致死，通常可不予处置。只要抓紧消除胃肠痉挛，胃肠膨胀、肠系膜牵引绞压、腹膜炎性刺激等致发腹痛的因素，腹痛即随之缓解或消失。但剧烈腹痛的持久存在，往往会使病程发展而病情加剧。因此，当马腹痛剧烈而持续并影响诊断操作时，应实施镇痛。

2. 减压　胃肠膨胀对机体的危害甚多，轻则致发疼痛，致使循环和呼吸发生障碍，重则造成窒息或胃肠破裂，而威胁生命。因此，一切伴有胃肠膨胀的腹痛病，都必须刻不容缓地导胃或穿肠，排液或放气，实施减压。

3. 疏通　疏通胃肠道，是治疗胃肠阻塞性腹痛病的根本原则。除伴有肠腔闭塞的肠变位需要手术整复疏通外，对各种动力性胃肠阻塞，可从以下 3 方面着手实施疏通：

（1）通过调整胃肠腔内环境，给化学感受器和压力感受器提供适宜刺激，以恢复胃肠平滑肌的自动运动性。

（2）通过大脑皮质、皮质下中枢或植物神经节、干、丛，以协调交感神经和副交感神经对胃肠平滑肌自动运动性的平衡控制。

（3）通过神经和体液机制，调节胃肠血液供应，疏通微循环，以改善胃肠平滑肌的物质营养代谢。

4. 补液　胃肠道完全阻塞性腹痛病，机体的水盐丢失甚为严重，疏通措施如不能迅速奏效，则应实施补液。液体的选择，应考虑到阻塞的位置和性质。高位（胃和十二指肠）阻塞，主要补充氯离子和钠离子，切莫补给碳酸氢根离子；中低位（回肠后）阻塞，除补给氯化钠液外，要补给适量的碳酸氢钠液；机械性肠阻塞（肠变位），伴有血液的渗漏，最好另加血液和血浆等胶体溶液。

5. 解毒　指的是缓解内毒素血症，防止内毒素休克的发生；内毒素血症不一定发展为内毒素休克。内毒素休克一旦发生，则多取死亡转归。近年来，国外治疗完全阻塞性肠便秘，早期即开始加用新霉素内服。手术整复肠变位时，则十分强调切除变位的肠段，并要求尽量排空变位部前侧的胃肠内容物。

一、急性胃扩张

Acute Gastric Dilatation

急性胃扩张，旧名过食疝，中兽医称大肚结，是由于采食过多和（或）后送障碍所引起的胃急剧膨胀。其临床特征是伴有中度或剧烈腹痛；肚腹不大而呼吸促迫；胃排空障碍，插入胃管即排出大量气体、液体或食糜；病程短急。

按病因，分为原发性胃扩张和继发性胃扩张；按内容物性状，分为食滞性胃扩张、气胀性胃扩张和积液性胃扩张。

原发性胃扩张多属气胀性或食滞性的，积液性的甚少；继发性胃扩张概属积液性的。

多发于马和骡，驴较少发生，是常见的真性腹痛病之一，约占马腹痛病的 6%。在我国西北和华北地区发生较多，可占腹痛病的 32.12% 乃至 44.8%，救治延误常造成死亡。

【病因】

1. 原发性胃扩张　原因在以下 3 个方面：

（1）机体同外界条件已形成的食物性消化动力定型遭到破坏，如饲喂失时，过度疲劳，饱饲后立即服以重役，采食精料后立即大量饮水，饲料日粮突然更换，饲喂方式和程序突然改变等。

（2）异常刺激物的作用，如采食大量难以消化、高度膨胀、容易发酵的饲料，黏团的谷粉或糠麸、冻坏的块根类、堆积发馊的青草等。

（3）个体内在因素，如素有咽气癖、慢性消化不良、肠蠕虫病、肠系膜动脉瘤的马匹，其胃肠道内感受器对内外刺激的敏感性增高。

2. 继发性胃扩张　通常后继于小肠积食、小肠变位、小肠炎、小肠蛔虫性阻塞的经过中。这是由于剧痛刺激，胃液反射性分泌增多；肠腔阻塞，胃后送障碍；阻塞部前侧肠段分泌激增，肠内容物经肠逆蠕动而返回胃内。

个别胃状膨大部便秘以及小结肠等完全阻塞性大肠便秘的后期，也可继发胃扩张。前者可能是因为压迫了十二指肠，后者可能是诱发了反射性幽门痉挛，导致胃内容物后送障碍。

【发病机理】

马胃的容积较小，但在生理状态下，由于完善的神经体液调节机制的存在，经过充分咀嚼和混唾而咽下的食物，分层排列于胃内，经受胃液的浸泡和消化，胃壁的蠕动和搅拌，最后通过幽门反射而陆续后送，使胃内容物的进入量和后送量得以保持动态平衡，完全适应胃容积小这一生理解剖特点。

过量采食和异常刺激等外在发病条件作用于胃内感受器，特别是作用于由于内在发病因素而敏感性已经增高了的胃内感受器，使胃的分泌、运动、消化、吸收等一系列机能陷于紊乱，而开始发生病理过程。

初期，在采食后的 1～3h 内，胃肠应答性反应是迷走神经兴奋性增高，表现为腺体分泌显著增强，胃液酸度偏高，胃运动增强，乃至平滑肌痉挛性收缩，同时幽门开张，部分食糜周期性地向十二指肠排放。实验还表明，刺激胃内感受器不仅能增强胃的分泌和运动，还能增强胰腺的分泌活动、肝脏的胆汁生成和排泄以及十二指肠的运动。因此，急性胃扩张初期表现为痉挛性腹痛发作、排粪频数而粪不成形。

其后，胃内容物的异常刺激，胃肌的痉挛性收缩，通过痛觉感受器不断向中枢发放冲动，在大脑皮质中形成强烈的兴奋灶，进而转为抑制，使丘脑下部的功能失去控制，副交感神经受到抑制而交感神经肾上腺系统相对兴奋，儿茶酚胺分泌增多。结果，胃肠蠕动减弱，幽门紧闭（失弛缓）而发展为胃肠停滞。临床上则表现为肠蠕动减弱，排粪停止，直肠检查可能触到气胀的小肠。

停滞的胃内容物，特别是大量精料，被消化力弱的胃液所浸泡，在微生物作用下进行发酵，形成多量乳酸，呈高渗状态，吸引大量体液渗入胃腔（可达 25L 以上），并产生大量难闻的气体及其他各种产物。食物、气体和液体积存于胃内，使胃壁抻张，体积可达正常的 1～2 倍，容量增大，可达 20～40L。结果，胃壁血液供应愈益不足，胃内异常刺激通过压力感受器和化学感受器向中枢发放疼痛性冲动，以致大脑皮质和皮质下中枢的神经调节功能愈益紊乱，使全身各组织器官功能发生一系列后续的障碍。

胃膨胀是决定疾病结局的中心环节。由于胃膨胀，会妨碍膈和肺的活动，而导致呼吸困难甚而窒息；由于胃膨胀，胃肌强力痉挛，加上幽门和贲门紧闭，在剧烈腹痛倒地滚转时，会导致胃或膈的破裂以至内毒素休克；由于胃膨胀，使胸内负压降低，加上剧烈腹痛和脱水的影响，会导致心力衰竭。因此，窒息、心力衰竭和胃膈破裂，常常是造成急性胃扩张病畜死亡的直接原因。

【症状】

1. 原发性胃扩张 多于采食之后或经 3～5h 后突然起病，呈现以下 5 个方面的综合症状：

（1）腹痛表现。病初呈轻度或中度间歇性腹痛，但很快（3～4h 后）就转为持续性剧烈腹痛，间有发作性腹痛加重。病马频频起卧滚转，快步急走或直往前冲，愿前高后低站立，有的呈犬坐姿势。有些病马在左侧第 5～第 10 肋间及鬐甲后侧部可见皮肤过敏区，耳心反射试验往往可证明交感神经过敏。

（2）消化系统体征。病初，口腔湿润而酸臭，肠音活泼，频频少量排粪，粪便多松软而不成形；以后，随着病程的发展，口腔变得黏滑而恶臭。有的被有灰黄舌苔，肠音减弱乃至绝止，排粪减少或停止。不少病马有嗳气表现。嗳气时，左侧颈沟部可看到食管逆蠕动波，听到含漱样食管逆蠕动音。个别病马发生呕吐或干呕（呕吐动作）。呕吐时，病马颜貌惊惧，低头伸颈，鼻孔阔开，腹肌阵缩，由鼻孔流出酸臭的食糜。腹围不大。

有些病马，主要是气胀性胃扩张病马，仔细观察左侧第 14～第 17 肋中部的髂骨结节水平线上下稍显突出。在该处叩诊，常发鼓音或金属音，听诊可闻短促而高亢的胃蠕动音如金属叩击或流水的声响，每分钟 3～5 次。在导胃排出积滞的气液性内容物之后，这种声音很快减少或消失。

（3）全身状态。有比较明显的变化。饮食欲废绝。结膜初期潮红，后期暗红。脉搏初期增数以后疾速，每分钟达 80～100 次。呼吸始终促迫用力，每分钟可达 20～50 次。体温改变不大，高者 39℃左右。重症常伴有皮肤弹力减退、眼窝凹陷、血沉减慢、红细胞压积容量增高等脱水体征和血氯化物含量减少、血液碱储增多等碱中毒指征。

（4）胃管插入。感到食管松弛，阻力较小。插入胃内后，可排出大量酸臭气体及液状食糜（气胀性胃扩张），或排出少量气体和粥状食糜，甚至排不出食糜而胃后送机能试验显示障碍（食滞性胃扩张）。导胃减压后，腹痛即缓和，呼吸亦显得平稳。导出的胃内容物总酸度可达 60～100 滴定单位，游离盐酸大多缺乏，乳酸等有机酸呈阳性反应，而胆色素试验为阴性。

（5）直肠检查。在左肾前下方恒能摸到膨大的胃盲囊，随呼吸而前后移动，触之紧张并具有弹性

（气胀性或积液性）或呈捏粉样硬度乃至黏硬感（食滞性）。这是中国马骡急性胃扩张的固定体征和示病体征。经验表明，直肠检查对于食滞性胃扩张的诊断至关重要。在临床上，往往由于食滞性胃扩张的腹痛不大剧烈，呼吸不大促迫，嗳气和食管逆蠕动音比较稀少，胃蠕动音几乎完全缺如，而误诊为肠性腹痛病。因此，食滞性胃扩张往往是在直肠检查发现胃的容积和性状改变之后才得以确诊。

除胃体积膨大外，脾脏亦后移，其后缘可抵达髂骨结节垂线处。但单凭脾位后移是很难做出诊断评价的。因为有不少中国马骡的脾脏正常位置明显靠后，应当注意。

2. 继发性胃扩张　概起病于原发病的经过中，首先有原发病的表现，以后才出现呼吸促迫、腹痛加剧以及嗳气、呕吐、胃蠕动音等胃扩张所固有的症状。

直肠检查时，除急性胃扩张的示病性所见外，还能发现小肠积食、小肠变位等原发病的变化。

插入胃管时导出的照例是大量（5～20L）黄绿褐色液体（胆色素检查呈阳性反应）和少量气体，而且胃内容物排出后，腹痛只是暂时得到缓解，经数小时又会复发。

【病程及预后】

急性胃扩张，尤其气胀性的，及时治疗，可迅速痊愈。救治延误，则往往于数小时之内，因窒息、心力衰竭或胃、膈破裂而死亡。

继发性胃扩张的经过，随原发病而定，原发病不除，则反复不已。

胃破裂的临床特点：在倒地滚转或一阵呕吐动作之后，腹痛突然减轻或顿然消失，而全身症状立即增重。病马颜貌惊惧，两唇弛垂，口色灰白或蓝紫，肢体厥冷，眼眶、耳根、胸前、肘后、股内等局部出汗或全身汗液淋漓，肌肉震颤，站立不动或卧地不起，腹壁紧缩而敏感，脉搏细弱而频数，体温升高或低下，末梢血中的白细胞总数陡然直线下降至每升 5×10^9 乃至 1×10^9 以下，腹腔穿刺有大量污秽的红褐绿色胃内容物流出，往往混有草末（植物纤维）。

膈破裂的临床特点：全身症状迅速增重，突然呈现高度呼吸困难乃至窒息而死。当肠管钳闭在膈破裂口时，腹痛尤剧。

【诊断】

急性胃扩张病程短急，尤需具备清晰而明确的诊断思路，于短时间内做出诊断并实施抢救。通常运用如下的诊断思路（李毓义，1987）。

第一步：依据起病情况、腹痛特点、腹围大小与呼吸促迫的关系、食管听诊、胃听诊以及胃管插入来确定是不是胃扩张。如果遇到采食后突然起病或在其他腹痛病的经过中病情突然加重的病马，表现剧烈腹痛、口腔湿润而酸臭、频频嗳气、腹围不大而呼吸促迫用力的，就要考虑可能是急性胃扩张。随即做食管及胃的听诊。如听到食管逆蠕动音和胃蠕动音，即可初步诊断为急性胃扩张。

第二步：刻不容缓地插入胃管，尽快确定胃扩张的性质。胃管插入时如喷出大量酸臭气体和粥样食糜，腹痛当即缓和乃至消失，全身状态亦随之好转，即为过多采食易发酵饲料所致的气胀性胃扩张；胃管插入时如仅排出少量酸臭气体，导出的食糜极少或全然导不出食糜，腹痛无明显减轻，反复灌以1～2L温水证实胃后送机能发生障碍，且直肠检查摸到质地黏硬或捏粉样的胃壁，即为过食大量精料或劣质韧性秸秆所致的食滞性胃扩张。胃管插入时如自行流出大量黄绿色、黄褐色或黄红色酸臭液体，而气体和食糜均甚少，则为积液性胃扩张。

第三步：遇到积液性胃扩张，通常都考虑是继发性的，要注意探索其原发病，包括小肠积食、小肠变位、小肠炎、小肠蛔虫性阻塞以及胃状膨大部便秘等。

1. 小肠积食、小肠变位和胃状膨大部便秘　均可通过直肠检查摸到秘结或变位的肠段。

2. 小肠炎　导出的胃内容物多为黄红色黏稠液体，腹腔穿刺可获得混血的渗出液，体温常升高，黄疸较明显，而直肠检查不见秘结或变位的肠段。

3. 小肠蛔虫性堵塞 一般发生于 1～3 岁马驹，具反复发作性腹痛病史，腹痛特别剧烈，黄疸甚明显，体温常升高，肠音多活泼，直肠检查偶尔能摸到被虫体堵塞的肉样肠段。

【治疗】

从采食过多和（或）后送机能障碍所致胃急剧膨胀这一基本病理过程出发，针对胃内大量贮积的食糜、液体及发酵产物对压力感受器和化学感受器的劣性刺激，大脑皮质中形成的优势兴奋灶，以及初期副交感神经反射性兴奋所致的痉挛性胃肠不通和后期交感神经兴奋性增高所致的胃肠麻痹性不通等主要发病环节，急性胃扩张的治疗原则应包括两大方面：一是制酵减压，以消除对胃内感受器的恶性刺激；二是镇痛解痉，以降低胃内感受器的敏感性，加强大脑皮质的保护性抑制，协调皮质下中枢功能，使植物神经功能趋向平衡。常用的治疗措施如下：

1. 制酵减压 制止胃内容物腐败发酵和降低胃内压，是缓和胃膨胀、防止胃和膈破裂的急救措施，兼有消除腹痛和缓解幽门痉挛的作用。

（1）气胀性胃扩张。经过导胃减压并灌服适量的制酵剂，症状随即缓和乃至消失，不久即愈。

（2）食滞性胃扩张。导出的胃内容物极其有限，应行洗胃，插入单管或双管，每次灌温水 1～2L，反复灌吸，直至吸出液基本无酸臭味并含内生性黏液为止。

（3）积液性胃扩张。均系继发，导胃减压只是治标，应查明并治疗原发病。

2. 镇痛解痉 阻断疼痛性冲动，加强大脑皮质保护性抑制，调整自主神经功能，解除幽门痉挛，是解决胃后送障碍，消除胃膨胀的根本措施，应用于整个病程，通常在减压制酵后实施。下列诸法可供选择：

（1）0.5％普鲁卡因液 200mL，10％氯化钠液 300mL，20％安钠咖液 20mL，一次静脉注射；10％戊巴比妥钠液 20mL，肌内注射。

（2）0.25％普鲁卡因液 250～350mL，两侧肾脂肪囊内注入；1％普鲁卡因液 150～200mL，两侧腹交感神经干阻断。

（3）水合氯醛 15～30g，酒精 30～60mL，福尔马林 15～20mL，温水 500mL，灌服。

（4）乳酸 8～15mL，或稀盐酸 20～30mL，或稀醋酸 40～60mL，温水 500mL，灌服；食醋 500～1 000mL 或酸菜水 1 000～2 000mL，灌服。

（5）普鲁卡因粉 3～4g，稀盐酸 15～20mL，液状石蜡 500～1 000mL，常水 500～1 000mL，混合后灌服。

（6）水合氯醛 15～25g，樟脑 2～4g，95％酒精 20～40mL，乳酸 8～12mL，松节油 20～40mL，温水 500～1 000mL，灌服。

3. 强心补液 系辅助性治疗，多用于重症后期。依据其脱水失盐的性质，最好补给等渗或高渗氯化钠液或林格氏液，切莫补给碳酸氢钠液！

另据报道，对顽固的食滞性胃扩张，还可通过剖腹按压而获得痊愈。

二、慢性胃扩张

Chronic Gastric Dilatation

慢性胃扩张，系指伴有胃壁器质性变化的持久性胃容积增大。其病理解剖学特点是，不论胃腔充满或空虚，胃容积均极度增大，胃壁或增厚坚韧，或菲薄如纸。其临床特征是，消化不良经久不愈，采食后反复发作腹痛，慢性病程迁延数月乃至数年。

【病因】

1. 原发性慢性胃扩张 多因长期饲喂秸秆、秸草、藤蔓、谷壳等粗硬难消化而排空缓慢的饲料，或饲料中混有大量沙土砾石，使胃壁的分泌活动和运动机能遭到破坏而发生。咽气癖、消化障碍和老龄骡马胃肌松弛，有促进发病的作用。

2. 继发性慢性胃扩张　概起因于慢性胃排空机能障碍。或因肿瘤和脓肿压迫、瘢痕性收缩而致胃幽门部狭窄；或因胃蝇蛆密集寄生、溃疡、刺创等慢性刺激的持续作用而致幽门括约肌失弛缓。肥大性肠炎病马，由于小肠壁极度增厚，肠腔十分细小（只及铅笔粗），亦有继发慢性胃扩张的。

【临床表现】

病马大多具有形体消瘦、毛焦肷吊等慢性病态。病史常提供有顽固难治的消化不良和反复发作的采食后腹痛。

检查病畜多表现食欲减损，常嗳出酸臭气体，甚至伴随呕吐动作，有的于颈础部闻含漱样食管逆蠕动音，口腔湿润或黏滑，巩膜显不同程度的黄染。腹痛隐微或轻微，亦有呈中度腹痛的，腹痛剧烈者甚少。

虽然外观腹围不大，脉搏亦不太快，呼吸却显得促迫而用力，采食之后尤为明显。于左侧第14～第17肋间、髂骨结节水平线上下叩诊呈浊音或浊鼓音，听诊偶尔可闻金属性胃蠕动音。两侧大小肠音不整或减弱，粪便干稀不定、恶臭并含消化不全的植物纤维和谷粒。

插入胃管，只能排出一定量的酸臭气体和液体，食糜则常导不出来，但灌水试验恒能证实胃排空机能障碍。

直肠检查，脾脏明显后移，能摸到极度膨满的胃盲囊及其大弯部，呈橄榄球形，触之有黏硬感。本病经过数月乃至数年不等，最后多因胃破裂或窒息而死亡。

【治疗】

原发性慢性胃扩张，尚无治疗办法；继发性慢性胃扩张，通过药物或手术除去原发病可望恢复。

三、肠痉挛

Intestinal Spasm

肠痉挛，即卡他性肠痛（catarrhal enteralgia），旧名痉挛疝（spasmodic colic），中兽医称为冷痛或伤水起卧，是肠平滑肌受到异常刺激发生痉挛性收缩所致发的一种腹痛病。其临床特征是间歇性腹痛和肠音增强。根据已报道的统计资料，各地肠痉挛的发生情况颇不一致。兰州地区（1950—1959）肠痉挛占胃肠性腹痛病的 5.35%；长春地区（1973—1982）占 27.61%；西安地区（1955—1962）占 52.4%；贵阳地区（1964—1980）占 91.9%。

【病因】

激发肠痉挛的外在因素，主要是寒冷刺激，其次是化学性刺激。

1. 作为寒冷刺激，例如汗体淋雨，寒夜露宿，气温骤降，风雪侵袭，采食冰冻饲料或重剧劳役后贪饮大量冷水等。

2. 作为化学性刺激，包括采食的霉烂酸败饲料以及在消化不良病程中胃肠内的异常分解产物等。由此致发的肠痉挛，多伴有胃肠卡他性炎症，特称卡他性肠痉挛或卡他性肠痛。

易发肠痉挛的内在因素，一是寄生性肠系膜动脉瘤所致的肠植物神经功能紊乱，即副交感神经紧张性增高和（或）交感神经紧张性降低；一是肠道寄生虫、肠溃疡和慢性炎症提高了其壁内神经丛，包括黏膜下丛（曼氏丛）和肠肌丛（奥氏丛）的敏感性。

【发病机理】

冰冻饲料、冰冷饮水等寒冷刺激或霉败草料、胃肠内异常分解产物等化学性刺激，直接作用于肠壁，首先兴奋黏膜下神经丛，然后通过肌间神经丛，引起所支配平滑肌的局部运动增强（壁内神经丛局部反射），或者通过支配肠管运动的低级中枢，引起较广泛肠段的运动过强（hypermotility）。汗体淋雨、风雪侵袭等全身性寒冷感觉，则通过中枢神经，经副交感神经，反射地兴奋整个大小肠肠壁的肌间神经丛，引起几乎所有肠段的运动过强。

对肠管壁内神经丛的直接刺激和间接刺激，不仅引起肠管的运动过强，而且也引起消化腺的分泌增多。肠运动过强，包括肠管运动力量的加强，运动频率的加大，肠肌紧张性的增高，直至肠管平滑肌的痉挛性收缩。由于肠运动过强，肠分泌增多，粪便成形不足即被排出，而显现一定程度的腹泻；肠肌痉挛有时会使肠腔完全闭合，特别是肠道某些括约肌的痉挛性收缩，可引起一时性的动力性肠阻塞，以致肠内容物蓄积，而表现轻度肠臌气；剧烈的肠肌挛缩以及腹痛时的起卧滚转，则可能导致肠变位。

【症状】

腹痛剧烈或中度，间歇性发作。发作时，病马起卧不安，倒地滚转，持续3～5min；间歇期，病马外观似乎无病，往往照常采食和饮水。隔5～20min，腹痛再度发作。在通常情况下，腹痛表现越来越轻，间歇期越来越长，送诊途中不药而自愈的屡见不鲜。肠音增强，两侧大小肠音连绵高朗，侧耳可闻或远扬数步，有时带有金属音色。排粪较频，每次粪量不多，粪便稀软或松散带水，气味酸臭，含粗大纤维及未消化谷粒，有的混有黏液。全身症状轻微，体温、脉搏、呼吸无明显改变。口腔多湿润，每见躯体出汗，耳、鼻部发凉而舌色青白。常见心律失常（心音间歇）、第一心音分裂等迷走神经紧张性增高的表现。腹围一般正常，个别病畜因伴发轻度肠臌气而稍显膨大。

直肠检查，可感到肛门紧缩，直肠壁紧压手臂，狭窄部颇难入手，除有时可见局部气肠外，概无异常发现。

【病程及预后】

肠痉挛病程短急，预后良好。一般经几十分钟至数小时，不药亦愈。予以适当治疗，则痊愈尤快。其病程延久，腹痛发作愈益频繁，肠音转为沉衰，而全身症状渐进增重的，常表明继发了肠变位，预后不良。

【诊断】

依据间歇性腹痛，高朗连绵的肠音，松散稀软的粪便以及相对良好的全身状态，不难做出论证诊断。但需注意同子宫痉挛、膀胱括约肌痉挛以及急性肠卡他进行鉴别。

1. 子宫痉挛　有间歇性腹痛表现，多发生于妊娠末期，腹胁部可见胎动，而肠音及排粪不认明显异常。

2. 膀胱括约肌痉挛（尿疝）　概见于公马及骟马，腹痛剧烈，汗液淋漓，频频作排尿姿势但无尿液排出，直检膀胱积尿，插入导尿管于膀胱颈口部受阻，而肠音及排粪无明显异常。

3. 急性肠卡他　无腹痛或腹痛轻微，其病程中出现中度或剧烈的间歇性腹痛且肠鸣如雷的，表明业已继发卡他性肠痉挛。

【治疗】

治疗原则是解痉镇痛和清肠制酵。

解痉镇痛是治疗肠痉挛的基本原则。因寒冷所致的肠痉挛，即所谓的冷痛，单纯实施解痉镇痛即可。下列各项解痉镇痛措施均有良效，腹痛约经 1h 即行消失，可依据条件选用。

针刺分水、姜牙、三江（或耳尖）等穴；白酒 250～500mL，经口灌服；米椒散（米椒或辣椒 15～30g，白头翁 100～200g，滑石粉 200～400g，研成细末）3～5g，吹入鼻孔内；10%辣椒酊 15～30mL，温水 30～50mL，灌入直肠坛状部；30%安乃近注射液 20～40mL，皮下或肌内注射；0.5%普鲁卡因注射液 50～150mL，静脉注射。

凡起于或伴有急性肠卡他的肠痉挛，即所谓的卡他性肠痉挛，其耳鼻部未必发凉，舌色也未必青白。这样的病例，在缓解痉挛制止疼痛之后，还应清肠制酵。用人工盐 300g，鱼石脂 10g，酒精 50mL，温水 5 000mL，胃管投服。

在肠痉挛末期，腹痛长时间间歇发作，肠音活泼或肠音不整或肠音减弱，排粪停止，而与初期肠便秘一时难以区分的，可用人工盐和氨茴香精方兼治，即人工盐 300g，氨茴香精 60mL，松节油 30mL，福尔马林 10mL，温水 4 000mL，胃管投服。

四、肠臌气

Intestinal Tympany

肠臌气，又名肠臌胀，旧名风气疝，中兽医称"肚胀"或"气结"，是由于采食大量易发酵饲料，肠内产气过盛和（或）排气不畅，以致肠管过度膨胀而引起的一种腹痛病。按病因，分为原发性肠臌气和继发性肠臌气。其临床特征是，腹围膨大而肷窝平满乃至隆突，病程短急。

在国外，原发性肠臌气占马腹痛病的 2%～15%不等。在国内，约占马腹痛病的 3%～5%。其中，长春地区（1973—1982）为 3.11%，兰州、武威部分地区（1950—1959）为 4.14%，西安部分地区（1959—1962）为 4.7%。

原发性肠臌气是马匹高原多发病之一，在青藏高原地区可达胃肠性腹痛病的半数以上。

【病因】

1. 原发性肠臌气　常发生于从舍饲转为放牧、由冬春草场移进夏秋草场等饲养环境突然变动的情况下，多出现于吞食过量易发酵饲料，特别是又饮以大量冷水之后。

易发酵饲料包括：新鲜多汁、堆积发热、凋萎发蔫或雨露浸淋的青草、幼嫩苜蓿、青刈燕麦以及青稞、黑麦、谷米、豆饼、豌豆等豆谷类精料。

初到高原地区的骡马，最容易发生肠臌气。其原因尚不十分清楚。一般认为，可能与气压低、氧不足等气象应激以及过劳应激有关。习惯于舍饲或平原草甸草场放牧的骡马，刚进入高寒荒漠草原时，机体处于应激状态，植物神经调节机能发生紊乱，以致胃肠的分泌和运动机能减弱，肠道内环境不稳定，微生物群落重新组合，消化动力定型遭到破坏，如果采食上述易发酵饲料，则更容易发生肠臌气。

再者，海拔越高，气压越低，胃肠内气体就越容易膨胀。

2. 继发性肠臌气　常见于完全阻塞性大肠便秘、结石性小结肠堵塞以及完全闭塞性大肠变位的经过中。弥漫性腹膜炎引起反射性肠弛缓、出血坏死性肠炎引起肌源性肠弛缓的，也常继发肠臌气。卡他性肠痉挛偶尔也可能继发一时性肠臌气。

【发病机理】

在正常消化过程中，肠道内经常产生少量气体，并随即吸收或排出体外，产气量与排气量保持着相对平衡。大量易发酵饲料进入肠道后，发酵过程猛烈进行，于短时间内形成大量二氧化碳、甲烷、氢、硫化氢等气体和乙酸、丙酸、丁酸等挥发性脂肪酸。

起初，肠壁的化学感受器和压力感受器受到刺激，反射地引起肠液分泌增多和肠蠕动增强，频频少量排出稀软粪便和肠气。

接着，肠平滑肌，特别是小结肠和直肠前端的环状肌发生痉挛性收缩（尤以采食易发酵饲料之后饮大量冷水时为甚），致使排气过程不畅，继续形成的大量气体蓄积在肠道内，造成大肠、小肠乃至胃的急性膨胀。

膨胀的肠段相互挤压而折叠回转，发生肠移位即假性肠变位（主要在空肠、盲肠和左侧结肠），结果肠气的排出完全受阻，肠壁愈益膨满紧张。

后期，由于肠壁过度膨胀，供血不足，平滑肌的收缩能力逐渐丧失，终至完全麻痹（弛缓性麻痹）。

由此可见，原发性肠臌气的发生，除主要由于肠内发酵过程猛烈，气体形成剧增而外，还由于小结肠和直肠环状肌的痉挛性收缩，膨胀肠管的折叠移位直至肠麻痹，而使肠气的吸收和排除发生了障碍。

同理，急性肠臌气的腹痛也包含3种因素，即除膨胀性疼痛而外，还有痉挛性疼痛和肠系膜（牵引）性疼痛。

继发性肠臌气，概发生于阻塞肠段的前部，多为限局性的，系由于阻塞前部肠内容物停滞、积聚、液体渗入肠腔，经微生物的发酵作用，生成大量气体不能排出和吸收而发生的。

【症状】

1. 原发性肠臌气　通常在采食易发酵饲料之后2～4h起病，表现以下的典型症状。

（1）腹痛表现。病初，肠肌反射性挛缩，呈间歇性中度腹痛；随着肠管的膨胀，很快即转为持续性剧烈腹痛；末期，肠管极度膨满而陷于麻痹，则腹痛反而减轻乃至消失。

（2）消化系统体征。初期肠音高朗连绵，带金属性音色，多次少量排稀软粪便并频频排气；以后，则肠音沉衰乃至消失，而排粪和排气完全停止。

（3）全身症状。在显现腹痛的1～2h内，腹围即急剧膨大，肷窝平满或隆突，右侧尤为明显，触诊腹壁紧张而有弹性，叩诊呈鼓音。呼吸促迫、用力，甚而出现窒息危象。脉搏疾速，静脉怒张，可视黏膜潮红乃至发绀。

（4）直肠检查。除直肠和小结肠外，全部肠管均充满气体，腹压增高，检手活动困难，前肠系膜紧张，盲肠、大结肠和空肠膨隆、紧张而有弹性，各部肠袢彼此挤压，相对位置发生改变：如骨盆曲进入盆腔或向后上方移位于盲肠底之后；左下大结肠上移到左肾腹侧面；左上大结肠移位于左下大结肠的内侧或下方；盲肠有时甚至横置于盆腔前沿等。

2. 继发性肠臌气　概起病于完全阻塞性大肠便秘或完全闭塞性大肠变位等原发病的经过中，通常至少在原发病经过4～6h之后，才开始逐渐显现腹围膨大、肷窝平满、呼吸促迫等肠臌气的典型症状，且腹痛加剧，全身症状增重。

【病程及预后】

原发性肠臌气，病程短急，经过一般为10h左右。早期发现，适时治疗，多可痊愈。重剧病例则常在数小时乃至1h内死亡。致死的直接原因是窒息、急性心力衰竭、肠破裂或膈破裂。

继发性肠臌气，病程较缓，其预后随原发病而定。

【诊断】

依据腹围膨大而肷窝平满或隆突这一示病症状和固定症状，极易做出论证诊断。

原发性和继发性肠臌气的区分，依赖于询问起病情况和进行直肠检查。

凡起病于采食易发酵饲料之后，腹痛伊始，肚腹随即膨大而肷窝迅速平满乃至隆突的，概为原发性肠臌气。

凡起病于腹痛病的经过之中，在腹痛最初发作至少4～6h之后肚腹才逐渐开始膨大的，概为继发性肠臌气。

能继发肠臌气的疾病，主要有5种，如前所述。

其中最常见的是完全阻塞性大肠便秘和完全闭塞性大肠变位，较少见的是结石性小结肠堵塞，通过直肠检查找到便秘、变位或堵塞的肠段，即可确定诊断。

如直肠检查无确定性异常所见，则应考虑出血坏死性肠炎和急性弥漫性腹膜炎，两者各具临床特征，不难鉴别。

【治疗】

治疗原则是解痉镇痛、排气减压和清肠制酵。原发性肠臌气病情发展急速，尤应遵循此原则实施紧急抢救。

1. 解痉镇痛　解除肠管痉挛，以排除积气和缓解腹痛，是治疗原发性肠臌气的基本环节。初中期病例，常在实施解痉镇痛疗法之后即获得痊愈。下列解痉镇痛疗法效果均好，可依据条件选择应用。

针刺后海、气海、大肠俞等穴；普鲁卡因粉10～15g，常水300～500mL，直肠内灌入；水合氯醛15～25g，樟脑粉4～6g，酒精40～60mL，乳酸10～20mL，松节油10～20mL，混合后加水500～1 000mL，胃管投服，兼有解痉镇痛和制酵作用；水合氯醛硫酸镁注射液（含水合氯醛8％，硫酸镁10％）200～300mL，一次静脉注射；0.5％普鲁卡因液100mL，10％氯化钠液200～300mL，20％安钠咖液20～40mL，混合一次静脉注射；0.25％普鲁卡因液300～400mL，两侧肾脂肪囊内注入；0.5％～1％普鲁卡因液100～150mL，两侧胸膜外腰交感神经干阻断。

2. 排气减压　在病马腹围显著膨大、肷窝隆突、呼吸高度困难而出现窒息危象时，应首先排气减压，实施抢救。

通常用细长封闭针头在右侧肷窝穿刺盲肠，在左侧腹胁部穿刺左侧大结肠，或用注射针头在直肠内穿肠放气。伴发气胀性胃扩张的，可插入胃管排气放液。由于肠管移位或相互挤压而阻碍积气排除的，可在解痉镇痛之后，通过直肠用检手轻轻晃动，小心理顺并按摩膨胀的肠管，以促进肠内积气排出，常可收到一通百通、立竿见影的效果。

3. 清肠制酵　清除胃肠内容物并制止其发酵，通常要在肠道基本通畅，腹痛和窒息危象得到缓和之后实施。

一般将缓泻剂和各种制酵剂同方投服。如人工盐250～350g，氨茴香精40～60mL，福尔马林10～15mL，松节油20～30mL，加水5～6L，胃管投服。

在高原地区，当大批骡马在野外同时发生原发性肠臌气时，除采取穿肠排气减压急救措施外，还可就地取材，灌服浓茶水1～15L，白酒150～250mL，也有较好的效果。

据报道，麝香是医治高原骡马原发性肠臌气的良药。取麝香1～2g，酒精80～100mL，温水适量，胃管投服，试治31例原发性肠臌气病马，分别在0.5～2h内全部痊愈。

五、肠　变　位

Intestinal Dislocation

肠变位，又称机械性肠阻塞（mechanical intestinal obstruction），旧名变位疝，是由于肠管自然位置发生改变，致使肠系膜或肠间膜受到挤压绞榨，肠管血行发生障碍，肠腔陷于部分或完全闭塞的一组重剧性腹痛病。

肠臌气时，肠管的自然位置也会发生改变，但肠系膜多不被挤压绞榨，肠管血行不发生障碍，肠腔往往不闭塞或不完全闭塞，因此只能称为肠移位或假性肠变位，不应与真性肠变位混同。

肠变位除具备口腔干燥、肠音沉衰、排粪停止、继发胃扩张和（或）肠臌气等肠管不通的基本症状外，还有以下5个方面的临床特征：腹痛由剧烈狂暴转为沉重稳静；全身症状渐进增重；腹腔穿刺液浑浊混血；病程短急；直检变位肠段有特征性改变。

肠变位是骡马常发的五大腹痛病之一，不论舍饲或放牧，不论南方或北方，均可发生。在胃肠性腹痛病中，其发病率较低，约占马胃肠性腹痛病的1‰，但确定诊断甚难，且病死率很高，约在85％以上。

肠变位包括20多种病，可归纳为4种类型，即肠扭转、肠缠结、肠钳闭和肠套叠。

1. 肠扭转（intestinal volvulus） 即肠管沿自身的纵轴或以肠系膜基部为轴而作不同程度的偏转。比较常见的是左侧大结肠扭转，左上行大结肠和左下行大结肠一起沿纵轴向左或向右作180°～720°偏转；其次是肠系膜扭转，整个空肠连同肠系膜以前肠系膜根部为轴向左或向右作360°～720°偏转；再次为盲肠扭转，整个盲肠以其基底部为轴向左或向右作360°偏转。

肠管沿自身的横轴折转的，则称为折叠，如左侧大结肠向前内方折叠、盲肠尖部向后上方折叠等。

2. 肠缠结（intesinal strangulation） 又名肠缠络或肠绞榨，即一段肠管以其他肠管、精索、韧带、肠系膜基部、腹腔肿瘤的根蒂、粘连脏器的纤维束为轴心进行缠绕而形成络结。比较常见的是空肠缠结，其次是小结肠缠结。

3. 肠钳闭（intestinal incarceration） 又名肠嵌顿，旧名疝气，即一段肠管连同其肠系膜坠入（疝入）与腹腔相通的天然孔或破裂口内，使肠壁血行发生障碍而肠腔发生闭塞。

比较常见的是小肠钳闭，其次是小结肠钳闭，如小肠或小结肠嵌入大网膜孔、腹股沟管乃至阴囊、肠系膜破裂口、膈破裂口、肠间膜破裂口、胃脾韧带破裂口以及腹壁疝环内。

但必须明确，上述膈疝、腹股沟疝、阴囊疝以及腹壁疝等未必都发生肠钳闭。就是说，只有在疝孔（环）的口径较小，肠管疝入得较深，致使肠系膜受到挤压绞榨，肠管血行发生障碍，而肠腔完全闭塞或不全闭塞时，才能称为肠钳闭或肠嵌顿。

如果疝孔（环）的口径宽大或肠管坠入得很浅，既不挤压肠系膜，不障碍肠管血行，又不闭塞肠腔，则只能叫做"疝"，而不能叫做"钳闭"，即只是肠移位，而不是肠变位。

4. 肠套叠（intestinal invagination） 即一段肠管套入其邻接的肠管内。套叠的肠管分为鞘部（被套的）和套入部（套入的）。依据套入的层次，分为一级套叠、二级套叠和三级套叠。

一级套叠如空肠套入空肠，空肠套入回肠，回肠套入盲肠，盲肠尖套入盲肠体，小结肠套入胃状膨大部，小结肠套入小结肠等。

二级套叠如空肠套入空肠再套入回肠、小结肠套入小结肠再套入小结肠等。

三级套叠如空肠套入空肠，又套入回肠，再套入盲肠等。

【病因】

1. 原发性肠变位 常见的是肠钳闭和肠扭转。例如由于腹腔天然孔穴和病理裂口的存在，在跳跃、奔跑、难产、交配等腹内压急剧增大的条件下，小肠或结肠（肠系膜较长）有时可被挤入某孔穴而发生钳闭。又如左侧大结肠与腹壁之间无系膜或韧带固定，在腹腔内处于相对游离的状态，在马体连续滚转（如滚坡）等情况下，上行结肠和下行结肠沿其纵轴偏转，偶尔亦可发生扭转。

2. 继发性肠变位 多发生于肠痉挛、肠臌气、肠便秘、肠系膜动脉血栓—栓塞等其他腹痛病的经过之中。其原因有三：首先，肠管运动机能紊乱，有的肠段张力和运动性增强乃至痉挛性收缩，有的肠段张力和运动性减弱乃至弛缓性麻痹，致使肠管失去固有的运动协调性；其次，肠管充满状态发生改变，有的肠段积滞气液，膨胀而紧张，有的肠段内容物排尽，空虚而松弛，致使肠管原来的相对位置发生改变；最后，病马腹痛发作，起卧滚转，体位急促变换，也可促使各段肠管的相对位置进一步发生改变。

【发病机理】

在肠管运动失调、充满度不均以及体位急促变换等激发因素作用下，某肠段发生扭转、缠结、钳闭或套叠，造成肠腔的机械性闭塞。

闭塞部前侧胃肠内容物停滞，腐败发酵，特别是消化液的大量分泌，引起胃和（或）肠的膨胀以及不同程度的脱水。十二指肠和空肠前半段变位造成的所谓高位闭塞，脱水严重，丢失的主要是氯离子和钾离子，血液 pH 升高，血浆碱储增多，导致碱中毒；回肠及大肠各段变位造成的所谓低位闭塞，脱水较轻，丢失的主要是碳酸氢根和钠离子，血液 pH 降低，血浆碱储减少，导致酸中毒。

变位的肠管和肠系膜受到绞压，肠壁发生淤血、水肿、出血乃至坏死，大量血液成分向腹腔和肠腔内渗漏，加上前述消化液的大量分泌，使血液浓缩，循环血量减少，导致低血容量性休克。

肠变位造成的腹痛，包括腹痛病概论中提到的全部疼痛因素。肠变位早、中期腹痛剧烈，表现狂暴，涉及 3 种疼痛因素，即闭塞部前侧肠管痉挛所致的痉挛性疼痛，胃肠积液臌气所致的膨胀性疼痛，特别是闭塞部肠系膜受到牵引绞压所致的肠系膜（牵引性）疼痛。后期腹痛变得沉重而外观稳静，是因为继发了腹膜炎并陷入内毒素体克状态，腹膜性疼痛占据主导地位。

机械性肠闭塞，不同于动力性肠阻塞和异物性肠堵塞，作为质的规定性所在，其特征性病理过程是变位肠管受到挤压绞榨，肠管的血液循环遭到破坏所致的肠壁坏死。

肠壁缺血和淤血而发生坏死，屏障机能减衰乃至丧失，变位部及其前侧肠道内增殖的大肠杆菌等革兰氏阴性菌以及梭状芽孢杆菌产生多量肠毒素和内毒素，一部分经门脉通过肝脏未被处理即进入体循环，一部分经淋巴道吸收通过胸管进入体循环，大部分则透过肠壁渗入腹腔，经腹膜吸收而直接进入体循环，造成内毒素血症，引起内毒素休克，直至发生弥漫性血管内凝血和消耗性出血等不可逆病变。

White 等（1980）用结扎矮马前肠系膜部分末梢动静脉的方法复制了缠结性肠闭塞动物模型，用光镜和扫描电镜观察到肠黏膜及其绒毛上皮的变性坏死过程。病变概从缺血段肠黏膜上皮绒毛顶端（微绒毛）开始，直到整个黏膜剥脱。还发现，结扎的血管松解后，即使肠管由蓝紫色转为红色，由冷转热，对刺激再显反应，并恢复了运动性，病变仍将继续进展一个时期，其中相当一部分终于坏死。

Moore 等（1981）通过实验进一步证实，绞榨性肠闭塞之后，即使恢复其血流供应，也未必能阻止受害肠管病理形态学改变的进展，用鲎试验检测血浆的结果表明，实验马肠系膜血流恢复后 1～2h，体循环中仍会出现内毒素。

Pablo 等（1983）证实，缠结性肠闭塞矮马肠缺血超过 6h 即可致死。肠系膜动静脉结扎 6h 后松解的，肠壁具出血性梗死、黏膜剥脱等严重病变，临床上表现内毒素体克危象。凝血象检验有明显改变，主要是凝血酶原时间（PT）延长，激活的部分凝血活酶时间（APTT）延长，血小板数减少，纤维蛋白降解产物（FDP）增高。病理组织学检查，在肝、脾、肺、肾见有微血栓形成，表明病理过程发展到不可逆阶段，机体已处于弥漫性血管内凝血和消耗性出血状态。肠变位病情险恶，急剧增重，危象环生，转归不良，原因就在于此。

【病理变化】

剖检肠变位病尸，除可见变位肠段连同其肠系膜或肠间膜的病变外，肠腔内均积有多量混血、浑浊、含纤维蛋白碎片的渗漏液。据日本馆泽园之助（1980）报道，在肠变位病死马几乎都能看到肾上腺皮质和胰腺的出血、变性乃至坏死，作为内毒素休克和弥漫性血管内凝血的结果。这显然是造成肠变位病情险恶、病程短急的又一重要致死因素。

肠变位的病理类型不同，变位肠段的剖检变化各异。

发生钳闭的肠段，呈暗红至黑紫色，膨胀而紧张，肠壁增厚，肠腔内充满混血的恶臭液体，黏膜易剥脱。

发生扭转的肠段，暗红乃至紫黑色，扭转处缺血、苍白、坏死或淤血、水肿、密布出血斑点。

发生缠结的肠段，多呈结节状或团块状，缠绕绞榨处缺血、苍白，周边部淤血、出血乃至坏死。

发生套叠的肠段，如灌肠状，肉样坚实，套入部肠管淤血、出血乃至坏死；其连接的肠系膜多散在或密布出血点，甚而全为出血斑块所浸染；套入部和鞘部之间常有纤维蛋白粘连；套入的肠管，特别是二级和三级套叠难以拉出。

【症状】

1. 腹痛 肠腔完全闭塞的肠变位，病初呈中度间歇性腹痛，2～4h后即发展到中期，转为持续性剧烈腹痛。病马急起急卧，左右滚转，前冲后撞，极度不安，呵喝鞭笞多在所不顾，大剂量镇痛药亦很难控制，愿取仰卧姿势，让其四肢朝天即安然不动，意在缓解肠系膜牵引性疼痛。进入后期和末期（12～24h），腹痛则变得沉重而稳静，病马颜貌忧苦，肌肉震颤，站着不愿走动，趴着不敢滚转，拴系时拱背呆立腹紧缩，牵行时慢步轻移拐大弯，显示典型的腹膜性疼痛表现。

肠腔不全闭塞的肠变位，如骨盆曲轻度折叠、盲肠尖套叠、肠管疝入较宽大的天然孔或破裂口，由于肠管及其肠系膜未被绞榨或受挤压不重，腹痛常相对较轻。

2. 消化系统体征 食欲废绝，口腔干燥，肠音沉衰或消失，排粪停止，恒继发液性胃扩张和（或）肠臌气。肠腔不全闭塞的肠变位，如某些肠套叠或肠钳闭，肠音减弱或不整，偶尔肠音高朗短节而带金属音色，可排恶臭稀粪，混有黏液和血液。

3. 全身症状 肠腔完全闭塞的肠变位，病势猛烈，全身症状常在数小时内急转直下而迅速增重，表现全身或局部出汗，肌肉震颤，脉搏细数（每分钟百次左右），心悸，呼吸促迫，结膜潮红或暗红，体温大多升高（39℃以上）。后期则颜貌忧苦或目光惊惧，呆立不动或卧地不起，舌色青紫或灰白，四肢及耳鼻发凉或厥冷，脉搏细弱或不感于手，微血管再充盈时间显著延长（4s以上），血液暗红而黏滞，呈现休克危象。

4. 腹腔穿刺 在发病后的短时间（2～4h）内，腹腔穿刺液即明显增多，初为淡红黄色，以后则逐渐变为血水样乃至稀血样，含多量红细胞、白细胞及蛋白质。在某些肠变位，如有的腹股沟管钳闭和肠套叠，腹腔穿刺液可能始终不红。

5. 直肠检查 完全闭塞性肠变位，直肠检查时有下列共同特点：直肠空虚，蓄有较多黏液；腹压较大，检手前伸困难，可摸到局部气肠；肠系膜紧张而不垂弛，朝一定方向倾斜而曳拉不动；某段肠管的位置、形状及走向发生改变，加以触压或牵引，病马即剧痛不已；排气减压后触摸，仍一如既往。

各型肠变位还另具特点：

1. 前肠系膜扭转 胃充满积液，空肠均匀膨胀，粗同小臂，充塞腹腔，前肠系膜根部呈螺旋索状，触之即剧痛不安。

2. 左侧大结肠扭转 盲肠积气，骨盆曲及邻近的一段左侧上下行结肠膨胀而形成球囊状，有肠袋和纵带的左侧下行结肠和光滑的左侧上行结肠位置颠倒或者平行并列，沿此肠段前伸，常可感到螺旋状窄细的扭转处，刚一触及病马即剧痛不安。

3. 小肠或小结肠腹股沟管钳闭 胃积液膨满及部分空肠膨胀或盲肠和大结肠均匀膨胀，前肠系膜或后肠系膜向后下方腹股沟管口方向倾斜，平行的小肠或小结肠肠袢走向并疝入腹股沟管内，拽之则病马剧痛不安，令助手从阴囊部或精索处触诊常能感到疝入的肠管。

4. 肠套叠 多感不到限局性气肠，但可摸到圆柱形肉样肠段如小臂或大臂粗，触压鞘部肠管或仅触及鞘口处套入肠管的肠系膜，病马即剧痛不安。

5. 空肠脾胃韧带破裂口钳闭 胃积液膨满，部分空肠膨胀，脾脏边缘变厚，离开左季肋部腹壁，并后移至髂骨结节垂线处，在左肾下方、脾脏与胃盲囊之间的外侧，可摸到限局性膨隆的空肠肠袢紧贴于腹壁，触之则病马剧痛不安。

【病程及预后】

肠变位的病情危重，病程短急，一般经过 12～48h 不等，多因急性心力衰竭和内毒素休克而死亡。即使尽早手术整复，亦多预后不良。

【诊断】

依据口腔干燥、肠音沉衰或消失、排粪停止、继发性肠臌气和（或）胃扩张等肠不通的基本症状，结合先剧烈狂暴后沉重稳静的腹痛表现，迅速恶化的全身症状以及混血的腹腔穿刺液等，即可做出初步诊断。然后通过直肠检查和剖腹探查而加以确证。

在论证诊断时，要着眼于机械性肠闭塞综合征的基本特点，依据病情发展的动态，进行具体分析。以下 3 点，尤其值得注意。

1. 腹腔穿刺液混血，是肠变位的主要体征之一 但混血腹腔液并非肠变位的示病特征，还可见于单纯出血性腹膜炎（马圆虫寄生性腹膜炎）、出血性肠炎、肠系膜动脉血栓-栓塞（血塞疝）、重症便秘的后期以及马传染性贫血等出血性素质疾病的经过中，要加以鉴别，不应单凭腹腔穿刺液染血即贸然作出肠变位的诊断。再者，混血腹腔液也不是肠变位的固定体征，某些肠变位，如有的肠套叠和肠管疝入腹股沟管乃至阴囊时，腹腔穿刺液可不红染。因此，不应单凭腹腔穿刺液不红染即断然否定肠变位的诊断。

2. 直肠检查触及变位的肠段，是确证肠变位的主要依据 但肠变位有真假之分，应注意区别。假性肠变位，即肠移位，主要见于大肠，特别是左侧大结肠，常发生于小结肠或左上大结肠完全阻塞性便秘以及原发性肠臌气时，一般从以下几方面加以鉴别：首先，在体征和病程上，只呈现肠不通的基本症状，而不具备肠闭塞的基本特点；其次，直肠检查感到的是盲肠和大结肠的均匀膨胀，而不是限局性气肠；再次，触压位置改变的肠段时动物无剧痛不安的表现；最后，排气减压后移位的肠段即可恢复常态。

3. 肠变位的诊断有相当的难度 如上所述，笼统地论证诊断肠变位，一般都可以做到。变位肠段是小肠还是大肠，依据继发症是液性胃扩张或是肠臌气，以及直肠检查感到的是小肠膨胀或是大肠膨胀，一般也可以推断出来。至于确定变位的具体肠管和变位的具体类型则不然，即使直检经验比较丰富的老手，有时亦难下决断。因此，剖腹探查前不应对临床诊断提出苛求，否则就会贻误病情而坐失手术整复的良机。

【治疗】

尽早施行手术整复，严禁投服一切泻剂，是肠变位的基本治疗原则。骡马肠变位的治愈率甚低，手术整复存活率迄今不过 20%，20 世纪 60 年代以来一直徘徊不前。究其原因，主要在以下 3 个方面。

1. 施行手术为时过晚 如前所述，肠变位的基本病理过程是逐时进展而难得逆转的，肠组织缺血而坏死的时限一般在 6h 左右，12h 后即可能出现休克危象，经过一昼夜就难免陷于弥漫性血管内凝血而发生致死性胰腺出血和坏死。因而，应力争在发病后的 6h 至多 12h 之内施行手术。为此，宁可疑诊变位即剖腹探查，切莫求全诊断而延误时机。

2. 剖腹整复手术不够完善　如习惯于传统的髂部垂直切开，通过狭小的切口伸手到腹腔内摸索，变位肠段拉不出腹创口，腹腔内整复又不得施展，而且常常姑息变位的肠段，宁愿侧切减压而原肠复位，不愿切除变位肠段做断端吻合，以致病程继续发展，酿成术后的内毒素休克。

3. 术后监护不够严密　对内毒素休克和术后肠弛缓的监测和处置很不得力。

作者依据国内外研究进展，提出并推荐下列骡马肠变位剖腹整复手术方案。

1. 术前准备　积极采取减压、补液、强心、镇痛措施，以维护病马；投服新霉素或链霉素，制止肠道菌群紊乱，减少内毒素的生成；诊断要求剖腹探查，治疗准备手术整复，当机立断，尽早实施。

2. 手术实施　全麻、仰卧、半仰卧或横卧保定；依据怀疑变位的肠段和类型选择手术径路，做腹中线切开、肋弓后平行切开或髂部切开；创口不应短于 25～35cm，力争直视下操作；尽量吸除阻塞部前侧的胃肠内容物；切除变位肠段，行断端吻合。

3. 术后监护　除维护心肾功能，调整水盐代谢和酸碱平衡以及防止术后感染等常规护理外，还应通过临床观察、内毒素检测（鲎试验）和凝血象检验，以监察病程进展，着重解决肠弛缓，防止内毒素休克。

六、肠便秘

Intestinal Constipation

肠便秘，又名肠秘结、肠阻塞和肠内容物停滞，旧名便秘疝，中兽医称结症，是因肠运动机能紊乱，内容物停滞，而使某段或几段肠管发生完全或不全阻塞的一组腹痛病。

临床特征：食欲减退或废绝，口腔稍干或干燥，肠音沉衰或消失，排粪减少或停止，伴有不同程度的腹痛，直检某肠段有秘结的粪块。

按秘结的部位，可分为小肠便秘（积食）和大肠便秘（积粪）。

按秘结的程度，可分为完全阻塞性便秘和不全阻塞性便秘。前者如十二指肠便秘、空肠便秘、回肠便秘、骨盆曲便秘、左上大结肠便秘，小结肠便秘、直肠便秘等，后者如盲肠便秘、左下大结肠便秘、胃状膨大部便秘、泛大结肠便秘、泛小结肠便秘、泛结肠便秘、泛大肠便秘等。

肠便秘是马属动物中最常见的内科疾病，也是最多发的一种胃肠性腹痛病。常发于马和骡，而驴较少发生。中国以东北、西北、华北、淮北地区发病率较高。

据原长春兽医大学附属兽医院统计（1973—1982），马腹痛病占门诊及住院内科病的 29.95%，而肠便秘占马腹痛病的 63.69%。在肠便秘类型的构成上，大肠便秘占绝大多数，为 99.77%，而小肠便秘为数甚少，占 0.23%；完全阻塞性便秘偏高，占 56.9%，不完全阻塞性便秘略低，占 43.1%。其中小结肠便秘最多，占 40.83%，以下依次为左下大结肠便秘（约 17.1%）、盲肠便秘（约 13.9%）、胃状膨大部便秘（约 12.1%）、骨盆曲便秘（约 10.62%）、直肠便秘（约 3.2%）、左上大结肠便秘（约 2.02%）。

【病因】

关于肠便秘的病因，众说纷纭，各持一端，问题很多，有待澄清。作者认为，引起肠便秘的原因是多方面的，可概括为致发因素、激发因素和易发因素。

1. 致发因素　小麦秸（在西北、华北和淮北）、蚕豆秸（在西南）、花生藤（在中原）、甘薯蔓（在淮北和华北）、谷草和糜草（在东北）等粗硬饲草，含粗纤维、木质素或鞣质等较多，特别在其受潮霉败、湿而且韧时，难以咀嚼，不易消化，乃是致发肠便秘的第一位基本因素。

一致公认的发病规律是，不论国内与国外，也不论北方或南方，肠便秘几乎只发生于饲喂上述各种粗硬饲草且具备某些易发便秘饲草马匹，只发生在这些马匹受到后述某种激发因素作用的情况下；而具备同样易发因素的马匹，在同样的激发因素作用之下，只要喂的不是上述粗硬饲草，而是喂给稻草、刈割青草、青干草或者常年放牧的，则概不或极少患肠便秘。这就揭示，决定肠便秘发生的基本因素只能是饲草，或许在于其可消化性，或许在于其中含有某种或某些能干扰大肠纤维素消化的因素。因此，改变或提高谷草、糜草、小麦秸、蚕豆秸等粗硬饲草的可消化性，确定并消除这些饲草中干扰大肠纤维素消化的因素，无疑是马肠便秘病因学研究的突破口，也是肠便秘预防展示成功前景的出发点。

2. 激发因素　指的是在饲喂上述粗硬饲草的前提下，促使具备易发便秘因素的马匹发生便秘的各种直接原因，主要包括饮水不足、喂盐不足、饲养突变和天气骤变。

（1）饮水不足。马消化液昼夜分泌量不少于 60L，远远超过其细胞外液的总量。这些消化液主要经大肠、特别是结肠回收。马大肠的重要功能之一，就在于能贮存和吸收巨大容量的液体。大肠所含水分占胃肠道总水量的 75%。进入大肠的水分，除回肠后送者外，至少还有 10L 来自血浆。因此大肠在一昼夜内再吸收的水量，大体上相当于细胞外液的总和。马的大肠运动，表现为通常的搅拌运动和推进运动，而肠腔的一定容积实为肠管推进运动所必需。如果不通过正常的饮喂而保持大肠的容量，则肠管运动必将减退。

草料的消化、吸收以及粪便的排除，无不需要水分。大肠内容物的含水量也是保证纤维素消化的至关重要的肠道内环境因素。当各种原因造成饮水不足时，激发的多属大肠便秘，主要是左下大结肠和胃状膨大部便秘。其发生机理，作者认为主要不是因为消化液分泌不足，而是因为机体缺水时血浆水分向大肠内的净渗出减少而回收过度，以致肠运动机能减退，内容物逐渐停滞、干涸而造成的。

（2）喂盐不足。食盐进入口腔，接触味蕾，能反射地引起消化液分泌增多和胃肠蠕动增强；再者，多喂盐就促使多饮水，从而使大肠内保持一定的渗透压和含水量，适应纤维素的微生物消化。更为重要的是马胰液的氯化钠含量高，可在回肠末端和结肠内与重碳酸盐进行离子交换，即回收氯化钠而分泌重碳酸盐，从而为中和盲肠和结肠内生成的挥发性脂肪酸提供大量的缓冲碱基，使大肠内酸碱环境保持相对稳定，纤维素消化得以正常进行（Alexander，1972）。喂盐不足时，消化液分泌不足，大肠内含水量减少，重碳酸钠等缓冲物质欠缺，内容物 pH 降低，肠肌弛缓，常激发各种不全阻塞性大肠便秘。

（3）饲养突变。草料种类、日粮组分、饲喂方法、饮喂程序以及饲养环境的突然变化，特别是由放牧转为舍饲，由饲喂青干草、稻草而转为糜草、谷草、麦草等粗硬饲草，可使骡马长期形成的规律性消化活动（消化动力定型）遭到破坏，肠道内环境急剧变动，胃肠的植物神经调控失去平衡，肠内容物停滞而发生便秘。作者体验，由此类饲养应激所激发的，多为完全阻塞性便秘。

（4）天气骤变。气温、气湿、气压等气象参数发生骤变，如降温、降雨、降雪前后，马胃肠性腹痛病特别是肠便秘的发生确实显著增多，其道理尚不清楚。一般解释是，这些突变的气象因素，可使骡马处于应激状态，即发生所谓的气象应激。取决于机体原来的机能状态，特别是植物神经功能状态，或激发肠痉挛，或激发肠便秘。其中一些胃肠植物神经功能原已失衡的骡马，在气象因素应激作用之下，其交感神经紧张性增高和（或）副交感神经紧张性减低，即发生肠便秘。

3. 易发因素　指的是骡马个体存在的易发便秘的各种内在原因。用以解释在饲喂粗硬饲草的群体里，在激发因素的作用下，何以只是少数或个别骡马发生肠便秘。

（1）抢食或吞食。有些骡马采食过急，咀嚼不细，混唾不全，胃肠反射性分泌不足，食团囫囵吞下，妨碍消化，易发便秘。这样的骡马，如吞食粒饲或粉碎得过细的粗硬饲草，常容易发生小肠便秘（十二指肠、空肠或回肠积食）。

（2）长期休闲，运动不足。造成平滑肌紧张性降低，消化腺兴奋性减退，胃肠运动缓慢无力，消化液分泌减少。这样的骡马，一旦转为使役，采食量激增，胃肠机能难以适应，常容易发生便秘。

（3）其他因素。齿牙不整、慢性消化不良、肠道寄生虫重度侵袭，特别是寄生性肠系膜动脉损伤严重的骡马，容易发生肠便秘。其机理各异，有待阐明。目前可从以下几方面加以考虑：肠管血液供应障碍；肠管壁内神经丛对刺激的敏感性增高；支配肠管运动的植物神经调节紊乱；肠调节肽系统的功能和结构异常。

【发病机理】

传统的肠便秘发生机理认为，肠便秘是上述各种病因使肠蠕动减弱，消化液分泌减少，以致草料消化不全，粪便逐渐停滞，阻塞肠腔而发生的。

作者依据长期的临床实践体验和多方面的实验研究观察，提出骡马肠便秘的发生未必都是肠管运动减弱和消化液分泌减少的结果。认为完全阻塞性肠便秘和不全阻塞性肠便秘，在病的发生上可能不完全相同，或者完全不相同。

临床实践体验，小结肠等肠段的完全阻塞性便秘和盲肠等肠段的不全阻塞性便秘，在许多临床特点上是不同或者相反的。前者起病急，病程短，后者起病缓，病程长。前者直检时肛门括约肌和直肠狭窄部紧缩；后者松弛或不紧缩。前者应用封闭疗法、睡眠疗法等镇痛解痉措施，阻塞往往疏通；后者概不见效。前者经直肠按压秘结部，只要形成沟隙，气液流动，则肠音恢复，结粪很快崩解而痊愈；后者通过直肠或剖腹按压结粪，使成碎块，或注水稀释软化，还是原地不动，因而常常不得不侧切取粪，有时内容物都掏空了，肠管仍处于弛缓状态，采食后还容易再发。因此，形成一种强烈的临床印象：完全阻塞性肠便秘，可能起病于肠肌痉挛或失弛缓，而不全阻塞性肠便秘可能起病于肠弛缓或弛缓性麻痹。

肠便秘无疑是肠管运动功能失常而造成的。究其起因，有两个方面：一是胃肠植物神经调节系统的功能失调，即交感神经紧张性增高和（或）副交感神经兴奋性减低；二是肠道内环境的改变，特别是纤维素微生物消化所需条件如大肠内酸碱度和含水量的改变。完全阻塞性便秘应以前一起因为主，而不全阻塞性便秘则以后一起因为主。

1. 完全阻塞性便秘的发展进程 由于秘结粪块的压迫，特别是阻塞部前侧胃肠内容物的刺激，使肠平滑肌挛缩，而产生腹痛（痉挛性疼痛）。

由于阻塞前部的分泌增加，大量液体渗入胃肠腔，加上饮欲废绝以及剧烈腹痛时的全身出汗，而引起机体脱水。脱水的程度则与阻塞部位有关。阻塞部越靠近胃，脱水就越严重。这是因为胃和小肠的消化腺比较发达，分泌机能比较旺盛。更因为渗入胃肠腔的液体不能后送大肠重新吸收。

由于阻塞前部肠内容物腐败发酵，产生许多有毒物质吸收入血；脱水失盐、酸碱平衡失调和饥饿，使代谢发生紊乱，形成大量氧化不全产物；秘结粪块压迫阻塞部肠壁，使肠管发炎乃至坏死，产生有毒的组织分解产物；肠道革兰氏阴性菌和梭状芽孢杆菌增殖并崩解，内毒素通过失去屏障作用的肠壁或经腹膜吸收入血，而引起自体中毒乃至内毒素休克。

由于腹痛，交感肾上腺系统兴奋，心搏动增强加快，心肌能量消耗；脱水使血液浓缩，外周阻力增大，心脏负荷加重；胃肠膨胀，胸腔负压降低，回心血流不畅；腹痛，脱水和酸中毒，使微循环障碍，有效循环血量减少；以及自体中毒对心肌的直接损害，而最终导致心力衰竭。

2. 不全阻塞性便秘的发展进程 与上述完全阻塞性便秘截然不同：由于系起病于肠弛缓，肠内容物逐渐停滞，肠腔阻塞不完全，气体、液体和部分食糜尚能后送，不伴有剧烈的腐败发酵，没有大量体液向肠腔渗出，从而前部胃肠不膨满，腹痛表现不明显，脱水、自体中毒、心力衰竭几不出现。但由于病程延久，结粪块长时间压迫肠壁，最终可导致秘结部肠管的发炎、坏死、穿孔和破裂。

【临床表现】

因秘结的程度和部位而异。

1. 完全阻塞性便秘　多呈中度或剧烈腹痛；初期口腔不干或稍干，但随着脱水的加重，口舌很快变干，病程超过 24h 的，则舌苔灰黄，口臭难闻；初期排零星的小粪球，被覆黏液，数小时后排粪即完全停止；初期肠音不整（时强时弱，时频时稀，蠕动波短而不完整）或减弱，数小时后则肠音沉衰（蠕动音短、稀、弱）乃至消失；初期除食欲废绝、脉搏增数外，全身状态尚好，但 8～12h 后全身症状即开始明显增重，结膜潮红至暗红，脉搏细微而疾速，每分钟百次上下，常继发胃扩张而呼吸促迫，继发肠臌气而肷窝平满，或继发肠炎和腹膜炎而体温升高，腹壁紧张；病程短急，通常 1～2d，也有拖延 3～5d 的。

2. 不全阻塞性便秘　腹痛多隐微或轻微，个别的呈中度腹痛；口腔不干或稍干，舌苔薄灰或不显舌苔，口臭味不大；排粪迟滞，粪便稀软、色暗而恶臭，有的排粪完全停止；肠音始终减弱或沉衰，也有肠音完全消失的；饮食欲多减退，完全不吃不喝的少；全身症状概不明显，也不继发胃扩张和肠臌气；病程缓长，通常 1～2 周，也有拖延 3～5 周的。一旦显现脉搏细数，结膜发绀，肌肉震颤，局部出汗等休克危象，即表明阻塞部肠段已发生穿孔或破裂，数小时内转归死亡。

3. 便秘部位不同，临床特点各异

（1）小肠便秘（完全阻塞）。包括十二指肠、空肠和回肠便秘。多于采食中或采食后数小时内突然起病。一般呈剧烈腹痛，肠音减弱并很快消失，口腔干燥或黏滑，食欲废绝，排粪停止。全身症状明显，数小时后迅速增重。常继发胃扩张，肚腹不大而呼吸促迫，鼻流粪水，颈础部可闻食管逆蠕动音（含漱音），导胃则排出大量酸臭气体和黄绿色液体，腹痛暂时减轻，但数小时后又复发。病程短急，12～48h 不等，常死于胃破裂。检验血浆 CO_2 结合力增高，血氯血钾降低。

直肠检查：秘结部如手腕粗，表面光滑，质地黏硬或捏粉样，呈圆柱形（如灌肠）或椭圆形（如鸭蛋和鹅蛋）。

①其位于前肠系膜根后方约 10cm，距腹上壁 10～20cm，横行于两肾之间，位置比较固定而只能稍微移动的，是十二指肠（第三段）便秘。

②其位于耻骨前缘，由左肾后方斜向右后方，左端游离，可被牵动，右端连接盲肠而位置固定，且空肠普遍膨胀的，是回肠便秘。

③其位置游离，且有一段或部分空肠膨胀的，是空肠便秘。

④十二指肠前段便秘，位于右肾之前下，直检摸不到。

（2）小结肠、骨盆曲、左上大结肠便秘（完全阻塞）。起病较急，呈中度或剧烈腹痛，个别的腹痛轻微，起病 6～8h 后显现继发性肠臌气，10h 后全身症状明显，20h 后转为重剧。病程较短，通常 1～3d。

直肠检查：

①小结肠中后段便秘，通常位于耻骨前缘的水平线上或体中线的左侧，呈椭圆形或圆柱形，拳头大至小儿头大，质地坚实，移动性较大，常被膨胀的大结肠挤到腹腔的深部或底部。

②小结肠起始部便秘，多呈弯柱形，必须深入左肾内下方、胃状膨大部左后侧才能摸到，其位置固定，不能后移。

③骨盆曲便秘，常位于耻骨前缘，体中线两侧，秘结部呈弧形或椭圆形，如小臂粗，表面光滑，不太坚实，与膨满的左下大结肠相连，牵拉时虽有一定的移动性，但感到费劲。在左下大结肠过度膨满时，秘结的骨盆曲往往被挤入骨盆腔，或向右移到盲肠底的后方，或向前折到胃状膨大部的左后侧，应注意鉴别。

④左上大结肠便秘，可在耻骨前缘、体中线左右摸到，秘结部呈球形、椭圆形，如小儿头大，或呈圆柱形，如小臂粗至大臂粗，长 15～35cm，前粗后细，表面光滑，一般不太坚实，与膨胀的骨盆曲以及左下大结肠相连。

（3）盲肠和左下大结肠便秘（不全阻塞）。起病潜缓，腹痛隐微或轻微，个别的呈长间歇期中度腹痛。排粪迟滞，粪球干硬或松散，常排少量恶臭稀粪，也有排粪完全停止的。肠音不整，但盲肠音或左侧结肠音多沉衰乃至消失。食欲减退的居多，完全废绝的甚少。全身症状轻微，尤其盲肠便秘，即使病后十天半月，体温、脉搏、呼吸也无明显改变，只是病马逐渐消瘦，肚腹蜷缩，脉搏徐缓（最少的每分钟 21 次），因此常被误诊为消化不良，不予禁饲，以致最后突然死于盲肠穿孔或破裂。盲肠便秘经过缓长，病程通常 1～2 周，有的拖延 3～5 周，且容易再发。左下大结肠便秘病程 3～7d，预后良好。

直肠检查：

①盲肠体和（或）盲肠底便秘，于右肷部及肋弓部摸到秘结部，如排球大或篮球大，表面凸凹不平，质地捏粉样、黏硬或坚实，其体积庞大，位置固定，但有时向前内下方沉坠。

②左下大结肠便秘，可于左腹腔中下部摸到长扁圆形秘结部，比大暖瓶还粗，质地黏硬或坚实，表面不平整，可感到多数肠袋和 2～3 条纵带，由膈走向盆腔前口，后端常偏向右上方，抵盲肠底内侧。

（4）胃状膨大部便秘（多为不全阻塞）。起病缓慢，腹痛轻微或呈间歇期颇长（1h 左右）的中度腹痛，有的取犬坐姿势。全身症状一般在 3～5d 后开始增重，常伴有明显的黄疸。个别的有胃排空机能障碍而继发胃扩张（可能因压迫了第二段十二指肠），继发肠臌气的实属罕见。排粪停止的居多，亦有不断排少量稀粪或粪水的（所谓热结旁流）。病程 3～10d，个别的可拖延半月。

直肠检查：秘结部位于前肠系膜根部右下方，盲肠体部的前内侧，比排球、篮球和橄榄球还大，其后侧缘呈半球形，表面光滑，随呼吸而前后移动，质地捏粉样或黏硬，轻压或重压留痕。

（5）直肠便秘（完全阻塞）。起病较急，腹痛轻微，也有呈中度腹痛的，不时拱腰举尾，作排粪姿势，但不见粪便排出。肠音不整。全身症状发展较慢，后期（2d 以上）才继发肠臌气。病程 3～5d。

直肠检查：在坛状部或狭窄部可触及秘结的粪块，呈球形。直肠黏膜多水肿、粗糙而沾有粪渣。经过时间较长的，小结肠内往往长串堆积拳头大的干硬粪球。

（6）泛大结肠便秘（不全阻塞）。起病徐缓，呈间歇期较长（半小时以上）的中度腹痛或轻微腹痛。食欲废绝，全身症状特别是脱水体征比较明显，两侧大小肠音高度沉衰以至消失，气液可通而粪不行，实为典型的肠弛缓性麻痹。病程较长，1 周左右，几乎全都取死亡转归。

直肠检查：肛门括约肌及直肠狭窄部松弛，胃状膨大部、左下大结肠、骨盆曲以至左上大结肠等凡能摸到的大结肠，几乎都充满干硬的粪块。

（7）泛小结肠便秘（不全阻塞）。起病缓慢，腹痛轻微，或为间歇期较长（半小时以上）的中度腹痛。全身症状在后期（2d 以上）逐渐明显。排粪完全停止。大肠音沉衰或消失，气可通而液粪不行，亦为典型的肠弛缓性麻痹。病程较长，通常 3～5d，有的延及 1 周，多半死亡，预后不良。

直肠检查：肛门括约肌和直肠狭窄部松弛，直肠空虚而干涩，大部乃至整个小结肠肠段充满干硬的结粪，小臂粗至大臂粗不等，圆柱状盘曲和（或）串珠状，且愈往后段愈硬，有的一直延续到直肠狭窄部前侧。

【诊断】

应首先依据腹痛、肠音、排粪及全身症状等临床表现，参照起病情况、疾病经过和继发病征，分析判断是小肠便秘还是大肠便秘，是完全阻塞还是不全阻塞，然后通过直肠检查确定诊断。

凡起病较急，腹痛较剧烈，排粪很快停止，肠音迅速消失，且全身症状在发病后不久（12h 内）即明显或重剧的，通常是完全阻塞性便秘。其很快继发胃扩张的，是小肠便秘，包括十二指肠、空肠、回肠便秘；其继发肠臌气的，是完全阻塞性大肠便秘，包括小结肠、骨盆曲和左上大结肠便秘。

凡起病较缓，腹痛较轻微，病后 12h 以上还能排少量粪便，不继发胃扩张和肠臌气，且全身症状不明显的，通常是不全阻塞性便秘，包括盲肠、左下大结肠、胃状膨大部便秘等。其腹痛轻微或呈间歇期较长的中度腹痛，病程3～5d全身症状已经比较明显的，要考虑胃状膨大部便秘、泛大结肠便秘、泛小结肠便秘或泛结肠便秘；其病程3～5d后全身症状仍然平和，腹痛仍然隐微或轻微，左侧结肠音或盲肠音特别沉衰，且肚腹反而蜷缩的，要考虑左下大结肠便秘，特别是盲肠便秘。

【治疗】

肠便秘的基本矛盾是肠腔秘结不通，并由此引起腹痛、胃肠膨胀、脱水失盐、自体中毒和心力衰竭等从属矛盾。因此，实施治疗时，应依据病情灵活运用以疏通为主，兼顾镇痛、减压、补液、强心的综合性治疗原则。

1. 镇痛 旨在恢复大脑皮质和植物神经对胃肠功能的调节作用，以消除肠管痉挛，缓解腹痛。多在完全阻塞性便秘时使用。常用的镇痛措施包括三江、分水、姜牙等穴位针刺疗法；0.25％～0.5％普鲁卡因液肾脂肪囊内或腹膜外蜂窝组织内注射（封闭疗法和阻断疗法）；30％安乃近液20～40mL或2.5％盐酸氯丙嗪液8～16mL肌内注射等。但禁用阿托品、吗啡等颠茄和鸦片制剂！

2. 减压 旨在减低胃肠内压，消除膨胀性疼痛，缓解循环呼吸障碍，防止胃肠破裂。用于继发胃扩张和肠臌气的完全阻塞性便秘。措施包括导胃排液和穿肠放气。

3. 补液强心 旨在纠正脱水失盐，调整酸碱平衡，缓解自体中毒，维护心脏功能。用于重症便秘或便秘中后期。对小肠便秘，宜大量静脉输注含氯化钠和氯化钾的等渗平衡液；对完全阻塞性大肠便秘，宜静脉输注葡萄糖、氯化钠液和碳酸氢钠液；对各种不全阻塞性大肠便秘，应用含等渗氯化钠和适量氯化钾的温水反复大量投服或灌肠，实施胃肠补液，效果确实。

4. 疏通 旨在消散结粪，疏通肠道。这是治疗肠便秘的根本措施和中心环节，泛用于各病型，贯穿于全病程。

疏通措施是肠便秘治疗研究中进展最大最快的一个方面。便秘的疏通，无非从两方面着手：一方面是破除秘结的粪块，多采用机械性的方法，如直肠按压法、秘结部注射法、捶结法、剖腹按压法、肠管侧切取粪法等；另一方面是恢复肠管运动机能。后者一般通过两大作用途径达到：或通过大脑皮质、皮质下中枢以至植物神经系统（神经干、神经节、神经丛），以调整其对肠管血液供应和肠肌自动运动性的控制；或通过调整肠道内环境，提供对肠壁感受器的适宜刺激，包括机械性刺激和化学性刺激，以激励肠肌的自动运动性。

属于前一作用途径的，早有各种神经性泻剂的使用；20世纪50年代有睡眠疗法，百会穴、后海穴、肾脂肪囊、腹部交感神经干、直肠黏膜浸润等普鲁卡因封闭疗法；60年代有敌百虫内服法，通肠穴白针疗法；70年代有耳穴水针疗法、耳穴白针疗法、关元俞电针疗法、副肾素和毛果芸香碱（AP）液相反相成疗法，线麻叶提取液肌内注射法；80年代有颈部迷走交感干电针疗法、球头梅花针电针疗法、氯化钾后海穴注入法、钾离子健胃穴透入法、精制敌百虫静脉注射法等。

属于后一作用途径的，早有芒硝、大黄、液状石蜡等容积性泻剂、刺激性泻剂、润滑性泻剂和深部灌肠法的使用；50年代有碳酸氢钠液盲肠内注入法；60年代有重曹和食醋灌服法、粗制酵母菌粉灌服法、食盐水灌服法；70年代有猪胰子治结法；80年代有辣椒酊直肠滴入法、苏子灌服法等等。

通观上述疏通措施，其中直接破除秘结粪块的直肠按压法、剖腹按压法和捶结术，对各肠段的完全阻塞性便秘都很适用，其奏效迅速而确实，只是技术性颇强，需要长期临床实践方能掌握，而且劳动强度大，可能造成直肠破裂。

恢复肠管运动机能的上述各种疗法，对早期（轻症）和中期（重症）肠便秘的治愈率都不下80％，但对晚期（危症）的完全阻塞性肠便秘和秘结广泛的不全阻塞性肠便秘，疗效则很差，治愈率不超过20％。

关于不全阻塞性便秘肠弛缓性麻痹的起因，作者提出，除胃肠植物神经调控失衡，即交感神经紧张性增高和（或）副交感神经紧张性减低外，可能主要是肠道内环境特别是酸碱环境的改变。并据此筛选了一个以碳酸钠和碳酸氢钠缓冲对为主药的碳酸盐缓冲合剂（干燥碳酸钠 150g，干燥碳酸氢钠 250g，氯化钠 100g，氯化钾 20g，温水 8～14L，每日 1 次灌服）对 104 例不全阻塞性大肠便秘自然病马进行试验性治疗，取得了样本治愈率高达 98.1% 的效果。在 1983—1984 年间，作者又以投服碳酸盐缓冲合剂为基础，结合胸腰段交感神经干药物阻断和小剂量拟副交感神经药反复注射等解除肠弛缓性麻痹的措施，试治 13 例顽固的肠弛缓性麻痹病马（泛大结肠便秘 3 例，泛小结肠便秘 4 例，泛结肠便秘 5 例，泛大肠便秘 1 例）全部获得治愈，在这一棘手结症的治疗研究上取得了突破性进展。

完全阻塞性便秘晚期，现行各种疏通措施的效果都很差，也可能是因为不同程度地陷入了肠弛缓。作者认为，其起因可能来自 4 方面，即肠管植物神经调节紊乱包括肠调节肽系统失常（神经性肠弛缓）；钾、钙离子和肠道内环境改变（液递性肠弛缓）；腹膜炎性刺激（反射性肠弛缓）以及肠壁出血坏死等严重损伤（肌原性肠弛缓）。由此设想，如能针对上述诸方面分别采取相应的措施，则完全阻塞性便秘晚期的肠弛缓可望得到解决，这或许正是马危重便秘治疗研究的突破口。

各部肠便秘治疗要点如下：

1. 小肠便秘　抓紧减压和疏通，积极配合镇痛、补液和强心，禁用大容积泻剂！

措施是，先导胃排液减压，随即灌服腹痛合剂，直检摸到秘结部之后，就手进行直肠按压（握法切法均可），必要时投容积小的泻剂或施行新针疗法。对十二指肠前段便秘，应在导胃减压、镇痛解痉后灌服液状石蜡或植物油 0.5～1.0L，松节油 30～40mL，克辽林 15～20mL，温水 0.5～10L，并坚持反复导胃和补液强心。补液以复方氯化钠液为好，适量添加氯化钾液，但切忌加用碳酸氢钠液。经 6～8h 仍不疏通的，则应断然实施剖腹按压。

2. 小结肠、骨盆曲、左上大结肠便秘　抓紧疏通，必要时镇痛解痉。依据条件选用各种疏通措施均可，最好直检确诊后随即按压或捶结。

早期，注意穿肠放气减压和镇痛解痉，最好按压和捶结疏通。

起病 10h 以后，新针疗法和神经性泻剂的效果常不可靠，灌服芒硝、大黄、食盐等大容积泻剂又多被阻留于胃和小肠，往往难以奏效，因此最好在直检确诊后随即施行按压或捶结。按压和捶结有困难的，可做深部灌肠。用上述措施后 3～5h 还不奏效，则应在全身状态尚未重剧时断然决定剖腹按压，切勿拖延！

晚期，认真减压镇痛，积极补液强心，尽量采用即效性疏通措施。病程超过 20h，全身症状已经重剧，新针疗法和灌服泻剂显然无效，神经性泻剂又不敢应用（心力衰竭！）。因此，唯有依靠直肠按压、捶结或深部灌肠。如果因秘结肠段前移、下沉或不能后牵（小结肠起始部）而不便按压和捶结，且深部灌肠又告无效的，就应立即剖腹按压。其秘结部肠壁已发生坏死的，则应切除而行断端吻合术。

3. 胃状膨大部便秘　除个别继发胃扩张而需导胃减压者外，概着重于疏通。为此，要灌注充足的水分，以软化结粪；提供必要的油脂，以润滑肠道；调整自主神经控制和肠内酸碱度，以消除肠弛缓。

灌服碳酸盐缓冲合剂，效果最佳。作者用此法试治轻重症胃状膨大部便秘 28 例。治愈率为 100%，如配合应用 1% 普鲁卡因液 80～120mL 做双侧胸腰段交感神经干阻断，则呈效更快。用含 1% 食盐或人工盐、混有 1～2L 液状石蜡的温水 20～30L 做深部灌肠，虽然费事，疗效也好。

4. 盲肠便秘　禁饲给水，全力调整肠道内环境，恢复肠管运动机能，防止再发。

投服碳酸盐缓冲合剂，疗效最高。作者用此法试治轻症盲肠便秘 14 例，治愈率为 100%，投用方剂数平均为 1.1 付，结粪消散时间平均为 24h；重症盲肠便秘 47 例，治愈率为 93.6%，投用方剂数平均为 1.5 付，结粪消散时间平均为 35.5h。

猪胰子（猪胰脏 1 份，面碱 2 份，猪油适量，捣碎并混匀，做成块状，晾干备用）300～500g，开水 6～8L 冲调，候温灌服，每日 1 付，也有较好的疗效。

积粪消除后，可灌服新鲜马粪混悬液（新鲜马粪1.5～2.5kg，温水3～5L，搅拌去渣，加碳酸氢钠或人工盐100～150g），以重建大肠微生物区系，并适量喂以青干草、胡萝卜、麸皮等，1周后逐渐转为常饲，多喂盐，多饮水，以防肠弛缓再发。

5. 左下大结肠便秘 一般疏通措施多能见效，是最容易治愈的一种不全阻塞性大肠便秘。

灌服碳酸盐缓冲合剂的效果尤佳。作者用此法试治15例，治愈率为100%，投用方剂数平均为1.1付，结粪消散时间平均为21h。

6. 直肠便秘 原则是消炎消肿，掏取结粪，不宜灌服容积性泻剂。

措施：青霉素80万～120万IU，0.5%普鲁卡因液80～120mL，后海穴深部注入以消炎；5%～15%硫酸镁液1～2L，反复灌肠以消肿；入手直肠，边用水管水冲渍，边用手指由秘结块周边向中心部拨取，燕子衔泥，终归成功。

在母马，可用双手分别伸入阴道和直肠进行掏结。或用直肠中的检手将秘结部牵引至耻骨上方，由阴道内的检手加以捏碎，或用阴道内的检手将粪块托靠在盆腔内，由直肠内的检手挟取或握取。

7. 泛大结肠便秘 原则是改善肠道内环境条件，调整胃肠植物神经控制，以兴奋肠蠕动，解除肠弛缓，同时注意补液、解毒和强心。

措施包括：首先投服碳酸盐缓冲合剂，每日1付；腹膜外注射1%盐酸普鲁卡因液80～120mL，以阻断双侧胸腰段交感神经干，每日1～2次；温水10～15L，深部灌肠，每日1～2次，然后少量多次肌内注射0.05%硫酸甲基新斯的明液，每次6mL；30～60min一次，日量30～60mL；同时依据全身状态静脉输注适量的葡萄糖盐水。通常需2～3d方愈。

8. 泛小结肠便秘 原则同泛大结肠便秘。

措施包括：首先阻断胸腰段交感神经干或行后海穴封闭；投服碳酸盐缓冲合剂，少量多次肌内注射0.05%硫酸甲基新斯的明液；最后用加有0.5～1L液状石蜡的温水5～10L反复浸泡灌肠；待上述措施使结粪有所软化且肠音逐渐恢复后，即可入手直肠，边用胶管冲水边掏取结粪。通常1～2d即愈。

9. 泛结肠便秘 原则同泛大结肠便秘，但更应坚持补液，解毒和强心。

措施同泛大结肠便秘和泛小结肠便秘，但宜先采用全小结肠便秘的治疗措施，待小结肠结粪排出后，再按泛大结肠便秘实施治疗。通常需3～5d方得痊愈。

10. 多段便秘 由后向前逐个解决，先解决完全阻塞，再解决不全阻塞。

【预防】

原长春兽医大学（现吉林大学畜牧兽医学院）、沈阳军区军马防治研究所等一些军内兽医科研单位，着眼于纤维素的微生物酵解和能量的挥发性脂肪酸供应，从草食兽所独具的这一消化代谢特点出发，调查确认了骡马肠便秘的首要致发病因是饲草坚韧和咀嚼不全，并经过数以万计马骡前后24年的对比验证："干草干料增加食盐"饲喂法是一项切实可行、行之有效的骡马肠便秘预防办法。

七、肠 结 石

Enterolithiasis

肠结石，旧名结石疝，正名应为结石性肠堵塞，是由于马属动物肠内形成结石，堵塞肠腔而引起的一种腹痛病。

临床特征：慢性消化不良，反复发作性腹痛，伴以食欲废绝、肠音沉衰、继发臌气等小结肠完全堵塞的临床表现，且投以泻剂病情反而增重。

结石性肠堵塞，老龄马居多，一般不发生于4岁以下的马骡。国内外文献中40例马骡肠结石的年龄分布是，5～9岁17例，占42.5%，10～23岁23例，占57.5%。

本病并非常见的腹痛病，但某些地区特别多发。如中国南京地区，肠结石约占马腹痛病的 1/3。美国西南部加利福尼亚，结石性肠堵塞占马大肠阻塞的 7%。

肠内凝结物，按其构成，可分 4 种。包括矿物性凝结物、植物纤维、动物毛球、异物团块。前一种乃真性肠结石，后 3 种则统称假性肠结石。

真性肠结石（马宝），呈圆形、椭圆形或多边形，如豆大、桃核大、鹅卵大、铅球大乃至柚子大，重量数十克至数千克不等。其外表圆滑，结构致密，质地坚硬而沉重。剖面呈轮层状，中央部有核心体，系各种异物，外周部为轮状分层沉积的矿物质，主要成分磷酸铵镁平均占 78%，其中镁占 9.3%～13%，磷占 16%～20%。

假性肠结石（粪石），包括植物粪石和毛球粪石等，多呈圆形或类圆形，如鸡蛋大至小儿头大，表面粗糙而不平整，结构疏松，重量比同体积的真性肠结石轻得多。剖面无核，不显轮层，中央部为植物纤维、毛球及其他异物团块，周围有无机盐沉积或只裹上一层无机盐薄膜，主要矿物质成分是磷酸钙和碳酸钙。

【病因及发病机理】

马属动物肠结石形成的原因、条件和过程，尚不十分清楚。实验性地将结石植入健康马肠道内，结果，结石被分解并随粪便排出体外。

据认为，马肠结石的形成，需要 4 个基本条件，即饲料内含大量磷酸镁，且小肠对磷酸镁的吸收发生障碍；大肠内有大量氨的存在；有异物或食物残片作为晶核；肠管某段处于相对静息状态。

经常大量应用麸皮、米糠等含磷丰富的精料饲喂马骡的地区（如南京地区）和单位（如磨坊和面包房）多发肠结石，这是众所周知的事实。美国内华达州一农场养马 6 匹，其中 3 匹先后发生了肠结石。经查其饮马的井水呈碱性（pH 7.83），镁含量特高（53mg/L），为钙含量（25mg/L）的 2 倍，约占可溶性矿物盐总量（362mg/L）的 15%。在正常情况下，饲料中含有的磷酸镁主要经小肠吸收。消化不良时，小肠吸收障碍，大量的磷酸镁即进入大肠。

马属动物大肠内恒有一定量的氨存在，它经肠道微生物降解植物蛋白或肠壁所分泌的尿素所产生，并很快由微生物合成为氨基酸而被利用。氨的生成量一旦超过了微生物同化利用的能力，游离氨即可形成氢氧化铵，并进而同可溶性磷酸氢镁结合，生成不溶性的磷酸铵镁。

大肠内有时存在沙石、铁片、瓷块等各种异物或不能消化的饲料残渣。这是肠结石形成所必需的核心体。不溶性磷酸铵镁等矿物盐，围绕核心体而沉积，形成同心圆式的矿物质层理，少者 10 几层或数十层，多者可达数百层。如果肠内不存在核心体，则磷酸铵镁析出后即随粪便不断排出。

大结肠是肠结石形成的部位。这一肠段不仅具备磷酸铵镁析出并围绕核心体凝结的物理化学环境，而且天然运动性较差，食物停留时间最长。美国加利福尼亚州和内华达州是马肠结石多发地区。该地区马骡的主要饲草——苜蓿干草，据认为具有使结肠运动性减退的作用，其所造成的结肠弛缓提供了肠结石所必需的"肠管静息状态"。

肠结石在肠管内形成的速率不明。据测定，一枚大结石（12cm×9cm）的年龄大抵是 4 年，这与 4 岁以下马骡未发现真性肠结石的记载是一致的。

从形成肠结石的上述基本条件看来，肠结石的形成过程大致如下：

某些患有慢性消化不良（碱性肠卡他）并饲喂大量富磷精料的马骡，肠内腐败过程旺盛，产生多量的氨，氢氧化铵的储量增高，在碱性（pH7.7 以上）环境里，与未经小肠充分吸收即进入大肠的磷酸氢镁结合，生成并析出磷酸铵镁（$MgHPO_4 + NH_4OH \rightarrow MgNH_4PO_4 \downarrow + H_2O$），围绕某种异物反复沉积，开始形成结石，以后在膈曲、右上大肠等肠腔比较宽大、运动性比较低下的部位长期停留，继续沉积而逐步增大。

形成的肠结石，通常停留在大结肠膈曲及胃状膨大部，并不造成损害。结石后移时，其直径小于小结肠口径（7.5～10cm），可随粪便排出。其直径等于或大于小结肠口径的，则往往堵塞于胃状膨大部向小结肠移行的短漏斗状肠段，即移行结肠或乙状结肠或小结肠起始部。由于堵塞部及其后段肠管的逆蠕动，结石可退回宽敞的胃状膨大部，腹痛随之缓解，肠道又复畅通，但在长时间几经发作之后，最终必将导致结石性肠堵塞而表现剧烈腹痛发作、继发性肠臌气等小结肠完全堵塞的各种症候。

结石的压迫，加上肠肌的痉挛性收缩，可使堵塞部肠壁的血液供应和淋巴回流受到阻碍，导致肠管的出血、水肿、坏死乃至破裂。

【临床表现】

询问病史，常告知两组基本症状。

一是慢性消化不良（碱性肠卡他）。病马常年累月食欲减退或不定，粪便松散、粥状、臭味大或干稀交替。

二是反复发作性腹痛。病马在数月或数年期间，有数次或数十次腹痛发作。腹痛通常是轻微的，只表现为刨蹄、踢腹、卧地、回顾、背腰下沉而四肢开张（伸展姿势）等。发作持续的时间，短的数小时，长的若干日。给予解痉镇痛处置，腹痛即很快消失。不予处置亦能自行缓解。

重症病马：腹痛剧烈或沉重，有的不断起卧滚转，有的拱腰缩腹，运步拘谨，站立不动或卧地不起。肠音沉衰或消失，间闻金属性肠音，口腔干燥，排粪停止，肚腹膨大，结膜暗红黄染，脉搏疾速，呼吸促迫。概括言之，病马的临床表现俨如完全阻塞性大肠便秘，尤其是小结肠起始部或前段小结肠便秘。

直肠检查：坛状部空虚，黏膜干燥而黏手，狭窄部紧缩，入手后常感到大结肠积气，偶尔在骨盆曲，有时在胃状膨大部，通常（80％以上病例）在小结肠起始部或其前段（胃状膨大部左后侧，左肾内下方）可摸到拳头大至铅球大、圆形或椭圆形的坚硬结石。触动堵塞部肠段，病马即剧痛不安。

【诊断】

依据长期大量饲喂富磷精料的生活史，慢性消化不良和轻度腹痛反复发作的病史，颇似完全阻塞性大肠便秘而投以泻剂后病情反倒增重的现症，即可提出结石性堵塞的怀疑。

确定诊断必须依据于直肠检查或剖腹探查，证实肠内结石的存在。

【治疗】

急性发作的结石性肠堵塞病马，不得投服泻剂。应首先按急腹症实施解痉镇痛、穿肠减压、补液强心等对症处置，以缓和病情。

对小结肠起始部或前段小结肠的结石堵塞，可反复进行高压灌肠，使结石退回到胃状膨大部，求得相对治愈。

20世纪70年代以后，国外采用下列手术途径剖腹切肠取石，马结石性肠堵塞的治愈率已超过85％。

1. 半仰卧保定　在剑状软骨后方15cm、腹底部白线偏右2～3cm处，向后与腹白线平行切开20cm长的切口。

2. 左侧横卧保定　在第11至第7肋骨相对应的肋弓线后4～5cm的右腹壁肋弓平行线上，切开20cm长的切口，其前端约距腹白线15cm。

上述两种手术径路，可使胃状膨大部得到比较充分的暴露，且能将移行结肠（小结肠起始部）和前段结肠曳出腹创，便于侧切取石。

八、肠 积 沙

Intestinal Sabulous

肠积沙，又名沙疝，是骡马异嗜或误食大量沙石，逐渐沉积于肠内所致的一种腹痛病。

肠积沙多群发，具地区性，在半荒漠草原和多沙石地区，常造成相当大的损失。如山西雁北地区，肠积沙病常年不断；新疆某地牧场养马万余匹，仅 1966 年春的一次肠积沙暴发就死马 600 多匹。其临床特征是，长期消化障碍，渐进性瘦弱，粪内混沙，反复发作腹痛，伴以肠不全堵塞乃至完全堵塞的各种症状。

【病因】

骡马吃进沙石的原因无非是误食和异嗜。误食沙石多见于下列情况：大风沙地区，饲料内混有多量细沙，而喂前不淘不洗；半荒漠草原或沙质草场放牧，特别是在暴风雨之后，牧草上叶柄部沾有多量沙子，且沙地疏松，食草时连根带沙拔起；长期饮用混有泥沙的河水、渠水、浅井水、涝地水；经年在厚积细沙而水流湍急的浅滩浅溪处给群马放饮；异嗜而啃舔碱土、瓦砾、煤渣，见于骡马喂盐不足、矿物质和维生等营养物质缺乏时。

【发病机理】

随草、料、饮水或异嗜啃舔而进入胃肠的沙石和煤渣，均不被消化，一部分随粪便排出，一部分则沉积于胃肠。沉积量少的，有 3～5kg，多的可达 20～30kg 以上。

主要沉积部位是盲肠尖，大结肠的胸曲、盆曲、膈曲和胃状膨大部。沉积于胃、小肠和小结肠的较少。实验证明，马在一昼夜间可随饲料和饮水吞进 3～4kg 细沙。剖检实验马则发现，所沉积的细沙，胃内约占 4%，小肠内约 7.5%，盲肠内约 42%，而大结肠内约为 46%。

胃肠内容物中沙石等不消化混杂物，长期机械性地刺激肠壁感受器，致使分泌活动与运动机能陷于紊乱，起初发生卡他性炎症，以后因局部压迫而导致肠壁的出血和坏死。病初，肠肌紧张度增高，直至痉挛性收缩。以后，随着炎性病变的进展，终将发生肠弛缓性麻痹。夹杂沙石的肠内容物逐渐停滞沉积，有的造成盲肠、左下大结肠及胃状膨大部不全堵塞，有的则造成十二指肠第二弯曲部、回盲瓣前、大结肠盆曲部完全堵塞，甚至造成肠穿孔或破裂。

【临床表现】

1. 轻症病马　食欲不定，味觉反常，有舌苔，口臭大，消瘦虚弱，不耐使役，腹泻和排粪迟滞相交替，呈慢性消化不良的基本症状，但又不同于一般性消化不良，显示两个特点：

一是经常表现隐微或轻微的腹痛，或者四肢集拢，背腰拱起，偶尔刨蹄顾腹，短时间垂头站立而不愿走动；或者小心翼翼择地而卧，伸肢横躺而不愿起立。

二是粪便内混有沙石或煤渣，以致粪色发暗，严重的呈深灰色；用手捻搓可感知坚硬颗粒的存在；用水反复淘洗，可获得一定量的细沙或煤渣。

2. 重症病马　反复发作伴有肠炎的肠堵塞症状，呈中度或剧烈腹痛，食欲废绝，肠音减弱以至沉衰，脉搏和呼吸增数，结膜潮红或发绀，全身症状明显或重剧。

直肠检查：黏膜潮红、干燥，手臂沾有沉落的沙粒。入手后可发现大结肠盆曲部、胃状膨大部或十二指肠第二弯曲部（靠近右肾）有黏硬粗糙的沙包（沙石或煤渣与植物纤维的混杂物），触压堵塞部肠段动物即表现剧痛不安。

【诊断】

遇有经常表现隐微或轻微腹痛的慢性消化不良病马，或反复发作中度乃至剧烈腹痛的慢性肠堵塞病马，尤其在半荒漠草原和多沙石地区大批发生时，要着重考虑肠积沙。

可询问有无食沙的生活史，仔细地进行直肠检查，并认真地淘洗粪便。如直肠检查某肠段积有黏硬粗糙的沙包，且触之表现剧痛和（或）淘洗粪便发现多量沙石或煤渣，即可确定诊断。

【治疗】

治疗原则是排除肠道积沙和消除肠管炎症。

排除肠道积沙，应具备4个基本条件，即肠道要保持畅通无阻，肠壁要保持滑润，肠内容物要保持一定的稠度，肠管运动要保持适度而持久的增强。总之，积沙必须悬浮混杂在处于不断搅和状态的肠内容物中源源不断地后送，才得以彻底排除。

国外有人用大量温盐水灌服结合拟副交感神经药小量多次注射的方法治疗马肠积沙获得成功。具体作法是，等渗温盐水10～14L，每隔1～2h投服1次，槟榔碱（实量8mg）注射液，每隔20～30min肌内注射1次，并坚持牵遛运动。如此反复，连续8h，结果病马排出大量积沙。

据国内报道，应用油类泻剂，特别是动物油，治疗肠积沙有良好效果。

山西大同地区的经验是，獾油500g，或猪油500～1000g，加1%温热盐水8～16L投服，继之每隔1～2h皮下注射1次小剂量毛果芸香碱等拟副交感神经药，在12h内即可将积沙大部排出。

河北省尚义县的经验是，用油类（如液状石蜡）和植物性（如大黄）泻剂，并配合10%氯化钠液静脉注射，以加强胃肠运动，促成软粪，排除积沙。当病马开始排软粪之后，则循环用药，维持3～5d，以利积沙彻底排除。在排沙的同时，可兼用健胃消炎方剂，以缩短疗程。

对积沙导致肠堵塞的重症病马，应按急腹症实施抢救，待病情缓和后再行排沙处置。

九、肠系膜动脉血栓－栓塞
Thrombo - Embolia of Mesenteric Arteria

肠系膜动脉血栓－栓塞，即寄生性肠系膜动脉炎（verminous mesenteric arteritis），或寄生性动脉瘤（verminous aneurysm），旧名血塞疝（thromboembolic colic），是普通圆虫幼虫所致寄生性动脉炎使肠系膜动脉形成血栓，其分支发生栓塞，所分布肠段供血不足而引起的腹痛病。

病理学特征：肠系膜动脉及其分支乃至肠壁的小动脉内可见血栓、栓塞或普通圆虫幼虫，相应肠段发生浆液出血性浸润或出血性梗死，且坏死肠段间无贫血环，与两端正常肠段的界限明显（据以区别于肠变位）。

主要临床特征：包括不定期反复发作的轻度至剧烈腹痛；伴有轻热、中热乃至高热；腹腔穿刺液混血；直检有触不感痛的局部气肠。

据国内外资料报道，90%～94%的马匹，会不同程度地受到圆形线虫的侵袭，约90%的马匹剖检时在前肠系膜动脉及其分支处可见寄生性动脉炎或动脉瘤，但临床确诊的肠系膜动脉血栓－栓塞病例为数甚少，仅占胃肠性腹痛病的0.49%（前长春兽医大学，1973—1982）。其实，本病不论在舍饲或放牧的马群中都很常见，只是轻症多误诊为肠痉挛，重症多误诊为出血性肠炎而已。肠系膜动脉血栓－栓塞多发生于6月龄至4岁的幼驹或青年马，老龄马很少发生，这或许是能产生获得性免疫之故。

【病因及发病机理】

普通圆虫（*Strongylus vulgaris*）的幼虫移行到前肠系膜动脉，现已确认是其正常发育的一个自然环节。关于普通圆虫幼虫在马体内的移行途径以往曾有多种学说，现已趋向一致。

依据实验确定：被食入的感染性（第3期）幼虫，首先穿过肠黏膜，进入黏膜下动脉腔，然后溯动脉分支逆行，同时蜕皮变为第4期幼虫，约经3周即抵达并栖留于前肠系膜动脉及其邻接的动脉内，3~4个月之后出鞘变为第5期幼虫，再沿肠系膜动脉分支向下移行，最后卡于肠壁动脉的末梢部，在黏膜下形成绿豆大的出血性结节，结节破溃后即进入肠腔，再经6~8周发育，达到性成熟，进入开放期，开始排卵。这就是说，包括上述整个移行期在内的开放前期即性成熟前期，大抵为6个月。

马圆虫的高感染率及其幼虫在肠动脉系统内的移行，使绝大多数马匹都存在一定程度的动脉损伤。损伤的动脉发生内膜炎，动脉中层肌纤维为白细胞主要是嗜酸性粒细胞所浸润，以致与内膜分离而形成空隙，其间充满细胞碎屑，结果动脉壁显著增厚而普遍肿大，管腔内填塞血栓，包有第4期或第5期幼虫（以往误称为动脉瘤）。

最具危险性的是其松软脆裂的血栓块，它可使受损动脉的管腔闭塞，其碎片则可导致下游动脉分支的栓塞。

血栓—栓塞的致病作用，因动脉闭塞的程度、部位和速度而异。动脉管腔之闭塞如不完全或很缓慢，则即使发生于较大的动脉或同时发生于多数小动脉，也不一定会引起局部血液循环的明显紊乱。因为肠动脉具有丰富的吻合支，侧支动脉能代偿扩张，部分闭塞的动脉本身在一定时间以后也会代偿性地扩张，而且血栓通过纤溶机制终归可以溶解消散。这就是绝大多数轻症病例得以自然治愈的病理学基础。

但是，前肠系膜动脉干、后肠系膜动脉干、回盲结肠动脉干、背侧或腹侧结肠动脉干或内侧和外侧盲肠动脉起始处及其多数邻近的小肠动脉或小结肠动脉一旦发生完全闭塞，则肠管的血液循环紊乱必不可免。

当所有动脉供血同时完全阻断时，肠壁将发生贫血性坏死。这种情况实属罕见，即使在这种情况下，贫血肠段的两端也可以见到出血性梗死。因为至少有一些很小的吻合支还保持畅通，可以容许一定量的血液流入，只是由于压力较小而不能达到贫血肠段的中部。

正因为肠系膜动脉的吻合支极其丰富，通常在闭塞动脉所辖肠段缺血缺氧而发生变性和坏死的同时，从吻合支流入的血液随即渗入肠壁、肠腔乃至腹腔，而发生肠壁的出血性梗死，伴有肠腔和腹腔积血。

由于闭塞动脉所辖肠段缺血、缺氧和二氧化碳等代谢产物蓄积，首先引起肠功能紊乱，肠肌发生痉挛性收缩，表现肠音活泼和腹痛；其后，或者由于代偿性侧支循环的建立而恢复正常，或者由于出血性梗死的发生，肠肌丧失自动运动性，而陷于肌源性肠弛缓性麻痹；最后，由于微生物在出血性肠内容中引起腐败和发酵过程，加上吸收机制的破坏，而造成闭塞动脉所辖肠段的局部气肠。

在严重病例，肠道细菌常通过出血性梗死的肠壁进入腹腔，在原已渗出的浆液出血性腹水中迅速繁殖，而引起腹膜炎症甚至内毒素休克。

至于寄生性肠系膜动脉炎致发腹痛的机理，除上述血栓—栓塞性肠供血不足外，还存在神经性因素。前肠系膜动脉根部的动脉瘤样病变，可压迫围绕它的腹腔神经节和肠系膜神经丛而使之发生萎缩和变性，由其发出并支配壁内神经丛（黏膜下神经丛和肠肌神经丛）的交感神经节后纤维和迷走神经节前纤维也发生退行性病变，以致肠管的植物神经调节以及肠血管的神经控制相继发生紊乱，从而加剧了因肠管缺血缺氧所造成的病理过程。

此外，有人提出，动脉病变内的变性幼虫能释放某种毒素而引起腹痛。将普通圆虫幼虫浸出物给预先致敏的马匹静脉注射，可诱发伴有急性胃扩张、大小肠扭转和坏死的过敏性休克。从而推测，马匹在感染圆虫病之后可被致敏，当再次感染或继续感染时即发生过敏反应，而引起急腹症和休克危象。

关于感染圆虫的马匹所产生的免疫机制，即免疫对圆虫感染的发病机理有何影响这个问题，目前所知甚少。一般公认的事实是寄生性动脉炎在幼驹比较常见，在年龄较大的马匹比较少见，在老龄马则罕见。这或许提示普通圆虫感染可获得免疫。

【症状】

1. 反复发作性腹痛　无可确认的外部原因而反复发作腹痛，是本病的主要临床特征之一。腹痛的程度不等，或轻微或中度或剧烈，每次发作持续数分钟至半小时。轻微的，腹痛发作常被忽略；严重的，腹痛极其剧烈，甚而达到狂暴不安的程度，以致即使给予大剂量镇痛药亦不能制止发作，而间歇期采食饮水正常，宛如健马。发作的频度不定，有若干周1次的，也有1周多次、甚至1日数次的。每次发作即使不予处置亦多自行缓解。

2. 消化道症状　肠音病初增强，以后减弱，也有大小肠音均消失的。有时腹泻，粪便稀软、恶臭并带血。严重的常继发肠臌气或不全阻塞性大肠便秘，则排粪迟滞甚至停止。

3. 全身症状　在重症发作期间比较明显，多伴有轻热、中热乃至高热，持续1～2d至3～5d不等，脉搏和呼吸亦随之增数。继发出血性肠炎和腹膜炎的致死性病例，则全身症状重剧，心动疾速，恒有高热。轻症病例，发作期短暂，全身症状概不明显。

腹腔穿刺：轻症病例，腹腔液无大改变。伴发出血性梗死和腹膜炎的重症病例，则腹腔液明显增多，外观浑浊，呈黄红色、樱桃红色乃至血样，含多量红细胞、白细胞和大量蛋白。

直肠检查：大部分病例可于前肠系膜动脉根部及其分支处，特别是回盲结肠动脉起始部触到小指粗或拇指粗变硬的动脉管，呈梭形、核桃大、串珠状膨隆，搏动明显减弱而感有管壁震颤。腹压一般不高，但多能摸到局部气肠，通常可感到盲肠、大结肠或一段空肠膨胀而富弹性，触压或牵引时无疼痛反应。

血液学检验：无自然病例的血液学资料记载。Duncan（1975）发现，人工灌服感染性普通圆虫幼虫的实验性肠系膜动脉血栓—栓塞病马，有规律性的血液学改变，即白细胞总数增多，中性粒细胞比例增高，淋巴细胞相对减少，嗜酸性粒细胞明显增多，血浆总蛋白增高，其中的白蛋白组分大大减少。

【病程及预后】

轻症的，常在数次腹痛发作之后，由于代偿性侧支循环的建立而自然治愈，预后良好。重症的，侧支循环概难建立，腹痛发作愈益频繁，多在1～2周内因出血坏死性肠炎、腹膜炎和内毒素休克而死亡。

【诊断】

对重症典型病例，依据反复发作性腹痛、一定程度的发热、腹腔穿刺液混血、直检前肠系膜动脉病变以及触不感痛的局部气肠，不难做出论证诊断。

但肠系膜动脉血栓—栓塞以轻症而不典型者居多，临床上很容易漏诊或误诊，在鉴别诊断时应特别注意以下各点：

1. 反复发作性腹痛　见于许多疾病（详见腹痛病症状鉴别诊断），不应单凭它做出诊断，但如找不到其他原因，则应视为疑诊本病的主要线索和依据。

2. 直检前肠系膜动脉根部摸到"动脉瘤"　并没有确定诊断的意义。因为几乎每一匹马的肠系膜动脉上都有损伤的存在。但是在找不到原因的反复发作性腹痛病例，直检触诊该动脉粗硬、搏动微弱而感到管壁震颤，同时又摸到某肠段有限局性触不感痛的气胀，即可做出本病的诊断。

3. 腹腔穿刺液混血　不是肠系膜动脉血栓-栓塞的固定症状，在大多数轻症病例腹腔穿刺液无大改变。因此，不能单凭腹腔穿刺液不混血即断然否定本病的存在。

腹腔穿刺液混血也不是肠系膜动脉血栓一栓塞的示病症状，因为出血坏死性肠炎、各型肠变位、重症便秘的后期、腹部内脏破裂以及马传染性贫血等出血性素质疾病，腹腔穿刺液也可能混血。因此，不能单凭腹腔穿刺液混血就贸然做出本病的诊断。只有排除上述类症，并结合上述其他临床特征，才能作为确定本病的一个有力的佐证。

4. 轻症肠系膜动脉血栓一栓塞 呈间歇性腹痛，肠音活泼或增强，全身症状不重，很容易误诊为肠痉挛。但仔细体察本病的腹痛与肠音增强在程度上很不一致，即腹痛虽明显而肠音增强仅局限于一定的肠段，并非两侧大小肠音都连绵高朗。因此，只要注意腹痛发作与肠音增强的关系，再结合反复发作性腹痛病史以及直肠检查的结果，还是能够鉴别的。

【治疗】

迄今尚无理想的疗法。

治疗要点：杀灭移行于动脉中的普通圆虫幼虫；促使已形成的血栓发生纤维蛋白溶解；扩张肠系膜动脉系统，加强代偿性侧支循环的建立。

据试验（Drudge，1979），圆虫实验感染后1周，用噻苯达唑（thiobendazone）按每千克体重440mg的剂量连续2d投服，获得了较好的疗效，动脉病变中的圆虫幼虫几乎都不复存活。遗憾的是自然病马不同于实验感染马，各发育阶段的幼虫同时存在，一俟症状显现，则幼虫早在移行之中，且动脉病变业已形成。

低分子右旋糖苷，可使血小板的聚集性降低，具有明显的抗凝血作用，用于试治肠系膜动脉血栓一栓塞病马，获得86%（49/57）的疗效。方法是10%低分子右旋糖苷500~1 000mL，静脉滴注，每天1次，9d为一疗程，2~3个疗程即可见效。

其他的抗凝血剂，如双香豆素（dicumarol）和敌鼠（warfarin），对消除血栓有一定的作用，亦可试用。

葡萄糖酸钠，是强有力的选择性腹部内脏血管扩张剂。

20%~25%葡萄糖酸钠500~1 000mL，缓慢静脉注射，每日2次，可疏通血栓闭塞的动脉，并促进侧支循环的建立，对本病显示较好的疗效。

除上述根本疗法外，可依据病情实施镇痛解痉、补液强心、制止内毒素休克等对症处置。

（李毓义　张乃生　周昌芳　刘国文）

［附］ 马属动物腹痛病症状鉴别诊断

马腹痛病，病类繁多，病情危重，病程短急，加上一些合并症和继发症，病征更为错综复杂。要迅速而准确地建立马腹痛病的诊断，必须具备3个基本条件：对广义腹痛病概念所包含的疾病及其分类乃至各自的临床特点要有充分的理解；对腹痛病的问诊、临床检查和特殊检查等方法和技术要有切实的掌握；对腹痛病的症状鉴别诊断要有明确的思路，对具体病马能做出中肯的分析。

（一）马腹痛病症状鉴别分类

症状鉴别分类是临床实用的一种疾病分类，它不同于疾病的其他各种分类，其分类层次的依据不是病因、病原和病理过程，而是临床表现，包括症状和体征。

症状鉴别诊断之所以实用，就在于它能给临床工作者提供一个从症状出发，沿着分类层次即诊断树，而进行鉴别诊断和论证诊断的思路和要领。

马腹痛病可按其临床表现和发生频度分为以下 4 类，见图 3-8。

1. 常见的五大真性腹痛病　包括急性胃扩张、肠痉挛、肠臌气、肠变位和肠便秘。

2. 反复发作性腹痛病　包括肠系膜动脉血栓—栓塞（血塞疝）、肠结石、肠积沙、蛔虫性堵塞、肥大性肠炎、慢性胃扩张、肠系膜淋巴结脓肿、非胆囊性胆结石、输尿管结石、肠狭窄等。

3. 取排粪排尿姿势的腹痛病　包括直肠便秘、直肠破裂、膀胱括约肌痉挛（尿疝）、输尿管结石、尿道结石、膀胱炎、子宫扭转、子宫套叠等。

4. 伴有发热的腹痛病　包括肠型炭疽、巴氏杆菌病、病毒性动脉炎、肠系膜动脉血栓—栓塞、出血性肠炎、腹膜炎、肠变位等。

（二）马腹痛病诊断项目及程序

诊断腹痛病马，要求迅速而准确，通常按问诊、临床检查和特殊检查的顺序进行。

1. 问诊　力求简明扼要，有的放矢，最好边看边问，或看了再问。下述前 5 项，是每例必问的；后 5 项，可依据病情，相机询问。

（1）发病时间。通常提供的是发现腹痛的时间，据此可推断病程至少已有多久，以便结合临床表现对病情做出具体分析。

（2）起病情况。着重了解起病与采食及饮水的时间关系，喂得多不多，以推断急性胃扩张的可能性。了解开始腹痛之前有无食欲减退和排粪异常，以推断起病是突然的还是徐缓的。

（3）腹痛表现。包括起卧、滚转、姿势等动态表现，据以判断腹痛是间歇性的还是持续性的，是隐微的、轻微的、中度的还是剧烈或沉重的，以及腹痛是逐渐减轻了还是突然加重了。

（4）排粪排尿。据以判断病的发展阶段以及肠阻塞的有无和程度。

（5）食欲饮欲。据以判断病情轻重以及阻塞的程度。

（6）是否经过治疗。曾否做过直检，怎样治疗的（特指是否灌服了容积性泻剂）。

（7）腹围状态。是一发病腹围就大了，还是腹痛开始 4～8h 后腹围才慢慢膨大的，据以推断是原发性肠臌气还是继发性肠臌气。

（8）是否经常腹痛。据以确定是否属于反复发作性腹痛病。

（9）吃不吃沙土，喂没喂麸皮。怀疑肠积沙和肠结石时询问。

（10）已否妊娠。考虑到某些腹痛性产科病时询问，且与治疗用药有关联。

2. 临床检查　包括一测二数三听四看等 10 项，参见腹痛病概论诊断部分。

3. 特殊检查　包括胃管插入、腹腔穿刺、直肠检查和血液检验 4 大项，参见腹痛病概论诊断部分。特殊检查应依据情况灵活选用。

（三）马腹痛病症状鉴别诊断

1. 常见的五大真性腹痛病鉴别　急性胃扩张、肠痉挛、肠臌气、肠变位和肠便秘，是最多发最

马腹痛病
- 常见的真性腹痛病
  - 急性胃扩张
  - 肠痉挛
  - 肠臌气
  - 肠变位
  - 肠便秘
- 反复发作性腹痛病
  - 血塞疝
  - 肠结石
  - 肥大性肠炎
  - 慢性胃扩张
  - 肠系膜淋巴结脓肿
  - 非胆囊性胆结石
  - 输尿管结石
  - 肠狭窄
- 取排粪尿姿势的腹痛病
  - 直肠便秘
  - 直肠破裂
  - 膀胱括约肌痉挛
  - 输尿管结石
  - 尿道结石
  - 膀胱炎
  - 子宫扭转
  - 子宫套叠
- 伴有发热的腹痛病
  - 肠型炭疽
  - 巴氏杆菌病
  - 血塞疝
  - 出血性肠炎
  - 腹膜炎
  - 肠变位
  - 非胆囊性胆结石
  - 病毒性动脉炎

图 3-8　马腹痛病症状鉴别分类

常见的胃肠性腹痛病，而且常常相互继发或伴发，遇到腹痛病马时一般首先考虑这5种腹痛病。

（1）呈间歇性腹痛，肠音连绵高朗，排稀软粪便，口腔湿润，耳鼻发凉或不发凉，而呼吸、脉搏和体温无大改变的，即可诊断为肠痉挛。

（2）采食后短时间内发生腹痛，或在其他腹痛病经过中腹痛加剧，腹围不大而呼吸促迫，口腔黏滑、酸臭，间有嗳气，并听到食管逆蠕动音或有时听到胃蠕动音的，可初步诊断为急性胃扩张。进而插入胃管并做胃排空试验。凡排出气体、食糜而排空障碍的，即可确定为原发性胃扩张（气胀性或食滞性）；如果插入胃管后自行排出大量黄绿色或黄红色液体，隔3~5h腹痛再增剧，又导出大量液体的，则应确诊为继发性胃扩张，可能是小肠便秘、小肠变位，小肠蛔虫性堵塞、小肠炎或胃状膨大部便秘，可通过直肠检查、腹腔穿刺并结合其他体征确证之，必要时剖腹探查。

（3）腹痛剧烈，腹围膨大而肷窝平满乃至突出的，即可诊断为肠臌气。其腹围膨大与腹痛开始出现的时间大体一致的，是原发性肠臌气；腹痛开始4~8h后腹围才逐渐膨大的，为继发性肠臌气。应在穿肠放气减压后直检，确定原发病是完全闭塞性大肠变位还是完全阻塞性大肠便秘。

个别情况下，直检不认为是大肠变位和大肠便秘，则可能是伴发肠弛缓的出血坏死性肠炎（肌原性肠弛缓继发肠臌气），或伴发肠弛缓的重剧腹膜炎（反射性肠弛缓继发肠臌气）。

（4）腹痛剧烈狂暴，后期转为沉重稳静，口腔干燥，肠音减弱或消失，排粪停止，全身症状重剧，腹腔穿刺液混血，且继发胃扩张和（或）肠臌气的，应怀疑肠变位。

其继发胃扩张的，可能是小肠变位；其继发肠臌气的，可能是大肠变位。要通过直肠检查或剖腹探查而加以确诊。

（5）呈各种程度腹痛，肠音沉衰或消失，口腔干燥，排粪迟滞或停止，全身症状逐渐增重的，应考虑肠便秘。再根据病情发展的快慢、全身症状的轻重以及有无继发性胃扩张和（或）肠臌气，推断是完全阻塞性便秘还是不全阻塞性便秘，最后通过直肠检查确定诊断。

①腹痛中度或剧烈，排粪很快停止，全身症状在起病后12h内很快变得明显或重剧，且继发胃扩张或肠臌气的，应推断为完全阻塞性便秘。其继发胃扩张的，多为小肠便秘，应着重检查十二指肠、空肠和回肠；其继发肠臌气的，多为大肠便秘，应着重检查小结肠、骨盆曲和左上大结肠。

②腹痛隐微或轻微，起病缓慢，发病24h后腹围仍不膨大，全身症状仍不明显，有时还排粪，而肠音减弱乃至高度沉衰的，应考虑不全阻塞性便秘。

其中，腹痛轻微或呈长间歇期中度腹痛，且病程3d后全身症状逐渐明显或重剧的，可能是胃状膨大部便秘、泛大结肠便秘、泛小结肠便秘或泛结肠便秘。

病程3~5d之后全身症状仍然平和，腹痛依旧隐微或轻微，左侧结肠音或盲肠音特别沉衰且肚腹蜷缩的，则可能是左下大结肠便秘和盲肠便秘。

直检时依据胃肠各段充满状态，推断完全阻塞性便秘部位的思路。

①小结肠部分肠段积气，胃状膨大部蓄粪，甚至左侧大结肠和盲肠均膨满的，可能是小结肠后段便秘。

②小结肠中后段空虚，胃状膨大部蓄粪，左侧大结肠乃至盲肠膨满的，可能是小结肠起始部或其前段便秘，或胃状膨大部完全阻塞性便秘。

③小结肠空虚，胃状膨大部蓄粪，左侧大结肠乃至盲肠膨满的，可能是左上大结肠便秘。

④整个大肠不膨满，而空肠普遍膨胀，胃也膨胀的，可能是回肠便秘，应着重由盲肠小弯部向左肾方向探索秘结的回肠。

⑤部分空肠膨胀，胃也膨胀，而整个大肠不膨满的，可能是空肠中后段便秘。

⑥唯独胃膨胀而整个大肠和空肠不膨满的，可能是空肠起始部便秘、十二指肠便秘、小肠炎或原发性胃扩张。

其中反复导胃认积液性胃扩张，而横行十二指肠膨胀的，可能是空肠起始部便秘或小肠炎。

横行十二指肠空虚的，则可能是十二指肠前段便秘，应通过剖腹探查确证之。

2. 反复发作性腹痛病鉴别要点　在长时间（数周、数月或数年）内，不定期地反复发作腹痛，要考虑到肠系膜动脉血栓—栓塞、肠结石、肠积沙、蛔虫性堵塞、肥大性肠炎、慢性胃扩张、肠系膜淋巴结脓肿（内腺疫）、非胆囊性胆结石、肠狭窄等，可按下列要点进行鉴别。

（1）肠系膜动脉血栓—栓塞。轻症的，易误诊为肠痉挛；重症的，易误诊为肠变位和出血性肠炎。其特点为，有轻热、中热乃至高热；直检肠系膜前动脉或其分支（主要是回盲肠结肠动脉），其搏动微弱而感有震颤，可认动脉瘤；腹腔穿刺液深黄、黄红、樱桃红乃至暗红色；直检常感有限局性气胀（空肠、盲肠或结肠），且触不感痛，粪便内混血（多为潜血）。

（2）肠结石。不全堵塞时，易误诊为肠痉挛；完全堵塞时，易误诊为肠便秘。其特点为，有慢性消化不良病史；有长期饲喂麸皮等富含磷酸镁饲料的生活史，直检可摸到肠结石。

（3）肠积沙。多为不全堵塞，易误诊为不全阻塞性肠便秘。其特点为，有啃食泥沙或煤渣的生活史；淘洗所排粪便含沙质多；直检时，手臂常沾有沙粒；且可于十二指肠第二弯曲部、胃状膨大部、左下大结肠或骨盆曲部摸到黏硬的沙包。

（4）慢性胃扩张。其特点为，采食后每有轻度腹痛乃至中度腹痛；平时呼吸困难，胸式为主，饲喂后尤甚；常有嗳气，导胃有气体及一定量食糜排出；直肠检查可摸到极度膨满的胃壁，触压有黏硬感。

（5）蛔虫性堵塞。多见于1～3岁的幼驹。其特点为，往往伴有明显的黄疸；可继发积液性胃扩张；腹痛剧烈，肠音强盛；直肠检查有时可摸到虫积的肉样小肠肠段；粪便检查可发现大量蛔虫卵，有时随粪便排出蛔虫；使用敌百虫等驱虫药效果良好。

（6）肥大性肠炎。是病因未明的慢性病，经过数月乃至数年，最后多死于肠破裂（沿肠系膜附着部）。因反复发作中度腹痛，肠音增强，粪便干、细小，易误诊为卡他性肠痉挛；又因每于采食后继发胃扩张（胃排空障碍）而易误诊为原发性胃扩张。其特点为，直检小肠（主要是空肠）肥厚，如胃导管状。

（7）肠系膜淋巴结脓肿。常见于6岁以内的马骡，有腺疫病史。特点为，直检前肠系膜根部可摸到铅球大、排球大乃至篮球大的肿胀物，通过直肠进行腹内穿刺，常能抽取到脓汁，必要时可剖腹探查并摘除。

（8）非胆囊性胆结石。多发生于老龄马，常堵塞在接近十二指肠开口处的肝胆管内。其特点为，每次发作时腹痛或轻或重，伴有发热，黄疸明显，肝脏肿大，肝功能有明显改变，胆色素代谢试验结果符合阻塞性黄疸和肝性黄疸，扇形超声扫描检查可发现肝胆管内的结石。必要时，可剖腹探查并取出结石。

3. 取排粪排尿姿势的腹痛病鉴别　有些腹痛病马，拱腰举尾，不断努责，而取排粪排尿姿势，应考虑到直肠便秘、直肠破裂、膀胱括约肌痉挛、输尿管结石、尿道结石、膀胱炎、子宫扭转、子宫套叠等，可通过泌尿生殖器检查和直肠检查确定。

（1）直肠便秘。入手直肠坛状部或狭窄部，即可摸到秘结的粪块。

（2）直肠破裂。入手即知。检视肛门部有无血迹，初入手只到坛状部，即出示手掌有无血迹，然后再深入触摸，以确定破裂口的部位及程度。

（3）膀胱括约肌痉挛。起病突然，腹痛剧烈，全身大汗，频作排尿姿势而排不出尿液。直检膀胱高度膨满，触压亦不排尿。导尿管插入膀胱颈口部受阻，给予解痉药则排尿，症状随即消失。

（4）膀胱炎。腹痛隐微，痛性尿淋漓，膀胱多空虚，触压有痛，尿液检查有蛋白、脓球、血块、黏液、膀胱上皮和磷酸铵镁结晶。

（5）输尿管结石。有反复发作性腹痛病史，腹痛剧烈，伴有血尿，有时通过直检可摸到输尿管内的结石。必要时做静脉尿路造影确定诊断。

（6）尿道结石。排尿带痛，血尿淋漓，慢性病程急性发作，插入尿道探管即可确诊。

（7）子宫扭转。发生于妊娠末期或分娩过程中，腹痛剧烈，阵缩频频而不见胎衣，不流胎水。扭转在子宫颈之后的，阴道检查可发现膣腔几乎变成管腔，越向内越窄，顶端有螺旋状皱褶；扭转在子宫颈之前的，则直检可触到子宫体上的扭转部。

（8）子宫套叠。概发生于产后的 24h 之内，呈中度或轻度腹痛，产道检查可摸到子宫角尖端套入子宫体或阴道内。

4. 伴有发热的腹痛病鉴别 腹痛而伴有发热的，应考虑到肠型炭疽、巴氏杆菌病、肠系膜动脉血栓—栓塞、出血性肠炎、腹膜炎、肠变位、非胆囊性胆结石等，可依据以下特点分别鉴识。

（1）高热起病，腹痛剧烈，呼吸促迫，结膜发绀，全身症状明显或重剧的，要考虑肠型炭疽、巴氏杆菌病、出血性小肠炎等。

肠型炭疽：皮肤浮肿、脾脏肿大，病程短急。死前数小时耳尖末梢血涂片染色可见炭疽杆菌；死后天然孔出血，炭疽沉淀反应阳性。

巴氏杆菌病：大面积皮肤浮肿，病程短急，但脾脏不肿大。血液细菌学检查（镜检或培养）可见两极着染的巴氏杆菌。

出血性小肠炎：继发积液性胃扩张，胃内液体呈红黄色，腹腔穿刺液可能混血，直检不见肠阻塞（小肠便秘和小肠变位），注意不要误诊为十二指肠前段便秘而贸然决定剖腹探查。

（2）高热起病，腹痛沉重而外观稳静，肚腹紧缩，背腰拱起，站立不动或细步轻移的，要怀疑急性腹膜炎，可依据触压腹壁敏感和腹腔穿刺渗出液而确定。

（3）伴有轻热、中热或高热，并有反复发作性腹痛病史的，要考虑肠系膜动脉血栓—栓塞和非胆囊性胆结石。前者腹腔穿刺液混血，直检肠系膜动脉瘤搏动微弱而发颤动，有触不感痛的限局性气肠。后者黄疸明显，肝功能有明显改变，胆色素检验符合阻塞性或肝性黄疸，超声扫描可发现胆管内有结石，必要时做静脉胆道造影或剖腹探查。

（4）在腹痛病经过中，多在病的中后期体温逐渐升高的，要考虑继发了肠炎、腹膜炎或肠变位，可依据前述的各自特点而鉴别诊断之。

（李毓义 张乃生 周昌芳 刘国文）

第五章　肝脏疾病

一、肝　炎

Hepatitis

肝炎，又称急性实质性肝炎（acute parenchymatous hepatitis），是以肝细胞变性、坏死和肝组织炎性病变为病理特征的一组肝脏疾病。马、牛、猪、羊、犬、猫、鸭等各种畜禽均可发生。按病程，有急性和慢性之分。按病理变化，分为黄色肝萎缩和红色肝萎缩。

【病因】

致发肝组织坏死和炎症的原因很多很杂，通常归类于中毒、感染、侵袭、营养缺乏和循环障碍等5类因素。

1. 中毒性肝炎　见于各种有毒物质中毒，如磷、砷、锑、硒、铜、钼、四氯化碳、六氯乙烷、棉酚、煤酚、氯仿等化学毒中毒；千里光（*Senecio* spp.）、猪屎豆（*Crotalaria* spp.）、羽扇豆（*Lupins*）、杂三叶（*Trifolium hybridum*）、天芥菜（*Heliotropum* spp.）等有毒植物中毒；黄曲霉（*Aspergillus flavus*）、红青霉（*Penicillium rubrum*）、纸板髓孢霉（*Pithomyces chartarum*）、杂色曲霉（*Aspergillus versicolor*）、构巢曲霉（*Aspergillus nidulans*）、黑团孢霉（*Periconia* spp.）等真菌毒素中毒；还见于饲喂尿素过多或尿素循环代谢障碍所致的氨中毒等。

2. 感染性肝炎　见于细菌、病毒、钩端螺旋体等各种病原体感染，如马传染性贫血、沙门氏菌病、钩端螺旋体病、马病毒性动脉炎、牛恶性卡他热、猪瘟、猪丹毒、犬病毒性肝炎、犬疱疹病毒性肝炎、鸭病毒性肝炎以及伴有肝脏肉芽肿形成的全身性真菌病（blastomycosis, histoplasmosis, coccidioidomycosis）等。

3. 侵袭性肝炎　主要见于肝片吸虫、血吸虫的严重侵袭。在犬和猫，严重侵袭肝脏的吸虫有*Opisthorchis felineus*，*Amphimerus pseudofelineus*，*Metorchis conjunctis*，*Metorchis albidis* 以及*Clonorchis sinensis* 等。蛔虫幼虫的移行，也是动物肝炎的常见原因。

4. 营养性肝炎　主要见于硒缺乏、维生素 E 缺乏、蛋氨酸缺乏和胱氨酸缺乏。如猪、鸡、大鼠以至绵羊的饮食性肝坏死（Blood，1983）。

5. 充血性肝炎　充血性心力衰竭时，肝窦状隙内压增大，肝实质受压并缺氧，可导致肝小叶中心变性和坏死。如犬恶丝虫病（dirofilariasis）所致的腔静脉综合征（vena cava syndrome），前腔后腔静脉内有大量心丝虫成虫，造成严重的肝被动性充血，可引起急性肝炎、肝衰竭甚至死亡（Ettinger 等，1983）。

【发病机理】

在致病因素作用下，肝脏代谢机能和解毒机制严重紊乱，肝细胞发生变性以至坏死。胆汁的生成、排泄和胆色素代谢障碍，使血中胆红素和（或）胆汁酸增多，表现黄疸、心动徐缓、消化障碍；糖代谢障碍，使肝糖原合成减少，血糖降低，解毒机能低下，发生自体中毒；脂肪代谢障碍，使脂肪氧化增强，酮体生成增多，显现酮血症、酮尿症以至酸中毒；氨基酸脱氨基及尿素合成障碍，使血氨升高并弥散入脑，与 α-酮戊二酸结合，阻碍三羧酸循环和能量供应，而造成昏迷（肝性脑病以至肝昏迷）；蛋白质代谢障碍，使白蛋白合成减少，胶体渗透压下降，引起水肿；凝血因子生成不足，使血液凝固障碍而导致出血性素质。

肝炎的病理形态学改变，是弥漫性的大范围肝组织变性和坏死。主要损害则依致发病因而略有不同。

中毒性肝炎，损害常在小叶中心，其病变从浑浊肿胀至急性坏死不等。

感染性肝炎，病变从孤立的细胞坏死至波及全部或大部肝实质的弥漫性坏死。

侵袭性肝炎，依移行虫体的数量和移行途径而定，常伴有胆管的炎症。

充血性肝炎，以中央静脉和窦状隙的扩张并伴有实质细胞的压迫为特征。

广泛的肝组织变性和坏死，恒伴有不同程度的纤维组织增生，导致肝纤维化（hepatic fibrosis），而转化为慢性病程。

【临床表现】

1. 急性肝炎　表现消化不良，粪便臭味大而色泽浅淡。可视黏膜黄染（肝性黄疸），肝浊音区扩大，触诊疼痛。

2. 充血性肝炎　可见肝脏搏动，精神沉郁、嗜眠、昏睡、昏迷或兴奋狂暴等神经症状（肝脑病症状）。鼻、唇、乳房等无色素部皮肤发红、肿胀、瘙痒，甚至溃疡，显现光敏性皮炎。体温升高或正常，脉搏和心动徐缓。有的全身无力，表现轻微腹痛或排粪带痛。

3. 慢性肝炎　由急性肝炎转化而来，呈现长期消化不良，逐渐消瘦，可视黏膜苍白，皮肤浮肿，继发肝硬变则出现腹水。充血性肝炎还伴有慢性充血性心力衰竭及其原发病所固有的症状和体征。

肝功能检查：血清黄疸指数升高；直接胆红素和间接胆色素含量增高；尿中胆红素和尿胆原试验呈阳性反应；血清胶体稳定性试验强阳性；谷草转氨酶（GOT）、乳酸脱氢酶（LDH）、丙氨酸转氨酶（ALT）、门冬氨酸转氨酶（AST）等反映肝损伤的血清酶类活性增高。

【诊断】

论证诊断，依据于临床表现、肝功能试验以及肝活体组织病理学检验。

病因诊断较难，应首先作出上述 4 种病因类型的归属，然后逐个确定其具体病因。

在临床表现上，黄疸和感光过敏如不明显，则很容易误诊为脑病。充血性肝炎，常被突出的充血性心力衰竭症状所掩盖，注意不要漏诊（参见黄疸综合征鉴别诊断）。

【治疗】

要点是除去病因，保肝利胆。

除去病因，在大多数情况下指的是治疗原发病，而许多原发病本身是很难治愈的。

常用的疗法包括：静脉注射 25％葡萄糖溶液、5％维生素 C 溶液和 5％维生素 B_1 溶液；服用蛋氨酸、肝泰乐等保肝药，内服人工盐等盐类泻剂配合鱼石脂等制酵剂，以清肠利胆，有出血倾向的可用止血剂和钙制剂，狂躁不安的，应给予镇静药等，作对症处置。

二、肝　脓　肿

Liver Abscess

肝脓肿，又称化脓性肝炎（suppurative hepatitis），是直接或继发感染化脓菌所致的一种肝病。本病多发于肥育牛或饲喂高比例浓厚饲料的牛。脓肿多位于肝的左叶。单发性脓肿常靠近肝门部。致病菌大多为化脓性棒状杆菌、坏死杆菌和大肠杆菌。

【病因】

尖锐异物经腹壁或网胃直接刺入肝脏，感染化脓菌或在慢性瘤胃炎（过食精料、慢性瘤胃酸中毒所致）、瘤胃溃疡等胃肠道疾病以及化脓性脐静脉炎、肺坏疽、化脓性腮腺炎、腺疫等化脓性疾病的经过中，化脓菌经血液、淋巴、胆管等途径，转移或蔓延至肝脏，形成单发或多发性脓肿。

【临床表现】

因脓肿的大小、部位及形成的速度而异。伴有限局性肝炎时，表现与创伤性网胃腹膜炎类似的症状，轻度腹痛，排粪带痛，肝浊音区扩大，触诊疼痛，多数病例，体温升高，不规则弛张热，可视黏膜黄染，逐渐消瘦，消化不良顽固不愈，且白细胞总数尤其中性粒细胞增多，核型左移。

当脓肿压迫肝静脉以至后腔静脉时，则因障碍血流而引起肝淤血和腹水，或因形成血栓以致肺动脉栓塞而引起肺出血。

脓肿破溃而脓汁进入血流时，可引起急性致死性过敏反应，表现荨麻疹和呼吸窘迫（肺水肿）综合征等。

【防治】

肝脓肿既已形成，目前概难以救治。

调整日粮中浓厚饲料的比例，或连续投服一定量的四环素，可减少慢性瘤胃酸中毒及其继发的肝脓肿的发生。

三、肝脂肪变性

Fatty Degeneration of Liver

肝脂肪变性，包括肝脂肪浸润，系中性脂肪和（或）类脂质在肝内过量蓄积所致的一种变性性肝病。可发生于各种动物，牛和鹅、鸭尤其多见。

【病因】

可致发肝脂肪变性的原因，包括：体脂分解加强，肝摄脂过多，如牛酮病、绵羊妊娠毒血症、糖尿病、衰竭症和饥饿；肝利用脂肪的能力降低，如四氯化碳、氯仿、酒精中毒等有机毒物中毒，磷、铅、砷、锑等矿物质中毒，以及羽扇豆、猪屎豆等植物中毒；肝脂转运障碍，如日粮中胆碱、蛋氨酸等驱脂物质缺乏；肝脂蓄积增加，如过度肥胖、运动不足等。

【临床表现】

消化紊乱，排粪迟滞或稀软，肝浊音区增大，有的出现黄疸。鸡和鹅多发生肝破裂而突然死亡。肝功能检查，磺溴酞钠（BSP）清除时间延长。生前诊断困难，确定诊断依据于肝活体组织学检查和死后剖检。

【治疗】

要点是除去病因，给予胆碱、甲硫氨基酸等抗脂肝药物。

四、肝淀粉样变性

Hepatic Amyloidosis

肝淀粉样变性，是大量淀粉样物质沉积于肝脏网状纤维和血管，肝实质细胞受压所致的一种肝病。

特征性病理变化：肝显著肿大，色深质软，脆弱易碎，切面呈棕褐色油脂样。

按病因有原发和继发之分。原发性肝淀粉样变，主要发生在制造血清的马骡及高蛋白日粮肥育的禽类（如填鸭）。继发性淀粉样变，主要见于鼻疽、结核等伴有组织严重坏死的疾病及慢性化脓性疾病。

临床表现：慢性消化不良，逐渐消瘦，肝浊音区增大，少数病例可出现黄疸和腹水。有的病畜，因伴有肺、肾、脾等其他器官的淀粉样变，而显现呼吸困难、蛋白尿、脾肿大等相应症状。

制造血清的马匹，因严重的肝淀粉样变，极易发生肝破裂而死于急性内出血。静脉注射刚果红试验可确定诊断。

轻症病例，除去病因后，沉积的淀粉样物质可完全吸收消除。

重症病例，治疗无望，应尽早淘汰。

五、肝 硬 化

Hepatic Cirrhosis

肝硬化，即肝硬变，又称慢性间质性肝炎（chronic interstitial hepatitis）或肝纤维化（hepatic fibrosis），是以肝实质萎缩、间质结缔组织增生为基本病理特征的一种慢性肝病。

按病变性质，分肥大性肝硬化（hypertrophic hepatic cirrhosis）和萎缩性肝硬化（atrophic hepatic cirrhosis）两种病型。

特征性剖检变化：肝脏体积增大（肥大型）或缩小（萎缩型），质地坚硬，表面不平，呈颗粒状或结节状。

本病多发于猪和犬，马、牛等其他动物少见。

【病因】

按病因，有原发和继发之分。

1. 原发性肝硬化　主要病因是各种中毒，如羽扇豆、猪屎豆、野百合、杂种车轴草等植物中毒，磷、砷、铅、四氯化碳、四氯乙烯、酒精、沥青等化学物质中毒以及长期大量饲喂酒糟或霉败饲料等。

2. 继发性肝硬化　发生于其他疾病的经过之中，如犬传染性肝炎、鸭病毒性肝炎、马传染性贫血、犊牛副伤寒、猪肝结核等传染病；牛羊肝片吸虫、猪囊虫、犬心丝状虫等寄生虫病；慢性胆管炎、充血性心力衰竭等内科病。

【临床表现】

便秘与腹泻交替发生，顽固性消化障碍，久治不愈；反刍动物呈现慢性前胃弛缓或瘤胃臌胀；渐进性消瘦，最后陷于恶病质状态，进行性腹水，两侧腹部下方膨大，腰旁窝塌陷，腹腔穿刺有大量透明的淡黄色漏出液流出，屡放屡有，不见减少。

肥大性肝硬化，肝、脾浊音区显著扩大，小动物通过腹部触诊可以扪及。血清胶体稳定性试验，如硫酸锌浊度（ZTT）和麝香草酚浊度试验（TTT）等多为阳性反应。取慢性经过，病程数月或数年不等。

【诊断】

生前诊断困难，肝功检查不一定有明显变化。确定诊断依据于肝脏活体穿刺和病理组织学检查。

【治疗】

无根治办法。医学上应用的各种支持疗法，耗资费时，用于病畜，得不偿失。

六、肝　破　裂

Hepatic Rupture

肝破裂，包括肝实质和（或）肝包膜因外力所致的偶发性破裂或因过度肿大、质地脆弱所致的自发性破裂。

偶发性肝破裂：发生于肝区突然遭受打击、冲撞、挤压、蹴踢等剧烈的外力作用，或在腹腔创伤、肋骨骨折、创伤性网胃腹膜炎时，被尖锐物体直接刺破。

自发性肝破裂：多见于肝脓肿、肝肿瘤、肝淀粉样变性、肝脂肪变性、肝片吸虫病、细颈囊尾蚴病等病理状态下。

肝实质连同肝包膜破裂：顿然起病，目光惊惧，肌肉震颤，体躯摇晃，全身出冷黏汗，体温低下，可视黏膜苍白，脉搏疾速而微弱，表现典型的内出血所致的低血容量性休克危象。穿腹恒见有大量血样液体。病程短急。通常在 $1 \sim 10h$ 内猝死。

肝包膜下血肿：表现不同程度的可视黏膜色泽变淡，显现沉重而外观稳静的腹痛，站立不动，运步拘谨。触摸肝区有疼痛反应，叩诊肝浊音区扩大，腹腔穿刺液轻度红染或不红染。病情进展比较缓慢，病程数日至数周不等，通常终归转为肝实质并肝包膜破裂，而死于低血容量性休克。

【治疗】

可试用刚果红、钙制剂等止血药物，但大多无效。

（李毓义　马洪胜　王金勇）

第六章　腹膜疾病

一、腹　膜　炎

Peritonitis

腹膜炎是腹膜壁层和脏层各种炎症的统称。按疾病的经过，分为急性和慢性腹膜炎；按病变的范围，分为弥漫性和限局性腹膜炎；按渗出物的性质，分为浆液性、浆液—纤维蛋白性、出血性、化脓性和腐败性腹膜炎。临床上以腹壁疼痛和腹腔积有炎性渗出液为其特征。各种畜禽均可发生，多见于马、牛、犬、猫和禽类。

【病因】

1. 原发性病因　包括腹壁创伤、透创、手术感染（创伤性腹膜炎）；腹腔和盆腔脏器穿孔或破裂（穿孔性腹膜炎）；马圆形线虫幼虫、禽前殖吸虫、牛和羊的幼年肝吸虫等腹腔寄生虫的重度侵袭（侵袭性腹膜炎）以及家禽的腹膜真菌感染，如孢子丝菌病（霉菌性腹膜炎）等。

2. 继发性腹膜炎　常发生于下列两种情况：邻接蔓延，如子宫炎、膀胱炎、肠炎、肠变位、前胃炎、真胃炎、肠系膜动脉血栓—栓塞、顽固性肠便秘时，因脏壁损伤，失去正常的屏障机能，腹、盆腔脏器内的细菌经脏壁侵入腹膜脏层和壁层所致（蔓延性腹膜炎）。血行感染，如马鼻疽、牛结核病、禽结核病、猪丹毒、巴氏杆菌病、犬诺卡氏菌病、猫传染性腹膜炎等病程中，病原体经血行感染腹膜所致（转移性腹膜炎）。

【发病机理】

腹膜腔具有比较健全的防卫机制。腹膜（尤其大网膜）和腹腔液有很强的溶菌能力。其吞噬细胞和免疫物质，可吞噬细菌和异物，中和并清除有毒物质，有比较完善的自身净化作用。只有当腹膜遭受重剧损伤，腹膜屏障机能减退，或者侵入的病原体毒力很强和数量很多时，才会引起腹膜的炎症。

腹膜的壁层和脏层中有大量的血管和淋巴管。淋巴管较多的部位发生渗出，血管较多的部位则主要是吸收。据测定，腹膜 1h 吸收的液体量，可相当于体重的 $3.0\% \sim 8.5\%$。

腹膜在细菌毒素和炎性产物刺激下，血管的通透性增大，含有丰富蛋白质和血细胞的渗出液即渗入腹腔。腹腔内积聚的渗出液，马可达 40L，牛可达 60L。不仅能引起机体失水和电解质紊乱，而且因大量纤维蛋白的释出和沉积，腹膜脏层易与壁层粘连或肠管与腹腔脏器粘连，而引起胃肠和相应器官的功能障碍。腹腔渗出物的性质，随病因而不同。

化脓菌感染时，主要为脓性渗出物；腐败菌感染时，渗出液污秽，放腐败臭。

血管严重损伤时，如肠系膜前动脉血栓—栓塞和马圆形线虫幼虫寄生性腹膜炎，渗出液中有多量红细胞，甚至呈血样腹水（出血性腹膜炎）。

胃肠破裂时，渗出液内混有饲料颗粒和粪渣。

膀胱破裂时，渗出液混有大量尿液，放氨臭味。

限局性腹膜炎，局部腹膜潮红，粗糙或肥厚，渗出液蓄积不多，很快被其他部位的腹膜所吸收，仅在局部遗留纤维蛋白絮块或丝条，或纤维化而发生局部粘连。

弥漫性腹膜炎，初期腹膜充血、水肿，渗出较少，多为纤维蛋白，腹膜刺激症状明显（干性腹膜炎），以后大量液体连同纤维蛋白渗出（湿胜腹膜炎），腹膜刺激症状逐渐缓和，而腹腔积液体征逐渐明显。

腹膜有丰富的神经末梢和痛觉感受器，腹膜的炎性刺激可引起持续而沉重的腹痛。通过触压、身体震动或腹腔脏器的移动可使腹膜性疼痛加剧。肠蠕动可因炎性刺激而加快，但多数情况下会因交感神经紧张性的反射性增强而发生反射性肠弛缓。

化脓、腐败性渗出物经腹膜吸收，可引起菌血症或脓毒败血症。

膀胱破裂时，腹腔尿液吸收，可引起尿毒症。

胃肠破裂时，胃肠内容物中的大量内毒素经腹膜吸收，绕过肝脏解毒屏障而直接进入血循环，常在腹膜炎性病变出现之前就发生内毒素血症以至内毒素休克而导致死亡。

【症状】

腹膜炎的临床症状，因畜种和病型而异。

1. 马急性弥漫性腹膜炎　全身症状重剧，包括食欲废绝，精神沉郁，体温升高到40℃或其以上，脉搏细数，呼吸浅速，胸式为主。突出而固定的症状是腹膜性疼痛表现。病马不断回顾腹部，拱腰屈背，四肢集拢腹下，站立不动，想卧又不敢卧，或卧下后很快又起立，强拉硬拽则细步轻移，行行止止，显示典型的沉重而稳静的腹痛表现。

腹围不同程度地上方膨大（反射性肠弛缓所致的肠臌气）或下侧方沉坠（腹腔渗出液蓄积）。肠音减弱或消失，触压腹壁紧张，表现疼痛不安。

直肠检查可感到腹膜粗糙、敏感，腹腔穿刺可获得大量浆液性、浆液纤维蛋白性、脓性、腐败性、出血性、放氨臭、混饲料或粪渣的渗出物，因病型及病因而异。

血液学检验，除伴随内毒素血症和内毒素休克时的白细胞总数急剧减少外，通常随着炎症病程的进展，呈白细胞增多症，中性粒细胞比例增高，核型左移。

2. 慢性弥漫性腹膜炎　主要表现食欲减退，形体消瘦，不时发热，阵发性腹痛，间或腹腔内有渗出液积聚。有的因反射性肠弛缓而反复发生慢性肠臌气；有的因肠管粘连、狭窄而反复发作不全阻塞性肠便秘。

3. 局限性腹膜炎　腹痛表现轻微或缺如，只是触诊炎灶部位的腹壁时才表现呻吟、躲闪等疼痛反应。全身症状不显，偶尔可因肠粘连而表现肠狭窄的症状。

4. 牛腹膜炎　临床症状因病型和病因而显著不同。

继发于产褥热或胃、肠、子宫、膀胱、脓肿破裂的脓毒性腹膜炎，发高热或轻热，全身症状重剧，衰竭，腹泻，可于数日内或数小时内死于脓毒败血症或内毒素休克。

一般原因所致的急性弥漫性腹膜炎，临床症状也不如马那样重剧而典型。病牛背腰拱曲，四肢置于腹下，腹部吊起，呆立一处，或呈拖行步态（尤其在子宫腹膜炎时）。变换体位时，颜面忧苦，发呻吟声，表现隐微的腹痛。触诊腹壁有时也表现疼痛反应。

比较明显的外部表现是反射性瘤胃弛缓和臌气以及反射性肠弛缓和便秘。显现精神沉郁，发热（中热或轻热），脉搏显著加快而微弱，短促的胸式呼吸。随着病程的进展，腹膜刺激症状和缓，腹腔内积有大量渗出液，腹壁疼痛减轻而松弛，下侧方腹围显现膨大，腹腔穿刺可获得大量渗出液。胃肠症状依然存在而全身症状不断恶化。

5. 犬和猫急性弥漫性腹膜炎　初期（干性腹膜炎），精神委顿，食欲不振，显著发热（高热或中热），一再呕吐。腹壁张力增高并吊起，呼吸浅速呈胸式，脉搏疾速而强硬。触压腹部，表现强烈的疼痛反应。以后，腹腔内出现并蓄积渗出液（湿性腹膜炎），腹痛即明显缓和，但发热依旧，脉搏更快。呼吸窘迫，全身状态恶化。腹下部两侧呈对称性腹围膨大，触诊腹壁感有波动，闻震荡音，腹壁叩诊可确定上界呈水平线的浊音区，随体位而改变。

6. 慢性弥漫性腹膜炎　常为湿性腹膜炎，多系结核病和诺卡氏菌病的临床表现。发热轻微或不发热，腹痛大多缺如，体征俨如腹水，只是腹腔穿刺流出的系渗出液。结核病的穿刺液呈灰黄色而浑浊，诺卡氏菌病穿刺液比较浓稠，呈黄红或棕红色。抹片染色或行培养可找到相应的病原体。

【病程及预后】

因病型和畜种而异。穿破性、化脓性及腐败性腹膜炎，常于数日内以至数小时内死于脓毒败血症或内毒素休克。急性弥漫性腹膜炎，在马，多于 2～4d 内转归死亡，在牛，可拖延 7～14d。结核病和诺卡氏菌病伴发的慢性弥漫性腹膜炎，经过数周至数月，终归死亡。

慢性腹膜炎，常造成腹腔脏器特别是肠管的广泛粘连，引起消化不良而陷入恶病质状态，预后不良。限局性腹膜炎，除非因粘连而造成肠狭窄，多数预后良好。

【治疗】

原则是抗菌消炎，制止渗出，纠正水盐代谢紊乱。

1. 抗菌消炎　治疗腹膜炎的首要原则。腹膜炎常因多种病原菌混合感染而引起，广谱抗生素或多种抗生素联合使用的效果较好。如四环素、卡那霉素、庆大霉素、红霉素、青霉素、链霉素等静脉注射、肌内注射或大剂量腹腔内注入。

2. 消除腹膜炎性刺激的反射性影响　可用 0.25％盐酸普鲁卡因液，150～200mL 做两侧肾脂肪囊内封闭，或 0.5％～1％盐酸普鲁卡因液 80～120mL 做胸膜外腹部交感神经干封闭或阻断。

3. 制止渗出　可静脉注射 10％氯化钙液，马、牛，150～200mL，每日 1 次。

4. 纠正水、电解质与酸碱平衡失调　可用 5％葡萄糖生理盐水或复方氯化钠液（每千克体重20～40mL），静脉注射，每日 2 次。对出现心律失常、全身无力及肠弛缓等缺钾症状的病畜，可在糖盐水内加适量 10％氧化钾溶液，静脉滴注（氧化钾的总用量应依据血钾恢复程度确定）。

腹腔渗出液蓄积过多而明显障碍呼吸和循环功能时，可穿刺引流。

出现内毒素休克危象的病畜，应依据情况，按中毒性休克施行抢救。

二、乳糜性腹膜炎

Chylous Peritonitis

乳糜性腹膜炎是以腹膜腔内蓄积大量乳糜状液体为特征的一种腹膜炎。通常发生于犬和猫。主要原因是腹腔的创伤；侵害腹腔内淋巴管的肿瘤，尤其淋巴瘤，肠阻塞导致大淋巴管破裂或淋巴管扩张（lymphangiectasia）。

【临床表现】

除腹膜炎和原发病的固有症状外，主要是腹腔穿刺液的性状特殊。腹腔液呈典型的乳糜样，系含大量脂肪小球的乳状液体。在化学构成上，主要是脂蛋白和乳糜微粒（chylomicrons）。确证的方法是穿刺液加入乙醚或氯仿等脂溶剂，即由乳状浑浊变为清亮。否则即为假乳糜液（pseudochylous fluids），通常与感染或肿瘤有关（Ettinger 等，1983）。

【治疗】

除腹膜炎的一般性处置外，主要治疗措施是剖腹探查并结扎破裂的大淋巴管并治疗原发疾病。

三、卵黄性腹膜炎

Yolky Peritonitis

卵黄性腹膜炎，是卵黄由卵巢直接落入腹腔或输卵管破裂所致发的一种腐败性腹膜炎。大多发生在老龄高产母鸡。

病因主要有三：蛋白质过饲，卵过早成熟，而输卵管及其伞部尚未发育成熟；产卵母鸡突然受惊飞跃；输卵管炎症、狭窄、阻塞以至破裂。

剖检变化是腹膜粗糙，呈紫黑色，坏死，腹腔液放恶臭，残留破碎的卵黄，腹壁与肠壁广泛粘连。

最急性型病鸡，常无可见的临床症状而突然死亡。经过比较缓慢的急性型和亚急性型病鸡，食欲废绝，产蛋停止，精神抑郁，剧痛不安，体温升高，全身症状明显。

特征性症状是腹部垂弛，活动困难，行走如企鹅状。视诊腹部皮肤呈暗紫色，触诊温度增高，显疼痛反应，感到柔软而有波动。腹腔穿刺有腐败恶臭的污浊渗出液流出。恒在数日或数周内死于败血症和衰竭。

无治疗价值。预防要点包括：不要驱赶惊扰产蛋鸡；栖木放置不宜过高；蛋白质饲料比例要合理。

四、肠系膜脓肿

Mesenteric Abscess

肠系膜脓肿，主要发生于马，是部分（约 5%）患腺疫病马的一种内腺疫病型，即肠系膜淋巴结化脓性炎症所形成的脓肿。

临床表现为反复发作性轻度腹痛，体温间断性升高；渐进性消瘦；慢性消化不良，有的因肠粘连、狭窄而发生便秘。

血液检验可见白细胞总数增多，中性粒细胞比例增高和一定程度的核型左移。

确定诊断依据于直肠检查。于体正中线腹主动脉下约 4 指宽处的前肠系膜根部，可触摸到鸡蛋大、苹果大、小儿头大以至排球大的肿块，表面凸凹不平，囊壁厚，偶尔可感有波动，通常感到质地坚实，呈悬空状态，可向两边或前后作轻微移动。

这样的脓肿很难施行手术摘除，药物治疗亦难奏效，只能通过直肠或剖腹试行穿刺，吸出其脓汁。否则，病马最终死于全身衰竭，或迟早因脓肿破裂，死于化脓性腹膜炎和脓毒败血症。

五、腹　　水

Ascites

腹水，又称腹腔积液（hydrops abdominis），即腹腔内蓄积大量浆液性漏出液。它不是独立的疾病，而是伴随于许多其他疾病的一种病征。

腹水可发生于各种动物，猪、羊、犬、猫等中小动物多见。

【病因】

可分为心源性、稀血性和淤血（单纯）性 3 种病因类型。

1. 心源性腹水　作为全身水肿的一个分症，体腔积液的组成部分，出现于能造成充血性心力衰竭的各种疾病。如失代偿性心脏瓣膜病，尤其三尖瓣闭锁不全和右房室口狭窄、填塞性心包炎、心丝虫病、间质性肺炎、慢性肺气肿等。

2. 稀血性腹水　作为全身稀血性水肿的一个分症和体腔积液的组成部分，出现于能造成血液稀薄和胶体渗透压明显降低的各种疾病的经过中，如衰竭症、慢性贫血、低白蛋白血症等蛋白质营养缺乏，捻转血矛线虫病、锥虫病、钩虫病等寄生虫重度侵袭，肾病、间质性肾炎等蛋白质丢失过多和体液存留（水化）。

3. 淤血性腹水　不伴有全身水肿和其他体腔积液，唯独腹腔积液，故又称单纯性腹水。仅出现于能造成门静脉系统淤血的各种疾病，如肝硬变，肝肿瘤，血吸虫病，肝片形吸虫病，肝棘球蚴病，肝门、幽门、胰脏的癌肿，肝门淋巴结肿大，腹膜结核病以及门静脉血栓等。

【临床表现】

腹腔积液，起病于上述各类疾病的经过中，病程可迁延数月乃至数年。临床症状主要包括视诊腹部，下侧方对称性增大，而腰旁窝塌陷，腹轮廓随体位而改变；触诊腹部不敏感，冲击腹壁闻震水音，对侧壁显示波动；叩诊腹部，两侧呈等高的水平浊音，上界因体姿而变化；腹腔穿刺液透明或稍浑浊，色泽淡黄或绿黄，相对密度小于 1.016，蛋白含量低于 10%，李氏（Rivalta's）试验呈阴性反应。

全身症状取决于原发病，通常显现充血性心力衰竭、恶病质或慢性肝病体征。但不论何种病因类型，在严重的腹水，马可达 170L，骡可达 157L，犬可达 20L，常因障碍膈肌运动而表现持续存在的呼吸困难。

【诊断】

首先，应与腹腔中充满液体的大腔腑（子宫和胎膜积水、卵巢囊肿、膀胱尿潴留）以及松弛的大癌肿（如黏液瘤）进行鉴别。

鉴别要点：腹部轮廓不随体姿而改变，腹壁或直肠内触诊肿大的囊状物有确定的位置和形状；诊断性穿刺，抽不出液体（瘤肿），或系含纤毛上皮细胞的稠厚液体（卵巢囊肿），或为脓性、放腐臭味的浓厚浑浊液体（子宫积水或积脓），或为放氨臭味的尿液（膀胱尿潴留）。

其次，应与慢性弥漫性腹膜炎，如犬的诺卡氏菌病和寄生虫性腹水相鉴别。

诺卡氏菌病。腹穿刺液为渗出液，李氏反应阳性，黄红色或棕红色，浓稠，染色抹片或细菌培养可发现病原菌。

长形四窗蚴引起的犬寄生虫性腹水。含大量别针头大至豌豆大、形状不同、容易压破的囊泡状微粒，静置后析出一种面团状的团块，能够自由运动。这种囊泡乃是寄生于犬、猫肠内的线状中殖孔绦虫（*Mesocestoides lineatus*）的迷途幼虫。

最后，应对确认的腹水做出病因诊断，至少要确定其病因类型。

1. 对伴有全身水肿和其他体腔积液的　要考虑心源性腹水和稀血性腹水。其显现充血性心力衰竭体征的，常指示心源性腹水，可进一步查找能造成充血性心力衰竭的各种慢性心肺疾病。其显现贫血和血液稀薄的，常指示稀血性腹水，可进一步查找能造成血液胶体渗透压显著降低的各种恶病质疾病。

2. 对不伴有全身水肿和其他体腔积液的　要考虑单纯性腹水即淤血性腹水，可进一步查找肝硬变等上述能引起门静脉系统淤血和腹腔淋巴回流障碍的各种疾病。

【治疗】

关键在于除去病因，治疗原发病。原发病康复，腹水即行消退。穿刺放液，只是病情危急时的治标措施。

（张乃生　李毓义　刘国文）

［附］腹水综合征鉴别诊断

腹水（ascites），又称腹腔积液（hydrops abdominis），指的是腹腔内蓄积有大量浆液性漏出液。

腹水不是独立的疾病，而是伴随于许多其他疾病经过中的一个病征，可发生于各种动物。单发的，称个体腹水症；群发的，称群体腹水症。多见于猪、羊、犬、猫、鸡等中小畜禽，常大批群发于肉仔鸡，特称肉鸡腹水综合征（ascites syndrome in broilers）。

（一）腹水综合征临床表现

腹腔积液（腹水），概起病于有关各类原发病的经过之中，取慢性病程，可迁延数周、数月乃至数年，显现如下腹部症状和病征：

1. 视诊腹部　下侧方对称性增大，而腰旁窝塌陷，腹轮廓随体位而改变。

2. 触诊腹部　不表现敏感，冲击腹壁闻震水音，而对侧腹壁显示或感有波动。

3. 叩诊腹部　两侧呈等高的水平浊音，其上界因体姿而变化。

4. 穿刺腹腔　穿刺液为漏出液，透明或稍浑浊，相对密度小于 1.016，蛋白含量低于 1%，李氏（Rivalta's）稀醋酸试验呈阴性反应。

重症腹水，在马可达 170L，骡可达 157L，猪可达 40L，犬可达 20L，因妨碍膈肌运动而常表现呼吸困难。

5. 全身症状　取决于原发病，通常伴有右心充血性心力衰竭体征（心源性腹水症），或恶病质稀血体征（稀血性腹水症），或门静脉高压体征（单纯性腹水症）。

（二）腹水综合征类症

临床上显现腹部下侧方增大的类症，有各种急性弥漫性渗出性腹膜炎；犬诺卡氏菌病和迷途长形四窗蚴所致的慢性弥漫性渗出性腹膜炎；马圆形线虫幼虫、禽前殖吸虫、牛羊肝片吸虫幼虫所致的侵袭性腹膜炎；乳糜性腹膜炎（chylous peritonitis）；卵黄性腹膜炎（yolk peritonitis）；膀胱破裂所致的腹腔积尿；以及腹腔中存在充满液体的大腔脏或瘤肿，如子宫和胎膜积水、巨大的卵巢囊肿、松弛的大黏液瘤、膀胱尿潴留等。

（三）腹水综合征病因学分类

腹水综合征，按其病因，可分为三种类型，即心源性腹水、稀血性腹水和肝源性腹水（图 3-9）。

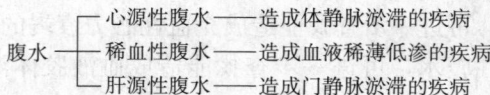

图 3-9　腹水综合征病因学分类

1. 心源性腹水　作为心源性全身水肿的分症和心源性体腔积液的组成部分，出现于能造成肺动脉高压、右心充血性心力衰竭、体循环静脉系统淤滞的下列各种疾病。

（1）填塞性心包炎。

（2）最终导致肺心病的间质性肺炎、慢性肺泡气肿以及马慢性阻塞性肺病（COPD, chronic obstructive pulmonary disease)。

(3) 心丝虫病。

(4) 失代偿期心脏瓣膜病，如左房室孔狭窄、三尖瓣闭锁不全、右房室孔狭窄等。

(5) 先天性心脏病，如肺动脉狭窄、房间隔缺损、室间隔缺损、法乐氏四联症等。

(6) 遗传性心肌病，如牛特发性心肌病，火鸡自发性圆心病，即 α-1 抗胰蛋白酶缺乏症，仓鼠心肌交感性营养不良，小鼠和大鼠先天性心肌病以及小鼠、大鼠、海豚营养不良性钙化等。

(7) 痢特灵（呋喃唑酮）慢性中毒。

(8) 肉鸡腹水综合征。

2. 稀血性腹水 作为稀血（低渗）性全身水肿的分症和稀血（低渗）性体腔积液的组成部分，出现于能造成血液稀薄和胶体渗透压显著降低的下列各种疾病。

(1) 各类病因所致的衰竭症。

(2) 各类病因所致的慢性贫血。

(3) 蛋白质营养缺乏，如低白蛋白血症。

(4) 蛋白质丢失过多和体液存留（水化），如肾病后期、蛋白丢失性肠病（protein - losing enteropathy）即遗传性免疫增生病淋巴细胞—浆细胞性胃肠炎（lymphocytic - plasmatic gastroenteritis）。

(5) 蛋白质合成障碍，如肝硬化、肝癌等慢性肝病。

(6) 重度侵袭病，如捻转血矛线虫病、钩虫病、锥虫病等。

3. 肝源性腹水 唯独腹腔积液，不伴有全身水肿和其他体腔积液，故又称单纯性腹水，出现于能造成门静脉淤血和肝硬化的下列各种疾病。

(1) 植物中毒，如猪屎豆、野百合、杂种车轴草等中毒。

(2) 化学物质中毒，如汞、磷、砷、铅、铁、铜、镉、四氯化碳、四氯乙烯、酒精（酒糟）等中毒。

(3) 真菌毒素中毒，如黄曲霉毒素、拟茎点霉素 A（羽扇豆中毒）、杂色曲霉毒素中毒。

(4) 犬传染性肝炎、鸭病毒性肝炎、肝结核等传染病。

(5) 血吸虫病、牛羊肝片吸虫病、肝棘球蚴病等侵袭病。

(6) 铜累积病（Wilson 氏病）即遗传性肝硬变（inherited cirrhosis）等遗传病。

(7) 肝肿瘤，肝门、幽门、胰脏的癌肿。

(8) 肝门淋巴结肿大、门静脉血栓、家族性肝内动脉—静脉（A - V）瘘等。

（四）群体腹水综合征类别及特征

伴有腹水综合征的动物群体病，大体可分为五类（图 3 - 10），即传染病腹水症、侵袭病腹水症、中毒病腹水症、遗传病腹水症以及乏氧病腹水症，即肉鸡腹水症。

1. 传染病腹水症 微生物感染所致发的一类腹水症，为数有限。大多为能导致肝硬化而引发单纯性（肝源性）腹水的传染病，如犬传染性肝炎、鸭病毒性肝炎、肝结核等。少数为能导致稀血性腹水的慢性消耗性传染病，如结核、鼻疽、传染性贫血、副结核性肠炎等。

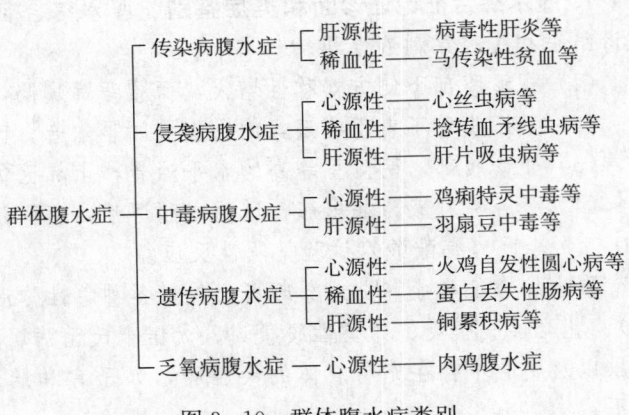

图 3 - 10 群体腹水症类别

传染病腹水症的特征：群体发病；有传染性，能水平传播；伴有发热；可检出特定的病原微生物、反应性或保护性抗体；动物回归感染发病。

2. 侵袭病腹水症　寄生虫大量侵袭所致发的一类腹水症，为数不多，但三种病因类型均有。包括能致发心源性腹水症的心丝虫病；能致发稀血性腹水症的捻转血矛线虫病、钩虫病、锥虫病等；能致发肝源性腹水症的肝片吸虫病、血吸虫病、肝棘球蚴病等。

侵袭病腹水症的特征：群体发病；无传染性；可检出大量相关的寄生虫；针对性驱虫杀虫剂防治有效。

3. 中毒病腹水症　伴随于各种中毒病的一类腹水症，为数颇多。属于心源性腹水症的，有鸡痢特灵（呋喃唑酮）中毒、马慢性阻塞性肺病（COPD）。属于肝源性腹水症的，有猪屎豆、野百合、车轴草等植物中毒；磷、砷、铅、铜、铁、镉、四氯化碳、四氯乙烯、酒精（酒糟）等化学物质中毒；黄曲霉毒素、拟茎点霉素 A（羽扇豆中毒）、杂色曲霉毒素等真菌毒素中毒。

中毒病腹水症的特征：群体发病；无传染性，不水平传播；有相关的毒物接触史；体内或排泄物内可检出相应的毒物或其降解物；动物中毒试验发病。

4. 遗传病腹水症　伴随于各种遗传病的一类腹水症，为数亦多，且三种病因学类型兼有。其中，属心源性腹水症的，有各种先天性心脏病，如肺动脉狭窄、房间隔缺损、室间隔缺损等；各种遗传性心肌病，如牛特发性心肌病，火鸡自发性圆心病即 α-1 抗胰蛋白酶缺乏症，仓鼠交感性心肌营养不良（sympathetic cardiomyodystrophy in hamsters），小鼠和大鼠先天性心肌病以及小鼠、大鼠、海豚营养不良性心钙化等。属稀血性腹水症的，有淋巴细胞—浆细胞性胃肠炎即蛋白丢失性肠病等。属肝源性腹水症的，有家族性肝内动脉—静脉（A-V）瘘和遗传性铜累积病，即遗传性肝硬变和铜负荷性肝炎（copper loaded hepatitis）等。

遗传病腹水症的特征：群体发病；无传染性；家族式分布，即只在有血统关系的动物群体内发生，呈一定的遗传类型；可在某染色体上找到突变的基因位点。

5. 乏氧病腹水症　即肉鸡腹水症，是相对或绝对乏氧引发肺动脉高压所致的一种特发于肉仔鸡的心源性腹水症。

肉鸡腹水症的特征：群体发病，殃及鸡群之一部或大部；无传染性；证病性病理变化是右心肥大、扩张和肺动脉高压；主要临床表现是右心心力衰竭及其引发的心源性腹水体征。

（五）腹水综合征诊断方略

动物腹水症诊断分三步实施。第一步为腹水综合征论证诊断和类症鉴别；第二步为腹水综合征病因诊断；第三步为群体腹水症鉴别诊断。

1. 腹水综合征论证诊断和类症鉴别　腹水综合征论证诊断（确认）的主要依据是腹部视、触、叩诊结果和腹腔穿刺液性状。

（1）视诊腹部下侧方对称性增大，而腰旁窝塌陷，且腹轮廓随体位而改变。

（2）触压腹壁不表现疼痛，冲击腹壁闻震水音，而对侧壁感有或显示波动。

（3）叩诊腹部，两侧呈等高的水平浊音，上界因体姿而变化。

（4）腹腔穿刺液为漏出液，透明或稍浑浊，色泽淡黄或绿黄，相对密度<1.016，蛋白含量低于1.0%，李氏（稀醋酸）试验呈阴性反应。

腹水综合征类症鉴别对象颇多，包括各种急性弥漫性腹膜炎（如猫传染性腹膜炎、牛结核性腹膜炎）、乳糜性腹膜炎、卵黄性腹膜炎、犬诺卡氏菌病、长形四窗蚴引起的犬寄生虫性腹水。还有腹腔积尿以及腹腔中存在充满液体的大腔脏，如子宫和胎膜积水、卵巢囊肿、膀胱尿潴留等。鉴别要点如下。

（1）急性弥漫性腹膜炎。急性病程；有腹膜性疼痛表现；全身症状重剧；腹腔穿刺液为渗出液。

（2）乳糜性腹膜炎。通常发生于犬和猫。主要原因是腹腔创伤，腹腔内淋巴瘤或肠阻塞导致大淋巴管破裂。特点是腹腔内蓄积大量乳糜状液体，含脂蛋白和乳糜微粒极高。确证的方法是腹腔穿刺液加入乙醚或氯仿等脂溶剂，即由乳状浑浊变为清亮。

（3）卵黄性腹膜炎。通常发生于产蛋母鸡，因卵黄由卵巢直接落入腹腔或输卵管破裂所致。特征性症状是腹部弛垂，活动困难，产蛋骤停，行走如企鹅状，视诊腹部皮肤呈暗紫色，触诊温度增高，显疼痛反应，感到柔软而有波动。腹腔穿刺有腐败恶臭的污浊渗出液流出。

（4）犬诺卡氏菌病。诺卡氏菌所致犬的一种慢性弥漫性腹膜炎。病犬骨瘦如柴，肚腹膨大而垂弛，显慢性病容。腹腔穿刺液为渗出液，李氏反应阳性，黄红色或棕红色，浓稠，染色抹片或细菌培养可发现特定的病原菌（诺卡氏菌）。

（5）长形四窗蚴病。寄生于犬、猫肠内的线状中殖孔虫（mesocestoides lineatus）的迷路幼虫（长形四窗蚴）所致发的一种慢性弥漫性腹膜炎。其特征是腹腔穿刺液为渗出液，含大量别针头大至豌豆大、形状不同、容易压破的囊泡状微粒，静置后析出一种面团状的团块，能够自由运动，镜检可认长形四窗蚴。

（6）腹腔积尿。各种原因所致膀胱破裂的一个突出体征。新生驹膀胱破裂或膀胱裂最为典型。其临床特征为：排尿停止；直检膀胱空虚或摸不到膀胱；腹部下侧方迅速膨大；冲击式触诊闻震水音，有波动感；腹腔穿刺有大量液体流出，呈淡黄色，放尿臭味，镜检含尿沉渣成分；经尿道向膀胱内注入染液，腹腔穿刺液随即着色。

（7）腹腔内存在充满液体的大腔脏或肿瘤。在子宫或胎膜积水、卵巢囊肿、膀胱尿潴留以及松弛的大黏液瘤等情况下，也显现腹部侧方增大体征。

鉴别要点：腹部轮廓不随体姿而改变；腹壁或直肠内触诊肿大的囊状物有确定的位置和形状；诊断性穿刺获含纤毛上皮细胞的稠厚液体（大卵巢囊肿），或脓性、放恶臭气味的浓厚浑浊液体（子宫积水或积脓），或放氨臭味的尿液（膀胱尿潴留）或者抽不出液体（瘤肿）。

2. 腹水综合征病因诊断　经论证诊断和类症鉴别确定的腹水综合征病畜，应首先依据全身性水肿、心力衰竭和血液稀薄等三项体征，确认腹水症的病因类型（图3-11）。

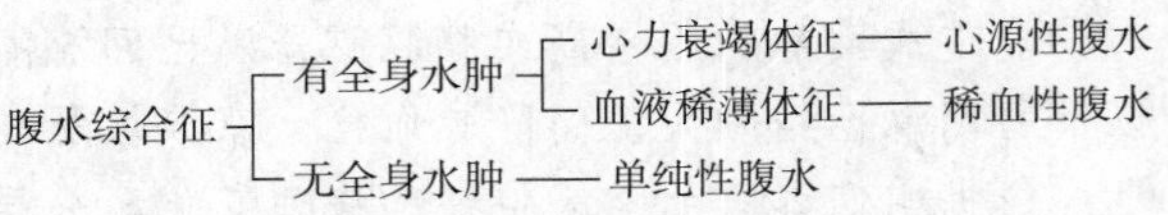

腹水综合征 ┬ 有全身水肿 ┬ 心力衰竭体征 —— 心源性腹水
　　　　　　│　　　　　　└ 血液稀薄体征 —— 稀血性腹水
　　　　　　└ 无全身水肿 —— 单纯性腹水

图3-11　腹水综合征病因诊断

（1）对伴有全身性水肿和其他体腔积液的，要考虑心源性腹水和稀血性腹水两种病因类型。

其显现充血性心力衰竭体征的，常指示心源性腹水，应进一步查找能造成肺动脉高压和右心充血性心力衰竭，导致体循环静脉系统淤滞的各种慢性心肺疾病。包括：填塞性心包炎；心丝虫病；间质性肺炎、慢性肺气肿、慢性阻塞性肺病；左房室孔狭窄、二尖瓣闭锁不全、右房室孔狭窄等心脏瓣膜病失代偿期；各种先天性心脏病，如肺动脉狭窄、房间隔缺损、室间隔缺损等；各种动物的遗传性心肌病，如牛特发性心肌病、火鸡自发性圆心病即 α-1 抗胰蛋白酶缺乏症、仓鼠心肌交感性营养不良、小鼠和大鼠先天性心肌病以及小鼠、大鼠、海豚营养不良性心钙化等；还有特发于肉仔鸡的肉鸡腹水综合征。应依据这些疾病各自的临床特征、检验所见和病理变化、分层逐个地加以鉴别和确认（图3-12）。

其显现严重贫血和血液稀薄体征的，常指示

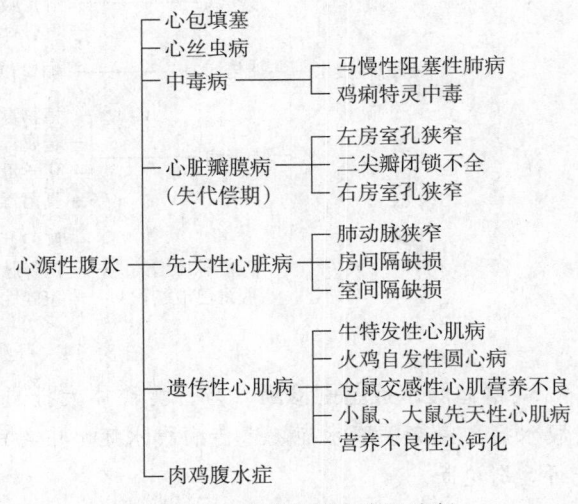

图3-12　心源性腹水病因诊断

稀血（低渗）性腹水，应进一步查找能造成血液胶体渗透压显著降低的下列各种恶病质（消瘦＋贫血）疾病。

①结核、副结核、鼻疽、传染性贫血等慢性消耗性传染病。

②捻转血矛线虫病、钩虫病、锥虫病等消耗性侵袭病。

③蛋白质营养缺乏所致的低白蛋白血症。

④伴有蛋白质丢失和体液存留（水化）的疾病，如肾病、慢性间质性肾炎以及遗传性免疫增生病淋巴细胞-浆细胞性胃肠炎，即蛋白丢失性肠病等。

应依据这些疾病各自的临床特征、检验所见、病理变化，分层逐个地加以鉴别和确认（图 3 - 13）。

（2）对不伴有全身性水肿和其他体腔积液的，要考虑单纯性腹水即肝源性腹水，应进一步查找能造成肝硬变、门静脉系统淤血和腹腔脏器淋巴回流障碍的下列各种疾病。

①各类肝毒性中毒病。如猪屎豆、野百合、杂种车轴草等植物中毒；磷、砷、铅、铜、铁、四氯化碳、四氯乙烯、酒精（糟）等化学物质中毒；黄曲霉毒素、杂色曲霉毒素、拟茎点霉素 A（羽扇豆中毒）等真菌毒素中毒。

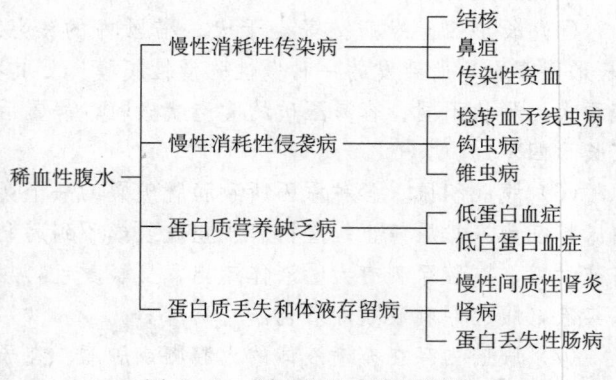

图 3 - 13　稀血性腹水病因诊断

②某些传染病。如犬传染性肝炎、鸭病毒性肝炎、肝结核等。

③某些侵袭病。如血吸虫病、牛羊肝片吸虫病、肝棘球蚴病等。

④遗传病。如铜累积病，即 Wilson 氏病。

⑤能造成门静脉压增高或腹腔脏器淋巴回流障碍的其他疾病。如肝肿瘤，肝门、幽门、胰脏的癌肿以及肝门淋巴结肿大、门静脉血栓、家族性肝内 A - V 瘘等。

应依据它们各自的临床特征和病理变化，分层逐个地加以鉴别和确认（图 3 - 14）。

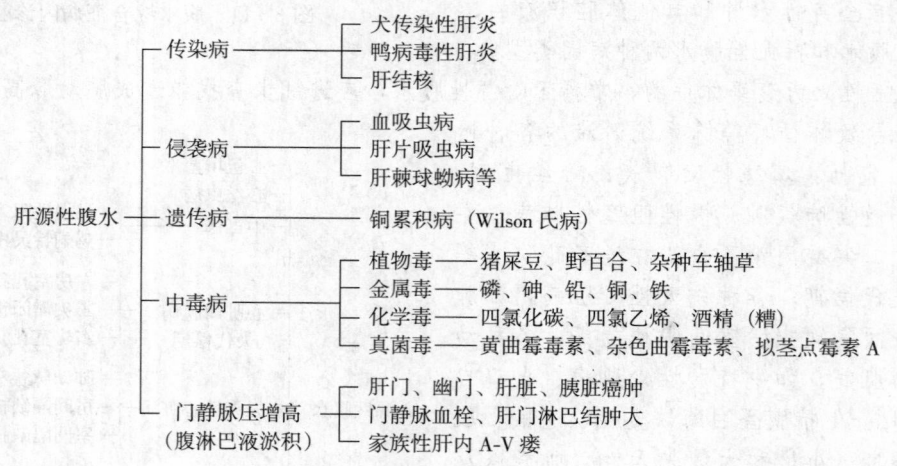

图 3 - 14　肝源性腹水病因诊断

3. 群体腹水症鉴别诊断　当畜禽群体大批发生腹水综合征时，应考虑群体性腹水症，包括传染病腹水症、侵袭病腹水症、遗传病腹水症、中毒病腹水症和肉鸡腹水症，可按下列两条线路分层逐个进行鉴别论断。

一条鉴别线路是，先确定群体腹水症类别，再划分腹水症病因类别，最后论证腹水症的具体原发病。

　　另一条鉴别线路是，先确定腹水症病因类别，再划分群体腹水症类别，最后论证腹水症的具体原发病。

　　（1）先确定群体腹水症类别的鉴别线路。在通常情况下，首先是依据群体腹水症的传播情况（水平传播、垂直传播、不能传播），将水平传播的传染病腹水症、垂直传播的遗传病腹水症同不能传播的中毒病腹水症、侵袭病腹水症以及乏氧病腹水症鉴别开来；然后再依据有无毒物接触史、大量虫体侵袭或缺氧应激，将中毒病腹水症、侵袭病腹水症和乏氧病腹水症鉴别开来；最后，依据各自的临床特征、病理变化以及检验所见，逐个论证诊断具体的原发病（图 3-15、图 3-16、图 3-17、图 3-18、图 3-19）。

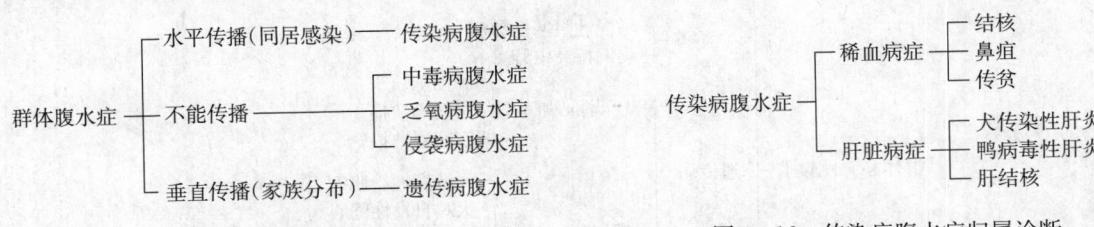

图 3-15　群体腹水症归类诊断　　　　　　　　图 3-16　传染病腹水症归属诊断

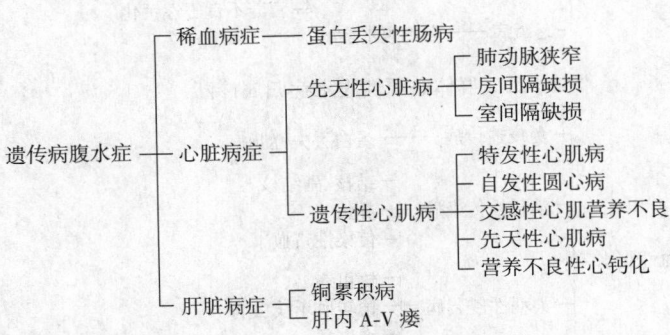

图 3-17　遗传病腹水症归属诊断

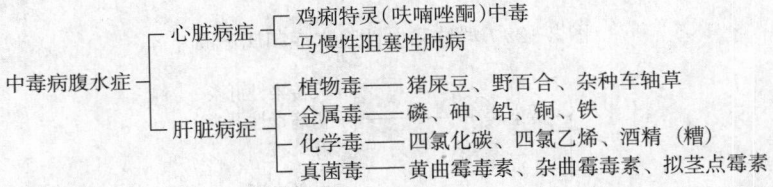

图 3-18　中毒病腹水症归属诊断

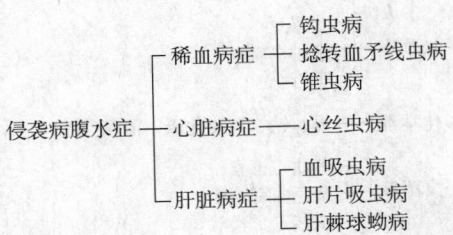

图 3-19　侵袭病腹水症归属诊断

　　（2）先确定腹水症病因类别的鉴别线路。在群体腹水症传播情况一时难以断定的情况下，要从确定腹水症的病因类别着手，首先依据是否伴有全身性水肿和其他体腔积液，将肝源性腹水同心源性腹水和稀血性腹水鉴别开来；然后再依据有无心衰病征或稀血病征，将心源性腹水症同稀血性腹水症鉴别开来；最后，依据各自的临床特征、病理变化以及检验所见，逐个论证诊断具体的原发病（图 3-20、图 3-21、图 3-22、图 3-23）。

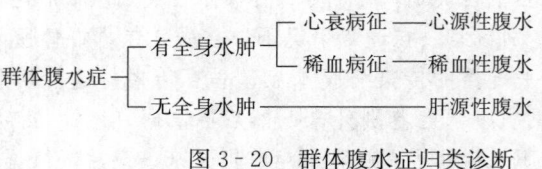

图 3-20 群体腹水症归类诊断

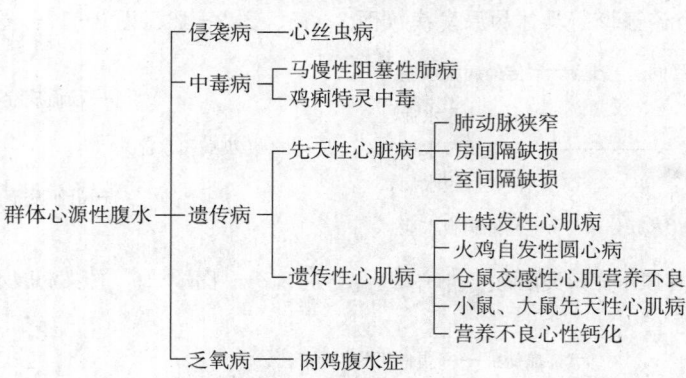

图 3-21 群体心源性腹水症归属诊断

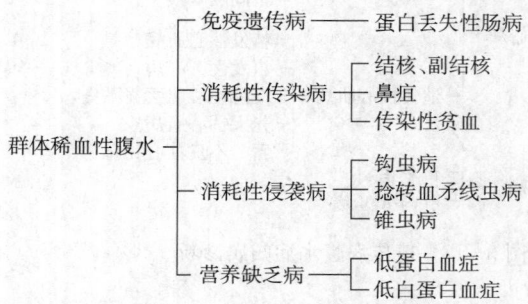

图 3-22 群体稀血性腹水症归属诊断

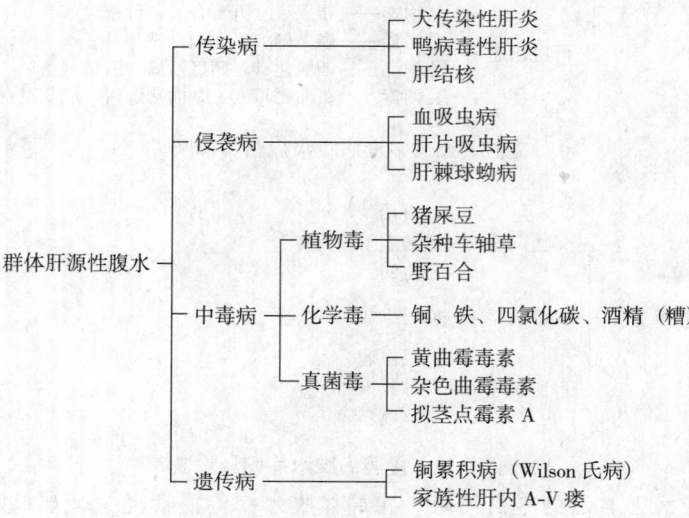

图 3-23 群体肝源性腹水症归属诊断

（李毓义　张乃生　刘国文）

本篇参考文献

柏德喜 . 1982. 辽宁畜牧兽医 (2)：15-17.

大星健治 . 1980. 北海道兽医师会杂志 (5)：5-10.

大星健治 . 1980. 日本兽医师会杂志, 33 (12)：1-2.

段得贤 . 1988. 家畜内科学 . 第2版 . 北京：农业出版社：39-42, 45-48, 49-53.

郭定宗 . 2005. 兽医内科学 . 北京：高等教育出版社：16-19, 85-87.

金星 . 1982. 吉林畜牧兽医 (65)：33-34

李毓义, 苟仕金 . 1992. 中国兽医科技, 22 (2)：42-43; 22 (3)：39-41.

李毓义, 宋有信 . 1984. 兽医大学学报, 4 (3)：215-219.

李毓义, 王哲, 张乃生 . 2002. 食草动物胃肠弛缓 . 长春：吉林大学出版社：6-15, 47-52, 57-74, 82-103, 129-145.

李毓义, 张乃生 . 2003. 动物群体病症状鉴别诊断学 . 北京：中国农业出版社：161-172, 189-194, 221-241.

李毓义 . 1981. 吉林畜牧兽医 (6)：22-26, 29-32.

李毓义 . 1987. 马腹痛病 . 北京：农业出版社：1-72, 73-84, 89-98.

李毓义 . 1998. 醋酸盐缓冲合剂对牛碱过多性胃肠弛缓的疗效 . 中国兽医学报, 18 (2)：179-181.

李毓义 . 1981. 兽医大学学报, 1 (4)：79-85.

梅村孝司 . 1982. 日本兽医学杂志, 44 (5)：719-224.

钱锋 . 1984. 兽医大学学报, 4 (4)：76-79, 376-378.

钱锋 . 1986. 兽医大学学报, 6 (1)：76-79; 7 (1)：101-103.

宋有信, 李毓义 . 1985. 兽医大学学报, 5 (1)：38-43.

宋有信 . 1985. 兽医大学学报, 5 (3)：276-282.

王哲, 李毓义 . 1987. 兽医大学学报 (2)：97-105.

王建华 . 2005. 家畜内科学 . 第3版 . 北京：中国农业出版社：34-35.

由兴玖 . 1983. 辽宁畜牧兽医 (5)：28-29.

余敞 . 1980. 中国兽医杂志 (3)：31.

张鸣谦 . 1981. 家畜内科学 . 北京：农业出版社：29-32.

张荣臻 . 1959. 中国兽医杂志 (4)：115-119.

张志恒, 李毓义 . 1982. 吉林畜牧兽医 (6)：15-19.

Alonso F R, et al. 1973. Am J Vet Res (34)：447.

Arsenault G, et al. 1980. Can J Anim Sci (60)：303.

Ash R W. 1956. Proc Physiologic Soc July 10 and 21：75-76.

Baustad B, et al. 1969. Path Vet (6)：546.

Begg H. 1950. Vet Rec (62)：797.

Berruecos J M et al. 1972. J Anim Sci (35)：20.

Bestir R C, et al. 1978. J South Afr Vet Med Assn (49)：351-353.

Bjorklund N E, et al. 1970. Proc 11th Nordic Vet Congr, Bergen：274.

Blood D C, Radostits O M. 1989. Veterinary Medicine, Seventh edit. Bailliere-Tindall, Philadelphia：244-246.

Blood D C, et al. 1983. Veterinary Medicinc, 6th ed. London：Baillie′re Tindall：257-259, 1249-1250.

Blood D C, et al. Veterinary Medicine, 6th ed. 1983 . London：Baillie′re Tindall：247-254, 257-259, 266-268, 1246, 1249-1250.

Bohon J R, et al. 1976. Cornell Vet (66)：183.

Bolton J R, et al. 1976. Am J Vet Res (37)：1387.

Boucher W B, et al. 1968. JAVMA (153)：76.

Breukiak H J，Am J. 1974. Vet Res（35）：1523 .

Chamberlain C C，et al. J Anim Sci（26）：72，214，1054.

Cimprieh R E. 1974 . Vet Pathol（11）：535.

Cook W R. 1973. Vet Rec（93）：15 - 17.

Coppock C E，et al. 1972. J Dairy Sci（55）：783.

Coppoek C E. 1974. J Dairy Sci（57）：926.

Davenport H W. 1966. Gastroenterology（50）：487.

Davenport H W. 1972. Digestion（5）：162.

Desphande K S，et al. 1979. Indian Vet J（56）：144 .

Donald F S. 1980. Cornell Vet（72）：180.

Ehrensperger F，et al. 1976. Zentbl Vet Med（23）：265.

Espersen G，et al. 1961. Nord Vet Med（13）：147.

Espersen G. 1960. Nord Vet Med（12）：669.

Espersen G. 1964. Vet Rec（76）：1423.

Espersen G. 1977. Vet Ann（17）：44.

Ettinger S J，et al. 1983. Textbook of Veterinary Internal Medicine，Diseases of the Dog and Cat. 2nd ed. Philadelphia：
　　Saunders Co：1400 - 1402.

Ettinger S J，et al. 1983. Textbook of Veterinary Internal Medicine，Diseases of the Dog and Cat，2nd ed. Philadelphia：
　　Saunders Co：126 - 127.

Gabel A A，et al. 1969. JAVMA（155）：642.

Gingerich D A，et al. 1975. Am J Vet Res（36）：663.

Gingerich D A. 1975. JAVMA（166）：227.

Gorrill A D L，et al. 1975. Can J Anim Sci（55）：557 - 731.

Graham R，et al. 1919. JAVMA（56）：378 - 393，489 - 507，586 - 599.

Groadalen T，et al. 1974. Nord Vet Mcd（26）：40.

Grunder H D. 1972. Dt Tierärztl Wochenschr（78）：317.

Gumbrell R C，et al. New Zealand Vet J，1973（21）：178.

Habel R E，et al. 1981. JAVMA（179）：447.

Hammond P B，et al. 1964. J Comp Path Ther（74）：210.

Hjelle A. 1966. Nord Vet Med（18）：396.

Hodgson D R，et al. l982. New Zealand Vet J（11）：180 - 182.

Hoffsis G F，et al. 1986. Current Veterinary Therapy 2. Food Animal Practice，Howard（Ed），Philadelphia：Saunders
　　Co：724 - 730，732 - 734.

Hoorens J，et al. 1965. Vlaams Diergeneesk Tijdsdlr（34）：112.

Hull B L，et al. 1973. Vet Med Small Anim Clin（68）：283 - 286.

Hunter R. 1975. JAVMA（166）：1179.

Ide P R，et al. 1964. Can Vet J（5）：46.

Ingling A L，et al. 1975. JAVMA（166）：601.

Jensen R，et al. 1976. JAVMA（169）：524 - 526.

Kadel W L，et al. 1969. Am J Vet Res（30）：401.

Kowdlczyk T，et al. 1971. Vet Med Small Anim Clin（66）：1185.

Kumar V R，et al. 1983. Indian Vet J，60（3）：227 - 228.

Lawrence T L J. 1972. Vet Rec（91）：67，84，108.

Lawrence T L J，Brit . 1972. Vet J（128）：402.

Layer G R，et al. 1980. Indian Vet J（57）：76 - 78.

Li yuyi，et al. 2002. Therapeutic effect of carbonate buffer mixture（CBM）on gastrointestinal atony in cattle，Chinese J of Vet Sci，22 (1)：35 - 36.

Macleod N S M. 1964. Vet Rec (76)：223.

Macleod N S M. 1968. Vet Rec (83)：101.

Martin S W，et al. 1978. Can J Comp Med (42)：511.

Mason D W，et al. 1968. J Anim Sci (27)：1006.

Maxwell C V. 1970. Diss Absr Int (31)：777.

Merritt A M，et al. 1976. JAVMA (169)：603 - 609.

Meuten D J，et al. 1978. JAVMA (172)：326.

Mnggenberg B A，et al. 1966. Am J Vet Rcs (27)：292. 1663.

Muggenberg B A，et al. 1964. Am J Vet Res (25)：1354 - 1673.

Nair K P C. 1968. Indian J Anim Health (8)：137 - 139.

Neal P A，et al. 1960. Vet Rec (72)：175.

Nichols R E，et al. 1958. J Am Vet Med Assoc (133)：275.

Nuwer A J，et al. 1965. J Anim Sci (24)：113.

Oehoa R，et al. 1980. Vet Pathol (17)：738 - 747.

Palmer J E，et al. 1984. JAVMA (183)：448 - 451.

Palmer J E，et al. 1984. JAVMA (184)：171 - 174.

Pearson H. 1963. Vet Rec (75)：961.

Pearson H. 1973. Vet Rec (92)：245.

Poulsen J S D. 1974. Nord Vet Med (26)：1，91.

Poulsen J S D. 1976. Nord Vet Med (28)：299.

Raisbeck M F，et al. 1981. JAVMA (179)：362 - 363.

Reed J H，et al. 1970. Res vet Sci. 11：438.

Reese N A，et al. 1963. J Anim Sci (22)：1129.

Reese N E，et al. 1966. J Anim Sci (25)：14，21.

Roberts M C，et al. 1973. Equine Vet J (5)：171.

Roberts M C，et al. 1974. Ibid (6)：28.

Roberts M C，et al. 1980. Aust Vet J (56)：230 - 233.

Roberts M ，et al. 1975. Res Vet Sci (18)：64.

Robertson J M. 1968. Am J Vet Res (29)：421.

Robettson J M. 1966. Vet Rec (79)：530.

Rooney J R. 1963. JAVMA (142)：510 - 511.

Sack W O. 1968. Am J Vet Res (31)：1539.

Schulte F. 1950. Mh Vet Med (5)：63 - 65.

Smith D A. 1978. JAVMA (173)：108.

Stewart D H. 1973. Vet Rec (92)：462.

Svcndsen P et al. 1970. Nord Vet Med (22)：578 - 583.

Svcndsen P，1974. Gastrointestinal Atony in Ruminants，Copenhagen：Royal Veterinary and Agricutural Univesity.

Svcndsen P. 1969. Nord Vet Med (21)：1.

Svcndsen P. 1972. Ibid (24)：393 - 401.

Svendsen P E. 1975. Proe 4th Int Symp Ruminant Physiol：563.

Svendsen P. 1969. Nord Vet Med (21)：1.

Svendsen P. 1970. Nord Vet Med (22)：571.

Waldeland H. 1982. Vet Rec (111)：455 - 456.

Wallace C E. 1975. Bovine Practice (10)：10，50，56.

Wass W M，et al. 1986. Current Veterinary Therapy 2. Food Animal Practice，Howard (Ed)，Philadelphia：Saunders

Co：723 - 724.

Watering C C，et al. 1965. Tijdsehr Diergeneesk（90）：1478.

Whitlock R H，et al. 1983. Proc Am Assoc Bovine Practice（5）：140.

Whitlock R H，et al. 1986. Current Veterinary Therapy 2. Food Animal Practice，Howard（Ed），Philadelphia：Saunders Co：740 - 741.

Whitlock R H. 1969. JAVMA（154）：1203.

Whitlock R H. 1976. Proc 9th Ann Conv Am Assoc Bovine Practice：43 - 48.

Whitlock R H. 1980. Veterinary Gastroenterology，Anderson（Ed），Philadelphia：Lea & Febiger：396 - 432.

Whitlock R H. 1973. Production Disease in Farm Animals，Paytte（Ed），London：Bailliere Tindall.

Whitlock R H. Proc 9th Int Meet Dis Cattle，Paris：69 - 74.

Wierup M. 1977. Acta Vet Scand，Suppl（62）：1 - 182.

第四篇

泌尿系统疾病

一、急性肾功能衰竭

Acute Renal Failure

急性肾功能衰竭，简称急性肾衰，是肾缺血、肾中毒引起肾小管变性坏死所表现的一种综合征，临床上以少尿、无尿、酸碱平衡紊乱和尿毒症为特征。

【病因】

1. 肾前性因素 包括严重脱水、大失血、创伤、烧伤、休克以及胆红素、血红蛋白、肌红蛋白释放过多，电解质平衡失调等。开始仅表现为肾功能降低，以后则发展为实质损伤，造成急性肾衰。兽医临床上，便秘、胃肠炎、急性出血性盲结肠炎病程中经常出现的急性肾衰，则为感染、毒素以及低血容量等多种因素综合作用的结果。

2. 肾内性因素 主要有急性肾小球肾炎、重症肾盂肾炎等免疫性肾损伤；毒物性肾损伤，如汞、砷、铅等毒物，细菌毒素及有毒代谢产物和组织分解产物等中毒；药原性肾损伤，如磺胺类药物经肾排泄时，易在肾小管析出结晶而损伤肾组织。青霉素类药物可致发变态反应性肾损伤，先锋霉素、链霉素、卡那霉素、庆大霉素、新霉素、紫霉素及巴龙霉素等肾损害性抗生素，损害近曲小管继而影响肾小球。

3. 肾后性因素 尿路急性阻塞，如两侧输尿管结石、血凝块阻塞、尿酸盐或磺胺结晶等阻塞，前列腺肥大等。

【发病机理】

1. 肾缺血 严重脱水或失血性休克等，使肾血流量突然下降，近曲小管由于肾血流灌注不足而变性或坏死，对钠的再吸收减少，远曲小管尿钠浓度增高，刺激致密斑，通过球旁细胞释放肾素，经肾素-血管紧张素系统使入球动脉收缩，肾小球滤过率下降，导致少尿或无尿。

2. 肾中毒 各种外源性毒物、药物及内源性有毒物质，直接作用于近曲小管，使肾小管上皮细胞变性、坏死，坏死组织及管型可使肾小管阻塞，肾小球滤液被动反流。

3. 弥漫性血管内凝血 血液高凝状态及弥漫性血管内凝血（DIC），在急性缺血性肾功能衰竭中起一定作用。如创伤、感染、中毒等组织或内皮细胞损伤，凝血活酶增加，血小板、红细胞破坏后释放出磷酸酯，可加速血管内凝血，发生肾小球血管内凝血。在各种肾脏疾病时，肾微血管和肾小动脉有血栓和纤维蛋白的沉积。

【临床表现】

少尿或无尿。每千克体重每小时排尿少于 0.5mL，甚至无尿排出。

皮下水肿，血压升高，肺水肿，充血性心力衰竭，甚而脑水肿。

血液电解质紊乱，出现高钾低钠血症、高磷低钙血症和高镁低氯血症。

患畜表现烦躁不安，呼吸促迫，心律失常，心动徐缓，深反射减退或消失。血中尿素、肌酐、肌酸及其他非蛋白氮增多而发生氮质血症、尿毒症和代谢性酸中毒。

患畜表现衰弱无力，精神高度沉郁或呈嗜眠状态，呼吸困难，全身肌肉痉挛，顽固腹泻。重症，呼出气和皮肤有尿臭味。

【治疗】

1. 抑菌消炎，制止过敏反应　因感染所致的急性肾功能衰竭，应迅速应用抗生素，最好是大剂量、多种抗生素协同应用，如青霉素、链霉素协同应用，效果较好。应用消炎剂的同时，使用考的松等肾上腺糖皮质激素，则效果更好。

2. 利尿

（1）作用于近曲小管的利尿剂，如噻嗪类——氯噻嗪、氢氯噻嗪、环噻嗪、苯噻嗪等，易吸收，显效快，利尿作用强烈而持久，且毒性低。双氢克尿噻，大家畜 0.5～1g，加水适量内服，每日 1 次，连用 3～5d 停药。克尿噻，大家畜 5～10g，加水适量内服。

（2）作用于亨利氏袢升支的利尿剂，如速尿、利尿酸等。用药后 5～15min 发挥作用，是肾功能衰竭时唯一的排盐性利尿剂，但易引起电解质紊乱（低血钾、低血钠、低血氯）。速尿，肌内或静脉注射，马、牛每千克体重 0.5～1mg。

（3）作用于远曲小管的潴钾性利尿剂，如螺旋内酯、三氨喋呤、孕烯丙酯等，仅对醛固酮增高所致的水、钠潴留有效。

3. 纠正高血钾症　应用高渗葡萄糖溶液与胰岛素，一般按葡萄糖 3g，胰岛素 1 U 配合，静脉滴注。禁用含钾的药物。应用钾离子对抗剂，如 10％氯化钙液 100mL，静脉慢注；或 10％葡萄糖酸钙液 100～150mL，缓慢静脉注射；或 11.2％乳酸钠液 200～300mL，静脉注射。

4. 纠正酸中毒　在马，可每 4～6h 测定一次血浆 CO_2 结合力，按下式计算补碱量。

需补 5％碳酸氢钠溶液（mL）＝（50－病马血浆 CO_2 结合力）×0.5×体重（kg）。

5. 解除水中毒　应用脱水剂，如甘露醇或山梨醇每千克体重 1～2g，配成 20％～25％溶液，快速静脉注射。

6. 缓解尿毒症　可采用腹膜透析疗法并配合其他治疗措施。为解痉镇静，可应用 25％硫酸镁液静脉注射，马 50～100mL，或溴化钠内服，马 10～50g。为减少蛋白质分解，需大量应用葡萄糖。

二、肾　　病

Nephrosis

肾病又称肾变病，是一种以肾小管上皮细胞弥漫性变性、坏死为病理特征的非炎性肾脏疾病。各种家畜均可发生，马较多发。

【病因】

主要起因于某些传染病，如马传染性贫血、流感、口蹄疫、结核病、猪丹毒、猪棒状杆菌病，系病毒、细菌或毒素作用的结果。

其次是某些有毒物质的侵害，如化学毒物汞、砷、磷、锑、铅及氯仿、吖啶黄等药物中毒；采食腐败、发霉饲料引起的真菌毒素中毒，体内的有毒物质，如消化道疾病、肝脏疾病、蠕虫病、大面积烧伤和化脓性炎症等产生的毒素，经肾脏排出时，刺激肾小管上皮细胞。

此外，肾脏局部缺血亦可引起本病。急性局部缺血常见于严重的循环衰竭，如休克、脱水、大失血及急性心力衰竭；慢性局部缺血常见于充血性心力衰竭等。

【临床表现】

往往被原发病症状所掩盖，其一般症状与肾炎相似，只是不排血尿，尿沉渣中无红细胞及红细胞管型。

1. 轻症肾病　仅呈现原发病固有的症状。尿中可见有少量蛋白质和肾上皮细胞。当尿呈酸性反应时，亦可见少量管型。

2. 重症肾病　呈不同程度消化障碍（食欲减退，周期性腹泻），逐渐消瘦、衰竭或贫血，并出现水肿和体腔积水。尿量减少，含大量蛋白质而相对密度增高，尿沉渣中见有大量肾上皮细胞及透明、颗粒管型。

3. 慢性肾病　尿量和相对密度均不见明显改变。肾小管上皮细胞严重变性或坏死时，对原尿重吸收功能降低，尿量增加，相对密度降低。

血液学变化：轻症无明显变化，重症红细胞数减少，血红蛋白降低，血浆总蛋白降低至 $20 \sim 40g/L$（低蛋白血症），血中胆固醇含量增高。

【诊断】

主要根据尿中有大量蛋白质、肾上皮细胞、透明管型和颗粒管型，但无红细胞和红细胞管型；血浆蛋白含量降低，胆固醇含量增高。结合病史（有传染病或中毒性疾病的病史）及临床症状（仅有水肿，无血尿，且血压不高等）建立诊断。

【治疗】

原则在于消除病因，改善饲养，利尿消肿。

1. 改善饲养管理，适当给予含蛋白质多的饲料，以补充机体丧失的蛋白质。对草食兽给予优质豆科植物，配合少量块根饲料；对肉食兽给予牛奶。为防止水肿，应适当限制饮水和食盐。

2. 药物治疗，主要针对原发病。感染引起的，可选用各种抗生素或磺胺类药物。中毒引起的，可采用相应的解毒措施。为消除水肿，可选用利尿剂：速尿，犬、猫每千克体重 $5 \sim 10mg$；牛、马每千克体重 $0.25 \sim 0.5g$，每日 $1 \sim 2$ 次，连续 $2 \sim 3d$，口服、肌内注射或静脉注射。乙酰唑胺，成犬 $100 \sim 150mg$，每日 3 次内服，也可应用氯噻嗪、利尿素等其他利尿剂。

三、急性肾炎

Acute Nephritis

急性肾炎，是肾小球、肾小管以及间质组织发生急性炎症性病理变化的统称。由于炎症主要侵害肾小球，又称急性肾小球肾炎。本病多见于肉食动物和杂食动物，马、牛有时发生。

【病因】

1. 感染性因素　某些传染病经过中，如流感、炭疽、传染性胸膜肺炎、出血性败血症、结核、猪瘟、猪丹毒、口蹄疫、犬瘟热以及链球菌感染等常致发或并发急性肾炎。

2. 中毒性因素　内源性毒物，如重剧胃肠炎、肝炎、肺炎、腹膜炎及大面积烧伤等疾病经过中所产生的毒素和组织分解产物；外源性毒物，如采食有毒植物、霉败饲料，误食有毒物质汞、砷、铅、磷、斑蝥、松馏油、石炭酸、四氯化碳等，经肾脏排出时，可引起本病。

3. 机械性因素　肾脏在冲击、蹴踢、跌倒、急剧转弯时，受机械性损伤而发病。

此外，膀胱炎、肾盂肾炎以及麻痹性肌红蛋白尿病常继发急性肾炎。

【发病机理】

肾炎的发病机理极其复杂，近年通过大量动物实验模型和人类肾活检材料研究，已普遍认为肾炎是一种免疫性疾病。发生机理有 3 种形式：

1. 各种致病因素作为抗原（或半抗原），使机体产生抗体，二者结合为免疫复合体，循环于血流中，激活补体系统，并与补体形成大分子的免疫复合物，呈颗粒状沉积于肾小球的基底膜上，引起一系列炎症反应，特称免疫复合物肾炎。

2. 致病因素使机体产生抗肾小球基底膜抗体，与肾小球基底膜结合，发生免疫反应，激活补体系统而引起肾炎，特称抗肾小球基底膜抗体肾炎。

3. 致病因素使机体产生某些物质，在血液中其他因子（如备解素、B 因子、D 因子等）的协同下，直接激活补体 C_3，随后激活整个补体系统，并在肾小球中引起炎症，称为 C_3 途径肾炎。

此外，还有非免疫机理所致的肾炎，如病原微生物或其毒素以及有毒物质或有害的代谢产物，经血流进入肾脏，阻塞或损伤肾小球或肾小管的毛细血管而引发肾炎。

由于肾小球的通透性增大，血浆蛋白被滤出，血浆胶体渗透压降低，而肾小管对水、钠的重吸收机能基本正常，造成水、钠在体内潴留，出现不同程度的水肿。当肾血流量不足时，肾脏近球旁器产生的肾素增多，致使肾素－血管紧张素－醛固酮系统机能增强，促进肾小管对钠的重吸收，水、钠潴留加重，水肿加剧。

由于基底膜变性、坏死、结构疏松或出现裂孔，使血浆蛋白和红细胞漏出，形成蛋白尿和血尿。肾小球缺血时，肾小管也缺血，结果肾小管上皮细胞发生变性、坏死，甚至脱落。渗出、漏出物及脱落的上皮细胞在肾小管腔内凝集铸成各种管型（透明管型、颗粒管型、细胞管型）。

肾小球滤过机能减低，水、钠潴留，血容量增加；肾素分泌增多，血浆内血管紧张素增加，小动脉平滑肌收缩，致使血压升高，主动脉第二心音增强。

肾脏的滤过机能障碍，使机体代谢产物（非蛋白氮）不能及时从尿中排除而在体内蓄积，引起尿毒症或氮血症。

【症状】

急性弥漫性肾炎，前驱感染后 1～3 周突然起病。患畜精神沉郁，食欲减退，体温升高，背腰拱起，站立时四肢张开或集于腹下，不愿行动，强使行走，则背腰凝硬或后肢举步困难。

压迫肾区或直肠触压肾脏时，疼痛明显。严重病例，于眼睑、胸腹下、四肢下端及阴囊等处出现浮肿，犬、猫等中小动物浮肿更为明显。轻症仅见面部、后肢以及眼睑部浮肿。

病初，患畜频频排尿，但每次尿液不多或呈点滴状排出，而后甚至完全不排尿（尿闭）。当尿中含大量红细胞时，则尿呈淡红乃至深红褐色（血尿）。尿相对密度增高，含有蛋白质（蛋白尿）。尿沉渣中可见数量不等的肾上皮细胞，红、白细胞，细胞管型、颗粒管型或透明管型（管型尿）等。脉搏强硬，主动脉第二心音增强，血压升高，犬收缩压相对于空气大气压可达 29.3kPa（220mmHg）。血液稀薄，血浆蛋白含量降低，血中非蛋白氮含量增高，可达正常值的 10 倍以上（正常值 0.4～0.5g/L）。

重症后期，常出现尿毒症。病畜衰弱无力，昏睡乃至昏迷，全身肌肉痉挛，呼吸困难，顽固性腹泻，甚至呼出气和皮肤散发尿臭味，血中非蛋白氮显著增高。牛实验性尿毒症呈现进行性代谢性碱中毒。

【病程及预后】

急性弥漫性肾炎病程持续 1～2 周。延误治疗，多转为慢性。重症病例，多死于尿毒症。

【诊断】

论证诊断依据：严重感染、中毒后发病的病史；少尿或无尿、肾区触痛、血压升高、主动脉第二心音增强、轻度浮肿等临床表现，蛋白尿、血尿、肾上皮细胞、各种管型、氮血症等检验所见。

【治疗】

要点在于消除炎症，抑制免疫反应和利尿消肿。

1. 抗菌消炎　链霉素和青霉素肌内注射，连用 1 周。其次可用卡那霉素、庆大霉素等。磺胺类药物与抗菌增效剂——甲氧苄氢嘧啶（TMP）并用，可提高疗效。

2. 免疫抑制疗法　使用某些免疫抑制药，如醋酸强的松龙、氢化强的松龙等，亦可应用醋酸考的松或氢化可的松。用量，可按每千克体重 0.5～15mg，静脉注射，每周 1 次。也可内服片剂。

3. 利尿消肿　可选用下列利尿剂：双氢克尿噻，马、牛 0.5～2g，猪、羊 0.05～0.2g，加水适量，内服，每日 1 次，连用 3～5d 后停药。利尿素，马、牛 5～10g，猪、羊 0.5～2g，犬 0.1～0.2g，加水适量内服，每日 1 次。

四、慢性肾炎

Chronic Nephritis

慢性肾炎，以肾小球血管内皮和肾小管变性以及肾间质增生为病理特征，主要临床表现为皮肤水肿、体腔积水和慢性氮血症性尿毒症。多发生于猪和牛，犬和猫次之。

【病因】

原发性病因，与急性肾炎相同，只是刺激较缓和，持续时间较长。

继发性慢性肾炎，见于某些慢性疾病如慢性传染性贫血、鼻疽、慢性子宫炎、结核等。

【症状】

病畜逐渐消瘦，血压升高，脉搏增数，硬脉，主动脉第二心音增强；后期则于眼睑、胸前、腹下或四肢末端出现浮肿。重症出现体腔积水。尿量不定，尿中有少量蛋白质，尿沉渣中有大量肾上皮细胞、透明管型、上皮管型、颗粒管型及少量红、白细胞。

血中非蛋白氮含量增高，尿蓝母增多，最终导致慢性氮血症性尿毒症，表现倦怠、消瘦、贫血、瘙痒、抽搐及出血倾向，直至死亡。

【治疗】

动物的慢性肾炎，一经确诊，多已陷入尿毒症，应即淘汰处理。

五、肾盂肾炎

Pyelonephritis

肾盂肾炎，是肾盂和肾实质因细菌感染而引起的一种炎症。多为化脓性肾盂肾炎，取慢性病程。各种动物均可发生，但多发于母畜，尤其乳牛，猪和犬也不罕见。

【病因】

除葡萄球菌、大肠杆菌、化脓性棒状杆菌、链球菌、绿脓杆菌、肠炎沙门氏菌外，肾棒状杆菌为最常见的病原菌。这种细菌对泌尿道有特异的亲和力，能引起尿路的炎症。母牛的尿道短而宽，常常发生创伤，微生物易进入膀胱，上行感染而发病。

据日本学者研究，肾棒状杆菌可分Ⅰ、Ⅱ、Ⅲ型。Ⅲ型菌所致者最为严重。此外，肾结石或肾寄生虫（膨结线虫、冠尾线虫）的机械刺激，内服具有强烈刺激性的药物（松节油、斑蝥），以及尿潴留时氨的刺激，也可引起本病。

【症状】

患畜多拱背站立，行走时背腰僵硬。中小动物，腹部触诊可感知肾体积增大，敏感性增高。牛、马等大动物直肠检查可触知肿大的肾体，按压时疼痛不安，输尿管膨胀、扩张、有波动感。病畜常取排尿姿势，但排尿困难，用力挤压仅排出少量尿液。尿液浑浊，混有黏液、脓液和大量蛋白质。

尿沉渣检查：有大量脓细胞、红细胞、白细胞、肾盂上皮细胞、肾上皮细胞、少量管型（透明、颗粒管型）以及磷酸铵镁和尿酸铵结晶。尿液直接涂片或细菌培养常可发现病原菌。病程数月至数年，概衰竭而死。

【治疗】

原则是抑菌消炎和尿路消毒。

1. 抑菌消炎 可应用抗生素进行治疗。感染肾棒状杆菌的，使用大剂量青霉素，连续8～15d，常有显著效果；对革兰氏阴性菌所致的，常伍用大剂量青霉素、链霉素，即青霉素每千克体重6 000～12 000IU，链霉素每千克体重6～12mg，分2次肌内注射，持续8～15d。还可选用卡那霉素、庆大霉素、先锋霉素等抗生素。

2. 尿路消毒 可应用乌洛托品，肌内注射：一次量，马、牛15～30g；羊、猪5～10g；犬0.5～2g。

六、膀 胱 炎

Cystitis

膀胱炎是膀胱黏膜表层或深层的炎症。各种动物均可发生，牛、马、犬、猫多发。

【病因】

1. 细菌感染 病原体主要是化脓杆菌和大肠杆菌，其次是葡萄球菌、链球菌、绿脓杆菌、变形杆菌等，经血行或尿路感染。

2. 理化损伤 导尿管过于粗硬，插入粗暴，膀胱镜使用失当，损伤膀胱黏膜。膀胱结石、膀胱内新生物、尿滞留时的分解产物，以及斑蝥、松节油、甲醛等强烈刺激性药物的刺激。

3. 邻接蔓延 肾炎、输尿管炎、尿道炎，尤其母畜的阴道炎、子宫内膜炎等，极易蔓延至膀胱而引起本病。

【症状】

急性膀胱炎，主要表现排尿异常，尿液变化，痛性尿淋漓等典型症状。病畜恒取排尿姿势，疼痛不安，频频排出少量尿液或点滴流出。因膀胱颈肿胀、膀胱括约肌挛缩而引起尿潴留时，病畜呻吟不安，公畜阴茎频频勃起，母畜阴门频频开张。经直肠触压膀胱，病畜疼痛不安，膀胱通常空虚；但尿液潴留时膀胱充盈。

尿液变化：尿液浑浊，放氨臭味，混多量黏液、凝血块、脓液、纤维蛋白或坏死组织片。尿沉渣中含有多量红细胞、白细胞、脓细胞、膀胱上皮细胞和磷酸铵镁结晶，并有多量散在的细菌。

【治疗】

1. 防腐消毒 行膀胱洗涤，导尿管排出膀胱内积尿后，用微温生理盐水反复冲洗，再用药液冲洗。常用 1％～3％硼酸液、0.1％高锰酸钾液、0.1％雷佛奴尔液、0.01％新洁尔灭液等。为止血收敛，可用 1％～2％明矾液或 0.5％鞣酸液等。

2. 抑菌消炎 青霉素 80 万～120 万 IU，溶于蒸馏水 50～100mL 内，膀胱冲洗后注入，每日 1～2 次，效果较好。同时施行磺胺、抗生素疗法。

绿脓杆菌感染的，用吖啶黄或雷佛奴尔。

变形杆菌感染的，用四环素。

大肠杆菌感染的，用卡那霉素或新霉素。也可伍用尿路消毒剂，如乌洛托品等。

七、膀胱麻痹

Paralysis of Bladder

膀胱麻痹，是膀胱肌丧失收缩力，导致不能随意排尿和尿液潴留的一种膀胱疾病。

【病因】

1. 核性及核下性膀胱麻痹 见于荐部和腰部脊髓炎症、挫伤、肿瘤。

2. 核上性膀胱麻痹 见于胸部脊髓和脑部疾病（脑膜炎、脑震荡、生产瘫痪等）。

3. 肌源性膀胱麻痹 见于侵及膀胱平滑肌的重剧膀胱炎。

【临床表现】

随病因类型而不同。

1. 脊髓性麻痹 排尿反射减弱或消失，膀胱充满时才被动地排出少量尿液，直肠内触诊膀胱高度充满。伴发膀胱括约肌麻痹时，则排尿失禁，即尿液不自主地呈滴状或线状排出，触压膀胱空虚，导尿管极易插入。

2. 脑性麻痹 膀胱内压超过膀胱括约肌紧张度时，才排出少量尿液。直肠触诊膀胱高度膨满，按压膀胱时尿呈细流状喷射而出，停止压迫排尿即止，导尿管插入并不困难。

3. 末梢性麻痹 病畜虽频作排尿姿势，但排出尿液不多。直肠触诊膀胱膨满，无疼痛表现，按压膀胱时可被动地排出尿液。导尿管易插入。

【治疗】

为排除膀胱积尿，防止膀胱破裂，应及时导尿。可应用神经兴奋剂，如 0.1％硝酸士的宁皮下注射，或百会穴注入，马、牛 1～5mL，羊、猪、犬 0.5～1mL，4～5d 注射 1 次。

电针疗法（感应电疗法），效果显著。一极置于腰部（百会穴），另一极置于会阴部（后海穴），每日 1～2 次，每次 20min。

八、膀胱痉挛

Cystospasm

膀胱痉挛，是膀胱括约肌或平滑肌挛缩所引起的排尿障碍性疾病。

【病因】

长期尿液潴留，尿中的各种异常物质（炎性产物、结石和毒物等）直接刺激膀胱；腹痛病等疼痛刺激反射地引起膀胱痉挛。

【症状】

1. 膀胱括约肌痉挛　病畜不断作排尿姿势，但无尿液排出。导尿管不能插入膀胱。直肠检查感膀胱充满，按压膀胱不能引起排尿。因尿液潴留，膀胱膨胀，而表现腹痛。

马膀胱括约肌痉挛，腹痛剧烈（尿疝）。

2. 膀胱平滑肌痉挛　尿液不断流出，膀胱多半空虚，导尿管可插入膀胱。

【治疗】

为解除膀胱痉挛，温水灌肠，温生理盐水注入膀胱，皮下注射吗啡，都能奏效。1％普鲁卡因液后海穴封闭亦有效。

九、尿 道 炎

Urethritis

【病因】

主要是尿道细菌感染。如导尿时，导尿管消毒不彻底，无菌操作不严密；导尿操作粗暴，尿结石的机械刺激或药物的化学刺激，损伤尿道黏膜，再继发细菌感染；包皮炎、子宫内膜炎等蔓延至尿道。

【症状】

表现痛性尿淋漓，尿液呈断续状排出。公畜阴茎勃起，母畜阴唇不断开张，黏液性或脓性分泌物不时自尿道口流出。尿液浑浊，混有黏液、血液或脓液。有时排出坏死、脱落的尿道黏膜。

触诊阴茎肿胀、敏感，视诊尿道口红肿。探诊尿道，动物疼痛不安，导尿管难以插入。

【治疗】

避免刺激尿道，保持畜体和垫草的清洁卫生，轻症即可自愈；重症可参照膀胱炎的局部处置和全身疗法。尿潴留而膀胱高度充盈的，可施行阴茎切除术或膀胱穿刺术。

（宋有信　李小兵）

十、尿 石 症

Urolithiasis

在尿中呈溶解状态的盐类物质，析出结晶，形成的矿物质凝聚结构，称为尿石或尿结石（urinary calculus）；结石刺激尿路黏膜并造成尿路阻塞，称为尿结石症。

各种动物都可发生，多发于去势公畜。有时呈地方性发生。

尿石分两部分。中央为核心物质，多为黏液、凝血块、脱落的上皮细胞、坏死组织片、红细胞、微生物、纤维蛋白和砂石颗粒等，称为基质；外周为盐类结晶，如碳酸盐、磷酸盐、硅酸盐、草酸盐和尿酸盐，以及胶体物质，如黏蛋白、核酸和黏多糖等，称为实体。其中盐类结晶占 97%～98%，胶体物质占 2%～3%。

【病因及发病机理】

1. 高钙饮食　如猪饲喂高钙饲料时，形成高钙血症和高钙尿症，为碳酸钙尿石的形成奠定了物质基础。

2. 饮水缺乏　饮水不足，尿液浓缩，盐类浓度过高，容易析出结晶而形成尿石。

3. 尿钙过高　如甲状旁腺机能亢进，肾上腺皮质激素分泌增多，过量地服用维生素 D 等。

4. 尿液理化性质改变　尿液的 pH 改变，可影响一些盐类的溶解度。尿液潴留，其中尿素分解生成氨，使尿液变为碱性，形成碳酸钙、磷酸钙、磷酸铵镁等尿石。酸性尿易促进尿酸盐尿石的形成。尿中柠檬酸盐含量下降，易发生钙盐沉淀，形成尿石。

5. 维生素 A 缺乏　维生素 A 缺乏，尿路上皮角化及脱落，可促进尿石形成。

6. 尿中黏蛋白、黏多糖增多　日粮中精料过多，或肥育时应用雌激素，尿中黏蛋白、黏多糖的含量增加，有利于尿石形成。

7. 肾及尿路感染发炎

【临床表现】

1. 基本症状　精神沉郁，姿势异常，运步时出现高抬腿动作，小心前进，不愿快步奔跑。站立时拱背缩腹，拉弓伸腰，表现各种假性腹痛症状，如呻吟、磨牙、踢腹、起卧等。

2. 突出症状　排尿异常，表现排尿量减少，排尿困难，频频作排尿姿势，叉腿，拱背，缩腹，举尾，阴茎抽动，努责，嘶鸣，线状或点滴状排出混有脓汁、血凝块的红色尿液，尿液的始末红色尤显。严重的尿道阻塞，全然无尿排出，发生尿潴留。牛、羊、猪包皮尖端的毛丛上，常附有砂粒状物质。

直肠检查：膀胱膨大，充满尿液。膀胱颈口及尿道阻塞时，导尿管探诊受阻，可感知尿石的存在，注入液体不能通过。会阴部尿道结石，有时可以摸到。

肾盂、输尿管及膀胱等尿路造影检查，可确定尿石阻塞的部位。

膀胱破裂的，直检膀胱空虚或摸不到，同时排尿动作停止，疼痛表现消失，腹部下侧方迅速膨大，冲击式触诊有震水音，腹腔穿刺有大量液体流出，呈淡黄色或红色，有尿臭味，往往混有砂粒样物质。

【防治】

常用下列方法和药物。

1. 尿道肌肉松弛剂。2.5%氯丙嗪溶液，牛、马 10～20mL，猪、羊 2～4mL，肌内注射。

2. 水冲洗。导尿管插入尿道或膀胱，注入清洁液体，反复冲洗。适用于粉末状或砂砾状尿石。

3. 中药疗法。海金沙 10g，金钱草 30g，鸡内金 30g，石苇 10g，海浮石 10g，滑石 5g，压粉内服。适用于猪的尿石症。

4. 手术疗法。对用保守疗法不能治愈的尿石症，可施行尿道切开或膀胱切开术，将尿石取出。

5. 饮用磁化水。饮水通过磁化器后，pH 升高，溶解能力增强，不仅能预防尿石的形成，而且可使尿石疏松破碎而排出。水磁化后放入木槽中，经过 1h，让病畜自由饮用。

6. 地方性尿石地区动物的饲料、饮水和尿石，应查清其成分，找出尿石形成的原因，合理调配饲料，使饲料中的钙磷比例保持在 1.2：1 或 1.5：1 的水平，并注意维生素 A 的供给。

7. 应保证足够的饮水和适量的食盐。

（关亚农　莫　内）

十一、猫泌尿系综合征

Feline Urologic Syndrome

猫泌尿系综合征，简称 FUS，因尿路存在结石、微结石或结晶以及塞子（plug），刺激尿路黏膜发炎，造成尿路阻塞所致发，以频尿、少尿、血尿乃至无尿为临床特征。

FUS 有众多同义名称，如膀胱炎、尿道炎、尿石症、尿道结石、膀胱结石、肾结石以及下段泌尿道疾病等（Osborne 等，1984）。

FUS 是猫的一种常见多发病，发病率为 1%～13.5%，近年来呈上升趋势，常发生于青年猫，多数病例在 1～3 岁显症，80% 以上病例集中于 1～6 岁；普遍发生于所有品种。其中波斯猫发病率高，而暹罗猫发病率低（Wiileberg，1984）。发病率无明显性别差异（Osborne 等，1989）。

【病因】

确切病因不明，有人认为与病毒感染有关（Fabricant，1984），也有人认为与细菌感染有关（Martens 等，1984），多数人则认为与食物有关（Lewis 等，1984，1990）。

主要发病环节是尿结石、微结石和结晶的形成及其所致的尿路炎症和阻塞。

结石的形成需要 3 个基本条件：尿液内结石组分有足够浓度；尿液酸碱度适宜；尿液有足够长的滞留时间。此外，"核"的存在，也有助于结石形成。因此，凡助长上述条件的因素均能促进尿结石或结晶的形成，而致发 FUS；相反，凡能遏止上述条件的因素，则具有预防该病的作用。

猫的尿结石、微结石和结晶几乎均由磷酸铵镁即鸟粪石（struvite）所组成。328 份自然发生的猫尿结石成分分析表明，88% 的尿结石含磷酸铵镁 70% 以上，68% 的尿结石含磷酸铵镁 100%（Osborne 等，1984）。此外，还有磷酸钙、尿酸铵、尿酸、草酸钙等（Osborne 等，1989）。偶有胱氨酸尿结石的报道（DiBartola 等，1991）。

食物致发的猫泌尿系综合征，主要由食物中镁含量所决定。食物中镁含量高，尿内浓度亦高，尿结石形成的危险性大（Finco 等，1984）。

饮水量，在猫泌尿系综合征的发生上，也起着重要作用。饮水量小，尿液就浓，排尿次数就少，结晶和结石成分在泌尿道内停留的时间就长，有助于结石和结晶形成，易于发生 FUS。这些情况多见于限制活动、阉割、肥胖、气候寒冷以及运动障碍等疾病过程中，也可能系饮水质量差、不适口、水温过高或过低所致（Ross，1990）。

有人认为饲喂干燥食物是引发 FUS 的原因之一（Wiileberg，1984）。可能由于摄食量增大，排尿量减少，尿镁浓度增高，有利于磷酸铵镁尿结石形成（Lewis 等，1984）。

动物进食时，胃液和胆汁分泌增多，造成暂时性体液碱性增高，尿中碱离子排泄代偿性增多，尿液 pH 增高，通常称为"进食后碱潮"（postprandial alkaline tide）。在饲喂干燥猫食的情况下，"进食后碱潮"时间延长，尿液 pH 增高的时间也相应延长，尿结石更容易形成（Lewis，1984）。

食物中碱过量（base excess）与尿液 pH 高度相关（Kienzle 等，1993）。食物碱性越大，尿液 pH 越高，越有利于尿结石形成。

尿结石的形成不同于肠结石，"核"并非必不可少，但"核"的存在确实可促进尿结石形成。"核"可为脱落上皮细胞、管型、细菌、病毒或膀胱炎、尿道炎时产生的细胞碎片。某些异物如缝线、草籽等，偶尔亦可作为尿结石的核心（Lewis，1984）。

有的学者（Rhodes 等，1993）提出尿液糖蛋白，即猫 Tamm - Horsfall 蛋白（cat Tamm - Horsfall protein，cTHP），对猫尿结石的形成起重要作用。在体外，该蛋白可被氯化物（钙、镁、钠）聚集。当 pH 降低时，cTHP 聚集所需之氯化物浓度增高；当尿素浓度增高时，cTHP 聚集所需之氯化钙和氯化镁浓度增高；当 cTHP 在生理范围内增高时，沉淀 50% 的 cTHP 只需较低浓度的氯化钙和氯化镁即可。通过 ELISA 试验检测患尿石症的公猫，其尿液中的 cTHP 浓度（95.4μg/mL±34.1μg/mL）显著高于正常公猫（49.2μg/mL±35.5μg/mL）（Rhodes 等，1992）。但 cTHP 在体内诱发尿结石形成的机理还不清楚。

【临床表现】

依尿结石存在的部位、大小以及是否造成阻塞而不同。结石通常呈砂粒样或显微结晶，有的为单个或几个大的结石，直径数厘米。

结石可造成 3 种结果：无明显的临床症状；引起膀胱炎或尿道炎；尿道或输尿管不全或完全阻塞。

1. 肾结石 发生频率较犬为低，一般不表现明显的临床症状。重症病猫，常发生肾衰。偶尔，可因肾结石致发肾盂肾炎，而发生血尿、腰痛和发热。当肾结石阻塞两侧输尿管而致发肾积水时，才表现明显的临床症状。

2. 膀胱结石 表现点滴排尿或异地排尿，即在不常排尿的地方排尿。排出的尿液常混有血液，发放强烈的氨味。如发生感染和组织坏死，则尿液混有脓、血，有腐败气味。下段泌尿道感染，一般不表现发热，但排尿带痛，排尿后持续蹲伏或伸展。

膀胱结石随尿排出而滞留于尿道，即发生尿道阻塞。尿道完全阻塞可突然发生或于几周内渐进显现，多见于公猫。最初，试图排尿，但仅见尿滴或细流。以至完全阻塞而无尿液排出，但频频呈现排尿姿势。病猫可能长时间蹲伏、伸展或舔阴茎。伴发尿毒症的，则食欲缺乏或废绝，脱水，昏睡，偶尔呕吐或腹泻（Scott，1976），通常于 72h 内死亡。

尿道完全阻塞时，膀胱积尿，极度膨胀，以至发生膀胱破裂。

【诊断】

猫排尿时间延长、尿液浓稠，即应怀疑本病。确定诊断主要依据于现症和放射学检查。

主要通过腹部触诊：其膀胱膨满、有痛感，按压时不能排出尿液的，要考虑下段泌尿道阻塞。如触摸不到膀胱，腹腔内积有大量液体，应考虑膀胱破裂，可通过腹腔穿刺加以确证。

尿结石可通过腹壁触诊，配合肛门或阴道指诊确认，必要时可通过导尿管插入，以确定尿道结石的位置。

放射学检查：直径大于 3mm 的结石，即可显示。但猫尿结石多呈细砂粒样，应仔细观察，以免漏诊。必要时可辅以超声诊断。

【治疗】

关键在于排除结石。外科处置包括按摩法、导尿管插入法和尿道切开术、尿道造口术等。

1. 按摩法 适用于阴茎末端的阻塞（特别是塞子类的），通过按压使结石或塞子排出。

2. 导尿管插入法 插导尿管抵阻塞处，并通过直肠或阴道用手捏紧其远侧端，然后经导尿管注射无菌盐水或液状润滑剂，以液压扩张尿道，最后突然减压，将尿结石冲出。但多数情况是把尿结石冲回膀胱。

3. 在上述方法无效时，可采用尿道切开术或尿道造口术。

4. 药物溶解尿结石法 主要是通过酸化尿液，增大尿结石的溶解度，而使之溶解。

最常选用的尿液酸化剂是二盐酸乙二胺、消旋蛋氨酸、抗坏血酸、氯化铵和酸性磷酸钠。蛋氨酸的应用剂量为每日 0.5~0.8g，氯化铵为每日 0.8~1.0g，混入饲料中饲喂，也有人报道应用氯化镁作为酸化剂，使尿液 pH 降至 5.7（Buffington 等，1990）。

最近的临床试验表明，在解除尿道结石阻塞后的最初几天，不必应用尿液酸化剂或尿液酸化食物，以免造成额外的酸应激（Kienzle 等，1993）。临床试验表明，用 pH 4.5 的缓冲液反复冲洗尿道，可使尿结石溶解，不会损伤尿道黏膜。

对症治疗，要点是解除膀胱膨胀，防止膀胱破裂，并施行抗感染治疗。

【预防】

FUS 复发率较高，如不注意预防，常可在短期内复发。应主要着眼于尿结石形成的 3 个条件，采取如下措施：

1. 限制摄镁 兼有治疗和预防两种功效，即既能防止结石的形成，又能溶解已形成的结石。为此，1g 食物中的镁含量不得超过 0.05mg。

2. 酸化尿液 鸟粪石结晶或结石，在 pH 7.0 以上时，最易形成；在 pH 6.6 以下时，溶解度增大。因此，酸化尿液最常用的方法是增加食物中蛋氨酸的含量，其代谢产物 SO_4^{2-} 可取代鸟粪石构成成分 HPO_4^{2-}，从而使尿液酸化。食物中添加 >780mmol/kg 的氯化铵，或同时应用碳酸钙，可抑制食后碱潮，使尿液 pH 降低，对预防尿结石相当有效（Kienzle 等，1993）。

3. 增加排尿频率 增加排尿频率可预防大鼠尿结石（鸟粪石）形成。在猫可通过增喂食盐，使饮水增多，而促进排尿。业已证明，每天添加 0.25~1g 食盐，即可降低尿结石的发生率。

此外，在管理上，应让猫多活动，防止肥胖，保持猫窝清洁和舒适，使能经常饮到清洁可口的水，均有助于预防 FUS 的发生。

（张守印　杨振国）

［附］红尿症鉴别诊断

红尿（red urine）是泛指尿液变红的一般概念，兽医临床上比较常见的一类症状，主要包括血尿（hematuria）和血红蛋白尿（hemoglobinuria），还有肌红蛋白尿（myoglobulinuria）、卟啉尿（porphyrinuria）和红色药尿。

（一）红尿特性及过筛检验

1. 血尿 即尿液中混有多量红细胞。血尿的颜色，因尿液的酸碱度和所含血量而不同。碱性血尿显红色；酸性血尿显棕色或暗黑色。

其尿液外观如洗肉水色或血样，放置或离心后红细胞沉于管底而上清液红色消失的，称为眼观血尿。

其尿液眼观不红，尿沉渣镜检见多量红细胞且联苯胺潜血试验呈阳性反应的，则称为显微镜血尿或镜下血尿。

尿液中混有多量脂肪、蛋白和血液的，显红色乳样外观，特称乳糜血尿（hematochyluria）。

2. 血红蛋白尿 即尿液中含多量游离血红蛋白。血红蛋白尿的颜色，主要取决于所含血红蛋白的性质和数量。

新鲜的血红蛋白尿，含氧合血红蛋白和还原血红蛋白，显红色、浅棕色或葡萄酒色。

陈旧（包括膀胱内滞留）的血红蛋白尿，含高铁血红蛋白和酸性血红蛋白，显棕褐色乃至黑褐色。

血红蛋白尿外观清亮而不浑浊，放置后管底无红细胞沉淀，镜检没有或极少红细胞，联苯胺试验呈阳性反应。

血红蛋白尿症，常是急性血管内溶血的外在表现，多伴有血红蛋白血症（hemoglobinemia），血浆（清）因含有大量游离血红蛋白而明显红染。

3. 肌红蛋白尿　即尿液中含多量肌红蛋白。肌红蛋白尿显暗红、深褐乃至黑色，外观与血红蛋白尿颇相类似，联苯胺试验亦呈阳性反应。两者的简易区分在于，肌红蛋白尿症不伴有血红蛋白血症，即其血浆（清）中虽含多量游离的肌红蛋白，但外观并不红染。精确区分必须通过尿液的分光镜检查，依据不同的吸收光谱加以识别。

临床检验鉴别：常用盐析法，即取尿样 5mL，加硫酸铵 2.5g，充分混合后过滤。滤液仍呈淡玫瑰色的，为肌红蛋白尿；滤液红褐色消退的，为血红蛋白尿。

4. 卟啉尿　即尿液中含多量卟啉衍生物，主要是尿卟啉（uroporphyrin）和粪卟啉（coproporphyrin）。卟啉尿显深琥珀色或葡萄酒色，镜检无红细胞，联苯胺试验呈阴性反应。

尿液原样或经乙醚提取后，在紫外线照射下发红色荧光。确证应通过化学检验，测定卟啉衍生物的组分及其含量。

5. 药红尿　即因药物色素而染红的尿液。见于肌内注射红色素（百浪多息）或内服硫化二苯胺、山道年、大黄之后的碱性尿液。药物性红尿，镜检无红细胞，联苯胺试验呈阴性反应，紫外线照射不发红色荧光，且尿样酸化后红色即行消退。

（二）血尿病因分类及诊断

血尿恒指示泌尿系统本身的出血，通常可从出血病灶和病因两个角度进行分类。两者相辅相成，各有所用。病灶分类，有助于确定出血的区段和器官，做出定位诊断。病因分类，则有助于确定疾病的性质和原因，做出病性诊断和病因诊断。

1. 分类

（1）按血液渗染尿液的病灶部位，可分为肾性血尿和肾后性血尿两大类。

①肾性血尿。指的是肾脏疾病所引起的血尿。见于出血性肾炎、急性肾小球肾炎、中毒性肾病、肾梗塞、肾虫病、肾结石、肾损伤等。

②肾后性血尿。指的是肾脏而外泌尿系统疾病所引起的血尿，又称尿路性血尿，包括肾盂血尿、输尿管血尿、膀胱血尿和尿道血尿。见于肾盂肾炎（尤其牛和猪的细菌性肾盂肾炎）、输尿管结石、膀胱炎、膀胱肿瘤（尤其牛慢性蕨类植物中毒）、膀胱结石、膀胱损伤、尿道炎、尿道结石以及尿道外伤等。

（2）按血尿起因的性质，可分为出血素质病性血尿、中毒性血尿、炎症性血尿、结石性血尿、肿瘤性血尿、外伤性血尿和寄生虫性血尿等 7 类。

①出血素质病性血尿。系全身性出血病表现于泌尿系出血的一个分症，亦可勉强地列为所谓的肾前性血尿，见于坏血病、血斑病、血管性假血友病、贮藏池病、血小板减少性紫癜以及甲、乙、丙 3 型血友病等各种凝血因子缺乏症。

②中毒性血尿。乃各类毒物尤其肾脏毒所引起的血尿，见于汞、铅、镉等重金属或类金属中毒，蕨类、毛茛、假参包叶等植物中毒，四氯化碳、三氯乙烯、五氯苯酚等有机化合物中毒以及华法令（敌鼠钠）等双香豆素类抗凝血杀鼠药中毒。

③炎症性血尿。即肾脏、膀胱、尿道等泌尿器官本身炎症、溃疡所引起的血尿。

④结石性血尿。即因肾或尿路结石造成泌尿系炎症和损伤而出现的血尿，见于肾结石、输尿管结石、膀胱结石、尿道结石，最多发而典型的是犬的尿石症和猫的泌尿系综合征，简称 FUS（feline urological syndrome）。

⑤肿瘤性血尿。见于肾脏的腺癌，膀胱的血管瘤、血管内皮肉瘤、移行细胞乳头状瘤、移行细胞癌等蕨类植物尤其毛叶蕨慢性中毒所致的牛地方性血尿。

⑥外伤性血尿。见于肾脏、膀胱或尿道损伤。

⑦寄生虫性血尿。见于猪、马、牛的有齿冠状线虫（肾虫）病和绵羊的细粒球蚴病等。

2. 血尿的鉴别诊断　血尿的鉴别诊断，旨在寻找泌尿系统血液渗漏病灶的区段和部位（定位诊断），确认出血病变的本质（病性诊断），确定疾病的原因（病因诊断）。为此，必须非常熟悉血尿的病灶和病因分类层次，切实掌握泌尿系统的检查方法和手段，在全面搜集临床表现的基础上，具体运用下列诊断思路和程序。

遇到血尿病畜，应综合全身临床表现，首先考虑是单纯性泌尿系统出血抑或是出血性素质病表现的一个分症，即所谓的肾前性血尿。对伴有可视黏膜出血斑点、皮下血肿以及便血（柏油粪）、衄血等自发性出血体征或创伤后出血不止的病畜，不要拘泥于泌尿系统检查，做血尿的定位诊断，而应直接按出血综合征诊断思路，尽快确定出血性素质的病性和病因（参见出血综合征鉴别诊断）。

对单纯性真性血尿病畜，则可按表4-1的诊断线索，寻找泌尿器官出血的区段和部位，做定位诊断（表4-1）。

表4-1　血尿定位诊断线索

尿流观察	三杯试验	膀胱冲洗	尿渣镜检	泌尿系症状	提示部位
全程血尿	三杯均红	红—淡—红	肾上皮细胞 各种管型	肾区触痛 少尿	肾性血尿
终末血尿	末杯深红	红—红—红	膀胱上皮细胞 磷酸铵镁结晶	膀胱触痛 排尿异常	膀胱血尿
初始血尿	首杯深红	不红	脓细胞	尿频尿痛 刺激症状	尿道血尿

出血部位大体确定之后，应依据群发、散发或单发等流行病学情况，发热或无热等全身症状，急性、亚急性或慢性进行性等病程经过，并配合应用病原学检验、X射线、超声波、尿路造影、膀胱内窥镜检查、肾功能试验等必要的特殊诊断手段，进行综合分析，最后确定病性是炎症性的还是肿瘤性的，病因是感染性、中毒性的还是结石性、外伤性的。

（三）血红蛋白尿症的病因分类及诊断

血红蛋白尿症、血红蛋白血症、溶血危象（hemolytic crisis）三位一体，都是急性血管内溶血的表现。因此，血红蛋白尿的病因分类和鉴别诊断，实际上就是急性血管内溶血的病因分类和鉴别诊断（参见贫血综合征鉴别诊断）。

1. 血红蛋白尿症的病因分类　按病因归为5类，即感染性血红蛋白尿、中毒性血红蛋白尿、免疫性血红蛋白尿、理化性血红蛋白尿以及遗传性血红蛋白尿。

（1）感染性血红蛋白尿症。见于某些微生物或血液原虫感染，如急性或最急性型马传染性贫血和鸡传染性贫血等病毒病；出血黄疸型钩端螺旋体病，牛和羊的细菌性血红蛋白尿病、羔羊A型产气荚膜杆菌病等溶血性梭菌病；各种动物的梨形虫病、锥虫病以及禽住白细胞虫病等血液原虫病。

（2）中毒性血红蛋白尿症。见于各种溶血毒物中毒，如毒蛇咬伤等动物毒中毒，野洋葱（wild onion）、黑麦草（rye grass）、甘蓝（kale）、金雀花（broom）、冻坏的萝卜（frosted turnips）、栎树枝芽等植物毒中毒；慢性铜中毒（急性溶血危象发作）、铅中毒（海因兹体溶血）等矿物毒中毒；吩噻嗪、醋氨酚（退热净）、美蓝（猫）等化学药品中毒等。

（3）免疫性血红蛋白尿症。见于抗原抗体反应，如不相合血输注，新生畜同族免疫性溶血性贫血

（IIHA）、自体免疫性溶血性贫血（AIHA）等。

（4）理化性血红蛋白尿症。见于物理化学因素所致的急性血管内溶血，如大面积烧伤，犊牛水中毒以及低磷酸盐血症（水牛血红蛋白尿病和乳牛产后血红蛋白尿病）等。

（5）遗传性血红蛋白尿症。见于红细胞酶先天缺陷，如葡萄糖 6-磷酸脱氢酶缺乏症、丙酮酸激酶缺乏症、磷酸果糖激酶缺乏症等所致的先天性非球形细胞性溶血性贫血，即先非球溶（congenital nonspherocytic hemolytic anemia，CNHA），还见于牛、猪、猫、狐松鼠的先天性红细胞生成性卟啉尿病，兼有血红蛋白尿症和卟啉尿症。

2. 血红蛋白尿症的鉴别诊断 实质上是急性血管内溶血的病因诊断，旨在寻找造成急性血管内溶血而出现血红蛋白尿症的原发疾病，通常运用下列鉴别诊断思路（图 4-1）。

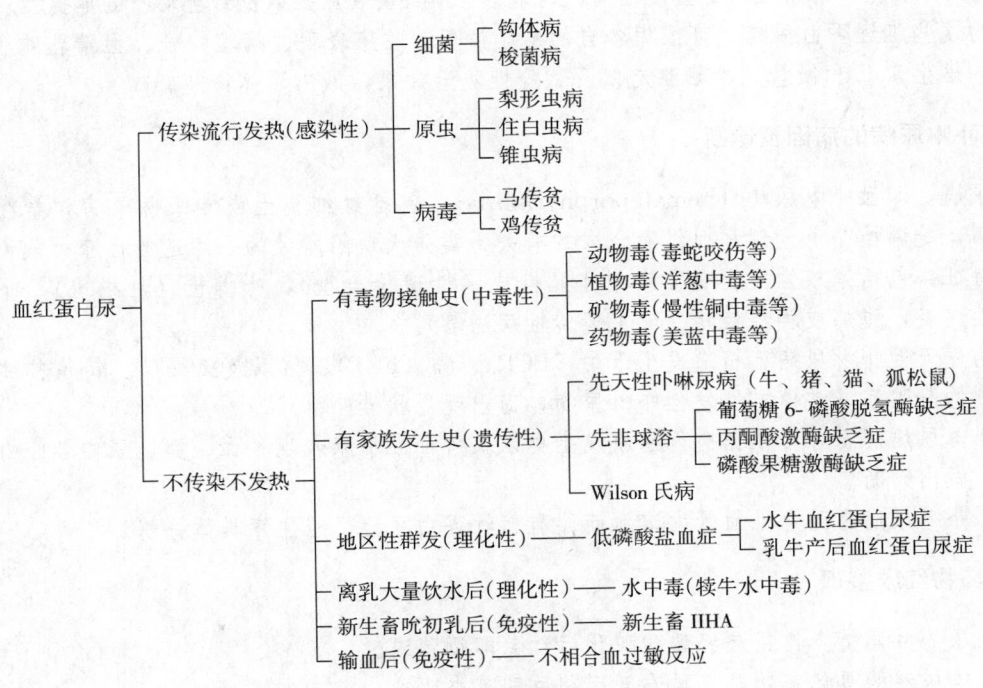

图 4-1 血红蛋白尿症鉴别诊断思路

遇到血红蛋白尿病畜，首先要着眼于发生情况和全身状态。

（1）对呈流行性发生，有传染性且伴有全身发热的，可考虑感染性血红蛋白尿，要进一步通过病原学检验，查明原发病是原虫性疾病（梨形虫病、住白虫病等）、细菌性疾病（钩体病、梭菌病等），抑或是病毒性疾病（马传染性贫血和鸡传染性贫血等）。

（2）对不呈流行性发生，无传染性，且不伴有发热的，可考虑其他 4 种病因类型的血红蛋白尿。

①其群发或单发，有毒物接触史的，要考虑中毒性血红蛋白尿，可进一步通过毒物检验，查明病因是动物毒（如毒蛇咬伤），植物毒（如洋葱中毒、十字花科植物中毒等），抑或是矿物毒（如慢性铜中毒或 Wilson 氏病），药物毒（如吩噻嗪或美蓝中毒等）。

②其有家族发生史的，要考虑遗传性血红蛋白尿，可进一步通过血统调查，确定其遗传特性，并进行必要的红细胞酶检验，查明是那种酶缺乏所致的先非球溶。对其中兼有血红蛋白尿症和卟啉尿病的，还要考虑先天性卟啉尿病，如牛、猪、猫的红细胞生成性卟啉病和狐松鼠的天然卟啉尿病特性。

③其输血后发生的，要考虑不相合血输注。新生畜吮初乳后发生的，要考虑免疫性血红蛋白尿，如新生幼驹、仔猪、仔犬、仔猫的同族免疫性溶血性贫血（IIHA）。

④离乳大量饮水后发生的，要考虑水中毒，如犊牛水中毒。

在特定地区（如江苏、安徽、黑龙江等省某些地区）大批发生的牛产后血红蛋白尿，要考虑低磷酸盐血症，如水牛血红蛋白尿症和乳牛产后血红蛋白尿症，应进一步通过血磷测定和磷酸氢钠治疗试验确定诊断。

（四）肌红蛋白尿症的病因及诊断

肌红蛋白是肌肉内的一种色素蛋白，同血红蛋白相比，其分子量小，肾阈值低，在肌肉营养代谢异常而发生变性、坏死等情况下，肌细胞内的肌红蛋白即游离进入血流，发生肌红蛋白血症，并随尿液排出而发生肌红蛋白尿症。

在兽医临床上，肌红蛋白尿症见于各种动物的维生素 E-微量元素硒缺乏综合征（白肌病）和外伤性肌炎，马（牛、猪）麻痹性肌红蛋白尿病，马地方性肌红蛋白尿症以及野生动物的捕捉性肌病等。

动物的这些肌红蛋白尿症，可依据各自的发生情况、临床表现、病理特征、血清乳酸脱氢酶同工酶谱分析，维生素 E 和微量元素硒测定以及试验性防治效果，做出具体诊断。

（五）卟啉尿病的病因及诊断

卟啉尿病，即血卟啉尿病（hematoporphyrinuria），包括红细胞生成性卟啉尿病和非红细胞生成性卟啉尿病，是调控卟啉代谢和血红素合成的有关酶类先天缺陷所致的一组遗传性卟啉代谢病。

临床特征：包括家族性发生（常染色体显性或隐性遗传类型），卟啉齿（红褐斑），卟啉尿，贫血，光敏性皮炎，腹痛或神经症状（参见遗传性疾病篇）。

动物的先天性卟啉尿病已报道发生于牛（BCP）、猫（FCP）、猪以及狐松鼠。铅等某些重金属中毒以及重剧的肝脏病，常伴有继发性卟啉尿病，而出现症状性卟啉尿。

遇到卟啉尿病病畜，可依据有无家族发生史以及特征性临床表现和血、粪、尿内各卟啉衍生物的定量分析，做出诊断。

再者，卟啉尿病常因急性血管内溶血而伴有血红蛋白尿症，应注意具体分析。

（六）药物红尿鉴识

药物红尿的共同特点：尿液经醋酸酸化后红色即行消退。

至于红染尿液的具体药物，只要询问用药史即可查明。

（张乃生　李毓义　刘国文）

本 篇 参 考 文 献

段得贤 . 1988. 家畜内科学 . 第 2 版 . 北京：农业出版社：199 - 207.

李毓义，张乃生 . 2003. 动物群体病症状鉴别诊断学 . 北京：中国农业出版社：145 - 159.

王建华 . 2005. 家畜内科学 . 第 3 版 . 北京：中国农业出版社：95 - 97.

Blood D C，et al. 1983. Veterinary Medicine 6th ed. London：Bailliere Tindall：301 - 302，273 - 278，295 - 298.

Branscomb B L. 1986. JAVMA：152 - 164.

Breeze R G，et al. 1976. Vet Ann：16 - 52.

Button C，1986. Currenl Veterinary Therapy 2. Food Animal Practice，Howard（Ed），Philadelphia：Saunders Co：
606 - 697，698 - 699.

Clark D R，1986. Current Veterinary Therapy 2. Food Animal Practice，Howard（Ed），Philadelphia：Saunders Co：
694 - 696.

Detweiler D D，et al. 1979. Canine Medicine Vol Ⅱ. Catcott（Ed），Santa Barbara，Veterinary Medical Publication Inc .

Edwards N T，et al. 1979. JAAHA（15）：439.

Ettinger S J. 1983. Textbook of Veterinary Internal Medicine，Diseases of the Dog and Cat. 2nd ed. Philadelphia：Saun-
ders Co：980 - 1029，1052 - 1060，1047 - 1050，1097 - 1120.

Harpster N K. 1977. Vet Clin North Amer（7）：355.

Jacobson R H. 1980. Current Veterinary Therapy Ⅶ Kird（Ed），Philadelphia：Saunders Co.

Kashohm C，et al. 1963. Kleintierpraxis（8）：108.

Liu S K，et al. 1970. Am J Vet Res（31）：2071 - 2077.

Liu S K，et al. 1971. JAVMA（65）：1319.

Liu S K. 1977. Vet Clin North Amer（7）：323.

Patnaik S K，et al. 1972. JAVMA（161）：806.

Ross J N. 1983. Textbook of Veterinary Internal Medicine，Diseases of the Dog and Cat. 2nd ed. Ettinger（Ed），Philadel-
phia：Saunders Co：910 - 928.

Suter P F，1983. Textbook of Veterinary Internal Medicine，Diseases ot the Dog and Cat. 2nd ed. Ettinger（Ed），Phila-
delphia：Saunders Co：106 - 1068.

Thomas W P. 1983. Textbook of Veterinary Internal Medicine，Diseases of the Dog and Cat. 2nd ed. Ettinger（Ed），
Philadelphia：Saunders Co：1080 - 1095.

Tilley L P，et al. 1975 . Feline Pract（5）：32.

Tillotson P J，et al. 1966. JAVMA（149）：766.

Tyler D E，et al. 1980. JAVMA（176）：987.

Williams G D，et al. 1977. JAVMA（171）：171.

Wood G L，et al. 1978. JAVMA（192）：704.

第五篇

神经系统疾病

神经系统疾病，病因极为复杂。常见的有：细菌、病毒、寄生虫等感染性因素，外源性或内源性毒物中毒，营养物质缺乏及代谢障碍，遗传缺陷，肿瘤形成，以及外伤、电击、日光辐射等物理学因素。

（一）神经系统疾病的症状

可概括为一般脑症状、局部脑症状、脊髓症状和外周神经症状。

1. 一般脑症状　又称全脑症状，是由于大脑皮质的广泛性损伤或颅内压升高所致。主要表现是，精神状态异常，病畜兴奋、沉郁或昏迷；意识紊乱，不顾障碍物，无目地徘徊，或行强迫圆圈运动；采食、饮水状态异常，如以切齿采食，饲草含于口内而不加咀嚼，饮水时全口裂深没于水中；呼吸、脉搏的次数和节律改变；视乳头充血，反射机能减退或消失等。

2. 局部脑症状　又称灶症状，是由于局部脑实质或个别脑神经核损伤所引起。常见的临床表现是，眼球震颤、斜视、瞳孔大小不等、鼻唇部肌肉痉挛、牙关紧闭、舌肌纤颤、口唇歪斜、耳下垂、舌脱出、吞咽障碍、听觉减弱、视觉减退、嗅觉和味觉错乱等。

3. 脊髓症状　呈节段性，主要表现为截瘫，运动和感觉异常，排粪排尿障碍，腱反射消失或亢进等。

4. 外周神经症状　主要表现为个别外周神经所支配肌肉的张力减退或萎缩，腱反射减弱或消失，皮肤反射减弱或消失。

（二）神经系统疾病的诊断

除病史调查、系统检查外，应着重检查神经系统，还应进行实验室检查及特殊检查。

1. 神经系统检查　应包括：视诊（精神状态、姿势、运动）、触诊（腱、肌肉、骨骼）、姿势反射（本体感觉、跳跃、位置等）、脊髓反射（腱、屈肌、会阴等）、脑神经及感觉机能（痛觉）等项。

2. 实验室检查　基本项目有血液常规、血液生化、脑脊液及尿液检查等。

血液常规检查和脑脊液检查，有助于脑和脊髓的炎性、变质性、肿瘤性及创伤性疾病的诊断。血液生化检查和尿液检查，对代谢性神经病的诊断有重要价值。

3. 特殊检查　主要有脑、脊髓 X 射线检查，脑电图描记，肌电图描记。其中 X 射线检查可用于脑和脊髓的变质性、肿瘤性、炎性、创伤性及畸形性疾病的诊断。

神经系统疾病的基本诊断分三大步：

首先，抓住神经系统的基本症状，判断是不是神经系统疾病。

其次，根据临床表现，分析、判断是脑、脊髓疾病，还是脑神经、外周神经疾病。

最后，结合实验室及特殊检查的结果，进一步判断疾病的性质和病变范围。

（三）神经系统疾病的治疗

一般治疗原则可概括为控制感染，降低颅·（脑）内压，镇静解痉和解除昏迷。

第一章 中枢神经疾病

一、脑 充 血

Cerebral Hyperaemia

脑充血是指脑及脑膜的血液流入量增多（主动性脑充血）或流出量减少（被动性脑充血）。

主动性脑充血，发生于重剧劳役、鞭打驱赶、骑乘过猛、粗暴调教、烈日暴晒、车船运输、拥挤闷热、过度兴奋，使心脏活动加剧时。

被动性脑充血，常由于颈静脉受压及心力衰竭引起。

【临床表现】

1. 主动性脑充血 呈兴奋发作，并进行性加剧。病畜摇头、嘶鸣、磨牙、咬物，向前暴进，头顶饲槽，冲撞墙壁或向后急退。有的挣脱笼头缰绳，不顾障碍向前奔跑，癫狂不安。

头盖灼热，结膜充血，目光惊恐，呼吸促迫，脉搏增数，体温有时升高，食欲减退，饲草含于口中不经咀嚼即吐出。后期，转入抑制状态，病畜精神沉郁，目光无神，不注意周围事物，行走摇晃，步样蹒跚，呼吸脉搏减慢。多于1~2h或数日内，迅速或逐渐恢复正常。

2. 被动性脑充血 主要表现精神沉郁，病畜抑郁无神，垂头而立，不愿走动，强制牵行则步样跟跄。感觉迟钝，脉搏细弱，呼吸困难，结膜发绀，体温不高。有的癫痫发作，抽搐和痉挛。常伴发慢性脑水肿，预后不良。

【治疗】

1. 主动性脑充血 应将病畜置于阴凉通风处，保持安静。冷敷头部或用冷水浇洒头部。重症病例可行颈静脉放血，狂躁不安的，静脉注射溴化钠或水合氯醛液或水合氯醛深部灌肠，亦可快速静脉注射加20％甘露醇液或高渗葡萄糖液等脱水剂，以降低脑内压。

2. 被动性脑充血 要着重除去致病因素，积极治疗原发病。必要时可肌内注射安钠咖或内服番木鳖酊等中枢神经兴奋剂。

二、脑震荡及脑挫伤

Concussion and Contusion of Brain

脑震荡及脑挫伤，是由于粗暴的外力作用于颅脑所引起的一种急性脑机能障碍或脑组织损伤。脑组织具有眼观病变及病理组织学变化的，称为脑挫伤；缺乏形态学改变的，则称为脑震荡。

【症状】

颅脑部受到强暴力作用，立即死亡。受到中等强度暴力后，动物表现"脑休克"，在较长时间内陷入浅昏迷或深昏迷状态，表现意识丧失，肌肉松弛无力，瞳孔散大，反射减退或消失，呼吸变慢，脉搏细数，节律不齐，排粪排尿失禁。肉食兽和猪，还常发生呕吐。

如昏迷逐渐加深，瞳孔大小不等，体温高低不定，并出现角弓反张现象，即表示脑干及丘脑下部受到损伤。

有的动物在意识恢复后站起，呈现某些局部脑症状，如运动失调、一侧或两侧性瘫痪、视力丧失、口唇歪斜、吞咽障碍及舌脱出等。

触诊头颅局部肿胀、变形、疼痛等。如系颅底受伤，还可见有耳或鼻出血。

【治疗】

1. 病初，可冷敷头部，同时应用止血制剂，如维生素 K_3、止血敏、安络血、凝血质和 6-氨基己酸等。为防止和消除脑水肿，可用脱水剂如 20％甘露醇液、25％山梨醇液或 30％尿素液（用 10％葡萄糖液配制），按每千克体重 1～2mL，静脉快速注射，每天 2～3 次。

2. 为预防感染，可应用抗生素或磺胺制剂。

3. 肌肉痉挛、兴奋不安的，可用盐酸氯丙嗪，每千克体重 1～2mg，肌内注射。

4. 长时间昏迷的，可用樟脑或咖啡因等中枢神经兴奋剂。

三、脑 出 血

Cerebral Hemorrhage

脑出血，又称脑血管意外（cerebrovascular accident），是指脑膜或脑实质血管破裂，以致血液漏入脑膜或脑髓间。按部位可分为硬膜外出血，硬膜下出血，蛛网膜下出血和脑实质出血。蛛网膜下出血和脑实质出血较为常见。各种动物均可发生。

【病因】

颅骨遭受暴力作用为最常见原因。脓肿、肿瘤、软化等脑组织病变，出血性败血症、马传染性贫血、炭疽、犬传染性肝炎等传染病，白血病、弥漫性血管内凝血、特发性血小板减少性紫癜等血液病，华法令等中毒病，以及寄生虫、败血性栓子、血管痉挛等各种原因的脑血管栓塞，也可引起脑出血。

【症状】

主要特征是突然发生脑机能异常。

1. 脑膜出血 病畜精神高度沉郁，结膜潮红，脉搏徐缓而紧张，呼吸节律紊乱，有的出现陈－施二氏呼吸。

2. 脑实质出血 多为一侧性，临床表现往往完全限于体躯一侧或以一侧为重。

3. 脑实质弥漫性出血或脑干前部出血 表现持续性或暂时性昏迷，意识丧失，脉搏徐缓，呼吸节律不齐，发生偏瘫和行为异常。

4. 脑干出血 常见有一般脑症状，甚至出现脑休克。

【治疗】

按脑震荡及脑挫伤处理。

四、脑膜脑炎

Meningoencephalitis

【病因】

1. 原发性脑膜脑炎 一般起因于感染或中毒。

感染主要是病毒感染，如疱疹病毒（猪、马、牛）、虫媒病毒（犬）、肠道病毒（猪）、犬瘟热病毒及慢病毒（绵羊）等；其次是细菌感染，如链球菌、葡萄球菌、巴氏杆菌、沙门氏菌、大肠杆菌、化脓性棒状杆菌、变形杆菌、昏睡嗜血杆菌、单核细胞增多性李氏杆菌等。

中毒性因素，可见于铅中毒、猪食盐中毒、马驴霉玉米中毒及各种原因引起的严重的自体中毒。

2. 继发性脑膜脑炎 多系邻近部位感染及炎症蔓延，如颅骨外伤、角坏死、龋齿、额窦炎、中耳炎、全眼球炎等。还见于一些寄生虫病，如普通圆线虫病、脑脊髓丝虫病及脑包虫病等。

【临床表现】

临床表现因炎症的部位和程度而异。

1. 脑膜刺激症状 以脑膜炎为主的脑膜脑炎，前段颈髓膜常同时发炎，由于脊神经背根受刺激，病畜颈、背部皮肤感觉过敏，轻微的刺激或触摸即可引起强烈的疼痛反应和肌肉强直性痉挛，头颈后仰。腱反射亢进。

2. 一般脑症状 病初，病马表现轻度精神沉郁，不听呼唤，不注意周围事物，目光凝视，有的头抵饲槽，呆立不动，反应迟钝。

经数小时至1周后，突然转入兴奋状态，躁动不安，攀登饲槽，或冲撞墙壁，或挣脱缰绳，不顾障碍物地前冲，或行圆圈运动。

在兴奋发作后，又陷入沉郁状态，头低眼闭，茫然呆立，呼之不应，牵之不动，处于昏睡状态或兴奋与沉郁交替。

疾病后期，意识丧失，昏迷不醒，出现陈—施二氏呼吸，四肢作游泳样划动。

牛脑膜脑炎，表现相似的兴奋症状，怒目而视，哞叫、咬牙、摇头、以角抵物，狂躁不安，或狂奔乱跑。有的精神沉郁，呆立不动，呼吸节律异常。

羊脑膜脑炎，常无目的前冲或后退，冲撞障碍物，时常咩叫。

病猪在兴奋期，常向前乱冲，摇头、虚嚼、口吐白沫。

病犬不断狂叫，无目的奔走，冲撞障碍物。

3. 局部脑症状

属神经刺激症状的有，眼球震颤、斜视、瞳孔大小不等，鼻唇部肌肉痉挛，牙关紧闭及舌纤维性震颤等。

属神经脱失症状的有，口唇歪斜、耳下垂、舌脱出、吞咽障碍、听觉减退、视觉丧失、嗅觉味觉错乱。

在牛，还表现脑干后部和小脑机能障碍的症状，如精神沉郁、四肢麻痹、共济失调、头部颤动、眼球震颤，后期角弓反张。

实验室检查：血液白细胞总数增多，中性粒细胞百分比及绝对值增加。脑脊液白细胞数$>5.0\times10^6/L$，蛋白质含量$>4g/L$，有时可见纤维蛋白。

病程3～14d，病情弛张，时好时坏，大多数死亡，少数转为慢性脑室积水。

【治疗】

要点在于降低脑内压和抗菌消炎。

1. 降低脑内压　可颈静脉放血 1 000～3 000mL，随即静脉输注等量 5％葡萄糖生理盐水，并加入 25％～40％乌洛托品液 100mL。选用脱水剂，如 25％山梨醇液、20％甘露醇液等，快速静脉注射，每千克体重 1～2g，效果更佳。

2. 抗菌消炎　应用青霉素每千克体重 4 万 U 和庆大霉素每千克体重 2～4mg，静脉注射，每天 4 次。也可静脉注射三甲氧苄氨嘧啶每千克体重 20mg，每天 4 次。

3. 对症治疗　对狂躁不安的，可用溴化钠、水合氯醛、盐酸氯丙嗪等镇静剂；心机能不全的，可用安钠咖、氧化樟脑等强心剂。

五、脑室积水

Hydrocephalus

脑室积水，又称乏神症，是脑脊液吸收减少和（或）生成过多致发的一种以脑室扩张和脑内压升高为病理学基础的慢性脑病。临床上以意识、运动和感觉障碍为特征。

【病因】

1. 阻塞性脑室积水　系因中脑导水管畸形、狭窄、缺如，脑脊液流动受阻所致，多属先天性或遗传性缺陷（参见遗传性疾病篇）。

中脑导水管闭塞亦可继发于脑炎、脑膜脑炎等颅内炎性疾病，或脑干等部位肿瘤的压迫。

2. 非阻塞性脑室积水　多因脑脊液吸收减少和（或）生成增多所致。前者见于犬瘟热等传染性脑膜脑炎、蛛网膜下出血及维生素 A 缺乏；后者见于脉络膜乳头瘤。

【临床表现】

后天性脑室积水，多见于成年动物。病初精神沉郁，低头耷耳、眼半闭，不注意周围事物，呆立不动。间或突然兴奋不安，狂躁暴跳，甚至伤人。

随着病程发展，病情逐渐加重，呈现意识障碍：如突然中断采食，或饲草衔于口中而不知咀嚼，饮水时往往将鼻部深入水中；运动障碍：如无目的前进或作圆圈运动，运步时头下垂，抬腿过高，着地不稳，动作笨拙，容易跌倒；感觉机能障碍：如不知驱赶蝇虻，针刺亦无反应；本体感觉异常：听觉过敏，较强的音响，可使之惊恐不安；视觉障碍：如瞳孔大小不等，或眼球震颤，视乳头水肿。

后期，呼吸、脉搏减慢，马的脉搏 20～30 次/min，呼吸 7～9 次/min；脑脊液压力升高，在马，由正常的 1.19～2.45kPa 增至 4.70kPa。

脑电图描记：呈高电压慢波（25～200μV，1～6Hz），快波（10～20 Hz），常与慢波重叠，重症病例，以大慢波（1～4Hz）为主。

【治疗】

尚无确效疗法。慢性脑室积水可采用小剂量肾上腺皮质激素疗法，治愈率可达 60％，每天服用地塞米松每千克体重 0.25mg，用药后 3d，症状缓解，1 周后药量减半，第 3 周起每隔 2d 服药 1 次。

六、脑水肿

Cerebral Oedema

脑水肿是指脑实质细胞外（血管性）或细胞内（细胞中毒性）急性弥漫性液体潴留。

脑白质水肿主要是细胞外性的，脑灰质水肿主要是细胞内性的。

【病因】

创伤、缺氧、高碳酸血症、静脉淤滞、中毒及冷热刺激，均可引起脑水肿。常见于脑脓肿、脑出血、化脓性脑膜炎、脑软化、铅中毒、食盐中毒及中暑等疾病经过中。

1. 细胞外性脑水肿　可引起神经组织脱髓鞘，血管周围和细胞周围的间隙扩大。

2. 细胞内性脑水肿　可导致神经胶质和神经元肿胀，使脑内压升高，脑机能障碍。

【临床表现】

中枢性失明和周期性脑机能异常。发作时，角弓反张，眼球震颤，肌肉震颤。间歇期，反应迟钝，精神沉郁，视网膜水肿。后期，共济失调，肌肉无力，倒地不起，阵挛性惊厥。

病理组织学检查：可见白质苍白，灰质疏松，神经胶质细胞肿胀，血管和细胞周围间隙扩大。

【治疗】

要点：降低脑内压，缓解脑水肿。

可静脉注射地塞米松，日剂量为每千克体重 0.5～2.0mg。亦可静脉快速输注 20%甘露醇溶液等脱水剂，用量为每千克体重 1.0～1.5g。

速尿、乙酰唑胺等利尿剂，可直接抑制脑脊液的产生，与地塞米松配合，则抗脑水肿的作用显著增强。

七、脑 软 化

Encephalomalacia

脑软化是脑灰质和（或）脑白质变质性变化的统称。各种动物均可发生，幼龄动物多发。

【病因】

1. 中毒因素　马属动物霉玉米中毒，可见大脑白质、丘脑、脑桥及延髓出现大小不一的灰黄色液化坏死灶。

马问荆中毒、木贼中毒、节节草中毒和蕨中毒，伴有维生素 B_1 缺乏，可发生脑灰质变性。

据报道，美国加利福尼亚州北部和俄勒冈州南部，马因采食黄色星状矢车菊（*Centaurea solstitialis*），在科罗拉多州和犹他州，马因采食矢车菊（*Russian knapweed*）而发生黑质苍白球脑软化（nigropallidal encephalomalacia）。

此外，脑软化还见于砷、汞、铅及食盐中毒。

2. 营养因素　维生素 B_1、维生素 E 及铜的缺乏，是动物脑软化的常见原因。业已证实，产芽孢梭状芽孢杆菌（*Clostridium sporogenes*）和芽孢杆菌属的细菌能产生硫胺酶。放牧牛采食含有硫胺酶的异叶猩猩木（*Rochia scoparia*）可发生脑灰质软化。

抗球虫药氨丙嘧吡啶（Amprolium）的化学结构与硫胺素相似，能竞争性地抑制硫胺素的吸收，给健康绵羊服用氨丙嘧吡啶每千克体重880mg或每千克体重1g，可分别经4～6周或3～5周，复制出脑灰质软化。

牛喂饲以糖蜜和尿素为主的饲料或高精料低纤维素日粮，也可引起脑灰质软化。喂这种饲料的牛，粪便中的硫胺酶活性显著增加。

羔羊缺铜性摆腰病和地方性共济失调，脑组织也存在类似的变质性变化。

高硫酸盐或低钴口粮及维生素E缺乏，亦可引发本病。

【临床表现】

病畜最初表现为食欲减退，精神沉郁，而后迅速呈现共济失调，视力丧失，斜视（内上方），最后卧地不起，昏迷，乃至死亡。常见的症状还有，头抵固定物（pressing head），眼球震颤，肌肉震颤，角弓反张。病畜从表现临床症状至死亡，一般不超过2d至数天。

1. 弥漫性大脑皮质软化　典型症状是失明，即视力丧失，但瞳孔对光反应正常。

2. 黑质苍白球脑软化　临床特征是第Ⅴ、第Ⅶ、第Ⅻ对脑神经运动纤维所支配的肌肉功能异常。病马突然呈现采食及饮水障碍，口开张不全，唇回缩，舌节律性颤动，无目的咀嚼，食物和饮水滞留于咽的后部而不能吞咽。面部肌肉紧张，表情呆板，呈嗜眠状态。大多死于饥饿或吸入性肺炎。

实验室检查：继发性硫胺素缺乏时，血液中转酮酶（transketolase）活性降低，而丙酮酸和乳酸含量增加，粪便中硫胺酶活性升高。

【诊断】

根据病史、临床症状及剖检变化可以建立诊断。

但应注意与铅、砷、汞等中毒，脑肿瘤、脑脓肿、脑水肿等伴有颅内压增高的疾病以及肝脑病、神经型酮病等类症相鉴别。

【治疗】

继发性硫胺素缺乏所致的脑软化，应尽早肌内注射硫胺素，起始剂量为每千克体重10mg，每天2次，连用2～3d。一般用药后1～3d内症状减轻，病情好转，视力恢复则往往需经1～7d。为消除脑水肿，可静脉注射地塞米松每千克体重1～2mg，或强的松龙每千克体重1～4mg。经3～4d治疗仍不见效的，预后不良。

八、中　暑

Heat Stroke

中暑，又称日射病（sun stroke）、热射病（heat stroke）或中暑衰竭（heat prostration），是产热增多和（或）散热减少所致发的一种急性体温过高。临床上以超高体温、循环衰竭为特征。

我国长江以南地区多在4～9月发生，长江以北地区多在7～8月发生。发病时间主要在中午至下午3：00～4：00。猪、牛、犬及家禽多发。

【病因】

盛夏酷暑，日光直射头部，或气温高，湿度大，风速小，机体吸热增多和散热减少，是主要致发病因。驮载过重、骑乘过快，肌肉活动剧烈，产热增多，是促发因素。被毛丰厚、体躯肥胖及幼龄和老龄动物对热耐受力低，是易发因素。

【发病机理】

机体代谢产生的热量，通过辐射、传导、对流和蒸发等方式放散。当外界气温超过 31℃ 时，辐射、传导、对流散热困难，此时只有通过汗液蒸发散热。空气相对湿度＞65% 时，汗液蒸发散热减少。在饮水、喂盐不足，体躯肥胖等情况下，体热放散更加困难。

劳役、拥挤、兴奋等应激因素，可促使体内代谢旺盛，产热增加。研究表明，猪在外界气温达 30～32℃ 时，直肠温度便开始升高；在气温达 35℃，相对湿度＞65% 时，猪的耐受时间极为有限；气温达 40℃ 时，尽管相对湿度很低，亦不能耐受。

绵羊在相对湿度较低的条件下，可耐受 43℃ 气温达数小时之久。

汗腺比较发达的马、牛，可通过排汗散发体内过多的热量，但排汗过多，不仅丢失大量水分，而且丧失 Na^+ 和 Cl^-，从而引起水盐代谢紊乱和酸碱平衡失调，导致外周循环衰竭。汗腺不发达的猪、羊、犬等动物，可通过呼出气排出水分进行散热，但持续的呼吸运动加强加快，可导致肺循环血流量增加，引发肺充血和肺水肿，进而加重心脏负担，加上脱水、血液浓缩、外周循环衰竭，常造成心力衰竭。

强烈日光辐射，尤其头盖部受红外线的过度照射，常引起脑及脑膜充血、水肿，乃至广泛性出血。随着脑组织缺血、缺氧和代谢活动的改变，可产生一系列中枢神经系统机能紊乱直至发生血管运动中枢和呼吸中枢的麻痹。

【症状】

体温超过 40℃ 时，大多数动物，即表现精神沉郁，运步缓慢，步样不稳，呼吸加快，全身大汗，行进中主动停于树荫道旁，寻找水源。

体温达 41℃ 时，精神高度沉郁，站立不稳，有的可呈现短时间的兴奋不安，乱冲乱撞，强迫运动，但很快转为抑制。出汗停止，皮表烫手，呼吸高度困难，鼻孔开张，两肋扇动，或舌伸于口外，张口喘气。心悸如捣，脉搏急速，每分钟可达百次以上。

体温超过 42℃ 时，多数病畜昏睡或昏迷，卧地不起，意识丧失，四肢划动，作游泳样动作，呼吸浅表急速，节律紊乱，脉搏微弱，不感于手，第一心音微弱，第二心音消失，血压下降，收缩压为 10.66～13.33 kPa，舒张压为 8.0～10.66 kPa，脉压变小。结膜发绀，血液黏稠，口吐白沫，鼻喷白色或粉红色泡沫（肺水肿或肺出血），在痉挛发作中死亡。

【病程及预后】

病情发展迅速，病程短促，如不及时救治，可于数小时内死亡。轻症中暑，如治疗得当，可很快好转。并发脑水肿、出血而显现脑症状的，则预后不良。

【治疗】

要点是促进降温，减轻心肺负荷，纠正水盐代谢和酸碱平衡紊乱。

应立即停止使役，将病畜移置阴凉、通风处，保持安静，多给清凉饮水。

降温是治疗成败的关键。可采用物理降温或药物降温。

1. 物理降温　包括用冷水浇身、头颈部放置冰袋、冰盐水灌肠或让病畜站立于冷水中，亦可用酒精擦拭体表，促进散热。

2. 药物降温　可用氯丙嗪，马、牛每千克体重 1～2mg，猪每千克体重 3mg，肌内注射或混于生理盐水中静脉滴注。

马、牛体温降至 39～40℃，即可停止降温，以防体温过低，发生虚脱。

为防止肺水肿，在行降温疗法之前或之后，静脉注射地塞米松每千克体重 1～2mg。

对心功能不全的，可适当应用强心剂，如安钠咖、洋地黄制剂。

对严重脱水或存在外周循环衰竭的，可静脉注射生理盐水和 5％葡萄糖液。

在没有判明酸碱紊乱类型之前，切不可贸然应用 5％碳酸氢钠液等碱性药物！

九、肝 脑 病

Hepato - encephalopathy

肝脑病是指肝脏功能异常所引起的一种脑病综合征，以行为异常、中枢性失明和精神高度沉郁为特征。各种动物均可发生。

【病因】

根本原因在于肝功异常，通常后继于下列 3 类疾病。

1. 实质性肝病 包括肝炎、肝坏死、肝肿瘤、脂肪肝综合征及中毒性肝病等。含吡咯双烷类生物碱的植物，如千里光属和响尾蛇属，可引起草食兽实质性肝损伤和肝脑病。肝实质损伤，特别是急性肝坏死和慢性肝病晚期，肝脏的正常代谢机能减退，氨、短链脂肪酸及硫醇、粪臭素、吲哚等氨基酸降解产物在血液中堆积，损伤中枢神经系统。

2. 门脉循环异常 主要见于畸形如先天性门脉短路分流（portosystemic venous shunts），即相当一部分门脉血液不经肝脏而由短路直接进入腔静脉，以致胃肠吸收的各种有毒物质得不到肝脏的解毒处理。

3. 尿素循环酶先天缺陷 尿素生成过程受阻，出现高氨血症，造成脑损害（参见遗传性疾病篇先天性高氨血症）。

【症状】

肝脏机能异常，表现为消化障碍，胃肠机能紊乱，食欲减退或废绝，体重减轻，生长停滞，黄疸及多尿烦渴等。磺溴酞钠（BSP）排泄半衰期延长（>5min），血清肝特异酶活性升高。

精神高度沉郁，昏睡乃至昏迷。行为异常，盲目运动，头抵固定物，失明，抽搐。在马，可见攻击行为，如自咬或咬其他动物，啃咬地面等。

除视觉障碍外，其他脑神经无明显异常。肝脑病所致弥漫性脑损伤的临床表现进行性增重。采食后，特别是喂饲高蛋白饲料，神经症状加剧。

尸体剖检：可见肝脏肿大或萎缩，或纤维变，色泽发黄或呈斑驳样。

【治疗】

关键在于除去病因，而本病的病因多系不治或难治之症。

十、脊髓挫伤

Spinal Cord Trauma

脊髓挫伤是骨折、外伤等致发的脊髓损伤。临床上以脊髓节段性运动及感觉障碍或排粪排尿障碍为特征。腰髓及颈髓损伤最为多见。

【症状】

外伤引起的脊髓损伤，脊柱局限性隆起、变形及肿胀，触压疼痛，有时可闻哗叭音。大动物直肠检查间或能感知腰椎及荐椎的骨折部。严重损伤之后，有一时性脊髓休克，表现肌肉弛缓性麻痹，局部出汗，牵张反射和皮肤感觉消失。

临床表现因脊髓损伤的部位、范围和程度而不同。

1. 脊髓全横径损伤 出现损伤节段后侧的中枢性瘫痪、双侧深浅感觉障碍及植物神经功能异常。

2. 脊髓半横径损伤 病侧深感觉障碍和运动麻痹，对侧浅感觉障碍。

3. 脊髓灰质腹角损伤 只表现小范围的神经脱失症状，即损伤部所支配区域的反射消失、运动麻痹和肌肉萎缩。

①第 1～第 5 节段颈髓（$C_1 \sim C_5$）全横径损伤。由于支配呼吸肌的神经核与延髓呼吸中枢的联系中断，动物呼吸停止，迅速死亡；半横径损伤时，四肢轻瘫或瘫痪，肌肉张力和反射正常或亢进，损伤部后方痛觉减退或丧失，排粪排尿障碍。

②第 6 节段颈髓至第 2 节段胸髓（$C_6 \sim T_2$）损伤。呼吸不中断，呈现以膈肌运动为主的呼吸动作（膈呼吸）。共济失调，四肢轻瘫或四肢瘫痪，前肢肌肉张力和反射减退或消失，肌肉萎缩，后肢肌肉张力和反射正常或亢进，损伤部后方感觉减退或消失，排粪排尿障碍。

③第 3 节段胸髓至第 3 节段腰髓（$T_3 \sim L_3$）损伤。后肢运动失调，轻瘫或瘫痪，后肢肌肉张力和反射正常或亢进，尾、肛门张力和反射正常，损伤部后方痛觉减退或消失，粪尿失禁。

④第 4 节段腰髓至第 1 节段荐髓（$L_4 \sim S_1$）损伤。尾、肛门、后肢肌肉张力和反射减退或消失，排尿失禁，顽固性便秘，后肢轻瘫或瘫痪，共济失调。

⑤第 1～第 3 节段荐髓（$S_1 \sim S_3$）损伤。后肢趾关节着地，尾感觉消失、麻痹，尿失禁，肛门松弛。

⑥第 1～第 5 节段尾髓（$Cy_1 \sim Cy_5$）损伤。尾感觉消失、麻痹。

【治疗】

应使病畜保持安静，避免活动，减少刺激，多铺垫草，防止褥疮。

疼痛明显的，可用水合氯醛、溴制剂等镇静药。防止并发感染，可用抗生素。排粪迟滞的，内服缓泻剂或直肠取粪。排尿困难的，行人工导尿。肌肉麻痹时，应勤加按摩，或行感应电疗法，也可用士的宁与藜芦素交替注射。

十一、脊髓及脊髓膜炎

Myelitis and Meningomyelitis

脊髓及脊髓膜炎是脊髓实质、脊髓软膜及蛛网膜的炎症。临床上以感觉、运动机能障碍，肌肉萎缩为特征。多发生于马、羊，其他动物也有发生。

【病因】

与脑膜脑炎的病因大致相似。除椎骨骨折、脊髓挫伤及出血外，还常伴发于马传染性脑脊髓炎、流行性感冒、胸疫、脑脊髓丝虫病、媾疫及霉败饲料和有毒植物中毒。

【临床表现】

因炎症部位、范围及程度而异。

1. 以脊髓膜炎为主的 主要表现脊髓膜刺激症状。脊髓背根受到刺激时，呈现体躯某一部位感觉过敏，用手触摸被毛或皮肤，动物即躁动不安、拱背、呻吟等；脊髓腹根受刺激时，则出现背、腰和四肢姿势的改变，如头向后仰，曲背，四肢挺伸，运步紧张小心，步幅短缩，沿脊柱叩诊或触摸四肢，可引起肌肉痉挛性收缩，如纤维性震颤、肌肉战栗等。随着疾病的进展，脊髓膜刺激症状逐渐消退，表现感觉减弱或消失、运动麻痹等脊髓炎症状。

2. 以脊髓炎为主的　发病初期多表现精神不安，肌肉震颤，脊柱凝硬，运动强拘，易疲劳，出汗。

（1）局灶性脊髓炎。仅表现患病脊髓节段所支配区域的皮肤感觉减退和肌肉萎缩。

（2）弥漫性脊髓炎。炎症波及的脊髓节段较长，且多发生于脊髓的后段，除所支配区域的皮肤感觉过敏或减弱、肌肉麻痹和运动失调外，常出现尾、直肠以及肛门和膀胱括约肌麻痹，以致排粪排尿失常。

（3）横贯性脊髓炎。表现相应脊髓节段所支配区域的皮肤感觉、肌肉张力和反射减弱或消失等下位运动神经元损伤的症状，发炎节段后侧肌肉张力增高、腱反射亢进等上位运动神经元损伤的症状。病畜共济失调，两后肢轻瘫或瘫痪。

（4）播散性脊髓炎。系个别脊髓传导径受损，表现相应的局部皮肤感觉减退或消失以及肌肉麻痹。

本病重症常于2～3d死亡，轻症亦很难恢复，预后不良。

【治疗】

应以静养为主，对症治疗为辅。治疗办法同脊髓挫伤。

十二、马尾神经炎

Neuritis of Cauda Equina

马尾神经炎，又称尾和括约肌麻痹，是马尾硬膜外脊神经根的慢性肉芽肿性炎症。本病主要发生于马、牛，老龄居多。

【病因】

1. 跌倒、碰撞引起的荐椎和尾椎骨折、外伤，配种、直检或倒马时过分牵引尾巴等机械性原因，均可引起马尾神经的损伤。

2. 与细菌、病毒感染及变态反应有关。马骡在患腺疫或其他链球菌感染治愈后，往往遗留喉偏瘫和马尾神经炎。

3. 据新近研究，本病是一种自体免疫病（参见免疫性疾病篇自体免疫病章）。

【临床表现】

起病缓慢，常经数周乃至数月后才显现本病所特有的尾及括约肌麻痹症状。

1. 尾一侧性麻痹　尾向对侧歪斜。

2. 尾两侧性麻痹　尾部肌肉萎缩，尾张力丧失而不随意摇摆，尾不能驱赶蝇虻，排粪排尿时尾不抬举。肛门、阴唇、会阴部皮肤感觉消失，在其周围有环状的感觉过敏区带。

3. 肛门括约肌麻痹　肛门哆开，直肠内堆满宿粪。

4. 膀胱括约肌麻痹　淋漓般滴尿，卧下、站起或行走时尤甚。

5. 除尾和括约肌麻痹外，有的病马还表现后肢无力，运动失调、臀肌、股二头肌等肌肉萎缩。

6. 牛，不自主地排出糊状粪便。且因直肠内堆满宿粪而显尾根两侧的凹窝隆起。

取慢性经过，预后大多不良。

【治疗】

尚无有效疗法。

（王 哲 朱连勤 李艳飞 刘国文）

第二章 植物神经疾病

植物神经系统（vegetative nervous system），又称自律神经系统（automatic nervous system），包括交感神经（sympathetic nerve）和副交感神经（parasympathetic nerve），即迷走神经（vagus nerve）两部分。

植物神经疾病（vegetosis），在动物中已见报道的有 4 个，包括：

牛和绵羊的迷走神经性消化不良（vagus indigestion），即 Hoflund 氏综合征（Hoflund's syndrome）；马草病（equine grass sickness），即马自律神经病（equine dysautonomia）；马、猪、犬、猫、大鼠、小鼠的植物神经节遗传缺陷病，即先天性肠无神经节症（myenteric aganglionosis）或先天性无神经节巨结肠和巨空肠（congenital aganglionic megacolon and megajejunum）；马和犬的特发性喉麻痹（idiopathic laryngeal paralysis），即遗传性返喉神经病（hereditary recurrent laryngeal neuropathy）或喘鸣症（roaring or whisting）。

本章仅介绍前两个病，后两个病可参见遗传性疾病篇遗传性神经—肌病章。

一、迷走神经性消化不良

Vagus Indigestion

迷走神经性消化不良，又称含糊不清的消化不良（vague indigestion），是以支配前胃和真胃的迷走神经分支或其壁内神经节（丛）损伤所致的胃运动障碍为病理学基础，以厌食、消瘦、排粪迟滞、腹部膨胀和慢性病程为主要临床表现的一种消化不良综合征。

该综合征由 Hoflund（1940）最先确认，特称 Hoflund 氏综合征，是牛的常见多发病，主要发生于 2 岁以上的成年牛（Begg，1950；Clark，1953；Neal 等，1968；Rebhun，1980）。成年绵羊也有发生（Nearland 等，1962）。

【病因及发病机理】

牛迷走神经性消化不良，现已公认并列入创伤性网胃腹膜炎（TRP）最常见的相关病（Blood 等，1983；Hoffsis 等，1986）。有的是因为由膈和网胃前壁经过的迷走神经腹支受到损伤（Hoflund，1940；Neal，1968）；多数则是因为异物刺伤、炎症、脓肿、粘连、瘢痕等病变损伤了网胃壁尤其内侧壁的迷走神经壁内神经节（丛）或其牵张感受器所致（Neal 等，1968）。

在一份 43 例迷走神经性消化不良病牛的病因调查中，仅发现 9 例有迷走神经腹支损伤的病理学证据，另 30 例的网胃尤其内侧壁存在脓肿、硬结、粘连等组织学改变（Leek，1968；Neal，1968）。

此外，迷走神经胸支、腹支直至其分布于前胃和真胃的壁内神经节（丛）遭受损伤所致的迷走神经性消化不良，还继发或伴发于下列各种疾病：

1. 牛瘤胃和网胃的放线菌病（Begg，1950）。

2. 绵羊住肉孢子虫和细颈囊尾蚴寄生性腹膜炎（Nearland 等；1962）。

3. 膈疝、膈与网胃粘连侵害或压迫了迷走神经腹支（Blood 等，1983；Hoffsis 等，1986）。

4. 真胃淋巴肉瘤、真胃溃疡穿孔性腹膜炎以及真胃扭转整复手术时对迷走神经分支及其壁内神经节（丛）（尤其幽门区）的损伤和侵害（Rebhun，1980；Hoffsis 等，1986）。

5. 淋巴肉瘤、结核病时肿大的纵隔淋巴结对迷走神经胸支的压迫损伤（Blood 等，1983；Hoffsis 等，1986）。

本病的主要发病环节，在于支配前胃和真胃运动的迷走神经分支系统受到损伤，导致前胃和（或）真胃的运动功能发生紊乱。

反刍动物前胃和真胃的正常运动功能，同其他动物的胃肠运动一样，以胃壁平滑肌固有的自动运动性为基础，并接受迷走神经和交感神经相反相成的植物神经调控。

迷走神经呈兴奋效应，增强胃肠壁平滑肌的收缩性，并使胃肠道括约肌松弛，以利食物的运转和通过。

交感神经则呈抑制效应，减弱胃肠壁平滑肌的收缩性，并使胃肠道括约肌紧缩，以利食物的停留和消化。

本病的迷走神经损伤本质，已通过迷走神经不同部位切断实验复制的动物模型得到证实（Hoflund，1940），尽管实验模型和自发病例在临床表现和剖检变化上不尽一致（Habel，1956；Stevens 等，1956；Titchen，1958）。

1. 迷走神经腹支的损伤，会导致瘤胃、网胃、瓣胃、真胃壁平滑肌的弛缓性麻痹，并使网胃－瓣胃括约肌、瓣胃－皱胃括约肌和幽门括约肌失弛缓（achalacia）。

2. 迷走神经牵张感受器所在处的网胃内侧壁损伤，可使正常的食管沟反射发生障碍（Leek，1968）。

3. 迷走神经真胃分支损伤，或真胃溃疡、真胃淋巴肉瘤，真胃整复手术伤及迷走神经真胃壁内神经节（丛）时，单出现真胃壁弛缓性麻痹和幽门括约肌失弛缓（Rebhun，1980）。

4. 牛瘤胃和网胃放线菌病时，只损伤其壁内神经节（丛），单出现瘤胃和网胃的弛缓（Begg，1950）。

5. 网胃内侧壁迷走神经牵张感受器因炎症、脓肿、硬结（瘢痕化）或粘连而受到刺激时，通过迷走神经向胃运动中枢发放冲动，初期引起瘤胃的运动过强，以后则使瘤胃运动减弱以至发生弛缓（Blood 等，1983）。有时网胃内侧壁的损伤，可使食物不能通过食管沟进入瘤胃，反射地抑制食欲，而瘤胃内只积存液体（Leek，1968）。

6. 网胃－瓣胃括约肌失弛缓时，食物即贮积于瘤胃和网胃内。如胃壁平滑肌仍保持其正常的运动性（初期），通过异常发酵产生的气体与食物混杂存在，可能导致瘤胃泡沫性臌胀；如胃壁平滑肌已失去其固有的运动性而陷入弛缓状态（后期），则可能导致气体游离的瘤胃臌胀。

7. 幽门括约肌失弛缓时，真胃内食物不能后送，并发酵产气产酸、积液（液体回渗），发生幽门阻塞综合征或功能性狭窄（functional pyloric stenosis），甚至真胃内容物回流入瓣胃、网胃和瘤胃，造成内呕吐（internal vomiting），进而影响前胃内环境，造成前胃消化紊乱（Breukink 等，1976；Blood 等，1983；Hoffsis 等，1986）。

上述资料表明，致病环节是决定本病发生发展的首要因素。迷走神经胃分支系统受损伤的具体部位不同，涉及的胃壁平滑肌弛缓性麻痹和胃括约肌失弛缓的发生范围亦各异，因而出现不同类型的前胃和（或）真胃运动障碍以及机能性阻塞．导致不同程度的脱水和低氯血症性碱中毒。其中，以伴有内呕吐的幽门阻塞型最为严重（Blood 等，1983；Hoffsis 等，1986）。

本病的病理形态学改变：

网胃，尤其胃前壁，通常可发现广泛的粘连、纤维性瘘管，有时还有金属异物或脓肿，表明曾发生过创伤性网胃腹膜炎。

瘤胃臌胀，积滞腐败发酵的食物和液体，有的瘤胃缩小，贮积稀薄清亮的液体，混有小量饲料微粒。

真胃阻塞，幽门区常有溃疡，积滞多量粗糙而未消化的液状食糜，有的伴有积液和积气。

肠管空虚，粪便呈黑绿色稠糊状。

【临床表现 】

迷走神经性消化不良综合征，按临床表现可分 3 种病型。一般情况下，各型独立存在。有时每型各为疾病发展的不同阶段而相继出现（Pope，1961；Blood，1983）。

三型共有的临床特点：持续数日至数周的长期食欲减退或废绝；排粪迟滞而稀少，粪便色暗呈稠糊状；肚腹明显膨大，伴有前胃弛缓、积滞（积食或积液）或臌气；体温、脉搏、呼吸多在正常范围之内，一般心动过缓（心率每分钟 40 次左右），后期心动过速。

直肠检查：瘤胃充满积食、积液或积气，瘤胃背囊膨胀而充塞于盆腔前口，腹囊后盲端横位扩大而占据右腹腔后下方，整个瘤胃在腹腔内呈 L 形扩张。

1～3 周内形体消瘦渐进增重；各种前胃病疗法概不奏效。

1. Ⅰ型——运动弛缓的瘤胃扩张 网—瓣孔括约肌或瓣—皱孔括约肌紧缩而失弛缓，前胃内容物不能后送真胃所致发的瘤（前）胃扩张，瘤、网，瓣胃壁平滑肌均陷入弛缓性麻痹。

突出的症状是厌食、腹部膨胀、排粪减少，心率不加快，触叩腹部有疼痛，但瘤胃运动稀弱以至停止，叩触瘤胃可证实积液或积食并积气。使用泻剂、润滑剂以至副交感神经兴奋剂治疗均告无效（Blood 等，1983；Hoffsis 等，1986）。

2. Ⅱ型——运动过强的瘤胃扩张 发病环节同Ⅰ型，即起病于迷走神经损伤所致的网瓣孔或瓣皱孔括约肌失弛缓，但瘤胃平滑肌处于运动过强阶段，尚未陷入弛缓性麻痹状态。

与Ⅰ型不同的临床症状是：

视诊左腹壁，可看到瘤胃收缩波频频出现，每分钟 4～6 次（正常瘤胃运动每分钟 2 次），但瘤胃的首次收缩和再次收缩很不协调，以至听不到完整的瘤胃蠕动音。

叩触瘤胃，可证实积食并积气，且为泡沫性臌气；常有心动过缓，心率减慢可少至每分钟 40 次。

心肺交界处听诊，可在较大区域内听到心肺杂音（即 Blood 所谓的随呼吸增减的收缩期杂音）。其特点是：属肺泡舒张音性；出现在第一心音之后（易误认为收缩期心内杂音）；心肺交界处声音最响，吸气终末声音最响；吸气相杂音渐强，呼气相杂音渐弱，杂音的强度随呼吸而渐减（wane）和渐增（wax）。

作者认为，心肺杂音在此型迷走神经性消化不良时出现，很可能是瘤胃泡沫性臌气所致肺的心叶膨胀不全（肺不张）和迷走神经损伤刺激作用所致心动徐缓并增强的共同结果（李毓义等，1994，2002）。

3. Ⅲ型——幽门阻塞或功能性狭窄 幽门括约肌失弛缓，真胃内容物不能向十二指肠排空所致发的真胃积液或积食，且由于前胃内容物后送障碍和真胃内容物的倒流（内呕吐），常伴发瘤胃积食、积液和积气。

此型综合征，除前述的共同症状外，还表现其独特体征：左（瘤胃）右（真胃）两侧腹中下部冲击式触诊，均感有震水音。

直肠检查：于右腹腔后下方，除瘤胃腹囊外，还可摸到异常膨大的真胃。

右腹部因真胃积液和积食，加上瘤胃部分腹囊的占据，外观饥窝部塌陷，而腹后下方鼓出，形似梨（pear shape）；左腹部则因瘤胃积液、积食并积气，外观饥窝部突隆，腹侧部亦匀称地鼓出，形似苹果（apple shape）。结果，整个腹部的轮廓非常特殊，呈梨—苹果形（papple shape）（Hoffsis 等，1986）。

检验所见主要有：某些病牛显示中性粒细胞增多，核型左移或者单核细胞比例增高等慢性创伤性网胃腹膜炎的指征。

瘤胃和真胃积液的Ⅲ型综合征病牛，有 PCV 增高、血浆总蛋白含量增高等脱水指征，血氯低下、血钾低下、血浆 CO_2 结合力增高等低氯低钾性碱中毒指征。

瘤胃液内氯化物浓度增高（超过 30mmol/L），表明真胃液倒流，是Ⅲ型迷走神经性消化不良的指征（Ferrante，1981；Hoffsis 等，1986）。

【诊断】

1. 迷走神经性消化不良的论证诊断　主要依据于创伤性网胃腹膜炎病史；迁延数周的慢性病程；厌食、渐进消瘦、排粪迟滞、腹部膨胀、瘤胃和（或）真胃积食、积液、积气等典型的临床症状和体征；前胃、真胃疾病的各种疗法均告无效。

2. 迷走神经性消化不良 3 种临床病型的区分　主要依据于腹部的视、触、听、叩等病理学检查，直肠检查以及瘤胃内容物氯化物含量测定。

真胃膨胀，且瘤胃内氯化物含量增高的，为Ⅲ型综合征，否则即为Ⅰ型或Ⅱ型综合征。

Ⅰ型与Ⅱ型之间的区分容易，主要依据于瘤胃的视诊、触诊和听诊，确认瘤胃运动过强还是运动低下（弛缓）。

阿托品应答试验（atropine response test），诊断价值有限，只能用于Ⅱ型综合征（Hoffsis 等，1986），即当迷走神经损伤轻微或初期呈迷走神经刺激效应而出现心动徐缓时，用以区分心动徐缓是心内性的（传导阻滞）还是心外性的（迷走神经兴奋对心跳的抑制作用）。

方法是皮下注射硫酸阿托品 30mg 后的半小时内，每隔 5min 检查一次心率的改变。

心率增加不到 5%～7%的，为心内性心动过缓。

心率增加超过 16%的，即为心外性心动过缓，可确诊为迷走神经性消化不良（Whitlock，1980；Hoffsis 等，1986）。

3. 类症鉴别　应注意区分能引起腹部膨大的各种疾病，如瘤胃臌气、瘤胃积食、瘤胃酸中毒、真胃积食、真胃溃疡、真胃左方变位、真胃扩张、真胃扭转、肠便秘、肠变位、腹腔积气、腹腔积液、卵巢囊肿、尿膜腔积液、羊膜腔积液等，可通过腹部病理学检查，直肠检查，阴道检查，腹腔、瘤胃、真胃等试验性穿刺，并紧紧抓住本病的临床特征，尤其是慢性病程、无热、无腹痛、无食欲、无疗效、心率慢、排粪少、消瘦快等特点，逐个地加以淘汰。必要时剖腹探查，确定诊断（Hoffsis 等，1986；李毓义等，1994，2002）。

【治疗】

患迷走神经性消化不良，尤其Ⅰ型和Ⅲ型综合征的病牛，消瘦衰竭，体况不佳，成书记载的各种疗法，包括保守疗法和手术疗法，不仅耗资费时，而且基本无效。因此，本病一经确诊，即应屠宰处理，切莫迟疑。

其Ⅱ型综合征，即运动过强的瘤胃扩张病型，呈迷走神经损伤的刺激症状，多系轻症或早期，尚有一线治愈的希望。如为贵重种畜，可采取网胃壁脓肿引流、抗菌消炎等疗法，以缓和或消除对迷走神经腹支的压迫和刺激。对处于即将或刚刚进入运动弛缓的瘤胃扩张期的病牛，还可试用 1%～2% 盐酸普鲁卡因液 80～100mL，做两侧胸腰段交感神经干药物阻断，并多次少量肌注硫酸甲基新斯的明液（李毓义，1987，1994），以解除网—瓣孔括约肌或瓣—皱孔括约肌的紧缩和瘤胃、网胃壁平滑肌的弛缓性麻痹，或许会有一定的疗效。

二、马 草 病

Equine Grass Sickness

马草病，简称 EGS，即马自律神经病（equine dysautonomia），是马属动物所独有的一种病因尚未查明而病死率极高的非传染性群发病，即群发性普通病。

病理学基础：植物神经节（主要是交感神经节）、某些脑干核、脊髓中间侧核以至肠壁神经元的严重变性（Pollin 和 Griffiths，1992）。

临床特征：吞咽困难，大面积出汗，骨骼肌纤颤，心动过速，胃肠道停滞，以至胃肠弛缓性麻痹（gastrointestinal flaccid paralysis）。

临床病理学改变：主要是脱水、低氯血症、高血糖症、血浆儿茶酚胺浓度增高等交感-肾上腺系统功能亢进的指征（Stawart 等，1940；Greig，1942，Hodson 等，1984；李毓义等，1987；Mccarthy 等，2001）。

本病于 1928 年首次报道于英国。其发生主要局限于英伦三岛，特别是苏格兰、英格兰、威尔士、北爱尔兰和爱尔兰。

以后扩延到整个欧洲，包括瑞典和丹麦（Bendixen，1946；Obel，1955；Lannek 等，1961），德国（Mayer 等，1968；Sehulze 等，1997），瑞士（Arnold 等，1981），荷兰（Leendertze，1993），法国（Lhomme 等，1996）以及比利时（Christmann 等，1999）。

新近，报道澳大利亚和马尔维纳斯群岛也发现了 EGS（Cottrell 等，1999）。在阿根廷和智利发生的 mal seco 病，马的一种自律神经功能紊乱，现已确认为马草病（Lizal 等，1993；Mccarthy 等，2001）。

中国尚无本病的报告（李毓义，1987，2002）。

EGS 只报道发生于马属动物，包括马、矮马和驴。除哺乳马驹外，所有年龄和品种的马匹，包括非驯养马（nondomestic equines）易感，其中以 3～6 岁马匹的发病率为最高（Ashton 等，1940；Anderson 等，1980）。

除个别舍饲马有散发者外，绝大多数病例为放牧马，且常为群发，而得到补充饲料的牧马一般不易感。

本病全年都可发生，但夏季的发病率最高。常盘踞于一定的地区或农场，新进场的外地马更易发病。

【病因及发病机理】

病因尚未查明。鉴于其植物神经节病变的性质，曾有人提出系病毒感染，但本病业已查实无传染性。曾认为可能是 D 型产气荚膜杆菌所致的肠毒血症，但以该菌的变性培养物进行接种后只产生相应抗体而不能预防本病。由于绝大多数病例都发生于草地放牧的过程中，一般认为本病是中毒性的。

国外学者先后证实腹腔肠系膜神经节等交感神经节内含多量变性坏死的泡沫状神经元（神经细胞核染色质溶解乃至核消失、胞浆内 Nissl 物质减少或消失并出现空泡）是急性型和亚急性型马草病的特征性病变。从而认为，肠神经元变性和植物神经变性是草病病马消化道停滞的病理学基础（Obel 等，1955；Mahaffey 等，1959；Mchowell 等，1974）。

Gilmour（1973）将一匹急性草病病马的血液经腹腔注入 3 匹实验马（1d 一次 1L 或 3d 注入 3 次 3L），分别观察 11d、13d 和 24d。均未显示草病的临床表现，扑杀后亦未见到草病的尸检变化，但病理组织学检查有关神经节都存在特征性的神经元损害。从而认为，急性草病病马的血液中存在某种神经毒性因子。

其后（1977）又由急性草病病马采血制备血浆、血清和血细胞，并将血浆通过胶滤和盐沉淀分为 F_1、F_2、F_3 三个组分，分别给矮马口服和腹腔注入，以测定各制备品的神经毒性作用。

实验结果表明，急性病马血浆和血清口服无作用，而腹腔注入则诱导出草病时所见到的神经组织学病变。实验还表明，具有这种神经毒性作用的是一种分子量大于 30 000 的血浆蛋白组分，零下 75℃放置 15 个月，其毒性仍不丧失（Anderson 等，1980）。

草病病马的肠调节肽系统亦有显著变化：血管活性肠多肽免疫染色的神经纤维数目减少；肠壁每

一层里均见到 P 物质和脑磷脂；黏膜中存在的肠高血糖素（enteroglucagon）和生长抑素（somatostatin）细胞为数甚少；在正常组织内含分泌性颗粒、具有 P 物质或呈血管活性肠多肽免疫反应的 P 型纤维显示广泛的脱颗粒，并形成多量空泡。

由此可见，作为草病主要临床特征的胃肠弛缓性麻痹和食物停滞，其病因病理学基础可能是上述某种神经性毒素所引起的原发性神经轴索损害及肠调节肽系统异常（李毓义，1987）。

新近报道，马草病可能与 C 型肉毒梭菌产生的毒素有关（Hunter 等，1999）。

【病理形态学变化】

草病病马的病理形态学改变，因病型而异。

病程短的病例（急性型和部分亚急性型），呈脱水状态，脾脏多肿大。

其特点是胃肠内容物停滞，前部稀软而后部干硬，即胃和小肠因过度充满恶臭糊状食糜、液体、气体而膨胀，常认胃破裂及所继发的腹膜炎；盲肠积滞半干的食糜及一定量气体；整个大结肠充满干燥的粪块；小结肠空虚或仅散在有少量干小硬暗粪球；直肠无蓄粪，内含多量絮条状黄色黏液团块。

病程长的病例（慢性型和部分亚急性型），其特点是尸体消瘦，胃肠道空虚，胃肠腔径极小。

病理组织学检查：胸交感神经链节、腹腔肠系膜神经节直至肠曼氏神经丛等植物神经节，脊髓中间侧核以及动眼神经、面神经、迷走神经等脑神经核，均可认神经元变性乃至坏死等证病性病变。

【临床表现】

1. 急性型　以高度精神沉郁和排粪迟滞而起病，体温不高，吞咽困难，口流涎液，饮食物由鼻腔逆出，频频伸头缩脖显呕逆动作，徘徊不安，表现轻度腹痛，也有个别腹痛明显或剧烈的。听诊两侧大小肠音稀弱或消失，排粪甚少或停止。随着病程的进展，呼吸加快，结膜发绀，脉搏细弱而疾速，每分钟可达百次以上，全身症状迅速增重，脱水体征逐渐明显。

插入胃管，常能导出大量液体、气体或稀粥状食糜。

直肠检查：坛状部空虚，蓄有多量黏液团块或絮条，整个大结肠乃至盲肠充满干燥的粪块（泛大结肠便秘乃至泛大肠便秘），小肠则充满气液而普遍膨胀，触之紧张而有弹性。

经过 1～3d，多数病例于 12～24 h 内因胃肠破裂而突然死亡。

2. 亚急性型　呈不全阻塞性大肠便秘的症状，腹痛隐微或轻微，大小肠音沉衰或消失，排粪迟滞或停止，全身症状多不重剧，但常伴有一定程度的吞咽障碍，触诊全身肌肉紧张而发硬，肩臂部肌肉可感到频细的震颤，体躯各部反复出现斑块状出汗。

病程 2～3 周，最后多因极度消瘦衰竭而死亡。

3. 慢性型　表现慢性消化不良和胃肠弛缓性麻痹的症状，有的也伴有吞咽障碍、口鼻流涎、肌肉震颤、体躯斑块状出汗等交感神经紧张性增高（唯独瞳孔不散大）的体征。

病程 1 个月以上，多死于衰竭或被扑杀。

【诊断】

草病的论证诊断，可从以下要点建立。

1. 在发生上　有一定的地区性，常累及放牧马，群发的居多，除哺乳幼驹外，各种马匹均易感。

2. 在症状上　呈急性胃扩张（幽门括约肌失弛缓）、泛大肠不全阻塞性便秘（大肠弛缓性麻痹）、肩臂肌颤、局部出汗、吞咽障碍等交感神经兴奋性增高的一系列表现，而唯独瞳孔不散大，且各种疗法一概无效。

3. 在病理上　尸检胃肠内容物停滞，前部（胃和小肠）稀软，充满气液，后部（盲肠和大结肠）

干硬，积滞粪块。有关神经节病理组织学检查可见神经元变性坏死等证病性病变（李毓义，1987，2002）。

【防治】

病因有待澄清，尚无防治办法。

（李毓义　张乃生　杨宗泽）

第三章　外周神经疾病

第一节　脑神经疾病

一、视神经麻痹

Paralysis of Optic Nerve

视神经即第 2 对脑神经，是视觉和瞳孔对光反射的感觉径路。视神经由视神经孔入颅腔，大部分纤维交叉到对侧，与对侧视神经共同形成视神经交叉，向后移行为视束，止于外侧膝状体。

视神经麻痹的原因，主要有：脑外伤、脑肿瘤、脑膜脑炎、脑疝、脑室积水等颅内疾病；犬瘟热、猫传染性腹膜炎、弓形虫病等传染病和寄生虫病以及铅中毒、视神经炎、眼眶创伤、脓肿等。基本症状是视力障碍和瞳孔异常。

视神经麻痹的诊断，唯独依据于视觉和视神经检查的结果。常用下述 3 种方法。

1. 惊吓反应（menace reaction）　检查者用一只手在动物一侧眼睛的前方行惊吓动作，健康动物迅速闭合眼睑或眨眼，躲避头部。惊吓反应涉及视网膜、视神经、对侧膝状体、对侧视区皮质、同侧面核及面神经。这一反射弧发生损伤时，惊吓反应即出现障碍。

2. 视觉放置反应（visual placing reaction）　术者将小动物抱起，让动物面朝桌面，健康动物在其腕部尚未触及桌子前，即伸出爪部置于桌面。检查大动物时，可观察其能否躲避障碍物。

3. 瞳孔对光反应或观察眼底　视网膜、视神经、视交叉或视束损伤，可引起失明和瞳孔异常。视交叉损伤时，常为两侧性失明；视网膜和视神经损伤时，为两侧性（视网膜萎缩、视神经炎）或一侧性（创伤、肿瘤）失明；丘脑的外侧膝状核、视辐射（纤维束）或枕叶皮质损伤时，则视力障碍，而瞳孔对光反应不受影响，且其损伤多累及一侧，只表现为对侧的视力丧失。

视神经麻痹无有效疗法，关键在于防制和处理原发病。

二、动眼神经麻痹

Paralysis of Oculomotor Nerve

动眼神经即第 3 对脑神经，含有控制瞳孔收缩的副交感神经纤维，运动纤维分布于眼球上直肌、下直肌、内直肌、下斜肌及上眼拉提肌。检查动眼神经多用瞳孔对光反应，亦可观察瞳孔的大小、眼球的位置及运动。

动眼神经麻痹可见于眼眶疾病、小脑蒂赫尔尼亚、脑水肿、中脑受压等疾病。临床表现为病侧瞳孔散大，瞳孔对光反应丧失，但视力正常；侧下方斜视，眼球运动丧失（侧方运动除外），上眼睑下垂。新生犊牛、产后瘫痪及高度兴奋时，尽管动眼神经机能正常，但瞳孔对光反应迟钝。脑灰质软化等中枢性失明时，惊吓反应消失，而瞳孔对光反应正常；维生素 A 缺乏（视神经变性）等外周性失明，惊吓反应和瞳孔对光反应均消失。

三、滑车神经麻痹

Paralysis of Trochlear Nerve

滑车神经即第 4 对脑神经，为运动神经，分布于眼球上斜肌。检查滑车神经可观察眼球的位置及运动状况。滑车神经麻痹常见于牛脑灰质软化症，主要表现为眼球向外侧运动和眼球位置异常（外上固定）。

四、三叉神经麻痹

Paralysis of Trigeminal Nerve

三叉神经即第 5 对脑神经，其运动神经核位于桥脑，分为眼神经（感觉支）、上颌神经（感觉支）和下颌神经（混合支）。眼神经分布于眼睑和角膜；上颌神经分布于面部及鼻部皮肤；下颌神经分布于咬肌和颊肌等。

检查感觉机能可行角膜反射和触摸面部皮肤；检查运动机能主要是观察咀嚼动作、咀嚼肌有无萎缩及开口阻力。累及三叉神经脊髓束的髓内病变可使病侧面部感觉丧失，但咀嚼无异常，两侧感觉机能和运动机能丧失见于桥脑病变或累及三叉神经的髓外性疾病；仅运动机能丧失，多系三叉神经运动核的散在性病变所致。

感觉神经麻痹时，病侧感觉机能丧失，角膜和眼睑反射减弱。两侧运动神经麻痹时，咀嚼障碍，不能吃粗硬饲料，只能喂以流食；下颌下垂、舌露于口外、不能主动闭合口腔。运动神经麻痹超过 7d，可见咀嚼肌萎缩。一侧运动神经麻痹，在咀嚼肌萎缩前往往不易发现。

五、外展神经麻痹

Paralysls of Abducent Nerve

外展神经即第 6 对脑神经，与动眼神经、视神经一起经眶孔进入眶窝，分布于眼球退缩肌和眼球外直肌。检查外展神经可观察眼球的运动，眼睑反射和角膜反射亦可用来检查眼球退缩肌。外展神经损伤见于眼眶脓肿、创伤及脑干肿瘤。

外展神经麻痹表现为眼球退缩障碍而前突，眼球外方运动丧失，眼球内侧斜视。

六、面神经麻痹

Paralysis of Facial Nerve

【病因】

中枢性麻痹多因脑外伤、脑出血、脑膜炎及某些传染病和中毒病所致。末梢性麻痹多起因于外力打击、压迫、碰撞或蹴踏及邻近组织的炎症蔓延。

【症状】

1. 一侧性面神经全麻痹　病侧耳壳和上眼睑下垂，鼻孔狭窄，上、下唇松弛，并歪向健侧。

2. 两侧性面神经麻痹　两侧耳壳和上眼睑下垂，眼裂缩小，鼻孔塌陷，唇下垂，流涎，采食障碍，以门齿摄食，咀嚼缓慢无力，颊腔蓄积食团；饮水困难，唇沉没于水中直到口角部。牛由于上下唇肌丰厚，因而上唇歪斜、下唇下垂不明显，但反刍时病侧口角流涎吐草。猪鼻镜歪斜，鼻孔大小不等。

3. 一侧性颊背神经麻痹 耳壳、眼睑正常，患侧上唇斜向健侧，鼻孔狭窄。

4. 两侧性颊背神经麻痹 上唇、鼻翼麻痹，两侧鼻孔狭窄，呼吸困难。

5. 一侧性颊腹神经麻痹 仅呈现患侧下唇下垂，并偏向健侧。

6. 两侧性颊腹神经麻痹 下唇松弛下垂，流涎明显，摄食障碍轻微。

7. 鼻开张肌神经干麻痹 仅发生一侧或两侧性鼻孔狭窄。

【治疗】

首先除去病因，再行电针疗法。

穴位电针法即刺激开关穴和锁口穴，或分水和抱腮穴（在面嵴下约8 cm，咬肌前缘的后方约7cm凹陷部的咬肌内，左右各1穴），每日1次，每次1个穴组或2个穴组，每穴组电针20～30min，10d为一疗程。

神经干电针法，以一针直接刺于面神经干的径路上，另一针刺于开关穴或锁口穴，每日电针1次，每次20～30min，8～10次为一疗程。

电针疗法配合氦氖激光照射效果更佳。或用芥子泥或去皮大麻仁和鲜姜等份制成泥膏，涂敷于患侧面颊皮肤上。皮下注射硝酸士的宁或面神经干周围注射20%樟脑油，亦有一定疗效。

七、前庭耳蜗神经麻痹

Paralysis of Vestibulocochlear Nerve

前庭耳蜗神经即第8对脑神经，其纤维来自内耳的前庭、半规管和耳蜗的传入纤维，经前庭神经节和螺旋神经节，止于延髓前庭核和耳蜗核。

前庭耳蜗神经麻痹，可分为外周性和中枢性两种。

外周性麻痹 见于中耳、内耳炎、先天性前庭综合征、特发性前庭疾病（猫前庭综合征和犬前庭综合征）、肿瘤及耳毒性物质中毒。

中枢性麻痹 见于犬瘟热、狂犬病等传染病，铅中毒、六氯双酚中毒等中毒病，低血糖、肝脑病等代谢病，以及脑干出血、栓塞等。

前庭疾病的基本临床特征 包括：共济失调，眼球震颤，头斜向病侧，朝向病侧的圆圈运动，位置斜视（positional strabismus），旋转后眼球震颤延迟或缺如，冷热水试验反应缺如或异常以及声音惊吓反应缺如。

外周性前庭疾病的临床表现 包括：不对称性共济失调；姿势反射无异常，水平或旋转式眼球震颤，不随头部位置的变换而改变，快相眼球震颤的方向则与病侧相对。

外周性前庭疾病常累及颞骨岩部内的迷路。中耳疾病，除头部歪斜外不表现其他症状；内耳疾病，表现为头歪斜、共济失调、动作笨拙等症状。中耳和内耳疾病，均可伴有同侧的霍恩氏征（Horner's sign），即瞳孔缩小、上眼睑下垂、眼球陷没。内耳疾病，还可影响面神经。

两侧性前庭损伤 通常是外周性的，主要表现对称性共济失调、头部左右摇晃、无眼球震颤，且多无前庭性眼球运动。

中枢性前庭疾病 主要表现精神沉郁、头歪斜、跌倒、病侧性偏瘫、共济失调、同侧或对侧性姿势反射消失，常累及三叉神经和面神经。

前庭耳蜗神经麻痹的诊断，除依据临床症状外，还应进行听觉和平衡的检查。检查听觉，可观察动物对声音惊吓的反应。检查平衡觉，可观察动物的姿势、步态、眼球运动，还可进行旋转试验和冷热水试验（caloric test）。

　　旋转试验：在动物按一定方向旋转10圈后，观察眼球震颤的次数。间隔数分钟后，再按相反方向旋转。在旋转后，健康动物出现与旋转方向相反的快相眼球震颤3～4次。在外周性前庭麻痹，使动物作与病侧相反方向的旋转时，眼球震颤缺如；在中枢性前庭麻痹，则旋转后眼球震颤缺如或延迟。

　　冷热水试验：前庭机能的一种特异性试验。检查方法是确实保定动物的头部，使保持在一定的位置上，用胶皮球洗耳器向耳道内注入冷水50～100mL，用3min左右的时间注完。前庭神经功能完好时，耳内注入冷水可诱发眼球震颤，其快相的方向与试验侧耳相对。注入温水也可诱发眼球震颤，只是方向相反。前庭神经麻痹时，则冷热水试验的反应均缺如或异常。

　　前庭耳蜗神经麻痹无根治办法。关键在于防制原发病。

八、舌咽神经麻痹

Paralysis of Glossopharyngeal Nerve

　　舌咽神经即第9对脑神经，分为咽支和舌支，咽支分布于咽和软腭，舌支分布于舌根。

　　舌咽神经麻痹，见于咽炎、延髓麻痹、狂犬病、肉毒中毒及脑脊髓炎等疾病经过中。

　　舌咽神经麻痹时，动物表现为咽和喉麻痹、吞咽困难、饲料或饮水从鼻孔返流。触诊咽部或咽黏膜，不认吞咽运动和咽肌收缩。咳嗽，声音异常，呼吸紊乱。

九、迷走神经麻痹

Paralysis of Vagus Nerve

　　迷走神经即第10对脑神经，分布于咽和喉的运动神经含有迷走神经纤维。

　　迷走神经麻痹，见于延髓麻痹、山黧豆中毒及慢性铅中毒等。

　　临床表现为吞咽、声音及呼吸异常。此外，迷走神经还为上部消化道提供副交感神经纤维，当迷走神经麻痹时，可发生咽、食管和胃麻痹。

十、脊副神经麻痹

Paralysis of Spinal Accessory Nerve

　　脊副神经即第11对脑神经，其背支分布于臂头肌和斜方肌。腹支分布于胸头肌。

　　脊副神经麻痹时，由于臂头肌、斜方肌和胸头肌弛缓无力，病畜对人为抬举头部缺乏抵抗。

十一、舌下神经麻痹

Paralysis of Hypoglossal Nerve

　　舌下神经即第12对脑神经，其运动纤维分布于舌肌。检查舌下神经，可观察舌的运动性，或将舌体拉出口角，观察其回缩状况。

　　舌下神经麻痹，见于下颌间隙深部创伤，周围组织的脓肿、血肿和肿瘤的压迫以及粗暴牵拉舌体。此外，在颅脑疾病经过中，亦可伴发舌下神经麻痹。

　　两侧性舌下神经麻痹通常是中枢性的，主要表现为舌不全麻痹或完全麻痹，舌体松软，脱出于口外，不能回缩，采食、饮水障碍。

一侧性麻痹时，舌脱出口外，并偏向病侧，舌肌纤维性颤动，舌肌萎缩，采食、饮水困难。

第二节　脊神经疾病

一、肩胛上神经麻痹

Paralysis of Suprascapular Nerve

【病因】

肩胛前缘下 1/3 部遭受冲撞、打击、牵张、压迫等暴力，伤及肩胛上神经，可发生一时性或持续性麻痹。

创伤、火器伤、肩胛骨骨折及肩部手术时，该神经离断，可造成永久性麻痹。

【症状】

1. 全麻痹　病畜站立负重时，患肢肩关节偏向外方，且离开胸壁，以致胸前出现约有掌大的凹陷部，肘关节亦高度向外突出。如提举健肢，则更为明显。

运步时，患肢提举前进多无异常，且伸扬期间肩关节外偏恢复正常，凹陷部也完全消失。但着地负重瞬间呈现支跛，且肩关节向外偏离和凹陷部再现。后退时患肢拖曳，在软地或泥泞地行走或以患肢为中心作圆圈运动时，跛行增重。冈上肌及冈下肌逐渐萎缩，以致肩胛嵴明显露出。

2. 不全麻痹　症状较轻。病初，患肢着地负重时肩关节稍向外方偏离，但胸前凹陷不明显。

【治疗】

原则是除去病因，恢复神经传导机能，预防肌肉萎缩。

1. 针灸疗法　针灸膊尖、膊栏、肺门、肺攀、冲天等穴，或穴内注射 10%～25% 葡萄糖液 10～40mL、0.5% 氢化可的松液 20～40mL 或 2.5% 醋酸考的松液 5～10mL，隔日 1 次。

2. 药物疗法　常用的神经兴奋药有 0.1% 硝酸士的宁，大动物 5～10mL，小动物 0.5～2.0mL，皮下注射，每日 1 次，5～8 次为一疗程。

3. 电刺激疗法　发病初期，用中等剂量的感应电，每日 1 次，每次 10～20min。也可用直流电刺激麻痹的肌肉，或行穴位电针疗法。

【预防】

肌肉萎缩可采用按摩疗法，用草把摩擦患部肌肉，每日 2 次；其后局部涂擦四三一擦剂或 10% 樟脑酒精等，并配合患肢的被动运动和牵遛运动。

二、桡神经麻痹

Paralysis of Radial Nerve

【病因】

主要由外伤所致，如臂骨外踝部损伤、前臂骨骨折、第一肋骨骨折、前肢向前外方剧伸及侧卧保定长时间压迫。有时也可发生于麻痹性肌红蛋白尿、过劳等疾病经过中。还可由肿大腋淋巴结的压迫所致。

【症状】

桡神经麻痹时，所支配的肘关节、腕关节和指关节的伸展肌失去作用。

1. 全麻痹　站立时，肩关节伸展过度，肘关节下沉，腕关节及指关节屈曲，掌部向后，蹄尖壁着地，患肢变长。被动固定住腕、球关节，患肢能负重。运步时，患肢提举伸扬不充分，蹄尖壁拖地。着地负重时，除肩关节外，其余关节均过度屈曲。触诊臂三头肌及腕、指伸肌弛缓无力，其后逐渐萎缩。皮肤感觉通常无变化，麻痹区内或感觉减退，或感觉过敏。

2. 不全麻痹　站立时，患肢尚能负重，有时肘肌发生震颤。运步时，患肢关节伸展不充分，运步缓慢，呈现运跛。负重时，关节稍屈曲，软弱无力，常发生蹉跌，地面不平和快步运动时尤为明显。

3. 部分麻痹　主要见于支配腕桡侧伸肌和指总伸肌的桡深神经麻痹。站立时无明显异常，或由于指关节不能伸展而呈类似突球姿势。运步时，患肢虽能提举，但腕、指关节伸展困难或不能伸展，以致患肢蹄迹与对侧蹄迹并列。快步运动时，常常蹉跌而以系部的背面触地。

桡神经的臂三头肌支麻痹时，因臂三头肌松弛无力，致肩关节开张，肘关节下沉，前臂部伸向前力，腕关节屈曲，掌部与地面垂直，呈类似尺骨肘突全骨折的症状。

快步时，侧望患肢在垂直负重的瞬间，肩关节震颤，臂骨倾向前方。

【治疗】

与肩胛上神经麻痹基本相同。

据临床经验，火针抢风穴及肘俞穴，对不全麻痹或部分麻痹疗效显著。亦可电针抢风穴和前三里穴，间断电流，通电30min，每日1次，7d为一疗程。

三、坐骨神经麻痹

Paralysis of Sciatic Nerve

【病因】

后肢叉开而滑倒、后肢剧烈地向后滑走和蹴踢、倒马或装蹄时肢体保定不当、重挽曳及跳跃等所致神经过度牵张，扣击、骨折、火器创等造成神经损伤；肿瘤、血肿及脓肿等压迫神经；伴发或后遗于产后不全麻痹、媾疫以及麻痹性肌红蛋白尿病等。

【症状】

1. 完全麻痹　除股四头肌外，后肢所有肌肉自主运动能力消失；除指关节外，其他关节均丧失屈曲能力，患肢变长，不能支持体重。站立时，几乎完全用系部前面着地，跟腱弛缓。人为伸直关节，尚能负重，除去辅助，即刻恢复原状。运步困难或不能运动。病程稍长，则半膜肌、半腱肌及股二头肌萎缩。

牛坐骨神经麻痹，站立时膝关节稍屈曲，运动时肌肉震颤，以蹄尖接地前进。

犬坐骨神经麻痹，多卧下，运动时患肢完全不能着地，三肢跳跃前进。

2. 不全麻痹　症状与胫、腓神经麻痹相同。

【治疗】

除应用外周神经兴奋药外，可采用电针疗法。

电针穴位为：百会、环中、会阴、牵肾、仰瓦、邪气及汗沟等。每次针刺 2～3 个穴位。6～7d 为一疗程。

四、股神经麻痹

Paralysis of Femoral Nerve

【病因】

同坐骨神经麻痹。

【症状】

股神经分布于支配膝关节伸展的股四头肌、参与向前迈出肢体的髂腰肌及内收肢体的缝匠肌与股薄肌。当其麻痹时，上述肌肉机能障碍。肌肉弛缓软弱，甚至萎缩。

站立时，患肢以蹄尖轻轻着地，膝关节及其以下关节呈半屈曲姿势。运动时，患肢向前运动极为缓慢，且向外划弧，在着地负重瞬间，膝关节及跗关节当即屈曲，臀部显著下沉，而呈特异的支跛（软腿）。触诊股四头肌弛缓无力，股部、胫部及跖部内侧面皮肤感觉减退或消失。病程较久，则股四头肌萎缩。

股神经不全麻痹时，症状较轻。两侧股神经同时麻痹时，病畜很难站立。

【治疗】

1. 药物疗法　与肩胛上神经麻痹相同。配合电针疗法，或硝酸士的宁穴位（大胯、小胯、巴山、仰瓦）注射，效果较好。

2. 电针疗法穴位　为百会、肾棚、路股、大胯，小胯、巴山、牵肾、仰瓦、汗沟和后伏兔等。每次电针 2～3 穴，针刺 20～30min。

五、腓神经麻痹

Paralysis of Peroneal Nerve

【病因】

同股神经麻痹。

【症状】

1. 全麻痹　患肢关节下沉，跗关节过度屈曲，并以蹄前壁接触地面，患肢好像变长。

被动地将趾关节伸直，尚能负重；一旦行进则球、冠关节又复屈曲。

运动时，由于趾关节不能伸展，而以蹄前壁接地拖拉前进。后退时，屈曲的球关节被拉直，蹄踵接触地面，呈拖拉样后退。

触诊跗关节的屈肌和趾关节的伸肌弛缓无力，有时小腿前外侧感觉消失，腓神经支配区内的反射消失，肌肉萎缩。

2. 不全麻痹　症状较轻微。站立时无明显异常或有时出现球关节掌屈状态；运步时亦表现球节掌屈及蹄前壁接地负重，转弯或患肢踏着不确实时，球节掌屈更易发生。

【治疗】

同肩胛上神经麻痹。电针穴位同胫神经麻痹。或主穴选百会、路股及大胯，配穴选腓沟内阿氏穴，用间断电流通电 20～30min，电流从弱到强，每日 1 次。

六、闭孔神经麻痹

Paralysis of Obturator Nerve

【病因】

乳牛多发。分娩时胎儿过大，娩出困难，长时间留于骨盆腔内而使闭孔神经受压迫；骨盆骨骨折愈合过程中的骨痂压迫闭孔神经。

【症状】

两侧性麻痹时，两后肢外展，不能站立。

一侧性麻痹时，患肢仍可保持正常位置，并可负重，但运步时患肢外展，划外弧。

【治疗】

用吊起带将病畜吊起，以保持患肢的正常位置。好转后，适当牵遛，以促进功能恢复。

七、胫神经麻痹

Paralysis of Tibial Nerve

【病因】

同股神经麻痹。

【症状】

站立时，跗关节、球关节及冠关节呈屈曲状态，患肢稍踏于前方并能负重。

运步时，患肢仍可提伸，各关节过度屈曲，蹄向上抬举过高，随后痉挛样地向后向下迅速着地（轻击地面）。

病畜不能进行快步运动。患肢股后及胫后部肌肉弛缓无力，并逐渐萎缩。

【治疗】

同肩胛上神经麻痹。电针百会、路股、大胯、小胯、巴山、牵肾、仰瓦、邪气及汗沟等穴位。

（王　哲　周昌芳　谢光洪　刘国文）

第四章　机能性神经病

一、癫　痫

Epilepsia

癫痫是一种暂时性的脑机能异常。以反复发生短时间的意识丧失、阵挛性与强直性肌肉痉挛为临床特征。

按病因分为真性（功能性或原发性）癫痫和症状性（器质性或继发性）癫痫，前者见于犬、牛，后者见于猪、马。

【病因】

1. 真性癫痫　原因尚不清楚。一般认为，由于病畜脑机能不稳定，往往可因体内外环境的改变而诱起发作。

已明确德国牧羊犬、小猎兔犬、荷兰卷尾犬、比利时牧羊犬、瑞士棕牛及瑞典红牛的癫痫具有遗传特征。在纯种和杂交阿伯丁-盎格斯牛发生一种以反复发作性癫痫和缓慢发作性小脑共济失调为特征的遗传综合征，癫痫始于幼龄犊牛，至 15 月龄时发作次数减少，2 岁时临床基本正常，但小脑浦金野氏细胞有病理性改变。犬第 1 次癫痫发作通常在 6 月龄至 5 岁之间，发病率为 1%，母犬多于公犬。

母马在发情期，由于性激素分泌增加，可发生癫痫，采用卵巢切除和孕酮治疗可制止其发生。

2. 症状性癫痫　原因是多方面的。

（1）颅内疾病引起的，如脑炎、脑膜炎、脑水肿、颅脑挫伤、神经胶质瘤、脑膜瘤。

（2）传染病和寄生虫病引起的，如牛传染性鼻气管炎、伪狂犬病、犬瘟热、狂犬病、猫传染性腹膜炎、脑囊虫及脑包虫等。

（3）营养代谢病引起的，如低钙血症、低血糖症、低镁血症、酮病、妊娠毒血症、维生素 B_1 缺乏等。

（4）中毒病引起的，如铅、汞等重金属中毒，有机磷、有机氯等农药中毒等。

【发病机理】

癫痫发作必须具备 2 个基本条件，即存在癫痫灶和癫痫灶的异常活动能向脑的其他部位放散。

研究表明，癫痫灶中神经元的特征是，膜去极化大幅度延迟，并伴发高频率的尖峰，脑电图显示膜电位改变所引起的发作性放电。癫痫性神经元的数目与癫痫发作的频率相关。药物、代谢或电学的改变可引发任何动物的癫痫发作，但所需的刺激阈值差异很大。

正常动物需要大剂量的惊厥药或超阈值的电休克，才能发生癫痫；癫痫阈值较低者，发热、光刺激及体内生化过程的轻微改变，即可导致癫痫。

癫痫阈值的高低可能属遗传性状。

【临床表现】

癫痫发作有 3 个特点：突然性、暂时性和反复性。

按临床表现，分为大发作、小发作、局限性发作及精神运动性发作。

1. 大发作（grand mal or major motor）　又称强直—阵挛性癫痫发作（tonic - clonic seizures），是动物最常见的一种类型。

在发作前，常可见到一些先兆症状，如皮肤感觉过敏，不断点头或摇头，用后肢扒头部等，极为短暂，仅为数秒钟。

大发作时，病畜突然倒地，意识丧失，四肢挺伸，角弓反张，呼吸暂停，口吐白沫，强直性痉挛持续 10～30 s，即代之以阵挛性痉挛，四肢取奔跑或游泳样运动，常见轧齿咀嚼。在强直性或阵挛性痉挛期，瞳孔散大，流涎，排粪排尿，被毛竖立。

大发作通常持续 1～2min，发作后即恢复正常，有的表现精神淡漠，定向障碍，不安及视力丧失，持续数分钟乃至数小时。

2. 小发作（petit mal seizures）　在动物极为少见，其特征是短暂的（几秒钟）意识丧失，只见头颈伸展，呆立不动，两眼凝视。

3. 局限性发作（partial motor seizures）　肌肉痉挛动作仅限于身体的某一部分，如面部或一肢。局限性小发作常常发展为大发作。

4. 精神运动性发作（psychomotor seizures）　以精神状态异常为突出表现，如癔病（hysteria）、愤怒（rage）、幻觉（hallucination）及流涎等。

本病多取慢性经过，数年乃至终生。

【治疗】

对症治疗可用苯巴比妥，每千克体重 1～2mg，每天 2 次。或普里米酮（扑痫酮），每千克体重 10～20mg，每天 3 次。或苯妥英钠，每千克体重 30～50mg，每天 3 次。上述药物亦可配合应用。

二、膈痉挛

Diaphragmatic Flutter

膈痉挛，俗称跳肷，确切名称应为膈间代性痉挛，可分为同步性膈痉挛和非同步性膈痉挛。前者与心脏收缩时相一致，后者则否。马、骡多发，犬、猫少见。

【病因及发病机理】

有多种原因，包括急性胃肠病（胃肠过度膨满或胃肠炎）、急性呼吸器官疾病（纤维素性肺炎、胸膜炎）、脑和脊髓（特别是膈神经起始处的颈髓）疾病、代谢病（运输搐搦、泌乳搐搦）、剧役、电解质紊乱及某些中毒病（蓖麻子中毒）等。

膈神经及其髓鞘病变，可引起慢性再发性膈痉挛。

低血容量和低氯血症病马大量服用碳酸氢钠，可实验性复制同步性膈痉挛。

多数动物的膈神经干径路靠近心房，左侧膈神经在肺动脉下方经过动脉圆锥和左心耳；右侧膈神经在腔静脉下方经过右心房。据测试，马同步性膈痉挛都出现于心电图 P 波的 3/4 处，而不与 QRS 综合波一致，证明膈痉挛与心房收缩同时发生，当心房肌去极化时，电冲动可刺激靠近心房的膈神经，尤其当膈神经因电解质紊乱和酸碱平衡失调等而兴奋性增高时，极易发生同步性膈痉挛。此外，膈神经与交感神经干有交通支相连，交感神经兴奋亦可能引起膈痉挛。人和犬的膈痉挛，则与心室肌去极化同步。

膈痉挛的发生，与电解质紊乱和酸碱平衡失调有密切的关系。血钙、血钾含量减少可改变膈神经的膜电位，膈神经兴奋阈降低，易受心电冲动的影响而放电，发生痉挛性收缩。马匹在过度使役和长途骑乘训练中，由于存在不同程度的呼吸性或代谢性碱中毒及电解质紊乱，往往发生膈痉挛。

【症状】

腹部显现有节律的振动，沿两侧肋弓处最为明显。大多两侧腹部振动均等，也有一侧较明显的。

1. 轻微的膈痉挛　置手于肋弓处方能感到。膈肌挛缩，外观肋弓处陷凹而肷部隆凸，伴有短促吸气，俯身于鼻孔附近可听到一种"呃逆音"，气管和肺部听诊闻短促而柔和的肺泡舒张音，与"跳肷"次数一致。

2. 同步性膈痉挛　腹部振动次数与心搏动相一致。

膈痉挛的典型电解质和酸碱平衡紊乱类型是低氯性代谢性碱中毒，并伴有低钙血症、低钾血症及低镁血症。

【病程及预后】

经过较短，多为数小时，少数病例可持续数日乃至数月。治疗及时，通常在 30min 之内即可恢复。顽固性膈痉挛，可因膈肌强直或麻痹而窒息死亡。

【诊断】

论证诊断不难，但应注意鉴别发作性心搏亢进、肝脏搏动、腹肌挛缩等类症。

【治疗】

应查明原发病，实施病因疗法。

1. 低血钙的　可静脉注射 10%葡萄糖酸钙溶液 200～400mL（马、牛）。

2. 低血钾的　可将 10%氯化钾溶液 30～50mL（马、牛），混于 5%糖盐水 1 000～2 000mL 中，缓慢静脉注射。

3. 有呼吸性或代谢性碱中毒的　可静脉注射生理盐水或 5%葡萄糖溶液。

（李毓义　刘国文）

三、新生马驹适应不良综合征

Neonatal Maladjustment Syndrome of Foal

适应不良综合征，又称犬吠症（barkers）、木呆症（dummies）、游走症（wanderes）、抽搐症（convulsives），是新生驹的一种原因不明的抽搐和行为异常。

【症状】

1. 突出的临床表现　抽搐、定向障碍、吸吮反射消失。阵挛性抽搐，尤以面、颈、肩部肌肉为明显。抽搐过后，四肢活动剧烈，呈奔跑状，并发出高声调的哀鸣音或吠声。

（1）翻正反射丧失。定向障碍指征。病驹翻转体躯不协调，四肢乱蹬，常被误认为抽搐。

（2）吸吮反射丧失。对外界刺激缺乏反应，失明。无目的游走，冲撞障碍物。

2. 次要症状　体温调节紊乱，液体和电解质平衡失调。抽搐时，体温升高，安静时，体温低下，与室温相当。胃肠积气，腹痛，排粪迟滞，粪便黏硬，伴有脱水和酸血症。

【治疗】

常用的抗惊厥药有乙内酰脲类（hydrantoins）和巴比妥酸盐类。

苯巴比妥首次用量为每千克体重 20mg，维持剂量为每千克体重 9mg，每 8h 注射 1 次。

扑癫酮（primidone），剂量为 0.5～2.0g，可重复用药，每天可达 4 次。

乙内酰脲类中以苯妥英钠为常用，静脉注射剂量为每千克体重 5mg，可重复用药，直至症状缓解。

（王　哲　刘国文）

本 篇 参 考 文 献

杜传书. 1983. 医学遗传学. 北京：人民卫生出版社：504 - 505.

杜传书. 1992. 医学遗传学. 第2版. 北京：人民卫生出版社：701.

李毓义，李彦舫. 2001. 动物遗传·免疫病学——医学自发模型. 北京：科学出版社：313 - 315.

李毓义，王哲，张乃生. 2002. 食草动物胃肠弛缓. 长春：吉林大学出版社：37 - 38，75 - 85，103 - 109.

李毓义. 1987. 马腹痛病. 北京：农业出版社：65 - 66，85 - 88，439 - 446.

Clard C H. 1953. Vet Med （48）：389

Arnold P，et al. Grass sickness in the horse：Schweizer Archliv fur Tierheilkunde （123）：383 - 385.

Ashton，D G，et al. 1940. Grass sickness in two non-domestic equines，Vet Rec （52）：237.

Begg H. 1950. Vet Rec （62）：797

Bendixin H. 1946. Grass sickness in Denmark，Maanedssksift for Dyrlaegger （58）：41 - 62.

Blood D C，et al. 1983. Veterinary Medicine, 6th （ed），London：Bailliere Tindall：233 - 235.

Breukink H J，et al. 1976. Proc 9th Int Meet Cattle Dis，Paris.

Christmann U，et al. 1999. Grass sickness，a Belgian reality：Proceeding of the 38th British Equine Veterinary Association Congress，Harrgate.

Cooper B A. 1976. Clin Hematol （5）：631.

Cottrell D F，et al. 1999. The neurology and enterology of equine grass sickness：a review of basic mechanisms：Neurogastroenterol：Motility （11）：79 - 92.

Ferrante P，et al. 1981. Comp Cont Ed Pract Vet （3）：S231.

Funada U，et al. 2000. Int J Vitam Nut Res，70 （4）：167 - 171.

Fyfe J C，et al. 1987. Blood （70）：46a.

Fyfe J C，et al. 1989. JAAHA. 123.

Giger URS. 1989. Current Veterinary Therapy X. Small Animal Practice，Philadelphia：Saunders Co，435.

Gihnour J S. 1973. Experimental reproduction of the neurological lesions associated with grass sickness：Vet：Rec：（92）：565.

Gilmour I S，et al. 1977. Experimental studies of neurotoxic activity in blood fractions from acute cases of grass sickness：Res Vet Sci （22）：1.

Gilmour J S，et al. 1974. Some aspects of epidemiology of equine grass sickness：Vet：Rec （95）：77.

Greig I R，et al. 1942. Grass sickness：A review of the particular reference to the nature of the causal agent：Transaction of the Highland and Royal Agricultunal Society of Scotland （54）：1 - 27.

Habel R E. 1956. Cornell Vet （46）：555

Hodson N P，et al. 1984. Catecholamines in equine grass sickness. Vet Rec （115）：18 - 19.

Hoffsis G F，et al. 1986. Current Veterinary Therapy 2：Food Animal Practice，Howard （Ed），Philadelphia：Saunders Co：731 - 732.

Hoflund S. 1940. Svensk Vet Tidskr，Suppl 45 Band.

Hunter L C，et al. 1999. The association of Clostridium botulinum type C with equine grass sickness，a toxicoinfection. Equine Vet J （31）：492 - 499.

Lannek N，et al. 1961. A grass disease in stable~fed horses with an investigation of the aetiological role of the food. Vet Rec （73）：601 - 603.

Leek B F. 1968. Vet Rec （82）：498.

Leendertse I P. 1993. A horse with grass sickness：Tidschrift voor Diergeneeskunde （118）：365 - 366.

Lhomme C，et al. 1995. Equine dysautoonomia，an anatomoclinical study of 8 cases：Revue de Medicine Veterinaire （147）：805 - 812.

Lixal F A, et al. 1993. Mal seco, grass sickness - like syndrome of horses in Argentina. Vet Rec: Comm (17): 499 - 457.

Lloyd W E. 1986. Current Veterinary Therapy 2 Food Animal Practice, Howard (Ed), Philadelphia: Ssaunders Co: 355 - 356.

Mahaffey L W. 1959. Ganglionic lesions in grass sickness of horses: Vet: Rec (71): 170.

Mayer H, et al. 1968. Grass sickness in Germany: Berliner und Münchner Tierärztliche Wochenschrifi (91): 147 - 148.

McCarthy H E, et al. 2001. Epidemiology of equine grass sickness: A literature review (1909 - 1999) . Vet Rec, 149 (10): 293 - 300.

Mchowell J, et al. 1974. Observation on the caelico - mesenteric ganglia of horses with and without grass sickness: Brit Vet. J `(130): 265.

Neal P A, et al. 1968. Vet Rec (82): 396 - 402.

Nearland D G, et al. 1962, Vet Rec (74): 85.

Obel A L. 1955. Studies on grass sickness, The morphological picture with special reference to the vegetaltive nervous system: J Comp Pathol (65): 334.

Pollin M M, et al. 1992. A review of the primary dysautonomia of domestic animals: J Comp Pathol (106): 99 - 119.

Pope D C. 1961. Vet Rec (73): 1174.

Rebhun W C. 1980. JAVMA (176): 506.

Schulze C, et al. 1997. Chronic grass sickness (equine dysautonomia) in a 2 1/2 - year - old Icelandic mare on a North Frisian island. Pferdeheikunde (13): 345 - 350.

Stawart J, et al. 1940. Grass sickness in horses, biochemical investigation. Vet Rec (52): 237.

Stevens C E, et al. 1956. Am J Vet Res (17): 588.

Titchen D A. 1958. J Physiol (141): 1.

Vellema P, et al. 1996. Vet Immunol Immunopathol, 55 (1 - 3): 151 - 161

Whitlock R H. 1980. Veterinary Gastroenterology, Anderson (Ed), Philadelphia: Lea&Febiger.

Wintrobe M M, et al. 1974. Clinicial Pathology. 7th ed. Philadelphia: Lea & Febiger: 6 - 432.

第六篇

血 液 病

动物血液病学，作为兽医内科学的一大分支，20 世纪 50 年代之后，特别是 70 年代以来，随着实验医学、比较医学和分子生物学的发展，在造血理论的研究、检验技术的革新、正常值的测定、血液病自发性动物模型的发现以及遗传性血液病动物种群培育等各方面，都取得了丰硕的成果，成为兽医临床学科中进展最快的一个领域。

动物的原发性血液病，为数有限。但作为众多疾病主要临床表现的所谓症状性或继发性血液病，却普遍地见于临床各科疾病的经过之中。

动物血液病，包括红细胞疾病、白细胞疾病以及血小板疾病和凝血障碍疾病等出血性疾病，建立诊断需要有比较坚实的理论知识和比较熟练的检验技术，而所需仪器一般并不贵重，技术操作大多也不复杂，诊疗现场的普通实验室都不难做到。因此，加强血液学理论知识的学习，促进血液病诊断技术的普及，不仅需要，而且可能。

本篇搜集了国内外有关动物血液病方面的大量文献资料，对血液学基础知识做了概要的介绍，对动物的红细胞疾病和白细胞疾病做了综合性叙述，对血小板疾病和凝血障碍病等出血性疾病进行了概括性讨论，详细介绍了两个最常见多发的动物出血性疾病，即获得性血小板功能障碍和播散性血管内凝血（DIC），并着重提出了贫血综合征、多血综合征，特别是出血综合征的症状鉴别诊断思路。

至于众多有关的遗传性血液病和免疫性血液病，则仍然放在遗传性疾病篇和免疫性疾病篇内，按章节逐个地加以介绍。

第一章　红细胞疾病

概　　述

红细胞，同粒细胞和血小板一样，起源于骨髓中的原血细胞（hemocytoblast），即多能干细胞（mutli - potential stem cell）。多能干细胞首先分化为定向干细胞，包括红系定向干细胞、粒系定向干细胞和巨核系定向干细胞，其中红系定向干细胞进而发育为原始红细胞，再经过 3 次有丝分裂，即经过早幼红、中幼红和晚幼红细胞各阶段而发育成熟，排出胞核，进入骨髓窦，然后释放到循环血液中。

脱核红细胞在最初几天内仍保留着一些核的残余结构物，包括线粒体和核糖体，用超生染色（supravital staining）即活体染色，可以识别其丝状或网状结构，这就是网织红细胞（reticulocytes），最后失去残余的线粒体和核糖体，而成为丧失合成蛋白质能力的完全成熟的红细胞。

红细胞生成素（erythropoietin）是一种特异的激素，能刺激红系定向干细胞有丝分裂，并加速各发育阶段幼红细胞的分裂和成熟。

肾脏是产生和释放这种激素的主要器官。贫血和血氧过低是刺激这种激素生成和释放的主要因素，红细胞破坏后的某些产物也有促使这种激素释放的作用。

红细胞的生成，除需要有健全的骨髓造血功能和红细胞生成素的刺激作用以外，还需要某些营养物质，包括蛋白质、铁、铜、钴、维生素 B_6、维生素 B_{12} 和叶酸等，作为造血原料或辅助成分。

骨髓内的红细胞，一方面受纳运铁蛋白输送来的铁，一方面利用甘氨酸和琥珀酰辅酶 A 合成原卟啉，然后铁与原卟啉结合为血红素，最后血红素与珠蛋白结合为血红蛋白。在血红蛋白这一合成过程中，不仅需要蛋白质和铁作为原料，而且还需要铜和维生素 B_6 的辅助。

1. 铜是铜蓝蛋白的成分。铜蓝蛋白是一种氧化酶，可将 Fe^{2+} 氧化成 Fe^{3+}，使 Fe^{3+} 与运铁蛋白结合，运铁蛋白作为载体将铁运到骨髓的幼红细胞而参与血红蛋白的合成。

2. 维生素 B_6，即吡哆醇，与原卟啉合成有关。维生素 B_6 在体内变成具有生物活性的 5 -磷酸吡哆醛，作为原卟啉合成的第一步，即甘氨酸与琥珀酸结合成 δ -氨基- γ -酮戊酸（δ -氨基乙酰丙酸，ALA）过程中所必需的辅酶。

3. 维生素 B_{12} 和叶酸是影响红细胞成熟过程的重要因素。骨髓中幼红细胞的分裂增殖，依赖于脱氧核糖核酸（DNA）的充分合成，脱氧核糖核酸的合成又依赖于 5，10 -甲基四氢叶酸的存在，而后者的合成需要维生素 B_{12} 和叶酸参与。

4. 微量元素钴乃维生素 B_{12} 的成分，是消化道微生物合成维生素 B_{12} 所需的原料。

红细胞的寿命，经标记同位素^{59}Fe 或^{14}C 测定，短者为 55d，长者为 160d，因动物种类而不同。牛为 160d；马 140～150d；绵羊 70～153d；山羊 125d；犬 110～122d；猫 68d；猪 63d，兔 68d。

红细胞寿命长的动物，如马、牛、绵羊和山羊，红细胞是在骨髓内完全成熟的，循环血液中查不到网织红细胞。

红细胞寿命短的动物，如犬、猫、兔、猪，红细胞是在离开骨髓窦之后逐渐成熟的，循环血液中可查有网织红细胞。

网织红细胞可分为 5 型，即有核型、密网型、疏网型、线状型和颗粒型。循环血液中的网织红细胞数：犬和猫为 0.5%～1%；猪 1%～2%；兔、大鼠、小鼠以及豚鼠为 2%～4%。

在正常情况下，脾脏是破坏衰老红细胞的主要器官。在病理情况下，不同发育阶段的红细胞可在不同部位遭到破坏。

1. 幼红细胞核分裂发生障碍时，一些很不健全的幼稚红细胞在尚未成熟阶段即有相当数量在骨髓内被扼杀，这称为红细胞无效性生成。骨髓窦是检验红细胞产品的第一道关口，窦中有很多吞噬细胞，不健全的网织红细胞或成熟红细胞在进入循环血流之前即被破坏和吞噬。

2. 循环血液中的不正常红细胞，有的是已通过骨髓窦的不健全红细胞（有先天内在缺陷的红细胞），有的是在循环血液中由抗体、激活的补体、药物、化学毒物、生物毒素、机械损伤等因素使胞膜性能受到损坏的红细胞（受后天外来损伤的红细胞）。

这样的不正常红细胞，或者在循环血流内遭到破坏（血管内溶血），或者在流经脾脏等网状内皮系统时被扣留和吞噬（血管外溶血，网内系溶血）。

正常红细胞呈两面凹的圆盘形，直径平均为 $5\sim6~\mu m$，然而却能通过口径仅为其直径一半的微循环（最窄处只有 $3~\mu m$，甚至更小），且能通过许多次而安然无恙。这是因为红细胞具有极易改变形状的特殊性能。红细胞的这一特殊性能是由其特殊的细胞形态和膜结构所决定的。

红细胞呈两面凹圆盘状这一特殊形态，使其胞膜能适应环境而发生变形，因而能在微循环中通行无阻且不受损伤。

球形红细胞（spherocytes）则否，球形的面积是最小的，没有多余的胞膜供细胞变形，因而在脾窦中通不过比其直径小得多的微循环，即使勉强通过亦必然受到机械性损伤，很快就在脾脏等网状内皮系统中被破坏而消灭。

红细胞中有一种谱蛋白，具有"收缩"或变形性能，对红细胞形状的调整至关重要。这种蛋白的磷酸化作用如被减弱，则红细胞的变形性能就变得很差。

红细胞变形性能的保持还有赖于钠泵作用将过多的钠离子泵出以控制其容积，而钠泵的运转需要 ATP 供应能量，如若红细胞内糖无氧酵解发生缺陷（如丙酮酸激酶缺乏），以致能量代谢障碍，则胞膜对钠的通透性增加而引起红细胞渗透性膨胀和溶血。

红细胞膜的特殊结构，在保持红细胞的完整性上具有关键作用。各种因素造成的红细胞破坏，都是直接或间接作用于红细胞膜，使生物膜化学特性发生改变的结果。

1. 红细胞膜蛋白上硫氢组功能受到干扰和脂质改变，均能促使红细胞过早地被破坏。许多氧化剂能造成或诱发溶血，就是干扰胞膜硫氢组功能的结果。

2. 珠蛋白中的硫氢组如被氧化，血红蛋白即发生沉淀而形成变性珠蛋白小体（Heinz 小体），后者可使红细胞膜变得僵硬而丧失变形性能。

3. 红细胞膜中的磷脂或磷脂酰乙醇胺特别容易被氧化，维生素 E 可防止这种反应。A 型产气荚膜杆菌能产生一种磷脂酶破坏红细胞膜上的卵磷脂。某些蛇毒也有磷脂酶的作用。

4. 红细胞糖代谢的磷酸己糖旁路，其功能在于保持谷胱甘肽处于还原状态（GSH），这是防止血红蛋白和胞膜蛋白质被氧化而变性的关键。此通路有缺陷，如先天性葡萄糖-6-磷酸脱氢酶（G6PD）缺乏的动物，可因接触氧化剂药物或因感染而发生急性溶血。

红细胞具有高度变形性能，但其胞膜的弹性很差，受到过度的拉力即破裂，但胞膜有将裂口重新封闭的特殊性能。在血管环境异常如弥漫性血管内凝血、脾血管肉瘤等情况下，红细胞形态会发生改变，形成棘红细胞（acanthocytes），或破裂为多个碎片，形成裂红细胞（schizocytes），呈盔形、三角形、球形、不规则形等。

温度过高（严重烧伤时）亦能损伤胞膜，红细胞变成球形或破裂而形成裂红细胞。

造成红细胞过早破坏的因素，还有血红蛋白的先天性异常。

血红蛋白分子含有 4 个亚单位，即两对双双相同的肽链。每一肽链均有一血红素与之相连接。

胎儿血红蛋白（HbF）的结构式为 $\alpha_2\gamma_2$，其珠蛋白由一对 α 链及一对 γ 链组成，是胎内和初生动物红细胞中主要的血红蛋白。妊娠后期开始合成 β 链，胎儿血红蛋白就逐渐被成年血红蛋白（HbA）所代替，出生后 HbF 的合成几乎停止，经一定时间即完全过渡为成年动物的血红蛋白构成。成年动物的血红蛋白中，绝大部分（95％以上）为 HbA，结构式为 $\alpha_2\beta_2$，其珠蛋白由一对 α 链和一对 β 链组成；HbF 含量极少，只占 1％以下。

要保持血红蛋白各成分正常，骨髓中幼红细胞合成 α 链、β 链和血红素的比例必须平衡。由于遗传上的缺陷，幼红细胞中某种肽链（主要是 β 链和 α 链）的合成发生障碍，血红蛋白（主要是 HbA）的合成减少，并出现游离的 α 链结晶或不稳定的 β 链聚合体，含这种异常成分的红细胞易遭到破坏而发生贫血（如小鼠的 α-海洋性贫血和 β-海洋性贫血）。

珠蛋白肽链中的氨基酸如发生替代、缺失或其他变异，即产生异常血红蛋白。

迄今发现的异常血红蛋白已超过 280 种，其中有几十种异常血红蛋白伴有生理功能异常。有的可使红细胞的寿命缩短而发生溶血性贫血，如 Hbs（$\alpha_2\beta_2^{6谷\rightarrow缬}$）所致的镰形红细胞性贫血；有的形成高铁血红蛋白而发生血红蛋白 M 病；有的对氧的亲和力特强而引起红细胞增多症。

这些细胞内化学结构异常的分子病的发现，促进了对血红蛋白分子结构的研究，发展了"分子遗传学"这一门学科。

红细胞疾病分为两大类：

一类是贫血，以红细胞数、血红蛋白量、红细胞压积容量等红细胞参数值减少为特征。

另一类是红细胞增多症，以红细胞各参数值增多为特征。贫血和红细胞增多症均非独立的疾病，皆系许多不同原因引起或各种不同疾病伴有的临床综合征。这两种综合征涉及的疾病不下百种，因而只能综合叙述，而且重点放在病因分类层次和鉴别诊断思路方面。

（李毓义　张乃生　刘国文）

一、贫　　血

Anemia

贫血的确切定义应是全身循环血液中红细胞总容量减少至正常值以下。临床上的所谓贫血，一般是指单位体积的循环血液中红细胞压积、血红蛋白量和（或）红细胞数低于正常值而言。贫血不是一个独立的疾病，而是许多不同原因引起或不同疾病伴有的综合征。

【病因及发病机理】

在生理状态下，循环血液中的红细胞处于不断耗损、不断补充的动态平衡中。如若耗损过多或补充不足，则失去这种平衡而发生贫血。造成耗损过多，无非是红细胞的丢失和崩解；造成补充不足，无非是造血物质缺乏、红细胞生成素不足和造血机能衰退。因此，贫血可按其病因及发病机理，分为 4 大类型，即失血性贫血（hemorrhagic anemia）、溶血性贫血（hemolytic anemia）、营养性贫血（nutritional anemia）和再生障碍性贫血（dysplastic anemia）。

1. 失血（失血性贫血）

（1）属急性失血的。有各种创伤（意外或手术）；侵害血管壁的疾病（大面积胃肠溃疡、寄生性肠系膜动脉瘤破裂、鼻疽或结核肺空洞）；造成血库器官破裂的疾病（肝淀粉样变、脾血管肉瘤）；急性出血性疾病（牛草木樨病、敌鼠钠等抗凝血毒鼠药中毒、蕨类植物中毒、马血斑病，新生畜同族免疫性血小板减少性紫癜、犬和猫自体免疫性血小板减少性紫癜、幼犬第 X 因子缺乏、弥漫性血管内凝血等）。

（2）属慢性失血的。有胃肠寄生虫病（钩虫病、圆线虫病、血矛线虫病、球虫病等）、胃肠溃疡、慢性血尿、血管新生物、血友病、血小板无力症、血小板病等。

2. 溶血（溶血性贫血）

（1）属血管内溶血的。有细菌感染，包括钩端螺旋体病、溶血性梭菌病（牛和羊的细菌性血红蛋白尿病）、A型产气荚膜杆菌病（羔羊）、溶血性链球菌病和葡萄球菌病；血液寄生虫病，包括梨形虫病、锥虫病、住白细胞虫病（禽）、疟疾（禽）；同族免疫性抗原抗体反应，包括新生畜（仔猪、幼驹、仔犬）溶血病、疫苗（血苗）接种、不相合血输注；化学毒，包括酚噻嗪类、美蓝、醋氨酚（退热净）、非那唑吡啶、铜、铅、萘、皂素、煤焦油衍生物；生物毒，包括蛇毒、野洋葱（wild onion）、黑麦草（rye grass）、甘蓝（kale）、蓖麻素（ricin）、金雀花（broom）、毛茛（ranunculus）、栎树枝芽（oak shoots）、冻坏的萝卜（frosted turnips）；物理因素，包括烧伤、犊牛水中毒、冷血红蛋白尿病（cold hemoglobinuria）；低磷酸盐血症（牛产后血红蛋白尿病）。

（2）属血管外溶血的，即网状内皮系统吞噬溶血的。有血液寄生虫病，包括血巴尔通氏体（*Haemobartonella* spp.）病、附红细胞体（*eperythrozoon* spp.）病；自体免疫性抗原抗体反应，包括自体免疫性溶血性贫血、红斑狼疮（lupus erythematosus）、马传染性贫血、白血病、无定形体病（anaplasmosis）；微血管病，包括血管肉瘤（hemangiosarcoma）、弥漫性血管内凝血；红细胞先天内在缺陷，包括遗传性丙酮酸激酶缺乏症、遗传性葡萄糖-6-磷酸脱氢酶缺乏症、遗传性磷酸果糖激酶缺乏症、遗传性谷胱甘肽缺乏症、遗传性谷胱甘肽还原酶缺乏症等红细胞酶病；家族性棘红细胞增多症、家族性球红细胞增多症、家族性口形细胞增多症、家族性椭圆形细胞增多症等红细胞形态异常；小鼠的α-海洋性贫血、β-海洋性贫血等血红蛋白分子病，以及牛、猪、犬等动物红细胞生成性卟啉病和原卟啉病等卟啉代谢病。

3. 造血物质缺乏（营养性贫血）

（1）属血红素合成障碍的。有铁缺乏、铜缺乏、维生素 B_6 缺乏和铅中毒（抑制血红素合成过程中的酶）、钼中毒（诱导铜缺乏）。

（2）属核酸合成障碍的。有维生素 B_{12} 缺乏、钴缺乏（影响维生素 B_{12} 合成）、叶酸缺乏、烟酸缺乏（影响叶酸合成）。

（3）属珠蛋白合成障碍的。有饥饿及消耗性疾病的蛋白质不足、赖氨酸不足（猪正细胞正色素性贫血）。

（4）属机理复杂或不明的。有泛酸缺乏（猪正细胞型贫血）、维生素 E 缺乏（猿大细胞型贫血）及维生素 C 缺乏（猿贫血）。

在血红蛋白合成中，需要蛋白质、铁，铜和维生素 B_6 作为原料，其中任何一种物质缺乏，都会影响血红蛋白的合成，而发生小细胞低色素型贫血。

这类贫血，以往统称为缺铁性贫血，看来颇不确切，因为它们的贫血形态学类型虽然一致，但它们的发病机理其实不同。

①缺铁性贫血。在长期单纯哺乳以致铁供给不足、慢性消化紊乱以致铁吸收不良、幼畜发育过快或母畜妊娠和哺乳以致铁需要增加、慢性失血或溶血以致铁质大量流失等情况下，由于体内可用来制造血红蛋白的贮存铁被用尽而发生。在大鼠和小鼠的遗传性缺铁性贫血，则是由于膜转运缺陷，铁吸收和利用障碍所致。

②缺铜性贫血。其发病机理涉及铜蓝蛋白和运铁蛋白。铜蓝蛋白是一种含铜的氧化酶，可将 Fe^{2+} 氧化成 Fe^{3+}，使 Fe^{3+} 与运铁蛋白结合，转运至骨髓的幼红细胞而用之于血红素合成。铜缺乏时，血浆铜蓝蛋白减少，铁的运输和利用受阻，导致贫血和含铁血黄素沉积。

动物的缺铜性贫血有两种情况：一是原发性缺铜，国内外报道发生于自然缺铜地区（如国内河套地区和国外澳大利亚）的羊，特称羊的晃腰病（swayback），运步时后躯萎弱，腰部摇摆，兼有一定程度的贫血；另一种是继发性缺铜，国内报道发生于钼污染地区的牛，概因饲料和饮水中含钼过多

（慢性钼中毒），干扰了铜的贮存和利用。

③缺维生素 B_6 性贫血。其发病与原卟啉的合成障碍有关。如前所述，维生素 B_6 在体内变成具有生物活性的 5 -磷酸吡哆醛，系原卟啉合成的第一步即甘氨酸与琥珀酸结合成 δ -氨基- γ -酮戊酸的过程中所需要的辅酶。维生素 B_6 缺乏时，原卟啉生成减少，血红素合成不足而发生贫血。这种贫血，并非缺铁，实系铁质失利用而相对过剩，以致骨髓幼红细胞内含铁粒反而增多，特称铁粒幼细胞性贫血（sideroblastic anemia）。

④缺维生素 B_{12}（缺钴）性贫血。发病环节在于核酸合成障碍。前已述及，维生素 B_{12} 和叶酸是影响红细胞成熟过程的重要因素。骨髓内幼红细胞的分裂增殖，依赖于脱氧核糖核酸的充分合成，脱氧核糖核酸的合成又依赖于 5,10 -甲基四氢叶酸的存在，而后者的合成是需要维生素 B_{12} 和叶酸参与的。维生素 B_{12} 或叶酸缺乏时，幼红细胞内脱氧核糖核酸的合成受阻，核分裂成熟过程障碍，发生巨幼红细胞性贫血（megaloblastic anemia），即大细胞正色素型贫血。犬的家族性选择性钴氰胺吸收不良性巨幼红细胞性贫血，即属于此类。

草食兽能通过瘤胃或大肠内的微生物合成叶酸和维生素 B_{12}，一般不致于缺乏。但钴是维生素 B_{12} 的成分，如果饲料中缺乏钴，则因维生素 B_{12} 的合成不足而发生贫血。

4. 造血机能减退（再生障碍性贫血）

（1）属骨髓受细胞毒性损伤造成的。有放射线（辐射病）、化学毒（如三氯乙烯豆粕中毒）、植物毒（如蕨类植物中毒）和真菌毒素（如马穗状葡萄球菌毒病、梨孢镰刀菌毒病）。

（2）属感染因素造成的。有猫白血病病毒（FeLV）、传染性泛白细胞减少症病毒、犬欧利希氏病、牛羊的毛圆线虫病等。

（3）属骨髓组织萎缩造成的。有慢性粒细胞白血病、淋巴细胞白血病、网状内皮组织增生、转移性肿瘤和骨髓纤维化。

（4）属红细胞生成素减少造成的。有慢性肾脏疾病和内分泌腺疾病，包括垂体功能低下、肾上腺功能低下、甲状腺功能低下、雄性腺功能低下及雌性激素过多。

此类贫血，还可按再生障碍的程度，进而分为再生不良性贫血（hypoplastic anemia）和再生不能性贫血（aplastic anemia）。

再者，前 3 种原因损害的是骨髓内的多能干细胞，使红细胞系、粒细胞系以及巨核细胞系的造血机能全面发生障碍，因而循环血液中不仅红细胞减少，粒细胞和血小板也减少，发生全血细胞减少症（pancytopenia）。

后一种原因则系体内促红细胞生成素的产生和释放发生障碍，只损害骨髓内红系定向干细胞等红细胞系造血机能，因而循环血液中唯独红细胞减少，发生红细胞减少症（erythropenia）。

【临床表现】

可视黏膜苍白和由于血液携氧能力降低、组织缺氧所引起的全身状态改变，是贫血的基本症状。轻度贫血时，可视黏膜稍淡，精神沉郁，食欲不定，活动持久性差。中度贫血时，可视黏膜苍白，食欲减退，倦怠无力，不耐使役。重度贫血时，可视黏膜苍白如纸，出现浮肿，呼吸、脉搏显著加快，心脏听诊有缩期杂音（贫血性杂音），不堪使役，即使稍微运动，也会引起呼吸困难和心跳疾速，甚至昏倒。

各型贫血，除表现上述基本症状外，还具有各自的临床特点，通常表现于起病情况、可视黏膜色泽、体温高低、病程长短以及血液和骨髓检验改变等方面。

1. 急性失血性贫血 起病急剧，可视黏膜顿然苍白，体温低下，四肢发凉，脉搏细弱，出冷黏汗，乃至陷于低血容量性休克而迅速死亡。

血液学变化：因病程而异。大出血后的一昼夜内，组织间液渗入血管，以弥补血容量之不足，致使血液稀薄,红细胞数、血红蛋白量及红细胞压积平行地减少,红细胞象无大改变,而呈正细胞正色素型贫血。其后,通常为大出血后的 4~6d,骨髓代偿增生达到顶峰,末梢血液内出现大量网织红细胞、多染性红细胞、带嗜碱性点彩的红细胞以及各种有核红细胞,而且由于铁质的大量流失和铁贮备的耗竭,陆续出现淡染性红细胞,而呈正细胞或大细胞低色素型贫血。在骨髓红细胞系代偿增生的同时,粒细胞系和巨核细胞系也相应地增生,因此末梢血液内的血小板数和白细胞数也增多,并伴有中性粒细胞比例增高和核型左移。

2. 慢性失血性贫血 起病隐袭,可视黏膜在长期间内逐渐变得苍白。随着反复经久的血液流失,血浆蛋白不断减少,铁贮备最后耗竭,病畜日趋瘦弱,贫血渐进增重,后期伴有四肢和胸腹下浮肿,乃至体腔积水。

血液学变化:呈正细胞低色素型贫血,血浆蛋白减少,血清间接胆红素降低,白细胞和血小板轻度增多。血片上有各种大小的淡染红细胞。

3. 溶血性贫血 起病快速(血管内溶血)或较慢(网内系溶血),可视黏膜苍白黄染,往往排血红蛋白尿,体温正常或升高,病程短急或缓长。

血液学变化:呈正细胞正色素型贫血(急性者)或正细胞低色素型贫血(慢性者)。血清呈金黄色,黄疸指数高,间接胆红素多,血小板显著增数,血片显示再生反应,出现大量网织红细胞、多染性红细胞、有核红细胞等各种幼稚型红细胞。

4. 缺铁性贫血 起病徐缓,可视黏膜逐渐苍白,体温不高,病程较长。

血液学变化:呈小细胞低色素型贫血,即 MCV、MCH、MCHC 3 项红细胞指数均偏低,红细胞平均直径偏小,卜—乔氏曲线左移,红细胞中心淡染区显著扩大,血清铁减少。骨髓涂片用低铁氰化钾染色时,可证明铁粒幼红细胞(含蓝色铁粒的幼红细胞)稀少或缺如,而细胞外铁消失,即骨髓涂片的碎粒中看不到蓝色着染的含铁血黄素和铁蛋白。

5. 缺钴性贫血 多见于缺钴地区的牛羊,具群发性。起病徐缓,食欲减退且反常,异嗜污物和垫草,消化紊乱顽固不愈而渐趋瘦弱,可视黏膜苍白,体温一般不高,病程很长,可达数月乃至数年,最终陷入恶病质状态。

血液学变化:呈大细胞正色素型贫血,即 MCV 偏高,而 MCH 和 MCHC 基本正常,红细胞平均直径偏大,卜—乔氏曲线右移。白细胞数和血小板数轻度减少,血片上可见到较多的大红细胞乃至巨红细胞,并出现分叶过多的中性粒细胞。骨髓红系细胞由正幼红细胞序列(normoblast series)演变为巨幼红细胞序列(megaloblast series)。巨幼红细胞的形态特征是,细胞体积特别大,浆核比例高,染色质呈细粒或网状结构,核的发育迟于胞浆的成熟,以致在胞浆已含有血红蛋白(染成粉红色)时,核的染色质依然疏松而尚未浓缩成块。

6. 再生障碍性贫血 除继发于急性辐射病者而外,一般起病较慢,可视黏膜苍白有增无减,全身症状越来越重,而且伴有出血综合征,常常发生难以控制的感染,预后不良。

血液学变化:呈正细胞正色素型贫血。最大特点是全血细胞减少,即红细胞、粒细胞和血小板均显著减少。另一特点是,尽管贫血十分严重,末梢血液却不显示骨髓的再生反应,网织红细胞反而减少,血片上几乎看不到多染性红细胞等各种幼稚红细胞。

【诊断】

贫血是症候性疾病,诊断的关键在于确认病因或原发病,详见贫血病临床表现。

【治疗】

基本原则是除去致病因素,补给造血物质,增进骨髓功能,维持循环血量,防止休克危象。类型不同的贫血,治疗原则应各有侧重,治疗措施也不尽一致。

1. 急性失血性贫血的治疗 要点是制止出血和解除循环衰竭。

外出血时，可用外科方法止血，如结扎止血或敷以止血药。内出血时，马、牛可静脉注射10%氯化钙液100～200mL，或10%柠檬酸钠液100～150mL或1%刚果红液100mL。

为解除循环衰竭，应立即静脉注射5%葡萄糖生理盐水1 000～3 000mL，其中可加入0.1%肾上腺素液3～5mL。条件许可时，最好迅速输给全血或血浆2 000～3 000mL，隔1～2d再输注1次。

脱离危险期后，应给予富含蛋白质、维生素及矿物质的饲料并加喂少量的铁剂，以促进病畜康复。

2. 溶血性贫血的治疗 要点是消除感染，排除毒物，输血换血。

凡感染和中毒所引起的急性溶血性贫血病畜，只要感染被抑制或毒物被排出，则贫血本身一般无需治疗，可由骨髓代偿性增生而迅速自行恢复。

但溶血性贫血常因血红蛋白阻塞肾小管而引起少尿、无尿，甚至肾功能衰竭，应及早输液并使用利尿剂。对新生畜溶血病，可行输血。输血时力求一次输足，不要反复输注，以免因输血不当而加重溶血。最好换血输血，即先放血后输血或边放血边输血，以除去血液中能破坏病畜自身红细胞的同种抗体，以及能导致核黄疸的游离胆红素。

犊牛水中毒，通常在暴饮后2～3h发病，重的迅即死亡，来不及救治，轻的经数小时即能耐过而自愈。

3. 营养性贫血的治疗 要点是补给所缺造血物质，并促进其吸收和利用。

（1）缺铁性贫血。通常应用硫酸亚铁，配合人工盐，制成散剂混入饲料中喂给，或制成丸剂投给。大家畜开始每日6～8g，3～4d后逐渐减少到3～5g，连用1～2周为一疗程。为促进铁的吸收，可同时用稀盐酸10～15mL，加水0.5～1L投服，每日1次。

（2）缺铜性贫血。非但不缺铁，反而有大量含铁血黄素沉积。因此只需补铜而切莫补铁！否则会造成血色病。通常应用硫酸铜口服或静脉注射，牛3～4g，羊0.5～1g，溶于适量水中灌服，每隔5d一次，3～4次为一疗程。静脉注射时，可配成0.5%硫酸铜溶液，牛100～200mL，羊30～50mL。

（3）缺钴性贫血。可直接补钴或应用维生素B_{12}。绵羊可用维生素B_{12} 100～300 μg 肌内注射，每周1次，3～4次为一疗程。此法耗费昂贵，多不大批采用。通常应用硫酸钴内服，牛30～70mg，羊7～10mg，每周1次，4～6次为一疗程。

4. 再生障碍性贫血的治疗 要点是治疗原发病，激励骨髓造血功能。

鉴于此类贫血的原发病常难根治，致发的骨髓功能障碍多不易恢复。反复输血维持生命又失去经济价值，故以往概不予治疗。

近年国外报道，人医应用的骨髓移植术已开始试用于治疗动物的再生障碍性贫血，目前还处于实验研究阶段，前景辉煌。

[附] 动物群体贫血病症状鉴别诊断

（一）造血基础理论

红细胞起源于骨髓的原血细胞（hemocytoblast），即多能干细胞（multi - potential stem cell）。多能干细胞经过增殖，分化为定向干细胞（红系干细胞），进而发育为原始红细胞，再经过3次有丝分裂，即经过早幼红、中幼红和晚幼红细胞各阶段发育成熟，排出胞核，进入骨髓窦，然后释放到循环血液中。脱核红细胞在最初几天仍保留着一些核的残余结构物，包括线粒体和核糖体，用超生染色（supravital staining）即活体染色可以识别其丝状或网状结构，这就是网织红细胞（reticulocyte），最后失去残余的线粒体和核糖体，成为丧失合成蛋白质能力而完全成熟的红细胞。

红细胞生成素（erythropoietin）是一种特异的激素，能刺激红系干细胞有丝分裂，并加速各发育阶段幼红细胞的分裂。肾脏是产生和释放这种激素的主要器官。贫血和血氧过低是刺激这种激素生成和释放的主要因素。

红细胞的生成，除需要有健全的骨髓造血功能和红细胞生成素的刺激作用而外，还需要有某些营养物质，包括蛋白质、铁、铜、钴、维生素 B_6（吡哆醇）、维生素 B_{12} 和叶酸等作为造血原料或辅助成分。

骨髓内的红细胞，一方面接纳运铁蛋白输送来的铁，一方面利用甘氨酸和琥珀酰辅酶 A 合成原卟啉，然后铁与原卟啉结合为血红素，最后血红素与珠蛋白结合为血红蛋白。在血红蛋白这一合成过程中，不仅需要铁和蛋白质作为原料，而且还需要铜和维生素 B_6 的辅助。

维生素 B_{12} 和叶酸是影响红细胞成熟过程的重要因素。骨髓中幼红细胞的分裂增殖，依赖于脱氧核糖核酸（DNA）的充分合成。脱氧核糖核酸的合成又依赖于 5，10-甲基四氢叶酸的存在，而后者的合成是需要维生素 B_{12} 和叶酸参与的。微量元素钴乃是维生素 B_{12}（钴胺素）的成分，是消化道微生物合成维生素 B_{12} 所需的原料。

红细胞的寿命因动物种类而不同，长者为 160d，短者为 55d。红细胞寿命长的动物，如马、牛、绵羊和山羊，红细胞是在骨髓内完全成熟的，循环血液内查不到网织红细胞；红细胞寿命短的动物，红细胞则是在离开骨髓窦之后逐渐成熟的，循环血液内可查有网织红细胞。循环血液中的网织红细胞数：犬和猫为 0.5%～1%；猪为 1%～2%；兔、大鼠、小鼠以及豚鼠为 2%～4%。

（二）贫血综合征分类

贫血综合征在动物群体病中最为常见，因而在群体病鉴别诊断中是用得最多的一个综合征。贫血综合征可按红细胞形态、骨髓再生反应和致病因素三个角度区分类型。

1. 形态学分类 按红细胞指数（MCV、MCHC）和红细胞象（着染情况、大小分布）等红细胞形态学特征，可将贫血分为 6 型，即正细胞正色素型、正细胞低色素型、大细胞正色素型、大细胞低色素型、小细胞正色素型和小细胞低色素型（表 6-1）。

表 6-1 贫血形态学分类

分 类	MCHC 正常	MCHC 减少
MCV 正常	正细胞正色素型	正细胞低色素型
MCV 增加	大细胞正色素型	大细胞低色素型
MCV 减少	小细胞正色素型	小细胞低色素型

贫血的形态学分类，能为病因诊断指示方向，对营养性贫血的病因探索最有价值。

凡障碍核酸合成的病因，多引起大细胞正色素型贫血。

凡障碍血红素或血红蛋白合成的病因，多引起小细胞低色素型贫血。

其他各种病因概引起正细胞正色素型贫血。

2. 再生反应分类 按骨髓能否对贫血状态作出再生反应，可分为再生性贫血和非再生性贫血。

再生性贫血的标志是：各种未成熟红细胞（多染性红细胞、网织红细胞、有核红细胞）在循环血液内出现或增多；骨髓红系细胞增生活跃，而幼粒细胞对幼红细胞的比率（粒红比）降低。

非再生性贫血的标志是：循环血液内看不到未成熟红细胞；骨髓红系细胞减少而粒红比增高，或三系（红系、粒系、巨核系）细胞均减少。

贫血的再生反应分类，同样能为贫血的病因诊断指示方向，对正细胞正色素型贫血的病因诊断，特别是再生障碍性贫血（再障）的确认最有价值。

再生性贫血，指示造成贫血的病理过程在骨髓外，属失血性或溶血性病因。

非再生性贫血，指示造成贫血的病理过程在骨髓内，属再生障碍性病因。

3. 病因及发病机理分类 各种病因致发贫血的机理，可概括为两个方面，或者使循环血液中的红细胞损耗过多，或者使循环血液中的红细胞补充不足。造成损耗过多的，无非是红细胞的丢失和崩解；造成补充不足的，无非是造血物质缺乏和造血机能减退。

因此，贫血可按病因和发病机理分为4类，即失（出）血性贫血、溶血性贫血、营养性贫血和再生障碍性贫血（图6-1）。

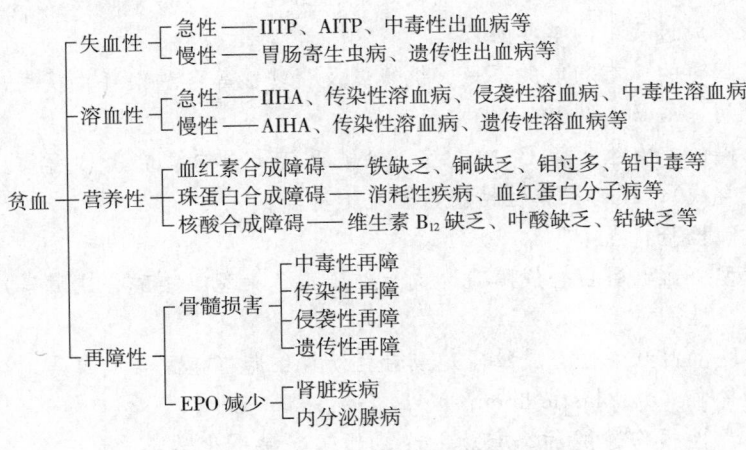

图6-1 贫血病因病理分类

（1）失（出）血性贫血（hemorrhagic anemia）。

①属急性失血的。有牛草木樨病、敌鼠钠等抗凝血毒鼠药中毒、蕨类植物中毒、新生畜同族免疫性血小板减少性紫癜（IITP）、犬和猫自体免疫性血小板减少性紫癜（AITP）、幼犬第X因子缺乏、播散性血管内凝血（DIC）。还有各种创伤（意外或手术），侵害血管壁的疾病（大面积胃肠溃疡、寄生性肠系膜动脉瘤破裂、鼻疽或结核肺空洞）以及造成血库器官破裂的疾病（肝淀粉样变、脾血管肉瘤）等。

②属慢性失血的。有胃肠寄生虫病（钩虫病、圆线虫病、血矛线虫病、球虫病等）、慢性血尿、胃肠溃疡；还有血友病、血小板病等各种遗传性出血病。

失血性贫血的过筛检验特点：

①大细胞正色素型（急性失血初期）、正细胞正色素型、正细胞低色素型或小细胞低色素型（慢性失血）。

②骨髓有再生反应性。

③出现短暂性非巨幼红细胞性贫血（transitory nonmegaloblastic anemia）。

（2）溶血性贫血（hemolytic anemia）。

①属急性溶血的。有细菌感染，如钩端螺旋体病、溶血性梭菌病、溶血性链球菌病和葡萄球菌病等；血原虫侵袭，如梨形虫病、锥虫病、住白细胞虫病、疟疾（禽）等；同族免疫性抗原抗体反应，如新生畜溶血病，血苗接种，不相合血输注等；化学毒，如酚噻嗪类、美蓝、铜、萘、皂素、煤焦油衍生物等；生物毒，如蛇毒等动物毒、野洋葱、黑麦草以及甘蓝等十字花科植物毒；物理因素，如犊牛水中毒、烧伤、冷血红蛋白尿病（cold hemoglobinuria）等；营养因素，如低磷酸盐血症（牛产后血红蛋白尿病）。

②属慢性溶血的。有微生物感染，如血巴尔通体病、附红细胞体病等；自免性抗原抗体反应，如自免性溶血性贫血（AIHA）、红斑狼疮、无定形体病（anaplasmosis）、马传染性贫血等；微血管病，如血管肉瘤、播散性血管内凝血等；还有遗传性丙酮酸激酶缺乏症等红细胞酶病、家族性口形细胞增多症等红细胞形态异常、海洋性贫血等血红蛋白分子病、红细胞生成性卟啉病和原卟啉病等卟啉代谢

病，共20多种具有红细胞先天内在缺陷的遗传性溶血病。

溶血性贫血的过筛检验特点：

①大细胞正色素型（急性溶血初期）或正细胞正色素型。

②骨髓有再生反应性。

③溶血性黄疸和/或血红蛋白尿症（hemoglobinuria）伴血红蛋白血症（hemoglobinemia）。

（3）营养性贫血（nutritional anemia）。

①属血红素合成障碍的。有铁缺乏症、铜缺乏症、钼过多症（诱导铜缺乏）、维生素 B_6 缺乏症和铅中毒（抑制血红素合成过程中的某些酶）。

②属珠蛋白合成障碍的。有赖氨酸不足、饥饿以及衰竭症等各种消耗性疾病；还有小鼠的海洋性贫血等血红蛋白分子病。

③属核酸合成障碍的。有维生素 B_{12} 缺乏症、钴缺乏症（影响维生素 B_{12} 合成）、叶酸缺乏症、烟酸缺乏症（影响叶酸合成）；还有家族性钴胺素吸收不良等。

营养性贫血的过筛检验特点：

①小细胞低色素型（血红蛋白合成障碍）或大细胞正色素型（核酸合成障碍）。

②骨髓有再生反应性。

③出现淡染红细胞（血红蛋白合成障碍）或者巨幼红细胞（核酸合成障碍）。

（4）再生障碍性贫血（dysplastic anemia）。

①属骨髓受细胞毒性损伤造成的。有放射线，如辐射病；化学毒，如三氯乙烯豆粕中毒；植物毒，如蕨类中毒；真菌毒素，如穗状葡萄球菌毒病、梨孢镰刀菌毒病。

②属感染因素造成的。有亚急性型和慢性型马传染性贫血、猫白血病病毒病、猫传染性泛白细胞减少症（猫瘟）、犬埃立克体病、牛羊毛圆线虫病等。

③属骨髓组织萎缩造成的。有慢性粒细胞白血病、淋巴细胞白血病、骨髓纤维化等。

④属红细胞生成素减少造成的。有慢性肾脏疾病和内分泌腺疾病，包括垂体功能低下、肾上腺功能低下、雄性腺功能低下以及雌性激素过多。

再生障碍性贫血过筛检验特点：

①正细胞正色素型。

②骨髓无再生反应性：三系（红系、粒系、巨核系）细胞减少（血细胞生成障碍）或者唯独红系细胞减少（红细胞生成障碍）。

③循环血液内红细胞、粒细胞、血小板均减少（全血细胞减少症，pancytopenia）或者唯独红细胞减少，即红细胞减少症（erythropenia）。

贫血的上述4种分类法，各有侧重，相辅相成，在贫血病因的过筛检验诊断上具有指方定向的作用，是贫血综合征诊断的重要组成部分。4种贫血分类的对应关系见表6-2。

表6-2 4种贫血分类对应关系

病因学分类	形态学分类	再生反应分类
急性失血性贫血	正（大）细胞正（低）色素型	有再生反应性
慢性失血性贫血	正（小）细胞低色素型	有再生反应性
急性溶血性贫血	正（大）细胞正色素型	有再生反应性
慢性溶血性贫血	正细胞正色素型	有再生反应性
缺铁营养性贫血	小细胞低色素型	补铁再生反应
缺钴营养性贫血	大细胞正色素型	补钴再生反应
再生障碍性贫血	正细胞正色素型	无再生反应性

（三）群体贫血病类别

表现贫血综合征的数百种动物群体病，可按其致发贫血的病因及发病机理作如下归类（图6-2）：

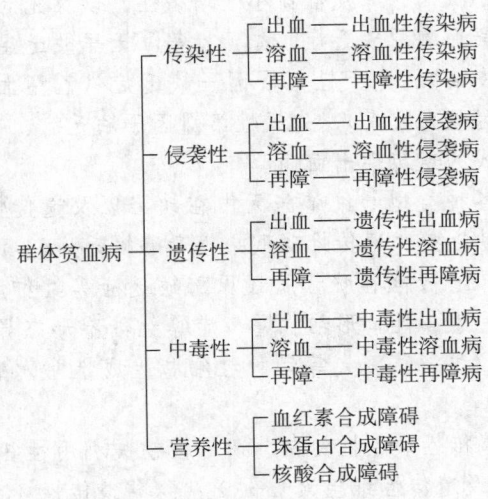

图6-2　群体贫血病类别

1. 传染性贫血病

（1）属失血性贫血的。有马最急性型传贫、牛流行性出血热、兔出血热（瘟）、猪密螺旋体病、各种动物的出血黄疸型钩端螺旋体病等传染性出血病。

（2）属溶血性贫血的。有各种动物的溶血性链球菌病和葡萄球菌病、出血黄疸型钩端螺旋体病、牛羊溶血性梭菌病、羔羊Ａ型产气荚膜杆菌病、犬埃立克体病、血巴尔通体病、附红细胞体病、无定形体病等传染性溶血病。

（3）属再生障碍性贫血的。有马亚急性和慢性传贫、猫泛白细胞减少症、猫白血病病毒病、犬埃立克体病、鸡传染性贫血等传染性再障病。

传染性贫血病的基本特征是：

①群体发病。

②表现贫血体征。

③有传染性，能水平传播。

④通常伴有发热，取急性病程。

⑤能检出特定病原微生物。

⑥能检出反应性抗体和（或）保护性抗体。

2. 侵袭性贫血病

（1）属失血性贫血病的。有毛圆线虫病、血矛线虫病、钩虫病、球虫病等胃肠寄生虫病。

（2）属溶血性贫血的。有梨形虫病、锥虫病、住白细胞虫病、禽疟疾等血液原虫病。

（3）属再生障碍性贫血的。有牛羊的毛圆线虫病等。

侵袭性贫血病的基本特征是：

①群体发病。

②表现贫血体征。

③无传染性，不水平传播。

④通常取急性病程，伴有发热（血液原虫病）或者取慢性病程，不伴有发热（胃肠寄生虫病）。

⑤有相当数量的寄生虫存在。

3. 遗传性贫血病 有数十种遗传性疾病表现贫血综合征，而且也囊括贫血综合征所有 4 种病因和发病机理类型。

(1) 属失血性贫血的。有猪遗传性坏血病、血管性假血友病 (VWD)、贮藏池病、血小板病、血小板无力症、血小板无力性血小板病、原发性血小板增多症、以及先天性前激肽释放酶缺乏症、先天性纤维蛋白原缺乏症、先天性凝血酶原缺乏症、先天性第 V 因子缺乏症、先天性第 VII 因子缺乏症、先天性第 VIII 因子缺乏症（甲型血友病）、先天性第 IX 因子缺乏症（乙型血友病）、先天性第 X 因子缺乏症、先天性第 XI 因子缺乏症（丙型血友病）、先天性第 XII 因子缺乏症、遗传性维生素 K 依赖性凝血因子缺乏症等先天性凝血障碍造成的遗传性出血病。

(2) 属溶血性贫血的。有各种类型红细胞先天内在缺陷以及遗传性铜累积病造成的遗传性溶血病。包括：遗传性丙酮酸激酶缺乏症、遗传性磷酸果糖激酶缺乏症、遗传性葡萄糖-6-磷酸脱氢酶缺乏症、遗传性谷胱甘肽缺乏症、遗传性谷胱甘肽还原酶缺乏症等红细胞酶病；家族性球红细胞增多症、家族性椭圆形细胞增多症、家族性口形细胞增多症等红细胞形态异常；小鼠 α-海洋性贫血、β-海洋性贫血等血红蛋白分子病；牛、猪、犬等动物红细胞生成性卟啉病和原卟啉病等先天性卟啉代谢病。

(3) 属营养性贫血的。有遗传性缺铁性贫血、遗传性铁失利用性贫血、遗传性维生素 B_{12} 缺乏症（遗传性钴胺素吸收不良症）以及遗传性维生素 C 缺乏症（猪遗传性坏血病）等遗传性代谢病。

(4) 属再生障碍性贫血的。有周期性血细胞生成症、犬和牛的特发性红细胞生成不良症（先天性红细胞生成不良性贫血、海福特牛的贫血—角化不良—脱毛综合征（海福特牛的 ADAS）等遗传性再障病。

遗传性贫血病的基本特征是：

①群体发病。

②表现贫血体征。

③无传染性，同居感染不发病。

④家族式分布，即只在一定的家系内垂直传播。

⑤有特定的遗传类型。

⑥能在染色体特定位点上找到突变的基因。

4. 中毒性贫血病 有数十种中毒性疾病表现贫血综合征，而且也囊括贫血综合征所有 4 种病因和发病机理类型。

(1) 属失血性贫血的。有牛霉烂草木樨病（甜金花菜病）、各种动物的敌鼠钠 (warfarin) 等抗凝血毒鼠药中毒、蕨类植物中毒（慢性血尿）等中毒性出血病。

(2) 属溶血性贫血的。有酚噻嗪类中毒、醋氨酚（退热净）中毒、非那唑吡啶中毒、铜中毒、蛇毒中毒、十字花科植物中毒、野洋葱中毒、蓖麻素中毒、黑麦草中毒以及犊牛水中毒等中毒性溶血病。

(3) 属营养性贫血的。有铅中毒（影响血红素合成）、钼中毒（诱导铜缺乏症）等。

(4) 属再生障碍性贫血的。有三氯乙烯豆粕中毒（杜林城病）、蕨类植物中毒以及马穗状葡萄球菌毒病、梨孢镰刀菌毒病等真菌毒素中毒所造成的中毒性再障病。

中毒性贫血病的基本特征是：

①群体发病。

②表现贫血体征。

③不能传播，既不水平传播，无传染性，也不垂直传播，非家族式分布。

④通常取急性病程，且不伴有发热（一般中毒性贫血病），但真菌毒素病通常为慢性病程而急性发作，且多伴有发热（真菌毒素性贫血病）。

⑤有毒物接触史。

⑥体内能找到相关的毒物或其降解物。

5. 营养代谢性贫血病　除铜过多症和低磷酸盐血症系致发溶血性贫血者外，概因造血原料或造血辅助成分缺乏而致发营养性贫血。

（1）致使血红素合成障碍的。有铁缺乏症、铜缺乏症、钼过多症（诱导铜缺乏）以及吡哆醇（维生素 B_6）缺乏症。

（2）致使珠蛋白合成障碍的。有蛋白质不足和赖氨酸不足。

（3）致使核酸合成障碍的。有维生素 B_{12} 缺乏症、钴缺乏症（影响维生素 B_{12} 合成）、叶酸缺乏症和烟酸缺乏症（影响叶酸合成）。

此外，还有机理复杂或不明的泛酸缺乏症（猪正细胞型贫血）、维生素 E 缺乏症（猿大细胞型贫血）以及维生素 C 缺乏症（猿贫血）。

营养代谢性贫血病的基本特征是：

①群体发病。

②表现贫血体征。

③不能传播，既不水平传播，无传染性，也不垂直传播，非家族式分布。

④取慢性病程，概不发热。

⑤有特定营养物不足的检验所见。

⑥补给所缺营养物，群体贫血病流行即告平息（图 6-2）。

（四）群体贫血病大类归属诊断

动物群发以贫血综合征为主症的疾病时，应考虑上述数百种群体贫血病，可从下列 3 个角度进行大类归属诊断。

1. 贫血病归类诊断　依据群体贫血病在畜群中的传播情况，病程急慢，伴不伴有发热以及见不见到虫体等 4 项临床指标，初步推测是哪一类群体贫血病（图 6-3）。

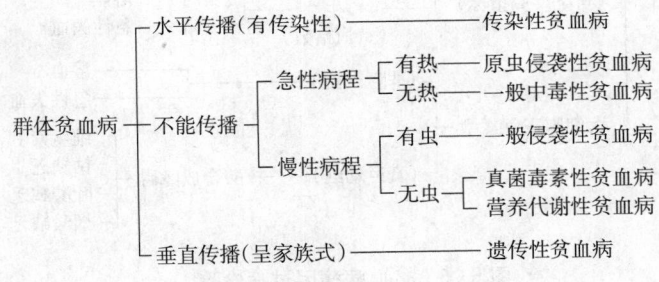

图 6-3　群体贫血病归类诊断

2. 贫血病归属诊断　依据可视黏膜色泽，有无出血体征，传播情况，病程急慢，发不发热以及能不能再生等 6 项指标，进一步推测是哪一属群体贫血病（图 6-4）。

3. 贫血病病因筛检诊断　依据红细胞数、血红蛋白量、红细胞压积容量、平均红细胞容量（MCV）、平均红细胞血红蛋白量（MCH）、平均红细胞血红蛋白浓度（MCHC）、白细胞数、血小板数、网织红细胞数、黄疸指数及红细胞象等 11 项检验指标，分层过筛，大体确定是哪一种病因致发的群体贫血病（图 6-5）。

（五）群体贫血病鉴别诊断

通过前述大类归属诊断找到方向后，对失血性、溶血性、再障性、营养性等 4 种病因类型的群体

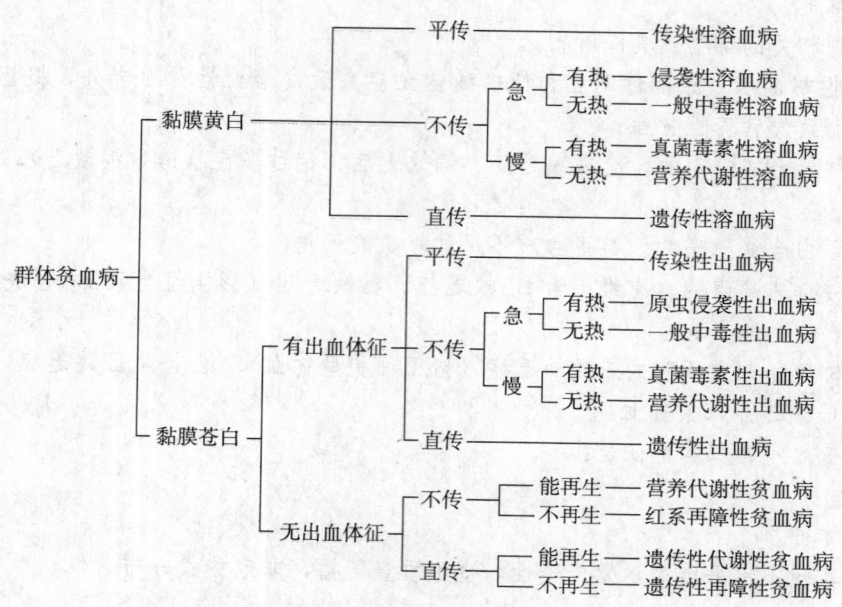

图 6-4 群体贫血病归属诊断

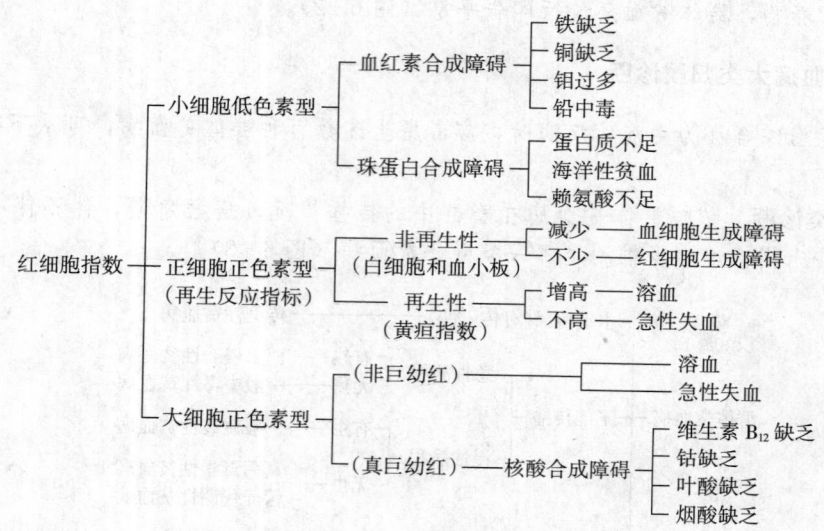

图 6-5 贫血病病因过筛检验

贫血病分别进行鉴别诊断。

1. 失血性贫血病鉴别诊断 遇到失血（出血）体征突出的群体贫血病时，应考虑失（出）血性贫血病类，包括传染性出血病、侵袭性出血病、中毒性出血病、遗传性出血病以及营养代谢性出血病，按群体出血病鉴别诊断思路和出血病因过筛检验，逐步进行鉴别诊断。

2. 溶血性贫血病鉴别诊断 遇到可视黏膜苍白黄染或排血红蛋白尿、溶血体征突出的群体贫血病时，应考虑溶血性贫血病类，包括传染性溶血病、侵袭性溶血病、遗传性溶血病、中毒性溶血病以及营养代谢性溶血病，按群体溶血病鉴别诊断思路和溶血病因过筛检验，逐步进行鉴别诊断。

3. 再生障碍性贫血病鉴别诊断 遇到可视黏膜逐渐苍白，亚急性或慢性病程，而病因过筛检验属正细胞正色素型和非再生类型的贫血病时，应考虑再生障碍（再障）性贫血病类。

首先，要按照群体贫血病分类的各自基本特征，将马急性和慢性传染性贫血、犬埃立克体病、猫泛白细胞减少症、猫白血病病毒病、鸡传染性贫血等传染性再障病，牛、羊的毛圆线虫病等侵袭性再障病，三氯乙烯豆粕中毒、蕨类植物中毒、马穗状葡萄球菌毒病、梨孢镰刀菌毒病等中毒性再障病，周期性血细胞生成症、犬和牛的特发性红细胞生成不良症、海福特牛的贫血-角化不良-脱毛综合征等遗传性再障病鉴别开来。

　　然后，再按照下列思路，将上述群体性再障病，同骨髓组织萎缩或红细胞生成素不足造成的个体再障病鉴别开来。

　　其血液内红细胞数、白细胞数和血小板数都减少的，表明系血细胞再障，可进一步检验骨髓细胞象取得红系、粒系、巨核系细胞普遍减少，即三系再障的确证，并查明造成骨髓组织萎缩的具体病因（原发病）。

　　其血液内白细胞数和血小板数不减少而唯独红细胞数减少的，表明系红细胞再障，也应进一步检验骨髓细胞象，取得红系细胞减少，即红系再障的确证，并查明造成红细胞生成素不足的具体病因（原发病）。

　　4. 营养性贫血病鉴别诊断　遇到大群症状发生或地区流行的、慢性无热的、不水平传播的群体贫血病时，应考虑某些营养代谢类疾病。通常按下列三个步骤进行鉴别诊断（图6-6）。

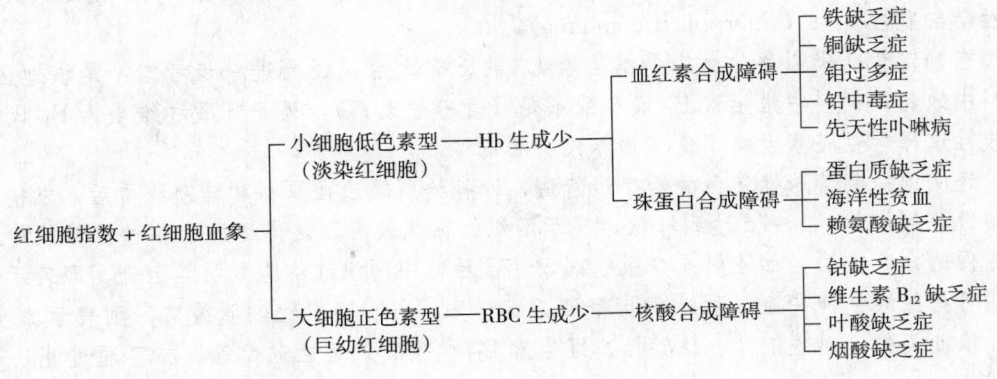

图6-6　营养代谢类贫血病过筛检验

　　第一步：确定是哪一属营养代谢病。依据红细胞数（RBC）、血红蛋白量（Hb）和红细胞压积容量（packed cell volume, PCV），计算出红细胞指数，主要是平均红细胞体积（MCV）和平均红细胞血红蛋白浓度（MCHC），并通过血象尤其红细胞象，骨髓象尤其红系象的检验，以明确其在贫血形态学分类上的位置。并依据营养代谢类贫血病过筛检验结果，寻找诊断方向。

　　如果属小细胞低色素型贫血，血片上见有大量淡染红细胞（hypochromic erythrocyte），指示贫血的发病环节在血红蛋白生成少，病因是血红素合成障碍和（或）珠蛋白合成障碍。如果是大细胞正色素型贫血，血片和骨髓片上见有胞体巨大、核染色质疏松的巨幼红细胞（megaloblast），则指示贫血的发病环节在红细胞生成少，病因是核酸合成障碍。

　　第二步：确定是哪一种营养代谢病。

　　对小细胞低色素型贫血，要侧重考虑能使血红素合成发生障碍的疾病，如铁缺乏症、铜缺乏症、维生素 B_6 缺乏症、铅中毒以及各种动物的先天性卟啉病和原卟啉病，或者能使珠蛋白合成发生障碍的疾病，如 α-海洋性贫血、β-海洋性贫血、蛋白质缺乏症、赖氨酸缺乏症以及各种慢性消耗病。

　　对大细胞正色素型贫血，则要侧重考虑能使核酸合成发生障碍的疾病，如维生素 B_{12} 缺乏症、家族性钴胺素吸收不良、钴缺乏症、叶酸缺乏症以及烟酸缺乏症。然后，再分别通过病畜的体液、排泄物、饲料、饮水乃至该地区的土壤和植被，检验有关造血原料和造血辅助物质的含量，确定是其中哪一种具体的营养代谢病。

第三步：确定是营养病还是代谢病。即确定营养代谢类群体贫血病的病因是属于饲料饲养性（feeds and feeding）的，还是属于代谢遗传性（metabolic and hereditary）的。

例如，在确定营养代谢类贫血病是缺铁性贫血之后，要进一步考虑是饲料饲养中铁质供应不足所致的真性缺铁性贫血（true iron - deficient anemia），还是铁质在体内的吸收、转运、利用和代谢障碍所致的铁失利用性贫血（sideroachrestic anemia）。实际上，慢性失血性贫血（个体贫血病），还有不采取补铁措施的集约化养猪场里 3、4 周龄猪常发生的仔猪贫血（群体贫血病），才是一种真性缺铁性贫血。对于这种贫血，只要补够了铁质，贫血病即得以防治。而前面谈到的铜缺乏性贫血、钼过多性贫血、铅中毒性贫血、维生素 B_6 缺乏性贫血以及家族性卟啉病、海洋性贫血、先天性缺铁性贫血、遗传性铁的膜转运病（disorder of membrane transport of iron）等众多有关的中毒性贫血病、遗传性贫血病和营养代谢性贫血病，都是铁失利用性贫血，体内不是缺铁而是剩铁，不是低铁血症而是高铁血症。对于这些贫血，越补铁越糟。

这样的情况如何区分？一是测铁代谢参数，看血清铁含量和血浆铁蛋白饱和度；二是做骨髓涂片铁染色，看骨髓细胞外铁和铁粒幼红细胞（sideroblast）。

其血清铁含量低、运铁蛋白饱和度低、骨髓细胞外铁少、铁粒幼红细胞少的，就是真性缺铁性贫血；而血清铁含量高、运铁蛋白饱和度高、骨髓细胞外铁多、铁粒幼红细胞多的，则是铁失利用性贫血，即铁粒幼细胞性贫血（sideroblastic anemia）。

同样，在确定营养代谢类贫血病是维生素 B_{12} 缺乏症之后，还要进一步考虑：是该地区的土壤、植被和饲料中缺钴，饲料中维生素 B_{12} 或叶酸不足（营养缺乏病），还是叶酸和维生素 B_{12} 代谢发生障碍，如家族性选择性钴胺素吸收不良（营养代谢病）。

最后，还必须提到营养性贫血的治疗诊断法，即补给所缺造血原料和辅助物质后，末梢血液内的网织红细胞数急剧增加，4~7d 达到峰值，显示网织红细胞效应。这是适用于各种营养性贫血的一项既准确又方便的诊断方法。如注射或口服铁剂 5~7d 后血中网织红细胞数明显上升，即表示缺铁性贫血，否则亦可排除缺铁性贫血；注射维生素 B_6 后 5~7d，出现网织红细胞效应，则表示维生素 B_6 缺乏性贫血；依此类推，对缺铜性、缺钴性、维生素 B_{12} 和叶酸缺乏性贫血等，亦可通过此法予以确认或排除。

（六）群体贫血病论证诊断

动物群体贫血病，数以百计，是兽医临床上最常见多发的一大类疾病。遇到动物群体贫血病时，首先，进行归类、归属、筛检等 3 个角度的大类归属诊断以寻找方向；然后，进行失血、溶血、营养、再障等 4 种病因类型的鉴别诊断，以得出相关病性病因的初步结论；最后，还必须实施论证诊断，加以确认。

1. 传染性贫血病认定要点

（1）有对应的临床表现（贫血体征）。

（2）有对应的病理变化（贫血病变）。

（3）有对应的检验所见（贫血象）。

（4）有传染性，同居感染，水平传播。

（5）有对应的病原微生物检出，而且动物回归发病。

2. 侵袭性贫血病认定要点

（1）有对应的临床表现（贫血体征）。

（2）有对应的病理变化（贫血病变）。

（3）有对应的检验所见（贫血象）。

（4）有对应的寄生虫检出。

（5）有对应的防治效果。

3. 遗传性贫血病认定要点

（1）有对应的临床表现（贫血体征）。

（2）有对应的病理变化（贫血病变）。

（3）有对应的检验所见（贫血象）。

（4）呈家族式分布，具特定的遗传类型。

（5）染色体上能找到突变的基因位点。

4. 中毒性贫血病认定要点

（1）有对应的临床表现（贫血体征）。

（2）有对应的病理变化（贫血病变）。

（3）有对应的检验所见（贫血象）。

（4）有对应的毒物接触史。

（5）能找到相应的毒物或其降解物，而且动物发病试验成功。

5. 营养缺乏性贫血病认定要点

（1）有对应的临床表现（贫血体征）。

（2）有对应的病理变化（贫血病变）。

（3）有对应的检验所见（贫血象），且体内、外环境中特定造血原料或辅助物质含量不足。

（4）有对应的防治效果：补给所缺造血物质，即显现网织球效应，且多数病畜康复，贫血病流行平息。

6. 营养代谢性贫血病认定要点

（1）有对应的临床表现（贫血病征）。

（2）有对应的病理变化（贫血病变）。

（3）有对应的检验所见（贫血象），且特定造血物质代谢过程所需酶类活性低下；该酶促反应的底物蓄积；该酶促反应的产物匮乏。

（4）有对应的防治效果：提供所需的酶类，疏导蓄积的底物或补给匮乏的产物，可使多数病畜的贫血得到缓解；纠正缺陷的酶类，则该群体贫血病流行得以平息。

二、真性红细胞增多症

Polycythemia Vera

真性红细胞增多症，即绝对性原发性红细胞增多症（absolute primary polycythemia），简称"真红"，是一种病因和发病机理未明的慢性骨髓增生病（chronic myeloproliferative disease）。

本病分两种病型：成年型，发生于中、老龄动物，大多伴有白细胞增多症、血小板增多症和脾肿大，是名副其实的血细胞增多症（polycythemia）；幼年型，发生于新生畜和幼畜，不伴有白细胞增多症、血小板增多症和脾肿大，唯独红细胞增多以及红细胞参数值增高，是真正的"红"细胞增多症（polcythemia rubra vera or erythrocytosis），常呈家族性发生，特称家族性红细胞增多症（familial polycythemia）。

动物的真性红细胞增多症，已先后报道自然发生于多种动物，如犬（Cole，1954；Donovan 等，1959；Miller，1968；Carb，1969；Bush 等，1972；Mcgrath 等，1974，1982；Peterson 等，1982，1983；程鸿 等，1989），牛（Fowler 等，1964），猫（Reed 等，1970）以及马（李毓义 等，1982，1988）。

家族性红细胞增多症，仅正式报道发生于娟姗犊牛（Tennant 等，1967，1969；Kaneko 等，

1968；Vandyke 等，1968；Blood 等，1983）。

【病因及发病机理】

动物的真性红细胞增多症，同人的对应病一样，病因及发病机理尚未搞清。但娟姗犊牛的家族性红细胞增多症，已由美国加利福利亚州立大学确认系遗传性疾病，遗传特性属常染色体隐性类型（参见遗传性疾病篇遗传性血液病章）。

本病的基本病理特征：包括骨髓三系（红细胞系、粒细胞系和巨核细胞系）增生极度活跃（成年型真红）或单纯骨髓红系增生极度活跃（幼年型真红）；血液和尿液内的红细胞生成素含量低下以至测不出来；晚期常转化为白血病、红白血病或骨髓纤维化；多伴随微血栓广泛形成的弥漫性血管内凝血。

【临床表现】

散发于各动物品系（一般性真性红细胞增多症）或在动物的一定品系内呈家族性发生（家族性红细胞增多症）。

中老年（成年型）或哺乳期（幼年型）起病显症，取慢性病程，经过数月、数年至数十年不等。

临床症状，主要包括皮肤和鼻、口、舌、膣、眼等所有可视黏膜呈持久性红色发绀（sustained ruddy cyanosis）；眼底血管和可视黏膜微血管网扩张充盈，其 2~3 级分支清晰可辨，烦渴多尿；尿血、便血、呕血、衄血、自发性皮肤或肌肉出血等各种出血体征；嗜眠、昏睡、失明（视网膜血管血栓）、后躯萎弱、圆周运动、癫痫发作等由于血液黏滞和微血栓形成所致的神经肌肉功能紊乱。

成年型，大多还伴有白细胞增多症、血小板增多症和脾脏肿大。一般死于弥漫性血管内凝血所致的心、脑血管意外和（或）消耗性出血病。有少数病畜，包括某些家族性红细胞增多症犊牛，取自限性病程，常于数年间自行康复。

证病性检验所见：包括红细胞数极度增多 [可达（15~20）×10^{12}/L]；血红蛋白量极度增高（200~250g/L）；红细胞压积极度增大（可达 70%~80%）；全血相对密度明显增加（可达 1.010）；全血黏度明显增加（可达 12.0~14.0）；全血容量成倍增加，在马可达 152.3mL/kg，约为正常全血容量 [（77.4±3.2）mL/kg] 的 2 倍；红细胞总容量成倍增加，在马可达 102.6mL/kg，约为正常红细胞总容量（23.7~1.89mL/kg）的 4 倍；骨髓有核细胞总数增多，其中红系细胞以至粒系细胞或巨核细胞增生极度活跃；血气分析动脉血氧饱和度（ASO$_2$）正常（90%以上）；检测血浆和尿液中的红细胞生成素显著减少以至全然测不出来（李毓义 等，1982，1988；Peterson 等，1983；程鸿 等，1989）。

【诊断】

真性红细胞增多症的论证诊断依据是：持久性红色发绀等体征，红细胞参数各检测指标极度增多；血液总容量和红细胞总容量倍增，骨髓红系或三系细胞增生极度活跃，动脉血氧饱和度正常；血浆和尿液中红细胞生成素几乎测不出来。

在鉴别诊断上，应注意区别机体脱水状态下表现的相对性红细胞增多症，即所谓"假红"以及异常血红蛋白症等各种慢性缺氧、肾脏病和某些癌肿所致的继发性红细胞增多症，即所谓"继红"。

【治疗】

原发性红细胞增多症，迄今尚不能根治。

目前多采用保守疗法。主要是反复大量放血，使血容量和血液黏滞度恢复或接近正常，以促进高黏血症（hyperviscositemia）和微血管病（microangiopathy）所致临床症状的缓解。颈静脉一次放血量，犬为 100~200mL，马和牛为 2~4L，每隔 3~5d 一次，直至红细胞数和红细胞压积（PCV）接近正常为止。

还可配合化疗或应用骨髓抑制剂，如马利兰、环磷酰胺、苯丙酸氮芥等，以巩固和延长放血疗法的效果。

其中羟基脲（hydroxyurea）已证实是治疗犬真性红细胞增多症的有效而安全的药物（Peterson 等，1982，1983；程鸿等，1989）。

［附］ 多血病症状鉴别诊断

动物多血病，又称血细胞增多症（polycythemia）或红细胞增多症（erythrocytosis），是泛指循环血液中的红细胞数、血红蛋白量和红细胞压积显著超过正常值（倍增）的一种病理状态。

它同动物贫血病、动物溶血病、动物出血病一样，不是独立的疾病，而是许多病因引起或众多疾病伴有的一个综合征。

（一）红细胞增多症病因分类及特征

表现红细胞增多综合征的动物疾病，有数十种之多，其中包括某些遗传性疾病，如异常血红蛋白分子病、家族性高铁血红蛋白血症、遗传性多囊肾病以及法乐氏四联症、肺动脉狭窄、动脉导管未闭等先天性心脏病；中毒性疾病，如马的慢性阻塞性肺病（chronic obstructive pulmonary diseases, COPD）等群体病。按其病因，可作如下分类（图 6-7）。

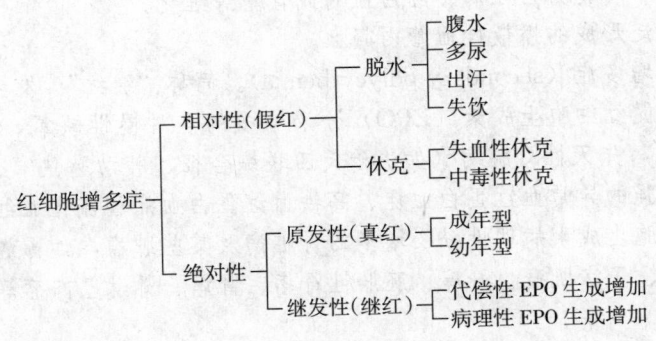

图 6-7 红细胞增多症病因分类

1. 相对性红细胞增多症（relative polycythemia） 这类红细胞增多症，是由于血液浓缩（hemoconcentration）而造成的循环血液中红细胞数量的相对增多，而不是骨髓红系细胞增生的结果，因而称为假性红细胞增多症（spurious polycythemia），简称"假红"。

相对性红细胞增多症，发生于两类情况：一是由于腹泻、呕吐、出汗、失饮等机体脱水；二是由于休克状态使水分由血浆转向组织间或细胞内。

相对性红细胞增多症的基本特征：

①红细胞压积增高，血浆总蛋白亦增高。

②血浆总容量大减而红细胞总容量正常。

③病程很短（数小时至数日），随着脱水或休克状态的解除，即自行恢复。

2. 绝对性红细胞增多症（absolute polycythemia） 这类红细胞增多症，是由于骨髓红系细胞增生极度活跃而造成的循环血液中红细胞数量的绝对增多。

绝对性红细胞增多症的基本特征：

①红细胞压积增高而血浆总蛋白不高。

②血液总容量和红细胞总容量倍增而血浆总容量不增。

③病程很长（数月乃至数年）。

绝对性红细胞增多症，按其病因，又分原发性和继发性两种。

（1）原发性红细胞增多症（primary polycythemia）。又名真性红细胞增多症（polycythemia vera），简称"真红"，是病因未明的一种慢性骨髓增生性疾病（chronic myeloproliferative disease）。分成年和幼年两种病型。

成年型，发生于中、老龄动物，大多伴有白细胞增多症、血小板增多症和脾肿大，是名副其实的血细胞增多症（polycythermia）。

幼年型，发生于新生畜和幼畜，不伴有白细胞增多症、血小板增多症和脾肿大，唯独红细胞增多以及红细胞参数值增高，是真正的"红"细胞增多症（polycythemia rubra vera or erythrocytosis），常呈家族性发生，特称家族性红细胞增多症（familial polycythemia）。

动物的真性红细胞增多症，已先后报道自然发生于犬（Cole，1954）、牛（Fowler 等，1964）、猫（Reed 等，1970）和马（李毓义，1982，1988）。家族性红细胞增多症，仅正式报道发生于娟姗犊牛（Tennant，1967，1969），遗传特性属常染色体隐性类型。

真性红细胞增多症的基本特征：

①骨髓三系（红细胞系、粒细胞系、巨核细胞系）增生极度活跃（成年型真红）或单纯骨髓红系增生极度活跃（幼年型真红）。

②动脉血氧饱和度（ASO_2）正常（90%以上）。

③血液和尿液内的促红细胞生成素含量低下以至测不出来。

④病程缓长，晚期常转化为白血病、红白血病或骨髓纤维化。

⑤多伴随微血栓广泛形成的播散性血管内凝血。

（2）继发性红细胞增多症（secondary polycythemia）。简称"继红"。发生于两类情况：

一是能激起代偿性促红细胞生成素（EPO）分泌增多的各种慢性缺氧，包括高原不适应症、慢性阻塞性肺病（COPD），先天性心脏病（如法乐氏四联综合征、肺动脉狭窄、动脉导管未闭）、血红蛋白病（多种氧亲和力强的异常血红蛋白血症、高铁血红蛋白血症和硫化血红蛋白血症）（图 6-8）。

二是能激起促红细胞生成素病理性分泌增多的肾脏病及某些肿瘤，如肾囊肿、肾盂积水、遗传性多囊肾病、肾血管缺陷、子宫肌瘤、肝癌、胚胎性肾瘤、肾癌、肾淋巴肉瘤等。

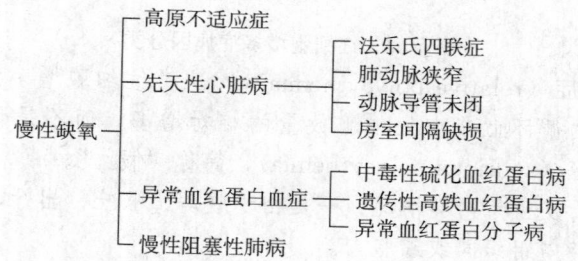

图 6-8 代偿性继发性红细胞增多症病因分类

继发性红细胞增多症的基本特征：在前一类病因，是动脉血氧饱和度降低，而血浆和尿液内的促红细胞生成素含量增高；在后一类病因，是动脉血氧饱和度正常（90%以上），而血浆和尿液内的促红细胞生成素含量增高。

（二）红细胞增多症鉴别诊断

红细胞增多症作为一个多血综合征，在临床上依据红色发绀（ruddy cyanosis）体征，即可作出症候性诊断。但诊断的关键还在于确定红细胞增多症的性质，并查明其病因。

临床上表现红色发绀体征的原发病有数十种之多，必须掌握红细胞增多症的病因分类及各病因类型的临床特征和检验特点，进行分层筛检。

红细胞增多症过筛检验：有 10 项指标，包括红细胞数、血红蛋白量、红细胞压积、血液总容量、血浆总容量、红细胞总容量、骨髓细胞象、血氧分析和血浆（或尿液）的促红细胞生成素（EPO）含量测定。

在兽医临床上遇到红细胞增多症（红色发绀）病畜时，通常运用如下的诊断思路，进行五个层次的筛检。

1. 第一层筛检：红细胞增多症的确认 对可视黏膜红色发绀的病畜，进行血常规检验。凡红细胞压积超过 40%，血红蛋白量超过 150g/L，红细胞数超过 $10 \times 10^{12}/L$ 的，即可诊断为红细胞增多症。

2. 第二层筛检：相对性和绝对性的鉴别 对红细胞增多症病畜，在临床表现上应着眼于起病之缓急，病程之长短，脱水和休克体征之有无；在临床检验上应侧重于血浆总蛋白测定，血液容量测定（通常用伊文氏蓝稀释法）和骨髓细胞分类计数。

其起病急，病程短，有明显脱水或休克体征，血浆总蛋白随红细胞压积而相应增高，骨髓红系细胞不增生（粒红比正常），血浆总容量减少和红细胞总容量基本正常的，为相对性红细胞增多症（假红）。

其起病缓，病程长，无明显脱水或休克体征，红细胞压积增高而血浆总蛋白不高，骨髓红系细胞增生极度活跃（粒红比降低），血浆总容量不减而血液总容量和红细胞总容量显著增多甚至倍增的，则为绝对性红细胞增多症。

3. 第三层筛检：原发性和继发性的鉴别 对绝对性红细胞增多症病畜，在临床上和病理学上应注意夹杂症之有无，在检验上应做血气分析，并创造条件做血浆及尿液中促红细胞生成素测定。

除红细胞绝对增多带来的功能障碍和体征（如尿血、便血、呕血、衄血、自发性皮肤或肌肉出血等各种出血体征，嗜眠、昏睡、失明、后躯萎弱、圆周运动、癫痫发作等高黏血症体征和微血栓形成所致的神经肌肉功能紊乱；播散性血管内凝血所致的心、脑血管病）而外，无其他夹杂症，且动脉血氧饱和度（ASO_2）正常（90% 以上），而促红细胞生成素减少乃至消失的，为原发性红细胞增多症（真红）。

除上述红细胞增多症自身的功能障碍和体征外，还有其他夹杂症，且血液及尿液内促红细胞生成素显著增多的，则为继发性红细胞增多症（继红）。

4. 第四层筛检：原发性红细胞增多症的病型确定 对"真红"病畜，应确定其病型。

其多发生于成年或老龄动物，伴有或不伴有白细胞增多、血小板增多或脾肿大，且无遗传性的，多为一般性真性红细胞增多症。

其多发于幼畜，且有遗传性，而不伴有白细胞增多、血小板增多和脾肿大的，则为家族性红细胞增多症（图 6-9）。

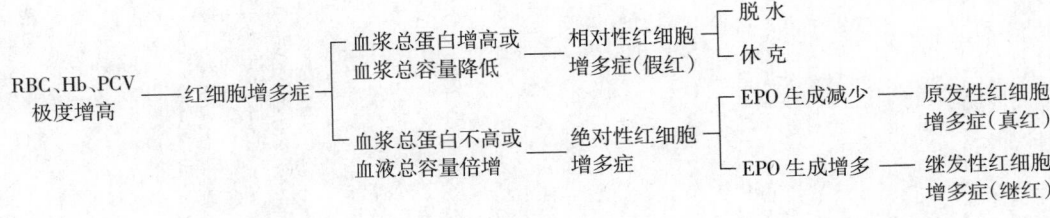

图 6-9 红细胞增多症过筛检验

5. 第五层筛检：继发性红细胞增多症的病因确定 对"继红"病畜，应确定其病因。"继红"病因的确定，应在测定促红细胞生成素（增多）的基础上，主要依据动脉血氧饱和度（ASO₂），并注意作为其病因基础的夹杂症的体征及剖检变化。造成"继红"的原发病，有三种情况（图6-10）。

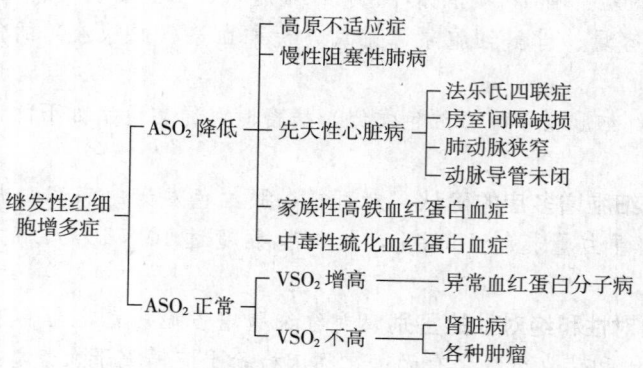

图6-10 继发性红细胞增多症过筛检验

（1）其动脉血氧饱和度明显降低（<90%）的，可能系起因于能激起促红细胞生成素代偿性分泌增多的各种慢性缺氧，包括高原不适应症、慢性心肺疾病（如慢性阻塞性肺病）、先天性心脏病、高铁血红蛋白血症等，再依据各该疾病的临床体征和病理变化而进行确诊。

（2）其动脉血氧饱和度正常（>90%）的，可能系起因于能激起促红细胞生成素病理性分泌增多的某些肾脏病或各种肿瘤。再依据其各自的临床体征和病理学证据而确定之。

（3）其动脉血氧饱和度正常（>90%），但静脉血氧饱和度（VSO₂）明显增高，静脉血色鲜红的，则要考虑某些异常血红蛋白造成的血红蛋白分子病（异常血红蛋白氧结合能力增强、氧释放能力减弱，氧合血红蛋白的氧离过程发生障碍，造成组织缺氧、血氧失利用、静脉血色鲜红而动脉化）。应进一步做血红蛋白电泳和血红蛋白肽链分析而确证之。

（李毓义 张乃生 刘国文）

第二章　白细胞疾病

概　　述

制造白细胞的主要器官是骨髓、脾脏和淋巴结。骨髓制造粒细胞。脾脏制造淋巴细胞及单核细胞。淋巴结制造淋巴细胞，并能生成单核细胞及浆细胞。白细胞等血细胞的分化演变过程是连续不断的，分为原始、幼稚和成熟 3 个阶段。关于血细胞的命名，国内外文献均较混乱，本书采用的是1960 年中国血液学工作座谈会统一规定的名称（表 6-3）。

表 6-3　血细胞的命名

原始阶段	幼稚阶段	成熟阶段
原红细胞	早、中、晚幼红细胞	红细胞
原粒细胞	早、中、晚幼粒细胞	杆状、分叶粒细胞
原单核细胞	幼单核细胞	单核细胞
原淋巴细胞	幼淋巴细胞	淋巴细胞
原浆细胞	幼浆细胞	浆细胞
原巨核细胞	幼巨核细胞、巨核细胞	血小板

血细胞均源自多能干细胞，先分化为各系定向干细胞，再分别经由原始阶段、幼稚阶段而发育为成熟阶段。成熟后即不再分裂而贮积于骨髓等生成器官的储备池（storage pool）中等待释放。释入末梢血液的白细胞，约半数随血液循环，进入循环池（circulating pool），其余的则附着于小静脉及微血管壁，即滞留于边缘池（marginal pool）。

循环池和边缘池之间经常互相转换，形成动态平衡。

动物的白细胞疾病，可分为 4 大类，即白细胞数量异常、白细胞形态异常、白细胞功能异常和造白细胞组织增生。

（一）白细胞数量异常

主要有作为对炎症或感染应答的白细胞增多症（leukocytosis），特别是中性粒细胞增多症（neutrophilia）和作为感染或毒物对骨髓损害结果的白细胞减少症（leukopenia），如猫的泛白细胞减少症（feline panleukopenia）、各种动物的粒细胞减少症（granulocytopenia）和淋巴细胞减少症（lymphocytopenia）。还有犬的周期性血细胞生成症（canine cyclic hematopoiesis），即周期性中性粒细胞减少症（cyclic neutropenia）或灰色柯里犬综合征（gray collie syndrome）（参见免疫性疾病篇免疫缺陷病章），新生马驹同种免疫性白细胞减少症（neonatal isoimmune leukopenia）（参见免疫性疾病篇超敏反应病章）。

（二）白细胞形态异常

主要有犬和猫的遗传性粒细胞分叶过少症（inherited hyposegmentation of granulocytes），即

Pelger Huët 异常（Pelger Huët anomaly）；马和犬的多分叶巨大中性粒细胞增多症（gaint hypersegmented neutrophilia）；牛、犬、貂、猫、鼠的契—东二氏综合征（Chediak - Higashi syndrome），即色素缺乏易感性增高综合征，先天性白细胞颗粒异常综合征或贮藏池病（storage pool disease）（参见免疫性疾病篇免疫缺陷病章）。

（三）白细胞功能异常

主要有牛和犬的粒细胞病综合征（granulocytopathy syndrome），即慢性肉芽肿病（chronic granulomatosis disease，CGD）（参见免疫性疾病篇免疫缺陷病章）。

（四）造白细胞组织增生

包括所有动物的各种类型白血病。

白 血 病

Leukemia

白血病的基础是造白细胞组织增生（leucosis）。造白细胞组织增生，是造血系统（包括骨髓、淋巴组织、网状内皮系统）的一类恶性肿瘤性疾病。其异常增殖的白细胞（所谓白血病细胞）时常出现于循环血液中的，即称为白血病。

白血病的主要病理学特征：包括骨髓、淋巴结等造血组织中有白血病细胞（白细胞及其前身细胞）的弥漫性增生；其他各组织器官中有白血病细胞的广泛性浸润；末梢血液中白细胞数增多和（或）出现幼稚白细胞乃至原始白细胞。

本病主要发生于牛和猫，其次是犬和猪，马、绵羊、山羊等动物较少发生。在病型上，急性白血病少，慢性白血病多；骨髓性白血病少，淋巴性白血病多。

在欧洲，特别是德国，慢性淋巴性白血病比较普遍，有的呈家族性发生或流行。在日本，牛白血病几乎遍及全国。

在中国，牛白血病有逐年增多的趋势，猪、马、犬、猫的白血病也见有报道，值得注意（李毓义等，1994，2001）。

动物的白血病，种类繁杂，有下列 3 种分类法。

1. 按增生的造血组织或细胞系列不同 分为骨髓组织性白血病（myelogenous leukemia）和淋巴组织性白血病（lymphogenous leukmia）两大类。

（1）骨髓组织性白血病。见于与骨髓生成的各种细胞有关的骨髓增生性肿瘤（myeloproliferative neoplasia）、包括粒细胞性白血病（granulocytic leukemia）、红血病（erythremic myelosis）、红白血病（erythroleukemia）、网状内皮组织增生（reticuloendotheliosis）即毛细胞白血病（hairy cell leukemia）、单核细胞性白血病（monocytic leukemia）、骨髓单核细胞性白血病（myelomonocytic leukemia）、巨核细胞性白血病（megakaryocytic leukemia）、原血细胞白血病（hemocytoblastic leukemia）即干细胞性白血病（stem cell leukemia）。

（2）淋巴组织性白血病。见于淋巴组织增生性肿瘤（lymphoproliferative neoplasia），包括淋巴肉瘤（lymphosarcoma）、浆细胞骨髓瘤（plasma cell myeloma）和网状细胞肉瘤（reticulum cell sarcoma）。

2. 按病程的缓急和末梢血液中白细胞的成熟程度不同 分为急性白血病和慢性白血病。

前者病程短急，骨髓和末梢血液中主要是异常原始细胞和幼细胞。

后者病程长缓，骨髓和末梢血液中主要是较成熟异常细胞，其次是幼细胞，而原始细胞较少。

3. 按末梢血液中白细胞数及白细胞象的不同　分为白细胞增多性白血病与白细胞不增多性白血病两种类型。

前者白细胞数增多至几万、十几万乃至几十万，又称白血性白血病（leukemic leukemia）。

后者白细胞数不显著增多或反而减少。其末梢血出现少数幼稚白细胞的，称为亚白血性白血病（subleukemic leukemia）；末梢血不出现幼稚白细胞的，则称为非白血性白血病（aleukemic leukemia）。

在病情发展过程中，这3种病型可互相转化，即非白血性白血病可演变为亚白血性白血病乃至白血性白血病（进展期）；白血性白血病亦可向相反方向演变（缓解期）。

【病因及发病机理】

白血病的病因尚未完全确定。目前一般认为，白血病乃造血系统的恶性肿瘤。

这是根据：白血病细胞在形态和代谢上与肿瘤细胞很相似；白血病细胞不仅在造血组织内异常增生，还能广泛浸润全身各组织器官，与一般恶性肿瘤所见相似；许多白血病往往和局部肿瘤（如淋巴肉瘤、骨髓瘤）同时存在；致癌物质也能致发白血病；抗癌手段如化学疗法、免疫疗法和放射疗法，同样能抑制白血病细胞的增殖。因此，关于白血病的病因，如同肿瘤病因，有以下3种主要学说：

1. 病毒病因学说　病毒致发禽类白血病（Ellerman，1980）和小鼠白血病（Gross，1951）早已证实。近年来又用含细胞的通过滤烛的白血病病畜组织提出物成功地使小鼠、猫等实验动物发生了白血病。猫白血病病毒（FeLV）、牛白血病病毒C型病毒粒子和3053L B病毒等业经分离鉴定。后两者还能通过人工接种或者混群饲养，在牛之间以及牛和绵羊之间水平传播。这就进一步提示，哺乳动物（如猫、犬、牛、猴）的白血病很可能也是病毒病因所引起。

一般设想是，白血病病毒以休眠状态潜伏于一些动物的造血组织中，在某些因素如电离辐射、某种化学物质、雌激素、感染等激发作用下，开始活动而使造血组织异常增生，致发白血病。

当前，国内外医学、生物学和兽医学界正致力于动物白血病病因和发病机理的研究，病毒病因是其中的一个主要方面。

仍然悬而未决的问题，包括：病毒病因是白血病的原发病因还是继发病因，病毒对各种动物各类白血病是否具有共同的病原性，即白血病的病毒病因是一元性的还是多元性的；其中特别令人关注的是，白血病能否在人和动物之间水平传播？

2. 免疫缺陷学说　该学说认为，造血细胞同其他体细胞一样。可在某种原因作用下发生突变而过度增殖，只是因为动物机体具有健全的免疫机制，特别是细胞免疫，突变增殖的造血细胞一经产生，即被免疫细胞所识别，吞噬和清除。这种免疫机制一旦遭到破坏而发生严重缺陷，则白血病随即发生。在实验性发病中，将牛白血病细胞悬液接种于绵羊，必须先对绵羊进行免疫抑制处理（如注射糖皮质素等）才容易获得成功，即基于此机理。

3. 遗传学说　现已证实，白血病可在小鼠、鸡、猪、牛的某些品系中，由亲本遗传给后代，呈家族性发生，显示垂直传播。还有报道（Taggart，1971）称，猪有一种白血病，为常染色体隐性遗传类型。

动物的白血病，急性型极其罕见，文献报道的主要是慢性白血病，特别是慢性淋巴性白血病。

慢性淋巴性白血病的特征性病理变化如下：

1. 淋巴结、脾脏，骨髓、扁桃体以及肠壁中的淋巴组织异常增生，肝、肺、肾、腺体等各器官组织的血管周围有淋巴细胞浸润，淋巴结显著肿大，有的如块茎，有的达拳头大。病猪的淋巴结往往增大10～40倍。组织学检查时，滤泡结构不清，缺乏生发中心，整个淋巴结几乎是一个由各种大小淋巴细胞构成的淋巴细胞堆。

2. 脾脏多明显肿大（白血性巨脾），在马和牛，长可达 1m，重可达 50kg。病猪的脾脏长可达 90cm，重可达 5～6kg。组织学检查，滤泡和脾髓境界不清，到处都是脾小梁围隔的淋巴细胞堆。骨髓呈灰红色，组织学检查可认骨髓组织萎缩，充满大量淋巴细胞堆。

3. 胃壁和肠壁，特别是后段肠管的肠壁上，淋巴细胞呈结节状或灶状浸润，构成淋巴瘤样肿块，有时突出于肠腔中。

耶基柯娃（1975）对 363 例亚临床白血病牛进行了淋巴结病理学研究，大多数病例的淋巴结眼观并不肿大，但病理组织学检查常可在咽背、颌下、肩前、乳房上、纵隔及盆腔淋巴结内发现白血病的特征性病变。

斯达马托维克等（1975）探讨了牛白血病的凸眼症（exophthalmos）与血液检验的关系，所检的 5 444 头丹麦红牛中，出现凸眼症的占 8.85%，其中多数为双侧性（92.5%），少数为单侧性（7.5%）。血检白血病阳性牛，均呈凸眼症；而显凸眼症的病牛，血检白血病阳性的只占 8%，其余为阴性或可疑。

慢性骨髓性白血病的特征性病理变化如下：

1. 骨髓组织内粒系细胞异常增生；脾脏、肝脏、淋巴结等组织器官内有由间质细胞化生而构成的灶状或弥漫性骨髓细胞浸润。

骨髓呈灰红色或灰黄色，胶状。组织学检查，粒系细胞极度增生，占据绝大部分骨髓组织，而红系或巨核系细胞显著减少。

2. 脾脏常高度肿大（白血性巨脾），在马，有重达 55 kg 的。组织学检查，充满大量早幼粒、中幼粒和巨核细胞所构成的骨髓组织，呈弥漫性浸润或灶状堆聚。

3. 肝脏多显著肿大（白血性巨肝），肿胀的程度略次于脾，在猪，可重达 7～8 kg。组织学检查，呈骨髓组织的弥漫性浸润或灶状堆聚，肝实质受挤压而萎缩。

4. 淋巴结肿大的程度较轻，组织学检查亦显示骨髓细胞的浸润或堆聚。

【临床表现】

1. 慢性淋巴性白血病　起病缓慢，开始有一个相当长的隐袭期，呈现精神沉郁，食欲减损，易疲劳，常出汗，逐渐瘦弱，胸腹下部及四肢浮肿等一般性全身症状。随着病程的发展而进入显现期，显现淋巴结、脾、肝肿大，眼球凸出以及血象改变等示病体征。与此同时，全身状态显著恶化，可视黏膜逐渐苍白，体温有时升高，且由于具有吞噬能力的粒细胞生成减少而易发感染，由于血小板生成减少而伴有出血性素质。

（1）体表各淋巴结，如颌下、咽背、下颌、肩前、膝襞、髂内、髂外等淋巴结均显著肿大，触之无热无痛、平滑、坚实而可移动。内脏淋巴结极度肿大时，往往出现相应的机能障碍，如纵隔淋巴结肿大，压迫气管或食管引起吸气性呼吸困难或食管狭窄症状；腹腔淋巴结肿大，压迫门静脉，引起腹水；肠壁淋巴结肿大，引起便秘、腹泻及腹痛等。肿大的体内淋巴结，有时可通过直肠内或腹壁触诊或 X 射线检查而被发现。

（2）脾脏肿大，在马，可通过直肠检查，在小动物，可通过腹壁触摸而发现，其质地坚实，表面光滑或隆突不平。在牛，于左肺后界至肋弓部叩诊，可听与肺后界平行的大面积浊音区。

（3）肝脏肿大，在马、牛，可通过叩诊，在犬、猫，可通过腹壁触诊来确定。

血象：白细胞数显著增多，通常在每升几百亿至 1 000 多亿（每立方毫米几万至十几万）之间，亦有多达（20～30）×10^{10}/L 的，有的白细胞数不增多或反而减少；在白细胞分类上，淋巴细胞比例增高到 60%～80%，有达 95% 以上的；淋巴细胞中，以小淋巴细胞居多，其次是中淋巴细胞和大淋巴细胞，往往同时出现少数幼稚淋巴细胞乃至原始淋巴细胞即淋巴母细胞。红细胞数初期无大改变，随着淋巴细胞的增生和浸润，骨髓组织逐渐萎缩，末期血液中粒细胞、红细胞和血小板都大幅度减少，呈再生障碍性贫血象。

骨髓象：粒系、红系、巨核系细胞均显著减少，片上充满各种淋巴细胞，其中有较多的幼稚淋巴细胞和原始淋巴细胞。

2. 慢性骨髓性白血病　临床表现与慢性淋巴性白血病基本相同，只不过肝、脾肿大更加显著，淋巴结肿大比较轻微，贫血出现得较早亦较重。在血象和骨髓象方面则具有特异性差别。

血象：白细胞总数增多并不显著，通常为（10～20）×10^9/L，有时增到 40×10^9/L 左右（所谓亚白血性白血病）。增到（100～200）×10^9/L 的（所谓白血性白血病）较少。个别也有白细胞总数减少的（所谓非白血性白血病）。但不论属哪种病型，白细胞比例的改变均甚突出，粒细胞可达70％～95％，主要为中性粒细胞（中性粒细胞性白血病），也可能是嗜酸性粒细胞（嗜酸性粒细胞性白血病）或嗜碱性粒细胞（嗜碱性粒细胞性白血病）。

在粒细胞的成熟程度上则更具特点，即血片上不仅有大量分叶核、杆状核，还有相当数量的晚幼粒和中幼粒，甚而还有一定数量的早幼粒和原始粒细胞出现。

骨髓象：粒细胞系极度增生，增生的粒细胞种类与末梢血象一致，通常为中性粒细胞。与末梢血象的不同点只在于中幼粒、早幼粒和原始粒的比例显著增高，即分化早期的未成熟粒细胞居多。由于粒系细胞的绝对增生，浸润了整个骨髓组织，幼红细胞系和巨核细胞系受到挤压和抑制，数量显著减少。

慢性白血病的病程缓长，一般持续数月至数年，病情时好时坏，弛张不定，其间有长短不一的缓解期，但几经反复，最后总不免死于出血、贫血、感染或衰竭。

【诊断】

典型病例，依据肝、脾和（或）淋巴结肿大、贫血、眼球凸出等体征以及血象和骨髓象，不难做出诊断。即使有的体征不够明显，单凭典型的血象和骨髓象，亦可确立诊断。

1. 慢性白血病两大类型的辨识，同样要根据血象和骨髓象。必要时可做肝、脾、淋巴结的活体穿刺，进行病理组织学检查，主要看增生的白细胞是属于粒细胞系列还是淋巴细胞系列。鉴于原始粒和原折淋、中性中幼粒和幼淋在形态学上甚难区分，可做组织化学检查。常用的是过氧化酶染色法，粒细胞系列呈阳性反应，而淋巴细胞系列呈阴性反应，可资区别。

2. 牛亚白血型和非白血型慢性淋巴性白血病，应注意与牛结核、泰勒原虫病以及再生障碍性贫血鉴别。为此，除必须通过结核菌素试验、淋巴结穿刺寻找虫体（泰勒原虫石榴体）等特殊诊断外，主要依赖于骨髓象的检查。

3. 亚白血型慢性骨髓性白血病，白细胞总数仅轻度增多，应注意与各种炎性疾病的白细胞增多症鉴别。鉴别的要点在于前者中性粒细胞百分比增高及核型左移的程度与白细胞总数增多的程度很不一致。

【治疗】

白血病以往曾列为不治之症。近 20 年来，在人白血病的治疗上已经取得长足的进展。

其基本措施包括：加强综合性支持疗法（输血、抗生素、中草药），以增强机体的抵抗力，防止各种并发症，缓解病情发展；实施放射疗法和化学疗法，主要应用叶酸颉颃物（如氨甲喋呤）、嘌呤颉颃物（如 6-巯嘌呤）、嘧啶颉颃物（如阿糖胞嘧啶）等代谢颉颃药，环磷酰胺等核毒类药，以及 L-天门冬酰胺酶、肾上腺皮质激素等，以抑制白血病细胞的大量增生。

配合免疫疗法如注射卡介苗、百日咳菌苗等非特异性疫苗或特异的白血病疫苗（分离出白血病细胞，经 X 射线照射并加辅助剂制成的疫苗），以增强机体免疫力，清除体内残留的白血病细胞。上述一整套疗法，由于耗资费时，目前尚难用于动物白血病。

白血病疫苗等免疫疗法，可作为实验性治疗，在动物白血病中试用。

【预防】

病因尚未明确，预防实难着手。但值得注意的是，在美国、东欧地区、日本和澳大利亚，牛和猪的白血病近年有迅速蔓延的趋势，在引进国外良种时，要加强检疫，以防止混入处于隐袭期和缓解期的白血病品系的牛和猪。鉴于其可能的传染性质，迄今多采取一经确诊即予扑杀的措施，以绝后患。

（张乃生　李毓义　刘国文）

第三章　出血性疾病

概　　述

动物机体有复杂而完备的止血机制，包括血管机制、血小板机制、血液凝固机制和抗凝纤溶机制。任何一种止血机制发生障碍，都会导致出血性素质。

出血性素质（hemorrhagic diathesis），不是独立的疾病，而是许多不同原因引起和各种不同疾病伴有的临床综合征。

以止血障碍为主要病理过程，以出血性素质为临床特征的动物疾病，有近百种之多。

本章首先叙述正常止血过程，然后按止血障碍的主要环节作病因学归类，并选择其中具有代表性的一些疾病按类分别介绍，最后提供出血综合征的鉴别诊断思路和要领。

（一）正常止血过程

正常止血过程的复杂性，可用小动脉损伤后的止血过程来说明。受伤部位的血管，通过轴突反射立即发生暂时性（15～30s）的收缩，使血流缓慢，出血减少，血小板得以在损伤的血管壁处黏附和集聚，血小板及损伤的组织释放出二磷酸腺苷等物质，使大量的血小板集聚，形成白色血栓，将伤口糊住；接着，这些大量集聚的血小板释放出血小板因子Ⅲ等物质，促使血液凝固，形成纤维蛋白块（红色血栓）堵住伤口；不久纤维蛋白血块开始收缩，使血管壁相互接近而更确实地制止出血，完成暂时性止血期；以后，血块被部分溶解吸收，结缔组织侵入其内，血管的裂隙永久闭塞，进入永久止血期；最后，历时数周或数月，血块逐渐被溶解吸收，血管再度贯通，并从正常部位增生新的内皮细胞，覆盖整个血管内面。

依据现代的观点，与正常止血过程有关的重要因素包括 4 个方面，即血管机制、血小板机制、血液凝固机制和抗凝纤溶机制。正常止血作用的完成，依赖于各有关机制密切而精巧的配合。

1. 血管机制　血管因素在止血过程中的重要性是非常明显的。倘若血管抗力正常，即使血小板显著减少或血液凝固因子明显降低，仍不致发生出血；反之，尽管血小板和凝血因子正常，只要血管抗力降低，也会发生严重的出血现象。血管的抗力，主要体现在血管的收缩性和渗透性两方面。

（1）血管收缩功能，是维持血管抗力，保证止血过程的首要因素。血管的舒缩受神经、体液和局部因素（温度、血液 pH、PCO_2 等）控制。在微循环中，调节血流的主要因素是微动脉、毛细血管前括约肌和小静脉。微动脉是调节微循环的"总开关"，受血管活性物质如肾上腺素、去甲肾上腺素、5-羟色胺（血清素，serotonin）等血管收缩物质和组织胺、缓激肽（bradykinin）、胰舒血管素（kallikrein）、乳酸等血管舒张物质的影响。

当微循环受到损伤而出血时，局部的微动脉立即发生反射性收缩，毛细血管前括约肌则受到肾上腺素、去甲肾上腺素、5-羟色胺等血管收缩物质的作用而关闭，致使出血停止，或减缓血流，使血小板易于在损伤的血管壁处黏附和集聚，形成白色血栓，为完成后续的止血过程奠定基础。否则，血小板不断被血流冲走，凝血酶在局部达不到足够的浓度，后续的一系列止血过程均无从谈起。

因此，血管收缩功能不全，可降低血管抗力，增加血管脆性，是血管内压增高时自发性出血的首要原因，也是血管损伤后流血不止的首要原因。

人的出血性毛细血管扩张症、猪和犬的血管性假血友病（von Willebrand disease）等先天性血管异常所致的出血性疾病即属于此类缺陷。

（2）血管壁结构的完整性，是维持血管抗力，保证血管正常渗透性的基础。毛细血管是由一层纤维性膜（基底膜）所组成，上面盖有一层内皮细胞，内皮细胞间由"黏合质"紧密地连接，保持一定的渗透性。

①当机体由于各种原因而发生变态反应时，毛细血管壁有炎性改变，严重的则发生坏死性小动脉炎，致使血管壁的通透性增高，引起渗出性水肿和出血，如血斑病时所见。

②当受到病毒或细菌感染时，细菌、病毒及其毒素可直接损害毛细血管壁，使管壁内皮脆弱而破裂，或因细菌栓塞而造成管壁坏死，引起出血和水肿。

③动物毒（如蛇毒、蜂毒）、药物中毒（如磺胺类、水杨酸类）以及有毒代谢产物潴留（如尿毒症），也可损伤毛细血管完整性而引起出血。

④维生素 C 是维持血管完整性所不可缺少的物质。透明质酸是毛细血管壁"黏合质"的主要成分，而维生素 C 是透明质酸在体内合成的原料。因此，维生素 C 缺乏（如猪的遗传性坏血病）时，黏合质形成不足，毛细血管壁的脆性和渗透性增加而导致出血。

（3）内分泌系统对止血过程中的血管机制具有某些目前尚未阐明的作用。如促肾上腺皮质激素和皮质素，除对血小板数目有一定影响外，还能使毛细血管抗力显著改善。因此，临床上常用促肾上腺皮质激素治疗血小板减少症，即使血小板数增加并不显著，也可获得惊人的止血效果。

2. 血小板机制　血小板为直径 $2\sim3\mu m$、厚 $0.5\sim1.5\mu m$ 的圆盘，光学显微镜下的血小板呈圆形、椭圆形或杆状，胞浆淡蓝，含嗜苯胺蓝颗粒，周边为透明区，中央为颗粒区。

骨髓中的多能干细胞在血小板生成素的刺激下，分化为巨核系定向干细胞，经由原始巨核细胞和幼巨核细胞，演变为成熟的巨核细胞，每个巨核细胞可产生 3 000～7 700 个血小板。

全身约有 1/3 以上的血小板储藏在脾脏和骨髓的储备池内。循环血小板的寿命只有 10d 左右，最终大部分在网状内皮系统内被清除。

血小板具有黏附（adhension）、集聚（aggregation）和分泌机能（即释放反应），对止血全过程都起作用。它所释放的各种特异成分，能选择地作用于止血过程的各个阶段。血小板的止血机制，主要包括下列 4 个方面。

（1）保持毛细血管的完整性。正常数量的血小板沿血管壁排列成行，以保持毛细血管的完整性，减少毛细血管的脆性和通透性。血小板所释放的物质，如肾上腺素、5-羟色胺以及其他活性物质，可使血管在受到损伤时发生收缩而为凝血栓块的形成创造条件。

（2）形成白色血栓，糊住裂口。血管受损伤后，血小板黏附于暴露的胶原纤维、基底膜和受损的内皮细胞上，发生黏性变形，由圆盘状变为球形而集聚，同时通过释放反应，尤其二磷酸腺苷的分泌，使更多的血小板集聚，形成松散的白色血栓，糊住血管裂口，完成初步止血。

（3）形成红色血栓，堵住裂口。血小板黏附和集聚（统称滞留）后，释放许多促进凝血的因子和一些其他酶类，其中重要的是血小板因子Ⅲ（PF-3），它含有多种磷脂蛋白，是内在途径凝血过程和外在途径凝血过程都必须的物质，只要血小板以外的各凝血因子无缺陷，且抗凝系统的机能不过盛，即可通过血液凝固机制形成纤维蛋白血块（红色血栓），堵住血管裂口。

（4）收缩血块，加固止血。纤维蛋白本身不能收缩，纤维蛋白的收缩是通过附着在它上面的血小板来完成的。血小板含有丰富的糖原分解酶、三磷酸腺苷及血栓收缩素（thrombosthenine）。后者是一种收缩蛋白，具有三磷酸腺苷活性，能使血块收缩，加固止血作用，并使小血管的断端容易闭合。

3. 血液凝固机制　凝血过程涉及 12 种凝血因子，分三大阶段，即活动性凝血活素（酶）形成期、凝血酶形成期和纤维蛋白形成期。

（1）第一阶段——活动性凝血活素形成期。机体内活动性凝血活素的形成已知有两条途径。第一条途径，仅需血液本身所含的凝血因子和血小板参加，称为内在途径或内源性凝血；第二条途径，是指组织损伤后组织凝血因子混入血液所激发的凝血过程，称为外在途径或外源性凝血。

①内在途径（血液系统）。这是第Ⅻ因子（接触因子）和创面接触而被激活所开始的凝血过程。

当血液与创面、异物、胶原组织接触后，血浆中不活动的第Ⅻ因子即被激活，成为活化的第Ⅻ因子(Ⅻa)；活化的第Ⅻ因子依次地使第Ⅺ、第Ⅸ、第Ⅶ、第Ⅹ、第Ⅴ等凝血因子激活，引起一系列连锁反应；最后，活化的第Ⅹ因子（Ⅹa）同活化的第Ⅴ因子（Ⅴa）、磷脂（来自血小板）及钙离子联合作用，形成活动性凝血活素（血液凝血酶原酶或凝血酶原转变激活剂）。

②外在途径（组织系统）。这是由组织凝血活素（第Ⅲ因子）所触发的凝血过程。

血管壁等受损伤组织释放出一种组织凝血活素，使不活动的第Ⅶ因子转变为活化的第Ⅶ因子(Ⅶa)；活化的第Ⅶ因子将不活动的第Ⅹ因子激活为活化的第Ⅴ因子（Ⅹa）；后者又将不活动的第Ⅴ因子激活为活化的第Ⅴ因于（Ⅴa）；最后，同血液系统凝血一样，活化的第Ⅹ因子与活化的第Ⅴ因子、磷脂及钙离子联合作用，形成活动性凝血活素。

（2）第二阶段——凝血酶形成期。血浆中的凝血酶原在活动性凝血活素（由内在途径或外在途径形成均可）的作用下，转变为凝血酶。凝血酶在凝血过程中有特殊作用。微量的凝血酶就能激活第Ⅻ因子，并能依次激活第Ⅺ因子等，从而加速活动性凝血活素的生成；同时，凝血酶还能活化第Ⅰ因子和第Ⅷ因子，并使血小板黏性变形、集聚裂解、释放促凝因子。因此，一旦有少量凝血酶形成，便能通过这种自身催化（触媒）作用而加速凝血酶的继续生成。

（3）第三阶段——纤维蛋白形成期。纤维蛋白原系长形的球蛋白，其带负电荷的肽使纤维蛋白原分子得以相互排斥。凝血酶能使纤维蛋白原分解为一个分子量较大的纤维蛋白单体（fibrin monomer）及两种分子量较小的肽（fibrinopeptide A 及 B）。纤维蛋白单体分子能自动地侧对侧或端对端聚合，形成疏松而能溶于尿素的纤维蛋白聚合体，其后又在第Ⅻ因子及钙离子的作用下，形成紧密而不溶于尿素的纤维蛋白聚合体。

4. 抗凝纤溶机制　机体兼有凝血系统和抗凝血系统。在正常情况下，凝血系统与抗凝血系统保持着动态平衡。凝血系统占优势，即可导致血栓形成；抗凝血系统占优势，则发生出血倾向。抗凝机制包括以下 4 个方面：

（1）抗凝血活素。第Ⅻ、第Ⅴ、第Ⅹ等凝血因子的抑制物，能阻碍凝血活素的生成。

（2）抗凝血酶。包括抗凝血酶Ⅰ、抗凝血酶Ⅱ、抗凝血酶Ⅲ。抗凝血酶Ⅰ，指的是纤维蛋白固有的吸附凝血酶的强大作用；抗凝血酶Ⅱ，指的是肝素及其辅因子（一种血浆球蛋白）的复合物；抗凝血酶Ⅲ，是一种脂蛋白，能直接与过量的凝血酶作用而形成变性凝血酶。

（3）肝脏及网状内皮系统。能清除血液中已被激活的凝血酶、第Ⅹ因子、磷脂及部分纤维蛋白聚合体。

（4）纤维蛋白溶解系统。这是机体内最重要的抗凝机制。

纤维蛋白形成后，随即经由纤溶系统逐渐分解破坏，从而防止血栓的扩展，使堵塞的血管重新畅通。正常纤溶过程分为 3 个阶段。

第一阶段——致活酶（活化素）的形成。分内在途径（血管内途径）和外在途径（组织内途径）。①内在途径。即血液前致活酶在链激酶、尿激酶、渗出与滤出激酶、分泌物激酶等的催化下变为血液致活酶的过程。②外在途径。即组织前致活酶在肾上腺素、致热原、组织分解产物、抗原抗体复合物等的催化下变为组织致活酶的过程。

第二阶段——纤溶酶原即血浆素原（plasminogen），在致活酶作用下变为纤溶酶（fibrinolysin）即血浆素（plasmin）的过程。

第三阶段——纤溶酶将纤维蛋白原或纤维蛋白分解为纤维蛋白降解产物（fibrin degradation

product，FDP）的过程。

纤维蛋白降解产物是一种可溶性多肽，具有抗凝作用，可使凝固的血液再成液态。

在生理状态下纤维蛋白不断形成，又不断被裂解和移除，保持着动态平衡。纤维蛋白形成的速度取决于凝血酶的浓度，纤维蛋白裂解的速度取决于纤维蛋白溶解活性和网状内皮系统的活力，而决定纤维蛋白溶解活性的因素则是促进纤溶酶生成的致活酶和抑制纤溶酶生成的抗纤溶酶（图 6 - 11）。

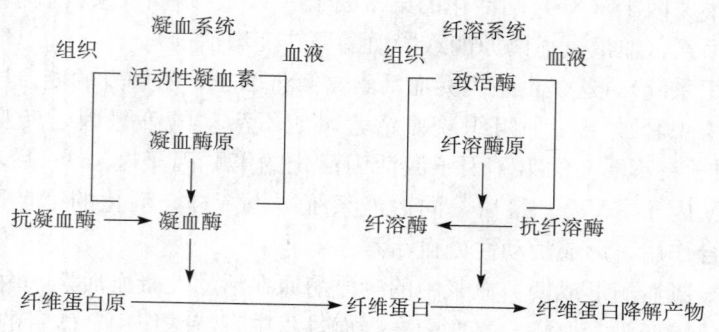

图 6 - 11　凝血系统与纤溶系统动态平衡

（二）出血性疾病病因学分类

正常止血过程的完成至少涉及血管机制、血小板机制和血液凝固机制，已如前述。当其中任何一方面机制发生障碍而达到一定的"临界水平"时，都会致发出血性疾病。

有些出血性疾病比较单纯，只是由于某一方面的止血机制发生了障碍，甚至单是由于某一凝血因子的缺陷；有些出血性疾病则相当复杂，往往是由于几种止血机制同时发生了障碍，或是由于多种凝血因子的缺陷。因此，按照止血障碍的主要环节对出血性疾病进行分类虽然有其相对性，但毕竟是十分必要的，它将给我们提供一个在临床上探索出血性疾病发病环节的明晰思路，帮助我们循序地找到造成出血的具体原因，从而采取切实的防治措施。

1. 血管壁异常的出血性疾病　血管壁异常，包括先天性血管壁异常、过敏性血管壁异常及非过敏性血管壁异常，是动物出血性疾病的常见病因和类型。

（1）先天性血管壁异常。在兽医临床上报道的有猪的先天性坏血病（遗传性抗坏血酸缺乏症）（参见遗传性疾病篇遗传性血液病章）以及猪和犬的血管性假血友病（von Willebrand disease）。

（2）过敏性血管壁异常。系变态反应的毛细血管损害。由于血管通透性增加，血浆及红细胞由血管内渗出，在黏膜、皮肤、肌肉及各组织器官有广泛的出血和水肿，多数学者认为，马血斑病属于此类。

（3）非过敏性血管壁异常。包括蛇毒、蜂毒等动物毒、磺胺类和水杨酸类等药物中毒，以及尿毒症等体内代谢产物贮留所致的中毒性紫癜；细菌感染（如巴氏杆菌病）、病毒感染（如猪瘟、马传染性贫血）、螺旋体感染（如钩端螺旋体病）、血液原虫感染（如马梨形虫病和牛泰勒原虫病）所致的感染性紫癜；猿猴和豚鼠的坏血病等营养缺乏性紫癜。

2. 血小板异常的出血性疾病　血小板异常，包括血小板数量减少（血小板减少性紫癜）和血小板质量改变（血小板功能缺陷），是动物出血性疾病中最常见最主要的发病环节，约75%以上的动物出血性疾病属于此类（李毓义等，1994，2001）。

（1）血小板数量减少。据试验，在止血过程的血管机制和凝血机制正常的情况下，血小板必须减少到 $20 \times 10^9 / L$ 以下才能引起出血综合征，称为血小板减少性紫癜（thrombocytopenic purpura，TP）。

其原因在于血小板生成减少和（或）破坏过多。

①血小板生成不足。是兽医临床上比较常见的出血性疾病，多系骨髓造血功能直接或间接受到损害而使血小板生成障碍所致，此类出血性综合征概伴随于穗状葡萄球菌毒病、越冬禾本科作物镰刀菌毒病（饲料中毒性白细胞及血小板减少症）、牛某些蕨类植物中毒、三氯乙烯豆粕中毒（杜林城病）、放射病、白血病以及马传染性贫血（特别是急性型和最急性型）等疾病的经过中。

其骨髓象改变主要在巨核细胞系，骨髓片上几乎或全然看不到巨核系细胞，故又称无巨核细胞型血小板减少性紫癜。

②血小板破坏过多。血小板破坏过多所致的出血性综合征，有免疫性和非免疫性两种。

a. 免疫性血小板减少性紫癜。见于仔猪、仔犬和幼驹（主要是骡驹）的同种免疫性血小板减少性紫癜（IITP）、各种动物的自体免疫性血小板减少性紫癜（AITP）、输血后紫癜以及变态反应等。

b. 非免疫性血小板减少性紫癜。见于感染以及伴有弥漫性血管内凝血（DIC）过程的各种疾病。

其骨髓象的巨核细胞数正常或增多，幼巨核细胞和原巨核细胞的比例增高，显示巨核细胞系增生活跃，故又称巨核细胞型血小板减少性紫癜。但往往可见巨核细胞畸形，胞浆内有空泡，颗粒稀少，周边部缺乏血小板形成区带。

（2）血小板质量改变。正常状态下，血小板黏附于毛细血管内皮的间隙，有降低毛细血管通透性的作用。血管损伤时，血小板黏附于胶原纤维，并在 ADP 的作用下继续在已黏附的血小板上集聚，接着释放一系列生物活性物质促进凝血块的形成和固缩，发挥止血作用。血小板的这些（黏附、集聚、释放）功能如果发生障碍，则即使血小板数正常，亦可引起出血综合征。

①先天性血小板功能障碍性疾病。包括血小板黏附功能缺陷，如猪和犬的血管性假血友病；血小板集聚功能缺陷，如犬和马的血小板无力（衰弱）症；血小板分泌功能（释放反应）缺陷，如犬和大鼠的血小板病，海福特牛、阿留申水貂、波斯猫以及多品系犬的契-东二氏综合征（CHS）即贮藏池病（storage pool disease）。

②获得性血小板功能障碍性疾病。见于尿毒症、特发性血小板减少性紫癜、阿斯匹林等药物副作用，以及伴有纤维蛋白溶解过程（纤溶）增强的各种疾病。

3. 凝血机制异常的出血性疾病　凝血机制异常，表现在 4 个大的环节上，即凝血活素形成障碍、凝血酶形成障碍、纤维蛋白形成障碍以及抗凝物质增加。

（1）凝血活素形成障碍。能引起凝血活素形成障碍的有第Ⅷ因子缺乏症、第Ⅸ因子缺乏症、第Ⅺ因子缺乏症和第Ⅻ因子缺乏症。其共同特点是凝血时间延长，白陶土部分凝血活酶时间延长，血清凝血酶原时间（凝血酶原消耗时间）缩短，以及凝血活素生成减少。

①第Ⅷ因子缺乏症。先天性第Ⅷ因子缺乏症，又称血友病甲、经典血友病、真性血友病、抗血友病球蛋白（AHG）缺乏症，是一种性联隐性遗传疾病。动物的血友病甲最早发现于犬（Field，1946），后见于马（Archcr，1961，Sanger 等，1964）、猫和牛等。猪和犬的血管性假血友病也伴有第Ⅷ因子缺乏。

获得性第Ⅷ因子缺乏症，见于伴有弥漫性血管内凝血的疾病。

②第Ⅸ因子缺乏症。先天性第Ⅸ因子缺乏症，又称血友病乙、血浆凝血活酶成分（PTC）缺乏症、Christmas 病，是一种性联隐性遗传疾病。动物的血友病乙见于犬（Rowsell，1960，1969；Dodds、1968）和猫（Brooks 等，1989）。

获得性第Ⅸ因子缺乏症，见于肝脏严重损害、牛霉烂草木樨病、华法令中毒等。

③第Ⅺ因子缺乏症。先天性第Ⅺ因子缺乏症，又称血友病丙或血浆凝血活素前质缺乏症，是一种常染色体隐性遗传疾病。动物的血友病丙，曾报道见于牛（Kociba，1969；Gentrv 等，1987）、犬（Dodds 等，1971）和猫（Keldman 等，1983）。

获得性第Ⅺ因子缺乏症，见于严重肝病。

④第Ⅻ因子缺乏症。先天性第Ⅻ因子缺乏症，是一种常染色体隐性遗传疾病。动物的先天性第Ⅻ因子缺乏症已报道发生于猫（Didisheim 等，1959；Green 等，1977；Kier 等，1980）和犬（Randolph 等，1986）。

（2）凝血酶形成障碍。能引起凝血酶形成障碍的，有第Ⅱ、第Ⅴ、第Ⅶ、第Ⅹ因子缺乏症。其共同特点是凝血酶原时间延长。凝血酶原、第Ⅶ因子和第Ⅹ因子，属于维生素 K 依赖性凝血因子，由肝脏合成。因此，肝脏的严重损害、维生素 K 缺乏以及草木樨和华法令等双香豆素类物质中毒时，常引起维生素 K 依赖性凝血因子的复合性缺乏。

①凝血酶原缺乏症。先天性凝血酶原缺乏症，是一种常染色体隐性遗传疾病，曾报道发生于犬（Dodds，1979；Hill，1982）。

获得性凝血酶原缺乏症，或因凝血酶原生成减少，见于严重的肝脏损害、维生素 K 缺乏、牛霉烂草木樨病和华法令等抗凝血毒鼠药中毒；或因凝血酶原消耗增多，见于醋柳酸和硫氧嘧啶等药物使用过量（能与凝血酶原结合），以及伴有弥漫性血管内凝血过程的各种疾病。

②第Ⅴ因子缺乏症。先天性第Ⅴ因子缺乏症，又称副血友病（parahemophilia），20 世纪末才报道见于胎内致死性出血的小鼠（Cui 等，1996）。

获得性第Ⅴ因子缺乏症见于犬的腺癌（Prasse，1972）、肝脏严重损害以及伴有纤维蛋白溶解和弥漫性血管内凝血过程的各种疾病。

③第Ⅶ因子缺乏症。先天性第Ⅶ因子缺乏症，是一种常染色体隐性遗传疾病，见于犬（Mustard，1962；Garner，1967；Poller，1971，Spurling 等，1972，1974；Land 等，1982）以及维生素 K 依赖性凝血因子复合性缺乏的绵羊（Backer 等，1999）。

获得性第Ⅶ因子缺乏症，见于肝脏的严重损害、维生素 K 缺乏症、牛霉烂草木樨病以及华法令等抗凝血毒鼠药中毒。

④第Ⅹ因子缺乏症。先天性第Ⅹ因子缺乏症，又称 Staurt - Prower 缺乏症，在动物中只报道发生于犬，为常染色体不完全隐性遗传疾病。

获得性第Ⅹ因子缺乏症，见于肝脏的严重损害、维生素 K 缺乏症、牛霉烂草木樨病以及华法令等抗凝血毒鼠药中毒。

（3）纤维蛋白形成障碍。包括纤维蛋白原缺乏症和纤维蛋白溶解症。

①纤维蛋白原缺乏症。先天性纤维蛋白原缺乏症，为常染色体完全显性或不完全显性遗传疾病，见于犬（Kammermann，1971）和山羊（Breukink，1972）。

获得性纤维蛋白原缺乏症，或起因于生成不足，见于肝脏的严重损害，或起因于消耗过多，见于伴有弥漫性血管内凝血过程的各种疾病。

②纤维蛋白溶解症。分原发和继发两种。原发性纤溶发生较少。继发性纤溶则多半与弥漫性血管内凝血过程伴随发生。

（4）抗凝物质增加。

①抗凝血活素物质增多，见于慢性肾炎和血友病等。

②抗凝血酶物质增多，见于白血病、淋巴瘤及再生障碍性贫血等。

一、血小板减少性紫癜

Thrombocytopenic Purpura

血小板减少性紫癜，简称 TP，是动物中最常见的一种出血性疾病，以皮肤、黏膜、关节、内脏的广泛性出血体征，血小板减少、流血时间延长、血块收缩不良、血管脆性增强等检验所见为特征。

血小板减少性紫癜，按病因有原发和继发之分。

原发性血小板减少性紫癜，旧称特发性或原因不明的血小板减少性紫癜，业已证明与免疫机制有关，属于免疫性血液病范畴，包括同种免疫性血小板减少性紫癜（IITP）（参见免疫性疾病篇超敏反应病章）和自体免疫性血小板减少性紫癜（AITP）（参见免疫性疾病篇自身免疫病章）。

继发性血小板减少性紫癜，亦称症状性血小板减少性紫癜，通常作为综合征而伴随于某些疾病的经过中。前者少见，概发生于新生仔猪、幼驹及仔犬。后者常见，可发生于各种动物各不同年龄（李毓义等，1988，2001）。

【病因及发病机理】

1. 原发性（特发性）**血小板减少性紫癜** 主要由于同种免疫或自体免疫产生抗血小板抗体，使循环血小板凝集并在脾脏等网状内皮系统中遭到滞留或破坏。作为抗原抗体反应，对血管壁当然也会造成一定的损伤（参见免疫性疾病篇）。

2. 继发性（症状性）**血小板减少性紫癜** 多由其他疾病所引起，并伴随于其他疾病经过中，有的是由于骨髓的血小板生成障碍，有的是由于循环血小板的破坏（消耗）过度，或者是两者兼而有之。具体包括以下几方面：

（1）感染。某些细菌性、病毒性、血液寄生虫性或钩端螺旋体疾病，如马最急性型传染性贫血、牛梨形虫病、猪和犬出血黄疸型钩端螺旋体病以及各种动物的巴氏杆菌病（出血性败血症）等，均可使血小板过多破坏，加上病原体对血管壁的直接损害作用，往往伴发血小板减少性紫癜。

（2）弥漫性血管内凝血。许多疾病恶化而陷于中毒性休克状态时，常发生重剧的弥漫性血管内凝血过程（DIC），血小板连同其他凝血因子被大量消耗，继发消耗性出血综合征，其中包括消耗性血小板减少性紫癜。

（3）骨髓损害。白血病、恶性肿瘤转移、骨髓纤维化等骨髓器质性病变，X 射线等电离辐射作用，牛蕨类植物中毒、三氯乙烯豆粕中毒、马穗状葡萄球菌毒病、越冬禾本科作物镰刀菌（*Fusarium spirotrichoides*）毒素致发的败血性咽峡炎以及犬的全血细胞减少症等疾病经过中，骨髓受到不同程度的损害，除红细胞系和粒细胞系损害，分别表现为贫血和粒细胞减少而外，巨核细胞系损害则表现为血小板生成障碍而致发紫癜。

此类紫癜，骨髓象中巨核细胞显著减少乃至消失，又名无巨核细胞型血小板减少性紫癜。

【临床表现】

血小板减少性紫癜的基本症状：肢体各部皮肤和眼、口、鼻、膣等处黏膜的出血点和出血斑；鼻汁、粪便、尿液、眼房液乃至胸腹腔穿刺液混血；黏膜下和皮下大块出血，形成大小不等的血肿；脑脊髓灶状出血，因部位不同而呈现各相对应的神经症状。

不同病因病型的血小板减少性紫癜，还有各自的临床表现。

1. 同种免疫性血小板减少性紫癜 发生于新生畜，吃母乳后数小时（幼驹）或数日（仔猪）突然起病，骨髓象为无巨核细胞型。大多数病畜可于停吮母乳后 2～3d 即停止出血，并逐步康复，如再吮母乳，随即复发。

2. 自免性血小板减少性紫癜 多突然起病，发生于各种年龄。可查有某种感染或反复接受过某种药物的病史（有时不易查明）。基本临床症状与一般的血小板减少性紫癜并无两样，只是病程有其特点。急性型的甚少，大多在数月乃至数年间反复发作、反复缓解，取慢性经过。骨髓象为巨核细胞型，但发作期间巨核细胞常变性畸形。由感染所造成的，可取其血清与同种动物的正常血小板悬液做血小板凝集试验，多呈阳性反应。

3. 继发性（症状性）**血小板减少性紫癜** 除血小板减少性紫癜本身所固有的基本症状外，还夹杂有原发病的临床表现。其原发病多属重剧性疾病，不论临床表现还是检验所见，都显得错综复杂，变化多端。骨髓象可为巨核细胞型或无巨核细胞型，取决于原发病的性质。

特征性检验所见：包括血小板数、血小板象和骨髓巨核细胞象的变化。血小板数明显减少，轻症 $100 \times 10^9/L$（$100 \times 10^3/mm^3$）左右，重症不及 $10 \times 10^9/L$，甚而几乎消失；血小板象异常，如奇形怪状、大小不均、染色深浅、颗粒稀少、透明体部与颗粒部界限模糊；流血时间延长，轻症 10min 上下，重症超过半小时；血块收缩不良，有的全不收缩。

骨髓象的主要改变在巨核细胞系：

凡因血小板生成障碍而致病的，几乎或全然看不到巨核系细胞（无巨核型血小板减少性紫癜）。

凡因血小板破坏过度而致病的，则巨核细胞数正常或增多，且幼巨核细胞和原始巨核细胞比例增高，显示骨髓巨核细胞系增生活跃（巨核细胞型血小板减少性紫癜），但可见巨核细胞畸形，胞浆内有空泡，颗粒稀少，周边缺乏血小板形成区带（plateletsfeild）。

【诊断】

血小板减少性紫癜的基本症状是出血体征。出血体征为所有出血性疾病所共有，不能据以做出病因诊断。为此，TP 的诊断通常分三大步实施。

首先，做出血病初筛检验。其流血时间延长，血块收缩不良，血管脆性试验呈阳性（或阴性）的，即指示血小板异常的出血性疾病。其血小板计数正常的，属血小板功能障碍性疾病。其血小板数显著减少的，则为血小板减少性紫癜。

接着，做骨髓象检验。其巨核细胞型的，表明起因于血小板破坏或消耗过多，其无巨核细胞型的，则表明起因于血小板生成不足或破坏过多和生成不足兼而有之。

最后，做综合诊断。参照起病情况、疾病经过及其他临床表现和检验结果，确定是原发性的还是继发性的，并配合血小板凝集试验等特殊检验，确定是免疫性的还是非免疫性的，以及是同种免疫性血小板减少性紫癜（IITP）还是自体免疫性血小板减少性紫癜（AITP）（李毓义等，2001，2003）。

【治疗】

治疗原则是，除去病因，减少血小板破坏和补充循环血小板。

常用的疗法包括给予免疫抑制剂、输血（或血浆）和脾切除术。

1. 对 IITP 新生畜　要立即停吮母乳，找保姆畜代哺或喂代乳品。安定病畜，减少活动，以免出血加剧。必要时，可输给新鲜血或富含血小板的新鲜血浆（platelets rich plasma，PRP）。

采、输血液（浆）时，针头要涂上硅剂，输液瓶和输液管要塑料制品，抗凝剂要用乙二胺四乙酸二钠盐（EDTA-Na₂），要避免产生气泡，以最大限度地减少血小板在输血操作中的耗损。鉴于输进的血小板可被病畜血液内的抗血小板抗体凝集而失去作用，最好实行换血输血，即先放血而后输血或边放血边输血。

2. 对 AITP 病畜　要着力查明并除去致敏病因，停用可疑的药物。氧化可的松等肾上腺皮质激素制剂，对控制出血效果最为明显，奏效迅速，是首选药物。其作用在于降低血管渗透性，抑制抗体产生，较大剂量还能提高血小板数。氢化可的松（每片 20mg），口服日量为每千克体重 2～4mg，两次分服，连服 3d 后剂量减半，7～10d 为一个疗程。氢化可的松液（20mL=100mg）静脉注射量，猪、羊为 20～80mg，马、牛为 200～500mg，溶于 5% 葡萄糖液 500～2 000mL 内，缓慢静注，每日 1 次，连续 3～5d，第 3 天之后要酌情减量。应用激素抑制免疫约 1 周后，可相机输给新鲜血液或血浆。

顽固不愈的，可考虑施行脾切除术。据 Kirk 等报道（1989），脾切除对犬的特发性血小板减少性紫癜有显著效果。

3. 对继发性（症状性）**TP 病畜**　主要在于治疗原发病。必要时，可输给新鲜全血或血浆。至于激素疗法和脾切除术，皆非所宜。

二、获得性血小板功能障碍病

Acquired Disorder of Platelet Function

血小板黏附、聚集、分泌（释放）等止血功能障碍，除原发（自发）于血管性假血友病（黏附功能障碍为主）、血小板无力症（聚集功能障碍为主）、血小板病（分泌功能障碍为主）、贮藏池病（释放反应障碍为主）等遗传性出血病者外，还经常继发（伴发）于许多疾病的过程中或由各种药物所诱发。

（一）可继发血小板功能障碍的疾病

包括：骨髓增生综合征（血小板增多症、慢性粒细胞白血病、骨髓纤维化）、伴有尿毒症的慢性肾病、心肌病、巨球蛋白血症、骨髓瘤、血小板高聚集性相关病（肾病综合征、肾上腺皮质功能亢进、糖尿病）、系统性红斑狼疮、肝脏病、甲状腺功能低下、弥漫性血管内凝血等。

1. 尿毒症 出血综合征是多因性的，主要病因是血小板功能异常。常表现鼻出血、胃肠道出血或体腔积血。主要检验所见是流血时间延长和血小板聚集反应减弱。发生机理，据认为是尿素、酚、酚酸等尿毒代谢物贮积所致的功能性环氧化酶缺乏（functional cyclooxygenase deficiency）和凝血噁烷生成缺乏（deficiencies of thromboxane production）。

2. 异常蛋白血症 骨髓瘤时出现巨球蛋白血症等异常免疫球蛋白增多症，使血小板黏附功能和聚集功能减退，流血时间延长，伴随出血体征。一俟血中免疫球蛋白浓度回降，则血小板功能恢复，出血体征消失。

3. 肝脏疾病 肝病的出血体征是多因性的。严重的弥漫性肝病，由于肝血流向脾血管即肝—脾分流或短路（shunting of hepatic blood to splenic vessels），造成脾功能亢进（hypersplenism），血小板滞留和破坏增加，而出现继发性血小板减少症。弥漫性肝病还可导致多种凝血因子合成减少，对纤维蛋白和纤维蛋白原降解产物的耐力降低，而出现继发性血小板功能障碍。

4. 骨髓增生病 真性红细胞增多症、慢性粒细胞白血病、原发性血小板增多症等各种骨髓增生病，常出现黏膜出血、皮下血肿和流血时间延长。其止血缺陷在于血小板颗粒内的 ADP 储备欠缺。

5. 胰腺炎 胰腺炎时常伴发播散性血管内凝血和继发性纤溶。止血障碍的主要环节是血小板对花生四烯酸（arachidonic acid）、二磷酸腺苷（ADP）和胶原（collagen）的聚集反应减弱。其实质是受到纤维蛋白和纤维蛋白原降解产物的干扰，以及血小板的耗竭（platelet exhaustion）。

6. 艾希氏病 犬艾希氏病时伴随的出血体征，基于两种止血障碍：一是血小板减少症；一是血小板黏附功能减低。

流血时间延长的常见原因是获得性血小板功能障碍。其中最为常见的是药物诱导性血小板功能障碍，涉及血小板黏附、聚集、分泌、释放等多种功能。

（二）可诱发血小板功能障碍的药物

包括：抗菌药（青霉素、磺胺类），抗组胺药和镇咳药（苯海拉明、愈创木酚甘油酯）；抗炎药（阿斯匹林等非固醇类抗炎剂、皮质固醇类抗炎剂、金盐）；抗血栓剂（肝素、葡聚糖）；心血管药（狄高辛、洋地黄毒苷、肼苯哒嗪）；利尿剂（速尿）；前列腺素（前列腺素 E、PGI_2、PGD_2）；交感神经阻断剂（α-受体阻断剂酚妥拉明，β-受体阻断剂心得安）；疫苗（弱毒疫苗）；扩容剂（葡聚糖）；黄嘌呤衍生物（茶碱、咖啡碱；潘生丁）等（Feldman，1989）。

1. 阿斯匹林和非固醇类抗炎药 阿斯匹林作为抗血栓形成剂，可使环氧化酶不可逆地乙酰化而失活，阻止前列腺素中介物和凝血噁烷 A_2（TxA_2，thromboxane A_2）的生成，以致血小板聚集功能减弱或消失，不能释放止血活性物质，造成流血时间延长。大剂量阿斯匹林，还能作用于内皮细胞中的环氧化酶，干扰内皮细胞抗聚集前列环素（antiaggregatory prostacycline）的生成。对内皮细胞的这种抑制作用为时短暂，因为内皮细胞的前列环素可以再生。其他非固醇类抗炎药也能诱发类似的环氧化酶缺陷，只是时间短暂，仅限于药物进入血流期间，而且是可逆的。

2. 其他药物 低分子量葡聚糖（旧称右旋糖苷）容易从循环血流中清除，不足为患。但较高分子量的葡聚糖，可在血流中保持数日，干扰血小板表面反应（platelet surface reaction），包括黏附反应（adhension）和聚集反应（aggregation），而使流血时间延长。

3. 弱毒疫苗接种后 1~3 周期间可能出现的出血性素质和流血时间延长，是源于疫苗接种所致的血小板减少症和血小板病（thrombopathy）。

三、播散性血管内凝血

Disseminated Intravascular Coagulation

播散性血管内凝血，即弥漫性血管内凝血，又称消耗性凝血病（consumption coagulopathy）、去纤维蛋白血症综合征（defibrinemia syndrome）或血管内凝血并纤溶综合征（intravascular coagulation - fibrinolysis syndrome），简称 DIC 或 ICF。

它不是独立的疾病，而是所有动物各科多种疾病经过中伴随或继发的一种危急的出血综合征，是血液在某些激发因素作用下变成高凝状态后，经过血管内凝血和微血栓形成，消耗大量凝血因子和血小板，而转化为低凝状态以至出血综合征的一系列病理过程。

【病因】

能激活血浆凝血系统而使血液变成高凝状态的损伤，包括 3 种类型：

内皮细胞损伤，暴露内皮下胶原，激活内在途径凝血系统。

组织损伤，释放组织凝血活酶，激活外在途径凝血系统。

红细胞和（或）血小板损伤，释放出磷脂，同时激发内在途径和外在途径凝血系统。

造成上述 3 种类型损伤而导致播散性血管内凝血的疾病和病因甚多，兽医临床上常见且已报道的如下：

1. 能造成菌血症或病毒血症的传染病 如马传染性贫血、牛出血性败血症、牛肉孢子虫病、猪弓形虫病、鸡出血综合征、犬传染性肝炎、犬出血黄疸型钩端螺旋体病、猫传染性贫血、猫传染性腹膜炎、鹿流行性出血、水貂阿留申病等。

2. 能造成内毒素血症和中毒性休克的普通病 如马急性出血坏死性盲结肠炎、马蹄叶炎、反刍兽急性瘤胃酸中毒、马和牛的机械性肠阻塞以及穿孔性腹膜炎等。

3. 能造成组织坏死和蛋白酶释放的疾病 如各种动物的热射病、犬急性坏死性肝炎、犬急性坏死性胰腺炎，以及各种动物的化脓性子宫内膜炎、胎衣停滞、子宫破裂等脓毒败血性外科、产科病。

4. 能造成血管内红细胞溶解或血小板凝集的疾病 如毒蛇咬伤，不相合血输注，马、猪、犬的同种免疫性和自身免疫性溶血性贫血，马和犬的同种免疫性和自身免疫性血小板减少性紫癜，犬的全身性红斑狼疮，马、牛、犬、猫的真性红细胞增多症等。

5. 各种恶性肿瘤 如黑色素瘤、血管肉瘤和各种类型的白血病等（Feldman 等，1986，李毓义等，1988，1994；Slappendel，1988，1989）。

【发病机理及临床表现】

播散性血管内凝血概伴发或继发于其他疾病的经过之中，以致原发病和播散性血管内凝血各自固有的症状和体征交织在一起，使临床表现错综复杂。

再者，播散性血管内凝血，作为一种病理状态，有其发展过程，包括血液高凝期（hypercoagulation stage）、血液低凝期（hypocoagulation stage）和继发性纤溶期（secondary fibrinolysis stage）。

且有急性（数小时至 3d）、亚急性（数日至数周）和慢性（数周至数月）等多种病程类型。

因此，必须从每一病畜临床表现的具体发展动态中，依据播散性血管内凝血本身所固有的症状和体征，并借助于必要的检验，仔细地加以辨识。

1. 血液高凝期　乃血液凝固性增高至微循环内播散性纤维蛋白-血小板血栓形成的时期。

这一阶段的主要检验所见为：血液色暗而黏滞，易堵塞针头，血沉减慢，凝血时间、凝血酶原时间、激活的部分凝血活酶时间，以及复钙时间都不同程度的缩短，血浆纤维蛋白原含量增高，血小板黏附性增强。血浆凝固性增高，指示微循环血栓即将或开始形成，无妨认之为播散性血管内凝血的先兆期或初期。

血液高凝期持续的时间，因病程类型而不同。急性型短暂（数小时），亚急性型较长（数日），而慢性型缓长（数周）。

2. 血液低凝期　乃微循环内纤维蛋白-血小板血栓广泛形成，凝血因子和血小板大量消耗，以致血液凝固性减低的时期。

这一阶段的检验所见为：血小板数减少，血浆纤维蛋白原含量减低，凝血时间、凝血酶原时间、激活的部分凝血活酶时间以及凝血酶时间，都显著延长。末梢血片上可见大量的破裂红细胞（schizocytosis）和棘红细胞（acanthocytosis）。临床表现有以下 4 个方面：

（1）由于微循环障碍，以致可视黏膜发绀，脉搏细弱，血压降低，肢体末端部厥冷，陷于休克状态。

（2）由于消耗性凝血障碍，以致皮肤和可视黏膜出现淤斑和紫癜，针刺部位流血不止，甚至显现便血、尿血等出血体征。

（3）由于播散性微血栓的广泛形成，使流经的红细胞发生机械性破损，通常表现皮肤和可视黏膜急剧苍白、血红蛋白血症（血浆或血清红染）以至血红蛋白尿症等所谓微血管病性溶血性贫血（microangiopathic hemolytic anemia）的表现。

（4）由于播散性血管内凝血常累及肾、肺、肠、肝、脑和心肌，使各该器官组织缺血、缺氧乃至变性或坏死，而表现相应的临床所见。如肾微循环血栓，可引起少尿、蛋白尿、血尿、无尿以至尿毒症等急性肾衰表现；肺微循环血栓，可引起高度呼吸困难等急性呼吸功能障碍；肠道微循环血栓，可引起腹痛和腹泻以至内毒素休克；心肌微循环血栓，可引起急性心肌梗死；脑微循环血栓，可引起脑梗塞而猝死等。

3. 继发性纤溶期　乃微循环内形成纤维蛋白-血小板血栓之后，体内纤维蛋白溶解系统被激活而继发纤维蛋白溶解的时期。

这一阶段的临床所见和检验特点：与前一阶段大体相同，只是出血体征更加明显，且由于血浆中纤维蛋白降解产物（fibrin - fibrinogen degradation products，FDP）增多，血浆鱼精蛋白副凝集试验（3 P 试验）呈阳性反应，而优球蛋白溶解时间有所缩短。

【诊断】

伴发或继发播散性血管内凝血的原发病，多为危重的全身性疾病，其本身的临床表现已相当复杂，一旦继发临床表现更为复杂的播散性血管内凝血，则除出血体征具一定的诊断意义外，企图从临床表现上加以鉴别是极其困难的。

在这种情况下，最有确诊价值的是凝血象检验，主要包括凝血时间、凝血酶原时间、激活的部分凝血活酶时间、凝血酶时间、血小板数、纤维蛋白原含量以及 3P 试验和血片红细胞象（碎裂红细胞）（李毓义等，2003）。

【治疗】

播散性血管内凝血的治疗，应包括处置原发病，抑制过度激活的血液凝固过程，补充消耗的血液成分和增进网状内皮系统功能等 4 个方面。

1. 处置原发病 是中止血管内凝血进展的根本措施。原发病被控制，则血管内凝血亦随之缓解以至停止。为此，各种传染病和血液寄生虫病应尽早实施磺胺、抗生素等特异疗法；免疫性或过敏性疾病应及时实施抗过敏治疗；脓毒败血性外产科病应注意充分引流化脓坏死组织，彻底清除死胎、恶露、停滞的胎衣等子宫及产道内的腐败蓄积物；中毒性休克应切实制止内毒素的继续产生和吸收。

2. 抑制过度激活的血液凝固过程 是治疗播散性血管内凝血的关键和核心，已报道有 4 种办法。

（1）应用抗血小板凝聚的药物。如阿斯匹林和右旋糖苷。前者能降低血小板的黏附性和聚集性，一般剂量的作用可持续 5～7d，每千克体重 10mg 内服，隔日 1 次；后者不仅有助于修复血管内皮，还能降低血小板和红细胞的黏附性，防止血小板聚集，分子量 7 万左右的右旋糖苷效果较好。

（2）应用肝素。肝素对凝血过程的 3 个环节都起抑制作用，主要阻止凝血酶的作用而防止纤维蛋白血栓的形成。在兽医临床上，一般用微量肝素疗法，即每千克体重用 5～10 U（1mg 肝素相当于 125 U），混于葡萄糖溶液内静脉滴注，每 8～12h 静注 1 次，效果良好，毒副作用小，不必做凝血象监测。

鉴于播散性血管内凝血时血中抗凝血酶Ⅲ含量减少，在应用肝素之前或同时要输注足够量的新鲜血浆，以补抗凝血酶Ⅲ之不足。肝素不宜大量连续应用，否则会诱发出血或使出血加重。

（3）应用抗凝血酶Ⅲ浓缩物。随后输注血浆和血小板悬液，在医学上业已证实对治疗出血严重的 DIC 病人有良好效果，但兽医临床上的应用尚在试验中。

（4）应用输液疗法。平衡液的输注，不仅能纠正血容量过低，疏通淤滞的血管，还能稀释凝血酶、纤维蛋白降解产物和纤溶活化素，从而缓解过度激活的凝血过程。

3. 补充消耗的血液成分 这在重症 DIC 所致消耗性出血的治疗上尤为重要。每千克体重输注新鲜全血 5～10mL，可补充丢失的红细胞、消耗的血小板和全部凝血因子。

红细胞的丢失如不严重，最好输注同量新鲜血浆，因为输注的红细胞有引起血管内溶血而加剧 DIC 之虞。再者，前已述及，输注血浆以补充抗凝血酶Ⅲ（AT-Ⅲ）为应用肝素所必需。目前多主张输注肝素孵育的血浆（heparin - incubated plasma）。

方法是，采供血畜血液，抗凝并分离血浆，加入必需量的肝素（每千克体重 5～10 U 即 0.04～0.08mg），在室温下孵育 30min，以激活抗凝血酶Ⅲ，形成肝素抗凝血酶Ⅲ复合物（heparin - antithrombin complex），然后按每千克体重 10mL 静脉输注，每隔 3～6 h 一次。

4. 增进网状内皮系统功能 是兽医临床上目前治疗 DIC、消除微血栓的一个可行措施。

纤维黏结蛋白（fibronectin），是一种高分子量糖蛋白，存在于血浆中和细胞表面，为网状内皮系统清除微生物和纤维蛋白微凝集物所必需。研究证实，DIC 病犬血浆内纤维黏结蛋白含量减少。

当前国外正试用血浆冰冻沉淀物（plasma cryoprecipitate），即高浓度纤维黏结蛋白，恢复网状内皮系统功能，控制播散性血管内凝血（Ruehl，1982；Slappendel 等，1989），其花费很少，且简便易行，颇有推广前景。

方法是，先将血浆在低温下冰冻，然后移到普通冰箱温度（低于 4℃）下融化，吸出血浆表面的冰冻沉淀物备用。每次取血浆冰冻沉淀物 10～20mL，混于葡萄糖液内给犬静注，每隔 3 h 一次。

该制剂每次用量不宜过大，否则网状内皮系统功能反而会受到抑制（李毓义等，1994）！

（张乃生　李毓义　刘国文）

［附］出血综合征鉴别诊断

动物机体具有复杂而完备的止血机制（hemostasis mechanism），包括血管机制、血小板机制、血液凝固机制和抗凝纤溶机制。其中任何一种止血机制发生障碍，都会导致出血性素质（hemorrhagic diathesis），而表现自发性出血和创伤后流血不止，发生出血性疾病（bleeding disorder）。

出血性素质，不是独立的疾病，而是许多不同原因引起和各种不同疾病伴有的一种临床综合征。动物群体发生的，以止血障碍为基本病理过程，以出血性素质为主要临床表现的疾病，统称动物群体性出血病（popular bleeding disorder）。

（一）群体出血病类别及特征

动物群体发生的出血性疾病，有近百种之多，可依据其病因和发病机理，从两个角度分别进行归类。

1. 病因归类　动物群体出血病，可按其致病因素分为五大类，即传染性出血病，侵袭性出血病，遗传性出血病，中毒性出血病和营养性出血病（图 6-12）。

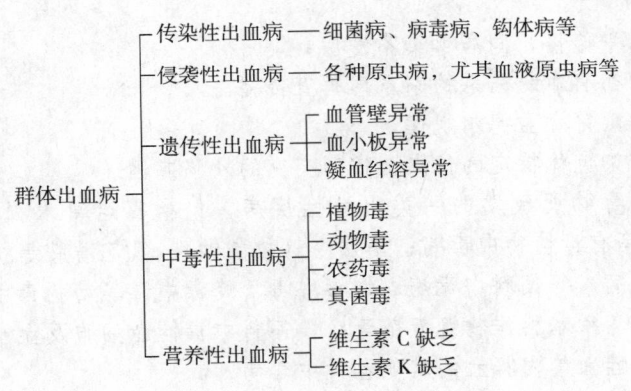

图 6-12　群体出血病病因归类

（1）传染性出血病。病原微生物所致发的一类出血性疾病。包括各种动物的巴氏杆菌病（出血性败血症）和出血黄疸型钩端螺旋体病、马急性和最急性传染性贫血、牛流行性出血热、鹿病毒性出血热、兔出血热（瘟）、猪密螺旋体病。还包括猪瘟、鸡瘟、牛瘟等伴有血管壁损伤和播散性血管内凝血（DIC，disseminated intravascular coagulation）的其他各种传染病。

传染性出血病的基本特征是：
① 群体发病。
② 表现出血体征。
③ 有传染性，能在同种动物内、不同种动物间、乃至动物和人之间水平传播。
④ 通常伴有发热，取急性病程。
⑤ 能检出特定病原微生物。
⑥ 能检出反应性抗体和（或）保护性抗体。

（2）侵袭性出血病。寄生虫侵袭（infestation）所致发的一类出血性疾病。主要见于马梨形虫病、牛泰勒虫病、牛肉孢子虫病、猪弓形虫病、新孢子虫病等伴有血管壁损伤和播散性血管内凝血的各种动物原虫病。

侵袭性出血病的基本特征是：

①群体发病。

②表现出血体征。

③无传染性，即不能水平传播。

④通常伴有发热，取急性病程。

⑤有相当数量的原虫（尤其血液原虫）存在。

（3）遗传性出血病。基因突变所致发的一类出血性疾病。包括猪、犬、猫、兔的血管性假血友病（VWD）、猪遗传性坏血病（hereditary scurvy）等血管壁异常的出血病；血小板病、血小板无力（衰弱症）、血小板无力性血小板病、贮藏池病（SPD, storage pool disease）、原发性血小板增多症等血小板异常的出血病；先天性纤维蛋白原缺乏症、先天性凝血酶原缺乏症；先天性第 V 因子缺乏症、先天性第 VII 因子缺乏症、先天性第 VIII 因子缺乏症（甲型血友病）、先天性第 IX 因子缺乏症（乙型血友病）、先天性第 X 因子缺乏症、先天性第 XI 因子缺乏症（丙型血友病）、先天性第 XII 因子缺乏症以及先天性维生素 K 依赖性凝血因子复合缺乏症等凝血异常的出血病（详见遗传性疾病篇遗传性血液病章）。

遗传性出血病的基本特征是：

①群体发病。

②表现出血体征。

③无传染性，即不水平传播，同居感染不发病。

④家族式分布，即只在有血统关系的家系内垂直传播。

⑤有特定的遗传类型，符合孟德尔规律。

⑥能在性染色体或常染色体特定的位点上找到突变的缺陷基因。

（4）中毒性出血病。毒物所致发的一类出血性疾病。包括霉烂草木樨病（moldy sweet clover disease）、蕨类植物中毒等有毒植物中毒病；华法令（敌鼠钠）、氟乙酰胺等抗凝血毒鼠药中毒病；三氯乙烯豆粕中毒（杜林城病）等饲料中毒病；蛇毒中毒、蜂毒中毒等动物毒中毒病；马穗状葡萄菌毒病、梨孢镰刀菌毒病（越冬禾本科作物镰刀菌毒病，饲料中毒性白细胞及血小板减少症）等真菌毒素中毒病；还包括伴发播散性血管内凝血的其他各种中毒病。

中毒性出血病的基本特征是：

①群体发病。

②表现出血体征。

③不能传播，既不水平传播，无传染性，也不垂直传播，非家族式分布。

④通常取急性病程，且不伴有发热（一般中毒性出血病），但真菌毒素中毒病通常为慢性病程而急性发作，且多伴有发热（真菌毒素性出血病）。

⑤有毒物接触史。

⑥体内能找到相关的毒物或其降解物。

（5）营养性出血病。止血机制有关营养物短缺所致发的一类出血性疾病。包括维生素 C 缺乏症［涉及血管止血机制，维生素 C 是维持血管壁完整性必需的物质，透明质酸是血管壁"黏合质"（cement）的主要成分之一，而维生素 C 是透明质酸在体内合成的原料］和维生素 K 缺乏症（涉及凝血酶形成障碍，第 II、第 VII、第 IX、第 X 等与凝血酶形成有关的凝血因子都是维生素 K 依赖性因子，维生素 K 缺乏则造成所有这些凝血因子的复合性缺乏）。

营养性出血病的基本特征是：

①群体发病。

②表现出血体征。

③不能传播，既不水平传播，无传染性，也不垂直传播，非家族式分布。

④取慢性病程，概不发热。

⑤有特定营养物不足的检验所见。

⑥补给所缺营养物，群体出血病流行即告平息。

2. 发病机理归类　动物群体出血病，亦可按其发病机理（环节）分为三大类，即血管壁异常的出血病，血小板异常的出血病和凝血异常的出血病。

（1）血管壁异常的出血病。血管壁异常，包括先天性血管壁异常、过敏性血管壁异常和非过敏性血管壁异常，是动物出血性疾病的常见类型。

①属先天性血管壁异常的，有猪的遗传性坏血病，猪、犬、兔、猫的血管性假血友病（VWD）。

②属过敏性血管壁异常的，有血斑病（morbus muculosus）等。

③属非过敏性血管壁异常的，有蛇毒、蜂毒等动物毒以及磺胺类、水杨酸类等药物毒所致的中毒性紫癜；细菌感染（如巴氏杆菌病）、病毒感染（如猪瘟、马传染性贫血）、螺旋体感染（如出血黄疸型钩端螺旋体病）、血液原虫感染（如马梨形虫病、牛泰勒虫病）所致的感染性紫癜，以及止血有关营养物短缺所致的营养缺乏性紫癜（如维生素 C 缺乏症、维生素 K 缺乏症）。

（2）血小板异常的出血病。血小板异常，包括血小板数量减少（血小板减少性紫癜）和血小板质量改变（血小板功能缺陷），是动物出血病最常见的疾病类型和最主要的发病环节，约 75% 的动物出血病属于此类。

①血小板减少性紫癜（TP）。

属血小板生成不足的，见于骨髓造血功能障碍，如蕨类植物中毒、三氯乙烯豆粕中毒、马穗状葡萄菌毒病、越冬禾本科作物镰刀菌毒病等中毒性出血病以及马传染性贫血、鸡传染性贫血等传染性出血病。

检验特点：骨髓巨核细胞系衰竭匮乏，属无巨核细胞型血小板减少性紫癜。

属血小板破坏过多的，见于同种免疫性血小板减少性紫癜（IITP）、自体免疫性血小板减少性紫癜（AITP）以及伴有播散性血管内凝血的各种传染性疾病。

检验特点：骨髓巨核细胞系增生活跃但变质，属巨核细胞型血小板减少性紫癜。

②血小板功能缺陷。

黏附功能缺陷：见于血管性假血友病。

聚集功能缺陷：见于血小板无力症，血小板无力性血小板病，原发性血小板增多症。

分泌功能缺陷：见于血小板病，血小板无力性血小板病，贮藏池病、契一东二氏综合征（Chediak - Higashi syndrome，CHS）。

（3）凝血异常的出血病。凝血机制异常，表现在血液凝固过程的三大环节上，即凝血活素形成障碍、凝血酶形成障碍、纤维蛋白形成障碍。

①凝血活素形成障碍。见于先天性第Ⅷ因子缺乏症（甲型血友病）、先天性第Ⅸ因子缺乏症（乙型血友病）、先天性第Ⅺ因子缺乏症（丙型血友病）、先天性第Ⅻ因子缺乏症。

此类出血病凝血检验特点：凝血时间（CT）延长；白陶土部分凝血活酶时间（APTT）延长；血清凝血酶原时间（凝血酶原消耗时间）缩短；凝血活素生成减少。

②凝血酶形成障碍。见于先天性凝血酶原（第Ⅱ因子）缺乏症、先天性第Ⅴ因子缺乏症、先天性第Ⅶ因子缺乏症、先天性第Ⅹ因子缺乏症、先天性维生素 K 依赖性凝血因子缺乏症以及维生素 K 缺乏症、霉烂草木樨病、华法令等含双香豆素类物质中毒（维生素 K 依赖性第Ⅱ、第Ⅶ、第Ⅸ、第Ⅹ凝血因子复合性缺乏）；还见于伴有播散性血管内凝血（DIC）的各种疾病。

此类出血病凝血象检验特点：凝血酶原时间（PT）延长。

③纤维蛋白形成障碍。见于先天性纤维蛋白原缺乏症以及伴有 DIC 的各种疾病（导致纤维蛋白原缺乏症和纤维蛋白溶解症）。

此类出血病凝血象检验特点：凝血时间（CT）、凝血酶原时间（PT）、激活的部分凝血活酶时间（APTT）等各项凝血象过筛检验的终点（形成纤维蛋白线条）均难以判定（图6-13）。

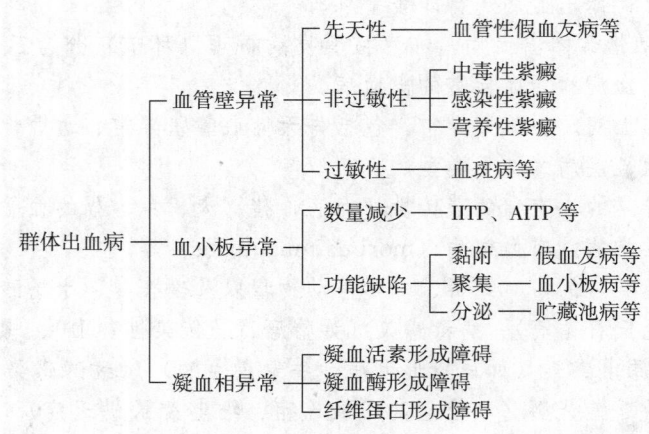

图 6-13　群体出血病发病机理归类

（二）群体出血病症状鉴别诊断

当畜群中同时或相继发生大批表现有出血性素质（自发性出血和创伤后流血不止）的病畜时，就应考虑群体出血病。

通常按照下列三个步骤，即致病因素归类，发病环节筛检和病性病因论证，实施诊断。

1. 致病因素归类诊断　临床上遇到表现出血综合征的病畜时，首先要详细地询问病史，全面地检查体征。注意出血的部位、形式、程度、范围及其复发与否；注意发病的年龄、性别及有无系谱关系；注意有无某些药物、化学物或电离辐射的长期接触史以及有关的原发病等。

病史和临床表现能指示诊断方向，也是最后确定诊断（病性病因认定）的重要依据。

（1）致病因素归类诊断，就是依据群体出血病在畜群中的传播情况、病程急慢和有无发热等三项指标，初步推测是哪一类群体出血病。

（2）通常，依据传播情况，将水平传播（横传）的传染性出血病、垂直传播（直传）的遗传性出血病，同不能传播（不传）的侵袭性出血病、中毒性出血病（包括一般中毒性出血病和真菌毒素性出血病）、营养性出血病区分开来。然后，再依据病程急慢和有无发热，将后三类出血病进一步分化（图6-14）。

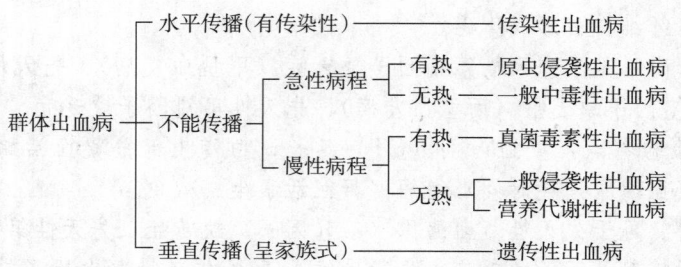

图 6-14　群体出血病病因归类诊断（1）

（3）在传播情况一时难以断定时，亦可首先依据病程急慢，将取急性病程的传染性出血病、侵袭性出血病、一般中毒性出血病，同取慢性病程的遗传性出血病、营养性出血病、真菌毒素性出血病区分开来。然后，再依据传播情况和有无发热，将前后各三类出血病进一步分化（图 6-15）。

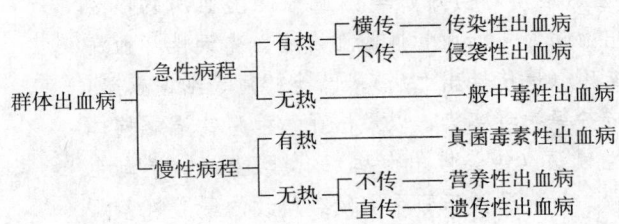

图 6-15　群体出血病病因归类诊断（2）

2. 发病环节筛检诊断　发病环节筛检诊断，就是以出血病发病机理归类的层次为依据，进行必要的凝血象检验，逐步加以过筛（screening），以明确该出血病在出血综合征发病机理分类上所处的位置。然后参照起病情况、疾病经过及病征特点，并配合某些特殊检验，确定是哪个止血环节异常的出血病。

（1）出血病初筛归类。凝血象检验在出血性疾病的诊断上至关重要，常具有决定性意义。通常作为出血病初筛检验（initial screening）的，有 6 项凝血象检查，包括流血时间测定（bleeding time，BT）、凝血时间测定（coagulation time，CT）、凝血酶原时间测定（prothrombin time，PT）、血块收缩试验（clot retraction test，CRT）、血管脆性试验（capillary fragility test，CFT）以及血小板计数（blood platelet counting，BPC）。依据这 6 项初筛检验结果，并参照下列出血病临床鉴别表，探索诊断方向，即可做出出血病发病环节归类诊断（表 6-4、表 6-5）。

表 6-4　各环节出血病临床鉴别

临床表现	凝血障碍病	血管及血小板疾病
出血斑点	少见	典型
深部血肿	典型	少见
关节腔出血	典型	少见
表皮切破出血	极少出血	持续且出血多
谱系关系	常有	少有
疾病经过	常为终身性	病程多短暂

表 6-5　各环节出血病初筛归类

检验项目	血管壁异常	血小板异常	凝血异常
流血时间	延长	延长	正常
血管脆性	阳性	阳性或阴性	阴性
血小板数	正常	减少或正常	正常
血块收缩	正常	不良	正常或不良
凝血时间	正常	正常	延长
凝血酶原时间	正常	正常	延长

从各环节出血病初筛归类检查和临床鉴别表可见：
①其流血时间延长，血管脆性试验阳性而其他检验正常的，可结合临床表现，归类为血管性出血病。
②其流血时间延长，血管脆性试验阳性或阴性，血块收缩不良，血小板计数减少或正常的，可结合临床表现，归类为血小板性出血病。

③其凝血时间和（或）凝血酶原时间延长而其他检验正常的，可结合临床表现，归类为凝血障碍性出血病。

（2）血管性出血病筛检思路。对初筛归类为血管性出血病的，要全面考虑所有五大类群体出血病：包括血管性假血友病、先天性坏血病等基因突变所致的先天性紫癜（遗传性出血病）；巴氏杆菌等细菌感染，猪瘟、鸡瘟、马传贫、鸡传贫等病毒感染，以及出血黄疸型钩端螺旋体等螺旋体感染所致的感染性紫癜（传染性出血病）；梨形虫病、泰勒虫病、弓形虫病、肉孢子虫病、新孢子虫病等原虫侵袭所致的侵袭性紫癜

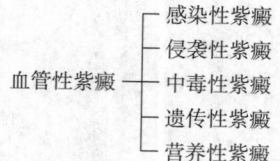

图 6-16　血管性紫癜类别

（侵袭性出血病）；蛇毒、蜂毒等动物毒，磺胺类、水杨酸类等药物所致的中毒性紫癜（中毒性出血病）；还有维生素 C 缺乏和维生素 K 缺乏所致的营养缺乏性紫癜（营养性出血病）（图 6-16）。

血管性出血病是动物群体出血病中比较常见的一种类型。应主要着眼于传播情况、病程急慢和有无发热三项临床指标，结合群体出血病归类诊断表做进一步诊断。

此类出血病，除血管性假血友病和坏血病而外，所有上述的感染性紫癜、侵袭性紫癜和中毒性紫癜，其病因或原发病多比较明确，加之临床表现甚为典型，诊断一般不难。

至于血管性假血友病（VWD），在动物中并不多见，主要发生于猪和犬，即使偶然遇到，依据其幼龄起病，具遗传性，慢性病程，血小板黏附性降低和 VWF（第Ⅷ因子相关抗原）缺陷等特点，亦可确定诊断。

对非典型 VWD 病畜（流血时间延长，但不明显），可通过阿斯匹林耐量试验，使流血时间更加延长。而作为辅助诊断，可输注同种动物的正常血浆（含 VWF），实施治疗性诊断。

（3）血小板性出血病筛检思路。对初筛归类为血小板性出血病的，要着重考虑三大类群体出血病：包括血小板病、血小板无力（衰弱）症、血小板无力性血小板病、原发性血小板增多症、血管性假血友病、贮藏池病（SPD）、契-东二氏综合征（CHS）等基因突变所致的遗传性出血病；蕨类植物中毒、三氯乙烯豆粕中毒、马穗状葡萄菌毒病、越冬禾本科作物镰刀菌毒病等毒物所致的中毒性出血病；马传染性贫血、鸡传染性贫血以及伴有播散性血管内凝血的其他各种传染病等病原微生物所致的传染性出血病。此外，还要考虑同种免疫性血小板减少性紫癜（IITP）、自体免疫性血小板减少性紫癜（AITP）等免疫性出血病。

血小板性出血病是动物群体出血病中最为常见的类型，应按下列层次探索病因而确立诊断（图 6-17）。

①第一层筛检：做血小板计数。确定是血小板数量减少还是血小板功能缺陷。

血小板计数明显减少至 5 万/mm^3 以下的，为血小板减少性紫癜（thrombocytopenic purpura, TP）；血小板增多、正常或轻度减少（5 万/mm^3 以上）的，则为血小板功能缺陷。

②第二层筛检：

a. 对血小板减少性紫癜，要做骨髓象检验，看骨髓巨核细胞系有无再生反应。

其巨核细胞系增生活跃（巨核细胞型）的，表明血小板减少性紫癜起因于血小板破坏过多；其巨核细胞系增生不活跃或衰竭（无巨核细胞型）的，则表明血小板减少性紫癜起因于血小板生成不足（骨髓巨核细胞系再障）或者血小板破坏过多和生成不足兼而有之。

然后参照起病情况，病程经过等其他临床表现和检验结果，确定血小板减少性紫癜（TP）是原发性的还是继发性的，并配合血小板凝集试验等特殊检验，确定是免疫性的还是非免疫性的，以及是同种免疫性血小板减少性紫癜（IITP），还是自体免疫性血小板减少性紫癜（AITP）。

b. 对血小板功能缺陷的，要做血小板试验，包括血小板黏附试验（platelets adhension test, PADT），血小板聚集试验（platelets aggregation test，PAGT）以及血小板第 3 因子有效性测定（platelets factor Ⅲ activity test，PF$_{3a}$T），以确定是哪种血小板功能缺陷病。

其血小板黏附功能缺陷的，为血管性假血友病（VWD）等。

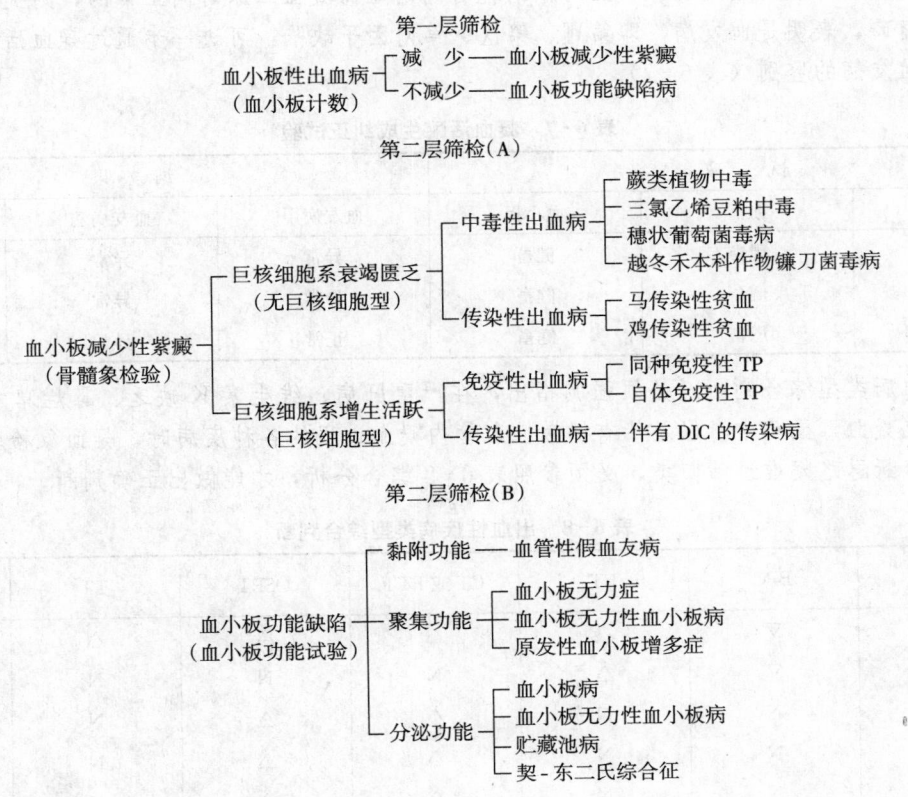

图 6-17 血小板性出血病筛检

其血小板聚集功能缺陷的，为血小板无力症、血小板无力性血小板病、原发性血小板增多症等。

其血小板分泌功能缺陷的，为血小板病、血小板无力性血小板病、贮藏池病、契一东二氏综合征（CHS）等。

（4）凝血障碍性出血病筛检思路。对初筛归类为凝血障碍性出血病的，要做全面的凝血象检验，以确认凝血过程的哪个阶段和哪个途径发生障碍，抑或是哪种或哪些凝血因子发生缺陷，并在此基础上确定是属于先天性缺陷还是获得性缺陷。

因此，凡凝血时间和（或）凝血酶原时间延长，其他初筛检验正常而归类为凝血障碍性出血病的，应补充实施两项检验，作为二层筛检（secondary screening）：一项是血清凝血酶原时间，即凝血酶原消耗时间测定（prothrombin consumption test，PCT）；另一项是部分凝血活酶时间测定（partial thromboplastin time，PTT）。

①其凝血酶原时间延长而部分凝血活酶时间正常的，提示外在途径凝血过程发生障碍，包括凝血酶原、第 V 因子、第 Ⅶ 因子和第 X 因子缺乏。最后，可通过凝血酶原时间纠正试验，确定是其中的哪一种凝血因子缺乏（表 6-6）。

表 6-6 凝血酶原时间纠正试验

	凝血酶原缺乏	第 V 因子缺乏	第 Ⅶ 因子缺乏	第 X 因子缺乏
患畜血浆	延长	延长	延长	延长
患畜血浆＋1/10 正常血浆	纠正	纠正	纠正	纠正
患畜血浆＋1/10 正常吸附血浆	不纠正	纠正	不纠正	不纠正
患畜血浆＋1/10 正常血清	不纠正	不纠正	纠正	纠正

注：正常血浆含凝血酶原、第 V、第 Ⅶ、第 X 因子；正常吸附血浆含第 V 因子；正常血清含第 Ⅶ 因子、第 X 因子。

②其部分凝血活酶时间延长，凝血酶原消耗时间缩短而凝血酶原时间正常的，则提示内在途径凝血过程发生障碍，表明是血友病，即第Ⅷ、第Ⅸ、第Ⅺ因子缺陷，可进一步通过凝血活酶生成纠正试验，做三型血友病的鉴别（表6-7）。

表6-7 凝血活酶生成纠正试验

试 液			结 果		
吸附血浆	血清	血小板	血友病甲	血友病乙	血友病丙
患畜	患畜	健畜	异常	异常	异常
患畜	健畜	健畜	异常	异常	近乎正常/异常
健畜	患畜	健畜	正常	异常	近乎正常/异常

（5）出血病类型综合判断。必须强调指出，在严重肝病、维生素K缺乏、霉烂草木樨病、华法令等香豆类抗凝血毒鼠药中毒以及伴有播散性血管内凝血过程的各种疾病时，凝血象检验改变错综复杂，按上述诊断思路颇难过筛归类，必须参照表6-8综合分析，才能做出正确判断。

表6-8 出血性疾病类型综合判断

出血病（组）	BPC	BT	CT 或 PTT	OSPT	TT	FDP
DIC	▽	△	△	△	△	△
TP	▽	△	N	N	N	N
维生素 K 缺乏	N	N	△	△	N	N
草木樨病	N	N	△	△	N	N
华法令中毒	N	N	△	△	N	N

注：△ 延长或增多；▽ 减少；N 正常。

3. 病因病性论证诊断 动物群体出血病，在实施致病因素归类和发病环节筛检两个步骤之后，还必须完成诊断方略的第三个步骤，即病性病因论证，加以认定。

（1）传染性出血病认定要点。

①有对应的临床表现（出血体征等）。

②有对应的病理改变（出血病变等）。

③有对应的检验所见（出血象等）。

④有传染性，同居感染，水平传播。

⑤检出病原微生物，动物回归发病。

（2）侵袭性出血病认定要点。

①有对应的临床表现（出血体征等）。

②有对应的病理改变（出血病变等）。

③有对应的检验所见（出血象等）。

④检出对应的大量寄生原虫。

⑤抗原虫防治效果良好。

（3）遗传性出血病认定要点。

①有对应的临床表现（出血体征等临床表型）。

②有对应的病理改变（出血病变等病理表型）。

③有对应的检验所见（出血象等生化表型）。

④家族式分布，特定的遗传类型。

⑤染色体上能找到突变的基因位点，通过突变基因的修复，才得以根本防治。

（4）中毒性出血病认定要点。

①有对应的临床表现（出血体征等）。

②有对应的病理改变（出血病变等）。

③有对应的检验所见（出血象等）。

④有对应的毒物接触史。

⑤检出相应的毒物或其降解物，动物发病试验成功。

（5）营养性出血病认定要点。

①有对应的临床表现（出血体征等）。

②有对应的病理改变（出血病变等）。

③有对应的检验所见（出血象等）。

④体内外环境某止血象关营养物短缺。

⑤补给所缺营养物，群体出血病流行即告平息。

（张乃生　李毓义　刘国文）

本篇参考文献

程鸿.1989.人类疾病动物模型.上海：上海医科大学出版社：207-208.

李毓义，李彦舫.2001.动物遗传·免疫病学——医学自发模型.北京：科学出版社：100-188，385-388，390-392，405-409.

李毓义，张乃生.2003.动物群体病症状鉴别诊断学.北京：中国农业出版社：15-60，31-46，61-65.

李毓义.1982.兽医大学学报（2）：152-157.

李毓义.1982.马真性红细胞增多症病理报告.兽医大学学报（2）：152-157

李毓义.1988.动物血液病.北京：农业出版社：15-148.

Backer D C, et al. 1999. Hereditary Deficiency of Vitamin K — dependant Coagulaton Factors in Rambouillet Sheep: Blood Coagul Fibrinolysis. 10（2）：70-80.

Blood D C, et al. 1983. Veterinary Medicine, 6th (ed), London: Bailliere Tindall. 1212.

Bush B M, et al. 1972. J Small Anim Pract (13)：75-89.

Carb A V. 1969. JAVMA (154)：289-297.

Cole N. 1954. North Amer Vet (35)：601.

Cui J, et al. 1996. Hemorrhage and incomplete block to embryogenesis in mice laking coagulation factor V: Nature, 384（6604）：66-68.

Donovan E F, et al. 1959. JAVMA (134)：36-37.

Ettinger S J. 1983. Textbook of Veterinary Internal Medicine, Diseases of the Dog and Cat. 2nd ed. Philadelphia: Saunders Co：2001-2045, 2094-2096.

Feldman B F, et al. 1986. Schalm's Veterinary Hematology, 4th (ed), Jain (Ed) Philadelphia: Lea & Febiger：388-430.

Feldman B F. 1989. Current Veterinary Therapy X: Small Animal Practice, Philadelphia: Saunders Co：463-464.

Fowler M E, et al. 1964. Cornell Vet (54)：153-160.

Kaneko J J, et al. 1968. Am J Vet Res (29)：949-952.

Kirk R W. 1989. Current Veterinary Therapy X, Small Animal Practice, Phgiladelphia: Saunders Co：458-461.

Matus R E. 1989. Current Veterinary Therapy X, Small Animal Practice, Kird (Ed), Philadelphia: Saunders Co：482-488.

McGrath C J, et al. 1982. Vet Med / Small Anim Clinic (77)：611-613.

McGrath C J. 1974. JAVM A (164)：1117.

Miller R M. 1968. Vet Med / Small Anim Clinic (63)：222-223.

Peterson M E, et al. 1982. JAVMA (180)：415-418.

Peterson M E. 1983. Comp Pathol Bull (15)：3-4.

Reed C, et al. 1970. JAVMA (157)：85-91.

Ruehl W, et al. 1982. JAVMA (181)：76-82.

Schalm O W, et al. 1975. Veterinary Haematology. 3rd ed. Philadelphia: Lea & Febiger：100-150.

Slappendel R J. 1988. Vet Clin North Amer, Small Animal Practice (18)：169.

Slappendel R J. 1989. Current Veterinary Therapy X Small Animal Practice, Kirk (Ed) Philadelphia: Saunders Co：451-457.

Tennant B, et al. 1969. Cornell Vet (49)：594.

Tennant B. 1967. JAVMA (150)：1493-1508.

Vandyke D, et al. 1968. Nature (217)：1027-1028.

第七篇

被皮、运动器官及眼的疾病

第一章　被皮疾病

概　述

（一）皮肤病的概念及分类

皮肤病指的是在理化因素（机械力、化学物质、热、紫外线等）、生物因素（细菌、真菌、寄生虫、病毒等）和自身因素（肿瘤、代谢障碍、自身免疫等）作用下，使皮肤发生损害并出现各种症状（如出血、炎症、瘙痒、脱毛等）的一类疾病。

皮肤病可按致病因素分为两大类。

非感染性皮肤病　主要包括一般性皮肤病（物理化学因素损伤）、过敏性皮肤病、内分泌性皮肤病、营养代谢性皮肤病、遗传性皮肤病、肿瘤性皮肤病等。

感染性皮肤病　主要包括细菌性皮肤病、真菌性皮肤病、病毒性皮肤病、寄生虫性皮肤病等。

（二）皮肤病的诊断方法

1. 询问病史　主要包括动物的年龄、性别、品种等；就诊目的、发病部位及疾病经过；然后了解动物的现实病史，如动物精神、食欲、呼吸、运动以及其他异常行为等，发病后的治疗情况，如曾用过何种药物，疗效如何，有无副作用及不良反应，动物的饲养管理情况；再次了解动物的既往病史，如过去有无同样表现的疾病，有无相关传染病。

2. 全身状态检查　包括精神状态、营养状况、体格发育、体温、行为等。

动物行为异常，表现异常叫声、摇头、食欲异常增加或减退、摩擦臀部、啃咬或舔嗜等，根据动物的异常表现和全身状态，据以确定进一步检查的项目和重点。

3. 被毛和皮肤检查　主要检查被毛状态、脱毛情况、皮肤温度、湿度、皮肤弹性、发疹及体表肿胀性质和有无外伤等。

（1）被毛。营养和饲养管理良好的动物被毛平顺，富有光泽，不易脱落。长期患病或营养障碍时，往往被毛粗乱、无光泽、外观不洁或易脱落。

（2）脱毛。动物自然脱毛与季节有关。换毛季节以外的脱毛或局部脱毛，则可认为有皮肤病。激素紊乱引起的皮肤病一般呈对称性脱毛，真菌性皮肤病常为圆形脱毛。

（3）皮肤弹性。健康动物皮肤柔软，可捏成皱褶，松手后再立即恢复原状。如果恢复很慢，则是皮肤弹性降低的标志。

（4）发疹。发疹是皮肤病的表现。根据发疹的性质可分为水疱、脓疱、溃疡、糜烂、脱屑、痂皮、瘢痕等。根据其病变的性质，可以采取不同的治疗方法。

（5）皮肤肿胀。常见的有水肿、气肿、脓肿、淋巴外渗、炎性肿胀及肿瘤等。

（6）外伤。包括刀伤、棍棒伤、酸碱灼伤等。

4. 实验室检查　针对皮肤病的病因，可以进行相应的实验室检查，包括细菌检查、真菌检查、寄生虫检查、过敏反应检查等。

（1）细菌检查。以脓汁等新鲜病料在清洁的载玻片上直接涂片，经火焰或甲醇固定后，以吉姆萨染色法染色，镜检。

（2）真菌检查。在皮肤的环状损害边缘刮取皮屑，先用 70％酒精消毒，后用乙醚蒸发干燥，将少许病料置于载玻片上，加一滴封固液，盖上盖玻片，压紧，用低倍镜观察病料内有无菌丝或孢子。

（3）寄生虫检查。刮取病变皮肤边缘的皮屑，放于载玻片上，滴加煤油，覆以另一张载玻片。搓压载玻片使病料散开，分开载玻片，置于显微镜下观察。

（4）过敏反应检查。常用的方法为皮内试验。该试验的敏感性和特异性均较强，应用范围亦较广泛。通常将致敏原稀释至一定浓度后，注射入皮内，观察皮肤的反应程度，并据以判断动物对此致敏原的敏感性。

（三）皮肤病的防治

1. 皮肤病的预防

（1）经常给动物洗澡。梳理皮毛，保持动物皮肤洁净。

（2）保持环境卫生。某些动物传染性皮肤病是由蚊、蝇、虱子、臭虫等媒介传播的，搞好环境卫生，消灭这些害虫及其孳生地非常重要。保持环境卫生也有利于减少致敏原，预防某些过敏性皮肤病。

（3）经常检查动物皮毛。注意动物的脱毛、瘙痒、舐嗜等异常表现，力争早发现、早隔离、早治疗。

（4）致敏原已查明的某些过敏性皮肤病。如药物性皮炎等，应避免再次接触致敏原。

2. 皮肤病的治疗　针对诱发皮肤病的不同病因采取相应的治疗措施。

（1）过敏性皮肤病。首先消除致敏原，然后使用抗过敏药物，如苯海拉明、扑尔敏、异丙嗪、钙制剂、氢化可的松、地塞米松等。

（2）细菌、寄生虫、真菌感染性皮肤病。常用的抗生素类药物有青霉素、链霉素、硫酸卡那霉素、庆大霉素等；常用的抗寄生虫药物有伊维菌素、阿维菌素、硫黄等；常用的抗真菌药物包括克霉唑、制霉菌素、水杨酸、苯甲酸等。

（3）营养代谢性皮肤病。锌、维生素 A、维生素 C、维生素 B_2 等营养物缺乏所致，应补给所缺乏的营养因子。

（赵　圣　李锦春　谢光洪）

一、脱 毛 症

Moult Disease

脱毛症是多种病因致发的一种综合征，各种动物均可发生，常见于犬和猫，诊断要点见表 7-1。

表 7-1　常见脱毛症的诊断要点

类　别	病　因	诊　断　要　点
内分泌失调性脱毛	间质细胞瘤	对称性脱毛、头部色素沉着、雌性化、精神沉郁、嗜睡
	甲状腺功能低下	犬猫对称性脱毛、嗜睡、不耐运动、皮肤增厚并形成皱襞。碘缺乏的仔猪和羔羊全身无毛，犊牛则表现全身或部分脱毛
	肾上腺皮质机能亢进（柯兴氏综合征）	对称性脱毛、色素沉着、腹部下垂、皮肤菲薄、多食多饮多尿，皮肤表面有钙化，见于高龄犬

（续）

类　别	病　因	诊　断　要　点
	卵巢囊肿	躯干背部慢性对称性脱毛、皮肤增厚、皮肤色素过度沉着。母犬持续发情但拒绝交配
	雌激素过剩症	对称性脱毛、色素沉着、子宫异常出血、外阴部肿胀、脂溢性皮炎、乳头肿大
	垂体性侏儒症	患犬体小，股内侧、喉头、颈部等摩擦部位脱毛。1岁左右时则全身脱毛，且有色素沉着和大量鳞屑，背部有时呈层状皱襞
真菌性脱毛		患部断毛、掉毛或出现圆形脱毛区，有时呈不规则状。慢性感染病患处皮肤表面伴有鳞屑或红斑状隆起，有的结痂化脓。患部刮片镜检见到真菌孢子即可确认，进一步可用 Wood's 灯检查
寄生虫性脱毛	疥螨病	患部剧痒、湿疹、脱毛、皮肤增厚。于病、健交界处刮片镜检，可检到其成虫、幼虫和虫卵
	蠕形螨病	病初皮肤有小的局限性潮红和鳞屑，由界限不明显无瘙痒的脱毛逐渐扩大为斑状，局部色素沉着，皮肤增厚，多伴有化脓菌感染。于病变处刮片镜检可见到成螨、幼螨和卵
	跳蚤	剧痒、脱毛，患部皮肤上有粟粒大小结痂，可见到跳蚤和（或）其粪便（煤焦油状）
	虱病	瘙痒、不安，啃咬和摩擦患部引起皮肤损伤，脱毛，继发湿疹、丘疹、水疱、脓疱等，可见到虱子或被毛上附着的虱卵
	毛囊虫	头部和口唇周围脱毛、湿疹、皮肤增厚、脓皮症、慢性顽固性皮炎
营养不良性脱毛	锌缺乏	根据皮肤瘙痒、皮屑增多、掉毛、蹄部皮肤皲裂，经久不愈，骨短粗，关节僵硬，公畜性抑制，母畜性紊乱及不育、早产、流产等临床症状可初步诊断，补锌后1~3周迅速好转
	维生素 B_2 缺乏症	食欲不振或废绝，局部或全身脱毛，皮炎，呕吐，腹泻。腿部弯曲强直，步态僵硬。角膜炎，晶状体浑浊。新生仔猪有的无毛，有的畸形、衰弱，一般在48h内死亡
代谢性脱毛		见于脂肪酸缺乏所致的脂溢性皮炎
瘢痕性脱毛		见于X射线照射、烧伤或外伤等
先天性秃毛症		由遗传因素引起的犬，出生不久在额、头颈、下腹、股骨部无毛，几年后整个躯体脱毛，仅四肢、头和尾的被毛存在，甚至全身无毛
中毒性脱毛	汞中毒	皮肤瘙痒、增厚、脱毛。结合典型的汞中毒临床症状、病理变化和汞接触史，可初步诊断。进一步可采集样品进行汞含量的测定
	铊中毒	皮肤病变出现于皮肤黏膜交界处和躯体摩擦部位。皮肤多发红斑性皮炎，出现脱毛、痂皮、溃疡。同时有消化道及肾脏中毒的症状
原因不明的脱毛		见于成年小形狮子犬。开始耳部长毛突然脱毛，左右对称，几个月后呈圆形脱毛，多数病犬在3~4个月内被毛可自然再生

二、皮　炎

Dermatitis

皮炎是皮肤表皮和真皮炎症的统称。临床上以皮肤出现红斑、丘疹、水疱、湿润、结痂、脱屑、瘙痒和灼热感为特征。

【病因】

按病因可分为以下几类：

1. 非感染性皮炎

（1）接触性皮炎。直接接触刺激性物质，如酸、碱、肥皂、清洗剂、日光、热、X射线、致敏性物质以及机械性刺激所致。

（2）营养缺乏性皮炎（如猪维生素B缺乏）。

（3）激素性皮炎。

（4）脂溢性皮炎。

（5）肢端舔触性皮炎。

2. 传染性皮炎　包括由细菌、病毒、真菌、寄生虫等病原体所致的各种皮炎。

3. 病因未定的皮炎　如猪渗出性皮炎和马增生性皮炎。

【症状】

皮肤上形成丘疹、水疱、脓疱、结节、鳞屑、痂皮、皲裂、糜烂、溃疡和疤痕等。病部皮肤常出现充血、增温、肿胀、敏感、发痒、疼痛等症状。不同病因的皮炎表现各异。

1. 接触性皮炎

（1）原发性刺激物接触性皮炎。于接触部位发生炎症，临床经过为红斑、丘疹、水疱（少见）、痂皮、脱屑。除去病因迅即痊愈。

（2）过敏性皮炎。吸血昆虫叮咬、吸入或食入致敏原、注射药物、体内外寄生虫等是常见的病因。主要表现为剧烈瘙痒、红斑和肿胀，有的出现丘疹、鳞屑及脱毛。动物摩擦、啃咬患部可使局部炎症加剧。病程长的，可出现色素沉着、皮肤增厚，并形成苔藓和皲裂。

（3）感光过敏性皮炎和光敏性皮炎。毛色浅的白猪、白马、绵羊、山羊等家畜长期食入富有感光物质的植物，会提高对日光的敏感性，经日光照射发生感光过敏性皮炎。暴露于日光下的皮肤发生红斑、疹块、溃疡甚至坏死。犬光敏性皮炎，主要发生于柯利犬，是由于夏季阳光和冬季雪反复照射而引起。病变初发于鼻梁和鼻端，随着病情加重，可蔓延到整个鼻梁、鼻翼、眼睑、口唇、耳、躯干、四肢等部位。最初患部皮肤脱毛，随之发红、肿胀、浆液性渗出，最后形成痂皮、糜烂和溃疡，伴有疼痛和痒感。有的继发眼睑炎或齿龈炎。

2. 肢端舔触性皮炎　病因不明。常见于犬的蹠、掌骨和桡骨、胫骨前部皮肤，表现脱毛、糜烂、溃疡。由于经常舔吮，溃疡难以愈合。转为慢性经过时，皮肤呈硬结节状增厚，中心部为溃疡，周围色素严重沉着。

3. 寄生虫性皮炎　外寄生虫有螨、蜱、毛囊虫、蚤、虱；内寄生虫有微丝蚴。此外还有杆虫性皮炎、钩虫性皮炎、血吸虫性皮炎。常见的是螨虫等寄生虫性皮炎。

（1）杆虫性皮炎。湿疹样皮炎、瘙痒、伴有咳嗽、腹泻、贫血。

（2）犬钩虫性皮炎。红斑、肿胀、脱毛、疼痛，并且剧痒。短期可以治愈。

（3）犬血吸虫性皮炎。肿胀、剧痒、丘疹、脓疱，经7～10d可自然痊愈。

4. 羊坏死性皮炎　由金黄色葡萄球菌引起。病初颜面、耳朵浮肿，体温升高1～2.5℃，部分病羊在角基部、尾根部皮肤有鲜红色出血性变化，疼痛明显。2～3d后，浮肿消退，在颜面及耳朵皮肤出现密布的点状结痂，以后蔓延至颈背部和全身，结痂处龟裂。患羊运动障碍。抗生素和磺胺类药均有疗效。

5. 驼癞皮病　由金黄色葡萄球菌引起，多发生于颈部、后肢和尾部，奇痒，可静脉注射红霉素，灌服消黄散。

6. 牛块状皮肤病　某种痘病毒引起。体温升高，流泪，不食，不愿行走。皮肤出现明显轮廓的丘疹，随后疹块坏死或溃疡。此外，有的还伴有四肢、肉垂、前胸水肿，体表淋巴结肿大，或口腔溃疡、流涎，或结膜炎甚至失明。尚无有效疗法。据报用绵羊痘isiolo和kedong毒株，可使牛获得保护。

7. 猪渗出性皮炎 突然暴发，病程短促。精神不振，皮肤瘙痒，继而眼周和胸腹部皮肤充血、潮湿、脱屑，皮肤覆有大量黏性分泌物，成油脂性痂皮，并有恶臭。皮屑和痂皮的颜色因猪种而各异，黑猪为灰色，棕猪为红棕或铁锈色，白猪为橙色或黄色。鼻和蹄部出现水疱和糜烂，体温正常。眼周渗出液可致发结膜炎、角膜炎。

【治疗】

1. 除去病因 保持皮肤清洁卫生常可自愈。注意在初发部位查找病原。

2. 止痒并用抗炎药物 可用肾上腺皮质激素如泼尼松、地塞米松、倍他米松注射。抗组织胺药物，如氯丙嗪、苯海拉明等注射或内服。涂搽醋酸可的松软膏、肤轻松软膏、氧化锌软膏等。大面积炎症，可用食盐水或苏打水清洗，涂布 3‰龙胆紫。同时静脉注射钙剂。

3. 过敏性皮炎 可皮下或静脉注射地塞米松（孕畜禁用！）或氢化可的松，也可注射安溴或溴化钙等，或内服水杨酸钠、鱼肝油及其制剂。

4. 感光过敏性皮炎和日光性皮炎 可通过避开日光，用黑墨汁涂擦犬患部，防止复发。

5. 渗出性皮炎 发病早期，通过胃肠道外途径给予抗生素，能有效缓解病情，缩短病程，降低病死率。常选用青霉素、氨苄青霉素、四环素等敏感药物。增加日粮中 B 族维生素（尤其是生物素）和锌的含量，有利于防治本病。搞好猪舍卫生，在仔猪断奶混群饲养时用皮肤消毒剂连续喷洒 3d，有助于预防因断奶后争斗而引起的渗出性皮炎。

（赵 圣 李锦春 谢光洪）

三、马皮肤炎

Dermatitis in Equine

【病因】

机械性刺激，如啃咬、摩擦、马具压迫及尖锐异物刺扎，钝性外力撞击等；烫伤、冻伤、强烈日光照射及 X 射线照射等。还继发或伴发于某些传染病、寄生虫病的经过中。

【症状】

轻症外伤性皮肤炎，皮肤潮红，轻微肿胀。随着病势发展，可见薄痂和细碎鳞屑形成。重症时，皮肤显著肿胀，伴有疼痛和脓性分泌物，发生糜烂和皮肤组织缺损。

慢性经过时，患部皮肤水肿、肥厚，弹性及活动性减小，常发生皲裂。其发生于马系部的，特称系皲。有时继发疣状皮肤炎，疣状增生物互相融合，形成类似花椰菜状的大结节面，呈淡红色，坚实，皲裂的深沟内积有大量污秽不洁的渗出物，但病畜通常并无跛行。

皮肤炎并发感染时，形成大量干痂皮，痂皮下有脓汁，触诊坚硬有疼痛。坏疽性皮肤炎，病初局部呈现明显的炎性反应，逐渐发绀，出现微黄色、黏稠渗出物。经 3d 左右，患部皮肤坏死分解，丧失感觉，逐渐变得菲薄，最后自行破溃，流出灰色带有腐败臭味的脓汁，形成溃疡面。以后，脓汁减少，逐渐长出肉芽组织，经 30～45d 愈合。

颗粒性皮肤炎。患部形成颗粒状小结节，有痒感，无明显疼痛。磨蹭或啃咬常引起结节出血，以后变为溃疡，并向周围蔓延。由于肉芽组织增生，皮肤及皮下组织肥厚，在肉芽组织的隆起内含有黄色或灰白色的干酪样小颗粒，并由溃疡面分泌出恶臭的黏稠渗出物。病程 6～8 个月。

【治疗】

1. 急性皮肤炎 要充分洗涤患部，然后涂布氧化锌水杨酸软膏、甲紫硝酸银溶液或 3％煌绿溶液等。

2. 慢性皮肤炎 患部可涂布碘酊甘油、可的松类软膏等。配合自家血液疗法、普鲁卡因封闭疗法和维生素疗法，可缩短病程，加速愈合。

3. 疣状皮肤炎 用肥皂水冲洗，再用过氧化氢溶液清拭，除去沟内表面被覆的脓性分泌物，然后应用腐蚀剂，如 10％铬酸溶液、高锰酸钾粉等。患部可撒布磺胺高锰酸钾（9∶1）或包扎松馏油绷带。定期（隔 5～7d）于患部涂擦 5％甲醛酒精溶液，疗效较好。必要时进行手术疗法。

4. 坏死性皮肤炎 病初可应用 0.5％升汞酒精溶液的湿性绷带。出现脓汁后，改用 20％硫酸镁或氯化钠高渗溶液绷带（最好在溶液中加入 0.5％～2.0％的高锰酸钾），脓汁减少后，立即停止使用。坏疽性溃疡时，除去坏死组织，溃疡面撒布高锰酸钾氨苯磺胺（5∶95）或磺胺硼酸（9∶1）或碘仿磺胺（1∶9）等混合粉剂。

5. 颗粒性皮肤炎 先除去创内干酪样物质，然后进行烧烙或用 CO_2 激光烧灼。溃疡面涂擦 10％苦味酸酒精溶液。2％～3％台盼蓝溶液涂擦溃疡面或做患部周围注射，效果良好。

（孙大丹）

四、湿　疹

Eczema

湿疹是皮肤表皮和真皮乳头层的轻型过敏性炎症，属于迟发性过敏反应。各种家畜均可发生。

【病因】

多数人认为，湿疹的发生取决于两方面的因素：一是过敏性素质，二是致敏因子。一般认为，过敏素质在本病的发生上起主导作用。过敏性素质有先天性和后天性之分（参见免疫性疾病篇）。

致敏因子（变态反应原）包括各种刺激因子：化学物质（强酸、强碱性药品局部涂擦，对皮肤过度用碱性强的肥皂或洗衣粉清洗等）；皮肤沾染分泌物和渗出物（特别在肛门、会阴、脐部、眼部、创围、瘘管周围）等；机械性作用（如嘴套、颈套、鞍挽具的摩擦、压迫，股间、阴囊、尾根下等处皮肤互相接触部位的摩擦和动物啃咬等）；吸血昆虫刺螫，体外寄生虫（虱、蜱、疥螨、蚊、蝇等）的叮咬以及微生物的作用等。

【症状】

1. 急性湿疹 典型经过，分红斑期、丘疹期、水疱期、脓疱期、糜烂期或湿润期、结痂期、鳞屑期。

病初，患部皮肤充血、潮红，指压退色，轻度肿胀，多呈称性分布，称为红斑性湿疹。随病情发展，在潮红或周围健康皮肤上出现界限明显的粟粒大到豌豆大的丘疹，称为丘疹性湿疹。

随后，丘疹内充满透明浆液，变成水疱，称为水疱性湿疹；水疱发生感染后，形成脓疱，称为脓疱性湿疹。

脓疱破溃后，露出创面湿润、鲜红的糜烂面，放腥臭气味，伴发奇痒和疼痛，称为糜烂性或湿润性湿疹。

渗出液凝固干燥后，形成淡黄色、黄褐色或暗红色痂皮，称为结痂性湿疹。

末期，炎症减轻，痂皮脱落，新生上皮增殖并角质化，局部覆以细小的、白色糠秕样脱屑，称为鳞屑性湿疹。

在临床上，湿疹的发展未必典型。如马属动物多停滞于糜烂性湿疹。其他动物则多从红斑期直接进入鳞屑期。

2. 慢性湿疹　由急性湿疹持续或反复发作而转成，亦有始终取慢性经过的。其特点是皮肤肥厚，被毛粗刚，同时伴发色素沉着和瘙痒。

马的湿疹多发生于头、肩、背、腰、股内侧和四肢部。系凹部发生的湿疹多为慢性，经久不愈，常有奇痒，病马经常摩擦患部，继发皮肤炎，特称水疵病。牛的湿疹多由于杀虫剂使用不当引起，常发生趾间湿疹，特称趾间糜烂。犬的急性湿疹往往弥漫于被毛稠密部位，如耳下、颈部、尾根、大腿外侧。

【治疗】

除去病因，防止啃咬、摩擦患部，并采取对症和脱敏疗法。

1. 局部处置　首先用 3％硼酸溶液、1％～2％鞣酸溶液或 5％醋酸铅溶液（加入 10％的明矾）等清洗患部，然后涂布含糖皮质激素（氢化可的松、醋酸氢化可的松、强的松龙等）的软膏剂。

（1）水疱期、脓疱期及糜烂期。应使用具收敛作用的防腐剂，如 3％～5％苦味酸溶液或美蓝硼砂溶液（美蓝 3g、硼砂 5g、蒸馏水 120mL）等。随着渗出减轻，可涂布汞锌软膏、锌水杨酸软膏或鱼肝油软膏等。

（2）慢性湿疹。可应用魏氏流膏、米赛尔氏软膏（硼酸 1.0，松馏油 3.0，氧化锌软膏 60.0）、15％锌软膏等。

（3）急性或亚急性湿疹。可试用自家血疗法、紫外线照射疗法。剧烈瘙痒的，可采用普鲁卡因封闭疗法。

2. 脱敏疗法　对大家畜可应用乳酸钙 20～30g，一次内服；10％氧化钙 100～150mL，静脉注射，每日 1 次。小动物常用葡萄糖酸钙或硫代硫酸钠溶液，静脉注射。

苯海拉明内服：马、牛 0.5～1.0g，犬 0.04～0.08g。也可内服或肌内注射扑尔敏。

五、钉　伤

Prick in Shoeing

钉伤即装蹄时蹄钉打入真皮组织造成的蹄底和蹄壁的真皮损伤。蹄钉直接损伤真皮的，称为直接钉伤；蹄钉弯曲而压迫或挫伤真皮的，称为间接钉伤。马、骡发生较多。

【病因】

主要是装蹄技术不良，下钉不合理，或钉刃反下；蹄结构不良，如蹄壁过直、缺损、菲薄、脆弱干燥，蹄负面狭窄，蹄外缘过度磨损等。

【症状】

1. 直接钉伤　发生在装蹄当时，下钉时装蹄肢有抽动表现，造钉节时再次出现抽动。拔出蹄钉时，轻度钉伤不见出血，有的在钉尖部附着血液，有时从钉孔溢出血液。装蹄当时跛行较轻，2～3d 后跛行加重，呈明显的支跛。叩击致伤蹄钉的钉节，表现疼痛。

2. 间接钉伤　多在装蹄后 2～3d 或 1 周后出现症状，叩诊有疼痛反应，呈现支跛。有时于 7～14d 后，转为化脓性蹄真皮炎，跛行增重，蹄温增高，指（趾）动脉搏动亢进，叩诊或钳压检查，可发现痛点；拔出致伤的蹄钉，钉尖湿润，自钉孔流出污秽不洁的浅灰色或黑色恶臭脓汁或白色、乳白黄色脓汁（深部化脓）。少数病例发展为化脓性蹄炎，蹄冠部炎性肿胀，出现脓肿，甚至体温升高。

【治疗】

直接钉伤，当即拔出蹄钉，向钉孔内注入 10％碘酊，用蜂蜡或松馏油封闭钉孔。

间接钉伤，拔出蹄钉，除去蹄铁，用刀将蹄负面钉伤处切成漏斗状，充分排液，然后注入 3％过氧化氢溶液洗涤，再注入 10％碘酊、松碘油膏或磺胺乳剂，或涂敷松馏油，每 2～3d 换药 1 次。垫以麻丝或脱脂棉，缠上蹄绷带，或装以附有铁板的连尾蹄铁。

蹄部化脓严重者，可采用普鲁卡因青霉素做系部周围环状封闭，2d 一次。亦可全身应用抗生素。

六、蹄叉腐烂

Thrush

蹄叉腐烂是蹄表皮层慢性化脓性炎症，以蹄叉的角质层分解腐败化脓，从蹄叉沟流出恶臭黑色黏稠分泌物为特征。马、骡常发。

【病因】

厩舍和运动场不洁，肢蹄长期处于污泥粪尿中，蹄叉角质长期受到浸泡；护蹄不良，不按时清洁蹄底或挖蹄；装蹄不及时，以致蹄角质过长，或装蹄时过削，蹄踵过高，使蹄叉开张机能减弱，蹄部血液循环不良。

【症状】

轻症，开始在蹄叉中沟和侧沟出现角质腐烂、脆弱，排出恶臭、污秽不洁的液体。以后病变扩大蔓延，角质分解脱落，出现大小不同的空洞，蹄叉支、蹄叉体以及蹄叉尖全部腐烂。

重症，累及真皮部。真皮乳头露出，出现红色颗粒性肉芽，触之易出血。有时表面被覆脓样物质。患畜跛行，钳压有疼痛反应。进一步扩大蔓延至蹄底真皮和蹄球部，刺激蹄冠产生不正常蹄轮，使蹄匣变形，有的转为"蹄皮癌"。

【治疗】

先除去患部的污物，刮除腐烂物质，用 0.1％高锰酸钾溶液或 3％氢氧化钠溶液清洗患部，再用酒精棉球擦干，最好注入少量 5％～10％碘酊。

清洗后，可填塞松馏油，松硫合剂（松馏油 9 份、硫黄 1 份）或松鱼合剂（松馏油 5 份、鱼肝油 1 份），或撒布高锰酸钾粉，或用浸透 10％福尔马林溶液的纱布填塞。初期 2～3d 换药 1 次，以后按病情可延至 3～5d 换药 1 次。为保护蹄部清沽，防止感染，也可装以麻丝垫的连尾蹄铁。露出真皮部并有裂隙及小洞的，除去污物及腐败物质并清洗后，应手术扩创，使之排液充分，再用 3％来苏儿溶液或 3％硫酸铜溶液进行温蹄浴（30～60min）。然后用酒精棉球擦干，再行药物治疗。

有赘生肉芽的，可用硝酸银棒在 10％硫酸铜溶液中腐蚀后，用生理盐水清洗，涂以 5％～10％碘酊或填塞松馏油纱布，或烧烙后缠以蹄绷带。严重赘生肉芽，应手术切除，并涂以福尔马林原液。

七、蹄慢性疣状真皮炎

Chronic Verrucous Pododermatitis

蹄慢性疣状真皮炎，又称"蹄癌"，是蹄生发层慢性增生而导致的角化异常（角化不全）。以蹄角质叶状赘生为其病理特征。

【病因】

确切病因尚不清楚。有人认为"蹄癌"是一种特殊的恶性蹄叉腐烂。本病多继发于严重的蹄叉腐烂。蹄叉腐烂分解产物长期反复刺激，可使真皮乳头层由渗出性炎症演变为增生性炎症。

【症状】

轻症，在角质脱落或削蹄时才发现感染灶。露出的真皮表面，可见丝状乳头增生物，尖端稍干燥，易出血。病程进一步发展，表面覆盖一层黏滑的奶油样恶臭物质。重症，蹄真皮乳头层明显增生，乳头增大至数倍，有轻度跛行。严重病例，由于乳头增生和分裂，可见病变部异常增大，新生角质分叶，呈菊花瓣样外观，有的形成菜花样赘生物（肿瘤物），触之疼痛明显，易出血。部分切除后，又迅速长出，甚至速度更快、更突出。跛行明显，多数病例无全身症状。

【治疗】

轻症，患部清洗消毒，手术切除赘生物，创面撒布高锰酸钾粉，或涂以 10%～20% 浓碘酊，或涂以鸦胆子泥、鸦胆子油，缠以压迫绷带，或装以铁板蹄铁。最好将鸦胆子泥抹于纱布上，贴敷于患处，缠以压迫绷带，每隔 1d 换药 1 次。换药时，如仍有坏死组织，可用锐匙刮掉。待创面干燥而出现薄痂时，即停止使用鸦胆子药物，改用生肌类药物，如水硼合剂、硫黄合剂、水碘合剂（水杨酸 25%，碘仿 5%，氧化锌 30%，冰片 10%，滑石粉 30%，混合成粉状）撒布创面，包扎后缠以压迫绷带。

严重病例，可手术切除：术部彻底清洗、消毒；指（趾）神经传导麻醉；掌部装着止血带，切除病变组织直达健康部，并刮除部分健康组织，尽量做到完全、彻底，否则容易复发。切除病变并确实止血后，涂以福尔马林原液，包扎压迫绷带或装着铁板连尾蹄铁。

（何　英）

八、牛　裂　蹄

Sand Crack in Cattle

【病因】

1. 护蹄不良，未定期削蹄。
2. 厩舍卫生条件差，蹄部长期受粪尿浸蚀，角质软化、脆弱。
3. 营养代谢障碍，影响蹄角质生长。

【症状】

1. **蹄壁横裂**　蹄壁裂缝呈水平方向。轻者，蹄壁表面出现深沟裂隙，没有跛行。经过几个月，蹄壁裂隙向深处伸延，达感觉层，运动时引起疼痛。蹄球部角质分离，裂缝常有砂砾或石头嵌入，引起蹄球肿胀和感染，而发生蹄球部慢性坏死性真皮炎。

2. **蹄壁纵裂**　蹄壁裂缝沿角细管方向裂开。蹄冠裂，裂隙较小，易被泥土粪便遮盖，病变处不明显。当蹄冠真皮被感染时，局部红肿，指压疼痛，出现跛行。

损伤处位于趾轴外伸肌突附近的，易引起蹄关节感染，关节背侧囊肿胀，变薄，破溃。

蹄壁的非全层裂，不显跛行。运动时，裂缝边缘活动，如有小的异物沿裂缝进入深部，压迫感觉层，即引起疼痛而出现跛行。

全层裂，病变处易于感染，裂隙有少许出血，甚至有污秽脓汁，引起剧痛，呈现重度支跛。

【治疗】

剪除裂断游离角质，清除裂隙异物。剪除游离角质前，应先湿敷软化角质，并施行趾（指）神经麻醉，便于操作。裂口深处涂布碘酊，包扎防水绷带。

蹄冠部纵裂，常感染而伤及蹄关节，应尽早切开蹄冠真皮脓肿。做三角形切开，三角形基部应位于蹄冠与皮肤结合处，三角形尖部应伸向蹄壁远端，以利排液。

九、马 裂 蹄

Sand Crack in Equine

【病因】

肢势及蹄形不正，如广踏外向肢势、狭踏内向肢势，以及变形蹄等，是发病的内因。装蹄、削蹄不良，如铁脐高低不等、蹄壁内外侧切削不均，造成压力负荷不平衡。使役不当，长期在不平而坚硬的道路上使役，蹄经受地面过度的冲击和震荡。

【症状】

1. 表层裂 蹄壁缺乏光泽，粗糙。裂缝深度不及蹄壁中层的一半，不跛行。

2. 深层裂 裂缝深度超过蹄壁中层角质厚度的一半，不跛行。

3. 全层裂 裂缝达蹄冠部真皮乳头或蹄壁真皮小叶。运动时裂缘开闭，蹄真皮受到挫伤，引起真皮炎，裂口有微量出血，表现跛行。如发生化脓性蹄真皮炎，则蹄温升高，跛行显著加重。

【治疗】

要点是防止裂缝发展，促进角质再生。常用的方法如下：

1. 造沟法 适用于浅层裂或深层裂，不适用于全层裂。在蹄壁裂缝的两端造横沟或斜沟，阻止裂口延长。造沟前，先行温浴，软化蹄角质。造沟宽度为 $0.5 \sim 0.8cm$，深度以裂缝消失为度，造沟长度取决于裂缝的长度。

2. 薄削法 适用于蹄冠裂、角质纵裂。蹄冠裂时，在无菌条件下，将蹄冠部角质层薄削至肉冠生发层，削成半月状，弓背向下，由周围向裂缝渐次加深，削到裂缝完全消失。薄削范围一般宽 $2 \sim 3cm$，长 $1.5 cm$。涂布碘酊，包扎压迫绷带。

3. 裂缝闭合法

（1）金属线闭合法。用锥或钻在蹄裂部表面造孔，穿入适当粗细的金属线，然后扳回两端闭合裂缝。

（2）金属板闭合法。取厚度 1mm 长度适宜的金属板，并设有钉孔，用 $6 \sim 7mm$ 长的螺钉将金属板固定于裂缝处。

（3）锔子闭合法。在裂缝两侧造成 2 个锔子固定沟，然后用锔子夹夹住锔子，将锔子两脚对准固定沟，用力压闭裂缝，锔子两脚尖端压进蹄壁中层并折回。锔子多少，依裂缝长度而定，一般为 $2 \sim 3$ 个，

4. 胶粘法 有环氧树脂和聚酰胺粘合法、SW-α胶粘合法和 914 快速黏合剂黏合法等。

5. 装蹄疗法 施行特殊装蹄法，以减轻体重对裂缝部的偏压，缓冲震荡，防止裂缝发展，如在

蹄铁上面和裂隙之间做成间隙，适用于浅层裂或深层裂。

（王林安）

十、蹄叶炎

Laminitis

蹄叶炎是蹄壁真皮弥散性无败性炎症，又名蹄壁真皮炎。主要发生于马，牛、羊、猪也可发病。

【病因及发病机理】

蹄叶炎的病因至今尚无统一认识。多数学者认为，突然改（加）喂高碳水化合物饲料和长期喂给多蛋白质饲料，易引起消化紊乱而致发蹄叶炎。Garner（1978）用大量高淀粉日粮喂马诱发了蹄叶炎，经测试病马的指（趾）血流增加，指（趾）动脉、小静脉和大静脉压增加。Moore 等（1979）喂给成年马骡大量碳水化合物饲料引起了蹄叶炎，经测试病马盲肠液的内毒素和乳酸浓度增加，pH降低。Garner 等（1978）用高碳水化合物饲料诱发马蹄叶炎，盲肠液 pH 由原来的 7.15 降至 5.72 乃至 4.14，乳酸菌有所增加。Hood（1985）观察发现，在重症急性蹄叶炎时，血液内睾丸酮、儿茶酚胺和肾素的浓度明显升高。

有的蹄叶炎继发于便秘、肠炎、牛产后胎衣滞留、严重的乳房炎、子宫内膜炎和酮病。

综上所述，有的蹄叶炎可能是单一因素引起的，但多数是由于多因素的复合作用。病变明显地表现在血液循环上，真皮层毛细血管还流受到影响，微循环淤滞，大量血浆成分渗出，积聚于真皮小叶（肉小叶）与角小叶之间，压迫神经末梢密集分布的真皮层，引起持续性剧烈疼痛。蹄尖壁真皮炎时，病蹄为缓解疼痛，蹄踵着地负重，指（趾）深屈肌腱高度紧张，蹄骨逐渐向后垂直变位。蹄骨尖对蹄底真皮层的强力压迫，使蹄角质细胞代谢发生紊乱，蹄角质变性，出现不规则的蹄轮，最终形成芜蹄。

【症状】

1. 马急性蹄叶炎

发生于两前蹄的，站立时两前肢前伸，蹄尖翘起，蹄踵负重，同时头颈高抬，拱腰，后躯下沉，两后肢置于腹下。两前蹄紧张地交替负重，两前肢运步呈急速短步或紧张步样，两后肢各关节作屈曲姿势，动作缓慢。

发生于两后蹄的，站立时低头，两前肢置于腹下，同时拱腰，后躯下沉，两后肢伸向前方，以蹄踵负重。强迫运动，后肢呈急速短小的紧张步样，腹肌紧缩。

四蹄同时患病的，站立时间甚短，四蹄急速交替负重，尽可能以蹄踵负重，不能久立，常卧地不起。

病蹄温度上升，叩诊或钳压时表现疼痛。指（趾）动脉明显亢进。全身肌肉颤抖，出汗，体温升至 40～41℃，脉搏 80～120 次/min，呼吸促迫（50～60 次/min），突出表现为高血压症，中心静脉压降低，不正常心电图，房室传导阻滞。

2. 马慢性蹄叶炎 急性症状转轻甚至暂时消失，而蹄部体征增重。蹄骨垂直变位，蹄骨尖压迫蹄底组织。继发感染的，蹄底角质和真皮组织坏死、分解、穿孔，露出蹄骨尖，蹄缘下陷，蹄轮异常，蹄尖狭窄而蹄踵增宽，蹄尖壁的角质增厚，成为芜蹄。

3. 牛急性蹄叶炎 除肌肉颤抖及出汗外，还可见病指（趾）作划桨运动，病牛活动僵硬并拱背，常将后肢伸向腹下。站立时可能会无意识地横向活动或走出牛舍。2/3 病例是后肢患病，特别是外侧趾。蹄冠、蹄球肿胀而敏感，出现关节周围水肿，或关节滑膜膨胀，滑液内中性粒细胞总数和球蛋白增加。

4. 牛慢性蹄叶炎　呈典型的"拖鞋蹄"，即背侧缘与地面形成小的角度，蹄扁阔而变长。病理组织学基础是蹄小叶生发层和棘状层广泛纤维化。

实验室检查：红细胞压积可达 39%，白细胞特别是中性粒细胞明显增多，核型左移，谷草转氢酶、乳酸脱氢酶活性升高。

【预后】

急性型蹄叶炎，及时治疗，多能痊愈。慢性型，预后慎重。蹄变形甚至蹄底穿孔的，预后不良。

【治疗】

要点是消除病因，加强护理。要选择温暖畜舍，铺垫大量软草。急性型病初，切不可强迫病马站立或在柱栏内保定，否则会使病情恶化。停喂谷类饲料，增加青草。为改善蹄部的血液循环，减少渗出，头 2～3d 进行冷蹄浴（利用自然水源、溪边、小河），或用收敛剂冷浴、冷敷。

急性期，为促使有毒物质排除，可静脉泻血 1 000～2 000mL，或放蹄头血。经胃管投服液状石蜡油轻泻，有利于毒素排除，对饲养不当所致的蹄叶炎有效。为减轻蹄部疼痛，使用镇静剂和掌（跖）神经普鲁卡因封闭。急性炎症初期，可用普鲁卡因静脉内注射，每日或隔日 1 次。乙酰普鲁吗嗪对急性病例是有用的，最好在病初 1～2d 使用糖皮质类固醇。

脱敏疗法：病初可用抗组织胺药物，如内服盐酸苯海拉明 0.5～1g，每天 1～2 次。10%氯化钙溶液 100～150mL，10%维生素 C 溶液 10～20mL，分别静脉内注射。为促进渗出物的吸收，在病后4d 可用蹄部温敷、温蹄浴，每次 1～2h，每天 2～3 次，连用 5～7d。还可应用碳酸氢钠疗法、自家血液疗法。

对慢性蹄叶炎，除上述疗法外，应重视蹄的温浴，注意修蹄、削蹄，预防形成芜蹄。

出现蹄踵狭窄或蹄冠狭窄时，可锉薄狭窄的蹄壁角质，缓解压迫，并配合装蹄疗法。

对芜蹄可做矫形，即在 X 射线下确定蹄骨在蹄匣内的准确位置，在蹄壁上做好标志，进行矫形装蹄。方法是以移行蹄骨的底面平行线为标准切削蹄踵壁，以蹄骨前面的平行线为基准切削蹄尖壁，使落在蹄骨上的体重移向蹄叉及蹄后方 1/4，然后装着矫形蹄铁（如铁板蹄铁）或用广头连尾蹄铁。

牛蹄叶炎，应用可的松治疗，Nilsson（1963）认为很不成功，但 Maclean（1965）认为很成功，急性症状很快消除，在大多数病例可防止转为慢性。

关于抗组织胺制剂对牛蹄叶炎的效果问题，Nilsson 认为，对急性病例有好的或十分好的疗效，26 例急性和亚急性蹄叶炎，只有 3 例失败，其作用机理尚不清楚。

【预防】

避免饲料的急剧变化，产后增加谷类精料要适度。补充碳酸氢钠有一定好处。

十一、蹄软骨骨化及坏死

Side Bone and Quittor

蹄软骨骨化是指马蹄软骨的一部或全部因钙盐沉积而形成骨样组织，常为蹄软骨骨膜炎或蹄骨骨炎蔓延所致。

蹄软骨坏死多继发于蹄冠踩伤、蹄冠或趾枕蜂窝织炎、蹄角质全层裂、化脓性蹄真皮炎。

【症状】

1. 蹄软骨骨化　病初症状不明显，随着病程的发展，病马在硬地上踏着不确实，铁尾上面的沟状磨灭多不明显。以后，可见蹄软骨部稍凸隆，触诊蹄软骨弹性消失，蹄踵狭窄，蹄轮明显，蹄角质干燥，在硬地上出现轻度支跛。X射线检查有助于确诊。

2. 蹄软骨坏死 病初可在蹄冠部见到硬固肿胀，有温热、疼痛，跛行明显，甚至有全身症状。脓肿溃破后流出污灰色脓汁，腔内逐渐充满不良的肉芽组织，探诊易触及化脓坏死的蹄软骨，但窦道往往探测不清。转为慢性后疼痛减轻，但长期不易愈合，蹄踵部的蹄冠陷没，蹄轮不正，出现树皮状蹄角质。

【治疗】

蹄软骨骨化迄今尚无有效疗法。目前主要采用装削蹄方法，即在蹄踵负面与蹄铁之间设空隙，铁支修配稍广。

为了减少地面的反冲力，可在蹄负面与蹄铁之间垫上橡胶或革片，或用连尾蹄铁、橡胶蹄枕，但务必要使横支接触蹄叉。

蹄软骨坏死可采用保守疗法或手术疗法。

保守疗法仅限于新发而无并发症的病例，即创道内灌注腐蚀剂，如10%石炭酸、25%硫酸铜或10%硝酸银溶液等，每周1～2次，周围皮肤表面用凡士林保护，以免受腐蚀。

手术疗法是指蹄软骨切除术（参见外科专著）。

十二、蹄底真皮炎

Corns

蹄底真皮炎，又称蹄底挫伤或蹄血斑，是蹄真皮的局限性急性渗出性炎症。

【病因】

致病内因是对蹄真皮的压迫和挫伤。如广踏、狭踏、前踏与后踏、外向与内向等不正肢势，窄蹄、倾蹄、弯蹄、平蹄、丰蹄等不正蹄形；蹄角质抵抗力和弹性降低；蹄软骨骨化。

致病外因有削蹄不当，如蹄踵部切削不均，或一侧蹄壁外缘过度切削，或蹄底过削，蹄铁构造不良或不适合；在不平的道路上长期过度使役。

【症状】

1. 蹄底真皮无败性炎 轻度挫伤无明显跛行，仅在硬地上出现轻度跛行。蹄踵发热，检蹄钳压迫时有痛感，指（趾）动脉搏动亢进。切削角质可见点状或片状弥散性出血。

2. 蹄底真皮化脓性炎 患蹄有热痛，指（趾）动脉搏动亢进，跛行严重。脓汁积留并上溢时，蹄球肿胀并形成脓肿。

牛蹄真皮炎的症状稍轻。创伤性蹄真皮炎，负重时间缩短并显现甩腿，躺卧时可看到患肢突然屈曲，运动时呈高跷步样，即肢外展或向前迈得很远。

【治疗】

无败性蹄底挫伤，找出并除去病因，不治即愈。化脓性蹄底真皮炎，可按化脓性炎症一般疗法处置。

（ 张幼成 ）

第二章 运动器官疾病

一、骨膜炎

Periostitis

骨膜炎常发生于皮下缺少软组织覆盖的骨骼，如掌骨、跖骨、系骨及冠骨等。临床上有非化脓性与化脓性、急性与慢性之分。急性骨膜炎包括浆液性和化脓性骨膜炎，慢性骨膜炎包括纤维性和骨化性骨膜炎。

本病多见于马属动物，牛也有发生。

（一）掌（跖）骨骨化性骨膜炎

Ossifying Periostitis of Metacarpal Metatarsal Bone

掌（跖）骨骨化性骨膜炎，又称掌骨瘤或管骨瘤，为马属动物常见的疾病。多见于幼龄（大小掌骨尚未骨化）马、骡的前肢。乘马多发。役牛也有发生。

按发生部位，可分为侧骨瘤、后骨瘤和深骨瘤 3 种。

1. 侧骨瘤　发生于掌（跖）骨内侧方第二、第三掌（跖）骨之间的韧带结合处，第三、第四掌（跖）骨之间发生较少。

2. 后骨瘤　发生于第二掌骨后面，腕关节内侧后下方约 10 cm 处。

3. 深骨瘤　发生于第三掌骨近端后面。

上述部位都是肌腱筋膜或韧带的附着部。

【症状】

骨赘（骨瘤）是本病的特有症状。触诊患部，坚硬如骨，无痛、无移动性，大小不一，形状不定。对掌侧骨瘤和掌后骨瘤，用拇指置于第三掌骨前外侧，其余四指置于内侧或后面，仔细地上下滑动，即可触知；对掌深骨瘤，需将患肢提起，屈曲腕关节，将屈腱推向一侧后，或从后方压迫悬韧带起始部，才可摸到。

跛行表现并不是所有病例都有。

只有在急性期，或在骨赘影响肌腱活动时，或再次受到刺激而复发时才呈现支跛。当骨瘤发生在前臂筋膜和腕斜伸肌附着点时，表现悬跛。

后骨瘤、深骨瘤、悬韧带骨化时，跛行明显且比较顽固。

特点是跛行的程度主要决定于骨赘的部位，而与骨赘的大小无正比关系。

跛行在慢步时常不出现，而在快步时明显；在硬地、不平地或下坡时跛行增重，在软地或平地上跛行相对减轻；长期休息时跛行消失，在使役中或使役后跛行又复出现，而且往往随运动的延续而加重；运步时病肢腕关节屈曲不全，并表现内收肢势。

【诊断】

临床上为证实骨瘤与跛行的关系，可施行局部传导麻醉或浸润麻醉，经 10～15min，疼痛减轻而跛行也随之减轻，但并不完全消失，即可定为本病。

必要时可用 X 射线检查确诊。

【治疗】

尚无根治办法。必要时施行局部骨膜切除术并摘除骨赘，但效果并不理想。

（二）指（趾）骨骨化性骨膜炎

Ossifying Periostitis of Phalanx

指（趾）骨骨化性骨膜炎，发生于第一、第二指（趾）骨（系骨、冠骨）或第三指（趾）骨（蹄骨），又称指（趾）骨瘤。

本病多发生于马，常见于前肢。发生于系骨时，多位于近端背侧或掌侧的关节韧带和腱的固着处，发生于冠骨时，主要在背侧面；严重的病变常波及冠关节或系关节周围，形成关节周围指（趾）骨瘤，特称环骨瘤；少数病例继发于冠骨软骨炎或滑液囊炎；病变累及冠关节或蹄关节的关节面，则称为关节指（趾）骨瘤。

环骨瘤又有高位低位之分：高位关节周围环骨瘤，位于冠关节面外缘；低位关节周围环骨瘤，位于蹄关节边缘。

【病因】

肢势不正，如内向、外向、广踏、狭踏等，或削蹄与装蹄不良，使指骨和指关节的方向、角度发生改变，系骨、冠骨的负重不均衡，或关节韧带一侧性剧伸；关节发育不良，冠关节面狭而扁平，不适应指关节的生理活动需要，使关节侧韧带受过度牵张；卧系的马匹，冠骨大部分位于蹄匣内，承担体重时，冠骨和蹄骨在同一线上，而系骨则成水平状态，使冠关节过度掌曲而损伤韧带；起系马匹，指骨缓冲能力减弱，奔跑时易受强烈震荡而损伤骨膜韧带等，都是引起本病的因素。

冠关节捩伤、挫伤，冠骨骨折、骨裂，不平道路上突然剧烈运动，致使关节附着部的韧带或肌腱过度牵张，或指骨直接受到损伤，造成骨膜、骨、韧带的慢性炎症；周围炎症的蔓延等，都是引起本病的外因。

【症状】

主要表现骨赘（骨瘤）、跛行及肢蹄变化。

骨赘部位以冠关节为中心，在系骨多位于掌侧面，在冠骨位于背侧面，有时呈环状。

触诊患部凹凸不平，呈硬固无痛的限局性肿胀。骨瘤较大者可见到蹄冠部背侧及周缘膨隆，但小骨赘和深在的骨赘必须用 X 射线检查方能确诊。

跛行并非所有病例都出现。发病早期，骨赘过大，或在关节附近时，呈现轻度支跛。病畜长时间休息后，跛行稍有减轻，但在不平道路上剧烈使役，跛行明显增重。

病蹄由于长期运动减少而变小，蹄角度增大，患肢上部肌肉萎缩。

【治疗】

尚无根治办法。必要时施行局部骨膜切除术并摘除骨赘，但效果并不理想。

二、骨 髓 炎

Osteomyelitis

骨髓炎常伴发于骨炎、骨膜炎及骨坏死，实际上是骨组织炎症的总称，且以化脓性骨髓炎为多见。常发部位为四肢骨，如肩胛骨、肱骨、掌（跖）骨、股骨及胫骨等，还有上（下）颌骨、胸骨及肋骨等。

【病因】

1. 无菌性骨髓炎　起因于骨骼的机械性损伤，如挫伤、跌倒、震荡、蹴踢、打击等，在骨裂与骨折时更易发病。

2. 化脓性骨髓炎　主要因骨髓感染葡萄球菌、链球菌或其他化脓菌而引起。按其感染经路可分为血源性骨髓炎，常发生于蜂窝织炎蔓延性骨髓炎，附近软组织的化脓性炎症直接蔓延到骨膜，继而沿哈佛氏管侵入骨髓。外伤性骨髓炎，开放性骨折、粉碎性骨折或骨折内固定时，病原菌直接经创口进入骨髓。

【症状】

1. 急性化脓性骨髓炎　经过急剧，体温突然升高，精神沉郁。患部迅速出现热痛、硬固性肿胀，呈弥漫性或局限性。局部淋巴结肿大，触诊疼痛。出现严重的机能障碍，四肢骨骨髓炎，呈现重度跛行；下颌骨骨髓炎，出现咀嚼障碍、流涎等。血液检查白细胞增多，血培养常为阳性。重症易导致败血症。

当限局性病灶脓肿形成时，局部出现波动，自溃或切开排脓后，形成化脓性窦道，探诊可感知粗糙的骨质面，进入骨髓腔，脓汁中常混有骨屑。

2. 外伤性骨髓炎　骨髓与外界相通，往往取亚急性或慢性经过，窦道口不断排脓，且无自愈倾向。窦道周围软组织坚实疼痛，可动性小。

局部呈现较大面积的硬固性肿胀，常常导致局部肌肉萎缩、消瘦甚至衰竭。

【治疗】

要点是控制炎症发展，预防全身感染，防止死骨形成。

早期应用大剂量抗生素和磺胺制剂，并配合其他疗法，如输血疗法、碳酸氢钠疗法、盐酸普鲁卡因封闭疗法等，都有一定疗效。在患部近端扎止血带，在其远端静脉注射抗生素，可提高患部组织的药物浓度，增强疗效。

应及早进行手术疗法。对坏死或腐骨灶连同周围分界线上的健侧组织施行手术切除。

对开放性急性化脓性骨髓炎，要及时扩创、清创，用含有抗菌药物的溶液冲洗创腔；已形成脓肿或窦道的，应及时扩创，暴露骨密质，凿开死骨腔，清除死骨片；对慢性病例，用锐匙刮去死骨腔内肥厚的瘢痕和肉芽组织，消灭死腔，然后按化脓创处理。

对肋骨骨髓炎，必要时可对部分肋骨行骨膜下切除术。

（李树滋）

三、骨　折

Fractures

【病因】

1. 外伤性骨折　绝大多数是由外力引起，如跌打、摔倒、车压、蹴踢等。此外，肌肉超强收缩可引起肌腱附着点的撕裂骨折，如背最长肌强收缩引起的脊椎骨折。

2. 病理性骨折或特发性骨折（pathological or spontaneous fracture）　起因于先天性骨形成不全、骨肿瘤、骨囊肿、化脓性骨髓炎等骨病。

3. 疲劳骨折（fatigue fracture）　是在特定情况下，正常骨受轻微的外伤或高度超负荷时引起的骨折，例如犬在桡骨骨折时，因固定绷带不牢，引起尺骨的疲劳骨折；马因长时期激烈运动引起籽骨的疲劳骨折。

【分类】

根据皮肤、黏膜有无损伤，分皮下骨折和开放性骨折；根据骨折受力点，分直达骨折和介达骨折；依骨折着力形式，分屈曲骨折、捻转骨折、压迫骨折、裂离骨折、破碎骨折和弹击骨折；按骨折程度，分不完全骨折和完全骨折；根据骨折线的走向，分横骨折、斜骨折、螺旋骨折、纵骨折、T形骨折、Y形骨折和蝶形骨折；根据骨折发生部位，分骨干骨折、干骺端骨折、关节骨折和骺分离；按骨折块，分单骨折、复骨折和粉碎骨折等。

【症状】

1. 局部表现和功能障碍　变形，来自骨片的移位与肿胀；肿胀，因血肿与炎症性渗出；疼痛，包括患部移动痛和压痛（骨折痛）；异常活动，出现于他动运动及骨片的移位（成角移位、侧方移位、纵轴移位、旋转移位）；骨摩擦音，发自骨折端的相互摩擦。

2. 骨折的合并症

（1）皮肤损伤。发生于骨折当时的，多见于开放性骨折，也可能因固定不牢，引起皮肤坏死，而后转为开放性骨折。

（2）肌肉损伤。骨折时常合并肌肉挫伤、断裂或坏死。

（3）血管损伤。骨折部血管损伤较重，形成血肿。有时感染合并炎症性血栓性静脉炎以及脓毒症，或因骨折端的冲击引起血管挛缩、血管腔闭锁，致使软组织发生缺血性萎缩与硬化，见于犬的大腿骨骨折后股四头肌萎缩僵直。

（4）神经损伤。常并发骨折后神经麻痹，一般伤后2周可恢复，重者神经断裂。

（5）感染。波及骨髓的，易引起化脓性骨髓炎，形成瘘管、骨膜性骨增殖、腐骨，延缓骨愈合。

（6）脂肪栓塞。起因于骨髓损伤，脂肪进入静脉，转入肺、脑，引起重症。

（7）外伤性皮下气肿。发生于含气体器官的骨折，骨折时皮下进入空气。

（8）发热。开放性骨折常因感染而发热，而皮下骨折同样由于吸收血肿和组织分解产物，而发生吸收热。

（9）休克。骨折即时出现的全身症状，但程度有所不同，如无严重的内部损伤，很快即消失。如并发内脏器官严重损伤，则易出现重剧的休克症状。

（10）压挫症候群。骨折伴发肌肉等软组织挫伤与坏死，肌红蛋白游离，肾小管阻塞，肾功能不全，导致少尿，肌红蛋白尿，血压升高，血浆 NPN 增高，血清钾增多，病畜不安、呕吐，休克致死。

【预后】

骨折的预后，决定于影响愈合的因素。

1. 全身因素

（1）年龄关系。幼龄动物一般骨折后 2 周即开始骨性愈合。哺乳、离乳期的驹、犊，卧地时间可能相对长些，患部多得安静，骨痂形成早；老龄动物则再生修复慢，治疗期长，预后不良。

（2）病畜体弱、营养不良，则愈合慢；急救不当、休克和感染影响预后。

（3）护理不当，并发褥疮性溃疡、蹄叶炎以及生理功能障碍，均能影响预后。

2. 局部因素

（1）血液供应。骨折伴发软组织和断端血管损伤重时，影响血液供给，骨折愈合迟缓。

（2）骨接端对合不良和移位，再生化骨愈合缓慢。

（3）合并感染、开放性骨折或内源性感染、治疗失误等，均能并发化脓感染，影响骨折愈合，预后不良。

【治疗】

骨折治疗的原则，重在急救、整复与固定，以期待其自然愈合，而且要求做到早期、及时、准确，以防骨折端的移位而加重软组织损伤并防治并发病。

1. 急救 对骨折病畜应原地应急处置。首先防治休克和止血，施以适当的安定和麻醉措施，使病畜稳定。开放性骨折，局部做外科处理包扎。

骨折局部应就地采用竹片、木板、树枝、树皮、厚纸等固定，防止活动。然后尽快运送到就近的兽医院，运送途中注意给病畜安定或麻醉，预防躁动。

2. 治疗 首先安定、麻醉病畜，全面检查，进一步实施抗休克和止血。对骨折患部做合理的外科处理，包括开放性骨折伤口的处理。骨折治疗，有整复与固定两个重要环节。

（1）整复。对非开放性皮下骨折，在 X 射线检查下，使病畜处于无痛、肌松状态，以便于整复。骨折整复一般都离不开牵引与对合两个步骤，使骨折部恢复正常解剖位置，指（肢）轴复正。整复时，应适当推压而不过强，以免严重损伤骨折端的骨片和软组织、血管。开放性骨折的整复，则应进行与固定方法相适应的处理，并要求在无菌的条件下，根据骨折部位、种类决定是否需要内固定及其方法的选用。如需内固定，应先处理软组织伤口，恢复其解剖位置，以最小限度损伤血管、神经、肌肉、骨膜为原则，严密防止术中的再感染。

（2）固定。在骨折断端从整复到骨性愈合完了的期间，必须始终保持固定不动。

只有牢固的固定，才能预防骨片移位、角度形成。在观察经过中，应早些开始运动，以防肌肉、关节的僵直。固定方法分外固定与内固定两种，常用外固定。

①外固定。常用夹板绷带、石膏绷带、玻璃纤维绷带、支架绷带、金属活动架夹等。最新使用根据生物力学和材料力学特点制成的外固定架夹，其优点是用螺旋调节距离对合整形，不仅使整固合理，还有利于早期功能锻炼。必要时内外固定相结合。

②内固定。用于开放性骨折或皮下骨折整复不能时。内固定多用于长骨骨折，通过无菌手术切开患部软组织暴露骨端，做复位与固定。开放性骨折基本相同。固定材料用金属接骨板、骨螺钉、髓内针、金属丝等。

③内外固定结合法。用于长骨骨折，使用不锈钢针，分别从皮外贯穿骨折的远近两端，然

后将露出皮外的不锈钢针加以固定。

（3）恢复功能。在骨折愈合的中期，需作合理的功能锻炼，以改善血液循环，增强代谢，加速修复及功能的恢复，防止肌肉萎缩和关节僵直。

防治骨折继发（二次的）合并症：骨痂异常，即过剩增殖，如发生在关节近处，常影响关节运动；骨折后由于某些原因，骨的再生量少、骨愈合缓慢，或骨折断端间骨形成停止，骨断端离开，间隙中包埋结缔组织或软骨，形成可动性的假关节；因骨折处血管、骨膜损伤严重引起的缺血性骨坏死，由于整复与固定不良，形成骨的变形愈合；因整复不当，骨折片骑乘引起骨的短缩；骨折后感染化脓菌或真菌引起骨髓炎，关节骨折或骨折线延至关节面时易并发骨关节炎等。这些合并症，应在骨折愈合过程中注意观察，早期发现，及时治疗。

（ 汪世昌 ）

四、关节透创

Open Joint

关节透创是因关节部位的皮肤、皮下组织及关节囊的完整性遭到破坏，造成关节腔与外界相通的一种创伤。各种动物均可发生，马、骡居多。

【病因】

锐利物体如刀、叉、枪弹、铁丝、犁铧、玻璃碎片等致伤，直接造成关节穿透创；钝性物体致伤，如车撞、蹴踢或跌倒时引起关节部严重挫裂创，使关节腔开放；关节非透创探针检查捅破滑膜。

【症状】

关节透创时，伴有关节周围皮肤破裂或缺损，而呈现出血、疼痛、组织肿胀等一般创伤特征。伴发腱、腱鞘损伤时，跛行显著，腱鞘透创也有黏液从伤口流出。

为鉴别是关节透创还是腱鞘透创，可在关节远离创口的部位做关节囊穿刺，注入 0.2% 利凡诺溶液，如果从伤口中流出药液，即可确诊为关节透创。也可作腱鞘穿刺，注入药液进行鉴别。必要时，实施关节腔充气造影。

关节透创的特点是有淡黄色、透明、黏稠的关节滑液从伤口中流出，有时混有血液。

关节囊刺创时，关节囊伤口小，因组织肿胀压迫或纤维蛋白块堵塞，常不见滑液流出，但压迫或屈伸患病关节而使关节腔内压增大时，则滑液流出。

初期，一般无跛行。伴有严重挫伤的，跛行明显。关节囊伤口长期不愈合，可继生发感染，发展为急性化脓性或腐败性关节炎。前者关节及周围组织广泛肿胀、疼痛，从创口流出混有滑液的淡黄色脓性分泌物。触诊和他动运动时疼痛剧烈，跛行明显，且伴有精神沉郁、体温升高等全身症状。严重的，形成关节旁脓肿，伴发化脓性腱炎和腱鞘炎。急性腐败性关节炎，发展迅速，关节局部急剧肿胀，从伤口中流出混气泡、污灰色、带恶臭的稀薄脓汁，伤口组织进行性坏死。

【治疗】

要点在于及时处理、闭合关节囊创口，防治感染。

1. 外科处理　创围剪毛，用碘酊消毒，除去创内异物、凝血块和挫灭组织，消除创囊，彻底止血。如需冲洗关节腔，可在伤口对侧部位做关节囊穿刺，注入 0.5% 盐酸普鲁卡因青霉素溶液或

0.1%利凡诺溶液等防腐剂，严禁由伤口直接冲洗关节腔。然后用肠线缝合关节囊创口，外部伤口撒布1∶9碘伤磺胺粉或青霉素、链霉素粉。包扎固定绷带。外部裂口不做缝合。关节刺创时，关节囊伤口小，而不便缝合的，可用0.1%盐酸普鲁卡因青霉素液注入创口周围组织，使之肿胀而闭合关节囊伤口。

关节腔未发生感染前，为闭合关节囊伤口，还可在一般外科处理后，用自家血凝块堵塞伤口，即在无菌条件下抽取适量静脉血，取血凝块塞入关节囊伤口，包扎固定绷带，兼有促进肉芽组织增生和闭合伤口的作用。

2. 局部物理疗法 为改善局部新陈代谢，促进伤口愈合，可应用温热疗法（如温敷、石蜡热疗），紫外线疗法、红外线疗法、超短波疗法、特定电磁波谱疗法、氦氖激光照射疗法等。

3. 全身疗法 尽早使用抗生素疗法、磺胺疗法、普鲁卡因封闭疗法、碳酸氢钠疗法、自家血液疗法、输血疗法或钙疗法。

（孙大丹）

五、关节扭伤

Sprain of Joints

【病因】

机械性间接外力作用，如失足、滑跌、转弯、疾行中突然停止、蹄插入洞穴或铁轨空隙、跳跃障碍物、不平道路上沉重作业等，都是关节扭伤的直接原因和常见原因。肢势不正、弯形蹄和不正确的装削蹄等，是关节扭伤的诱因。

【症状】

特点是顿然发生跛行，局部疼痛、肿胀、增温。轻度扭伤时，局部症状不明显，休息数小时或一夜后跛行随之消失。中度扭伤，韧带纤维不全断裂，患肢屈曲，站立，以蹄尖着地，免负体重，局部增温，被动运动使患侧韧带紧张时疼痛明显。重度扭伤，关节韧带完全断裂，引起骨部撕脱、骨折、滑膜和骨面损伤，并伴随血管、神经等组织损伤，患肢免负体重，局部肿胀明显，伴有关节脱位症状。病程延久则出现骨质增生。

【诊断】

根据间接外力作用的发病史，韧带损伤的压痛点、炎症区域小、肿胀程度轻、疼痛明显且局限以及无挫伤痕等特点，不难诊断。

在关节扭伤后的急性炎症期，往往伴有关节渗出和局部压痛。但仅交叉韧带的撕裂，不产生局限的压痛区域而呈广泛而严重的疼痛。应该记住，韧带不全撕裂比完全撕裂还要痛！X射线诊断有助于发现患部。

常见关节扭伤的诊断要点：

1. 肩关节扭伤 站立时患肢前伸，蹄尖着地，减负或免负体重；运步时提举困难，肩关节开张角度小，前方短步，呈现以运跛为主的混合跛行；触诊肩关节外侧冈下肌腱前方的压诊点，感明显热痛；被动屈、伸肩关节，出现疼痛反应。

2. 肘关节扭伤 站立时患肢半屈曲，蹄尖壁触地，避免负重而肘关节明显下沉；运动时呈支跛，触诊伤部热痛明显，可触及韧带粗大，关节周围软组织呈现不同程度的炎性反应；被动运动使患侧韧带紧张时，疼痛反应明显；可疑病例，患部行普鲁卡因封闭，疼痛很快消失。

3. 球关节扭伤　患肢不敢负重而半屈曲；运动时，显支跛或以支跛为主的混合跛；触诊球关节某侧韧带处疼痛和肿胀；被动运动，当病侧韧带紧张时，疼痛剧烈。

4. 冠关节扭伤　常于行进中顿然起病；中度或重度支跛；指压冠关节侧韧带或掌侧韧带能发现痛点；被动运动，特别是内外侧扭转冠关节时，疼痛反应明显。

5. 髋关节扭伤　站立时，患肢膝关节、跗关节呈微屈曲状，肢外展；运动时，呈混合跛行，或呈外展肢势样拖拉前进，后退有疼痛反应；髋关节压诊点部触诊，有时表现疼痛反应；被动运动患肢，尤其肢内收时疼痛明显；病程延久的，臀部肌肉萎缩。

6. 膝关节扭伤　中度扭伤，站立时刚患肢微屈曲，蹄尖着地；运动时轻度或中度混合跛行；韧带严重撕裂，患肢不敢负重，呈重度跛行，拖拉前进，触诊韧带部轻微肿胀，增温，疼痛；被动运动使病侧韧带紧张时，疼痛反应明显；重症可出现浆液性膝关节炎和骨关节炎。

7. 跗关节扭伤　站立时，跗关节屈曲；运动时，跗关节伸展受限，呈支跛或混合跛；触诊可发现受伤韧带部疼痛；重度扭伤，可出现胫距关节滑膜炎症状。

【治疗】

治疗原则在于制止出血，促进吸收，镇痛消炎，预防组织增生。

首先要使关节保持安静，伤后 1～2d 内用冷却疗法，装压迫绷带，或涂布速效扭伤膏；症状严重的，可注射止血药，如凝血质、维生素 K_3 和钙制剂等。

急性炎症渗出减轻后，施以温热疗法，以促进肿胀的消散；关节内出血，可穿刺放液，然后向腔内注射 0.25% 普鲁卡因青霉素液；为镇痛，可选用安乃近、安痛定或水杨酸钠液等，还可采用普鲁卡因封闭疗法。静脉内缓慢注入普可安液（盐酸普鲁卡因 1.5g，氢化可的松 200mg，安钠咖 2g，葡萄糖 25g，蒸馏水加至 100mL），隔日 1 次，每次 100mL，疗效良好。

伴有关节韧带撕裂的重度扭伤，需装着石膏绷带或夹板绷带，固定患病关节，并配合药物治疗。

对关节的慢性炎症，可涂布刺激性软膏，如 10% 樟脑酒精、碘樟脑醚合剂（碘片 20g，95% 酒精 100mL，乙醚 60g，精制樟脑 20g，薄荷脑 3g，蓖麻油 25mL），每天涂擦 5～10min，连用 3～5d。也可选用点状烧烙疗法、理学疗法和针灸疗法等。后期应加强运动，以恢复关节功能。

六、关节挫伤

Contusion of Joints

【病因】

凡机械性钝性外力直接作用于关节部都可致发本病，如打击、冲撞、蹴踢、角顶、轮轧、跌倒和坠落等。

【症状】

1. 轻度关节挫伤　站立时无明显异常；运动时轻度跛行；局部皮肤有致伤痕迹，如被毛逆乱、脱落，皮肤擦伤；患部温热、疼痛、肿胀轻微。

2. 重度关节挫伤　迅速出现明显的疼痛性肿胀，初期捏粉状，以后变为坚实；关节血肿时，关节囊紧张、膨胀，关节轮廓改变，有波动感，穿刺流出带血液的滑液；关节内骨折时，穿刺液中混有极微小的脂肪球。站立时，患肢屈曲，以蹄尖轻轻接地，减负体重，或不负重。运动时，呈中度和重度跛行；被动运动患病关节，旋转时疼痛明显。

【诊断】

根据钝性直接外力作用的发病史，肿胀严重，疼痛区域大，机能障碍随损伤部位而异，有挫伤痕迹等即可确诊。

常见关节挫伤的诊断要点：

1. 肩关节挫伤　站立时，肘关节下沉，肘关节以下屈曲，以蹄尖或蹄前壁轻轻着地；触诊肩关节部增温、疼痛、肿胀明显；被动屈曲、伸展肩关节时，均有疼痛反应；有时可发现关节部被毛脱落和皮肤擦伤。

2. 肘关节挫伤　站立时患肢屈曲，犬有时以球节触地，运步呈混合跛；患部呈现炎性肿胀。

3. 腕关节挫伤　临床最常见。腕关节背面出现皮肤擦伤、被毛脱落，形成炎性肿胀或血肿、淋巴外渗、腕前皮下黏液囊炎；严重的，可引起腕骨骨折；牛多因反复起卧，致使腕前皮肤形成硬肿、角化，呈现胼胝性畸形。

4. 球关节挫伤　多发于关节前面或外面。站立时球节屈曲，蹄尖着地，免负体重，呈中度或重度支跛；局部有明显的热、痛、肿，触诊有波动感或捻发音；关节内出血或继发感染时症状加剧；转为慢性的，关节变形，发生粘连，形成关节周围炎。

【治疗】

治疗原则在于制止溢血，镇痛消炎，促进吸收，防止感染。

急性炎症初期，以制止溢血及炎性渗出为主，采用冷却疗法，局部用冷毛巾、冷水浇、冰袋、雪袋进行冷敷，结合运用加压绷带效果更好。可口服镇痛、镇静药，全身注射镇痛剂，或用普鲁卡因封闭疗法。为止血，可用维生素 K_3、10％氯化钙液。局部涂敷山枝子粉泥膏、速效扭伤膏。

急性炎症缓和之后，为促进吸收，可采用温热疗法，如酒精温敷法、蜡疗和红外线疗法。

（尚建勋）

七、关节脱位

Dislocation of Joint

【病因】

最常见的是机械性损伤。强烈的间接外力使关节发生超生理范围的屈曲、伸展、外转、内转等，均可引起关节脱位。

【症状】

1. 关节变形　关节骨端移位使关节正常轮廓发生改变，原来隆起的部位形成凹陷，无隆起处变得突出。肌肉丰满部位的关节深在，关节变形不易查出。

2. 异常固定　关节头与关节窝脱离后，脱位的骨体因韧带、肌肉的牵张固定于异常位置，而不能屈曲或伸展。被动运动几乎不能复位或即使暂时复位去掉外力又呈异常固定状态。脱位骨折时，则无异常固定症状。

3. 肢势改变　脱位关节的下方发生肢势改变，呈现内收、外展、屈曲和伸展状态。

4. 患肢延长或缩短　不全脱位时患肢延长，全脱位时患肢变短。髋关节脱位时，股骨头转位于髋臼的前方，患肢缩短，股骨头转位于坐骨外支下方，则患肢延长。

5. 机能障碍 受伤后立即出现。关节机能障碍或丧失是由于异常固定和疼痛的结果。

复杂脱位，则除呈现上述症状外，还可出现创伤、血肿、神经损伤和骨折等症状。

【诊断】

脱位关节浅在，异常固定症状典型时诊断容易。诊断不清时，可用 X 射线检查，对蹄关节脱位、舟骨脱位更是唯一的诊断方法。

股骨头脱入闭孔内或最后腰椎脱位时，直肠检查有重要价值。

常见关节脱位的诊断要点：

1. 膝盖骨脱位

（1）上方脱位时，膝盖骨转位于股骨内侧滑车脊的上端，不能自行复位；患肢向后方伸展，呈拖拉样前进；膝内直韧带过度紧张。

（2）外方脱位时，患肢呈极度屈曲状态，膝直韧带向外上方倾斜。

（3）内方脱位时，膝关节极度屈曲，膝直韧带斜向内方。习惯性脱位常突然发生，自然复位，反复发作。

2. 髋关节脱位

（1）内方脱位时，患肢外展、变短；拖拉样迈步，髋关节部出现凹陷；大、中转子位置改变；肢外展范围增大，内收受限制；股骨头移位于闭孔内，直肠检查可发现。

（2）上外方脱位时，患肢显著缩短，呈内收及伸展状态；肢外旋，大转子明显地向上突出；拖拉样运步。

（3）前方脱位时，患肢缩短，外展，大转子向前方突出；拖拉样前进；内收容易，外展困难。

（4）后方脱位时，患肢外展变长，呈外展拖拉前进；臀部皮肤紧张，股二头肌前有凹陷，大转子塌陷。

3. 系关节脱位 患肢不能支撑体重或出现中、重度支跛；骨端显而易见，系部以下异常固定于内侧或外侧。两侧韧带全断裂时，关节活动性增大。

4. 肩关节脱位 关节囊、冈下肌腱、臂二头肌腱断裂，臂骨头移位于外方或前方。

5. 椎骨脱位 不全脱位居多，全脱位少见。

（1）胸、背、腰椎脱位。后躯向脱位一侧倾斜，左右不对称，后躯摇摆，步样缓慢，局部有压痛点。伴有脊髓损伤的，则出现截瘫、大小便失禁、不能站立。

（2）颈椎不全脱位。头颈偏于健侧。

（3）下颌关节脱位。下颌下垂，口腔开张，不能随意闭合，不能咀嚼，流涎，下颌关节部出现凹陷。

【治疗】

要点在于，早期整复，确实固定。

1. 整复 应尽量早期复位，时间延误会给整复带来困难，陈旧性脱位几乎不能整复。要预先判断关节囊损伤的位置和程度，以便确定整复时用力的方向。除习惯性脱位外，均应全身麻醉或传导麻醉，以便操作。

操作时，一般先牵引后复位。先将脱位的远侧骨端向远侧拉开，配合按压等手法，以瞬间作用将脱位的骨端还原，达到解剖学复位。

（1）膝盖骨上方脱位。采用鞭打驱赶患畜，强迫作前进运动或后退运动的，使其自行复位。或用绳向前牵引患肢，推压膝盖骨，或侧卧保定后，采用后肢转位的方法进行整复。削蹄疗法效果肯定，将患肢的蹄外侧负缘削低或垫高内侧负缘，使蹄底外低内高，如削蹄合适，即可在运动中自行复位。

此法对习惯性脱位也有效。顽固性病例，可行患肢的膝内直韧带切断术。

（2）膝盖骨外方脱位。采用向前下方推压膝盖骨的方法复位。通常于局部热敷或涂擦消炎药剂，全身用消炎、镇痛药物，配合牵遛运动，数天内可复位。

（3）髋关节上外方脱位。整复较困难，试用健侧卧保定，全身麻醉，用绳向前及向下牵引患肢，用木杠置于股内侧向上抬举，术者用力从前向后按压大转子进行复位。

脱位的关节部发生粘连或形成假关节时，整复困难，可通过手术进行复位。

2. 固定　有些病例整复后，即可恢复正常功能。有的病例则需进行固定。患部不便于固定的，可采用安静休养，令患畜自由活动的方法，期待局部损伤的修复。也可于患部皮下注射 5％氯化钠液、自家血，或皮肤涂擦刺激剂，如芥子泥、红色碘化汞软膏（1∶5）或行皮肤烧烙疗法等，诱发局部炎症，起到固定作用。肢的中、下部关节，颈部椎间关节，可装石膏绷带或夹板绷带，装着 3～4 周，损伤的关节囊即可修复。中、小动物或幼畜装着固定绷带时间可缩短，以防影响肢的正常生长。下颌关节复位后给予易消化、易咀嚼的饲料，或给流食，饲后用三角巾装头部绷带，以托住下颌，防止复发。

3. 复杂脱位时　应彻底清创，严格防腐，装开窗石膏绷带，或装防腐吸收绷带，外装夹板绷带，以便经常检查和处置，并配合应用全身抗菌、消炎和镇痛的药物。

八、关节滑膜炎

Arthrosynovitis

【病因】

原发性原因包括机械性损伤、感染、肢势不正、蹄形不正、关节发育不良等。多发生于关节扭伤、挫伤之后，或长途使役、长期于不平坦道路上作业，幼畜早期使役。关节创伤（刺创、切创、砍创、火器伤）、开放性关节内骨折、关节周围组织化脓性炎症的蔓延等，亦能引起本病。继发性关节滑膜炎常见于某些传染病、代谢病的经过中。

【症状】

1. 急性浆液性关节滑膜炎　一般无明显的全身症状。关节腔内蓄积浆液或浆液纤维素性渗出物，关节囊紧张、膨胀、向外突出，触诊温热、疼痛、有波动。关节被动运动疼痛明显。穿刺关节，流出较浑浊的带微黄色的液体。站立时，患病关节屈曲，减负体重。两肢同时发病，则不断交互负重。运动时呈轻度或中度支跛，或呈混合跛。

2. 慢性浆液性关节滑膜炎　以关节囊内蓄积大量浆液性渗出物为特征，机能障碍和全身反应均较轻微。关节轮廓改变，肿胀明显，触之有波动或饱满而有弹性，无热、无痛。穿刺关节流出多量稀薄水样液体，无色或微黄色，又称关节积水。有时因关节积液过多，影响关节屈曲和伸展，出现轻度跛行。

3. 化脓性关节滑膜炎　局部症状、机能障碍和全身反应均明显。关节肿胀明显，有热有痛，滑膜盲囊部紧张有波动。穿刺关节流出脓性分泌物。体温升高，呈现中度或重度混合跛。感染波及关节周围软组织、软骨、骨组织时则病情加剧，甚至引起脓毒败血症。

【诊断】

根据发病原因、关节滑膜渗出物性质和局部炎症表现，即可确诊。关节囊穿刺对确定关节滑膜炎确实可靠。穿刺检查时，穿刺点一定要选择在关节盲囊部，防止误刺入腱鞘或黏液囊内。所以，正确掌握各关节的穿刺点是诊断本病的基础。

常用的关节囊穿刺点：肩关节，于冈下肌腱前方的凹陷处；肘关节，于臂骨下端外侧韧带结节中央之后方 3～4cm 或于其前方 2～2.5cm 处；桡腕关节，于桡骨下端外后缘，腕桡侧屈肌之前缘，副腕骨上方的凹陷处；球关节，于掌（跖）骨下端后面，系韧带与籽骨上缘形成的凹陷处；股膝关节，于膝中直韧带与内直韧带或外直韧带之间的凹陷处；胫距关节，于胫骨内踝之前下方的凹陷处。这些位置当关节滑膜发炎时膨隆得最为明显，容易确定与操作。

【治疗】

原则是制止渗出，控制感染，排除积液，恢复机能。

1. 急性浆液性关节滑膜炎　初期用冷却疗法，装压迫绷带，24h 之后改用温热疗法、酒精温敷法和石蜡疗法，或关节部装着石膏绷带，或布制压迫绷带、湿性压迫绷带，配合应用磺胺制剂，每天 1 次，连用 5～6d，有良好的疗效。渗出多时，可应用 10％氯化钙液静脉注射。为缓解疼痛，可用 10％水杨酸钠液、安乃近和安痛定等。也可采用普鲁卡因封闭疗法，如普鲁卡因青霉素液关节腔内注射，或静脉内封闭。

2. 慢性浆液性关节滑膜炎　关节部热敷、装压迫绷带，配合磺胺疗法或抗生素疗法。或穿刺放出关节积液，然后注入 0.5％普鲁卡因青霉素液，内加醋酸氢化可的松液 2～3mL。或局部涂擦樟脑酒精等刺激性药物诱发成急性炎症后，再按急性炎症治疗。

3. 化脓性关节滑膜炎　先抽取蓄积的脓汁，用 5％碳酸氢钠液或 0.1％新洁尔灭液、0.1％高锰酸钾液、生理盐水等反复洗涤关节腔，直至药液透明为止，再向关节腔内注入普鲁卡因青霉素液30～50mL，每天 1 次。如有创口，可经关节穿刺的针头，注入药液冲洗关节腔，以防直接经创口冲洗而加重感染，保持创口引流畅通，切莫向关节腔内填塞引流物。如感染蔓延至关节周围，应及时切开脓肿，对蜂窝织炎肿胀部的切口要大一些，以利局部减压，切莫伤及韧带及关节囊。并用全身抗生素、磺胺疗法。

（李京城　周昌芳）

九、外伤性肌炎

Traumatic Myositis

【病因】

本病多发生于马，特别是竞走马的过激运动、训练失宜，使相关肌群发生不同程度的挫伤、牵引、断裂和捻转，故有运动性肌病之称。役用家畜也能发生，在牛和小动物多由于角突、蹴伤而引起。

【症状】

患部敏感、疼痛，局部增温。有时体温升高。皮下出血时，触诊可摸到血肿样波动。步样强拘，步幅短缩，呈现各样跛行。

1. 臂头肌炎　呈悬跛，重症出现斜颈或低头难。

2. 臂三头肌炎　呈支跛为主的混合跛行，发病多在长头和外头抵止部或长头中部，沿着肌沟有指压痛。

3. 臂二头肌炎　运步举肢困难，呈悬跛，重症呈三脚跳，被动运动病肢向后方牵引，疼痛明显。

4. 背最长肌炎　多为两侧性，呈悬跛，后肢蹄迹位置紊乱，凹腰反射有疼痛，喜卧，下肢伸直，不愿起立。

5. 股二头肌炎　站立时患肢减负体重，蹄尖着地，运步时呈中度混合跛行，患肢向前迈步不充分，支撑也出现困难，转为慢性则肌肉萎缩。

6. 半腱肌和半膜肌炎　站立时患肢前伸，全负面负重，运步时以悬跛为主，伸膝不充分而且缓慢。

【治疗】

要点是停止使役，注意休息，消炎镇痛，恢复功能。

急性炎症先做冷敷，后温敷。为了镇痛，可用2%普鲁卡因局部封闭，也可给镇痛剂或水杨酸制剂，还可应用皮质激素等。

慢性炎症采用按摩、针灸、涂擦强刺激剂，也可选用超短波和短波疗法、激光疗法等。

十、风湿性肌炎

Rheumatismal Myositis

风湿性肌炎，又称肌肉风湿，是一种经常反复发作的急性或慢性非化脓性炎症。

【病因及发病机理】

风湿病的病因和发病机理迄今还未完全阐明。多数认为是一种变态反应疾病，与溶血性链球菌感染有关（参见免疫性疾病篇）。

【症状】

风湿性肌炎主要侵害活动性较大的肌群。其特征是：肌肉疼痛，呈现运动障碍，步态强拘，可发生于一肢或两肢，依所侵害的肌肉而不同，呈现支跛、悬跛或混合跛行；跛行随运动时间延长或增加活动量而减轻或消失；侵袭部位自行转移，即呈游走性；肌肉肿胀，肌表面硬度增强，触诊时有凹凸不平的感觉；急性期触压患肌出现痉挛性收缩。

多数肌群同时受到急性炎症侵袭时，表现精神沉郁，体温稍增等全身症状。血液化验白细胞增数，血沉稍快。重症则常常出现心内膜炎症状，能听到心内杂音。转为慢性时，肌肉和腱的弹性降低，重症者肌肉僵硬，以至肌肉萎缩，触诊可感到结节性肿胀。病畜行走时呈强直步样，并极易疲劳。

当急性或慢性风湿侵害到颈部肌肉（或颈部关节）时，出现斜颈或"低头难"症状。颈肌风湿见于马、牛、猪、犬。

急性或慢性风湿侵害腰背部肌群，如背最长肌、髂肋肌，病畜驻立时背腰拱起，卧倒时伸直四肢，起立困难，触诊腰部僵硬，凹腰反射减弱或消失，有凹凸不平的感觉。运步时后肢强拘，步幅短缩，不够灵活。见于马、牛、猪等。

急性或慢性风湿侵害前肢肩部肌群，如臂头肌、臂二头肌、冈上肌、冈下肌、臂三头肌等，驻立时患肢前踏，减负体重，除臂三头肌风湿外，均呈明显的悬跛。两前肢肌风湿，则步幅短缩，关节伸展不充分。见于马、牛、猪等家畜。

风湿性炎症侵害臀部肌肉，尤其臀肌群和股后肌群，触诊肌肉僵硬，并带有痛感。两后肢运步缓慢，抬举困难，有时出现明显的跛行。

猪患风湿性肌炎时，经常躺卧，不愿起立。运动时步态强拘，失去灵活性，触诊患部有疼痛反应，肌肉表面不平滑，发硬，有温热。转为慢性时，肌肉明显萎缩，臀部尤甚。

【治疗】

药物治疗原则上用水杨酸类、保泰松或消炎痛等，也可用其他类固醇类药物。

十一、腱　　炎

Tendinitis

兽医外科临床上通常所称的腱炎，是指马的四肢、特别是前肢屈腱（指浅屈肌腱、指深屈肌腱、系韧带）炎症的总称。屈腱炎多为无败性，按病程可分为急性和慢性。慢性屈腱炎以结缔组织增生为特征，有时为骨化性腱炎。除马外，黄牛和水牛也可发生。

【病因】

主要是由于超生理运动，使腱纤维过度伸张引起；外伤或挫伤，特别是伴有化脓病程的，也可引起腱炎。马体超重、腱弱、系过长、蹄踵发育不良等为发病的诱因。装蹄和削蹄失宜，特在幼驹和竞走马，也是屈腱炎多发的原因。腱鞘炎、黏液囊炎或骨组织的炎症也常波及附近的腱组织。蟠尾丝虫能引起寄生虫性屈腱炎。

【症状】

1. 急性腱炎　多突然起病。病变部增温、疼痛、肿胀，呈中度到重度跛行。驻立时，患肢前踏，常轻轻提肢。步行时，蹄尖着地，系部直立，球节下沉不充分，步样强拘。

2. 慢性腱炎　患部热感消除，疼痛减轻，跛行不显著，腱的肿胀变为硬节状，包围腱的膜呈局限性肥厚。

3. 浅屈腱炎　多发于轻型马。掌部弥散性肿胀，在腱的中部、上籽骨的直上方出现局限性肿胀。特别是在籽骨直上方，常常出现拇指大小的硬结，并和深层腱愈着。站立时，腕关节屈曲。运步呈混合跛。屈曲腕关节用手压迫桡骨下 1/3 的上翼状韧带，可发现肿胀和疼痛，跛行持续时间很长，重役后反复出现。

4. 深屈腱炎　多发生于挽马。肿胀常局限于掌骨上 1/3 的下翼状韧带或在掌骨中部的侧面，一般情况下呈现支跛，当下翼状韧带患病时，则呈现混合跛行。在掌骨的上 1/3 可见到明显的肿胀呈"虾腹样"，特称弓形腱（bowed tendon）。屈曲腕关节，在球节上方可触到肥厚的肿胀。浅屈腱籽骨上方的肿胀，称为下虾腹（low bow）。腱同周围组织粘连则出现腱挛缩或突球。

5. 悬韧带炎　单独发生或与腱炎并发。悬韧带炎多发生在上籽骨上方分叉处，或在掌骨中侧缘。安静时，呈半屈曲状卷站立，腕关节和系关节屈曲，蹄前伸。运步呈支跛，慢性时跛行不明显，快步时常常蹉跌。

6. 蟠尾丝虫寄生所致的屈腱炎　在寄生部位开始为浆液性炎症，以后转变为纤维性炎症，将寄生虫包围起来，在腱的经路上出现大小不等的隆起。

【治疗】

急性腱炎应马上休息，保持绝对安静。初期采用冷疗、消炎法，开始用冷水浴、冷罨法，以后改用热疗法，如硫酸镁热敷，并装上压迫绷带。酒精热敷等消炎法都能收到预期效果。

常用的有消炎痛、保泰松等消炎激素和非激素药物。急性期过后，按摩能起到良好效果。按摩应按照淋巴流的方向进行。

上翼状韧带或下翼状韧带的炎症，可采用普鲁卡因封闭，将 0.5% 普鲁卡因液注射到韧带的肿胀部。亚急性炎症，可采用强刺激剂，一般涂擦后需要 2 周方能奏效，也可采用石蜡疗法。用烧烙疗法也会收到一定疗效，方法是线状或点状烧烙，术后需要休息 2 周。也可以与皮肤刺激剂并用。近年采用短波、超短波、微波疗法，或用 X 射线照射、激光照射、磁疗等均能收到效果。慢性屈腱炎有人建议用劈腱术治疗，据认为劈腱术可以刺激血管增生和组织再生。

腱短缩，肢轴发生变化时，最后的手段是切腱术，但这只是一种姑息疗法，不能根治。

（郭　铁）

十二、腱 断 裂

Rupture of Tendon

【分类及病因】

1. 按局部皮肤完整性有无破坏　分为开放性腱断裂及非开放性腱断裂。

（1）非开放性腱断裂。又称皮下腱断裂。常发生于剧烈运动，在不平道路上速步使役，过重驮运、挽曳，在急速运动中突然停止及急转弯，飞跃障碍物、蹴踢和保定时过度骚扰等情况下。素因包括腱纤维营养不良（如四肢切神术之后）、腱炎、腱鞘炎、马蹄舟骨炎、蹄关节化脓性舟骨炎、蹄冠蜂窝织炎及骨软症、佝偻病、维生素缺乏症等。

（2）开放性腱断裂。较少见。主要是由于锐利的切割类物体，如犁铧、锹铲、耙齿、草杈、铁丝等切割所致。

2. 按断裂程度　分为腱部分断裂（少数腱束断裂）、不全断裂（多数腱束断裂）和完全断裂。

3. 按腱断裂部位　分为腱鞘内腱断裂和腱鞘外腱断裂。

【症状】

断裂后立即出现跛行，负重困难或不能。患腱弛缓，断裂处形成缺损、疼痛、增温。但经过一定时间后，腱内溢血，充满血块及炎性渗出，而使断裂部肿胀，因而常摸不到缺损。腱不全断裂时，断裂的腱纤维缩回而出现缺损。在患部蜂窝组织及腱膜内出现浆液性出血性浸润，腱内溢血，继而因断端发炎容积增大，局部增温、肿胀、疼痛。开放性腱断裂并发感染时，则患腱及周围组织出现化脓性炎症。腱的骨附着部离断时，并发骨的离断及骨折。

1. 屈腱断裂的临床特点　屈腱中，指（趾）深屈肌腱断裂最常见，浅屈肌腱断裂次之，系韧带断裂较为少见，有时三条屈肌腱同时断裂。指（趾）深屈肌腱的完全断裂常发生在舟骨及上籽骨部，浅屈肌腱完全断裂则常发生在其固着的冠骨嵴处，而部分或不全断裂常发生在球节上方或稍下方的腱鞘内。系韧带的完全断裂或部分断裂常发生在上籽骨稍上方或稍下方，并伴发上籽骨骨折。

（1）屈指（趾）深肌腱全断裂。患畜突然出现支跛。驻立时不用患肢负重或仅以蹄尖轻轻着地。在患肢运步负重的瞬间以蹄踵支驻，蹄尖部稍上翘，出现严重支跛。腱断裂发生在蹄骨腱附着部或蹄关节附近时，则蹄关节活动范围增大，深屈肌腱变弛缓。

（2）深屈肌腱蹄骨附着部不全断裂。运步开始出现轻度支跛。钳压蹄及深屈肌腱时，常无疼痛反应，仅于系凹部有轻度热感和压痛。当继续使役或做指（趾）神经传导麻导诊断时，则常有发生全断裂的危险。在慢性经过时，腱的不全断裂部有结缔组织增生，呈结节状或隆起状肥厚，腱常挛缩而发生腱性关节挛缩。

（3）浅屈肌腱全断裂。患肢突然发生支跛，免负体重，驻立间以蹄尖支驻，球节显著下沉，系部接近水平状态，蹄尖上翘，以蹄踵着地。只有在仔细观察蹄着地负重状态，比较球节下沉的程度（浅屈肌腱全断裂时下沉严重），并触诊该腱的冠骨附着部摸到腱断裂的痕迹和疼痛性肿胀时，才能与深屈肌腱断裂做区别诊断。浅屈肌腱不全断裂同其腱炎的鉴别也比较困难。一般情况是前者跛行较后者更为显著，几乎不能负重。

（4）系韧带全断裂。单独发病者比较少见。患畜突然发生支跛，患肢负重时球节显著下沉，蹄尖一般不向上翘。患肢蹄负面可完全着地。提举患肢触诊系韧带的两个分支时，常能感知腱的断裂部。

三条屈肌腱同时发生全断裂时，患肢完全不能负重或几乎以球关节着地。

2. 跟腱断裂的临床特点 跟腱断裂常发生在跟骨头的腱附着部或其附近，有时跟骨头之一部同跟腱一并断裂。跟腱断裂时突发高度支跛，跗关节不能固定，显著屈曲不能负重，膝关节伸展，患侧臀部下沉，腱呈弛缓状态。触诊可摸到断裂的缺损部呈疼痛性肿胀。向前上方举肢使跗关节屈曲时，跟腱无抵抗，伸展时有疼痛反应。伴有跟骨头一部分骨折时，在局部能听到骨擦音。开放性跟腱断裂，局部有创口，腱鞘内腱断裂，见有滑液流出。

3. 伸腱断裂的临床特点 伸指（趾）肌腱断裂，立即发生指关节伸展不充分或患肢不能提举的特殊跛行。驻立时，机能障碍常不明显。腱断裂之初，在患部皮下能摸到断裂端。当腱从蹄骨的冠状突离断时，患肢呈现混合跛行，触诊断裂部有疼痛性肿胀。蹄骨的伸肌突和腱同时断裂，则能听到骨擦音。

【治疗】

1. 病畜要保持绝对安静 大家畜用吊起带或在柱栏内吊起保定。要加强护理，防止发生褥疮。

2. 全断裂要施行腱缝合 缝合前应用肌松剂或行全身浅或中度麻醉，使肌肉及断腱弛缓，以利于断腱的整复和缝合。缝线可用粗缝合线（18 号）、麻线、银线、合金线及碳纤维等拉力强而不易吸收的材料。碳纤维可诱发腱的再生，是目前较为理想的缝合材料。缝合方法有创内腱缝合法、皮外腱缝合法。创内腱缝合时，要用圆针进行。无论做任何一种腱缝合，都要求在严格无菌条件下进行，缝合后要撒布青霉素粉，最后要缝合皮肤创口。

3. 固定 为使腱断端接近，防止拉断缝合线或撕裂缝合腱的断端，一般要在患肢外面包扎石膏绷带加以固定。

4. 矫形装蹄 为使腱断端接近，可装着长尾特殊蹄铁。

十三、腱 鞘 炎

Tendovaginitis

腱鞘炎主要发生于马（尤其赛马），牛、犬、猫也有发生。

【病因】

1. 无菌性腱鞘炎 常见病因是腱或腱鞘周围软组织的挫伤、压迫，腱过度牵张或不全断裂等非开放性机械性损伤。有的继发于腱鞘周围组织炎症的蔓延。

2. 化脓性腱鞘炎 常见于腱鞘开放性损伤，或腱鞘周围组织化脓性炎症的蔓延。

3. 症候性腱鞘炎 见于某些传染病，如马腺疫、马副伤寒、脓毒败血病、幼兽败血症。比较罕见的是牛、猪的结核性慢性纤维素性腱鞘炎。

【症状】

1. 浆液性腱鞘炎 急性经过时，局部肿胀、增温、疼痛。腱鞘内充满浆液性渗出液，触诊有明显的波动。运步时跛行。慢性浆液性腱鞘炎，腱鞘内有大量浆液性渗出液滞留，但无热痛反应，也常无跛行症状，故称为腱鞘软肿或水瘤。

2. 浆液纤维素性腱鞘炎　急性者，局部呈索状肿胀，温热疼痛明显。触诊和他动运动检查，除有波动外，还可听到捻发音。有时腱鞘周围出现水肿。运步时患肢有明显的跛行。慢性者，腱鞘各层粘连，腱鞘外结缔组织增生肥厚，患部出现限局性波动，温热、疼痛及跛行都不很明显。

3. 纤维素性腱鞘炎　多为亚急性或慢性经过。腱鞘内面变粗糙，运动时由于与腱摩擦而出现明显的捻发音。腱鞘肥厚、硬固，失去活动性，局部轻度肿胀，有温热、疼痛和跛行。

4. 化脓性腱鞘炎　多发生于创伤感染之后，常取急性或亚急性经过。局部肿胀、增温、疼痛剧烈，跛行症状较重。约经 2~3d 后即有脓汁排出。有时继发周围蜂窝织炎，出现体温升高等全身症状。病后常遗留腱和腱鞘的粘连或腱鞘骨化，个别病例也有继发腱断裂者。

5. 症候性腱鞘炎　如结核性腱鞘炎见于牛及猪，局部比较硬，有疼痛症状。马在副伤寒的经过中有时一肢或数肢突发腱鞘肿胀，有热、痛，并有全身症状。穿刺检查时，初期滑液不清亮，后变浑浊，能检出特有的病原菌。马、骡在感染腺疫、胸膜肺炎的经过中，可继发腱鞘炎。

各部腱鞘炎的临床特点如下：

1. 腕部腱鞘炎　位于腕关节与掌部的腱鞘有：腕桡侧伸肌腱鞘、腕外侧屈肌腱鞘、指外侧伸肌腱鞘、腕斜伸肌腱鞘、腕桡侧屈肌腱鞘、腕部指浅和指深屈肌腱鞘。

（1）腕桡侧伸肌腱鞘炎。在腕部上方的前面及前臂部的下部见有椭圆形至长方形的肿胀。

（2）腕斜伸肌腱鞘炎。在腕关节上半部的前外侧，沿腕关节前面斜向内侧小掌骨头可见到不大的肿胀。

（3）指总伸肌腱鞘炎。在腕关节的稍上方，桡骨近端的前外侧，出现椭圆形肿胀。当腱鞘内充满大量渗出液时，在腱鞘的下部可出现第 2 个肿胀，指压时渗出液可以互相流通。

（4）指外侧伸肌腱鞘炎。于腕关节稍上方的前外侧，出现椭圆形肿胀，波动明显。

（5）腕外侧屈肌腱鞘炎。肿胀常呈圆形或卵圆形，位于腕部的外侧面及前臂部的下端副腕骨的上方。该腱鞘有时与指深、指浅屈肌腱的腕腱鞘或桡腕关节滑膜囊相通，有时肿胀可达成人拳大。

（6）腕部指屈肌腱鞘炎。当腱鞘内充满大量渗出液时，可见到 3 个长椭圆形肿胀，其中较大的一个位于副腕骨上方的肢体外侧面；另一个在腕部内侧，在桡骨及外侧腕肌之间；第 3 个也位于内侧（有时是两侧），在掌骨的上 1/3 处。触诊波动明显，渗出液容易流入邻近的肿胀腔中。

2. 指（趾）部腱鞘炎　即球节部的指（趾）屈肌腱鞘炎。球节后面屈腱腱鞘的两侧突发限局性波动性肿胀，急性经过时触诊热痛明显。驻立时患肢球节掌屈，运步时有轻度或中度跛行。转为慢性经过者，波动性肿胀仍明显，但无热痛及跛行症状。

3. 跗部腱鞘炎　位于跗关节部的腱鞘有趾长伸肌腱鞘、趾外侧伸肌腱鞘、跟腱和趾浅屈肌之间的腱鞘、趾深屈肌腱鞘和趾长屈肌腱鞘。

（1）趾长伸肌腱鞘炎。在跗关节前面出现长约 10 cm 长椭圆形波动性肿胀。肿胀外面不平整是因腱鞘被横韧带压迫隔成 3 个节段所致。

（2）趾外侧伸肌腱鞘炎。在紧靠趾长伸肌腱腱鞘的外侧面出现与前述长度相似的波动性肿胀。

（3）趾长屈肌腱鞘炎（趾深屈肌内侧头）。在跗关节内侧面，拇长屈肌前方出现波动明显的肿胀，跛行症状比较轻微。

（4）趾浅屈肌和跟腱的腱鞘炎。波动性肿胀有两处：其一在跟结节向上，另一个位于其稍下方不甚显著。两肿胀间让屈趾浅肌腱变宽形成的冠状横梁所隔开。急性经过时，触诊肿胀部温热、疼痛，运步时患肢向侧方迈出，并划半圆弧形。化脓性炎症时，除局部症状加剧外，还出现全身症状。

【治疗】

1. 急性腱鞘炎　初期，应使病畜充分安静，局部使用 2% 醋酸铅溶液、硫酸镁或硫酸钠饱和液冷敷，同时包扎压迫绷带，以限制炎性渗出。

经过 2～3d 急性炎症缓和后可使用温热疗法，如酒精温敷，樟脑酒精、鱼石脂酒精温敷，用醋调制的复方醋酸铅散涂敷等，以促进炎症产物的吸收。

腱鞘内炎性渗出液过多不易吸收时，可在穿刺排液后立即注入 1‰盐酸普鲁卡因青霉素溶液 20～50mL，注射后轻轻运动 10～15min，跛行即可明显减轻或消失，然后再配合热敷 2～3d，必要时可间隔 3d 再抽液注药 1～2 次。抽液后要包扎压迫绷带。

2. 亚急性和慢性腱鞘炎 可涂刺激性软膏、石蜡热浴、石蜡热敷、热泥疗法，以及红外线、TDP、CO_2 激光扩焦照射，中波、短波、超短波及微波电疗法，碘离子透入疗法等。对慢性顽固不愈者，可行线状烧烙。

3. 浆液纤维素性及纤维素性腱鞘炎 如腔内纤维素凝块过多很难分解吸收者，可切开腱鞘，排除凝块，彻底冲洗后撒布青霉素或磺胺粉，分别缝合腱鞘和皮肤，包扎压迫绷带。

4. 化脓性腱鞘炎 可穿刺或切开排脓。要排净腔内脏汁，手术切口要在利于排脓的腱鞘下方。切除坏死组织和瘘管后，可用生理盐水或 0.5％普鲁卡因青霉素溶液充分冲洗。必要时可造反对孔放出引流物，用防腐剂处置术后的创伤，然后撒布青霉素或磺胺粉，缠以灭菌绷带。

（王云鹤）

十四、黏液囊炎

Bursitis

（一）臂二头肌黏液囊炎

Intertubercular Bursitis

【病因】

肩部突然受到打击、冲撞、蹴踢或因挽具压迫与摩擦。

【症状】

急性炎症，站立时腕部屈曲，蹄尖着地，患肢置于对侧健肢的后方。运动时，高度悬垂跛行，严重者，拖曳病肢三肢跳跃。后退运动无困难。患肢运动时，屈曲肩关节有高度疼痛反应。触诊患部，温热、疼痛，有时有波动。慢性炎症，除快步运动外，一般无跛行症状，肩部肌肉萎缩。

借助黏液囊诊断性麻醉可以确诊：麻醉穿刺部位在臂二头肌上缘，从后下方向前上方（向腱下）略向外刺入 3～4 cm，注入 3％普鲁卡因 10mL。

【治疗】

病畜要充分安静休息。病初 48h 急性炎症期，局部超短波治疗或冷疗，第 3～4 天局部用温热疗法（如热敷）和碘离子透入疗法。可以进行滑液囊穿刺抽出渗出物，注入强的松龙或氢化可的松。也可应用 2％盐酸普鲁卡因溶液滑液囊内封闭。慢性炎症，可涂擦四三一合剂；化脓性炎症，可滑液囊穿刺排脓，必要时切开排脓，清洗脓腔。全身注射青霉素和链霉素。

（二）肘结节黏液囊炎（肘肿）

Olecranon Bursitis

【病因】

马或大体型犬，长时间如牛卧姿势，马蹄铁尾端反复撞击肘结节。厩舍内缺少垫草，动物卧下时肘结节与坚硬地面摩擦。

【症状】

急性无菌性炎症，肘头部局部有温热和轻微疼痛，有波动性或捏粉状而界线明显的肿胀。慢性炎症，黏液囊显著肿大，疼痛，温热不明显。无跛行，肘头皮肤有擦伤或溃烂。化脓性炎症，患部呈现剧烈疼痛的弥漫性肿胀，初期坚硬，逐渐软化，形成脓肿，而后破溃，形成瘘管。病畜体温升高，精神沉郁，呈现悬垂跛行。

【治疗】

同臂二头肌黏液囊炎。如果黏液囊肿较大，影响患肢活动，可行黏液囊摘除术。

（三）腕前黏液囊炎（膝瘤）

Carpal Hygroma

腕前黏液囊炎，常发于牛。

【病因】

厩床缺少垫草，牛起卧时腕关节背侧反复遭到挫伤；食槽位置不合适，腕关节背侧经常碰撞饲槽。长期爬卧的病畜、布鲁氏菌病牛易患腕前黏液囊炎。

【症状】

急性浆液性腕前黏液囊炎，腕关节背侧出现局限性波动性肿胀，温热，疼痛，皮肤能够移动。浆液纤维素性黏液囊炎，触诊肿胀呈捏粉状，随着渗出液的增多，波动明显，触诊能听到捻发音，患肢机能障碍不显著。慢性浆液性黏液囊炎，渗出液的数量显著增加，囊壁紧张；纤维素性黏液囊炎，肿胀变得硬固，触诊疼痛，患肢出现机能障碍。少数病牛腕前黏液囊有大量渗出物积聚，体积很大，出现跛行。病久，患部皮肤被毛脱落或卷缩，皮下组织肥厚，皮肤胼胝化，上皮角化呈鳞片状。化脓性腕前黏液囊炎，出现弥漫性疼痛性波动性肿胀。初期肿胀较硬固，以后软化；跛行明显。

【治疗】

姑息疗法无效时，可施行黏液囊切开术：用大口径注射针，排出渗出液，然后注入 5% 硫酸铜 100~150mL，或碘酊 20~100mL，经 8~10d 内膜破坏后，切开黏液囊壁，刮出坏死的囊腔，用稀释的消炎溶液冲洗，包扎压迫绷带，大约在 3 周内治愈。

（四）跟结节黏液囊炎

Capped Hock

【病因】

反复的机械性刺激，例如马匹的蹶踢或向坚硬体碰撞等外伤。厩舍狭窄，跟骨头碰到墙壁，运输管理不当造成的局部挫伤。猪发病 30％为遗传因素。

【症状】

1. 急性无菌性炎症　跟骨头呈现柔软的球状肿胀，触诊局部有热、痛，皮肤有活动性。

2. 慢性炎症　黏液囊腔内蓄积大量渗出液，黏液囊肿胀有波动性，有时呈捏粉状，通常无机能障碍。

3. 化脓性炎症　皮下显著肿胀、温热、疼痛明显，跟结节顶端可达拳头大，甚至小儿头大。患肢呈现跛行。

【治疗】

施行黏液囊炎的一般性治疗。必要时，可行黏液囊摘除术。

（五）胫骨前肌内侧支腱下黏液囊炎

Cunean Bursitis

胫骨前肌内侧支腱下黏液囊，位于跗关节内侧，在胫骨前肌腱的内侧支腱与跗骨之间。本病常见于马。

【病因】

运动场地或道路不平整，训练不当，肌腱过度牵张，黏液囊遭受剧烈而持续刺激。

【症状】

站立时，患肢屈曲。运动时，运步缓慢，前方短步。病程较长时，蹄外侧着地较多，蹄尖和蹄铁外侧支磨损增加。飞节内肿试验通常出现阳性反应。用拇指按压黏液囊或用拇指滚动胫骨前肌内侧支腱时，有疼痛反应。急性病例较少见。

【治疗】

施行黏液囊炎的一般疗法。必要时可施行胫骨前肌内侧支腱切除术。

（六）臀中肌黏液囊炎

Trochanteric Bursitis

臀中肌深腱和股骨大转子的转子窝间有肌下囊，此囊的炎症为臀中肌黏液囊炎。

【症状】

患肢屈曲免负体重。运步缓慢，表现悬垂跛行，患肢外展。触诊大转子前方有疼痛性肿胀，眼观不明显。慢性炎症，臀中肌明显萎缩。

【治疗】

施行黏液囊炎一般疗法。

（七）舟状骨滑液囊炎

Navicular Bursitis

常见 1 个或 2 个前蹄发病，症状出现较缓慢。站立时，患肢前伸，患蹄放在健蹄上。不愿活动。运动时，呈现紧张强拘步样，球节下沉不充分。陈旧性炎症，蹄形变小，蹄轮异常。检蹄器钳压蹄底中心部有疼痛反应。停止训练或使役，症状即明显减轻。急性化脓性炎症，突然发生支柱跛行。患蹄剧烈疼痛，温热，指动脉搏动亢进，出现明显的全身症状。

【诊断】

比较困难，通过指（趾）神经传导麻醉可予确诊。

【治疗】

给予非皮质醇抗炎药物，如保泰松（phenylbutazone）、抗炎酸（meclofenamicacid）、甲氧萘丙酸（naproxen）或氟胺烟酸葡胺（flunixin meglumine），可单独使用或合用，开始应用时给予最低剂量，如果不见疗效，剂量可增加 2 倍。指（趾）神经冷冻疗法可作为辅助治疗方法，应用冷冻小探头，冷冻皮肤，封闭神经。首先用手指固定指（趾）神经，在近侧籽骨的基部，探头压迫神经上的皮肤，直到神经被冻结成棒状，不能活动为止。冷冻所需时间最短为 20s，最长为 2min，即能产生所需要的冰球。当冰球融化时，可再冷冻 1s，能产生较好的效果。其优点是不损伤皮肤，不会引发神经瘤。缺点在于生长白毛，疗效不完全确实。疗效持续时间为 2~4 个月。对慢性长期跛行，可考虑施行指（趾）神经切断术。

（王林安）

［附］马、骡肢蹄病症状鉴别诊断

马、骡肢蹄疾病，发病率高，病类颇多，由于疾病发生部位和程度的不同，其临床表现也不尽一样，给诊断带来相当的难度。其中一些疾病，病因清楚，症状典型，病变范围广且体积大，损伤程度严重，如创伤、烧伤、局部外科感染、挫伤、冻伤、火器伤、钉伤、中下部肢体完全骨折或全脱位、外周神经全麻痹、皮下黏液囊炎、裂蹄等。

但有些疾病，发病原因不清楚，症状不典型，病变深在而局限，病变体积小，损伤程度轻，如神经不全麻痹或部分麻痹、骨膜炎、隐性飞节内肿、腱下黏液囊炎、风湿病、不全骨折、籽骨及其韧带疾病、副腱头炎、肢骨颈骨折、骨盆骨骨折、髋关节和蹄匣内疾病等。因此，需要熟悉四肢的解剖构造，掌握每个肢蹄病的主要临床特征，才能依据发病部位和病变性质而建立正确的诊断。

通常采用的方法是：对支跛病畜，从蹄底开始向肢的上部检查；对运跛病畜，则先从肩胛部向肢的下部检查。收集症状后，提出初步诊断，并对类症进行鉴别，最后确诊。

作者在传统中兽医"点痛论"的基础上，在症状鉴别诊断学思路的引导下，系统总结了前辈和个人的实践经验，将肢蹄疾病按临床表现（症状和体征）进行归类，然后根据病畜的伫立姿势、运动各阶段的异常表现，尤其示病体征，直取发病部位，使诊断程序大大简化，旨在迅速而准确地建立诊断。

(一) 伫立肢势异常的疾病

1. 患肢内收肢势

(1) 前肢内收见于臂骨后外大结节骨折、掌骨瘤（侧骨瘤）、肩胛下肌炎和小圆肌炎。

①臂骨后外大结节骨折。局部肿胀明显，可检查出骨片移动或摩擦音，通过 X 射线诊断即可确诊。

②侧骨瘤。掌骨上端，第2、第3掌骨之间可发现大小不等的骨赘，呈扁平、隆起状，局部注射30％盐酸普鲁卡因溶液 10mL 后，症状很快消失。

③肩胛下肌炎。常因前肢过度外展时剧伸，或髻胛部化脓性炎症蔓延至肩胛下间隙所致。被动运动检查，肩关节外展时疼痛剧烈。

④小圆肌炎。常于肩关节过度开张或前肢过度外展时发生，沿肩胛骨下后缘至肘线部方向触诊显疼痛反应。

(2) 后肢内收见于耻骨骨折、髋关节上外方脱位和臀中肌腱下黏液囊炎。

①耻骨骨折。直检可触到骨折部肿胀、表现疼痛；呈斜后躯细步前进；腹部、乳房或阴囊部显现水肿。

②髋关节上外方脱位。肢明显缩短，飞端较健侧高，肢外旋，蹄尖朝向前外方，跟结节朝向内后方。

③臀中肌腱下黏液囊炎。中转子外下方出现肿胀，有热痛，有时出现捻发音；运动时，腰倾向健侧，斜行前进，肢提举缓慢而显著内收。其时快步后躯斜行的，要注意排除阴囊疝。

2. 患肢外展肢势

(1) 前肢外展。见于冈下肌腱断裂和三角肌炎。

①冈下肌腱断裂。沿肌肉走向触诊可发现病变部位，尤其要触诊冈下肌下端的腱，如发生断裂，则局部有凹陷，触摸不到紧张的腱。

②三角肌炎。肿胀的形状或部位与三角肌走向一致或出现于三角肌范围内。

(2) 后肢外展。见于髋关节疾病和闭孔神经麻痹。髋关节深在，诊断较困难，且要排除阴囊疝的可能性。

①髋关节炎。运步时向外划弧拖拉前进，且后退困难；强力触压关节压诊点部，显现疼痛反应。

②髋关节扭伤。由于外侧软组织损伤，肢内收时疼痛最明显；跛行随运动而加剧；运动时肢势似髋关节炎。

③髋关节前方脱位。肢缩短，大转子向前方突出，内收容易。

④髋关节后方脱位。肢变长，臀部皮肤紧张，股二头肌前有凹陷，大转子部塌陷，直肠检查时在坐骨髋臼支外侧下方可触到转位的股骨头。

⑤髋关节内方脱位。肢变短，髋关节部出现凹陷；大、中转子位置改变；肢外展范围增大，内收受到限制；直肠检查可触知股骨头在耻骨髋臼支下面；股骨头移位于闭孔内的，肢缩短更为明显；被动运动内转、外转均很自由；直肠检查闭孔内可发现股骨头。

⑥髋臼窝骨折。运动时疼痛显著，由于关节囊状韧带、圆韧带断裂，呈现如同髋关节脱位的异常运动；直肠检查骨折部肿胀不明显，同时被动运动患肢时能感知患部活动和骨摩擦音。有些病例生前不易诊断，剖检时才能发现。

⑦闭孔神经麻痹。患肢提举和伸扬时显现震颤，向外划弧；急转弯和急停都很困难；但肢体无炎症变化。

3. 患肢变长

（1）前肢变长。见于桡神经全麻痹、臂三头肌断裂（长头）、尺骨肘突横骨折、肘关节扭伤和肩关节不全脱位。

①桡神经全麻痹。患肢不能提举，亦不能负重，局部无炎症反应。

②臂三头肌断裂。症状似桡神经麻痹，但长头断裂处有凹陷，显现疼痛反应和肿胀。

③尺骨肘突横骨折。尺骨头向前上方移位，断端出现凹陷，前臂骨向前下方倾斜，且触诊骨折部疼痛明显，不同于桡神经麻痹。

④肘关节扭伤。多为外侧韧带损伤。触压韧带表现疼痛而且肥厚，被动运动使韧带紧张时，则疼痛更为明显。

⑤肩关节不全脱位。顿然起病，呈运混跛；肩关节不能屈伸，前进困难；肿胀局限于肩关节部，且疼痛明显。

（2）后肢变长。见于坐骨神经全麻痹、腓神经麻痹和髋关节后方脱位。

①坐骨神经麻痹。患肢处于弛缓状态，除趾关节外，均失去屈曲能力，不能支持体重。站立时以系部背面着地，跟腱弛缓。运步困难或不能运步，后退特别困难。

②腓神经麻痹。只表现系部背面与蹄前壁接触地面的特异肢势，因为腓神经只支配胫前肌、腓骨肌、趾长伸肌和趾外侧伸肌。

③髋关节后方脱位。患肢向外叉开，大转子部塌陷。

4. 患肢缩短

（1）前肢缩短。见于桡骨骨折、臂骨骨折、肘关节脱位和肩关节全脱位。

①桡骨骨折和臂骨骨折。易发生断端错位、重叠，局部肿胀和疼痛明显，感有骨摩擦音，可用X射线检查确诊。

②肘关节脱位。关节不能自主提伸而异常固定；肘关节变形；臂骨远端明显向内塌陷，于外侧摸不到臂骨外髁，腋内可触到移位的臂骨内髁，桡骨外侧韧带结节上方能触到桡骨的关节缘或关节面。

③肩关节全脱位。可触到臂骨头突出于前方或外方。

（2）后肢缩短。见于髋关节各方脱位（后方脱位除外）。按各自的症状特点，大转子的位置和直肠检查结果，不难区分。

5. 患肢呈突球状　显突球姿势的疾病包括屈腱挛缩，桡神经部分麻痹，即桡神经指总伸肌支麻痹，还有球关节骨化性周围炎。

（1）屈腱挛缩。多见于新生驹和幼驹。指（趾）部不能伸展或伸展不全，球节屈曲状负重，球节呈突出状态。指（趾）深屈腱挛缩，球节屈曲程度严重。诊断时，要注意挛缩的部位在系部还是在腕下部，据以确定矫正的部位。

（2）桡神经部分麻痹。指总伸肌腱弛缓，屈腱相对紧张；站立时出现突球；运步时指部不能伸扬，但被动运动时指部能伸展成正常状态，可与屈腱挛缩相区别。

（3）球节骨化性周围炎。关节变形，肿大，触之坚硬；被动屈曲和伸展均不充分，球节呈屈曲状态。

6. 两蹄尖着地负重　见于两肢同时患有屈腱炎、远侧籽骨炎和远侧籽骨黏液囊炎。

这3种疾病都呈现芭蕾舞样步态；以两蹄尖部着地负重，站立时间不持久。站立和运动时患肢球节都不敢下沉，系部呈直立状态，意在缓解屈腱紧张从而减轻深屈腱对远侧籽骨和黏液囊的压迫。

（1）屈腱炎。病变局限于指屈腱，尤其指深屈腱的掌后部、系凹部和蹄匣内。当两肢深屈腱附着部有炎症时，也呈两蹄尖着地负重。

（2）远侧籽骨炎。常伴发慢性籽骨黏液囊炎，被动伸展蹄关节、钳压蹄叉中部以及楔板试验，均出现疼痛反应。运动时，深屈腱压迫远侧籽骨及其黏液囊，表现疼痛，以致球节不敢下沉而以蹄尖着地。硬地运动跛行更为明显。慢性者用 X 射线检查能发现骨质增生或钙化灶。

诊断过程中还要注意检查近侧籽骨及其多条韧带,以排除两肢的近侧籽骨骨膜炎、籽骨炎和籽骨骨折。因检查时近侧籽骨也同样会受紧张屈腱的压迫而表现疼痛。

7. 蹄尖翘起 见于屈腱断裂、蹄骨撕裂性骨折、蹄叶炎、蹄叉尖部刺创和蹄底刺创。

(1) 屈腱断裂。多为一肢患病,呈现不同程度的蹄尖翘起症状。其系韧带断裂的,蹄尖微微翘起;浅屈腱断裂的,蹄尖翘起较明显;深屈腱断裂的,蹄尖翘起最为严重,完全以蹄踵负重。

开放性的,创口呈横形,可发现腱断端。非开放性的,腱断端处出现凹陷。运动检查时,负重瞬间蹄尖翘起更为明显。

(2) 蹄骨撕裂性骨折。多为两侧性的,病变在蹄匣内,触压系凹部或两蹄球之间,可认炎性肿胀、增温和疼痛。

(3) 蹄叶炎。多为两肢同时患病,两前肢居多,也有四肢同时患病的。两蹄尖翘起,疼痛明显,蹄前壁增温,叩压有痛;运动时,呈急速短幅的紧张步样,而屈腱部不认异常。

(4) 蹄叉尖或蹄底严重刺创继发感染。削蹄后即可发现病变部位或见有脓汁。

8. 后肢反复提举 泛见于后肢的骨关节炎和骨关节病,主要见于飞节内肿和慢性变形性膝关节炎。

(1) 飞节内肿。跗关节内侧出现骨赘;隐性飞节内肿虽无骨赘,但具备飞节内肿性跛行特点,即跛行随运动而减轻,提肢缓慢,蹄尖呈一字磨灭;飞节内肿试验阳性;胫、腓神经传导麻醉后跛行减轻或消失;后肢提举得低,蹄尖向内,抬举的高度仅达对侧球节或跖部中央。X 射线诊断,可发现跗关节间隙的变化和骨赘。

(2) 慢性变形性膝关节炎。胫骨内上髁韧带附着部可发现骨膜骨化形成的骨赘;两后肢同时患病时,运步呈鸡跛样;后肢提举得较高,蹄尖向外,抬举高度可达对侧跗关节以上;提肢时后躯向健侧倾斜,有时站立不稳;胫、腓神经传导麻醉后跛行不减轻。

9. 跟腱弛缓 见于跟腱断裂、跗前屈肌断裂、坐骨神经麻痹和胫神经麻痹。

(1) 跟腱断裂。患肢前踏,跗关节显著屈曲并下沉,跟腱弛缓无力;肿胀部触诊,可感知腱断端间有凹陷,或能经创口看到腱断端。

(2) 跗前屈肌断裂。患肢后踏,跗关节高度伸展,关节角度增大;被动向后伸展患肢,胫跗部几乎可成一条直线而与地面平行;运动时前进困难;跟腱部无炎性反应。

(3) 坐骨神经麻痹。后肢处于弛缓状态,跟腱亦弛缓;被动运动检查使后肢向后伸展时,胫跗部不能与地面平行。

(4) 胫神经麻痹。运动中各关节过度屈曲,蹄向上抬举得很高,随后痉挛样地向后及向下猛然落地,如同正步走;跟腱部弛缓。

(二) 运动中步态异常的疾病

1. 肢提举异常

(1) 棒状肢势。肘、腕关节疾病,关节因疼痛或骨赘不能屈曲而出现棒状肢势,呈直腿样提举,见于严重的肘关节炎、肘关节内骨折、骨化性腕关节周围炎、腕关节挫伤和化脓性腕关节炎。

鉴别这些疾病并不困难,要点在于观察关节部轮廓、触诊关节部肿胀的性质、关节腔穿刺检查关节滑液的性状以及 X 射线确认骨折或骨赘。

①肘关节穿刺(于臂骨下端外侧韧带结节中央后 3~4 cm 或其前方 2~2.5 cm 处,针头与皮肤垂直刺入 2~4 cm),滑液内混有血液,即有关节内骨折的可疑。亦可根据滑液的性质确定其浆液性或化脓性炎症。

②桡腕关节穿刺部位在桡骨下端外后缘、腕桡侧屈肌的前缘、副腕骨上方的凹陷处,针头与皮肤

垂直刺入 1.5~2cm。腕关节常发生蹉跌伤，呈现挫伤的症状，肿胀严重，局部增温、疼痛，可伴有浆液性腕关节滑膜炎或关节骨损伤。常伴有不同程度的皮肤损伤，更甚者可见腱及腱鞘挫裂创等局部体征。

（2）拖拉前进。前肢拖拉前进见于桡神经全麻痹。后肢拖拉前进见于髋关节炎、髋关节扭伤、髋关节脱位、膝盖骨上方脱位、坐骨结节骨折以及腓神经麻痹。

①桡神经全麻痹。患肢提举伸扬均障碍，负重不确实、蹉跌或不能负重，呈软腿状态，臂三头肌弛缓无力，针刺反应减退或消失。

②髋关节疾病。主要是髋关节脱位和骨折。膝盖骨上方脱位，患肢向后伸展，膝盖骨位于股骨滑车嵴的上方，三条膝直韧带均紧张，尤以膝内直韧带为甚，被动运动不能使膝关节屈曲。

③坐骨结节骨折。患部肿胀，会阴部出现水肿，肛门或阴道黏膜上有淤血斑。按压坐骨结节能感知骨摩擦音。

④腓神经麻痹。站立时以系部背面着地，前进与后退均呈拖拉样，局部无炎症反应。

2. 肢负重异常

（1）负重时肩关节外偏。肢负重瞬间出现肩关节外偏，见于肩胛上神经麻痹、冈上肌腱断裂，系冈下肌失去其肩胛关节外侧韧带样作用所致。

①肩胛上神经麻痹。患肢提举、伸扬均无明显异常，但患肢一负重，肩关节即外偏，于胸前出现掌大的凹陷，患肢离地后凹陷部随即消失。

②冈下肌腱断裂。症状似肩胛上神经麻痹，但肩关节压诊点后方触诊，冈下肌腱弛缓而不能感知，且其腱附着部有热痛性肿胀。

（2）蹄缓慢落地后急速抬起。即蹄不敢负重，见于蹄底挫伤、蹄底过削、蹄底刺创和钉伤。

这些疾病的共同特点是愿走软地，呈典型的支跛。蹄底挫伤，削蹄后可发现血斑。蹄底过削或过磨，经蹄底检查即可确诊。蹄底刺创，于削蹄后可发现刺创孔或存有异物。钉伤有装蹄史，钉节高，拔出蹄钉有血液流出。继发化脓性感染的，有灰色或黑色稀薄的脓汁；蹄真皮发生感染的，则流出黄白色脓汁。

（3）蹄外侧负缘负重。常见于侧骨瘤、钉伤（蹄内侧负缘钉伤）、球节内侧韧带扭伤和断裂。凡是肢内侧部发生的各种疼痛性疾病，蹄落地时为减轻蹄内侧的震荡，均以蹄外侧负缘负重。

侧骨瘤，第2、第3掌骨之间有骨赘，大小不等，局部浸润麻醉后跛行消失。两前肢同时患侧骨瘤，则两前肢伸于前方，均以蹄外侧负缘负重，或呈现交叉肢势，运步时更为明显。钉伤，多发生在内侧蹄负缘的下钉部位，易确诊。球节扭伤，由于韧带剧伸，被动球节外转时，韧带紧张而疼痛明显，痛点在球节内侧；内侧韧带断裂，则球节外转活动范围增大，或出现球关节脱位的症状。

（4）负重时突发软腿。运步过程的负重阶段，患肢不能负重，当蹄落地后各关节呈屈曲状态，出现软腿样肢势。见于股神经麻痹、桡神经全麻痹和膝盖骨外方脱位。

①股神经麻痹。膝、跗关节在落地负重的瞬间突然剧屈，臀部下沉，软腿症状非常明显。患肢提举缓慢，向外划弧，膝关节不能伸展，股四头肌弛缓无力，股、胫、跗部内侧面皮肤感觉减退或消失。两后肢股神经麻痹，后躯呈蹲尻肢势，臀部下沉，站立片刻即倒卧，而膝盖骨位置无异常变化。

②膝盖骨外方脱位。患肢极度屈曲，但膝关节稍外偏，膝盖骨位于股骨滑车嵴的上外方，明显突出。

③桡神经全麻痹。前肢的伸肌普遍弛缓，患肢既不能提举亦不能支撑，易于诊断。

（5）负重瞬间蹉跌。蹉跌现象是由于患肢的伸肌及其腱和腱鞘发生疾病，运步过程中肢伸扬不充分即落地，或支撑患肢不确实所致。主要发生于前肢，快步运动时最为明显。

常见于桡神经部分麻痹和不全麻痹、慢性腕桡侧伸肌腱鞘炎、指总伸肌腱炎、慢性系韧带炎和慢性变形性腕关节炎。

①桡神经部分麻痹。主要是支配指总伸肌的分支发生麻痹，表现为指伸扬不充分或不能伸扬即落地而发生蹉跌，无炎性体征。

②桡神经不全麻痹。患肢提举不充分，伸扬也不充分，且负重不确实；快步时蹉跌或偶尔出现蹉跌现象。

③慢性腕桡侧伸肌腱鞘炎。病变部位固定，从前臂下1/3直至掌骨上端，肿胀与腱的走向一致，渗出液增多，被拇长外屈肌腱压迫而分成2个长椭圆形的肿胀。

④指总伸肌腱炎。沿指总伸肌腱向下直至蹄冠缘背面触诊有疼痛反应，而且在球节背面可发现被腱左右分开的2个圆形肿胀（渗出增多的腱下黏液囊），有波动感。

⑤慢性系韧带炎。多发于乘马，触诊球节上方内外侧掌骨与屈腱之间，可发现系韧带分叉处或分支肿胀肥厚或增粗。

⑥慢性变形性腕关节炎。关节变形、肿胀、坚硬，关节屈伸受限，均显而易见。

3. 跛行有特点的疾病

(1) 跛行顿然出现。顿然出现的跛行多为支跛或以支跛为主的混合跛行，症状一般都很明显，畜主能够发现，通过问诊常能做出较为准确的诊断。这类疾病发病原因多为直接外力作用，如打扑、冲撞、砸压、扎刺，有的为间接外力作用如剧伸等。

常见的有关节扭伤、关节挫伤、关节脱位、骨折、肌肉剧伸、蹄底挫伤、蹄底刺创、直接钉伤等。

这类疾病，均具有跛行随运动而增重的特点。且局部体征明显，不难诊断。

(2) 跛行随运动减轻。见于3类疾病，即四肢肌肉风湿病、骨关节炎和骨关节病，以及慢性远侧籽骨疾病（舟状骨疾病）。

①急性四肢肌肉风湿病。突然发病；疼痛呈游走性；水杨酸制剂治疗有效，但易复发；患肢提举缓慢，步幅短缩，呈黏着步样。

②飞节内肿。可触有骨赘；神经传导麻醉可定位病变在跗关节部；运动开始几步跛行重剧或三肢跳跃；病程缓长。这些特点可与风湿病相区别。

③慢性变形性膝关节炎。胫骨内上髁触有骨赘。

④髋关节疾病。有时跛行随运动而减轻，根据其症状特点，排除膝关节、跗关节部疾病，能确定诊断。

⑤慢性远侧籽骨疾病。根据站立肢势、蹄叉体压诊、X射线诊断和楔板试验，易与上述疾病鉴别。

(3) 跛行呈间歇性。指的是跛行呈间歇性发作。要考虑以下几种疾病。

①腹主动脉及其分支栓塞。静息时不认异常，运动几分钟后两后肢即出现跛行并逐渐加重，呈拖拉样或三肢跳跃前进，因不能负重而倒地，或呈犬坐，不安，呼吸困难，脉搏频数，出汗，患肢变冷。经半小时左右又恢复正常且不遗留任何异常变化，以间歇性发作为特征。

②髂内动脉栓塞。单侧后肢负重时间短，各关节屈曲，呈支跛。

③股动脉、髂外动脉栓塞。患肢不能提举和伸展而呈运跛，且间歇性发作。两后肢同时患病，则站立困难，易跌倒。直肠检查，可触知大动脉分支处肿胀、搏动微弱或消失，有的感知动脉震颤（不全栓塞）。

④习惯性关节脱位。突然发生关节固定，走几步后自然恢复正常，反复发作，且无明显的全身症状。

⑤习惯性膝盖骨上方脱位。最明显的症状是在正常的行进中突然呈现后肢向后伸展，三肢跳跃，拖拉患肢前进，一旦膝盖骨自行复位，跛行随即消失，但常常再发。

⑥关节骨（或膝盖骨）部分骨折。骨碎片常游离于关节腔内。当骨碎片移至关节间而影响关节屈

曲时，病畜于行进中突然出现罹患关节不能屈曲，呈伸展状态，强行运动则三肢跳跃前进；当骨碎片移至侧方时，跛行当即消失，不呈现典型的关节固定的特征。

X射线检查能发现骨碎片，可与关节脱位相区别。

（三）肢体局部肿胀的疾病

1. 关节部肿胀　除蹄关节外，四肢关节部的肿胀显而易见。各关节都能发生的疾病有不同性质的关节炎以及关节扭伤、关节挫伤、关节脱位、关节韧带断裂和关节内骨折。

这些疾病的诊断方法和依据：关节炎，采用关节囊压诊、关节穿刺和X射线检查；关节扭伤，根据间接外力作用的病史，关节韧带触诊；关节挫伤，根据直接外力作用的病史，肿胀严重；关节脱位，根据关节异常固定或能触摸到关节头；关节内骨折，通过X射线检查。

各关节部肿胀疾病的诊断要点：

（1）肩关节部肿胀。

①臂二头肌腱下黏液囊炎。肿胀位于肩关节前下方，臂骨上端；病畜前进困难，后退容易；被动运动使肩关节屈曲时，疼痛明显，肩关节伸展时无疼痛反应；触压臂骨内、外大结节间的臂二头肌腱两侧，疼痛明显；行臂二头肌腱下黏液囊内麻醉，则跛行消失。

②冈下肌腱浅支断裂。沿冈下肌向下滑擦触诊，可发现腱断裂处。

③黏液囊炎。肿胀呈圆形。

④肩胛骨（颈部）骨折。臂骨外侧大结节部分骨折，显而易见。

（2）肘关节部肿胀。

①肘结节皮下黏液囊炎。肿胀呈圆形，位于尺骨头顶端的皮下，触诊有波动感，穿刺有黏液或脓汁流出。

②尺骨横骨折。肢势似桡神经全麻痹，但骨折部有肿、痛等炎性特征，不难鉴别。

（3）腕关节部肿胀。

①腕前皮下黏液囊炎。肿胀部局限于腕关节的前下方，显而易见。

②腱鞘炎。肿胀的位置固定，呈纵向的长椭圆形。指屈肌腱鞘，于腕部外侧，副腕骨稍上方，前臂外侧沟内，以及腕部内侧的正中沟内，有两处波动性肿胀。腕关节下方至掌中部，屈腱的两侧也有一处波动性肿胀。上述3处腱鞘内的液体可相互流通。

③副腕骨骨折。肿胀局限在腕关节的后外方，有时需做X射线检查。

（4）球关节部肿胀。指部腱鞘位于系韧带的后方。球节背侧有腱下黏液囊。近侧籽骨在球节后部，可用X射线检查籽骨的位置、形态和病症。

（5）冠关节部肿胀。冠关节部常出现弥漫性肿胀，除冠关节本身的疾病外，还要考虑蹄匣内的化脓性疾病，如蹄底刺创、化脓性蹄关节炎等。蹄冠部蜂窝织炎，于蹄冠部破溃，流出脓汁。

（6）髋关节部肿胀。髋关节深在，诊断较为困难。髋关节浆液性炎症、关节部挫伤等的诊断比较容易。要注意髋关节脱位与髋臼窝骨折的鉴别。

（7）膝关节部肿胀。

①膝中直韧带止于胫骨隆起的韧带窝，该韧带下有黏液囊存在，体积较小。皮下黏液囊则位于膝盖骨正前面的中央或稍偏于外侧，体积较大，易与韧带下的黏液囊相鉴别。

②趾长伸肌腱下黏液囊炎的肿胀，位于膝关节前外方，胫骨嵴和胫骨隆起的侧面，呈圆柱形。

③股膝关节腔有 $75\%\sim90\%$ 的病例与股胫关节内腔相通，有 20% 的病例与股胫关节外腔相通；股胫关节内腔与外腔有 6% 的病例相通；股胫关节外腔与趾长伸肌腱下黏液囊也经常相通，诊断时要多加注意。

股胫关节内腔注射时，针头要插入由膝内直韧带和膝中直韧带所构成的最下角处。

股胫关节外腔注射时，针头要直接刺入趾长伸肌腱下黏液囊内，即从胫骨结节中部的后方刺入针头，在骨结节和趾长伸肌腱之间，从下向上，沿骨骼的前外侧向内刺入不少于3cm。

（8）跗关节部肿胀。

①飞节内肿。跗关节内侧有坚硬的骨赘。

②胫距关节滑膜炎与跗部腱鞘炎。均呈波动性肿胀。

③隐性飞节内肿。虽无骨赘存在，但具备飞节内肿性跛行，即跛行随运动而减轻，提起患肢，充分屈曲跗关节保持3~5min，放下患肢的同时驱赶病马快步前进。如果最初几步患肢有明显的支跛，以后随运动而减轻或消失，即为飞节内肿试验阳性；且施以胫、腓神经传导麻醉，则跛行消失。

④跗部腱鞘炎。特别是趾深屈肌（趾长屈肌、胫后肌和拇长屈肌）腱鞘炎，肿胀位于跗关节内侧，从跟骨结节水平处到距部附蝉的稍下方，呈长椭圆形，易与胫距关节滑膜炎相混淆。

⑤胫前肌腱内支腱下黏液囊炎。于跗关节内侧，见圆形小肿胀，柔软有波动感，可与跗关节内侧的骨赘相区别。

2. 特定部位肿胀的疾病

（1）肢体的腱、腱鞘和黏液囊，部位固定，发病后肿胀部位显而易见，肿胀的形状也有特点。腱炎呈肥厚状，腱鞘炎呈长椭圆形，黏液囊炎呈圆形。

前肢发生于腕部、指部腱鞘，后肢发生于跗部和趾部腱鞘。

（2）皮下黏液囊炎易诊断，见于肘结节、腕前、膝前和跟结节部。

腱下黏液囊炎常发生在冈下肌腱下、臂二头肌腱下、指总伸肌腱下、臀中肌腱下、膝中直韧带下、胫前肌腱内支腱下、趾长伸肌腱下、趾浅屈肌腱下和远侧籽骨腱下等。

（3）腱鞘、黏液囊与关节腔有时相通，故一处患病，可能影响另一处，诊断时应予注意。据记载，腕腱鞘有时通过狭窄的小孔与桡腕关节的关节腔相通，腕尺侧伸肌腱鞘有时与指浅、指深屈肌腱的腕腱鞘或桡腕关节相通，或与腕列间关节相通。当指屈肌腕腱鞘内液体充满时，则与腕关节相通。腕尺侧伸肌起始于臂外髁上的一支，紧贴肘关节上，其腱下有类似黏液囊构造（老马），与肘关节相通。拇长屈肌和胫后肌腱鞘，有时与跗关节相通。马慢性浆液性腕前皮下黏液囊炎，可能与桡腕关节腔相通，并进而同指屈肌腱鞘相通。指总伸肌腱下黏液囊，有的与球关节相通。趾长伸肌腱下黏液囊与股胫关节外囊相通。有7%的马，近侧籽骨腱下黏液囊与蹄关节腔相通。有的马臂三头肌腱下黏液囊与肩关节腔相通。

（4）关节部出现创口，流出滑液时，要根据关节腔、腱鞘、黏液囊的位置及其相互关系，并通过腔内注射药液的方法，以判断疾病的性质。

（5）屈腱炎发病部位也固定，要注意深屈腱副腱头炎、浅屈腱副腱头炎的检查。指深屈肌腱副腱头位于掌骨上半部后面系韧带和腱之间，向深部触压，有疼痛反应；局部呈现捏粉状或柔软的肿胀，行局部浸润麻醉，跛行程度得以缓解。

指浅屈肌腱副腱头炎，于前臂部下1/3处，桡骨内缘的后方，相当于附蝉的下后部出现肿胀。

3. 肢体血肿、淋巴外渗、脓肿的鉴别　肢体发生血肿、淋巴外渗和脓肿，均为柔软有波动性的肿胀。

（1）血肿。多发生于四肢上部，肌肉丰满部位，有时与骨折并发；肿胀出现得迅速；穿刺液为血液。

（2）淋巴外渗。常发生于前臂部外侧、股胫部外侧皮下，形成缓慢；肿胀多不够饱满；触诊出现震水声，炎症反应轻微；穿刺液为浅黄色的淋巴液；伴有血管断裂的，穿刺液中混有血液。

（3）脓肿。常由刺创、蜂窝织炎局限化而缓慢形成，先有急性炎症过程，后于肿胀部中央软化，并自溃而流出脓汁，或穿刺流出脓性分泌物。

（四）肌肉萎缩性疾病的鉴别

四肢的骨、关节、腱和腱鞘的慢性疾病，患肢运动久受限制；关节粘连、装着石膏绷带，致关节长期不能活动；疼痛性疾病，患肢长期提举；还有脑、脊髓和末梢神经疾病，均能引起四肢部肌肉萎缩。

1. 冈上肌、冈下肌萎缩，见于肩胛上神经麻痹。
2. 臂三头肌萎缩，见于肩臂部风湿病。
3. 臀肌、股二头肌萎缩，见于慢性变形性髋关节炎、飞节内肿、臀中肌腱下黏液囊炎、后肢骨折或装石膏绷带的病例。
4. 半腱肌、半膜肌、股二头肌和股四头肌萎缩，见于臀股部风湿病。
5. 半腱肌、半膜肌和股二头肌萎缩，见于坐骨神经麻痹。
6. 股四头肌萎缩，见于股神经麻痹。
7. 半腱肌、半膜肌、股二头肌、腓肠肌和趾的屈肌萎缩，见于胫神经麻痹。
8. 胫前肌、腓骨肌、趾长伸肌和趾外侧伸肌萎缩，见于腓神经麻痹。

（五）蹄匣内疾病的鉴别

蹄匣内的疾病，常表现的症状是典型的支跛；跛行随运动而增重；指（趾）动脉亢进；化脓性炎症还伴有体温升高；蹄冠部弥漫性肿胀或有破口，系凹部两蹄球间沟出现急性炎症症状；蹄部叩诊或钳压有疼痛点。

蹄匣内疾病的鉴别，应采用下述方法，确定病性。

1. 削蹄检查法　蹄底、蹄叉部损伤后感染，炎症常蔓延至蹄匣内、蹄踵和蹄冠部。只要发现蹄底部损伤，即可确定为原发疾病，而蹄踵、蹄冠部的肿胀为继发症状。

钉伤，除去蹄铁后就能发现钉身带血或有脓汁。

蹄底有血斑，是蹄底挫伤的特点。

蹄底、蹄叉部有刺伤痕迹或有异物存在，表明蹄底刺创已伤及蹄深部组织。蹄底部感染是引起蹄匣内疾病的一个重要原因。

2. 蹄冠、蹄踵部检查法　蹄冠、蹄踵部常发生外伤，蹄冠部蜂窝织炎的出现，表明原发疾病就在蹄冠部。

若无外伤史，则应考虑炎症是从蹄内化脓性炎症蔓延而来。蹄冠部的炎症，也能蔓延至蹄匣内，引起化脓性炎症。

蹄球间沟部出现肿胀、疼痛，且以蹄踵着地，蹄尖翘起，常提示指（趾）深屈腱附着部撕脱，特称撕裂性骨折。

化脓性蹄关节炎，可从蹄冠前部或侧部的创口或瘘孔内流出带有滑液的脓汁。

腱鞘液从创口流出，多在蹄冠后部。蹄叉刺创流出的滑液，可能来自黏液囊或蹄关节。

3. 钳压检查法　钳压检查可发现疼痛最明显的部位，依据蹄底有无损伤，可确定病变是在蹄底部还是蹄匣内。

蹄真皮炎，痛点多在蹄前壁，两前肢同时发病的居多，且有蹄尖翘起的症状，而蹄冠及蹄踵部无炎症变化。

蹄叉体部压诊有疼痛反应，可能是蹄关节、远侧籽骨及其腱下黏液囊的疾病。

4. 楔板检查法　楔板长30～40cm，宽20～25cm，一侧高6～10cm，制成一斜坡状，呈楔形。患肢踏在楔板上，蹄尖朝向楔板基部，蹄踵向着楔板尖端，同时提举对侧的健肢，此时指（趾）深屈腱紧张，压迫远侧籽骨、腱下黏液囊。

患屈腱炎（尤屈腱附着部）、籽骨炎、腱下黏液囊炎的病畜，疼痛剧烈，受试动物当即跳离楔板。

5. X 射线诊断法 能准确地发现指（趾）枕软骨骨化、蹄匣内金属性异物（钉、弹丸等）、蹄关节脱位和籽骨增生等。

（李京城 周昌芳 谢光洪）

第三章 眼 病

一、结 膜 炎

Conjunctivitis

【病因】

1. 机械性损伤 各种异物落入结膜囊内；眼睑内翻、外翻及倒睫；笼头的摩擦、压迫；寄生虫损伤等。

2. 理化性刺激 如石灰粉、烟、畜舍内大量的氨、酒精、升汞、强刺激性软膏，夏季强烈日光直射、X 射线或紫外线辐射，高温作用等。

3. 继发性感染 包括血源性和淋巴源性感染，伴发于流感、腺疫、血斑病等，或继发于颌窦炎、眼睑及眼球内炎症。

【症状】

结膜炎的基本症状是怕光、流泪、结膜潮红、肿胀、疼痛，眼睑闭合和有分泌物。

1. 黏液性结膜炎 病初，结膜轻度充血，眼睑结膜稍肿胀，流少量浆液性分泌物。表现怕光，眼睑肿胀、增温、充血，甚至结膜表面有出血斑，分泌物常为黏液性，蓄积于结膜囊内或附着于眼内角部。病程较久的病例，结膜轻度充血，呈暗红色，眼睑结膜肥厚呈丝绒状。眼内角下方的皮肤常发生湿疹，患部脱毛，有痒感。

2. 化脓性结膜炎 症状重剧，肿胀明显，疼痛剧烈，睑裂变小，由结膜囊内流出多量黄色脓性分泌物，经过较久者，脓汁浓稠，上、下眼睑常黏着在一起。炎症侵害结膜下织时，则结膜出现再度肿胀，疼痛剧烈，呈紫红色肉块样而露出于上、下眼睑之间，时间较久，往往发生坏死，干涸后呈黑褐色。

【治疗】

1. 除去病因，清洗患眼 除去结膜囊内异物时，选用无刺激性的微温药液，如 2%～3%硼酸液、生理盐水或 0.1%新洁尔灭液等洗眼或通过鼻泪管冲洗结膜囊。洗眼时不可强力冲洗，也不可用棉球来回擦拭，以免损伤结膜。

2. 消炎、镇痛 用数层纱布浸以洗眼药液，敷于患眼，每日 2～4 次，并装着眼绷带。黏液性结膜炎时用温敷。可选用醋酸可的松眼药水、青霉素液（青霉素 1 000U、蒸馏水 1mL）、1%新霉素液等，每日 3～4 次点眼。疼痛剧烈时，可用 3%盐酸普鲁卡因液点眼。转为慢性时，可应用 0.2%～2%硫酸锌液点眼，每日 2～3 次。

化脓性结膜炎，可用青霉素普鲁卡因溶液（青霉素 20 万～40 万 U、0.5%普鲁卡因溶液 5～10mL）做眼封闭。顽固性结膜炎，可用硝酸银棒腐蚀结膜（注意不要损伤角膜！）然后立即用生理盐水冲洗。对重症病例，全身应用抗生素疗法。

二、泪囊炎

Dacryocystitis

泪囊炎多因结膜、小泪管、鼻泪管、鼻腔黏膜炎症蔓延所引起，有时继发于鼻副窦炎、眼睑脓肿、蜂窝织炎、鼻泪管狭窄或阻塞。

【症状】

急性泪囊炎，病初，泪囊部皮肤肿胀，有时蔓延到眼睑及额部。压诊时疼痛，数日后化脓，炎症有时扩展到泪囊周围组织发生泪囊周围炎，局部肿胀疼痛剧烈，结膜及眼睑高度肿胀，眼不能睁开，流泪，颌下淋巴结肿大，有时体温升高。最终泪囊部肿胀软化，皮肤破溃排脓。当脓液流出后，炎症随即消退，但往往形成泪瘘。

泪囊炎引起的肿痛，部位在内眦的稍下端，与眼睑脓肿、蜂窝织炎的区别在于：所有与泪囊炎无关的局部性病变，泪囊冲洗均畅通无阻。

【治疗】

必须及时冲洗泪囊。冲洗液一般可用生理盐水，对脓性分泌物，可用 2 000 U/mL 青霉素溶液，初期每天 1 次。用各种抗生素类眼药水滴眼。如脓性分泌物已经消失，为消除泪道阻塞，可施行泪道探通术。探通时必须小心，避免用力过猛，损伤黏膜，形成假道。形成脓肿时，应及时切开排脓。必要时应用青霉素肌内注射。

如炎症反复发作，瘘管久不愈合，则应采用泪囊摘除术：倒卧保定；局部浸润麻醉；沿凸出部，由眼内角中央至睑内侧韧带切开（注意勿损伤内眦动脉），然后横断该韧带；用镊子固定泪囊，钝性剥离泪囊周围组织，摘除泪囊；压迫止血，用青霉素生理盐水冲洗，缝合睑内侧韧带和创缘；装着眼绷带。

三、眼睑内翻

Entropion

眼睑内翻多属先天性的，最常见于犬和羔羊，偶见于幼驹。后天性的见于眼睑撕裂创、烧伤等愈合后造成的瘢痕性挛缩。眼睑内翻因睫毛刺激角膜而引起结膜充血、流泪、怕光和疼痛。同时由于睫毛遮盖瞳孔，影响视力。在睫毛的不断摩擦下，常发生角膜炎和角膜溃疡以至穿孔。

根治办法是手术矫正：在眼睑上除去一椭圆形皮瓣，其大小以足够将眼睑缘拉至正常位置为度，上方的切口应距眼睑缘 0.6～0.8 cm，切皮时切莫伤及结膜。切除椭圆形皮瓣后，创缘行结节缝合。术部涂布火棉胶。

四、翼状胬肉

Pterygium

翼状胬肉是睑裂部球结膜呈三角形增殖侵入角膜浅层，形同昆虫翅膀，故名。多发生于鼻侧球结膜，也有鼻、颞两侧同时发生的。见于牛、马和犬。

眼长期受风尘、日光或氨气等刺激，致使结膜变性增殖而形成。

【症状】

在睑裂的球结膜上，多见于内眦，呈三角形肥厚，尖端伸向角膜，呈灰白色隆起，基底与球结膜融合。触之硬感而无痛。胬肉充血，显著肥厚，呈灰色隆起者生长快，常可伸延到瞳孔区而影响视力，甚至限制眼球运动。

【治疗】

1. 小的和静止型胬肉 可向患跟内滴入 0.5％考的松或 0.5％硫酸锌眼药水。也可应用氩离子激光照射，输出功率为 200～300 mV。先用地卡因进行表面麻醉，开张跟睑，使翼状胬肉充分暴露，然后用激光直接照射，每日照射 1 次，一般照射 5～10 次即可。3 个月后血管变细、变窄，胬肉体部变白、变薄，前端萎缩，角膜浑浊减轻，视力恢复。

2. 进行性翼状胬肉 遮盖部分或全部瞳孔，影响视力或妨碍眼球活动时应予切除。

手术方法如下：

常规消毒，在翼状胬肉下面浸润麻醉及表面麻醉，开睑器撑开眼睑，用眼科弯剪或外科刀沿巩膜缘剪开病变区的球结膜，分离与翼状胬肉的联系。由于球结膜与胬肉间的联系紧密，为了使分离较易进行，可在剪开球结膜前，注射少量普鲁卡因溶液于球结膜与胬肉之间。分离完成后，用眼科有齿镊子夹持胬肉组织，分离胬肉同角膜及巩膜之间的联系，将胬肉彻底切除，切除时勿伤及角膜。缝合时至少应保留距角膜缘 2mm 宽的巩膜区，将结膜边缘稍向内方折叠，并将折叠结膜边缘缝合在巩膜浅层上。这样，在球结膜尚未长入该区之前，角膜剖面业已愈合，从而减少复发。

术后，结膜囊内滴抗生素眼药水或涂敷眼膏，装着眼绷带。每天清拭患眼，控制感染。

五、角膜外伤

Traumitic Keratitis

【症状】

各种异物或器械直接损伤角膜表面时，导致角膜上皮脱落，感觉神经末梢暴露，引起剧烈疼痛、怕光、流泪，角膜透明度减低而影响视力。角膜表面缺损，一般在 24h 内即可被新生的上皮所填充而痊愈，不留瘢痕。

损伤角膜实质层时，角膜弥漫性浑浊，并有血管新生，往往遗留瘢痕。贯通创时，眼房液流出，前房消失，常有虹膜脱出，甚至晶状体和玻璃体脱位，视力障碍，最后导致虹膜与角膜粘连和外伤性白内障。重症，则角膜变形，形成角膜葡萄肿。眼内感染，可毁坏整个眼球。

【治疗】

1. 角膜内异物 应在表面麻醉下，用生理盐水棉签或异物针、针头、尖头外科刀，轻轻地将其擦去或剔除，然后向结膜囊内滴入抗生素眼药水。

注意不可用皮质类固醇类药物滴眼，也不可频繁使用表面麻醉剂，或反复以消毒液冲洗，否则会延缓角膜上皮细胞的新生。

2. 角膜贯通创 小而无眼内组织嵌顿的，可任其自行愈合。稍大的穿孔伤，则应做角膜伤口前半层间直接缝合。对脱出的虹膜组织，原则上应加以切除，以防止眼内感染。

3. 新鲜伤口 如发现少量睫状体脱出，则需用浓度稍高的青霉素液多次冲洗后，将其推回眼内。

如剪除睫状体，不仅会易引起出血，还会损伤睫状体，引起眼内炎及眼球萎缩。眼内尚无感染的，可滴入青霉素眼药水，用阿托品溶液充分散大瞳孔，装着眼绷带。

4. 眼内感染而化脓的 可结膜下注射青霉素（5万～10万 U），每日 1 次，同时应用青霉素肌内注射。发生全眼球化脓性炎时，则应摘除眼球。

六、角 膜 炎

Keratitis

【病因】

有机械性、物理性、化学性和生物性等致病因素；此外，也可继发于某些传染病如流感、马传染性胸膜肺炎、牛恶性卡他热、犬瘟热等和内科病如血斑病、维生素缺乏等。

【症状】

1. 基本症状 包括怕光、流泪、疼痛，结膜潮红肿胀，眼睑闭合或半闭合，角膜周围血管充血，角膜浑浊等。角膜浑浊为限局性或散漫性，其色彩为淡灰色、乳白色或橙黄色。有的可完全吸收，角膜恢复透明；如吸收不完全，则遗留或大或小的永久性浑浊。

2. 表层性角膜炎 角膜上皮肿胀，角膜面粗糙不平，透明度减退，角膜浑浊呈淡蓝色、灰白色。散漫性浑浊常从角膜的周围开始，渐渐蔓延到中央。经过一定时间后，新生血管由结膜伸入角膜，呈树枝状分布于角膜上皮层。

3. 深层性角膜炎 触诊眼球疼痛，浑浊呈白色而不透明。角膜新生血管来自巩膜缘，伸入角膜实质层，角膜周缘的毛细血管网呈细帚状。稍带紫色。

4. 化脓性角膜炎 眼球疼痛剧烈，眼内排出脓性分泌物，结膜和巩膜充血肿胀，角膜浑浊为淡黄色或黄色，表面粗糙无光，常出现角膜溃疡，重剧者可造成角膜穿孔，引起化脓性全眼球炎。

【治疗】

首先用 2％～3％硼酸溶液冲洗结膜囊，除去异物和分泌物，然后向结膜囊内点入青霉素或0.5％醋酸可的松眼药水，装着眼绷带。

初期可用 3％普鲁卡因溶液点眼，然后用 3％硼酸溶液湿敷。为防止虹膜发生粘连，可用0.5％～1％硫酸阿托品溶液点眼散瞳，每日 2 次。

化脓感染时，用青霉素眼药水点眼，同时应用青霉素肌内注射。

为了促进角膜浑浊的吸收，可应用自家血液 3～5mL 眼睑皮下注射。1～2d 一次。

内服中药石决明散或外用明目散点眼，亦有较好效果。

七、虹膜睫状体炎

Iridocyclitis

【病因】

眼球穿透伤、眼内手术等将细菌带入眼内而引起，或由虹膜邻近组织炎症蔓延而来，如深层角膜炎、化脓性角膜炎、角膜溃疡等。也可继发或伴发于脓血病、周期性眼炎、恶性卡他热、犬瘟热、口蹄疫等。

【症状】

怕光、流泪，虹膜睫状体内感觉神经丰富，疼痛明显。如并发青光眼则疼痛更加剧烈。视力模糊或明显下降。睫状体充血，轻者呈粉红色，重者呈暗紫色。眼房液浑浊，如眼房液内含有大量纤维素，可附着于虹膜后面和晶状体前面，甚至阻塞瞳孔区。虹膜血管怒张，血管壁通透性增加，有时红细胞渗出而形成前房积血。虹膜纹理不清，色泽暗淡呈泥土色。瞳孔缩小，边缘不整齐，对光反应迟钝或消失；在炎症发展过程中，前房液内炎性渗出物形成灰白色点状物或聚集成球状，附着于角膜的后表面，形成角膜后沉着物。较陈旧的沉着物常与来自虹膜的色素相混合而呈棕色。玻璃体不同程度浑浊。

虹膜睫状体炎可引起各种后遗症：

虹膜后粘连与前粘连，以致整个瞳孔缘与晶状体形成环形粘连，前后房液不通，特称瞳孔闭锁。角膜周边部形成前粘连和瞳孔闭锁，前后房液流通断绝，则眼压增高，继发青光眼。

虹膜睫状体长期发炎，破坏角膜水化作用，引起角膜上皮和角膜内层水肿，发生角膜浑浊。

虹膜后粘连引起晶状体上皮变性或增生，晶状体浑浊，形成完全性白内障。严重的，还继发玻璃体浑浊、视网膜中央区水肿或囊样变性，直至眼球萎缩，造成全盲。

【治疗】

病畜置暗厩内，装着眼绷带。为预防虹膜后粘连，用1‰硫酸阿托品溶液点眼散瞳，每天5～6次，每次3～6滴。疼痛剧烈时，可用3‰普鲁卡因溶液点眼。急性期用0.2‰～0.5‰肾上腺素、0.5‰醋酸可的松溶液点眼，有良好效果。为减轻疼痛和促进吸收，可应用温敷。慢性期已发生后粘连的，可交替应用0.5‰～2‰硫酸阿托品溶液和0.5‰依色林溶液点眼。

对化脓性虹膜睫状体炎，应实行角膜穿刺排除脓汁，用抗生素眼药水点眼，同时肌内注射抗生素。

八、白　内　障

Cataract

晶状体或晶状体囊膜发生浑浊，障碍视力称为白内障。

【病因】

晶状体浑浊的病因是多方面的。先天性白内障，一出生即浑浊。外伤性白内障，见于晶状体前囊损伤、悬韧带断裂、晶状体变位、挫伤和震荡等。也常继发于周期性眼炎、虹膜睫状体炎、脉络膜炎、视网膜炎等。某些传染病，如流行性感冒、牛恶性卡他热等；以及内科病，如维生素缺乏、佝偻病、糖尿病等，也都见有白内障发生。

中毒性白内障见于麦角、二硝基酚、硒、芥子气以及某些金属（如铜、银、汞等）的中毒。

老龄性白内障主要见于8～12岁老犬。另外，放射线或红外线照射也可引起。动物遗传性白内障已见报道。

【症状】

基本症状：晶状体透明度丧失、色泽改变、瞳孔变色、视力减退或丧失。

1. 先天性白内障　多呈斑点状、环状等局灶性浑浊、可发生于单眼或双眼。一般仅部分视力障碍，且多数不蔓延扩散。

2. 继发性白内障　病初常为轻度浑浊，以后逐渐加重，直至完全浑浊而致失明。

3. 真性白内障　晶状体实质和囊膜均发生浑浊，常为完全浑浊，失明。

4. 假性白内障　晶状体表面有不透明物质纤维索沉着，一时性视力障碍，待沉积物吸收消失后，视力即可恢复。

【治疗】

初期，可滴入白内停眼药水或2％谷胱甘肽眼药水，每日3次。也可用2％黄降汞眼膏、可的松眼膏涂敷，每日2～3次，并应及时治疗原发病。对影响视力而不能吸收的白内障，可作晶状体摘除。

九、浑睛虫病

Filariasis

浑睛虫病，即眼房内寄生一种马腹腔丝虫的幼虫，雄虫长70mm，雌虫长130mm，呈白色。多侵害一眼，同时侵害两眼的很少。侵袭经路目前尚不清楚。

【症状】

本病频发于炎热多雨或湿润的地区，如我国福建省等东南沿海各省、自治区。通常在患病动物一侧眼前房液中见到一条或数条自由游动的丝状虫。

该虫在眼后房时，多呈静止状态。由于寄生虫及其毒素的刺激，患眼怕光，流泪，出现炎症，结膜及巩膜表层血管充血，角膜及眼房液浑浊，瞳孔散大。患病动物不安，常将头偏向一侧，或摩擦患侧头部，由于眼房液和角膜浑浊，视力障碍，有时并发虹膜或角膜后面的炎症。

【治疗】

根治方法是应用角膜穿刺术，取出虫体。

患病动物站立或横卧保定，确实固定头部。用3％毛果芸香碱液点眼，使瞳孔缩小，防止虫体回游到眼后房。

用5％盐酸普鲁卡因溶液点眼麻醉角膜，开张眼睑，用眼科镊子夹住球结膜的一点，固定眼球，用眼科线状刀或枪形刀在距离角膜下缘2～3 mm处斜向穿刺角膜，使刃面与虹膜面平行刺入眼前房。此时，虫体即可随眼房液同时流出于眼外。

术后装着眼绷带，静养于暗厩。穿刺的创口一般在1周左右即可愈合，穿刺点的白斑约2～3周左右方可吸收。术后分泌物多时，可用2％硼酸液清洗。

十、青　光　眼

Glaucoma

眼房液排出受阻所致发的眼内压间断或持续性升高，称为青光眼。多见于小动物（犬、猫、家兔）。青光眼有原发性和继发性之分。原发性青光眼主要分闭角和开角两种病型。

（一）闭角型青光眼

Angle Closure Glaucoma

闭角型青光眼是原发性青光眼中比较常见的一种类型。多为两眼发病，但发病常有先后。

【病因及发病机理】

闭角型青光眼的滤帘等眼房液排出通道一般是正常的,眼压升高的原因是由于周边部的虹膜堵塞了房角,阻断了眼房液的出路,故称闭角型青光眼。

闭角型青光眼多发生于前房浅、房角窄的眼睛,周边的虹膜与滤帘相距极近,稍一前移就可与滤帘接触而堵塞房角。再者,晶状体与虹膜贴得较紧,眼房液流经虹膜与晶状体的间隙时阻力增加,形成生理性瞳孔阻滞,而使后房压力升高,虹膜膨隆,堵塞房角。

本病通常与精神紧张、交感神经兴奋性增高有关。交感神经 β 受体受刺激,毛细血管扩张,渗透性增加,造成眼房液形成增多和睫状体水肿、前移而堵塞房角。

【症状】

1. 急性期 眼压急剧上升,出现明显眼痛,视力高度减退,以至仅存光感。结膜水肿,睫状体充血或混合性充血,角膜水肿呈云雾状浑浊,瞳孔散大,多呈椭圆形,对光反应消失,前房一般极浅。虹膜充血、水肿,色暗褐,前房可出现渗出物。晶状体前囊出现灰白色点状、条状和斑块状浑浊,称为青光眼斑。

眼底检查:常因角膜水肿而不易窥见。视网膜静脉轻度充盈,偶见出血斑点。高眼压持续时间不长,视乳头尚正常或略充血。高眼压持续过久,则视乳头苍白,但无凹陷。在急性发作期如未能及时得到控制,眼压过高,则可在短期甚至数日内引起失明。但多数病例可多少得到缓解,而进入慢性阶段。

2. 慢性期 房角关闭过久,周边部虹膜与滤帘产生永久性粘连,不能再度开放,使眼房液排出继续受阻,眼压持续升高,视乳头逐渐凹陷和萎缩,最后完全失明。

【治疗】

急性发作期,应积极抢救,尽快使房角开放,以免发生永久性周边前粘连。先用药控制眼压,使充血现象消退。可用 2％匹罗卡品溶液或 1％依色林溶液点服,每 10min 一次,共 3 次,使瞳孔缩小。亦可球后注射 2％普鲁卡因溶液 5mL 加 0.1％肾上腺素 2 滴,这不仅可以止痛,缓解症状,并可减少眼房液生成,起到一定程度的降眼压作用。为降眼压,应静脉快速注射脱水剂,如 20％甘露醇、50％葡萄糖等。亦可注射维生素 C、镇静剂和皮质类固醇等,以减轻炎症反应和睫状体水肿。

激光虹膜打孔:治疗前,先滴 2％毛果芸香碱液进行缩瞳,然后滴麻醉剂行表面麻醉,固定好头部将激光对准预照射的虹膜部位,调整焦距使激光聚焦在虹膜上,根据虹膜具体情况,调节好所需的能量,接上触发开关即发出激光,完成虹膜切除。

(二) 开角型青光眼

Open Angle Glaucoma

【病因】

开角型青光眼的房角大都是宽角,眼压的升高不像闭角型那样是由于周边虹膜堵塞房角所致,而是滤帘等眼房液排出系统有病变,使眼房液流经该处时阻力增加所引起。

其原因,有人认为是由于滤帘等结构局部变性或硬化所致,或由于血管神经和大脑中枢对眼压的调节失调所引起。关于主要发病环节,有人认为是在滤帘组织上,有人则认为是在巩膜静脉阻塞或其他排出管道上。

【症状】

早期几乎没有症状，只有在病变进行到一定程度时，才出现视力模糊和夜盲等症状。晚期瞳孔稍散大，虹膜萎缩，视力完全丧失，晶状体浑浊。结膜充血在整个病程中极为少见。

开角型青光眼的早期，视神经乳头是正常的，随着病变的发展，视乳头的生理凹陷逐渐变大加深，最后形成盂状形态，整个视乳头呈蓝白色，凹陷直达视乳头的边缘，视网膜中心血管在越过视乳头边缘处呈屈膝状或爬坡状。

【治疗】

首先用 2％毛果芸香碱溶液点眼缩瞳，每日 2～4 次，同时用 0.1％肾上腺素溶液点眼，每日 2 次。以减少眼房液的产生并增加眼房液的排出，而降低眼压。全身应用适量的激素，以减少组织水肿，抑制血管膜反应。同时应用增进视神经营养的药物，如维生素 B_1、维生素 B_2、维生素 C、维生素 E 等，有助于提高视力。还可应用镇痛、镇静剂等。

（三）继发性青光眼

Secondary Glaucoma

因眼部疾病致发的眼压增高，称为继发性青光眼。常见于眼外伤、虹膜睫状体炎、虹膜前粘连、晶状体囊破裂、晶状体前脱位、前房出血及眼内肿瘤等，

继发性青光眼的治疗方法与原发性青光眼基本一样。但应首先根治原发病，同时将治疗重点放在降低眼压上，或者标本兼治。

十一、周期性眼炎

Periodic Ophthalmia

周期性眼炎，是马属动物常发的一种眼病，呈不规则周期性反复发作，故名。

初期呈现虹膜、睫状体、脉络膜的炎症，后期整个眼球组织均被侵害，呈非化脓性全眼球炎的症状。近年也有牛发生周期性眼炎的报道。

本病见于世界各国，尤其是在南亚各国流行较严重。中国各地区均有发生，以华南、华东、华北地区发病较多。据福建省部分地区不完全统计，1963 年周期性眼炎占眼病的 42.01％。据辽宁省调查，有的马场马骡瞎眼率达 15.6％，甚至高达 45.9％。

【病因】

本病与钩端螺旋体感染有关，是无症状钩端螺旋体感染的后期结果。

Heuress 等在 293 匹病马中发现有流感伤寒型、波摩那型、澳洲型钩端螺旋体抗体。

Yager 等在美国检查了 121 份病马血清，发现有 94％波摩那型钩体阳性。

Kramin 等发现前苏联远东地区患周期性眼炎的病马有 4 种钩端螺旋体型的高效价抗体，用波摩那型和流感伤寒型钩端螺旋体人工感染豚鼠，结果发生了与马周期性眼炎相似的症状。

日本山本修太郎用钩端螺旋体病畜的血清、脑脊髓液、前眼房液、心包液制成抗原，与周期性眼炎病马的血清进行凝集反应试验，大部分周期性眼炎病马血清凝集效价增高。

国内很多单位对周期性眼炎的病因做了大量的调查研究工作，也认为马的周期性眼炎与钩端螺旋体感染有密切关系。

【症状】

1. 急性发作期 突然起病，单眼居多。怕光，流泪，眼睑肿胀、增温、剧痛，结膜潮红、水肿，睫状体充血。同时或稍后（2～3d 内），角膜微浑浊，有血管新生，巩膜表面血管怒张。虹膜显纤维性出血性炎症，呈黄褐色，瞳孔缩小，对光反应迟钝。随着前房内出现纤维素性或纤维素性出血性渗出物，房液变为浑浊，视力减退。经 5～6d 后，角膜出现混合性血管新生，变为完全浑浊，晶状体和玻璃体亦浑浊。视网膜血管扩张充盈、水肿。通常在发病后 1 周左右，炎症达到高潮，然后逐渐减退。角膜恢复透明，眼房内渗出物大部被吸收。

急性发作期一般持续 2～3 周，也有长达月余的，然后进入间歇期。

2. 间歇期 眼外观似已恢复，但仔细检查，可看到眼内许多组织残留病变，如虹膜萎缩、虹膜后粘连、瞳孔边缘撕裂、晶状体点状或泛发性浑浊、玻璃体液化、视网膜脱离、视乳头萎缩等。此期持续 4～6 个月，甚至 1～2 年。

3. 再发期 又出现类似急性发作期的炎症现象，尽管外观症状逐次减轻，但眼内各组织的病理变化逐次增重，最后晶状体完全浑浊或脱位，玻璃体浑浊、液化，视网膜脱离，终于导致眼球萎缩而失明。

【治疗】

除针对结膜炎、角膜炎、虹膜炎等眼炎的各种局部治疗措施外，主要应针对钩端螺旋体病实施青霉素、链霉素等抗生素疗法。

十二、视网膜炎

Retinitis

【病因】

视网膜炎可由外伤或邻近组织炎症蔓延引起。此外，化脓创、脓血病、败血病等感染性栓子的转移，以及某些传染病、代谢病和血液病（白血病、贫血、糖尿病）、中毒病也可伴发。

马骡的视网膜炎主要见于周期性眼炎，牛则见于传染性虹膜睫状体脉络膜炎。

【症状】

1. 轻症 角膜、眼前房、虹膜及晶状体均无异常。玻璃体可有轻度浑浊。眼底检查在视网膜的后极部，于视乳头附近或视网膜中心区，可见多数形状不等的白色渗出物和出血。视网膜肿胀，失去固有的透明性，绿毡失去固有的光泽，淡褐色的斑点消失，而呈淡黄色，黑毡呈淡灰色或不洁黄色。视乳头充血，边缘不清，视网膜静脉扩张、弯曲、视力下降，仅有光感。脉络膜经常被侵害。

2. 重症 导致视网膜脱离、白内障、青光眼或眼球萎缩等继发症。

3. 化脓性脉络膜炎 玻璃体浑浊严重，眼底不能窥见，视力完全丧失。常并发虹膜睫状体炎，最终导致化脓性全眼球炎。多侵害一眼，侵害双眼者少见。一般症状包括患眼怕光、流泪、结膜充血和瞳孔缩小等。

【治疗】

对患眼进行热敷，滴阿托品和可的松眼药水。

转移性的化脓性脉络膜炎，应使用大剂量抗生素及皮质类固醇等。

已发生化脓性全眼球炎的，失明在所难免，应摘除眼球。

（李 哲 周昌芳 谢光洪）

第八篇

生殖系统疾病

第一章　雌性生殖器官疾病

一、阴道脱出

Prolapse of Vagina

阴道脱出是指阴道壁之一部或全部脱出于阴门外。前者称不完全脱出（半脱），后者称完全脱出（全脱）。多发生于牛（包括水牛）及羊的怀孕末期，牛常在分娩前2~3个月，羊及其他家畜常在分娩前2~3周，偶见于分娩后。犬阴道脱则常见于发情期。牛阴道脱出在其产科病中不到1%，但海福特牛的发病率高达产犊牛的10%。经产牛比初产牛多发。据Jones报道，绵羊阴道脱出的发病率为0.5%，有些羊群高达20%。

【病因】

1. 雌激素量过多　牛怀孕后期胎盘产生过多的雌激素；或产后患卵泡囊肿，产生大量的雌激素。在猪，偶尔在牛，喂给含有雌激素的霉败谷物，如赤霉玉米或大麦，也可引起外阴水肿、骨盆韧带松弛、努责，而发生阴道脱出，甚至直肠脱出。在犬，发情前期和发情期卵巢产生雌激素过多，而发生发情期阴道脱出。用己烯雌酚（现已禁用）或雌激素类育肥的羔羊常发生阴道脱出。

2. 腹内压过大　如胎儿过大，胎水过多或单胎家畜（如牛、马）怀双胎，以及瘤胃臌气等可造成腹内压过大的疾病时。

3. 饲养管理不良　营养成分单调，运动量不够，特别是年老、经产牛，体弱膘情差的牛，盆腔内支持组织的张力减退或降低。

4. 遗传因素　如海福特牛、绵羊和犬的某些品系易患产前阴道脱出。

【症状】

1. 部分脱出　往往是阴道上壁形成皱襞从阴门突出。初期，脱出部分较小，卧下时有一鹅卵大或拳头大的粉红色瘤状物，夹在两侧阴唇之中，或略露出于阴门外。站立时，脱出部分仍能自行复位。以后逐渐发展成为阴道全脱。阴道、前庭及阴唇黏膜充血、水肿、发炎、疼痛、感染，进而干燥、干裂、甚至糜烂和坏死。

2. 完全脱出　全部阴道壁翻转形成一囊状物，脱出于阴门之外。脱出的阴道壁成囊状，排球至篮球大，不能自行复位。子宫颈脱出时，宫颈外口紧缩或松弛，位于脱出阴道末端的陷凹内。严重病例，阴道下壁前端还可见到尿道外口，充满尿液的膀胱及胎儿的前置部分，则充塞于脱出的阴道壁囊腔内。有时，膀胱也经尿道外翻而脱出，呈苍白色球状物，位于脱出的阴道壁下面。个别病牛和病猪，还可继发直肠脱出。

脱出的阴道黏膜，初期表面光滑、湿润，呈粉红色。以后，则黏膜淤血、水肿，变为紫红色或暗红色，黏膜与肌肉层分离，黏膜表面干裂，并流出带血的液体。如经受擦伤及粪便、泥土、垫草的污染，则发炎、破裂、坏死，裂口或糜烂区域有炎性渗出液或血液流出，夏季可能生蛆，冬季可能冻伤。偶见子宫颈松弛，子宫颈塞失掉，而发生流产和早产。

【治疗】

1. 保守疗法　轻症临产牛，应单独饲养，增加放牧和运动时间；牛床后面垫高，使后躯高于前躯约 5～15cm，有一定防治效果。

怀孕期阴道脱出的病牛，可每日注射孕酮 50～100mg 或每 10d 注射 1 次缓释孕酮 500mg，直至分娩前 10d 左右停药。对卵泡囊肿伴发的阴道脱出病牛，主要治疗卵巢囊肿，辅以阴道脱出治疗。

母犬发情期阴道黏膜过度增生而继发的阴道脱出，间歇期多可自愈。局部涂敷抗生素-甾体激素软膏后，略加整复即可。

2. 手术疗法 对阴道完全脱出和不能自行复位的部分脱出病例，要进行局部清理和整复固定。

（1）局部清理。脱出部分用 0.1％高锰酸钾溶液或 0.05％～0.1％新洁尔灭溶液或 0.1％雷佛奴尔溶液或生理盐水清洗消毒。再用 3％温明矾溶液清洗，使其收缩变软。感染发炎和损伤的，则用温和的抗菌溶液涂布。腐败坏死组织应切除干净，破裂口应予缝合。黏膜淤血、水肿剧烈的，可用毛巾热敷 10～20min 或施行乱刺，以纱布包裹挤压或涂敷广冰散，使其体积缩小。清除干净后，给阴道裂口抹 2％的龙胆紫或碘甘油，或者磺胺乳剂等。

（2）保定。大家畜站立保定，后肢抬高；不能站立的应将后躯垫高，以利于整复脱出的阴道。而小动物可提起或悬吊后肢。

（3）麻醉。用 2％普鲁卡因或利多卡因 5～10mL（大家畜），做硬膜外麻醉。

（4）整复。先由助手用消毒手术巾或纱布将阴道托起与阴门等高，术者则趁患畜不努责时，用手掌将脱出的阴道从子宫颈开始向阴门内推送。整复时，若因膀胱扩张而发生困难，可将脱出的阴道背面提起，以减轻尿道的压力，使尿液排出或向膀胱插入导尿管排出尿液。一旦阴道底壁和两侧壁复位，则水肿迅速减轻。待全部送入后，再将手握成拳头将阴道顶回原位。手臂应在阴道内停留一定时间，以防继续努责而再次脱出。

（5）固定。为彻底防止阴道重复脱出，在阴道复位后须进行固定。常采用下列阴门缝合法。

①双内翻缝合固定法。在阴门裂的上 1/3 处，从一侧阴唇距阴门裂 3cm 处进针，在同侧距阴门裂 0.5cm 处穿出。越过阴门，在对侧距肛门裂 0.5cm 处进针，从距阴门裂 3cm 处穿出。然后，再在出针孔之下 2～3cm 处进针，做相同的对称缝合，从对侧出针，束紧线头打一活结，以便在临产时易于拆除。根据阴门裂的长度，必要时再用上法做 1～2 道缝合。但需注意留下阴门下角，便于排尿。给进、出针孔的缝线缠绕上碘酒棉条，或阴门两侧外露的缝线和越过阴门的缝线套上一段细胶管，以防止强烈努责时缝线勒伤组织。

②袋口缝合固定法。距阴门裂 2.5～3cm 处进针，与阴门裂相平行，在距进针点 3～4cm 处出针，给缝线上套一橡胶管，按同样的距离和方法，围绕阴门缝合一圈，将两缝线头束紧，打一活结，松紧要适中。

③阴道侧壁缝合固定法。在母畜坐骨小孔投影的臀部位置，剃毛消毒，皮下注射 0.5％盐酸普鲁卡因 5～10mL（牛用量）局部麻醉。用直尖外科刀刺透皮肤，将已合成 4 股的粗缝线一端缚一圆枕或大衣纽扣后，一手带入阴道。另一手将带有嵌线口的长柄直针，避开阴道侧壁的大血管或骨盆腔神经及直肠，从皮肤切口朝坐骨小孔方向刺入，穿透阴道侧壁黏膜，将缝线嵌入进针嵌线孔中，然后拔出缝针缝线，最后在缝线上系上圆枕或大衣纽扣，束紧打结。一侧缝合完毕，再以同样方法缝合另一侧。也可用一长直针从阴道内向臀部方向刺入，将缝针穿出皮肤孔。其他如上所述。

此外，还有黏膜下层部分切除术、改良的 Caslick 手术和阴道下壁子宫颈固定法。

（6）术后护理。应将患畜置于前低后高的场地饲养。为防止术后继续努责，可给以镇静剂或进行硬膜外麻醉。每日或隔日给阴道内涂布 1 次碘甘油或其他消毒防腐药；出现全身症状的，应连续注射抗生素 3～4d。在患畜确实不努责后再拆线。

（刘智喜）

二、阴 道 炎

Vaginitis

【病因】

1. 原发性阴道炎　起因于授精（自然交配和人工授精）和分娩时的损伤或感染。如分娩，尤其难产助产和产道干燥时，胎儿排出和手术助产，使阴道受到不同程度的损伤；交配时引起损伤；人工授精或子宫冲洗、灌注时引起损伤。

2. 继发性阴道炎　常见于胎衣不下、子宫内膜炎、阴道和子宫脱出等疾病。阴道、前庭和阴门的正常位置改变时，由于粪、尿、气体以及阴道和子宫分泌物在阴道内积聚，可引起感染，发生阴道炎。先天性或后天性阴道直肠瘘，粪便从生殖道排出，形成"粪腔"。

衰老瘦弱的母马，生殖道组织松弛或子宫颈肥大的牛，子宫颈重量大，使前庭和阴道腔向前下方水平倾斜，尿液倒流积滞在阴道穹窿，形成"尿腔"。

阴门撕裂、伸长、变形，或撕裂后缝合不正确，使阴唇外翻，出现裂隙，空气进入，形成"气腔"。

先天性阴瓣闭锁时，子宫和阴道分泌物在阴道内潴留。

家畜，尤其母猪采食真菌毒素赤霉烯酮污染的饲料后，可发生类雌激素综合征，表现为外阴阴道炎，阴唇和阴道黏膜充血、水肿以至坏死。

还有特殊病原感染引起的阴道炎，如颗粒性阴道炎、牛传染性脓疱性外阴阴道炎和滴虫性阴道炎等。

【症状】

阴道黏膜表层炎症，病畜不定期地从阴门流出黏液性或黏脓性分泌物，在阴门、尾根和臀部周围的被毛上形成干痂。开膣检查，可发现阴道底部和两侧壁黏膜轻度肿胀、充血或出血，有分泌物黏附。通常无全身症状。

阴道黏膜深层炎症，病畜努责，从阴门排出污红色、腥臭的脓性分泌物。阴道检查，表现疼痛，阴道内有脓性分泌物，黏膜充血、肿胀、溃疡、糜烂、坏死和出血。病畜常有拱背、努责、翘尾、尿频。表现一定的全身症状，体温升高，精神沉郁，食欲及乳量减少。

严重病例可发展为浮膜性阴道炎，黏膜上覆盖灰白色到灰黄色坏死组织薄膜，薄膜下为溃疡面，边缘肿胀。也可能发展为阴道周围蜂窝织炎，黏膜下结缔组织内有弥散性脓性浸润，有时形成脓肿，阴道脓性分泌物中混有坏死组织絮片，全身症状更为明显。

【治疗】

1. 首先清洗外阴部，尾根部用绷带缠绕后系于一侧。对轻型炎症，用稀薄的中性温热防腐消毒液冲洗阴道，如 0.1% 高锰酸钾溶液、0.01%～0.05% 新洁尔灭溶液；阴道水肿严重时，用 2%～5% 氯化钠液或稀碘液（1 000mL 水中加 20～30 滴碘酊）冲洗；大量浆液性渗出时，用收敛性冲洗液，如 1%～3% 鞣酸或 1%～2% 明矾液。

2. 阴道冲洗后，涂擦药液、软膏或乳剂，撒布粉剂，投放栓剂，如 10% 碘仿甘油、1∶2 碘甘油、抗生素软膏、磺胺软膏、磺胺乳剂、桐油冰硼散乳剂（桐油 20mL，冰硼散 3g）、磺胺粉剂、洗必泰栓等。疼痛剧烈时，按 1%～3% 的比例加入可卡因。阴道内有创伤、溃疡或糜烂，冲洗后应涂擦碘甘油（1∶1）、碘石蜡油（1∶2～4）。浮膜性阴道炎时，应用碘仿糊剂（碘仿 1，次硝酸铋 2，石蜡油适量）或磺胺糊剂，并根据病情肌注抗生素。

由于药物在阴道上壁和侧壁难以存留，必要时可在阴道内放置纱布塞。选用适当大小的棉球，用纱布包住，再用粗线结扎。用前先浸泡药液，或涂擦软膏，开张阴道后将纱布塞入患部，使结扎线的游离端露出阴门外。放置 4～12h 后，牵引线头拉出纱布塞。

3. 浮膜性和蜂窝织性阴道炎引起的脓肿，必须在阴道内切开，然后用消毒液冲洗，按外科方法处置。继发性阴道炎，应着重治疗原发病。

4. 气膣、尿膣和粪膣引起的阴道炎应施行矫正（形）术。

（1）气膣时。行阴门闭合术，即在两侧阴唇皮肤边缘向内 1.2～2.0cm 处切破黏膜，从上角一直切到坐骨弓水平面为止，下角留 3～4cm，除去切口与皮肤之间的黏膜，然后缝合切口两侧皮肤，使之愈合。以后从下角行人工授精，预产期前 1～2 周沿原来缝合线切开阴门，防止分娩时撕裂阴门，分娩后重新闭合阴门。

（2）尿膣时。用尼龙线在尿道外口稍前方缝合阴道黏膜及黏膜下组织，使之形成一个永久性的黏膜横折，阻挡尿液倒流。

（3）粪膣时。可分别缝合阴道和直肠破裂孔。

三、阴道囊肿

Cysts of Vagina

阴道囊肿．又称卵巢冠纵管囊肿或加特内氏管囊肿，多见于牛。卵巢冠纵管是胚胎时期中肾管（沃尔夫氏管）的遗迹。牛的卵巢冠纵管位于阴道底侧壁，为黏膜所覆盖，并在尿道外口稍前方两侧开口，正常时很难发现。

阴道炎或前庭炎时，常继发卵巢冠纵管炎，使排出管口阻塞，分泌物在管内积聚而形成囊肿。局部淋巴管或血管病变也能引起囊肿。阴道囊肿还见于滴虫病。母牛氯化萘中毒时，由于卵巢冠纵管上皮角化过度而引起阻塞和膨大。

卵巢冠纵管在阴道底侧壁形成串珠状膨大，甚至可延伸到子宫颈。直径 0.5～1.5cm。膨大部充满液体，发生感染时则形成脓肿，偶尔形成结石。阴道检查可触到囊肿及囊肿间腺管。

局部应用抗生素治疗，必要时可行囊肿穿刺、切开或摘除。

四、前庭大腺囊肿

Cystic Vestibular Glands

前庭大腺又称巴多林氏腺。牛的前庭大腺位于前庭侧壁，腺管开口于尿道外口稍后方的两侧黏膜凹陷内，分泌黏稠清亮黏液。本病牛多发。

几乎全部为单侧性囊肿。前庭检查，可触诊到腺体膨大部，直径可达 2～10cm，感染后形成脓肿。当囊肿直径超过 5cm 时，由于距阴门很近，牛卧下时从阴门突出一圆形粉红色物体，站立时又缩回，因此很可能被误诊为阴道可复性脱出。

治疗可穿刺或切开囊肿，用鲁格尔氏液冲洗患部，并重视原发病的治疗。

五、阴门及阴道损伤

Laceration of Vulva and Vagina

【症状】

阴门损伤主要是撕裂创，视诊可见到破裂口及出血，阴门肿胀，阴唇外翻，有时黏膜下发生血肿。阴道损伤时，可见血液或血凝块从阴道排出。阴道检查可发现损伤部位。阴道后部穿透创，可见周围脂肪组织突入阴道内，继发阴道周围蜂窝织炎和阴道脓肿。阴道底壁破裂，膀胱可能突入阴道内。阴道上壁与直肠同时破裂，则形成阴道直肠瘘。阴道前部穿透，肠管及网膜可能从破口突入阴道内，甚至从阴门脱出体外，并继发腹膜炎，患畜表现严重的全身症状。阴道穿透创有时可引起后躯皮下气肿。

【治疗】

阴门新鲜创，按一般外科方法处理后进行缝合。缝合后应尽可能保持阴门的原形，防止形成阴唇外翻或阴门裂隙而发生"气腔"。如果发生蜂窝织炎或脓肿，应按外科感染创治疗，并施行抗生素疗法。小而浅的阴道壁非穿透性损伤，可不必缝合。较大较深的损伤，缝合后按外科创伤治疗。

阴道壁穿透创继发肠管脱出时，应首先进行整复，然后缝合。如果母畜努责强烈，在整复和缝合前，应先行硬膜外麻醉或损伤部位局部浸润麻醉。损伤部位靠近阴门时，将损伤部位拉出阴门外进行缝合。如果损伤部位靠前，不易拉出体外，大家畜可采用双手阴道内缝合：缝线一端留在阴门外以备打结，另一端纫针后带入阴道内，左手在阴道内固定创缘并向外拉紧，右手持针在阴道内行全层连续缝合，每缝合一针后，要将针线拉出阴门抽紧，第一针和最后一针在体外打结后送入阴道内。小家畜采用单手阴道内缝合：每次缝合一边创缘后，将针线拉出阴门外抽紧，再送入阴道内缝合另一边创缘，再将针线拉出阴门外抽紧，助手可在体外配合拉紧缝线。缝合后 6 d 内应用抗生素，预防腹膜炎及创口感染，行补液、镇痛等对症和全身治疗，并配合创口的外科一般治疗。

阴道直肠瘘，可按阴道壁穿透创和直肠破裂的缝合方法进行修补闭合。

六、阴道出血

Vaginal Hemorrhage

阴道出血是指怀孕期非外伤性的阴道黏膜出血，多见于怀孕末期的经产老马，确切的原因尚不清楚，可能与腹压升高，引起阴道或前庭静脉长期高度曲张有关。

【症状】

阴门及尾根周围黏有血液或血痂，有时亦可看到血液从阴门呈间歇性或点滴状流出，卧下时出血更多，色鲜红。阴道检查时，可看前庭或阴道黏膜下静脉血管怒张、弯曲，有时曲张的血管聚积成深紫色球状，触摸或努责即破裂出血。持续长期出血可致贫血，严重时引起母畜及胎儿死亡。

【治疗】

使患畜保持安静，多立少卧。站立时呈前低后高的姿势以减轻内脏和子宫对阴道的压力。严禁不必要的直肠或阴道检查！

硝酸银止血，效果较好。用开腔器扩开阴道，用硝酸银棒涂擦出血部位，直到不再出血为止。阴瓣出血时可用止血钳将阴瓣拉出阴门外，用缝合线结扎出血部位。

辅助疗法包括：注射促进血液凝固和止血的药物，如维生素 K、抗坏血酸、氯化钙、白明胶等。对于出血较多的病畜，应酌情补液或输血。

七、阴道狭窄

Stenosis of Vagina

【病因】

1. 先天性狭窄，是由于胚胎期两侧缪勒氏管形成阴道时，出现融合不全或发育异常，其遗留的残迹引起阴道狭窄，如阴道系带、处女膜肥大等。

2. 幼稚性狭窄，见于饲养不良、配种过早。分娩时阴道发育不充分，弹性小，不能充分扩张。

3. 阴道炎或阴道损伤（撕裂或阴道切开）痊愈后，形成瘢痕性收缩或发生粘连，影响阴道扩张。

4. 分娩过程延滞，或助产粗暴、时间过长，阴道发生水肿或血肿而引起狭窄。

5. 家畜过肥，阴道周围脂肪过多，或脂肪坏死，引起阴道扩张困难。

6. 阴道肿瘤引起狭窄。

【症状】

产力正常，但胎儿长久不能产出。阴道检查可发现狭窄的部位及原因，也能摸到胎儿前置部位受阻的情况。

【治疗】

轻度狭窄时，阴道内灌入润滑剂，进行缓慢牵引，逐渐使阴道扩张，否则可行阴道切开术。狭窄严重、阴道肿瘤过大或不宜牵引时，可施行剖腹产术。如果胎儿死亡，可施行截胎术。阴道系带或处女膜阻滞，应予剪断或剪破。

八、阴门及前庭狭窄

Stenosis of Vulva and Vestibule

【病因】

头胎分娩的母畜，一般阴门较狭窄，在安格斯青年牛，阴门-前庭狭窄性难产更为常见，可能与遗传和过肥有关。某些慢性疾病或营养缺乏，致使生殖道发育不良，也可引起本病。阴门撕裂、严重的阴门炎、阴门血肿或脓肿，预后形成广泛性瘢痕而引起狭窄。还见于阴门未完全松弛的早产及流产。

【症状】

努责时，胎儿前置部分或胎囊露出阴门外，外阴部突出很大，但胎儿不能产出，间歇期外阴部又恢复原状。有时可能在强烈努责时，胎儿冲破会阴排出。触诊阴门组织感觉不甚柔软，弹性较差，大家畜阴门仅容一只手勉强伸进。

【助产】

灌入润滑剂，在助手牵引胎儿时，术者要尽量保护阴唇及会阴，不使发生撕裂。牵引时要缓慢、稳妥，力量适中，以便阴门逐渐扩张。如果估计阴门撕裂不可避免，或胎儿将发生窒息，即行阴唇或会阴切开术。

九、子宫颈狭窄

Stenosis of Cervix

原发性狭窄是由于胚胎期两侧缪勒氏管发育为子宫颈的部分未完全融合，或发育不全。继发性狭窄是由于子宫颈硬化、子宫颈肿瘤、激素不足、分娩无力、子宫颈复旧等因素，使子宫颈开张不全或开张不能。

【症状】

阵缩及努责正常，长久不见胎膜外露和胎水流出，也不见胎儿前置部分，产道检查可见子宫颈与阴道之间界限明显，颈口开张不大。开张不全，是子宫颈口开张不充分，但还能继续开张。产道检查时感觉子宫颈虽然柔软，但松弛不够，颈口仅容 3～4 个指头伸进，施行牵引术尚能勉强拉出胎儿，或胎儿的宽大部分不能拉出。开张不能，则是子宫颈口开张得很差，仅容 1～2 个手指头伸进或更小，虽然产力甚强，但宫颈口不再继续开张。

【治疗】

子宫颈开张不全且努责不强烈时，不要急于牵引，要耐心等待，并应用雌激素和催产素、葡萄糖酸钙，促进颈口开张，增强子宫收缩力。为促进子宫颈口开张，应给阴道灌热水、按摩牵引子宫颈、做机械性扩张（手臂、器械、气球、缓拉胎儿等），或在子宫颈口及周围反复涂擦颠茄酊、行颈口周围点状封闭等。

牵引助产无效，应即施行子宫颈口切开或剖腹产。

十、子宫颈发育异常

Developmental Abnormalities of Cervix

子宫颈系胚胎期两侧缪勒氏管各自分化为子宫颈之一部，并相互融合和发育而成。如果融合不全或节段性发育不全，所形成的子宫颈就会出现缺损，称为子宫颈发育异常。常见的子宫颈发育异常有：双子宫颈、子宫颈肥大、子宫颈囊肿，其中大多数属遗传缺陷。各种家畜均可发生，常见于牛。

（一）双子宫颈

Double Cervix

胚胎期两侧缪勒氏管节段性未完全融合，或融合后管壁未完全消失，遗留的残迹将子宫颈口或子宫颈管分隔为两个部分。

【诊断】

用开膣器扩开阴道，可看到两个子宫颈口及其中间的隔带。阴道检查时，两手指可分别伸进两个子宫颈口，并感触隔带的厚度及延伸的长度。如果隔带超过手指长度，可用金属管或探针插入，确定是双子宫颈抑或双子宫。直检时，可以感觉到子宫颈局部厚、粗而平坦。

【治疗】

子宫颈系带在胎儿产出时可自行断裂。如因系带阻滞而引起难产，应予割断。如因子宫颈隔带引起难产，可行隔带割断术或剖腹产术。在非孕期，可行双子宫颈手术矫正。

割断系带或隔带，要特别注意止血！

（二）子宫颈肥大症

Hypertrophy of Cervix

国外一些品种的牛，如婆罗门、圣格鲁底斯和肉牛王等，怀孕期发生渐进性子宫颈肥大症，产犊时子宫颈直径 10～15 cm，长 15～20 cm，重量可达 10 kg，经产牛更为显著。

子宫颈肥大症的牛繁殖力低，应即淘汰。理由是：子宫颈肥大病牛分娩前容易发生阴道脱出；分娩后子宫复旧延迟；由于子宫颈重量的牵制作用，阴道前部发生下陷，常引起尿膣；人工授精时，手在直肠内难以固定子宫颈，输精管不容易插入子宫颈内；再者，肥大的子宫颈不利于精子在子宫内运行。

（三）子宫颈囊肿

Cysts of Cervix

子宫颈囊肿，又称纳博特氏囊肿、纳博特氏滤泡、子宫颈腺囊肿或子宫颈内涵性囊肿，多为先天性子宫颈腺停滞性囊肿，有的继发于子宫颈损伤或撕裂。偶发于牛。

【症状】

囊肿直径 1～5cm，位于子宫颈黏膜下，囊壁薄，腔内为子宫颈腺分泌的黏液。囊肿较小时，对牛繁殖无影响，囊肿发育到足够大时，可阻碍子宫分泌物的排出及子宫颈管的正常闭合，影响精子的运行和胚胎早期发育，而引起不孕。

【诊断】

直肠检查或阴道检查时，可触摸到子宫颈内有成熟卵泡样圆形物，波动感明显，有弹性。用开膣器扩开阴道，可观察到突出于子宫颈口的囊肿。

子宫颈囊肿应与子宫颈脓肿相鉴别：囊肿位置浅，黏膜层构成的囊肿壁薄，而脓肿的位置较深，结缔组织构成的壁较厚，弹性强。

子宫颈囊肿还应与子宫颈囊肿性扩张、子宫颈小囊和子宫颈憩室相鉴别，这些先天性疾病，是缪勒氏管在胚胎发育过程中融合受阻或发育缺陷造成的，预后不良。

【治疗】

用针或细长的小刀从阴道内刺破囊肿，排出囊肿内黏液，然后用鲁格尔氏液等药液冲洗子宫颈。

（李权武）

十一、子宫内翻及脱出

Inversion and Prolapse of Uterus

子宫角前端翻入子宫腔或阴道内，称为子宫内翻，或称子宫套叠；子宫角、子宫体和子宫颈甚至一部分阴道翻转脱出于阴门之外，称为子宫脱出。本病多发生在流产或分娩时（犬）或分娩之后数小时至 2d 内。牛，尤其乳牛多发，约占产犊的 0.5%。羊、猪也常发生，马、驴、犬、猫比较少见。

【病因】

1. **激素影响**　怀孕末期，雌激素等性激素分泌增多，可使骨盆腔内的支持组织和韧带松弛。

2. **子宫扩张过度**　胎儿过大、单胎动物多胎妊娠、胎膜水肿；胎水过多时，子宫弛缓，子宫阔韧带松弛，子宫扩张过度。

3. **孕畜自身因素**　如孕畜衰老经产，营养不良，饲料中缺少钙质以及怀孕期间缺乏运动。

4. **分娩影响**　如分娩时阴道及子宫受到过度刺激，发生急性炎症或严重损伤，产后继续强力努责。

5. **助产不当，腹压过高**　如阵缩、努责间歇期间，强行拉出胎儿；或发生腹痛、臌气时。

6. **脐带牵拉**　脐带短而坚韧，产出胎儿时，牵拉子宫翻转。

【症状】

1. **子宫内翻**　一般是子宫角尖端翻入子宫腔内而发生套叠。在牛多发生在孕角，马多发生在空角。如向内翻入的组织不多，不伴有发炎，在子宫复旧过程中可自行复位。如果翻入的子宫通过子宫颈而进入阴道内，则表现轻度不安，病牛频繁抬尾，经常努责甚至食欲、反刍减少或停止。马则出现努责、腹痛和体温升高等全身症状。

产道检查，可以查出套入子宫腔或阴道内的子宫角尖端为柔软的圆形瘤样物。直肠检查，可发现套叠的子宫角增大变粗，子宫阔韧带紧张。当患畜卧下时，可看到翻入阴道内的子宫角。发生坏死性或败血性子宫炎时，阴道流出污红色发臭的液体，并出现明显的全身症状。

2. **子宫脱出**　牛通常是孕角脱出，或孕角与空角同时脱出。可见一个很大的囊状物从阴门中突出，下端可垂至跗关节附近。脱出的子宫往往还附着部分未脱落的胎衣。黏膜表面满布红色或紫红色的子叶（母体胎盘），并极易出血。牛的母体胎盘呈圆形或长圆形，状似海绵；绵羊的为浅杯状；山羊的为圆盘状，仔细观察可以发现脱出的孕角上部一侧有空角的开口。如果两个子宫角同时脱出，则可看到两个子宫角的末端都向内凹陷，其体积大小不等，大的为孕角，上面的胎盘也较大；小的是空角。两角之间无胎盘的带状区域为两个子宫角的分岔处。脱出的部分大而且长者，其中可能包含有子宫颈和一部分阴道。如果尿道受压，排尿往往发生困难，或者不能排尿。脱出的子宫腔内如包含有肠管或膀胱，可通过外部触诊和直肠检查确诊。

（1）牛、羊子宫脱出。除出现拱腰、轻度不安和排尿困难外，多数无全身症状。脱出的子宫暴露过久，子宫黏膜及胎盘可能发生坏死，或者继发腹膜炎、败血症而表现出严重的全身症状。

（2）猪子宫脱出。脱出的子宫角很像两条肠管，但较粗大，且黏膜表面状似平绒，血管很多，颜色紫红。

（3）马子宫脱出。脱出的部分主要为子宫体，表面似乎光滑，但仔细（或用放大镜）观察，其黏膜状似平绒，由于充血而变为紫红色。脱出的两个较短的子宫角，大的为孕角，小的为空角。每一个角的末端都有一凹陷。除有不安、拱腰、努责外，很快就出现全身症状。体温升高，脉搏增数，呼吸加快，食欲减少或废绝。如肠管进入脱出的子宫内，则表现持续性腹痛。

（4）犬和猫子宫脱出。可见阴门中脱出不规则的长圆形物，呈红色。脱出时间稍久，则黏膜水肿、增厚，呈暗红色，表面干裂，从裂口中渗出血液或渗出物。初期，一般无全身症状，仅见动物不安或卧于暗处或者用舌舔脱出部分。如发生感染，可见体温升高、食欲减退等全身症状。

【治疗】

1. **子宫内翻的治疗**

（1）手术整复。手指（小动物）或手臂充分洗净并消毒后，涂上消毒的油类滑润剂。然后伸入阴道，找到内翻套叠的子宫角，轻轻向前推送，尽量使其展平，感觉到子宫壁收缩增厚而腔体变小，即表明业已复位。随即向子宫内放（注）入抗生素胶囊（药液）。

（2）药液整复。提起后肢（小动物）或抬高后躯（大、中动物），将刺激性小的温热消毒溶液注入阴道及子宫腔内进行整复。常用的药液有 0.1％高锰酸钾、0.05％新洁尔灭或 0.1％雷佛奴尔，用量为牛、马 4 000～6 000mL，小动物酌减。

2. 子宫脱出的治疗 对子宫脱出的病例，应及时加以整复固定。

（1）保定。最好于四柱栏或六柱栏内站立保定，并使后躯尽可能垫高。

（2）麻醉。采用全身麻醉、硬膜外麻醉、局部麻醉或给予适量的镇静剂。

在犬、猫，可用 0.5％普鲁卡因或 0.5％利多卡因进行腰荐间隙硬膜外麻醉，其总量不得超过每千克体重 3mg。

（3）整复前检查。重点检查脱出的子宫腔中有无内容物，如肠管、膀胱和子宫阔韧带及卵巢系膜等。子宫腔中如有内容物，整复之前必须将它们还纳至腹腔，膀胱中如有积尿，还纳前尚需导尿，使其排空。

（4）脱出子宫的局部处理。整复之前，脱出的子宫必须仔细清洗和消毒。先用阴道脱出中所介绍的消毒液将脱出部分充分洗净，再用温明矾溶液浸泡，使之软化缩小。如有胎衣附着，需预先剥离，子宫上黏附的褥草、泥沙、脏物、粪尿等，必须仔细地清洗干净。脱出子宫上的干痂和坏死组织，必须完全去除干净，并涂以消毒药物。黏膜上如有创伤、破口，须用肠线进行缝合，然后涂布碘甘油或消炎制菌乳剂。

（5）整复子宫。

①由子宫基部开始整复法。即从靠近阴门的脱出部分开始整复。其具体操作程序是，术者将两手的手指并拢，趁患畜不努责时将脱出部分向阴门内一部分一部分推送，依次将阴道壁、子宫颈、子宫体和子宫角送还原位。病畜努责时停止推送，并由助手协助，用手掌在阴道周围紧紧压迫顶住，防止已送入的部分被病畜努责出来。脱出的子宫全部被送入骨盆腔后，术者将手握成拳头尽量伸入把它推至腹腔，并将它在腹腔中的位置矫正，使形成的皱襞完全展平。此后尚应将手臂在子宫内停留一段时间，待患畜不努责时，才将手慢慢抽出。最后在于宫内放置抗菌消炎药物。

②由子宫角尖端开始整复法。术者将右手握成拳头，伸入脱出子宫角尖端的凹陷内，将它顶住，趁患畜不努责时，轻轻用力向骨盆腔内推进。其余的操作步骤与子宫基部开始整复法完全相同。

（6）子宫整复后的处理。整复之后，子宫内注入冷的低浓度消毒液、冷的生理盐水或冷开水 1 500～3 000mL，不仅可以促进子宫收缩，减少病畜努责，还有助于防止再度脱出，而且借助液体的压力，可以使套叠的子宫角展平。但应注意，对子宫壁薄而脆弱、子宫有严重损伤或破口的病畜，不能应用此法。

整复后继续努责的病畜，除采用局部麻醉方法外，还可缝合阴门加以固定。

（刘智喜）

十二、子宫出血

Uterine Hemorrhage

子宫出血，可按其发生的时期和病因，分为以下 5 种类型。

1. 发情期子宫出血 处女奶牛或成年奶牛发情后 1～3d，从阴道排出的黏液中混有鲜红色至暗红色不凝固血液。病因有低磷酸血症、机体酸中毒或血中氯化物含量低下以及发情期激素变化。发情期激素变化是主要原因，即发情期子宫黏膜在雌激素影响下发生水肿和充血，排卵后雌激素水平降低，水肿和充血消退，黏膜层毛细血管破裂。

2. 怀孕期子宫出血　主要发生于怀孕后期，出血量少时，血液蓄积于子宫腔内，分娩前随子宫颈黏液塞一起排出；出血量多时，表现全身贫血和不安症状。大部分怀孕期子宫出血与流产、胎儿死亡和子宫扭转有关。

3. 分娩期子宫出血　大多数由于子宫创伤、撕裂或破裂。轻微的出血，蓄积在子宫腔内，产后子宫收缩时自行止血。大出血则出现急性贫血和休克体征。子宫颈损伤时，出血较多，并成股流出阴门外。子宫体、子宫角损伤时，出血可能流出阴门外，也可能蓄积在子宫腔而不流出，或通过子宫底部破口流到腹腔内。

4. 产后期子宫出血　犬分娩后，若胎盘附着部子宫复旧不全，则经常从阴门排出血样无臭分泌物，可持续30～60d或更长，产后首次发情前2周停止。腹部触诊，可感觉到沿子宫角纵轴有零散的圆形肿块。

5. 其他类型子宫出血　猫、犬子宫内膜增生时形成有蒂的囊肿性子宫息肉，从子宫颈脱出，引起持久性出血，并有恶臭的排出物。

【治疗】

牛发情期子宫出血轻微，一般无需治疗。必要时可应用全身止血药或2%明矾溶液25mL行子宫内灌注。

妊娠期子宫出血，不宜反复直检和阴检，可应用肾上腺素和全身止血药。

分娩期子宫出血较少时，首先取出胎儿及胎衣，然后应用催产素、钙剂或止血药。子宫损伤严重，出血较多，而胎儿未产出时，可剖腹取胎并缝合损伤部位。如果胎儿已产出，损伤部位靠近子宫颈，可经阴道进行子宫缝合；当损伤部位距子宫颈较远时，可剖腹缝合，子宫颈损伤性出血，可结扎或压迫止血。犬胎盘部分复旧不全性出血，多不治而自愈，或应用孕酮治疗。少数贫血严重的，可考虑输血。猫子宫息肉性出血，可行子宫卵巢摘除术。

（李权武）

十三、子宫内膜炎

Endometritis

子宫内膜炎可分为产后子宫内膜炎和慢性子宫内膜炎。前者是产后子宫内膜的急性炎症，多有全身症状；后者多为缺乏全身症状的局部感染，是不孕的主要原因之一。

【病因】

急性子宫感染多发生于分娩时或产后。分娩过程中，胎儿排出或手术助产时可能造成子宫或软产道表层的损伤。产后子宫颈开张，子宫内的分泌物及残留的胎衣碎片为微生物的侵入和繁殖创造了条件。尤其是在发生难产、胎衣不下、子宫脱出、子宫复旧不全、流产或死胎遗留在子宫内时，均能导致子宫发炎。

引起子宫感染的微生物很多，各种动物的主要共同病原有大肠杆菌、链球菌、葡萄球菌、棒状杆菌、变形杆菌、嗜血杆菌，还有一些特殊病原，如牛、羊的布鲁氏菌、霉形体、牛鼻气管炎病毒、牛腹泻病毒、胎儿弧菌和滴虫以及马的沙门氏菌等。

【症状】

1. 产后子宫内膜炎（puerperal endometritis）　病畜拱背、努责，从阴道中排出黏液性或黏脓性分泌物，严重者分泌物呈污红或棕色。在犬和猫，有时分泌物呈黄绿色或黑色，且具有臭味。卧下时排出量较多。体温升高，精神沉郁，食欲及奶量明显降低。牛、羊反刍减弱或停止并有轻度臌气。猪常不愿给仔猪哺乳。犬、猫常表现抑郁、发热等毒血症体征。犬体温升高至 39.4～40.5℃，经常舔阴门，不愿照顾仔犬。

2. 慢性子宫内膜炎（chronic endometritis）　可分以下 4 种病型。

（1）隐性子宫内膜炎。临床上不表现症状，发情期正常，但屡配不孕。

（2）慢性卡他性子宫内膜炎。从子宫及阴道中经常排出一些黏稠浑浊的黏液，吊于阴门下角，发情时或卧下时排出较多。

（3）慢性卡他性脓性子宫内膜炎。病畜常有精神不振，食欲减退，逐渐消瘦，体温略高等轻微的全身症状，发情周期不正常，阴门中经常排出灰白色或黄褐色的稀薄脓液或黏稠脓性分泌物。排出物可污染尾根和后躯，形成干痂。

（4）慢性化脓性子宫内膜炎。从阴门中经常排出脓性分泌物，卧下时排出较多。排出物污染尾根及后躯，形成干痂。病畜可能消瘦和贫血。

【诊断】

产后子宫内膜炎，可根据临床症状及阴门中排出的分泌物性状做出诊断。

慢性子宫内膜炎，可根据临床症状、发情时分泌物的性状、阴道检查、直肠检查和实验室检查做出诊断。

1. 发情时分泌物性状检查　正常分泌物，量较多，清亮透明，可拉成丝状。子宫内膜炎病畜，分泌物量多而稀薄，不能拉成丝，或量少而黏稠，浑浊，呈灰白色或灰黄色。

2. 阴道检查　子宫颈腔部不同程度肿胀和充血。宫颈口闭锁不全的，可见有不同性状的炎性分泌物经子宫颈口排出。如子宫颈封闭，则无分泌物排出。

3. 直肠检查　子宫角变粗，子宫壁增厚，弹性变弱，收缩反应也微弱。在马，两角分叉处平坦，子宫体也稍显肥厚。

4. 实验室诊断

（1）子宫回流液检查。冲洗子宫，镜检回流液，可见脱落的子宫黏膜上皮细胞、白细胞或脓球。

（2）发情时分泌物化学检查。4％氢氧化钠 2mL，加等量分泌物，煮沸冷却后无色为正常，呈微黄或柠檬黄色为阳性。

（3）分泌物生物学检查。在加温的玻片上，分别加 2 滴精液，一滴加被检分泌物，一滴作对照，镜检精子活动情况。精子很快死亡或被凝集者为阳性。

（4）尿液化学检查。实质是检查尿中组胺是否增加。取 5％硝酸银 1mL，加尿液 2mL，煮沸 2min。形成黑色沉淀者为阳性，褐色或淡褐色为阴性。其检出率可达 70％以上，但和卵巢疾病有交叉反应。

（5）细菌分离。无菌操作采取子宫分泌物，分离培养细菌，以鉴定病原菌。

【治疗】

总原则是抗菌消炎，促进炎性产物的排出和子宫机能的恢复。

1. 子宫冲洗　马和驴产后子宫内膜炎或慢性子宫内膜炎，可用大量（3 000～5 000mL）1％的盐水冲洗子宫，以促进炎性产物排出，防止吸收中毒。但子宫破损时严禁冲洗子宫，否则可造成炎症扩散。

多胎动物，如猪、犬和猫的子宫角很长，灌入的液体很难完全排出，一般不提倡冲洗子宫。牛，特别是牛慢性子宫内膜炎，也不宜冲洗子宫。原因在于其子宫颈管细而长，子宫角下垂，注入的液体不易排出；输卵管的宫管结合部呈漏斗状，注入大量液体可经输卵管流入腹腔。子宫已复旧的牛，子宫注药的容积也应严格控制，育成牛不超过 20mL，经产牛为 25～40mL。

2. 宫内给药　子宫内膜炎的病原非常复杂，且多为混合感染，宜选用抗菌范围广的药物，如四环素、庆大霉素、卡那霉素、红霉素、金霉素、土霉素、氟哌酸等。产后子宫内膜炎时，子宫颈尚未完全关闭，可直接将抗菌药物 1～2g 投入子宫，或溶于少量生理盐水经导管注入子宫，每日 2 次。猪慢性子宫内膜炎，子宫颈口关闭，可肌内注射抗生素。牛慢性子宫内膜炎可选用溶解度低、吸收缓慢的抗菌药物或剂型，用直肠把握法将 B 型输精管通过子宫颈送入子宫，直接注入子宫腔。

3. 激素疗法　对产后急性病例注射催产素或麦角新碱，以促进炎性产物排出。催产素剂量为马、牛 20 U，羊、猪、犬 10 U，每日 3～4 次，连用 2～3d。每 3d 注射雌二醇 8～10mg，对有渗出物蓄积的病例，注射后 4～6h 再注射催产素 10～20 U。$PGF_{2\alpha}$ 及其类似物对产后子宫内膜炎也有较好疗效。

4. 胸膜外封闭疗法　主要用于治疗牛子宫内膜炎、子宫复旧不全，对胎衣不下及卵巢疾病也有一定疗效。方法是在倒数第 1、2 肋间，背最长肌之下凹陷处，用长 20 cm 的针头与地面呈 30°～35° 进针，针头抵达椎体后微退针，使进针角度加大 5°～10°向椎体下方刺入少许。刺入正确时，回抽无血液气泡，针头可随呼吸摆动。注入少量药液后取下注射器，药液不吸入，并可能从针头中涌出。确定进针无误后，每千克体重用 0.5%普鲁卡因 0.5mL，分别注入两侧。

5. 生物学疗法　将乳酸杆菌或人阴道杆菌接种于 1%葡萄糖肝汁肉汤培养基，37～38℃ 培养72h，使每毫升培养物中含菌 10 亿～50 亿。吸取 4～5mL 注入病牛子宫，经 11～14d 可见临床症状消失，20d 后可恢复正常发情和配种。

自体血浆 100mL，子宫内注入，每日 1 次，连续 4 次，随后配种，可使马的受胎率达 60%以上。

6. 人工诱导泌乳　人工诱导泌乳可使子宫颈口开张，子宫收缩增强，促进炎性产物的清除和子宫机能的恢复。方法是：每日按每千克体重皮下注射苯甲酚雌二醇 0.1mg，孕酮 0.25mg，连用 7d，停药 5d，再按每头牛每日肌注利血平 4～5mg（或 15-甲基 $PGF_{2\alpha}$ 2～4mg），连用 4d。处理期间每日用温水擦洗按摩乳房及乳头 2～3 次，每次 15～20min。全部处理完毕即开始挤奶，产奶量开始较少，逐日增多，大约在产奶后 30～70d 达到高峰。一旦开始泌乳，一般可维持一个泌乳周期。

（王光亚）

十四、子宫积脓和子宫积液

Pyometra and Hydrometra

子宫积脓（pyometra），是子宫腔中蓄积脓性或黏脓性液体。多发于牛、猫、犬及山羊。子宫积液（hydrometra），即子宫内积有大量棕黄色、红褐色或灰白色的稀薄或黏稠液体。蓄积的液体稀薄如水者也称子宫积水。

【病因】

牛子宫积脓大多在产后早期（15～16d）继发于分娩期疾病，如难产、胎衣不下及子宫炎。配种之后发生的子宫积脓，多因配种时胚胎死亡后感染所致。在发情周期的黄体期给动物输精，或错误地给孕畜输精及冲洗子宫，常引起流产而导致子宫积脓。子宫积脓的病原菌主要是布鲁氏菌、溶血性链球菌、大肠杆菌、化脓性棒状杆菌等。

马、羊、猪的子宫积脓，还多发生于分娩及配种之后，但发病率不高。

子宫积液的病因与子宫积脓基本相同，多半继发于子宫内膜炎、卵巢囊肿、卵巢肿瘤、持久处女膜、单角子宫、假孕，是雌激素（孕激素）长期刺激的结果。

【症状】

患牛的特征包括乏情，卵巢上存在持久黄体，子宫积有脓性或黏脓性液体。积脓数量在 $200\sim$ $2\,000mL$。产后子宫积脓病牛，子宫颈开放，躺卧或排尿时从子宫中排出脓液。阴道检查，阴道内积有脓液，颜色黄、白或灰绿。直检子宫壁变厚，有波动；子宫的体积与怀孕 6 周至 5 个月的相仿，两子宫角大小不对称者居多，摸不到子叶、胎体及怀孕脉搏；卵巢上存有黄体。病牛一般不表现全身症状，有时在初期体温略高。

子宫积液的临床表现不一。起因于缪勒氏管发育不全的，乏情极为少见；卵巢囊肿引起的，普遍有乏情现象。大多数母畜子宫壁变薄，单侧或双侧子宫角积液。子宫颈扩大，充满黏稠液体的，称为子宫颈积液。

【治疗】

1. 前列腺素疗法　牛子宫积脓及积水，应用前列腺素治疗，效果良好。$PGF_{2\alpha}\,12.5\sim30mg$ 肌内注射，24h 后子宫中的积液排出，经过 $3\sim4d$ 表现发情。

2. 冲洗子宫　冲洗子宫是子宫积脓或积液的通用有效疗法。常用的冲洗液有高渗盐水，$0.02\%\sim0.05\%$高锰酸钾，$0.01\%\sim0.05\%$新洁尔灭，含 $2\%\sim10\%$复方碘溶液的生理盐水；加有抗生素的生理盐水等。冲洗后注入抗生素液或塞入抗生素胶囊，则效果更好。

牛子宫积脓，在分娩 3 周以后，尤其化脓棒状杆菌和革兰氏阴性厌气菌引起的，应用青霉素灌注比较适宜。土霉素抗菌谱广，是首选抗菌药物。

氨基糖甙类抗生素，如庆大霉素、卡那霉素、链霉素及新霉素等，在子宫厌气环境中均难发挥作用，不宜应用。

3. 雌激素疗法　雌激素能诱导黄体退化，引起发情，促使子宫颈开张，子宫内容物排出，可用于治疗子宫积脓或积水。缺点在于可能造成感染扩散，导致粘连和炎症，长期使用尚可诱发卵巢囊肿。因此不能长期重复注射。

4. 摘除黄体　摘除黄体后会出现发情，排出子宫内容物。但子宫积脓时，黄体比较硬实，很难挤破，而且术后易发生出血和粘连。

（赵兴绪）

十五、犬、猫子宫积脓复合症

Endometrial Pyometra Complex in Dog and Cat

犬猫子宫积脓复合症，又称子宫内膜增生-子宫积脓复合症、子宫积脓、慢性囊性子宫内膜炎，是性成熟犬发情后期生殖系统复合症，中老龄虚弱猫发情后期的子宫疾病。

【病因及发病机理】

生殖激素紊乱和微生物侵入子宫是造成子宫积脓的因素。子宫积脓多见于发情后期病犬，卵巢上都有黄体，临床上见到的病例往往是医源性的，试验性注射孕酮可复制此病。孕酮可诱发子宫内膜囊肿性增生，雌性激素可促进孕酮的这一损害作用。

继发微生物感染，可造成子宫积脓。最常分离到的病原菌是埃希氏大肠杆菌（60%～74%），其次是葡萄球菌、链球菌、克利伯氏菌、沙门氏菌。多从泌尿生殖道感染。

肾脏疾病是犬子宫积脓时的常见伴发病。子宫积脓性肾脏疾病有5种类型：肾前尿毒症；原发性肾小球病；肾小管浓缩力减退；伴发性肾病；上述疾病的混合型。

据报道，子宫积脓病犬常伴有肾结石、肾盂肾炎、慢性弥漫性肾炎。

猫子宫积脓的发病机理还不清楚。可能同反复发生的孕前机能障碍有直接关系。

【症状】

病犬精神沉郁，食欲废绝，呕吐，烦渴，多尿，夜尿症。体温正常，腹部膨大，阴唇肿胀，阴道排出分泌物的多少取决于子宫颈开放的程度，色泽多为黄绿色或粉红色、褐色，并有恶臭味。阴道无分泌物排出的病例，子宫炎性产物吸收而发生毒血症，全身症状重剧。

子宫体积显著增大，腔内蓄积清澈的类黏液样物质，腹壁触诊感有波动或闻震水声，特称子宫积液，由于肾功能障碍，重症病例显现尿毒症症状，

病猫食欲减退，精神抑郁，腹部膨大，偶见呕吐。阴道分泌物常因猫有舔净习性而不易为主人所发现。后期陷入恶病质状态，显现神经功能障碍等尿毒症症状。

检验可认白细胞增多症、丙球蛋白血症、尿素氮血症、蛋白尿、低渗尿、肝功能改变等脓毒血症、肝衰、肾衰以至尿毒症的各项变化。

【治疗】

根治办法是施行卵巢子宫全切除。种犬可采用激素和抗菌治疗。睾酮25mg，肌内注射，每周2次，连续3周，大多能临床康复。己麦角生物碱1mg，内服，每天2次，连服10d；配合抗生素疗法4～6周，可使不少病犬痊愈并生育。

十六、子宫内膜增生性障碍

Endometrial Hyperplastic Disorder

子宫内膜增生性障碍，系指子宫内膜内分泌障碍、子宫内膜变性，最终导致子宫内膜萎缩。主要发生于牛，约占不育牛的22%～30%。

【病因】

维生素和矿物质不足是子宫内膜变性的主要原因；消瘦也能使子宫内膜发生变性过程；慢性或隐性子宫内膜炎，长期饲喂过多的富含蛋白质饲料，维生素缺乏，内分泌紊乱都可使子宫内膜发生内分泌障碍、增生障碍和变性。

【症状】

直检子宫体积缩小，子宫壁坚实，子宫收缩反应减弱或消失。有些病例，卵巢上无成熟卵泡，不排卵，也不出现发情和性欲。触诊卵巢坚实，或卵泡囊肿变性；子宫壁部分松弛，部分膨大。有时强烈收缩，性周期失常，一侧或两侧卵巢有囊肿形成，屡屡输精而始终不孕。

【诊断】

除病史和临床症状外，确诊主要依据病理组织学检查。子宫内膜腺部分或普遍萎缩；黏膜和肌层

纤维组织增生，血管壁增厚、变性；有的腺体增生、肥大、囊肿变性；卵巢组织少数原始卵泡中的卵细胞死亡；卵泡囊肿变性；无正在生长的卵泡和黄体。

【治疗】

通常应用激素制剂。孕马血清，牛一次皮下注射1 500～3 000 IU，可间隔1周重复1次。

十七、妊娠子宫变位

Displacement of Gravid Uterus

妊娠子宫变位有两种；一是沿自身纵轴转动（子宫扭转）；一是沿自身横轴移动（子宫腹固定）；前者常见，多发于分娩期。

（一）子宫扭转

Torsion of Uterus

各种动物均可发生，最多见于牛，尤其奶牛，其发病率：在维多利亚，占难产病例的1％～3％；英国，5％～6％；美国纽约州，7.3％；德国，7％～10％，瑞士，12.5％，中国，占分娩牛的1.5％。

【病因与发病机理】

1. 解剖生理素因　奶牛妊娠子宫小弯背侧由子宫阔韧带悬吊，大弯则游离于腹腔，位于腹底壁，依靠瘤胃及其他内脏和腹壁支撑。这样的解剖结构加上牛的特殊起卧方式，即卧下时前肢先跪下，起立时后躯先爬起，以致起卧时一旦滑倒或跌跤，游离在腹腔内的妊娠子宫就可能发生扭转。

2. 妊娠子宫张力不足　胎水量不足，子宫壁松弛，非妊娠子宫角体积小，子宫系膜松弛，易发生子宫扭转。

3. 机械因素　跌倒、爬坡和翻滚等体位急剧改变，尤其在犬和猫，可能是重要病因。

4. 未妊娠子宫积脓

牛子宫扭转的程度相差很大。Frerkmg等报道（1975），90°扭转的占10％，180°占52％，270°占28％，360°占9％，360°以上占1％。根据上海牛奶公司奶牛场10年统计资料，90°占65.2％，180°占16.7％，270°占6％，360°占12.1％。

【症状】

1. 产前子宫扭转　孕畜腹痛，随着病程的延长，腹痛逐渐加剧，表现摇尾、前蹄刨地、回顾腹部、后肢踢腹、卧地不起或打滚；病畜背腰拱起，不时努责或表现不同程度阵缩，但阴门不露胎儿和胎膜。

2. 临产子宫扭转　病牛表现烦躁不安、踏步、后肢踢腹、频频挥动尾巴。食欲废绝，呈现里急后重或分娩第二期特征性腹肌收缩（努责）现象。

3. 继发子宫坏疽、子宫破裂和胎儿气肿　表现精神抑郁，脉搏微弱，严重衰竭，体温低下，肢端厥冷等危重的全身症状。

子宫扭转偶尔引起子宫血管破裂，发生严重的失血性贫血。

扭转达到270°～360°的病例，阴门上连合下坠并偏向扭转的一侧。

阴道检查：临产时扭转部位在子宫颈之前，且不超过360°的，子宫颈口稍微张开并偏向一侧。

扭转超过 360°的，则子宫颈管闭合，也不偏向。阴道视诊，见子宫颈阴道部呈紫红色、子宫颈塞红染。产前子宫扭转，阴道无明显变化。

扭转发生在子宫颈之后的，不论产前抑或临产，均可见阴道前壁紧张，阴道腔越向前越狭窄，前端还有或大或小的螺旋状皱襞。阴道腔和皱襞的走向与扭转方向一致，将手背紧贴阴道上壁前伸即可感知。阴道前端的宽窄、皱襞的大小，取决于扭转的程度。扭转不超过 90°的，手可自由通过，达到 180°时，手仅能勉强伸入，阴道前端底壁都可摸到较大皱襞，皱襞前的管腔弯向一侧；达到 270°时，手就不能伸入，360°时管腔拧闭，以致看不到子宫颈口，只能见到阴道前端细小的皱襞。

直肠检查：子宫颈前扭转，主要发生在妊娠后 3 个月，可在耻骨前缘摸到子宫体扭转处呈似软而实的物体堆，两侧阔韧带由此处交叉，一侧韧带在其上前方，另一侧韧带则在其下后方。

扭转不超过 180°的，下后方韧带比上方韧带紧张，子宫向紧张一侧扭转；超过 180°的，两侧韧带均紧张，静脉怒张。

子宫颈后部扭转，阴道一并扭转，扭转后端位于骨盆前缘，胎儿的腿偶尔也伸入阴道。阴道呈螺旋形皱褶，使子宫颈拉紧，偶尔能触到子宫体，胎儿都为纵向、侧位或下位。

马和羊子宫扭转的症状和牛大致相同。马的子宫扭转大都超过 180°，胎驹大都死亡，表现中度或剧烈的腹痛症状。

多胎动物（如犬）分娩期发生子宫角扭转的主要原因是胎儿由子宫角尾部或伸展开的部分排出，引起子宫角回转或一侧子宫角回转。除腹部能触到胎儿外，扭转的子宫角呈节段性断裂，并仍然依附在子宫上，胎儿可能排入腹腔。12～24h 内母犬出现抑郁，不食，体温升高，脉搏加快，腹壁紧张、硬实，拱背，步伐和姿势因慢性疼痛而发生改变。X 射线摄像和腹壁触诊，可诊断出子宫外胎儿。极少数情况，尤其是猫，子宫扭转节段内有 1～2 个胎儿，同整个子宫分隔开来。由于结缔组织增生，也可能同腹腔隔开，造成胎儿浸溶和木乃伊化。

【治疗】

主要是矫正扭转的子宫和移动胎儿。

1. 通过产道回转胎儿和子宫　解救子宫扭转难产的一种最常用方法，适合于分娩过程中发生、扭转程度小、胎儿前置部分已进入阴道的病例。前低后高站立保定。术者手伸入产道，尽可能伸向子宫，握住胎儿某一部分，通常是掌部和跖部，弯曲膝关节或跗关节，向上向对侧翻转并扭转腿部（根据胎位、胎向和子宫扭转方向决定用左手或右手来握住胎儿），定时地把胎儿和子宫在 25～30cm 范围内前后摇动，然后突然翻转胎儿和子宫，使之矫正复位。但有些病例要进行充分的硬膜外腔麻醉，预防努责；产道干燥的要用润滑剂；胎膜未破的，则要刺破胎膜放出胎水，以减少子宫的体积和重量。亦可边翻转边用绳索牵引前置的上面的前肢，向扭转的对侧牵拉，以便在牵拉扭正胎儿的同时，扭正子宫，拉出胎儿。

2. 翻转母体法　一种最古老最简单的方法。翻转马、牛时需要 3～6 人，最好在略有倾斜的斜坡草地上进行，头略低于后躯；对于体格强悍的牛，应给予镇静药或镇定药。使牛倒卧于扭转方向的一侧，分别将两前肢和两后肢拴在一起，缚前后肢的绳索末端留下约 80cm 的长头，牛头用鼻绳或另一绳索拉住，必要时牵住鼻子，前后肢不得缚在一起，以免压迫腹腔，妨碍子宫回转。

术式是：两助手立在母畜背侧，分别牵拉缚前后肢的绳头，另一助手牵拉住头部，准备妥当后，将母体向子宫扭转的方向翻转，头亦随着翻转，由于母体翻转快速，而子宫及其胎儿相对不动，扭转得以矫正。

子宫复位的标志是阴道前端开大，皱襞消失。否则应恢复原卧位，重新翻转。曾有报道一头病牛翻转 49 次，终将子宫矫正。

对于分娩时子宫扭转病例，可将手伸入产道抓住胎儿一条腿或其他部分，固定住胎儿，再进行母体翻转，以扭正子宫。此法成功率较高，但母体翻转时术者固定胎儿有很大困难。

马子宫扭转翻转矫正的方法和牛一样，但易引起子宫破裂，尤其伴有子宫水肿的病例。

3. 改良翻转母体法 即 Schaffer's 法，又称腹壁加压翻转法。基本操作方法和翻转母体法相同。特点在于腹壁上放置一块长约 3m、宽约 25cm 的厚木板，最好使木板中部置于腹胁部最突出的部位上，一端着地，助手站立于着地的一端，另一端由术者帮助固定，以防止滑向腹后方，并指挥同时翻转头部及前后肢，按扭转子宫的方向向对侧翻转母体。每翻转一次就应进行产道检查或直肠检查，以确定是否得到了矫正。绝大多数病例都能在第一次翻转就得到矫正，效果颇好。

4. 剖腹矫正和剖腹产 剖腹进行腹腔内矫正对妊娠期子宫扭转和子宫颈闭锁的子宫扭转病例特别有价值。施术时的保定、麻醉及腹壁切开术式和剖腹产不同。牛以站立保定右歟部切开为宜。

子宫向右扭转的，术者的手臂沿子宫和腹壁间伸向腹底部触到柔软的子宫，隔着子宫壁抓住胎儿身体某一部分（通常是腿部），交替地抬高和放下子宫，上下作 25～30cm 的弧形摇动，最后用力抬高子宫，并拉向腹中线，再放下子宫，完成一次矫正过程。

子宫向左侧扭转的，则术者手臂越过子宫顶部再向下插到瘤胃和子宫之间，用同样方法抬高、放下和摇动子宫，最后用力抬高子宫，拉向右侧回转或侧壁回转并放下，完成矫正过程。

马以左歟窝切开为宜，基本方法同牛。

对分娩时宫颈未开张的子宫扭转病例，可施行剖腹产。切开子宫壁，取出胎儿，矫正子宫。

绵羊和山羊子宫扭转，可提高后肢，翻转身体，进行矫正。必要时剖腹矫正。

（二）子宫腹固定

Ventroflexion of Uterus

老龄垂腹母牛、腹肌断裂（腹直肌破裂）的母牛多发。胎儿连同子宫呈直立状态，同整个骨盆成 90°角。

【症状】

母畜腹部下垂，阴门凹陷。阴道检查，胎儿处在骨盆入口前缘，腹腔的下方，胎儿四肢未伸展开，无努责。

【治疗】

子宫内灌注液体后施行矫正术。母畜仰卧保定，使子宫贴近背部。子宫颈未开张的，可施行剖腹产术。

（张朝崑）

十八、子宫破裂或穿孔

Metrorrhexis or Metroperforation

见于各种难产救助（包括截胎术）不当造成的意外；难产和（或）子宫扭转时，使用催产素或垂体后叶素。

【症状】

子宫不全破裂，主要症状是阴道流血。子宫完全破裂，特征性症状是努责突然停止，子宫灌注液体不回流，有时从产道中流出血液。破口大的，子宫内容物（包括胎儿）进入腹腔，肠袢进入子宫腔，病畜（尤其是马）继发致死性腹膜炎和内毒素休克，表现食欲缺乏，抑郁，虚弱，体温早期升高、后期低下，脉搏和呼吸疾速，肢端发凉，黏膜苍白，于1～3d内死亡。

大动物的子宫颈全破裂，类似于子宫破裂，由于缝合较困难，预后也不良。

【治疗】

子宫不全破裂或破裂孔较小的全破裂，一旦发生，首先应设法尽快取出胎儿及胎衣。确认子宫内不存在感染，破口小或在子宫上后方的，要立即重复使用催产素或子宫收缩剂（垂体后叶素等），促使子宫复旧。也可用浸透药液的纱布填塞子宫（用细绳栓住，一端露在产道外或缚在尾巴上）。同时全身采用抗生素治疗。

较大的子宫破裂，应及早采用手术疗法，缝合或摘除子宫。

（潘瑞荣）

十九、子宫弛缓

Metratonia

子宫弛缓是指子宫平滑肌紧张性和收缩力减退或丧失。有机能性和器质性之分。主要发生于牛，其他家畜少见。

【病因】

缺乏运动、潮湿、寒冷、长时期热应激、年老，消瘦以及脑下垂体后叶机能不全，垂体后叶素分泌减少，均可引起机能性子宫弛缓。子宫器质性弛缓，继发于子宫肌层炎，子宫肌结缔组织增生，神经感受器对刺激的感受性低下。

【症状】

全身无变化，只是发情周期紊乱，发情和性欲不规则，表现不明显，即使显示发情也不排卵，长期不孕。直肠检查：子宫略增大，宫壁松软，无痛感，按摩子宫，收缩力微弱或消失，一侧卵巢有黄体。

【治疗】

静脉注射40％葡萄糖（每千克体重0.2g），10％氯化钙（每千克体重0.025g），每日1次，连续3d或以上。垂体后叶素或催产素每100千克体重5～6 U，皮下注射。1％人造雌酚油溶液2～4mL，肌内注射。经直肠按摩子宫，每2～3d1次，每次5～10min，连续2～3周。

二十、子宫复旧不全

Incomplete Involution of Uterus

分娩后子宫回复到正常未妊娠状态的过程延迟，称为子宫复旧不全。多发生于年老经产家畜，尤其经产牛。

【病因】

病理分娩、子宫脱出、胎膜滞留、胎水过多、胎儿过大、多胎妊娠等，使子宫过度伸展，子宫收缩力减弱；长期中毒，子宫肌层炎或持久性黄体；妊娠期和产后期缺乏运动，子宫感受器兴奋性低下。

【症状】

恶露滞留或排出时间延长，最初 4～5d 排血样恶露，以后变成黏液脓样。子宫颈管于产后 12～15d 仍然开放。直肠触诊，子宫伸展，子宫壁松软，收缩力微弱或消失，往往有波动感（恶露潴留）。一侧卵巢有持久性黄体，常继发子宫内膜炎等雌科疾病，造成不孕。

【治疗】

与子宫弛缓基本相同。注意加强运动。恶露潴留或有持久性黄体者，可肌内注射 15 -甲基前列腺素 $F_{2\alpha}$ 2～4mg，或氯前列烯醇 0.5mg，有良好效果。按摩子宫、经直肠挤掉黄体或用 10% 温盐水、1：5 000呋喃西林液冲洗子宫亦可。

（张朝崑）

二十一、输卵管炎

Salpingitis

所有动物均可发生输卵管炎，牛更常见。Carpenter、Willian 和 Gilman（1921）报道，1 200 头母牛中大约 50% 有输卵管炎。输卵管炎常伴发于子宫内膜炎，或继发于子宫感染。输卵管炎时，管腔闭塞，分泌物积聚，称为输卵管积液（或积脓）。有时在输卵管内膜上可形成很多大小不一的囊肿。输卵管伞部和卵巢粘连时，形成卵巢输卵管囊肿。所有这些输卵管疾病，均不显临床症状，但影响受孕，是不孕症的一个常见病因。

（徐立仁）

二十二、鸡右侧输卵管囊肿

Cystic Right Salpinx in Fowl

【病因】

禽类为了适应飞翔，其骨骼系统、呼吸系统、消化系统、生殖系统等都与哺乳动物有很大差别。如生殖系统，哺乳动物是两个卵巢，双角子宫，而在禽类，仅有一个卵巢，一个输卵管，另一侧输卵管退化或形成一个绿豆大的小突起，晶莹发亮。这是禽类长期进化的结果。但有些鸡，特别是蛋鸡，可能出现返祖现象，即退化了的右侧输卵管会发育长大，使细菌等微生物进入并繁殖，造成右侧输卵管积液、囊肿，以致充满整个腹腔。

【临床表现】

80～120 日龄起病显症；表现精神沉郁，采食量较少；逐渐消瘦，呈皮包骨样；腹部增大下垂，直至不能维持身体的正常平衡状态，出现站立困难，行走困难，呆立不动，运步呈"企鹅状"，有的取仰卧姿势，腹部皮肤发绀或紫红色、或青绿色，触之有明显的波动感，软如水袋状；发病率较低，一旦发病，没有治疗价值，多数以死亡告终。

【病理剖检】

腹壁剪切要小心仔细，由外向内轻轻剪切。打开腹腔后可见有一特大的、充满于腹腔的水泡。切开水泡，流出淡白色液体。其他脏器一般无异常。

【类症鉴别】

腹部增大弛垂，运步如"企鹅"的类症有三，容易鉴别。

1. 肉鸡腹水症 临床症状与右侧输卵管囊肿相似，病理剖解所见可资区别。腹水症病鸡剖开腹部皮肤，皮下有淡黄色胶冻样渗出，腹部显著膨大，腹腔内蓄积大量淡黄色或淡红色胶冻样液体。肝门静脉扩大1～2倍，心脏增大1～2倍，心室扩张，右心室尤重，心室内充满大量血液或血凝块，放出后右心室柔软，急性病例脾脏肿大，呈紫褐色，慢性病例脾脏萎缩变小，肺部淤血、水肿，部分鸡肾肿大有出血或花斑样。

2. 脂肪肝 鸡群普遍食欲减退，鸡只肥胖，冠和肉髯苍白，行走步态不稳，常伏卧不起，突然死亡。病理剖解死亡鸡肥胖，肝脏肿大破裂，呈黄褐色或深色油腻状，质脆易碎。

3. 卵黄性腹膜炎 多发于老龄高产母鸡，腹腔穿刺有卵黄坠入腹腔造成的腐败恶臭的污浊渗出液流出，数日至数周内死于败血症。

（仝宗喜）

二十三、卵 巢 炎

Ovaritis

卵巢炎常见于结核杆菌感染，或由子宫内膜炎、输卵管炎及子宫周围炎蔓延而来。犬卵巢炎常继发于黄体脓肿或化脓性输卵管炎。

卵巢炎病畜，性周期发生紊乱，配种不能受孕。直检卵巢时动物表现敏感、疼痛。对本病除应查明并根治原发病外，可使用广谱抗生素坚持治疗。必要时摘除病侧卵巢。

（徐立仁）

二十四、卵巢囊肿

Cystic Ovaries

卵巢囊肿是牛、马、猪、犬，尤其乳牛的多发病，亦是这些动物不孕症的最常见原因。卵巢囊肿卵泡为自然发生的持久性不排卵卵泡，可使动物受精力下降。囊肿卵泡并伴有内分泌曲线图及相应行为表现异常的，通称卵巢囊肿。

（一）牛卵巢囊肿

Cystic Ovaria in Cow

牛卵巢囊肿，又称卵巢囊肿变性或机能障碍、格拉夫氏卵泡囊肿变性、囊肿卵巢、黄体囊肿或黄体化囊肿和囊肿黄体。

卵泡囊肿和黄体囊肿乃是卵巢囊肿的一种特殊形式。卵泡囊肿和黄体囊肿是不排卵的或提前排卵的囊肿。

卵泡囊肿的标准是卵泡直径大于 2.5cm 仍不排卵，且在卵巢上持续存在至少 10d，表现频繁而持续的发情（慕雄狂）或根本不发情。

黄体囊肿亦是不排卵的卵泡，卵泡黄体化直径超过 2.5cm，且持续存在较长时间，通常亦不发情。

【病因】

一般深信，卵巢囊肿系起因于控制卵泡成熟和排卵的神经内分泌机制障碍。其发病环节尚不清楚。

1. 缺乏 LH 排卵波　实验证明，注射富含 LH 的促性腺激素，对卵巢囊肿有很高的特异性治疗效果，据此认为，本病可能起因于排卵前或排卵时黄体生成素的释放量不足。

2. 医源性原因　临床上应用雌激素治疗雌畜科疾病而诱发卵巢囊肿的例证很多。给发情周期正常牛注射大剂量的雌激素，如雌二醇 4mg，或长时间应用小剂量雌激素，可能因干扰正常的 LH 释放，而产生卵巢囊肿。新近资料表明，给间情期后期和发情前期早期的牛应用雌激素，发生卵巢囊肿的百分率都很高，而发情周期的其他阶段则不然，但给产后其他疾病乳牛应用雌激素制剂（雌二醇等），对卵巢囊肿发病率并无影响。

3. 饲料的影响　卵巢囊肿发病率很高的牛群，应首先考虑是否因摄取含雌激素量高的饲料所致，如红三叶、豌豆青贮料。发霉的干草和霉变的青贮料中含有霉菌毒素赤霉烯酮（zealenone）。20 世纪 50 年代末，以色列乳牛群中流行的雌激素样综合征，就是饲喂大量这样的苜蓿干草所致。

4. 遗传因素　有迹象表明，慕雄狂或卵巢囊肿有遗传性。Casida 以及 Menge 等指出在荷斯坦等牛的品系中，卵巢囊肿呈明显的家族性发生，淘汰具有卵巢囊肿遗传素质的母牛和公牛，其后裔的发病率即显著下降。

5. 内分泌动态　业已证明，促性腺激素释放异常是引起牛卵巢囊肿的一个重要原因。下丘脑对雌激素的正反馈反应或垂体对 Gn-RH 反应发生障碍，都可导致 LH 释放量降低、不排卵和囊肿形成。给牛注射 LH 特异性抗血清以中和 LH 排卵波，可试验性地诱发牛卵巢囊肿。卵巢囊肿牛垂体，对外源性 Gn-RH 有反应，能释放出 LH，所含 Gn-RH 的受体量同正常牛垂体一样，没有什么差异；囊肿对 LH 或 HCG 亦有反应，注射外源性 LH 或 HCG 或使这种激素内源性升高，能使这种不排卵的卵泡或囊肿排卵并黄体化，且产生孕酮。卵泡对 LH 排卵波的反应能力，取决于卵泡成熟期间及时诱导出的 LH 受体量。不排卵以及随后发生的囊肿，都是由于成熟卵池内无充足的 LH 受体。排卵障碍，亦是成熟前 LH 受体量规律性下降所造成的。

Garm 报道，卵巢囊肿牛垂体腺，特别是肾上腺比正常牛大，表现雄性化行为和外貌，尿液内 17-甾酮含量升高，特称"肾上腺雄性化"（adrenal virilism）综合征，但有的学者认为牛卵巢也能产生雄性激素。Short 对囊肿卵泡内甾体激素进行过研究，认为囊肿卵泡内甾体激素的绝对浓度和相对含量在动物间和个体之间差异都很大，囊肿大小和激素浓度之间无相关性。

【症状】

牛卵巢囊肿，多见于产后 15～45d，部分病例延迟至产后 120d 才发生。发病率为 5%～20%。按性行为表现分两种类型：一是频繁或持续性发情即慕雄狂，二是根本不发情。后者多于前者。不发情卵巢囊肿的发病率，产后 60d 为 80%～87%，80～150d 为 26.4%。

慕雄狂牛表现频繁、不规则、长时间、持续地发情，神情紧张、不安和频频吼叫，极少数牛性情凶猛。在任何时间都接受公牛交配，偶尔亦接受其他母牛爬跨。绝大多数是频繁地爬跨其他母牛而拒绝让其他母牛爬跨。有的牛则出现公牛般的性进攻行为，舔吮或爬跨临近发情或已经发情的母牛。这一同性性交行为是病情恶化的表现，特称公牛化（buller）。

不发情的卵巢囊肿牛，几个月或更长时间看不到发情。有些牛发情不明显，往往检查不出而被疏漏。有些卵巢囊肿牛开始时为不发情型，以后变为慕雄狂型。也有由幕雄狂型转为不发情型的。

卵巢囊肿最常见的突出体征，是荐坐韧带松弛，尾根毗邻处尤为明显。少数病例在爬跨其他牛时，因骨盆韧带松弛，而造成髋关节脱臼和骨盆骨折。整个外生殖器官轻度水肿和弛缓，阴唇增大、松弛、水肿。慕雄狂牛还可能发生阴道脱出和阴道积气。阴门排出的黏液数量增多、黏稠而不呈牵缕状，不如发情黏液那样透明，其中无白细胞。子宫颈外口增大、扩张、松弛。

直肠检查：骨盆韧带明显松弛，子宫颈，尤其外口增大，子宫亦增大，子宫壁增厚、松软，有的体积缩小，质地松软。一侧或两侧卵巢有 1 个或 2～4 个直径为 3～7.5cm 的囊肿，呈圆柱形、壁薄容易破裂。卵巢上无黄体，也无黄体组织，甚至无囊肿黄体存在。不发情牛偶有黄体囊肿或黄体化囊肿，囊壁较厚，触之有波动。囊肿卵泡直径多大于 2cm，卵泡壁较厚。

病程长的典型慕雄狂病例，骨盆韧带松弛而骨盆突出，荐坐韧带松弛而尾根高耸，特称"不育隆起"（sterility hump）。坐骨结节也抬高，腰荐关节向腹下塌陷，以至步态不稳。长期站立的病例，可能发生子宫积水或积黏液。

卵巢囊肿对增加产乳量有明显的影响，不发情型病牛的乳产量比慕雄狂型高。病程长的卵巢囊肿病牛产乳量高。但乳汁味苦、味咸。

【治疗】

1. 人工挤破囊肿 最早的治疗方法是通过直肠挤破囊肿。但治愈率比较低，还可能造成炎症、出血和粘连。产后 20～40d，常发现直径 4～6cm 的大卵泡囊肿，检查过程中较易挤破。挤破壁厚的黄体囊肿，不宜过分用力。

2. 应用黄体生成素（LH） 应用人绒毛膜促性腺激素（HCG）、垂体抽提物（PLH）来治疗牛卵巢囊肿，至今已 50 余年，现仍然是治疗牛卵巢囊肿的良药。连续应用 HCG 或 LH 能刺激黄体组织生长发育，使卵泡囊肿和卵泡黄体化。应用剂量：HCG 静脉注射 5 000 IU，肌内注射 10 000 IU；LH 肌内注射 100～200 IU。必须注意，促性腺激素是天然蛋白，来自于别种动物，而不是牛，再次注射后体内会产生抗体，效果降低。新近研制出的精制促性腺激素，抗原性弱，不会产生抗激素。

3. 应用孕激素 孕酮或其他制剂治疗牛卵巢囊肿，旨在阻止发情行为。应用剂量：孕酮油溶液 50～100mg，皮下注射，14d 为一疗程。注射后几天内，约有 60% 的牛开始正常发情，50% 的牛于 45d 后接受配种。缓释孕酮 750～1 500mg，肌内注射后 36～72h，慕雄狂症状消失；十二癸酸孕酮 200～500mg，于挤破囊肿后肌内注射，经 10～14d 开始发情，但性行为表现不明显。

4. 应用促性腺激素释放素 从下丘脑分离获得的能控制垂体 LH 释放的促性腺激素释放素，称为黄体生成激素释放素（LH - RH）或促性腺激素释放素（Gn - RH）。现有国产制剂 LRH - A、LRH - A₃、LRH - Ⅱ 等，一次肌内注射 0.5～1mg。英国绝大多数临床试验表明，一次肌内注射剂量为 100μg，而欧洲所用剂量要大 10～15 倍（1.0～1.5mg）。所有经治疗的牛对 Gn - RH 都有反应，释放出 LH（约为 100%），绝大多数（90%～95%）都能形成有活性的黄体组织，第一次发情受精率达到 50% 以上。

（二）马慕雄狂

Nymphomania in Mare

马慕雄狂，不同于牛的慕雄狂，与卵巢囊肿无关，而是一种"精神性疾病"。

1. 长期无节律发情或暂时性慕雄狂 过去列为"心理学发情"，多在 10～150d 内自然痊愈；春季配种季节开始时，多见于未孕的处女马。表现发情无节律，兴奋，愿意接近试情马或种公马。

2. 真慕雄狂或慢性慕雄狂 病马不论处在发情周期的哪个阶段，摘除卵巢观察均无任何病理变化，发情周期正常。根据表现分为两种类型：

（1）温和型。发情时，过度兴奋，倔强、难以控制，其他基本正常，但切除卵巢多能治愈。

（2）严重型。行为明显异常，持续很长时间，有攻击行为，非常凶恶，踢人、咬人，嘶叫、踢蹬和撒尿、尾巴不断挥动。畜主常误认为发情，称之为慕雄狂。允许其他的马、试情马或种公马接近，但不接受交配，这种情况可能和卵巢内孕激素、雌激素和雄激素作用有关。但切除卵巢无治疗效果。

（三）猪卵巢囊肿

Cyst Ovaria in Sow

猪卵巢囊肿分3种类型：单一囊肿；多个大囊肿；多个小囊肿。

1. 单一囊肿 发生率约为2%，卵巢上只有1个或2个囊肿，直径为2～3cm（正常卵泡的直径只有0.7～0.9cm）。生殖道和行为都正常，很可能是没有排卵的闭锁卵泡，与不孕无关。

2. 多个大囊肿 发生率为3%～4%，通常是两侧卵巢罹患。囊肿直径为2～10cm，每一卵巢上平均有五六个囊肿，同正常卵泡数几乎相等。囊肿壁已高度黄体化或含有黄体组织团块，子宫呈现孕酮性变化。发情周期无节律，间隔期2～90d不等，性欲强烈，但持续时间正常。60%的囊肿猪阴蒂增大，长达1～2cm（正常母猪为1～2mm）。垂体促性腺激素活性没有改变，垂体促甲状腺素显著升高。注射LH可使囊肿卵泡排卵，囊肿黄体化，少数卵泡排卵后形成黄体囊肿。

3. 多个小囊肿 多个小卵泡囊肿类似一串葡萄。囊肿直径约1cm。每侧卵巢平均有22.5个小囊肿，囊肿壁衬有正常的颗粒细胞。子宫内膜呈现雌激素性变化，阴蒂不增大。发情周期延长、无节律，发情表现明显，持续时间长，出现慕雄狂行为。囊肿雌激素测定表明，总浓度比排卵之前正常卵巢卵泡高4～5倍，比多个大囊肿高几百倍。垂体促性腺激素含量不增加，但促甲状腺素稍有增加。

多个大囊肿和多个小囊肿，临床上很难区别。确切原因和治疗方法尚待探索。目前认为，很可能是LH不足所致。

（四）犬、猫卵巢囊肿

Cyst Ovaria in Dogs and Cats

老龄犬、猫易患卵泡囊肿和黄体囊肿，囊肿多个或单个。发病机理不清楚；除慕雄狂外，还引起阴唇水肿、囊性子宫内膜增生、囊性乳腺增生、生殖纤维平滑肌瘤或子宫肌瘤；机能性黄体囊肿，可使子宫内膜增生，引起子宫炎或子宫积脓。

犬慕雄狂 性欲过强，爬跨或骑乘雄犬，但不让公犬骑乘交配，阴唇肿胀，从阴门流出血液。往往表现出神经质，呈"精神病病态"，多不育。

猫慕雄狂 100%不育，极度神经质病态，胆小，偶见皮肤病。腹壁触诊，可在肾脏后方触到带有囊肿的肿大卵巢。

犬卵巢囊肿，剖腹探查方能确诊。

应用绒毛膜促性腺激素100～150IU，能使卵泡囊肿黄体化，重建有节律的发情周期，但效果可疑。有些专家建议应用睾酮和孕酮，效果较好。切除卵巢是最佳治疗方法。

（张朝岢）

二十五、胎衣不下

Retained Placenta

各种家畜娩出胎儿后胎衣排出的时间，牛 3～8h，马 0.5h，羊 0.5～2h，猪 0.5h，犬 10～15min。超过这些时限很久，如牛超过 12h、马超过 4h，仍不能完全排出胎衣，即为病理现象，称作胎衣不下或胎衣停滞。

本病最常见于牛，尤其奶牛，其他家畜也可发生。在非布鲁氏菌病感染区，奶牛正常分娩后胎衣不下的发病率为 7%（3%～12%），在分娩异常（如双胎、剖腹产、截胎、难产、流产、早产）时或布鲁氏菌病流行区牛群，发病率可达 30%～50% 或更高。发生过胎衣不下的母牛，再次发病的可能性增大。肉牛的发病率为 1% 左右，马 2%～10%，猪可达 5%～8%，犬、猫发病率低。

【病因及发病机理】

临近分娩时，胎儿和母体胎盘中的结缔组织业已胶原化，子宫肉阜附近腺窝所衬上皮开始平展；分娩开口期子宫阵缩时，伴随交替出现的局部缺血和充血，胎儿微绒毛表面积亦发生相应变动，绒毛膜上皮与子宫腺窝的结合逐渐松动；胎儿排出及脐带断裂后，胎膜绒毛血管收缩，绒膜上皮表面积更加减小；子宫回缩复旧，则胎膜与子宫完全脱离而排出体外。下列各种原因，可通过干扰或阻碍上述过程的某个环节而致病。

①胎盘不成熟。胎盘在妊娠后期分娩之前有一个受激素控制的成熟过程，在牛主要包括子宫肉阜结缔组织逐渐胶原化，母体子宫腺窝上皮组织数量减少且变扁平等。至少需要经受高水平 17β-雌二醇和雌酮作用 5d 以上，才能完成这一成熟过程。许多因素可使怀孕期缩短，胎盘不能完成成熟过程而导致胎衣不下，如应激、免疫接种引起的变态反应、激素诱导性分娩、小产、传染病（特别是布鲁氏菌病）造成的流产，某些药物中毒、子宫损伤、子宫过度扩张（多胎、胎水过多、巨型胎儿、双胎、胎儿畸形）等。牛怀孕 240～265d 期间发生的流产，胎衣滞留率高达 50%。

②绒毛水肿。正常情况下，胎儿排出及脐带断裂后，胎膜绒毛中的血液含量即急剧减少，体积和面积均大为减少，因此很容易与子宫分离。绒毛水肿时，胎盘的分离会受到阻碍，如子宫扭转、剖腹产病牛，胎儿子叶往往出现严重的水肿，甚至延伸到绒毛末端，以致胎膜牢固附着在胎盘突表面而不能分离。

③妊娠期延长。妊娠期延长，胎盘结缔组织增生，也可阻止胎盘分离。延期怀孕的主要原因有：胎儿肾上腺或垂体发育不全、遗传因素等。

④胎盘充血。胎儿胎盘绒毛或母体胎盘充血。

⑤胎盘发炎或坏死。胎盘发炎，轻则引起绒毛充血肿大，重则使胎盘坏死粘连。

⑥子宫乏力。胎儿娩出后，子宫继续阵缩，是促使胎膜排出的主要动力。各种原因，如营养不足、循环障碍、激素失调、代谢性疾病（低血钙、酮病等）、慢性疾病、难产、子宫扭转、运动不足等，均可导致子宫乏力，而使子宫阵缩减弱，甚至过早停止阵缩。

⑦激素失常。如分娩前 4～5d，17β-雌二醇降低而 17α-雌二醇升高；分娩前后 1d 左右，雌激素升高及孕激素下降的幅度过小；分娩前孕酮含量一直较低；分娩时雄激素水平过高；围产期血中促乳素水平降低等。此外，PGs 分泌异常可能也对胎衣不下起某种作用。有人认为，胎衣不下病牛胎盘中 $PGF_{2\alpha}$ 含量不及正常牛的一半，而 PGE 增高，与正常牛的 PGE 降低和 PGF 升高恰好相反。

马胎衣不下，病因大致同上。马胎盘结构属弥散型，产后容易排出。气腔是重要病因之一。感染的细菌有兽疫链球菌和产生内毒素的革兰氏阴性杆菌。

羊胎衣不下，病因基本与牛的相同，但发病率低。

猪胎衣不下，大多发生于难产后，发病率较低。

犬和猫的胎衣不下，不太常见，多数由难产引起。

【临床表现】

1. 胎衣全部不下　即整个胎衣未排出来，胎儿胎盘大部分仍与母体胎盘相连，仅见一部分已分离的胎衣悬吊于阴门之外。羊露出的部分主要为尿膜绒毛膜，呈土红色，表面有许多大小不等的胎儿子叶。马脱出的部分主要为尿膜羊膜，呈灰白色，表面光滑，有时可见到一部分尿膜绒毛膜悬吊于阴门之外，颜色亦为土红色，表面似平绒状。

2. 胎衣部分不下　即只有一部分或个别胎儿胎盘（牛、羊、犬、猫）残留在子宫内，不易发现。

（1）牛胎衣不下。80%左右无明显的全身症状，有的食欲减退，产乳量减少。经过1～2d，滞留的胎衣就会腐败分解，夏天腐败更快。阴道排出红色恶臭液体，含腐败的胎衣碎片。由于感染及腐败胎衣的刺激，常继发急性子宫内膜炎。腐败分解产物吸收，则出现毒血症症状。

（2）马胎衣不下。8～12h内一般不表现明显的全身症状；部分胎衣悬吊于阴门之外，母马常蹴踢不安。残留的部分胎衣极易感染，而继发子宫炎或并发蹄叶炎。

（3）羊胎衣不下。症状较轻。如果体温升高，精神沉郁，则表明已有感染，子宫内存在炎症。

（4）猪胎衣不下。主要表现体温升高，食欲减退，阴门流出红褐色液体，内含胎衣碎片。

（5）犬、猫胎衣不下。多数是部分胎衣不下。滞留的胎衣可引起子宫壁坏死、穿孔及腹膜炎而导致死亡。患犬产后阴门排暗绿色液体的时间延长至12h以上，并有体温升高、脉搏加快、精神沉郁等症状。

【治疗】

要点在于加快胎膜排出，控制继发感染。

1. 剥离胎衣　适用于大家畜（牛、马），为首选疗法，体格较大的羊也可试用。牛胎衣剥离最好在宫颈未缩小到手不能通过（一般是产后2～3d）之前进行。马胎儿娩出后4h未排出胎衣，应即进行剥离，时间拖延会出现严重反应。手术剥离胎衣，可促进子宫按时复旧，减少继发感染，但操作费时费力，必须技术熟练，否则极易引起损伤。再者，剥离务求完全彻底，子宫内要放置抗菌防腐药物，并施行全身抗生素疗法。

2. 抗生素疗法　牛产后12h仍未排出胎衣的，即应将广谱抗生素（四环素或土霉素2～4g）装于胶囊，以无菌操作送入子宫，隔日1次，共用2～3次，以防止胎膜腐败和子宫感染，等待胎盘分离后自行排出。其他一些抗生素，如青霉素以及磺胺类药物也可用于子宫内治疗。对分娩已久而子宫颈口已收缩的母牛，可先用雌激素，促使子宫颈口松弛开张，再送置药物，并按常规进行全身抗生素治疗。

在马，可静脉注射金霉素，也可肌注青霉素300万～600万U，链霉素5g，每天2次。在羊和猪，可用输精器进行抗生素子宫内投入。必要时全身应用抗生素。

3. 激素疗法　可应用促使子宫颈口开张和子宫收缩的激素。在牛，每日注射雌激素1次，连用2～3d，并每隔2～4h注射催产素30～50U。在马，每隔2～4h皮下或肌内注射催产素（20～40U）1次，或将催产素60U溶解于500～1 000mL生理盐水中静脉滴注。在羊和猪，可注射催产素5～10U，2h后可重复用药。在猪，尚可同时应用雌激素。在犬，可注射0.5～1U催产素。

4. 钙疗法　钙剂可增强子宫收缩，促进胎衣排出。在饲喂缺钙或低钙饲料的牛群，产后投服或注射钙剂，能降低胎衣不下的发病率。

（赵兴绪）

第二章　雌性生殖机能疾病

一、卵巢机能减退、不全和性欲缺乏

Inactive Atrophied Ovarium and Hyposexuality

卵巢机能减退，是指卵巢活动减弱，性周期无节律或不完全，产后长时期不发情。卵巢机能不全，是指有发情表现而不排卵或排卵延迟或虽排卵而无发情表现。性欲缺乏，是指卵巢活动严重障碍，发情周期完全停止。

各种动物均可发生，但多见于牛、羊。

【病因及发病机理】

饲养管理不良，非全价饲料，长期舍饲，运动不足；过肥、衰竭性疾病，机体和生殖器官发育不良；衰老，内分泌机能紊乱，以及众多能引起新陈代谢障碍的外界和内在因素。母畜科疾病也可引起卵巢机能减退、不全和性欲缺乏。据文献资料，牛卵巢机能不全，冬春季节占不孕的 34.9%，夏季占 19.9%；亦有资料表明，它占不孕牛的 40.8%。

绝大多数卵巢机能减退和性欲缺乏是由于性腺激素分泌减低，以致卵泡生长缓慢或停止生长，或卵泡闭锁，已形成的黄体发生变性和萎缩。

产后期，若卵巢机能正常化拖延，生理性卵巢机能减退就会转变为病理性卵巢机能减退。这大多起因于日粮中总能量或必需营养物质不足所致的子宫复旧延迟或不全。

【症状】

性周期不规律或性周期不完全（无性欲性周期，无发情性周期，无排卵性周期）；母畜膘情良好，但无性欲，个别母畜虽出现发情和性欲，但不明显，多次输精而不孕。直肠检查，卵巢形状和质地并无明显变化，但摸不到卵泡或黄体，有时一侧卵巢上只有很小的黄体遗迹；卵巢萎缩时，则质地坚实，体积缩小，表面光滑。雌激素急剧而长期低下，以致子宫内膜逐渐萎缩，乳腺分泌不断减少，子宫收缩力量持续减弱。

组织学检查：卵巢初级卵泡中，卵泡细胞核溶解；卵泡区增厚；三期卵泡的卵泡膜，卵泡上皮脱落；以后卵丘萎缩，卵泡黄素化。皮质和髓质内有结缔组织增生，并有浆细胞。有时初级、次级和三期卵泡内发生小颗粒细胞变性，皮质内小血管堵塞。较大的血管透明，表明代谢过程和神经内分泌调节发生障碍。子宫黏膜上皮破坏，白细胞浸润，子宫腺腔内蓄积白细胞，子宫黏膜上皮核固缩。

【预后】

取决于病因的性质和作用时间。机能性卵巢机能减退，预后良好。致病因子强或作用时间长，卵巢和子宫出现病理形态学变化的卵巢机能不全或性欲缺乏，则预后不良。

【治疗】

首先消除病因。营养性的，要保证全价饲养，包括维生素和微量元素营养；管理性的，则要改善卫生管理条件，畜舍要清洁、温暖、通风良好，坚持每日自由运动。通常可采用如下疗法。

1. 直肠按摩卵巢和子宫，以刺激性欲　每日按摩 1 次，每次 5～10min，4～5 次为一疗程。也可用 52～53℃的 1‰氯化钠溶液作阴道灌注，每日 1 次，连续 3～5 次。机能不全的，可用 1‰碘酊涂布子宫颈口，每 2～3d 一次，2～3 次为一疗程。这 3 种疗法，有时可取得相当好的结果。

2. 授精前 10～15min，用温热的糖（10％）、氯化钠（1％）、苏打（2％）溶液，或葡萄糖苏打液（葡萄糖 15g，碳酸氢钠 5g，45℃水加至 0.5L）500mL，冲洗阴道和子宫颈，具有一定的刺激作用，可提高受精率。

3. 应用孕马血清促性腺激素（PMSC）以激活卵泡生长，加速排卵过程　孕马血清含卵泡刺激素和黄体生成素，以 3∶1 到 2∶1 的 PMSG 为最佳，对生殖器官无明显形态学变化的病例，配合改善饲养管理条件，疗效颇好。注射后 36～48h，卵巢就发生反应，第 7～8d，50％～80％的牛出现发情和性欲。第 1 次发情时输精，受胎率虽不超过 15％～20％，但至第 2 或第 3 次发情时，受胎率即明显增高。必须注意，PMSC 往往能刺激几个卵泡生长和成熟，排出两个或多个卵细胞，造成双胎妊娠。PMSC 制剂含黄体生成素较少或注射次数过多，往往会引起病理性卵巢肥大，形成多发性囊肿，或卵泡囊肿化等生殖系统的病理反应。对生殖器官有炎症，身体消瘦或患传染病的病例，禁止使用。

PMSG 的注射剂量为 1 500～2 500 IU，头胎牛 2 000 IU，犊牛 1 000～1 500 IU。剂量不宜过大，否则会引起性腺的病理变化。为防止发生过敏反应，应先注射 PMSG 1～2mL，过 1～2h 后，再全量注完。发情周期停止的病畜，随时都可应用 PMSG。有发情的病畜则必须在上次发情后的第 16～18 天（且未受胎）方能注射。

4. 应用促性腺激素（Gonadotrophine，GTH）　大家畜 100～300 IU，小家畜 50～100 IU，肌内注射，每日或隔日 1 次，持续 2～3 次；卵泡刺激素（FSH），马、牛 100～300 IU，羊、猪 50～100 IU，1 次肌注，连续 2～3 次。

人绒毛膜促性腺激素（HCG），马、牛静脉注射 500～5 000 IU，肌内注射 1 000～2 000 IU，猪、羊肌内注射 500～1 000 IU，可间隔 1～2d 重复注射 1 次，少数病例出现过敏反应。

5. 应用类固醇激素　雌激素能增强子宫和输卵管收缩，抑制黄体分泌，促使卵巢活动正常化。常用的有苯甲酸雌二醇，肌内注射马、牛 4～10mg，羊、猪 2～8mg。黄体酮对无排卵性周期及多次输精而未孕的病畜有效，在性欲初期或黄体形成期，隔日注射 2 次，可促使黄体生长素分泌，加速排卵和黄体形成。性欲缺乏的，可注射 3 次孕酮，每 2d 注射 1 次，第 8 天再注射 PMSG，具有一定疗效。

（张朝崑）

二、牛屡配不孕综合征

Repeat Breeding

母牛屡配不孕，是指繁殖适龄母牛发情周期及发情正常，生殖道外观亦无明显异常，但屡配（3 次以上）而不受孕。

屡配不孕不是独立的疾病，而是许多不同原因引起的一组繁殖障碍综合征。这一综合征长期以来一直是阻碍奶牛业生产发展的重大问题，发生率高达 10％～25％。奶牛业因繁殖障碍造成的经济损失，有 10％～15％应归咎于屡配不孕，值得重视。

屡配不孕的原因众多而复杂，可归因于两方，即公畜和（或）母畜；归因于两类，即卵子受精失败和（或）胚胎早期死亡。

（一）卵子受精失败

导致受精失败的因素无非来自卵子一方或精子一方，具体包括以下几种：

1. 卵子发育不全　卵子发育缺陷，必然导致受精失败。而卵子发育不全与遗传有关，目前所知甚少，诊断更难。

2. 卵子退化　排卵或配种延迟，卵子即老化而发生一系列退行性变化。老化变性的卵子即使受精，形成的合子也难存活。

3. 排卵障碍　卵泡成熟而不排卵或排卵延迟，均可引起受精失败。牛排卵障碍与品种（遗传）有关，也受环境因素的影响。排卵延迟，主要与LH的分泌不足有关。

排卵障碍，可在发情最旺盛时的24～36h内先后进行两次直肠检查来发现。卵巢上同一个成熟卵泡，两次直检状态一样，即可确诊。第2次直检，原有卵泡消失或其中央部出现火山口样柔软凹陷的，则为排卵正常。不能拖延到配种后36～72h才检查，此时排卵的破口业已闭合，卵泡腔内充满血液和增生的黄体组织，容易误诊。

4. 卵巢炎　卵巢炎多数不显症状。双侧卵巢炎常因卵子的生成和排卵障碍而造成不孕。诊断要点是触诊时卵巢肿大、敏感。

5. 输卵管疾病　输卵管对排出卵子的拾捡和输送起有极为重要的作用，还参与精子的获能和运送。输卵管积液、卵巢囊炎、输卵管炎和输卵管机能异常，都会妨碍受精过程而屡配不孕。

输卵管积液，可通过直肠检查确诊。卵巢囊炎（ovarian bursitis）可造成输卵管全程狭窄，阻碍卵子通过。在发生严重粘连时，可通过直检确定。输卵管炎除非输卵管显著增大变粗，一般难以确认。

输卵管的任何机能障碍都会导致受精失败，而输卵管的分泌和运动系由孕酮及雌激素所调控。雌激素降低，可使输卵管下行性运动减慢，孕酮则使下行性运动加快。输卵管机能障碍在临床上极难确定，只有通过血清有关性激素测定间接地加以推断。

6. 子宫疾病　正常的子宫环境是精子生存、着床及维持妊娠所必需，其结构或机能异常会导致受精失败或早期胚胎死亡。

引起不孕的子宫疾病，最常见的有子宫炎、子宫内膜炎、子宫腺体囊肿和子宫内分泌失调。

7. 环境因素　畜舍环境、畜群大小及季节对屡配不孕的发生有一定的影响。屡配不孕在秋季及冬季最多，春夏较少。牛在秋冬两季，一次输精受孕的较少，空怀期较长，每次妊娠所需的输精次数增多。大畜群屡配不孕的母牛要比小畜群多。

8. 技术管理水平　在技术管理力量薄弱的牛场（群），由于经验不足或工作粗疏，不能及时检出发情母畜，造成漏配或迟配，加上精液处理和授精技术上的错误，往往造成大批母牛不孕。

9. 精液品质　公牛精液品质不良，如无精子、精子死亡、精子畸形；精子活力不强以及混有脓血或尿液，或者精子数量过少，可使大批母牛屡配不孕。

（二）早期胚胎死亡

早期胚胎死亡，主要是指胚胎在附植前后发生的死亡，为屡配不孕的主要原因之一。牛早期胚胎死亡的发生率可高达38%，大多数是在配种后8～19d死亡，约占牛繁殖失败总数的5%～10%。母牛在达到妊娠识别时间之前发生胚胎死亡，多数会在配种后8～28d返情；如果其病因未能消除，继续配种，则往往屡配不孕。下列各种因素可引起胚胎早期死亡。

1. 营养　营养缺乏或不平衡可使生育力降低已是公认的事实。但是否直接造成胚胎夭亡的因素，尚未定论。已知β-胡萝卜素、硒、磷及铜缺乏可使胚胎死亡率明显升高。

2. 染色体畸变　主要是配子分裂过程异常而形成单倍体、三倍体或多倍体，也可能是染色体相互易位、着丝点融合等异常所致。已见报道的，引起牛屡配不孕的染色体畸变有：59，XO/60；XX嵌合体；60，XX/60；XY嵌合体；59，XO/60；XX/61；XXX及1/29易位等（参见遗传性疾病篇染色体畸变章）。

3. 分子信号及细胞信号　在发生胚胎死亡的关键时期，胚胎与母体之间有信号相互传递，如果这些双向信号产生的数量不足或时间不当，均可使早期胚胎死亡率升高。这些信号包括母体产生的激素及胚胎产生的一些活性物质。

4. 子宫内环境改变　胚胎的发育必须与子宫的妊娠变化同步才得以附植。附植前后子宫内蛋白质、能源物质及离子浓度发生异常，常会导致早期胚胎死亡。

5. 传染性因素　许多传染病，如弯杆菌病、胎毛滴虫病、牛传染性鼻气管炎、牛病毒性腹泻、钩端螺旋体病、昏睡嗜血杆菌病、弧菌病等，均可引起早期胚胎死亡。这些传染病，除屡配不孕外，还各具明显的临床表现和特殊病原，不难诊断和鉴别。

6. 免疫学因素　母牛受孕后，接触来自精子及胚胎的抗原，如果免疫抑制机能不全，则会产生抗体，并与抗原发生反应，引起胚胎死亡［参见免疫性疾病篇自身免疫病章免疫介导性不育（孕）症］。

7. 激素水平异常　母畜体内激素水平异常是引起早期胚胎死亡的重要原因。雌激素-孕激素失衡，会使早期合子的运动速度与子宫内膜的发育不相适应，引起胚胎在附植前死亡。在囊胚期，黄体分泌孕酮不足，雌性生殖器官变化与胚胎发育不同步，胚胎即会死亡，

8. 泌乳　母畜泌乳期间，胚胎很难附着在子宫内膜上，往往死亡。

早期胚胎死亡属于隐性流产，因为发生在怀孕初期，尚未形成胎儿，死后孕体液化，被母体吸收，即使在母牛发情时排出，也难于发现，在临床上一般看不到母畜有什么外部表现，大都是根据配种后返情正常与否而估测的。

通常配种后1～1.5个月不再发情，并通过直检已肯定怀孕，以后直检证实原有的怀孕现象消失，实质上是胚胎早期死亡，发生了隐性流产。此外，检测孕畜受精后不久血清中出现的早孕因子是否持续存在并测定血或奶的孕酮水平，亦可诊断早期胚胎死亡。

（赵兴绪）

三、牛 乏 情

Bovine Anestrus

乏情（failure of estrus）是指牛在应该发情的时间内不出现发情。它不是一种疾病，而是许多疾病所表现的一个综合征。乏情分为3类：初情期前乏情（prepubertal anestrus）、产后乏情（postpartum anestrus）和配种后乏情（postservice anestrus）。

【病因】

1. 初情期前乏情　牛达到8～13个月龄就进入初情期。此后仍不出现发情，即为初情期前乏情。主要原因和特点如下：

（1）生殖器官发育不全。生殖道一部或全部细小，呈幼稚型，卵巢体积小，其上无卵泡发育；不发情。

（2）异性孪生不育。生殖器官发育不全，或者缺少某一部分；阴门狭小，位置较低，阴蒂较长，

阴道腔长度不超过 12cm；不发情。

（3）两性畸形。生殖道的特点介于雌雄之间或与性腺的性别相反，不发情或发情不正常。

（4）卵巢肿瘤。少见，可引起乏情。

（5）染色体异常。如 XXX 三体综合征，临床上诊断困难，应做染色体分析。

（6）消耗性疾病。如消化不良等，影响增重，初情期延迟。

（7）近亲繁殖。所生后代发育不良，初情期延迟。

（8）营养。蛋白质、维生素和矿物质缺乏，增长缓慢，垂体促性腺激分泌不足，初情期延迟。

（9）季节。天气严寒时发情表现减弱或不显。寒冷季节进入初情期的青年母牛，发情往往延迟。

（10）传染性疾病。蓝舌病、牛病毒性腹泻等伴发急性卵巢炎以致卵巢萎缩而不发情。

2. 产后乏情　母牛产后需待子宫复旧完全，发情周期才会恢复。奶牛产后正常乏情的时间大多为 20～70d，哺乳牛为 30～110d。母牛产后乏情有下列病因：

（1）哺乳。母牛哺乳可引起产后乏情期延长。原因在于卵巢雌激素释放受到抑制，对丘脑下部-垂体的正反馈作用减弱，GnRH 分泌减少，阻止产后第一次排卵及正常发情周期的恢复。还在于哺乳可使血浆皮质激素浓度升高，抑制 LH 分泌以及垂体对 GnRH 的敏感性。

（2）营养。妊娠后期胎儿生长发育对营养的需要激增，产后亦多处于能量负平衡状态，如果营养不良，则产奶量越高，乏情期越长。

（3）产科疾病。诸如胎水过多、难产、胎衣不下、子宫炎症等引起子宫复旧延迟的一些疾病，都可使产后乏情期延长。

（4）慢性消耗性疾病。如消化不良及顽固性腹泻等，均可引起产后乏情。原因可能在于长期慢性应激反应使食欲降低，影响能量摄入。

（5）持久黄体。产后营养不良或大量泌乳，子宫感染积脓或积液，复旧延迟，可使妊娠黄体或产后第一次形成的黄体长期不溶解退化，导致乏情。

（6）安静发情。奶牛产后常见发情表现不明显。原因尚不清楚。可能与产后卵泡分泌的雌二醇不足或孕酮缺乏有关。

（7）季节及光照。牛分娩前后光照时间越短，产后乏情时间越长。

3. 配种后乏情　母牛配种而未受孕，一般会在 18～23d 之内返情。如配种后 30～40d 以上不见发情，又未怀孕，即为配种后乏情。可能起因于下列情况：

（1）胚胎死亡或延期流产。是较常见病因。配种后超过 12d 胚胎死亡的，常不会按时返情。原因在于胎儿死亡而未及时排出体外，形成干尸或浸溶分解，会产生持久黄体。

（2）卵巢囊肿。尤其黄体囊肿或卵泡囊肿后期，往往处于乏情状态。

（3）子宫疾病。子宫积脓或肿瘤时，前次排卵后形成的黄体久不消退，造成乏情。

（4）营养缺乏和全身性疾病。如前所述。

【诊断】

首先要查明母牛是真正乏情还是发情失察。为此，必须详细询问病史，查阅繁殖配种记录，根据收集的资料，初步估计分析乏情的性质和可能的原因，然后通过直肠及阴道检查生殖器官，尤其卵巢的机能状态，做出临床诊断。

如上所述，许多疾病和异常会导致乏情。但可根据卵巢的状态，大致分为两类：

一类是卵巢上有功能性黄体的乏情牛。

这类牛不发情的原因包括持久黄体、黄体囊肿、子宫积脓、胎儿干尸化及子宫肿瘤，必须注意排除妊娠，避免误诊。

另一类是卵巢上既无黄体，又无卵泡，表现光滑，停止活动，处于静止状态的乏情牛。

这类牛不发情多起因于营养缺乏、慢性传染病或消耗性全身疾病以及某些先天性疾患（如生殖器官发育不全或畸形、异性孪生母犊、白犊病）等。

一般来说，先天性原因或某些特定疾病引起的乏情，比较容易诊断。但是这类病牛不多，通常仅占乏情病例总数的 10.5% 左右。

大多数乏情牛，卵巢上都有周期性变化的痕迹，或存在功能性黄体，或存在不同发育阶段的卵泡。其中有些是持久黄体及安静发情牛，有些则可能是未观察到发情表现的非乏情牛。

【治疗】

目标在于使发情周期循环尽快恢复，显现发情表现，并配种受孕。可依据卵巢的机能状态，采用下列的疗法。

1. 卵巢无功能活动，处于静止状态的乏情牛　其起因于无根治办法的疾病，如异性孪生不育、白犊病、生殖器官发育不全或畸形等，一经确诊，应即淘汰。其营养不良性乏情母牛，只要卵巢尚未严重萎缩，通过改善饲养、改变日粮配方，适当添补必需的营养物质及矿物质，一般都能治愈，卵巢功能可望在数周内得到恢复，不需要药物治疗。对这样的病畜贸然采用激素，不仅无效，反而有害。

其初情期前乏情青年母牛，如果生殖器官正常，体重也合乎标准，可采用激素诱导发情，并可按照诱发母牛同期发情的方法，在耳部埋植孕酮制剂，并肌注孕酮及雌二醇。

2. 卵巢上有功能性黄体的乏情牛　应针对可能的病因，采用下列疗法。

（1）强化或诱导发情。用雌激素，具有兴奋中枢神经及生殖道功能，可使母畜表现明显的发情，但对卵巢无兴奋作用，不能促使卵泡生长。常用的雌激素制剂有：苯甲酸雌二醇 4～10mg，肌注；丙酸雌二醇，剂量及用法同上。用 FSH 100～200 IU 肌注，可刺激卵泡生长。用 PMSG 600～1 000 IU 肌注，作用与 FSH 基本相同。HCG 2 500～5 000 IU 静脉注射或 10 000～20 000 IU 肌内注射，对卵巢机能减退的乏情牛有效。

（2）消除黄体。手术摘除黄体是治疗黄体久不消退而阻碍发情的传统有效方法。多在摘除黄体后 2～8d 内出现发情。但操作不慎，可能损伤卵巢而导致出血和粘连。$PGF_{2\alpha}$ 及其合成的类似物，是疗效确实可靠的溶黄体剂，系治疗持久黄体、子宫积脓、胎儿干尸化的首选药物。绝大多数在注射后 3～5d 内黄体消退，出现发情。常用的是前列腺素 $PGF_{2\alpha}$ 5～10mg 或氯前列烯醇 500μg，肌内注射。

（赵兴绪）

四、流产综合征

Abortion Syndrome

流产，广义是指妊娠任何阶段发生中断，狭义是指产出未成熟的死胎或未达生存年龄的活胎。可发生于各种动物，马、牛最为常见。牛流产可占妊娠牛的 5%，特殊病原引起的流产约占牛流产的 30%～90%。马妊娠 20～90d 间胚胎死亡，常列为不育的一种表现，受精卵早期死亡，常表现为无节律性周期或性周期延长，其胚胎早期死亡率约为 7%～30%，平均为 8%～15%。妊娠 4 个月后的流产率很低，只占妊娠总数的 2%～12%。

【分类】

按致病因子，分为非传染性（普通性）流产、传染性流产和寄生虫性流产 3 大类。每类流产又可分为自发性流产与症状性流产。自发性流产是胎儿及胎盘发生异常或直接受致病因子作用而发生的流产。症状性流产是妊娠母畜某些疾病的一个症状，亦可能因饲养管理不当造成，见表8-1。

表8-1　流产病因分类

普通性流产		传染性流产		寄生虫性流产	
自发性流产	症状性流产	自发性流产	症状性流产	自发性流产	症状性流产
胎膜及胎盘异常 胚胎发育停滞	母体普通病 生殖激素失调 饲养管理不当	布鲁氏菌病 沙门氏菌病 霉形体病 衣原体病 病毒病 病毒性下痢 结核病	病毒性鼻肺炎 病毒性动脉炎 传染性贫血 钩端螺旋体病 李氏杆菌病 乙型脑炎 O型口蹄疫 传染性鼻气管炎	马媾疫 毛滴虫病 弓形虫病	马梨形虫病 牛梨形虫病 环形泰勒虫病 无定形体病 血吸虫病

按疾病经过，分为先兆性流产、难免流产或排出死胎、完全隐性流产、不完全隐性流产、稽留性流产5类，见表8-2。

表8-2　流产病程分类

流产名称	诊断要点
先兆性流产	子宫颈口紧闭，子宫颈塞尚未流出，胎儿尚活着
难免流产	子宫颈略开张，子宫颈塞溶化，胎膜已破，流出水样液体，胎儿难以排出
完全隐性流产	配种36d后返情，或胎胚随粪尿排出
不完全隐性流产	正常分娩，产出一木乃伊胎儿，而其余胎儿仍正常发育
稽留性流产	胎儿死亡后，可能排出死胎；亦可能发生胎儿浸溶，排出腐败组织，骨骼留在子宫内，或胎儿腐败气肿，母畜出现败血症状

【病因】

1. 非传染性流产　家畜非传染性流产的病因复杂，即使同一病因，在不同种家畜或不同个体，表现也不一样。大致包括遗传、营养、热应激、内分泌失调、创伤、母体疾病等。

(1) 遗传。遗传因素涉及染色体畸变和基因突变造成的胚胎或胎儿缺陷。牛胚胎损失约有1/3～2/3系遗传因素所致。马妊娠90d内流产的，多由染色体畸变所引起。除排出明显缺陷的胎儿外，对胚胎的遗传性损失，兽医临床所知甚少。

(2) 营养。营养同不育的关系紧密，同流产的关系稍逊。总营养不足，在妊娠前1/3期，会使胎儿畸形，甚至死亡。在妊娠中期和后期，可影响某些器官的生长发育，产出死胎或不能生存的后代。干尸化胎儿，大都是胎儿因营养缺乏，生长不良，中途死亡所造成。

①维生素A不足，常引起妊娠后期流产，或发生死产或产出孱弱胎儿、瞎眼胎儿，以及其他畸形胎儿。组织学检查，这些胎儿的腮腺和唾液腺腺管上皮鳞状化，可据以确诊。

②维生素E和硒缺乏也会引起流产，排出的胎儿，心肌和髂骨肌受损。产出死犊、弱犊，胎膜滞留的发病率颇高，应用维生素E和硒治疗显良效。

③碘不足时，产出的犊牛可能全身无毛或孱弱。产出的犊牛甲状腺肿大，往往很快死亡。

甲状腺功能减退可使细胞氧化过程发生障碍，亦能影响胚胎发育，直至胚胎死亡。

④钙严重不足，在猪，干尸化胎儿增多，死产亦多；在牛，则产出孱弱犊。

(3) 中毒。某些毒物和有毒植物能引起流产，如亚硝酸盐、松针叶、辣豆、黄芪属植物和杀鼠药等。喂给霉变和腐败饲料，含亚硝酸盐、农药和有毒植物的饲料，大量饼渣，以及煮马铃薯的水等，均可使孕畜中毒流产。

①加拿大和美国有误食松针叶发生流产的报道，流产率有的可达 50％，以妊娠后期牛食后 48h 流产的居多。最近证明，松针纤维的耐热毒素，可能是引起流产的重要原因。

②辣豆和雀斑黄芪引起的中毒，俗称疯草病（locoism），伴发流产或胎儿反常。绵羊实验发病研究表明，毒物可使卵巢黄体细胞液泡化，阻碍孕酮产生，造成妊娠中断。流产率通常可达 50％。

③牛误食杀鼠药（warfarin）后也可引起流产，大多见于妊娠不到 3 个月的牛，机理尚待研究。

④马属动物吃霜冻草、露水草、冰冻饲料，饮冷水，尤其是出汗空腹及清晨饮冷水或吃雪，均可反射性地引起子宫收缩，排出胎儿。多发生于霜降、头九、立春等天气骤冷或乍暖季节。

⑤霉烂草木樨中毒，往往引起胎儿死亡，主要是产生双香豆素类化合物所致。

（4）热应激。所致流产同高温有关。热应激对生殖系统的最大影响是受精力下降，初情期延迟，乏情以及发情不明显。现已证实，外界温度突然升高就可能引起流产。

（5）内分泌失调。指的是雌激素、孕激素、糖皮质激素、催产素和前列腺素等生殖激素的不平衡。

①孕畜体内雌激素过多而孕激素不足时，会导致胚胎死亡及流产。应用大剂量雌激素可诱导牛和羊流产或分娩；重复应用大剂量雌激素可引起矮马流产。孕酮不足可引起牛、马等动物的流产。

②马妊娠 3～5 个月时黄体孕酮产生减少，而附属黄体还未完全形成，很容易发生流产。妊娠后期肌内注射 20～100 IU 催产素（oxytocin or piticin），能有效地诱导母畜分娩，马大约在用药后 50～60min 出现分娩过程。妊娠后期应用麦角和大剂量拟副交感神经药乙酰胆碱亦可引起流产。

③动物妊娠期应用 $PCF_{2\alpha}$ 可引起流产。妊娠 80～300d 的矮种马，每 12h 注射 1 次 $PGF_{2\alpha}$，每次注射 2.5mg，平均注射 3.7 次就可引起流产。

④牛患胎盘炎时，由于缺氧应激，糖皮质激素增多，而引发胎儿排出。

⑤马妊娠第 10 个月时，每日给予 100mg 地塞米松，连续 4d 就可诱导分娩。Mitchell 报道，1 岁马配种受孕后，妊娠 30～160d 流产的占 50％。

（6）损伤或创伤。损伤或创伤能造成强烈的应激反应。长途运输、劳役过重过久、难度大而时间长的外科手术、精神兴奋、跳跃时的碰撞伤以及牴伤等，均可引起流产。原因在于损伤应激，糖皮质激素产生增多。

直肠检查，尤其是妊娠早期（马 16～40d，牛 21～30d）妊娠诊断时，操作粗鲁，会损伤胎囊，引起胚胎死亡，造成流产。

马在妊娠的头 3 个月，由于卵巢具有活性的卵泡增多，血循环内雌激素水平升高，而表现发情，如误诊为未孕而人工授精或自然交配，常引起流产。

孕马子宫颈人工扩张或用生理盐水冲洗子宫，3～10d 后就会发生流产。

2. 传染性流产　传染因子所引起的一类流产。当今能引起流产的传染因子日益增多，这在流产的胎儿身上已得到证实。

寄生虫性流产，具有流行性，故亦列为传染性流产类。其中有直接侵害生殖器官或胎儿而引起流产的，也有作为全身疾患招致胎儿死亡而最终流产的。

【临床表现】

1. 隐性流产　妊娠中断而无任何临床症状。完全隐性流产发生在妊娠早期，囊胚附植前后。胚胎死亡后液化，被母体吸收，子宫内不残留痕迹。在牛，妊娠 4 周、6 周甚至 8 周龄的胚胎，死后只残留胎膜不被吸收，以致久不发情。有时死胎及其附属膜，随着母畜粪尿排出，常不易被发现。

不完全隐性流产，是指多胎动物（如猪）1 个或 2 个胚胎死亡而其他胚胎仍能正常发育。

隐性流产常见于马、驴、牛、猪，发病率相当高，马有时可达 20％～35％，牛 5％～10％。马、驴配种后 1～1.5 个月直肠检查确诊已孕，而后再次出现发情，即怀孕现象消失，这种情况大部分系隐性流产。牛配种后 10～17d 易发生早期胚胎死亡，可根据配种后 36～42d 出现返情估测。猪交配后经过一段时间（通常为一个发情周期）未见发情，表明已孕，但过了一些时间又发情，阴门流出较多分泌物，通常是发生了隐性流产。

2. 产出不足月胎儿（早产） 流产预兆及过程与正常分娩相似，故称早产。早产胎儿具有或不具有生活力。早产牛排出胎儿前 2～3d，乳头可挤出清亮液体，阴唇略肿胀，阴门有清亮液体流出。

3. 排出未变化的死胎（dead fetus） 绝大多数流产是死胎，通常又称小产。胎儿死后，可引起子宫收缩反应，而于数天内排出胎儿及其附属膜。

4. 稽留性流产（死胎停滞） 胎儿死后，由于阵缩微弱或子宫颈不开张或开张不全，而长期停留在子宫内，又称延期流产。胎儿死后发生如下 3 种变化。

（1）胎儿干尸化或木乃伊化。胎儿死后，在子宫腔内与外界隔绝，未发生腐败分解，胎儿组织水分和胎水逐渐被吸收，体积缩小、变干，呈棕黑色，头及四肢缩在一起成为干尸。

牛胎儿干尸化，在绒毛膜和子宫内膜间充满黏团块状物，溶解后黏稠呈巧克力色，似乎是胎盘出血所引起，特称出血性胎儿干尸化。

胎儿干尸化多见于牛、猪，少见于马、驴。猪分娩时，在正常胎儿之间常夹有个别干尸化胎儿。牛干尸化胎儿常在妊娠超期数周、数月乃至 1 年以上才被发现。个别干尸化胎儿可长久停留在子宫内，多见于更舍牛，原因不明。

牛发生胎儿干尸化，怀孕的外表变化即停止发展。直肠检查子宫像一圆球，其大小要比同月份胎儿体积小得多，触之很硬的部分是胎儿体躯，较软的部分是胎儿身体各部分之间的空隙，子宫紧包着胎儿，触摸不到胎动、胎水及子叶。有时子宫与周围组织发生粘连，卵巢上有一功能性黄体，无妊娠脉搏。

马、驴对胎儿死亡的反应较其他家畜敏感，胎儿一旦死亡，即被排出，极少发生干尸化。

（2）胎儿浸溶。妊娠中断，胎儿死亡后，子宫内液体很快被吸收，在无感染情况下，胎儿软组织纯粹经受酶作用，发酵分解，软组织液化并大部分排出，少部分吸收，骨骼则残留在子宫内，难以排出，特称胎儿浸溶。

（3）胎儿腐败（或气肿）。胎儿在子宫内死亡，未排出体外，子宫颈开张，侵入腐败细菌，使胎儿软组织分解，产生气体，窜入其皮下组织、腹腔及阴囊内。

胎儿浸溶与胎儿腐败、气肿的区别，在于前者为无菌性腐败，后者为有菌性腐败。两者的共同结果是骨骼残留在子宫内。

死胎停滞的病理基础是功能性黄体不退化，死胎不能及时排出体外。

其子宫颈管不开张，又无血行感染的，发生胎儿浸溶。

其子宫颈开张，侵入腐败菌或通过血行感染的，则发生腐败气肿，并继发细菌性子宫炎、败血症或腹膜炎。母畜精神委顿，体温升高，瘤胃蠕动减弱，发生腹泻，进行性消瘦，经常努责，由阴道排出红褐色或棕褐色有异味的黏稠液体，有时混有小的骨片。后期仅排出脓液，黏附于尾或后腿上，干后形成黑痂。

阴道检查，子宫颈开张，阴道和子宫颈黏膜发炎，有时可触到胎儿残骨。

直肠检查，可触摸到子宫内有残留的胎儿骨片。如果软组织尚未完全溶解，则只能感触到胎儿躯体软硬不均。

胎儿干尸化、胎儿浸溶和胎儿气肿，可依据病史，直肠检查、阴道检查和全身症状区别诊断。

猪胎儿浸溶时，体温升高，心跳呼吸加快，不食，喜卧，阴门中流出棕黄色黏液。临产期少数胎儿浸溶的，常有若干活的胎儿娩出。胎儿腐败气肿时，往往继发腹膜炎、败血症或脓毒血症而死亡；或继发慢性子宫炎症而影响日后的受孕。

5. 牛钩端螺旋体流产　体温升高到 40℃，全身症状重剧，有的出现血红蛋白尿和黄疸，产乳量急剧下降，乳房十分松软，乳汁浑浊或呈血样。

【治疗】

流产胎儿排出受阻时，按难产进行救治，并注意产后治疗，预防不孕症。

1. 对应激而显现流产先兆的病畜　如果子宫颈口尚未开张，胎儿依然活着，可每隔 5d 注射 1 次孕酮（马、牛 100～200mg，羊、猪 10～30mg），同时应用 16 -次甲基甲地孕酮（MGA），按每千克体重 200mg 剂量内服，每日 1 次。

2. 对传染性流产的病畜　要特别注意隔离和消毒，针对不同病原实施治疗，如弯杆菌病用链霉素，滴虫病用吖啶黄或二硝基咪唑。

3. 对延期流产的病畜　应设法排出胎儿。如通过直肠挤压卵巢上的功能性黄体；肌内注射苯甲酸雌二醇（20mg），或苯甲酸人造酚（60～100mg）；肌内注射前列腺素 $F_{2\alpha}$ 25mg、15 -甲基前列腺素 $F_{2\alpha}$ 4～6mg 或类似物——氯前列烯醇 0.1～1.0mg。

这类激素对死胎引产效果颇好，通常在注射后 60～70h 排出胎儿。

不论用药与否，要点都在于首先扩张子宫颈，使胎儿能进入阴道。为滑润和膨胀各生殖道，增强子宫收缩力，要进行子宫灌注。最后手术助产，取出胎儿。

上述方法无效时，可进行腹壁切开术，切开子宫取出胎儿或内容物，并投放抗菌、杀菌药。

4. 对胎儿浸溶和中毒性流产的病畜　必须应用抗生素等全身疗法。

（张朝崑）

五、孕畜浮肿

Edema in Pregnant Animals

孕畜浮肿是指妊娠末期孕畜腹下及后肢发生的水肿。妊娠末期轻度浮肿，是生理现象，如果发展为大面积的严重水肿，则为病理状态。

本病多见于马，有时也发生于奶牛。浮肿一般在产前 1 个月开始出现，产前 10d 左右特别显著，分娩后 2 周左右多能自行消失。

【病因】

母畜妊娠期血液总量增加，使血浆蛋白浓度降低，出现生理性稀血现象。如果日粮蛋白不足，则血浆蛋白更为减少，造成血液的渗透压降低，使水分积留于组织中。

妊娠末期，子宫容积增大，腹内压增高，乳房也增大，加上孕畜运动减少，使腹下及后躯的静脉血液回流缓慢，引起淤血及毛细管壁的渗透性增高，血液中水分渗出，引起水肿。

妊娠期间水肿的发生可能还与钠离子的排出障碍有关。

妊娠母畜体内加压抗利尿素、肾上腺皮质醛固酮和雌激素水平升高，使肾小管远端对钠的回吸收作用增强，水和钠潴留于组织中。如果机体衰弱，运动不足，心、肾机能不正常，则更容易发生水肿。

【症状】

浮肿常从腹下及乳房开始出现，逐步向前胸及阴门部蔓延，有时后肢的关节也出现浮肿。

浮肿一般呈扁平状，左右对称。触诊如面团状，有指压痕，皮温稍低，被毛稀疏或无毛部位的皮肤紧张而有光泽。

一般无全身症状，但严重的浮肿，可出现食欲减退、步态强拘等现象。在马有时可发生皮肤坏死。

【防治】

妊娠期母畜要适当运动，并注意饲养。怀孕后半期要加强孕畜运动，不要饲喂含食盐过多的饲料及泔水。

严重的病例，除采用上述措施外，可应用强心利尿剂，如内服苯甲酸钠咖啡因 5～10g 或皮下注射 20％苯甲酸钠咖啡因 20mL，连用 3～4d。

分娩后水肿仍很严重的，在严密消毒后进行"乱刺"，有助于恢复。

六、胎水过多

Polyhydramnios

胎水过多是指妊娠期胎囊内的尿水或羊水积聚过多。多发生于妊娠 5 个月以后的牛。正常牛的羊水约为 1.1～5.0L，尿水约为 3.5～15L，胎水过多时，胎水总量可达 100～200L。

【病因】

胎水过多的原因还不清楚，作者认为与遗传有关。我国西南地区的牦牛，怀牦牛犊时几乎不发生胎水过多，但如和其他品种牛杂交怀犏牛犊时，则发生较多。再者，有的公牛所配种怀孕的母牛发病率特高。

妊娠期饲养不良，蛋白质缺乏可能是发病的诱因。怀双胎时容易发生。母体的心脏和肾脏疾病、贫血等，导致循环和代谢障碍，可引起胎水过多。

羊水过多还可能和羊膜上皮的异常或胎儿发育异常有关。

【症状及诊断】

临床症状随病程而异。病初仅见腹围较正常怀孕时大，且发展迅速。严重时腹下侧方扩张，肷窝充满，腹壁紧张，背部向下凹陷。病畜呼吸困难，脉搏快而弱。体温正常。黏膜，特别是阴道黏膜被动充血乃至出血。病畜长期站立，不愿躺卧。站立时四肢外展。随着病程的发展，全身状态逐渐恶化，精神委顿，食欲减退、消瘦、被毛蓬乱。

腹部触诊可感到液体波动，连续推动腹壁常不能感到胎儿的撞击。叩诊腹部呈实音。

直肠检查时，感到腹内压很高，手臂伸入困难，子宫内液体波动明显。常不易摸到子叶及胎儿。

【症程及预后】

病程较长。轻症时可继续妊娠，但胎儿发育不良，个体很小，出生后往往很快死亡；分娩或早产时，子宫颈口常开张不全，阵缩及努责无力，产出困难。胎儿排出后常发生胎衣不下，但以后仍可再怀孕。重症常继发子宫破裂或腹肌破裂。

胎水极多时，影响心肺功能，甚而致死。

【治疗】

轻症病例可给予营养丰富的饲料，限制饮水，增加运动，并给以强心利尿剂。分娩时进行人工助产。重症病例宜进行剖腹产或人工引产。

　　施行剖腹产时，应在手术的当日或前 1d 在腹下进行尿囊穿刺，慢慢放出胎水。同时大量补液，注射强心剂和抗生素。

　　人工引产时，可皮下注射雌二醇 30～50mg，6～8h 后肌注 PGF$_{2\alpha}$25～30mg 或 15-甲基 PGF$_{2\alpha}$ 4～6mg，通常于 96h 左右引起分娩或流产。

（王光亚）

第三章 难 产

分娩能否顺利完成，主要取决于 3 个因素，即产力、产道和胎儿。1 个或 1 个以上因素异常，可影响分娩进展，造成分娩异常，或称难产。

难产是常见的产科病。处理延迟或不当，可能造成母畜及胎儿死亡，即使母畜存活下来，也常常后遗生殖器官疾病，导致不育。

一、难产的诊断

难产救治的效果，取决于诊断是否正确。查明母畜及胎儿的反常情况，才能选择采用相应的助产方法。

【询问病史】

主要在以下几个方面。

1. 产期 产期未到的，可能是早产或流产。胎儿较小，一般容易拉出，产期超过的，胎儿可能较大；在牛、羊还可能碰到胎儿干尸化，矫正拉出均较为困难。

2. 年龄及胎次 母畜年龄幼小，尤其母犬，常因骨盆发育不全，胎儿不易排出；初产母畜，分娩过程常较缓慢。

3. 分娩过程如何 包括不安和努责已多长时间，努责的频率及强度如何，胎水是否已经排出，胎膜及胎儿是否露出，露出部分的情况怎样等。

通过对上述有关分娩情况的综合分析，即可判断是否发生了难产。

产出期时间如未超过正常时限，努责不强，胎水尚未排出的，可能并未发生异常，只是努责无力，子宫颈扩张不够，胎儿通过产道较缓慢；阵缩及努责微弱，在缺乏运动的乳牛、猪及犬是较常见的。产出期如超过正常时限，努责强烈，已见胎膜及胎水，而胎儿久不排出的，则可能已发生难产。

4. 过去有何特殊病史 有阴道脓肿、阴唇裂伤等病史的，胎儿排出会发生障碍。有骨盆损伤病史的，常因骨盆狭窄而影响胎儿通过。马、驴的腹壁疝，可造成努责无力。

5. 母畜是否经过处理 如果事前进行过助产，必须问明助产前胎儿的异常是怎样的，已死还是活着；助产方法如何，例如使用什么器械，用于胎儿的哪一部分，如何拉胎儿及用力多大；助产结果如何，对母体有无损伤，消毒是否严格等。

助产方法不当，可能造成胎儿死亡，或加重其异常程度，使产道水肿，手术助产更加困难。不注意消毒，可使子宫及产道受到感染；操作粗暴，可使子宫及产道损伤或破裂。这些情况有助于对手术助产效果做出正确的预后判断。

【临床检查】

难产的临床检查，包括如下 3 个方面。

1. 全身检查 母畜全身状况，主要包括体温、呼吸、脉搏、精神及能否站立等。据以确定母畜能否经受助产手术；还要检查阴门及尾根两旁的荐坐韧带后缘是否松软，以便确定骨盆腔及阴门能否充分扩张；检查乳房是否胀满、乳头中能否挤出初乳，从而确定怀孕是否已经足月。

2. 产道检查　应注意阴道的松软及滑润程度，子宫颈的松软及扩张程度（特别是牛、羊），骨盆腔的大小以及软产道有无损伤和异常等。骨盆腔变形、骨瘤及软产道畸形等，均会使产道狭窄，阻碍胎儿通过。难产为时已久的，母畜努责及长久卧地，软产道黏膜往往发生水肿，致使产道狭窄妨碍助产。难产时间不长，产道黏膜即已水肿，且表面干燥，特别是有损伤或出血的，常提示已进行过助产。损伤有时可以摸到，流出的血液要比胎膜血管中的血液红。产道内液体的颜色、气味也可帮助确定难产的时间和胎儿有无腐败。

3. 胎儿检查　要查明胎儿的姿势、方向和位置有无反常，是否活着，体格大小和进入产道的深浅，在猪和羊，只要产道不是过小，术者手臂不太粗大，都可进行检查。在犬和猫，可通过手指伸入产道检查和 X 射线检查，以判断胎儿的数量、大小、胎位及其死活。

胎儿的死活，对手术方法的选择起着决定性的作用。如果胎儿已经死亡，应保全母畜并保护产道不受损伤。如果胎儿还活着，则应考虑母仔兼顾，尽量避免用锐利器械。鉴定胎儿生死的方法如下：

正生头部前置时，可将手指塞入胎儿口内，注意有无吸吮动作；捏拉舌头，注意有无活动。也可用手压迫眼球，注意头部有无反应，或者牵拉前肢感觉有无回缩反应。如果头部姿势异常，无法摸到，可以触诊胸部或颈动脉，感觉有无搏动。倒生骨盆前置时，可将手指伸入肛门，感觉是否收缩。亦可触诊脐动脉有无搏动。肛门外有胎粪的，则表明胎儿活力不强或已死亡。

二、手术助产的基本方法

手术助产，包括用于胎儿的手术，如牵引术（拉出术）、矫正术、截胎术，和用于母体的手术，如剖腹产。

（一）牵 引 术

Traction

牵引术除用于过大胎儿的拉出外，还用于在母畜阵缩和努责微弱、产道轻度狭窄以及胎儿位置和姿势轻度异常时。

1. 正生　在两前腿球节之上拴绳，由助手拉腿。术者拇指伸入口腔，握住下颌；在马和羊还可将中指、食指二指弯起来夹在下颌骨体后，用力拉头。

拉的路线必须与骨盆轴符合。胎儿的前置部分越过耻骨前缘时，向上向后拉。如前腿尚未完全进入骨盆腔，蹄尖常抵于阴门的上壁，头部亦有类似情况，其唇部顶于阴门上壁。这时需把它们向下压，以免损伤母体。胎儿通过盆腔时，水平向后拉。

胎头通过骨盆出口时，在马、羊要继续水平向后拉，在牛则向上向后拉。拉腿的方法是先拉一条腿，再拉另一条腿，交替进行；或将两腿拉成斜位之后，再同时拉，以缩小胎儿肩宽，使其容易通过盆腔。胎头通过阴门时，可由一人用双手保护好母畜阴唇，以免抻裂。术者用手将阴唇从胎头前面向后推，以帮助通过。为了帮助拉头，在活胎儿可用推拉梃或小家畜产科套将绳子套在耳后拉头。使用推拉梃时，梃叉必须放在下颌之下，使绳套由上向下向前成为斜的，避免绳套紧压胎儿的脊髓和血管而引起死亡。亦可先将产科绳套住胎头，然后把绳移至口中，这样牵引胎头不会滑脱。

2. 死胎儿　除用上述方法拉头外，还可采用其他器械。通常是用产科钩，可以选用的下钩部位很多，如下颌骨体、眼眶或将钩子伸入胎儿口内，将钩尖向上转，钩住鼻孔或硬腭。胎儿胸部露出阴门之后，拉的方向要使胎儿躯干纵轴成为向下弯的弧形；必要时还可向下向一侧弯，或者扭转已经露出的躯体，使其臀部成为轻度侧位。

在母畜站立的情况下，还可以向下并先向一侧，再向另一侧轮流拉。

在青年母牛，有时胎儿臀部不易通过母体骨盆入口，用上述拉法，加以克服。待臀部露出后，马上停住，让后腿自然滑出，以免猛烈外拉而造成子宫脱出。

3. 倒生 可在两后肢球节之上套绳，轮流先拉一条腿，再拉另一条腿，以使两髋结节稍斜地通过骨盆。如果胎儿臀部通过母体骨盆入口受到侧壁的阻碍，可扭转胎儿的后腿，使其臀部成为侧位，便于通过。

4. 猪 正生时，可用中指及拇指掐住两侧上犬齿，并用食指按住鼻梁拉胎儿。也可掐住两眼眶拉，或用产科套拉。倒生时，可将中指放在两胫部之间握住两后腿跗部；拉出头几个胎儿，以后的胎儿则需等待，或注射催产药，待它们移到手指能抓到时再掏。

5. 犬 胎儿相对过大时，可将助产杠杆置于胎儿枕后部并向下压，同时将食指插入下颌骨间隙抬举胎头，再外拉胎儿；或用罗伯德氏绳钳先把产科绳引入产道置于颈上，然后松开钳子，将它移至胎儿颈部下方，把产绳从钳的两个前端孔内穿过并拉出阴门外，最后将钳合拢，同时向外拉钳及绳，拉出胎儿。

实施牵引术的注意事项：

（1）牵拉前，要尽量矫正胎儿的方向、位置及姿势。拉出时，用力不可过快、过猛，防止拉伤胎儿，或损伤母体的产道。

（2）产道内必须灌入大量润滑剂。

（3）拉出时应与母畜努责相配合。

（4）要沿着骨盆轴的方向外拉。

（二）矫 正 术

Orthopedy

胎儿由于姿势、位置及方向异常而无法排出，必须先加以矫正。

1. 矫正姿势 目的在于将头颈四肢异常的屈曲姿势恢复为正常的直伸姿势。方法是采用推和拉两个方向相反的动作，或者同时推拉，或者先推后拉。

推，就是向前推动胎儿或其某一部分。矫正术必须在子宫内进行。将胎儿向子宫内推动一段距离，使骨盆入口前腾出一定空间，为矫正创造条件。姿势异常不太严重的，在用手推的过程中即可得到矫正。严重异常时，则要用产科桄及推拉桄加以帮助。

拉，主要是把姿势异常的头和四肢拉成正常状态。除用手拉以外，还常用产科绳、产科钩，有时还可用推拉桄。为了同时进行推拉，可在用手向前推的同时，由助手向外牵拉产科绳或钩，异常部分就会得到矫正。

2. 矫正位置 马、牛、羊胎儿的正常位置是上位，伏卧在子宫内，头、胸及臀部横切面的形状符合骨盆腔横切面的形状，能顺利通过。

胎位反常包括侧位及下位。侧位是胎儿侧卧在子宫内，头及胸部的高度比母畜盆腔的横径大，不易通过。下位是胎儿背部向下，仰卧在子宫内，以致两横切面的形状正好相反，更不易通过。

矫正方法：将侧位或下位的胎儿向上翻转或扭转，使其成为上位。为了能够顺利翻转，必须尽可能在胎水尚未流失，子宫没有紧裹住胎儿以前进行。矫正时应当使母畜站立，前低后高，胎儿能向前移，不致挤在骨盆入口处，应留有足够的空间进行翻转。也可采用翻转母畜的方法使胎儿变为上位。

3. 矫正方向 各种家畜胎儿的正常方向都是纵向。方向异常有两种：横向，即胎儿横卧在子宫内；竖向，即胎儿纵轴向上而与母体的纵轴大体垂直。

（1）横向。一般都是胎儿的一端距骨盆入口近些，另一端距入口远些。矫正时向前推远端，向后（入口）拉近端，即将胎儿绕其身体横轴旋转约 90°。但如胎体的两端与骨盆入口的距离大致相等，则应尽量向前推前躯，向入口拉后躯，使矫正和拉出比较容易。

（2）竖向。包括头、前腿及后腿朝前的腹部前置竖向和臀部靠近骨盆入口的背部前置竖向。前者，矫正时应尽可能把后蹄推进子宫（必要时可将母畜半仰卧保定，后躯垫高）或者在胎儿不过大时把后腿拉直，使伸于自身腹下，以消除后腿折叠造成的骨盆入口处阻塞，便于拉出。后者，则应围绕胎体作横轴转动，将其臀部拉向骨盆入口，变为坐生，然后再矫正后腿而拉出。

施行矫正术应注意的事项：

（1）必须在子宫内进行，最好在子宫松弛时操作。为抑制母畜努责，并使子宫肌松弛，以免紧裹胎儿而妨碍操作，可行硬膜外麻醉，或肌注二甲苯胺噻唑。

（2）使胎儿体表润滑，以利推、拉及转动，并减少对软产道的刺激。为此，子宫内可灌入大量石蜡油、植物油或软肥皂水等润滑剂。

（3）难产为时已久的病例，矫正及推拉操作尤须多加小心。

（三）截 胎 术

Embryotomy

死亡胎儿如无法矫正拉出，又不能或不宜施行剖腹产时，可将其某些部分截断而分别取出，或者把胎儿的体积缩小后拉出。主要用于马、牛，有时也用于羊。

截胎术分皮下法（subcutaneous method）及开放法（percutaneous method）两种。

皮下法，也叫覆盖法，在截除某一部分以前，先把皮肤剥开，截除后皮肤留在躯体上，盖住断端，避免损伤母体，便于拉出胎儿。

开放法，直接把某一部分截掉，不留下皮肤。

备有绞断器、线锯等截胎器械时，以行开放法为宜。

1. 头颈部手术

（1）头部缩小术。头部前置时，缩小术的适应证是脑腔积水、头部过大、双头及双面畸形，以及头部侧位，不能通过骨盆入口，而且无法矫正。缩小头部的方法有下列 3 种：

①破坏头盖骨。胎儿脑腔积水时，颅部增大，不能通过盆腔。可用刀在头顶中线上做一纵切口，排出积水，使头盖塌陷。必要时也可通过这一切口，剥开皮肤，然后用产科凿破坏头盖骨基部，使之塌陷。这时因有皮肤保护骨质断端不致损伤母体。如果线锯条能套住头顶突出部分的基部，也可将其锯掉取出，然后用大块纱布保护好断面上的骨质，把胎儿拉出。

②头骨截除术。用于胎头过大且唇部伸入盆腔时。首先尽可能在耳后皮肤上做一横而长的切口，深达骨质部分，把线锯条套在切口内，然后将锯管前端伸入胎儿口中，将胎头锯为上下两半。先将头骨取出，再保护好断面把胎儿拉出。

③下颌骨截断术。多用于牛的正生侧位，或者在矫正了侧弯的头颈后，头部仍呈侧位，又无法将头扭正时，旨在破坏下颌骨，使头部变细。

方法是先用钩子将下颌骨体拧紧固定住；然后把产科凿深入一侧上下臼齿之间，敲击凿柄，把下锁骨支的垂直部凿断；同法处理另侧后，再将凿放在两中央门齿之间，把下颌骨体凿断。最后沿一侧上臼齿咀嚼面将皮肤、嚼肌及颊肌由后向前切断；同样处理另侧后，从两侧压迫下颌骨支，使之叠在一起而头部变细。

（2）头部截除术。适用于两种情况：

肩部前置（前腿向后伸于自身之旁之下），胎头已伸至阴门之外，头部阻碍向前推动胎儿，而妨碍矫正前腿。可采用开放法予以截除，即直接在下颌骨支之后，经枕寰关节把头切掉。推回矫正后，用复钩或锐钩钩住颈部断端，拉出胎儿。或用皮下法，即从项脊开始，经过每一侧耳前、眼下至颏部，围绕头做 1 周皮肤切口。由此切口向后剥离皮肤至下颌骨支及枕寰关节之后，然后将头切掉。颈部断端上的皮肤，应拴上绳子，待矫正前腿后，用以拉出胎儿。

胎头呈枕部前置（头部折于颈部之下），并已伸至阴门口时，可先切开枕寰关节上的软组织，然后一面切一面用钩子拉头，将头截除。

（3）颈部截断术。常用于头部姿势异常（头颈侧弯）或头向下弯时。

头颈侧弯及头下弯时，采用绕上法，把钢绞绳或线锯条套住颈部，管的前端抵在颈的基部，将颈部绞断或锯断。然后前推胎头，拉出胎体，最后再把头拉出来；偶尔也可用钩子钩住颈部断端，先拉出头颈，再拉出胎体。

头部正常前置时，可采用线锯套上法，先把锯条和钢绞绳在管内穿好，然后将锯条或钢绞绳从唇部向后套到颈部。管前端放到颈基旁边的空隙内。开锯过程中要把头拧紧，使颈部紧张。

2. 前腿手术 适用于头颈姿势不正、前腿姿势不正以及胎儿过大等情况，包括下列手术：

（1）截除肩部前置的前腿。在无法向前推动胎儿并拉直前腿时，可先将正常前置的头颈部截掉，使产道腾出空间，然后截除肩部前置的前腿。

①开放法。即沿肩胛骨的背缘做一深而长的切口，切透皮肤、肌肉及软骨；用绳导把锯条绕过前腿和躯干之间，装好线锯，将锯条放在切口内；锯管前端抵在肩关节和躯干之间，将肩部从躯干上锯下来；然后先拉出躯干，再拉出前腿。亦可将钢绞绳绕过前腿和躯干之间，使锯管前端抵在肩关节和躯干间，直接绞断。

②皮下法。即沿肩胛骨前缘及肱骨上部做一长的皮肤切口；用剥皮铲剥离整个肩胛及上膊部皮肤，尽可能破坏肩胛前缘和躯干之间的肌肉联系，并伸至肩胛骨和肋间之间破坏血管、神经和下锯肌；用指刀和手指断离肩胛骨与躯干间的肌肉联系；用手指在肩胛骨颈前后各穿一洞，将产科绳套绕过其中，并将绳的末端穿过此套，拴住肩胛骨；然后使产科梃顶在胎儿胸前，用力拉绳，将前腿从剥离的皮肤内拉出；最后在球节处切掉前腿，剥离的皮肤留作拉胎儿用。

（2）截除正常前置的前腿。适用于头颈侧弯等异常情况，旨在为随后的操作腾出空间。通常采用两种方法：

①开放法。即沿肩胛骨的背缘做一深而长的切口，切透皮肤和肌肉或软骨；将锯条套及锯管前端（锯管位于前腿内侧）从蹄子套到前腿基部；将锯条套放入切口中开锯。也可用钢绞绳按同一方法进行绞断。

②皮下法。即先用绳子拴住系部向外拉，使掌部尽可能露在阴门外面；皮下打气，以便剥离皮肤；然后沿掌部内外侧各做一纵长皮肤切口直达球节，剥离掌部及球部的皮肤；将剥皮铲伸至切口上端皮下，并围绕前腿把皮下组织完全分离至腋窝及肩胛部的整个外侧，剥至腋窝时，顺便破坏前腿内侧与胸廓之间的胸肌、血管、神经及胸下锯肌；然后从肩胛上端开始，用指刀或产科刀沿前腿做一纵长皮肤切口，直达掌部外侧的切口；将手伸至皮下，用手指扯断尚未剥离的皮下组织，特别是肘头及腕部难剥离的皮肤；必要时可使用指刀，横断球节，但不切断皮肤，使球节以下部分连在皮上，作为拉胎儿之用；用绳子拉紧掌部下端，用指刀尽可能地切断肩胛周围的肌肉，至腕部露出阴门之外时，可将绳子拴在腕部之上拉紧，并把腕部弯成直角，扭转前腿，使肩胛周围的肌肉拉紧，便于切断；最后用产科梃顶住胎儿，拉出前腿。

（3）腕关节截断术。用于腕部前置，偶尔也用于直伸的前腿，以便腾出空间，进行其他手术。腕部前置时，用绳导将锯条绕过腕关节，使锯管前端抵在腕部之前，在前腿伸直时将线锯装好后从蹄尖套到腕部，锯管前端放在其屈面。上述两种方法均需尽可能使锯条从桡腕关节或上下列腕关节锯断。从桡骨下端锯断时，断端拴绳容易滑脱。

3. 后腿手术 倒生时，可依据后腿异常情况施行以下手术：

（1）截除坐骨前置的后腿。先用绳导使钢绞绳或锯条绕过后腿与躯干之间，并使锯管前端抵于尾根和对侧坐骨结节之间，上部钢绞绳或锯条也必须绕在尾根对侧；然后用产科钩分别将胎儿本身和截下的后腿拉出来。

（2）截除正常前置的后腿。主要用于骨盆围过大，为骨盆以前的手术创造条件。先在髋关节前做一深而长的皮肤及肌肉切口，然后将装好的线锯套连同锯管前端（锯管放在后腿内侧）从蹄尖套至后腿根部；将锯条置入切口中开锯。使用绞断器时，则不做皮肤切口，直接套上钢绞绳绞断。

（3）跗关节截断术。主要用于跗部前置，以便随后将后腿拉直。有时也用于伸直的后腿，以便将跗部以下截除，腾出空间，进行以后的手术。跗部前置时，手术方法与腕部前置一样。后腿呈伸直姿势时，先将线锯或绞断器装好，从蹄尖套到跗部，管的前端也放到跗部下面。截断的部位应在上列跗骨之下，以便将绳子缚在胫骨下端，保证拉胎儿时不致滑脱。

4. 胸腰部手术

（1）胸部缩小术。主要用于正生的胎儿过大、全身性水肿、气肿或产道狭窄等。方法是在肩胛下的胸壁上做一皮肤切口，将剥皮铲伸于皮下，并从切口到肋骨弓上端之后在皮下剥出一条管道，把钩刀通过管道伸到最后一根肋骨后方为止；或者直接将钩刀伸入切口，通过皮下捅到最后一个肋骨后方；然后把钩尖转向胎儿体内，钩住最后一根肋骨，用产科楗牢牢顶住胎儿，用力猛拉钩刀，逐条将肋骨拉断，胸壁即缩小。

如果术后产道内的空间仍不够大，可改用第二种方法，即在母体阴门外约一掌处，于胎儿肩前作一与阴门平行的长切口，用产科刀破坏肩胛骨、臂骨同周围的联系，去掉前腿；剥离皮肤至阴门处，由助手翻起拉紧；用剥皮铲将肋骨弓前胸壁上的皮肤完全剥离，用钩刀将肋骨下端也全部拉断，并拉出截下的胸壁；然后将手伸入胸腔，摘除心、肺、肝、胃及肠，使胎儿的胸腹部大为缩小。

（2）前躯截除术。自腰部将前躯完全截掉。适用于马、驴胎儿发生的腹部前置的竖向，即头、颈、前腿已露出阴门外，而后腿呈屈曲状态，跗部挡在耻骨前缘上，胎儿不能排出时。截除的方法是先将钢绞绳或线锯在管内装好，从两个前蹄和唇部向后套在胎儿身上；并沿脊柱旁边将管子向前推进，同时手也伸入产道，向前移动绞绳套或锯条套，达到腰区；然后将腰锯断，拉出前躯，再将后躯推回子宫，变成倒生下位拉出。

如因产道空间狭小，绞绳或线锯不易向前推进，可先行胸部缩小术。

（3）截半术。适用于胎儿呈背部前置的横向或竖向。截半术的术式和前躯截除术完全相同，钢绞绳或锯条也要套在肋骨弓之后，这在胎儿后躯距骨盆入口近时，是容易办到的；如后躯距入口远，必须用钩子把它拉近。胎儿腹部大，套绞绳或锯条困难时，可先将腹壁切破，取出内脏，使腹部缩小。

截胎术是重要的助产方法，胎儿常见的异常都可用截胎术顺利解决。施术中应注意以下事项：

（1）截胎术应尽可能在母畜站立情况下进行。如不能站立，也应使其后躯卧在高处，以便于操作。

（2）操作中要避免造成子宫和软产道的损伤，并注意消毒，手臂上涂擦润滑剂。

（3）截胎时，胎体上的骨折断端应尽可能留短一些，拉出胎儿时，骨折断端须用皮肤、大块纱布或手护住。

（四）剖 腹 产

Cesarean Section

剖腹产，就是切开腹壁及子宫壁，取出胎儿。其适应证包括：骨盆发育不全（交配过早）或骨盆变形（骨软症、骨折）而盆腔过小；猪、羊、犬、猫体格过小，手不能伸入产道；阴道极度肿胀狭窄，手不易伸入；子宫颈狭窄或畸形，且胎囊已经破裂，子宫颈不能继续扩张，或者发生闭锁；子宫捻转，矫正无效；胎儿过大或水肿；胎儿的方向、位置、姿势有严重异常，无法矫正，或胎儿畸形，截胎有困难者；子宫破裂；阵缩微弱（猪），催产无效；干尸化胎儿（牛、羊）很大，药物不能使其排出；怀孕期满的母畜，在患其他疾病而生命垂危，需剖腹抢救仔畜者。

1. 牛的剖腹产

（1）腹下切开法。可供选择的切口部位有 5 处，即乳房前中线、中线与右乳静脉之间、乳房与右乳静脉的右侧 5～8cm、中线与左乳静脉之间以及乳房和左乳静脉的左侧 5～8cm 处。一般选择切口的原则是，胎儿在哪里摸得最清楚，就靠近哪里做切口。如两侧触诊的情况相近，可在中线或其左侧施术。

步骤（以在中线和右乳静脉之间做切口为例）：

①保定。左或右侧卧，将前后腿分别绑缚，并将头压住。

②术部准备及消毒。见外科手术。母畜的尾根、外阴部、会阴以及从产道露出的胎肢，必须先用温肥皂水清洗，然后用消毒液洗涤，并将尾根系于身体一侧。切口周围铺上消毒巾，腹下地面上铺以消毒过的塑料布。

③麻醉。除切口局部浸润麻醉外，可行硬膜外麻醉或肌注盐酸二甲苯胺噻唑，剂量为每千克体重 0.25～1mg。也可采用电针麻醉。

④切开腹腔。在中线和右乳静脉之间，从乳房基部前缘起，向前做一纵向切口，长 25～30 cm，切透皮肤和各肌层；用镊子把腹横肌腱膜和腹膜同时提起，切一小口，然后在食指、中指引导下将切口扩大。这时助手必须注意用大块纱布防止肠道及大网膜因腹压而脱出。如果乳房太大，为避免切口过于靠前而不利于暴露子宫，待切开腹膜后再根据情况向前或向后延长。如需向后延长，可将乳房稍向后拉。如切口已够大，即可将手术切口的边缘用连续缝合法缝在切口两边的皮下组织上。

⑤托出子宫。切开腹膜后，常见子宫上盖着小肠及大网膜。这时可将双手伸入切口，紧贴下腹壁向下滑，绕过它们，达到子宫。隔着子宫壁握住胎儿的某些部分，把子宫角大弯的一部分托出切口之外。再在子宫和切口之间塞上大块纱布，以免肠道脱出及切开子宫后液体流入腹腔。如果是子宫捻转，应先把子宫矫正；如果胎儿为下位，应尽可能先把胎儿转为上位。

⑥切开子宫。沿子宫角大弯，避开子叶，做一与腹壁切口等长的切口。切口不可过小，以免拉出胎儿时被抻破而不易缝合。也不可做在侧面，尤其不得做在小弯上，因这些部位的血管粗大，出血较多。胎儿活着或子宫捻转时，切口出血很多，必须边切边用止血钳止血，不要一刀把长度切够。

⑦拉出胎儿。将子宫切口附近的胎膜剥离一部分，拉出切口外再切开，这样可防止胎水流入腹腔。慢慢拉出胎儿，交助手处理。活胎拉出速度不宜过慢，以免因吸入胎水而窒息。拉出的胎儿首先要清除口鼻内的黏液。如果发生窒息，先不要断脐，一方面用手捋脐带，使胎盘中的血液流入胎儿体内，同时按压胎儿胸部，待呼吸出现后再断脐。拉出胎儿后，必须注意防止子宫切口回缩，胎水流入腹腔，如果胎儿已死，拉出有困难，可先行部分截除。

⑧处理胎衣。尽可能把胎衣剥离拿出，子宫颈闭锁时尤应这样，但也不要硬剥。胎儿活着时，胎儿胎盘和母体胎盘粘连紧密，勉强剥离会引起出血。此时可在子宫腔内注入 10% 氯化钠溶液，停留 1～2min，以利于胎衣的剥离。如果剥离很困难，可以不剥，术后注射子宫收缩药，让其自行排出。

⑨清理子宫。将子宫内液体充分蘸干，均匀撒布四环素族抗生素 2g 或使用其他抗生素或磺胺药，更换填塞纱布。

⑩缝合子宫。用丝线或肠线、无刃针及连续缝合法，先把子宫浆膜和肌内层的切口缝合一道，再用胃肠缝合法缝第二道（针不可穿透黏膜），使子宫切口内翻。用温的无刺激性淡消毒溶液或加入青霉素的温生理盐水，冲洗暴露的子宫表面（不可流入腹腔），蘸干并充分涂以抗生素软膏后，送回腹腔。

⑪闭合腹腔。用粗丝线及皮肤针采取锁边缝合法把腹黄膜和腹斜肌腱膜、腹直肌、腹横肌腱膜及腹膜一起缝起来。缝完之前，用细橡胶管向腹腔内注入大剂量水剂青霉素或磺胺制剂等抗菌药物。然

后用同法缝合皮肤切口，并涂以消炎防腐软膏。

⑫术后护理及治疗。按一般腹腔手术常规进行。如切口愈合良好，10d后拆线。

（2）腹侧切开法。子宫发生破裂时，破口多靠近子宫角基部，宜行腹侧切开法，以便于缝合；对人工引产不成的干尸化胎儿，因子宫壁紧缩，不易从腹下切口取出，亦宜采用此法。切口部位可选用左或右腹侧，每侧的切口又有高低不同。选择切口的原则也是在哪一侧容易摸到胎儿，就在哪一侧施术。两侧都摸不到时，可在左侧做切口。兹以左腹侧切口为例，介绍它和腹下切口法不同之处。

①保定。需站立保定，使一部分子宫壁能拉到腹壁切口之外。如果无法使牛站立，可以使其伏卧于较高的地方，把左后肢拉向后下方使子宫壁靠近腹壁切口。

②麻醉。可行腰旁神经干传导麻醉或肌注盐酸二甲苯胺噻唑并施行局部浸润麻醉。

③切开腹壁。切口长度约35 cm，切口作在髋关节与脐部之间的连线上或稍前方。整个切口宜稍低一些，以便暴露子宫壁，但切口下端与乳静脉间应留有一定的距离。切开皮肤与皮肌，按肌纤维方向一次切开腹外斜肌、腹内斜肌、腹横肌腱膜和腹膜，以便缝合及愈合；但这样切口的实际长度往往大为缩小，不利于暴露子宫。因此，可将腹外斜肌按皮肤切口方向切开，其他腹肌按纤维方向切开。

④暴露子宫。如瘤胃妨碍操作，助手可用大块纱布将它向前推，术者隔着子宫壁握住胎儿的某一部分向切口拉，将子宫大弯暴露出来。

⑤缝合腹壁。先用丝线连续缝合腹横肌腱膜和腹膜上的切口；如果两层腹斜肌是按肌纤维方向切开的，可分层用上法缝起来。如果腹外斜肌是横断的，助手可将切口的两边向一起压迫，术者用褥缝合法把腹外、腹内斜肌上的切口同时缝起来。皮肤切口用丝线及锁边缝合法缝合。

2. 猪的剖腹产

①保定。侧卧。

②消毒。侧腹壁大面积剪毛，洗净，涂碘酊，并铺上在消毒剂中泡过的大块塑料布，以便在术中置放子宫角用。其他的消毒见外科手术。

③麻醉。可应用戊巴比妥钠、乙酰普马嗪、氯丙嗪等进行基础麻醉，并配合切口局部浸润麻醉。也可采用电针或者静松灵麻醉。

④切开腹腔。从髋结节之下约10 cm处，并在皱襞之前，向下向前做一与腹外斜肌纤维方向一致的切口，长约15 cm；切开皮肤、皮下脂肪及皮肌、腹外斜肌腱膜、腹内斜肌及其腱膜。按纤维方向切开腹横肌，分开腹膜外脂肪，最后切开腹膜。腹腔中有大量腹水时，可将其尽量排出。

⑤托出子宫。腹腔打开后，术者首先把手伸向盆腔，隔着子宫壁把最靠近产道的胎儿向后捏挤，助手则试将手伸入阴道取胎。如果难产是由此胎儿引起的，且能从阴道中取出，则不必再切开子宫，并使用催产药物将以后的胎儿排出。否则，再按以下步骤进行剖腹产。腹壁切口如已够大，这时可将塑料布上开口的两个边缘用连续缝合法缝在切口两边的皮下组织上。隔着子宫壁握住最先触到的胎儿、拉出于腹壁切口外，并顺次检查两子宫角及子宫体内共有几个胎儿，分布在何处，以便确定切口部位。有时膀胱很大，不要误认为是子宫，且要防止弄破。胀大的膀胱为纵椭圆形，表面血管分支很明显，内含液体，弹性很强。子宫角表面则无明显血管，内含硬的胎儿，两胎儿之间的部分细软。

⑥切开子宫，处理胎衣。如两侧子宫角中都有胎儿，且能暴露子宫角基部，即可确定在此做一切口，便于取出两侧的胎儿，并先将一侧子宫角或一部分拉出来，盖上生理盐水浸湿的纱布。紧靠子宫体，并在大弯上做一长约15 cm的切口，把每个胎儿及其胎衣取出来。掏深部胎儿时，助手必须将深部子宫角从腹部切口中暴露出来，术者用小号产钳夹住胎儿拉出来。操作需迅速，否则掏空的部位复旧缩小，妨碍手术进行。子宫角中如留有胎衣，隔着子宫壁摸起来是一条或一堆能够滑动的软组织。如果胎儿还活着，取出胎儿时仅撕破胎膜，不要剥离尿膜绒毛膜，以免子宫黏膜出血。待全部胎儿取出后，尿膜绒毛膜即很容易从子宫黏膜上剥下；也可不剥，以后注射子宫收缩药，让它自行排出。一侧子宫角中的胎儿全部取完后，可看到同侧卵巢，证明此角已达尖端。如胎儿已经腐败，术后母猪常

因子宫内膜炎而不能受孕，不宜再作繁殖之用，因此必须与畜主商量，是否同时摘除卵巢。然后将此角冲洗干净，并涂软膏，送回腹腔，但让切口留在外面，并用同法处理另侧子宫。

⑦摘除卵巢。如果估计从子宫角基部做一切口不易取出两个角的胎儿，例如一侧或两侧基部无胎儿并已复旧缩小，则先将一侧子宫角拉出，在距各胎儿适中的大弯上做一切口，取出胎儿及胎衣，缝合、洗净后送回，摘除卵巢，然后再处理另侧。如仅有一个胎儿，则在靠近其头或尾的子宫角大弯上切一小口，将其掏出即可。其余处理同上。

子宫用药、切口的缝合及处理方法与牛相同。

用丝线及连续缝合法分别缝合腹横肌与腹膜（缝完以前在腹腔内注射大剂量抗生素）、腹斜肌腱膜、皮肌，最后用锁边缝合法缝合皮肤。皮肤切口上涂油膏保护。

3. 犬和猫的剖腹产

①保定。后躯仰卧，前躯侧卧保定。犬应戴上防护口罩或用绷带缠绕上下颌加以捆绑，防止咬伤施术人员。猫常用一块结实的布将前躯包住。

②消毒。术部按常规剃毛消毒。

③麻醉。全身麻醉或硬膜外局部麻醉。

④切口定位。距腹白线 1～2 cm，在最后两个乳头之间做长 10～15 cm 的皮肤切口。

⑤切开腹壁。锐性切开腹壁各肌层。犬、猫的腹壁很薄，切时不可用力过大，最好先切一小口，在手指或有钩探针引导下，剪开或切开肌层。切开腹壁后创缘垫上灭菌纱布，以免肠管脱出。

⑥切开子宫。术者手臂伸入骨盆腔，隔着子宫壁将靠产道最近的胎儿向后推移，由助手协助从产道拉出。若此法难以奏效，再行子宫切开术。

术者先找到一侧子宫角，隔着子宫壁抓住胎儿头或臀部将该角拉出创外，分辨子宫体与子宫角交界处，随后一并在子宫与腹壁切口之间填塞大块灭菌生理盐水纱布，再在子宫体与子宫角交界处的大弯上做一 8～12 cm 长的切口，另侧子宫角胎儿也从此口取出。但胎儿太多时，可在每侧子宫角中各做一切口。

⑦取出胎儿。子宫切开后，术者用左手在子宫壁外固定胎儿，将右手 3 指伸入，夹住胎儿后肢或捏住眼眶缓慢拉出。先取靠切口最近的胎儿，再依次拉出其余的胎儿；对于远离切口的胎儿，术者可用双手在子宫角外向切口方向推胎儿，也可将手直接从切口伸入子宫深部拉出胎儿。另一种推移法是用一手在子宫外将胎儿向前推动，同时用另一手将子宫一段慢慢向胎儿前部移动，反复多次即可将胎儿移近切口。也可应用产钳伸入子宫腔直接夹住胎儿拉出。

其后，对子宫的处理与猪的剖腹产术基本一样。唯腹壁创口应装置绷带加以保护。

三、常见难产

难产可按发病因素分为产力性难产、产道性难产和胎儿性难产 3 大类型（表 8 - 3）。

表 8 - 3 常见难产及其分类

产力性难产	阵缩及努责微弱
产道性难产	努责过强及破水过早
	子宫疝
	子宫捻转
	子宫颈狭窄
	双子宫颈
	阴道及阴门狭窄
	软产道肿瘤
	骨盆狭窄、幼稚骨盆、骨盆变形

（续）

产力性难产	阵缩及努责微弱		
	胎儿与骨盆大小不配		胎儿过大 双胎难产 胎儿发育异常
胎儿性难产	胎姿不正	正生	头颈侧弯 头向后仰 头向下弯 头颈捻转 腕部前置 肘关节屈曲 前腿置于颈上
		倒生	跗部前置 坐骨前置
	胎位不正	侧位	正生侧位 倒生侧位
		下位	正生下位 倒生下位
	胎向不正	竖向	腹部前置竖向 背部前置竖向
		横向	腹部前置横向 背部前置横向

1. 产力性难产　是由于迫使胎儿从子宫内排出的动力——子宫肌和腹壁肌的收缩力量发生异常而造成的。常见的有阵缩及努责微弱、努责过强及破水过早。

2. 产道性难产　是母体软产道及硬产道异常所引发的胎儿不能排出。软产道异常，比较常见的有子宫捻转、子宫颈狭窄、阴道及阴门狭窄、双子宫颈（参见雌性生殖器官疾病）。硬产道异常，主要是骨盆狭窄，其中包括幼稚骨盆、骨盆变形等。常见于猪、牛、羊。

3. 胎儿性难产　主要是由胎儿的姿势（胎势）、位置（胎位）和方向（胎向）异常所引起的。胎儿和骨盆的大小不相适应，如胎儿过大、胎儿畸形或两个胎儿同时楔入产道，也可引起难产。

牛、羊、马的难产主要由胎儿异常造成。在牛，约占难产总数的75%，肉牛比乳牛多发；在驴怀骡驹的难产中，胎儿性难产占90%。

（1）胎势异常。包括头颈姿势异常，前肢姿势异常和后肢姿势异常。可单独发生，也可同胎位、胎向异常合并发生。

胎势异常在牛可占难产的21%～41%。前肢姿势异常多为两侧性的，有时仅限于一侧。

（2）胎位异常。无论正生或倒生，胎儿均可因未翻正而使胎位发生异常，即呈侧位或下位。

侧位，是指胎儿侧卧，背部不是在上，而是偏向母体侧腹壁；下位，是指胎儿仰卧，背部在下。

据报道，由于胎位异常引起的难产，在牛约占所有难产的3%～20%。胎位异常是，胎儿宽大部分（头、胸、臀）的形状和母体盆腔的形状不相适应。如在侧位时，与母体盆腔的横径相比，胎儿头部由顶骨至下颌骨角及胸部由鬐甲至胸骨，均较宽大；在下位时，胎儿臀部两髋关节间的宽度也较母体骨盆入口的中下横径为大，所以胎儿不能顺利通过骨盆。

胎位异常往往是因为胎儿死亡（如流产）或活力不强，对产出没有反应或反应不够；或者是阵缩微弱或过早，胎儿缺乏反应或来不及反应所造成的。在这种情况下，胎儿在子宫内仍保持着分娩前的状态，这也是为什么侧位有时见于牛，侧位、下位多见于马的主要原因。也因为如此，胎位异常往往伴有头颈及四肢姿势异常。

（3）胎向异常。胎向正常的胎体纵轴与母体纵轴相平行。胎向不正，指的是胎体纵轴与母体纵轴大体垂直。竖向是上下垂直，横向是水平垂直。它们虽叫垂直，多少总有点倾斜，即不论是横向还是竖向，胎儿的某端总比另一端更靠近骨盆入口。

此外，竖向和横向都可依据胎儿是背部或是腹部向着骨盆入口而分为腹部前置和背部前置。胎向异常主要发生于马，约占难产的12.7％；在怀骡母驴胎儿异常所致难产中约占11％。牛很少见，仅占1.5％。矫正胎向异常，比较困难与费事，且胎儿多已死亡，因此宜采用截胎术。当胎儿还活着时，宜及早施行剖腹产。

上述难产，或单独发生，或相伴发生。例如头颈侧弯时，前腿同时发生肩部或腕部前置。此外，助产错误可使胎儿的某些异常更加复杂化。

上述3种难产中，胎儿性难产较为多见。牛、马、驴和羊的胎儿又因头颈及四肢较长，容易发生姿势异常，其中以头颈侧弯和屈腿异常最为常见。

在猪，因胎儿的头颈和四肢短而软，除偶见枕部前置外，极少发生其他姿势异常，且仔猪相对较小，难产亦较少。但如胎儿大、正生时肘部屈曲及倒生时坐骨前置，则可造成难产。

在犬，特别是短头品种，由于胎儿大，母体骨盆腔狭窄，极易发生阻塞性难产。

难产的种类虽多，但常见的只有数种，掌握了常见难产的手术助产原则和基本方法，遇到其他难产时也容易解决。

在家畜之中，牛骨盆腔较窄，骨盆轴不像马的那么短直，不利于胎儿通过，难产比马、羊多得多。

（一）阵缩及努责微弱

Uterine Inertia

阵缩及努责微弱，即分娩时子宫及腹壁的收缩次数少，时间短和强度低，以致胎儿不能排出。主要发生于牛、猪、羊、犬和猫；奶牛的此种难产，约占7％～20％。且发病率随年龄和胎次而增高，青年母牛为2％，2～5胎牛可增至9％～10％，老龄牛则增至3％～28％。按发生的时间，可分为两种。分娩一开始就发生的，为原发性阵缩及努责微弱。开始时正常以后收缩力变弱的，则称为继发性阵缩及努责微弱。

【病因】

1. 原发性阵缩及努责微弱　原因很多，例如怀孕末期，尤其产前期孕畜内分泌平衡失调，雌激素、前列腺素分泌不足，或孕酮量过高，或分娩时催产素分泌不足，怀孕期间营养不良，使役过度，体质乏弱，年老，运动不足，肥胖（猪、羊、猫多见）；全身性疾病（如损伤性网胃炎及心包炎、瘤胃弛缓等）、布鲁氏菌病、子宫内膜炎引起的肌纤维变性；胎儿过大或胎水过多造成的子宫壁菲薄、腹壁下垂和腹壁疝；腹膜炎以及子宫和周围脏器粘连等。在犬，引起子宫收缩无力的重要因素是"独崽综合征"。

原发性阵缩及努责微弱，和分娩时的低血钙有关。也可能与其他代谢病（低镁症、低血糖、酮病）、衰竭性营养不良、毒血症有关。

2. 继发性阵缩及努责微弱　通常见于胎儿未能顺利产出；猪则常见于胎儿过多时。在产道狭窄或胎儿异常的情况下，子宫及腹壁的收缩起先是正常的，最后终于过度疲劳，致使阵缩和努责减弱以至完全停止。

【症状及诊断】

1. 原发性努责和阵缩微弱　根据预产时间、分娩现象及产道检查即可做出诊断。母畜怀孕期满，分娩预兆也已出现，但努责的次数少，时间短，力量弱，长久不能排出胎儿。在猪和山羊，胎儿排出的间隔时间延长，有时临床表现很不明显，没有努责，看不出已开始分娩。有的犬第 1 胎只怀 1 个胎儿，分娩时子宫阵缩的力量往往很弱，特称"独崽综合征"。

产道检查，在牛可发现子宫颈松软开放，但开张不全，仍可摸到子宫颈的痕迹；胎儿及胎囊尚未楔入子宫颈及骨盆腔。在猪等多胎动物，可以摸到子宫角深处有胎儿。

2. 继发性阵缩及努责微弱　诊断没有困难，因为先前已经发生了正常收缩。猪、奶山羊及犬且常已排出部分胎儿。必须注意，猪在大部分胎儿及胎衣排出以后，可能还有一、二头仔猪遗留在子宫内，继发性阵缩及努责微弱常被误认为是分娩结束。

【预后】

应当谨慎。如不及时助产，阵缩努责停止，胎儿死亡后可发生腐败分解、浸溶或干尸化，甚而引起脓毒败血病。

【助产】

在大家畜，可根据分娩持续时间的长短、子宫颈扩张的大小（牛）或松软程度（马、驴）、胎水是否排出或胎囊是否破裂、胎儿死活等，确定何时及怎样助产。

如子宫颈已松软开大，特别在胎水已经排出和胎儿死亡时，应立即施行牵引术，将胎儿拉出。

如子宫颈尚未开大或松软，胎囊未破，且胎儿还活着，就不要急于牵引。否则胎儿的位置和姿势尚未转为正常，子宫颈开张和松软不够，强行拉出会使子宫颈受到损伤。

助产可采用以下方法：

1. 牵引术　见手术助产的基本方法，亦可通过产道抚摸或按摩子宫（大家畜），或者隔着腹壁按摩子宫（小家畜），以促进子宫收缩。

2. 催产　大家畜一般不用药物催产。在羊和猪，如果手和器械触不到胎儿，可使用刺激子宫收缩的药品。

给羊催产前，必须确认子宫颈已充分开张，胎儿的方向、位置和姿势均正常，骨盆无狭窄或其他异常，否则可能造成子宫破裂！在猪，怀疑猪崽未排净时，也可使用。

通常使用的催产药物是垂体后叶素或催产素，肌肉或皮下注射：猪 10～20 U，羊 10 U，犬 5～10 U，猫 2～5 U。用药不可过迟，因为分娩开始一两天，体内雌激素大为减少，药效会降低。在猪，肌注 $PGF_{2\alpha}$ 3～4mg，以增强子宫的收缩，促进分娩进程。在犬和猫，如怀疑是由低钙血症所致，可分别缓慢静注 10% 葡萄糖酸钙 5～10mL 和 3～5mL。

3. 剖腹产　猪等小动物在助产过迟、子宫不再收缩、子宫颈已经缩小，且催产药无效时，需立即剖腹取胎。

（二）努责过强及破水过早

Strong Straining and Premature Rupture of Allantoic Sac

努责过强，是指分娩时子宫壁及腹肌收缩的时间长，间隙短，力量强，以至出现痉挛性的不协调收缩，形成狭窄环。破水过早则指的是在宫颈未完全松软开张，胎儿姿势尚未转正和进入产道时的胎囊破裂和胎水流失。

本病常见于马和驴，羊、猪、犬、猫很少发生。

【病因】

胎儿的姿势、位置和方向不正，产道狭窄，胎儿不能排出时，均可引起子宫收缩过强和破水过早。临产前惊吓，气温突然下降或空腹饮用冷水等刺激，可引起子宫反射性挛缩。过量使用子宫收缩性药物，或分娩时乙酰胆碱分泌过多，也可造成努责过强和破水过早。马、驴在分娩前起卧不安，突然倒卧，可引起胎囊破裂和破水过早。

【症状】

母畜努责频繁而强烈，两次努责的间隔时间较短，也不明显。胎儿的姿势如果正常，即迅速被排出；在马，排出的胎儿有时还带着完整未破的胎膜。否则往往导致破水过早。

阴道触诊，可发现子宫颈松软的程度不够，开张不大。如果尚未破水，隔着胎膜可摸到胎儿尚未转正；马驹仍呈下位或侧位，头颈亦未伸直。

【预后】

只要及时采取适当的护理和治疗措施，努责即可减缓；子宫长期持续收缩，子宫血管和胎盘受到压迫，常引起胎儿窒息。在马，有时还引起子宫、软产道及阴门损伤；胎儿排出后，持续强烈的努责可造成子宫脱出。破水过早常易引起胎儿死亡。

【助产】

首先可让母畜后躯抬高站立，用指尖掐压其背部皮肤，试行减缓努责。如已破水，可根据胎儿姿势、位置的异常情况，采用适当的方法予以矫正并进行牵引。

子宫颈未完全松软开放，胎囊尚未破裂的病例，可注射镇静麻醉药物，如静注水合氯醛（7％）硫酸镁（5％）溶液 150～250mL，亦可先用溴剂 10～30g 口服，10min 后再静注水合氯醛硫酸镁溶液。对胎儿已死，矫正、牵引又无效的病畜，应施行截胎或剖腹产。

（三）骨盆狭窄

Stenosis of Pelvis

在分娩过程中，因骨盆结构、形态异常或径线较短而妨碍胎儿排出的，统称为骨盆狭窄或胎儿相对过大。

【病因】

有先天性、生理性及获得性 3 种。

骨盆发育不良或发生畸形的，称为先天性骨盆狭窄。

猪、牛、羊未达到体成熟即过早交配，分娩时骨盆尚未发育完全，骨盆狭窄，为生理性骨盆狭窄。

盆骨骨折或骨裂引起骨膜增生，骨质突入骨盆腔内，以及骨软症（多见于猪）所引起的骨盆腔变形、狭小，为获得性骨盆狭窄。

【症状及诊断】

狭窄不严重，胎儿较小，同时阵缩努责强烈，分娩过程可能正常。否则即导致难产。

在骨盆发育不全时，胎水已经排出，阵缩努责也足够强烈，但排不出胎儿。阴道检查，软产道及胎儿均无异常，即可做出诊断。

在获得性骨盆狭窄，可发现骨折处的骨瘤，骨质增生及骨盆变形等。

【助产】

对于生理性骨盆狭窄，可先在产道内灌注润滑剂，然后配合母畜的努责，试行拉出胎儿。方法可参照胎儿过大的拉出法。当拉出遇到困难，或者获得性骨盆变形狭窄，强行拉出胎儿有损伤子宫壁的危险时，应及早采用剖腹产或截胎术。

（四）胎儿过大

Fetal Oversize

胎儿过大指的是母畜的骨盆和软产道正常，但胎儿体过大而不能通过。这种胎儿过大也叫胎儿绝对过大。见于牛、羊、猪及犬。

【病因】

调节生长的垂体或甲状腺激素机能失调；怀孕期延长；头胎小母畜怀胎儿数目过少；母畜和大型公畜配种。在许多小型品种犬，胎儿绝对过大是经常遇到的一个难题。

【诊断】

分娩的母畜阵缩及努责正常，有时尚可见胎儿两蹄尖露出阴门外，但排不出来。产道检查，产道及胎儿的方向，位置及姿势均正常，无畸形。只是胎儿很大，充塞于产道内。

【助产】

可行牵引术拉出。无论是正生或倒生，只要胎儿很大，不能拉出，即应考虑剖腹产或截胎术。

（五）双胎难产

Dystocia due to Twinning

双胎难产即牛、羊的双胎或猪的两个胎儿同时楔入盆腔，而不能通过。往往伴有胎儿姿势和位置的各种异常。

据报道，黑白花牛难产的 4% 与双胎产犊有关。双胎难产中，两胎儿均为正生的占 35%～40%，均为倒生的占 5.5%～19%，一个正生一个倒生的占 28%～40%，一个为纵向一个为横向的占 4%，均为横向的占 1%。在双胎难产中，有 22% 是由两胎儿同时楔入骨盆入口而引起的。

【诊断】

如果两个胎儿一个正生一个倒生，产道检查可发现一个头和四条腿，其蹄底两个向下（前腿），两个向上（后腿）或为跗部前置。

两个胎儿均为正生时，可发现两个头及四条前腿；均为倒生时，只见四条后腿。头和四肢的姿势及胎儿的位置往往也有异常，因而产道检查所见可能与上述情况有所不同。

当两胎儿楔入骨盆腔的深度不同时，后面的一个胎儿可能被忽略。此外，单胎胎儿如呈腹部前置的横向及竖向，则四肢可同时伸入产道。

因此，必须仔细进行触诊，将两个胎儿分辨清楚，才能做出正确的诊断，从而制定助产方案。此外，必须将双胎和裂体畸形、连体畸形区别开来。

【助产】

助产原则是先推回一个胎儿，再拉出另个胎儿，然后再将推回的胎儿拉出。双胎胎儿都比较小，拉出并无困难。

在推之前，必须把两个胎儿的肢体分辨清楚，不要错把两个胎儿的腿拴在一起！同时，两个胎儿进入骨盆的深度不同时，应推回后面的胎儿，拉出前面的胎儿。在母畜侧卧时，则应先推回下面的一个，拉出上面的一个；如果有一个胎儿姿势不正，宜先拉出姿势正常的胎儿，姿势异常的胎儿待矫正后再拉出。

（六）全身水肿

Anasarca

全身水肿，也叫皮下水肿，偶见于牛、羊及猪，但以牛较多。检查胎儿可发现其前置器官充塞于产道中，呈面团状或感有波动。

对全身水肿的胎儿，如拉出有困难，应立即施行截胎术。先在肿胀最明显的部位做深切口，排出积水，缩小胎儿体积，然后试行拉出。有时因积水排不完全而需要逐步截除前置的器官。

对于局部性水肿，则可在切开后拉出胎儿。

（七）腹腔积水

Ascites

腹腔积水，各种家畜偶尔发生。倒生的，可摸到胎儿腹水增多，腹壁紧张，腹围增大。正生的，只有在胎儿排出受阻，手入产道仔细触摸时才能确认。切开腹腔，缩小胎儿体积，即能拉出。

（八）裂腹畸形

Schistosomus Reflexus

裂腹畸形，在胎儿性难产中最为常见。多见于牛、羊，猪偶发。裂腹畸形的典型特点是下腹壁沿中线裂开，腹腔脏器甚至胸腔器官（裂胸畸形）位于体外；后躯折于背部之上，因此头部与荐部互相靠在一起，朝着一个方向。非典型的裂腹畸形是胃肠道露于腹部外面，腹壁上的裂口或大或小，躯体翻折的情况也不一致。

助产时，先将胎儿的内脏摘除。如果胎儿脊柱前置并进入产道，可先试用绳子或钩子拉出，如有困难则行截半术，然后分别拉出。如果胎儿及四肢一起进入产道，则应依据情况施行截胎术或剖腹产。

（九）先天性假佝偻

Chondrodystrophy

先天性假佝偻见于牛，通常与胎儿水肿并发，其他家畜少见。其特征是头、四肢及躯干粗大而短。无法拉出时，可施行截胎术，逐步缩小粗大的部位，或施行剖腹产。

（十）躯体不全

Perosomus Elumbis

躯体不全的特点是后躯和四肢发育不全，而头部及肩胛围很大，且关节粗大而不能活动，容易诊断。助产方法同先天性假佝偻。

（十一）先天性歪颈

Congenital Wry Neck

先天性歪颈，有时见于马。颈椎畸形发育，颈部先天性地歪向一侧，同时颜面部也常歪向一侧。歪颈常伴有四肢挛缩，球节以下部分与管部垂直；全身瘦削，关节不能活动，称为关节硬结。在胎儿不大时，可行拉出，否则需行颈部截断术及其他截胎手术。

（十二）胎头积水

Hydrocephalus

胎头积水见于各种家畜，是由于脑室系统或蛛网膜下腔液体积聚而引起的颅部肿胀。由于液体聚积，使颅骨壁扩张，骨壁很薄，而且骨缝之间有宽大的间隙，没有骨化。有的没有颅骨壁。头部前置时，可以摸到头顶巨大、柔软而有波动的胎头阻塞于产道内不能通过。倒生的情况下，牵拉胎儿头部受阻才能发现。助产时，胎头肿大轻微的，可用牵引法拉出胎儿。严重的，用指刀切开颅部的皮肤及脑膜，放出积水，颅骨即塌陷。如不成功，则用手指剥离皮肤，并用产科凿将颅骨凿断。

（十三）重复畸形

Duplication

重复畸形主要发生于牛、羊、犬，猪较少见，马罕见。重复畸形可分为对称联胎（symmetrical duplication）和不对称联胎（asymmetrical duplication）。前者重复部分对称，如双头畸形（dicephalus）及两面畸形（diprosopus）、颅部联胎（craniopagus）、胸部联胎（thoracopagus）、脐部联胎（omphalopagus）、臀部联胎（pygopagus）、坐骨联胎（ischiopagus）。后者是胎儿之一或一部分（寄生胎儿）长在基本胎儿身上。寄生胎儿或者是不成形的组织，或者是发育尚好的前躯或后躯，或者几乎已发育完成。

寄生胎儿附着在基本胎儿的躯干外面，有时包在基本胎儿的某一器官内，叫做包涵联胎（inclusio fetalis）。此外，牛、羊还常见一种形体不定的球状怪胎（amorphus globosus），为一堆奇形怪状的组织，外有被毛，内包有骨头及肌肉、肠管等。

对于重复畸形，必须通过仔细触摸才能诊断出来。重复畸形一般都容易引起难产，但有的也能自然产出。助产如不能拉出，应立即施行截胎术或剖腹产。

（十四）头颈侧弯

Lateral Deviation of Head and Neck

头颈侧弯的特点是胎儿的两前腿伸入产道，而头弯于躯干一侧，没有伸直。这种难产常见于马、牛、羊、犬。在牛和马，约占胎儿异常所造成难产的半数或更多。

【诊断】

难产初期，侧弯程度照例都不大。头仅偏于骨盆入口一侧，没有伸入产道，在阴门口上仅看到蹄子。以后随着子宫的收缩，胎儿的肢体继续向前，头颈侧弯的程度越来越重。两前蹄伸出阴门之外，但不见唇部；哪一条腿伸出较短，头就是弯向哪一侧。

产道检查，沿前腿向前触诊，在牛，能够摸到头部弯于自身胸部侧面。在马，因颈部较长，头部最远可达胎儿的腹胁部，有时不易摸到；但从颈部（鬃毛或气管的位置）可确定头弯向哪一侧。

头的方向有 3 种情况：一种是唇部向着母体骨盆，头颈呈 S 状，同时头部捻转，下颌转至上面，额部转至下面；一种是唇部向着母体头部；再一种是介于二者之间，唇部向下（朝向母体腹下）。

【助产】

站立保定时，应前低后高，横卧保定时，应让要矫正的部分位于胎体之上并将后躯垫高。在牛和马，可选用下列方法：

1. **弯曲程度不大，仅头部稍弯，同时母畜骨盆入口之前空间较大时**，只要用手握住唇部，即能把头扳正。对活胎儿，用拇指、中指二指掐住眼眶，引起胎儿的反抗活动，有时也能使头自动转正。

2. **弯曲程度很大，颈础部堵于盆腔入口时**，必须先推动胎儿，使入口前腾出一定的空间，才能把头拉直。推的方法是把产科梃叉顶在胸前和对侧前腿（头颈左弯时顶右前腿）之间向前并向对侧推动。拉胎头时，如能摸到唇部，可以用手握住下颌骨体或下颌骨支，将肘部支在母体骨盆上，先用力向对侧压迫胎头，然后把唇部拉入盆腔入口。

如果用手扳头有困难，可用绳子打一活结，套于下颌骨体之后拴紧；术者用拇指和中指掐住两眼眶或握住唇部向对侧压迫胎头，助手拉绳，将头扳正。

也可用单滑结缚住头部牵拉，即将绳子一折为二，在折叠处拴上绳导，带入子宫，由上而下绕过颈部以后，将绳导退出；然后将绳子的两个自由端穿过折叠处后拉紧，即造成一个单滑结。再将颈上的两段绳子之一越过耳朵，滑至颜面部或口角内；助手拉动绳子，术者握住唇部向对侧压迫，将头拉入盆腔。也可用梃把胎儿向前推到一定距离，将梃顶住，然后向外拉绳子以矫正胎头。对活胎儿，继续拉出时应将手移至颌下绳子折叠处，并用手指钩住此处，以防耳后绳段越拉越紧，压迫脊髓，将胎儿勒死。

有时牵拉头颈会使胎头以侧位伸入骨盆入口而不能通过，应一面向子宫内推动胎儿，一面扳正胎头，然后拉出。

在胎儿已经死亡，或用其他方法矫正有困难时，也可用长柄钩钩住眼眶拉头，这样操作比较省力。如胎头为唇部向着母体骨盆，眼眶位于耻骨前缘之下，唇柄钩钩不住，可使用短柄锐钩；待胎头拉近骨盆入口时，用手把住唇部扳入盆腔。

在马，因驹颈较长而手够不到头部时，可用推拉梃拴住颈部前端把头拉至盆腔入口处，再按上述方法把头拉入骨盆腔。

3. **胎儿如已死亡，且上述操作遇到困难，最好及时采用绞断器或线锯将颈部截断，然后将头颈向前推，把躯干拉出来，最后用钩子钩住颈部断端把头颈拉出来。**

在羊，助产方法基本同上。可先用绳子拴住胎儿的两前腿，然后将母羊的后腿提起，借胎儿的重量及手推（努责强烈时可施行硬膜外麻醉），使胎儿退回子宫。羊的努责力量不强，胎儿也小，只要手能伸入子宫，握住胎头，徒手矫正并不费力，仅偶尔需要绳子或产科钩帮助。如果手够不到头部，可先将母体前躯抬高，等握住胎头后，再将后腿提起矫正。必要时，可施行截胎术或剖腹产。

（十五）头向后仰

Dorsal Deviation of Head

头向后仰的特点是头颈向上向后仰至背部。但严格的后仰是没有的，因为头颈总是偏在背部一旁。此种难产很少见，并且可以看做是头颈侧弯的一种。触诊胎儿，如摸到气管位于颈部的上面，即可同头颈侧弯区别开来。

助产方法和头颈侧弯基本相同。一般是在向前推动胎儿的同时，将胎头后仰变成头颈侧弯，然后再继续处理。

（十六）头向下弯

Downward Deviation of Head

头向下弯，主要见于马和驴，间或见于羊和牛。头未伸直，唇部向下，额部向着产道的，称为额部前置；枕寰关节极度屈曲，唇部向下向后，枕部和项部向着产道的，称为枕部、项部前置；头颈弯于两前腿之间之下，颈部向着产道的，则称为颈部前置。

【诊断】

产道内除摸到前腿外，额部前置时，在骨盆入口处可摸到额部；枕部前置时可摸到项脊及两耳塞于骨盆入口内，且可在阴门口看到蹄子；颈部前置时可以摸到颈部在两前腿之间向下弯，且两腿之间的距离变宽。

【助产】

轻症可行站立保定，重症最好仰卧保定于前低后高的斜坡上。

1. 额部前置 可用四指钩住唇部，拇指按压鼻梁，将头向上抬并向前推，即可将胎儿唇部拉进骨盆入口。

2. 枕部（项部）前置 如楔入盆腔不深，可先用产科榳顶在胸部或一侧前腿之间向前推，然后按上法将唇部拉入盆腔。也可先将绳子套在上颌或下颌骨体之后拴紧，在术者用手指掐住两眼眶向上向前并向一侧推头的同时，助手将唇部拉入盆腔。用推拉榳矫正下弯的胎头时，首先应把绳子套在口内，将榳叉顶在额部拉紧绳子。然后，一面向上并向子宫内推胎头，一面用手握住下颌向后拉头，即可拉直。

如胎儿已死，且枕部已达阴门处，可用产科刀把枕寰关节背侧的软组织切断，使关节充分屈曲，然后用复钩夹住颈部断端，拉出胎儿；亦可从枕寰关节把头截下取出再将胎儿拉出。

3. 颈部前置 在死胎儿可行截胎术。先把颈部截断，再先后把躯干和头颈拉出来。如胎儿活着，或无线锯，则可先用产科榳顶在胸部与一前腿之间，将胎儿尽可能向前推；再把另一前腿的腕关节弯曲起来，并向前推，变为肩部前置，以便使头颈有活动的余地。然后握住下颌向上并向一边拉头，使头先成为横向；再按上法用手握住或用绳拴住下颌骨体，将唇部拉入盆腔。最后再把另一前腿矫正复原，即可拉出胎儿。

（十七）头颈捻转

Torsion of Head and Neck

头颈捻转的特点是胎儿头颈围绕自身的纵轴发生扭转，使头成为侧位，即捻转 $90°$，或下位，即捻转 180°，额部在下，下颌朝上。

【诊断】

两前肢进入产道。头部位于两前腿之上，但下颌朝着一侧，或者朝上，而头颈部显著变短。

【助产】

将胎儿推入子宫内，用手掐住眼眶或握住一侧下颌骨支，把头翻转拧正，再拉入产道。或用扭正梃伸入胎儿口内，将头扭正。亦可用手将胎头固定后，应用翻转母体的方法扭正胎头，再行拉出。

（十八）腕部前置

Flexion of Carpus

腕部前置的特点是前腿没有伸直，腕关节屈曲而前置。腕关节屈曲必然伴发肩、肘关节弯曲以致前腿折叠，肩胛围增大。

【诊断】

两侧腕部前置，在阴门口上什么也看不到，一侧腕部前置则可能看到另一个前蹄；产道检查可摸到一条或两条前腿屈曲的腕关节位于耻骨前缘附近，或楔入骨盆腔内。

【助产】

助手将产科梃顶在胎儿胸部与异常前腿肩端之间向前推，术者用手钩住蹄尖或握住系部尽量向上抬，或者握住掌部上端向前，向上并向外侧推，然后使蹄子向骨盆腔内伸，使之越过耻骨前缘，而将前腿拉直。亦可用绳子拴住异常前腿的系部，术者用一只手握住掌部上端向前向上推，另一只手拉动系部，前腿即可伸入盆腔。

也可使用推拉梃，即将梃上的绳子绕过腕部，并将梃叉伸至腕部下面用力拴紧，助手向上向前推，术者用手钩住蹄尖把它拉入盆腔。

马和羊的一侧异常，亦可先将异常肢推入子宫，使之变成肩部前置，然后将胎儿拉出。

（十九）肩部前置

Flexion of Shoulder

肩部前置的特点是胎头已伸入盆腔，而前腿肩关节以下部分伸于自身躯干之旁，以致胸部体积增大。

【诊断】

阴门处可看到胎儿唇部，或唇部及一前蹄尖；也可能什么都看不到。产道检查可摸到胎头及屈曲的肩关节，前腿自肩端以下位于躯干侧下。

【助产】

根据母畜骨盆及胎儿的大小、一或两前腿异常及其进入盆腔的深度而采用下列术式。

1. 一侧肩部前置 进入骨盆不深时，可先将产科梃叉顶在胎儿胸前与对侧正常前腿之间，术者用手握住异常前腿下膊的下端，在助手向前并向对侧推的同时，把下膊下端向骨盆拉，使之先变成腕部前置。如使用推拉梃，可将绳子套在正常前腿上，拉紧绳子，固定好梃叉，术者可腾出手去矫正异常胎腿。

在马，因为腿长，手达不到下膊下端，也可用推拉梃把绳子带到腕部将梃叉放在它前面，助手先把前腿拉成腕部前置，然后再继续矫正拉直。如胎头已露出阴门外，不易拉回，且胎儿不大，尤其一侧性异常，可不加矫正，即试行拉出。

2. 两侧肩部前置　也可按上述方法助产。如胎儿已死，肩端楔入盆腔较深，且头已露出于阴门之外，可先把头从枕寰关节截掉，然后推回胎儿，并按上法进行矫正。

在马和羊，如胎儿小，不进行矫正直接轮流向左和向右拉头，有时也能拉出来，但可能损伤产道。

（二十）肘关节屈曲

Flexion of Elbow

肘关节屈曲的特点是肘关节未伸直，呈屈曲状，肩关节也屈曲，以致胸部体积增大，但腕部还是伸直的。

【诊断】

在阴门处可以看到唇部，一个或两个前蹄（一侧或两侧异常）位于下颌之后旁。检查胎儿可发现一个或两个肘关节屈曲。

【助产】

很容易矫正。用手（必要时也可用产科梃）向前推动异常前腿的肩端，用另一只手或绳子拉动蹄子即可拉直。在羊，可先握住胎蹄，再将母羊倒提起来，即能拉直。

（二十一）前腿置于颈上

Foot - Nape Posture

前腿置于颈上的特点是一前腿或两前腿（交叉）位于头颈之上，多为两侧性的；在阴门内可以摸到蹄尖位于唇部上方两旁，两腿交叉。

【助产】

术者手伸入产道，抓住位于上面的前腿，先向正常侧再向下拉，即可矫正过来。如为两侧性的，可分别在两前腿系部拴上绳子，在向前推胎儿的同时，先将位于上面的一条腿向上并向正常侧拉，使前腿复位。然后以同法矫正另一前腿。

如蹄子已戳入阴门内壁，则必须先推回胎儿，使蹄子退出破口，再行矫正。胎儿拉出后，要缝合伤口。

（二十二）跗部前置

Flexion of Tarsus

跗部前置即后腿没有伸直即进入产道，跗关节屈曲，向着盆腔。跗关节屈曲必然伴发髋、膝关节屈曲，以致后腿折叠，后躯无法通过盆腔。

【诊断】

如为两侧跗部前置，从阴门什么也看不到。产道检查，在骨盆入口处可摸到胎儿的尾巴、坐骨结节、肛门、臀部及屈曲的跗关节。一侧跗部前置时，阴门内可见到蹄底向上的另一后腿，往往为坐骨前置。

【助产】

原则和方法基本与正生时的腕部前置相同。一般是将产科梃竖顶在坐骨弓上或横顶在尾根和坐骨弓之间向前推，术者用手钩住蹄尖或拦住系部尽量向上抬或者握住跗部上端向前、向上并向外侧推，然后使蹄子向盆腔内伸，使之越过耻骨前缘，拉直拽出。亦可先用绳子拴住异常后腿的系部，在牛并使绳子穿过两趾之间，这样拉绳时蹄子就可向后弯起来；术者用一只手握住跗部上端向前向上推，另一只手拉绳，后腿即可伸入盆腔。

如跗部已深入盆腔，上述矫正方法遭遇困难，且胎儿已经死亡，可先把跗关节截断，取出截下的部分，然后用绳子拴住胫骨下端，将后腿拉直，最好同时向前推动胎儿，以防膝部损伤软产道。

在马及羊的一侧跗部前置，甚至可试将跗部向前推，使之变为坐骨前置，然后拉出胎儿。

在猪，可不加矫正就拉后腿。其法是用食指钩住跗部，中指放在跗部之下，拇指放在胫部之上，握住跗部并拉出。

（二十三）坐骨前置

Flexion of Hip Joint

坐骨前置的特点是髋关节屈曲，后腿未进入盆腔，而伸于自身躯干之下，坐骨向着盆腔。两后腿均为坐骨前置的，称为坐生。马比牛、羊发生得多，常为两侧性的。

【诊断】

一侧坐骨前置时，阴门内可见一蹄底向上的后蹄尖。如为坐生，阴门内什么也看不到；进行内部检查，在骨盆入口处可摸到胎儿的尾巴、坐骨结节、肛门，再向前能够摸到大腿向前伸。在胎儿死亡或活力不旺盛的情况下，有时还可发现胎粪。

【助产】

原则和方法基本与正生时的肩部前置相同。根据胎儿的大小，楔入盆腔的深浅及一或两后腿异常，可选用以下方法。母畜的保定要前低后高，必要时也可仰卧。

矫正方法一般是把产科梃横顶在尾根和坐骨弓之间，术者用手握住胫骨下端，在马必要时也可用推拉梃把绳子带至胫部下端，用力拴住，在助手向前推动胎儿的同时，术者用手或推拉梃向上抬并向后拉，使之变成跗部前置，然后再继续矫正拉直。

马及羊的一侧异常，如胎体小，且已深入盆腔，不能推回，可以不加矫正，直接拉另一条腿。方法是轮流向左及向右拉。

对坐生，如胎体小，也可不加矫正，直接拴上绳子拉出。如胎儿已死，可用肛门钩或产科钩自胎儿体外向内钩住耻骨前缘，把胎儿拉出，也可考虑采用截胎术。

在猪，用手指即可将后腿拉直。

（二十四）正生侧位或下位

Dorso - ilial or Dorso - pubic Positions in Anterior Presentation

正生侧位见于牛、马，正生下位见于马、驴。在妊娠毒血症母驴难产中，可占 24%。

【诊断】

在侧位，产道内可摸到两前蹄底向着侧面，唇部伸入盆腔，且下颌向着一侧；但有大约半数病例，两前腿和头颈是屈曲的，不伸入盆腔。在下位，两前腿和头颈一般都是屈曲的，位于盆腔入口之前；偶尔前腿蹄底向上伸入盆腔，头颈侧弯在子宫内。继续向前触诊，根据胸背部的位置可以确定为侧位或下位。

【助产】

胎位异常时，除非在猪或胎儿很小，一般都必须把胎儿转正，成为上位或轻度侧位，然后拉出。但因受头部的阻碍，转动胎儿比较困难。翻转羊的正生胎儿，用手转动即可，必要时可将母羊倒提起来。转动胎儿时应灌入大量润滑剂，并应防止由于操作不慎而导致子宫破裂。现以下位并且逆时针（从后向前看）转动为例，介绍以下两种翻转马、驴胎儿的方法。

在刚发生的病例，因为胎水尚多，子宫尚未紧裹住胎儿，转动胎儿一般并不困难；但必须使母畜站立，方便操作。先用手把右前腿拉直伸入产道，然后用手钩住胎儿鬐甲部向上抬，使它变为左侧位，再钩住下面的左前腿肘部向上抬，使胎儿基本转为上位。然后用手握住下颌骨，把胎头逆时针转正，拉入骨盆腔；最后把左前腿也拉入盆腔，即可拉出。这在刚开始分娩的病例，都很容易，甚至一开始依次向上抬鬐甲及左前腿肘部时，就能把胎儿转为轻度侧位或上位，然后再矫正头及两前腿的姿势。在活胎儿，有时用拇指及中指掐两眼眶，借助胎儿的挣扎就能把头及躯干转正。

如果母畜不愿站立，可侧卧保定在斜坡上，使后躯较高。将胎儿的一前腿变成腕部前置后，紧握掌部固定。然后将母畜向对侧迅速仰翻过去，一次不行，可重复翻转。至于母畜卧于哪一侧，应视胎头的位置而定。如胎头位于自身左方，必须使母畜左侧卧保定，向右侧翻转，否则相反。胎头位于两前肢之间时，卧于任何一侧均可。

在病程延误的病例，难产时间已久，胎水流失，子宫缩小，胎儿挤在盆腔入口前，转动有困难；必须在子宫内灌入大量润滑剂。为了克服努责，可行后海穴麻醉。尽可能不使母畜卧下，否则操作要困难得多。如果胎头和两前肢都是屈曲的，应先在两球节上方缚上绳子并使左腿在上，右腿在下。术者先用手握住下颌骨体或左侧下颌骨支，逆时针翻转头部并导入盆腔；然后一个助手向左（胎儿的左侧）向下拉右腿，另一个助手向右（胎儿的右侧）向上拉左腿，这样交叉拉两前腿；同时术者用手钩住左肘部向上抬，助手继续拉右腿，即可把胎儿转为上位或轻度侧位。对死胎儿，可用产科钩钩住眼眶，由助手向对侧轻拉，帮助术者进行翻转胎儿的操作。

只要头转正了，躯干也基本上能转为轻度侧位，因为盆腔入口的侧壁是由下向上向外倾斜的，拉出过程中背部就能沿此斜面向上滑动，基本上转为上位，不致影响拉出。如果胎头阻碍胎儿转动，也可先将头颈截除，然后用上述扭转法拉出胎儿。

（二十五）倒生侧位或下位

Dorso - ilial or Dorso - pubic Position in Posterior Presentation

倒生侧位及下位，两后腿常是屈曲的，偶见深入产道，蹄底向着侧面或向下。检查胎儿时，借蹄关节可以确定是后腿，继续向前触诊，可以摸到臀部向着侧面，或位于下面。

【助产】

因为没有头部的阻碍，转动及拉出胎儿比正生时容易得多。不论侧位或下位，均需先将两后腿拉直进入盆腔。母畜必须行站立保定。

1. 倒生侧位 胎儿两髋关节间的长度较母畜骨盆的垂直径短，通过盆腔并无困难，因此不需转正。随后，在拉腹胸部通过时，因为盆腔入口侧壁是向上向外倾斜的，所以背部也可沿此斜面向上滑动而基本上转为上位。如对侧位的骨盆进行翻转，术者可向上抬下面的一个髋结节或膝关节，同时助手用力拉上部的后腿。亦可采用正生下位的扭转拉出法。

2. 倒生下位 除非胎儿很小，一般均需转正。方法基本与侧位相同，即拉位置在上的一条后腿，同时抬位置在下的对侧髋结节，使骨盆先变为侧位，然后再继续扭转拉出。如胎儿已死，两跗部已露出阴门之外，可在二者之间放一粗棒，用绳以 8 字缠绕把它们一起捆紧；用力转动粗棒，将胎儿转正。

倒生下位的转正，亦可采用固定胎儿翻转母体的方法。

但必须注意，不论采取什么方法，转正前必须灌入大量润滑剂。否则，强力扭转会损伤母体。

（二十六）腹部前置竖向

Vertical Ventral Presentation

腹部前置竖向，即腹竖向，特点是胎儿躯干竖立于子宫内，腹部向着骨盆入口，头及四肢伸入产道。

腹部前置竖向又分为头部向上（头部及四肢伸入产道）及臀部向上 2 种。

臀部向上的竖向，是指胎臀在上后肢以倒生的姿势楔入骨盆腔入口，同时两前蹄也伸至入口处。这种异常极少，而且可以看做是坐生的一种，助产方法是把两前蹄推回子宫后，按坐生处理。

这里仅介绍头部向上的竖向。

【诊断】

分娩之初检查胎儿时，除在产道内摸到正常前置的头及前腿外，还能在耻骨前缘或盆腔入口处摸到后蹄。但通常总是延误了若干时间，经过阵缩，唇及前蹄已见于阴门处且姿势正常，但胎儿不能继续排出，于是施行牵引；至头颈前腿露出后还拉不动的时候，才怀疑后躯发生了异常。这时沿躯干侧面用力向前伸，即可在骨盆入口处摸到屈曲的后腿，整个后躯增大，阻塞于骨盆入口，不能通过；后蹄已进入盆腔入口，位于膝部与腹部之间，跗部挡在耻骨前缘上；有时只一后蹄呈这种折叠状态，另一后蹄仍在耻骨前缘之前。

此外，有时也可遇到腹部前置的竖向，伴有前躯的姿势异常，如胎头侧弯及腕部前置等。这时，前躯就不会露出阴门之外。因而在行产道检查时，除了注意检查和矫正头部以外，还必须弄清进入产道的是前蹄，还是后蹄。以免矫正拉出发生错误。

【助产】

根据难产发生时间的久暂，前躯露出的多少及胎儿的大小，可选用以下助产方法：

1. 在刚发生的病例 头及前躯进入骨盆腔不深，且手能伸至盆腔入口处，这时可握住后蹄，先尽可能向上抬，再越过耻骨前沿推回子宫。如果推回有困难，可将母畜仰卧或半仰卧保定。头及前腿的姿势如有异常，也应加以矫正，然后将胎儿以正常的正生拉出。如矫正困难，且胎儿尚活着，应立即施行剖腹产，以免延误而造成胎儿死亡。

2. 在延误的病例　或曾经强行拉出，头颈及前腿已露出于阴门之外，胸部楔入盆腔内，后蹄也已进入盆腔较深而无法推回时，只要手能达到后蹄，即可先在其系部拴住绳子，术者用手把跗部或跖部尽可能向上抬，助手拉绳，使后腿直伸于自身躯体之下。然后同时拉动头及四肢，将胎儿拉出来。

3. 在矫正困难的病例　胎儿一般均已死亡，应立即施行胸部缩小术，然后将手伸入产道，把后蹄推回子宫，再拉出胎儿。如果无法把后蹄推入子宫或拉直，也可行前躯截除术。拉出前躯后，将剩下的腰臀部推回，然后按倒生拉出。

（二十七）背部前置竖向

Vertical Dorsal Presentation

背部前置竖向，即背竖向，特点是胎儿躯干竖立于子宫内，背部向着母体骨盆入口，头部在上，头和四肢呈屈曲状态。这种胎向异常仅偶尔见于马、驴、牛和山羊。

【诊断】

背部前置竖向，有两种情况：一种是前躯距骨盆入口较近，在骨盆入口之前可以摸到胎儿的鬐甲、背部及颈部；另一种是后躯靠近骨盆入口，能够摸到荐部、尾巴及腰部，但臀部位于耻骨前缘前下方。

【助产】

胎儿臀部靠近骨盆入口时，可将胎儿先变为坐生。方法是将中指插入阴门，或用复钩夹住死胎臀端，将胎儿臀部拉向骨盆入口，然后再按坐生处理。头及前腿靠近骨盆入口时，可先用绳子及产科钩，将胎儿的头及前腿拉向骨盆入口，将胎儿变成正生下位。然后按正生下位的矫正方法，将胎儿翻转成为上位，再行拉出。此时胎儿多已死亡，矫正如有困难，可用钢绞绳施行截半术，然后分别拉出。

（二十八）腹部前置横向

Transverse Ventral Presentation

腹部前置横向，即腹横向，是指胎儿横卧在子宫内，腹部向着骨盆，四肢伸向产道。

【诊断】

在产道内可以摸到蹄底朝向一侧的四肢，且前后腿彼此交叉；但有时四肢并不都深入产道，有的是屈曲的。再向前触诊，即可摸到胎儿的腹部。横卧的胎儿往往是斜的，即一端高，一端低。胎儿的前躯和后躯可能与母畜骨盆入口等距，或一端更靠近些。

【助产】

在胎儿较小及刚发生的病例，矫正的方法有两种。

1. 将胎儿变为倒生侧位　进而扭正为上位使整个后躯呈楔形，不经矫正，也容易拉出。

矫正方法是把推拉梃叉固定在前腿腋窝内，亦可用帆布圈或绳圈分别套在两前肢的下膊上端，然后把梃叉分别叉入两套圈内，向前推动胎儿前躯（需在球节之上拴上绳子并拧紧缠在梃柄上，否则向前推时仅前腿动，前躯不动）。然后拉动后腿，变为倒生侧位。最后将胎儿扭转为上位拉出。

2. 将胎儿变为正生侧位 当胎儿的头及前躯距离骨盆入口很近时，才采取这一方法。先用推拉梃将后腿推回子宫，然后用产科钩拉头，用绳子拉两前腿，将前肢及唇部拉入盆腔，再按正生侧位助产法矫正并拉出胎儿。

如胎儿大、胎水流失，子宫紧裹住胎儿，而上述矫正法有很大困难且胎儿已死亡，则应尽早施行截胎术。将两侧前腿从肘关节截掉，必要时还可把头颈部截掉，然后向前推动前躯，倒生拉出胎儿。

猪的横向（腹横向及背横向），只要先向前推动前躯，即能握住后躯拉出。

（二十九）背部前置横向

Transverse Dorsal Presentaion

背部前置横向，即背横向，是指胎儿横卧在子宫内，背部朝着骨盆入口。

【诊断】

产道检查，什么也摸不到。手伸至骨盆入口前才摸到胎儿背腰部脊椎棘突的顶端；沿脊柱及其两旁触诊，依据肋骨、鬐甲、腰横突、髋结节和荐部，即能做出诊断，并能够确定头尾各向着哪一侧。

【助产】

在胎儿较小及刚发生的病例，可加以矫正。先将推拉梃缚于胎儿的胸部，或者在死胎背部做一切口，将产科梃叉顶在骨质上，再用钩子钩住臀端；在向子宫内推动前躯的同时，向骨盆内拉臀端，将胎儿变成坐生侧位，然后再继续矫正并拉出。

在胎儿较大，且难产已久，胎儿死亡，胎水流失，子宫紧裹住胎儿的情况下，上述矫正方法遇到的困难很大。可进行截半术，由腰部将胎儿截为两半，然后分别拉出。

（刘智喜）

第四章　雄性生殖器官疾病

一、阴囊皮炎

Dermatitis of Scrotum

阴囊皮炎，通常由外伤、感染、昆虫刺螫、化学药品、肥皂或油膏类药物刺激所致发。犬的阴囊皮肤对外伤和化学药品刺激极敏感，迫使它坐在用消毒药水喷湿的水泥地上，阴囊皮肤就会发生皱褶和贫血；阴囊手术时在阴囊上剃毛发生擦伤或刮伤，或有疼痛性睾丸炎和附睾炎时，均可使犬自身舔吮阴囊而发生皮炎。马的阴囊皮炎虽较少见，但其阴囊皮肤同样对某些化学药品、肥皂或油膏类刺激敏感，在清洗时，肥皂的刺激可在阴囊腹侧形成水疱斑并引起阴囊水肿。在牛常见卧地时因阴囊下半部长期磨伤而引起阴囊皮肤肿胀、皱褶、发红等症状。任何阴囊皮炎均可因阴囊温度提高而最终导致睾丸变性和生育力下降。

阴囊皮炎的防治，主要在于避免阴囊受到外伤、感染、化学药品和油膏类刺激；防止昆虫刺螫；阴囊手术，应采用剪毛，以避免剃毛引起擦伤或刮伤。一旦发生皮炎，应及时消除病因，保持阴囊皮肤清洁、干燥。初期应涂布 3% 龙胆紫等刺激性小的药液，以后涂布抗生素激素软膏。

二、阴囊积水

Hydrops of Scrotum

阴囊积水是指总鞘膜腔内蓄积大量浆液性渗出液或漏出液，故又称总鞘膜腔积水。特征是阴囊逐渐增大，无明显热痛，亦无全身变化。各种动物均可发生，老龄动物居多。

【病因】

主要原因是精索血液循环障碍，睾丸、附睾、精索等损伤和精索淤血等所致的总鞘膜或固有鞘膜的慢性炎症。鞘膜腔内有寄生虫侵袭或心脏、肝脏疾病引起腹腔积水时，亦可伴发阴囊积水。

【症状】

一侧或两侧阴囊逐渐增大，常见为两侧性的，多取慢性经过。由于总鞘膜腔内积聚大量浆液性液体，使阴囊显著增大，阴囊壁皱褶展平，皮肤紧张。局部触诊富有弹性，有明显波动感，一般无热痛（少数急性型可有中度热痛反应）。触诊有压痕，若用手捏阴囊底上提或令动物仰卧，可因部分液体流入腹腔而使增大的阴囊缩小，阴囊重现皱褶；若放下阴囊或令动物恢复站立，则阴囊又迅速增大。病程迁延时，阴囊壁轻度增厚，睾丸逐渐萎缩。

阴囊积水对生殖机能的影响颇大。由于积水使睾丸温度调节失控而引起不育。牛中度阴囊积水时对精液质量的影响并不明显，慢性严重积水时则精液质量明显下降。

【治疗】

初期应使用镇静剂使动物安静，局部选用 20% 硫酸镁液温敷或涂布醋调的复方醋酸铅散或樟脑软膏等，并向阴囊内注入含 40 万～80 万 U 青霉素的 2% 普鲁卡因液 20～30mL 或青霉素、氢化可的松、普鲁卡因合剂。

上法治疗无效或慢性经过者，可在严格消毒下，穿刺吸出总鞘膜腔内液体，注入少量碘酊、酒精或复方碘溶液，经充分按摩（注意防止药液经鞘膜管进入腹腔而引起腹膜炎）后再将药液抽出，以免引起炎症反应，促使局部组织粘连，减少渗出。

若经上述治疗仍无效或该动物无种用价值，则最好采用被睾去势术进行去势。

腹水伴随的阴囊积水，应着重治疗原发病并配合局部治疗。

三、阴囊创伤

Wound of Scrotum

阴囊悬垂于腹下的动物容易发生阴囊甚至睾丸组织的创伤，最常见的为撕裂创或并发血肿的挫创。

马的阴囊疾病大多数由创伤引起，往往在企图交配中遇到母马蹴踢而发生，阴囊受伤发炎后可引起体温升高，因此，应正确评估创伤的严重程度及持续时间。

犬的阴囊皮肤很敏感，任何刺激物刺激阴囊皮肤或阴囊撕裂，均会诱使其舔吮阴囊而发炎感染，贻误治疗，导致阴囊永久性伤残而不得不进行去势或阴囊全切除术。

对阴囊皮肤创伤或化学性损伤的治疗，一般可涂布抗生素激素软膏，每日 2～3 次，对犬需同时使用镇静剂，并装着合适的项圈以防止其自残。对深层撕裂创，应在彻底清创处理后，用缝合丝线缝合创口，全身应用抗生素。

若阴囊内创液很多，应在阴囊前部腹壁上插入一小型彭罗斯氏引流管进行引流，不应通过阴囊皮肤进行引流，以免引起阴囊皮肤发炎和溃烂。严重睾丸损伤甚至已发生化脓者，可做一侧成两侧睾丸摘除术并行引流，或与阴囊一并进行全切除。

四、阴囊赫尼亚（疝）

Scrotal Hernia

阴囊赫尼亚（包括腹股沟赫尼亚）常见于马、猪，其他动物较少见。马、猪的阴囊赫尼亚有一定的遗传性。猪常在出生时或出生后 1 个月左右发生，发病率为 7.5%～43.2%，若非两侧同时发生，多数见于左侧。牛的阴囊赫尼亚发生较少，但在海福特牛中有一定的发病率，且常见于右侧。犬的阴囊赫尼亚也较罕见，但在个别品种犬中，有时发病率可高达 75%。

【症状】

腹股沟赫尼亚，除非发生箝闭（出现急腹症），一般不引起人们的注意，只有当疝内容物下坠至阴囊内表现阴囊赫尼亚症状时才被发现。此时可见一侧性阴囊增大，皮肤皱褶展平，紧张且发亮，触诊柔软有弹性，多数不敏感，听诊可闻肠蠕动音。

1. 可复性赫尼亚　大动物经直肠检查可触知腹股沟内环扩大，可小心地牵引落入阴囊的肠管使其回至腹腔；小动物可将两后肢提举，使增大的阴囊缩小到自然状态。

2. 箝闭性疝　全身症状明显，出现剧烈腹痛、不愿行走、运步时步态紧张、后肢开张、脉搏及呼吸增加、阴囊皮肤紧张、浮肿并常因出汗而变湿润，阴囊皮肤发凉。严重的，可因发生休克或败血症而死亡。

【治疗】

箝闭性赫尼亚，必须立即手术治疗。非箝闭性赫尼亚，尤其是先天性的，有的可随年龄增长，腹股沟环逐渐缩小而达到自愈。

在具体方法上，目前认为对箝闭性赫尼亚以采取先夹住坏死肠管然后才切开腹股沟管（疝轮）的手术方法较为合适。对一般性阴囊赫尼亚，除在紧靠阴囊颈部进行切开、整复疝内容物、缝合腹股沟环的常规方法外，目前多主张对幼驹、仔猪采用皮外闭锁缝合腹股沟管（不切开皮肤）的方法，并已取得良好的效果。

（潘瑞荣）

五、龟头包皮炎

Balanoposthitis

龟头包皮炎是指阴茎龟头和包皮黏膜的炎症。各种动物均可发生，常见于牛、羊和犬，猪、猫少见，马偶见。

【病因】

1. 非传染性龟头包皮炎　主要因龟头和包皮遭受机械性或理化性损伤所致。如配种（或采精）过程中的外伤（擦伤、撕裂伤、假阴道橡皮圈的勒伤等）、冻伤、青年公畜间的相互爬跨、龟头结石（尤其是羊）、阴茎脱垂或包皮腔内进入草屑、麦秆、树枝、砂粒以及粪尿等污染，均可使龟头包皮发生损伤而发炎，为包皮内潜伏的棒状杆菌、假单孢菌、链球菌和葡萄球菌等侵入创造了条件。

在美国和澳大利亚还报道有一种发病率很高的羊非传染性龟头包皮炎，与高湿度的春季、长期饲喂豆科饲料或高氮日粮有关，特别是阉羊，由于在包皮腔内排尿，棒状杆菌水解尿素产生的氨较多，直接灼伤包皮腔黏膜而引起包皮腔溃疡和糜烂。

2. 传染性龟头包皮炎　主要由结核杆菌、胎儿弧菌、传染性鼻气管炎病毒、马交媾疱疹病毒及绵羊坏死性性病毒引起。包皮、阴茎淋巴结的结核病时，引起龟头增大、颗粒性出血病灶、阴茎和包皮粘连、包茎等症状；胎儿弧菌感染可引起 3 岁以上牛的龟头包皮炎（胎儿弧菌适宜生存在上皮隐窝内，3 岁以下的牛上皮隐窝尚未形成）；传染性鼻气管炎病毒，可引起牛的脓疱型龟头包皮炎；马交媾疱疹病毒，可引起马的龟头和包皮发生脓疱；绵羊坏死性病毒，可致发羊包皮周围溃疡，由性接触传播。

3. 侵袭性龟头包皮炎　可由马皮肤柔线虫、牛毛滴虫、丝虫引起。

【症状】

病初，包皮前端呈轻度热痛性肿胀，包皮口下垂，流出浆液性或脓性分泌物，黏着在包皮口被毛上，配种踌躇或拒绝配种，以后炎症向腹下壁和阴囊蔓延，包皮口严重淤肿，皮肤紧张发亮有紫血斑，包皮口狭窄，阴茎不能外伸或伸出后不能回缩，排尿困难、呈滴状或细线状流出，甚至不能排尿，而发生尿潴留以至膀胱破裂。触诊极敏感，呈捏粉状，包皮腔内有污秽、带恶臭、暗灰色的包皮垢，马、猪有时因包皮垢积聚变硬形成包皮腔结石。常伴有体温升高等全身症状。

慢性炎症可引起包皮纤维性增厚，阴茎活动受限，往往发生包皮口狭窄；包皮腔或龟头与包皮黏膜粘连形成包茎；甚至可因炎症向阴茎体蔓延，脱出的阴茎不能复位而遭受挫伤，龟头肿胀而造成嵌顿包茎。

【治疗】

首先剪去包皮口周围被毛，用碱性消毒液清洗包皮腔和龟头，食指涂润滑油后伸入包皮腔，彻底清除腔内异物、积尿和包皮垢，用3%过氧化氢液或其他消炎收敛性药液充分灌洗包皮腔。在荐尾硬膜外麻醉下，使阴茎自动脱垂，对挫伤、坏死、溃疡进行彻底处理，过度生成的肉芽用硝酸银棒腐蚀，最后涂布抗生素、呋喃西林或磺胺软膏，并将它回复到原位。

对急性炎症，在清除包皮垢后，可采用干燥疗法，先向包皮腔内充气，后吹入收敛、抗菌和止痒的粉剂（阿斯匹林15g，氯苯横胺10g，硼酸5g），头3天每天1次，以后每隔1～2d一次，一般需要25～30d方可治愈。

局部肿胀的，可配合温敷、红外线照射或局部封闭疗法等，以改善局部血液循环。

龟头包皮部比较敏感，治疗中应禁用腐蚀性和刺激性药物，施行温热疗法亦应严格控制温度。包皮部肿胀严重的，可在无菌操作下进行乱刺减压。疼痛不安的，可用镇静镇痛药。

排尿严重障碍的，应人工导尿或做膀胱穿刺导尿。

对羊的非传染性龟头包皮炎应侧重于预防措施：

（1）限制公羊含氮日粮的饲喂，促使其排酸性尿。

（2）公羊尽可能不去势。

（3）将感染动物与繁殖群隔离。

轻度炎症，限饲含氮饲料，充分饮水（约4～6d）往往奏效；较重的炎症，可内服氯化铵（1～3g，每天2～3次），结合消毒药灌洗包皮腔，如每隔3～4d向包皮腔内灌注5%硫酸铜1次。严重病例，要作包皮口扩大术或切开包皮腔引流尿液和脓液。尿道突和龟头损伤的，不能再作种用。

六、包皮狭窄

Stricture of Preputial Ring

包皮狭窄，又称包茎（phimosis）是指龟头不能通过包皮口自由地向外正常伸出。先天性包皮狭窄主要见于包皮和阴茎发育不全的动物，如某些品种的羊，还有犬、猫和马；后天性包皮狭窄往往是包皮或其周围组织各种病变所致，如包皮口损伤、感染或溃疡所形成的瘢痕、龟头包皮炎或肿瘤等。

【症状】

排尿或自然交配时，阴茎不能向外伸出，很难或完全不能人工将龟头引出包皮口。包皮腔内尿液潴留或积有大量黏稠带腐臭的或坚实的灰黑色包皮垢，常继发炎性肿胀和龟头包皮炎。排尿不畅，多呈慢性经过。

【治疗】

主要采用包皮口扩大术。术前先清除包皮内污垢，做好术部准备。牛、羊、犬，在局部麻醉下，在包皮口做一楔形切口，最好在包皮口背侧进行，以免术后引起阴茎脱垂。

楔形切口完成后，将包皮腔内、外层（即包皮的黏膜与皮肤）缝合在一起。如有肿瘤，可同时摘除。

术后，按一般外科常规护理，10～12d拆线，公牛在拆线后2周即可用于配种。

有些马因包皮内环狭窄引起包茎的，可在包皮内环上做纵向切开使阴茎正常伸出。包茎的猫亦可采用包皮环切除术。

先天性包茎应同时做去势术。

七、阴茎血肿

Hematoma of Penis

阴茎血肿由白膜破裂引起，在阴茎海绵体内形成。破裂属横断性质，血肿的大小和长度差异很大，常见部位在远侧乙状曲（第二曲）的阴茎背侧，在配种中，牛阴茎海绵体内的血压通常可达1 333.33kPa 以上，轻微的损伤即可突发阴茎白膜破裂而形成血肿，伴有周围弹性组织的损伤。本病常见于 2～4 岁的公牛，尤其海福特牛。

【症状】

阴囊前方至包皮腔末端或阴囊后方肿胀。肿胀区域内阴茎界限模糊不清，触诊敏感，初期较软，随后坚实。血肿处可感知大面积肿胀，常伴发包皮下垂或阴茎突出于包皮口。若血肿不形成血凝块，则易受感染而引起化脓，同时还使包皮、阴茎、腹壁和皮肤发生粘连而影响配种。全身表现为后肢步幅短缩，步态强拘，轻度拱腰，一般不影响排尿。若血肿不大，不会影响交配。

阴茎血肿的大小与白膜破口大小无关，而与破裂后企图配种的次数有关。阴茎海绵体高度充血时可容纳 200mL 左右血液，破裂瞬间，血液向破口近侧和远侧周围弹性组织内流动，随后坐骨海绵体肌连续收缩，将血液挤向阴茎旁和皮下，造成继发性包皮下垂。包皮静脉和淋巴管回流受阻，亦可加重包皮下垂和水肿。

【治疗】

1. 保守疗法 将病畜与繁殖群隔离，全身抗生素治疗 1～2 周，防止感染和化脓，停止配种 1～3 个月，促使损伤的神经纤维修复，定期做人工牵拉阴茎并检查龟头的敏感性，根据龟头是否丧失敏感性作为淘汰的依据。由于阴茎白膜的愈合较缓慢，病畜一般在 60d 即可愈合，但 90d 后愈合才更为牢固。

2. 手术疗法 全身麻醉或荐尾硬膜外麻醉和局部浸润麻醉；侧卧保定；在紧靠肿胀最明显部位的前侧方做一斜向中线的皮肤切口，长 6～8cm，经切口暴露阴茎，在阴茎背侧寻找血肿；以 1～2 指伸入切口，将血凝块剥离成小块摘除，直至除去整个血肿；随后，更换隔离创布，从切口中取出阴茎，切开被膜，暴露阴茎背侧白膜的破口；缝合白膜是手术成功的关键，在清除海绵体内血凝块、修整创缘、分清白膜与阴茎海绵体后，用 2 号肠线仔细缝合白膜层，使白膜缘紧密接合，用 1 号肠线缝合弹性层（包括神经血管在内）创口；缝毕，将阴茎还纳，用 45～50℃温生理盐水冲洗原血肿间隙，以纱布吸干和清除小碎片后，用含 80 万～120 万 U 青霉素的生理盐水或普鲁卡因液冲洗，控制感染；最后，缝合皮下组织和皮肤。皮肤切口采用结节缝合，缝合时应避免过多地通过皮下组织，以免纤维组织产生过多而影响以后的配种机能。

术后，全身抗生素治疗 5d，10d 左右肿胀消退后拆除皮肤缝线，并停止配种 1 个月。若术后 10d 内局部肿胀未见消退，则需做局部开放，引流治疗。

该手术不宜放置引流条。否则，细菌侵入而引起感染。

常见的并发症是化脓、弹性层与白膜粘连、阴茎感觉丧失、阴茎背侧血管与阴茎海绵体发生脉管分流和血肿复发。

在手术治疗中，若注意紧密缝合白膜，并有相当的并置纤维组织，则可大大地减少形成脉管分流和血肿复发的可能性。

缺乏并置的纤维组织，即使不发生脉管分流，血肿也易复发。因此，为了取得白膜并置物，不宜过多地除去血凝块。此外，还应注意避免切断或损伤阴茎背侧神经，否则会影响阴茎的感觉和勃起。

八、阴茎偏斜

Deviation of Penis

阴茎偏斜常见于公牛，有自发性和外伤性之分。犬阴茎骨先天性弯曲，偶尔也会发生阴茎偏斜。牛阴茎自发性偏斜有 3 种类型。最多的为螺旋形偏斜，其次是向下或拱形偏斜；S 形偏斜最为少见。

自发性偏斜系阴茎背侧韧带机能不全所致。阴茎背侧韧带源于阴茎远端 25cm 处背中线的白膜纤维，呈扇形完全被覆于阴茎远端背侧，似帽状，在韧带与白膜之间隔有一层筋膜。韧带的功能是当阴茎勃起时防止阴茎远端向下偏斜。

当阴茎背侧韧带右侧的纵行纤维分离，使韧带滑向左侧、阴茎背侧韧带变薄和发育不良，或阴茎背侧韧带强度很大而长度不足时，就会相应地发生螺旋形偏斜、向下或拱形偏斜和 S 形偏斜。

临床上，自发性阴茎偏斜的发生率高于外伤性阴茎偏斜。

赫利比赫（1967）认为，螺旋形偏斜能遗传，但遗传率不高。向下或拱形偏斜有无遗传性尚无定论，但已看到有背侧韧带发育不良的后代。公牛青年期长期饲喂高营养饲料时，常表现明显的性欲减退和阴茎发育停滞，可能是致发向下或拱形偏斜的主要因素。

【症状】

1. 螺旋形偏斜　在阴茎勃起时阴茎远端旋转，多数向左（逆时针），少数向右（顺时针）旋转。

2. 向下或拱形偏斜　是以阴茎勃起时阴茎向下呈拱形为特征。

3. S 形偏斜　见于阴茎过长的老龄公牛，勃起时阴茎呈 S 形。

【治疗】

螺旋形偏斜，采用背侧韧带固定术，即将阴茎背侧韧带固定到白膜上，以防滑脱。以往曾采用过阴茎背侧 "V" 形切开嵌合、不吸收缝线缝合或注射硬化剂等方法来固定背侧韧带，但疗效均不确实。

目前采用的是永久固定法（韧带条植入术或筋膜瓣植入术），这种植入物固定法能增加背侧韧带的强度。向下或拱形偏斜采用部分背侧白膜切除或缩短背侧韧带法，往往无效，而采用筋膜瓣植入术却有较高的治愈率。

对 S 形偏斜，迄今尚无治疗成功的报道。

1. 韧带条植入术　侧卧保定（避免使用镇静剂，以免术后阴茎脱垂和引起感染）；先除去包皮上被毛，用巾钳夹住阴茎海绵体终端（注意不要穿通龟头和尿道）拉出阴茎；在包皮口通过包皮向阴茎背侧注入 2% 盐酸利多卡因 5～10mL，麻醉阴茎背侧神经；盖上创布后，在距包皮附着部 10 cm 起至阴茎远端 25 cm 处，做一阴茎背侧的黏膜切口，暴露背侧韧带，或剪开包皮附着部近侧的弹力层组织，暴露背侧韧带，若找到裂开处，在除去嵌入的筋膜后，用 0 号肠线将其闭合，接着沿阴茎背侧在背侧韧带最厚部分做一全长的纵行切开并向两侧翻开，除去背侧韧带与白膜间的筋膜，在背侧韧带切口两侧边缘，各切取 1 条宽 2～3 mm 的韧带条（韧带条近侧应保持在韧带上）；切取后，以 0 号肠线将两侧已取下韧带条的背侧韧带缝合，为了使阴茎背侧韧带最后部分紧贴在阴茎背侧，在缝合中偶尔要缝几针带住阴茎白膜并适当地将背侧韧带移向右侧，目的是通过缝合手段来控制背侧韧带的位置；随后是植入韧带条以求完成永久性固定。将切取的韧带条（以左侧为例）远端穿入大孔缝针内，在韧带条附着部中线的左侧朝阴茎头方向穿过白膜进行缝合，使韧带条平行于阴茎，在白膜上呈一连续的稀疏的植入缝合（缝合间距约 2.5cm），直抵阴茎头，末端先用一蚁式止血钳将其夹住；同法，将右侧韧带条植入阴茎右侧，接着用 0 号肠线将两韧带末端贯穿缝合固定在白膜上，使其在缝合包皮黏膜后不显突出。最后，用 000 号肠线连续缝合弹力层，0 号肠线缝合黏膜切口；黏膜面撒布抗生素粉，将阴茎复位。术后 3d，每天用抗生素液冲洗包皮腔 1 次，保持病畜安静，停止配种 1 个月。

2. 筋膜瓣植入术　筋膜瓣植入术是治疗阴茎螺旋形偏斜和向下偏斜的常用方法。优点是：

（1）在韧带条植入时，若将血管一起植入，很易引起阴茎脉管分流，而筋膜瓣植入术无此顾虑。

（2）当阴茎向下偏斜必须外加支持组织时，植入筋膜瓣就是关键性的措施。筋膜与韧带、白膜是同质的，能增强韧带强度和防止背侧韧带滑脱，术后 30d 三者就会发生融合，约 90d 即可完成融合。筋膜瓣植入术通常采用新鲜的自体筋膜瓣，也可采用 70% 酒精保存的异体筋膜瓣。

筋膜瓣植入术分两步完成。首先在股外侧髌骨前上方 10 cm 处做一朝向髋结节的长 20 cm 的皮肤切口，在股外侧肌上切取一条 3 cm×12 cm 的深筋膜瓣，除去表面疏松结缔组织后，放入温盐水中备用，皮肤切口按常规缝合。第二步是把筋膜瓣植入到阴茎上，同韧带条植入法一样，在阴茎背侧黏膜上做切口，暴露和切开阴茎背侧韧带，并将背侧韧带等距离向同侧翻转韧带缘，形成筋膜瓣植入槽，在翻转右侧背侧韧带时，应注意防止损伤韧带深部尿道海绵体通出的静脉，在植入筋膜瓣时也不能盖住此静脉。随后，取筋膜瓣将其一端向韧带近侧端下填塞（尽量紧接韧带近端以增强其张力），用 1 号代克松（DEX - ON 聚乙交酯纤维）进行 4 针结节缝合将其缝到白膜上，在筋膜瓣另一端亦做 3 针结节缝合；背侧韧带与筋膜瓣两侧，亦用 1 号代克松结节缝合将它们缝合在一起。最后，同韧带植入术一样，缝合弹力层和阴茎黏膜切口。术后需性休息两个月，方可重新用于配种。

九、嵌顿包茎

Paraphimosis

嵌顿包茎是指阴茎嵌顿于包皮口外或因龟头体积增大从包皮口伸出而不能缩回。常见于马和犬，其他动物少见。

【病因】

常见的病因是阴茎（包括龟头）发生机械性或理化性损伤，如粗暴导尿、阴茎外露时受到打击、冻伤、外伤、龟头包皮炎等，使其体积增大，阴茎缩肌张力降低（包括缩肌麻痹）而发生嵌顿包茎。勃起的阴茎强行伸出狭窄的包皮孔、龟头肿瘤和脊椎疾病（包括脊椎损伤）所致的阴茎麻痹也可发生嵌顿包茎。在犬，常见于交配后，原因包括交配后包皮口紧缩，阴茎呈半勃起状态，阴茎内残存的充血不能回流，局部严重肿胀，加之自身不断舐触导致阴茎损伤。长毛犬还可因被毛缠绕在阴茎周围或包皮内，妨碍阴茎缩回而发生。另外，也可见于橡皮筋的勒伤、自身过度舐触等而引起。

【症状】

阴茎垂脱于包皮腔外，局部淤血肿胀，黏膜面紧张发亮。有时，包皮内层移行至阴茎体上形成一环状肿胀．似袖口样紧紧环绕着阴茎，阴茎脱出部常发生损伤、发炎，甚至坏死和糜烂。转为慢性时，环形肿胀发生结缔组织增生，无热痛，坚硬但体积并不缩小。若继续发展，阴茎将完全丧失感觉，则整复无望。

【治疗】

首先要消除病因。

对刚发生的炎肿性嵌顿包茎，可先用消毒液清洗患部，迅速将阴茎复位；中度肿胀和水肿，用复方醋酸铅液、高渗葡萄糖液或尿素冷敷；肿胀减轻后，涂布液体石蜡，将脱出的阴茎整复入包皮腔内，用吊起带或临时在包皮外口缝数针，将阴茎固定在包皮腔内数天。冷敷无效时，可改用热敷、按摩等；肿胀严重的，可进行局部乱刺，以降低组织内压，改善局部血液循环和预防坏死。

对无法整复或严重损伤的病例，必须切开包皮腔来整复。切开包皮腔腹侧，切口长度以能完成整复阴茎为宜。整复后，分层缝合包皮黏膜层和皮肤层，当缝至离包皮口 1~2 cm 处时，将同侧黏膜与皮肤缝在一起，以便留下一较大的包皮口防止复发。

损伤严重的病例，尚须配合辅助治疗，如放置膀胱导尿管（可保留 24~40h）或膀胱穿刺导尿；阴茎涂布抗生素激素油膏；红外线照射、氦氖激光照射、超短波疗法等，以加速坏死组织断离，应每天行人工牵拉阴茎，将阴茎从包皮腔内拉出，连续 10~12d，以防粘连。

阴茎麻痹、恶性肿瘤、进行性湿性坏疽、大面积溃疡和瘢痕组织、严重阴茎损伤，多数需进行阴茎截断术。

神经麻痹所引起的麻痹性嵌顿包茎，应予淘汰。

（潘瑞荣）

十、隐　睾

Cryptorchism

新生畜的睾丸不能正常降落至阴囊者称为隐睾。所有家畜均可发生，多见于马、猪、犬，羊、鹿、牛少见，猫罕见。

动物在出生前、后的一定时间内，睾丸应降至阴囊内。马在出生后 1 周、犬在出生后 8~10d。其他家畜睾丸均在胚胎期降至阴囊，牛在 100~105d 胎期，猪在 100~110d 胎期，羊在 100d 左右胎期。

未正常降落的睾丸位于肾尾至腹股沟环间的任何部位。许多未降睾丸常贴近于腹股沟环内口，且睾丸常与附睾失去联系。偶尔睾丸可异位于腹部沿阴茎的皮下，甚至位于会阴皮下。

羊的隐睾，受常染色体隐性基因控制。因而，羊的隐睾在所有品种中均可见，尤其是在近亲繁殖的体系中，其发生率约 0.5%，其中约 90% 为一侧（多为右侧）隐睾。

猪的隐睾，受单基因限性隐性基因控制。因此，先证畜的双亲均应淘汰。隐睾在猪群中发生率约为 1%~2%。

马的隐睾，据报道也有遗传性。隐睾马大约有 60% 是在腹腔内，有 90% 腹股沟或腹腔内隐睾是一侧性的，且多为左侧隐睾。

犬的隐睾常发生在短头品种中，其发生率在英国为 0.5%~1%，右侧隐睾居多。

隐睾是雄性动物畸形胎的一种表现。双侧隐睾导致不育。单侧隐睾较常见，其降入阴囊的一侧睾丸能产生正常精子，保持相对正常的生育力。隐睾动物的隐睾及其降落的睾丸通常小而软（据报道，马正常睾丸重 170~325g，而隐睾仅重 25~131g），滞留的睾丸由于温度原因而丧失产精能力（精子生成完全受阻）。因而，在临床上常见一侧阴囊较大而另一侧较小，精子活力及形态虽正常但密度时高时低。其睾丸间质细胞变化不大，性欲及性行为仍正常，甚至有的性欲反而亢进。

腹股沟管及腹腔内隐睾的犬，偶尔可见睾丸扭转突然伴发疼痛和其他症状。隐睾由于受热常发生睾丸变性。

此外，睾丸的足细胞瘤和精细胞瘤与隐睾有一定的相关性。据报道，牛 108 头足细胞瘤中有 58 头（占 53.7%），68 头精细胞瘤中有 23 头（占 33.8%）是隐睾牛。因而有人建议隐睾应予摘除。

有人企图在动物性成熟前用睾酮和促性腺激素诱导未降落睾丸降落，效果很不理想。有人曾试图用外科手术方法牵引睾丸进入阴囊，亦未成功。

十一、睾丸扭转

Testicular Torsion

睾丸扭转偶然发生在犬、猫、猪和马，常呈急性、疼痛性过程。大多数发生在腹腔中，而不是在腹股沟管内。最常见的症状是剧烈腹痛，触摸阴囊仅能摸到一只睾丸或两只睾丸均摸不到。触诊腹部，当触及睾丸相邻的部位或组织时就出现剧痛，有时可摸到一团块。在羊和犬，睾丸扭转往往可使睾丸变性并形成精索静脉曲张。

犬、猫、羊、猪可采用腹部X线摄片，腹腔后部显现团块者，即可做出诊断，有些病例需剖腹探查才能确诊。手术切除睾丸后，症状即得以缓解。

十二、睾管阻塞

Obstruction of Efferent Duct

睾管阻塞又称精子阻滞症、精液囊肿、精子肉芽肿或肉芽肿性睾丸炎，系由布鲁氏菌、结核杆菌、棒状杆菌、鼻疽杆菌、沙门氏流产杆菌以及羊的疱疹病毒、肠病毒，或霉菌、放线菌、圆线虫等所引起的睾丸输出管阻塞。阻塞也可发生在生精小管以及附睾头部。由于精子被阻滞，大量精子进入间质组织而形成颗粒瘤样，久之发生精子变性及玻璃样变。

临床上可在阻塞处摸到膨大的结节状结构，有时附睾头部扩大（偶见于附睾体及尾），同侧睾丸无精子排出，并可发现精子阻滞的钙化灶。进一步发展，可在钙化区形成骨化。

精液检查，在早期阶段可见近端小滴增加，无尾或尾部异常精子数增加，头部异常精子数仍在正常范围内。

本病虽不普遍，但有遗传性，病畜通常要实行淘汰。本病在德国莎能羊中流行较广泛，发病率为20％～25％。在澳大利亚的英种阿尔卑斯羊中时有发生，常呈双侧性并表现无精及不育。

十三、睾丸血管性损伤

Testicular Vascular Lesion

睾丸血管损伤包括睾丸充血、睾丸动脉炎、睾丸静脉曲张和局部贫血。

1. 睾丸及阴囊充血 可由睾丸扭转、羔羊及犊牛去势、撞伤而引起。睾丸充血和疼痛在赛马中时有报道，尤其是标准种的疾跑马。随着剧烈的运动，这些动物开始出现跛行，然后由疾跑变成踱步，有的发生"单脚跳"步样。

2. 睾丸动脉炎 在马常起因于圆线虫幼虫寄生，也可由动脉炎病毒或马传染性贫血病毒所引起。可产生区域性睾丸变性。圆线虫寄生还可使睾丸和鞘膜之间发生粘连。老年羊、犬血管损伤所致发的玻璃样变，最终会引起生精小管变性。牛在睾丸腹侧纤维变性情况下，常可见到脉管损伤，动脉壁变厚，局部常呈楔形结构。

3. 睾丸静脉曲张 可在公羊、公马中见到，人亦有发生。仅对精液质量和活力有轻度或中度影响。静脉曲张既影响睾丸的血液循环，也影响精索蔓状丛的热调节。一些严重病例，静脉曲张可达7～15cm，从而引起血流阻滞。由于生精小管和睾丸间质供血不足，公畜性欲低下，生精小管变性而使病理精子数增加（如顶体异常及精子其他异常等）。另外，在较大的静脉曲张中，可以出现扁平状血栓。

4. 睾丸局部贫血 由于血栓或其他血管性损伤，在睾丸上可出现局部贫血，致发睾丸部分萎缩、生精小管变性等一系列变化。

以上4种血管性损伤一旦发生，最终常使睾丸的生精机能以及性机能减退，康复常需要很长时间，应予淘汰。

十四、睾丸变性

Testicular Degeneration

睾丸变性，又称睾丸退行性变化。实质是睾丸生精小管中已分化的生殖上皮发生不同程度的坏死，上皮层次减少，直至生精小管完全破坏，最后导致不育。本病可见于所有动物，是雄性动物不育和受精率低下最常见的原因，可发生在一侧或两侧睾丸。

【病因】

1. 热调节影响 凡能引起睾丸温度升高的因素，诸如隐睾、睾丸异位、提睾肌异常、腹股沟赫尼亚；寄生虫病或使用刺激剂引起的阴囊肿胀、阴囊水疱、阴囊皮肤病以及局部皮肤感染、疱疹和外伤；阴囊和睾丸的挫伤和出血；某些传染病的持续高温或长期处在高温，尤其高温高湿环境下等，均可发生睾丸变性。阴囊直接受热也是发病原因之一。连续1周每天8h热应激的公牛，精液受损的高峰在应激后2~3周，9周后才能开始康复。山羊若持续在32℃以上的环境中，精液质量会明显下降，活力降低10%，而且在数周内会出现高达70%的有病精子，在恢复正常温度2~3个月后，仍不能完全康复。在夏季，若应用已剪毛的公羊（尤其阴囊部剪毛的）配种，可显著提高怀孕率和胚胎存活率。公猪由于高温影响可引起受精率低下。

高温对牛起初只影响精母细胞而不影响精原细胞，也不影响间质细胞（因而不影响性欲）。用塑料袋隔离阴囊10~20h可引起皮温升高3~5℃以上，在3~9周内对精子质量有一定的影响，13周后才能恢复正常。雄性动物躺倒时间过长（如牛的痉挛综合征）或不能起立，往往会提高睾丸温度而发生睾丸变性及萎缩。牛的阴囊温度升至38.4℃或仅低于体温0.3℃，精子活力及活率在第2周即可减至0，至11周时才能在精液中见到活精子，18周后才能恢复正常。应用刺激剂刺激猪阴囊，会出现大量不成熟的精子（近端小滴），畸形精子增加。笔者曾进行过试验，发泡刺激剂使用后15d，精子数明显下降，30~70d期间内不成熟精子数达高峰，最早恢复期要在100d左右。

低温对睾丸同样有不良影响，Colord报道，每小时60公里−14℃的风可引起阴囊霜害、皮肤坏死、阴囊水肿、发热、睾丸变性和粘连。美国明尼苏达州曾报道过阴囊霜害对受精率的影响。

2. 血管性损伤 睾丸充血、睾丸动脉管炎、睾丸静脉曲张、脉管扭转、睾丸局部贫血等均可引起睾丸变性。

3. 有害辐射 精原细胞、精母细胞和精细胞（尤其是精母细胞）对辐射敏感，而足细胞和间质细胞敏感性不强。辐射量及辐射作用时间对受害程度和康复率影响较大。暴露在258~1 032cd/kg下的公牛，在第6周时，其异常精子数增加，8周时精细胞数减少，直至15周，仍不能恢复正常，24周后才能到正常水平。若总剂量达1 548~2 838cd/kg，则第16周时发生无精，并持续至26周，12~24个月后才能相对康复。

4. 激素 脑垂体前叶和下丘脑肿瘤引起的睾丸变性和萎缩常见于犬，其他家畜少见。本病被称为"脑性肥胖生殖无能综合征"（dystrophia adiposogenitalis syndrome）；由于足细胞瘤而产生的过多雌激素和间质细胞瘤产生的睾酮，可分别抑制卵泡刺激素（FSH）和黄体生成素（LH）的产生而引起睾丸变性。

5. 年龄 Mcentee曾阐述"永久性和渐进性的睾丸变性"。在10岁以上的犬、12岁以上的猫中，睾丸衰老性变性萎缩十分普遍。牛随年龄增长而受精率衰退早有报道，对 150 头人工授精牛的观察表明，受精率每年按 0.31％～0.351％的速度下降。7～13 岁公牛，精细胞数较 2～6 岁青年牛分别低 70 亿～100 亿；8～10 岁之后，牛很容易发生睾丸变性；15 岁以上的牛几乎不能产生良好精液。

6. 应激损伤 可迅速引起公畜的进行性睾丸变性，降低受精率和精液质量。应激因素包括过热或过冷情况下的车船运输，过劳，牛创伤性网胃炎，肝、腹部脓肿，角斗，严重关节炎，羊蝇蛆病，中度以上腐蹄病，牛化脓性关节炎和严重腐蹄，羊、马等其他动物的蹄叶炎、阴囊及睾丸的蹴踢伤等。

7. 限局性或全身性感染 凡能引起睾丸炎、附睾炎或伴发高热的感染性疾病，对睾丸均有一定的有害作用。

8. 营养 营养低下、饥饿、虚弱、衰竭、严重的寄生虫病、齿病、慢性关节炎、肿瘤等疾病，以及因管理不良引起体重明显减轻的动物，会发生阳痿及睾丸变性萎缩。维生素 A 缺乏症通常也可引起睾丸变性及精液质量低下。锌缺乏也与睾丸变性有关。

9. 毒素与中毒 摄取含氯化萘（骈苯）（chlorinated naphalenes）的植物，牛会发生睾丸发育不良，羊会发生睾丸表皮角化症。有毒植物疯草（Locoweed）可引起羊的睾丸变性。羽扇豆种子能引起大鼠的睾丸变性。绵羊阴囊砷溶液浸渍，会引起生精小管变性。给犬注射锑剂，可引起暂时性不育，多见于治疗犬的心丝虫病时。运用毒死蜱治疗牛虱，过量中毒会降低精子质量持续 6～12 个月。各种金属元素（如铁、钼、铊、铅、镉）、甲烷、磺酸、卤化物、酒精和放线菌素 D 以及三乙撑密胺（tretamine）、白消安或二甲磺酸丁酯、异丙基甲基磺酸盐、硝基呋喃、甲氧氯、两性霉素 B、灰黄霉素（griseofulvin）、氯环嗪等，均可引起睾丸变性。

10. 自体免疫 某些睾丸发育不良病例是由于自体免疫造成的（参见免疫性疾病篇自身免疫病章）。国内有人研究去势多肽苗抑制动物生殖机能已获得成功。

【临床表现】

病初，睾丸质地较软，随着病程的进展，睾丸萎缩，体积变小，最后成为一个小而硬的性腺。睾丸变性部位始于睾丸输出管与附睾头时，因来自睾丸的压力增高而出现睾丸肿大并水肿。若发生在性成熟的成年牛，则睾丸高度肿大，附睾头炎症严重。

剖检时，睾丸切面并不凸出，发生在附睾头附近输出管的变性病例，切面颜色苍白，水肿液存在于间质组织中，睾丸淋巴管扩张。发生在成年公牛的变性病例，睾丸腹部区常形成一个楔形纤维性硬化变性区。某些病例还可出现某些栓塞区域和形成脉管导管。

睾丸变性在生精小管管腔中可观察到不同阶段的变性过程，Schinz 和 Slotopolsky 将其分成 5 个阶段。

第一阶段，精母细胞变性（退化），变成巨细胞，巨细胞增多。

第二阶段，精细胞消失，但精母细胞、精原细胞及足细胞仍存在。

第三阶段，精母细胞消失，但精原细胞及足细胞仍存在。

第四阶段，精原细胞消失，仅存足细胞。

第五阶段，所有足细胞也消失，并由于玻璃样变及管腔壁增厚，管腔消失。

睾丸变性时精子数锐减，异常精子数比例上升，有时高达 35％以上。近端小滴的精子数比例亦有上升。

【诊断】

不严重的病例，仅依靠触诊睾丸进行诊断是困难的，必须结合配种记录、临床检查和多次精液检查进行诊断。精液检查包括精子计数、形态学检查、观察 1 000 个以上精子的头、颈、尾的异常数。巨细胞出现可作为变性生殖上皮生精障碍的重要指征。

在诊断中，必须避免将精子数量少、质量差的青年公畜误认为是性成熟晚或不完全成熟（这种情况常见于猪）。依据病情程度，公牛睾丸变性常分为三度。

第一度：受精率明显降低，性器官无临床表现，精子数通常正常而且大多数活力较好，但病态精子数明显大于正常。组织学检查在精细胞层、偶尔在精母细胞层出现变性变化，异常精子主要是精子头部异常已很明显。

第二度：受精率明显降低甚至不育，临床检查和生殖器官检查均正常。精子数有时减少，精子活力降低。突出的变化是精母细胞层水肿。

第三度：不育。通常睾丸较小。精子数下降，约为 $3 \times 10^5 \sim 4 \times 10^5$/mL 或更少。精子活力低下。病态精子数高达 35%～40%，近端小滴精子数非常高。生精上皮变性使精细胞层、精原细胞层乃至整个生精小管完全破坏，甚而出现早期纤维化。

【防治】

尚无有效的治疗方法。提供全价平衡日粮并给予适当运动，避免各种内外有害因子，是唯一有效的防治方法。对于可疑患睾丸变性的公畜（如公牛），其精液所输母牛 60～90d 的不返情率（即所谓表观受孕率）下降接近 10%时，应即淘汰。

十五、睾 丸 炎

Orchitis

【病因】

多由于细菌（如布鲁氏菌）、放线菌、圆线虫等传染或侵袭所致，亦可由外伤、出血等机械因素而引起。致病因子可由血行或由附性腺、输精管、附睾蔓延而来，亦可继发于周围的炎症（如鞘膜炎）。在布鲁氏菌病流行地区，布鲁氏菌感染可能是最主要原因。

【症状】

睾丸肿胀、发热、敏感。急性睾丸周围炎时，由于高度肿胀及发炎，常很难确定是一侧还是两侧睾丸发炎。睾丸炎和附睾炎时，常有特征性黄色坏死病灶。睾丸炎继续发展可以形成脓疡或慢性纤维素性炎，偶尔自愈，留下干性坏死区。精子阻滞症亦是睾丸炎发展的一种必然结果，相反，即使在没有病原微生物的条件下，精子阻滞也可发展成为颗粒性睾丸炎。睾丸扭转引起的睾丸炎，通常表现急性、疼痛症状。此外，患睾丸炎的动物，精子的生成明显下降，甚至完全不生精，精液中异常精子数增加，尾部畸形率增高（常可高达 40%）。急性睾丸炎时，可见头部畸形精子增多。温和型和慢性睾丸炎时，头部畸形精子并不多见。

【治疗】

一侧睾丸受损，应即摘除，以免波及另侧睾丸；初期应采用冷疗，以遏制炎症发展；在阴囊后上方精索周围，施行封闭疗法；全身使用抗生素和磺胺药，减少患畜运动及局部刺激（如停止放牧），查明和消除原发病。

十六、附睾炎

Epididymitis

【病因】

多系病原微生物感染，布鲁氏菌感染最为普遍。此外，睾丸炎、阴囊及鞘膜的疾患、精囊腺炎等也是附睾炎的原因。

Graves 和 Engle（1950）曾采用注射灭菌尿进入犬的尿道而诱发附睾炎。据此推测，当犬在腹压突然增加时，尿液压入输精管而进入附睾，即可引起附睾炎。

【症状】

细菌性附睾炎，附睾尾部常形成膨大（仔细触诊方可感知），病程拖延可形成硬肿，炎症逐渐延伸到附睾体，最终影响附睾头部。

附睾炎时，可在附睾和鞘膜之间发生粘连，影响性腺而发展成睾丸变性。

犬附睾炎十分普遍。在急性化脓期，附睾腔中充满中性粒细胞，间质组织中有单核细胞和中性粒细胞，发生大小脓肿。犬附睾炎通常呈慢性经过，最后附睾逐渐扩张成为硬块。

在急性阶段，触诊附睾温热、肿胀，有时呈捏粉状。慢性附睾炎时，附睾尾增大变硬，睾丸在鞘膜腔内不易滑动，继发感染后可发生精子肉芽肿。

附睾炎时，可影响精液质量及受精率。并可通过精液传播病原微生物，造成母畜流产、不孕和生殖器官疾患。

【治疗】

同睾丸炎。

（徐立仁）

十七、精囊腺炎

Spermatocystitis

精囊腺炎是精囊腺最常见的一种疾病，以马、牛多发，猪很少见，呈散发性。

【病因】

牛的精囊腺炎，较多见于青年公牛，主要原因是感染，在初情期前后精囊腺尤易受到感染。最常见的细菌是流产布鲁氏菌、化脓棒状杆菌，其次是链球菌、假单孢菌、大肠杆菌、奇异变形杆菌、副结核分枝杆菌和拟放线杆菌，阴道宫颈炎病毒、类肠道病毒、乳多孔样病毒、牛霉形体和牛生殖道霉形体也可引起牛的精囊腺炎。此外，精囊腺炎也可继发于其他生殖器官疾病，如睾丸炎、附睾炎、精索炎和前列腺炎等。大多数人认为本病主要经泌尿生殖道上行感染；经血流或其他体液途径引起的，可形成精囊腺炎综合征。

【症状与诊断】

马的精囊腺为一对长圆形、囊状、长 8～10cm、直径 3～5cm 的管泡状腺，位于输精管壶腹外侧，部分位于生殖褶内。在囊内充满胶样分泌物（采精前）时，才能经直肠检查摸到。马的精囊腺炎与链球菌、假单孢菌感染有关。精囊腺的炎性分泌物混入精液，可杀死精子。直肠检查时，精囊腺肿大，呈小叶状，可感到波动和疼痛。精液呈浑浊黄色，含脓汁有异臭。按摩发炎腺体，则精液内炎性细胞增加。急性炎症时，常伴有体温升高、食欲不振、行动迟缓、排粪带痛、常作排尿姿势；慢性炎症时，全身症状减轻，而腺体囊壁增厚。

牛的精囊腺分叶明显，两侧腺体不完全对称，成年公牛约为 12cm×5cm×8cm，位于膀胱背侧和输精管壶腹外侧。精囊腺炎常见两种类型：慢性间质性炎症和变性性炎症。

1. 间质性炎症 常由布鲁氏菌和化脓棒状杆菌引起，多为单侧性感染，感染侧肿大，外形粗糙，弹性增加，可继发或伴发限局性腹膜炎，常与周围组织（输精管壶腹和直肠等）发生粘连。急性时体温升高，食欲废绝，瘤胃蠕动减弱，腹肌紧张，拱腰，排粪带痛，不愿行动，配种时神态萎靡或缺乏性欲。慢性经过时，通常无明显临床症状，但往往继发周围泌尿生殖器官的细菌性炎症。精液中含有脓性絮片，镜检有多量淋巴细胞和精囊腺上皮细胞，精子活力低下。

2. 变性性炎症 与霉形体或病毒感染有关，也可能是自身免疫性的，常为双侧性。精囊腺大多不肿大，也不太粗糙，弹性增加，直检时也许能感到分叶结构，一般不发生腹膜炎及粘连。常在急性期后症状减退而自愈。精液镜检有淋巴细胞、精囊腺上皮和染色小体，精子活力下降。精囊腺炎病牛的精液，可使母牛怀孕，但常发生流产（约占 23%）。

可通过直肠检查做出初步诊断，但有的精囊腺并不明显肿大，还必须通过精液检查、病原微生物培养，进行综合分析，才能确诊。直检时，急性期可感到腺体肿大，触摸痛感，有时可以摸到腺体与周围组织发生粘连；慢性病例，腺体坚硬、粗大、小叶消失，局部或整个腺体纤维化，痛感不明显。精液检查，在牛，即使是慢性病例，约有 50%～80% 的牛精液中可检出大量炎性细胞（主要是中性粒细胞）和病原微生物，并可持续地或间歇地出现脓性分泌物，pH 升高，精子活力降低。

【治疗】

应使用大剂量高敏广谱抗生素 2 周以上，并配合温和的直肠按摩，以利排除精囊腺内容物，有效者约 1 个月后恢复正常，但很难根除。单侧感染病例，应手术摘除，但术前必须判明无大面积粘连。

十八、前列腺炎

Prostatitis

前列腺炎是公犬的一种常见病，牛、猪的亚临床型前列腺炎比较普遍。

【病因】

前列腺炎通常起因于布鲁氏菌、大肠杆菌和变形杆菌等革兰氏阴性菌感染，也可由链球菌感染引起。

【症状】

犬慢性细菌性前列腺炎，大多数没有明显的临床症状，体温不高，表现正常，仅在清晨首次排尿看到血液或脓汁时才被发现。严重感染时，可经常从阴茎内流出分泌物。前列腺腺体体积肿大或变动不定，对称性亦不定，硬度可有硬实、柔软或波动。镜检精液有炎性渗出物。

急性细菌性前列腺炎，在包皮口常留有血迹。全身症状明显，常表现体温升高，精神沉郁，脉搏频数，食欲废绝，疼痛，拱背，尿频尿少，步态拘谨，不断从阴茎内流出分泌物。触诊前列腺肿大，有剧痛，腹壁紧张，采精时采不到精液。

【治疗】

急性细菌性前列腺炎，选用大剂量广谱极敏抗生素进行治疗，并延长一个疗程，临床症状会迅速消失。但停药后数周应复查，以判明是否为致病菌受抑出现的暂时缓解。

下列药物适用于治疗慢性细菌性前列腺炎。

三甲氧苄氨嘧啶：兼有抗革兰氏阳性菌和阴性菌的作用，与磺胺药合用，可提高抗菌效力数倍至数十倍。与磺胺嘧啶合用，可提高前列腺液内三甲氧苄氨嘧啶的抗菌作用。

红霉素：与碳酸氢钠配伍，治疗慢性细菌性前列腺炎。犬的试用剂量是红霉素每千克体重23mg、碳酸氢钠每千克体重30～48mg，每8h一次。

犬慢性细菌性前列腺炎，需要有较长的疗程，至少2周，最好4～6周。停药后5d内要做一次精液培养，以后每月培养1次，连续2次结果阴性者，才表明痊愈。应用去势法治疗会导致前列腺实质明显退化。

十九、前列腺过度发育

Hyperplasia of Prostate

前列腺过度发育，即前列腺肥大症。未去势老龄犬易发。

【症状】

病犬常表现便秘和尿潴留。扩大的腺体，光滑而无结节，含有一些小囊肿。分泌物常呈灰色或血样。2～3岁以上的犬，前列腺内还可有源于被膜组织或缪勒氏管遗迹的一些囊腔，有些缪勒氏管囊腔很大，含许多液体，大的囊腔壁还会发生钙化或骨化。

【诊断】

方法包括触诊、直肠指诊、精液检查、前列腺分泌物检查及活组织检查、放射照相、分泌物培养。在急性情况下，还可进行白细胞计数等，以确定病的性质、类型和严重程度。

犬前列腺正常时不大，为2.5～3cm，在盆腔前缘，经腹壁压诊常可触及其尾部。前列腺增生时，可增大1倍；发生囊肿时，变得更大。前列腺囊肿，发生在前列腺增生的早期。大的囊肿有时可以延伸达腹腔，有的破裂而继发腹膜炎。

【治疗】

雌激素可以抑制垂体促性腺激素并促进间质细胞萎缩而抑制睾酮的产生。因此，小剂量雌激素可用于治疗前列腺增生。与抗生素伍用，则效果更佳。去势是促使前列腺萎缩的最有效方法。去势后2～3周，性腺便开始明显退化，6～8周时变得很小。但已发生囊肿化的病例，去势效果不大，需施行前列腺切除术。

二十、前列腺创伤

Trauma of Prostate

犬的前列腺创伤，可因后腹部或骨盆部受到重剧钝性损伤而发生，临床上罕见。

【症状】

前列腺发生脓肿或化脓性前列腺炎时则可导致前列腺破裂，继发腹膜炎和败血症而表现腹痛、虚脱、无尿甚至昏迷。前列腺脓肿最常见的致病菌为埃希氏大肠杆菌、变形杆菌和假单胞菌。

【治疗】

犬前列腺脓肿破裂，往往在6～8h内出现昏迷甚至死亡，应立即进行手术救治。

术前应补液、补充电解质和导尿，通常在静注或肌注硫酸阿托品（每千克体重0.02mg）和乙酰丙嗪（每千克体重2.5mg）后，以硫戊巴比妥钠（每千克体重10～20mg）诱导麻醉，而后经气管导管用小流量氟烷维持。切开腹腔后，应先吸取供培养和药敏试验用的腹腔液样本，然后用生理盐水灌洗腹腔，清除污染物，暴露前列腺。若为具有肉柱或很多囊袋的大脓肿囊破裂，可行全切除；若为前列腺弥漫性化脓，则应采用前列腺脓肿引流术，即在分离前列腺时用灭菌盐水纱布填塞在周围以吸取漏出液，手指伸入破口使前列腺内形成一很大的腔，然后用盐水、消毒液或10g聚乙酮碘液反复冲洗囊腔，在破口对侧切开另一侧前列腺，使其相互贯通，经腹壁切口放入3根13～25 cm直径的彭罗斯氏引流管，用4号肠线将其一端分别缝合固定在相应位置上（一根供反复灌洗腹腔；一根供前列腺周围组织引流；第三根供破口对侧前列腺的引流），另一端均在腹壁外。约5d后，先除去前列腺内的引流管。再经过2d左右，除去所有引流管。术后应特别注意补液、补充电解质和排尿，施行抗生素全身治疗。病犬应予去势。

（潘瑞荣）

二十一、前列腺鳞状化生
Squamous Metaplasia of Prostate

前列腺鳞状细胞化生是雌激素生成过多所造成的，常继发于睾丸足细胞瘤，亦可为医源性诱发（长期或大剂量应用雌激素或己烯雌酚）。大剂量使用雌激素还可伴发贫血和尿道球腺囊肿。

【症状】

鳞状细胞化生与前列腺增生的症状相似。不同点在于往往有雌激素过多所引起的全身雌性化症状。活组织检查可确认鳞状细胞化生。

【治疗】

要点在于除去过多的雌激素源，最好施行去势术。

二十二、尿道球腺鳞状化生
Squamous Metaplasia of Bulbourethral Gland

尿道球腺上皮鳞状化生，也是雌激素过度刺激的结果。在盛产三叶草的牧场上放牧或给以外源性动情素，可见到明显的尿道球腺鳞状化生和囊肿性扩大，囊肿直径有时可达10～12cm，会阴部明显突出。这样的病患常难治愈。

二十三、精子异常

Abnormalities of Sperm

精子正常与否，决定于睾丸、附睾、输精管、附性腺的状态；通过对精液的检查，尤其是精子形态的检查和分析，有助于诊断雄性生殖器官疾病。

牛在4～6月龄时，睾丸生精小管中就出现初级精母细胞，6～7月龄出现精细胞，7～9月龄出现精子，精囊腺在5～6月龄开始分泌，8月龄阴茎就可从包皮口伸出，完全伸出约需1个月。10月龄时达性成熟。4～8月龄时为睾丸明显增大期。初情期后6～9个月，精液量、活精子、精子浓度达高峰期。初情期后4个月内，有正常顶体的精子数已近正常水平，9～12个月时，精子近端小滴数明显降低。猪在生后150～200d。原生小滴和异常精子数明显降低，4～8月龄为睾丸和附睾迅速增长期，4～6个月龄阴茎就能完全伸出包皮口，7～8月龄性成熟。马在16～17月龄时仅可产生16.4mL精液，其中22%活精，48%为异常精子。野生动物和驯养的鹿、象、骆驼等精子的发生均具有一定的季节性。马和羊的精子发生及精液质量、性欲等似乎也有一些季节性影响。

精子数量与睾丸的重量、直径、质地和阴茎周径有关。而影响睾丸大小的因素还包括体重、季节、遗传性和睾丸疾病。如马右侧睾丸通常大于左侧睾丸。一侧睾丸被摘除后另一侧睾丸的重量在4个月后约增加75%，精子数可增加1倍。

精子由精原细胞生成，经一系列形态学变化，即初级精母细胞、次级精母细胞、精细胞而成精子。精原细胞的发生和启动受垂体前叶分泌的FSH作用，而精子的生成又离不开垂体前叶分泌的LH。由于下丘脑周期中心在雄性动物出生瞬间受雄激素作用而发生终生封闭，因此精子和雄激素的产生是随意的，亦即雄性动物可以随时产生性欲并排出精子。但是生精小管中精子的发生是有一定波形的，一个精子发生常经历4个周期左右（4.68周期波）。每一周期长度，猪为86d，羊为12.2d，牛和犬为13.5d。

精子疾病与睾丸、附睾、附性腺等生殖器官疾病有关，包括精子头部异常、精子中段异常、精子尾部（终段）异常、精子头部脱离以及其他异常。

（一）精子头部异常

Spermatozoan Head Abnormalities

精子头部异常包括头过小、过大、双头、宽头、窄头、短头、梨形头、窄基、锥形头、异常顶体（瘤形头）、顶体帽脱落、内翻、火山口形头、袋形头、方形头等，还有游离头。

检查精子的重点应放在头部，还要特别注意顶体的检查。检查顶体常采用姬姆萨染色，相差显微镜观察，每个抹片观察300个以上精子，并计算顶体完整率，其公式为：

$$顶体完整率=\frac{顶体完整精子数}{检查的精子总数}\times100\%$$

顶体变化分4类：I类——顶体完整，赤道带核环清晰规则，外形正常，顶体着色均匀，边缘整齐，可见明显顶脊；II类——顶体轻微膨胀，质膜开始疏松膨大，顶脊消失；III类——顶体破损，精子质膜严重膨胀破损，着色浅而露出部分细胞核，头部前缘不整齐，IV类——顶体全部脱落，精子头裸露。上述4类，I类为正常，其他3类均为顶体异常。

最近研究表明，顶体检查可作为精子衰老和精子冻融后质量的指标。因为穿透卵子依赖于顶体酶。电镜观察表明，顶体异常明显影响精子的穿透能力。顶体畸形则导致不育。马有50%顶体畸形会发生不育。另据报道，用含有较高顶体异常的精液给娟姗和荷兰牛授精时，其母牛不返情率可达到

40％和59％，并且所产仔公牛中有3/4的牛成年后也有顶体异常。据认为荷兰牛精子顶体缺陷由常染色体隐性基因所控制。顶体异常在犬也有发生。

在精液检查中也可发现顶体脱落，尤其在长期休息后第一次射精中或精液被长期贮存后常可发现。在配种季节，有规律采精的牛其发生率常低于5％，但长期休息后第一次采精检查，会有21％的顶体异常，这可能是精子衰老的缘故。

（二）精子中节异常

Spermatozoan Midpiece Abnormalities

中节异常包括偏轴精子、假小滴精子（中节肿胀）、残段中节精子。另外，还有肿胀颈部、颗粒或丝状颈部、纠缠颈部、卷曲中节、纠缠中节、双中节、螺旋状中节等。

1. 偏轴精子　指精子颈段不在头部的基部正中央衔接，镜检可见到明显的偏轴现象。偏轴精子通常不能呈直线运动而表现为精子活力低下。马和猪的偏轴精子较常见，有时可达35％～40％，与不育关系不大。牛的偏轴精子有时接近20％，中节肿胀接近17％，有时尚可保持受精能力。

2. 近端原生小滴　精子原生小滴从近端移向远侧端，发生于附睾头部。在睾丸和附睾机能正常的情况下，精液中出现近端小滴精子的比例不大（猪一般不超过1％～3％，牛不超过5％）。发现中节原生小滴通常认为是精子不成熟。若发现过多，可能是睾丸及附睾疾病的表现，也可能是配种过频或精子通过附睾速度过快所致。

3. 假小滴精子（中节肿胀）　精子中节肿胀时易被误认为近端小滴。原生小滴通常呈球形突出于中节或尾部，染色较深；而中节水肿呈粗而长形，有一个扩大的增厚区域，可资区别。有人在5例法系荷斯坦乳公牛中发现假原生小滴，其中7％～26％的精子出现中节肿胀，精子活力及受精率均下降。

4. 残段中节精子　最早发现于加拿大的荷兰牛，以后又在丹麦、印度有报道，最近报道犬、马也有发生。精子头部正常，而中节（或尾）具有残段，这是精子生成过程中中心粒阻塞了中节和尾所致。这种精液的精子数正常，活力则依据残段中节（或尾）的精子数比例而有很大差异。严重时可以发生不育。残段中节的精液中，往往同时存在脱落头部、头体分开以及中节原生小滴的精子。

5. 其他中节异常　不常见的有螺旋中节、附睾异常情况下引起的中节和尾异常以及一种具有遗传性的纤毛不活动综合征，即Kartagener's综合征。其精液浓度正常，但精子的中节和尾有缺陷，精子活力缺乏为其主要特征（参见免疫性疾病篇免疫缺陷病章）。

（三）精子尾部异常

Spermatozoan Tail Abnormalities

精子尾部异常，包括轴丝缺陷（高度卷尾、折尾、裂尾）、螺旋尾、双尾、破损尾、尾部近端小滴和残段（参照中节异常）。一般性尾部异常并不常见，重要性也不大。猪的精子折尾和破损尾可能与猪闲置不配有关。

1. 轴丝缺陷（dag-defect）　即精子呈现高度卷尾、折尾和裂尾。这种精子的轴丝纤维在睾丸内时尚正常，生精小管上皮亦正常，但至附睾时其轴丝纤维表现紊乱，电镜检查呈现主轴的管状丝发生错位或缺失，提示是精子中常染色体隐性基因作用所致。这种动物精液量和精子浓度正常，但精子活力明显下降（荷兰牛达10％～20％，娟姗牛为10％～15％），尾部异常数比例增大（荷兰牛达25％，娟姗牛达40％～50％），且尾部卷曲明显。

2. 单纯折尾　有时发现单纯折尾较多，其精子活力较低。采取重复频繁采精会降低这种异常精子。在娟姗牛，此病有一定的遗传性。

另外，在尾和中节连接处的盘曲尾精子（不论带或不带原生小滴）相当普遍，它常与冷休克或渗透压休克（由于射精或采精时进水）有关。

3. 螺旋尾　在丹麦红牛、娟姗牛、荷兰牛和 Abderolean Angus 种牛中，可见到螺旋尾精子。主要是由于线粒体鞘排列紊乱所致。

（四）精子头部脱离

Detached Sperm Head

精子头部脱离，又称无尾头部或头尾分离（因中节较短，显微镜下不易看清，习惯称为精子头尾）。在进行精子计数时，假如已计算游离头部，则游离的中节及尾部就不应计算。

Hancock 和 Rollinson（1949）在 89 头公牛中发现有 12 例精子发生游离头部，其比例达 13.5%。头尾分离在更舍牛中也时有发生，这多与附睾头部精子的近端小滴由中节向远端移行有关。Alum - Jones（1962）发现 7 例同一系谱公牛发生了头尾分离，另有人报道南非有 13 例更舍牛、8 例海福特牛出现高比例的头尾分离和低受精率，提示精子头尾分离与隐性基因有关，头尾分离也可因对样品过度搅拌或涂片不当所造成。

精液中发生游离头部，其比例可在 8%～40% 之间（正常牛仅含 0.5%～8.6%），同时还可发现伴发顶体膜变薄、皱褶、窄基头部和残段尾等情况。这些精液的浓度虽属正常，但活力偏低。细察游离头部精子，可见头部有深缺口（位于头基处）。Settergreen 研究认为精子演化与原生小滴移动有关。正常演化精子头基的附植套与精子体前端的附植盘（突）大小相吻合，而且与精子基部正中央垂直套合（附植）。发生游离头部的精子头则表现为顶体边缘暗色、皱褶、附植套窄、浅而不对称。精子体尾前端的附植突虽呈圆柱形，但细、薄而不规则。结果两者的连接成为不牢固的倾斜附植，在演化过程中极易发生头和体尾的分离。

（五）精子的其他异常

Other Abnormalities of Sperm

精子的其他异常，包括精子的单一缺陷、无精、死精、生精微弱及精子凝集。

1. 精子的单一缺陷　即每次检查精液时，发现相同缺陷的精子具有很大比例，这多数与遗传有关。

2. 无精及少精　无精除起因于排精通道不畅外，常由于睾丸发育不良、精子不能发生或全部受阻于精细胞阶段，大多数处于核融或核浓缩阶段。

3. 死精　长期闲置不配的公畜，第一次配种时其精液中死精较多；长期营养缺乏的动物其精液中死精增多；排精和采情过程中，精液中混有尿液或其他有害物质也会造成死精。

4. 生精微弱　生精微弱是一个综合性概念。公畜由于性欲、勃起、爬跨等方面有某些缺陷，精液浓度低，精子活力低，出现诸如折尾、偏轴、游离头部、顶体异常、高比例近端小滴，而患病的器官及性质不明，即统称为生精微弱。

5. 精子凝集　即精液检查时，精子发生凝集。若连续采精多次后，凝集现象减少，或精液用 Mcleod's 溶液 1∶1 稀释后，凝集消失的，可能是由于精囊腺异常所致。Lindahl 认为，自发的头对头凝集可能与前列腺中的凝集素有关，采精时假阴道中如混入小滴凡士林，则精子会出现尾列尾凝集。

[附] 各种动物精液中异常精子状况

检查异常精子的数量和类型，应在精液浓度和精子活力检查后立即进行。其异常精子数占30%～35%以上的，才与不育有关。

1. 牛 正常牛异常精子数平均不超过15%，病态头部不超过3%～4%（青年牛最多不超过10%，老年牛不超过20%），异常中节不超过4%～10%，卷尾不超过5%，近端小滴精子不超过5%。睾丸变性时，异常精子数平均达31.5%（15%～48%）。睾丸发育不良时，异常精子数约占40%（22%～58%）。

2. 羊 正常羊异常精子数不应超过5%～15%。0.1%精子异常的精液，可有80%～100%的受精率；1%精子异常的，受精率为60%，10%精子异常的，受精率为45%；精子异常数超过30%的，受精率为20%，超过50%的，则失去生育力。

3. 猪 正常猪精液中，病态头部精子应<8.3%（兰德瑞斯）、<6.7%（约克夏）；卷尾精子<4%（兰德瑞斯）、<11%（约克夏）；中节异常<3%（兰德瑞斯和约克夏）。近端小滴数<3%（兰德瑞斯）、<1%（约克夏）。睾丸变性时，近端小滴不成熟精子数所占比例为80%～100%、60%～79%和40%～59%的，其受精母猪的怀孕率，分别为45.5%、57.3%和67.7%。轻度卷尾精子，在猪仅作为一个缺陷。双尾大约占0.3%，猪精子的中节异常是轻度偏轴。

4. 马 在一般情况下，异常精子数超过20%，可能影响生育。但也有许多例外，例如一些马绝大部分精子正常，受精率很低；一些马有较高比例的异常精子，受精率却不低。因此，对马受精率的估价，不应完全以精液检查为依据。相对而言，马的受精率与精液浓度和精液量的关系比较大。

5. 犬和猫 犬的异常精子数平均为4.8%。更多的资料认为犬的异常精子数低于20%时，其精液质量、受精率均较好。对6例生育力正常猫的精液检查表明，异常精子数占4%～10%，而且大部分为近端小滴精子，也有双尾、盘曲尾、无尾及中节肿胀的精子。

（徐立仁）

第五章　乳腺疾病

一、乳　房　炎

Mastitis

乳房炎泛指乳腺组织的各类炎症。各种动物均可罹患，多见于乳牛、奶山羊及母猪。

（一）牛乳房炎

Mastitis in Cow

【病因】

乳房炎的病因非常复杂。病因作用不是单一的，而是各种致病因素（某些病原体）与素因（不良的饲养、乳头异常、高产乳量、产后机体与乳房状态、乳房发病的遗传特性等）的联合作用，其中最为关键的还是多种非特定病原微生物的感染。

1. 主要致病微生物

（1）革兰氏阳性菌。最为常见，80%～90%的病例为葡萄球菌和链球菌感染。链球菌属（Streptococcus）中，主要是无乳链球菌（S. agalactiae），其次是停乳链球菌（S. dysgalactiae）、乳房链球菌（S. uberlis）、化脓链球菌（S. pyogenes）、兽疫链球菌（S. zooepidemicus）。本属菌感染的，多无临床症状或症状不明显，绝大多数取慢性经过。

无乳链球菌有高度传染性，通常经挤奶员的手和消毒不彻底的榨乳杯传播，潜伏期可达数周或数月，引起慢性乳房炎；乳房链球菌多引起头胎牛产前期和其他胎次牛干乳期乳房炎，常由乳房或乳头损伤感染，传染性小，往往自愈；化脓链球菌多引起产后牛乳房炎，通过挤奶员手传播，多呈急性-最急性病程；兽疫链球菌多见于奶牛与猪共养的综合性牧场，除引起乳房炎外，常可引发败血症而死亡。

葡萄球菌属（Staphylococcus）中，主要是金黄色葡萄球菌（Sta. aureus），极少数为表皮炎葡萄球菌（Sta. epidermidis）。本属菌感染的，多无临床症状，极少数呈急性病程。金黄色葡萄球菌是乳头皮肤表面最常见的寄生菌，通过挤奶员的手、消毒不严的乳杯及擦拭乳房的毛巾等媒介，由乳头管口侵入，定居于乳头管内，再向乳房内蔓延。

棒状杆菌（Corynebacterium）中，多为化脓棒状杆菌（C. pyogenes）呈急性和亚急性病程，常见于干乳牛和青年牛，发生较少，但很难治愈。

此外，细球菌属、双球菌属、分枝杆菌属也可引起乳房炎。

（2）革兰氏阴性菌。主要是大肠杆菌属（E. coli）、克雷伯氏杆菌属（Klebsiella. spp.）、产气杆菌属（Aerobacter aerogenes）。这几种细菌普遍存在于机体被表和周围环境中，侵入乳房的机会颇多，但乳汁中检出率和临床发病率并不高，呈散发性，多为最急型或急性坏疽型。

大肠杆菌属引发的乳房炎，多见于高产乳牛及产后泌乳高峰期，常呈最急性型，病情严重，病程短，不及时治疗，则数日内死亡。

绿脓杆菌性乳房炎，呈散发性，发病率低于1%。多为急性局限性过程，患病乳叶肿胀，乳汁水样含凝块，有时挤出绿色脓液，体温升高，可因败血症死亡。极少数病例呈慢性或亚急性过程，治疗十分困难。

此外，尚有芽孢杆菌属、梭状芽孢杆菌属、放线菌属、李氏杆菌属、假单胞菌属、布鲁氏菌、变形杆菌、巴氏杆菌、沙雷杆菌、产碱杆菌属引发的乳房炎。

（3）霉形体（*Mycoplasma*）。目前已知能导致牛乳房炎的霉形体至少有 12 种，较常分离到的有 6 种：牛乳房炎霉形体（*M. bovimastiditis*）、牛生殖道霉形体（*M. bovigenitalium*）、牛鼻霉形体（*M. bovirhinitis*）、微碱霉形体（*M. alkalescens*）、精氨霉形体（*M. arginint*）。

霉形体乳房炎，往往以一种霉形体为主，另外几种霉形体为辅，协同作用使乳房发炎；少数病例则伴有链球菌和葡萄球菌感染。感染后常呈地方性流行，干乳期敏感性较高。

（4）真菌。真菌性乳房炎（*Fungal mastitis*）主要由念珠菌属（*Candida. spp.*）、曲霉菌属（*Aspergillus. spp.*）、隐球菌属（*Cryptococcus. spp.*）、毛孢子菌属（*Trichosporon. spp.*）、诺卡氏菌属（*Nocardie. spp.*）引起，呈散发性。

（5）病毒。牛乳头炎疱疹病毒、牛痘病毒、口蹄疫病毒等，都可引起乳房炎，但大多数为继发感染。

2. 诱因

（1）素因。是否易患乳房炎同乳牛体质与体型有关。乳头括约肌与乳头管是乳房抵御病原体入侵的第一道防线。乳头括约肌弛缓或者粗暴挤奶造成乳头括约肌损伤，可促进微生物的侵入和乳房炎的发生。乳头端的缺陷，同乳房炎的发病率关系密切。研究表明乳头端形状为内翻形（圆微形）、口袋形、漏斗形的牛，乳房炎发病率比乳头端为圆形、柱形、半圆形的高。这是因为前一类乳头管口易残留乳汁，有利于细菌的生存与繁殖。随着胎次增多及泌乳量提高，乳腺进入紧张的分泌过程，对异常刺激敏感，乳房炎的发病率提高。长年挤奶的老牛，乳房组织抗病力减弱，病菌容易侵入。韧带弛缓、乳房下垂的牛易患乳房炎。乳区（乳叶）发育不匀称的牛，在机器榨乳时易发生乳房炎。

（2）饲养管理。污脏的地面和厩床、不按兽医卫生要求更换洗乳房的水及擦拭乳房的毛巾、挤奶员的手臂及榨乳杯不洁、舍内通风不良和湿度过大、牛群拥挤等，都可促使乳房炎的发生。技术上的失误，如挤奶时拳握乳头方式不正确，对中等长度以上乳头也用"滑下式"挤法，挤奶前后没有充分按摩乳房，乳经常被洒弃在畜床上，经常更换挤奶员等；在机器榨乳时，榨乳前没进行"准备按摩"乳房便上装榨乳杯或者出现"干榨"，榨乳机脉冲节律不规律真空度不稳定，榨乳杆内腔套陈旧老化、出现龟裂等，都会造成乳头变形、乳头炎和乳房炎。英国学者报道，给予蛋白卷心菜过多是乳房炎发生的原因；美国学者认为，给予豆科植物后，乳房炎发病数增多；日本学者认为，可消化营养总量不足、蛋白质过多，干物质不足，乳房炎发病率增高。

（3）性激素影响。牛发生乳房炎多在发情期后 3~9d，据认为这期间体内性激素活性较高。可促使葡萄球菌等病原菌增殖发育。某些牛场在饲喂豆科牧草多的季节，外源性雌激素的摄入量增加，乳房炎发病率亦增高，病原菌多为溶血性葡萄球菌。

（4）分娩和干乳。泌乳期和干乳期的乳房炎发病率明显不同。泌乳期每周发病率为 1.54%，干乳期每周发病率达 4.14%。原因可能在于干乳期中抗菌性物质比泌乳期少，泌乳期一天 2 次清洗乳头，所附着的细菌数明显减少。

3. 感染途径 病原微生物侵入乳房的途径有三：乳源径路、血源径路、淋巴源径路。

（1）病原微生物经乳头管侵入乳房（外源径路）。是最主要的途径。被污染的垫草、排尿沟，擦拭乳房的毛巾及用水，榨乳头用具，榨乳员手臂等，都是感染来源。废弃的乳房炎乳、生殖器官的病理性分泌物、乳头管口残留乳等，是威胁最大的感染源。乳头括约肌弛缓、不规律的榨乳、使用导乳管不当或留置时间过久、乳房送风时未严密消毒或进风量过大；紧压强拉式挤乳等，都可促使乳房感染。乳源性感染常常只限于一个乳区。

（2）血源经路。即病原微生物随血流侵入乳腺。当患胃肠炎、弥漫性腹膜炎、产后败血症、急性子宫内膜炎及阴道炎等疾病时，常常继发乳房炎。

（3）淋巴径路。即当乳房或乳头皮肤发生创伤、皲裂、擦伤及其他外伤时，病原微生物经受伤部位淋巴液进入淋巴管，沿淋巴管侵入皮下组织，最后侵害乳腺组织。

【分类】

1. 国际乳业联盟（IDF）（1985）依据乳汁能否检出病原菌，乳房与乳汁有无眼观变化进行分类。

（1）感染性临床型乳房炎。可在乳中检出病原菌，乳房和乳汁有肉眼可见变化。

（2）感染性亚临床型乳房炎。乳汁中可检出原菌，乳房和乳汁无眼观变化。

（3）非特异性临床型乳房炎。乳房或乳汁有眼观变化，但在乳中检不出病原菌。

（4）非特异性亚临床型乳房炎。乳房和乳汁无眼观变化，乳中也检不出病原菌，仅乳的化学检查呈阳性。

2. 美国国家乳房炎委员会（NMC）（1987）依据乳房和乳汁有无眼观变化进行分类。

（1）非临床型或亚临床型或隐性乳房炎。乳房和乳汁均无眼观变化，但用细胞计数或化学检查等特殊检验方法可检出乳汁变化。

（2）慢性乳房炎。通常无临床症状，少数病例可发展成临床型。突然发作后通常转变为非临床型。

（3）临床型乳房炎。乳房及乳汁均有眼观变化。

3. 苏联 A. Л. Стубденцов 教授提出（1946），一直为我国采用的分类法。

（1）浆液性乳房炎。

（2）卡他性乳房炎（包括腺泡卡他及输乳管与乳池卡他）。

（3）纤维蛋白性乳房炎。

（4）脓性乳房炎（包括脓性卡他性乳房炎、乳房脓肿、乳房蜂窝织炎）。

（5）出血性乳房炎。

（6）特殊性乳房炎（包括口蹄疫乳房炎、乳房放线菌病、乳房结核）。

【临床表现】

1. 浆液性乳房炎（serous mastitis）　特征是乳房充血，大量的浆液性渗出物及白细胞进入小叶间组织内。多发于产后头几天，常继发于子宫弛缓、恶露停滞与腐败、化脓性或纤维素性子宫内膜炎。患叶肿胀增大，局温升高坚硬、疼痛、乳房上淋巴结往往也增大。肿胀可能只限于患叶，也可能出现在半个乳房，极少为整个乳房。产乳量下降。当炎症波及腺泡时，乳汁变为稀薄水样，含絮状物。患畜精神不振，食欲减退，体温升高。乳腺内炎症经 7～10 昼夜消退或转为慢性经过。

2. 卡他性乳房炎（catarrhal mastitis）　多见于泌乳初期，特征是乳池及乳管黏膜和腺泡发炎。有腺泡卡他与输乳管及乳池卡他之分。

（1）输乳管及乳池卡他（catarrh of lactiferous duct and cistern）。多发生在 1 个乳叶，有时波及 2～3 个乳叶。多数无全身症状。患叶无痛、无热，也不增大。发病 3～4d 后，乳头壁厚而软。输乳管被凝乳块充塞扩大，可触到柔软且有波动感的结节。在病原菌作用下，乳糖分解，产生乳酸。加上细菌毒素的作用，输乳管上皮肿胀，淋巴液淤滞，白细胞游出，使乳汁成絮片或凝块。最初挤出的乳汁稀薄，内含絮片或凝乳块，以后乳汁逐渐变为正常，无眼观变化。病程 7～10d，有的转为腺泡卡他。

（2）腺泡卡他（alveolar catarrh）。多属小叶性的，破裂的腺泡和扩大的输乳管形成空腔，充满黏液性渗出物。病初无全身变化。若病程拖长，病情加重，则体温升高，食欲减退，正常乳叶泌乳量下降。触诊时，在乳头基部可触到鸽卵大有弹性的结节；深层触诊可膜到坚硬的病灶。患叶乳量急剧下降，乳质变化明显，整个挤奶过程中都可见到絮状片或凝乳块。整个乳叶感染时，乳汁变得水样稀薄，沉降后才分为乳清、乳渣、絮状物。患叶及其个别部分的肿大，挤完奶之后亦不消失。一般预后良好，但难以恢复原产乳量。在乳腺内形成多个结节时，常常导致乳管的闭锁和乳腺萎缩，预后不良。

3. 纤维蛋白性乳房炎（fibrinous mastitis）　特点是纤维蛋白渗出到黏膜表面。精神沉郁，食欲减退或废绝，患侧肢跛行，体温高达 40～41℃。患叶迅速肿大（2～3d），皮肤紧张、充血、温热、疼痛，触之坚实。乳池及其基部触诊可听到捻发音。泌乳急剧下降或中止。病初乳质变化不大，经2～3d 后，挤奶比较困难，仅能挤得数滴乳清或混杂有纤维素渣的脓性渗出物，有时含血液。由卡他性炎症发展而来的，则絮状物同黄色的渣样块相混合，使乳汁呈脓样。本病常伴发多个脓肿或乳房坏疽，预后可疑。

4. 化脓性乳房炎（purulent mastitis）　包括化脓性卡他性乳房炎、乳房脓肿、乳房蜂窝织炎。

（1）化脓性卡他性乳房炎（mastitis catarrhalis purulenta）。分急性和慢性两型。急性型，产奶量急剧下降，患病乳区几乎无乳或者变成水样稀薄，味苦或咸，含絮状物，色微红。患畜精神沉郁，食欲减退，脉搏频数，体温达 41℃。患叶具红、肿、热、痛症状，乳房上淋巴结肿大。经过 3～4d 炎症消退后，或痊愈或转为慢性。慢性型，患叶对触诊无疼痛反应，而乳汁稀薄并有异味，呈黄色或淡黄色。产乳量日趋下降，以至一次只能挤出数毫升乳。乳房实质萎缩，间质增生，体积缩小。预后不良。

（2）乳房脓肿（udder abscess）。乳房中形成一个或几个脓肿。位于乳房浅表或深部。单个浅在脓肿，初期体温和乳质尚无变化，仅产乳量减少；脓肿突出到乳房表面时，则有明显热、痛，触之坚硬或有波动感。脓肿深在时，患叶肿大，温热并有触痛，乳房上淋巴结肿大。患畜精神委顿，体温升高，产乳量下降，患侧肢跛行。当发生多个脓肿时，乳汁呈水样，含絮状物或干酪块，呈弛张热型。

（3）乳房蜂窝织炎（phlegmon of udder）。皮下及间质结缔组织的弥漫性化脓性炎症。通常作为浆液性炎、乳房脓肿或乳房皮肤创伤的继发症。患叶体积增大，皮肤紧张，局温升高，触之坚硬、疼痛，并发淋巴管炎，乳房上淋巴结肿大，产乳量急剧下降，或仅能挤出少量污灰色稀薄分泌物。患畜体温升高，精神沉郁，呼吸与脉搏增数，步态僵硬或跛行。

5. 出血性乳房炎（hemorrhagic mastitis）　特征是组织深部（乳房间质）、腺泡及输乳管腔出血。常常呈全身感染（如败血病）的一种症状，多发生在产后最初几天。患叶显著浮肿，剧烈疼痛，乳汁水样稀薄并呈淡红或血色，内含絮状物。患畜精神沉郁，食欲减退或废绝，体温高达 41℃，乳房上淋巴结肿大，乳房皮肤上出现紫红色斑点，局温升高。

【诊断】

依据病历分析、乳房检查、乳汁实验室检查结果进行诊断。

1. 既往史　通过问诊及查阅病历收集，包括母畜分娩前后全身状态，性（发情）周期，授精时间，分娩与产后期过程；最后一次产犊时间，产前干乳时间，分娩前后乳房状态，以往几年及最近泌乳期的泌乳量，以往及现在挤奶条件和方法。还应了解榨乳机的类型（三节拍抑或二节拍）及其工作状态（真空度稳定否，脉冲频率，挤奶中有无停机现象）和消毒情况；乳的性质、味道、煮沸时的变化，患叶发病时间及分泌物的性状；牛群及被检牛往年乳房疾病的发生情况；饲养管理有无变化，牛群变动及护蹄情况。

2. 临床检查　通常包括下列各项。

（1）视诊。每个乳叶（乳区）的形状、大小和位置；各乳叶的发育匀称性及发育程度；乳头状态、漏乳否，乳房皮肤颜色、完好程度（有无外伤、新生物、皮肤病）及皮肤血管状态等。

（2）触诊。挤乳前后各进行 1 次，着眼于被检部位的软硬度、疼痛反应、皮肤厚度及可移动性。

为检查乳池及两乳池邻接处状态，先以拇指及食指在乳头基部触诊，再以此两指固定乳头基部，用另一手的拇指及食指自乳头基部末端依次触诊；乳房上淋巴结是否肿大、疼痛、坚实而不可移动。

（3）试行挤奶（撸几把乳）。凭借手感和乳流强度，了解乳头括约肌的收缩力（奶口松紧）、乳头管及乳池状态、乳的气味与眼观性状。

3. 乳的实验室检查　乳房炎乳的检出方法很多，主要包括以乳 pH、血色素和氯化物含量、酶和溶菌酶效价、细胞数、细菌数和乳电阻等变化为基础的各项检验。

（1）病原学检验。须在具有完善设备和相当技术力量的兽医实验室才能进行，临床上很难应用，多用于乳房炎的研究。

（2）细胞学检验。即计数炎性游出的白细胞和变质脱落的细胞。

①乳中白细胞分类。乳内中性分叶核白细胞增加，其对淋巴球的比例≥1 时，为乳房炎。

②乳中细胞的百分率。近干乳期和初乳期（产后 5d 内）的乳中有上皮细胞，而乳房炎时多形核白细胞增多。健康牛乳，中性分叶核白细胞不超过 12%；疑似乳房炎，中性分叶核白细胞占 12%～20%；乳房炎，中性分叶核白细胞在 20% 以上。

检查方法是：取被检乳 10～15mL 置特制的离心玻管中，按 2 000r/min 离心 10min；吸去上层液和离心管壁上脂肪；取少量上清液与沉渣混合后涂片，自然干燥；放入二甲苯中脱脂 2min；姬姆萨染色，水洗，镜检。

③托姆斯多尔夫试验。取 10mL 乳样，放入特制的带刻度的离心管内，按 3 000r/min 离心 10min。或者 2 000r/min 离心 15min，正常乳的沉淀，不超出刻度 1（为 0.001mL）。沉淀物增加，表明细胞含量升高。提示存在乳腺炎。

（3）生化学检验。这是一类间接测定乳中细胞数和乳 pH 的方法。

①加利福尼亚州乳房炎试验（California mastitis test，CMT）。对隐性乳房炎的检出率很高，是目前被广为采用的一种方法。其原理是在表面活性物质和碱性药物作用下，乳中细胞的脂类物质乳化，破裂的细胞释放出 DNA，与试剂作用，生成沉淀或凝块。根据生成物的多少，间接判定乳中的细胞数。乳中细胞越多，产生的沉淀或凝胶也越多。本检验方法不适用于初乳期及泌乳末期。

试剂配方：烷基（烃基）硫酸盐 30～50mg，苛性纳 15g，溴甲酚紫 0.1g、蒸馏水 100mL。其中的溴甲酚紫（B. C. P）是 pH 指示剂，依其颜色变化判定结果。

检验方法：乳汁检验盘上有 4 个直径 7cm 高 l7cm 的检验皿。检查时，每个检验皿接纳 1 个乳区的乳样，将检验盘倾斜 60°，倒出多余乳汁，然后向每一个乳样中加等量（2mL）试剂，随即持平检验盘。旋转摇动。使乳汁与试剂充分混合后，经 10～15s，按下列标准判定（表 8-4）。

表 8-4　CMT 试验判定标准

乳汁反应	反应判定	细胞总数（万个/mL）	中性粒细胞（%）
液状，仍无变化	-	0～2	0～25
有微量沉淀物，不久即消失	±	15～50	30～40
部分形成凝胶状	+		
全部形成凝胶状，回转搅动时凝块向中央集中，停止搅动则凝块呈凸凹不平状附着于皿底	++	80～500	60～70
全部呈凝胶状，回转搅动时凝块向中央集中，停止搅动则恢复原状，附着于皿底	+++	500 以上	

酸性　pH2.5 以下，由于乳糖分解，乳汁变黄色

碱性　乳汁呈深黄紫色，为接近干乳期，感染乳房炎

②威斯康星州乳房炎试验（Wisconsin mastitis test，WMT）。本试验需用一种特制的试管，在距

管底 65mm 处有一直径 3 mm 可供空气出入的小孔,管盖的中央有一直径为 1.15mm 的小圆孔。

在试管内加入 2mL 混匀的被检乳和 2mL 试剂,加盖,轻缓地反复倒转 10 次,再水平转动,使乳与试剂充分混合。试管静止 20~30s 后,将试管倒立(盖向下),管内容物自盖中央孔流下,经 15s 后再将试管正立(盖向上),静立 2~3min,待管内容物充分回流到试管下部时,以米尺测量试管中残余液毫米高度(去掉试管底厚度)(表 8-5)。

表 8-5 W.M.T 法判定标准

判 定	W.M.T(mm)	细胞总数(万/mL)
阴性(一)	5	7.5
	10	19.0
可疑(±)	20	57.0
	25	83.0
感染(十)	30	120.0
	30 以上	150.0

③密歇根州乳房炎试验(Michigan mastitis test,MMT)。所用试剂为烃基丙烯基硫酸钠 19g,氢氧化钠 13.5g,美蓝 15g,蒸馏水 3 780mL。检验方法和判定标准与 CMT 相同,结果大体上与 CMT 法一致。

(4)物理学检验。乳房炎乳中氯化物含量增加,乳电导率值上升。利用这一变化特点已研制出下列乳房炎检测仪。

①AHI 乳房炎检测仪。形如手电筒,内装 9V 电池,碗形一端或乳皿中有 2 个电极,检验结果由灯光指示。将鲜乳挤入盛乳皿后接通电源,指示灯立即显示结果,绿灯亮为阴性,红灯亮为阳性,红绿灯同时亮为可疑。

②SX-Ⅰ乳房炎诊断仪。结果以三位数字显示,有 540 个定阈值,可检测乳温在 4~39℃ 范围内的乳样,检测时间少于 10s,能区别健康乳、可疑乳、隐性乳房炎(轻度、中度、重度)乳等 5 类乳汁。

③XND-A 型检奶仪。根据正常奶和异常奶的主要理化性状和生物液体特性研制而成。可检出掺假加水奶、酸败奶和乳房炎奶,检出率可达 92%~100%。

【治疗】

消除乳房炎的原因及诱因,是取得良好疗效的基础。调整挤奶程序及方法是取得疗效的关键。比如机器榨乳改为手挤奶,每 6~8h,甚至每 2~4h 挤 1 次奶;由患叶挤得的奶不得任意洒弃;调整榨奶的顺序,即先挤健康牛,后挤患牛;先挤健康乳叶,后挤患叶;先挤病轻乳叶,后挤病重乳叶等。

1. 乳房神经封闭

(1)大小腰肌间封闭法。取长 10~12 cm 封闭针,在第 3~4 腰椎横突之间,距躯干中线 6~9 cm 处与棘突成 55°~60°角刺入,抵椎体后退回 2~3 mm,即达到大小腰肌间疏松结缔组织内,每侧注入 0.25%~0.5% 普鲁卡因液 80~100mL,注药后 10~15min 在相应侧半个乳房显效,但乳镜部分及后乳头基部仍敏感。

(2)会阴神经阻断。将牛尾拽到一侧,阴唇下连合及其附近消毒;以右手上推阴唇下连合,并触到坐骨切迹;沿坐骨切迹中央水平刺入 1.5~2 cm;注入 3% 普鲁卡因液 15~20mL,注射时可向左右转移针头,10~15min 后显效于乳房后表面,持续 1.5~2h。

(3)乳房基底封闭。为封闭前 1/4 乳区,可在乳房间沟侧方,沿腹壁向前、向对侧膝关节方向刺入 8~10 cm;为封闭后 1/4 乳区,可在距乳房中线与乳房基部后缘相交点 2 cm 处刺入,沿腹壁向前，对着同侧腕关节方向进针 8～10 cm。每个乳叶的注射量为 0.25％～0.5％普鲁卡因液 100～200mL。

2. 经乳头管注药　乳头管通透良好时，经乳头管注药后，药液可在乳房内迅速弥散开，治疗效果较好，方法也简便。乳头内插入磨平的针头（或通奶针）连接注射针筒直接注药。常用的药物有 3％硼酸液，1∶1 000～2 000 雷佛诺尔液，2％鱼石脂液，1％过氧化氢液，20 万～30 万 U 青霉素溶液，30 万～50 万 U 链霉素溶液，1∶5 000 呋喃西林生理盐水，溶有 1～2g 金霉素的溶液，2％～3％碳酸氢钠液等。乳房内注入时需注意：注药前尽可能地榨尽乳房内残留乳；洗净乳头、乳头管及乳头乳池，控制注入压力及药量，防止上行感染；尽量减少针头出入乳房的次数，防止感染、擦伤；如无禁忌，注药后抖动按摩乳房，使药物充分扩散；药物在乳房内停留一段时间后，要及时榨出来。消毒药物一般停留 20～30min，抗生素类可停留 4～6h。

3. 抗生素疗法　本法应用广泛，收效迅速而明显。抗生素治疗必须选择敏感有效（注意抗菌谱）而副作用小的抗菌药，使之在感染部位达到和维持有效浓度，并坚持适当的疗程。

据报道，新霉素和青霉素对无乳链球菌的效力为 98％，对停乳链球菌为 100％，对乳房链球菌为 82％。红霉素、新霉素对大肠杆菌性乳房炎、庆大霉素对绿脓杆菌性乳房炎有效。

选用药物时应注意药物间的协同或颉颃作用。例如，四环素（族）、金霉素、土霉素、红霉素之间并用，青霉素与枯草杆菌肽并用，均略有协同作用。相反，链霉素或多黏菌素不能同新霉素合用；四环素和青霉素或链霉素有时对抗；磺胺类忌同普鲁卡因合用等。

4. 物理疗法

（1）乳房按摩。作用在于促进乳汁及乳腺废旧上皮的排出，恢复乳腺管道的通透性，加强乳房血液及淋巴循环，刺激末梢感受器，活化再生过程。但纤维蛋白性、化脓性、出血性、蜂窝织炎性乳房炎及乳房脓肿与坏死时，禁忌乳房按摩。按摩必须是系统的、强而有力又谨慎的，以免损伤乳房和产生痛感。按摩每天进行 2～3 次，每次 10～15min。为消除乳房浮肿，应从乳头基部开始，由下向上进行；为恢复管道通透性及排出内容物，应由上向下进行按摩，并配合榨乳。

（2）温热疗法。适用于非化脓性乳房炎。急性炎症缓解后，可用热毛巾、温热包裹以及热水袋、温热糠麸袋、蒸汽浴等。

（3）石蜡疗法。效果比温敷、泥敷、蒸汽浴好。每天 1 次，每次 35～45min。

（4）红外线和紫外线疗法。红外线照射每天 2 次，每次 30～60min，灯距乳区表面 60～80 cm；紫外线一般用弱的或中等的，或亚红斑剂量，灯距照射部位 60～80 cm，2～4d 照 1 次。

对亚临床型乳房炎或隐性乳房炎，应防治结合，着重预防病原菌侵入乳房，并尽快杀灭已侵入乳房的潜在病原菌。

5. 乳头药浴（teat dipping）　防治隐性乳房炎的有效疗法，在奶牛业发达的国家已作为常规。挤奶结束后，乳头管括约肌尚未收缩，病原体最易侵入乳房。乳头浴（用药液浸泡乳头）可以杀灭乳头端及乳头管内的病原菌。浸泡乳头的药液，要求杀菌力强，刺激性小，性能稳定，价廉易得。常用的药物有洗必泰、次氯酸钠、新洁尔灭等，以 0.3％～0.5％洗必泰液的效果为最好。乳头（药）浴需在每次挤完奶之后施行，长期坚持方见效果。但在北方寒冷干燥的冬季不宜乳头浴，以防乳头皲裂和冻伤。

乳房炎的主要感染途径是乳头管。在挤奶后将乳头管口封闭，也是预防乳房炎的重要措施，通常是用丙烯溶液浸渍乳头，溶液干后乳头上即形成一薄层保护膜。这种膜通气性好，对皮肤无刺激，既能阻止病原菌侵入，又能杀灭和固定乳头表面附着的病原菌。

6. 盐酸左旋咪唑（LMS，左咪唑）　一种免疫机能调节剂，它能激活免疫功能，增强抗病能力。服药后 7d 末梢血液中淋巴细胞增加，T 细胞也随之上升。投服剂量为每千克体重 7.5mg。除防治隐性乳房炎外，还能提高产乳量，增加乳中脂肪、蛋白及干物质的含量。

芸薹子（油菜子）有破坏细菌细胞壁某些酶活性及促进白细胞吞噬作用的能力，对隐性乳房炎有一定疗效。生芸薹子1剂为250～300g，拌在精料内，隔日1剂，3剂为一疗程，效果优于青霉素、链霉素乳头内注射。

另据报道，波长为632.8nm的18-1型HeNc激光器，按50cm距离、10mA、18mV照射乳房上淋巴结和大阴唇两侧各5min，治愈率达95％（35/37）。

【预防】

除日常的饲养管理外，正确停乳是预防乳房炎的重要措施之一。无论是一次停乳还是逐渐停乳，都要加强对停乳牛乳房的临床观察。

干乳期分自动退化期、退化稳定期和生乳期3个阶段。自动退化期即乳房自动停乳的过程，通常需30d左右，是重新感染的最危险期。退化稳定期完全干乳，约为2周，因乳头管收缩，乳房抗菌物质增加，细菌的渗透力和生存能力降低，很少发生临床型乳房炎。生乳期开始于产犊前大约2周，乳房发生类似第一阶段的变化，白细胞吞噬能力降低，开始充乳，乳头管扩张，甚至漏乳，感染机会增加。可见，干乳期预防是控制乳房炎尤其产后临床型乳房炎发生的重要环节。

干乳期预防的重要措施是乳房内注入长效抗菌药物，杀灭已侵入和再侵入的病原菌，有效期可达4～8周。北京市奶牛研究所研制的牙膏式一次性6A-1型缓释药物，内含青霉素和新霉素，药效可维持4周。浙江农业大学将氯苯唑青霉素钠和苄星青霉素制成长效抗生素油剂，用于防治葡萄球菌和链球菌性乳房炎，于停乳前3d和停乳当天注入乳房。

许多牧场应用青霉素100万U、链霉素1g，做成混悬液，乳头管注入；或者青霉素100万U，链霉素1g，单硬脂肪酸铝2～3g，加医用花生油或植物油100mL分别注入4个乳区。

国际上普遍强调快速干奶法和使用长效抗生素软膏。

合理的榨乳制度是预防乳房炎的根本措施之一。榨乳前0.5～1h赶起乳牛，使其排净粪尿；然后清洗和擦干乳房、股部、尾部，再将尾拴系固定。榨乳时，榨乳员按习惯接近乳牛，用湿热毛巾擦拭乳房，以促进放乳，加速浮肿消散；执行正确的榨乳顺序；做好机器榨乳的"补榨"；搞好榨乳员的卫生与保健等，都要做到程序化、科学化。

（二）马乳房炎

Mastitis in Mare

【病因】

常见的卡他性、脓性卡他性及化脓性乳房炎，病原菌多为葡萄球菌与链球菌，很少是大肠杆菌与副伤寒杆菌。产后乳量高而新生驹死亡的母马多发，挤乳不彻底，榨乳常规遭到破坏，产后母马卫生管理不当，可引起乳房炎。

【症状】

1. 卡他性乳房炎 患部浮肿、增大，触诊有热有痛，呈面团样或坚硬，拒绝哺乳，后肢叉立，乳汁稀薄，含乳酪样絮状物。

2. 卡他性化脓性乳房炎 精神沉郁，拒食，体温高达40～41℃，患侧肢跛行，患叶肿大，皮肤发红，局温升高，有触痛，乳腺软硬不均，乳房上淋巴结肿大。乳汁含黏液脓性分泌物，往往混有血液。

3. 化脓性乳房炎 很快在乳腺内形成1个或几个脓肿，全身反应明显，脓肿病灶坚硬、丘状、疼痛，乳内含凝乳块及絮状物，还可见到脓汁、血液。

【防治】

参照牛乳房炎。

（三）羊乳房炎

Mastitis in Ewe

【病因】

大多由葡萄球菌、链球菌、巴氏杆菌经乳源侵害乳腺所致。乳房外伤感染也是主要原因。

【症状】

1. 浆液性乳房炎　仅有急性型。患羊精神沉郁，体温高达41.5℃，呼吸与脉搏增数，食欲不佳，离群，患侧肢跛行。触诊患叶增大，不均匀坚硬，有热、痛，乳房上淋巴结肿大，拒绝哺乳。

2. 卡他性乳房炎　体温高达41.5℃，呼吸、脉搏加快，患叶增大、坚硬，乳头浮肿，患侧淋巴结肿大，乳池常常充满乳汁。乳淡青或黄色水样，含絮片或乳凝块。

3. 脓性卡他性乳房炎　患羊拒饲，停止反刍，体温41～41.7℃，步态僵拘，不让哺乳。喜卧，站立时头低垂，后肢开张。患病乳区增大2～3倍，疼痛明显，乳房上淋巴结肿大。乳汁呈酸乳酪样，黄白色（有时含血而呈红色），含黏液脓性分泌物，放腐败气味。

4. 出血性乳房炎　病程短急，常伴发乳房坏疽而转归死亡。患羊拱背垂头，食欲下降。患叶浮肿，皮肤紧张，有热痛，局部潮红。乳汁带红色，内含絮片或乳凝块，患叶增大2～4倍。后肢叉立，运步拘谨、跛行，体温达41～42℃，丧失食欲，停止反刍。

乳房坏疽一旦发生，则患叶表面厥冷，无痛，面团样，患部皮肤浮肿呈蓝紫或暗蓝色，患叶榨出的液体呈暗红色，含絮状物，带腐臭。

【防治】

早期治疗效果明显，可恢复泌乳功能。卡他性或浆液性乳房炎无并发病的，疗效也很好；脓性卡他性或出血性乳房炎，疗效不佳。具体办法参照牛乳房炎。

（四）猪乳房炎

Mastitis in Sow

【症状】

1. 浆液性乳房炎　多发生于分娩之后。患猪体温升高，食欲减退或绝止，喜卧，起立困难，有时颤抖，步态蹒跚，患侧肢跛行，不让仔猪吮乳。患病乳丘增大2～3倍，皮肤紧张、浮肿、变红、乳头肿胀、增温、疼痛、坚硬，乳汁稀薄，含絮状物。

2. 卡他性乳房炎　病猪精神沉郁，体温正常或稍高，患病乳丘增大，触之坚硬、热、痛，乳头肿大，基部可摸到圆形结节状物，小如豌豆，大似胡桃。患叶分泌黄色透明含絮状物乳清，量少。

3. 纤维素性乳房炎　患猪全身症状重剧。体温41℃，脉搏90次/min以上，无食欲，患侧肢跛行，喜卧。乳丘红紫色，增大 2～4 倍，以致皱襞展平，触诊坚硬、有热痛，乳头浮肿。泌乳量少，黄色或绿色，多为含细小残渣及纤维素絮片的黏稠分泌物。

4. 急性化脓卡他性乳房炎　全身症状明显，喜卧，四肢震颤，后躯摇晃，步态不稳。乳丘增大 5～6 倍，浮肿，触之热、痛，乳头肿大、紧张、疼痛。病初 1～2d 可榨得混大量絮状物的浅灰色乳，以后则是绿色水样脓性分泌物。

5. 出血性乳房炎　多发于产后第 1 天，经过急剧。患猪精神沉郁，体温达 41～42℃，脉频数，呼吸急迫，肠音弱，可发生便秘。喜卧，拒绝仔猪吮乳。炎症可侵害多个以至全部乳丘。发炎的腺体增大 2～3 倍，坚硬，暗红色，榨乳困难或仅得到几滴红色分泌物。预后不良。

【防治】

参照牛乳房炎。

（五）犬、猫乳房炎

Canine and Feline Mastitis

【病因】

犬与猫乳房炎的病原菌多为葡萄球菌与链球菌。乳头外伤，以及死胎、过早断奶、假孕、产后感染、机体中毒等造成的乳汁积留，是常见原因。

【症状】

最多见的是卡他性及化脓性乳房炎，发生于 1 个或几个乳腺。

1. 卡他性乳房炎　患病乳包肿大，皮肤潮红，触之热痛，乳量急剧下降，乳汁稀薄含絮状片。

2. 化脓性乳房炎　乳汁呈浅黄色，或黄红色水样，含脓汁或血液。病兽精神沉郁，食欲废绝，常弃仔不顾，独居一隅，舐吮乳房。患病乳房常形成脓肿。脓肿破溃后，排出灰黑色脓汁，含坏死组织碎块。

【防治】

参照牛乳房炎。

二、乳　　溢

Milk Incontinence

【病因】

乳溢是乳头括约肌萎缩、弛缓、麻痹以及乳头管新生物与瘢痕性增生的一种症状。有些牛呈周期性乳溢，通常与发情、环境温度有关。

【症状】

延迟榨乳，尤其归牧时，乳汁成滴状或股状自行排出；有的于榨乳前擦拭或按摩乳房时便开始淌乳。挤奶时，乳流粗大，乳排出无阻。起因于乳头括约肌弛缓的，预后良好，乳头括约肌麻痹、瘢痕及新生物造成的，则预后可疑。

【治疗】

对乳头括约肌弛缓，应以拇指、食指及中指捏住乳头顶端，滚转乳头顶端加以按摩，每次榨乳按摩 10～15min，效果较好。亦可用火棉胶帽法，即每次榨乳后仔细榨干乳头尖端，浸于火棉胶中 1s，使之形成胶帽防止漏乳，并有促进乳头括约肌紧缩的作用。还可采用串线法：用 5％碘酊浸过的缝合线在乳头管周围皮下做数针袋口式缝合，轻轻勒紧缝线（在乳头管中插一导管或探针）打结，9～10d 后拆线。缝合线产生的机械刺激能促进肌肉神经组织的再生，提高括约肌的紧张力，缝合处的轻度瘢痕化也可使乳头管腔缩小。这种办法可能会造成榨乳困难，要注意及时调整。通常，以 1～2 针结节缝合，将乳头管周围的 1/4 缝合，即已足够。对乳头括约肌异常的顽症，乳头必须扎上橡皮圈，但不要勒得过紧，以免发生坏死。

乳头管内有瘢痕组织及新生物时，需行手术疗法。

三、乳池瘘管
Fistula of Mammary Cistern

【病因】

乳池瘘管主要起因于乳房脓肿和带有乳池壁坏死的损伤。

【症状】

瘘管的开口通常如大头针大小，瘘管壁由瘢痕组织构成。

【治疗】

若乳房功能尚健全，有治疗必要，可选用下列术式。

1. 正方形切除法 对瘘管的溃疡及其周围瘢痕组织做正方形切除，然后缝合创口黏膜边缘，将皮肤切口横缘稍稍延长，并剥离皮下组织，将剥离的皮片拉向对侧创缘，盖住切口，进行缝合。

2. 三角形切除法 对瘘管的溃疡及其周围瘢痕组织做正三角形切口切除，然后缝合黏膜创缘，将皮肤三角形底边切口延长，剥离皮下组织，拉长皮片盖住切口，进行缝合。

3. 半圆形切除法 按半圆形切口切除瘘管，缝合黏膜创缘后，剥离另侧半圆形皮肤，将皮片拉到剥侧创缘上，进行缝合。

4. 菱形切除法 按菱形切口摘除瘘管，然后缝合黏膜，整形缝合皮肤。

手术成功的关键不在于切口的形状，而在于保证创口不被乳汁浸润与分离。因此，治疗过程中需放导乳管或软质导管在乳头内，并用某种方法使导管固定住，不致掉落。使用导管时应尽量减少对乳池黏膜的刺激并避免感染。

四、乳头皮肤皲裂
Cracked Nipple

乳头皮肤皲裂乃是小的溃疡与外伤。乳头皮肤上出现纵横和长短不一（1～10mm）的外伤。榨乳时，患牛躁动不安（疼痛），出现不同程度的放乳抑制，造成乳量下降。

【病因】

乳头皮肤表层丧失弹力，尤其维生素 B_2 缺乏是发生皲裂的基本原因。乳房不洁，乳头湿又遭风吹，或天气炎热，乳头皮肤（缺皮脂腺）变得干燥，弹性减退，可促使皲裂发生。放牧季节，由于乳房护理不好，不正确榨乳，洗乳房后没擦干，乳头未擦油膏，可造成群发性乳头皲裂。皲裂的皮肤如受到污染，可形成化脓病灶，甚至引起乳房炎。

【治疗】

对乳头出现的皲裂，榨乳前要用温水清洗乳头，榨乳后乳头上要涂擦灭菌的中性油、白凡士林油、青霉素软膏、氧化锌软膏或金霉素软膏等柔肤消炎药物。疼痛不安的，可在乳头上擦可卡因或普鲁卡因软膏；乳头上有外伤的，按外科原则加以处置。

五、乳头管狭窄与闭锁

Stenosis and Atresia of Teat Canal

【病因】

乳头管狭窄与闭锁分先天性和后天性两种。先天性者少见，可能与遗传有关，常见的原因包括乳头管括约肌肥厚、变性以及创伤后瘢痕收缩。

【症状】

乳头管狭窄时，榨乳困难，乳流纤细；乳头管口狭窄时，乳汁射向一方，或射向四方。乳头管闭锁的，乳池内充满乳汁，但榨不出奶。触诊可发现乳头括约肌粗大，或乳头尖端上有瘢痕，或乳头管口闭锁。

【治疗】

1. 乳头管括约肌肥大 可用乳头管扩张器械治疗，常用扩张塞。扩张塞，有的是吸水性良好的木制品，有的用金属、玻璃、电木制造。乳头及扩张塞均需清洗、消毒并涂抹抗菌素软膏。插入扩张塞时，由小号细塞开始，依次更换大一号的塞，每次放置 2～3min，至放置倒数第 2 个塞时。要留置 5min，最后 1 个塞要放置 20～30min（不得超过时间）。3～5d 后重复施术。轻度乳头管狭窄，在榨乳前装上涂有灭菌软膏的导乳管，留置 20～30min，然后抽出导管，榨乳。通常 1 次收效。若有必要，每隔 3～5d 插管 1 次，直到乳头管通畅。

2. 乳头管闭锁 只能手术治疗。乳头管口被皮肤封闭的，应先握住乳头，使乳头管口处的皮肤凸隆，用烧红的细铁丝或织针加以烧灼或者用小镊子挟住突出的皮肤，剪掉其尖端。为防止切口愈合，要时常少量榨乳，并且留置涂了消炎软膏的导乳管或木签（固定好）。对先天性无乳头管或炎症后遗的闭锁，可试用细小套管针做人工孔道，但效果不好，往往重新闭锁或者形成瘘管。

六、乳池狭窄与闭锁

Stenosis and Atresia of Mammary Cistern

【病因】

通常由乳池黏膜的限局性慢性炎症所造成。还见于乳池内存在乳头状瘤等占位病变或因乳池黏膜破裂形成瘢痕和肉芽肿时。

【症状】

整个（乳头）乳池狭窄时，其壁变厚，其腔缩小，乳头变硬，乳池中无乳。局部狭窄时，患叶常常充满乳汁，也容易榨出，但乳池再度充满十分缓慢。触诊乳池壁有环形、不能移动的增厚部分，导乳管插入受阻。有时可触到肿瘤或瘢痕组织硬块。乳池完全闭锁时，乳房中充满乳汁，而乳池却空虚无乳。

【治疗】

局限性乳池狭窄和闭锁，可施行手术疗法：用冠状刀，乳头刀、半圆形铲等器械切掉肉芽肿、瘢痕及肿瘤，或者用导乳管、细小套管针、小锐匙刮削（搔扒）。术前要麻醉乳池黏膜，器械和乳头要严格消毒；术后要榨净血液、组织碎片，注意止血，插放导乳管或塑料管（5～6d 内），并注入抗菌消炎药物。

七、乳　滞

Milk Suppression of Letdown

乳滞，即榨乳时乳滞留不下或乳量骤然下降。多见于乳牛和山羊，黄牛、牦牛、犏牛、骆驼也有发生。

【病因】

常见于哺乳犊、羔突然分离的牛和羊。更换挤奶员、改变挤奶环境、乳畜受到虐待、性兴奋期、舍内异常音响、患乳头或乳房疾病，性器官疾病以及各种应激作用，也可造成乳滞。通常认为乳滞现象的实质是神经系统兴奋性改变，使排乳系统的肌细胞发生持续性收缩（失弛缓）。

【症状】

乳房内乳汁充满或过度充盈而乳池空虚无乳，以致产乳量暂时急剧下降。本病的特点是不发生乳汁停滞而乳腺及其他器官并无异常。

【治疗】

挤乳过程中发现乳滞，应在乳房（补充）按摩后，继续挤奶，多数效果良好。向阴道内打入空气或按摩生殖器，也可以收到良好的效果。顽固病例，可用镇静剂。

对骆驼及我国黄牛的乳滞，可令母子接近，让仔畜吮乳少许，随后挤奶。若不收效，则采取手挤一侧乳房，同时让仔畜吸吮另一侧乳房的方法。

八、血　乳

Hemogalactia

【病因】

血乳系乳房血管充血，血管壁强力扩张，血液流入腺泡及乳管道所引起。

【症状】

检查初乳或常乳含血液或血块，使乳汁变为淡黄色或红色，味微咸，煮沸时凝固。患畜全身状况良好，无乳房炎症状。一般经过 2～4d，预后良好。有的拖延到 30d 或更久。

【治疗】

要使患畜安静，禁忌频繁榨乳及按摩乳房，严格地在规定时间榨出乳房乳。可在前肢及胸部涂刺激性（诱导性）擦剂，限制饮水。顽固性病例，可向乳房内注入滤过的空气，以增加乳房内压力，制止出血。

（胡春山）

第九篇

内分泌腺疾病

一、抗利尿激素异常综合征

Syndrome of Inappropriate Antidiuretic Hormone

抗利尿激素（ADH）自发性分泌过多，称为抗利尿激素异常综合征，简称 SIADH，又称施瓦茨—巴德样综合征（Schwartz-Bartter-like syndrome），发生于人和犬。

【病因】

本病见于抗利尿激素异位性分泌性肿瘤、非肿瘤性胸腔内疾病、中枢神经疾病、手术或创伤性应激及使用某些药物，如氯磺丙脲、长春新碱、巴比妥酸盐、吗啡及耗钾性利尿剂等情况下。机体抗利尿激素分泌受血浆晶体渗透压和循环血量等因素的调节：晶体渗透压降低或循环血量增加时，抗利尿激素分泌减少；血浆晶体渗透压增加或循环血量减少时，则抗利尿激素分泌增多。上述致病因素，正是通过改变血浆晶体渗透压和循环血量，或是抗利尿激素异位性分泌，而造成抗利尿激素异常增多的。

【症状】

病畜恶心，厌食，呕吐，容易兴奋，精神错乱，头抵物体，癫痫发作，心律失常。

抗利尿激素过多，水潴留，循环血量增加，抑制醛固酮分泌，促使肾小管排钠，而表现下述特征：尿钠增加，呈高渗性；持续性低血钠，血浆渗透压降低；肾脏、肾上腺皮质和垂体机能正常；多不发生脱水和水肿。

【诊断】

诊断依据是，低钠血症，尿钠增加，以及限制饮水后病情迅即缓解。原发性肾上腺皮质机能减退与本病在临床上颇为相似，但伴有氮质血症和高钾血症，不难区分。

【治疗】

要点在于限制饮水，补充钠盐，抑制抗利尿激素分泌。轻症病例，限制饮水即可奏效。血钠极度低下而伴发神经症状的，应静脉缓慢注射 3％氯化钠溶液，连续 2～4h，还可应用氯丙嗪等抑制抗利尿激素分泌的药物和锂盐等具有抗利尿激素颉颃作用的药物。

二、尿 崩 症

Diabetes Insipidus

尿崩症，即单（淡）尿崩，系下丘脑神经垂体机能减退，抗利尿激素分泌不足所致，以多尿、多饮及尿相对密度低下为其临床特征。见于马、犬和猫。

【病因】

凡能使下丘脑神经垂体及其神经束机能减退或发生器质性病变的因素均可引起尿崩症。通常按病因，分为下丘脑性和肾性两大类。

1. 下丘脑性尿崩症 见于鞍内或其邻近组织的原发性或转移性肿瘤、感染、肉芽肿性病变、创伤或手术及渗透压感受器缺陷等病理过程。已有犬和猫先天性下丘脑性尿崩症的报道（参见遗传性疾病篇）。

2. 肾性尿崩症 除先天性者外，还见于肾盂肾炎、低血钾性肾病、高渗性肾病、肾淀粉样变及脱甲金霉素、锂、甲氧氟烷等药物中毒。其病理学基础是肾小管对抗利尿激素失敏感，即肾性失敏感（nephrogenic-insensitivity）。

在正常状态下，犬和猫血浆渗透压维持在每千克体重 280～310mOsm，马为每千克体重 270～300mOsm。视上核和室旁核渗透压感受器能灵敏地感受血浆渗透压的微小改变，血浆渗透压的改变即使小至 1mOsm/L，亦可引起抗利尿激素的分泌增加或减少。研究表明，血浆渗透压每增高 1mOsm/L，抗利尿激素分泌即增加 0.3Pg/mL，可使尿液渗透压增加每千克体重 85mOsm。渗透压感受器缺陷时，渗透压感受阈值增大，血浆渗透压增加幅度明显大于正常，才能刺激抗利尿激素分泌。

邻近渴感中枢的病变可导致严重的浓血症和高钠血症，因血浆渗透压应答性抗利尿激素分泌及抗利尿激素对肾小管的作用并无异常，称为特发性高钠血症。已有小型德国刚毛㹴先天性特发性高钠血症的报道。

【症状】

起病有急有缓，但突发的居多。最初表现为烦渴和多尿，日饮水量超过每千克体重 100mL，日排尿量大于每千克体重 50mL。因多尿，犬、猫可发生夜尿症。限制饮水，尿量仍不减少，往往出现严重地脱水和昏迷，重者可在数小时内死亡。

1. 继发性尿崩症 起病于颅内血管疾病、肿瘤、感染、创伤及尿毒症，常伴有下丘脑机能障碍综合征或腺垂体激素过多或缺乏的症状。

2. 获得性肾性尿崩症 兼有高钾血症、高钙血症、淀粉样变、肾盂肾炎或药物中毒的症状。

尿液检查，相对密度低于 1.006，不及正常（1.015 以上）的 1/3，渗透压低于每千克体重 200mOsm，不及正常（以上每千克体重 400mOsm）的半数。

【诊断】

根据大量排尿（犬多于 20L/d，马多于 100L/d）、大量饮水、低相对密度尿（<1.006），可诊断为本病。但糖尿病、肾上腺皮质机能亢进、甲状腺机能亢进、重症肝病、肾病晚期及犬精神性烦渴等类症也表现多尿、烦渴，易于混淆，应通过以下试验加以鉴别。

1. 过筛试验 检验项目包括血象、血清尿素氮、肌酐、血糖、碱性磷酸酶及尿常规，目的在于排除肝病、肾病及糖尿病性多尿。

2. 尿浓缩试验 在限水条件下，通过观察尿液相对密度的变化，判断内源性抗利尿激素分泌功能。受试动物断水 12～24h，于第 12h 排空膀胱内尿液，并测定尿液相对密度，其值≥1.025 的，表明浓缩机能正常，中止试验。相对密度<1.025 的，则继续断水 12h，其相对密度仍<1.025 即为异常。

垂体性尿崩症，尿相对密度降低至 1.001～1.006。

肾性尿崩症，肾小管对抗利尿激素的刺激不敏感，尿浓缩机能亦减弱。

3. 加压素浓缩试验 犬皮下注射鞣酸加压素每千克体重 0.25U，注射后 30min 排空膀胱，第 3、第 6、第 9h 测定尿相对密度，<1.020 为异常。

垂体性尿崩症，尿相对密度≥1.020；肾性尿崩症及肾脏疾病则<1.020。

【治疗】

1. 垂体性尿崩症 可采用抗利尿激素替代疗法。鞣酸加压素肌内注射，剂量为 1.25～5.0U（0.25～1.0mL），每 1～3d 注射 1 次。疗程的长短，依尿液渗透摩尔浓度和相对密度而定。一般尿液渗透摩尔浓度应维持在每千克体重 300mOsm 以上。尿相对密度应达到 1.010 以上。

抗利尿激素用量过大可引起水中毒和氮质血症！

2. 肾性尿崩症 可选用氯噻嗪，日剂量为每千克体重 10～20mg，分 2 次内服。双氢氯噻嗪的剂量为每千克体重 2～4mg，分 2 次服用。疗程中应限制钠盐的摄入。

三、糖 尿 病

Diabetes Mellitus

糖尿病是由于胰岛素相对或绝对缺乏，糖代谢发生紊乱的一种内分泌疾病。以多尿、多饮、体重减轻、高血糖及糖尿为其特征。本病是猫的第一位内分泌疾病（1/800），犬的第二位内分泌疾病。各种动物均可发生。犬高发年龄为 8～9 岁，母犬发病率是公犬的 2～4 倍。在猫，雄性多于雌性，以 9 岁以上的老龄公猫多发。

【病因】

1. 自发性糖尿病 分为 I 型（胰岛素依赖型）和 II 型（胰岛素非依赖型）。与糖尿病发生有关的原因有：胰腺外伤、肿瘤、感染、自身抗体、炎症等胰腺损伤；生长激素、甲状腺激素、糖皮质激素、儿茶酚胺、雌激素、孕激素等引起的 β-细胞衰竭；受体数目减少、机能或结构缺陷、受体后（post-receptor）效应缺陷等导致的胰岛素生成障碍。

自发性糖尿病已见于犬、猫及禽类。伴侣动物的糖尿病以 I 型居多，且常见于 8～10 岁的犬、猫。

据调查，70%以上的糖尿病病犬存在抗胰岛素或抗胰岛细胞浆抗原的自体抗体，说明犬糖尿病的发生与自体免疫也有一定的关系。

2. 继发性糖尿病 见于急性和复发性腺泡坏死性胰腺炎所致的胰岛细胞破坏和胰岛淀粉样变。胰岛素颉颃激素过多也可导致 β-细胞衰竭。如医源性或自发性肾上腺皮质机能亢进引起的糖皮质激素过多；机能性嗜铬细胞瘤引起的儿茶酚胺过多；生长激素治疗或自发性肢端肥大症引起的生长激素过多；医源性或自发性甲状腺毒症引起的甲状腺激素过多；自发性或肿瘤性分泌引起的雌激素或孕酮过多；高血糖素瘤（glucagonomas）或细菌感染引起的高血糖素过多等。

镇静药、麻醉剂、噻嗪类及苯妥英钠等药物亦可损害胰岛素的释放，而引起本病。

【症状】

临床上分为非酮酸酸中毒性（nonketoacidotic）、酮酸酸中毒性（ketoacidotic）及非酮病性高渗性（nonketotic hyperosmolar）3 种类型。

1. 非酮酸酸中毒性糖尿病 体温多半不高，精神状态正常，常表现夜尿，多尿，烦渴，轻度脱水，食欲亢进但体重减轻。10%～20%的病畜，可触及肿大的肝脏；25%～50%的患病母犬，因伴发细菌性膀胱炎，而呈现排尿困难和尿频；50%的病犬有白内障（cataracts），多半为星状白内障，典型经过为数天至 2 周；即便在空腹状态下，亦呈明显的高脂血症，眼底镜检查可见视网膜血管内的血液呈奶油状，故称为视网膜脂血症（lipemia retinalis），血清甘油三酯和胆固醇含量升高，有的可见有皮肤斑疹样黄瘤和腱黄瘤。黄瘤呈丘疹、脓疱和结节样，周围为淡红色红斑，多发生于腹部下方和腿部。

2. 酮酸酸中毒性糖尿病 患病动物食欲减退或废绝，精神沉郁，体温可能升高，脱水明显，呕吐，腹泻，少尿或无尿。持续性空腹高血糖，血糖含量可达 11.2mmol/L（200mg/dL）以上，并同时存在酮血症、代谢性酸中毒。

3. 非酮病性高渗性糖尿病昏迷 是指血糖超过 33.6mmol/L（600mg/dL），血清钠低于 145mmol/L，血液渗透压高于 340mOsm/L 的一种少见的糖尿病病理状态。血糖每增加 5.6mmol/L（100mg/dL），血浆渗透压即升高每千克体重 5.6mOsm。血浆渗透压过高，可使动物突然发生昏睡乃至昏迷。

【诊断】

根据典型的"三多一少"症候群，即多尿、多饮、多食和体重减少，可初步建立诊断。确定诊断应依据血糖、尿糖检测结果，并参考糖耐量试验。

重复检测空腹血糖含量超过 7.84mmol/L（140mg/dL），空腹或食后血糖含量超过 11.2mmol/L（200mg/dL），即可诊断为糖尿病。

【治疗】

治疗原则是降低血糖，纠正水盐代谢及酸碱平衡紊乱。

1. 口服降糖药物 如乙酰苯磺酰环己脲、氯磺丙脲、甲苯磺丁脲、优降糖等磺酰脲类，具有促进内源性胰岛素分泌和增加胰岛素受体数量的作用。

2. 胰岛素疗法 非酮酸酸中毒性糖尿病可于早饲前 30min 皮下注射中效胰岛素每千克体重 0.5U，每日 1 次。为使夜间血糖含量也保持在 5.6～8.4mmol/L，应在原剂量的基础上增加 1～2U（犬、猫）。

对酮酸酸中毒和高渗性糖尿病，应选用结晶胰岛素或半慢胰岛素锌悬液（semilente），或连续小剂量静脉注射，或小剂量肌内注射。静脉注射剂量为每千克体重 0.1U，其后为每小时每千克体重 0.1U，用林格氏溶液稀释，缓慢滴注。肌内注射剂量：体重 10kg 以上的，为每千克体重 0.25U；体重 10kg 以下的，为 2U；3kg 以下的，为 1U。其后每小时注射 1 次；血糖降至 14～8.4mmol/L 时，每 6～8h 注射 1 次，剂量为每千克体重 0.5U；夜间血糖稳定在 5.6～8.4mmol/L 和清晨不超过 11.4mmol/L 时，每日注射 1 次。

3. 液体疗法 对酮酸酸中毒或高渗性糖尿病，应及时实施液体疗法。

静脉注射液体量一般不超过每千克体重 90mL，可先注射每千克体重 20～30mL，然后缓慢滴注。常选用乳酸林格氏液、0.45%氧化钠溶液和 5%葡萄糖液。

补充磷酸钾可同时纠正低血钾和低血磷。

四、甲状腺机能减退

Hypothyroidism

甲状腺机能减退是甲状腺素（T₄）和三碘甲腺原氨酸（T₃）缺乏病。临床特征是全身发"胖"（黏液性水肿），躯干部被毛稀少，嗜眠及不育。本病是犬最常见的内分泌疾病，多发于 4～6 岁中型或大型雌犬，马、猫及笼养鸟亦有发生。

【病因】

成年犬甲状腺机能减退大多起因于自发性甲状腺萎缩和淋巴细胞性甲状腺炎等甲状腺疾病（参见

遗传性疾病篇家族性甲状腺肿和免疫性疾病篇自身免疫性甲状腺病）。

不常见的原因有：严重缺碘、甲状腺先天性缺陷、肿瘤引起的甲状腺破坏，及促甲状腺激素（TSH）或促甲状腺激素释放激素（TRH）不足或缺乏。

此外，还有放射性碘及放射线治疗、致甲状腺肿性药物、甲状腺手术等医源性因素。

【临床表现】

1. 成年犬　早期症状是脱毛，尾近端和远端背侧尤为明显。90％的病例皮肤干燥、落屑、被毛无光泽、脆弱，剪去的被毛不能再生，毛色发白。20％病例，伴有油腻样皮脂溢，继发感染时发生瘙痒。此外，还表现精神沉郁，嗜眠，耐力下降，怕冷；流产，不育，性欲减退，发情间期延长或发情期缩短。

重症病例，皮肤色素过度沉着，因黏液水肿而皮肤增厚，眼上方、颈和肩背侧尤为明显。体重增加，四肢感觉异常，面神经或前庭神经麻痹，精神兴奋，有攻击行为。运动强拘，体温低下，伤口经久不愈，排粪迟滞，窦性心动过缓，心电图低电压。

继发高脂血症时，则表现高血压性视网膜病、高血压性视网膜炎、角膜和周缘巩膜环状脂浸润、癫痫、定向力障碍、圆圈运动等眼病和脑血管粥状硬化的症状。

青春期前的幼龄犬甲状腺机能减退，临床上少见。其突出的症状是不相称性侏儒和智力低下。

2. 马　表现为使役力下降，颈部皮肤增厚呈山崎样，面部、腿部皮肤增厚、多屑，被毛无光泽、脆弱，有的发生脱毛。

3. 笼养鸟　主要临床表现是，皮肤干燥，啄羽，肥胖，脂瘤，脂肪肝和高脂血症。除普通类型的甲状腺机能低下外，临床上还可见到以下特殊类型的甲状腺机能减退。

（1）继发性甲状腺机能减退。除表现甲状腺机能减退外，还伴发促肾上腺激素过多或不足、继发性性腺机能减退、尿崩症及癫痫等中枢神经系统机能障碍。确定诊断的依据是，甲状腺活体组织检查缺乏胶体空泡，颅窦静脉造影或颅体层摄像（CT）腺垂体肿大。

（2）异常乳溢和不孕症。系促甲状腺激素释放激素（TRH）过多和下丘脑多巴胺不足，引起高催乳素血症而致发的异常泌乳，多见于青年母犬。高催乳素血症还可干扰促性腺激素释放激素（Gn-RH）或直接影响性腺类固醇的产生，而导致成年犬不孕。

（3）甲状腺机能减退性肌病。临床上表现明显的肌无力，运步缓慢，步态僵硬，血清肌酸磷酸激酶活性升高，高胆固醇血症，肌肉Ⅱ型纤维萎缩。

（4）黏液水肿性昏迷（myxedema coma）。重症甲状腺机能减退的险恶后果，病死率极高。动物体温低下但无战栗，木呆乃至昏迷，换气不足，血压降低，心动过缓。血钠、血糖、皮质醇含量降低，低血氧，高碳酸血症。

（5）先天性甲状腺机能减退。多半在断乳前死亡，存活的动物在断乳后表现骨骼和神经系统损伤的症状。突出表现为不相称性（短腿）侏儒和智力低下。其他体征有：头短宽，下颌短缩，舌伸出，侧方斜视，突眼，脱毛，体温低下，心动过缓，肌肉无力，出牙延迟及甲状腺肿。

实验室检查：高胆固醇血症，非再生性贫血，肌酸磷酸激酶活性升高，生长激素减少，低血糖症。

X射线检查：骺发育不全，骺闭合延迟，颅缝开放，关节变形，驼背及关节炎。幼驹出牙和骺闭合延迟，中央跗骨和第三跗骨骨化缺陷，以致发生萎陷。

【诊断】

依据全身发"胖"、躯干被毛稀少、嗜眠及不育等基本症状，可建立初步诊断。确诊应依据实验室检查和诊断性试验。

1. 实验室检查 约60％的病犬有高胆固醇血症；25％～30％的病例呈现轻度正细胞正色素非再生性贫血；10％的病例血清肌酸磷酸激酶活性升高。皮肤活检，表皮厚度减少1～2个细胞层，滤泡角化过度，皮脂腺萎缩，非炎性细胞浸润。采用甲苯胺蓝（toluidine blue）或Mowry's胶体铁染色能确认黏液水肿。雄性动物精子减少。

2. 诊断性试验 血清甲状腺素（T_4）含量，正常为10～40μg/L，＜10μg/L即可诊断为甲状腺机能减退。

对T_4含量处在正常范围下限（＜20μg/L）的病犬，应行促甲状腺激素试验。

体重5kg以下的犬、猫分别肌内注射或静脉注射5U促甲状腺激素CTSH，体重超过5kg的犬、猫分别肌内注射或静脉注射10U促甲状腺激素，8h后血清T_4含量≤40μg/L即可诊断为甲状腺机能减退。

对T_4含量为40～50μg/L的病例，应重复试验。继发性甲状腺机能减退，血清T_4基线水平低，注射TSH3～8d后，其值才会达到或接近正常。

【治疗】

主要采用甲状腺素替代疗法。左旋甲状腺素钠每千克体重0.02mg，内服，每日1次；或碘甲状腺原氨酸每千克体重5μg，内服，每日3次。

如病畜伴发充血性心力衰竭、心律失常及糖尿病，应逐渐增加用药剂量。

对伴有肾上腺皮质机能减退的，须先实施类固醇激素替代疗法，再行甲状腺素疗法。一般治疗后6周内显效。判定疗效无需测定血清T_4含量，可根据临床症状确定。

疗效佳良的标志是，精神敏活，被毛再生，脂溢停止，血红蛋白量、压容、血清胆固醇、肌酸磷酸激酶恢复正常。

五、甲状腺机能亢进

Hyperthyroidism

甲状腺机能亢进，简称"甲亢"，是甲状腺腺泡激素——甲状腺素（T_4）和（或）三碘甲腺原氨酸（T_3）分泌过多的一种疾病。临床上，以高基础代谢率和高儿茶酚胺敏感性为特征。

本病是猫的首位内分泌腺病，多见于6～20岁的老龄猫，马、犬也有发生。

【病因】

甲状腺肿瘤是甲状腺机能亢进的主要原因，犬多为甲状腺腺癌，猫常为单发性腺瘤，即猫Plummer's病或多结节性腺瘤样增生，即猫Marine-Lenhart综合征。约70％的病例是两侧性的，30％为一侧性。

此外还有促甲状腺激素（TSH）的异位性产生，促甲状腺激素分泌性腺垂体腺瘤，机能亢进性异位性甲状腺组织，以及因用药剂量过大等医源性因素。

近年发现一种由B淋巴细胞产生的甲状腺刺激免疫球蛋白（thyroid - stimulating immunoglobin，TSI），又称长效甲状腺刺激素（long-acting thyroid stimulator，LATS），可能是致发甲状腺机能亢进的重要因素。

【临床表现】

1. 病犬 半数甲状腺腺癌病例，其对侧甲状腺萎缩。表现高基础代谢率征候群，包括多尿，饮欲亢进乃至烦渴，食欲亢进，体重减轻，肌肉无力，消瘦，易疲劳，体温升高。

还表现高儿茶酚胺敏感性综合征，这是由于各组织器官的β-肾上腺素能受体敏感性增加及游离儿茶酚胺分泌增多所致。主要特征是易惊恐，肌肉震颤，心动过速，各导联心电图电压增大。

常常伴有甲状腺毒症（thyrotoxicosis），主要表现肠音增强，排粪次数增加，粪便松软，骨质疏松。

过多的甲状腺素还作用于心血管系统，使心率加速，心输出量增加，外周循环阻力降低，引起高输出性心力衰竭（high output heart failure）。

2. 病猫　除表现高基础代谢率征候群、高儿茶酚胺敏感性综合征及甲状腺毒症外，90％的病猫在靠近喉的部位能触摸到肿大的甲状腺。

不常见的症状有，食欲减退，精神委靡，体温轻度升高，呼吸促迫，肌肉无力、震颤，充血性心力衰竭，被毛脱落，爪生长过快。10％的病例，精神高度沉郁，食欲废绝及虚弱无力。

心电图检查：半数病例心脏扩大，主要是左心室、主动脉根和左心房增大；有的伴发肺水肿和胸膜渗出；2/3 病例窦性心动过速（>240 次/min）和心动过速性节律失常；1/3 病例 II 导联 QRS 波电压超过 0.9mV；少数病例存在 II 级房室传导阻滞和希氏束的左前束阻滞。

实验室检查：犬红细胞增多，低胆固醇血症、高钙血症及尿钙增加。猫呈现应激性白细胞象，血清无机磷和胆红素升高，粪便中脂肪增加，血清中肝脏特异性酶活性增高。血清 T_4（>$40\mu g/L$）或 T_3（>$2\,000ng/L$）含量增加。

【诊断】

依据甲状腺肿大、高基础代谢率征候群和高儿茶酚胺敏感性综合征，可做出初步诊断。

对临床上表现甲状腺机能亢进症状，但不认甲状腺肿大的病例，如果 T_4>$40\mu g/L$ 或 T_3>$2\,000$ ng/L，即可确诊。

纵隔等部位存在异位性甲状腺组织时，也可呈现甲状腺机能亢进的症状，血清 T_4 或 T_3 含量亦增加，但其甲状腺不肿大。

对 T_4 和 T_3 含量升高不明显的甲状腺机能亢进病例，可应用促甲状腺激素刺激试验做进一步诊断。

【治疗】

1. 抗甲状腺药物疗法　常用硫脲类药物。如丙硫氧嘧啶日口服剂量，犬每千克体重 10mg，猫 50mg，每 8h 服药 1 次。临床症状明显改善，体重增加，心率减慢时，逐渐减少用药剂量，直至病情稳定，全疗程需经数月。

该药有一定的副作用，用药头 2 周约有 5％～10％的病例，表现食欲减退、呕吐、嗜眠；2 周后可发生皮肤发疹、面部肿胀、瘙痒和肝病等药物过敏症状。

2. 放射碘疗法　安全有效。甲状腺不全切除的病例，亦可应用。

猫静脉注射 137～185MBq，甲状腺癌应受辐射约为 200Gy（20 000rad）。接受 ^{131}I 疗法的动物，需要隔离 3～4 周。1 个月内症状明显改善，3 个月内恢复正常。

3. 手术疗法　多采用甲状腺不全切除。

手术前 2 周开始服用抗甲状腺药物，控制甲状腺机能亢进，减少甲状腺充血，降低血清 T_4 或 T_3 浓度，以便实施手术。

心动过速的，术前 2d 应服用心得安 25～5mg，每日 3 次。术后应监测血清 T_4 水平。

一侧性甲状腺切除，血清 T_3 降低可持续 2～3 个月，如不表现嗜眠症状，一般不宜实施甲状腺素替代疗法，以免残留的甲状腺发生萎缩。

两侧性切除病例，每天应服用左旋甲状腺素钠 0.05～0.1mg，恢复后逐渐减少用量。

六、甲状腺肿

Goiter

甲状腺肿，按病因有肿瘤性、增生性、囊肿性和炎性之分；按甲状腺机能状态，可分为甲状腺机能减退性、甲状腺机能亢进性和甲状腺机能正常性，以及高降钙素血症性、低降钙素血症性和降钙素正常性等病型。

单纯性、地方性、非中毒性、弥漫性和胶体性甲状腺肿，统称非肿瘤性甲状腺肿。马、牛、绵羊、山羊、猪、犬、猫及鸟类均可发生。

【病因】

1. 非肿瘤性甲状腺肿　常见原因如下：

（1）饲料中碘不足或过多。如远离海洋的内陆山区和多雨地区缺碘；妊娠、哺乳以及幼畜生长期，对碘的需要量增加；过度喂饲高碘日粮。

（2）饲料中含有致甲状腺肿物质。如十字花科植物及其籽实副产品（甘蓝、油菜、油菜子饼、亚麻子饼），以及黄豆、扁豆、豌豆、花生等所含的硫氰酸盐、过氯酸盐和硝酸盐可抑制甲状腺聚碘作用。植物致甲状腺肿素（goitin）、硫脲及硫脲嘧啶等可干扰酪氢酸碘化过程。

（3）致甲状腺肿药物。如对氨基水杨酸、硫脲类、磺胺类、保泰松、甲硫咪唑、锂、丙硫氧嘧啶及含碘药物。

（4）家族性甲状腺肿（参见遗传性疾病篇）。

2. 肿瘤性甲状腺肿　多见于犬和猫，平均发病年龄分别为 10 岁和 13 岁。老龄猫亚临床型多结节性甲状腺肿瘤的发病率为 15％～30％。

甲状腺腺瘤，包括腺泡腺瘤和乳头腺瘤两种；腺瘤包括腺泡性、乳头性、乳头腺泡混合性、髓性及间变性。

犬多为腺泡腺瘤，猫多为腺瘤或多结节性腺瘤性增生，可产生过多的三碘甲腺原氨酸（T_3）或甲状腺素（T_4），引起甲状腺机能亢进。

【临床表现】

1. 非肿瘤性甲状腺肿　喉后方第 3、第 4 气管环两侧可触及肿大的甲状腺，比正常大 2 倍多，可移动，不附着于皮肤或气管。严重的，外观颈腹侧隆凸，表现吞咽障碍、发声困难、呼吸困难乃至血管受压症状。肿大的甲状腺往往能代偿分泌甲状腺素，甲状腺机能大多正常。失代偿的，则表现机能减退的症状。

2. 肿瘤性甲状腺肿　犬甲状腺瘤仅有 10％～15％能触摸到肿大的甲状腺。90％为甲状腺腺癌，直径大于 7cm，可于颈腹侧触及。肿瘤压迫喉、气管，表现呼吸困难，发声困难；压迫或侵及食管，呈现吞咽障碍；累及颈交感神经，显现霍恩氏综合征；颈静脉闭塞时，则头、颈部水肿，肌肉麻痹。有的髓样腺瘤出现低钙血症和水样腹泻。20％～22％的腺泡腺瘤，出现甲状腺机能亢进。

老龄马甲状腺腺瘤常为一侧性无痛肿胀，直径可达 10cm，甲状腺机能多无改变。

【治疗】

1. 非肿瘤性甲状腺肿　病因不同，治疗方法各异。食饵性甲状腺肿，主要是更换饲料和加强饲养管理；药物性的，应停止服用含致甲状腺肿药物；先天性甲状腺肿或伴发甲状腺机能减退的，采用甲状腺素替代疗法。

2. 肿瘤性甲状腺肿　根治方法是甲状腺全切除。手术时应避开喉返神经，保留一侧甲状旁腺，以防术后低钙血症。亦可不全切除，但需辅以甲状腺素替代疗法和放疗。

七、甲状旁腺机能减退

Hypoparathyroidism

甲状旁腺机能减退，又称甲状旁腺激素缺乏性甲状旁腺机能减退（hypoparathyroidism associated with deficiency of parathyroid hormone），临床特征是肌肉痉挛、抽搐，低钙血症和高磷血症。常发于小型犬，2～8 岁母犬居多。

【病因】

常见原因有：甲状旁腺放疗、手术切除、长期应用钙剂或维生素 D 等引起的甲状旁腺破坏或萎缩；甲状旁腺发育不全、淋巴细胞性甲状旁腺炎、非机能性甲状旁腺肿瘤等甲状旁腺的器质性病变；以及犬瘟热、镁缺乏症等。

犬特发性甲状旁腺机能减退（idiopathic hypoparathyroidism），可能是一种自体免疫性疾病。

在猫，唯一的原因是颈部手术损伤了甲状旁腺。

【症状】

主要表现为低钙血症。血清钙低于 1.75mmol/L（7mg/dL）即显症状。

病畜局部或全身肌肉自发性收缩（fasciculation），体温升高，虚弱无力，肌肉疼痛；兴奋不安，呈神经质状，或精神沉郁，食欲减退，呕吐，腹痛，便秘；心动过速，QT 间期延长，同步性膈痉挛，喉喘鸣。

血钙严重低下，则呈强直性痉挛，最终多死于喉痉挛性窒息。

实验室检查：恒见血钙降低（<2.1mmol/L），血磷升高（>1.6mmol/L），尿钙、磷含量减少。

【诊断】

营养性或肾性甲状旁腺机能亢进、急性胰腺炎、低镁血症、犬和猫青春前期搐搦、母马泌乳搐搦、降钙素分泌过多等疾病，也可发生低钙血症，应注意鉴别。

【治疗】

1. 急性低钙血症　可静脉注射 10% 葡萄糖酸钙每千克体重 0.5～1mL，每天 2 次，重复用药应注意调整注射速度，并监测血清或尿液钙含量。症状缓解后采用口服钙剂和维生素 D。

2. 慢性低钙血症　口服碳酸钙或葡萄糖酸钙及维生素 D，钙剂量为每千克体重 50～75mg，每日 3～4 次；维生素 D_2，犬，猫为 25 000～50 000U（0.625～1.25mg），重复用量减半，每周服药 2～3 次。

八、甲状旁腺机能亢进

Hyperparathyroidism

【病因】

1. 原发性甲状旁腺机能亢进　甲状旁腺肿瘤或自发性增生所引起的甲状旁腺激素自发性分泌过

多。发生于马和犬。

人甲状旁腺增生，多数是家族性的。其伴有肾上腺髓质和甲状旁腺滤泡细胞（parafollicular cells）肿瘤的，称为Ⅱ型多发性内分泌肿瘤。犬已有Ⅱ型多发性内分泌肿瘤，即德国牧羊犬家族性甲状旁腺增生的报道，可能系常染色体隐性遗传类型。

2. 继发性甲状旁腺机能亢进 营养性或肾性低钙血症或高磷血症所引起的甲状旁腺增生和甲状旁腺激素分泌过多。多发生于青年马，也见于牛、猪、犬、猫、实验动物和灵长类动物。

营养性继发性甲状旁腺机能亢进，主要起因于饲料中钙、磷比例失调和维生素 D 缺乏。

肾源性继发性甲状旁腺机能亢进，通常见于与肾脏功能衰竭有关的肾脏疾病，如慢性间质性肾炎、肾小球肾炎、肾硬化、肾淀粉样变、先天性肾皮质发育不全、多囊肾及双侧肾盂积水等。

【临床表现】

1. 原发性甲状旁腺机能亢进 主要表现甲状旁腺激素分泌过多性高钙血症、骨吸收和钙性肾病（calcium nephropathy）。

（1）高钙血症体征。食欲减退（胃弛缓），呕吐（胃弛缓），便秘（肠弛缓），肌肉无力，心动过缓和节律失常。精神沉郁乃至昏迷或癫痫发作，多尿，多饮，脱水，尿毒症（肾性钙质沉着和肾石）及胃溃疡（高促胃液素血症）。

异常心电图，心动过缓，QR 间期缩短，PR 间期延长，ST 段升高及室性节律障碍。

（2）高甲状旁腺激素体征。骨质疏松，自发性骨折，颜面骨肥厚，牙齿松动或脱落，咀嚼疼痛，跛行，颈部疼痛，急性胰腺炎，体重减轻。

（3）钙性肾病所致尿毒症体征。精神沉郁，呕吐，腹泻，口腔溃疡，呼出气有尿臭味，贫血，脱水，代谢性酸中毒。

（4）骨吸收体征。X 射线检查显示骨软化症。

实验室检查：持续性高钙血症，血清钙含量升高至 3.0～3.5mmol/L（12～14mg/dL）。

2. 继发性甲状旁腺机能亢进 临床特征是，骨骼肿胀变形，血清钙含量正常或低下。

初期，病畜不愿走动，喜卧，步样强拘，一肢或数肢跛行。四肢关节广泛触痛，牙齿松动，咀嚼困难或疼痛。其病理学基础在于外环板（outer circum-ferential lamellae）破坏性吸收增加，腱附着部断裂，关节软骨骨小梁断裂所导致的关节软骨碎裂。

后期，骨骼肿胀变形明显，上、下颌骨尤甚。两侧面峭向上方和前方肿胀，颜面变宽，下颌骨边缘增厚，下颌间隙变窄。长骨变形，脊柱下凹，犬和猫的肋骨肋软骨结合部肿大，禽类的爪向内侧偏斜。

X 射线检查：骨质疏松、软化，局部骨膜撕脱，韧带和腱撕裂或分离，腕、跗、球关节肿大，常见有骨折。

骨病的性质：草食动物为纤维性骨营养不良；杂食动物为纤维性骨肥厚性骨炎（hyperostotic os-teitis fiberosa）；肉食动物为骨软化症，即纸骨病（paper bone disease）。

【治疗】

1. 原发性甲状旁腺机能亢进 根本性治疗措施是手术切除甲状旁腺肿瘤。如果 4 个甲状旁腺均肿大，则应保留 1 个前甲状旁腺的一半。术后 12～96h，可发生一时性重度低钙血症。残留甲状旁腺恢复正常分泌机能需 1～3 周。为使血清钙维持在 1.9～2.3mmol/L（7.5～9.0mg/dL），应口服葡萄糖酸钙和维生素 D。

对血清钙低于 1.9mmol/L 而无临床症状的，可每日分服葡萄糖酸钙，剂量为每千克体重50～70mg。

对伴有肌肉强直和癫痫发作的，应静脉注射 10% 葡萄糖酸钙，剂量为每千克体重 1mL。

2. 继发性甲状旁腺机能亢进

其营养性的，治疗原则和措施同纤维性骨营养不良。一般治疗后 5d 左右，症状即可改善，而骨骼的恢复常需 2～3 个月。

其肾源性的，则关键在于治疗原发病，同时适当降低日粮磷含量而增加钙含量，使磷钙比例趋于平衡。

［附］假性甲状旁腺机能亢进

Pseudohyperparathyroidism

假性甲状旁腺机能亢进，又称恶性高钙血症（malignant hypercalcemia），是由于非甲状旁腺肿瘤所引起的一种类似原发性甲状旁腺机能亢进的综合征。

其临床特征是，发病突然，体重减轻，高钙血症明显而骨骼脱钙轻微。

本病多见于犬、猫和马。

【病因】

常见于淋巴肉瘤，还见于乳腺癌、纤维肉瘤、胰腺癌、多发性骨髓瘤、淋巴性白血病、表皮样癌、睾丸间质细胞肿瘤、肛周鳞状细胞癌及鼻腺癌等肿瘤疾病。

犬淋巴肉瘤可产生甲状旁腺激素或甲状旁腺激素样肽以及一种具破骨活性的淋巴因子（osteoclastactivity factor）。

【症状】

临床症状均系高钙血症所引起，与原发性甲状旁腺机能亢进基本相同。但起病突然，主要表现体重减轻，贫血，淋巴结肿大以及肛周癌、乳腺瘤等肿瘤的体征。

【治疗】

根治方法是手术切除或放疗破坏非甲状腺肿瘤。术后 2d 内，高钙血症即可恢复。

九、肾上腺皮质机能减退

Hypoadrenocorticism

肾上腺皮质机能减退是指一种或多种肾上腺皮质激素的不足或缺乏。其中，全肾上腺皮质激素缺乏最为多见。

肾上腺皮质机能减退，有原发性和继发性之分。原发性又可分为急性、慢性和非典型性 3 种类型。

原发性肾上腺皮质机能减退，常为全（泛）肾上腺皮质激素缺乏，在人称为阿狄森氏病（Addison's disease），在动物则称为阿狄森氏样病（Addison's-like disease）。以 2～5 岁母犬为多发。母犬的发病率是公犬的 3～4 倍。猫也有发生。非典型原发性肾上腺皮质机能减退有两种类型，即醛固酮过少和糖皮质激素缺乏。

继发性肾上腺皮质机能减退，是由于促肾上腺皮质激素（ACTH）分泌减少所致，多不表现临床异常。

【病因】

双侧性肾上腺皮质的各种严重损坏（90％以上），均可引起原发性肾上腺皮质机能减退。常见于钩端螺旋体病、子宫蓄脓、犬传染性肝炎、犬瘟热等传染性疾病和化脓性疾病，以及肉芽肿扩散、肿瘤转移、淀粉样变、出血、梗死、坏死等肾上腺皮质病变。

据报道，约有75％病犬血中存在抗肾上腺皮质抗体，肾上腺皮质出现淋巴细胞浸润，表明本病的发生还与自体免疫有关。

选择性醛固酮过少，见于慢性肾小管间质性肾炎、18-羟皮质酮脱氧酶缺乏、持续性肝素治疗及铅中毒、糖皮质激素缺乏，见于各类型先天性肾上腺皮质增生所致的 11β-或 17α-羟酶和 21-羟酶缺乏。

【临床表现】

1. 急性型 突出临床表现是低血容量性休克症候群，病畜大多陷于虚脱状态。慢性病程急性发作的，兼有体重减轻，食欲减退，虚弱无力等慢性病容。

2. 慢性型 主要表现肌肉无力，精神沉郁，食欲减退，胃肠机能紊乱。恒见外胚层体型（ecto-morphy），即瘦削、细长、虚弱、无力。

临床症状发生频率的递减顺序是，精神沉郁，虚弱，食欲减退，周期性呕吐，周期性腹泻或便秘，体重减轻，多尿多饮，脱水，晕厥，兴奋不安，皮肤色素过度沉着，性欲减退，阳痿或持续性发情间期。

心电图描记：T波升高、尖锐，P波振幅缩小或缺如，PR间期延长，QT延长，R波振幅变小，QRS间期增宽，房室传导阻滞或有异位起搏点。

实验室检查：恒见肾前性氮质血症（14.3～71.4mmol/L）、低钠血症（<137mmol/L）和高钾血症（>5.5mmol/L），血清钠、钾比由正常的27～32:1降至23:1以下，尿钠升高，尿钾降低。可存在代谢性酸中毒、代偿性呼吸性碱中毒、低氯血症、高磷血症和高钙血症。

X射线检查：可见心脏微小（microcardia）、肺血管系统缩小、后腔静脉缩小及食管扩张。

3. 非典型型 其醛固酮过少的，表现肌肉无力，心脏传导异常，精神沉郁，脱水，高钾血症，肾前性氮质血症，低钠血症，尿钠升高，尿钾降低。

其糖皮质激素缺乏的，与典型原发性病例相似。

【诊断】

糖皮质激素缺乏的诊断，常依赖于促肾上腺皮质激素试验：犬静脉注射促肾上腺皮质激素0.25mg后1h，血清或血浆皮质醇含量小于138nmol/L（5μg/dL），即可诊断为糖皮质激素缺乏，注射后4h，中性粒细胞与淋巴细胞比值增加未超过基线水平30％或嗜酸性粒细胞绝对值减少未超过基线水平50％的，指示糖皮质激素缺乏。

选择性醛固酮过少症的诊断依据：血浆皮质醇含量正常而醛固酮含量降低，血清钠含量亦降低，二者对促肾上腺皮质激素、低钠饮食或速尿无应答反应。

【治疗】

要点在于纠正水、盐代谢紊乱，补充皮质类固醇激素。

1. 急性型 病情危笃，应及时抢救。具体措施如下：

静脉注射生理盐水，补充有效循环血量，补充糖皮质激素，剂量为：琥珀酸钠皮质醇每千克体重10mg，或琥珀酸钠强的松龙每千克体重5mg，或磷酸钠地塞米松每千克体重0.5mg。首次剂量的1/3

静脉注射，1/3 肌内注射，1/3 以 5％葡萄糖生理盐水稀释后静脉滴注；肌内注射醋酸脱氧皮质酮（油剂）每千克体重 0.1mg；静脉注射 5％碳酸氢钠，纠正代谢性酸中毒；30min 后，病畜仍不见好转，可将 2mL（2mg）去甲肾上腺素稀释在 5％葡萄糖液中静脉滴注，并观察注射后脉搏及尿量的变化；肌内注射琥珀酸钠皮质醇每千克体重 11mg，每日 3 次，肌内注射醋酸脱氧皮质酮每千克体重 0.1mg，每日 1 次，直至病畜呕吐停止，自由采食，精神敏活；按慢性型实施维持疗法。

2. 慢性型　肌内注射琥珀酸钠皮质醇每千克体重 11mg，每日 3 次；肌内注射醋酸脱氧皮质酮每千克体重 0.1mg，每日 1 次，至血清钠、钾恢复正常，呕吐停止，食欲恢复；口服氯化钠 1～3g（犬、猫），连服 1 周。口服氢化可的松每千克体重 0.5mg，每日 2 次，连服 1 周，其后每日 1 次。每 3～4 周肌内注射新酸盐脱氧皮质酮每千克体重 2.5mg，或每日服用氟氢考的松每千克体重 0.1mg。

十、肾上腺皮质机能亢进

Hyperadrenocorticism

肾上腺皮质机能亢进是一种或数种肾上腺皮质激素分泌过多，但通常是指糖皮质激素皮质醇增多症。伴有肾上腺皮质机能亢进的垂体肿瘤，医学上称为柯兴氏病或柯兴氏综合征（Cushing's disease or syndrome）；在动物，则称为柯兴氏样病或柯兴氏样综合征（Cushing's-like disease or syndrome）。

柯兴氏样病或柯兴氏样综合征是犬最常见的内分泌疾病之一，发病率高于人类，7～9 岁的母犬居多；马和猫也有本病的发生。

【病因】

1. 垂体依赖性因素　主要见于垂体肿瘤性肾上腺皮质增生，约占自发性柯兴氏样综合征的 80％；垂体肿瘤可分泌过量的促肾上腺皮质激素，致使肾上腺皮质增生和皮质醇分泌亢进。

2. 促肾上腺皮质激素异位性分泌　非内分泌腺肿瘤或肾上腺以外的内分泌腺腺瘤可产生促肾上腺皮质激素或促肾上腺皮质激素样肽（ACTH-like peptide）。在犬可见于淋巴肉瘤和支气管癌。

3. 肾上腺皮质依赖性因素　一侧或两侧性肾上腺腺瘤或癌肿，常可分泌多量的糖皮质激素而不依赖促肾上腺皮质激素的分泌，约占自发性柯兴氏样综合征的 10％～20％。

【临床表现】

病畜表现肾上腺糖皮质激素过多的症状，亦可兼有盐皮质激素和（或）性腺激素过多的症状。按发生频率递减顺序依次是：多尿，多饮，垂腹，两侧性脱毛，肝大，食欲亢进，肌肉无力、萎缩，嗜睡，持续性发情间期或睾丸萎缩，皮肤色素过度沉着，皮肤钙质沉着，耐热力降低，阴蒂肥大，神经缺陷或抽搐。

1. 犬、猫　表现为多尿、多饮、垂腹和两侧性脱毛。日饮水量超过每千克体重 100mL，日排尿量超过每千克体重 50mL。由于皮肤增厚，弹性减退，而形成皱襞。皮肤色素过度沉着多为斑块状，钙质沉着为奶油色斑块状，其周围为淡红色的红斑环。

据报道，柯兴氏样综合征病犬可发生肌肉强直或伪肌肉强直，叩诊患病肌群可产生肌强直性陷凹。由于伸肌强直，站立姿势酷似破伤风。

肌肉强直通常先发生于一侧后肢，然后是另一后肢，最后扩展到两前肢。在寒冷条件下，步态僵硬尤为明显。还表现精神抑郁或躁狂等神经症状。

2. 马　症状与犬相似，但不发生脱毛。被毛粗长无光泽，犹如冬季被毛，故称多毛症（hirsutism）。食欲和饮欲亢进，日饮水量超过 30L，多者可达 100L。体重减轻，肌肉萎缩，蹄叶炎，多汗，慢性感染，眶上脂肪垫增厚，血糖升高。偶见视神经受压而致失明。

实验室检查：恒定的改变是相对性或绝对性外周血液淋巴细胞减少，犬$<1.0\times10^9$/L，猫$<1.5\times10^9$/L；血清碱性磷酸酶活性升高。还见有中性粒细胞增多，嗜酸性粒细胞减少（$<1.0\times10^8$/L）和单核细胞增多。$10\%\sim20\%$的犬有明显的尿崩症。

【诊断】

根据多尿、多饮、垂腹及两侧性脱毛等症候群，可初步诊断为肾上腺皮质机能亢进。确定诊断应依据肾上腺皮质机能试验。肾上腺皮质机能试验，分筛选试验和特殊试验。

1. 筛选试验 包括血浆皮质醇含量测定、小剂量地塞米松抑制试验、促肾上腺皮质激素试验及高血糖素耐量试验。

（1）血浆皮质醇含量测定。正常犬、猫血浆皮质醇含量为$10\sim40\mu g$/L，马为$25\sim65\mu g$/L。半数以上的柯兴氏样综合征病犬血浆皮质醇含量处于正常范围，其诊断价值有限。

（2）小剂量地塞米松抑制试验。静脉注射地塞米松每千克体重0.01mg，于注射前及注射后3h，采血测定血浆皮质醇含量。肾上腺皮质机能正常时，其值低于$15\mu g$/L；若值大于$15\mu g$/L，即可诊断为肾上腺皮质机能亢进。

（3）促肾上腺皮质激素刺激试验。肌内注射促肾上腺皮质激素每千克体重2.2U，于注射后2h采血测定血浆皮质醇。其含量在$80\sim200\mu g$/L为正常；在两侧性肾上腺皮质增生、肿瘤及某些非肾上腺皮质疾病时，其值超过$200\mu g$/L。肾上腺皮质癌肿时，血浆皮质醇含量升高幅度大于肾上腺皮质腺瘤。

（4）高血糖素耐量试验。静脉注射高血糖素每千克体重0.14mg，于$15\sim30$min后采血测定血糖，正常犬仅达11.2mmol/L（200mg/dL），90min后血糖恢复至正常水平。

肾上腺皮质机能亢进时，注射后30min血糖含量超过16.8mmol/L（300mg/dL），高血糖持续时间亦延长。

2. 特殊试验 主要用来鉴别肾上腺皮质机能亢进的起因，常用大剂量地塞米松试验。静脉注射地塞米松每千克体重0.1mg，3h后采血测定血浆皮质醇。

其值小于注射前含量50%的，指示垂体远端肿瘤或非垂体远端肿瘤引起的垂体依赖性肾上腺皮质机能亢进。

其值大于注射前水平50%的，表明为肾上腺依赖性肾上腺皮质机能亢进（肾上腺皮质肿瘤）、垂体中间部肿瘤或促肾上腺皮质激素异位性分泌性疾病。

【治疗】

首选药物为双氯苯二氯乙烷，即杀虫药DDD的异构体，其作用机理在于阻断促肾上腺皮质激素刺激类固醇的合成，促进类固醇的分解，抑制外源性皮质醇的作用。

犬日口服量每千克体重50mg，显效后每周服药1次。用药后约有25%的病犬呈现暂时性食欲减退、虚弱、头晕等副作用，分次给药或采食的同时服药可缓解上述不良反应。

猫对该药的毒副作用尤为敏感，不宜使用。

此外，还可选用甲吡酮和氨基苯乙哌啶酮，或手术切除肿瘤。

十一、嗜铬细胞瘤

Pheochromocytoma

嗜铬细胞瘤，是肾上腺髓质或交感神经节的一种生长缓慢的红棕色被包性肿瘤。临床上主要表现后腔静脉受压及儿茶酚胺分泌增多综合征。

肾上腺髓质嗜铬细胞瘤，多发于老龄犬，老龄马亦有发生。交感神经节嗜铬细胞瘤，则可发生在颈部至骨盆交感神经节的任一部位。

犬嗜铬细胞瘤大都是良性的，恶性的约为 6%～10%，且很少发生转移，但右侧肾上腺嗜铬细胞瘤常可侵入后腔静脉。

犬嗜铬细胞瘤与人的一样，能分泌过量的儿茶酚胺，还可产生血管肠肽（VIP）、促肾上腺皮质激素、降钙素或甲状旁腺素等肽类激素。

【临床表现】

1. 后腔静脉受压时，后腹部呈现静脉怒张，后肢水肿、无力。

2. 肾上腺素分泌过多时，呈现非心性肺水肿，室性心律失常。

3. 去甲肾上腺素分泌过多时，呈现持续性或间歇性高血压，心动过速，充血性心力衰竭，呼吸困难；虚弱无力，肌肉震颤，头抵物体，癫痫发作；鼻出血，视网膜出血，体重减轻。

4. 腹壁触诊可扪及肿块及腹腔积液。

病犬结膜潮红，体温升高，排粪迟滞，感觉异常，以及高血压和脑出血所引起的神经症状。

病马则汗液过多。

实验室检查：儿茶酚胺分泌过多性嗜铬细胞瘤，可见有血糖升高，红细胞增多，甘油三酯含量增加，蛋白尿和血尿。

腹部 X 射线检查：约有 1/3 的病犬肾上腺肿大或发生钙化。非选择性腔静脉造影，约有 50% 的病犬存在肿瘤栓子。

【治疗】

唯一有效的治疗方法是手术切除肾上腺。

术前应给予 α-甲基酪氨酸，以抑制酪氨酸氧化酶，减少儿茶酚胺的产生。

心动过速或心动过速性节律失常时，术前可服用心得安每千克体重 0.15～0.5mg，分 3 次口服。

对不能实施手术的病畜，可使用苯苄胺或 α-甲基酪氨酸等药物，以降低血压。

（王　哲　朱连勤　刘国文）

十二、猪应激综合征

Porcine Stress Syndrome

猪应激综合征，简称 PSS，是一种像休克一样的急性应激适应不良综合征。主要表现高代谢性肌病、体温过高及循环障碍。

所谓"恶性高热症"（malignant hyperthermia，MH）、背肌坏死症（back muscle necrosis）、运输性肌病（transport myopathy）、PSE 猪肉（苍白、柔软、渗水的猪肉）、DFD 猪肉（深色干硬肉）、抓捕性肌病（capture myopathy）以及心猝死病（herztod disease）等，都可包括在这一综合征的范畴内。

【病因】

猪应激综合征的内在原因是有一部分猪在遗传上对应激具有易感性，而且呈隐性基因遗传。因此无论是在通常的饲养管理条件下，还是在极端的逆境中，均可能诱发部分应激易感猪发生此病。

比较易感的多是那些瘦肉型快长的品种，如皮埃特兰（Pietrain）、兰德瑞斯（Landrace）、波中猪（Poland-China）等。我国的许多本地品种猪倒是比较抗应激的。

从外貌上看，应激易感猪多是那些肌肉丰满、皮紧、股圆、腿短粗、躯体呈圆筒状的猪。这些猪性情犟，神经质，难管教；当遭受应激时，最初常表现肌肉和尾巴颤抖，皮肤一阵红一阵白。

新近的证据表明，PSS 易感猪用氟烷法测试可分 5 种表现型；根据死后糖分解情况可分 4 型；根据激素研究可分 3 型；根据产热和肌肉 pH 可分 3 型；根据红细胞中谷胱甘肽过氧化物酶的含量也可分为 3 型。

Rasmusen 和 Christian、Jensen 等（1976）证明，PSS 易感猪与某些血型如 H a/a 型、A 和 O 阴性，以及 H⁻/-型、A 和 O 阳性相关。而抗应激猪则有如下几个基因型：H a/a、H a/c 和 H^c/-，这些全是 A 和 O 阳性。

易感猪的主要遗传缺陷是在骨骼肌钙平衡方面。有 3 个亚细胞结构与这种钙平衡缺陷有关，即肌浆网、线粒体和肌纤膜。研究表明，猪发生 PSS 时，肌浆网的主动钙运输被抑制，而胞浆内和线粒体的钙从其结合位点上释放出来，使肌钙浓度增高，肌肉钙浓度增高又导致线粒体内氧化磷酸化反应发生解偶联（uncoupling），即在磷酸化环节上氧化过程与磷酸化过程发生分离，结果三磷酸腺苷合成受抑制，肌糖原大量被代谢利用，引起肌肉乳酸增多，体温升高。

应激易感猪常常是由外界应激因素（应激原）激发而发生 PSS 的。这些应激因素包括驱赶、抓捕、运输、过热、兴奋、交配、惊吓、陌生、混群、拥挤、斗架、外伤、保定等。

某些药物也会诱发 PSS（常称为恶性高热症，MH），如吸入某些麻醉剂（氟烷、甲氧氟烷、氯仿、安氟醚、三氟乙基乙烯醚等）和某些去极化型肌松剂（如琥珀酸胆碱、氨酰胆碱等），常常成为 PSS 的触发剂。

【临床表现】

最初的表现是肌纤维颤动，特别是尾快速颤抖。背肌和腿肌也出现震颤。肌颤可发展为肌僵硬，使动物步履维艰，或卧地不动。

白皮猪的皮肤由于外周血管的收缩和扩张，可出现一阵一阵的潮红现象，继之发展成紫绀色。

心跳加快，每分钟可达 200 次，气喘，张口呼吸，口吐白沫，体温升高。大约每 5～7min 升高 1℃，临死前可达 45℃。

中期症状像休克或虚脱，如不予治疗，则 80％以上的病猪可在 20～90min 内进入濒死期，死后几分钟内就发生尸僵，肌肉温度很高。由于乳酸积聚，肌肉 pH 降低（≤5），但肌温下降后，肌肉 pH 又迅速上升，背肌、腿肌、腰肌和肩部肌肉最常受害。

急性死亡的病猪，受害肌肉常在死后 15～30min 变成苍白、柔软和渗水状（PSE）。

反复发作而死亡的病猪，可能在腿肌和背肌出现深色而干硬（DFD）。

肌肉的病理组织学检查并无特异性，只见肌纤维横断面直径大小不一和玻璃样变性。死猪内脏尚有充血、淤血等病变。由于临终性肺水肿，支气管内可能充满泡沫。

【诊断】

根据遭受应激的病史、遗传易感性，以及临床上肌颤抖、僵硬和急性休克样症状，不难诊断。

血液乳酸和丙酮酸的含量均升高。乳酸的含量可高达 27.75～33.3mmol/L（250～300mg/dL），甚至 47.18mmol/L（425mg/dL）（正常不超过 11.1mmol/L，即 100mg/dL）。血液 pH 可从正常的 7.4 降至 7.0 以下，动脉血中的 CO_2 分压升高，氧的消耗增加，比正常多 2～3 倍。血浆中儿茶酚胺浓度升高，血糖也升高。在电解质方面，主要是血清钾和磷升高，血清离子钙（Ca^{2+}）也明显升高。血液某些酶水平有明显变化，特别是肌酸磷酸激酶，它是肌细胞特异酶，可超过 100U/mL。

有些人把 PSS、MH 和 PSE 看做是一回事，也有些人认为三者是大同小异。试验表明，所有发生 PSE 的猪，不一定都对氟烷麻醉显易感，故区别此三者主要是依据其对不同应激原的易感性。

PSS 需与猪的其他"突然死亡"（突毙症）加以区别；如热射病、产后低钙血症、缺维生素 E 和硒引起的桑甚心及仔猪恶性口蹄疫等，可从病史、流行病学、症状和病理特征，以及防治措施的效果等方面，加以综合分析。

【防治】

PSS 与遗传性有关，最根本的预防办法是从遗传育种上剔除易感猪。快长瘦肉型猪发生 PSS 的比率较高，但经过逐步淘汰易感猪，亦可建立抗应激种猪群。杜洛克就是比较抗应激的品种。测试易感猪通常用氟烷试验或测定血清 CPK 水平。

氟烷法是利用 18～27kg 体重的猪（7～11 周龄），以 6‰氟烷吸入麻醉 3min（吸入时每分钟加氧气 1L 作为载体）。若试验猪出现肌肉僵硬，皮红发绀，气喘，体温升高等症状，可认为是应激易感猪。

亦可结合麻醉前后血清 CPK 水平的变化进行判断。易感猪 CPK 较高，而且应激时急骤升高。

试验过程中出现有易感现象时，应立即停止吸入。PSS 初期可静脉注入镇静剂，碳酸氢钠液和输氧。

一种非去极化肌松剂称为硝苯呋海因钠（dantrolene sodium），临用时配成 0.1％溶液（用生理盐水配），按每千克体重 2～3mg 静脉注射，有治疗和预防效果。

应激预防剂还有氨哌酮（azaperone，stressnil）、氯丙嗪、静松灵等。一般在运输、混群或保定操作之前使用。

据报道，维生素 E 和硒缺乏地区，猪抗应激能力有所降低，故饲料中调整好这些营养物的水平对抗应激具有普遍意义。

（林藩平　邵良平）

第十篇

营养代谢疾病

概　述

物质代谢是指体内外营养物质的交换及其在体内的一系列转变过程。它受神经体液系统的调节。营养物质供应不足或缺乏，或神经、激素及酶等对物质代谢的调节发生异常，均可导致营养代谢疾病。随着畜牧业的发展，动物营养代谢病作为群发性普通病，日趋突出。如，20 世纪 80 年代，英国养有奶牛 350 万头，生产瘫痪的年均发病头数为 31.5 万（9.0%），死亡达 9 500 头（3.0%）。我国 28 个省、自治区、直辖市 1 103 个县饲料、牧草硒含量调查表明，有 790 个县的样品属于低硒，据测算，每年仅需添加 40t 亚硒酸钠（合 300 万元），即可挽回 6 亿元经济损失。

营养代谢病是营养缺乏病和新陈代谢障碍病的统称。营养缺乏病包括碳水化合物、脂肪、蛋白质、维生素、矿物质等营养物质的不足或缺乏；新陈代谢病包括碳水化合物代谢障碍病、脂肪代谢障碍病、蛋白质代谢障碍病、矿物质代谢障碍病、水盐代谢障碍及酸碱平衡紊乱。近年来，有人主张将与遗传有关的中间代谢障碍及分子病也列入新陈代谢病范畴（参见遗传性疾病篇遗传性代谢病章）。

一、营养代谢病的一般病因

1. 营养物质摄入不足或过剩　草料短缺、单纯、质地不良，饲养不当等均可造成营养物质缺乏。为提高畜禽生产性能，盲目采用高营养饲喂，常导致营养过剩，如干乳期饲以高能饲料，乳牛过于肥胖，日粮中动物性饲料过多，引发禽痛风；碘过多，致发甲状腺肿；高钙日粮，造成锌相对缺乏等。

2. 营养物质吸收不良　见于两种情况：一是消化吸收障碍，如慢性胃肠疾病、肝脏疾病及胰腺疾病；二是饲料中存在干扰营养物质吸收的因素，如磷、植酸过多降低钙的吸收，钙过多干扰碘、锌等元素的吸收。

3. 营养物质需要量增加　妊娠（尤其双胎、多胎妊娠）、泌乳、产卵及生长发育旺期，对各种营养物质的需要量增加，慢性寄生虫病、慢性化脓性疾病、马传染性贫血、鼻疽、牛结核等慢性疾病对营养物质的消耗增多。

4. 参与代谢的酶缺乏　一类是获得性缺乏，见于重金属中毒、氢氰酸中毒、有机磷中毒及一些有毒植物中毒；另一类是先天性酶缺乏，见于遗传性代谢病。

5. 内分泌机能异常　如锌缺乏时血浆胰岛素和生长激素含量下降。纤维性骨营养不良继发甲状旁腺机能亢进等。

二、营养代谢病的临床特点

动物营养代谢病的种类繁多，临床症状各异，但在发生上有其共同特点。

1. 群体发病　在集约饲养条件下，特别是饲养错误造成的营养代谢病，常呈群发性，一种或多种动物同时或相继发病，表现相同或相似的临床症状。

2. 地方流行　由于地球化学方面的原因，土壤中有些矿物元素的分布很不均衡，如由于远离海岸线的内陆地区和高原土壤、饲料及饮水中碘的含量不足，而流行于人和动物的地方性甲状腺肿。

我国缺硒地区分布在北纬 21°～53°和东经 97°～130°之间，呈一条由东北走向西南的狭长地带，包括 16 个省、自治区、直辖市，约占国土面积的 1/3。我国北方省份大都处在低锌地区，以华北面积为最大，内蒙古某些牧养绵羊缺锌症的发病率高达 10%～30%。新疆、宁夏等地则流行绵羊铜缺乏症。

3. 起病缓慢　营养代谢病的发生，至少要经历化学紊乱、病理学改变及临床异常 3 个阶段。从病因作用至呈现临床症状常需数周、数月乃至更长的时间。

4. 多种营养物质同时缺乏　在慢性消化疾病、慢性消耗性疾病等营养性衰竭症中，缺乏的不仅是蛋白质，其他营养物质如铁、维生素等也显不足。

5. 恒以营养不良和生产性能低下为主症　营养代谢病常影响动物的生长、发育、成熟等生理过程，而表现为生长停滞、发育不良、消瘦、贫血、皮被异常、异嗜、体温低下等营养不良症候群，产乳、产蛋、产毛、产肉、产仔减少等生产性能低下，以及不孕、少孕、流产、死产等繁殖障碍综合征。

三、营养代谢病的诊断

营养代谢病有示病症状的很少，亚临床病例较多，常与传染病、寄生虫病并发，而为其所掩盖。因此，营养代谢病的诊断应依据病理学检查以及实验室检查等各方面结果，综合确定。

1. 流行病学调查　着重调查疾病的发生情况，如发病季节、病死率、主要临床表现及既往病史等；饲养管理方式，如日粮配合及组成、饲料的种类及质量、饲料添加剂的种类及数量、饲养方法及程序等；环境状况，如土壤类型、水源资料及有无环境污染等。

2. 临床检查　应全面系统，并对所搜集到的症状，参照流行病学资料，进行综合分析。根据临床表现常能大致推断营养代谢病的病性，如仔猪贫血可能是铁缺乏；被毛褪色、后躯摇摆，可能是铜缺乏；不明原因的跛行、骨骼异常，可能是钙、磷代谢障碍病。

3. 治疗性诊断　为验证依据流行病学和临床检查结果所建立的初步诊断或疑问诊断，可进行治疗性诊断，即补充某一种或几种可能缺乏的营养物质，观察其对疾病的治疗作用和预防效果。治疗性诊断常作为临床诊断营养代谢病的主要手段和依据。

4. 病理学检查　有些营养代谢病可呈现特征性的病理学改变，如白肌病时骨骼肌呈白色或灰白色条纹；痛风时关节腔内有尿酸钠结晶沉积，禽维生素 A 缺乏时上部消化道和呼吸道黏膜角化不全等。

5. 实验室检查　主要测定患病个体及发病畜群血液、乳汁、尿液、被毛及组织器官等样品中某种（些）营养物质及相关酶、代谢产物的含量，作为早期诊断和确定诊断的依据。

6. 饲料分析　饲料中营养成分的分析，提供各营养成分的水平及比例等方面的资料，可作为营养代谢病，特别是营养缺乏病病因学诊断的直接证据。

四、营养代谢病的防治原则

营养代谢病的防治要点在于加强饲养管理，合理调配日粮，保证全价饲养；开展营养代谢病的监测，定期对畜群进行抽样调查，了解各种营养物质的代谢动态，正确估价或预测畜体的营养需要，早期发现病畜；并实施综合防治措施。如地区性矿物元素缺乏，可采用改良植被、土壤施肥、植物喷洒、饲料调换等方法，提高饲料、牧草中相关元素的含量。

（王　哲　李毓义）

第一章 糖、脂肪、蛋白质代谢障碍

一、马麻痹性肌红蛋白尿病

Paralytic Myoglobinuria in Horses

马麻痹性肌红蛋白尿病，又称为氮尿（azoturia）、捆绑病（tying-up）、劳顿性横纹肌溶解病（exertional rhabdomyolysis）、假日病或周一晨病（monday morning disease），是由于糖代谢紊乱，肌乳酸大量蓄积，而致肌肉变性的一种代谢病。临床上以后躯运动障碍，臀、股部肌肉肿胀、僵硬，以及排肌红蛋白尿为特征。营养良好的壮龄马多发。

【病因】

1. 饲养与使役   一般认为，休闲期间的马匹喂饲富含碳水化合物的饲料，骨骼肌特别是后肢肌肉糖原大量蓄积，经 1d 或数天短期休闲后突然使役，肌糖原大量酵解，产生大量乳酸而发病。

Carlstrom（1932）给休闲马每天喂糖渣 3kg，然后运动，实验性地复制了本病。

2. 运动状态   突然延长使役或训练时间和（或）提高使役或训练强度，可引发本病。如接受不适当竞赛训练常发生的马劳顿性肌病。

3. 内分泌因素   据临床观察，青年和成年母马，尤其是神经质或兴奋型马匹，较青年公马易发本病，提示内分泌机能异常对本病的发生有一定影响。

甲状腺机能减退有可能是引发本病的因素。曾有人认为，休闲期喂饲高碳水化合物饲料的马，可能存在胰岛素、肾上腺素、促肾上腺皮质激素、糖皮质激素等碳水化合物和神经体液调节的潜在性紊乱，而失去对肌肉代谢过程的控制。

此外，本病还可能与后肢肌肉血液循环的限制、水盐代谢紊乱等因素有关。

【发病机理】

传统认识是，挽马休闲期喂饲富含碳水化合物的饲料过多，造成肌糖原大量蓄积（比正常增加 2～3 倍）。肌糖原的蓄积有 3 个特点：

（1）糖原蓄积量于休闲第 3 天起骤增，1 周后逐渐减少。

（2）活动量大和发达的肌肉，如臀肌、股部肌肉蓄积得最多。

（3）1～8 岁马的臀肌糖原含量随年龄而增加。马在短期休闲后突然使役，由于心肺机能适应不良，氧供应不足，结果肌糖原无氧酵解，产生、堆积大量乳酸，致使肌细胞发生肿胀、变性。

但最近的研究表明，仅有 1/3 的病马肌肉乳酸水平增加，而大多数病马不认代谢性酸中毒。酸碱平衡有改变的，也以轻度代谢性碱中毒居多。

近来有人提出，运动期间骨骼肌的血液供应与本病的发生密切相关。其根据是，光镜下快收缩肌纤维的病理学改变较慢收缩肌纤维严重。快收缩肌纤维周围的毛细血管，直径较粗，数量却少得多。这可能是运动期间快收缩肌纤维供血不足、局部缺氧而导致肌肉病变的基础。

【临床表现】

通常在休闲 1 至数日后，突然使役（尤其是剧烈使役）的头几分钟或 1～2h 内突然起病。最初表现为呼吸促迫、全身出汗和步态紊乱。

1. 运动障碍　轻症病马，一侧或两侧后肢运动不灵活或呈混合跛行；中度病马，肌肉震颤，负重困难，蹄尖着地，呈半蹲姿势；重症病马，倒地不起。臀、股部肌肉肿胀、硬固，触压、针刺反应减退或消失。有的后遗臀、股部肌肉萎缩，跛行拖延数月不愈。

2. 排暗红色尿液　病初 2～3d 内，尿呈啤酒色、葡萄酒色乃至酱油色，以后尿色逐渐变淡。轻症病例，尿色可无改变。

3. 全身状态的改变　病初，精神状态、饮食欲、体温、脉搏多无明显改变。以后，水盐代谢、酸碱平衡发生紊乱或褥疮感染时，则全身症状重剧。

心电图描记：Grodski（1964）曾对 40 匹肌红蛋白尿病马做了心电图检查，其中 34 匹病马有心电图异常，且疾病愈重，心电图改变愈明显。轻症病例，心率增数，心律失常。重症病例，还伴有窦性或室性心动过速、期前收缩及心房纤颤，QRS 综合波变形，ST 段下降，T 波增大。

实验室检查：血清中指示骨骼肌损伤的酶的活性显著升高，磷酸肌酸激酶（CKP）活性于发病后 6h 达到峰值，由正常 1 000IU/L 增加至 400 000IU/L 以上，但 2～3d 内即回复至正常；门冬氨酸转氨酶（AST）活性于 24h 达峰值，超过 1 000IU/L，7～14d 恢复正常；作者的研究测试表明，乳酸脱氢酶（LDH）活性于 12h 达峰值，为正常水平的 38（5～88）倍，需 7～10d 或更长时间才恢复常态。病初，血清 LDH_5 和 LDH_4 活性增加，血清 LDH 同工酶谱呈典型的骨骼肌 LDH 同工酶谱，中、后期则类似于心肌的 LDH 同工酶谱或混合型酶谱。

血乳酸明显增高，可达 4 倍以上，血浆 CO_2 结合力下降，血清葡萄糖升高。从事耐力训练的病马，可能存在脱水、低氯血症、低钙血症及代谢性碱中毒。

尿液肌红蛋白定性试验（肌红蛋白溶解度试验、肌红蛋白电泳、肌红蛋白分光光度法）均呈阳性反应。定量检测，尿中肌红蛋白含量常大于 400mg/L。

【诊断】

依据特征性发病史和后躯运动障碍、肌红蛋白尿等示病性临床表现，不难诊断。

必要时，可检测血清 CKP、AST 和 LDH 等肌肉特异性酶。应注意与马地方性肌红蛋白尿病、马地方性脊髓麻痹、腰扭伤及腹痛病相鉴别。

【治疗】

病马应就地休息，保持安静，避免运动。不能站立的，应厚垫褥草，勤翻马体，防止褥疮。能勉强站立的，应用吊马带，辅助站立。

应用大剂量非类固醇抗炎药如保泰松、氟胺烟酸葡胺（flunixin meglumine）和甲氯灭酸（meclofenamic acid）等，缓解肌肉疼痛症状。对重症病例，可使用盐酸哌替啶等强力止痛剂，对烦躁不安的，可给予乙酰普鲁吗嗪等吩噻嗪衍生物，兼有阻断肾上腺素能受体，改善外周血流的药效。但伴有循环障碍的病例，禁用这类药物，可给予小剂量甲苯噻嗪（xylazie）。

为防止肌肉进一步损伤，可应用皮质类固醇药；皮质类固醇具有松弛毛细血管括约肌，改善组织血液灌流的作用，还可稳定细胞膜，阻止或减少持续性的肌肉损伤。但其治疗效应仅限于发病后头几个小时之内。氢化考的松的用量，重症病例 0.8～1.0g，中、轻症病例 0.5～0.8g，以 5% 葡萄糖溶液稀释，一次或分次静注，症状缓解后逐渐减少用量。在疾病早期，还可静脉缓慢注射肌肉松弛剂美索巴莫（methocarbamol），每千克体重 15～25mg，每天 2～4 次。

为纠正水盐代谢及酸碱平衡紊乱，静脉注射 5% 碳酸氢钠液，实践证明疗效显著。

但近年来国外有人提出，鉴于肌红蛋白尿病马常伴有代谢性碱中毒，传统的碳酸氢钠疗法是不适当的。

液体疗法应选用平衡电解质溶液或林格氏液，亦可采用口服补液。

肌红蛋白有肾毒作用，对脱水明显的病马，在尿液变透明之前，不可中断液体疗法。

【预防】

休闲期减喂谷物饲料，多喂优质干草。休闲后使役，注意步度配合，逐渐增加运动强度和使役时间。

二、马地方性肌红蛋白尿病
Enzootic Equine Myoglobinuria

马地方性肌红蛋白尿病，是呈地区性发生的一种肌红蛋白尿病。以运动障碍、咀嚼和吞咽障碍、排红褐色肌红蛋白尿为特征。一年四季均可发生，冬春寒冷季节多发。常见于4～10岁的成年马，骡、驴也有发生。1972年内蒙古部分地区零星发病，翌年大批暴发，主要分布在牙林线的牙克石至金河，滨洲线的免渡河至大雁间的一些城镇，发病率为22％～76％，病死率高达80％～90％。甘肃省清水县也有本病的发生。

【病因】

尚未确定。以往认为与不全价饲养，特别是蛋白质、维生素和矿物质不足或缺乏有关。

近年来通过对病区硒状态的调查研究，发现病区土壤、饲料以及马的血液、被毛、组织硒含量低于非病区，且用硒防治效果显著，提示系地区缺硒所致发的一种肌红蛋白尿病。

【症状】

本病起病隐袭（潜行期），随着病情的发展，症状逐渐明显（显症期）。

1. 潜行期 病马精神沉郁，饮食欲减退，耳根、眶周、面颊、颈部、胸前、膝前及尾根等处呈限局性出汗，肘部和臀部肌肉震颤。结膜轻度潮红，心搏动增强，体温多不升高。

2. 显症期 病马常以风湿症或咽炎样症状而就诊。临床表现精神沉郁、头低耳聋，结膜高度潮红。咬肌肿胀，触之发硬，无热无痛，开口困难，流涎，咀嚼和吞咽障碍。四肢及后躯肌肉肿胀，针刺反应迟钝或消失，步样强拘，行走蹒跚，转弯时易跌倒。心跳加快，60～140次/min，心音浑浊，心律失常，有缩期杂音。尿液变化明显，病马排暗红色乃至酱油色尿液。

3. 后期 卧地不起，头颈伸展，四肢作游泳样运动，于2～7d内死亡，耐过7d以上的，多有存活希望，但可复发。

实验室检查：血硒由正常的 $1.59\mu mol/L$（$12.5\mu g/dL$）降至 $0.45\mu mol/L$（$3.5\mu g/dL$）。

尸体剖检：恒见骨骼肌、心、肝、肾等实质脏器变性，臀部、背腰、四肢上部、颊部等处的骨骼肌外观呈煮肉样。

【防治】

可试用0.1％～0.2％亚硒酸钠液，静脉注射（剂量为每千克体重0.1～0.12mg），或深部肌内注射（每千克体重0.1～0.17mg），或内服（每千克体重0.15～0.2mg），隔日1次，连用1～3次。亦可伍用维生素E。重症病例，应实施必要的对症疗法。病区马匹应定期注射或服用亚硒酸钠。

三、捕捉性肌病

Capture Myopathy

捕捉性肌病是动物在惊吓等应激状态下所发生的一种肌病，又名劳损病（overstraining disease）、应激性肌病（stress myopathy）、多发性肌病（polymyopathy）、白肌病（white muscle disease）、运输性肌病（transport myopathy）、痉挛性轻瘫（spastic paresis）、肌坏死（muscle necrosis）和腿麻痹（leg paralysis）。

临床特征包括精神抑制、肌肉僵硬、运动失调、麻痹、排咖啡色肌红蛋白尿。

病理学改变，与马麻痹性肌红蛋白尿病以及牛、羊的营养性和运输性肌病相似。

1964 年，Jarrett 等首次报道南非狷羚捕捉性肌病的病理学改变。现已发现有 20 余种野生动物发病。在非洲捕获的大猎物中，发生本病的有：野牛、红狷羚、大羚羊、小羚羊、斑马、犀牛、大象、狒狒、獐、鹿、狍子、麋、野山羊、封牛及红鹤等。本病的病死率极高，可达 50% 以上，妊娠动物居多。

【病因及发病机理】

病因和发病机理还不十分清楚。一般认为与追逐和捕捉时肌肉特别剧烈地运动有密切关系。捕捉时使用能引起体温过高的保定药和捕捉所致的酸中毒，可促进本病的发生。据推测，畏惧和焦急应激是本病的激发机制。过度疲劳、衰竭、体温过高、不必要的侵扰、多余的驯教、运输和休克等因素可强化动物的应激状态，导致本病发生。

近年来的研究表明，因追赶和捕捉而被迫奔跑和挣扎的动物存在代谢性酸中毒。短距离高速度奔跑的动物，其代谢性酸中毒的严重程度远远超过长时间追逐后捕捉到的动物。斑马被追捕时，其血液pH 可降低至 6.67。创伤、急性应激和强迫运动造成的体温过高可促使本病的发生。极度惊恐和儿茶酚胺的释放可强化这些因素。在这种情况下，血液浓缩，葡萄糖含量增加，线粒体氧化过程活跃，氧债增加，以致无氧代谢增强，乳酸大量产生并蓄积，而发生代谢性酸中毒。血液 pH 急剧降低，可引起肌肉痉挛，肌细胞膜通透性增加，甚而心肌纤颤、心脏停搏直至突然死亡。肌红蛋白尿所致的肾功能衰竭则可能是后期致死的直接原因。

【症状及诊断】

分 4 种临床病型。

1. 超急性型　恒有严重的代谢性酸中毒和高钾血症。动物常无先驱症状，多突然死于心肌纤颤和循环衰竭。

2. 急性型　在捕捉后数小时内显现症状，包括精神沉郁，肌肉僵硬，脉搏疾速，呼吸促迫。多数动物在 12h 内死于肺水肿。

3. 亚急性型　常伴有骨骼肌和内脏损伤。指关节后屈而与球节接触，肌肉麻痹，站立困难。血清酶活性、钾和尿素氮含量增加，指示肝、肾和肌肉发生损伤，患病动物可存活数周，各种治疗无效；死亡的直接原因通常是肌红蛋白性肾病所致的肾功能衰竭。

4. 慢性型　动物可存活数周乃至数月，逐渐消瘦、虚弱，再度遭受应激性刺激时，则突然死亡。尸检可见心肌纤维化区即先前的梗死或坏死部。

尸体剖检：肌肉病变累及心肌、胸肌、肋间肌、肩部和前肢的肌肉以及后腿的大块肌肉，其中包括臀肌、股二头肌、半膜肌、半腱肌和腓肠肌。病变呈两侧对称性分布。初期，骨骼肌出血、水肿、煮肉样，淡暗相间，呈斑纹状。后期，病变呈斑块状，境界明显，与肌腹平行。有的还显示肌肉断裂。多数病例可见有肺充血和肺水肿，并可伴有肺泡和间质性肺气肿。肝脏和肾脏色淡，肿大。膀胱内残留红褐色或咖啡色尿液。

组织学检查：骨骼肌出血，肌纤维肿胀，横纹消失，嗜酸性粒细胞增多，透明变性乃至颗粒变性。重剧病变包括横向断片和坏死，并伴有轻度多形核白细胞浸润。电镜下病变部肌肉因弥漫性坏死而失去正常的超微结构，线粒体肿胀，Z带断裂，肌原纤维分离，肌节异常。

【治疗】

以往常用的药物包括硒、维生素 E、维生素 B_{12}、钙剂、抗生素、解毒药、皮质醇以及抗组织胺药等，但成效有限。

对患有急性捕捉性肌病的斑马，每 250kg 体重静脉注射 1 000mmol/L 碳酸氢钠溶液后，临床症状即迅速得到缓解，而不接受碳酸氢钠疗法的均在 12h 内死亡。亦可采用综合性治疗措施，静脉注射含糖皮质激素和抗生素的碳酸氢钠溶液，肌注维生素 B 复合物。碳酸氢钠稀释在生理盐水或电解质平衡溶液中，浓度为 1mmol/L，剂量为每 100kg 体重 400mmol，5～10min 内注完。

（王 哲 夏 成 武 瑞）

四、奶牛酮病

Ketosis in Dairy Cows

奶牛酮病是高产母牛产犊后 6 周内最常发生的一种以碳水化合物和挥发性脂肪酸代谢紊乱为基础的代谢病。临床上以呈现兴奋、昏睡、血酮增高、血糖降低，以及体重迅速下降、低乳及无乳为特征。

本病早在 18 世纪 50 年代（Landel，1849）就有记述。直到 1911 年，从病牛体液中检出酮体增高，才明白呼出气的甜味与酮体有关，而称之为反刍动物丙酮血症（acetonaemia）。鉴于病牛组织液中浓度增高的主要是 β-羟丁酸而不是丙酮，以后改称为酮病（ketosis）。一般地说，血酮水平在 20mg/dL 以上，血糖水平在 50mg/dL 以下，并呈现明显症状的，称为临床酮病（clinical ketosis）。血酮水平在 10～20mg/dL，但无明显症状的，则称为亚临床酮病（subclinical ketosis）。从病因上论，日粮营养充足但不平衡，糖分和能量不能满足高产泌乳需要而发生的，称为自发性酮病（spontaneous ketosis）；日粮营养缺乏，体内糖原储备不足，不能维持正常泌乳需要而发生的，则称为营养性酮病（alimentary ketosis）。

【病因】

有原发性和继发性之分。任何由于摄入碳水化合物不足或营养不平衡，导致生糖先质缺乏或吸收减少的因素，都可引起原发性酮病。在泌乳头两个月，一些能使食欲下降的疾病如子宫炎、乳房炎、创伤性网胃炎、真胃变位、生产瘫痪、胎衣不下等，都可引起继发性酮病。继发性酮病约占酮病总数的 30%～40%（Kroilfeld，1970）。

反刍动物摄入的各类型碳水化合物饲料，作为葡萄糖而被吸收的很少，主要是通过瘤胃发酵产生乙酸、丙酸和丁酸等挥发性脂肪酸，其中丙酸能转变为草酰乙酸，作为生糖先质提供葡萄糖，其余的葡萄糖则由生糖氨基酸或甘油提供。在泌乳母牛，所提供的葡萄糖全用于合成乳糖。1 头每天产奶 27L 的母牛，通过泌乳丧失乳糖 122g（Krebs，1966）；1 头每天产奶 30～40kg 的母牛，每天需消耗 210～260MJ 的能量。母牛的泌乳高峰在产犊后 4～6 周，而其采食高峰在产犊后 8～10 周（Kelly 和 Whitaker，1984）。显然，在产犊后的 8 周期间内，处于缺糖及能量负平衡状态。

高产母牛产犊后的代谢水平总是很低的。在早期泌乳阶段（至少在产奶头 2 个月），一般都处于能量负平衡状态，从而高产牛群中约有 1/4～1/3 母牛呈现亚临床酮病，血酮水平超过 10mg/dL，产奶量下降几千克，容易罹患传染病和生殖系统疾病。假如持续遭受一些营养或代谢方面的影响，就可发展为临床酮病。

反刍动物摄入的碳水化合物，在瘤胃中转变成乙酸和丁酸的，能够生酮，转变为丙酸的，能够生糖（反刍动物葡萄糖的主要来源），这两组有机酸的正常比率约为 4：1。丙酸转变为草酰乙酸，而草酰乙酸是葡萄糖的先质。乙酸和丁酸则转变为乙酰 CoA。假如草酰乙酸缺乏，乙酰 CoA 就不能进入三羧酸循环而转变成乙酰乙酸及 β-羟丁酸，即发生酮病。

近年研究发现，母牛饲喂足够的碳水化合物日粮亦可发生酮病，条件是这种日粮缺乏丙酸先质。同样，饲喂富含丁酸先质成分的青贮料，特别是玉米青贮，也是致发酮病的一个原因。

【流行病学】

酮病通常发生于产犊后几天至几星期，主要发生在产犊至泌乳高峰的一段时间内，即正值母牛对葡萄糖的需要量增高而处于能量负平衡状态的期间。临床酮病的发病率在各个牛群之间颇不一样，低的 1%～2%，高的可达 15%（Baird，1982）或 20%（Kronfeld，1980）。其中，约 10% 发生于产后 1 周以内，70% 以上发生于 1 个月以内，但几乎全部都发生在产后 6 周以内。发病率较高的牛群，一般都是那些饲养很差或产奶量很高的牛群。除泌乳量外，影响发病率的因素还有品种、年龄、胎次、饲养管理等。例如娟姗母牛、2～5 胎母牛及妊娠期间肥胖的母牛，发病率都较高；摄食碳水化合物不足或生糖先质缺乏的牛群，饲喂低能量、低蛋白或高脂肪、高蛋白日粮的牛群，发病率也都较高。日粮维生素 A、钴、维生素 B_{12} 缺乏，青贮料过多等，也是影响发病率的因素。

最近 10 年间，牛群的产奶量普遍提高，该病的发病率也随之增高。美国某些高产母牛，年产量已达 9 000kg。南京市奶牛年产量在 6 000kg 以上，上海市奶牛年产量在 7 000kg 以上。这两个大城市亚临床酮病的发病率都比临床酮病高出 10 倍以上。南京市为 34%（朱映天，1980）；上海市为 25%～30%（余鹏湘，1991）。20 世纪 70 年代提出的母牛生产疾病（production diseases）或所谓"吞吐量"疾病（throughput disorder）（Sansom，1973；Payne 等，1972），就是包括生产瘫痪、酮病等与母牛泌乳和分娩有关的一组代谢疾病。

【发病机理】

酮病时代谢紊乱主要表现为肝糖原耗竭所致的低糖血症和酮血症。反刍动物体内糖异生先质主要有丙酸、生糖氨基酸、甘油和乳酸，而糖类和生糖氨基酸是草酰乙酸的唯一来源。当病牛厌食或不食时，由胃肠道吸收而直接合成的那些糖异生先质供给减少或中断，组织中的生糖先质草酰乙酸浓度也变得很低，致使乙酰 CoA 不能与草酰乙酸缩合成枸橼酸而进入三羧酸循环，于是乙酰 CoA 积聚并通过乙酰 CoA 硫解酶催化缩合为乙酰 CoA 而转变为酮体。由于三羧酸循环的代谢产物和生糖氨基酸生成的中间代谢产物的浓度降低而伴发低糖血症并引起肝糖原浓度下降。

在泌乳期，乳腺摄取的葡萄糖值与进入血液的葡萄糖值都应该保持 1 500g。低产奶牛只摄取进入血液的葡萄糖的 40%，而高产奶牛摄取量可达 80% 或更高。单凭进入血液的葡萄糖和乳腺摄取的葡萄糖来推算，奶牛日产奶量应以 22kg 为宜。如果每天产奶 34kg，则乳腺将摄取全部有效的血液葡萄糖。酮病发生的中心环节就在于乳腺利用的葡萄糖值超过了肝脏所产生的葡萄糖值，而导致低糖血症。

在营养性酮病，母牛采食减少或完全不食而继续泌乳，即造成营养负平衡，泌乳早期（产犊后 3～7 周）尤为明显。

高产所致的自发性酮病，其发病基础不同于禁食或饥饿所致的营养性酮病，主要由于葡萄糖的消耗过多（乳糖分泌）而葡萄糖先质供给相对不足。有很多酮病，发生于干乳期营养过剩的母牛，如所谓"母牛肥胖综合征"在饲喂玉米的母牛中似乎更易流行。产前营养过剩的高产母牛，在泌乳早期同样容易发生酮病，这是由于它们大多在产后第 3～4 周即达到泌乳量高峰，而其采食量高峰要延迟到产后 6～8 周才出现。在此（2～4 周）期间，摄取的糖异生先质不足，大量体脂动员，生成乙酰 CoA，用于乳糖的合成，过剩的乙酰 CoA 则转化为酮体。β-羟丁酸是血液中浓度最高的一种酮体，乙酰乙酸比例也增高，并且转变为丙酮而散发出一种特征性气味（呼出气、尿、汗、乳）。乙酰乙酸有毒，伤害中枢神经，其产物异丙醇，也可引起兴奋症状。

在生酮与抗酮之间，还要考虑到瘤胃中丙酸生成率降低问题。这种情况仅在采食减少后才会发生。研究证明，在刚开始出现症状时，瘤胃液中乙酸、丙酸和丁酸的数量及其比例都在正常范围之内，但在采食减少 1d 之后，短链脂肪酸总量即开始减少，其中乙酸比率上升而丙酸比率下降。肝脏利用丙酸时需要维生素 B_{12}，而瘤胃内细菌合成维生素 B_{12} 需要钴。这或许就是某些酮病用维生素 B_{12} 和钴治疗有效的道理。据测定，泌乳头两个月期间，血液中维生素 B_{12} 水平有降低倾向，而酮病母牛肝脏对丙酮的利用率并没有低于正常。

【临床表现】

初期通常呈现酮尿、低乳及厌食。这个阶段，心细的有经验的饲养员能从病牛特殊行为及呼吸或泌乳发出的特殊气味发现酮病。泌乳的气味只要把奶头里的奶用力挤出喷射在手掌上就会放出来，酷似醋酮或氯仿。颈部发汗和排尿也可有相似的气味。行为异常是神经症状的表现，最先呈现机敏和不安，往往同时过度流涎，不断舔食，异常咀嚼运动，肩部和腹胁部肌肉抽动。神情淡漠，对刺激（如尖锐的叫唤声、针头的刺痛等）无反应。有些病例，1～2d 内还可出现过敏和不安症状，重者可围绕牛栏，以共济失调的步伐盲目徘徊，或是不顾障碍物向任何方向猛力冲击，这些过度紧张的神经症状，通常在出现不食以后就变得比较缓和。

母牛的不食，实际上往往是偏食，对某些饲料（通常是精饲料）一吃而光，而对其他饲料表现拒食。所谓"低乳症"，即产奶量变低，病初只是轻度的，持续几周。采食减少以后，瘤胃空虚，运动减弱，两侧腰旁窝明显塌陷。粪便通常坚实，外表覆盖着闪光的黏液，有时呈液状。

乳房往往肿胀，浅表静脉明显扩张。被毛外观粗糙、杂乱，往往伴同采食、饮水减少而呈现皮肤紧裹及弹性丧失。体质良好、甚至肥胖的母牛，也可发生酮病。高产母牛往往在早期泌乳中发生酮病之前，就已丧失原有的体重。只要采食减少持续几天，病牛就迅速消瘦下去。

有人根据发病快慢、症状轻重、病程长短及神经过敏性存在与否而将牛酮病分为神经型和消化型。其实，病的早期，大多数症状是由于神经功能损害所引起，精神抑制和厌食正像运动蹒跚和盲目冲击一样，都是中枢神经机能障碍的一些表现，许多症状都与消化道植物神经系统活动紊乱有关。如果采食减少继续存在，则肝损害将不可能恢复正常，并转变成慢性酮病，厌食、精神抑制以及产奶量再也不能恢复到病前的水平。

临床检验的特征，是低糖血症、酮血症和酮尿症。有些母牛血浆游离脂肪酸增高。血糖水平由正常的 2.8mmol/L（50mg/dL）下降至 1.12～2.24mmol/L（20～40mg/dL）。继发性酮病，血糖水平约在 2.24mmol/L（40mg/dL）以上，并往往超过正常。血酮水平由正常的 100mg/L 以下升高至 100～1 000mg/L，继发性酮病很少达到 500mg/L。尿酮浓度的变动范围很大，测定结果不能真实地反映血酮的实际水平。正常母牛尿酮通常低于 100mg/L，也可高至 700mg/L，若为 800～1 300mg/L，则表明存在原发性或继发性酮病。奶中丙酮水平很少变动，由正常的 0.5mmol/L（3mg/dL）增高到平均 6.9mmol/L（41.4mg/dL）。乳脂百分率增高，亚临床酮病亦然。

血液和瘤胃液挥发性脂肪酸水平增高，且瘤胃内容物丁酸显著高于乙酸和丙酸。

【诊断】

根据母牛高产（高于牛群的年均产奶量）、产后时间（多发生在产后 4～6 周，最多不超过 10

周）、减食（开始时多少尚有一定的食欲）、低乳（开始时泌乳量并非突然下降很多），以及神经过敏症状及呼吸气息的特殊气味，可以初步诊断。血酮浓度升高、血糖浓度下降及注射葡萄糖立即见效，可以确诊。

但在亚临床酮病，由于见不到明显的临床症状，主要依靠血酮定量测定来诊断。凡血酮水平超过10mg/dL，即可确定为病牛。有人提倡利用尿酮或乳酮的亚硝基铁氰化钠定性试验，但其准确性差，要么把酮病扩大化，要么造成漏检。

【治疗】

用于治疗奶牛酮病的方法很多，但最常用和最有效的方法，可归纳为以下 3 类：

1. 静脉注射葡萄糖 通常为 500mL40％的溶液，这是提供葡萄糖的最快途径。其缺点是部分葡萄糖从尿中丢失，并且注射稍快时，可激发胰岛素释放，2h 内血糖即回降至正常水平以下。因此，最好以 2 000mL 葡萄糖溶液缓慢静脉滴注。只是现场条件下难以实施。

2. 激素疗法 多年来一直采用糖皮质激素或 ACTH 治疗酮病。糖皮质激素的作用在于刺激糖异生而提高血糖水平。ACTH 则刺激肾上腺皮质释放糖皮质激素。但重复应用糖皮质激素治疗，可降低肾上腺皮质活性及对疾病的抵抗力。糖皮质激素的应用剂量，建议相当于 1g 可的松，肌内或静脉注射，如用 ACTH，建议 200～800U，肌内注射。

3. 口服葡萄糖先质 通常应用两种物质。最初应用的是丙酸钠，以后改用价钱便宜、便于管理、味道较好的丙二醇，这两种药物的口服剂量都是 125～250g，每天 2 次，连续 5～10d。丙二醇可在肝脏中通过丙酸和草酰乙酸转变为葡萄糖。

饲喂或灌服蔗糖或蜜糖没有治疗效果，因为这些物质在瘤胃中转变为挥发性脂肪酸，不像葡萄糖那样能直接被瘤胃所吸收。

【预防】

要在饲养上做好对高产母牛酮病的预防工作是困难的，因为很难做到在妊娠后期既不过肥，也不过瘦，在产犊后既要维持高产，又要维持能量平衡。

防制酮病的饲养程序是产犊前取中等能量水平，如以粉碎的玉米和大麦片等为高能饲料，能很快提供可利用的葡萄糖。日粮中蛋白质含量应该适中，仅可占 16％。优质干草至少要占日粮的 30％。

当大批母牛早期泌乳时，最好不喂最优质的青贮料，而以干草代替。

pH 低（＜3.8）的青饲料适口性很差，而 pH 高（＞4.9）的青贮料丁酸含量高。因此，鼓励推广应用混合饲料，每种饲料组分均不超过 4kg。

药物预防，高产母牛产犊后口服丙酸钠 120g，每天 2 次，连续 10d；或丙二醇 350mL，每天 1 次，连续 10d。

（陈振旅　王小龙）

五、妊娠毒血症

Pregnancy Toxemia

妊娠毒血症是因孕畜营养摄入不足，不能满足胎儿生长发育所需能量，体脂大量动员，酮体生成并蓄积所引起的一种亚急性代谢病。其生化学特征是低糖血症和酮血症，临床特征是神经症状和卧地不起。

（一）绵羊妊娠毒血症

Pregnancy Toxemia in Ewe

绵羊妊娠毒血症主要发生于妊娠最后6周的怀单胎、双胎及多胎的瘦弱母羊和肥胖母羊，以双胎和多胎妊娠羊居多，故又称为双羔病（twin lamb disease）、产羔病（1ambing sickness）。在饲草不足、营养缺乏的情况下，常成群暴发。

【病因及发病机理】

主要病因是饲草质量低劣和妊娠后期采食减少。妊娠母羊特别是肥胖孕羊的营养状态极易受采食量的影响。腹腔蓄积过量的脂肪及不断增大的子宫使消化道容积变小，采食减少，导致营养缺乏。饥饿、转场、入栏、运输、剪毛、药浴及更换饲料等各种应激因素，蹄脓肿、蹄腐烂、肠道寄生虫感染等伴发病，以及氯化物、生物素等营养物质缺乏，均可促使本病的发生。

羔羊出生体重的80%是在妊娠最后6周发育的，发育中的胎儿每日需要葡萄糖70～85g，空怀母羊葡萄糖日需要量为85～100g，体重69kg的正常妊娠母羊为170g，而双胎妊娠母羊的需要量为生理需要量的2倍多。妊娠母羊同其他反刍动物一样不能从消化道吸收葡萄糖，能量来源于糖异生。所需葡萄糖的一半来自丙酸。丙酸在肝脏和肾皮质转变为葡萄糖；其余部分则来自氨基酸、乳酸和甘油的糖异生。

妊娠后期的母羊，葡萄糖外源供给减少时，开始动用肝糖原、体脂和体蛋白，这些代偿机制仍不足以维持机体需要，于是血糖含量降低，引起中枢神经机能障碍。体脂大量动员，一方面产生过量酮体，发生酮酸酸中毒；另一方面，脂肪酸进入肝脏，甘油三酯增加，而发生脂肪肝。体蛋白分解，可造成组织器官结构和功能的异常。

持续性低血糖，导致肾上腺代偿性肿大，血浆肾上腺皮质类固醇激素含量升高，达正常的2倍，患羊最终死于休克和脑损伤。

【症状】

本病呈散发或群发。病羊有的消瘦，有的肥胖。病初，患羊精神沉郁，离群独处，不愿走动，食欲减退或废绝，粪便干小，被覆黏液或带血，对外界刺激反应减弱。

随着疾病进展，出现神经症状，运动失调，步样蹒跚，头部肌肉纤颤，耳、唇抽动，瞳孔对光反应减退，眼保护性反射消失，有的发生强直阵挛性抽搐。

后期，病羊常取异常姿势，颈部伸展，头高举后仰，呈观星状（stargazing），磨牙，虚嚼。最后卧地不起，头屈于胁腹部，陷入昏迷状态，3～4d后死亡。

有的病羊可因胎儿死亡而病情缓解，如不流产，则可由于胎儿腐败而发生败血症，使病情再度加重。病羊常发生难产，但产羔后不治亦可恢复。羔羊大都发育不良，适应能力弱，多于生后不久死亡。

实验室检查：病初血糖含量低于1.4mmol/L（25mg/dL）（正常为2.24～3.36mmol/L，即40～60mg/dL），血中脂肪酸、甘油三酯、酮体含量增加，常见有酮尿。血浆皮质醇亦增加。酸中毒和肾功能衰竭病例，血浆碱储降低50%，尿素氮含量增加。后期，血糖含量明显升高。

【病程及预后】

本病发病率可达20%，病死率高达80%。病程2～10d，病后不久即产羔或流产、剖腹取胎的，多可恢复。

【治疗】

关键在于增加采食量和补充生糖先质。病羊应补饲燕麦等谷物饲料，一般体重50kg的双胎妊娠母羊，每天应喂饲2kg谷类饲料；在采食量尚未恢复正常之前，投服50％甘油或丙二醇200mL，每天2次；静脉或肌内注射同化类固醇（trenbolone acetate）30mg，可促进食欲，降低血液中酮体和脂肪酸含量。

最好施行剖腹产或诱导分娩。静脉注射葡萄糖液多无显效。

【预防】

首要的是给妊娠母羊提供充足的营养。妊娠中期测定血糖可发现早期病羊。交配后90d血糖低于正常值的，可视为危险羊，应加强饲养管理。

妊娠最后几周，血浆β-羟丁酸含量可作为评价体内脂代谢的依据。采取羊群中10％羊的血液样品，β-羟丁酸均值超过0.8mmol/L（4.8mg/dL），指示营养缺乏，应加喂饲料。

营养充足的母羊，在妊娠最后3周，单胎妊娠的增重不应低于4kg，双胎妊娠的增重应在7.5kg左右。交配时过于肥胖的母羊，妊娠头2个月应限制采食量，使体重逐渐减少20％，其后再逐步增加日粮定额。

（二）牛妊娠毒血症

Pregnancy Toxemia in Cattle

【病因】

在乳牛，主要病因在于干乳期或妊娠后期过饲高能饲料和过肥。有的乳牛群，发病率可达2.5％，病死率为90％。在肉牛，主要是干乳期无节制饲喂，过于肥胖，而妊娠后期采食量减少或饲料短缺，体脂大量动员而发病，发病率为1％，病死率为100％。

限制妊娠最后6周肥胖母牛的营养，可复制本病。

【症状】

乳牛常于分娩后数日内起病，并常伴随低钙血症、真胃变位、消化不良、胎盘停滞及难产等疾病而发生。主要表现为，食欲减退或废绝，虚弱无力，卧地不起，出现酮尿，体温、呼吸、脉搏大都正常。有的呈现两眼凝视，头部高抬，头颈部肌肉震颤等神经症状。后期，心动过速，陷入昏迷状态。

肉牛妊娠后期（第7～9个月）发病，主要表现精神沉郁或嗜眠，食欲减退或废绝，粪便干小而硬，常被覆黏液或血液，多数病牛呼出气放酮味。全身状态迅速恶化，体温38～41℃，有的发生血样腹泻，最后卧地不起，1～2周后死亡。分娩前几天发病的，呈现兴奋不安，共济失调，高抬腿步样（high-stepping gait），排粪迟滞，多死于分娩或产后30d之内。

实验室检查：亚临床病例，血糖低于1.68mmol/L（30mg/dL），血钾增高，有酮尿。临床型病牛，血中酮体明显升高，乙酰乙酸可达1.57mmol/L（16mg/dL），β-羟丁酸可达1250mg/L。临近分娩的，血钙含量降低。

【治疗】

轻症病例，静脉注射25％或50％葡萄糖液并配合钙制剂。也可口服丙二醇500mL，注射同化类固醇200～300mg。剖腹取胎可缓解病情，提高治愈率。重症病例疗效不佳。

（三）驴妊娠毒血症

Pregnancy Toxemia in Donkey

驴妊娠毒血症，以往称为驴怀骡产前不食症或怀骡驹驴临床拒食症，是怀骡驹母驴妊娠后期发生的一种以顽固性不食为特征的代谢病，主要病理学改变是脂肪肝、高血脂、高血酮和代谢性酸中毒。

1964 年陕西省发现本病，以后北方省份农区相继发生。在关中地区，马怀骡驹、驴怀驴驹及马怀马驹也有发病。产前数日至 1 月左右发病的居多（88.3％），其中产前半月左右发病的占 65％。1～3 胎发病较多。驴发病率 3％～10％，病死率 50％～90％。

【病因】

一般认为，与妊娠母畜营养缺乏，运动不足及胎体过大等因素有密切关系。

【症状】

1. 轻症　病初精神沉郁，不愿运动，食欲减退，口色发红或淡白，轻度黄染，口干或湿润，口放干臭，舌苔薄白，粪干小、色暗或稀软，肠音减弱，结膜潮红，脉搏稍快，心音增强，体温多不升高。

2. 重症　精神高度沉郁，两耳下垂，闭眼呆立，食欲废绝，常有异嗜，口干恶臭，结膜红黄。排粪减少，粪便干黑，附有黏液，后期排暗灰色水样臭便。耳鼻发凉，四肢厥冷，心搏亢进，心律失常，静脉怒张，最后卧地不起，昏迷衰竭而死。

有的病例腹腔积液，腹围膨大而下垂，病畜分娩阵缩无力，大都发生难产，亦有的早产，产后病情好转。

实验室检查：血浆或血清浑浊不透明，呈牛乳状。β-脂蛋白、胆固醇、甘油三酯含量显著升高。肝脏功能试验各项指标异常，血糖降低，血酮由正常的 20mg/L 升至 76.9mg/L（轻症）和 451.6mg/L（重症）。重症病例可有酮尿、蛋白尿及血尿。

【诊断】

依据妊娠后期呈现顽固性不食等临床特征，并结合血糖低、酮血症、酮尿症等实验室检查结果，可做出诊断。

【治疗】

对病畜应精心护理，喂饲优质饲料，如能维持至分娩，产后一般能恢复。

药物多采用静脉注射 10％～25％葡萄糖液，并配合氢化可的松。对脂血症明显的病例，可辅以肌醇、复方胆碱、蛋氨酸等降脂药。酸中毒明显的，可静脉注射 5％碳酸氢钠液。

（王　哲　刘国文　夏　成）

六、脂肪肝综合征

Fatty Liver Syndrome

脂肪肝综合征是指动物体内脂肪代谢紊乱所引起的以过度肥胖、肝脏脂肪变性为特征的一种营养代谢病。

产蛋鸡以个体肥胖，产蛋下降，肝脏、腹腔及皮下有大量的脂肪蓄积，肝脏出血，发病突然，病死率高为临床特征，称为鸡脂肪肝出血综合征（fatty liver hemorrhagic syndrome）。

肉用仔鸡以嗜眠，麻痹，肝、肾肿胀且大量脂类物质存积，突然死亡为特征，称为鸡脂肪肝和肾综合征（fatty liver and kidney syndrome）。

猫、犬以皮下脂肪蓄积过多、容易疲劳、消化不良为特点，称之为猫、犬脂肪肝综合征（fat Liver syndrom）。

在牛妊娠毒血症、绵羊妊娠毒血症、马属动物妊娠毒血症、兔妊娠毒血症、母牛肥胖综合征、高脂血症等疾病过程中均可发生脂肪肝。

该病多出现在产蛋多的鸡群或产蛋高峰期，3～4周龄的肉用仔鸡，成年肥胖猫、犬，产后肥胖奶牛，产前肉母牛、母绵羊、母马和母驴等。

【病因】

诱发本病的因素包括：营养、环境、应激、遗传、有毒物质等。除此之外，促进性成熟的高水平雌激素也可能是该病的诱因。

1. 高能量、低蛋白饲料 大量的碳水化合物可引起肝脏脂肪蓄积，这与过量的碳水化合物通过糖原异生转化成为脂肪有关。据文献报道，通过饲喂一种含低脂肪和低蛋白的粉碎的小麦基础日粮，能够复制出鸡脂肪肝-肾综合征。饲喂高能低蛋白的日粮（12 091.76kJ/kg，12.72% CP），产蛋鸡的脂肪肝综合征发病率较高。犬、猫长期摄入高脂、高能量、低蛋白饲料，后来突然减食，甚至严重饥饿则引起脂肪肝。牛、羊在妊娠期摄入过量的能量，致使过度肥胖，在产前或产后易导致此病的发生。

2. 维生素与微量元素缺乏 维生素 C、维生素 E、B 族维生素、Zn、Se、Cu、Fe、Mn 等是体内抗氧化防御系统的主要成员和抗氧化剂的组成成分，在维持体内自由基的生成与清除的动态平衡过程中起重要作用，自由基对脂类的过氧化作用可能是脂肪肝发生的原因之一。上述维生素及微量元素的缺乏可导致肝脏脂肪变性。

3. 生物素缺乏 是肉鸡发生脂肪肝-肾综合征的主要原因。因为生物素在糖原异生的代谢途径中是一种辅助因子，本病存在低糖血症，表明糖原异生作用降低。生物素在大豆、鱼粉中利用率较高（100%），而小麦中的生物素可利用率仅为 10%～20%，因此，以小麦为基础日粮的肉鸡易发。

4. 应激因素 任何形式的应激都可能是脂肪肝综合征的诱因。突然应激可增加皮质酮的分泌，皮质类固醇刺激糖原异生，促进脂肪合成。尽管应激会使体重下降，但会使脂肪沉积增加。突然中断饲料或水供给，或因捕捉、雷鸣、惊吓、噪声、高温或寒冷，光照不足、网上饲养等因素可促使肉鸡脂肪肝和肾综合征的发生。有时高产蛋鸡接种传染性支气管炎油佐剂灭活苗可暴发脂肪肝综合征。

5. 环境温度高 环境温度高可使能量需要减少，进而脂肪分解减少。热带地区的 4 月、5 月和 6 月是脂肪肝的高发期，炎热季节发生脂肪肝可能和脂肪沉积量较高有关。

6. 运动不足 笼养或圈养是脂肪肝综合征发生的一个重要诱发因素。因为动物的运动受限，活动量减少，过多的能量转化成脂肪。笼养或圈养的另一个诱发脂肪肝综合征的重要原因是，动物不能自己选择合适的环境温度。

7. 遗传因素 为提高产蛋性能而进行的遗传选择是脂肪肝综合征的诱因之一。高产蛋频率刺激肝脏沉积脂肪，肉种鸡的发病率高于蛋种鸡，娟姗牛发病率高于黑白花牛和役用黄牛。

8. 毒素 日粮中黄曲霉毒素可引起肝脏变黄、变大和发脆，肝脏脂肪含量增加，即使是低水平的黄曲霉毒素，如果长期存在也会引发脂肪肝综合征。菜子饼的毒性物质也会诱发中度或严重的肝脏脂肪化。某些内毒素也可引起本病的发生。

9. 激素 体内激素分泌障碍如过量的雌激素促进脂肪的形成。肝脏脂肪变性时，动物血浆的雌二醇浓度较高。甲状腺产物硫尿嘧啶和丙基硫尿嘧啶可使动物沉积脂肪。

此外，在某些疾病如糖尿病、真胃左方移位、前胃弛缓、创伤性网胃炎、生产瘫痪、大量内寄生虫感染及某些慢性传染病等疾病过程中，可继发脂肪肝。或对糖尿病治疗不恰当或错误用药，如使用四环素、糖皮质激素过多，或使用时间过长等，均可诱发此病。

【发病机理】

肝脏在脂类的分解、合成以及运输等代谢过程中起重要的作用。产蛋期间，在雌激素作用下，肝脏合成脂肪能力增强，由肝脏合成的脂肪总量几乎等于家禽的体重。

当摄入碳水化合物过多，过量的能量在肝脏转变成脂肪。

如果饲料中蛋白质不足，或饲料中缺乏合成载脂蛋白的原料如维生素 E、B 族维生素和蛋氨酸等亲脂因子，使运输脂肪的极低密度脂蛋白合成减少，或当肝细胞的损伤和缺乏某些营养物质时，影响内质网的蛋白质合成，脂肪不能结合成脂蛋白从肝细胞中运输出去。结果使肝脏合成脂肪的速度超过肝脏输出脂肪的速度，大量脂肪在肝中积存，肝细胞发生变性、坏死，肝脏质地变脆，肝血管易损伤破裂，形成脂肪肝出血综合征。

生物素是体内许多羧化酶的辅酶，是门冬氨酸、苏氨酸、丝氨酸脱氢酶的辅酶，在丙酮酸转变为草酰乙酸、乙酰辅酶 A 转变为丙二酸单酰辅酶 A 等过程中都需要生物素作为辅酶，它对体内脂肪的合成起重要作用。当生物素缺乏时，肝脏内需要生物素为辅酶的丙酮酸羧化酶、乙酰辅酶 A 羧化酶、ATP 枸橼酸裂解酶等脂肪、糖代谢过程的限速酶，其活性均降低，糖原异生作用也降低，肝糖原和血糖浓度下降，低血糖和应激作用增加了体脂动员，血浆丙酮酸和游离脂肪酸浓度升高；同时脂蛋白酯酶活性受抑制，载脂蛋白合成受阻，脂肪从肝脏向外运输的能力下降，最终造成脂在肝肾内积蓄。

当动物营养过剩，体内脂肪积蓄过多，过于肥胖，在妊娠、饥饿、寒冷、生产、泌乳等应激条件下，能量需要增加，此时若饲料营养不足，机体便动用自身贮备的糖原，当糖原消耗殆尽，则动用体脂，大量游离脂肪酸进入肝脏；或有些营养成分，如胆碱、磷脂及其前体蛋氨酸、三甲基甘氨醛、酪蛋白等缺乏，可直接影响已合成的脂肪运出肝脏；或糖尿病时，胰岛素分泌不足，促使外周脂肪组织分解，而生长素、儿茶酚胺释放过多，对胰岛素有颉颃作用，亦可促使外周脂肪组织分解，促进脂肪向肝脏沉积；或见于四环素、某些细菌的毒素等损伤肝组织，干扰肝细胞对脂蛋白的合成，使肝内合成的脂肪无法运往脂肪组织贮存，蓄积在肝脏内。最终导致脂肪肝综合征的发生。

【临床表现】

1. 产蛋鸡 脂肪肝综合征主要发生于体况良好的重型鸡及肥胖鸡。有的鸡群发病率可高达31.4%～37.8%。病初无特征性症状，只表现肥胖，体重超过正常的 25%。当拥挤、驱赶、捕捉或抓提方法不当时，引起强烈挣扎，甚至突然死亡。病鸡精神委顿，喜卧，腹下软绵下垂，下腹部可以摸到厚实的脂肪组织，冠及肉髯色淡，或发绀，继而变黄、萎缩。鸡群产蛋率较大幅度下降，可从60%～75%下降为 30%～40%，甚至仅为 10%，有的停止产蛋。有些病鸡食欲下降，鸡冠苍白，体温正常，粪便呈黄绿色，水样；严重者嗜睡，瘫痪，进而冠、肉髯和爪变冷，可在数小时内死亡。易发病鸡群中，月均死亡率可达 2%～4%，有时可高达 20%。病鸡血清胆固醇增高到 6 050～11 450 mg/L 或以上（正常为 1 120～3 160mg/L）；血钙增高到 280～740mg/L（正常为 150～260mg/L）；血浆雌激素平均增高到 1 019mg/L（正常为 305mg/L）；450 日龄病鸡血液中肾上腺皮质胆固醇含量均比正常鸡高 57.1～70.5mg/L。此外，病鸡肝脏的糖原和生物素含量很少，丙酮酸脱羧酶活性大大降低。

2. 肉仔鸡 脂肪肝和肾综合征一般见于生长良好的肉仔鸡，10～30 日龄多发，发病突然，表现嗜睡，麻痹。麻痹由胸部向颈部蔓延，几小时内死亡；死后头伸向前方，趴伏或躺卧将头弯向背侧，病死率一般在 6%，个别鸡群达 20% 以上。有的病鸡可呈现生物素缺乏症的典型特征，如羽毛发育不良，干燥变脆，生长缓慢，喙周围皮炎，足趾干裂等。病鸡出现低糖血症，血浆丙酮酸、乳酸、游离脂肪酸水平增加，肝内糖原含量极低，生物素含量低于 0.33mg/kg，丙酮酸羧化酶活性大幅度下降，脂蛋白酶活性下降。

3. 猫、犬 表现为体躯肥胖、皮下脂肪丰富，尤其是腹下和体两侧，体态丰满，用手不易摸到肋骨，消化不良，容易疲劳，运动时易喘息，反应迟钝，不愿活动，走路摇摆，易发生骨折、关节炎、椎间盘炎、膝关节前十字韧带断裂等；有易患心脏病、糖尿病的倾向。血糖浓度升高，容易感染并产生菌血症。高度肥胖者，因心脏冠状动脉及心包周围有大量脂肪，动物表现呼吸困难，稍事运动即气喘吁吁，并产生多种器官病理。

【病理变化】

脂肪肝综合征病死鸡的皮下、腹腔及肠系膜均有多量的脂肪沉积。明显变化在肝脏，肝脏肿大，达正常肝脏的 2~4 倍，边缘钝圆，呈黄色油腻状，表面有出血点和白色坏死灶，质地变脆，易破碎如泥样，用刀切时，在刀表面上有脂肪滴附着。有的鸡肝脏破裂而发生内出血，腹腔内肝脏周围有多量大小不等的血凝块，或在肝包膜下可见到小的出血区，亦可见有较大的血肿。有的鸡心肌变性呈黄白色。有些鸡的肾略变黄，脾、心、肠道有程度不同的小出血点。组织学观察仍可见到肝细胞，但发生重度脂肪变性。肝细胞内充满脂肪空泡、大小不等的出血和机化中的血肿，零乱的脂肪空泡干扰了内部结构，有些区域显示小血管破裂和继发性炎症、坏死和增生。

脂肪肝和肾综合征的主要剖检变化在肝脏和肾脏。可见肝脏苍白，肿胀，肝小叶外周表面有小的出血点，有时出现肝被膜破裂，造成突然死亡。肾肿胀，颜色多种多样，脂肪组织呈淡粉红色，与脂肪内小血管充血有关。嗉囊、肌胃和十二指肠内含有黑棕色出血性液体，恶臭，心脏呈苍白色。组织学检查，脂肪积累在肝小叶间及肾近曲小管上皮细胞的胞浆内，产生肝、肾细胞脂肪沉着症，可发现肾脏及其许多近曲小管肿胀，病鸡的近曲小管上皮细胞呈现颗粒状胞浆，毛刷的边缘常常断裂，用 PAS 染色力不强。心肌纤维也可见脂肪颗粒，其他组织变化不明显。

【诊断】

根据病因、发病特点、临床症状、临床病理学检验结果和病理学特征即可做出诊断。

【防治】

本病以预防为主，针对病因采取防治措施。

1. 合理调整饲料结构，降低能量和蛋白质含量的比例 通过限饲，减少饲料供给量的 8%~12%；或掺入一定比例的粗纤维（如苜蓿粉）；或添加富含亚麻酸的花生油等来降低能量的摄入。同时增加蛋白质含量，特别是含硫氨基酸，饲料中蛋白质水平可提高 1%~2%。一般采用饲料代谢能与粗蛋白的比例为 160~180：1。产蛋初期取低值，后期取高值。

2. 减少应激因素 保持舍内环境安静，尽量减少噪声和捕捉因素，控制饲养密度，提供适宜的温度和活动空间，夏季做好通风降温，补喂热应激缓解剂，如杆菌肽锌等。

3. 添加某些营养物质 在饲料中供应足够的氯化胆碱（1kg/t）、叶酸、生物素、核黄素、吡哆醇、泛酸、维生素 E（10 000IU/t）、硒（1mg/kg）、干酒糟、串状酵母、钴（20mg/kg）、蛋氨酸（0.5g/kg）、卵磷脂、维生素 B_{12}（12mg/t）、肌醇（900g/t）等，同时做好饲料的保管工作，防止霉变。

4. 控制日增重 在 8 周龄时严格控制体重，不宜过肥。选择合适体重的鸡，剔除体重过大的个体。凡高于平均体重 15%~20% 的鸡均应剔除，或分群饲养，限制饲喂，控制体重增长。

5. 对发病鸡采用如下治疗方法 饲料中加入胆碱，22~110mg/kg，治疗1周；或每吨饲料中补加氯化胆碱1 000g，维生素E 10 000IU，维生素B_{12}12mg，肌醇900g，连续饲喂10~15d；或每只鸡喂服氯化胆碱0.1~0.2g，连续10d；或使用中药"水飞蓟"，按1.5%的量配合到饲料中，可使已患病的鸡治愈率达80.0%，显效率达13.3%，无效率仅6.7%，其有效成分水飞蓟素可使血液中胆固醇含量降低41.9%，血清甘油三酯降低51.5%。

6. 猫、犬脂肪肝综合征 用高蛋白、低脂肪、低碳水化合物饲喂，定时定量饲喂，是防制本病的有效措施。

（向瑞平）

七、肥胖母牛综合征

Fat Cow Syndrome

肥胖母牛综合征，又称脂肪肝病（fatty liver disease），是指干乳期过于肥胖的母牛产犊后能量负平衡，体脂动员所致发的一种以肝脏脂肪蓄积和脂肪变性为病理特征的围产期代谢病。多见于产乳量高的2~6胎经产牛。据调查，产乳量超过5 500kg的奶牛，约有1/3发生本病，且常发生于泌乳的头2周。也有产犊前和产犊后1个月发病的。肉用母牛偶有发生。发病率一般为10%~50%，在高发牛群可达50%~90%，病死率为25%。

【病因】

主要是干乳期饲喂过度而使母牛在妊娠后期和产犊时过于肥胖。如处于繁殖周期不同阶段的母牛，按同一营养标准饲养；干乳期饲以玉米青贮和多汁青草等优质饲料。因不孕而长期干乳的母牛以及散放厩舍饲养的牛易于发胖。

促发因素是，妊娠末期子宫在腹腔中占据的容积增大，使得母牛采食量减少，或因饲料短缺，而引起能量负平衡。

【发病机理】

妊娠后期采食量下降，能量摄入不足以维持自身营养和泌乳的需要，使母牛在泌乳早期发生能量负平衡，肥胖的高产母牛尤为明显。

为此机体不得不动用贮存的脂肪和蛋白质。1头高产乳牛在泌乳初期每日的代谢能如不足35MJ时，则要动用1.5kg的体组织，由皮下和内脏脂库释放游离脂肪酸，蛋白库提供生糖氨基酸。脂肪酸经血液转运至肝、肾、肌肉等器官，并在细胞内以甘油三酯的形式沉着。

体脂动员开始于产前2~3周，产前3~5d进入盛期，分娩当天达到高峰，并持续到产后1~4周。大量的脂滴沉着于肝脏等器官的细胞内，压迫亚细胞结构，使其代谢紊乱，发生脂肪变性。

据认为，脂肪肝的发生至少涉及两种机制：其一，脂动员使血清中游离脂肪酸含量增加，肝脏内甘油三酯生成增多；其二，必需脂肪酸缺乏，肝细胞生成载脂蛋白（apolipoprotein）不足，甘油三酯降解减少。肝脏以外的其他组织亦有赖于肝脏合成的载脂蛋白来制造分泌脂蛋白。脂肪在其他组织中广泛地蓄积，提示肝载脂蛋白生成不足在肥胖母牛综合征发生上确有一定的作用。

【症状】

1. 群体的临床特征 干乳期母牛过于肥胖，刚产犊母牛过于消瘦；牛群对各种感染的抵抗力降低，乳房炎、子宫炎、沙门氏菌病以及酮病、生产瘫痪等围产期疾病的发病率增加。

· 489 ·

2. 个体的临床表现 产犊后体重显著减少，泌乳量下降，食欲减退，反刍迟缓无力，瘤胃蠕动减弱，尿色发黄，酮尿、粪少而硬，并附有少量黄色黏液，对症治疗效果不佳。

中后期，病牛食欲废绝，可视黏膜黄染，嗜眠，磨牙虚嚼，呻吟。个别牛精神兴奋，哞叫，啃咬围栏。有的在最后肋骨的后方可触摸到肝脏的后缘。产犊后1周，实验室检查明显异常。

血液常规检查：白细胞总数减少，重症病例可达 3.0×10^9/L，中性粒细胞和淋巴细胞百分率和绝对数减少。生化检查，血清或血浆游离脂肪酸、胆红素、β-羟丁酸含量及谷草转氨酶、乳酸脱氢酶和 LDH_5 活性增加；葡萄糖、胆固醇、镁、胰岛素含量降低；白蛋白减少，丙球蛋白增加，白/球比值变小。肝脏活体组织检查，肝脂总量＞100mg/g，甘油三酯＞50mg/g，甲苯胺蓝染色脂肪＞20%，油红O染色脂肪＞24%。脂肪组织片的相对密度随肝脏甘油三酯含量和脂肪沉着率的增加而明显降低。肝脂肪含量与临床症状的轻重及肝脏功能的改变密切相关。

尸体剖检：心、肾、骨盆周围及网膜有大量脂肪蓄积，而皮下脂肪枯竭，肾周脂肪坏死。肝脏肿大，呈灰白色，切面多脂，质地脆弱。

病理组织学检查：光镜下肝脏呈弥漫性脂肪沉积或肝小叶中央区脂肪沉积。肝细胞肿胀，空泡变性，胞浆内有大量脂滴沉着，受损细胞可达70%。窦状隙狭窄，肝脂肪含量与窦状隙容量呈负相关。

电镜下肝细胞器结构破坏，线粒体扩张、空泡形成及脂滴沉着，粗面和滑面内质网增加，亦有脂滴沉着。胞浆内有多量的初级溶酶体和多胞体存在。

【诊断】

本病的群体诊断依据是，干乳期母牛肥胖，而新产犊母牛消瘦，围产期疾病的发病率增加。个体诊断主要依据病史、临床特征和肝脏机能检查。血液生化学检查和肝活体组织检查有助于亚临床脂肪肝的检出。

根据产后 7～13d 血液非酯化脂肪酸（NEFA）、葡萄糖和门冬氨酸氨基转移酶（AST）含量建立的下列方程，凡 Y＜0 的，即可诊断为脂肪肝，其准确率可达75%。

$$Y = -0.51 - 0.003\,2\text{NEFA}\,(\mu\text{mol/L}) + 2.84\,葡萄糖\,(\text{mmol/L}) - 0.005\,28\text{AST}\,(\text{IU/L})$$

【治疗】

治疗原则在于控制脂动员，纠正能量负平衡。常用的治疗方法有：胆碱 50g，内服，连续数日；25%葡萄糖液 1 000mL，静脉注射；日粮中添加烟酸等药物。有人针对病牛糖异生和蛋白质合成能力不足，提出先应用合成代谢类固醇，再给予葡萄糖、甘油或丙酸盐以及短效糖皮质激素。

【预防】

关键在于避免干乳期过度肥胖，维持产犊后旺盛食欲。与肥胖牛相比，瘦削母牛在产后食欲旺盛，采食量大，体重丧失小，脂肪肝发病率也低。为使母牛产后干物质的摄入迅速达到最高水平，应多喂饲优质粗饲料，少喂精料。泌乳早期，应保持日粮中含有适当比例的低降解蛋白。

肥胖母牛，可于产前 20d 在日粮中添加胆碱（50g/d），直至分娩。也可于产前 3～5d，静脉注射25%葡萄糖 1 000～2 000mL，直至产犊。

（杨 震 王 哲）

八、高脂血症

Hyperlipemia

高脂血症是指血液中脂类含量升高。以肝脏脂肪浸润、血脂升高及血液外观异常为特征。Wensing 等（1975）提出矮马高脂血症的 3 种类型：仅极低密度脂蛋白（VLDL）显著增加的为Ⅰ型；乳糜微粒和 VLDL 均明显增加的为Ⅱ型；乳糜微粒中度增加，VLDL 增加较明显的为Ⅲ型。本病多发生于矮马，驴、马和犬也有发生。

【病因及发病机理】

本病的发生与各种原因引起的采食减少和营养低下等饥饿状态或营养应激有直接的关系。冬春季节，牧草枯萎，饲料短缺，正值马匹妊娠后期或泌乳早期，营养需要量增加，极易发生能量的负平衡，而引起血脂过多。

健康马接种马传染性贫血病毒后可发生高脂血症，并随疾病的加重而日趋明显。在马传染性贫血的自然病例也偶见高脂血症。国内报道的马驹高脂血症，其原发病可能是马传染性贫血。高脂血症还偶见于垂体肿瘤、甲状腺机能减退、肾上腺皮质机能亢进、糖尿病和急性胰腺炎等疾病。

在马、兔、犬、猫，还报道有家族性高脂蛋白血症（参见遗传性疾病篇）。

在绝食和饥饿期间，脂肪组织中贮存的甘油三酯在酯酶的催化下，水解为脂肪酸和甘油，并释放入血。血中的游离脂肪酸，一部分直接为肌肉等外周组织所利用，其余大部分由肝脏摄取。肝脏的脂肪酸可完全氧化供能，或部分生成酮体，或部分再酯化为甘油三酯和磷脂。

马属动物的肝脏合成甘油三酯的能力强于酮体的生成，因此，在长期饥饿或绝食期间，马发生高脂血症，而不出现酮血症。

【症状】

病马精神沉郁，食欲减退，虚弱无力，四肢、躯干或颈部肌肉纤颤，共济失调，后期卧地不起，陷入昏迷。舌苔灰白，呼出气放恶臭。有的发生腹泻，排出恶臭的粥样粪便。有的可视黏膜黄染，腹下浮肿，体温正常或升高，呼吸和脉搏增数。

血液发淡蓝色，血清或血浆浑浊，呈乳白色乃至黄色（高胆红素血症）。血清甘油三酯含量，轻症病例 5～10g/L，重症病例 50g/L 以上。肝机能异常时，磺溴酞钠（BSP）清除试验时间延长，血清山梨醇脱氢酶（SDH）和 γ-谷胺酰转肽酶（γ-GT）活性升高。伴发氮质血症时，血清肌酐含量增加。重症病例可有代谢性酸中毒和水盐代谢异常。

【诊断】

本病无特征性临床表现，诊断主要依据血清或血浆外观呈乳白色和甘油三酯含量升高。高脂血症类型的确定应依据脂蛋白电泳谱或用超速离心法（密度分类法）测定脂蛋白的构成和含量。

【治疗】

首先应除去致病因素，增加采食量。对患有吞咽障碍或食欲废绝的病畜，可经胃管投食。

其次是应用降脂药。降脂药分为两大类：一类是抑制脂类动员的，如胰岛素和葡萄糖；另一类是清除血液中甘油三酯的，如肝素等。肝素用量为 100～250USP U，每日 2 次。据报道，胰岛素配合葡萄糖应用的降脂效果优于单独使用。体重 200kg 的矮马，单日肌内注射 30IU 鱼精蛋白锌胰岛素，口服 100g 葡萄糖，每日 2 次；双日肌内注射 15IU 鱼精蛋白锌胰岛素，每日 2 次，口服葡萄糖 100g，每日 1 次，直至血脂含量明显下降。

犬可口服或静脉注射巯丙酰甘氨酸，日剂量为 100～200mg，连续 2 周。对重症病例，应辅以液体疗法，以纠正水盐代谢和酸碱平衡紊乱。

九、黄 脂 病

Yellow Fat Disease

黄脂病又称黄膘，是指屠宰后胴体脂肪组织呈黄色，并伴有特殊的鱼腥臭或蛹臭味。以猪为多见，猫、貂、鸡等也有发生。

【病因】

通常认为与喂饲过量不饱和脂肪酸甘油酯和维生素 E 不足有关。

脂肪组织中的不饱和脂肪酸易被氧化，生成蜡样质（ceroid）。后者为 $2\sim40\mu m$ 的棕色或黄色小滴，或无定形小体，不溶于脂肪溶剂，但抗酸性染色呈很深的复红色。这种抗酸色素是脂肪组织变黄的根本原因，而且蜡样质具有刺激性，可引起脂肪组织发炎，故又称为脂肪组织炎（stetitis）。

维生素 E 是一种抗氧化剂，能阻止或延缓不饱和脂肪酸的自身氧化作用，促使脂肪细胞把不饱和脂肪酸转变为贮存脂肪。

当喂饲过量的不饱和脂肪酸甘油酯且维生素 E 缺乏时，不饱和脂肪酸氧化增强，蜡样质在脂肪组织中积聚，而使脂肪变黄。

鱼粉、鱼脂、鱼碎块、鱼下水、鱼罐头、油渣、蚕蛹等含有丰富的不饱和脂肪酸，饲喂量超过日粮 20％，连喂 1 个月，可引起本病。

玉米、胡萝卜、紫云英、芜菁等饲料含黄色色素，可沉积而使脂肪黄染。

此外，本病还与遗传有关（参见遗传性疾病篇）。

【临床表现】

病猪大多不表现明显的临床症状，常在宰后发现。病猪被毛粗糙，虚弱无力，食欲减退，增重缓慢，黏膜苍白，显现低色素性贫血。

尸体剖检：体脂呈黄色或淡黄褐色。变黄较为明显的部位是，肾周、下腹、骨盆腔、肛周、大网膜、口角、耳根、眼周、舌根及股内侧的脂肪。黄脂具有鱼腥臭味，加温时更加明显。骨骼肌和心肌呈灰白色，肝脏呈黄褐色，脂肪变性明显，肾呈灰红色。淋巴结肿大、水肿，胃肠黏膜充血。

组织学检查：脂肪组织细胞间质有蜡样质沉积，大小如脂肪细胞。由于脂肪组织发炎，常有巨噬细胞、中性粒细胞、嗜酸性粒细胞浸润。在毛细血管和小动脉周围、肝脏星状细胞和肝细胞浆内以及巨噬细胞内亦可见有蜡样质。

仅脂肪黄染而不伴有脂肪组织炎的，宰后胴体冷却后无鱼腥味，也不认蜡样质沉积。

【防治】

日粮中富含不饱和脂肪酸甘油酯的饲料应除去或限制在 10％之内，并至少在宰前 1 个月停喂。

日粮中添加维生素 E，每头每日 $500\sim700mg$，或加入 6％的干燥小麦芽、30％米糠，也有预防效果。

十、绵羊食毛症

Wool-eating of Sheep

食毛症，又称舔毛症（wool-picking），是一种异嗜癖（allotriophagia），以互相啃咬被毛或舔食脱落羊毛为特征。绵羊尤其羔羊多发。山羊亦可发生。我国东北、华北和西北均有报道。

【病因】

还不十分清楚。一般认为，饲料中矿物质（钙、磷、氯化钠、铜、锰和钴等）、维生素和蛋白质缺乏是本病的基本原因。在低钴和低铜地区群发。在土壤、饲料和饮水中锌、钼含量高的地区，发病率较高。不少学者强调，饲料中缺乏含硫氨基酸是致发本病的主要原因。

【症状】

病初，互相啃咬股、腹、尾等部位被粪便污染的被毛，或舔食散落在地面上的被毛。有的羔羊出生后即舔食母羊乳房周围的被毛，还常舔食土块、垫草、灰渣等异物。病羊被毛粗乱、焦黄，大片脱毛，皮肤裸露，食欲减退，常伴有腹泻、消瘦和贫血。

羔羊发生真胃幽门或肠毛球阻塞时，食欲废绝，排粪停止，肚腹膨大，磨牙空嚼，流涎，气喘，哞叫，摇尾，拱腰，回顾腹部，取伸展姿势。腹部触诊，有时可感到真胃或肠道内有枣核至核桃大的圆形坚韧物。

【治疗】

真胃或肠阻塞时，应及时手术，取出毛球。

【预防】

主要靠调整饲料，全价饲养。有条件的应对饲料的营养成分进行分析，有针对性地补饲所缺乏的物质。一般情况下，可用食盐 40 份、骨粉 25 份、碳酸钙 35 份、氯化钴 0.05 份混合，做成盐砖，任羊自由舔食。

近年来，用硫化物主要是有机硫，尤其蛋氨酸等含巯基的氨基酸防治本病，获得良效。

十一、痛　风

Gout

痛风又称尿酸素质（uratic diathesis）、尿酸盐沉积症（uratosis）和结晶症（crystal disease），是由于嘌呤核苷酸代谢障碍，尿酸盐形成过多和（或）排泄减少，在体内形成结晶并蓄积的一种代谢病，临床上以关节肿大、运动障碍和尿酸血症为特征。

各种动物均可发生，禽类居多。

【病因】

1. 动物性饲料过多　饲喂大量富含核蛋白和嘌呤碱的蛋白质饲料可引起本病。属于这类饲料的有，动物内脏、肉屑、鱼粉及熟鱼等。

火鸡喂饲含 50％生马肉的饲料，血中尿酸盐含量持续升高，爪部发生痛风石，但有人用含 60％和 80％蛋白质的饲料喂鸡，却不认痛风的发生。商品饲料中蛋白质含量一般不超过 20％，但照样有痛风的发生，可见高蛋白饲喂是引起本病的主要因素，但非唯一因素。

2. 遗传因素　动物中已发现遗传性痛风（参见遗传性疾病篇）。

3. 肾脏损伤　在禽类，尿酸占尿氮的 80％，其中大部分通过肾小管分泌而排泄。肾小管机能不全可使尿酸盐分泌减少，产生进行性高尿酸血症，以致尿酸结晶在实质脏器浆膜表面沉着，称为内脏痛风肾中毒型。

4. 维生素 A 缺乏　输尿管上皮角化、脱落，堵塞输尿管，可使尿酸排泄减少而致发痛风。

雏鸡每月有 3d 在饲料中添加磺胺粉末（0.15％），亦可发生痛风。

【临床表现】

恒取慢性经过。病禽精神委靡，食欲减退，逐渐消瘦，肉冠苍白，羽毛蓬乱，行动迟缓，周期性体温升高，心跳加快，气喘，排白色尿酸盐尿，血液中尿酸盐升高至 150mg/L 以上。

1. 关节型痛风　运动障碍，跛行，不能站立，腿和翅关节肿大，跖趾关节尤为明显。起初肿胀软而痛，以后逐渐形成硬结节性肿胀（痛风石），疼痛不明显，结节小如大麻子，大似鸡蛋，分布于关节周围。病程稍久，结节软化破溃，流出白色干酪样物，局部形成溃疡。尸体剖检，关节腔积有白色或淡黄色黏稠物。

2. 内脏型痛风　多取慢性经过，主要表现营养障碍，增重缓慢，产蛋减少及下痢等症状。尸体剖检，胸腹膜、肠系膜、心包、肺、肝、肾、肠浆膜表面，布满石灰样粟粒大尿酸钠结晶。肾脏肿大或萎缩，外观灰白或散在白色斑点，输尿管扩张，充满石灰样沉淀物。

【诊断】

依据饲喂动物性蛋白饲料过多，关节肿大，关节腔或胸腹膜有尿酸盐沉积，可做出诊断。关节内容物化学检查呈紫尿酸铵（ammonium purpurat）阳性反应，显微镜检查可见细针状或禾束状或放射状尿酸钠晶粒。

将粪便烤干，研成粉末，置于瓷皿中，加 10％硝酸 2～3 滴，待蒸发干涸，呈橙红色，滴加氨水后，生成紫尿酸铵而显紫红色，亦可确认。

【防治】

尚无有效治疗方法。关节型痛风，可手术摘除痛风石。为促进尿酸排泄，可试用阿托方（atophan）或亚黄比拉宗（sulphipyrazont），鸡 0.2～0.5g，内服，每日 2 次。

预防要点在于减喂动物性蛋白饲料，控制在 20％左右。调整日粮中 Ca、P 比例，添加维生素 A，也有一定的预防作用。

十二、营养衰竭症

Dietetic Exhaustion

【病因】

长期草料不足，动物处于半饥饿状态，营养缺乏，能量负平衡，是引起营养衰竭症最常见的原因。老龄动物，牙齿不良或消化吸收机能减退；母畜快速重种、双胎或多胎妊娠、榨乳过度，能量消耗过多；幼畜断乳过早、厩舍拥挤而哺乳不足，均易发生本病。继发于慢性过劳、慢性胃肠病和慢性消耗性疾病，如马鼻疽、马传染性贫血、牛结核、牛副结核、慢性寄生虫病、慢性化脓性疾病等。

【症状】

病畜精神沉郁，站立无神，不愿走动，被毛粗糙无光泽，换毛延迟易脱落，皮肤干燥多落屑，弹性降低，末梢发凉。黏膜淡红或苍白，或污秽不洁，或呈黄色，眼角常有黏液性或黏脓性分泌物。随着病程的进展，逐渐消瘦，骨架外露，肋骨可数。体温正常或偏低，脉搏快而弱，血压下降，第一心音减弱、浑浊或分裂，或有机能性心内杂音，动则发喘。食欲减退，胃肠弛缓，排粪迟滞或松软。后期，于胸腹下及四肢末端出现浮肿。重者卧地不起，发生褥疮。

【治疗】

病畜应减轻或停止使役，给予富含蛋白质且易消化的饲料，喂饲优质饲草，豆科植物应占50%，并补喂食盐、矿物质和维生素。

治疗可输注含有葡萄糖和氨基酸的平衡电解质溶液，亦可施以自家血疗法或输注全血。

（王 哲 李艳飞 刘国文）

第二章　矿物质代谢障碍

一、反刍动物低血镁搐搦

Ruminant Hypomagnesemic Tetany

反刍动物低血镁搐搦是低镁血症所致发的一组以感觉过敏、精神兴奋、肌强直或阵挛为主要临床特征的急性代谢病。包括青草搐搦或蹒跚（grass tetany or stagger）、麦草中毒（wheat pasture poisoning）、泌乳搐搦（lactation tetany）及全乳搐搦（whole-milk tetany）。

1930 年由荷兰 Sjollema 所首报，其后许多国家相继发生，我国亦有报告。常见于泌乳母牛，其次为犊牛（2～4 月龄）、肉牛和水牛，干乳牛、公牛、绵羊和山羊也有发生，且多见于放牧的牛、羊。各国发病率差异较大，一般为 1%～2%，最高可达 50%，病死率颇高，乳牛为 50%，肉牛为 100%。

【病因】

主要原因是牧草中镁含量缺乏或存在干扰镁吸收的成分。

1. 牧草镁含量不足　火成岩、酸性岩、沉积岩，特别是砂岩和页岩的风化土含镁量低；大量施用钾肥或氮肥的土壤，植被含镁量低；禾本科牧草镁含量低于豆科植物，幼嫩牧草低于成熟牧草。幼嫩禾本科牧草干物质含镁量为 0.1%～0.2%，而豆科牧草为 0.3%～0.7%。

2. 镁吸收减少　大量施用钾肥的土壤，牧草不仅镁少，而且钾多，可竞争性地抑制肠道对镁的吸收，促进体内镁和钙的排泄。牧草 K/Ca＋Mg 摩尔比为 2.2 以上时，极易发生青草搐搦。偏重施用氮肥的牧场牧草含氮过多，在瘤胃内产生多量的氨，与磷、镁形成不溶性磷酸铵镁，阻碍镁的吸收。机体对镁的吸收和利用因年龄而异，新生犊牛吸收镁的能力很强，可达 50%，至 3 月龄时明显下降，成年母牛对镁的吸收率变动很大，为 4%～35%。磷、硫酸盐、锰、钠、柠檬酸盐以及脂类亦可影响镁的吸收。

3. 天气因素　据调查，95% 的病例是发生在平均气温 8～15℃的早春和秋季，降雨、寒冷、大风等恶劣天气可使发病率增加。

【发病机理】

体内镁保持恒定，依赖于镁的生理需要与肠道吸收之间的相对平衡。

乳汁镁含量相对恒定，体重 500kg 的母牛，日产奶 30kg，每日从乳中排泄 3.6g 镁，泌乳量越高耗镁量越大，是决定镁生理需要量的主要因素。据估算，泌乳母牛每天需要摄入 20g 以上的镁，才有可能满足生理需要。在春末夏初或秋季，特别是降雨之后，包括麦类、禾谷类植物在内的牧草生长迅速，植物吸收镁不充分，其干物质含镁量往往低于 0.2%。在低镁牧地连续放牧 1～3 周，可使血镁含量降低。牛和羊血清镁和钙含量分别为 0.8～1.2mmol/L（2～3mg/dL）和 2～3mmol/L（8～12mg/dL），当血清镁下降至 0.72mmol/L（1.8mg/dL）时，机体即开始动员骨骼贮存的镁进入细胞外液。而骨骼中的镁系以 $Mg_3(PO_4)_2$ 和 $MgCO_3$ 的形式存在，不同于骨钙，很难应急动员出来；血镁降低达 0.4mmol/L（1.0mg/dL）左右时，血清钙也开始降低；血镁降低达 0.28mmol/L（0.7mg/dL）时，病畜呈现兴奋症状；达到 0.2mmol/L（0.5mg/dL）时，则发生致死性强直性肌肉阵挛。

新近的研究表明，脑脊液中镁含量降低是致发搐搦的决定因素。一般而言，哺乳动物神经肌肉的兴奋性与细胞外液中 Na^+ 和 K^+ 之和成正比，而与 Ca^{2+}、Mg^{2+} 和 H^+ 之和成反比，其函数关系如下式：

$$兴奋性 \propto \frac{[Na^+] + [K^+]}{[Ca^{2+}] + [Mg^{2+}] + [H^+]}$$

血清镁和钙含量，特别是脑脊液镁含量降低时，神经兴奋性增加，表现为感觉过敏，精神兴奋，肌肉痉挛。

【临床表现】

因病程类型而不同。

1. 超急性型 病畜突然扬头吼叫，盲目疾走，随后倒地，呈现强直性痉挛，2～3h 内死亡。

2. 急性型 病畜惊恐不安，离群独处，停止采食，盲目疾走或狂奔乱跑。行走时前肢高抬（high-stepping action），四肢僵硬，步态蹒跚，常因驱赶而跌倒。倒地后，口吐白沫，牙关紧闭，轧齿，眼球震颤，瞳孔散大，瞬膜外露，全身肌肉强直，间有阵挛。脉搏疾速，可达 150 次/min，心悸如捣，心音强盛，远扬 2m 之外。体温升高达 40.5℃，呼吸加快。

3. 亚急性型 起病症状同急性型。病畜频频排粪、排尿，头颈回缩，前弓反张，重症有攻击行为。

4. 慢性型 病初症状不明显，食欲减退，泌乳减少。经数周后，呈现步态强拘，后躯蹒跚，头部，尤其上唇、腹部及四肢肌肉震颤，感觉过敏，施以微弱的刺激亦可引起强烈的反应。后期感觉丧失，陷入瘫痪状态。

实验室检查：突出而固定的示病性改变是低镁血症，血清镁低于 0.4mmol/L（1.0mg/dL），大多为 0.28～0.20mmol/L，重者可低于 0.04mmol/L；脑脊液镁往往低于 0.6mmol/L，尿镁亦减少。

常见的伴随改变是低钙血症和高钾血症。由于血镁下降幅度大于血钙，Ca/Mg 比值由正常的 5.6 提高至 12.1～17.3。

【诊断】

在肥嫩牧地或禾本科青绿作物田间放牧的牛、羊，表现兴奋和搐搦等神经症状的，即应怀疑本病。根据血清镁含量降低及镁剂治疗效果显著，可确定诊断。

应注意与牛急性铅中毒、低钙血症、狂犬病及雀稗麦角真菌毒素中毒等具有兴奋、狂暴症状的疾病相鉴别。

【治疗】

单独应用镁盐或配合钙盐治疗，治愈率可达 80% 以上。

常用的镁制剂有，10%、20% 或 25% 硫酸镁液，及含 4% 氯化镁的 25% 葡萄糖液，多采用静脉缓慢注射。

钙盐和镁盐合用时，一般先注射钙剂，成年牛用量为 25% 硫酸镁 50～100mL、10% 氯化钙100～150mL，以 10% 葡萄糖溶液 1 000mL 稀释。绵羊和犊牛的用量为成年牛的 1/10 和 1/7。一般在注射后 6h，血清镁即恢复至注射前的水平，几乎无一例外地再度发生低血镁性搐搦。

为避免血镁下降过快，可皮下注射 25% 硫酸镁 200mL，或在饲料中加入氯化镁 50g，连喂4～7d。

【预防】

为提高牧草镁含量，可于放牧前喷洒镁盐，每2周喷洒1次。按每公顷35kg硫酸镁的比例，配成2％的水溶液，喷洒牧草。也可于清晨牧草湿润时，喷洒氧化镁粉剂，剂量为每头牛每周0.5～0.7kg。

低镁牧地，应尽可能少施钾肥和氮肥，多施镁肥。

由舍饲转为放牧时要逐渐过渡，起初放牧时间不宜过长，每天至少补充2kg干草，并补喂镁盐。

对放牧牛可投服镁丸（含86％的镁、12％的铝和2％的铜），其在瘤胃内持续释放低剂量镁可达35d。每头牛投服2枚即可达到预防目的。

（徐忠宝　王　哲　李艳飞）

二、纤维性骨营养不良

Fibrous Osteodystrophy

纤维性骨营养不良，是成年动物骨组织进行性脱钙，骨基质逐渐被破坏、吸收，而为增生的纤维组织所代替的一种慢性营养性骨病。

临床上以骨骼肿胀变形和跛行为特征。本病主要见于马属动物，猪和山羊亦可发生。发病不分地区、性别和季节，冬末春初日照短少时更为多见。

【病因及发病机理】

饲料中钙少磷多或两者比例不当是本病的主要原因。骨盐的沉积，要求日粮中的钙、磷不仅要有一定的数量，而且要有适当的比例。成年马每日钙、磷的最佳摄食量分别为20～26g和20g，日粮中合理的钙、磷比例为1.3～2：1。若饲料中磷多钙少或钙多磷少，则过多的磷与钙结合，或过多的钙与磷结合，都会形成不溶性的磷酸钙随粪排出，造成缺钙或缺磷，影响骨盐沉积。

精料中稻谷、糠麸、豆类等含磷较多，而钙相对不足。麸皮和米糠的钙、磷比例分别是0.22：1.09和0.08：1.42，粗料如谷草、干草等含钙量较高。马、骡长期偏喂富磷饲料或草料搭配不当，均易发生本病。

马的发病试验证明，不管其摄入的总钙量如何，只要钙、磷比为1：2.9或更大，即可发病；而钙、磷比为1：0.9～1：1.4，则不发病；低钙饲料，每日摄钙2～3g，而钙、磷比为1：13时，5个月内发病；常钙饲料，每日摄钙26g，而钙、磷比为1：5时，约在1年左右显现症状。

饲料中植酸盐及脂肪过多，可影响钙的吸收，促使本病发生。饲料中的植酸，可与钙结含形成不溶性植酸盐，在小肠前段不能水解吸收利用。试验表明，10g植酸可使7g钙不被吸收。

植酸还可能促使维生素过多消耗，从而妨碍钙的吸收和骨盐的沉着。因此，长期以麸皮、糠类及豆类等富含植酸盐的饲料喂马，易促使本病的发生。

脂肪过多时，在肠道内分解产生大量的脂肪酸，后者与钙结合，形成不溶性皂钙，随粪便排出，障碍钙的吸收。

管理不当，如长期休闲或长期过劳，劳逸不均，也会促进本病的发生。

【症状】

病马精神不振，喜欢卧地，背腰僵硬。站立时两后肢频频交替负重。行走时步样强拘，步幅短缩，往往出现一肢或数肢跛行。跛行常交替出现，时轻时重，反复发作。病马不耐使役，容易疲劳出汗。

疾病进一步发展，则骨骼肿胀变形。多数病马首先出现头骨肿胀变形，常见下颌骨肿胀增厚，轻者边缘变钝，重者下颌间隙变窄；上颌骨和鼻骨肿胀隆起，颜面变宽。由于整个头骨肿胀隆起，故有"大头病"之称。

有的鼻骨高度隆起，致使鼻腔狭窄，呈现吸气性呼吸困难，伴有鼻腔狭窄音。牙齿磨灭不整、松动，甚至脱落。病马硬腭凸出，咀嚼困难，加上牙齿疼痛，常常在采食中吐出草团，中兽医称"翻胃吐草"。其次是四肢关节肿胀变粗，肩关节肿大最为明显。长骨变形，脊柱弯曲，往往呈"鲤鱼背"。

病至后期，常卧地不起，使肋骨变平，胸廓变窄。骨质疏松脆弱，容易骨折，穿刺时容易刺入。严重的，病马逐渐消瘦，肚腹蜷缩，陷于衰竭。

在整个疾病过程中，病马常出现舐墙吃土、啃咬缰绳等异嗜现象和慢性消化不良症状。体温、脉搏、呼吸一般无变化。尿液澄清透明，呈酸性反应。

猪的纤维性骨营养不良　骨损害的部位及症状与马相似，严重病例难以站立和行走，骨关节和面部肿大变形。

【病程及预后】

取慢性经过，数月、经年乃至数年。

轻症的，除去病因，改善饲养管理，疾病停止发展，适当治疗，多可治愈。

重症的，骨组织发生严重变化，丧失使用价值，预后不良。

【诊断】

根据病畜腰硬喜卧跛行，骨骼肿大变形和额骨穿刺易刺入并固定全针等临床特征，结合高磷低钙日粮等生活史，即可确定诊断。

临床上应注意与风湿症、腱鞘炎、蹄病等所致的跛行进行鉴别，但这些类症均无骨病体征，且单纯钙剂治疗无效。

在猪，应注意鉴别骨软骨病、锰缺乏症（骨短粗症）和泛酸缺乏症。

【治疗】

治疗原则是调整日粮结构，及时补钙和促进骨盐沉着。

1. 调整日粮结构　主要是调整日粮中的钙、磷比例，注意饲料搭配，减喂精料，特别要减少或除去日粮中的麸皮和米糠，增喂优质干草和青草，使钙、磷比例保持在 $1\sim2:1$ 的范围内，不得超过 $1:1.4$，兼有防治效果。

2. 补充钙剂　常用南京石粉 $100\sim200g$，每日分 2 次混于饲料内给予。10%葡萄糖酸钙液 $200\sim500mL$，静脉注射，每日 1 次。为促进钙盐吸收，可用骨化醇液 $10\sim15mL$，分点肌内注射，每隔 1 周注射 1 次。在猪，可按上述剂量的 1/5 用药。

3. 对症疗法　为缓解疼痛，可用撒乌安液 150mL，或 10%水杨酸钠液 $150\sim200mL$，静脉注射，每日 1 次，连用 $3\sim4d$。为调节胃肠机能，可酌用健胃剂。

【预防】

要点在于合理饲养，注意日粮搭配。

经常添加南京石粉可有效地预防本病的发生。在本病流行区，可按 5%的比例与精饲料混合，全年添加。

贝壳粉、蛋壳粉也有效，但不应单纯补充骨粉。

三、马趴窝病

Downer Disease in Mare

马趴窝病，特指妊娠母马产前、产后发生的一种营养性骨病——纤维性骨营养不良，主要临床表现为围产期腰腿僵硬，明显跛行和卧地不起。

趴窝病仅发生于妊娠母马的围产期，或散发或群发，临产前至产后 20d 以内发病的居多，有明显的季节性，主要发生于产驹季节，4～5 月份的病例，占发病总数的 80％左右。

本病呈地方流行性，主要发生在中国东北地区，1953 年由胡祥壁所首报。国外一直未见类似报道。

【病因】

马趴窝病的病因比较复杂，尚未查明。据认为，主要原因是日粮中钙含量不足或钙、磷比例不当；饲喂富含植酸盐的饲料（如麸皮、米糠等）过多，影响钙、磷吸收；妊娠期或泌乳期母马钙、磷需求量增大。

母马在妊娠期和泌乳期，特别是在妊娠末期和泌乳高峰期，对钙、磷特别是对钙的需求量增大。在此期间，日粮中至少要增加 10％～20％的钙，才能满足母马妊娠和泌乳的需要。如果日粮中钙不足或钙、磷比例不当，尤其是喂饲豆饼、麦麸、米糠等含磷、含植酸盐丰富的精料过多（每日 2.5kg 以上），而又不增加摄钙量，势必造成钙、磷代谢平衡失调。

由于机体缺钙，刺激甲状旁腺，使其机能亢进，甲状旁腺激素分泌增加，动员骨钙以维持胎儿骨骼发育和泌乳对钙的需求，结果骨质进行性脱钙，继以骨结缔组织增生，而发生纤维性骨营养不良。

【症状】

恒在围产期突然发病，病情发展较快。突出的临床表现是程度不同的运动障碍和骨质疏松，额骨穿刺多为阳性（占 86.2％）。本病可分为轻症、中症和重症 3 型。

1. 轻症 病马腰腿僵硬，站多卧少，运步不灵活，出现不明原因的一肢或数肢跛行，体温、脉搏、呼吸、食欲及精神状态等全身症状无明显改变。

2. 中症 病马卧多站少，卧地难起；站立时，肢体不稳，出现轻度肌肉震颤；运步时，步样强拘，步幅短缩，细步急走；有的行走数步即停止前进或卧地不起。骨突部有轻度褥疮。全身症状较为明显，体温稍升高，脉搏增数（60～80 次/min），呼吸加快，食欲减退。

3. 重症 病马长期卧地不起，人工抬起也难站立和行走，站立片刻即出现重度肌肉震颤，很快倒地。骨突部有重度褥疮，常出现并发症或继发症，如蹄叶炎、跗关节、球节、冠关节肿胀、四肢屈肌腱撕裂，屈腱炎等。全身症状重剧，精神沉郁，食欲减退或废绝，结膜潮红或发绀，体温稍增高，脉搏疾速（80 次/min 以上），呼吸加速或促迫。

X 射线检查：趴窝病马 X 射线检查的病变部位主要在蹄部。主要病变是：指（趾）骨脱钙，表现为系骨、冠骨和蹄骨的骨密度普遍降低，骨皮质相对变薄，骨髓腔相对增大，骨小梁稀疏；指（趾）关节间隙增宽，重者关节面变得模糊；指（趾）骨脱位，包括冠关节、蹄关节的脱位和下籽骨移位；指（趾）骨撕裂性骨折；指（趾）骨轴线破折。疾病后期或恢复后常可见骨折及脱位的后遗症，表现为骨痂形成，屈腱骨化，骨化性骨膜炎，软组织骨化，永久性指（趾）骨轴线破折、脱位，以及蹄骨变形等。

【病程及预后】

轻症和中症病马，只要除去病因，改善饲养管理，及时治疗，多数可以治愈；重症病马，常继发褥疮和骨折，疗程较长，护理困难，预后慎重。

【诊断】

根据妊娠母马产前产后 20d 左右发生不明原因的腰腿僵硬，明显跛行，或卧地不起，结合额骨穿刺阳性，病蹄 X 射线检查呈现骨组织脱钙，指（趾）骨间隙增宽等骨营养不良变化，不难做出诊断。

鉴别诊断要注意肌肉风湿症和蹄叶炎。趴窝病常伴发或并发这两种病，但单纯性肌肉风湿症或蹄叶炎，额骨穿刺呈阴性，蹄部 X 射线检查不显示骨骼的病理变化。

【治疗】

治疗原则是调整日粮，加强护理；补充钙剂，促进骨盐沉着；镇痛消炎，对症处置。

1. 补充钙剂，促进骨盐沉着　可选用 5％葡萄糖氯化钙液 250mL，或 10％葡萄糖酸钙液 500mL，或 10％氯化钙液 200mL，静脉注射，每日 1 次。对严重缺钙、体格较大的病马，可每日 2 次；对有食欲者，可每日配合应用南京石粉 100～200g，混饲喂给，直到痊愈为止。

2. 镇痛消炎，对症处置　患肢疼痛明显者，可用 0.25％盐酸普鲁卡因液 100～200mL，静脉注射；或用 0.25％盐酸普鲁卡因液 20mL 加青霉素 20 万～40 万 U，疼痛肢跗（掌）神经、指（趾）动脉、跗背外侧动脉处封闭，隔日 1 次，一般经 1～3 次患肢疼痛即可显著减轻。

病马血钾偏低，有心动过速等症状时，可用 2％氯化钾溶液 100mL，静脉缓慢注射。

血磷偏低者，可用 12.5％磷酸二氢钠 500mL，静脉注射，每日 1 次。

对继发蹄骨深屈肌腱附着点撕裂性骨折和冠、蹄关节间隙增宽的病马，可装钉长尾连尾蹄铁；体温升高者可伍用抗生素类药物，以控制炎症发展。

3. 调整日粮，加强护理　调整日粮中的钙、磷比例，注意饲料配搭，减喂精料，特别要减喂富含磷和植酸盐的饲料，如高粱、玉米、豆饼、麦麸、米糠等饲料，多喂优质干草或青草。

长期趴窝者，要厚垫褥草，勤翻马体，防止褥疮；能勉强站立．或发生褥疮者，要用吊马带辅助站立；能够行走的病马，要适当运动，多晒太阳。

【预防】

主要在于加强饲养管理，母马妊娠期间减喂精料，特别是要减喂麦麸和米糠，多喂优质干草或青草；产驹前也应照常使役，或适当运动，多晒太阳；在趴窝病流行区，于妊娠期间和产后 1 个月内每日补喂南京石粉 100g，可有效地预防趴窝病的发生。

四、骨 软 病

Osteomalacia

骨软病，是指成年动物发生的一种以骨质进行性脱钙，未钙化的骨基质过剩为病理学特征的慢性代谢性骨质疏松症。临床上以运动障碍和骨骼变形为特征。本病主要发生于牛，有一定的地区性，主要发生于土壤严重缺磷的地区，干旱年份之后尤多。

【病因】

日粮中磷含量绝对或相对缺乏是牛、羊发生骨软病的主要原因。

在成年动物，骨骼中的矿物质总量约占 26％，其中钙占 38％，磷占 17％，钙、磷比例约为 2：1。因此，要求日粮中的钙、磷比例基本上要与骨骼中的比例相适应。但不同动物对日粮中钙、磷比例的要求不尽一致。日粮中合理的钙、磷比：黄牛为 2.5：1；泌乳牛为 0.8：0.7；猪为 1：1。日粮中磷缺乏或钙过剩时，这种正常比例关系即发生改变。

草料中的含磷量，不但与土壤含磷量有关，而且受气候因素的影响。在干旱年份，植物茎叶含磷量可减少 7％～49％，种子含磷量可减少 4％～26％。

我国安徽省淮北地区和山西省晋中东部山区属严重贫磷地区，土壤平均含磷量为 0.047％～0.12％，有的甚至在 0.002％以下。在这些地区，尤其干旱年份，常有大批耕牛暴发骨软病。

近年来，我国有些地区在养牛业中，仿效防治马纤维性骨营养不良而单纯补充大量南京石粉（含碳酸钙 99％），忽视了补饲麸皮、米糠等含磷丰富的饲料，使得日粮中钙过剩，而磷相对不足，钙、磷比例失调。有的奶牛场，日粮中的钙、磷比例高达 54：1，导致奶牛骨软病的大批发生。

【发病机理】

由于钙、磷代谢紊乱，为满足妊娠、泌乳及内源性代谢对钙、磷的需要，骨骼发生进行性脱钙，未钙化骨质过度形成，结果骨骼变得疏松、脆弱，常常变形，易发骨折。

【临床表现】

病初，表现为异嗜为主的消化机能紊乱。病畜舔墙吃土，啃槽嚼布，前胃弛缓，常因异嗜而发生食管阻塞、创伤性网胃炎等继发症。

随后，出现运动障碍。表现为腰腿僵硬，拱背站立，运步强拘，一肢或数肢跛行，或各肢交替出现跛行，经常卧地而不愿起立。

病情进一步发展，则出现骨骼肿胀变形。四肢关节肿大疼痛，尾椎骨移位变软，肋骨与肋软骨结合部肿胀。发生骨折和肌腱附着部撕脱。额骨穿刺阳性。

尾椎骨 X 射线检查：显示骨密度降低，皮质变薄，髓腔增宽，骨小梁结构紊乱，骨关节变形，椎体移位、萎缩，尾端椎体消失。

临床病理学检查：血清钙含量多无明显变化，多数病牛血清磷含量显著降低。正常牛的血清磷水平是 1.615～2.261mmol/L（5～7mg/dL），骨软病时，可下降至 0.904～1.389mmol/L（2.8～4.3mg/dL）。血清碱性磷酸酶水平显著升高。

【诊断】

依据异嗜、跛行和骨骼肿大变形，以及尾椎骨 X 射线影像等特征性临床表现，结合流行病学调查和饲料成分分析结果，不难做出诊断。磷制剂治疗有效可作为验证诊断。

类症中应首先考虑到慢性氟中毒，后者具有典型的釉斑齿和骨脆症，饮水中氟含量高，可资区别。

【防治】

关键是调整不合理的日粮结构，满足磷的需要。

补充磷剂，病牛每天混饲骨粉 250g，5～7d 为一疗程，轻症病例多可治愈。重症病例，除补饲骨粉外，配合应用无机磷酸盐，如 20％磷酸二氢钠液 300～500mL，或 3％次磷酸钙液 1 000mL，静脉注射，每天 1 次，连用 3～5d，多可获得满意疗效。绵羊的用药剂量为牛的 1/5。

调整日粮，在骨软病流行区，可增喂麦麸、米糠、豆饼等富磷饲料，减少南京石粉的添加量（不宜超过 2％）。

国外多采用牧地施加磷肥以提高牧草磷含量，或饮水中添加磷酸盐，以防治群发性骨软病。

五、猪骨软骨病

Swine Osteochondrosis

骨软骨病，又称"弱腿症"（leg weakness）、骨关节病（osteoarthrosis）、自发性骨损害（spontaneous lesions of bone），是猪的一种以骨生长板软骨和骨骺生长软骨的软骨内骨化障碍为基本病理变化，以骨关节变形和运动障碍为主要临床特征的自发性软骨发育不良（dyschondroplasia）。本病广泛发生于现代商品猪，尤其是在猪的快速生长阶段。一些欧美国家报道，每年约有 30％～40％的种猪因此而被淘汰，在个别猪场，育成猪发病率高达 88％。近年来，我国一些进口种猪场也发生了与骨软骨病相类似的疾病。

【病因】

猪骨软骨病的病因一直是研究的重点。有许多因素曾被看做是骨软骨病的病因，但确切的病因至今尚未弄清。一般认为是由于遗传、营养、管理等多种因素综合作用的结果，其中以遗传因素较为主要。

许多研究证实，骨软骨病是可遗传的，且遗传系数比较大（0.2～0.4），尽管本病可发生于所有的现代商品猪，但品种不同，其发生率及病变程度亦不同。生长速度快、瘦肉率高的商品猪，其发病率高。即使同一品种的猪，分别给以不同增重率的处理后，其增重快者发病率高，病情也重。因此，本病广泛发生于瘦肉型商品猪，尤其快速增重阶段（5～6 月龄，体重＜100kg），据认为这是选育后的瘦肉型猪，肌肉量增加，肌肉与骨骼的比值增大的结果。

营养和管理因素对本病有促发作用。据报道，高能量的饲料或自由采食的猪增重快，发病率高，病情重；反之，低能量的饲料或限制采食，则可降低发病率，减轻病情。

通过多方研究，还未证实某些可致病因素，如 Ca、P、Mg、Mn、Cu 等矿物元素和维生素 D、维生素 A、维生素 C 等维生素与本病的发生有关。

集约化密集型养猪场，由于猪运动量不足，可促使骨软骨病发生；扩大圈舍的面积，增加运动量，则可以减少本病的发生。

【发病机理】

由于病因不明，对骨软骨病的发病机理尚处于探索阶段。一般认为，软骨骨化受阻的原因可能是导致骨软骨病发生的一个重要机制，而骨化受阻的原因则是骨骺的血液供应受到了破坏。压迫是骨骺血管遭受破坏的一个原因，而骨骺软骨的异常增厚又成为血管祥穿入骨化的软骨的机械性屏障。因此，体重相对于肢蹄过速增长，引起血管床受压，应是骨软骨病发生的一个决定性因素。但也有人认为，干骺端血管异常可能是先天性的，异常的血管系统不能穿透软骨，故不能为软骨发育提供合适的营养。

在不断增加的体重的压迫下，骨化不全的骨骺易裂开，深层软骨易坏死，裂缝从坏死的软骨延伸至表面，引起骨软骨分离，发展为骨关节病，而骨生长板的损害及骨化受阻是长骨变形变短的原因。

【症状】

主要表现慢性、进行性、多发性肢蹄变形和运动障碍，体温、脉搏、呼吸、食欲、营养等全身状况无明显异常。重症病猪常消瘦衰竭、卧地不起而继发褥疮，死于败血症。

早期，患猪运步强拘，拱腰，肢蹄无明显变形。中期，患猪喜卧，起立困难，哄赶时嚎叫，易摔倒。站立时拱腰，蹄尖着地。运步时步幅短小，体躯摇摆，跛行明显，尤以后肢为重。患肢变形，腕、系、冠部背侧常因磨损而肿胀、破溃。后期，高度运动障碍，肢蹄明显变形。腕部着地爬行，或呈犬坐姿势，以至卧地不起。长骨弯曲扭折。关节肿大敏感。蹄形不正。

X射线影像：生长板边缘不整，宽窄不一，生长板内散在有密影，干骺端边缘及深部出现不规则形透亮区，骨骺的骨小梁增生致密，关节面不平滑，有小的缺损。缺损部外周骨小梁增生致密。

【诊断】

依据发生情况，结合骨关节变形、运动障碍等临床特征以及骨关节软骨损害X射线影像特征性所见，即可做出诊断。

【防治】

目前尚无有效防治措施，大多急宰或淘汰。

（张乃生　杨正涛）

六、胫骨软骨发育不良
Tibial Dyschondroplasia

胫骨软骨发育不良（tibial dyschondroplasia，TD）是胫跗骨近端生长板软骨细胞发育异常而导致家禽运动障碍和站立困难的群发性疾病。

临床特征：胫骨的干骺端肿大、胫跗骨弯曲、运动障碍和瘫痪。

病理特征：胫骨干骺端生长板软骨细胞增生，形成无血管的玉白色的"软骨栓"。

常见于生长速度快的肉鸡，其次是火鸡和鸭，世界各国均有发生。

【病因】

1. 生长快速　生长快速的肉鸡、火鸡和鸭多发，说明遗传因素在TD的发生上起重要作用。人们已经选育出TD发病率高的品系，这进一步证明了遗传诱因的存在。雄性肉鸡TD发生率明显高于雌性，与其生长过快有关，也与其遗传特质有关。

肉鸡TD多发生于4周内，即骨骼快速生长的阶段。体成熟的肉鸡不会发生。

2. 日粮阴阳离子失衡　低钙或高磷可增加肉鸡的TD发病率。日粮有效磷从0.45％提高到1.15％，能使肉鸡TD发生率升高到76％。日粮钙从0.95％提高到1.30％，能使TD的发生率从16.1％降至7.3％，严重TD的发生率从34.4％降至17.2％。

钙、磷比是影响TD的主要因素，随着鸡日粮中钙与可利用磷的比例增加，胫骨软骨发育不良的发生率也会降低。当钙/有效磷的比例从0.637提高到1.738时，4周龄的TD发生率从100％降至22％。肉鸡日粮钙、磷比前期为1.88～1.91，后期为2.51～2.53时，鸡表现出最好的生产性能，但患胫骨软骨发育不良时发病率增高；当钙、磷的比例分别提高为2.80～2.85和3.37～3.38时，胫骨软骨发育不良的发病率最低。

日粮中氯的含量增多，可提高肉鸡TD的发生率。提高日粮硫的含量可增加TD的发生率。总之，高氯、磷、硫离子可不同程度地诱发肉鸡TD，而提高钾、钠、镁、钙离子可降低TD的发生率。阳离子可减少阴离子过多引起的TD。通常认为日粮中电解质失衡所引起的代谢性酸中毒能导致TD的发生。

3. 微量元素缺乏　铜缺乏可诱发肉鸡TD；日粮中锰、锌缺乏，胫骨软骨发育不良的发病率增高。

4. 维生素缺乏或过多　低维生素 D_3 日粮可提高 TD 发生率。日粮中添加适量的维生素 D_3，可预防 TD 的发生。一般认为，维生素 D_3 预防胫骨软骨发育不良的有效剂量为 1，25 - $(OH)_2D_3$ $10\mu g/kg$ 或 25 - (OH) D_3 $75\mu g/kg$。补充维生素 C 可促进维生素 D_3 代谢产物的产生，有助于软骨的钙化，防止 TD 的发生。日粮中维生素 A 过多，可提高 TD 发病率，这主要是维生素 A 与维生素 D_3 具有颉颃作用。也有报道，缺乏生物素，可促进胫骨软骨发育不良的发生。肉鸡日粮中添加 $150\sim300\mu g/kg$ 生物素，能有效防止肉鸡胫骨软骨发育不良的发生。

5. 日粮氨基酸失衡　日粮中含硫氨基酸（胱氨酸、半胱氨酸）过高，可提高肉鸡 TD 的发生率。

6. 毒素与化学物质　2%～5%玫瑰红镰刀菌（*fusarium roseum*）所污染的大米，能导致肉仔鸡发生 TD。二硫化四甲基秋兰姆（thiram）在日粮中超过 30mg/kg，也可诱发 TD。双硫仑（antabuse）是 thiram 类似物，也能诱发 TD，但毒力不及 thiram。

【发病机理】

肉鸡 TD 的发病因素极其复杂。各种因素可能通过各种不同的作用途径或机制诱导 TD 的发生。因此，学者们从不同的研究角度进行了探讨，形成了许多学说，但尚未真正弄清其作用机理。

1. 代谢性酸中毒说　日粮电解质平衡可能通过影响钙的代谢而起作用。增加日粮钙导致生长板软骨钙积累增加，钙积累区域在生长板的增生区和前肥大区，钙积集到生长板的线粒体中，促进了钙化过程，激发了肥大作用，引起软骨细胞的成熟和重吸收，保证正常的血管化和软骨内骨化。未钙化的软骨含有抗侵入因子，即由几种蛋白质构成的可提取物，包括蛋白酶抑制因子和某些抗内皮细胞增生物质，能抵抗干骺端血管侵入生长板软骨。

1，25 $(OH)_2D_3$ 与软骨细胞的分化、成熟有关，还能通过激发软骨细胞基质小囊中与钙化有关酶的活性，来促进基质小囊的钙化。1，25 $(OH)_2D_3$ 是特殊的免疫调节因子。它能通过激活巨噬细胞，在生长板胶原的降解代谢、血管生成中起作用。

日粮电解质平衡失调引起的酸中毒可能会影响血液和局部组织（生长板）的 1，25 $(OH)_2D_3$ 含量，从而影响到生长板软骨的降解、血管生成和钙化。在正常状态下，生长板的 pH（7.58）高于血液 pH（7.38）。日粮电解质会影响生长板软骨细胞微环境的酸碱平衡，也可能损害到氧和养分的供给，使有氧代谢和钙离子转运紊乱，软骨细胞正常的分化、生长和成熟受到影响，生长板不能正常钙化，而导致 TD 的发生。

体内酸碱平衡，与日粮阴阳离子平衡有关，也与内源产酸有关。内源产酸主要来源于日粮中的含硫氨基酸。日粮中添加含硫氨基酸，可提高 TD 的发病率，据认为与其氧化产酸，使体内酸碱平衡失调有关。

2. D_3 代谢产物缺乏说　据报道，1，25 $(OH)_2D_3$ 在软骨细胞的分化、发育和钙化中起重要作用。有人认为 1，25 $(OH)_2D_3$ 可能通过调节肠道对钙的吸收，而控制 TD 的发生；也有人认为 1，25 $(OH)_2D_3$ 能通过激发生长板软骨细胞的与钙化有关的酶来影响 TD 的发生。TD 是由于生长板软骨细胞未能分化成肥大细胞，而造成前肥大细胞大量堆积所致。1，25 $(OH)_2D_3$ 能通过特定基因，激发软骨细胞分化、成熟，呈肥大状态。但详细的作用机制至今不明。

3. 血管缺乏说　TD 病鸡的胫骨近端生长板前肥大区极度增生，形成"软骨栓"，栓内无血管形成。对于无血管的成因，提出三种假设：一是干骺端血管异常，不能穿入生长板软骨；二是生长板软骨异常，干骺端血管无法穿入；三是生长板软骨于干骺端血管前沿的重吸收不完全，阻止干骺端血管侵入，并提出 TD 的各种致病因素可通过影响血管形成和穿入这一环节联系起来。

【症状】

自发或人工诱发 TD，最早发生于 1～2 周龄肉鸡和火鸡，鸡群中高达 30%的鸡有软骨发育异常的病变，但大多数不显示临床症状。TD病鸡跛行发生率不等，1%～40%。

病鸡胫骨关节肿大、胫跗骨弯曲、畸形。肉鸡4周龄、火鸡10周龄后行走困难，步态呆板，严重者瘫痪，飞节着地，不能采食和饮水，增重与采食量明显下降。另外，两腿支撑无力，伏卧时间过长，造成胸部囊肿，胸肌受损。

【病理变化】

正常情况下，纵切胫关节，可见骨骺与关节软骨之间有一条半透明的带状构造，称之生长板。在发生TD时，生长板向骨骺端凸起成为"软骨栓"，呈倒蒜状、波浪状或不规则状，白色半透明。

在胫骨生长板软骨繁殖区内不成熟的软骨细胞极度增生，形成软骨栓，不成熟软骨细胞的细胞大，软骨囊小，排列紧密。软骨繁殖区内血管稀少，有的血管段落被增生的软骨细胞挤压萎缩，变性坏死。软骨繁殖区内缺乏血管周细胞、破骨细胞和成骨细胞；骨钙化区骨小梁排列紊乱、扭曲、非成熟的软骨细胞呈杵状伸向钙化区。

TD肉鸡与佝偻病肉鸡在病理组织学上不同。TD病灶区生长板上部正常，一大块软骨延伸进干骺端，前肥大区加宽。佝偻病生长板上部加宽，主要是增生区加宽。

【诊断】

该病的论证诊断不难，主要根据症状和剖检变化即可做出诊断。
1. 临床特征　鸡胫骨的干骺端肿大、胫跗骨弯曲、畸形，跛行或瘫痪。
2. 剖检变化　长板向骨骺端凸起成为"软骨栓"，呈倒蒜状、波浪状或不规则状，白色半透明。
病因学诊断难度大，应从病史调查入手，了解饲料种类、品质及营养成分含量，大概确定病因范围，然后进行饲料分析或毒物检验，最后确诊。

【防治】

防治原则是调整日粮营养平衡。
1. 严格控制饲料的品质，不使用霉败变质的饲料原料。
2. 调整日粮组成，降低日粮磷、氯、硫含量，提高日粮镁、钾、钠和钙的含量，保持锌、铜、锰、生物素、维生素 D_3 和含硫氨基酸的适宜水平。
3. 日粮中添加维生素C。
4. 高磷日粮引起的，可添加沸石。

（朱连勤　李家奎）

七、反刍动物运输搐搦

Transport Tetany in Ruminants

运输搐搦是指反刍动物因运输应激，血钙突发性降低而引起的一种代谢病，以运动失调、卧地不起和昏迷为临床特征。

【病因】

运输过程中饥饿、拥挤、闷热等应激因素，是引发血钙迅速降低的主要原因。绵羊更易发生低钙血症，短时间的饥饿即可使血钙降低，饮水不足则可加重低钙血症。徒步驱赶也可引起本病。

【症状】

运输途中即可发病，但多半是在到达运送地 4～5d 内显现临床症状。病初，兴奋不安，磨牙或牙关紧闭，步样蹒跚，运动失调，后肢不全麻痹、僵硬、反射迟钝，体温正常或升高达 42℃。其后卧地不起，多取侧卧，意识丧失，陷入昏迷状态，冲击式触诊瘤胃可闻震水音。病畜可突然死亡或于 1～2d 内死亡。血清钙含量降低，平均为 1.8mmol/L（7.28mg/dL）。

【治疗】

可用 5％葡萄糖酸钙液静脉注射，羊 50mL，牛 300～500mL。注钙后约有 50％的病例病情好转，昏迷的病畜则多于数小时内死亡。

八、泌乳搐搦

Lactation Tetany

泌乳搐搦症是指泌乳期间血钙降低而引起的一种代谢病，临床上以精神抑郁、肌肉痉挛及卧地不起为特征。本病多见于泌乳期的母马，且多发生于产驹后 10d 或断乳后 1～2d。干乳期母马也有发生。

【病因】

本病的发生主要与母马泌乳过多有关，尤其是使役过重、长途运输及在青嫩茂盛的草地放牧的母马，更易发病。也有原因不明的。

【症状】

病马精神沉郁，呼吸加快，鼻翼扇动，全身大汗淋漓，步态僵硬，如踩高跷，或后肢共济失调。肌肉痉挛，颞肌、咬肌和臂三头肌尤为明显，牙关紧闭，咀嚼、吞咽障碍。心跳加快，心律失常，同步性膈痉挛，体温升高。经 24h 后，病马卧地不起，强直性抽搐，通常于发病后 48h 内死亡。

实验室检查：血钙降低，其降低幅度与临床症状轻重有关。血钙含量在 2.0mmol/L（8.0mg/dL）以上时，病马表现兴奋不安；在 1.5～2.0mmol/L（5.0～8.0mg/dL）时，呈现搐搦症状；在 1.5mmol/L 以下时，卧地不起，感觉丧失。泌乳矮马在运输后血镁可能降低或升高。

【诊断】

依据泌乳母马临床表现精神沉郁、肌肉痉挛及卧地不起等症状，血钙含量降低，钙剂治疗有效，可建立诊断。

【防治】

钙剂治疗有效。5％葡萄糖酸钙液 200～300mL，静脉缓慢注射。注射后 10min 病情依然不见好转的，可再次用药。

病情好转的指征是大量排尿，完全恢复则需要数小时乃至数天。钙制剂对泌乳矮马搐搦无效的，可用镁剂治疗。

（王 哲 刘国文 李艳飞）

九、生产瘫痪

Parturient Paresis

生产瘫痪，又称乳热（milk fever），是母畜在分娩前后突然发生以轻瘫、昏迷和低钙血症为特征的一种代谢病。主要发生于奶牛，肉牛、水牛、绵羊，山羊及母猪也有发生。

本病遍布于世界各地，英国、芬兰、瑞典及挪威的年均发病率为 7.5%～10%，澳大利亚为 35%。个别牛场发病率可达 25%～30%，甚至高达 60%。英国每年约有 315 000 头奶牛患病，直接经济损失逾千万英镑。

病的发生与年龄、胎次、产奶量及品种等因素有关。青年母牛很少发病，以 5～9 岁或第 3～7 胎经产母牛为多发，约占患病牛总数的 95%。病牛的产乳量均高于平均产乳量，有的达未发病牛的 2～3 倍。娟姗牛最易感，发病率可达 33%，其次是荷兰牛，高地和草原品种较少发病。产后 72h 内发病的约占 90% 以上，分娩前和产后数日或数周发病的极少。成年母羊发病与分娩关系不大，多发生于妊娠最后 1 个月至泌乳的头 6 周。

【病因】

一般认为与钙吸收减少和（或）排泄增多所致的钙代谢急剧失衡有关。

血钙降低是各种反刍动物生产瘫痪的共同特征。母牛在临近分娩尤其泌乳开始时，血钙含量下降，只是降低的幅度不大，且能通过调节机制自行恢复至正常水平。如血钙含量显著降低，钙平衡机制失调或延缓，血钙不能恢复到正常水平，即发生生产瘫痪。

正常反刍动物血浆（清）钙含量为 2.2～2.6mmol/L（8.8～10.4mg/dL），血钙保持恒定有赖于钙进出血液的速率。

血钙的来源：一是肠道吸收的钙，二是动员的骨骼贮存钙。肠吸收钙，因动物对钙的需要量和饲料中可利用钙的水平而异。

肠吸收钙和骨钙动员均受甲状旁腺激素、降钙素、维生素 D 及其代谢产物的调节。

血钙的去路：

（1）随粪便和尿液排泄。

（2）供应妊娠期间胎儿骨骼和胎盘发育所需。

（3）保持泌乳期间乳计中所含钙量（12mg/L）。

（4）保证母畜自身骨骼钙沉积。

妊娠后期，粪便和尿液排泄的内源性钙为 10g/d，胎儿生长需要的钙可达 10g/d。分娩之后，内源性钙随粪尿的排泄保持不变，但初乳分泌的钙达到 30g/d，远远超过妊娠后期保证胎儿生长所需的钙量。

在产后数小时内，机体对钙的需要量至少增加 2 倍。机体为维持钙的平衡，必须加强肠道对钙的吸收和骨钙的动员，这种适应性的调节是在甲状旁腺和 1,25-二羟钙化醇的介导下实现的。血钙降低时，刺激甲状旁腺的分泌，促使肾脏 1,25-二羟钙化醇合成增多，肠钙吸收和骨钙动员增加。骨钙的动员虽然极为迅速，但所动员的钙量仅在 10～20g，仍不及日需要量的 50%。

业已证明，生产瘫痪时，小肠吸收钙的能力下降。上述适应性调节不能维持钙的平衡，血钙降低，组织中的钙水平也降低，从而影响神经肌肉的正常机能。

除甲状旁腺激素和 1,25-二羟钙化醇外，可能还有其他因素影响低钙血症应答反应的速度和强度。如前所述，本病很少发生于青年牛，但随年龄和胎次的增加，发病率亦增加。研究表明，随着胎次的增加，产乳量逐渐提高，而胃钙动员能力逐渐降低。

再者，分娩时雌激素分泌增多，亦可降低肠道对钙的吸收，抑制骨钙的动员。低镁血症同样可使骨钙的动员减少。

【症状】

因畜种和病程而不同。

1. 牛 依据血钙降低的程度，可分为 3 个阶段。

第一阶段，病牛食欲不振，反应迟钝，呈嗜眠状态，体温不高，耳发凉。有的瞳孔散大。

第二阶段，后肢僵硬，站立时飞节挺直、不稳，两后肢频频交替负重，肌肉震颤，头部和四肢尤为明显。有的磨牙，表现短时间的兴奋不安，感觉过敏，大量出汗。

第三阶段，呈昏睡状态，卧地不起，出现轻瘫。先取伏卧姿势，头颈弯曲抵于胸腹壁，有时挣扎试图站起，而后取侧卧姿势，陷入昏迷状态，瞳孔散大，对光反应消失。体温低下，心音减弱，心率不快，维持在 $60 \sim 80$ 次/min，呼吸缓慢而浅表。鼻镜干燥，前胃弛缓，瘤胃臌气，瘤胃内容物返流，肛门松弛，肛门反射消失，排粪排尿停止。如不及时治疗，往往因瘤胃臌气或吸入瘤胃内容物而死于呼吸衰竭。

产前发病的，则可因子宫收缩无力，分娩阵缩停止，胎儿产出延迟。分娩后，往往因严重的低血钙，发生子宫弛缓、复旧不全以至脱出。

2. 羊 大多于妊娠后期或泌乳初期起病，症状与牛相似。病初运步不稳，高跷步样，肌肉震颤。随后伏卧，头触地，四肢或聚于腹下或伸向后方。精神沉郁或昏睡，反射减弱。脉搏细速，呼吸加快。

3. 猪 多发生于产后数小时至 $2 \sim 5d$ 以内。病初表现不安，食欲减退，体温正常。随即卧地不起，处于昏睡状态，反射消失，泌乳大减或停止。

实验室检查：血钙含量低下。正常血清钙含量为 $2.2 \sim 2.6mmol/L$（$8.8 \sim 10.4mg/dL$），临近分娩时略有下降。病牛血钙含量大都低于 $1.5mmol/L$（$6mg/dL$），有的则降至 $0.25mmol/L$（$1mg/dL$）。

血磷含量降低。正常血清磷含量为 $1.40 \sim 2.48mmol/L$（$4.3 \sim 7.6mg/dL$），病牛血磷低于 $10mmol/L$。血清镁含量略有升高，但放牧牛的血镁可能降低。血糖含量升高，可达 $8.96mmol/L$（$160mg/dL$），但伴发酮病的，血糖含量降低。

正常分娩牛和病牛的白细胞象呈现应激和（或）肾上腺皮质机能亢进相似的改变，即中性粒细胞减少，嗜酸性粒细胞和淋巴细胞减少。

死后尸体剖检，不认特征性病理学改变，有的肝、肾、心等实质器官发生脂肪浸润。

【诊断】

根据分娩前后数日内突然发生轻瘫、昏迷等特征性临床症状，以及钙剂治疗迅速而确实的效果，不难建立诊断。血钙含量低于 $1.5mmol/L$（$6mg/dL$），即可确定诊断。

母牛倒地不起综合征、低镁血症、母牛肥胖综合征等疾病也可呈现与生产瘫痪类似的临床症状，而且这些疾病又常作为生产瘫痪的继发或并发病，应注意鉴别。

1. 母牛倒地不起综合征 通常发生于生产瘫痪之后，躺卧时间超过 24h，钙疗效果不佳，血清磷酸肌酸激酶和门冬氨酸氨基转移酶活性显著升高，剖检可认后肢肌肉和神经出血、变性、缺血性坏死等病变。

2. 低镁血症 发病与妊娠和泌乳无关，不受年龄限制，临床表现为兴奋、感觉过敏及强直性痉挛，血镁含量低于 $0.8mmol/L$。

3. 母牛肥胖综合征 干乳期饲喂过度，以致妊娠后期和分娩时体躯过于肥胖，可并发生产瘫痪和其他围产期疾病，钙疗无效，并常兼有严重的酮病。

4. 表现产后卧地不起的疾病还有产后截瘫、产后毒血症及后肢骨折、脱臼等 只要多加斟酌，实际容易鉴别。

【治疗】

尽早实施钙疗是提高治愈率，降低复发率，防止并发症的有效措施。

1. 钙疗法 约有 80% 的病牛经 8～10g 钙 1 次静脉注射后即刻恢复。牛常用 40% 硼葡萄糖酸钙 400～600mL，5～10min 内注完，或 10% 葡萄糖酸钙 800～1 400mL，或 5% 葡萄糖氯化钙 800～1 500mL，绵羊和猪常用 10% 葡萄糖酸钙 200mL，静脉注射。

在钙疗中，如何根据不同个体确定钙的最适量至关重要。钙剂量不足，病牛不能站起而发生母牛倒地不起综合征等其他疾病，或再度复发。钙剂量过大，可使心率加快，心律失常，甚至造成死亡。为此注射钙剂时应严密地监听心脏，尤其是在注射最后的 1/3 用量时。通常是注射到一定剂量时，心跳次数开始减少，其后又逐渐回升至原来的心率，此时表明用量最佳，应停止注射。对原来心率改变不大的，如注射中发现心跳明显加快，心搏动变得有力且开始出现心律不齐时，即应停止注射。

钙疗的良好反应是：嗳气，肌肉震颤尤以腹胁部为明显，并常扩展全身，脉搏减慢，心音增强，鼻镜湿润，排干硬粪便，表面被覆黏液或少量血液，多数病牛 4h 内可站起。

对注射后 5～8h 仍不见好转或再度复发的，则应进行全面检查，查无其他原因的，可重复注射钙剂，但最多不超过 3 次。如依然无效或再度复发，即应改用乳房送风等其他疗法。

2. 乳房送风 作用原理是，通过向乳房内注入空气，可刺激乳腺末梢神经，提高大脑皮质的兴奋性，从而解除抑制状态。此外，还可提高乳房内压，减少乳房血流量，以制止血钙的进一步减少，并通过反射作用使血压回升。

具体方法：缓慢将导乳管插入乳头管直至乳池内，先注入青霉素 40 万 U，以防感染，再连接乳房送风器或大容量注射器向乳房注气。充气顺序，一般先下部乳区，后上部乳区。充气不足，无治疗效果，充气过量则易使乳泡破裂。通常以用手轻叩呈鼓音为度，然后用宽纱布轻轻扎住乳头，经 1～2h 后解开。一般在注入空气后半小时，病牛即可恢复。

乳房送风时消毒不严易引起乳腺感染，充气过量会造成乳腺损伤。但此法至今仍不失为一种有价值的治疗方法，注射钙剂无效时尤为适用，配合钙剂效果更佳。

3. 对症疗法 对伴有低磷血症和低镁血症的，可用 15% 磷酸二氢钠 200mL，15% 硫酸镁 200mL，静脉注射或皮下注射，瘤胃臌气时，应行瘤胃穿刺，并注入制酵剂。

4. 护理 加强护理，厚垫褥草，防止并发症。侧卧的病牛，应设法让其伏卧，以利嗳气，防止瘤胃内容物返流而引起吸入性肺炎。每隔数小时，改换 1 次伏卧姿势，每天不得少于 4～5 次，以免长期压迫一侧后肢而引起麻痹。对试图站立或站立不稳的，应予扶持，以免摔伤。

【预防】

尚无有效的预防办法，下述预防措施有一定作用。

1. 在干乳期应避免钙摄入过多，防止镁摄入不足。 据报道，在分娩前 1 个月饲以高钙低磷饲料（Ca：P＝3：1），生产瘫痪的发病率增加，钙日摄取量超过 110g 时尤为明显，而饲以低钙高磷饲料（Ca：P＝1：3），则发病率显著降低。

钙日摄入量小于 20g 时，预防效果最佳。推荐的方法是，在分娩前 1 个月将钙日摄入量控制在 30～40g，钙、磷比例保持在 1.1～1.5：1。据认为，干乳期饲以低钙日粮，可刺激甲状旁腺激素的分泌，促进肾脏 1, 25 -二羟钙化醇的合成，从而提高分娩时骨钙动员和肠钙吸收的能力，防止血钙急剧降低。

2. 干乳期母牛血浆镁浓度应维持在 0.85mmol/L 以上。 低于该值的即可视为亚临床性低镁血症。

北半球放牧的干乳母牛在春、秋两季易患低镁血症，而南半球多于秋季或冬季发生。至少应在产前 4 周至产后 4 周内，每日补喂氯化镁 60g。

3. 使母牛在分娩前后保持旺盛的食欲尤为重要，最好于分娩前 1 天和产后数天内，每天投服 **150g 氯化钙**，以增加钙的摄入。有人建议，产犊前 4 周在饲料中加氯化钙、硫酸铝、硫酸镁，使饲料变为酸性，以促进饲料中钙的吸收。

4. 在分娩前后应用维生素 D 及其代谢产物提高钙的吸收，纠正钙的负平衡。产前 3～4d 起每天喂饲维生素 D_3 2 000 万～3 000 万 IU，可降低生产瘫痪的发病率，一般用药不超过 7d。亦可于分娩前 10d，一次肌内注射维生素 D_3 1 000 万 IU（250mg）。产前 24h 和 5～7d 肌内注射 1-羟钙化醇和 1,25-二羟钙化醇 350～500mg，也可有效地降低发病率。

（张朝崑 王 哲）

十、母牛倒地不起综合征

Downer Cow Syndrome

母牛倒地不起综合征是泌乳母牛临近分娩或分娩后发生的一种以"倒地不起"为特征的临床病征，病因比较复杂，或为顽固性生产瘫痪不全治愈，或为继发后肢有关肌肉、神经损伤，或为并发某种（些）代谢性并发症。

最常发生于产犊后 2～3d 的高产母牛。据调查，多数（66.4%）病例与生产瘫痪同时发生，其中有代谢性并发症的约占病例总数的 7%～25%。

【病因】

高产母牛分娩阶段的内环境代谢过程极不稳定，不仅可发生以急性低钙血症为特征的生产瘫痪，而且常伴发低磷酸盐血症、轻度低镁血症和低钾血症。因此，常因生产瘫痪诊疗延误而不全治愈，或因存在代谢性并发症而后遗倒地不起。倒地不起超过 6～12h，就可能导致后肢有关肌肉、神经的外伤性损伤而使"倒地不起"复杂化。

据报，倒卧在水泥地面上的体大母牛，由于不能自动翻转，短时间内就可使坐骨区肌肉（如股薄肌、耻骨肌、内收肌等）发生坏死，大腿内侧肌肉、髋关节周围组织和闭锁孔肌亦可发生严重损伤。后肢肌肉损伤常伴有坐骨神经和闭神经的压迫性损伤及四肢浅层神经（如桡神经、腓神经等）的麻痹。部分病例（约 10%）还伴有急性局灶性心肌炎。

目前，多数学者特别关注生产瘫痪经常伴有的低镁血症、低磷酸盐血症和低钾血症。

【症状】

一般都有生产瘫痪病史。大多经过两次钙剂治疗，精神高度抑制及昏迷等特征症状消失，而后遗"倒地不起"。病牛常反复挣扎而不能起立。通常精神尚可，有一些食欲和饮欲，体温正常，呼吸和心率亦少有变化。不食的母牛，可伴有轻度至中度的酮尿。卧地日久的母牛，可有明显的蛋白尿。心搏动每分钟超过 100 次的，在反复搬移牛体或再度注射钙剂时可突然引起死亡。

有些病牛，精神状态正常，前肢跪地，后肢半屈曲或向后伸，呈"青蛙腿"姿势，匍匐"爬行"（creeper cow）。

有些病牛，常喜侧身躺卧，头弯向后方，人工给予纠正，很快即回复原状。严重病例，一旦侧卧，就出现感觉过敏和四肢强直及搐搦。但也有一种所谓"非机敏性倒地不起母牛"（"non alert downer"），不吃不喝，可能伴有脑部损伤。

有些病例，两后肢前伸，蹄尖直抵肘部，致使大腿内侧和耻骨联合前缘的肌肉遭受压迫，而造成缺血性坏死。倒地不起经 18～24h 的，血清肌酸磷酸激酶高于 500U，血清谷草转氨酶高于 1 000U。由于反复起卧，还可发生髋关节脱臼及髋关节周围组织损伤。

【病程及预后】

常伴有大肠杆菌性乳房炎、褥疮性溃疡等并发症。病程超过 1 周，预后大多不良。有的在病后 2～3d 死于急性心肌炎。

【诊断】

病因诊断很困难。要首先确定"倒地不起"与生产瘫痪的关系。然后用腹带吊立牛体，对后肢骨骼、肌肉、神经进行系统检查，包括直肠检查及 X 射线检查，并检验血清钙、磷、镁、钾，查找病因。

其血镁浓度偏低（0.4mmol/L，即 1mg/dL 左右），侧身躺卧，头后弯，感觉过敏，四肢强直和搐搦，可怀疑为低镁血症。

其血磷浓度偏低（0.97mmol/L，即 3mg/dL 以下），精神、食欲尚佳，单纯钙疗无效，可怀疑为低磷酸盐血症。

其血钾浓度偏低（3.5mmol/L 以下），反应机敏，但四肢肌无力，前肢跪地"爬行"，可怀疑为低钾血症。

最后通过药物治疗，验证诊断。

【治疗】

根据可疑病因，采用相应疗法。如怀疑低镁血症，可静脉注射 25％硼葡萄糖酸镁溶液 400mL；怀疑低磷酸盐血症，可皮下或静脉注射 20％磷酸二氢钠溶液 300mL；怀疑低钾血症，则以 10％氯化钾溶液 80～150mL，加入 2 000～3 000mL 葡萄糖生理盐水中静脉滴注。以上治疗每天 1 次，必要时重复 1～2 次。

有人推荐静脉注射复方钙、磷、镁溶液，但效果不确实。凡血钙浓度不低于 2.25mmol/L（9mg/dL），且无精神高度抑制、昏迷等症状，就不应再注射钙剂。凡呈现心动过速和心律失常的，亦不应注射钙剂。

其他尚有皮质类固醇、兴奋剂、维生素 E 和硒等治疗方法，必要时可以试用。

（陈振旅　王小龙　黄克和）

十一、母牛产后血红蛋白尿病

Bovine Post-Parturient Haemoglobinuria

母牛产后血红蛋白尿病，简称 PPH，是一种发生于高产乳牛的营养代谢病。临床上以低磷酸盐血症、急性溶血性贫血和血红蛋白尿为特征。

本病 1853 年首报于苏格兰，以后非、亚、澳、欧、北美相继见有报告，分别称之为产后血红蛋白尿、红水病或营养性血红蛋白尿等。

在国外，本病主要发生于 3～6 胎次的高产母牛，病死率高达 50％，被列为乳牛重要代谢病之一。印度某些地区水牛发病亦较多，病死率高达 70％。

国内由陈振旅（1964）所首报，但病死率不高（10％）。前苏联学者报告该病可见于产前 1～

20d，但主要见于产后（占 86.19%）。

【病因】

低磷酸盐血症是本病的一个重要因素，不论产后发病的乳牛或是产前发病的乳牛，这一点都无例外。

美国最先发现乳牛 PPH 病例的血清无机磷含量显著降低。澳大利亚某些严重缺磷地区的母牛产后常发生 PPH，且都伴有低磷酸盐血症。

在中国江苏水牛、埃及水牛和印度水牛血红蛋白尿病例中，都显示血清无机磷水平降低，只是埃及水牛发生于妊娠后期，而印度水牛发生于产后。

再者，并非所有低磷酸盐血症的母牛都发生临床血红蛋白尿，但发生临床血红蛋白尿的母牛恒伴有低磷酸盐血症。

【发病机理】

低磷酸盐血症性乳牛 PPH 的溶血机制，长期以来曾引起过一些学者的关注与兴趣。

近年来，作者等通过一系列体外试验证明无机磷是牛红细胞无氧酵解过程中的一个必需因子。缺磷时，红细胞糖无氧酵解不能正常进行，三磷酸腺苷（ATP）及 2，3-二磷酸甘油酸（2，3-DPG）均减少。红细胞 ATP 值降至正常的 15% 时，即变为球形红细胞（spherocytes），变形性降低，易遭破坏而发生溶血。红细胞 ATP 值低于正常值的 11%，则红细胞半寿期只有正常的 1/5。

Eri Ogawa 等（1987）通过对 PPH 病牛的生化成分测定，证实了中国学者提出的上述发病论点。PPH 病牛的血磷和红细胞 ATP 值均显著降低，谷胱甘肽值亦减少，而高铁血红蛋白值（MHb）上升；静脉注射磷制剂后，血磷值和红细胞 ATP 值随即提高。从而认为，磷缺乏致使红细胞糖酵解过程紊乱，ATP 值降低，是造成溶血的主要发病环节。

【症状】

红尿是本病最突出的临床特征，几乎是早期唯一的病征。

最初 1～3d 内尿液逐渐由淡红变为红色、暗红色直至紫红色和棕褐色，以后又逐渐消退。这种尿液做潜血试验，呈强阳性反应，而尿沉渣中很少或不见红细胞。

病牛产乳量下降，但几乎所有病牛的体温、呼吸、食欲均无明显变化。

随着病程进展，贫血加剧，可视黏膜和皮肤变为淡红色以至苍白，并黄染，血液稀薄，不易凝固，血浆或血清呈樱桃红色（血红蛋白血症）。循环和呼吸也出现相应的贫血体征。

临床病理学改变：包括 PCV、RBC、Hb 等红细胞参数值降低、黄疸指数升高、血红蛋白血症、血红蛋白尿症等急性血管内溶血和溶血性黄疸的各项检验指征以及低磷酸盐血症。

大多数学者报告本病溶血危象阶段的血磷水平很低（0.13～0.48mmol/L）。Caple（1986）指出缺磷地区正常泌乳牛血磷为 0.65～0.97mmol/L，而 PPH 病牛只有 0.10～0.33mmol/L。印度水牛血磷正常值为 1.86±0.07mmol/L，PPH 病牛只有 0.63±0.18mmol/L。埃及 PPH 病牛血磷低下，为 0.16～0.65mmol/L。我国 PPH 水牛血磷值由正常的 2.26mmol/L（7mg/dL）降为 0.96mmol/L（3mg/dL）。

【病程及预后】

急性病例可于 3～5d 内死亡，或者转入 2～8 周的康复期。有的后遗末端部（趾、尾、耳和乳头）皮肤坏疽。及时用磷制剂治疗，绝大多数 PPH 乳牛和水牛可望痊愈。

【诊断】

本病的发生常与分娩有关，可依据围产期发病，红尿、贫血、低磷酸盐血症等临床症状和检验所见，并结合饲料中磷缺乏或不足，以及磷制剂的显著疗效，建立诊断。

但应注意鉴别其他溶血性疾病，如细菌性血红蛋白尿病、巴贝斯虫病、钩端螺旋体病、急性溶血发作的慢性铜中毒、酚噻嗪中毒、洋葱中毒等（参见血液病篇动物群体贫血病症状鉴别诊断）。

【治疗】

应用磷制剂有良好效果，也可补饲含磷丰富的饲料，如豆饼、麸皮、米糠、骨粉等。

北美推荐 PPH 的治疗方法是：静脉注射磷酸二氢钠 60g（溶于 300mL 馏水中）；100g 骨粉 1d 分 2 次经口投服；输入新鲜血液；静脉输液，以维持体液平衡。

（王小龙）

第三章　微量元素缺乏病

一、硒缺乏症

Selenium Deficiency

硒缺乏症是以硒缺乏造成的骨骼肌、心肌及肝脏变质性病变为基本特征的一种营养代谢病。侵害多种畜禽。家畜中的牛、绵羊、山羊、猪、马、骡、驴；经济动物中，鹿、兔、貂；家禽中，鸡、鸭、火鸡；实验动物中，大鼠、仓鼠以及犬、猴等，均可罹病。

世界多数国家和地区，均有发生。先后报道的有：瑞典、挪威、芬兰、荷兰、丹麦、英国等欧洲国家；美国、加拿大、墨西哥等美洲国家；新西兰及澳大利亚；前苏联、日本及中国。因此，本病是世界范围的动物群体性普通病。

近年的研究证实，硒缺乏也是人的地方性心肌病，即所谓克山病的一个病因。

在病因尚未阐明以前，本病曾以主要病理解剖学特征或其临床表现而有各种命名。如肌营养不良、营养性肌萎缩症、营养性肌病、强拘症、白肌病；中毒性肝营养不良、营养性肝坏死、营养性肝病；心肌营养不良、营养性心肌病以及猪的桑葚心病、心猝死；鸡的渗出性素质、胰腺纤维化、鸡及火鸡的砂囊（肌胃）变性等等，并一度统称为骨骼肌-心肌-肝脏变性综合征。

鉴于硒缺乏同维生素 E 缺乏在病因、病理、症状及防治等诸方面均存在着复杂而紧密的关联性，有人将两者合称为"硒和（或）维生素 E 缺乏综合征"。

【病因】

20 世纪 50 年代后期研究确认，硒是动物机体营养必需的微量元素，而本病的病因就在于饲粮与饲料的硒含量不足。

植物性饲料中的含硒量与土壤硒水平直接相关。土壤中的无机硒化合物，以硒酸盐、亚硒酸盐等硒化物以及元素硒的形式存在，其中硒酸盐及亚硒酸盐有较高的水溶性，易被植物吸收、利用。一般以土壤内的水溶性硒作为其有效硒。

土壤中水溶性硒的含量，直接影响植物的含硒量。土壤硒含量一般介于 0.1~2.0mg/kg 之间，植物性饲料的适宜含硒量为 0.1mg/kg。当土壤含硒量低于 0.5mg/kg，植物性饲料含硒量低于 0.05mg/kg 时，便可引起动物发病。可见低硒环境（土壤）是本病的根本致病原因，低硒环境（土壤）通过饲料（植物）作用于动物机体而发病。因此，水土食物链是本病的基本致病途径，而低硒饲料则是本病的直接病因。

此外，饲料中维生素 E 的含量及其他抗氧化物质以及脂肪酸尤其不饱和脂肪酸的含量也是重要的影响因素或条件。

【流行病学】

本病虽然在世界范围发生，但在一个地区则呈局部性流行。调查研究表明，病区与低硒地带密切相关。世界许多国家与地区都划定有低硒地带，如美国的东南、东北及中西部，前苏联的远东地区等。

根据发病情况的调查，结合对土壤、饲料植物、动物组织（血液、毛羽、脏器等）含硒量的测试，初步认为，我国由东北斜向西南走向的狭窄地带，包括黑龙江、吉林、辽宁、内蒙古、河北、山东、山西、陕西、甘肃、河南、四川以及贵州、云南等 10 多个省（自治区），普遍低硒。

1. 发病的地区性 是本病的一个重要流行病学特征，低硒地带是本病的常在病区。贫硒土壤所生长的植物，其含硒量也低。据分析，陕西省北部病区玉米含硒量为 0.018 8±0.002 1mg/kg，而非病区玉米含硒量为 0.056 0±0.003 0mg/kg。

土壤中硒的有效性，取决于水溶性硒的含量。根据程伯容等对东北地区东部山区与西部平原 200 个土壤样本测定的结果，土壤水溶性硒范围值在 0.7～7.4μg/kg，以黑龙江省为例，东北部山地、丘陵、高平原地带土壤水溶性硒含量在 0.1～0.6μg/kg，平均为 0.2μg/kg，占全硒量的 1% 以下；西部平原地区则在 0.72～7.4μg/kg，平均为 1.88μg/kg，占全硒量的 2% 以上。据有关资料，黑龙江省动物缺硒病的重病区与严重贫硒地带基本一致。主要集中在大、小兴安岭，张广才岭，完达山系两侧的半山区、丘陵与高平原地带。其自然地理条件的共同特点是：地势较高（海拔 200m 以上）；年降雨量较多（500mm 以上）；土壤 pH 偏酸（pH6.5 以下），且多为棕壤、黑土、白浆土以及部分草甸土。

作为本病流行病学明显特点的地区性，反映本病实质上是一种受生物气候条件和地球化学环境影响的生物地球化学性流行病。

当然，也应注意到：由于饲粮和饲料的商品性流通与调运，可造成非自然病区畜群大批发病。

2. 发病的季节性 本病在长年均有发生，多集中发生于冬末及春季，每年 2～5 月间多发。这种现象可能与漫长的冬季、舍饲状态下青绿饲料缺乏，某些营养物质（如维生素类）不足有关。此外，春季正是畜、禽集中产仔、孵化的旺季，而本病主要是侵害幼龄畜、禽，以致形成春季发病高峰。

3. 发病群体的年龄特征 本病集中多发于幼龄阶段，如仔猪，雏鸡、鸭、火鸡，羔羊，犊牛及马驹等。这固然与幼龄畜、禽抗病力弱有关，但主要还在于幼龄畜、禽生长发育迅速，代谢旺盛，对营养物质的需求相对增加，对低硒营养的反应更为敏感。

【发病机理】

硒是谷胱甘肽过氧化物酶（GSH‐PX）的重要组成成分。GSH‐PX 是分解脂质过氧化物的主要物质，能阻止脂质过氧化物的过多形成和积聚，保护细胞膜免受过氧化物的损害。含硒酶这一抗氧化作用是硒缺乏症的病理生理学基础。

实验证实，血液及多种组织的 GSH‐PX 活性与血液及相应组织的硒水平呈正相关。低硒营养状态下，血液及多种组织硒水平降低，血液及多种组织 GSH‐PX 活性下降，导致多种组织细胞脂质膜的过氧化物损害，而发生变质性（变性、坏死）病变。肌组织（包括骨骼肌、心肌及平滑肌）、胰腺（外分泌部分）、肝脏、某些淋巴器官（胸腺、脾脏、淋巴结及禽类法氏囊等）的微血管是遭受损害的主要部位，引起相应的机能紊乱和病理组织学改变，表现一系列临床症状，直至死亡。

骨骼肌肌病（变性及坏死）是临床表现姿势异常与运动障碍的病理基础。心肌的变性、坏死及出血，在猪表现为桑甚心病。微血管损伤，在禽则表现为渗出性素质等。

【病理学变化】

以渗出性素质，肌组织变质性病变，肝营养不良，胰腺体积缩小及外分泌部变性坏死、淋巴器官发育受阻及淋巴组织变性、坏死为基本特征。不同种属畜、禽的病理特点不尽相同。

1. 渗出性素质 心包腔及胸膜腔、腹膜腔积液，是多种畜、禽的共同性病变；皮下呈蓝（绿）紫色水肿，则是雏鸡的剖检特征。

2. 骨骼肌变性、坏死及出血 所有畜、禽均十分明显。肌肉色淡，在四肢、臀背部活动较为剧烈的肌群，可见黄白、灰白色斑块、斑点或条纹状变性、坏死，间有出血性病灶。某些幼畜（如驹）于咬肌、舌肌及膈肌也可见到类似的病变。

3. 心肌病变　仔猪最为典型，表现为心肌弛缓，心容积增大，呈球形，于心内、外膜及心肌切面上见有黄白、灰白色点状、斑块或条纹状坏死灶，间有出血，呈典型的"桑葚心"外观。

4. 胃肠道平滑肌变性、坏死　十二指肠尤为严重。肌胃变性是病禽的共同特征，雏鸡尤为严重，肌胃表面，尤其切面上可见大面积地图样灰白色坏死灶。

5. 肝脏营养不良、变性及坏死　仔猪、雏鸭表现严重，俗称"花肝病"。肝脏表面、切面见有灰、黄褐色斑块状坏死灶，间有出血。

6. 胰腺　雏鸡胰腺的变化具有特征性。眼观体积小，宽度变窄，厚度变薄，触之硬感。病理组织学所见为急性变性、坏死，继而胞质、胞核崩解，组织结构破坏，坏死物质溶解消散后，其空隙显露出密集、极细的纤维并交错成网状。在雏鸭和仔猪，也见有类似病变。

7. 淋巴器官　胸腺、脾脏、淋巴结（猪）、法氏囊（禽）可见发育受阻以及重度的变性、坏死病变。

【临床表现】

硒缺乏症共同性基本症状：包括骨骼肌肌病所致的姿势异常及运动功能障碍；顽固性腹泻或下痢为主症的消化功能紊乱；心肌病所造成的心率加快、心律失常及心功不全。不同畜、禽及不同年龄的个体，还各有其特征性临床表现。

1. 马属动物　新生驹早产，生活力弱，喜卧、站立困难、四肢运动不灵活、步样强拘，臀部肌肉僵硬。唇部采食不灵活，咀嚼困难，消化紊乱，顽固性腹泻。心率加快，心律失常。成年马可发生肌红蛋白尿，排红褐色尿液，伴有后躯轻瘫，常呈犬坐姿势。

2. 反刍动物　犊牛、羔羊表现为典型的白肌病症状群。发育受阻，步样强拘，喜卧，站立困难，臀背部肌肉僵硬，消化紊乱，伴有顽固性腹泻。心率加快，心律失常。有资料指出，成年母牛产后胎衣停滞也与低硒有关。

3. 猪　仔猪表现为消化紊乱并伴有顽固性或反复发作的腹泻；喜卧，站立困难，步样强拘，后躯摇摆，甚至轻瘫或呈犬坐姿势；心率加快与心律失常。肝实质病变严重的，可伴有皮肤黏膜黄疸。肥育猪有黄脂症；成年猪有时排红褐色肌红蛋白尿；急性病例常在剧烈运动、惊恐、兴奋、追逐过程中突然发生心猝死，多见于1～2月龄营养良好的个体。

4. 家禽　1～2周龄雏鸡仅见精神不振，不愿活动，食欲减少，粪便稀薄，羽毛无光，发育迟缓，而无特征性症状；至2～5周龄症状逐渐明显，胸腹下出现皮下水肿，呈蓝（绿）紫色，运动障碍表现喜卧，站立困难，垂翅或肢体侧伸，站立不稳，两腿叉开，肢体摇晃，步样拘谨、易跌倒，有时轻瘫；见有顽固性腹泻，肛门周围羽毛被粪便污染。如并发维生素E缺乏，则显现神经症状。雏鸭表现食欲不振，急剧消瘦，行走不稳，运步困难，以后不能站立，卧地爬行，甚至瘫痪，羽毛蓬乱无光，喙苍白，很快衰竭致死。

5. 野生动物　以水貂、银狐、兔等易发，常表现黄脂病或脂肪组织炎，可见口腔黏膜黄染，皮肤增厚、发硬、弹性降低，触诊鼠蹊部有条索状或团块状大小不等的硬结；后期消化紊乱，并发胃肠炎，排黏液性稀便。

【诊断】

依据基本症状群，结合特征性病理变化，参考病史及流行病学特点，可以确诊。

对幼龄畜、禽不明原因的群发性、顽固性、反复发作的腹泻，应给以特殊注意，进行补硒治疗性诊断。

取心猝死结局的病例，须经病理剖检而确诊。

临床诊断不够明确的，可通过对病畜血液及某些组织的含硒量或血液谷胱甘肽过氧化物酶活性测定，以及土壤、饲粮或饲草含硒量测定，进行综合诊断。

有人建议测定羽毛含硒量，有重要实际意义，既可作为禽类硒缺乏症的病因诊断根据，又可作为群体硒营养状况的监测指标。

【治疗】

0.1%亚硒酸钠溶液肌内注射，效果确实。剂量：成年马 15～20mL，驹 5mL；成年牛 15～20mL，犊 5mL；羊、成年鹿 5mL，羔羊、仔鹿 2～3mL；成年猪 10～12mL，仔猪 1～2mL；成年鸡、鸭 1mL，雏鸡、雏鸭 0.3～0.5mL。

可根据病情，间隔 1～3d 重复注射 1～3 次。配合补给适量维生素 E，疗效更好。

【预防】

在低硒地带饲养的畜、禽或饲用由低硒地区运入的饲粮、饲草时，必须普遍补硒。

补硒的办法：直接投服硒制剂，将适量硒添加于饲粮、饲草、饮水中喂饮；对饲用植物做植株叶面喷洒，以提高植株及籽实的含硒量；低硒土壤施用硒肥。

当前简便易行的方法是应用硒饲料添加剂，硒的添加量为 0.1～0.2mg/kg。

在牧区，可应用硒金属颗粒。硒金属颗粒由铁粉 9g 与元素硒 1g 压制而成，投入瘤胃中缓释而补硒。试验证明，牛投给 1 粒，可保证 6～12 个月的硒营养需要。对羊，可将硒颗粒植入皮下。用亚硒酸钠 20mg 与硬脂肪酸或硅凝胶结合制成的小颗粒，给妊娠中后期母羊植入耳根后皮下，对预防羔羊硒缺乏症效果很好。

（史　言　陈　越　李艳飞　张庆斌　刘宗平）

二、铜缺乏症

Copper Deficiency

铜缺乏症，主要发生于反刍动物，特称晃腰病（swayback）。我国宁夏、吉林、黑龙江等省（自治区）已相继报道有牛、羊、鹿的原发性铜缺乏症发生，应予重视。

【病因】

1. 原发性铜缺乏　长期饲喂在低铜土壤上生长的饲草、饲料，是常见的病因。这类土壤有：缺乏有机质和高度风化的沙土，沼泽地带的泥炭土和腐殖土等。一般认为，饲料（干物质）含铜量低于 3mg/kg，可以引起发病。3～5mg/kg 为临界值，8～11mg/kg 为正常值。

2. 继发性铜缺乏　土壤和日粮中含有充足的铜，但动物体对铜的吸收受到干扰。如采食在天然高钼土壤上生长的植物（或牧草），或工矿钼污染所致的钼中毒。硫，也是铜的颉颃元素，饲料中不论是蛋氨酸、胱氨酸，还是硫酸钠、硫酸铵等含硫物质过多，经过瘤胃微生物作用均可转化为硫化物，形成一种难以溶解的铜硫钼酸盐的复合物（$CuMoS_4$），降低铜的利用。实验证明，当日粮中硫的含量达 1g/kg 时，约 50% 的铜不能被机体利用。

研究证实，铜的颉颃因子还有锌、铅、镉、银、镍、锰、抗坏血酸。高磷、高氮的土壤也不利于植物对铜的吸收。

【临床表现及诊断】

1. 运动障碍　本病的主症，尤多见于铜缺乏羔羊和仔猪。病畜两后肢呈"八"字形站立，行走时跗关节屈曲困难，后躯僵硬，蹄尖拖地，后躯摇摆，极易摔倒，急行或转弯时，更加明显。重症作转圈运动，或呈犬坐姿势，后肢麻痹，卧地不起。

运动障碍的病理学基础在于细胞色素氧化酶等含铜酶活性降低、磷脂合成减少，神经髓鞘脱失。

2. 被毛变化　被毛褪色，由深变淡，黑毛变为棕色、灰白色，常见于眼睛周围，状似戴白框眼睛，故有"铜眼镜"之称。被毛稀疏，弹性差，粗糙，缺乏光泽。羊毛弯曲度减小，甚者消失，变成"直毛"或"丝线毛"。

被毛变化的病理学基础是黑色素生成所需之含铜酶酪氨酸酶缺乏。

3. 骨及关节变化　骨骼弯曲，关节肿大，表现僵硬，触之感痛，跛行，四肢易发生骨折。背腰部发硬，起立困难，行动缓慢。

其病理学基础在于赖氨酰氧化酶、单胺氧化酶等含铜酶合成减少和活性降低，导致骨胶原的稳定性和强度降低。

4. 贫血　铜，尤其铜蓝蛋白（ceruloplasmin）是造血所需的重要辅助因子。其主要功能在于促进铁的吸收、转运和利用。长期缺铜，则可引起小细胞低色素性贫血。

此外，常常可以引起母畜发情异常，不孕，流产。

测定肝铜和血铜有助于诊断。但应注意，临床症状可能早在肝铜和血铜有明显变化之前即表现出来。肝铜（干重）含量低于 20mg/kg，血铜含量低于 0.7pg/mL（血浆 0.5pg/mL），可诊断为铜缺乏症。另外，测定血浆铜蓝蛋白活性，可为早期诊断提供重要依据，因其活性下降在出现明显症状之前。健康绵羊血浆铜蓝蛋白为 45～100mg/L。

【防治】

补铜是根本措施，除非神经系统和心肌已发生严重损害，一般都能完全康复。

治疗一般选用经济实用的硫酸铜口服：牛 4g，羊 1.5g，视病情轻重，每周或隔周 1 次。将硫酸铜按 1% 的比例加入食盐内，混入配合料中饲喂亦有效。

预防性补铜，可依据条件，选用下列措施：根据土壤缺铜程度，每公顷施硫酸铜 5～7kg，可在几年间保持牧草铜含量，作为补铜饲草基地，这是一项行之有效的办法。

每千克饲料的含铜量应为：牛 10mg，羊 5mg，母猪 12～15mg，架子猪 3～4mg，哺乳仔猪 11～20mg，鸡 5mg。

甘氨酸铜液，皮下注射，成年牛 400mg（含铜 125mg），犊牛 200mg（含铜 60mg），预防作用持续 3～4 个月，也可用作治疗。

饲喂上述加铜食盐亦可。

（张庆斌　刘宗平　韦旭斌）

三、锌缺乏症

Zinc Deficiency

锌缺乏症是饲料锌含量绝对或相对不足所引起的一种营养缺乏病，基本临床特征是生长缓慢、皮肤角化不全、繁殖机能障碍及骨骼发育异常。

各种动物均可发生，猪、鸡较多见。

人和动物缺锌是世界性问题。据调查，美国 50 个州中有 39 个州土壤需施锌肥，约 400 万人患有缺锌症。我国北京、河北、湖北、湖南、陕西等省、直辖市缺锌面积达 30％以上，华北平原大片土地缺锌。我国几个大城市 5 岁以下儿童中有 2/3 存在锌营养不良。有十几个省、自治区、直辖市先后报道了畜、禽锌缺乏症。

【病因】

1. 原发性锌缺乏　主要起因于饲料锌不足，又称绝对性锌缺乏。一般情况下，40mg/kg 的日粮锌即可满足家畜的营养需要。市售饲料的锌含量大都高于正常需要量。

酵母、糠麸、油饼和动物性饲料含锌丰富，块根类饲料锌含量仅为 4～6mg/kg，玉米、高粱含锌也较少，为 10～15mg/kg。饲料的锌含量与土壤锌，尤其有效态锌水平密切相关。我国土壤锌为 10～300mg/kg，平均 100mg/kg，总趋势是南方高于北方。

土壤中有效态锌对植物生长的临界值为 0.5～1.0mg/kg，低于 0.5mg/kg 为严重缺锌。

缺锌地区土壤的 pH 大都在 6.5 以上，主要是石灰性土壤、黄土和黄河冲积物所形成的各种土壤以及紫色土。过施石灰和磷肥可使草场含锌量大幅度减少。

2. 继发性锌缺乏　起因于饲料中存在干扰锌吸收利用的因素，又称相对性锌缺乏。

业已证明，钙、镉、铜、铁、铬、锰、钼、磷、碘等元素可干扰饲料中锌的吸收。据认为，钙可在植酸参予下，同锌形成不易吸收的钙锌植酸复合物，而干扰锌的吸收。作者通过 ^{65}Zn 示踪试验揭示，在高钙低植酸日粮，同样可降低蛋鸡锌的吸收，增加粪尿锌的排泄，减少锌在体内的沉积，而引起相对性锌缺乏。

猪日粮含锌 32mg/kg 和含钙 0.48％，有 50％的仔猪发生皮肤角化不全。将钙提高至 0.67％～1.03％时，则 100％发病。牛采食含锌 20～80mg/kg、含钙 0.6％的饲料，可发生角化不全症。

饲料中植酸、纤维素含量过高也可干扰锌的吸收。在猪，无论饲料中锌的含量多少，只要植酸与锌的摩尔浓度比超过 20∶1，即可导致临界性锌缺乏。如其浓度比再增大，则可引起严重的锌缺乏。

不同饲料的锌利用率是有差异的，动物性饲料锌利用率较高，而植物性饲料较低。雏鸡喂饲酪蛋白-明胶饲料对锌的需要量为 5～20mg/kg，而大豆蛋白型日粮则需要 30～40mg/kg 或更多。

此外，丹麦黑色花斑牛和弗里斯犊牛等动物已发现有一种遗传性锌缺乏症，特称致死基因 A46（参见遗传性疾病篇和免疫性疾病篇）。

【发病机理】

1. 已知有 200 多种酶含有锌，如碳酸酐酶、乳酸脱氢酶、碱性磷酸酶、DNA 聚合酶、胸腺嘧啶核苷酶等。锌在含锌酶中起催化、构架、调节和非催化作用，参与多种酶、核酸及蛋白质的合成。缺锌时，含锌酶的活性降低，胱氨酸、蛋氨酸等氨基酸代谢紊乱，谷胱甘肽、DNA、RNA 合成减少，细胞分裂、生长和再生障碍，导致动物生长停滞，增重缓慢。

2. 锌是味觉素的结构成分，起支持、营养和分化味蕾的作用，同时锌为有味物质同味蕾特异膜受体结合所必需。缺锌时，味觉机能异常，引起食欲减退。

3. 锌还参与激素的合成，缺锌大鼠脑垂体和血液中生长激素含量减少。

4. 锌对生殖器官的生育和生殖机能的维持至关重要。锌可能通过垂体—促性腺激素—性腺途径起作用；或直接作用于生殖器官，影响其组织细胞的功能和形态；或直接影响精子或卵子的形成、发育。缺锌时，公畜睾丸萎缩，精子生成停止，母畜性周期紊乱以致不孕。

5. 锌在骨质形成中的作用还不清楚，但已知锌可作为碱性磷酸酶的组分而参与成骨过程。生长期动物缺锌，骨中碱性磷酸酶活性降低，长骨骨骺的成骨活性亦降低，软骨形成减少，软骨基质增多，长骨缩短增厚，发生骨短粗病。

6. 有关缺锌性角化不全的发生机理，认识尚不统一。一般认为，与皮肤胶原合成减少，胶原交联异常，表皮角化障碍有关。

7. 锌还参与维生素 A 的代谢和免疫功能的维持，缺锌可引起内源性维生素 A 缺乏及免疫功能缺陷。

【临床表现】

基本症状是，生长发育缓慢乃至停滞，生产性能减退，繁殖机能异常，骨骼发育障碍，皮肤角化不全，被毛、羽毛异常，创伤愈合缓慢，免疫功能缺陷以及胚胎畸形。

1. 马　尚无锌缺乏症自发病例报告。幼驹实验性锌缺乏表现为生长缓慢，被毛脱落，皮肤角化不全。先始于四肢下部，然后蔓延至躯干上部。皮肤干燥，脱落的表皮与浆液性渗出物形成结痂，皮肤创伤久治不愈。血清碱性磷酸酶活性降低，血锌和组织锌含量减少。但未见骨骼异常。

2. 牛、羊　犊牛食欲减退，增重缓慢，皮肤粗糙、增厚、起皱，乃至出现裂隙，尤以肢体下部、股内侧、阴囊和面部为甚。四肢关节肿胀，步态僵硬，流涎。母牛繁殖机能低下，产乳量减少，乳房部皮肤角化不全，易患蹄真皮炎。绵羊羊毛弯曲度丧失、变细、乏色，容易脱落，蹄变软、扭曲。羔羊生长缓慢，流泪，眼周皮肤起皱、皲裂。母羊生殖机能低下，公羊睾丸萎缩，精子生成障碍。

3. 猪　食欲减退，生长缓慢，腹部、大腿和背部等处皮肤出现境界清楚的红斑，而后转为直径约 3～5cm 的丘疹，最后形成结痂和数厘米深的裂隙，这一过程历时 2～3 周。有的发生呕吐和轻度腹泻。严重缺锌时，母猪产仔减少，新生仔猪初生重降低；边缘性缺乏时，可见被毛褪色，胸腺萎缩。

4. 禽　采食量减少，采食速度减慢，生长停滞。羽毛发育不良，卷曲、蓬乱、折损或色素沉着异常。皮肤角化过度，表皮增厚，翅、腿、趾部尤为明显。长骨变粗变短，跗关节肿大。产蛋减少，孵化率下降，胚胎畸形，主要表现为躯干和肢体发育不全。有的血液浓缩，红细胞压积容量升高 25% 左右，单核细胞显著增多。边缘性缺锌时，临床上呈现增重缓慢，羽毛发育不良、折损，开产日龄延迟，产蛋率、孵化率降低等。

5. 野生动物　反刍动物表现流涎，瘙痒，瘤胃角化不全，鼻、胁腹、颈部脱毛，先天性缺损。啮齿类动物，畸形，生长停滞，兴奋性增高，脱毛，皮肤角化不全。犬科动物，生长缓慢，消瘦，呕吐、结膜炎、角膜炎，腹部和肢端皮炎。灵长类动物，舌背面角化不全，背部脱毛。

实验室检查：健康反刍动物血清锌为 9.0～18.0μmol/L，当血清锌降至正常水平的一半时，即表现临床异常。严重缺锌时，在 7～8 周内血清锌可降至 3.0～4.5μmol/L，血浆白蛋白含量减少，碱性磷酸酶和淀粉酶活性降低，球蛋白增加。

健康牛和绵羊的毛锌分别为 115～135mg/kg 和 115～135mg/kg。锌缺乏时可分别降至 47～108mg/kg 和 67mg/kg。组织锌，尤其肝锌下降。

【诊断】

1. 依据日粮低锌和（或）高钙的生活史，生长缓慢、皮肤角化不全、繁殖机能低下及骨骼异常等临床表现，补锌奏效迅速而确实，可建立诊断。

2. 测定血清和组织锌含量有助于确定诊断。饲料中锌及相关元素的分析，可提供病因学诊断的依据。

3. 对临床上表现皮肤角化不全的病例，在诊断上应注意与疥螨性皮肤病、烟酸缺乏、维生素 A 缺乏及必需脂肪酸缺乏等疾病的皮肤病变相区别。

【治疗】

每吨饲料中添加碳酸锌 200g，相当于每千克饲料加锌 100mg；或口服碳酸锌，3 月龄犊牛 0.5g，成年牛 2.0～4.0g，每周 1 次；或肌内注射碳酸锌，猪每千克体重 2～4mg，每日 1 次，连用 10d。

补锌后食欲迅速恢复，1～2 周内体重增加，3～5 周内皮肤病变恢复。

【预防】

保证日粮中含有足够的锌，并适当限制钙的水平，使 Ca：Zn 维持在 100：1。

猪日粮含钙 0.5％～0.6％时，50～60mg/kg 的锌可满足其营养需要；100mg/kg 的锌对中等度高钙有保护作用。牛、羊可自由舔食含锌食盐，每千克盐含锌 2.5～5.0g。在低锌地区，可给绵羊投服锌丸，锌丸滞留在瘤胃内，6～7 周内缓释足够的锌，或施用锌肥，每公顷施放硫酸锌 4～5kg。

（王　哲　朱连勤　王建文）

四、碘缺乏症

Iodine Deficiency

碘缺乏症是生物学可利用碘不足所引起的一种以甲状腺机能减退和甲状腺肿大为病理特征的慢性营养缺乏病，又称为甲状腺肿（goiter）。

世界上许多国家都有本病发生，特别是远离海岸线的内陆高原地带，如喜马拉雅山、阿尔卑斯山、莱茵河上游，日本长野和富士山区，前苏联乌拉尔中亚细亚和远东地区等。

我国除上海市外，其他省、自治区、直辖市都有人地方性甲状腺肿的发生。在缺碘地区，动物甲状腺肿的发病率相当高，其中绵羊为 60％，猪 39％，犊牛 70％～80％，流产牛胎儿为 60.8％。

【病因】

1. 原发性碘缺乏　主要起因于碘摄入不足。动物体内的碘来自饲料和饮水，而饲料和饮水中碘的含量与土壤密切相关。土壤中碘的含量因土壤类型而异，沙土、沙漠土和灰化土含碘少，为 1.0～3.5mg/kg；栗色土、黑土、红土及泥炭土含碘多，为 6.0～12.0mg/kg。

土壤碘含量低于 0.2～2.5mg/kg，可视为缺碘。缺碘地区主要分布于内陆高原、山区和半山区，尤其是降雨量大的沙土地带。因土壤中的碘受雨水淋滤、冲刷作用而流失；且因远离海岸不易获得海洋碘蒸气或碘尘的补充。平原地区以土壤含碘少、空隙大、碘易流失的石灰石、白垩土、沙土和灰化土地带发病较多。泥炭土地带，土壤碘含量虽然丰富，但碘与有机物牢固结合，不能被植物吸收、利用，仍有本病流行。

畜、禽每千克饲料碘的需要量：牛 0.2～2.0mg，绵羊、山羊 0.15mg，马 0.1mg，兔 0.2mg，8 周龄雏鸡、种鸡 1～5mg，8～18 周龄后备鸡及产蛋鸡 0.45mg。牛饲料碘含量低于 0.3mg/kg，可发生碘缺乏症。

2. 继发性碘缺乏　某些化学物质或致甲状腺肿物质，可影响碘的吸收，干扰碘与酪蛋白结合。十字花科植物及籽实副产品，如芜菁、甘蓝、油菜、油菜子饼、亚麻子饼，以及黄豆、扁豆、豌豆、花生，含有阻止或降低甲状腺聚碘作用的硫氰酸盐、过氯酸盐、硝酸盐等。

植物致甲状腺肿素（goitin）、硫脲及硫脲嘧啶，可干扰酪氨酸碘化过程。已知对氨基水杨酸、硫脲类、磺胺类、保泰松、甲硫咪唑、锂、丙硫氧嘧啶等药物具有致甲状腺肿作用。

畜群在富含石灰的土壤和施石灰的草地放牧或饮用硬水，可由于钙摄入过多干扰肠道对碘的吸收，抑制甲状腺内碘的有机化过程，加速肾脏的排碘作用，而致发甲状腺肿。

此外，在牛、绵羊、山羊等动物已发现有遗传性甲状腺肿（参见遗传性疾病篇）。

【发病机理】

甲状腺含碘最为丰富（约 40mg），占全身总碘量的 1/5～1/3。碘是合成甲状腺素所必需的元素。浓聚在甲状腺上皮内的碘，在氧化酶的催化下，转化为"活性碘"，并与激活的酪氨酸结合生成一碘酪氨酸或二碘酪氨酸。碘化酪氨酸联结形成四碘酪氨酸（T_4）和三碘酪氨酸（T_3），并与甲状腺球蛋白结合，贮存于甲状腺滤泡内。

当甲状腺受到促甲状腺激素（TSH）的刺激后，与甲状腺球蛋白结合的 T_4 和 T_3，在溶酶体蛋白水解酶的作用下，产生游离的 T_4 和 T_3，而进入血液。入血的 T_4 和 T_3，绝大部分与血浆蛋白结合，无生物活性，而进入靶细胞发挥作用的是游离的甲状腺素。

当动物摄碘不足或甲状腺聚碘障碍时，机体可利用碘缺乏，甲状腺素合成和释放减少，血中甲状腺素浓度降低，对腺垂体的负反馈作用减弱，促甲状腺释放激素和促甲状腺素分泌增多，引起甲状腺增生肥大，形成甲状腺肿。

甲状腺具有调节物质代谢和维持正常生长发育的作用。缺碘时，由于甲状腺素合成和释放减少，幼畜生长发育停滞，青年动物性成熟延迟，成畜生产性能减退，繁殖能力下降，胎儿发育不全。

甲状腺素还可抑制肾小管对钠、水的重吸收。甲状腺机能减退时，水、钠在皮下间质内贮留，并与黏多糖、硫酸软骨素和透明质酸的结合蛋白质形成胶冻样黏液性水肿。

【临床表现】

1. 马 成年马出现繁殖障碍，公马性欲减退，母马不发情，妊娠期延长，常见死产。新生幼驹衰弱，不能站立，前肢挛缩。青年马甲状腺肿大。

2. 牛、羊 成年牛、羊繁殖出现障碍，排卵停止性发情（anovulatory estrus），胎儿吸收，流产，死亡。新生畜体小虚弱，完全或部分脱毛，皮肤干燥，被毛稀少。羔羊和犊牛甲状腺肿大，压迫喉头，引起呼吸困难，甚至窒息死亡。

3. 猪 妊娠母猪胎儿吸收，流产，死产，或产下无毛仔猪。新生仔猪黏液性水肿（myxedema），全身肿胀，皮肤增厚，颈部粗大，甲状腺肿大。生长猪则增重缓慢。

4. 犬、猫 喉后方及第 3、第 4 气管环内侧可触及肿大的甲状腺，一般比正常大 2 倍，肿大明显的，可见颈腹侧隆起，吞咽障碍，叫声异常，呼吸困难，还伴有颈部血管受压的症状以及甲状腺机能减退的表现。

5. 禽 雏鸡甲状腺肿大，压迫食管可引起吞咽障碍。气管因受压而移位的，吸气时发出特异的笛音。

6. 野生动物 啮齿类，甲状腺肿大，生长停滞和死产。犬科动物，甲状腺肿大，衰弱，死亡，新生畜胸腺和脾肿大，常伴有甲状腺腺癌。猫科动物，甲状腺机能低下，生长停滞，被毛稀少，皮肤增厚，头部增宽，出生时眼睁开，腭裂。

实验室检查：健康反刍动物血清蛋白结合碘、尿碘及甲状腺碘分别为 190～320nmol/L（2.4～4.0μg/dL）、0.89±0.38μmol/L 和 15.6～39.0mmol/kg（干重）；碘缺乏时上述检样碘含量普遍降低。

尸体剖检：甲状腺肿大，一般可比正常增大 10～20 倍。足月生产的犊牛甲状腺重 6.5～11.0g，13g 以上即可视为甲状腺肿。新生羔羊甲状腺重 1.3～2.0g，2.0～2.8g 即为甲状腺肿。

【防治】

补碘是根本防治措施。内服碘化钾或碘化钠，马、牛 2～10g，猪、羊 0.5～2.0g，犬 0.2～1.0g，每日 1 次，连用数日；或内服复碘液（含碘 5%、碘化钾 10%），每日 10～12 滴，20d 为一疗程，间隔 2～3 个月重复用药。亦可喂饲碘盐（20kg 食盐中加碘化钾 1g），每 100kg 体重牛 4～10g，羊 4～12g，成猪 5～10g，断乳仔猪 2g，鸡 0.1～0.2g。

预防本病可肌内注射碘油，妊娠母羊于产前 2 个月注射，剂量为 1mL，对二茬羔羊有保护作用；或于产前 2 个月和 1 个月内服碘剂，碘化钾 250mg 或碘酸钾 360mg。

喂饲十字花科植物时，饲料中碘的含量应比正常需要量增加 4 倍。

大剂量碘可使畜禽中毒：犊牛饲料碘达到 50mg/kg，肥育猪达 400～800mg/kg，即可表现食欲减退或废绝、体重减轻、皮疹及痉挛等中毒症状。

五、锰缺乏症

Manganese Deficiency

锰缺乏症是饲料中锰含量绝对或相对不足所引起的一种营养缺乏病，以骨骼畸形、繁殖机能障碍及新生畜运动失调为其特征；家畜则表现为骨短粗（perosis），又称滑腱症（slipped tendon）。多呈地区性流行，各种动物均可发生。

【病因】

1. 原发性锰缺乏　起因于饲料锰含量不足。植物性饲料中锰含量与土壤锰，尤其活性锰水平密切相关。沙土和泥炭土含锰贫乏。土壤锰含量低于 3mg/kg，活性锰低于 $100\mu g/kg$，即可视为缺锰。

我国缺锰土壤多分布于北方地区，主要是质地较松的石灰性土壤。酸性土壤过施石灰也可诱发植物缺锰。因为土壤 pH 大于 6.5，锰以高价状态存在，不易被植物所吸收。牧草含锰低于 80mg/kg，牛不能维持正常生殖能力；低于 50mg/kg，则可发生不孕症。也有人认为，饲料锰低于 20mg/kg 时，方能引起母牛不发情，受胎率降低，公牛精液质量降低。

动物对锰的需要量，NRC 发布的标准是：牛 20mg/kg，绵羊和山羊 20～40mg/kg，猪 20mg/kg。饲料中含锰 30～35mg/kg，可保证蛋鸡良好的体况和高产蛋量。要保持蛋壳品质，日粮锰含量应为 50～60mg/kg。日粮含锰 10～15mg/kg，足以维持犊牛的正常生长，但要满足繁殖和泌乳的需要，日粮锰应在 30mg/kg 以上。据报道，牛和羊每千克饲料中锰的含量应不低于 40mg，如将锰与精料混合，则以 50～150mg/kg 为宜。

玉米、大麦和大豆含锰很低，分别为 5mg/kg、25mg/kg 和 29.8mg/kg，畜禽若以其作为基础日粮，可引起锰不足或缺乏。

2. 继发性锰缺乏　饲料中钙、磷、铁、钴元素可影响锰的吸收利用。饲料中磷酸钙含量过高，可影响肠道对锰的吸收。用含钙 3% 和 6% 的日粮喂饲蛋鸡，可明显降低组织器官、蛋及子代出壳雏鸡体内锰的含量。

锰与铁、钴在肠道内有共同的吸收部位，饲料中铁和钴含量过高，可竞争性地抑制锰的吸收。

【发病机理】

锰是精氨酸酶、脯氨酸肽酶、丙酮酸羧化酶、RNA 多聚酶、超氧化物歧化酶（SOD）等的组分，并参与三羧循环反应系统中许多酶的活化过程。锰还可激活 DNA 聚合酶和 RNA 聚合酶，因此，对动物的生长发育、繁殖和内分泌机能必不可缺。

锰具有促进骨骼生长的作用。作用机制在于通过激活骨基质与软骨组织中的碱性磷酸酶和促进黏多糖的合成。黏多糖是软骨和骨的组成成分，锰与黏多糖合成过程中所必需的多糖聚合酶和半乳糖转移酶的活性有关。锰缺乏时，黏多糖合成障碍，软骨生长受阻，骨骼变形。据认为，新生畜运动失调也与软骨黏多糖合成障碍，造成内耳结构缺陷和耳石有关。

胆固醇是合成性激素的原料，锰是胆固醇合成过程中二羟甲戊酸激酶的激活剂。缺锰时，该酶活性降低，胆固醇合成受阻，以致影响性激素的合成，而引起生殖机能异常。

【临床表现】

1. 马　母马繁殖机能障碍，发情延迟、停止或微弱，不孕、流产或死产。新生马驹骨骼畸形，脊柱弯曲，四肢骨短缩，关节肿大，屈曲困难。头骨不对称，颈部肌肉挛缩，呈现特征性的缩头姿势（restriction of the head）。

2. 牛、羊　妊娠期缺锰，表现繁殖机能障碍，新生畜先天性骨骼畸形，生长缓慢，被毛干燥、褪色，有的共济失调和麻痹。生长期表现软骨营养障碍，腿短而弯曲，跗关节肿大，关节疼痛，站立困难，不愿走动，强迫行走呈跳跃或兔蹦姿势。公牛精液品质不良，性欲减退，睾丸萎缩。

3. 猪　母猪生殖机能低下，乳腺发育不良，新生仔猪矮小、衰弱，站立困难。断乳仔猪生长缓慢，饲料利用率降低，体脂沉积减少，管状骨变短，干骺端增宽，有的共济失调。

4. 鸡　主要表现为骨短粗症（滑腱症），跗关节外髁肿胀、平展，腓肠肌腱从侧方滑离跗关节，两腿弯曲，胫骨和跗跖骨向外扭曲，不能支负体重，而蹲伏于跗关节上。产蛋减少，胚胎畸形，鹦鹉嘴（parrot beak），球形头。有的还呈现惊厥和运动失调等神经症状。

实验室检查：健康牛血液、肝脏、被毛锰含量分别为 $3.3\sim3.5\mu mol/L$（$18\sim19\mu g/dL$）、12mg/kg 和 12mg/kg，缺锰时则分别低于 $0.9\mu mol/L$（$5\mu g/dL$）、3mg/kg 和 8mg/kg。成年羊和羔羊毛锰为 11.1mg/kg 和 18.7mg/kg，喂饲低锰日粮的仅为 3.5mg/kg 和 6.1mg/kg。

【防治】

缺锰地区的青年牛不孕症，每日服用硫酸锰 2g，有明显治疗效果。也有人建议每日喂饲硫酸锰 4g，相当于含元素锰 980mg。奶牛可自由舔食含锰盐砖（每千克盐砖含锰 6g）。猪每千克饲料锰的添加剂量为 20mg。鸡每千克饲料添加硫酸锰 $0.1\sim0.2g$，或饮用 1∶20 000 高锰酸钾溶液，每日更换 $2\sim3$ 次，连用 2d，停药 $2\sim3d$，以后再饮用 2d。

六、钴缺乏症

Cobalt Deficiency

钴缺乏症是一种慢性消耗性疾病，又名牛、羊营养不良症（pining）、丛林病（bush disease）、地方性消瘦（enzootic marasmus）、海岸病（coast disease）、湖岸病（lake shore disease）及盐病（salt disease）等，以食欲减退、贫血和消瘦为其临床特征。

本病以反刍动物，主要是牛、羊多发，亦可见于鹿等动物，马属动物不发病。

$6\sim12$ 月龄的生长羔羊最易感，绵羊较牛易感。长年发病，春季发病率较高。

世界许多国家都有本病发生，且往往呈地方流行性。严重缺钴地区，绵羊发病率可达 60%，病死率高达 80%。国内曾报道进口莎能羊的钴缺乏症（叶玉辉，1987）。

动物中已发现有遗传性钴缺乏症（参见遗传性疾病篇）。

【病因】

土壤缺钴是根本因素。缺钴土壤一般由花岗岩、石英岩等酸性岩衍生而成，风化程度很低，可为植物吸收的元素量很少。土壤钴含量少于 0.25mg/kg 的，牧草含钴即不足，但两者的关系并不恒定，饲草中钴含量不足是直接原因。牛、羊长期采食含钴低于 0.07mg/kg 和 0.04mg/kg（干重）的饲草，便有可能发病。

放牧绵羊钴的需要量为每千克牧草 0.08mg/kg，生长羔羊为 0.11mg/kg。在临界性缺钴地区，牧草钴含量在 0.11mg/kg 以上，即可排除缺钴的可能性，牧草钴含量接近 0.08mg/kg 的，有发生钴缺乏的可能性。

牧草中钴含量的多少与牧草的种类、生长阶段和排水条件有关。春季牧场速生的禾本科草，其含钴量低于豆科草。水稻中可溶性钴的比率随生长发育而逐渐减少，出穗期为 60%，至黄熟期则减少到 20%～25%。排水良好土壤生长的牧草，其含钴量较高。

【发病机理】

钴是动物体必需的微量元素之一。主要通过形成维生素 B_{12} 而发挥其生物学效应，无机钴盐也可直接起生化作用。

在反刍兽，适量的钴在瘤胃非发酵性细菌的作用下，每天合成 600～1 000μg 维生素 B_{12}（含钴为 4.0% 的钴胺），其中有 3% 被吸收，其余绝大部分随粪便丢失。

反刍动物肝脏含维生素 B_{12} 0.15～0.2mg/kg，可将丙酸转变为葡萄糖，以供应所需能量。

钴在体内贮存的数量极为有限，必须随饲料不断加以补充。动物长期采食低钴饲草，瘤胃合成的维生素 B_{12} 即减少。当瘤胃内的维生素 B_{12} 低于 50μg 时，肝脏维生素 B_{12} 浓度即减少为 0.02～0.06mg/kg，不能满足丙酸转化成葡萄糖的需要，导致丙酸代谢障碍，能量供应不足。因此，反刍兽钴缺乏实际上是致死性的能量饥饿。

甲基丙二酰辅酶变位酶是维生素 B_{12} 依赖酶，维生素 B_{12} 缺乏的大鼠，此异构酶活性减弱，甲基丙二酰辅酶 A 转化为琥珀酰辅酶 A 的过程受阻，结果不能进入三羧酸循环。

维生素 B_{12} 的另一生物活性在于增加叶酸的利用率，促进蛋白质的生物合成，从而保证红细胞的发育和成熟。

人和犬科动物维生素 B_{12} 缺乏时，呈巨幼红细胞性贫血（megaloblastic anemia）。缺钴羔羊呈正细胞正色素性或低色素性贫血。犊牛则为小细胞低色素性贫血。

【临床表现】

反刍动物连续采食低钴牧草 4～6 个月后，逐渐表现症状。初期，反刍减少、无力或虚嚼，瘤胃蠕动减少、减弱，食欲减退；倦怠，易疲劳，逐渐消瘦，体重下降；乳和毛产量明显减少，毛质脆而易折断；出现贫血症状。最终，极度消瘦，虚弱无力，皮肤和黏膜高度苍白，陷入恶病质状态。有的重剧腹泻。母羊则不孕、流产或产下的羔羊瘦弱无力。晚期病羊最突出的症状是大量流泪，以致涌流的泪水使面部的被毛浸湿。病程持续数周乃至 6 个月以上。

犬主要表现为可视黏膜苍白，属巨幼红细胞性贫血类型。

血液学检查：RBC 降至 3.5×10^{12}/L 以下，重症病例不足 2.0×10^{12}/L，Hb 在 80g/L 以下，红细胞压积容量（PCV）减少。红细胞大小不均，异形红细胞增多，呈小细胞低色素贫血（牛）或正细胞正色素性贫血（羊）或巨幼红细胞性贫血（犬）。

血液生化学检查：碱性磷酸酶活性降低（12～27U/L），丙酮酸和谷草转氨酶增加。血清葡萄糖含量降低，维生素 C 和维生素 B_1 含量减少。

血清、组织中钴和维生素 B_{12} 含量降低。正常新鲜肝脏维生素 B_{12} >0.19μg/g（湿重），严重缺钴时 <0.11μg/g；正常血清维生素 B_{12} 为 1.0～3.0μg/L，低于 0.8μg/L，指示钴缺乏，达 0.2μg/L 时，呈现临床症状。正常绵羊血清钴含量为 1.0mg/kg，病羊可降至 0.2～0.8mg/kg；绵羊肝脏钴含量的临界值是 0.05mg/kg。血清、尿液中甲基丙二酸（methyl-malonid acid，MMA）和亚胺甲基谷氨酸（formiminoglutamic acid，FIGLUA）含量增加。

正常血清 MMA 含量低于 $2\mu mol/L$，钴亚临床缺乏时为 $2\sim4\mu mol/L$，临床缺乏时 $>4\mu mol/L$；正常羔羊尿中 FIGLUA 含量为 $80\mu mol/L$，缺钴羔羊为 $200\mu mol/L$。

【诊断】

诊断依据包括：地区性群体性发病；慢性病程、食欲减退、逐渐消瘦和贫血等临床表现；诊断性治疗，即病羊每天在饲料中添加 1mg 钴，病牛口服钴盐水溶液（钴 $5\sim35mg/d$），$5\sim7d$ 后病情即缓解，食欲亦恢复，并出现网织红细胞效应。

测定血清、肝脏钴和维生素 B_{12} 含量降低。

【防治】

病羊钴口服量为每天 1mg，或每周 2 次，每次 2mg，或每周 1 次 7mg，绵羊维生素 B_{12} 治疗剂量为 $100\sim300\mu g$，隔周 1 次。

预防的方法有饲料添加、投服钴丸、土壤施肥及改变植被等。

对低钴地区的绵羊和牛，每天经饲料补加 0.1mg 和 0.3mg 钴，或让动物自由舔食含钴盐砖（钴 1g/kg）。经口**投服钴丸**（每丸重 5g，含氯化钴 90%，黏土 10%），留置在瘤胃内，可满足绵羊 5 年以上的钴需求。

土壤表面施钴盐，每公顷需水合硫酸钴 $2\sim3kg$，可使牧地的钴含量至少在 $3\sim4$ 年内维持在正常水平。

在缺钴牧场，混播豆科牧草（$20\%\sim30\%$），可有效地防止牛、羊的钴缺乏。

七、羊白肝病

Ovine White Liver Disease

羊白肝病是以肝脂肪变性和肝功能障碍为病理学基础的一种钴（维生素 B_{12}）缺乏病。

临床特征：突发性食欲减退或废绝，体重减轻，伴有黄疸和光敏性反应。

本病发生于春季和初夏，以 $3\sim6$ 月龄羔羊居多。有的地区发病率可达 $20\%\sim100\%$，病死率为 $8\%\sim15\%$。

【病因】

一般认为，原发性病因是钴和维生素 B_{12} 缺乏。

Sutherland 等（1979）对 13 个发病牧场钴含量分析表明，其中 11 个牧场缺钴，钴含量在 0.07mg/kg 以下。另外 2 个牧场则处于缺钴临界水平（$0.08\sim1.0mg/kg$）。

病区土壤结构通常是沙土，或双重土壤，即地表是沙泥，水平面则为含有沙砾带的灰褐色黏土。发病牧场的牧草多为枝叶茂盛的毒麦、白三叶草以及枯死的干草。

此外，植物毒和霉菌毒素也有可能与本病有关。

【症状及诊断】

羔羊多在断奶期或断奶直后发病。

1. 急性阶段　突然发生食欲废绝和精神沉郁，有时可累及全群。由于瘤胃空虚，体重迅速下降。病羊常出现光敏反应，眼、耳和唇肿胀、温热，眼流泪，耳及下唇附有浆液性分泌物。有的背部皮肤呈斑块状血清样渗出，而后形成结痂。约有 5% 的羊出现黄疸，个别羊失明。一般持续 $7\sim10d$。

2. 慢性阶段　病羊消瘦，体脂大量耗损，体重往往不足同龄羊的一半，约有 48% 的病羊发生贫血。耳和背部皮肤结痂可持续数月，分泌物由浆液性转为浆液脓性。继发性溃疡性角化病不多见。通常持续4～6周，多数转归死亡。

实验室检查：肝功能障碍明显，血清谷草转氨酶（GOT）、谷丙转氨酶（GPT）、谷胺酰脱氢酶（GLDH）和γ-谷氨酰转肽酶（γ-GT）活性升高，胆红素含量增多，胆固醇、磷脂、血糖含量减少。红细胞压积容量和血红蛋白含量减少，呈正细胞正色素性贫血。血清和肝脏钴、维生素 B_{12} 含量降低。血清和肝脏维生素 B_{12} 分别由正常的2 154ng/L和0.62mg/kg降至254ng/L和0.06mg/kg。

尸体剖检：急性病例肝肿大，为正常的2～3倍，色灰白，质脆弱，可浮于水面。瘤胃空虚，含水样内容物。慢性病例，肝脂肪变性常不明显，肝脏呈暗灰褐色或眼观无改变。消瘦，贫血，骨髓呈粉红色。

病理组织学检查：肝细胞脂肪变性，门区胆管和间叶增生，存在蜡样质。急性病例，小叶中心脂肪变性，有的扩展到整个小叶，胞浆内有大小不等的脂肪空泡，肝细胞肿胀。小叶中心和门区巨噬细胞内含有蜡样质。

慢性病例，肝脂肪变性和蜡样质依然存在，但空泡成熟，有空泡的肝细胞为数不多，门区细胞浸润明显。还可见脾脏含铁血黄素广泛沉积，派伊尔氏淋巴集结和肠淋巴结的生发中心硬化，脑干神经元萎缩并形成斑驳状微腔，有的发生多脉管炎。

【防治】

肌内注射维生素 B_{12} 2mg，每隔1周注射1次，或于饲料中添加氯化钴，剂量为每千克饲料加0.2mg钴。接受维生素 B_{12} 治疗后1周，食欲即恢复正常，2～4周眼分泌物及耳廓结痂消失，每周体重增加1～2kg。

（王　哲　邓俊良）

第四章　维生素缺乏病

一、维生素 A 缺乏症

Vitamin A Deficiency

维生素 A 缺乏症（hypoviaminosis A）是维生素 A 长期摄入不足或吸收障碍所引起的一种慢性营养缺乏病，以夜盲、干眼病、角膜角化、生长缓慢、繁殖机能障碍及脑和脊髓受压为特征。各种动物均可发生，常发于牛和禽，幼畜和妊娠、泌乳母畜多见。

【病因】

1. 原发性缺乏　主要有以下 4 个方面原因：

（1）饲料中维生素 A 原或维生素 A 含量不足。舍饲家畜长期单一喂饲稿秆、劣质干草、米糠、麸皮、玉米以外的谷物以及棉子饼、亚麻子饼、甜菜渣、萝卜等维生素 A 原含量贫乏的饲料。牧畜一般不易发生本病，但在严重干旱的年份，牧草质地不良，胡萝卜素含量不足，长期放牧而不补饲，也可使体内维生素 A 贮备枯竭。成畜喂饲低维生素 A 饲料，牛 5～18 个月，羊 12～18 个月，猪 4～5 个月，鸡 2～3 个月，才有可能显现临床症状。

幼畜肝脏维生素 A 的贮备较少，对低维生素 A 饲料较为敏感，犊牛、羔羊、仔猪 2～3 个月，雏鸡 4～7 周，即可发病。

（2）饲料加工、贮存不当。饲料中胡萝卜素的性质多不稳定，加工不当或贮存过久，即可使其氧化破坏。如自然干燥或雨天收割的青草，经日光长时间照射或植物内酶的作用，所含胡萝卜素可损失 50% 以上。煮沸过的饲料不及时饲喂，长时间暴露，胡萝卜素可发生氧化而遭到破坏。

配合饲料存放时间过长，其中不饱和脂肪酸氧化酸败产生的过氧化物能破坏包括维生素 A 在内的脂溶性及水溶性维生素的活性。饲料青贮时胡萝卜素由反式异构体转变为顺式异构体，在体内转化为维生素 A 的效率显著降低。

（3）饲料中存在干扰维生素 A 代谢的因素。磷酸盐含量过多可影响维生素 A 在体内的贮存；硝酸盐及亚硝酸盐过多，可促使维生素 A 和维生素 A 原分解，并影响维生素 A 原的转化和吸收；中性脂肪和蛋白质不足，则脂溶性维生素 A、维生素 D、维生素 E 和胡萝卜素吸收不完全，参与维生素 A 转运的血浆蛋白合成减少。

（4）机体对维生素 A 的需要增加。见于妊娠、泌乳、生长过快，以及热性病和传染病的经过中。

2. 继发性缺乏　胆汁中的胆酸盐可乳化脂类形成微粒，有利于脂溶性维生素的溶解和吸收。胆酸盐还可增强胡萝卜素加氧酶的活性，促进胡萝卜素转化为维生素 A。

慢性消化不良和肝胆疾病时，胆汁生成减少和排泄障碍，可影响维生素 A 的吸收。肝脏机能紊乱，也不利于胡萝卜素的转化和维生素 A 的贮存。

【发病机理】

体内维生素 A 和胡萝卜素的 90% 贮存于肝脏，并不断释放入血，以维持血浆中维生素 A 的相对恒定（0.88μmol/L）。血浆维生素 A 降至 0.35μmol/L 以下，可造成肝脏病理性损伤；降至 0.18μmol/L，则表现临床症状。

1. 暗视觉障碍　视网膜杆状细胞内存在的视紫红质系由维生素 A 衍生物视黄醛和视蛋白构成，可感受弱光，并产生暗视觉。

维生素 A 缺乏时，视黄醛不足，视紫红质减少，暗视觉障碍，而发生夜盲。

2. 上皮角化过度　维生素 A 参与黏多糖合成，促进黏蛋白合成。黏蛋白是细胞间质的主要成分，有黏合和保护细胞的作用，维持上皮结构的完整性。

维生素 A 缺乏时，黏多糖合成受阻，上皮角化过度，尤以眼、呼吸道、消化道、泌尿生殖道的上皮组织为甚。由于上皮屏障机能减退，易发感染。

3. 骨骼发育不良　动物在发育阶段，骨骼不断进行改建。维生素 A 参与骨骼改建，并有促进骨骼生长的作用。

维生素 A 缺乏时，靠外侧面的颅骨成骨作用并不停止，而靠内侧面的颅骨由于破骨细胞活性下降，颅骨生长成形失调，骨质过于肥厚，头骨变形，以致压迫脑和脊髓。

4. 繁殖机能障碍　维生素 A 参与类固醇合成。

维生素 A 缺乏时，3β-羟类固醇转变为 3-酮类固醇的酶（3β-羟脱氢酶）活性降低，肾上腺、性腺及胎盘中类固醇合成减少，因而母畜不孕、流产、胎儿畸形、死产及产后胎盘停滞。

【临床表现】

因动物种类而不同。

1. 马　母马实验性发病需经 1 年至 1 年半的时间。最初表现为夜盲，而后角膜浑浊、角化，严重缺乏时，繁殖机能障碍，不孕或流产。新生驹衰弱。公马性欲减退或丧失，睾丸松软，精细管减少，间质细胞增多。幼龄马生长停滞，身体矮小，体重减轻，食欲减退，流泪，多尿，抽搐，脑脊液压力升高至 5.39kPa（550mmH$_2$O）。

2. 牛、羊　牛突出的临床表现是夜盲、干眼病、失明和惊厥发作。干眼病仅见于犊牛，角膜和结膜干燥，角膜肥厚、浑浊。有的流泪，结膜炎，角膜软化，腹泻。

由于脑脊液压力升高，表现步样蹒跚，运动失调。惊厥发作多见于 6～8 月龄的肉用牛。母牛不孕，壮牛先天性缺陷。羊表现为肺炎、尿道结石、角膜结膜炎及夜盲等。

3. 猪　幼猪呈现明显的神经症状，头颈向一侧歪斜，步样蹒跚，共济失调，不久即倒地并发出尖叫声。目光凝视，瞬膜外露，继之发生抽搐，角弓反张，四肢作游泳样动作，持续 2～3min 后缓解，间隔一定时间可再度发作。

有的表现皮脂溢出，周身表皮分泌褐色渗出物，还可见有夜盲症、视神经萎缩及继发性肺炎，成年猪后躯麻痹，行走步样不稳，后躯摇晃，两后肢交叉，后期不能站立，针刺反应减退或丧失。

母猪发情异常，流产或死产，胎儿畸形，如无眼、独眼、小眼、一眼大一眼小、腭裂、兔唇、副耳、后肢畸形、隐睾等。公猪睾丸退化缩小，精液质量差。

4. 犬、猫　夜盲、干眼病，角膜浑浊，眼底异常及神经症状。

5. 禽　幼禽饲以低维生素 A 日粮，2～3 周内即出现症状。主要表现生长停滞，消瘦，羽毛蓬乱，第三眼睑角化，结膜炎，结膜附干酪样白色分泌物，窦炎。由于黏膜腺管鳞状化生而发生脓疱性咽炎和食管炎。气管上皮角化脱落，黏膜表现覆有易剥离的白色膜状物，剥离后留有光滑的黏膜或上皮缺损，还可见有运动失调、反复发作性痉挛等神经症状。产蛋率和孵化率大幅度下降。

近来认为禽跛腿（bumblefoot）亦与慢性维生素 A 缺乏有关。

6. 野生动物

（1）反刍动物。表现为消瘦，生长缓慢，全身性水肿，被毛粗刚，角膜浑浊，大量流泪，不孕，幼畜衰弱或畸形。

（2）啮齿类动物。上皮组织鳞状化生，骨骼发育停滞，生长缓慢，干眼病，角膜浑浊。共济失调，泌尿生殖器官畸形，膈疝、腭裂。

（3）鼬科动物。生长缓慢，被毛粗刚，不孕，先天性缺陷，全身性水肿。

（4）灵长类动物。生长停滞，干眼病，角膜炎，皮炎，死胎或先天性畸形。

实验室检查：血浆、肝脏维生素 A 含量降低。血浆维生素 A 正常值为 $0.88\mu mol/L$（$25\mu g/dL$），临界值为 $0.25\sim0.28\mu mol/L$（$7\sim8\mu g/dL$），低于 $0.18\mu mol/L$（$5\mu g/dL$），可表现临床异常。肝脏维生素 A 和胡萝卜素正常含量分别为 $60\mu g/g$ 和 $4\mu g/g$ 以上，临界值分别 $2\mu g/g$ 和 $0.5\mu g/g$，低于临界值即可呈现临床症状。

测定肝脏维生素 A 比血清更能准确地评价体内维生素 A 的状态。

脑脊液压力测定：犊牛、绵羊和猪脑脊液压力正常值分别为 $0.981kPa$（$100mmH_2O$）、$0.54\sim0.64kPa$（$55\sim65mmH_2O$）和 $0.78\sim1.48kPa$（$80\sim145mmH_2O$）。

维生素 A 缺乏时，分别升高至 $1.96kPa$（$200mmH_2O$）、$0.69\sim1.47kPa$（$70\sim150mmH_2O$）和 $1.96kPa$（$200mmH_2O$）以上，病马可达 $5.39kPa$（$550mmH_2O$）。

结膜压片检查：无核上皮细胞增多，由正常的 $14\%\sim20\%$ 增加到 $71\%\sim81\%$。

【诊断】

根据长期缺乏青绿饲料的生活史，夜盲、干眼病、共济失调、麻痹及抽搐等临床表现，维生素 A 治疗有效等，可建立诊断。

应注意与狂犬病、伪狂犬病、李氏杆菌病、病毒性脑炎、低镁血症、急性铅中毒、食盐中毒等类症进行鉴别。

【治疗】

应用维生素 A 制剂。内服鱼肝油，马、牛 $50\sim100mL$，猪、羊、犊牛、幼驹 $20\sim50mL$ 仔猪、羔羊 $5\sim10mL$，每日 1 次，连用数日。鸡可在饲料中添加鱼肝油，按鸡大小每天 $0.5\sim2mL$。肌内注射维生素 A，马、牛 5 万～10 万 U，猪、羊、犊牛、幼驹 2 万～5 万 U，每日 1 次，连用 $5\sim10d$。也可肌内或皮下分点注射经 80℃ 2 次灭菌的精制鱼肝油，马、牛 $10\sim20mL$，猪、羊 $5\sim10mL$。

【预防】

主要在于保证饲料中含有足够的维生素 A 或维生素 A 原，多喂青绿饲料、优质干草及胡萝卜等。也可肌内注射维生素 A，每千克体重 3 000～6 000IU，每隔 $50\sim60d$ 1 次。妊娠母畜须在分娩前 40～50d 注射。

此外，青饲料要及时收割，迅速干燥，以保持青绿色。谷物饲料贮藏时间不宜过长，配合饲料要及时喂用，不要存放。

（李祚煌　王　哲　莫　内）

二、B 族维生素缺乏症

Vitamin B Complex Deficiencies

B 族维生素包括维生素 B_1、维生素 B_2、维生素 B_6、维生素 B_{12}、烟酸、叶酸、泛酸、肌醇、胆碱及生物素等。反刍动物瘤胃内的微生物能合成 B 族维生素，可满足机体营养的需要，这也是反刍兽很少发生 B 族维生素缺乏的原因所在。马属动物、杂食动物（猪）及肉食动物（犬、猫）大肠内的微生物也能合成一定量的 B 族维生素，但还必须由饲料中补充供应。

有的饲料可能缺乏一种或多种 B 族维生素，如玉米中维生素 B_1、维生素 B_2、烟酸、泛酸、胆碱、生物素等 B 族维生素含量低或极低，长期饲用可引起不足或缺乏。

（一）维生素 B_1 缺乏症

Vitamm B₁ Deficiency

维生素 B_1 缺乏症是由于饲料中硫胺素不足或饲料中含有干扰硫胺素作用的物质所引起的一组营养缺乏病，临床表现以神经症状为特征。

本病多发生于雏鸡和猪，其他动物也有发生。

【病因】

1. 饲料中硫胺素含量不足 硫胺素广泛存在于饲料中，谷物、米糠、麦麸及青绿牧草含有丰富的硫胺素，成年反刍动物的瘤胃和其他动物的大肠微生物也可合成硫胺素，动物通常不易发生缺乏，但除猪外。动物体内不能贮存硫胺素，需经常由饲料供给，长期缺乏青绿饲料而谷类饲料又不足，可引起硫胺素缺乏。

2. 瘤胃内合成硫胺素减少 成年反刍动物长时间食欲废绝，或饲喂低纤维高糖饲料，或蛋白质饲料严重短缺，使瘤胃内微生物区系紊乱，硫胺素合成障碍。幼龄反刍兽由于瘤胃功能尚不健全，合成硫胺素能力较差，断乳后易发生不足或缺乏。

3. 肠吸收不良 急、慢性腹泻均可影响小肠吸收硫胺素，如习惯饲喂米糠、麦麸的猪，长期腹泻后常继发硫胺素缺乏。

4. 机体需要增加 母畜泌乳、妊娠、幼畜生长发育、剧烈使役、慢性消耗性疾病及发热等生理或病理过程，机体对硫胺素需要量增加，而发生相对性供给不足或缺乏。

5. 干扰硫胺素作用的物质 硫胺酶可分解硫胺素，而使其丧失生物活性。业已证实，产芽孢梭状芽孢杆菌（*Clostridium sporogenes*）和芽孢杆菌属的细菌能产生硫胺酶。

异叶猩猩木（*Rochia scoparia*）含有硫胺酶，牛大量采食后可引起硫胺素缺乏。

马采食问荆、蕨类植物可表现硫胺素缺乏的症状，过去认为蕨类植物含有硫胺酶，但近来报道其致病因子是一种非酶性的硫胺素颉颃物。

抗球虫药氨丙嘧吡啶（amprolium）的化学结构与硫胺素相似，能竞争性颉颃硫胺素的吸收，给健康羊服用每千克体重 880mg 或每千克体重 1.0g，3～6 周后可发生硫胺素缺乏。

生鱼中也含有硫胺酶，貂以及动物园饲养的企鹅、海豚和海豹大量食用生鱼，可发生本病。

每千克胡爪鱼能使 26mg 硫胺素失活。咖啡酸及棉子也有颉颃硫胺素的作用。

【发病机理】

硫胺素主要参与糖代谢。硫胺素在肝脏经磷酸化为硫胺素焦磷酸脂，后者是 α-酮酸氧化脱羧酶系的辅酶，参与糖代谢过程中 α-酮酸，如丙酮酸及酮戊二酸的脱羧反应。

硫胺素缺乏时，糖代谢的中间产物，如丙酮酸和乳酸不能进一步氧化而积聚，能量供应障碍，损害全身组织，神经组织尤为敏感。

丙酮酸和乳酸堆积还可刺激外周神经末梢，引起多发性神经炎。

【临床表现】

因畜种而不尽相同。

1. 马 饲喂低硫胺素饲料或含有硫胺素颉颃物的日粮，可实验性发病，其血糖降低和丙酮酸升高先于临床症状。

主要表现为心动过缓，心动间歇，肌肉自发性收缩（muscular fasciculation），共济失调，步样踉跄，行走缓慢，后躯摇晃，转圈时前肢交叉，后退不能。后期多取犬坐姿势。蹄、耳、鼻端周期性发凉。有的病马体重减轻，腹泻及失明。

2. 牛、羊 自然病例少见。实验发病的犊牛主要表现衰竭，共济失调，惊厥及头回缩，有的食欲减退，剧烈腹泻，脱水明显。羔羊先呈现嗜眠，食欲减退，体重减轻等症状，后发生强直性痉挛。采食异叶猩猩木的牛，可发生脑灰质软化。

3. 猪 猪体内有足够的贮存硫胺素，人工发病至少需56d。病初断乳仔猪表现腹泻，呕吐，食欲减退，生长停滞，行走摇晃，虚弱无力，心动过缓，心肌肥大；后期，体温低下，心搏亢进，呼吸促迫，最终死亡。

4. 犬、猫 常因喂熟食而发病。食欲减退，便秘，体重减轻，虚弱无力，后躯无力乃至麻痹，发作性抽搐。

5. 禽 雏鸡多于2周龄前发病，食欲减退，生长缓慢，体重减轻，羽毛蓬松。步样不稳，双腿叉开，不能站立，双翅下垂，或瘫倒在地。随着病情进展，呈现全身强直性痉挛，头向后仰，呈观星姿势。

6. 野生动物

（1）反刍动物。食欲减退，脱水，体重减轻，腹泻，头震颤，抽搐，角弓反张及心动过缓；尸检胸腔积液，心包积液，脑灰质软化，右心室扩张。

（2）啮齿类动物。表现食欲减退，体重减轻，圆圈运动，抽搐及腹泻；尸检两侧性脑灰质软化，有髓鞘神经脱髓鞘，心脏扩张。

（3）犬科动物。食欲减退，流涎，共济失调，瞳孔散大，体重减轻，死于查斯特克麻痹（Chastek paralysis），中枢神经系统，特别是室周灰质水肿，血管扩张、出血及坏死。

（4）猫科动物。食欲减退，呕吐，体重减轻，多发性神经炎，心功能异常，抽搐，共济失调，麻痹，衰竭。

（5）鼬科动物。以查斯特克麻痹为特征，即食欲减退，流涎，共济失调，瞳孔散大，反射迟钝。

（6）灵长类动物。表现为笼养麻痹综合征（cage paralysis syndrome）、肠炎，右心室扩张，截瘫，跖行动物步样。

（7）鲸目类动物（鲸鱼、海豚等）。食欲减退，体重减轻，继发细菌感染，心脏扩张，有髓鞘神经脱髓鞘。

【诊断】

依据缺乏谷物饲料或青饲料，临床表现食欲减退和麻痹、运动障碍等神经症状及硫胺素治疗效果卓著，建立诊断。

测定血中丙酮酸和硫胺素含量，有助于确定诊断。每百毫升马血中丙酮酸由正常的 $2\sim3\mu g$ 增至 $6\sim8\mu g$，硫胺素由正常的 $6\sim8\mu g$ 降至 $25\sim30\mu g$。

【治疗】

采用皮下、肌内或静脉注射维生素 B_1：马、牛 $0.25\sim0.5g$，猪、羊 $25\sim50mg$，犬 $10\sim25mg$，直至症状消退。

内服或注射丙硫硫胺或呋喃硫胺：用量与维生素 B_1 相同。

呋喃硫胺，马、牛 $0.1\sim0.2g$，羊、猪 $10\sim30mg$。鸡可于饲料中添加硫胺素或酵母。

硫胺素用量过大，有一定副作用：可能出现外周血管扩张，心律失常，伴有窒息性惊厥的呼吸抑制，甚至可因呼吸衰竭而死亡！

【预防】

主要是加强饲养管理，增喂富含硫胺素的饲料，如青饲料、谷物饲料及麸皮等。

喂饲生鱼的动物，应在饲料中添加或补充硫胺素，每千克生鱼补加硫胺素 20～30mg。

（二）维生素 B$_2$ 缺乏症

Vitamin B$_2$ Deficiency

维生素 B$_2$，又称核黄素（riboflavine），是生物体内黄酶的辅酶，黄酶在生物氧化中起着递氢体的作用，广泛分布于酵母、干草、麦类、大豆和青饲料中。动物消化道内的细菌可以合成维生素 B$_2$，特别是反刍动物无需额外补给，亦不易发生缺乏。仅在青饲料不足或单喂谷物饲料及稿秆时，才有可能发生缺乏。

【临床表现】

1. 马　实验发病后表现为生长缓慢，食欲减退，羞明流泪，角膜血管形成，结膜炎等类似于周期性眼炎的症状。

2. 犊牛　实验发病呈现生长缓慢，食欲减退，腹泻，大量流泪和流涎，被毛脱落，口唇边缘及脐周皮肤充血。

3. 猪　生长阶段脱毛，食欲减退，生长缓慢，腹泻、溃疡性结肠炎，肛门黏膜炎，呕吐，光敏感，晶状体浑浊，行动不稳等；后备母猪在繁殖和泌乳期，食欲废绝或不定，体重减轻，早产，死产，新生仔猪衰弱死亡，有的仔猪无毛。

4. 雏鸡　生长缓慢，表现腹泻，腿麻痹及特征性的趾蜷曲性瘫痪（curled to eparalysis），跗关节着地行走，趾向内弯曲，有的发生腹泻；母鸡产蛋率和孵化率下降，胚胎死亡率增加。

5. 野生动物

（1）反刍动物。食欲减退，贫血，流泪，腹泻，口连合糜烂，脱毛。

（2）啮齿类动物。生长停滞，被毛粗糙，蹄、鼻、耳发白、贫血，鳞屑性皮炎，脱毛，白内障。

（3）犬科动物。妊娠早期发病时，子代发生先天性畸形，如并指（趾）、短肢、腭裂等；慢性缺乏时，后肢、胸腹部发生鳞屑性皮炎，贫血，肌肉无力，脓性眼分泌物，有的突发虚脱。

（4）猫科动物。食欲减退，体重减轻，头部被毛脱落，偶见白内障。

【防治】

可采用口服或肌注维生素 B$_2$：马、牛 0.1～0.15g，羊、猪 0.02～0.03g。

禽每千克饲料添加 2～5mg 核黄素，可预防本病的发生。

（三）维生素 B$_6$ 缺乏症

Vitamin B$_6$ Deficiency

维生素 B$_6$ 系吡哆醇、吡哆胺和吡哆醛的总称。在体内变成具有生物活性的磷酸吡哆醛和磷酸吡哆胺，是转氨酶、氨基脱羧酶的辅酶。酵母、谷物种子的外皮、青绿饲料、肉类、肝脏中均含有维生素 B$_6$。动物很少发生单纯维生素 B$_6$ 缺乏。

【临床表现】

1. 实验发病的幼猪 表现食欲减退，小细胞低色素性贫血，运动失调，步态强拘，生长停滞，脂肪肝，癫痫样发作，昏迷，视力减退，尿中吡哆醇排出减少，而黄尿烯酸增加。

2. 禽 食欲减退，增重缓慢，骨短粗，持续性吱吱鸣叫，兴奋抽搐，产蛋减少，孵化率降低。

3. 野生动物

（1）啮齿类动物。食欲减退，生长缓慢，共济失调，被毛稀疏，抽搐，在笼内作快速旋转运动，易兴奋，截瘫。

（2）犬科动物。生长缓慢，皮肤病，小细胞低色素性贫血，血浆铁增加 $2\sim4$ 倍，肝、脾、骨髓含铁血红素沉积。

（3）猫科动物。贫血、血中草酸盐含量升高，以致发生尿石症。

（4）灵长类动物。低色素性贫血，皮炎和抽搐。

（5）鸟类。生长停滞，兴奋，抽搐，无目的奔跑，肢体在空中划动，颈部蜷曲，多发性神经炎，多于抽搐后衰竭而死亡。

【防治】

应用维生素 B_6，日注射剂量：禽 5mg，犬每千克体重 0.005mg。啮齿类动物日粮中维生素 B_6 含量不得少于 $6\sim14mg/kg$。

（四）维生素 B_{12} 缺乏症

Vitamin B_{12} Deficiency

维生素 B_{12}，又称氰钴胺（cyanocobalamin），参与一碳基团的代谢，通过增加叶酸的利用影响核酸和蛋白质的生物合成，从而促进红细胞的发育和成熟。此外，维生素 B_{12} 是甲基丙二酰辅酶 A 异构酶的辅酶，在糖和丙酸代谢中起重要作用。

维生素 B_{12} 主要来源于动物性饲料、肝脏、海产品饲料中，植物性饲料中不含维生素 B_{12}。

反刍动物瘤胃和其他草食动物（马）肠道内的细菌可利用钴合成维生素 B_{12}，只要日粮中含有足够的钴，就不会发生缺乏。

猪和鸡不能利用下部肠道内细菌合成的维生素 B_{12}，日粮中添加钴对维持体内维生素 B_{12} 的营养状态没有多大作用，故主张在饲料中直接添加维生素 B_{12}。

在犬，还发现有遗传性 B_{12} 缺乏症，即选择性钴胺素吸收不良（参见遗传性疾病篇遗传性维生素病章）。

【临床表现】

1. 猪 在生长阶段发生 B_{12} 缺乏时，表现为生长缓慢，被毛粗糙，皮炎，向一侧或向后滚转，后躯运动失调，声音沙哑，应激敏感，轻度正细胞性贫血；母猪生殖力下降。

2. 鸡 生长缓慢，蛋孵化率降低，子代雏鸡死亡率增加，肝、心、肾脂肪浸润。

3. 野生动物

（1）啮齿类动物。食欲减退，生长停滞，肾萎缩，贫血，畸形。

（2）犬科动物。妊娠期缺乏可引起致死性积水性脑突出。

（3）猫科动物。主要表现为贫血。

（4）灵长类动物。贫血，被毛脆弱，精神抑制，共济失调。

【治疗】

可肌内注射维生素 B_{12}：马、牛 1～2mg，羊、猪 0.3～0.4mg，犬 100μg，鸡 2～4μg。

（五）烟酸缺乏症

Nicotinic Acid Deficiency

烟酸又称维生素 PP，包括尼克酸和尼克酰胺，前者在体内转变为后者，与核酸、磷酸、腺嘌呤组成脱氢酶的辅酶（辅酶Ⅰ和辅酶Ⅱ），在生物氧化过程中使底物脱氢并传递氢。

酵母、米糠、麦麸和肉类中含有丰富的烟酸。

动物体内可由色氨酸合成烟酸，但合成的数量不能满足营养需要，需由饲料中补充供应。

玉米中色氨酸及烟酸含量极低，且还含有抗烟酰胺作用的乙酰嘧啶，因此长期单用玉米作为精饲料，便可能发生烟酸缺乏。低蛋白日粮可加剧烟酸缺乏。

【临床表现】

1. 断乳仔猪　实验发病表现食欲减退，生长缓慢，偶发呕吐，表皮脱落性皮炎，脱毛，正细胞性贫血，腹泻，结肠和盲肠有坏死性病变，有的后肢肌肉痉挛，唇、舌溃烂。

2. 鸡　发生舌炎和口炎，生长缓慢，羽毛发育不全。幼龄火鸡表现骨短粗样疾患。

3. 野生动物

（1）鸟类。舌及口腔黏膜发黑，生长缓慢，食欲减退，羽毛发育不良，爪和皮肤鳞屑样皮炎。

（2）啮齿类动物。生长缓慢，食欲减退，流涎，腹泻，末梢发白，压容降低，鼻孔周围被覆卟啉性结痂（porphyrin-encrusted nose）。

（3）犬科动物。发生糙皮病，条件反射异常，食欲减退，体重减轻，口黏膜发红，持续腹泻。

（4）猫科动物。实验发病表现为腹泻，体重减轻，新生仔死亡，口腔溃疡，大量流黏稠唾液，呼吸恶臭。

（5）灵长类动物。角化过度，舌炎，肠炎，精神抑郁。

【防治】

采用口服烟酸：猪 100～200mg。禽可于每千克饲料中添加 40mg 烟酸。

每千克饲料中添加 10～20mg 烟酸有预防作用。

（六）泛酸缺乏症

Pantothenic Acid Deficiency

泛酸由 α，β-二羟 β，β-二甲基丁酸和 β-丙氨酸缩合而成，在体内与三磷酸腺苷和半胱氨酸合成辅酶 A，对糖、脂肪和蛋白质代谢过程中的乙酰基转移有重要作用。

苜蓿粉、肝粉、花生饼、乳清粉、干啤酒酵母、麦麸中含泛酸。动物肠内细胞能合成泛酸，很少发生缺乏。

玉米和豆饼中泛酸含量较少，长期单一饲喂有可能发生泛酸缺乏。

【临床表现】

1. 生长期病猪　表现食欲减退，生长缓慢，流泪、咳嗽、流鼻液，被毛粗糙，脱毛，皮炎，因后躯运动障碍而呈鹅步，腹泻，直肠出血，溃疡性结肠炎，尿中泛酸含量下降，轻度正细胞性贫血；繁殖及泌乳期病猪，食欲废绝，饮水减少，鹅步，腹泻，直肠出血，繁殖力丧失，尸检可见出血性盲结肠炎和胃炎。

2. 实验发病犊牛　食欲减退，生长缓慢，皮炎，流鼻液，尸检见有继发性肺炎，有髓鞘神经脱髓鞘，大脑软化，出血。

3. 鸡　生长停滞，羽毛发育不全，孵化率降低。

4. 野生动物

（1）鸟类。羽毛生长缓慢，广泛性上皮脱屑，眼睑和嘴连合痂样，表皮脱落。

（2）啮齿类动物。体重减轻，脂肪肝，腹泻，口周卟啉性结痂，被毛褪色，表皮脱落性皮炎，共济失调，脱毛，畸形形成。

（3）犬科动物。在生长期血中非蛋白氮、葡萄糖及氯化物含量降低，严重缺乏时皮肤和被毛异常，胃肠炎，虚脱乃至昏迷。

（4）猫科动物。主要表现脂肪肝。

（5）灵长类动物。体重减轻，蹄部触痛，皮炎，兴奋，抽搐。

【治疗】

采用注射泛酸，鸡 20mg，犬每千克体重 0.1mg。

为预防本病，每千克饲料中泛酸含量应保持：鸡 4.6～5.2mg，猪生长阶段 11～13.2mg，繁殖泌乳阶段 13.2～16.5mg。

（七）生物素缺乏症

Biotin Deficiency

生物素，又称维生素 H，是羧化酶的辅酶，参与体内固定或脱去 CO_2 的过程，起 CO_2 载体的作用。

生物素广泛分布于大豆、豌豆、奶汁和蛋黄中，动物肠内细菌亦可合成，本不该发生缺乏或很少发生缺乏，但近年来有些猪群的发病率高达 10%～20%，主要原因在于饲料中生物素的利用率低及饲料中存在生物素颉颃物。

不同饲料间生物素的利用率有相当大的差异，许多饲料中的生物素利用率不足 50%。

已从链球菌中分离出链球菌抗生物素蛋白（streptavidin），可妨碍生物素的利用。

生蛋清中也含有抗生物素蛋白。此外，饲料酸败也可使生物素发生破坏。连续服用磺胺或其他抗生素可引起生物素缺乏。

【临床表现】

1. 仔猪　表现脱毛，后肢痉挛，蹄底及蹄面皲裂，口腔黏膜发炎，以及以皮肤干裂、粗糙、褐色分泌物和皮肤溃疡为特征的皮肤病变。

2. 牛、羊　发生皮脂溢，皮肤出血，脱毛，后肢麻痹。

3. 鸡　生长缓慢，皮炎，滑腱症，羽毛易折，卵孵化率降低。

4. 野生动物

（1）鸟类。表皮脱落性皮炎，尤以趾底侧面为甚，爪坏死、脱落，趾背和腿磷屑样皮炎。

（2）啮齿类动物。皮炎，脱毛，共济失调，被毛褪色。

（3）犬科动物。鳞屑样皮炎。

（4）猫科动物。主要表现贫血。

（5）鼬科动物。呈现进行性麻痹。

（6）灵长类动物。脱毛，皮炎，消瘦，兴奋性增高。

【防治】

可口服或注射生物素：鸡 3～5mg，犬每千克体重 0.5～1.0mg。

8 周龄仔猪，每百克饲料含 200μg 生物素，或日注射生物素 100μg，可预防本病的发生。

（八）叶酸缺乏症

Folic Acid Deficiency

叶酸，又称维生素 B_{11}，在体内转变为具有生物活性的四氢叶酸，作为一碳基团代谢的辅酶，参与嘌呤、嘧啶及甲基的合成等代谢过程。

肝脏、花生、大豆等富含叶酸，动物肠内细菌也可合成叶酸，很少发生缺乏。但长期服用磺胺或其他抗菌药，或长期单一饲喂谷物性饲料，可发生叶酸缺乏。

【临床表现】

1. 哺乳仔猪　表现为生长缓慢，被毛稀少和贫血。

2. 雏鸡　羽毛发育不良和贫血。雏火鸡神经质，双翅下垂，有的颈麻痹。蛋鸡产蛋率和孵化率降低。

3. 野生动物

（1）鸟类。生长缓慢，羽毛发育不良，羽毛褪色，无色红细胞性（achromcytic）贫血，跗关节病。

（2）啮齿类动物。在妊娠早期发生胚胎中毒，先天性畸形。

（3）猫科动物。主要表现贫血。

（4）灵长类动物。神经管缺陷，肠炎，大细胞性贫血。

【预防】

每千克饲料中叶酸含量：鸡 0.8～1.25mg，仔猪 0.5～1.0mg，母猪 2.0mg，可防止本病的发生。

（九）胆碱缺乏症

Choline Deficiency

胆碱具有多种重要生理机能，构成神经介质乙酰胆碱及结构磷脂、卵磷脂和神经磷脂，并在一碳基团转移过程中提供甲基。

肝脏、小麦胚、棉子饼、大豆饼、花生饼、肉骨粉和鱼粉含有丰富的胆碱，玉米中含量很少。一般情况下，猪日粮中无需添加胆碱。但在母猪日粮中添加胆碱，能明显增加产仔数。

【临床表现】

1. 仔猪　实验发病后，表现为腿短肚大，运动失调，特异性肾小球闭锁和肾上皮坏死。断奶体重低于正常，发生脂肪肝，有的两后肢叉开，呈劈叉姿势。

2. 鸡　生长缓慢，骨短粗，脂肪肝，产蛋率和孵化率降低，雏鸡死亡率增加。

3. 野生动物

（1）啮齿类动物。表现为体重减轻，红细胞参数低于正常。

（2）犬科动物。生长停滞和脂肪肝。

【预防】

每吨饲料胆碱含量：鸡 1.3～1.9kg，猪 1.0kg，可防止本病的发生。

三、维生素 C 缺乏症

Vitamin C Deficiency

维生素 C，又称抗坏血酸，主要作用在于促进细胞间质的合成，抑制透明质酸酶和纤维蛋白溶解酶的活性，从而保持细胞间质的完整，增加毛细血管致密度，降低其通透性和脆性。青绿饲料含有较多的维生素 C，畜禽体内亦能合成，很少发生缺乏。

豚鼠及灵长类动物体内缺乏合成维生素 C 的酶类，长期喂饲咖啡和烤面包等食物，可引起缺乏。在慢性疾病和应激过程中，体内维生素 C 消耗增加，可发生相对性缺乏。

【临床表现】

1. 猪　已发现有遗传性坏血病（参见血液病篇和遗传性疾病篇）。

2. 豚鼠　主要表现为骺板出血，关节疼痛及皮下出血。

3. 犬　创口愈合缓慢，毛细血管脆性增加，皮炎，新生犬死亡率增加。

4. 灵长类动物　呈现腹泻，齿龈出血，生长骨钙化不全，牙齿脱落。

【治疗】

采用 10%维生素 C 液静脉、肌内或皮下注射：马、牛 20～50mL，猪、羊 5～15mL，犬 3～5mL，每日 1 次，连用 3～5d。

四、维生素 D 缺乏症

Vitamin D Deficiency

维生素 D 缺乏是动物或其采食的饲料光照不足，维生素 D 原转变为维生素 D 不足所致发的一种营养性骨病。各种动物均可发生。

【病因及发病机理】

动物体维生素 D 主要来源于饲料和体内合成。干草和其他植物以及酵母含有麦角固醇，经日光或紫外线照射后，可转变为维生素 D_2。生长的牧草、谷物及谷物副产品中维生素 D_2 的含量较少，但日光下晾晒的干草，每千克可含 1 500～3 000IU 的维生素 D_2。干草是家畜冬季舍饲期间维生素 D_2 的主要来源。动物体内合成的 7-脱氢胆固醇，分布于皮下等组织中，在紫外线或日光照射下，可转变为维生素 D_2。

维生素 D 在肝脏内经肝细胞线粒体中 25-羟化酶的作用，形成 25-羟钙化醇，转运到肾脏后再经肾小管上皮细胞线粒体中 1-羟化酶的作用，生成 1，25-二羟钙化醇。1，25-二羟钙化醇是具有生物活性的维生素 D 的衍生物，能促进小肠上皮细胞刷状缘中钙结合蛋白的合成，并能提高依赖于钙的

ATP 酶的活性，推动"钙泵"，从而促进钙、磷在小肠的吸收；促进骨盐溶解，加速骨骼钙化，促进肾小管对钙、磷的回收。

维生素 D 在体内转变为 1，25-二羟钙化醇的过程，一方面受肝脏转变 25-羟钙化醇过程的负反馈调节；另一方面受血钙和血磷水平、甲状腺素及降钙素的调节。

家畜长期喂饲劣质干草，饲料中维生素 D₂ 含量不足，或冬季舍饲期间光照不足，可引起维生素 D 缺乏，致使肠吸收钙、磷减少，血钙、血磷含量降低，骨中钙、磷沉积不足，乃至骨盐溶解，最后导致成骨作用障碍。在幼畜表现为佝偻病，成年动物发生骨软化症。

在动物中已经发现遗传性假性维生素 D 缺乏症和抗维生素 D 佝偻病（参见遗传性疾病篇遗传性维生素病章）

【症状及诊断】

因畜种和年龄而不同。

1. 马 幼驹生长停滞，骨骼变形，长骨端肿大，长骨干弯曲，血钙、血磷含量降低，血清碱性磷酸酶活性升高。

2. 牛、羊 犊牛、羔羊表现佝偻病的症状，妊娠母牛、母羊产弱胎、死胎、畸胎。

3. 猪 仔猪生长缓慢，共济失调，后肢麻痹。肋骨或脊椎骨易骨折，骨质疏松，骨骼变形，关节肿大，肋骨肋软骨结合部呈念珠状，低血钙性抽搐。成猪发生骨软化症。

4. 禽 雏鸡生长缓慢，健康不佳，行走困难，跛行，脊柱及胸骨变形，跗关节肿大，肋骨肋软骨结合部呈念珠状。嘴（喙）变形，指压即弯，故称为橡皮嘴（rubbery beak）。

X 射线检查：骨骺肿大，长骨弯曲，自发性骨折，纤维性骨营养不良，继发性甲状旁腺机能亢进。蛋鸡蛋壳变薄，产蛋减少，孵化率降低，胚胎死亡。

5. 野生动物 幼龄的啮齿类、犬科及猫科动物，呈典型的佝偻病。笼养的幼龄灵长类动物，易发生维生素 D 缺乏，初期表现为食欲减退，生长缓慢，跛行，关节肿大疼痛。

X 射线检查：骨骺板增宽，为正常的 3～5 倍；血清钙和磷含量往往降低。后期出现包括骨盆骨在内的骨骼变形，病理性骨折及截瘫。

【防治】

治疗应用维生素 D 制剂。内服鱼肝油，驹、犊 10～15mL，仔猪、羔羊 5～10mL，鸡 1～2mL。浓鱼肝油内服，剂量为每 100kg 体重 0.4～0.6mL。

皮下或肌内注射维生素 D₂ 胶性钙注射液，马、牛 2.5 万～10 万 U，羊、猪 0.5 万～2 万 U，犬 0.25 万～0.5 万 U。

维生素 D₃ 液肌内注射，每千克体重 0.15 万～0.3 万 U。

亦可选用 1，25-二羟钙化醇进行治疗。

预防要点在于加强饲养管理，厩舍光线要充足并添加维生素 D。每千克饲料添加量：生长猪 125～220IU；繁殖和泌乳猪 220～275IU；蛋鸡 500IU；火鸡雏 900IU；产蛋火鸡 900IU；鸭 220IU；野鸡 1 200IU。

（王 哲 刘国文）

五、维生素 K 缺乏症

Vitamin K Deficiency

维生素 K 缺乏症是以维生素 K 依赖性凝血因子合成障碍为病理生理学基础，以出血性素质为主要临床表现的一种营养代谢病和血液病。

【病因及发病机理】

维生素 K 是脂溶性维生素，自然存在于绿色植物或植物油中（维生素 K_1），也可由胃肠道微生物所合成（维生素 K_2），需要胆盐将脂肪乳化后方能被小肠吸收。动物体内维生素 K 的贮备量有限，只够应用数日，必须经常补充。因此，维生素 K 缺乏可发生于下列情况：

饲料中维生素 K 不足；长期大量投服广谱抗生素，胰液和胆汁分泌缺乏；弥漫性小肠疾病所致的慢性腹泻；畜禽球虫病时长期投服磺胺喹恶啉（proline，sulfaquinoxaline）。

维生素 K 为第Ⅱ、第Ⅶ、第Ⅸ、第Ⅹ凝血因子（统称维生素 K 依赖性凝血因子）在肝内合成时所必需。维生素 K 缺乏时，肝细胞合成这些凝血蛋白的谷氨酸残基的羧化过程即发生障碍，不能生成有功能活性的第Ⅱ、第Ⅶ、第Ⅸ、第Ⅹ凝血因子，致使内在途径和外在途径的凝血过程都受到影响，表现出血倾向。

据 Baker 等（1999）报告，在 *Rambouiller* 品系绵羊中发现遗传性维生素 K 依赖性凝血因子复合缺乏症（参见遗传性疾病篇遗传性血液病章和遗传性维生素病章）。

【临床表现】

主要临床表现是轻度或中度出血倾向。在禽类，饲料中缺乏维生素 K 达 2~3 周后才显示症状，表现皮肤和黏膜的出血斑点；小猪实验性维生素 K 缺乏症，除出血倾向外，还表现厌食、感觉过敏和衰弱；在鸟，则多为亚临床型。

凝血象检验的突出改变是凝血时间延长，凝血酶原时间延长，激活的部分凝血活酶时间延长，表明第Ⅱ、第Ⅶ、第Ⅸ、第Ⅹ因子的复合性缺乏，显示内在和外在途径凝血过程都发生障碍。

【防治】

首要的是给予充足的青绿饲料，保证胰液和胆汁的通畅分泌，消除肠道微生物群体活动（微生态）的干扰因素。在急性发作时，可应用维生素 K_3 实施替代疗法。维生素 K_3 是人工合成的水溶性维生素 K。肌内注射用量：猪 10~30mg，鸡 0.5~2mg，连续 3~5d。

（李毓义　唐博恒）

六、维生素 E 缺乏症

Vitamin E Deficiency

【病因】

1. 饲料中维生素 E 含量不足　稿秆、块根饲料维生素 E 含量极少，饲料加工、贮存不当，如饲料干燥或碾磨时，其中的氧化酶可破坏维生素 E；饲料中加入的物质或脂肪增进维生素 E 的氧化；经丙酸或氢氧化钠处理过的谷物，维生素 E 含量明显减少；潮湿谷物存放 1 个月，维生素 E 含量降低 50%，贮存 6 个月，其含量极微。

2. 饲料中含过量不饱和脂肪酸　鱼肝油、鱼粉、猪油、亚麻油、豆油、玉米油等脂类物质常作为添加剂掺入日粮中，其富含的不饱和脂肪酸酸败时可产生过氧化物，促进维生素 E 氧化。

3. 维生素 E 需要增加　生长动物、妊娠母畜对维生素 E 的需要量比成年公畜多。喂饲高脂肪饲料的动物亦需要较多的维生素 E，一般日粮中每加入 1% 脂肪，每千克饲料应补加维生素 E5mg。硒缺乏时，维生素 E 的需要量增大，饲料中硒含量低于 0.05mg/kg 时，机体对维生素 E 的需要明显增加。

【发病机理】

维生素 E 是 α、β、γ、δ 生育酚和生育三烯酚等 8 种化合物的总称，其中以 α-生育酚的生物活性为最强。现已证实，维生素 E 的生物学作用不仅限于抗不育，还参与稳定膜结构及调节膜结合酶活性，可能主要是通过抗氧化作用，即防止生物膜的不饱和脂肪酸氧化和过氧化并清除自由基，而实现对膜脂质的保护效应。维生素 E 缺乏时，生物膜的功能、形态和脂类成分发生改变，膜中高度不饱和脂肪酸含量降低，而饱和度高的脂肪酸含量增加。在生物膜的脂质球蛋白流体镶嵌模型中，类脂双分子层的液晶态的维持与相变温度较低的脂质有关。脂质中的脂肪酸，碳氢链越短，越不饱和，其相变温度就越低，如果脂质中脂肪酸的饱和度增高，则相变温度升高，膜脂质处于非流动性的结晶态，而影响膜的正常功能。

【症状】

维生素 E 缺乏的类型及临床症状，因动物种类、受害的组织、器官而不同（表 10-1）

表 10-1　维生素 E 缺乏的疾病种类

受损害组织	疾病种类	患病动物
胚胎血管	胚胎变性	雌：鼠、鸡
雄性性腺	不育症	雄：鼠、鸡、犬
红细胞	贫血	鼠、猪、灵长类
小脑	脑软化	鸡、鸟、猫
骨骼肌	肌营养不良	禽类、兔、鼠、犬、猫、爬行类
心肌、心内膜	心肌炎、心内膜炎	犬、狒狒
贮存脂肪	黄脂病（脂肪组织炎）	猪、鼠、犬、猫、爬行类
肾小管上皮	肾变性	鼠
嗉囊肌、肠肌	肌病鸭	鸭

【诊断】

依据于临床表现、病理改变、防治试验和实验室检查。血液和肝脏维生素 E 含量的测定，可作为评价动物体内维生素 E 状态的可靠指标。

【防治】

调整日粮，合理加工、贮存饲料，减少饲料中不饱和脂肪酸含量，喂饲青草和优质干草，增添谷物饲料或添加 0.5％植物油，如小麦胚油，或添加维生素 E10～20mg/kg 的饲料。

内服、皮下或肌内注射维生素 E：犊、驹 0.5～1.5g；羔羊、仔猪 0.1～0.5g；犬 0.05～0.1g。

（王　哲　李艳飞　刘国文）

本篇参考文献

陈振旅.1988.畜牧兽医学报（2）：117-122.

岛田保昭.1984.肝脏机能不全的影响，世界牛病学会报告文献：50-56.

封蔚龄.1984.兽医大学学报（2）：138-140.

冯子钦.1988.国外兽医学—畜禽疾病（1）：16-18.

冈本真平.1990.家畜诊疗（8）：25-30.

郭定宗.2005.兽医内科学.北京：高等教育出版社：266-269，322-325.

姜玉富.1986.吉林畜牧兽医（1）：28-33.

李家奎，毕丁仁，潘思轶，等.2007.福美双对肉鸡生产性能、血清相关酶活性及胫骨软骨发育不良的影响.中国兽
  医学报（4）：579-581.

李毓义，李彦舫.2001.动物遗传·免疫病学——医学自发模型.北京：科学出版社：94-97，100-104，
  308-310.

李毓义.1988.动物血液病.北京：农业出版社：97-98.

刘宏祥.1991.北京农业大学学报（3）：122-126.

倪有徨.1988.中国兽医科技（1）：53.

谭学诗.1987.中国兽医科技（12）：42.

汪玉松.1984.兽医大学学报（1）：18-25.

喜田初雄.1988.家畜诊疗（4）：33-39.

谢庭树.1978.兽医参考资料（6）：22-25.

熊云龙，王哲.1995.动物营养代谢病.长春：吉林科学技术出版社.

杨震.1988.南京农业大学学报，11（2）：109-114.

殷国荣.1985.畜牧兽医学报（4）：240-240.

翟旭久.1987.中兽医医药杂志（3）：1-4.

翟旭久.1991.中兽医医药杂志（2）：4-6.

张建之.1988.中国兽医杂志（10）：24.

Baker D C，et al.1999.Blood Coagul Fibrinolysis，10（1）：75-80.

Bogin E，et al.1988.J Comp Path，98（3）：337-347.

Carlson C S，et al.1988.Am J Vet Res，49（3）：396-402.

Clark R G，et al.1978.N Z Vet J（26）：316.

Cordes D O，et al.1971.N Z Vet J（19）：276.

Grondalen T.1974.Acta Vet Scand，15：1-25.

Hill M A，et al.1984.Am J Vet Res，45（5）903-915.

McLoughlin M F.1984.Vet Rec，115（3）：325.

Mitchell P G，et al.1982.Aust Vet J，58（5）：181.

Moseley G，et al.1973.J Agric Sci（81）：403-409.

Nisbet D I，et al.1970.J Comp Pathol（80）：535.

Perrin W R，et al.1977.Can J Anim Sci（57）：245-253.

Reid I M，et al.1982.In Practice，4（6）：161-169.

Reid I M.1980.Vet Rec（107）：281-284.

Richards R B，et al.1981.Aust Vet J，57（12）：565.

Smith C.1966.Anim Prod（8）：345-348.

Ulvund M J，et al.1990.Acta Vet Scand，31（1）：53，277-371.

West H J.1990.Res Vet Sci，48（2）：221-227.

Wise M B，et al. 1958. J Anim Sci（17）：87 - 99.

Woodar J C. 1987. Vet Pathol，24（2）：109 - 123.

第十一篇

中毒性疾病

概　述

畜禽的中毒病普遍发生于世界各地，是危害畜牧业生产的重要问题之一。它常因死亡、生产性能下降，或形成地方病而带来巨大的经济损失。人类从古代起就对毒物有所认识。中国、埃及、印度、希腊和古罗马的医学古籍中都有关于毒物的记载。我国最早的药物专著《神农本草经》总结了公元前2000多年的药物知识，将药物分为上、中、下三品，下品多数具有毒性。明代李时珍所著《本草纲目》中记载更多。

毒物学或称毒理学（toxicology）成为现代医学中的独立学科始于19世纪初，随着医学科学的发展，又相继区分为法医毒理学、临床毒理学、环境毒理学、工业毒理学和兽医毒理学等分支。兽医毒理学，研究毒物作用于动物体的机理、临床表现、病理变化、诊断依据以及治疗和预防。

20世纪40年代以前，家畜中毒以有毒植物和矿物为主。40年代后，由于冶炼、化工工业的发展，化学药品种类增多，农药由无机时代进入有机时代，真菌毒素中毒病的发现以及现代医学科学技术的发展等，使家畜中毒病的内容日益丰富，毒物的内容包括有毒植物、无机和有机化合物、有毒气体、霉菌毒素、动物毒液和放射性物质等，其中由工厂排出的无机或有机化合物等含毒废气、废水与废渣构成了"工业污染"，给畜牧业带来新的危害。1956年日本九州熊本县发生的"水俣病"，即是由一家工厂的含汞废液排入水俣湾海域污染近海鱼类和贝类所导致的人畜中毒。

50年代开始广泛使用剧毒农药，对世界粮食增产起到过明显作用，但也带来新的问题，大量益虫、益鸟被毒杀，人、畜直接或间接中毒的事故经常发生。

1960年英国暴发"火鸡X病"，使10万只雏火鸡在短期内死亡，经查明为黄曲霉毒素中毒，系巴西进口的霉花生粉所致，引起各国医学界和兽医学界的普遍关注，从而对真菌毒素中毒问题进行深入研究，开辟了新的领域。实际上早在11世纪至16世纪，人畜麦角中毒就已多次在欧洲广泛流行，第二次世界大战时期苏联流行的马葡萄状穗霉菌（*Stachybotrys alternans*）病和拟枝孢镰刀菌（*Fusarium sporotrichioides*）病，使人畜发生造血抑制，消化道黏膜坏死和死亡。在60年代以前的几十年中，流行于美国和日本的牛肺气肿病，经证实与饲喂黑斑病甘薯有关，此病曾广泛流行于南美、澳洲和南洋群岛等地。1952年与1958年，美国还确认了猪的黄曲霉毒素中毒。

我国对于家畜中毒病的研究始于20世纪50年代初期，随着工农业生产的蓬勃发展，在防治家畜传染病和寄生虫病的同时，先后发现了许多危害生产的群发性中毒病。其后的40年来我国报道的家畜中毒病有200多种，有许多优秀的研究报告，如蕨中毒、栎叶中毒、萱草根中毒、棘豆草中毒、白苏中毒、亚硝酸盐中毒、黑斑病甘薯中毒、马霉玉米中毒、黄曲霉毒素中毒、杂色曲霉毒素中毒、霉稻草中毒以及氟中毒、钼中毒、镉中毒等。

一、毒物与中毒

19世纪初，Orfila M J B提出毒物（Toxicant）的概念为"任何吃入很小量，或者以任何方式应用于活的机体，能够损害健康或丧生的物质"。这种物质不论是固体、液体或气体，以其固有的特性与细胞组织发生生物化学或生物物理学作用，干扰或破坏组织与器官的生理功能，引起暂时或持久的病理过程，甚至危害生命活动。所有毒物都是化学物质。一种物质只有达到中毒剂量时才能认为是毒物。由毒物引起的疾病称为中毒或中毒病（Toxicoses）。

　　毒物是一个相对的概念。一种物质是否有毒，取决于剂量、家畜的种类和进入机体的途径。少量维生素 A 内服对健康有益，并且可以防治夜盲症，但过量时会引起严重的胃肠功能紊乱；糖和盐是不可缺少的普通食物，但大剂量蔗糖会引起反刍动物瘤胃酸中毒，而猪和家禽容易发生食盐中毒。注射眼镜蛇毒可使动物迅速死亡，但口服无害；微量的动物毒液（蛇毒、蜂毒、蟾蜍毒、蝎毒等）可用于治疗疾病。许多药物超过剂量，以及使用含微量元素的饲料添加剂过量，也都会发生中毒。

　　毒物的毒性（Toxicity）是指毒物的剂量与机体反应的关系，通常以实验动物（小鼠、大鼠、兔等）每千克体重所用毒物的毫克数加以表示。

　　1. 致死量（LD）或致死浓度（LC）　为能够使实验动物致死的剂量或浓度。LD 通常以毒物的毫克数与动物每千克体重之比表示。在禽类则是指每千克饲料中毒物的毫克数。LC 主要用于禽类和鱼类，表示毒物在食物中或水中的浓度。

　　2. 绝对致死量（LD_{100}）或绝对致死浓度（LC_{100}）　即使全组实验动物全部死亡的最小剂量或浓度。

　　3. 半数致死量（LD_{50}）或半数致死浓度（LC_{50}）　即使实验动物 50% 死亡的剂量或浓度。

　　4. 最小致死量（MLD）或最小致死浓度（MLC）　即使全组实验动物个别死亡的剂量或浓度。

　　5. 最大耐受量（LD_0）或最大耐受浓度（LC_0）　即使全组实验动物全部存活的最大剂量或浓度。

　　毒物按剂量（或浓度）区分其毒性大小。引起中毒的剂量愈小，毒性就愈大，一般根据大鼠的半数致死量（LD_{50}）分为以下 6 级。

　　特毒：每千克体重 5mg 以下。

　　极毒：每千克体重 5～50mg。

　　高毒：每千克体重 50～500mg。

　　中等毒：每千克体重 0.5～5g。

　　微毒：每千克体重 5～15g。

　　无毒：每千克体重 15g 以上。

（一）毒物的分类

　　毒物种类繁多，来源广泛，曾有多种分类方法。

　　按毒物的亲和力或靶器官，区分为肝脏毒、肾脏毒、神经毒、血液毒等。

　　按毒物的理化特性，区分为无机盐类、有机化合物类、气体类、金属类、生物碱类、萜类、强心苷类等。

　　按中毒效应，区分为刺激性毒物、腐蚀性毒物、麻醉性毒物等。

　　按实验分析习惯，分为挥发性毒物、金属毒物、有毒阴离子等。

　　在兽医毒物学中，通常根据毒物的来源和用途分类。

　　1. 有毒植物类　对于草食家畜具有重要意义。包括生物碱、苷、萜、毒蛋白、内酯、多酚化合物、致癌物质等。

　　2. 饲料类　某些牧草和饲料（包括块茎、块根和种子）含有有毒成分，如硝酸盐、草酸盐、光能剂、龙葵素、棉酚、硫代葡萄糖苷等。

　　3. 农药与化肥类　如杀虫剂、杀真菌剂、灭鼠剂、灭螺剂、除莠剂、尿素、氨水等。

　　4. 真菌毒素类　包括能够产毒的田间真菌和贮藏真菌所产生的毒素，如黄曲霉毒素、杂色曲霉毒素、赭曲霉毒素 A、橘青霉素、丁烯酸内酯、麦角碱，T-2 毒素、F-2 毒素、青霉震颤素等。

　　5. 工业污染与微量元素类　由采矿和冶炼时播散的废气与废水污染环境（如氟、钼、汞、铝、铜、砷、镉等）以及土壤中某种微量元素过多，富集于植物所引起的中毒（如氟、钼、硒等中毒）。

6. 药物类　如镇静剂、中枢神经兴奋剂、驱虫剂、抗生素与磺胺药、拟胆碱与抗胆碱药物以及某些中药。

7. 动物毒液类　如蛇毒、蜂毒、蟾蜍毒、河豚毒、蚜虫、斑蝥等。

8. 有毒气体类　如一氧化碳、含硫和含氯气体以及多种军用毒气等。

9. 放射性物质类。

（二）中毒的类型

临床上通常分为急性、亚急性与慢性。

1. 急性中毒　短期内（一次或在 24h 内多次）接触较大量的或剧毒的毒物，在数小时至数天以内突然发作比较剧烈的综合征，甚至迅速死亡。如有机磷杀虫剂、亚硝酸盐、氢氰酸、士的宁、一氧化碳、芥子气、蛇毒等中毒。

2. 慢性中毒　长时期经常接触小剂量的毒物，在体内蓄积达到中毒浓度而出现长期延续的症状。如氟、钼、镉等元素中毒、蕨中毒、棘豆草中毒等。有些慢性中毒可能较长时期不表现异常而突然间急性暴发严重症状，如铅、铜中毒。

3. 亚急性中毒　介于急、慢性中毒之间。

动物在摄入中毒剂量的毒物之后蓄积于体内但临床上尚未表现症状时，称为亚临床状态。

除急慢性中毒外，某些毒物还具有变态反应、致癌性和致畸胎作用。

变态反应。某种毒物早先的剂量使机体致敏，引起免疫学反应，当再次接触该种毒物时发生严重或者致命的过敏反应，如抗生素中毒。

致癌作用。如黄曲霉毒素诱发肝癌，某些蕨中毒引起膀胱癌。

致畸作用。即引起胎儿发育异常，如妊娠母羊黎芦中毒产生独眼畸胎。

（三）中毒的常见原因

引起家畜中毒的原因，包括自然因素与人为因素两方面。

1. 有毒植物　有毒植物杂生于牧场、田间和林区边缘的牧草之中，对于草食动物至关重要，许多植物含有有毒成分，如栎属植物的叶与种子、萱草根、棉叶和棉子等富有多酚类物质；蕨类植物含有贫血因子和致癌物质；荞麦和金丝桃属植物等含有光能剂；桃、李、梅、杏、枇杷等的种子和叶含有氰苷；甜菜叶和水浮莲等含有草酸盐等。有些毒草（如大戟属、毒芹属、毛茛属等）含有刺激性浆汁并有厌恶气味，动物一般拒绝采食，但在干旱缺草时动物饥不择食也会采食。

据陈冀胜等（1987）记载，我国有毒植物有 900 多种，但迄今报道引起家畜中毒者仅 200 种左右，还有许多能够致病的有毒植物尚未被临床证实。

有毒植物中毒随植物分布而多半有季节性和地方性。新引进的动物对当地的有毒植物缺乏识别能力，常因误食而中毒；放牧于有大量毒草生长的草场，不可避免地会吃入毒草；舍饲动物依靠人工饲养，在刈草中混入毒草而引起中毒。

2. 无机元素　由于化学元素的地理迁移和存在矿藏，因而地表化学元素的分布是不均匀的，致使局部地区的土壤或饮水中某些可溶性元素或盐类含量过高，被植物吸收富集而引起群发性中毒，成为地方病，如氟、钼、铜、硒、硫酸盐、硝酸盐等。

3. 动物毒液　家畜被毒蛇、毒蜂、毒蜘蛛咬螫或采食过多带蚜虫的牧草，以及用含有毒素的鱼类（如河豚、青海湟鱼）的内脏喂猪，恒引起中毒。

4. 工业污染　指工厂与矿区的含毒废气、废水与废渣污染局部地区的牧草与水源，如氟、钼、镉、铝、硫、氮等。

5. 农药污染　20世纪50～70年代所使用的农药中多数是剧毒的，如有机氯、有机磷杀虫剂、杀菌剂、除莠剂、灭鼠剂、灭蝶剂等，在毒杀害虫、灭鼠、灭螺的同时也污染牧草或水源，通过食物链导致人畜中毒。所幸自1970年以后，大多数剧毒农药已禁止使用和生产，而代之以高效低毒的新农药，中毒事件也随之减少。

6. 药物过量　药物使用不当、剂量或浓度过大都会引起中毒，如驱虫药（敌百虫、吩噻嗪、药浴剂等）、外用药、抗生素（四环素）、麻醉剂（乙醚、水合氯醛）以及士的宁、阿托品等。某些中药（如马钱子、芫花、大戟、白头翁、苍耳、半夏、巴豆、莨菪、乌头、杏仁、桃仁等）使用过量使家畜中毒或死亡。

7. 饲料问题　有些饲料和饲草含有氰苷、硝酸盐、光能剂、棉酚、硫代葡萄糖苷等有毒物质，饲料与饲草在贮藏过程中发霉腐败则含有毒素（如黑斑病甘薯、霉玉米、霉花生、霉稻草、霉麦草等）。

8. 人为投毒　虽属偶然事件，但也不容忽视。

二、毒理机制

毒物动力学（Toxicokinetics）与药物动力学（Pharmacokinetics）相对应，研究的是毒物在机体组织中浓度与时间的相互关系。动物接触毒物，在吸收、分布、代谢和排泄过程中会损害器官组织的生理功能而发生中毒。毒物的体内过程，即生物转运和生物转化过程，取决于毒物本身的理化特性，还与机体内环境中的许多因素，特别是细胞膜的通透性及与组织的亲和力有关。毒物的浓度越高，在体内存留的时间越长，毒害作用就越大。

细胞膜由脂类和蛋白质组成，以流动液态脂类（磷脂、糖脂、胆固醇）双分子层为基架，具有各种生理功能的球形蛋白质（酶、受体、载体等）附着于膜的表面或镶嵌、贯穿于脂类的分子层中。膜内外两侧的蛋白质或糖基的分布以及膜脂的含量不相对称，这种两侧不对称的结构保证了膜的方向性功能，使性质不同的毒物各自选择转运方式。

1. 被动转运（passive transport）　脂溶性毒物或水溶性水分子毒物，依赖扩散和渗滤作用，自高浓度一侧向低浓度一侧直接通过脂层或膜孔，转运速率取决于膜两侧溶质的浓度差、溶质分子大小和电荷性质。

2. 中介转运或易化扩散（facilitated diffusion）　毒物与膜上的载体蛋白（离子载体）发生可逆结合，从膜外转运入膜内。

3. 主动转运（active transport）　是载体复合物逆浓度梯度或逆电化梯度通过细胞膜，毒物依赖能量供应，从低浓度一侧向高浓度一侧转运，在酶的参与下，促使被转运的物质变成水溶性水分子或脂溶性物质，以利扩散或与载体结合。

4. 胞饮作用（pinocytosis）　附着于膜上的某些高分子物质随附着部位的内陷而进入细胞。

（一）毒物的吸收

毒物从消化道、呼吸道或皮肤、黏膜吸收进入体内。家畜中毒以消化道吸收最为常见。毒物进入消化道后必须经过转运才能被吸收，由于细胞膜是脂质膜，毒物必须在脂质层溶解才有利于扩散，毒物脂溶度大，吸收率也大。毒物被消化道吸收的量与毒物的理化性质和浓度有关，浓度高的毒物和不解离的脂溶性毒物均容易被吸收。胃肠道各段的pH有很大差异，带有酸性或碱性基团的毒物，在不同pH溶液中的解离度不同，因而消化道不同部位的吸收率也有差别。消化道的运动机能状况也影响毒物的吸收。小肠蠕动减弱，毒物吸收增多，蠕动增强则吸收减少。弱酸性毒物多在胃中吸收，弱碱性毒物则多半在小肠吸收。

气态毒物（如 CO、SO_2、NO_2、HS 等）以及液体和固体毒物的气溶胶态（雾态和烟态）可从呼吸道吸收。气溶胶颗粒直径在 $0.5\mu m$ 以下时可随气流到达呼吸道深部，由肺泡吸收。

皮肤和黏膜吸收，多见于脂溶性毒物，如苯、酚类、苯胺、四氯化碳、有机磷酸酯类能穿透皮肤表面的类脂质层达到真皮层吸收。

（二）毒物在体内的分布

毒物吸收后进入循环血液，在血浆内呈物理溶解状态，或者与红细胞或血浆中某些成分相结合，通过不同途径分布至各器官。毒物在组织中的分布存在差异，其数量随毒物通过细胞膜的能力及其与组织的亲和力而定。由于结合、主动转运或脂溶性，毒物可在体内某些特定部位蓄积。影响毒物分布的因素有：

1. 毒物与血浆蛋白的结合能力 一些毒物可部分与血浆蛋白呈疏松可逆结合，结合的毒物因分子大，不易透过细胞膜，一般不分布到组织中（如双香豆素）。阴离子价数愈高的毒物与蛋白质的结合力愈强。

2. 组织与毒物的亲和力 即细胞膜对毒物的转运、毒物在组织中的溶解度以及毒物与组织成分间的化学结合等综合现象。如汞、砷、锑等易沉积在内脏组织细胞中，以肝、肾中浓度为最高。

3. 毒物的脂溶性与水溶性 脂溶性高的毒物容易在脂肪组织和脑组织中积聚，并可通过胎盘进入胎儿体内。

4. 体内屏障 如血脑屏障与胎盘屏障。血脑屏障是毛细血管壁与神经胶质细胞形成血浆与脑细胞外液间的屏障，以及由脉络膜丛形成的血浆与脑脊液间的屏障，水溶性物质与电解质很难进入，脂溶性物质则进入较快。透过的速度与毒物的油水分配系数成正比。胎盘屏障是通过胎盘的转运，主要是被动扩散，脂溶性高的物质易于通过。

5. 年龄 生长中的动物体内重金属类毒物的转运和分布与成年动物不同。铅、汞在幼畜脑内分布比成年动物多。肝细胞膜的通透性高，因而肝脏能够迅速地结合外来毒物。肝、肾组织的细胞内还含有特殊的结合蛋白，与毒物的亲和力强，能够夺取在血浆中已结合的毒物。肝细胞的膜孔较大，是毒物在体内生物转化和排泄的主要器官。

（三）毒物的排泄

毒物进入体内经代谢转化后通过不同途径排出体外，排泄的速度与毒物及其代谢物的溶解度、挥发度、毒物在组织中的固定程度，排泄器官的功能和血液循环等有关。多数进入体内的毒物都能较快地在体内代谢，然后从肾脏（尿液）、胆汁和肺排出。

肾脏是排泄毒物及其代谢产物的重要器官，排毒速度取决于毒物通过肾小球被动滤过、肾小管主动分泌和被动扩散的速度。肾小球血管的膜孔较大，孔径 $7\sim10nm$，分子量$<7\,000$ 的物质可经肾小球滤过进入肾小管。与血浆蛋白结合率高的毒物则滤过较少，排泄缓慢。肾小管的重吸收与主动分泌对于毒物排泄起决定性作用。一些毒物可通过肾小管分泌排出，但脂溶性高的毒物可被肾小管上皮重吸收。使用利尿剂增加排尿速度可明显增加毒物从肾脏排出。

消化道排毒，主要是蓄积于肝脏中的毒物通过胆汁排入肠道。分子量在 300 以上、极性较强的毒物，容易经胆汁排出。胃肠内容物中未经吸收的毒物，则直接从粪便排出。

其他排毒途径为肺脏和腺体分泌，如汗液、乳汁和唾液等。

（四）毒物在体内的代谢（即生物转化过程）

毒物吸收后到达各组织，与其中的化学物质直接作用，经过氧化、还原、水解、结合等过程，分解或合成为简单的或者复杂的化合物。毒物通过生物转化后，毒性减弱或消失，称为解毒；生成毒性更强的新化合物，称为致死性合成。毒物代谢后改变了原有的化学结构，其生理活性也相应减弱，极性和水溶性增强，则脂溶性减弱，因而与蛋白结合的以及在体、脂中储存的毒物均有所减少。肝脏是毒物代谢的主要器官，肝细胞微粒体中有各种催化功能的酶系统，混合功能氧化酶系统，是最重要的一组氧化酶，其功能不是专一的，与毒物反应时必须有还原型辅酶Ⅱ（NADPH）和分子氧参与，它的催化反应包括 N-去烷基、O-去烷基、硫氧化、氮氧化、氮羟基化、芳香环和侧链的羟基化以及去氨基反应等。终点氧化酶是一种血色蛋白或一种组蛋白，称为细胞色素 P-450。毒物通过一种以上的生化途径进行代谢。

体内毒物代谢可分两个时期。第一期包括氧化、还原和水解反应；第二期为结合或合成，即毒物或其代谢物同内源性水分子化合物结合，更具水溶性而易于排出。

1. 氧化反应　为毒物在体内的主要代谢方式，如羟基化作用、脱氨基作用、脱烃作用等。脂溶性毒物几乎都能被肝微粒体的氧化酶（混合功能氧化酶，MFO）催化。多数毒物经氧化后转变为低毒或无毒物质（即解毒），但有的氧化后毒性更强。

2. 还原反应　肝微粒体中含有各种硝基化合物及偶氮化合物的还原酶，通过还原作用而改变毒物的毒性。如硝基还原、酮醇还原、偶氮化合物还原、羟基还原等。还原可降低毒物的毒性，如亚硝酸盐含有 NO_2^-，可被还原为毒性低的氨基。体内氧化还原过程中，半胱氨酸、胱氨酸、谷氨酸、谷胱甘肽等起主要作用。

3. 水解反应　肝细胞的微粒体、血浆或消化液中含有的酯酶及酰胺酶，可使各种酯类及酰胺类毒物水解。毒物自身，或在酶的催化下与水反应，水解成为无毒的化合物。

4. 结合反应　为毒物在体内解毒的重要方式之一。脂溶性有机毒物与体内某些化合物或基团结合，使毒性减弱，极性和水溶性增强，随尿液或胆汁排泄。参与结合作用的内源性物质或基团有：葡萄糖醛酸、硫酸、甲基、乙酰基、甘氨酸和谷胱甘肽等。

（1）葡萄糖醛酸化。与葡萄糖醛酸（UDPGA）结合是动物体内最常见的解毒方式。毒物与 UDPGA 结合后活性降低，水溶性增强，容易随尿和胆汁排出。

（2）与谷胱甘肽结合。还原型谷胱甘肽（GSH）是体内重要的解毒物质，其巯基可与毒物中的 C 原子结合。还有一些不属上列化学反应，如氰化物主要是在肝脏中经硫氰生成酶的作用而转化为硫氰化物随尿液排出。

（五）毒物的作用机理

1. 局部作用　动物接触刺激性和腐蚀性毒物（如强酸、强碱、氨水和高浓度铜盐等）时，首先对接触部位的皮肤、黏膜产生直接化学损伤，引起皮肤灼伤、坏死与糜烂。进入消化道则损伤口腔、食管和胃肠黏膜，引起充血、坏死、糜烂或溃疡而导致急性口炎和胃肠炎。吸入刺激性气体则刺激喉、气管黏膜引起咳嗽、流鼻液，严重者引起喉水肿和肺水肿，动物因呼吸障碍死亡或导致喉气管炎与支气管炎等。

2. 全身作用　毒物被吸收后即分布至全身，各自发挥其毒效。

（1）阻止氧的吸收、运转和利用。薯醇类毒物可引起肺水肿与肺气肿，阻止肺泡内气体交换而窒息死亡；一氧化碳中毒时，与血红蛋白结合形成碳氧血红蛋白（HBCO），使氧不能与血红蛋白结合而引起组织缺氧。有溶血作用的毒物使大量红细胞崩解，Hb游离而丧失携氧功能。

（2）抑制酶系统的活性。大多数毒物是通过抑制酶的活性而发挥作用的。氰化物中毒时氰离子（CN^-）迅速与氧化型细胞色素氧化酶（Fe^{3+}）结合成为稳定的氰细胞色素氧化酶复体而阻碍其还原为还原型细胞色素氧化酶（Fe^{2+}），从而丧失电子传递能力，使细胞呼吸链停止而引起组织缺氧（内窒息）。铅中毒时抑制δ-氨基乙酰丙酸脱水酶，使δ-氨基乙酰丙酸不能利用，干扰血红素（heme）的合成而引起贫血。氟中毒时F^-与Mg^{2+}结合成复合物，抑制了磷酸葡萄糖变位酶的活性，从而减少了肝糖原的生成与分解。有些毒物与基质竞争同一种酶而产生抑制作用，如丙二酸与三羧酸循环中的琥珀酸脱氢酶结合而抑制了琥珀酸的正常氧化。毒物也能直接与基质作用，如氟乙酸与三羧酸循环中的草酰乙酸作用产生氟柠檬酸，使三羧酸循环中断。有机磷中毒时抑制体内胆碱酯酶，使组织中乙酰胆碱过量蓄积而产生中毒。

（3）对细胞亚微结构的作用。如四氯化碳能破坏线粒体结构而将其所含的谷丙转氨酶（GPT）释放，使血液中的GPT明显增高。

（4）辐射损伤。放射性物质，除射线的直接辐射损伤外，还有电离作用产生的自由基（H°、OH°）的间接损伤作用。

三、中毒病的诊断

准确诊断中毒性疾病至关重要，特别是群发性中毒病。只有查明原因，才能有的放矢地采取有效的治疗和预防措施，否则盲无目标，只能采取支持与对症治疗，不能解决实质问题。

诊断中毒病需要多方面的证据，尤其需要多种证据的一致性，才能确诊。不应单凭一种证据（如尸体剖检或检验结果）草率做出结论。

中毒病确定诊断应具备5个方面的证据，即病史与环境调查，临床症状，病理剖检，毒物分析和动物试验。有些中毒如亚硝酸盐中毒、氢氰酸中毒、氨水中毒、钼中毒、萱草根中毒、氟中毒等，根据病史、症状和毒物分析即可做出判断。但对于突然死亡或原因不明的中毒病则必需5个方面的证据俱全，缺一不可。

（一）病史和发病现场调查

了解病史和发病现场调查对诊断有重要意义。从准确的病史中有时可以立即获得中毒原因的线索，特别是能够肯定动物吃过或接触过某种特殊物质之时。如在刚喷洒过剧毒农药的地块放牧，不久即发病死亡，或出现该种农药的典型中毒症状。畜群慢性中毒时应注意环境状况，有无排毒工厂或矿区，土壤与饮水中有无污染的可能性，草场上有无毒草密集生长。询问病史应包括病畜的品种、性别、年龄和体重；畜群数量，在何处饲养或放牧，患病牲畜的数量，发病时间，从误食到最初出现症状的时间和临床表现，在何处见到最初出现的症状，误食时遇到什么问题；饲料的质量和来源，调配方法和有无添加剂，饲料有无变换和发霉，饲养方法或饲养人员有无变动；最近用过何种农药，可能接触什么诱饵，中毒现场附近有无排毒工厂或可疑物质以及其他可能与中毒有关的问题。

病史是重要资料，但必须正确分析，因为畜主或饲养人员可能遗漏或主观臆断，也可能由于怕负责而隐瞒。发病现场的调查可能迅速获得病原证据，应检查厩舍和所有动物停留过的地方，饲料仓库、配料房是否关闭，有无可疑毒物，农药贮存库是否上锁，现场附近有无排毒工厂和废弃物品，水源是否安全，调查时应将可疑物质采样供检验分析。

病史和现场调查是检查中毒的第一步，不但应仔细周密以期发现可疑之处，而且应当迅速做出判断，但结论只能是可疑某种原因中毒或者排除某种中毒的可能性。

（二）临床症状

全面检查病畜，是为了鉴别诊断和判定预后。在检查的同时可以采取血液、粪、尿等样品供实验室检验。中毒病的临床症状是复杂多样的，同一种毒物可因摄入的数量、动物年龄、品种和体质差别而表现轻重不一。不同的毒物会出现相似的症状，甚至可能与传染病、侵袭病或其他内科疾病相混淆，因而单凭症状是十分危险的。然而随着长期临床观察与研究，归纳机体对某种毒物的反应仍有一定规律：它可能出现某种特征的示病症状或征候群，如亚硝酸盐中毒时的缺氧，慢性氟中毒时的对称性斑釉齿，钼中毒时的被毛褪色等。因此必须仔细检查，及早发现特征，综合分析做出诊断，从而采取紧急措施。

症状学分类。动物的中毒性疾病，可按其主要的常见症状和体征，做如下的症状学归类。

腹痛：见于铵盐、砷化物、强酸、强碱、铬酸盐、铜盐、毛茛属、栎叶、大戟、芫花、杜鹃花属、有机磷杀虫剂、四氯化碳等中毒。

腹泻：见于砷、镉、钼、铅、铜盐、棉酚、栎叶、麦角、马铃薯、水芹属、毒芹属、藜芦、千里光属、蓖麻子、大戟、芫花、有机磷、有机汞、磷化锌等中毒。

贫血：见于铜盐、铅盐、羽衣甘蓝、棘豆属等中毒。

运动失调：见于阿托品、乙二醇、一氧化碳、四氯化碳、吩噻嗪、汞盐、烟碱、亚硝酸盐、有机氯杀虫剂、硒、氯化钠（猪）、蕨（马）、蓖麻子、毒豆等中毒及毒蛇咬伤。

厌食：见于黄曲霉毒素、杂色曲霉毒素、砷、四氯化碳、铜盐、氯化钠（猪、禽）、栎叶、铅、汞等中毒。

失明：见于黄曲霉毒素、阿托品、硒、萱草根、毛茛属、麦角、油菜等中毒。

昏迷：见于一氧化碳、水合氯醛、萱草根、烟碱、酚等中毒。

呕吐：见于安妥、灭鼠灵、砷、镉、铜、磷、硫黄、蓖麻子、马铃薯、杜鹃花属、水芹、毒芹等中毒。

沉郁、虚弱：见于黄曲霉毒素、杂色曲霉毒素、砷、汞、棉酚、一氧化碳、四氯化碳、磷化锌、煤油、马铃薯、棘豆草、紫云英、栎叶、狗舌草、杜鹃花属等中毒及毒蛇咬伤。

瞳孔散大：见于阿托品、莨菪、萱草根、曼陀罗、秋水仙等中毒及毒蛇咬伤。

呼吸困难：见于一氧化碳、二氧化碳、氰化物、亚硝酸盐、硫化氢、铵盐、安妥、灭鼠灵、白苏、黑斑病甘薯、五氯酚钠、有机磷杀虫剂、吩噻嗪、羽扇豆、夹竹桃、苦楝子等中毒。

血尿及血红蛋白尿：见于铜盐、汞盐、灭鼠灵、毛茛属、蕨（牛）、油菜、棉酚等中毒。

黄疸：见于黄曲霉毒素、杂色曲霉毒素、磷、羽扇豆等中毒。

跛行：见于氟、硒、麦角、霉稻草（丁烯酸内酯）、草酸盐等中毒。

感光过敏：见于吩噻嗪、荞麦素、金丝桃素、蚜虫、葚孢霉素等中毒。

流涎：见于亚硝酸盐、食盐、马铃薯、狗舌草、藜芦、流涎胺（牛豆类丝核菌中毒）等中毒。

痉挛和惊厥：见于食盐、士的宁、毒芹、紫杉、麦角、青霉震颤素、霉玉米（串珠镰刀菌）、亚硝酸盐、咖啡因、草酸盐、酚、硫化氢等中毒。

（三）病理学检查

病理学检查对于中毒病的诊断具有重要价值。尸体剖检应在动物死亡或急宰之后立即按常规程序进行，必须完整并详细地记录，即使看不到形态学变化，也应记录在案，这在法医学和诊断学上都是重要的。描述应准确、完整而简明扼要。报告应明确地记载所发现的最重要的病变和特点、从尸体取出的送检样品的种类、数量和采样时间。

　　首先观察外部变化，注意皮肤和可视黏膜的颜色。氰化物中毒时黏膜呈樱桃红色，皮肤呈桃红色；亚硝酸盐中毒时，皮肤与黏膜均呈暗紫色（发绀），硝基化合物（含 NO_2）中毒时黏膜呈黄色。然后切开皮肤，检查脂肪、体腔内脏和骨骼，注意血液的颜色，血凝情况和是否溶血。应仔细检查消化道，尤其是胃。注意其充满程度，内容物的成分，气味和黏膜的变化，有无可疑物质。可先开一个小口，检查气味，气体排出后再扩大切口。某些毒物具有特殊气味，如氰化物使胃内容物带苦杏仁味；磷化锌与砷化物呈蒜臭味；许多农药的特殊气味也常保留在胃内容物中。急性中毒死亡时，常可在胃内找到毒物，如有毒植物的碎片、农药和带有警告色的毒饵等。胃内容物的颜色也可提供线索，如磷化锌可将胃内容物染成灰黑色；铬酸盐染成橙黄色；铜盐染成蓝色或灰绿色；二硝基甲酚和硝酸染成黄色。具有腐蚀性的毒物，如强酸、强碱、酚类、重金属盐类、斑蝥和某些有毒植物，可刺激胃黏膜发生充血、出血或糜烂。砷中毒、芫花中毒恒引起严重的胃肠炎。瘤胃内容物因数量多，气味浓，其颜色和气味的变化不容易辨认。检查小肠和大肠应注意粪便的稠度、颜色和黏膜的病变。为了进一步诊断，在尸检的同时，应采取可疑物质和病料送实验室检验，采样的用具（刀、剪、镊、勺等）和装样品的容器（玻瓶、塑料瓶或袋）必须洁净干燥、容器应能严密封闭。检样不能用水冲洗，应分别装入容器贮存于冰箱内，每一容器均应用标签注明内脏名称、取样日期、送检单位和送检者。供组织学检查的内脏应投入福尔马林溶液（1：9）中。

　　小动物如家禽、小犬、猫和小的野生动物等，应将整个尸体送往实验室。如有困难，可将嗉囊与肌胃、胃、带有胆囊的肝脏和部分肠道两端用绳扎紧送检，猪、羊和大犬可分别将胃和肠两端扎紧送检。大动物供化学检验的病料，必须有胃内容物和有病变的脏器。一般病料应有下列内容：血清或全血 10mL，尿液 20～50mL，肝脏 100g，肾脏 100g，体脂 100g，脑的全部（1/2 冷藏但不冰冻；1/2 福尔马林固定），胃或瘤胃内容物 500～1 000g。

（四）毒物分析

　　毒物分析必须指明分析项目，即注明初步诊断和可疑为某种毒物，否则漫无目标将会延误诊断时间和造成不必要的浪费。除胃肠内容物外，有时还应分析血液、尿液、组织（包括骨骼和被毛）、土壤、牧草、饲料、饲草和可疑物质。因而兽医师除应提出化学分析的要求项目外，也可以要求做血清学、细菌学、真菌学或寄生虫学检查。

　　毒物分析可以提供客观的证据。阳性结果是极重要的证据，假如同样的毒物在食槽、配料房或饲料残渣中发现，则更能证明中毒的原因。但单凭定性的阳性结果并不一定就是中毒的肯定证据，如氟、硒、铜、硝酸盐等在正常饲料或动物体内就有，必须达到一定数量才能认为有毒。某些毒物在检样中存在不一定就是中毒的原因，如皂苷。化学检验的结果需要同病史、病状和病理检验等结果相一致。有时阴性结果也不能完全排除中毒的可能性，因为在动物活着的时候毒物可能已经排除，或者已经转化为无毒的其他物质，或者送检材料已经腐败变质，毒物也随之分解。有许多植物毒素和化学毒物目前还缺乏可行的测定方法。

　　前已提到，中毒病有时与传染病有相似之处，特别是对于一种未知的疾病突然暴发流行之时，对于病原的追查更应慎重。如耕牛黑斑病甘薯中毒、马霉玉米中毒、牛霉稻草中毒、羊萱草根中毒等在开始研究时都曾当作群发性传染病，只是在通过实验室反复检查，排除了细菌和病毒致病并经实验动物验证之后才证明为中毒病。又如内蒙古额济纳旗流行多年的所谓"红柳中毒"，经连续 3 年研究，才排除了皂苷和其他毒物而证明为肠毒血病。

　　毒物分析已有很大进步，新的方法和仪器不断出现，对于微量毒物也能定量测定。定性是不可靠的，必须以定量为依据，如正常家畜骨骼中含氟量为 600～800mg/kg，含量超过 1 000～1 200mg/

kg，并出现明显的对称性斑釉齿时方可诊断为氟中毒。当前，几乎所有先进的微量分析方法都已相继应用于毒物分析。毒物分析方法包括一般常规化学分析法、微量扩散法、层析法（纸上层析、薄层层析、柱层析）、分光光度法（紫外线、原子吸收、原子发射）、气相色谱法、离子选择电极法、酶分析法、同位素标记示踪法、极谱法、质谱法、红外光谱法、中子活化分析法等等。

（五）动物试验

目前还有许多毒物，特别是有毒植物的成分尚未查明，在已知的毒物中也有许多尚无特异的检测方法。为此，需要将可疑物质通过实验动物以证明其是否能够产生与中毒病例相同的症状和病理变化。原则上以利用本种动物最为理想，因为有时同一种毒物对不同种动物的效应并不相同。如用马复制马的芫花中毒，同一剂量即可以获得与自然中毒完全相同的结果——严重腹痛和出血性肠炎。但以芫花饲喂家兔，剂量按体重计算比马大 20 倍以上，也不出现任何症状。一般的毒物试验，可用实验动物，如小鼠、大鼠、豚鼠、家兔等。

四、中毒病的治疗

治疗中毒病，除特效解毒剂外，随发病缓急和病情轻重而异，但兽医临床上往往面临急性和严重的中毒病例，而且常可在短期内死亡。因而兽医师必须采取急救措施，以维持动物的生命；同时应尽快做出诊断，作为解毒和支持疗法的依据；尽快查明毒物来源加以排除或远离毒物，以免其他动物继续中毒。治疗原则包括尽快中断毒物对机体的继续侵害，促进解毒和排毒，给予必要的支持疗法。

（一）中断毒物继续侵害机体

包括防止继续接触毒物和阻止毒物继续吸收两方面。应收集、清除可疑的毒饵和毒物、垃圾堆或可疑的饲料，甚至更换放牧草场。家畜中毒主要是经消化道或皮肤吸收，故清除胃肠道和皮肤上的毒物十分重要。

1. 清除消化道中的毒物 如毒物刚吃入不久，则大部仍留在胃中，除醇类等少数毒物可从胃直接吸收外，多数毒物在肠道吸收，及时排除胃肠内容物可使病情缓解。为了减少毒物吸收，在排除胃肠内容物之前，应争取时间及早投服活性炭混悬液以吸附毒物。

（1）催吐。仅适用于犬、猫和猪。以中枢性催吐剂（阿扑吗啡、吐根糖浆）最为有效。如毒物吃入已超过 4h，则无催吐必要。下列情况禁止催吐：吃入腐蚀性毒物（酚、酸、氨水等）；吃入石油蒸馏物（汽油、煤油等）；病畜呈昏迷状态或缺乏咳嗽反射时（中枢抑制）；抽搐与惊厥症状尚未被控制时。

（2）洗胃。适用于单胃动物。一般在吃入毒物 4h 以内可采用洗胃。应选用内径较大的胃管。常用生理盐水或清洁温水，用 1∶2 000 高锰酸钾溶液对破坏生物碱、糖苷和氰化物等毒物更有效，大量溶液反复吸注洗涤，将胃内容物导出。洗毕后最好再注入 0.2%～0.5% 活性炭悬液以吸附残留毒物。反刍动物可考虑施行瘤胃切开术，除去瘤胃中毒物。

（3）轻泻。加速毒物从胃肠道排除，适用于所有动物，尤其是马、牛、羊等既不能催吐、也不易洗胃之时。通常采用盐类泻剂或石蜡油，不宜使用刺激性泻剂。

2. 清除皮肤上的毒物 可用大量清洁水充分清洗，或在水中加入少量清洁剂，必要时应将部分被毛剪去。脂溶性毒物可先用有机溶剂（酒精）或肥皂水局部擦洗，但不得使面积扩大，并禁用煤油。

3. 清除溅入眼内的毒物 应立即用生理盐水或 1% 硼酸溶液充分冲洗。为防止感染发炎，可滴入金霉素眼药膏。

（二）解毒与排毒

如毒物已经吸收，应尽快解毒与排毒。

1. 解毒　即通过使用解毒剂使毒物失去活性（包括物理性、化学性或生理颉颃作用），是比较理想的方法。但特效解毒剂种类甚少，不可能解决多种多样的中毒。

解毒机理：

（1）与毒物起中和作用，使之失效，如弱酸（5％醋酸、5％～10％枸橼酸）可中和强碱，弱碱（氧化镁）可中和强酸。

（2）吸附毒物，减缓其吸收，如活性炭。

（3）使某些金属盐与生物碱沉淀而不被吸收，如鞣酸，鞣酸蛋白。

（4）促使毒物排除，如硫酸盐可使反刍动物排除过多的铜（Cu^{2+}）。

（5）与毒物络合使之失效，加重金属被 EDTA 络合，砷与二巯基丙醇络合。

（6）促进毒物代谢使其转化为无毒化合物，如亚硝酸盐和硫代硫酸盐与氰化物络合形成氰化高铁血红蛋白和硫氰酸盐，使毒性降低。

（7）阻止毒性小的前体形成有毒的代谢产物，如乙醇与乙醇脱氢酶（alcohol dehy drogenase）竞争，阻止乙二醇（ethylene glycol）形成有毒的乙二酸。

（8）与毒物竞争重要的前体，如维生素 K 与香豆素抗凝剂竞争凝血酶原前体。

（9）对抗阻断有毒反应的受体，如阿托品对抗胆碱酯酶抑制剂的抗毒蕈碱样效果。

（10）回避毒物的效应使组织恢复正常功能，如美蓝纠正高铁血红蛋白血症。

常用解毒剂见表 11 - 1。

表 11 - 1　常用解毒剂

毒　物	解毒剂	毒　物	解毒剂
酸类	氧化镁、镁乳	有机氟	乙酰胺（解氟灵）、单乙酸甘油酯
碱类	0.5％～1％醋酸、0.5％稀盐酸	钼	甘氨酸铜
生物碱类	过锰酸钾、鞣酸、活性炭	磷	过锰酸钾、活性炭
硝酸盐、亚硝酸盐	亚甲蓝、维生素 C	硒	对氨基苯砷酸
草酸盐	氢氧化钙、葡萄糖酸钙	镉	Ca - EDTA、三硫钼酸钠
士的宁	戊巴比妥钠	甲醇	乙　醇
毛地黄苷	心得安、阿托品	蒽	鲨肝醇（牛）、硫胺素（马）
巴比妥盐	吗啉酮、戊四氮、苯丙胺	一氧化碳	氧气（加入占 5％的二氧化碳）
溴化物	氯化物	酚和煤酚	重碳酸钠、活性炭、石蜡油
双香豆素，灭鼠灵	维生素 K_3、甲荼醌	吩噻嗪衍生物	甲基苯丙胺
氨、尿素	醋酸、硼酸、葡萄糖酸钙	蛇毒	相应的蛇毒抗血清
颠茄碱类	毛果芸香碱、新斯的明、毒扁豆碱	砷	二巯基丙醇、硫代硫酸钠，牛乳、蛋清
氰化物	亚硝酸盐、硫代硫酸钠、羟基钴维生素	铜	EDTA，铝酸盐、青霉胺、亚铁氰化物
胆碱酯酶抑制剂（有机磷杀虫剂）	阿托品、活性炭、解磷定、双复磷（DMO4）、氯磷定（PAM - C1）双解磷（TMB4）	铅	Ca - EDTA，DTPA（二乙烯三胺五乙酸）、二巯基丙醇、硫酸盐、巯乙胺
氨基甲酸酯杀虫剂	阿托品，活性炭	汞	二巯基丙醇、硫代硫酸钠、青霉胺、乙醇、牛奶、蛋清
氧化烃类杀虫剂	活性炭		

2. 排毒　即加速体内毒物从消化道、肾脏或其他途径排出体外。

（1）利尿。为最常使用的排毒方法之一。可使用渗透性利尿剂，如甘露醇，或化学利尿剂，如速尿、双氢克尿赛、苄氟噻嗪。加强利尿时应注意水和电解质失衡，采取补液措施。

（2）放血与输血。适用于高铁血红蛋白血症，巴比妥类、水杨酸盐和一氧化碳中毒。

（3）体外透析。包括腹膜透析和结肠透析。腹膜透析是将透析液注入腹腔，停留 1h 后将液体引出，再次注入，反复操作，以 12h 为一疗程。结肠透析是将透析液灌注入结肠内，保留 15～30min 后导出。

（4）其他方法。如利用螯合剂或其他药物使毒物排除，如青霉胺可提取组织或骨骼中的多种重金属残毒。铝盐可促使加速排铜。砷剂可促使排除过多的硒。饲喂低能食物可增加体脂消耗，也可加速有机氯的排除。

（三）支持疗法

依临床表现而定。

1. 防止惊厥与痉挛　可静脉注射巴比妥类，但呼吸困难者禁用。

2. 抢救休克　休克见于多种中毒病，可采取补充血容量，纠正酸中毒和给予血管扩张药，如苯苄胺、异丙肾上腺素等。

3. 缓解疼痛　可给予镇静剂。

4. 维持呼吸　主要针对某些使呼吸中枢麻痹的毒物（如麻醉药、镇静药、鸦片等）和中毒性肺水肿引起的呼吸困难，首先应注意呼吸道畅通，清除分泌物，必要时应用气管切开术，插入气管导管。呼吸困难时吸入氧气效果甚佳，但应在纯氧中加入 5％二氧化碳。也可使用呼吸兴奋剂如尼可刹米（可拉明）或山梗菜碱（洛贝林）。

5. 防止脱水　常用于腹泻、呕吐或饮食废绝之后，应做静脉补液，常用者为 5％葡萄糖溶液、生理食盐溶液、复方氯化钠溶液。纠正脱水时应注意补钾（氯化钾）。

6. 维护心脏　一般输注 5％～10％葡萄糖溶液加入适量维生素 C。

五、中毒病的预防

严格遵守有关毒物的保管和使用规定。农药的危险性极大，应选用高效低毒或在体内不蓄积的药剂；遵守饲料配制的操作规定；坚持工业三废排放规则，保护环境；坚持所有卫生标准（厩舍清洁与消毒，杀虫，灭鼠）；注意自然环境中的毒物，应进行有毒植物调查和土壤、饮水中有毒化学元素含量的调查。

（邹康南　张海彬）

第一章　饲料中毒

饲料中毒，包括下述 3 种情况引起的中毒：即由于饲料调制不当引起的中毒，如小白菜或甜菜煮后长时间闷放而产生的亚硝酸盐中毒，亚麻子饼热水浸泡而产生的氰氢酸中毒，食盐中毒等；由于长期过量饲喂酿造工业副产品引起的中毒，如棉子饼中毒、苍耳子饼中毒和酒糟中毒等；由于饲喂霉菌毒素污染草料引起的中毒，如黑斑病甘薯中毒、霉玉米中毒、越冬禾本科作物镰刀菌毒病等。

本章将反刍动物过食豆、谷类饲料所引起的瘤胃酸中毒和瘤胃碱中毒也列入饲料中毒，而将真菌毒素中毒病单辟一章专门系统介绍。

一、瘤胃酸中毒

Rumen Acidosis

瘤胃酸中毒，系瘤胃积食的一种特殊类型，又称急性碳水化合物过食（acute carbonhydrates engorgement）、谷粒过食（grain engorgement）、乳酸酸中毒（lactic acidosis）、消化性酸中毒（digestive acidosis）、酸性消化不良（acid indigestion）以及过食豆谷综合征等，是由于突然超量采食谷粒等富含可溶性糖类物质，瘤胃内急剧产生、积聚并吸收大量 L，D-乳酸等有毒物质所致的一种急性消化性酸中毒。

主要病理学变化：消化道和实质器官，包括瘤胃乃至真胃和小肠的出血、水肿和坏死，肝、脑、心、肾的出血、变性和坏死。

特征性临床表现：瘤胃积滞酸臭稀软内容物，重度脱水，高乳酸血症以及短急的病程。

急性瘤胃酸中毒，可发生于各种反刍动物。文献报道散发或群发于乳牛、肉牛、黄牛、水牛、瘤牛、绵羊、乳山羊、羚羊、梅花鹿及野鹿。

本病在国内外普遍大量存在，且逐年明显增多（Blood，1983；李毓义，1985）。

【病因】

通常发生于下列情况：为了催乳、育肥或促茸而由粗饲突然变为精饲；突然变更精料的种类或其性状；粗饲料缺乏或品质不良；偷食或偏食。

所谓精料超量是相对的，关键在于其突然性，即突然超量。如果精料的增加是逐步的，则日粮中的精料比例即使达到 85％以上，甚至在不限量饲喂（full feeding）全精料日粮（all-concentrate rations）的育肥牛，也未必发生急性瘤胃酸中毒。

能造成急性瘤胃酸中毒的物质有：谷粒饲料，如玉米、小麦、大麦、青玉米、燕麦、黑麦、高粱、稻谷（徐少甫，1983）；块茎块根类饲料，如饲用甜菜、马铃薯、甘薯、甘蓝；酿造副产品，如酿酒后干谷粒、酒糟；面食品，如生面团、黏豆包；水果类，如葡萄、苹果、梨、桃；糖类及酸类化合物，如淀粉、乳糖、果糖、蜜糖、葡萄糖、乳酸、酪酸、挥发性脂肪酸（李毓义，1985，1994，2002）。

影响谷类饲料致发本病的因素很多，主要在两个方面：一是饲料的种类和性状；二是动物的体况、习惯性和营养状态。

就谷物种类而言，小麦、大麦和玉米的"毒"性最大，而燕麦和高粱的"毒"性最小；就谷物性状而言，原粮的"毒"性最小，压片和碎粒的"毒"性较大，而粉料尤其细粉的"毒"性最大。

用一定量的大麦饲喂实验牛，其压片能造成瘤胃酸中毒，而其原粮则否。

整粒小麦对山羊的中毒量为每千克体重 100～120g（Tanwar，1983），而粉碎小麦每千克体重 50～80g 即可致死绵羊（Blood，1983）。

动物本身的体况，习惯性和营养状态对谷类饲料中毒量和致死量的影响更大。

处于应激状态的动物（如围产期乳牛）比体态正常的动物对加喂谷类的适应性差，敏感性高（Counotte，1983）。

加工的谷物对乳牛的一般致死量为每千克体重 25～60g，但初喂该料的乳牛耐受性很差，采食总量仅 10kg 即可发病，甚而致死；而习惯的乳牛耐受性较强，通常可采食 15～20kg，即使中毒，病情也轻（Counotte 等，1983）。

营养不良动物过食谷物比营养佳良动物更易中毒，例如同样粉碎的小麦，对肥壮绵羊的致死量为每千克体重 75～80g，而对瘦弱绵羊仅为每千克体重 50～60g（Blood 等，1983）。

【发病机理】

本病的实质是乳酸酸中毒或 D 乳酸酸中毒（Dunlop，1965）。L，D-乳酸在瘤胃内急剧生成、大量蓄积和吸收是其发病基础。

除乳酸而外，还与其他有毒物质有关，主要包括组胺、酪胺、色胺等有毒胺类（Dain，1955；Sanford，1963；Irwin，1972）以及乙醇（Allison，1964；Juhasz，1968）、细菌内毒素（Mullenax，1966；Dougherty，1975；高英杰，1986）和一些尚未确定的有毒物质。

关于瘤胃内乳酸的生成与转化，研究得比较深入。乳酸由丙酮酸还原而生成。乳酸生成菌主要包括肽链球菌（*Peptostreptococcus*）、丙酸菌（*Propionibacteria*）、牛链球菌（*Streptococci bovis*）和乳酸杆菌（*Lactobacilli*）。前两者活动的最适酸碱度为 pH6 以上，后两者则分别为 pH6 左右和 pH5 以下。乳酸的生成可能是微生物移除细胞内 [H]，从而控制 pH 的机制（Thauer，1977）。

氢气的形成可能也是移除 [H] 的途径。但氢气的形成仅仅在瘤胃液内的氢气由于所合成甲烷不断被消耗而浓度很低时才能进行。纤毛虫表面有许多合成甲烷的细菌，由于能移除还原当量 [H] 而具有保持瘤胃发酵稳定性的作用（Doddema，1978）。

饲料中的可溶性蛋白，几乎同葡萄糖和果糖一样，能促进乳酸的生成。这可能是因为高含量肽可使微生物发育加快，加上糖分解流量大，细胞内还原当量 [H] 浓度高，L，D-乳酸的生成率随之增加（Thomas，1979）。

瘤胃内 L，D-乳酸的分解有两大途径：一是丙烯酸通路（acrylate pathway），二是丁二酸通路（succinate pathway）。生成产物都是丙酸（Counotte，1981）。乳酸分解菌主要包括：反刍动物月形单胞菌乳分解变种（*Selenomonas ruminantium* var *lactilytica*）、痤疮丙酸杆菌属（*Propionibacterium acnes*）、费氏球菌（*Veillinela spec*）、溶脂厌氧弧菌（*Anaerovibrio lipolytica*）以及艾氏巨型球菌（*Megasphaera elsdenii*）。这些乳酸分解菌活动的最适酸碱度为 pH6.0～6.5。低于 pH5.5 时，则唯独艾氏巨型球菌能较好地分解乳酸。因此，瘤胃内环境的 pH 乃是乳酸分解的重要调节因素（Counotte，1981）。糖类能抑制瘤胃内乳酸的分解。高浓度肽（20g/L）也能抑制乳酸的分解（Counotte，1981）。

随着瘤胃内乳酸生成和分解过程的阐明，瘤胃酸中毒发生发展的大体环节已基本明朗。反刍动物突然超量摄取高碳水化合物类精料，特别是其中含较多可溶性糖和蛋白质时，最初经纤毛虫和细菌的作用，在瘤胃内急剧发酵产生多量挥发性脂肪酸，糖分解流量猛增，微生物细胞内还原当量 [H] 升高，瘤胃内 pH 开始下降，氢气浓度亦由 $1.35\mu mol$ 激增到 $14.7\mu mol$（Robinson，1980）。此时，一些微生物如肽链球菌和丙酸杆菌等首先转产，由主要生成乙酸和丙酸转为主要生成乳酸，瘤胃内的

pH 下降到 6 左右；接着，牛链球菌和乳酸杆菌开始大量增殖，加上瘤胃内游离淀粉酶的活性增强（Giesecke，1974），乳酸的生成有增无已；多量可溶性糖和蛋白分解产物氨基酸或肽类的存在，则更助长乳酸的生成；当瘤胃液 pH 下降到 5 或以下时，不仅消化纤维素的纤毛虫和细菌归于死亡，牛链球菌的活力也显著减弱，几乎变为单一的乳酸杆菌增殖，碳水化合物基质绝大部分被酵解为乳酸；与此同时，那些活性最适酸碱度为 pH6.0～6.5 的乳酸分解菌亦相继失去活力，唯独依靠艾氏巨型球菌分解乳酸，而且乳酸的这一分解过程还由于高浓度糖和肽的存在而受到抑制，以致乳酸的去路发生阻塞。

一方面乳酸生成增多，另一方面乳酸分解减少，这就造成瘤胃内乳酸的蓄积。正常饲喂时，瘤胃内的乳酸作为中间产物，其量甚微，约为 10mmol/L；瘤胃酸中毒时，瘤胃内乳酸含量可增加 10～90 倍或更多，超过 150mmol/L（Reid，1957），甚至高达 240mmol/L（Dunlop，1965）。乳酸的解离常数（PK）为 3.7，而挥发性脂肪酸为 4.6。因此，乳酸的蓄积势必使瘤胃内的氢离子浓度显著增高，pH 显著降低。当 pH≤5 时，即可损伤胃壁，加快有机酸的吸收，而导致前胃弛缓性麻痹（Bide，1983），经久则引起真菌性瘤胃炎乃至腹膜炎。蓄积的乳酸还能增高瘤胃内容物的渗透压，使大量液体回渗，而造成浓血症和机体脱水。

瘤胃内生成的大量乳酸，除被缓冲系统中和者外，大部经胃壁直接吸收，小部后送肠道而被吸收。吸收入血的大量乳酸，超过了组织的利用能力（对 D-乳酸的利用能力甚差），导致乳酸血症，特别是 D-乳酸血症，结果血液碱储大量消耗，血浆 CO_2 合力极度降低，血浆 pH 可由正常的 7.35～7.45 猛降到 7.00。血液 pH 的下降，可使血压降低（或许还有内毒素和组织胺的作用），组织供血给氧不足，葡萄糖无氧酵解，产生更多的乳酸，以致陷入愈益深重的全身性乳酸中毒（李毓义，1985；高英杰，1986；龚伟等，1990）。

同理，进入肠道的乳酸和剩余的可溶性糖，可使肠道菌群发生紊乱，肠道内酸度和渗透压升高，造成肠壁特别是盲肠和小肠的出血乃至坏死，发生肌源性肠弛缓和液递性肠弛缓（Svendsen，1972；李毓义 1985）。

【临床表现】

反刍动物急性瘤胃酸中毒的临床症状和疾病经过，因病型而不同。

1. 最急性型　精神高度沉郁，极度虚弱，侧卧或不能站立，双目失明，瞳孔散大；体温低下（36.5～38.0℃）。重度脱水（体重的 8%～12%）。腹部显著膨胀，瘤胃停滞，内容物稀软或水样，瘤胃液 pH 低于 5.0，可至 pH4.0，无纤毛虫存活。循环衰竭，心率每分钟 110～130 次，微血管再充盈时间显著延长（超过 5s，以至 10s），通常于暴发后的短时间内（3～5h）突然死亡。死亡的直接原因概属内毒素休克。

2. 急性型　食欲废绝，精神沉郁，瞳孔轻度散大，反应迟钝。消化道症状典型，磨牙虚嚼不反刍，瘤胃膨满不运动，一般触诊感回弹性，冲击式触诊听震荡音，瘤胃液的 pH 在 5.0～6.0 之间，无存活的纤毛虫。排稀软酸臭粪便，有的排粪停止。脱水体征明显，中度脱水（体重的 8%～10%），眼窝凹陷，血液黏滞，尿少色浓或无尿。全身症状重剧，体温正常、微热或低下（38.5～39.5℃，有的 37.0～38.5℃）。脉搏细弱（每分钟百次上下），结膜暗红，微血管再充盈时间延长（3～5s）。后期出现明显的神经症状，步态蹒跚或卧地不起，头颈侧屈（似生产瘫痪）或后仰（角弓反张），昏睡乃至昏迷。若不予救治，多在 24h 内外死亡。

3. 亚急性型　食欲减退或废绝，瞳孔正常，精神委顿，能行走而无共济失调。轻度脱水（体重的 4%～6%）。全身症状明显，体温正常（38.5～39℃），结膜潮红，脉搏加快（每分钟 80 次上下），微血管再充盈时间轻度延长（2～3s）。瘤胃中度充满，收缩无力，触诊感生面团样或稀软的瘤胃内容物，瘤胃液 pH 介于 5.5～6.5 之间，有一些活动的纤毛虫。常继发或伴发蹄叶炎和瘤胃炎而使病情恶化，病程 24~96h 不等。

4. 轻微型 呈消化不良体征，表现食欲减退，反刍无力或停止，瘤胃运动减弱，稍显膨满，触诊内容物呈捏粉样硬度，瘤胃液 pH6.5~7.0，纤毛虫活力几乎正常。脱水体征不显，全身症状轻微。数日间腹泻，粪便灰黄稀软或水样，混有一定量的黏液。多能自愈（Blood，1983；Howard，1986）。

【诊断】

急性瘤胃酸中毒的论证诊断，依据下列 3 个方面：

1. 在病史上 恒于突然超量摄取谷类等富含可溶性碳水化合物（淀粉、糖）的食物后不久起病。

2. 在体征上 瘤胃充满而内容物稀软，脱水体征明显而腹泻轻微或不显，全身症状重剧而体温并不升高。

3. 在检验上 血浆 CO_2 结合力可降到 20% 以下，血液 pH 极度低下，可达 pH7.0，血乳酸增多为 4.44~8.88mmol/L（40~80mg/dL），其中出现 D-乳酸 1.11~3.33mmol/L（10~30mg/dL）；PCV 可高达 50%~60%；瘤胃内容物稀粥状或液状，pH5.5~4.0，乳酸含量高达 50~150mmol/L；乳酸杆菌和巨型球菌等革兰氏阳性菌为优势菌；尿液量少色暗相对密度高，pH 5.0 左右，粪便呈酸性，pH6.5 至 5.0 不等（李毓义，1985）。

鉴别诊断对象，主要是瘤胃食滞和生产瘫痪。

与瘤胃食滞的鉴别要点：瘤胃内容物稀软而有震荡音；脱水体征突出，出现得早，发展得快；血、尿、粪、瘤胃液检验，一致显示酸中毒、全身性乳酸酸中毒。

与生产瘫痪的鉴别要点：本病的发生与妊娠和分娩没有直接关系；瘫痪、昏迷等神经症状，出现于重症晚期而不是早期主症；脱水体征明显；酸中毒检验指标的改变突出而且一致；血钙只是偏低，补钙治疗对病程发展没有显著影响，不像生产瘫痪时有立竿见影的救治功效（李毓义，1985，1994，2002）。

【治疗】

急性瘤胃酸中毒的治疗原则：彻底清除有毒的瘤胃内容物；及时纠正脱水和酸中毒；逐步恢复胃肠功能。

除个别散发病例外，反刍动物的过食性乳酸酸中毒常在畜群中暴发，应对畜群进行普遍检查，依据病程类型和病情的轻重，分别采取下列措施，逐个实施急救治疗。

1. 瘤胃冲洗 国内外当前都推荐作为首要的急救措施，尤其适用于急性型病畜。方法是用双胃管（国外惯用）或内径 25~30mm 的粗胶管（国内惯用）经口插入瘤胃，排除液状内容物，然后用 1% 食盐水或碳酸氢钠水（李毓义，1985）或自来水（李仰曾未发表资料）或 1:5 石灰水（段得贤，1981）反复冲洗，直至瘤胃内容物无酸臭味而呈中性或弱碱性为止。该法疗效显著，常立竿见影。安徽阜阳李仰曾先生自 20 世纪 70 年代创用此法治疗以来，抢救重症病牛逾千例，使本病的病死率几乎降为零值。

2. 补液补碱 5% 碳酸氢钠液 3~6L，葡萄糖盐水 2~4L，给牛一次静脉输注。先超速输注 30min，以后平速输注。对危重病畜，应首先采用此项措施抢救。

3. 灌服制酸药和缓冲剂 氢氧化镁或氧化镁或碳酸氢钠或碳酸盐缓冲合剂（干燥碳酸钠 150g，碳酸氢钠 250g，氯化钠 100g，氯化钾 40g）250~750g，常水 5~10L，牛一次灌服（李毓义，1985；Wass，1986）。单用此措施，只对轻症及某些亚急性型病畜有效。

4. 瘤胃切开 彻底冲洗或清除内容物，然后加入少量碎干草。此法耗资费时，且对瘤胃内容物 pH4.0~4.5 的危重病牛疗效不佳（李毓义，1985）。

【预防】

随着病因及病理的深入阐明，急性瘤胃酸中毒预防措施的研究也有很大进展，主要在以下 4 个方面（李毓义，1985，1994，2002）。

1. 日粮构成要相对稳定，加喂精料要逐步过渡，研究妊娠期及产周期应激状态下的乳牛（羊）饲喂特点，规定乳畜日粮的精粗比例，确定奶山羊谷物日粮不得超过 1kg（段得肾，1981）。

2. 在给育肥肉牛加喂谷物精料前，应移植高精料饲喂适应牛的瘤胃内容物（Allison，1964；Huber，1973）。

3. 精料内添加缓冲剂和制酸剂，如碳酸氢钠、氧化镁和碳酸钙等，使瘤胃内容物 pH 保持在 5.5 以上（Nicholson，1961，1963；Wise，1965，1968；Prigge，1975；李有业，1984）。

4. 精料内添加拉沙里菌素（lasalocide）、莫能菌素（monensin）、硫肽菌素（thiopeptine）等能抑制乳酸生成菌作用的抗生素（Mies 等，1978；Gill，1979；Muir 等，1980，1981；Dennis 等，1981；Nagaraja，1981，1982）。

二、瘤胃碱中毒

Rumen Alkalosis

瘤胃碱中毒，是由于过食富含蛋白质饲料或其他含氮物质（尿素、胺盐），瘤胃内形成并吸收大量游离氨所造成的一种急性消化不良氨中毒综合征。其临床特征包括瘤胃消化紊乱，内容物碱化，游离氨增多，高氨血症，多尿，脱水以及惊恐、肌颤、痉挛以至抽搐等神经兴奋性增高的症状和短急的病程。

该综合征可发生于各种反刍动物，多见于奶牛、肥育牛和奶山羊（柴内大典等，1983；Иоиов，1983；Lloyd，1986；李光辉等，1986；李新节等，1987；谭家诗等，1989）。

【病因】

1. 突然大量饲喂富含蛋白质的饲料。如黄豆、豆饼、花生饼、棉子饼、亚麻子饼、鱼粉、脱脂牛乳、豆科牧草，而可溶性碳水化合物饲料不足，粗纤维饲料缺乏。

2. 在饲喂变质饲料、矿物质饥饿、饲养卫生条件不良等情况下，舐吮粪便污染的墙壁和地面，采食腐败的槽底残饲，多量微生物群落进入瘤胃，腐败过程加剧，生成大量胺类及游离氨。

3. 尿素等非蛋白氮添加剂喂量过大或饲喂不当。尿素的添加量，应控制在全部饲料干物质总量的 1% 以下或精饲料量的 3% 以下，即日粮中的配合量以成年牛 200～300g，羊 20～30g 为宜，且必须逐步增加达到此限量。如成年牛初次突然在日粮中添加尿素 100g 可致中毒。而逐步增加时，即使尿素添加量每天多达 400g 亦未必见有毒性反应。

山羊的尿素适用量、中毒量和致死量非常接近。如体重 15kg 的山羊每日加喂尿素 25g（每千克体重 1.7g），无异常反应；加喂 30g（每千克体重 2.0g）出现中毒症状；加喂 35～45g（每千克体重 2.5～3.0g）则中毒致死（段得贤，1988）。

4. 误食硝酸铵、硫酸铵（肥田粉）以及氨水等氮质化肥或施用这些氮肥的田水，是造成瘤胃碱中毒的又一常见原因。牛、羊等各种反刍动物的铵盐中毒量为每千克体重 0.3～0.5g，最小致死量为每千克体重 0.5～1.5g（Lloyd，1986）。

5. 曾有牛、羊因偷吃大量人尿而中毒死亡的。人尿中约含有 3% 左右的尿素，人尿中毒实质上是尿素中毒，或尿素所致的瘤胃碱中毒和高氨血症（段得贤，1988）。

【发病机理】

瘤胃微生物，包括各种常在菌和纤毛虫，具备水解各种含氮物的能力，并能利用非蛋白氮化合物所提供的氨连同瘤胃内的碳水化合物合成氨基酸和蛋白质。正常状态下，饲料中的蛋白质连同瘤胃微生物进入真胃，其中的可溶性蛋白质和微生物的体蛋白被分解为氨基酸，经小肠吸收。在瘤胃正常蛋白质水解过程中未被微生物利用的游离氨，为数有限，经瘤胃上皮弥散吸收入血，由肝脏转变为尿素，部分随尿排出体外，部分由瘤胃和网胃黏膜分泌进入瘤网胃氨池（rumen reticulum ammonia pool），反复为微生物所利用，不致造成伤害。

在瘤胃内腐败过程旺盛或高蛋白质饲喂时，饲料中的大量可溶性蛋白质和死灭微生物的体蛋白，在瘤胃内分解形成氨基酸，并通过脱氨基作用，转变为酮酸和游离氨。

在尿素等非蛋白氮化合物突然过量添加或误食中毒时，特别是在可溶性糖类饲料和粗纤维饲料缺乏的情况下，所释出的氮质超过了瘤胃微生物合成其体蛋白的能力，尿素即在脲酶（urease）的作用下水解为游离氨和水。

瘤网胃氨池内的游离氨，不论来源于尿素、铵盐还是蛋白饲料，其毒性作用主要取决于氨的含量水平和瘤胃内容物的酸碱度。因为唯独游离氨即非离子氨才能通过瘤胃上皮弥散吸收进入门脉血液。

游离氨的生成速度及数量，与瘤胃内环境的酸碱度密切相关。

游离氨（NH_3）对离子铵（NH_4^+）的比值，pH8.4 时为 1/10，很容易发生中毒；pH6.4 时为 1/1 000，中毒与否取决于瘤胃内的游离氨总量；pH4.4 时为 1/1 000 000，根本不可能发生中毒。

瘤胃内的酸碱度，主要与日粮的构成、含氮物的存在形式以及饥饱状态有关。

尿素可使瘤胃内的 pH 增高。铵盐对瘤胃内 pH 的影响取决于酸根：弱酸铵盐如碳酸铵可使 pH 升高，而强酸铵盐如硫酸铵和硝酸铵则可使 pH 降低。

蛋白质饲料对瘤胃内 pH 的影响，取决于所含可溶性蛋白和可溶性糖的比值。

可溶性蛋白居多的，pH 增高，而可溶性糖居多的，pH 减低。大多数干草和秸秆，可使 pH 升高，而青贮可使 pH 降低。饥饿或禁饲，可使瘤胃内的 pH 增加到 6.5～7.2 或更高。

摄取各种含氮物之后，瘤胃内氨含量达到峰值的时间很不一致。

铵盐最快，只需几分钟；尿素在 1h 之内；高蛋白饲料为 1～4h；秸秆类饲料最慢，为 4～12h（Lloyd，1986）。

本病的主要发病环节和过程已基本搞清：

给动物饲喂高蛋白日粮或含大量尿素、铵盐等非蛋白氮化合物添加剂的饲料之后，氨（pH8.8）在瘤胃内大量形成，pH 显著提高（＞pH7.5），纤毛虫和有益微生物的数量减少甚而完全消失，游离氨急剧增多，不能完全为微生物所利用，大量吸收入血，超过肝脏合成尿素的能力，导致高氨血症。当血中氨浓度达到 0.587～2.348mmol/L（1～4mg/dL）时，即刺激脑膜充血，使中枢神经兴奋性增高，出现临床症状，发生中毒。

黄豆等富含蛋白质饲料所致的瘤胃碱中毒与尿素、铵盐、氨水等非蛋白氮化合物中毒，在病的发生发展过程上有同有异，不尽一致。

过食黄豆所致的瘤胃碱中毒，是一个由酸血症转入以高氨血症（氨中毒）为主的代谢性碱中毒的全过程。血氨浓度与黄豆的给予量呈正相关；血液 pH 先降低（7.13）后升高（7.86）；血浆 CO_2 结合力先降低（12.03mmol/L）而后升高（22.76mmol/L）；血乳酸先升高（2.07mmol/L），后降低（1.23mmol/L）（谭学诗等，1989）。

尿素等非蛋白氮添加剂中毒，则导致瘤胃碱中毒、高氨血症、乳酸血症和高钾血症。瘤胃内容物碱化，pH 超过 7.5，有的高达 8.0～9.5，游离氨含量超过 46.96mmol/L（80mg/dL）；血氨含量高达 1.174～3.522mmol/L（2～6mg/dL），血液 pH 降低，有的在死前可达 pH7.0。死亡的直接原因是高钾血症所致的心性休克和呼吸停止（Lloyd，1986）。

【症状】

瘤胃碱中毒的临床表现，取决于其病因类型（蛋白氮抑或非蛋白氮）、氮质摄入量、氨，尤其游离氨生成的数量和速度、个体耐受性以及肝脏的解毒功能。

1. 高蛋白日粮所致的瘤胃碱中毒　采食后数小时至10几小时显症。主要表现胃肠症状和神经症状。病畜鼻镜干燥，结膜潮红，眼窝下陷，不同程度脱水。食欲废绝，反刍停止，瘤胃运动消失，由口腔散发出腐败臭味，常伴有轻度臌气，瘤胃冲击式触诊感液体震荡音，排粥状软粪或恶臭稀粪。初期兴奋性增高，出现肌颤或肌肉痉挛，后期转为精神沉郁、昏睡以至昏迷。

2. 尿素所致的瘤胃碱中毒　通常在采食过量尿素之后的20～60min之内（牛）或30～90min（绵羊）起病显症。病畜反刍和瘤胃运动停止，瘤胃臌胀，呻吟不安，表现腹痛。很快出现各种神经症状：兴奋、狂躁，头抵墙壁，攻击人畜，呈脑膜充血症状；耳、鼻、唇肌挛缩，眼球震颤，四肢肌颤，步态踉跄，直至全身痉挛呈角弓反张姿势；以后则转为沉郁、昏睡、失明。初期多尿，很快转为少尿或无尿。有些病畜，尤其重症后期，出现心力衰竭和肺充血、肺水肿症状，表现呼吸用力，脉搏疾速，体温升高，自口、鼻流出泡沫状液体，于短时间内死于窒息。

3. 铵盐和氨水所致的瘤胃碱中毒　通常于采食铵盐或喝进氨水之后的数分钟之内显症。主要表现整个消化道尤其上部消化道的炎性刺激症状，大多于短时间内死于肺水肿和心力衰竭。

检验所见：主要包括瘤胃内容物碱化，水样稀薄、黏稠泡沫状，具腐臭味或氨臭味，pH增高，可达pH8.0～9.5；葡萄糖发酵试验产气增多，亚硝酸盐还原试验明显延迟。血液pH降低（可达pH7.0）或升高（可达pH7.5）；高氨血症（可达1mg/dL以上），血清钙、镁含量降低，谷草转氨酶、γ-谷氨酰转肽酶活性增高。尿液pH升高（可达pH8.0以上）；尿渣内可见大量磷酸铵镁结晶（Ионов，1985；Lloyd，1986）。

【病程及预后】

高蛋白日粮所致的瘤胃碱中毒，病程较长，重症可于2～4d死亡。康复病畜可拖延7～10d。尿素所致的瘤胃碱中毒，病程较急，可于40min至2h之内（牛）或1～4h之内（绵羊）死亡。铵盐和氨水中毒，重症可于1h之内死亡。转为慢性的，则出现消化道慢性炎症、中毒性肝病、间质性肾炎、心肌变性等，预后不良。

【诊断】

瘤胃碱中毒症状典型，结合病史，辅以瘤胃内容物、血液的酸碱度测定和氨测定，容易确诊。

【治疗】

要点在于制止游离氨的生成和吸收，纠正脱水和高钾血症，调整瘤胃液和血液的pH。

1. 尿素等非蛋白氮化合物所致的瘤胃碱中毒　最有效的急救措施是，尽快向瘤胃内灌入40L冷水和4L 5％醋酸溶液。

2. 高蛋白日粮所致的瘤胃碱中毒　最有效而实用的急救措施是用冷水反复洗胃，然后向瘤胃内注入健牛瘤胃液2L或更多，以加快瘤胃功能的恢复。并持续数日肌内注射硫胺素制剂，以预防瘤胃内微生物死灭和缓长病程所引起的维生素B_1缺乏症（脑皮质软化）。

3. 静脉注射大量葡萄糖盐水，以纠正脱水，缓解酸、碱血症和高钾血症。

【预防】

正确使用含氮添加物；注意合理的日粮构成，多采用易消化的糖类饲料和粗纤维饲料；定期清理饲槽内的饲料残渣；保证牛羊自由舐吮食盐；妥善保管氨水、铵盐等化肥；禁止饮用刚施氮肥的田水和泄流的沟水。

（李毓义　高英杰　龚　伟）

三、牛邦克斯综合征

Bovine Bonkers Syndrome

牛邦克斯综合征，是4-甲基亚胺唑（4-methyl imidazole）所致的一种急性胺化物中毒病。主要发生于成年牛和哺乳犊牛，以兴奋性增高和癫痫发作等神经症状为其临床特征（Lloyd，1986；李毓义等，1994，2002）。

【病因】

饲喂氨化处理的稿秆或氨化的蜜糖（ammoniated molasses）。其有毒成分为氨化过程中形成的4-甲基亚胺唑。成年乳牛采食含此有毒成分的氨化饲料，可发生中毒。其乳汁中含4-甲基亚胺唑的代谢物，可使哺乳犊牛亦发生中毒。

【症状】

持续大量采食含毒氨化饲料数日至数周后突然起病。主要临床表现为神经症状，包括惊恐、兴奋以至狂暴，无目的奔走，圆圈运动，全身肌肉痉挛、抽搐以至癫痫样发作。取急性经过，常于数日内转归死亡。

【治疗】

立即停喂氨化饲料，犊牛停吮含毒乳汁。采用镇静药，以降低大脑兴奋性和控制癫痫发作，实施对症疗法。通常用水合氯醛等制剂静脉注射或灌肠。投服活性炭（每千克体重1～3g）和盐类泻剂（每千克体重1g）。忌用人工盐等碱性盐类（Lloyd，1986）。

四、亚硝酸盐中毒

Nitrite Poisoning

亚硝酸盐中毒，是富含硝酸盐的饲料在饲喂前的调制中或采食后的瘤胃内产生大量亚硝酸盐，造成高铁血红蛋白血症，导致组织缺氧而引起的中毒。

临床特点包括：起病突然，黏膜发绀，血液褐变，呼吸困难，神经紊乱和病程短促。

本病多发于猪，国内俗称饱潲病，其次是牛和羊，马等其他动物很少发生。

【病因】

亚硝酸盐是饲料中的硝酸盐，在硝酸盐还原菌（具有硝化酶和供氢酶的所谓反硝化菌类）的作用下，经还原作用而生成的。因此，亚硝酸盐的产生，主要取决于饲料中硝酸盐的含量和硝酸盐还原菌的活力。

饲料中硝酸盐的含量，因植物种类而异。富含硝酸盐的饲料有甜菜、萝卜、马铃薯等块茎类；白菜，油菜等叶菜类；各种牧草、野菜、作物的秧苗和稿秆（特别是燕麦秆）等。即使同一种饲料，其硝酸盐含量在不同地区、不同年份亦有很大变动，受许多因素的影响，主要取决于植物内硝酸盐生成、吸收过程与分解、利用过程之间的平衡。

植物中的硝酸盐，是土壤内的氮素经硝化菌作用而生成的。吸收后，在植物体内由钼、锰等无机盐辅酶催化，经历一系列还原过程，依次变为亚硝酸盐、氢氧化铵以至氨。后者与经光合作用生成的有机酸结合为氨基酸，进而合成为植物蛋白。

因此，凡能促进硝酸盐生成和吸收的因素，如土地肥沃，氮肥过施；凡能妨碍硝酸盐利用和蛋白同化过程的因素，如光照不足、矿物质缺乏、气候急变、除草剂撒布、病虫灾害等，都会使植物中的硝酸盐含量增高。

硝酸盐还原菌广泛分布于自然界，大量存在于瘤胃内，其活性亦受许多因素的影响。外界的硝酸盐还原菌，需要一定的温度和湿度，最适温度为 20～40℃。当白菜、油菜、甜菜、野菜等青绿饲料或块茎饲料，经日晒雨淋或堆垛存放而腐烂发热时，以及用温水浸泡、文火焖煮或靠灶坑余烬、锅釜残热而持久加盖保温时，往往会使硝酸盐还原菌活跃，产生大量亚硝酸盐，导致中毒。瘤胃内的硝酸盐还原菌，自然享有足够的温度和适宜的湿度，但还需要充足的供氢物质和最适的酸碱环境。作为硝酸盐还原菌供氢物质的有乳酸、蚁酸、琥珀酸、苹果酸、柠檬酸、葡萄糖、甘油、甘露醇等糖类的分解产物。

作为硝酸盐还原菌活动的最适酸碱环境，则随还原过程的阶段而不同：硝酸盐还原为亚硝酸盐，最适 pH 为 6.3～7.0；亚硝酸盐还原为氢氧化铵，最适 pH 为 5.6；氢氧化铵还原为氨，最适 pH 为 6～7。

当日粮中糖类饲料少时，瘤胃内酸碱度在 pH 7 左右，硝酸盐还原为亚硝酸盐的过程活跃，而亚硝酸盐还原为氨的过程消沉，容易造成亚硝酸盐的蓄积。

当日粮中糖类饲料多时，瘤胃内的 pH 低下，硝酸盐还原为亚硝酸盐的过程受到抑制，而亚硝酸盐还原为氨的过程受到促进，亚硝酸盐就被充分利用而难以蓄积。

因此，每当喂给反刍动物大量富含硝酸盐的饲料时，如果日粮中糖类饲料不足，往往会发生亚硝酸盐中毒。

饮用硝酸盐含量高的水，也是造成亚硝酸盐中毒的原因。含硝酸钾 200～500mg/L 的饮水即可引起牛、羊的中毒，而过施氮肥地区的田水、深井水以及厩舍、厕所、垃圾堆附近的地面水或水泡水，含硝酸盐很浓，常达 1 700～3 000mg/L，有的甚至高达 8 000～10 000mg/L，极易造成中毒。

猪亚硝酸钠中毒量为每千克体重 48～77mg，最小致死量为每千克体重 88mg；亚硝酸钾最小致死量为每千克体重 20mg 左右；硝酸钾最小致死量则为每千克体重 4～7g。牛亚硝酸盐最小致死量为每千克体重 88～110g，硝酸钾最小致死量则为每千克体重 0.6g。各种饲料的硝酸钾安全极限是其干物质的 1.5%。饮水的硝酸钾安全极限为 200mg/L。

【发病机理】

亚硝酸盐属氧化剂毒物，吸收入血后可使血红蛋白中的二价铁（Fe^{2+}）失去电子而被氧化为三价铁（Fe^{3+}），从而使正常的低铁血红蛋白变为高铁血红蛋白，其三价铁同羟基结合得牢固，流经肺泡时不能氧合，流经组织时不能氧离，丧失了血红蛋白的正常携氧功能。

健康动物高铁血红蛋白只占血红蛋白总量的 0.7%～10%。少量亚硝酸盐进入血液，生成较多的高铁血红蛋白，通过机体的多种还原机制而自行解毒，外观不认毒性反应；但若进入的亚硝酸盐过多，高铁血红蛋白达到 30%～50% 时，即导致贫血样缺氧，造成全身各组织，特别是脑组织的急性损害，加上亚硝酸盐的扩血管作用，伴以外周循环衰竭，使组织缺氧愈益深重，而出现呼吸困难，神经机能紊乱。当高铁血红蛋白达到 80%～90% 时，则病象危重，常于短时间内致死。

【临床表现】

1. 猪　通常在采食之后 1h 左右突然起病，同群同饲的猪只多同时或相继发生，且好抢食的病情重，故有"饱潲病或饱潲瘟"之俗称。病猪流涎，可视黏膜发绀，呈蓝紫色乃至紫褐色，血液褐变，色如咖啡或酱油，耳、鼻、四肢以至全身厥冷，体温正常或低下，兴奋不安，步态蹒跚，无目的徘徊或作圆圈运动，呼吸高度困难，心跳急速，不久即倒地昏迷，四肢泳动，抽搐窒息而死。整个病程不过 1h。

2. 牛 通常在采食之后 5h 内外突然起病，除血液褐变、黏膜发绀、高度呼吸困难、抽搐等基本症状外，还伴有流涎、呕吐、腹痛、腹泻等硝酸盐对消化道的刺激症状。且呼吸困难和循环衰竭的临床表现更为突出。整个病程可延续 12～24h。

【诊断】

应依据黏膜发绀、血液褐变、呼吸高度困难等主要临床症状，特别短急的疾病经过，以及起病的突然性、发生的群体性、与饲料调制失误的相关性，果断地做出初步诊断，并火速组织抢救，通过特效解毒药美蓝的即效高效，验证诊断。必要时，可在现场做变性血红蛋白检查和亚硝酸盐简易检验。

亚硝酸盐简易检验：取残余饲料的液汁 1 滴，滴在滤纸上，加 10％联苯胺液 1～2 滴，再加 10％醋酸液 1～2 滴，滤纸变为棕色，即为阳性反应。

变性血红蛋白检查：取血液少许于小试管内振荡，棕褐色血液不红转的，大体就是变性血红蛋白。为进一步确证，可滴加 1％氰化钾（钠）液 1～3 滴，血色即转为鲜红。

【治疗】

小剂量美蓝是亚硝酸盐中毒的特效解毒药，具有药到病除、起死回生的作用。

剂量为每千克体重 1～2mg（猪）或每千克体重 8mg（反刍动物）。通常用 1％美蓝液（取美蓝 1g，溶于 10mL 酒精中，再加灭菌生理盐水 90mL），即每千克体重 0.1～0.2mL（猪）或每千克体重 0.8mL（反刍动物），静脉注射或耳后（猪）、深层肌内注射。

亦可用甲苯胺蓝（toluidine），其还原变性血红蛋白的速度比美蓝快 37％。剂量为每千克体重 5mg，配成 5％溶液，静脉注射、肌内注射或腹腔注射。

大剂量抗坏血酸，作为还原剂用于亚硝酸盐中毒，疗效也很确实，而且取材方便，只是奏效速度不及美蓝快。猪 0.5～1g，牛 3～5g，配成 5％溶液，肌肉或静脉注射。

【预防】

注意改善青绿饲料的堆放和蒸煮办法。青绿饲料，不论生熟，摊开敞放，是预防亚硝酸盐中毒的有效措施。

接近收割的青绿饲料，不应施用硝酸盐等化肥，以免增高其中硝酸盐或亚硝酸盐的含量。

五、氢氰酸中毒

Hydrocyanic Acid Poisoning

氢氰酸中毒，是采食富含氰苷类植物，体内生成氢氰酸，组织呼吸发生窒息所致发的一种急剧性中毒病。

临床特征：起病突然，呼吸极度困难，全身抽搐和闪电型（数十分钟）病程。

本病多见于牛和羊，马和猪少发。

【病因】

采食富含氰苷的植物，是动物氢氰酸中毒的主要原因。

富氰苷植物有：高粱和玉米的幼苗，尤其是刈割或遭灾之后的再生幼苗；木薯，特别是木薯嫩时和根皮部分；亚麻，主要是亚麻叶、亚麻子及亚麻子饼；各种豆类，包括豌豆、蚕豆、海南刀豆、箭筈豌豆；许多野生或种植的青草，如苏丹草（Sudan grass）即苏丹高粱、约翰逊草即宿根高粱（*Sorghum halepense*）、三叶草、绵绒毛草（*Holcus lanatus* L.）、百脉根（*Lotus corniculatus* L.）、狭叶草藤（*Vicia angustifolia* L.）、水麦冬（*Triglochin* L.）以及水舌舌茅（*Glyceria aguatica wahin*）。动物长期少量采食当地的含氰苷植物，能逐渐产生耐受性，中毒大多发生在饥饿之后猛然大量采食或刚引进的外来牲畜。

亚麻子饼中所含的氰苷是亚麻苦苷（linamarin），通过蒸煮可被破坏。如果饲喂前只用热水浸泡或饲喂后饮以大量温水，则亚麻苦苷变成氢氰酸而造成中毒。

误食或吸入氰化物农药如钙腈酰胺（calcium cyanamide）或误饮冶金、电镀、化工等厂、矿的废水，亦可引起氰化物中毒。

各种家畜的氢氰酸致死量：每千克体重 $1\sim2$ mg。植物含氢氰酸超过 200 mg/kg，即每 100 g 植物含氢氰酸 20 mg 就能引起中毒。而某些富含氰苷的植物，氢氰酸含量（生成量）高达 6 000 mg/kg。

对氰苷类植物最敏感的动物是牛，其次是羊，马和猪则较不敏感。这是因为氰苷本身无毒，必须在氰糖酶的作用下生成氢氰酸才能致害。牛羊等反刍动物前胃内水分充足，酸碱度适宜，又有微生物的作用，可促进这一过程，而马、猪等单胃动物，胃内酸度高，水分少，可抑制此反应。

【发病机理】

大多数氰苷类植物本身含氰糖酶，通常在堆垛、青贮或霉败等过程中，由于温度和湿度适合，可自行分解而产生氢氰酸。采食后，植物所含氰苷类物质在胃肠道、尤其反刍动物的瘤胃内，经植物带进和（或）微生物释放的氰糖酶的作用，水解生成氢氰酸。

少量氢氰酸吸收后，在肝脏内经硫氰酸酶（rhodanade）催化，转变为硫氰化物而随尿排出。大量氢氰酸吸收，超过肝脏解毒功能，则与细胞色素氧化酶的三价铁结合，生成氰化高铁细胞色素氧化酶，使细胞色素丧失传递电子的能力，氧化磷酸化过程受阻，呼吸链中断，导致组织缺氧。由于氧失利用而相对过剩，静脉血饱含氧合血红蛋白而呈鲜红色。由于中枢神经系统对缺氧特别敏感，呼吸中枢和血管运动中枢等生命中枢首先遭受毒害，短时间即可致死，而取闪电式病程。

牛对氰苷粪植物最为敏感，原因可能在于其肝脏内的硫氰酸酶活性较低。实验表明，投服氢氰酸时，绵羊肝脏内的硫氰化物含量由每 100 g 含 2.3 mg 上升到每 100 g 含 17.6 mg，而牛肝脏内的硫氰化物含量却不增高。

氢氰酸中毒的剖检变化有其特征：可视黏膜呈樱桃红色，血液暗红（病初急宰的，血液呈鲜红色），凝固不良。各组织器官的浆膜面和黏膜面，特别是心内、外膜，有斑点状出血，腹腔脏器显著充血，体腔和心包腔内有浆液性液体，肺色淡红、水肿，气管和支气管内充满大量淡红色泡沫样液体。切开瘤胃，有时可闻苦杏仁味。

【临床表现】

通常在采食含氰苷粪植物的过程中或采食后 1h 左右突然起病。病畜站立不稳，呻吟苦闷，表现不安。可视黏膜潮红，呈玫瑰样鲜红色，静脉血色亦呈鲜艳红色。呼吸极度困难，抬头伸颈，迎风站立，甚而张口喘息。肌肉痉挛，首先是头、颈部肌肉痉挛，很快扩展到全身，有的出现后弓反张和前弓反张（episthotonos）。全身或局部出汗，体温正常或低下。

马表现腹痛，牛羊可伴发臌胀，有时出现呕吐。不久即精神沉郁，全身衰弱，卧地不起，皮肤感觉减退，结膜发绀，血液暗红，瞳孔散大，眼球震颤，脉搏细弱疾速，抽搐窒息而死。病程一般不超过 $1\sim2$ h。中毒严重的，仅数分钟即可死亡。

【诊断】

根据采食氰苷类植物的病史，起病的突然性，发生的群体性，黏膜和静脉血鲜红、呼吸极度困难、神经机能紊乱而体温正常或低下等综合征，以及特急的闪电型病程，不难做出诊断。唯一容易混同的类症，是闪电型急性亚硝酸盐中毒。

鉴别要点是静脉血的颜色：亚硝酸盐中毒时血液褐变，属变性血红蛋白，试管内振荡，血液褐色不褪。氢氰酸中毒，病初静脉血色鲜红，末期虽因窒息而变为暗红但属还原血红蛋白，试管内振荡，即生成氧合血红蛋白而转红，不难区分。

确定诊断依据于氢氰酸定量：检样为瘤胃内容物、肝脏和肌肉。肝脏和瘤胃内容物应在死后 4h 内，肌肉应在 20h 之内采样，浸泡于 1‰～3‰ 升汞溶液内，置密封的容器内，以防氢氰酸逸散，每毫升肌肉浸液含氢氰酸达 $0.63\mu g$，即可断定为氢氰酸中毒。

【治疗】

本病病情危重，病程特急，且有特效解毒药。在现场，不得拘泥于一般解毒措施而延误抢救时机，应刻不容缓地首先实施特效解毒疗法！

氢氰酸中毒的特效解毒药，常用的有亚硝酸钠、美蓝和硫代硫酸钠。

其作用机理是，亚硝酸钠或大剂量美蓝可使部分血红蛋白氧化成高铁血红蛋白，后者在体内达到一定（20%～40%）浓度后，可夺取与细胞色素氧化酶结合的氰，生成高铁氰化血红蛋白，而使细胞色素氧化酶的活力恢复。但生成的高铁氰化血红蛋白仍能逐渐解离而放出氰离子，必须伍用硫代硫酸钠使之在肝脏中经硫氰酸酶的催化转为无毒的硫氰化物，而随尿排出。否则容易复发。

静脉注射剂量（每千克体重）：1%亚硝酸钠 1mL；2%美蓝 1mL；10%硫代硫酸钠液 1mL。亚硝酸钠的解毒效果比美蓝确实。通常使用亚硝酸钠和硫代硫酸钠。如亚硝酸钠 3g，硫代硫酸钠 30g，蒸馏水 300mL，成年牛一次静脉注射；亚硝酸钠 1g，硫代硫酸钠 5g，蒸馏水 50mL，成年绵羊一次静脉注射。为阻止胃肠道内氢氰酸的吸收，可用硫代硫酸钠内服或瘤胃内注入（牛用 30g），1h 后重复给药。

对二甲氨基苯酚（4-DMAP）是一种抗氰新药——高铁血红蛋白形成剂。按每千克体重 10mg 的剂量，配成 10%溶液静脉或肌内注射，可形成 40%以上的高铁血红蛋白，对高倍致死量氢氰酸中毒病马有急救效果。按每千克体重 10mg 的剂量，配成 10%溶液肌内注射，对处于濒死期的氢氰酸中毒仔猪亦有救治功效。使用硫代硫酸钠，则疗效更加确实。

六、食盐中毒

Salt Poisoning

食盐中毒，以脑组织的水肿、变性乃至坏死和消化道的炎症为病理学基础，并以突出的神经症状和一定的消化紊乱为其临床特征。

本病可发生于各种动物，常见于猪和鸡，其次是牛、羊和马。

猪的食盐中毒，伴有脑膜和脑实质的嗜酸性粒细胞浸润，特称嗜酸细胞性脑膜脑炎（eosinophilic meningoencephalitis）。

实验性猪乳酸钠中毒、丙酸钠中毒、碳酸钠中毒以及自然发生和实验复制的硫酸钠中毒，无论在临床表现还是脑嗜酸性粒细胞浸润等病理学改变上，都与食盐中毒相同。显然，钠离子过食是这些中毒的共同因素。食盐中毒，实质上是钠中毒。因此，近年来多倾向于统称"钠盐中毒"（sodium salt poisoning）。

【病因】

食盐中毒可发生于下列多种情况：如用含盐分高的泔水、腌菜水、洗咸鱼水以及酱渣等喂猪；误饮碱泡水、自流井水、油井附近的污染水；某些地区不得已用咸水（氯化钠咸水，含盐量可达1.3%；重碳酸盐咸水，食盐量可达0.5%）作为牲畜饮水；干旱季节为节省草料和预防绵羊阉割后发生肾结石，饲喂大量食盐而未让随意饮水；用食盐治疗马骡结症，用量过大且给水不足；配料时误加过量食盐或混合不匀等。

各种家畜的食盐中毒量和致死量，文献记载颇不一致。中毒量（g/kg）：猪、牛、马，1.0～2.2；绵羊，3～6；鸡，1～1.5。致死量（成年中等个体）：牛，1 500～3000g，马，1 000～1 500g；绵羊和猪，125～250g；犬，30～60g；鸡，4.5g。这些数值的变动范围很大，主要涉及饲料中的矿物质组成、饮水数量以及机体总的水盐代谢状态。

全价饲养，特别是日粮中钙、镁等矿物质充足时，对过量食盐的敏感性大大降低，反之则敏感性显著增高。如小猪和幼驹的食盐通常致死量（g/kg）为4.5和3.7～4.0。钙、镁不足时，缩小为0.5～2.0和1.5～2.5。钙镁充足时，增大到9～13和6.0。

饮水充足与否，对食盐中毒的发生具有决定性作用。食盐中毒的关键在于限制饮水。食盐中毒的原因，与其说是食盐过喂，莫如说是饮水不足。如喂给绵羊含2%食盐的日粮并限制饮水，数日后即发生食盐中毒；而喂给含13%食盐的日粮，但让其自由饮水，结果能在相当长的时间内耐受，不出现食盐吸收中毒的神经症状，只是表现多尿和腹泻而已。可见笼统地报道食盐的中毒和致死量而不注明饮水情况，是没有实际意义的。

机体水盐代谢的具体情况，对食盐耐受量亦有影响，体液减少时，对食盐的耐受力降低，例如幼猪和中雏体内水的相对储备量只有成年猪、禽的1/5，对食盐的敏感性特强，最容易发生中毒；高产乳牛在泌乳期对食盐的敏感性要比干乳期高得多；夏季炎热多汗，往往耐受不了本来在冬季能够耐受的食盐量等。

【发病机理】

食盐的毒性作用在两个方面。一是高渗氯化钠对胃肠道的局部刺激作用，二是钠离子贮留所造成的离子平衡失调和组织细胞损害，特别是阳离子之间的比例失调和脑组织的损害。

在摄入大量食盐且饮水不足而发生急性中毒的情况下，首先呈现的是高浓度食盐对胃肠黏膜的直接刺激作用，引起胃肠道炎症，同时由于胃肠内容物渗透压显著增高，大量体液向胃肠腔回渗，使机体陷于脱水状态。被吸收的食盐，则因机体失水，丘脑下部抗利尿素分泌增加，排尿量减少，不能经肾及时排除，而游离于循环血液之中，积滞于组织细胞之内，造成高钠血症和机体的钠贮留。

正常状态下，血液内一价阳离子钠、钾，可使神经应激性增高，二价阳离子镁、钙，可使神经应激性降低，两者保持一定的比例，协调神经反射活动的正常进行。高钠血症则破坏了这种平衡，使一价阳离子的作用占优势，神经应激性增高，神经反射活动过强。

在食盐摄入量虽不算太大，但由于持续限制饮水（数日乃至数周）而发生所谓慢性中毒的情况下，胃肠内容物的渗透压只是略微偏高，构不成对胃肠黏膜的强烈刺激，通常不会造成胃肠炎症，也不会使胃肠腔大量积液。

毒性作用主要在食盐吸收之后。由于机体长期处于水的负平衡状态，吸收的食盐排泄得非常缓慢，钠离子逐渐地贮留于全身各组织器官、特别是脑组织内，继之发生脑水肿（常在突然解除限水而暴饮之后发生），以致颅内压增高，脑组织氧供应不足，只好通过葡萄糖无氧酵解以获取能量，而钠贮留兼有抑制葡萄糖无氧酵解的强烈作用，结果导致脑组织变性和坏死（脑灰质软化），临床上则表现一系列的神经症状。

【临床表现】

1. 急性食盐中毒　见于各种动物。牛主要表现为食欲废绝，烦渴贪饮，呕吐，腹痛，腹泻，粪便混有黏液或血液，亦可出现视觉障碍，不全麻痹，球节挛缩等神经症状，接着卧地不起，多于 24h 内死亡。

在猪，上述消化道症状较不明显，主要呈现神经症状，如衰弱、虚脱、肌颤、间代性痉挛乃至昏迷，多经 48h 后死亡。

在马，表现口渴，结膜潮红，齿龈暗红，肌肉痉挛，行走摇摆，严重时后肢不全麻痹或全麻痹，甚至昏迷。

在鸡，则表现口渴，腹泻，痉挛，头颈扭曲（前庭神经损害），最终陷于腿和翅麻痹而死亡。

2. 慢性食盐中毒　主要发生于猪，通常在解除限水而随意暴饮之后突然起病，实质上是慢性钠贮留的水中毒暴发。

暴发之前，即慢性钠贮留期间，有便秘、口渴和皮肤瘙痒等前驱症状。

一旦暴发，则表现的几乎全是神经症状。病猪开始呈现视觉和听觉障碍，对刺激的反应淡漠，但兴奋不安，常频频点头，哼哼有声，作无目的徘徊，或向前直冲，遇到障碍物时，不知躲避，将头顶住。有的行圆圈运动或时针运动。严重的，则发展为癫痫样痉挛，每隔一定时间发作一次。

发作时，依次地出现鼻盘抽缩或扭曲，头颈高抬或旁偏，脊柱上弯或侧弯，呈后弓反张或侧弓反张状态，以致整个身躯后退，直到呈犬坐姿势，甚而仰翻倒地，全身肌肉作间代性痉挛，夹杂有强直性痉挛，持续数分钟之久。通常在发作中因呼吸衰竭而死，病程短的仅数小时，长的可延续 3~5d。

真正的慢性食盐中毒见于以咸水作饮水的牛和绵羊。主要表现食欲减退，体重减轻，脱水，体温低下，衰弱，有时腹泻，最后多死于衰竭。

【诊断】

论证诊断依据包括：过饲食盐和（或）限制饮水的病史；暴饮后癫痫样发作等突出的神经症状；脑水肿、变性、软化坏死、嗜酸细胞血管套等病理形态学改变。必要时可做血清钠测定和嗜酸性粒细胞计数。

在猪慢性食盐中毒的严重期，血清钠显著增高，可达 180~190mmol/L（正常为 135~145mmol/L），且血液中嗜酸性粒细胞数显著减少。

为确证诊断，可采取饮水、饲料、胃肠内容物以及肝、脑等组织做氯化钠含量测定。肝和脑中的钠含量超过每 100g 含 150mg，或氯化物含量超过每 100g 含 250mg 和每 100g 含 180mg，即可认为是食盐中毒。

【治疗】

无特效解毒药。治疗要点是促进食盐排除，恢复阳离子平衡和对症处置。

首先应立即停止喂饲含盐饲料及咸水而多次小量地给予清水。切忌猛然大量给水或任其随意暴饮，以免病情恶化。

同群未发病的家畜亦不宜突然随意供水，否则会促使处于前驱期的钠贮留病畜大批暴发水中毒！

为恢复血液中一价和二价阳离子的平衡，可静脉注射 5％葡萄糖酸钙液 200~400mL 或 10％氯化钙液 100~200mL（马、牛）。在猪，可分点皮下注射 5％氯化钙明胶液（氯化钙 10g，溶于 1％明胶液 200mL 内），剂量按氯化钙每千克体重 0.2g 计算。每点注射量不得超过 50mL，以免组织坏死。

为缓解脑水肿，降低颅内压，可高速静脉注射 25％山梨醇液或高渗葡萄糖液（猪可行腹腔注射）；为促进毒物排除，可用利尿剂和油类泻剂。

为缓和兴奋和痉挛发作，可用硫酸镁、溴化物等镇静解痉药。

七、蓖麻子中毒

Castor Bean Poisoning

蓖麻子中毒，系误食蓖麻籽实或饲喂大量未经处理的蓖麻子饼所引起的一种中毒，以伴有高热和膈痉挛的出血性胃肠炎和一定的神经症状为其临床特征。

本病常见于马，其次是绵羊、猪和牛。

【病因及发病机理】

蓖麻（*Ricinus ommunis* L.）为大戟科植物，几乎遍布于全国各地，常作为药用植物栽种。蓖麻子的有毒成分，主要是蓖麻素（ricin），属毒蛋白，含量可达 3%；其次是蓖麻碱（ricinine），属生物碱，含量 0.2%左右。

蓖麻子饼内含蓖麻素可达 1%～3%。蓖麻素有剧毒，毒力比士的宁、氢氰酸、砒霜还强，每千克体重用 0.25mg 即可致死动物，成人的致死量也不过 20mg。未经去毒处理的蓖麻子饼，其浸出液即使稀释 2 000 倍，仍能引起动物中毒。

对蓖麻素最敏感的是马、骡，其次是绵羊、猪和牛，而山羊不太敏感，禽类则最不敏感。

蓖麻子的致死量（g/kg）：马 0.1，绵羊 1.2，猪 1.4，牛 2.0，山羊 5.5，禽 14～40。中等体重成年畜禽的蓖麻子致死量（g）：马 30～50，绵羊 30，猪 60，牛 350～450，山羊 105～140，禽 18。

蓖麻素作为一种蛋白质（毒蛋白），经高热处理即发生变性、凝固而失去毒性。冷榨的蓖麻子饼含毒，而热榨的蓖麻子饼则否。

再者，蓖麻素同其他蛋白质一样，可作为抗原，刺激机体形成相应的抗体。用蓖麻子或未经处理的蓖麻子饼少量递增地饲喂动物而逐渐产生的所谓习惯性或耐受性，实质上就是对蓖麻素产生了免疫性。

据试验，用蓖麻素少量递增注射，经一定时间后，可使蓖麻素的致死量提高近千倍。

蓖麻素是一种血液毒，大部分经肠管吸收，能使红细胞凝集，纤维蛋白原变为纤维蛋白，在肠黏膜的血管内形成血栓，导致肠壁的出血、溃疡以至出血性胃肠炎，进入体循环后，则造成各器官组织，特别是心、肝、肾以及脑脊髓的血栓性血管病变，使之发生出血、变性乃至坏死，从而表现相应的器官机能障碍和重剧的全身症状。

主要剖检变化是出血性胃肠炎和各实质器官的出血、变性和坏死。

【症状】

通常在采食后的 3～20h 内突然起病。主要表现胃肠炎症状、神经系统症状和重剧的全身症状。

1. 中毒马骡　精神沉郁，食欲废绝，口唇挛缩，目光惊惧，结膜潮红或发绀，巩膜黄染，体温升高（39.5～41℃），脉搏细弱疾速，每分钟 80 次以上。口腔干燥、恶臭，有的流涎，腹围紧缩，腹痛不安。有的肠音减弱，排粪迟滞（小肠炎）；有的肠音强盛，腹泻不止（大肠炎），粪中混有黏液絮块及血液，有的因膀胱麻痹而发生尿潴留。大多数病马从病初即伴发明显的膈痉挛，往往持续数日不止。随着病程的进展，可能由精神沉郁转为兴奋不安，甚而狂暴猛冲，步态不稳，后躯摇晃，全身肌肉震颤，衰竭倒地，痉挛而死。

2. 中毒牛羊　主要表现为胃肠道症状，食欲废绝，反刍停止，腹泻，粪便混有黏液、血液及伪膜。体温升高可达 40.5℃，全身衰弱，脉搏疾速，肌肉震颤，长时间躺卧，孕牛则多发生流产。

3. 中毒病猪　表现精神沉郁，呕吐，腹痛，腹泻，黄疸明显，常伴有血红蛋白尿，有的发生尿闭。严重的，则突然倒地，嘶叫不已，肌肉震颤，最后昏睡、痉挛而死。

【病程及预后】

一般经过 3～5d，重症多在 1～2d 内死亡。病死率较高（20％～80％），预后慎重。

【诊断】

依据伴有高热和膈痉挛的急性出血性胃肠炎的临床表现，询问误食蓖麻子或饲喂蓖麻子饼的病史，即可建立诊断。

为验证诊断，尸检时应注意在胃肠内容物中寻找带有特殊条纹的蓖麻子皮壳，或取胃内容物做毒物检验。

取胃内容物 10～20g，加倍量蒸馏水，浸泡后过滤，取滤液 5mL，加磷钼酸液 5mL，水浴上煮沸，溶液呈绿色，冷却后加氯化铵液，液体由绿色转为蓝色，再水浴加热，变为无色，即证明有蓖麻素存在。

【治疗】

特效解毒法是应用抗蓖麻素免疫血清，国内尚无生产。

目前还是实施中毒的一般急救法。要点在于迅速排除胃肠和血液内的毒物，维护心血管机能，采取对症疗法。

为排除胃肠内的毒物，可应用 3％～5％碳酸氢钠液或 2％碳酸钠液，0.2％高锰酸钾液或0.5％～1％鞣酸液反复洗胃及灌肠，并用盐类泻剂加活性炭等吸附剂灌服。

为排除血液内的毒物，对病马可由颈静脉放血 1～3L，随即静脉输注葡萄糖盐水 3 000～5 000mL，并配合输注 5％碳酸氢钠液 300～800mL。

病马兴奋不安或出现膈痉挛时，可静脉注射 10％氯化钙或葡萄糖氯化钙注射液 100～200mL，或安溴注射液 100～150mL，或者皮下注射 2.5％氯丙嗪注射液 10～20mL。

【预防】

种植蓖麻的地块附近不宜放牧，尤其是籽实成熟季节。蓖麻子种植、收获、保管、加工时，要妥善安排，防止散落。碾磨蓖麻子的用具必须及时彻底清洗。

饲喂蓖麻子饼，必须由少到多，逐渐增量，并按规定预先加以去毒或减毒处理。

一是浸出法，即用 6 倍的 10％食盐水浸泡 6～10h，然后用清水洗涮。

二是蒸煮法，即高热破坏法，在 120～128℃下蒸 15～25h，或在 150℃下蒸 1～2h。

（李毓义　张乃生）

八、棉子饼中毒

Cottonseed Cake Poisoning

棉子饼是棉子去纤维榨油后的副产品，含粗蛋白 36％～45％，可消化养料 73.6％和 10 多种氨基酸，是具有高营养价值的精饲料，一些国家早已将它作为家畜谷物日粮的蛋白质补充，但因有毒副作用，其利用受到限制。

我国自 20 世纪 50 年代以来，河南、河北、陕西、新疆、山东、江西和江苏等省（自治区）的棉区都曾有牛、羊、猪、鸡在饲喂棉子饼或棉叶以后发生中毒死亡和公羊、公牛发生尿石症的报道。

40～70年代，国内外的大量研究证明，棉子色素腺所含的棉酚色素能使实验动物、犊牛、猪和鸡中毒，但对成年反刍动物能否中毒，则存在不同见解。

此外，除棉酚色素外，棉子还有含磷量高（0.83%～1.19%）、含钙量低（0.2%左右）和缺乏维生素D和维生素A的特点，家畜单纯饲喂棉子饼粕会引起营养代谢紊乱，使病情复杂化。

棉子饼的复杂致病因素产生多种效应，形成综合征。

【病因】

单纯以含多量棉酚的棉子饼粕饲喂畜禽，或作为蛋白质补充剂用量过多，或放牧时采食过量棉叶。

棉的根、茎、叶和种子中存在一种色素腺体，其坚韧的膜壁能够耐受干热（103～105℃，1h）、压力和长期贮存，但遇水（或湿热102～105℃，1h）、无机化合物水溶液或某些有机溶剂时容易被破坏而释放出棉酚色素。

棉子仁中至少有15种棉酚色素和衍生物，包括棉酚、棉蓝素、棉紫素、棉黄素、棉绿素、二氨基棉酚以及几种氨基酸、磷脂和水溶性结合棉酚等，以棉酚含量为最多，占总重量的20.6%～39.0%。

棉子饼中的游离棉酚含量可因品种、生长环境和不同榨油加工方法而异，一般含0.02%～0.20%。分子式：$C_{30}H_{30}O_8$；分子量：518.54。

棉酚有3种互变异构体——醛型、烯醇型和半缩醛型。棉酚与棉子蛋白的氨基与羧基相结合成为比较稳定的结合棉酚（boundgossypol），未结合者称为游离棉酚（free gossypol），具有化学和生物学活性。

棉酚是一种络合剂，可与醚类、脂类、胺类以及多种金属离子结成络合物而使活性降低。各种棉子色素的毒性各不相同，大鼠LD_{50}值分别为棉绿素每千克体重660mg，棉子色素腺每千克体重925～1 350mg，棉酚每千克体重2 600～3 400mg，二氨基棉酚每千克体重（3 270±220）mg，棉紫素每千克体重（6 680±110）mg。可见纯棉酚的毒性并不高，但因为它在色素腺中含量最多，故检验棉子饼的毒性仍以棉酚为主。游离棉酚对动物有害，与蛋白质结合后毒性降低，但同时也使蛋白质的质量下降，尤其是赖氨酸的生物利用。

Eagle（1960）证明棉酚与甘氨酸结合（1∶1）后毒性下降60%，还证明许多化学品（铁、钙、钾、钠等盐类）都有降低棉子色素腺毒性的效果。Eagle（1949）证明棉酚与2%硫酸亚铁溶液同服，即使棉酚剂量高达LD_{50}值的3～6倍，也能保护大鼠免于死亡。

Jonassan等（1955）证明棉酚与亚铁离子结合形成不溶解、不被吸收的棉酚酸亚铁盐。棉酚的钙盐、钠盐和钾盐亦然。

棉酚从消化道吸收后分布于各器官，以肝脏浓度为最高，依次为脾脏、肺脏、心肌、肾脏、骨骼肌和睾丸等，从胆汁与尿液中排除。结合棉酚与络合物可能不被吸收。然而，Bbressani（1964）、Lyman和Widmer（1966）分别报道在动物消化道中部分结合棉酚能够转为游离棉酚。

口服棉子色素腺和纯棉酚对实验动物（小鼠、大鼠、豚鼠、兔、猫、犬、猴）、鸡、猪和4月龄以下犊牛的毒性是肯定的。主要受害器官为心、肝、肾与睾丸。20世纪60年代以前多数学者认为成年牛、羊如果在饲喂棉子饼的同时提供优质豆科干草或良好的放牧草场是安全的，棉子饼引起牛的目盲、关节肿胀和食欲降低等所谓"棉子饼中毒"的病状是因食物中缺乏维生素A和钙所致。

Reiser等（1962）认为游离棉酚可在瘤胃中与可溶性蛋白质结合而解毒。Danke（1965）报道绵羊静脉注射棉酚可引起与非反刍动物口服中毒相同的症状和器官病变，但口服无害，认为游离棉酚在到达小肠之前已被解毒。赵荣祖、邹康南（1989）证实山羊饲喂棉子饼粕并供给青干草时体重明显增加，外观无异常，这与 Huffuman、Morrison 等的结论相同，但血液和组织中都出现了游离棉酚和结合棉酚，肝脏中浓度最高。体腔积液和肝、肾、心肌等组织病变与许多学者观察到的实验动物棉酚中毒的病变一致。

早年的学者将视力障碍等归咎于维生素 A 缺乏，但动物试验表明棉酚本身也能引起相似的目盲、虚弱等症状。组织和血清胆碱酯酶以及视神经乳头乙酰胆碱酯酶活性下降，表明胆碱能使神经功能障碍（刘玉英等，1975），伴有双侧视神经萎缩，提示目盲也可能是棉酚色素毒性所致。至于结合棉酚的化学特性和致病作用则研究甚少，它在脏器，尤其肝脏中排泄得比游离棉酚慢。

棉酚是一种细胞毒，急性口服毒性较低，但长期持续少量吃入可使动物患病。猪、犬、兔比较敏感，其次为牛犊，仔鸡比成鸡易感。马和成年牛羊有一定耐受性。

棉酚引起组织损伤的机理还不清楚。Albrecht（1968）等认为心律失常是最常见的毒性反应，死亡由循环衰竭引起。亚急性中毒因肺水肿而死。慢性中毒则死于营养不良和恶病质。棉酚能刺激消化道而引起炎症和抑制食欲。Adams（1960）提出棉酚有抑制红细胞放氧作用。张培德等（1973）认为心脏供氧减少，损伤心肌而导致心力衰竭。肾脏病变影响肾功能，进而加重心脏负担。肝细胞损伤，线粒体肿胀，影响氧化磷酸化过程和电子传递，从而抑制细胞呼吸和能量产生。

棉酚与氨基酸结合使消化道内氨基酸减少或缺乏而出现氨基酸不平衡，引起代谢和消化功能紊乱，体质虚弱。

大量报道指出，产蛋母鸡吃棉子饼后与蛋黄中的铁离子作用而使蛋黄变色，质地变硬。Heywang 等（1965）报道，日粮中含棉酚少至 0.008% 仍能使蛋黄变色。吃入结合棉酚也能使蛋黄变色。Woronik 等（1955）发现变色蛋黄含有棉酚脑磷脂复合物。蛋黄变为粉红色则是由环丙烯类脂肪酸引起。

棉酚可使鸡蛋孵化率降低。我国学者还证实，棉酚能破坏睾丸曲精管生精上皮，使雄性动物不育（袁久荣、刘玉英、张培德等，1973）。

除棉酚色素的毒性外，还由于含钙量低，含磷量高，维生素 A 和维生素 D 缺乏而导致钙磷代谢失调和维生素 A 缺乏症。棉酚色素的毒性在单胃动物和犊牛表现明显，成年反刍动物由于在瘤胃环境中被大量灭活，吸收量减少而呈慢性或亚临床经过，常被人们忽视。累积作用达一定程度即显示症状，终因心力衰竭、肺水肿与营养不良而死亡。

【症状】

毒性反应随动物的种类和食物成分而有差别，主要与吸收量有关。共同特点是食欲下降，体重减轻和虚弱，呼吸困难和心脏功能异常，还包括代谢失调引起的尿石症和维生素 A 缺乏症等。

1. 犬 精神委靡，厌食、呕吐、腹泻、体重减轻。心搏加速，心律失常，心电图 T 波低平或倒置，显示心肌损伤。后躯共济失调，最后因恶病质和心衰而死。

2. 猪 精神不振，减食或拒食，呕吐，心搏快，呼吸困难，体重逐渐减轻，有时搐搦。肥育猪出现后躯皮肤干燥和皲裂。仔猪常腹泻、脱水和惊厥，病死率高。心电图相与犬的相同。

3. 鸡 食欲和体重下降，两腿无力，不活泼。母鸡产蛋小，蛋黄膜增厚，蛋黄呈茶色至深绿色，不易调碎调匀，煮熟后的蛋黄坚韧而有弹性（俗称"硬黄蛋"、"橡皮蛋"），蛋白呈粉红色，孵化率降低。

4. 牛、羊 犊牛食欲差，精神委靡，行动缓慢无力，体弱消瘦，腹泻，呼吸迫促，多鼻液，听诊肺部有明显湿啰音。视力减弱或目盲，瞳孔散大。成年牛羊食欲减退，反刍减少或停止，逐渐虚弱，四肢浮肿，间或有腹痛表现，粪便中混有血液。心搏加快，呼吸喘促或困难，鼻液多泡沫，咳嗽，孕畜多流产。部分牛羊出现血红蛋白尿或血尿，公畜易患磷酸盐尿结石。

5. 马 常发生间歇性腹痛或便秘，粪球表面覆盖黏液或混有血液。尿色变红。

临床病理：缺乏完整资料。一般为血红蛋白和红细胞减少，红细胞比容值（PCV）下降，凝血时间延长，溶血和黄疸指数升高。马白细胞总数及中性粒细胞增多，犬和猪血清谷草转氨酶（SGOT）活性增高，鸡血清蛋白的白蛋白/蛋白球比（A/G）降低。

病理形态学变化：胸腹腔与心包囊不同程度积液。心脏柔软扩张，心内外膜有出血点，心肌颜色变淡。肝脏淤血质韧，脾萎缩，胃肠黏膜充血、出血和水肿在猪比较明显。肺充血、水肿，间质增宽，切面可见大小不等的空腔，有多量泡沫样液体溢出。镜检肝小叶间质增生，肝细胞呈现退行性变和坏死。多见浊肿和颗粒变性，线粒体肿胀。心肌纤维排列紊乱，部分空泡变性或萎缩。肾充血，肾小管上皮细胞肿胀、颗粒变性，视神经萎缩。睾丸多数曲精小管上皮排列稀疏，胞核模糊或自溶，精子数减少，结构被破坏，线粒体肿胀。

【病程和预后】

一般呈慢性经过，病期1个月左右，较重者1周内即可致死，猪病死率高。成年反刍动物和马较能耐受，病程较长。

【治疗】

单纯饲喂棉子饼粕带来的麻烦不仅是棉酚色素中毒，同时还伴有钙磷代谢紊乱和（或）维生素A缺乏问题，三者何轻何重，是否同时出现，由多种因素决定，因而治疗措施应该是综合的。

畜群中一旦发现病例，全群应立即停止喂棉子饼或在棉地放牧，并补充青饲料或优质干草。为加速排除胃肠内容物，并使残存棉酚色素灭活，单胃动物可投服盐类泻剂（硫酸钠），反刍动物可用1：300高锰酸钾溶液或5％碳酸氢钠液洗胃，或使用硫酸钠缓泻。

解毒可服用铁盐（硫酸亚铁、枸橼酸铁铵等）、钙盐（乳酸钙、碳酸钙、葡萄糖酸钙），或静脉注射10％葡萄糖酸钙溶液与复方氯化钠溶液。灌服黄豆汁对缓解毒性有益。补充钙剂还可以同时调整钙磷代谢失调。注射维生素A和维生素C有助于康复。

【预防】

限制棉子饼的饲喂量。各种动物都不能单纯大量饲喂棉子饼，仅可作为蛋白质补充剂在日粮中适量加入。猪日粮中含棉子饼应少于8％（或日粮中游离棉酚低于100mg/kg），马骡每天补饲棉子饼应少于0.5kg，牛少于1kg，鸡少于30g。

日粮中应注意补充足量的矿物质和维生素。硫酸亚铁与棉子饼中的棉酚按1：1配合，能有效地解除毒性。仔鸡比率应为2：1。将硫酸亚铁配成1％～2％溶液，与饲料充分拌匀。同时补充足量钙盐。

种公畜不宜饲喂棉子饼。

（邹康南　张海彬）

九、十字花科植物中毒

Cruciferae Poisoning

十字花科植物是一类一年生或多年生双子叶植物，因4枚花瓣呈十字形排列而得名，分根菜类（萝卜、芜菁等）、白菜类（油菜、大白菜、小白菜、菜薹等）、芥菜类（雪里蕻、芥菜等）和甘蓝类（包菜、苤蓝、花椰菜等），属蔬菜和油料作物，常作为家畜的青绿、多汁饲料。家畜中毒以牛、猪为多见。

该类植物的种类繁多，所含主要活性物质不尽相同，故中毒呈现的症状及其病理变化视致病因子而异，如溶血性贫血型伴有血红蛋白尿，消化紊乱型伴有食欲废绝和严重便秘，呼吸型伴有肺水肿和肺气肿，感光过敏型伴有皮肤和肝损害，神经型伴有目盲和耳聋，以及由氢氰酸作用引起的瘤胃臌气，由甲状腺肿原（goitregen）作用引起的甲状腺肿，由芥子糖苷作用引起的腹痛和胃肠炎，由亚硝酸盐作用引起的血红蛋白变性和缺氧等。

中毒通常由于过食或长期大量饲喂所致，但也与植物的成熟度有关。

【病因】

甘蓝类十字花科植物引起牛的急性肺水肿和肺气肿，症状与再生草热（fog fever）相似，称为不典型间质性肺炎（AIP）。

甘蓝（kale）或包菜（cole）、芜菁（B. rapa）、瑞典萝卜（swedes）引起牛的所谓"油菜目盲"（"kale blindness"）、轻型脑灰质软化，呈现目盲综合征。

根菜类、白菜类和甘蓝类十字花科植物，都可引起牛的所谓"甘蓝贫血"（"kale anaemia"），呈现溶血性贫血及血红蛋白尿。在一些产后缺磷的母牛，尤其在天气骤然变冷的条件下，常发生伴有低磷酸盐血症的产后血红蛋白尿（PPH）。

溶血性贫血主要发生于妊娠后期和分娩后不久的母牛。发病至少需在吃到十字花科植物1周，一般需吃到3周。植株成熟后及第二次生长时毒性最高，但毒性的高低在各个年份之间并不一样。据信，甘蓝类十字花科植物的叶子越老越易引起牛的溶血性贫血，多雨年份出现早霜而使叶子变成紫色时最危险。至于引起溶血的作用机理，认为十字花科植物在瘤胃细菌作用下产生一种贫血因子二甲基硫化物即 S-甲基半胱氨酸二亚砜（smco），能促使红细胞中血红蛋白分子形成 Heinz-Ehrlich 小体，当通过脾脏清除时，导致不同程度的溶血性贫血及血红蛋白尿。

中毒引起甲状腺肿，是因油菜叶子含有一种抗甲状腺物质称 1-5 乙烯基-2 硫恶唑酮（1-5vinyl-2-thillxazolidone）。这种物质在酶的参与下，由活性恶唑烷酮（oxazolidone）形成一种糖苷即前甲状腺肿素（progoitrin），抑制甲状腺生长，引起甲状腺肿。国外记载，猪采食油菜子粉（rapeseed meal）占日粮重量的 10%～20% 时，可发生甲状腺肿。

中毒引起感光过敏，见于牛、羊和猪采食某些富含光敏物质的十字花科植物，尤其是芥菜类。当动物肝机能障碍时，叶绿素在瘤胃微生物分解后进入体内的一种正常终末代谢物叶红素在血液中蓄积，流经皮肤血管时激发光敏反应，甚至发生血管内溶血，出现黄疸、血红蛋白尿和肝细胞的广泛坏死。

芥子饼中毒主要见于猪，是因黑芥子含一种糖苷即黑芥子苷（sinigrin），在硫葡萄糖苷酶（myrosin）的参与下分解产生异硫氰酸丙烯酯（allyl isothiocyanate）、硫酸氢钾和葡萄糖；白芥子含一种糖苷即白芥子苷（sinalbin），也在硫葡萄糖苷酶参与下分解产生异硫氰酸异丙酯（isopropyl isothiocyanate）、硫酸芥子碱和葡萄糖。芥菜在种子形成前始终有害，种子形成后更为危险。

至于中毒引起目盲和肺气肿的致病因子，目前还不完全了解，也许与过敏反应有关，或是与采食某些十字花科植物并无直接的致病关系。

【症状】

中毒症状分 4 种类型：

一是以血红蛋白尿及尿液形成泡沫等溶血性贫血为特征的泌尿型。

二是以目盲及疯狂等神经综合征为特征的神经型。

三是以肺水肿和肺气肿等呼吸困难为特征的呼吸型。

四是以精神委顿、食欲废绝、瘤胃蠕动停止和便秘为特征的消化型。

北美安大略兽医学院曾见到放牧于油菜田的牛发生一种不明原因的大细胞性贫血（macrocytic anaemia)。

上述类型，有的单独发生，有的混合发生，有的不够典型。

1. 牛溶血性贫血　严重者突然发病，陷入虚脱，并迅速死亡。一般病例，先有明显的血红蛋白尿，很快衰弱，精神沉郁。显现黏膜苍白，中度黄疸，心搏过速，呼吸深而快，通常有腹泻，体温正常、略低或增高至40℃，如不治疗，可致死亡。耐过的病例，恢复期很长，血液指标往往需经6周以上才能恢复正常。有些病牛，外表似乎健康，其实已处于亚临床贫血状态。

2. 牛和绵羊"油菜目盲"　在采食油菜后突然呈现目盲。在去势小公牛，还出现严重的神经兴奋症状，如昂头和疯狂。检眼镜检查，眼外观正常，瞳孔对光有反应，瞳孔扩张有无不定，视觉一般可望恢复，不过要经过好几周。

3. 牛肺水肿和肺气肿　症状与再生草热相似，主要呈现严重的呼吸困难，包括呼吸加快，张口呼吸，伴有鼾声，很快出现皮下气肿，但体温升高与否不定。病牛虽可死亡，但常转为慢性，不能痊愈。

4. 牛、绵羊和猪皮肤感光过敏　采食芥菜后，面部、背部和体侧凡能晒到太阳的部位发生红斑、渗出及类湿疹样损害，皮肤发痒、不安和摩擦，可引起继发感染，但不常死亡。

采食芥子饼的牛和猪，由于芥子所含异硫氰酸丙烯酯的刺激作用，表现不安，流涎，食欲废绝，急性胃肠炎，腹痛，口、鼻孔周围有泡沫，发生哼声及腹泻，重者呼吸困难，心力衰竭，体温下降以至死亡。

此外，猪采食富含葡萄糖硫苷（thioglucocide）的油菜子粉（占日粮重量的10%～20%），可引起甲状腺肿；采食富含巴豆硫氰酸（crotonyl sulphocyanate）的油菜子，可引起出血性胃肠炎；采食富含硝酸盐的烂青菜叶，可引起亚硝酸盐中毒。

【诊断】

1. 溶血性贫血型病牛，要与母牛产后血红蛋白尿、钩端螺旋体病、细菌性血红蛋白尿、无定形体病（anaplasmosis）和双芽巴贝斯虫（babesia bigemina）病、水牛血红蛋白尿、牛洋葱中毒、羊慢性铜中毒等具有血红蛋白尿特征的疾病相区别。

2. 急性肺水肿和肺气肿型病牛，要与牛再生草热、霉烂甘薯中毒、紫苏中毒、肺虫幼虫重复感染（husk）、外源性变应性肺泡炎或农民肺（farmers' lung）、"青贮窖病"（silofillers disease）等区别。

3. 某些"油菜目盲"型病例，要与锌中毒、千里光中毒和其他肝毒性植物中毒相区别。

【防治】

首先按可疑的中毒原因从饲养和饲料方面去除病因。

牛的溶血性贫血及血红蛋白尿，重者立即输血并补充铁剂。但对伴有低磷酸盐血症的病例，一般应静脉注射20%磷酸二氢钠溶液300～500mL，或含3%次磷酸钙的10%葡萄糖1 000mL，每天1次，连续3～4d。

牛的"油菜目盲"和肺气肿，可试行口服或肌内注射抗组织胺药物；为减轻肺水肿，可肌内注射地塞米松，每5～10 kg体重为1mg；为解救呼吸困难，可皮下注射阿托品，每千克体重为0.03mg，成年牛用1%溶液15～30mL。

其他疗法根据主要症状而定，如牛洗胃（瘤胃），给予轻泻剂、胃肠收敛剂、消毒剂、强心剂、利尿剂等。

（陈振旅　王小龙）

十、生豆饼（粕）中毒

Crude Soybean Cake Poisoning

生豆饼（粕）中毒，是畜禽采食含超标准有毒因子的生豆饼（粕）而发生的中毒病。临床上以腹泻、营养不良、生长发育停滞、增重缓慢、生产水平下降等为特征。本病可发生于家禽、马、牛、猪，以幼龄畜禽最为敏感。

【病因】

主要由于采食未经充分加热处理的生豆饼（粕）或用其作为配合饲料的原料饲喂畜禽而引起发病甚至死亡。

据报道，用胰蛋白酶抑制素活性为 12.12pg/mg 蛋白质、尿素酶活性指数为 pH 0.19 的豆粕饲喂雏鸡时，肉用雏鸡的生长和饲料转化率均差。当雏鸡日粮中尿素酶活性指数达到 0.33mg/min·g 时，即可引起中毒症状。

在雏鸭日粮中尿素酶活性指数达 pH 0.34 以上，即可引起雏鸭中毒与死亡。

马骡每日饲喂 3kg 左右的豆粕，而不喂其他饲料时，一般在饲喂后 5～20d 发病。

【发病机理】

某些植物油厂未能严格按国家规定的油脂加工操作规程生产，豆饼（粕）中的胰蛋白酶抑制素、血球凝集素、皂素、尿素酶、脂肪氧化酶、胀气因子等有害物质未经加热处理而破坏。它们的存在，会影响其他饲料中的蛋白质、脂肪等营养物质的消化、吸收和利用。其中以胰蛋白酶抑制素的毒性作用最为重要。它可抑制胰蛋白酶的活性而降低蛋白质的消化率，使生豆饼粉的蛋白消化率降低 50%，甚至使动物不能消化自身的消化道蛋白质分泌物。

由于蛋白质消化吸收发生障碍，造成腹泻并出现一系列营养障碍，生产水平下降，严重者导致死亡。

血球凝集素和皂素，除可使蛋白质的消化率受到影响外，吸收后还可使红细胞凝集，或使红细胞膜的胆固醇变成不溶性化合物，引起红细胞溶解。

家禽对日粮中的皂素比其他单胃动物更为敏感，鸡日粮中有 20% 的苜蓿粉（≈0.3% 的皂素），生长即受到抑制并使产蛋率下降。单胃动物摄取豆类皂素的毒性作用在于与能量代谢有关的酶类受到干扰，特别是对柠檬酸循环起作用的酶，致使动物生长所需的营养物质不能有效利用。但对反刍动物来说，皂素既不抑制生长，也不降低组织胆固醇含量，这可能是由于摄入的皂素在瘤胃内被细菌所异化。另一方面，豆饼（粕）中缺乏维生素 D 和胡萝卜素，可导致维生素缺乏症。未加热的豆饼（粕）还含有胀气因子，引起胃肠气胀、痉挛和腹泻。

【临床表现】

1. 雏鸡、鸭　精神不振，缩颈，羽毛蓬松，翅膀下垂，畏寒而聚堆，饮食欲减退或厌食，腹泻，初期粪便中夹杂有小气泡，后期排棕褐色稀粪，混有黏液及白色絮片状物，沾污肛门周围羽毛。病雏生长发育受阻，增重缓慢，羽毛干燥而缺乏光泽。贫血，衰弱无力，站立不稳或走路摇晃，爪蹼冰凉，皮肤上有出血斑点，眼睑肿胀，有乳酪样分泌物，角膜浑浊，失明，临死前喙尖部呈紫黑色或暗黑色。

2. 产蛋鸡、鸭　表现采食量显著减少，拉稀，产蛋率迅速明显下降，蛋重明显减轻，有的重不及 5g，无黄。

3. 马、牛、猪　精神沉郁，食欲减损或废绝，口腔干燥，被有舌苔。牛流涎，反刍减少甚至停止，腹泻，粪便稀软、水样、恶臭。胃肠音高朗而连绵，有的出现腹痛。乳牛产乳量明显下降，生长猪发育缓慢，病马极度消瘦。

【防治】

立即停喂生豆饼（粕）而改用其他饲料。显症畜禽按胃肠炎对症治疗。

不使用生豆饼（粕）及尿素酶检查超标的豆饼（粕）饲喂畜禽。如需饲喂，应经加热处理，一般需 125℃加热 20min。

（李德富）

十一、马铃薯中毒

Solanum Tuberosum Poisoning

马铃薯中毒，是给动物大量饲喂发芽、腐烂块根或开花、结果期茎叶所致的一种中毒病。以出血性胃肠炎和神经损害为其病理和临床特征。各种动物均可发生，主要发生于猪。

【病因】

马铃薯的有毒成分包括：全植株的生物碱马铃薯素即龙葵素（solanin），茎叶的硝酸（可达 4.7%），腐烂、变质块根的腐败素（sepsin）。马铃薯素的中毒量为每千克体重 10～20mg，在完好成熟的马铃薯块根内含量甚微（0.004%），一般不引起中毒。

全植株内的马铃薯素含量分布差别甚大，主要存在于花、幼芽和茎叶内。花内含 0.73%；幼芽，0.5%；茎叶，0.25%；皮，0.01%。贮存马铃薯块根的龙葵素含量明显增多，由新鲜时的 0.004%，猛增到 0.11%（9 个月）乃至 1.3%（18 个月）。

马铃薯发芽、变质、腐烂时，龙葵素含量更高，块根可达 1.84%，芽体可达 4.76%，极易造成中毒。

【临床表现】

马铃薯中毒的龙葵素毒性作用主要表现为出血性胃肠炎，中枢神经（延脑和脊髓）损害，肾炎和溶血。

重剧中毒，多取急性经过，主要表现兴奋、狂暴、沉郁、昏睡，痉挛、麻痹、共济失调等神经症状（神经型），一般经 2～3d 死亡。

轻度中毒，多取慢性经过，主要表现胃肠炎症状（胃肠型）。各种动物的中毒症状有所不同。

1. 猪　多于食后 4～7d 显症。呕吐、流涎、腹痛、腹泻等胃肠炎症状明显。神经症状比较轻微。腹部皮下发生湿疹。头、颈和眼睑出现捏粉样肿胀。

2. 牛　除神经系统和消化系统的基本症状外，皮肤病变明显，于口、唇、肛门、尾根、系凹、乳房、阴门等部位发生湿疹或水泡性皮炎（马铃薯疹），严重的发展为皮肤坏疽。

3. 绵羊　除神经症状、胃肠炎症状和皮肤病变外，常显现溶血性贫血和尿毒症。

【治疗】

无特效解毒药。可采用一般性解毒措施，并针对出血性胃肠炎、狂暴不安等神经症状以及皮肤发疹和坏疽等实施对症处置。

因多系累积性食入中毒，洗胃、催吐等排出胃肠内容物的一些抢救措施不必采用，无实际意义。

十二、酒糟中毒

Brewery Grain Poisoning

【病因】

酒糟中毒，见于猪和牛，发生于酒糟霉败变质，长期单一饲喂而缺乏其他饲料搭配，或突然大量喂用（偷食）等情况。酒糟中的有毒成分非常复杂，取决于酿酒原料、工艺过程、堆放贮存条件和污染变质情况等，应具体分析并加以测定。

新鲜酒糟中可能存在的有毒成分：残存的酒精；龙葵素（马铃薯酒糟）；翁家酮（甘薯酒糟）；麦角毒素、麦角胺（谷类酒糟）以及多种真菌毒素（霉败原料酒糟）。

贮存酒糟中可能存在的有毒成分：新鲜酒糟原来存在的残存酒精等有毒成分；酒糟酸败形成的醋酸、乳酸、酪酸等游离的有机酸，酒糟变质形成的正丙醇、异丙醇、异戊醇等杂醇油；酒糟发霉产生的各种真菌毒素等。

酒糟中毒的病理变化有胃肠黏膜充血、出血，小结肠纤维素性炎症，直肠出血、水肿，肠系膜淋巴结充血，心内膜出血，肺充血、水肿，肝、肾肿胀，质地脆弱。

【症状】

基本临床表现是消化道症状和神经症状。猪和牛的表现有所不同。

1. 猪　体温升高，食欲减退或废绝，初便秘后下痢，有不同程度腹痛。开始时兴奋不安，步态不稳，以后卧地不起，四肢麻痹，呼吸促迫，心动疾速，死于呼吸中枢麻痹。

2. 牛　呈消化不良以至胃肠炎症状，皮肤肿胀、发炎以至坏死（酒糟疹），齿牙松动以至脱落，骨质松脆，容易骨折。孕畜可能流产。

【治疗】

立即停喂酒糟。碳酸氢钠溶液灌服或灌肠，静脉注射葡萄糖生理盐水。实施中毒的一般急救措施和对症疗法。

（李毓义）

第二章　农药中毒

农药是保护农作物不受病、虫危害和促进植物生长的药物的总称，包括杀虫剂、杀螨剂、杀菌剂、除草剂、灭鼠剂、灭软体动物剂以及植物生长调节剂等。现今农药已超过 500 种，按其化学组成，分为有机磷农药、有机氯农药、有机汞农药、有机氟农药、有机硫农药、有机锡农药、砷农药等。其中，含汞、砷的农药列入矿物毒中毒内叙述。

一、有机磷农药中毒

Organophosphatic Insecticides Poisoning

有机磷农药中毒，是由于接触、吸入或误食某种有机磷农药所致，以体内胆碱酯酶钝化和乙酰胆碱蓄积为毒理学基础，以胆碱能神经效应为临床特征。

【病因及发病机理】

有机磷农药不下百种，国内生产数十种，按毒性大小分为 3 类：

剧毒类，包括甲拌磷（即 3911）、硫特普（苏化 203）、对硫磷（1605）、内吸磷（1059）等。

强毒类，包括敌敌畏（DDVP）、甲基内吸磷（甲基 1059）等。

低毒类，包括乐果、马拉硫磷（4049，马拉松）、敌百虫等。引起家畜中毒的，主要是甲拌磷、对硫磷和内吸磷，其次是乐果、敌百虫和马拉硫磷。

战时敌人施放的毒剂沙林、塔崩和索曼，属于有机磷酸酯类神经性毒剂。

有机磷农药可经消化道、呼吸道或皮肤进入机体而引起中毒。发生于下列情况：

误食撒布有机磷农药的青草或庄稼，误饮撒药地区附近的地面水；配制或撒布药剂时，粉末或雾滴沾染附近或下风方向的畜舍、系马场、草料及饮水，被家畜所舔吮、采食或吸入；误用配制农药的容器当作饲槽或水桶而饮喂家畜；用药不当，如滥用有机磷农药治疗外寄生虫病，超量灌服敌百虫驱除胃肠寄生虫，完全阻塞性便秘时用敌百虫作为泻剂，导泻未成，反而吸收中毒。

有机磷农药的毒理，主要涉及胆碱酯酶、胆碱能神经以及胆碱反应系统。

胆碱能神经，包括植物神经的全部节前纤维，副交感神经节后纤维，支配汗腺和骨骼肌血管的交感神经节后纤维以及支配骨骼肌的运动神经。

胆碱能神经效应器官的受体，即胆碱能受体，分为毒蕈碱型受体（M 受体）和烟碱型受体（N 受体）。前者分布在植物神经胆碱能节后纤维支配的效应器官，如心、肠、汗腺等组织细胞以及某些中枢的神经元，称为毒蕈碱样胆碱反应系统（M 胆碱反应系统）；后者分布在植物神经节细胞、肾上腺髓质以及骨骼肌，称为烟碱样胆碱反应系统（N 胆碱反应系统）。

有机磷化合物吸收后，能与胆碱酯酶结合，形成比较稳定的磷酰化胆碱酯酶而失去分解乙酰胆碱的能力，结果体内胆碱酯酶的活性显著下降，乙酰胆碱在胆碱能神经末梢和突触部大量蓄积，持续不断地作用于胆碱能受体，出现一系列胆碱反应系统机能亢进的临床表现，包括毒蕈碱样、烟碱样以及中枢神经系统症状，如虹膜括约肌收缩使瞳孔缩小；支气管平滑肌收缩和支气管腺体分泌增多，导致呼吸困难，甚至发生肺水肿；胃肠平滑肌兴奋，表现腹痛不安，肠音强盛，不断腹泻；膀胱平滑肌收缩，造成尿失禁；汗腺和唾液腺分泌增加，引起大出汗和流涎；骨骼肌兴奋，发生肌肉痉挛，最后陷于麻痹；中枢神经系统，则是先兴奋后抑制，甚至发生昏迷。

有机磷化合物与胆碱酯酶的结合，刚开始是可逆的，随着时间的延续，结合愈益牢固，最后则变为不可逆反应。再者，有机磷化合物进入机体到发病，需要经历一个过程。体内一般都有充足的胆碱酯酶贮备，当毒物进入量较少，血浆胆碱酯酶活性降低到 70％～80％时，往往不显露临床症状（潜在性中毒）；当进入量较多，酶活性降到 50％左右时，临床症状多较明显，待降到 30％以下时，中毒才十分重剧和危险。

上述胆碱酯酶钝化机理，是有机磷中毒的共同机理和主要机理，但不是唯一机理。不同有机磷农药还各有一定的独特性毒作用。某些有机磷农药对中枢神经系统、神经节和效应器官可能有直接作用，而且对三磷酸腺苷酶、胰蛋白酶以及其他一些酯酶可能也呈抑制作用。

【症状】

由于有机磷农药的毒性、摄入量、进入途径以及机体的状态不同，中毒的临床症状和发展经过亦多种多样。但除少数呈闪电型最急性经过，部分呈隐袭型慢性经过外，大多取急性经过，于吸入、吃进或皮肤沾染后数小时内突然起病，表现如下基本症状：

1. 神经系统症状　病初精神兴奋，狂暴不安，向前猛冲，向后暴退，无目的奔跑，以后高度沉郁，甚而倒地昏睡。瞳孔缩小，严重的几乎成线状。肌肉痉挛是早期的突出症状，一般从眼睑、颜面部肌肉开始，很快扩延到颈部，躯干部乃至全身肌肉，轻则震颤，重则抽搐，往往呈侧弓反张和前弓反张，亦有后弓反张的。四肢肌肉阵挛时，病畜频频踏步（站立状态下）或作游泳样动作（横卧状态下）。头部肌肉阵挛时，可伴有耍舌头（舌频频伸缩）和眼球震颤。

2. 消化系统症状　口腔湿润或流涎，食欲大减或废绝，腹痛不安，肠音高朗连绵，不断排稀水样粪，甚而排粪失禁，有时粪内混有黏液或血液。重症后期，肠音减弱及至消失，并伴发臌胀。

3. 全身症状　首先在胸前、会阴部及阴囊周围发汗，以后全身汗液淋沥。体温多升高，呼吸困难明显，在猪甚至张口呼吸。严重病例心跳急速，脉搏细弱而不感于手，往往伴发肺水肿，有的窒息而死。

4. 血液中胆碱酯酶活力　一般均降到 50％以下。严重的中毒，则多降到 30％以下。

【病程及预后】

经过数小时至数日不等。轻症病例，只表现流涎，肠音增强，局部出汗以及肌肉震颤，经数小时即自愈。重症病例，多继发肺水肿或呼吸衰竭，而于当天死亡；耐过 24h 以上的，多有痊愈希望，完全康复常需数日之久。

【诊断】

主要根据接触有机磷农药的病史，胆碱能神经兴奋效应为基础的一系列临床表现，包括流涎、出汗、肌肉痉挛、瞳孔缩小、肠音强盛、排粪稀软、呼吸困难等。

进行全血胆碱酯酶活力测定，则更有助于早期确立诊断。

必要时应取可疑饲料或胃内容物作为检样，送交有关单位进行有机磷农药等毒物检验。

紧急时可做阿托品治疗性诊断：皮下或肌内注射常用剂量的阿托品，如系有机磷中毒，则在注射后 30min 内心率不加快，原心率快者反而减慢，毒蕈碱样症状也有所减轻。否则很快出现口干，瞳孔散大，心率加快等现象。

【治疗】

急救原则是，首先立即实施特效解毒，然后尽快除去尚未吸收的毒物。

1. 实施特效解毒　应用胆碱酯酶复活剂和乙酰胆碱对抗剂，双管齐下，疗效确实。胆碱酯酶复活剂可使钝化的胆碱酯酶复活，但不能解除毒蕈碱样症状，难以救急；阿托品等乙酰胆碱对抗剂可以解除毒蕈碱样症状，但不会使钝化的胆碱酯酶复活，不能治本。因此，轻度中毒可以任选其一，中度和重度中毒则以两者合用为好，可互补不足，增强疗效，且阿托品用量相应减少，毒副作用得以避免。

（1）胆碱酯酶复合剂。常用的有解磷毒（派姆，PAM）、氯磷定（PAM-Cl）、双解磷、双复磷等。解毒作用在于能和磷酰化胆碱酯酶的磷原子结合，形成磷酰化解磷毒等，从而使胆碱酯酶游离而恢复活性。复活剂用得越早，效果越好。否则失活的胆碱酯酶老化，甚难复活。解磷毒和氯磷定用量为每千克体重 10～30mg，以生理盐水配成 2.5%～5% 溶液，缓慢静脉注射，以后每隔 2～3h 注射 1 次，剂量减半，直至症状缓解。双解磷和双复磷的剂量为解磷毒的一半，用法相同。双复磷能通过血脑屏障，对中枢神经中毒症状的缓解效果更好。

（2）乙酰胆碱对抗剂。常用的是硫酸阿托品。它能与乙酰胆碱竞争受体，阻断乙酰胆碱的作用。阿托品对解除毒蕈碱样症状效果最佳，消除中枢神经系统症状次之，对呼吸中枢抑制亦有疗效，但不能解除烟碱样症状。再者，阿托品系竞争性对抗剂，必须超量应用，达到阿托品化（atropinization），方可取得确实疗效。硫酸阿托品的一次用量，牛为每千克体重 0.25mg，马、羊、猪、犬为每千克体重 0.5～1mg，皮下或肌内注射。重度中毒，以其 1/3 量混于葡萄糖盐水内缓慢静注，另 2/3 量做皮下注射或肌内注射。经 1～2h 症状未见减轻的，可减量重复应用，直到出现所谓阿托品化状态。

阿托品化的临床标准是口腔干燥，出汗停止，瞳孔散大，心跳加快等。阿托品化之后，应每隔 3～4h 皮下或肌内注射一般剂量阿托品，以巩固疗效，直至痊愈。

2. 在实施特效解毒的同时或稍后，采用除去未吸收毒物的措施　经皮肤沾染中毒的，用 5% 石灰水、0.5% 氢氧化钠液或肥皂水洗刷皮肤；经消化道中毒的，可用 2%～3% 碳酸氢钠液或食盐水洗胃，并灌服活性炭。

切记：敌百虫中毒不能用碱水洗胃和清洗皮肤，否则会转变成毒性更强的敌敌畏！

二、有机氯农药中毒

Chlorinated Hydrocarbons Poisoning

有机氯农药，乃氯化烃类化合物，是人工合成的杀虫剂，多为固体或结晶，不溶或难溶于水，易溶于脂肪、植物油以及煤油、酒精等有机溶剂，挥发性小，化学性稳定，耐光、耐热、耐湿、耐酸，唯遇碱即分解失效。此类农药在生物体内的残效期长，残毒量大，且许多害虫可产生抗药性，国内已明令禁止生产。

有机氯农药，按毒性大小分为 3 类：

剧毒类，如艾耳丁（aldrin）、艾索丁（isodrin）和恩丁（endrin）。

强毒类，如毒杀芬（toxaphene）、林丹（丙体六六六，r-BHC）。

低毒类，如二二三（DDT）、六六六（六氯环己烷，BHC）、氯丹（chlordane）等。

【病因及发病机理】

有机氯农药中毒的发生机会和进入途径，与有机磷农药大体相同。

低毒有机氯农药 DDT 和六六六的一次口服中毒量（mg/kg）：牛、马分别为 450 和 1 000；羊、猪分别为 200 和 1 000。

有机氯农药属于神经毒和肝脏毒，可使神经组织的应激性增高，肝脏等实质器官变性。在采食高残毒饲料或长期少量沾染毒物时，经胃肠道和皮肤吸收的氯化烃类，绝大部分原封不动地逐渐蓄积在体内各脂肪组织以及肾上腺等含脂高的组织器官内，存留期长达数月，以后可能在饥饿或发热等情况下，随着体脂的急剧消耗，氯化烃大量游离进入血流，导致肝脏、肾脏、心脏等各实质器官变性，并透过血脑屏障造成脑组织损伤，而突然起病显症或使慢性病程急性发作。

氯化烃类毒物通常经肾脏随尿排出，小部分由肝脏解毒，经胆汁随粪便排出。在乳畜，则可蓄积于乳腺，结合于乳脂，分泌于乳汁中。据测定，乳牛采食含 DDT 7～8mg/kg 的干草，经一个时期之后，其乳汁的 DDT 含量竟达 3mg/L 之多。可见，用慢性中毒病牛的高残毒乳汁哺育幼畜和饲喂实验动物，或用其乳制品，特别是奶油作为膳食，均可发生中毒。

【症状】

有机氯农药中毒的临床表现，主要在神经系统、胃肠道和皮肤 3 个方面。神经症状的特点是听觉和触觉过敏，反射活动增强和神经兴奋性增高。

1. 急性中毒病例　多于接触毒物后 24h 左右突然起病，表现食欲大减或废绝、流涎、流泪（牛）、出汗、惊叫（猪）；不断轧齿（咬肌阵挛）、眨眼（眼睑肌阵挛）、掀唇（口唇肌阵挛）或摆耳（耳肌阵挛）；肌肉震颤、兴奋不安、前冲、后退，无目的运动；若触摸其皮肤、叩击其体躯或试之以音响，则目光惊惧、鼻孔开张、呼吸促迫、肌颤加剧，甚而四肢作舞蹈样动作，诱起痉挛发作，痉挛为间代性或强直性。发作时勉强站立或倒地不起，呈后弓反张或作游泳样运动。随着病程的延续，痉挛发作愈益频繁，最终陷于昏睡和麻痹状态。除神经症状外，还有一定的胃肠道症状。在马，常伴有腹痛，肠音显著增高，远扬数步之外，排粪次数增多，粪便成球或松散。在牛，则反刍停止，前胃弛缓，重症出现腹泻。

2. 慢性中毒病例　毒物侵入并贮积数周乃至数月后缓缓起病，其兴奋不安、知觉过敏和肌肉震颤等神经症状不太明显，痉挛发作亦不剧烈，在数小时乃至数天的间隙期间，外观似无异常。消化道症状常比较突出，且齿龈及硬腭肥厚，口黏膜出现烂斑。经皮肤染毒的，还伴发鼻镜溃疡、角膜炎、皮肤溃烂、增厚或硬结。

一旦由慢性变为急性，则病情突然恶化，神经症状迅速增重，痉挛发作剧烈而频繁，数日即死。

【病程及预后】

急性中毒病例，重症经数小时或数日死亡，轻症在 3～5d 后康复。

慢性中毒病例，病情发展虽缓，病理改变颇深，一旦转为急性发作，则恒于数日内死亡。预后判断务必慎重。

【诊断】

主要依据接触有机氯农药的病史和神经应激性增高为主体的临床表现建立诊断。必要时取可疑的饲料、饮水、乳汁以及呕吐物、胃肠内容物、特别是脂肪和含脂多的实质器官送检，以确定氯化烃类毒物的存在及其含量。

【治疗】

无特效解毒药。治疗原则是排毒、镇静和保肝。

首先应立即停喂可疑染毒的饲料和饮水。皮肤沾染的，可用温水或肥皂水清洗。经口食入的，应尽速催吐（猪、犬），用温水或 2％～3％碳酸氢钠液洗胃（马），或用盐类泻剂加活性炭，以吸附并排除肠内的毒物。但禁用油类泻剂，以免促进吸收。

为降低神经兴奋性并缓解痉挛发作，可用各种镇静剂，如 2.5％盐酸氯丙嗪注射液 10～20mL

（马、牛）或 4～6mL（猪、羊）肌内注射；安溴注射液 50～100mL（马、牛）或 20～40mL（猪、羊）静脉注射；亦可用苯巴比妥钠内服或注射（每千克体重 25mg）。还有人主张用 10％葡萄糖酸钙液 150～200mL（马、牛）缓慢静注，每日 2 次，控制抽搐。为保护肝脏，增强其解毒功能，可用高渗葡萄糖溶液加维生素 C，静脉注射。

对慢性中毒病牛的治疗，应着眼于以下 3 点，即杜绝毒物的继续进入，加速残毒的排除和防止病程的急变。

据试验，慢性 DDT 中毒病牛乳汁的残毒量降低到安全值以下，平均至少需经 189d，而苯巴比妥钠（鲁米钠）兼有促进 DDT 排除的显著作用。用活性炭 500～1 000g，苯巴比妥钠 5g，加水灌服，每日 1 次，连续 2 周，可获良效。

必须强调的是，有机氯农药中毒，不论急性或慢性，一律禁用肾上腺素，因氯化烃类能使心肌对肾上腺素过敏，容易引起突然死亡。

（李毓义　张乃生）

三、有机锡杀菌剂中毒

Organotin Fungicides Poisoning

有机锡化合物种类很多，为挥发性油状液体，或在常温下可升华的固体。用于农作物杀菌剂的主要是三烷基锡，其毒性较大，主要有三苯基乙酸锡，又称薯瘟锡（fentin acetate、TPTA、SUZU）等，原药为白色，无臭结晶品，不溶于水，也难溶于一般有机溶剂，性质稳定，残效期较长。大鼠口服半数致死量为每千克体重 125mg。三苯基氢氧化锡，又称烷基三苯锡、毒菌锡（fentin hydroxide、TPTH、TPTOH、DPTH）。纯品为无色结晶，不溶于水，溶于一般有机溶剂。雄大鼠口服半数致死量为每千克体重 108mg（另有资料记载为 51lmg）。

【病因及发病机理】

病因在于管理、使用农药制度不严，造成牲畜误食、偷食施用有机锡不久的农作物、蔬菜，或投毒破坏。三烷基锡经消化道、呼吸道和皮肤吸收后，蓄积于肝、脑、血液和肺。主要经肠道和肾脏排出，少部分可经呼吸道排出，乳中可排出极少量。

有机锡化合物为神经剧毒，能抑制脑细胞线粒体的氧化磷酸化过程，影响 5 -羟色胺的合成和代谢过程，致发神经系统病变。吸入有机锡杀菌剂，可导致肺充血、肺水肿。由于有机锡的刺激性、腐蚀性都较强，凡接触部位均可发生急性炎症变化。

【症状】

病畜食欲下降或废绝，表现无力、衰弱，发生瘫痪，有的呈现抽搐。除马属动物外，其他家畜反复呕吐。脉搏和呼吸频率变慢。重症病例因脑水肿、颅内压升高而陷入昏迷状态。

【治疗】

停止饲喂可疑的草料和饮水。除为促使毒物及时排出，迅速应用催吐剂或盐类泻剂外，治疗要点是用脱水剂，防止或消除脑水肿和肺水肿。如高渗葡萄糖注射液、25％山梨醇溶液和 20％甘露醇溶液。后两种药的用量：马、牛每千克体重 0.5～1.0g；猪、羊每千克体重 1～2g，静脉快速注射。也可选用双氢克尿噻或速尿等强力利尿剂。此外，各种对症治疗也很必要。

四、有机硫杀菌剂中毒

Organosulphur Fungicides Poisoning

有机硫杀菌剂，高效低毒，广泛用于防治植物病害。它在代替铜、汞制剂农药防治农作物病害方面起着重要作用。

一些杀菌剂，其溶剂或载体也有毒，如二硫化碳、四氯化碳、二溴乙烷、甲醛、石油醚和二氧化硫等挥发性化合物。畜舍邻近这类化合物，有可能遭受其挥发性载体的毒害作用。

我国常用的有机硫杀菌剂，对人畜毒性较大者，主要有"代森"类、"福美"类和敌克松等制剂。

【病因】

常见的中毒原因是管理和使用不善，造成牲畜误食；或因投毒破坏；偶见因牲畜大量偷食施用有机硫杀菌剂不久的农作物、蔬菜而发生中毒。

【症状】

牲畜食入一定量这类杀菌剂后，表现呕吐（猪、牛）、腹泻和程度不同的腹痛症状。随着毒物的吸收，引起呼吸和循环衰竭，呼吸抑制，血压下降。后期可导致肝、肾功能障碍。预后多半不良。

【防治】

预防本病的根本措施，在于严格遵守农药管理、使用制度。注意用药浓度、方法和操作规程，严禁滥用。防止牲畜偷食、误食施放农药不久的农作物、蔬菜。皮肤或黏膜沾染时，用温水清洗即可。经消化道中毒的病例，为及早排除毒物，可采用催吐法、洗胃法（用温水，或 1：2 000 高锰酸钾溶液）和泻法（禁用油类泻剂）。并施行对症治疗。禁用酊剂和醑剂。

（张庆斌　刘宗平）

五、除草剂中毒

Herbicides Poisoning

化学除草剂分无机除草剂和有机除草剂两大类。有机除草剂多为选择性除草剂，对人、畜毒性较低，分为苯氧羧酸类、酰胺类、取代脲类、氨基甲酸酯类、均三氮苯类、苯甲酸衍生物类、联吡啶类、酞氨酸类、二硝基苯类和杂类等共 10 大类。

苯氧羧酸除草剂主要有 2，4 - D，2，4，5 - T 和二甲四氯（MCPA）。2，4 - D 和 2，4，5 - T 是当今使用最广的除草剂，主要用于小麦、大麦、燕麦、玉米和黑麦等粮食作物出苗后的禾本科阔叶杂草的控制。

苯氧羧酸类除草剂毒性虽低，倘畜禽大量接触仍可引起中毒。近年报道，国内发生的除草剂中毒，主要是 2，4 - D 中毒和五氯酚中毒。

（一）2,4-D 及 2,4,5-T 中毒

2，4 - D，化学名称为 2，4 -二氯苯氧乙酸（2，4 - trichlorophenoxyacetic acid）；2，4，5 - T，化学名称为 2，4，5 -三氯苯氧乙酸（2，4，5 - trichlorophenoxyacetic acid）。此类化合物在水中不易

溶解，使用不便，多制成易溶于水的钠盐和铵盐以及乳剂的丁酯。2，4，5-T的商品名繁多，主要有 Forron，Reddon，Inverton 2，4，5，Weedone 2，4，5 T，Triorone，Brush Killer 等。

【病因】

主要是误以其为精料而被大量食入，或过食新近被处理的饲草，偶尔也可因吸入大量 2，4-D 喷洒剂而致中毒。石家庄一奶牛场的 165 只绵羊因食入大量喷洒过 2，4-D 的饲草发生中毒，死亡 5 只。肯尼亚（1985）一个奶牛群（77 头牛）采食 3 周前喷洒 2，4，5-T 的谷田的草，48 头母牛在怀孕 6～9 个月时流产，有些流产犊有黄疸和肝坏死。

大多数动物内服 2，4-D 和 2，4，5-T 的 LD_{50} 为每千克体重 3 000mg。成年牛中毒量为每千克体重 750mg，犊牛每千克体重 200mg，可引起死亡。猪的中毒量为每千克体重 100mg，致死量为每千克体重 500mg。犬对苯氧羧酸更为敏感，2，4-D 的 LD_{50} 为每千克体重 100mg。据实验，1 月龄母鸡 LD_{50} 为每千克体重（458±46）mg，致死量为每千克体重 531mg。

苯氧羧酸可经消化道和呼吸道进入机体。在体内残留期较短，牛半排出期约为 30h，猪、犊、鸡为 10～30h。犬的 2，4，5-T 半排出期可达 87h。低剂量苯氧羧酸常以不变形式随尿排出，在体脂及乳脂中残留量甚微。2，4，5-T 多同血浆蛋白和某些肾蛋白结合，从而限制了其排出率，在一定程度上起着肾毒素的作用。牛及绵羊体内的残留以肝、肾为最多。奶牛饲喂含 2，4，5-T 1 000mg/kg 的饲料，3 周后奶中可残留 0.42mg/L。

【毒理】

苯氧羧酸除草剂对动物的作用机理基本相同。2，4-D 中毒常出现以神经系统为主的症状。据实验，2，4，5-T 的毒性和致畸性是制造过程中的污染物（杂质）二恶英（dioxin），特别是 2，3，7，8-四氧二苯-P-二恶英（2，3，7，8-tetrachloro-dibenzo-p-dioxin，TCDD），具有高毒性，可致皮肤损害，肝坏死，出血和免疫抑制；TCDD 是一种直接的致畸原，可引起实验动物腭裂、肾囊肿和骨变形，并且使死胎率显著增加。据报道，新近制造的 2，4，5-T 已将 TCDD 降至 1mg/kg 以下，毒性相应降低。

【症状】

1. 反刍动物 主要表现为厌食，沉郁，瘤胃弛缓，消瘦，肌肉软弱，共济障碍，有时腹泻。犊牛有时有吞咽困难。长期接触苯氧羧酸性除草剂，可致口黏膜溃疡，臌气，死前无挣扎和惊厥症状。

2. 猪 体温降低，共济障碍，一时性沉郁，腹泻，严重者呕吐，全身衰弱。

3. 马 沉郁，流涎，不愿喝水，黏膜黄染，肌肉震颤。

4. 犬 厌食，呕吐，肌肉僵直，步态蹒跚，后躯软弱，周期性强直痉挛，有时便血。

5. 鸡 呼吸困难，口、鼻流出浆液性分泌物，共济失调。红细胞和血红蛋白增加。

【治疗】

无特效解毒药，仅能对症治疗。中毒之初，立即用碱性溶液洗胃（忌用温水）。皮肤沾染时用碱性水洗涤。灌服吸附剂如活性炭。静脉注射葡萄糖溶液并补充电解质。

（二）五氯酚中毒

Pentochlorophenol Poisoning

五氯酚（PCP），常用者为其钠盐，称五氯酚钠。1936 年始用作木材防腐剂，1940 年又用为除草剂。五氯酚有关的化合物很多，应用范围甚广，现已作为杀真菌剂、杀菌剂、灭螺剂和落叶剂，用于木材、纺织、食品、制革、橡胶、染料、木制包装容器和黏合剂等方面。商品五氯酚常污染有毒杂质如氯化二苯-P-二恶英和氯二苯呋喃。五氯酚对人畜均有毒性。

【病因】

五氯酚可经消化道、呼吸道和完整的皮肤进入机体。动物中毒多因舐食用五氯酚处理的木材，食入或饮入五氯酚污染的饲料或饮水而引起。动物长期处于以高浓度五氯酚处理的谷仓、货棚的围墙中，亦可因透过皮肤渗入或吸入挥发的五氯酚气体而引起中毒。据四川农学院报道，在距牛舍 10m 的水渠中喷洒过五氯酚钠（灭螺）曾引起 82 头奶牛急性中毒。

家畜口服或皮肤接触五氯酚的 LD_{50}，一般为每千克体重 $100\sim200mg$。鸟的 LD_{50} 在食物中为 $3\,400\sim5\,200mg/kg$。鱼中毒量约为 $30\sim300\mu g/L$，水中最大无毒浓度为 $0.2\sim0.6mg/L$，达 $1mg/L$ 鱼即死亡。五氯酚在水溶液中的分解产物为氯氨酸和氯化苯醌。

许多因素能影响氯酚的毒性：高温环境，身体活动过剧，体况不佳，油和有机溶媒，既往接触过此类毒物以及甲状腺机能亢进，均可增强其毒性作用。

【毒理】

进入机体的氯酚，起着解偶联剂的作用，使氧化磷酸化过程失调，产生可逆性的"生化病灶"，一系列的中毒反应即由此而来。氯酚，作为解偶联剂，阻滞由 ADP 生成 ATP，而氧化作用仍照常进行，致使 ADP 浓度增加，生物氧化加速，细胞耗氧量增加，作为底物的 ADP 进一步推动细胞线粒体的电子传递链（ETC），大部分被释放的能量以体热的形式散发出来。ETC 反应越强，氧耗越多，能储存耗竭，动物即表现喘促和衰弱，同时"闷"于自身的体热中。

氯酚可使大脑充血水肿、神经节细胞核发生凝固、萎缩以及体温调节中枢机能障碍。机体因乏氧和"过热"而死亡。

【临床表现】

一次食入大量氯酚，可不显前驱症状即突然死亡。

吸入多量五氯酚，可致咳嗽，流浆性鼻液，呼吸困难，听诊有啰音。若长期而多量地接触，可引起接触性皮炎。同时表现结膜潮红，流泪。

口服中毒的病畜，精神沉郁、发绀、流泪、流涎、磨牙、翘鼻皱唇、吼叫、呼吸困难。有时兴奋不安、前冲或转圈、视力迅速减退。病畜咬肌痉挛，吞咽困难、胃肠蠕动极弱、粪便稀软并有多量黏液。严重中毒，口渴、出汗、尿少、心动过速、后躯麻痹、卧地难起，同时体温升高、脱水、血糖及尿糖升高。损及肾脏则有蛋白尿和血中非蛋白氮升高。

猪在中毒初期，表现烦渴、恶心和呕吐（常在饮水后发作）。病之后期，衰弱，痉挛而死。中毒较轻者，出现高热和缺氧症状。母猪可能流产。

慢性中毒，表现贫血。五氯酚在血中浓度达 $40\sim80mg/L$ 时出现症状，血中浓度达 $100mg/L$ 和组织浓度 $200mg/kg$ 时死亡。

【病理变化】

死后数分钟即尸僵。接触五氯酚的皮肤充血、水肿以至坏死。胃肠黏膜充血、水肿和坏死，浆膜有淤斑。肠系膜淋巴结充血、肿大。肝、心、脾、肾充血和变性。肾包膜下出血，膀胱散在出血斑，黏膜有长绒毛样增生（villous-like hyperplasia）。肺充血、水肿、气肿，可能有间质性肺炎，肺泡内出血和上皮脱落。脑及脑膜充血、淤血，大脑纵沟及脑回血管扩张，淤血。

【治疗】

无特效解毒药，可对症处理。

1. 药物接触皮肤时，可用肥皂水清洗。

2. 口服中毒之初，可用 5％碳酸氢钠溶液洗胃，后用盐类泻剂导泻。静注硫代硫酸钠溶液。

3. 立即输氧。

4. 静脉输入葡萄糖和电解质溶液，以制止代谢性酸中毒和脱水。伴有严重肺水肿和肾功能衰竭的，不宜大量、快速输液。

5. 为解除高热不退和降低代谢率，可浇冷水，头部置冰袋；注射甲基硫氧嘧啶或吩噻嗪。

【预防】

1. 施用过五氯酚的地区禁牧 10d 以上，并不得使用该地植被作饲料。

2. 不应在饮用水源处施用五氯酚。

3. 勿用新近以过量五氯酚处理的木制围栏圈养畜禽。

六、杀软体动物剂中毒

Bivalvecides Poisoning

软体动物又称贝类，种类繁多，分布广泛。常用的高效杀软体动物剂（又称灭螺剂）有五氯酚、多聚乙醛（蜗牛敌，metaldehyde）、贝螺杀（氯硝柳胺，niclosamide）、蜗螺净（trifenmorph）和石灰氮（氰氨钙）。一些氨基甲酸酯农药，如自克威（mexacarbate）和灭虫威（灭棱威，methiocarb），以及一些有机磷农药，如谷硫磷（azinphos - methyl）等，也用作杀软体动物剂。

各种杀软体动物剂对人、畜、禽、鱼均有不同程度的毒性，多量接触可致中毒。下面只介绍其中较常发生的多聚乙醛中毒（metaldehyde poisoning）。

多聚乙醛俗称蜗牛敌，是有效的杀软体动物剂，主要用于杀灭蔬菜作物、浆果、观赏植物以及庭院和洼地的蜗牛和蛞蝓。对人、畜、禽、鱼均有毒性，国内外都有中毒报告。1985 年，澳大利亚一个调查报告称，据 34 个兽医院统计，7 个月期间，在 280 只犬的中毒病例中，5.7％为蜗牛敌中毒，病死率为 8.1％；12 只猫中毒病例中，16.7％为蜗牛敌中毒，病死率为 9.1％。

【病因】

多聚乙醛常做成诱饵投放于田间和庭院，或配成溶液喷洒于低洼地以突击灭螺。食饵不仅对软体动物有吸引力，对一些动物也颇为适口，易于误食中毒，主要危害犬、猫、禽和羊，甚至幼儿。多聚乙醛（CH_3CHO_4），国外商品名为 meta，约 44℃可升华，26℃以上缓慢分解，部分生成乙醛。17℃水中溶解度为 200mg/L，少量溶于乙醇和醚，可溶于苯及氯仿。

杀软体动物剂常以麸糠、糖蜜作诱饵，一般含活性成分 2.5％～4％。国外商品叫 snarol，含 3.15％多聚乙醛、5％砷酸三钙。

多聚乙醛对各种动物和人的急性口服致死量（每千克体重 mg）为：牛 200，绵羊 300，猴 360，兔 250，豚鼠 400～700，鸡 2 000，鸭 300，鹅 8 000，人 100，犬为 210～1 000，大鼠 630～690。

【病理】

多聚乙醛由胃肠吸收，主要经肝代谢。胃酸可水解多聚乙醛，释出乙醛，吸收而中毒。乙醛可通过血脑屏障，引起知觉过敏及其他神经症状，刺激胃肠引起胃肠炎，最终发展为脱水、电解质紊乱，昏迷而死。

【临床表现】

各种动物的中毒症状基本相似。食入多聚乙醛后数分钟到数小时起病，主要表现呼吸促迫或呼吸困难、呕吐（犬、猪）、大出汗（马）、心悸、发绀、大量流涎、瞳孔散大、角弓反张、腹泻、腹痛和体温升高（41℃以上）。往往有类似于士的宁中毒的症状出现：感觉过敏、持续的肌肉痉挛（多为上行性发作，即由臀部发展到头部）、步态强拘、共济失调。后期，眼球震颤，倒地呈涉水状，意识丧失。

猫可因外部刺激而诱发惊厥，而犬却不能。马往往惊恐狂暴，难以控制。

【病理变化】

犬肝、肾充血，肺间质出血，绵羊颈部皮下水肿。肝苍白、质脆，气管及支气管内有泡沫。膀胱、肺、心和小肠黏膜有淤斑状出血，肠腔积血。胃内容物有独特的乙醛味。

病程较长的动物，肝和脑神经节细胞变性。实验性中毒的驴有急性胃炎、黏液纤维素性肠炎、心内膜下及肌间出血、肠系膜有淤血点、十二指肠出血、肺尖叶多灶性出血、肺水肿、支气管内有粉红色泡沫。

【诊断】

根据病史、症状、病理变化和实验室检查（正常羊血液中有少量乙醛，中毒后可达122mg/L；正常尿中仅有微量乙醛，中毒后可达222mg/L。此外，通过测定呕吐物和胃内容物中的乙醛，亦可做出诊断。

应注意与显现脑症状的其他中毒病（如铅、尿素、有机汞、有机氯中毒）以及士的宁、磷化锌、乙二醇、氟乙酸等中毒病进行鉴别。

【治疗】

1. 排出毒物　大家畜可用碳酸氢钠溶液洗胃；犬、猫可用催吐剂（静脉注射阿扑吗啡）。

2. 制止肌肉震颤和痉挛　多用镇静剂，如水合氯醛、三氟普吗嗪（triflupromazine）静脉注射。

3. 纠正脱水和解除酸中毒　静脉注射复方氯化钠溶液和葡萄糖溶液或葡萄糖酸钙溶液。

（肖志国）

七、灭鼠药中毒

Rodenticides Poisoning

常用的灭鼠药有安妥、磷化锌、氟乙酰胺、氟乙酸钠以及华法令等抗凝血灭鼠药。

（一）安妥中毒

Antu Poisoning

安妥，化学名称为甲萘硫脲（alphanaphthyl-thiourea），商品为灰色粉剂，通常按2%的比例配成毒饵毒杀鼠类。各种畜禽的单次口服致死量（mg/kg）：马30～80，猪20～50，犬10～40，猫75～100，家禽2 500～5 000。

【病因及发病机理】

常见的病因是保管使用不当，安妥散失，同其他药剂混淆造成误食。猫捕食中毒的老鼠造成间接（二次）中毒，小鼠、大鼠、家兔等实验动物进出笼圈而误食毒饵。安妥经胃肠道吸收，主要分布于肺、肝、肾和神经组织中。

毒性作用主要在3个方面：通过交感神经系统，阻断血管收缩神经，肺部血管通透性增加，导致肺水肿和胸腔积液；分子结构中的硫脲水解形成氨和硫化氢，对局部呈其刺激作用；具有抗维生素K作用，抑制凝血酶原等维生素K依赖性凝血因子的生成，导致出血倾向。

主要病理变化为各组织器官淤血和出血。肺部病变最为突出，全肺暗红色，极度肿大，散在或密布出血斑，气管内充满血色泡沫，胸腔内渗漏多量水样透明液体。

【症状】

食入毒物或毒饵后数小时显现症状。主要表现体温低下、呕吐或作呕（犬、猫、猪）、呼吸促迫、兴奋不安、怪声嚎叫（犬、猫、猪），很快由于肺水肿、肺出血和渗出性胸膜炎而陷入呼吸高度困难，肺区听诊闻广泛的捻发音和水泡音，两鼻孔流出带血色的细泡沫状液体，在短时间内死于窒息。

【治疗】

无特效解毒药。采取中毒的一般急救措施。对症治疗在于消除肺水肿，排除胸腔积液和注射维生素K制剂。

（二）磷化锌中毒

Zinc Phosphide Poisoning

磷化锌，分子式为Zn_3P_2，久经使用的灭鼠药和熏蒸杀虫剂，带闪光的暗灰色结晶，不溶于水，能溶解在酸、碱和油中。在空气中容易吸收水分，放出蒜臭味磷化氢气体，有剧毒，通常按5%比例制成毒饵灭鼠。各种家畜的口服致死量基本一致，为每千克体重20～40mg。磷化锌中毒主要发生于猫、犬、猪、禽，大动物极少发生。

【病因】

最常见的原因是误食灭鼠毒饵，或吃了沾染磷化锌的饲料。磷化锌在胃内酸性环境下立即释放出剧毒的磷化氢气体和氯化锌，呈强烈的刺激和腐蚀作用，导致胃和小肠的炎症、溃疡和出血。吸收后，主要损害实质脏器和血管壁，造成全身各组织充血、水肿和出血，心、肝、肾变性乃至坏死。剖检时，除上述病变外，胃内容物常散发一种带蒜味的特异臭气，在暗处则可见有磷光（PH_3）。

【症状】

通常在误食毒物后不久突然起病，首先表现消化道刺激症状，作呕、呕吐、腹痛、腹泻，粪便混有血液，口腔及咽喉黏膜糜烂。呕吐物有蒜臭味，在暗处可发磷光。接着出现全身症状，病畜极度衰弱，呼吸促迫，黏膜发绀，心跳减慢，节律失常，脉搏细弱，有的排血尿。末期则抽搐并陷于昏迷。病程较急，一般持续2～3d，预后大多不良。

【治疗】

无特效解毒药。实施中毒的一般急救处置。应尽快进行催吐、洗胃和缓泻。催吐常用1%硫酸铜溶液，因能与磷化锌作用生成磷化铜沉淀。洗胃最好用 0.1% 高锰酸钾液，因可使磷化锌变成磷酸盐。缓泻常用硫酸钠，禁用油类泻剂。此外，可用高渗葡萄糖和氯化钙液静脉注射，并施行补液、强心、利尿等对症疗法。

（三）氟乙酰胺中毒

Fluoroacetamide Poisoning

有机氟农药，主要有氟乙酰胺（FAA，FCH_2CONH_2）、氟乙酸钠（SFA，FCH_2COONa）和 N-甲基- N -萘基氟乙酸盐（MNFA），是主要用于杀虫（蚜螨）、灭鼠的一类剧毒农药。

氟乙酰胺，又称敌蚜胺，系白色针状结晶，无臭无味，易溶于水，水溶液无色透明，化学性质稳定，对人、畜均有剧毒。其毒性高于内吸磷和对硫磷，只有在动植物组织中活化为氟乙酸时才具有毒性。

在不同种类动物，毒害的靶器官有所侧重。在草食动物，心脏毒害重；在肉食动物，中枢神经毒害重；在杂食动物，心脏毒害和中枢神经毒害均重。

【病因及发病机理】

动物对氟乙酰胺的易感顺序是：犬、猫、牛、绵羊、猪、山羊、马、禽。

口服致死量（mg/kg）：犬、猫 0.05～0.2，牛 0.15～0.62，绵羊 0.25～0.5，猪 0.3～0.4，山羊 0.3～0.7，马 0.5～1.75，禽 10～30。

氟乙酰胺等有机氟农药，可经消化道、呼吸道及皮肤进入动物体内，畜禽中毒往往是因误食（饮）被有机氟化物处理或污染了的植物、种子、饲料、毒饵、饮水所致。

氟乙酰胺在机体内代谢、分解和排泄较慢，可引起蓄积中毒。因氟乙酰胺中毒而死亡的动物，其组织在相当长的时间内仍可使其他动物发生二次中毒。

在猫、犬、猪，吃食被氟乙酰胺毒死的老鼠、家禽的尸体或误食毒饵，是发生急性中毒的常见原因。

氟乙酰胺进入机体后，脱去氨基而形成氟乙酸，呈其毒理作用。氟乙酸经乙酰辅酶 A 活化并在缩合酶作用下，与草酰乙酸缩合生成氟柠檬酸。氟柠檬酸的结构同柠檬酸相似，是柠檬酸的对抗物，可阻碍柠檬酸代谢，抑制乌头酸酶，中断三羧循环，以致组织和血液内的柠檬酸蓄积（数倍）而 ATP 生成不足，破坏组织细胞的正常功能。这一毒性作用普遍发生于全身所有的组织细胞内，但在能量代谢需求迫切而强烈的心、脑组织出现得最快，病变的程度也最重剧。氟柠檬酸对中枢神经可能还有一定的直接刺激作用。

主要病理变化有，心肌变性，心内外膜有出血斑点；脑软膜充血、出血；肝、肾淤血、肿大；卡他性和出血性胃肠炎。

【临床表现】

氟乙酰胺中毒的临床表现主要在中枢神经系统和循环系统。各种动物有所不同。

1. 马　通常在吃进毒物后的 30min 至 2h 起病，一般取急性经过，病程 12～24h。主要表现精神沉郁、黏膜发绀、呼吸促迫，心搏疾速，每分钟 80～140 次、心律失常、肢端发凉、肌肉震颤。有时出现轻度腹痛。最后惊恐、鸣叫、倒地抽搐，直至死亡。

2. 牛、羊　分突发和潜发两种病型。

（1）突发型病牛（羊）。取急性病程，食毒后 9～18h 突然倒地、全身抽搐、角弓反张、心动过速、心律失常，迅速死亡。

（2）潜发型病牛（羊）。取慢性病程，急性发作，转归死亡。在长期少量食毒的数周乃至数月间，仅表现精神委顿、食欲减退、呼吸加快、心律失常以至共济失调、肌肉震颤等神经症状，以后在轻度劳役或外因刺激下突然发作，惊恐、狂躁、尖叫，在抽搐中死于心力衰竭和呼吸抑制。

3. 猪 多取急性病程，表现心动过速、共济失调、痉挛、倒地抽搐，数小时内死亡。

4. 犬和猫 病程更急，主要表现兴奋、狂奔、嚎叫、心动过速、呼吸困难，数分钟内死于循环和呼吸衰竭。

【诊断】

依据接触有机氟杀鼠药的病史，神经兴奋和心律失常为主体的临床症状，即可做出初步诊断。为确定和验证诊断，应测定血液内的柠檬酸含量，并采取可疑的饲料、饮水、呕吐物、胃内容物、肝脏或血液，做羟肟酸反应或薄层层析，以证实氟乙酰胺的存在。

【治疗】

首先应用特效解毒药，立即肌内注射解氟灵即乙酰胺。剂量为每日每千克体重 0.1～0.3g。以 0.5％普鲁卡因液稀释，分 2～4 次注射。首次注射为日量的一半，连续用药 3～7d。其解毒机理是，乙酰胺进入机体分解为乙酸，与氟乙酰胺竞争酰胺酶，使氟乙酰胺不能脱氨基产生氟乙酸，从而限制氟柠檬酸的继续生成。

在没有解氟灵的情况下，亦可用乙二醇乙酸酯（醋精，glycol-monoacetate）100mL 溶于 500mL 水中饮服或灌服；或 5％酒精和 5％醋酸（剂量为各每千克体重 2mL）内服。

同时施行催吐、洗胃、导泻等中毒的一般急救措施，并用镇静剂、强心剂、山梗菜碱等做对症治疗。

（四）抗凝血杀鼠药中毒

Anticoagulant Rodenticide Poisoning

抗凝血杀鼠药，常用的有 7 种：华法令（warfarin, D-con），即杀鼠灵，化学名称为 3-（α-乙酰甲基苄基）4 羟基香豆素；杀鼠酮（pindone, piral），即鼠完，化学名称为 2-叔戊酰 1，3 茚满二酮；敌鼠（diphacinone, diphacine），化学名称为 2，2-二苯基乙酰基 1，3-茚满二酮；克灭鼠（fumarin, coumafuryl），化学名称为 3-（α-丙酮基糠基）4-羟基香豆素；灭鼠迷（coumatetralyl），化学名称为 4-羟基-3-（1，2，3，4-四氢化-1-萘基）香豆素；双杀鼠灵（dicoumarol），即敌害鼠，化学名称为 3，3'-甲撑-双（4-羟基香豆素）；氯杀鼠灵（coumachlor），即比猫灵，化学名称为 3-（α-丙酮基-4-氯苄基）-4-羟基香豆素。

华法令（杀鼠灵）是国内外使用最广的抗凝血杀鼠药。近年来，国外开始以华法令作为抗凝血剂用于治疗马的舟状骨病、血栓性静脉炎、慢性蹄叶炎、寄生性动脉瘤（Scott 等，1980；Vrins 等，1983；Thijssen 等，1983；李毓义，1988）。还用于治疗犬、猫等小动物的肺血管血栓栓塞、主动脉血栓栓塞以及弥散性血管内凝血等多种血栓形成性疾病（Ettinger 等，1983；Kirk 等，1989）。

华法令等抗凝血杀鼠药中毒，在国内外各种动物中广泛发生，尤其多见于犬、猫、猪。其临床特征是全身各部的自发性大块出血和创伤（手术）后流血不止。凝血象检验特点，与霉败草木樨病相仿，即双（内、外）途径凝血过程都发生障碍，凝血时间、凝血酶原时间、激活的凝血时间、激活的部分凝血活酶时间均显著延长，且血液中可检出双香豆素。

【病因及发病机理】

华法令等抗凝血杀鼠药对哺乳动物和各种禽类都可造成毒害。中毒发生于 3 种情况：误食灭鼠毒饵（各种畜禽）；吞食被抗凝血杀鼠药毒死的鼠而造成二次性中毒（犬、猫、猪）；抗凝血治疗时华法令用量过大，疗程过长或使用保泰松等能增进其毒性的药物（马、犬、猫）。各种抗凝血杀鼠药的毒性不同，不同动物以及同一动物的不同个体对它们的敏感性亦各异。

华法令对各种畜禽单次给药中毒量（mg/kg）为：鼠50～100；犬5～50；猫5～50；猪3.0；禽采食每千克含毒0.1mg的饲料达体重的半量时。马、牛等大动物华法令多次给药中毒量为12d内累积每千克体重200mg。

华法令类抗凝血毒物所共有的香豆素或茚满二酮（indandione）基核，是其呈维生素K颉颃作用而导致凝血障碍的结构基础。凝血酶原、因子Ⅶ、因子Ⅸ、因子Ⅹ等维生素K依赖性凝血因子，在肝细胞核糖体内合成后，其谷氨酸残基（glutamyl residues）还必须在维生素K的参与下羧化，才能成为有功能活性的凝血蛋白。在这一羧化过程中，维生素K本身变为环氧化型，后者必须经还原酶的作用再还原为维生素K（此谓维生素K氧化还原循环），上述羧化过程才得以继续进行。

华法令等香豆素类抗凝剂的毒性作用即在于对维生素K这一氧化还原循环的干扰，特异性地抑制氧化型维生素K的还原，结果活化的维生素K枯竭，肝细胞生成的凝血酶原、因子Ⅶ、因子Ⅸ和因子Ⅹ，其谷氨酸残基未经羧化，不能与钙离子和磷脂结合，无凝血功能活性，致使需要这些维生素K依赖性凝血因子参与的内在、外在途径凝血过程都发生障碍，而导致出血倾向（Pugh，1980）。

华法令等香豆素类抗凝血杀鼠药，只影响维生素K依赖性凝血因子的生成，而血浆中已形成的维生素K依赖性凝血因子不受影响。因此只有当血浆中现存维生素K依赖性凝血因子各随其半衰期（因子Ⅶ为6.2h，因子Ⅸ为13.9h，因子Ⅹ为16.5h，凝血酶原为41h）逐渐降低而达到一定限度时，才显露凝血障碍（Hellemans等，1963）。

摄入的华法令，经小肠完全吸收，与血浆中的白蛋白疏松结合，经肝脏降解，由肾脏随尿排出。在犬体内的半衰期为20～24h，在马体内为13.3h（Thijssen等，1983）。随着在肝脏内的降解，抑制作用逐步减消，维生素K依赖性凝血因子的正常生成过程亦得到恢复。当然，即使在华法令等的抑制作用期间，如能得到大量维生素K的持续供应，则凝血酶原等维生素K依赖性凝血因子的生成过程亦能照常进行，此外，华法令还能扩张微血管，并使血管内皮细胞的基底物质和细胞器丢失，血管平滑肌和弹力纤维变性，而增加血管的通透性，加剧出血倾向。

【临床表现】

1. 急性中毒　可因发生脑、心包腔、纵隔或胸腹腔内出血，无前驱症状即告死亡。

2. 亚急性中毒　常见的症状是：吐血、便血和鼻衄，广泛的皮下血肿，特别在易受创伤的部位。有时可见巩膜、结膜和眼内出血。偶尔可见四肢关节内出血而外观关节肿胀和僵硬。由于重剧出血，以致可视黏膜苍白，心律失常，呼吸困难，甚而步态蹒跚，卧地不起。脑、脊髓以及硬膜下腔或蛛网膜下腔出血，则出现痉挛、轻瘫、共济失调、搐搦、昏迷等神经症状而急性死亡。

特征性凝血象检验所见：血浆内凝血酶原、因子Ⅶ、因子Ⅸ、因子Ⅹ等维生素K依赖性凝血因子含量降低；内在、外在途径凝血的各项检验如凝血时间、凝血酶原时间、激活的凝血时间以及激活的部分凝血活酶时间，都显著异常，分别延长为正常的2～10倍。

华法令中毒初期，主要呈外在途径凝血障碍，表现为凝血酶原时间延长，因血浆因子Ⅶ半衰期最短，消失得最早。病程3d之后，第Ⅸ、第Ⅹ因子和凝血酶原的活性也相继衰减，内在途径凝血随之发生障碍，激活的凝血时间和激活的部分凝血活酶时间开始延长。

但整个病程中，流血时间、血小板计数、血块收缩、凝血酶时间及血浆纤维蛋白原含量概不认明显异常。

【诊断】

依据香豆素类抗凝剂的接触史，组织器官大面积出血的临床表现，以及内在、外在途径凝血障碍的检验结果，即可做出初步诊断。然后检测血浆中双香豆素的存在（必须在接触华法令后的 1～3d 内采集病料），并参照维生素 K 补给的显著疗效确定诊断。

死后可检测胃肠内容物、肝脏及肾脏内的双香豆素（李毓义，1988）。

动物实验性华法令中毒研究病理学动态观察揭示，动物在接触中毒量的华法令等抗凝血杀鼠药之后，需经 2d 左右的潜伏期，约在 3d 左右显现出血体征，凝血时间延长开始于第 3d 之后，峰值在第 5d 左右，而血液内双香豆素测定（mg/L）峰值在最初的第 1～2d，第 3d 开始下降，第 5d 后消失。因此，华法令等香豆素类抗凝剂中毒的确证，不应完全依赖于血浆双香豆素测定，主要依靠凝血时间、凝血酶原时间以及激活的部分凝血活酶时间测定，并进行综合分析（Carson，1977）。

【治疗】

治疗要点是消除凝血障碍，纠正低血容量及调整血管外血液蓄积所造成的器官功能紊乱。病畜应保持安静，尽量避免创伤，在凝血酶原时间尚未恢复正常之前不得施行任何手术。

为消除凝血障碍，应补给维生素 K 作为香豆素类毒物的颉颃剂。维生素 K_1 是上选药物，猫 2～5mg，犬 10～15mg，马 150～200mg，混合于葡萄糖液内静脉注射，每隔 12h 1 次，连续 2～3 次即显卓效，出血体征在 24h 之内即明显改善，凝血象检验各项时值亦大体恢复正常。在此基础上，可同时口服维生素 K_3，连续 3～5d，以巩固疗效。

急性病例，出血严重，为纠正低血容量，并补给即效的凝血因子，应输注新鲜全血，每千克体重 10～20mL，半量迅速输注，半量缓慢滴注。出血常在输血过程中或输注后的短时间内逐渐停止。

体腔积血通常不宜放出，血肿亦不必切开。只要补给充足的维生素 K 或吸收的华法令等香豆素类抗凝剂超过了半衰期，凝血过程即可恢复正常，积血多能自行吸收。

遗留的出血后贫血，应按失血性贫血处置（Ettinger 等，1983；李毓义，1988；Kirk 等，1989）。

（李毓义　张乃生）

第三章 矿物质中毒

矿物质中毒，包括铅、汞等重金属元素中毒，铜、硒、钼、镉、氟等微量元素过多症。含砷农药及有机汞农药中毒也移入本章，同砷中毒和汞中毒一并介绍。

一、砷中毒

Arsenic Poisoning

可引起人和动物中毒的砷剂有路易氏气（Lewisite，氯乙烯二氯胂）毒剂和作为杀虫剂或灭鼠剂的含砷农药。后者常用的有 10 多种，可按其毒性大小，分为 3 类：

剧毒类，有三氧化二砷（砒霜、信石、无水亚砷酸）、亚砷酸钠和砷酸钙。

强毒类，有砷酸铅、退菌特。

低毒类，有巴黎绿（乙酰亚胂酸铜）、甲基硫胂（苏化 911，苏阿仁）、甲基胂酸钙（稻宁、一治青二号）、胂铁铵（田安）和甲胂钠等。

【病因】

采食含砷农药处理过的种子、喷洒过的青草、蔬菜及其他农作物，误食了灭鼠的含砷毒饵，或为驱除体外寄生虫而以砷剂作药浴时，药液过浓、喷射过急、浸泡过久、皮肤有破损和药浴后舐吮等，都可引起急性砷中毒。无机砷作为驱蠕虫药现已少用，但有机砷制剂如胂苯胺酸（arsanilic acid）和胂苯胺酸钠（sodium arsanilate）常作为防治动物弧菌性下痢的添加剂或作为硒中毒的解毒药，如用量过大或长期使用，亦可造成砷中毒。

某些含金属矿物的矿床，特别是铁矿和铜矿，含有大量的砷。常因洗矿时的废水和冶炼时的烟尘污染周围的牧地或水源，引起慢性砷中毒。

各种家畜对砷剂的敏感性相差悬殊。亚砷酸钠中毒量（mg/kg）：猪 2.0，马 6.5，牛 7.5，绵羊 11.0。三氧化二砷中毒量（mg/kg）：猪 7.2~11.0，马、牛和绵羊 33~55。亚砷酸口服致死量（按成年中等体重）：牛 15~30g，马 10~15g 或 10~45g，绵羊和山羊 3~6g，猪 0.5~1g，犬 0.1~0.2g。

【发病机理】

砷是细胞毒或原浆毒。毒理作用在于能与巯基酶或辅酶分子中的巯基结合，使丙酮酸脱氢酶系中的还原型硫辛酸、辅酶 A、乳酸脱氢酶、琥珀酸脱氢酶等失去活性，代谢过程发生障碍，组织细胞变性乃至坏死。全身各组织细胞损害的程度不等，通常在胃肠壁、肝、肾、脾、肺、皮肤等砷容易沉积的部位和含巯基酶丰富的器官内，损害比较严重。其中最突出的是胃肠道损害，微血管通透性增强，血浆及血液外渗，导致黏膜和肌层分离剥脱，胃肠壁出血、水肿和炎症。胃肠壁的这些损害出现在服用砷剂经历了相当长的一段时间之后或砷剂注射时，显然并非砷毒的直接腐蚀作用，而是吸收作用所致。

砷剂接触皮肤，有两种情况。砷浓度过高，会造成局部坏死而无全身症状；砷浓度较低，则迅速吸收疏散，引起全身中毒，而皮肤不发生坏死。

当砷含量较低而造成慢性中毒时，砷剂主要蓄积于肝、肾和胃肠壁。对皮肤、脾、肺也有较大的亲和性。有机砷对神经组织有特别的亲和性，还有明显的向交感神经作用。

砷中毒的病理变化有一定的特点，不论急性和亚急性中毒，胃肠病变均十分突出。

胃、小肠、盲肠黏膜充血、出血、水肿乃至糜烂、坏死，产生伪膜。牛真胃黏膜糜烂溃疡，甚而发生穿孔。胆囊黏膜亦发生溃疡。腹膜发炎，腹腔内贮有混血的渗出液。肝、肾、心肌等实质脏器和肾上腺等各种腺体严重变性。各脏器组织、黏膜面、浆膜面呈点状或斑块状出血。绵羊还伴有血管内溶血的各种病变。

慢性中毒，肝、肾脂变显著，具特征性。有机砷中毒，眼观病变不明显，但组织学检查可发现视神经、传导径以及末梢神经发生变性。

【临床表现】

1. 急性中毒 多于采食后几小时或20～50h（反刍动物）突然起病，主要呈现重剧的胃肠炎症状和腹膜炎体征。病畜呻吟、流涎、呕吐（猪、犬、反刍动物），腹痛不安，胃肠臌胀，并很快出现重剧的腹泻，粪便恶臭，混有黏液、血液及伪膜。对腹壁做冲击式触诊，可感到腹水震荡。

在马，腹痛更加剧烈，可视黏膜充血十分显著。病畜全身症状重剧，呼吸促迫，脉搏细弱，通常在发病后的数小时内，于全身抽搐状态下死亡。

2. 亚急性中毒 病程延续2～7d，临床症状仍以胃肠炎为主。病畜持续腹泻，可视黏膜潮红，巩膜重度黄染，食欲废绝，烦渴贪饮，心动强盛，脉搏细数，四肢末端厥冷，表现明显的外周循环衰竭。

在反刍动物，触诊瘤胃、网胃和真胃时表现疼痛，有时排血尿或血红蛋白尿。后期常出现肌肉震颤、共济失调、抽搐等神经症状，最后昏迷而死。

3. 慢性中毒 病畜发育停滞或消瘦衰竭，被毛粗刚逆立且容易脱落，呈恶病质状态。可视黏膜潮红充血，结膜和眼睑水肿，口腔黏膜红肿并有溃疡（砷毒性口炎），可蔓延到鼻唇部而经久不愈。食欲不定，下痢与便秘交替，顽固难治。大多伴有神经麻痹症状，但以感觉神经麻痹为主。因外用砷剂而中毒的，还有皮肤炎症状。

有机砷如肿苯胺酸钠引起的猪、羊慢性中毒，临床上几乎只表现神经症状，包括视力障碍、头部肌肉挛缩、共济失调等。原因一除，迅即痊愈；继续进展，则可造成失明和某些末梢神经麻痹。

【诊断】

依据消化紊乱为主、神经障碍为辅的综合征，结合接触砷毒的病史，不难做出诊断。必要时可采取饲料、饮水、乳汁、尿液（不少于1L）、被毛以及肝、肾、胃肠（连同内容物）等送检以测定砷含量。

正常砷含量：被毛<0.5mg/kg，牛乳<0.25mg/L。肝和肾的砷含量（湿重）超过10～15mg/kg的，即可确定为砷中毒。

【治疗】

砷中毒的急救要点是：应用特效解毒药以恢复巯基酶的活性；排除胃肠内容物，并限制其吸收；实施对症疗法。

砷中毒特效解毒药双巯基化合物，能以其活性巯基置换夺取已与组织中含巯基酶类结合的砷，形成稳定的络合物而随尿排出，致使巯基酶复活。常用的有下列3种：

二巯基丙醇，即BAL注射液（每10mL1g），肌内注射，马和牛的首次剂量为每千克体重5mg，以后每隔4h注射1次，剂量减半，直至痊愈。猪、羊、犬的首次剂量均为每千克体重2～3mg，用法同上。

二巯基丙磺酸钠注射液（每 10mL1g），肌内注射或静脉注射，剂量为马、牛每千克体重 5～8mg，猪、羊每千克体重 7～10mg，用法同上。

二巯基丁二酸钠（二巯琥钠，DMS），每支安瓿含 1g，用灭菌生理盐水稀释，现用现配，不得加热，缓慢静注。剂量为每千克体重 20mg，每日 1～2 次。

此外，亦可用 10%～20%硫代硫酸钠液 100～300mL 静脉注射（马、牛），每日 3～4 次。

为排除消化道内的毒物，在猪和犬可用催吐剂，在大动物可用温水或 2%氧化镁液反复洗胃并冲洗口腔，然后灌服牛乳或 10%鸡蛋清水 2～3kg，或硫代硫酸钠（马、牛 25～50g，猪、羊 5～10g），稍后再灌服缓泻剂。

应同时实施补液、强心、保肝、利尿等对症疗法。为保护胃肠黏膜可用黏浆剂。但切莫应用碱性药，以免形成可溶性亚砷酸盐而促进吸收！

【预防】

严格毒物保管制度，防止含砷农药污染饲料和饮水，并避免畜禽误食。

应用砷剂治疗，要严格控制剂量，外用时注意防止病畜舔吮。

喷洒含砷农药的农作物或牧草，至少在 30d 内禁止饲用。必要时，应用碱水充分浸泡并用清水刷洗后，再行饲喂。

二、汞 中 毒

Mercury Poisoning

有机汞农药以及医疗用的氯化汞、二碘化汞，可能引起人畜的汞中毒。因汞侵入途径不同，可分别引起胃肠炎、支气管肺炎和皮肤炎。吸收后，则导致肾脏和神经组织等实质器官的严重损害。急性中毒多死于胃肠炎或肺水肿。慢性中毒多死于尿毒症，或者后遗神经机能紊乱。

有机汞农药，包括剧毒的西力生（氯化乙基汞）、赛力散（醋酸苯汞）和强毒的谷仁乐生（磷酸乙基汞）、富民隆（磺胺汞），不仅残毒量大，而且残效期长，国内已不再生产。

【症因及发病机理】

动物舔吮作为油膏剂外用的碘化汞或氯化汞，误食经有机汞农药处理过的种子或沾染有机汞农药的饲料和饮水，可引起急性中毒。

汞化合物，不论是有机的还是无机的，在常温下即可升华而产生汞蒸汽。在汞剂包装、运送、存放和使用过程中有任何失误，都会使空气被汞蒸汽所污染。汞蒸汽比空气重，笼罩地面，易污染下风方向的饮水、牧草和禾苗，亦可直接被动物吸入，而造成中毒。曾有报道，给马长期外敷汞软膏，使同厩饲喂的牛持续吸入汞蒸汽而发生了中毒。

汞化合物具腐蚀性，能损害微血管壁，凝聚蛋白成分，对局部有强烈的刺激作用。当汞剂经皮肤、消化道或呼吸道侵入畜体时，会分别引起皮肤炎、胃肠炎或支气管肺炎，乃至肺水肿；而当汞剂经肾脏（主要的）、结肠和唾液腺排除时，又会造成重剧的肾病、结肠炎以及口黏膜溃烂（汞毒性口炎）。

除直接刺激作用外，汞化合物的毒性作用主要还在于，汞离子同其他重金属离子一样，能同机体内含巯基酶类的巯基结合，使之失去活性，正常代谢过程遭到破坏，几乎所有组织细胞都受到不同程度的损害，主要是实质器官变性。由于汞化合物易溶于类脂质，排泄速度很慢，有蓄积作用，当有机汞农药或汞蒸汽少量持续侵入，中毒取慢性经过时，常大量沉积于神经组织内，造成脑和末梢神经的重度变性。

体内 70％的汞经肾随尿排泄，常导致肾小管变性，发生肾病，最终陷入尿毒症。

汞中毒的病理变化，因毒物侵入的途径和疾病的经过而不同。

急性汞中毒的基本病变在各实质器官，特别在肾脏。除眼观肾脏肿大、出血和浆液浸润外，组织学检查可见肾小体膨大，肾小球缺血，鲍曼氏囊内有蛋白凝块沉积，肾小管变性重剧而且广泛。

其次是侵入途径的相应病变。汞类毒物食入所致的，有重剧的胃肠炎病变，可见胃肠黏膜充血、出血、水肿、溃疡甚至坏死；汞蒸汽吸入所致的，有明显的呼吸道病变，可见气道黏膜充血、出血、支气管肺炎、甚至肺充血、肺出血，有的伴有胸膜炎；体表接触沾染所致的，有皮肤炎病变，可见皮肤潮红、肿胀、出血、溃烂、坏死、皮下出血或胶样浸润。

慢性汞中毒，除侵入门户和排泄途径的病变外，主要病变在神经系统。脑及脑膜有不同程度的出血和水肿。组织学检查可见大脑皮质和小脑的神经细胞以及末梢神经变性。

【临床表现】

1. 急性汞中毒　多因误食大量无机汞而突然起病，呈重剧的胃肠炎症状。病畜呕吐，呕吐物带血色，并有剧烈的腹泻，粪便内混有黏液、血液及伪膜。通常在数小时内因脱水和休克而急死。

2. 亚急性汞中毒　多因误食有机汞农药或吸入高浓度汞蒸汽而发生，起病较急。因误食而发生的，主要表现流涎、腹痛、腹泻等**胃肠炎症状**；因吸入汞蒸汽而发生的，则主要表现呼吸器官病征，如咳嗽、流泪、流鼻液、呼出气恶臭、呼吸促迫或困难（肺水肿时），肺部听诊可闻广泛的捻发音、干性和湿性啰音。

几天之后，即开始出现肾病症状和神经症状。病畜背腰拱起，排尿减少，尿中含大量蛋白，有的排血尿。尿沉渣镜检有肾上皮细胞和颗粒管型。与此同时或稍后，还表现肌肉震颤、共济失调和头部肌肉阵挛，有的发生后躯麻痹，最后多在全身抽搐状态下死亡，病程 1 周左右。

3. 慢性汞中毒　多因长期少量吸入汞蒸汽或采食含有机汞残毒的饲料而发生，是汞中毒最常见的一种病型。病畜精神沉郁，食欲减损，腹泻经久不愈，逐渐衰弱消瘦，皮肤瘙痒，渗出黄红色液体，被毛纠集、结痂、脱落，状同湿疹。口唇黏膜红肿溃烂，触压齿龈有明显疼痛，严重的则齿牙松动以至脱落（汞毒性口炎）。

神经症状最为突出，病畜低垂头颈，闪动眼睑，肌肉震颤，口角流涎，有的发生咽麻痹而不能吞咽。轻症病例运步笨拙而强拘。重症病例则步态蹒跚，共济失调，甚而后躯轻瘫，不能站立，最后多陷于全身抽搐。

病程常拖延数周。如能彻底除去病因，坚持驱汞治疗，约有半数病畜可望康复，预后判断必须慎重。

【诊断】

依据胃肠、肾、脑损害的综合病征，结合接触汞剂的病史，不难做出诊断。

必要时，可采取饲料、饮水、胃肠内容物以及尿液送检。

尸检时取肾脏检验汞毒有确定诊断意义，含汞量可达 100mg/kg。猪慢性有机汞中毒时，肾汞量极高，达 2 000mg/kg。

【治疗】

汞中毒的治疗要点同砷中毒。特效解毒药也是双巯基化合物，解毒机理亦同。

驱汞疗法：可用二巯基丙醇、二巯基丙磺酸钠和二巯基丁二酸钠。后两种药效果较好，且毒副作用小，有利于长期重复给药，达到缓缓驱汞的目的。

急性和亚急性中毒时，可用5％二巯基丙磺酸液（每千克体重5～8mg）肌肉或静脉注射，首日3～4次，次日2～3次，第3～7d各1～2次，停药数日后再进行下一疗程；或用5％～10％二巯基丁二酸钠液（每千克体重20mg）缓缓静注，每天3～4次，连续3～5d为一疗程。停药数日后再进行下一疗程。

慢性中毒时，驱汞常需很长时间，约1个月左右。

可用5％二巯基丙磺酸钠液（每千克体重5mg）或5％～10％二巯基丁二酸钠液（每千克体重20mg）缓缓静注，每天1～2次，3d为一疗程。停药4d后再进行下一疗程。一般需要3～5个疗程。

在实施上述驱汞疗法的同时，亦可口服或静注硫代硫酸钠（用量同砷中毒），以形成无毒的硫化汞排出，增强驱汞效果。

保肝、输液、利尿等对症治疗与砷中毒相同，不得忽略！

三、铅　中　毒

Lead Poisoning

铅中毒，即plumbism或saturnism，是动物中最常见的一种矿物质或重金属中毒病。以流涎、腹泻、腹痛等胃肠炎症状，兴奋躁狂、感觉过敏、肌肉震颤、痉挛、麻痹等神经症状（铅脑病）以及铁失利用性贫血为其临床特征。

各种畜禽均可发生，多见于牛、羊、禽、马，有时也见于猪。

【病因及发病机理】

铅颜料包括铅丹、铅白、硫酸铅、铬酸铅等，是动物的主要铅毒源。铅颜料常用于调制油漆，制造漆布、油毛毡。

牛，尤其犊牛的铅中毒，多起因于舔食旧油漆木器上剥落的颜料和咀嚼蓄电池等各种含铅的废弃物。

铅矿、炼铅厂排放的废水和烟尘污染附近的田野、牧地、水源，机油、汽油燃烧产生的含铅废气污染公路两旁的草地和沟水，是动物铅中毒的常见原因。

有时用砷酸铅给绵羊驱虫，也会造成大群绵羊的急性铅中毒。

急性中毒量（每千克体重mg）：山羊400，犊牛400～600，成牛600～800。

慢性中毒日摄量（每千克体重mg）：绵羊＞4.5；牛6～7；猪33～66，连续14周；马100，连续4周。

铅在消化道内形成不溶性铅复合物，仅有1％～2％吸收，绝大部分随粪便排出。吸收的铅，一部分随胆汁、尿液和乳汁排泄，一部分沉积在骨骼、肝、肾等组织中。

组织中沉积的铅，在一定条件下，特别是酸血症期间，可从沉积处释放出足以引起慢性中毒的铅量。

铅的毒性作用主要表现在4个方面：铅脑病（lead encephalopathy），胃肠炎，外周神经变性和贫血。

易感动物如犊牛，在摄食大剂量铅之后发生急性脑损伤，在摄食中等剂量之后发生消化道炎症，在长期摄食小剂量铅之后出现外周神经变性。贫血则是急、慢性铅中毒的一种早期表现，但在慢性中毒时最为常见。

铅主要定位于毛细血管内皮细胞的胞质中，造成血管损害，导致水肿。胃肠炎系铅盐对消化道黏膜腐蚀作用所致。肝脏和肾脏的变性损害程度，取决于组织中沉积的铅量；慢性铅中毒羔羊发生的骨质疏松、轻瘫和麻痹，机理尚未阐明。

铅可通过胎盘屏障。母羊采食高铅饲料，其所生羔羊肝脏的铅含量亦高。实验性铅中毒母牛，所生犊牛的骨、肾、肝铅水平升高。

铅中毒致发贫血，是基于红细胞寿命缩短和血红素合成障碍。铅能抑制血红素合成所需的两种酶，δ-氨基乙酰丙酸脱水酶（ALA-D）和铁螯合酶（ferrochalatase）。抑制前者，使卟胆原（PBG）生成障碍，卟啉代谢受阻；抑制后者，使血红素生成障碍，原卟啉9Ⅲ不能与 Fe^{2+} 螯合，从而导致铁失利用性贫血。

【临床表现】

铅中毒的基本临床表现：兴奋躁狂、感觉过敏、肌肉震颤等铅脑病症状，失明、运动障碍、轻瘫以至麻痹等外周神经变性症状，腹痛、腹泻等胃肠炎症状以及小细胞低色素型铁失利用性贫血。各种动物的具体铅中毒症状，因病程类型而不同。

1. 牛 有急性和亚急性两种病程类型。前者多见于犊牛，后者多见于成年牛。

急性铅中毒，主要表现铅脑病症状。病牛兴奋以至躁狂，头抵障碍物，冲向围栏，试图爬墙，甚而攻击人畜。视觉障碍以至失明。对触摸和声音等感觉过敏，诱发肌肉震颤，头面部小肌肉尤为突出，如轧齿空嚼（咀嚼肌阵挛），口吐白沫，频频眨眼（眼睑肌阵挛）和摆耳（耳肌阵挛），眼球震颤（眼肌阵挛）。步态僵硬、蹒跚，间歇发作强直性阵挛性惊厥，直至死亡，病程12～36h。

亚急性铅中毒，除上述铅脑病的表现外，胃肠炎症状更为突出。病牛精神大多极端沉郁，长时间呆立，不食不饮，前胃弛缓，腹痛，便秘而后腹泻，排恶臭的稀粪。病程3～5d。

2. 绵羊 亚急性居多，显铅脑病和胃肠炎症状，与牛的亚急性铅中毒表现相似，但兴奋躁狂、惊厥等表现不明显。

铅矿区周围，3～12周龄的羔羊，常发现慢性铅中毒。病羔的主要临床表现是运动障碍，后肢轻瘫以至麻痹，病理损害主要是骨质疏松，腰椎骨变形，压迫脊髓。

3. 马 很少发生，慢性型居多，主要表现渐进性消瘦，被毛粗糙，肌肉无力，关节僵硬。外周神经变性所致的喉返神经麻痹（喉偏瘫）、咽麻痹以至唇麻痹症状比较常见。

4. 猪 罕见，大剂量铅毒可引起食欲缺乏，腹泻带血，失明，流涎、肌颤等神经症状。妊娠母猪可能流产。

5. 禽 主要表现食欲缺乏和运动失调，继而兴奋和衰弱。产蛋量和孵化率降低。

检验所见：小细胞低色素型贫血的各项指征；循环血中网织红细胞增多，出现嗜碱性点彩（basophilic stippling）红细胞。骨髓内铁粒幼细胞（hemosiderocyte）增多，红细胞系增生活跃。血液中 δ-氨基乙酰丙酸脱水酶活性降低，尿液中 δ-氨基乙酰丙酸含量升高。

【诊断】

论证诊断依据包括：长期小量或一次大量的铅接触摄入病史，铅脑病、胃肠炎、铁失利用性贫血、外周神经麻痹组成的临床综合征；血液内嗜碱性点彩红细胞出现以及骨髓内铁粒幼细胞增多、血 δ-氨基乙酰丙酸脱水酶活性低下、尿 δ-氨基乙酰丙酸排泄增多等血红素合成障碍的各项检验证据。

确定诊断必须依靠血、毛、组织的铅测定。血铅含量＞0.35mg/L 以至 1.2mg/L（正常为0.05～0.25mg/L）；毛铅含量可达 88mg/L（正常为 0.1mg/L）；肾皮质铅含量可超过 25mg/kg（湿重），肝铅含量超过 10～20mg/kg（湿重），有的可达 40mg/kg（正常肾、肝铅含量低于 0.1mg/kg）。

在鉴别诊断上，应注意区分显现脑症状的各种类症，如脑炎、脑软化、维生素 A 缺乏症、低镁血搐搦以及汞中毒、砷中毒和雀稗麦角（*Claviceps paspali*）中毒等。

【治疗】

急性铅中毒，常不及救治而迅速死亡。发现较早时，可采取催吐、洗胃（用 1％硫酸镁或硫酸钠液）、导泻（硫酸镁或硫酸钠）等急救措施，以促进毒物的排除，并用特效解毒药实施驱铅疗法。

慢性铅中毒可使用特效解毒药实施驱铅疗法。乙烯二胺四乙酸二钠钙（CaNa$_2$EDTA），即依地酸二钠钙或维尔烯酸钙（calcium versenate），剂量为每千克体重 110mg，配成 12.5％溶液或溶于 5％葡萄糖盐水 100～500mL，静脉注射，每日 2 次，连用 4d 为一疗程。休药数日后酌情再用。同时适量灌服硫酸镁等盐类缓泻剂，有良好效果。

【预防】

防止动物接触铅涂料。严禁在铅尘污染的厂矿区周围及公路两旁放牧。给羔羊经常补喂少量硫酸钠，给猪补钙，有一定的预防作用。

（李毓义　唐博恒　刘国文）

四、钼 中 毒

Molybdenum Poisoning

钼中毒是由于动物采食高钼饲料所引起的继发性低铜症，又称继发性或条件性铜缺乏。临床上以持续性腹泻和被毛褪色为特征。

江西水牛的钼中毒还伴有皮肤发红，俗称"红皮白毛症"。该病仅发生于反刍动物。牛比羊易感，水牛的易感性高于黄牛，马和猪的易感性很低，一般不呈现临床症状。

自从 Ferguson 等（1943）首次报道英国高钼地区的牛钼中毒以来，美国、加拿大和瑞典等国也相继有本病的报道。因其以腹泻为主要症状，故又称腹泻病（teart）或泥炭痢（Peat scour）。

新西兰（Curr ningham，1950）所报道的泥炭痢是在低铜低钼草地上放牧所引起的牛羊疾病。需要放牧几个月才呈现中毒症状，而且不一定发生腹泻。

日本于 1950 年发生一种牛的被毛白化病，1955 年查明为钼中毒。

我国赣南大余县，因受尾沙水污染，于 1962 年发生牛的"红皮白毛症"，1981 年经作者等多年研究后确诊为钼中毒。污染区的耕牛，几乎全部受害，水牛的发病率在 95％以上，病死率约为 33％；黄牛发病率约为 50％，病死率 10％。

【病因】

1. 天然高钼土壤　一般为腐殖土和泥炭土，有一定的地理分布，这种土壤所生长的饲料含钼很高，反刍动物采食后可发生中毒。许多国家都有高钼土壤分布。

2. 工业污染　在钼、铅、铁矿和铀矿及其冶炼厂附近地区，由于排放含钼废水的污染，形成高钼土壤，生产高钼饲料，其含钼量达 10～100mg/kg 以上。

在江西用含钼 0.40mg/kg 的尾沙水灌溉农田，由于逐年沉积，其含钼量达 25～45mg/kg 以上，新鲜早稻草含钼量达 182mg/kg，牛采食这种稻草 1kg，即可发生中毒。

据美国报道，以含钼 0.01mg/L 的水灌溉，其作物含钼为 5mg/L，牛食后可发生中毒。由含钼的工业飞尘污染的饲料，其含钼量可高达 200mg/L 以上。

影响发病的因素，颇为复杂，主要有：

（1）土壤的性质与酸碱度。一般泥炭土和腐殖土中含钼量较高，沙土和红土等含钼量较低。植物中的含钼量，除与土壤含钼量有关以外，还与土壤的酸碱度有关。

碱性土壤中可溶性钼较多，易被植物吸收。在含钼较低的碱性土壤上生长的作物其含钼量也较高。反之在强酸性富钼土壤上生长的作物，其钼含量常较低（＜3mg/kg）。

土壤的酸碱度，在钼中毒的发生上，可能比土壤的钼含量更为重要。

（2）饲料中的铜钼比。一般饲料中的铜含量平均为 8～11mg/kg，钼含量为 1～3mg/kg。反刍动物饲料中的铜钼比最好保持在 6～10：1。铜钼比小于 2：1，即铜含量不足钼的 2 倍，就会引起钼中毒。通常有利于植物从土壤中吸收钼的因子，大多不利于铜的吸收。因此，高钼饲料的铜含量常较低。牛每天摄钼量达 15～90mg，就可妨碍铜的利用，120～150mg 就可引起中毒。相反，在饲料中增加铜的水平，使之高于正常含量（8～11mg/kg）5mg/kg（即达 13～16mg/kg），就能保护牛抵抗 150mg/kg 的饮食钼。

在江西调查了 3 个不同地区，其土壤钼含量（27.4mg/kg）相同，铜含量分别为 23.6mg/kg、27.0mg/kg 和 56.0mg/kg，其所生产的牧草的铜钼比分别为 41：53、52.5：91.0 和 71.5：50.0（1.4：1）。前两种牧草喂牛，常呈现典型的钼中毒症状，后一种牧草喂牛，极少出现临床症状。

（3）季节影响。在温暖多雨的季节，植物生长最旺盛，对钼有较高的富集能力。江西钼中毒区的新鲜早稻草含钼量高达 182mg/kg，采食后 1～2d 即发生严重腹泻，造成本病流行的一定季节性，即 7～8 月间暴发流行。冬季饲草钼含量较低而铜含量较高。因此，晚秋和冬季，牛的中毒症状很轻或无症状出现。

（4）硫化物影响。饲料中的含硫物质能影响钼铜的吸收和代谢。不论无机硫（SO_4^{2-}）或有机硫（含硫氨基酸），都可能在瘤胃中受微生物的作用，还原或降解为硫化物。瘤胃内容物近于中性，硫与钼形成硫钼酸盐，影响铜的吸收和利用，出现铜缺乏症状。

但是由于硫化物的性质不同而呈现不同后果。硫酸盐为硫的主要来源时，钼酸盐抑制硫酸盐还原，减少硫化物浓度，使铜缺乏症状减轻；含硫氨基酸为硫的主要来源时，钼酸盐促进硫化物形成，使铜缺乏症状加重。

（5）其他因素。饲料中的矿物质成分，特别是微量元素，如 Zn、Cd、Se 等的含量，均可干扰铜的吸收和利用。

【发病机理】

反刍动物的钼中毒主要是由于钼干扰机体铜代谢所致，其机制尚未完全明了。目前认为，瘤胃中形成的硫钼酸盐在疾病的发生上比较重要。

研究证明，饲料中的含硫氨基酸在瘤胃中被消化时，可释放出 S^{2-} 与氢相遇形成 H_2S，再与来自饲料的钼酸盐相遇，由于 MoO_4^{2-} 中的氧原子为硫所置换，形成一硫、二硫、三硫、四硫钼酸盐的混合物。其中一硫及二硫钼酸盐极不稳定，大多迅速分解，四硫钼酸盐毒性最强，但合成量较少，而三硫钼酸盐合成量较多，且较稳定。

因此认为，瘤胃中合成的三硫钼酸盐是主要的致病成分。它在消化道中除与铜及蛋白形成复合物外，还能封闭胃肠中吸收铜的部位，使铜难于吸收，过多的铜结合到不易消化的木质素上，降低了铜的生物学效应。大部分铜钼均随粪排出。

三硫钼酸盐吸收后，部分与蛋白结合形成硫钼酸盐蛋白，并与铜形成复合物。这种复合物中的铜不溶于三氯醋酸，不能为机体所利用，并能沉积在肝肾组织，使组织中的铜不易被利用。硫钼酸盐进入肝细胞浆内，先使金属硫蛋白（metallotheinin）上的铜分离，形成小分子化合物，然后进入血液和胆汁。再由肝细胞中有形成分上脱离的铜进入肝细胞浆中，填补金属硫蛋白与铜结合部位的空间。如此周而复始，终于使肝铜贮备耗竭。

硫钼酸盐有促进肝细胞向外排铜的作用。金属硫蛋白也许是铜排泄的中转站。此外，三硫钼酸盐还可促使铜经胆汁和肾脏，分别排入粪尿中，引起机体缺铜。

钼中毒所引起的主要症状和病变都是由机体缺铜所造成的。铜是细胞色素氧化酶等的组成成分，对生物氧化起着重要作用。因此，组织细胞氧化不全是本病发生的基础。

【临床表现】

采食高钼牧草后，一般经 8～10d 发病。夏季牧草中钼及可溶性蛋白含量高，食后 1～3d 即发病。最早出现的症状是腹泻。粪便变成粥样或水样，混有气泡。

第二种特殊症状是被毛褪色。腹泻后约 30d，黑色被毛就变成灰白，黄色被毛变成棕色。通常先发生于眼周围，外观似戴了白框眼镜。白毛散在于各部，有时成丛。在一根毛上，可发现无色带与有色带交互存在。白色带的长度与缺铜时间相对应。其原因在于缺铜时多酚氧化酶活性低下，酪氨酸经多巴转变为黑色素的过程受阻。

在被毛发生褪色的前后，皮肤开始呈斑状发红。多从头部开始，逐渐蔓延至躯干，严重时波及全身。发红的皮肤常有轻度水肿，指压褪色。停喂含钼的饮水和饲料或口服硫酸铜后，皮肤发红即逐渐消退，不留任何痕迹。这种症状，在江西只见于水牛，其他国家未曾报道；试验证明可能与饲料中的镉含量有关，但其机理则尚待研究。

绵羊的毛由于硫醇基氧化的缺陷，卷曲的毛变成直线状，抗拉力减弱，容易折断，有色的羊毛脱色。江西的病羊，未见羊毛变直现象，但被毛成片脱落。

病牛日渐消瘦，贫血。除营养不良因子外，由于缺铜时血浆铜蓝蛋白活性下降，影响铁的转运和利用，不能供应正常红细胞生成的需要，导致红细胞减少和血红蛋白下降。

有的动物出现运动异常，包括肢背僵硬，起立困难等。一般多见于幼龄动物。在江西发病区中，只有羊呈现不愿起立的症状。缺铜时，一些铜酶如赖氨酸氧化酶和胺氧化酶等生成减少，使胶原代谢发生障碍，致使骨质疏松、变薄。

江西的患病水牛，尾椎骨及跖骨的 X 射线检查，有骨质疏松和变薄现象。病程数月至数年。如不脱离污染区，终因腹泻、衰竭而死亡。

【诊断】

在本病流行区，根据持续性腹泻，消瘦贫血，被毛褪色，皮肤发红等临床症状，以及夏季呈暴发流行，冬季症状减轻，脱离污染区自行痊愈等发病规律，可做出初步诊断。

采用硫酸铜治疗，若有良效，即可确诊。

【防治】

1. 杜绝毒源，防止污染，改良土壤，为预防本病的根本措施。

2. 施用硫肥或铜肥，可减低植物对钼的吸收，提高植物的铜含量。根据土壤性质及微量元素含量，合理施用。

3. 定期脱离高钼环境（轮牧），高钼饲草晒干后再利用也有一定效果。

4. 因钼中毒而发生腹泻的牛，按每千克体重用硫酸铜 2.5g，溶于水中内服，每天 1 次，连用 3 次，腹泻即停止。发病地区的耕牛，按上述剂量，每周内服硫酸铜 1～2 次，可完全防止本病的发生。每吨饲料中加硫酸铜 1kg，或每 1 000mL 水中加硫酸铜 0.02g。或在食盐中加入适量的铜作成铜盐：饲料含钼量低于 5mg/kg 时，在食盐中加入 1％硫酸铜，钼含量更高时加入 2％乃至 5％的硫酸铜，对钼中毒均能有效地控制。

用硫酸铜配成一定浓度的溶液，喷洒于干草上，让牛自由采食，效果亦好。

5. 甘氨酸铜注射液皮内注射，犊牛用量为 60mg，成年牛 120mg。有效期 3～4 月。每季注射 1

次，即可预防。

6. 近年来采用氧化铜丝口服，有效期 3～6 个月。

（樊 璞 王继玉 曾志明 胡国良）

五、镉 中 毒

Cadmium Poisoning

【病因】

镉污染来自矿石、冶炼厂、冶金厂、电镀厂和染料厂等。液体或固体矿石燃料（汽油、内燃机油、煤炭等）的燃烧产物也可增加自然环境中的镉含量。工业烟尘中主要含有氧化镉、氯化镉和硫化镉。某些含金属的磷酸盐肥料是农田土壤和作物的污染源。氧化镉和邻氨基苯甲酸镉（Cd-anthranilate）用于猪蛔虫治疗，用量过大时可能引起急性中毒。

在国内，"三废"污染空气、饮水和饲料，直接引起镉中毒的并不多见。通常是由污水灌溉农田，使土壤镉含量增高而发生中毒。

江西赣南的镉污染，就是由于钨矿洗矿的废水中含有镉，通过灌溉农田而造成的。

镉的急性中毒在正常饲养情况下是不会发生的，慢性镉中毒也很少见。Blood（1979）提出，目前还没有（畜禽）因镉污染而发生中毒的记载。Clarke（1978）提出，在锌工厂附近，牧草可能被镉污染，但未发现镉引起（畜禽）中毒的证据。只有德国 Rotkewicz 等（1980）报道，某铀厂附近的牛曾发生慢性镉中毒的自然病例，临床上呈缺锌症状。

虽然各种畜禽对镉都有易感性，但牛对镉有较强的抵抗力。犊牛可耐受含镉 40mg/kg 的饲料而无病状；含镉 160mg/kg 的日粮可抑制犊牛的生长。

绵羊喂饲含镉 60mg/kg 的饲料，持续 137d，才能出现临床症状。对于青年猪，喂饲含镉 50mg/kg 的饲料 6 周即可出现毒性作用，表现生长速度减慢和贫血等。

根据作者试验，按每千克体重喂给镉 0.2mg（约相当于饲料中含镉 2mg/kg），持续 1 月，水牛犊（约 1 岁）即出现症状，含镉 3mg/kg 的饲料喂饲发育猪 140d，含镉 4mg/kg（同时含钼 15mg/kg）的饲料喂饲雏鸭 84d，均有中毒病变。

【发病机理】

镉吸收的主要途径是胃肠道和呼吸道，也可经皮肤吸收。口服镉化物，约 10% 被吸收。

镉主要由粪便排出。实验动物一次服用的镉，在 24h 内，约 90% 随粪排出，0.4% 随尿排出。大鼠经吸入、口服、腹腔和静脉注射镉时，生物学半衰期分别为 206d、200d、173d 和 252d。吸收入血的镉与血浆蛋白和红细胞结合而迅速排出，即使摄取的镉较多，血镉仍然维持在较低水平。

镉主要贮留在肝、肾，大部分与蛋白结合形成金属硫蛋白镉。在急性中毒时，肝镉高于肾镉；慢性中毒时，肾镉高于肝镉。镉在肾皮质和髓质中的分布也是特异的：急性中毒时皮质中含镉较多，髓质中含镉较少。屠宰牛各器官（湿重）的含镉量依次为：肌肉（<0.005mg/kg）<脾（0.006～0.2mg/kg）<肝（0.005～0.3mg/kg）<肾（0.04～1.66mg/kg）。

长期持续服用小量镉，在外周神经和中枢神经系统中大量沉积。乳汁中的镉含量很难检出，市售乳汁含镉 0.017～0.030mg/L。过多的镉与乳腺组织结合，不分泌到乳汁中。

镉与蛋白有高度的亲和力，使肠道黏膜和呼吸道黏膜遭受损害，产生相应病变。

镉能取代锌而与多种酶系统的巯基、羧基及含氮配基结合，使之丧失固有功能。动物实验性镉中毒时，亮氨酰基氨肽酶（leucy-laminopeptidase）的活性受到抑制，使其在肾脏处理蛋白质的作用遭受抑制，蛋白质的吸收和分解减少，因而出现肾小管性低分子蛋白尿。锌或硒可防止或抑制镉的某些毒理作用（如睾丸坏死等），支持了这一论点。

镉除与锌颉颃外，还可与铜、铁、硒等微量元素颉颃，饲料中这些微量元素含量均能影响镉的毒性。最近研究证明，血镉分布于红细胞和血浆中。血浆中的镉为金属硫蛋白镉。它是一种低分子量蛋白，由肝脏合成再转入血浆。肾脏对这种蛋白的选择性吸收是镉对肾脏呈现毒性的原因。镉还可直接作用于血管内皮，使胶原增加，导致间质纤维化，造成小血管壁增厚。镉还可与 γ-球蛋白结合而使动物的免疫力降低。

【临床表现】

经口摄入镉化物引起的急性中毒，呈现胃肠道刺激症状，如呕吐、腹痛、腹泻等，严重时血压下降，虚脱致死。慢性中毒，一般不呈现临床症状。

水牛钼中毒时，因镉的共同作用可加重消瘦、贫血并出现皮肤发红症状。组织病变与钼中毒大体相似，但肝小叶间动脉管壁及肾脏小动脉管壁明显增厚为镉中毒所特有。

1. 猪慢性镉中毒 可见生长缓慢，白猪的皮肤失去红润而变成苍白。其他症状则不明显。

组织学检查见有明显的缺硒与缺锌病变，心肌纤维和肝细胞有浊肿和散在的蜡样坏死。背最长肌纤维肿胀，有蜡样坏死。食管黏膜上皮角化、增厚。肺泡气肿。气管黏膜肿胀，软骨着色不均，有不规则的蚀斑。肾小管上皮细胞肿胀、脱落。脑充血、出血，神经原肿胀。肠黏膜上皮脱损，肌层变性，蜡样坏死，内脏小动脉管壁明显增厚。

2. 鸭慢性镉中毒 临床上很难发现。

组织病变与中毒猪的病变相似，具有缺硒和缺锌的病变和小血管壁增厚，兼有禽类所具有的脑软化、肌胃的肌纤维肿胀、腺胃黏膜坏死、胰充血和出血等缺硒病变。

镉能引起睾丸损害，使丧失精子生成功能，导致生育障碍。禽日粮添加镉 50mg/kg，会损伤母鸡的卵巢，引起输卵管闭锁，妨碍排卵。

镉还可能影响钙磷代谢，导致骨软症和低钙血症等。

【防治】

严格控制工业"三废"中镉的排放量。对已污染的土壤，施用石灰，可阻止和减少植物对镉的吸收。提高日粮中的蛋白和钙含量，可使慢性镉中毒减轻，适当采用锌、硒添加剂亦有一定效果。

镉能严重影响人类健康，且可致癌、致畸。WHO/FAO 1972 年规定，人每天镉的摄取量，每千克体重不应超过 $1\mu g$，每周镉的摄取总量不得超过 $400\sim500\mu g$。因此，肉类中镉的最大允许量，按湿重计算，肉类制品为 1mg/kg，肌肉 0.1mg/kg，内脏（肾、肝、脾）0.5mg/kg。

（樊 璞 王继玉 曾志明 胡国良）

六、铜 中 毒

Copper Poisoning

动物因一次摄入大剂量铜化合物，或长期食入含过量铜的饲料或饮水，引起铜在体内过多蓄积，称为铜中毒。临床表现为腹痛、腹泻、肝机能异常和溶血危象。

根据病程，可分为急性铜中毒和慢性铜中毒。根据病因，分为原发性铜中毒和继发性铜中毒。前者是因摄入过量铜所致，后者是因食入某些植物，引起肝内铜蓄积增多，肝损伤，从而诱发溶血危象。

动物中以羔羊对过量铜最为敏感，其次是绵羊、山羊、犊牛、牛等反刍动物。单胃动物对铜耐受量较大，猪、犬、猫时有发生铜中毒的报告，兔、马、大鼠则很少发生铜中毒。

已发现动物，尤其某些品系犬中，有遗传性铜中毒病（参见遗传性疾病篇遗传性微量元素病章）。

家禽中鹅对铜较敏感，鸡、鸭对铜的耐受量较大。鲤鱼和鲫鱼对过量铜似乎很敏感，饮水中含0.5mg/L铜，7～10d内可全部致死。

【病因】

急性铜中毒多因一次注射或误食大剂量可溶性铜的事故引起，如羔羊在含铜药物喷洒过不久的草地放牧，或饮用含铜浓度较大的饮水等。

慢性铜中毒常因环境污染或区域性土壤中铜含量过高，所生长的牧草或饲料中铜含量偏高引起。如矿山周围，铜冶炼厂、电镀厂附近，因含铜灰尘、残渣、废水中的含铜化合物污染了饲料、饮水。长期用含铜较多的猪粪、鸡粪施肥的草场，可引起绵羊铜中毒。将含铜较多的鸡粪烘干、除臭后喂羊，亦可引起铜中毒。

某些植物，如地三叶草（*subterranaen clover*）、天芥菜属（*heliotropum europaen*）可增加肝脏对铜的亲和力，铜在肝内蓄积，易诱发溶血危象并产生慢性铜中毒。

有些品系犬因基因缺陷，产生类似人的遗传病（Wilson 氏病）样的遗传性铜中毒（参见遗传性疾病篇遗传性微量元素病章）。

各种动物对铜的耐受量不同。绵羊、犊牛按每千克体重 20～110mg，山羊按每千克体重 2.5mg 一次静脉注射，可产生急性中毒死亡。羔羊日粮中含 20mg/kg 铜可引起发病。用含 27mg/kg 铜的日粮喂羔羊，16 周内可致死。

江苏小型山羊按每千克体重 8mg 铜内服，连续 19 周，仅产生肝铜浓度增加、肝功能时有变化的亚临床症状。

大量研究证明，当饲料中锌、铁、钼、硫含量适当时，各种动物对饲料铜的耐受剂量（mg/kg）是：绵羊 25，牛 100，猪 250，兔 200，马 800，大鼠 1 000；鸡、鸭 300，鹅 100。

各种含铜化合物对动物的毒性作用也不一样，依次为 $CuCO_3 > Cu(NO_3)_2 > CuSO_4 > CuCl_2 > Cu_2O > CuO（粉）> CuO（针）> Cu（铜丝）$。

【发病机理】

静脉注射或内服大量溶液态铜盐，可对胃肠黏膜产生直接刺激，引起胃、肠炎症。高浓度铜在血浆中与红细胞表面蛋白质作用，引起红细胞膜变性、变脆和溶血。

用硫钼酸盐激发血浆白蛋白，使游离态铜形成白蛋白铜钼复合物，可缓解铜中毒。

肝脏是体内铜贮存的主要器官，大量铜积聚在肝细胞核、线粒体及浆液中，可损伤这些亚细胞结构，引起肝功能异常。

肝铜浓度过高时，在某些诱因作用下，铜迅速释放入血，血浆铜浓度大幅度升高，红细胞膜变性、红细胞内形成海因兹（Heinz）小体，发生血管内溶血、出现血红蛋白尿、贫血、黄疸，动物极度虚弱，多在 1～3d 内死亡。

应激作用，如营养状况下降、长途运输、泌乳过程等，均可诱发肝铜释放。

至于其产生血管内溶血的机制，目前有多种解释：

有人认为是因大剂量游离态铜对红细胞膜的损伤，亦有人认为大量 Cu^{2+} 可将还原型谷胱甘肽转变为氧化型谷胱甘肽，将血红蛋白氧化为变性血红蛋白沉淀物，在红细胞内产生硬而实的 Heinz 小体，促使红细胞破裂。

还有人认为因铜在体内积累，使红细胞转化为自身抗原，并诱导自身抗体生成，形成自体免疫反应，导致溶血。

肾脏也是铜贮存和排泄的器官之一。疾病早期，肾损伤不明显，但溶血危象出现前后，产生肾小管坏死和肾功能衰竭。

急性铜中毒时，胃肠炎症明显，尤其是真胃、十二指肠充血、出血甚至溃疡，间或真胃破裂。胸、腹腔内有红色积液。膀胱出血，内有褐红色尿液。

慢性铜中毒时，肝呈黄色，质脆，有灶状坏死。肝窦扩张，肝小叶中央坏死，胞浆严重空泡化，脱落的枯否氏细胞内有大量含铁血黄素沉着。

电镜观察，肝细胞溶解，肝细胞内线粒体肿胀、空泡形成。肾呈黑色、肿胀，切面有金属光泽，肾小管上皮细胞变性、肿胀，肾小球萎缩，脾脏肿大，弥漫性淤血和出血。

【症状】

急性铜中毒，羊有明显的腹痛，腹泻，惨叫，频频排出稀水样粪便，有时排淡红色或红褐色尿液。猪、犬可出现呕吐，粪及呕吐物中含绿色或蓝色黏液，呼吸增快，脉搏频数。后期体温下降，虚脱，休克，严重者在 3～48h 内死亡。

慢性铜中毒，临床上可分为 3 个阶段：

早期为铜积累阶段，除肝铜浓度大幅度升高，体增重减慢，谷草转氢酶（SGOT）、精氨酸酶（ARG）、山梨醇脱氢酶（SDH）活性呈短暂升高外，不显任何临床症状。

中期为溶血危象前阶段，肝功能明显异常，SGOT、ARG、SDH 迅速而持续升高，血浆铜浓度逐渐升高，但精神、食欲变化轻微。此期可维持 1～6 周。

后期为溶血危象阶段，动物表现烦渴，呼吸困难，卧地不起。血液呈酱油色，血红蛋白浓度降至 52g/L，可视黏膜黄染，红细胞形态异常并出现较多 Heinz 小体。PCV 下降至 19% 左右，甚至降至 10%，血浆铜浓度急剧升高 1～7 倍，可在 1～3d 内死亡。

各种畜禽的铜中毒，临床表现有所不同：

1. 猪铜中毒　食欲下降，消瘦，粪稀，有时呕吐，可视黏膜淡染，贫血。后期部分猪死亡。

2. 犬慢性铜中毒　呼吸困难，昏睡，可视黏膜苍白或黄染，肝脏缩小，体重下降，腹水增多。

3. 鹅　生活在含 100mg/L 铜的池塘水中，常急性中毒死亡。剖检可见腺胃、肌胃坏死，肺呈淡绿色。

4. 成年母鸡　喂给含 800～1 600mg/kg 铜的日粮，表现生长缓慢，贫血，病死率有时可达 30% 以上。

【诊断】

急性铜中毒可根据病史，结合腹痛、腹泻、贫血而做出初步诊断。饲料、饮水中铜含量测定有重要意义。

慢性铜中毒诊断，可依据于肝、肾、血浆铜浓度及某些含铜酶活性测定。肝铜浓度＞500mg/kg，肾铜浓度＞80～100mg/kg（干重），血浆铜浓度（正常值为 0.7～12mg/L）大幅度升高，为溶血危象先兆。

反刍动物饲料中铜浓度＞30mg/kg，猪、鸡饲料中铜浓度＞250mg/kg，可做进一步诊断。

血清 SGOT、ARG、SDH 活性稳步上升，PCV 下降，血清胆红素浓度增加，血红蛋白尿且红细胞内有较多的 Heinz 小体的，即可确诊。

应与引起溶血、黄疸的各种疾病相鉴别（详见群体溶血病鉴别诊断）。

【治疗】

铜中毒的治疗原则是，立即中止铜供给，迅速使血浆中游离铜与白蛋白结合，促进铜排出体外。

三硫钼酸钠。按每千克体重 0.5mg 钼的剂量，稀释成 100～200mL 溶液，缓慢静脉注射，3h 后可视病情重复注射，对急性铜中毒羊有保护作用。

四硫钼酸钠。亦有同等效果，含钼剂量与三硫钼酸钠同。硫钼酸钠不仅可激活白蛋白上的铜结合簇，使铜与白蛋白形成铜钼白蛋白复合物，而且可以将肝内与金属硫蛋白结合的铜游离，通过胆汁向肠道排出。

对亚临床中毒及经用硫钼酸钠抢救脱险的病畜，可在日粮中补充 100mg 钼酸铵、0.2% 的硫黄粉，拌匀饲喂，连续数周，直至粪便中铜含量接近正常水平后停止。

据体外试验报告，可以 5μmol 的三乙四胺结合 85% 左右的血浆铜，对推测铜中毒会有一定的作用。

【预防】

在高铜草地放牧的羊，可在精料中补充 7.5mg/kg 的钼、50mg/kg 的锌及 0.2% 的硫，不仅可预防铜中毒，而且有利于被毛生长，但应警惕钼中毒而诱发铜缺乏！

鸡粪重加工后可喂猪，亦可喂羊。

猪、鸡饲料中补充铜的同时，应补充锌 200mg/kg、铁 80mg/kg，以减少铜中毒几率。

绝不允许把猪或鸡的日粮（含高铜）喂绵羊和山羊！

（王宗元　王捍东）

七、硒 中 毒

Selenium Poisoning

硒中毒多发生于土壤和草料含硒量高的特定地区。急性型主要表现神经症状和失明。慢性型表现为消瘦、跛行和脱毛。

美国军医 Madison（1860）描述过马的碱病（alkali diease），现已证实系慢性硒中毒。

Beath 等（1932，1934）报道美国怀俄明州家畜因采食高硒植物而发生大批犊牛和绵羊的急性中毒和死亡。

Franke（1934）首次证明硒对马、牛的慢性毒作用是脱毛和蹄壳脱落。

自然硒中毒病，已相继报道见于美、欧、澳、非、亚世界各国的干旱和半干旱地区。我国湖北省恩施和陕西省紫阳等局部地区为高硒土壤，生长的植物和粮食含硒量高，长期存在人和动物（主要是猪）的慢性硒中毒病。

【病因及发病机理】

家畜硒中毒的病因，主要是采食的草料含硒量过高。其次是防治硒缺乏症时，微量元素硒的添加过量或亚硒酸钠液的注射超量。

草料中的硒含量，取决于土壤中的硒含量、存在形式和植物的种类。

高（可溶性）硒土壤生长的植物，含硒量一般要高于非高硒土壤生长的植物。但不尽然，主要还取决于植物的种类。

植物可按其吸收利用土壤硒的能力分为 3 类：

1. 专性聚硒植物或硒指示植物　仅生长在硒含量为 1～50mg/kg 的土壤中，植株聚硒量可达 100mg/kg 至 15 000mg/kg（干重），如黄芪属以及菊科、十字花科等 24 个种及变种。

2. 兼性或次级聚硒植物　在缺硒或富硒的土壤中都能生长，植株聚硒量为 25～100mg/kg（干重），如金合欢属、紫菀属和滨藜属等多种植物。

3. 不吸收硒或低聚硒植物　包括绝大多数植物，如饲料作物、牧草、野草等。

高硒地区的有些植物，能将土壤中的不溶性硒转换成易吸收的形式，使不吸收硒或低聚硒植物也能吸收和富集硒，特称转换植物（converter plants），如北美的黄芪和棘豆，澳大利亚的网状鸡眼藤和迦南相思树。

硒一次口服中毒量（mg/kg）：马和绵羊 2.2，牛 9.0，猪 15.0。

饲料中的硒不应超过 5mg/kg（干物质）。在含硒 25mg/kg（干物质）的草地上放牧数周，即可引起慢性硒中毒。饲料含 44mg/kg 硒能引起马中毒。含 1mg/kg 硒，能引起猪中毒。

陕西紫阳县双安乡土壤含硒 15～27mg/kg，生产的玉米含硒 37.53mg/kg，蚕豆 45.84mg/kg，小麦 9.16mg/kg，鸡蛋 2.25mg/kg。

进入畜体的可溶性硒和有机硒，绝大部分经小肠吸收。吸收入血后，主要与白蛋白结合，迅速散布全身，并在肝、肾、毛等器官组织中沉积，或在红细胞和肝脏内经还原和甲基化，生成二甲基硒（DMSe）随呼出气排泄，或生成三甲基硒（TMSe）随尿液排泄。

硒的毒性作用即硒中毒的发病机理还不清楚。据认为主要是干扰谷胱甘肽过氧化物酶等含巯基酶类的活性作用，造成细胞结构的过氧化损伤，主要为心肌、肝、肾实质的变性和坏死。

【临床表现】

1. 急性硒中毒　常见于犊牛和羔羊采食大量高硒（每千克植物含硒数百至数千毫克）转换植物或误食误用中毒量硒剂之后。表现精神沉郁，呼吸困难，黏膜发绀，脉搏细数，运动失调，腹痛，臌气，口吐涎沫，数小时至数日内死于呼吸循环衰竭。

2. 亚急性硒中毒　又称瞎撞病（blind stagger），见于饲喂含硒 10～20mg/kg 饲料或进入高硒牧地 6～8 周的牛、绵羊和马。主要表现神经症状和失明。病畜步态蹒跚，头抵墙壁，无目的徘徊，作圆圈运动，到处瞎撞，流涎，吞咽障碍，数日内死于麻痹和虚脱。

3. 慢性硒中毒　又称碱病，见于长期采食含少量硒（5mg/kg 左右）谷物或牧草的动物。主要表现食欲下降，渐进性消瘦，中度贫血，被毛粗乱，鬃和尾毛（马）、尾根长毛（牛）脱落，跛行，蹄冠下部发生环状坏死，蹄壳变形或脱落。

4. 猪　脊背部脱毛，蹄壳生长不良。

5. 鸡　本身无明显表现，但蛋硒量升高，孵化率降低，鸡胚畸形（无眼、无喙、缺翅或肢异常）。

【诊断】

依据失明、神经症状、消瘦、贫血、脱毛、蹄匣脱落等临床综合征以及硒接触病史，可做出初步诊断。

确定诊断必须依赖于饲料硒测定以及血硒、毛硒和肝、肾等组织硒测定。

【治疗】

立即停喂高硒日粮。无特效解毒药。

较为安全的解毒剂是对氨基苯胂酸，按 10mg/L 含量补饲，可减少硒的吸收，促进硒的排泄。

（王建华　李毓义）

八、氟 中 毒

Fluorine Poisoning

氟中毒又称氟病（fluorosis），是长期连续摄入超过安全限量的少量无机氟化物引起的一种以骨、牙病变为特征的中毒病，常呈地方性群发。

世界各国及我国大多数省（自治区）均有本病，各种家畜均可发生，反刍动物尤为敏感。

【病因】

1. 工业氟污染 利用含氟矿石作为原料或催化剂的工厂（磷肥厂、钢铁厂、炼铝厂、陶瓷厂、玻璃厂、氟化物厂等），未采取除氟措施，随"三废"排出的氟化物常污染周围空气、土壤、牧草及地表水，其中含氟废气与粉尘污染较广，危害最大。

某钢铁厂在治理前排入大气中的氟，污染面积达1万多平方公里，约60万头牲畜受害。

工业废气中的氟主要为氟化氢和四氟化硅，有很高的毒性，能为植物叶片吸收，加以植物叶片能黏附含氟降尘，故工业氟污染区的高氟牧草，是家畜氟病的主要毒源。家畜长期饮用含氟废水或被降尘污染的地表死水，也可发生氟病。

2. 地方性高氟 也称自然高氟，是岩石、土壤、饮水中含氟量高，形成地方性高氟区，致发家畜的慢性氟中毒，称地方性氟病。

地方性氟病区往往与富氟岩矿（萤石、磷灰石、云母等）的分布有关。火山灰中氟化物的沉积，也是土壤氟的来源。

土壤全氟中只有水溶性氟才能在水中被人、畜饮入，或被植物吸收后再转入人、畜体内发挥生物学作用。

水氟主要来自岩石、矿物及土壤中的水溶性氟，地面水含氟量还可因降尘而增加。

地下水在黏土构成的隔水层以上的为浅层水，以下的则为深层水。

我国浅水含氟量，南方很低，北方较高，深层水含氟量，北方较低，而南方某些地区（如渤海湾一带）较高。

温泉水的含氟量则普遍较高，内蒙古赤峰市的3个温泉，水氟含量达4～16mg/L。

我国北方，从东北经华北、西北直至新疆，有一不连续的向北弯曲的半弧形高氟地带，其中高氟区多分布在干旱、半干旱地区。这些地区，蒸发量超过降水量，且降水多集中在夏、秋两季，有利于地表径流对含氟岩石、矿物及土壤的淋溶，使氟汇集至低洼处累积；冬、春降水量很少，长时间的干旱与蒸发，又使氟得以浓缩。

故氟病区多处于洼地、盆地、盐碱地、盐池及沙漠周围地势偏低的地区，其浅层水含氟量高。

植物从土壤中吸收的氟主要累积于根部，自然高氟区生长的植物，被人、畜食用的部分，虽然含氟量有所增加，在中毒病因上也起一定的作用，但不同于工业污染区，饮水是地方性氟病更为重要的毒源。

3. 长期饮喂未经脱氟的矿物质添加剂 如过磷酸钙、天然磷灰石等，也可致病。

【发病机理】

氟对机体的毒性作用是多方面的。氟主要在硬组织中贮留。慢性氟中毒时，骨、牙最易受到损害。

新近的研究表明，胶原纤维损害是氟病最基本的病理过程。

胶原纤维在骨和牙齿内分别由成骨细胞和成牙质细胞所分泌，是骨组织、牙本质矿化的基地，磷灰石晶体沿胶原纤维固位。

氟化物可使成骨细胞和成牙质细胞代谢失调，合成蛋白质和能量的细胞器受损，合成的胶原纤维数量减少或质量缺陷。

实验性氟病绵羊下颌骨和牙齿的透射电镜观察，见到胶原纤维排列疏松、紊乱，胶原纤维增粗、变细、断裂。骨和牙的矿物晶体沉积在这样的胶原上，就会出现各种病理变化。

再者，骨盐只能在磷酸化了的胶原上沉积，而氟可抑制磷酸化酶，使胶原的磷酸化受阻，导致骨矿化过程障碍。

氟是亲骨性元素，进入骨内的氟，使骨盐的羟基磷灰石结晶变成氟磷灰石结晶而更加坚硬且不易溶解。大量氟磷灰石的形成，是骨硬化的基础。

局部氟磷灰石的大量沉积，造成骨的局部硬化。

由于氟磷灰石的形成使骨盐稳定性增加，加以氟能激活某些酶使造骨活跃，导致血钙浓度下降，引起继发性甲状旁腺机能亢进，使破骨细胞活跃，骨吸收增加。因此，同一病畜骨硬化和骨疏松并存。

对工业氟污染区不同中毒期山羊的肋骨形态学研究表明，中毒 1 年的病例，主要呈现骨疏松，不见硬化病变。中毒早期，骨组织呈现以溶解为主的病理过程，伴有明显的修复及代偿性反应，通过骨外膜化骨方式，使外环骨板增厚，进而哈佛氏系统骨化。骨周软组织的骨化及骨赘的形成，是在氟化物的毒性作用下，纤维软骨异常造骨活动的结果。

氟对牙釉质、牙本质及牙骨质造成损害，以牙釉质受损为突出特点。

氟作用于发育期（即齿冠形成钙化期）的成釉质细胞，使其分泌、沉积基质及其后的矿化过程发生障碍，导致釉质形成不良，釉柱排列紊乱、松散，中间出现空隙，釉柱及其基质中矿物晶体的形态、大小及排列异常，釉面失去正常光学特性。

若釉柱间隙内有外源性色素渗入与沉着，则釉面出现颜色。

严重中毒时，成釉质细胞坏死，造釉停止，导致釉质缺损，形成发育不全的斑釉（氟斑牙）。

氟对牙本质的损害表现为钙化过程紊乱或钙化不全，牙齿变脆，易磨损。病牛牙磨片镜检，可见釉质发育不良，表面凹凸不平，凹陷处有色素沉着，钙化不全；牙本质小管靠近髓腔四周有局灶性断裂，断裂处出现空洞样坏死区。

氟主要损害发育期恒齿。各种家畜的牙齿对氟的敏感期（恒齿生长期）不同，羊 6～30 月龄，牛 1.5～5 岁，马 2～7 岁。

现已证实，氟可通过胎盘进入胎儿体内。经测试，重度污染区山羊胎儿的骨及乳齿含氟量，超过安全区山羊胎儿的 8～10 倍，羔羊的乳齿也受到不同程度的损害。各牙齿的受损程度与其发育期摄氟量有密切的关系。

在工业污染区，枯草期牧草含氟量明显高于青草期，据逐月测定某污染区牧草含氟量，全年月均值 124mg/kg，枯草期（11 月至翌年 4 月）为 204mg/kg，青草期（5～10 月）为 27mg/kg，枯草期比青草期高 6.6 倍。

枯草期生长的牙齿受损严重，硬度下降，易被磨损；青草期生长的，则受损较轻，硬度相对较好。牙齿相互磨损，形成波状齿或阶状齿，俗称"长牙病"。

已完成生长的恒齿，不易受氟的损害。试验证明，从安全区引入 30 月龄的山羊到污染区放牧，除第四切齿外，其余牙齿都能得到保护。

除骨、牙受损外，由于过量氟对原生质、多种酶的毒性作用，而使多种器官，尤其心肌和骨骼肌，出现病理变化。磷酸肌酸激酶与骨源性碱性磷酸酶的活性升高。

【症状】

常呈地方性群发，当地出生的放牧家畜发病率最高。病畜异嗜，生长发育不良，骨、牙的病变及其引起的一系列症状最为突出，且随年龄的增长而加重。

1. 乳齿 一般无明显变化，但重污染区羔羊乳切齿和乳前臼齿的平均长度只及健康羔的80%和83%，严重者釉质粗糙无光泽，积有黄色易剥落的牙垢，齿缘变钝，齿质过早裸露。

2. 恒齿 切齿唇面釉质粗糙少光泽，呈白垩状，并附有黄色、黄褐色以至黑色的牙垢。马、牛在釉面上出现黄色、褐色或黑色的凹陷斑（斑釉质）；普遍过度磨损，有些还显齿列不齐。羊的切齿只呈小点状或细条纹状凹陷，重症病羊可见齿冠上部缺乏釉质覆盖。

工业氟污染区的羊，呈现齿间阶状齿。

春羔至3岁时的基本齿式为第三切齿短，第二、第四切齿长。臼齿过度磨损，并形成两侧对称的波状齿。

严重者硬度较强的牙（长牙）可把对应的硬度低的牙（短牙）磨至牙龈，刺伤口黏膜。

有些病例，可见个别的臼齿脱落，有的发生齿槽骨膜炎。

由于牙齿受损，病畜咀嚼发生障碍，出现齿间蓄草或吐草团的现象，病畜日渐消瘦，最终衰竭而死亡。

3. 骨骼变化 下颌支肥厚，常有骨赘，有些病例面骨也肿大。肋骨上出现局部硬肿。病畜喜卧，出现跛行。管骨变粗，常有骨赘；腕关节或跗关节硬肿，甚至愈着。患肢僵硬，蹄尖磨损，有的蹄匣变形，重症起立困难。

有的病例，可见盆骨和腰椎变形，易发生骨折。

病羊很少出现跛行及四肢骨、关节硬肿症状。

X射线检查：牛骨氟高于4 000mg/kg，X射线可见明显变化：骨密度增大，骨外膜呈羽状增厚，骨密质增厚，骨髓腔变窄。氟病山羊骨氟含量可达3 000mg/kg以上，2岁以下的病羊骨密质密度减低，骨密质系数减小，只有少数（12%）3岁以上的病羊表现为骨质增生。

乳牛尾骨变形，最后1～4尾椎密度减低或被吸收，个别牛可见尾椎陈旧性骨折。跛行马患肢关节骨密度增高，骨端增粗，关节囊、关节间隙狭窄，有的在侧韧带及骨间韧带附着点有条索状或块状的钙化阴影。

在南方工业氟污染区，由于氟化物溶解在露水中，放牧家畜体表接触露水的部位可发生皮炎，有的发生结膜炎。

【病程及预后】

不论是地方性还是污染所致的氟病，如不离开病区或停止摄入高氟牧草或饮水，都不能指望病畜自愈。在重污染区出生的放牧羊，很难存活到3岁。

马、牛往往不到全部恒齿长出的年龄，即因咀嚼障碍或丧失使役价值而被淘汰。

【诊断】

根据骨、牙体征及流行病学特点，可做出初步诊断。

为了确诊，查清氟源与确定病区，应进行畜体及外环境含氟量的检测。

1. 骨氟 目前诊断氟病的重要指标，生前可取一小段肋骨作为检样。动物的骨氟随年龄增长而累积，一般认为老龄动物的骨氟在1 600mg/kg以下（脱脂干重）。

经测试，山羊正常肋骨氟（mg/kg）：6～12月龄为160.4±41.3；18～24月龄542.8±182.3；24～30月龄208.7±6.97；30月龄以上711.4±185.6；约有10%的老龄羊达1 300～1 350。奶牛正常骨氟（mg/kg）：2岁为401～714，4～6岁为653～1 138。健康水牛与黄牛的骨氟，分别为600～1 600mg/kg和800～1 600mg/kg。健康马骨氟为550～969.3mg/kg。

家畜骨氟超过1 000～1 200mg/kg，可作为氟病的诊断指标。达3 000mg/kg以上的，为明显氟病的指征。

这一标准适用于恒齿生长期家畜，对老龄家畜还得具体分析。

试验证明，将2岁半以上的山羊引入重污染区，放牧2年后，骨氟可达7 000mg/kg以上，并无明显的生理障碍。

2. 尿氟　反映体内氟状态的指标之一，但易受摄氟量的影响而波动。正常水牛与黄牛的尿氟分别为5.73±2.99mg/L和6.06±0.44mg/L。安全区山羊尿氟在青草期为1.0～11.1mg/L，枯草期为5.0～23.9mg/L。一般将尿氟超过15mg/L作为诊断氟病的参考指标。

3. 毛氟与爪氟　我国学者对毛、爪氟的诊断价值进行了探讨，测得健康黄牛毛氟为87.4（9.15～165.5）mg/kg。初步认为，毛氟达到182.3mg/kg，即可作为诊断氟病的参考指标。健康家兔的毛、爪氟分别为123.9±59.9mg/kg和996.8±285.8mg/kg，人工复制氟病家兔的毛、爪氟分别为312.3±146.2mg/kg和8 546.3±2 048.2mg/kg。

毛氟与骨氟呈低度正相关，爪氟与骨氟呈高度正相关，是值得进一步研究的氟病诊断指标。

4. 牧草、饲料氟　牧草、饲料的含氟安全量，各国规定不一。

Suttie（美）的试验表明，牛饲料的氟允许量：全年月均值低于40mg/kg和60mg/kg的，连续采食不得超过2个月；80mg/kg的，不得超过1个月。甘肃省兽医研究所（1976）将牧草含氟40mg/kg作为诊断氟病的指标之一。内蒙古包头市环境保护研究所（1983）通过动物基准试验，得出污染区牧草含氟基准值为全年月均值30mg/kg。月均值连续3个月超过30mg/kg，可作为诊断氟病的指标。

5. 饮水氟　一般认为，饮水含氟量超过4mg/L（也有人主张2mg/L），可作为家畜地方性氟病的重要诊断指标。

工业污染区地表死水含氟量高。如无自然高氟并存，井水含氟量一般不高。

6. 大气氟　石灰滤纸法采样，非污染区应低于$1\mu g/(dm^2 \cdot d)$（每日每平方分米滤纸含氟$1\mu g$）。

内蒙古包头地区氟化物大气质量标准（试行）规定：大气氟化物标准浓度限值为植物生长季节各月平均$1.2\mu g/dm^2 \cdot d$，作为基本控制牧区家畜氟病的大气质量要求。

为了确定污染源与污染范围，以可疑氟源为起点，顺主风向由近而远设点，采集牧草及大气样品进行测试，根据含氟量随氟源距离缩小呈梯度增加的特点，确定排氟源与污染范围。污染源与病区之间若有山相隔，则应沿山沟采样，因大气氟可借"管道效应"沿山沟扩散。

【治疗】

首先要停止摄入高氟牧草或饮水。移至安全区放牧是最经济的有效方法，并给予富含维生素的饲料及矿物质添加剂。

修整牙齿。对跛行病畜，可静脉注射葡萄糖酸钙。

【预防】

1. 工业氟污染区　根本措施是将排氟量控制在安全限量以下。在一时难以消除污染的地区，为了减轻污染造成的损失，应采取综合治理。

（1）查清污染程度及范围，按牧草含氟年月均值划分为重度污染区（60mg/kg以上）、高氟区（30～60mg/kg）及安全区（30mg/kg以下），以便合理利用草场。

（2）从安全区引入2岁半以上的母羊进行繁殖，可在污染区放牧5～6年，产羔4～5胎。也可将留作后备母羊的羔羊，在生后第一、第二个枯草期暂移至安全区放牧或饲以低氟草料。

（3）建立畜群草库伦，多收获青干草，留作枯草期补饲，以减少采食高氟枯草。

（4）当地出生的羊，2岁半之前即作商品畜处理。

（5）发展猪、鸡、兔等不以草食为主的、饲养周期短的动物。

这些生物学预防措施，对保护和发展氟污染区畜牧业已收到显著的经济效益和社会效益。至于在污染区如何饲养大家畜，尚待研究。

2. 自然高氟区 关键措施是改饮低氟水：从安全区引入低氟水；在我国北方可打深井，要注意防止浅层高氟水流入深层水中；在缺乏改水条件的地区，可用活性氧化铝、明矾或熟石灰除氟，降低饮水含氟量。

一些学者先后采用蛇纹石、骨粉及钙、铝、硼、硒等制剂，在污染区进行药物预防试验，效果均不明显。

（李祚煌　王俊东　王　贵）

第四章 有毒植物中毒

概　述

植物天然产生并能致病的物质，称为植物毒素，如生物碱、苷类，草酸和草酸盐、硝酸盐和亚硝酸盐、毒蛋白、酚类化合物、酶、光敏物质、变应原、致癌物、雌激素、有毒元素等。

植物的物种乃是毒素生成和存在的决定因素，虽然生态和环境因素等对某些毒素的生成和存在有相当影响。我国存在对人、畜产生有害作用的有毒植物约有 930 多种，其中有些常常引起动物中毒，造成死亡、流产、先天缺陷、体弱、慢性疾病、丧失生产性能等等，影响畜牧业生产，造成重大经济损失。

调查确定一种特定植物是否有毒，一头或若干头病畜是否由植物中毒所引起，常常是十分困难的。除了需要详细记录病史、临床症状和尸体剖检变化等之外，还必须对可疑植物做出确切的鉴定。

通过植物鉴定，确定其科、属、种及其毒性。对新发现的植物中毒，还需要进行植物毒素的分离和鉴定。

首先是确定植物毒的生物活性并以此为引导进行提取、分离、纯化，获得活性物质（植物毒素）。

然后通过元素和质谱分析给出分子式及其结构单位；用红外和紫外光谱分析确定特殊官能团和富含电子显色团；经核磁共振谱显示原子核的组成和分子骨架内原子核周围电子的排列情况。

最后综合分析 4 大光谱的全部资料，从而准确地得出未知植物毒素的分子结构。

在评价有毒植物对动物的危害性时，应当考虑许多因素。主要包括植物、动物和环境 3 个方面。

1. 植物因素　有些植物毒素的含量随季节而发生变化；另一些植物可能因生长阶段不同而影响毒性的大小。如幼苗和嫩枝可能毒性很高，而成熟后则无毒，或者相反；有毒植物的毒素还因生长地域而影响毒性。

2. 动物因素　一些植物对反刍动物有很高的毒性，是因为瘤胃微生物代谢产生了有毒物质。但对单胃动物，由于缺乏某种特殊的生理功能或解剖学上的差异，可能是安全的。然而在另一种情况下则相反。

一般来说，动物的健康和营养不佳，对有毒植物的敏感性增加。饥饿的动物可能被迫采食不适口的有毒植物。环境的改变可能降低动物对有毒植物的辨别能力而发生中毒。

此外，动物的品种、年龄、性别、毛色、个体差异等都对植物中毒产生影响。

3. 环境因素　包括季节、气象以及土壤条件等。在某些季节动物可能采到一些有毒植物，而在其他季节则否。阴雨天气可能促使许多植物氰苷含量增加，对放牧家畜构成异常危险。肥沃的土壤和重施氮肥的土壤，植物的硝酸盐蓄积量显著增加。

由此可见，有毒植物的地区分布决定着动物植物中毒的地理分布，而有毒植物中毒的发生则取决于有毒植物毒素含量的多少、动物的敏感性以及饲养管理方式等。

必须意识到，有毒植物中毒的发生通常涉及多种因素的相互作用，情况十分复杂，加之中毒环节中的一些因素还不清楚，以致无法复制特殊的中毒病例。

有毒植物中毒有下列各种预防方法：

1. 生态控制法　通过对有毒植物在其生长环境下生态学地位的研究，制定相应的预防中毒的管理措施。有目的地限制毒草生长，或降低其在牧草中的比例。根据有毒植物的毒性和动物的敏感性，有条件地使某些低毒植物得到利用。这是一种比较经济实用的防制办法。

如我国新疆的阿合奇县毒麦的发生程度，受海拔、无霜期和中耕作物面积的制约。依据毒麦不能随冬麦越冬的特性，改春麦为冬麦，扩大冬麦种植面积，进行轮歇倒茬、改变毒麦的生态环境、抑制毒麦的繁衍，达到防除目的。

2. 畜种限制法　如牛采食翠雀属植物后会很快发生中毒。翠雀属适口性好，在放牧时不让牛采食是很困难的，但该属植物对绵羊无毒，可在其分布区内放牧绵羊。

3. 补饲某种矿物质或饲料添加剂　在日粮或饮水中加入某种具有特殊功能的添加剂可预防某些植物中毒。如面部湿疹是腐生真菌 *Pithomyces chartarum* 担孢子素引起的一种反刍动物肝原性感光过敏，给新西兰、澳大利亚等国造成重大损失。在日常的饮水中加入锌盐 24～30g，可有效地保护肝脏，加以预防。在草地上喷撒氧化锌也有同样的效果。

许多地方牛采食栎树叶实属不可避免，在精料中加入 10%～15% 的氢氧化钙，可有效地防制栎叶中毒。

在日粮中加食盐和矿物质，可避免家畜因异嗜而采食某种有毒植物。

4. 合理轮牧法　多数有毒植物适口性不佳，在适度放牧的草地上，其他牧草丰盛，动物并不主动采食有毒植物。只在过度放牧、其他牧草枯竭、动物饥饿时才被迫采食而中毒。分区轮牧，草地定期休闲，使牧草生长供应保持均衡，可避免家畜饥不择食，防止或减少毒素中毒。

5. 日粮控制法　对适口性好的低毒性有毒植物，控制家畜的采食量，使天然含毒植物得到利用，又不致中毒。

如中毒季节采用半舍饲半放牧，即喂半饱之后放牧，或先在安全草场放牧，然后再转入有毒草的草地。

6. 除草剂控制法　施用除草剂灭除毒草，是草原科学管理的有效补充措施。其经济得失要慎重估价，并应根据物候学及有毒植物的生理、气候及生长条件，选择适当时机。除草剂可杀灭毒草或降低有毒植物的毒素含量，增加草地的载畜量和生产性能，把中毒损失减少到最低程度。

（曹光荣　王建华）

一、栎树叶中毒

Oak Leaf Poisoning

栎树叶中毒，又称青杠叶中毒或橡树叶中毒，是栎林区春季常见病之一，以便秘或下痢、水肿、胃肠炎和肾脏损害为其临床特征。

栎树，又称橡树，俗称青杠树、柞树。是显花植物双子叶门壳斗科（山毛榉科 Fagaceae）栎属（*Quercus*）植物，约 350 种，分布于北温带和热带的高山上。

我国约 140 种，分布于华南、华中、西南、东北以及陕甘宁部分地区。

动物栎属植物中毒，查有 300 多年的历史。早在 1662 年 Masca 著的《牛的管理》一书中就已记载各种草食动物采食栎树的芽、叶、嫩枝和橡子可发生中毒。

20 世纪以来，美国、前苏联、英国、日本、德国、瑞典、前南斯拉夫等国均有报道。

受害动物有黄牛、乳牛、绵羊、山羊、马、猪和鹿。实验动物家兔、豚鼠、大鼠、小鼠及鸵鸟等亦可中毒。

我国自 1958 年贵州省首报牛吃槲树叶中毒以来，河南、陕西、四川、湖北、内蒙古、山东、山西、吉林、辽宁、北京市郊、河北、甘肃、宁夏等省（自治区、直辖市）相继有黄牛、水牛和奶牛栎树叶中毒的报道。

【病因】

牛栎树叶中毒主要发生于我国农牧交错地带的栎林区。此类林区牧场上多有因砍伐过度而萌发的丛生栎林，放牧的耕牛常因大量采食栎叶而发病。

据报道，耕牛采食栎叶超过日粮的 50％即可中毒，超过 75％则会致死。有的因采集栎树叶喂饲或垫圈后被牛采食而引起中毒。旱、涝灾害造成饲草饲料欠缺之后，翌年春季又干旱少雨而牧草萌发推迟的年份，则出现大批中毒死亡。

在我国，通过耕牛饲喂试验已证明有毒的栎属植物有槲树（Q. dentata）、槲栎（Q. aliena）、栓皮栎（Q. uariabilis）、白栎（Q. fabri）、锐齿栎（Q. alina var. acuteserrata）、麻栎（Q. acutissima）、蒙古栎（Q. mongolica）、小橡子树（短柄枹栎 Q. glandulifera var. brevipetiolata）、枸树（Q. serra）、和辽东栎（Q. liaotungensis）等 8 个种及 2 个变种。

在贵州省部分地区，耕牛栎叶中毒发病率达 13.3％～66.％。

据四川省 1972 年 18 个县的不完全统计，栎叶中毒的牛有 6 138 头，死亡 1 902 头。

1968 年湖北省耕牛中毒 701 头，死亡 116 头，病死率为 16.5％。

1978 年吉林省延边朝鲜族自治州耕牛中毒 139 头，占放牧耕牛总数的 13.7％，死亡 97 头，病死率 69.7％。

陕西省汉中地区 1977—1982 年发病 15 000 多头，死亡 4 400 多头，经济损失十分严重。

栎树叶中毒的发生，具有一定的区域性和季节性。

其区域性取决于栎属植物的自然分布。掌握栎属植物的水平分布和垂直分布规律，对认识该病的地理分布，制订预防对策极为重要。

栎树叶中毒多发生于春季，而其橡子中毒则发生于秋季。在我国栎树叶中毒多发生于 3 月下旬至 5 月下旬。秦巴山区多发生于 4 月 10 日至 5 月 5 日之间。这是因为春季栎属植物萌芽早、生长快，覆盖度大，在草场植被中占优势，且对耕牛有一定的适口性，加之冬春补饲不足，富含蛋白质的饲料缺乏，常出现耕牛"撵青"现象，耕牛连续 5～9d 大量采食即发生中毒。

【发病机理】

1. 有毒成分与毒性　栎树的有毒成分是栎单宁（oak tannin），存在于栎树的芽、蕾、花、叶、枝条和种实（橡子）中。

栎叶所含单宁，称栎叶单宁；种实所含单宁，称橡子单宁。

Pigeon 等曾以皮粉法测定 1960 年 4、5、8、10 月份哈佛氏栎（Q. havardii）叶的单宁含量，分别为 15.13％、8.68％、7.67％、6.19％。

史志诚等以皮粉法测定 1980 年 4～11 月份栓皮栎叶中单宁的含量，分别为 10.85％，8.13％、7.78％、5.60％、11.54％、5.92％、7.88％、8.95％（干重）。

据报道，幼嫩橡子的单宁含量为 4.8％～9.4％，成熟橡子含单宁仅 3％。

栎单宁是一种淡棕色的无定形粉末，可溶于水、醇、丙酮，不溶于乙醚、氯仿。纸层析表明栎叶单宁是一种混合物，三氯化铁显色后显示出一条延伸的灰蓝色谱带，其主要组分栎Ⅲ的 Rf 值为 0.34。化学检验与水解试验证明为可水解单宁。元素分析：实验值为 C 48.24％，H 4.23％。紫外光谱无吸收峰。红外光谱图表明，在 3 400～3 200cm^{-1}～1 200cm^{-1} 间有强而广阔的吸收，此为多元酚羟基的明显特征；1 740cm^{-1} 为酯羰基吸收；1 610cm^{-1}、1 500cm^{-1} 为芳香环骨架振动。

据报道，牛采食栎叶 7～19d 中毒，中毒量为每日每千克体重 48.40±35.97g（山东省淄博市畜牧兽医站，1979）。牛采食栓皮栎嫩叶 6～7d 中毒，中毒量为每日每千克体重 51.47±17.59g。

Pigeon 等（1962）将栎单宁给家兔口服，LD$_{50}$ 为每日每千克体重 6.9g，连服 5d。

Weber-Kirchner C（1979）用水解单宁喂一头牛，给量为每千克体重0.140g，连服8d出现中毒症状，显示肾病的组织学病变。

史志诚（1980）测定4月13日至5月17日小橡子树嫩叶单宁含量的回归方程：$y = 0.127 + 0.47x$。其间，取小橡子树嫩叶投于健康牛2头，7d引起中毒，中毒量分别为每kg体重2.713和2.828g，平均每日给予小橡子树叶单宁分别为每千克体重0.388g和每千克体重0.404g。再按每千克体重40g鲜栎叶的剂量提取单宁，并投给4头健康牛，均于6~8d后出现与栎树叶自然中毒病例基本一致的临床症状和病理变化。

2. 中毒机理　国外有很多报道认为，水解单宁具有凝固蛋白的作用，使消化道上皮细胞破坏，肝、肾出现细胞和亚细胞变化，致使肝糖原减少，蛋白尿，线粒体改变。由于蛋白质损失，多核蛋白体的片断和肝中RNA的合成受到抑制。

有的学者（1977）根据单宁的化学分类进行推测，认为栎单宁主要是没食子单宁，分解成为没食子酸和焦性没食子酸，两者都对动物有毒。

在前人研究的基础上，史志诚（1981）提出并经过10项试验证实"高分子可水解的栎叶单宁经生物降解产生多种低分子酚类化合物引起中毒"的假设。

明确指出栎单宁不同于单宁酸，揭示了栎单宁中毒的实质，即可水解的栎叶单宁进入机体的胃肠内，经生物降解产生多种低分子的毒性更大的酚类化合物，并通过胃肠黏膜吸收进入血液和全身器官组织，从而呈现毒性作用。因此，确证起毒性作用的是栎叶单宁的代谢产物，而不是栎叶单宁本身。牛栎树叶中毒的实质是酚类化合物中毒。双五倍子酸是栎单宁多羟基酚的主要作用成分，经细菌发酵后转化为双没食子酸、五倍子酸和焦性没食子酸，后两种是还原剂，对中毒起决定性作用。

【症状】

牛大量采食栎树叶连续5~15d后中毒。

病初表现精神不振，被毛竖立，食欲减少，厌食青草，喜食干草，瘤胃蠕动减弱，尿量减少且浑浊，粪便呈柿饼状，干硬、色黑，表面有大量黏液或纤维素性黏稠物及褐色血丝。频频努责，排粪量少，肩部、股部及臀部肌肉震颤，甚至全身颤抖。

中期，精神沉郁，食欲减少或废绝，反刍停止，瘤胃蠕动减弱、无力。体温正常（或逐渐低下），心跳稍增数，有的心搏亢进或心律失常。鼻镜少汗或干燥以至龟裂。鼻孔周围黏附分泌物，舌不舔鼻。粪便呈算盘珠或香肠样，被有大量黄红相间的黏稠物。尿量增多，清亮。

后期尿闭，在阴筒（公牛）、肛门周围、腹下、股后侧、前胸、肉垂等处出现水肿，触诊呈棉花团状，指压留痕。

有的病例，排黑色恶臭糊状粪便，黏附于肛门周围及尾部，终因肾功能衰竭而死亡。

检验所见：尿液淡黄色或微黄白色，有多量沉渣；pH波动在5.5~7.0，相对密度下降为1.008~1.017，尿蛋白阳性；尿沉渣中有肾上皮细胞、白细胞及管型等。

游离酚升高，可达30~100mg/L，对结合酚的比例增大。

血液尿素氮（BUN）高达14.28~124.95mmol/L（40~350mg/dL）（正常5~20mg/dL）；高磷酸盐血症（2.4~6.8mmol/L）；低血钙症（1.75~2.10mmol/L）；挥发性游离酚可达（0.28~1.86mg/dL）。

血清谷草转氨酶和谷丙转氨酶升高。

【病理变化】

剖检可见肛门周围、腹下、股后侧及背部皮下脂肪胶样浸润。腹腔积水呈淡黄色，可达4 000~6 000mL。瘤胃充满内容物，瓣胃充满干硬内容物，叶面呈灰白色或深棕色相间。真胃空虚，有少量内容物呈糊状灰黑色。十二指肠内有一层白色或黄白色糊状物。小肠空虚。盲肠充满黄褐色稀粪，有的呈稀糊状或黑褐色糊状物，恶臭。大肠空虚，近直肠端有少量香肠样干硬粪便，外表黏有大量黄白色糊状物、黏液膜及血丝。直肠近肛门处水肿，管腔狭窄。真胃底、十二指肠、盲肠底黏膜下有褐色或褐黑色出血点呈细沙样密布。肠系膜水肿。肝肿大。胆囊增大 1～3 倍。脾脏边缘及表面有散在出血点。

肾脏周围脂肪水肿，包膜易剥离，呈土黄色或黄红相间，红色区有针尖大出血点。肾盂淤血，有的充满白色脓样物。膀胱积尿或无尿，膀胱壁有散在出血点。

心周围脂肪浸润，心冠脂肪有散在出血点，心内充满凝血块。肺小叶气肿。

病理组织学变化，以肾曲小管扩张坏死，肝脏不同程度变性，胃和十二指肠黏膜层脱落坏死为主。

电镜下，肝细胞核变形，胞浆内出现空泡，溶酶体增加，线粒体肿胀，内质网扩张增生。肾小管上皮细胞坏死脱落，有的脱离基底膜，核变形，线粒体肿胀。

【病程及预后】

病程长短颇不一致。多在临床症状出现后的第 2 周内死亡。出现饮、食欲，恢复排尿、排粪，精神转好，表明预后良好。出现水肿的，大多预后不良。也有病程延长 20 多日逐步康复或继发其他疾病而死亡的。

【诊断】

1. 早期诊断　凡符合以下情况者，可考虑牛栎树叶中毒：有采食或饲喂栎树叶的生活史；发病有一定的季节性和地区性，秦岭、巴山山区在 4 月中旬至 5 月上旬；临床检查体温正常，食欲稍减，粪便干燥、色暗黑并带有较多的黏液及少量血丝；尿蛋白阳性。

2. 病程诊断　见表 11 - 2。

表 11 - 2　牛栎树叶中毒的病程诊断

检查项目	初期	中期	后期
体温	变化不大	正常或偏低	偏低
心律	加快或正常	减慢	减慢
呼吸	正常	正常或减慢	困难
鼻镜	汗不成珠	干燥或龟裂	龟裂
粪便	干燥色黑	干燥呈算盘珠状，带大量黏液或血丝	不排粪或排少量恶臭稀粪
水肿	无	无或轻度	有
尿蛋白	（＋）	（＋）或（＃）	（＃）或（＋）
尿 pH	7.5～8.0	7.0～6.5	6.5～5.5
尿相对密度	1.025 左右	1.020 左右	1.011 左右
尿游离酚（mg/L）	114.55±78.83	78.84±34.41	37.96±20.05
尿结合酚（mg/L）	47.34±39.76	34.18±21.61	22.87±3.44
血酚（mg/dL）	0.28±0.13	1.86±1.06	0.93±0.01

【治疗】

立即停止在栎林放牧，禁止采集栎树叶饲喂，改喂青草或青干草。

1. 解毒　硫代硫酸钠，每头每次 8～15g，配成 5％～10％溶液，一次静脉注射，每天 1 次，连续 2～3d。适用于初、中期病例。初期还可灌服适量生豆浆水，或灌服菜油 250～500mL，鸡蛋清 10～20 个。

2. 碱化尿液　为促进毒物排泄，尿液 pH 在 6.5 以下的，应静脉注射 5％碳酸氢钠注射液 500mL。

3. 对症疗法

（1）强心。全身衰弱、心力衰竭者，应用强心苷。亦可用 20％安钠咖注射液，静脉或肌内注射，兼有强心利尿作用。

（2）补液。50％糖盐水 1 000mL、林格氏液 1 000mL、10％葡萄糖液 500mL、20％安钠咖液 20mL，一次静脉注射。

（3）腹膜封闭。青霉素 320 万 U、普鲁卡因 1g，生理盐水 500mL，腹腔注入。

（4）瓣胃注射。为促进胃肠道内容物排泄，可用 1％～3％食盐水 1～3L 瓣胃内注入。

【预防】

最根本的预防措施是恢复栎林区的自然生态平衡，改造栎林牧地的结构，改变山区养牛单一放牧，既不补饲也不加喂夜草的习惯，建立新的饲养管理制度：贮足越冬度春的青干草，提高放牧牛的体质。目前经实践证明有效的措施有：

1. "三不"措施　贮足冬春饲草，发病季节不在栎树林放牧，不采集栎叶喂牛，不采用栎叶垫圈。

2. 日粮控制法　据报道，牛采食栎叶占日粮的 50％以上即发生中毒，75％以上即发生死亡。为此，应控制栎叶在日粮中的比例。在发病季节，采取上半日舍饲、下半日放牧的办法，控制栎树叶采食量不超过日粮的 40％，或者缩短放牧时间，每日归牧后进行补饲或加喂夜草，补加的草量应不少于日粮的一半。

3. 高锰酸钾法　高锰酸钾能对栎单宁及其降解产物低分子酚类化合物进行氧化解毒。在发病季节，每日下午归牧后灌服一次高锰酸钾水。高锰酸钾粉 2～3g 加清洁凉水 4 000mL 溶解后，一次胃管灌服或饮用。

（史志诚）

二、牛蕨中毒

Bovine Bracken Poisoning

牛蕨中毒，是指牛在短期内采食大量蕨（Pteridum aquilinum）所致发的一种以骨髓损害和再生障碍性贫血为病理和临床特征的急性致死性综合征。

本病广泛发生于世界各地，与蕨的地理分布密切相关。最早可追溯到 1893 年，英国学者 Penberthy 和 Storrar 分别同期报道富蕨牧地上牛的一种出血性综合征。之后，Stockman（1917，1922）实验性饲喂蕨叶复制本病获得成功。其后，世界各国有关研究报道极多，从蕨的毒性扩展到其致癌性、致诱变性、致畸性以及化学本质的研究。

牛的蕨中毒在我国已有很长的历史，但正式研究报道不多。四川农业大学张鸣谦、冯泽光 1962 年在国内首次作了报道。郑明高、徐忠贤等（1986）报道了湖南南山牧场黑白花育成牛蕨中毒的两次暴发。

笔者等自 1970 年起，对黄牛的实验性蕨中毒进行了研究，复制出典型的蕨中毒病例。其后，有关本病的实验研究和临床研究报道陆续增多。

不同年龄及品种的奶牛、肉牛、黄牛和水牛均可罹患本病，犊牛和育成牛更为敏感。牛急性蕨中毒，有明显的全身性出血、血汗及骨髓损伤，故有牛出血病、血汗症（haematidrosis）、血珠病以及泛骨髓痨等别名和俗称。牛少量长期采食蕨之后，可导致以间歇性血尿为特征的慢性中毒，特称牛地方性血尿症。

【病因】

蕨［*Pteridium aquilinum* L.］，归类为蕨类植物门（Pteridophyta）、真蕨亚门（Filicophtina）、薄囊蕨纲（Lep - tosporangiopsida）、真蕨目（Filicales）、蕨科（Pteridiaceae）的蕨属（*Pteridium scopoli*）。又可分为许多变种，如原变种（*Aquilinum*）、斜羽变种（*Laliusculum*）、魏氏变种（*Wightianum*）、多裂变种（*Decomposilum*）、费氏变种（*Feei*）、柔毛变种（*Pubescens*）、非洲变种（*Africanum*）及假尾叶变种（*Pseudocautum*）等。其中以原变种及斜羽变种最为重要。

1. 蕨的生境、形态及分布　蕨喜生于海拔 200～1 200m 的酸性黄壤地。可生长于林地、未开垦的荒坡地，侵入草原、耕地及其他开阔生境。其根状茎异常顽强，孢子可远隔漂移，进行有性繁殖，易于蔓延滋生而难于清除。

蕨植株的高度差异较大，低者几十厘米，高者可达数米。叶柄直而坚硬，成叶近革质。叶片阔三角形或卵圆形，长 30～60cm，宽 20～45cm。三回羽状分裂。小裂片边缘反卷，内有连续的孢子囊群。囊群盖二重，长条形，内有质膜，叶两边无毛或仅在羽轴段主脉下面有疏毛。叶片秋末冬初干枯死去，次年由地下茎萌发新叶芽。叶芽幼嫩，密被柔毛，呈卷曲的拳头状，俗称拳头菜、蕨菜或牧杖（crozier）。不少地区的人群有食用这种嫩蕨的习惯。其后，叶片自基部至尖部逐渐展开。叶片完全展开时呈嫩绿色，放牧牛喜欢采食。叶片成熟后，小裂片背面的边缘可见孢子囊形成，其内充满孢子。孢子体积很小（直径 23～35μm），一片蕨叶可产生 $3×10^8$ 个孢子。

孢子成熟后溅落，长期漂浮于大气中，或因降雨而沉降到地面，在适宜的条件下通过有性繁殖产生新的蕨株。蕨的根状茎粗大，长而横行，呈绳索状。外被锈褐色有节的长柔毛，无鳞片，具有空孔的双轮管状中柱。

蕨根状茎的生命力极强，能抵御火灾及恶劣的气候条件而以无性繁殖方式蔓延。

蕨是一种在世界上分布极广而又十分古老的植物。除酷热、严寒的荒漠外，世界各地均可见到这一植物。蕨的原变种［*Pteridium aquilinum*（L.）*Kuhn* var. *aquilinum*］广泛分布于欧洲各地以及除了最干旱地区之外的整个非洲大陆及其邻近岛屿。

蕨的斜羽变种［*Pteridium aquilinum* L. *Kuhn* var. *latiusculum*（DESV）*Undrew*］，主要分布于北美东部、欧洲北部（英国除外）及亚洲北部。我国及日本各地分布的蕨几乎均为蕨的斜羽变种。

2. 中毒因子　据认为蕨具有"拟放射作用"（Evans，1968）或具有一种"再生障碍性贫血因子"（Pamukcu 等，1966）。

现在已知这种毒性因子可用热乙醇及热水提取。并分离纯化出若干化合物，如蕨素（pterosin）、蕨苷（pteroside）、异槲皮苷（isoquercitrin）、紫云英苷（astragalin）、tiliroside 等，它们在牛蕨中毒发生上的意义尚不能肯定。

近来日本学者 Niwa 等（1983）及丹麦学者 Van der Hoeven 分别从蕨中分离到一种正倍半萜糖苷（norsesquiterpene glucoside），分别命名为 Ptaquiloside 及 Aquilide A，据称是蕨的致癌因子和毒性因子（Hirono 等 1984，1987）。

【发病机理】

蕨中含有某种骨髓损伤因子，能导致骨髓的类放射损伤，看来已比较肯定。

Evans（1968，1987）研究了实验性蕨中毒犊牛的细胞与体液变化，认为牛蕨中毒具有放射线所致的全身性炎症特征。实验性蕨中毒犊牛，除可见高热、循环白细胞减少及血小板减少等一系列典型蕨中毒所具有的骨髓损伤变化外，还出现了一系列的细胞学和体液学改变。如肥大细胞数量增多且严重紊乱以及与之相一致的血中循环肝素及组织胺水平的显著波动。伴随肥大细胞的增加，血管外淋巴细胞、浆细胞、单核细胞、嗜酸性粒细胞及具有大量周边核的巨细胞不同程度地增加。另外可见血纤维蛋白原及血清黏蛋白水平异常以及胃肠道隐窝上皮细胞的类放射损伤等。应用人工合成的氢化皮质类甾醇可以成功地治疗牛的急性蕨中毒，似乎也证实了本病的炎症性质。

蕨中毒病牛的高热，则可能是损伤细胞产生的内生性致热原刺激下丘脑体温调节中枢所引起的（Evans，1985）。

日本学者吉冈丰（1973）根据蕨中毒牛的实验，指出蕨毒素可使骨髓及肝脏机能障碍，出现凝血不全，红细胞、粒细胞、血小板减少及出血。血小板的减少可引起内在凝血系统第一相障碍。肝机能障碍则使凝血因子Ⅱ、因子Ⅴ、因子Ⅶ及因子Ⅹ产生减少，带来外在凝血系统第一相异常。至于出血性变化，则是由于各脏器的退行性变化及血管障碍、血凝障碍等诸因素综合作用的结果。

Yamane 等（1975）认为中毒时血中肝素样物质的增加，大大加强了血中的抗凝血因子。严重的骨髓损伤、出血及心、肝等实质器官的损伤，无疑可成为本病恶化及死亡的原因。

【症状】

常有数周潜伏期。早期症状为精神沉郁，食欲减退，消瘦虚弱。然后，病牛茫然呆立，步态踉跄，后躯摇摆，直至卧地难起。病情急剧恶化时，体温突然升高，达 $40\sim42℃$，个别达 $43℃$，食欲大减或废绝，瘤胃蠕动减弱或消失。多量流涎，明显腹痛，频频努责，狂暴不安。粪便干燥色暗红。排出少量稀软带血的糊状粪便，甚至排出血凝块。怀孕母牛后期常有异常胎动及流产。泌乳母牛排血性乳汁。有的排血尿，显排尿困难。

眼结膜及其他可视黏膜有斑点状出血，贫血及黄染为本病重要的临床体征。

少数病例可出现衄血及口、眼、耳的出血及血汗。皮肤斑点状出血也十分显著，尤其是在被毛稀疏的耳壳、会阴、股内侧和四肢系部。

昆虫叮咬部以及皮肤穿刺或注射后针孔长时间流血不止。张明谦等（1964）曾见 1 例，在耳静脉采血后针孔流血不止达 40h 以上。笔者及同事们曾见实验性中毒病牛，耳静脉采血后流血不止达 1h 又 55min。在撞击或梳刮牛体时也可能造成皮下血肿。

病牛常有心动及呼吸加快，甚至出现心功能不全及呼吸困难。犊牛常因咽喉发炎、水肿、麻痹而伴发呼吸困难，甚至窒息死亡。

检验所见，主要包括与再生障碍性贫血有关的各项血液学和骨髓象指征：白细胞减少，通常在 $5\times10^9/L$ 以下，重症少于 $2\times10^9/L$。白细胞分类显示粒细胞极度减少，淋巴细胞相对增多，可占 $80\%\sim90\%$，甚至达 98%。血小板减少，重症可少于 $50\times10^9/L$，红细胞减少到 $3\times10^{12}/L$ 以下，甚至 $1\times10^{12}/L$ 左右。血红蛋白也随之降低，红细胞大小不均，脆性增加。凝血时间延长，流血时间延长，血块收缩不良。

笔者及同事们（1984）对实验性蕨中毒黄牛的凝血象检验发现，流血时间延长至近 2h，凝血时间延长达 10min。

骨髓象变化：骨髓增生不良，红系、粒系、巨核细胞系均受损害，与外周血细胞相应平行减少。病牛发热时，骨髓细胞总数显著减少，指示严重的再生障碍性贫血。

【病理学变化】

1. 全身泛发性出血　剖检时可见全身浆膜、黏膜、皮下、肌肉、脂肪及实质器官有明显的出血性病变。全身各处疏松结缔组织及脂肪组织呈胶样水肿。左心内膜及膀胱黏膜的出血比较严重。肌间出血常形成大的血肿。

2. 骨髓损害 骨髓病变有证病意义。四肢长骨的黄骨髓严重胶样化及出血，红骨髓部分或全部为黄髓取代。镜下可见骨髓造血组织萎缩，呈岛状分布。粒细胞系及巨核细胞系减少或消失，仅有少数幼红细胞集聚。

【病程及预后】

病程长短不一，因病牛年龄、个体及采食蕨叶量而异。犊牛的敏感性较高。

短期内采食大量蕨叶时，起病突然，病势猛烈，多以死亡告终。病初高热，腹痛，全身性严重出血，血小板剧减者病程短，一般在1周左右死亡，最短的可在出现症状后2d内死亡。病程长的达数周至数月，病程中可出现几次反复，每次反复后病情更重。

【诊断】

根据蕨接触史等流行病学资料，以及典型的临床、血液与病理学变化，不难诊断。

在蕨中毒牛的发热及其他临床体征出现之前，血液学改变已相当显著。因此，在本病流行区流行季节对高危牛群定期进行血液学检查，及时剔出那些尚未表现临床症状但已发生中毒的轻症病牛或亚临床病牛，采取早期治疗，常能收到良好效果。

在鉴别诊断上，需要考虑三氯乙烯中毒、放射线损伤、霉烂草木樨中毒、华法令等抗凝杀鼠药中毒、痢特灵中毒以及炭疽、出血性败血症、钩体病、血孢子虫病等类症（参见血液病篇出血综合征鉴别诊断）。

【治疗】

尚无特效解毒药，多采用综合疗法。

1. 输血或输液 视牛的体重，可一次输注新鲜全血500～2 000mL，或输注富含血小板血浆（PRP），每周1次，早期效果良好。

2. 应用骨髓刺激剂 对蕨中毒病牛早期采用骨髓制激剂鲨肝醇（botyl alcohol）可促使血细胞新生。鲨肝醇1g，橄榄油10mL，溶解后一次皮下注射，每天1次，连续5d；或取鲨肝醇2g，吐温80（或吐温20）50g，生理盐水100mL，煮沸后冷却，每天静脉注射20～50mL，连续数日。

3. 应用肝素颉颃剂 蕨中毒病牛循环血中肝素样物质增多，可考虑采用肝素颉颃剂。配合输血，用1%硫酸鱼精蛋白10mL静脉注射；或者用甲苯胺蓝250mg，溶于生理盐水250mL中，静脉注射。

此外，还可采用抗纤维蛋白溶酶制剂、维生素制剂、止血剂、强肝剂、营养剂、强心利尿剂及胃肠调整剂等进行对症治疗。

需要指出的是，洗胃、催吐、泻下等中毒的一般急救处置，在蕨中毒症状出现后使用已无实际意义。原因是牛食入蕨后至发病常有一段较长时间的蓄积及体内作用过程，症状的出现表明毒物业已充分吸收。

【预防】

1. 加强饲养管理，尽可能避免到蕨茂密的牧地上放牧，特别是禾本科牧草尚未大量萌发而蕨叶业已展开的春季。适时地调整牛群的放牧路线、区域及缩短放牧时间，可减少牛接触蕨的机会。放牧前的补饲有时也显得十分重要。还应注意剔除刈割饲草及垫草中混入的蕨。

2. 配合牧地改良，控制蕨的生长。由于蕨的生命力异常顽强，目前尚无有效的生物学控制法。曾采用放火烧坡的办法试图消除荒地上的蕨，结果适得其反。深耕并清除翻犁出来的蕨根状茎，或适时地刈割蕨的地上部分，能有效地减少蕨的密度。

黄草灵（asulam）为一种比较理想的化学除蕨剂。黄草灵即 O 甲基 N（4 - 氨基苯磺酰基）氨甲酸酯［methyl（4 - aminobenzenesulphonyl）carbamate］，系吸收移行型多年生杂草除草剂，安全性、稳定性均好。蕨叶面喷洒后可很快使蕨株枯死，并可有效控制达 2 年之久。最佳施用时间是，当大多数蕨叶已展开但仍较柔嫩时。

三、绵羊蕨中毒

Bracken Poisoning in Sheep

蕨对绵羊的危害主要表现在以下 4 个方面：

1. 引起与牛急性蕨中毒相类似的"急性出血性综合征"　最早是 1910 年 Hickman 发自新西兰的报道。之后，英国、澳大利亚也分别报道了与牛急性蕨中毒极其相似的绵羊蕨中毒的暴发，但其症状及病变的出现比较缓慢和轻微。

2. 视网膜变性——"亮盲"　英格兰北部及中部的绵羊群中，长期存在一种所谓"亮盲"（bright blindness）的疾病，以进行性视网膜变性、萎缩和血管狭窄为病理特征，多见于 18 月龄以上的绵羊。患羊失明，瞳孔散大，光反射减弱。Watson 等（1972）报道食蕨可实验复制本病，证实了当地放牧地上分布的蕨与"亮盲"的关系。

3. 膀胱及其他部位的肿瘤　长期采食蕨的老龄绵羊中也可出现血尿及膀胱肿瘤。这一情况已被实验证实。Mccrea 等（1981）在长达 5 年的饲蕨实验中，高比例地诱发出绵羊的膀胱移行细胞癌及颌部的纤维肉瘤等肿瘤。

4. 脑灰质软化　Chick 等（1981）报道澳大利亚绵羊采食蕨的食用变种（*Pteridium aquilinum* L. var *esculentum*）和碎米蕨（*cheilanthes sieberi*）后，所含的硫胺酶可使体内硫胺素遭到破坏而导致脑灰质的软化。

Evans 等（1975）也曾用蕨的根茎粉诱发过绵羊的典型硫胺素缺乏症。

四、马蕨中毒

Equine Bracken Poisoning

1897 年 Muller 首先记载了马的蕨中毒。Hadwan（1917）根据蕨中毒后病马的共济失调表现，称之为"蕨蹒跚"（bracken staggers），在日本则称为"腰痿病"。

【病因及发病机理】

马蕨中毒与牛蕨中毒的机理迥然不同。多数学者认为，马及其他单胃动物蕨中毒的本质是蕨所含硫胺酶使体内的硫胺素遭到破坏而致发的硫胺素缺乏症。

后来日本学者 Konishi 等（1984）发现蕨中除硫胺酶外，还含一种耐热的抗硫胺素因子（SF 因子）。

【症状及诊断】

初期呈轻度运动性共济失调，心率减慢并心律失常。随后出现典型的蹒跚症状，四肢运动不协调，前肢交叉或后肢交叉。驻立时四肢外展，低头拱背。严重时肌肉震颤，皮肤知觉过敏。最后卧地不起。末期出现阵挛性惊厥和角弓反张。但直至昏睡之前，病马仍保持食欲及正常体温。濒死期才出现心动过速及体温升高。

血中丙酮酸水平，可从正常的 $20\sim30\mu g/L$ 增高至 $60\sim80\mu g/L$，维生素 B_1 水平可由正常的 $80\sim$

$100\mu g/L$ 降低到 $0.25\sim0.30\mu g/L$。

心电网显示心机能不全。血液学检查可见淋巴细胞减少而中性粒细胞增多。

特征性病理变化：多发性末梢神经炎及神经纤维变性，坐骨神经及臂神经丛尤为显著。神经纤维发生浆液性及出血性浸润，以致神经增粗。

此外，尚可见特异性的充血性心力衰竭。

【防治】

注射盐酸硫胺素溶液疗效卓著，早期使用效果更佳。剂量为每千克体重 5mg，开始做静脉注射，以后改为肌内注射，连用 2～4d。还应口服多量硫胺素，连续 10d。

五、猪蕨中毒

Bracken Poisoning in Pigs

猪蕨中毒较为罕见。病猪出现沉郁、呕吐、便秘、呼吸困难及消瘦等。后期体温下降，呼吸、心跳减慢。多死于充血性心力衰竭。

猪蕨中毒在本质上与马的蕨中毒相同，为蕨中硫胺酶所致的硫胺素缺乏症。

血液学检查，可见血中硫胺素水平降低而丙酮酸水平增高。硫胺素疗效显著。

尸检，神经系统无明显变性改变，但可见心房多发性灶性坏死，心肌松弛，心肌扩张等。

六、实验动物蕨中毒

Bracken Poisoning in Laboratory Animals

蕨（*Pteridium aquilinum*）及毛叶蕨（*Pteridium reuolutum*）对多种实验动物具有毒性及致癌性。

1. 大鼠　急性蕨中毒时，体重进行性减轻。可出现硫胺素缺乏及骨髓损伤的表现。慢性中毒恒能诱发膀胱及回肠的肿瘤。在某些品系大鼠（如 CD 大鼠）还可诱发乳腺癌。

2. 小鼠　急性中毒情况同大鼠相似。长期饲喂蕨，可在一些品系小鼠中诱发肺腺瘤、空肠腺瘤、胃腺癌、淋巴细胞性白血病及膀胱肿瘤等。

3. 豚鼠　急性中毒情况同大鼠相似，但往往有明显的膀胱出血。长期饲蕨可高比例地诱发膀胱肿瘤。

4. 地鼠　可诱发盲肠及回肠的腺癌。但诱发率低于大鼠。

5. 鹌鹑　可诱发高比例的肠腺癌。另有致畸作用（喙及骨骼畸形等）及雄性不育作用（睾丸重量下降，生精能力减弱）。

6. 蟾蜍　强制性饲喂蕨，可诱发肝及回肠的肿瘤。

7. 兔　膀胱严重出血。

（许乐仁　王永达）

七、疯草中毒

Locoweed Poisoning

棘豆属和黄芪属（*Oxytropis* 和 *Astragalus*）植物的亲缘关系密切，形态特征颇相类似。兽医毒理学家认为，这两属的一些有毒植物对动物几乎有相似的毒害作用。动物采食后可致发以神经症状为主症的慢性中毒。

因此，这类植物统称疯草（Locoweed），所致中毒病称为疯草中毒（locoism）或疯草病（loco disease）。疯草"loco"一词，来源于西班牙语，意思是发疯。

疯草病可发生于许多动物，包括马、骡、驴、猪、牛、羊、鸡、兔、猫、羚羊等。

疯草主要分布于美国、前苏联、墨西哥、冰岛和中东等世界各地，是危害家畜最为严重的一类有毒植物。

疯草在中国主要分布于西北、华北和西南广大牧区，已给畜牧业造成巨大的经济损失。

【病因】

国内已报道的疯草，有棘豆属的小花棘豆（O. glabra）、黄花棘豆（O. ochroeephala）、甘肃棘豆（O. kansuensis）、包头棘豆（O. glabra var. drakeana）、急变棘豆（O. deflexa），和黄芪属的茎直黄芪（A. strictus）、变异黄芪（A. uariablis）等。

据调查，宁夏（1958—1973）因黄花棘豆中毒死亡羊1万只以上，马700余匹。西藏（1976—1979）因茎直黄芪中毒牲畜101 329只（头），死亡46 630只（头）。此外，青海、甘肃、内蒙古、陕西等省（自治区）也都有大批牲畜发生疯草中毒。

我国有棘豆属植物120余种，黄芪属植物280余种，除了上述几种可引起家畜中毒外，是否还有其他有毒种尚不清楚。

疯草的适口性差，在适度放牧的草地上因其他牧草丰盛，家畜并不采食。但在过度放牧的情况下，草场退化，疯草群落的密度逐年增加，草场质量急剧下降，家畜因饥饿而不得不采食疯草，且一旦采食，便嗜好成瘾，以至中毒。

干旱年份，其他牧草特别是根系较浅的牧草，大多生长不良或枯死，而疯草根系发达，耐寒抗旱，生长相对旺盛，易为家畜采食而发病。一些疯草晚秋仍呈绿色，春天最早返青，而其他牧草业已枯萎或尚未萌发，自然成为可采食的对象，加之春季牧畜营养状况不良，对疯草特别敏感，很容易发生中毒。半荒漠草原，因受气候条件的影响，疯草有周期性（6～9年）生长蔓延的特点，常造成大批牧畜中毒死亡。再者，由外地引进的家畜，对疯草的识别能力较差，容易误食而发病。

【发病机理】

黄芪可按毒素构成，分为以下3类：

1. 含脂肪族硝基化合物黄芪　Marsh（1920）首次报道含硝基化合物的四翅黄芪（A. tetrapterus）中毒，Stermitz等（1969）从距园叶黄芪（A. miser var. oblongitolius）中，首次分离出硝基化合物，称为米瑟毒苷（miserotoxin），化学名称为三硝基-1-丙醇 β - D 葡萄糖苷。在消化道可分解为毒性高的三硝基丙醇（3 - NPOH）。

Williams（1975）又证实了几种黄芪含有 cibarian、hiptagin 和 karakin 等硝基化合物，这些硝基化合物可分解为三硝基丙酸（3 - NPA）。三硝基丙醇和三硝基丙酸被吸收后，可损害呼吸系统和中枢神经系统，特别是控制协调的自主应答部分。

Williams（1981）对欧洲和南美洲的黄芪属植物进行了定性分析，发现欧洲的1 624种黄芪中有190个品种（12%），美洲的66种黄芪中有30个品种（45%）含硝基化合物。

目前在国内尚未见报道含硝基化合物的黄芪中毒。只是黄学忠（1981）报道的牛、猪紫云英中毒，与含硝基化合物黄芪中毒的症状颇为相似。

2. 聚硒黄芪　黄芪属的某些种是著名的聚硒植物。James（1980）报道，美国有24种黄芪是聚硒植物，其中二沟黄芪（A. bisulatus）、派特逊氏黄芪（A. pectintus）和碱土黄芪（A. racemosus）

等，聚硒量高达几千 mg/kg，可致发硒中毒。

中国几种疯草的化学分析表明，其硒含量仅为 0.060～0.272mg/kg，均在安全范围之内。根据目前的资料，我国疯草中毒与硒关系不大。

3. 含疯草毒素（生物碱）黄芪和棘豆　美国 1873 年发现疯草病，March（1905—1907）证实，疯草病与采食某些黄芪和棘豆植物有关。

Cauch（1929）从兰伯氏棘豆（O. lambertii）中分离出一种物质，可引起猫实验性疯草病。

Fraps 等（1936）从密柔毛黄芪（A. mollissimus var. earlei）中分离出一种强吸湿性物质洛可因（locoin），对中枢神经有直接毒害作用。

早在 1907 年人们就发现，美国羊的疯草病同澳大利亚羊的灰苦马豆中毒在症状上十分相似。

20 世纪 70 年后，病理学研究发现，饲喂班荚黄芪（A. lentiginosus）、绢毛棘豆（O. sericea）和灰苦马豆（swainsona galegifolia）中毒的绵羊，在病理学变化方面没有明显的差异，都显示神经及内脏细胞的空泡变性，同遗传性甘露糖贮积症相似。并从灰苦马豆中分离出甘露糖苷酶抑制剂吲哚兹定生物碱（indolizidine）——苦马豆素（swainsonine），从而确定灰苦马豆为有毒成分。

Molyneux（1982）也在班荚黄芪和绢毛棘豆中发现了苦马豆素，其含量比灰苦马豆高 10 倍，而且还发现氧化氮苦马豆素（swainsonine - N - oxide），也是一种甘露糖苷酶抑制剂，从而确定苦马豆素和氧化氮苦马豆素就是疯草毒素。

实际上苦马豆素与氧化氮苦马豆素同 Cauch 从兰伯氏棘豆分离到的物质以及 Fraps 等从密柔毛黄芪中分离到的洛可因的性质相同，均属同一物质。

曹光荣等（1987）从黄花棘豆中分离出苦马豆素，其含量为 0.012％。经测定甘肃棘豆、急弯棘豆、茎直黄芪和变异黄芪的苦马豆素含量分别为：0.021％，0.025％，0.006％和 0.010％。

关于苦马豆素的作用机理，据 Dorling 等人研究认为，苦马豆素的阳离子同甘露糖的阳离子在构形上极为相似，并对甘露糖苷酶有高度亲和性。在溶酶体的酸性环境里，浓度增高，能抑制细胞溶酶体中 α-甘露糖苷酶，造成甘露糖贮积。同时还能抑制糖蛋白的合成，产生富含甘露糖的天门冬酰胺多聚糖，使溶酶体内大量低聚糖不能代谢而聚积，导致细胞特别是神经细胞的空泡变性，出现一系列神经症状。

目前苦马豆素已可人工合成和生物合成，使发病机理的研究更加深入。

李柞煌等（1989）从小花棘豆中提取分离出臭豆碱（anagyrine）、野决明碱（thermopsine）、N - 甲基野靛碱（N - methycytisine）和鹰爪豆碱（sparteine）等 4 种生物碱。俞梅辉（1985）从小花棘豆中分离到一种溶血毒素。

到目前为止，除苦马豆素外，其他生物碱及溶血毒素在疯草病发生中的作用，还有待做进一步的研究和评价。

【临床表现】

采食疯草初期，家畜体重增加快，持续采食，体重反而下降，约经半月后出现中毒症状，如迟钝、步态蹒跚、目光呆滞、凝视、运动失调和神经质（尤其是受刺激时）。各种动物的表现不尽相同。

1. 羊　表现精神沉郁，反应迟钝，步态不稳，后肢拖地或向两侧摇摆。病情严重时，眼半闭，头不断地做水平摆动，以致不能吃草。安静时呆立，走路时颈及四肢僵硬，容易倒地，消瘦贫血。

2. 马　表现垂头闭眼，呆立无神，四肢失去快速运步能力，进而步态蹒跚如醉，视力减退。背腰僵硬，转弯困难或后肢麻痹，倒地不起。

3. 牛　精神沉郁，步态蹒跚，无目的徘徊或转圈运动，站立时前肢呈交叉姿势。高海拔地区放牧采食疯草的牛还表现右心衰竭。颌下、胸前及腹下水肿，呼吸困难，腹泻，不愿走动，强迫行走会引起突然死亡。在高山区人工饲喂绢毛棘豆或苦马豆素纯品，也能引起同样的症状。

此外，中毒母畜不发情，公畜没有性行为，怀孕母畜发生流产。Roll 等（1979）用 203 只母羊在不同怀孕期饲喂斑荚黄芪和密毛黄芪，11 年实验观察表明，31％的母羊发生流产，45％后代畸形。胎儿畸形表现为前肢侧弯，腱挛缩，跗关节前曲和过度松弛以及腕关节屈曲等。还可见胎盘停滞、胎儿水肿和出血。病程数日或数周不等，最后衰竭而死。

检验所见：血液红细胞总数明显减少；部分淋巴细胞胞浆出现空泡；血清谷草转氨酶、碱性磷酸酶、乳酸脱氢酶活性升高；血液尿素氮升高；血浆 α-甘露糖苷酶活性明显下降；尿中低聚糖含量增加；浓缩尿及乳汁可检出苦马豆素。母畜血浆孕酮逐渐下降。

病理变化：剖检眼观病变不明显，组织学变化以内脏和神经细胞胞浆空泡化为特征。这种变化在食入疯草后第 4d，肾近曲小管上皮细胞内即可发现，第 8d 出现在小脑浦金野氏细胞及其他中枢神经细胞。停止采食疯草则空泡很快消失。但如果继续采食疯草，小脑的浦金野氏细胞可能消失。

电镜观察细胞空泡性损害，主要是溶酶体单层膜结构不断扩大所致。

【诊断】

根据采食有毒黄芪和棘豆的病史，临床症状（中毒症状不明显的羊只，可使之应激，如抓住两耳提起前躯，中毒羊立即眨眼、缩颈、摇头不止，甚至倒地不起，而健康羊只表现强力挣扎），血清谷草转氨酶、碱性磷酸酶和乳酸脱氢酶活性升高，α-甘露糖苷酶活性明显降低，结合内脏、神经细胞胞浆空泡化等病理组织学特点，不难诊断。

新发病区，还需要对植物做种的鉴定。如为新种，应对植物进行化学分析。

苦马豆素检测采用薄板层析法：取植物样品 0.5g 放入提取器，加入甲醇 100mL，测定 24h 后，减压蒸发干燥，用 1mol/L HCl 重新溶解，通过微型阳离子交换柱，先用无离子水洗脱，然后用 0.5％ NH₄OH 水溶液洗脱，洗脱液减压蒸发干燥，无水乙醇重新溶解，硅酸板上点样，在氯仿、丙酮、乙醇、氢氧化铵（5∶3∶1∶1）展开剂中展开，醋酐溶液喷雾后 100℃干燥，再用 Ehrlich 试剂喷雾，100℃干燥，出现紫色为阳性反应。同时用苦马豆素的标准样品作对照，以保证诊断准确无误。但还需与下列中毒进行鉴别。

1. 含硝基化合物黄芪的急性中毒　病情发展很快，血液高铁血红蛋白浓度升高，美蓝解救无效。慢性中毒，需要检查植物的硝基化合物，目前，推荐用 greiss - Ilosvay 法：取两支试管，分别放入 10mg 剪碎的干叶，每管加 1mL 1mol/L HCl，在室温下震荡 2h，然后每管加 1mL 20％KOH，在室温下放置 2h，于试验管内加入 1mL 冰醋酸后立即加 1mL Gness - Ilosvay 试剂，于对照管加入 2mL 冰醋酸，3min 后观察颜色变化。如被检样品中有硝基化合物，则试验管变为红色。必要时还可进行定量分析。

2. 聚硒植物中毒　临床上难以鉴别，必须分析测定植物硒和中毒动物的毛硒。植物硒含量应在 5mg/kg 以上，毛硒应在 10mg/kg 以上。

【防治】

无特效解毒药。预防有如下方法：

1. 除草剂控制法　除草剂 2，4 - D 丁酯是有效的。一些较新的除草剂，即使在不太理想的环境条件下应用，也能控制疯草。绢毛棘豆和兰伯氏棘豆对 3，6 - 二氯 - 乙吡啶羧酸特别敏感（每 667m² 66～70g）。美国得克萨斯西部推荐在秋季应用毒草定每 667m² 20g，控制密柔毛黄芪和伍顿黄芪。乙氯草定每 667m² 70～140g，可控制华沙黄芪。毒草定每 667m² 20g，同低剂量的乙氯草定、3，6 - 二氧乙 - 吡啶羧酸、甲氧二氯苯酸、2，4 - D 丁酯合用，也能控制多种疯草。

宁夏农学院等（1974），将 2，4 - D 丁酯与 2 - 甲 - 4 - 氯钠盐或液剂混合使用，防除黄花棘豆取得了良好效果。2，4 - D 丁酯（每 667m² 150g），对幼苗期的喷杀率为 100％，营养期为 82％，盛花期为82％。2，4-D丁酯（每667m²100g）加2-甲-4-氯液（每667m²300g）的盛花期喷杀率为98％，2，4-D丁酯（每667m²100g）加2-甲-4-氯钠盐（每667m²100g）的喷杀率为94％。

马俊生（1990）将使他隆（starane）、G-520、百草敌（butylate）、2，4-D丁酯等单用或复配使用，对黄花棘豆的灭除效果在95％以上。经大面积防除，效果很好，且药剂选择性强，不伤害牧草，对人畜安全，成本较低，适合草原推广应用。

虽然，大多数疯草可以用除草剂控制，但完全清除这些植物是不大可能的。疯草种子在这种草原的土壤中存量约为400～4 300粒/m²。为保持疯草密度低于危害家畜的程度，定期重复处理是必要的。如能结合草场改良和草原管理等措施，则可望获得更好的经济效益。

2. 合理轮牧　正如病因项内所述，合理轮牧，草地定期轮流休闲，牧草生长发育正常，营养丰富，保证均衡供应，既能保护草原，也能防止家畜采食疯草而发生中毒。

3. 去毒利用　疯草经水或酸草浸泡处理2～3d，可除去大部分毒素，即使连续饲喂2～3个月也不会发生中毒。疯草在盛花期营养价值最高，粗蛋白含量高达18％，此时收割晒干堆放，农闲时进行去毒处理，既可防止疯草种子成熟、繁殖和蔓延，又可获得大量优质干草，方法简便而易行，效果确实而可靠。

（曹光荣　王　凯　王建华）

八、萱草根中毒

Hemerocallis Root Poisoning

萱草属植物中的某些品种的根具有毒性，能引起动物中毒死亡。临床特征为瞳孔散大、双目失明、瘫痪和膀胱麻痹，俗称"瞎眼病"。

本病在我国甘肃、陕西一带流行已有100多年历史，但20世纪60年代才开始研究，现已基本阐明，国外至今尚无本病的记载。

自然发病见于放牧的绵羊和山羊，牛偶尔发生。青海、甘肃、陕西、内蒙古、辽宁、安徽、浙江等省（自治区）都曾有过报道。在人工栽培萱草的地区也常有发生。

【病因】

羊群因刨食萱草根，或因捡吃移栽、抛弃的萱草根部而发生中毒。发病有明显的季节性与地方性，恒见于野生萱草比较密集的山区，我国西北每年1～3月见有发病，2月下旬至3月中旬发病率最高。此时正当草枯季节，萱草根已开始萌芽。4月份牧草生长，发病自然停止。发病率随吃入量而异，高者可达80％以上。

萱草为百合科（Liliaceae）萱草属（*Hemerocallis* L.）多年生草本植物，分布于全国各省（自治区），我国有10多种，野生或栽培，农民采摘其花苞晒制成干，供人食用（即金针菜），根可入药。已证明童氏萱草（*H. thumbergii* Baker）、北萱草（*H. esculenta* Koidz）、北黄花菜（*H. lilio-asphodelus* L. emend Hyland）、野黄花菜（*H. altissima* Stout）、小黄花菜（*H. minor* Mill）和野金针菜（鹿葱）（*H. flava* Linn）的根有毒。王建华（1982）证明黄花菜（*H. citrina* Barol）和萱草（*H. fulva* L.）及其变种的根无毒。

口服有毒萱草根（粉）已证明能引起小鼠、豚鼠、鸡、兔、犬、猪、绵羊、山羊和马中毒死亡。绵羊中毒剂量为每千克体重3.63～4.5g；致死量为每千克体重5.88～7.87g。

陈昌等（1960）、邹康南等（1979）分别从童氏萱草、北萱草和小黄花菜的根中提取出相同的致病物质——萱草根素（hemerocallin），为枯黄色粉末，弱酸性，可溶于氯仿，加热到240℃变棕色，

266～269℃熔融（分解）。黄兰荪等（1973）确定其为双萘结构，分子式 $C_{26}H_{22}O_6$。

萱草根素 1.0mg 给 20g 体重小鼠灌服，能引起失明、瘫痪死亡。

小鼠 LD_{50} 为每 20g 体重 0.95mg。绵羊口服致死量为每千克体重 38.3mg。毒素以其代谢产物随尿液排出，未经吸收的毒素以原形随粪便排出（刘毅等，1987）。萱草根素在体内有蓄积性。小鼠给药 1～2d 的药物清除率为 8.8%，蓄积率为 91.2%。

【临床表现】

发病不分年龄与品种，征候出现的时间与程度视食入量而异。

轻度中毒病羊，最初食欲减退或不吃，精神沉郁，目光呆滞，离群不愿活动，磨牙，常在 1～2d 内双侧瞳孔散大，先后或同时失明。初失明时呈现不安，易惊恐，盲目乱走乱撞，或行走谨慎，四肢高举，有些病羊则低头不停转圈。中毒较轻者，精心照料可能耐过，甚至仍能肥育和配种繁殖，后代不受影响，但双目失明、瞳孔散大不能恢复的，由于不能随群放牧而被迫淘汰。吃入量多的羊发病快，常在当天收牧进圈时尚无异常表现，但次日早晨发现已经死亡，或已经失明、瘫痪，发病者全身微颤，呻吟，低头呆立或头抵墙壁，或运步失调，眼球水平震颤，粪便多稀软。不久后躯瘫痪，不能站立，伏卧昏迷至死，或侧卧于地，头颈伸直，前肢划动，后肢感觉缺失，经 2～4d 终于昏迷死亡。

病羊瞳孔完全散大，对光反射消失，眼睑反射减退乃至消失，但眼压并不升高。检查眼底可见视乳头充血、水肿，中央动静脉扩张，视网膜由正常的绿色逐渐变为黄红色，并出现毛细血管扩张和末梢出血，严重者血管破裂，眼底全被血液染红。

检验所见：血清黄疸指数、总胆红素、血糖、血清谷草转氨酶活性、乳酸脱氢酶及其同工酶活性均明显升高，而白蛋白/球蛋白比值与胆碱酯酶活性明显降低。这些肝功能指标在尚未出现病状时就已开始，并随时间延长和病情加重而愈益显著，反映了肝脏的器质性损害（唐运平等，1987）。

脑脊液中葡萄糖含量、谷草转氨酶、乳酸脱氢酶、胆碱酯酶与肌酸磷酸激酶均明显升高，其中胆碱酯酶与肌酸磷酸激酶为脑组织损害的特异性生化指标（唐运平等，1987）。

尿液由正常的澄清淡黄色变为浑浊的深黄色或茶褐色，含少量蛋白，尿糖含量显著增多，可高达 2.5g/L 或更高。尿沉渣中含有肾和膀胱上皮细胞，少量管型和磷酸铵镁结晶，反映肾脏受到一定程度的损害。

血液、脑脊液与尿液中糖含量剧增是本病重要特征之一，而且出现得最早，提示萱草根素可能影响糖代谢，尚待探讨。

【病理学变化】

主要是胸腔、心包与腹腔积液。心脏常扩大，质软，心肌出血。肝脏淤血。肾略肿大，质软。软脑膜血管扩张充血，脑、延脑和脊髓血管扩张，常有出血点。脑室积液，球后视神经轻度肿胀，呈灰红色。视网膜血管扩张，视乳头水肿。

光镜下可见大脑、小脑、延脑和脊髓充血、出血和水肿，白质结构疏松，出现无数空洞（脑白质软化），灰质可见噬神经细胞及卫星现象，多数神经元核溶解、浓缩。小脑胶质细胞增生。部分肝细胞肿大，颗粒变性和坏死，细胞浆内出现空泡和嗜伊红颗粒。肾上皮细胞肿胀、颗粒变性，肾小管内积存蛋白液。肾小球周围淋巴细胞浸润。膀胱黏膜和肌层水肿、出血，炎性细胞浸润。

【诊断】

根据突然发生瞳孔散大、双目失明、瘫痪等临床症状，尿糖含量显著升高等检验所见，以及接触萱草根的病史，即可确诊。

【防治】

尚无特效解毒药，只能做对症治疗，妥为护理。

预防要点包括：草枯季节禁止在密生萱草的地区放牧；出牧前补饲一部分干草；将萱草密集地区划为禁牧区，专供金针菜生产；零星生长的萱草，可人工挖除，将根洗净晒干，作为中药材出售。

（邹康南　张海彬）

九、木贼中毒

Equisetosis

木贼中毒，由木贼科植物问荆（*Equisetum arvense*）、木贼（*E. hiemale*）和节节草（*E. ramosissimym* Desf）所含生物碱和皂苷等有毒物质致发。牛、马中毒后，发生运动障碍，抽搐、痉挛，乃至后躯麻痹等临床综合征，而导致死亡。

【病因】

木贼科植物问荆、木贼和节节草，生长在低洼潮湿、池沼、多荫的沙土地带，全国各地都有分布。木贼和节节草的毒性最强，常常引起牛、马、骡的严重中毒。

1. 问荆全草　含有黄酮苷，即异槲树皮苷（isoguercitrin）、问荆苷（equrisetrin）、紫云英苷（astrosalin）；皂苷即问荆皂苷（equiselonin）；生物碱即烟碱和问荆碱（polustrine，equisetine，$C_{17}H_{31}O_2N_3$）。还含二甲基砜、乌头酸、草酸、氯化钾，以及 β-谷甾醇等其他溶血物质。

2. 木贼全草　含有烟碱、二甲基砜〔dimethylsulfone，$(CH_3)_2SO_2$〕、咖啡酸、阿魏酸、硅酸、鞣质以及皂苷。还含有黄酮苷，包括山奈素-3，7-二葡萄糖苷（kaempferol-3，7-diglucoside）、山奈素-3-二葡萄糖苷（kaempferol-3-diglucoside）及山奈素-3-葡萄糖-7-二葡萄糖苷（kaempferol-3-glucoside-7-diglucoside）等。

3. 节节草全草　甲酸提取物水解产生毒芹素（apigenin，$C_{15}H_{10}O_5$）、木樨草黄素（luteolin）、生物碱、甾醇及三萜、皂苷等。

此外，木贼科植物多含有抗维生素 B_1 因子和物质。

马每昼夜饲草中混杂 250g 木贼，连续饲喂数天，即可发生中毒。

据调查，皖北、苏北及鲁东南，沿黄河故道一线，木贼科植物节节草的生长极为茂盛，有时用作饲草，特别是在干旱年份饲草缺乏时，于早春季节采集饲用。马、骡饲喂量超过日粮的 50％，即引起中毒。此类植物中毒，多成群发生，病死率很高。

【发病机理】

本病的发病机理尚不清楚。主要是生物碱、黄酮苷和皂苷等有毒物质从肠道吸收，侵害脑、脊髓和各实质器官，引起脑、脑膜以及各实质器官的充血、出血和水肿；中枢神经系统调节机能受到严重损害，导致共济失调、肌肉痉挛、抽搐等神经症状。

木贼含有抗维生素 B_1 因子和物质，可使体内维生素 B_1 的合成和利用受到阻滞和破坏，维生素 B_1 极度缺乏，神经组织糖代谢障碍，大量丙酮酸聚积，引起多发性神经炎。同时还可抑制胆碱酯酶对乙酰胆碱的水解作用，使神经冲动的传导尤其心脏和胃肠机能发生紊乱，导致木贼中毒的病理过程。

木贼中毒的马、牛，全身各实质器官大都显现充血、出血或水肿。心内膜和心包膜出血，心脏肿大，心肌变性。肝脏肿大，实质脂变、脆弱、呈黄红色。肾脏皮质与髓质境界不分明，实质脆弱，呈土黄红色。胃肠呈卡他性炎。关节囊肥厚、出血，周围存在胶样浸润。脑及脊髓膜充血、出血，脑组织水肿。

【症状】

病初，表现异嗜和跛行，病畜站立不稳，步态蹒跚，呈现静止性和运动性共济失调，或呈犬坐姿势。时而精神沉郁，眼睑下垂，两眼半闭；时而兴奋不安。

病情进一步发展，神经兴奋性增高逐渐突出。发作时病畜行为狂暴，甚至攻击人畜，伴有阵发性痉挛和强直性痉挛，局部乃至全身肌颤，知觉过敏，容易惊恐，呼吸与脉搏疾速，全身出汗，瞳孔散大。发作后即转入抑制，呈嗜眠状态。兴奋与抑制反复交替出现，间歇期长短不定。

痉挛发作期间，病畜苦闷呻吟，用力挣扎，不断轧齿。呼吸困难，乃至喘息，个别病例口吐白沫。头颈、背腰、胸膜以及四肢肌肉挛缩；颈项板硬，不能弯曲；背腰僵硬，四肢关节伸展困难，横卧不起，四肢伸展，不时划动，最终后肢麻痹或不全麻痹。

整个病程中，体温无变化，可视黏膜发绀，心搏动疾速，心律失常，脉搏微弱，脉搏数每分钟超过百次。消化功能障碍，有时下痢或便秘。少数病例，胸腹部发生浮肿。病的末期，由于强直性痉挛反复发作和全身出汗，常陷入脱水、窒息和虚脱。

【病程及预后】

急性中毒，病情重剧，一般经1~2昼夜死亡。慢性中毒，病程缓长，卧地不起，仍能摄食，时而好转，时而恶化。有的持续3个月以上，病畜逐渐消瘦，运动机能障碍，以至后躯麻痹，大多预后不良。

【诊断】

根据四肢无力、共济失调、肌肉抽搐或痉挛、运动机能障碍等维生素 B_1 缺乏的临床特征，结合病史调查和病因分析，可做出初步诊断。

应注意同风湿症、破伤风、流行性脑炎、霉玉米中毒、马媾疫、脑脊髓丝虫病等类症进行鉴别。

【治疗】

本病的治疗原则，主要在于改进饲养，停止饲喂木贼草，加强护理，保持安静，及时采取病因疗法和解毒急救措施。

首先，应用维生素 B_1，牛、马0.2~0.3g，肌内注射，具有急救解毒效果。其次，根据病情，及时强心、输液、补充电解质，防止脱水和酸中毒。牛、马通常可先放血1 000~2 000mL，继用复方氯化钠溶液，或50%葡萄糖氯化钠注射液1 000~2 000mL，静脉注射；另用25%氨茶碱溶液10mL，皮下注射。并相机采用如下对症疗法：

脑及脑膜充血，颅内压升高时，应用10%~25%葡萄糖溶液1 000~2 000mL，或20%甘露醇溶液或25%山梨醇溶液等脱水制，按每千克体重1~2g，全速静脉注射，以降低颅内压，改善脑循环。痉挛发作时，可用水合氯醛、溴化钠、安乃近等解痉、镇静、安神剂。消化功能障碍，发生下痢或便秘时，可清肠制酵。

【预防】

在木贼科植物生长茂盛的地区，应禁止采割作为饲草，或放牧任其采食，特别是清明前，早春季节，缺乏青绿饲料时更应注意，防止采食，以免发生中毒。

十、白苏中毒

Perilla Frutesceus Poisoning

白苏中毒，多在炎热季节发生于水牛，是白苏茎叶所含挥发油成分紫苏酮致发的一种急性中毒，以延脑呼吸中枢麻痹，急性肺水肿，窒息和循环虚脱为病理和临床特征。

【病因】

白苏（*Perila frutesceus* L. Brit.）是唇形科紫苏属植物，一年生，被疏毛草本；叶对生，长柄，阔卵圆形或卵圆形，边缘粗锯齿状，绿色；总状花序，顶生及腋生；茎直立，圆角四棱形，高50～100cm。生长在田埂、路边、山坡、池沼与水库周围，以及村前、屋后、树林、竹园等潮湿背阴处。

白苏与紫苏同属不同种，分布于我国河北、江苏、安徽、浙江、福建、湖北、四川、云南、贵州等地。全国各地都将其作为油料作物或药用、香料植物广泛栽培。

白苏茎叶含挥发油，其主要成分为紫苏酮（perillaketone）、β-去氧香薷酮（β-dehy-dro-elscholtzionenoginata ketone）及三甲氧基苯烯（elemicin）等物质。这些物质毒性很强，能导致水牛急性中毒。

水牛白苏中毒，在国内外文献上均无记载，兽医临床上也无报道。长期以来，安徽省西部地区，老淠河沿岸，每年5～7月间，青壮年水牛经常发生一种以急性肺水肿为特征的疑难疾病，病因不明，无法防治，病死率很高，造成严重的经济损失。

作者在1974—1975年经过深入调查研究，终于确证是白苏中毒。近年来，云南、四川等地区也开始见有水牛白苏中毒的报道。

【发病机理】

水牛白苏中毒的发病机理，尚未进行科学实验，还不清楚。有人认为，白苏含有一种活性物质，即L-色氨酸，能导致急性肺水肿，同再生草热的发病机理相仿，尚待验证。因为白苏茎叶中含有的主要化学成分还不完全清楚，中医很早以来就用作辛温解表药。

白苏的挥发油中所含的紫苏酮和β-去氧香薷酮物质，能扩张毛细血管，刺激汗腺发汗，减少支气管黏膜分泌。

作者对水牛夏季白苏中毒的发生发展过程有如下设想：上述挥发油等有毒物质通过消化道吸收，首先侵害中枢神经系统，使外周毛细血管扩张，脑及脑膜充血，延脑呼吸中枢和血管运动中枢陷于麻痹；加以水牛的汗腺很不发达，在炎热天气的影响下，全身代谢机能极度紊乱，导致急性肺水肿和间质性肺气肿等急剧的病理过程，引起呼吸机能严重障碍，微循环衰竭，口色乌紫，皮肤发绀，皮温下降，四肢冰凉，流涎，吐沫，终于发生窒息和心力衰竭，迅速死亡。

【病理变化】

尸检皮肤毛细血管扩张、淤血，肺脏极度膨胀，被膜光泽，附着少量的纤维蛋白，肺尖叶与心切迹形成粘连。肺间质膨胀、透明，肺叶边缘，特别是尖叶与心叶，包括副叶，形成囊状和半球形透明气囊。肺小叶被膨胀扩张的间质分隔开，肺泡组织水肿。咽喉部淤血，呈紫红色；气管下端与支气管内充满白色泡沫和透明浆液。左心耳淤血，呈青紫色。冠状部脂肪液化，浑浊，血色浸润。左心室内膜斑点状出血，右心室扩张，心肌变性、柔软。前腔静脉呈壶状扩张。血液凝固不全。肝脏淤血，呈青紫色，略显肿大。胆囊浆膜散在出血点。全部消化系统及其他各实质器官，都具有不同程度的水肿和出血变化。脑及脑脊髓膜毛细血管扩张，大脑纵裂和横裂，以及脑沟淤血和局限性出血，脑实质水肿。

【症状】

初期，全身症状不明显，仍然采食和反刍，但有闷呛，吸气用力，鼻翼开张，向上掀起，形成皱鼻现象。口角附着少量泡沫，流涎，间或点点滴滴流血。

病情发展急剧，有的 1～2h 内即出现明显的肺水肿症状。呼吸急促而用力，频频皱鼻，头颈伸展，腹式呼吸，胸部听诊，先是肺泡音粗糙，干性啰音继而出现湿性啰音，呼吸极度困难。耳、角根、背、腰部，以及内股部发凉，四肢厥冷。体温正常，脉搏疾速，脉律不整，心音不清晰，被呼吸音掩盖，但肺动脉口第二心音强盛。颜面静脉怒张，神情不安；咳嗽无力，不断闷呛。间或时起时卧；卧地时，头颈伸展贴地，力图缓解呼吸困难。口鼻断断续续流沫、吐水；频频排尿。

病情急剧恶化，病牛极度苦闷不安，呈毕欧氏呼吸，即间断性呼吸。由于呼吸中枢的兴奋性衰退以至麻痹，呼吸极度困难而费力。眼球突出，瞳孔散大；顿时口色乌紫，皮肤（耳、内股部及腹下）发绀，微循环障碍，张口伸舌，吐沫、吐水，全身肌肉震颤，呈现窒息和循环虚脱状态，头向前伸，突然倒地，用力挣扎，鼻孔涌出大量泡沫，口吐大量清液，瞬息死亡。

【病程及预后】

本病的病程短，发展急剧，从出现前驱症状、开始闷呛至死亡，全程 2～6h，往往来不及急救。轻症病牛，及时发现，立即治疗，在阴雨天，气温凉爽，经过 2～3d，多数可以治愈。

【诊断】

本病多突然发生，开始皱鼻、闷呛，继而喘息、吐沫、吐水，终于发生窒息和循环虚脱，临床特征明显，结合病因分析，通常可以确诊。但须注意与日射病、热射病以及有机磷中毒等类症进行鉴别。

【治疗】

水牛白苏中毒的治疗贵在"三早"，即早发现、早确诊、早治疗。

先将病牛牵至阴凉通风处，避免刺激和兴奋。同时按照增强大脑皮层保扩性抑制作用，降低颅内压，改善脑循环，强心，输液，止咳平喘等原则，进行抢救。

初期，用安溴注射液 100～150mL 静脉注射。必要时，先大量泻血，再用复方氯化钠溶液或 5% 葡萄糖生理盐水 2 000～3 000mL，20% 安钠咖溶液 10～20mL，另加 5%～10% 维生素 C 10～20mL 静脉注射。

呼吸极度困难时，颅内压升高，宜用甘露醇静脉注射。为兴奋呼吸中枢，缓解呼吸困难，可用 25% 尼可刹米水溶液 10～20mL，皮下注射。

（倪有煌　张德群）

十一、山黧豆中毒

Lathyrus Sativus Poisoning

山黧豆（*Lathyrus sativus*），俗名山棱豆或马牙豆、立山豆，属豆科香豌豆属（山黧豆属）一年生作物。种子是不定型多棱角豆粒，含蛋白质 25% 左右，且富含人体所需重要氨基酸。山黧豆盛产于印度，欧洲、非洲及亚洲东部都有种植。我国新疆、甘肃、陕西、宁夏、黑龙江、江苏、四川、云南等省（自治区）均有引种。

【病因】

山黧豆含山黧豆毒素，人畜长期食用均会引起中毒。未成熟的种子含毒量更大。开花期及开花前期的茎叶亦可引起各种畜禽中毒。

印度、德国、法国、前苏联、阿尔及利亚等一些国家均发生过山黧豆中毒。

山黧豆毒素分为两大类：一类是能引起骨性山黧豆毒素中毒的因子；另一类是能引起神经性山黧豆毒素中毒的因子。

1. 骨性山黧豆毒素因子 BAPN，即 β-氨基丙腈（β-aminopropionitrile），及其 γ-谷氨酰衍生物，是骨性山黧豆中毒症的病因。Dupuy 和 Lee（1954）首次报道从矮山黧豆（*L. pusillus*）中分离获得，同年 Mckay 等和 Dasles 分别从香豌豆（*L. odoratus*）中也分离到结晶。此外，BAPN 还存在于硬毛山黧豆（*L. hirsutus*）和粉红山黧豆（*L. roseus*）中。

骨性山黧豆中毒在人类还未见发生。给大鼠、小鼠、小鸡、火鸡以 BAPN，或饲喂山黧豆，能产生明显的骨骼畸形和壁间动脉瘤等实验性山黧豆中毒；将含有 50% 香豌豆的日粮，或含 0.1%～0.2%BAPN 的日粮喂给小鼠，即可产生骨骼变形和动脉壁破裂。这是由于抑制了锁链赖氨素和异性锁链赖氨素的合成，使弹性硬蛋白或胶原蛋白多肽链间的交联发生障碍所致。

2. 神经性山黧豆毒素因子 BOAA，即 β-草酰氨基丙氨酸（β-N-oxalylamialanine）或 ODAP，即 β-N 草酰-L-α，β-二氨基丙酸（β-N-oxalyl-α，β-diaminpyl acid），是一类水溶性有毒氨基酸，引起神经性瘫痪型山黧豆中毒的主要因子之一。Rao 和 Murti 等（1964）从草山黧豆（*L. sativus*）和 *L. species* 中分离获得，它还存在于扁荚山黧豆（*L. cicera*）、*L. clymenum*、宿根山黧豆（*L. latifolius*）、林生山黧豆（*L. syluestris*）及其他 18 种山黧豆中。BOAA 含量在 0.2% 以下的，为低毒山黧豆，含量在 0.65% 以上的，为高毒山黧豆。

我国各地山黧豆 BOAA 的含量为：纯白黑龙江山黧豆 0.15%～0.16%，黑咀黑龙江山黧豆 0.17%～0.23%，张掖山黧豆 0.11%～0.18%，德国扁荚山黧豆 0.2% 以下，陕西永寿山黧豆 0.78%～0.87%，甘肃山黧豆 0.69%～0.71%。此外，Bell 等（1966）分离出同系物 γ-N-乙二酰1-γ-二氨基丁酸。Resslor（1962）分离出 β-氰基丙氨酸和 1-α，γ-二氨基丁酸等另外几类神经毒性氨基酸。

兰州大学化学系（1975）和陕西省畜牧兽医总站（1983）分别从栽培山黧豆（*L. sativus*）中分离出 BOAA 结晶。BOAA 为白色有光泽的柱状结晶，易溶于热水，水溶液呈酸性。经红外光谱和核磁共振分析，确定其结构式为：

$$\text{HOOC—C(=O)—NH—CH(NH}_2\text{)—COOH}$$

几种山黧豆中 BOAA 的含量为：永寿山黧豆每 100g 0.109 1g，纯白黑龙江山黧豆每 100g 0.093 0g，肉色扁荚山黧豆每 100g 0.034 8g。刘绪川、张国韦等研究，山黧豆 BOAA 小鼠腹腔注射 LD_{50} 为每千克体重 749.86mg。低毒山黧豆对猪、驴的慢性毒性试验表明，引种筛选低毒山黧豆与谷类饲料按适当比例搭配饲喂，对家畜更为有利。在推广使用过程中，如能注意喂量、持续时间、动物种类和年龄差别，则更为安全可靠。

洪子鹏等进行的 BOAA 对小鸡的毒性试验表明，BOAA 属于低毒，对中枢神经系统有较强的抑制作用，是致发强直痉挛的一种神经毒。也有人认为，BOAA 毒素主要损害神经，特别是返喉神经和脊髓，引起呼吸困难和后肢麻痹。

【临床表现】

山黧豆中毒属慢性蓄积性中毒，一般饲喂 1～2 个月，甚至 4 个月，才会发生中毒。马最敏感，牛次之，猪、鸡、鸭较不敏感。

1. 马中毒　主要因返喉神经麻痹而呈现喘鸣症，稍一活动就呼吸困难。食欲无明显变化。同时发生脊髓炎，先惊恐不安，后则麻痹，运动和感觉机能都出现障碍。重者不能起立。心跳快，呼吸困难，最后死于窒息。

2. 牛中毒　食欲减退或废绝，精神沉郁或嗜眠，后躯运动障碍，很快发生后肢麻痹，有时失明。但不发生喘鸣症。

3. 猪中毒　大多表现后肢麻痹。甘谷县群众曾用山黧豆皮煮熟喂猪，2～3 个月后两后肢完全瘫痪，很快死亡。

4. 羊中毒　除后肢麻痹外，前肢运动也出现障碍。

【治疗】

立即停喂山黧豆。用士的宁等药物于百会穴或皮下注射；肌肉或穴位注射维生素 B_1、维生素 B_6、维生素 B_{12}、维生素 C 等药物。对马的返喉神经麻痹可施行电针疗法。

【预防】

山黧豆与谷类饲料搭配饲喂，喂量一般不得超过日粮的 20%。喂马的比例要更低些，或去毒后饲喂。山黧豆粉用 10 倍量的水经 3 次浸泡，弃去浸泡水，浸泡 24h 可去毒 90%。整粒豆浸泡的去毒效果不好。

做山黧豆粉条的浆水，待充分沉淀后，弃去上清液，可作饲料。

最好培植推广低毒山黧豆品种。

（洪子鹏）

十二、羊踯躅中毒

Rhododendron molle G. Don Poisoning

羊踯躅（即闹羊花）中毒，是采食羊踯躅的嫩叶所引起，临床上以口吐白沫，喷射性呕吐、皮温低下和步态摇晃为特征。

各种家畜都可发生，反刍动物较为敏感，水牛尤甚。多在 4～6 月份发病，立夏和小满之间为发病高峰期。作者收集的 71 个病例中，此期间发病的占 72%。主要见于我国南方的一些省份。据作者在湖南省的调查，发病率大约在 15%，病死率为 3% 左右。

羊踯躅（*Rhododendron molle* G. Don），即闹羊花。《本草纲目》中列为下品，曰"羊食其叶踯躅而死"，故而得名；《华佗神方》中用杖子汁解踯躅中毒，《经史证类备急本草》和《千金翼方》也都有羊踯躅的记载。可见，我国古代对人和动物的羊踯躅中毒已有了解。

羊踯躅又名黄花杜鹃、闷头托、老虎花、老虫花、羊不食等，是杜鹃科的一种落叶灌木，主要分布于江苏、浙江、福建、江西、湖北、湖南、广东、广西、四川、云南和河南等省（自治区）的山坡林缘，高 1m 左右，单叶互生，叶片长椭圆形或倒披针形，6～8cm×1～2cm，尖端钝，基部窄楔形，下延成不明显的短柄，全缘，边上有外卷缘毛，叶面密布灰色短柔毛，立夏前后生嫩叶，谷雨前后开花，花淡黄色，喇叭状，几朵至 10 几朵密集枝端，成短总状花序。花后结蒴果长椭圆形，红棕色。

蒴果和根部都有毒。

有毒成分，据认为大致与马醉木毒素（asebtoxin）、檀木毒素（andromodotoxin）、木藜芦毒素（grayanotoxins）、日本杜鹃素（rhodojaponin）相似。

作者从羊踯躅嫩叶和花中分离出单一的 3 个单体，其中第二个单体（简称 RT-Ⅱ）毒性强，用薄层层析和动物试验，证明与日本杜鹃素Ⅲ（rhodojaponin Ⅲ）极相似。

【病因】

主要因采食了羊踯躅的嫩叶。春夏之交，羊踯躅萌发嫩叶时，青草较少，嫩叶的不良气味又比较小，放牧时，耕牛常"饥不择食"，误食羊踯躅而致病；也常因刈割青草时混有羊踯躅而采食致病。多成群发生，雨后复晴时，发病更多。其他季节发病率极低。试验证明，老茎、叶、根都具有致病作用，但牛不采食。

【发病机理】

羊踯躅毒素具有减慢心率、降低血压、麻醉和致呕吐作用。但大剂量可致心传导阻滞、心动过速、血压升高等。作者的试验表明，羊踯躅毒素减慢心率、降低血压主要是通过迷走神经段胆碱能受体起作用，与颈动脉加压反射和血管内感受器敏感性减弱也有关系。此外，还兼有明显的局部麻醉作用。

【症状】

一般在采食羊踯躅后 3～5h 发病，人工诱发的病例 3～7h 发病。病牛流涎或口吐白沫，常伴喷射状呕吐。水牛全身皮肤冰冷，呈铁青色，背部两侧尤为明显。步态蹒跚，形同醉酒，乱冲乱撞。腹痛不安，重症卧地不起，四肢麻痹，昏睡。多数病例体温下降 0.5～1℃，心率减慢（30～35 次/min），节律失常，但有的心率加快，呼吸迫促，瞳孔缩小。

瘤胃蠕动次数增多，以后减少变弱，有的出现轻度臌气，肠蠕动音增强，腹泻。

昏睡病例常转归死亡。

黄牛中毒时，症状比水牛缓和。

猪在采食后 4～5h 发病，症状为磨牙、呕吐，走路时后肢开张，跟跄。重症全身痉挛，后肢麻痹，叫声嘶哑，结膜充血。

人工致病的山羊病例，以"流涎、磨牙、呕吐、四肢开张、步态不稳、频尿"为特征。重症四肢麻痹，不能站立，昏睡，体温低下，因呼吸中枢麻痹而死亡。

【症程及预后】

轻症病例，1～3d 可以康复。卧地不起的，拖延 1 周以上。多数病例可望康复。

【治疗】

1. 用兴奋中枢和抗胆碱能药物 试验表明，硫酸阿托品注射液（1mg/mL）10～20mL，10％樟脑磺酸钠注射液 15～20mL，分别给牛皮下注射，每日 2 次；灌服活性炭 10g（对水 500mL）；并配合针灸（山根、睛灵、鼻梁、血印、三台、苏气、后丹田、百会、尾根、尾节、尾尖、八字），效果较好。

2. 用冰片治疗 据称治疗 56 例（水牛 48 例，黄牛 8 例），均 1 次治愈。治法是以 50g 为基础用量，即 250～350kg 的成年牛用冰片 50g，根据病情和体重进行加减。用法是将总量 1/3 的冰片加水 25 倍溶化灌服，余 2/3 的冰片加水 60 倍溶化后涂擦背部及全身。

3. 中医辨证施治　羊踯躅中毒时，呈现皮温降低、腹痛、腹泻等表寒症状，以解表散寒为治则，方用荆防败毒散加减。荆芥 60g、防风 60g、枳壳 60g、羌活 60g、独活 60g、柴胡 60g、前胡 60g、川芎 60g、桔梗 60g、茯苓 60g、甘草 15g、生姜 3 片，煎水加少许薄荷灌服。

羊踯躅中毒时常有咽肌麻痹，据作者观察，有 10％的病例在投药时容易发生误咽，投药不慎常致误咽，应当注意！

【预防】

最根本的预防措施是挖掉羊踯躅，或不到羊踯躅生长区放牧，即使放牧，也必须有专人牵牧，以防采食羊踯躅，但在生产实践中往往难以做到。

作者试验和推广的活性炭口服预防法，效果确实。即在立夏到小满的发病高峰期间，每天放牧前灌服活性炭 5g。该法用费低廉，保护率达 95％以上。

（易厚生　袁　慧）

十三、映山红中毒

Rhododendron simsii Poisoning

映山红（*Rhododendron simsii*）又名杜鹃、红杜鹃、艳山红和山踯躅，系杜鹃科（Ericaceae）杜鹃属（*Rhododendron*）的长绿灌木。多生长在山坡丘陵地，高 1～3m，分枝细而多，叶呈卵形或椭圆形，长 1.5～5.6cm，宽 1～3cm，花期 5～6 月，果期 7～8 月。分布于我国长江流域以及台湾、四川、云南和陕西。

王水祥（1985）报道了贵州耕牛映山红中毒，黄志宏（1988）研究了陕西山羊映山红中毒。

可引起家畜中毒的杜鹃属植物，还有迎红杜鹃（*R. mucronulatum*）、满山红（*R. dauricum*）、太白杜鹃（*R. purdomii*）、大白杜鹃（*R. decorum*）、黄花杜鹃（*R. anthopogonoides*）、照白杜鹃（*R. mincranthum*）、闹羊花（*R. molle*）等，其中毒症状基本相似。

【病因】

映山红为长绿灌木，适口性较差，当地家畜有一定的识别能力，平时很少采食。但冬季或早春缺乏其他青绿饲料，放牧的牛羊常因采食枝叶繁茂的映山红而发生中毒。

黄志宏研究认为，映山红枝叶的主要有毒成分是四环二萜类毒素，即木藜芦毒（grayanotoxins）。实验揭示其中以木藜芦毒素Ⅰ（grayanoloxin Ⅰ，$C_{22}H_{36}O_7$）的含量为最高，毒性最强。木藜芦毒素Ⅰ又称杜鹃毒素（rhodotoxin）或梫木毒素（andromedotoxin），为白色针状结晶，熔点 267～270℃。

木藜芦毒素Ⅰ毒性强，作用迅速而短暂，属心脏神经毒物，能可逆地增强心肌收缩力，致发以期外收缩为特征的心律失常，大剂量可直接作用于心脏而引起死亡。对神经系统呈先兴奋后抑制的作用，能兴奋副交感神经，使唾液分泌增加，强烈呕吐和瞳孔缩小，对横纹肌的运动神经末梢有麻痹作用。

【症状】

一般在采食映山红枝叶 1.5～4h 之后显症。最初，空口咀嚼，流涎，剧烈呕吐，哞叫；随后，精神沉郁，食欲废绝，瘤胃蠕动停止，瞳孔缩小，肌肉软弱无力，不愿走动。尿少，粪干或不排粪。

心跳初期减慢至 50 次/min，而后心动过速，超过 120 次/min。体温无明显变化。

心电描记：初期为窦性心动过缓，窦性期前收缩，后期为心动过速以至心房纤颤。病程 1～7d。

病理学变化：胃肠黏膜脱落，肺淤血，水肿，肝肿大，心肌柔软。大脑、小脑、心、肝、肾等器官组织变性乃至坏死。

【诊断】

根据病史调查，结合临床症状和剖检变化，可以做出诊断。其与同属植物闹羊花、照山白中毒（参见羊踯躅中毒）在临床上难以区分，必须对有毒植物进行种的鉴定。

【治疗】

无特效解毒药。

具体对症疗法与羊踯躅中毒基本相同。初期可皮下注射阿托品，牛 30～50mg，羊 5～10mg。活性炭（每千克体重 10g）与复合电解质溶液 2 000～4 000mL 混合一次灌服，并结合输液，可收到良好效果。

（曾光荣　黄志宏）

十四、聚合草中毒

Comfrey Poisoning

聚合草（Comfrey）是紫草科（Borraginaceae）聚合草属（Symphytum linuens）的一种多年生粗糙毛状草本植物，又名紫草根，还有"爱国草"、"友谊草"、"肥羊草"、"饲用紫草"和"俄罗斯紫草"等别名或俗称。

聚合草是一种富含蛋白质的青饲料，作为家畜饲料已有 200 多年的历史。它原产于前苏联高加索地区及欧洲中部，以后遍及世界各地。

聚合草属有 36 个种，其中作饲料用的主要有药用聚合草（即日本聚合草，Symphytum officinale）、粗糙聚合草（即澳大利亚聚合草，Symphytum asperum）、外来聚合草（即朝鲜聚合草，Symphytum peregrimum）和高加索聚合草（Symphytum caucasicum）等。

我国引种聚合草的历史较短，20 世纪 50 年代后曾从澳大利亚、日本等国引入。直至 70 年代初才大量引入朝鲜聚合草。现已推广到全国各地，栽培面积近 2.7 万 hm^2。在东北、西北、华北、华东、西南等地区已成为农户和猪场的主要青饲料来源之一。

作者经实验证实，大量饲喂新鲜聚合草或腹腔注射与口服从该草提取的生物碱，能引起啮齿动物（大鼠、小鼠）、马、猪、鸡等中毒。

【病因】

聚合草含有双稠吡咯啶生物碱（pyrrolizidine alkaloids），与菊科千里光属植物所含肝毒生物碱的结构极为相似。主要生物碱包括聚合草素（symphytine）、聚合草醇碱（echimidine）、向阳紫草碱（lasiocarpine）、阿茹明（asperumine）、安纳道林（anadoline）、天芥菜平（heliosupine）、倒提壶碱（amabiline）、多刺凌德碱（echinatine）、绿花倒提壶碱（viridiflorine）。

上述 9 种生物碱中，以聚合草素含量最高（约占总生物碱的 1/4），毒性最强。

由于受地理位置、土壤、气候、季节等环境因素的影响，不同种聚合草的根、茎叶所含的生物碱量也有一定差异。据调查，聚合草根的总生物碱含量为 0.10%～0.40%，其中聚合草素含量为 0.025%～0.067%。聚合草茎叶的总生物碱含量为 0.003%～0.115%；其成熟老茎叶仅为 0.003%，幼嫩茎叶多达 0.049%，约高 15 倍。不同季节聚合草总生物碱含量也有差异，春夏收割的高于秋季收割的。

聚合草所含双稠吡咯啶生物碱，系慢性累积性毒物，主要损害肝脏，出现特异性的巨红细胞（巨肝细胞）症，甚而致癌。

1. 新鲜聚合草对大鼠的致癌性 饲喂药用聚合草干茎叶粉 480～600d 或干根粉 180d 以上，可引起肝细胞腺瘤或肝血管内皮肉瘤。

2. 聚合草对小鼠的毒性 腹腔注射聚合草素，LD_{50} 为每千克体重 0.3g。投喂量达体重的 0.3%，可使 50% 的小鼠死亡。喂量少时，在体内蓄积，损害肝及中枢神经。

3. 向阳紫草碱对大鼠的毒性 腹腔注射向阳紫草碱每千克体重 0.078g，第一个月每周 2 次，以后每周 1 次，结果经 60～76 周发生肝脏和皮肤恶性肿瘤。

4. 聚合草醇碱对大鼠的毒性 腹腔注射聚合草醇碱，LD_{50} 为每千克体重 0.2g；或每周注射 3 次，每次每千克体重 0.02g，18 周后导致肝损伤。

【临床表现】

猪长期大量饲喂聚合草所致的慢性中毒，显现双稠吡咯啶生物碱对肝脏的特有损害——巨红细胞症的临床表现。γ-谷氨酰转肽酶（γ-GT）活性随聚合草饲喂累积量平行升高，可达 1 333.60～1 500.30nmol/s（正常为 83.35～166.7mmol/s）。肝功能各项指标相应变化。

尸检，肝脏肿大，呈灰黄或土黄色，表面有明显隆起的灰白色结节和大小不等的坏死灶。病理组织学变化主要包括：肝细胞核明显增大、颗粒变性，胞浆内含嗜酸性小球，核内出现包涵体；汇管区和小叶间质局部增生，胆管上皮细胞轻度增生。肾小体内皮与间质细胞增生，胞核增多且密集。肾曲小管上皮细胞坏死脱落于管腔内。

肉用仔鸡持续饲喂从聚合草茎叶中提取的生物碱，显现毒性效应。掺入量相当于聚合草茎叶粉占日粮的 25% 以上时，仔鸡表现日增重和日采食量显著下降，血清碱性磷酸酶活性明显升高，达 1 116.89mmol/s 以上，并出现明显的肝脏病变。

马持续大量饲喂聚合草所致的中毒，主要表现为中枢神经麻痹。试验表明，马在 2d 内采食 25kg 新鲜聚合草叶，即出现腹痛等中毒症状。

【预防】

聚合草饲喂量适当，饲料搭配合理，作为猪的青饲料还是较为安全的。鸡日粮中聚合草茎叶粉量应控制在 25% 以下。有关饲喂聚合草的猪、鸡内脏和肉品中是否含双稠吡咯啶生物碱残毒的问题，有待进一步研究。

（丁伯良）

十五、假奓包叶中毒

Discoledion Rufescens Poisoning

假奓包叶中毒是猪因采食假奓包叶（*Discoledion rufescens*）而引起的一种以食欲废绝和血尿为主要临床特征的中毒病。

假奓包叶俗称小泡叶、野桑叶或山麻秆等，属大戟科落叶乔木或灌木，高约 2m，枝及小枝有黄色茸毛，托叶短、线形，单叶互生，卵形，基部圆形或似心形，前端渐尖，长 5～10cm，边缘有锯齿，表面脉上有毛，背面有黄色细密短茸毛。花单性，雌雄异株。雄花顶生成簇，花柄短不等长，花萼 3～5 裂，无花瓣，雄蕊多枝，花丝紫色；雌花顶生，或穗形的总状花序，密被黄色贴生毛，花萼

5 片，花柱 3 裂，子房 3 室，密被红色丝状柔毛，每室 1 个胚珠。蒴果小，近球形，成熟后裂为二瓣；果实 8～9 月成熟。

假苓包叶分布于陕西、四川、湖北、湖南等省。

【病因】

1966 年，陕西宁强、略阳等县，猪发生一种原因不明和以血尿为主要特征的疾病。后经饲喂试验证明为假苓包叶中毒。

假苓包叶一般不作为猪的饲料，但当饲料缺乏或梅雨季节，常有人采集新鲜叶子用来喂猪。据试验，50kg 以上的大猪，每日采食鲜叶 4kg，第 3d 即出现血尿等中毒症状，并于 26～33h 内死亡；每日采食鲜叶 0.75kg，于第 8d 出现症状。

除猪外，其他家畜尚未发现中毒，假苓包叶的有毒成分还不清楚。煮沸 1h 或晒干可使其毒性减低或消失。

【症状】

病初精神委顿，喜卧，四肢紧缩于腹下，体温正常或有微热，尿液呈淡茶色。继之，食欲废绝，有的出现呕吐；粪便干燥，呈小圆球状。眼结膜苍白或黄染。心率加快，呼吸促迫，孕猪常发生流产。最终衰竭死亡。

病理变化为血液稀薄，皮下脂肪呈淡黄色至米黄色，肾有散在的出血点，肾小管上皮细胞坏死，间质充血、出血及淋巴细胞浸润。肝细胞脂肪变性或凝固性坏死。血液检查可见血红蛋白和红细胞明显减少，白细胞增多，尿液 pH 下降，含大量红细胞。

【防治】

尚无特效疗法。应广泛宣传不要采集假苓包叶的鲜叶喂猪。必要时，先晒干或经煮沸破坏其毒素后再喂。

（曹光荣　李绍君）

十六、柽麻子中毒

Crotalaria Juncea Seeds Poisoning

柽麻（Crotalaria juncea）为豆科野百合属（Cratalaria）一年生草本植物，又名菽麻、印度麻，茎直立，高 2m，茎枝具小沟纹，密生绢质短柔毛。单叶，长圆状披针形或长圆形，两面密生绢质短柔毛；托叶，披针形，长 1～2mm，宽不到 1mm。总状花序顶生或腋生，有花 12～20 朵；小苞片生于萼的基部，细小；花冠黄色，较萼长；雄蕊 10，合成一组。荚果圆柱形，长 3～4cm，密生绢质短柔毛。种子 10～15 粒。主要分布于我国南方各省，陕西关中及陕南广为栽培。越南、缅甸、马来西亚、印度也有分布。

柽麻全株有毒。各种家畜采食都能引起中毒，但各地多用柽麻子喂猪，因此猪发病较多。

【病因】

柽麻根有固氮肥田作用，茎皮纤维可做各种麻织品，作为绿肥和经济作物，各地广为种植。近年来，有人用柽麻，特别是柽麻子饲喂家畜而引起中毒。主要发生于猪。经研究证实，柽麻全株有毒，籽实含毒量最高，有 5 种双稠吡咯啶类生物碱，即菽麻碱（junceine，$C_{18}H_{27}NO_7$）、瑞德林（riddeline，$C_{18}H_{28}NO_6$）、千里光宁（seneeionine，$C_{18}H_{23}NO_5$）、千里光非灵（seneciphelline，$C_{18}H_{23}NO_5$）和毛襄草碱（trichodesmine，$C_{18}H_{27}NO_6$）。其中，以后者含量最大，毒性最强。这些生物碱有强烈的肝毒性，作用机理尚待研究。

【症状】

体重 85kg 的猪，食入 250g 桎麻子后 24～48h 发病。中毒猪初期表现为精神沉郁，运动不灵活，或卧地不起，目光呆滞。随后不断呕吐，步态踉跄，全身颤抖，食欲废绝，烦渴贪饮。腹泻，粪便初灰白，后黑红，夹杂有未消化的饲料，气味腥臭。后期体温升高，呼吸困难，瞳孔散大，皮肤暗红，腹前部和股内侧皮肤出现紫色斑块，最终衰竭而死。一般病程 2～5d，最急性型可在 24h 左右死亡。

病理变化为器官组织充血、出血及弥漫性血管内凝血。肝肿大，肝细胞脂肪变性和坏死；肾小管上皮细胞变性、坏死。

【诊断】

根据采食过桎麻子的病史和临床症状，结合病理变化，可以作出诊断。必要时通过饲喂试验加以证实。

【防治】

尚无特效防治办法。

（曹光荣 张贤亮）

十七、马缨丹中毒

Lantana Camara Poisoning

本病是因采食马缨丹（*Lantana camara*）而引起的一种以黄疸、光过敏、瘤胃停滞、脱水和肾衰为临床特征的中毒病。常见于牛和羊，马也有发生。马缨丹又名五色梅、臭草、如意花，为灌木，全株被柔毛，枝条具倒钩状皮刺。叶卵形，有气味，头状花序，顶生或腋生；苞片多数，花黄色、橙黄色、粉红至深红色。核果球形，成熟时紫黑色。花期全年。分布于澳大利亚、美国、印度和我国的福建、台湾、广东、广西、云南等省（自治区）。

【病因】

马缨丹有刺激性气味，适口性差。动物饥饿时才大量采食而引起中毒。有毒成分为三萜酸。主要毒素为马缨丹酸 A 和马缨丹酸 B。中毒量的三萜酸只有少部分从消化道吸收，但由于瘤胃停滞，毒素滞留在瘤胃内不断被吸收，使肝、肾持续受到损害，胆汁淤滞而引起黄疸和光过敏。脱水，血浆钾浓度降低，代谢性酸中毒及肾小管受损，可导致肾衰。

【症状】

一般在采食之后的 24h 内发病。表现精神沉郁，食欲废绝，体弱无力，步态不稳。继之便秘、黄疸、光过敏和脱水。中毒特别严重的动物，可能发生腹泻，粪便恶臭，呈黑色水样。初期，动物喜荫蔽处，2～3d 之内不断舔鼻，致使鼻孔周围红肿，耳肿大下垂，眼流泪羞明。接着无色素皮肤出现急性炎症，而颈部和蹄冠皮肤广泛坏死。重症可在 2d 内死亡。一般病程为 1～3 周。

主要剖检变化：肝脏肿大，呈黄褐色，胆囊肿大。瘤胃内聚积干涸未消化食物，结肠内粪便干燥。肝脏呈胆汁淤积性损伤以及肾小管坏死。

【治疗】

施行瘤胃切开术，除去所有内容物，然后投入复合电解质溶液及饲料，如切碎的苜蓿干草和健康动物的瘤胃液，可获得满意效果。应用吸附剂防止毒物吸收，如给牛用 2.5kg 活性炭与 20L 复合电解质溶液混合，给羊用 500g 活性炭加入 4L 复合电解质溶液，胃管一次投服，效果很好。补给大量电解质溶液，有助于纠正脱水，并能促进瘤胃蠕动，使活性炭与瘤胃内容物充分混合。对光敏性皮肤炎，可将病畜放在荫蔽处，局部应用抗生素，全身用抗组胺制剂。

（曹光荣　高巨星）

十八、山蟛蜞菊中毒

Wedelia Wallichii Poisoning

山蟛蜞菊中毒是采食山蟛蜞菊（Wedelia wallichii）所致的一种以神经兴奋、运动障碍、呼吸困难为临床特征的急性中毒病。

山蟛蜞菊对水牛、黄牛、羊、猪和兔均有较强的毒性。

山蟛蜞菊是菊科（Compositae）蟛蜞菊属多年生草本植物。茎直立分枝，高 1～2m，具细密柔毛。叶对生，卵圆，长 4～15cm，宽 2～9cm，基部楔状，尖端渐尖，边缘有疏锯齿；叶背腹两面均被有柔毛；有三出主脉。头状花序，腋生，呈簇状，偶有单生，直径约 1cm，具长短不一的总花梗，长 1.5～4cm，总苞片外层长，卵圆，顶端钝或有时急尖，托片卵圆形，无毛；具黄色花冠，舌瓣甚短；花期 4～10 月。蒴果长 2～4mm，顶端有 1～2 个芒。本属植物约有 45 种，分布于热带、亚热带地区。我国有 5 种，分布于西南、东南及南部地区。

国外报道大叶蟛蜞菊（W. glauca）和极粗蟛蜞菊（W. asperrima）曾引起猪中毒死亡。

【病因】

家畜常因放牧采食或收割饲喂而引起中毒。山蟛蜞菊鲜草对各种家畜的致死量（每千克体重）分别为兔 6.0g，水牛 8.0g，猪 12.0g，山羊 27.0g，黄牛 16.0g。

西北农业大学（1986）从山蟛蜞菊中提取分离出强心苷粗提物及其 4 个组分。毒性试验表明，能引起猪和小鼠精神兴奋、呼吸困难和运动障碍等临床症状以及胃肠道出血，肝肾损害等病理变化。从而证实，强心苷是山蟛蜞菊的主要有毒成分，同国外报道的粗蟛蜞菊相似。强心苷进入体内后，刺激中枢神经系统，造成中枢神经兴奋性增高，并抑制血管运动中枢，造成各脏器出血，循环血量减少，导致循环和呼吸衰竭。

【症状】

猪采食山蟛蜞菊茎叶后，食欲减退或废绝，精神沉郁。12～24h 后，表现兴奋，尖叫，无目的徘徊。口吐白沫，鼻孔流出大量分泌物。呼吸困难，肌肉震颤。排粪稀软，混有黏液。随着病情的加剧，呼吸高度困难，抽搐，最后卧地不起，四肢泳动，粪便内有大量黏液和血液。

牛初期精神沉郁，食欲减退或废绝，有轻微腹痛，而后精神兴奋，惊厥，痉挛，流涎，腹痛，腹泻，粪便内混有大量黏液和血液。排尿减少以至无尿。

尸检：可见胃黏膜脱落，有出血斑，肠管严重出血——内容物充满血液和黏液。膀胱黏膜有出血斑点。胸、腹腔内有大量积液。肝肿大、质地硬。心内膜有出血点。血液暗红色，凝固不良。

【治疗】

早期可内服活性炭等吸附剂、使用盐类泻剂，以防止毒素吸收并加速排泄。急救解毒试验表明，阿托品和氯丙嗪可缓解症状。配合葡萄糖和维生素 C 静脉注射，可提高疗效。

（曹光荣 刘天生）

十九、喜树叶中毒

Camptochea Acummata Leaf Poisonmg

喜树叶中毒是采食喜树叶所致的一种以腹泻、脱水、肌颤为主要临床特征的急性中毒病。本病 1986 年我国首次发现于四川雅安地区的奶山羊。

喜树（*Camptothea acuminata*）为珙桐科、旱莲属的多年生落叶乔木，又名旱莲、千张树、野芭蕉、水栗、天梓树、水漠子及南京梧桐等，为我国所特有，广泛分布于长江流域、西南各省以及广西、台湾的山地疏林或栽培于路旁、庭院。

【病因】

喜树枝叶茂盛，枯叶期短（12 月至翌年 2 月份），易被奶山羊采食，特别是农忙季节畜主常采集喜树叶饲喂而导致中毒。

按每千克体重 10g 给奶山羊灌服喜树叶干粉 2～3 次，可引起急性中毒并导致死亡。

喜树根、茎、果、叶的有毒成分主要有喜树碱、10 -羟基喜树碱、11 -羟基喜树碱、18 -羟基喜树碱、甲氧基喜树碱、去氧喜树碱、喜树次碱等。试验证实，叶中喜树碱含量高，毒性大，最容易造成中毒。喜树碱进入机体后，少量经肾随尿排泄，绝大部分随胆汁分泌进入肠道，形成肝肠循环。喜树碱肝肠循环在本病的发生发展上起重要作用。

【症状】

病羊初期精神沉郁，目光呆滞，食欲减退，腹泻。随后病情加重，食欲废绝，瘤胃蠕动消失，反刍停止，排血样稀粪，脱水，呻吟。后期体温低下，呼吸困难，全身震颤，颈项强直，卧地不起。大多于 5～9d 死亡。

检验所见：主要包括白细胞数明显减少；红细胞压积容量升高；血清 GOT 增高；蛋白尿和血尿。

尸检所见：瘤胃黏膜脱落，皱胃和肠出血性炎症，肝脏质地变硬，边缘钝圆，胆囊胀大，充满胆汁，镜下可见肝细胞颗粒变性、空泡变性。肾脏出血，肾小管上皮细胞颗粒变性。

【治疗】

无特效疗法。可应用大剂量吸附剂吸附胃肠道内的有毒生物碱，阻止其肝肠循环。试验证明，活性炭（每千克体重 10g）混悬于 2L 复合电解质溶液中（葡萄糖 20g，氯化钾 1.5g，碳酸氢钠 2.5g，氯化钠 3.5g，溶于 1L 水），一次灌服，隔日重复 1 次，可获得满意疗效。

（曹光荣 高巨星）

二十、昆明山海棠中毒

Tripterygium Hypoglaucum Poisoning

昆明山海棠（*Tripterygium hypoglaucum*）又名掉毛草（四川会理，西昌）、黄荆条、黄鳝藤（四川会理）、钩笔藤（四川盐边）、火把花、胖关藤、六方藤、紫金藤（云南），系卫矛科雷公藤属多年生落叶藤本，分布于长江流域及西南各省（自治区）。放牧牛、羊大量采食，可引起急性中毒。少量长期采食可慢性中毒。

【病因】

昆明山海棠茎、叶春季萌发较早，在其他牧草尚未返青之前，已经生长丰盛。加之其根系发达，繁殖力强，面积不断扩大，牛、羊在这些地区放牧，容易采食而发生中毒。昆明山海棠含有与雷公藤相同的生物碱——雷公藤次碱（wilforine，$C_{43}H_{49}O_{18}N$）。

近年，吴双民等给山羊灌服昆明山海棠茎、叶粉（每千克 10g）和其生物碱（每千克 0.008g），24h 1 次，连续 3 次，均复制成急性中毒模型。对小鼠的实验证明，雷公藤和昆明山海棠根中的生物碱能抑制肉芽组织增生、免疫细胞功能、白细胞生成和精母细胞分裂。

据 Kupchan 等报道，雷公藤茎中的生物碱有抗白血病的作用。上述这些毒性效应，很可能是基于雷公藤次碱能选择性地抑制 DNA 和 RNA 合成过程中的关键酶，使细胞的有丝分裂受阻，导致组织的变性甚至坏死。

【症状】

1. 急性中毒 牛、羊采食大量昆明山海棠茎叶后 24～48h 显症，主要表现为精神沉郁，呼吸急促，流鼻液，反刍减少，食欲减退，瘤胃蠕动减弱。至 48～60h，症状加剧，肌肉震颤，个别羊开始拉稀，尿少。至 60～72h，病羊不吃不喝，反刍停止，卧地不起，哀鸣，呼吸极度困难，口腔流出大量液体，体温低下，心跳急速而微弱，迅速衰竭死亡。病羊红细胞数增加，白细胞数减少。血浆尿素氮和肌酐含量升高。血清 GOT 和 AKP 活性升高，尿液 pH 下降。

主要病理变化是，心、肝、肾等实质器官充血、出血、变性和坏死。

2. 慢性中毒 牛、羊长期少量采食昆明山海棠，经过 2～3 个月之后才开始发病；病畜食欲减少，腹胀，瘤胃内有大量积液，粪干间或拉稀、尿少。黄牛下颌、胸前、下腹部以至全身皮下水肿。个别病牛精神失常，乱跑乱跳。严重脱毛，有的全身被毛掉光。母畜不孕，孕畜流产。

【防治】

无特效疗法。预防在于禁止在有昆明山海棠生长的地区放牧；不采摘其嫩枝和叶饲喂动物；铲除昆明山海棠。根据群众经验，铲除昆明山海棠茎之后涂上桐油，可阻止其再生。

（曹光荣 吴双民）

二十一、腊梅中毒

Chimonanthus Praecox Poisoning

本病是由于过量采食腊梅嫩叶或种子而引起的一种以间歇性、强直性痉挛、呼吸困难及体温升高为特征的中毒病。已报道发生于牛、羊和猪。

腊梅（*Chimonanthus praecox*）又名腊木、黄梅花、黄金茶、岩马桑等，系腊梅科、腊梅属的落叶灌木。芽具多数覆瓦状鳞片，叶对生，椭圆状披针形，长 7～15cm，宽 3～6.5cm，先端渐尖，基部圆形或宽楔形。花芳香、黄色。果实呈蒴果状，半木质化，长 4cm 左右，具 1 粒种子。我国腊梅主要分布于江苏、浙江、湖北、四川、陕西等省，野生于山坡、灌木丛中、沟边和溪边或为人工栽培。

【病因】

腊梅早春 3 月发芽，嫩叶生长茂盛，有芳香味，易为家畜采食而发生中毒。也有用腊梅叶垫圈积肥，被猪采食而发病的。腊梅种子含毒多，误食后发病快，病死率高。

腊梅的主要有毒成分是生物碱，如美洲腊梅碱（*calycanthine*，$C_{22}H_{26}N_4$）、腊梅碱（*chimonanthim*，$C_{22}H_{26}N_4$）、腊梅啶（*calycanthidine*，$C_{23}H_{28}N_4$）和叶坎质（*folicanthine*，$C_{24}H_{30}N_4$）。腊梅碱在叶中含量最高，为 0.017%，毒性最强，是主要的有毒成分。

上述生物碱均能引起山羊四肢强直、全身抽搐等症状，但毒理机制尚不完全清楚。

【症状】

采食后 1～10h 显症。轻度中毒表现惊恐，全身肌颤，肛门阵发性收缩，站立不稳，步态蹒跚。角部和皮肤温度增高，口腔干燥。呼吸促迫，腹胁扇动，心跳增快。声音和光线刺激，均可激起阵发性痉挛。重度中毒的病畜，突然倒地，全身强直性痉挛，角弓反张，眨眼，眼球震颤。结膜发绀，呼吸困难，腹胁扇动。口腔干燥。心音快而弱，呼吸、心跳均在 120 次/min 以上，体温 40～41℃，大多在 2h 内因窒息而死亡。

病程 3～6d，轻症预后良好。

【诊断】

根据采食腊梅叶的病史，发病快、强直性痉挛、呼吸困难、心跳加快、体温增高等临床表现，不难诊断。应注意与马桑中毒等类症进行鉴别。

【治疗】

无特效解毒药。首先将病畜置于安静、光暗、阴凉处，尽量避免外界刺激。施行镇静、解痉、强心、解毒等综合治疗。为镇静解痉，可用硫酸镁静脉注射。为强心解毒，可用葡萄糖注射液，毒毛旋花子苷 K，有条件的可用三磷酸腺苷、辅酶 A 和细胞色素 C 静脉注射。

为减轻或防止肺水肿，可用 25% 山梨醇或 20% 甘露醇静脉快速注射。为解热，可用安乃近，复方氨基比林等。

（曹光荣　杨士钰）

二十二、鹅绒藤中毒

Cynanchum Chinese Poisoning

鹅绒藤中毒是猪食入鹅绒藤所致的一种以意识扰乱、流涎、腹泻和瞳孔散大为临床特征的中毒病。

鹅绒藤（*Cynanchum chinese*）是萝摩科鹅绒藤属植物，又名祖子花、老牛肿、羊角奶奶、杨柳菀菀等，主要分布于我国辽宁、河北、山西、陕西、宁夏、甘肃、河南、山东、江苏、浙江、内蒙古和青海等省（自治区）。常生长于道路旁，沟岸边。茎、叶及果实有甜味，可采集作为猪的饲料。

【病因】

家畜主动或被动摄入过量鹅绒藤都能引起中毒，吕康年等（1984）对鹅绒藤有毒成分进行了研究，分离出一种白色生物碱结晶（$C_8H_{14}N_2O_4$），一种黄色粉末，含2-去氧糖的甾体苷类混合物和一种黄酮类结晶。经小鼠和猪的毒性试验表明，生物碱是鹅绒藤的主要有毒成分，可使试验动物中毒并死亡。未知黄色粉末和含2-去氧糖的甾体苷类混合物也有一定的毒性。前者主要与出血性病变有关。各种成分的毒理作用还不清楚。

【症状】

猪连续摄入鹅绒藤总量达每千克体重60g（约相当干粉每千克体重20g）即出现中毒症状。病猪表现阵发性痉挛，瞳孔散大，进而精神沉郁，被毛逆立，身体蜷缩，腹泻，喜卧，嗜眠，食欲明显减少。随着病程的发展，重症表现步态不稳，头颈歪斜，流涎，转归死亡。轻症1～2d后食欲和精神逐渐恢复正常。

剖检可见肺局部淤血、气肿，肝肿大。肾、心肌、胃壁、膀胱出血。

【治疗】

无特效解毒药，只好施行支持疗法和对症疗法。病初可给予轻泻剂以促进毒物排出，减少毒素吸收。对腹泻患畜应注意补液。处理及时的，治疗效果良好。

（曹光荣　吕康年）

二十三、醉马草中毒

Achnatherum Inebrians Poisoning

醉马草（*Achnatherum inebrians*）是禾本科芨芨草属植物，俗名醉马芨芨、药老和药草等。能引起马属动物急性中毒。以心率加快、步态蹒跚如醉为特征，故名。

醉马草是多年生草本植物，高60～100cm，节下贴生微毛，叶片较硬，卷折，圆锥花序，紧缩近穗状，小穗灰绿色，成熟后变为褐铜色，颖果圆柱形。早春萌发，花果期为9～10月份。

醉马草大片聚生于气候较暖地带的河流两岸、山脚、草原的低山坡、干涸河床以及过度放牧高山草原和亚高草原的较干燥处。主要分布于新疆、甘肃、宁夏、青海、内蒙古、四川、西藏、陕西等省（自治区），国外如蒙古、印度、南非也有分布。

【病因】

Hitcheock（1929）早就记载了醉马草的毒性并正式将其列入有毒植物。醉马草是我国北方，尤其西北草原上著名的毒草。当地成年家畜一般能够识别而不采食。即使在过牧的草场上，醉马草也能茂盛生长。当本地家畜饥不择食，幼驹第一次放牧，或外来及过路家畜因不能识别而大量采食时，常会发生中毒甚至造成死亡。

醉马草的有毒成分据认为是生物碱。

党晓鹏等（1989）从醉马草中提取分离出一种有机胺类生物碱——二烷双胺，是醉马草的主要有毒成分。其作用机理尚待研究。据查二烷双胺的化学结构同肌肉松弛剂十烷双胺非常相似。鉴于各种肌肉松弛剂的活性基团均为季铵基团，推断二烷双胺具有肌肉松弛剂样作用，已通过小鼠毒性试验得到证实。此外，经分析醉马草不含氰苷、强心苷等成分。

【症状】

马、骡、驴采食鲜醉马草达体重的 1‰时，30～60min 后即开始显症。表现口吐白沫，精神沉郁，头低耳聋，闭眼流泪，行走摇晃，蹒跚如醉。有时狂暴发作，知觉过敏，起卧不安；有的倒地昏睡。心跳加快，每分钟 90～110 次。呼吸迫促，鼻翼扩张，结膜潮红，不断伸颈、摇头，尾巴翘起，肌肉震颤，全身出汗，频频排粪排尿。但体温正常。此外，尚可见到腹痛、腹胀及胃肠炎等症状。

据西北农业大学试验，给马、骡、驴一次灌服醉马草每千克体重 10g 或其粗提物，可引起与自然病例相同的临床症状。但给羊一次投服醉马草每千克体重 20g，连续 2 周，未见中毒表现，不同于文献记载。

多取良性经过，预后良好，很少发生死亡。病畜 6～12h 后症状逐渐缓解，24h 后症状完全消失。

【治疗】

应立即用酸类药物抢救。

可用稀盐酸 15mL 或醋酸 30mL 或乳酸 15mL，加适量水灌服。也可内服食醋或酸奶 500～1 000 mL，同时静脉注射 500～1 000mL 等渗或高渗葡萄糖溶液以及生理盐水。

据报，11.2％乳酸钠溶液 60mL 一次静脉注射，效果甚佳。

【预防】

早在 20 世纪 60 年代初，任继周等就进行了用焚烧的方法灭除醉马草的试验研究，证明切实可行。采用人工挖除的方法亦可。据报道，每 667m² 喷洒 0.5～0.5kg 茅草枯，可有效地灭除醉马草。早春牧草缺乏，应禁止在长有醉马草的地方放牧，尤其幼驹及外来家畜。牧民将幼嫩的醉马草捣碎混以人尿涂于马、驴、骡的口腔内，使其厌恶而不再采食醉马草。

(曹光荣　党晓鹏)

二十四、夹竹桃中毒

Nerium Oleander Poisoning

夹竹桃（*Nerium oleander*）为有毒的常绿灌木，常见的有红花、黄花和白花夹竹桃 3 种，一般栽培在公园里作为观赏，但南方地区如广东、广西、福建等省（自治区），常作为庭院篱墙、畜舍围栏或在道路两旁作为风景树而大量种植。

其有毒部分是叶、皮、花及种子。家畜通常因误食其树叶（鲜、枯叶片）或啃食其树皮而引起中毒。本病多发生于牛和羊，猪和马亦偶有发生。

临床特征是急性出血性胃肠炎，重剧的心律失常和心力衰竭。最终多死于心室纤颤。

【病因及发病机理】

有毒成分主要是其叶所含的夹竹桃苷（oleanderin），属强心苷类，有剧毒。

中毒量：牛和马为体重的 0.005％，羊为 0.015％，亦即牛和马误食夹竹桃叶 10～20 片（15～25g），羊 2～4 片（3～5g）可致中毒。

夹竹桃苷的毒理作用类似洋地黄苷。在胃肠道内，对黏膜呈强烈的刺激作用，并损伤肠壁微血管，导致出血性胃肠炎；吸收后，则直接作用于心肌，抑制三磷酸腺苷酶的活性，使钠泵作用发生障碍，心肌细胞膜的通透性发生改变，细胞内钾丢失而钠贮留，肌浆网内结合状态钙变为游离的钙离子，以致心肌兴奋性增高，产生异位兴奋性，而出现异位搏动、异位心律，甚至心室纤颤。

再者，夹竹桃苷还能抑制心肌神经传导系统，兴奋支配心脏的迷走神经，使心冲动的传导发生阻滞，而出现心动过缓、脱逸性心律，甚至心搏骤停。

剖检变化主要在心脏和胃肠方面。心内、外膜及包膜密布出现斑点，甚至出现内膜下血肿，心肌质地脆弱，如煮肉样。胃肠有出血性炎症，空肠、回肠及直肠部尤为重剧，盲肠、结肠内有时积满凝血块。牛、羊瘤胃内恒能找到多量夹竹桃碎叶片。

【临床表现】

误食夹竹桃叶片或啃食树皮后，牛羊通常经 1～2d，猪多在当天突然起病，表现重剧的出血性胃肠炎、心律失常和急性心力衰竭，病畜食欲减损或废绝，反刍停止，瘤胃蠕动减弱，腹痛不安，随即出现腹泻。开始时粪便稀软、糊状乃至水样，恶臭并混有黏液和血液，后期则只排出胶冻样黏液团块及凝血块，腥臭难闻。体温常在 38℃以下，皮温降低，耳、鼻及四肢末端厥冷，形体消瘦，迅速陷于脱水状态。

在出现消化道症状之前或同时，恒出现明显的心脏活动异常。心动徐缓（＜50 次/min）或心动过速（＞100 次/min），往往伴有期前收缩、心搏逸脱或心动停顿（间歇数秒），并相应地出现速脉或迟脉、结代脉、交替脉，呈重剧的心律失常。

病畜常因心室纤颤或心动停顿而昏厥倒地，乃至死亡。

心电描记：除显示传导阻滞、期前收缩、心动过速、甚而纤颤等心律失常的心电图改变外，还出现特征性洋地黄型 ST‑T 改变，即在多数导联中，ST 段下垂，并与 T 波的前肢融合，成为一个向下斜行的直线，结果融合波倒置，波形不对称，其前肢较长，斜直向下，而后肢较短，突然向上升起。

【诊断】

依据误食夹竹桃（叶、皮）的病史、黏血性腹泻和心律失常综合征，通常不难做出初步诊断。有条件时，可描记心电。心电图如显示特征性洋地黄型 ST‑T 改变，而近期又未曾使用过洋地黄制剂，即可确定诊断。

【治疗】

无特效解毒药。

急救原则是，驱毒消炎，保护胃肠黏膜；补钾禁钙，改善心脏机能。

对心律失常主要表现为期前收缩、心动过速、甚而纤维性颤动的病畜，应补充钾离子，禁用钙制剂，常选用氯化钾注射液结合补液进行治疗。牛通常用高渗葡萄糖液 300～500mL，5％葡萄糖盐水 1 000～2 000mL，10％氯化钾液 50～100mL，再加入适量维生素 B_1 或维生素 C，缓慢静脉注射，每天 2～3 次。亦可内服氯化钾 10～20g，每天 1～2 次。一俟心动频率和节律明显改善，氯化钾即酌情减量或停用。

对心律失常主要表现为心动徐缓、心搏逸脱、甚而心动停顿的病畜，除输注葡萄糖盐水外，常选用 1％阿托品液皮下注射，每次 3～5mL，4～6h 1 次，注射 2～3 次后，应根据瞳孔散大的程度减量或停用。

内服氧化剂可破坏胃肠道内的毒物，通常用 0.1％～0.2％高锰酸钾液 2～3L 灌服，而后内服液状石蜡或蓖麻油等油类泻剂，以清理胃肠，促进毒物排除。

对只排黏液团块或血液凝块的浚泻病畜，应投服收敛止泻剂及黏浆剂，以保护胃肠黏膜，并大量输液，以纠正脱水状态。

（李毓义　刘国文）

二十五、光能效应植物中毒

Photodynamic Plants Poisoning

许多植物富含或生成光能效应物质，长期或大量饲喂会提高动物对日光作用的敏感性而引起中毒。光能效应物质中毒，以皮肤发生红斑、疹块、溃疡乃至坏死、脱落为主要临床特征。严重的，可伴有头部黏膜的炎症，胃肠机能障碍，甚至出现神经症状。

本病在发生上具有三个鲜明的特点：在同样采食富含光能效应物质的植物之后，绵羊、山羊、白毛猪、白毛马等肤色浅、毛色淡的动物发病，而肤色深、毛色暗的动物不发病；在烈日下放牧时发病，而在阴雨天或舍饲时不发病；色素少、被毛稀的皮肤出现各种炎性病变，而其他部位的皮肤相对完好。

【病因】

富含光能效应物质的植物，有荞麦（*Polygonum fagopyrum* L.）、三叶草（*Trifolium* spp）、苜蓿（*Medicago sativa*）、黍（*Panicum milliaceum* L.）等饲料作物，还有春蓼（*Polygonum petsicaria* L.）、蒺藜（*Tribulus terrestris* L.）、金丝桃（*Hypericum* spp）、高播娘蒿（*Sisymbrium altissimum* L.）、多年生黑麦草（*Lolium perenne*）以及灰菜等野生植物。

荞麦为蓼科植物，其所含光能效应物质是荞麦素（fagopylin），用其稿秆、籽实、谷壳、麸皮，特别是幼苗和青贮饲喂牲畜，经数日或 3～4 周后即发生中毒，特称荞麦疹或荞麦病（fagopyrismus）。

三叶草和苜蓿为豆科植物，中毒大多发生在无限制地大量饲喂，或在播种三叶草和苜蓿的地块上放牧时，特称三叶草疹或三叶草病（trifoliose）、苜蓿疹或苜蓿病。

有一种蚜虫，也含光能效应物质，寄生在苜蓿等牧草上，采食后同样可引起中毒，发生光敏性皮炎，特称蚜虫病（aphis disease）。

黍为禾本科植物，干旱年份，黍类失收，将绵羊赶进生长缓慢而未曾结实的黍地采食禾苗或稿秆，往往会发生中毒，并可造成大批死亡。

金丝桃为金丝桃科野生草本植物，含光能效应物质金丝桃红（hypericum rot）或金丝桃素（hypericin），所致的中毒特称金丝桃疹。

【发病机理】

一般认为，光能效应物质的毒性作用在于其所含有的光能效应物质，如苜蓿、三叶草、黍等饲料作物所含或生成的叶红素（perloline），金丝桃科植物所含的金丝桃红或金丝桃素，黑麦草所含的普尔罗林（perloline）等。也有人认为，叶红素等光能效应物质是植物中的叶绿素等在胃肠道内经微生物的作用而生成的。在正常情况下，生成的叶红素经小肠吸收，进入肝脏，又随胆汁进入肠管，随粪便排出。在光能效应植物中毒时，这一闭锁的肝肠循环发生障碍，于是叶红素等光能效应物质进入体循环，并积聚于皮肤等部位。

叶红素等光能效应物质，如同卟啉病时的各种卟啉一样，能够吸收光能，在日光照射下处于激活状态。当回复到原来的非激活状态时，被吸收的光能就发出荧光，并形成游离的化学基团及过氧化物，损坏周围细胞的胞膜和溶酶体膜。皮肤内毛细血管壁内皮细胞的损伤尤为严重，造成表皮和真皮中血浆、红细胞连同叶红素等光能效应物质的渗出，经日光的进一步激活，周围组织的膜结构损伤更加深重，嗜碱细胞也同时受到损害，释放出致炎介质，连同上述光化学反应损害，就造成皮肤感光过敏的一系列病理变化。

尸检时，除皮肤的不同程度炎性病变和皮下组织水肿外，常可认全身黄染、胃肠炎症、肝脏变性乃至坏死，有的伴发肺水肿（黍中毒时）。

【症状】

1. 轻症病例 无色素部皮肤呈红斑性炎症。红斑性疹块多发部位因动物而异。绵羊和白猪，通常在唇缘、鼻面、眼睑、耳廓、背部以至全身；牛多见于乳房及乳头；马多见于头部及四肢部。患部皮肤发红、肿胀、疼痛并瘙痒，经 2～3d 消退，以后逐渐落屑，全身状态多无明显改变。

2. 重症病例 由皮肤疹块迅速发展为水泡性或丹毒性皮肤炎，患部肿胀和温热明显（触之烫手），痛觉和痒觉剧烈，并出现大小不等的水泡。水泡破溃后，流黄色或黄红色液体，或溃疡结痂，或坏死脱落。除皮肤炎外，常伴发口炎、结膜炎、角膜炎、化脓性全眼球炎、鼻炎、咽喉炎、阴道炎、膀胱炎。病畜体温升高，全身症状比较明显。

3. 更严重的病例 还表现黄疸、腹痛、腹泻等消化道症状和肝病症状，或严重呼吸困难、泡沫样鼻液等肺水肿症状。有的则出现兴奋不安、无目的奔走、共济失调、痉挛、昏睡以至麻痹等神经症状。

【病程及预后】

一般病例，通过改变饲料、避免日光和合理治疗，经 3～5d 即可痊愈。出现肺水肿症状和神经症状的重剧病例，常在 24h 内死亡。

【诊断】

依据感光过敏的临床表现，结合发生特点和光能效应植物接触史，很容易做出诊断。但必须注意与卟啉病、吩噻嗪中毒、肝脏病等引起的感光过敏症进行鉴别（参见本篇感光过敏症状鉴别诊断）。

【治疗】

无特效解毒药。

治疗要点：立即更换饲料，避免日光直射，实施对症处置。

将病畜移到避光的厩舍、棚舍或荫蔽处，灌服蓖麻油等缓泻剂和人工盐等利胆药，并清理肝脏和胃肠道内的光能效应物质。皮肤患部可行冷罨，或用石灰水洗涤，涂以 1∶10 鱼石脂软膏。为了止痒，可涂布 1∶10 石炭酸软膏或撒布氧化锌薄荷脑粉（薄荷脑 0.2～0.4g，氧化锌 20g，淀粉 20g）。

（李毓义 张乃生）

二十六、霉败草木樨中毒

Mouldy Sweet Clover Poisoning

霉败草木樨中毒，即霉败草木樨病（mouldy melilotus disease），又称甜金花菜病（sweet clover disease），是由于连续采食霉败的白花草木樨（*Melilotus alba*）、黄花草木樨（*Melilotus of ficinalis*）、印度草木樨（*Melilotus indica*）干草或青贮草而致发的一种急性凝血障碍病（coagulopathy）。

临床特征：各器官组织的自发性大块出血以及创伤、手术、分娩后流血不止。

检验特点：包括凝血时间延长，凝血酶原时间延长，激活的部分凝血活酶时间延长；血液中可检出双香豆素。

本病自然发生于牛（Schofeild，1924），绵羊（Wignell，1961），马（Mcdonard，1980）以及猪。

实验发生于山羊（李瑜、张德寿等，1982，1983）和兔（Wignell，1961）等各种草食动物。

在以草木樨干草和青贮作为牛的主要粗饲料的国家（如加拿大）和地区（如澳大利亚南部）常大批发生，显现中毒症状的病牛可高达畜群的 25%（Wignell 等，1961；Meads 等，1964；Radostits 等，1980）。

用霉败草木樨饲喂妊娠后期的母牛，即使母畜不显症状，其所生犊牛亦可发病（Fraser 等，1959）。这可能是由于犊牛生后有一时期本来就存在低凝血酶原血症，通过胎盘进入的双香豆素使其凝血酶原更为减少所致。

【病因及发病机理】

Schofield（1924）最早将本病的出血性素质归因于霉败草木樨中所含某种物质的抗凝血作用；其后，Roderick（1931）证实这一物质是水溶性的，容易从草木樨中浸出；Stahmann（1941）和 Campbell 等（1941，1947）进一步将这种有毒物质分离、纯化、结晶并定性为双香豆素（dicoumarol）。

白花草木樨、黄花草木樨和印度草木樨，都含有香豆素（coumarol），在晒干和青贮过程中经受某种霉菌的作用，可双聚合为双香豆素，具有致病性而引起凝血障碍，但并非所有的霉败草木樨都含有双香豆素，草木樨霉败的程度也不一定是其毒性强度的标志。各种草木樨的香豆素含量不同，其潜在毒性亦各异（Bensen 等 1981；张德寿、李瑜等，1982，1983）。霉败草木樨中双香豆素的含量达到 26mg/kg 即可显其毒性（Casper 等，1982）。双香豆素在霉败草木樨干草和青贮中持续存在，散发一定的气味，适口性强，牛羊愿吃。所有动物，尤其牛羊等草食动物对双香豆素敏感，青年牛和犊牛亦然。

霉败草木樨中有毒成分双香豆素，毒性主要在于其对维生素 K 的竞争性颉颃作用。它能阻碍凝血酶原、第Ⅶ、第Ⅸ、第Ⅹ等维生素 K 依赖性凝血因子在肝细胞内的合成。导致内在途径和外在途径凝血障碍，使血小板血栓得不到纤维蛋白血栓的加固，而造成各组织器官的出血。此外双香豆素还能扩张毛细血管并增加血管的渗透性，也可能是加剧出血性素质的一个重要因素。

双香豆素只影响维生素 K 依赖性凝血因子的合成，并不破坏血浆中已经存在的这些凝血因子。因此，霉败草木樨连续饲喂至少 1 周（凝血因子半衰期）之后才会发病。

主要病理变化是，皮下、肌间、器官被膜下有多处大血肿，出血斑更是到处可见，尤其心内膜下。心、肝、肾等实质脏器发生变性乃至坏死。严重的，常见关节腔、胸腔、腹腔、盆腔、脊髓腔出血。由于内外大失血，各组织器官色泽浅淡，显现贫血。体腔积血吸收，则伴有轻度至中度黄疸。

【临床表现】

牛连续饲喂霉败草木樨，发病的快慢不一。早则 2 周，晚则 3～4 个月，依草木樨霉败的程度和部位而不同，主要取决于其中双香豆素的含量。

早期症状，包括鼻衄和柏油粪，其后于多处皮下及关节周围出血，形成大小不等的波动性血肿。血肿多发生于颌下间隙、眼眶、肩部、胸壁、髂骨结节、跗关节等易受损伤的部位。病牛常在卡车转运途中因这些部位的大出血而死亡。站立时持续着力的肌群如腰肌等，常出现自发性出血。

关节腔出血，可引起严重的跛行，甚至卧地不起。脊髓腔出血，常造成瘫痪。内出血形成体腔积血，则表现急性出血危象，而外观不认出血体征。

病牛分娩时，可因骨盆腔及子宫阔韧带的广泛出血而使子宫复归和胎衣脱落延迟，仔细检查可发现子宫内积血。

妊娠后期的母牛饲喂霉败草木樨，所生犊牛常因急性内出血而于数日内突然死亡。

实验室检查：可认出血后贫血的各项检验结果。凝血象检验的改变，表明内在途径和外在途径凝血过程都发生障碍，显示凝血时间延长，可达 0.5～1h，凝血酶原时间显著延长，可达正常的 5～10 倍（50s 以上）；激活的部分凝血活酶时间延长，可达正常的 5～6 倍（250s 以上）。

【诊断】

依据长期（2 周以上）饲喂霉败草木樨的生活史，突然发生的严重出血体征以及提示双（内、外）途径凝血机制障碍的凝血象检验结果，可做出初步诊断。然后再依据血液及饲料检样中双香豆素含量测定结果和（或）维生素 K 的显著疗效确定诊断。

应注意与蕨类植物中毒、黄曲霉毒素中毒、镰刀菌毒素中毒以及各种严重肝损害所致的获得性复合性凝血障碍病进行鉴别。在猪，应注意与华法令等抗凝血灭鼠药中毒相鉴别。在绵羊，还应注意与遗传性维生素 K 依赖性凝血因子复合缺乏症作鉴别（参见血液病篇出血综合征鉴别诊断）。

【治疗】

治疗要点是，立即停喂霉败草木樨干草或青贮，并大量补给维生素 K 和凝血因子。

撤换可疑致病的饲草，是治疗本病的根本措施。通常在变更饲草约 6d 之后就不再出现新发的病例。这大概相当于已吸收双香豆素的毒性作用期。

重症病畜，出血体征明显并伴有贫血，应立即实施输血疗法。新鲜相合血，每千克体重输注 10mL，可在数小时内使凝血酶原时间恢复正常并制止出血。

天然的维生素 K（维生素 K_1），是双香豆素的最佳颉颃剂。牛和猪每千克体重 1mg 静注或肌注，每天 2～3 次，连续 2d，疗效显著。合成的维生素 K（维生素 K_3，双硫甲萘醌钠）奏效太慢，急性重症病例不宜应用！但恢复期病牛和病猪，可按每千克体重 5mg 内服，连续 7～10d，以巩固疗效（Goplen 等，1967）。

由于大量出血而造成的贫血，一般不做治疗，以待其自行恢复。必要时，可按失血性贫血实施治疗，补铁补铜补蛋白。

【预防】

晾晒草木樨干草和实行草木樨青贮时，应尽量防止霉变；在大群饲喂草木樨时，应预先测定其中的双香豆素含量；当积压大量有毒性可疑的草木樨时，为减少废弃可能造成的经济损失，可按一定的比例和间隔（通过小范围试验确定）掺在其他饲料中饲喂。据试验，其他饲草 3 份，掺入霉败草木樨 1 份，连续饲喂 1～2 周，停喂 1 周，可使血浆凝血活酶时间大体保持正常，不致造成出血倾向。

对于拟施行去势、断角等手术或妊娠后期的动物，则应在手术或临产前至少 3 周开始停喂霉败草木樨，以策安全（李毓义，1988）。

（李毓义 唐博恒 刘国文）

第五章 真菌毒素中毒

概 述

自 1960 年英国发生 10 万火鸡事件即火鸡 X 病（黄曲霉毒素中毒）以来，真菌毒素中毒病愈益为生物学界和世人所关注。真菌毒素（mycotoxin）是指存在于自然界的产毒真菌所产生的有毒代谢产物。人和动物吃进污染真菌毒素的粮食、食品或饲料所引起的疾病，称为真菌毒素中毒病（mycotoxicosis）。

真菌毒素中毒病，不同于真菌病（mycosis），后者是由病原真菌直接侵害人或动物机体所引起的疾病，具有传染性。

真菌毒素的种类很多。可引起人和动物自发性中毒病的真菌毒素，常见的有黄曲霉毒素（aflatoxin）、杂色曲霉素（sterigmatocystin）、棕曲霉素（ochratoxin）、红青霉毒素（rubratoxin）、黄绿青霉素（citreoviridin）、岛青霉毒素（toxic metabolites of penicillium islandicum）、橘青霉素（citrinin）、展青霉素（patulin）、玉米赤霉烯酮（zearalenone）、丁烯酸内酯（butenolide）、串珠镰刀菌毒素（moniliformin）、流涎素（slaframine）、葚孢毒素（sporidesmin）、黑葡萄穗霉毒素（satratoxin）以及单端孢霉烯族化合物（trichothecenes），包括 T-2 毒素（T-2 toxin）、二醋酸藨草镰刀菌烯醇（diacetoxyscirpenol）、脱氧雪腐镰刀菌烯醇（deoxynivalenol）即致呕毒素（vomitoxin）和 Rd 毒素（Rd toxin）、雪腐镰刀菌烯醇（nivalenol）、镰刀菌烯酮-X（fusarenon-X）即一醋酸雪腐镰刀菌烯醇（nivalenol monoacetate）和新茄病镰刀菌烯醇（neosolaniol）等。

真菌毒素对人和动物的危害，主要表现在以下几个方面：

1. 急性中毒 人或动物在短时间内摄入大剂量的真菌毒素可以发生急性中毒，常导致死亡。大多数真菌毒素对实验动物的半数致死量（LD_{50}）在每千克体重 1～100mg，但有的毒性很强，如黄曲霉毒素 B_1 对雏鸭的 LD_{50}，只有每千克体重 0.333mg（经口）。

2. 慢性中毒 长期摄入低剂量真菌毒素所致的慢性中毒，动物表现生长缓慢，发育不良，生产性能下降，饲料报酬率降低，难以明确诊断，不被人们重视，生产损失更大。

3. 致癌 某些真菌毒素具有致癌性，如黄曲霉毒素、杂色曲霉素、展青霉素、黄天精、岛青霉素和环氯素。黄曲霉毒素 B_1 致癌性极强，能诱起人、猴以及多种实验动物发生肝癌。

4. 免疫抑制 有些真菌毒素具有免疫抑制作用，使动物的抗病力降低，抗体形成减少，对各种感染的发病率和病死率增高。如家禽摄入黄曲霉毒素后，对巴氏杆菌、沙门氏菌、鸡艾美尔球虫、白假丝酵母等病原体的易感性增高。小鼠摄入 T-2 毒素、二醋酸藨草镰刀菌烯醇或镰刀菌烯酮-X 后，抗体形成减少。

真菌毒素的分析测定，需要一定的设备和技术，普及实用很难。但如能掌握真菌毒素中毒病所固有的临床特点，作为分析线索，常有助于建立诊断。

1. 饲料相关性 中毒的发生恒与采食特定的霉变饲料有关，而同时同地饲喂同种或其他饲料的动物不发病。更换特定饲料，发病即减少或停止。

2. 地区性和季节性 中毒的发生常有一定的地区性，主要取决于霉菌生长和毒素生成的最适条件。如黄曲霉毒素中毒多发生在温、湿度较高的非洲和东南亚地区；马霉玉米中毒在我国多发生在每年的 9～11 月份；T-2 毒素所致的食物中毒性白细胞缺乏症多发生在前苏联和中国的北方寒区。

3. 群发性和不传染性　真菌毒素中毒病恒成群大批发生，有疫状流行特点。但没有传染性，在同种动物、不同种动物以及动物和人之间不传播，同种动物同居不同饲，概不发病。显然不同于真菌感染、细菌或病毒感染等传染性疾病。

但许多真菌毒素慢性潜在性中毒，可降低中毒个体的抵抗力，抑制免疫功能，增强对某些病原体（尤其兼性致病菌）的感受性，而激起或促使某些传染病的发生和流行，值得注意，要做具体而深入的分析判断。

4. 再发性　大多数真菌毒素是低分子化合物，没有免疫原性，不能产生抗体。中毒康复后的动物再次接触同种毒素仍会发生中毒。

5. 可诱发复制性　取可疑饲料，做真菌培养，通过菌相分析，找到优势真菌，确定其菌种（送权威单位鉴定）；优势菌纯培养；分离提取纯化毒素并鉴定；最后用可疑饲料，优势菌菌粮或纯培养提取物（粗毒素或毒素单体）做实验动物和（或）本动物回归发病试验，可取得阳性结果，复制（重现）与自然病例大体相同的临床表现和病理变化。

（李毓义　张乃生）

一、黄曲霉毒素中毒
Aflatoxicosis Poisoning

黄曲霉毒素是黄曲霉等真菌特定菌株所产生的代谢产物，广泛污染粮食、食品和饲料，对人、禽、畜的健康危害极大。黄曲霉毒素中毒是其靶器官肝脏损害所表现的一种以全身出血、消化障碍和神经症状为主要临床特征的中毒病。

自1960年英国发现"火鸡的X病"即黄曲霉毒素中毒病以来，美国、巴西、前苏联、印度、南非等国家相继发生。我国江苏、广西、贵州、黑龙江、天津、北京等省（自治区、直辖市）也相继见有畜禽发病的报道。

【病因】

致病因素为黄曲霉毒素（aflatoxin，AFT）。文献曾介绍：能产生黄曲霉毒素的真菌有黄曲霉（*Aspergillus flavus*）、寄生曲霉（*A. parasiticus*）、温特曲霉、黑曲霉、米曲霉、软毛青霉等20多种。

但现今研究证实，只有黄曲霉和寄生曲霉能产生黄曲霉毒素。而且，自然界分布的黄曲霉中，仅有10%菌株能产黄曲霉毒素。产毒菌株的比例，近年有明显上升的趋势。

黄曲霉毒素的分布范围很广，除粮食、饲草、饲料外，在肉眼看不出霉败变质的食品和农副产品中，也可检测出。花生、玉米、黄豆、棉花等作物及其副产品易感染黄曲霉，含黄曲霉毒素量较多。

毒性：黄曲霉毒素是一类化学结构上彼此十分相似的化合物。目前已经确定其化学结构的黄曲霉毒素有 AFT B_1、AFT B_2、AFT B_{2a}、AFT G_1、AFT G_2、AFT G_{2a}、AFT M_1、AFT M_2、AFT P_1、AFT Q_1、AFT R_0 等18种，并能应用化学方法合成出来。其中 AFT B_1、AFT B_2、AFT G_1 和 AFT G_2 是4种最基本的黄曲霉毒素。化学结构都含有双呋喃环和氧杂萘邻酮（香豆素），分子量为312～346，熔点为200～300℃。结晶的黄曲霉毒素 B_1 非常稳定，高温（200℃）、紫外线照射，都不能使之破坏。加热到268～269℃，才开始分解。5%次氯酸钠，可使之完全破坏。在氯、氨、过氧化氢和二氧化硫中，AFT B_1 也会遭到破坏。

黄曲霉毒素对人、动物、植物、微生物都有很强的毒性。其中 AFT B_1 毒性最大，致癌力最强；AFT M_1 和 AFT G_1 次之；AFT B_2、AFT G_2 和 AFT M_2 较弱。

AFT B_1 毒性为氰化钾的 10 倍，砒霜的 68 倍，是目前所有致癌物中最有害的一种，致癌强度比过去有名的致肝癌剂奶油黄（二甲基偶氮苯）大 900 倍，比二甲基亚硝胺大 75 倍。

AFT B_1 还能引起突变和畸形。鸭雏、火鸡、豚鼠、兔、猫、小猪、犬和虹鳟鱼敏感性最高，半数致死量（LD_{50}）为每千克体重 $0.5 \sim 1.0$mg。猴、小牛、大鼠、猪、小鸡、仓鼠、鲑和牛等次之，LD_{50} 为每千克体重 $3 \sim 10$mg。绵羊等有一定抗性，LD_{50} 为每千克体重 $63 \sim 500$mg。

黄曲霉毒素主要是一种肝脏毒素，能抑制标记的前体物（质）参入脱氧核糖核酸（DNA）、核糖核酸（RNA）和蛋白质合成。这是黄曲霉毒素致癌性及其他毒害机制的基础。

组织培养时，细胞与黄曲霉毒素接触后几个小时，DNA 的合成和有丝分裂就受到抑制，形成异常的巨型细胞。

黄曲霉毒素不仅能抑制 RNA、DNA、蛋白质的合成，还能引起亚细胞结构的变化，包括肝细胞核仁分离，核糖核蛋白体减少和解聚，内质网增生，线粒体退化，溶酶体增加等。

黄曲霉毒素 B_1 在动物体内的主要代谢途径：一是通过羟基化作用生成单羟基衍生物 AFT M_1，通常存在于奶、尿、粪便和肝脏中；二是通过去甲基作用，生成酚环衍生物 AFT P_1，主要存在于尿中。还有一部分通过环氧化作用生成 2，3 -环氧化物，并与谷胱甘肽结合，生成谷胱甘肽结合物。

关于黄曲霉毒素的代谢过程及其中毒机理尚待进一步研究。

【临床表现】

1. 禽黄曲霉毒素中毒 鸭雏和火鸡对黄曲霉毒素最为敏感，鸭雏黄曲霉毒素 B_1 的 LD_{50} 为 $12.0 \sim 28.2\mu$g/只。患病雏鸭食欲丧失，步态不稳，共济失调，颈肌痉挛，在角弓反张状态下急性死亡。$2 \sim 4$ 周龄火鸡发病后，表现嗜睡，食欲减退，体重减轻，羽翼下垂，脱毛，腹泻，颈肌痉挛和角弓反张。

雏鸡的症状与雏鸭和小火鸡近似，但冠色浅淡或苍白，腹泻的稀粪中常混有血液。

成年鸡多为慢性中毒，呈现恶病质，产蛋率和孵化率降低，伴发脂肪肝综合征。

2. 猪黄曲霉毒素中毒 有急性、亚急性和慢性 3 种病程类型。

急性型常见于 $2 \sim 4$ 月龄仔猪，往往无前驱症状即突然死亡。

多数病猪为亚急性型，主要表现为渐进性食欲障碍，口渴，粪便干硬呈球状，表面附有黏液和血液。可视黏膜苍白或黄疸。精神沉郁，后肢无力。有时呈间歇性抽搐，过度兴奋，角弓反张。

慢性型发生于育成猪和成年猪，食欲减退，异嗜，生长发育缓慢，消瘦，眼睑肿胀，可视黏膜黄染，皮肤发白或发黄并发痒。

3. 牛黄曲霉毒素中毒 多见于 $3 \sim 6$ 月龄犊牛，病死率高。主要症状为精神沉郁，角膜浑浊，磨牙，腹泻，里急后重和脱肛等。成年病牛多取慢性经过，表现厌食，消化功能紊乱，间歇性腹泻，腹水多。乳牛产乳减少或停止，间或发生流产。

血液检验所见：低蛋白血症；红细胞数明显减少，白细胞增多；凝血时间延长。急性病例，谷草转氨酶、瓜氨酸转移酶和凝血酶原活性升高；亚急性和慢性病例，异柠檬酸脱氢酶和碱性磷酸酶活性明显升高。

【病理变化】

中毒家禽，肝脏有特征性损害。急性型，肝脏肿大，弥漫性出血和坏死。亚急性型和慢性型，肝细胞增生、纤维化和硬变。病程在 1 年以上的，常出现肝细胞瘤、肝细胞癌或胆管癌。

急性型中毒猪，主要是贫血和出血。全身黏膜、浆膜和皮下肌肉常有点状或淤斑状出血。心内、外膜有明显的出血斑点。亚急性型和慢性型中毒，主要是肝硬变、脂肪变性及胸腹腔积液。

中毒病牛，主要是肝脏质地变硬、纤维化及肝细胞瘤，胆囊扩张，腹腔积液。

【诊断】

首先调查病史（饲料品质与发病的关系、流行特点），然后依据临床症状，结合血液化验和病理变化，进行综合分析，做出初步诊断。为确证诊断，还需要进行：

1. 可疑饲料的黄曲霉毒素测定 先用最简便的快速方法，即用特定波长紫外线灯照射直观过筛法，若为阳性再用化学分析法（硅胶 G 薄层层析）测定。

2. 可疑饲料的病原真菌分离、培养与鉴定 为确定其产毒性，应将优势纯培养扩大培养，并做成菌饲料，进行动物毒性及本动物回归发病试验。

3. 黄曲霉毒素的生物学鉴定 国内外应用最多的仍然是鸭雏法。选用 1 日龄健康鸭雏，将待检饲料样品溶解于丙二醇中，喂给试验组鸭雏，连续 4～5d。对照组鸭雏喂给不同量的黄曲霉毒素 B_1（总量从 0～16μg/只）。最后一次喂给毒素后再饲养 2d，然后，处死鸭雏，根据其胆管上皮细胞异常增生的程度，分为若干（0～4＋或 5＋）等级，表示毒素含量的多少。国内北京鸭雏 AFT B_1 的 LD_{50} 为 18.7μg/只。

联合国和世界各国有关组织都制定有食品、饲料中黄曲霉毒素的最高允许量标准。近年来，最高允许量一再降低。1966 年为 30μg/kg，1970 年为 20μg/kg，1975 年为 15μg/kg。目前，英国、法国、日本、比利时等国甚至将食品中黄曲霉毒素允许量标准定为 0μg/kg。

近年来，黄曲霉毒素的测定除薄层层析法本身的改进外，还相继建立了微柱层析测定法、荧光密度法。紫外线分光光度法、示波极谱法、质谱法、核磁共振法、X 射线衍射法、放射免疫分析和酶联免疫吸附法，研究进展很快。

【治疗】

无特效解毒药物和疗法。

应立即停止饲喂致病性可疑饲料，改喂新鲜全价日粮，加强饲养管理。重症病例，可投服人工盐、硫酸钠等泻药，清理胃肠道内的有毒物质。同时注意解毒、保肝、止血、强心，应用维生素 C 制剂、葡萄糖酸钙注射液、青霉素、链霉素等药物，进行对症治疗。

【预防】

要点在于饲料防霉、去毒和解毒 3 个环节。

1. 防霉

（1）选育抗黄曲霉毒素的农作物新品种。Mixon 报道，采用杂交育种技术，可以选育出抗黄曲霉毒素污染的花生。Mayne 发现选种棉子不透水的棉花，可以减少黄曲霉毒素的产生。

（2）采用适宜的种植技术和收获方法。如花生种植不重茬，收获前灌水，收获时尽量防止破损。玉米、小麦等农作物收割后要及时晾晒，使水分含量符合要求（谷粒为 13%，玉米为 12.5%，花生仁为 8% 以下）。

（3）采用适当的贮藏方法。仓库温度保持在 13℃ 以下，相对湿度在 70%～75% 之间。降低氧浓度或增加二氧化碳浓度。

（4）采用化学防霉剂。研究发现，应用对氨基苯甲酸、磺胺、邻氨基苯甲酸、丙酸、醋酸钠、叠氮化钾、硼酸、亚硫酸钠、次氯酸钙、溴乙烷、环氧乙烷等，都能阻止黄曲霉的生长。制霉菌素、匹马菌素等也可用于防霉。

2. 去毒

（1）碾轧加水搓洗或冲洗法，碾去含毒素较集中的谷物皮和胚部，碾后加 3～4 倍清水漂洗，使霉坏部分谷物皮和胚部上浮而随水倾出。

（2）利用活性白陶土、活性炭、膨润土等吸附。

（3）应用酒精、丙酮、己烷、甲醇、异丙醇等有机溶剂或以各种有机溶剂和水的混合物作为抽提溶剂。

（4）利用橙色黄杆菌、好食脉孢菌、星状诺卡氏菌、梨形四月膜虫等微生物和原生动物，进行生物学处理。

这些方法需要设备和技术，不够简便，且去毒处理后，产品营养价值下降，很不实用。

3. 解毒　目前，正研究应用氨、甲胺、乙胺、臭氧、氯、甲醛、氢氧化钠、氢氧化铵、次氯酸钠、碳酸铵、磷酸三钠等化学药剂与高温结合处理霉败饲料的方法，解毒效果很好。如 Brekke 等利用氢氧化铵溶液处理污染黄曲霉毒素的玉米，使毒素含量由 $180\mu g/kg$ 下降到检测不出的程度，而且不降低玉米的营养价值。

综上所述，黄曲霉毒素迄今尚无可供工业采用的去毒和解毒方法，亟待开发研究。

（李庆怀）

二、棕曲霉毒素中毒

Ochratoxicosis Poisoning

棕曲霉毒素中毒，是棕曲霉毒素（又名赭曲霉毒素）所致发的一种以肾、肝损害为病理特征，多尿、烦渴、消化紊乱为主要临床表现的中毒病。

本病有一定的地区性。

近年来，我国某些省（自治区）也陆续报道有类似中毒病的发生，多发生于家禽（以鸡为主）和犊牛。

【病因及发病机理】

肾脏和肝脏的棕曲霉毒素（ochratoxins），由适宜于较寒冷地区生长的赭曲霉（*Aspergillus ochraceus*）和鲜绿青霉（*Penicillium viridicatum*）所产生。蜂蜜曲霉（*A. mellous*）、孔曲霉（*A. ostianus*）、菌核曲霉（*A. sclerotiorum*）、硫色曲霉（*A. sulphureus*）、洋葱曲霉（*A. alliaceus*），以及变幻青霉（*P. variabile*）、产紫青霉（*P. purpurogenum*）、徘徊青霉（*P. palitaus*）、圆弧青霉（*P. cyclopium*）以及普通青霉（*P. commune*）等也能产生。上述产毒真菌广泛生栖在畜禽饲料（草）之中。畜禽采食这些产毒真菌污染的玉米、大麦、黑麦、燕麦、荞麦、棉子饼、花生饼和豆类的混合饲料，或某些青干饲草，即可引起中毒。

棕曲霉毒素，按化学结构，分为棕曲霉毒素 A、棕曲霉毒素 B、棕曲霉毒素 C 3 种。其中，棕曲霉毒素 A 为无色结晶化合物，分子式为 $C_{20}H_{18}ClNO_6$，可溶于氯仿、酸性苯。棕曲霉毒素 B 是棕曲霉毒素 A 的脱氧衍生物，棕曲霉毒素 C 是棕曲霉毒素 A 的乙酯（ethylester）。

棕曲霉毒素 A 的毒性最强，棕曲霉毒素 B、棕曲霉毒素 C 的毒性只有棕曲霉毒素 A 的 1‰ 或以下。

实验证明，棕曲霉毒素的主要靶器官为肾脏，但大量时也会使肝脏遭受损害（Scott，1965；Purchase 等，1967）。棕曲霉毒素多从发霉变质的粮食中测出，含量高达 $150\mu g/kg$ 以上。赭曲霉等产毒真菌的生长发育条件与黄曲霉相似，在玉米、麦类等基质上生长的适宜温度为 20～25℃，水分必须在 18.5%～21.6%。除上述两种基质外，还从花生、大米、高粱、大豆、棉子、小麦、荞麦和稻谷等子实中分离出棕曲霉毒素。

美国从玉米等基质中检测出的棕曲霉毒素含量为 110～150$\mu g/kg$。急性毒性实验，棕曲霉毒素 A

对雄性大鼠的 LD_{50} 为每千克体重 20mg（经口），对雌性大鼠的 LD_{50} 为每千克体重 $22\mu g$（经口），对鸭雏的 LD_{50} 为 $150\mu g$/只（经口），1 日龄鸭雏的 LD_{50} 为每千克体重 $500\mu g\sim5mg$（各实验者之间差异较大）。1 日龄鸡雏的 LD_{50} 为 $100\sim200\mu g$/只。

棕曲霉毒素 A 主要诱发肾、肝病变。鸭雏肝实质细胞重剧性脂肪变性，但不见坏死。低剂量棕曲霉毒素 A 可使大鼠肝实质细胞呈现透明变性和灶状坏死。肾脏早期病变为肾肿大、发白，近髓小管和皮质肾小管上皮细胞坏死，致使集合管阻塞，形成肾小管扩张。

棕曲霉毒素的代谢、分布和排泄。将棕曲霉毒素给大鼠腹腔注射，30min 后可在血液、肝脏和肾脏中检测出来。24h 后随尿液、粪便排出棕曲霉毒素及其水解代谢产物含氯内酯酸。用棕曲霉毒素 A 给妊娠大鼠投饲，进行人工复制发病试验，结果表明：除使胎儿生长发育缓慢、死胎，甚至诱发畸形（头面部）外，未见诱发癌瘤的证据。

Dostep 等（1971）证实，如果将棕曲霉毒素 A 与致癌剂——苹婆酸（sterculic acid）合用进行实验动物致癌试验，可使鳟鱼诱发肝癌，也能使大鼠诱发肝癌和肾癌。

【临床表现】

因畜禽品种、年龄和毒素剂量而不同。

1. 鸡雏中毒　主要症状为精神委顿，营养不良（消瘦），生长延迟，增重减慢，体质衰弱，可视黏膜色泽浅淡或充血、出血。食欲大减，甚至废绝，但饮欲大增（烦渴），并呈现卡他性肠炎症状，如排粪频繁、排泄稀粪和脱水等。

肉用仔鸡（3 周龄）还随病势发展，出现神经症状，如外周反射消失，步行不稳，共济失调，取蹲坐姿势，腿和颈肌阵挛或纤颤，最终陷于虚脱而死亡。

2. 犊牛中毒　主要症状为精神沉郁，食欲减退，增重缓慢（饲料转化率低），烦渴，腹泻并脱水。重症病例的突出症状为频尿，尿液相对密度低。血清谷草转氨酶活性升高。

【病理变化】

鸡雏和肉用仔鸡，主要在肾脏——急性肾病，如肾脏肿大、苍白，肾小管细胞坏死。慢性病例，肾脏间质纤维化变性（弥漫性）。此外，肌胃表面干涸，腺胃充血、出血，骨髓造血机能衰竭，脾和法氏囊产生的淋巴细胞减少；内脏痛风，在肾、输尿管和心包、肺、脾脏等沉着白色鳞片状物。

犊牛，主要在肾脏和肝脏。肾脏苍白、肾小管上皮细胞颗粒变性、浑浊肿胀；肾小球透明变性和周围纤维化；肾小管和肾小球内沉积大量嗜酸粒细胞。肾小管上皮细胞弥漫性变性、坏死，肾间质纤维化。肝细胞广泛坏死，肝细胞索结构消失，中性粒细胞浸润。

【诊断】

通过病史调查，结合临床症状和病理变化特点，可以做出初步诊断。

但应注意区别棕曲霉毒素和橘青霉素共同致发的肾病等类症。

为了确诊，可采集饲料样品，应用硅胶 G 薄层层析法，检测棕曲霉毒素。

棕曲霉毒素属二氢异香豆素衍生物，可应用苯：醋酸（3：1）作为展开剂。

其 Rf 值：棕曲霉毒素 A 为 0.50，显绿色荧光；棕曲霉毒素 B 为 0.35，显蓝紫色荧光；而棕曲霉毒素 C 为 0.65，显浅绿色荧光。

此外，还可用快速的微柱层析法检测。

【治疗】

无特效解毒药及疗法。

立即停喂霉败变质草料，更换日粮，并充分饮水，并施行清理胃肠、保肝、利尿、补液等对症治疗。

（王　志）

三、霉麦芽根中毒

Moldy Malt Sprout Poisoning

麦芽根是大麦酿造啤酒的副产品，常作为奶牛饲料利用。发霉的麦芽根可引起中毒。以神经症状为主要临床特征。日本（1952）、法国（1960）、泰国（1960）、德国（1966）、南非（1967）、前苏联（1977）等国曾先后有奶牛霉麦芽根中毒的报道。

我国首先由黄祝封（1963）发现本病，黑龙江省某奶牛场170头成年奶牛中发病138头。以后广东（1978）、浙江（1980）、北京（1984）相继见有报道。

本病主要发生于乳牛。已见有实验性棒曲霉毒素中毒的资料报道。

【病因及发病机理】

20世纪50年代，日本发生多起奶牛霉麦芽根中毒。堀道等报告在霉麦芽根中发现荨麻青霉（Penicillium urticae），从中提取出展青霉素（patulin）。大久等在另一次霉麦芽根中分离到米曲霉（Aspergillus oryzae），提纯出米曲霉素（maltoryzine）。板垣证实，奶牛霉麦芽根中毒主要是由荨麻青霉产生的展青霉素所致。

60年代，法国、保加利亚和德国先后报道霉小麦或霉麦芽根饲喂奶牛引起中毒，系棒曲霉产生的棒曲霉素（clavacin）所造成。Sohultz等（1968，1969）应用由霉麦芽根中分离出来的棒曲霉（Aspergullus clavatus）对小鼠和牛进行了毒性试验，6月龄小公牛饲喂接种棒曲霉的玉米饲料后，出现与"霉麦芽根中毒"相似的症状。Kellerman等（1976）报道，应用可疑棒曲霉饲料或棒曲霉纯培养物对牛和绵羊进行人工复制发病试验获得成功。

蒋次升和李庆怀等研究证实，奶牛霉麦芽根中毒的致病真菌为棒曲霉。

以棒曲霉为主的产毒真菌污染的麦芽根或谷物，可产生棒曲霉素。1944年，Hooper等证实了棒曲霉素和展青霉素是同一种化合物。

据研究证明，棒曲霉在以糯米或麦粉粒等为基质的培养基中，添加麦芽浸膏，培养12d可提高产毒量。最佳产毒温度为30℃。

展青霉素是一种神经毒素，主要损伤神经系统，特别是脑、脊髓和坐骨神经干，引起感觉和运动障碍。除展青霉素外，Buchi等（1973）还从泰国的棒曲霉菌株培养物中提取代谢产物细胞松弛素E（cytochalasin E）。

Clafdy等（1975）从该菌株培养物中又获得两种毒素：色氨酸震颤素（tryptoquivaline）和去甲色氨酸震颤酮（nontryptoqulvalone）。

Buchi等（1977）从相同来源的另一棒曲霉菌株中获得和色氨酸震颤素有关的另外4种毒素：去甲色氨酸震颤素（nortryptoquivaline）、脱氧色氨酸震颤素（deoxytryptoquivaline）、脱氧去甲色氨酸震颤素（deoxynortryptoquivaline）和脱氧去甲色氨酸震颤酮（deoxynortryptoquivalone）。此外，棒曲霉还能产生曲酸（kojic acid）。

【临床表现】

多在采食霉麦芽根后3～4d发病，主要表现神经症状。病牛兴奋不安，对周围刺激敏感，全身肌肉痉挛、震颤，后躯更为明显。驻立时两后肢频繁更换负重，休息时一侧球节向前突，蹄向后翻卷，两前肢呈"八"字形叉开。行走时步态僵硬，后肢呈"鸡跛"。严重病例则卧地不起，初呈胸位伏卧，后期呈侧位横卧。肢体进行性麻痹，最后瘫痪。濒死期角弓反张，口吐白沫，体温升高到41～42℃。其次还表现消化障碍和毒血症。病牛食欲废绝，排带黏液黑色粪便，呼吸困难，肺部听诊有干性和湿性啰音，心搏动亢进，心音浑浊，节律不齐，脉搏增数、细弱，心力衰竭。

【病理变化】

特征性病变在神经系统和骨骼肌。脑膜充血，脑软化，脊髓液增多。中枢神经的血管普遍扩张充血，血管周围出血、水肿。丘脑、中脑和延髓神经核的神经节细胞以及腰部脊髓灰质腹角的运动神经细胞肿胀变圆，尼氏小体消失、胞浆红染或散在大小不一的空泡，核固缩、溶解消失。外周神经干（股、臂神经）周围胶冻样浸润，散在出血条斑。胶原纤维蓝染、黏液样变性，神经纤维脱髓鞘。股后肌群和腰肌等骨骼肌色泽浅淡浑浊，质地脆弱，有明显出血。肌纤维肿胀增粗、断裂，横纹消失，或散在小空泡，核固缩或溶解消失。严重病例可见肌纤维坏死和钙盐沉积。

【诊断】

根据所饲霉麦芽根眼观呈污灰黄绿色、散发霉昧、结成团块等病史材料，结合特征性症状和病理变化，可以做出初步诊断。为确证诊断，必须进行真菌及其毒素的有关检验。

1. 可疑致病饲料的真菌分离、培养、鉴定 用改良察氏培养基接种分离培养，于26℃温箱内培养5～9d。确认菌相构成的优势真菌为棒曲霉，其菌落呈蓝灰绿色，周边白色，表面凸起呈丛状或绒状，菌层厚密，菌落表面有细小水珠，直径2.5～3.5mm，脊侧呈白色或淡乳黄色，有放射状沟。镜检，分生孢子头呈棍棒状，分生孢子梗粗大，长1.5～3.0cm，直径20～30μm，光滑无色，顶端稍膨大形成棍棒状顶囊，顶囊长150～300μm，宽40～60μm，顶囊部生长单层的小梗，结构密集。分生孢子椭圆形，光滑。

2. 小鼠或鱼毒性试验 取含有50%可疑致病霉麦芽根的饲料，用蒸馏水制成条状或颗粒料，喂小鼠或鱼，多数在3d内发病致死，对照组小鼠或鱼不发病。

3. 动物回归发病试验 将分离到的棒曲霉菌扩大培养，做成菌饲料，饲喂牛或绵羊，进行人工复制发病试验，可获得成功。

【防治】

迄今尚无特效解毒药和有效的防治办法。

（李庆怀）

四、草酸盐中毒

Oxalate Poisoning

草酸盐中毒，是大量采食产草酸真菌污染的饲草（料）所致发的一种以肾功能障碍为特征的中毒病。本病多发于绵羊、牛、猪和马。

【病因及发病机理】

本病起因于大量采食富含草酸盐的植物，如各种饲料作物、青贮、麦秸、稻草、盐干草、酢酱草、马齿苋、白黎和甜菜等。干旱季节，上述一些富草酸盐的植物易被产草酸真菌如黄曲霉、黑曲霉、棒曲霉、草酸青霉（*Penicillium oxalicum*）和鲜绿青霉（*P. viridicatum*）的特定菌株所腐生或寄生，草酸盐含量大增，更具有致病性（Wilson，1961）。

草酸盐离子被吸收进入循环血液后，便以不溶性草酸钙的形式沉淀，严重扰乱钙的代谢过程，甚至发生急性低血钙综合征。草酸钙结晶在肾小管腔内沉积，可引起间质性肾炎和肾纤维化（肾硬变），或发生尿石症和尿毒症。草酸盐在消化器官、肺脏和脑组织血管壁上形成结晶，可引起血管坏死性出血，相应地出现程度不同的各种症状。

Van Katnpen 等（1969）指出，草酸盐中毒急性死亡的原因，不是低钙血症和肾衰竭，而是由于琥珀酸脱氢酶活性受到抑制，糖代谢过程发生障碍。

【临床表现】

大多在采食含草酸盐植物后2～6h显症。首先表现程度不同的腹痛不安。精神不振，四肢肌肉无力，步态蹒跚，阵发性抽搐、痉挛，甚至发生肌肉麻痹等低血钙综合征。最后卧地不起，头弯于一侧（似奶牛生产瘫痪）。

有的病例，心跳加快，鼻孔流出大量细泡沫状分泌物，呼吸困难，口角流出泡沫性唾液，呕吐（猪），伴发轻度瘤胃臌气，瞳孔散大，频频取排尿姿势，偶尔排出血尿。重症病例，渐进性虚弱，很快虚脱死亡。病程通常为9～11h。

检验所见：血钙中度至重度降低；伴发高磷血症、高钠血症和高钾血症，血清谷草转氢酶、谷丙转氨酶和乳酸脱氢酶活性升高；血清尿素氮含量增多。

【病理变化】

主要病变在泌尿器官，如肾脏色淡、肿大，切面多汁，肾皮质呈黄色条纹，皮质与髓质交界处尤为明显。各脏器浆膜面有弥漫性出血，瘤胃黏膜严重出血。胸腔和腹腔积液。口腔和食管内有大量血样泡沫液体。肺充血、水肿，支气管内蓄有血样泡沫。

病理组织学检查：除肾小管、肾盂、输尿管和尿道内积聚草酸钙结晶外，瘤胃和脑等的血管壁上也有草酸钙结晶沉积所致的病理变化。

【诊断】

依据病史调查，低钙血症综合征，饲草（料）中草酸盐含量较高以及病理特征——肾小管和尿道内沉积草酸钙结晶等，不难做出初步诊断。采集饲草（料）样品进行真菌培养，分离和鉴定，更有助于病因诊断。

应注意与奶牛生产瘫痪和饥饿性低钙血症等类症进行鉴别。

【治疗】

在中毒初期内服氯化钙或注射钙制剂，如25％葡萄糖硼酸钙溶液，绵羊50～100mL，牛300～500mL，静脉或皮下分点注射，可减少死亡，提高成活率（James&Johnson，1970）。为减少尿路草酸盐结晶的沉积，可酌情输注等渗葡萄糖溶液和复方生理盐水等。

【预防】

停止饲喂或放牧富含草酸盐的饲草（料），并补饲钙盐，如磷酸氢钙；用苯氧乙酸等除草剂控制富含草酸盐植物的生长。

（王惠川）

五、霉菌毒素性肾病

Mycotoxic Nephropathy

霉菌毒素性肾病，是橘青霉素和棕曲霉毒素等肾毒所致发的一种肾小球肾病（glomerular ne-phrosis）。以烦渴和多尿为其临床特征。

本病早在1928年即由丹麦病理学家 Larsen 在猪屠体检验中发现，以后相继由 Larsen（1928）、Kragh（1944）和 Denmark（1966）应用不同剂量橘青霉素（citrinin）、棕曲霉毒素（ochratoxin）给猪投服人工复制发病成功而得到证实。

本病最早发现于丹麦，以后世界产稻谷、麦类和玉米的国家和地区，如美国、加拿大、意大利、埃及、瑞士、挪威和泰国等，陆续有发病的报道。

1982年，我国东北地区开始见有本病的报告。除猪较为多发外，本病有时也见于马、牛、家禽和实验动物（Carlton，等，1977）。

【病因及发病机理】

致病性毒素是橘青霉素和棕曲霉毒素。两者在肾病发生上相互协同。橘青霉素最早由橘青霉（*Penicillium citrinum*）所分离并提取（Raistrick 等，1931），以后陆续取自青霉属中黄绿青霉（*P. citreo - viride*）、铅青霉（*P. lividum*）、瘿青霉（*P. fellutanum*）、纠缠青霉（*P. implica fam*）、毡毛青霉（*P. velutinum*）、变灰青霉（*P. canescens*）、詹森青霉（*P. jenseni*）、歧皱青霉（*P. steckii*）、特异青霉（*P. notatum*）、鲜绿青霉（*P. uiridicatum*）、徘徊青霉（*P. palitans*）、扩展青霉（*P. expansum*）和棒形青霉（*P. claviforme*）的特定菌株，以及曲霉属中雪白曲霉（*A. niveus*）、土曲霉（*A. terreus*）和亮白曲霉（*A. candidus*）的特定菌株（Krogh 等，1970，1972）。

棕曲霉毒素最早由棕曲霉（*A. ochraceus*）所分离并提取，现知产自多种曲霉和青霉，如曲霉属中硫色曲霉（*A. sulphureus*）、菌核曲霉（*A. sclerotiorum*）、洋葱曲霉（*A. alliaceus*）、蜂蜜曲霉（*A. melleus*）、孔曲霉（*A. ostianus*）、佩特曲霉（*A. petrakii*）的特定菌株，以及青霉属中变紫青霉（*P. purpurrescens*）、普通青霉（*P. commune*）、鲜绿青霉（*P. uiridicatum*）、徘徊青霉（*P. palitans*）、圆弧青霉（*P. cyclopium*）和变幻青霉（*P. variable*）的特定菌株（Hessetine，1972，1974）。

本病的发生是畜禽采食由橘青霉、鲜绿青霉和棕曲霉及其代谢产物——橘青霉素和棕曲霉毒素所污染的玉米、小麦、大麦、黑麦、燕麦和稻谷等饲料所致。

橘青霉素系柠檬黄色三棱状结晶，难溶于水，能溶于苯、乙醇和氯仿等溶媒，分子式为 $C_{13}H_{14}O_5$。可用硅胶 G 薄层层析法检测。对小鼠的 LD_{50} 为每千克体重35mg（皮下或腹腔注射）。橘青霉素溶于二甲基亚砜（DMSO）与70%乙醇的（3:1，V/V）混合剂，对火鸡（♂，7日龄）的 LD_{50} 为每千克体重56mg（经口）；北京鸭（♂，7日龄）LD_{50} 为每千克体重57mg（经口）。受试动物显现急性或慢性肾病的典型症状——尿量增多，显然是肾小管对原尿重吸收机能发生障碍所致（角田广，1951）。

病理变化以肾小球性肾病为主，包括肾小管扩张，上皮细胞浑浊肿胀和中度坏死等。该毒素还具有胆碱能反应，作用类似于乙酰胆碱或毛果芸香碱，可使血管舒张，支气管收缩，肌肉轻度挛缩（Saito，1971）。

【临床表现】

病初，显现前驱症状，除食欲减少外，主要是饮欲增强，尤其在猪，饮水量大为增多，尿量也明显增多，此乃 Larson 早年所指出的两大主症——烦渴（polydipsia）和多尿（polyuria）。病情进一步发展，病猪多扎堆卧地，不愿走动。全身皮肤潮红（白色被毛和皮肤的猪更为明显），耳、脸和四肢内侧皮肤先潮红后变为发绀。还伴发胃肠炎，体温升高，口流唾液，甚至呕吐，排粥状和水样粪便，恶臭气味较大。有的病猪呼吸加快，颈肌强直。

1. 慢性型病例　营养不良（消瘦），脱水，发育缓慢，甚至停滞。妊娠母猪大多流产和死胎。刚断奶的仔猪，还常出现皮下水肿，运动失调，拱背，腹壁膨胀和紧张等症状。

2. 急性型病例　可在发病后 1～2d 内死亡，病死率高（40%～90%不等）。

家禽和马中毒，症状基本上同于猪，只是比较轻微，如消瘦，体重逐渐减轻，但最终多死于肾衰竭（Andrews，1971）。

【病理变化】

肾小管（肾病）病变为最明显；肾脏肿大，并发肾周性水肿（perirenal edema），呈灰白色乃至黄褐色，表面凹凸不平（左右两肾一致），有出血斑。

病理组织学检查：肾小管基部上皮细胞呈典型的退行性变性，如刷状缘丧失，局部脱落；肾皮质部间质纤维组织增生。此外，胃黏膜充血，胃底部尤重（出血斑）；大小肠有出血性炎症，肠黏膜呈紫布样。体腔积液，肠系膜和结肠亦明显水肿。肝脏肿大，呈土黄色，质地脆弱，肝小叶清晰，中心部出血。肺脏轻度水肿，间质增宽。

【诊断】

根据病史、临床症状和病理变化等特点，不难做出初步诊断。

但应与西风古（*Amaranthus retrofloxus*，猪苋菜之一种）所致的肾周性水肿综合征（perirenal edema syndrome）、乙烯乙二醇（ethylene glycol）中毒，以及草酸盐中毒病等类症加以鉴别。

1. 西风古所致猪肾周性水肿病　多发生于成年猪，且眼睑水肿罕见。

2. 乙烯乙二醇中毒病　似无季节性，发病范围较大。

3. 草酸盐中毒病　剖检时肾小管中可见有草酸盐结晶和折光性玫瑰花结晶群，同时还有脑组织软化和坏死性动脉炎等特征性病变。

为验证诊断和类症鉴别，可进一步对可疑霉败变质饲料样品进行真菌培养、分离和鉴定；进行人工复制发病试验；对真菌提取物（液）或其毒素进行硅胶 G 薄层层析检测。

【防治】

无特效解毒药和疗法。

重症病例，只好进行对症处置，预后大多不良。轻症病例，停止饲喂霉败饲料后 1 周左右，症状即开始缓解以至消失，能够耐过并康复。

六、红青霉毒素中毒

Rubratoxin Poisoning

红青霉毒素中毒，是肝脏毒素和致出血物质红青霉毒素所致发的一种以中毒性肝炎和泛发性出血为特征的中毒病。

1957 年由 Burnside 首报发生于美国的牛、羊，并从所饲喂饲料分离、鉴定出红色青霉（*Penicillium rubrum*）等产毒真菌。以后相继报道见于南非、英国和印度等。

本病主要发生于牛、羊、猪和马，家禽也可发病，病死率较高。

【病因及发病机理】

发病原因是畜禽采食产毒真菌——红色青霉和产紫青霉（*P. purparogenum*）特定菌株及其毒素所污染的禾本科、豆科作物或植物，如玉米、麦类、豆类及牧草。

红色青霉和产紫青霉在自然界中分布较广，腐生于豆类、玉米、花生等粮食和油料子实及其糠皮中。

其致病毒素为红青霉毒素（rubratoxin），按化学结构分为红青霉毒素 A、红青霉毒素 B 两种，分子式分别为 $C_{26}H_{32}O_{11}$ 和 $C_26H_{30}O_{11}$。

红青霉毒素 B 系一种双酐化合物；而红青霉毒素 A 是红青霉毒素 B 的还原物，其一个酸性酐化碳还原为乳醇。

红青霉毒素 B 的毒性强于红青霉毒素 A。两者的靶器官都是肝脏。易溶于丙酮，部分溶于乙醇和酯类，而难溶于水（Moss 等，1968）。

急性毒性试验：红青霉毒素 A 对小鼠的 LD_{50} 为每千克体重 6.6mg（腹腔注射）；红青霉毒素 B 对小鼠的 LD_{50} 为每千克体重 2.6～3.0mg（腹腔注射）和 400mg（经口投服），毒性因胃酸作用而大大降低。

Hayes（1977）曾将红青霉毒素 B 和黄曲霉毒素 B_1 一并给小鼠经口投服进行毒性试验，结果显示两者有协同毒性效应（synergistic response）。但红青霉毒素 B 并不增强黄曲霉毒素 B_1 的致癌效应，对小鼠则具有致畸性（发生于近胎儿形成期）。

Pier 等（1976）曾用红青霉毒素 B 对犊牛进行人工复制发病试验。给毒剂量（日量）为每千克体重 8mg 时，肝功能受到抑制；每千克体重 12mg，可使精神沉郁，食欲减退，体重下降；每千克体重 16mg，可导致急性肝脏功能紊乱，如 BSP 清除时间延长，凝血酶原时间延长，补体 C_4 成分的形成障碍等。各种实验动物对红青霉毒素 B 的急性反应主要是肝脏、肾脏、肾上腺、肺、脾脏和胃肠黏膜充血、出血，以及皮下组织、浆膜、脂肪组织和腹腔其他脏器广泛出血。

亚急性和慢性毒性反应则主要是全身黄疸，脾脏和淋巴组织坏死等。

【症状】

主要临床表现为肝炎、胃肠炎和出血综合征（hemorrhagic syndrome）。

1. 反刍动物中毒 呈现精神沉郁乃至昏睡，食欲减退或废绝，反刍中止，流涎，可视黏膜潮红或黄染，频频排混有血液的稀软粪便等中毒性肝炎和出血性胃肠炎的症状，且尿液混血（血尿）。

2. 马属动物中毒 除上述症状外，还表现狂躁、痉挛、共济失调，甚至陷于昏迷或虚脱，且由于体质虚弱，防御机能降低，常常继发各种传染病而转归死亡。

3. 猪中毒 主要症状为精神不振，腹部皮肤出现明显的紫红色出血斑，体重减轻，腹水和结肠炎，妊娠母猪发生流产。

4. 家禽中毒 除增重减慢和生产性能降低外，主要显现致死性出血综合征的各种体征。

【病程及预后】

急性病例经过 1～2d，亚急性病例经过 1～2 周，概转归于死亡，预后不良。

【病理变化】

突出的证病性病理变化是急性肝炎、胃肠炎和全身泛发性出血。中毒的马、牛，可见胸壁与胸膜、心包与心内膜、胃与盲肠黏膜以至脑膜，有广泛性出血。肝脏呈黄褐色、豆蔻样外观，质脆，肝索结构破坏，脂肪变性，浑浊肿胀，并有中性粒细胞和淋巴细胞浸润。

中毒猪，胃肠出血更为严重，整个胃肠黏膜呈紫红色。

【诊断】

根据病史、临床症状和病理变化，不难做出初步诊断。

为确定诊断，必须对霉败变质饲料进行真菌及其毒素的分离和鉴定。必要时应用培养提取液进行人工复制发病试验。应注意与黄曲霉毒素中毒等类症进行鉴别。

【防治】

本病无特效解毒药，迄今仍无有效的防治办法。

（王　志）

七、T-2 毒素中毒

T-2 Toxin Poisoning

T-2 毒素是单端孢霉烯族化合物（trichothecenes）中的主要毒素之一。T-2 毒素中毒以拒食、呕吐和腹泻等胃肠炎症状以及出血性素质为主要临床特征。

本病多发生于猪，家禽次之，牛、羊等反刍动物发病较少。

前苏联西伯利亚地区居民因食用被镰刀菌污染、并在积雪覆盖下过冬的麦类和玉米等加工的食品所发生的中毒，以再生不良性贫血和白细胞缺乏症为特征，特称食物中毒性白细胞缺乏症（alimentary toxic aleukia，ATA）。

【病因及发病机理】

病原性毒素为 T-2 毒素，也许还有二醋酸藨草镰刀菌烯醇（diacetoxy scirpenol）和脱氧雪腐镰刀菌烯醇（deoxynivalenol）参与并起协同作用。它们是由三线镰刀菌（*F. tricinctum*）、拟枝孢镰刀菌（*F. sporotrichioides*）、梨孢镰刀菌（*F. poae*）、粉红镰刀菌（*F. roseum*）、禾谷镰刀菌（*F. graminearum*）、茄病镰刀菌（*F. solani*）、木贼镰刀菌（*F. equiseti*）和雪腐镰刀菌（*F. nivale*）等的特定菌株所产生。此外，还发现木霉属（*Trichoderma*）、头孢霉属（*Cephalosporium*）、黏帚霉属（*Gliochadium*）、葡萄穗霉属（*Stachybotrys*）、单端孢霉属（*Trichothecium*）和漆斑霉属（*Myrothecium*）等属的某些特定菌株也可产生。

T-2 毒素，最早由 Gilgan（1966）所确定。以后 Bamburg 和 Gilgan（1968）从基质中分离出毒性较强的菌株 T-2 株，将其所产生的毒素命名为 T-2 毒素。

该毒素为白色针状结晶，是造血组织毒素之一，分子式为 $C_{24}H_{34}O_9$。与二醋酸藨草镰刀菌烯醇（DAS）在化学结构上非常相似，与脱氧雪腐镰刀菌烯醇（deoxynivalenol，DON）一起列入环氧单端孢霉烯族化合物（epoxytrichothecenes）的 A 型。

急性毒性试验：T-2 毒素对小鼠的 LD_{50} 为每千克体重 3.8～4.0mg（经口）和每千克体重 5.2mg（腹腔注射）；对大鼠的 LD_{50} 为每千克体重 5.2mg（经口）和每千克体重 10.5mg（腹腔注射）；对虹鳟鱼（*Rainbow trout*）的 LD_{50} 为每千克体重 6.5mg。

1. 给雏鸡口服 T-2 毒素每千克体重 4mg，即表现食欲减退或废绝，增重减慢，口炎（类似败血性咽峡炎）嗉囊和肌胃糜烂和溃疡（Wyatt，1972）；家禽还发生凝血障碍病（coagulopathy），凝血因子Ⅱ、凝血因子Ⅶ和凝血因子Ⅹ后天缺陷（Doerr 等，1974）；

2. 大鼠和火鸡服用 T-2 毒素后，胸腺和脾脏萎缩，全身淋巴结广泛坏死，免疫系统受到损害

（Ohtsub 等，1977；Ridiart 等，1978）。

3. 给猫口服 T-2 毒素每千克体重 0.06～0.1mg 后，发生胃肠炎、泛发性出血和造血组织坏死，出现贫血、粒细胞和血小板减少症（Ppalti，1978）。

4. 犊牛口服 T-2 毒素每千克体重 10～50mg 后，发生齿龈炎，唇部坏死，溃疡性胃肠炎，瘤胃乳头剥脱，胃壁多发性糜烂，皱胃溃疡和重剧性腹泻，最终骨髓造血功能衰竭，导致广泛性出血，呈典型的 ATA 症状而死亡（Pler 等，1976）。

5. 猪每千克体重口服 8mg 以下的 T-2 毒素时，多不发病，也不影响增重。剂量增至 12mg，可诱发生殖机能障碍。

【临床表现】

T-2 毒素中毒的基本症状，包括厌食，胃肠机能障碍，腹泻，体温升高，生长停滞，瘦弱以及后期的广泛性出血等。

1. 猪中毒　急性中毒病猪，通常在采食后 1h 左右发病，呈现拒食，呕吐，精神不振，步态蹒跚，唇、鼻周围皮肤发炎、坏死以及流涎、腹泻等出血性胃肠炎症状。

慢性中毒病猪，生长发育迟缓（僵猪），并伴发慢性消化不良和再生障碍性贫血等症状，成年母猪不孕，有的流产、早产。

2. 反刍动物中毒　常为重症，分急性和慢性两种类型。

急性型，在采食后 24～48h 发病，表现精神沉郁，被毛粗刚无光泽，反射减退，共济失调，可视黏膜充血或苍白，食欲和反刍废绝，胃肠蠕动减弱或消失，屡发腹泻，粪便混有大量黏液、伪膜和血液。往往伴发齿龈炎和口炎。病情发展到中后期，则显现出血体征，如黏膜、皮下出血点（斑）、鼻衄、血便和血尿等。

慢性型，胃肠炎和出血体征同急性型，只是病程缓慢，而突出表现粒细胞减少症、血小板减少症等再生障碍性贫血的症状和体征。

3. 家禽中毒　生长发育缓慢，鸡冠和垂肉浅淡或发绀，食欲大减或废绝，唇、喙、口腔、舌及舌根乳头、嗉囊和肌胃糜烂、溃疡和坏死。成年鸡产蛋减少，肉鸡增重降低，并出现异常姿势等各种神经症状。

【病理变化】

畜禽剖检均以口腔、食管、胃和十二指肠炎症、出血、坏死等为主要病变。同时肝脏、心肌、肾脏等实质器官出血、变性和坏死。

病理组织学检查，淋巴结、胸腺、法氏囊（禽）、骨髓等组织细胞呈严重的退行性变化，与放射病损伤近似。

【诊断】

根据流行病学、临床症状、血液学检验和病理变化等特点，可建立初步诊断。必要时，可进行真菌毒素中毒病的一系列检验，包括可疑饲料的真菌培养和鉴定、毒素检测、动物试验等。如 T-2 毒素的植物种子发芽抑制试验、对特定微生物——酵母生长的抑制试验等。

在类症鉴别上，应注意排除化学物质和植物毒素中毒、葡萄穗霉毒素中毒以及放射病等（参见血液病篇动物群体贫血病症状鉴别诊断）。

目前对 T-2 毒素的精确定量分析尚有困难。一般应用其提取物（粗毒素）涂擦兔背部皮肤进行筛选检测试验或生物鉴定，即检测其刺激性反应（充血和水肿）。如呈阳性结果，再进行薄层层析做进一步鉴定，最后用质谱、气相色谱和核磁共振等精密仪器检测。

【治疗】

T-2 毒素中毒与其他真菌毒素中毒一样，尚无特效药物。

当怀疑 T-2 毒素中毒时，除立即更换饲料外，应尽快投服泻剂，清除胃肠道内的毒素。同时，要静脉注射高渗和等渗葡萄糖溶液、乌洛托品注射液和强心剂等，施行对症治疗。

【预防】

本病的综合性预防措施，基本上同玉米赤霉烯酮中毒，可参照应用。

八、草食动物霉菌性胃肠炎

Mycotic Gastro-Enteritis in Herbivores

霉菌性胃肠炎，又称霉草料中毒（moldy fodder poisoning）是一种以黏液性，黏液-出血性胃肠炎以及神经症状为临床特征的真菌毒素中毒病。

本病多发生于马属动物和反刍动物。发病率和病死率均高。常群发，但无传染性，同时还有一定的地区性和季节性，如我国南方各省于当年 12 月份到翌年 5 月份（即饲喂贮草的冬春季节）为发病高峰期，而其余月份发病较少。

【病因】

主要由于采食被产毒真菌——镰刀菌属（*Fusarium*）中的木贼镰刀菌（*F. equiseti*）、青霉属（*Penicillium*）、曲霉属（*Aspergillus*）中的玉蜀黍曲霉（*A. maydis*）和毛霉（*Mucor*），以及小麦网腥黑粉菌（*Tilletia caries*）、*T. tritica*、禾柄锈菌（*Puecinia graminis*）、玉蜀黍黑穗病菌（*Ustilago maydis*）、大麦坚黑穗病菌（*U. hordei*）、大麦裸黑穗病菌（*U. nuda*）、小麦散黑穗病菌（*U. tritici*）和稻曲霉（*Carviceps vireus*）等污染的谷草、稻草、麦类、糟粕类、根菜类、马铃薯和甜菜等草料所致。通常在食后 24h 左右发病。

罗子启等（1985）曾采集病区霉败草样，进行真菌分离培养并鉴定出 70 株真菌，经毒性致病力筛选，其毒力较强的有镰刀菌、青霉和曲霉等共 14 株。应用病区霉草或选用其中木贼镰刀菌与霉草的混合菌饲料，通过马进行人工发病试验获得成功，临床表现与病理变化同霉草中毒自然病例基本一致。但致病真菌毒素及其发病机理，目前还未搞清。

【症状】

1. 马属动物　食欲突然大减，口腔干燥，有厚层黄白色舌苔，口臭气味大，有时腹痛和肠臌气，肠音先沉衰后活泼，粪便呈泥状，混有黏液和血液，散发恶臭气味。

病的后期，排粪失禁，水泻，显现不同程度的脱水和代谢性酸中毒。结膜潮红、黄染或发绀。

除少数病例体温升高达 39～40℃外，多数病例体温接近正常，脉搏 60～100 次/min，呼吸 60 次/min 以上，心音高朗或低沉，节律失常。

多数出现神经症状，有的兴奋不安，盲目冲撞；有的沉郁，嗜眠，昏迷。嘴唇松弛下垂，流涎，舌麻痹，后躯甚至全身麻痹，反应迟钝。常伴发荨麻疹和皮炎。有时排血尿。

2. 反刍动物　对黑粉菌和稻曲霉等更有易感性，除上述基本临床表现外，还有反刍停止、瘤胃臌气、咀嚼肌痉挛和口炎等症状，不时流出大量黏液性唾液，鼻镜不洁，咳嗽；尿少或频尿，四肢或全身麻痹，步态踉跄，往往驻立不稳，多被迫横卧于地。

检验所见：尿液呈酸性反应，蛋白和潜血阳性；血清尿素氮和肌酐含量增多，血液浓缩，血凝时间延长；白细胞总数明显减少。血清谷草转氨酶、血清山梨醇脱氢酶、γ-谷氨酰转肽酶、淀粉酶、脂（肪）酶和血清肌酸磷酸激酶等反映肝、胰、肾、肌肉损害的各种相关酶的活性升高。

【病程及预后】

急性型发展迅速，病程 2～5d，有的可在 10h 内死亡。多数病例发病后 4～6d 症状最为严重。其后病情减轻的，可望恢复；病情恶化的，如黑穗病菌所致的病例，多在 15～18d 突然死亡。心力衰竭、体温升高（40℃）并呈稽留热型的病例，预后不良。

【诊断】

根据饲喂霉败草料的发病史，临床上特有的神经症状，以及血、尿的检验结果，不难做出初步诊断。

确证诊断，还必须进行真菌毒素中毒病的一套特殊检验。

【治疗】

尚无特效疗法。立即停止饲喂有毒或霉败草料，改喂新鲜而富有营养的草料。按急性胃肠炎实施消炎、解毒、补液、强心等对症治疗。

【预防】

严禁饲喂霉败变质草料。草料收割、脱粒后应迅速晾干，防止雨淋、受潮而霉变。铡短的碎草最好通过 0.3％石灰水浸泡，晒干后再喂。

（王惠川）

九、马霉玉米中毒

Mouldy Corn Poisoning in Horse

马霉玉米中毒，又称马属动物脑白质软化症（equine leucoencephalomalacia），简称"ELEM"，是一种以中枢神经机能紊乱和脑白质软化坏死为特征的高度致死性真菌毒素中毒病。马、骡、驴都可发生，壮龄和老龄驴发病率最高，约占 45％以上。

本病具有明显的地区性和季节性，在我国主要发生于东北、华北的玉米产区，多发生在玉米收割后的 9～11 月份，零星病例可持续到翌年 3～4 月份。

本病早在 1850 年美国就有报道，但当时不明白致病原因。1952—1957 年间，我国华北地区的北京、天津、河北等省（直辖市）曾暴发流行，造成大批马属动物死亡，直到目前仍不断有散发病例。20 世纪 60 年代后期，埃及连降暴雨，尼罗河泛滥，大批玉米发霉，引起本病暴发流行，1981 年，我国辽宁沈阳地区暴发本病，有的村庄几乎所有马属动物都中毒死光。南非、巴西、希腊、阿根廷等国也有本病的报道。

【病因】

霉玉米产毒菌的种类，1962 年方时杰曾做过研究但未获确定性结果。1971 年，Wilson 等从埃及马霉玉米中毒发病地区田间生长的玉米上分离到串珠镰刀菌，其培养物可引起驴中毒死亡，且临床症状和病理变化与自然病例一致，从而发现串珠镰刀菌是引起马霉玉米中毒的产毒真菌。1987 年，作者从辽宁病区的发霉玉米中分离到 4 株串珠镰刀菌和 5 株串珠镰刀菌胶孢变种（*F. moniliforme* var.

subglutinans），通过雏鸭和小鼠饲喂试验筛选出串珠镰刀菌胶孢变种各 1 株，用其培养物分别喂驴，引起中毒死亡，临床症状和病理变化与自然病例一致，从而发现串珠镰刀菌胶孢变种也是引起马霉玉米中毒的产毒真菌。

马霉玉米中毒的致病毒素尚未确定，有待研究。

【临床表现】

主要临床症状是中枢神经机能紊乱。病畜或高度沉郁，垂头呆立，或极度兴奋，不断转圈，甚至向前猛冲，顶撞围墙，跳跃畜栏。

按神经症状，可分为兴奋型（狂暴型）、沉郁型和混合型。

1. 兴奋型 病畜精神高度兴奋，视力减弱或失明，以头部猛撞饲槽，或盲目地乱走乱跑，步态跟跄，或向前猛冲，直至遇到障碍物时被迫停止，有的还以头抵住或猛撞障碍物；有的就地转圈或顺着墙壁、围栏行走。当失脚跌倒后，频频用力挣扎起立，造成全身多处损伤。被迫卧地后，仍以头碰地或四肢作游泳状划动。

2. 沉郁型 病畜精神高度沉郁，饮食欲减退或废绝，头低耳聋，两眼无神，唇舌麻痹，下垂松弛，吞咽障碍，咀嚼困难，流涎，视力减弱或失明；反应迟钝，常呆立一隅，有的前肢交叉站立，有的四肢广踏，常可固定于某种姿势达数小时之久，还有的交互提举四肢。常不听呼唤，拒绝运动，或步态蹒跚，遇障碍物不知躲避以致跌倒，有的陷入昏睡。

3. 混合型 病畜有时表现沉郁，有时表现兴奋，前述症状交替出现。

按病程长短，可分为急性型、亚急性型和慢性型。

1. 急性型 突然起病，有的兴奋狂暴，有的高度沉郁，但大多是兴奋与沉郁相交替，兴奋时间较长。通常在数小时至 24h 之内死亡。

2. 亚急性型 兴奋与沉郁相交替，但沉郁时间较长。常见表现是，头颈偏向一侧，意识障碍，强迫运动，步态不稳，反应迟钝，下唇松弛，舌拉出口外不能回缩（麻痹），视力减退或消失，有的倒地，四肢呈游泳状划动，大多经 2～4d 或更长时间死亡。

3. 慢性型 主要表现精神不振，常呆立而不愿运动，食欲减退，咀嚼缓慢，肌肉无力，容易出汗，腹围蜷缩，肠音低沉，粪干色暗。病程几日至十几日，最长的可达数十日之久。

不论哪种类型，体温均在正常范围之内，少数偏低。

【病理变化】

特征性病理变化：大脑白质区出现大小不等的软（液）化坏死灶。眼观整个大脑皮层变软、水肿，脑回平坦。切开脑组织，见一个或多个高粱米粒乃至鸡蛋大小的软（液）化坏死灶，坏死灶内含有灰黄色、凝固性、胶质样的半透明坏死组织。坏死区及其周围出血。这种软化坏死灶见于大脑半球一侧或双侧。大坏死灶多为单侧性的，从脑的表面触之有波动感，其覆盖的脑膜有比较明显的水肿和出血。此外，硬膜下腔常蓄积有淡黄色或红色透明液体，甚至有血凝块，蛛网膜下腔、脑室及脊髓中央管内的脑脊液增多。

镜下检查：脑组织的主要变化是出血、水肿，神经纤维的间隙增宽，胶质细胞增生。有时在镜下可见小的液化坏死灶，坏死灶内为大量水肿液所浸润，组织疏松崩解为颗粒状物质，但坏死区内血管完好。由于神经元变性，常可见到多量的噬神经细胞现象。

至于卫星现象（血管的细胞套），国外有报道，国内学者认为没有，并将其作为与马传染性脑脊髓炎的鉴别要点。

此外，可见脑膜及脑内血管扩张、充血，血管周围间隙增宽，积聚水肿液和红细胞。

除中枢神经系统的特征性病变外，还有一些非特征性病变，包括胃肠道炎症，实质器官肿大、出血、变性等。

【诊断】

本病可根据特征性的临床症状和病理变化，结合流行病学特点建立诊断。

在临床上，中枢神经机能紊乱明显而体温变化不大；在病理变化上，大脑白质出现大小不一、数量不等的软（液）化坏死灶；在流行病学上，有明显的季节性，多发生于9～11月份，零星病例可持续至次年3～4月份；在病因上有喂过发霉玉米的生活史。

如果用发霉玉米或从发霉玉米中分离出的产毒真菌培养物饲喂健康马属动物，复制出与自然病例一致的临床症状和病理变化，即可确诊。

【治疗】

无特效解毒药和疗法，一般采用对症治疗。首先应立即停止饲喂发霉玉米，改饲优质草料，同时内服盐类泻剂，以减少毒素吸收。

对于兴奋不安的病畜，可用10％安溴注射液50～100mL，静脉注射，并防止碰伤或摔伤，同时要保持环境安静，避免声音和光线的刺激。

为促进解毒和排毒机能，可静脉注射适量高渗葡萄糖溶液和生理盐水。

为缓解脑水肿，降低脑内压，可静脉快速注射高渗甘露糖或山梨醇等脱水剂。

（辛德颐）

十、玉米赤霉烯酮中毒

Zearalenone Poisoning

玉米赤霉烯酮中毒，又称F-2毒素中毒，是赤霉病谷物真菌毒素玉米赤霉烯酮，即雌激素因子所致的一种以阴户肿胀、乳房隆起和慕雄狂等雌激素综合征为主要临床表现的中毒病。本病主要发生于猪，尤其是3～5月龄仔猪，牛羊等反刍动物偶见报道。

本病遍布世界各地，尤其在盛产玉米等谷物的美国，很早就有猪发病（当时称为外阴阴道炎）的报道（Mewnutt 等，1928）。

【病因】

致病性毒素为玉米赤霉烯酮（zearalenon，IAL）。它主要是禾谷镰刀菌（*Fusarium graminearum*）的一种代谢产物。

Christensen（1965）、Mirocha（1969）和 Caldwell（1970）等研究表明，粉红镰刀菌（*F. roseum*）、三线镰刀菌（*F. tricinctum*）、串珠镰刀菌（*F. moniliforme*）、木贼镰刀菌（*F. equiseti*）、茄病镰刀菌（*F. solani*）、表球镰刀菌（*F. episphaeria*）、囊球镰刀菌（*F. gibbosum*）、黄色镰刀菌（*F. culmorum*）和尖孢镰刀菌（*F. oxysporum*）等也能产生这种毒素。

本病的发生是家畜采食上述产毒真菌特定菌株污染的玉米（主要的）、小麦、大麦、燕麦、高粱、水稻、豆类以及青贮和干草等所致（Stob 等，1962）。

玉米赤霉烯酮，通常又称为F-2毒素，系雌激素物质（estrogenic substance），分子式为$C_{18}H_{22}O_5$，白色结晶，不溶于水、二硫化碳和四氯化碳，而易溶于碱性水溶液、乙醚、苯、氯仿、乙烷、醋酸乙酯和乙醇。其衍生物至少有12种以上，如玉米赤霉烯醇（zearalenol）等，可应用硅胶G 薄层层析法检测。

毒性试验：玉米赤霉烯酮的靶器官为动物（尤其雌性）的生殖器官，呈雌激素效应。性未成熟雌性小鼠表现子宫肥大，外阴部肿胀，乳腺隆起，长期投服则卵巢萎缩。

【临床表现】

各种病畜均表现以生殖器官机能障碍为基础的雌激素综合征。

1. 猪中毒 拒食和呕吐。阴道黏膜瘙痒，阴道与外阴黏膜淤血性水肿，分泌混血黏液，外阴肿大 3～4 倍，阴门外翻，往往因尿道外口肿胀而排尿困难，甚至继发阴道脱（约占 30％～40％）、直肠脱（约占 5％～10％）和子宫脱。

青年母猪，乳腺过早成熟而乳房隆起，出现发情征兆，发情周期延长并紊乱。

成年母猪，生殖能力降低，多数第一次配种或授精不易受胎（假妊娠）或者每窝产仔头数减少，仔猪虚弱、后肢外展（八字腿）、畸形、轻度麻痹、免疫反应性低下。

妊娠母猪，易发早产、流产、胎儿吸收、死胎或胎儿木乃伊化。

公猪和去势公猪，显现雌性化综合征，如乳腺过早成熟似泌乳状肿大，包皮水肿，睾丸萎缩和性欲明显减退，有时还继发膀胱炎、尿毒症和败血症。

2. 牛中毒 食欲大减，体重减轻，高度兴奋不安，敏感，假发情。同时显现外阴阴道炎症状，如外阴肿大、潮红，阴门外翻，取排尿姿势，频频排尿，持续月余。同时，繁殖机能发生障碍，如不孕、妊娠后流产或死胎。

【病理变化】

病变集中在生殖系统，包括：阴唇和乳腺肿大，乳腺导管发育不全，乳腺间质性水肿；阴道水肿、坏死；子宫颈水肿，细胞增生，并出现鳞状细胞变性；子宫肥大，肌层细胞增生性增厚，子宫角变粗变长，子宫增大，蓄积水肿液。发情前期小母猪，卵巢发育不全，部分卵巢萎缩，常无黄体形成，卵泡闭锁，卵母细胞变性。已配母猪，子宫水肿，卵巢发育不全。公猪睾丸萎缩。

【诊断】

依据采食霉饲料的病史，雌激素综合征和雌性化综合征等临床症状，以及生殖系统的一系列特征性病理变化，不难做出诊断。

在此基础上采集饲料样品进行霉菌培养、分离和鉴定；应用薄层层析（TLC）、气相色谱及质谱检测饲料中的玉米赤霉烯酮。

应用未成熟小鼠做生物鉴定：将可疑饲料的二氯甲烷浸出液投服小鼠后，经过 10～14d，剖检可见子宫黏膜潮红、肿胀、重量比正常子宫大 8 倍。

【治疗】

尚无特效治疗药物。

只要停止饲喂霉败饲料，经过 1～2 周，症状即逐渐缓解以至消失，可望康复。

【预防】

防制本病的根本措施是防霉。鉴于玉米赤霉烯酮化学结构稳定，含毒饲料（草）经加热、蒸煮和烘烤等处置（包括酿酒或制糖）后，仍有毒性作用。可采取以下方法去毒或减毒。

1. 水浸法 1 份饲料加 4 份水浸泡 12h，浸泡两次后大部分毒素可随水洗掉。或用清水淘洗被污染的玉米之类的谷物，再用 10％生石灰上清液浸泡 12h 以上，其间换液 3 次，将谷物捞出、水洗滤干，小火炒熟（120℃左右）。

2. 去皮减毒法　毒素往往仅存于被污染谷物的表层，碾去谷物表皮后再磨碎成粉饲喂。鸽子致呕试验证实，麦芯和麸芯重量占病麦的 62.5％，而含毒量只占 11.16％；麦壳和糠灰重量占 30％，而毒素含量占 80％以上。

3. 稀释法　根据谷物被真菌污染的程度和产毒量，因地制宜地应用一定量的未被污染的饲料（草）制成混合性饲料（草），以减少单位饲料（草）中毒素的含量。在条件差、含毒量又不高的情况下，此法切实可行。

十一、霉菌毒素性感光过敏

Mycotoxic Photosensitivity

霉菌毒素性感光过敏，又称皮思霉毒素中毒（pithomycotoxicosis），曾误称颜面湿疹（facial eczema），是一种以感光过敏，尤其头、耳部皮肤局限性水肿和渗出为特征的真菌毒素中毒病。

本病曾在澳大利亚、新西兰、南非和美国等国家大批发生，对当地畜牧业危害相当严重。主要发生于绵羊，其次为牛（尤其奶牛），其他家畜和实验动物也有易感性。

【病因】

本病是由于家畜大量采食被纸皮思霉（Pithomyces chartarum）及其毒素——葚孢霉素污染的饲草，如黑盔草、白三叶及其他牧草所致。

葚孢霉素为肝脏毒，靶器官为肝脏，可诱发重剧的中毒性肝炎和闭塞性胆管炎，使叶绿素的衍生物——叶绿胆紫素（phylloerythrin）以及外源性色素经微生物降解后的产物在血液中蓄积，进入皮肤组织，经日光照射发生感光过敏性皮炎。

葚孢霉素，又称孢子素（sporidesmin），由腐生于牧草上的纸皮思霉特定菌株产生，为淡绿色或无色针状结晶。该毒素分为 A、B、C、D、E 和 F 等多种，毒性作用较强的为 A、B 两种。急性毒性试验葚孢霉素对绵羊的 LD_{50} 为每千克体重 0.5～1.0 mg（经口、皮下或腹腔注射）。White 等应用葚孢霉素乙醇溶液给绵羊投服，进行人工复制发病试验，结果剂量为每千克体重 0.5 mg，感光过敏发病率为 2/3，病死率为 8％；剂量为每千克体重 1.0 mg，发病率为 80％，病死率为 70％；剂量为每千克体重 3.0 mg，多数在显现感光过敏症状之前即行死亡。致死原因是毒血性休克。

Cunningham 等报道，葚孢霉素经口投服给娟姗牛，剂量为每千克体重 3.0 mg，4d 内死亡；剂量为每千克体重 1.0 mg，2 周后死亡。

【临床表现】

1. 中毒绵羊　主要表现精神沉郁，嗜眠，食欲减退，增重减慢，可视黏膜黄疸（阻塞性），无毛的颜面（包括耳部）感光过敏（所谓颜面湿疹）。强烈日光暴晒后，病情急剧发展，眼、睑、口唇和鼻镜增温、疼痛、肿胀、形成疱疹。严重的，耳尖、唇部等大面积皮肤发生坏死甚至剥脱。病羊喜待在阴暗处，夜晚或阴天才出现食欲。此外，还伴发结膜炎和角膜浑浊等眼病，偶发膀胱炎，出现频尿，时时作排尿姿势。

2. 中毒牛　基本症状同绵羊，但常伴发光敏性血管内溶血而导致严重的贫血，出现血红蛋白尿。有的发生腹泻，消瘦，易疲劳，泌乳量明显降低。波及乳房和乳头的，局部肿胀、疼痛明显，以致无法挤奶。

【病理变化】

除皮肤外，主要在肝脏和胆管。病初，胆管上皮细胞变性、坏死，接着发生胆管炎和胆管周围炎及组织增生，最终胆管狭窄以至阻塞，导致胆汁蓄积、浓缩，胆囊肿大。肝脏呈黄绿色，肿大增厚，边缘钝圆，切面可见胆管被浓缩的胆汁所填塞。慢性型则见肝硬化。

【诊断】

根据发生状况和临床特点，很容易做出临床诊断。但感光过敏是临床上比较常见的一种综合征，有多种病因，涉及众多有毒植物（参见本篇光能效应植物中毒）以及各种肝病等，应注意类症鉴别（参见本篇感光过敏症状鉴别诊断）。要借助于致病性霉菌的分离、鉴定和真菌毒素检测，做出病因诊断。霉菌毒素性光敏性发炎还有以下几种。

1. 核盘菌性光敏性皮炎　致病真菌多腐生在荷兰鸭儿芹等基质上，其代谢产物——补骨酯素（psoralen）系一种致皮炎物质。

2. 鲜绿青霉引起的光敏性皮炎　致病真菌腐生于大米等基质上，有毒代谢产物为鲜绿青霉毒素（viridicatum toxin）。

3. 疑似霉菌毒素引起的光敏性皮炎　羽扁豆中毒（lupinosis）、蒺藜中毒（tribulosis）以及犬牙根草和苜蓿干草引起的过敏等。

【治疗】

无特效疗法。应立即停喂霉败草料，避免日光直射，并针对皮肤损伤，采取对症治疗。为了防止蝇蛆病等化脓性继发感染，可应用抗生素和抗组胺药物。

【预防】

除注意草场改良、保证牧草质量和控制家畜采食可疑牧草外，应对生长的牧草定期喷洒苯并脒唑（benzimidazole）或多菌灵（苯并脒唑 44 号，carbenedazole），剂量为每公顷 0.15～0.3 kg；或早期应用苯菌灵（benomyl）和甲基托布津（methyl thiophanate），剂量为每公顷 0.3 kg，以控制纸皮思霉生长和产生毒素。

（王　志）

十二、麦角中毒

Ergot Poisoning

麦角中毒是畜禽采食了被麦角菌寄生的麦类等禾本科植物而引起的一种真菌毒素中毒病。临床上以中枢神经机能紊乱及末梢组织坏死为特征。

各种动物均可发生，牛、绵羊、猪和家禽多发。

【病因及发病机理】

麦角菌（*Claviceps purpurea*）是子囊菌亚纲麦角菌属真菌，多寄生在大麦、黑麦、燕麦和小麦等麦类的子穗，以及黑麦草、鸭茅、绒毛草等禾本科草类的子房内，萌发为菌丝，并逐渐形成黑紫色瘤状物（菌核），稍弯曲，长 1～2 cm，粗约 3 mm，内部近白色。其形状像动物的角，故名。家畜采食混有麦角的麦类谷物及其糠麸，以及被感染的禾本科草类，皆可引起中毒。

麦角含生物碱有 12 种之多，有毒成分为有旋光性的同质异构生物碱，主要是麦角胺（ergotamine）、麦角毒碱（ergotoxine）和麦角新碱（ergonovine）。前两种毒性较强，能使血管收缩，不溶于水，后一种毒性较弱，能使子宫收缩，易溶于水。

现已查明麦角毒碱是麦角高碱（ergocornine）、麦角克碱（ergocristine）和麦角卡里碱（ergocryptine）的混合物。此外，菌核还含有大量胺和其他含氮化合物，其中的乙酰胆碱、组织胺、酪胺等具生理活性。

麦角生物碱还含具吲哚结构的麦角酸，可干扰脑神经递质功能而显中枢神经兴奋效应。麦角碱对胃肠道黏膜有较强的刺激作用，可致发胃肠炎。吸收后，可使中枢神经兴奋，子宫和血管平滑肌收缩，血压升高，心跳减慢。

慢性麦角中毒，恒造成末梢组织坏疽，是血管平滑肌挛缩、微血管内皮变性、血流停滞、血栓形成、组织缺血的结果。

【临床表现】

按临床症状，分为中枢神经兴奋型和末梢组织坏疽型。按病程，又分为急性和慢性。急性中毒多属兴奋型，慢性中毒则多属坏疽型。

1. 慢性坏疽型 病牛表现腹泻，四肢，尤其是后肢的系关节僵直，肢端、尾尖等肢体末梢部红肿、变冷，感觉消失，继而萎缩呈黑紫色，皮肤干燥，最后变成干性坏疽，与健康组织分离并剥脱。鸡中毒多见爪趾、鸡冠和肉垂发绀、变冷，最后也变成干性坏疽。

妊娠母羊还可发生流产。母猪多表现乳房停止发育，无乳，妊娠期缩短，产弱仔，有的造成死胎和直肠脱。

2. 急性兴奋型 主要表现神经机能紊乱，患畜不定期反复发作惊厥，间歇期呈精神委顿、嗜眠等抑制状态。有的出现瞳孔散大，失明，皮肤感觉减退，肌颤。病畜步态蹒跚，运动失调，站立不稳。常见心动徐缓，节律失常。有的病例则发生流涎、呕吐、腹痛和腹泻等胃肠炎症状。妊娠母畜可发生阵缩、流产，甚至子宫和直肠脱。病猪多以抽搐症状为主。严重病例，往往在全身强直性痉挛之后，陷入呼吸中枢麻痹而死亡。

【诊断】

根据采食麦角的病史和临床症状，并排除冻伤、牛霉稻草中毒及坏死杆菌病等类症之后，可做出初步诊断。确定诊断，还需要在可疑饲料中检验麦角，并进行人工发病复制试验。

麦角检验有两种方法：

1. 麦角的形态鉴定 麦角菌寄生在禾本科植物的子房内，产生的菌核大多露出子房外，肉眼即可观察到，其形状像动物的角，故名。它是一个略具 3 条钝棱的圆柱体，稍弯曲，两端渐尖，长 1～2 cm，粗 3 mm，表面暗紫色或暗红棕色，有多数纵槽，断面略呈三角，内层灰白色或淡紫红色，并有不规则的星状纹理。

粉碎病料，可用显微镜检查：取 2 g 检样加水制成粥样，放入尖底试管中，加盐酸少许并加热使其熔化，取管底尖部的沉淀物进行镜检。如含有麦角则可看到富有脂肪的特异性细网状组织，其暗红色的最外层，在滴加稀硫酸后即显蔷薇色。

2. 麦角的化学鉴定 取检样 10 g，加乙醚 20 mL，加稀硫酸（1∶5）10 滴混合，塞好瓶口，振摇，放置 5～6h，过滤，滤液中加碳酸氢钠饱和溶液 0.5～1 mL，振荡，静置，观察水层应显堇紫色、紫蓝色或红色。

另一定性方法是，取检样 10 g，置高浓度水合氯醛溶液（水合氯醛和水的比例为 2∶1 或 3∶2）中研磨，放置 2～3min 后，30～40℃温浸，待不溶部分沉淀后，用滤纸覆盖在表面皿上过滤，如有麦角存在，滤纸上即出现樱桃红色。

【防治】

无特效防治办法。应立即停饲可疑草料，施行对症处置。如用 0.1％高锰酸钾液或 1％鞣酸溶液洗胃或灌肠，自饮或灌服大量洁水，投服硫酸钠等盐类泻药。皮肤坏死，应进行外科处理。惊厥发作，可用水合氯醛等镇静药；子宫阵缩，可注射阿托品注射液。

（李庆怀）

十三、雀稗麦角中毒

Paspalum Ergot Poisoning

雀稗麦角中毒，又称雀稗中毒（paspalism）、雀稗蹒跚（paspalum stagger）、毛花雀稗中毒（pallis grass poisoning），是采食被雀稗麦角菌感染的禾本科雀稗和某种牧草所致发的一种以神经机能紊乱为主症的真菌毒素中毒病。

雀稗麦角（菌）（*Claviceps paspali*）由 Stevens（1910）所发现，Broum（1916）和 Sorouer（1925）等相继研究了其特性和毒素提取。Hendmarch（1937）证实，在雀稗麦角菌生长发育期间易使牛，羊和马中毒。本病遍布世界各地，如墨西哥、巴西、阿根廷、伊朗、印度、新西兰、土耳其、美国、前苏联。我国广州地区亦有发病报道。

雀稗麦角（菌）在特定生栖条件（温度 10~25.7℃、相对湿度＞67％）下可感染禾本科雀稗等植物的茎、叶，所萌发的菌丝（体）侵入子穗的雄花子房，形成菌核（sclerotium），呈黑色球形（直径 2~4 mm），使表面粗糙且凹凸不平。所生出的卵圆形分生孢子，性黏稠，特称蜜露（honey dew），可通过昆虫或风力传播，感染更多的禾本科植物。

【病因】

家畜采食大量被雀稗麦角（菌）及其菌核侵染的禾本科雀稗等植物的子穗，是主要原因。菌核中含有雀稗素等多种生物碱（Cole，1977）。由毛花雀稗（pallis grass）提取的含毒物质和有毒菌核分别饲喂豚鼠和犊牛，亦可发生中毒，甚至死亡。

王继英等（1985）用雀稗麦角（菌）粗制毒素给妊娠小鼠肌内注射（0.2~0.5 mL/只），4~5d 后发生流产或死亡；用菌饲料饲喂妊娠奶山羊，4d 后即流产。

【临床表现】

主要表现神经机能紊乱，如肌肉震颤、兴奋性增高和共济失调等。轻症初期，多茫然呆立，一旦经受外界刺激（如声响等），即肌颤不已，兴奋不安，甚至惊恐奔跑；由于共济失调，运步笨拙而不时踉跄倒地。妊娠牛、羊往往发生流产。

重症后期，在静息状态下亦时时发生全身肌肉的持续震颤，头部不由自主地摆动，以致影响饮食，日渐消瘦，陷入虚脱，直至死亡。

【诊断】

根据病史（采食发霉的禾本科植物和长有菌核的子穗等）和临床特征，不难做出初步诊断。确定诊断，以及与麦角中毒、震颤素中毒（tremorgen poisoning）、犬牙草震颤（bermudagrass tremor）、黑麦草蹒跚（ryegrass stagger）等类症的鉴别，则有赖于真菌毒素中毒病的特殊检验，包括草料样品的霉菌培养、毒素分离与鉴定、动物复制发病试验等。

【防治】

尚无特效药，只能实行对症疗法。

轻型病例只要及早脱离有毒牧场或中止饲喂有毒草料，几天内就可恢复正常。应实行轮牧制，凡发现有雀稗麦角的牧场，应在麦角菌核生成以前将禾本科植物的子穗割掉，然后再行放牧，以策安全。

（王惠川）

十四、流涎素中毒

Slaframine Poisoning

流涎素中毒，又称流涎综合征（salivary syndrome），是采食污染豆类丝核菌及其毒素的豆科牧草所致发的一种以流涎为主症的真菌毒素中毒病。

本病首报发生于1959年，在美国各州的奶牛、肉用牛和山羊中发生。以后报道见于猪和实验动物。日本大多发生于每年的6～7月份梅雨季节。

除主要发生于牛、羊等反刍动物外，猪、马属动物和实验动物也易感发病。

【病因及发病机理】

通常起因于家畜采食被产毒霉菌——豆类丝核菌（*Rhizoctonia leguminicola*）及其代谢产物——流涎素（slaframine）污染的豆科牧草或干草、特别是二茬红三叶牧草。

据Raineh等报道，红三叶牧草中分离出的豆类丝核菌（系豆科植物黑斑病病原性霉菌）接种于豆科牧草，取其纯培养物水提液或直接应用豆类丝核菌污染的豆科牧草饲喂实验动物（牛、羊、马和猪）进行人工复制发病试验，均获得成功，证明豆类丝核菌是本病的致病性霉菌。

流涎素即流涎胺或丝核菌素，是豆类丝核菌代谢生成的一种真菌毒素，按每千克体重0.3 mg剂量经口给猫投服，几小时后即呈现流涎等症状，持续达6h之久。

其作用机理在于流涎素在肝微粒体内形成四级氨盐，具胆碱能生物效应，可诱发腺体分泌增强（Crump，1977）。

【临床表现】

1. 反刍动物中毒　采食含毒饲草后5～6h发病，表现流涎综合征，并伴随周期性流泪、腹泻以及频频排粪和瘤胃臌气等胃肠运动、分泌机能增强等胆碱能生物效应，多取急性病程。

肥育羊中毒，还伴发可视黏膜发绀和呼吸困难等症状。妊娠母畜往往发生流产。

2. 猪中毒　流涎、咳嗽、呕吐、腹泻和尿频等症状更为严重，还显现张口呼吸（呼吸困难）、四肢僵直、运步障碍等神经肌肉功能紊乱，最终虚脱死亡。

3. 马属动物中毒　呈现流涎、腹泻、肠臌气，以及关节强直等症状。妊娠母马多发生流产。急性病例，发现后立即停止饲喂发霉变质饲草，可望在1～3d内症状消失，自行康复。慢性中毒病畜，除体重减轻和泌乳性能下降外，还出现关节强直、周期性胃肠臌气和体温持续性升高等症状，有的转归死亡。

【诊断】

根据采食或饲喂染霉（黑斑）豆科牧草的发病史和流涎等特征性症状，不难做出诊断。如有必要和条件，可采集已产生黑斑的牧草样品，取其灰尘样粉状物，置显微镜下检查，如发现大量暗棕色菌丝体，即可确定诊断。

如能进行真菌毒素中毒病的系列检测，则更臻完善。

【治疗】

急性轻型中毒病例，只要立即停饲霉变豆科牧草和干草，即不药而愈。

重剧中毒病例，还应施行对症治疗，最好选用阿托品等拟交感神经药，亦可应用抗组织胺制剂，如酚噻嗪（硫代二苯胺），当其转化为异丙嗪后，也有减轻或缓解症状的效果。

此外，针对腹泻、流涎、频尿等所导致的机体脱水，可实施输液、纠正酸中毒、调整电解质平衡等疗法。

对严重瘤胃臌气出现窒息危象的病畜，应采取瘤胃穿刺术等急救措施。

十五、震颤素中毒

Tremorgen Poisoning

震颤素中毒，又称晕倒病或蹒跚病（staggers），是由神经毒素——震颤素（或青霉震颤素）和烟曲霉震颤素所致发的一种以持续性肌肉纤颤、虚脱和惊厥为临床特征的真菌毒素中毒病。

本病多发生于犊牛、牛和鸡（尤其雏鸡），山羊和猪也有自然发病的报道。小鼠、豚鼠、犬和家兔等实验动物都有易感性。

【病因】

其病原性毒素——震颤素，是霉败变质饲料中圆弧青霉（*Penicillium cyclopium*）、徘徊青霉（*P. palitans*）、软毛青霉（*P. puberulum*）和疣孢青霉（*P. verruculosum*）等的代谢产物（Dicken 等，1963）。随后发现，曲霉属中烟曲霉（*A. fumigatus*）和黄曲霉（*A. flauus*）也可产生。

上述产毒真菌在自然界分布较广，在绝大多数精料（如玉米、高粱、稻谷、小麦、大麦、燕麦和黑麦）以及青贮和干乳酪中都可腐生并产生毒素致病，但腐生于大豆、花生和棉子等基质多不产生毒素（Cyswski，1975；Richard，1979）。

本病是畜禽采食被上述产毒真菌污染的饲料和饲草所致。实验证明，应用其菌丝悬液或产毒真菌污染基质的氯仿抽取液给绵羊、鸡、猪和实验动物——小鼠、豚鼠和家兔投服或腹腔注射，均可发生中毒。

应用软毛青霉的干性菌丝体饲喂犊牛（每日每千克体重7.4 g），2d后出现肌肉震颤等中毒症状。犬采食霉干乳酪和英国胡桃（Richard，1981），也会发生中毒。

震颤素（原）（tremorgen），包括青霉震颤素（penitrem）和烟曲霉震颤素（fumitremorgin），均系神经毒素。前者分A、B、C 3种，其中青霉震颤素A的毒性最强；后者分A、B 2种，分子式分别为$C_{32}H_{41}N_3O_7$和$C_{27}H_{33}N_3O_5$。

急性毒性试验：青霉震颤素A对小鼠的LD_{50}为每千克体重1.05 mg（腹腔注射）。烟曲霉震颤素A对小鼠的LD_{50}为每千克体重5 mg（腹腔注射）。受试大鼠、家兔和蟾蜍等均发生重剧的痉挛。

【临床表现】

震颤素A和烟曲霉震颤素A等作用于脊髓，主要表现为震颤、兴奋性增高和运动异常。

1. 家禽中毒　主要症状为呼吸促迫、反射机能亢进、震颤和运动障碍。3日龄，尤其1～2日龄雏鸡，震颤发作最为严重。

2. 牛（犊牛）中毒　病初震颤轻微，经受刺激则震颤加重，驻立时四肢僵硬、开张，体躯有节奏地晃动；强行运动则步样强拘，共济失调，腿高抬，易跌倒，卧地后作游泳状划动，全身震颤，角弓反张，最终呈强直阵挛性搐搦而突然死亡。有的出现眼球震颤、瞳孔散大、流泪、流涎、腹泻、多尿和呼吸困难。

检验所见：血液丙酮酸、乳酸和血糖增高；严重病例，游离脂肪酸、儿茶酚胺含量明显增高；肌酸磷酸激酶活性升高（比正常值高 5～10 倍），乳酸脱氢酶、谷丙转氨酶和谷草转氨酶活性也有所升高，急性病例血钙和血镁增多。

【诊断】

根据病史和临床症状，不难做出初步诊断。确定诊断还必须采集霉败草料样品，作致病性霉菌的培养和鉴定，必要时还可用薄层层析法对毒素进行检测。

应注意同雀稗性蹒跚、犬牙草震颤、黑麦草蹒跚以及神经型麦角中毒等显现震颤的类症进行鉴别。

【治疗】

无特效疗法。可施行对症治疗。为解除强直性痉挛，可应用氯普吗嗪、麦酚生（马佛生，mepheuesin）。

（王　志）

十六、漆斑霉素中毒

Myrotheciotoxicosis

漆斑霉素中毒，是采食疣孢漆斑霉（*Myrothecium verrucaria*）污染的黑麦草（*Rye grass*）和白三叶草（*White clover*）所致发的一种以重剧胃肠炎为临床特征的真菌毒素中毒病。

主要发生于牛、羊，尤其犊牛、羔羊等反刍动物。

本病始发于前苏联（1945），以后相继发生于新西兰等国家。其产毒性真菌——疣孢漆斑霉、露湿漆斑霉（*M. roridum*）和 *M. leucotrichum* 分布于世界各地，可从土壤、多种植物的茎、叶上分离出来。

【病因】

致病毒素是疣孢漆斑霉、露湿漆斑霉的有毒代谢产物——疣孢漆斑霉素（verrucarin A）和露湿漆斑霉素（roridin A）。

Vertinskii（1963）用疣孢漆斑霉培养的浸渍物饲喂羔羊进行人工复制发病试验成功。Dimenna 等应用疣孢漆斑霉、露湿漆斑霉和 *M. leucotrichum* 混合培养浸渍物喂羊，诱发重剧胃肠炎，导致迅速死亡。从而证实，致病性毒素并非单一的疣孢漆斑霉素 A，而是由疣孢漆斑霉素 A 与露湿漆斑霉素 A 的水解产物——疣孢漆斑霉烯醇（verrucarol）协同致病。露湿漆斑霉素 A 及其水解产物的毒性，至少比疣饱漆斑霉素 A 大 5 倍。

【临床表现】

1. 急性病例 中毒的犊牛、羔羊通常在采食后 6～48h 显症，表现精神沉郁，倦怠，食欲减退、甚至废绝，反刍停止，瘤胃臌气，蓄积大量液体，冲击式触诊可闻震水声。病畜不爱走动，四肢叉开伫立，或横卧呈昏睡状（犊牛）。大量流涎，流泡沫状鼻液，虚弱，消瘦、腹泻、脱水、心跳和呼吸加快。多数在发病后 2～5d 内死亡。

血液检验：血清山梨醇脱氢酶、谷氨酸脱氢酶和谷草转氨酶活性明显升高。

2. 慢性病例　除上述急性病例的基本症状外，有的还烦渴多尿，呼出气有恶臭气味。排出粪便带血，且排血尿，多数陷入渐进性虚弱，最后因心血管功能衰竭而死亡。病程 10～15d。

【病理变化】

急性型以出血性胃肠炎为特征，皱胃出血性炎症尤为严重，肠腔内蓄有大量黏液，很少甚至没有其他内容物。肝脏色淡（苍白）、肿胀，心内外膜有广泛的出血点（斑），肺淤血、水肿明显。

病理组织学所见：前胃和皱胃黏膜出血，表层以至黏膜下层坏死。肝脏肿大，细胞变性，形成空泡。

【防治】

尚无特效药物。除更换饲料外，可针对胃肠炎实施对症治疗。

Dimenna 和 Parle 提出，每年在牧草上喷洒杀漆斑霉药，可减少真菌污染，预防本病发生。每公顷草场喷 560 g 苯菌灵（Benomyl），每 6 周 1 次，可抑制牧草上的疣孢漆斑霉和露湿漆斑霉的生长（减少 50％以上）。

（王惠川）

十七、羽扇豆中毒

Lupinosis Poisoning

羽扇豆中毒是大量采食被拟茎点霉所污染的羽扇豆而致发的一种以肝脏损伤为主症的真菌毒素中毒病。

羽扇豆为羽扇豆属（*Lupinus* L.）一年生或多年生草本植物，原产于欧洲和北美洲。较常见的有黄羽扇豆（*Lupinus luteus*）、白羽扇豆（*L. albus*）和窄叶羽扇豆（*L. angustifolius*）等，多用作绿肥和牧草。我国曾引进在南北方各省某些地区种植。

羽扇豆中毒的发生具有地区性和季节性。夏秋季节，每当大雨和高温（系拟茎点霉腐生及产毒的必需条件）过后 2 周以上，羽扇豆草场上放牧的牛羊即出现中毒。

早在 19 世纪，德国、波兰等国家或地区就有本病发生。

20 世纪 70 年代开始大批发生于澳大利亚和新西兰等国家。本病多发于绵羊和山羊，猪、马、牛也可发生。病死率较高。

【病因】

本病起因于采食的羽扇豆被一种产毒真菌——拟茎点霉（*Phomopus leptostromiformis*）所污染。Van，Warmelo 等（1970）应用拟茎点霉纯培养物饲喂绵羊进行人工复制发病试验获得成功，从而否定了羽扇豆生物碱致病论。

Lyanigan（1979）研究证实，拟茎点霉的有毒代谢产物为拟茎点霉素 A（Dhoxin A），系肝脏毒。

【临床表现】

1. 羊羽扇豆中毒　多取急性经过，采食羽扇豆后几小时至 2d 起病显症，表现精神不振，倦怠，食欲减退或废绝。体温升高（40～41.5℃），呈间歇热型，可视黏膜重度黄染。血清谷草转氨酶活性、胆红素和血酮含量增高。病程数日，病死率高达 50％。

亚急性病羊，精神沉郁，反应迟钝，食欲减退，体重明显减轻（相当于病前的 40％），但黏膜黄染较轻，并有逐渐消退趋势。有的伴发酮病和感光过敏性皮炎。

2. 牛羽扇豆中毒　急性病例精神不振，倦怠，不爱走动（喜卧），食欲减退。特征性症状为眼结膜和口腔黏膜重剧黄染，流泪，流涎，并继发酮病。多数在 2～14d 内死亡。饲喂青饲料的还常伴发光敏性皮炎。慢性病例，除上述症状外，还呈现体质虚弱和泌乳量降低。

3. 猪羽扇豆中毒　发病突然，食欲减退以至废绝，精神沉郁，躺卧而不爱走动，体温升高，巩膜轻度黄染，呕吐。病死率较低。

4. 马羽扇豆中毒　精神沉郁，可视黏膜重度黄染，结膜出血，食欲大减，体温升高，显现腹痛而回头观腹、起卧不安。重症恒有神经症状，如瘫痪或轻瘫。有的发生溶血，排棕红色血红蛋白尿。急性病例多在数小时至数日内虚脱死亡。

【病理变化】

羊、牛、马等各种动物羽扇豆中毒的病理变化大体相同，主要为肝脏病变，因病程类型而异。

1. 急性中毒　肝脏肿大、质脆，呈鲜黄色；脾脏肿大，腹腔、胸腔和心包腔积液。

2. 亚急性中毒　肝脏萎缩，脂肪变性，肝小叶中心区肝细胞颗粒变性，可见肝细胞核异常有丝分裂象和空泡形成等典型的病理组织学改变。

3. 慢性中毒　肝细胞渐进性纤维化，胆管和枯否氏细胞增生；脾脏、淋巴结含铁血黄素沉着，心肌纤维化。

【诊断】

根据采食和饲喂染毒羽扇豆的病史，肝损伤的临床症状和病理变化特点，并结合肝功能检验改变，不难做出初步诊断。

确定诊断，则必须采集所饲喂的羽扇豆样品，进行真菌纯化培养、毒素鉴定、动物发病试验等真菌毒素中毒病的系列检验。

【防治】

尚无特效解毒药和有效的防治办法，可施行中毒的一般性防治。

十八、色二孢中毒

Diplodiosis

色二孢中毒，是采食玉米色二孢（*Diplodia maydis*）污染的霉败玉米穗所致发的一种以运动失调和瘫痪为特征的真菌毒素中毒病。

本病最早发生于南非、赞比亚和津巴布韦等国家。炎热多雨季节发病率较高。牛、羊等反刍动物为易感动物。

【病因】

致病因素是色二孢霉的有毒代谢产物。该毒素可从玉米色二孢纯培养物分离，但其化学结构及中毒机理尚不清楚。Theiler 等应用自然感染的玉米穗或玉米色二孢的纯培养物饲喂牛羊进行人工复制发病试验获得成功。

【临床表现】

放牧于收获过的玉米地，任其采食霉玉米穗，牛经几天至 2 周、羊经 2～10d 发病。

1. 牛中毒 表现为流涎、流泪，肩、腹部以至全身肌肉颤抖，共济失调。强使运动，则步态强拘，腿高抬，四肢外展，后躯斜向一侧，直至卧地不起。

轻型病牛仍有饮欲，脉搏加快，体温多不升高。若继续采食色二孢污染的玉米穗，则全身肌肉麻痹，转归死亡。

若中止采食霉玉米穗，瘫痪症状可在几天内消失，强拘步态持续 10d 以上，最终可望恢复。

2. 羊中毒 症状基本相似，以运动失调为特征，如运步不灵，站立不稳，多取拱背、四肢叉开的伫立姿势。强使运动，则后躯下沉，倒地不起。通常经 1～3d 后，症状逐渐减轻，很快康复。

如继续饲喂或采食色二孢污染的霉玉米穗，则重新发病或病情恶化，虚弱，瘫痪，终于死亡。

【病理变化】

在牛，主要病理变化为卡他性肠炎、肺充血。在羊，除贫血外，还有肝、肾脂肪变性，心内膜下出血，肺充血和瘤胃扩张等。

【防治】

尚无特效解毒药和有效的防治办法。

（王惠川）

十九、霉烂甘薯中毒

Moldy Sweet Potato Poisoning

霉烂甘薯中毒，是采食大量黑斑病甘薯所致发的一种以急性肺水肿与间质性肺气肿，以及严重呼吸困难为病理和临床特征的中毒病。

本病 1890 年首先发现于美国新泽西州，以后相继发生于新西兰、澳大利亚、南非等国家；1905 年日本国熊本县开始发生，以后蔓延全国各地。1937 年甘薯黑斑病从日本传入我国东北、华北等地区。随后逐渐遍及江苏、广东、广西、福建、安徽、浙江、湖南和河北等盛产甘薯的各省（自治区）。

1951—1954 年间，河南等省份普遍发生耕牛"喘气病"（黑斑病甘薯中毒），造成数以万计的耕牛死亡。

本病主要发生于黄牛、奶牛和水牛，绵羊和山羊次之，猪也有发病。本病的发生有明显的地区性和季节性。10 月份至次年 4～5 月份，即栽培甘薯秧苗时为发病的高峰期。

【病因】

霉烂甘薯的病原菌主要是甘薯黑斑病病菌（甘薯长喙壳菌），此外茄病镰刀菌以及某些昆虫等亦能使甘薯发病，产生有毒物质。霉烂甘薯中毒病，以往病性不清，笼统地称为甘薯中毒（sweet potato poisoning），或依据病理特点命名为肺水肿、典型间质性肺病、牛急性肺水肿和肺气肿等。

甘薯黑斑病的主要病原真菌是子囊菌纲长喙壳科的甘薯长喙壳菌（*Ceratocystis fimbriata*）。常从甘薯的虫害或破伤处和天然裂口侵入，还有的寄生于甘薯藤或甘薯秧苗上。受害甘薯的病变处通常干涸、硬化，并有凹陷，呈圆形或不规则的黑色或黑褐色斑点，周边界限清晰。特别是在贮藏期间，其病变更为明显，且多数呈凹陷状。横切黑斑病甘薯，其干涸病变仅侵入皮下 5 mm，最深也不过 2～3 cm，色泽逐渐变成淡褐色，接触空气后，即迅速变为黑色，放出难闻的气味，食入味苦。

Hiura 等（1943）认为，霉烂甘薯是牛的一种致死性呼吸系统疾病的病因，并从黑斑病甘薯中分离出芳香族碳水化合物——苦味素。后来 Watanabe 和 Iwata（1952）特将其命名为甘薯酮（ipomeamarone），并确认其为一种倍半萜类物质（Sesquiterpene，$C_{15}H_{22}O_3$），可溶于乙醚、乙醇、冰醋酸、丙酮、氯仿、苯和石油醚等有机溶媒，但难溶于水。经高锰酸钾及溴化物脱色后，亚硝基铁氰化钠反应呈阳性；希夫氏试验（Schiff's test）呈阴性。经氨基脲再结晶，可得出熔点为 131～132℃ 的无色结晶。

Watanabe 和 Nishiyama（1953）用甘薯酮对小鼠、兔、山羊进行毒性试验，表明甘薯酮是一种肝脏毒。小鼠的 LD_{50} 约为每千克体重 200 mg（腹腔注射）。

Kubota 等（1958）研究证明，甘薯酮是一种呋喃类萜烯化物（furanotexpenoids），是甘薯受多种应激因子作用后产生的有毒产物。在植物学上称为植物防洁素（phytoalexins）。

Uritani 等（1960）证明，除甘薯黑斑病病菌作为应激因子外，某些有毒化学试剂（如氯化汞）、某些昆虫（如象鼻虫）的侵害也能使甘薯产生甘薯酮。Clark 等（1981）将真菌（如茄病镰刀菌等）、细菌和病毒等接种于甘薯，发现可诱导甘薯酮等呋喃类萜烯化合物的大量产生。

在对呋喃类萜烯化合物的分离、鉴定的研究中，常使用的应激因子有以下 3 种：甘薯黑斑病病菌——长喙壳菌（早期日本研究者）；茄病镰孢（美国研究者）；氯化汞。甘薯片经上述应激因子处理后，在室温和潮湿环境下放置 3～7d，可获得甘薯酮等有毒产物。

20 世纪 70 年代 Wilson 等提出肺水肿因子（lungoedema factor，LOF）的概念，并从造成牛甘薯黑斑病中毒的病薯采集样品培养、分离、鉴定出 150 多株霉菌，将其中的茄病镰刀菌接种甘薯片，刺激产生一种能溶于乙醚的物质，给实验动物口服或腹腔注射，结果出现肺脏病害，应用这种甘薯片喂牛也能发病，临床症状与自然病例相似。

Wilson（1971）据此认为感染茄病镰刀菌的甘薯有肺毒物质（肺脏毒素或肺毒因子）。Michael（1972），Boyd（1978）和 Wilson（1977），用有机溶剂提取霉烂甘薯病料，通过柱层析、薄层层析法纯化，再用气相色谱仪分离出 4 种相关有毒物质：4 - 甘薯醇（4 - lpomeanol）、1 - 甘薯醇（1 - lpomeanol）、1，4 - 甘薯二醇（1，4 - lpomeadiol 和甘薯二酮（甘薯宁，lpomeanine）。前 3 种属于肺水肿因子（LOF）或肺毒因子（起着类似萘硫脲，即安妥的作用），而后一种属于肺肝兼亲毒素。

Purchase（1974）实验证实，将甘薯黑斑病病菌移植在煮熟的薯片上不产生甘薯酮，但移植在生甘薯片上便产生甘薯酮，同时也使甘薯发生黑斑病，即甘薯酮不是病菌在寄生过程中的代谢产物，而是通过致病因子或应激因子作用，使甘薯自身的化学物质发生化学反应而生成（通常称为异常物质）。

诚如 Burka 等所指出，真菌等不仅起着开始时的应激作用，还起着将甘薯形成的前体物（肝脏毒素）转化为短链肺脏毒素的转换作用。这样，甘薯黑斑病病薯产生的有毒物质，与其说是霉菌毒素倒不如说是甘薯黑斑病病菌等（应激因子）刺激甘薯产生的一种肺脏毒素或肺水肿因子。

甘薯酮、甘薯酮醇、甘薯二酮以及 1 - 甘薯醇、4 - 甘薯醇和 1，4 - 甘薯二醇等都是耐高温物质，经煮、蒸、烤等高温处理，毒性亦不被破坏。因此甘薯黑斑病病薯经切片、晒干、磨粉，并酿酒后的副产品中仍含有一定量的毒素，用于喂牛、猪等家畜，仍可发生中毒。

Doster 等给小母牛瘤胃投服 4 - 甘薯醇（剂量为每千克体重 6～14 mg），发生典型的中毒性肺病综合征，酷似黑斑病甘薯中毒，且中毒的程度和存活的时间与该毒素的剂量成正比，如每千克体重 9 mg 时，24h 内死亡，其病变限于肺和肺中隔，肺水肿和肺气肿明显。

【发病机理】

牛对 4 - 甘薯醇的易感性较强，进入体内的 4 - 甘薯醇经微粒体中的加氧酶致活后，与肺组织细胞色素 P - 450 以双价的形式结合，结合的程度同肺水肿和肺气肿的发生和致死率呈平行关系。其与肺脏微粒体蛋白结合的程度，往往超过同肝脏或其他器官微粒体蛋白的结合（Boyd 等，1977）。

因此，虽然在黑斑病甘薯中通常含有比较丰富的肝脏毒素——甘薯酮及其 3 代呋喃，但在自然病例并无明显的肝脏损害病变，这可能与牛的肝脏对长链化合物具有先天抵抗性有关。

【临床表现】

1. 牛中毒 通常在采食后 12～24h 发病。病初精神不振，食欲大减，反刍、嗳气障碍，体温无显著变化。急性中毒病牛，突出的症状为呼吸困难，呼吸快速，超过 80～100 次/min。随病势的发展，呼吸运动加深而次数减少。呼吸音增强，远处就可听到拉风箱样音响；不时发咳。肺区可听到干性啰音或大、中、小水泡音。

继而出现以呼气困难为主的严重呼吸困难，发生肺泡气肿。其后肺泡壁破裂，造成间质性肺气肿，于颈、肩、背腰部皮下出现气肿，触诊显捻发音。病牛呼吸更加困难，鼻翼扇动，张口伸舌，头颈伸直，双肘外展，陷入窒息危象；可视黏膜发绀，流泪，眼球突出，瞳孔散大，以至全身抽搐。从鼻孔流出大量混血的泡沫状鼻液；此外，还伴发前胃弛缓，间或瘤胃臌气、出血性胃肠炎等症状。最终死于肺、心衰竭。

2. 羊中毒 除无间质性肺气肿外，其他症状大体相同。

3. 猪中毒 精神不振，食欲大减，口流白沫，张口呼吸，可视黏膜发绀，流泪。心音增强，心律失常。肠音减弱，粪便干硬发黑，后期转为腹泻，排混黏液和血液的稀软恶臭粪便。有的阵发痉挛，运动失调，步态不稳。

轻症病例除去病因后经过 1 周，症状即逐渐缓解，可望康复。重症病例，体温升高（41～41.8℃），头抵墙壁，前冲乱撞，在抽搐发作中死亡。

【病理变化】

牛最特征性的病理变化在肺脏。肺胀大 3 倍以上，边缘肥厚、质脆，切面湿润。轻型仅发生肺水肿和肺泡气肿；重型发生间质性肺气肿，纵隔也发生气肿呈气球状，肩胛、背腰部皮下和肌间积聚大小不等的气泡。此外，还见有胃肠出血、坏死等炎性病变，心、肝、胰等脏器变性、出血以至坏死。

猪中毒的主要病理变化也在肺脏。肺肿大，暗红色，间质增宽呈透明状。胃肠黏膜广泛性充血和出血，有的黏膜剥脱，胃底部溃疡。肝肿大，胆囊胀大几倍，充满黑绿色胆汁。

【诊断】

根据接触霉烂甘薯的生活史，喘息等临床症状，进行综合性诊断。必要时可用黑斑病甘薯或其酒精、乙醚浸出液进行人工复制发病试验。

本病多大群发生，应注意与牛出血性败血病、牛肺疫等传染病相鉴别（参见呼吸系统疾病篇气喘综合征鉴别诊断）。

【治疗】

尚无特效解毒药。多采取对症疗法，如排除消化道内的含毒病甘薯，缓解氧饥饿，提高肝脏解毒和肾脏排毒等。排除消化道内的含毒病甘薯，在毒物尚未完全被吸收前，通常采用催吐、洗胃或内服泻剂的方法。缓解呼吸困难宜使用氧化剂。过氧化氢溶液（0.5%～1%）每次服量 1 000 mL；硫代硫酸钠溶液（5%～20%）每次 500 mL 静脉注射。为了提高肝、肾解、排毒机能，可静脉注射等渗葡萄糖溶液和维生素 C 注射液，剂量宜大。

【预防】

根本性预防措施在于防止甘薯感染发病。

现时推行甲基托布津（methylthiophanate）溶液浸泡种薯，效果较好。

病甘薯应集中深埋、沤肥或火烧。切莫用病甘薯、包括其加工副产品——酒糟、粉渣等饲喂家畜。

（王　志）

二十、杂色曲霉素中毒
Sterigmatocystin Poisoning

家畜杂色曲霉素中毒，以肝细胞与肾小管上皮细胞变性、坏死，间质增生为病理特征。临床表现逐渐瘦弱，减食或不食，腹泻，眼结膜潮红并黄染，间或尿血和便血。

【病因】

连续采食杂色曲霉素污染的草料所致，恒见于舍饲家畜。

初田勇一氏（1954）报道，从杂色曲霉（A. versicolor）的菌丝体提取到一种毒素，命名为杂色曲霉素（Sterigmatocystin，ST），当时未予重视。

1960年英国暴发"火鸡X病"，证明黄曲霉素中毒并有致癌作用之后，人们才对结构与其酷似的ST引起注意。

Scott（1965）从非洲的谷物和豆类中分离出杂色曲霉和构巢曲霉（A. nidulans）并提取出ST。

Holzapfel（1966）也从构巢曲霉、皱曲霉（A. Chevalieri）和离蠕孢霉（Bipolaris spp）提取到ST。

现知能产生ST的真菌有：杂色曲霉、构巢曲霉、皱曲霉、谢瓦曲霉（A. chevalieri）、赤曲霉（A. ruber）、焦曲霉（A. ustus）、阿姆斯特丹曲霉（A. amsterlodami）、黄褐曲霉（A. aulanto-brunneus）、四脊曲霉（A. guadrilineatus）、变色曲霉（A. variecolor）、爪曲霉（A. unguis）、离蠕孢霉、长蠕孢霉（Helminthosporium spp）、毛壳霉（Chaetomium spp）以及黄曲霉（A. flavus）和寄生曲霉（A. parasiticus）等。

ST是上述真菌的代谢产物，被ST污染的食品和粮食有大麦、小麦、玉米、花生、大豆、咖啡豆、火腿、奶酪、饲料和饲草。

1983年以前尚无家畜杂色曲霉素中毒的病例报道，但因其化学结构与AFT B_1相似，并可转变为AFT而被认为是AFT B_1的前体（Hsieh等，1973）。由于能产生ST的真菌种类多，分布广，自然产毒量高，危害性可能超过AFT。

1983年，Abramson等在加拿大，1984年，Pohjanvirta等在芬兰，分别报道两个鸡场发病，引起大批死亡，从饲料中检测出ST，含量分别为2.3mg/kg和4mg/kg；

1985年，Vesonder报道美国田纳西州一个奶牛场的乳牛发生血痢，产奶量下降和部分乳牛死亡，从饲料中检出ST含量达7.75mg/kg。

我国宁夏回族自治区银南地区、陕北榆林地区以及相邻的内蒙古鄂托克前旗等地的羊群，一直存在一种散发性羔羊皮肤和内脏黄染，病死率极高的所谓"黄染病"；盐池、定边等县1984年发现的一种以肝硬变为特征的马骡"黄肝病"，经研究查明均为冬季舍饲期间饲喂发霉草料所引起，霉草中ST含量高达6.5mg/kg（邹康南等，1991）。

据报道，陕南地区的霉稻草（汪昭贤等，1982）、甘肃陇南地区的霉麦草（赵丛中等，1985）中杂色曲霉、构巢曲霉的检出率都很高。宁夏和陕北家畜"黄肝病"区霉饲草样品的真菌区系调查（文永昌等，1988；蔡文华等，1991）表明，杂色曲霉、构巢曲霉和灰绿曲霉群（A. glaucus group）的检出率居高。可见至少陕、甘、宁等省（自治区）和内蒙古部分地区的发霉饲草中能够产生ST的真菌普遍存在，给畜牧业生产发展带来威胁。

杂色曲霉素（ST）的结构：Rodricks 等（1970）确定 ST 为双氢二呋喃氧杂蒽酮，分子量为 324，分子式为 $C_{18}H_{12}O_6$。淡黄色结晶，熔点 246~248℃，易溶于氯仿、乙腈、吡啶、苯和二甲亚砜等有机溶剂中，不溶于水和碱性溶液。

杂色曲霉素的毒性：以二甲基甲酰胺溶解，大鼠 LD_{50} 口服为每千克体重 166 mg（♂）、120 mg（♀），腹腔注射为每千克体重 60 mg。鸡胚（5 日龄）LD_{50} 每枚蛋 6~7μg，达 10μg 时 90%~100% 鸡胚死亡。1 日龄雏鸡口服含 100 mg ST 的 1%明胶液，次日即死亡，剂量少于 10 mg 时不死。

ST 口服可引起大鼠肝、肾损害，肝细胞和肾小管上皮变性坏死。

灵长类发生慢性肝炎和肝硬化。ST 还被怀疑是非洲人慢性肝炎的病因之一（Cole，1981）。

马属动物多发生肝硬变，羔羊则为急性或亚急性中毒性肝炎（邹康南、朱普智，1987）。

许多试验证明 ST 有较强的致癌性，Purchase 与 Van Der Watt（1970）报道，大白鼠饲喂 ST 含量为 100 mg/kg 的饲料，可导致肝坏死，42 周后有 78%（39/50）发生原发性肝细胞型肝癌，33%（13/39）伴有纤维化。

【临床表现】

1. 鸡 急性经过，产蛋率迅速下降，精神委靡，羽毛蓬松，喜饮水，腹泻，粪便中常有带血黏液，最后昏迷死亡。病死率可达 50%以上。

2. 乳牛 慢性经过，产奶量下降，腹泻，严重者血痢和死亡。

3. 羊 绵羊、山羊均可患病，羔羊易感而多为亚急性，表现委顿虚弱。被毛粗乱，初减食、后拒食，消瘦，结膜潮红、黄染。重者可见皮肤带黄色，后期腹泻，最后衰弱死亡。病程 10d 至 1 月左右。

4. 马属动物 马、骡、驴均可患病，幼驹易感，呈慢性。病畜精神沉郁，耳耷头低，食欲减退或拒食，粪便早期干硬，外被黏液，后期常腹泻。尿色黄，部分病畜出现血尿。眼结膜恒潮红，部分病例巩膜黄染，病后期常出现意识不清，反射迟钝，呆立一隅或盲目转圈等症状，最后倒地昏迷至死。病程 1~3 个月。

各种家畜除濒死期外，体温、脉搏、呼吸无明显变化。轻症病例可在更换饲料与饲草后好转，牧草返青后病畜随群放牧也见好转，但再喂霉草后即复发。

检验所见：血清黄疸指数升高，范登白试验直接阳性，血清碱性磷酸酶、谷草转氨酶、乳酸脱氢酶、山梨醇脱氢酶以及尿素氮等均明显升高，尿胆红素阳性。表明肝、肾功能受到损害。

【病理变化】

尸检可见皮下组织与脂肪黄染，心包囊与腹腔积存黄色液体，肝脏肿大、质硬，肾脏肿大。胃肠黏膜有出血斑点，其他脏器如心外膜、肺脏、膀胱等间或有出血点。马属动物肝脏明显硬变，如橡皮样。

组织学变化主要在肝脏与肾脏。肝小叶间以及肝细胞间纤维组织增生，肝索排列紊乱，肝细胞空泡变性、脂肪变性与坏死。肾小管上皮细胞颗粒变性、空泡变性，部分坏死。

【诊断】

除眼结膜持续潮红外，并无其他示病特征。诊断应以霉饲草、饲料的接触史，剖检时的肝、肾病变与饲草、饲料中 ST 含量测定达 200μg/kg 以上为依据。

本病容易与 AFT 中毒相混淆，关键在于 ST 的检测，一般用薄层层析法。

我国已研制出检测粮、饲料与饲草中 ST 的酶联免疫吸附试验与斑点酶联免疫吸附试验法，方法简便，灵敏度高，适于大批量样品的定性与定量检测（楼建龙、邹康南，1991）。

【治疗】

尚无特效疗法，仅可做对症治疗。

（邹康南　张海彬）

二十一、牛霉稻草中毒

Moldy Straw Poisoning in Cattle

牛霉稻草中毒，在国内外文献上有多种同义名称，如牛烂脚病（sore foot disease of cattle）、牛烂蹄坏尾病（foot rot and tail decay in cattle）、牛蹄腿肿烂病和牛真菌中毒性蹄壳脱落病等，国外称为羊茅草（酥油草）烂蹄病（fescue foot）或羊茅草跛行（fescue lameness），在印度和巴基斯坦，特称水牛坏死综合征（gangrenous syndrome in buffaloes）或德格纳拉病（Deg Nela disease），是由于牛采食发霉稻草或苇状羊茅草所致发的一种真菌毒素中毒病。

本病以耳尖、尾端干性坏疽，蹄腿肿胀、溃烂，直至蹄匣和趾（爪）骨腐脱为主要病变和临床特征。概自然发生于牛，国外多发生于放牧的肉牛群。国内多发生于舍饲的耕牛，以水牛为最，黄牛居次，乳牛以及绵羊、山羊、兔、小鼠均可实验发病。

本病最早发现和确认于新西兰（Cunningham，1949）和美国的科罗拉多州（Goodman，1952），系因放牧牛采食产毒真菌侵染的苇状羊茅草（reed fescue，tall fescue）所致，故称羊茅草烂蹄病或羊茅草跛行。

其后，澳大利亚、印度、巴基斯坦、日本、意大利、前苏联等国相继见有报道（Jacobson 等，1963；Yate 等，1967；Kosuri，1970；Ueno 等，1973；Kwatra 等，1972）。

在国内，同印度、巴基斯坦等东南亚国家一样，本病系舍饲耕牛采食产毒真菌侵染的霉稻草所致，从1966年，尤其1973年以来，先后大批暴发于陕西省的汉中地区（秦晟等，1980，1981）、贵州省的遵义地区（陈正伦等，1982；张时彦等，1985）、安徽省的皖西地区（叶远森等，1989，1991；倪有煌等，1991）以及河南省的南阳地区（赵凡等，1991）。在同一期间，四川、云南、福建、广东、广西、湖南、湖北、浙江等南方各省（自治区）水稻产区的耕牛亦有发生（梁静明等，1982；赵从中等，1983；陈翰等，1984；倪有煌等，1991）。

本病在流行病学上有明显的地区性和季节性特点。在欧洲、美洲和大洋洲，主要分布于盛长苇状羊茅草的牧区（如美国科罗拉多等东部各州）、大雨雪年份的冬春季节。在亚洲，主要发生于多雨潮湿盛产稻米的巴基斯坦、印度和日本等国。

在国内，则遍及南方各省水稻产区的耕牛，尤其水牛，一般在10月中旬开始发生，11～12月份达发病高峰期，次年初春病势渐减，4月份放牧后即自行平息，发病率可高达85%以上，病死率通常在25%左右，但多数致残，轻症可望康复。本病成为继黑斑病甘薯中毒之后出现的又一广泛而严重的耕牛霉菌毒素病害。

【病因及发病机理】

在国外，Yates（1967，1971）、Kosuri（1970）和 Tookey（1972）等实验证明，放牧牛群发生的苇状羊茅草烂蹄病是苇状羊茅草寄生三线镰刀菌（*F. tricinctum*），形成有毒代谢产物丁烯酸内酯（butenolide）所致。用这种染菌含毒的苇状羊茅草或其酒精分馏物喂牛，约1个月左右，即发生典型的烂蹄病。其后，还发现半裸镰刀菌（*F. semitectum*）、木贼镰刀菌（*F. equiseti*）、雪腐镰刀菌

（*F. nivale*）、拟枝孢镰刀菌（*F. sporotrichioides*）、砖红镰刀菌（*F. lateritium*）、茄病镰刀菌（*F. solani*）以及梨孢镰刀菌（*F. poe*）等，亦能产生丁烯酸内酯而致发牛烂蹄病（Yates 等，1968；Mirocha，1973）。

在国内，秦晟等（1981）从陕西汉中病区霉稻草分离出产毒优势真菌木贼镰刀菌和半裸镰刀菌，分别制备纯培养物菌粮作耕牛复归发病试验获得成功，并以病区霉稻草酒精抽提物、木贼镰刀菌与半裸镰刀菌玉米培养物乙醚浸提液，分别通过腹腔与皮下（小鼠）、口服与腹腔（羊）以及涂擦皮肤（兔）等染毒途径，测试对家兔、小鼠、山羊和绵羊的毒性，结果家兔呈现水肿、出血、坏死性皮肤反应；小鼠83%（55/66）中毒死亡，部分出现耳、尾、爪等末梢部水肿、出血和干性坏死变化；山羊、绵羊中55%（12/22）毒死亡，出现类似耕牛"烂蹄坏尾病"综合征（秦晟、汪昭贤等，1987）。进而从病区霉稻草中分离筛选出禾谷镰刀菌（*F. graminearum*），在人工培养条件下产毒，获得赤霉烯酮（zearalenone，F-2）经生物学试验确认该毒素能使阉割母猪呈现典型的类雌激素亢进综合征，同病区部分霉稻草中毒耕牛伴随的类雌激素亢进症状相对应（汪昭贤等，1988）。

张时彦、陈正伦等（1985）从贵州遵义病区霉稻草中分离获得产毒优势真菌拟枝孢镰刀菌和木贼镰刀菌，制备纯培养物菌粮复归水牛发病试验成功。经硅胶板薄层层析 Rf 值检定，拟枝孢镰刀菌产生的毒素有丁烯酸内酯、新茄病镰刀菌烯醇和 T-2 毒素；木贼镰刀菌产生的毒素有丁烯酸内酯、二醋酸藨草镰刀菌烯酮和玉米赤霉烯酮。

赵从中等（1983）从西南、中南 10 个病区 100 份霉稻草样品中共分离出 30 种镰刀菌，经纯培养物菌粮水牛发病试验证实，半裸镰刀菌、木贼镰刀菌、砖红镰刀菌、蛇形镰刀菌（*F. anguioides*）、伏伦委贝镰刀菌（*F. wollenweberii*）、泡木贼镰刀菌（*F. equiseti* var *bullatum*）、小拟枝孢镰刀菌（*F. sporotrichioides subsp minus*）、大半裸镰刀菌（*F. seitectum* var *majus*）和藨草镰刀菌（*F. scirpi*）等 9 种镰刀菌，均能单独引起水牛发病，在本病的病原研究上取得了新的进展。

倪有煌等（1991）从皖西病区霉稻草真菌菌相检出 10 株镰刀菌，通过动物实验，证明其中只有拟枝孢镰刀菌、半裸镰刀菌及木贼镰刀菌 3 个菌株的污染与牛烂蹄病有关。

作者等 1987 年从安徽省金寨县病区霉稻草中分离到优势真菌弯角镰刀菌（*F. camptoceras*），用纯培养物制备菌粮，作家兔饲喂发病试验和本动物（水牛）饲喂复归发病试验均获得成功。实验家兔和水牛全部发病，耳、尾、蹄等部出现烂蹄坏尾病的典型病变和症状，在国内外首次确认了弯角镰刀菌对动物的致病性及其对牛烂蹄坏尾病的病因关系（叶远森等，1989，1991；李毓义、张乃生，1993）。

在此基础上，作者于 1988 年和 1991 年分两批用这种弯角镰刀菌接种玉米。培养物用乙腈：水（3∶1，V/V）提取，正己烷脱脂，Florisil 色谱柱净化，净化的提取液经电子捕获气相色谱（GC-ECD）、薄层色谱（TLC）分析和气相色谱质谱联用（GC-MS）鉴定，证实弯角镰刀菌不产生丁烯酸内酯和赤霉烯酮，但可同时产生多种单端孢霉烯族化合物（trichothecenes），主要为毒性较强的雪腐镰刀菌烯醇（NIV）和镰刀菌烯酮-X（F-X），其次还有 7-脱氧雪腐镰刀菌烯醇（7-DON）、7-乙酰脱氧雪腐镰刀菌烯醇（7-ADON）、3-乙酰脱氧雪腐镰刀菌烯醇（3-ADON）、藨草镰刀菌烯醇（SCP）、4-乙酰氧基藨草镰刀菌烯醇（4-ASCP）、3-乙酰氧基藨草镰刀菌烯醇（3-ASCP）、4,15-二乙酰雪腐镰刀菌烯醇（4,15-DANIV）、7,8-二羟基二乙酰氧基藨草镰刀菌烯醇（DOHDAS）等共 10 种毒素（罗毅、臧家仁等，1993）。

综观国内外研究进展，可以认为牛烂蹄坏尾病实质上是由镰刀菌属多种真菌侵染稻草或苇状羊茅草，产生丁烯酸内酯和（或）某些单端孢霉烯族化合物而致发的一组镰刀菌毒素中毒病。国内外各地区不同年份暴发的牛烂蹄坏尾病，其优势致病镰刀菌的种类及其所产生毒素的性质和数量不尽一致，因为具体的产毒条件各不相同。

近年来国内外学者用纯丁烯酸内酯进行动物试验，只出现尾端病变而不能引起蹄坏疽，况且有些病区霉稻草中根本检测不到丁烯酸内酯，但应用霉稻草或苇状羊茅草粗毒素酒精分馏物进行发病试验却获得成功。这提示，具收缩末梢血管作用而致发末梢部坏疽的毒素，除丁烯酸内酯外，还有其他一些有毒化合物。Yates 等（1984）和 Lyons 等（1986）发现感染内生真菌（*fungal endophyte*）如香柱菌（*Epechloe typhina*、*sphacelia typhina*）的苇状羊茅草，其提取物中可检出麦角缬氨酸（ergovaline）、麦角宁（ergonine）、麦角星（ergosine）等麦角肽生物碱（ergopeptide alkaloids），认为这些缩血管物质可能是苇状羊茅草导致麦角中毒样中毒病（ergotism‐like toxicosis）的因素。

蒋晓春、张乃生等（1994）亦从弯角镰刀菌玉米培养物中检出麦角甾醇类物质。

【发病机理】

本病可能主要是丁烯酸内酯、麦角肽生物碱以及单端孢霉烯族化合物等霉菌毒素成分作用于外周血管，使末梢血管发生痉挛性收缩，导致管腔狭窄，管壁增厚，血流减慢而形成血栓，造成耳尖、尾梢和肢端的水肿、出血、变性和坏疽。

【临床表现】

病牛精神委顿，拱背站立，被毛粗乱，皮肤干燥，个别出现鼻黏膜烂斑，有的公牛阴囊皮肤干硬皱缩。体温、脉搏、呼吸等全身症状轻微或不显。特征性体征集中表现于耳、尾、肢端等末梢部。初始表现跛行。站立时频频提举患肢尤其后肢。行走时步态僵硬。蹄冠部肿胀、温热、疼痛。系凹部皮肤有横行裂隙。数日后，肿胀蔓延至腕关节或跗关节，跛行加重。继而肿胀部皮肤变凉，表面渗出黄白色或黄红色液体，并破溃、出血、化脓或坏死。严重的则蹄匣或趾（爪）关节脱落。少数病例，肿胀可蔓延至股部或肩部。肿胀消退后，皮肤硬结，如龟板样。有些病牛肢端在肿胀消退后发生干性坏疽，跗（腕）关节以下的皮肤形成明显的环形分界线，坏死部远端皮肤紧箍于骨骼上。多数病牛伴发耳尖和尾梢都坏死，患部干硬，终至脱落。

黄牛病情较轻，病程较短，死废率较低。水牛病情重，病程长，可达月余甚至数月，最后衰竭死亡或废役淘汰。

【诊断】

本病的论证诊断，依据于采食霉稻草或苇状羊茅草的生活史；耳、尾、蹄等末梢部干性坏疽的临床表现；霉稻草及其粗毒素复归发病试验；致病优势镰刀菌及其毒素的检定。

应注意区别可造成耳、尾、蹄坏死的类症，如麦角中毒、慢性硒中毒、伊氏锥虫病等。

【防治】

病牛应立即停喂霉稻草或苇状羊茅草。病初，为促进末梢血液循环，可对患部进行热敷、按摩。肿胀部破烂而继发感染时，可施行外科处理，辅以磺胺抗生素疗法。

【预防】

要点在于秋收冬藏期间防止稻草发霉；不喂或少喂霉稻草；必要时，可用 10% 纯石灰水浸泡霉稻草，3d 后捞出，清水冲洗，晒干再喂。

（张乃生　李毓义）

［附］黄疸综合征鉴别诊断

黄疸（jaundice，icterus），指的是血液内胆红素浓度（正常为 1～8 mg/L）因胆色素代谢紊乱而增高（＞ 20 mg/L）所表现的巩膜、黏膜及皮肤黄染。

黄疸不是独立的疾病而是伴随或显现于上百种疾病经过中的一种十分常见的综合征。

血液内胆红素业已增高而临床上尚未显现黄染体征的，称为隐性黄疸。其显现于传染病、侵袭病、遗传病、中毒病、代谢病等群体性疾病经过中的黄疸综合征，特称群体黄疸病，在兽医临床上具有特别重要的意义。

一、胆色素正常代谢过程

胆色素是在网状内皮系统（RES）中由血红蛋白转化生成的。血红蛋白是制造胆红素的唯一原料。网状内皮系统是制造胆红素的唯一场所。1g 血红蛋白能转化成 35mg 胆红素。

正常衰老的、受到伤害的或有先天内在缺陷的红细胞，通常易滞留在网状内皮系统，为吞噬细胞所吞噬和破坏，释出血红蛋白，进而分解为血红素（hematin），再经水解除去铁质，即成为胆红素（bilirubin）。

胆红素按理化性质分为两类。

一类是未经肝细胞处理、附着有类脂质和蛋白质，存在于正常血流中的胆红素，称为血胆红素（hemobilirubin），结合胆红素（combined bilirubin），胶体胆红素（colloid bilirubin）或间接胆红素（indirect bilirubin）。其分子量较大，不易通过肾小球滤膜而进入尿液内；做范登白（Van den Bergh）氏试验时，因试剂无法与类脂质和蛋白质所包裹的胆红素分子直接接触，需加入乙醇使之与蛋白质分离后才得以接触，故直接反应为阴性，而间接反应显阳性，且因属胶体物质，故不易通过血管壁而浸染组织。

另一类为经肝细胞处理而与蛋白质分离的胆红素，称为游离胆红素（free bilirubin）肝胆红素（hepatobilirubin），胆胆红素（cholebilirubin），晶体胆红素（crystal bilirubin）或直接胆红素（direct bilirubin）。因其分子量较小，且多为钠盐晶体，易通过肾小球滤膜而进入尿液内；行范登白氏试验呈直接反应阳性，又因属晶体物质，故易通过血管壁而浸染组织。

胆红素经氧化后，可变为显现各种色泽的胆色素，如胆翠素（biliprasin）、胆绿素（biliverdin）、胆青素（bilicyanin）及胆褐素（choletelin）等。经还原后，仍能回转为胆红素。

经肝细胞处理的胆红素（肝胆红素），随胆汁（胆胆红素）进入肠道，被肠道内细菌所还原，成为无色的尿胆元（urobilinogen）或称粪胆元（stercobilinogen）。再被氧化成为棕色的粪胆素（stercobilin），随粪便排出，使正常粪便显棕黄色。

肠内的尿胆元，一部分被肠壁所吸收而进入门脉系统。其大部分由肝细胞处理后转变成胆红素，排泄于胆汁内，再进入肠道（胆红素的肝-肠循环或胆红素-尿胆元循环）；另一小部分则原样通过肝脏而进入体循环，并经肾脏随尿排出，故正常血液及尿液内含小量的尿胆元。尿液内的尿胆元，经日光、细菌等氧化后，即成为尿胆素（urobilin）（图 11-1）。

二、黄疸综合征病理类型及特征

黄疸综合征，可依据致病因素和发病环节分为四大类型，即溶血性黄疸、肝源性黄疸、阻塞性黄疸和混合性黄疸，在临床上表现各自的症状、体征和检验所见（图 11-2）。

(一) 溶血性黄疸（hemolytic jaundice）

又称血液发生性黄疸或滞留性黄疸（retention jaundice），是红细胞在血管内和（或）网状内皮系统内过多过快地破坏，游离出大量血红蛋白，生成大量血胆红素（hemobilirubin），超过肝脏的转化和排泄能力而滞留于血液内所致发的黄疸。

1. 病因类型　溶血性黄疸有六种病因类型，即传染病溶血性黄疸，侵袭病溶血性黄疸，中毒病

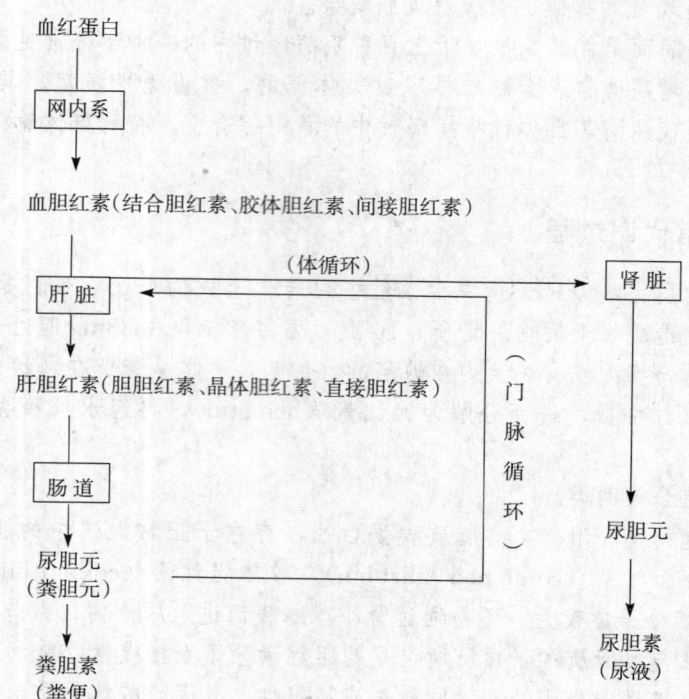

图 11-1 胆色素正常代谢过程（含胆色素肝-肠循环）

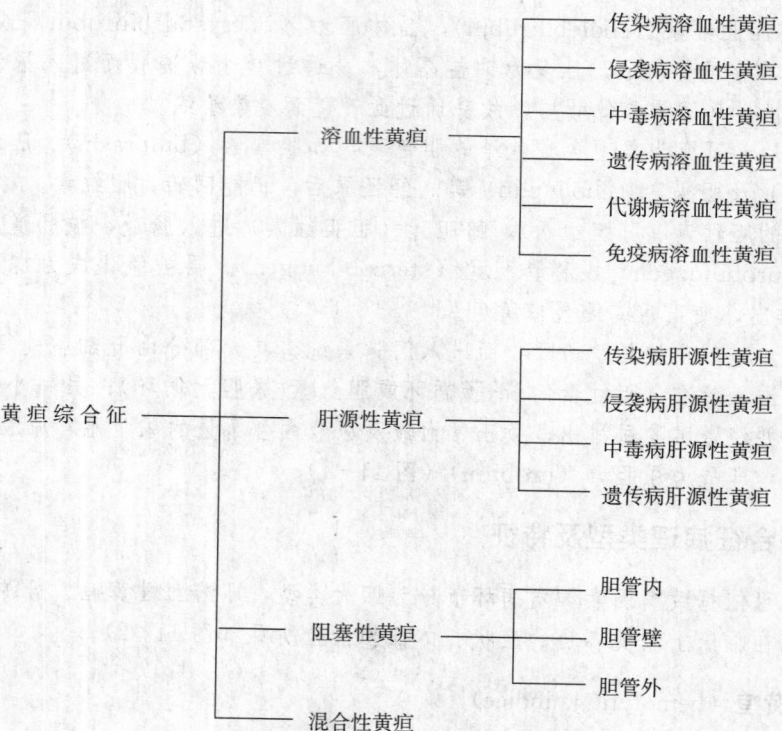

图 11-2 黄疸综合征病理类型

溶血性黄疸，遗传病溶血性黄疸，代谢病溶血性黄疸以及免疫病溶血性黄疸。

（1）传染病溶血性黄疸。病原微生物感染所致发的一类溶血性黄疸。包括：各种动物的溶血性链球菌病和葡萄球菌病，出血黄疸型钩端螺旋体病，牛羊溶血性梭菌病，羔羊产气荚膜杆菌病，犬埃立克体病，血巴尔通体病，附红细胞体病，无定形体病，马传染性贫血，鸡传染性贫血等。

（2）侵袭病溶血性黄疸。寄生原虫，尤其血液原虫侵袭所致发的一类溶血性黄疸。包括各种动物的梨形虫病、泰勒虫病、锥虫病、禽住白细胞虫病和禽疟疾等。

（3）中毒病溶血性黄疸。各种毒物所致发的一类溶血性黄疸。包括：化学毒中毒，如吩噻嗪类、美蓝、醋氨酚（退热净）、非那吡唑啶、皂素、煤焦油衍生物、铜、铅等中毒；植物毒中毒，如十字花科植物、葱、洋葱、野洋葱、黑麦草、甘蓝、蓖麻素、金雀花、毛茛、栎树枝芽、冻坏的萝卜等中毒；动物毒中毒，如蛇毒中毒等。

（4）遗传病溶血性黄疸。基因突变所致发的一类家族性溶血性黄疸。包括可造成血管内溶血急性发作的遗传性铜累积病（Wilson 氏病）以及可造成慢性网内系溶血的各类型红细胞先天内在缺陷，如遗传性丙酮酸激酶缺乏症、遗传性葡萄糖-6-磷酸脱氢酶缺乏症、遗传性磷酸果糖激酶缺乏症、遗传性谷胱甘肽缺乏症、遗传性谷胱甘肽还原酶缺乏症等红细胞酶病；家族性球红细胞增多症、家族性口形细胞增多症、家族性椭圆形细胞增多症等红细胞形态先天异常；小鼠 α-海洋性贫血、β-海洋性贫血等血红蛋白分子病；还包括牛、猪、犬等动物的红细胞生成性卟啉病和原卟啉病等先天性卟啉代谢病。

（5）代谢病溶血性黄疸。与红细胞膜稳定性有关营养物质代谢紊乱所致发的一类溶血性黄疸。除前述各类型红细胞先天内在缺陷应归属此类外，还包括牛低磷酸盐血症性血红蛋白尿病以及犊牛断奶后暴饮所引发的急性低渗性溶血并血红蛋白尿病（犊牛水中毒）。

（6）免疫病溶血性黄疸。免疫反应所致发的一类溶血性黄疸。包括：新生畜同族免疫性溶血性贫血（IIHA）、犬猫等动物的自体免疫性溶血性贫血（AIHA）、血苗接种以及不相合血输注等。

2. 临床特征 溶血性黄疸兼具溶血性贫血和滞留性黄疸的特点，包括：

（1）可视黏膜苍白、黄染，脾肿大，血红蛋白血症，血红蛋白尿症等血管内溶血和网内系溶血的体征。

（2）红细胞参数（RBC，Hb，PCV）减少，骨髓再生反应活跃（骨髓红系增生，循环血未成熟红细胞增多），红细胞膜稳定性降低（红细胞脆性增加）等溶血性贫血的过筛检验改变。

（3）黄疸指数增高，血清结合胆红素增高，范登白氏试验直接反应强阳性，尿中无胆红素，血、尿、粪内尿胆元均明显增多等滞留性黄疸的胆色素代谢过筛检验改变。

（二）肝源性黄疸（hepatogenous jaundice）

又称实质性黄疸（parenchymatous jaundice）或肝细胞性黄疸，简称肝性黄疸，是肝脏受到损伤，肝细胞变性、坏死，制造和排泄胆汁的功能减退所致发的黄疸。

肝性黄疸的发病环节有二：一是受损伤肝细胞处理、转化血胆红素的能力低下，以致部分血胆红素在血液内滞留，形成滞留性黄疸（retention jaundice）。二是肿胀的肝细胞束、门静脉隙细胞浸润及水肿压迫胆小管，胆汁在肝内的排泄途径不畅（肝内胆道堵塞），部分胆胆红素渗漏至组织间隙，经淋巴系统反流入体循环；或者直接通过弥散作用进入血管窦，经肝静脉、后腔静脉进入体循环，形成回逆（反流）性黄疸（regurgitation jaundice）。

1. 病因类型 肝源性黄疸有四种病因类型，即传染病肝性黄疸、侵袭病肝性黄疸、中毒病肝性黄疸、遗传病肝性黄疸。

（1）传染病肝源性黄疸。病原微生物感染所致发的一类肝源性黄疸。主要包括犬传染性肝炎、鸭病毒性肝炎、马传染性脑脊髓炎（肝脑病）、肝结核等。

（2）侵袭病肝源性黄疸。肝部寄生虫侵袭所致发的一类肝源性黄疸。主要包括血吸虫病、牛羊肝片吸虫病、肝棘球蚴病等。

（3）中毒病肝源性黄疸。各种毒物所致发的一类肝源性黄疸。包括猪屎豆、野百合、杂种车轴草等植物中毒；汞、砷、铅、铜、镉、四氯化碳、四氯乙烯、痢特灵（呋喃唑酮）、酒精、酒糟等化学物中毒；黄曲霉毒素、拟茎点霉素 A（羽扇豆）、杂色曲霉素等真菌毒素中毒。

（4）遗传病肝源性黄疸。基因突变所致发的一类先天性肝源性黄疸。包括遗传性肝硬变，即铜累积病（Wilson 氏病）、家族性肝内动——静脉瘘以及 Gunn 突变大鼠、考利代绵羊、玻利维亚松鼠猴的家族性慢性特发性黄疸即先天性高胆红素血症。

2. 临床特征　兼具肝病体征、肝功能障碍以及肝性黄疸的胆色素代谢过筛检验改变。具体包括：

（1）肝脏肿大变性坏死萎缩所致门静脉高压、腹水等病变和体征。

（2）各项肝脏功能试验不同程度异常。

（3）黄疸指数增高，血液内血胆红素和肝胆红素均增高，范登白氏试验呈双相或直接反应，尿中有多量胆红素，血液和尿液内尿胆元增加，粪便内尿胆元含量不定等肝性黄疸的胆色素代谢过筛检验改变（滞留性黄疸＋回流性黄疸）。

（三）阻塞性黄疸（obstructive jaundice）

又称机械性黄疸（mechanical jaundice）或胆道梗阻性黄疸，是由外力压迫胆管，使胆道狭窄以至阻断，梗阻前侧胆压不断增高，所有胆管渐次扩大，最后造成胆小管破裂，胆汁直接或由淋巴系统反流至体循环所致发的黄疸（反流性或回逆性黄疸）。

1. 病因类型　阻塞性黄疸有如下具体病因（原发病）：

（1）胆管内。如胆结石、蛔虫阻塞。

（2）胆管壁。如胆管炎、胆管癌、胆管狭窄、先天性胆管闭锁、乏特氏壶腹癌、乏特氏壶腹溃疡、俄狄（Oddi）氏括约肌痉挛。

（3）胆管外。如临近器官恶性肿瘤，特别是胰头癌、肝癌、总胆管周围恶性肿瘤或肿大淋巴结，慢性胰腺炎，总胆管周围有粘连物。

2. 临床特征　兼具胆道病变和体征以及反流（回逆）性黄疸的胆色素代谢过筛检验改变。具体包括：

（1）显现可视黏膜重度黄染，尿色深黄，粪便黏土色即亮（脂状）灰白色，皮肤瘙痒等体征。

（2）胆道梗阻的特殊体检所见。

（3）黄疸指数显著增高，血液内血胆红素及肝胆红素增加，范登白氏试验直接反应阳性，尿液内出现多量胆红素和胆盐等胆汁成分而缺乏尿胆元，粪便内胆红素及粪胆元明显减少等阻塞性黄疸（反流性黄疸、回逆性黄疸）的胆色素代谢过筛检验改变。

（四）混合性黄疸

多种发病环节综合作用致发的黄疸。例如，在阻塞性黄疸，由于其严重性及长期性，常导致肝细胞病变而继发肝源性黄疸；在溶血性黄疸，因贫血、缺氧和红细胞崩解产物的毒性作用，肝细胞受损而继发肝源性黄疸；同时因胆汁黏度增加及大量胆红素的排泄，形成胆色素结石而继发阻塞性黄疸；肝炎时除发生肝源性黄疸外，常伴有胆小管损伤、梗阻及破裂而继发阻塞性黄疸。

三、群体黄疸症病因类型及特征

发生黄疸病征的动物群体病有近百种之多，通常按致病因素分为五大类，即传染病黄疸症、侵袭病黄疸症、中毒病黄疸症、遗传病黄疸症以及代谢病黄疸症（图 11-3）。

（一）传染病黄疸症

病原微生物所致发的一类黄疸病症。

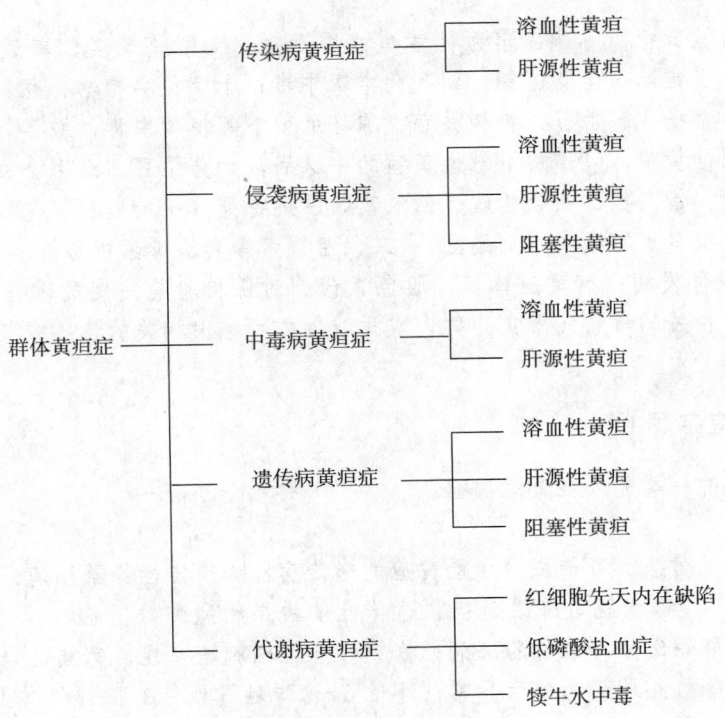

图 11 - 3　群体黄疸症病因类型

1. 病因类型

（1）传染病溶血性黄疸。可造成溶血性黄疸的传染病，如各种动物的溶血性链球菌病和葡萄球菌病、出血黄疸型钩端螺旋体病、牛羊溶血性梭菌病、羔羊产气荚膜杆菌病、犬埃立克体病、血巴尔通体病、附红细胞体病、无定形体病、马传染性贫血、鸡传染性贫血等。

（2）传染病肝源性黄疸。可造成肝源性黄疸的传染病，如犬传染性肝炎、鸭病毒性肝炎、马传染性脑脊髓炎（肝脑病）、肝结核等。

2. 临床特征　群体发病；有黄疸体征；胆色素代谢过筛检验有一定的改变；有传染性，能水平传播；多伴有发热；可检出特定的病原微生物、反应性或保护性抗体；动物回归感染发病。

（二）侵袭病黄疸症

寄生虫大量侵袭所致发的一类黄疸病症。

1. 病因类型

（1）侵袭病溶血性黄疸。可造成溶血性黄疸的侵袭病，如各种动物的梨形虫病、泰勒虫病、锥虫病、禽住白细胞虫病以及禽疟疾等。

（2）侵袭病肝源性黄疸。可造成肝源性黄疸的侵袭病，如血吸虫病、牛、羊肝片吸虫病、肝棘球蚴病等。

（3）侵袭病阻塞性黄疸。可造成阻塞性黄疸的侵袭病，如蛔虫和吸虫胆管阻塞。

2. 临床特征　群体发病；有黄疸体征；胆色素代谢过筛检验有一定的改变；无传染性；可检出大量相关的寄生虫；针对性驱虫杀虫剂防治有效。

（三）中毒病黄疸症

各种有毒物质所致发的一类黄疸病症。

1. 病因类型

（1）中毒病溶血性黄疸。可造成溶血性黄疸的中毒病，如酚噻嗪类、美蓝、醋氨酚（退热净）、非那吡唑啶、皂素、煤焦油衍生物、铜、铅等化学毒中毒；十字花科植物、葱、洋葱、野洋葱、黑麦草、甘蓝、蓖麻素、金雀花、毛茛、栎树枝芽、冻坏的萝卜等植物中毒；蛇毒等动物毒中毒等。

（2）中毒病肝源性黄疸。可造成肝源性黄疸的中毒病，如猪屎豆、野百合、杂种车轴草等植物中毒；汞、砷、铅、铁、铜、镉、四氯化碳、四氯乙烯、痢特灵（呋喃唑酮）、酒糟、酒精等化学物质中毒；黄曲霉毒素、拟茎点霉素 A（羽扇豆）、杂色曲霉素等真菌毒素中毒。

2. 临床特征　群体发病；有黄疸体征；胆色素代谢过筛检验有一定的改变；无传染性，不能传播；一般不发热；有相关的毒物接触史；体内或排泄物内可检出相关的毒物或其降解物；动物中毒试验发病。

（四）遗传病黄疸症

基因突变所致发的一类先天性黄疸病症。

1. 病因类型

（1）遗传病溶血性黄疸。可造成溶血性黄疸的遗传病，如遗传性铜累积病；遗传性丙酮酸激酶缺乏症、遗传性葡萄糖-6-磷酸脱氢酶缺乏症、遗传性磷酸果糖激酶缺乏症、遗传性谷胱甘肽缺乏症、遗传性谷胱甘肽还原酶缺乏症等红细胞酶病；家族性球红细胞增多症、家族性口形细胞增多症、家族性椭圆形细胞增多症等红细胞形态先天异常；小鼠 α-海洋性贫血、β-海洋性贫血等血红蛋白分子病；还包括牛、猪、犬等动物的红细胞生成性卟啉病和原卟啉病等先天性卟啉代谢病。

（2）遗传病肝源性黄疸。可造成肝源性黄疸的遗传病，如遗传性肝硬变（Wilson 氏病）、家族性肝内动-静脉瘘以及 *Gunn* 突变大鼠、考利代绵羊、玻利维亚松鼠猴的先天性高胆红素血症，即家族性慢性特发性黄疸。

（3）遗传病阻塞性黄疸。可造成阻塞性黄疸的遗传病，如先天性胆管闭锁。

2. 临床特征　群体发病；有黄疸体征；胆色素代谢过筛检验有一定的改变；无传染性；家族式分布，即只在有血统关系的动物群体内发生，呈一定的遗传类型；可在某染色体上找到突变的基因位点。

（五）代谢病黄疸症

与红细胞膜稳定性和血红蛋白生成有关营养物质代谢紊乱所致发的一类黄疸病症。除前述各类型红细胞先天内在缺陷应归属此类外，还包括两个病：一是低磷酸盐血症，即牛产后血红蛋白尿病；一是犊牛水中毒，即犊牛断奶后暴饮引发的急性低渗性溶血所表现的血红蛋白尿病和溶血性黄疸。

代谢病黄疸症的临床特征是：群体发病；有黄疸体征；胆色素代谢过筛检验有一定的改变；无传染性；体内找不到可致发黄疸的寄生虫；一般不发热；常地方流行；补给所缺营养物或代谢酶有切实的防治效果。

四、黄疸综合征鉴别诊断程序

临床上遇到显现黄疸体征的病畜时，应首先弄清黄疸的病理类型，确定是溶血性黄疸、肝源性黄疸还是阻塞性黄疸；然后弄清黄疸的具体病因，确定原发病。

（一）确定黄疸的病理类型

黄疸病理类型的确定，主要依据于黄疸病畜各自的临床表现和胆色素过筛检验改变（表 11-3）。

表 11-3 胆色素代谢过筛检验

项 目	溶血性黄疸	肝源性黄疸	阻塞性黄疸
黄疸指数	增高	增高	增高
范登白试验	间接反应	双相反应	直接反应
血内胆红素	增高	增高	增高
尿内胆红素	无	多	特多
尿内尿胆元	增加	增加	无
粪内尿胆元	增加	不定	无

在临床检查时，应特别注意观察可视黏膜、尿液和粪便的色泽以及腹痛、腹水、肝肿大、脾肿大等溶血体征、肝病体征和胆道阻塞体征。

在临床检验上，应特别注意分析黄疸指数、范登白氏定性试验、范登白氏定量试验（血内胆红素测定）、尿内胆红素检验、尿内尿胆元测定、粪内尿胆元测定等胆色素代谢过筛检验结果。

对临床上显现黄疸的病畜，应特别注意观察可视黏膜的色泽，着重肝、胆等脏器的体检，并进行 6 项胆色素代谢过筛检验。

1. 其可视黏膜苍白并黄染（黄白），伴有脾肿大、血红蛋白血症、血红蛋白尿症、红细胞参数（RBC、Hb、PCV）减少、骨髓再生反应活跃等急慢性溶血体征和检验所见的，应考虑是溶血性黄疸。

2. 其可视黏膜黄疸并潮红（黄红），伴有肝肿大、腹水、肝功能改变等肝病体征和检验所见的，应考虑是肝源性黄疸，即实质性黄疸。

3. 其可视黏膜深黄，伴有腹痛、黏土粪、皮肤瘙痒、心动徐缓、尿色深黄等胆道阻塞体征和检验所见的，应考虑是阻塞性黄疸。

对以上三种病理类型黄疸的确诊，还必须依据范登白氏定性、定量、尿内胆红素检验、尿和粪内尿胆元等 6 项胆色素代谢过筛检验结果。

1. 其黄疸指数增高、范登白氏试验呈间接反应、血内胆红素增高、尿内无胆红素、尿和粪内尿胆元均增加的，可确认为溶血性黄疸（滞留性黄疸）。

2. 其黄疸指数增高、范登白氏试验呈双相反应、血内胆红素增高、尿内胆红素增多、尿内尿胆元增加而粪内尿胆元不定的，可确认为实质性黄疸（滞留性黄疸并反流性黄疸）。

3. 其黄疸指数增高、范登白氏试验呈直接反应、血内胆红素显著增高、尿内胆红素特多、尿和粪内无尿胆元的，可确认为阻塞性黄疸（反流性黄疸）。

（二）确定黄疸的病因类型

黄疸病理类型确定以后，应进一步确定各该病理类型黄疸的病因类别。

属溶血性黄疸的，应弄清是传染病溶血性黄疸、侵袭病溶血性黄疸、中毒病溶血性黄疸、遗传病溶血性黄疸、代谢病溶血性黄疸，还是免疫病溶血性黄疸。

属肝源性黄疸的，应进一步弄清是传染病肝源性黄疸、侵袭病肝源性黄疸、中毒病肝源性黄疸，还是遗传病肝源性黄疸。

属阻塞性黄疸的，应进一步弄清是胆结石、蛔虫等所致的胆管内阻塞，胆管炎、胆管癌、胆管狭窄、先天性胆管闭锁、乏特氏壶腹溃疡、俄狄氏括约肌痉挛等所致的胆管壁阻塞，还是胰头癌、肝癌、慢性胰腺炎、总胆管周围有粘连物等邻近器官疾病所致的胆管外阻塞。

（三）确定黄疸的原发病

黄疸病理类型和病因类型确定之后，应弄清其原发病，依据具体原发病各自的示病症状、证病病变和特殊检验所见进行论证诊断，最后加以确认。

五、群体黄疸病鉴别诊断程序

当畜群大批发生黄疸综合征时，应考虑群体性黄疸病，包括传染性黄疸病、侵袭性黄疸病、中毒性黄疸病、代谢性黄疸病和遗传性黄疸病。可按下列两条线路分层逐个进行鉴别诊断。

一条线路是，先确定群体黄疸病类型，再区分黄疸综合征病理病因类型，最后论证黄疸病症的具体病因，确认其原发病。

另一线路是，先确定群体黄疸病的病理学类型，然后再依次确定病因类型和具体病因。

（一）先确定群体黄疸病类型的鉴别线路

在通常情况下，首先要依据群体黄疸病的传播情况（水平传播、垂直传播、不能传播），将水平传播的传染性黄疸病、垂直传播的遗传性黄疸病同不能传播的中毒性黄疸病、侵袭性黄疸病、代谢性黄疸病鉴别开来。然后再依据有无毒物接触史、大量虫体侵袭、溶血体征，将后三种群体黄疸病鉴别开来。最后依据各自的临床特征、病理变化以及检验所见，逐个论证诊断具体病因，确认其原发病（图11-4）。

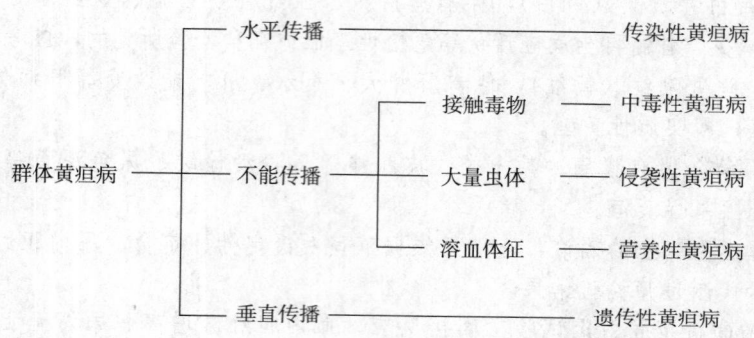

图11-4　群体黄疸病类型区分

1. 传染性黄疸病的鉴别　对鉴别为传染性黄疸病的，要着重进行溶血象检验和肝脏体检（图11-5）。

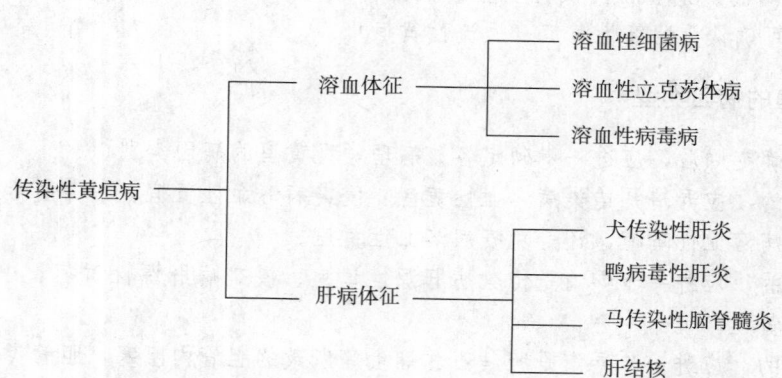

图11-5　传染性黄疸病鉴别

（1）其溶血体征突出并溶血象检验有明显改变的，应考虑传染性溶血性黄疸：包括溶血性链球菌病、溶血性葡萄球菌病、溶血性梭菌病、出血黄疸型钩端螺旋体病等细菌病；埃立克体病、血巴尔通体病、附红细胞体病、无定形体病等立克茨体病以及马传染性贫血、鸡传染性贫血等病毒病。最后依据相应的病原学检查结果，确定原发病。

（2）其肝病体征突出并肝功能检验有明显改变的，应考虑传染性肝源性黄疸。包括：犬传染性肝炎、鸭病毒性肝炎、马传染性脑脊髓炎等病毒病；肝结核等细菌病。最后依据相应的病原学检查结果，确定原发病。

2. 遗传性黄疸病的鉴别　对鉴别为遗传性黄疸病的，要全面进行溶血象检验、肝脏体检和胆道体检（图 11-6）。

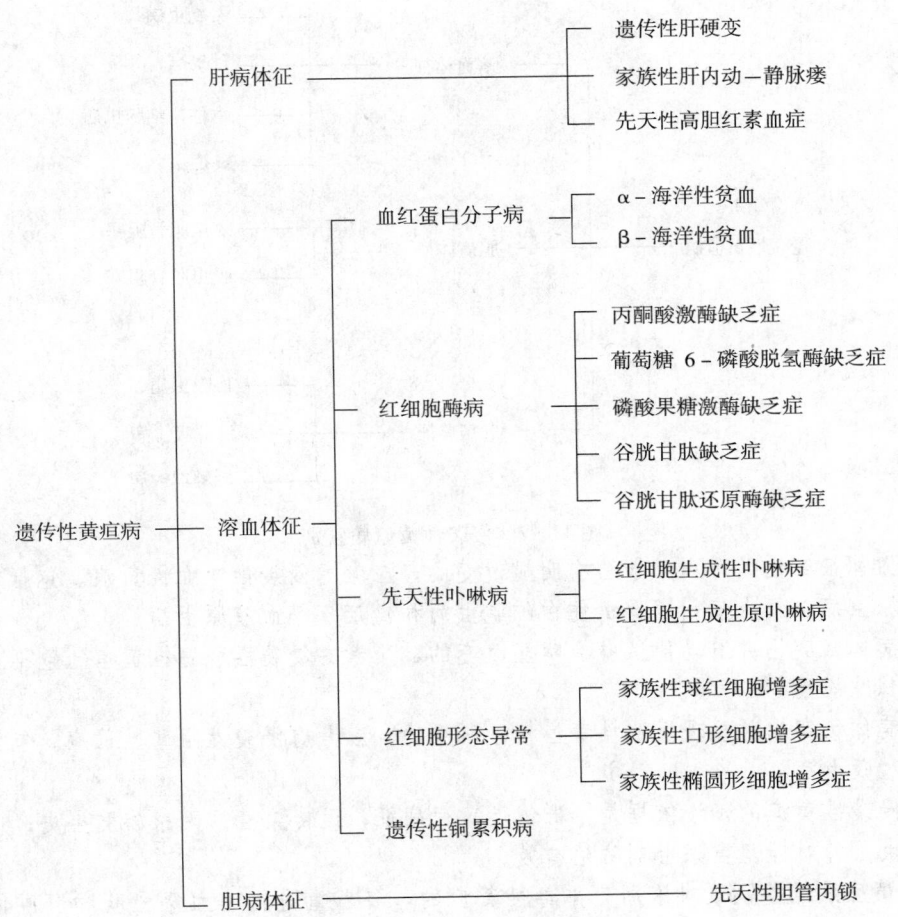

图 11-6　遗传性黄疸病鉴别

（1）其溶血体征突出并溶血象检验有明显改变的，应考虑遗传性溶血性黄疸。包括：遗传性铜累积病急性溶血发作；红细胞酶病，如遗传性丙酮酸激酶缺乏症、遗传性葡萄糖 6-磷酸脱氢酶缺乏症、遗传性磷酸果糖激酶缺乏症、遗传性谷胱甘肽缺乏症、遗传性谷胱甘肽还原酶缺乏症等；红细胞形态先天异常，如家族性球红细胞增多症、家族性口形细胞增多症、家族性椭圆形细胞增多症；血红蛋白分子病，如 α-海洋性贫血和 β-海洋性贫血；先天性卟啉病，如各种动物的红细胞生成性卟啉病和原卟啉病。

然后分别通过体内微量元素铜测定、红细胞酶活性测定、红细胞形态学及框架蛋白系列检验、血红蛋白分子生物化学检验以及卟啉代谢系统检测，确定具体的原发病因，最后依据相应的分子生物学检查，确认突变的基因位点，确定具体的遗传病。

（2）其肝病体征突出并肝功能试验有明显改变的，应考虑遗传性肝源性黄疸，包括：遗传性肝硬变、家族性肝内动-静脉瘘以及各种动物的先天性高胆红素血症。

最后分别依据体内铜状态测定、肝脏胆色素代谢功能试验以及肝内血管造影结果，确定原发病。

(3) 其胆病体征突出的，只考虑先天性胆管闭锁这个唯一的遗传性阻塞性黄疸病，依据胆管造影结果确定诊断。

3. 侵袭性黄疸病的鉴别 对鉴别为侵袭性黄疸病的，要注意进行溶血象检验、肝脏体检和胆道体检（图 11 - 7）。

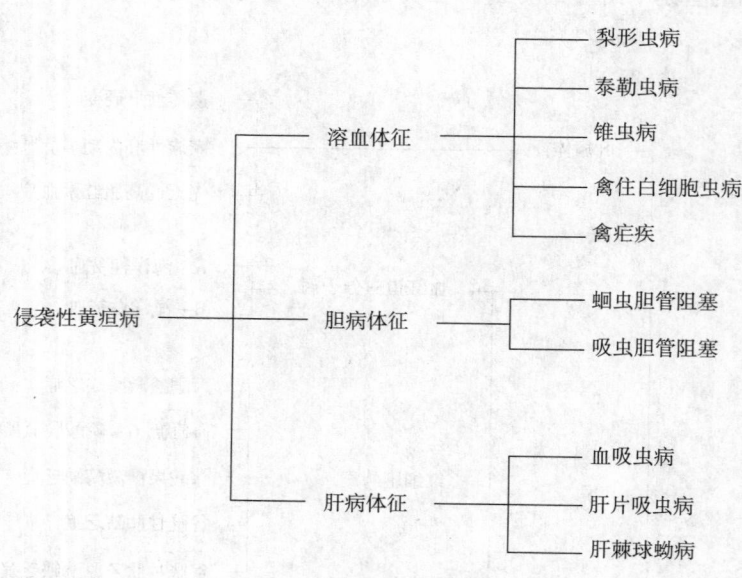

图 11 - 7 侵袭性黄疸病鉴别

(1) 其溶血体征突出并溶血象检验有明显改变的，应考虑侵袭性溶血性黄疸。包括各种动物的梨形虫病、泰勒原虫病、锥虫病，以及禽住白细胞虫病和禽疟疾等血液原虫病。

(2) 其肝病体征突出并肝功能试验有明显改变的，应考虑侵袭性肝源性黄疸。包括血吸虫病，肝片吸虫病，肝棘球蚴病等。

(3) 其胆病体征突出并显现反流性黄疸检验所见的，应考虑侵袭性阻塞性黄疸。包括可造成胆管阻塞的蛔虫病和吸虫病。

上述各种侵袭性黄疸的确诊依据是：群体性黄疸病征；无传染性；无家族发生史；体内可检出大量相关的寄生虫；针对性驱虫杀虫剂防治有效。

4. 中毒性黄疸病的鉴别 对鉴别为中毒性黄疸的，要着重进行溶血象检验和肝脏体检（图 11 - 8）。

(1) 其溶血体征突出并有明显的溶血象检验改变的，应考虑中毒性溶血性黄疸。包括：化学毒，如酚噻嗪类、美蓝、醋氨酚、非那吡唑啶、皂素、煤焦油衍生物、铜、铅等；植物毒，如葱、洋葱、野洋葱、黑麦草、甘蓝、蓖麻素、金雀尾、毛茛、栎树枝芽、十字花科植物的子叶及籽实；动物毒，如蛇毒等。

(2) 其肝病体征突出并有肝功能试验明显改变的，应考虑中毒性肝源性黄疸。包括：植物毒，如野百合、杂种车轴草、猪屎豆等；化学毒，如汞、砷、铅、铁、铜、镉、四氯化碳、四氯乙烯、痢特灵（呋喃唑酮）、酒糟、酒精等；真菌毒，如黄曲霉素、拟茎点霉素 A（羽扇豆）、杂色曲霉素等。

上述各类各种中毒性黄疸的初诊线索是：群体性黄疸病征；不能传播，即无传染性，亦无家族发生史；但有相关的毒物接触史。

中毒性黄疸原发病因的确诊依据是：体内或排泄物内可检出相应的毒物或其降解物；动物中毒试验发病，且其临床表现、主要病变和检验所见与自然病例大体相同或相似。

5. 代谢性黄疸病的鉴别 对鉴别为代谢性黄疸的在确定群体黄疸病类型时已将呈家族发生的各

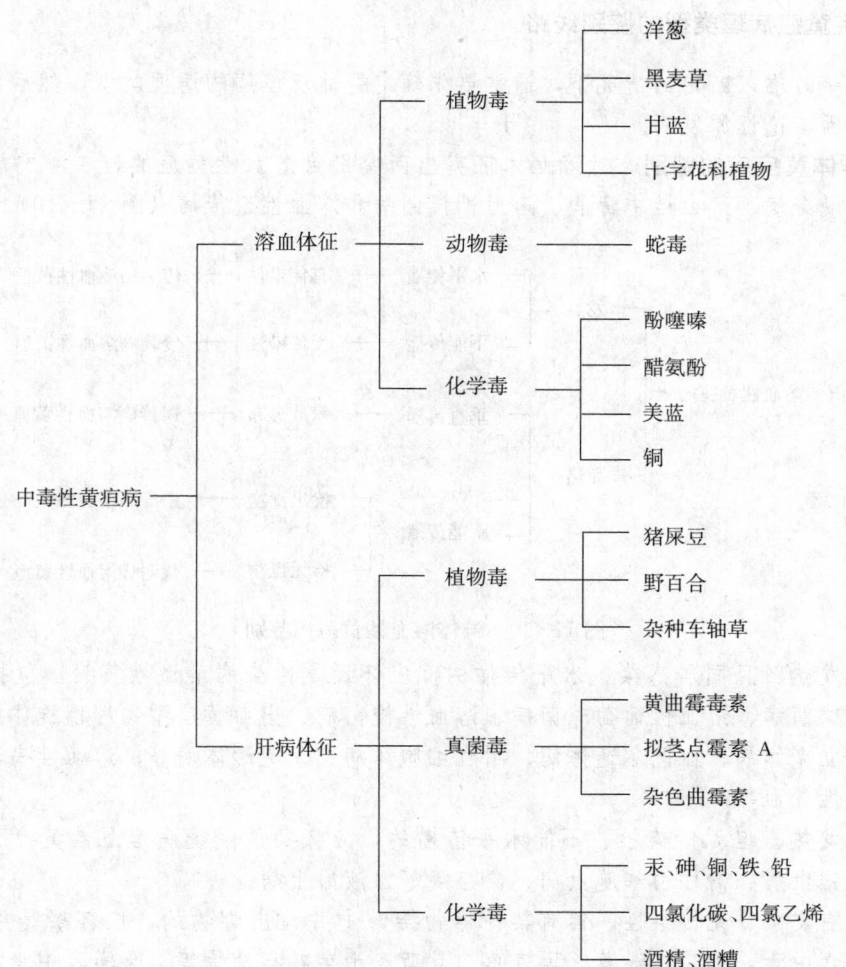

图 11-8　中毒性黄疸病鉴别

种遗传性营养代谢性黄疸病，如红细胞酶病、红细胞形态异常、血红蛋白分子病、卟啉病等除外），通常只考虑两个病，一是犊牛水中毒，即暴饮引发的低渗性血管内溶血和溶血性黄疸；二是呈地区性发生的牛血红蛋白尿病，即低磷酸盐血症引发的血管内溶血和溶血性黄疸。然后再依据各自的发生特点、临床表现和剖检变化确定诊断（图 11-9）。

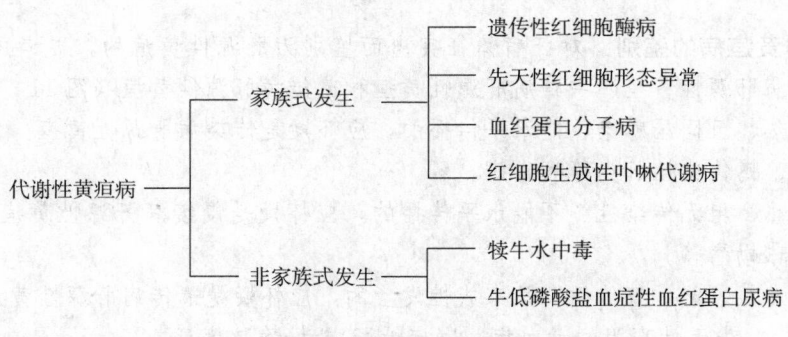

图 11-9　代谢性黄疸病鉴别

（二）先确定黄疸病理类型的鉴别线路

在传播状况一时难以断定的情况下，通常要先确定群体黄疸病的病理类型，然后再依次确定其病因类型和具体病因，论证原发病。

1. 溶血性群体黄疸病的鉴别 对溶血体征突出而鉴别为溶血性黄疸的，要考虑前述各种溶血性传染病、溶血性侵袭病、溶血性中毒病、溶血性代谢病和溶血性遗传病（图 11-10）。

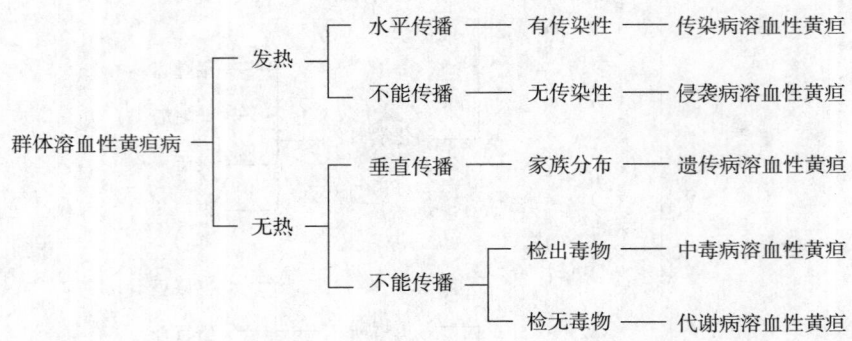

图 11-10 群体溶血性黄疸病鉴别

（1）其伴有发热、且同居感染、水平传播的，应怀疑是传染病溶血性黄疸。包括：溶血性细菌病，如溶血性链球菌病、溶血性葡萄球菌病、溶血性梭菌病、出血黄疸型钩端螺旋体病等；溶血性立克茨体病，如埃立克体病、血巴尔通体病、附红细胞体病、无定形体病等；溶血性病毒病，如马传染性贫血、鸡传染性贫血等。

（2）其伴有发热、但无传染性、不能水平传播的，应怀疑是侵袭病溶血性黄疸。包括：梨形虫病、泰勒虫病、锥虫病、禽住白细胞虫病、禽疟疾等血液原虫病。

（3）其不伴有发热、无传染性、但有某种毒物接触史并检出毒物的，应怀疑是中毒病溶血性黄疸。包括：植物毒中毒，如葱、洋葱、黑麦草、甘蓝、十字花科植物等；化学毒中毒，如酚噻嗪、醋氨酚、美蓝、铜等；动物毒中毒，如蛇毒等。

（4）其不伴有发热、不能传播、无毒物接触史且检不出毒物的，应怀疑是代谢病溶血性黄疸。包括牛低磷酸盐血症性血红蛋白尿病和犊牛水中毒。

（5）其不伴有发热、能垂直传播、呈家族性发生的，则应怀疑是遗传病溶血性黄疸。包括丙酮酸激酶缺乏症等红细胞酶病；家族性球红细胞增多症等红细胞形态先天异常；海洋性贫血等血红蛋白分子病；红细胞生成性卟啉病和原卟啉病等先天性卟啉代谢病；还有铜累积病（Wilson 氏病）急性溶血发作。

2. 肝源性群体黄疸病的鉴别 对肝病体征突出而鉴别为肝源性黄疸的，要考虑前述各种传染病肝源性黄疸、侵袭病肝源性黄疸、中毒病肝源性黄疸和遗传病肝源性黄疸（图 11-11）。

（1）其伴有发热、且同居感染、能水平传播的，应怀疑是传染病肝源性黄疸。包括肝结核等细菌病；犬传染性肝炎、鸭传染性肝炎等病毒病。

（2）其伴有发热、但无传染性、不能水平传播的，应怀疑是侵袭病肝源性黄疸。包括血吸虫病、肝片吸虫病、肝棘球蚴病等。

（3）其不伴有发热、能垂直传播、呈家族性发生的，应怀疑是遗传病肝源性黄疸。包括遗传性肝硬变（Wilson 氏病）、先天性高胆红素血症、家族性肝内动-静脉瘘等。

（4）其不伴有发热、且不能传播（无传染性、非家族性发生）的，则很可能是中毒病肝源性黄疸。包括：野百合、猪屎豆、杂种车轴草等植物中毒；汞、砷、铅、铁、铜、镉、四氯化碳、四氯乙

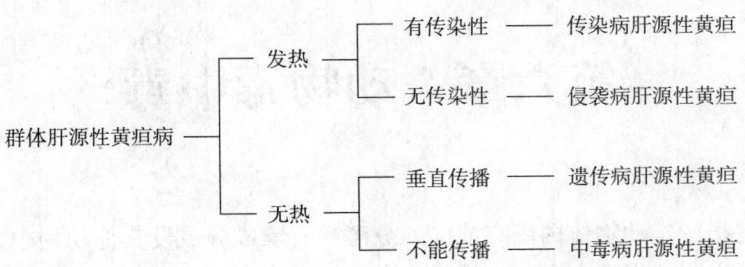

图 11-11　群体肝源性黄疸病鉴别

烯、痢特灵（呋喃唑酮）、酒糟、酒精等化学物中毒；黄曲霉毒素、拟茎点霉素 A（羽扇豆）、杂色曲毒素等真菌毒素中毒。

3. 阻塞性群体黄疸病的鉴别　对胆病体征突出而鉴别为阻塞性黄疸的，要考虑的群体黄疸病为数甚少。一是垂直传播、呈家族性发生的先天性胆管闭锁；二是不能传播、查有虫体的蛔虫或吸虫胆道阻塞（图 11-12）。

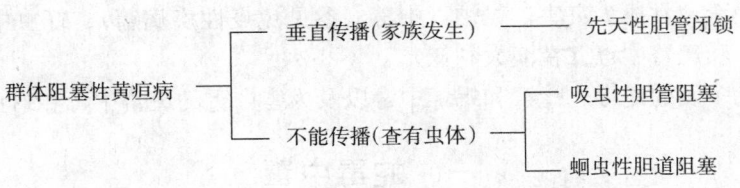

图 11-12　群体阻塞性黄疸病鉴别

（张乃生　杨振国　李毓义　刘国文）

第六章　动物毒中毒

　　动物毒中毒，是指特定动物体内固有或向外分泌的有毒成分致发其他动物中毒的一类疾病。主要包括蛇毒中毒、蜂毒中毒、蝎毒中毒、蜘蛛毒中毒、蚋毒中毒、蟾蜍中毒、斑蝥中毒、蚜虫中毒以及壁虱麻痹等。绝大多数动物毒属蛋白质或肽类物质，能在叮咬螫伤局部（如蜂毒、蝎毒、蜘蛛毒）或胃肠道内（如斑蝥）呈其刺激作用而引起炎性反应，吸收后则分别引起血液损害（溶血、凝血）、肾脏损害（肾病、肾炎）、神经损害（变性、坏死）或皮肤损害（光敏性皮炎），甚至发生休克而迅速致死。

　　单发性动物毒中毒，国内外报道较多，主要是蛇毒中毒、蜂毒中毒、蝎毒中毒、蜘蛛毒中毒以及壁虱麻痹（参见免疫性疾病篇）。

　　群发性动物毒中毒，常成为灾害，如蚋毒中毒（参见免疫性疾病篇）、蚜虫中毒（参见本篇感光过敏症状鉴别诊断）和斑蝥中毒（在澳大利亚）。

　　本章只介绍常见多发的蛇毒、蜂毒和蝎毒中毒以及为害严重的斑蝥中毒和蚜虫中毒。

一、蛇毒中毒

Snake Venom Poisoning

　　世界上的蛇类有 3 000 种左右，其中毒蛇约有 650 种。我国的蛇类约有 150 余种，毒蛇有 47 种，其中为害较大且能使动物中毒致死的，主要有 10 种，即金环蛇、银环蛇、眼镜蛇、大眼镜蛇（眼镜王蛇）、五步蛇、蝮蛇、龟壳花蛇、竹叶青、蝰蛇和海蛇。

　　这些毒蛇，除海蛇主要分布于近海地区外，大多数分布于长江以南各省（自治区），而长江以北平原和丘陵地区只有蝮蛇、蝰蛇、龟壳花蛇等少数几种毒蛇。

【病因及发病机理】

　　毒蛇的毒腺位于头部两侧口角的上方，有导管通往毒牙的基部，当毒腺外面包绕的肌肉收缩时，就可以使毒液分泌，经导管通到毒牙，注入被咬动物的伤口内，引起机体中毒。

　　蛇毒是一种复杂的蛋白质化合物，含特异性毒蛋白、多肽类及某些酶类，如凝血素、抗凝血素、溶蛋白素、凝集素、胆碱酯酶、抗胆碱酯酶、蛋白分解酶等。因此，蛇毒的作用是多方面的，通常据此分为 3 类、即神经毒、血循毒和混合毒。

　　1. 神经毒　主要作用于神经系统，既可作用于脊髓神经和神经肌肉接头而使骨骼肌麻痹乃至全身瘫痪，亦可直接作用于延髓的呼吸中枢或呼吸肌，使呼吸肌麻痹，最后窒息而死。

　　2. 血循毒　主要作用于血液循环系统，引起心力衰竭、溶血、出血、凝血、血管内皮细胞破坏，最后休克而死。

　　3. 混合毒　兼有神经毒和血循毒的毒性作用，但总是以其中某一种毒作用为主。

　　眼镜蛇科和海蛇科的蛇毒，主要含神经毒；蝰蛇科和蝮蛇科的蛇毒，则主要含血循毒。

　　各种动物对蛇毒的敏感性有所不同。最敏感的是马属动物，其次是绵羊和牛，而猪的敏感性最小。

【症状】

家畜通常是在放牧时被毒蛇咬伤的。多咬伤头部的颜面、鼻端等处，亦可能在四肢的下端、飞节和球节等处。由于蛇毒的类型不同，各种毒蛇咬伤的局部症状和全身症状也不尽相同。

蝰蛇、蝮蛇、竹叶青等蝰蛇科和蝮蛇科毒蛇的毒液多属血循毒。咬伤后局部症状突出，主要表现为咬伤部剧痛，流血不止，肿胀迅速，发紫发黑，并极度水肿，往往发生坏死，而且肿胀很快向上发展。一般经 6～8h 可蔓延到整个头部以至颈部，或蔓延到全肢以至背腰部。毒素被吸收后，则呈现一定的全身症状，包括血尿、血红蛋白尿、少尿、尿闭、肾功能衰竭及胸腹腔大量出血，最后导致心力衰竭或休克而死。

金环蛇、银环蛇等眼镜蛇科环蛇属毒蛇的毒液，多属神经毒。咬伤后，流血少，红肿热痛等局部症状轻微，但毒素很快由血行及淋巴道吸收，通常在咬伤后的数小时内即可出现急剧的全身症状。病畜痛苦呻吟，兴奋不安，全身肌颤，吞咽困难，口吐白沫，瞳孔散大，血压下降，呼吸困难，脉律失常，最后四肢麻痹，卧地不起。终因呼吸肌麻痹，窒息死亡。

眼镜蛇和眼镜王蛇的毒液，多属混合毒。咬伤后，红肿热痛和感染坏死等局部症状明显，毒素被吸收后，全身症状重剧而且复杂，既具备神经毒所致的各种神经症状，又具备血循毒所致的各种临床表现。死亡的直接原因，通常是呼吸中枢和呼吸肌麻痹而引起的窒息，或血管运动中枢麻痹和心力衰竭而引起的休克。

【病程及预后】

家畜的毒蛇咬伤不易早期发现。一经发现，则早已陷于全身中毒，甚难救治。因此，病畜大多于 1～2d 内死亡，预后不良。

【治疗】

要点是防止毒素的蔓延和吸收，结合并排除已吸收的毒素以及维护循环和呼吸机能。

1. 防止毒素的吸收和蔓延

(1) 应尽快（半小时内）于咬伤部的近心端进行绑扎，并每隔 15～20min 松绑 1～2min，以免缺血而发生坏死。

(2) 咬伤部立即用清水或氨水彻底冲洗，然后进行乱刺，或扩创切开，或施行烧烙，并敷以季德胜蛇药、南通蛇药，或取独脚莲根、七叶一枝莲、白花蛇舌草等中草药，加醋和酒捣烂，涂于患部。

(3) 咬伤部周围注射 1%～2%过锰酸钾液、双氧水或胃蛋白酶溶液，并用 0.25%～0.5%普鲁卡因液 100～200mL 封闭。

2. 结合或破坏已吸收的毒素 可缓慢静脉注射 2%过锰酸钾液 50～100mL。单价或多价抗蛇毒血清早期静脉注射常具有特效。抗炭疽血清或抗出败血清等非特异血清静脉或皮下注射，亦有较好的解毒效果。用量：猪、羊为 20～50mL；马、牛为 80～100mL。

3. 维护呼吸和循环机能 可应用山梗菜碱、安钠咖、乌洛托品、葡萄糖等解毒、强心、兴奋呼吸的药物。有窒息危险的，应施行气管切开术。

二、斑蝥中毒

Cantharis Poisoning

斑蝥（cantharides）系节肢动物昆虫纲、鞘翅目、芫菁科昆虫。分为两种，即苣斑蝥（*Mylabris cichorii fablicius*）和大斑蝥（*Mylabris sidae fabricius*）。虫体全长 15～30mm，宽 5～10mm，有 11

节；头部呈圆三角形，复眼半球状，触角 1 对。胸腹两部由 10 个体节组成，胸部生节肢 3 对及翅 2 对。头部呈红褐色，胸、腹、肢和翅鞘均呈黑色。胸背中央和翅鞘中央贯穿一条明显的白色细长纵线，不难识别。

【病因及发病机理】

斑蝥寄生于豆科、茄科等植物，吃叶为生。成虫 4～5 月份开始为害，7～9 月份最为严重。斑蝥成虫常随所寄生的植物（牧草）的茎叶被动物吞食而引起中毒。

据报道，国外某些地区（如澳大利亚）斑蝥大量孳生，成群成灾，牧畜的斑蝥中毒非常普遍，已成为当地农牧业生产的严重灾害。

斑蝥的内服致死量：马、牛为 25～35g，羊为 1g。斑蝥的主要有毒成分为斑蝥素（cantharidin），分子式 $C_{10}H_{12}O_4$，约占虫体重的 1.2%～2%，系发亮的结晶，无色，无味，不溶于水，能溶于乙醇和脂肪油中。

斑蝥素具有强烈的局部刺激作用和吸收后的全身毒性作用。

1. 斑蝥接触皮肤（咬伤），斑蝥素即很快进入组织（易溶于脂肪）而侵害深部，引起皮肤炎症，甚至发生水疱及化脓。

2. 斑蝥随饲草（牧草）被吞食，可刺激黏膜血管扩张，血管壁通透性增加，而引起口炎、咽炎和胃肠炎。

3. 斑蝥素被吸收后，可造成实质器官变性、出血和坏死。经肾随尿排泄时，则引起肾炎和尿路的炎症。

斑蝥中毒的病理形态学改变相当独特：除心肌、肝脏、脑髓等实质器官的出血、变性以至坏死外，突出的是斑蝥（素）直接刺激作用所造成的各种病变：包括斑蝥咬伤部皮肤的炎症；斑蝥被吞服时，口腔、咽、食管，尤其胃、肠等整个消化道的炎症；斑蝥素排泄时，肾脏、膀胱、尿道以至包皮等整个泌尿系统的炎症。

【临床表现】

斑蝥中毒多发生于马、牛、羊等放牧饲喂的草食动物；中毒途径是斑蝥咬伤和混于饲草内吞食。通常取急性或亚急性病程，经过数日至数周，因吞食的斑蝥的数量而不同，重症大多致死。

主要临床表现，为咬伤部皮肤潮红、肿胀、温热和疼痛，甚至发生水疱和溃烂。吞食斑蝥所致的，迅速显现口腔黏膜潮红、肿胀、温热、疼痛、水疱、溃烂、流涎、吞咽困难、腹痛、出血性腹泻等全消化道炎症（口炎、咽炎、食管炎和胃肠炎）的症状。

毒素被吸收后，出现兴奋、狂躁、痉挛、昏睡、麻痹等神经症状，以及呼吸困难、脉搏疾速等心、肺病征。后期毒素排泄时，则表现肾区疼痛、排尿带痛、尿淋漓、尿频以及血尿、蛋白尿、管型尿等全泌尿系炎性综合征。母畜可引起子宫收缩或阴道出血。孕畜常发生流产或早产。

【治疗】

因染毒途径不同，采用局部处置和（或）全身解毒疗法。

斑蝥咬伤所致的，咬伤部皮肤立即用温稀碱水冲洗，涂敷氧化锌橄榄油等，按皮肤炎施行外科处置。

斑蝥吞食所致的，除投服淀粉、蛋清、豆浆、牛奶等黏浆剂，以保护胃肠黏膜，阻止毒素吸收外，主要是针对实质器官损害和全泌尿系炎症，实施强心、利尿、保肝等对症处置和全身解毒疗法，如等渗葡萄糖生理盐水或林格氏液大量静脉输注。

（李毓义 刘国文）

三、蜂毒中毒

Bee Venom Poisoning

蜂毒中毒是蜂类尾部毒囊分泌的毒液，经蜂蜇伤动物皮肤时注入而引起的中毒，也有因食入蜂体而引起中毒的。马、鸭、鹅等敏感性最高，其次为绵羊和山羊。

蜂属于昆虫纲，膜翅目，种类很多，如蜜蜂、黄蜂、大黄蜂、土蜂、狮蜂等。

蜂毒的毒性因蜂的种类而异，蜂毒的毒性较弱，但群蜂蜇伤亦可使动物致死，而黄蜂的毒性最弱。

蜂毒的成分复杂，含有多种活性物质，主要含有组胺、多巴胺、多肽溶血毒素、多肽神经毒素等。

【病因】

有的蜂巢在灌木丛及草丛中，竹蜂则在竹林或竹筒中。当放牧家畜触动蜂巢时，常造成群蜂飞出并袭击人畜。

【发病机理】

蜂毒，尤其是大黄蜂的蜂毒中含有乙酰胆碱，可使平滑肌收缩，运动麻痹，血压下降。此外，黄蜂及大黄蜂的毒液中含有组胺及 5-羟色胺，透明质酸酶及磷酸酶 A，可引起平滑肌收缩，血压下降，呼吸困难，局部疼痛、淤血及水肿等。

磷酸酯酶 A 具有很强的致病作用，可引起严重的血压下降及间接性的溶血。实验用 1.5% 蜂毒 6mL 对体重 4.5kg 的犬静脉注射，立即出现间歇性痉挛，牙关紧闭，眼球震颤，呼吸停止而死亡。

【症状】

病初，蜇伤部位及其周围皮下组织迅速出现热痛及捏粉样肿胀，针刺肿胀部位流出黄红色渗出液。由于鼻唇肿胀，呈吸气性呼吸困难，流涎，采食、咀嚼障碍；由于上下眼睑肿胀，眼闭合难睁。同时病畜兴奋，体温升高。病程中有的出现荨麻疹。

后期或重病例，发生溶血，结膜苍白黄染，严重贫血，出现血红蛋白尿，血压下降。甚至出现神经症状，步态踉跄，晃腰乃至斜行，心律失常，呼吸困难，往往由于呼吸麻痹而死亡。

【病理变化】

蜇伤后短时间死亡的病畜常有喉头水肿，各实质器官淤血，皮下及心内膜有出血斑。脾脏肿大，脾髓质内充满巧克力色的血液。肝脏柔软变性，肌肉变软呈煮肉色。

【治疗】

包括排毒，解毒，脱敏抗休克及对症处理。

病初，对肿胀部位用三棱针行皮肤乱刺，然后用 3% 氨水、肥皂水、5% 碳酸氢钠溶液或 0.1% 高锰酸钾液冲洗，可达到排毒消肿的目的。

以 0.25% 奴夫卡因加适量青霉素进行肿胀周围封闭，防止肿胀扩散。

0.5% 氢化可的松溶液 100mL 配合糖盐水静脉滴注，以脱敏抗休克。

为保肝解毒，可应用高渗葡萄糖、5% 碳酸氢钠、40% 乌洛托品、钙剂及维生素 B_1 或维生素 C 等。

配合祛风解毒中药，有良好疗效。

【预防】

在放牧动物时，应避免碰撞蜂窝，以免惹动群蜂而遭到袭击。

四、蝎毒中毒

Scorpion Venom Poisoning

蝎毒中毒是动物被蝎子蜇伤后，引起局部肿胀，疼痛，全身痉挛，昏迷为特征的中毒性疾病。

蝎子属节肢动物，约800多种。已报道对人畜具有危害作用的有50多种，几乎都属于钳蝎科，因此常常把它们简称为钳蝎。蝎在世界各地均有分布。如中国的东亚钳蝎、埃及的五条纹蝎、美国南部的卡若莱尼蝎、欧洲及北美洲的意大利蝎、墨西哥蝎及苏夫斯蝎等均属世界有名的蝎子品种。

我国的蝎子约有15种，广泛分布于河北、河南、山东、山西、陕西、安徽等省，其中野生蝎最多的是河南、山东两省。较为重要的有东亚钳蝎（又名马氏钳蝎，远东蝎）、东全蝎（商品名）、会全蝎（又名伏牛会全蝎）、十条腿蝎、藏蝎和沁全蝎等。

【发病机理】

蝎毒是由蛋白质和一些非蛋白质小分子物质及水分组成。主要成分是多种碱性小分子蛋白质。非蛋白质物质主要是脂类、有机酸、游离氨基酸等。有的还含有一些生物碱和多糖类。

蝎毒中的蛋白质以水溶性蛋白质含量最高，种类也最多。通常一种蝎毒中含有3～5种蛋白质。蝎毒中的蛋白质都具有不同程度的毒性和生理功能。这些内含碳、氧、氢、氮及硫等元素的蛋白质构成了蝎毒的主要成分，是引起死亡和麻痹效应的活性物质，因而称为蝎神经毒素或蝎毒蛋白。

由于蝎毒含蛋白质较多，因此较为黏稠，大多数新鲜的毒液呈中性或碱性。据测验，蝎毒与蛇毒成分中的神经毒素化学性质类似，但其含量较高。有人认为这可能就是蝎毒较蛇毒更为剧烈的缘故之一。

蝎毒中除蛋白质外，还含有一些酶类和抑制剂。如透明质酸酶可以水解细胞壁多糖，促进毒素迅速扩散而进入机体。据悉，印度红蝎中还发现有一种胰蛋白酶抑制剂，能抑制高级动物胰脏所分泌的蛋白质水解酶的活力，而使蝎毒素的毒性作用受到保护。

【症状】

我国的蝎子蜇伤人后，表现为局部的强烈疼痛和炎性变化，局部麻木或肿胀；一般可持续5～6h，成年蝎的毒性比幼仔蝎或青年蝎强，产前母蝎蜇伤者所表现的临床症状比雄蝎或其他成年蝎严重得多。严重病例可发生全身症状，如头昏嗜睡，困倦无力，眼睑下垂或呕吐腹痛。最严重者舌肌强直，口吐白沫，吞咽困难，呼吸减弱，血压下降或昏迷，目前尚无蝎蜇伤致死的病例报道。

【治疗】

被蝎子蜇伤后，可用1∶5 000高锰酸钾或3%氨水洗涤伤口，随后用拔火罐吸出毒液，0.5%普鲁卡因及α-糜蛋白酶封闭，或用明矾研末后用米醋调匀外敷。用大蒜涂擦伤口或将一大蜘蛛捣成肉泥状，敷在伤口处，即可消肿止痛。用大青叶、半边莲捣烂外敷，或作煎剂内服。有人用蜗牛捣碎涂患处有效。用注射器在蝎子蜇伤处注射乙醚约0.1mL，可立即止痛。

取健壮活蝎12只，放入500mL白酒中，浸泡15d后备用。蝎蜇伤后，可用蝎酒涂擦伤口，也可适量饮用蝎酒，具有缓解疼痛和解毒作用。

用中药血竭 5g，儿茶 5g，乳香 5g，没药 5g，良姜 5g，麝香 0.1g，梅片 0.1g，混合一起共为细面，装玻璃瓶备用，临用时取药面少许，用酒调成糊状，涂抹在蜇伤处即可止痛。

【预防】

预防蝎子蜇伤应根据蝎子的生活习性和毒素性质采取有效措施。在蝎子出没和密集的地方作业时，特别是蝎子最活跃的夏秋季节或家庭养殖过程中，应特别小心。

（王建华）

五、蚜虫中毒

Aphis Poisoning

蚜虫中毒，又称蚜虫病（aphis disease），系因大量采食蚜虫密集寄生的植物所致发的一种动物毒中毒。临床特征是光敏性皮炎和黏（结）膜炎。

多发生于白色皮毛的羊和猪。

蚜虫体内含一种光能效应物质（photodynamic substance）。寄生在胡萝卜、萝卜、青菜以及苜蓿草的茎叶上，动物大量采食后可发生中毒。在皮毛颜色浅淡，尤其白皮白毛的羊和猪显现光敏性皮肤炎（photosensitivic dermatitis）。

蚜虫中毒是一种群发性动物毒中毒，国内外报道屡见不鲜。如 1973 年秋，内蒙古自治区阿拉善左旗久旱逢雨，牧地滋生大量的蚜虫，造成灾害，使两万多只绵羊发生中毒，显现感光过敏性皮肤炎。

关于蚜虫中毒的发病机理、临床表现和防治办法，可参阅本篇光能效应植物中毒。

（李毓义 邓俊良）

［附］ 感光过敏症状鉴别诊断

感光过敏（photosensibility），包括光敏性皮炎（photodynamic dermatitis）和光敏性溶血（photohemolysis），是皮肤和红细胞对日光敏感性增高的一类疾病所表现的综合征。

其主要病理改变和临床表现是皮肤发生红斑、疹块、溃疡乃至坏死等光敏性炎症。严重的，常伴有头部黏膜的炎症，胃肠机能障碍，溶血性贫血和血红蛋白尿，甚至出现神经症状。

其零散发生的，称为个体性感光过敏，大批发生的，则称为群体性感光过敏。

该综合征在发生状况上，有三个鲜明的特点：绵羊、白山羊、白毛猪、白毛马等肤色浅、毛色淡的动物发病，而肤色深、毛色暗的动物不发病；在烈日下放牧时发病，而在阴雨天或舍饲时不发病；色素少、被毛稀的皮肤出现各种炎性病变，而其他部位的皮肤完好无损。

一、感光过敏的发生机理

各国学者公认，感光过敏的致病因素主要是光能效应物质（photodynamic substances），如苜蓿、三叶草、荞麦、黍等饲料作物所含有或生成的叶绿胆紫素或称叶红素（phylloerythrin）、金丝桃植物所含的金丝桃红（hypericum rot）或金丝桃素（hypericin）以及黑麦草所含的普尔罗林（perloline）。还有尿卟啉1、粪卟啉1以及原卟啉等众多的卟啉代谢副产物。

再者，叶红素等光能效应物质是植物中的叶绿素在胃肠道内经微生物的作用而生成的。在正常情况下，生成的叶红素经小肠吸收，进入肝脏，又随胆汁进入肠管，随粪便排出，形成闭锁的肝肠循环。

在重剧的肝脏疾病，尤其阻塞性黄疸时，这一闭锁的肝肠循环遭到破坏，叶红素等光能效应物质就进入体循环，而积聚于皮肤、黏膜等部位。

叶红素、卟啉代谢副产物等光能效应物质，能够吸收光能，在日光照射下处于激动状态。当回复到原来的非激动状态时，所吸收的光能就发出荧光，并形成游离的化学基团及过氧化物，损坏周围细胞的胞膜和溶酶体膜，皮肤毛细血管内皮细胞的损伤尤为严重，造成血浆、红细胞连同光能效应物质向表皮和真皮内渗出。

渗出的光能效应物质经日光的进一步激动，使周围组织的膜结构损伤变得更加严重，嗜碱性细胞也同时受到损害，释放出致炎介质，连同上述光化学反应损害，就造成皮肤感光过敏的一系列病理变化。

尸检时，除皮肤显现不同程度炎性病变和皮下组织水肿外，常可见全身黄染（溶血性黄疸、肝源性黄疸乃至阻塞性黄疸），胃肠炎症，肝脏变性和坏死，有的伴发肺水肿。

二、感光过敏的病因类型及其临床特征

可使动物感光过敏而造成光敏性皮炎和光敏性溶血的因素颇多，可概括为三大类型，即中毒性感光过敏，遗传性感光过敏和肝胆病性感光过敏，表现各自的临床特征。

（一）中毒性感光过敏

各种中毒性疾病所表现的感光过敏。主要包括光能效应植物中毒、感光过敏真菌毒素中毒和感光过敏昆虫中毒。还包括重金属微量元素铅中毒（图 11 - 13）。

1. 光能效应植物中毒　富含光能效应物质的植物有荞麦、苜蓿、三叶草、黍等饲料作物；还有

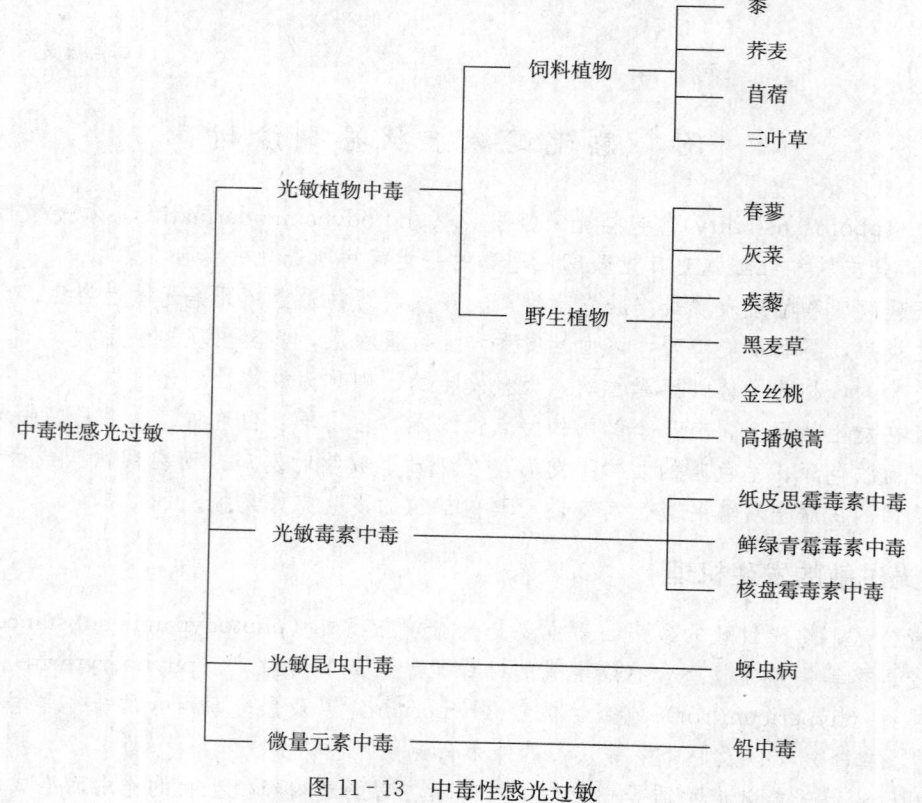

图 11 - 13　中毒性感光过敏

春蓼、蒺藜、金丝桃、高播娘蒿、多年生黑麦草、灰菜等野生植物。

2. 感光过敏真菌毒素中毒　可致发光敏性皮炎的真菌毒素主要有纸皮思霉（Pithomyces chartarum）的代谢产物葚孢霉素即孢子素（sporidesmin），核盘霉的代谢产物补骨酯素（psoralen），鲜绿青霉的代谢产物鲜绿青霉毒素（viridicatum toxin）。此外，羽扇豆中毒（lupinosis）、蒺藜中毒（tribulosis）以及犬牙根草和苜蓿干草致发的感光过敏也被怀疑与植株上寄生的某些真菌及其毒素有关，有待进一步研究证实。

3. 感光过敏昆虫中毒　某些蚜虫（aphis）也含光能效应物质，干旱年份大量滋生在苜蓿等牧草、叶菜类以及野生植物上。采食这样的植被同样会引起中毒，发生光敏性皮炎。特称蚜虫病（aphis disease）。

4. 重金属中毒　重金属微量元素中毒，尤其铅中毒时，常造成肝脏的严重损害而显现继发性感光过敏和症状性卟啉尿症。再者，重金属铅，能抑制卟啉代谢和血红素合成所需的两种酶，即 δ-氨基乙酰丙酸脱水酶（ALA-D）和铁螯合酶（ferrochalatase）。抑制前者，可使卟胆原（PBG）生成发生障碍，卟啉代谢受阻：抑制后者，则使原卟啉9Ⅲ不能与 Fe^{2+} 螯合生成血红素。结果有二，一是铁失利用性贫血；二是原卟啉等光能效应物质在皮肤等组织细胞内沉积致发的感光过敏。

此类感光过敏的共同特征是：群发性；光敏性皮炎；光溶血（photohemolysis），伴血红蛋白尿；有感光过敏植物、昆虫、真菌毒素或重金属铅等毒物的接触史。

(二) 遗传性感光过敏

系各种动物先天性卟啉病（congenital porphyria）所表现的感光过敏。动物的先天性卟啉病，又称红齿病（pink tooth disease）、骨血色病（osteohemochromatosis）、血卟啉尿病（hematoporphyrinuria），是由于调控卟啉代谢和血红素合成的有关酶类先天缺陷所致的一组遗传性卟啉代谢病，已相继报道自然发生于牛、猪、猫、狐、松鼠和肉仔鸡。

包括两大病类：红细胞生成性卟啉病类（erythropoietic porphyria）和非红细胞生成性卟啉病类（nonerythropoietic porphyria），即肝性卟啉病类（hepatic porphyria）。

含多种病型，主要是两大病型：红细胞生成性卟啉病（erythropoietic porphyria）和红细胞生成性原卟啉病（erythropoietic protoporphyria）（图 11-14）。

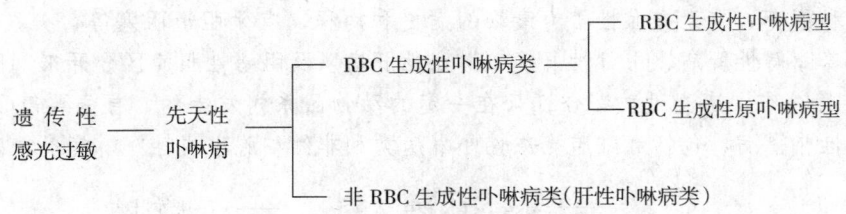

图 11-14　遗传性感光过敏

此类感光过敏的共同特征是：家族式发生，具一定的遗传类型；光敏性皮炎；过量卟啉代谢副产物在骨骼、牙齿、皮肤等组织内沉积，并随粪和尿排出，表现卟啉（红褐）齿、卟啉（红褐）骨和卟啉（红褐）尿。

(三) 肝胆病性感光过敏

重剧肝胆疾病时叶绿胆紫素（叶红素）的肝肠循环遭到破坏，进入体循环，积聚于组织细胞内所致发的感光过敏。见于四氯化碳、重金属等各种有毒物质所致的中毒性肝病，细菌、病毒等各种病原体所致的感染性肝病，血吸虫、肝片吸虫等寄生虫所致的侵袭性肝病，硒缺乏等所致的营养障碍性肝病，充血性心力衰竭所致的淤血性肝病，以及能阻断肝肠循环的胆道病（图 11-15）。

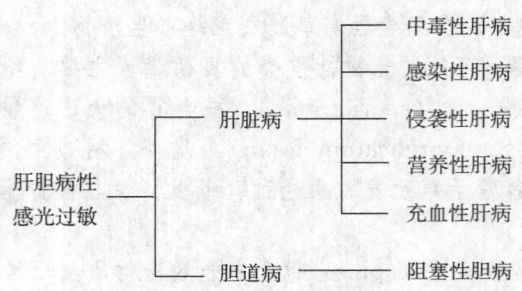

图 11 - 15　肝胆病性感光过敏

此类感光过敏的共同特征是：单发、散发或群发；肝胆病的症状和体征先行而突出；感光过敏综合征轻微并继后。

三、感光过敏症状鉴别诊断

临床上遇到呈感光过敏综合征的病畜时，通常按下列程序，分层逐步地加以鉴别诊断。

第一步：感光过敏综合征的确认。

确认感光过敏综合征的依据有三：一是光照下显现或加剧的皮肤红斑、疹块、溃疡乃至坏死（光敏性皮炎）二是光照下显现或加剧的头部黏膜炎症（光敏性黏膜炎）；三是光照下显现或加剧的溶血性贫血和血红蛋白尿（光敏性溶血）。

第二步：感光过敏综合征的病因鉴别（图 11 - 16）。

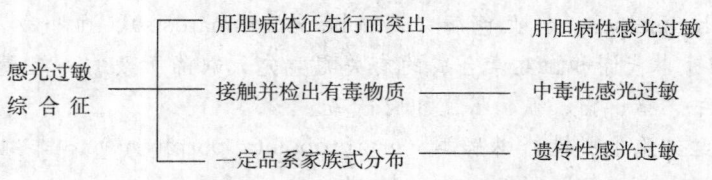

图 11 - 16　感光过敏综合征的病因鉴别

1. 对肝胆病体征突出并先行而感光过敏综合征轻微并继后的，要着重考虑肝胆病性感光过敏。

然后依据有无传染性及相关病原、有无相关虫体大量侵袭，有无相关毒物接触及检出，有无相关营养缺乏的体征和病变，有无充血性心力衰竭的病史和病程，有无胆道阻塞等，分别将感染性肝病、侵袭性肝病、营养障碍性肝病、中毒性肝病、淤血性肝病以及阻塞性胆病区分开来（图 11 - 17）。

2. 对呈家族性分布，感光过敏综合征只在一定的动物品系内发生的，首先要着重考虑遗传性感光过敏，即先天性卟啉病，包括红细胞生成性卟啉病类和非红细胞生成性卟啉病类，以及红细胞生成

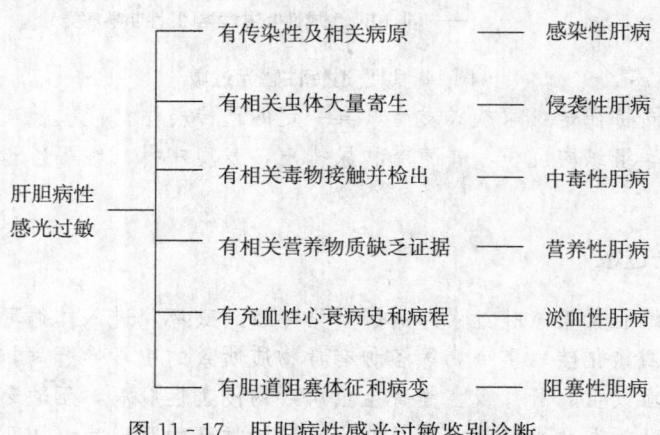

图 11 - 17　肝胆病性感光过敏鉴别诊断

性卟啉病型和红细生成性原卟啉病型。

其次，参照遗传类型和症状特点，依据血液、尿液及粪便内各卟啉代谢产物的定量分析以及红细胞、肝组织内血红素合成相关酶类的活性测定，将先天性卟啉病类和病型逐个区分开来（图 11 - 18）。

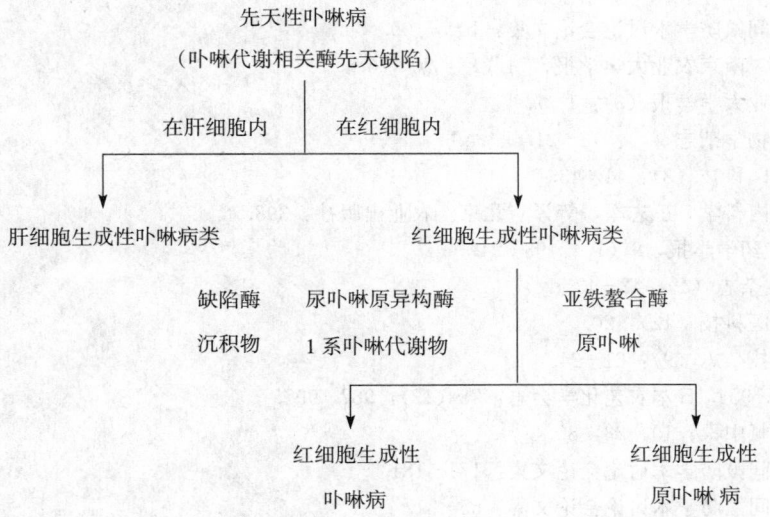

图 11 - 18　遗传性感光过敏鉴别诊断

第三，进行感光过敏综合征的病性论证。感光过敏综合征的病因类别及具体病因确定后，要全面地进行病性论证，直至病原或毒物的动物回归发病试验。

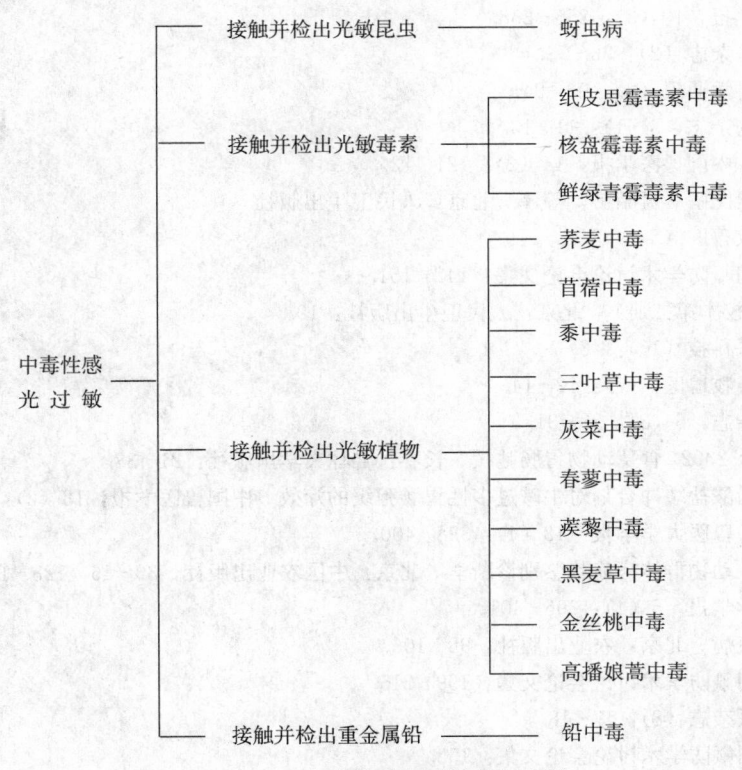

图 11 - 19　中毒性感光过敏鉴别诊断

（李毓义　张乃生）

本篇参考文献

包广厚.1987.全国畜间氟防学术讨论会论文集：104-109.

蔡文华，邹康南.1991.南京农业大学学报，14（1）：70-76.

曹光荣.1989.西北农业大学学报（3）：1-7.

曹光荣.1986.动物毒物学杂志（1）：18-21.

曹光荣.1988.中国兽医科技（3）：41-43.

柴内大典.1983.家畜内科学.王志军，等译.北京：农业出版社：398.

陈昌，郑贤育.1962.药学学报，9（10）：93-94.

陈翰.1984.兽医科技杂志（4）：42-43.

陈玉根.1985.中国兽医科技（12）：20.

陈正伦.1982.兽医科技杂志（9）：21-24.

初田勇一，山久真平.1954.日本农艺化学会志，28（12）：987-997.

戴国钧.1985.地方性氟中毒：19，23，80.

董宝山.1987.全国畜间氟防学术讨论会论文集：171-181.

杜恒珍.1987.全国畜间氟防学术讨论会论文集：65-81.

段得贤主编.1988.家畜内科学.第2版.北京：农业出版社：401-403，446-449.

段得贤.1981.西北农学院学报（3）：21-33.

傅有丰.1987.全国畜间氟防学术讨论会论文集：83.

高英杰.1986.兽医大学学报，6（1）：10-14.

龚伟.1990.兽医大学学报，10（3）：255-258.

洪延范.1957.中国兽医杂志（2）：76-78.

黄兰荪，陈昌.1974.科学通报（2）：93-94.

黄志宏.1988.动物毒物杂志，3（1）：11-13.

蒋晓春，张乃生.1994.中国兽医学报，14（2）：121-126.

角田广.1983.真菌毒素图解.孟昭赫，等译.北京：人民卫生出版社.

李光辉.1986.甘肃畜牧兽医（5）：13.

李敬玺.1987.全国畜间氟防学术讨论会论文集：142-151.

李时珍.本草纲目（点校本第二册）.北京：人民卫生出版社：19.

李新节.1987.中国兽医科技（10）：48.

李有业.1984.黑龙江畜牧兽医，（7）：12-14.

李瑜.1982.兽医科技杂志，6（8）：28-31.

李毓义，王哲，张乃生.2002.食草动物胃肠弛缓.长春：吉林大学出版社：21-38.

李毓义，王哲.1998.醋酸盐缓冲合剂对牛碱过多性胃肠弛缓的疗效.中国兽医学报，18（2）：179-181.

李毓义，张乃生.1993.兽医大学学报，13（4）：398-400.

李毓义，张乃生.2003.动物群体病症状鉴别诊断学.北京：中国农业出版社，30-46，128-143，176-201.

李毓义.1985.兽医大学学报，5（4）：396-401.

李毓义.1988.动物血液病.北京：农业出版社，98-106.

李祚煌.1987.全国畜间氟防学术讨论会论文集：199-215.

梁静明.1982.中国兽医杂志（8）：17-18.

刘凤翔.1987.全国畜间氟防学术讨论会论文集：155.

刘焕文.1987.全国畜间氟防学术讨论会论文集：124-134.

刘焕文.1989.大气氟污染与家畜慢性氟中毒的研究：17-119.

刘毅，邹康南.1990.畜牧兽医学报，21（1）：54-58.

楼建龙，邹康南．1991. 中国公共卫生学报，10（6）：367-369.

罗毅，臧家仁．1993. 真菌学报，12（1）：77-84.

孟昭赫．1979. 真菌毒素研究进展．北京：人民卫生出版社：19-20，174-179.

孟昭赫．1990. 食品卫生检验方法注解．北京：人民卫生出版社：457-459.

倪有煌．1991. 安徽农学院学报，18（3）：234-237.

秦晟．1981. 畜牧兽医学报，12（2）：137-144；1987，18（1）；48-54.

秦晟．1980. 微生物学报，20（3）：3-338.

史志诚．1984. 国外畜牧科技（1）：20-23.

史志诚．1987. 动物毒物学（2）：1-11.

史志诚．1988. 畜牧兽医学报（增刊第1期）：192-196.

谭学诗．1989. 畜牧兽医学报，20（3）：242-246.

唐运平，邹康南．1989. 畜牧兽医学报，20（4）：329-334.

汪昭贤．1988. 中国兽医科技．18（1）：3-4.

王洪章，段得贤．1985. 家畜中毒学．北京：农业出版社：290-298，154-157.

王洪忠．1987. 全国畜间氟防学术讨论会论文集：226-231.

王建华．1982. 西北农学院学报（2）：89-103.

王建华．1993. 动物中毒病及毒理学．西安：天则出版社．

王建华．2005. 家畜内科学．北京：中国农业出版社：333-334.

王俊东．1987. 全国畜间氟防学术讨论会论文集：112-120.

王凯，等．1990. 畜牧兽医学报，21（1）：80-86.

王民祯．1987. 全国畜间氟防学术讨论会论文集：55-59.

王松肯．1988. 动物毒物学杂志，3（2）：19.

王永达．1984. 畜牧兽医学报，15（3）：235-238.

王永祥．1985. 中国兽医杂志（7）：23.

萧树华，邵葆君．1962. 药学学报（4）：208-216，219-223.

徐桂梅．1987. 全国畜间氟防学术讨论会论文集：191-108.

徐少甫．1983. 上海畜牧兽医通讯（1）：8-10.

许乐仁．1980. 中国兽医杂志（6）：20-32.

叶远森．1989. 兽医大学学报，9（4）：341-343.

叶远森，等．1991. 动物毒物学杂志，6（1）：13-16.

易厚生．1984. 兽医科技杂志（4）：27（5）：4.

于兆英．1981. 西北植物研究（2）：38-45.

袁慧．1984. 兽医科技杂志（3）：7.

迮文琳．1982. 家畜内科学术讨论会论文集：235-242.

张德寿．1983. 兽医科技杂志，7（7），32-35.

张高轩，等．1990. 畜牧与兽医（1）：6-8.

张鸣谦．1964. 畜牧兽医学报，7（1）：69-78.

张时彦．1985. 中国兽医科技（7）：17-20.

赵从中．1983. 兽医医药杂志（3）：6-9.

赵凡．1991. 动物毒物学杂志，6（1）：35.

赵荣祖，邹康南．1990. 动物毒物学（5）：1-2，30-32.

郑明高．1986. 中国兽医杂志（12）：15-17.

中村良一．1980. 畜产研究（34）：825-838.

周婷，等．1987. 全国畜间氟防学术讨论会论文集：135.

朱普智，邹康南．1986. 宁夏家畜霉糜子草中毒的病理形态学变化（初报），南京农业大学1986年科学报告会论文摘要汇编．

邹康南，杨效镛 . 1980. 甘南科技 (1)：1 - 20.

邹康南，张科仁 . 1979. 兽医科技资料 (4)：1 - 10.

邹康南 . 1987. 中国兽医科技 (12)：36 - 37.

Abramson D，et al. 1983. J Comp Med (47)：23 - 26.

Allison M J，et al. 1964. J Anim Sci (23)：1164.

Allison M J，et al. 1964. Science (144)：54.

Bensen M E，et al. 1981. Am J Vet Res (42)：2014 - 2015.

Bide R W，et al. 1983. J Comp Med (47)：230 - 234.

Blood D C，et al. 1989. Veterinary Medicine，6th (ed)，London：Bailliere Tindall. 1983：221 - 227；7th (ed)：1327.

Buck W B，et al. 1976. Clinical and Diagnosis Veterinary Toxicology，Iowa：117 - 119.

Campbell H A，et al. 1941. J Biol Chem (138)：21 - 33.

Campbell H A. 1974. Nutr Rev (32)：244 - 246.

Carson T L. 1977. Am Assoc Vet Lab Diag 20th Ann Proc. 139 - 142.

Casper H H，et al. 1982. Am Assn Vet Lab Diag 25th Ann Proc，41 - 48.

ClarkE G C，et al. 1978. Veterinary Toxicology，London：Bailliere Tindall，343.

ColeRJ，et al. 1981. Hand book of Toxic Fungal Metalbolites，New York：Academic Press：67 - 93.

Counotte G H M，et al. 1981. Vet Res Commun (5)：101 - 115.

Counotte G H M，et al. 1983. J Anim Sci (56)：1222.

Cunningham I J. 1949. Aust Vet J (25)：27.

Dain J A，et al. 1955. J Animal Sci (14)：930.

Danke R J，et al. 1965. J Animal Sci (24)：119.

DC 布拉德著 . 1984. 兽医内科学 [M]. 翟旭久，等译 . 北京：农业出版社：569 - 573.

Dennis S M，et al. 1981. J Animal Sci (52)：418 - 426.

Doddema H J，et al. 1978. Appl Environ Microbiol (36)：752 - 754.

Dougherty R W，et al. 1975. Am J Vet Res (36)：181.

Dunlop R H，et al. 1965. Ann New York A cad Sci (119)：1109.

Eagle E. 1960. J am Oil Chem Soc (37)：40 - 43.

Ettinger S J，et al. 1983. Text book of Veterinary Internal Medicine，Diseases of the Dog and Cat，2nd (ed) . Philadelphia：Saunders Co：186 - 187.

Evans W C. Bracken Ecology Land Use，and Control Technology，Smith (Ed)，Parthenon Publishing Group Ltd：121 - 132.

Fenwick G R. 1988. J Sci Food Agric (46)：147 - 173.

Fraser C M，et al. 1959. JAVMA (135)：283 - 286.

Giesecke D，et al. 1974. Zentralbl Vet Med (21)：216.

Gill D R，et al. 1979. J Animal Sci (49)：1145.

Good man A A. 1952. JAVMA (121)：289 - 290.

Goplen B P，et al. 1967. Can J Anim Sci (47)：91 - 100.

Hellemans J，et al. 1963. Brit J Hematol (9)：506 - 512.

Hirono T. 1985. J Environ Sci Health (3)：145 - 187.

Huber T L. 1973. J Anim Sci (35)：226.

Irwin L N，et al. 1972. J Anim Sci (35)：267.

Jacobson D R，et al. 1963. J Dairy Sci (46)：416 - 422.

James L F，et al. 1983. Swainsonine and Related Glycosidase Inhibitors，Iowa State Univesity Press Ames：91 - 99.

Juhasz B，et al. 1968. Acta Vet Acad Sci Hungaricae (18)：63.

Katra M S，et al. 1974. Vet Bull，44 (3)：145.

Keeler R F，et al. Hand book of Natural Toxins. Newyork and Basel：Marcel dekker inc：445 - 461.

Keeler R F，et al. 1983. Plant and Fungal Toxins（"Natural Toxins" Vol I），Marcel Dekker INC：221.

Keeler R F. 1978. Effects of Poisoning Planton Livestock，London：499 - 505.

Kirk R W，et al. 1989. Current Veterinary Therapy X. Small Animal Practice，Philadelphia：Saunders Co：106.

Kosuri N R. 1970. JAVMA（157）：938 - 940.

Kwatra M S，et al. 1972. Vet Bull，42（12）：787.

Lindsey T O，et al. 1980. J Dairy Sci（63）：562 - 572.

Lloyd W E. 1986. Current Veterinary Therapy 2 Food Animal Practice，Howard（Ed），Philadelphia：Ssaunders Co：354 - 356.

Lyons P C，et al. 1986. Science（232）：487.

Mc Donard G K. 1980. Can Vet J（21）：250 - 251.

Meads E G，et al. 1964. Can Vet J（5）：65 - 71.

Mies W L，et al. 1978. J Anim Sci，Suppl（47）：431.

Molyneux R. 1982. J Science（216）：190 - 191.

Muir L A，et al. Ibid（51）：1182.

Muir L A，et al. 1980. J Anim Sci（50）：547 - 553.

Muir L A，et al. 1981. Ibid（52）：635 - 643.

Mullenax C H，et al. 1966. Am J Vet Res（27）：857 - 868.

Nagaraja T G，et al. 1981. J Anim Sci（53）：206 - 216.

Nagaraja T G，et al. 1982. J Anim Sci（54）：649 - 658.

Nicholson J W，et al. 1961. Can J Anim Sci（41）：134.

Nicholson J W，et al. 1963. J Anim Sci（22）：368.

Pohjanvirta R，et al. 1984. Vet Bull（54）：528.

Prigge C，et al. 1975. J Anim Sci（41）：414.

Pugh D M. 1980. Vet Sci Commun（4）：15 - 28.

Radostits O M，et al. 1980. Can Vet J（21）：155 - 158.

Reid R L，et al. 1957. Aust J Agr Res（8）：691.

Roderick L M. 1931. Am J Physiol（96）：413.

SanfordJ. 1963. Nature（London）（199）：829 - 830.

Schofeild F W. 1924. JAVMA（64）：553 - 575.

Scott E A，et al. 1980. JAVMA（177）：1146 - 1151.

Stahmann M A，et al. 1941. J Biol Chem（138）：513 - 527.

Svendsen P. 1972. Nord Vet Med（24）：393 - 396.

Tanwar R K，et al. 1983. Indian Vet J（60）：499 - 500.

Thauer R K，et al. 1977. Bacteriol Rev（4）：100 - 180.

Thijssen H H，et al. 1983. Am J Vet Res（44）：1192 - 1196.

Thomas T D，et al. 1979. J Bacteriol（138）：109 - 117.

Tookey H L，et al. 1972. Vet Bull（42）：461.

Ueno Y，et al. 1972. Jap J Exp Med（42）：416.

Ueno Y. 1973. J Food Hyg Soc Japan（14）：403.

Vesonder R F，et al. 1985. Appl and Environ Microb，49（1）：234 - 235.

Wass W M，et al. 1986. Current Veterinary Therapy 2 Food Animal Pract，Howard（Ed），Philadelphia：Saunders Co：716 - 718.

Watson W A，et al. 1972 . Brit Vet J（128）：457 - 469.

Wignell W N，et al. 1961. Aust Vet J（37）：456 - 459.

Wiss M B，et al. 1965. J Anim Sci（24）：83.

Wiss M B，et al. 1968. J Anim Sci（27）：1449.

Wyllie T K，et al. 1978. Mycotoxicoses Vol Ⅱ，Marcel Dekker Inc：394. 447.

Yates S G，et al. 1967. Tetrahedrom Letters（7）：621.

Yates S G，et al. 1968. Phytochemistry（7）：139 - 146.

Yates S G，et al. 1971. Microbial Toxin（7）：191 - 202.

Ионов П. 1985. Внутренние Незаразньце Болезнц Крупного Рогатово Скота：15 - 18.

第十二篇

遗传性疾病

第一章 遗传性代谢病

概　述

蛋白质是重要的生命物质，动物体内的蛋白质估计有 5 万～10 万种之多。蛋白质的合成系由基因所决定的。基因一旦发生突变（mutation），则由它控制合成的蛋白质在分子结构上将发生相应的变异，引起一系列生理功能异常和形态学改变，而导致疾病。

Garrod（1909）最早将酶活性先天缺陷所致的疾病称为先天性代谢缺陷（inborn error of metabolism）。其实，酶也属于蛋白质，也是由基因控制而合成的。近代生化遗传学研究业已证实，酶活性的先天缺陷正是基因突变和蛋白质分子结构变异的结果。这就表明，分子病和先天性代谢缺陷在本质上并无二致。广义的分子病，应包括蛋白质结构变异所致的分子病和酶蛋白缺陷所致的先天性代谢缺陷，两者统属遗传性代谢病范畴。

随着动物遗传学、医学遗传学、分子遗传学和生化遗传学的发展，以及生化检验技术的飞速进步，在人类、家畜、实验动物以至野生动物中发现和确认的遗传性代谢病已远远超过 2 000 种，成为当代重大的医学问题和畜牧兽医学问题。近 20 年间，已有 100 多种遗传性代谢病的病因研究相继深入到蛋白质（酶）分子水平，是现代医学和兽医学领域中最活跃的分支学科。

一、分子遗传学基础

近代分子遗传学的研究表明，血红蛋白、血浆蛋白和酶等一切蛋白质的生物合成，都是由结构基因（structural gene）所决定，并受调节基因（regulator）和操纵基因（operator）调控的。在蛋白质的生物合成中，这些基因或者决定着蛋白质的分子结构，或者调节控制着蛋白质的生成速率。因此，遗传性代谢病的发生，通常基于两种因素：一是某种蛋白质的分子结构缺陷；二是某种蛋白质的生成数量（速率）异常。

深入分析血红蛋白分子病、血浆蛋白分子病以及酶蛋白先天缺陷等各种遗传性代谢病，发现它们有一个基本特征，即突变的蛋白质只是功能低下，不是完全失去功能，突变的酶也只是活性降低，并非完全缺乏活性，而且有个别突变酶的活性反而明显升高。

检测有残余活性（residual activity）的缺陷酶，还发现它们在电泳、酶动力学和免疫学等特性上都与正常的酶不同，呈所谓酶多态现象（enzyme polymorphism）。业已证明，此乃酶结构基因突变所致。

缺陷酶的氨基酸分析表明，一些酶蛋白的缺陷在于其分子结构的氨基酸序列发生了改变，而突变酶蛋白的氨基酸序列变异是其结构基因的 DNA 发生单个碱基替换（base substitution）的结果。就是说，在遗传性代谢病中，原发性酶缺陷的本质是，结构基因突变导致酶蛋白的分子结构变异，表现为酶活性和（或）表型（phenotype）的异常，这是经典的"一个基因一种酶"的理论。用这种单个结构基因突变的理论，能够合理地阐明大多数遗传性酶缺陷的本质。

但是，有些遗传性代谢病的缺陷酶不只是一种，而是两种或多种，且往往是几种缺陷酶具有一条共同的多肽链，所以后来又提出"一个基因一条肽链"的理论加以解释，即单个结构基因的突变能引起一条肽链的变异，结果凡含有这条共同多肽链的各种酶蛋白都会不同程度地发生活性改变，对于上述多种酶同时表现缺陷的现象，也可以假设是由于调节基因或操纵基因的突变，关闭或阻遏了关联的两个或几个结构基因，使这些结构基因所决定的酶不能产生，或者是一种酶的缺陷，致使由其催化和诱导生成的各种酶也相应缺失。这种解释，只是假说，目前尚无足够而确实的例证。

二、遗传性代谢病的中间代谢紊乱

动物遗传性代谢的种类繁多，突变基因的表现型即临床症状各异，但都可归因于体内酶或酶系统缺陷所引起的中间代谢紊乱。先天性酶缺陷所致的中间代谢紊乱，大体有以下 4 种情况。

（一）酶缺陷导致代谢产物生成不足

遗传缺陷导致酶的活性低下或缺乏，由该酶催化的代谢过程发生障碍，以致生成的相应代谢产物减少或缺失。

如猪等大多数动物，不同于人、灵长类动物和豚鼠，其肝微粒体内具备 L-异构葡萄糖酸内酯氧化酶，能利用 L-异构葡萄糖酸内酯合成抗坏血酸，以供身体需要。在猪遗传性坏血病，则由于决定或调控 L-异构葡萄糖酸内酯氧化酶生成的基因发生突变，导致 L-异构葡萄糖酸内酯氧化酶缺陷，不能合成抗坏血酸，结果在断绝食物维生素 C 供应后的数周内即开始显现坏血病症状。

（二）酶缺陷导致底物及其衍生物积聚

遗传缺陷导致酶的活性低下或缺如，由该酶催化的代谢途经发生阻塞，酶的底物或其衍生物在体内积聚，导致功能障碍。

如人和动物红细胞内的高铁血红蛋白，在正常情况下主要是通过还原型二磷酸吡啶核苷高铁血红蛋白还原酶而被还原为亚铁血红蛋白的。在人和犬的遗传性高铁血红蛋白血症，则由于决定或调控该酶生成的基因发生突变，导致红细胞内该酶的活性低下，高铁血红蛋白还原为亚铁血红蛋白的途径发生阻塞，使底物高铁血红蛋白在血液内的含量显著升高，而显示缺氧和持久性发绀等临床表现。

（三）酶活性升高导致产物生成增多

有些基因突变，引起酶蛋白结构改变，反使酶的活性升高，酶促生成的代谢产物增多，而造成组织器官的功能和形态学异常。如人的遗传性尿酸血症和关节痛风，患者体内磷酸核苷焦磷酸合成酶结构变异，酶活性升高 3 倍，使磷酸核苷焦磷酸（PRPP）的生成显著加快，其终末产物尿酸大量进入血液，造成尿酸血症（uricemia），过多的尿酸盐在结缔组织内沉积，出现关节痛风（articular gout）。

（四）酶缺陷导致膜转运功能异常

参与代谢的物质需要通过细胞膜传递和运送，称为膜转运（membranous transport）。物质的膜转运，需要特异的酶或蛋白质作为膜载体。这样，某种特异性酶的缺陷，就会使相应物质的膜转运功能发生障碍，而导致代谢紊乱。膜转运异常主要发生于肠黏膜和肾小管的上皮细胞或胎膜上皮细胞。如 X 性联隐性遗传的犬遗传性胱氨酸尿症，就是由于 X 性染色体上控制胱氨酸载体蛋白质生成的结构基因发生了突变，担负胱氨酸转运的特异性载体蛋白质的生成出现缺陷，结果胱氨酸经肾小管的膜转运功能发生障碍，大量胱氨酸随尿排泄乃至形成尿道胱氨酸结石。又如胎盘铁转运先天缺陷，可致发一种小鼠（sla mice）的遗传性缺铁性贫血。

三、遗传性代谢病的遗传方式

基因携带着遗传信息，按一定的方式从上代往下代传递，经过表达，形成一定的遗传性状或遗传病。致病基因的遗传方式，包括单基因和多基因两大类。遗传性代谢病，通常为单基因遗传，即遗传性状主要与一对基因有关，按照简单的孟德尔方式遗传。

一对基因处于同一对染色体（同源染色体）上的相同位置，称为等位基因（allele）。等位基因间有显性和隐性之分。显性基因通常用大写字母（如 A）表示，与之相对的隐性基因则用小写字母（如 a）表示。在纯合子（homozygotes）AA 或 aa 中，会表现出与基因 A 或基因 a 有关的性状和遗传病。在杂合子（heterozygotes）Aa 中，由于显性基因 A 的作用强于隐性基因 a，所以只表现出与显性基因 A 有关的性状和遗传病。可见，在杂合子状态（Aa）下，能否表现出相应的性状和遗传病，是区分显性遗传与隐性遗传的标记。

（一）常染色体显性遗传

一种性状或与遗传病有关的基因位于常染色体上，且其性质是显性的，其遗传方式即称为常染色体显性遗传（autosomal dominant inheritance），所致疾病就称为常染色体显性遗传病。常染色体显性遗传，可进而分为以下各种类型：

1. **完全显性**（complete dominance） 指的是在杂合状态（Aa）下，能像纯合子（AA）那样，表现出显性性状或遗传病。完全显性遗传系谱的特点包括：患畜通常是杂合子，其双亲必有一方也是患畜；患畜的同胞中约有半数个体发病，且公母发病机会相等；连续各代中都有发病的患畜；两个杂合子患畜交配，子代中约 1/4 为纯合子（aa）健畜，1/2 为杂合子（Aa）患畜，1/4 为纯合子（AA）患畜。

2. **不完全显性**（incomplete dominance）**或半显性**（semidominance）**或中间型遗传**（intermediate inheritance） 指的是等位基因间的显隐性关系是相对的，在杂合子（Aa）中，显性基因 A 和隐性基因 a 的作用都得到一定程度的表现，而不像完全显性那样只有显性基因（A）的作用得以表现。不完全显性系谱，除具备完全显性的一般特点外，还有另一特点，即杂合子（Aa）与纯合子（AA）有明显的差异，纯合子为重症型，而杂合子为轻症型。

3. **不规则显性**（irregular dominance） 指的是一些常染色体显性遗传病的杂合子（Aa）有时并不发病，在系谱中出现隔代遗传（skipped generation）的现象，即显性致病基因外显不完全，在杂合状态下未全部得到表现。一种显性基因在杂合状态下得到表现的程度，可用外显率（penetrance）衡量。外显率一般用百分率（％）来表示，其定义是一定基因型（genotype）的个体在特定环境中形成相应表现型（phenotype）的比例。外显率为 100％的，称完全外显；低于 100％的，则称不完全外显（或外显不完全）。这是由于存在着修饰基因（modifier gene）或一定的外界环境条件作用所致。

所谓修饰基因，是指某些基因对某些遗传性状并无直接影响，但可加强或减弱与该遗传性状有关的主要基因（major gene）的作用，从而显示出基因的多效性（pleiotropia）。

4. **延迟显性**（delayed dominance） 指的是一些常染色体显性遗传病的杂合子，在幼年时只表现隐性基因的作用，而显性基因的作用直到个体发育的较晚期才充分表现出来。在延迟显性遗传病中，有时可见到早发现象（anticipation），即此类遗传病在连续几代后，在发病年龄上有提早倾向，在病情上有加重趋势。

5. **从性显性**（sex-conditioned dominance or sex-influenced dominance） 指的是一些常染色体显

性遗传病的杂合子，其表现型因性别而异，但这不是性染色体上基因的作用所致，而是个体的性别差异所造成。

6. 共显性或等显性（codominance）　指的是一些常染色体上的等位基因，彼此间不存在显性和隐性的关系，在杂合状态下，等位的两个基因同样发挥作用，分别产生各自独立的基因产物。

（二）常染色体隐性遗传

一种致病基因位于常染色体上，在杂合状态时不表现相应性状，其遗传方式即为常染色体隐性遗传（autosomal recessive inheritance）。这种致病基因引起的疾病，就称为常染色体隐性遗传病。

其特点是只有当致病基因在纯合状态（aa）时才发病。杂合状态（Aa）时，由于正常的、显性等位基因（A）的存在，而使致病的、隐性基因（a）的作用得不到表现。这样，杂合子个体虽不发病，却能将致病基因（a）传于后代，特称携带者（carrier）。

常染色体隐性遗传病的系谱特点包括：患畜的双亲一般都不显病症，但都是致病基因的携带者；患畜同胞中约有 1/4 的个体发病，且公、母的发病机会相等；连续传递少见，多为散发或隔代遗传；近亲繁殖时后代发病率即显著增高。

（三）X 伴性隐性遗传

一些遗传性状或遗传病的基因位于 X 染色体上，因 Y 染色体上缺少同源节段而没有相应的等位基因，致病基因只随着 X 染色体的行为而传递，且这种基因的性质为隐性，其遗传方式即称为 X 伴性隐性遗传或 X 连锁隐性遗传（X - linked recessive inheritance）。它是伴性遗传或性连锁遗传（sex - linked inheritance）的常见方式。

雄性哺乳动物细胞中只有一条 X 染色体，即只有成对的等位基因中的一个基因，故称半合子（hemizygote）。因此，尽管 X 染色体上的致病基因是隐性的，仍然会表现相应的遗传性状或遗传病。相反，雌性哺乳动物的细胞中，存在 2 条 X 染色体，具有成对的等位基因。这样，如果致病基因是隐性的，则杂合子母畜必然还有一个正常的显性基因，因此不会发病，而只是传递致病基因的携带者。

X 连锁隐性遗传病的系谱特点包括：患畜多为雄性；其双亲都不发病，但母畜必为致病基因的携带者；携带者母畜与正常公畜交配时，其雄性子代约有 1/2 患病，而雌性子代都不发病，但其中约有 1/2 为携带者；携带者母畜与患病公畜交配时，其雄性子代约有 1/2 患病，雌性子代亦可能有 1/2 发病，另 1/2 则为携带者。可见，在 X 连锁遗传病，患病公畜的致病基因，只随 X 染色体由母亲传来，也只随 X 染色体传给雌性子代，而不能直接传给雄性子代，此方式特称为交叉遗传（criss-cross in-heritance）。

禽类的性连锁隐性遗传，亦符合上述规律，但病、健的性别恰好相反，因为其性染色体组型不同于哺乳动物，雄禽为 ZZ，而雌禽为 ZW。禽类的 Z 连锁隐性遗传或 Z 性联隐性遗传，与哺乳动物的 X 连锁隐性遗传或 X 性联隐性遗传相对应。

（四）X 伴性显性遗传

一些遗传性状或遗传病的基因位于 X 染色体上，且这种基因的性质是显性的，其遗传方式即称为 X 伴性显性遗传或 X 连锁显性遗传（X - linked dominant inheritance）。由于这种基因位于 X 染色体上，而且是显性的，因此雌性动物的细胞中 2 条 X 染色体上的任何一条有此基因，都会表现出相应的遗传性状或遗传病，属于杂合子发病，病情较轻。而雄性动物的细胞中只有一条 X 染色体，如果带有此致病基因，也会表现相应的遗传性状或遗传病，但属于半合子发病，病情较重。

X 伴性显性遗传病的系谱特点包括：雌性患畜多于雄性患畜；雄性患畜的雌性子代都发病，而雄性子代都正常；雌性患畜的雌雄子代各有 1/2 可能发病；患畜的雌雄子代确属正常的，则表明致病基因传代中断。

禽类的 Z 性联显性遗传或 Z 连锁显性遗传，亦符合上述规律，但病健的性别恰好相反。

（五）Y 伴性遗传

一些遗传性状或遗传病的基因位于 Y 染色体上，而 X 染色体上不存在相应的等位基因。这样，致病基因始终随 Y 染色体的行为而传递，由雄性患畜传给各雄性子代，雌性子代则不出现相应的遗传性状或遗传病，也不传递致病基因。这种遗传方式即称为 Y 伴性遗传或 Y 连锁遗传（Y-linked inheritance）或全雄性遗传（holandric inheritance）。

（六）限性遗传

一些遗传病的基因位于常染色体或性染色体上，不论显性还是隐性，在基因作用的表达上均有性别限制，即其基因型只能在某一性别中产生表现型反应。但不论雄畜或雌畜，都能将致病基因向后代传递。这种遗传方式即称为限性遗传（sex - limited inheritance）。其与从性显性遗传的区别，在于后者只是在杂合状态下雌畜或雄畜的表现度较轻，而在纯合状态时仍能充分表现。

动物的遗传性代谢病，绝大多数都是按照常染色体隐性方式遗传的。这里所谓的显性和隐性，都是以临床症状作为表现型的标准。

随着生化遗传学的发展、生化分析技术的提高，特别是酶学方法的进步，人们不仅能从临床症状上考察先天性代谢病的遗传方式，而且能从酶的分子水平上探讨它们的生化表现型（biochemical phenotype）。

现已证实，临床症状表现型为隐性的遗传性代谢病，其缺陷酶的生物合成同样是遵循基因剂量效应的，即携带单个致病基因的杂合子个体，其合成缺陷酶的能力介于带有成对致病基因的纯合子病畜和不带有致病基因的健畜之间。这就是说，就其生化表现型而论，其遗传方式实属共显性的。

遗传性代谢病通常取隐性遗传方式，其致病基因杂合子个体一般不表现任何临床症状。这是因为动物体内大多数酶类的活性都显著过高，远远超过生理需求。因此，尽管致病基因杂合子会使酶活性明显降低，但尚未达到破坏代谢的程度，机体正常生理功能仍可得以维持。

少数遗传性代谢病取显性遗传方式，致病基因杂合子个体即能表现出明显的临床症状。这多半是属于影响限速酶类的遗传缺陷。因为正常动物限速酶类的活性本来就较低，致病基因杂合子个体的酶活性则更低，从而导致代谢紊乱。

还有一种情况，基因突变引起酶分子结构变异反使酶活性增强。这样，致病基因杂合子个体的酶活性即显著升高，足以使体内的酶促反应产物大量增加和积聚，而表现出相应的代谢紊乱和临床症状，如前所述的遗传性尿酸血症和关节痛风那样。

四、遗传性代谢病的类型

遗传性代谢病，分为血红蛋白分子病、血浆蛋白分子病和先天性代谢缺陷等三大类。

（一）血红蛋白分子病

系指血红蛋白分子结构异常或合成速率变化所致的一类疾病。珠蛋白肽链中的氨基酸发生替代、缺失等变异即产生异常血红蛋白。

人和动物的异常血红蛋白迄今已发现近 300 种，其中有几十种异常血红蛋白可导致生理功能异常。有的使红细胞寿命缩短而发生溶血性贫血，如 Hbs（$\alpha_2\beta_2^{6谷\rightarrow缬}$）所致人的镰形红细胞性贫血；有的产生高铁血红蛋白而出现紫绀；有的增加血红蛋白对氧的亲和力，氧离不足，组织乏氧，以致促红细胞生成素分泌旺盛而引起红细胞增多症。

（二）血浆蛋白分子病

系指血浆蛋白各组分遗传缺陷所致的一类疾病。包括先天性无结合珠蛋白血症（ahyptoglobinemia）、无白蛋白血症（analbuminemia）、无运铁蛋白血症（atransferrinemia）、铜蓝蛋白缺乏症（肝豆状核变性，Wilson 氏病）、无丙种球蛋白血症（agammaglobulinemia）、高丙种球蛋白血症（hypergammaglobulinemia）、异常丙种球蛋白血症（dysgammaglobulinemia）以及各种凝血因子缺乏病（coagulant factors deficiency）。

（三）先天性代谢缺陷

系指遗传性酶缺陷所致的一类疾病，包括糖、脂肪、激素、氨基酸、嘌呤和嘧啶等各种物质的代谢缺陷。

1. 糖类代谢病　包括各型糖原累积病（glycogen storage disease，GSD）：己糖激酶缺乏症（hexokinase deficiency）、丙酮酸激酶缺乏症（pyruvate kinase deficiency）等糖酵解径路代谢病；葡萄糖-6-磷酸脱氢酶缺乏症（glucose - 6 - phosphate dehydrogenase deficiency）、谷胱甘肽还原酶缺乏症（glutathione reductase deficiency）、高铁血红蛋白还原酶缺乏症 I 型（methemoglobin reductase deficiency type I）、高铁血红蛋白还原酶缺乏症 II 型（methemoglobin reductase deficiency type II）等磷酸戊糖旁路代谢病；I、VI、VII 等各型黏多糖累积病（mucopolysaccharidosis，MPS），还有 α-甘露糖累积病（α - mannosidosis）、β-甘露糖累积病（β - mannosidosis）、岩藻糖累积病、糖蛋白累积病等其他糖类代谢病。

2. 神经鞘类脂质代谢病　包括 GM_1 神经节苷脂累积病（GM_1 gangliosidosis）；GM_2 神经节苷脂累积病（GM_2 gangliosidosis）；神经鞘磷脂累积病（sphingomyelin lipidosis），即 Niemann-Pick 氏病；葡萄糖鞘氨醇累积病（glucocerebrosidosis），即 Gaucher 氏病；半乳糖神经酰胺累积病（galactosyl ceramidolipidosis），即类球体脑白质病（globoid leucodystrophy）或 Krabbe 氏病；异染性白质脑病（metachromatic leucodystrophy）；嗜苏丹性白质营养不良症（sudanphilic leucodystrophy），即中性脂肪白质营养不良症（neutral fat leucodystrophy）；以及蜡样质—脂褐素累积病（ceroid-lipofuscinosis）等。

3. 氨基酸代谢病　包括枫糖尿病（maple syrup urine disease，MSUD）、II 型遗传性酪氨酸血症（hereditary tyrosinemia type II）、尿黑酸尿症（alcaptonuria）、白化病（albinism）、瓜氨酸血症（citrullinemia）等氨基酸分解代谢病（disorders of amino acid catabolism，DAAC）以及遗传性胱氨酸尿症（hereditary cystinuria）、特发性范可尼综合征（idiopathic Fanconi syndrome）等氨基酸转运病（disorders of amino acid transport，DAAT）。

4. 嘌呤和嘧啶代谢病　包括遗传性黄嘌呤尿症（hereditary xanthinuria）、尿酸盐尿结石症（urate urolithiasis）、遗传性尿酸血症和关节痛风（inherited uricemia and articular gout）以及乳清酸尿症（orotic aciduria）即尿苷酸合成酶缺乏症（uridine 5-monophosphate synthase deficiency）等。

五、遗传性代谢病的诊断

遗传性代谢病，除沿用代谢病的一般诊断方法外，还需应用生化遗传学独特的诊断手段。通常包括临床检查、生化检验和系谱分析三方面。

（一）临床检查

遗传性代谢病具有各自的基因型和表现型，显示一定的临床症状或综合征。因此，诊断遗传性代谢病，同样要从临床检查入手，才能发现拟诊线索。但许多遗传性代谢病常表现相同或相似的临床症状，如已知遗传性代谢病中显示各种神经症状的就有100多种，而显示紫绀、黄疸、贫血、出血等体征的，也各有十几种乃至几十种。这样，单凭临床表现就很难确立诊断，必须进行特殊的生化检验和系谱分析。

（二）生化检验

遗传性代谢病特殊的生化检验，包括代谢物的测定和缺陷酶的分析。

1. 代谢物测定　如前所述，遗传性代谢病依其缺陷的酶或蛋白质的种类不同，必然会造成一定类型的中间代谢紊乱，而使某些代谢物缺失和（或）某些代谢物积累。因此可通过测定体液（血液、脑脊液等）、排泄物（粪、尿等）以至活体组织（肝、肾等）内特定酶促反应的中间代谢产物、底物、终产物以及代谢旁路产物，来推断特定酶的缺陷或作为特定酶缺陷的佐证。

2. 缺陷酶（蛋白）分析　通过对可疑缺陷酶或蛋白质的分析，发现病畜体内某种特定酶的活性低下，某种蛋白质数量减少，或它们的分子结构异常，这是遗传性代谢病最可靠的确诊依据。

蛋白质的变异型（variants），主要靠电泳技术、免疫技术以及肽链、氨基酸序列分析来区分。酶的变异型，除极少数能纯化而进行氨基酸结构分析者外，大都根据酶动力学特性来分型。主要指标包括电泳速度、对底物及辅因子的亲和力、对抑制物的敏感性、对底物同类物的利用率、热稳定性、最适 pH 等。

缺陷酶和蛋白质的检样，主要是红细胞、白细胞等血液成分以及肝、肾、皮肤等活体组织。近年，国内外应用克隆化成纤维细胞培养技术，已成功地诊断了 35 种以上人的遗传性代谢病。1977 年，我国医学界开始推广利用羊水细胞培养法（amniotic cell culture），用于遗传病包括遗传性代谢病的生前诊断。

（三）系谱分析

遗传性代谢病都有一定的遗传方式。但某些遗传性代谢病的遗传方式，在人和动物之间以及各种动物以至各品系之间不尽相同。某些临床表现型相同或相似的遗传性代谢病，除依据生化检验尤其特定缺陷酶或蛋白质的检验进行鉴别外，常可由遗传方式的不同而加以区分。因此，系谱分析是确诊遗传性代谢病和确定同一遗传病不同类型的依据。

所谓系谱（pedigree），就是从首发遗传病患畜，即先证病畜（proband，propositus）或索引病例（index case）入手，详细调查与其有血缘关系的全部动物的发病情况，并按一定方式将调查结果绘制成图。在系谱图中，既包括全部患病个体，也包括全部健康个体。

所谓系谱分析（pedigree analysis），就是按孟德尔遗传定律对系谱图上的表现型和基因型进行分析。如果符合孟德尔遗传方式，属常染色体性或性连锁性，显性或隐性，则提示为单基因遗传病。关于单基因遗传病各遗传方式的具体体系谱特征，前已述及。

六、遗传性代谢病的防治

动物的遗传性代谢病，尚无根治疗法。目前一经发现和确认，即留作动物模型，进行测交（test breeding）和繁殖，以供研究。为此，通常遵循补缺去余的原则，沿用下列人遗传性代谢病的各种疗法，以缓解病情，延续生命。

（一）补给所缺蛋白质和酶

遗传性代谢病的病因，在于酶的缺陷和蛋白质的缺乏。因此可通过补给缺失的酶或蛋白质而加以纠正。如丙种球蛋白缺乏症，补给丙种球蛋白制剂；甲型血友病，补给抗血友病球蛋白；Ⅰ型黏多糖累积病，输注同种健畜的白细胞悬液（含所缺的 α-艾杜糖苷酸酶）等。

（二）补给生成不足的必需产物

遗传性代谢病多由于酶缺陷，酶促反应受阻，以致代谢产物生成不足，故应定期定量予以补充。如猪遗传性坏血病，应每天补喂维生素 C 0.5～1.0g，并终生持续。

（三）疏导累积的中间代谢物

遗传性酶缺陷的病理特点，是缺陷酶的底物或底物的旁路代谢产物在体内累积。

疏导累积物的途径：一是减少缺陷酶底物的摄入，如限制半乳糖血症幼畜吮乳，而喂以无乳糖的代乳品；二是促进缺陷酶底物的排除，如应用青霉胺排除肝豆状核变性患畜肝细胞及脑基底核细胞内沉积的铜；三是应用代谢抑制物，如遗传性痛风患畜体内积聚的尿酸，可服用黄嘌呤氧化酶抑制剂别嘌呤酚（allopurinol）而加以控制。

上述通过节制饮食，补充缺陷物质，调节代谢平衡等控制和改变环境因素，以治疗遗传性代谢病的方法，统称环境工程（environmental engineering）。

近年来形成的新的生物学科——遗传工程（genetic engineering），为分子病、先天性酶缺陷等遗传性代谢病，开拓了新的根治途径。

广义的遗传工程，包括细胞工程、染色体工程和基因工程。

1. 细胞工程（cellular engineering） 即细胞融合（cell fusion）、细胞杂交（cell hybridization）或细胞器转移（organelle translation）等技术。

2. 染色体工程（chromosomal engineering） 即将某一染色体或染色体某一片段转移至另一细胞。

3. 基因工程（genic engineering） 即从某一生物细胞分离出某一基因（DNA 片断）或人工合成某一基因，然后通过载体（vehicle）转移至另一种缺失此基因的细胞中，与该细胞的 DNA 结合，进行重组或替换，改变其遗传结构。

上述遗传工程，通过校正致病基因或缺失的遗传物质，不仅能使遗传性代谢病得到彻底治愈，而且能使致病基因不再往后代传递，从而达到根本预防的目的。

目前，单基因隐性遗传的遗传性代谢病的实用预防措施，仍然是从遗传性疾病群体中检出并剔除杂合子携带畜。

动物遗传性代谢病，作为人类遗传性代谢病的对应病（counterparts）或自发性动物模型（natu-rally - occurring or spontaneous animal models），应坚持遗传工程防治这一研究方向和途径。

（李毓义　张乃生）

第一节　糖类代谢病

一、糖原累积病

Glycogen Storage Disease

糖原累积病，又称 glycogenosis，简称 GSD，是由于与糖原降解有关的特定酶先天缺乏，糖原异化过程某些环节发生障碍，而造成糖原在组织内沉积的一组遗传性代谢病。最先发现于人（Coris，1952）。人的 GSD，迄今已确定有 8 种公认的亚型，即 GSD I 型至 GSD Ⅷ 型。

GSD I 型，又称肝肾糖原累积病或 von Gierke 氏病，缺乏葡萄糖 6 - 磷酸酶。

GSD Ⅱ 型，又称全身性糖原累积病或 Pompe 氏病，缺乏 α - 1，4 葡萄糖苷酶（酸性麦芽糖酶）。

GSD Ⅲ 型，又称局限性糊精累积病或 Cori 氏病，缺乏淀粉 - 1，6 葡萄糖苷酶（脱支链酶）。

GSD Ⅳ 型，又称 Anderson 氏病，缺乏 α - 1，4 葡聚糖 6 - 葡萄糖基转移酶（支链酶）。

GSD Ⅴ 型，又称肌磷酸化酶缺乏性糖原累积病（myophosphorylase deficiency glycogenosis）或 McArdle 氏病，缺乏肌磷酸化酶。

GSD Ⅵ 型，又称 Her 氏病，缺乏肝磷酸化酶。

GSD Ⅶ 型，缺乏肌磷酸果糖激酶。

GSD Ⅷ 型，缺乏肝磷酸化酶激酶。

以上各型糖原累积病，除 Ⅷ 型为 X 伴性遗传外，其余均为常染色体隐性遗传类型（杜传书等，1983）。

人 GSD 的 8 种亚型中，GSD I 型、GSD Ⅱ 型和 GSD Ⅲ 已被证实自然发生于牛、羊、犬、猫、小鼠以及禽类（鹌鹑）（李毓义等，1994，2001）。

新近，在牛发现一种 Ⅴ 型糖原累积病，即肌磷酸化酶缺乏症（myophosphorylase deficiency），其肌糖原磷酸化酶突变基因的 cDNA 已被克隆，核苷酸序列已被测定，从而在分子遗传学水平上得到确认，为研究人的 Ⅴ 型糖原累积病，即肌糖原磷酸化酶缺乏性糖原累积病（McArdle 氏病）提供了又一新的模型动物（Tsujino 等，1996；李毓义等，2001）。

参 考 文 献

李毓义，李彦舫 . 2001. 动物遗传·免疫病学——医学自发模型 . 北京：科学出版社：11.

Tsujino S, et al. 1996, Neuromuscul Disord，6：19 - 26.

（一）糖原累积病 I 型

Glycogenosis Type I

糖原累积病 I 型，又称肝肾糖原累积病（hepatorenal glycogenosis）或 von Gierke 氏病，简称

GSDⅠ，是由于葡萄糖6-磷酸酶先天缺陷所致的一种遗传性糖原代谢病。其遗传特性为常染色体隐性类型。

病理学特征：包括肝、肾肿大，葡萄糖6-磷酸酶活性低下，肝、肾等器官组织的细胞溶酶体内有大量糖原沉积，并形成泡沫细胞。

主要临床表现：肌颤、眩晕、共济失调和低血糖昏迷。

动物的GSDⅠ型，只报道自然发生于玩具种（toy breed）幼犬（Bardens等，1961，1966）。

【病因及发病机理】

犬的GSDⅠ型，同人的von Gierke氏病一样，根本病因在于决定或调控葡萄糖6-磷酸酶生成的隐性等位基因发生了突变（Kishnani等，1997）。主要发病环节是葡萄糖6-磷酸酶（glucose 6-phosphatase）先天缺乏，糖原的异化过程受阻，而在肝、肾等器官组织内沉积。

基本病理变化包括肝和肾显著肿大，葡萄糖6-磷酸酶活性极度低下或完全缺如，糖原含量增加。

光镜观察，肝、肾等组织的细胞胞浆内含空泡，形成泡沫细胞，PAS染色呈阳性反应，加入淀粉酶进行消化即行褪色。

电镜观察，沉积物围以界膜，为膜固定性颗粒，表明糖原系沉积在溶酶体内（杜传书等，1983，1992；李毓义等，1994，2001）。

【临床表现】

本病恒在一定的动物品系内呈家族性发生，遗传特性为常染色体隐性类型。

哺乳期起病，6～12周龄的病犬最为常见。早期主要表现为肌肉震颤，步态不稳，共济失调和眩晕。随着病程的进展，运动障碍逐渐增重，并见肚腹明显膨大，右季肋部尤为突隆，通过腹壁很容易摸到肿大而硬固的肝脏，表面平滑，触不感痛（巨肝症）。X射线检查，可见肾脏也显著肿大。后期除运动障碍外，还经常发生低血糖昏迷（血糖低于2.24mmol/L，即40mg/dL）。在饥饿、寒冷、惊恐、离乳甚至预防接种等应激因素作用下，病犬即表现精神沉郁、眼球塌陷、步态摇晃和体温低下等症状，并很快陷入昏迷。如不及时抢救，即可在3h之内死于低血糖休克。整个病程一般不超过半年。

临床检验所见，主要是血糖降低，含量通常为2.52～3.08mmol/L（45～55mg/dL）。眩晕或昏迷时，血糖常猛降到2.24mmol/L（40mg/dL）以下。

【诊断】

不论是GSDⅠ型病畜的确诊，还是其双亲杂合子的检出，最可靠的依据是活体穿刺肝组织和（或）采集分离循环血小板，测定葡萄糖6-磷酸酶的活性。纯合子病犬的酶活性，常不及健康对照犬的5%。杂合子携带犬的酶活性则介于纯合子病犬和健犬之间。

胰高血糖素耐量试验（glucagon tolerance test），可用于鉴别犬的GSDⅠ～GSDⅢ型。

以0.5mg盐酸胰高血糖素静脉注射，GSDⅡ型，即使在饥饿状态下亦可使血糖恢复正常；GSDⅢ型，在进食之后注射，血糖可恢复正常，而饥饿状态下注射则否；GSDⅠ型，则不论在饥饿状态下还是在进食之后注射，都不显示血糖回升（Bardens，1966）。

【治疗】

无根治疗法。病犬低血糖昏迷时，静脉注射50%葡萄糖液5～10mL，可使意识恢复，有急救功效。皮质类固醇制剂，如强的松龙2.5mg内服，每日2次，连续1周，有助于消除应激因素，防止眩晕复发或低血糖昏迷的发作（李毓义等，1994，2001）。

参 考 文 献

杜传书.1983.医学遗传学.北京：人民卫生出版社：553-556.

杜传书.1992.医学遗传学.第2版.北京：人民卫生出版社：447-448.

李毓义，李彦舫.2001.动物遗传·免疫病学——医学自发模型.北京：科学出版社：11-13.

Bardens J W，et al.1961.Allied Vet.32：4-7.

Bardens J W，1966.Vet Med Small Anim Clin.61：1 174-1 176.

Kishnani P S，et al.1997.Biochem Mol Med.61：168-177.

（二）糖原累积病Ⅱ型

Glycogenosis TypeⅡ

糖原累积病Ⅱ型，又称全身性糖原累积病（generalized glycogenosis），或称 Pompe 氏病，简称 GSDⅡ，是由于酸性麦芽糖酶即 a-1，4 葡萄糖苷酶先天缺乏所致的一种遗传性糖原代谢病。

其遗传特性为常染色体隐性类型。主要病理组织学改变是神经系统、心肌、骨骼肌以及肝脏等全身各器官组织的细胞变性，并含有气泡而形成泡沫细胞（foamy cell）以至海绵状组织（spongy tissues）。

特征性生化检验所见是肝等全身组织和外周血白细胞的酸性麦芽糖酶（acid maltase），即 α-1，4 葡萄糖苷酶（α-1，4 glucosidase）活性极度低下或缺如，而泡沫细胞以至海绵状组织内有大量糖原沉积。

临床表现：包括发育迟滞、心力衰竭、肌张力减退以及感觉过敏、运动障碍、渐进性共济失调等神经症状。

人的 GSDⅡ型，由 Pompe 氏首先发现并确认，故名 Pompe 氏病。分婴儿型和成年（迟发）型（Engel 等，1968；Busch 等，1979；杜传书等，1983，1992）。

动物的 GSDⅡ型，始报于猫（Sandstrom 等，1969），以后相继报道发生于 Lapland 犬（Mostafa 等，1970；Walvoort 等，1984）、绵羊（Manktelow 等，1975）、短角牛（Jolly 等，1977；Richards 等，1977）、婆罗门牛（O'sullivan 等，1981；Howell 等，1983；Marco 等，1987）、日本鹌鹑（Matsui 等，1983）以及 Knockout 小鼠（Bijvoet 等，1999；Reben 等，2000）。

西澳大利亚 Murdoch 大学兽医研究学院已成功地建立起短角牛和婆罗门牛全身性糖原累积病自发性动物模型群体（相当于人糖原累积病迟发Ⅱ型），广泛用于糖原代谢病遗传、生化、病理及临床等方面的研究（Howell 等，1983；Marco 等，1987）。

日本鹌鹑的全身性糖原累积病，也相当于人糖原累积病迟发Ⅱ型，尽管不是哺乳动物，但因其卵生孵化周期极短，繁衍快速，日本东京京都医学研究所实验动物部已建立起 GSDⅡ型鹌鹑群体，可提供更多廉价的自发动物模型（Matsui 等，1983；李毓义等，1994，2001）。

【病因及发病机理】

动物的全身性糖原累积病，同人类的 GSDⅡ型一样，为常染色体隐性类型的遗传缺陷（Richards 等，1977；O'sullivan 等，1981；Howell 等，1983；Walvoort 等，1984）。根本病因在于决定或调控酸性麦芽糖酶，即 α-1，4 葡萄糖苷酶生成的隐性等位基因发生突变（Palmer 等，1994；Reben 等，2000）。主要发病环节是酸性麦芽糖酶即 α-1，4 葡萄糖苷酶先天缺乏，糖原异化过程发生障碍而在神经、肌肉等全身各组织细胞内沉积。

色谱法与免疫酶学研究表明，GSDⅡ型婆罗门病牛白细胞、肝、肾、脑、脊髓、骨骼肌、心肌内的酸性麦芽糖酶活性均极度低下。病牛肝酸性麦芽糖酶活性为每克蛋白 0.063IU，不及正常牛酶活性（1.22±0.18IU）的 5%。患病短角牛骨骼肌内酸性麦芽糖酶更是完全缺如，即使失活的酸性麦芽糖酶（即已丧失活性但仍能与抗正常牛肌肉酸性麦芽糖酶起交叉反应的酶蛋白）亦不存在。而且，GSD Ⅱ型基因杂合子携带牛的酸性麦芽糖酶活性，恰为正常纯合子牛的半数。这就在酶学生化表型水平上验证了本病的常染色体隐性遗传特性（Howell 等，1983）。

组织样品的生化分析显示，GSD Ⅱ型病畜的骨骼肌、脑和脊髓中均有过量糖原沉积。对 9 头纯合子 GSD Ⅱ型病牛，15 头正常纯合子牛及 26 头 GSD Ⅱ型基因杂合子携带牛的半腱肌进行了多次活检。结果表明，纯合子病牛的糖原含量为每克肌肉（湿重）26.2±7.5mg，超过正常纯合子牛（9.3±3.8mg/g）和杂合子携带牛（9.8±4.2mg/g）的 2 倍（Howell 等，1983；Relchman 等，1983）。

光镜与电镜观察，神经、骨骼肌、心肌、肝脏等器官组织的细胞发生变性并有空泡形成。空泡的多少和大小，因沉积的糖原量而异。

整个神经系统均有大量空泡形成。其中以脑干部各大核、脊髓腹角与背根以及植物神经节的受累程度最为严重。脊髓与外周神经内可见少量变性的神经纤维。视网膜神经节细胞有时也可认空泡。心肌和骨骼肌纤维断裂，浦金野氏纤维肿胀，空泡形成相当明显。

此外，瘤胃、真胃、肠管等平滑肌纤维以及肝细胞、肾小管上皮细胞和甲状腺上皮细胞内均有不同程度的空泡形成。

所有这些泡沫状神经、肌肉和实质细胞内沉积的颗粒物质，都在溶酶体之内，属膜固定性的（membrance bound），PAS 染色呈阳性反应，加入淀粉酶或唾液即被消化，表明沉积物是糖原。

日本鹌鹑的糖原沉积物，亦广泛分布于骨骼肌、心肌、平滑肌、肝脏以及脑、脊髓等全身各组织细胞内。但电镜观察，其心肌与平滑肌内的糖原沉积物并不集中于溶酶体内，而是分散存在的。周边没有界膜（limited menbrance），即属于非膜固定性的（nonmembrance bound）。这提示，至少在非哺乳类动物，GSD Ⅱ型可能不单纯是由于溶酶体酶（酸性麦芽糖酶）的先天性缺乏所致，有待进一步研究（Matsui 等，1983）。

【临床表现】

GSD Ⅱ型恒在一定的动物品系内呈家族性发生，遗传特性为常染色体隐性类型。

1. 犬、猫和绵羊的 GSD Ⅱ型　通常在 2～3 月龄即哺乳期间起病，类似于人 GSD Ⅱ型的婴儿型。主要表现发育缓慢，肌肉松弛无力，步样强拘，体躯摇晃，共济失调。且感觉过敏，驱赶、抓捕或车载时易兴奋乃至惊恐。有的经常呕吐和呕逆（巨食管症状），持续性气喘和心律失常（表明心肌及其传导系统受累严重）。离乳后病情多迅速恶化，共济失调愈益明显，即使经受轻微刺激也肌颤不已，常常猝然倒地，心动过速。运动障碍则渐进增重，最后陷于轻瘫或麻痹。一般在 8～9 月龄时即死于心力衰竭或恶病质。

2. GSD Ⅱ型病牛　类似于人 GSD Ⅱ型的迟发型，起病较晚，主要临床表现为生长迟滞，肌肉软弱无力，肌颤和共济失调。有些病牛则心律失常，心脏扩张以至心力衰竭。病情发展缓慢，除少数因心肌及其传导系统损害严重而于早中期死于急性心力衰竭外，病程常可拖延数年之久。

3. 日本鹌鹑的 GSD Ⅱ型　多起病于 6 月龄之后，与人 GSD 迟发Ⅱ型相仿。主要表现为肌肉软弱无力，两翅弛垂，不能走动，使之侧卧或仰卧亦不能自行翻转正位。通常在显症的半年之内死亡。

检验所见，包括反映心肌和骨骼肌病变的心电图和肌电图异常以及有关的酶学变化。血清肌酸激酶、乳酸脱氢酶和 α-羟丁酸脱氢酶分别比正常动物增高 6 倍、3 倍和 2 倍（Howell 等，1983）。

证病性检验改变是病牛外周血单核细胞抽提物 α-1，4 葡萄糖苷酶活性为每克蛋白 0.05±0.019 IU，仅为正常牛酶活性（每克蛋白 0.524±0.11 IU）的 10%（O'sullivan 等，1981）。

【诊断】

依据系谱调查、临床表现、病理学所见和生化检验等综合诊断。

本病的生长迟滞、进行性共济失调等基本临床表现，为几乎所有溶酶体累积病所共有，很难据以做出诊断。但其中有 2 项比较特殊：一是感觉过敏（脊髓背根损害的刺激症状）与肌张力减退（脊髓腹角和骨骼肌损害的脱失症状）同时存在，似乎互相矛盾；一是反映心肌及其传导系统损害的心律失常和心力衰竭等心病体征相当突出。

本病系谱调查的关键在于确认先证病畜的双亲是缺陷基因的杂合子携带者。外周血单核细胞抽提物酸性麦芽糖酶测定，可用于检出这种杂合子携带者。其酶活性为每克蛋白 0.244±0.085 IU，约为正常纯合子个体酶活性（0.524±0.11 IU）的一半（Jolly 等，1977；O'sullivan 等，1981；Walvoort 等，1984；Relchman 等，1993）。

本病的主要病理组织学改变，广泛存在的泡沫样细胞和海绵状组织与 α-甘露糖累积病（Jolly 等，1978）、β-甘露糖累积病（Shapiro 等，1985）等其他溶酶体累积病以及苦马豆属和黄芪属植物中毒（James 等，1970）颇为类似。不同的是，此等疾病的心肌、骨骼肌和平滑肌内无明显的空泡形成，且心脏的浦金野氏纤维既不肿胀，也无空泡形成，可资区别。

确诊本病的最可靠生化检验依据是，外周血单核细胞和活体穿刺肝组织中酸性麦芽糖酶活性极度低下（O'sullivan 等，1981）。

单核细胞酸性麦芽糖酶测定法：静脉采血，EDTA 抗凝，1 500×g 离心 15min，弃去血浆上层（淡黄色层），加入 154mmol/L 氯化钠液 2mL，再加血浆使混合液容量达 4mL；加入分层液（Ficol-Pague）3mL 使之分层，600×g 离心 60min；弃去上清液，加入上述氯化钠液 4mL，100×g 离心 5min，以沉淀细胞；弃去含有血小板的上清液；加入 0.1 mol/L 氯化钠液 4mL，使沉淀的细胞团块悬浮，1 500×g 离心 5min；弃去上清液，加入上述氯化钠液 4mL，再使细胞团块悬浮，并测定细胞数；再 1 500×g 离心 10min；弃去上清液，加入 0.2% 三硝基甲苯-X-100（triton-X-100），使细胞块团再均匀悬浮，并加适量 0.4mol/L 氯化钾液，调整悬浮液浓度，使细胞数达到 40×10⁶/mL，冰冻待检。将冰冻物融化并混合，1 500×g 离心 10min，小心倾出上清液，即为白细胞抽提物，然后按 Jolly 等（1977）论述的方法做酶测定：测定管内装入含有 2.5 mmol/L 4-甲基伞形花内酰-α-D-吡喃葡萄糖苷（4-methylumbelliferyl-α-D-glucopyranoside）的 0.1 mol/L 柠檬酸—磷酸盐缓冲液（pH4.35）100μL；加入上述白细胞抽提物 25μL，在 37℃下孵育 60min；加入甘氨酸—氢氧化钠缓冲液（pH10.7）4mL，以终止反应；用荧光法测定（激发光波长为 366 nm，发射光波长为 455nm）4-甲基伞形花内酯（4-methylumbelliferone）的浓度；同时用 Bradford（1976）法测定细胞抽提物中的蛋白浓度。最后计算酶活性，用每克蛋白所含的国际单位表示。

肝组织酸性麦芽糖苷酶测定法：采取肝组织若干，置 0.2% 三硝基甲苯—氯化钾（triton-KCl）液中制成匀浆；1 500×g 离心 10min，小心倾出上清液，冰冻待检。将冰冻物融化并混合，1 500×g 离心 10min，小心倾出上清液，即为肝组织抽提物，用三硝基甲苯—氯化钾液稀释，使每毫升抽提物相当于 20mg 肝组织，然后按上述 Jolly 氏的方法检验酶反应；同时用 Bradford 法测定抽提物中的蛋白浓度，最后计算酶活性，用每克蛋白所含的国际单位表示。

【治疗】

编码人酸性 α-葡萄糖苷酶的 cDNA 已在转基因鼠的乳汁中得到了表达（Bijvoet 等，1996），本病的基因治疗在研究中，可望得到突破（李毓义等，2001）。

参 考 文 献

杜传书．1983．医学遗传学．北京：人民卫生出版社：553-550．

杜传书.1992. 医学遗传学. 第2版. 北京：人民卫生出版社：447，475.

李毓义，李彦舫.2001. 动物遗传·免疫病学——医学自发模型. 北京：科学出版社：13-16.

Bijvoet，A G，et al. 1996. Biochim Biophys Acta，1308：93-96.

Bijvoet，A G，et al. 1999. J Pathol，189：416-424.

Bradford M M，1976. Analyt Biochem，72：248.

Busch H F M，et al. 1979. Mayo Clin Proc，43：233-279.

Engel A G，et al，1968. Mayo Clin Proc，43：233-279.

Howell J McC，et al. 983. Comp Pathol Bulletin，15：2-4.

James L F，et al，1970. Vet Pethol，7：116.

Jolly R D，et al，1977. Aust J Exp Biol Med，55：141-150.

Jolly R D，et al. 1978. Vet Path，15：14.

Manktelow B W，et al. 1975. J Comp Pathol，85：39-145.

Marco P N Di，et al. 1987. Israel J Vet Med，43：162-172.

Matsui T，et al. 1983. Vet Pathol，20：312-321.

Mostafa I E，1970. Acta Vet Scand，11：97-208.

O'sullivan B M，et al. 1981. Aust Vet J，57：227-229.

Palmer D G，et al. 1994. Neuromuscul Disord，4：39-48.

Reben，N，et al. 2000. Neuromuscul Disord，10：283-291.

Relchman，K G，et al. 1993. Aust Vet J，70：405-408.

Richards R B，et al. 1977. J Neuropathol& Appl Neurobiol，3：46-56.

Sandstrom B，et al. 1969. Acta Neuropathol（Berl），14：194-200.

Shapiro J L，et al，1985. Can Vet J，26：155-158.

Walvoort H C，et al. 1984. J Am Anim Hosp Ass，20：279-286.

（三）糖原累积病Ⅲ型

Glycogenosis Type Ⅲ

糖原累积病Ⅲ型，又称局限性糊精累积病（limited dextrinosis）或称 Forbe 氏病（Forbes' disease）和 Cori 氏病（Cori's disease），简称 GSD Ⅲ，是由于淀粉-1，6 葡萄糖苷酶（脱支链酶）先天缺乏所引起的一种遗传性糖原代谢病。

本病最早由 Forbe 和 Cori 两氏发现并确认于人类。遗传特性属常染色体隐性类型（杜传书等，1983，1992）。

动物的糖原累积病Ⅲ型只报道自然发生于德国牧羊犬和日本的一个品系犬（Ceh 等，1976；Rafiquzzaman 等，1976；Kotani 等，1977；Svenkerud 等，1978），遗传特性尚未完全确定，现有资料表明很可能也属于常染色体隐性类型或为限性遗传（李毓义等，1994，2001）。

【病因及发病机理】

本病已确认系遗传性缺陷。根本性病因在于决定或调控脱支链酶（debranching enzyme）即淀粉-1，6-葡萄糖苷酶（amylo-1，6-glucosidase）生成的基因发生了突变。主要发病环节是脱支链酶即淀粉-1，6-葡萄糖苷酶先天缺乏，糖原分解代谢障碍和短支链糖原沉积。

病犬肝脏和骨骼肌中脱支链酶的活性极度低下，仅为正常对照犬酶活性的 0～7％（Ceh 等，1976）。而肝糖原和肌糖原含量分别比正常对照犬组织增高 4 倍和 6 倍。用碘谱法和磷酸化酶降解法测定肝糖原和肌糖原的组成结构，沉积糖原的支链异常短，从而证实病犬的这种糖原代谢病系脱支链酶缺乏和短支链糖原沉积所致的糖原累积病Ⅲ型（Ceh 等，1976；Svenkerud 等，1978）。

再者，病犬肝脏和骨骼肌内的脱支链酶活性如此之低，而沉积的糖原量如此之高，完全符合 Van Hoof（1967）提出的糖原累积病Ⅲ型 A 亚型的特点（Ceh 等，1976）。

病理学变化主要包括肝脏极度肿大、变性、纤维化，心肌肥厚、变性，常伴有肝硬化性腹水，有的多达 2 L。眼观肝与心肌切面放红棕色光辉。肝重 2.0～3.6 kg，占体重的 8.8%～16%。组化检查证实，除肝细胞内有大量糖原沉积外，心肌纤维、骨骼肌、平滑肌、脑内神经细胞和胶质细胞以及脊髓内均有糖原的异常沉积。犬 Cori 氏病的糖原沉积范围要比人 Cori 病广泛得多，以致曾一度误称为全身性糖原累积病，但同人 Cori 病一致的是很少累及肾脏和脾脏。

电镜观察，泡沫细胞沉积的糖原并不局限于溶酶体内，而是弥散分布于整个细胞浆内，PAS 染色呈强阳性，着深红色，淀粉酶消化（diastase digestion）后，糖原即被降解而褪色（Svenkerud 等，1978）。

【临床表现】

犬的 GSDⅢ型恒在一定的品系内呈家族性发生。病犬为疾病基因纯合子个体，杂合子个体则为不显临床表型的携带犬。鉴于迄今所报道的病犬均为雌性，其遗传特性属常染色体隐性类型抑或为显性类型，尚未最后确定。

病犬起病显症的时间在 2 月龄前后，病程发展缓慢，通常在 1～2 年之内扑杀致死。

早期的主要表现为眩晕、肌肉软弱无力和发育迟滞。中后期的突出症状是腹部逐渐膨满，右侧尤为明显，腹壁触摸很容易感到肿大而硬固的肝脏。穿刺可获得大量清澈的淡黄色腹水。

证病性检验，包括肝功能试验，肝脏和骨骼肌活体穿刺组化检查。病犬血清转氨酶活性增高。谷草转氨酶（GOT）可达 58.5U/L，谷丙转氨酶（GOT）可达 302U/L。肾上腺素耐量试验（1%盐酸肾上腺素 1ml 肌内注射），30min 后血糖并不升高（对照犬升高 50%），60min 后血糖增多亦极为有限。病犬肝组织和骨骼肌中的脱支链酶活性极度低下，分别为 9～22U/g 和 0～0.04μmol/（min·g），不及正常犬酶活性（395～414 U/L 和 0.26～0.57μmol/（min·g）的 1/10。肝和骨骼肌的糖原含量则为每 100g 湿重 14.5g 和每 100g 湿重 6.5g，分别比正常犬含量（每 100g 湿重 4.1g 和每 100g 湿重 1.0g）增高约 3 倍和 5 倍（Ceh 等，1976；Svenkerud 等，1978）。

【诊断】

家族性发生史，肝、脑、肌肉损害的临床表现以及 PAS 染色阳性的泡沫细胞等病理组织学和组织化学检验所见，为糖原累积病以及各种溶酶体累积病所共有，没有示病意义。

糖原累积病Ⅲ型确定诊断，唯有依靠肝、骨胳肌和（或）外周血白细胞内脱支链酶活性的测定以及所沉积糖原的组成结构分析。

外周血白细胞内脱支链酶活性测定，还适用于确认和检出本病的杂合子携带畜，其酶活性为每克蛋白100～106 U，约为正常纯合子犬酶活性（176～228 U）的一半（Ceh 等，1976）。

【治疗】

尚无根治疗法。

参 考 文 献

杜传书 . 1983. 医学遗传学 . 北京：人民卫生出版社：553 - 556.

杜传书 . 1992. 医学遗传学 . 第 2 版 . 北京：人民卫生出版社：448.

李毓义，李彦舫 . 2001. 动物遗传·免疫病学——医学自发模型 . 北京：科学出版社：16 - 18.

Ceh L, et al. 1976. Acta vet Scand，17：210 - 222.

Kotani T，et al. 1977. Exp Anim (Japan)，26：172 - 173.

Rafiguzzaman M，et al. 1976. Acta Vet Scand，17：196 - 209.

Svenkerud R，et al. 1978. Comp Pathol Bulletin，10：2.

Van Hoof F，et al. 1967. Europ J Biochem，2：265 - 270.

二、黏多糖累积病

Mucopolysaccharidosis

　　黏多糖累积病，简称 MPS，系一组进行性的黏多糖代谢障碍遗传病。其病理学特征包括酸性黏多糖类物质在各种组织特别是黏多糖合成细胞的溶酶体内沉积，尿中排出硫酸皮肤素、硫酸乙酰肝素、硫酸角质素等氨基多糖（glycosamine），造成胶原－结缔组织代谢障碍，以致面容粗犷，骨骼变形，肝、心等内脏损害，角膜浑浊和智能发育不全。

　　本组疾病，属溶酶体累积病类，共分 7 型。每一病型系由一种或多种黏多糖降解酶缺乏引起，而溶酶体内沉积的黏多糖即为所缺降解酶的底物。

　　MPSⅠ型，分 MPS - IH 和 MPS - IS 2 种亚型，即 Hurler 综合征和 Scheie 综合征，缺乏 α - L 艾杜糖醛酸酶，尿中排出的黏多糖为硫酸皮肤素（dermatan sulfate，DS）和硫酸乙酰肝素（heparan sulfate，HS）。

　　MPSⅡ型，即 Hunter 综合征，分重症和轻症 2 种亚型，缺乏艾杜糖醛酸硫酸酯酶（sulfoiduronate sulfatase），尿中排出的是 DS 和 HS。

　　MPSⅢ型，即 Sanfilippo 综合征，分 A、B 2 种亚型。A 型缺乏硫酸乙酰肝素硫酸酯酶（heparin sulfate sulfatase 或 heparin sulfamidase），B 型缺乏 N - 乙酰 - α - 氨基葡萄糖苷酶（N - acetyl α - glucosaminidase），尿中排出的是 HS。

　　MPSⅣ型，即 Morquio 综合征，或称硫酸角质素尿症（keratinsulfaturia），缺乏 N - 乙酰硫酸氨基己糖硫酸酯酶（N - acetyl hexosamine sulfate sulfatose），尿中排出的是硫酸角质素（keratin sulfate，KS）。

　　MPSⅥ型，即 Maroteaux - Lamy 综合征，或称多营养不良性侏儒（polydystrophic dwarfism），分重症、中等症和轻症 3 种亚型，缺乏芳基硫酸酯酶 B（arylsulfatase B）或 N - 乙酰氨基半乳糖硫酸酯酶（N - acetyl galactosamine 4 sulfatase），尿中排出的是 DS。MPSⅦ型即 SLY 综合征，又称 β 葡萄糖苷酸酶缺乏症（β - glucuronidase deficiency），缺乏 β 葡萄糖苷酸酶，尿中排出的是 DS 和 HS。

　　以上各型 MPS，除 MPSⅡ型属 X 伴性遗传外，遗传特性均属常染色体隐性类型（杜传书等，1983，1992）。其中，MPSⅠ、MPSⅥ、MPSⅦ三型已相继报道自然发生于牛（Lorincz，1964），家猫（Haskins 等，1979）、暹罗猫（Jezyk 等，1977；Haskin 等，1980）、犬（Shull 等，1982；Haskins 等，1984）和小鼠（Birkenmeier 等，1989；Voglor 等，1990），为研究黏多糖代谢和黏多糖累积病提供了相应的自发性动物模型群体（Jones 等，1983；Alroy 等，1989；Voglor 等，1990；李毓义等，1994，2001）。

（一）黏多糖累积病Ⅰ型

Mucopolysaccharidosis TypeⅠ

　　黏多糖累积病Ⅰ型，简称 MPSⅠ，即 α - L 艾杜糖醛酸酶缺乏症（α - L - iduronidase deficiency），又称 Hurler 氏病，是由于 α - L 艾杜糖醛酸酶先天缺乏所致的一种遗传性黏多糖代谢障碍病。

　　其遗传特性属常染色体隐性类型。病理学特征是成纤维细胞、内皮细胞、白细胞、软骨细胞、骨细胞等黏多糖合成细胞的 α-L 艾杜糖醛酸酶活性低下，溶酶体内有黏多糖沉积，形成泡沫细胞，而导致胶原代谢障碍和骨质生长阻滞。

　　主要临床表现为发育迟滞（侏儒症），骨骼和关节变形，角膜浑浊，排氨基多糖尿。在病牛还表现"喷鼻息"（snort），即因颜面骨和（或）支气管树变形，气道狭窄，而呼吸时鼻鼓气粗；伴有响亮的鼻息声，甚而张口鼓颊呼吸，特称"喷鼻息"短头侏儒症（brachycephalic "snorter" dwarf）。

　　本病首先发现于人类（Hurlet，1919），故名 Hurler 氏病。动物的黏多糖累积病Ⅰ型 Hurler 亚型，已报道自然发生于牛（Lorincz，1964；Hurst 等，1975）、短毛家猫（Cowell 等，1976；Haskins 等，1979，1981）及 Plott 猎犬（Shull 等，1982）。

　　美国宾夕法尼亚大学兽医系已建立起猫 MPSⅠ型模型群体，可供研究用（Haskins 等，1981；李毓义等，1994，2001）。

【病因及发病机理】

　　牛、猫、犬的黏多糖累积病Ⅰ型均属遗传缺陷，遗传特性为常染色体隐性类型（Hurst 等，1975；Haskins，1981；Shull 等，1982）。

　　1. 病因　在于决定或调控 a-L 艾杜糖醛酸酶生成的隐性等位基因发生了突变。

　　2. 主要发病环节　是 a-L 艾杜糖醛酸酶先天缺乏，含 α-L 艾杜糖醛酸残基的黏多糖，如硫酸皮肤素（DS）和硫酸乙酰肝素（HS）等降解受阻，在黏多糖合成细胞的溶酶体内沉积，造成胶原代谢障碍，结缔组织和骨质营养不良。一部分 DS 和 HS 可通过某些组织（如肝）的内糖苷酶旁路（endoglycosidase bypass）降解，产物糖氨基多糖（glycosaminoglycans，GAG）大量排泄于尿液中，形成黏多糖尿（mucopolysachariduria），即氨基多糖尿（glycosaminuria）。

　　MPSⅠ型病猫循环血粒细胞和体外培养的成纤维细胞中，α-L 艾杜糖醛酸酶的活性仅为正常猫酶活性的 1%，而杂合子猫的酶活性介于纯合子病猫和健猫之间，从酶学生化表型上验证了本病的常染色体隐性遗传特性（Haskins 等，1981）。

　　MPSⅠ型病犬循环淋巴细胞和体外培养的成纤维细胞中，α-L 艾杜糖醛酸酶的活性也均不及正常犬酶活性的 1%。经同位素示踪，成纤维细胞中累积了许多 35S 黏多糖，其动力学参数与人的 MPSⅠ型一致，而且在培养物中加入 Hurler 因子，即正常犬或其他型黏多糖累积病病犬的皮肤成纤维细胞培养液（含 α-L 艾杜糖醛酸酶）之后，S 黏多糖的含量即恢复正常（Shull 等，1982）。

　　MPSⅠ型病畜（牛、犬、猫），同 MPSⅠ型病人一样，均排出黏多糖尿，含大量 DS 和 HS 等氨基多糖物质，尿中 GAG 总量可达正常的 4～16 倍，甚至 17～30 倍（Hurst 等 1975；Cowell 等，1976；Haskins，1981；Shull 等，1982）。

　　3. 病理学变化　分布广泛，眼观肝、脾轻度肿大，骨骼变形，关节硬固，二尖瓣及其腱索增厚以及膜浑浊等胶原代谢障碍和结缔组织增生的病变。

　　光镜和电镜观察，在中枢神经系统，心、肝等实质器官，皮肤、滑膜等结缔组织，脾的平滑肌细胞，肝、肾、二尖瓣的成纤维细胞，关节滑膜液细胞、角膜基质细胞以及循环粒细胞内，都见有空泡形成（泡沫细胞）。其溶酶体肿胀，在扩张的囊泡内有大量嗜碱性颗粒沉积，PAS 染色、碱性甲苯胺蓝及 Alcian 蓝染色呈阳性反应，表明溶酶体内的沉积物是酸性黏多糖（Haskins 等，1981；Shull 等，1982；Jones 等，1983）。

【临床表现】

　　恒在一定的品系内呈家族性发生。遗传特性均为常染色体隐性类型，其起病年龄，临床症状及疾病经过，则因畜种而有所不同。

　　1. 猫 MPSⅠ型　哺乳期起病，多数于 1 年左右死亡，有的可存活至成年，甚至可以繁殖。临床表现主要包括：额部高突，鼻梁低凹，上颚短宽，两耳细小，显得面容粗犷；有明显的跛行；触摸头、颈、脊柱及后腿，均表现疼痛；两眼角膜有散在性浑浊；心脏听诊可闻二尖瓣区有Ⅳ～Ⅴ级缩期杂音；X摄片，可认左心房肥大，且显示两髋骨半脱位、颈椎融合、胸骨凹陷等多灶性骨营养不良图像；但无精神错乱，发育亦不迟滞。

2. 犬 MPS Ⅰ型　6月龄至1岁左右起病，多数在显症后的1～2年间死亡，有的可存活数年之久。临床表现主要包括：生长缓慢，雌犬尤为明显，体重仅为同龄健犬的一半；视力低下，两侧眼角膜显颗粒状弥散性浑浊，表观似毛玻璃样；跛行严重，腕、跗关节过伸，以致用趾部或掌部支撑体重；摸触头、颈和脊柱时表现疼痛不安；X摄片，骨关节病变严重，如渗出性或退行性关节病，关节周围骨质增生，股骨头及胸椎棘突出现溶骨区，脊椎骨赘形成以及椎间盘间隙狭窄等；胸片、心电图和心音图均显示右心室增大。

3. 牛 PMS Ⅰ型　初生期或哺乳期起病，多数于1～2年之内死亡。临床表现主要包括：发育迟滞，体形矮小（侏儒症）；视力减退，两侧角膜浑浊；头径短小，上颚扁宽，鼻骨凹陷，面容粗犷；呼吸时鼻鼓气粗，伴有鼻塞音，甚而张口呼吸，出现窒息危象。

特征性检验所见：包括循环白细胞、滑膜液细胞以及体外培养的皮肤成纤维细胞内的 α-L 艾杜糖醛酸酶的活性低下，光镜和电镜观察上述细胞含有空泡，溶酶体内有膜限性颗粒状或板层状沉积物；血液涂片，各种白细胞胞浆内有粗大或密集的甲苯胺蓝着染的嗜碱性即异染性颗粒；尿中排泄 DS、HS 等氨基多糖物质，甲苯胺蓝斑点试验（Berry 等，1960）呈阳性反应。

【诊断】

家族发生史，发育迟滞，角膜浑浊，面容粗犷、黏多糖尿以及骨关节损害等临床表现，为各型黏多糖累积病的共同特点，只能指示诊断方向，而不论Ⅰ型 MPS 纯合子病畜的确定，还是杂合子携带畜的检出，都必须依赖于采集循环白细胞或活体穿刺皮肤进行成纤维细胞体外培养，以确认 α-L 艾杜糖醛酸酶活性低下。

【治疗】

尚无根治疗法。定期输注血浆，以补充所缺 α-L 艾杜糖醛酸酶，仅能使症状短期间缓解。

近年，骨髓移植用于治疗婴儿 MPS Ⅰ型已获得成功。

动物 MPS Ⅰ型的同种异体骨髓移植疗法正在实验研究中，可望取得突破性进展（Lutzko 等，1999；Omori 等，1999）。

Breider 等（1989）报告，MPS Ⅰ型病犬在骨髓移植20个月之后检验，有关病理形态学和生物化学改变明显减轻或基本消失。

参 考 文 献

杜传书. 1983. 医学遗传学. 北京：人民卫生出版社：731 - 738.

杜传书. 1992. 医学遗传学. 第2版. 北京：人民卫生出版社：475 - 476.

李毓义，李彦舫. 2001. 动物遗传·免疫病学——医学自发模型. 北京：科学出版社：19 - 21.

Alroy J, et al. 1989. Vet Pathol, 26：294 - 302.

Berry H K, et al. 1960. J Lab Clin Med, 55：136 - 138.

Birkenmeier E H, et al. 1960. J clin Invest, 83：1 258 - 1 266.

Breider MA, et al. 1989. Am J Pathol, 134：677 - 692.

Cowell K R, et al. 1976. JAVMA, 169：334 - 339.

Haskins M E, et al. 1979. JAVMA, 175：384 - 387.

Haskins M E, et al. 1979. Pediat Res, 13：1 294 - 1 297.

Haskin M E, et al. 1980. Am J Pathol, 101：657 - 674.

Haskins M E, et al. 1981. Comp Pathol Bulletin, 13：3 - 4.

Haskins M E, et al. 1984. Pediat Res，18：980 - 984.

Hurst R E, et al. 1975. J Comp Pathol，85：481 - 486.

Jezyk P F, et al. 1977. Science, 198：834 - 836.

Jones T C，et al. 1983. Veterinary Pathology. 5th ed. Philadelphia：Lea&Febiger，59.

Lorincz A E, 1964. Clin Orthop, 33：104 - 118.

Lutzko C，et al. 1999. Blood, 93：1 895 - 1 905.

Omori D，et al. 1999. Exp Hematol, 27：242 - 249.

shull R M，et al. 1982. Am J Pathol，109：244 - 248.

Voglor C，et al. 1990. Am J Pathol, 136：207 - 218.

（二）黏多糖累积病Ⅵ型

Mucopolysaccharidosis TypeⅥ

黏多糖累积病Ⅵ型，简称 MPSⅥ，即 Maroteaux - Lamy 病，或称多营养不良性侏儒（polydys-trophic dwarfism），是由于芳基硫酸酯酶 B 或 N -乙酰氨基半乳糖硫酸酯酶先天缺乏所致的一种遗传性黏多糖代谢病。其遗传特性属常染色体隐性类型。

病理学特征包括：成纤维细胞、循环白细胞等黏多糖合成细胞以及其他体细胞和网状内皮细胞的芳基硫酸酯酶 B 活性低下，溶酶体内沉积部分降解的黏多糖，形成泡沫细胞，导致胶原—结缔组织代谢障碍和进行性骨骺发育不全。

临床主要表现为生长迟滞（侏儒症）、角膜浑浊、骨关节变形和排黏多糖（含硫酸皮肤素）尿。

人的 MPSⅥ型，系由 Maroteaux - Lamy 等（1963）首先报道（杜传书等，1983，1992）。动物的 MPSⅥ型已报道自然发生于暹罗猫（Jezyk 等，1977；Haskins 等，1979，1980，1983；Alroy 等，1989）和大鼠（Simonaro 等，1997）。

美国宾夕法尼亚州立大学兽医学院已通过先证病猫及其亲属的测交和繁衍，建立起猫 MPSⅥ型自发模型群体，可供黏多糖代谢、溶酶体累积病的酶修复治疗和骨髓移植等比较医学研究（Haskins 等，1981；Vine 等，1982；Gasoer 等，1984；李毓义等，2001）。

【病因及发病机理】

暹罗猫的 MPSⅥ型，同人的对应病 Maroteaux - Lamy 病一样，遗传特性为常染色体隐性类型（Haskins 等，1979，1980，1983）。

根本病因在于决定或调控芳基硫酸酯酶 B 的隐性等位基因发生了突变。

主要发病环节是，芳基硫酸酯酶 B（arylsulfatase B）或 N -乙酰氨基半乳糖硫酸酯酶（N -acetylgalactosamine 4 - sulfatase）先天缺乏，其底物硫酸皮肤素（DS）降解不全，在各组织的细胞溶酶体内沉积，形成泡沫细胞，造成胶原代谢缺陷，导致骨骼、关节、角膜、心瓣膜等胶原—结缔组织的病理学改变。

病猫循环白细胞、肝细胞以及体外培养的皮肤成纤维细胞，溶酶体芳基硫酸酯酶 B 的活性低下，约为正常猫的 6％。杂合子携带猫的酶活性则介于纯合子病猫和健猫之间（Haskins 等，1981）。

分子病理学研究揭示，病猫残留的缺陷芳基硫酸酯酶 B，同其正常酶相比，分子量减少一半，电泳移动性发生改变，Michaelis 常数（Km）提高 100 倍。而对热、冰点和 pH 的稳定性显著降低。

分子量和烷基化作用的测定结果证实，健猫的正常芳基硫酸酯酶 B 为同双体（homodimer），而 MPSⅥ型病猫的残留芳基硫酸酯酶 B 为单体（monomer）。进一步研究发现，将病猫的残留芳基硫酸酯酶 B 与向溶酶体氨基硫醇（lysosomotropic aminothiol）如半胱胺即巯基乙胺（cysteamine）一起孵育，则上述各项分子生物学特性指标即完全恢复正常。这表明，缺陷芳基硫酸酯酶 B 的单体，可通过巯基还原剂的作用，即通过巯基诱导的亚单位联结（thiol induced subunit association）而发生双体化（dimerized），转为活性正常的芳基硫酸酯酶 B，从而为开辟人和动物的各种溶酶体酶缺陷病的酶修复治疗研究奠定了理论基础（Vine，1982）。

猫 MPSⅥ型的病理学改变，广泛分布于存在胶原-结缔组织的各器官系统，除肝、脾不显著肿大外，与人的 Maroteaux - Lamy 病完全一致。在肝细胞、枯否氏细胞、脾脏平滑肌细胞的胞浆内有空泡形成。眼角膜基质细胞、巩膜、虹膜、脉络膜、软骨、皮肤、房室瓣和腱索的成纤维细胞，网膜的色素层细胞和神经节细胞，循环白细胞和骨髓粒系细胞，主动脉和冠状动脉的平滑肌细胞，关节滑膜内皮细胞和脑脊髓的周皮细胞（perithelial cell）以及脑膜和脉络丛的结缔组织细胞内，均可见有类似的空泡。

电镜观察，空泡为膜性包涵体（membrane - bound inclusion bodies）。沉积物呈颗粒状、板层状或类晶体状，PAS 染色和碱性甲苯胺蓝或 Alcian 蓝染色呈阳性反应，表明为溶酶体内的黏多糖类物质（GAG）。

薄层层析证实，沉积物几乎全是硫酸皮肤素（DS）。骨损害的特点是骨骺发育不良，伴有硬化的异常软骨岛以及颈椎与腰椎的骨融合（Haskins 等，1980，1981）。

【临床表现】

MPSⅥ型在暹罗猫中呈家族性发生，遗传特性为常染色体隐性类型。通常在出生后即起病，6 周龄后症状才逐渐明显。病程缓长，一般可达到性成熟，个别的可存活至中老年。

临床表现多种多样，主要包括：发育迟滞，体形矮小（侏儒）；脸扁宽，鼻梁低，耳朵小，眼睑肿大而垂弛，显得面容粗犷；视力减退以至失明，眼底检查可认视网膜萎缩；弥漫性角膜浑浊；触诊头面部，有的可发现皮下结节，多在 6 周内自行消退；瓣膜损害的心病体征，最后导致心力衰竭；前爪粗大，漏斗胸；两后肢轻瘫，伸肌张力增高，痛觉减退等 $T_{12} \sim L_2$ 胸腰段椎骨增生所致的脊髓压迫体征（Haskins 等，1983）。

X 射线摄片显示，进行性骨骺发育不全、双侧髋关节半脱位以及关节退行性病变和颈椎融合等影像。

特征性检验所见有 4 项：循环白细胞芳基硫酸酯酶 B 活性低下；活检肝细胞和体外培养皮肤成纤维细胞的溶酶体内存在黏多糖包涵体；尿中排泄大量硫酸皮肤素；末梢血涂片白细胞内出现空泡，含异染性颗粒。纯合子病猫白细胞的芳基硫酸酯酶 B 活性为每小时每毫克蛋白 13 ± 8 nmol，不及正常猫酶活性（801 ± 344 nmol）的 2%（Alroy 等，1989）。

病猫尿液对 Berry 氏（1960）甲苯胺蓝斑点试验呈黏多糖阳性反应，经醋酸纤维素薄膜分析几乎全都是硫酸皮肤素。定量检测，尿中硫酸皮肤素含量为 $990 \mu g/L$，超过正常含量（$10 \mu g/L$）近 100 倍（Jezyk 等，1977）。

病猫末梢血涂片，瑞忒-姬姆萨氏染色，光镜检查，在中性粒细胞、嗜酸性粒细胞、嗜碱性粒细胞、淋巴细胞以及单核细胞内均可发现大小不等的空泡，并含有粗大或细微的、紫红或蓝紫色的异染性颗粒（Alroy 等，1989）。

【诊断】

MPSⅥ型综合诊断依据的 4 个方面，与 MPSⅠ型等溶酶体累积病相仿。

但不论是 MPSⅥ型病畜的确诊，还是杂合子携带畜的检出，都必须依赖于分离循环白细胞或活体穿刺皮肤进行成纤维细胞体外培养。以确认芳基硫酸酯酶 B 活性低下。

纯合子病畜的酶活性一般在正常活性的 10％以下，杂合子携带畜约为正常活性的一半（Alroy 等，1989）。

3 周龄以内的病猫，临床表型的显露尚不充分，可根据 Berry 氏斑点试验检测尿中所排出的过量氨基多糖而建立诊断（Haskins 等，1981）。

【治疗】

人和动物的 MPSⅥ型，以往都没有根治疗法，20 世纪 80 年代才被突破。

美国宾夕法尼亚大学和科罗拉多大学分别通过 MPSⅥ型病猫群体试验，相继成功地建立了酶修复疗法（enzyme manipulation therapy）、同种异体骨髓移植疗法（allogeneic BMT）以及成纤维细胞介导的基因疗法（fibroblast‑mediated genetherapy）（Yogalingam 等，1999）。

分子病理学研究揭示，MPSⅥ型病猫的残缺芳基硫酸酯酶 B 为单体，可借助于巯基还原剂，通过巯基诱导的亚单位联结作用，变为活性正常的芳基硫酸酯酶 B 同双体。体外试验表明，2 mmol 半胱胺同病猫肝素化全血一起孵育，可使白细胞的残留芳基硫酸酯酶 B 活性增高 20 倍，沉积的硫酸皮肤素亦陆续被降解。按每千克体重 15mg 的剂量，给病猫静脉注射半胱胺（cysteamine），30min 后白细胞残留芳基硫酸酯酶 B 的活性即增高 6 倍，120min 后沉积的硫酸皮肤素下降 45％（Vine 等，1982；Brooks 等，1997；Turer 等，1999）。

对病猫先用 6‑MeV 线性加速器按每分钟 2.5Gy 的剂量一次全身辐射 7.0Gy，24h 后颈静脉注入组织相容性同胞母猫的骨髓细胞，细胞数为每千克体重 2×10^8 个。注射后第 19～104 天，每天口服环孢霉素（每千克体重 15mg），以抑制移植物抗宿主病（GVHD）。结果，移植后第 18 天开始，供体猫的骨髓细胞即在受体病猫体内得到了重建。移植后第 183 天的核型分析显示，嵌合体（chimaera）相当稳定，72.5％的染色体来自供体骨髓细胞，27.5％的染色体来自受体骨髓细胞。骨髓移植后第 232 天，病猫白细胞的芳基硫酸酯酶 B 活性增加了 30 倍，而尿中硫酸皮肤素的排出量急剧减少，其后即始终保持在正常范围之内（Gasoer 等，1984；Dial 等，1997；Simonaro 等，1997，1999）。

参 考 文 献

杜传书 . 1983. 医学遗传学 . 北京：人民卫生出版社：731‑738.

杜传书 . 1992. 医学遗传学 . 第 2 版 . 北京：人民卫生出版社：478‑479.

李毓义，李彦舫 . 2001. 动物遗传·免疫病学——医学自发模型 . 北京：科学出版社：21‑24.

Alroy J, et al. 1989. Vet Pathol, 26：294‑302.

Berry H K, et al. 1960. J Lab Clin Med, 55：136‑138.

Brooks D A, et al. 1997. Biochim Biophys Acta. B61：203‑216.

Dial S M, et a1, 1997. Clin Chim Acta, 263：1‑14.

Gasoer P W, et a1, 1984. Nature, 312：467‑469.

Haskin M E, et al. 1979. Pcdiat Res, 13：1 203‑1 210.

Haskins M E, et al. 1980. Am J Pathol, 101：657‑674.

Haskins M E, et a1. 1981. Am J Pathol, 105：191‑193.

Haskins M E, et al. 1983. J A V 182：983‑985.

Jezyk P F, et al. 1977. Science, 198：834‑836.

Simonaro C M, et a1, 1997. Transplantation. 63：1 386‑1 393.

Simonaro C M, et al. 1999. Gene Ther, 6：107‑113.

Turer C T, et al. 1999. Mol Genet Metab, 67：194‑205.

Vine D T, et al. 1982. J Clin Invest, 69：294‑302.

Yogalingam G, et al. 1999. Biochim Biophys Acta, 1453：284‑296.

（三）黏多糖累积病Ⅶ型

Mucopolysaccharidosis TypeⅦ

黏多糖累积病Ⅶ型，简称 MPS Ⅶ，即 β - 葡萄糖苷酸酶缺乏症（beta - glucuronidase deficiency），是由于 β - 葡萄糖苷酸酶先天缺乏所致的一种遗传性黏多糖代谢病。其遗传特性属常染色体隐性类型。

病理学特征：各组织内的 β - 葡萄糖苷酸酶活性极度低下以至缺如；巨噬细胞、成纤维细胞以及骨骼、滑膜、角膜、视网膜、心瓣膜和神经组织的细胞溶酶体肿胀，沉积黏多糖的不全降解产物，胞浆内形成空泡（泡沫细胞），胶原代谢障碍，结缔组织和骨质发育不良。

主要临床表现：生长迟滞（侏儒症），骨骼和关节变形，角膜浑浊，运动障碍，并排氨基多糖尿。

人的 MPSⅦ型，系 Beaudet 等（1972）和 Sly 等（1973）发现的黏多糖累积病新类型。

动物的 MPSⅦ型，直至 20 世纪 80 年代中后期才相继报道，自然发生于犬（Haskins 等，1984；Schuchman 等，1989；Ray 等，1998，1999）和小鼠（Birkenmeier 等，1989；Vogler 等，1990；Casal 等，1998，2000）。这一基因突变小鼠，在临床表现和病理特征方面，酷似于人的 MPSⅦ型，与其他各型 MPS 亦有许多共同之处。

美国密苏里州立大学医学院已建立起自发性 MPSⅦ型小鼠模型群体（beta - glucuronidase deficient mice colony），其繁衍快速，价格低廉，且数量充足，可广泛用于黏多糖代谢以及黏多糖累积病的比较医学研究（Vogler 等，1990；李毓义等，1994，2001）。

【病因及发病机理】

犬和小鼠的 MPSⅦ型，同人的对应性疾病一样，属遗传缺陷。遗传特性为常染色体隐性类型（Neufeld 等，1989；Schuchman 等，1989；Birkenmeier 等，1989）。根本病因在于决定 β - 葡萄糖苷酸酶生成的隐性等位结构基因发生突变（Ray 等，1999）。主要发病环节是 β - 葡萄糖苷酸酶先天缺乏，含 β - 葡萄糖苷酸残基的黏多糖物质，如硫酸皮肤素（DS）、硫酸乙酰肝素（HS）、4 - 硫酸软骨素（chondroitin 4 - sulfate）以及透明质酸的降解受阻，在细胞溶酶体内沉积，形成泡沫细胞，导致胶原代谢障碍，结缔组织和骨质发育不良。

MPSⅦ型病鼠突变 β-葡萄糖苷酸酶结构基因的位点，在第 5 号染色体的远端，图距（Map distance）为 3.7cM，而 MPSⅦ型病人的 β - 葡萄糖苷酸酶结构基因位点是在第 7 号染色体的相应区域内（Frydman 等，1986；Birkenmeier 等，1989；Vogler 等，1990）。

全面检测 MPSⅦ型病畜组织的 12 种溶酶体水解酶，其中唯独 β - 葡萄糖苷酸酶的活性极度低下，几近缺如。病犬肝组织的 β - 葡萄糖苷酸酶残留活性，仅为正常对照犬平均酶活性的 0.2%～1.7%（Haskins 等，1984；Schuchman 等，1989）。病鼠各组织中的 β - 葡萄糖苷酸酶活性，不及正常对照鼠的 1%，而 β - 葡萄糖苷酸酶 mRNA 的浓度更低，为正常小鼠的 0.5% 以下（Birkenmeier 等，1989；Vogler 等，1990）。MPSⅦ型基因杂合子携带畜的 β - 葡萄糖苷酸酶活性，同 MPSⅦ杂合子携带者一样，约为正常纯合子个体的一半（Vongler 等，1990）。

病理学改变几乎遍布于所有胶原—结缔组织，特别是骨骼和关节。尸检的主要眼观病变是，肝脏肿大（犬），角膜浑浊，房室瓣增厚和全身性关节病。

光镜检查，四肢关节的滑膜增生，绒毛突出，软骨不规则、多细胞，生长板变宽，软骨细胞肿大以至关节和滑膜黏连。在肝细胞、枯否氏细胞、脾窦状隙内皮细胞，皮肤和心瓣膜成纤维细胞、角膜基质细胞、视网膜色素上皮细胞、软骨细胞、滑膜细胞、骨细胞以及神经细胞内，可认胞浆的空泡形成。

电镜观察，溶酶体肿胀，光镜下的空泡是一种单层膜围绕的包涵体，甲苯胺蓝染色阳性，含纤丝颗粒性基质（fibrillo-granular matrix）、电子密度颗粒以及线形或环形膜片段，呈板层状排列，特称斑纹体（zebra bodies）。包涵体沉积物如在制片过程中脱失，则肿胀的溶酶体变为中空（电子透光）。

溶酶体内沉积的黏多糖类物质，经电泳分析证实，除少量硫酸皮肤素（DS）和硫酸乙酰肝素（HS）外，主要为硫酸软骨素（chondroitin sulfate）（Haskins 等，1984；Vogler 等，1990）。

【临床表现】

本病恒在一定的动物品系内呈家族性发生，遗传特性为常染色体隐性类型。起病时间和临床表现，则因畜种而有所不同。

1. MPSⅦ型病犬　1～2 月龄起病，1～2 周岁死亡。主要表现为生长迟滞，体形矮小（侏儒）。面容丑陋（头大、上颌短），角膜浑浊（颗粒状白翳），肝脏肿大。后肢萎弱，步态蹒跚，关节极度松弛而过度伸展，易发生不全脱臼，关节囊肿胀，触诊有波动感。有的因瓣膜增生，房室瓣口狭窄和（或）闭锁不全，而显现相应的心区体征以至心力衰竭的各种症状。疾病发展到中后期（12 月龄以上），X 射线照片即显示广泛的骨关节病图像，包括双侧股骨头脱位，腕、跗骨的骨密度和形态异常，颈椎发育不良，扁椎骨（platyspondylia）以及多数长骨的骨骺出现射线可透性病变（radiolucent lesions）。

2. MPSⅦ型病鼠　3 周龄之后起病，病程通常不超过 1 年。主要表现为生长迟滞，面容异常和多发性骨关节病。病鼠瘦小，体重约 5.6～25.2g，平均为 19.5g，与同龄健鼠（10.0～41.9g，平均为 27.1g）相差悬殊。因鼻短、脸宽平而显得丑陋。精神迟钝，行动缓慢，对各种刺激的警觉反应延迟且微弱。12 周龄之后，显现步态蹒跚，运动障碍，表明四肢关节病变逐渐增重。

X 射线摄片或眼观中轴骨骼（axial skeletons）和肢体骨骼（appendicular skeletons）均显著畸形，长骨则变宽变短。

与 MPSⅦ型病人和病犬不同的是，肝、脾不肿大，心脏瓣膜病体征亦很少见（Casal 等，1998）。

临床检验的主要改变是，末梢血涂片常规染色镜检，淋巴细胞的胞浆内见有清晰的空泡和粗大的嗜碱性颗粒。

【诊断】

MPSⅦ型论证诊断的 4 个方面依据，与其他各型 MPS 以及各类溶酶体累积病相同。

不论病畜的确立诊断还是杂合子携带畜的检出，都必须依赖于活体穿刺肝组织或进行皮肤成纤维细胞体外培养，以证实 β-葡萄糖苷酸酶活性低下。必要时，可通过分子诊断技术确定其基因型（Ray 等，1998）。

【治疗】

尚无根治疗法。酶替代疗法作用短暂，且价格昂贵，难以终生维持。骨髓移植疗法正在研究之中（Vogler 等，1990；Casal 等，2000）。

参 考 文 献

杜传书．1992．医学遗传学．第 2 版．北京：人民卫生出版社：479.

李毓义，李彦舫．2001．动物遗传·免疫病学——医学自发模型．北京：科学出版社：24-26.

Birkenmeier E H, et al. 1989. J Clin Invest, 83: 1 258-1 266.

Casal M L, et al. 1998. Lab Invest, 78: 1 575-1 581.

Casal M L, et al. 2000. Pediat Res, 47: 750-756.

Frydman M, et al. 1986. Am J Med Genet, 25: 245 - 249.

Haskins M E, et al. 1984. Pediatr Res, 18: 980 - 984.

Neufeld E F, et al. 1989. The Mucopolysaccharidoses, Metabolic Basis of Inherited Disease. Scriver (Ed) New York: McGraw-Hill, 1 565 - 1 587.

Ray J, et al. 1998. Am J Vet Res, 59: 1 092 - 1 095.

Ray J, et al. 1999. J Hered, 90: 119 - 123.

Schuchman E H, et al. 1989. Enzyme (Basel), 42: 174 - 180.

Vogler C, et al. 1990. Am J pathol, 136: 207 - 218.

三、α-甘露糖累积病

Alpha - Mannosidosis

α-甘露糖累积病，旧名假性脂质代谢病（pseudolipidosis），是由于合成 α-甘露糖苷酶的基因发生突变，α-甘露糖苷酶先天缺乏所造成的一种致死性溶酶体累积病。其遗传特性属常染色体隐性类型。

病理学特征：血浆、白细胞及其他细胞内的 α-甘露糖苷酶活性低下或全无，而其基质（底物）α-甘露糖的含量增高；神经元、巨噬细胞、固定的网状内皮细胞、外分泌腺上皮细胞以及其他组织的细胞内有广泛的空泡形成；空泡系单膜包裹的囊泡，属次级溶酶体（secondary lysosome），沉积物为糖蛋白的不全裂解产物，即含 α-甘露糖的低聚糖（oligosaccharides）。

临床特征：主要是哺乳幼畜全身肌颤，共济失调，轻瘫乃至麻痹等神经症状，并排低聚糖尿（oligosacchariduria）。

人的 α-甘露糖累积病，分 I 型和 II 型两种综合征。主要临床表现为智力障碍，面容粗犷，多发性骨发育不全，肝肿大，角膜和晶体浑浊，齿龈增生，耳聋和反复感染（Ockerman，1976；Desnik 等，1978；杜传书等，1992）。

动物的 α-甘露糖累积病，已报道自然发生于 Angus 牛（Whittem 等，1957；Hocking 等，1972；Jolly 等，1973，1974；Phillips 等，1977；Healy 等，1983）、Galloway 牛（Hart 等，1980；Borland 等，1984；Emburry 等，1985）、波斯猫（Burditt 等，1980；Ragabavan 等，1988；Berg 等，1997）以及豚鼠（Crawley 等，1999；Munu 等，1999）。

本病是 Whittem 和 Walker（1957）最早在澳大利亚的盎格斯牛中发现的。当时，依据其病理学特点，即神经元和内脏组织的细胞胞浆内有空泡形成，但沉积物并非脂类物质，而命名为假性脂质累积病。直到 15 年之后，Hocking 等才证实该病系 α-甘露糖苷酶先天缺乏和甘露糖沉积所致，故更名为甘露糖累积病。

1981 年，即在 Nubian 山羊确证有 β-甘露糖累积病之后，又具体定名为 α-甘露糖累积病，以示区别。由于携带该病基因的杂合子个体不显临床症状，而杂合子牛的检出方法直至 20 世纪 80 年代才普遍采用，致使本病广泛扩散，未得控制。据 Jolly 等（1977）通过血浆 α-甘露糖苷酶活性普查，此病的杂合子盎格斯牛，在新西兰高达 10%，在澳大利亚为 5%，在苏格兰为 2%。目前，本病的基因型已成为世界性分布，凡有盎格斯品种及其衍生品种（如 Aberdeen Angus，Murray Grey）或其杂交种的国家和地区，几乎都发现有 α-甘露糖累积病基因型的存在（李毓义等，1994，2001）。

【病因及发病机理】

α-甘露糖累积病，是除 GM$_1$ 神经节苷脂累积病之外，研究得最为广泛的动物溶酶体累积病。业已查明，本病系遗传性缺陷，遗传特性属常染色体隐性类型（Hocking 等，1972；Jolly 等，1974；Hart 等，1980；Jczyk 等，1986；Maenhout 等，1988）。根本病因在于决定或调控 α-甘露糖苷酶生成的隐性等位基因发生了突变（Berg 等，1997）。

其主要发病环节是 α-甘露糖苷酶（α-D-mannosidase）先天缺乏，α-D-甘露糖苷异化过程受阻，低聚糖在细胞溶酶体内沉积，而造成受累组织的损害。α-D-甘露糖苷酶，属溶酶体酸性（pH4.3）水解酶类，底物为 α-D-甘露糖苷。其功能是在糖蛋白异化过程中将 α-连接的甘露糖残基从 N-连接的低聚糖链上裂解开来。由于该酶活性低下，糖蛋白异化过程中断，糖蛋白的主要成分杂多糖（heterosaccharides）降解不全。其中间产物如内含 α-甘露糖和 N-乙酰氨基葡萄糖的各种短链低聚糖即沉积在各种组织，特别是神经元、巨噬细胞及外分泌腺细胞内（Jolly 等，1977；Warren 等，1988）。这些降解不全的糖蛋白，可通过异体吞噬（heterophagy）、自体吞噬（autophagy）或胞饮吞噬（crinophagy）而进入溶酶体系统内。胰腺沉积泡囊内具有酶原颗粒（zymogen granules），提示存在胞饮吞噬机制，可据以解释广泛发生的外分泌腺细胞内的空泡形成（Jolly 等，1978）。

分子病理学研究揭示，病畜各组织内 α-甘露糖苷酶的活性极度低下，而甘露糖含量显著增高。脑内酶活性仅为正常的 0.27%（Vandevelde 等，1982）、2.8%（Burditt 等，1980）或 4.8%，而脑的甘露糖含量为正常的 40 倍（Maenhout 等，1988）。病猫肝组织内的 α-甘露糖苷酶活性，不及正常的 2%（Jczyk 等，1986）。而且这种酸性水解酶类的等电点显著地向碱性区变动，表明残留的酶分子经受基因突变作用之后，结构和功能都发生了改变（Maenhout 等，1988）。

α-甘露糖累积病牛，尸检无特殊眼观病变，只是发育不良，形体较小，多数可认脑内水肿（internal hyrdocephalus）和全身淋巴结中度肿大。在病猫，还可见有肝脏显著肿大（Jczyk 等，1986）。

突出而恒定的病理组织学变化是，许多组织的细胞内有空泡形成。中枢神经系统的神经元内普遍形成空泡，以浦金野氏细胞、舌下神经核、迷走神经背侧核和脊髓腹角最为严重。即使胎内 6～8 个月的犊牛，亦可见中枢神经系统内有空泡形成。

胃肠道交感神经节细胞以及胰腺等上皮细胞内严重的空泡形成是本病固有的病变。上皮组织，包括胰腺的外分泌细胞、唾腺、汗腺、泪腺、真胃上皮的主细胞和壁细胞、支气管上皮细胞乃至肺Ⅱ型上皮细胞和肾小管上皮细胞内均有空泡形成。胰腺空泡病变的研究比较详尽。空泡主要形成于其外分泌细胞基部的密内质网区，与细胞顶部深染酶原颗粒的位置恰相对应，表明含 α-甘露糖的低聚糖等糖蛋白沉积物进入外分泌细胞溶酶体内的机制是胞饮吞噬。淋巴结髓窦内有为数众多的空泡化游离巨噬细胞和固定网状内皮细胞。肝细胞及枯否氏细胞内存在密集的空泡，以致细胞肿大而突入窦状隙内。脾脏红髓内的浆细胞亦常见有空泡，但其网状内皮细胞的受害程度不及淋巴结和肝脏。

电镜观察，空泡是围有约 9nm 厚的单层（三重）膜的囊泡。多数囊泡中空，即电子透明，但常含有中等量的电子密质（electron danse meterial），偶尔含原纤维质（fibrillar material）的膜片段，表明至少某些囊泡是由高尔基体囊状扩张所形成，或者是扩张的滑面内质网（Jolly 等，1978）。

灰质和白质部出现为数众多的嗜酸性球状体（eosinophilic spheroids），是中枢神经系统的特殊病变。光镜和电镜观察，嗜酸性球状体乃轴索的球状肿胀，其中积聚有密体（dense bodms）和囊泡（vesicles）。密体系由稍不规则的无定形物质和（或）半膜性物质（semimembranous material）所构成，周围看不到定界膜，但证明具有酸性磷酸酶活性。轴索球状肿胀还与局部大量蓄积的线粒体和轴索细丝（neurofilaments）有关。这样的球状体，遍布于整个中枢神经系统的有髓鞘和无髓鞘神经纤维，尤其多见于浦金野氏细胞轴索的近部、小脑深核区以及薄核或楔状核等长轴索神经元的远侧端（JoIIy 等，1978）。

【临床表现】

动物的 α-甘露糖累积病，恒在一定的品系内呈家族性发生，为常染色体隐性遗传类型（Hocking 等，1972；Jczyk 等，1986；Maenhout 等，1988；Berg 等，1997）。其起病年龄、临床表现和病程经过，则因畜种而有所不同。

1. 牛 α-甘露糖累积病 通常在哺乳期间即数周龄乃至数月龄起病,多数在满周岁之前死亡。亦有少数为死胎,或出生时显症而于数日内夭亡的。病犊饮食欲概不认异常,体温、脉搏、呼吸亦无明显改变,只是形体较小,发育延迟。主要表现神经症状,包括运动障碍,共济失调,全身肌颤,特别是头部震颤,不间断地点头或摇头。个别的表现兴奋和狂暴,易受激惹,有攻击倾向。病情渐进增重,最后概陷于轻瘫以至麻痹。

2. 猫 α-甘露糖累积病 起病早晚不等。有的为死胎;有的为弱产,72h 之内夭亡;多数在 4~8 周龄显症,亦有 3 月龄之后才发病的。存活期通常不超过 9 个月。临床表现与婴儿的 α-甘露糖累积病颇相类似。

病猫发育迟滞,形体矮小;角膜和晶体呈斑点状浑浊,晶体囊内可见许多细小的空泡;齿龈增生,只能见到中央门齿和前白齿的齿冠;肝脏显著肿大,后缘超出右肋弓 1 cm;全身肌肉颤动,头部震颤尤为明显,频频点头不已;后肢过度伸展 (hypermetria);不自主地蹦跳或作圆圈运动;步态不稳,共济失调。

特征性检验所见:包括血浆内的 α-甘露糖苷酶活性低下,尿中甘露糖排泄量增高以及末梢血各种白细胞内均见有空泡形成。

血浆内的 α-甘露糖苷酶,用对位硝基苯 α-D-甘露吡喃糖苷 (p-nitrophenylα-D-mannopyranoside) 作基质测定,病牛的酶活性不足 1 U/L,约为正常牛 (> 15~20 U/L) 的 5% (Leipol 等,1979;Barlow 等,1981);用 4-甲基伞形花内酯酰 α-D-甘露吡喃糖苷 (4-methylumbelliferyl-α-D-mammopyranoside) 做基质测定,病猫酶活性为每小时每毫克蛋白 39±21nmol,不及正常猫 (4 764±1 038nmol) 的 1% (Alroy 等,1989)。

病畜尿中排泄的甘露糖量为正常的 19~120 倍 (Burditt 等,1980;Maenhout 等,1988;Warren 等,1988)。

末梢血涂片瑞氏—姬姆萨染色,光镜检查,绝大多数 (95%) 单核细胞和淋巴细胞含有空泡。

白细胞层电镜观察,除单核细胞和淋巴细胞外,在中性粒细胞、嗜酸性粒细胞和嗜碱性粒细胞等所有粒细胞以至血小板内都见有空泡形成 (Alroy 等,1989)。

【诊断】

α-甘露糖累积病,同其他溶酶体累积病一样,综合诊断依据包括 4 个方面,即符合常染包体隐性遗传特性的家族发生史;由发育迟滞、角膜浑浊以及肌肉震颤、共济失调等神经症状组成的综合征;空泡形成的病理组织学所见;特异酶缺陷和沉积物的检验。

1. 幼年起病、致死性转归和肌肉震颤、共济失调等神经症状,这些临床表现为所有溶酶体累积病及有关神经系统疾病的共同临床特征,不能据以做出本病的诊断,只能作为溶酶体累积病的诊断线索。

2. 肝脏活检组织和末梢血白细胞内有空泡形成等病理组织学所见,为所有溶酶体累积病的病理特征,亦不能据以做出本病的诊断,但可作为溶酶体累积病的诊断依据。

3. 先证病畜的系谱调查必不可少。旨在了解本病在一定谱系中的分布状况,依据血统图确定其家族发生史和遗传类型,以排除各种非遗传性溶酶体累积病。要点在于调查先证病畜的双亲,确认其疾病基因杂合子状态。通常是采静脉血,分离血浆,测定 α-甘露糖苷酶的活性。杂合子个体血浆 α-甘露糖苷酶的活性应介于纯合子病畜和健畜之间,约为正常纯合子的一半,即少于 5 U/L (Jolly 等,1977,1980;Bar 等,1981),或低于每小时每毫克蛋白 2 000 nmol (Alroy 等,1989)。

4. 特异酶 α-甘露糖苷酶缺乏,及其底物 α-甘露糖的低聚糖在尿中的大量排泄,是本病确立诊断的主要依据。通常是活体穿刺肝组织或采静脉血分离血浆和白细胞,测定 α-甘露糖苷酶活性。病牛和病猫的 α-甘露糖苷酶活性极度低下,仅为纯合子健畜酶活性的 5% (Leipold 等,1979;Bar 等,

1981）或 2%（Jczyk 等，1986）乃至 1%以下（Alroy 等，1989）。

在鉴别诊断上，除 α-甘露糖累积病等其他类型的遗传性溶酶体累积病以外，还应考虑苦马豆属（*Swainsona* spp.）、黄芪属（*Astragalus* spp.）、棘豆属（*Oxytropis* spp.）、植物中毒以及草芦（*Phalaris* spp.）、慢性中毒所致的外源性物质溶酶体累积病（Jolly 等，1977；Balogh 等，1999）。这些植物中毒，表现类似的神经症状，亦有细胞空泡形成等病理组织学改变，但有明确的有毒植物接触史，且发生于多种成年牧畜，不限于特定的品系或家族，不具备遗传性特征，不难区别。

【防治】

尚无根治疗法。唯一有效的防治措施是检出并淘汰杂合子携带畜。多年来，新西兰和澳大利亚一直在实施 α-甘露糖累积病杂合子牛清除计划。

鉴于北美洲和欧洲亦发现有本病的散播（Leipold，1979；Barlow，1981），在由大洋洲、北美洲和欧洲引进益格斯以及莫累灰（Murray Grey）和无带盖洛威（Galloway）等品种牛时，要特别重视实施检验，以严防本病杂合子牛的潜入。

参 考 文 献

杜传书．1992．医学遗传学．第 2 版．北京：人民卫生出版社：481.

李毓义，李彦舫．2001．动物遗传·免疫病学——医学自发模型．北京：科学出版社：26‑31.

Alroy J，et al. 1989. Vet Pathol，26：294‑302.

Bar R M，et al. 1981. Vet Rec. 109：441‑445.

Berg T，et al. 1997. Res Vet Sci，63：279‑282.

Berg T，et al. 1997. Biochem J，328：863‑870.

Borland N A，et al. 1984. Vet Rec，114：403‑404.

Burditt L J，et al. 1980. Biochem J，189：467‑473.

Crawley A C，et al. 1999. Pediatr Res，46：501‑509.

de Balogh K K，et al. 1999. J Vet Diagn Invest，11：266‑273.

Desnik R J，et al. 1978. Pediatr Res，10：958‑996.

Emburry D F，et al. 1985. Vet Pathol，22：548‑551.

Hart K G，et al. 1980. Aust Vet J，56：255.

Healy P J，et al. 1983. Aust Vet J，60：135‑137.

Hocking J D，et al. 1972. Biochem J，128：69‑78.

Jczyk P F，et al. 1986. JAVMA，189：1 483‑1 485.

Jolly R D，et al. 1973. N Z Vet J，21：64‑69.

Jolly R D，et al. 1974. Ibid，22：185‑190.

Jolly R D，et al. 1977. Biochem Med，18：402‑410.

Jolly R D A，et al. 1977. Aust Vet J，53：1‑8.

Jolly R D，et al. 1978. Vet Pathol，15：141‑152.

JoIly R D，et al. 1980. N Z Vet J，28：3‑6.

Leipold H W，et al. 1979. JAVMA. 175：457‑459.

Maenhout T，et al. 1988. Vet Rec，122：351‑354.

Munu F H，et al. 1999. Lab Anim Sci，49：424‑426.

Ockerman P A. 1976. Lancet，2：239.

Phillips N C，et al. 1977. Biochem J，163：259‑277.

Ragabavan S S，et al. 1988. J Inherited Metab Dis，11：3‑16.

Vandevelde M，et al. 1982. Acta Neuropathol，58：64‑68.

Warren D C，et al. 1988. Carbohydr Res，180：325‑338.

Whittem J H，et al. 1957. J Path Bact，74：281-288.

四、β-甘露糖累积病

Beta-Mannosidosis

β-甘露糖累积病，是由于合成β-甘露糖苷酶的基因发生突变，β-甘露糖苷酶先天缺乏所造成的一种致死性溶酶体累积病。其遗传特性属常染色体隐性类型。

病理学特征包括：脑、肝、肾等组织的β-甘露糖苷酶活性低下，底物β-甘露糖含量增高，神经和内脏组织的细胞溶酶体内沉积由双糖或三糖聚合而成的低聚糖，并有空泡形成。

主要临床表现：新生畜的神经症状和排低聚糖尿（oligosacchariduria）。

本病目前只发现于山羊（Hartley 等，1973；Healy 等，1981；Jones 等，1981，1983；Shapiro 等，1985）和牛（Tayor 等，1993；Chert 等，1994；Leipprandt 等，1999）。在人及其他动物，迄今均无记载。

Hartley 和 Blaekmore（1973）最早记述了澳大利亚 Anglo Nubian 山羊的一种神经性疾病，病理学特征是神经和内脏组织的细胞浆内有广泛的空泡形成。Jones 和 Lain（1981）在美国 Nubian 山羊中也发现类似疾病。病羊尿液以及神经等组织中的甘露糖含量增高，氨基葡萄糖（glucosamine）缩合的低聚糖亦增多，而血浆和组织中缺乏β-甘露糖苷酶，从而确定病性为β-甘露糖苷酶先天缺乏所致的遗传性溶酶体累积病，即β-甘露糖累积病。

Healy 等（1981）在澳大利亚新南威尔士的 Anglo Nubian 山羊中也进一步证实了本病的上述特性。加拿大安大略兽医学院已建立起β-甘露糖累积病杂合子山羊种群，作为自发动物模型培育群体，正着力于研究人和动物溶酶体累积病的胎儿骨髓移植疗法（Shapiro 等，1985；李毓义等，1994）。

【病因及发病机理】

山羊的β-甘露糖累积病，已确认是遗传性缺陷，遗传特性属常染色体隐性类型（Jones 等，1981，1983；Dunstan 等，1983；Shapiro 等，1985）。根本病因在于决定或调控β-甘露糖苷酶生成的隐性等位基因发生了突变（Leipprandt 等，1996，1999）。主要发病环节是，β-D-甘露糖苷酶（β-D-mannosidase）先天缺乏，其底物β-D-甘露糖苷（β-D-mannoside）的异化过程受阻，不全降解产物低聚糖在细胞溶酶体内沉积，而造成受累组织的损害。

β-D-甘露糖苷酶属溶酶体酸性（pH 4.0）酶类，底物为β-D-甘露糖苷。其功能是在糖蛋白的异化过程中，将β-连接的甘露糖基从 N-连接的低聚糖链上裂解开来。由于该酶的活性低下，糖蛋白的异化过程中断，降解不全的产物如双糖β-甘露糖酰（1-4）β-N-乙酰葡萄糖胺、三糖β-甘露糖酰（1-4）β-N-乙酰葡萄糖胺以及（1-4）β-N-乙酰葡萄糖胺等低聚糖类物质在神经和内脏组织的细胞内沉积，形成泡沫细胞，造成受累组织的损害（Jones 等，1981，1983；Matsurra 等，1981）。经肾脏排泄，则形成低聚糖尿（Jones 等，1981；Healy 等，1981；Cavanagh 等，1982）。

Healy 等（1982）对 Anglo Nubian 病羊做了系统的溶酶体酶分子病理学研究。结果所测 13 种溶酶体中，唯独β-甘露糖苷酶的活性显著低下，而其他 12 种溶酶体酶（包括α-甘露糖苷酶）的活性无明显改变或有所增高。病羊肝组织β-甘露糖苷酶活性为每克蛋白 0.008±0.009 IU（正常对照为 0.025±0.004 IU）。肾组织酶活性为每克蛋白 0.001～0.005 IU（正常对照为 0.019±0.004 IU）。通过对胎儿组织的上述分子病理学检测，本病已在双亲杂合子携带羊的后裔胎儿中得到了证实（Jones 等，1983；Lovell 等，1994，1997）。

病羊尸检无特异眼观变化。病理组织学检查，在大脑皮层、脑干、小脑、脊髓灰质背侧和腹侧索、半月状神经节、脊髓神经节、交感神经节、肠肌神经丛以及垂体远侧部、中间部和神经部等几乎所有神经组织的神经元内可见有大小不等的空泡。脑干和海马的白纤维神经，特别是内囊和内侧纵束，可认轴索的球状体集束。整个大脑皮层、小脑叶以及脑干前部和中部，都见明显的髓鞘缺失。脑膜内有泡沫状巨噬细胞的弥漫性浸润。肝细胞、肾皮质部小管和集合管的上皮细胞、胰腺泡细胞、脾和肠系膜淋巴结的巨噬细胞等内脏组织的细胞中，亦有类似的胞浆空泡形成。

组织细胞不同，空泡的形成亦各异：有的仅含少数空泡，有的整个胞浆全被集聚的空泡所充满，导致细胞胀大而胞核被挤向边侧。空泡内容物在普通切片上做 PAS 染色或冰冻福尔马林固定的组织做苏丹Ⅲ或苏丹Ⅵ染色时，均不能得到确认。

电镜观察大脑皮层神经元、小脑浦金野氏细胞和肝细胞内的空泡，为一单层膜所限定，中空或仅含少量电子密度不同的无定形物质。众多的空泡，常常集聚、交错乃至融合。

【临床表现】

显症的病羊，公、母兼有，恒为疾病基因纯合子个体。先证病畜的双亲，为兼具缺陷等位基因和正常等位基因的杂合子携带羊，不显临床表型。

通常在胎内起病，即便足月顺产，出生时亦不能自行站立，加以扶助尚能四肢叉开而勉强支持，但一撒手即倒地不起。横卧时多能自行翻转，有的还能爬行，严重的则四肢瘫痪不动。

最引人注目的表现是全身性肌颤，头部震颤尤为明显，以致影响吮乳。

另一突出的神经症状是双侧眼球呈间歇性水平震颤或垂直震颤，且瞳孔对光的直接反射和交感性反应都很缓慢。

病羊不聋不瞎，体温、脉搏、呼吸无大改变，食欲始终正常。但神经症状渐进增重，最后保持侧卧而不能翻身，乃至全身瘫痪。多数在 1 月龄之内夭亡。

【诊断】

论证诊断的依据，包括 4 个方面：典型而独特的临床表现，即胎内起病，全身肌颤和双侧眼球震颤为主症的神经损害以及不到 1 个月的短急病程；血统调查，旨在确认家族发生史和确定遗传类型，要点是调查先证病畜的双亲，采集血液或活检组织，检验 β-甘露糖苷酶的活性，以确认其杂合子个体身份，即其血浆和（或）活检组织内的 β-甘露糖苷酶活性应在正常对照羊酶活性的一半以下；活检淋巴结和（或）肝脏组织，证实泡沫细胞的普遍存在。

证病性检验是检测血浆内的 β-甘露糖苷酶活性。病羊血浆 β-甘露糖苷酶（pH 4.0）活性一般低于 0.1 IU/L，不及正常羊酶活性（2.19±0.69 IU/L）的 5%（Healy 等，1982）。

在鉴别诊断方面，应考虑到先天性脑水肿、先天性小脑发育不全、地方流行性共济失调、边界病样综合征以及黄芪属和苦马豆属等植物中毒（李毓义等，1994，2001）。

1. 先天性脑水肿 出生后即显现一系列神经症状，包括意识和行为异常、癫痫样发作、失明及运动障碍等。而本病只表现运动障碍，不难区别。

2. 先天性小脑发育不全 一出生即表现共济失调、四肢叉开站立、头部晃动以及眼球震颤，酷似 β-甘露糖累积病。但所有这些小脑发育不全的外在表现，在整个病程中相对稳定。而本病涉及大脑至脊髓几乎整个中枢神经系统，呈弥漫性对称性神经损害的临床表现。并随病程进展而逐渐加重。只要注意动态观察，则两病容易区分。

3. 羊地方流行性共济失调（epidemic ataxia）**即腰摆病**（swayback）**和边界病样综合征即先天性髓鞘形成不全**（hypomyelinogenesis congenita） 在临床表现上同本病颇相类似。主要靠病理组织学检查进行鉴别。

腰摆病的特征性病变是，脑干和脊髓神经元的染色质溶解，轴索营养不良以及某些脊髓径髓鞘缺失（Owen，1965）。

先天性髓鞘形成不全的特征性病变是，脑和脊髓的髓鞘形成不全并髓鞘脱失，小神经胶质细胞弥漫性增生（Clark，1978）。

4. 斑荚黄芪（*Astragalus lentiginosus*） 俗称疯草（locoweed），妊娠期山羊采食后，胎盘和胎儿组织的细胞胞浆内都有空泡形成，同 β-甘露糖累积病的光镜所见相似。但出生的羔羊只是肢体畸形，发育不良，并不出现神经症状（Hartley 等，1975；James，1976）。

5. 苦马豆属植物 含生物碱苦马豆素（sawainsonine），是 α-甘露糖苷酶的强力抑制剂，可造成草食动物的外源性溶酶体累积病，病理组织学和临床表现酷似遗传性甘露糖累积病。但采食此类有毒植物的妊娠山羊，其新生羔羊临床健康，与胎内起病、出生后即显症状的 β-甘露糖累积病截然不同，可资区别（Jolly 等，1977；Huxtable 等，1982）。

【治疗】

尚无根治疗法。加拿大安大略兽医学院正在通过 β-甘露糖累积病山羊模型群体，进行胎儿骨髓移植疗法的研究（Shapiro 等，1985；Jolly 等，1997）。

参 考 文 献

李毓义，李彦舫．2001. 动物遗传·免疫病学——医学自发模型．北京：科学出版社：31-34.

Cavanagh K，et al. 1982. Am J Vet Res，43：1 058-1 059.

Clark H，et al. 1994. J Biol Chem，270：3 841-3 848.

Clark G L，et al. 1978. Vet Pathol，15：68-82.

Dunstan K，et al. 1983. Am J Vet Res，44：685-689.

Hartley W J，et al. 1973. Acta Neuro Pathol，25：325.

Hartley W J，et al. 1975. Am J Vet Res，36：825-826.

Healy P J，et al，1981. Aust Vet J，57：504-507.

Healy P J，et al. 1982. ResVet Sci，33：73-75.

Huxtable C R，et al. 1982. Aust Vet J，59：50-53.

James L F，1976. Can J Como Med 40：380-384.

Jolly R D，et al. 1977. Aust Vet J，53：1-8.

Jolly R D，et al. 1997. Palhology，29：51-56.

Jones M Z，et al. 1981. J Biochem，256：5 181-5 184，5 185-5 188.

Jones M Z，et al. 1983. J Neuropath Exp Neurol，42：286-285，328.

Leipprandt J R，et al. 1996. Genomica，37：51-56.

Lelpprandt J R，et al. 1999. Mamm Genome，10：1 137-1 141.

Lovell K L，et al. 1994. Mol Chem Neuropathol，21：61-74.

Lovell K L，er al，1997. Prenet Diagn，17：551-557.

Matsurra F，et al. 1965. J Comp Pathol，75：241-251.

Owen E C，et al. 1965. J Comp Pathol，75：241-251.

Shapiro J L，et al. 1985. Can Vet J，26：155-158.

Taylor J F，et al. 1993. Genetics，135：855-868.

五、岩藻糖累积病

Fucosidosis

岩藻糖累积病，即岩藻糖苷酶缺乏症（fucosidase deficiency），包括神经元岩藻糖累积病（neuronal fucosidosis）和全身性岩藻糖累积病（systemic fucosidosis）。是由于 α-L-岩藻糖苷酶先天缺乏所致的一种遗传性黏脂质累积病（inherited mucolipldoses）。

其遗传特性属常染色体隐性类型。病理学特征为决定 α-L-岩藻糖苷酶生成的基因发生突变，血浆、白细胞和成纤维细胞内的 α-L-岩藻糖苷酶活性低下，岩藻糖苷在神经和内脏组织的细胞溶酶体内沉积并形成空泡，导致脑脊髓等沉积组织的损害。

主要临床表现为进行性脑脊髓功能紊乱。

人的岩藻糖累积病（Troost 等，1976；Di Matteo 等，1976），遗传特性属常染色体隐性类型（Mckusick，1978），1～3 岁起病，4～6 岁死亡。主要表现智能发育不全，多发性骨发育不全和淋巴细胞空泡形成（杜传书等，1983，1992）。

动物的岩藻糖累积病，直至 20 世纪 80 年代才报道，自然发生于英国 Springer spaniels 犬（Hartley 等，1976；Littlewood 等，1983；Kelly 等，1983；Healy 等，1984；Herrtage 等，1988；Smith 等，1996），成为研究人遗传性岩藻糖病唯一的自发性动物模型（李毓义等，1994，2001）。

【病因及发病机理】

犬的岩藻糖累积病，同人的对应病一样，属先天性黏脂质代谢缺陷。遗传特性已通过先证病犬的系谱调查和测交试验确证为常染色体隐性类型（Healy 等，1984）。

根本病因和主要发病环节在于 α-L-岩藻糖苷酶（α-L-fucosidase）先天缺乏（Ochiodor 等，1996；Skelly 等，1996，1999；Bjelicki 等，2000），岩藻糖苷酶活性低下，其底物岩藻糖苷（fucoside）在细胞的溶酶体内沉积，形成泡沫细胞，导致沉积细胞和组织的损害。

岩藻糖累积病纯合子犬血浆内的岩藻糖苷酶活性低于 0.02U/L，不及正常纯合子犬（2.66 U/L）的 1%。纯合子病犬白细胞抽提物中的酶比率（leucocytic enzyme radio）即岩藻糖苷酶与氨基己糖酶的比值低于 0.2，而正常纯合子犬高于 2.2（Kelly 等，1983；Littlewood 等，1984），并由此设定一个识别函数（discriminant function，DF）经验式，即 DF 值＝5×P（血浆的岩藻糖苷酶活性）＋2.8×L（白细胞抽提物的酶比率），作为岩藻糖累积病的生化表型指标，用以识别岩藻糖累积病的基因型，特别是岩藻糖累积病杂合子携带犬的筛检。

岩藻糖累积病基因纯合子犬（aa）DF 值大于 14，岩藻糖累积病基因杂合子犬（Aa）的 DF 值则大于 1.5 而小于 14，介于两者之间（Healy 等，1984）。

本病的病理形态学改变，主要显现于神经系统。剖检可认脑髓质地较坚实，呈淡黄褐色，三叉神经根肿胀。光镜和电镜观察，各部脑髓和前段脊髓的神经元严重肿胀并有空泡形成，神经胶质细胞内亦有空泡形成。空泡形成还见于支气管上皮、胆小管上皮和膀胱上皮细胞内（Hartley 等，1982；Littlewood 等，1984）。

【临床表现】

本病迄今只报道在英国 Springer spaniels 犬中呈家族性发生。病犬两性兼有，系岩藻糖累积病基因纯合子个体，其双亲则为不显临床表型的岩藻糖累积病基因杂合子个体，几乎完全同人的岩藻糖累积病相对应。

通常起病于幼年期或青年期（1～3 岁）。主要表现进行性意识紊乱和运动障碍。病犬性格发生改变，容易激动，调教的行为完全丧失，呆立一隅，不愿活动，频频点头或抵住障碍物，听觉减退以至耳聋，眼球震颤，两侧瞳孔大小不等。本体感觉减退，运步时共济失调，或作圆圈运动。食欲良好，但日趋瘦弱。经过数月至数年不等，概转归于死亡（Littlewood 等，1983；Healy 等，1984）。

主要检验所见，约有 30%～40% 的末梢血淋巴细胞存在明显的胞浆内空泡。脑脊液内葡萄糖含量降低，细胞数增多可达 500/mm³，其中 1/3 是巨噬细胞，其余为淋巴细胞。血浆、末梢血白细胞抽提物以及体外培养的成纤维细胞中，α-L-岩藻糖苷酶的活性显著低下（0.02 U/L）或测不出来

(Kelly 等，1983；Healy 等，1984）。

【诊断】

本病的论证诊断依据，包括符合常染色体隐性类型特点的家族发生史，以意识紊乱和运动障碍为主的进行性脑症状、末梢血淋巴细胞及脑脊髓神经元空泡形成等病理组织学所见以及血浆、白细胞抽提物和体外培养成纤维细胞的 α-L-岩藻糖苷酶活性低下以至缺如。

岩藻糖累积病基因杂合子携带犬，血浆和白细胞抽提物中的 α-L-岩藻糖苷酶活性介于纯合子病犬和纯合子正常犬之间，约为正常纯合子犬的一半，但有明显的交叉重叠现象，单凭这两项活性检测值难以确定疾病基因杂合子。

Healy 等（1984）以血浆和白细胞抽提物岩藻糖苷酶测定值为基础提出的识别函数（DF）值，成功地解决了这一重叠难题。凡 DF 值大于 14 的，为正常纯合子，DF 值小于 14 而大于 1.5 的，则为岩藻糖累积病杂合子携带犬。

最近（Molmes 等，1998）建立了 PCR 基因诊断法，可从分子遗传学水平上识别岩藻糖累积病纯合子病犬和杂合子携带犬。

【治疗】

尚无根治疗法。

参 考 文 献

杜传书．1983．医学遗传学．北京：人民卫生出版社：738-739.

杜传书．1992．医学遗传学．第 2 版．北京：人民卫生出版社：481.

李毓义，李彦舫．2001．动物遗传·免疫病学——医学自发模型．北京：科学出版社：34-36.

Bjelicki J，et al. 2000. Mol Genet Metab，69：24-32.

Di Matteo，et al. 1976. Biochimica et Biophysica Acta，429：538-543.

Hartley W J，et al. 1976. Acta Neurophyathol（Berlin），56：225-232.

Healy P J，et al. 1984. Res Vet Sci，36：354-359.

Herrtage M E. 1988. Vet Ann，28：223-227.

Kelly W R，et al. 1983. Acta Neuropathol（Berlin），60：9-13.

Littlewood J D，et al. 1983. Vet Rec，112：86-87.

McKusic V R. 1978. Modelian Inheritance in Man：Catalogs of Autosomal Dominant. Recessive and X-linked Phenotypes. 5th ed. Baltimore：Jones Hopkins University Press：500.

Molmes N，et al. 1998. Vet J，155：113-114.

Ochiodor T，et al. 1996. Mamm Genome，7：271-274.

Skelly B J，et al. 1996. J Med Genet，33：284-288.

Skelly B J，et al. 1999. Am J Vet Res，60：726-729.

Smith M O，et al. 1996. JAVMA，209：2 088-2 090.

Troost J，et al. 1976. Clinica Chemica Acta，73：329-346.

六、糖蛋白累积病

Glycoproteinosis

糖蛋白累积病，又称肌阵挛性癫痫（myoclonic epilespy）或 Lafora 氏病，包括神经元糖蛋白累积病（neuronal glycoproteinemia）和全身性糖蛋白累积病（systemic glycoproteinemia），是以神经和肝脏等组织内沉积糖蛋白复合物并形成 Lafora 包涵体为特征的一种遗传性神经元代谢病。

人的遗传性肌阵挛性癫痫，系 Lafora 氏等（1911）所发现和确认，故名。它分 3 种病型：Unve-rricht 型，常染色体隐性遗传，多在 6～9 岁起病，经过 15～30 年死亡；Lunborg 型，常染色体隐性遗传，9～27 岁起病，40～50 岁死亡；Hartung 型，常染色体显性遗传，起病年龄晚，病程进展慢，寿命更长（杜传书等，1983，1992）。

动物的糖蛋白累积病，已相继报道自然发生于 Basset Hunds、Beagle、Miniature Poodle 和 Corgi 等品系犬（Holland 等，1969，1970，1972；Pedgett 等，1974；Hebreberg 等，1976；Cusick 等，1976；Mackenzie 等，1976；Jones 等，1983；Kamiya 等，1983；Jubb 等，1985；Davis 等；1990）、猫（Suzuri 等，1979；Jubb 等，1985）以及牛（Kreeger 等，1991）。其遗传类型待定。它们的神经组织和肝细胞所包含的 Lafora 体，在组织化学成分与超微结构特征上，与人的遗传性肌阵挛性癫痫所见十分相似（李毓义等，1994，2001）。

【病因及发病机理】

本病已确证是遗传性缺陷。根本病因是常染色体上某种隐性和（或）显性基因发生了突变。其发病机理和主要发病环节还不清楚。一般认为是某种酶先天缺陷所致的糖代谢紊乱。也有人提出，发病可能与视丘—间脑的损害有关。

特征性病理形态学变化：一些与运动有关的神经组织发生变性和萎缩，特别是小脑浦金野氏细胞变性和小脑分子层萎缩，并因糖蛋白复合物（polyglucosan）沉积而形成特殊的 Lafora 小体，即肌阵挛小体。

本病不同于其他类型的累积病，沉积物不在溶酶体内，也不形成泡沫细胞。Lafora 小体是在神经元和（或）肝脏、心肌、骨骼肌、平滑肌、皮肤、视网膜的细胞胞浆内所形成的一种比较离散的包涵体，呈圆形或板层状，直径约为 32μm（犬）或 10～50 μm（牛），苏木紫—伊红染色为嗜碱性，PAS 染色呈强阳性，抗淀粉酶消化，而糖原、脂质、矿物质和核酸等组化试验均呈阴性反应。在偏振光下显各向同性（isotropic），且无自发荧光。Lafora 小体通常存在于犬神经元的胞体和树突之内，很少见于神经胶质细胞或以游离颗粒分散在变性的细胞内，最常分布于大脑皮层、齿状核、橄榄核等运动神经核，小脑分子层和浦金野氏细胞以及视网膜上的神经细胞。

牛的全身性糖蛋白累积病，Lafora 小体存在于丘脑、脑室周围的灰质（特别是侧膝状核）和半数以上的肝细胞内。肝细胞内的 Lafora 体为嗜双染性（amphophilic）或弱嗜酸性的（Kreeger 等，1991）。

电镜观察，Lafora 包涵体系由电子稠密核心（dense electron core）和原纤维周边（fibillar periphery）所组成，外缘无界膜（Holland 等，1970；Jones 等，1983；Davis 等，1990；Kreeger 等，1991）。

【临床表现】

犬、猫和牛的糖蛋白累积病，多起病于青壮年期（2～6 岁），相当于人肌阵挛性癫痫的 Unver-richt 型和 Lunborg 型，恒在一定的动物品系内呈家族性发生。病畜公、母兼有，遗传特性属常染色体类型，但隐性抑或显性尚未能确定。

主要临床表现，包括精神迟钝、嗜眠以至长时间昏睡，步样僵硬，共济失调，头、颈、躯干及四肢骨骼肌呈间代性痉挛直至全身抽搐，有的视力障碍以至失明，但未曾见有典型的癫痫发作。病程发展较急，通常于显症后的 1 年之内死亡。

【诊断】

本病的临床表现多系一般脑症状，生化检验亦无特异性改变。确立诊断的唯一可靠依据是通过死后脑髓的病理组织学检查（犬和猫）或者肝脏和肌肉的活检病理组织学检查，发现特征性包涵体——Lafora 体的存在。

【治疗】

尚无根治疗法。必要时可应用镇静解痉药物，以减轻症状，延缓病程。

参 考 文 献

杜传书．1983．医学遗传学．北京：人民卫生出版社：738-739．

杜传书．1992．医学遗传学．第 2 版．北京：人民卫生出版社：481．

李毓义，李彦舫．2001．动物遗传·免疫病学——医学自发模型．北京：科学出版社：34-36．

Cusick P K，et al. 1976. JAAHA. 12：518-512.

Davis K E，et al. 1990. Aust Vet J. 67：192-193.

Hegreberg G A，et al. 1976. Fed Proc. 35：1 202-1 205.

Holland J M，et al. 1969. Fed Proc. 28：685.

Holland J M，et al. 1970. Am J Pathol. 58：509-530.

Holland J M，et al. 1972. Comp Pathol Bulletin. 4：2.

Jones T C，et al. 1983. Veterinary Pathology. 5th ed. Philadelphia；Lea & Febiger. 56.

Jubb K V F，et al. 1985. Pathol Bulletin. 4：2.

Kamiya S，et al. 1983. Acta Neurophathol（Berl）. 60：297-300.

Kreeger J M，et al. 1991. Cornell Vet. 81：215-221.

Lafora G R，et al. 1911. Z Ges Neurol Psychiat. 6：1-4.

Mackenzie C D，et al. 1976. Aust Vet J. 52：144.

Suzuri Y，et al. 1979. Acta Neuropathol（Berl）. 48：55-58.

第二节　神经鞘类脂质代谢病

一、GM_1 神经节苷脂累积病

GM_1 Gangliosidosis

GM_1 神经节苷脂累积病，包括神经元 GM_1 神经节苷脂累积病（neuronal GM_1 gangliosidosis）和神经内脏 GM_1 神经节苷脂累积病（neurovisceral GM_1 gangliosidosis）两种病型，是由于半乳糖苷酶先天缺乏所致的一种遗传性神经节苷脂代谢病。其遗传特性属常染色体隐性类型。

病理学特征包括：脑、肝、肾及白细胞中的 β-半乳糖苷酶（β-galactosidase）活性低下，其底物 GM_1 神经节苷脂（GM_1 ganglioside）在神经组织（牛）或神经—内脏细胞（犬、猫）内的含量增高，且三种主要神经节苷脂（GM_1、GM_1a、GT）的相对比例发生显著改变；中枢神经系统、外周神经节以至视网膜神经细胞发生气球样变（Balloning of neuron），肝、肾、骨等组织的细胞溶酶体内有空泡形成；沉积物为糖脂（glycolipids）和低聚糖（oligosaccharides），PAS 染色和苏丹黑染色阳性，脂溶剂处理即消失不见。

主要临床表现：为幼畜发育迟滞，进行性运动障碍，失明，并排少量低聚糖尿（oligosacchariduria）。

人的 GM_1 神经节苷脂累积病，分 Ⅰ、Ⅱ 两种病型。

Ⅰ型即婴儿型或全身性 GM_1 神经节苷脂累积病，又称 Norman-Landing 氏病，初生期起病，病程 0.5～2 年，病变遍布全身，伴有骨骼损害，以致面容粗犷。

Ⅱ型即少年型或神经元 GM₁ 神经节苷脂累积病，又称 Derry 氏病，6 月龄以后起病，病程 3～10 个月，病变主要分布于神经系统，不伴有骨骼损害，面容正常（Baker 等，1979；杜传书等，1992）。

动物的 GM₁ 神经节苷脂累积病，已先后报道自然发生于 Siamese 和 Korat 猫（Baker 等，1974；Blakemore，1972；Farrell 等，1973；Purpua 等，1978；Singer 等，1982）。Friesian 牛（Donnelly 等，1972，1973，1975，1981），杂种 Beagle、英国 Springer spaniels、葡萄牙 Water、Shiba 等品系犬（Read 等，1976；Rodriguez 等，1982；Alroy 等，1985；Sauders 等，1988；Yamato 等，2000）以及小鼠（Hahn 等，1997；Nowroozi 等，1999）。

就比较医学而言，Friesian 牛的 GM₁ 神经节苷脂累积病，为神经元 GM₁ 神经节苷脂累积，损害仅限于神经系统，与人的Ⅱ型即少年型 GM₁ 神经节苷脂累积病相对应；猫、犬特别是英国 Spring-erspanielas 犬，神经—内脏 GM₁ 神经节苷脂累积病变遍布全身，且除神经和内脏损害外，还伴有骨损害，与人的Ⅰ型即婴儿型 GM₁ 神经节苷脂累积病相对应。

爱尔兰都柏林大学兽医学院已通过杂合子个体人工授精的方法，建立起Ⅱ型 GM₁ 神经节苷脂累积病牛的模型群体（Donnelly 等，1975；程鸿等，1989）。

美国马塞诸塞州 Tufts 大学医学和兽医学院，正通过Ⅰ型 GM₁ 神经节苷脂累积病犬群体，深入研究人和动物溶酶体累积病的酶替代疗法和骨髓移植疗法（Rattazzi，1983；Rappeport 等，1984；Alory 等，1985；李毓义等，1994，2001）。

【病因及发病机理】

本病系遗传性缺陷。且不论神经元型还是神经—内脏型，遗传特性均为常染色体隐性类型（Baker 等，1974，1979；Donnelly 等，1975，1977；Alory 等，1985）。

根本病因在于决定或调控 β-半乳糖苷酶生成的隐性等位基因发生了突变。人的两型 GM₁ 神经节苷脂累积病，分属两种不同的基因型。至于动物的两类表型是否源于两种不同的基因型，则尚无定论（Donnelly 等，1975；Baker 等，1979）。

本病的主要发病环节是半乳糖苷酶先天缺陷。该酶属溶酶体酸性（pH 4.5）水解酶类，天然底物为 GM₁ 神经节苷脂。它能通过水解作用，将半乳糖终末残基（terminal galactosyl residuse）从酰基鞘氨醇乳糖苷（ceramiade lactoside）和其他糖脂中裂解开来（Donney 等，1973）。β-半乳糖苷酶缺乏时，GM₁ 神经节苷脂的上述异化过程即发生中断，而沉积于神经元以及肝、肾、骨骼等细胞的溶酶体内，造成各沉积组织的损害（Johnson 等，1977；Baker 等，1979；Sauders 等，1985）。

酶测定表明，病犊脑、肝组织 β-半乳糖苷酶（pH 4.5），对合成基质对位硝基苯-β-D-吡喃半乳糖苷（p-nitrophenyl-β-D-galactopyranoside）的降解活性降低了 70%～80%（Donnelly 等，1973，1977）。用薄层层析法测定大脑 GM₁ 神经节苷脂含量，灰质中增加了 2 倍。白质中增加了 9 倍。神经节苷脂的构成比例亦发生改变，GM₁ 神经节苷脂增加 1 倍，而神经节苷脂 GD₁ 和 GT 各减少一半（Donnelly 等，1977）。

病猫脑、肾和体外培养的成纤维细胞中，β-半乳糖苷酶（pH 3.8）活性低下，不及正常对照猫活性的 10%，而大脑皮层内沉积的单唾液酸神经节苷脂比正常猫增高 8 倍（Baker 等，1974，1979；Singer 等，1982）。

病犬肝、肾和白细胞内的 β-半乳糖苷酶活性，分别为每小时每毫克蛋白 1.0～6.0、2.00、33.0～41.0nmol 仅为正常犬酶活性的 10% 左右，而脑组织内的 GM₁ 神经节苷脂沉积量为 19.3mol 或 4 560±763μg/g，比正常犬含量增高 5 倍（Alory 等，1985；Sauders 等，1988）。

本病基因杂合子携带猫、牛、犬相应组织的 β-半乳糖苷酶活性，均介于纯合子病畜和纯合子健畜之间，从而在分子病理学水平上证实了本病的常染色体隐性遗传特性（Baker 等，1974；Donnelly

等，1977；Alory 等，1985；Sauders 等，1988）。

GM₁ 神经苷脂累积病牛，尸检大脑冠状切面上灰质隆起，灰质和白质交界处色泽变深。病理组织学改变，多局限于神经系统。从大脑至脊髓的整个中枢神经系统，外周神经节乃至视网膜的神经元均呈气球样变，胞浆泡沫状，有空泡形成，核和尼氏小体移向周边部。

病犬尸检，可认脑水肿、椎间盘间隙变宽以及股胫关节软骨不同程度的骨关节病。

病猫和病犬的病理组织学改变，涉及整个神经系统和所有内脏器官。在 Springer spaniels 病犬，还涉及骨骼和关节。除遍布于神经系统的气球样变外，空泡形成的泡沫状细胞，见于全身各器官组织，如肝细胞、枯否氏细胞、肾小管上皮细胞、足细胞、肾小球内皮细胞、脾红髓白髓内的巨噬细胞、中央动脉内皮细胞、鞘动脉细胞、胸腺皮质和髓质的巨噬细胞、淋巴结皮质和髓质的巨噬细胞、胰岛和腺管上皮细胞、C 细胞、肾上腺皮质和髓质细胞、卵巢基质细胞、肺泡道上皮细胞、肺泡巨噬细胞、胸膜脏层间质细胞、脑内皮细胞、眼角膜基质细胞、垂体嗜铬细胞和软骨细胞（Alory 等，1985；Saunders 等，1988；Cox 等，1998）。

冰冻切片光镜检查，沉积物为 PAS 及苏丹黑染色强阳性颗粒。经脂溶剂处理后，则对脂肪染料的亲和力和对 PAS 的反应即行消失，表明沉积物是糖脂类物质。

电镜观察，胞浆空泡系膜包绕溶酶体结构。沉积的神经节苷脂为直径约 $1\mu m$ 的球状小体，由多层同心圆排列的板层组成，各板层间的距离为 500～600nm。有的含无定形颗粒物质、线状或环状膜片段和（或）分散的电子密度颗粒（Baker 等，1974；Sauders 等，1988）。

【临床表现】

本病恒在一定的动物品系内呈家族式发生。遗传特性为常染色体隐性类型。起病时间，主要表现和病程经过，则因病型和畜种而有所不同。

1. 病牛 在 1～3 月龄前后起病，病程常不超过半年。主要表现为生长迟缓，后躯共济失调，拒绝移动，颈背僵硬，广踏站立，四肢叉开，并出现视力障碍。随着病程的延续，运动障碍渐进增重，至 6～9 月龄时多陷于轻瘫以至麻痹，最后衰竭而死。

2. 病猫 在 2～3 月龄之前不认异常，以后出现角膜浑浊（角膜基质细胞和成纤维细胞内沉积糖蛋白所致），头和后肢间歇性震颤，并在 1～2 个月之内逐渐加重。四肢伸展过度（hypermetria），运动性共济失调。7～8 月龄时发展为四肢痉挛性麻痹。1 岁左右出现听觉过敏、视力障碍及反复的癫痫样发作。通常在 1～2 岁间死亡。

3. 病犬 通常在初生期或 3 月龄前后起病，病程 1～2 年不等。主要表现咀嚼、吞咽缓慢，视力减退，眼球震颤，表明颅神经功能障碍，且有头部强烈颤动（点头或晃头），四肢伸展过度，共济失调，运动障碍等症状，类似于小脑发育不全。特点在于上述各种神经症状渐进增重，最后导致失明、昏睡、轻瘫和癫痫样发作，直到死亡。

在 Springer spnaiels 犬，还有明显的骨骼损害。病犬发育迟滞，身材矮小（侏儒），额部突隆，眼距过宽（orbital hypertelorism），显得面容丑陋。X 射线摄片显示椎间盘空隙不规整。股骨头变形和股胫关节病影像（Alroy 等，1985）。

主要检验所见，常规染色的末梢血涂片上，中性粒细胞、嗜酸性粒细胞、淋巴细胞及单核细胞内出现大量胞浆空泡。尿液内有低聚糖排出，经高压液相色谱（HPLC）分析，3 个主峰的保留系数（retention indices）分别为 2.3、2.55 和 3.5，表明系含 6～9 个糖残基的低聚糖类物质（Alory 等，1985）。

【诊断】

本病的综合论证诊断依据，同其他溶酶体累积病。但病畜的确诊和杂合子携带畜的检出，都必须依靠活体穿刺肝、肾等组织，皮肤成纤维细胞体外培养或分离循环白细胞，以确认 β-半乳糖苷酶活性低下。

最近报道（Whitfield 等，2000），可采用电喷雾离子化串联质谱法直接测定 GM_1 神经节苷脂进行诊断。

【治疗】

尚无根治疗法。

酶替代疗法、骨髓移植疗法和基因插入（gene insertion）疗法正在研究中（Rattazzi，1983；Rappeport 等，1984；李毓义等，1994，2001）。

<h2 style="text-align:center">参 考 文 献</h2>

程鸿，等. 1989. 人类疾病动物模型. 上海：上海医科大学出版社：369 - 371，371 - 372.

杜传书. 1992. 医学遗传学. 第 2 版. 北京：人民卫生出版社：488 - 489.

李毓义，李彦舫. 2001. 动物遗传·免疫病学——医学自发模型. 北京：科学出版社：38 - 41.

Alory J, et al. 1985. Science, 229：470 - 472.

Baker H J, et al. 1974. Science, 174：838.

Baker H J, et al. 1979. Vet Pathol 16：635 - 649.

Blakemore W F. 1972. J Comp Path, 82：179.

Cox N R, et al. 1998. Vet Immunol Immunopathol, 63：335 - 353.

Donnelly W J C, et al. 1972. Vet Rec, 91：225 - 226.

Donnelly W J C, et al. 1973. Res Vet Sci, 15：139 - 141.

Donnelly W J C, et al. 1975. Am J Pathol, 81：225 - 258.

Denaelly W J C, et al. 1977. Vet Rec, 100：318 - 319.

Donnelly W J C, et al. 1981. Irish Vet J, 35：45 - 55.

Farrell D F, et al. 1973. J Nuropath Exp Neurol, 32：1 - 17.

Hahn C N, et al. 1997. Hum Mol Genet, 6：205 - 211.

Johnson A H, et al. 1997. Res Vet Sci, 22：264 - 266.

Nowroozi N, et al. 1999 J Craniofac Genet Dev Biol, 19：41 - 47.

Purpura D P, et al. 1978. Brain Res, 143：13 - 26.

Rappeport J M, et al. 1984. N Enfl J Med, 311：84.

Rattazzi M C. 1983. Cur Top Biol J Med Res, 11：65.

Read D H, et al. 1976. Science, 194：442 - 445.

Rodriguez M, et al. 1982. J Neuropathol Exp Neurol, 41：618 - 629.

Sauders G K, et al. 1988. Vet Pathol, 25：265 - 269.

Singer H S, et al. 1982 Ann Neurol, 12：37 - 41.

Whitfield P, et al. 2000. Acta Neuropathol (Berl), 100：409 - 414.

Yamato O, et al. 2000. Vet Rec, 146：493 - 496.

二、GM_2 神经节苷脂累积病

GM_2 Gangliosidosis

GM_2 神经节苷脂累积病，是由于 N-乙酰 β-D-氨基己糖酶或其辅酶（激活蛋白）先天缺陷所致的一种遗传性神经节苷脂代谢病。其遗传特性属常染色体隐性类型。

病理学特征包括：组织内 N-乙酰 β-D-氨基己糖酶或其辅酶（激活蛋白）的活性低下；GM_2 神

经节苷脂含量增加，神经节苷脂组分比例发生改变；脑、脊髓、神经节、视网膜神经细胞及其他组织的细胞溶酶体内沉积糖脂类物质，形成泡沫细胞以至海绵状组织。

主要临床表现是发育缓慢，视力障碍和共济失调等进行性运动障碍。

人的 GM_2 神经节苷脂累积病，按氨基己糖酶同工酶或其激活蛋白的缺陷，分为 B、O、AB 及 B_1 4 型 (Saifer, 1975; Conzelman 等, 1978; Hechtman 等, 1982; Hirabayashi 等, 1983; Singer 等, 1989)。β-氨基己糖酶有 2 种亚单位和 3 种同工酶，即 Hex A (α、β 亚单位)、Hex B (β、β 亚单位) 和 Hex S (α、α 亚单位)。

B 型 (Ⅰ型) GM_2 神经节苷脂累积病，即家族性黑朦痴呆 (familial amaurotic idiocy) 或大脑黄斑变性，又称 Tay-Sachs 病，氨基己糖酶 α-亚单位缺陷，同工酶 Hex A 和 Hex S 缺乏。

O 型 (Ⅱ型) GM_2 神经节苷脂累积病，又称 Sandhoff 病，氨基己糖酶 β-亚单位缺陷，同工酶 Hex A 和 Hex B 缺乏。

AB 型 (Ⅲ型) GM_2 神经节苷脂累积病，又称 Bernheimer-Seitelberger 病，只是氨基己糖酶辅酶激活蛋白缺乏，氨基己糖酶 α、氨基己糖酶 β2 亚单位均无缺陷，Hex A、Hex B、Hex S 3 种同工酶亦均正常。

B_1 型 (Ⅳ型) GM_2 神经节苷脂累积病，基因型系带有 β-氨基己糖酶 A 的 α 亚单位突变基因的 B 型 GM_2 神经节苷脂累积病等位基因，β-氨基己糖酶 A 的 α 亚单位及其同工酶 Hex A 和 Hex S 异常增高 (杜传书等, 1992)。

动物的 GM_2 神经节苷脂累积病已相继报道，自然发生于德国短毛 Pointer 犬 (Karbe 等, 1967; Mcgrath 等, 1968; Gambetn 等, 1970; Bernheimer 等, 1970; Singer 等, 1989)、日本 Spaniel 犬 (Cummings 等, 1985; Ishikawa 等, 1987)、约克夏猪 (Read 等, 1968; Pierce 等, 1976; Kosanke 等, 1978)、Korat 猫和杂种猫 (Cork 等, 1977; Rattazzi 等, 1982; Neuwelt, 1985)、Knockout 小鼠 (Adamali 等, 1999; Guidotti 等, 1999; Jeyakumar 等, 1999) 以及深海鱼 (Fisherson 等, 2000)。

就比较医学而言，Korat 猫及杂种猫的 GM_2 神经节苷脂累积病，β-氨基己糖酶活性极度低下，其同工酶 Hex A 和 Hex B 均缺乏，且起病早，与人的 O 型即Ⅱ型或 Sandhoff 病相对应 (Cork 等, 1977; Neuwelt 等, 1985; Singer 等, 1989)。

日本 Spaniel 犬的 GM_2 神经节苷脂累积病，与人的 AB 型即Ⅲ型相对应 (Ishikawa 等, 1987)。

约克夏猪的 GM_2 神经节苷脂累积病，分子病理学改变奇特，脑组织中的 GM_2 神经节苷脂增多，β-氨基己糖酶 B 的活性正常，β-氨基己糖酶 A 的活性在血清中增高而在组织中降低，实际上系 β-氨基己糖酶 A 的激活蛋白缺陷所致，亦与人的 AB 型即Ⅲ型相对应 (O'brien 等, 1971; Kosanke 等, 1978; Singer 等, 1989)。

德国短毛 Pointer 犬的 GM_2 神经节苷脂累积病，虽然发现最早，但病型迄今未定。其分子病理学特点是，脑内 GM_2 神经节苷脂极度增高，β-氨基己糖酶的活性则因测定所用的人工基质而不同，或者增高 3~5 倍 (Gambetn 等, 1970)，或者正常 (Singer 等, 1989)。提示其病型与人的 B_1 型即Ⅳ型或者 AB 型即Ⅲ型相对应，有待澄清 (Singer 等, 1989)。

目前，美国已建立起 3 种 GM_2 神经节苷脂累积病动物模型群体。俄勒冈州立大学医学院的 O 型 Korat 病猫 (Neuwelt 等, 1985)，得克萨斯州 A 和 M 大学兽医系的 AB 型约克夏病猪 (Pierce 等, 1976) 以及巴尔的摩市霍普金大学比较医学部的 B_1 型或 AB 型德国短毛 Pointer 病犬 (Singer 等, 1989)，均可广泛用于人和动物溶酶体累积病有关分子病理学和基因疗法的研究 (程鸿等, 1989; 李毓义等, 1994, 2001)。

【病因及发病机理】

犬、猫、猪的各类型 GM_2 神经节苷脂累积病，均系遗传性缺陷。遗传特性属常染色体隐性类型

(Karbe 等，1973；Pierce 等，1976；Kosanke 等，1978；Neuwelt 等，1985；Ishikawa 等，1987；Singer 等，1989）。

本病的根本病因在于决定 β-氨基己糖酶或其激活蛋白生成的结构基因发生了突变。主要发病环节是 N-乙酰 β-D-氨基己糖酶（N-aeetyl-D-hexosaminidase）同工酶或其辅酶激活蛋白的先天缺陷。该酶系溶酶体酸性（pH4.4）水解酶类，天然底物为 GM_2 神经节苷脂（GM_2 ganglioside），是人和动物神经组织中 7 种主要神经节苷脂之一（Tettamanti 等，1973）。神经节苷脂 GT_{1b}、GT_{1a}、GD_{1b}、GD_{1a}、GM_1、GM_2 和 GM_3，都是含一个或多个分子 N-乙酰神经氨酸的神经鞘糖脂。所有神经节苷脂均含有同等数量的、由神经鞘氨醇（sphingosine）和一个长链不饱和脂肪酸组成的酰基鞘氨醇（ceramide），只是所含的乙酰氨基己糖（N-acetyl-hexosamine）、己糖（hexose）和 N-乙酰神经氨酸（N-acetyl-neuraminic acid）等糖成分各异。

神经节苷脂的正常异化过程是 GM_1，神经节苷脂经 β-半乳糖酶催化，降解为 GM_2 神经节苷脂；又经 β-氨基己糖酶催化，降解为 GM_3 神经节苷脂；以后再分别经神经氨酸酶、β 半乳糖苷酶和 α-半乳糖苷酶催化，相继降解为乳糖酰鞘氨醇、葡萄糖酰鞘氨醇和酰基鞘氨醇（Baker 等，1979）。

可见，N-乙酰 β-D-氨基己糖酶是 GM_2 神经节苷脂转变为 GM_3 神经节苷脂的特异催化酶。该酶或其辅酶（激活蛋白）先天缺乏时，则神经节苷脂的异化过程即在 GM_2 向 GM_3 神经节苷脂降解的环节上发生中断或阻滞，导致 GM_2 神经节苷脂在神经组织以及肝脏等其他组织中沉积，形成泡沫细胞以至海绵状组织，而造成沉积组织器官的损害。

各组织主要是脑组织内 GM_2 神经节苷脂含量倍增，是人和动物 GM_2 神经节苷脂累积病的共同特征。Korat 病猫脑组织的 GM_2 神经节苷脂含量，用每克湿组织中的结合 N-乙酰神经氨酸（NAN）表示，为 1 640～4 020nmol，比正常含量（441nmol）增高 2.7～8.1 倍；肝组织中为 326～555nmol，比正常含量增高 2.9～5.6 倍（Neuwelt 等，1985）。

德国短毛 Pointer 病犬大脑额叶皮质的 GM_2 神经节苷脂含量每毫克蛋白为 129.2nmol，为正常含量（0.5nmol）的 258.4 倍（Singer 等，1989）。

约克夏病猪脑组织的神经节苷脂总量及 GM_2 神经节苷脂的相对含量，均随病程而显著增高。

正常初生猪和 140 日龄猪脑组织中神经节苷脂总量为 2％和 2.7％，主要组分是 GT_{1b}、GT_{1a}、GD_{1b}、GD_{1a} 和 GM_1，而 GM_2 测不出来或仅为痕迹量。

初生病猪和 140 日龄病猪脑组织中神经节苷脂总量分别增高到 3％和 6％，且其中 GM_2 神经节苷脂占 26％和 58％，而其他神经节苷脂的绝对含量略高或未变（Kosanke 等，1978）。这充分表明，由 GT_{1b} 和 GT_{1a} 等大分子神经节苷脂逐级降解为 GM_2 神经节苷脂的各步骤并无损害，神经节苷脂异化阻滞的中心环节是需要 β-氨基己糖酶催化的由 GM_2 向 GM_3 转化的过程。

β-氨基己糖酶或其辅酶激活蛋白的状况，通常因病型和畜种而异。O 型 Korat 病猫，脑和肝 β-氨基己糖酶的活性低下，分别为每小时每毫克蛋白 0～365nmol 和 322～469nmol，仅为正常酶活性（2 602nmol 和 7 916nmol）的 10％和 5％。其同工酶 Hex A 和 Hex B 的活性亦均降低为正常酶活性的 4％～6％（Neuwelt 等，1985）。

AB 型约克夏病猪的酶学改变相当奇特。脑组织的 β-氨基己糖酶 A 的活性中度减少，为每毫克蛋白 20.8±6.6U，约占正常酶活性（51.5±7.9U）的 40％，而血清中 β-氨基己糖酶 A 的活性倍增（Kosanke 等，1978）。现已查明，病猪 β-氨基己糖酶的 2 种亚单位和 3 种同工酶均无缺陷，唯独缺乏 β-氨基己糖酶的辅酶激活蛋白。其组织中 β-氨基己糖酶活性的中度降低，乃是大量酶向血清内渗漏所造成的假象（Singer 等，1989）。

德国短毛 Pointer 犬的病型未定，原因是酶学测定的结果很不一致。据 Gambetn 等（1970），用 4 甲基伞形花内酰 β-N-乙酰葡萄糖胺 6-硫酸盐作为人工基质测定（靠 β-氨基己糖酶 A 的 a 亚单位水解），病犬脑组织内 β-氨基己糖酶的总活性比正常增高 3～5 倍，提示应归类为 AB 型即 Ⅲ 型 GM_2

、神经节苷脂累积病。

本病的病理形态学特征，与 GM_1 神经节苷脂累积病大体相同，即从大脑到脊髓的整个中枢神经系统、外周神经节以至视网膜的神经细胞均呈气球样变。脑组织特别是白质部外观呈海绵状。在 O 型病猫，肝、脑等内脏组织的细胞溶酶体内亦有空泡形成。电镜观察，沉积物为膜性包涵体，呈板层状结构，系糖脂类物质。

【临床表现】

本病恒在一定的动物品系内呈家族性发生。遗传特性为常染色体隐性类型。其起病时间、临床症状和疾病经过，则因病型和畜种而有所不同。

1. 病猫　与人的 O 型即 II 型相对应，一般在 4～10 周龄起病。主要表现视力障碍、头部震颤、肢体伸展过度、共济失调、痉挛等神经症状，偶有吞咽障碍和双侧性角膜浑浊，在 Korat 猫还有肝脏肿大等内脏器官损害的表现。病程拖延到 5～6 月龄时，概陷于四肢瘫痪，最后衰竭死亡。

2. 病犬　通常起病于 6 月龄前后，与人的 AB 型或 B_1 型相对应。临床症状主要包括作业能力低下，不耐训练，神经质，易惊恐，视力障碍，进行性共济失调，直至全身抽搐。四肢轻瘫或麻痹，多在 2 岁之内死亡。

3. 病猪　多在 3 月龄之后起病，与人的 AB 型相对应。主要表现是进行性共济失调。病初两后肢萎弱，过伸或广踏，继以运动性共济失调，逐步发展为起立困难或卧地不起，至 4～5 月龄时多陷于瘫痪，概于半年之内死亡。发育迟缓比较突出，至 5～6 月龄濒死期，病猪形体瘦小，体重不及同窝健猪的一半。在人、犬和猫病程后期经常出现的视力障碍，病猪一直未曾见到，或许是因为未到尽期即死。

各月龄病猪末梢血涂片上的中性粒细胞，胞浆颗粒增多且变粗，呈嗜碱性暗蓝色着染。新生病猪的淋巴细胞内有较多浓染的嗜天青颗粒，并随着病程的延续而愈益增多和明显。此外，检眼镜观察眼底，可发现整个视网膜上散布有许多微细的灰白色斑点（Kosanke 等，1978）。

【诊断】

本病综合论证诊断的 4 方面依据，与其他各种溶酶体累积病相同。但不论病畜的确定、病型的区分或者杂合子携带畜的检出，都必须依靠于分离循环白细胞或采集血清，以确认 β-氨基己糖酶及其同工酶或辅酶（激活蛋白）的活性改变，或在死后采取脑组织检测其神经节苷脂总量及 GM_2 神经节苷脂的比例。

O 型杂合子携带畜的 β-氨基己糖酶活性中度降低，介于纯合子病猫和健猫之间，容易检出。

AB 型病猪和 B_1 型病犬的血清 β-氨基己糖酶活性反而增高，其杂合子携带畜的检出方法有待建立。

【治疗】

尚无根治疗法。

酶替代疗法和骨髓移植疗法还处于实验研究阶段。

美国俄勒冈大学医学院正在通过 O 型 Korat 病猫模型群体，探讨能通过血－脑屏障的酶替代疗法（Neuwelt 等，1985）。

参 考 文 献

程鸿，等 . 1989.. 人类疾病动物模型 . 上海：上海医科大学出版社：373 - 374，374 - 376.

杜传书 . 1992. 医学遗传学 . 第 2 版 . 北京：人民卫生出版社：489 - 490.

李毓义，李彦舫．2001．动物遗传·免疫病学——医学自发模型．北京：科学出版社：41-45.

Adamali H I, et al. 1999. J Androl. 20：799-802.

Baker H J, et al. 1979 Vet Pathol. 16：635-649.

Bernheimer H, et al. 1970. Acta Neuropathol (Berl), 16：243-261.

Conzelman E, et al. 1978. Proe Nat Acad Sci USA, 75：3 979-3 983.

Cork L C, et al. 1977. Science, 196：1 014-1 017.

Cummings J F, et al. 1985. Acta Neuropathol (Berl), 67：247-253.

Fisherson L, et al. 2000. Naturwissenschaften, 87：363-365.

Gambetn L A, et al. 1970. J Neuropathol Exp Neurol, 29：137-138.

Guidotti J E, et al. 1999. Hum Mol Genet, 8：831-838.

Hechtman P, et al. 1982. Pediatr Res, 16：217-222.

Hirabayashi Y, et al. 1983. J Neurchem, 40：168-175.

Ishikawa Y, et al. 1987. J Neurochem, 48：860-864.

Jeyakumar M, et al. 1999. Proc Natl. Acad Sci USA, 96：6 388-6 393.

Karbe E. Am J 1967. Pathol Vet, 4：223-232.

Kosanke S D, et al. 1978. Vet Pathol, 15：685-699.

McGrath J T, et al. 1968. J Clin Invest, 76：482-490.

Neuwelt E A, et al. 1985. J Clin Invest, 76：482-490.

O'brien J S, et al. 1971. Fed Proc, 30：956-969.

Pierce K R, et al. 1976. Am J Pathol, 83：419-421.

Rattazzi M D, et al. 1982. Animal Model of Inherited Metabolic Diseases. Desinck (ED). New York：Alan Liss Inc：213-220.

Read W K, et al. 1968. Pathol Vet, 5：67-74.

SaiferA. 1975. Enzyme in the Gangliosidses. Volk (ED). New York：Pleum Press：74-75.

Singer H S, et al. 1989. Vet Pathol, 26：114-120.

Tettamanti G, et al. 1973. Biochem Biophys Acta, 296：163-170.

三、神经鞘髓磷脂累积病

Sphingomyelin Storage Disease

神经鞘髓磷脂累积病，即神经磷脂病，又称类脂性组织细胞增生症（lipoid histocytosis），或称尼曼—匹克病（Niemann-Pick disease，简称 NPD），是由于鞘髓磷脂酶先天缺乏，引起组织细胞内鞘髓磷脂、溶血双磷脂肪酸及胆固醇等类脂物质沉积的一种遗传性溶酶体累积病。遗传特性属常染色体隐性类型。

特征性病理学变化：神经元、肝细胞以及肝、脾、胸腺、淋巴结等组织网状内皮细胞内显现空泡，鞘髓磷脂酶活性低下或缺如，鞘髓磷脂等类脂物质沉积。

主要临床表现为生长迟滞。头部持续颤动，肢体过度伸展，共济失调，四肢轻瘫以至麻痹。

人的尼曼—匹克病，分 A、B、C 3 种病型，遗传特性均属常染色体隐性类型。

A 型 NPD 开始显症于 5～7 月龄，肝、脾极度肿大，呈进行性神经变质和运动障碍（progressive psychomotor degeneration），恒于 2～4 岁死亡。所有组织内的鞘髓磷脂酶缺如，脑神经元和网状内皮细胞有大量鞘髓磷脂沉积。

B 型 NPD 幼年显症，身材矮小，但智力和运动功能不认异常，可活到成年。白细胞、脾细胞以及成纤维细胞内鞘髓磷脂酶缺如，而脑神经组织的酶活性不明。

C 型 NPD 显症晚于 A 型，可活到 5～6 岁，呈进行性智力和运动障碍。鞘髓磷脂沉积于内脏，而不沉积于中枢神经系统。鞘髓磷脂酶活性虽正常，但其某些同工酶有缺陷（Brady 等，1973；Cal-lahan 等，1976；Bundza 等，1979；杜传书等，1992）。

动物的 NPD 已报道，自然发生于 FM 小鼠和 CBA 小鼠（Lyon 等，1965；Adachi 等，1976），在病理组织学和生化改变上，分别与人的 B 型和 C 型 NPD 对应。还发生于暹罗猫和家猫（Chrisp 等，1970；Percy 等，1971；Wenger 等，1980；Snyder 等，1982；Baker 等，1987；Yamagami 等，1989）以及 Poodle 犬（Bundza 等，1979），均与人的 A 型 NPD 相对应。

美国国立卫生研究院全国心肺研究所可提供原始的 FM 小鼠；科罗拉多州立大学兽医病理学部保留一组暹罗猫模型，可供此类疾病及鞘磷脂代谢比较生物学研究之用（程鸿等，1989；李毓义等，1994，2001）。

【病因及发病机理】

NPD 的根本病因，不论在人还是动物，也不论是 FM 小鼠、Siamese 猫和 Poodle 犬，都在于一种能决定和（或）调控鞘髓磷脂酶生成的基因发生了突变。遗传特性已确定或基本确认为单基因常染色体隐性类型（Chrisp 等，1970；Brady 等，1973；Bundza 等，1979；Snyder 等，1982）。

鞘髓磷脂酶活性缺如或低下，其底物鞘髓磷脂（sphingomyelin）以及溶血双磷脂肪酸（lyso-bishosphatidic acid）和胆固醇（cholesterol）等脂质沉积，是本病的基本发病环节（Jones 等，1983）。只是发病细节可因疾病类型和动物种类而有所不同。在 A、B 两型 NPD 病人以及 Siamese 病猫和 Poodle 病犬，神经元、网状内皮细胞和（或）内脏组织细胞内的鞘髓磷脂酶活性缺如（Brady 等，1973；Bundza 等，1979；Snyder 等，1982）；在 C 型 NPD 病人，鞘髓磷脂酶的活性不认异常，但其某些同工酶有缺陷（Callahan 等，1976）；FM 小鼠的酶学研究则显示，各器官组织中的鞘髓磷脂酶活性均属正常，而内脏磷脂和神经元鞘髓磷脂含量显著增多。提示鞘髓磷脂可能还存在其他合成途径（Adachi 等，1976）。

Siamese 病猫和 Poodle 病犬（A 型 NPD），尸检肝、脾及全身所有淋巴结均肿大。肝脏肿胀最为显著，呈淡黄色，有油腻感。特征性组织学改变存在于神经细胞和网状内皮细胞。整个中枢神经和外周神经的病变基本一致，即神经胶质细胞和神经元的胞浆肿胀，出现空泡。而尼氏小体消失。其中以小脑蒲金野氏细胞、小脑顶核、海马回、脊髓背根以及外周神经节细胞（包括脉络丛的室管膜细胞）的病变最为明显。胞浆呈泡沫状（foamy）的巨噬细胞的堆集，在淋巴结、肝、脾和肺组织内最为突出，也可见于骨髓和肾上腺皮质。此外，多数脏器组织的内皮细胞胞浆肿胀，甚至血液涂片中的大多数淋巴细胞和单核细胞胞浆亦含有清晰的空泡。

这些沉积有鞘髓磷脂的细胞，油红 O 染色和 PAS 染色呈阳性或弱阳性反应，HE 染色或未染色切片在紫外线照射下能显示自发性荧光。

电镜观察，神经元和网状内皮细胞胞浆内含膜性小体（membranous bodies），呈环形或卵圆形，为同心或平行排列的三层膜结构（trilaminar membrane），常有电子密度中心（dense center），围以界膜（limiting membrane），位于胞浆的空泡之中（Bundza 等，1979；Snyder 等，1982）。

FM 病鼠（C 型 NPD），病理组织学改变见于肝细胞以及脾、胸腺、小肠集合淋巴滤泡、纵隔淋巴结的网状内皮细胞。这些细胞内有大量鞘髓磷脂等类脂物质沉积，细胞体积不同程度肿大。胞浆出现空泡，对酸性苏木紫和尼罗蓝染色呈强阳性，对 LuxoI 固蓝染色、PAS 染色和酸性磷酸酶反应则呈中等阳性。肝内枯否氏细胞和其他脏器的巨噬细胞含嗜苏丹染料颗粒，酸性磷酸酶反应为强阳性。与此相反，中枢神经系统的神经元胞浆内不见明显的包涵体，而且神经细胞和胶质细胞的各种组织化学反应也无明显改变。

电镜观察，肝细胞以及脾、胸腺、小肠集合淋巴滤泡的网状内皮细胞内有电子透亮物质与排列疏松的膜结构或中等电子密度的小体混杂一起（Adachi 等，1976）。

【临床表现】

已报道的动物（犬、猫、鼠）NPD，恒在一定的品系内呈家族性发生，同人的各型 NPD 一样，具常染色体隐性遗传特性。起病的早晚因畜种和病型而异。一般在幼年期即数周龄（鼠）或 4～5 月龄（犬和猫）显症。病程数月至 1 年。

1. 病犬 主要表现共济失调，肢体过度伸展和头部不间断颤动。

2. 病猫 最早出现的症状是生长迟缓，偶见后肢萎弱。随着病程的发展，后肢或四肢不协调日趋明显，以致步态蹒跚，体躯倾斜，共济失调。晚期则食欲减退以至废绝，精神委顿以至昏睡，视力障碍以至失明，四肢轻瘫以至麻痹。通常在显症 1 年之内死亡。

3. 病鼠 在 10 周龄时即明显消瘦，并迅速变得弯腰拱背，活动能力下降，通常死于半岁之内。

检验所见：主要为脑、肝、肾组织和（或）网状内皮细胞的鞘髓磷脂酶活性低下以至缺如，鞘髓磷脂等类脂物质沉积，并出现泡沫细胞。

薄层层析循环白细胞蛋白抽提物内的鞘髓磷脂酶活性（pH5.0）：正常对照猫为 4.97（2.99～7.20）nmol/（mg·h），纯合子病猫测不出来，而杂合子携带猫为 2.63nmol/（mg·h），介于健、病猫之间（Wenger 等，1980）。病犬脑、肝、肾组织脂质抽提物薄层层析。鞘髓磷脂含量分别为 5.1μmol/g、6.0μmol/g 和 32.6μmol/g，与正常对照犬相比，各自增加 4 倍、7 倍和 100 倍（Bundza 等，1979）。

活体穿刺肝、脾、淋巴结组织切片或者脑脊液、末梢血、骨髓涂片中的淋巴细胞以及大单核等巨噬细胞，胞浆内充满大小不等的空泡，成为泡沫细胞（Bundza 等，1979；Snyder 等，1982）。

【诊断】

NPD 的综合诊断依据有 4 个方面，即符合常染色体隐性遗传特性的家族发生史，以共济失调为主要表现的神经症状，以泡沫细胞为特征的病理组织学改变以及鞘髓磷脂酶活性低下和鞘髓磷脂含量倍增等生化检验所见。

鉴于家族性发生史，神经症状和泡沫状细胞系众多溶酶体脂类物质累积病的共同特点，因此不论人或动物 NPD 纯合子个体的确定和杂合子个体的检出，都离不开施行鞘髓磷脂酶活性及鞘髓磷脂含量的测定（李毓义等，1994，2001）。

【治疗】

NPD 为致死性溶酶体累积病，迄今无有效疗法。目前动物 NPD 一经发现和确认，概用于建立自发性动物模型群体，以供比较医学研究。

参 考 文 献

程鸿，等 . 1989. 人类疾病动物模型 . 上海：上海医科大学出版社：579 - 580.

杜传书，等 . 1992 医学遗传学 . 第 2 版 . 北京：人民卫生出版社：483 - 484.

李毓义，李彦舫 . 2001. 动物遗传·免疫病学——医学自发模型 . 北京：科学出版社：45 - 48.

Adachi M, et al. 1976. Am J Pathol. 85：229 - 231.

Baker H J, et al. 1987. Vet Pathol. 24：386 - 391.

Brady R, et al. 1973. Lysosome and Storage Disease. Hers & Vanhoof (Ed) . NewYork：Academic Press：138, 158. 439 -452.

Bundza A, et al. 1979. Vet Path. 16；530 - 622.

CallahanJW, et al. 1976. Current Trends in Sphingolipidoses and Allied Didorders. Volk (ED) . New York：Plenum

Publishing Co. 376 - 378.

Chrisp C E，et al. 1970. JAVMA. 156：616 - 622.

Jones T C，et al. 1983. Veterinary Pathology. 5th ed. Philadephia：Lea&Febiger：53 - 55.

Lyon M F，et al. 1965. J Med Genet. 2：99 - 106.

Percy D H，et al. 1971. Arch Pathol. 92：163 - 144.

Snyder S P，et al. 1982. Am J Pathol. 108：252 - 254.

Wenger D A，et al. 1980. Science. 208：1 471 - 1 473.

Yamagami T，et al. 1989. Acta Neuropathol (Berl). 79：330 - 332.

四、葡萄糖脑苷脂累积病

Glucocerebroside Storage Disease

葡萄糖脑苷脂累积病，简称脑苷脂病（cerebrosidosis），即神经内脏葡萄糖脑苷脂累积病（neurovisceral glucocerebroside storage disease），又称葡萄糖鞘氨醇累积病（glycosyl ceramide lipoidosis）或称高雪氏病（Gaucher's disease），是由于葡萄糖脑苷脂酶先天缺乏，葡萄糖脑苷脂在网状内皮细胞及中枢神经系统中沉积所引起的一种遗传性溶酶体类脂质累积病。遗传特性属常染色体隐性类型。

病理学特征包括：葡萄糖脑苷脂酶活性低下，神经和内脏中有葡萄糖脑苷脂沉积，并出现典型的高雪氏细胞，脑实质海绵样空泡化以及脑实质变性和萎缩等。

主要临床表现为共济失调、全身震颤和运动过强。

人的葡萄糖脑苷脂病，系 Gaucher（1882）首先报道，故名高雪氏病，分婴儿、少年和成年 3 种病型。遗传特性均属常染色体隐性类型。但成年型高雪氏病有的属外显不完全的常染色体显性类型（杜传书等，1992）。

动物的葡萄糖脑苷脂病，直至 20 世纪 60 年代末才开始相继报道，自然发生于成年绵羊（Laws 等，1968）、猪（Sandison 等，1970）以及悉尼 Silky 幼犬（Hartley 等，1973，1982）。其中，犬的葡萄糖脑苷脂病与人的婴儿、少年型高雪氏病相似，遗传特性已确定为常染色体隐性类型。

澳大利亚悉尼大学兽医学部已建立该病的 Silky 犬模型群体，供研究用（Hartley 等，1982；李毓义等，1994，2001）。

【病因及发病机理】

本病的根本病因在于决定或调控葡萄糖脑苷脂酶生成的隐性基因发生了突变。

主要发病环节是内脏和神经元中的葡萄糖脑苷脂酶（glucocerebrosidase），即 β-葡萄糖苷酶（β-glucosidase）的先天性缺乏，其底物为葡萄糖脑苷脂（glucocerebrosideside），即葡萄糖鞘氨醇（glycosyl ceramide）不能分解为葡萄糖和酰基鞘氨醇，而沉积于网状内皮细胞和中枢神经系统中。

特征性病理变化，包括：眼观淋巴结、肝、脾肿大（病犬肝、脾不大），小脑明显缩小，脑髓白质部如海绵样。

光镜观察，整个脑髓普遍发生变性和萎缩，并出现大量高雪氏细胞。其中以小脑、丘脑背核和侧核以及背侧海马回最为严重。其次是大脑皮层灰质、下丘脑、动眼神经核、耳蜗神经核、三叉神经运动核、上橄榄核、齿状核、顶核以至桥脑腹侧灰质。小脑各叶的颗粒细胞几乎全部消失，导致小叶萎缩。高雪氏细胞（Gaucher's cell）实质上是因沉积有葡萄糖脑苷脂或葡萄糖鞘氨醇而肿大变形的泡沫状网状内皮细胞。染色特性为弱嗜伊红性和呈 PAS 染色阳性反应。

高雪氏细胞遍布于小脑、丘脑、桥脑以至大脑等各种脑髓，肝窦状隙，淋巴结的皮质和髓束，肾上腺皮质。偶尔在胸腺、扁桃体和脾脏，呈小堆状出现。

电镜观察，高雪氏细胞内含有许多胞质体（cytosomes），是由大量直径为 40～60nm 的膜固定小管围绕而成。小管内葡萄糖脑苷脂的沉积有两种基本形态：一是膜固定的层状体（membrane-bound laminated bodies），一是束状物质（"wisp" material）（Hartley 等，1982；Jones 等，1983）。

【临床表现】

本病恒在一定的动物品系内呈家族性发生，遗传特性为常染色体隐性类型（Hartley 等，1973，1982）。

起病的早晚，因病型和畜种而异。

1. 在犬和猪 相当于人的婴儿型和少年型。初生期和哺乳期表现正常，4 月龄开始显症，病程短急，通常在 1～4 个月之内死亡。

2. 在绵羊 相当于人的成年型，2～3 年之后开始显症，病程缓长。

病犬肝、脾不肿大（不同于人的各型脑苷脂病）。临床表现主要是渐进增重的小脑性共济失调，兴奋时加重，静息时减轻。具体表现包括全身性震颤（generalized tremor）、运动过强（hyperkinesis）、肢体反射亢进、步态不稳和四肢广踏等。

唯一异常的血常规检验所见是轻度的白细胞增多，中性粒细胞比例增高以及出现胞浆空泡化的小淋巴细胞（Hartley 等，1982）。

【诊断】

综合诊断的 4 个方面依据，与其他遗传性溶酶体类脂质累积病基本一致。确定诊断则主要依靠特征性高雪氏细胞的确认以及葡萄糖脑苷脂酶活性和葡萄糖脑苷脂含量的测定。

病犬末梢血涂片常发现有泡沫状的小淋巴细胞。骨髓穿刺涂片，即可确证典型高雪氏细胞的存在。

病犬血中葡萄糖脑苷脂酶活性低下，而肝与脑组织中的葡萄糖脑苷脂的含量每 100g 干组织分别增高为 950mg 和 140mg（Hartley 等，1973，1982）。

本病的杂合子携带畜，可通过体外培养的皮肤成纤维细胞，检测其 β-葡萄糖酶活性减低而得以识别和检出。

【治疗】

尚无根治疗法。

有报道从人或牛的胎盘或脾脏提取 β-葡萄糖苷酶，静脉注射或蛛网膜下腔注射，作为替代疗法，以维持生命（Gardner，1975）。在建立动物模型群体时可考虑采用。

参 考 文 献

杜传书．1992．医学遗传学．第 2 版．北京：人民卫生出版社：484 - 485.

李毓义，李彦舫．2001．动物遗传·免疫病学——医学自发模型．北京：科学出版社：48 - 49.

Gardner L I. 1975. Endocrine and Denetic Diseases of Chilhood and Adolescence. 2nd ed. Sanders：185.

Hartley W I，et al. 1973. Vet Pathol 10：191 - 201.

Hartley W J，et al. 1982. Comp Pathol Bulletin. 14：2 - 4.

Jones T C，et al. 1983. Veteriny Pathology. 5th ed. Philadelphia：Lea&Febiger. 56.

Laws L，et al. 1968. Aust Vet J. 44：416 - 417.

Sandison A J，et al. 1970. J Pathol. 100：207 - 210.

五、球状细胞白质营养不良症

Globoid Cell Leukodystrophy

球状细胞白质营养不良症，即半乳糖神经酰胺累积病（galactosyl ceramidolipidosis）或 Krabbe 氏病，简称 GCL，是由于半乳糖脑苷脂酶先天缺乏，β-半糖脑苷脂在细胞溶酶体内沉积所引起的一种遗传性溶酶体类脂物质累积病。其遗传特性为单基因常染色体隐性类型。

病理学特征包括：所有组织中半乳糖脑苷脂酶活性缺乏；巨噬细胞因沉积半乳糖脑苷脂而形成泡沫状类球形细胞；脑脊髓白质髓磷脂变性和轴索变性；外周神经节段性脱髓鞘以及轴索肿胀、碎裂或丧失。

主要临床表现：为头部震颤，共济失调，四肢轻瘫以至视觉和精神障碍等大脑、小脑、脊髓及外周神经损害的各种神经症状。

本病最早由 Krabbe（1916）发现并确认于人类，称为家族性婴儿型弥散性脑硬化（familial infantile form of diffuse brain sclerosis）。

半个世纪之后，才相继报道自然发生于 Cairn Terriers 犬和西部高地 Terriers 犬（Frankhauser 等，1963；Fletcher 等，1966；Hirth 等，1967；Jormer 等，1968；McGrath 等，1969；Suzuki 等，1970；Howell 等，1971；Zaal 等，1997）、小型 Poodle 犬（Zaki 等，1973）、Beagle 犬（Johenson 等，1975）、短毛家猫（Johenson 等，1970）、Polled Dorset 绵羊（Pritchnrd 等，1980）以及 CE/J 小鼠（Duchen 等，1980；Suzuki 等，1983）。

在发现并确认两品系 Terriers 犬的球状细胞白质营养不良症之后，20 世纪 70 年代美国 Jackson 实验室又在 CE/J 品系小鼠中发现一个突变种，命名为"颤抖小鼠"（twither），患有球状细胞白质营养不良症，以"twi"作为该突变基因的代号，并将 twi 等位基因转移给 C57BL/6J 小鼠。犬和小鼠的这种 GCL，不论在遗传缺陷、光镜和电镜病理形态学变化，还是在酶学等生化检验所见和临床表现上，都与人的 GCL 即 Krabbe 氏病有惊人的相同或相似之处，已经作为稀有的自发性动物模型，用于探讨其他类型的神经鞘脂病与脱髓鞘疾病。其中颤抖小鼠模型已用于神经移植、半乳糖脑苷脂的体内合成以及半乳糖神经鞘氨醇的体内降解等一系列实验研究（Fletcher 等，1972；Suzuki 等，1983；杜传书等，1992；李毓义等，1994，2001）。

【病因及发病机理】

除猫 GCL 可能为限性或 X 性联遗传外，犬（Hirth 等，1967；Fletcher 等，1972）、绵羊（Pritchnrd 等，1980）及小鼠（Suzuki 等，1983）等各种动物的 GCL，同人的 Krabbe 氏病一样，遗传特性属常染色体隐性类型，表明本病的根本病因在于决定或调控 β-半乳糖脑苷脂酶生成的基因发生了突变（Jones 等，1983）。其基本遗传缺陷是各种体细胞的溶酶体缺乏一种分解酶，即半乳糖脑苷脂 β-半乳糖苷酶（galacrosyl ceramide β-galactosidase）或 β-半乳糖脑苷脂酶（β-galactocerebrosidase）。

特征性生化改变则是该酶的底物髓鞘质的主要成分半乳糖酰鞘胺醇（galactosyl ceramide）或半乳糖脑苷脂（galactocerebroside）在巨噬细胞和雪旺氏细胞溶酶体内沉积。检测纯合子颤抖小鼠和 GCL 病犬的脑、脊髓、外周神经、小肠、肝、肾以及剪取的尾巴等几乎所有组织，β-半乳糖脑苷脂酶的活性均极度低下，而杂合子携带畜的酶活性恰好介于纯合子健畜和纯合子病畜之间，完全符合常染色体隐性遗传类型的生化表型特点（Fletcher 等，1972；Suzuki 等，1983）。

【病理】

形态学改变一般局限于神经系统，包括中枢神经和外周神经，主要在脑和脊髓的白质部。眼观脑脊髓白质部色灰而质软，外周神经肿胀而发白。

基本病理组织学所见：髓磷脂变性（myelin degeneration）、轴索变性（axonal degneration）和球状细胞集聚（accumulation of globoid cells）。白质的损害呈双侧对称性，以小脑和脊髓最为严重，而皮层下的 U 纤维、内囊腹侧区、脑干的一些小束以及脊髓的固有束未受侵害。外周神经的损害为节段性脱髓鞘，以及轴索的肿胀、碎裂或丧失。

球状细胞实质上乃是吞噬了变性碎裂的轴索和变性脱落的髓鞘，并沉积有大量半乳糖脑苷脂的泡沫状变形巨噬细胞。其染色特性为 PAS 阳性。非异染性（nonmetachromatic）和非嗜苏丹性（non-sudanphilic），据以区别于其他类型的白质营养不良症。

具体的组织学改变，因病理进程而有所不同。早期，少突神经胶质细胞消失，球状细胞聚集在白质破坏区的血管周围，髓鞘扩张、轴索肿胀的神经纤维附近，脑软膜或外周神经的神经内膜之中。中后期，白质几乎完全被大量密集的球状细胞所占据。末期，星形胶质细胞广泛增生（astrocycosis），而球状细胞数量减少，并在毛细血管及其他一些血管周围形成致密的环圈（Fletcher 等，1972；Pritchard 等，1980）。

电镜观察，球状细胞内含 2 类具有纵形原纤维壁的管形包涵体，其横断面有的呈直线形或弓形与多角形，即类晶体小管（paracrystalline tubule），有的呈小的弯曲形与圆形。这 2 种包涵体小管的内容物，经测定都是沉积的半乳糖脑苷脂。雪旺氏细胞与不呈球状的巨噬细胞内亦含有具同样特征的包涵体（Fletcher 等，1971，1972；Suzuki 等，1983）。球状细胞包涵体的上述形态特征，已通过冻析技术（freeze-fracture technique）和立体电镜观察进一步得到证实，在人与动物的 GCL 之间并无二致（Yunis 等，1976；Cozzi 等 1998；Mcgowan 等，2000）。

【临床表现】

动物的 GCL 同人的 Krabbe 氏病一样，恒在一定的品系内呈家族性发生，具单基因常染色体隐性遗传特性。在犬、绵羊和小鼠，GCL 病畜为疾病基因纯合子个体，且雌雄兼有，而疾病基因杂合子个体为不显临床表型的携带畜。但猫的 GCL，只发生于雌性，且多为黄黑斑毛色。猫的黄、黑两种毛色，已知是由一对性联共显性等位基因（sex-linked pair of codominant alleles）所决定的。据以推测，猫的 GCL，不同于人和其他动物，可能是属于限性遗传或者性联遗传类型（Johenson 等，1970）。

1. 犬 GCL 2～7 月龄起病，病程渐进增重，通常在显症后数月内死亡。病初表现后肢运动障碍以至轻瘫，表明脊髓及腰荐神经损害严重。随后出现前肢伸展过度、头部震颤以及静止性和运动性共济失调等小脑损害的症状。再后即显现辨认反应、行为识别、视觉以至精神状态异常等大脑及颅神经损害的症状。最终常陷于厌食、健忘、虚弱、消瘦等恶病质状态。

2. 绵羊 GCL 幼年或青年期（4～18 月龄）起病，病程在 1 年之内，概取死亡转归。主要表现头颈部震颤，后肢伸展过度、运动障碍、共济失调，直至四肢轻瘫或麻痹。屈肌反射迟钝，而膝反射亢进。

3. 猫 GCL 新生期或哺乳期（4～6 周龄）起病，显症后 2～3 个月之内死亡。主要表现全身震颤、上行性发展的四肢运动障碍和共济失调。

4. 小鼠 GCL 生后 20～22d 起病，主要表现反应迟钝，头部以至全身震颤，进行性肌无力，后肢尤为明显，共济失调。颅神经损害时，则出现视觉障碍和进食困难。存活期一般不超过 45d。

【诊断】

论证诊断依据包括 4 个方面，即家族性发生史，头部震颤、上行性运动障碍和共济失调等神经症状，脑脊髓白质部病理组织学所见以及酶学生化检验结果，应注意与其他类型的溶酶体累积病和白质营养不良症鉴别。

确定诊断主要依靠脑脊髓病理组织学检查发现特征性的球状细胞及其包涵体，更要依靠生化检验确认半乳糖脑苷脂酶活性低下 [0.98nmol/（g·h），不及正常活性的 1/10]。杂合子携带畜唯有依据尾尖组织的半乳糖脑苷脂酶活性测定（远低于正常值的下限）才能检出（Pritchnrd 等，1980；Kobayashi 等，1982；Suzuki 等，1983；李毓义等，1994，2001）。

【治疗】

尚无有效疗法。

参 考 文 献

杜传书．1992．医学遗传学．第 2 版．北京：人民卫生出版社：485-486.

李毓义，李彦舫．2001．动物遗传·免疫病学——医学自发模型．北京：科学出版社：50-52.

Cozzi F，et al. 1998. J Small Anim Pract. 39：401-405.

Duchn L W，et al. 1980. Brain. 103：695-710.

Frankhauser R H，et al. 1963. Schweiz Arch Tiercheilkd. 105：198-207.

Fletcher T F，et al. 1966. JAVMA. 149：165-172.

Fletcher T F，et al. 1971. Am J Vet Res. 32：177-181.

Fletcher T F，et al. 1972. Am J Pathol. 66：375-178.

Hirth R S，et al. 1967. J Small Anim Pract. 8：569-575.

Howell J McC，et al. 1971. Ibid. 12：633-642.

Johenson K H，et al. 1970. JAVMA. 157：2 057-2 064.

Johnson K H，et al. 1975. Ibid. 167：380-384.

Jones T C. 1983. Veterinay Pathology. 5th ed. Philadelphia：Lea&Febiger：55-56.

Jormer B S，et al. 1968. Acta Neuropathol. 10：171-182.

Kobayashi T，et al. 1982. Biochen Med. 27：8-14.

Krabbe K. 1916. Brain. 39：74-114.

McGrath T，et al. 1969. J Neuropathol Exp Neurol. 28：171.

McGowan J C，et al. 2000. Comput Assist Tomogr. 24：316-321.

Pritchnrd D H，et al. 1980. Vet Pathol. 17：399-405.

Suzuki Y，et al. 1970. Exp Neurol. 29：64-75.

Suzuki Y，et al. 1983. Am J Pathol. 111：394-397.

Yunis E J，et al. 1976. Am J Pathol. 85：99-114.

Zaal M D，et al. 1997. Vet Q. 19：34-36.

Zaki F A，et al. 1973. JAVMA. 163：284-150.

六、异染性白质营养不良症

Metachromatic Leukodystrophy

异染性白质营养不良症，简称 MCL，又称硫酸脑苷脂累积病（sulfatide lipoidosis），或称异染性白质脑病（metachromatic leukoencephalopathy），是由于溶酶体中芳基硫酸酯酶 A 先天缺乏，异染性类脂质小球在神经等组织中沉积所引起的一种遗传性溶酶体类脂质累积病。遗传特性已确定为单基因常染色体隐性类型。

人的 MCL，有幼年型和成年型之分。幼年型 MCL，婴儿后期（1～3 岁）起病，主要表现进行性痴呆、痉挛性瘫痪、视神经萎缩和耳聋，通常在 1～2 年内死于合并感染。成年型 MCL，主要表现进行性痴呆和瘫痪等神经症状（杜传书等，1992）。

动物的 MCL，已报道自然发生于水貂（Brander 等，1965；Anderson 等，1968）和猫（Hegreberg 等，1971），可能还有 Dalmation 犬（Bjerka'a 等，1977）。

【病因及发病机理】

根本病因在于决定或调控芳基硫酸酯酶 A（arylsulfatase A）生成的隐性基因发生了突变。主要发病环节是芳基硫酸酯酶 A 先天缺乏，其底物芳基硫脂（arylsulfatide）不能分解为脑苷脂和无机硫，而以异染色性类脂质小球的形式在少突胶质神经细胞、末梢神经雪旺氏细胞、肾小管上皮细胞和脑、肝、肾等组织的巨噬细胞以及白细胞内沉积。

特征性病理变化包括：神经髓鞘崩解，即脱髓鞘和髓鞘形成障碍（demyelination and dysmyelination），神经细胞因异染性类脂质小体沉积而呈空泡化（cavitating）的泡沫状细胞。

在 Dalmation 犬，病变常累及双侧的半卵圆中心区（centrum semiovale）和视神经。其轴索和神经细胞贫乏，但浸润有众多的吞食了髓磷脂及其他脂质产物的巨噬细胞（Bjerka's 等，1977；Jones 等，1983）。

【临床表现】

动物的 MCL，同人的 MCL 一样，恒在一定的品系内呈家族性发生。病畜为疾病基因纯合子个体，而杂合子个体为不显临床表型的携带畜。大多为幼年型，开始显症于 3～6 月龄，通常在周岁内致死。主要表现精神状态异常，视觉障碍以至失明，以及共济失调、痉挛、麻痹等进行性运动障碍。

【诊断】

综合诊断的依据，同其他溶酶体类脂质累积病及白质脑病基本一致，即家族性发生史、神经症状以及泡沫细胞等病理组织学所见。

确定诊断必须依赖于芳基硫酸酯酶 A 活性测定。病畜白细胞和脑脊液中的芳基硫酸酯酶 A 活性低下，尿液及唾液内含硫脂颗粒，活检外周神经可发现异染性类脂质颗粒沉积（李毓义等，1994，2001）。

依据体外培养皮肤成纤维细胞中芳基硫酸酯酶 A 活性降低为健畜的一半，可检出杂合子携带畜。

【治疗】

无根治疗法。有人提出，可用牛脑提取的硫酸酯酶 A 静脉注射作维持治疗，以便建立该病的动物模型群体。

参 考 文 献

杜传书 . 1992. 医学遗传学 . 第 2 版 . 北京：人民卫生出版社：486 - 487.

李毓义，李彦舫 . 2001. 动物遗传·免疫病学——医学自发模型 . 北京：科学出版社：53 - 54.

Anderson H A, et al. 1968. Acta Neuropathol. 11：347 - 360.

Bjerka'a I, et al. 1977. Ibid. 40：163 - 169.

Brander N R, et al. 1965. Acta Vet Scand. 6：41 - 51.

Christensen E, et al. 1965. Acta Neuropathol. 4：640 - 645.

Hegreberg G A, et al. 1971. Fed Proc. 30：341 abst.

Jones T C, et al. 1983. Veterinary Pathology. 5th ed. Philadelphia：Lea&Febiger：56 - 59.

七、嗜苏丹性白质营养不良症

Sudanphilic Leukodystrophy

嗜苏丹性白质营养不良症，又称中性脂肪白质营养不良症（neutral fat leukodystrophy），是以髓鞘生成障碍、脱髓鞘以及巨噬细胞内沉积嗜苏丹染色的中性脂肪为病理特征的一种遗传性溶酶体脂质累积病。其遗传特性似属常染色体隐性类型。本病只报道自然发生于人和 Jimpy 小鼠（Torii 等，1971；Jones 等，1983）。病鼠几乎全然缺失髓鞘。出生后即起病显症，主要表现全身肌颤以至强直痉挛性发作，通常在 30 日龄之内死亡（李毓义等，1994，2001）。

参 考 文 献

李毓义，李彦舫．2001.动物遗传·免疫病学——医学自发模型．北京：科学出版社：54.

Jones T C，et al. 1983. Veterinary Pathology. 5th（ed）. Philadelphia：Lea&Febiger：59.

Torii J，et al. 1971. J Neuropath Exp Neurol. 30：278-289.

八、蜡样质-脂褐素病

Ceroid-Lipofuscinosis

蜡样质-脂褐素病，又称家族性黑矇白痴（familial amaurotic idiocy），包括神经元蜡样质-脂褐素病（neuronal ceroid-lipofuscinosis，NCL）和神经内脏蜡样质-脂褐素病（neurovisceral ceroid-lipofuscinosis），是由于线粒体三磷酸腺苷合成酶亚单位 C 先天性降解缺陷所致的一组遗传性溶酶体蛋白脂性蛋白累积病（inherited lysosomal proteolipid proteinosis），即亚单位 C 累积病（subunt C storage disease）。其遗传特性属常染色体隐性类型。

病理学特征：神经元以至网状内皮细胞的溶酶体内大量沉积显现自发荧光的脂色素体，主要包括 3 种物质——脂褐素（lipofuscin）、蜡样质（ceroid）以及疏水性蛋白质（hydrophobic proteolipid），即线粒体三磷酸腺苷合成酶的亚单位 C（subunit C of mitochondrial ATP synthase）（Medd 等，1993）。

主要临床表现：精神呆滞，肌肉痉挛，共济失调，定向力障碍（disorientation），听力减退以至耳聋，进行性视觉障碍以至失明（视网膜神经萎缩）等。

人的蜡样质-脂褐素病，分 2 种病型：幼年-青年型（infant-juvenole），即 Batten 氏病，起病于婴幼儿及青少年期；成年型（adult type），即 Kuff 氏病，显症于成年期以至老年期。

动物的蜡样质-脂褐素病，已先后报道自然发生于多种动物，包括众多品系犬，如英国 Setter 犬（Hagen，1953；Koppang，1970）、Coker spaniel 犬（Frankhauser，1965；Nimmo·Nilke 等，1982）、德国短毛 Pointers 犬（Karbe 等，1967）、Chihuahua 犬（Rac 等，1975；Jolly 等，1977）、Dachshund 犬（Cummings 等，1977；Vandevelde 等，1980）、Saluki 犬（Appleby 等，1982）、Dalmation 犬（Goebel 等，1985）、Blue Heeler 犬（Cho 等，1986）、澳大利亚 Cattle 犬（Wood 等，1987）、Border Collie 犬（Taylor 等，1988；Studdert 等，1991）、暹罗猫（Green 等，1974）、日本家猫（Nakayama 等，1993）、Beefmaster 牛（Read 等，1969）、Devon 牛（Harper 等，1988；Martinus 等，1991）、Cynomolgus 猴（Jasty 等，1984）、South Hampshire 绵羊（Jolly 等，1970，1980；Fearnlry 等，1990）、Rambouillet 绵羊（Edwards 等，1994）、Nubian 山羊（Fiske 等，1988）以及小鼠（Chang 等，1994）。

除 Dachshund 犬蜡样质-脂褐素病属成年型而与人的 Kuff 氏病相对应外，其余各种动物及品系犬均属幼年—青年型，与人的 Batten 氏病相对应。

其中，英国 Setter 犬、South Hampshire 绵羊以及 Devon 牛的蜡样质—脂褐素病已形成动物模型群体，被确认是研究家族性黑矇白痴以及脂色素代谢最为理想的自发性动物模型（程鸿等，1989；李毓义等，1994，2001）。

【病因及发病机理】

根本病因在于基因突变。经先证者系谱调查和测交试验，已确定其遗传特性属常染色体隐性类型（Koppang，1970；Patel 等，1974；Rac 等，1975；Jolly 等，1980；Appleby 等，1982；Harper 等，1988）。

发病机理尚未彻底搞清。对 NCL 病人进行的蜡样质和脂褐素成分分析表明，其中约有半数属于酸性脂质聚合体（acidic lipid polymers），系多不饱和脂肪酸（polyunsaturated fatty acid）的氧化产物过氧化脂质经交互聚合作用（cross polymerization）所形成。由此提出的假说认为，NCL 的发病环节可能是过氧化作用过强和（或）过氧化物去毒作用障碍（Zeman，1971）。这一假说很快即得到验证。

对 NCL 病人以及英国 Setter 病犬的实际检测表明，体内过氧化物去毒系统的 4 种过氧化酶中，过氧化氢酶（catalase）、谷胱甘肽过氧化物酶（GSH peroxidase）以及真正过氧化物酶（true peroxidase）并无异常，而唯独对苯二胺介导性过氧化物酶（p-phenylenediamine mediated perioxidase）的活性显著降低。NCL 纯合子病犬和病人的 PPD 过氧化物酶活性减少到正常的 10%。而 NCL 杂合子携带者仅减少一半（Armstrong 等，1974；Patel 等，1974）。

20 世纪 80 年代发现，NCL 病人脑组织内的多萜醇（dolichol）含量亦明显增高，表明本病可能存在另一致病途径或发病环节，并据以推测，蜡样质—脂褐素的沉积是由于糖蛋白合成时多萜醇的再环化（recycling）发生缺陷所致（Ng Ying King 等，1983；Fiske 等，1988）。

其后，从蜡样质—脂褐素病牛和病羊的胰、肝、肾、脑等组织中分离出脂色素体（lipopigment bodies），分别含 55%～62% 的蛋白质，这种蛋白质，具高度疏水性，不同于一般蛋白质，分子量较低（3 500），可用氯仿、乙醇等脂溶剂加以提取，通过十二酰硫酸锂聚丙烯酰胺凝胶电泳（LDS-PAGE），能与二环己基碳二亚胺（DCCD）发生反应，特称蛋白质（proteolipid）或称脂结合性亚单位（lipid binding subunit）。经氨基酸序列测定和质谱分析，确认是含 27 个氨基酸残基的线粒体 ATP 合成酶的亚单位 C（Palmer 等，1986，1988，1989，1990）。从而认为，人和动物的蜡样质—脂褐素病，实质上是一组溶酶体蛋白累积病（lysosomal proteinosis）即亚单位 C 累积病。

主要发病环节是基因突变所致线粒体 ATP 合成酶亚单位 C 降解缺陷（Martinus 等，1991；Medd 等，1993；Dawson 等，1993）。至于线粒体 ATP 合成酶亚单位 C 的障碍与对苯二胺介导性过氧化物酶活性低下以及脂色素体沉积的相互关系，则尚待进一步研究阐明。

神经元和网状内皮细胞内蛋白质、脂褐素和蜡样质沉积，并导致神经组织萎缩和视网膜萎缩，是本病的特征性病理学改变。有脂色素体沉积的神经元，遍布于整个中枢神经，还涉及神经节，特别是视网膜的神经节。

但就受侵害神经元的比例以及沉积的严重程度而言，主要在脊髓各节段的腹角、脑干和视网膜神经节，其次是小脑、丘脑、海马和下丘脑，再次是大脑皮质，而基底核最轻（Nimmo Nilkie 等，1982；Fiske 等，1988）。

蜡样质—脂褐素具如下染色特性：HE 常规染色着黄褐色；PAS 染色着红色、苏丹黑染色着黑色、Luxol 固蓝染色着暗蓝色、Zih-Neelsen 染色着浅红色、紫外线照射显自发性橙色荧光（Nimmo-Nilkie 等，1982）。

电镜观察，神经元内沉积的蜡样质—脂褐素，为膜结合性物质（membrane-bound materials），有

4 种形态：无定形颗粒基质、大小不等的颗粒、板层结构（lamellated structure）、指纹状（finger-print pattern）（Fiske 等，1988）。

不论人类还是动物的各型蜡样质－脂褐素病，其功能障碍均归因于脂色素体沉积引起的神经组织萎缩和视网膜变性。

【临床表现】

各种动物的蜡样质－脂褐素病，概在一定的品系内呈家族性发生，其遗传特性为常染色体隐性类型。起病显症的年龄，因病型和畜种而异：幼年－青年型 NCL，始发于数周龄、数月龄乃至 1～3 周岁；成年型 NCL，则始发于性成熟之后，即 3～5 周岁，中年期乃至老年期。

临床症状和疾病经过，主要取决于疾病类型以及病变神经元的所在部位和受害程度，在犬、猫、牛、羊等畜种之间并无明显的差别。主要表现各种神经症状：包括精神呆滞、反应迟钝或者感觉过敏、兴奋癫狂、肌肉颤动、肌肉痉挛、全身抽搐以至癫痫样发作而呈游泳样运动，或者前肢、后肢以至四肢轻瘫而不能站立；步态蹒跚、共济失调甚至丧失定向能力；怕光或视力减退以至失明；听觉过敏或听力减退以至耳聋。幼年－青年型 NCL，经过较急，通常在 2 岁之内夭亡；成年型 NCL，病程较长，往往在开始显症后的数年间死于衰竭。

特征性检验所见：循环白细胞内对苯基二胺介导的过氧化酶活性降低。NCL 纯合子病犬每微克蛋白质每分钟的该酶光密度值（在 485nm 下）为 0.88；而 NCL 杂合子携带犬则为 6.0，分别为正常犬酶活性（12.5）的 7％和 48％（Patel 等，1974）。

【诊断】

动物的 NCL，应依据以下 4 个方面而确立诊断：符合常染色体隐性类型的家族性发生特点；精神呆滞、神经症状和视力障碍（黑矇）组成的基本临床表现；光镜和电镜检查中枢神经、神经节及视网膜神经细胞内见有蜡样质－脂褐素的大量沉积；检验循环白细胞内的 PPD 过氧化物酶活性低下。

在类症上，应注意与维生素 E 和（或）硒缺乏所致的泛发性脂褐素沉积病、某些植物或动物中毒所致的 Gomen 病以及老年性脂褐素沉积相鉴别（Hanrtley 等，1982）。

【治疗】

尚无根治疗法。

目前，NCL 病畜一经发现和确认，即应进行繁衍，以建立 NCL 动物模型群体，用于研究人类的对应病以及脂褐素形成与衰老的关系。

参 考 文 献

程鸿，等．1989．人类疾病动物模型．上海：上海医科大学出版社：600 - 601．

李毓义，李彦舫．2001．动物遗传·免疫病学——医学自发模型．北京：科学出版社：54 - 58．

Appleby E C, et al. 1982. J Comp Pathol. 92：375 - 380.

Armstrong D, et al. 1974. Arch Neurol. 30：144.

Chang B, et al. 1994. Invest Ophthalmol Vis Sci. 35：1 071 - 1 076.

Cho D Y, et al. 1986 Acta Neuropathol (Berlin). 69：161 - 164.

Cummings J F, et al. 1977. Acta Neuropathol (Berlin). 39：43 - 51.

Dawson G, et al. 1993. J Inherit Metab Dis. 16：330 - 334.

Edwards J F, et al. 1994. Vet Pathol. 31：48 - 54.

Fearnlry I M, et al. 1990. Biochem J. 268：751 - 785.

Fiske P A, et al. 1988. Vet Pathol. 25：171 - 173.

Frankhauser R. 1965. Schwiz Arch Tierheilkd. 170：73 - 87.

Goebel H H，et al. 1985. Acta Neuropathol (Berlin) . 68：224 - 229.

Green H H，et al. 1974 Can J Comp Med. 38：207 - 212.

Hagen L O. 1953. Acta Pathol et Microbiol Scand. 33：22 - 35.

Harper P A W，et al. 1988. Acta Neeropathol (Berlin) . 75：632 - 636.

Hanrtley W J，et al. 1982. Vet Pathol. 19：399 - 405.

Jasty V，et al. 1984. Vet Pathol. 21：46 - 50.

Jolly R D，et al. 1976. N Z Vet J. 24：123.

Jouy R F D，et al. 1977. Aust Vet J 53：1 - 8.

Karbe E，et al. 1967. Pathol. Vet. 4：223 - 232.

Koppang N. 1970. J Small Anim Pract. 10：639 - 644.

Martinus R D，et al. 1991. Vet Med Sci. 55：829 - 831.

Medd S M，et al. 1993. Biochem J Neurochem. 193：65 - 73.

Nakayama H，et al. 1993. J Vet Med Sci. 55：8 829 - 8 831.

Ng Ying King N M K，et al. 1983. J Neurochem. 40：1 465 - 1 473.

Nimmo Nilkie J S，et al. 1982. Vet Pathol. 19：623 - 628.

Palmer D N，et al. 1986. A. J Biolog Chem. 261：1 766 - 1 172.

Palmer D N，et al. 1986. B. Ibid. 261：1 773 - 1 777.

Palmer D N，et al. 1988. Am J Med Genet. Supple. 5：141 - 158.

Palmer D N，et al. 1989. J Biol Chem. 264：5 736 - 5 740.

Palmer D N，et al. 1990. Lipofuscin&Coroid Pigments. Porta (Ed) . New York：Plenum Press. 221 - 223.

Patel V，et al. 1974. Lab Invest. 30：336.

Rac R，et al. 1975. Aust Vet J. 51：403 - 404.

Read W K，et al. 1969. Pathol Vet. 6：235 - 243.

Studdert V P，et al. 1991. Aust Vet J. 68：137 - 140.

Taylor R M，et al. 1988. Acta Neuropathol. (Berlin) 75：627 - 631.

vandevelde M，et al. 1988. Vet Pathol. 17：686 - 692.

Wood P A，et al. 1987. Am J Med Genet. 26：891 - 898.

Zeman W. 1971. Adv Gerontol Res. 3：147.

第三节　氨基酸代谢病

一、枫糖尿病

Maple Syrup Urine Disease

枫糖尿病（MSUD），又名支链酮酸尿症（branched chain ketoaciduria），即支链酮酸脱氢酶复合缺乏症（branched chain ketoacid dehydrogenase complex deficiency）或支链酮酸脱羧酶复合缺乏症（BCKA，decarboxylase complex defieiency），20 世纪 60～80 年代，曾依据病理特征而命名为遗传性神经轴索水肿（hereditary neuraxiaI edema），是由于支链酮酸脱羧酶（支链酮酸脱氢酶）复合物先天缺陷所致的一种支链氨基酸分解代谢病（disorders of branched chain amino acid）。其遗传特性，属单基因常染色体隐性类型。

病理学特征包括：血浆、脑脊液和组织内支链酮酸脱羧酶复合物的活性显著低下，支链氨基酸和相应支链酮酸的含量极度升高，神经轴索水肿，髓鞘空泡形成及其所致的海绵样髓鞘病（spongymyelinopathy）或者海绵样脑病（spongiform encephalopathy）。

主要临床表现：胎内或初生期起病，体温升高，头部震颤、感觉过敏、肌肉阵挛、角弓反张以至昏迷等进行性神经机能障碍，并有散发枫糖气味的支链氨基酸尿症（BCAA uria）和支链酮酸尿症（BCKA uria）。

人的支链氨基酸代谢病，包括枫糖尿病，缺陷酶为 α-酮酸脱羧酶（α-ketoacid decarboxylase）；高缬氨酸血症（hypervalinemia），缺陷酶为缬氨酸转氨酶（valine transaminase）；异戊酸血症（isovaleri acidemia），缺陷酶为异戊酰辅酶 A 脱氢酶（isovaleryl CoA dehy drogenase）；β-羟基异戊酸尿症（β-hydroxyisovaleric aciduria），缺陷酶为 β-羟基异戊酰辅酶 A 羧化酶（β-methylcrotonyl CoA carboxylase）；α-甲基-β-羟基丁酸血症（α-methyl-β-hydroxybutyric aciduria），缺陷酶为 β-酮硫醇酶（β-ketothiotase）；丙酸血症（propionie acidemia）或酮型甘氨酸血症（hyperglycinemia），缺陷酶为丙酰辅酶 A 羧化酶（propiony-CoA-carbooxylase）；甲基丙二酸尿症（methylmalonic aciduria），缺陷酶为甲基丙二酰辅酶 A 变位酶或其辅酶（脱氧腺苷钴胺素）。

婴儿的枫糖尿病，系 Menkes（1954）所发现，分为 5 种病型：经典型（classical type）、间歇型（intermittent type）、中间型（intermediate type）、硫胺素反应型（thiamine responsive type）及双氢脂酰脱氢酶（E_3）缺乏型（dihydrolipoyl dehydrogenase deficency type）。

这些变型显示出枫糖尿病的遗传异质性，即它们分别属于不同基因位点突变所致的基因型（曾溢滔等，1981；Harper 等，1989，1990；杜传书等，1992）。

动物的枫糖尿病，只报道自然发生于牛，见于 Poll 海福特、Horned 海福特、盎格斯及娟姗等品种，现已遍布世界各国，主要是美国（Cordy 等，1969）、英国（Duffel，1986）、加拿大（Baird 等，1987）和澳大利亚（Munday 等，1976；Donaldson 等，1984；Healy 等，1986；Harper 等，1986，1989，1990）。牛 MSUD 的发现，为研究人的 MSUD 及其饮食疗法找到了合适的自发性动物模型。

澳大利亚新南威尔士的伊丽莎白麦克阿瑟农业研究所，已建立起 Poll 海福特牛枫糖尿病杂合子携带畜群体，可供研究（Harper 等，1990；李毓义等，1994，2001）。

【病因及发病机理】

犊牛 MSUD，系先天性支链氨基酸分解代谢缺陷。其根本病因最近已从分子遗传学水平得到阐明（Denis 等，1999），主要在于编码支链氨基酸分解代谢所需酶类的基因发生突变。而且突变等位基因具有遗传异质性（Healy 等，1994，1995）。遗传特性已确定为常染色体隐性类型（Cordy 等，1969；Harper 等，1989）。

支链氨基酸（branched chain amino acids，BCAAs），主要包括缬氨酸（valine）、亮氨酸（leucine）和异亮氨酸（isoleucine）。

这 3 种必需氨基酸，长碳链上都连接有甲基支链，有下列共同的代谢途径：经脱氨基作用（转氨酶催化），生成支链酮酸（branched chain ketoacids，BCKAs）；又经氧化脱羧作用（支链酮酸脱羧酶催化），变成同源的支链脂肪酸，再进一步分解代谢。

按照上述降解过程，缬氨酸、亮氨酸和异亮氨酸，经相应转氨酶的催化，首先脱去氨基，分别降解为 α-酮异戊酸（α-ketoisovaleric acid）、α-酮异己酸（α-ketoisocarproic acid）和 α-酮基 β-甲基戊酸（a-keto-β-methylvaleric acid），然后又经支链酮酸脱羧酶复合物催化脱去羧基，分别通过异丁酰辅酶 A、异戊酰辅酶 A 和 α-甲基丁酰辅酶 A 而转变为异丁酸、异戊酸和 α-甲基丁酸。

催化上述支链酮酸氧化脱羧作用的 3 种 α-酮酸脱羧酶，具有共同的多肽链部分。

本病的根本病因就在于决定或调控这条多肽链合成的基因发生了突变。主要发病环节是，上述 3 种支链酮酸脱羧酶先天缺陷、活性低下，底物 α-酮异戊酸、α-酮异己酸和 α-酮基 β-甲基戊酸等支链酮酸降解为同源脂肪酸的代谢途径受阻，BCAAs 和 BCKAs 在中枢神经等组织中堆积，造成器官功能障碍。

MSUD 病犊皮肤成纤维细胞体外培养物中的支链酮酸脱羧酶活性显著低下（每毫克蛋白每小时

0.008nmol），不及正常（2.53～2.84nmol）的 1%（Harper 等，1989，1990）。

在病犊血浆、脑脊液及其由福尔马林所固定的神经组织中，BCAAs 和 BCKAs 的含量极度升高，支链氨基酸对直链氨基酸的比例增大。缬氨酸、异亮氨酸和亮氨酸在脑脊液内的含量，分别为 452.6μmol/L、557.1μmol/L 和 168.5μmol/L，超过正常的 100 倍、300 倍和 500 倍；在血浆内的含量，分别为 1.836mmol/L、1.608mmol/L 和 0.480mmol/L，超过正常的 5 倍、10 倍和 20 倍（Harper 等，1986，1989，1990）。

血浆内 α-酮异戊酸、α-酮基 β-甲基戊酸和 β-酮异己酸的含量，分别为 0.321mmol/L、0.303mmol/L 和 0.805mmol/L，超过正常的 300～400 倍。

脑脊髓组织中，缬氨酸、异亮氨酸和亮氨酸（支链氨基酸）对丙氨酸（直链氨基酸）的比例，分别为 4.09、1.41 和 3.19，超过正常比例（0.36、0.15、0.21）的 8～14 倍（Harper 等，1989）。

MSUD 的特征性病理学变化是中枢神经系统的海绵状态（status spongiosus），包括海绵样髓鞘病和海绵样脑病。眼观大脑皮层脑回肿胀而变平，脑沟变浅。小脑干物质含量为 17.8%±1.1%，远低于其正常含量（19.6%±1.6%），表明所含水分显著增加（Harper 等，1989）。

光镜检查，中枢神经系统内有广泛的空泡形成。直径 50～200μm 的椭圆形大空泡，在脑白质的有髓鞘径或灰质的大终末轴索区内，沿髓鞘呈线状排列，位于轴索之间，造成对邻近神经纤维网的挤压。

空泡形成最为严重的部位是小脑和大脑的白质部，其次是灰质部，再次是脊髓、丘脑、四叠体和延髓的灰质与白质交界处（Harper 等，1986）。

电镜观察，可证实髓鞘水肿和髓鞘内周期层（intraperiod line）碎裂。

MSUD 犊牛神经轴索水肿的严重存在和神经机能障碍的早期发作，提示 BCAAs 分解代谢缺陷，BCKAs 降解受阻和堆积，以致对神经系统显示的"毒性作用"，是伴有或经由髓鞘液体滞留机制的（Harper 等，1986，1990）。

再者，检查 MSUD 死胎及未吮初乳的病犊，同样存在神经轴索水肿、海绵样脑病等典型病变，血浆、脑脊液中 BCAAs 和 BCKAs 的含量也极度升高。这证实，犊牛的 MSUD，不同于婴儿的 MSUD，可在胎内起病，且病犊所缺的支链酮酸脱羧酶和（或）堆积的 BCKAs，难以通过胎盘而得到母体循环的调节和代偿（Dancis 等，1979；Harper 等，1989）。

【临床表现】

动物的 MSUD，同人的 MSUD 一样，呈家族性发生。显症的病畜，为疾病基因的纯合子个体，且公、母兼有。先证病畜的双亲，均为疾病基因杂合子携带畜，本身不显临床表型，但后裔中约有 1/4 为显症病畜。

犊牛 MSUD，分 3 种病型，即产前型（prenatal type）、初生型（neonatal type）和迟发型（late-onset type）。它们究竟是同一基因型的不同临床表型，抑或是遗传的异质性，尚待研究确定。

1. 初生型　最为多见。相当于婴儿 MSUD 的经典型，出生时健活，站立、行走和吮乳均不认异常，通常在吸吮初乳后的 24～72h 之内起病。

2. 产前型　较少，胎内起病，表现为死产或弱产，一出生就精神委顿或不能站立，与婴儿各型 MSUD 均不相对应。

3. 迟发型　个别现象。至少在出生 1 周内，外观一切正常，一般在 10 日龄之后以至 3 月龄才起病。

三种病型均取急性经过，临床表现大同小异，概于显症后的 3d 内转归死亡。

犊牛各型 MSUD 的基本症状包括：体温升高，枫糖尿味和进行性中枢神经机能障碍。

1. 高热（39.5～42.0℃）是犊牛 MSUD 的固定症状。恒伴有心动过速（120～230 次/min）和呼吸窘迫（60～140 次/min）等生命体征的重剧改变，不同于其他各种遗传性代谢病。

2. 特殊的枫糖尿味是 MSUD 的示病症状和固定症状，各型病犊所排尿液均不同程度地自然散发如同食糖烧焦时的气味，临床上可据以做出初步诊断。

3. 中枢神经机能障碍的表现形式多种多样：有的肌肉震颤，表现点头或晃头；有的肌张力过强，表现步态僵硬，牙关紧闭或眼球震颤；有的精神委顿，低头站立，对周围刺激反应淡漠；有的感觉过敏，音响、触摸或体位改变常造成肌阵挛的发作；有的共济失调，站立时肢体前伸或广踏，行走时体躯倾斜或摇晃。但大多数病犊的表现是神经委顿（dull）和卧地不起（recumbency）。所有病犊的各种神经症状均迅速增重，3d 内概死于反复发作的角弓反张（opisthotonus）或昏迷（coma）。

主要临床检验：尿液酮酸的简便试验。对散发特异枫糖气味的尿液，采用 2,4-二硝基苯肼（dinitrophenylhydrazine，DNPH）试验，尿样加试剂后生成深黄色沉淀，即为阳性反应，表明尿中含多量 BCKAs。

【诊断】

依据常染色体隐性遗传类型的家族发生史和发热、枫糖尿味、进行性中枢神经机能障碍组成的初生期急性综合征，不难做出 MSUD 的临床诊断。

确定诊断必须依靠测定血浆、脑脊液和尿液的 BCAAs 及 BCKAs 含量，或测定皮肤成纤维细胞体外培养物支链酮酸脱羧酶的活性（李毓义．1994）。

迄今尚无检测 MSUD 杂合子携带牛的方法和标准（Harper 等，1990）。

有报道称，毛根可作为 DNA 的材料，用来检验枫糖尿病隐性杂合子牛的隐性突变基因（Healy 等，1996）。

【治疗】

目前无根治疗法。

参 考 文 献

杜传书．1992. 医学遗传学．第 2 版．北京：人民卫生出版社：463.

李毓义，1994. 中国兽医学报，14（1）：97-100.

李毓义，李彦舫．2001. 动物遗传·免疫病学——医学自发模型．北京：科学出版社：58-61.

曾溢滔，等．1981. 蛋白质和核酸遗传病．上海：上海科学技术出版社：219-222.

Baird J D，et al. 1987. Can Vet J. 28：505-511.

Cordy D R，et al. 1969. Pathol Vet. 6：487-501.

Dancis J，et al. 1979. The Metabolic Basis of Inherited Disease. 4th ed. Stanbury（Ed）. New York：McGraw-Hill 403.

Denis J A，et al. 1999. Res Vet Sci. 67：1-6.

Donaldson C，et al. 1984. Aust Vet J. 61：188-189.

Duffel S J. 1986. Vet Rec. 118：95-98.

Harper P A W，et al. 1986. Vet Rec. 119：62-65.

Harper P A W，et al. 1986. Acta Neuropathol. 71：316-320.

Harper P A W，et al. 1989. Aust Vet J. 66：46-49.

Harper P A W，et al. 1990. Am J Pathol. 136：1 445-1 447.

Healy P J，et al. 1986. Aust Vet J. 63：95-96.

Healy P J，et al. 1994. Animal Genet. 25：329-332.

Healy P J，et al. 1995. Aust Vet J. 72：346-348.

Healy P J，et al. 1995. Aust Vet J. 72：392.

Mendes J H，et al. 1954. Pediatrics. 14：462-467.

Munday B L，et al. 1976. Aust Vet J. 52：92.

二、遗传性酪氨酸血症Ⅱ型

Hereditary Tyrosinemia TypeⅡ

遗传性酪氨酸血症Ⅱ型，在人称为 Richner-Hanhart 综合征，在水貂则称为假性瘟热症（pseud-odistemper in mink），是由于酪氨酸氨基转移酶（tyrosine aminotransferase，TAT）先天缺乏所致的一种芳香族氨基酸分解代谢病（disorders of aromatic amino acid catabolism）。其遗传特性属单基因常染色体隐性类型。

病理学特征包括：肝脏酪氨酸转移酶缺乏，其底物酪氨酸在组织和血液中堆积，造成皮肤、结膜、角膜和肾脏的损害。

主要临床表现为离乳开食后起病，角膜炎、结膜炎以及趾爪、鼻、耳部的坏死性皮肤炎，取急性经过和致死转归。

芳香族氨基酸，主要包括苯丙氨酸（phenylalanine）和酪氨酸（tyrosine）。苯丙氨酸在肝内经苯丙氨酸羧化酶（phenylalanine hydroxylase）催化，生成酪氨酸。

大部分酪氨酸沿着主要代谢途径，通过酪氨酸氨基转移酶（tyrosine aminotransferase）的转氨基作用，转化成对羟基苯丙酮酸；对羟基苯丙酮酸大部分经对羟基苯丙酮酸羧化酶或过氧化氢酶（4-hydroxyphenylpyruvate carboxylase or dioxygenase）氧化为尿黑酸；尿黑酸再经尿黑酸氧化酶（homogentisic acid oxidase）的氧化裂环作用而产生马来酰乙酰乙酸，并经异构酶作用转化为延胡索酰乙酰乙酸，然后分解为延胡索酸（Fumaric acid）和乙酰乙酸，最终进入三羧酸循环氧化供能。

小部分酪氨酸则沿着次要代谢途径，经酪氨酸酶（tyrosinase）的氧化作用，转化成多巴（3,4-二羟苯丙氨酸）。后者有的经过一系列反应合成肾上腺素，有的则通过氧化和成环化等作用而生成黑素（melanin）。

芳香族氨基酸分解代谢病，就是前述苯丙氨酸和酪氨酸分解代谢缺陷的总称，包括苯丙氨酸羟化酶先天缺乏所致人的苯酮尿症（phenylketouria）；对羟基苯丙酮酸羟化酶先天缺乏所致的Ⅰ型酪氨酸血症（tvrosineemia type Ⅰ）；酪氨酸氨基转移酶先天缺乏所致的Ⅱ型酪氨酸血症（tyrosinemia typeⅡ）；尿黑酸氧化酶先天缺乏所致的尿黑酸尿症（alcaptonuria），含尿黑酸尿（homogentisic aciduria）、褐黄病（ochronosis）和褐黄病关节炎（ochronotic arthritis）3 种病型；还有酪氨酸酶先天缺乏所致的白化病（albinism）（Christensen 等，1979；曾溢滔等，1981）。

人的遗传性酪氨酸血症Ⅱ型，遗传特性为常染色体隐性类型（Dallaire 等，1967；Laberge 等，1967）。3 月龄之后起病，主要表现为严重的智力低下，角膜浑浊，结膜炎以及手掌和脚心的皮肤糜烂。采用低酪氨酸、低苯丙氨酸饮食疗法有效，一般不会致死（Marsh，1981；杜传书等，1992）。

动物的遗传性酪氨酸血症Ⅱ型，只报道自然发生于 Mustela visoa schreb 水貂（Schwartz 等，1973；Christensen 等，1979，1980；Henriksen，1980；Marsh，1981；Sanford，1988）。

从前，人们通过给大鼠喂高酪氨酸饮食，使之产生角膜炎、结膜炎、唇炎、爪趾炎和棕色尿来作为实验动物模型。

标准黑毛水貂假性瘟热病的发现，提供了一种更为类似于人Ⅱ型酪氨酸血症的天然动物模型，有利于研究其病理过程以及酪氨酸氨基转移酶合成缺陷的机制，也有可能通过全面研究其杂合子个体而发现亚临床表型以鉴定携带者（Marsh，1981）。

加拿大安大略农业和食品部兽医实验室现备有这种动物模型杂合子群体，可供研究（Sanford，1988；李毓义等，1994，2001）。

【病因及发病机理】

水貂的遗传性酪氨酸血症Ⅱ型，同人的酪氨酸血症Ⅱ型一样，系芳香族氨基酸的先天性代谢缺陷。遗传特性经先证畜的血统调查和测交试验（test mating）已确定为单基因常染色体隐性类型（Christensen 等，1979；Marsh，1981）。

根本性病因在于决定或调控酪氨酸氨基转移酶生成的等位基因发生了突变。

主要发病环节是酪氨酸氨基转移酶先天缺乏（Christensen 等，1986），肝脏酪氨酸氨基转移酶活性低下，酪氨酸转化为对羟基苯丙酮酸的代谢途径发生阻断，底物酪氨酸在血液和组织中堆积，而造成皮肤、角膜、结膜和肾脏的损害。

病貂血浆中的酪氨酸浓度显著增高到 1.1～2.8mmol/L，为正常对照貂含量（0.03mmol/L）的 37～93 倍，而对羟基苯丙酮酸，对羟基苯乳酸和对羟基苯乙酸的含量并不增高或只是轻度增高，显然不同于对羟基苯丙酮酸羟化酶缺乏所致的Ⅰ型酪氨酸血症。

再者，病貂血浆中的鸟氨酸（ornithine）含量高达 0.143mmol/L，比健貂（0.009mmol/L）增高 15 倍；尿素含量为 14.0～75.3mmol/L，比健貂（6.8～7.5mmol/L）增高 1～9 倍；肌酐含量为 0.05～0.17mmol/L，比健貂（0.02mmol/L）增高 1～9 倍。这提示在水貂Ⅱ型酪氨酸血症的病理过程中，可能伴有尿素循环的某些酶缺陷以及肾排泄功能的异常（Christensen 等，1979）。

病理形态学特征主要包括：皮肤、结膜、角膜和肾脏的化脓坏死性炎症乃至肉芽肿性炎症；肾脏皱缩，皮质表面陷凹，肾盂和近端输尿管扩张；皮肤、角膜特别是肾小管、肾盂以至肾间质组织内有 50～300μm 大小、PAS 染色阳性、黄色的晶体物质即酪氨酸沉积（Christensen 等，1979；Sanford，1988）。

【临床表现】

本病在标准黑毛水貂品系中呈家族性发生，病貂为疾病基因纯合子个体，其双亲均为不显临床表型的杂合子携带畜。

病貂起病显症通常是在 6～7 周龄离乳开食之后，这显然是水貂饲料中含大量鱼、肉等高芳香族氨基酸蛋白成分，使酪氨酸负荷突然增大所致。病程发展非常急剧，多数在症状暴发后的 2～3d 之内死亡，少数可存活 1 周以上。

主要临床症状在眼部和趾爪部皮肤，与犬瘟热病毒感染时的临床表现非常相似。最初的突出症状是两眼羞明流泪（watery eyes），流出十分黏稠的黏液样物质，致使眼睑黏合，并在黏着的眼睑边缘形成淡黄色结痂，特称黏结眼（runny eyes）；角膜水肿，弥漫性浑浊，甚而出现角膜糜烂和溃疡；与此同时或稍后，趾爪、鼻、耳部皮肤显现坏死性炎症。趾爪特别是前爪的背面、侧面和掌面肿胀、出血、破溃，形成糜烂或溃疡；爪部被毛纠集，常被覆少量淡灰色的糠麸样物质；尿频，以致后躯或下腹部被毛为尿液所浸渍（Christensen 等，1979；Marsh，1981；Sanford，1988）。

【诊断】

本病的综合诊断依据主要包括：符合常染色体隐性类型特点的家族发生史，高蛋白饮食后起病，眼－爪综合征暴发并急性死亡的临床表现以及血浆检验酪氨酸和鸟氨酸含量特别增高。

本病杂合子携带畜的生化表型尚未找到，确认和检出的方法尚待建立。

【治疗】

人的酪氨酸血症Ⅱ型，采取饮食疗法，限制苯丙氨酸和酪氨酸的摄入，可控制病情的发展。水貂酪氨酸血症Ⅱ型的饮食疗法研究仍未完全成功（Marsh，1981；Sanford，1988）。

参 考 文 献

杜传书. 1992. 医学遗传学. 第2版. 北京：人民卫生出版社：460.

李毓义，李彦舫. 2001. 动物遗传·免疫病学——医学自发模型. 北京：科学出版社：61-64.

曾溢滔，等. 1981. 蛋白质和核酸遗传病. 上海：上海科学技术出版社：207-219.

Christensen K，et al. 1979. Can J Comp Med. 43：333-340.

Christensen K，et al. 1980. Scientfur. 4：12-13.

Christensen K，et al. 1986. Hereditas. 104：215-222.

Dallaire L. 1967. Can Med Ass J. 97：1 098-1 099.

Henriksen P. 1980. Scientfur. 4：13-15.

Laberge C，et al. 1967. Can Med Ass J. 97：1 099-1 100.

Marsh R F. 1981. Comp Pathol Bull. 13：2.

Sanford S E. 1988. Can Vet J. 29：298-299.

Schwartz T M，et al. 1973. U S Fur Rancher. 52：6.

三、尿黑酸尿症

Alcaptonuria

尿黑酸尿症，即尿黑酸氧化酶缺乏症（homogentisic acid oxidase deficiency），是由于尿黑酸氧化酶先天缺乏，尿黑酸在体液和组织内贮积所致的一种芳香族氨基酸分解代谢病。其遗传特性属单基因常染色体隐性类型。

病理学特征包括：肝、肾内的尿黑酸氧化酶活性低下，苯丙氨酸、酪氨酸等芳香族氨基酸的中间代谢产物尿黑酸的降解过程受阻，随尿液和汗液排出，并形成褐黄病色素在组织中沉积，造成褐黄病和关节炎等损害。

主要临床表现为尿黑酸尿（homogentisic aciduria）、褐黄病（ochronosis）和褐黄病关节炎（ochronotic arthritis）。

人的尿黑酸尿症，是最早被认识的一种先天性代谢缺陷（Garrod，1908）。临床上表现3种特征：

尿黑酸尿，病童的唯一症状，可终生保持，尿液中含大量尿黑酸，放置后可氧化为类黑色素产物（melaninelike product）而黑化（darking），故名。

褐黄病，成年病人的主要表现为耳廓、巩膜、软骨、肌腱、韧带等结缔组织因含尿黑酸多酚氧化酶（homogentisic acid polyphenol oxidase），使沉积的尿黑酸氧化为褐黄病色素而染上灰色乃至黑色，在显微镜下则显褐黄色，故名。

关节炎，老年病人的常见症状，系尿黑酸氧化产物褐黄病色素（ochronosis pigment）沉积于关节部结缔组织所致，特称褐黄病关节炎（曾溢滔等，1981；Jones等，1983；杜传书等，1992）。

动物的尿黑酸尿症，只报道自然发生于灵长类动物猩猩和黑猩猩（Watkins等，1971；Keeling等，1973；Jones等，1983）。

【病因及发病机理】

动物的尿黑酸尿症同人的对应病一样，属遗传性代谢缺陷。但其遗传特性因病例过少而尚未确定。主要发病环节是，苯丙氨酸和酪氨酸的正常代谢途径在尿黑酸降解为马来酰乙酰乙酸环节上受阻。体内贮积的尿黑酸，经尿黑酸多酚氧化酶的作用，氧化为褐黄病色素，造成褐黄病和关节炎等损害，并随尿大量排出而显现尿黑酸尿。

【临床表现】

本病在黑猩猩（Chimpanzee）和猩猩（Pongo pygmaeus）中呈家族性发生。幼年起病显症，取慢性经过，可存活至成年或老年。临床表现同人的尿黑酸尿症相似。

幼年、青年期的主要症状是尿黑酸尿，即排出的尿液在空气中暴露后逐渐变黑。

成年和老年病畜，除尿黑酸尿外，常并发关节炎，主要侵害髋、膝、肩等较大的关节，同风湿性关节炎难以区分。

X射线检查所见酷似骨关节病，腱鞘、滑膜、滑膜囊和椎间盘广泛钙化。

褐黄病体征不如病人那样明显。

【诊断】

关键在于证实尿黑酸尿。临床上可利用尿黑酸在碱性环境下容易氧化的还原特性，做下列尿液检验：尿液暴露于空气中，从表面开始逐渐变黑。直到全部尿液均成为黑褐色。尿液加入斑氏尿糖（碱性铜）试剂，变成褐色；加入米隆氏蛋白试剂，变成柠檬色；加入饱和硝酸银溶液，则立即变成黑色（李毓义等，1994，2001）。

【治疗】

尚无根治疗法。限制芳香族氨基酸饮食，可控制尿黑酸的产量，缓和病情。尿黑酸在体内的主要危害在于氧化生成褐黄病色素，而大剂量维生素C可以阻止这种氧化作用。坚持服用维生素C。每日0.5～1.0g，有延缓病程之功效。

参 考 文 献

杜传书. 1992. 医学遗传学. 第2版. 北京：人民卫生出版社：460‑461.

李毓义，李彦舫. 2001. 动物遗传·免疫病学——医学自发模型. 北京：科学出版社：61‑65.

曾溢滔，等. 1981. 蛋白质和核酸遗传病. 上海：上海科学技术出版社：214‑216.

Garrod A E. 1908. Lancet. 2：73.

Jones T C, et al. 1983. Veterinary Pathology. 5th ed. Philadelphia：Lea & Febiger. 101‑102. 264.

Keeling M E, et al. 1973. Am J Physiol Anthropol. 38：435‑438.

Watkins S P, et al. 1971. Medical Primatology. Goldsmith（Ed）. Basel：S Karger. 297‑298.

四、白 化 病

Albinism

白化病，又称无黑色素症（amelanosis）、无色素沉着（depigmentation）、黑色素低下症（hypomelanosis）、色素沉着不足（hypopigmentation）、虹膜异色（heterochromia iridis）、白斑病（vitiligo），或称酪氨酸酶缺乏症（tyrosinase deflciency），包括部分或局部白化病（partial or localized ablbinism）、不全白化病（incomplete albinism）和完全白化病（complete albinism），是由于黑色素细胞缺乏，黑素小体内酪氨酸（黑素前体）含量不足，或酪氨酸酶活性低下，黑色素生成障碍所致的一种先天性芳香族氨基酸分解代谢缺陷。

其遗传特性，因动物种类和疾病类型而异。绝大多数动物为单基因常染色体隐性类型，少数动物为常染色体显性类型或多基因常染色体隐性类型。完全白化病和不全白化病，多为常染色体隐性类型，而局部白化病和白斑病，多为常染色体显性类型。

　　病理学特征包括：皮肤和眼色素膜内的黑色素细胞稀少，其黑素小体中的酪氨酸（黑素前体）含量不足或酪氨酸酶活性低下，以致黑色素的生成和沉积减少（hypopigmentation）或缺如（depigmentation）。

　　主要临床表现为：皮肤白化病（cutaneous albinism），即全身或局部被毛和皮肤的色泽浅淡或变白，易发光照性皮炎（solar dermatitis）；眼白化病（ocular albinism），即虹膜和视网膜的色泽浅淡或无色，怕光以至失明；白斑病（vitiligo），即一定部位皮肤原先沉积的黑色素逐渐脱失而形成白斑。

　　人的全身白化病分3种病型：酪氨酸酶阴性型，黑色素细胞内酪氨酸酶和黑色素缺如，全身皮肤和毛发发白；酪氨酸阳性型，黑色素细胞内酪氨酸、酪氨酸酶和黑色素减少，全身或大部皮肤和毛发浅淡；黄变型，开始同酪氨酸酶阴性型，1岁后皮肤出现色泽，毛发也逐渐变成红黄色。三型均伴有不同程度的眼白化症状（杜传书等，1983，1992）。

　　白化病是动物中最为常见的遗传性代谢病之一，已相继报道自然发生于近20种畜禽，如马（Pulos等，1969；Lerner等，1973）、牛（Leipold等，1966，1968；Huston等，1968；Gelatt等，1969；Slatter等，1981；Hansen等，1990）、绵羊（Adalsteinsson，1977；Barayants等，1988）、猪（Gelatt等，1973；Mullikan等，1973）、犬（Engstrom等，1966；Sen等，1972；Mahaffey等，1978；White等，1990；Peterson-Jones等，1991）、猫（Bergsma等，1971；Gelatt等，1981；Menard等，1990）、水貂（Padgett等，1964；Meyers等，1979）、蓝狐（Nes等，1983）、狐（Fagerland等，1987）、大鼠（Prieur等，1984）、小鼠（Takeuchi等，1988；Sloan等，1989；Gilhar，1989）、仓鼠（Lauber等，1989）、鸡（Smyth等，1977；Pardue等，1990）、鹌鹑（Lauber等，1989）、蛙（Zershchikova等，1988）以及Killer鲸（Taylor等，1973）。

　　动物各类型白化病的大量发现和普遍存在，为人遗传性白化病和黑色素代谢的比较生物学研究，提供了广泛而实用的自发性动物模型（李毓义等，1994，2001）。

【病因及发病机理】

　　白化病的实质是芳香族氨基酸酪氨酸分解代谢障碍所致的黑色素生成先天缺陷。其遗传特性因畜种和病型而异。

　　绝大多数动物的完全白化病和不全白化病，包括作为契—东二氏综合征（CHS）临床表现形式的牛、猫、狐、蓝狐、水貂、大鼠和Killer鲸的不全白化病，均为单基因常染色体隐性类型（Joens等，1983）。

　　马的不全白化病，为致死性基因所致的常染色体显性类型（Pulos等，1969）。

　　鸡的完全白化病，为外显不充分的单基因常染色体显性类型或多基因常染色体隐性类型（Smyth等，1977），或为隐显未定的常染色体类型（Pardue等，1990）。

　　蛙的周期性白化病突变（periodic albinism mutaiton），遗传类型待定（Zershchikova等，1988）。

　　各种动物的局部白化病，特别是白斑病、眼白化病和虹膜异色，大多为常染色体显性类型（Bergsma等，1971；Sen等，1972；Mullikan等，1973；Muller等，1976；Mahaffey等，1978；Slatter等，1981）。

　　正常时，体内的黑色素（melanin）系由黑色素细胞（melanoblasts或melanocytes）所合成。黑色素细胞有一种特殊的细胞器，称为黑素小体（melanosome），存在含铜的酚氧化酶即酪氨酸酶（tyrosinase），能使芳香族氨基酸酪氨酸（tyrosine）羟化为多巴（dopa）。多巴经脱氢变成多巴醌，并经一系列非酶促反应生成吲哚醌，黑色素细胞内的多巴醌和吲哚醌，最终在载体蛋白上聚合为黄红色的淡黑色素（pheomelanin）和黑褐色的真黑色素（ture melanin）（杜传书等，1983）。

　　本病的根本性病因，在于决定酪氨酸酶生成的结构基因发生了点突变，或者与黑色素细胞分化有关的基因在表达上发生了缺陷（Takeuchi等，1988）。

主要发病环节因病型而不同。基本过程是，皮肤和眼色素膜中缺乏黑色素细胞（白斑型），黑素小体中缺乏黑素前体（酪氨酸酶阳性型）或酪氨酸酶（酪氨酸酶阴性型），导致淡黑色素和真黑色素的生成不足或缺如，造成皮肤、被毛和眼色素膜的色泽淡化或白化。

马、牛、猪、犬、鼠的白斑病，同人的对应病一样，除遗传性缺陷外，还与自身免疫有关。电镜和光镜检查病畜的皮肤，表皮细胞内全然看不到黑色素细胞，而体液免疫学检测发现，有针对黑色素细胞和黑素小体的自身抗体存在（Sen 等，1972；Mullikan 等，1973；Lerner 等，1973；Mahaffey 等，1978；Gilhar，1989）。

【临床表现】

动物的白化病，同人的对应病一样，恒在一定的品系内呈家族性发生。

显症病畜为疾病基因的纯合子个体（常染色体隐性类型）或杂合子个体（常染色体显性类型），而先证畜的双亲均为杂合子个体（常染色体隐性类型）或双亲之一为疾病基因杂合子个体（常染色体显性类型），而且后裔中的疾病基因外显度与孟德尔遗传的基因分离律相符合。

起病的早晚，因病型而异。

完全白化病、不全白化病以及大多数局部白化病，概为早发性（early onset），胚胎期起病，出生后显症。

马、牛、猪、犬、鸡的白斑病，则为迟发性（late onset），即幼年或青年期（数月龄或 2～4 岁不等）起病显症（Smyth 等，1977；Mahaffey 等，1978）。

除作为契一东二氏综合征临床表现的不全白化病，伴有黑色素瘤的白斑病以及马的致死性白化病多取死亡转归（Pulos 等，1969；Lerner 等，1973；Mullikan 等，1973）外，概取良性经过，并保持终生。

临床上主要表现皮肤白化病、眼白化病或白斑病。

1. 皮肤白化病　全身或部分被毛色泽淡化或变白，全身或部分皮肤色泽变浅或发白，眼睑、鼻唇、口角、肛门、阴门、包皮等黏膜与皮肤结合部的色泽改变尤为明显。白化部皮肤对日光和射线特别敏感，容易发生光照性皮炎，出现红斑、丘疹、水疱、糜烂、溃疡或粗糙、增厚、角化过度、落屑等病变（Hansen 等，1990）。

2. 眼白化病　眼症的轻重与白化的程度相平行。部分白化时，虹膜中央部呈蓝色或白色，周边部呈褐色；不全白化时，虹膜呈淡蓝色、灰色和白色，眼底非毡部色素沉着不足，脉络膜血管可见；完全白化时，虹膜呈淡灰色以至白色，眼底非毡部无色素沉着，脉络膜血管完全裸露，显而易见，眼底不同程度缺损，毡部成形不全，甚而视网膜剥脱，表现怕光、斜视、眼球震颤以至失明。

3. 白斑病　原先被覆黑毛的深色皮肤脱色，被毛和皮肤逐渐变灰变白，最终形成白斑。常发部位是眼睑、鼻梁、口角和肛门。原有的黑痣（melanocytic nevi），可变为无黑色素痣（amelanocytic nevi）。Chow chow 和 Belgian tervuren 等品系犬固有的口腔黏膜黑斑和面部皮肤黑斑亦可变成白斑（Engstrom 等，1966；Mahaffey 等，1978）。

牛、猫、狐、蓝狐、水貂、小鼠等动物的契一东二氏综合征，除白化病外，还显现出血性素质、易发感染等贮藏池病和吞噬功能低下的有关症状（Meyers 等，1979；Nes 等，1983；Fagerland 等，1987；Menard 等，1990）。

【诊断】

动物白化病不难诊断。主要依据是，符合常染色体隐性或显性类型特点的家族发生史，由不同程度的皮肤白化病、眼白化病以及白斑病组合而成的各型临床表现。

【治疗】

尚无根治疗法。据报用皮肤移植法试治裸鼠白化病，使白斑皮肤重新沉着黑色素（repigmentation），显示本病的基因防治研究有成功的前景（Gilhar 等，1989）。

参 考 文 献

杜传书．1983．医学遗传学．北京：人民卫生出版社：802-803．

杜传书．1992．医学遗传学．第2版．北京：人民卫生出版社：461-463．

李毓义，李彦舫．2001．动物遗传·免疫病学——医学自发模型．北京：科学出版社：65-68．

Adalsteinsson S. 1977. J Hered. 68：347-349.

Barayants M D，et al. 1988. Se'lskokhozyaistvennaya Biologiya. (4)：124-126.

Bergsma D R，et al. 1971. J Hered. 66：171.

EngstromD，et al. 1966. Current Veterinary Therapy Small Animal Practice. Kirk（Ed）. Philadelphia：WB Saunders Co：352.

Fagerland J A，et al. 1987. Vet Pathol 24：164-169.

Gelatt K N，et al. 1969. Am J Vet Res. 30：1 313.

Gelatt K N，et al. 1973. J Hered. 64：343.

Gelatt K N，et al. 1981. Veterianry Ophthalmology. Philadelphia：Lea & Febiger. 524-525.

Gilhar A. 1989. Arch Dermatol. 152：1 363-1 366.

Hansen P J，et al. 1990. Vet Rec. 127：133-134.

Huston K，et al. 1968. J Dairy Sci. 51：1 101.

Lauber E，et al. 1989. Gen Comp Endocrinol. 76：414-420.

Leipold H M，et al. 1966. J Hered. 57：179.

Leipold H M，et al. 1968. Ibid. 59：218.

Lerner A B，et al. 1973. Yale J Biol Med. 46：656-659.

Mahaffey M B，et al. 1978. JAVMA. 173：390-396.

Menard M，et al. 1990. Vet Clin Pathol. 19：6-7.

Meyers K M，et al. 1979. Am J Hematol. 7：137-146.

Muller G H，et al. 1976. Small Animal Dermatology. 2nd ed. Philadelphia：WB Saunders Co：507-510.

Mullikan L E，et al. 1973. Yale J Biol Med. 46：631-649.

Nes N，et al. 1983. Finsk Veterinaer—Lidsshrift：89-313.

Padgett G A，et al. 1964. Genetics. 49：505-512.

Pardue A，et al. 1990. Dev Comp Immunol. 14：105-112.

Peterson Jones S M，et al. 1991. J Small Animal Practice. 32：19-22.

Prieur D J，et al. 1984. J Hered. 75：349-352.

Pulos W L，et al. 1969. J Hered. 60：59.

Sen S，et al. 1972. Indian J Anim Health. 10：249-251.

Slatter D G. 1981. Fundamentals of Veterinary Ophthalmology. Philadelphia：WB Saunders Co：430-431.

Sloan E，et al. 1989. Canad Feildnat. 103：411-414.

Smyth J R，et al. 1977. Poult Sci. 56：1 758.

Takeuchi T，et al. 1988. Biochem Biophysics Res Commum. 155：470-475.

Taylor R F，et al. 1973. Fed Proc. 32：822.

White S D，et al. 1990. J Am Anim Hosp Ass. 23：319-321.

Winzenreid H U，et al. 1968. Proc XII int Congr Genet. Tokyo. 1：280.

Zershchikova T A，et al. 1988. Dokl Akad Nauk USSR. 298：739-741.

五、新生畜瓜氨酸血症

Neonatal Citrullinaemia

新生畜瓜氨酸血症，属于先天性高氨血症（congenital hyperammonemia）或尿素循环酶病（urea cycle enzymopathies）的一个类型，即精氨酰琥珀酸合成酶缺乏症（argininosuccinate synthetase deficiency），简称 ASS 缺陷，是由于精氨酰琥珀酸合成酶先天缺乏，尿素循环缺陷（urea cycle defects）所致的一种氨基酸分解代谢病。其遗传特性属常染色体隐性类型。

病理学特征包括：决定精氨酰琥珀酸合成酶生成的结构基因发生突变，精氨酰琥珀酸合成酶活性低下，尿素循环代谢受阻，底物瓜氨酸在体液和组织中贮积，造成高氨血症、高瓜氨酸血症、低精氨酸血症、脑实质（主要是大脑皮层）充血和水肿，神经元变性和坏死，以及肝脂肪变性等损害。

主要临床表现：为初生期起病，痉挛以至昏迷等一系列脑症状，以及 5d 内死亡的短急病程。

尿素循环，接纳氨基酸脱氨基作用所生成的游离氨，通过鸟氨酸（ornithine）、瓜氨酸（citrulline）、精氨酸（arginine）循环而合成尿素，是动物机体内氨解毒作用（ammonia detoxication）的主要途径。

尿素循环，是由 5 种不同的酶相继催化的：首先，由氨甲酰磷酸合成酶（carbamyl phosphate synthetase，CPS）催化，形成氨甲酰磷酸；接着由鸟氨酸转氨甲酰酶（ornithine carbamyl transferase，OCT）催化，同鸟氨酸形成瓜氨酸；由精氨酰琥珀酸合成酶（argininosuccinase，ASS）催化，同门冬氨酸形成精氨酰琥珀酸；由精氨酰琥珀酸酶（argininosuccinase，ASA）催化，形成精氨酸和延胡索酸；最后，由精氨酸酶（arginase，ARG）催化，精氨酸变成鸟氨酸，完成循环，并产生尿素。

上述任何一种酶的缺陷都将破坏这个循环，发生尿素循环酶病，使氨及其底物在体内积聚，造成高氨血症及相应的氨基酸血症。

尿毒循环酶病，即尿素循环缺陷病，包括下列 5 种类型：

1. CPS 缺陷 造成先天性高氨血症 I 型，血中氨、甘氨酸和谷氨酰胺浓度升高。

2. OCT 缺陷 造成先天性高氨血症 II 型，血中氨、谷氨酸和谷氨酰胺浓度升高。

3. ASS 缺陷 造成瓜氨酸血症，血中氨及瓜氨酸浓度极度升高。

4. ASA 缺陷 造成精氨酰琥珀酸血症（argininosuccinic acidemia），血中氨和精氨酰琥珀酸浓度极度升高，门冬氨酸和瓜氨酸浓度也升高。

5. ARG 缺陷 造成高精氨酸血症（hyperargininemia），血中氨和精氨酸浓度明显升高（曾溢滔等，1981）。

人的瓜氨酸血症，系 Mcmurray 等（1961）所首报。遗传特性已确定为常染色体隐性类型（Walser 等，1983），临床症状有巨大差异，重症在新生儿期死亡，轻症几无症状，通常分为 3 种病型：ASS 缺陷 I 型，即急性新生儿型（acute neonatal form），生后头几天起病，新生儿期死亡；ASS 缺陷 II 型，即迟发型（later onset form），生后第一年显现症状；ASS 缺陷 III 型，即良性型（benign form），临床表现全无或极其轻微（曾溢滔等，1981；杜传书等，1992）。

动物的遗传性瓜氨酸血症，已报道自然发生于犬（Strombeck 等，1975）以及荷兰荷斯坦（Holstein-Friesian）乳牛（Harper 等，1986；Dennis 等，1989；Healy 等，1990，1991）。

自 1986 年在澳大利亚首次确认 Holstein-Friesian 乳牛的遗传性瓜氨酸血症以来，通过对先证病牛的系谱调查分析和测交试验。不仅确定了其常染色体隐性遗传特性，还查明先证病牛的杂合子祖先系 1965 年生于加拿大后输入澳大利亚的国家输精站种公牛，其精液在澳大利亚、新西兰、英格兰和美国曾广泛用于人工授精。

目前，该病杂合子携带牛已遍布美、英、新西兰和澳大利亚等世界各国。据注册登记的配种资料，截至 1987 年，全澳大利亚的半数荷斯坦牛群和 30％的种公牛，为该病杂合子牛的后裔，有该杂合子携带者之虞的牛只至少为 12 万头。预测不久的将来，该缺陷基因在荷斯坦乳牛群体中的基因频率将达到可观的程度，早晚会在有关国家出现遗传性瓜氨酸血症的暴发，应引起奶牛业特别是荷斯坦奶牛养殖界的严重关注。

澳大利亚新南威尔士的伊丽莎白麦克阿瑟农业研究所以及美国伊利诺斯州动物科学部和伊利诺伊大学，已建立起遗传性瓜氨酸血症杂合子 Holstein-Friesian 牛种群，可供比较医学和尿素循环比较生物学研究（Healy 等，1990，1991；李毓义，1994，2001）。

【病因及发病机理】

动物的瓜氨酸血症，同人的对应病一样，属尿素循环酶先天缺陷病，遗传特性已确定为常染色体隐性类型（Healy 等，1990，1991）。

本病的根本性病因在于决定精氨酰琥珀酸合成酶生成的结构基因发生了突变。分子病理学研究表明，可用聚合酶链反应（PCR）技术将病牛白细胞和精子 DNA 中精氨酰琥珀酸合成酶的 5 号外显子（exon 5）进行扩增（amplify）并以 AVAⅡ消化，以确定其基因型和突变的氨基酸序列。结果证实，遗传性瓜氨酸血症病牛的基因突变在于 86 号密码子的 C－T（胞嘧啶－胸腺嘧啶）转换（C to T transition）。碱基的这种改变，导致一个精氨酸密码子的缺失（loss of an arginine codon），而出现引起早熟链终末（premature chain termination）的无意突变（nonsence mutation）（Dennis 等，1989）。

主要发病环节：精氨酰琥珀酸合成酶（ASS）先天缺陷和活性低下，尿素循环在瓜氨酸同门冬氨酸形成精氨酰琥珀酸的环节上发生阻滞，致使底物瓜氨酸以至氨在体液和组织内贮积，生成物精氨酸数量减少，而出现高瓜氨酸血症、高氨血症和低精氨酸血症，造成对脑组织的损伤。

病人肝组织和体外培养的皮肤成纤维细胞中 ASS 活性低下，而病牛肝组织中全然测不出来（Healy 等，1990）。病牛血液、脑脊液、眼房液以及脑组织中氨和瓜氨酸的含量极度升高，而精氨酸含量减少。病犊出生后的血浆瓜氨酸含量为 2.25±1.64mmol/L，比正常对照值（0.19±0.07mmol/L）增高 10 倍。眼房液瓜氨酸含量为 0.66～2.00mmol/L，比正常对照值（0.03±0.02mmol/L）增高 20～60 倍。脑脊液瓜氨酸含量为 1.72±0.88mmol/L，比正常对照值（0.000 5±0.000 1mmol/L）增高 3 000 倍。

福尔马林固定的脑组织中，瓜氨酸对苏氨酸的比值（C∶T）为 1.02～5.16，显著高于正常的比值。病犊血浆中的精氨酸含量为 0.04±0.02mmol/L，比正常对照值（0.06±0.02mmol/L）减少 1/3（Healy 等，1990）。

本病的特征性病理组织学变化：大脑皮层水肿，顶叶和枕叶尤为明显。皮层深部的灰质，神经纤维呈细海绵状外观。魏尔啸－罗彬间隙（Virchow-Robin space）扩张。星状神经胶质细胞肿胀，胞浆内有空泡形成。但很少见有脑白质部海绵状态，显然不同于枫糖尿病。电镜观察，大脑皮层的海绵状态是血管周围神经胶质细胞突起的水肿性肿胀所致。肝细胞水肿变性的程度不等，线粒体肿胀，细胞器明显减少（Edwards 等，1982；Harper 等，1988）。

至于瓜氨酸血症时脑组织损伤和神经功能紊乱的发生机理，说法不一。有人认为瓜氨酸本身即具有神经毒性作用（Okken 等，1973）；也有人认为在于精氨酸生成不足（Brusilow，1984）；但一般认为是氨中毒所致（Conn，1981；Harper 等，1988；Healy 等，1990）。

【临床表现】

本病恒在一定的动物品系内呈家族性发生。病畜为疾病基因纯合子个体。两性兼有，比数相当。其双亲则均为不显临床表型的疾病基因杂合子携带者。

牛的瓜氨酸血症，同人的 ASS 缺陷Ⅰ型，即急性新生儿型相对应。病犊刚出生时外观健活，通常在 1～2 日龄起病，显现脑症状，病程短急。多数在显症后的 3～5d 之内转归死亡。初始症状是食欲减退和精神委顿，并很快显现脑神经的刺激症状。如周期性地伸舌、磨牙、掀动鼻唇，口腔流出泡沫状涎液；第 3～4 天，出现精神异常，病犊头抵墙壁或其他障碍物，不听呼唤，无目的徘徊，且双目失明，但检眼镜观察，眼本身不认明显异常；第 4～5 天，病犊卧地不起，四肢划动，吼叫不已。全身抽搐或角弓反张，以致体温升高，最后陷于昏睡或昏迷状态。直至死亡。

证病性检验所见：血浆和脑脊液中的瓜氨酸和氨含量极度升高；血浆精氨酸含量明显降低；活检肝组织中精氨酰琥珀酸合成酶的活性低下以至缺如。

【诊断】

动物 ASS 缺陷的论证诊断，主要依据于符合常染色体隐性遗传特性的家族史，新生期起病，一般脑症状和病程短急等临床表现，血浆、脑脊液以及活体穿刺肝组织的氨基酸测定和酶学检验结果。

ASS 缺陷基因杂合子携带牛，可通过聚合酶链反应（PCR）技术，检测其基因组 DNA 的突变序列（mutant sequence）而加以识别和检出，为从荷斯坦奶牛种群中清除瓜氨酸血症基因创造了分子水平的防治办法（Dennis 等，1989）。

【治疗】

尚无根治疗法。

牛 ASS 缺陷基因背景既已查清，则可望在该病首先获得遗传性代谢缺陷病基因防治法研究的重大突破（Dennis 等，1989；Healy 等，1990，1991；李毓义 等，1994，2001）。

参 考 文 献

曾溢滔，等．1981．蛋白质和核酸遗传病．上海：上海科学技术出版社：232-236.

杜传书．1992．医学遗传学．第 2 版．北京：人民卫生出版社：468-469.

李毓义，1994．中国兽医学报，14（1）：97-100.

李毓义，李彦舫．2001．动物遗传·免疫病学——医学自发模型．北京：科学出版社：69-72.

Brusilow S W. 1984. J Clin Invest. 74：2 144.

Conn H D. 1981. Progress in Neurology；Metabolic Disorders of the Nervous System. Rose（Ed）. Bath：Pitman Press. 328.

Dennis J A，et al. 1989. Proc Nat Acad Sci. 86：7 947.

Edwards A，et al. 1982. Proc 25th Ann Mtg Am Assoc Vet Lab Diag：315.

Harper P A W，et al. 1986. Aust Vet J. 63：378-379.

Harper P A W，et al. 1988. Acta Neuropathol. 76：306.

Healy P J，et al. 1990. Aust Vet J. 67：255-258.

Healy P J，et al. 1991. Ibid. 68：155.

McMurray W C，et al. 1961. Lancet. 1：138.

Okken E，et al. 1973. Pediatric Res. 7：52.

Strombeck D R，et al. 1975. JAVMA. 166：1 109-1 111.

Walser M，et al. 1983. Metabolic Basis of Inherited Disease. 5th ed. Stanbury（Ed）New York：McGraw-Hill：419.

六、先天性高氨血症Ⅱ型

Congenital Hyperammonemia TypeⅡ

先天性高氨血症Ⅱ型，又称鸟氨酸转氨甲酰酶缺乏症（ornithine carbamyl transferase deficiency），简称 OCT 缺陷，是由于鸟氨酸转氨甲酰酶先天缺乏、尿素循环缺陷所致的一种氨基酸分解代谢病。其遗传特性，属 X 性联显性类型。

人的先天性高氨血症 II 型，1962 年首次发现，1973 年确证系 X 连锁显性遗传类型，是最常见的一种儿童尿素循环缺陷病。特异性生化异常是，血液和脑脊液内氨浓度升高，以及肝脏内 OCT 活力降低。男性半合子新生儿，病情重，病程急，一般在出生后几周内死于急性高氨血症。女性杂合子，病情较轻，病程较缓，但亦终归死亡。主要临床症状是呕吐、昏睡、惊厥、角弓反张等神经功能紊乱和厌恶高蛋白质饮食（曾溢滔等，1981；程鸿等，1989）。

动物的先天性高氨血症 II 型，直至 20 世纪 80 年代初才见有报道，自然发生于 Oak Ridge 稀毛突变小鼠，后来报道发生于 Morgan 马（Mccornico 等，1997）。其遗传特性，已通过先证鼠的谱系调查和测交试验确定为 X 性联显性类型（Qureshi 等，1981）。

稀毛突变小鼠品系的发现和确认，为人类对应病和高氨血症的比较医学研究以及尿素循环等比较生物学的研究，提供了唯一的自发性实验动物模型（程鸿等，1989；李毓义等，1994，2001）。

【病因及发病机理】

1. 本病的根本病因 在于 X 染色体上决定或调控鸟氨酸氨甲酰转移酶生成的基因发生了突变。

2. 主要发病环节 是肝脏（合成尿素的主要器官）内的鸟氨酸氨甲酰转移酶（OCT）活性低下。尿素循环代谢在氨甲酰磷酸同鸟氨酸结合形成瓜氨酸的过程即尿素生成的第二环节上受阻。

基本病理过程包括：OCT 的底物氨甲酰磷酸，在肝细胞线粒体内挥发成氨，或转运至胞浆内经嘧啶代谢而形成乳清酸；发生高氨血症、谷氨酰胺血症和乳清酸尿症；造成脑组织等的严重损害。

【临床表现】

显症的稀毛突变病鼠，雌、雄兼有。其体型小，被毛少，皮肤皱缩，生后 7～10d 即可辨识。雄鼠为疾病基因的半合子个体，基因型为 spf/Y。雌鼠则为疾病基因的杂合子个体，基因型为 spf/＋。通常在数周龄起病，病程 6 个月到 1 年不等，最终概死于氨中毒。

临床表现的性别差异较大：

1. 半合子雄鼠 病情较重，病程较短，主要表现易兴奋和高反应性行为，不断地在笼中蹿跳，难以捕捉，或表现嗜眠、昏睡等神经抑制症状。有的雄鼠还因乳清酸尿症而形成膀胱和（或）尿路结石。

2. 杂合子雌鼠 病情轻微得多，呈高反应性行为的较少，一般表现为委顿、嗜眠等神经抑制症状。

特征性检验所见：血氨及血清谷氨酰胺明显增加，尿液中可检出大量的乳清酸。

【诊断】

本病的论证诊断依据主要是：符合 X 性联显性遗传特点的家族发生史；精神兴奋或沉郁等神经症状；高血氨、高谷氨酰胺血症、乳清酸尿等特征性检验所见。

确立诊断必须进行肝组织 OCT 活性测定，以证实 OCT 缺乏。

【治疗】

尚无根治疗法。

参 考 文 献

曾溢滔，等 . 1981. 蛋白质和核酸遗传病 . 上海：上海科学技术出版社：232 - 236.

程鸿，等．1989．人类疾病动物模型．上海：上海医科大学出版社：592-594.

李毓义，李彦舫．2001．动物遗传·免疫病学——医学自发模型．北京：科学出版社：72-73.

McCornico，et al. 1997. J Vet Intern Med. 11：264-266.

Qureshi I A，et al. 1981. Comp Pathol Bull. 13：4.

七、遗传性胱氨酸尿症

Hereditary Cystinuria

遗传性胱氨酸尿症，又称胱氨酸结石症或胱氨酸尿石症（cystine stone or cystine urolithiasis），是由于肾小管的氨基酸转运机能先天缺陷所致的一种氨基酸转运病。其遗传特性，在人为常染色体隐性类型。在犬则为限性的常染色体隐性类型（Jones 等，1983）。

病理学特征：肾小管膜转运机制先天缺陷，对胱氨酸或氨基二酸的重吸收机能降低，胱氨酸、赖氨酸、精氨酸、鸟氨酸等氨基二酸的血中浓度正常，而胱氨酸或氨基二酸随尿大量排出。

主要临床表现：尿中含大量胱氨酸沉渣，膀胱内形成胱氨酸结石，导致公畜尿道堵塞、尿潴留以至膀胱破裂和尿毒症。

人的遗传性胱氨酸尿症，是最早认识（Wollaston，1810）、最为常见的一种先天性氨基酸转运缺陷，也是研究得最为详尽的氨基酸代谢病之一。

动物的遗传性胱氨酸尿症，自 20 世纪初起相继报道发生于 Dachshund、Labrador、Irish Terrier、Scottish Kindred 等众多纯种及杂种犬（Morris 等，1935；Green 等，1936；Brand 等，1940；Hess 等，1942；Crane 等，1956；Treacher，1964，1965，1966；Cornelius 等，1967；Holtzapple 等，1969，1971；Clark 等，1971；Bovee 等，1974；Osborne 等，1999），70 年代后期又报道见于 Chrysocyon brachyurus 狼（Jensen，1977；Bush 等，1978；Jones 等，1983；Mussart 等，1997）。

犬胱氨酸尿症的发现，为研究生物细胞膜转运机制和氨基酸转运病提供了最早的自发性动物模型（李毓义等，1994，2001）。

氨基酸代谢病（disordrs of amino acid metabolism，DAAM）分为两大类，即氨基酸分解代谢病（disorders of amino acid catabolism，DAAC）和氨基酸转运病（disorders of amino acid transport，DAAT）。

基本症状是尿中某种或某些氨基酸排泄过多，出现氨基酸尿症（aminoacid uria）。

1. 氨基酸分解代谢病 属肾前性或溢流性氨基酸尿症（prerenal or overflow aminoacid uria），系起因于氨基酸分解代谢过程中某些酶的缺陷。以致缺陷酶的底物氨基酸分解代谢受阻，在血浆中积聚，其在肾小球滤液（原尿）中的含量超过肾小管重吸收的能力而随尿大量排出。

2. 氨基酸转运病 属肾性氨基酸尿症（renal aminoacid uria），系起因于肾小管重吸收（膜转运）机制的缺陷，肾小管不能正常地回收肾小球滤液（原尿）中的氨基酸，以致在血浆氨基酸水平并不增高的情况下。仍有大量氨基酸随尿丢失。

氨基酸转运病，指的是细胞膜对氨基酸的转运机制发生缺陷而造成的一类氨基酸代谢病。氨基酸在小肠的吸收和肾小管的再吸收，都依赖于膜转运或跨膜转运机制。细胞膜上有一种担负氨基酸转运的特异性载体蛋白（specific carrier protein）或称反应位点（reactive site）、泵（pump）、透性酶（permease）以及易位酶（translocase）。

按 Scriver（1973）提出的模式，氨基酸的转运过程是：首先，氨基酸（A）和细胞膜上的载体（C）构成氨基酸载体复合物（AC）；然后，AC 和钠离子相互作用而产生氨基酸-载体-钠复合物（ACNa）。这种三元复合物以目前尚未明确的方式通过膜；在膜的内表面，ACNa 复合物解离；氨基酸和钠离子进入细胞，载体则经过一些物理化学变化降低了对基质的亲和力而变成 C′；后者接受代谢能量又恢复为"高亲和力"状态的 C，重新行使其主动转运的机能。

迄今已发现有 5 种肾小管转运系统：每一系统专一地转运一组氨基酸，即中性氨基酸组；氨基二酸组（胱氨酸、赖氨酸、精氨酸和鸟氨酸）；亚氨基酸—甘氨酸组（脯氨酸、羟脯氨酸和甘氨酸）；二羧基氨基酸组（门冬氨酸和谷氨酸）；β 氨基酸组。

氨基酸转运病（DAAT），可按肾小管转运机制缺陷的范围，分为 3 种类型：

1. 底物特异的氨基酸转运病（substrate-specific DAAT）　系单一种氨基酸转运缺陷，显现单一氨基酸尿症，如胱氨酸尿症。

2. 专一性氨基酸转运病（specific DAAT）　系一个氨基酸转运系统缺陷，显现一组氨基酸尿症，如氨基二酸尿症、家族性亚氨基酸—甘氨酸尿症。

3. 广泛性氨基酸转运病（generalized DAAT）　系肾小管普遍性损害，多个氨基酸转运系统缺陷，显现多组氨基酸尿症，如 Fanconi 综合征（曾溢滔等，1981）。

【病因及发病机理】

按照近代膜学（membranology）关于膜结构的流动镶嵌模式（fluid mosaic model）理论，细胞膜具 3 层结构，由磷脂双分子层和分配在磷脂双分子层中的蛋白质所构成。电子自旋共振光谱（electron spinresonance spectroscopy）技术证明，膜中的脂质双分子层和蛋白质并非静止不动，蛋白质分子可在膜中做上下转换运动。氨基酸的跨膜转运是一个依赖于钠离子浓度和代谢能量供给的、按逆浓度差和逆电化学梯度方式进行的主动转运过程。负责氨基酸转运而进出细胞膜的载体是某类特异性蛋白质（specific protein）。

遗传性胱氨酸尿症的根本病因和主要发病环节，就在于决定或控制该特异性载体蛋白质合成的结构基因或调节基因发生了突变，胱氨酸等氨基二酸转运载体蛋白的生成不足，跨膜转运机能缺陷，肾近曲小管重吸收胱氨酸（cystine）以及赖氨酸（1ysine）、精氨酸（arginine）和鸟氨酸（ornithine）等氨基二酸（dibasic amino acid）的功能低下，由血浆滤入原尿后，即随尿大量排出，显现胱氨酸尿症以至赖氨酸尿症（lysinuria）、精氨酸尿症（argininuria）、鸟氨酸尿症（ornithinuria）等氨基二酸尿症（dibasic amino aciduria）。

胱氨酸随尿流失，并无多大营养学意义。但由于胱氨酸在酸性环境中的溶解度甚低，大约为 2.49mmol/L（300mg/L），在犬和狼的酸性至中性（pH4.5～7.0）尿液中容易形成结晶（胱氨酸结石），在雄犬和公狼常造成尿道堵塞和尿潴留，以至膀胱破裂、肾衰竭和尿毒症。

犬遗传性胱氨酸尿症，早先一直被认为完全属于氨基二酸组的专一性氨基酸转运病，即尿中不仅含有大量的胱氨酸，还含有多量的赖氨酸以至精氨酸和鸟氨酸等氨基二酸（Hess 等，1942；Crane 等，1956；Treacher 等，1964，1965，1966；Cornelius 等，1967）。后来发现，部分病犬尿中只含大量胱氨酸，而赖氨酸等其他氨基二酸的含量并不增多，系单独的胱氨酸尿症（isolated cystinuria），应属于底物特异的氨基酸转运病（Holtzapple 等，1971；Bovee 等，1974）。而狼的胱氨酸尿症，实际上乃是以胱氨酸尿症和赖氨酸尿症为主的氨基二酸尿症，即属于氨基二酸组的专一性氨基酸转运病（Bush 等，1978）。再者，在某些胱氨酸尿症病犬，胱氨酸的肾清除率出现负值。肾小管重吸收率可达−219%～−280%（Bovee 等，1974）。

在胱氨酸尿症病狼，胱氨酸、赖氨酸、精氨酸以至鸟氨酸等所有氨基二酸的肾清除率均为负值，肾小管重吸收率分别为−229%、−275%、−85% 和−88%（Bush 等，1978）。这表明，尿中胱氨酸等氨基二酸含量均远远（成倍）超过肾小球滤液（原尿）中的含量，强烈提示，犬和狼的遗传性胱氨酸尿症，其主要发病环节可能不仅仅在于氨基二酸的肾小管重吸收障碍，主要还在于肾小管对胱氨酸等氨基二酸的主动性分泌。

犬的胱氨酸尿症，不同于人的对应病，其小肠对胱氨酸等氨基二酸的转运机能不认异常（Holtzapple 等，1969，1971；Tsan 等，1972)。

【临床表现】

犬胱氨酸尿症的遗传特性，原先认为是 X 性联隐性类型（Tsan 等，1972)，后来认为是一种限性的（sex-limited）常染色体隐性类型（Jones 等，1983)。

显症病犬均为雄性，系疾病基因的纯合子个体。雌性的疾病基因纯合子个体，即使存在胱氨酸尿以至胱氨酸结石，亦不显现尿道堵塞（因尿道短、直而粗大）等临床表现，这是该病限性遗传的表型特点，也是容易被误认为 X 性联隐性遗传（疾病基因的半合子雄性显症）的一个主要原因。

通常起病于哺乳期，尿中可检出大量胱氨酸以至多量赖氨酸等氨基二酸，但无临床表现。显现病征多在成年期，一般在 2～3 岁，也有到 4～6 岁才显症的。主要表现血尿、频尿、痛性尿淋沥等膀胱结石或尿路感染的症状。当结石堵塞尿道（大多在阴茎部的尿道内口处）时，则出现腹痛不安、排尿停止等一系列尿潴留症状，严重的可造成膀胱破裂，死于肾衰竭和尿毒症。

胱氨酸结石，呈黄褐—黄绿色，细小而平滑，也有直径达 6cm 左右而表面呈脑回状的，X 射线透视或照相可被发现，其化学组成的 48%～100% 为胱氨酸（Holtzapple 等，1971)。狼的胱氨酸结石，96% 为胱氨酸，4% 为混杂的蛋白质（Bush 等。1978)。

尿液检查：镜检尿渣可认众多的六角形胱氨酸结晶；尿液氰化硝普蓝试验（cyanide nitroprusside test)，显洋红色阳性反应；尿液氨基酸分析，有的含大量的胱氨酸，表明是单独的胱氨酸尿症。有的还含有多量赖氨酸、精氨酸和鸟氨酸，表明是氨基二酸组转运病。据 Tsan 等（1972）对 11 例病犬的测定。尿中每克肌酐氨基二酸的浓度（mg）分别为：胱氨酸 190 ± 124（正常为 30 ± 30)，赖氨酸 126 ± 52（正常为 40 ± 31)，精氨酸 23 ± 12（正常为 12 ± 12)，鸟氨酸 9 ± 7（正常为 6 ± 6)。病狼尿中的氨基二酸各组分含量均极度增多，胱氨酸、赖氨酸、精氨酸和鸟氨酸的尿中浓度分别为 7.313mmol/L、5.089mmol/L、1.573mmol/L 和 0.409mmol/L（Bush 等，1978)。

血液检查：血浆中胱氨酸等氨基二酸的含量不增高，这是氨基酸转运病与氨基酸分解代谢病的根本区别。据 Tsan 等（1972）测定，病犬和健犬血浆胱氨酸的含量完全一致，均为 $7\pm3mg/L$。

【诊断】

遗传性胱氨酸尿症的确诊，主要依靠生化检验和系谱调查。遇到患尿路结石的病畜，可采取下列诊断程序。首先，通过尿渣镜检和尿液氰化硝普蓝试验，以发现胱氨酸的大量存在；接着，进行尿液氨基酸分析，以确认胱氨酸尿或氨基二酸尿，其中胱氨酸的浓度每克肌酐必须超过 75mg（Tsan 等，1972)；然后，进行血浆氨基酸分析，证实血浆胱氨酸等氨基二酸的含量并不增高，以区别于胱氨酸和氨基二酸分解代谢病；最后，可通过先证病畜，调查有无家族发病史，是否符合限性的常染色体隐性遗传的各种特点。

【治疗】

对堵塞尿路的结石，应通过外科手术予以清除。为防止胱氨酸结石的形成，通常可采取下列措施：

1. 增加尿量 尿液稀薄，增加胱氨酸的溶解度，避免过饱和，可防止结石形成。通常给病犬多饮水或给予流质、半流质的食饵，使饲料中的水分保持在 70% 左右。

2. 碱化尿液 胱氨酸能溶于碱性递质中，尿液保持在 pH7.5 以上，即可防止胱氨酸结石形成。通常用碳酸氢钠，日量为每千克体重 2g。2 次分服。必须进行尿 pH 测定监护。尿液碱化易析出磷酸钙沉淀，甚而形成磷酸盐结石，长期服用应当慎重。

3. 减少胱氨酸排泄 以往习用限制含甲硫氨酸蛋白饮食，实际收效甚微。

目前多采用青霉胺（penicillamine）疗法。原理是通过二硫化物交换，同体内的半胱氨酸（胱氨酸的前体），形成溶解度高的半胱氨酸－青霉胺而随尿排出。青霉胺日量为每千克体重 30mg，2 次分服，可使尿中胱氨酸含量每克肌酐控制在 200mg 以下，不致形成结石。为避免呕吐等毒副作用，亦可每晚每千克体重口服 10mg，并辅以前述两项措施（Frumpter 等，1967）。

近年采用 α-巯基丙酰甘氨酸（alph-mercaptopropionyl glycine，MPG），即硫醇（thiol）口服，日量为每千克体重 0.6～2.0g，可将胱氨酸变成溶解度高的水溶性二硫衍生物，使尿胱氨酸每克肌酐含量保持在 100mg 以下，防治结石的效果更为确实（Hautmann 等，1977；杜传书等，1983，1992）。

参 考 文 献

杜传书. 1983. 医学遗传学. 北京：人民卫生出版社：579-580.

杜传书. 1992. 医学遗传学. 第 2 版. 北京：人民卫生出版社：764-765.

李毓义，李彦舫. 2001. 动物遗传·免疫病学——医学自发模型. 北京：科学出版社：73-77.

曾溢滔，等. 1981. 蛋白质和核酸遗传病：253-260.

Bovee C，et al. 1974. Metabolism. 23：51-58.

Brand E，et al. 1940. J Biol Chem. 133：434-436.

Bush M，et al. 1978. JAVMA. 173：1 159-1 162.

Clark W T，et al. 1971. Vet Rec. 88：414-417.

Cornelius C E，et al. 1967. Cornell Vet. 57：177-183.

Crane C W，et al. 1965. Nature. 177：237.

Frumpter G W，et al. 1967. JAVMA. 151：1 084.

Green D F，et al. 1936. J boil Chem. 114：91-94.

Hautmann R，et al. 1977. J Urol. 177：628-630.

Hess W C，et al. 1942. J Biol Chem. 143：545-550.

Holtzapple P G，et al. 1969. Science. 166：1 525-1 527.

Holtzapple P G，et al. 1971. Metabolism. 20：1 016-1 018.

Jensen J. 1977. Zoosounds (Okla Zoological Soc). 13：13.

Jones T C，et al. 1983. Vetrinary Pathology. 5th ed. Philadelphia：Lea & Febiger：1 487.

Morris M L，et al. 1935. North Amer Vet. 16：16-17.

Mussart N B，et al. 1997. Rev Biol Trop. 47：623-625.

Osborne C A，et al. 1999. Vet Clin North Am Smmall Anim Paract. 29：193-211.

Scriver C R，et al. 1973. Major Probl Clin Pediatr. 10：143.

Treacher R J. 1964. Brit Vet J. 120：178-185.

Treacher R J. 1964. Biochem J. 90：494-498.

Treacher R J. 1965. J Comp Path & Therap. 75：309-322.

Treacher R J. 1966. J Small Anim Paract. 1：537.

Tsan M F，et al. 1972. Am J Vet Res. 33：2 455-2 461.

Tsan M F，et al. ibid. 2 463-2 468.

Wollaston W H 1810. Phil Tr Roy Soc London. 100：223-230.

八、特发性范可尼综合征

Idiopathic Fanconi Syndrome

特发性范可尼综合征，即自发性肾小管功能异常（spontaneous renal tubular dysfunction，SRTD），又称原发性肾性糖尿病（primary renal glucosuria）或广泛性氨基酸尿症（generalized aminoaciduria），是肾小管对多种溶质的再吸收功能先天缺陷所致的一组肾病综合征。其遗传特性尚未完全确定，据认为系单基因常染色体隐性类型（Wright 等，1984；Noonan 等，1990）。

病理学特征：肾小管对葡萄糖、磷酸盐、重碳酸盐、各类型氨基酸以至钾、钠等多种溶质的再吸收功能存在先天缺陷，多种氨基酸、葡萄糖以至磷酸盐和钾等随尿大量丢失，而血液中葡萄糖等相应溶质的含量并不增高，且肾小管查无特征性病理组织学改变。

主要临床表现为成年以至中年期发病，持续性烦渴贪饮，多尿，体重减轻，肌肉无力以及不同程度脱水，经数月至数年后因代谢性酸中毒和肾衰竭而致死。

特征性检验所见：尿液生化分析可认奇异的糖尿（paradoxic glucosuria）、低渗尿（hyposthenuria）、广泛性氨基酸尿（generalized aminoaciduria）、高磷酸盐尿（hyperphosphaturia）、高重碳酸盐尿（hyperbicarbonaturia）和高钾尿（hyperpotassiuria），而血液生化分析显示血糖正常或降低（euglycosemia or hypoglycosemia）、低磷酸盐血症（hypophosphatemia）、低钾血症（hypokalemia）以至代谢性酸中毒（metabolic acidosis）和肾小管性酸中毒（renal tubular acidosis）等各项指征。

范可尼综合征，是肾小管转运等多种功能复合性缺陷或紊乱的总称和表现，有特发性和获得性之分。

特发性范可尼综合征，起因于肾小管转运功能的先天性缺陷，属遗传性疾病。

获得性范可尼综合征，是由于过量的胱氨酸、酪氨酸、半乳糖-1-磷酸盐、糖原、AA 蛋白、免疫球蛋白轻链以及铜等异常代谢物在肾小管内沉积所引起的肾小管转运缺陷，或由于外源毒物和毒素致发肾小管生化中毒，抑制膜转运系统，使之不能利用耦合自由能（coupled free energy）而造成的多系统转运功能紊乱。见于胱氨酸代谢病、酪氨酸血症、半乳糖血症、糖原累积病、肾淀粉样变、多发性骨髓瘤、肝豆状核变性（Wilson 氏病）以及水杨酸、马来酸和镉、铀、汞、铅等重金属的中毒（Easley 等，1976；Bovee 等，1978；曾溢涛等，1981；杜传书等，1983）。以往曾给犬和大鼠注射马来酸或投服铀、镉、铅、汞等重金属毒物，建立过范可尼综合征的实验性动物模型（Berliner 等，1950；Harrison 等，1954；Lee 等，1972；Silverman 等，1976；Bergeron 等，1976；Bovee 等，1978）。

人的特发性范可尼综合征，即奇异的糖尿病（paradoxic glucosuria），最早发现于 1931 年。所谓奇异，指的是血糖不高而排泄尿糖（其实是当今的肾性糖尿）。分婴儿和成年型 2 种病型。遗传特性为常染色体隐性类型（Whalan 等，1962；杜传书等，1992）。

动物的特发性范可尼综合征，即所谓自发性肾小管功能异常或广泛性肾小管转运缺陷（generalized tubular transport defects），相隔 45 年之后才开始见有报道，发生于 Baseji 犬（Easley 等，1976；Bovee 等，1978，1979，1980；Breitschwerdt 等，1983；Wright 等，1984）、挪威的 Elkhounds 犬（Bovee 等，1978，1979）、Shelties 犬（Bovee 等，1979）以及 Whippets 犬（Mackenzie 等，1982），为研究生物膜的主动转运机制和人的遗传性肾小管转运缺陷病，提供了又一个新的自发性动物模型（Bovee 等，1978）。

据美国一份全国性调查披露，特发性范可尼综合征在 Basenji 犬中的发生率高达 10%（96/959），其中半数病犬的年龄分布在 4～8 岁之间，40% 病犬集中在加利福尼亚、得克萨斯、宾夕法尼亚、纽约和俄亥俄等 5 个州内。据此推算，Basenji 犬群体中的该病杂合子基因频率至少不低于 20%，表明其基因库已被严重混杂，以致一些学者正考虑提出一项关于淘汰该品系犬的建议（Noonan 等，1990；李毓义等，1994，2001）。

【病因及发病机理】

特发性范可尼综合征系复合性肾小管转运功能先天缺陷。遗传特性为单基因常染色体隐性类型。其根本病因在于，有一种迟效的隐性致死基因（recessive late-acting lethal gene），致发肾小管刷状缘缺陷（defective brush-borders），管腔转运系统（luminal transport system）功能异常（Winchester，

1972；Medow 等，1981；Wright 等，1984；Noonan 等，1990；Hsu 等，1992）。

本病的主要发病环节和基本病理过程是，肾小管，尤其近曲小管对葡萄糖、磷酸盐、尿酸盐、钾、钠以及各类氨基酸等多种溶质的再吸收功能不同程度减退。

据对 10 只病犬重吸收率的测定，葡萄糖为 67.3%±20.3%（正常犬为 99.6%±0.3%）。磷酸盐为 61.9%±15.8%（正常犬为 91.6%±6.1%），钠为 90.0%±7.8%（正常犬为 97.4%±1.3%），钾为−253%，即尿对原尿的钾比值为 2.53（正常犬为 73%，尿对原尿的钾比值为 0.27），尿酸盐为 3%，即尿对原尿的尿酸盐比值为 0.97（正常犬为 16%，尿对原尿的尿酸盐比值为 0.84）。对各类酸性、碱性和中性氨基酸的重吸收率，则分别减少到 50% 和 90%（正常重吸收率均为 96%～100%）。如胱氨酸重吸收率为 50.6%±11%，赖氨酸为 68%±2.9%，精氨酸为 95%±1.5%。甘氨酸为 31%±31%，脯氨酸为 64%±2.5%，丙氨酸为 68%±1.8%，苯丙氨酸为 80%±1.5%，苏氨酸为 52%±0.7%，甲硫氨酸为 69%±1.4%，缬氨酸为 82%±1.9% 等（Bovee 等，1978，1979）。磷酸盐的丢失，应引起幼畜的佝偻病和成畜的骨软化，而实际并非如此，道理还不清楚。钾的丢失（重吸收减少而分泌增多），可引起肌无力。后期的酸中毒兼有代谢性酸中毒和肾小管性酸中毒两种机制，即除代谢因素之外，还起因于重碳酸盐的再吸收减少和肾氨的生成量降低。肾浓缩能力低下，可导致肾原性单尿崩（nephrogenic diabetes insipidus）。而出现多尿、低渗尿和不同程度的机体脱水。中后期循环血量减少，还可继发高醛固酮血症（hyperaldosteronism）而对促肾上腺皮质激素试验的应答加剧（Breitschwerdt 等，1983）。

病犬肾脏不认特征性病理形态学改变。电镜观察，有的可发现肾小管基底膜增厚。肾小管上皮的细胞核结构破坏，含粗大的嗜酸性副结晶核内包涵体（paracrystalline intranuclear inclusion body）（Wright 等，1984）。

【临床表现】

本病恒在 Basenji 等一定的品系犬中呈家族性发生。病犬为疾病基因纯合子个体，且两性兼有，比数相当。双亲则为疾病基因杂合子携带畜和（或）存活至性成熟期而尚未发病显症的疾病基因纯合子个体。先证病畜测交后裔的疾病发生率即表型外显度，完全符合常染色体隐性遗传的孟德尔基因分离律。通常在 3～8 岁，即成年以至中年之后起病显症，病程数月至数年不等，最终概死于酸中毒和肾衰竭。

病犬的固定症状是烦渴贪饮（polydipsia），日饮水量多达 2～3L；多尿（polyuria），昼夜排尿量多达 2.5L；糖尿，24h 排糖量多达 16g。食欲良好而体重减轻。大量喝水而显现皮肤弹力减退乃至眼窝凹陷等不同程度的脱水体征。低血钾严重时，肌肉软弱无力而不愿活动。显症数月后，逐渐显露肌肉瘫软、神情淡漠以至昏睡、昏迷等代谢性酸中毒和尿毒症的各种表现，而死于肾衰竭。

在特发性范可尼综合征病犬的整个病程中，一直看不到人对应病常见的佝偻病（婴儿型）和软骨症（成人型）。

特征性检验所见：包括低渗尿，尿相对密度降低至 1.002～1.018（正常为 1.018～1.050）；糖尿，尿糖试验弱阳性至强阳性不等，含量为 2～10g/L；高钾尿，含量为 9～48mmol/L（Easley 等，1976；Breitschwerdt 等，1983；Wright 等，1984）。氨基酸尿症持续存在，少数为单独胱氨酸尿症（isolated cystinuria），多数为广泛性氨基酸尿症，包括胱氨酸尿症、赖氨酸尿症（lysinuria）、甘氨酸尿症（glycinuria）、脯氨酸尿症（prolinuria）、丙氨酸尿症（alaninuria）、苯丙氨酸尿症（phenylalaninuria）以及苏氨酸尿症（threoninuria）等（Bovee 等，1978，1979）。血液葡萄糖和各类型氨基酸含量均不增高，但有明显的低磷酸盐血症和低钾血症。血钾可降低至 2.0～3.6mmol/L，将近正常血钾（2.7～5.8mmol/L）的半数（Easley 等，1976；Breitschwerdt 等，1983）；后期则出现高氯血症和低重碳酸盐血症等一系列酸中毒的检验指征（Bovee 等，1978，1979；Breitschwerdt 等，1983；Wright 等，1984）。

【诊断】

特发性范可尼综合征的论证诊断依据：符合常染色体隐性类型特点的家族发生史；烦渴、多尿、消瘦、脱水、肾衰竭等肾病体征；糖尿、低渗尿、广泛性氨基酸尿，而血液内糖和氨基酸含量不高等检验所见。

在鉴别诊断上，应注意区别能引起糖尿的各种因素和疾病。如饮食性高血糖、糖尿病、应激性高血糖症、肾上腺皮质机能亢进（hyperthyroidism）、甲状腺机能亢进（hyperthyroidism）、垂体机能亢进（hyperpituitarism）、嗜铬细胞瘤（phenochromocytoma）以及能分泌高血糖素的肿瘤（glucagon-secreting tumor）等。

Noonan 等（1990）以血糖和尿糖为主要指标，推荐一种简明的犬特发性范可尼综合征鉴别诊断程序：首先检测尿糖。尿糖阴性的，次年再检。尿糖阳性的，进行血液生化分析。其血糖正常或低下的，即确认为肾性糖尿，并按范可尼综合征的论证诊断依据，区别其特发性质或继发性质。其血糖升高的，则确认为非肾性糖尿，并按前述能引起高血糖症的各种因素和疾病，逐个加以淘汰或确定。

【治疗】

尚无根治疗法。

参 考 文 献

杜传书，等 . 1983 医学遗传学 . 北京：人民卫生出版社：577 - 578.

杜传书，等 . 1992 医学遗传学 . 第 2 版 . 北京：人民卫生出版社：762 - 763.

李毓义，李彦舫 . 2001 动物遗传·免疫病学——医学自发模型 . 北京：科学出版社：77 - 80.

曾溢滔，等 . 1981 蛋白质和核酸遗传病 . 上海：上海科学技术出版社：263 - 264.

Bergeron M，et al. 1976. J Clin Invest. 57：1 181.

Berliner R V，et al. 1950. Proc Sco Exp Bio Med. 75：791.

Bovee K C，et al. 1978. Metabolism. 27：45 - 52.

Bovee K C，et al. 1978. Science USA. 201：1 129 - 1 131.

Bovee K C，et al. 1979. JAVMA. 174：1 094 - 1 098.

Bovee K C，et al. 1980. Current Veterianry Therapy Ⅶ Small Animal Practice. Kirk（Ed）. Philadelphia：VB Sauders Co：1 075.

Breitschwerdt E B，et al. 1983. JAVMA. 182：1 348 - 1 352.

Easley J R，et al. 1976. JAVMA. 168：938 - 943.

Harrison H E，et al. 1954. Science. 120：606.

Hsu B Y，et al. 1992. Metabolism. 41：253 - 259.

Lee D B N，et al. 1972. Medicine. 51：107 - 138.

Mackenzie C P，et al. 1982. J Small Anim Practice. 23：469 - 474.

Medow M S，et al. 1981. Proc Natl Acad Sci USA. 78：7 769 - 7 772.

Noonan C H B，et al. 1990. JAVMA. 197：345 - 349.

Silverman M，et al. 1976. Am J Physiol. 231：1 028.

Whalan R E，et al. 1962. Am J Med. 33：282.

Winchester A M. 1972. Genetics：a survey of the principle of heredity. 4th（ed）. Boston Mass：Haughton Mifflin Co：192 - 207.

Wright R P，et al. 1984. VM/SAC. 79：199 - 202.

第四节 嘌呤和嘧啶代谢病

一、尿酸盐尿结石症

Urate Urolithiasis

尿酸盐尿结石症，即尿酸盐结石症（urate calculi），是由于肝和肾的膜转运机制选择性先天缺陷，尿酸盐大量经肾排泄而形成尿结石的一种遗传性嘌呤代谢病。其遗传特性属常染色体显性类型。

病理学特征：肝细胞和肾小管的膜转运机制有选择性缺陷，嘌呤代谢终末产物尿酸不能完全进入肝细胞由尿酸酶转化为尿囊素，也不能充分被肾近曲小管重吸收，大量随尿排泄，而在膀胱内形成尿酸盐结石，造成尿道堵塞。

主要临床表现为排尿困难、尿频、痛性血尿和尿道阻塞（李毓义等，1994，2001）。

本病仅报道自然发生于犬，特别是 Balmatian 犬（Benedict，1915；Porter，1964；Treacher，1966；Yu 等，1971；Osbaldiston 等，1971；Kuster 等，1972；Bovee 等，1973；Finco，1977；Osborne 等，1978；Thornhill 等，1980；Greene 等，1983；Bartges 等，1999）和猫（Jackson 等，1970；Kirpatrick 等，1977）。

【病因及发病机理】

嘌呤代谢的终末环节，在人和动物之间有着显著的不同。在人，嘌呤代谢的终末产物是尿酸（uric acid），排泄途径是胃肠道（占 15%～40%）和肾脏（占 60%～85%）。尿中每日排泄的尿酸为 500～700mg（Porter，1964）。在犬，尿酸则主要在肝脏内经尿酸酶（urease）转化为尿囊素（allantoin），而进一步被降解利用或排泄（Benedict，1915；Osbaldiston 等，1971）；肾近曲小管对尿酸的重吸收率高达 98% 以上，随尿排泄的尿酸很少，日排泄量仅为 10～60mg（Porter，1964；Mudge 等，1968；Finco，1977；Thornhill 等，1980）。动物尿酸盐尿结石的发病机理各具特点：

1. Dalmatian 犬具有易发尿酸盐尿结石的遗传素质，根本病因就在于上述肝、肾对尿酸的膜转运机制存在先天性缺陷。其肝内的尿酸酶活性较低，如同输注了尿酸酶抑制剂氧嗪酸（oxonic acid）的 Mongrel 犬一样，而且还缺少一种能使尿酸通过肝细胞膜而得以同尿酸酶接触的中介传递系统（mediated trasfer system），即过氧化物酶体（peroxisome），以致如同人类一样，尿酸不能转化为尿囊素，而主要依赖肾脏清除排泄（Yu 等，1971；Kuster 等，1972）。同时其肾小管膜转运机制也存在选择性缺陷，近曲小管对尿酸的重吸收率显著低下。结果大量尿酸随尿排泄，日排泄 400～600mg，与人尿中的尿酸排泄量相近（Kuster 等，1972；Thornhill，1980）。

2. 其他品系犬尿酸盐尿结石的根本病因在于先天性门静脉异形（congenital portosystemic anomaly），即反常性门脉系统吻合（anomalous portosystemic anastomoses）。基本病理过程是，门脉系统短路或分流（portosystemic shunt），肝脏灌注不足，功能不全，尿囊素合成减少，造成肝脑病（hepatic encephalopathy）、高尿酸血症（hyperuricemia）和高氨血症（hyperammonemia）。导致膀胱内尿酸铵结石形成（Ewing 等，1974；Cornelius 等，1975；Berrett 等，1976；Sherding，1979；Marretta 等，1981）。

3. 猫尿酸盐尿结石的主要发病环节，据认为是肾小管重吸收机能缺陷所致的尿酸排泄增多以及膀胱内酸性尿酸铵（ammonium acid urate）即双尿酸铵（ammonium biurate）的结石形成（Jackson 等，1970；Kirpatrick 等，1977）。

膀胱内尿酸盐结石的形成，取决于游离尿酸和尿酸（钠、钾）盐的含量、尿液的酸碱度以及铵离子的浓度。

尿酸的可溶性低于尿酸钠和尿酸钾。尿酸分子的解离常数为 5.75，即 pH5.75 时，尿酸是半解离或半离子化的。尿液低于 pH5.75 时，非解离态尿酸增多；高于 pH 5.75 则离子态尿酸增多。尿液 pH 7.0 时，尿酸盐的可溶性增高达 20 多倍。尿酸盐在尿液中呈胶态混悬（colloid suspension）。当氢离子和（或）铵离子浓度增高时，即发生凝絮作用而形成结石。

猫和犬，尤其是 Dalmatian 犬，尿液常为碱性，形成的尿酸盐结石大多为尿酸铵，也掺杂一定量的磷酸铵镁（Treacher，1966；Thornhill，1980；Greene 等，1983）。

【临床表现】

本病恒在一定的动物品系如 Dalmatian 犬内呈家族性发生。病犬为疾病基因的杂合子或纯合子个体，两性兼有，但雄性居多。这显然与公畜尿道窄细多曲而容易发生尿石阻塞有关。通常在幼年或青年期起病显症，病程数月至数年不等。起病的早晚、病情的轻重以及病程的长短，主要取决于日粮中的蛋白成分，特别是体内嘌呤代谢强度。

主要临床表现集中在泌尿系统，特别是膀胱和尿道。包括排尿困难、带痛、血尿以及尿频等尿路感染的刺激症状。尿道阻塞时，则排尿停止，疼痛不安，尿液潴留以至膀胱破裂。沿尿道径路仔细触诊，必要时辅以直肠内指检和（或）X 射线摄片（平片或投造影剂），常可发现阻塞于尿道或游离于膀胱内的结石。

主要检验项目有血清尿酸测定、尿液尿酸盐测定以及尿结石的化学成分分析。送检的尿结石应包括中央部和周边部。前者能反映结石的化学性质，后者有时混杂磷酸盐等其他成分。尿酸盐结石呈扁平形、球形或卵圆形，细小如沙粒或粗大如鸽卵不等，表面平滑，着尿色素而显黄、橙或红褐色。

【诊断】

本病论症诊断依据是常染色体显性类型的家族发生史，排尿障碍、尿道阻塞、痛性尿潴留等体征以及尿结石的化学成分分析。

先天性门静脉异形吻合短路（分流）所致的尿酸盐尿石症，也显示家族性发生特点和本病所固有的各项体征，但常有精神紊乱和肝功能改变等肝脑病的症状先行或并存，不难鉴别。

【治疗】

膀胱内游离的大量结石或已造成尿道阻塞的结石，应通过手术予以清除（Collins 等，1998）。手术后除针对尿路感染的各项治疗外，还应采取下列措施，以预防结石的再形成。

1. 稀释尿液　投服氯化钠，增加排尿量，以稀释尿液，降低其中的尿酸和铵离子浓度，抑制尿酸的凝絮作用，是防止尿酸盐结石再形成的基础。根据体重增服食盐 5.0～10.0g，使尿液相对密度程鸿保持在 1.025 以下，可达此目的。

2. 碱化尿液　服用碳酸氢钠，降低尿液的酸度，使之达到 pH 6.5～7.0，有利于离子化尿酸形成可溶性尿酸钠或尿酸钾。并制止肾小管产生过多的氨，而避免尿酸铵结石的再度形成。为此，日服碳酸氢钠 2g 即可。

3. 限制嘌呤饮食　多喂植物蛋白，少给瘦肉，不给肝、肾等实质或腺体脏器，控制尿酸合成的前体物质——嘌呤的摄入，可使血液和尿液中的尿酸含量减少。

4. 抑制尿酸生成　别嘌呤酚（allopurinol）系次黄嘌呤（subxanthine）的同分异构体，可竞争性地抑制黄嘌呤氧化酶（xanthine oxidase）的作用，缓和次黄嘌呤降解为黄嘌呤以至尿酸的过程。别嘌呤酚日量为每千克体重 30mg，分 2～3 次分服，连用 1 个月，然后减量至每千克体重 10mg，长期维持。对肾衰病犬，宜减量或慎用（Osbaldiston 等，1971；Thornhill，1980；Greene 等，1983）。

参 考 文 献

李毓义，李彦舫．2001．动物遗传·免疫病学——医学自发模型．北京：科学出版社：81-83.

Bartges J W, et al. 1999. Vet Clin North Am Small Anim Pract. 29：161-191.

Benedict S R. 1915. Harvey Lectures. 11：346.

Berrett R E, et al. 1976. J Small Anim Pract. 17：71-85.

Bovee K C. 1973. Proceedings 40th Annual Anim Hosp Ass Meeting.

Collins R L, et al. 1998. J Am Vet Med Assoc. 213：833-838.

Cornelius L M，et al. 1975. JAVMA. 167：220-228.

Ewing G O, et al. 1974. JAAHA. 10：463-476.

Finco D R. 1977. Current Veterinary Therapy VI. Kirk（Ed）. Philadelphia：WB Sauders Co：1 214-1 216.

Greene R W, et al. 1983. Textbook of Veterinary Internal Medicine. Disease of the Dog and Cat. 2nd ed. Ettinger（Ed）. Philadelphia：WB Saunders Co：1907.

Jackson O F，et al. 1970. Vet Rec. 86：335.

Kirpatrick R M，et al. 1977. Vet Med Small Anim Clin. 72：1 171.

Kuster G, et al. 1972. Arch Internat Med. 129：492.

Marretta S M，et al. 1981. JAVMA. 178：133.

Mudge G H, et al. 1968. Am J Physiol. 215：404.

Osbaldiston G W, et al. 1971. Vet Med Small Anim Clin. 66：711.

Osborne C A，et al. 1978. Proceedings 45th Annual Amer Anim Hosp Ass Meeting：569-620.

Porter P J. 1964. J Comp Pathol. 74：108.

Sherding R G. 1979. Comp Cont Ed. 1：55-63.

Thornhill J A. 1980. Current Veterinary Therapy Ⅶ Small Anim Pract. Kirk（Ed）Philadelphia：WB Saunders Co. 1172-1174.

Treacher R J. 1966. J Small Anim Pract. 7：537.

Yu T-F，et al. 1971. Am J Physiol. 220：973-979.

二、遗传性痛风

Hereditary Gout

遗传性痛风，即原发性或自发性痛风（primary or spontaneous gout），又称先天性高尿酸血症（congenital hyperuricemia）或遗传性尿酸血症和关节痛风（inherited uricemia and articular gout），是尿酸生成或排泄有关的某些酶类或载体蛋白先天缺陷所致的一种遗传性嘌呤核苷酸代谢病。

其遗传特性，依病因类型而不同，包括常染色体单基因隐性、常染色体单基因显性、常染色体多基因显性、常染色体多基因隐性以及 X 性联隐性等多种遗传类型。

病理学特征：嘌呤代谢某环节的酶类先天缺陷，尿酸生成增多和（或）排泄减少，出现高尿酸血症，析出尿酸盐结晶（痛风石）或形成尿酸盐结石，而造成关节、肾脏和心脏的损害。

主要临床表现为，不耐高蛋白营养，反复发作痛风性关节炎直至关节变形，皮肤显露痛风石以及心、肾合并症。

遗传性核酸代谢病，系参与核酸（嘌呤核苷酸和嘧啶核苷酸）代谢的有关酶类先天缺陷所致发的一类遗传性代谢病。包括遗传性嘌呤代谢病和遗传性嘧啶性代谢病 2 类。属于前一类的有 3 个，即遗传性痛风，病因包括葡萄糖-6-磷酸酶缺乏，次黄嘌呤—鸟嘌呤—磷酸核苷转移酶（HGPRT）部分缺乏，磷酸核苷焦磷酸（PRPP）合成酶增高，黄嘌呤氧化酶增高或谷胱甘肽还原酶增高；自毁容貌或自残综合征（self destructive syndrome），即 Lesch-Nyhan 综合征，病因是次黄嘌呤—鸟嘌呤—磷酸核苷转移酶（HGPRT）完全缺乏；黄嘌呤尿症（xanthinuria），病因是黄嘌呤氧化酶缺乏。属于后一类的只有 1 个，乳清酸尿症（orotic aciduria），即尿苷酸合成酶缺乏症（UMP synthase deficiency），病因是尿苷酸合成酶（乳清苷酸焦磷酸化酶和乳清苷酸脱羧酶）缺乏（曾溢滔等，1981；杜传书等，1983）。

人的遗传性痛风，是一种比较常见而古老的家族性嘌呤核苷酸代谢病。遗传特性依病因而分属于不同类型：其葡萄糖-6-磷酸酶缺乏的，为常染色体隐性遗传；谷胱甘肽还原酶结构变异而活性增高的，为常染色体显性遗传；HGPRT 部分缺乏的，为 X 性联隐性遗传；PRPP 合成酶结构变异而活性增高的，则为常染色体多基因显性遗传（曾溢滔等，1981；杜传书等，1992）。

动物的遗传性痛风，在哺乳类中尚未见有明确记载。曾有犬痛风性关节炎的报道，但缺乏病理学证据（Miller 等，1966；Pederson 等，1983）。遗传性尿酸盐结石症 Dalmatian 犬伴发的全身性关节病，一般认为是高尿酸血症的一种表现形式。现已查明，不是关节痛风，而是原发性变性关节病（primary degenerative joint disease）（Pederson 等，1983）。还有一种犬假性痛风（canine pseudo-gout），是焦磷酸钙关节内沉积所致的软骨钙化症（chondrocalcinosis）（Gibson 等，1972；Jones 等，1983）。

遗传性尿酸血症和关节痛风，在禽类比较多见。已相继报道自然发生于火鸡（Schlotthauer 等，1934；Snoeyenbos 等，1962）、X 性联 dw 基因侏儒鸡（Hutt，1959；Cole 等，1969，1971，1975，1980）、肌萎缩 am 基因纯合子鸡（Peterson 等，1968，1971）以及日本 Fayoumi 鸡（Komiyama 等，1977；Hirai 等，1977，1978）。

其遗传特性：在火鸡尚未确定。在肌萎缩 am 基因纯合子鸡（307 品系鸡）和日本 Fayoumi 鸡，为常染色体单基因隐性遗传（Peterson 等，1971；Komiyama 等，1977）。在 X 性联 dw 基因侏儒鸡（HUA 品系鸡），则为常染色体多基因隐性遗传（Cole 等，1980）。

再者，由 X 性联 dw 基因侏儒鸡培育出的 HUA 鸡，其痛风纯合子个体的羽毛都显颜色（基因型为 ii），表明痛风基因与决定毛色的隐性基因相连锁（Cole 等，1975，1980）。

美国康乃尔大学禽科学系已培育出 HUA（高发尿酸血症和关节痛风）和 LUA（低发尿酸血症和关节痛风）鸡种群（Austic 等，1974，1976；Cole 等，1980）。日本尿酸研究中心也建立起遗传性痛风 Fayoumi 鸡群体（Komiyama 等，1977；Hirai 等，1977，1978），从而为人类各病因类型遗传性痛风的比较医学研究，以及核酸、嘌呤和尿酸代谢的比较生物学研究，提供了数量充足而价格低廉的自发性动物模型（李毓义等，1994，2001）。

【病因及发病机理】

体内的嘌呤核苷酸，包括腺嘌呤核苷酸，简称腺苷酸（AMP），鸟嘌呤核苷酸，简称鸟苷酸（GMP）。其基本代谢过程，分为合成与分解两个方面。

腺苷酸的合成环节包括：首先，核糖-5-磷酸经 PRPP 合成酶催化，与 ATP 合成磷酸核苷焦磷酸（phosphoribosyl pyrophosphate，PRPP）；然后，PRPP 即作为主要的底物，通过 3 条途径合成嘌呤核苷酸。经腺嘌呤磷酸核苷转移酶的（adenine phosphoribosyl transferase，APRT）催化，将游离的腺嘌呤直接转变为腺苷酸；或经次黄嘌呤—鸟嘌呤—磷酸核苷转移酶（hypoxanthine-guanine-phosphoribosyl-transferase，HGPRT）催化，将游离的鸟嘌呤直接转变为鸟苷酸；或同谷氨酰胺、甘氨酸以及甲酸盐等一些较小的先质，经 PRPP 转氨酶等一系列酶促反应，通过共同的中间物肌苷酸（IMP），在肌苷酸脱氢酶（inosinic acid dehydrogenase）或腺苷酰琥珀酸合成酶（adenylosuccinate synthetase）的催化下，分别转变为鸟苷酸和腺苷酸。

嘌呤核苷酸的分解环节包括：首先，腺苷酸和鸟苷酸变为肌苷酸；然后，依次降解为肌苷和次黄嘌呤；最后，在黄嘌呤氧化酶（xanthine oxidase）的作用下，降解为黄嘌呤直至尿酸（曾溢滔等，

1981)。

遗传性痛风的基本病理过程是，嘌呤代谢酶先天缺陷，尿酸生成增多和（或）排泄减少，血中尿酸浓度增高（高尿酸血症），尿酸经肾外途径排泄并析出尿酸盐结晶（痛风石，tophi），而造成所谓结晶诱导性（crystal-induced）关节损害（痛风性关节炎）。

人类和禽类的遗传性痛风，在缺陷因素和发病环节上很不一致。人类遗传性痛风，主要起因于葡萄糖-6-磷酸酶缺乏、HGPRT 部分缺乏、PRPP 合成酶增加或黄嘌呤氧化酶增加等嘌呤代谢酶先天缺陷所致的尿酸生成增多。禽类遗传性痛风，则主要起因于肾小管膜转运机制选择性先天缺陷所致的尿酸排泄减少。

研究表明，HUA 鸡的肾尿酸清除率明显低于 LUA 鸡。原因在于肾小管对尿酸的分泌排泄功能发生障碍。HUA 鸡肾小管的尿酸分泌率，仅为 LUA 鸡的 40%（Austic 等，1972，1974）。^{14}C 尿酸和 ^{14}C 鸟嘌呤同位素标记研究显示，痛风病鸡肾小管内形成的尿酸，排泄率与对照健鸡相等；而预先形成的尿酸，排泄率仅为对照健鸡的 36%。从而证实，痛风病鸡肾小管的尿酸转运缺陷部位，不是管腔膜（luminal membrane），而是管壁膜（peritubular membrane）（Zmuda 等，1975）。也就是说，HUA 鸡的根本性病因是，决定和调控肾小管尿酸转运特异酶或尿酸结合蛋白（载体）生成的一些结构基因和调节基因发生了突变（Austic 等，1976；Cole 等，1980）。

日本 Fayoumi 鸡遗传性痛风的主要发病环节，不同于 HUA 鸡，而近似于人类。其尿酸的肾排泄量不是减少而是增多，体内嘌呤和尿酸的生物合成均明显增加。至于其缺陷因素，即嘌呤代谢中究竟哪种（些）酶有哪种缺陷（活性降低抑或增高），至今没有搞清（Hirai 等，1977，1978）。

高尿酸血症和结晶诱导性关节炎是遗传性痛风的两种基本表现。而结晶诱导性关节损伤是高尿酸血症的发展结局。血浆尿酸浓度超过 70mg/L 时，在一定条件下就会以尿酸钠盐的形式析出针状结晶，在关节内可诱导中性粒细胞和巨噬细胞浸润，激起炎性刺激反应，而发生结晶诱导性关节炎，即关节痛风。

尿酸盐结晶（痛风石）通常沉积于关节软骨表面、滑膜囊、腱鞘以至关节周围的软组织，使软骨退化，软骨下骨质破坏，直至骨边缘和滑膜组织增生，而导致关节纤维化直至变形性关节炎（Jones 等，1983）。

【临床表现】

本病恒在一定的禽类品系中呈家族性发生，显症的 Fayoumi 品系、307 系以及 HUA 系病鸡，均为疾病单基因或多基因纯合子个体，两性兼有，雄性居多。先证鸡的双亲则为疾病单（多）基因杂合子或纯合子个体，符合常染色体单（多）基因隐性遗传类型的基因分离和外显规律。

通常在生长期或成年期起病。其起病的早晚、病情的轻重以及病程的长短。均取决于日粮中蛋白质的比例和机体内嘌呤代谢的强度。

HUA 系鸡即使在饲喂普通日粮（14%～20%蛋白质）的情况下，血浆尿酸水平（113～316mg/L）亦高达 LUA 系鸡（48～101/L）的 3 倍。

HUA 系公鸡对蛋白营养负荷的耐受性更差，含 20%蛋白质的通常日粮，用以饲喂成长或产蛋期的 HUA 鸡尚可，用于成年 HUA 公鸡则超过其营养负荷。18 个月龄的 HUA 公鸡，即使喂给17%～18%蛋白质日粮，数周内亦可诱发严重的高尿酸血症和关节痛风。如将蛋白质比例降为 10%，痛风的发生即迅速减少、延迟以至停止（Cole 等，1980）。饲喂高于 20%蛋白质的日粮，可使 307 系鸡全部出现痛风（Pererson 等，1971）。

饲喂 40%蛋白质日粮，Fayoumi 品系鸡在 5～19d 内全部发生痛风，而对照品系鸡的痛风发生率不超过 5%（Komiyama 等，1977）。

60%蛋白质日粮饲喂 10d，341 只 HUA 系鸡全群发生痛风，而 160 只 LUA 系鸡饲喂同样的日粮持续达 21d 之久，仅有 4 只发生痛风（Cole 等，1980）。

病禽的主要临床症状是急性关节炎发作，跗（踝）关节和翅关节等单个或多个关节受害，关节红肿如核桃以至鸡卵大，疼痛剧烈，温热明显。有时，关节滑膜囊、关节周围软组织或关节远隔部位的皮肤破溃，流出白垩状痛风石，镜检可认尿酸盐结晶。

禽类的关节痛风，病程短急，预后良好，不同于人的关节痛风，发展至慢性痛风关节畸形的较少，造成尿酸盐尿结石以及心、肾合并症的更少。只要切实减少日粮蛋白质成分，关节炎症状即自行消退。但如不及时调整日粮，不降低体内嘌呤代谢的强度，则高尿酸血症持续不已，关节痛风反复发作，并常伴发痛风石所致的心、肾内脏损害（内脏痛风）而造成大批死亡。这在病因和病性更类似于人的日本 Fayoumi 品系鸡，表现得尤为突出（Komiyama 等，1977）。

主要检验是血和尿的尿酸测定，用以证实高尿酸血症的存在并观察病性的发展动态。

血浆尿酸含量，一般在 150～250mg/L，有的可高达 300～500mg/L（正常鸡为 30～60mg/L）。尿液的尿酸含量，在病禽一般偏低。但日本 Fayoumi 品系鸡痛风发作时，尿液尿酸的排泄量明显增多（Hirai 等，1977，1978；Cole 等，1980）。

【诊断】

本病的论证诊断不难。但必须注意鉴别各种类症：如高蛋白（嘌呤）饲喂所致的单纯性痛风、维生素 A 缺乏所致的症状性痛风、肿瘤等消耗性疾病（核酸分解代谢增强）所致的继发性痛风、焦磷酸钙关节沉积所致的结晶诱导性假性痛风（Jones 等，1983；Pederson 等，1983）。

【防治】

禽遗传性高尿酸血症和关节痛风的基本防治原则是降低嘌呤代谢强度，减少尿酸生物合成。主要防治措施是节制蛋白营养，缓解关节炎症。

日粮中的蛋白质比例应予控制。生长鸡和产蛋鸡在 20％之内；成年公鸡不超过 10％～15％。

秋水仙碱（colchicine）能抑制白细胞对尿酸盐结晶的吞噬作用而缓解结晶诱导性炎症反应，每小时服用 0.5g，直至症状缓解，对人的急性痛风发作有特效和速效（曾溢滔等，1981）。

在禽类，只要做到立即切实控制日粮蛋白，急性关节痛风即自行缓解，不必施行个体对症处置（Pederson 等，1983）。

参 考 文 献

杜传书.1983. 医学遗传学. 北京：人民卫生出版社：256，317，373.

杜传书.1992. 医学遗传学. 第 2 版. 北京：人民卫生出版社：490 - 492.

李毓义，李彦舫.2001. 动物遗传·免疫病学——医学自发模型. 北京：科学出版社：83 - 87.

曾溢滔，等.1981. 蛋白质和核酸遗传病. 上海：上海科学技术出版社：272 - 286.

Austic R E, et al. 1972. Am J Physiol. 223：525 - 530.

Austic R E, et al. 1974. Proc Soc Exp Biol Med. 146：931 - 935.

Austic R E, et al. 1976. Am J Physiol. 231：1 147 - 1 151.

Cole R K, et al. 1969. Poultry Sci. 48：1 976.

Cole R K, et al. 1971. Ibid. 50：1 564 - 1 565.

Cole R K, et al. 1975. Ibid. 54：1 748 - 1 749.

Cole R K, et al. 1980. Ibid. 59：951 - 960.

Gibson J P, et al. 1972. JAVMA. 161：912 - 915.

Hirai A M, et al. 1977. Uric Acid Res. 1：1 - 8.

Hirai A M, et al. 1978. Ibid. 2：160 - 173.

Hutt F B. 1959. J Hered. 50：209 - 221.

Jones T C，et al. 1983. Veterinary Pathology. 5th ed. Pliladelphia：Lea & Febiger：70 - 72.

Komiyama T T，et al. 1977. Japan Poutry Sci. 14：10 - 14，15 - 18.

Miller R M，et al. 1966. Vet Med Small Anim Clin. 61：236.

Pederson N C，et al. 1983. Textbook of the Veterinary Internal Medicine. Diseases of the Dog and Cat. 2nd ed. Ettinger
　　（Ed）. Philadelphia：WB Saunders Co：2231.

Peterson D W，et al. 1968. Fed Proc. 27：416.

Peterson D W，et al. 1971. J Nutr. 101：347 - 354.

Schlotthauer C F，et al. 1934. JAVMA. 84：98 - 103.

Snoeyenbos G H，et al. 1962. Avian Dis. 6：32 - 36.

Zmuda M J，et al. 1975. Am J Physiol. 229：820 - 825.

三、乳清酸尿症

Orotic Aciduria

乳清酸尿症，即遗传性乳清酸尿症（hereditary orotic aciduria），又称尿苷酸（UMP）即单磷酸嘧啶核苷合成酶缺乏症（uridine - 5 - monophosphate synthase deficiency），是由于尿苷酸（UMP）合成酶先天缺乏所致的一种遗传性嘧啶代谢病。其遗传特性属常染色体隐性类型。

病理学特征：决定尿苷酸合成酶生成的结构基因发生致死性突变，乳清苷酸焦磷酸化酶和乳清苷酸脱羧酶的活性低下，尿苷酸等嘧啶核苷酸生成不足，发生嘧啶饥饿（pyrimidine starvation），使底物乳清酸代谢受阻，在体内贮积，并随尿液和乳汁排出。

主要临床表现为死胎、弱产、排乳清酸尿和乳清酸乳。

婴儿乳清酸尿症（infant hereditary orotic aciduria）早有记载（Smith 等，1961；Wyngaarden 等，1972），遗传特性为常染色体隐性类型。疾病基因纯合子发病，杂合子为携带者。分 2 种病型：经典的乳清酸尿症，乳清苷酸焦磷酸化酶和乳清苷酸脱羧酶均缺乏；乳清酸尿症变型，仅乳清苷酸脱羧酶缺乏，乳清苷酸焦磷酸化酶活力反而增高（Fox 等，1969）。

主要临床表现是生长和发育不良，巨幼红细胞性低色素性贫血，尿中排泄过量（为正常的百倍乃至千倍）的乳清酸，易形成结晶而阻塞尿路（曾溢滔等，1981）。

动物的遗传性乳清酸尿症，文献报道名为尿苷酸（UMP）合成酶缺乏症，直至 20 世纪 80 年代中期才始报于美国，发生在荷兰荷斯坦奶牛（Robinson 等，1983，1984；Shanks 等，1984；Smith 等，1985；Howard 等，1986；Harden 等，1987；Poli 等，1996）。

美国各地对荷斯坦奶牛的普查表明，尿苷酸合成酶缺乏症杂合子携带牛分别占 0.2%、0.3%、1.4%、1.7%、2.5%和5%不等（Rohinson 等，1983，1984；Shanks 等，1987，1990）。某州奶牛人工授精站，该病基因杂合子种公牛的比例竟高达 1.4%（Shanks 等，1986，1987），成为奶牛业发展的潜在威胁。

牛乳清酸尿症的发现，为人类对应病以及嘧啶代谢和核苷酸代谢的比较生物学研究，提供了唯一的自发性动物模型。美国伊利诺斯州大学农学院农业实验站已建立起 UMP 合成酶缺乏症杂合子荷斯坦奶牛群体，可供使用（Harden 等，1987；Shanks 等，1987，1990；李毓义等，1994，2001）。

【病因及发病机理】

乳清酸是核酸合成的中间物，嘧啶核苷酸（尿苷酸）的前体，系由谷氨酰胺经过 L -门冬氨酸（L - asparate）、氨基甲酰门冬氨酸（carbamyl asparate）和二氢乳清酸（dihydroorotic acid）等一系列酶促反应所生成。然后在尿苷酸合成酶，即乳清苷酸焦磷酸化酶（orotate phosphoribosyl transferase，O‐PRT）和乳清苷酸脱羧酶（orotidylicdecarboxylase，ODC）的作用下。经过乳清苷酸（orotidylic acid）而转化为尿苷酸（UMP），最终用于 RNA、DNA 和辅酶的合成。尿苷酸还能对参与乳清酸合成的头几个酶促反应显示负反馈抑制作用（曾溢滔等，1981）。

本病的根本病因在于决定尿苷酸合成酶（包括 O‐PRT 和 ODC 的双功能酶）生成的结构基因发生了点突变（Schwenger 等，1993，1994）。该基因在人已定位于 3 号染色体的长臂（Patterson 等，1983）。牛的突变基因位点待定（Shanks 等，1983）。

其基本病理过程是，UMP 合成酶（O‐PRT 和 ODC）活性低下，乳清酸转化为尿苷酸的过程受阻，尿苷酸生成减少，发生"嘧啶饥饿"，结果核酸和辅酶生成不足。红细胞及其他体成分的构建陷入障碍，出现死胎、弱产、发育不良和巨幼红细胞性贫血。同时，底物乳清酸因分解代谢降低和合成代谢增高（尿苷酸的负反馈抑制作用解除）而在体内累积并随尿液和乳汁排泄，导致乳清酸尿症和乳清酸乳症。

据测定，纯合子病牛红细胞内的 UMP 合成酶活性极度低下，杂合子牛的酶活性中度降低（1.28～1.62～1.81U/mL），介于纯合子病牛和健牛之间，约为正常酶活性（2.83～3.24～3.77U/mL）的一半，符合常染色体隐性遗传的基因剂量效应规律（Robinson 等，1983；Harden 等，1985，1987；Shanks 等，1987）。

纯合子病牛血液和尿液中的乳清酸含量极度升高。杂合子携带牛体液和排泄液中的乳清酸含量也明显升高，乳汁内的乳清酸含量在 $170\mu g/mL$ 以上，有的高达 $300\sim1\,000\mu g/mL$，超过正常含量的 1 倍以至 5～10 倍（Robinson 等，1983；Howard 等，1986；Harden 等，1987）。

【临床表现】

牛的乳清酸尿症，迄今报道仅在荷斯坦奶牛中呈家族性发生。遗传特性已通过先证畜的系谱调查和测交试验确定为常染色体隐性类型（Robinson 等，1983，1984；Shanks 等，1984，1986，1987）。显症病畜恒为疾病基因的纯合子个体，杂合子个体则为不显临床表型的疾病基因携带者。

1. 纯合子病牛 约占杂合子携带牛测交后裔的 25%，通常在胚胎期起病，大多造成死胎（Shanks 等，1989），少数弱产犊照例在出生后的短时间内夭亡，看不到婴儿乳清酸尿症固有的生长发育停滞、低色素性贫血以及乳清酸尿等临床症状（Howard 等，1986；Shanks 等，1987），表明牛 UMP 合成酶缺乏症的突变基因为致死性隐性基因（lethal recessive gene）。

2. 杂合子携带牛 即文献记载的 UMP 合成酶部分缺乏牛（partial deficient cattle），其生长发育、产犊、泌乳以至寿命等生理机能和生产性能均无异常（Shanks 等，1984，1986，1987；Healy 等，1987）。

但显现 2 项突出的生化表型改变，即尿液和乳汁中乳清酸的含量倍增，而红细胞内尿苷酸合成酶的活性减半，可作为普查筛检 UMP 合成酶缺乏症杂合子携带牛的可靠指标（Robinson 等，1983；Harden 等，1985，1987；Howard 等，1986；Shanks 等，1987，1989，1990）。

【防治】

乳清酸尿症婴儿，采用嘧啶替代疗法有效。口服尿核苷即可矫正"嘧啶饥饿"，且血液学症状缓解，生长发育改善，尿中乳清酸减少。

乳清酸尿症纯合子病牛多为死胎，无从治疗。杂合子携带牛不显病态，又无需治疗。

预防要点在于筛检和淘汰杂合子携带牛。当前，在进口荷斯坦奶牛种畜时。要严格进行口岸检查，以防止 UMP 合成酶缺乏症杂合子牛的潜入（李毓义，1994）。

参 考 文 献

李毓义，1994. 中国兽医学报，14（1）：97‐100.

李毓义，李彦舫．2001．动物遗传·免疫病学——医学自发模型．北京：科学出版社：81-83．

曾溢滔，等．1981．蛋白质和核酸遗传病．上海：上海科学技术出版社：284-286．

Fox R M，et al. 1969. Am J Med. 47：32.

Harden K K，et al. 1985. J Dairy Sci. 68（Suppl I）：168.

Harden K K，et al. 1987. Dissertation Abstracts International B. 47：3 596.

Harden K K，et al. 1987. J Inherited Metab Dis. 10：210.

Healy M H，et al. 1987. J Dairy Sci. 70：945.

Howard J L，et al. 1986. Current Veterinary Therapy Food Animal Practice 2. Philadelphia：WS Saunders Co：98-99.

Patterson D C，et al. 1983. Cell Genet. 9：359.

Poli M A，et al. 1996. Zentralbl Veterinarmed A. 43：163-168.

Robinson J L，et al. 1983. J Dairy Sci. 66（Suppl I）：122.

Robinson J L，et al. 1983. Fed Proc. 42：1 844.

Robinson J L，et al. 1984. J Hered. 75：277.

Schwenger B，et al. 1993. Genomics. 16：241-244.

Schwenger B，et al. 1994. J Reprod Fertil. 100：511-514.

Shanks R D，et al. 1984. J Hered. 75：337.

Shanks R D，et al. 1986. Genetics. 113：73.

Shanks R D，et al. 1987. J Dairy Sci. 70：1 893-1 897.

Shanks R D，et al. 1987. J Anim Sci. 64：695.

Shanks R D，et al. 1987. J Dairy Sci. 70（Suppl I）：58.

Shanks R D，et al. 1989. ibid. 72：3 035-3 039.

Shanks R D，et al. 1990. Cornell Vet. 80：119-122.

Smith L H Jr，et al. 1961. J Clin Invest. 40：656.

Smith R C，et al. 1985. J Dairy Sci. 68：2 723.

Wyngaarden J B，et al. 1972. The Metabolic Basis of Inhenited Disease. New York：McGraw-Hill Book CO. 889.

第五节　其他代谢病

一、先天性高胆红素血症

Congenital Hyperbilirubinemia

先天性高胆红素血症，又称为先天性非溶血性黄疸（congenital nonhemolytic jaundice）或家族性慢性特发性黄疸（familial chronic idiopathic jaundice），是由于肝脏胆色素代谢功能（摄取、结合、转运、排泄）先天缺陷，血清胆红素浓度增高所致的一组遗传性代谢病。其遗传特性，属常染色体隐性和（或）显性类型。主要临床表现，为不同程度黄疸、肝损害或光敏性皮炎。

人的先天性高胆红素血症，依据胆色素代谢障碍的主要发病环节（摄取缺陷、结合缺陷、转运缺陷或排泄缺陷）以及所滞留胆红素性质（结合胆红素或非结合胆红素）的不同，分为以下各种病型：

1. 高胆红素血症Ⅰ型　即先天性非溶血性黄疸非结合型，特称 Gilbert 综合征。常染色体显性遗传。肝脏对胆红素等有机阴离子摄取功能缺陷，血中呈范登伯间接反应阳性的非结合胆红素轻度增加，病征轻微。

2. 先天性非溶血性黄疸非结合型的变型　特称 Crigler-Najjar 综合征，肝细胞对胆红素的结合功能缺陷，胆红素葡萄糖醛酰转移酶缺乏，血中间接胆红素即非结合胆红素增高，又分2个亚型：Ⅰ型，酶完全缺乏，结合功能严重缺陷，不能形成胆红素葡萄糖醛酸酯，常染色体隐性遗传，病情重剧；Ⅱ型，肝内葡萄糖醛酰转移酶部分缺乏，常染色体显性遗传，病症轻微。

3. 高胆红素血症Ⅱ型 即先天性非溶血性黄疸结合型，由 Dubin 氏（1954）首报，特称 Dubin-Johnson 综合征，肝脏对胆红素的转运排泄功能缺陷，血中呈范登伯试验直接反应阳性的直接胆红素即结合型胆红素增高，常染色体隐性遗传，肝内有脂褐素类棕黑色素沉积，病情较重。先天性非溶血性黄疸直接Ⅱ型，可能是 Dubin‑Johnson 综合征的变型，特称 Rotor 综合征，血中直接胆红素增高，常染色体隐性或显性遗传，病情较轻，肝细胞的结构正常，而且无色素沉着（Dubin 和 Johnson，1954；Dubin，1958；杜传书等，1983；程鸿等，1989）。

动物的先天性高胆红素血症，已相继报道自然发生于 Gunn 变异大鼠（Gunn 等，1938，1944；Schmid 等，1958；Johnson 等，1958，1961；Swarm，1971；Cornelius 等，1972；Calabrese，1978；Davis 等，1978）、Southdown 绵羊（Cunningham 等，1942；Clare，1945；Cornelius，1968，1970；Gronwall，1970；Engelking 等，1979；Ford，1983）、Corriedale 绵羊（Cornelius 等，1965，1970；Gronwall，1970；Engelking 等，1979；Ford，1983）以及玻利维亚松鼠猴（Cornelius 等，1984；程鸿等，1989）。

上述动物先天性高胆红素血症的发现和确认，为人类对应病的比较医学研究以及肝脏胆色素代谢等比较生物学研究，提供了从非人灵长类动物到实验动物的众多自发性动物模型。Gunn 变异大鼠，还可作为检测环境污染物聚氯联苯（polychlorinated biphenyls）的毒理学实验模型（Calabrese，1978；程鸿等，1989）。美国堪萨斯州立大学培育出带有 Dubin-Johnson 综合征突变基因的 Corriedale 绵羊种群，可供使用（Cornelius，1970；程鸿等，1989）。

近年，美国俄亥俄州立大学将 Gunn 突变大鼠的非溶血性黄疸遗传性状成功地转给了另一品系大鼠，建立了 Gunn-Sprague-Dawley 大鼠种群，可广为利用（Davis 等，1987；李毓义等，1994，2001）。

（一）Southdown 绵羊先天性高胆红素血症

又称先天性光敏病并高胆红素血症（congenital photosensitivity disease with hyperbilirubi-nemia），常染色体隐性遗传（Hancock，1950；Cornelius，1970），与人的高胆红素血症Ⅰ型 Gilbert 综合征相对应（程鸿等，1989）。

主要发病环节是，肝脏对胆红素、叶赤素、磺溴酞钠（BSP）、靛青绿、玫瑰红等有机阴离子的摄取功能存在先天缺陷（Jamieson 等，1952，1953；Mia 等，1970；Cornelius 等，1968，1970；Gronwaill 等，1970）。

病理学特征：血清未结合胆红素增高（5～19mg/L）；尿中粪卟啉增加 10 倍（Jamieson 等，1952，1953；Cornelius，1970）、胆红素、BSP 等有机阴离子的血浆清除时间延迟（Cornelius，1968；Mia 等，1970；Gronwall 等，1970）；叶绿素（chlorophyll）在肠道内经细菌作用，生成叶赤素（phylloerythrin），由门脉运至肝脏，未被摄取而随胆汁排出，却进入循环池，在体内滞留，引起光敏性皮炎（Cornelius 等，1970）；经[131]Ⅰ‑马尿酸、对氨基苯磺酸测定，肾小球滤过率明显降低，老龄病羊肾脏常发生弥漫性纤维化（Cornelius，1970）；肝组织结构正常，亦无褐黑色素沉积（Ford，1983）。

显症的病羊，公、母兼有，为疾病基因纯合子个体。哺乳期间不见异常，通常在开始采食青草后不久起病。主要临床表现是畏光和光敏性皮炎，黄疸体征不明显，病程缓长，老龄病羊多死于肾衰竭（Cornelius 等，1968，1970）。

（二）玻利维亚松鼠猴先天性高胆红素血症

又称先天性非溶血性高胆红素血症非结合型（congenital nonhemolydc unconjugated hyperbilirubinemia)，与人的高胆红素血症 I 型 Gilbert 综合征相对应。

天然高胆红素血症是玻利维亚松鼠猴的物种特性，即所有这种猴都存在肝脏对胆红素的摄取或转运缺陷。活检其肝组织中 UDP——葡萄糖醛酸基转移酶的活性，比巴西松鼠猴低 60%；胆汁中胆红素葡萄糖醛酸酯与未结合胆红素的单葡萄糖醛酸酯的比例（2.9±0.2），明显低于巴西松鼠猴（4.1±0.1）；血浆胆红素和 BSP 的清除速度，也比巴西松鼠猴慢（Cornelius，1984）。

玻利维亚松鼠猴的血清未结合胆红素含量增高，食后 4h 仅为 7～14μmol/L（巴西松鼠猴低于 5.1μmol/L），禁食 24h 后则高达 70μmol/L（巴西松鼠猴为 8.6μmol/L）。

玻利维亚松鼠猴的这种高胆红素血症取良性经过，但终生保持，可作为研究肝脏胆色素代谢和人 Gilbert 综合征的天然动物模型（程鸿等，1989；李毓义等，1994，2001）。

（三）Gunn 突变大鼠先天性高胆红素血症

又称遗传性非溶血性非结合型高胆红素血症（hereditary nonhemolytic unconjugated hyperbilirubinemia）或遗传性无胆色素尿性黄疸（hereditary acholuric jaundice），常染色体隐性遗传（Cornelius，1972；Davis 等，1987），与人的 Crigler-Najjar 综合征相对应。

主要发病环节在于肝微粒体内尿嘧啶核苷二磷酸葡萄糖醛酸基（UDPG）转移酶先天缺如，胆红素与葡萄糖醛酸的结合发生缺陷（Carborne 等，1957；Johnson 等，1958；Davis 等，1987）。

病理学特征：血浆非结合胆红素含量极度增高，达 50±3mg/L，即使在结扎胆总管之后，血浆胆红素仍呈范登伯试验间接反应阳性；胆汁近于无色，缺乏胆红素葡萄糖醛酸酯，仅含微量非结合胆红素；脑基底核等神经核重度黄染，镜检神经细胞变性以至坏死，发生所谓胆红素脑病（bilirubin encephalopathy）。

显症的病鼠，雌、雄皆有，为疾病基因纯合子个体，基因型为 J/J。其双亲则均为不显临床表型的杂合子携带鼠，基因型为＋/J，肝微粒体内的 UDP 葡萄糖醛酸基转移酶活性介于纯合子病鼠和健鼠之间，而在使用酶诱导剂苯巴比妥钠和酶激活剂洋地黄皂苷之后，酶活性即大幅度增加（Davis 等，1987）。

通常在胎内起病，出生后 24h 之内即显现黄疸体征，并持续终生。尿液不含胆色素，粪便色泽浅淡，含胆色素甚少。大多数病鼠在数周内出现各种类型的神经症状而死于核黄疸（kernicterus, nuclear jaundice），少数能存活至成年，但雌鼠基本丧失生育能力（Cornelius 等，1972；Davis 等，1987）。

（四）Corriedale 绵羊先天性高胆红素血症

又称先天性非溶血性黄疸结合型（congenital nonhemolytic conjugated jaundice）或称肝色素沉积并感光过敏（hepatic pigmentation with photosensitivity）或黑肝病（black liver disease），属高胆红素血症 II 型，遗传特性可能为常染色体隐性类型，与人的 Kubin-Johnson 综合征相对应。

主要发病环节在于肝脏对结合胆红素、叶赤素、磺溴酞钠（BSP）及 3-甲氧肾上腺素葡萄糖醛酸酯等的转运、排泄功能有先天性缺陷（Cornelius，1965，1970；Barnhard 等，1977）。

病理学特征：血清胆红素含量增高为 12mg/L，60% 为范登伯试验直接反应阳性的结合胆红素（正常羊仅为 2mg/L）；肝脏对 BSP 的最大转运率（T_m）不及正常羊的 20%；青饲料中的叶绿素在肠道内经细菌作用转化的叶赤素，不能通过肝脏随胆汁排泄，而滞留于血液及肝脏内，造成光敏性皮炎（photodynamic dermatitis）。据测定，病羊血清及肝脏内的叶赤素含量高达正常羊的 15 倍，而胆汁内的叶赤素不及正常羊的 1/7。

肝脏色素沉积，眼观为棕褐色以至黑褐色。镜检，色素主要沉积在毛细胆管周围，大多分布在小叶中央。经电子自旋共振鉴定，沉积物系 3-甲氧肾上腺素等肾上腺素代谢产物排泄障碍而在肝内氧化形成的黑色素聚合物（Cornelius 等，1965，1970；Engelking 等，1979；Ford，1983）。肾脏皮质部切面亦呈褐色，镜检肾近曲小管和远曲小管内的淡褐黑色颗粒状色素清晰可辨（Cornelius，1965）。

初生期至哺乳期间，外观健康，通常在离乳并开始采食青草后不久起病。主要表现为畏光和光敏性皮炎。

皮肤坏死和溃疡的多发部位，在鼻唇结合处、耳廓及眼周围。耳廓皮肤有黑褐色色素沉着是最明显的临床特征。黄疸体征不明显。血清范登伯试验直接反应阳性。经口内服胆囊造影剂（iodopanoic acid），胆囊显影模糊或延迟（24～48h）。

一般无需特殊治疗。夜间放牧，白天棚养，可防止光敏性皮炎的发生（Cornelius 等，1965，1970）。

参 考 文 献

杜传书．1983．医学遗传学．北京：人民卫生出版社：558-561.

程鸿，等．1989．人类疾病动物模型．上海：上海医科大学出版社：344-345，345-347，347-349，349-350，350-352.

李毓义，李彦舫．2001．动物遗传·免疫病学——医学自发模型．北京：科学出版社：90-93.

Barnhart J L，et al. 1977. Gastroentrol. 73：1 257.

Calabrese E J. 1978. Am J Parhol. 91：405-407.

Carborne J V，et al. 1957. Proc Soc Exp Biol Med. 94：461-463.

Clare N T. 1945. New Zealand J Sci Tech. 27A：23-31.

Cornelius C E，et al. 1965. JAVMA. 146：709-713.

Cornelius C E，et al. 1968. Am J Vet Res. 29：291-295.

Cornelius C E，et al. 1970 Camp Pathol Bull. 2：4.

Cornelius C E，et al. 1972. Am J Pathol. 69：369-371.

Cornelius C E，et al. 1984. Com Pathol Bull. 16：4.

Cunningham I J，et al. 1942. New Zealand J Sci Tech. 24A：185-195.

Davis D R，et al. 1987. Lab Anim Sci. 37：172-175.

Dubin I N and Johnson F B. 1954. Medicine. 33：155.

Dubin I N. 1958. Am J Med. 24：268-292.

Engelking L R，et al. 1979. Am J Vet Res. 40：1 277-1 280.

Ford E J H. 1983. Diseases of Sheep. Martin（Ed）. Oxford：Blackwell Sci Pub：197-199.

Gronwall R. 1970. Am J Vet Res. 31：2 131-2 133.

Gunn C H J. 1938. J Hered. 29：137-139.

Gunn C H J. 1944. Canad M A J. 50：72-92.

Hancock J. 1950. New Zealand J Sci Tech. 32A：16-24.

Jamieson N D，et al. 1952. Ibid. 34A：354-359.

Jamieson N D，et al. 1953. Ibid. 34A：436-444.

Johnson L，et al. 1958. J Dis Child. 97：591-608.

Johnson L，et al. 1958. J Dis Child. 101：322-349.

Mia A S，et al. 1970. Rroc Soc Exp Biol & Med. 133：955-958.

Schmid R，et al. 1958. J Clin Invest. 37：1 123-1 130.

Swarm R L. 1971. Animal Models for Biochemical Research IV. Washington D C：National Academy of Science. 149-160.

二、家族性高脂蛋白血症

Familial Hyperlipoproteinemia

家族性高脂蛋白血症，即原发性高脂血症（primary hyperlipidemia），含家族性高甘油三酯血症（familial hypertriglycerinemia）、家族性高胆固醇血症（familial hypercholesterolemia）和家族性混合性高脂血症（familial combined hyperlipidemia），是以脂质先天性合成增进和（或）降解缺陷为根本病因，以甘油三酯和（或）胆固醇等血脂增高为主要病理生理特征的一组遗传性脂质代谢病。其遗传特性因病型而不同，包括常染色体单基因显性、隐性以及多基因等类型。

人的高脂血症，经世界卫生组织统一，依据血清脂质的化学分析、外观、电泳图谱等，分为Ⅰ、Ⅱa、Ⅱb、Ⅲ、Ⅳ、Ⅴ等6型。

Ⅰ型，即高乳糜微粒血症，空腹血浆或血清眼观呈番茄汤色，4℃下12h后形成白色乳脂层，血清电泳出现乳糜微粒带，而其他脂蛋白泳带相对正常，血中甘油三酯增高。

Ⅱa型，即高胆固醇血症或高β脂蛋白血症，血清电泳唯独β脂蛋白带增宽，即低密度脂蛋白（LDL）增多。

Ⅱb型，即高β脂蛋白和前β脂蛋白血症，血中甘油三酯和胆固醇均增高，血清电泳前β脂蛋白和β脂蛋白带均增宽，即极低密度脂蛋白（VLDL）和低密度脂蛋白（LDL）均增多。

Ⅲ型，血脂增高及β脂蛋白组分改变同Ⅱb型。

Ⅳ型，即高前β脂蛋白血症，血脂主要是甘油三酯增高，血清眼观浑浊呈番茄汤色。冷置后表面无乳脂层形成，电泳唯独前β脂蛋白带增宽，即极低密度脂蛋白（VLDL）增多。

Ⅴ型，即混合性高脂血症，血脂主要是甘油三酯增高。胆固醇亦有所增加，空腹血浆或血清眼观浑浊呈番茄汤色，冷置后表面有乳脂层形成，血清电泳出现乳糜微粒带，且前β脂蛋白带增宽，即极低密度脂蛋白（VLDL）增多。

从遗传学角度，本病还可分为常染色体显性遗传型高甘油三酯血症、高胆固醇血症、混合性高脂血症以及多基因型高胆固醇血症和散发性高甘油三酯血症（杜传书等，1983，1992；Jones等，1983；Thompson等，1989）。

动物的家族性高脂蛋白血症，已相继报道自然发生于犬（Baum等，1969；Manning等，1973；Rogers等，1975；Wada等，1977；Whitney，1987），大鼠（程鸿等，1989），猫（Jones等，1983；Baucer等，1984；Thompson等，1989；Armstrong等，1989；Johnstone等，1990），兔（Buja等，1983；Port等，1983；Stock等，1985；Sebesteny等，1985；Moore等，1987；Garibaldi等，1988），马（Gilbert，1986）以及猪（Hasler-Rapacz等，1998）。

动物家族性高脂蛋白血症，特别是猫家族性乳糜微粒血症的发现和确认，为人类对应病及脂类代谢的比较医学和比较生物学研究，提供了自发性动物模型。

新西兰Massey大学正在着力培育脂蛋白脂酶先天缺陷猫种群，可望有限地投入供应（Johnstone等，1990；李毓义，1994，2001）。

【病因及发病机理】

脂类不溶于水，血脂必须与血浆蛋白即脱辅基蛋白（apoprotein）结合形成脂蛋白才得以转运，脂蛋白是大分子球状微粒，核心部是非极性脂类（甘油三酯和胆固醇脂），外周部包裹磷脂、游离胆固醇和脱辅基蛋白。脱辅基蛋白与细胞膜上的特异酶即载体蛋白（transport protein）结合，将脂蛋白转运到代谢位置。

人和大多数动物的脂蛋白分为4类，即乳糜微粒（chylomicrons）、极低密度脂蛋白（very low-density lipoprotein，VLDL）、低密度脂蛋白（low-density lipoprotein，LDL）以及高密度脂蛋白（high-density lipoprotein，HDL）。这4种脂蛋白都含有不同比例的甘油三酯和胆固醇，在电泳谱带上各占不同的位置。脂蛋白所含甘油三酯的比例愈大，则密度愈低，泳动速度愈慢。

乳糜微粒。电泳图上位于原点，颗粒最大（直径50～80nm），相对密度最小（<0.95），飘浮系数（Sf）＞400，主要成分是甘油三酯（75%～95%）和磷脂（<20%），胆固醇很少（<10%），蛋白质极少；乳糜微粒在肠黏膜内合成，经肠淋巴进入体循环，由位于毛细血管内皮细胞表面附近的脂蛋白脂酶（lipoprotein lipase）所水解，是食物内脂肪（外源性甘油三酯）的最初转运系统，空腹血清内不应存在。

极低密度脂蛋白（VLDL）。电泳图上位于前β球蛋白带，颗粒较大（直径30～50nm），相对密度较小（0.95～1.006）。飘浮系数400～20单位，主要成分是甘油三酯（20%～70%），其次是胆固醇（10%～40%）、磷脂（10%～25%）和蛋白质（<10%），分散在浑浊的血浆或血清中，但不形成乳脂层；VLDL由肝脏以游离脂肪酸为基质所合成，是肝脏移除血浆游离脂肪酸为贮藏形式的主要机制，属内源性甘油三酯，亦由脂蛋白脂酶所降解，肝素可使之激活，硫酸鱼精蛋白（protamine sulfate）则可使之失活。

低密度脂蛋白（LDL）。电泳图上位于β球蛋白带，颗粒较小（直径20nm）。相对密度较大（1.006～1.063），飘浮系数20～0，主要成分是胆固醇（40%）和磷脂（30%），其次是蛋白（20%），甘油三酯很少（<5%）；LDL是主要转运胆固醇的脂蛋白，系VLDL经脂蛋白脂酶降解的产物。

高密度脂蛋白（HDL）。电泳图上位于α球蛋白带，颗粒最小（直径为5～20nm）。相对密度最大（1.063～1.21），主要成分是蛋白质（50%）和磷脂（25%～30%），胆固醇少（15%～20%），甘油三酯不到5%（Rogers等，1975）。

遗传性高脂蛋白血症的根本病因在于脂质代谢的先天缺陷。主要发病环节因病型而异。

1. 家族性高甘油三酯血症　主要在于肝脏的内源性甘油三酯产生过多和（或）脂蛋白脂酶活性低下所致的血中甘油三酯清除障碍。

2. 家族性高胆固醇血症　主要在于外周组织细胞表面存在的特异性LDL受体先天缺乏或低密度脂蛋白受体基因发生了突变（Hasler-Rapacz等，1998），溶酶体酶水解形成的游离胆固醇不足，对微粒体β-羟β-甲基戊二酰辅酶A还原酶（HMG-CoA还原酶）的反馈抑制减弱，以致HMG-CoA还原酶活性增高，胆固醇合成增多。

3. 家族性联合性高脂血症　主要发病环节可能是上述两种缺陷的不同组合（杜传书等，1983；Armstrong，1989；Johnstone等，1990）。

家族性高脂蛋白血症的基本病理形态学变化包括：高甘油三酯血症、高胆固醇血症等高脂蛋白血症所致的动脉粥样硬化（atherosclerosis）、黄瘤（xanthomata）和肉芽肿形成；肝、脾、淋巴结等实质器官组织细胞内形成空泡，贮积脂类，沉积脂褐素；脂血症性视网膜改变（lipemia retinalis）；胆固醇沉积所致的角膜环（corneal arcus）等。

其中最为突出和广泛的病变是黄瘤形成。黄瘤单个灶状存在或多个融合，质地柔软，直径0.5～5.0cm不等，表面平整或呈分叶状，切面为红褐色或灰色板层结构，中心液化，周边有薄层纤维囊膜，广泛分布于神经组织、肝、脾、心、肌、腱、皮下、肠系膜、胸膜等全身各器官组织，造成相应的结构和功能损伤。

光镜检查，黄瘤血凝块中存在许多大的含空泡胞浆的多形核巨噬细胞（泡沫细胞），甘油三酯、胆固醇等脂质结晶以及蜡样质、脂褐素、含铁血黄素等变性的血液成分，外层为纤维性组织和肉芽肿组织（Johnstone等，1990）。

【临床表现】

动物的遗传性高脂蛋白血症，呈家族性发生。其起病时间，病程经过和临床症状，因畜种和病型而异。

1. 猫家族性高脂蛋白血症 又称猫家族性高乳糜微粒血症（feline familial hyperlipoproteinemia or hyperchylomicronemia），简称 FFHL 或 FFHC，根本病因在于先天性脂蛋白脂酶缺乏（congenital lipoprotein lipase deficiency），发生于家猫和喜马拉雅猫，与人的遗传性高脂蛋白血症 I 型相对应，但遗传特性属常染色体隐性类型（Jones 等，1983，1986；Armstrong 等，1989；Johnstone 等，1990）。病理学特征包括：脂蛋白脂酶活性低下，禁饲性高乳糜微粒血症，黄瘤肉芽肿广泛分布，但没有动脉粥样硬化病变。

病猫雌雄兼有，为疾病基因纯合子个体，通常在离乳后至青年期即 8～9 月龄或 1～2 岁起病，病程数月至数年不等，一般死于乳糜微粒血栓形成所致的 Tyzzer 氏病（Jones 等，1984；Johnstone 等，1990）。多数病猫，除存在禁饲性高蛋白脂血症、眼房液脂性浑浊、葡萄膜炎和高脂血性视网膜改变外，不显其他临床症状（Armstrong 等，1989）。

最突出的临床表现是皮下黄瘤体征，神经组织黄瘤所致多发性神经病的各种症状以及脂血症性视力障碍。在坐骨、大转子、肘端、脊突、髂结节等骨突标志附近以及胸侧等部位皮下，可触及质地柔软、圆形或椭圆形、大小不等（0.5～2cm）的结节或肿块，采样活检可认皮下黄瘤（subcutaneous xanthomata）结构；显现单侧前肢或后肢麻痹、单侧性颜面部 Horner 综合征等黄瘤压迫末梢神经干或脊神经根（椎间孔处）所致的多发性末梢神经症状；双侧视力不同程度减退，裂隙灯检查可发现眼房液浑浊、葡萄膜炎、视网膜血管变粗，呈乳白色，间或发生血栓等脂血性视网膜病变（Jones 等，1983）。

证病性检验所见，主要包括乳糜微粒血症、高甘油三酯血症和血清脂蛋白脂酶缺乏症。纯合子病猫禁饲 24h 后的血浆或血清，呈浅黄乳白色浑浊，如番茄汤样，4℃下隔夜静置后表面形成乳脂层；血清电泳，在点样原点出现宽而深的乳糜微粒带，前 β 球蛋白区稍增宽，表明 VLDL 轻度增多，而 β 球蛋白区位置的 LDL 带和 α 球蛋白区位置的 HDL 带无明显改变；血浆甘油三酯含量为 90.68mmol/L，比正常量（0.2～0.6mmol/L）增高 200～300 倍；胆固醇含量为 16.7mmol/L，比正常量（1.5～5.0mmol/L）增高 3～5 倍；在静脉注射肝素后，健猫甘油三酯由 0.16mmol/L 下降到 0.11mmol/L，下降幅度高达 31%。游离脂肪酸由接近于零猛增至 97.5mmol/L，而病猫甘油三酯由 73mmol/L，仅增加到 78mmol/L，游离脂肪酸仍为 0.5mmol/L，表明 FFHC 病猫血中脂蛋白脂酶活性明显低下（Jones 等，1983，1986；Armstrong 等，1989）。

2. 犬家族性高脂蛋白血症 又称特发性高脂蛋白血症，主要发生于 Miniature Schnauzers 等品系，遗传类型未定。生化改变的特点是高乳糜微粒血症、明显的高甘油三酯血症以及中度的高胆固醇血症，与人的 V 型高脂蛋白血症即家族性混合性高脂蛋白血症比较接近（Rogers 等，1975；Whitney，1987）。通常在中年或老年即 4～8 岁起病，恒有血脂改变。主要临床表现为反复发生腹部不适或腹痛以及癫痫发作等神经症状。

证病性检验所见包括：空腹血浆或血清呈番茄样浑浊，冷置后形成白色乳脂表层；血清电泳原点出现乳糜微粒带，β 带明显增宽并加深；血中甘油三酯增高为 1 150～6 670mg/L，最高可达 14 180～60 410mg/L，超过正常（550±80mg/L）数倍至数十倍；血胆固醇通常为 2 650～6 320 mg/L，最高可达 10 800mg/L，超过正常（1 940±140mg/L）1～5 倍；肝素注射前后的脂蛋白构成显著改变，表明脂蛋白脂酶的活性正常（Rogers 等，1975；Whitney，1987；Armstrong 等，1989）。

3. 马家族性高脂蛋白血症 又称先天性高脂血症，发生于西地兰矮马，脂血症病型和遗传类型均未确定（Gilbert，1986）。肥胖西地兰母马，通常在临产前发病，表现精神沉郁、食欲废绝，可视黏膜黄染、心动过速和腹泻，血浆和血清浑浊呈番茄汤样等眼观可认的高脂血症，分娩后临床症状很快缓解，但血清脂肪总量仍然偏高（8.7g/L）。其幼驹一出生即起病显症，通常在 3～5d 之内死于败血症。

主要临床表现为黄疸、腹泻、肌肉松弛、心动过速和呼吸困难等。

主要检验所见包括：血清和血浆浑浊，呈番茄汤样；血清总脂含量为 33.1g/L，超过正常值（1～6g/L）的 5～30 倍；胆固醇含量为 24.32mmol/L，超过正常值（1.8～4.4mmol/L）的5～10 倍（Gilbeft，1986）。

4. 兔家族性高脂蛋白血症 发生于 Watanabe 品系和美国 Dutch Belt 品系，又称脂性角膜病（1ipid keratopathy）、前角膜营养不良（antenor corneal dystrophy）或称 Watanabe 兔遗传性高脂血症（watanabe heritable hyperiipidemia），简称 WHHL，遗传类型未定。根本病因在于低密度脂蛋白受体即 LDL 受体先天缺乏。

病理学特征包括：高胆固醇血症；冠状动脉、主动脉以至周围动脉有粥样硬化斑；指关节、脑软膜等全身组织有黄瘤形成；角膜有胆固醇沉积，与人的家族性高脂蛋白血症Ⅱa 型即高胆固醇血症或高 β 脂蛋白血症相对应（Buja 等，1983；Moore 等，1987；Garibaldi 等，1988）。

通常在幼年期或成年后，即数月龄至 1～3 岁起病。最早的临床表现是双侧角膜不同程度浑浊，通过裂隙灯检查可认胆固醇沉积所致的前角膜营养不良或角膜斑（arcus corneae）。指关节等各处骨突附近皮下，可触及不同大小的黄瘤结节。有的因脑软膜、脊髓等神经组织黄瘤压迫而出现各种神经症状。至中老年，大多进入动脉粥样硬化直至心肌梗死等致死性病程。

主要检验所见：是血脂增高，其中胆固醇含量可达 4～8.6g/L，超过正常（0.1～0.8g/L）40～80 倍；血清电泳显示，相当于 β 球蛋白位置的 LDL 带增宽（Moore 等，1987；Garibaidi 等，1988）。

【诊断】

本病的诊断包括病型确定，必须依据家族发生史和遗传类型的确认，以及血脂分析，尤其血清脂蛋白电泳。

在鉴别诊断上，应注意区别饮食性高乳糜微粒血症以及糖尿病、甲状腺功能低下、肾上腺皮质功能亢进、柯兴氏病等内分泌系统疾病所致的各种继发性或症状性高脂蛋白血症（Armstrong 等，1989；李毓义等，1994，2001）。

【治疗】

尚无根治疗法。

对症处置包括：给予低脂食物；应用降胆固醇药物如烟酸、降脂平（抑制胆固醇合成）、烟酸肌醇脂（增加胆固醇氧化）和降甘油三酯药物如安妥明（抑制 VLDL 合成）、右旋糖苷硫酸酯（增进甘油三酯清除）等，但在兽医临床上实用意义不大（Armstrong 等，1989）。

参 考 文 献

程鸿，等 .1989. 人类疾病动物模型 . 上海：上海医科大学出版社：46-48.

杜传书 .1983. 医学遗传学 . 北京：人民卫生出版社：464-470.

杜传书 .1992. 医学遗传学 . 第 2 版 . 北京：人民卫生出版社：668-672.

李毓义，李彦舫 .2001. 动物遗传·免疫病学——医学自发模型 . 北京：科学出版社：94-98.

Armstrong P J，et al. 1989. Current Veterinary Therapy X Small Animal Practice. Kirk（Ed）Philadelphia：Saunders Co：1 046-1050.

Baum D，et al. 1969. Proceedings of Society of Experimental Biology & Medicine. 131：183 - 185.

Baucer J E，et al. 1984. Vet Clin Pathol. 13：7 - 11.

Buja L M，et al. 1983. Arteriosclerosis. 3：87 - 101.

Garibaldi B A，et al. 1988. Vet Pathol. 25：173 - 174.

Gilbert R O. 1986. Equine Vet J. 18：498 - 499.

Hasler-Rapacz，et al. 1998. Am J Med Genet. 76：379 - 386.

Jones B R，et al. 1983. Vet Rec. 122：543 - 544.

Jones B R，et al. 1984. J Small Anim Pract. 26：411 - 419.

Jones B R，et al. 1986. Vet Rec. 119：268 - 272.

Jones B R，et al. 1986. Vet Ann. 26：330.

Johnstone A C，et al. 1990. J Comp Pathol. 102：125 - 137.

Manning P J，et al. 1973. Exp Mol Pathol. 19：378 - 388.

Moore C P，et al. 1987. Vet Pathol. 24：28 - 33.

Port C D，et al. 1983. Lab Anim Sci. 33：587 - 588.

Rogers W A，et al. 1975. J A V M A. 166：1 087 - 1 091，1 092 - 1 095.

Sebesteny A，et al. 1985. Lab Anim. 19：180 - 188.

Stock E L，et al. 1985. Arch Ophthalmol. 103：726 - 730.

Thompson J C，et al. 1989. J Comp Pathol. 101：251 - 262.

Wada M，et al. 1977. Life Science. 20：999 - 1 008.

Whitney M S. 1987. Dissertation Abstracts International. B48：65.

三、原发性乳糖不耐受症

Primary Lactose Intolerance

乳糖不耐受症，即乳糖酶缺乏症（lactase deficiency），又称乳糖吸收缺陷（defective lactose absorption），是小肠黏膜乳糖酶活性低下所致的乳糖消化吸收障碍。本病有原发和继发之分，但都是以吃奶后即发生腹泻为其主要临床表现。

原发性乳糖不耐受症，是小肠乳糖酶先天缺陷所致的一种遗传性代谢病。最先记载发生于人类（Holzel 等，1959），属常染色体隐性遗传类型（Scrimshaw 等，1988）。

动物的原发性乳糖不耐受症，发生于犬（其田三夫，1983），后由美国田纳西州大学兽医学院发现于荷兰荷斯坦奶牛，遗传类型待定（Timothy 等，1993；李毓义等，1994，2001）。

继发性乳糖不耐受症，是轮状病毒、冠状病毒、呼肠孤病毒、大肠杆菌、隐孢子虫等感染损伤小肠，使小肠黏膜上皮乳糖酶活性减低的结果，普遍发生于婴儿（Hyams 等，1980，1981）以及犊牛（Bywater 等，1969；Halpin 等，1976；Acres 等，1977；Tzipori 等，1983）、羔羊（Ferguson 等，1981）、仔猪（Manners，1972）等各种幼畜，成为新生畜以至婴儿感染性腹泻的重要发病机理之一（Moon，1978；Arya，1984；Brady 等，1986）。

【临床表现】

原发性乳糖不耐受症，已报道在犬和乳牛中呈家族性发生，遗传类型尚未确定（Timothy 等，1993；Olchowy 等，1993）。病畜出生时健活，吸吮初乳后起病显症，腹泻排黄绿色恶臭稀粪几乎是唯一的临床表现，查不出任何特异的病原体，针对病原体的各种特异疗法和腹泻对症治疗均告无效。

一个鲜明的特点是：哺喂以乳汁或乳糖即发腹泻；停喂乳汁、乳糖或喂以加有乳糖酶的处理乳汁，腹泻即止；而喂以蔗糖、果糖等其他双糖类或葡萄糖、半乳糖等单糖类物质，消化吸收均好。这一特性，自出生至死亡，终生保持不变（Scrimshaw，1988；Timothy 等，1993）。

葡萄糖和木糖口服吸收试验均不认异常（Merritt 等，1980）。

乳糖口服耐量试验则可发现典型的改变：口服乳糖（每千克体重 1g）后，血中葡萄糖含量不升高，无峰值，曲线低平而无涨落（flatline），表明乳糖消化吸收障碍，不能分解为葡萄糖和半乳糖而进入血流（Timothy 等，1993）。

【诊断】

论证依据主要包括：家族发生史；生后起病，终生保持的病程；一吃奶（乳糖）就腹泻的示病症状；喂以加有乳糖酶的乳糖水解乳（lactose hydrolyzed milk），腹泻即可防止。

确定诊断则必须证实小肠黏膜乳糖酶先天缺陷（Bywater 等，1969；Skovbjerg 等，1980；Goldberg，1987；St Jean 等，1989）。

在类症上，应注意与各种病原体（大肠杆菌、冠状病毒、轮状病毒、隐孢子虫等）所致感染性肠病的继发性乳糖不耐受性腹泻相鉴别。

【防治】

唯一的防治办法是终生不饲喂乳汁或乳制品，必要时只好饲喂加有乳糖酶的乳汁或乳制品（Timothy 等，1993）。

（李毓义　张乃生　邓俊良　刘国文）

参 考 文 献

李毓义，李彦舫 . 2001. 动物遗传·免疫病学——医学自发模型 . 北京：科学出版社：98 - 99.

其田三夫监修 . 1983. 主要症状を基礎にしたの临床 . 札幌：デーリイマン社：146.

Acres S D，et al. 1977. Can Vet J. 18：113 - 121.

Arya S C. 1984. J Infect Dis. 150：791.

Brady M S，et al. 1986. J Am Diet Assoc. 86：191 - 200.

Bywater R J，et al. 1969. Res Vet Sci. 140：591 - 593.

Ferguson A，et al. 1981. Gut. 22：114 - 119.

Goldberg D M. 1987. Clin Biochem. 20：63 - 72.

Holzel A，et al. 1959. Lancet. 1：1 126 - 1 128.

Hyams J S，et al. 1980. J Pediatr. 97：609 - 612.

Hyams J S，et al. 1981. J Pediatr. 99：916 - 918.

Manners M J，et al. 1972. Br J Nutr. 28：113 - 127.

Merritt A M，et al. 1980. Veterinary Gastroenterology. Anderson（Ed）. Philadelphia：Lea & Febiger：27 - 262.

Olchowy T W，et al. 1993. J Vet Intern Med. 7：12 - 15.

Moon H W. 1978. JAVMA. 172：433 - 448.

Scrimshaw N S，et al. 1988：Am J Clin Nutr. 48（Suppl 4）：1 079 - 1 159.

Skovbjerg H，et al. 1980. Gut. 21：360 - 364.

St Jean G D，et al. 1989. Am J Vet Res. 50：1 496 - 1 498.

Timothy W J，et al. 1993. J Vet Internal Med. 7：12 - 15.

Tzipori S，et al. 1983. Vet Rec. 112：116 - 120.

第二章 遗传性血液病

血液系统疾病,与遗传的关系极其密切。在整个遗传病中,遗传性血液病占有很大的相对密度,其地位仅次于遗传性代谢病。其中有相当大的一部分,如遗传性凝血障碍病,几乎全是凝血过程有关酶类的先天缺陷,归类于遗传性代谢病亦无不可。还有一部分,如α-海洋性贫血和β-海洋性贫血等异常血红蛋白病,按本质应属遗传性分子病范畴。

遗传性血液病,是以血液有形成分(红细胞、白细胞、血小板)、血红蛋白及凝血因子的先天性结构或功能缺陷为主要病理特征的一大类疾病。

动物的各种遗传性血液病,几乎都分别与人的相关遗传性血液病相对应,常作为比较研究人类对应性遗传性血液病的自发性动物模型。

本章列入的动物遗传性血液病约40多种,主要包括:牛家族性红细胞增多症(Tennant等,1967,1969;Blood等,1983);马真性红细胞增多症(李毓义等,1982,1988);小鼠的α-海洋性贫血(Martinell等,1982,Van Wyck等,1984;Whitney等,1984;程鸿等,1989);小鼠的β-海洋性贫血(Johnson等,1981;Skow等,1983;Whitney等,1984;程鸿等,1989);犬的运动耐力减退(Jones等,1978;Giger等,1989);鹿的红细胞镰变现象(Altman等,1972);猫的红细胞内结晶样体,即血红蛋白C样病(Altman等,1972);小鼠的遗传性球形细胞增多症,即球形细胞溶血综合征(Huestis等,1954;Shohet等,1977;Greenquist等,1978);犬的遗传性口形细胞增多症(Pinkerton等,1972,1974;Perman等,1983;Giger等,1988,1989);犬的家族性口形细胞增多症——增殖性胃炎综合征(Slappendel等,1986,1991);犬的遗传性椭圆形细胞增多症,即遗传性卵圆形细胞增多症(Smith等,1983;Giger等,1989);小鼠的遗传性缺铁性贫血,即X性联低色素性贫血,遗传性小细胞性贫血或遗传性胎盘铁转运缺陷(Edwards等,1972,1974;Sorbie等,1974;Kingston等,1978;程鸿等,1989);大鼠的遗传性小细胞低色素性贫血,即遗传性铁失利用性贫血(Edwards等,1972,1986;Bowen等,1987;程鸿等,1989);犬的遗传性铜中毒,即铜负荷性肝炎、铜累积病、肝豆状核变性、Wilson病或遗传性铜蓝蛋白缺乏症(Owen等,1982;Thornberg等,1988;Erikkson等,1983,1989;Haywood等,1988;程鸿等,1989);犬的选择性钴胺素吸收不良,即家族性维生素B_{12}缺乏症或遗传性巨幼红细胞性贫血综合征(Fyfe等,1987,1989;Giger,1989);犬(Smith等,1976)和大鼠(Werth等,1967)的葡萄糖-6-磷酸脱氢酶缺乏症;猫的海因兹体溶血性贫血(Thompson等,1989);犬的家族性磷酸果糖激酶缺乏性贫血,即通气过度诱发性溶血病或肌型磷酸果糖激酶缺乏性代谢性肌病(Giger等,1985,1987,1988,1989;Harvey等,1988;Kirk等,1989);犬的家族性丙酮酸激酶缺乏性贫血,即先天性溶血性贫血(Searcy,1979;Weiden等,1981;Ettinger等,1983;Giger等,1989;Chapman等,1989;程鸿等,1989);黑Poodle犬的家族性非球形细胞性溶血性贫血(Randolph等,1986;Giger等,1989);绵羊的家族性谷胱甘肽缺乏症(Tucker等,1973,1974;Agar等,1975;Smith等,1976;程鸿等,1989);马的先天性谷胱甘肽还原酶缺乏症,即家族性溶血性贫血并高铁血红蛋白血症(Dixon等,1977);犬的家族性高铁血红蛋白血症,即先天性辅酶Ⅰ(NADH)高铁血红蛋白还原酶缺乏症(Harvey,1974;Key等,1980;Kaneko等,1984;程鸿等,1989);牛(Haydon,1975;Scott等,1979;Blood等,1983),猪(Glenn等,1970;Ruth等,1979),猫(Gidden等,1975;With,1980;程鸿等,1989)和狐松鼠(Levin等,1973;Flyger等,1977;程鸿等,1989)的先天性卟啉病；犬（Tablin 等，1989；Hopper 等，1989；Simpson 等，1990）和猫（Hammer 等，1990）的真性血小板增多症，即特发性血小板增多症；马（Turrentine 等，1986；Oeor 等，1990），犬（Chinn 等，1986）和大鼠（Damas 等，1981）的先天性前激肽释放酶缺乏症，即遗传性激肽释放酶原缺乏症；猪的遗传性坏血病，即先天性抗坏血酸缺乏症（Jensen 等，1983）；

此外，还有犬血细胞周期性生成，即周期性中性粒细胞减少症（Lund 等，1970；Dale 等，1972；Jones 等，1974，1975）；水貂（Bell 等，1980），猫（Kramer 等，1977；Penner 等，1987），蓝狐（Fagerland 等，1987），大鼠（Penner 等，1988）以及牛（相良稔等，1989）的先天性血小板病（Congenital thrombopathy），即贮藏池病（Storage pool disease）或称 Chediak Higashi 综合征（CHS）；猪（Bahou 等，1988）和犬（Mansell 等，1991）的血管性假血友病，即 von Willebrand 病（vWD）；犬（Catalfano 等，1986）和马（Sutherland 等，1989）的血小板无力症（thrombasthenia）以及血友病（hemophilia）等 7 种凝血因子先天缺乏所致的遗传性出血病（李毓义等，1994）。

再者，本章提供了两个未作专题介绍但意义比较重大的信息：即新近才发现或确认的两种遗传性凝血因子病。一是引起小鼠致死性出血的凝血因子 V 缺乏症（Cui 等，1996），另一个是发生于 Rambouillet 品系绵羊的遗传性维生素 K 依赖性凝血因子复合缺乏症（Baker 等，1999）。

（李毓义　张乃生　唐博恒）

参　考　文　献

程鸿，等 . 1989. 人类疾病动物模型 . 上海：上海医科大学出版社：197 - 198，202 - 203，203 - 204，205，208 - 210，210 - 211，590 - 592，594 - 596，623 - 625.

李毓义，等 . 1982. 兽医大学学报，2（2）：152 - 157.

李毓义 . 1988. 动物血液病：北京：农业出版社：26 - 30.

李毓义，李彦舫 . 2001. 动物遗传·免疫病学——医学自发模型 . 北京：科学出版社：100 - 104.

相良稔，等 . 1989. 家畜诊疗 . 7（313 号）：17 - 20.

Agar N S，et al. 1975. Am J Vet Res. 36：945 - 951，953 - 955.

Altman N H，et al. 1972. Blood. 39：801 - 803.

Bahou W F，et al. 1988. Blood. 72：308 - 313.

Baker D C，et al. 1999. Hereditary Deficiency of Vitamin K-Dependent Coagulation Factors in Rambouillet Sheep. Blood Coagul Fibrinolysis. 10（2）：75 - 80.

Bell T G，et al. 1980. Am J Vet Res. 41：910 - 914.

Blood D C，et al. 1983. Veterinary Medicine. 6th ed. London：Bailliere Tindall：1 211 - 1 212.

Bowen B J，et al. 1987. Blood. 70：38 - 44.

Catalfano J L，et al. 1986. Blood. 67：1 568.

Chapman B L，et al. 1989. J Vet Int Med. 3：119.

Chinn D R，et al. 1986. JAVMA. 188：69 - 71.

Cui J，et al. 1996. Fatal hemorrhage and incomplete block to embryogenesis in mice lacking coagulation factor V. Nature. 384（6 604）：66 - 68.

Dale D C，et al. 1972. J Clin Invest. 51：2 197.

Damas J，et al. 1981. Arch Int Physiol Biochem. 89：511 - 514.

Dixon P M，et al. 1977. Equine Vet J. 9：198 - 201.

Ettinger S J，et al. 1983. Textbook of Veterinary Internal Medieine. Diseases of the Dog and Cat. 2nd ed. Philadelphia：Saunders Co：1 978 - 1 979.

Edwards J A，et al. 1972. Comp Pathol Bull. 4：3.

Edwards J A，et al. 1974. Clin Res. 22：635A.

Edwards J A，et al. 1986. Blood. 67：623 - 628.

Erikkson J. 1983. Acta Vet Scand. 24：148 - 152.

Erikkson J，et al. 1989. J Comp Pathol. 100：443 - 448.

Fagerland J A，et al. 1987. Vet Pathol. 24：164 - 169.

Flyger V，et al. 1977. Am J Pathol. 87：269 - 272.

Fyfe J C，et al. 1987. Blood. 70：46a.

Fyfe J C，et al. 1989. JAAHA. 100.

Geor R J，et al. 1990. JAVMA. 197：741 - 745.

Gidden W E，et al. 1975. Am J Pathol. 80：367 - 380.

Giger U，et al. 1985. Blood. 65：345 - 351.

Giger U，et al. 1986. Animal Genet. 17：15 - 23.

Giger U，et al. 1987. JAVMA. 191：453 - 459.

Giger U，et al. 1988. Proc 6th Med Forum ACVIR. Washington DC 754.

Giger U，et al. 1988. Enzyme. 40：25.

Giger U，et al. 1989. Muscle & Nerve. 100.

Giger U R S，et al. 1989. Current Veterinary Therapy X Small Animal Practice. Kirk（Ed）. Philadelphia：Saunders Co. 431 - 435.

Glenn B L 1970. Comp Pathol Bull. 2：2.

Greenquist A C，et al. 1978. Blood. 51：1 149 - 1 155.

Hammer A S，et al. 1990. J Vet Int Med. 4：87 - 91.

Harvey J W. 1974. JAVMA. 164：1 030 - 1 033.

Harvey J W，et al. 1988. Animal Clinical Biochemistry. the Furture. Blackmore（Ed）. Cambridge：Cambridge University Press：219 - 224.

Haydon M 1975. Can Vet J. 16：118.

Haywood S，et al. 1988. Vet Pathol. 25：408 - 414.

Hopper P E，et al. 1989. J Vet Int Med. 3：100.

Huestis R R，et al. 1954. Science. 120：852 - 853.

Jensen P T，et al. 1983. Acta Vet Scand. 24：392 - 402.

Johnson F M，et al. 1981. Proc Natl Acad Sci USA. 78：3 138.

Jones J B，et al. 1974. Am J Vet Res. 35：849.

Jones J B，et al. 1975. JAVMA. 166：365 - 367.

Jones D R E，et al. 1978. Vet Rec. 102：105.

Kaneko J J，et al. 1981. Am J Vet Res. 32：1 981 - 1 985.

Kaneko J J，et al. 1984. Comp Pathol Bull. 16：2 - 3.

Key D M，et al. 1980. VM/SAC. 75：245 - 247.

Kingston P J，et al. 1978. Brit J Hematol. 40：265 - 276.

Kirk R W，et al. 1989. Current Veterinary Therapy X. Small Animal Practice. Philadelphia：Saunders Co：434 - 435.

Kramer J W，et al. 1977. Lab Invest. 36：554.

Lund J E，et al. 1970. J Hered. 61：47 - 49.

Levin E Y，et al. 1973. Clin Invest. 52：96 - 105.

Mansell P D，et al. 1991. Res Vet Sci. 51：313 - 316.

Martinell J，et al. 1982. Proc Natl Acad Sci. 78：5 056 - 5 060.

Owen C A，et al. 1982. Am J Pathol. 106：432 - 434.

Penner J D，et al. 1987. Am J Med Genet. 28：455 - 470.

Penner J D，et al. 1988. Vet Pathol. 25：169 - 171.

Perman V，et al. 1983. Textbook of Veterinary Internal Medicine. Diseases of the Dog and Cat. 2nd ed. Ettinger（ed）

Philadelphia：Saunders Co. 1 978.

Pinkerton P H，et al. 1972. Blood. 40：963.

Pinkerton P H，et al. 1974. Blood. 44：557 - 567.

Randolph J F，et al. 1986. Am J Vet Res. 47：687 - 695.

Ruth G R，et al. 1979. Proc Am Ass Vet Lab Diagnost. 21：91.

Scott D W，et al. 1979. Cornell Vet. 69：145 - 158.

Searcy G P，et al. 1979. Am J Pathol. 94：689 - 692.

Shohet S B，et al. 1977. Blood Cells；3：115.

Simpson J W，et al. 1990. J Small Anim Pract. 31：345 - 348.

Skow L C，et al. 1983. Cell. 34：1 043 - 1 052.

Slappendel R J，et al. 1986. Proc 4th Int Symposium Vet Lab Diagnostic Amsterdam：74 - 77.

Slappendel R J，et al. 1991. Vet Quarterly. 13：30 - 40.

Smith J E，et al. 1976. Am J Pathol. 82：233 - 236.

Smith J E，et al. 1976. Enzyme. 21：379 - 382.

Smith J E，et al. 1983. Blood. 61：373 - 377.

Sorbie J，et al. 1974. Brit J Hematol. 27：559 - 569.

Sutherland R J，et al. 1989. Aust Vet J. 66：366 - 370.

Tablin F，et al. 1989. Vet Pathol. 26：289 - 293.

Tennant B，et al. 1967. JAVMA. 150：1 493 - 1 509.

Tennant B，et al. 1969. Cornell Vet. 49：594.

Thompson J C，et al. 1989. J Comp Pathol. 100：343 - 347.

Thornberg L P 1988. Companian Anim Pract. 2：3.

Tucker E，et al. 1973. Res Vet Sci. 14：306 - 311.

Tucker E，et al. 1974. Res Vet Sci. 16：19 - 22.

Turrentine M A，et al. 1986. Am J Vet Res. 47：2 464 - 2 467.

Van Wyck D B，et al. 1984. Blood. 64：263 - 266.

Weiden P L，et al. 1981. Blood. 57：66 - 70.

Werth G，et al. 1967. Klin Wschr. 45：265 - 269.

Whitney T B，et al. 1984. Am J Pathol. 116：523 - 525.

With T K. 1980. Clinics in Hematology. 9：345 - 370.

第一节　红细胞疾病

一、家族性红细胞增多症

Familial Polycythemia

家族性红细胞增多症，是先天缺陷所致并以骨髓红系细胞绝对增生为主要病理特征的一种遗传性血液病。其遗传特性，属常染色体隐性类型。

主要临床表现包括：家族性发生，幼年起病，皮肤和可视黏膜红色发绀（ruddy cyanosis），可视黏膜和眼底微血管扩张充盈，烦渴多尿，出血性素质以及失明、嗜眠、后躯萎弱等神经肌肉功能紊乱。但不伴有白细胞增多症、血小板增多症和脾肿大。

特征性检验所见包括 Hb、RBC、PCV 等红细胞参数指标测定值极度增高，动脉血氧饱和度和血浆总容量正常，而血浆和尿液中红细胞生成素（erythropoietin）显著减少或者测不出来。

人的家族性红细胞增多症，只发生于婴儿，特称儿童原发性红细胞增多症（primary erythrocytosis of childhood）或儿童良性家族性红细胞增多症（benign familial polycythemia in childhood），20

世纪 30 年代以来陆续见有报道（Sporado 等，1933；Nadler 等，1939；Auerback 等，1958；Knock 等，1960；Abildgaard 等，1963）。

动物的家族性红细胞增多症，仅报道自然发生于犬（其田三夫等，1983）和近亲繁殖的娟姗（Jersey）犊牛（Tennant 等，1967，1969；Kaneko 等，1968；Blood 等，1983），遗传特性已通过先证病牛血统调查确定为常染色体隐性类型（Tennant 等，1967）。

作者曾于 20 世纪 70 年代末发现和确认 1 例 11 个月龄幼驹的原发性即真性红细胞增多症（equine polytcythemia rubra vera），其临床表现、检验所见和病理学改变均酷似于本病，但遗传特性和类型未能查明和确定（李毓义等，1982，1994，2001）。

【病因及发病机理】

红细胞增多症，是指循环血液中红细胞数、血红蛋白量和红细胞压积显著超过正常所表现的一组综合征。按其病因，可分为相对性红细胞增多症（relative polycythemia）和绝对性红细胞增多症（absolute polycythemia）两大类。

前者是由于腹泻、多尿、失饮等使机体脱水或由于休克状态使水分由血浆转向组织间或细胞内所造成，特点是红细胞压积增高，血浆蛋白亦增高，血浆总容量大减，而红细胞总容量正常，因而称为假性红细胞增多症（spurious polycythemia），简称"假红"。

后者则是由于骨髓红系细胞增生极度活跃而造成的循环血液中红细胞数量的绝对增多，特点是红细胞压积增高而血浆总蛋白不高，血液总容量和红细胞总容量倍增而血浆总容量不增。

绝对性红细胞增多症，又有继发性和原发性之分。

1. 继发性红细胞增多症（secondary polycythemia）　简称"继红"。发生于两类情况：一类是能激起红细胞生成素（erythropoietin）代偿性分泌增多的各种慢性缺氧状态（如慢性心肺疾病和氧结合能力变强的异常血红蛋白病）。特点为动脉血氧饱和度降低而血浆和尿液中红细胞生成素含量增高。另一类是能激起红细胞生成素病理性分泌增多的肾脏病及某些肿瘤。特点为动脉血氧饱和度正常（90％以上），而血浆和尿液中红细胞生成素增高。

2. 原发性红细胞增多症（primary polyeythemia）　其共同特点是动脉血氧饱和度正常（90％以上），而血浆和尿液中红细胞生成素显著减少以至测不出来。也有两种情况：一是真性红细胞增多症（polycythemia），简称"真红"，系原因未明的慢性骨髓增生性疾病，发生于成年或老龄动物，恒伴有白细胞增多症、血小板增多症和脾肿大。二是家族性红细胞增多症（familial polycythemia），发生于初生畜和幼畜，唯独红细胞极度增多，而其他血细胞（白细胞和血小板）并不明显增多，脾脏亦不明显肿大，因此确切的名称应为 familial polycythemia rubra vera，或者 familial erythrocytosis（李毓义，1988）。

牛家族性红细胞增多症，同儿童原发性红细胞增多症一样，病因及发病机理尚未搞清。据新近的一些报道，本病与促红细胞生成素受体的遗传缺陷有关，属遗传性受体病。有人认为是促红细胞生成素受体的基因发生了框架突变（frameshift mutation），红系祖代细胞对促红细胞生成素的敏感性增高（Sokol 等，1995）；有人认为是促红细胞生成素受体基因发生了短缺失突变（short deletion）（Arcasoy 等，1997）；有人则认为促红细胞生成素受体基因在转录过程中被截短（truncation）（Forget 等，2000），但遗传特性业已确定，为常染色体隐性类型（Tennant 等，1967；Schalm 等，1975）。

【临床表现】

牛家族性红细胞增多症，只见于近交系娟姗犊牛。显症的病犊，两性皆有，为疾病基因纯合子个体。其双亲均为不显临床表型的杂合子携带牛。通常在 2 月龄即哺乳期内起病，病情比儿童良性家族性红细胞增多症重剧,但取自限性病程。大多数(约占 2/3)病犊在 1 年之内死于血栓形成所致的心、脑意外,一部分(约占 1/3)病犊存活至成年后,多血症(plethora)能自行缓解,而变为良性经过。

主要临床表现为发育迟滞、呼吸困难红色发绀。病犊生长缓慢,体重仅为同龄健犊的一半。最突出的体征是皮肤和可视黏膜持续性红色发绀(reddish cyanotic appearance)。眼结膜、口黏膜和鼻黏膜呈砖红色,舌色绛红。检查巩膜、唇黏膜的小血管和微血管网以及视网膜的血管充盈突隆。呼吸障碍经常存在。病犊呼吸浅表而快速,呈不同程度的混合性呼吸困难。听诊整个肺野可闻粗粝的支气管肺泡呼吸音,表明系肺充血所致。精神沉郁也是常见症状,有的陷于嗜眠和昏睡状态。个别出现无目的徘徊或全身抽搐等神经症状,表明脑充血、脑水肿以至脑出血的存在。少数病犊伴有间歇性失明,显然是眼底高度充血、水肿和出血的结果。

特征性检验所见包括:RBC 数为 $(15.8 \sim 25.5) \times 10^{12}$/L,Hb 量为 $192 \sim 272$g/L,PCV 为 $60\% \sim 80\%$;红细胞总容量明显增高(55.6mL/kg)而血浆总容量正常(22.7mL/kg);骨髓红系增生极度活跃,粒红比值(M/E)减少为 $0.19 \sim 0.31$(正常为 $0.47 \sim 0.64$);血浆总蛋白为 $64 \sim 78$g/L;动脉血氧饱和度正常(Tennant 等,1967)。

【诊断】

依据家族发生史。皮肤和可视黏膜持续性红色发绀等临床症状,重剧、慢性而自限的病程以及红细胞总容量倍增、红细胞生成素大减、动脉血氧饱和度正常等检验所见,不难建立诊断。

应特别注意与各种慢性缺氧、囊肿性肾病及某些癌肿引起的继发性红细胞增多症进行鉴别。

鉴于某些异常血红蛋白对氧的结合性增高、氧解离延迟、组织缺氧所致的"继红",也呈家族性发生。且在临床表现和其他检验所见上酷似于家族性"真红"而难以鉴别,在对红细胞增多症病畜实施检验诊断时,不要忽略血浆和尿液红细胞生成素的测定以及血红蛋白电泳分析。否则,一些异常血红蛋白引发的"继红"这一罕见的遗传性分子病会被漏诊。

【治疗】

尚无根治疗法。反复静脉放血,是兽医临床上目前唯一有效而可行的对症处置。依据体重大小,每次可给病犊颈静脉放血 $500 \sim 1\,000$mL,每周 $1 \sim 2$ 次,直至血容量和血液黏滞性恢复或接近正常,使多血症状(plethora)减轻或消除,以等待其自限性病程的到来。

参 考 文 献

李毓义,等. 1982. 兽医大学学报,2(2):152-157.

李毓义,1988. 动物血液病. 北京:农业出版社:26-30.

李毓义,李彦舫. 2001. 动物遗传·免疫病学——医学自发病模型. 北京:科学出版社:104-106.

其田三夫. 1983. 主要症状を基礎にしたの临床. 札幌:デーリイマン社:146.

Abildgaard C F,et al. 1963. J Pediat. 63:1 072-1 080.

Arcasoy Mo,et al. 1997. Blood. 89:4 628-4 635.

Auerback M L,et al. 1985. Pediatrics. 21:54-58.

Blood D C,et al. 1983. Veterinary Medicine. 6th ed. London:Baiiliere Tindall:1 212.

Forget B G,et al. 2000. Am Clin Hematol Assoc. 111:38-44;discussion 44-45.

Kaneko J J,et al. 1968. Am J Vet Res. 29:949.

Knock H L,et al. 1960. Am J Dis Child. 100:189-195.

Nadler S B,et al. 1939. Am J Med Sci. 198:41-48.

Schalm O W,et al. 1975. Veterinary Hematology. 3rd ed. Philadelphia:Lea & Febiger. 408-409.

Sokol L，et al. 1995. Blood. 86：15 - 22.

Sporado A，et al. 1933. Arch Int Med. 52：593 - 602.

Tennant B，et al. 1967. JAVMA. 150：1 493 - 1 509.

Tennant B，et al. 1969. Cornell Vet. 49：594.

二、特发性红细胞生成不良症

Idiopathic Dyserythropoiesis

特发性红细胞生成不良症，简称 IDE，即先天性红细胞生成不良性贫血（contgenital dyserythropoietic anemia），是一种骨髓红细胞系增生异常并伴有或不伴有难治性贫血的遗传性红细胞疾病。遗传特性属常染色体隐性或显性类型。

病理学特征：红细胞无效生成（ineffective erythropoiesis），即骨髓血细胞生成唯独红系发生障碍而粒系和巨核系正常。红细胞系虽有增生，但幼红细胞发育缺陷，成熟障碍，核形态异常，在释放入血流之前即遭到破坏，发生骨髓内溶血（intramarrow hemolysis）。

临床表现：大多为慢性非再生性贫血（chronic nonregenerative anemia）。

人的先天性红细胞增生不良性贫血，临床上分为 3 型。共同特点是红细胞无效生成伴多核幼红细胞。Ⅰ型为常染色体隐性遗传，类似巨幼红细胞性贫血，Ⅱ型为常染色体隐性遗传，正细胞性贫血；Ⅲ型为常染色体显性遗传，正细胞性贫血，但出现巨大幼红细胞（gigantoblast），胞径可达 50～60μm，胞核多至 12 个（杜传书等，1992）。

动物的特发性红细胞生成不良症，已报道自然发生于犬和牛，见于小型或玩具型 Poodle 犬（Schalm，1976；Ettinger，1983）；Cocker spaniel 犬（Canfeild 等，1987），杂种犬（Weiss 等，1988）以及 Polled 海福特牛（Steffen 等，1991，1992，1993）。

1. Poodle 犬的 IDE 家族性发生，但遗传类型未定，骨髓红细胞生成不良的特征是巨幼红细胞增多症（megaloblastosis）以及幼红细胞的核分叶，似与人类 IDEⅠ型相对应，但临床上不显贫血，易被忽略，常在血检时偶然发现。

终生恒定的检验所见是大红细胞增多症（erythrocyte macrocytosis），血片上可见多量正色素型大红细胞（macrocytic normochromic erythrocytes），MCV 显著上升（可达 85～96fL），卜乔氏曲线高度右移，并出现巨大而过多分叶的中性粒细胞（gaint hypersegmented neutrophils）（Ettinger 等，1983；Kirk 等，1989）。

2. Cocker spaniel 犬的 IDE 病因不明，遗传特性未定，临床上不显贫血，主要表现为运动耐力减退和慢性（数年）病程。

病理学特征包括：骨髓内红细胞生成不良，即铁粒幼细胞增多（sideroblastosis），粒红比（M：E）降低，骨髓内红细胞增生且破坏增强（enhanced intramedullary destruction）；骨髓和末梢血涂片上，红细胞形态异常，含颗粒和结晶，电镜观察证实系病理性含铁红细胞（siderocytes）和红细胞内血红蛋白结晶（intraerythrocytic hemoglobin crystals）（Canfeild 等，1987）。

3. 杂种犬的 IDE 病因不明，遗传类型未定，主要表现食欲减退，精神委顿，可视黏膜苍白，病程经年，血液学检验证实系慢性非再生性正细胞正色素型贫血：PCV，14.5%；MCV，65fL；MCHC，35.9%；网织红细胞数偏少，1.2%左右。

骨髓象检验，显示红细胞系生成不良，即红细胞骨髓内破坏：70%的幼红细胞形态异常，包括大幼红细胞（胞径 15～22pm）增多；双核，核分叶，核过早固缩；胞浆内含嗜酸性颗粒（血红蛋白凝结物）；中幼红细胞相对减少；有核红细胞噬细胞现象普遍而突出（Weiss 等，1988）。

4. Polled 海福特牛的 IDE 家族性发生，常染色体隐性遗传类型。参见先天性贫血、角化不良、进行性脱毛综合征（Steffen 等，1991，1992，1993）。

在鉴别诊断上，应注意区别各种继发性红细胞生成不良症（secondary dyserythropoiesis），如维生素 B_{12} 缺乏症、叶酸缺乏症、血红蛋白病、铁粒幼细胞性贫血、铅中毒、铁失利用性贫血等（李毓义等，1994，2001）。

尚无防治办法。

参 考 文 献

杜传书 . 1992. 医学遗传学 . 第 2 版 . 北京：人民卫生出版社：705.

李毓义，李彦舫 . 2001. 动物遗传·免疫病学——医学自发模型 . 北京：科学出版社：106 - 108.

Canfeild P J，et al. 1987. Vet Clin Pathol，16：21 - 28.

Ettinger S J，et al. 1983. Textbook of Veterinary Internal Medicine. Diseases of the Dog and Cat. 2nd（ed）Philadelphia：Lea & Febiger，2 030.

Kirk R W，et al. 1989. Current Veterinary Therapy X. Small Animal Practice. Philadelphia：Saunders Co，432.

Schalm O W. 1976. Canine Pract. 3：55 - 57.

Steffen D J，et al. 1991. Vet Path. 28：234 - 240.

Steffen D J，et al. 1992. Vet Path. 29：203 - 209.

Steffen D J，et al. 1993. J Hered. 84：263 - 265.

Weiss D J，et al. 1988. Vet Clin Pathol. 18：43 - 46.

三、贫血-角化不良-脱毛综合征

Anemia-Dyskeratosis-Alopecia Syndrome

贫血-角化不良-脱毛综合征，简称 ADAS，全称先天性贫血-皮肤角化不良-进行性脱毛综合征（congenital anemia，dyskeratosis，and progressive alopecia syndrome），是以原发性红细胞生成不良（primary dyserythropoiesis）、皮肤角化过度或不良（hyperkeratosis or dyskeratosis）以及进行性全身性脱毛（progressive generalized alopecia）为病理和临床特征的一种遗传病。

该综合征只报道发生于动物，唯独见于 Polled 海福特犊牛（Steffen 等，1991，1992，1993）。其遗传特性已通过先证犊牛的系谱分析确认为常染色体隐性类型（Steffen 等，1993）。

据一份流行病学调查，该缺陷基因个体已遍布于美国各地，主要散布在从佛罗里达到俄勒冈的 20 个州，加利福尼亚州尤多，还涉及加拿大的某些省份，成为威胁 Polled 海福特牛养殖业发展的一个潜在的灾难性遗传病害（Steffen 等，1993；张乃生，1994）。

【病因及发病机理】

家族性发生和系谱分析表明，Polled 海福特牛 ADAS 的根本病因在于遗传缺陷，遗传特性初步确认系单基因常染色体隐性类型（Steffen 等，1993）。

鉴于红细胞生成不良（dyserythropoiesis）和皮肤角化不良（dyskeratosis）是病犊恒定伴随的 2 项病变和临床类型，提示决定这两种遗传性状的缺陷等位基因可能紧密连锁（closely Linked），有待进行各种组合的测交试验加以证实（Steffen 等，1991，1993）。主要发病环节尚待从分子遗传学水平得到阐明。红细胞和上皮细胞成熟异常的发生机理及其与肝纤维化的关系还不清楚。

特征性病理学改变包括：骨髓红细胞生成不良（dyserythropoiesis）、上皮角化不良（epidermis dyskeratosis）和肝纤维化（hepatic fibrosis）。

1. 红细胞生成不良症的病理形态学特点　眼观骨干至骨干骺端的全部骨髓腔充满红骨髓，黄（脂肪）骨髓消失；镜检骨髓红细胞系增生，中幼红和晚幼红居多；红系细胞成熟缺陷，出现巨幼红细胞增多症（megalocytosis），晚幼红发育阻滞，胞核胞浆不同步（nuclear cytoplasmic asynchrony）；胞核形态异常，如双核，核分叶，核外形不规整而有缺刻和裂隙，核内有众多空泡形成，核染色质过早固缩；巨噬细胞内有众多吞没的红细胞及其残体，含铁血黄素大量沉积，表明成熟缺陷的晚幼红细胞在骨髓内遭到破坏，发生骨髓内溶血（intramedullary hemolysis）即红细胞无效生成（ineffective erythropoiesis），而与人的 I 型先天性红细胞生成不良性贫血症（CDA I）相类似（Steffen 等，1991，1992；杜传书等，1992）。

2. 上皮组织的病理形态学特点 皮肤呈正常角化性过度角化症（orthokeratotic hyperkeratosis）和颗粒团过度形成（hypergranulosis），向下扩延直至毛囊漏斗部；上皮和毛囊的角质细胞角化不良（dyskeratosis）非常明显；许多毛囊处于发育终末期并含有杵状毛或缺乏毛柄；毛内根鞘过早角化和变性；毛囊 Huxley 氏层细胞角化不良；皮脂腺萎缩；汗腺扩张；唇和瘤胃的黏膜上皮亦发生度的角化过度，黏膜表层有为数众多的单个角化不良细胞。

3. 肝脏病理组织学特点 包膜及包膜下纤维化（Steffen 等，1991）。

【临床表现】

ADAS 在 Polled 海福特牛中呈家族性发生。显症病犊为疾病基因纯合子个体，雌雄兼有，比数相近。出生时体格小，额突隆，鼻、唇部皮肤因过度角化和脂溢而黏附唾液和脏物，显得面部污秽（"dirty faced" appearance）。被毛粗刚、卷曲、易拔除。脱毛和皮肤过度角化，从鼻梁、耳侧缘以至耳根后部开始，不到 3 个月即扩延全身，头、颈侧、肩、背腰部最为严重。皮肤表面落屑、溢脂、起皱褶，面部和颈侧部尤为明显。

病犊可视黏膜苍白，不耐运动，血液学检验显示相对稳定而不随年龄进展的非再生性正色素正细胞至大细胞型贫血：PCV<25％，MCV44.4～64.7 fL；红细胞大小不均，大细胞偏多；网织红细胞数不增多或减少；多染性红细胞和有核红细胞数不多，介于每 100 个白细胞 0～130 个。

骨髓象检验：显示红系增生、成熟缺陷和红细胞无效性生成：粒红比降低为 0.021～0.15：1（正常为 0.3～3.33：1）；红系细胞中，晚幼红居多而中幼红较少；出现多量胞核和胞浆发育不同步的巨幼红细胞（megaloblast）；特征性幼红细胞核变化为双核、核分叶、核形不整、核膜残缺、核染色质过早固缩等；骨髓内有大量含铁血黄素沉积，巨噬细胞吞噬红细胞现象普遍存在（Steffen 等，1991，1992）。

本病取亚急性病程，恒在性成熟之前，多在 6 月龄之内，死于恶病质状态。

【诊断】

犊牛 ADAS 的论证诊断不难，主要依据家族发生史，贫血-角化不良-脱毛综合体征，贫血象检验以及骨髓象检验。

在类症上。应注意区别各种原因所致的继发性红细胞生成不良症。

疾病基因杂合子携带牛的筛检指标尚待选定（Steffen 等，1993）。

【防治】

主要发病（缺陷）环节尚未找到，根本性防治措施无从着手，对症治疗一概无效。当务之急是寻找杂合子携带牛的筛检指标，以净化 Polled 海福特牛种群（李毓义等，1994，2001）。

参 考 文 献

杜传书，等，1992. 医学遗传学. 第 2 版. 北京：人民卫生出版社：105.

李毓义，李彦舫. 2001. 动物遗传·免疫病学——医学自发模型. 北京：科学出版社：108-110.

张乃生，1994. 中国兽医学报，14（1）：53.

Steffen D J，et al. 1991. Vet Pathol. 28：234 - 240.

Steffen D J，et al. 1992. J Vet Diag Invest. 4：31 - 370.

Steffen D J，et al. 1992. Vet Pathol. 29：203209.

Steffen D J，et al. 1993. J Hered. 84：263 - 265.

四、α-海洋性贫血

Alpha Thalassemia

α-海洋性贫血，即 α-地中海贫血，是由于决定 α 链生成的结构基因先天缺失，珠蛋白 α 链的合成部分或完全缺陷，血红蛋白 A（$\alpha_2\beta_2$）缺乏或缺如所致的一种伴有血红蛋白病的遗传性溶贫（inherited hemolytic anemia with hemoglobinopathy）。其遗传特性属常染色体共显性类型（Popp 等，1977）。

现今发现，在第 11 号常染色体上有 2 个相互连锁的 α 链基因决定着珠蛋白 α 链的合成。因此 α-海洋性贫血基因分 2 种：一种是标准型基因，突变基因符号为 α_1 或 α^0，连锁的 2 个 α 链基因都缺失，α 链的合成完全抑制，珠蛋白 α 链完全缺乏，血红蛋白 A（$\alpha_2\beta_2$）缺如，导致 α_1 或 α^0 海洋性贫血，即 α 海洋性贫血 I 型，或标准型 α-海洋性贫血；另一种是静止型基因，突变基因符号为 α_2 或 α^+，仅其中一个 α 链基因缺失，α 链的合成部分抑制，珠蛋白 α 链数量减少，血红蛋白 A（$\alpha_2\beta_2$）缺乏。导致 α_2 或 α^+ 海洋性贫血，即 α-海洋性贫血 II 型，或静止型 α-海洋性贫血。

人的海洋性贫血，旧称地中海贫血（thalassemia）或库利氏贫血（Cooley's anemia），内含 α-海洋性贫血、β-海洋性贫血、δ-海洋性贫血、δβ-海洋性贫血等多种类型。α-海洋性贫血，又包括下列各病型：α-海洋性贫血 I 型，系 α_1 基因纯合体（基因型为 α_1/α_1）表现为 Hb Bart's 胎儿水肿综合征，特点是检查脐带血的血红蛋白完全缺乏 HbA 和 HbF，并出现大量 Hb Bart's（γ_4）和少量 HbH（β_4）等异常血红蛋白。因 Hb Bart's 对氧的亲和力强，不易氧离，而造成胎儿的内窒息死亡。α-海洋性贫血特性（trait），系 α_1 基因杂合体（基因型为 α_1/α^A），表现轻型溶血性贫血。α-海洋性贫血 II 型，系 α_2 基因纯合体（基因型为 α_2/α_2）。表现轻型溶血性贫血。α_2-海洋性贫血特性，即静止型海洋性贫血，系 α_2 基因杂合体（基因型为 α_1/α^A），无任何临床表现和生化异常。血红蛋白 H 病。即中间型 α 海洋性贫血，系两种 α_2-海洋性贫血基因即 α_1 和 α_2 的双重杂合体（基因型为 α_1/α_2），特点是血红蛋白仍以 HbA 居多，但含有大量 HbH（β_4）和少量 Hb Bart's（γ_4）等异常血红蛋白，临床表现为轻度至中度溶血性贫血（郁知非等，1979；曾溢滔等，1981）。

动物的 α-海洋性贫血，20 世纪 70 年代末至 80 年代初才见有报道，相继发生于 3 个品系实验小鼠。即经 X-射线诱变发生的 27 Hb 小鼠和 352 Hb 小鼠，经癌宁即三乙烯亚胺三嗪（triethylene malamine，TEM）诱变，突变基因代号为 Hba^{thrJ} 的杰克逊实验室小鼠（Russell 等，1976，1979；Popp 等，1977，1982；Whitney 等，1980，1982；Whitney 等，1982；Van Wyck 等，1984），为研究人类的海洋性贫血、血红蛋白病等遗传性分子病以及血红蛋白、异常血红蛋白等比较分子生物学，提供了大量经济实用的实验动物模型。

美国佐治亚医学院细胞和生物学部以及橡树林国家实验室（Oak Ridge National Laboratory，ORNL）生物学部，培育有上述 3 个品系 α-海洋性贫血小鼠种群，可供使用（Whitney 等，1984；程鸿等，1989；李毓义等，1994）。

【病因及发病机理】

采用 Southern 印迹法（blotting technique）测定，业已证实突变小鼠 11 号染色体上的珠蛋白 α 链基因完全缺失（Whitney 等，1982）。将正常小鼠的 α 链珠蛋白基因片段克隆入噬菌体或质粒中，作为探

测 α 链基因的杂交探针，从而进一步确认，27Hb、352Hb 和 Hba^{thJ} 突变小鼠 11 号染色体上两个相互连锁的成年珠蛋白 α 链基因，连同其间的整个 12kb 片段完全缺失，即这 3 个品系小鼠的突变基因均为 $α_1$ 或 $α^0$ 基因，与人的 α-海洋性贫血 I 型相对应（Whitney 等，1980，1984；程鸿等，1989）。

α-海洋性贫血小鼠珠蛋白 α 链缺如（纯合子）或缺乏（杂合子），除因血红蛋白 A 合成缺如（纯合子）或减少（杂合子）而导致低色素、小细胞性贫血外，还会导致另一恶果：在胎内和初生期，未能与 α 链结合而相对过剩的 γ 链，即聚合为四聚体（tetramer），形成 Hb Bart's（$γ_4$）；在幼年至成年期，未结合而过剩的 β 链，聚合为 β 四聚体，形成 HbH（$β_4$）。这些 Hb Bart's 和 HbH，都是异常血红蛋白。它们的大量存在，即构成血红蛋白病，可分别导致胎内溶血、窒息等致死病程（胎儿水肿综合征）和不同程度的溶血性贫血（血红蛋白 H 病），而使 α-海洋性贫血的病情和病型复杂化（Popp 等，1977，1981；Whitney 等，1984）。

【临床表现】

27Hb、352Hb、Hba^{thJ} 三品系小鼠的 α-海洋性贫血，遗传特性属常染色体共显性（codominant）类型（Popp 等，1977），同人的 α-海洋性贫血 I 型相对应（Whitney 等，1980，1982，1984；程鸿等，1989）。其起病时间，病程经过和临床表现，均取决于基因型。

小鼠 $α_1$-海洋性贫血有两种临床类型，即重型 $α_1$-海洋性贫血（α-thalassemia major）和轻型 $α_1$-海洋性贫血（α-thalassemia minor），分别与人类的 Hb Bart's 胎儿水肿综合征和 $α_1$-海洋性贫血特性相对应。

1. 重型 $α_1$-海洋性贫血　系 $α_1$ 基因纯合子，基因型为 $α_1/α_1$。胎内起病，多数为死胎，少数在生后短期内夭亡（Popp 等，1981）。主要表现是溶血性贫血、肝脾肿大和全身水肿。检验脐带血，可证实大量 Hb Bart's 即 γ 链四聚体（$γ_4$）和少量 HbH 即 β 链四聚体（$β_4$），并见血红蛋白减少，红细胞数增多（erythrocytosis）和网织红细胞增多（reticulocytosis）。半数雄性病鼠还存在少量 α 样胚胎珠蛋白 "X"（Whitney 等，1984）。

2. 轻型 $α_1$-海洋性贫血　系 $α_1$ 基因杂合子，基因型为 $α_1/α^A$。幼年期起病，病程数月至 1 年不等，亦有不少存活数年的。主要表现可视黏膜及皮肤色泽浅淡、脾肿大等轻度慢性贫血的各种体征。

血液学检验，除 PCV、MCV、MCH 减低等小细胞低色素性贫血的指征和血外，还有红细胞增多和网织红细胞增多症，表明慢性网内系溶血的骨髓再生反应。骨髓细胞外铁和铁粒幼细胞增多，表明体内铁负荷过度（Van Wyck 等，1984；Whitney 等，1984）。

另有 2 项特征性检验所见：众多红细胞内，见有异常血红蛋白 Hb Bart's 和 HbH 沉淀所形成的包涵体（Popp 等，1977；郁知非等，1979）；红细胞渗透脆性明显降低，被检红细胞有的即使在 0.4%～0.6%氯化钠液内亦不溶解，这是海洋性贫血的显性遗传标志，可作为海洋性贫血基因表达和修复的指标（Popp 等，1977；郁知非等，1979；Whitney 等，1984；程鸿等，1989）。

【防治】

长期以来无根治办法。

据报，将克隆化的正常小鼠 α 链基因 DNA，通过微注射器注入 α-海洋性贫血纯合子小鼠的胚泡，使 α 链基因缺失的小鼠胚胎得到正常发育并存活，在遗传缺陷病的转基因防治研究上取得了突破性进展（Whitney 等，1984；程鸿等，1989）。

新近发现（Leder 等，1999），一种正常的 β 珠蛋白等位基因，可作为调节基因，使 α-海洋性贫血小鼠的病情得到改善。

参 考 文 献

程鸿，等.1989.人类疾病动物模型.上海：上海医科大学出版社：202-205.

李毓义，李彦舫．2001．动物遗传·免疫病学——医学自发模型．北京：科学出版社：110-112．

郁知非，等．1979．贫血及红细胞系疾病．杭州：浙江人民出版社：141-144．

曾溢滔，等．1981．蛋白质和核酸遗传病．上海：上海科学技术出版社：85-88．

Leder A，et al. 1999. Proc Natl Acad Sci USA. 96：6 291-6 295.

Martinell J，et al. 1982. Proc Natl Acad Sci. 78：5 056-5 060.

Popp R A，et al. 1977. Am J Vet Res. 38：569-572.

Popp R A，et al. 1981. Differentiation. 17：205-210.

Popp R A，et al. 1982. J Mol Biol. 127：141-148.

Russell L B，et al. 1976. Proc Natl Acad Sci. 73：2 843-2 846.

Russell E S. 1979. Adv Genet. 20：357-359.

Van Wyck D B，et al. 1984. Blood. 64：263-266.

Whitney J B，et al. 1980. Proc Natl Acad Sci. 77：1 087-1 090.

Whitney J B，et al. 1982. Animal Models of Inherited Metabolic Diseases. Desnick. New York：A R Liss. 133-142.

Whitney J B，et al. 1982. Proc Natl Acad Sci. 78：7 644-7 647.

Whitney J B，et al. 1984. Am J Pathol. 116：523-525.

五、β-海洋性贫血

Beta Thalassemia

β-海洋性贫血，亦即 β-地中海贫血，或称库利氏贫血，是由于决定 β 链生成的结构基因先天缺陷，珠蛋白 β 链的合成受到部分或完全抑制，血红蛋白 A（$\alpha_2\beta_2$）缺乏或缺如所致的一种伴有血红蛋白病的遗传性溶贫（inherited hemolytic anemia with hemoglobinopathies）。其遗传特性，属常染色体共显性类型。

业已确认，在人和动物的第 7 号染色体上，有两个结构基因决定着珠蛋白 β 链的合成。一个是重型（major）β-海洋性贫血基因，突变基因符号是 β^0 或 β-major，β 链合成完全抑制，珠蛋白 β 链完全缺乏，血红蛋白 A（$\alpha_2\beta_2$）缺如，导致重症即 β^0 型海洋性贫血。另一个是轻型（minor）β-海洋性贫血基因，突变基因符号为 β^+ 或 β-minor，β 链合成部分抑制，珠蛋白 β 链部分缺乏，血红蛋白 A 数量减少，导致轻症即 β^+ 型海洋性贫血（曾溢滔等，1981；Skow 等，1983）。

人的 β-海洋性贫血，主要包括下列 4 型：重症 β^0 型海洋性贫血，系 β^0 基因纯合体，基因型为 β^0/β^0，无 HbA（$\alpha_2\beta_2$），基本上为胎儿血红蛋白 HbF（$\alpha_2\gamma_2$）。轻症 β^0 型海洋性贫血，系 β^0 基因杂合体，基因型为＋/β^0，HbA 减少，而 HbA_2（$\alpha_2\delta_2$）增多。重症 β^+ 型海洋性贫血，系 β^+ 基因纯合体，基因型为 β^+/β^+，HbA 减少，而 HbF 增多；轻症 β^+ 型海洋性贫血，系 β^+ 基因杂合体，基因型为＋/β^+，HbA_2 增多（郁知非等，1979；曾溢滔等，1981）。

动物的 β-海洋性贫血，直到 20 世纪 80 年代才见有报道，唯独发生于 DBA/ZJ 自然突变小鼠，突变基因符号为 Hbb^{thr1}，意指最早发现的动物 β-海洋性贫血基因。疾病纯合子，基因型表示为 Hbb^{thr1}/Hbb^{thr1}，正常纯合子为 Hbb^s/Hbb^s，杂合子则为 Hbb^s/Hbb^{thr1}（Johnson 等，1981；Skow 等，1983；Whitney 等，1984；程鸿等，1989）。

Hbb^{thr1} 突变小鼠的发现、确认和繁育，为海洋性贫血等血红蛋白分子病的比较医学研究，以及异常血红蛋白分子遗传等比较生物学研究，提供了又一种经济实用的自发性实验动物模型（Whitney 等，1984；程鸿等，1989）。

美国北卡罗来纳州国家环境卫生科学研究所遗传实验室和橡树林国家实验室（ORNL）生物学部，已建立起 β-海洋性贫血小鼠种群，可供使用（Skow 等，1983；李毓义等，1994，2001）。

【病因及发病机理】

小鼠的 β 链珠蛋白基因复合体，在第 7 号染色体上（Hutton，1969；Popp，1969）。包括 2 个基因，即重型 β-海洋性贫血基因（β-major）和轻型 β-海洋性贫血基因（β-minor），分别定位于 DNA 序列的 3 终末侧（Jahn 等，1980；Edgell 等，1981），这一构成，在哺乳动物中具有一定的代表性（Skow 等，1983），类似于人（Lawn 等，1978；Fritsch 等，1979）、山羊（Haynes 等，1980）、绵羊（Kretschmer 等，1981）以及兔（Lacy 等，1979）。

限制性片段酶多态分析揭示，β-海洋性贫血小鼠的分子遗传学病因在于，第 7 号染色体上 3.1～3.3kb DNA 片段（远离 Tam-1 位点约 15 个图距单位）出现编码阻断（Coding block），即 β 链 major 基因位点连同其调节基因序列完全缺失（deletion），而在图距单位（map unit）上更加靠近 3 末端的 β 链 minor 基因位点完好存在（Skow 等，1983）。

^{3}H 甘氨酸掺入法网织红细胞体外珠蛋白合成试验证实，β-major 基因缺失纯合子和杂合子小鼠合成的珠蛋白 β 链，分别为正常小鼠的 75％ 和 95％，珠蛋白 β 链和 α 链合成比例（β/α），分别为 0.78 和 0.92～0.98，与正常小鼠（1.06）相差并不悬殊（Skow 等，1983）。充分表明，β-major 基因完全缺失的突变小鼠，其 β-minor 基因的表达和活性明显增强，致使珠蛋白 β 链和 α 链合成比例失调的状态得到相当程度的缓和，显示出比较健全的分子水平代偿机制。这可能就是 β-海洋性贫血小鼠，在基因缺陷造成的病理损害以及临床表现、检验所见等许多方面不同于对应病人的分子病理学基础（Skow 等，1983）。

β-海洋性贫血发生的启动环节，是 β 链合成减少，α 链相对过剩以及 HbA 缺乏或缺如。

未与 β 链、γ 链或 δ 链结合的游离 α 链很不稳定，大多聚合成双体、三体或四体，容易发生沉淀，而在红细胞和幼红细胞内形成大的包涵体。幼红细胞携带包涵体，成熟和增殖受到妨碍，大部分在骨髓内即遭到破坏，造成红细胞无效性生成。一部分侥幸通过骨髓窦进入血流的，寿命也明显缩短，常因胞膜僵硬而在通过微循环尤其脾窦时被滞留和吞噬，造成网内系溶血以至血管内溶血。

再者，HbA 减少会诱发 HbF 延续性存在或代偿性增加，而 HbF 的氧亲和力强，不易氧离，造成组织缺氧，促使红细胞生成素大量分泌，刺激骨髓红系增生，红骨髓充满髓腔并扩张，以致骨皮质变薄并形成骨骼畸形（郁知非等，1979；曾溢滔等，1981）。显然，β-海洋性贫血基因缺陷所引发的各种病理生理过程和组织形态结构改变，主要取决于 β 链合成缺陷，特别是 β 链和 α 链合成比例失调的程度。

β-海洋性贫血小鼠的各种病理改变，都比基因型雷同的人对应病轻微得多，原因就在于突变小鼠存在着相对健全的核酸水平代偿机制（Skow 等，1983），如前所述。

【临床表现】

小鼠 β-海洋性贫血，按缺陷基因（β-major），本该同人的 β^0 型海洋性贫血象对应。但由于存在 β-minor 基因的代偿机制，其基本病理过程和临床表现，实际上都不如 β^0 型海洋性贫血那样严重，而似乎同 β$^+$ 型海洋性贫血更加相仿。

1. 纯合子病鼠（Hbb^{th1}/Hbb^{th1}）　初生期起病，病程数周至数月不等，约有 30％～40％ 病鼠在哺乳期（3 周）内死亡，多数在离乳后至少可存活 5 个月。其中大部分可达到性成熟期而生育。性成熟期并不延迟，只是每窝平均产仔数（4.3±1.3 只）略少于正常小鼠（6.2±2.0 只）和杂合子小鼠（6.0±1.8 只）。

主要临床症状是皮肤和可视黏膜苍白或黄白，脾肿大等贫血体征。

血液学检验，显示小细胞低色素性贫血和强烈再生反应的各项指征：Hb 含量低下（108±3g/L），PCV 明显降低（37.4％±0.5％），而 RBC 略少（$10.2 \times 10^{12} \pm 0.3 \times 10^{12}$/L）；MCH 减少

（10.6±0.3pg），MCV 降低（36.0±0.9fL）；网织红细胞极度增多（41.4%±2.1%），有核红细胞增高约 10 倍（25.87×10^{10}±5.79×10^{10}/L）；血片上可见红细胞大小不均，小细胞居多，中心淡染区扩大，出现异形红细胞、多染性或嗜碱性红细胞，甚至碎裂红细胞，即所谓红细胞碎片和红细胞尘埃（erythrocyte debris or dust）。

证病性检验所见有 2 项：大量红细胞内出现 α 链包涵体和珠蛋白 β 链的构成改变。

末梢血片新美蓝或煌焦油蓝活体染色，约 20%～30%的成熟红细胞内见有 α 链珠蛋白聚合体形成的大包涵体（Skow 等，1983）。

血红蛋白电泳扫描密度测量珠蛋白 β 链构成，有示病性改变，即 100%是 β-minor 链，全然没有 β-major 链和 β-single 链（Skow 等，1983）。

2. 杂合子病鼠（Hbb^s/Hbb^{thr1}） 不表现贫血的临床症状。

血液检验显示轻度的网织红细胞增多症（6.1%±0.4%），出现少量嗜碱性红细胞和个别有核红细胞。

血红蛋白电泳可证实，珠蛋白 β 链构成有明显改变，即缺乏 β-major 链，出现 β-minor 链，β-single 链占 75.3%±2.1%，而 β-minor 链占 24.6%±1.9%。

【防治】

尚无根本防治办法。转基因防治研究正在进行中。

参 考 文 献

郁知非，等.1979.贫血及红细胞系疾病.杭州：浙江人民出版社：135-139.

曾溢滔，等.1981.蛋白质和核酸遗传病.上海：上海科学技术出版社：88-94.

程鸿，等.1989.人类疾病动物模型.上海：上海医科大学出版社：202-205.

李毓义，李彦舫.2001.动物遗传·免疫病学——医学自发模型.北京：科学出版社：1112-115.

Edgell M H，et al.1981.Organization and Expression of Globin Genes.Stamatoyannopoulos.New York：A R liss Inc. 69-88.

Fritsch E F，et al.1979.Nature.279：598-603.

Haynes J R，et al.1980.Proc Natl Acad Sci USA.77：7 121-7 131.

Hutton J J.1969.Biochem Genet.3：507-515.

Jahn C L，et al.1980.Cell.21：159-168.

Johnson F M，et al.1981.Proc Natl Acad Sci USA.78：3 138-3 141.

Kretschmer P J，et al.1981.J Biol Chem.256：1 975-1 982.

Lacy E，et al.1979.Cell.18：1 273-1 283.

Lawn R M，et al.1978.Cell.15：1 157-1 174.

Popp R A.1969.J Hered.60：126-133.

Skow L C，et al.1983.Cell.34：1 043-1 052.

Whitney J B，et al.1984.Am J Pathol.116：523-525.

六、异常血红蛋白病

Abnormal Hemoglobin Disease

异常血红蛋白病，即血红蛋白病（hemoglobinopathy），是由于遗传上的缺陷，成年血红蛋白（hemoglobin adult，HbA）的合成受到不同程度抑制，被一种或几种异常血红蛋白部分或完全替代而产生的一类分子病的总称。

在人类，迄今发现的异常血红蛋白已超过 280 种，大多数不引起疾病，在临床上无重大意义。但有几十种异常血红蛋白，伴有生理功能异常，主要表现三方面病态：有些可使红细胞的生命缩短，而发生溶血性贫血，如血红蛋白 S（HbS，$\alpha_2\beta_2^{6谷-缬}$）所致的镰形细胞性贫血，珠蛋白 α 链合成缺陷和 Hb Bart's 即 γ 链四聚体（γ_4）或 HbH 即 β 链四聚体（β_4）所致的 α-海洋性贫血，珠蛋白 β 链合成缺陷和 α 链四聚体（α_4）所致的 β-海洋性贫血，血红蛋白 C（HbC）病，血红蛋白 E（HbE）病以及各种不稳定血红蛋白（unstable hemoglobin，UHB）病等；有些可产生高铁血红蛋白，即变性血红蛋白（methemoglobin，MHb），而出现青紫即发绀（cyanosis），如多种血红蛋白 M（HbM）病等；有些则能增高血红蛋白对氧的亲和力，引起家族性继发性红细胞增多症，如 Hb Olympia、Hb Chesapeake、Hb Malmo 等约 20 种异常血红蛋白病（郁知非等，1979；曾溢滔等，1981）。

动物中已确认的异常血红蛋白和有明确报道的血红蛋白病，为数甚少，20 世纪 80 年代才开始见有报道。如 27Hb、352Hb、Hbα^{thr1} 等三品系小鼠的 α-海洋性贫血（Whitney 等，1982，1984；程鸿等，1989）以及 Hbb^{thr1} 小鼠的 β-海洋性贫血（Skow 等，1983；Whitney 等，1984）。

文献报告的下述一些疾病或病态，可能与异常血红蛋白有关。但血红蛋白病的性质未定，异常血红蛋白的结构待查（李毓义等，1994，2001）。

（一）犬运动耐力减退

Exercise Intolerance in Dog

一只 1 岁 Labrador 雄犬，发育正常，无贫血症状，体检和常规检验均不认有意义的改变。主要表现运动时耐力减退，病犬行走 15～30min 即卧地不动，必须经过长时间的休息之后才能继续行走，如此反复不已。血红蛋白电泳（0.1mol/L tris 缓冲液，pH9.1，醋酸纤维素薄膜）发现，除犬的正常血红蛋白带而外，还有 1 条泳动速度更快（向阳极）的血红蛋白带。这一异常血红蛋白约占血红蛋白总量的 30%，但性质和结构未定。推测病犬运动耐力减退的病因可能在于，该异常血红蛋白对氧的亲和力发生改变，造成了运动时的组织缺氧（Jones 等，1978；Giger 等，1989）。

（二）鹿红细胞镰变现象

Sickling Phenomenon in Deer

大多数鹿科动物的红细胞可发生镰变，即变成镰刀形（sickling），如同镰形细胞性贫血病人那样。人镰形细胞性贫血（sicklemia，sicklanemia），是由于 HbS（$\alpha_2\beta_2^{6谷-缬}$）所致，红细胞镰变是在镰变试验（sickling test）的低氧环境下出现的。但鹿的红细胞必须在体外高氧张力和高 pH 环境下孵育才发生镰变，且血红蛋白电泳分析未发现异常血红蛋白 HbS。

鹿红细胞在特定条件下的这种镰变能力，机理不明（Seiffge 等，1983；Ogawa 等，1991）。鹿红细胞镰变现象，似无病理意义（Undritz 等，1960；Kitchen 等，1968；Altman 等，1972；李毓义等，1994）。

（三）猫红细胞内结晶样体

Intraerythrocytic Crystalloid Bodies in Cat

异常血红蛋白 C（HbC，$\alpha_2\beta_2^{6谷-赖}$）所致的人血红蛋白 C 病，临床表现为轻度贫血或无贫血。检验特点是血红蛋白电泳出现 HbC 带，红细胞在高渗盐液内孵育后偶尔出现副结晶包涵体（paracrystallin inclusion），脾切除后，包涵体出现率明显提高（Conley 等，1964；Charache 等，1967；郁知非等，1979）。

据报道，一近交暹罗母猫所生一窝 5 只雄性仔猫，出生后精神委顿，后期出现贫血，在 10 周龄内相继死亡。在其中 1 只病猫的血涂片上发现约 10％的红细胞内有大的结晶样包涵体，方形或长方形，直角直边，横贯或纵贯于整个红细胞径，亦有少数散在于细胞外，在形态上酷似于人血红蛋白 C 病时红细胞内的 HbC 副结晶体。福尔马林固定过的各组织切片的血管内也大量存在相同的结晶体。

对 12 只各品系健猫（公母各半）施行脾切除术，术后 5h 血液涂片检查，结果所有猫的红细胞内均见有上述的结晶体包涵物，且在 1 年观察期间持续存在。另采集 20 只无血缘关系的各品系猫的血液，红细胞经分离并反复洗涤后在 3‰氯化钠溶液内孵育，也证实少数红细胞内出现上述同样的结晶性包涵体。但病猫及所有参试对照猫的血红蛋白，经醋酸纤维素薄膜和淀粉胶电泳，均未找到异常血红蛋白泳带。

据此认为，红细胞内结晶样包涵体的形成是猫血红蛋白固有的特性（intrinsic property），而脾切除可促使猫血红蛋白的这一内在特性充分显现（Altman 等，1972）。

（四）牛家族性红细胞增多症

Familial Polycythemia in Cattle

氧亲和力高的异常血红蛋白，如 Hb Chesapeake、Hb Capetown、HbYakima 等，是造成人家族性继发性红细胞增多症的根本原因。这些氧亲和力高的异常血红蛋白的电荷没有改变，用电泳技术不一定能检查出来（郁知非等，1979）。

在动物之中，家族性红细胞增多症早已报道自然发生于娟姗犊牛（Fowler 等，1964；Tennant 等，1967，1969；Kaneko 等，1968；Vandyke 等，1968），但一直未对异常血红蛋白进行检验，亦未考虑阐明异常血红蛋白对该病的病因作用（Blood 等，1983；李毓义等，1994，2001）。

新近的研究揭示，牛家族性红细胞增多症的分子病理学基础是促红细胞生成素受体的基因发生突变：或是框架突变（frameshift mutation），或是短缺失突变（short deletion），或是在转录过程中被截短，使骨髓红系祖代细胞对促红细胞生成素的敏感性增高所致（Sokol 等，1995；Arcasoy 等，1997；Forget 等，2000）。

参 考 文 献

程鸿，等.1989.人类疾病动物模型.上海：上海医科大学出版社：202 - 205.

李毓义，李彦舫.2001.动物遗传·免疫病学——医学自发模型.北京：科学出版社：115 - 117.

郁知非，等.1979.贫血及红细胞系疾病.杭州：浙江人民出版社：106 - 122，126 - 127，217 - 218.

曾溢滔，等.1981.蛋白质和核酸遗传病.上海：上海科学技术出版社：60 - 94.

Altman N H，et al. 1972. Blood. 39：801 - 803.

Arcasoy Moetal. 1997. Blood. 89：4 628 - 4 635.

Blood D C，et al. 1983. Veterinary Medicine. A textbook of the Diseases of Cattle. Sheep. Pigs. Goats and Horses. 6th (ed). Eastborne：Bailliere Tindall. 1 212.

Charache S，et al. 1967. J Clin Invest. 46：1 795.

Conley C L. 1964. Medicine（Balt）.43：785.

Forget B G，et al. 2000. Am Clin Hematol Assoc. 111：38 - 44；discussion 44 - 45.

Fowler M E，et al. 1964. Cornell Vet. 54：153 - 160.

Giger URS，et al. 1989. Current Veterinary Therapy X Small Animal Practice. Kirk. Philadelphia：Saunders Co. 431.

Jones D R E，et al. 1978. Vet Rec. 102：105.

Kaneko J J，et al. 1968. Am J Vet Res. 29：949.

Kitchen H，et al. 1968. J Biol Chem. 243：1 204.

Ogawa E，et al. 1991. J Vet Med Sci. 53：1 075－1 077.

Seiffge D，et al. 1983. Blut. 47：85－92.

Skow L C，et al. 1983. Cell. 34：1 043－1 052.

Tennant B. 1967. J A V M A. 150：1 493－1 508.

Tennant B，et al. 1969. Cornell Vet. 49：594.

Undritz E，et al. 1969. Cornell Vet. 49：594.

Undritz E，et al. 1960. Nature（London）. 187：333.

Whitney J B. 1982. Animal Models of Inherited Metabolic Diseases. Desnick. New York：A R Liss Inc. 133－142.

Whitney J B，et al. 1984. Am J Pathol. 116：3. 523－525.

七、遗传性球形细胞增多症

Hereditary Spherocytosis

遗传性球形细胞增多症，简称遗球（HS），又称新生畜黄疸（neonatal jaundice）、先天性溶血性黄疸（congenital Hemolytic jaundice），是由于红细胞膜先天性内在缺陷所致的一种遗传性溶血性贫血。其遗传特性，属常染色体隐性或显性类型。

病理学特征：包括红细胞膜收缩蛋白即谱蛋白（spectrin）先天缺陷，红细胞寿命缩短、渗透脆性增加和球变（sphering），慢性网内系溶血以及急性血管内溶血发作。

主要临床表现为初生期黄疸、贫血、肝脾肿大以及球形红细胞和网织红细胞极度增多。

人的遗传性球形细胞增多症，简称 HHS（human hereditary spherocytosis），1900 年首先由 Minkowski 氏报告，常染色体显性遗传类型，杂合子显症。主要表现中度长期黄疸、贫血和脾肿大。特征性检验所见，包括高色素小细胞性贫血的各项指征，球形红细胞增多，网织红细胞增多，细胞渗透脆性增高和自身溶血试验加速（郁知非等，1979；杜传书等，1983）。

动物的遗传性球形细胞增多症，在人 HS 发现后半个多世纪才开始见有报道，自然发生于小鼠，称 MHS（murine hereditary spherocytosis），基因突变见于普通家鼠（Mus musculus）和鹿鼠（Peromyscus）。突变基因符号，家鼠为 sph，鹿鼠为 sp（Huestis 等，1954，1956；Motulsky 等，1956；Joe 等，1962；Hutton 等，1973；Shohet 等，1977；Greenquist 等，1978；Joiner 等，1995；Kaysser 等，1997；Gilligan 等，1999；Peters 等，1999）。

其后又报道发生于牛，并查明系编码红细胞膜蛋白的基因发生无意突变，红细胞膜蛋白泳带Ⅲ，即黏合膜蛋白完全缺失，阴离子跨膜转运障碍所致（Inaba 等，1996）。

sph 和 sp 突变小鼠的发现，为人对应病 HHS 的比较医学研究，以及红细胞膜和细胞框架网络功能等比较生物学研究，提供了自发性实验动物模型。

美国的俄勒冈州大学、加利福尼亚州大学癌症研究所以及 Bar Harbor 的杰克逊实验室，已分别建立起这两种突变小鼠品系，可大量提供使用（Huestis 等，1954，1956；Greenquist 等，1975，1978；李毓义等，1994）。

【病因及发病机理】

sph 和 sp 突变小鼠的 MHS，在病因类型上同 HHS 基本一样，属于红细胞膜先天性内在缺陷。但在遗传特性上与 HHS 完全不同，为常染色体单基因隐性类型。溶血病程更加急剧，临床表现和检验所见也更加严重和明显（Huestis 等，1956；Greenquist 等，1975，1978）。业已查明，两种突变小鼠的根本病因都在于红细胞 Add2 基因（beta adducin gene）发生了打靶错乱（targeted disruption），谱蛋白即膜收缩蛋白先天缺乏和红细胞框架网络（cytoskeleton network）功能缺陷（Joiner 等，

1995；Gilligan 等，1999）。

SDS - PAGE 电泳分析证实，纯合子突变小鼠红细胞膜中属于谱蛋白组分的泳带Ⅰ（band Ⅰ）完全缺失，而泳带Ⅱ（band Ⅱ）显著减少（Greenquist 等，1975，1978；Joiner 等，1995；Kaysser 等，1997；Peters 等，1999；Gilligan 等，1999）。

谱蛋白在红细胞的膜蛋白中约占 20%，包含两个分子量分别为 24 000 和 200 000 的多肽（Clark，1971），系构成红细胞框架网络的主要蛋白成分，是调控红细胞形状以及红细胞柔韧性、完整性和变形性的关键因素（Lux 等，1980；Smith 等，1983）。实验表明，抗谱蛋白血清能使正常红细胞膜由棘刺形式（echinocytic form）向双凹面形式（biconcave form）的变形过程发生障碍（Sheetz 等，1977）。

本病的病理过程是，决定谱蛋白合成的基因发生突变，谱蛋白先天缺乏，红细胞框架网络功能缺陷，红细胞球变，渗透脆性增加，变形性能减低，不易通过口径窄小的微循环，而发生脾脏等部位的网内系溶血或血管内溶血发作（Greenquist 等，1978）。

【临床表现】

MHS 恒在 sph 和 sp 品系内呈家族性发生。显症的病鼠，两性皆有，为疾病基因纯合子个体，基因型为 sph/sph 或 sp/sp。先证鼠的双亲，则均为疾病基因杂合子携带鼠，基因型为＋/sph 或＋/sp。测交试验表明，突变基因 sph 和 sp，与决定屈尾、红眼、皮肤白化、被毛银灰等性状的基因间未发生连锁（Huestis 等，1956）。

通常在初生期或幼年期起病，病程数周至数月不等，亦有不少存活到成年并能生育的。

主要临床症状是，出生时严重黄疸，随后出现贫血和肝、脾巨大（hepatosplenomegaly）。

贫血体征一般在离乳（21 日龄）后开始减轻，到 8～14 月龄时常因骨髓的再生代偿而被掩盖。但慢性网内系溶血过程始终没有停止，表现为肝脾肿大有增无减。肿大脾脏的重量，可达同龄健鼠的 30 倍（Greenquist 等，1978）。

基本病程同 HHS 相似，胆石症为常见的并发症。有时可因感染诱发急性血管内溶血（溶血危象），或陷于一时性骨髓再生障碍（再障危象），而使贫血和黄疸增重。

在整个病程中。特别是初生黄疸贫血期和溶血危象发作时，显示下列各项特征性检验改变：RBC 数减少（$2.74 \times 10^{12} \pm 0.28 \times 10^{12}$/L），Hb 量减少（$49.9 \pm 3.2$g/L）。PCV 减少（$16.7\% \pm 0.6\%$）。MCV 由正常的 44.8 ± 0.5fL 增高到 59.6 ± 1.2fL，MCH 由正常的 16.7 ± 0.3pg 增加到 18.1 ± 0.3pg 等大细胞高色素性贫血指征。

光镜和扫描电镜观察：末梢血，双面凹、中央淡染的正常盘形红细胞甚少，几乎全是圆形、深染而缺乏中央淡染区的球形红细胞（spherocyte）。其大小相差悬殊，但大的居多；血涂片煌焦油蓝或新美蓝活体染色，见有大量的网织红细胞以至有核的网织红细胞，一般占 50%～70%，有时高达 92%～94%，显示骨髓增生活跃，代偿健全。

红细胞渗透脆性显著增加：半数溶血的氯化钠浓度（H_{50}）由正常的 0.5% 增高到 0.76%，表明红细胞膜的完整性和稳定性极差（Greenquist 等，1975，1978；Joiner 等，1995；Peters，1999）。

【诊断】

依据家族发生史、球形红细胞和网织红细胞极度增多以及与红细胞球形化程度相平行的渗透脆性显著增加等特征性检验所见，不难建立临床诊断。但自免性溶血性贫血（AIHA）等，也常伴有一定程度的球形红细胞增多，应注意鉴别。

为确定病因，可进行红细胞膜蛋白 SDS - PAGE 分析，以获得谱蛋白泳带Ⅰ、泳带Ⅱ、泳带Ⅲ缺乏的证据（Greenquistt 等，1978；Inaba 等，1996；Peters 等，1999）。

本病杂合子携带鼠的筛检指标和方法尚待确定和建立。

【治疗】

脾切除是消除贫血和溶血的最有效疗法。脾切除后，红细胞膜的缺陷和球形红细胞增多症依然存在，但红细胞的寿命接近正常，网内系溶血得以缓解或完全停止，贫血体征以及网织红细胞极度增多等骨髓再生反应亦随之减消（李毓义等，2001）。

参 考 文 献

杜传书.1983.医学遗传学.北京：人民卫生出版社：512-513.

李毓义，李彦舫.2001.动物遗传·免疫病学——医学自发模型.北京：科学出版社：118-120.

郁知非，等.1979.贫血及红细胞系疾病.杭州：浙江人民出版社：85-87.

Clark M. 1971. Biochem Biophys Res Commun. 45：1 063.

Gilligan D M，et al. 1999. Proc Natl Acad Sci USA. 96：10 717-10 722.

Greenquist A C，et al. 1975. Blood. 46：1 005.

Greenquist A C，et al. 1978. Blood. 51：1 149-1 155.

Huestis R R，et al. 1954. Science. 120：852-853.

Huestis R R，et al. 1956. J Hered. 47：225.

Hutton J J，et al. 1973. Biochem Genet. 10：297.

Inaba M，et al. 1996. J Clin Invest. 97：1 804-1 817.

Joe M，et al. 1962. Can J Genet Cytol. 4：219.

Joiner C H，et al. 1995. Blood. 86：4 307-4 314.

Kaysser T M，et al. 1997. Blood. 90：4 610-4 619.

Lux S E，et al. 1980. Pediatr Clin North Amer. 27：463-486.

Motulsky A G，et al. 1956. Clin Res Proc. 4：83.

Peters L L，et al. 1999. J Clin Invest. 103：1 527-1 537.

Sheetz M P，et al. 1977. J cell Biol. 73：638.

Shohet S B，et al. 1977. Blood Cells. 3：115.

Smith J E，et al. 1983. Blood. 61：373-377.

八、遗传性口形细胞增多症

Hereditary Stomatocytosis

遗传性口形细胞增多症，又称先天性红细胞高钠低钾溶血性贫血（congenital hemolytic anemia with high sodium and low potassium red cells），是红细胞膜先天内在缺陷所致的一种以口形红细胞（中央部有不着色口状裂隙的异形红细胞）增多为主要检验特征的家族性溶血性贫血。其遗传特性，属常染色体隐性或显性类型。

病理学特征：包括红细胞膜先天缺陷，阳离子泵功能障碍，对钠离子的通透性和渗透脆性增高，红细胞寿命缩短以及网内系溶血。

主要临床表现：程度不同的慢性溶血性贫血和黄疸，脾脏肿大以及循环血中出现多量口形红细胞（stomatocytes）。

人的遗传性口形细胞增多症，发现于 20 世纪后叶，由 Lock 氏（1961）首报。遗传特性属常染色体显性或隐性类型。主要发病环节在于红细胞膜的离子转运缺陷（ion transport defect）（Dathan 等，1970）。膜缺陷的本质，据认为系红细胞中有异常类型的蛋白质，谱蛋白磷酸化障碍，或胞膜磷脂胆碱比例增高。主要临床表现为贫血和脾肿。

特征性检验所见是口形细胞增多。脾切除有较好的疗效（Zarkowsky 等，1968；Oski 等，1969；郁知非等，1979；杜传书等，1983）。

动物的口形细胞增多症，原先仅报道自然发生于短腿侏儒 Alaskan malamute 纯种犬（Pinkerton 等，1972，1974；Fletch 等，1972，1973，1975；Perman 等，1983）。遗传特性已通过测交试验确定为常染色体单基因隐性类型（Subden 等，1972；Fletch 等，1973）。突变基因符号为 dan，系表型性状侏儒（dwarfism）和贫血（anemia）两词的组合缩写，意指软骨发育不良所致的侏儒和口形细胞增多性溶贫，是单一突变基因 dan 的多效性作用（pleiotropic effects），因此特称软骨发育不良-口形细胞增多综合征（chondrodysplasia stomatocytosis syndrome）或称侏儒-贫血综合征（dwarfism-anemia syndrome）。

近年报道，本病还发生于 Miniature Schnauzer 犬，遗传类型待定（Giger 等，1988，1989；李毓义等，1994，2001）。

遗传性口形细胞增多症在上述两品系犬中相继发现，为人红细胞膜先天内在缺陷所致遗传性溶贫的比较医学研究以及膜生理和病理生理的比较生物学研究，提供了又一自发性动物模型。加拿大的多伦多大学病理学部，已建立起带有 dan 突变基因的 Alaskan malamute 犬种群，可供使用（Fletch 等，1973；李毓义等，1994，2001）。

【病因及发病机理】

犬的遗传性口形细胞增多症，同人的对应病一样，根本病因在于红细胞膜的先天性内在缺陷。尽管膜先天缺陷的实质尚未从分子病理学上查清，现有的证据强烈揭示，本病的主要发病环节显然是红细胞膜的阳离子泵功能障碍（cation pump dysfunction），属于膜的离子转运缺陷。

其基本病理过程主要包括：红细胞膜对钠离子的通透性增高，红细胞渗透脆性增加，钠离子含量增多，寿命缩短，容易在网内系遭到破坏，而发生类似于人的所谓先天性红细胞高钠低钾性溶血性贫血（Zarkowsky 等，1968；Oski 等，1969；Fletch 等，1973；Pinkerton 等，1974）。

通过对病犬的测定，业已证实，疾病基因纯合子（dan/dan）犬红细胞内的钠浓度增高为 145 ± 8 mmol/L，与血清钠离子的比值加大到 0.92 ± 0.06，同正常值相比（分别为 121 ± 18 mmol/L 和 0.76 ± 0.11），差异非常显著。

红细胞机械脆性，由正常的 1.7% 增加到 8%，渗透脆性亦由正常的 0.44 ± 0.04 增加到 0.57 ± 0.04；红细胞半寿期（$T_{1/2}{}^{51Cr}$），由正常的 20～26.5d 缩短为 6.5～17.8d。

红细胞自溶（37℃下，24h 后）的氯化钠浓度，由正常的 0.65 ± 0.07 增高到 0.70 ± 0.03，且添加葡萄糖或 ATP 均不能予以"纠正"；血清结合珠蛋白含量，由正常的 1.32g Hb（结合）/L 减少为 0.42g Hb（结合）/L；红细胞还原型谷胱甘肽（GSH）含量为每 100mL 24.9 ± 9.1 mgRBC，不及正常含量（每 100mL 54.6 ± 15.1 mg RBc）的一半（Pinkerton 等，1974）。

miniature Schnauzer 病犬的红细胞寿命、渗透脆性和自溶性等红细胞参数指标亦有同样的改变。其中红细胞半寿期（$T_{1/2}{}^{59Cr}$）仅为 10d（Giger 等，1988，1989）。

主要病理形态学改变：完全符合慢性网内系溶血的一般特征。病犬脾脏肿大，平均重量为每千克体重 17.8g，超过正常（每千克体重 2.23～8.12g）的 1～7 倍；骨髓红系增生极度活跃，粒红比（M/E）倒置，为 0.63～1∶50（正常为 3∶1）；肝、脾等网状内皮器官显示不同程度的含铁血黄素沉积和噬红细胞现象（erythrophagocytosis）。

此外，在 Alaskan malamute 病犬，还可见有尺骨远端生长板宽大、不规则而呈圆锥形以及短腿侏儒等先天性软骨发育不良所固有的各种病变（Fletch 等，1973）。

【临床表现】

本病在犬的一定品系内呈家族性发生。显症的 Alaskan malamute 病犬，雌雄皆有，为疾病基因的纯合子个体，基因型为 dan/dan。其双亲均为疾病基因杂合子（dan/＋）个体。miniature Schnau-zer 犬的遗传类型待定，显症病犬的基因型不明。

通常在初生期或幼年期起病，病程数月到数年不等，大多存活至成年并能生育。

Alaskan malamute 犬的主要临床表现为软骨发育不良所致的短腿侏儒和红细胞膜内在缺陷所致的轻度溶血性贫血。软骨发育不良一出生即开始显症，到 3～6 月龄时短腿侏儒（shortlimbed dwarf-ism）的体征已显而易见。X 射线透视腕关节，显示尺骨远端生长板变宽、不规则而呈圆锥形（coni-cal shape）。3 月龄之后直至老龄，常表现慢性轻度贫血和重度脾肿。

特征性检验所见：主要包括口形细胞增多和大细胞性贫血的各项指征。

循环血中出现不同数量（平均为 3.7％）的口形细胞，是本病的首要检验特征。

红细胞数和血红蛋白量只是轻度减少，MCHC 却明显降低（由正常的 35.1％±2.0％减少到 25.9％±1.3％），而 PCV 和 MCV 反倒增高（分别由正常的 42.0％±3.6％和 67.9±2.0fL 增加到 45.5％±5.9％和 96.0±4.2fL），是本病的又一检验特征。

抗凝血离心后，较老龄的红细胞连同口形红细胞集中于上层，与正常犬红细胞的分布正好相反，是本病的第 3 个检验特征，其原因不明（Pinkerton 等，1974）。

【诊断】

依据家族发生史，慢性轻度贫血的临床表现以及口形红细胞增多等检验特征，本病的诊断不难。但杂合子携带犬的筛检指标尚未选定，筛检方法尚待建立。

此外，口形红细胞增多也可出现于谷胱甘肽缺乏症、遗传性球形细胞增多症、轻型海洋性贫血、播散性红斑狼疮以及恶性肿瘤、急性失血等多种获得性疾病，应注意鉴别，不要误诊（李毓义等，1994，2001）。

【治疗】

尚无根治疗法。脾切除是较好的对症处置。但溶血过度不一定完全消失，口形红细胞也大多依然存在。

参　考　文　献

杜传书.1983.医学遗传学.北京：人民卫生出版社：514.

李毓义，李彦舫.2001.动物遗传·免疫病学——医学自发模型.北京：科学出版社：120-123.

郁知非，等.1979.贫血及红细胞系疾病.杭州：浙江人民出版社：90.

Dathan D G，et al.1970.Semin Hematol.7：381.

Fletch S M，et al.1972.Can Vet J.13：270-271.

Fletch S M，et al.1973.Am J Pathol.71：477-480.

Fletch S M，et al.1973.JAVMA.162：357-361.

Fletch S M，et al.1975.JAHHA.11：353-361.

Giger U，et al.1988.Proc 6th Med Forum.ACVIR.Washington D C.754.

Giger URS，et al.1989.Current Veterinary Therapy X Small Animal Practice.Kirk（Ed）Philadelphia：Saunders Co.431-432.

Lock S P，et al.1961.Brit J Hematol.1：303.

Oski F A，et al.1969.N Engl J Med.280：909-916.

Perman V，et al.1983.Textbook of Veterinary Internal Medicine.Diseases of the Dog and Cat.2nd ed.Ettinger（Ed）Philadelphia：Saunders Co.1 978.

Pinkerton P H，et al.1972.Blood.40：963.

Pinkerton P H，et al. 1974. Blood. 44：557 - 567.

Subden R E，et al. 1972. J Hered. 63：149.

Zarkowsky H S，et al. 1968. N Engl J Met. 278：573 - 581.

九、家族性口形细胞增多症——增殖性胃炎

Familial Stomatocytosis-Hypertrophic Gastritis

家族性口形细胞增多症——增殖性胃炎，简称 FSHG 综合征，是以循环血中口形红细胞增多为主要检验特征，并伴有增殖性胃炎、进行性肝病（progressive hepatic disease）、多神经病（polyneuropathy）、囊肿性肾病（cystic kidney diseases）等多器官病征的一种遗传性溶血性贫血。遗传特性已确定为常染色体隐性类型（Slappendel 等，1991）。

本病发现于 20 世纪 80 年代后期，90 年代初才得到确认，唯独自然发生于 Drentse patriishound 品系犬（Slappendel 等，1986，1991，1994）。在人类及其他动物中尚未见有记载（李毓义等，1994，2001）。

【病因及发病机理】

本病的根本病因，在于细胞膜的先天内在缺陷。据测定，病犬口形红细胞内的阳离子浓度并无明显改变，而血浆磷脂含量和红细胞膜磷脂构成有明显异常。一般推测，这可能就是造成红细胞变形、口形细胞增多以及溶血性贫血的内在原因（Dacie，1985；Slappendel 等，1986；Renooi 等，1996）。

鉴于磷脂不单是红细胞膜的主要成分，而且是肝实质和神经组织等体内几乎所有细胞膜的主要成分，因此 FSHG 综合征病犬一并显示的口形红细胞增多、溶血性贫血、增生性胃炎、进行性肝病、多神经病以至老龄时的肾囊肿等病理变化，很可能是目前尚未查明的某种脂质代谢缺陷，即决定或调控胞膜脂质生成的某个基因突变的多效性表现（pleiotropic expressions）（Slappendel 等，1991）。

FSHG 综合征病犬的典型性病理学改变，主要包括口形细胞增多的溶血性贫血和增生性胃炎两个方面。口形细胞增多的溶血性贫血，其遗传性者曾报道发生于人（Lock 等，1961；Wintrobe，1981；Dacie，1985）、Alaskan malamute 犬（Pinkerton 等，1974）和 Miniature Schnauzer 犬（Giger 等，1988）。对 FSHG 病犬的实测结果：PCV 减少至 18%～38%；口形红细胞增多至 14%～38%；红细胞渗透脆性增高达 201～265mOsm（正常为 124～162mOsm）；红细胞寿命缩短，半寿期（$T_{1/2}^{51Cr}$）为 5.5～7.5d（正常为 17.5～30.5d）；结合珠蛋白多数缺如，少数降低为 85mmol/L（正常为 0～140mmol/L）；网织红细胞增多，达 2.4%～11.8%（正常为 0%～1.9%）；溶血指数（24h 粪中尿胆原含量：Hb 含量×体重）增高，达 0.5～1.8mmol（正常为 0.1～0.4mmol），表明溶血性贫血的持续存在（Slappendel 等，1991）。

增生性胃炎，即巨大增生性胃炎（gaint hypertrophic gastritis），其遗传性者对应于人的 Menetrier 氏病（Balfour 等，1950；Fieber，1955；Albo 等，1973），曾报道发生于 Boxer 犬和 Basenji 犬（Gaag 等，1969，1984；Kruiningen，1977；Huxtable 等，1982）以及近交Ⅰ系小鼠（Stewart，1938，1941），为常染色体隐性遗传类型（Kruiningen 等，1977）。

FSHG 病犬的增生性胃炎病变相当典型，胃底腺部黏膜增生肿大，皱襞部（rugae）黏膜的厚度一般为 1.4～3.3mm，严重的厚达 7.0mm，外观如脑回状。胃底腺腺管出现数量和程度不等的囊泡，黏膜固有层内有密集的淋巴细胞和浆细胞浸润（Slappendel 等，1991）。

此外，大多数 FSHG 病犬还不同程度地伴有肝脏病变，突出的是胆管增生、扩张和胆汁贮留；脑髓病变，尤其是星形胶质细胞核肿胀和多发性微腔形成（polymicrocavitation）；肾脏病变，主要是肾囊肿形成和间质性肾炎。

【临床表现】

关于 FSHG 综合征的报道，迄今只见发生于犬的一个品系（Drentse patrijshound）。显症的病犬，雌雄皆有，比数相近，为疾病基因纯合子个体。其双亲则均为不显临床表型的杂合子携带犬。

通常在幼年期至青年期（3～19 个月龄）起病。其病情重剧，病程复杂，多数在显症后的 1 年之内相继死亡或被扑杀。基本症状是溶血性贫血和增生性胃炎，同时还夹杂有进行性肝病、多神经病或囊肿性肾病的各种表现。

1. 溶血性贫血 可视黏膜苍白并黄染，持续于全病程，并渐进增重。血液学检验可见 PCV 降低（18%～38%），MCHC 减少（16.0～19.7mmol/L），而 MCV 升高（53.5～81.9fL），网织红细胞增多（2.4%～11.8%），表明为再生性大细胞性贫血类型。血浆结合珠蛋白大减以至缺如，血清总胆红质和非结合胆红质含量增多，溶血指数升高，而 Coomb 氏试验阴性，表明为非免疫介导性贫血性质。

证病性检验所见是红细胞形态的改变，末梢血涂片出现大量（14%～38%）口形红细胞（Slappendel，1991）。

2. 增生性胃炎 顽固性呕吐和腹泻，持续存在或反复发作。腹部触诊有时可感到肿胀肥大的胃壁，钡餐透视和胃镜检查可认胃底部黏膜皱襞增厚，如脑回状。

3. 进行性肝病 皮肤、可视黏膜以至巩膜，显现中度至重度黄疸，血清总胆红质和结合胆红质增多，血清白蛋白在重症可降低到 21～27g/L（正常为 31～40g/L），碱性磷酸酶（ALP）、苯丙氨酸氨基转移酶（ALAT）、γ-谷氨酰转移酶（γ-GT）等血清的肝酶活性显著增高，晚期常出现腹水并陷入恶病质状态。

4. 多神经病 主要表现前肢和（或）后肢的运动障碍，步态摇晃，共济失调，起立困难等。前肢肌、后肢肌和舌肌的肌电图（EMG）显示肌颤、阳性陡波等去神经电位。尺神经和桡神经装置的神经电图（ENG）显示，运动神经传导速度（MNCV）和感觉神经传导速度（SNCV）均显著减慢，表明末梢神经功能障碍。

5. 囊肿性肾病 表现为多尿和烦渴贪饮，有的出现夜间尿失禁（nocturnal incontinence）。重症病犬血中尿素氮（13.0～17.0mmol/L）和肌酐（100～120μmol/L）明显升高，表明陷入肾衰竭。

【诊断】

依据常染色体隐性遗传类型的家族发生史，溶血性贫血、增生性胃炎、进行性肝病等多器官综合征以及口形红细胞增多等特征性检验所见，不难建立诊断。

本病杂合子携带犬的筛检指标尚未选定，筛检方法有待建立。

【治疗】

目前无根治疗法。

参 考 文 献

李毓义，李彦舫 . 2001. 动物遗传·免疫病学——医学自发模型 . 北京：科学出版社：123 - 125.

Albo R J, et al. 1973. Am J Surg. 126：229 - 234.

Balfour D C，et al. 1950. Gastroenterol. 16：773 - 781.

Dacie J V. 1985. The Hemolytic Anemia Vol I. 3rd ed. Edinburgh：Churchill Livingstone. 79 - 80.

Fieber S. 1955. Gastroenterol. 28：39 - 69.

Gaag I vander，et al. 1969. Vet Path. 13：172 - 185.

Gaag I vander. 1984. Zbl Vet Med A. 31：161 - 173.

Giger U，et al. 1988. Proc 6th Med Forum. ACVIR. Washington D C. 754.

Huxtable C R，et al. 1982. J Small Anim Pract. 23：639 - 647.

Kruiningen H J Van. 1977. Vet Path. 14：19 - 28.

Lock S P，et al. 1961. Brit J Hematol. 1：303 - 314.

Pinkerton P H，et al. 1974. Blood. 44：557 - 567.

Renooi J W，et al. 1996. Eur J Clin Invest. 26：1 156 - 1 159.

Slappendel R J，et al. 1986. Proc 4th Int Symposium Vet Lab Diagnosticians. Amsterdam. 74 - 77.

Slappendel R J，et al. 1991. Vet Quarterly. 13：30 - 40.

Slappendel R J，et al. 1994. Blood. 84：904 - 909.

Stewart H L，et al. 1938. Arch Pathol. 26：1 009 - 1 022.

Stewart H L. 1941. J Natl Cancer Inst. 1：489 - 509.

Wintrobe M M. 1981. Clinical Hematology. 8th ed. Philadelphia：Lea & Febiger. 765 - 766.

十、遗传性椭圆形细胞增多症

Hereditary Elliptocytosis

遗传性椭圆形细胞增多症，又称遗传性卵圆形细胞增多症（hereditary ovalocytosis），是以外周血中椭圆形细胞极度增多（20%～95%）为特征的一种遗传性溶血性贫血。其遗传特性，属常染色体隐性或显性类型。

人的遗传性椭圆形细胞增多症，1940 年首先由 Dresbach 氏所描述。对其遗传特性的认识还不一致：国外认为系常染色体隐性类型（Coetzer 等，1981；Tchernia 等，1981）；国内则认为属常染色体显性类型（郁知非等，1979；杜传书等，1983）。证病性检验所见是末梢血涂片上椭圆形红细胞占50% 左右，至少在 25% 以上，最多可达 90%。分 3 种临床病型：隐匿型，无溶血和贫血症状；代偿型，轻度溶血，因骨髓红系增生活跃而不显贫血的临床表现和检验所见；失代偿型，溶血严重，表现贫血、黄疸、脾肿大、网织红细胞增多等溶血性贫血的临床表现和再生性贫血的检验所见（郁知非等，1979；杜传书等．1983）。

动物的遗传性椭圆形细胞增多症，直至 20 世纪 80 年代才见有报道，仅自然发生于近交杂种犬（Smith 等，1983；Giger 等，1989；Mills 等，1999），其他动物一直未见记载。该病在动物中的发现和确认，是继遗传性球形细胞增多症和遗传性口红细胞增多症之后发现的又一种红细胞膜内在先天缺陷，为研究细胞膜与细胞完整性的关系以及红细胞膜构架异常（abnormalities of erythrocyte membrane cytoskeleton）所致的溶血性贫血，提供了又一种有价值的自发性动物模型。美国堪萨斯州大学正在培育犬遗传性椭圆形细胞增多症种群，可望投入供应（Smith 等，1983；李毓义等，1994，2001）。

【病因及发病机理】

犬遗传性椭圆形细胞增多症的遗传特性，已通过先证病犬的谱系调查确认，属常染色体隐性类型（Smith 等，1983）。

生物膜研究进展揭示，红细胞含有一种细胞框架网络（cytoskeleton network），位于细胞膜之下，能调控膜的若干特性。红细胞的形状、膜的柔韧性（flexibility）、结构完整性（structure integrity）以及变形性能（deformability），都依赖于这一框架网络的作用（Lux 等，1980；Smith 等，1983）。

这一细胞框架网络系统，由泳带 1 和泳带 2 的谱蛋白（spectrin），泳带 2.1 的锚蛋白（ankyrin），泳带 3 的黏合膜蛋白（integral membrane protein），泳带 4.1 蛋白（protein band 4.1）以及泳带 5 的

肌动蛋白（actin）等膜蛋白所构成（Yu 等，1973；Sheetz 等，1979）。

谱蛋白的 2 个多肽侧对侧地相连，形成异双体（heterodimers）。谱蛋白双体头对头地相接，形成四聚体（Ungewickell 等，1978；Shotton 等，1979）。谱蛋白四聚体的一端，通过锚蛋白与黏合膜蛋白相联，使细胞框架得以与胞膜的双层脂结构相连（Bennett 等，1979）。另一端则加上泳带 4.1 蛋白而与胞浆内的肌动蛋白相交联（cross linking）（Brenner 等，1979）。

泳带 4.1 蛋白从而成为调控谱蛋白－肌动蛋白这一交互作用的杠杆（Ungewickell 等，1979；Fbwler 等，1980）。

犬遗传性椭圆形细胞增多症的根本病因，业已查明是由于泳带 4.1 膜蛋白的先天缺陷（Tchernia 等，1981）和谱蛋白的结构异常（Coetzer 等，1981）。犬遗传性椭圆形细胞增多症的根本病因，则已确定属于单纯性泳带 4.1 膜蛋白的先天性缺陷。红细胞膜蛋白电泳分析证实：先证病犬为疾病基因纯合子，红细胞膜泳带 4.1 蛋白缺如；其双亲均为疾病基因杂合子，红细胞膜泳带 4.1 蛋白缺少，为泳带 3 的 8.7%～11.2%，约为正常含量（21.3%±3.43%）的一半（Smith 等，1983）。

犬遗传性椭圆形细胞增多症的基本病理过程是，泳带 4.1 膜蛋白先天缺如，谱蛋白－肌动蛋白交联作用发生障碍，红细胞因失去框架网络的调控而变成椭圆形，寿命由正常的 24.6±4.8d（Vacha 等，1979）缩短为 16.4d（Smith 等，1983），通过脾窦等微循环时的变形性能和抗机械损伤能力降低，易发生慢性网内系溶血，并激起骨髓造血再生反应（Smith 等，1983）。

犬遗传性椭圆形细胞增多症纯合子病犬，全然不同于纯合子病人，溶血过程不很剧烈，骨髓造血再生反应足以完成代偿，临床上的贫血体征相当轻微，仅相当于人对应病的代偿型，其机理还不清楚（Smith 等，1983）。

【临床表现】

本病呈家族性发生。病犬雌雄皆有，比数相近，为疾病基因纯合子个体。初生期或幼年期起病，病程缓长，数年以至终生。临床症状与人的代偿型相对应，表现代偿完全的溶血病，可视黏膜色泽一般无明显改变或认轻度贫血和黄疸，体检查不出其他任何体征。

血液学检验，红细胞数、血红蛋白量、红细胞压积容量等贫血的各项指征多无明显改变。但显示红细胞大小不均、少量破碎红细胞、网织红细胞轻度（3%）增多以及红细胞低渗脆性增加（0.7%氯化钠液内即开始溶血）等慢性溶血和骨髓再生代偿的一些证据。

突出的证病性检验结果是，光镜和扫描电镜观察红细胞形态有特征性改变，即半数或大部红细胞呈椭圆形或卵圆形，并出现个别或少数球形红细胞。

【诊断】

主要依据于家族发生史和多数红细胞呈椭圆形等特征性检验所见。

但不论病犬的确诊还是杂合子携带犬的确认，都必须依赖于红细胞膜蛋白电泳，以证实 4.1 泳带蛋白缺如（纯合子病犬）或半数缺乏（杂合子携带犬）。

禽类、爬虫类、骆驼和美洲驼等动物的正常红细胞，本来就是椭圆形或卵圆形的。

海洋性贫血、缺铁性贫血、巨幼红细胞贫血时，也可见到少量至相当数量（不超过 10%～15%）的椭圆形或卵圆形红细胞，应注意不要误诊（李毓义等，1994，2001）。

【治疗】

隐匿型和代偿型，无需治疗。失代偿型的，可施行脾切除术。术后溶血病程即得到持久性缓解，但红细胞形态改变依然存在。

参 考 文 献

杜传书，等．1983. 医学遗传学．北京：人民卫生出版社：513.

李毓义，李彦舫．2001. 动物遗传·免疫病学——医学自发模型．北京：科学出版社：125-127.

郁知非，等．1979. 贫血及红细胞系疾病．杭州：浙江人民出版社：88-89.

Bennett V，et al. 1979. Nature. 280：468-473.

Brenner S，et al. 1979. J Biol Chem. 254：8 620-8 627.

Coetzer T，et al. 1981. J Clin Invest. 67：1 241-1 248.

Fowler V，et al. 1980. J Cell Biol. 85：361-376.

Gige rURS，et al. 1989. Current Veterinary Therapy X Small Animal Practice. Kirk（Ed）Philadelphia：Saunders Co. 431.

Lux S E，et al. 1980. Pediatr Clin North Amer. 27：463-486.

Mills J N，et al. 1999. Aust Vet J. 77：651-652.

Sheetz M P，et al. 1979. Biochem Biophys Acta. 557：122-134.

Shotton D M，et al. 1979. J Med Biol. 131：303-309.

Smith J E，et al. 1983. Blood. 61：373-377.

Tchernia G，et al. 1981. J Clin Invest. 68：454-460.

Ungewickell E，et al. 1978. Eur J Biochem. 88：379-385.

Ungewickell E，et al. 1979. Nature. 280：811-824.

Vacha J，et al. 1979. Acta Sc Nat Brno. 13：1-47.

Yu J，et al. 1973. J Supramol Struct. 1：233-248.

十一、葡萄糖-6-磷酸脱氢酶缺乏症

Glucose-6-Phosphate Dehydrogenase Deficiency

葡萄糖-6-磷酸脱氢酶缺乏症，简称 G6PD 缺乏症，是一种以慢性网内系溶血和（或）急性血管内溶血发作为主要病理特征的先天性非球形细胞溶血性贫血（先非球溶）。遗传特性属 X 性联不完全显性类型。

人的 G6PD 缺乏症，是最常见最普遍的遗传性红细胞酶病。

1956—1957 年，在系统调查研究伯胺喹啉类药物性溶血时发现和确认。其基因频率约为世界人口的 1%～2%。G6PD 缺乏者总数估计超过 1 亿。各地区、民族间的发生率差异很大，高的超过 35%～50%，低的不到 0.1%。G6PD 的变异型已超过 190 种。G6PD 缺乏症在临床上分为 2 种病型：Ⅰ型，G6PD 严重缺乏（活性低于 10%），在无诱因的情况下发生慢性网内系溶血；Ⅱ型，G6PD 中度或显著缺乏（活性低于 40%～10%），在氧化剂药物、蚕豆或感染等诱因作用下激发急性血管内溶血（Carson 等，1961；Yoshida 等，1971；Smith 等，1976；杜传书等，1983）。

动物的 G 6PD 缺乏症极其罕见，原先只报道自然发生于大鼠（Werth 等，1967）。

曾在 G6PD 普查时发现于 Weimeraner 犬（Smith 等，1976）。

在各种动物之中，猫对氧化剂特别敏感，其血红蛋白在接触退热净（acetaminophen）和美蓝等药物时最容易被氧化，形成变性珠蛋白小体（海因兹小体，Heinz bodies），而发生溶血性贫血即海因兹体贫血（Schalm 等，1980；Jain 等，1986；Giger 等，1989）。但猫的这种特异性是否与 G6PD 缺乏或 G6PD 变异有关，尚未确定。

最近报道一只 7 月龄母猫的海因兹体溶血性贫血，有人提出病因是某种与血红蛋白抗过氧化物损伤有关的红细胞酶缺乏（Thompson 等，1989；李毓义等，1994，2001）。

【病因及发病机理】

人类基因图研究证实，控制 G6PD 生成的结构基因位于 X 染色体长臂 2 区 8 带（Xq28）。各种动物的 G6PD 基因尚未定位。

Weimeraner 犬和大鼠 G6PD 缺乏症的遗传类型待定。病犬红细胞内的 G6PD，只是部分缺乏，约为正常犬活性的 44%（Smith 等，1976；Giger 等，1989）。

本病的主要发病环节：G6PD 先天缺陷，红细胞葡萄糖无氧酵解通路戊糖旁路受阻，还原型辅酶 Ⅱ（NADPH）和还原型谷胱甘肽（GSH）生成不足。

基本病理过程包括：正常代谢形成的少量过氧化物将膜收缩蛋白即谱蛋白（specrrin）分子之间的巯基氧化，形成二硫键，产生多肽聚合物（polypeptide aggregates），使红细胞变形性降低，而发生慢性网内系溶血（I型）；或者外源性氧化剂如药物、毒物或食物（蚕豆、甘蓝等），将血红蛋白分子表面和肽链内部的 SH 基氧化为 Hb - SSG，使 Hb 变性、沉淀，形成一种通过活体染色在光镜下可认的变性珠蛋白小体，红细胞的形态和变形性发生改变，而导致海因兹贫血，即血管内溶血危象（Ⅱ型）。

【临床表现】

1. Weimeraner 病犬 细胞 G6PD 活性只是中度缺乏，临床表现与人类Ⅰ型和Ⅱ型 G6PD 缺乏症都不相同，即既不表现慢性网内系溶血的有关临床症状，也看不到外源氧化剂激起的急性溶血危象（Smith 等，1976；Giger 等，1989）。

2. 猫海因兹体贫血 临床表现典型而明显。平时不认贫血体征，但检查新美蓝染色的血片常能见到红细胞内存在不同数量的变性珠蛋白小体。在应用退热净或美蓝等药物之后，间或在某些不明原因的作用下，突发急性溶血危象，可视黏膜急剧苍白或黄染，出现血红蛋白尿。

血液检验：显现红细胞大小不均，形态异常，网织红细胞增多以及有核红细胞等骨髓造血再生反应。

特征性检验所见：50%～80%的红细胞内见有变性珠蛋白小体，有些游离于红细胞之外（Giger 等，1989；Thompson 等，1989；Robertson 等，1998；Yamato 等，1998）。

【诊断】

主要依据于慢性网内系溶血和急性血管内溶血的临床表现和检验所见，特别是大量海因兹体的发现和成熟红细胞的 G6PD 活性测定。

【治疗】

无根治疗法。平时无需治疗，溶血危象发作时可实施对症处置，并注意防止"核黄疸"。

参 考 文 献

杜传书 . 1983. 医学遗传学 . 北京：人民卫生出版社：514 - 518.

李毓义，李彦舫 . 2001. 动物遗传·免疫病学——医学自发模型 . 北京：科学出版社：127 - 129.

Carson P E，et al. 1961. Science N Y. 124：484 - 485.

Giger URS，et al. 1989. Current Veterinary Therapy X Small Animal Practice. Philadelphia：Saunders Co. 429 - 433.

Jain N C，et al. 1986. Schalm's Veterinary Hematology. 4th ed. Philadelphia：Led & Febiger.

Robertson J E，et al. 1998. J Am Vet Med Assoc. 212：1 260 - 1 266.

Schalm O W. 1980. Mannual of Canine and Feline Hematology. Santa Barbara：Vet Pract Pub Co.

Smith J E，et al. 1976. Enzyme. 21：379 - 382.

Thompson J C，et al. 1989. J Comp Pathol. 1100：343 - 347.

Werth G，et al. 1967. Klin Wschr. 45：265 - 269.

Yamato O, et al. 1998. Vet Rec. 142: 216 - 219.

Yoshida A, et al. 1971. Bull WHO. 45: 243 - 245.

十二、磷酸果糖激酶缺乏症

Phosphofructokinase Deficiency

磷酸果糖激酶缺乏症，简称 PFK 缺乏症，即家族性磷酸果糖激酶缺乏症（familial PFK deficiency），又称磷酸果糖激酶缺乏性贫血（PFK - deficient anemia）或通气过度诱发性溶血病（hyperventilation-induced hemolysis）或肌型磷酸果糖激酶缺乏性代谢性肌病（muscletype PFK - deficient metabolic myopathy），是由于红细胞和骨骼肌内肌型磷酸果糖激酶先天缺陷所致的一种先天性非球形细胞性溶血性贫血（先非球溶）和代谢性肌病。其遗传特性，属常染色体隐性类型。

病理学特征：红细胞和骨骼肌内 PFK 活性低下，肌型 PFK 同工酶缺如，葡萄糖无氧酵解通路受阻，6-磷酸果糖降解缓慢，能量（ATP）和 2，3-二磷酸甘油酸（2，3-DPG）生成不足，导致慢性代偿性网内系溶血和代谢性肌病，并由于红细胞碱性依赖性脆性（alkaline - dependent fragility）增高而容易在通气过度（呼吸性碱中毒）的情况下诱发急性血管内溶血。

主要临床表现：贫血、黄疸、肝脾肿大等慢性代偿性网内系溶血病程，血红蛋白血、血红蛋白尿等急性致命性血管内溶血危象以及运动后出现的肌病体征。

人的遗传性 PFK 缺乏症，即糖原累积病Ⅶ型（GSD-Ⅶ），又称 Tarui-Layzer 综合征，是比较少见的一种红细胞酶病（erythrocyte enzymopathy）和先非球溶（Congenital nonspherocyte hemolytic anemia，CNSHA）。常染色体隐性遗传类型。根本病因在于肌型 PFK 亚单位（muscle-type PFK subunits）先天缺陷。正常人红细胞内的 PFK，由数量相等的肌型和肝型 PFK 亚单位（1iver - type PFK subunits）所组成。PFK 缺乏症病人红细胞的 PFK 活性为正常的一半，即残留的 PFK 活性完全是由肝型 PFK 亚单位所显示。因此，PFK 缺乏症病人临床上只表现代偿充分的轻度慢性溶血和（或）运动后肌肉疼痛，有些甚至始终不显溶血症状。而归类于糖原累积病（郁知非等，1979；杜传书等，1983；Vora 等，1983，1985；Dimauro 等，1984；Rowland 等，1986；Giger 等，1987）。

动物的家族性 PFK 缺乏症，20 世纪 80 年代中后期才开始见有报道，自然发生于英国 Springer spaniel 品系犬（Giget 等，1985，1986，1987；Harvey 等，1988；Kirk 等，1989；Smith 等，1996；Mccully 等，1999），其他动物尚未见记载。

犬家族性 PFK 缺乏症的发现和确认，为人类对应病和先非球溶病的研究以及 PFK 同工酶、糖无氧酵解、细胞膜生理等比较生物学研究，提供了自发性动物模型。

【病因及发病机理】

犬家族性 PFK 缺乏症的遗传特性，已通过对先证犬的系谱调查和测交试验，确定为常染色体隐性类型（Giger 等，1986，1987；Kirk 等，1989）。

病因及发病机理也已基本搞清。

根本病因：决定或调控磷酸果糖激酶肌型同工酶即肌型 PFK 亚单位生成的结构基因或调节基因发生突变和肌型 PFK 同工酶的先天缺陷。

主要发病环节：红细胞和骨骼肌的 PFK 活性低下和肌型 PFK 亚单位缺如，红细胞和骨骼肌糖无氧酵解通路在 6-磷酸果糖降解为 1，6-二磷酸果糖的环节上受阻，以致糖无氧酵解后续各阶段产生的能量（ATP）和通过 Rapoport-Luebering 旁路生成的 2，3-二磷酸甘油酸（2，3-DPG）明显减少，红细胞变形性能降低，碱性依赖性脆性增高，血红蛋白同氧解离的过程减慢，造成慢性代偿性网内系溶血，通气过度诱发的急性血管内溶血危象以及代谢性肌病（Harvey 等，1988；Giger 等，1988，1989）。

磷酸果糖激酶是一种多体蛋白（multimeric protein），其最小的功能形式是四体（tetramer）。在不同组织内分别由 1～3 种不同的 PFK 亚单位组成，而显示各自的同工酶谱。

犬的 PFK 同工酶系统，同人类及其他哺乳类动物大体对应。肌肉内的 PFK，几乎全部（99％）是肌型亚单位。红细胞内多数（83％）是肌型亚单位，其余为血小板型亚单位。肝内则主要（75％）是肝型亚单位，全然没有肌型亚单位（Vora，1982）。

现已查明，英国 Springer spaniel 犬的遗传缺陷只是在于全身肌型亚单位合成的先天缺如。病犬红细胞内的 PFK 活性明显降低到每克 Hb0.9～2.3IU，仅为正常活性（9.1～13.5IU）的 9％～17％。而且，红细胞内残余的 PFK 活性，并非完全来自原先存在的血小板型亚单位，还部分来自新出现的肝型亚单位，体现了一定程度的遗传性代偿机制。这可能就是犬 PFK 缺乏症的慢性网内系溶血比人类对应病明显而又不太严重的内在原因（Vora 等，1985；Giger 等，1987）。

红细胞糖无氧酵解通路 Rapoport-Luebering 旁路生成的 2，3-DPG 有一个重要的功能，即降低血红蛋白对氧的亲和性而促使血红蛋白同氧解离。据测定，PFK 缺乏症病犬红细胞的 2，3-DPG 含量减少到每毫升 RBC 1.9～2.5μmol，仅为正常量（5.7～7.9μmol）的 1/3，而血红蛋白半饱和时的氧分压（P_{50}）由正常的 3.47～4.27kPa 降低为 2.00～2.60kPa，血红蛋白氧离曲线明显左移，提示红细胞内 2.3-DPG 生成不足，会使血红蛋白对氧的亲和性增高，造成组织内缺氧，而激起红细胞代偿增生。这正是本病网内系溶血象当轻微，红细胞再生反应却十分强烈，而取慢性代偿性贫血病程的机理（Giger 等，1987；Kirk 等，1989）。

犬的正常红细胞，通常在 pH7.7 以上的弱碱性基质内即发生溶解，而人和其他动物的红细胞即使在碱性更高的 pH8.2 的条件下亦能保持完整。这就是犬红细胞独特的所谓 pH 依赖性溶解（pH dependent lysis）或称为碱脆性（alkaline fragility）。这一特性早已发现，本质一直未明（Waddell 等，1956；Iampietro 等，1967，1968）。

碱脆性试验显示，PFK 缺乏犬的碱脆性明显增高，整个碱脆性曲线明显左移，即更加靠近正常的 pH 范围。病犬红细胞在 pH7.4～7.5 的基质内即开始发生溶解。这就是 PFK 缺乏症病犬在各种应激状态下出现通气过度（呼吸性碱中毒）诱发性溶血危象的病理生理基础。PFK 缺乏病犬这一独特病态，据认为是红细胞内 2，3-DPG 生成不足、有机酸阴离子浓度低下、pH 值增高、氯化物渗入过多的结果（Giger 等，1985，1987；Kirk 等，1989）。

【临床表现】

本病只报道在英国 Springer spaniel 品系犬内呈家族性发生。显症病犬，为疾病基因纯合子个体。通常在幼年期即 2～6 月龄起病，取慢性经过。如能精心监护，避免应激，病程可拖延达 9 年之久。否则常于几年间死于通气过度诱发的急性溶血危象。

经常性临床表现，仅限于慢性代偿性溶血性贫血和轻度代谢性肌病的一些症状。病犬除可视黏膜稍微黄白和触诊肝脾轻度肿大外，不显现溶血性贫血的其他体征。但不耐运动，活动稍微剧烈，即疲劳不堪而伏卧不动，甚至显示骨骼肌痛性痉挛。

突出的示病性症状是间歇性发作通气过度诱发的急性溶血危象。在气温过高、车船运送、长时间走动、进入陌生环境、甚至连续吠叫等各种应激状态下，病犬气喘吁吁，通气过度，血液 pH 值增高（呼吸性碱中毒）而出现严重的溶血危象。病犬精神委顿，不思饮食，体温升高（可达 41℃），可视黏膜急剧苍白或黄染，排红褐色以至黑褐色的色素尿（pigmenturia）。每次发作的持续时间，短的 1d，长的 1 周。间歇发作的频度不等，每月 1 次，一年多次或数年 1 次。

贫血象检验：主要显示经常存在的代偿性慢性网内系溶血指征和危象发作时的急性血管内溶血指征。代偿性慢性网内系溶血检验指征包括：PCV 正常或略低（28％～46％），MCV 轻度增高（75～95fL），网织红细胞中度增多（7％～26％）；血片红细胞象显示，大红细胞增多，多染性红细胞增多和有核红细胞增多（每 100 个 WBC 1～26 个）；骨髓象显示，红系增生极度活跃，铁粒幼细胞和细胞外铁增多即含铁血黄素沉积（hemosiderin deposition）。

急性血管内溶血的检验指征：PCV 急剧下降（可达 12%），血清胆红质增高（393.3/μmol·L，即 23mg/dL），血浆红染并出现大量游离血红蛋白（血红蛋白血症），胆色素尿和血红蛋白尿构成的色素尿症。

【诊断】

依据符合常染色体隐性遗传类型的家族发生史，通气过度诱发的急性溶血危象间歇性发作等示病性临床表现，以及慢性代偿性网内系溶血的特征性检验所见，本病不难同一般的溶贫和其他的先非球溶做出鉴别。

但确立诊断，仍然必须依据于红细胞的酶学测定，以确证 PFK 的活性低下和肌型 PFK 同工酶的缺如。

本病基因杂合子携带犬的检测指标和筛检方法业已建立。确认依据是红细胞内 PFK 的活性不及正常犬的一半（38%～44%），且与正常值之间无重叠现象（overlapping）的困扰（Giger 等，1986，1987；Kirk 等，1989）。

【治疗】

尚无根治疗法。避免感受各种应激因素，不使造成通气过度的应激状态出现，是防止溶血危象发作和延缓良性病程的关键所在。为此除应加强一般性监护外，可服用乙酰唑胺即醋唑磺胺（acetazolamide）加以防止（Giger 等，1987；Kirk 等，1989）。

参 考 文 献

杜传书.1983. 医学遗传学. 北京：人民卫生出版社：519-520.

李毓义，李彦舫.2001. 动物遗传·免疫病学——医学自发模型. 北京：科学出版社：129-132.

郁知非，等.1979. 贫血及红细胞系疾病. 杭州：浙江人民出版社：519-520.

DiMauro S, et al. 1984. CRC Crit Rev Clin Neurol. 1：85-116.

Giger U, et al. 1985. Blood. 65：345-351.

Giger U, et al. 1986. Anim Genet. 17：15-23.

Giger U. 1987. Blood. 70：52a.

Giger U，et al. 1987. JAVMA. 191：435-459.

Giger U，et al. 1988. Enzyme. 40：25.

Giger U，et al. 1989. Muscle & Nerve. 101.

Harvey J V，et al. 1988. Animal Clinical Biochemistry the Future. Blackmore（Ed）. Cambridge：Cambridge University Press. 219-224.

Iampietro P F，et al. 1967. J Appl Physiol. 23：505-510.

Iampietro P F，et al. 1969. Proc Soc Exp Bio Med. 130：689.

Kirk R W，et al. 1989. Current Veterinary Therapy X Small Animal Practice. Philadelphia：Saunders Co. 434.

McCully K，et al. 1999. Muscle Nerve. 22：621-627.

Rowland L P，et al. 1986. Myology. Engl（Ed）. New York：McGraw-Hill Book Co. 1 603-1 607.

Smith B F，et al. 1996. J Biol Chem. 271：20 010-20 074.

Vora S. 1982. Isozymes Curr Top Bio Med Res. 6：119-167.

Vora S，et al. 1983. J Clin Invest. 72：1 995-2 006.

Vora S，et al. 1985. Proc Natl Acad Sei USA. 82：8 109-8 113.

Waddell W J. 1956. Am J Physiol. 186：339-342.

十三、丙酮酸激酶缺乏症

Pyruvate Kinase Deficiency

丙酮酸激酶缺乏症，即丙酮酸激酶缺乏性贫血（pyruvate kinase deficiency anemia）。简称 PK 缺乏症，又称先天性溶血性贫血（congenital hemolytie anemia）或家族性非球形细胞性溶血性贫血（familial nonspherocytic hemotytic anemia），是由于红细胞内丙酮酸激酶先天缺乏，葡萄糖酵解和能量代谢障碍所致的一种先天性非球形细胞性溶血性贫血（先非球溶）。其遗传特性，属常染色体隐性类型。

病理学特征：包括红细胞丙酮酸激酶活性低下，葡萄糖无氧酵解障碍，能量（ATP）生成不足。红细胞寿命缩短，发生急性血管内溶血和（或）慢性网内系溶血，后期激起骨髓纤维化（myelofibrosis）以至骨硬化（osteosclerosis）而陷入骨髓造血衰竭。

主要临床表现：为初期非球形细胞性溶血性贫血和后期骨髓再生障碍性贫血有关的各种体征和各项检验所见。

人的先天性 PK 缺乏症，发现于 20 世纪 60 年代初，由 Valentine（1961）所首报。遗传特性为常染色体隐性类型。特点是红细胞，PK 活性降低，纯合体只有正常的 5%～25%，杂合体为正常的半数。自溶试验属Ⅱ型。重症在婴儿期或新生期发病，轻症发病常迟至成年期，甚至可无症状。一般表现为贫血、黄疸、脾大和阵发性血红蛋白尿。感染可诱发急性溶血。溶血病程有一定的自限性，后期不造成骨髓纤维化和骨硬化。大多在 3～4 岁之前死亡，亦有不少能存活到成年的（Searcy 等，1979；郁知非等，1979；杜传书等，1983；程鸿等，1989）。

动物的先天性 PK 缺乏症，发现于 20 世纪 60 年代末期，先报道自然发生于犬，见于 Basenji 品系（Ewing 等，1969；Tasker 等，1969；Searcy，1970，1971，1973；Brown 等，1975；Chandler 等，1975；Nakashima 等，1975；Andersen，1977；Ettinger 等，1976，1981；Giger，1989；Whitney 等，1995），Beagle 品系（Prasse 等，1975，1977；Ettinger 等，1983；Giger，1989）以及西部高地 White Terrier 品系（Chapman 等，1989；Skelly 等，1999），后报道自然发生于小鼠（Morimoto 等，1995；Tsujino 等，1998）。

动物先天性 PK 缺乏症，尤其 Basenji 和 Beagle 犬家族性 PK 缺乏症的发现和确认。为研究人的对应病，阐明先非球溶的发病机理，探索遗传性血液病及免疫缺陷病的骨髓移植造血重建疗法，提供了自发性动物模型，并已取得突破性进展（Weiden 等，1981；Ettinger 等，1983）。加拿大萨斯卡奇温大学西部兽医学院备有先天性 PK 缺乏症 Basenji 犬种群，可供使用（Searcy 等，1979；程鸿等，1989；李毓义等，1994，2001）。

【病因及发病机理】

犬先天性 PK 缺乏症。同人的对应病一样，属遗传性红细胞酶类缺陷病。其遗传特性，不论在 Basenji、Beagle 或 Terrier 品系，均已证实系常染色体隐性类型（Andersen 等，1977；Searcy 等，1979；Ettinger 等，1983；Giger 等 1989；Chapman 等，1989）。

1. 根本病因 在于决定或调控红细胞丙酮酸激酶生成的结构基因或调节基因发生了突变（Tsujino 等，1998）。其中，Basenji 病犬红细胞的丙酮酸激酶，已经查明不具备成年红细胞 PK 同工酶形式，而表现为胎儿 PK 同工酶形式（fetal erythrocyte PK isoenzyme form），脾脏和白细胞内的丙酮酸激酶亦然。而且 PK 的酶动力学亦显示异常，在体外的稳定性减低（Nakashima 等，1975；Giger 等，1989）。

2. 主要发病环节 红细胞内丙酮酸激酶的活性低下，糖无氧酵解通路受阻，磷酸烯醇式丙酮酸

（phosphoenol pyruvate，PEP）降解为丙酮酸的过程减慢，ATP 生成减少，致使需要能量才得以实现或维持的红细胞结构和功能出现缺陷：红细胞膜钠－钾泵作用减退，红细胞内 Na^+ 增多而 K^+ 丢失；磷脂合成减慢，红细胞膜构架（membrane skeleton）不够坚实；红细胞变形性能（deformability）显著降低，不能通过口径窄小的微血管。结果，红细胞寿命缩短，容易自溶（autohemolysis）而发生急性血管内溶血和（或）慢性网内系溶血。

据测定，Basenji 和 Beagle 病犬红细胞内葡萄糖无氧酵解通路和磷酸戊糖旁路其他各种酶的活性均正常或不同程度增高，唯独糖无氧酵解终末环节所需丙酮酸激酶的活性低下，纯合子病犬每克 Hb 为 1.71IU，仅为正常（6.79IU）的 25％，杂合子携带犬为 2.53～3.76IU，为正常的 37％～55％（Prasse 等，1975；Andersen 等，1977）。

病犬红细胞的糖利用率降低，ATP 和乳酸的生成量减少，而丙酮酸激酶的底物 PFP 含量每毫升 RBC 高达 150.5μmol，超过正常（12.8μmol）10 倍以上。中间代谢物 2，3-二磷酸甘油酸（2，3-diphosphoglycerate，2，3-DPG）含量的改变不尽一致。在 Beagle 病犬正常（Prasse 等，1975），在 Basenji 病犬明显增高（Giger 等，1989）。

红细胞的寿命明显缩短，Basenji 和 Beagle 病犬红细胞的半寿期分别为 3.6（1.6～6.0）d 和 6.0（2.5～9.5）d，仅约为正常红细胞半寿期（26.5d）的 1/7～1/4（Prasse 等，1975；Weiden 等，1976）。

血自溶试验表明，给予葡萄糖和次黄嘌呤核苷不能阻止溶血，而给予腺苷如 ATP 则可有效地阻止溶血，提示糖无氧酵解通路障碍和 ATP 生成不足，与人 PK 缺乏症的 II 型自溶现象相似（Prasse 等，1975；Searcy 等，1979）。

3. 犬先天性 PK 缺乏症的病理形态学特征 除肝、脾、淋巴结显著肿大和全身性含铁血黄素沉积症（hemosiderosis）即铁负载过度（iron overloading）等慢性网内系溶血所见外，还有人对应病不存在的骨髓纤维化和骨硬化症。存活 2～3 年以上的晚期病犬，骨松质变为骨密质，长骨纵切面上仅见骨干中段残留很少的造血组织，骨髓腔大部或全部被致密结缔组织甚而密质骨所充填（Prasse 等，1975；Searcy 等，1972，1973，1979；Giger 等，1989）。

【临床表现】

在犬的某些品系内呈家族性发生。显症病犬，两性兼有，为疾病基因的纯合子个体。先证病犬的双亲，则均为不显临床表型和血液学改变的杂合子携带者。

通常在幼年即 6 月龄之内起病，病程数月至数年不等，大多在 4 岁以前死于溶血危象、继发感染、铁质沉积所致的肝硬化或骨髓纤维化所致的再生障碍性贫血。

临床症状主要包括：生长缓慢，发育迟滞，容易疲劳，不耐运动，可视黏膜苍白或黄白，心动过速，心区听诊闻缩期杂音，腹部触诊可认肝脏和脾脏明显肿大（hepatosplenomegaly）。

后期病犬（2～3 岁），颅骨及长骨放射学检查显示骨密质层增厚。骨松质层模糊。髓腔内呈不均匀的矿物质密度，以致皮质松质结合部（corticodlpkic junctlon）以及皮质髓质结合部（corticomedullary junction）难以辨识。

血液学检查：除红细胞数减少（<3×10^{12}/L），血红蛋白浓度减少（<80g/L），红细胞压积容量降低（<25％）以及 MCV 增大和 MCH 减小等大细胞低色素性贫血的各项指征外，血片上常显示强烈的再生反应，如红细胞大小不均（anisocytosis），大红细胞居多（macrocytosis），红细胞形态异常（poikilocytosis），并出现大量的网织红细胞（16％～67％）和有核红细胞（每 100 个 WBC 2～36 个）。

光镜和扫描电镜观察，可见少量（4％～11％）球棘红细胞（spheroechinocytes），即红细胞呈球形，表面带有明显的棘刺（Prasse 等，1975；Chandler 等，1975；Weiden 等，1976）。

骨髓涂片，早中期显示红系增生极度活跃，粒红比值变小。末期则骨髓穿刺困难，涂片上各系列骨髓细胞均稀少（再生障碍性贫血）。

【诊断】

本病的临床诊断，主要依据于家族发生史。急性和（或）慢性溶血性贫血的各种体征和检验所见以及末期的骨髓纤维化和再生障碍性贫血表现。不论纯合子病犬的确定诊断，还是杂合子携带犬的筛检确认，都必须施行红细胞 PK 活性测定。

鉴于正常白细胞的 PK 活性 10 倍于红细胞，网织红细胞和有核红细胞数高达 50％以上，检测时务必彻底清除样本中混杂的白细胞，并用网织红细胞增多的正常实验犬作为比照。否则会因红细胞PK 缺乏被掩盖而造成漏诊。

在鉴别诊断上，应注意排除 IIHA、AIHA 等各种原因的溶血性贫血，特别要注意区分遗传性球溶和其他红细胞酶缺乏所致的先非球溶（李毓义等，1994，2001）。

【治疗】

一般采用对症疗法。脾切除只有短期缓解效果。输血可以救急，但反复输血常造成和加重血色病。

据报道，3 只先天性 PK 缺乏症 Basenil 病犬，用主要组织相容性复合物（major histocompatibility eomptex）相匹配的同窝正常犬的骨髓作为供体，实施同种异体骨髓移植获得成功。病犬溶血停止，完全康复，并已存活 6 年。病理组织学检查证实，骨髓移植前的全身性含铁血黄素沉积已基本消除，后期经常发生的骨髓纤维化和骨硬化也未出现而完全得到防止，从而为人先天性 PK 缺乏症的基因治疗研究开创了先例（Weiden 等，1976，1981；李毓义等，1994；Morimoto 等，1995）。

参 考 文 献

程鸿，等 . 1989. 人类疾病动物模型 . 上海：上海医科大学出版社：623 - 625.

杜传书 . 1983. 医学遗传学 . 北京：人民卫生出版社：519.

李毓义，李彦舫 . 2001. 动物遗传·免疫病学——医学自发模型 . 北京：科学出版社：132 - 136.

郁知非，等 . 1979. 贫血及红细胞系疾病 . 杭州：浙江人民出版社：103 - 104.

Andersen E. 1977. Animal Blood Groups and Biochemical Genetics. 8：149 - 156.

Brown R V，et al. 1975. JAAHA. 11：362 - 365.

Chandler F W，et al. 1975. Am J Vet Res. 36：1 477 - 1 480.

Chapman B L，et al. 1989. J Vet Internal Med. 3：119.

Ettinger S J，et al. 1983. Textbook of Veterinary Internal Medicine. Diseases of the Dog and Cat. 2nd ed. Philadelphia：Saunders Co. 1 978 - 1 979.

Ewing G O，et al. 1969. JAVMA. 154：503 - 507.

Giger URS. 1989. Current Veterinary Therapy X Small Animal Practice. Kirk（Ed）. Philadelphia：Saunders Co. 435.

Morimoto M，et al. 1995. Blood. 86：4 323 - 4 330.

Nakashima K，et al. 1975. Tohoku J Kxp Med. 117：179 - 185.

Prasse K W，et al. 1975. JAVMA. 166：1 170 - 1 175.

Prasse K W. 1977. Current Veterinary Therapy Ⅵ Small Animal Practice. Philadelphia：Saunder Co. 434 - 435.

Searcy G P. 1970. PhD Thesis. Cornell University. Ithaca. NY.

Searcy G P，et al. 1971. Can J Comp Med. 35：67 - 70.

Searcy G P. 1972. Proc Am Soc vet Clin Pathol. New Orleans.

Searcy G P. 1973. Bull Am Soc Vet Clin Pathol. 2：9.

Searcy G P，et al. 1979. Am J Pathol. 94：689 - 692.

Skelly B J，et al. 1999. Am J Vet Res. 60：1 169 - 1 172.

Tasker J B，et al. 1969. JAVMA. 154：158 - 165.

Tsujino K，et al. 1998. Blood. 91：2 169 - 2 174.

Valentine W N，et al. 1961. Trans Assoc Am Physicians. 74：100 - 110.

Weiden P L，et al. 1976. Brit J Hematol. 33：357.

Whitney K M，et al. 1995. J Am Vet Med Assoc. 207：918 - 921.

Weiden P L，et al. 1981. Blood. 57：66 - 70.

十四、家族性非球形细胞性溶血性贫血

Familial Nonspherocytic Hemolytic Anemia

家族性非球形细胞性溶血性贫血，简称家族性非球溶贫，是以溶血性贫血、网状内皮系统含铁血黄素沉积以及骨髓纤维化和骨硬化为主要病理特征的一种遗传性溶血病。

本病 20 世纪 80 年代后期才开始见有报道，只在 Black Poodle 品系犬中呈家族性发生（Randolph 等，1986；Giger 等，1989）。其病理特征和临床表现酷似 Basenji 和 Beagle 品系犬的先天性丙酮酸激酶缺乏症（Ewing 等，1969；Andersen，1977；Searcy 等，1979；Ettinger 等，1983），但遗传特性并非常染色体隐性类型，而属常染色体显性类型，只是外显度不完全（incomplete penetrance），且测定病犬红细胞内的丙酮酸激酶以及无氧酵解通路或旁路中的其他各种酶均不缺乏，根本病因和主要发病环节待查（Randolph 等，1986）。

【病因】

本病的病性已经确定，同先天性丙酮酸激酶缺乏的 Basenji 犬一样，属先天性非球形细胞性溶血性贫血即先非球溶。但根本病因和主要发病环节尚未查明。

人和动物的先非球溶，在根本病因和主要发病环节上，通常存在红细胞酶病（RBC enzymopathies）、血红蛋白病（hemoglobinopathies）、红细胞膜缺陷（RBC membrane defects）以及网内系功能紊乱（RES disfunction）等 4 个方面。

Poodle 犬先非球溶的系统研究业已确认，红细胞寿命缩短（半寿期为 7～10d），慢性网内系溶血（各器官含铁血黄素沉积，肝脾肿大并出现髓外造血灶，骨髓红细胞再生反应强烈），末期再生障碍性贫血（骨髓纤维化和骨硬化）。这些基本病理特征，几乎与 PK 缺乏症 Basenji 犬完全一致。对 Poodle 病犬红细胞进行了己糖激酶、葡萄糖 6 -磷酸脱氢酶、磷酸果糖激酶以及丙酮酸激酶等 20 多种糖无氧酵解酶类测定，所有酶的活性都正常或偏高。但测定葡萄糖无氧酵解的中间产物时发现，磷酸烯醇式丙酮酸（PEP）和二磷酸甘油酸（DPG）明显增多，强烈揭示糖无氧酵解终末环节丙酮酸激酶等某些酶存在缺陷（Randolph 等，1986）。作为 Basenji 犬先非球溶主要发病环节的丙酮酸激酶同工酶和酶动力学变异（Nakashima 等，1975），目前仍不能从本病的发病机理中排除（Giger，1989；李毓义等，1994）。因此，在红细胞酶学因素未彻底查清之前，不宜偏重考虑可造成先非球溶的其他 3 个方面。

【临床表现】

显症病犬，两性皆有，为疾病基因杂合子或纯合子个体。其父方或母方则亦为存活至成年的疾病基因杂合子病犬。通常在初生期或幼年期即 6 月龄之内起病，大多不满 1 岁即死于溶贫或在 2～3 岁时死于骨髓衰竭和再生障碍性贫血。

主要临床症状与 Basenji 犬 PK 缺乏症相似，包括贫血、黄疸、肝脾肿大等。血液学检验显示，大细胞低色素性贫血的各项指征以及网织红细胞显著增多（6%～28%）等强烈的红细胞再生反应。末期（2～3 岁），骨放射学检查显示骨髓纤维化以至骨硬化的影像，陷入骨髓衰竭，出现再生障碍性贫血。

血液自溶试验表明，病犬红细胞体外温育自溶反应明显增强，加入葡萄糖可予纠正，而加入ATP 则否。这截然不同于红细胞异常的病人和丙酮酸激酶缺乏的病犬（Randolph 等，1986）。

【治疗】

尚无根治疗法。

参 考 文 献

李毓义，李彦舫．2001．动物遗传·免疫病学——医学自发模型．北京：科学出版社：136-137.

Andersen E. 1977. Animal Blood Groups and Biochemical Genetics. 8：149-156.

Ettinger S J，et al. 1983. Textbook of Veterinary Internal Medicine. Diseases of Dog and Cat. 2nd ed. Philadelphia：Saunders Co. 1 978-1 979.

Ewing G O，et al. 1969. JAVMA. 154：503-507.

Giger URS. 1989. Current Veterinary Therapy X Small Animal Practice. Kirk（Ed）Philadelphia：Saunders Co. 435.

Nakashima K，et al. 1975. Tohoku J Exp Med. 117：179-185.

Randolph J F，et al. 1986. Am J Vet Res. 47：687-695.

Searcy G P，et al. 1979. Am J Pathol. 94：689-692.

十五、谷胱甘肽缺乏症

Glutathione Deficiency

谷胱甘肽缺乏症，全称应为家族性谷胱甘肽缺乏症（familial glutathione deficiency）或谷胱甘肽缺乏和 γ-谷氨酰半胱氨酸合成酶部分缺乏症（glutathione deficiency and partial γ-glutamylcysteine synthetase deficiency）。简称 GSH 缺乏症，是由于谷胱甘肽合成酶、γ-谷氨酰半胱氨酸合成酶和（或）谷胱甘肽过氧化物酶先天缺陷所致的一组遗传性红细胞谷胱甘肽代谢障碍和非球形细胞溶血性贫血综合征。其遗传特性，属常染色体隐性类型。

病理学特征：红细胞内谷胱甘肽合成酶、γ-谷氨酰半胱氨酸合成酶和（或）谷胱甘肽过氧化物酶活性降低，或者鸟氨酸和赖氨酸增多而钾、钠离子减少；红细胞还原型谷胱甘肽含量低下；对氧化剂食物、药物或毒物敏感，诱发非球形细胞性溶血性贫血，即先非球溶（congenital nonspherocytic hemolytic anemia）。

主要临床表现：可视黏膜苍白、黄染以及脾肿大等溶血性贫血、溶血性黄疸的各种体征和检验所见。

人的家族性 GSH 缺乏症，连同葡萄糖-6-磷酸脱氢酶（G6PD）缺乏症和丙酮酸激酶（PK）缺乏症等，归类于红细胞葡萄糖代谢酶类缺乏所致的先非球溶。其遗传特性属常染色体隐性类型。症病性检验所见是 GSH 合成酶或 GC 合成酶（γ-谷氨酰半胱氨酸合成酶）活性低下，红细胞内 GSH 含量减少以及红细胞寿命缩短（Prins 等，1968；Konard 等，1972）。

主要临床表现为，对伯胺喹啉和硝基呋喃妥因等氧化剂药物和蚕豆等氧化剂食物高度敏感，诱发急性血管内溶血和溶血性黄疸。GC 合成酶缺乏所致的，伴有神经症状；GSH 合成酶缺乏所致的，则伴有焦性谷氨酸尿（pyroglutamic aciduria）和慢性代谢性酸中毒（郁知非等，1979；杜传书等，1983；程鸿等，1989）。

动物的遗传性 GSH 缺乏症，20 世纪 60 年代末期才见报道，自然发生于绵羊，广泛分布于考力代尔、美利奴和 Finnish Landrace 等品系（Smith 等，1967，1974，1976；Tucker 等，1970，1973，1974；Agar 等，1972，1975）。

绵羊遗传性 GSH 缺乏症，因缺陷酶不同而分为 2 种病型，即考力代尔-美利奴型和 Finnish Landrace 型。两型的共同特点是，呈常染色体隐性遗传，红细胞内谷胱甘肽含量降低，临床症状不明显，而且对伯胺喹啉或硝基呋喃妥因等氧化剂药物不很敏感。

绵羊遗传性 GSH 缺乏症的发现及其在多品系绵羊中的广泛存在，为谷胱甘肽代谢的调控过程、细胞膜抗过氧化物损伤的作用以及先非球溶的发生机理等比较生物学研究，提供了自发性动物模型。

如需大量 GSH 缺乏症动物模型，可在考力代尔、美利奴及 Finnish Landrace 羊群中，通过检测红细胞的谷胱甘肽水平而确认。

如需小量 GSH 缺乏症绵羊模型，则可同美国堪萨斯州立大学兽医学院洽谈采购（Smith 等，1976；程鸿等，1989；李毓义等，1994，2001）。

【病因及发病机理】

正常红细胞含有高浓度 GSH。GSH 是一种含有硫氢基的三肽。红细胞中 GSH 的转换很快，半转换时间约为 4d。其生物合成分为两步：首先，在各氨酰半胱氨酸合成酶（GC 合成酶）的催化下，由谷氨酸盐、半胱氨酸和 ATP 变为 γ-谷氨酰半胱氨酸；然后，在 GSH 合成酶的催化下，同甘氨酸以及 ATP 合成为 GSH。

GSH 在红细胞内的重要功能是，通过 GSH 过氧化物酶，对代谢产生或氧化剂食物、药物、毒物诱生的过氧化氢进行还原或者通过血红蛋白硫氢组的还原和防止膜蛋白氧化为过氧化脂质，而维持红细胞膜的完整性和血红蛋白的携氧能力（郁知非等，1979）。

动物的遗传性 GSH 缺乏症，同人的对应病一样，属常染色体隐性类型（Smith 等，1967，1976；Tucker 等，1970，1973）。其病因和发病机理，则不尽一致。

在考力代尔-美利奴型 GSH 缺乏症，根本病因在于决定或调控 GC 合成酶、GSH 合成酶和（或）GSH 过氧化物酶生成的常染色体隐性基因的突变，红细胞内的 GC 合成酶（γ-glutamyl cysteine synthetase）、GSH 合成酶（GSH synthetase）和（或）GSH 过氧化物酶（GSH peroxidase）活性低下。

在 Finnish Landraee 型 GSH 缺乏症，根本病因尚待阐明。其 GC 合成酶和 GSH 合成酶的活性并不降低，但红细胞内鸟氨酸和赖氨酸增多，而钠、钾离子减少（Smith 等，1976）。

两型绵羊 GSH 缺乏症的主要发病环节都在于红细胞的 GSH 含量低下和抗氧化作用缺陷。所有病羊，不论考力代尔、美利奴绵羊，还是 Finnish Landrace 绵羊，红细胞内的 GSH 水平均每分升压积红细胞低于 30 mg，不及正常（100mg）的 1/3，在甘蓝（Brassica oleracea）等氧化剂食物的作用下，易遭受过氧化损伤，形成变性珠蛋白小体（Heinz bodies），而发生溶血性贫血和黄疸（Smith 等，1967，1976；Tucker 等，1970，1974；Agar 等，1972，1975）。

【临床表现】

绵羊的遗传性 GSH 缺乏症，恒在考力代尔、美利奴和 Finnish Landrace 等品系中，呈家族性发生。本病的缺陷基因，分布范围广，群体频率高。在上述 3 品系绵羊中，有些畜群的缺陷基因频率竟高达 20% 以上（Tucker 等，1970，1974）。病羊两性兼有，为疾病基因的纯合子个体。其双亲则为疾病基因杂合子和（或）纯合子个体。

病羊通常不显任何临床症状，且对伯胺喹啉或硝基呋喃妥因等氧化剂药物不很敏感。但一采食甘蓝，即发生急性血管内溶血。表现可视黏膜苍白、黄染以至血红蛋白尿等溶血性贫血和溶血性黄疸体征。同时显现末梢血红细胞数、红细胞压积容量及血红蛋白含量减少，血片和骨髓片再生性贫血像以及黄疸指数升高、血清胆红质间接反应强阳性等溶血性贫血和溶血性黄疸的检验所见。停止采食甘蓝，病情即很快缓解。除少数死于溶血危象者外，一般预后良好。

【诊断】

显症的病羊容易确诊。未显症的纯合子病羊，可通过 DTNB 方法（Beutler 等，1963），检测红细胞的 GSH 含量。凡 GSH 每克 Hb 低于 $3.25\mu mol$ 的，即可确认（Smith 等，1976；程鸿等，1989）。

【防治】

无根治疗法。一般无需治疗。

急性发作时，可按溶血危象抢救。要避免采食甘蓝等氧化剂食物。由国外引进上述 3 品系绵羊种畜时，应检测红细胞的 GSH 含量，严防本病的潜入。

参 考 文 献

程鸿，等.1989.人类疾病动物模型.上海：上海医科大学出版社：594-596.

杜传书.1983.医学遗传学.北京：人民卫生出版社：519-520.

李毓义，李彦舫.2001.动物遗传·免疫病学——医学自发模型.北京：科学出版社：137-139.

郁知非，等.1979.贫血及红细胞系疾病.杭州：浙江人民出版社：104-105.

Agar N S，et al. 1972. Aust J Biol Sci. 25：619-626.

Agar N S，et al. 1975. Am J Vet Res. 36：945-951，953-955.

Beutler E，et al. 1963. J Lab Clin Med. 61：882-888.

Konard P N，et al. 1972. N Engl J Med. 286：557-561.

Prins H，et al. 1986. Hereditary Disorders of Erythrocyte Metabolism. Beutler（Ed）. New York：Grune & Stratton. 165-184.

Smith J E，et al. 1967. Science. 158-374-375.

Smith J E，et al. 1974. J Lab Clin Med. 82：713-718.

Smith J E，et al. 1976. Am J Pathol. 82：233-236.

Tucker E M，et al. 1970. Experientia. 26：203-204.

Tucker E，et al. 1973. Res Vet Sci. 14：306-311.

Tucker E，et al. 1974. Res Vet Sci. 16：19-22.

十六、谷胱甘肽还原酶缺乏症

Glutathione Reductase Deficiency

谷胱甘肽还原酶缺乏症，又称家族性溶血性贫血并高铁血红蛋白血症（familial hemolytic anemia and methemoglobinemia），是由于谷胱甘肽还原酶先天缺乏，红细胞谷胱甘肽代谢紊乱所致的一种遗传性溶血病。其遗传特性，属常染色体显性类型。主要临床特征是可视黏膜苍白、黄染和血液发暗呈棕褐色。

证病性检验所见：为溶血性贫血和黄疸指征，血液内高铁血红蛋白浓度高，还原型谷胱甘肽含量少以及红细胞谷胱甘肽还原酶活性显著低下。

人的先天性谷胱甘肽还原酶缺乏症，为常染色体显性遗传类型，主要临床表现为轻度溶血性贫血和黄疸，对伯胺喹啉等氧化剂药物敏感，有的伴有血小板和（或）白细胞减少（郁知非等，1979）。

动物的先天性谷胱甘肽还原酶缺乏症，直到 20 世纪 70 年代末期才开始见有报道，自然发生于

Trottor 品系马（Dixon 等，1977），经先证病马的系谱分析，可能同人的对应病一样，属常染色体显性遗传类型，尚待测交试验加以证实。其他动物迄今未见记载。

最近报道，在 Giralneu 纯合子小鼠。缺乏谷胱甘肽还原酶，但不引起溶血性贫血（Pretsch，1999）。

【病因及发病机理】

正常红细胞内，含有较高浓度的还原型谷胱甘肽（reduced glutathione，GSH）和足够活性的谷胱甘肽还原酶（glutathione reductase，GR）。还原型谷胱甘肽，主要具备 2 项功能：

一是使血红蛋白的硫氢组还原，防止膜蛋白和某些酶被氧化，而维持红细胞结构的完整性。

二是通过谷胱甘肽过氧化物酶，将代谢产生的过氧化氢和亚硝酸盐等各种氧化剂毒物还原，防止亚铁血红蛋白氧化，而降低高铁血红蛋白的生成率。

在上述过氧化物或氧化硫氢组的还原过程中，还原型谷胱甘肽（GSH）本身被氧化，变成氧化型谷胱甘肽（GSSG）或形成混合二硫化合物。谷胱甘肽还原酶的主要作用，则在于通过辅酶 I（NADH）等递氢体供给的氢离子，将 GSSG 再还原成 GSH，并使 GSH 混合二硫化合物和蛋白质也被还原，从而保持红细胞的抗氧化能力。

本病的根本病因，已确认是决定或调控谷胱甘肽还原酶生成的结构基因或调节基因发生突变，谷胱甘肽还原酶先天缺乏。

主要发病环节，是谷胱甘肽还原酶活性低下，氧化型谷胱甘肽（GSSG）变成还原型谷胱甘肽（GSH）的过程受阻，以致 GSH 含量不足。导致红细胞膜结构破坏而发生溶血性贫血，同时亚铁血红蛋白被氧化而形成高铁血红蛋白血症。

据测定，家族性溶血性贫血并高铁血红蛋白血症病马，红细胞的谷胱甘肽还原酶活性低下，仅为正常马的 1/5。血液内还原型谷胱甘肽含量减少，约为正常马的一半，而高铁血红蛋白浓度明显增高，超过正常马的 15～30 倍（Dixon 等，1977）。

【临床表现】

在一定的动物品系如 Trottor 马，呈家族性发生。显症病马，为疾病基因杂合子个体，不论公母均可发生。通常在出生后或幼年期起病，病程缓长，经过数月至数年不等。

主要症状为持久性作业能力低下，不耐使役，可视黏膜苍白、黄染而不显紫绀（cyanosis），但静脉血，尤其动脉血明显变暗，呈棕褐色，采集于试管内长时间震荡亦不转为鲜红色。心脏听诊，可闻贫血性杂音。静息时，精神、食欲、体温、脉搏等全身状态不认明显异常。一般劳役或轻微运动时，则显现呼吸急促、心动过速、肌肉无力、步态不稳等乏氧症状。接触亚硝酸盐等氧化制药物或毒物，即使其量不大，亦可使病情突然恶化，甚而死于急性溶血危象。

检验项目，主要包括贫血象和溶血象，谷胱甘肽还原酶活性，还原型谷胱甘肽含量及高铁血红蛋白浓度测定。

血液和骨髓检验，显示不同程度的溶血性贫血和溶血性黄疸指征。RBC、Hb、PCV 中度减少；总胆红质和游离胆红质含量显著增高；结合珠蛋白（haptoglobin）含量少于 0.01g/L，仅为正常值（0.45～1.07g/L），的 1%～2%（Allen 等，1971）；骨髓红系增生极度活跃，以致粒红比明显倒置，降为 0.1～0.2：1（Dixon 等，1977；李毓义等，1994）。

谷胱甘肽还原酶活性低下，还原型谷胱甘肽含量减少以及高铁血红蛋白浓度增高，是本病的证病性检验所见。病马红细胞的谷胱甘肽还原酶活性每毫米 Hb 为 0.9±0.16IU，仅为正常值（4.36±0.86IU）的 20%～25%；血液内还原型谷胱甘肽含量每毫米 Hb 为 4.07±0.50IU，约为正常值（7.84±1.44IU）的 50%；高铁血红蛋白浓度为 13.5%～23.1%。超过正常（<1%）20 倍（Dixon

等，1977）。

【诊断】

本病的论证诊断不难，依据下列 4 个方面：符合常染色体显性遗传特点的家族发生史；可视黏膜苍白、黄染而不发绀，且棕褐色血液在试管中震荡不转为鲜红；血液及骨髓检验显示溶血性贫血和黄疸指征；谷胱甘肽还原酶活性低下、还原型谷胱甘肽含量减低和高铁血红蛋白浓度增高等证病性检验所见。

在鉴别诊断上，应注意心肺疾病所致的还原型血红蛋白血症，亚硝酸盐、硝酸盐等氧化剂所致的中毒性高铁血红蛋白血症，伴有高铁血红蛋白血症的血红蛋白 M 病，以及各种原因所致的先天性和获得性溶血性贫血。

本病与 NADH 高铁血红蛋白还原酶缺乏所致的遗传性高铁血红蛋白血症容易混淆。鉴别要点是可视黏膜不发绀而苍白、黄染；血液检验显示溶血性贫血和黄疸指征；红细胞内唯独谷胱甘肽还原酶活性低下，而 NADH 和 NADPH 连接的高铁血红蛋白还原酶等其他酶类均不认异常（李毓义等，1994，2001）。

【治疗】

迄今未找到根治疗法。

业已证实，抗坏血酸即使超量（日量 12g 注射和内服）、长期（3 周）使用，亦对本病无效。

另据试验，3％美蓝溶液 100mL，给马静脉注射，可使血色转红，但作用短暂，数小时后又逆转。长期大量应用，反而会加剧溶血（Dixon 等，1977）。

参 考 文 献

李毓义，李彦舫 . 2001. 动物遗传・免疫病学——医学自发模型 . 北京：科学出版社：139 - 141.

郁知非，等 . 1979. 贫血及红细胞系疾病 . 杭州：浙江人民出版社：104 - 105.

Allen B，et al. 1971. Vet Rec. 89：106 - 109.

Dixon P M，et al. 1977. Equine Vet J. 9：198 - 201.

Pretsch W. 1999. Genet Res. 73：1 - 5.

十七、家族性高铁血红蛋白血症

Familial Methemoglobinemia

家族性高铁血红蛋白血症，又称先天性辅酶Ⅰ（NADH）高铁血红蛋白还原酶缺乏症（congenital NADH methemoglobin reductase deficiency），是还原型二磷酸吡啶核苷高铁血红蛋白还原酶先天缺陷所致的一种遗传性血红蛋白代谢病。

临床特征：可视黏膜持久性发绀。

证病性检验所见：血液内高铁血红蛋白含量显著增高；红细胞内还原型二磷酸吡啶核苷高铁血红蛋白还原酶活性显著低下。

人的遗传性高铁血红蛋白血症（hereditary methemoglobinemia），主要包括辅酶Ⅰ高铁血红蛋白还原酶缺乏症和血红蛋白 M 病。前者为常染色体隐性遗传类型，系辅酶Ⅰ高铁血红蛋白还原酶（NADH 脱氢酶或黄递酶）先天缺乏所致。后者为常染色体显性遗传类型，系一种高铁化异常血红蛋白——血红蛋白 M（简称 HbM）所致，含多种变异型（杜传书等，1983）。人遗传性高铁血红蛋白血症的酶缺陷本质，直到 1959 年才得到确认（程鸿等，1989）。

动物的先天性辅酶Ⅰ高铁血红蛋白还原酶缺乏症，20 世纪 70 年代中期才见报道，自然发生于犬（Harvey，1974；Letchworth 等，1977；Atkins 等，1981；Kaneko 等，1984；程鸿等，1989）。其他动物尚无记载（李毓义等，1994，2001）。

【病因及发病机理】

在正常情况下，红细胞内绝大多数（99%）血红蛋白中的铁离子，以还原铁即亚铁（Fe^{2+}）形式存在，能同氧结合或分离。亚铁被氧化为高铁（Fe^{3+}），就形成高铁血红蛋白，而丧失其结合和释放氧的能力，特称变性血红蛋白，即 Met Hb（methemoglobin）。

体内的血红蛋白，不断地从亚铁状态被代谢产生的氧化物氧化为高铁，同时又通过有关酶类被某些递氢体还原成亚铁。高铁血红蛋白这一形成过程和还原过程，速度相等，动态平衡，使高铁血红蛋白得以始终保持在稳定的低水平之下。正常犬血液内的高铁血红蛋白含量为 0.6±0.4g/L，仅占血红蛋白总量的 0.5%±0.3% 或 0.2%～1.0%（Harvey，1974；Kaneko 等，1984；程鸿等，1989）。

血液内 Met Hb 的含量增高，是 Hb 氧化率增高和（或）Met Hb 还原率减低的结果。

前者见于获得性或中毒性高铁血红蛋白血症，后者见于先天性或遗传性高铁血红蛋白血症。

正常红细胞内高铁血红蛋白的还原，是主要通过 NADH 连接的酶系统而实现的。即在红细胞葡萄糖酵解过程中，经磷酸甘油醛脱氢酶（PGD）反应，生成 NADH（还原型辅酶Ⅰ），作为递氢体，通过 NADH 高铁血红蛋白还原酶（NADH 黄递酶或脱氢酶），将释放的氢传递给高铁血红蛋白，使高铁还原为低铁，成为亚铁血红蛋白。

本病的根本病因，就在于决定或调控 NADH 高铁血红蛋白还原酶生成的结构基因或调节基因发生突变和 NADH 高铁血红蛋白还原酶先天缺乏。

主要发病环节，是高铁血红蛋白还原为亚铁血红蛋白的过程受阻，即 Met Hb 还原率减低。

病犬红细胞的 NADH 高铁血红蛋白还原酶活性显著降低，不及正常活性的 1/4。血液内 Met Hb 含量显著增高，在血红蛋白总量中所占的比例高达 33% 左右。结果导致发绀、乏氧等一系列功能紊乱和临床表现（Harvey 等，1974）。

高铁血红蛋白超过血红蛋白总量的 1%，即称为高铁血红蛋白血症。当高铁血红蛋白浓度达 20%～50% 时，出现缺氧的症状。高铁血红蛋浓度超过 60%～70%，则发生循环衰竭、昏迷和死亡（郁知非等，1979）。

【临床表现】

本病在犬的一定品系内呈家族性发生。遗传类型尚未确定。据认为，可能同人的对应病一样，亦属常染色体隐性遗传。

病犬两性兼有，出生后不久或哺乳期间起病。主要表现为可视黏膜不同程度发绀，全身血液，包括动脉血、静脉血和微血管血，均极度发暗，呈棕褐色。静息时，体温、脉搏等全身状态通常不认明显改变。轻微运动或接触某种氧化剂，即可显现呼吸急促、脉搏急速、肌肉无力、步态蹒跚、精神委顿、直至昏厥等乏氧症状。病程缓慢，持续数年乃至终生，除非患有其他夹杂症，否则概不致死。

证病性检验指标有 3 项，即血液颜色、血液高铁血红蛋白含量和红细胞 NADH 高铁血红蛋白还原酶活性测定。

高铁血红蛋白血的特点：呈巧克力样棕褐色，在空气中震荡亦不转为鲜红；用通常的血红蛋白计测定，血红蛋白含量明显偏低，以致算出的 MCH 等红细胞指数低于正常，而用氰化高铁血红蛋白法测定，则血红蛋白含量及相应的红细胞指数均在正常范围之内。

血液内高铁血红蛋白含量和比例的测定，有两种方法。

一种方法是，先用氰化高铁血红蛋白法测定血红蛋白总含量，然后另取一份血样，在制备溶血物的 1min 之内，通过带有 1cm 直角透明试管的分光光度计，读取吸收光谱（其吸收光谱曲线，在 630nm 处有一高峰，在 600nm 处有一凹陷），最后进行换算。

另一方法是，首先测定血红蛋白总量，同时用醋酸纤维素薄膜电泳法分离血红蛋白（较快泳带）和高铁血红蛋白（较慢泳带），然后通过光密度计扫描，确定其含量并换算比例。

经测定，病犬血液高铁血红蛋白含量为 40～70g/L，约比正常值（0.6±0.4g/L）高百倍。高铁血红蛋白在血红蛋白总量中所占的比例，可高达 28.6％～38.8％，约为正常（0.5％±0.3％）的 60 倍（Harvey，1974）。

红细胞 NADH 高铁血红蛋白还原酶测定法，是以除去该酶活性的血红蛋白作为基质，用亚铁氰化高铁血红蛋白复合物作为电子接受者，在多吸收记录的分光光度计的 575nm 处（25℃下），检测亚铁氰化高铁血红蛋白复合物的还原作用。

经测定，病犬红细胞的 NADH 高铁血红蛋白还原酶活性每克 Hb 为 0.5IU，不及正常活性（2.12±0.7IU）的 25％（Harvey 等，1974）。

【诊断】

本病论证诊断的要点：家族发生史；初生期起病、持久性发绀、棕褐色血液、慢性稳定病程等临床表现；血液的棕褐颜色在空气中震荡后不红转、高铁血红蛋白的含量和比例明显增高、NADH 高铁血红蛋白还原酶活性明显降低等证病性检验所见。

应注意与伴有发绀和血色发暗的几种类症进行鉴别（李毓义等，1994，2001，2003）。

1. 心肺疾病 还原型血红蛋白过多，静脉血发暗，可视黏膜发绀。但其病情不稳定，常显现缺氧症状，查有心肺体征，且动脉血不发暗。静脉血置试管中震荡即转为鲜红色，不难区分。

2. 中毒性高铁血红蛋白血症 多系亚硝酸盐、硝酸盐、退热净（acetaminophen）、洋葱（onion）等氧化剂食物、药物或毒物所致。其病程短急，有氧化剂物质接触史，且应用美蓝等抗氧化剂治疗后，发绀即很快彻底消失。

3. 硫化血红蛋白血症 凡能引起中毒性高铁血红蛋白血症的药物或毒物，也能引起硫化血红蛋白血症，两种病征常同时存在。硫化血红蛋白一经形成，便不能再变成正常的血红蛋白。

其特点是：血液呈蓝褐色而非棕褐色，在空气中震荡亦不转红；用分光镜检查，吸收谱带在 620nm 处而不在 630nm 处，加入氰化钾后吸收光带亦不消失；而且，用美蓝等任何强有力的还原剂治疗，均告无效（郁知非等，1979）。

4. 血红蛋白 M 病 系伴有高铁血红蛋白血症的一种遗传性血红蛋白分子病，与 NADH 高铁血红蛋白还原酶缺乏所致的遗传性高铁血红蛋白血症容易混淆。

鉴别要点有二：一是光谱分析时，高铁血红蛋白的吸收曲线在 630nm 处有一高峰，在 600nm 处有一凹陷，而血红蛋白 M 的吸收高峰出现在波长较短处，且不存在凹陷；二是血红蛋白 M 病伴有的高铁血红蛋白血症，用美蓝和抗坏血酸治疗均无效。

【治疗】

本病呈慢性稳定的病程，除黏膜发绀和血色棕褐外，多不显其他症状，一般无需治疗。

在接触亚硝酸盐、硝酸盐等氧化剂物质而病情急剧恶化时，可应用美蓝、抗坏血酸等还原剂作为急救治疗。

平时，可服用大剂量维生素 C，使血液内的高铁血红蛋白含量控制于较低水平，以缓解病情。

参 考 文 献

程鸿，等 .1989. 人类疾病动物模型 . 上海：上海医科大学出版社：205.

杜传书.1983.医学遗传学.北京：人民卫生出版社：520-521.

李毓义，李彦舫.2001.动物遗传·免疫病学——医学自发模型.北京：科学出版社：141-144.

李毓义，张乃生.2003.动物群体病症状鉴别诊断学.北京：中国农业出版社：66-82.

郁知非，等.1979.贫血及红细胞系疾病.杭州：浙江人民出版社：147-151.

Atkins C E，et al.1981. J Amer Anim Hosp Ass.17：829-832.

Harvey J W.1974. J A V M A.164：1 030-1 033.

Kaneko J J，et al.1984. Comp Pathol Bull.16：2-3.

Letchworth G J，et al.1977. J Amer Anim Hosp Ass.13：75-79.

Townes P L，et al.1962. Blood.19：60-74.

十八、先天性卟啉病

Congenital Porphyria

先天性卟啉病，过去曾被称作紫质病（porphyria），又称红齿病（pink tooth disease）、骨血色病（osteohemochromatosis）、褐黄病（ochronosis）或血卟啉尿病（hematoporphyrinuria），是由于调控卟啉代谢和血红素合成的有关酶类先天缺陷所致的一组遗传性卟啉代谢病。其遗传特性，属常染色体隐性或显性类型。

病理学特征和主要临床表现：包括卟啉代谢途径阻滞，血红素合成障碍，过量卟啉代谢副产物在骨骼、牙齿、皮肤等组织内沉积，随粪和尿排泄，表现卟啉（红褐）齿、卟啉（红褐）骨、卟啉（红褐）尿以及贫血、光敏性皮炎、腹痛或神经症状。

1. 人的先天性卟啉病 早在 1874 年已有描述，以后由 Gunther（1911）所确认，故名 Gunther 氏病，包括 2 大病类和 6 种病型（郁知非等，1979；杜传书等，1983）。

（1）红细胞生成性卟啉病类（erythropoietic porphysia）。含 2 种病型：

①红细胞生成性卟啉病。常染色体隐性遗传，幼红细胞中尿卟啉原Ⅰ合成酶（uroporphyrinogen Ⅰ systhetase，uro-Ⅰ syn）活性增加和（或）尿卟啉原Ⅲ辅合成酶（uroporphyrinogen Ⅲ cosynthetase，uro-Ⅲ cosyn）活性低下所致。

②红细胞生成性原卟啉病（erythropoietic protoporphyria）。常染色体显性遗传，幼红细胞中亚铁螯合酶（ferrochalatase）部分缺乏所致。

（2）非红细胞生成性卟啉病类（nonerythropoietie porphyria）。即肝性卟啉病类（hepatic porphyria），含 4 种病型：

①急性间歇性卟啉病（acute intermittent porphyria）。常染色体显性遗传，肝和幼红细胞中尿卟啉原Ⅰ合成酶（uro-Ⅰ syn）缺乏。

②混合型卟啉病即变异型卟啉病（variegate porphyria）。常染色体显性遗传，肝和幼红细胞内亚铁螯合酶严重缺乏；

③遗传性粪卟啉病（hereditary coproporphyria）。常染色体显性遗传性粪卟啉原氧化酶（coproporphyrinogen oxidase）缺乏。

④迟发型皮肤卟啉病（prophyria cutanea tarda）。常染色体显性遗传，尿卟啉原脱羧酶（uroporphyrinogen decarboxylase）缺乏。

动物的先天性卟啉病，已相继报道自然发生于牛、猪、猫、狐松鼠和肉仔鸡（Hafner 等，1993；李毓义等，1994，2001）。

2. 牛的先天性卟啉病 简称 BCP（bovine congenital porphyria），多数属红细胞生成性卟啉病型，为常染色体隐性遗传。少数属红细胞生成性原卟啉病型，为常染色体显性遗传（Fourie，1939，1943；Ellis 等，1958；Madden 等，1958；Jorgensen，1961；Wass 等，1965）。

BCP 在动物中发现得最早（Poulsen，1910；Witte，1913；Fourie，1936；Mitchell，1940），而且最为常见（Plummer，1949；Ross，1957；Waston 等，1959；Smith 等，1966；Kaneko 等，1969，1970，1971；Scott 等，1979），遍布于世界各国，发生于众多品种，如短角牛（Fourie，1936；Jorgensen 等，1955，1961），荷斯坦牛（Ellis 等，1958；Madden，1958；Rhode 等，1958；Wass 等，1965），海福特牛（Railsback，1939），丹麦黑白牛（Jorgensen，1961），牙买加红黑牛（Nestel，1958），爱尔夏牛（Haydan，1975）以及这些品种的杂种牛（Scott 等，1979；Buchanan 等，1995；Jenkin 等，1998）。

3. 猪的先天性卟啉病　发现得亦较早，但不如 BCP 普遍和多见（Mettam，1910；Clare 等，1944；Jorgensen 等，1955，1959；Ruth 等，1979），属红细胞生成性卟啉病类（Glenn 等，1970）。遗传特性为常染色体单基因或多基因显性类型（Jorgensen 等，1955，1956，1961；With 等，1959；Glenn 等，1968，1970；Blood 等，1983；Roel 等，1995）。

4. 猫的先天性卟啉病　简称 FCP（feline congenital porphyria），20 世纪 60 年代中期才被发现（Tobias，1964），其生化改变兼有人红细胞生成性和非红细胞生成性（肝性）卟啉病类的特点，属常染色体显性遗传类型（Glenn 等，1968，1970；Giddens 等，1975；Etnnger 等，1983；程鸿 等，1989）。鉴于其病型特殊，将单独介绍。

5. 狐松鼠的卟啉病　天然特性（normal porphyria of Fox Squirrels，Sciurus niger）20 世纪 30 年代后期发现（Turner，1937），70 年代确认（Levin 等，1971，1973；Flyger 等，1977）。

这种动物具有类似于人先天性红细胞生成性卟啉病的天然特性（程鸿 等，1989），是人类疾病动物模型唯一的天然种群。

【病因及发病机理】

卟啉代谢和血红素合成的正常途径：首先，甘氨酸在活化的维生素 B_6（磷酸吡哆醛）的作用下，通过 δ 氨基乙酰丙酸（ALA）合成酶，同琥珀酰辅酶 A 合成 ALA。接着，通过 ALA 脱水酶，转变为胆色素原，即卟胆原（porphobilinogen，PBG）。然后，通过尿卟啉原异构酶包括尿卟啉原 I 合成酶（uro-I syn）和尿卟啉原 III 辅合成酶（uro-III cosyn），形成尿卟啉原 III；再分别通过尿卟啉原 III 脱羧酶，形成粪卟啉原 III；通过粪卟啉原 III 氧化酶，形成原卟啉 III；通过原卟啉原 III 氧化酶，形成原卟啉 9 III。最后，原卟啉 9 III 通过血红素合成酶，即亚铁螯合酶（ferrochalatase），与铁（Fe^{2+}）结合成血红素（heme）。

上述合成血红素所需的酶及其底物，在骨髓的幼红细胞和肝细胞中都存在。在其他许多组织虽也存在，但含量甚微。

卟啉代谢紊乱都发生在骨髓内的幼红细胞和（或）肝细胞。其主要发生于幼红细胞的，称为红细胞生成性卟啉病类；其主要发生于肝细胞的，则称为肝性卟啉病类或非红细胞生成性卟啉病类。

红细胞生成性卟啉病型，根本病因在于调控尿卟啉原异构酶（尿卟啉原 I 合成酶和尿卟啉原 III 辅合成酶）的基因发生了突变，尿卟啉原 I 合成酶的活性增高而尿卟啉原 III 辅合成酶的活性降低，卟胆原转变为尿卟啉原 III 的过程发生障碍。结果卟啉 III 系吡咯衍生物直至血红素的形成减少，而卟胆原改道形成卟啉 I 系吡咯衍生物，包括尿卟啉原 I、尿卟啉 I、粪卟啉原 I 以及粪卟啉 I。这些 I 系卟啉异常代谢副产物，都不具有生理活性，且带色，发荧光，呈光敏效应，在组织内大量沉积即可致病（Levin，1968）。

红细胞生成性原卟啉病型，根本病因在于控制亚铁螯合酶生成的基因发生了突变，即亚铁螯合酶基因发生了终止密码子突变（stop codon mutation），亚铁素合酶缺乏活性，原卟啉 9 III 与铁结合形成血红素的过程发生障碍，结果原卟啉在红细胞及皮肤等组织细胞内沉积而造成伤害（Blood 等，1983；Jerakins 等，1998）。

　　牛红细胞生成性卟啉病通常所显示的贫血，以往曾认为是单纯基于血红素的合成障碍。但对其大细胞正色素的贫血类型和溶血性贫血的性质很难作出解释。

　　后来查明（Kaneko 等，1970，1971；Blood 等，1983），牛红细胞生成性卟啉病，与人的 Gunther 氏病有所不同，其红细胞及尿液内不仅含多量的粪卟啉和尿卟啉，原卟啉含量亦明显增高。而且证实，红细胞的寿命由正常的 135～162d 缩短为 35. 5～120d，并与其卟啉含量呈直线负相关（Wass 等，1965）。

　　病牛的溶血性贫血，囊括 3 种溶血过程：血管内溶血，沉积有多量卟啉衍生物，尤其原卟啉的成熟红细胞容易在日光照射下遭到破坏，发生光溶血（photohemolysis）；网内系溶血，沉积有多量卟啉衍生物的循环红细胞，通过脾脏等网状内皮系统时易被扣留而过早地从血流中清除；骨髓内溶血，即红细胞无效生成，血红素合成不足且沉积有卟啉衍生物的晚幼红细胞和网织红细胞，成熟过程阻滞并延迟，易在骨髓内溶崩而夭折（Harber 等，1964；Fleischer 等，1965；Haining 等，1969；Kaneko 等，1971）。

　　皮肤对日光过敏而发生光敏性皮炎，是卟啉病的基本特征。其发生机理是，尿卟啉Ⅰ、粪卟啉Ⅰ和原卟啉均可吸收光能（光波 400nm）而处于激动状态。当激动的卟啉分子逐渐恢复到原来的状态时，所吸收的光能即发出荧光，并形成游离基及过氧化物，造成皮肤微血管壁内皮细胞的损伤，带有卟啉衍生物的红细胞和血浆向真皮和表皮内渗出，使周围细胞的胞膜和溶酶体膜进一步遭到损伤，损伤组织内的嗜碱性细胞释放出致炎性化学递质，发生光敏性皮肤炎症（photodermatitis）。

　　活检显示，红细胞生成性卟啉病牛的皮肤病变独特。表皮下组织内有疱（blister）的形成，皮肤乳头突出于疱内，呈花饰状（festooning），表皮血管壁增生肥厚，沉积有呈 PAS 染色阳性反应的透明样（hyaline like）物质（Scott 等，1979）。

【临床表现】

　　动物的先天性卟啉病，其遗传特性、疾病经过、临床症状和检验所见，因病类、病型和畜种的不同而有很大的差异。

　　1. 牛红细胞生成性卟啉病　常染色体隐性遗传类型。疾病基因纯合子个体，不论公母均可患病。病牛的双亲，均为不显临床表型的疾病基因杂合子携带畜（Wass 等，1965；Ichijo 等，1980；Blood 等，1983）。通常于初生期或幼年期起病，病程数月至数年，病情复杂，预后不良。

　　主要表现卟啉齿、卟啉尿、贫血和光敏性皮炎。病牛发育缓慢，多数在初生时门齿即显现红褐色斑，紫外线照射下发红色荧光。大部分病牛可视黏膜苍白，血液学检验显示不同程度的大细胞正色素性再生性贫血（溶血性贫血）。日光暴露下贫血加剧，但即使在遮光厩舍内亦可发生贫血（Wass 等，1965）。

　　皮肤对日光过敏是本病型的固定症状。皮肤，主要是淡色被毛区的颜面部及四肢部，在日光照射下先发红斑，然后糜烂，变成溃疡，最后愈合结痂，形成斑秃，呈典型的光敏性皮炎（photodermatitis）。

　　经常排琥珀色乃至葡萄酒色卟啉尿，是本病的又一临床特征。牛正常尿液中的卟啉含量甚微（每 100mL 小于 1μg），而病牛尿卟啉可高达每 100mL 500～1 311μg，粪卟啉高达每 100mL 356～1 530μg，原卟啉亦高达每 100mL 378～425μg（Kaneko 等，1971；Haydon，1975；Scott 等，1979）。这样的尿液加入少量盐酸用分光镜检查，在波长 552nm 处有一吸收光带，576nm 处有一较弱的吸收光带。

　　2. 牛红细胞生成性原卟啉病　常染色体显性遗传类型，疾病基因杂合子个体显症（Hamori，1983）。幼年期至青年期起病，病程缓长，病情单纯，不同于上述卟啉病型。其骨髓、红细胞和血浆中含过量的原卟啉9Ⅲ，牙齿和尿液的颜色正常，不含卟啉，也不显贫血。

唯一的临床表现是光敏性皮炎（Blood 等，1983）。将其骨髓或血液用生理盐水稀释后在荧光显微镜下观察，可发现发红色荧光的红细胞。

3. 猪先天性卟啉病 属红细胞生成性卟啉病类，病型未定。遗传特性为常染色体显性类型（Glenn 等，1968，1970；With，1980；Blood 等，1983）。显症的病猪，雌雄兼有，为疾病基因杂合子个体。初生期起病，病情轻微。全身状态通常不认改变，也不发生皮肤感光过敏。

唯一明显的体征是牙齿着红褐色的卟啉斑，大多在屠宰时才被发现。

尸检病变主要是骨骼和牙齿着红褐色。卟啉色素主要存在于牙齿的齿质部和骨骼的同心层，在紫外线照射下发红色荧光（With 等，1959；Glenn 等，1968；Yamashita 等，1980；Blood 等，1983；Roel 等，1995）。

【诊断】

先天性卟啉病的诊断依据，包括家族发生史以及卟啉斑齿、卟啉色素尿、溶血性贫血、光敏性皮炎等典型的临床症状和检验所见。

卟啉病类和病型的确定，除参照遗传类型和症状特点外，主要还依赖于血液、尿液及粪便内各卟啉代谢产物的定量分析以及红细胞、肝组织内血红素合成所需酶类的活性测定。

铅等重金属中毒以及重剧的肝脏病，常伴有继发性卟啉病，而出现症状性卟啉尿；许多富含光能效应物质的植物中毒，可引起光敏性皮炎，应注意鉴别（参见中毒性疾病篇动物毒中毒章感光过敏症状鉴别诊断）（李毓义等，2003）。

【防治】

尚无根治疗法。患牛应舍饲，避免日光下暴露。溶血严重的可施行脾切除。脾切除后，贫血得以缓解，光敏性皮炎亦明显减轻。

当前唯一可行的预防措施是通过测交以检出并清除杂合子病畜和携带畜。对发病畜群中用于人工授精的公牛，应定期进行粪、尿的卟啉检查。

参 考 文 献

程鸿，等 . 1989. 人类疾病动物模型 . 上海：上海医科大学出版社：208 - 210，210 - 211.

杜传书 . 1983. 医学遗传学 . 北京：人民卫生出版社：507 - 510.

李毓义，李彦舫 . 2001. 动物遗传·免疫病学——医学自发模型 . 北京：科学出版社：144 - 149.

李毓义，张乃生 . 2003. 动物群体病症状鉴别诊断学 . 北京：中国农业出版社：196 - 201.

郁知非，等 . 1979. 贫血及红细胞系疾病 . 杭州：浙江人民出版社：152 - 162.

Blood D C，et al. 1983. Veterinary Medicine. 6th ed. London：Bailliere Tindall. 1 211 - 1212.

Buchanan M，et al. 1995. Vet Rec. 136：640.

Clare N T，et al. 1944. Nature. 153：252 - 253.

Ellis D H，et al. 1958. Mieh St Univ Vet. 18：89 - 94.

Etnnger S J，et al. 1983. Textbook of Veterinary Internal Medicine. Diseases of the Dog and Cat. 2nd ed. Philadelphia：Saunders Co. 1 979.

Flyger V，et al. 1977. Am J Pathol. 87：269 - 272.

Fleischer A S，et al. 1965. Clin Res. 13：227.

Fourie P J J. 1936. Onderstepoort J Vet Sci & Anim Indust. 7：535 - 566.

Fourie P J J. 1939. Ibid. 14：383 - 389.

Fourie P J J. 1943. Ibid. 18：305 - 310.

Giddens W E，et al. 1975. Am J Pathol. 80：367 - 380.

Glenn B L，et al. 1968. Am J Vet Res. 29：1 653.

Glenn B L，et al. 1970. Comp Pathol Bull. 2：2.

Hafner S，et al. 1993. Avian Dis. 37：900 - 904.

Haining R G，et al. 1969. Proc Soc Exp Biol & Med. 132：625 - 628.

Hamori D. 1983. Constitutional Disorders and Hereditary Diseases in Domestic Animals. Budapest Hungary：Akademiai Kiado. 315 - 316.

Harber L C，et al. 1964. JAMA. 189：191 - 194.

Haydan M. 1975. Can Vet J. 16：118.

Ichijo S，et al. 1980. Jap J Vet Sci. 42：725 - 729.

Johson L w，et al. 1970. Am J Vet Res. 31：2 167 - 2 177.

Jorgensen S K，et al. 1955 Nature. 176：156 - 158.

Jorgensen S K. 1956. Nord Vet Med. 8：562 - 580.

Jorgensen S K. 1959. Brit Vet J. 115：160 - 175.

Kaneko J J. 1963. Ann N Y Acad Sci. 104：689 - 700.

Kaneko J J. 1966. Am J Vet Res. 27：923 - 929.

Kaneko J J. 1969. Am J Vet Res. 30：1 805 - 1 810.

Kaneko J J，et al. 1970. Cornell Vet. 60：52 - 60.

Kaneko J J，et al. 197l. Am J Vet Res. 32：1 981 - 1 985.

Levin E Y. 1968. Science. 161：907 - 908.

Levin E Y，et al. 1971. Ibid. 174：59 - 60.

Levin E Y，et al. 1973. Clin Invest. 52：96 - 105.

Madden D E，et al. 1958. J Hered. 49：125 - 127.

Mettam A E. 1910. Vet J. 17：8 - 12.

Mitchell G E. 1940. JAMA. 96：741.

Nestel B L. 1958. Cornell Vet. 48：430 - 439.

Plummer P J G. 1949. Canad J Comp Med. 13：64 - 65.

Poulsen V. 1910. Beitr Path Anat. 48：437 - 498.

Railsback L T. 1939. Vet Med. 34：102 - 103.

Rhodo E A，et al. 1958. JAVMA. 132：112 - 116.

Roel S，et al. 1995. Zentralbl Veterinarmed A. 42（2）：142 - 151.

Ross D B. 1957. Vet Rec. 69：345 - 346.

Ruth G R，et al. 1979. Proc Am Ass Vet Lab Diagnostician. 21：91.

Scott D W，et al. 1979. Cornell Vet. 69：145 - 148.

Smith J E，et al. 1966. Am J Vet Res. 27：93l - 940.

Tobias G. 1964. JAVMA. 145：462 - 463.

Tuener W J. 1937. J Biol Chem. 118：519 - 530.

Wass W M，et al. 1965 Am J Vet Res. 26：654 - 658. 659 - 667.

Waston C J，et al. 1959. AMA Arch Intern Med. 103：436 - 444.

With T K，et al. 1959. beretn forsokslab. Copenhagen. Denmark. 310：40.

With T K. 1980. Clinics in Hematol. 9：345 - 370.

Witte A. 1913. Ztschr Fleisch U Milch-Hyg. 24：334.

Yamashita C，et al. 1980. Jap J Vet Sci. 42：353 - 359.

[附] 猫先天性卟啉病

Feline Congenital Porphyria

猫先天性卟啉病，简称 FCP，又称猫红细胞生成性和肝性卟啉病（feline erythropoietic and hepatic porphyria），是一种独特的卟啉病，兼有红细胞生成性卟啉病、红细胞生成性原卟啉病以及肝性卟啉病的一些生化改变和病理特征。其遗传特性属常染色体显性类型。

该病在 20 世纪 60 年代中期才被发现（Tobias，1964），自然发生于暹罗家猫（Glenn 等，1968，1970；Livingston，1971；Giddens 等，1975；With，1980；Ettinger 等，1983）。

猫先天性卟啉病这种跨病类多病型的特点，不但可作为研究卟啉代谢先天性障碍的模型，而且可用作进一步研究诱发性血卟啉病和卟啉代谢调控机制的模型。

美国俄克拉荷马州立大学已建立起 FCP 自发性动物模型种群，可供使用（Giddens，1970；Glddens 等，1975；程鸿等，1989；李毓义等，1994，2001）。

【病因及发病机理】

FCP 的根本病因，在于卟啉代谢和血红素合成所需酶类的先天缺陷。遗传特性已通过测交试验确定为常染色体显性类型（Glenn 等，1968，1970；Giddens 等，1975；Ettinger 等，1983）。主要发病环节尚未查清。一般认为，除尿卟啉原Ⅲ辅合成酶缺乏外，显然还有其他酶的缺乏，否则难以解释如此广泛的生化异常和病理改变（Glenn 等，1968；Livingston，1971；Giddens 等，1975；Ettinger 等，1983；李毓义等，1994）。

猫卟啉病的生化和病理学改变，具有跨病类多病型的独特性质，即兼有并超过人和其他动物红细胞生成性卟啉病（Ⅰ系卟啉沉积）、红细胞生成性原卟啉病（原卟啉沉积）和肝性卟啉病（卟胆原沉积）的一些特征。

第一个特点是，卟啉类沉积物的成分杂，既有Ⅰ系尿卟啉和粪卟啉，也有原卟啉和卟胆原；沉积物的份额大，少者如原卟啉和粪卟啉，为十倍和百倍，多者如尿卟啉，可达千倍乃至万倍；沉积的范围广，遍布于红细胞、骨髓、牙齿、骨髓以及肝、脾、肾、胰、肠、心、肺等各内脏组织。软组织内卟啉物质的沉积，可能与网状内皮细胞吞噬富含卟啉物质的红细胞有关。在红细胞内，尿卟啉高达每 100mL 含 RBC 215～3 650pg（正常为每 100mL 2.64μg）；粪卟啉为每 100mL 含 RBC 41～76μg（正常为每 100mL 3.62μg）；原卟啉为每 100mL 含 RBC 569～772μg（正常为每 100mL 49pg）。

第二个特点是，溶血的程度重剧。FCP 贫血，为大细胞低色素类型，属溶血性质。其重剧的溶血和贫血程度，可能与红细胞内尿卟啉Ⅰ的沉积量特高有关，表现为巨肝、巨脾，肝、脾等脏器髓外造血灶的大量出现和全身网状内皮系统组织含铁血黄素的广泛沉积。

第三个特点是，严重的肾脏病变导致肾衰和尿毒症，这是人和其他动物先天性卟啉病所不具备的。FCP 病猫肾小球膜细胞肥大增生，使肾小球微血管狭窄和肾小管发生缺血性损伤，包括肾小管基底膜增厚，肾小管上皮变性和坏死，肾间质纤维化。

【临床表现】

FCP 在暹罗家猫内呈家族性发生。显症的病猫，雌雄皆有，为疾病基因杂合子或纯合子个体，其双亲至少有一方必定是杂合子个体（Glenn 等，1968；Giddens 等，1975）。通常在初生期或幼年期起病，病程数月至 1～2 年不等，亦有不少存活至成年并能生育的。临床上突出的表现在以下 4 个方面：

1. 卟啉沉积和排泄 病猫的牙齿、骨骼着淡褐色，尿液呈棕褐色甚至红色。牙、骨、尿液及粪便，经紫外线照射后，可显示明亮的粉红色荧光。尿液和粪便内含多种大量卟啉成分；尿液内的尿卟啉，多达 34 900～70 300μg/L，约为正常量（7.5μg/L）的 0.5 万～1.0 万倍；粪卟啉增加到 138～469μg/L，约为正常量（79μg/L）的 2～6 倍。粪便内的尿卟啉，高达 1.76～685μg/g 湿重，约为正常量（0.16μg/g）的 11～4 000 倍；粪卟啉增加到 45～1 030μg/g，约为正常量（2.16μg/g）的 21～477 倍；原卟啉增加到 16.6～244μg/g，约为正常量（4.44μg/g）的 4～55 倍（Giddens 等，1975）。

2. 溶血性贫血 病猫可视黏膜苍白并黄染，腹部触诊可认肝和脾明显肿大。

贫血象检验：显示大细胞低色素性贫血的各项指征：PCV 减少到 9.3%～23%，RBC 数减少到（1.4～4.35）×10²/L，Hb 量减少到 29～72g/L；MCV 升高到 52.9～66.6fL（正常均数为 45fL），MCHC 降低到 25.5%～32.1%（正常均数为 33%）；血片镜检，可见红细胞大小不均（大细胞居多），各种异形红细胞以及网织红细胞增多和有核红细胞增多等再生反应（Giddens 等，1975；Ettinger，等，1983）。

3. 感光过敏 病猫不表现光敏性皮炎的各种体征（Glenn 等，1968，1970）。但每当夏季（光照强），室内豢养的病猫即出现鼻分泌物和眼分泌物增多，表明黏膜的感光过敏性（Giddens 等，1975）。

4. 肾功能衰竭 有些 FCP 病猫，肾功能始终无明显改变（Glenn 等，1968，1970）。但多数 FCP 病猫排蛋白尿，尿蛋白含量可高达 1～3g/L。血尿素氮（128.52mmol/L）和肌酐（654.16μmol/L）水平明显升高，表明存在严重的肾功能不全，常常是后期致死的重要因素（Giddens 等，1975）。

【治疗】

尚无根治疗法。

参 考 文 献

程鸿，等.1989. 人类疾病动物模型. 上海：上海医科大学出版社：210-211.
李毓义，李彦舫.2001. 动物遗传·免疫病学——医学自发模型. 北京：科学出版社：144-149.
Ettinger S J，et al. 1983. Textbook of Veterinary Internal Medicine. Diseases of the Dog and Cat. 2nd ed. Philadelphia：Saunders Co. 1 979.
Giddens W E J，et al. 1975. Am J Pathol. 80：367-380.
Glenn B L，et al. 1968. Am J Vet Res. 29：1 653.
Glenn B L. 1970. Animal Model in Biomedical Research. Vol 4. Washington：D C National Academic of Science 135-148.
Glenn B L. 1970. Camp Pathol Bull. 2：2.
Livingston J N. 1971. Doctoral Dissertation. Oklahoma State University.
Tobias G. 1964. J A V M A. 145：462-463.
With T K. 1980. Clinics in Hematol. 9：345-370.

十九、狐松鼠天然卟啉病

Normal Porphyria of Fox Squirrels

狐松鼠天然卟啉病，是狐松鼠天然具有的类似于人先天性红细胞生成性卟啉病的物种特性（species characteristic）。

狐松鼠（Sciurus niger）的这种卟啉病天然特性（normal porphylia），早在 20 世纪 30 年代即被发现（Turner，1937），直到 70 年代才得到确认（Levin 等，1971，1973；Flyger 等，1977），是目前唯一的人类疾病模型天然物种（程鸿等，1989；李毓义等，1994，2001）。

狐松鼠的天然卟啉病，与人先天性红细胞生成性卟啉病的相似点包括：尿卟啉原Ⅲ辅合成酶部分缺乏（Levin 等，1971）；红细胞生成组织产生异常大量的尿卟啉原Ⅲ；红细胞和尿中卟啉浓度升高；脾中卟啉浓度高于骨髓；尿卟啉Ⅰ沉积在牙齿、骨骼和组织中着棕褐色，在长波紫外线照射下发粉红色荧光。

不同点在于，狐松鼠既不表现光敏性皮炎，也不表现溶血性贫血（Flyger 等，1977）。

狐松鼠同灰松鼠（*Gray squirrel*）一起，在美国广泛分布于加利福尼亚、俄勒冈、华盛顿等西部诸州，不仅栖息于田间，而且已进入城镇定居。成年狐松鼠，体重 800～1 100g，神情比实验大鼠敏活，但容易捕捉和驯养，可反复实施心脏采血，每次可获血 5mL 左右。

两种松鼠几项有关的主要生化指标对比如下：

红细胞中尿卟啉原Ⅲ辅合成酶（uroporphyrinogen Ⅲ cosynthetase）活性，狐松鼠为 0，而灰松鼠每克 Hb 为 8 913U。

骨髓中尿卟啉含量，狐松鼠每克 Hb 为 0.67～2.7nmol，而灰松鼠为 0。

红细胞中尿卟啉含量，狐松鼠每克 Hb 为 0.26～26.6nmol，而灰松鼠为 0～0.03nmol。

尿液中尿卟啉和粪卟啉含量，狐松鼠分别为每毫克肌酐 3.6nmol 和 3.7nmol，而灰松鼠仅为 0.07nmol 和 0.25nmol（Flyger 等，1977）。

这两种松鼠的生活习性和其他生物学特征都非常接近，可分别作为实验动物和对照动物，用于人先天性卟啉病的比较医学研究以及卟啉代谢和血红素合成的比较生物学研究（程鸿等，1989；李毓义等，1994）。

参 考 文 献

程鸿，等.1989.人类疾病动物模型.上海：上海医科大学出版社：208-210.

李毓义，李彦舫.2001.动物遗传·免疫病学——医学自发模型.北京：科学出版社：151-152.

Flyger V，et al. 1977. Am J Pathol. 87：269-272.

Levin E Y，et al. 1971. Science. 174：59-60.

Levin E Y，et al. 1973. Clin Invest. 52：96-105.

Turner W J. 1937. J Biol Chem. 118：519-530.

第二节　白细胞疾病

一、遗传性粒细胞分叶过少症

Inherited Hyposegmentation of Granulocytes

遗传性粒细胞分叶过少症，即白细胞 Pelger-Huet 异常（Pelger-Huet anomaly），是一种以粒细胞核成熟延迟，粒细胞核不分叶为主要病理特征和检验所见的先天性白细胞形态异常。其遗传特性属常染色体显性类型。

动物的遗传性粒细胞分叶过少症，已报道自然发生于犬（Kiss 等，1967；Schelm 等，1975；Faldman 等，1976；Pace，1977；Bowles 等，1979；Tvedten，1983），猫（Weher 等，1981；Ettinger 等，1983）以及兔（Tvedten，1983；程鸿等，1989；李毓义等，1994）。

动物的白细胞 Pelger-Huet 异常，与人的同名疾病恰相对应（程鸿，1989；杜传书等，1992）。

【病因及发病机理】

本病系粒细胞核发育的先天性缺陷，不论在人还是动物，均属常染色体显性遗传类型（Bowles 等，1979；Tvedten，1983；程鸿等，1989；杜传书等，1992；李毓义等，1994，2001）。

其主要发病环节尚未查清。皮肤成纤维细胞研究表明，病犬血浆内存在某种或某些能抑制 B 淋巴细胞反应性的因素，中性粒细胞向皮肤擦伤部位的迁移功能也有缺陷。检验病犬骨髓粒系细胞早期分化并无明显异常，提示粒细胞晚期成熟过程障碍（Bowles 等，1979；Tvedten，1983）。

【临床表现】

恒在动物的一定品系如 Redbone hound、Cocker spaniel、Tan coonhound、Bostonterrier、Baseenji 等犬内，呈家族性发生。显症的病畜，两性兼有，为疾病基因的杂合子或纯合子个体。纯合子病畜大多在胎内死亡。杂合子病畜一般不显临床症状。但杂合子病兔体形矮小，发育迟滞，并伴有四肢畸形。

证病性检验所见：粒细胞分叶过少或不分叶，血片上几乎全部中性粒细胞和嗜酸性粒细胞的胞核呈圆形、椭圆形或豆形，两分叶核和三分叶核的粒细胞甚少。

【诊断】

依据家族发生史和末梢血粒细胞核不分叶的检验所见，不难诊断。

每当遇到白细胞总数并不增多而核型持续高度左移的病畜，即应考虑本病。

在鉴别诊断上，应注意区别因炎症、肿瘤和化学物质等引起的短暂性获得性核分叶过少，即所谓假性 Pelger-Huet 异常（pseudo-Pelger-Huet anomaly）(Shull 等，1979；Ettinger 等，1983)。

【治疗】

本病取良性经过，终生不愈，但无需治疗。

参 考 文 献

程鸿，等 . 1989. 人类疾病动物模型 . 上海：上海医科大学出版社：215 - 217.

杜传书 . 1992. 医学遗传学 . 第 2 版 . 北京：人民卫生出版社：718 - 719.

李毓义，李彦舫 . 2001. 动物遗传·免疫病学——医学自发模型 . 北京：科学出版社：152 - 153.

Bowles C A，et al. 1979. Am J Pathol. 96：237.

Ettinger S J. 1983. Textbook of Veterinary Internal Medicine. Diseases of the Dog and Cat. 2nd ed. Philadelphia：Saunders Co. 2 029 - 2 030.

Faldman B F，et al. 1976. Canine Pract. 3：22.

Kiss M，et al. 1967. Berl Muench Tierarztl Wochenschr. 24：474.

Pace E M. 1977. Canine Pract. 4：33.

Schelm 0 W，et al. 1975. Veterinary Haematology. 3rd ed. Philadelphia：Lea & Febiger. 100.

Shull R M，et al. 1979. Cornell vet. 69：241.

Tvedten H W. 1983. Comp Pathol Bull. 15：3 - 4.

Weher S E，et al. 1981. Feline Pract. 11：44.

二、骨髓恶液质

Bone Marrow Dyscrasia

骨髓恶液质，即多分叶巨大中性粒细胞症（gaint hypersegmented neutrophilia）或大红细胞增多症（macrocytic erythrocytosis），是一种以巨大而分叶过多的中性粒细胞和大红细胞增多为主要病理特征和检验所见的先天性白细胞和红细胞形态异常。其遗传类型未定。病因及发病机理不明。

本病已报道自然发生于马（Prass 等，1981），Poodles 犬，尤其小型（miniature）和玩具型（toy）品系（Schalm，1975，1976；Ettinger 等，1983；Kirk 等，1989）。

病犬不显临床症状。恒定而终生保持的检验特征是血片上出现大量的巨大而分叶过多的中性粒细胞（gaint hypersegmented neutrophils），并伴有正色素型大红细胞（macrocytic normochromic erythrocytes）。

测定平均红细胞容积，即 MCV 显著增高，可达 85～96fL，绘制红细胞大小分布图（卜－乔氏曲线），显示高度右移，但临床上不认贫血。

通常在血常规检查时偶然发现，容易被忽略（Ettinger 等，1983；李毓义等，1994，2001）。

参 考 文 献

李毓义，李彦舫．2001．动物遗传·免疫病学——医学自发模型．北京：科学出版社：153 - 154.

Ettinger S J，et al. 1983. Textbook of Veterinary Internal Medicine. Diseases of the Dog and Cat. 2nd ed. Philadelphia：Lea &Febiger. 2 030.

Kirk R W，et al. 1989. Current Veterinary Therapy X. Small Animal Practice. Philadelphia：Saunders Co. 432.

Prass K W，et al. 198l. JAVMA. 178：303 - 305.

Schalm O W. 1975. Veterinary Haematology. 3rd ed. Philadelphia：Lea & Febiger. 200.

Schalm O W. 1976. Canine Pract. 3：55.

第三节　血小板疾病

动物遗传性血小板疾病已见报道的有原发性血小板增多症、血管性假血友病、血小板病、贮藏池病、血小板无力症、血小板无力性血小板病等 6 种。血管性假血友病因兼有凝血因子先天缺陷而移入凝血因子疾病，后两种则因系受体先天缺陷所致而归于遗传性受体病章。

一、原发性血小板增多症

Essential Thrombocythemia

原发性血小板增多症，即家族性血小板增多症（familial thrombocytosis），又称真性血小板增多症（thrombocythemia vera），是以骨髓巨核细胞系增生极度活跃，循环血小板持久而明显增多以及血小板聚集功能障碍为主要病理特征的一种骨髓增生性出血病。

人的原发性血小板增多症，即原发性出血性血小板增多症，又称家族性原发性血小板增多症，系造血干细胞克隆病（clonal disorder of hematopoietic stem cell）之一种。它连同慢性粒细胞性白血病、真性红细胞增多症和骨髓纤维化一起，合称骨髓增生综合征。其病因不明，遗传方式亦未定。临床上以血小板持久性明显增多，反复自发性皮肤黏膜出血、血栓形成及脾脏肿大为特征，主要应用骨髓抑制剂治疗（徐福燕等，1979；Singal 等，1983；Eyster 等，1986）。

动物的原发性血小板增多症，20 世纪 80 年代末期才开始见有报道，自然发生于犬（Hopper 等，1989；Tablin 等，1989；Simpson 等，1990；Bass 等，1998）和猫（Hammer 等，1990）。其他动物尚无记载（李毓义等，1994，2001）。

【病因及发病机理】

本病的病因和发病机理还不清楚。遗传类型亦未确定。主要发病环节，据认为在于造血多能干细胞水平早期分化的克隆障碍（Fialkow 等，1981；Singal 等，1986）。

病理形态学特征：骨髓巨核系细胞增生极度活跃，即巨核系细胞超过骨髓细胞总数的 30%（正常不到 0.1%）；巨核细胞系成熟过程障碍，即原始巨核细胞的比例很大（超过半数），而幼巨核细胞和巨核细胞的比例较小（不足半数）；巨核系细胞形态异常，发育各阶段均丧失胞浆的分带结构，即辨认不清含高尔基体、中心体和粗面内质网的核旁带（perinuclear zone），含 α 颗粒、线粒体和界膜系统的中间带（intermediate zone）以及不含任何细胞器的周边带（peripheral zone）；成熟巨核细胞的界膜系统（demarcation membrane system，DMS）数量剧增，显著扩张，形成空泡，作轮层状排列，且边界完好的血小板生成区（platelet feild）缺乏；血小板大小不均，形态不整，出现肿大而扩张的开口小管系统（open canalicular system，OCS）（Tablin 等，1989；李毓义 等，1994，2001）。

【临床表现】

在犬、猫等动物的一定品系内，呈家族性发生。遗传类型待定。成年期起病显症，取慢性经过。主要临床表现为脾肿大、各种自发性出血体征和贫血。

特征性检验所见：血小板极度增多，外周血小板计数，一般不低于 $1.0 \times 10^{12}/L$，重症可达 $5.0 \times 10^{12}/L$，超过正常值 $[(3.0 \sim 5.0) \times 10^{11}/L]$ 的 $9 \sim 15$ 倍；血小板形态异常，出现大血小板、巨血小扳、异形血小板，甚至伸出众多丝状假足（multiple filopodia）的星芒状血小板；血小板聚集功能障碍，对 ADP、胶原等诱导剂的聚集反应迟钝。

骨髓细胞分类：可认巨核系细胞增生极度活跃（超过 30%）和成熟障碍，原始巨核细胞和幼巨核细胞对成熟巨核细胞的比例增高（Tablin 等，1989）。

【治疗】

尚无根治疗法。试用马利兰、环磷酰胺等骨髓抑制剂，有较好的效果（Simpson 等，1990）。

参 考 文 献

李毓义，李彦舫 . 2001. 动物遗传·免疫病学——医学自发模型 . 北京：科学出版社：158 - 159.

徐福燕，等 . 1979. 出血性疾病 . 上海：上海科学技术出版社：91 - 93.

Bss M C, et al. 1998. J Am Anim Hosp Assoc. 34：197 - 203.

Eyster M C，et al. 1986. Am J Med. 80：497 - 502.

Fialkow P J, et al. 1991. Blood. 58：916 - 919.

Hammer A S, et al. 1990. J Vet Int Med. 4：87 - 91.

Hopper P E，et at. 1989. J Vet Int Med. 3：100.

Simpson J W, et al. 1990. J Small Anim Pract. 31：345 - 348.

Singal U, et al. 1983. Am J Hematol. 14：193 - 196.

Tablin F, et al. 1989. Vet Patho1. 28：189 - 193.

二、血小板病

Thrombopathy

血小板病是一类以血小板分泌功能和（或）释放反应缺陷为基本病理特征的血小板功能障碍性出血病。

人的血小板分泌和释放功能障碍，分为贮存池病和血小板花生四烯酸代谢缺陷两大类。

贮存池病分两种，即 δ 颗粒贮存池病和 α 颗粒贮存池病。前者的特点是，血小板致密颗粒显著减少，贮存池中的 ADP、ATP、5-羟色胺、钙、焦磷酸盐等都减少，出现契-东二氏综合征（CHS）或 Hermansky-Pudlak 综合征等。后者即灰色血小板综合征，常染色体显性遗传，特点是 α 颗粒中的血小板第 4 因子（PF_4）、β 凝血酶球蛋白（βTG、血管性假血友病因子（vWF）以及纤维结合素都缺乏。

花生四烯酸代谢缺陷病，包括花生四烯酸释出缺陷、环氧化酶缺乏及凝血恶烷合成酶缺乏等多种遗传性出血病（杜传书等，1992）。

动物的血小板病，仅粗略地分为两种：

一种是贮藏（存）池病（storage pool disease），基本缺陷是血小板致密颗粒和（或）δ 颗粒、α 颗粒等贮存池（storage pool）中缺乏内源性 ADP、ATP、5-羟色胺，血小板第 3 因子（PF_3）和第 4 因子（PF_4）也减少（Steficek 等，1993；Callan 等，1995；Gentry 等，1997；Hamada 等，1997；Ozaki 等，1998；Callan 等，2000）。

另一种是阿斯匹林样缺陷（aspirin like defects），指的是血小板释放 ADP 的功能在某些环节上（如环氧化酶和凝血恶烷合成酶缺乏或受到抑制）发生障碍，同服过阿斯匹林一样，而血小板颗粒即贮存池中所含的内源性 ADP、ATP、PF_3 和 PF_4 等血小板生物活性物质并不缺少（李毓义，1988，1994）。

参 考 文 献

杜传书. 1992. 医学遗传学. 第 2 版. 北京：人民卫生出版社：724-725.

李毓义. 1988. 动物血液病. 北京：农业出版社：77.

李毓义，李彦舫. 2001. 动物遗传·免疫病学——医学自发模型. 北京：科学出版社：159-160.

Callan M B，et al. 1997. Thrombo Haemost. 74：949-953.

CalIan M B，et al. 2000. J Vet Intern Med. 14：217-210.

Gentry P A，et al. 1997. can J Vet Res. 6l：128-133.

Hamada S，et al. 1997. Exp Anim. 46：235-239.

Ozaki K，et al. 1998. Lab Anim Sci. 48：502-506.

Steficek B A，et al. 1993. J Vet Diagn Invest. 5：202-207.

三、贮藏池病

Storage Pool Disease

贮藏池病，即贮存池病，简称 SPD，是由于血小板致密颗粒（dense bodies）、贮存池（storage pool）内 ADP 和 5-羟色胺等血小板激活介质贮备缺乏和（或）释放缺陷所致的一种先天性血小板功能障碍性出血病。

其常见的临床病型为契-东二氏出血综合征（Chediak - Higashi syndrome），简称 CHS，除贮存池缺乏外，还兼有黑色素形成障碍和吞噬细胞杀菌功能障碍。

本病的遗传特性已确定为单基因常染色体隐性类型。临床特征，除明显的出血性素质外，还伴有眼及皮肤不全白化症和易患细菌性感染。

证病性检验所见：除流血时间明显延长，血小板单纯对胶原的聚集反应减弱或丧失（服用阿斯匹林等环氧化酶阻断剂后）以及血小板或血浆内 ADP 和 5-羟色胺缺乏等血小板病的检验特征外，还有 CHS 本身的检验特征，即淋巴细胞、单核细胞、嗜酸性粒细胞、中性粒细胞以至血小板等含颗粒细胞内出现巨大的膜结合性颗粒（gaint membrane - bound grarnules）。

CHS 作为贮存池病的一个临床病型，最早发现于人类（Beguez - Cesar，1943；杜传书等，1992）。直到 20 世纪 60 年代，才开始陆续报道自然发生于多种动物，包括经济动物、伴侣动物、实验动物以至水生动物。如阿留申水貂（Leader 等，1963；Blume 等，1969；Meyers 等，1979；Bell 等，1980；Penner 等，1987），海福特牛（Padgett 等，1964；Renshaw 等，1974；Bell 等，1976；Prieur 等，1976，1978；Collier，1980；Penner 等，1987），西蒙塔尔牛（Sleficek 等，1993；Gentry 等，1997）；Beige 小鼠（Lutzner 等，1967；Novak 等，1984；Reddington 等，1987；Ito 等，1988；Pratt 等，1991），Killer 鲸（Taylor 等，1973），波斯猫（Kramer 等，1975，1977；Meyers 等，1981；Mchard 等，1990），短毛猫（Callan 等，2000），蓝狐和银狐（Nes 等，1983，1985；Fagerland 等，1987），日本黑牛（Umemura 等，1983；Akuzawa 等，1987，1991；Ogawa 等，1989；相良稔等，1989）以及 Fawn‐Hooded 大鼠（Prieur 等，1984；Penner 等，1988），TM 大鼠（Hamada 等，1997）、Beige 大鼠（Ozaki 等，1998）。

上述多种动物贮藏池病的发现和确认，为人类 SPD、CHS 等对应病的比较医学研究以及血小板分泌释放功能和吞噬细胞杀菌作用等比较生物学研究，提供了大量自发性动物模型（李毓义等，1994，2001）。

【病因及发病机理】

人和动物贮藏（存）池病的常见临床病型 CHS，病因已确定为单基因常染色体隐性突变。Beige 小鼠 CHS 的突变基因符号为 bg^J，CHS Beige 病鼠的基因型为 bg^J/bg^J，杂合子携带鼠的基因型为 $bg^J/+$。CHS 突变基因具有多向性效应（pleiotropic effects），显现多种表型特征，即除血小板贮存池缺乏外，还有眼和皮肤不全白化症，吞噬细胞杀菌机制障碍和微管异常，出现巨大的膜结合溶酶体颗粒（Prieur 等，1978；Penner 等，1987；Pratt 等，1991）。

CHS 的出血性素质，不论在人或动物，其发生机理均已查明是血小板贮存池缺乏（storage pool deficiency），即含嗜锇性颗粒（osmiophilic granuler）的血小板密体（dense body）缺乏，属血小板病的一个类型，即贮藏池病（Meyers 等，1982；Rendu 等，1983；Reddington 等，1987；杜传书等，1992）。

CHS 狐的血小板内则全然看不到嗜锇性颗粒，表明不是密体缺少，而是密体缺如（Fagerland 等，1987）。在犬有一种遗传性 δ 颗粒血小板贮藏池病，由于只缺乏 ADP 而引起严重的出血病（Callan 等，1995）。血小板密体内的嗜锇性颗粒，包含 ATP、ADP、5‐羟色胺等与血小板释放反应有关的介质。

CHS 水貂血液内 5‐羟色胺的浓度低下，血小板内的 ATP、ADP 含量分别减少到每 10^{11} 2.60±8.1μmol 血小板和每 10 血小板 0.9±0.99μmol（健貂分别为每 10^{11} 血小板 9.11±3.02μmol 和每 10^{11} 血小板 3.58±1.31μmol），血小板内的 ATP/ADP 比率为 10.31（健貂为 2.74）。CHS 病牛和小鼠血小板内的嘌呤核苷酸和血液内的 5‐羟色胺含量也同样地减少（Bell 等，1976，1980）。

皮肤、被毛和眼的病理组织学显示，黑色素合成障碍和细胞内黑色素颗粒结块形成黑色素体（melanosomes）是 CHS 动物不全白化症的病理学基础（Prieur 等，1978；Fagerland 等，1987）。

CHS 时，吞噬细胞杀菌机制的缺陷环节是溶酶体（lysosomes）向吞噬体（phagosomes）内释放酶的过程发生延迟（Renshaw 等，1974；Prieur 等，1978）。中性粒细胞、嗜酸性粒细胞等含颗粒的白细胞、垂体和肾上腺等内分泌腺细胞以及体外培养的成纤维细胞，含有呈 PAS 染色和过氧化物酶染色阳性的巨大颗粒，实质上系正常溶酶体融合所形成的溶酶体颗粒（Bell 等，1976；Prieur 等，1978；Penner 等，1987；Akuzawa 等，1991）。

体外培养的成纤维细胞显示微管异常，在加上微管解聚剂（microtubular depolymerizing chemical）长春新碱硫酸盐之后，成纤维细胞内副结晶（paracrystals）的形成即明显减少（Hinds 等，1976；Penner 等，1987）。

【临床表现】

SPD 和 CHS 恒在动物的一定品系内呈家族性发生。病畜两性兼有，概为近亲繁殖的纯合子。杂合子则为疾病基因携带者，不显临床表型和出血体征。

通常在哺乳期间起病，病程数月至数年不等。临床表现主要为自发性出血，如齿龈出血、鼻衄、可视黏膜出血斑点或皮肤淤斑，亦有呈泌尿道和消化道出血而排柏油样粪和琥珀色尿的。在剪趾、断尾、截角等手术或创伤后更是长时间流血不止。

轻症病畜或隐性杂合子携带者，常在使用了阿斯匹林等退热镇痛剂、非固醇类消炎药以及右旋糖苷、潘生丁、前列腺素 E_1 等阻断血小板分泌功能或释放反应的药剂之后，出血体征增重或开始显现出血倾向。

Bell（1980）用阿斯匹林和消炎痛处置 10 只 CHS 病貂，其中 6 只于心脏采血后 30min 内死亡，尸检在心包内发现大量纤维蛋白血凝块，而 10 只经同样处理的健貂，采血后无一死亡。

在 CHS 病畜，除贮藏池病的出血体征外，还伴有不全白化症和对病原体易感性增高的临床表现。病畜皮肤及被毛淡化，虹膜色泽很浅乃至无色（如鱼眼）、羞明、流泪。反复发生严重的感染，特别是化脓菌感染和阿留申病毒感染（水貂），用常规的抗生素处置，久治而不愈（参见免疫性疾病篇免疫缺陷病章）。

检验所见主要包括：流血时间显著延长，如病貂的趾垫流血时间平均为 13min（健貂平均为 4min）；血浆内 5-羟色胺含量低下；血小板内嘌呤核苷酸和 5-羟色胺贮备减少。而 ATP 对 ADP 的比率增高；血小板对 ADP 的聚集反应正常。而对胶原的聚集反应减弱，经用阿斯匹林、消炎痛等环氧化酶阻断剂之后，则血小板对胶原的聚集反应完全被阻断，即使高浓度胶原亦几乎或全然不能诱发血小板聚集反应。

在 CHS 病畜，常规血片上还可见嗜酸性粒细胞等白细胞和血小板内含巨大（直径可达 $3\mu m$）的溶酶体颗粒，经 PAS 染色或过氧化酶染色可见大量阳性颗粒细胞（Akuzawa 等，1991）。CHS 狐吞噬细胞内溶酶体颗粒的出现率最高，淋巴细胞为 17.9%，单核细胞为 35%，嗜酸性粒细胞为 66.7%，中性粒细胞为 36.5%，血小板为 12.7%（Fagerland 等，1987）。

【诊断】

临床上通常运用如下的论证诊断思路：

遇到具常染色体隐性遗传特点的家族发生史、有明显出血体征、伴有不全白化症和顽固难治的反复感染、初筛检验只见流血时间延长而血小板数、血块收缩试验以及 PT、CT、AP，TT 等凝血象初筛检验均不认明显改变的病畜，即可考虑贮存池病，尤其是 CHS。

再通过血小板聚集试验（对 ADP 反应正常而对胶原反应减弱乃至消失）和血小板 ADP、ATP 含量测定而确定之（李毓义等，1994，2001，2003）。

在鉴别诊断上，应注意区别血管性假血友病、血小板无力症和获得性血小板病（阿斯匹林样出血综合征）（参见血液病篇出血性疾病章出血综合征鉴别诊断）（李毓义等，2003）。

【治疗】

尚无根治疗法。

出血发作时或手术前输注新鲜全血、血浆或富含血小板血浆（PRP），有良好的止血效果。

禁用阿斯匹林、消炎痛、右旋糖苷等抑制血小板分泌释放功能的药物。

个别报告称，长春新碱合并强的松治疗有效。

参 考 文 献

杜传书 . 1992. 医学遗传学 . 第 2 版 . 北京：人民卫生出版社：724.

李毓义 . 1988. 动物血液病 . 北京：农业出版社：77 - 80.

李毓义，李彦舫 . 2001. 动物遗传·免疫病学——医学自发模型 . 北京：科学出版社：160 - 164.

李毓义，张乃生 . 2003. 动物群体病症状鉴别诊断学 . 北京：中国农业出版社：36 - 46.

Akuzawa M，et al. 1987 J Jpn Vet Med Assoc. 40：9 - 12.

Akuzawa M，et al. 1991 J Vet Med Sci. 53：107 - 112.

Beguez-Cesar A. 1943. Bol Soc Cubana Pediar. 16：900 - 902.

Bell T G，et al. 1976. Blood. 48：175 - 184.

Bell T G，et al. 1980. Am J Vet Res. 40：910 - 914.

Blume R S，et al. 1969. Can J Comp Med. 33：271 - 274.

Callann M B，et al. 1995. Thromb Haemost. 74：949 - 953.

Callan M B，et al. 2000. J Vet Intern Med. 14：217 - 220.

Collier L L. 1980. Dissert Abst Internal. 40B（9）：4 161.

Gentry P A，et al. 1997. Can J Vet Res. 61：128 - 133.

Fagerland J A，et al. 1987. Vet Path. 24：164 - 169.

Hamada S，et al. 1997. Exp Anim 46：235 - 239.

Hinds K，et al. 1976. Lancet. 2：146 - 147.

Ito M，et al. 1988. Biophys Res Comm. 153：648 - 656.

Kramer J W，et al. 1975. JAVMA. 166：1 103 - 1 104.

Kramer J W，et al. 1977. Lab Invest. 36：554.

Leader R W，et al. 1963. Blood. 22：477 - 484.

Lutzner M A，et al. 1967. J Hered. 58：299 - 300.

Mchard M，et al. 1990. Vet Clin Pathol. 19：6 - 7.

Meyers K M，et al. 1979. Am J Physiol. 237：R239 - R248.

Meycrs K M，et al. 1979. Am J Haematol. 7：137 - 146.

Meyers K M，et al. 1981. Am J Haematol. 11：241 - 253.

Meyers K M，et al. 1982. Am J Pathol. 106：364 - 377.

Nes N，et al. 1983. Fimk Veterinaertidsschrift. 89：313.

NesN，et al. 1985. Norsk pelsdyrblad. 59：325 - 328.

Novak EK，et al. 1984. Blood. 63：536 - 544.

Ogawa H，et al. 1989. J Vet Clin. 318：19 - 25.

Ozaki K，et al. 1998. Lab Anim Sci. 48：502 - 506.

Padgett G A，et al. 1964. Genet. 49：505 - 512.

Penner J D，et al. 1987. Am J Med Genet. 28：445 - 454，455 - 470.

Penner J D，et al. 1988. Vet Pathol. 25：169 - 171.

Pratt H L，et al. 1991. Am J Vet Res. 52：945 - 950.

Prieur D J，et al. 1976. Lab Invest. 35：197 - 204.

Prieur D J，et al. 1978. Am J Pathol. 90：533 - 536.

Prieur D J，et al. 1984. J Hered. 75：349 - 352.

Reddington M，et al. 1987. Blood. 69：1 300 - 1 306.

Rendu F，et al. 1983. Am J Pathol. 111：307 - 314.

Renshaw H W，et al. 1974. Infect Immun. 10：928.

Sleficek B A，et al. 1993. J Vet Diagn Invest. 5：202 - 207.

Taylor R F，et al. 1973. Fed Proc. 32：822.

Umemura T，et al. 1983. Jpn J Vet Sci. 45：241-246.

第四节　凝血因子疾病

一、先天性纤维蛋白原缺乏症

Congenital Fibrinogen Deficiency

　　先天性纤维蛋白原缺乏症，包括无纤维蛋白原血症（afibrinogenemia）、低纤维蛋白原血症（hypofibrinogenemia）和异常纤维蛋白原血症（dysfibrinogenemia）3 种病型，是分别由于纤维蛋白原先天缺如、缺乏和分子结构异常所致的一种遗传性凝血障碍病。其遗传类型属常染色体隐性或显性类型（李毓义，1988，1994）。

　　人的先天性纤维蛋白原缺少症，发现于 1920 年，上述 3 种病型均有。遗传性无纤维蛋白原血症，为常染色体隐性遗传类型，多数伴有血小板（聚集）功能障碍；遗传性低纤维蛋白原血症；一般为常染色体隐性遗传类型，个别为常染色体显性遗传类型（杜传书等，1992）；20 世纪 60 年代之后，又发现多种异常纤维蛋白原血症，属于遗传性分子病。

　　动物的先天性纤维蛋白原缺乏症，20 世纪 70 年代才开始见有记载。已报道自然发生于犬（Kammermann，1971），山羊（Breukink，1972）和 Boder Leicester 绵羊（Fecteau 等，1997），系无纤维蛋白原病型，属常染色体完全显性或不完全显性遗传类型。

　　检验特点：主要是凝血时间（CT）、凝血酶原时间（PT）、激活的部分凝血活酶时间（APTT）等凡以纤维蛋白丝条形成作为判定终点的凝血象检验均无凝块形成，而加上正常血浆、吸附血浆以及缺乏其他各种凝血因子的血浆均可予以纠正，加正常血清则否（李毓义等，1994，2001）。

【临床表现】

　　恒在犬、山羊等动物的一定品系内呈家族性发生。疾病基因杂合子和纯合子个体，不论公母均可发病。杂合子双亲均能传递。通常于出生时或哺乳期起病。病情之轻重和病程之长短，主要取决于合子的状况：纯合子病畜，病情重，病程短，大多在幼年期死亡；杂合子病畜，病情轻微，病程缓长，经过数月至数年不等。

　　临床表现：主要是出血性素质。自发性出血极少，多表现为创伤后或手术时流血不止。

　　检验所见：血沉极度减慢。血浆置 60℃ 下经 3～5min 仍然清晰，加半饱和硫酸铵溶液或凝血酶均无沉淀出现和凝块形成；加入纤维蛋白原才见有凝块形成。流血时间显著延长，系纤维蛋白原缺如的双重后果，即血小板聚集功能（需纤维蛋白原参加）缺陷所致的血小板血栓（白色血栓）形成障碍和血液凝固过程缺陷所致的凝血块（红色血栓）形成障碍。

　　血小板对 ADP 等各种诱导剂的聚集反应减弱或丧失。

　　凝血时间、凝血酶原时间、激活的部分凝血活酶时间以及凝血酶时间（TT）等凝血象检验都看不到凝块形成，以致不能做出终点判定。加正常血清或纤维蛋白原缺乏血浆不能予以纠正，但加入正常血浆、吸附血浆或其他各种凝血因子缺乏血浆均可予以纠正。

　　血浆纤维蛋白原测定，纯合子病畜含量常不及正常的 10%，即在 200mg/L（20mg/dL）以下，杂合子病畜含量在 500mg/L（50mg/dL）以下，也显著低于正常值。

【诊断】

　　论证诊断的依据主要包括：家族发生史；出血倾向；各项凝血象过筛检验的终点都难以判定；血浆纤维蛋白原测定含量低下。

在临床实践中，每当血常规检验遇到血沉极慢而又找不出脱水等常见的原因时，即应考虑本病（李毓义等，1994）。

【治疗】

静脉输注血浆，直至血浆纤维蛋白原含量达到 1g/L（100mg/dL）时即可防止出血和制止出血。最好输注纤维蛋白原浓缩制剂。

鉴于纤维蛋白原的半衰期为 4～6d，因此输血浆 1 次，只能确保 3～4d 的止血安全。

参 考 文 献

杜传书.1992. 医学遗传学. 第 2 版. 北京：人民卫生出版社：729.

李毓义.1988. 动物血液病. 北京：农业出版社：80-81.

李毓义，李彦舫.2001. 动物遗传·免疫病学——医学自发模型. 北京：科学出版社：164-165.

李毓义，张乃生.2003. 动物群体病症状鉴别诊断学. 北京：中国农业出版社：38-46.

Breukink H J. 1972. Zentlbatt Vet Med. 19A：661-676.

Fecteau G，et al. 1997. Can Vet J. 28：443-444.

Kammermann B. 1971. ibid. 18A：192-205.

二、先天性凝血酶原缺乏症

Congenital Prothrombin Deficiency

先天性凝血酶原缺乏症，即遗传性第Ⅱ因子缺乏症（hereditary factor Ⅱ deficiency），包括遗传性异常凝血酶原血症（hereditary dysprothrombinemia），是由于凝血酶原生成（数量）不足或结构（功能）异常所致发的一种遗传性凝血障碍性出血病。其遗传特性，属常染色体显性或隐性类型。

检验特点：凝血酶原时间和激活的部分凝血活酶时间均极度延长；正常血浆可予纠正，而吸附血浆和血清不能纠正；血浆凝血酶原含量降低（先天性凝血酶原缺乏症）或活性低下（遗传性异常凝血酶原血症）。

人的先天性凝血酶原缺乏症，首报于 1947 年，为常染色体显性遗传类型。1968 年以后，又发现几种由凝血酶原分子结构异常（氨基酸替代）所致者，特称异常凝血酶原血症，属于遗传性分子病，突变基因定位于 11 号染色体上，即 P11-q12（杜传书等，1992）。

动物的先天性凝血酶原缺乏症，直到 20 世纪 70 年代末和 80 年代初才有记载，只报道自然发生于犬，见于 Boxer 品系（Dodds，1979）和 Cocker spaniel 品系（Hill 等，1982），为常染色体隐性遗传类型。现已查明，Boxer 犬的先天性凝血酶原缺乏症，系凝血酶原结构异常所致，实质上是遗传性分子病，即异常凝血酶原血症（李毓义，1988，1994）。

新近在 Rambouillet 绵羊中发现一种遗传性维生素 K 依赖性凝血因子缺乏症（hereditary deficiency of vitamin K dependent coogulation factors），包括遗传性第Ⅱ、第Ⅶ、第Ⅸ、第 X 凝血因子的复合性缺乏（Baker 等，1999）。

【临床表现】

恒在 Boxer 或 Cocker spaniel 两品系犬内呈家族性发生。显症的病犬，两性皆有，为疾病基因的纯合子个体，其双亲则均为不显出血体征的杂合子携带犬。通常在幼年期起病，显现出血体征，成年后出血倾向可逐渐减轻。自发性出血多表现为皮肤和可视黏膜的出血淤斑或斑点，反复发生的齿龈出血和鼻衄尤为常见。有的病犬不表现自发性出血，直至创伤后或手术时出血不止才被发现。

检验所见包括：流血时间、凝血时间、血小板数、血块收缩以及凝血酶时间均正常；激活的凝血时间（ACT）显著延长（可达 375s）；凝血酶原时间（PT）和激活的部分凝血活酶时间（APTT）均极度延长（一般达 70s 以上，有的超过 120s），但正常血浆可予纠正，即混以等量正常新鲜血浆则恢复正常；Ressell 蛇毒时间（RVVT）亦显著延长到 90s 以上（正常不超过 18.5s）。

凝血酶原活性用凝血酶原两期法测定和 Tapan 蛇毒凝血酶原测定均显著降低，分别为正常活性的 8％和 6％。杂合子携带犬的凝血酶原活性，则为正常活性的 50％左右，其他凝血象检验的改变亦相应地轻微。

【诊断】

论证诊断主要依据于：家族发生史；出血体征；ACT、PT、APTT 显著或极度延长；血浆凝血酶原活性低下。

在鉴别诊断上，应注意区别肝病、霉烂草木樨病以及华法令等抗凝血灭鼠药中毒等所致的获得性凝血酶原缺乏症（参见血液病篇出血性疾病章出血综合征鉴别诊断）（李毓义等，1994，2003）。

【治疗】

鉴于凝血酶原的半衰期仅为 3～4d，而且只要血浆凝血酶原活性达到正常的 30％～40％即可维持正常凝血，因此一般不予处理，仅在出血发作后或手术前输注适量新鲜血浆或冻干血浆制品即可。通常根据出血体征的改善和有关凝血象动态监测确定疗效。

参　考　文　献

杜传书．1992．医学遗传学．第 2 版．北京：人民卫生出版社：729．

李毓义．1988．动物血液病．北京：农业出版社：80 - 81．

李毓义，李彦舫．2001．动物遗传·免疫病学——医学自发模型．北京：科学出版社：165 - 166．

李毓义，张乃生．2003．动物群体病症状鉴别诊断学．北京：中国农业出版社：36 - 46．＝

Baker D C, et al. 1999. Blood Coagul Fibrinolysis. 10（1）：75 - 80.

Dodds W J. 1979. Spontaneous Animal Models of Human Disease. New York：Academic Press Ins. 267 - 268.

Hill B L, et al. 1982. JAVMA. 181：262 - 263.

三、先天性第Ⅶ因子缺乏症

Congenital FactorⅦ Deficiency

先天性第Ⅶ因子缺乏症，又称血清凝血酶原转变加速素缺乏症（serum prothrombin conversion accelerator deficiency）或称低前转变素血症（hypoproconvertinemia），包括异常因子Ⅶ血症即异常前转变素血症（dysproconvertinemia），是由于第Ⅶ凝血因子生成（数量）不足或结构（功能）异常所致的一种遗传性凝血障碍性出血病。其遗传特性，有常染色体隐性、不完全隐性和不完全显性等多种类型。

检验特点：凝血酶原时间显著延长，但加入正常贮存血浆或血清即可予以纠正；因子Ⅶ活性降低，只有正常的 1％～2.5％；免疫化学测定血浆因子Ⅶ含量减少（因子Ⅶ缺乏症）或正常（异常因子Ⅶ血症）；血栓弹力图为高凝类型。

人的先天性因子Ⅶ缺乏症，发现于 1951 年，属常染色体隐性或不完全隐性遗传类型。疾病基因纯合子患者，有出血倾向，血中第Ⅶ因子活性一般不及正常的 10％。疾病基因杂合子携带者，不显出血体征，第Ⅶ因子活性约为正常的 50％。第Ⅶ因子基因定位于 13 号染色体短臂三区四带（p13q34），与第 X

因子紧密连锁，故第Ⅶ因子缺乏症通常伴有第 X 因子缺乏（徐福燕，1979；杜传书等，1992）。

动物的先天性因子Ⅶ缺乏症，发现于 20 世纪 60 年代初期，已报道自然发生于犬，见于 Beagle 品系（Mustard 等，1962；Capel-Edwards，1968；Poller，1971；Spurling 等，1972，1974，1983）、Mongrels 品系（Landi 等，1982）和 Alaskan malamute 品系（Green，1983；Mills 等，1997），以及它们的杂交品系（Macphersen 等，1999），为常染色体隐性遗传类型（Spurling 等，1974，1983）或常染色体不完全显性类型（Green 等，1983）。

新近在小鼠发现凝血因子Ⅶ和蛋白 C 复合缺乏症（combined factor Ⅶ/protein C deficiency）导致胎内出血病（Chan 等，2000）。还在 Rambouillet 绵羊发现一种遗传性维生素 K 依赖性凝血因子缺乏症，也包含第Ⅶ因子缺乏症（Baker 等，1999）。

犬先天性因子Ⅶ缺乏症的发现和确认，为人类对应病的比较医学研究以及凝血过程，尤其外在途径凝血机制的比较生物学研究，提供了自发性动物模型（李毓义，1988）。

美国和德国的几所大学豢养有先天性第Ⅶ因子缺乏病犬，并通过近亲繁殖培育出自发性动物模型群体，已为检测确认人的先天性因子Ⅶ缺乏症提供了大量因子Ⅶ缺乏血浆（Garner 等，1967，1978；Spurling 等，1983；李毓义等，1994，2001）。

【临床表现】

恒在一定的动物品系如 Beagle、Mongrels、Alaskan malamute 等犬内呈家族性发生。显症的病犬，雌雄兼有，系疾病基因的纯合子（隐性遗传）或杂合子（显性遗传）个体。出血倾向的严重程度变动很大，主要取决于合子的类型（纯合子仰或杂合子）和第Ⅶ因子缺乏的程度。血中第Ⅶ因子活性低于正常的 5％才显现出血体征。纯合子病犬出血体征比较明显，杂合子病犬出血体征轻微或缺如。自发性出血少见而且轻微，多数是因创伤后或手术时出血不止而被发现的。

病犬凝血因子全面检测揭示，除因子Ⅶ活性明显降低外，其他各凝血因子，尤其内在途径各凝血因子的活性反而显著增高，分别为正常活性的 100％～200％，而血栓弹力图呈高凝类型（Poller，1971）。一般认为，其他凝血因子的这种代偿性活性增高，可能就是大多数杂合子病犬以至纯合子病犬出血体征比较轻微的内在原因（李毓义，1988，1994，2001）。

检验所见：因子Ⅶ是外在途径凝血活酶生成的必要组分，而纯合子病犬的因子Ⅶ含量和活性极度降低，仅为正常犬的 1.0％～2.5％，因此最突出的凝血象改变是凝血酶原时间显著延长，一般为 28.5～31.5s（正常对照犬为 7.0～8.5s）。这样的凝血酶原时间延长，在加入 1/5 容量的贮存血浆（含凝血酶原、因子Ⅶ和因子 X）或 1/10 容量的贮存血清（含因子Ⅶ和因子 X）即可得到纠正，但不能被吸附血浆（含因子 V，不含因子Ⅶ）所纠正。此外，凡无需组织凝血活酶参与的凝血象检验，如凝血时间、复钙时间、激活的部分凝血活酶时间、凝血酶原消耗时间以及凝血活酶生成试验等，一概不认异常。

在杂合子携带犬，血浆因子Ⅶ的含量和活性虽有相当程度的减少，但凝血时间正常或仅轻度延长。杂合子携带犬的检验问题仍未解决，其筛检指标和方法尚待选定和建立（Spurling 等，1983）。

【诊断】

本病的论证诊断依据，主要包括：家族发生史；轻重不等的出血体征或出血倾向；凝血酶原时间延长；血中因子Ⅶ活性和（或）含量低下等检验所见。

在鉴别诊断上，应注意区别严重肝病、霉烂草木樨病以及抗凝血灭鼠药（如华法令中毒）等所致的获得性第Ⅶ因子缺乏症（参见血液病篇出血性疾病章出血综合征鉴别诊断）（李毓义等，2001，2003）。

【治疗】

出血发作时或手术前输注新鲜全血、贮存血浆或血清均可。输注的数量因病例而异。只要血中因子Ⅶ活性保持在正常活性的 5％～10％以上，即能控制出血。具体输注数量，应依据输注后凝血酶原时间的检验结果来确定。

鉴于因子Ⅶ的生物半衰期很短（只有 5h），宁可在一定的必需期间内适当加大输注的频度，而每次的输注量不宜过多。

参 考 文 献

杜传书 .1992. 医学遗传学 . 第 2 版 . 北京：人民卫生出版社：728 - 729.

李毓义 .1988. 动物血液病. 北京：农业出版社：82 - 84.

李毓义，李彦舫 .2001. 动物遗传・免疫病学——医学自发模型. 北京：科学出版社：166 - 168.

李毓义，张乃生 .2003. 动物群体病症状鉴别诊断学. 北京：中国农业出版社：36 - 46.

徐福燕 .1979. 出血性疾病. 上海：上海科学技术出版社：716 - 718.

Baker D C, et al. 1999. Blood coagul Fibrinolysis. 10（2）：75 - 80Z.

Capel-Edwards K. 1968. Lab Anim. 2：103 - 112.

Chan J，et al. 2000. J Clin Invest. 105（7）：871 - 903.

Garner R，et al. 1967. Nature（London）. 216：1 130 - 1 131.

Garner R，et al. 1970. Brit J Hematol. 18：57 - 66.

Green R A. 1983. Textbook of Veterinary Internal Medicine. Diseases of the Dog and Cat. 2nd ed. Ettinger（Ed）. Philadel-phia：Saunders Co. 2 093.

Mills J N，et al. 1997. Aust Vet J. 75（5）：320 - 322.

Landi M S，et al. 1982. Lab Anim Sci. 32：429.

Mustard J F，et al. 1962. Brit J Hematol. 8：43 - 47.

Macphersen R，et al. 1999. Can Vet J. 40（7）503 - 505.

Poller L. 1971. J Clin Pathol. 24：626 - 632.

Spurling N W. 1972. Brit J Hematol. 23：59 - 67.

Spurling N W. 1974. Res Vet Sci. 16 228 - 239.

Spurling N W. et a1. 1983. Zendblatt V M. 30A：245 - 255.

四、先天性第Ⅷ因子缺乏症（甲型血友病）

Congenital FactorⅧ Deficiency

先天性第Ⅷ因子缺乏症，即抗血友病球蛋白缺乏症（antihemophilic globulin deficiency），又称甲型血友病（hemophilia A）或经典血友病（classical hemophilia），是由于决定抗血友病球蛋白的基因发生突变，抗血友病球蛋白（AHG）的生成（数量）不足或结构（功能）变异所致的一种遗传性凝血障碍性出血病。其遗传特性，属 X 性联隐性类型。

凝血象检验特点：激活的部分凝血活酶时间延长；第Ⅷ因子凝血前质（FⅧ：C）活性降低；第Ⅷ因子相关抗原（FⅧR：Ag）活性正常或升高；第Ⅷ因子相关抗原对第Ⅷ因子凝血前质的比率增大。

人的甲型血友病，最先描述于 1793 年，1803 年 Otto 指出此病为性连锁遗传，其实早在公元 2 世纪犹太教做包皮环切手术时即已发现本病，是发生率最高、记载得最早、研究得最深的一种致死的遗传性凝血障碍病。遗传特性属 X 连锁隐性类型。

第Ⅷ因子基因是一种巨大基因，定位 X q28，长度 186kb，由 26 个外显子（占 9kb）及 177kb 的内含子组成。其编码蛋白含 2 351 个氨基酸。迄今已发现该基因有 46 种突变，（15 种无意突变，14 种错义突变，15 种缺失突变，2 种插入突变）。

关于其突变基因杂合子携带者检出指标和方法的研究，已深入到分子遗传学和分子生物学水平，取得了突破性进展。

用放射免疫法测定 AHG 可检出约 35％。依据 FⅧ R：AR 对 AHG 的比值，可检出 90％以上。通过羊水或绒毛细胞进行 DNA 分析，如限制性片段长度多态性（RFLPs）连锁分析，可检出约 50％杂合子。核酸探针（如 HEMA 探针以及 ST$_{14}$探针）加上血清 AHG 测定，可检出高达 96％以上的杂合子携带者。产前诊断的一大难题基本获得了解决（杜传书等，1992）。

动物的甲型血友病，直至 20 世纪才见有记载。30 年代开始，首报于犬，见于许多品系，如德国牧羊犬、荷兰东 Indies、标准 Poodle、Collies、美国牧羊犬、Miniature Poodle 以及爱尔兰 Setter 猎犬等（Mckinna，1936，1938；Field，1946；Hutt 等，1948；Graham 等，1949；Acher 等，1959；Brinkhous 等，1959，1971；Aufderhalde，1975；Gentry 等，1977；Benns 等，1978；Green 等，1978；Johnstone 等，1980，1983，1984，1987；Parry 等，1988；Fogh，1988；Mansell 等，1990，1991）。

60 年代报道于马，见于英纯血和标准种等（Acher，1961—1972；Sanger 等，1964；Hutchin 等，1967；Mills 等，1983）。70 年代报道于家猫（Dodds，1975；Cotter 等，1978；Fogh 等，1989），新近报道见于小鼠（Fakhazadeh 等，2000）。

动物甲型血友病的发现和确认，为人对应病分子遗传比较医学研究以及凝血机制等比较生物学研究，提供了多种自发性动物模型。美国北卡罗来纳大学从 1947 年以来一直保存有并通过近亲繁殖培育出的甲型血友病犬种群，包括半合子出血雄犬、纯合子出血雌犬以及众多的杂合子携带（雌）犬，可供研究使用（Brinkhous 等，1971；程鸿等，1989；李毓义等，1994）。

【病因及发病机理】

犬、猫、马等动物的甲型血友病，同人的对应病一样，属 X 性联隐性遗传类型（Field，1946；Sanger 等，1964；Hutchis 等，1967；Brinkhous 等，1971；Archer 等，1972；Dodds 等，1975；Fogh 等，1989）。控制抗血友病球蛋白合成的基因，定位于 X 染色体长臂 2 区 8 带（Xq28），与 G6PD 基因紧密连锁。

本病的根本病因在于 X 性染色体上的 AHG 基因发生了突变。主要发病环节是不能合成抗血友病球蛋白，或者合成的是变异型抗血友病球蛋白。以致第Ⅷ因子凝血前质（FⅧ：C）的活性降低，凝血活酶的形成发生障碍，凝血过程第一阶段延缓，表现为凝血时间延长和激活的部分凝血活酶时间延长，而凝血酶原消耗时间缩短。但由于血小板和血管的止血机制仍然健全无损，故流血时间正常，血块收缩良好。

每个病例第Ⅷ因子活性降低的程度在一生中是相对恒定的。通常第Ⅷ因子活性降低至 3％以下才会出现临床症状，但有的病犬第Ⅷ因子活性降至 8％～10％即显现出血体征（Johnstone 等，1984）。

【临床表现】

甲型即经典血友病，在马、猫特别是犬的众多品系内呈家族性发生。雌性杂合子个体为携带畜，只传递疾病基因，不表现出血倾向。通常唯独雄性半合子个体发病，表现出血体征。

动物模型业已证实，雄性血友病病犬与雌性血友病携带犬交配，其后代中半数雄性和全部雌性患血友病，即半数雄犬为半合子血友病，母犬的一半为纯合子血友病，另一半则为血友病携带者（Brinkhous 等，1959，1971；程鸿等，1989）。

动物的甲型血友病，按出血的严重程度，分为严重、中间、轻微 3 种临床病型。

1. 重型病畜 通常于出生时或生后数日至数周起病。出血可发生于任何器官和组织，而单纯皮肤和黏膜显出血斑点的并不常见。

出血部位非常广泛，多在深部组织，如皮下和肌肉血肿、关节积血、泌尿道出血、脑脊髓出血乃至体腔内出血。

身体的突出部位，如眼眶、面崎、髂骨结节、坐骨端、肩部、后头部、颈部、臀部、股部以及各关节部，常形成大的肌肉血肿或血性囊肿（血友病囊肿）。

髋关节、膝关节、跗关节、腕关节等一些大关节反复发作自发性内出血。许多局部因素，如关节滑膜血管增生、滑膜组织缺少凝血活酶、滑膜毛细血管壁纤溶活力较高等，是促进关节积血发生的内在原因。关节急性出血时，呈红、肿、热、痛，伴有重剧的跛行。关节反复出血，常导致软骨及骨质的破坏，直至关节强直畸形，易误诊为骨关节病。关节血肿增大，可引起周围组织包括骨组织的腐蚀，发展为血友病囊肿。骨囊肿和骨膜下出血，可形成假性骨肿瘤，类似于骨肉瘤。肌肉等软组织的出血，包括肌内注射后的出血，可压迫神经组织而引起痉挛、麻痹等神经症状。脑脊髓出血，可迅速致死。

2. 中间型病畜　起病较晚，多在 3 月龄之后显现出血体征。"自发性出血"常局限于少数肢体关节，创伤或手术后出血不止则极为严重，概死于急性内出血。

3. 轻型病畜　自发性出血罕见或不显，只发生轻微的创伤（手术）后出血。

凝血象过筛检验的特点：流血时间、血小板计数、血块收缩试验、凝血酶原时间、凝血酶时间以及纤维蛋白原含量均不认异常。凝血时间延长，一般在 20min 以上，严重的可达 1～2h。激活的部分凝血活酶时间显著延长，一般为 30～50s，严重的可达 100s 以上。凝血酶原消耗时间正常或轻度缩短（至 10.5s）。

凝血活酶生成试验有明显变化：基质成分加上病畜血浆经 1～5min 孵育后，凝固时间均明显延长。即使孵育 4min，凝固时间也不会短于 14s，但加入正常吸附血浆（含 AHG）即可予以纠正。

证病性检验项目是第Ⅷ因子活性测定，包括第Ⅷ因子凝血前质（FⅧ：C）活性和第Ⅷ因子相关抗原（FⅧR：Ag）活性的测定。正常犬 FⅧR：Ag 活性为 97%±41%，FⅧ：C 活性为 101%±9.3%，FⅧR：Ag 对 FⅧ：C 的比率近于 1.0（Johnstone 等，1983）。在甲型血友病病犬，FⅧ：C 活性低下，常不及 1%（重型）或为 8%～10%（中间型）；FⅧR：Ag 活性正常或升高，有的高达 259%；FⅧR：Ag 对 FⅧ：C 的比率增大到 25～100（Johnstone 等，1984）。

【诊断】

甲型血友病的论证诊断依据主要包括：符合 X 性联隐性遗传特点的家族发生史；肌肉和关节血肿为主的广泛性出血体征；以 CT 和 APTT 延长、PT 正常和凝血活酶生成试验有变化为基本特点的凝血象过筛检验所见；第Ⅷ因子凝血前质活性低下，第Ⅷ因子相关抗原活性正常或升高以及 FⅧR：Ag 对 FⅧ：C 的比率增大等证病性检验结果。

在鉴别诊断上，应注意区别血管性假血友病（vWD）以及先天性第Ⅸ因子缺乏症（乙型血友病）、先天性第Ⅺ因子缺乏症（丙型血友病）等内在途径凝血障碍的遗传性出血病（李毓义等，2003）。在猪，还应注意不要与营养障碍诱发的血友病（nutritionally induced hemophilia）混同（Fritschen，1970）。

疾病基因杂合子携带畜的确认和清除，是防制一切隐性遗传病的关键。甲型血友病雌性携带畜的检出一直是个难题。杂合子携带畜的凝血时间（CT）、激活的部分凝血活酶时间（APTT）及凝血活酶生成试验等凝血象过筛检验和确证试验均不认明显异常。第Ⅷ因子活性水平虽然平均降低到正常的 50%，但与正常活性的变动范围有明显的重叠交错。因此单凭第Ⅷ因子凝血前质活性，只能检出 35% 的携带犬，且可能失误。

Fogh 等（1989）在丹麦实施的一项清除甲型血友病犬的规程中，不得不确定较高的界限值，凡第Ⅷ因子凝血前质活性低于正常 75% 以下的雌犬即判为甲型血友病携带犬。

近年血清 FⅧR：Ag 活性测定法的建立，使这一难题得到了解决。如前所述，血友病甲携带畜的 FⅧ：C 活性虽然平均只降低 50％，但第Ⅷ因子相关抗原（FⅧR：Ag）对第Ⅷ因子凝血前质（FⅧ：C）的比率增大（＞2.0），据此可检出 90％以上的杂合子。

Johnstone（1983）对正常犬和甲型血友病犬激活的部分凝血活酶时间血栓动力图（APTT-TKG）进行了研究，发现轻型血友病犬的光密度改变最大值（$V_{max}\Delta OD$）减小，峰值前时间（t_1）延长。其方法简便，可望成为普检甲型血友病携带畜的临床检验方法。

关于本病的核酸探针等 DNA 分析测定产前诊断法（杜传书等，1992），在兽医临床上尚未应用。

【治疗】

迄今唯一有效的方法是替代疗法，即输注新鲜全血或血浆，以补充抗血友病球蛋白。因耗资费时，终生维护，在兽医临床上并无应用价值。但在特殊情况下，如为了保存和繁衍动物模型，有时不得不实施上述治疗（Brinkhous 等，1971；程鸿等，1989）。

国外已将牛和猪的血浆制备成高浓度的抗血友病球蛋白。使用冷沉淀法和氨基酸沉淀法制备人类血浆浓缩第Ⅷ因子已获得成功，可制得 100～400 倍浓缩制品。

上海生物制品研究所已生产出因子Ⅷ浓缩物，每瓶含抗血友病球蛋白 200U。用基因工程技术已能制备 AHG，并开始进行基因疗法。抗血友病球蛋白的生物半衰期为 8～12h，为使病畜血浆中的因子Ⅷ活性保持正常的 15％～20％，在手术前后至少要每 12h 输注一次新鲜血浆或浓缩的 AHG 制剂（李毓义，1988，1994；杜传书等，1992）。

近年使用合成的去氨加压素（desmopressin）即去氨基-D-精氨酸加压素（deamino-D-arginine-Vasopressin，DDAVP），有提高第Ⅷ因子及 vWF 的作用，可用于轻型和中间型血友病甲病犬。DDAVP 的剂量为每千克体重 0.4μg，用 10mL 生理盐水稀释后皮下注射或用 100mL 生理盐水悬浮 30min 后静脉注射。其作用时间短暂，仅为 1～2h，适用于手术过程中（Kirk 等，1989；Mansell 等，1991）。

最近报道，对甲型血友病小鼠施用基因疗法，可使因子Ⅷ在皮肤中表达，凝血障碍得到纠正（Fakhazadeh 等，2000）。

参 考 文 献

程鸿，等.1989.人类疾病动物模型.上海：上海医科大学出版社：233-234.

杜传书主编.1992.医学遗传学.第 2 版.北京：人民卫生出版社：725-727.

李毓义.1988.动物血液病.北京：农业出版社：84-89.

李毓义，李彦舫.2001.动物遗传·免疫病学——医学自发模型.北京：科学出版社：169-173.

李毓义，张乃生.2003.动物群体病症状鉴别诊断学.北京：中国农业出版社：45-46.

Archer R K，et al. 1959. Vet Rec. 71：560.

Arehor R K，et al. 1961. Vet Rec. 73：338-340.

Archer R K，et al. 1972. Vet Rec. 91：655-656.

Aufderhalde W M. 1975. Am J Vet Res. 36 360-370.

Benns D，et al. 1978. Can Vet J. 19：221-225.

Brinkhous K M，et al. 1959. Science. 111：723-724.

Brinkhous K M，et al. 1971. Comp Pathol Bull. 3：3.

Cotter S M，et al. 1978. JAVMA. 172：166-168.

Dodds W J. 1975. JAAHA. 11：366-373.

Fakhazadeh S S，et al. 2000. Blood. 95（9）：2 799-2 085.

Field R A. 1946. Cornell vet. 36：285-299.

Fogh J M. 1988. Vet Clin North Amer. Small Animal Practice. 18：248-254.

Fogh J M，et al. 1989. Current Veterinary Therapy X. Small Animal Practice. Kirk（Ed）. Philadelphia：Saunders Co. 442-445.

Fritschen R D. 1970. J Anim Sci. 31：199-200.

Gentry P A，et al. 1977. Can Vet J. 18：79-81.

Graham J B，et al. 1949. J Exp Med. 90：97-111.

Green R A，et al. 1978. JAAHA. 14：394-398.

Hutchis D R，et al. 1967. Aust Vet J. 43：83-87.

Hutt F B，et al. 1948. J Hered. 39：3-9.

Johnstone I B，et al. 1980. Vet Clin Pathol. 9：31-35.

Johnstone I B. 1983. Can J Comp Med. 47：157-162.

Johnstone I B，et al. 1984. Can Vet J. 25：191-194.

Johnstone I B，et al. 1987. Can Vet Pract. 17：71.

Kirk R W，et al. 1989. Current Veterinary Therapy X. Small Animal Practice. Philadelphia：Saunders Co. 445.

Mansell P D，et al. 1990. Aust Vet J. 67：420-421.

Mansell P D，et al. 1991. PhD thesis. University of Melborne. Australia.

Mamell P D，et al. 1991. J Vet Internal Med. 5：191-194.

Mckinna W R. 1936. Vet J（England）. 92：370.

Mcrkens J. 1938. Ned Ind Bladen V Diergeneesk U Dierent. 149：50.

Mills J N，et al. 1983. Aust Vet J. 60：63-64.

Parry B W，et al. 1988. Aust Vet J. 65：276-279.

Quick A J. 1941. Am J Med Sci. 201：469.

Sanger V L，et al. 1964. JAVMA. 144：259-264.

五、先天性第Ⅸ因子缺乏症（乙型血友病）

Congenital FactorⅨ Deficiency

先天性第Ⅸ因子缺乏症，即血浆凝血活酶成分缺乏症（plasma thromhoplastin component deficiency），又称乙型血友病（hemophilia B）或 Christmas 病（Christmas disease），是由于决定因子Ⅸ合成的基因发生突变，血浆凝血活酶成分（PTC）生成数量不足或结构（功能）变异所致的一种遗传性凝血障碍出血病。其遗传特性，属 X 性联隐性类型。

特征性检验所见：凝血时间延长，激活的部分凝血活酶时间显著延长，凝血酶原消耗时间轻度缩短，凝血活酶生成试验异常以及血浆第Ⅸ因子活性极度低下（李毓义，1988，1994）。

人的先天性第Ⅸ因子缺乏症，为 X 连锁隐性遗传出血病。它在遗传类型、临床表现以及凝血象过筛检验等许多方面，与先天性第Ⅷ因子缺乏症有酷似之处，临床上难以区别，以往一直统称为血友病。1952 年，先天性第Ⅸ因子缺乏症被确认是一种独立的疾病，称为乙型血友病，而称先天性第Ⅷ因子缺乏症为甲型血友病，并特称经典血友病（classical hemophilia）或真性血友病（true hemophilia），以资区别。

人类因子Ⅸ基因定位于 Xq26.3～q27.2，基因长度为 35kb 左右，由 8 个外显子和 7 个内含子组成。已经鉴定的突变类型有 100 种，包括 30 种部分或全部基因缺失、62 种无义或错义突变、2 种插入突变、4 种启动区突变以及 2 种内含子剪裁接头处突变。

目前能利用限制性片段长度多态性（RFLPs），对其基因携带者及患婴做产前诊断（杜传书等，1992）。

动物的先天性第Ⅸ因子缺乏症，同人的对应病一样，属 X 性联隐性遗传类型，20 世纪 60 年代才开始报道发生于犬，80 年代又报道发生于猫，其他动物尚无记载。

犬的乙型血友病，先后见于 Cairn terriser、Black and Tan Coonhound、St Bernard、Cocker spaniel、French bulldog、Alaskan malamute、English sheepdog、Scottish terrier 以及 Labrador re-trievers 等 9 个品系（Rowsell 等，1960；Mustard 等，1960，1962；Hoving 等，1968；Slappendel，1975；Peterson 等，1979；Sheding 等，1980；Campbell 等，1983；Verlander 等，1984；Littlewood 等，1986；Fogh 等，1989；Gu 等，1999；Chao 等，1999）。

最近报道，还见于 Unc - Chapell Hill 克隆犬，其循环血液内全然缺失第Ⅸ凝血因子（Herzog 等，2000）。

猫的乙型血友病，见于家猫和英国短毛猫（Ettinger 等，1983；Fogh 等，1989；Brooks 等，1989）。

犬、猫乙型血友病的发现和确认，为人类对应病的比较医学研究以及血液凝固机制等比较生物学研究，提供了自发性动物模型。美国北卡罗来纳大学培育有乙型血友病 Cairnterrier 犬种群，包括雌性杂合子携带犬、半合子出血公犬、纯合子出血母犬，可供研究使用（Brinkhous 等，1971；程鸿等，1989；李毓义等，1994，2001）。

【病因及发病机理】

本病的根本病因，在于 X 染色体上第Ⅸ因子基因（其位点远离第Ⅷ因子基因位点）发生了突变。主要发病环节是所合成的血浆凝血活酶成分（PTC）数量不足或结构异常（变异型 PTC），以致第Ⅸ因子活性极度低下。

第Ⅸ因子在凝血过程中的作用，主要在于能同第Ⅷ因子、血小板第3因子（磷脂）以及钙离子一道，促使第 X 因子活化为 Xa。第Ⅸ因子一旦缺乏，则凝血活酶的生成减慢，凝血过程的第一阶段延缓。

本病同甲型血友病一样，其血管止血机制和血小板止血机制完好无损，血小板血栓的形成并无障碍，流血时间大抵正常。但由于凝血机制第一阶段延缓，凝血酶原转变为凝血酶的过程发生障碍，血小板血栓（白色血栓）不能及时转变为纤维蛋白血栓（红色血栓）而使栓块得到巩固，因此尽管流血时间正常，在经过一定时间之后，穿刺点仍可发生后续性出血。

乙型血友病的遗传类型，与甲型血友病相同。人乙型血友病杂合子携带者的第Ⅸ因子活性较低，平均为正常活性的 33％，且变动范围很大（9％～90％），因此女性杂合子显临床出血表型的较甲型血友病杂合子携带者为多（杜传书等，1992）。乙型血友病杂合子携带畜则否，其第Ⅸ因子活性同甲型血友病携带畜的第Ⅷ因子活性一样，均为正常的 40％～60％，因而迄今未曾发现 X 性联部分隐性遗传的现象（李毓义，1988，1994）。

【临床表现】

在犬和猫的众多品系内呈家族性发生。显症的病畜为疾病基因半合子公畜或疾病基因纯合子母畜。疾病基因杂合子母畜则不显临床表型，为传递疾病基因的携带畜。

乙型血友病的临床表现，酷似甲型血友病，只是起病较晚，出生时发病的较少，多在哺乳期或离乳后起病显症，个别有到成年后才开始显现出血体征的，而且病情较不严重，中间型居多，还有不少轻型的，即平时无自发性出血体征。直到创伤（手术）后出血不止才得以发现。出血部位则同甲型血友病一样，大多在软组织如肌间、皮下和关节腔形成血肿甚至血液囊肿。齿龈、胃肠道和泌尿道出血亦较常见。

凝血象过筛检验所见：流血时间、Russell 蛇毒时间、血小板计数、血块收缩试验、凝血酶原时间以及凝血酶时间均不认异常，只是流血时间测定的穿刺部位常发生后续性出血。凝血时间显著延长，可达 1h 左右。激活的部分凝血活酶时间延长，30～50s 不等；有时由于血浆纤维蛋白原含量在应激状态下显著增多（达 6～8 g/L），APTT 可能不显异常，需要用生理盐水将血浆做 1∶1 稀释后才显现延长（Campbell 等，1983）。

凝血活酶生成不佳，可被正常血清（含第Ⅸ因子）所纠正，而氢氧化铝吸附血浆（含第Ⅷ因子）不能加以纠正，据以区别于甲型血友病。

确证性检验项目是血浆第Ⅸ因子（PTC）活性测定。半合子雄性病犬，血浆第Ⅸ因子活性极度低下，通常不及正常活性的 1%～1.5%。杂合子携带犬，一般为正常活性的 40%～60%。

【诊断】

初步诊断主要依据于：唯独公畜发病等符合 X 性联隐性遗传特点的家族发生史；反复发作的出血体征或创伤（手术）后出血不止等临床表现；凝血时间和激活的部分凝血活酶时间延长，而凝血酶原时间等其他凝血象过筛检验指标不认改变。

确定诊断和杂合子携带畜的检出，则必须进行血浆第Ⅸ因子活性测定，凝血活酶生成试验及其纠正试验（Ettinger 等，1983；Fogh 等，1989；李毓义等，1994）。

在鉴别诊断上，应注意区别甲型血友病、丙型血友病、血管性假血友病（vWD）等内在途径凝血先天缺陷所致的遗传性出血病。还应区别严重肝病、维生素 K 缺乏症、霉烂草木樨病以及抗凝血灭鼠药（如华法令）等所致的获得性凝血障碍出血病（李毓义等，2001，2003）。

【治疗】

乙型血友病的防治原则与甲型血友病一致。但由于 PTC 与 AHG 在生物活性、血液内存在状况以及生物半衰期等方面有差别，实施乙型血友病替代疗法应注意如下要点：

PTC 较 AHG 稳定，其活性在 3d 内无大改变，以后逐渐减少，至 2 周时活性剩余 10%～15%，并能维持数月而不再下降。再者，PTC 在血清中的活性相当高。贮存血浆凝固析出的血清仍保持新鲜血清活性的 60%～70%，只是超过 2 周后其所含 PTC 在体内即不再起作用。因此，乙型血友病畜不论输注新鲜全血和血浆，还是输注新鲜血清，都同样有效，而疗效的高低则主要取决于所含 PTC 的活性（Mustard 等，1962；Fogh 等，1989）。PTC 的生物半衰期较 AHG 长（约 30h），在出血发作时或手术前后，每昼夜输注一次全血、血浆或血清即可。考虑到首次输入 PTC 之后的体内弥散时间为 2～3h，头 2 次输注的间隔应缩短为 2～4h。通常只要血浆内的 PTC 活性恢复到正常活性的 25% 以上，即可制止出血。

上海生物制品研究所近来从人血浆中制备出凝血酶原复合物（PPSB），其中除含第Ⅱ、第Ⅶ、第Ⅹ凝血因子外，也含因子Ⅸ，其每单位活性相当于新鲜血浆 1mL，病犬可以试用，但多次输注可能会出现免疫反应（李毓义等，1994）。

新近报道，乙型血友病病犬通过 AAV 介导的基因疗法，肝内第Ⅸ凝血因子得到持久的表达（Chao 等，1999；Wang 等，2000）。

参 考 文 献

程鸿，等.1989.人类疾病动物模型.上海：上海医科大学出版社：233-235.

杜传书.1992.医学遗传学.第 2 版.北京：人民卫生出版社：727.

李毓义.1988.动物血液病.北京：农业出版社：89-92.

李毓义，李彦舫.2001.动物遗传·免疫病学——医学自发模型.北京：科学出版社：173-175.

李毓义，张乃生.2003.动物群体病症状鉴别诊断学.北京：中国农业出版社：45-46.

Brinkhous K M, et al. 1971. Comp Pathol Bull. 3：3.

Brooks M B, et al. 1989. JAAHA. 25：153-155.

Campbell K L, et al. 1983. JAVMA. 182：170-171.

Chao H，et al. 1999. Thromb Haemost. 82（4）：1 378.

Chao H，et al. 1999. Gene Ther. 6（10）：1 695 - 1 704.

Ettinger S J，et al. 1983. Textbook of Veterinary Internal Medicine. Disease of the Dog and Cat. 2nd ed. Philadelphia：Saunders Co. 2 093.

Fogh J M，et al. 1989. Current Veterinary Therapy X Small Animal Practice. Kirk（Ed）. Philadelphia：Saunders Co. 442 -446.

Gu W，et al. 1999. Thromb Haemost. 82（4）：1 270 - 1 275.

Herzog R W，et al. 2000. Thromb Haemost. 84（2）：352 - 354.

Hoving T，et al. 1968. Brit J Hematol. 53：355 - 361.

Littlewood J D，et al. 1986. Vet Res. 118：400.

Mustard J F，et al. 1960. Brit J Hematol. 6；289 - 266.

Mustard J F，et al. 1962. Brit J Hematol. 8；36 - 42.

Peterson M E，et al. 1979. JAVMA. 174：1 326 - 1 327.

Rowsall H C，et al. 1960. JAVMA. 137：247 - 250.

Sheding R G，et al. 1980. JAVMA. 176；141 - 142.

Slappendel R J. 1975. Tijdscher Diergeneesk. 100：2.

Verlander J M，et al. 1984. JAVMA. 185：83.

Wang L，et al. 2000. Mol Ther. 1（2）：154 - 158.

六、甲乙型血友病

Hemophilia AB

甲乙型血友病是第Ⅷ因子和第Ⅸ因子先天性复合缺乏所致的一种遗传性凝血障碍出血病。

第Ⅷ因子和第Ⅸ因子的基因都在 X 性染色体上，分别定位于 Xq28 和 Xq26.3～q27.2，两个位点相距较远，但通过杂交可以自由重新组合（free recombination）。

甲乙型血友病的特点是血浆第Ⅷ因子（AHG）活性和第Ⅸ因子（PTC）活性均极度低下，兼有甲型血友病和乙型血友病的遗传类型（X 性联隐性）、临床表现（出血倾向和体征）和凝血象检验的有关改变。

甲乙型血友病，在动物中只报道发生于犬，见于 bulldog 品系（Fogh 等，1989）。

美国密苏里大学兽医学院不仅保存有甲型血友病和乙型血友病品系犬种群，还将带有甲型血友病基因的 Setter 猎犬同带有乙型血友病基因的 Cairnterrier 犬杂交繁殖，培育出甲乙型血友病犬种群，可作为人类对应病比较医学研究以及血液凝固机制等比较生物学研究的动物模型使用（Brlnkhous 等，1971；程鸿等，1989；李毓义等，1994，2001）。

参 考 文 献

程鸿，等 . 1989. 人类疾病动物模型 . 上海：上海医科大学出版社：443.

李毓义，李彦舫 . 2001. 动物遗传·免疫病学——医学自发模型 . 北京：科学出版社：176.

Brlnkhous K M，et al. 1971. Comp Pathol Bull. 3：3.

Fogh J M，et al. 1989. Current Veterinary Therapy X. Small Animal Practice. Kerk（Ed）. Philadelphia：Saunders Co. 443.

七、先天性第Ⅹ因子缺乏症

Congenital Factor Ⅹ Deficiency

先天性第Ⅹ因子缺乏症，又称 Stuart-Prower 因子缺乏症（Stuart-Prower factor deficieney），是

由于决定第 X 因子合成的基因发生突变，第 X 因子生成先天缺陷所致的一种遗传性凝血障碍出血病。其遗传特性，属常染色体隐性类型。

检验特点：凝血时间延长，凝血酶原时间延长，Russell 蛇毒时间延长，激活的部分凝血活酶时间延长，凝血活酶生成试验异常以及血浆第 X 因子活性极度低下。

人的先天性第 X 因子缺乏症，发现于 1956—1957 年（Hougie 等和 Teifer 等），为常染色体隐性遗传类型，突变基因定位于 13 号染色体长臂 3 区 4 带；（13 q34）。患者有中度出血倾向。输全血及血浆有效，浓缩血浆疗效更好（杜传书等，1992）。

动物的先天性第 X 因子缺乏症，常染色体不完全隐性遗传类型，先报道自然发生于犬，见于 Cocker spaniel 品系（Ettinger 等，1983），后报道发生于猫（Gookin 等，1997）。

新近在 Rambouillet 绵羊中发现的遗传性维生素 K 依赖性凝血因子复合缺乏症，当然也包括凝血因子 X 的缺乏（Baker 等，1999）。

【临床表现】

本病迄今报道唯独在 Cocker spaniel 品系犬内呈家族性发生。显症的病犬，两性兼有，系疾病基因的纯合子个体。其双亲则均为不显临床表型的杂合子携带犬。幼年期起病的较多，性成熟之后显症的也不少。出血的严重程度不一。自发性出血较轻，因创伤（手术）出血不止而发现的居多。轻症病犬常显现皮肤和可视黏膜淤斑、紫癜和渗血。重症病犬可发生肌肉、关节或内脏出血，甚而致死。

凝血象检验特点：在内外源凝血系统中，都必须有因子 X 的活化即 Xa 的形成。这是凝血过程第二阶段即共同途径的开始。蛇毒试验的原理，就在于蛇毒能直接使因子 X 活化而形成 Xa。因此，第 X 因子缺乏时，凝血时间、凝血酶原时间、激活的凝血时间、激活的部分凝血活酶时间等检验内在途径和外在途径的各项凝血象检验的凝血时间，都不同程度地延长，蛇毒时间也延长，但凝血酶时间正常。

【诊断】

初步诊断的建立，主要依据于：家族发生史；出血体征或出血倾向；凝血酶原时间延长，能被正常贮存血浆或正常血清所纠正，而不被正常吸附血浆所纠正（据以排除凝血酶原缺乏和第 V 因子缺乏），且蛇毒时间也延长（据以排除第 Ⅷ 因子缺乏）。

本病的确定诊断和杂合子携带犬的确认，则有赖于血浆第 X 因子活性测定。

纯合子病犬血浆因子 X 活性极度低下，通常不及正常活性的 3％。杂合子携带犬血浆因子 X 活性，为正常活性的 40％～60％（李毓义，1988，1994，2001）。

在类症鉴别上，应注意区分严重肝病、维生素 K 缺乏症、霉烂草木樨病、抗凝血灭鼠药和苦草（bitterweed）中毒（Steel 等，1976）所致的获得性第 X 因子缺乏症（李毓义等，2003）。

【治疗】

输注新鲜全血或血浆均可。

鉴于第 X 因子的生物半衰期较长（2～3d），通常是在创伤后或手术前一次输注适量的鲜血或血浆。只要血浆第 X 因子活性达到正常活性的 15％～25％（相当于凝血酶原时间延长 5～10s），即足以防止手术出血或制止创伤出血（李毓义，1988，1994）。

参 考 文 献

杜传书 . 1992. 医学遗传学 . 第 2 版 . 北京：人民卫生出版社：728.

李毓义 . 1988. 动物血液病 . 北京：农业出版社：92 - 93.

李毓义，李彦舫．2001．动物遗传·免疫病学——医学自发模型．北京：科学出版社：176 - 178.

李毓义，张乃生．2003．动物群体病症状鉴别诊断学．北京：中国农业出版社：36 - 46.

Baker D C，et al. 1999. Blood Coadgul Fibrinarysis 10（2）：75 - 80.

Ettinger S J，et al. 1983. Textbook of Veterinary Internal Medicine. Diseases of the Dog and Cat. 2nd（ed）Philadelphia：Saunders Co. 2 093.

Gookin J L，et al. 1997. J Am Vet Med Assoc. 211（5）：576 - 579.

Steel E G，et al. 1976. Am J Vet Res. 37：1 383 - 1 386.

八、先天性第XI因子缺乏症（丙型血友病）

Congenital Factor XI Deficiency

先天性第XI因子缺乏症，又称血浆凝血活酶前质缺乏症（plasma thromboplastin antecedent deficiency）或丙型血友病（hemophilia C），简称 PTA 缺乏症，是由于决定第XI因子生成的基因发生突变，PTA 生成先天缺乏所致的一种遗传性凝血障碍出血病。其遗传特性，属常染色体隐性类型。

检验特点：凝血时间延长，激活的部分凝血活酶时间延长，凝血活酶生成试验异常以及血浆第XI因子即 PTA 活性低下。

人的先天性第XI因子缺乏症，又称血友病丙，发现于 1953 年（Rosenthal），系常染色体不完全隐性遗传类型的出血病，即除纯合子患者外，个别杂合子个体也显现出血倾向。纯合子病人的血浆第XI因子活性在正常活性的 20％以下，杂合子个体在 30％～65％。出血倾向较甲乙两型血友病为轻。大多数第XI因子严重缺乏者用小剂量血浆或浓缩血浆即有效（徐福燕等，1979；杜传书等，1992）。

动物的先天性第XI因子缺乏症，为常染色体隐性遗传类型。20 世纪 60 年代末始报于牛，主要见于 Hostein-Friesian 品系（Kociba，1969；Gentry 等，1975，1980，1987；Brush 等，1987，1988）。70 年代报道于犬，主要见于 Springer spaniel 和 Great pyrenees 品系（Dodds 等，1971；Ettinger 等，1983）。

【临床表现】

仅报道在荷斯坦奶牛和两个品系犬中呈家族性发生。两性都可发病，双亲都可传递。纯合子病畜显临床表型，杂合子则均为疾病基因携带畜（不同于对应病人），属常染色体完全隐性遗传类型。幼年期以至性成熟之后起病。

丙型血友病畜，同对应病人一样，出血倾向的严重程度与血浆 PTA 活性水平并不一致。纯合子病畜，其血浆因子XI的活性水平即使降低到正常的 5％乃至 1％，出血表现亦很不明显，提示可能存在某种代偿机制。自发性出血比较少见，手术或创伤后出血不止的情况也不常发生。因此，病畜，尤其病牛的发现甚难，往往是在犊牛出生后按常规做凝血时间测定或因其他疾病做凝血象检验时才被发现。

杂合子携带畜不仅无临床表现，而且常规凝血象检验亦多正常。除非检测血浆第XI因子活性，否则更不易确定（Kociba，1969；李毓义等，1988，1994）。

凝血象检验所见：凝血时间延长 1～2 倍，病牛可达 55min（正常对照为 10～20min）；用涂硅玻管测定则更加明显，可延长到 95min（正常对照为 12～60min）。激活的部分凝血活酶时间显著延长，病牛可达 308s（正常对照为 46～52s）。简易凝血活酶生成试验常显示凝血活酶生成不佳，但可被正常吸附血浆及正常血清（均含第XI因子）所纠正，据以同甲乙两型血友病相鉴别。

血浆第XI因子活性显著降低，纯合子病畜通常降低为正常活性的 5％乃至 1％，杂合子携带畜大多在正常活性的 30％以上。其他出血检验项目，如流血时间、凝血酶原时间、蛇毒时间、血小板计数及血浆纤维蛋白原含量等，均不认异常（Gentry 等，1975，1987；Brush 等，1988）。

【诊断】

丙型血友病论证诊断的主要依据包括：符合常染色体隐性遗传特点的家族发生史；轻度的出血倾向或出血体征；凝血时间延长、激活的部分凝血活酶时间延长、凝血活酶生成障碍、血浆第Ⅺ因子活性低下等特征性凝血象检验所见。

在类症上，应注意同甲乙两型血友病相区别。主要依据于遗传类型特点、凝血活酶生成试验及其纠正试验，以及血浆 AHG、PTC、PTA 活性测定（李毓义等，2003）。

【治疗】

替代疗法效果确实。

鉴于血浆中的第Ⅺ因子一经贮存即迅速变质，故以输注新鲜全血或血浆为宜。因子Ⅺ的生物半衰期较长，且向血管外弥散的极少，只要血中 PTA 活性水平达到正常的 25％，就足以防止手术或创伤后出血。纯合子病畜手术前后各输注一次，每次每千克体重约 10mL 即可。

参 考 文 献

杜传书．1992．医学遗传学．第 2 版．北京：人民卫生出版社：727．

李毓义．1988．动物血液病．北京：农业出版社：93 - 95．

李毓义，李彦舫．2001．动物遗传·免疫病学——医学自发模型．北京：科学出版社：178 - 179．

李毓义，张乃生．2003．动物群体病症状鉴别诊断学．北京：中国农业出版社：36 - 46．

徐福燕．1979．出血性疾病．上海：上海科学技术出版社：147 - 148．

Brush P J，et al. 1987. Vet Rec. 121：14 - 17.

Brush P J，et al. 1988. Vet Rec. 122：134.

Dodds W J，et al. 1971l. J Lab Clin Med. 78：746 - 752.

Ettinger S J，et al. 1983. Textbook of Veterinary Internal Medicine. Diseases of Dog and Cat. 2nd ed. Philadelphia：Saunders Co. 2 093.

Gentry P A，et al. 1975. Can Vet J. 16：160 - 162.

Gentry P A，et al. 1980. J Dairy Sci. 63：616 - 620.

Gentry P A，et al. 1987. Can Vet J. 28：110.

Kociba G J. 1969. J Lab Clin Med. 74：37 - 41.

九、先天性第Ⅻ因子缺乏症

Congeenital FactorⅫ Deficiency

先天性第Ⅻ因子缺乏症，又称哈格曼因子缺乏症（Hageman factor deficiency）或哈格曼特性（Hageman trait），是由于决定第Ⅻ因子（接触因子）合成的基因发生突变，第Ⅻ因子生成先天缺乏所致的一种遗传性凝血障碍出血病。其遗传特性，属常染色体隐性类型。

检验特点：凝血时间延长，激活的部分凝血活酶时间延长，凝血酶原消耗时间缩短，凝血活酶生成试验异常以及血浆第Ⅻ因子活性低下。

人的先天性第Ⅻ因子缺乏症，又名哈格曼遗传性状，发现于 1953 年（Ratnoff），为常染色体隐性或显性遗传类型，临床上出血表现轻微，多数病人无出血体征（徐福燕等，1979；杜传书等，1992）。

动物的先天性第Ⅻ因子缺乏症，直至 20 世纪 50 年代末才始报于猫，发生于家猫杂种（Didisheim 等，1959；Green 等，1977；Kier 等，1980，1982；Ettinger 等，1983）。80 年代又报道于犬，发生于 Miniature Poodle 品系（Randolph 等，1986）。

动物先天性第Ⅻ因子缺乏症的发现和确认，为人类对应病的比较医学研究以及凝血、纤溶、激肽和补体系统激活的旁路机理等比较生物学研究，提供了自发性动物模型。美国密苏里大学兽医学院培育有先天性第Ⅻ因子缺乏症家猫群体，可供研究使用（Kier 等，1982；程鸿等，1989；李毓义等，1994，2001）。

【病因及发病机理】

本病的根本病因，在于决定或调控第Ⅻ因子生成的基因发生了突变。主要发病环节是第Ⅻ因子生成先天缺乏，血浆第Ⅻ因子活性极度低下（2％以下）和内在途径凝血启动激活障碍。

现已查明，爬虫类、某些禽类（鸡、鸭、鸽）和海豚（Tursiops truncatus）在生理状态下即缺乏第Ⅻ因子，但无凝血障碍（Green 等，1977）。

第Ⅻ因子是一种涎糖蛋白（sailoglycoprotein），系内在途径凝血过程最先被激活的因子。因此，血浆第Ⅻ因子活性极度降低时，检测内在途径凝血机制的各项指标均显示改变。但本病的临床出血表现非常轻微或全然不显出血倾向。一般认为，这可能与活体内的某种代偿机制有关。现已证实，先天性第Ⅻ因子缺乏症患者进行优球蛋白溶解试验时，其优球蛋白不溶解，提示纤溶系统不易被激活。已知激活的因子Ⅻ在启动内在途径凝血过程的同时，还促进活化素的形成，使纤溶酶原变为纤溶酶而引起纤溶过程。第Ⅻ因子缺乏时，凝血过程和纤溶过程这两种对立统一的过程都受到影响，或许就是造成本病临床出血体征不够明显的体内代偿调节机制（徐福燕等，1979；李毓义等，1988，1994，2001）。

【临床表现】

在猫和犬的一定品系内呈家族性发生，符合常染色体隐性遗传特点，即双亲都能传递。两性发病的机会相等（Kier 等，1980，1982；Randolph 等，1986）。

猫先天性第Ⅻ因子缺乏症，已通过先证病猫的系谱调查和测交试验，确认为常染色体完全隐性遗传类型，即纯合子病猫与纯合子健猫交配所生的后裔，不论公母都是杂合子携带畜；纯合子病猫与杂合子携带猫交配所生的后裔，不论公母，约有半数为纯合子病猫，另一半为杂合子携带猫，两者的比例大抵为 1：1，完全符合隐性遗传类型的孟德尔基因分离律（Kier 等，1981）。

动物的先天性第Ⅻ因子缺乏症，在临床表现上同人的对应病一样，即不论纯合子病畜还是杂合子携带畜，都很少显现自发性出血，创伤和手术后出血不止亦不多见或非常轻微，以致单纯依据临床表现常很难发现病畜。即使世界上第一例先天性第Ⅻ因子缺乏症纯合子病猫，也是在研究工作中作为对照动物于接受试前常规凝血时间测定时偶然被发现的（Green 等，1977）。

凝血象检验所见：凝血时间延长，病猫可达 17min（正常对照猫为 6～10min）；激活的部分凝血活酶时间显著延长，病猫可达 172s（正常对照猫为 17～28s），且唯独第Ⅻ因子缺乏血浆不能加以纠正。

简易凝血活酶生成试验中凝血活酶生成不佳，但用正常吸附血浆及正常血清均可予以纠正；血浆第Ⅻ因子活性显著降低，纯合子病猫多在正常活性的 2％以下（1％～2％），杂合子携带猫平均为50％（36.8％～65.3％）；而流血时间、血小板计数、血块收缩试验、凝血酶原时间、凝血酶时间以及血浆纤维蛋白原含量等其他凝血象指标，均无明显异常。

【诊断】

纯合子病畜出血倾向轻微或不显，临床诊断很难建立。确定诊断有赖于进行凝血活酶生成试验和血浆因子Ⅻ活性测定，并通过系谱调查和测交试验确认其遗传特性。

在 Miniature Poodle 品系犬，Hageman 特性常同血管性假血友病（vWD）合并发生，其出血体征明显，凝血象指标的改变复合而交错，应综合分析，注意区别，以免漏诊（Randolph 等，1986）。

【治疗】

大多数病畜无自发性出血，无需治疗。具出血倾向的纯合子病畜，为制止出血，创伤后或手术前输注少量（每千克体重 2～3mL）新鲜血（浆）或贮存血（浆）均可。

参 考 文 献

程鸿，等.1989.人类疾病动物模型.上海：上海医科大学出版社：237.

杜传书.1992.医学遗传学.第 2 版.北京：人民卫生出版社：728.

李毓义.1988.动物血液病.北京：农业出版社：95-97.

李毓义，李彦舫.2001.动物遗传·免疫病学——医学自发模型.北京：科学出版社：179-181.

徐福燕.1979.出血性疾病.上海：上海科学技术出版社：148-149.

Didisheim P，et al. 1959. J Lab Clin Med. 53：866-875.

Ettinger S J，et al. 1983. Textbook of Veterinary Internal Medicine. Diseases of Dog and Cat. 2nd ed. Philadelphia：Saunders Co. 2 093.

Green R，et al. 1977. Am J Vet Res. 38：893-895.

Kier A B，et al. 1980. Can J Comp Med. 44：309-314.

Kier A B，et al. 1981. JAVMA. 178：593.

Kier A B，et al. 1982. Comp Pathol Bull. 14：3.

Randolph J F，et al. 1986. Cornell Vet. 76：3-10.

十、先天性前激肽释放酶缺乏症

Congenital Prekallikrein Deficiency

先天性前激肽释放酶缺乏症，即遗传性激肽释放酶原缺乏症，是由于决定前激肽释放酶生成的基因发生突变，前激肽释放酶先天缺陷，内源凝血启动激活机制障碍所致的一种遗传性出血病。其遗传特性，属常染色体单基因隐性类型。

病理学特征：血浆前激肽释放酶活性低下，第Ⅻ因子启动激活迟缓，内源性凝血接触相缺陷，止血机制障碍，造成出血性素质。轻症多无临床表现，仅显示激活的部分凝血活酶时间（APTT）延长等凝血象检验改变，重症则表现出血性素质和鼻衄、血尿等出血体征。

人的先天性前激肽释放酶缺乏症，又名弗莱彻因子缺乏症（Fletcher's factor deficiency）或弗莱彻遗传特性（Fletcher trait），最早发现于 Fletcher 氏家族，故名（Hathaway 等，1965），以后确认系前激肽释放酶先天缺乏所致（Wuepper，1972，1973），并陆续有所报道（Aznar 等，1978；Ragni 等，1980；Sollo 等，1985）。

动物的先天性前激肽释放酶缺乏症，20 世纪 80 年代才开始见有报道，自然发生于挪威褐色大鼠（Damas 等，1981），Poodle 犬（Chinn 等，1986），Miniature 马（Turrentine 等，1986）以及 Belgian 马（Geor 等，1990）。

动物先天性前激肽释放酶缺乏症的发现，为人对应病的比较医学研究和凝血激活等止血机制的比较生物学研究，提供了自发性模型。美国密苏里大学兽医学院和明尼苏达大学兽医学院，都正着力于培育带有该疾病基因的 Miniature 品系马和 Belgian 品系马，拟建立各自的马先天性前激肽释放酶缺乏症自发模型群体，可望 21 世纪能满足研究需求（Turrentine 等，1986；Geor 等，1990；李毓义等，1994，2001）。

【病因及发病机理】

前激肽释放酶（prekallikrein），系一种多肽单链结构的酶原，又名激肽释放酶原。它在血浆内与辅因子（cofactor）即高分子量激肽原（highmolecular weight kininogen，HMWK）构成复合物进入循环，主要参与凝血接触相（contact phase of coagulation）即凝血过程的启动激活机制（Roseberg，1985）。

内源性凝血—激肽途径（intrinsic coagulation-kinin pathway）的启动激活（inital activation），乃是一定的负电荷表面与前激肽释放酶、HMWK 和第Ⅻ凝血因子相互作用的过程。前激肽释放酶—HMWK 复合物，首先与激活的表面（activated surface）结合，使少量第Ⅻ因子激活；活化的第Ⅻ因子又使前激肽释放酶转为激肽释放酶（kallikrein）；后者再进一步使更多的第Ⅻ因子转为激活状态。这就是两种蛋白交互消化并激活而完成的凝血机制接触相（Kaplan 等，1987；Geor 等，1990）。HMWK 的作用，在于加强这一交互激活的过程，同时本身被消化而释放出一种血管活性肽物质——缓激肽（bradykinin）。激肽释放酶除完成上述凝血接触相外，还有一些其他作用：作为纤溶酶原的活化素，激发纤溶过程；通过补体旁路（alternative pathway），激活补体系统；作为趋化因子，吸引中性粒细胞、单核细胞等吞噬细胞集聚（Meier 等，1977；Kaplan 等，1987）。

凝血机制的比较生物学研究表明，非人灵长类动物血浆内的前激肽释放酶含量同人类相似（Abildgaard 等，1971）。牛、犬、猫和兔则不然，这些动物在生理状态下，血浆前激肽释放酶活性低微或者全无，而测定血浆激活的部分凝血活酶时间（APTT）并不明显延长，也不存在出血性素质，道理不明（Saito 等，1974；Turrentine 等，1986）。

本病为非致死性隐性基因突变所致的一种取良性经过的先天性缺陷。不论在人或动物，遗传特性均为常染色体单基因隐性类型（Hathaway 等，1965；Aznar 等，1978；Turrentine 等，1986；Geor 等，1990）。

其主要发病环节是，前激肽释放酶先天缺乏，血浆前激肽释放酶活性低下，第Ⅻ因子启动激活迟缓，内源性凝血接触相缺陷，而造成止血过程的凝血机制障碍。

据测定，在先天性前激肽释放酶缺乏症家族，血浆内的前激肽释放酶活性，因病型和基因型而异。轻症纯合子病马，血浆酶活性减少到 60～160 U/L，约为正常参照值（700～1 300 U/L）的10%。其杂合子携带马则为 560～880 U/L，约为正常参照值的半数，但有明显的重叠交叉（Turrentine 等，1986）。重症纯合子病马，血浆酶活性极度低下，减少到 2.5%，甚至 1% 以下，而对照健马的酶活性为 63%～150%。其杂合子携带马的酶活性平均减少到 29.3%（12.5%～64%），约为正常酶活性（平均为 91%，变动范围为 63%～150%）的 30%，且仅有个别重叠（Geor 等，1990）。

在牛、犬、猫、兔等多种动物，严重缺乏或完全没有前激肽释放酶而仍能保持生理状态（Saito 等，1974）。不少先天性前激肽释放酶缺乏症病人和病畜，尽管激活的部分凝血活酶时间（APTT）明显延长，却全然不显出血症状（Hathaway 等，1965；Hattersley 等，1970；Sollo 等，1985；Turrentine 等，1986；Chinn 等，1986）。这充分表明，前激肽释放酶在体外测定的某些凝血途径中是必需的，但在体内的凝血过程中可能并非必不可少（Turrentine 等，1986；Geor 等，1990；李毓义等，1994，2001）。

【临床表现】

本病呈家族性发生。显症病畜为疾病基因纯合子个体，两性兼有。先证畜的双亲则为不显临床表型的杂合子和（或）纯合子携带畜。通常终生无临床表现，少数于幼年期、成年期以至老年期发病显症，概取良性病程。

主要临床症状是出血性素质，如复发性鼻衄（recurrent epistaxis），经常性齿龈出血，公马去势等手术后创口出血或渗血等。

突出而固定的检验所见在凝血象方面，血小板数、血小板功能、凝血时间、流血时间以及一期法凝血酶原时间（OSPT）等各种出血检验项目均查无异常。唯独有 2 项改变：一是血浆前激肽释放酶活性极度低下；二是激活的部分凝血活酶时间（activated partial thromboplastin time，APTT）显著延长。APTT 测定，正常马为 30～50s，平均为 39s；轻症病马可延长至 67.6s；重症病马则可延长至114s（Turrentine 等，1986；Geor 等，1990）。如改变测定方法，将加钙前的温育时间由 3～5min 延长到 10～15min，则同一份病马血浆的 APTT 时值并不延长。

做 APTT 纠正试验，在被检血浆中加入 5％的正常血浆或激活剂鞣花酸（ellagic acid），APTT延长即得到纠正而缩短至正常时值范围，表明 APTT 延长是内源凝血启动激活因素缺陷，并非血浆中存在某种抗凝血物质（Turrentine 等，1986；Geor 等，1990；李毓义等，1994）。

【诊断】

本病的特点是出血体征等临床表现轻微或缺如。确定诊断必须依赖于血液检验，主要包括血浆APTT 和前激肽释放酶活性测定。本病杂合子携带畜和不显症纯合子畜的确认和检出，也唯独依据于测定血浆内的前激肽释放酶活性（Geor 等，1990）。

【防治】

无需治疗。对 Miniature 和 Belgian 品系公马施行去势术，宜改用结扎法，以策安全。

参 考 文 献

李毓义，李彦舫．2001. 动物遗传·免疫病学——医学自发模型．北京：科学出版社：181-184.

Abildgaard C F，et al. 1971. J Appl Physiol. 30：400-405.

Aznar J A，et al. 1978. Scand J Haematol. 21：94-98.

Chinn D R，et al. 1986. JAVMA. 188：69-71.

Damas J，et al. 1981. Arch Int Physiol Biochen. 89：511-514.

Geor R J，et al. 1990. JAVMA. 197：741-745.

Hathaway W E，et al. 1965. Blood. 26：521-532.

Hattersley P G，et al. 1970. Brit J Hematol. 18：411-416.

Kaplan A P，et al. 1987. Blood. 70：1-15.

Meier H L，et al. 1977. J Clin invest. 60：18-31.

Ragni M V，et al. 1980. Throm Res. 18：45-54.

Roseberg R D. 1985. Haematology 4th ed. Beck（Ed）. Cambridge：Mass MIT Press. 403-431.

Saito H，et al. 1974. Proc Soc Exp Biol Med. 147：519-523.

Sollo D G，et al. 1985. Am Clin Lab Sci. 15：279-285.

Turrentine M A，et al. 1986. Am J Vet Res. 47：2 464-2 467.

Wuepper K D. 1972. Inflammation：mechanism and control. Lepow（Ed）. New York：Academic Press Inc. 93-117.

Wuepper K D. 1973. J Exp Med. 138：1 345-1 350.

十一、血管性假血友病

Vascular Pseudohemophilia

血管性假血友病，又称血友病样出血综合征（hemophilia-like bleeding syndrome），即 von Willebrand 氏病（von Willebrand's disease），简称 vWD，系血小板黏附功能缺陷所致的一种先天性血小板止血功能障碍，遗传性慢性出血病。遗传特性因病型而异，包括常染色体不完全显性类型和常染色体隐性类型。

特征性检验所见：流血时间延长，血小板黏附功能减弱，瑞斯脱霉素不能诱发血小板聚集反应，第Ⅷ因子相关抗原减少，常伴有抗血友病球蛋白（AHG）活性降低，而血小板计数、血块收缩试验、凝血时间和凝血酶原时间均不认异常。

人的血管性假血友病（vWD），首先由 von Willebrand 氏（1926）于芬兰的 Aland 岛所发现，故名。儿童期发病，病情常随年龄增长而有所缓解。依据遗传类型（常染色体显性或隐性）分为两大病型。并依据 vW 因子（vWF）异常的性质和程度分为若干亚型。

常染色体显性 vWD 最为常见，分为两个亚型：Ⅰ型，血浆中 vWF 总量减少，但存在各种大小的 vWF 多聚体；Ⅱ型，血浆中缺乏较大的 vWF 多聚体，并依据变异 vWF 的结构和功能，再细分为Ⅱ$_A$、Ⅱ$_B$、Ⅱ$_C$、Ⅱ$_D$、Ⅱ$_E$等亚亚型。

常染色体隐性 vWD 比较罕见，也分为两个亚型：Ⅱ$_C$型，大的 vWF 多聚体缺如，较小的寡聚体异常，而最小的寡聚体相对增多；Ⅲ型，血浆中几乎测不出 vWF，血小板和网状内皮细胞中也查不出 vWF（杜传书等，1992）。

动物的血管性假血友病，最早报道仅自然发生于猪（Hogan 等，1941；Bogart 等，1942；Mertz，1942；Cornell，1964，1969，1972；Chan 等，1968；Kahn，1970；Myers，1972；Owen，1974；Bomie，1973，1975；Webster，1976；Dodds，1977；Fass 等，1979；Thiehi 等，1986；Bahou 等，1988；Nichols 等，1995）。20 世纪 70 年代才开始见于其他动物，如犬（Dodds 等，1970，1975，1977；Rosborough 等，1980；Johnson 等，1980，1981；Benson 等，1981；Hamilton 等，1985；Littlewood 等，1987；Johnson 等，1988，1989；Mansell 等，1991；Parker 等，1991；Meinkoth 等，1995），兔（Dodds，1977）以及猫（Dodds，1977）。新近又报道见于小鼠（Denis 等，1998）。

据调查，动物的 vWD，遍布于欧、美等各国，自发于犬的 56 个品系。某些品系犬中的发病率为 20%，德国短毛猎犬（Doberman pinscher）的发病率高达 55%，现已成为动物，尤其猪和犬的一种最为常见的遗传性出血病（Dodds，1977，1988；Kraus 等，1989）。

犬的 vWD，同人的 vMD 一样，具有明显的遗传异质性，可按血浆中 von Willebrand 因子（vWF）多聚体的构成和性质改变，分为 3 种病型：

vWD Ⅰ型，血浆中存在各种大小的 vWF 多聚体，只是含量普遍减少，出血表现最轻，是最常见的一种病型，属常染色体不完全显性遗传类型，见于 Airedale terrier、Doberman Pinscher、Pembroke Welsh corgi 以及西地兰牧羊犬等各品系（Mccarroll 等，1987；Johnson 等，1989）。

vWD Ⅱ型，血浆中无大分子 vWF 多聚体，较小的 vWF 多聚体减少，出血表现较重，属常染色体隐性遗传类型，见于德国短毛 Pointer 品系（Johnson 等，1988）。

vWD Ⅲ型，血浆中各种大小的 vWF 多聚体均缺如或仅为痕迹量，出血表现最重，属常染色体隐性遗传类型，主要见于苏格兰 Terrier 和 Chesapeak Bay retrievers 两品系（Kraus 等，1989；李毓义等，1994）。

猪、犬、兔等动物血管性假血友病的发现和确认，为人类对应病的比较医学研究以及血小板功能和凝血过程的比较生物学研究，提供了极其广泛的自发性动物模型。美国北卡罗来纳大学兽医系保存有猪 vWD 种群，美国 ALbany 纽约州卫生局培育出犬 vWD 种群和兔 vWD 种群，可供使用（Dodds，1977；程鸿等，1989；李毓义等，2001）。

【病因及发病机理】

据近年研究，第Ⅷ因子即抗血友病球蛋白（anti-hemophilia globulin，AHG）并非单一物质，而是一种复合物，称为第Ⅷ因子复合物或抗血友病球蛋白复合物。它是分子量极大（约200万）的巨球蛋白，包含结构和功能均不相同的两个组分：一个是分子量低的抗血友病球蛋白（LMW-AHG），即第Ⅷ因子凝血前质（FⅧ：C），具有抗血友病球蛋白的活力，为血液凝固所必需；另一个是分子量高的抗血友病球蛋白（HMW-AHG），即第Ⅷ因子相关抗原（FⅧR：Ag），具有抗血友病球蛋白的活力，更具有血管性假血友病因子（vWF）的活力，为血小板发挥正常功能尤其黏附功能所必需，能纠正血管性假血友病的流血时间延长和血小板黏附性降低。

血管性假血友病因子（vWF），是一种大分子量的糖蛋白，为内皮细胞和巨核细胞所合成，系若干单体的聚合体，由1~20多个纤维性微胶粒（fibrous protomer）端端共价结合形成的柔性丝条（Girma等，1987）。

vWF除作为第Ⅷ因子载体，并增加第Ⅷ因子的稳定性外，主要还作为血小板的黏附蛋白，参与起始阶段的止血机制，即血浆vWF首先结合于损伤的血管壁，通过血小板的两个结合点（GPIB及GPⅡB-ⅢA）使之发生聚集（aggregation），并借助血小板α颗粒自身所含的vWF而使更多的血小板继续聚集。细胞内的vWF，是在胶原、ADP和凝血酶的作用下释出的vWF单体聚合得愈多，分子量愈大，参与凝血的功能就愈强。

此外，vWF在血栓形成机制中亦起作用（Kraus等，1989；杜传书等，1992；Perutelli等，1997；Montgomery等，2000）。

目前大多数研究表明，血管性假血友病乃是上述高分子量抗血友病球蛋白即第Ⅷ因子相关抗原或血管性假血友病因子（vWF）减少或缺乏所致。也有人认为，血管性假血友病是第Ⅷ因子复合物缺陷，即不仅缺乏第Ⅷ因子相关抗原，还缺乏抗血友病球蛋白（李毓义，1988，1994，2001）。

【临床表现】

血管性假血友病，恒在中—波猪、Doberman pinscher犬等一定的动物品系内呈家族性发生，遗传类型因畜种和病型而异。

猪和大多数品系犬的血管性假血友病为轻型，与人的vWDⅠ型相对应，属常染色体不完全显性类型，即两性均可发病，双亲均能传递。纯合子一定发病，症状典型。杂合子多数发病，症状明显或轻微。但也有杂合子不发病的，乃所谓携带者，只有通过有关检验才能发现其止血缺陷。一个患病亲本的后裔，约有50%发病。患病双亲的后裔约有60%发病。发病的年龄和出血的程度也因合子的类型而不同。纯合子发病早，出血程度重，有产后因脐带出血不止而死的；杂合子发病较晚，一般在2月龄左右起病，有的到性成熟后方显症状，自发性出血亦较轻微，或只表现为外伤及手术后出血不止。

就发病个体而论，病情常随年龄增长及妊娠胎次的增加而逐渐减轻。基本症状是出血倾向，皮肤和黏膜的自发性出血比较常见，如反复鼻衄、齿龈出血、皮肤紫癜、皮下血肿等，严重的可有胃肠道出血和关节出血，外伤后及手术时出血不止则更为常见。

德国短毛Pointer和苏格兰Terriers等品系犬的血管性假血友病多为中间型和重型，与人vWDⅡ型和Ⅲ型相对应，属常染色体隐性类型，即纯合子发病，杂合子为携带者。多数在初生期和幼年期起病显症，性成熟之前死亡。

vWD的特征性检验所见：流血时间延长，血小板黏附性降低，血小板对瑞斯脱霉素不聚集，vWF即第Ⅷ因子相关抗原极度减少以及抗血友病球蛋白活力降低。

流血时间延长，是本病的主要特点之一，而且常常是vWD杂合子携带者止血初筛检验的唯一改变。流血时间最好在口腔黏膜上测定（Jergen等，1987），vWD病畜通常由正常的2min左右，延长到5~22min不等。有的病畜Duke氏流血时间正常，改用盐水流血时间测定才显著延长（Mertz，1942）。再者，流血时间延长与出血病情的轻重未必一致。

血小板黏附性降低，是本病的重要检验特点。用玻璃珠柱法测定血小板黏附性（滞留率），病猪可由正常的 89% 降低到 19%。杂合子携带猪仅降低到 68%。血小板不能黏附于破损血管内皮下结缔组织的胶原纤维上，血小板释放的血管活性物质甚少，结果毛细血管丧失收缩能力，血小板血栓不易形成，伤口流血不止。

瑞斯脱霉素（ristocetin）和聚凝胺（polybrene）对血小板的聚集作用，不同于肾上腺素和胶原所激起的血小板聚集反应，它需要 vW 因子的参与，而不通过 ADP、纤维蛋白原和 Ca^{2+}。因此，vWD 病畜对瑞斯脱霉素和聚凝胺的聚集反应显著减弱或完全消失（Kattlove，1975）。

血浆第Ⅷ因子相关抗原即 vW 因子可用免疫抗血清沉淀法测定或用 SDS 琼脂糖凝胶电泳图分析 vW 因子的聚合体组分。绝大多数病畜 vW 因子总量明显减少，且不同分子量 vWF 多聚体组分发生改变（见 vWD 分型依据）。vWD 病畜 AHG 活性降低的程度比较轻微，一般为正常活力的 20%～60% 不等。因此，AHG 对第Ⅷ因子相关抗原的比率增高是本病的特点，也是与真性血友病（比率降低）的鉴别要点（Kraus 等，1989）。

AHG 活力降低的 vWD 病畜，激活的部分凝血活酶时间（APTT）相应延长，凝血酶原消耗时间亦相应缩短。

【诊断】

典型的血管性假血友病，依据家族发生史、出血体征、慢性病程以及血小板黏附性（滞留率）、流血时间、血小板瑞斯脱霉素聚集反应以及血浆 AHG 对 FⅧR：Ag 的比率等特征性检验结果，不难做出论证诊断。

vWD 的诊断难点，在于病型的确定和杂合子携带畜的识别。病型的确定，可依据浆 vW 因子聚合体的检验（Kraus 等，1989）。杂合子携带畜的识别，则常因多数筛检指标的测定值与正常纯合子个体的变动范围相互重叠而遇到麻烦。

Owen（1974）提出用止血积分（hemostatic score）筛检 vWD 携带畜。方法是首先将流血时间化为百分率，其流血时间 1～2min（正常）的为 100%，3min 的为 75%，4min 的为 60%，6min 的为 40%，8min 的为 20%，10min 的为 10%，10min 以上的为 5%；然后将 AHG 活性（%）、血小板滞留率（%）同流血时间百分率相乘，得出止血总积分。按此法得出的止血总积分：正常纯合子健猪（35 头）为 0.788（0.502～1.127）；vWD 杂合子携带猪（40 头）为 0.422。结果，70%～75% 的 vWD 携带猪，其止血总积分小于正常猪止血总积分的下限，从而大大提高了 vWD 携带猪的检出率。

犬、兔、猫等其他动物 vWD 杂合子携带畜的筛检和确认亦可参照施行。

【治疗】

长期以来唯独依赖替代疗法，即出血发作时或手术前输注新鲜全血或血浆。由于 vW 因子的生物半衰期短（36h），应每 24～48h 输注一次，不可能长期坚持。

患畜禁用阿司匹林、保泰松、消炎痛、潘生丁以及前列腺素 E_1 等药物。此类药物可使血管扩张，并影响血小板功能而诱发或加剧流血时间延长。

大多数Ⅰ型（轻型）vWD 患者和病畜，组织内贮存有正常的 vW 因子，使用 1-脱氨基 8-d-精氨酸血管加压素（1-deamino-8-D-agirine vasopressin，DDAVP），可使组织内的 vW 因子释入血浆，而取得止血效果（Turrentine 等，1988；杜传书等，1992）。DDAVP 的皮下注射剂量为每千克体重 1μg。据试验，13 例 vWDⅠ型病犬，DDAVP 注射后 30min，口黏膜流血时间由平均 11.9min 缩短到 6.7min。

业已证实，应用 DDAVP 对Ⅱ型（中间型）和Ⅲ型（重型）vWD 病犬无效，表明组织内缺乏贮备的 vW 因子（Kraus 等，1989）。但应用 DDAVP 可明显提高供体犬血浆内的 vW 因子浓度，改善输血止血的效果（Turrentine 等，1988）。

Bomie（1975）曾给 vWD 病猪移植同种异体肝脏，使血浆 AHG 活性及瑞斯脱 vW 因子（即瑞斯脱霉素对血小板的聚集反应）增高，但 2 周后因移植的肝脏遭到排斥而又复下降。

鉴于 vW 因子（第Ⅷ因子相关抗原）系肝脏等的血管壁内皮细胞所合成，本病的组织（如胎肝）移植，可望成为很有实用价值的基因疗法，值得进一步研究（Nichols 等，1995；Meinkoth，1995）。

（李毓义　唐博恒　张乃生）

参 考 文 献

程鸿，等．1989．人类疾病动物模型．上海：上海医科大学出版社：234 - 236.

杜传书．1992．医学遗传学．第 2 版．北京：人民卫生出版社：730 - 732.

李毓义．1988．动物血液病：北京：农业出版社：63 - 67.

李毓义，李彦舫．2001．动物遗传·免疫病学——医学自发模型．北京：科学出版社：184 - 188.

Bahou W F，et al. 1988. Blood. 72：308 - 313.

Benson R E，et al. 1981. Brit J Hematol. 49：541 - 550.

Bogart R，et al. 1942. J Hered. 33：59 - 64.

Bomie E J W. 1973. Am J Vet Res. 34：1 405 - 1 407.

Bomie E J w. 1975. Brit J Hematol. 31：37 - 44.

Chan J Y S，et al. 1968. Am J Physiol. 214：1 219 - 1 224.

Cornell C N. 1964. Am J Physiol. 206：926 - 928.

Cornell C N. 1969. Am J Physiol. 216：1170 - 1175.

Corell C N. 1972. Comp Biochem & Physiol. 42A：817 - 822.

Corell C N. 1972. Am J Physiol. 222：1 610 - 1 612.

Denis C，et al. 1998. Proc Natl Acad Sci USA. 95（16）：9 524 - 9 529.

Dodds W J. 1970. J Lab Clin Med. 76：713 - 721.

Dodds W J. 1975. Blood. 45：221 - 230.

Dodds W J. 1977. Comp Pathol Bull. 9：1，2.

Dodds W J. 1988. Handbook of Small Animal Practice. NewYork：Churchill Livingstone. 773 - 785.

Fass D N，et al. 1979. Blood. 53. 712 - 719.

Girma J P，et al. 1987. Blood. 70：605.

Hogan A G，et al. 1941. Proc Soc Exp Biol & Med. 48：217 - 219.

Hamilton H，et al. 1985. JAAHA. 21：637 - 641.

Jergen A E，et al. 1987. Am J Vet Res. 48：1 337.

Johnson G S，et al. 1980. JAVMA. 176：1 261 - 1 263.

Johnson I B，et al. 1981. Am J Vet J. 22：239 - 243.

Johnson G S，et al. 1988. Vet Clin North Amer. Small Animal Practice. 18：195.

Johnson G S，et al. 1989. Am J Vet Res. 50：300.

Kahn R A. 1970. Am J Vet Res. 31：679.

Kattlove H E，et al. 1975. Blood. 45：91 - 96.

Kraus K H，et al. 1989. Current Veterinary Therapy X. Small Animal Practice. Kirk（Ed）. Philadelphia：Saunders Co. 446 - 451.

Littlewood J D，et al. 1987. Vet Rec. 121：463 - 468.

Mansell P D，et al. 1991. Res Vet Sci. 51：313 - 316.

McCarroll D R，et al. 1987. Exp Hematol. 18：1 060.

Meinkoth J H，et al. 1995. Am J Vet Res. 56（12）：1 577 - 1 585.

Mertz E T. 1942. Am J Physiol. 136：360 - 362.

Montgomery R R，et al. 2000. J Pediater Hematol Onco. 22（3）：269 - 275.

Myers L J. 1972. JAVMA. 161：1 028 - 1 029.

Nichols T C，et al. 1995. Proc Natl Acad Sci USA. 92（7）：2 455 - 2 459.

Owen C A. 1974. Am J Vet Res. 35：245 - 248.

Parker M T，et al. 1991. Am J Vet Res. 52：119 - 125.

Perutelli P，et al. 1997. Recent Prog Med. 88（11）：526 - 529.

Rosborough T K，et al. 1980. J Lab Clin Med. 96：47 - 56.

Thiehi G L，et al. 1986. J Hered. 77：179 - 182.

Turrentine M A，et al. 1988. Vet Clin North Amer. Small Animal Practice. 18：275.

Webster W P. 1976. Am J Physiol. 230：1 342 - 1 348.

第三章　遗传性神经-肌病

遗传性缺陷累及神经系统的，几乎占遗传病总数的一半。遗传性代谢缺陷，更是大多伴有一定程度的神经系统病理变化和临床症状。本章列入的自发于各种动物的神经系统遗传病，是以神经系统结构和（或）功能先天性缺陷为主要病理特征的一些脑、脊髓、神经、肌肉的遗传性疾病。

动物的这些遗传性神经-肌肉疾病可作为自发性动物模型，用于人类对应病的比较医学研究（李毓义等，1994，2001）。

一、遗传性神经病

为数众多，有下列一些脑病、脊髓病和末梢神经病：

牛（Innes 等，1957；Rodrlguez 等，1989）、猪（Meyer 等，1966）和犬（Carmichael 等，1983）的遗传性先天性脑水肿。

牛（Smythe，1958）、绵羊（Dennis，1975）、山羊（Nieberle 等，1966）、猪（Wijeratne 等，1974）、兔和小鼠的遗传性脑膜脑突出。

牛的寡突神经胶质细胞发育不良（Cordy，1986）。

猫的橄榄核-桥脑-小脑萎缩（de Lahunta 等，1983）。

犬的纹状体-小脑-橄榄核变性（Montgomery 等，1982）。

马（Debowes 等，1987）、牛（王英民等，1987）、绵羊（贺天涛等，1987）、猪（de Lahunta 等，1983）和犬的遗传性小脑生活力缺失。

牛的 A-C 畸形并小脑发育不全（Madarame 等，1991）。

犬的遗传性脊髓发育不良，即脊管闭锁不全，或先天性脊髓空洞症（Jones 等，1983）。

犬的脊髓白质变性，即本体感觉径共济失调（de Lahunta 等，1983）。

牛和山羊的遗传性痉挛性轻瘫，即先天性跟腱挛缩。

牛的家族性周期性痉挛（Gregory 等，1962；Blood 等，1983）。

马（Murray 等，1988；Dyke 等，1990）、猪（Ehrenberger 等，1978）、犬（Ettinger 等，1983）、猫（Yorder，1968）、大鼠（Kadai 等，1981）和小鼠（Mahakrishnan 等，1980）的先天性肠无神经节症，即先天性巨结肠症。

马（Poncet 等，1989）和犬（Venker-Van Haagen 等，1978）的特发性喉麻痹。

犬的遗传性增生性神经病（Cummings 等，1981；Cooper 等，1984）。

牛（Gundlach 等，1988）、犬（Fox 等，1984）和小鼠的先天性肌阵挛。

犬的遗传性感觉神经病，即伤害感受缺失或肢端残缺（Hutt，1979；程鸿等，1989）。

犬（Izumo 等，1983）和小鼠（程鸿等，1989）的遗传性脊肌萎缩症等。

二、遗传性肌病

只有下列几个：

犬的Ⅱ型肌纤维缺乏症（Mckerrell 等，1986；Moore 等，1987）。

犬的Ⅱ型肌纤维肥大症（Lust 等，1972；Ettinger 等，1983）。

绵羊（Dent 等，1977）、犬（Kornegay 等，1988）和小鼠的进行性肌营养不良症。

马（Steinberg 等，1962）、山羊（Swift 等，1979）和犬的先天性肌强直。

马（Shirakowa 等，1989）和犬（Simpson 等，1985）的强直性肌营养不良症。

犬的家族性线粒体肌病（Herrtage，1979；Houlton 等，1980；Brauad 等，1990）。

北京白鸭的特发性斜颈（Rigden 等，1965；Gopalakrishnakone 等，1985）。

牛（Hoebe，1975，1983）和猫（Vos 等，1986）的遗传性膈肌病，即膈肥大。

火鸡的遗传性胸肌病，即绿肌病（Harper 等，1972；Sutherland，1974）。

参 考 文 献

程鸿，等.1989.人类疾病动物模型.上海：上海医科大学出版社：7-9，510-511，512-513，570-572.

王英民，等.1987.畜牧兽医学报，18（3）：189-188.

贺天涛，1987.畜牧与兽医，19（3）：116-117.

Blood D C, et al. 1983. Velerinary Medicine. 6th ed. London：Bailliere Tindall. 1 221.

Braund K G, et al. 1990. Vet Med. 85：558-570.

Carmichael S, et al. 1983. Vet Rec. 112：354-358.

Cook E R. 1988. J Equine Vet Sci. 8：432-455.

Cooper B J, et al. 1984. Am J Vet Res. 45：1 172-1 177.

Cordy D R. 1986. Vet Pathol. 23：78-80.

Cork L C, et al. 1988. J Neuropathol & Exp Neurol. 47：356.

Cork L C, et al. 1990. Can J Vet Res. 54：77-82.

Cummings J F, et al. 1981. Acta Neuropathologica. 53：137-143.

Cummings J F, et al. 1983. Am J Pathol. 112：136-138.

DeBowes R M, et al. 1987. Vet Clin North Amer. Equine Practice. 3：345-352.

de Lahunta A. 1975. Proc 20th World Vet Cong. Greece.

de Lahunta A, et al. 1983. Veterinary Neuroanantomy and Clinical Neurology. 2nd ed. Philadelphia：Saunders Co. 266-267. 269-270.

Dennis S M. 1975. Aust Vet J. 51：285-288.

Dent A C, et al. 1977. Aust Vet J. 55：297.

Duncan I D, et al. 1983. Current Veterinry Therapy Ⅷ Small Animal Practice. Kirk（Ed）Philadelphia：WB Saunders Co. 820.

Dyke T M, et al. 1990. Aust Vet J. 67：436-467.

Ehrenberger F, et al. 1978. Schweiz Arch Tierheelkunde. 120：477.

Ettinger S J, et al. 1983. Textbook of Veterinary Internal Medicine. Diseases of the Dog and Cat. 2nd ed. Philadelphia：Saunders Co. 646. 1 366-1 367.

Fox J G, et al. 1984. Am J Vet Res. 45：2 367-2 370.

Geelen J A G. 1974. Lab Anim. 8：167-176.

Geissinger H D, et al. 1990. J Comp Path. 102：252-253.

Goedegebuure S A, et al. 1983. Vet Pathol. 120：32-48.

Gopalakrishnakone P, et al. 1985. Am J Pathol. 118：500-501.

Gregory K E, et al. 1962. J Hered. 53：130-132.

Grenningloh G, et al. 1987. Nature. 328：215.

Gundlach A L, et al. 1988. Science. 241：1 807-1 810.

Harper J A, et al. 1972. Poult Sci. 51：1 757-1 759.

Harper P A W, et al. 1986. Vet Rec. 119：59-62.

Herrtage M E. 1979. Vet Rec. 105：334.

Hoebe H P. 1975. Tijdschr Diergeneeskd. 100：1 207 - 1 208.

Hoebe H P. 1983. Thesis Utrecht.

Hoffman E P, et al. 1978. Cell. 51：919 - 928.

Houlton J E F, et al. 1980. Vet Rec. 106：206.

Hutt F B. 1979. San Francisco Freeman. 99.

Innes J R M, et al. 1957. Adv Vet Sci. 3：35.

Izumo S, et al. 1983. Acta Neuropathol. 61：270 - 276.

Jones T C, et al. 1983. Veterinary Pathology. 5th ed. Philadelphia：Lea & Febiger. 280 - 281.

Kadai H, et al. 1981. Comp Pathol Bull. 13：3. 3 & 4.

Keith J R. 1981. Vet Med/Small Anim Clinic. 76：1 043 - 1 047.

Kornegay J N, et al. 1988. Muscle Nerve. 11：1 056 - 1 064.

Leestma J E. 1980. Am J Pathol. 100：821 - 824.

Lust G, et al. 1972. Am J Vet Res. 33：1 097.

Madarame H, et al. 1991. J Comp Pathol. 104：1 - 5.

Mahakrishnan A, et al. 1980. Arch Dermatol. 116：1 102.

McGavin M D. 1974. Comp Pathol Bull. 6：3 - 10.

Mckerrell R E, et al. 1986. Vet Pathol. 23：411 - 417.

Meyer H, et al. 1966. Path Vet. 3：529 - 542.

Montgomery D L, et al. 1980. Proc Am Coll Vet Pathol. 31：119.

Montgomery D L, et al. 1982. Dissertation Abstracts International B. 42：2 732.

Moore M P, et al. 1987. Am J Vet Res. 48：1 332 - 1 336.

Murray M J, et al. 1988. JAVMA. 192：917 - 919.

Nieberle K, et al. 1966. Special Pathologic Anatomy of Domestic Animals. Oxford：Pergamen Press. 100.

Poncet P A, et al. 1989. Equine Vet J. 21：137 - 138.

Rigden R h, et al. 1965. Arch Pathol. 80：58 - 62.

Rodrlguez A R, et al. 1989. Vet Argentina. 6：518 - 522.

Saunders L Z, et al. 1952. Cornell Vet. 42：559.

Shell L G, et al. 1987. JAVMA. 190：878 - 879.

Shirakowa T, et al. 1989. J Comp Pathol. 100：284 - 294.

Shire P K, et al. 1983. JAVMA. 183：229 - 232.

Simpson S T, et al. 1985. JAVMA. 186：495 - 498.

Smythe R H. 1958. Veterinary Ophthalmology. 2nd ed. London：Bailliere Tindall. 153 - 162.

Sponenberg D P, et al. 1986. J Hered. 77：60.

Steinberg S, et al. 1962. Science. 137：979.

Sutherland I R. 1974. Can Vet J. 15：77 - 81.

Swift L L, et al. 1979. Lab Invest. 40：384 - 390.

Thomas J B, et al. 1989. Aust Vet J. 66：301 - 302.

Valentine B A, et al. 1989. Am J Vet Res. 50：2 145 - 2 147.

Venker-Van Haagen A J, et al. 1978. JAAHA. 14：714 - 720.

Vos J H, et al. 1986. J Comp Pathol. 96：335 - 341.

Wallace M E, et al. 1978. Genet Res. 32：135 - 149.

Wentink G H, et al. 1972. Vet Pathol. 9：328 - 349.

Whittington R J, et al. 1989. Aust Vet J. 66：12 - 15.

Wijeratne W V S, et al. 1974. Vet Rec. 95：81 - 84.

Yasuba M, et al. 1986. Vet Pathol. 25：315 - 317.

Yorder J T. 1968. Vet Med/Small Anim Clinic. 63：1 049 - 1 052.

第一节　遗传性神经病

一、遗传性先天性脑水肿

Inherited Congenital Hydrocephalus

遗传性先天性脑水肿，又称遗传性脑内水肿综合征（hereditary internal hydrocephalus syndrome），是以颅骨变（畸）形、脑发育缺陷和（或）中脑导水管狭窄等所致阻塞性脑室积水为基本病理特征的一组遗传性疾病。遗传特性，一般属常染色体隐性类型（Blackwell 等，1959；Baker 等，1961；Urman 等，1964；Greene 等，1974），个别（如娟姗牛）属常染色体显性类型（Innes 等，1957）。

本病已报道主要发生于荷斯坦、海福特、爱尔夏、娟姗、根舍等多种品系牛（Innes 等，1957；Blackwell 等，1959；Baker 等，1961；Jones，1961；Barlow 等，1963；Urman 等，1964；Greene 等，1974；Weaver，1975；Rodriguez 等，1989），其次是约克夏、欧洲 Buntes 等品系的猪（Meyer 等，1966；Trautwein 等，1966）以及 Pekingese、Bullmastiffs 等品系的犬（Chew-Lim 等，1976；Carmichael 等，1983）。

【病因及发病机理】

脑脊液源自脑室系统各处脑室膜的脉络丛形成后，由侧脑室经室间孔流入第三脑室，并通过中脑导水管中转至第四脑室，再经第四脑室的外侧孔流入蛛网膜下腔，被脑静脉或静脉窦处的蛛网膜绒毛（arachnoid villus）回收入血。脑脊液的这一形成、流通和回收过程协调进行，使脑室系统得以保持相对稳定的充盈度和静水压。当先天畸形或发育缺陷一旦累及脑室系统时，则不论是室管膜脉络丛异常增多，和（或）导水管、孔过细过窄，还是蛛网膜绒毛结构和功能不全，都会致发脑室积水即脑内水肿，包括阻塞性脑水肿（obstructive hydrocephalus）或贯通性脑水肿（communicating hydrocephalus）。

动物的遗传性先天性脑水肿，根本病因在于常染色体隐性突变基因（多数）或显性突变基因（少数）致发的累及脑室系统的颅骨和（或）脑髓先天发育缺陷。

除侧脑室、第三脑室和（或）第四脑室扩张增大，邻接脑髓受压变薄等基本病理变化外，还伴有颅骨和（或）脑髓先天发育缺陷所固有的各种结构改变和功能障碍，从而构成各自的病理类型。表现不同的临床特征（李毓义等，1994，2001）。

【临床表现】

遗传性先天性脑水肿，恒在牛、猪、犬等某种动物的一定品系内呈家族性发生。显症的病畜，两性皆有，绝大多数为疾病基因的纯合子个体（常染色体隐性遗传），个别（如娟姗牛）为疾病基因的杂合子个体（常染色体显性遗传）。其起病时间、疾病经过和临床症状，因畜种和病型而不同。

1. 颅骨或脑畸形的脑水肿　常染色体隐性遗传类型，见于荷斯坦、海福特、爱尔夏等品系牛。胎内起病，一出生即显症。

一种临床类型是体格弱小，不能站立或吮乳，前额膨隆，颅骨拱起，牙齿发育不良，眶上孔部分闭合。尸检可认小脑发育不全、中脑畸形、中脑导水管狭窄和骨骼肌肌病。

另一种临床类型是失明，不能站立，持续大声哞叫或不能发声。但前额不膨隆。

尸检可认侧脑室积水，大脑实质明显压薄，伴有视神经缩窄、视网膜剥脱、白内障、玻璃体凝固和进行性肌营养不良（Baker 等，1961；Barlow 等，1963；Urman，1964；Greene，1974）。

2. 软骨发育不良、颅骨变形的脑水肿 见于德克斯特、荷斯坦、根舍、娟姗等品系牛。除娟姗牛为常染色体显性 (Innes 等，1957) 外，均为常染色体隐性遗传类型。流产和难产的居多。活产犊牛前额极大，颜面很短，伴有缺腭裂、颈厚、肢短等软骨发育不良的各种体征。死产胎犊和新生病犊常有全身水肿体征 (Innes 等，1957；Jones，1961；Weaver，1975)。

3. 伴有脑和脑膜突出的脑水肿 常染色体隐性遗传类型，见于约克夏和欧洲 Buntes 等品系猪。胎内起病，一出生即显症。最突出的体征是脑膜或脑膜连同部分脑髓通过顶骨或额未闭的骨缝突出并疝入皮下。表现各种类型的脑功能障碍。存活期一般不超过 1~4 周。尸检除侧脑室和第三脑室扩大等阻塞性脑室积水的眼观病变外，还可认端脑、间脑、菱脑，特别是中脑（中脑导水管所在）的各种畸形所见 (Gilman，1956；Meyer 等，1966；Trautwein 等，1966)。

4. 伴有全身水肿的脑水肿 常染色体隐性遗传类型，见于 Pekingese 犬 (Chew-Lim，1976) 和爱尔夏牛 (Arthus，1975)，多为死产或难产。尸检特点是侧脑室和第三脑室扩张，表明中脑导水管存在狭窄或阻塞，而且伴有全身皮下水肿和体腔积液。其病因和发病机理不明。

5. 伴有小脑共济失调的脑水肿 常染色体隐性遗传类型，见于 Bull mastiffs 品系犬 (Carmichael 等，1983)。6~9 周龄起病显症。主要表现为共济失调，行为异常和视觉缺陷。病理学特征是小脑诸核、侧前庭核和四叠体下丘的对称性变性、空泡形成和神经胶质细胞增生，并伴有以脑室系统各部（侧脑室、第三脑室、中脑导水管、第四脑室）全面扩张为标志的贯通性脑水肿。

【诊断】

本病论证诊断的依据包括：符合常染色体隐性遗传发生特点的家族发生史；表现意识障碍（嗜眠、昏睡）、运动障碍（痉挛性轻瘫、共济失调）、视觉障碍（失明、斜视、眼球震颤）、颅形改变等脑水肿综合征；颅腔平片摄影（整个颅腔显示弥漫均质的"毛玻璃样"白浊）、脑室充气造影（由枕骨大池注入空气，通过第四脑室外侧孔进入脑室系统）及脑电图像（各导联脑电波出现频率普遍减慢，而波幅明显增大）等揭示脑室扩张、脑室积水的辅助诊断指标。

在鉴别诊断上，应注意区别黏病毒（流行性腮腺炎病毒、Ⅰ型呼肠孤病毒）、牛病毒性腹泻病毒、猫传染性腹膜炎病毒等胎内感染或母体维生素 A 严重缺乏，诱发脑膜炎和室管膜炎 (ependymitis)，影响中脑导水管发育，破坏蛛网膜绒毛结构和功能所致的各种先天性阻塞性脑内水肿和贯通性脑内水肿 (de Lahunta 等，1983)。

【治疗】

无根治疗法。医学上目前采取的侧脑室引流或分流 (shunt) 手术，在兽医临床上并不适用 (de Lahunta 等，1983；李毓义等，1994)。

参 考 文 献

李毓义，李彦舫．2001．动物遗传·免疫病学——医学自发模型．北京：科学出版社：192-194.

Arthus G H. 1975. Veterinary Reproduction and Obstetrics. 4th ed. London：Bailliere Tindall. 115.

Baker M L, et al. 1961. J Hered. 52：135-138.

Barlow R M, et al. 1963. J Comp Pathol. 73：410.

Blackwell R L, et al. 1959. J Hered. 50：143-148.

Carmichael S, et al. 1983. Vet Rec. 112：354-358.

Chew-Lim M. 1976. Vet Rec. 99：424-425.

de Lahunta A, et al. 1983. Veterinary Neuroanatomy and Clinical Neurology. 2nd ed. Philadelphia：Saunders Co. 47-49.

Gilman J P. 1956. Cornell Vet. 46：487-499.

Greene H J，et al. 1974. Cornell Vet. 64：596 - 615.

Innes J R M，et al. 1957. Adv Vet Sci. 3：35.

Jones W A. 1961. Vet Rec. 73：937.

Rodriguez A R，et al. 1989. Vet Argentina. 6：518. 520 - 522.

Trautwein G，et al. 1966. Path Vet. 3：543 - 555.

Urman H K，et al. 1964. Cornell Vet. 54：229.

Weaver A D. 1975. Vet Ann. 15：7.

二、遗传性脑膜脑突出

Hereditary Meningoencephalocele

遗传性脑膜脑突出，又称露脑畸形（exencephaly）或遗传性颅骨缺陷（inherited skull defects），包括脑膜突出（Meningocele）和脑突出（encephalocele），是以脑膜和（或）脑髓从未闭合的颅骨裂隙（cranioschisis）突出、裸露或疝入皮下为病理和临床特征的一种遗传性神经管发育缺陷（neural tube development defects），即神经管闭合不全（dysraphia）。其遗传特性，属常染色体隐性类型。

人类遗传性脑膜脑突出，是一种灾难性的遗传缺陷（Warkany，1971）。

动物的遗传性脑膜脑突出，已相继报道发生于猪（Nordby，1929；Meyer 等，1966；Trautwein 等，1966；Wijeratne 等，1974），猫（Field，1975；Kera 等，1976；Sekeles，1981；Zook 等，1982，1983；Sponenberg 等，1986），牛（Smythe，1958），绵羊（Dennis，1975），山羊（Nieberle，1966），兔（Geelen，1974）以及小鼠（Gropp 等，1974；Wallace 等，1978；Vacha 等，1997；Meiner 等，1998；Lakkis 等，1999）。

动物脑膜脑突出的发现和确认，为人类对应病的比较医学研究以及神经管分化、发育、闭合等比较生物学研究，提供了自发性动物模型。

美国弗吉尼亚－马里兰区兽医学院备有遗传性脑膜脑突出综合征杂合子携带猫和纯合子病猫群体，突变基因符号为"mc"，可供使用（Sponenberg 等，1986；李毓义等，1994）。

【病因及发病机理】

本病的根本病因在于神经管胚胎早期分化、发育和闭合的先天缺陷。遗传特性，至少在猪（Meyer 等，1966）、猫（Zook 等，1982，1983）和鼠（Wallace 等，1978），已通过先证畜的谱系调查和测交试验确定为常染色体隐性类型，突变基因符号为"mc"。

但一种胎鼠（foetal mouse）的露脑畸形，属于染色体病，已确定为 12 号染色体的三体（trisomy）综合征（Gropp 等，1974；Zook 等，1983）。本病的具体发病机理和主要发病环节，尚待进一步阐明。

新近有报道称，小鼠神经纤维质（neurofibromin）缺乏可引起脑突出，是对 Sprotch 神经管缺陷的调整（Lakkis 等，1999）；神经管板层素 α - 5 基因缺乏小鼠常发生脑突出和胎盘病，表明板层素（laminin）在胚胎发育中的作用（Meiner 等，1998）；高热可引发小鼠脑突出，其对高热敏感性的基因可能是生长阻滞特异性基因（growth arrest specific gene）即 GAS 5 基因（Vacha 等，1997）。

【临床表现】

在一定的动物品系如缅甸猫和兰得瑞斯猪，呈家族性发生。显症的病畜，雌雄兼有，为疾病基因的纯合子个体，基因型为 mc/mc。其双亲则均为不显临床表型的杂合子携带者，基因型为 mc/＋。胚胎早期起病. 多为死胎或为弱产和早产，一出生即显症。一般在短时间内（数小时至数日）死亡，个别在离乳后骨缝逐渐闭合而存活。临床症状显而易见。

在猫，最突出的体征是头部中央出现直径 2.0～5.0 cm，高 0.2～4.0 cm，被有皱褶状皮肤的柔软块状物，呈肉梗状或分叶状（中央有脊状的纵向沟）。切开皮肤，即暴露顶骨或额骨有长度为1.2～3.0cm 的卵圆形缺口以及突出或疝入的脑膜和脑髓（常为端脑背侧部）。还伴有其他各种颅面畸形（craniofacial anomalies），如无眼，无鼻梁和鼻孔，腭裂，唇裂，舌对裂（bifid）、巨大并外突等（Zook 等，1982，1983；Sponenberg 等，1986）。

在猪，最突出的体征是脑膜或脑膜连同脑髓从顶骨未闭合或额缝两侧头裂的孔口突出并疝入皮下。在兰得瑞斯和德国 Bunte 猪，常没有皮肤覆盖而完全裸露，即属于露脑畸形（exencephaly malformation）（Meyer 等，1966；Wijeratne 等，1974）。在大白猪和约克夏猪，常兼有颅脑畸形而伴发脑室积水（Gilman，1956）。

【诊断】

本病不难论证诊断，主要依据于符合常染色体隐性遗传特点的家族发生史和显而易见的颅骨裂以及脑膜脑的疝入或裸露。在鉴别诊断上，应注意区别药物或毒物致畸作用诱发的各种先天性脑膜脑突出，如过量的维生素 A、台盼蓝和 laetrile（Kundsen，1965；Marin-Padilla，1980；Willhite，1982）、灰黄霉素（Scott 等，1974）、甲基绿（Khera 等，1973）以及抗肿瘤药羟基脲（Khera，1979）在孕畜妊娠早期的持续应用。

【治疗】

无根治疗法。

参 考 文 献

李毓义，李彦舫．2001．动物遗传·免疫病学——医学自发模型．北京：科学出版社：194-1196．

Dennis S M．1975．Aust Vet J．51：385-388．

Field B．1975．Vet Rec．96：42-43．

Geelen J A G．1974．Lab Anim．8：167-176．

Gilman J P W．1956．Cornell Vet．46：487-499．

Gropp A，et al．1974．Nature．249：145-147．

Kera K S，et al．1976．Toxicol Appl Pharma．38：389-398．

Khera K S，et al．1973．Teratology．8：293-304．

Khera K L．1979．Teratology．20：447-452．

Kundsen P A．1965．Acta Odont Scand．23：71-89．

Lakkis M M，et al．1999．Dev Biol．212（1）：80-92．

Marin-Padilla M．1980．J Neurol Sci．46：83-99．

Meiner J H，et al．1998．J Cell Biol．143（6）：1 713-1 723．

Meyer H，et al．1966．Path Vet．3：529-542．

Nieberle K，et al．1966．Special Pathologic Anatomy of Domestic Animals．Oxford：Pergaman Press．100．

Nordby I E．1929．J Hered．20：229-232．

Sekeles E．1981．Feline Pract．11：28-31．

Smythe R H．1958．Veterinary Ophthalmology．2nd ed．London：Bailliere Tindall．153-162．

Scott F W，et al．1974．Teratology．11：79-86．

Sponenberg D P，et al．1986．J Hered．77：60．

Trautwein G，et al．1966．Path Vet．3：543-555．

Vacha S J，et al．1997．Dev Genet．21（3）：212-222．

Wallace M E，et al. 1978. Genet Res. 32：135-149.

Warkany J. 1971. Year Book Medical Publishers Ⅲ Chicago：189-216.

Wijeratne W V S，et al. 1974. Vet Rec. 95：81-84.

Willhite C C. 1982. Science. 215：1 513-1 515.

Zook B C，et al. 1982. Proc 33rd Ann Session AALAS.

Zook B C，et al. 1983. Vet Med/Small Anim Clinic. 78：695-701.

三、寡突神经胶质细胞发育不良

Oligodendroglial Dysplasia

寡突神经胶质细胞发育不良，又称遗传性髓鞘形成不全（heredltary dysmyellnation）或遗传性髓鞘病（inherited myelinopathy），是以脑脊髓白质内广泛散在的局灶性嗜酸性斑为基本病理特征，进行性共济失调为主要临床表现的一种家族性脑脊髓白质病（familial leukoencephalomyelopathy）。其遗传特性，已初步确定为常染色体类型，隐性或显性待定。

动物的寡突神经胶质细胞发育不良，20世纪70年代初才开始见有报道，仅自然发生于牛，唯独见于Charolias品系，特称Charolias牛的进行性共济失调（progressive ataxia of Charolias cattle）（Palmer等，1972；Blackmore等，1974；Cordy，1986）。其后，又相继报道发生于Rollweiller品系犬（Boersma等，1995）、小鼠（Pennacchio等，1998；Jun等，1999）以及猪（Kratzsch等，1999）。

【病因及发病机理】

本病的根本病因，在于寡突神经胶质细胞的先天发育缺陷。其基本发病机理和主要发病环节，据认为是寡突神经胶质细胞的微细突起在个体发育过程中持续增殖，使分化过程中的神经轴索不能充分被覆髓鞘（dysmyelination），神经轴索（axon）和神经胶质（glia）之间的结合（axoglial conjunction）不够紧密，而造成神经冲动传导异常（abnormalities of impulse conduction）（Cordy，1986）。

据新近报道，小鼠发生进行性共济失调，是由于缺乏α（1A）亚单位，P/Q型钙通道不畅，改变了突触传递（Synaptic transmission）（Jun等，1999）或者由于缺乏Cystatin B所致（Pennacchio等，1998）。

本病的病理组织学特征：脑脊髓白质内的多灶性嗜酸性斑（multiple focal eosinophilic plaques）。这一特征性斑状病灶，主要分布于小脑髓质、小脑脚和大脑底部的内囊区。其次是大脑皮质下放线区（subcortical radiations）和大脑脚。还广泛散在于胼胝体、视径、桥脑交叉、内纵索以及脊髓白质，尤其第一颈节的腹面交叉处。病灶有时在白质内呈串珠状排列，融合成大病灶的甚少，其色泽浅淡，中央聚集Luxonl固蓝染色呈阳性反应的细小颗粒，有若干条几乎没有髓鞘的轴索横贯其间。

电镜观察：所谓"斑灶"实质上是轴索髓鞘的旁结区（paranodal region）。嗜酸性斑系由肿胀和（或）断裂的裸露轴索、旁结区髓鞘裂片或颗粒所构成。四周有肥大增生的寡突神经胶质细胞的舌部及由其伸出的众多细小突起所围绕（Palmer等，1972；Cordy，1986）。

【临床表现】

本病仅在Charolias品系牛中呈家族性发生。显症病牛有公有母，属疾病基因纯合子抑或杂合子个体尚待确定。通常在青年期即8～24月龄起病显症。病程缓慢，但渐进增重，概转归于死亡。

主要临床症状是进行性共济失调。初始，显现四肢僵直，后肢尤甚；站立时，四肢叉开，否则跌倒（静止性共济失调）；行走时，步态蹒跚，体躯摇晃，并常常摔倒（运动性共济失调）；兴奋时，头部频频抬举或摇摆（意向性震颤）。

特殊症状是排尿状态异常，尿液一股一股地喷射而出。这表明，受大脑调控而由排尿中枢发出的神经冲动，沿下行径传导时或断或续，很不连贯。本病的进展很慢，由开始的轻微共济失调，发展到末期的卧地不起或起立困难，约需 1～2 年的时间。

【诊断】

论证诊断的主要依据是家族发生史和起病晚、进展慢的共济失调综合征。

在鉴别诊断上，应注意区别伴有脱髓鞘（demyelination）和髓鞘形成不良（dysmyelination）的各种遗传性或获得性疾病。

鉴别要点：通过尸检和病理组织学检查，确认寡突神经胶质细胞发育不良所致的中枢神经白质多灶性嗜酸性斑的存在（李毓义等，1994，2001）。

【治疗】

无根治疗法。

参 考 文 献

李毓义，李彦舫．2001．动物遗传·免疫病学——医学自发模型．北京：科学出版社：198-200.

Blackmore W F，et al. 1974. Acta Neuropathol (Berl). 29：127.

Boersma A，et al. 1995. Vet Quarterly. 17（3）：108-109.

Cordy D R. 1986. Vet Pathol. 23：78-80.

Jun K，et al. 1999. Proc Natl Acad Sci USA. 96（26）：15 245-15 250.

Kratzsch A，et al. 1999. Mamm Genome. 10（10）：1 036-1 038.

Palmer A C，et al. 1972. Vet Rec. 91：592.

Pennacchio L A，et al. 1998. Nat Genet. 20（3）：251-258.

四、多灶性中枢神经元生活力缺失

Multifocal Central Neuronal Abiotrophy

多灶性中枢神经元生活力缺失，又称遗传性小脑皮质和锥体外核生活力缺失（hereditary cerebellar cortical and extrapyramidal nuclear abiotrophy），包括橄榄核桥脑小脑萎缩（olivopontocerebellar atrophy）即家族性橄榄核桥脑小脑发育不全（familial olivopontocerebellar hypoplasia）和遗传性纹状体小脑-橄榄核变性（hereditary striatonigral and cerebellar-olivary degeneration）即纹状体小脑变性舞蹈病（chorea due to striocerebellar degenera-tion），是以小脑（浦金野细胞）、延脑（橄榄核）、桥脑（桥脑核和横行纤维）、中脑（黑质）乃至大脑底部纹状体（尾状核和豆状核）等多部位中枢神经元的变性和萎缩为基本病理特征的一大类脑髓先天缺陷。其遗传特性属常染色体隐性或显性类型。

动物的多灶性中枢神经元生活力缺失，已报道自然发生的有：猫橄榄核桥脑小脑萎缩（Brouwer，1934；Schut，1946；de Lahunta 等，1983）和 Kerry blue terrier 犬纹状体-小脑-橄榄核变性（Metter 等，1946；de Lahunta 等，1975，1976；Deforest 等，1978；Montgomery，1980，1982）。前者类似人的小脑橄榄核变性 Holmer 型或橄榄核桥脑小脑萎缩 Menael 型（Montgomery，1982；杜传书等，1983）。后者对应于人纹状体-小脑-橄榄核变性，即青年型 Huntington 氏舞蹈病（Scherer，1933；Klawans 等，1971；Konigsmark 等，1971；de Lahunta 等，1983）。

新近报道发生于马，见于美国 Miniature 品系，属小脑-橄榄核并侧（副）楔部变性［Cerebdloolovary andleteraI（accessory）cuneate degeneration］（Fox 等，2000）。

美国得克萨斯州立大学培育有遗传性纹状体－小脑－橄榄核变性的 Kerry blue terrier 犬种群，供比较医学研究用（Montgomery，1982；de Lahunta 等，1983；李毓义等，1994，2001）。

【病因及发病机理】

动物的多灶性中枢神经元变性和萎缩，同人的对应病一样，根本病因在于先天缺陷。遗传特性，在人以常染色体显性类型居多，常染色体隐性类型较少（杜传书等，1983）。在犬和猫，则以常染色体隐性类型居多，亦有少数属常染色体显性类型的（Montgomery，1982；de Lahunta 等，1983）。

不论在人或动物，其小脑皮质和锥体外神经核等多部位神经元变性萎缩的发病机理，一直未能得到分子遗传学和组化病理学水平的阐明。

主要发病环节：据认为在于谷酰胺能神经通路（glutaminergic pathway）存在某些先天缺陷，使谷氨酸在谷酰胺能受体内发生贮积，造成各部有关神经元的变性、萎缩以至生活力缺失。试验表明，将谷氨酸的神经毒性类似物红藻氨酸（kainic acid）注入犬脑的尾状核内，可实验复制本病的一些早期病变（Montgomery，1982）。

基本病理特征：多灶性中枢神经元变性和萎缩，主要分布在小脑皮质的浦金野氏细胞和延脑的橄榄背核（caudal olivary nucleus），其次是桥脑的桥脑核（pontine neclei）和横行纤维（transverse fibres）、中脑的黑质（substantia nigra）和（或）大脑底部纹状体的尾状核（caudate nucleus）以至豆状核（putamen）。在疾病早期，正中脊状神经元（median spiny neuron）树突脊的数目明显增多，小脑浦金野氏细胞和尾状核神经元树突的线粒体肥大，继而神经元的树突变性和坏死。病变还累及下丘脑－脑垂体轴（hypothalamuspituitary axis），以致性腺细胞体积减小，不能发育成熟（Montgomery，1982）。

【临床表现】

猫的橄榄核桥脑小脑萎缩和犬的纹状体橄榄小脑变性，均呈家族性发生。显症的病畜，雌雄兼有，为疾病基因纯合子（隐性类型）或杂合子（显性类型）个体。通常在 2～4 月龄起病。病程有缓有急。急性的经过数周数月，慢性的拖延 1～2 年，概转归于死亡。

临床症状错综复杂，各式各样，包括一般脑症状和灶症状，精神障碍、感觉障碍和运动障碍，主要取决于中枢神经元变性和萎缩所涉及的部位及范围。但是，基本症状都是进行性小脑性共济失调（progressive cerebellar ataxia）。

Kerry blue terrier 病犬的早期症状是后肢僵直和轻度的头部震颤。数周内逐渐发展为四肢的辨距障碍（dysmetria）和痉挛性步态（spastic gait），迈步动作笨拙、费力且过度。头部震颤在意向性动作（intention movement）时明显加剧。显症 8～10 周后，体躯性共济失调（trunced ataxia）变得非常明显，以致站立时体躯前后左右摇晃，行走时头部、躯干和四肢的动作紊乱而不协调，很难直线前进，常常后退以致摔倒。病程 5～6 个月之后，共济失调更加严重，不能运步行走，不能安稳站立，终于卧地不起（de Lahunta 等，1983）。

【诊断】

确诊依据于家族发生史和病理组织学所见。

【治疗】

尚无根治疗法。

参 考 文 献

杜传书，等 . 1983 医学遗传学 . 北京：人民卫生出版社：645 - 647.

李毓义，李彦舫 . 2001. 动物遗传·免疫病学——医学自发模型 . 北京：科学出版社：198 - 200.

Brouwer B. 1934. Psychiatry Neurol BI（Amsterdam）. 38：352.

Deforest M，et al. 1978. Can Vet J. 19：198.

de Lahunta A. 1975. Proceedings of 20th World Veterinary Congress. Greece.

de Lahunta A，et al. 1976. JAVMA. 168：1 119.

de Lahunta A，et al. 1983. Veterinary Neuroanatomy and Clinical Neurology. 2nd ed. Phiadelphia：Sannders Co. 267.

Fox J et al. 2000. Vet Pathol. 37（3）：271 - 274.

Klawans H O，et al. 1971. J Neurol Neurosurg Psychiatry. 34：14.

Konigsmark B W，et al. 1971. J Neuropathol Exp Neurol. 30：133.

Metter F A，et al. 1946. J A V M A. 108：377.

Montgomery D L，et al. 1980. Proc Am Coll Vet Pathol. 31：119.

Montgomery D L. 1982. Dissertation Abstracts International B. 42：2 732.

Scherer H J. 1933. Zentralbl Ges Neurol Psychiat. 146：406.

Schut J W. 1946. J Neuropathol Exp Neurol. 5：77.

五、遗传性小脑生活力缺失

Hereditary Cerebellar Abiotrophy

遗传性小脑生活力缺失，即遗传性小脑皮质生活力缺失（inherited cerebellar cortical abiotrophy），又称遗传性小脑共济失调（inherited cerebellar ataxia），是一组以小脑变性和萎缩为基本病理特征，小脑性共济失调为主要临床表现的遗传性小脑病。它包括 de Lahunta（1983）所划分的新生期小脑生活力缺失综合征（neonatal cerebellar abiotrophy syndrome）和生后期小脑生活力缺失综合征（postnatal cerebellar abiotrophy syndrome），也包括伴有组织变性和萎缩的小脑发育不全或不良（cerebellar hypoplasia or dysplasia）。

动物的遗传性小脑生活力缺失，国内外文献曾分别以先天性小脑变性（congenial cerebellar degeneration）、家族性小脑萎缩（familial cerebellar atrophy）、遗传性小脑皮质病（inherited cerebellar cortical disease）等多种名称报道发生于各种畜禽和实验动物。先后见于马（Koch 等，1950；Wheat 等，1957；Fraser，1966；Dungworth 等，1966；Bjorck 等，1967，1973；Sponseller，1967，1968；Palmer 等，1973；Debowes 等，1987），牛（Innes 等，1940；Jennlings 等，1951；Johnson 等，1958；White 等，1975；Cho 等，1978；Barlow 等，1968，1979，1981；王英民等，1987；Whittington 等，1989；Kemp 等，1995），绵羊（White 等，1945；Innes 等，1949，1950；Van Bogaert 等，1950；de Lahunta 等，1983；Harper 等，1986；贺天涛等，1987；Milne 等，1998），猪（Rimaila-Parnanen，1982；de Lahunta 等，1983）以及众多品系犬（Dow，1940；Cordy 等，1952；Good，1962；Tontitila 等，1971；Palmer 等，1973；Hartley 等，1978；Gill 等，1980；de Lahunta 等，1980，1983；Steinberg 等，1981；Clark 等，1982；Yasuba 等，1988；Thomas 等，1989），为人的各类型遗传性小脑病的研究，提供了数量最大、畜种最多的自发性动物模型（李毓义等，1994，2001）。

新近又报道发生于暹罗猫，系迟发性小脑生活力缺失（Shamir 等，1999）。

【病因及发病机理】

动物先天性小脑生活力缺失的遗传特性，绝大多数业已证实为常染色体隐性类型，还有少数尚待确定。其根本病因，无疑在于先天缺陷。但其发病机理和主要发病环节，都未得到分子遗传学水平的阐明，有待进一步研究。

基本病理学特征：小脑神经细胞的变性、萎缩或缺失。病变分布于小脑半球、蚓部以至小脑脚各处，涉及分子层、浦金野氏细胞层、颗粒层等小脑皮质各层以至小脑髓质。其中，最为严重而多见的是浦金野氏细胞的变性、萎缩和缺失（de Lahunta 等，1983）。

依据进化程度，小脑可分为前叶、中叶和后叶三部分。小脑前叶，属于旧小脑（paleocerebellum），主要包括蚓部头侧叶（vermis of the rostral lobe）和邻接的小脑半球，与脊髓功能及姿势的肌张力有关；小脑中叶，属于新小脑（neocerebellum），主要包括蚓部尾侧叶（vermis of the caudal lobe）和大部分小脑半球，与精细动作的调控有关；小脑后叶，属于原始（古）小脑（archicerebellum），主要包括绒球结叶（flocculonodular lobe），与前庭系统的功能有关。

纵行切开，小脑皮质还可分为三个对称区：内侧区，包括蚓部和顶核（fastigial nuclei），主要功能是调节姿势和局部动作的肌张力，保持全身的平衡；中间区，包括蚓旁皮质（paravermal cortex）和间位核（interposital nuclei），主要功能是调节肌肉张力和姿势，控制精细的动作；外侧区，包括小脑半球的外侧部和外侧核（lateral nuclei），主要功能是调控四肢的精细动作。

小脑皮质和髓质变性、萎缩和缺失的病理生理学改变，取决于病变的部位、范围和程度。泛发性小脑病变，通常显现双侧对称性共济失调（静止性和运动性共济失调）。单侧小脑病变，常显现同侧性共济失调。但当一侧小脑髓质和小脑脚病变波及前庭成分（如绒球结叶和原始小脑）时，则显现对侧性共济失调。小脑病变不会引起轻瘫，即使病变严重亦不认随意运动的异常，而痉挛性步样和共济失调则最为常见。

共济失调步态的特点是运步动作的频度、范围和力量失去调控，特称辨距障碍（dysmetria）。举步过高，步幅过大则称为伸展过度（hypermetria）。随意运动的反应迟缓，但动作一旦激起，则不是活动范围过大，速度过快，就是力量过强。辨距障碍和伸展过度的实质是浦金野氏神经元对小脑核的抑制作用不足，属于抑制释放症状，反映小脑皮质，尤其浦金野细胞层的严重病变。

原始小脑（绒球结叶和顶核区）的病变，可引起前庭系统紊乱，而表现体位平衡失调，眼球震颤，姿势奇特，步样广踏而跟跄，抬举前肢时容易向侧方或后方摔倒。

波及顶核和间位核的一侧性小脑髓质病变，可引起瞳孔散大，对光反应迟缓，第三眼睑（瞬膜）脱出和眼睑裂增大。顶核的病变，瞳孔变化显现于对侧；而间位核的病变，瞳孔变化显现于同侧。

头部意向性震颤（intention tremor），是小脑皮质病的特点。抑制伸肌张力和牵张反射的小脑头侧叶病变，可引起前肢僵直伸展和后弓反张（opisthotonus）。

当头侧叶的病变波及腹侧小叶时，则叉开站立，后肢僵直而伸展（de Lahunta 等，1983；Debowes 等，1987）。

【临床表现】

1. 马小脑生活力缺失　在阿拉伯纯种、杂种以及 Gotland 矮马中呈家族性发生。基本病理学特征是小脑皮质浦金野神经元广泛缺失，颗粒层神经元稀疏。通常在新生期或 4～6 月龄起病，亦有延迟到 9～24 个月龄才显现的。初始，症状发展快速，然后趋向稳定或缓慢进展。突出的症状是四肢对称性痉挛。肢体辨距障碍和伸展过度的程度轻重不等。抬举其头部或受惊吓时，两前肢僵直伸展，高高举起，常向后摔倒。行走时头部和躯干左右摇晃。头部意向性震颤，是其固定症状。不显眼球震颤。大多数病马的视觉显然并无异常，但眼前示以伤害动作时，眼睑不闭不合，无任何防卫反应（Debowes 等，1987）。

2. 牛小脑生活力缺失　特称牛家族性搐搦和共济失调（bovine familial convulsions and ataxia），简称 BFCA，在 Aberdeen 盎格斯、爱尔夏、夏洛来、海福特、荷斯坦以及西门塔尔等品系的纯种或杂种牛内，呈家族性发生。

基本病理学特征是小脑发育不全，皮质浦金野层和颗粒层神经细胞稀疏、变性、萎缩或缺失。通常在新生期、1～3月龄或4～9月龄起病。病程数月至1～2年不等，大多转归于死亡。临床症状不尽一致。

在中国山西省沁源县发现于西门塔尔—中国黄牛杂种牛，主要尸检变化是左侧小脑萎缩2/3，小脑沟回变浅，蚓部偏向右侧。主要病理组织学所见是小脑皮质浦金野氏细胞变性和坏死。临床特征是慢性渐进性共济失调，包括：静止和走动时，头部不自主地晃动，静止或有采食、饮水等意向时晃动尤甚（意向性头部震颤）；站立时四肢叉得很宽，否则难以保持体躯平衡（体位平衡失调或静止性共济失调）；行走时，抬腿过高，着地很重，蹒跚踉跄，左右前后摆动前进，易向后侧方摔倒（运动性共济失调）。病犊在1～2岁之内全部死亡（王英民等，1987）。

在盎格斯牛，主要表现为全身搐搦，癫痫发作，肢体僵直，伸展过度和共济失调。初生至3月龄期间，癫痫频频发作，每次可持续数小时之久。共济失调、肢体僵直和过度伸展则经常存在。其后，所有症状逐渐减轻或缓解。至2岁时，有些病牛完全康复。

在荷斯坦奶牛，直到3～9个月龄时才突然发作小脑性共济失调。头几天内，病程进展迅速，以后即保持相对稳定或缓慢发展，直到最终卧地不起。病犊行走时，体躯摇晃，四肢僵直，广踏而且伸展过度。偶尔显现后弓反张状态。

特征性姿势是两耳后缩，颈部伸长，眼睑裂阔开，并显现眼球震颤和斜视，（dorsomedial strabismus），即使眼前示以伤害动作亦不出现眼睑闭合等防卫反应。

在爱尔夏牛和夏洛来牛，一出生即显现小脑性共济失调，但基本症状稳定而不进展（de Lahunta等，1983；Whittington等，1989）。

3. 绵羊小脑生活力缺失 即遗传性小脑皮质萎缩，俗称呆羔病（daft Lamb disease，DLD），在Welsh Mountain、考力代尔、美利奴以及阿斯卡尼—新疆和田杂种等品系内呈家族性发生。基本病理学特征是小脑皮质浦金野氏神经元变性、萎缩和缺失，神经胶质细胞增生。已报道有2种病型：初生型和迟发型。

（1）初生型。见于多数品系，包括中国新疆和田地区发现的阿斯卡尼—和田杂种，一出生即起病显症。病羔站立时，四肢叉开广踏。行走时体躯摇晃，容易摔倒。严重的，卧地不起。个别病羔眼球震颤。头部意向性震颤，是重要的固定症状。病程特点是，显症后病性稳定而不再发展，且共济失调症状常随年龄的增长而逐渐减轻，一般不会致死（de Lahunta等，1983；贺天涛等，1987）。

（2）迟发型。仅见于美利奴品系，中年（3.5～6岁）起病显症，表现典型的进行性小脑共济失调综合征，如头部意向性震颤，辨距障碍，伸展过度，伸肌僵直，静止性和（或）运动性共济失调，视觉正常而眼睑闭合防卫反应迟钝等。病程渐进增重，最终卧地不起，直至死亡（Harper等，1986）。

4. 猪小脑生活力缺失 仅报道在约克夏品系内呈家族性发生。基本病理学特征是蚓部和蚓旁叶浦金野层和颗粒层神经元明显缺失和浦金野氏神经轴索肿大。通常在新生期或5周龄前后起病。以后肢突然僵直显症，然后表现共济失调，并在数日内发展到前肢，以致卧地不起。个别病猪眼球震颤。在4个月观察期间，始终未曾见到头部震颤（Gardner等，1972；Rimaila-Parnanen，1982；de Lahunta等，1983）。

5. 犬小脑生活力缺失 在Boston bull terriers、Airedale terriers、Bernese Mountain、Finnish harriers、Irish setter、Border Collie、粗毛Collie、Gordon setter、Collie sheep、Samoyeds、Beagle以及澳大利亚Kelpie等10多个品系内，呈家族性发生。

依据起病时间，分为两大病型：新生期小脑共济失调综合征和生后期小脑共济失调综合征。前者胎内起病，一出生即显症，共济失调病情相对稳定，主要见于Samoyeds、Beagle、Irish setter等品系。后者生后数周至数月即幼年期起病显症，呈进行性病程，共济失调的基本症状在数天、数周、数月或数年内渐进增重，直至卧地不起和死亡，主要见于Gordon setters、粗毛Collie、Airedale terries等各品系。

　　两种病型都显现小脑共济失调的 4 大体征：头部意向性震颤，伴有或不伴有眼球震颤；辨距障碍，步态和姿势异常；伸肌僵直，四肢伸展过度；静止性和（或）运动性共济失调（de Lahunta 等，1983；Yasuba 等，1988；Thomas 等，1989）。

【诊断】

　　论证诊断的主要依据是符合常染色体隐性遗传类型的家族发生史和小脑性共济失调综合征。确定诊断则必须进行脑脊髓的全面检查，以确认单纯性小脑病理组织学所见。

　　本病杂合子携带畜的筛检指标尚未选定，筛检方法有待建立（李毓义等，1994）。

【治疗】

　　尚无根治疗法。

参 考 文 献

王英民，等 . 1987. 畜牧兽医学报，18（3）：184 - 188.

李毓义，李彦舫 . 2001. 动物遗传・免疫病学——医学自发模型 . 北京：科学出版社：200 - 204.

贺天涛，等 . 1987. 畜牧与兽医，19（3）：116 - 117.

Barlow R M，et al. 1968. Vet Rec. 83：60.

Barlow R M，et al. 1979. Vet Rec. 105；91.

Barlow R M，et al. 1981. Vet Pathol. 18：151.

Bjorck G，et al. 1967. Proceedings 18th World Veterinary Congress. Paris. 818.

Bjorck G，et al. 1973. Zentralbl Veterinaermed. 20；341.

Cho D F 1978. Vet Pathol. 15：264 - 266.

Clark R G，et al. 1982. New Zealand Vet J. 30：102 - 103.

Cordy D R，et al. 1952. J Neuropathol Exp Neurol. 11：324 - 328.

DeBowes R M，et al. 1987. Vet Clin North Amer. Equine Practice. 3：345 - 352.

de Lahunta A，et al. 1980. JAVMA. 177：538 - 541.

de Lahunta A，et al. 1983. Veterinary Neuroanatomy and Clinical Neurology. 2nd ed. Philadelphia：Saunders Co. 266 - 267. 270 - 271.

Dow R S. 1940. J Comp Neurol. 72：569 - 586.

Dungworth D L，et al. 1966. Cornell Vet. 55：17.

Fraser H. 1966. Vet. Rec. 78：608.

Gardner C，et al. 1972. Senior Seminar. Flower Veterinary Library. Ithaca. N Y New York State College of Veterinary Medicine. .

Gill J M，et al. 1980. New Zealand Vet J. 28：170.

Good R. 1962. Dissertation University of Bern. Switzerland.

Harper P A W，et al. 1986. Aust Vet J. 63：18 - 21.

Hartley W J，et al. 1978. Aust Vet Practitioner. 8：1 - 7.

Innes I R M，et al. 1940. J Pathol Bacteriol. 50：455.

Innes I R M，et al. 1949. Vet Rec. 61：225.

Innes I R M，et al. 1950. Cornell Vet. 40：127.

Jennings A R，et al. 1951. Vet Rec. 63：60.

Johnson K R，et al. 1958. J Dairy Sci. 41：1 371.

Kemp J，et al. 1995. Vet Rec. 136（8）：198.

Koch P，et al. 1950. Tierärzt Umschau. 5：317.

Milne E M，et al. 1998. Vet Rec. 143（8）：224 - 225.

Palmer A C, et al. 1973. Vet Rec. 93：62.

Palmer A C, et al. 1973. J Small Anim Pract. 14：343.

Rimaila-Parnanen E. 1982. Hereditas. 97：305 - 306.

Shamir M, et al. 1999. J Small Anim Pract. 40（7）：343 - 345.

Sponseller M L. 1967. Proc Am Assoc Equine Pract. 13：123.

Sponseller M L. 1968. JAVMA. 152：313.

Steinberg H S, et al. 1981. JAVMA. 179：886 - 890.

Thomas J B, et al. 1989. Aust Vet J. 66：301 - 302.

Tontitila P, et al. 1971. Svoman Elainlaakarilehti. 77：135.

Van Bogaert L, et al. 1950. Arch Pathol. 50：36.

Wheat J D, et al. 1957. JAVMA. 131：291.

White R G, et al. 1945. Cornell Vet. 65：476.

Whittington R J, et al. 1989. Aust Vet J. 66：12 - 15.

Yasuba M, et al. 1988. Vet Pathol. 25：315 - 317.

六、A - C 畸形并小脑发育不全

Cerebellar Hypoplasia Associated with Arnold-Chiari Malformation

Arnold-Chiari 畸形，简称 ACM，指的是小脑疝入前段颈部脊椎管，并伴随脑干的延长和移位（Sullivan，1985）。疝入的小脑组织显示不同程度的发育不全（Wehner，1983）。

本病报道自然发生于牛，见于日本短角牛和西门塔尔等各品系（Herzog，1971；Cho 等，1977；Wehner，1983；Sullivan，1985；Mandarame 等，1991；Leclerc 等，1997）。

新近报道见于动物园的非洲狮（Shamir 等，1998）。

【病因及发病机理】

根本性病因在于先天缺陷。遗传类型还未确定。发病机理和主要发病环节，尚待分子遗传学水平的阐明。一般认为，ACM 是神经组织和骨质结构胚胎发育异常的结果（Cho 等，1977）。

病理解剖学特征：颅骨穹隆内面平整；大脑后区脑回变浅并平行于纵轴，枕极附近的大脑皮质变薄，脑回缺失，侧脑室略显扩张；菱脑向后方延长、移位而不扭结；小脑经由大孔向后疝入脊椎管，抵寰椎和枢椎平面；小脑体积缩小，半球和蚓部分离不全；脑干和脊索较正常小（李毓义等，1994）。

组织学病变明显，仅限于后脑。整个小脑发育不全；发育不良的小脑叶，被增宽的叶间沟所分隔；小脑半球病变较轻，呈局灶性，如浦金野细胞变性，神经胶质细胞增生和播散性小出血灶；蚓部病变严重，小叶大小不等，占位极窄，颗粒细胞和浦金野细胞不同程度丧失，皮质部变薄以至完全消失，而神经胶质纤维增生；颗粒层内浦金野细胞变性，轴索肿胀，特称"轴索鱼雷"（axonal torpedoes）；髓体（medullary corpus）即中央髓质部含有一些变性的轴索；小脑诸核的神经元数量明显减少，仅剩 2/3；脑干部亦有相应的病变，右橄榄核和右桥脑核的神经元数量减少，红核内的一些神经细胞显示中心性染色质溶解（central chromatolysis）（Mandarame 等，1991）。

【临床表现】

胎内起病，一出生即显症。病犊不能站立，或步态摇晃，呈明显的小脑性共济失调。多数伴有两后肢或四肢关节弯曲（arthrogryposis）、唇裂（cheiloschisis）、荐部脊柱对裂（spina bifida）即脊髓裂（myeloschisis）等体肢的各种畸形。

病犊血清用已知能致先天性神经畸形的 Akabane、BVD - MD、Chuzan 等 3 种病毒检测中和抗体，均呈阴性结果（Cho 等，1977；Mandarame 等，1991）。

【治疗】

无治疗办法。

参 考 文 献

Cho D Y，et al. 1977. Acta Neuropathol (Berlin) . 39：129 - 133.

Herzog A. 1971. Giessener Beitrage zur Erbpathologie und Zuchthygiene. Sonderheft. 2：62 - 119.

Leclerc S，et al. 1997. Can Vet J. 38（5）：300 - 301.

Mandarame H，et al. 1991. J Comp Pathol. 104：1 - 5.

Shamir M H，et al. 1998. J Wildl Dis. 34（3）：661 - 666.

Sullivan N D. 1985. Pathology of Domestic Animals. 3rd ed. Jubb. Orlando；Arlando；Academic Press. 201 -338.

Wehner L. 1983. Inaugural Dissertation. Giessen.

七、遗传性脊髓发育不良

Hereditary Myelodysplasia

遗传性脊髓发育不良，又称脊管闭锁不全（spinal dysraphism）或先天性脊髓空洞症（congenital syringomyelia），是以脊髓尤其腰髓先天发育不良、脊管闭锁不全或脊髓空洞形成为主要病理特征的一种中枢神经遗传病。其遗传特性属常染色体隐性类型。主要临床表现为步态异常、姿势异常和本体感觉及反射异常。

动物的遗传性脊髓发育不良，已报道自然发生于犬，见于 Weimaraner 品系犬（Mcgrath，1960，1965；Confer 等，1972；Jones 等，1983）、Pekingese 品系（Ruberte 等，1995）、Cho Chow 品系（Booth 等，1998），English Springer spaniel 品系（Pratt 等，2000）和杂种犬（Geib 等，1967），与人的脊管闭锁不全或先天性脊髓空洞症相对应（Bremer，1926；Benda，1952；李毓义等，1994，2001）。

又报道发生于马驹（Rivas 等，1996）、犊牛（Ohfuji，1999）和 Slotch 小鼠（Li 等，1999）。

【病因及发病机理】

本病的根本性病因在于先天缺陷。遗传特性已确定为常染色体隐性类型（Jones 等，1983）。但其发病机理和主要发病环节尚未得到分子病理学水平的阐明。

特征性病理变化：局限于脊髓，特别是腰髓的发育不良，包括：背中隔（dorsal septum）异常，如中隔缺失，中隔及邻接白质稀疏（rarefaction）；中心管异常，如中心管缺失、中心管折叠（duplication）、脊髓积水（hydromyelia）、脊髓空洞（syringomyelia）；腹正中裂异常（anomalies of ventral median fissure）；灰质包括中央灰质、背角和腹角的异常。

【临床表现】

恒在一定的动物品系内呈家族性发生。显症的病犬，两性皆有，为疾病基因纯合子个体。其双亲则为不显临床表型的疾病基因杂合子携带者。通常在胎内起病，4~6 周龄显症。

临床表现主要包括：站立时，头颈低下，背腰蜷缩，后肢屈曲，取蹲伏姿势（crouching stance）；行走时，两后肢同时起落，呈单（齐）足跳步态（hopping gait）；一侧后腿明显外展（unilateral abduction）；某些本体感觉反射（proprioceptive reflex）异常，如膝腱反射和三头肌腱反射迟钝，使后肢外展或跗部屈曲能长时间保持，触觉放置反射（tactile placing reflex）和后肢齐跳反射（hindlimb hopping reflex）均缺失。经过数月至1～2年不等。

病程特点：上述各种症状和体征一旦显现，即不再增重。少数存活至成年的病犬，基本症状的严重程度亦无明显改变（Confer 等，1972；Jones 等，1983）。

【诊断】

本病的主要论证诊断依据是：符合常染色体隐性遗传特点的家族发生史；反映腰髓节段性病变的神经症状；相对稳定的非进行性慢性病程。

杂合子携带者的筛检指标还没选定，筛检方法尚待建立（李毓义等，1994，2001）。

【治疗】

无根治疗法。

参 考 文 献

李毓义，李彦舫.2001.动物遗传·免疫病学——医学自发模型.北京：科学出版社：205-206.

Benda C E. 1952. Dvevlopmental Disorders of Mentation and Cerebral Palsies. New York：Grune & Stratton.

Booth M J, et al. 1998. J S Afr Vet Assoc. 69（8）：102-104.

Bremer F W. 1926. Deusche Ztschr Nervenh. 95：1-103.

Confer A W, et al. 1972. JAVMA. 160：1 423-1 426.

Geib L W, et al. 1967. JAVMA. 150：618-620.

Jones T C, et al. 1983. Veterinary Pathology. 5th ed. Philadelphia：Led & ebiger. 280-281.

Li J, et al. Development. 125（11）：2 495-2 503.

McGrath J T. 1960. Neurologic Examination of the Dog. 1st ed. Philadelphia. Pa：Lea & Febiger. 136.

McGrath J T. 1960. ibid. 2nd ed. Philadelphia. Pa：Lea & Febiger. 203.

McGrath J T. 1965. Pathol Vet. 2（Suppl 2）：1-36.

Ohfuji S. 1999. Vet Pathol. 36（6）：607-609.

Pratt J N, et al. 2000. J Small Anim Pract. 41（1）：24-26.

Rivas L J, et al. 1996. J Am Vet Med Assoc. 209（5）：950-953.

Ruberte J, et al. 1995g. Zentralbl Veterinarmed A. 42（5）：307-313.

八、脊髓白质变性

Spinal Cord White Matter Degeneration

脊髓白质变性，简称SCWMD，又称遗传性共济失调（hereditary ataxia）或本体感觉径共济失调（proprioceptive tract ataxia），是以脊髓的白质部，尤其两侧脊髓小脑径（spinocerebellar tract）对称性变性为主要病理特征的一种遗传性脊髓病。遗传特性，属常染色体隐性类型（de Lahunta 等，1983）。

动物的单纯性SCWMD，即不伴有小脑及脑干先天缺陷的遗传性脊髓白质变性，已报道自然发生于犬，见于被毛平滑的 Fox terriers 品系（Bjorck 等，1957，1962；de Lahunta 等，1983）和 Jack Russell Terriers 品系（Hartley 等，1973；de Lahunta 等，1983），Rottweiter 品系（Kortz 等，1997）。以后又报道发生于猪（Dick 等，1997）、大鼠（Shuman 等，1997）以及秃鹫和美洲大鸨（Thomas 等，1998）。

【临床表现】

在一定的动物品系内呈家族性发生。显症的病犬，两性皆有，为疾病基因纯合子个体。先证病犬的双亲则均为不显临床表型的杂合子携带犬。通常在幼年期即10～16周龄起病，病程数周至数月不等，病情发展缓慢。主要临床症状是脊髓小脑径损害和本体感觉障碍所致的脊髓性共济失调，包括体现或反映本体感觉障碍的各种姿势异常、步态异常和反射异常（李毓义等，1994，2001）。

【治疗】

无根治疗法，概取死亡转归。

参 考 文 献

李毓义，李彦舫.2001.动物遗传·免疫病学——医学自发模型.北京：科学出版社：207.

Bjorck G，et al. 1957. Vet Rec. 69：871.

Bjorck G，et al. 1962. Arch Neuropathol（Suppl）.1：45.

Dick E J，et al. 1997. Lab Anim Sci. 47（1）：50 - 57.

de Lahunta A，et al. 1983. Veterinary Neuroanatomy and Clinical Neurology. 2nd ed. Philadelphia：Saybders Co. 269 -270.

Hartley W J，et al. 1973. Acta Neuropathol. 26：71.

Kortz G K，et al. 1997. Vet Pathol. 34（4）：296 - 302.

Pumarola M，et al. 1999. Acta Neuropathol（Berl）.97（2）：192 - 195.

Shuman S L，et al. 1997. J Neurosi Res. 50（5）：798 - 808.

Thomas N J，et al. 1998. Vet Pathol. 35（6）：479 - 487.

九、遗传性痉挛性轻瘫
Hereditary Spastic Paresis

遗传性痉挛性轻瘫，即遗传性痉挛性麻痹（inherited spastic paralysis），又称跟腱挛缩（contraction of the Achilles tendon）、痉挛性轻瘫综合征（spastic paresis syndrome）或后肢痉挛性跛行（spastic lameness of the hindlimbs），是肌伸张反射弧机制先天性紊乱所致的一种遗传性神经肌肉疾病。遗传特性，属常染色体多基因隐性类型。

临床特征：腓肠肌腱挛缩和后肢痉挛性轻瘫。

动物的遗传性痉挛性轻瘫，最早（1922）描述于欧洲的Friesian品系牛。先证病畜的祖先，经追溯调查确认系一头Elso Ⅱ公牛，鉴于特征性症状为跟腱挛缩，特称Elso -跟腱综合征（Elso-Heel syndrome）（Fromston等，1956）。

本病广泛分布于世界各国，先后报道自然发生于Aberdeen 盎格斯、夏洛来、爱尔夏、短角、瑞士、西门塔尔、娟姗、海福特等多种品系的纯种、杂种犊牛和印度成年牛（Wheat，1960；Love 等，1963；Leipold 等，1967；Denniston 等，1968；Gadgill 等，1970；Baird 等，1974；Bijleveld 等；1976；Deley 等，1977，1980；Keith，1981；de Lahunta 等，1983；Blood 等，1983）。还曾报道见于Alpine 山羊（Saunders 等，1952）。

【病因及发病机理】

本病的根本病因在于先天性缺陷。遗传特性已通过先证病畜的系谱调查和测交试验确定为常染色体多基因隐性类型（Fromston 等，1956；Wheat，1960；Gadgill 等，1970；Keith 1981）。对其发病机理和主要发病环节的认识则很不一致。

一些研究表明，腓肠肌挛缩是脑病变的表现。例如：脑脊液内的同香子兰酸（homovanillic acid）含量改变与本病相关（Deley 等，1975）。红核内的巨大细胞（gaint cell）核固缩，虎斑溶解（tigrolysis），神经元胞浆空泡形成，且左侧红核的严重变性对应于右后肢的重度痉挛；有些病牛还伴有非化脓性脑炎病变（Baird 等，1974）。

一些研究表明，主要发病环节在脊髓，脊髓背根有明显的细胞增多（hypercellularity）（Denniston 等，1968）。

其后，多数学者认为痉挛性轻瘫的发病机理在于牵张受体反射活动过度（overactive stretch receptor reflex），即后肢骨骼肌的神经肌肉梭反射弧机制（neuromuscular spindle reflex arc mechanism）失控或活动过度，属于肌伸张反射机制紊乱（disturbance of the myotatic refex mechanism）（Bijleveld 等，1976；Keith 等，1981；de Lahunta 等，1983）。由于向后肢肌肉分布的 γ 传出神经纤维的过度活动，使 IA 传入神经纤维产生冲动，通过突触到达 α 运动神经元，激起梭外纤维（extrafusal fibers）收缩，使跗关节伸展，并通过交互反射机制（reciprocal mechanism），激起第三腓肌收缩，而使膝关节伸张（de Lahunta 等，1983）。这一发病机理的认识，已经得到实验证实：用稀薄的普鲁卡因液阻断腰髓腹根的小神经元（γ 传出神经纤维），后肢痉挛性轻瘫症状随即暂时消失（Deley 等，1979，1980）；切断腰 5（L5）、腰 6（L6）背根（含 IA 传出神经纤维），可使后肢痉挛性轻瘫症状得到缓解（Deley 等，1977）。

【临床表现】

恒在盖格斯、荷斯坦、莫累灰等牛的某些品系内，呈家族性发生。显症的病牛，两性兼有，为疾病基因的纯合子个体。其双亲则均为不显临床表型的杂合子携带者。多数在哺乳期即 6 周龄至 6 月龄起病，少数 2 周龄早发或延迟至成年期（3 岁）起病（Gadgill 等，1970；Bradley 等，1980；Keith 等，1981）。病程数月或 1～2 年不等。概死于长期卧地不起所致的褥疮和败血症。

主要症状：一侧或双侧后肢运动障碍和跛行，起卧动作缓慢而艰难。站立姿势特异：前肢广踏，背腰拱起，重心前移，尾尖举起，病肢挺直而后伸。行走时步态特异：病肢悬垂在空中摆动，蹄面高抬（3～10cm）而很少着地。外观跗关节过度伸展、直立，胫跗角显著增大。触诊腓肠肌挛缩，紧张而坚硬。他动运动检查时，伸展膝关节几不可能，屈曲其他各关节则感到自如而没有阻力。后期，病侧臀肌废用性萎缩。伫立状态下，后方观察股臀部外侧方肌块显得很不对称，给人以病侧骨盆带倾斜塌陷的印象。两后肢罹患的重症病牛，常卧地不起。

X 射线透视，大多显示胫骨远端骨骺部骨质疏松，骨膜增厚，跟骨骨骺明显增宽（Keith，1981）。

【诊断】

本病的论证诊断依据包括：符合常染色体隐性遗传类型特点的家族发生史；腓肠肌挛缩造成的异常站立姿势和步态等特异性临床表现；肌伸张反射机制紊乱矫正手术的显著效果。

在鉴别诊断上，应注意区别先天性骶髂关节脱位、髋股关节脱位和肌强直。

本病同先天性肌强直的鉴别要点：挛缩持续存在，局限于腓肠肌；运动后肌挛缩并不减轻；肌电图不认异常（李毓义 等，1994，2001）。

杂合子携带牛的可靠检出指标尚未选定。目前应用的唯一检出方法是观测跗关节。凡跗关节伸展而直立，且胫跗角超过 147°的，即可作为疑似杂合子携带者而加以淘汰（Gadgill 等，1970；Keith 等，1981）。

【治疗】

对肌伸张反射弧机制紊乱所致的腓肠肌挛缩，可施行 2 种矫正手术：一是腓肠肌腱切除术（gastrocnemius tenotomy）；一是胫神经腓肠肌分支全切除术（total tibial neurectomy）。

对幼龄病犊，只做腓肠肌腱部分或完全切除。对年长的病犊，除腓肠肌腱切除外，还需做指浅屈肌腱切除（superficial digital flexor tenotomy）和（或）股二头肌跗腱切除（biceps femoris tarsal tenotomy）。胫神经腓肠肌分支切除术，比腱切除术复杂得多，但不论在犊牛和成牛，矫正效果均好。

据记载，135 例病牛胫神经腓肠肌分支切除术的矫正效果是：完全治愈 74 例，基本治愈 46 例，症状改善 11 例，轻微好转 2 例，无效 2 例（Bouckaert 等，1966；Keith，1981；de Lahunta 等，1983；李毓义等，1994）。

参 考 文 献

李毓义，李彦舫 . 2001. 动物遗传 · 免疫病学——医学自发模型 . 北京：科学出版社：207 - 210.

Baird J D，et al. 1974. Aust Vet J. 50：239 - 243.

Bijleveld K，et al. 1976. Tijdschr Diergeneesk. 101：805.

Blood D C，et al. 1983. Veterinary Medicine. 6th ed. London：Bailliere Tindall. 1 221.

Bouckaert J H，et al. 1966. Vet Rec. 79：226.

Bradley R，et al. 1980. Vet Pathol. 17：305.

de Lahunta A，et al. 1983. Veterinary Neuroanatomy and Clinical Neurology. 2nd ed. Philadelphia：Saybders Co. 147.

Deley G，et al. 1975. Am J Vet Res. 36：227.

Deley G，et al. 1977. Am J Vet Res. 38：1 899 - 1 900.

Deley G，et al. 1979/1980. Vet Sci Commun. 3：289.

Denniston J C，et al. 1968. J A V M A. 152：1 138.

Fromston C，et al. 1956. Vet Rec. 68：624 - 627.

Gadgill B A，et al. 1970. Vet Rec. 86：694 - 697.

Keith J R. 1981. Vet Med/Small Animal Clinician. 76：1 043.

Leipold H W，et al. 1967. J A V M A. 151：598 - 601.

Love J，et al. 1963. Vet Rec. 75：394.

Saunders L Z，et al. 1952. Cornell Vet. 42：559.

Wheat J D. 1960. J A V M A. 137：659 - 660.

十、家族性周期性痉挛

Familial Periodic Spasticity

家族性周期性痉挛，又称遗传性周期性痉挛（inherited periodic spasticity），是一种病性未定而以惊厥和痉挛反复发作为主要临床表现的遗传性疾病。其遗传特性，已通过系谱调查和测交试验确定为常染色体隐性类型（Becker 等，1961；Gregory 等，1944，1962；Blood 等，1983）。

动物的家族性周期性痉挛，依据发病年龄，分为新生和成年 2 种病型。

新生畜周期性痉挛（neonatal periodic spasticity），即遗传性先天性致死性痉挛（hereditary congenital lethal spasm），已报道发生于娟姗牛（Gregory 等，1944）和海福特牛（Gregory 等，1962；Blood 等，1983；Tenszen，1998）。

成年畜周期性痉挛（Adult Periodic Spasticity），已报道发生于荷斯坦牛和根舍牛（Becker 等，1961；Roberts，1965；Blood 等，1983）。

新近报道本病还发生于猪，取名先天性进行性共济失调和痉挛性轻瘫（congenital progressive ataxia and spastic presis）（Kratzsch 等，1999）。其突变基因定位于第 3 条染色体上。

【病因及发病机理】

本病的根本病因在于先天性缺陷。遗传特性属常染色体隐性类型。但其病性归属、发病机理以及主要发病环节，均未能从分子病理学水平上加以阐明。确认系神经组织损害，尚缺少病理形态学依据。曾有记载，成年型牛周期性痉挛系脊椎骨的发育缺陷所致，尚待进一步证实（Blood 等，1983）。

【临床表现】

本病恒在荷斯坦、根舍、娟姗、海福特等牛的一定品系内，呈家族性发生。显症的病牛，雌雄兼有，系痉挛性致死基因（spastic lethal gene）等突变基因的纯合子个体。其双亲则均为不显临床表型的疾病基因杂合子携带者。

两种病型，在起病时间、疾病经过和临床表现上，均有显著的不同。

1. 新生牛周期性痉挛　出生时正常，2～5 日龄起病显症，病程数周，概取死亡转归。早期的特征性症状为眼睛突出，运动性共济失调，头颈偏斜，扭向一侧。随着病程的进展，病犊卧地不起，突出表现为感觉过敏。突然大声吆喝（听觉）或轻轻抚摸躯体（触觉），即可刺激诱发强直性惊厥，病犊头、颈偏斜，躯干挛缩，四肢僵直，持续约数分钟，反复发作不已，直至死亡。

2. 成年牛周期性痉挛　幼年期正常，成牛后起病显症，病程数月至数年不等。特征性症状为周期性痉挛。早期，强直性痉挛发作只出现于起立时，病牛背腰僵硬而凹陷，后肢僵直而伸展，伴有不同范围的肌颤，但神志始终清醒。最初，发作短暂而且稀少，只持续几秒钟。随着病程的进展，痉挛发作愈益频繁而持久，最后可持续达 30min 或更长。

【治疗】

尚无根治疗法。新生牛周期性痉挛，病程较短较急，终归死亡。成年牛周期性痉挛，使用脊髓抑制剂唛酚生（mephensin），口服日量为每 100kg 体重 3～4g，每天 3 次分服，2～3d 为一疗程，可在数周内缓解痉挛发作（Blood 等，1983；李毓义等，1994，2001）。

参 考 文 献

李毓义，李彦舫．2001．动物遗传·免疫病学——医学自发模型．北京：科学出版社：210 - 211.

Becker R B，et al. 1961. J Dairy Sci. 44：542.

Blood D C，et al. 1983. Veterinary Medicine. 6th ed. London：Bailliere Tindall. 1 221.

Gregory K E，et al. 1962. J Hered. 53：130 - 132.

Gregory P W，et al. 1944. J Hered. 35：195 - 200.

Kratzsch A，et al. 1999. Mamm Genome. 10（10）：1 036 - 1 038.

Roberts S J. 1965. Cornell Vet. 55：437.

Tenszen A. 1998. Can Vet J. 39（11）：716 - 717.

十一、先天性肠无神经节症

Congenital Intestinal Aganglionosis

先天性肠无神经节症，即无肠肌层神经节症（myenteric aganglionosis）、回肠-结肠无神经节症（ileocolonic aganglionosis）或肠肌层神经节缺乏症（myenteric hypoganglionosis），又称先天性巨结肠（congenital megacolon）或先天性无神经节巨结肠和巨空肠（congenital aganglionic megacolon and megajejunum），是以结肠远端（小结肠、直肠）或结肠、盲肠以至回肠肠壁肌层神经节细胞先天缺如或缺乏，结肠、大结肠、盲肠以至空肠扩张为基本病理特征的一种植物神经节遗传缺陷病或遗传性消化系统病。遗传特性属常染色体单基因或多基因隐性类型。

主要临床特征：腹胀、便秘、巨结肠和（或）巨盲肠以至巨空肠。

人的先天性无肠肌层神经节症，又名先天性巨结肠症，为多基因遗传类型。20 世纪 20 年代由 Hirchsprung 氏所发现和确认，特称 hirschsprung 病。在人类先天性巨结肠症中，肠肌层神经节细胞的缺如，大多（90％以上）局限于直肠及乙状结肠远端，有的累及大部或全部结肠，个别病例甚至累及小肠。通常按照无神经节肠段范围的大小，分为 2 种病型：病变部位只限于结肠左曲以下者，为短节段型（Ⅰ型）；受累部位扩展至横结肠以上者，为长节段型（Ⅱ型）（杜传书等，1983，1992）。还有人主张分为 5 型，即广泛型、全结肠型、长段结肠型、末端结肠型（Hirschsprung 病）以及小段结肠型（Kadai 等，1981）。

动物的先性无肠肌层神经节症，20 世纪 30 年代始报于犬（Wolf 等，1936；Mcclure，1956；Duncan，1958；Ettinger 等，1983）。后相继报道自然发生于其他动物，如猫（Yoder，1968；Ettinger 等，1983）、马（Pulos 等，1969；Trommerhausen-Smith，1977；Schneider 等，1978；Jones，1979；Hultgren，1982；Vonderfecht 等，1983；Murray 等，1988；Dyke 等，1990）、猪（Ehrensberg 等，1978；Blood 等，1983）、小鼠（Bielschousky 等，1960，1962；Bolande 等，1972，1975；Webster，1974；Wood，1977；Mahakrishnan 等，1980）以及大鼠（Kadai 等，1981；Gariepy 等，1998）。

动物先天性肠无神经节症，特别是大鼠、小鼠等实验动物先天性肠无神经节性巨结肠和巨小肠症的发现和繁衍，为人类对应病发病机理和诊治等比较医学研究以及胚胎神经嵴细胞移行和肠植物神经节分化发育等比较生物学研究，提供了大量自发性动物模型。

美国缅因州杰克逊实验室和日本 Omiya 动物繁殖研究所，分别备有 piebeld 和 spotting 变异巨结肠小鼠群体（Bolande 等，1975；程鸿等，1989）以及 Spotting 大鼠先天性巨小肠和巨结肠症群体，可供使用（Ckadia 等，1981；程鸿等，1989；李毓义等，1994，2001）。

【病因及发病机理】

先天性肠无神经节症的根本病因在于基因突变。小鼠、大鼠和马的先天性巨结肠和巨小肠症，毛皮黑色素缺乏（马）或异常沉着（小鼠）和肠肌层神经节缺如密切相关。这两种遗传性状（体征表型和病理表型）的伴随存在，强烈提示决定或调控胚胎神经嵴细胞（neural crest cell）分化和移行的基因发生了点突变（Bolande 等，1972，1975；Kadai 等，1981；Trommerhausen-Smith，1977；Hultgren 等，1982；Murray 等，1988）。

早已证实，不论在人或是畜禽，胚胎发育期间，皮肤的黑色素细胞（Melanocytes）和肠壁肌层神经节细胞（myenteric ganglia cells）均起源于神经嵴细胞的分化和移行（Kuntz，1910，1920；Jones，1942；Ohamota 等，1961）。

新近报道，内皮素 β 受体（endothelin-β receptor）的转基因表达能防止 Hirshsprung 病大鼠模型发生先天性肠无神经节症（Gariepy 等，1998）。这表明本病的发生与编码内皮素 β 受体的基因突变有关。

基本病理特征：直肠、小结肠（马）、远端结肠和（或）结肠、盲肠以至回肠末端肠壁肌层神经节（丛）的神经细胞缺如或减少。由于病变肠段的运动机能减退甚至丧失（表现为细窄和紧缩），肠蠕动波不能通过此肠段，而发生机能性阻塞。病变肠段前侧肠管内容物长期积滞，肌层代偿性肥厚并扩张，最后分别形成巨结肠、巨空肠（Ettinger 等，1983；Dyke 等，1990；杜传书等，

1992)。

【临床表现】

动物的先天性肠无神经节症，恒在一定的畜种品系内呈家族性发生。其遗传特性、病理类型、起病时间、疾病经过和临床症状，因畜种品系而异，分别与人的不同病型相对应。

1. 马先天性肠无神经节症　常染色体多基因隐性类型（Trommerhausen-Smith，1977；Murray 等，1988）。发生于 Clydeskale 品系（Murray 等，1988；Dyke 等，1990）和 OVERO 驳毛马的白毛裔（Jones，1979；Hultgren，1982；Vonderfecht 等，1983），特称 OVERO 白驹综合征（overo white foal syndrome）。

Clydeskale 马的病理组织学特征是直肠、小结肠的肌层神经节细胞缺如，大结肠胃状膨大部和盲肠肌层神经节细胞减少，与人的先天性巨结肠Ⅰ型即短节段型大体对应。

通常在哺乳期（3～6 月龄）起病，经过数周至数月。主要临床表现为反复发作的发热和腹痛，慢性便秘和腹胀。直肠检查或剖腹探查所见主要是小结肠窄细、紧缩而空虚，大肠特别是大结肠胃状膨大部膨胀并积粪。

白毛 OVERO 马大多为回肠-结肠无神经节症，病理组织学特征是皮肤缺乏黑色素，直肠、小结肠、全段大结肠、盲肠、回肠末端以至部分远端空肠的肌层神经节细胞缺如，有些病驹黏膜下神经节细胞亦缺如，与人的先天性巨结肠症Ⅱ型即长节段型或广泛型相对应（Hultgren，1982；Vonderfecht 等，1983）。

通常在生后 5～24h 内起病，取急性病程，24～132h 之内死亡。故特称致死性白驹综合征（lethal white foal syndrome）。主要临床症状是剧烈腹痛和不排胎粪，但指检直肠空虚，触不到积滞的胎粪球块。

剖腹探查所见主要是小结肠和全段大结肠窄细而紧缩，含黄绿色稀薄胎粪，盲肠和（或）回肠扩张膨大；或者回肠及远端空肠窄细而紧缩，胃、十二指肠和近端空肠积滞吸吮的乳汁。

2. 猪、犬、猫先天性肠无神经节症　遗传类型尚未确定。病理组织学特征是直肠以及远端结肠肌层神经节细胞缺如，与人的先天性巨结肠Ⅰ型即短节段型或末端结肠型（Hirschsprung 病）相对应。

通常在数周龄或数月龄起病，病程数周至数月或 1～2 年不等。主要症状为反复发作的慢性便秘、呕吐和腹胀。腹部触诊可感知秘结膨大的结肠肠段。指检直肠空虚。钡剂灌肠造影或剖腹探查可发现结肠末端窄细而紧缩，部分或全段结肠膨大（巨结肠），含积滞的粪块，应用乙酰甲胆碱（methacholin）等神经性泻剂无效，结肠缩窄部亦不松弛和蠕动（Mcclure，1956；Yoder，1968；Ehrensberg 等，1978；Blood 等，1983；Ettinger 等，1983）。

3. 小鼠先天性肠无神经节症　Lane（1966）确认 2 株变异小鼠，兼有体表色素异常沉着（黑色斑块）和末端结肠肌层神经丛神经细胞缺如（巨结肠）两种性状，分别命名为 Piebald 致死突变小鼠（Piebald lethal mutant mice）和致死突变 Spotting 小鼠（lethal mutant spotting mice）。突变基因符号，前者为"S^L"，后者为"L^S"。两者的遗传特性均属常染色体单基因隐性类型。病理组织学特征包括：直肠及末端结肠（距肛门 1～2.5cm 之内）肌层神经节细胞缺如；前侧大小肠各肠段肌层神经节细胞正常；正常肠段与异常肠段之间有一段 2cm 左右的过渡型肠段，肌层神经节细胞稀少。病理类型属Ⅰ型即短节型巨结肠，与人先天性巨结肠症的末端结肠型即 Hirschsprung 病相对应。

显症的病鼠，两性兼有，系突变基因的纯合子个体（基因型分别为 S^L/S^L 以及 L^S/L^S）。通常在初生期或哺乳期起病，病程数周至数月不等。Piebald 突变小鼠起病较早，病程较短，常于性成熟之前死亡，纯合子系的建立和维持相当困难。Spotting 突变小鼠则起病较晚。这种 L^S 纯合子相交配后，产生的下一代全部发病。主要症状包括呕吐、便秘、腹胀及腹痛。尸检直肠空虚,结肠末端窄细而紧缩,大部或全段结肠极度扩张(巨结肠),充满胶冻状浓缩的粪团,而不是正常小鼠的颗粒状粪球(Bolande,1975;程鸿等,1989)。

【诊断】

先天性肠无神经节症的论证诊断依据,主要包括:家族发生史;巨结肠、巨盲肠和(或)巨小肠的临床表现和剖检所见;肠肌层神经节细胞缺如或缺乏等证病性病理组织学变化。

在鉴别诊断上,应注意区别前列腺肿、盆骨骨折、盆腔肿瘤、直肠狭窄或闭锁、腰荐部脊髓损伤、马尾神经炎等所继发的获得性巨结肠症(acquired megacolon)。

【治疗】

尚无根治疗法。在马、犬、猫的末端结肠型或短节段型巨结肠症以及人的 Hirschsprung 病,可切除无神经节肠段,实施肠断端吻合术,有显著的疗效,80%以上的病例可望获得临床治愈(Yoder,1968;Ettinger 等,1983;杜传书等,1983,1992)。

如不切除无神经节的肠段,则不论秘结膨胀肠段的侧切和排空何等完善,亦全然无效(Murray 等,1988;李毓义等,1994,2001)。

【预防】

给本病杂合子携带畜转入内皮素 β 受体基因可获得根本性预防效果(Gariepy 等,1998)。

参 考 文 献

程鸿,等.1989.人类疾病动物模型.上海:上海医科大学出版社:534-535,536-53.

杜传书.1983.医学遗传学.北京:人民卫生出版社:548-549.

杜传书.1992.医学遗传学.第 2 版.北京:人民卫生出版社:742-743.

李毓义,李彦舫.2001.动物遗传·免疫病学——医学自发模型.北京:科学出版社:211-215.

Bielschousky M,et al.1960. Proc Univ Otago Med School. 38:14-15.

Bielschousky M,et al.1962. Aust J Exp Biol Med Sci. 40:395-404.

Blood D C,et al.1983. Veterinary Medicine. 6th ed. Philadelphia:Saunders Co. 192.

Bolande R P,et al.1972. Am J Pathol. 69:139-162.

Bolande R P.1975. Am J Pathol. 79(1):189-192.

Duncan J R.1957-1958. Southeast Vet. 9:178-179.

Dyke T M,et al.1990. Aust Vet J.67:463-464.

Ehrensberg F,et al.1978. Schweiz Arch Tierheelkunde. 120:477.

Ettinger S J,et al.1983. Textbook of Veterinary Internal Medicine. Diseases of the Dog and Cat. 2nd ed. Vol Ⅱ Philadelphia:Saunders Co. 1 366-1 367.

Gariepy C E,et al.1998. Transgenic expression of the endothelin B Receptor prevents congenital intestinal aganglionosis in a rat model of Hirschsprung disease J Clin Invest. 102(6):1 092-1 101.

Hultgren B D.1982. JAVMA. 180:289-292.

Jones D S.1942. Anat Rec. 82:185-197.

Jones W E.1979. J Equine Med Surg. 3:54-56.

Kadai H,et al.1981. Comp Pathol Bull. 13:3.3 & 4.

Kuntz A.1910. J Comp Neurol. 20:283-308.

Kuntz A.1920-1921. J Comp Neurol. 32:173-229.

Lane P W.1966. J Hered. 57:29-31.

Mahakrishnan A，et al. 1980. Arch Dermatol. 116 - 1 120.

McClure J H. 1956. JAVMA. 128：80 - 81.

Murray M Y，et al. 1988. JAVMA. 192：917 - 919.

Ohamota E，et al. 1961. J Pediatr Surg. 2：437 - 443.

Pulos W L，et al. 1969. J Hered. 60：59 - 63.

Schneider J E，et al. 1978. J Equine Med Surg. 2：479 - 482.

Trommerhausen-Smith A. 1977. Theriogenology. 8：303 - 311.

Vonderfecht S L，et al. 1983. Vet Pathol. 20：65 - 70.

Webster W. 1974. Arch Pathol. 97：111 - 117.

Wolf L H，et al. 1936. J A V M A. 88：451 - 459.

Wood J D. 1977. Lab Anim Sci. 27：946 - 954.

Yoder J T. 1968. Vet Med/Small Animal Clinician. 63：1 049 - 1 052.

十二、特发性喉麻痹

Idiopathic Laryngeal Paralysis

特发性喉麻痹，又称家族性喉麻痹（familial laryngeal paralysis）或遗传性返喉神经病（hereditary recurrent laryngeal neuropathy），是以迷走神经返神经支（喉后神经），尤其左侧返神经远端发生变性和左侧环勺外侧肌及声带发生萎缩和塌陷为基本病理特征的一种先天性远端神经轴索病（congenital distal axonopathy）。其遗传特性，属常染色体类型，系单基因抑或多基因，隐性抑或显性，尚待确定。

主要临床表现：喉偏瘫（laryngeal hemiplegia）和喘鸣症（roaring or whistling）。

动物的特发性喉麻痹，最早且最多报道自然发生于马（Saks，1927；Van Lent，1933；Cole 等，1946；Quinlan 等，1957；Mason，1973；O'brien 等，1986；Cook，1988；Poncet 等，1989；Schumacher 等，2000），特称马喉偏瘫和马喘鸣症。多见于体格高大（体高 1.60m 以上）、头颈长而胸深的品种，如英纯血和 Clydesdales，尤其年青（1～3 岁）的公马（Cahill 等，1987）。本病现已遍布英、美、法、德等国，成为养马业的一大遗传病害。

20 世纪 70 年代以来，本病还报道发生于犬（Vanker-Van Haagen 等，1974，1978；Ettinger 等，1983；Bennett 等，1997；Mahony 等，1998）。

【病因及发病机理】

英纯血马等的某些品种，对喉偏瘫具有遗传素质（hereditary predisposition），是早就一致公认的。但对其遗传特性，一直存在争议。多数学者主张有遗传性。有人认为，属常染色体单基因隐性类型（Smith 等，1927；Saks，1927；Van Lent，1933；Cook，1970，1975，1976，1981，1988）。有人认为，属常染色体单基因显性类型（Quinlan 等，1957；Galizzi 等，1985；Poncet 等，1989）。有人则认为，可能属多基因遗传（Cahill 等，1987）。

新近的研究查明，本病的特征性病理学改变是全身多处神经轴索，主要是迷走神经左侧返喉神经支的轴索变性和消失以及同侧环勺外侧肌（cricoarytenoideus dorsalis muscle）的去神经支配和萎缩。病变的一般规律是，轴索粗的重于轴索细的，轴索长的重于轴索短的，轴索远端重于轴索近端，表明属于远端轴索病（Cahill 等，1986）。

关于远端轴索病的发病机理和主要发病环节，先后提出过能量依赖性（energy dependent）、抗氧化剂依赖性（antioxidant dependent）、神经纤维神经病（filamentous neuropathy）等多种学说，尚无定论（Cahill 等，1987）。

【临床表现】

常在动物的一定品系如英纯血马中，呈家族性发生。显症的病马，两性兼有，但雄性居多，为疾病基因的纯合子个体（常染色体隐性遗传）或杂合子个体（常染色体显性遗传）。通常在青年期（1～2岁）或成年期（3～5岁）起病显症，取慢性病程，经过数年以至终生。

特征性症状为喘鸣和喉偏瘫。病马在吸气时发出一种喉狭窄音如笛声和哨音，特称喘鸣。轻症或初期病马，喘鸣只是在重剧使役、挤压喉部、将头抬起或使头低下偏右时出现。重症病马即使在轻微运动甚至静息状态下亦发出响亮的喘鸣音，可诱发强烈的吸气性呼吸困难，并出现喘鸣音。人工诱咳很难成功，即使发咳，声音亦多嘶哑（李毓义等，1994，2001）。

犬家族性喉麻痹，单侧性（喉偏瘫）较少，双侧性喉麻痹居多。遗传类型尚未确定。主要症状是吠声嘶哑和吸气性呼吸困难。重症病犬常发生窒息和紫绀。肌电图显示喉肌去神经电位（denervation potentials）（Ettinger 等，1983）。

【诊断】

本病主要依据家族发生史和喉偏瘫、喘鸣音等临床症状建立诊断。必要时，进行内窥镜（喉镜）检查，可认两侧勺状软骨的位置和活动范围不对称，病侧的声带松弛塌陷。应注意区别颈部机械损伤、颈静脉注射钙剂渗漏、铅中毒、山黧豆中毒等所致的获得性喉麻痹（李毓义等，2003）。

【治疗】

无根治疗法。

重症病例可施行喉腔声带切除术或喉成形术（Schumacher 等，2000）。

参 考 文 献

李毓义，李彦舫 . 2001. 动物遗传·免疫病学——医学自发模型 . 北京：科学出版社：215 - 217.

李毓义，张乃生 . 2003. 动物群体病症状鉴别诊断学 . 北京：中国农业出版社：183 - 185.

Bennett P F，et al. 1997. Aust Vet J. 75（11）：784 - 786.

Cahill J I，et al. 1986. New Zealand Vet J. 34：15 - 30，125，350，612，820.

Cahill J I，et al. 1987. New Zealand Vet J. 35：82 - 90.

Cole C A. 1946. Am J Vet Res. 7：69 - 77.

Cook W R. 1970. J Laryngeal Otol. 84：819 - 835.

Cook W R. 1975. Vet Rec. 77：516 - 528.

Cook W R. 1976. Ph D Thesis. University of Cambridge.

Cook W R. 1981. Proc 27th Ann Conv Amer Assn Equine Pract. 393 - 451.

Cook W R. 1988. J Equine Vet Sci. 8：432 - 455.

Ettinger S J，et al. 1983. Textbook of Veterinary Internal Medicine. Diseases of the Dog and Cat. 2nd（ed）Philadelphia：Saunders Co. 720 - 721.

Galizzi V G，et al. 1985. Ⅶ Congresso Naz Soc Ital d' Ippologia. Vieste. 8：102 - 112.

Mahony O M，et al. 1998. J Vet Intern Med. 12（5）：330 - 337.

Mason J E. 1973. Equine Vet J. 5：150 - 155.

O'brien J A，et al. 1986. Vet Quarterly. 8：301 - 302.

Poncet P A，et al. 1989. Eqiune Vet J. 21：137 - 138.

Quinlan J，et al. 1957. J South Afr Vet Med Ass. 28：63 - 74.

Saks W. 1927. British Equine Veterinary Association Horse Breeding Policy and Legistation.

Schumacher J，et al. 2000. Equine Vet J. 32（1）：43 - 46.

Smith A D. 1927. Scotl Farmer. 35：1 698 - 1 7000.

Van Lent C C. 1933. Inaugral Dissertation Bern Abstract Vet Bull. 5：578.

Vanker-Van Haagen A J，et al. 1974. Proc Netherlands SA Vet Assoc.

Vanker-Van Haagen A J，et al. 1978. J A A H A. 14：714 - 720.

十三、进行性肥大性神经病

Progressive Hypertrophic Neuropathy

进行性肥大性神经病，又称遗传性增生性神经病（inherited hypertrophic neuropathy），是以周围神经肥大变粗，广泛脱髓鞘以及"洋葱头"样增生为主要病理特征的一种遗传性神经病。

人的进行性肥大性神经病，有 Dejerine - Sottas 病、腓骨肌萎缩症、Roussy - Levy 综合征等多种类型，常染色体隐性或显性遗传，儿童或青少年期发病，主要特征是缓慢进行的下肢无力和肌萎缩，周围神经粗大，脑脊液蛋白增高，神经传导速度减慢等。肝活检生化测定发现，病人硫酸酰基鞘氨醇己单糖苷（ceramide monohexosde sulfate）增加 7 倍，而硫酸酰基鞘氨醇己二糖苷（ceramide dihexoside sulfate）明显减少，提示本病的主要发病环节可能涉及这两种物质的先天性代谢缺陷（杜传书等，1983）。

动物的进行性肥大性神经病，20 世纪 80 年代才报道自然发生于 Tibetan Mastiff 犬（Sponenberg 等，1981；Cummings 等，1981；Cooper 等，1984），特称犬遗传性增生性神经病（canine inherited hypertrophic neuropathy），简称 CIHN，常染色体隐性遗传类型。

CIHN 的发现和确认，为探讨神经脱髓鞘机理及其对周围神经结构和功能的影响等神经病理学和比较生物学研究，提供了独特的自发性动物模型。美国康乃尔大学纽约州兽医学院已建立起 Tibetan Mastiff 犬 IHN 种群，可供使用（Cooper 等，1984；李毓义等，1994，2001）。

【病因及发病机理】

不论在人或犬，本病的性质均属常染色体基因突变所致的先天缺陷。CIHN 的遗传特性，已通过先证畜的系谱调查确定为常染色体隐性类型（Sponenberg 等，1981）。以后又得到测交试验的证实。疾病基因杂合子携带犬相交，所生的 14 只仔犬中有 4 只发病，符合常染色体隐性遗传的孟德尔基因分离律（Cooper 等，1984）。其发病机理和主要发病环节，迄今未明。

证病性病理形态学变化：周围神经肥大变粗；普遍脱髓鞘，并伴随髓鞘再生，横切面上显现"小洋葱头"形成（formation of small onion bulbs）。

电镜观察：神经膜细胞（neurolemmocytes）即雪旺细胞增生，环绕神经轴突呈同心层状排列，各层之间充满增生的胶原纤维；雪旺细胞的胞浆内堆积有大量直径达 6～7nm 的神经微丝（filaments）（Cummings 等，1981；Cooper 等，1984）。

【临床表现】

CIHN 按常染色体隐性基因遗传分离律，在 Tibetan Mastiff 品系内，呈家族性发生。显症的病犬，两性皆有，且比数相近，系疾病基因的纯合子个体。

本病的一大特点是，起病显症的最晚时限在 7.5～10 周龄之间。超过 10 周龄仍不显症的，通常即可视为已无本病之虞（Cooper 等，1984）。

犬 CIHN 的病程动态是，发作初期的 1～2 周内，病情急剧增重，4～12 周期间病情逐步缓解，以后既不继续发展，也不完全康复，进入一个相当长的稳定期，仅表现一定程度的四肢无力以及轻度的肌肉萎缩，可持续长达 2～4 年或更久。这一病程特点，显然与疾病进展很慢，偶呈急性加剧，后期停止发展的人 Dejerine‑Sottas 病相对应（杜传书等，1983；Cooper 等，1984）。

本病的主要症状：肢体萎弱无力（limb weakness），肌肉张力减退（hypotonia）和神经反射迟钝（hyporeflex）。显症初始，表现两后肢萎弱，股臀部肌肉松弛无力，行走时像兔子一样，两后腿同时向前蹦跳或短步跨进。病情发展急剧，数日内后肢即完全无力支持体重，前肢亦开始显得软弱，不久终于卧地不起。与此同时，检查腱反射，尤其膝腱反射等后肢的脊髓反射，反应迟钝以至消失。除返喉神经受累而显现吠声异常、发音困难（dysphonia）外，脑神经功能均不认异常。触诊躯干肌亦不感到松弛。四肢部及躯干各部，痛觉感受完好。后期，可见一定程度的肌肉萎缩。其分布的范围和严重程度不尽相同。但通常是后肢肌比前肢肌严重，近端肌比远端肌明显。

检验所见：主要包括脑脊液检查和肌电图测绘。部分病犬，脑脊液蛋白含量增高。所有病犬，都出现下列典型的肌电图形：有自发性电活动，特别是肌颤电位（fibrillation potentials）和阳性陡波（positive sharp wave）；激发的复合动作电位（evoked compound action potentials，ECAP）的振幅变小，且随着病情的增重而愈益明显，表明存在去神经分布（denervation）；运动神经传导速度（motor nerve conduction velocity，MNCV）减慢，而且随着肢体软弱的增重而愈益明显（Cooper 等，1984）。

本病杂合子携带犬的筛检指标尚未选定，检出方法尚待建立。

【治疗】

尚无根治疗法。

参 考 文 献

杜传书 . 1983. 医学遗传学 . 北京：人民卫生出版社：632‑633.

李毓义，李彦舫 . 2001. 动物遗传·免疫病学——医学自发模型 . 北京：科学出版社：217‑218.

Cooper B J, et al. 1984. Am J Vet Res. 45：1 172‑1 177.

Cummings J F, et al. 1981. Acta Neuropathol. 53：137‑143.

Sponenberg D P, et al. 1981. J Hered. 72：287.

十四、遗传性感觉性神经病

Hereditary Sensory Neuropathy

遗传性感觉性神经病，简称 HSN，即先天性感觉神经根神经病（congenital sensory radicular neuropathy），又称伤害感受缺失和肢端残缺（nociceptive loss and acral mutilation）或肢端毁伤性溃疡（acral noci‑ulceration）或脚趾坏死（toe necrosis），是由于脊神经背根（节）和脊髓后外侧束初级感觉神经元先天发育不全及变性所致的一种遗传性周围神经病。遗传特性属常染色体显性或隐性类型。

病理形态学特征：脊神经节变小，神经节外层初级感觉神经元稀少，脊髓后外侧束中来自背根的痛温觉传入纤维减少，无髓神经轴突肿胀，雪旺氏细胞无轴突，突起小而不规律集聚。

主要临床特征：四肢末端痛觉丧失，脚趾溃疡以至坏死。

人的 HSN，首报于日本（Koroiwa 等，1964），其后国内外陆续见有记载（Kondo 等，1974；马正蓉等，1979；杜传书等，1983）。Dyck 等（1975）提出将 HSN 分为 4 型：Ⅰ型，为常染色体显性遗传，无髓神经纤维受累明显；Ⅱ型，常染色体隐性遗传，早期发病，主要累及有髓神经纤维，特征病变是进行性神经元变性；Ⅲ型，即 Riley‑day 综合征，自主神经和感觉神经同时受害，兼有神经元发育不全和变性（Pearson 等，1978）；Ⅳ型，伴有小感觉神经元发育不全，表现无汗和伤害感觉缺失（Swanson 等，1965；杜传书等，1983，1992）。

动物的 HSN，只报道自然发生于犬，见于德国种的 Pointer 品系（Sanda 等，1964；Pivnik，1973；Hutt，1979）和英国种 Pointer 品系（Cummings 等，1981，1983），而且在病理形态学特征和遗传特性上，分别与人 HSN 的 4 种病型相对应（程鸿等，1989）。

犬 HSN 的发现，为人对应病的比较医学研究以及脊髓和末梢神经，特别是感觉神经的递质传导等比较生物学研究，提供了在病理形态改变和遗传异质性等生物学特性上几乎完全对应的自发性动物模型。

美国康乃尔大学兽医学院和亚拉巴马州的 Auburn 大学兽医系正在建立 HSN 犬的种群，可望保证使用（Cummings 等，1981，1983；程鸿等，1989；李毓义等，1994，2001）。

【病因及发病机理】

犬的 HSN，同人的 HSN 一样，已确认是初级感觉神经元先天发育不全和变性所致，而且具有明显的遗传异质性（genetic heterogeneity）而表现为 4 种病型（Dyck 等，1975；Cummings 等，1983）。其遗传特性，除Ⅰ型为常染色体显性类型外，其他各型均为常染色体隐性类型（Cummings 等，1981，1983；程鸿等，1989）。但其根本病因和主要发病环节还没得到分子病理学的充分证据。

病理形态学特征：研究得比较透彻，并有详尽的记载。病犬的脊神经节显著细小，与同龄正常犬相比，重量减少 40%～50%，神经节细胞数减少 20%～50%，而小神经节细胞反倒有所增多（在人 HSN，小神经节细胞明显减少）。神经节外层的初级感觉神经无减少，但尼氏体溶解，空泡化等进行性神经细胞变性所见并不明显，消溶神经元的残骸 Negeotte 结节也不多见。脊神经脊根和周围神经散在有变性的有髓纤维，并在神经内膜胶原内显现 Bungner 氏带。无髓纤维的病变更为广泛和突出。

电镜下的特点：神经细胞的轴突肿胀，或失去轴突，树突小而无规律集聚，由胶原所充填。这些病理所见表明，神经节细胞的大量缺失起因于初级感觉神经元的先天发育不全和生后的进行性变性。

脊髓后外侧束（由发自背根的温、痛觉传入纤维组成的上行径）中神经纤维稀少。髓鞘染色变淡，表明本病主要累及初级痛觉神经元。

脊髓背根（节）中总的神经元数量减少，而小神经细胞（一向认为和伤害感受有关）反常地增多。反映感觉神经元在成长过程中有更广泛地萎缩和缺失，表明 HSN 主要起因于感觉神经元的先天发育不全，并伴有一定程度的生后进行性变性（Cummings 等，1983）。

犬 HSN 的痛觉缺失比较突出，而主管伤害感受的小神经细胞反常增多。这就提示，P 物质（substance P）和生长激素释放抑制因子，即生长抑素（somatostatin）等感受伤害的神经递质或调节物质的缺乏，可能在本病的发生机理上占有重要位置（Hokfelt 等，1976；Cummings 等，1983；程鸿等，1989）。

【临床表现】

犬 HSN 恒在一定的品系如德国或英国的 Pointer 犬内呈家族性发生。除Ⅰ型 HSN 为常染色体显性遗传外，其他各型 HSN 均为常染色体隐性遗传。病畜为疾病基因的杂合子个体（常显型）或纯合子个体（常隐型），且两性兼有，比数相当。先证病犬的双亲均系疾病基因杂合子携带者（常隐型）或父母单方为存活至性成熟的杂合子病犬（常显型）。

起病的早晚，因病型而异：Ⅰ型 HSN（常显型）通常在性成熟后起病。Ⅱ型等其他各型 HSN（常隐型）通常在初生期、幼年期或青年期起病。

主要临床症状：发育弛缓，体躯矮小；使劲舐吮或啃咬脚爪，造成严重的肢端伤残。在不加管束的病犬，肢端伤残进展迅速。肢端的变化包括脚爪红肿，甲沟炎（paronychia），趾甲缺失（nail loss），掌趾溃疡（palmar and plantar ulceration），脚趾坏死（toe necrosis），无痛性骨折以至足趾断离（digital ampuation）等。

神经系统检查：可认四肢末梢范围不一的痛觉缺失。压迫和针刺均无反应。但腱反射仍然完好，也不见本体感觉、躯体运动和自主神经损害的体征。病犬大多死于肢端感染和脓毒败血症。

【诊断】

犬 HSN 的临床表现和神经病理组织学改变均很特殊，不难确立诊断。依据其家族发生史，亦容易与狂犬病做出鉴别。

一些毛皮兽的所谓"自咬症"与遗传性感觉性神经病以及嘌呤代谢病自身毁伤综合征（self-destructive syndrome）的关系，很值得深入探索（李毓义等，1994，2001）。

【治疗】

尚无根治疗法。要注意防止和处置感染，并应用一些神经营养药物。

参 考 文 献

程鸿，等.1989. 人类疾病动物模型. 上海：上海医科大学出版社：570-572.

杜传书.1983. 医学遗传学. 北京：人民卫生出版社：631-632.

杜传书.1992. 医学遗传学. 第2版. 北京：人民卫生出版社：799.

李毓义，李彦舫.2001. 动物遗传·免疫病学——医学自发模型. 北京：科学出版社：219-221.

马正蓉，等.1979. 上海医学，2：8-12.

Cummings J F，et al. 1981. Acta Neuropathol (Berlin) .53：119-127.

Cummings J F，et al. 1983. Am J Pathol. 112：136-138.

Dyck J P，et al. 1975. Peripheral Neuropathy. Philadelphia：WB Saunders. 791-824.

Hokfelt T，et al. 1976. Neuroscience. 1：121-136.

Hutt F B. 1979. San Francisco. Freeman. 99.

Kondo K，et al. 1974. Arch Neurol. 30：336.

Koroiwa Y，et al. 1964. Neurol. 14：574.

Pearson J，et al. 1978. J Neurol Sci. 35：77-92.

Pivnik L. 1973. Schweiz Neurol Neurochir Psychiatr. 112：365-371.

Sanda A，et al. 1964. Kleintierpraxis. 9：76-83.

Swanson A G，et al. 1965. Arch Neurol. 12：12-18.

十五、遗传性脊肌萎缩症

Hereditary Spinal Muscular Atrophy

遗传性脊肌萎缩症，简称 HSMA，即遗传性神经元生活力缺失（hereditary neuronal abiotrophy），又称家族性运动神经元病（familial motor neuron disease）或肌萎缩性侧索硬化（amyotrophic lateral sclerosis）或遗传性进行性神经元性肌萎缩（hereditary progressive neurogenic amyotrophy），是以脊髓、脑干以至大脑皮层运动神经元进行性变性和脊旁肌、肢体肌等骨骼肌的进行性萎缩为基本病理特征，以脊肌、肢体肌无力和萎缩，脊髓节段性反射减退，进行性神经-肌肉性共济失调，以至四肢轻瘫和运动麻痹为主要临床特征的一组遗传性运动神经元疾病。其遗传特性多种多样，包括常染色体隐性类型、常染色体显性类型以及 X 性联隐性类型。

人的遗传性运动神经元病（hereditary motor neuron disease，HMND）有多种病型，包括：

1. 家族性肌萎缩性侧索硬化症（familial amyotrophic lateral sclerosis），常染色体显性遗传，损害部位在脊髓前角、锥体束以至脊髓后柱、背核和脊髓小脑束。

2. 婴儿型进行性脊肌萎缩症（infantile progressive SMA），即 Werding-Hoffmann 病，常染色体隐性或显性遗传，损害部位在脊髓前角细胞和延髓运动核。

3. 少年型家族性进行性脊肌萎缩症（juvenile familial progressive SMA），即 Wohlfart-Kugelherg-Welander 病，损害部位在脊髓前角和延髓运动核，常染色体隐性、显性或 X 性联隐性遗传。

4. 成年慢性近端脊肌萎缩症（adult chronic proximal SMA），常染色体隐性或显性遗传，肌萎缩始于上肢近端，然后累及远端及躯干肌，偶见延髓麻痹。

5. 慢性进行性远端脊肌萎缩症（chronic distal progressive SMA），即 Aran-Duchenne 病，常染色体显性遗传，肌萎缩先累及上肢远端，然后近端、躯干、颈部。下肢远端亦可受累（杜传书等，1983，1992；Appel 等，1984；Rosenberg，1985）。

动物的脊肌萎缩症，只报道自然发生于小鼠和犬。见于近交系 C57BI/Fa 小鼠（Falconer，1956；Deuchen 等，1968；Bird 等，1971；Papapetropoulos 等，1972；Lewkowicz，1979；Leestma，1980），Great Dane 杂种犬（Stockard，1936；Innes 等，1962），Swedish Lapland 犬（Sandefeldt 等，1973，1976），Pointer 犬（Inada 等，1978；Izumo 等，1983），Briftany spaniels 犬（Lorenz 等，1979；Cork 等，1979，1980，1982，1983，1988，1990；Sack 等，1984）以及 Rottweiler 犬（Shell 等，1987）。

Wobbler 小鼠和 HSMA 犬的发现和确认，为研究人类的神经病理学，特别是运动神经元疾病的发病机理及其基因型和表现型的关系，提供了大量自发性动物模型。

美国的西北大学、芝加哥大学、弗吉尼亚医学院、新英格兰医学中心、国家卫生研究所以及阿尔巴尼医学院等 6 个单位，已从带有 Wr 突变基因的近交系 C57BI/Fa 小鼠培育出 Wobbler 小鼠种群（Leestma 等，1980）。康乃尔大学纽约州兽医学院、佐治亚大学兽医学院和弗吉尼亚—马里兰兽医学院也先后建立起 Swedish Lapland，Brittany spaniels 和 Rottweiler 等 3 个品系犬的 HSMA 种群。可供使用（Sandefeldt 等，1976；Lorenz 等，1979；Shell 等，1987；程鸿等，1989；李毓义等，1994，2001）。

【病因及发病机理】

动物的遗传性脊肌萎缩症，分别同人的各类型遗传性运动神经元病相对应，均系基因突变所致的先天性缺陷。

在 Wobbler 小鼠，为突变基因"Wr"所致的常染色体隐性遗传，与人的婴儿型 SMA 相对应（Leestma 等，1980）。

犬 HSMA 的病型，则多种多样。在 Great Dane 杂种犬、Swedish Lapland 犬、Pointer 犬和 Rottweiler 犬，均为常染色体隐性遗传，大致与人的婴儿型 HSMA 即 Werdning-Hoffmann 病相对应（Innes 等，1962；Sandefeldt 等，1976；Izumo 等，1983；Shell 等，1987）。

在 Brittany spaniels 犬，则为常染色体显性遗传。分为 3 种表型：Ⅰ 型为早发型，与婴儿型即 Werdning-Hoffmann 病相对应；Ⅱ 型为中间型，与少年型即 Wohlfart-Kugelberg-Welandera 病相对应；Ⅲ 型为晚发型，与成年型即肌萎缩性侧索硬化症（ALS）等慢性脊肌萎缩症相对应（Cork 等，1982，1983；Sack 等，1984；Shell 等，1987）。

本病的发病机理和主要发病环节，不论在人或动物，迄今均未阐明。

Cork 等（1997）和 Blazeji 等（1998）对犬遗传性脊肌萎缩症的神经生理和病理学进行了研究，认为犬遗传性脊肌萎缩症与人遗传性脊肌萎缩症在表型上十分相似，但在分子病理学（基因型）上有所不同。

基础生物学研究的进展揭示，神经元的神经微丝（neurofilament）系由慢轴突转运系统（slow azonal transport system）所运载（Hoffman 等，1975；Griffin 等，1976）。本病的早期特征性病理改变是神经轴突变性和神经微丝肿胀。有人据此提出，人和动物的 HSMA，实质上是慢成分（slow component）的转运动力学异常（Price 等，1976；Andrews 等，1976），不久即得到实验性动物模型的佐证。放射测量以及电泳分析证实，在 B，B'-亚氨基双丙腈（IDPN，B，B'-iminodipropion-itrile）中毒（阻断）所诱发的 SMA，其神经微丝肿胀是神经微丝蛋白的慢轴突转运机制发生缺陷所致（Griffin 等，1978）。

当前一般认为，人和犬 HSMA 的主要发病环节，可能就在于这种神经微丝蛋白的慢轴突转运异常（Cork 等，1980，1982；Griffin 等，1982；Shell 等，1987；李毓义等，1994）。

本病主要损害不同层次的运动神经元。

基本病理形态学特征：运动神经元的进行性变性和数量减少，包括核中央染色质溶解（central chromatolysis）、核周边肿胀（swelling of perikarya）、神经元坏死（neuronal necrosis）、神经纤维网华勒样变性（neuropil wallerian like degeneration）、噬神经细胞现象（neuronophagia）以及电镜观察高尔基复合体肿大和神经微丝肿胀、增生（Shell 等，1987）。

在 Wobbler 小鼠，主要损害前段脊髓和下脑干的运动神经元，并不同程度地累及小脑核团、网状结构、前庭核、前脑皮层的神经元、嗅叶和脊髓背角，有的可认肌内神经终板前轴突分支变性。除运动神经元病变外，Wobbler 鼠精子尾轴内的微管结构也发生改变，以致失去活力而造成不育（Leestma，1980）。

在 Swedish lapland 犬，神经元变性和生活力缺失主要损害脊髓的下运动神经元，造成神经源性肌萎缩。病理过程的特点是"逆死"（dying back）现象，即始于轴突变性，进而向细胞体发展，最终导致脊髓腹角神经细胞的中央型尼氏小体溶解，周围型尼氏小体溶解以至噬神经细胞现象。轴突变性不局限于运动神经元，延脑向小脑投射的神经纤维也出现变性，直至浦金野氏细胞的病变。脊神经节内可见尼氏小体溶解的神经元。背根纤维、第Ⅱ、第Ⅴ、第Ⅷ颅神经、脊髓背束以至脊髓小脑束中，也可见到轴突断裂（Sandefeldt 等，1976）。

在 Rottweiler 犬，主要损害脊髓灰质腹角的大运动神经元，还累及脑干的红核、动眼神经核、三叉神经运动核以及疑核，以致食管弛缓扩张而出现巨食管（Shell 等，1987）。

在 Brittany spaniels 犬，神经病理学所见与人的各型运动神经元疾病相似。Ⅰ型 HSMA，与婴儿型 HSMA 相对应，主要损害部位是脊髓近端腹侧运动神经根。特别引人注目的是全部运动神经元轴突近端部分的神经纤维肿胀，这些节段性肿胀的轴突，由排列紊乱的神经微丝所充填。Ⅱ型 HSMA，与少年型 HSMA 相对应，主要损害部位是脊髓腹角和运动神经根。运动神经元数目减少，出现空隙，肿胀的轴突和神经微丝较Ⅰ型略少，出现胶质细胞束。Ⅲ型 HSMA，与成年型 HSMA 即慢性脊髓侧索硬化症（ALS）相对应。主要损害部位是脊髓腹角、运动神经根以至延髓运动核。上运动神经元、感觉神经和植物神经系统均不认病变。

骨骼肌活检病理组织学：早期变化是近端肌肉小纤维出现去神经性萎缩（denervation atrophy）；随着病程的发展，萎缩的肌纤维愈益增多，并夹杂少数Ⅱ型（ATP 酶染色）肥大性肌纤维；晚期可见典型的肌群萎缩（Cork 等，1980，1988，1990）。

【临床表现】

动物的 HSMA，同人类的 HSMA 一样，恒在一定的品系内呈家族性发生。显症病畜，两性兼有，比数相近，为 Wr/Wr 疾病基因纯合子个体（常染色体隐性遗传）或杂合子个体（常染色体显性遗传）。其起病的早晚，病程的长短以及主要临床症状，则因畜种和病型而各异。

1. Wobbler 小鼠的 HSMA 胎内起病，3～4 周龄显症，可存活至成年。最初的体征是步态蹒跚，上肢进行性肌无力直至萎缩。提尾悬吊时，口鼻向上，四足呈抱握姿势。咀嚼肌、颈肌、肩带肌和肋间肌群亦明显受累，远端比近端严重，显示典型的神经源性肌萎缩。除神经肌肉症状外，有的还表现雄性不育和雌性不孕症。

2. Great dane 犬的 HSMA 特称 Stockard 氏麻痹。4～5 月龄起病，3～5 个月病程。主要显示后肢肌群远端的萎缩和运动麻痹。颅神经不累及。

3. Pointer 犬的 HSMA 离乳前后起病，病程 3～4 个月。主要表现四肢及躯干肌，特别是肩带肌震颤、无力直至萎缩，最终陷于四肢轻瘫，膝腱反射明显减退。肌电图显示广泛的纤颤电位和阳性陡波。

4. Swedish lapland 犬的 HSMA 1～2 月龄起病，可存活至成年，多数死于并发感染。显症初始的表现是后肢或前肢无力，2 周内迅速发展为四肢轻瘫，肌肉萎缩在后肢远端较为明显，脊髓反射减退或消失。肌电图显示去神经电位。

5. Rottweiler 犬的 HSMA 初生期或哺乳期起病，病程 1～2 个月。主要临床表现为发育迟滞，形体矮小，体重不及同龄犬的一半。头部颤动而不能抬起，表明颈部脊旁肌萎弱。四肢，特别是后肢的肌肉无力，1～2 周内急速发展至四肢轻瘫。脊髓反射节段性减退，后肢尤甚。吞咽反射迟钝，表明舌咽神经和迷走神经损害。有的早期即显现呕逆症状。食管造影时，由胸腔入口直至膈口的全段胸部食管滞留钡餐，显示食管扩张和巨食管（megaesophagus）的存在。

6. Brittany spaniels 犬的 HSMA 显症病犬为疾病基因杂合子个体，按临床表现分为 3 种表（病）型：

（1）早发型。1 月龄前后起病．表现肌肉无力。3～4 月龄进展为四肢轻瘫，疾病经过酷似婴儿型 HSMA。

（2）中间型。4～6 月龄起病，至 2～3 岁陷于四肢轻瘫，酷似少年型 HSMA。

（3）晚发型。1～2 岁之后起病，慢性病程，可存活多年，类同于成人型肌萎缩性侧索硬化症（ALS）。

不论哪种病型，均首先出现肌无力，以肢带肌和躯干肌的近端部分受累最为严重，面肌和舌肌亦被累及，呈轻度无力。后期则出现受累的肌群萎缩。肌电图初期显示肌纤维颤动和自发性收缩。后期则显示典型的去神经电位。

【诊断】

依据家族发生史，一定肌群的无力以至萎缩等特征性临床表现，不难诊断。

病型的确定比较困难，必须依赖于死后系统的神经病理组织学检查。

检测杂合子携带畜的指标尚待确定。

【治疗】

尚无根治疗法。

参 考 文 献

程鸿，等．1989．人类疾病动物模型．上海：上海医科大学出版社：7-9，510-511，512-513．

杜传书．1983．医学遗传学．北京：人民卫生出版社：654-656．

杜传书．1992．医学遗传学．第 2 版．北京：人民卫生出版社：823-826．

李毓义，李彦舫．2001. 动物遗传·免疫病学——医学自发模型．北京：科学出版社：221 - 225.

Andrews J W，et al. 1976. Recent Research Trends. New York：Academic Press. 181 - 216.

Appel S H，et al. 1984. Neuromnscular Diseases. Serratrice（Ed）. New York：Paven Press. 347 - 351.

Bird M T，et al. 1971. Acta Neuropathol. 19：39 - 50.

Blazeji R G，et al. 1998. J Hered. 89（6）：531 - 537.

Cork L C，et al. 1979. J Neuropathol Exp Neurol. 38：209 - 221.

Cork L C，et al. 1980. Am J Pathol. 100：599 - 602.

Cork L C，et al. 1982. Lab Invest. 46：89 - 99.

Cork L C，et al. 1983. J Neuropathol Exp Neurol. 42：286 - 296.

Cork L C，et al. 1988 J Neuropathol & Exp Neurol. 47：356.

Cork L C，et al. 1990. Can J Vet Res. 54：77 - 82.

Cork L C，et al. 1997. J Neurol Sci. 152 Suppl 1：574.

Deuchen L W，et al. 1968. J Neurol Neurosurg Psychiat. 31：535 - 542.

Falconer D S. 1956. Mouse News Letter. 15：23.

Griffin J W，et al. 1976. Amyotrophic Lateral Sclerosis. UCLA Forum in Medical Science No 19. Andrews（Ed）. Los angilos：Academic Press. 33 - 67.

Griffin J W，et al. 1978. Science. 202：633 - 635.

Griffin J W，et al. 1982. J Neuropathol Exp Neurol. 41：370.

Hoffman P N，et al. 1975. J Cell Biol. 66：351.

Inada S，et al. 1978. Jap J Vet Sci. 40：539 - 547.

Innes J P M，et al. 1962. Comparative Neuropathlogy. New York：Academic Press. 316.

Izumo S，et al. 1983. Acta Neuropathol. 61：270 - 276.

Leestma J E. 1980. Am J Pathol. 100：821 - 824.

Lewkowicz S J. 1979. J Neurol Sci. 43：405 - 419.

Lorenz M D，et al. 1979. J A V M A. 175：833 - 839.

Papapetropoulos T A，et al. 1972. J Neurol Neurosurg Psychiat. 35：60 - 65.

RosenbergRN. 1985. Cecil Textbook of Medicine. Wyngaarden（Ed）. Philadelphia：Saunders Co. 2 079 - 2 080.

Price D L，et al. 1976. Amyotrophic Lateral Sclerosis. UCLA Forum in Medical Science. No19. Andrews（Ed）. New York：Academic Press. 1 - 32.

Sack G H，et al. 1984. Ann Neurol. 15：369 - 373.

Sandefeldt E，et al. 1973. Cornell Vet. 63：Suppl 31 - 71.

Sandefeldt E，et al. 1976. Am J Pathol. 82：649 - 652.

Shell L G，et al. 1987. J A V M A. 190：878 - 879.

Shell L G，et al. 1987. Vet Pathol. 24：135 - 139.

Stockard C R. 1936. Am J Anat. 59：1 - 53.

第二节　遗传性肌病

一、Ⅱ型肌纤维缺乏症

TypeⅡ Muscle Fiber Deficiency

Ⅱ型肌纤维缺乏症，简称Ⅱ型 MFD，即遗传性Ⅱ型肌纤维缺乏症（inherited type Ⅱ muscle fiber deficiency），又称Ⅱ型骨骼肌纤维缺乏性肌病（myopathy with type Ⅱ skeletal muscle fiber deficiency），是以骨骼肌变性、萎缩和Ⅱ型肌纤维缺乏为病理学特征的一种遗传性神经肌肉疾病。本病仅报道自然发生于 Labrador Retriever 犬，其他动物尚无记载（Kramer 等，1976，1981；Simpson

等，1982；Moore 等，1984，1987；Mckerrell 等，1986）。

美国华盛顿州立大学已建立 Ⅱ 型 MFD 的 Labrador Retriever 犬种群，可提供作为该病研究用的自发性动物模型（Hegreberg 等，1979；李毓义等，1994，2001）。

【病因及发病机理】

本病的根本病因，在于基因突变所致的先天性缺陷。其遗传特性，已通过先证犬的系谱调查和测交试验，确证为单基因常染色体隐性类型（Kramer 等，1981；Simpson 等，1982）。受累骨骼肌的组织化学检测（Cardinet 等，1979；Braund 等，1981），业已证实 Ⅱ 型肌纤维普遍缺乏，并被归类于多神经病（polyneuropathy）（Kramer 等，1976，1981；Cardinet 等，1979）。但具体发病机理和主要发病环节，尚未在分子遗传学水平上得到阐明。

主要病理形态学特征：肌纤维直径大小悬殊，变性、萎缩且直径变小的肌纤维居多；肌膜核内在化（internalization of sarcolemmal nuclei）；肌内膜和肌束膜结缔组织（endomysial and perimysial connective tissues）明显增生（Kramer 等，1976，1981）。

【临床表现】

到目前为止，本病只报道在 Labrador Retiever 犬品系内，呈家族性发生。显症病犬，两性皆有，比数相近，为疾病基因纯合子个体。先证犬的双亲为不显临床表型和病理表型的疾病基因杂合子携带者。纯合子病犬相交配所生的全部后裔，不论公母，均为病犬（Kramer 等，1981）。疾病经过有自限性特点，即 3 月龄左右起病，4～6 月龄急剧发展，7 月龄之后病情稳定，不再增进，不少病犬可存活达 7 年之久（Kramer 等，1981；Moore 等，1987）。

临床症状主要是全身骨骼肌无力、萎缩和运动障碍。初始，低头广踏，站立姿势异常。继之运动能力减退，步态摇晃，步幅短小。约经 5～10min，前肢和后肢即相继瘫软，而低头伏卧不动。头颈不愿抬举，表明头颈部肌肉受害严重，是本病比较特异的体征，触诊肌肉张力不高，关节他动运动检查不认疼痛，脊髓反射正常。肌肉无力和运动障碍这一基本症状，常在气温低下时和运动后明显加重。随着病程的进展，一般至 5～6 月龄时，全身骨骼肌即普遍显著萎缩，外观肌腹变薄变小，肌块不显，头、颈部诸肌尤甚。此外，大多数病犬显现瞳孔散大，对光反射迟钝，眼底检查可见有高反射性毡部区带（hyperrefective tapetal zone），且网膜血管细小，表明存在视网膜萎缩（retinal atrophy）。这些病症是否为 Ⅱ 型 MFD 基因相连锁的某种突变基因的临床表型，尚待进一步澄清（Moore 等，1987）。

主要检验所见有 2 项，一是骨骼肌活检病理组织学变化，二是肌电图异常。

骨骼肌活检的证病性改变：肌纤维粗细悬殊，平均直径明显变小，肌膜核内在化，肌束膜和肌内膜结缔组织增生以及 ATP 酶染色等组织化学检查 Ⅱ 型肌纤维显著缺乏（Kramer 等，1976，1981；Cardinet 等，1979）。

肌电图异常图形特点：阳性陡波（positive sharp waves）、肌颤电位（fibrillation potentials）和奇特的高频放电（bizarre high-freqency discharges）。高频放电（HFD），在头肌、颈肌、前肢近端肌和胸腰部脊旁肌最为突出。运动神经传导速度（motor nerve conduction velocity，MNCV）不认明显异常。激发的复合性动作电位（evoked compound muscle action potential），对反复的神经刺激不显示衰减反应（Moore 等，1984，1987）。

【诊断】

依据常染色体隐性遗传类型的家族发生史和肌肉无力、萎缩、运动障碍等临床表现，很难与类型众多的各种遗传性肌病和神经肌肉病相区别。

确立诊断必须依据肌电图分析，特别是要通过骨骼肌活体穿刺标本病理组织学和组织化学检验，以证实肌肉变性、萎缩和Ⅱ型肌纤维缺乏的同时存在。

杂合子携带犬的确认，除现用的测交试验外，尚未建立简便的筛检方法。

【治疗】

目前无治疗办法。

幸亏本病具自限性病程特点，不少病犬可存活到成年、中年以至老年，即使不采取特殊维护措施，亦有足够数量的病犬可供突变基因的垂直传递，而不会妨碍自发性动物模型群体的建立。

参 考 文 献

李毓义，李彦舫 . 2001. 动物遗传·免疫病学——医学自发模型 . 北京：科学出版社：225 - 227.

Braund K G，et al. 1981. Am J Vet Res. 42：407 - 415.

Cardinet G H，et al. 1979. Ann New York Acad Press. 317：290 - 313.

Hegreberg G A，et al. 1979. Spontaneous Animal Models of Human Disease. Andrew（Ed）. New York：Academic Press Co. Vol 2：100 - 101.

Kramer J W，et al. 1976. JAVMA. 169：817 - 820.

Kramer J W，et al. 1981. JAVMA. 179：380 - 381.

Moore M P，et al. 1984. Federation Proceedings. 43：708.

Moore M P，et al. 1978. Am J Vet Res. 48：1 332 - 1 336.

Mckerrell R E，et al. 1986. Vet Pathol. 23：411 - 417.

Simpson S T，et al. 1982. Proceedings Annu Meet Am Coll Vet Int Med. 78：26 - 30.

二、Ⅱ型肌纤维肥大症

Type Ⅱ Muscle Fiber Hypertrophy

Ⅱ型肌纤维肥大症，简称Ⅱ型 MFH，即先天性Ⅱ型肌纤维肥大症（congenital type Ⅱ muscle fiber hypertrophy），又称Ⅱ型纤维肥大发育性肌病（developmental myopathy with type Ⅱ muscle fiber hypertrophy），或髋股关节肌肥大症（coxofemoral joint musculature hypertrophy），是以肌肥大和Ⅱ型肌纤维增多变粗为病理特征的一种遗传性局灶性肌病（Ettinger 等，1983）。

本病只报道发生于幼龄德国牧羊犬（Cardinet 等，1969；Bowen 等，1972；Lust 等，1972；Ettinger 等，1983）。其遗传类型未定，发病机理不明（李毓义等，1994）。

一般认为，缺陷在于Ⅱ型肌纤维生长发育的早期阶段（Cardinet 等，1969）。除髋股关节部肌肉一出生即显著肥大外，不显其他任何临床表型。

该病是在研究德国牧羊犬髋发育不良（hip dysplasia）的发病机理时发现的。

据查，先天性髋股关节部肌肥大与后来发病的髋关节发育不良并无相关性（Ettinger 等，1983）。

参 考 文 献

Cardinet G H，et al. 1969. Arch Neurol. 21：620.

Bowen J M，et al. 1972. JAVMA. 161：889.

Ettinger S J，et al. 1983. Textbook of Veterinary Internal Medicine. Diseases of the Dog and Cat. 2nd ed. Philadelphia：Saunders Co. 646.

Lust G，et al. 1972. Am J Vet Res. 33：1 097.

三、进行性肌营养不良症

Progressive Muscular Dystrophy

进行性肌营养不良症，简称 PMD，又称非强直性肌营养不良症（amyotonic dystrophy）或先天性进行性肌营养不良症（congenital progressive muscular dystrophy），是由于肌纤维膜结构与功能先天缺陷，肌肉组织变性、萎缩所致的一种遗传性肌病。遗传特性多种多样，包括 X 性联隐性类型、常染色体隐性类型和常染色体显性类型。

病理学特征：肌束膜和肌内膜的通透性缺陷；肌酶外溢；肌纤维分裂、粗细不等、横纹消失、空泡形成、玻璃样变性、颗粒变性以至坏死，肌核增多而排列成链状，并伴有明显的脂肪浸润和结缔组织增生。

主要临床表现为渐进增重的骨骼肌无力和萎缩。

人的肌营养不良症，分为下列多种病型：

1. 假肥大型，即 Duchenne 型，儿童期发病，主要损害骨盆带和肩胛带肌肉，伴发假性肌肥大和心肌损害，X 性联隐性遗传。

2. 良性假肥大型，即 Becker-Kinner 型，受累肌群和遗传特性同 Duchenne 型一样，只是起病较晚，病程比较缓长。

3. 肢带型，主要损害骨盆带和肩胛带肌肉，发生于任何年龄，常染色体隐性遗传。

4. 面肩肱型，多见于成年，主要损害面、肩胛带、上臂以至胸大肌。

5. 远端型，中老年起病，主要损害手部及小腿肌肉。

6. 眼肌型，青年期起病，主要损害眼肌，特称慢性进行性核性眼肌麻痹或眼外肌麻痹。

7. 眼咽肌型，主要损害眼肌和吞咽肌。

上述后 4 种病型的遗传特性，均为常染色体显性类型（杜传书等，1983，1992）。

动物的肌营养不良症，已先后报道自然发生于水貂（Hamilton 等，1974；Hegreberg 等，1974，1975，1976）、美利奴绵羊（Mcgavin 等，1969，1974；Dent 等，1977）、Golden Retriever 犬（de Lahunta 等，1977，1983；Cooper 等，1988；Kornegay 等，1988；Valentine 等，1986，1988，1989）以及 mdx 小鼠（Bulfield 等，1984；Bridges，1986；Tanabe 等，1986；Carnwath 等，1987；Torres 等，1987；Hoffman 等，1987；Geissinger 等，1990）。

动物先天性进行性肌营养不良症，特别是与人 Duchenne 型相对应的 Golden Retriever 犬和 mdx 小鼠的发现和确认，为人类遗传性进行性肌营养不良症的研究，提供了自发性动物模型。

目前，可供利用的本病动物模型有美国堪萨斯州立大学的美利奴绵羊种群（Mcgavin 等，1974；程鸿等，1989），华盛顿州立大学兽医学院的水貂种群（Hegreberg 等，1976；程鸿等，1989）。康乃尔大学纽约州兽医学院的 Golden Retriever 犬 X 性联肌营养不良（canine X-linked muscular dystophy，CXMD）群体（Cooper 等，1988）以及加拿大圭尔夫大学安大略兽医学院的 mdx 小鼠群体（Geissinger 等，1990；李毓义等，1994，2001）。

【病因及发病机理】

本病的根本病因是基因突变所致肌纤维膜结构与功能的先天缺陷。遗传特性则因动物种类而异。

水貂肌营养不良症，常染色体隐性类型。与人的肢带型肌营养不良相对应，但就其累及头部肌肉而言，又与面肩肱型相似（Hegreberg 等，1975，1976；程鸿等，1989）。

绵羊进行性肌营养不良，常染色体隐性类型。相对应的病型未定（Mcgavin 等，1974；程鸿等，1989）。

Golden Retriever 犬进行性肌营养不良，X 性联隐性类型，与人的 Duchenne 型相对应（de Lahunta 等，1983；Cooper 等，1988；Valentine 等，1988）。

mdx 小鼠亦为 X 性联隐性类型，与 Duchenne 型基本对应，但肌肉萎缩不明显（Geissinger 等，1990）。

人 Duchenne 型进行性肌营养不良症的分子遗传学基础，20 世纪 80 年代后期才确定是 X 性染色体 Xp21 位点上基因 DNA 的转录异常和基因蛋白产物营养不良素或贫养素（dystrophin）缺乏（Monaco 等，1986；Koenig 等，1987；Hoffman 等，1987）。而且证实，XMD 病犬和 mdx 病鼠 X 染色体上的突变基因位点与 Duchenne 型病人一样，也缺乏基因产物营养不良素，而疾病基因杂合子携带母犬肌肉内的营养不良素含量为正常犬的一半（Hoffman 等，1988；Cooper 等，1988）。

本病的发病机理，尚未完全阐明。目前一般认为，主要发病环节是突变基因产物营养不良素（dystrophin）的合成不足，使肌细胞膜（肌束膜和肌内膜）的结构与功能发生改变。肌纤维和（或）肌浆网膜通透性增高，大量肌酶外溢，能量代谢发生障碍，而导致肌结构蛋白的变性和肌肉萎缩。

基本病理形态学改变：肌肉色泽浅淡。肌纤维粗细显著不等，横纹（Z 带）消失，空泡形成，玻璃样变性，颗粒变性以至坏死，同时出现再生的肌纤维，即核增多而排列成链状的所谓中央核肌纤维（neutronucleated myofibres），后期则伴有大量脂肪浸润，以及肌束膜和肌内膜结缔组织的增生肥厚（perimysial and endomysial fibrosis）。

【临床表现】

本病恒在一定的动物品系内呈家族性发生，临床表型则因畜种和病型而异。

1. 水貂 PMD　常染色体隐性遗传，与人的肢带型或面肩肱型肌营养不良症相对应。显症病貂，公母兼有，为疾病基因纯合子个体。其双亲则为不显临床表型的疾病基因携带者。病貂 2 月龄前后起病，病程 1～3 年不等。

主要症状：运动功能障碍，表现步态不稳，前后肢的骨骼肌，特别是较大的近端肌群发生萎缩，触之松软。比较特殊的是伴有头部肌肉损害，病貂因颞肌萎缩而显得头部窄小。

主要检验所见：血清肌酸磷激酶酸（CPK）、醛缩酶、谷草转氨酶等反映肌损伤的酶类的活性增高。尿中肌酐排泄量明显降低，以至肌酸对肌酐的比值明显升高。

2. 绵羊 PMD　常染色体隐性遗传，与人的对应病型未定。该病绵羊已近亲繁殖达 40 代，发病率不高，约为 2％或更低。显症病羊，两性兼有，为疾病基因纯合子个体。1 月龄前后起病，病程缓长，精心喂养可存活 5 年。

主要症状：四肢运动障碍，后肢尤为明显。步态僵硬，股胫关节与胫跗关节屈曲不全。四肢肌肉，主要是股四头肌等近端肢体肌对称性变性和萎缩，张力减退。脑、脊髓等神经系统检查不认明显异常。

3. 犬 PMD　X 性联隐性遗传，在基因型、病理表型、生化表型以至临床表型等各方面均与人的 Duchenne 型 PMD 恰相对应。显症病犬，绝大多数为雄性，系疾病基因半合子个体，其母畜必为不显临床表型的疾病基因携带者。但在测交试验中，半合子雄性病犬与携带隐性疾病基因的雌性病犬相交配，可出现少数 X 性联隐性基因纯合子雌性病犬（Valentine 等，1989）。初生期或哺乳期起病，病程数月至 1～2 年不等，有的可存活至成年以至中年（5～7 岁）。

基本症状：步态强拘，四肢无力，骨盆带和肩胛带肌肉，特别是肩、股部近端肌群，触之松软，并逐渐萎缩。

主要检验所见：早期（1～2 周龄）即可发现肌酸磷酸激酶、乳酸脱氢酶等肌酶外溢所造成的血清肌酶活性增高。

肌电图显示：复合性反复性放电（complex repetitive discharge，CRD），即假性肌强直性放电

（pseudomyotonic discharge）。这一特征性波型，在 10 周龄以上的犬，尤以 3 岁以上的成年病犬最为明显。肌强直性放电（myotonic discharge）依稀可见。运动单位电位（motor unit potentials）异常短暂，常呈多相性（Valentine 等，1986，1989）。

4. 鼠 PMD X性联隐性遗传，在基因型、病理表型以至生化表型上与人的 Duchenne 型 PMD 相对应，只不过临床表型有所不同（Geissinger 等，1990）。显症病鼠，绝大多数为疾病基因半合子雄性个体，少数为疾病基因纯合子雌性个体。初生期起病，病程缓长，多数可存活至成年。主要损害肌群、检验所见及肌电图改变，与人的 Duchenne 型 PMD 和 Golden Retriever 犬的 CXMD 基本一致，只是累及肌群的变性坏死过程与再生过程接踵发生，病程为非进行性的，临床上很少或全然不出现肌无力和萎缩的体征，道理迄今不明（Cooper 等，1988）。

【诊断】

依据特定遗传类型的家族发生史，一定肌群无力、萎缩造成的运动障碍，而脑、脊髓等神经症状缺如，不难与各种神经源性肌营养不良（neurogenic myodystrophy）进行鉴别。

病型则必须依赖遗传类型、受损肌群和病程经过等多方面特性才能确定。

杂合子携带畜的营养不良素生化检测法过于繁杂，简便检出法尚待建立。

【治疗】

尚无根治疗法。

参 考 文 献

程鸿，等．1989. 人类疾病动物模型．上海：上海医科大学出版社：44-45，857-659.

杜传书．1983. 医学遗传学．北京：人民卫生出版社：657-659.

杜传书．1992. 医学遗传学．第 2 版．北京：人民卫生出版社：828-829.

李毓义，李彦舫．2001. 动物遗传·免疫病学——医学自发模型．北京：科学出版社：228-231.

Bridges L R. 1986. J Neurol Sci. 72：147-157.

Bulfield G，et al. 1984. Proc Natn Acad Sci USA. 81：1 189-1 192.

Carnwath J W，et al. 1987. J Neurol Sci. 80：39-54.

Cooper B J，et al. 1988. J Hered. 79：405-408.

Cooper B J，et al. 1988. Nature. 334：154-156.

de Lahunta A. 1977. Veterinary Neuroanatomy and Clinical Neurology. Philadelphia：Saunders Co. 180.

de Lahunta A，et al. 1983. Veterinary Neuroanatomy and Clinical Neurology. 2nd（ed）. Philadelphia：Saunders Co. 87.

Dent A C，et al. 1977. Aust Vet J. 55：297.

Geissinger H D，et al. 1990. J Comp Pathol. 102：252-263.

Hamilton M J，et al. 1974. Am J Vet Res. 35：1 321-1 324.

Hegreberg G A，et al. 1974. Arch Pathol. 97：225-229.

Hegreberg G A，et al. 1974. Clin Biochem. 7：313-319.

Hegreberg G A，et al. 1975. J Hered. 66：63-66.

Hegreberg G A，et al. 1976. Am J Pathol. 85：223-236.

Hoffman E P，et al. 1987. Cell. 51：919-928.

Koenig M，et al. 1987. Cell. 50：509-517.

Kornegay J N，et al. 1988. Muscle Nerve. 11：1 056-1 064.

McGavin M D，et al. 1969. Vet Pathol. 6：513-524.

McGavin M D，et al. 1974. Comp Pathol Bull. 6：3-10.

Monaco A P，et al. 1986. Nature. 323：646-650.

Tanabe Y, et al. 1986. Acta Neuropathol (Berlin). 69: 91-95.

Torres L F B, et al. 1987. Brain. 110: 269-300.

Valentine B A, et al. 1986. Acta Neuropathol (Berl). 71: 301-310.

Valentine B A, et al. 1988. J Neurol Sci. 88: 69-81.

Valentine B A, et al. 1989. Am J Vet Res. 50: 2 145-2 147.

四、先天性肌强直

Congenital Myotonia

先天性肌强直,又称遗传性肌病性肌强直(hereditary myopathic myotonia),简称 HMM,是肌膜结构和功能先天缺陷所致的一种遗传性肌病。其遗传特性,有常染色体显性和常染色体隐性 2 种类型。

病理形态学特征:主要是以 I 型和(或)II 型肌纤维增多变粗为基础的肌肥大和肌浆管系统的超微结构改变,并伴有一定程度的反映营养不良过程的肌组织变性。

主要临床表现:近端肢体肌等多部位骨骼肌普遍性肥大和强直,舌肌和食管肌强直收缩造成的吞咽困难以及肢体肌强直造成的运动障碍。

证病性检验所见:反映肌强直的典型肌电图形和肌肥大为主的病理组织学改变。

人的先天性肌强直,即 Thomsen 病,遗传特性多数属常染色体显性类型,少数为常染色体隐性类型。主要症状是普遍性的肌强直和肌肥大,通常于出生时即存在,少数可迟至青春期才出现。

患者肢体僵硬,动作笨拙,有 3 个特点,即运动起始时,肌强直表现明显,持续运动时,肌强直反而缓解;肌强直在静止不动后、情绪激动时或寒冷环境中加重,而在情绪安定时或温暖环境中减轻;叩击患者肌肉,肌腹当即隆起,肌块显现局部凹陷或呈肌球状,经一定时间才消失,出现所谓叩击性肌强直反应(杜传书等,1983,1992)。

动物的先天性肌强直,已相继报道自然发生于山羊(Brown 等,1939;Bryant 等,1968,1979;Swift 等,1979;de Lahunta 等,1983),马(Steinberg 等,1962;de Lahunta 等,1983)以及 Chow Chow、Staffordshire Terrier、Great Dane 等多种品系犬(Griffiths 等,1973;Wentink 等,1974;Jones 等,1978;Averill,1980;Farrow 等,1981;Duncan 等,1980,1983;Ettinger 等,1983;Shire 等,1983;Hill 等,1995)。

新近又报道发生于猫(Hickford 等,1998;Toll 等,1998)。

山羊、马和各品系犬先天性肌强直的发现和确认,为研究人的各类型遗传性肌病,提供了大量的自发性动物模型。其中,山羊和 Chow Chow 犬的先天性肌强直尤为典型,在临床表现、病理变化以至遗传类型等各方面,均同人的 Thomsen 病恰相对应,更有利于其发病机理和防治方法的研究(李毓义等,1994,2001)。

【病因及发病机理】

本病的根本病因在于常染色体基因突变所致的先天缺陷。各种动物的遗传特性不尽相同。在山羊为常染色体显性或隐性类型(Bryant 等,1979;de Lahunta 等,1983),在 Chow Chow 犬为常染色体隐性类型(de Lahunta 等,1983),马和其他品系犬的遗传类型尚待确定。

发病机理和主要发病环节,迄今未得完全阐明。一般认为,本病的主要发病环节在于肌膜结构和功能的先天性缺陷。山羊自发性动物模型和芳香族羧酸诱发的肌强直实验动物模型表明,肌膜的脂质结构发生改变,使肌膜对氯化物的传导性降低(low membrant chloride conductance),对钙的摄取量增多,以致钾在肌内膜横管系内蓄积,造成肌膜的兴奋后进行性去极化(progressive postexcitation depolarization），这就是产生肌强直肌电图形的电生理学基础（Bryant 等，1974；Furman 等，1978；Duncan 等，1980，1983）。

本病的特征性病理形态学改变：主要是肌肥大，并伴有一定程度的肌营养不良和肌浆管系统的超微结构改变。活体穿刺前后肢带肌近端肌群、颈肌以及脊旁肌，光镜下可认Ⅰ型和（或）Ⅱ型肌纤维增多并变粗，显示典型的肌肥大改变（Duncan 等，1980；Honhold 等，1986）。有的同时存在如下的肌营养不良变化，如肌纤维开裂或粗细不等，内核增多，玻璃样变性，肌纤维再生以及肌束膜和肌内膜结缔组织增生等（Gnnhs 等，1973；Jones 等，1978；Duncan 等，1980，1983）。

电镜观察：肌原纤维间出现空泡，肌浆管系统扩张并增生，线粒体发生水肿变性（hydropic degeneration），线粒体嵴空泡变性。上述典型的肌内膜（肌浆管）系统的超微结构改变，普遍见于先天性肌强直山羊（Hegyeli 等，1961；Bryant 等，1968）、马（Steinberg 等，1962）和犬（Duncan 等，1975；Wright 等，1986）。

【临床表现】

各种动物的先天性肌强直，恒在一定的品系内，呈家族性发生。其发生状况、起病早晚、病程长短以及具体的症状或体征，可因畜种和遗传类型而不同。但不论在哪种动物，也不论属哪种遗传类型，都具备下列各项基本的临床表现特点：

（1）视触全身、大部或一部骨骼肌，体积明显增大，张力明显增强。

（2）各种形式的强直性运动障碍，均符合 3 项先天性肌强直的动态规律，即启动时重，持续时轻；寒冷时重，温暖时轻；激动时重，静息时轻。

（3）叩击舌肌、躯干肌或近端肢体肌时，显现持续数秒至数分钟的叩击性肌强直凹陷或凹沟（percussion myotonic dimples）。

（4）测绘肌电图时，不仅显示典型的自发性高频动作电位（spontaneous hyperfrequency action potentials），而且随着高频放电频率和幅度的渐增渐减（wax and wane），发出一种奇特的"俯冲轰炸机音响"（vide bomber sound）。

1. 山羊 HMM 与人的 Thomsen 病恰相对应，有常染色体显性（居多）和常染色体隐性（较少）2 种遗传类型。显症病羊，有公有母，系疾病基因的杂合子或纯合子个体，其单亲或双亲为疾病基因杂合子病畜（常染色体显性类型）；或者系疾病基因的纯合子个体，而其双亲均为不显临床表型的疾病基因杂合子携带畜（常染色体隐性类型）。

出生后不久起病，病程数月至数年不等。肌肥大和肌强直，几乎遍及全身的骨骼肌。肌强直运动障碍的表现十分典型。发作时，步态僵硬，往往猝然倒地，四肢挺直，头颈后伸，呈后弓反张姿势。

在不同个体甚至同一个体，每次发作的表现形式和持续时间，常有很大的差异（de Lahunta 等，1983）。

2. 马 HMM 显症病马两性皆有，表明可能系常染色体遗传，但显性抑或隐性待定。幼年期即 6 月龄前起病，病程缓长，病情最轻。肌强直体征往往在 7 月龄之后逐渐消退，多数能存活至成年以至老年。

主要侵害肢体肌，尤其后肢近端肌群，经常显现局灶性肌强直。

最突出的症状是：后肢步态僵硬，两后肢近端肌群肿大，且不定期地在股部后上方出现隆突的强直性肌块；轻轻叩击该部肌肉，常激起更加明显的强直性肌凹陷（dimples），持续存在达数分钟之久（de Lahunta 等，1983）。

3. Chow Chow 犬 HMM 常染色体隐性遗传，同人的 Thomsen 病基本对应。显症病犬，两性皆有，比数相近，系疾病基因纯合子个体，其双亲则均为不显临床表型的杂合子携带畜。幼年期即 2～3 月龄起病，病程较急，病情较重，也有个别存活至成年的。

该品系犬的先天性肌强直，报道最多，遍布于英国、新西兰、澳大利亚、荷兰等欧、澳各国。

侵害的肌群范围极其广泛，除头部的中轴肌，颈、胸、腹、背、腰各部的躯干肌以及四肢部的肢体肌外，还累及舌肌、食管肌等吞咽肌群、喉、声带、肋部的呼吸肌群以至心肌，几乎遍布全身所有的横纹肌。

临床症状：类似于 HMM 山羊，但更为严重和复杂。视触颈部和四肢近端部肌群，体积增大，张力增强。站立时，四肢伸展广踏，呈锯木架姿势（sawhorse posture）。行走时，步样僵硬如木马，不能上下楼梯。有的表现经常性的吞咽障碍，甚至采食亦很困难。情绪激动时，常诱发喉痉挛和肋间肌强直收缩，出现呼吸困难乃至窒息危象。

叩击舌肌和肢体肌，都能激发持续而明显的肌强直凹陷（myotonic dimples）。

血清肌酸磷酸激酶轻度增高（de Lahunta 等，1983）。

4. Staffordshire Terrier 犬 HMM 遗传类型待定。6 周龄至数月龄起病，病程数月至数年不等，多数可存活至成年以至中年。

主要症状：头部、颈部及前肢肌群外观显著肥大，触诊张力增强。叩击肥大的肌群和舌肌（全身麻醉状态下），显示持续 20～30s 的强直性凹陷。肌强直性运动障碍和呼吸障碍非常典型：如凌晨僵直（early morning stiffness），符合先天性强直的动力学规律；步态笨拙（clumsiness），不能上下楼梯，表明肢体肌强直；激动时表情呆板（freeze up）并出现喘鸣（stridor），提示头部中轴肌、躯干肌以及喉肌、声带肌等呼吸肌强直性收缩。

血清肌酸磷酸激酶活性，由正常的 10～60IU/L，升高到 372IU/L（Shire 等，1983）。

5. 大型丹麦犬 HMM 遗传类型未定。6 月龄前后起病，病程缓长，多数可存活至中年或老年（7 岁以上）。强直性运动障碍与 Terrier 犬相似。

主要表现：颈肌和四肢肌显著肥大和强直，发作性虚脱（episodic collapse）和叩击性肌强直凹陷等。

血清肌酸磷酸激酶活性为 960IU/L，超过正常的近 10 倍（Honhold 等，1986）。

肌电图所见：肌病性肌强直的典型肌电图形有 3 个基本特点：自发性高频动作电位（spontaneous high-frequence action poteatials）；伴随高频放电（high-frequence discharges）频率和振幅渐增渐减所发出的"轰炸机俯冲声"或"摩托车发动声"（reving motor cycle sound）；运动神经传导速度（motor nerve conduction velocity）正常。经测绘，HMM 病犬骨骼肌高频放电的频率为 100～200Hz/s，振幅为 200～800μV，持续时间为 0.25～0.75s 或 0.5～1.0s（Duncan 等，1980；Shire 等，1983）。

【诊断】

动物 HMM 论证诊断的主要依据有 4 个方面：符合常染色体显性和（或）隐性类型特点的家族发生史；骨骼肌肥大以及肌强直性运动障碍、吞咽困难或呼吸窘迫等临床表现；叩击性肌强直凹陷反应；自发性高频动作电位为主的肌电图形。

应注意与遗传性进行性肌营养不良症、遗传性强直性肌营养不良症以及各种神经性肌强直症等类症进行鉴别。

【治疗】

尚无根治疗法。

目前，多应用普鲁卡因酰胺、硫酸奎宁、苯妥因钠等膜稳定剂，以降低肌纤维膜的兴奋性，并注意保持室内温度，避免情绪刺激，以减少发作频度，延缓病程进展，等待自限性康复转归。

参 考 文 献

杜传书 . 1983. 医学遗传学 . 北京：人民卫生出版社：660 - 661.

杜传书 . 1992. 医学遗传学 . 第 2 版 . 北京：人民卫生出版社：831.

李毓义，李彦舫，等 . 2001. 动物遗传·免疫病学——医学自发模型 . 北京：科学出版社：231 - 234.

Averill D R. 1980. Vet Clin North Amer. 10：235.

Brown G L，et al. 1939. Brain. 62：24.

Bryant S H，et al. 1968. Am J Vet Res. 29：2 371.

Bryant S H，et al. 1974. New Developments in EMG and Clinical Neurophysiology Vol I. Desmedt （Ed）. Basel：Karger. 420.

Bryant S T. 1979. Ann New York Acad Sci. 317：314.

de Lahunta A，et al. 1983. Veterinary Neuroanatomy and Clinical Neurology. 2nd ed. Philadelphia：Saunders Co. 86 - 87.

Duncan I D，et al. 1975. Acta Neuropathol （Berl）. 31：297.

Duncan I D. 1980. Current Veterinary Therapy Ⅶ Small Animal Practice. Kirk （Ed）. Philadelphia：Saunders Co. 787 - 791.

Duncan I D，et al. 1983. Current Veterinary Therapy Ⅷ Small Animal Practice. Kirk （Ed）. Philadelphia：Saunders Co. 820.

Ettinger S J，et al. 1983. Textbook of Veterinary Internal Medicine Diseases of the Dog and Cat. 2nd ed. Philadelphia：Saunders Co. 646.

Farrow B R H，et al. 1981. J Small Anim Practice. 22：451 - 465.

Furman R E，et al. 1978. Ann Neurol. 4：357.

Griffiths I R，et al. 1973. Vet Rec. 93：184.

Hegyeli A，et al. 1961. Science. 133：1 011.

Hickford F H，et al. 1998. J Small Anim Pnact. 39 （6）：281 - 285.

Hill S L，et al. 1995. J Am Anim Host Assoc. 31 （6）：506 - 509.

Honhold N，et al. 1986. Vet Rec. 119：162.

Jones B R，et al. 1978. New Zealand Vet J. 25：217.

Shire P K，et al. 1983. J A V M A. 183：229 - 232.

Steinberg S，et al. 1962. Science. 137：979.

Swift L L，et al. 1979. Lab Invest. 40：384 - 390.

Toll J，et al. 1998a. J Small Anim Pract. 39 （10）：499.

Toll J，et al. 1998b. J Vet Intern Med. 12 （2）：116 - 119.

Wentink G H，et al. 1974. Tijdschr Diergeneeskd. 14：729.

Wright J A，et al. 1986. Vet Rec. 118：511 - 512.

五、强直性肌营养不良症

Myotonic Dystrophy

　　强直性肌营养不良症，即 Steinert 病，是由于肌浆管系统等肌膜的结构和功能先天缺陷，肌膜兴奋性异常亢进所致的一种遗传性肌病。其遗传特性，包括常染色体隐性、显性以及 X 性联隐性等多种类型。

　　病理学特征：除颗粒变性、凝絮变性、吞噬细胞增多、萎缩、钙化等肌营养不良的基本变化外，还显现Ⅰ、Ⅱ型肌纤维变粗变细、比例异常或区分消失，圆形纤维增生，磷酸化酶、脱氢酶和细胞色素氧化酶的活性降低，3 - 磷酸甘油酶和酸性磷酸酶活性升高，肌浆管系统减少，线粒体结构模糊，电子密体出现等组织化学和超微结构改变。

临床表现：包括骨骼肌强直、变性、萎缩造成的运动障碍；舌肌肿大和嚼肌强直造成的吞咽困难；肌膜外溢造成的肌酸磷酸激酶、醛缩酶等血清肌酶的活性增高；肌膜兴奋性增高造成的肌强直体征和高频放电等肌电图形。

人的强直性肌营养不良症，由 Rossolimo（1902）命名，有常染色体显性和隐性等多种遗传类型，一般在青春期之后起病，主要症状是肌无力、萎缩和强直。肌萎缩通常先出现于肢体远端，逐渐发展至面肌、咀嚼肌和颈肌。肌强直多局限于舌肌、前臂和手部肌肉。大多伴有白内障，并显示心电图和肌电图改变（杜传书等，1983，1992）。

动物的强直性肌营养不良症，已相继报道自然发生于 Irish Terrier 犬（Wentink 等，1972；de Lahunta 等，1983），Rhodeslan Ridgeback 犬（Simpson 等，1985）以及英纯血马（Shirakowa 等，1989）。

荷兰阿姆斯特丹大学培育有 Irish Terrier 犬遗传性肌营养不良症自发性动物模型群体，可供研究（Wentink 等，1972；李毓义等，1994，2001）。

【病因及发病机理】

本病的根本病因，在于基因突变所致肌浆管系统结构和功能的先天性缺陷。其遗传特性，在 Irish Terrier 犬，已通过系谱调查和测交试验确定为常染色体隐性类型和 X 性联隐性类型（Wentink 等，1972；de Lahunra 等，1983）。在 Rhodesian Ridgeback 犬和 Thoroughbred 马，则尚待确定。

近代生物膜研究揭示，除肌束膜（perimysial membrane）即包绕肌细胞的外膜而外，还有一个完整的肌内膜系统（endomysial membraneous system）或称肌浆管系统（sarcoplasma tubular system）。

该系统是由横管系（T tubular system）和纵管系（L tubular system）所组成。横管系开口于肌外膜，能将外膜的兴奋迅速传送给肌原纤维。

目前认为，本病的主要发病环节在于肌浆管数量减少，横管系开口消失等肌内膜结构和（或）功能的先天性缺陷，使肌细胞线粒体等细胞器内的酶促代谢发生障碍，而导致肌纤维不同程度的各种病理形态学和组织化学改变。

1. Irish Terrier 病犬　累及躯干肌、肢体肌和舌肌。骨骼肌病变，眼观色泽浅淡，夹杂黄白色条纹。光镜检查，病变作斑块状分布，肌纤维开裂、粗细不等，呈颗粒状、凝絮状 Zenker 氏变性，显现吞噬细胞增多、巨大细胞和钙化灶。

电镜观察：线粒体不透光（opaque），体积增大，结构异常，其嵴成网状或融合而成封闭的空泡。肌浆管系统数量减少，并出现性质未明的电子密体。

组化显示，Ⅰ型和Ⅱ型肌纤维的区别消失；线粒体内的磷酸化酶、脱氢酶、细胞色素氧化酶等氧化磷酸化酶类缺乏。上述病变肌肉线粒体的超微结构和组织化学改变，与线粒体性肌营养不良病人（Wijngaarden 等，1967；Hulsmann 等，1967，1969）以及甲状腺切除兔的线粒体病变（Meijer，1972）基本相同（Wentink 等，1972）。

2. Rhodesian Ridgeback 病犬　骨骼肌病变遍布于躯干肌和肢体肌，特别是咀嚼肌和咽喉部肌群，其特点包括：含内核的肌纤维由正常的 1% 以下增加到 30% 左右；肌萎缩明显，Ⅱ型肌纤维变细，平均直径缩小为正常的 70%，在肌纤维中的相对比例增高，由正常的 50%～60% 增加到 81%～83%；肌束膜结缔组织增生；炎性细胞浸润不明显；肌内神经装置无异常（Simpson 等，1985）。

3. Thoroughbred 病马　骨骼肌病变主要分布于背最长肌等躯干肌以及臀中肌、股二头肌、半腱肌、半膜肌、缝匠肌、臂三头肌等近端肢带肌，具以下特点：

肌纤维开裂，肿胀呈圆形，内核众多，并有核仁；圆形肌纤维多含弱嗜碱性肌浆块（sarcoplasmic mass）。

电镜观察：肌浆块由核糖体、线粒体及肌丝碎片（myofibrillar debris）所组成。

组化显示，Ⅰ型纤维明显变粗（0.3～1.0 倍），在肌纤维中的相对比例由正常的 9.5%～29.2% 增加到 34%～73%（Shirakowa 等，1989）。

【临床表现】

本病恒在一定的动物品系内呈家族性发生。其发生特点、起病时间、疾病经过和临床症状，因畜种和遗传类型而异。

1. Irish Terrier 病犬 两性兼有，比数相近，为疾病基因纯合子个体，先证犬的双亲，均为疾病基因杂合子携带者（常染色体隐性遗传类型）；或者唯独公犬发病，系疾病基因的半合子个体，而其母犬系不显临床表型的疾病基因杂合子个体（X 性联隐性遗传类型）。通常在 8 周龄即离乳前后起病，病程数周至数月不等，亦有个别存活至成年的。

主要表现：吞咽困难，运动障碍以及随意肌的强直和萎缩。病犬口角垂涎，双颊沾满残饲，口腔因咀嚼肌强直而开张不全。舌肿胀、紧缩而发硬，粗大的舌体和基部充塞于两侧臼齿齿列之间。数周后显现奇特的行走姿势，步样强拘，步幅短小，整个躯体随着两前肢的起落而左右摇摆。轻微的运动，即显得疲惫不堪，甚至气喘吁吁，出现发绀。触诊头、颈部肌肉强直硬固，很难使之前俯或后仰。触摸肢体，常遭到抗阻，表现肌肉强直和关节僵硬，但数分钟后再进行四肢关节的他动运动检查，并无异常。随着病程的进展，全身肌肉逐渐萎缩，肢体肌尤为明显。各项神经系统检查，均不认异常。

主要检验所见：血清内肌酸磷酸激酶、醛缩酶、乳酸脱氢酶等肌酶的活性显著升高。在测绘肌电图时，可看见并听到特征性的肌强直反应，即插入电极后立刻显示持续 3s 的高频电位，然后转为低频电位，同时发出一种由低变高、由高变低的如同轰炸机俯冲的奇特声响（vide bomber sound）。

2. Rhodesian Ridgeback 病犬 1～2 岁起病，病程缓长。主要表现吞咽困难，呼吸窘迫，骨骼肌强直和萎缩。流涎和吞咽困难，出现得最早，并渐进增重。后期连饮水所需之吞咽时间也明显延长。刺激咽喉部，看不到吞咽反射动作。兴奋激动时，常出现呼吸窘迫，而咽喉并不弛缓或麻痹。触诊舌肌和肢体肌，可感到肌张力增高。叩击股二头肌和臂三头肌时，可诱发持续时间达数秒的凹陷收缩（dimple constructure），出现叩击性肌强直反应。随着病程的进展，全身肌肉逐渐萎缩，咀嚼肌和咽喉部肌群尤为明显。

主要检验所见：血清肌酸磷酸激酶活性增高；心电图显示发作性房性心动过速；肢体肌、嚼肌、舌肌、声门、食管前段的肌电图，出现自发性高频电位，表明这些部位的张力增高和肌强直是致发吞咽困难和呼吸窘迫的主要因素。

3. Thoroughbred 病马 初生期起病，主要症状是运动障碍，站立不动如木马状，肢体肌强直，触诊紧张而硬固。

【诊断】

依据家族发生史，肌强直和萎缩所致的各种体征，不难诊断。

确定诊断必须通过测绘肌电图和肌肉活体穿刺检验，以证实特征性病理组织学和组织化学变化的存在。

【治疗】

尚无根治疗法。可试用普鲁卡因酰胺、奎宁等膜稳定剂。

参 考 文 献

杜传书.1983. 医学遗传学. 北京：人民卫生出版社：695 - 660.

杜传书.1992. 医学遗传学. 北京：人民卫生出版社：第 2 版，829 - 831.

李毓义，李彦舫，等.2001. 动物遗传·免疫病学——医学自发模型. 北京：科学出版社：234 - 237.

de Lahuma A，et al. 1983. Veterinary Neuroanatomy and Clinical Neurology. 2nd ed. Philadelphia：Saunders Co. 87.

Hulsmann W C，et al. 1967. J Neurol Neurosurg Psychiatr. 30：519 - 520.

Hulsmann W C，et al. 1969. Excepta Med Int Congr Ser. No 199. 319 - 322.

Meijer A E F H. 1972. J Neurol Sci. 16：445 - 453.

Shirakowa T，et al. 1989. J Comp Pathol. 100：287 - 294.

Simpson S T，et al. 1985. J A V M A. 186：495 - 498.

Wentink G H，et al. 1972. Vet Pathol. 9：328 - 349.

Wijngaarden G K Van，et al. 1967. Brain. 90：577 - 592.

六、家族性线粒体肌病

Familial Mitochondrial Myopathy

家族性线粒体肌病，是由于肌细胞线粒体内丙酮酸脱氢酶系先天缺陷所致的一种遗传性肌病。遗传特性尚未确定。本病只报道发生于动物，见于 Clumer spaniels 犬（Herrtage 等，1979；Braund 等，1990），Sessex spaniels 犬（Houlton 等，1980；Braund 等，1990）和 Jack Rusell terrier 犬（Olby 等，1997）。

另据报道：鸡在饲喂欧美番泻树籽实（Senna occidentalis seeds）后发生一种中毒性线粒体肌病（Cavaliere 等，1997；Calore 等，1998）；在 mo（vbr）小鼠发生一种线粒体脑肌病（mitochondrial eneephalomyopathies）（Ttacey 等，1997），可作为研究本病的动物模型。

【病因及发病机理】

根本病因在于决定或调控丙酮酸脱氢酶系（pyruvate dehydrogenase series）生成的结构基因或调节基因发生了突变，肌细胞线粒体内的丙酮酸脱氢酶系先天缺陷。

主要发病环节是肌糖原有氧分解和无氧分解（酵解）的中间代谢物丙酮酸（pyruvate），不能在肌细胞线粒体内继续氧化为乙酰辅酶 A 而供应肌肉活动所需之能量，结果肌肉活动耐力减退。同时丙酮酸以及糖原酵解中间产物乳酸在肌组织和血液内堆积，造成代谢性酸中毒，突发循环和呼吸功能衰竭。

病犬股四头肌等骨骼肌活检证实，肌肉变性，线粒体结构和功能异常，所含丙酮酸脱氢酶系的活性低下（Herrtage，1979；Houlton 等，1980）。

【临床表现】

本病仅报道在 Clumber spaniels，Sussex spaniels 和 Jaek Russell terner 三品系犬内呈家族性发生。显症病犬，两性兼有，且同窝犬多数发病，作者据此推测可能为常染色体显性遗传类型，尚待测交试验进一步证实（李毓义等，1994）。一般在 2～8 月龄哺乳期或离乳后起病，病程数周、数月至数年不等。

主要症状是骨骼肌不耐活动。病犬精神敏活，神经系统检查不认异常，有强烈的活动意愿，但运动耐力极差。稍事运动，如牵引急行不到百米，即气喘吁吁，心悸如捣，伏卧而不动，待休息 10～20min 后才勉强站起，表现烦渴贪饮，低头呆立可长达 1h 之久。

重症病犬，常在短程奔跑之后陷入虚脱状态（collapse）而死于心搏骤停，故有虚脱犬（collapsing clumber spaniels）之俗称。

证病性检验所见：包括乳酸酸中毒的各项指征。静息状态下，血液乳酸和丙酮酸含量即明显高于正常对照犬。短程牵行发病后，显现重剧的酸血症。其血液丙酮酸含量，可由 11.1mg/dL 升高至 19.1mg/dL；乳酸含量，由 2.2mg/dL 升高至 144.8mg/dL；动脉血 pH，由 7.32 猛降至 7.14（Houlton 等，1980）。

【诊断】

依据家族发生史、特征性临床症状和证病性检验所见，不难建立诊断。

但必须注意与遗传性自体免疫病先天性重症肌无力进行鉴别，要点是本病在应用各种胆碱酯酶抑制剂之后肌无力得不到缓解（Johnson 等，1975；Jenkins 等，1976；Palmer 等，1978，1980；李毓义等，1994，2001）。

【治疗】

尚无根治疗法。

静息休养，避免骨骼肌活动，可延长寿命，防止虚脱骤死，以供繁殖试验，并建立动物模型群体。

参 考 文 献

李毓义，李彦舫．2001．动物遗传·免疫病学——医学自发模型．北京：科学出版社：237-238.

Braund K G，et al. 1990. Vet Med. 85：558-570.

Galore E E，et al. 1998. Ecotoxocol Environ Saf. 39（1）：27-30.

Cavaliere M J，et al. 1997. Ecotoxicol Environ saf. 37（2）：181-185.

Herrtage M E. 1979. Vet Rec. 105：334.

Houlton J E F，et al. 1980. Vet Rec. 106：206.

Jenkins W L，et al. 1976. J S Afr Vet Ass. 47：59-62.

Johnson R P，et al. 1975. J Small Anim Pract. 38（5）：213-216.

Olby N J，et al. 1997. J Small Anim Pract. 38（5）：213-216.

Palmer A C，et al. 1978. Vet Rec. 103：433-434.

Palmer A C. 1980. Vet Clin Nor Amer. 10：213-221.

Tracey I，et al. 1997. Muscle Nerve. 20（11）：1 352-1 359.

七、鸭特发性斜颈

Idiopathic Torticollis in Duck

特发性斜颈，又称先天性肌性斜颈（congenital muscular tortieollis），是以颈部肌肉发炎、变性、萎缩为病理特征，以颈部歪扭为主要临床表现的一种神经-肌肉系统遗传病。

人的特发性斜颈（Lidge 等，1957；Sarnat 等，1981），是一种遗传性肌病，特征是胸锁乳突肌发生肌炎、变性和纤维化，表现颈部歪扭和头部姿势异常。

动物的特发性斜颈，只报道发生于北京白鸭（Rigden 等，1965；Gopalakrishnakone 等，1983，1984，1985）。其临床表现和病理组织学特征，与人的对应病非常相似。这一种斜颈鸭的发现，为人对应病的研究提供了大量廉价的自发性动物模型。主要用于研究特发性斜颈症早期肌肉变性的过程以及颈椎和脊髓病变在疾病发生上的作用（程鸿等，1989；李毓义等，1994，2001）。

【病因及发病机理】

特发性斜颈，发现于近交系北京白鸭，已确认系先天性缺陷所致（Rigden 等，1965），但测交试验尚未成功，遗传特性待定（Gopalakrishnakone 等，1985）。

其颈部肌肉的病理形态学特征，与特发性斜颈病人胸锁乳突肌的病理所见相似。

光镜检查，肌肉显现不同程度的退行性变化（变性）和炎性反应，有明显的淋巴细胞、单核细胞和巨噬细胞浸润，还伴有纤维化和脂肪浸润。

电镜观察，显示早期肌纤维溶解的一系列变化，神经-肌肉接头处存在变性的线粒体，并有大量糖原沉积（Gopalakrishnakone 等，1983，1984）。

【临床表现】

在北京白鸭近交系内呈家族性发生。在总数为 2 000 只的近交系鸭群中，可确认病鸭 50 只左右，发病率仅为 2‰～3‰，且雌雄兼有，比数相近，据以推测可能是常染色体隐性遗传类型，只因测交试验未取得结果，其遗传特性目前还难确定。

一般起病于育雏期，病程数月至数年不等，生存期明显短于同群健鸭。通常在出壳后的 1 周内出现症状。病鸭脖子很短，颈部姿势异常或发生扭转。行走时不能直线前进；强使仰卧，则很难自行翻正并站起；3 个月之后常出现腿部肌肉瘫痪。

【诊疗】

确立诊断不难。尚无根治疗法。

参 考 文 献

程鸿，等 . 1989. 人类疾病动物模型 . 上海：上海医科大学出版社：542-543.

李毓义，李彦舫 . 2001. 动物遗传·免疫病学——医学自发模型 . 北京：科学出版社：238-239.

Gopalakrishnakone P，et al. 1983. Proceedings of the Symposium on Research in Biology and Biotechnology in developing countries. Singapore. 39.

Gopalakrishnakone P，et al. 1984. J Comp Pathol. 94：453-462.

Gopalakrishnakone P，et al. 1985. Am J Pathol. 118：500-501.

Lidge R T，et al. 1957. J Bone Joint Surg（Am）. 39：1 165-1 182.

Rigden R H，et al. 1965. Arch Pathol. 80：58-62.

Sarnat H B，et al. 1981. Muscle Nerve. 4：374-380.

八、膈 肌 病

Diaphragma Myopathy

膈肌病，即膈肥大（diaphragma hypertrophy），又称膈肌营养不良（dystrophy of diaphragmatic musclature）或营养不良样肌病（dystrophy-like myopathy）。是以膈肌变性、肥大为病理特征的一种遗传性肌病。本病只报道发生于动物，见于荷兰东部地区的 Meusd-Rhine-Yssel 牛（Hoebe 等，1975，1983；Goedegebuure 等，1977，1983），Holstein-Friesian 牛（Furuoka 等，1995，1999）以及欧洲的短毛猫（Vos 等，1986）。

【病因及发病机理】

具体病因和主要发病环节，尚未阐明。依据其明显的家族性发生特点，一般认为系先天性缺陷所致。但遗传类型，不论在牛或者猫，均待确定。

本病的特征性病变，是以膈肌为主的全身骨骼肌进行性或非强直性营养不良。除腱质部而外，包括腰部、肋部和胸部在内的整个膈的肌质部，眼观色泽浅淡而呈弥漫性肿大肥厚；光镜检查肌纤维开裂、横纹消失、空泡形成、粗细不等、颗粒变性、玻璃样变性，间有肌纤维坏死，吞噬细胞增多，肌核数多而内在，位居中央排成链状，肌束膜和肌内膜结缔组织轻微或中度增生。再生肌纤维稀少或缺如。全身骨骼肌、主要是肢带肌，同样色泽浅淡，也显现进行性肌营养不良的各种病理组织学改变，只是程度较轻。除上述膈肌和全身骨骼肌的共同病变外，不同动物还各具特点。

在病牛，伴有明显而重剧的肋间肌和心肌的营养不良。变性的心肌和肋间肌纤维，在光镜下显示大的泡状肌核（vesicular muscle nuclei）（Jubb 等，1970；Goedegebuure 等，1983）以及靶心样结构（target core-like structure）（Shy 等，1956；Bethlem 等，1978；Goedegebuure 等，1983），而且膈肌两型肌纤维的平均直径和相对比例发生明显改变。平均直径，Ⅰ型纤维由 $53\mu m$ 减为 $47\mu m$，Ⅱ型纤维由 $60\mu m$ 减为 $43.5\mu m$；相对比例，Ⅰ型纤维由 47% 减少为 25%，而Ⅱ型纤维由 53% 增加到 75%（Goedegebuure 等，1983）。

在病猫，则伴有巨食管症（megaesophagus）。食管特别是胸段食管，弛缓扩张，肌层肥厚。变性的食管肌和膈肌，在光镜下显示肌纤维粗大。肌纤维的平均直径，分别由正常的 $38\mu m$，增到 $43\mu m$ 和 $45\mu m$（Vos 等，1986）。

【临床表现】

本病恒在一定的动物品系内，呈家族性发生。其发生特点、起病时间、病程经过和临床症状，因畜种不同而各异。

1. 牛膈肌病 成年雌性占绝大多数，发病年龄 2～10 岁不等，平均起病年龄为 5 岁。主要临床症状是食欲废绝，反刍减退，嗳气稀少。瘤胃臌气反复发生，瘤胃内容物极度充满，触之有黏硬感。这显然是食管孔周围膈肌增厚造成食管机械性狭窄或阻塞的结果。

另一突出的症状是膈肌肥大和肋间肌变性所致的呼吸运动障碍。病牛呼吸促迫，鼻翼扇动，胸腹部呼吸用力，起落明显。病程 2～10 周，如不急宰，则概死于窒息。

2. 猫膈肌病 雄性居多，幼年期即 1～2 月龄起病，病程数月或经年。主要表现为咽下困难和运动障碍。

最突出的症状是，因食管弛缓扩张而表现渐进增重的咽下困难，反复发作的呕吐以及经常性的呼吸窘迫，并伴有肢带肌，特别是前肢肌肉无力和萎缩所致的运动障碍。

病猫不能跳跃或蹦高，四肢肌肉软弱无力，前肢肌肉尤甚。步态非常奇特，如同大袋鼠一样，靠两后肢蹦行（Vos 等，1986；李毓义等，1994，2001）。

检验所见：主要在肌电图改变。电极插入花费的时间不到半秒，见不到起始阻抗和自发性肌强直放电，亦不显示纤颤性电位（fibrillation potentials）和阳性波（positive wave）。主要图形改变是多相动作电位数（number of polyphasic action potentials）增多和肋部膈肌的动作电位时限（duration of the action potentials）由正常的 6.5ms 缩短为 4ms，差异非常显著。这表明。膈肌病的性质是进行性肌营养不良，而不是强直性肌营养不良（Goedegebuure 等，1983）。

【诊断】

依据家族发生史以及膈肌肥大、肋间肌变性和食管弛缓扩张所造成的特征性临床表现，容易做出诊断。

【治疗】

无根治疗法。

参 考 文 献

李毓义，李彦舫.2001.动物遗传·免疫病学——医学自发模型.北京：科学出版社：239-241.

Bethlem J，et al. 1978. Arch Neurol. 35：555-566.

Furuoka H，et al. 1995. Acta Neuropathol（Berl）.90（4）：339-346.

Furuoka H，et al. 1999a. Acta Neuropathol（Berl）.97（2）：185-191.

Furuoka H，et al. 1999b. Acta Neuropathol（Berl）.97（2）：177-184.

Goedegebuure S A，et al. 1977. Berl Muench Tierärztl Wochenschr. 90：84-88.

Goedegebuure S A，et al. 1983. Vet Pathol. 120：32-48.

Hoebe H P. 1975. Tijdschr Diergeneeskd. 100：1 207-1 208.

Hoebe H P. 1983. Thesis Utrecht.

Jubb K V F，et al. 1970. Pathology of Domestic Animals Vol Ⅱ New York：Academic Press. 473-488.

Shy G M，et al. 1956. Brain. 79：610-621.

Vos J H，et al. 1986. J Comp Pathol. 96：335-341.

九、火鸡胸肌病

Pectoral Myopathy in Turkey

遗传性胸肌病（hereditary pectoral myopathy）简称 HPM，又称深胸肌病（deep pectoral myopathy）、绿肌病（green muscle disease）或局灶性变性肌病（focal degenerative myopathy），是以胸肌，尤其深胸肌变性和萎缩为病理特征的一种遗传性肌病。

本病只报道发生于火鸡，特称 HPMT（hereditary pectoral myopathy of turkeys）。见于宽胸Bronze 火鸡以及大型、中型、小型白火鸡等各品系（Harper 等，1964，1967，1969；Dickinson 等，1968；Maronpot 等，1968；Sutherland 等，1974）。

HPMT 在加拿大白火鸡中的发生率，在 1968—1970 年的 3 年间由 1.05% 上升到 2.61%（Harper 等，1971）。据屠宰调查，HPMT 在加拿大各品系火鸡中的发生率，少者不低于 2%，多者高达35% 以上（Pettit 等，1973），已成为严重威胁火鸡养殖业的遗传病害（Sutherland 等，1974；李毓义等，1994，2001）。

【病因及发病机理】

根本病因在于常染色体上隐性基因（代号为 dy）突变所致的先天性缺陷。遗传特性已通过系谱调查和测交试验，确定为常染色体隐性类型（Harper 等，1967；Sutherland 等，1974）。历经 4 年（1960—1963）的测交试验结果非常典型：疾病基因纯合子个体相交（dydy×dydy），所孵 126 只子代火鸡全部显症；疾病基因纯合子与正常纯合子相交（dydy×DyDy），85 只子代火鸡全不显症；疾病基因纯合子个体与杂合子个体相交（dydy×Dydy），45 只子代火鸡中 18 只显症，约占 1/2（40%）；疾病基因杂合子个体相交（Dydy×Dydy），52 只子代火鸡中 15 只显症，约占 1/4（28.8%），完全符合常染色体隐性遗传的孟德尔基因分离律（Harper 等，1967）。

HPMT 的发病机理和主要发病环节，迄今尚未阐明。曾提出微循环障碍等多种说法。其中的微量元素硒和维生素 E 缺乏说，已被彻底否定（Harper 等，1972）。

特征性病变是胸肌，尤其深胸肌的变性和萎缩。

光镜检查：病变中心区显示肌营养不良的各种变化，包括肌纤维开裂、粗细不等、由多角形变成圆形或椭圆形，肌膜核内在化而位居中央，肌浆呈节段性变性和空泡形成，含淡褐绿色素，间质纤维化并脂肪浸润。病变周边区则显示出血和坏死变化，包括间质组织的异嗜细胞浸润，小动脉壁的纤维蛋白样坏死（fibrinoid necrosis）以及血管腔内的微血栓形成等（Sutherland 等，1974）。

【临床表现】

HPMT 恒在火鸡的一定品系内呈家族性发生。显症火鸡，两性皆有，比数相近，为疾病基因的纯合子个体（dydy），其双亲则均为不显临床表型的杂合子携带者（Dydy）。起病时间较晚，通常在 8 周龄乃至 23 周龄之后显症。其病程缓长，取良性经过，不造成死亡。

临床症状主要是，深胸肌以至浅胸肌、臂二头肌和臂三头肌等胸部及翼部肌群，呈单侧性或双侧对称性萎缩，外观胸部肌块明显缩小并减薄。双翅外形似无异常，但使其仰卧则不能自行翻正。此外，不显任何临床症状。

【诊断】

依据家族发生史以及单纯胸肌萎缩这一示病症状和固定症状，不难诊断。由于其良性病程和表现单一，通常要在屠宰后才得以发现和确认。

一个重大的诊断问题是，HPMT 杂合子携带禽的筛检指标尚未选定，筛捡方法尚待建立（Sutherland 等，1974；李毓义等，1994）。

【防治】

无需治疗，亦无从治疗。

根本性预防措施，在于从群体中彻底清除 dy 杂合子携带禽。目前，从国外引进火鸡的种鸡和种蛋时，应注意防止 HPMT 基因的潜入。

（李毓义 王 哲 刘国文）

参 考 文 献

李毓义，李彦舫 . 2001. 动物遗传·免疫病学——医学自发模型 . 北京：科学出版社：241 - 242.

Dickson E M，et al. 1968. Pric 17th Western Poultry Disease Conference. Univ of California. Davis.

Harper J A，et al. 1964. Poult Sci. 43：1 326 - 1 327.

Harper J A，et al. 1967. J Hered. 58：189.

Harper J A，et al. 1969. Poult Sci. 48：1 816.

Harper J A，et al. 1971. Proc 20th Western Poultry Disease Conference. Univ of California. Davis.

Harper J A，et al. 1972. Poult Sci. 51：1 757 - 1 759.

Maronpot R R，et al. 1968. Avian Dis. 12：96.

Pettit J R，et al. 1973. 45th North Eastern Conference on Avian Disease. West Virginia Univ. West Virginia. .

Sutherland I R，et al. 1974. Can Vet J. 15：77 - 81.

第四章　遗传性心血管病

遗传性心血管病，是胚胎发育异常、染色体畸变和（或）基因突变所致发的一类原发性或遗传性心脏－血管疾病。

动物的遗传性心血管疾病，除房间隔缺损、室间隔缺损、动脉导管未闭、主动脉狭窄、肺动脉狭窄、法乐氏四联症、右主动脉弓续存、续存的动脉干、动脉-静脉瘘管、原发性肥厚性心肌病、限制性心肌病等先天性心脏-血管缺陷外，还有火鸡的自发性圆心病、牛遗传性心肌病、仓鼠遗传性心肌病、小鼠和大鼠遗传性心肌病以及遗传性心钙化等。

第一节　先天性心脏病

先天性心脏病，即先天性心脏缺陷（congenital cardiac defects）或先天性心脏异常（congenital cardiac anomaly），是由于胚胎发育异常、染色体畸变和（或）基因突变所致的一类原发性或遗传性心脏病。

动物的先天性心脏病，主要包括：房间隔缺损（atrial septal defect），室间隔缺损（ventricular septal defect），动脉导管未闭（patent ductus arteriosus），主动脉狭窄（aortic stenosis），肺动脉狭窄（pulmonic stenosis），法乐氏四联症（tetralogy of Fallot），右主动脉弓续存（persistence of the right aortic arch）以及续存的动脉干（persistent truncus arteriosus）等。

先天性心脏病，可发生于各种动物，通常多见于牛、羊、犬和猫。发生频率最高的可能是牛（Blood 等，1983），其次是羊。

据一份连续的屠宰调查，羔羊的先天性心脏病检出率高达 1.3%，主要是心间隔缺损（Dennis 等，1968；Blood 等，1983）。

一份犬心脏病流行病学调查证实，门诊病犬中心脏病约占 5%～10%，其中的 10% 为先天性心脏病，其余为获得性心脏病，即先天性心脏病病犬约占门诊病犬总数的 0.5%～1%（Patterson，1971；Ettinger 等，1970；Pyle，1983）。

犬最常见的是：动脉导管未闭、肺动脉狭窄和主动脉狭窄，其次是房间隔缺损、室间隔缺损、二尖瓣闭锁不全和法乐氏四联症（Pyle，1983）。

猫最常见的是：动脉导管未闭（Linde-Sipman 等，1973；Cohen 等，1975）、室间隔缺损（Severin，1967；Mann 等，1971；Linde-Sipman 等，1973）和主动脉狭窄（Tashjian 等，1965；Severin，1967；Liu，1968）。

先天性心脏病的基本病理学基础：出生时存在心脏解剖结构缺陷或胚胎结构残留，肺循环与体循环之间出现短路即分流（shunt），氧合血和还原血发生掺和，导致不同类型的心脏构件形态学改变和不同程度的心内血液动力学紊乱。

临床表现发育停滞，体质虚弱，呼吸困难，黏膜发绀，心区体征以至心力衰竭综合征。

通常在初生期或幼年期起病显症并死亡，部分病畜可存活至青年或成年。也有少数取良性经过的，在出生后发育成长过程中缺陷逐渐弥合而自行康复或终身存留而不显临床异常。

从总体上讲，人类几乎所有的先天性心脏病（杜传书等，1992），都有其相对应的动物病。已报道的各种动物的先天性心脏病，大多具有明显的遗传易感性，呈家族性发生。

　　其中，已通过先证病畜测交试验确认为遗传性心脏缺陷的有 3 种：Poodle 品系犬的动脉导管未闭，Newfoundland 品系犬的主动脉狭窄和 Keeshound 品系犬的法乐氏四联症（Patterson 等，1971；Pyle，1983）。可作为研究人对应病的自发性动物模型使用（Ettinger，1983；李毓义等，1994，2001）。

参 考 文 献

杜传书 . 1992. 医学遗传学 . 北京：人民卫生出版社：第 2 版，649 - 654.

李毓义，李彦舫 . 2001. 动物遗传·免疫病学——医学自发模型 . 北京：科学出版社：243 - 244.

Blood D C，et al. 1983. Veterinary Medicine. 6th ed. Blood（Ed）. London：Bailliere Tindall. 298 - 301.

Cohn J S，et al. 1975. JAAHA. 11：95.

Dennis S M，et al. 1968. Am J Vet Res. 29：2 337.

Ettinger S J，et al. 1970. Canine Cardiology. Ettinger（Ed）. Philadelphia：Samders Co.

Ettinger S J. 1983. Textbook of Veterinary Internal Medicine. Diseases of the Dog and Cat. 2nd ed. Philadelphia：Saunders Co. 933.

Linde-Sipman J S，et al. 1973. Zentrabl Veterinaermed. 20A：419.

Liu S. 1968. J A V M A. 152：55.

Mann P G H，et al. 1971. J A V M A. 152：55.

Patterson D F. 1971. J Small Anim Pract. 12：263.

Pyle R L. 1983. Textbook of Veterinary Internal Medicine. Diseases of the Dog and Cat. 2nd ed. Ettinger（Ed）. Philadelphia：Saunders Co. 933.

Severin G A. 1967. J A V M A. 151：1 733.

Tashjian R J，et al. 1965. Ann N Y Acad Sci. 127：581.

一、动脉导管未闭

Patent Ductus Arteriosus

　　动脉导管未闭，简称 PDA，是由于胚胎期的动脉导管在出生后未能闭合所致发的一种先天性心脏病。

　　按血液动力学紊乱和血液短路分流的方向，分为两种病型：由左向右的动脉导管未闭，简称 L - R PDA，短路血液由主动脉向肺动脉分流；由右向左的动脉导管未闭，简称 R - L PDA，短路血液由肺动脉向主动脉分流。

　　其遗传类型多种多样，有的尚未确定。

　　人类的动脉导管未闭，约占先天性心脏病的 12%～21.2%，一般分为管型、窗型和漏斗型 3 种形态类型。典型动脉导管未闭，分流量少，无明显肺循环高压，左心尚可代偿；宽型动脉导管，分流量大，导致肺高压，出现自右向左分流，显现紫绀。有多种遗传方式。

　　大多数属多基因遗传，有的属于常染色体显性遗传、常染色体隐性遗传或 X 连锁显性遗传。还有多种染色体畸变所致的综合征患者（杜传书等，1992）。

　　动物的动脉导管未闭，已报道发生于各种动物（Blood，1983；Ettinger，1983），是动物中最多发的一种先天性心脏病。在马，PDA 的发生率仅次于室间隔缺损（Buergelt 等，1970；Carmicheal 等，1971；Blood，1983）。在犬（Patterson 等，1971；Pyle 等，1971，1981，1983；Mcentee 等，1998）和猫（Linde-Sipman 等，1973；Cohen 等，1975；Jeraj 等，1978；Pyle 等，1983），两种病型 PDA 的发生率均居首位。

　　PDA 同大多数先天性心脏病一样，具有明显的遗传易感性，在一定的动物品系内呈家族性发生。

家族性 PDA 已相继报道发生于犬的众多品系，如 Poodle、Collie、Pomeranian、Shetland Sheepdog、Cocker spaniel、Golden Retriever、miniature Schnauzer 以及 Norwich terrier 等（Pyle 等，1981；Ettinger，1983）。其中，Poodle 品系犬的 PDA，不论其 L-R 型还是 R-L 型，均已通过先证病犬测交试验和系谱调查确认为遗传性疾病，属多基因遗传类型（Patterson 等，1971；Pyle，1983），与人类的大多数 PDA 相对应（李毓义等，1994，2001）。

【病因及发病机理】

动脉导管发自左第 4 动脉弓，连接左肺动脉和降主动脉。胎儿循环期间，肺动脉压高于主动脉压，血液由肺动脉经导管向主动脉分流。出生后，体循环阻压突然升高而肺循环阻压明显降低，血液由主动脉经导管向肺动脉分流。新生期动物的动脉导管很快收缩，血流停止，首先发生功能性闭锁，然后经数周的管壁组织重新构建而达到解剖学闭锁。

动物动脉导管闭锁，一般在生后的 1～5d（Blood，1983），马驹为出生后的 24h 之内（Scott 等，1975）。

动脉导管未闭时血液短路分流的方向，主要取决于导管两侧的动脉阻压。在通常情况下，体循环阻抗大于肺循环阻抗，即主动脉压高于肺动脉压，少量血液由主动脉向肺动脉分流，发生左向右的 PDA，即典型 PDA 或 L-R PDA。

如果发生肺血管阻塞性改变或在宽型动脉导管未闭时分流量大而导致肺高压，则未经氧合的肺动脉血液向主动脉分流，发生伴有紫绀的右向左的 PDA，即严重 PDA 或 R-L PDA（Ettinger，1983）。

两型 PDA 的病理形态学显著不同。

L-R PDA 的病理学特点：升主动脉、左心室、左心房以至肺静脉、肺动脉和右心室均增大增粗。

R-L PDA 的病理学特点：未闭动脉导管宽大；右心室显著肥厚；肺组织学检查可认广泛分布的肺血管内膜纤维性增生和硬化，有的导致血管腔闭塞等肺动脉高压，成为左向分流的病理基础（Pyle 等，1983）。

【临床表现】

动脉导管未闭的临床表现，因病型即血液短路分流的方向而不同。

1. L-R PDA　通常在初生期起病显症，6～8 周龄时病症明显，耐过此危急期之后常能存活到成年，尽管经常发作充血性心力衰竭。轻症病犬多可存活至老年而不显心衰体征。

临床症状主要包括：食欲废绝，发育迟滞，呼吸促迫，呼吸困难乃至呈端坐呼吸（orthopnea），死于左心衰竭。

特征性体征：触诊左侧第 3 肋间肺动脉区感有持续性震颤；左侧心尖搏动增宽增强；股动脉脉搏振幅大（左室肥厚）、回落快（L-R 分流），呈跳脉（bounding pulse）；由于主动脉向肺动脉的血液持续分流，产生持续性心内杂音，随心动周期而起伏，特称"机器"杂音（"machinery" murmur），其收缩期成分粗糙而响亮，传遍心区内外，其舒张期成分柔和而低沉，局限于肺动脉瓣区（左侧第 3 肋间），而且在心率极快或极慢以及房颤时消失（Patterson，1972；Pyle，1983）。

心电图显示：第 II 导程的 R 波幅（正常不到 3mV）显著增大至 3～5mV 甚而 9mV，而 P 波增宽（超过 0.04s），特称僧帽状 P 波（P mitrale），并出现房性期前收缩、房性心动过速以至房颤等心律失常图形（Pyle，1983）。

X 射线影像显示：左心房、左心室、升主动脉增大，肺血管阴影增多、增大，有时可见右心室肥大和降主动脉瘤样扩张；心脏造影（左心房或升主动脉内注入造影剂）可见造影剂由动脉导管进入肺动脉；压力测定显示，右心室压和肺动脉压有所增加，但仍低于左心室压和主动脉压。

2. R‑L PDA　血液短路分流的方向是肺动脉血流入降主动脉，即未氧合血是在臂头动脉干和左锁骨下动脉分支之后进入主动脉的。因而身体的前部（头侧）接受的是氧合血，身体的后部（尾侧）接受的则是掺有未氧合血的氧合血。

病畜通常在初生期起病显症，主要表现为生长缓慢，不耐运动和呼吸用力，往往不被发现，直到1～5 岁时病畜（犬）在运动中出现后肢萎弱和拖曳现象，才引起畜主的注意。

特征性体征：包括仔细检查阴茎黏膜、阴唇黏膜或后肢的白色甲（爪）床，可发现紫绀，运动之后检查并与前肢相比，则尤为明显；触诊右侧心尖搏动增强增大，肺动脉瓣区可感知第二心音分裂（肺动脉高压），而股动脉搏动不认异常；肺动脉和主动脉瓣区听诊恒能发现第二心音分裂（肺动脉高压表现）。

心电图显示：左胸导程 S 波大，额面平均电轴为 $+140°\sim-120°$，以及右心室肥厚的各导程波型。

X 射线影像显示：右心室显著肥大。主要肺动脉节段突出，肺血管阴影正常而数量减少。

心插管和造影显示：注入右心室和主肺动脉内的造影剂经动脉导管流向降主动脉。

压力测定显示：右心室收缩压和肺动脉收缩压等于或略高于主动脉压。

血液检验：可认 PCV 显著增高到 $60\%\sim66\%$，甚而可达 77%（继发性绝对性红细胞增多症），动脉血氧张力（P_{O_2}）下降而二氧化碳张力（P_{CO_2}）升高（Legendre 等，1974；Pyle 等，1981，1983）。

【治疗】

L‑R PDA，充血性心力衰竭的并发率甚高，一经确诊即应针对心力衰竭应用洋地黄制剂、速尿等强心利尿药进行抢救，然后施行动脉导管缝合术。手术的难度不大，成功率很高（Pyle，1983；Ettinger 等，1983）。

方法是经左侧第 4 肋间做胸膜腔切开术，找到动脉导管（犬、猫的导管短而宽）后，实施贯穿固定缝合和（或）绕管结扎，不必切断和切除（Buchanan，1968；Ettinger，1983）。

R‑L PDA，不宜施行上述动脉导管缝合术！因为未闭的动脉导管实际上已经成为肺动脉高压的缓冲阀门（relief valve），一旦闭死或缝合，则很快发生右心心力衰竭而导致死亡。

R～L PDA 病犬，很少发生充血性心力衰竭，不必施行洋地黄等强心利尿治疗，通常可存活约4～6 年。

严重的问题是继发性红细胞增多症渐进增重，应定期放血治疗。否则常因发生 DIC 而死于血管栓塞（Ettinger，1983），具体治疗办法可参见本篇遗传性血液病章家族性红细胞增多症。

参　考　文　献

杜传书 . 1992. 医学遗传学 . 第 2 版 . 北京：人民卫生出版社：652‑653.

李毓义，李彦舫 . 2001. 动物遗传·免疫病学——医学自发模型 . 北京：科学出版社：244‑247.

Blood D C. 1983 Veterinary Medicine. 6th ed. London：Bailliere Tindall. 300.

Buchanan J W. 1968. J Small Anim Pract. 9：409.

Buergelt C D, et al. 1970. JAVMA. 157：313.

Carmicheal J A, et al. 1971. JAVMA. 158：767.

Cohen J S, et al. 1975. JAAHA. 11：95.

Ettinger S J. 1983. Textbook of Veterinary Internal Medicine. Diseases of the Dog and Cat. 2nd ed. Philadelphia：Saunders Co. 933.

Jeraj K, et al. 1978. JAVMA. 172：1 432.

Legendre A M，et al. 1974. JAVMA. 164：1 198.

Linde-Sipman J S，et al. 1973. Zentrabl Veterinaermed. 20A：419.

McEntte K，et al. 1998. J Vet Intern Med. 12（1）：53 - 55.

Patterson D F，et al. 1971. Circ Res. 29：1.

Patterson D F. 1972. A Mannal of Clinical Cardiology A A H A.

Pyle R L. 1971. JAVMA. 158：202 - 207.

Pyle R L，et al. 1981. JAVMA. 178：565.

Pyle R L. 1983. Textbook of Veterinary Internal Medicine. Diseases of the Dog and Cat. 2nd（ed）. Ettinger（Ed）. Philadelphia：Saunders Co. 933 - 939.

Scott E A，et al. 1975. Am J Vet Res. 36：1 021.

二、主动脉狭窄

Aortic Stenosis

主动脉狭窄，简称 AS，分 3 种病型，即瓣膜上狭窄（supravalvular AS）、瓣膜狭窄（valvular AS）和瓣膜下狭窄（subvatvular AS）。

瓣膜下主动脉狭窄，简称 SAS，是主动脉瓣基部存在纤维组织环而使左心室流出道不同程度变窄所致发的一种先天性心脏瓣膜病。

动物的 SAS，已报道发生于猪（Hofmann，1974；Baker，1976；Van Nie 等，1980；Blood，1983）、犬（Patterson，1972，1976；Pyle，1972，1977，1983；White 等，1997；Kvart 等，1998；Fernandez 等，1998；Tse 等，2000；Orton 等，2000）以及猫（Tashjian 等，1965；Severin，1967；Liu，1968；Pyle，1983）。

新近报道，还发生于小鼠（Ding 等，2000）、大鼠（Wiesner 等，1997；Weinberg 等，1997；Anger 等，1998；Bartunek 等，1998；Rohrbaeh 等，1999）和豚鼠（Kingsbury 等，1999）。

动物的先天性 SAS，具有明显的遗传因素。在某些品系猪（Baker，1976）以及德国牧羊犬、Boxer、Newfoundland、英格兰 Bulldog、Boston terrier、Basset hound、Fox terrier、schnauzer 等品系犬内呈家族性发生（Pyle，1983），并已通过测交试验证实 Newfoundland 品系犬的 SAS 是遗传性疾病，属多基因遗传类型，还涉及一主要显性基因发生了突变（Patterson，1976；Pyle，1983：李毓义等，1994，2001）。

动物的遗传性 SAS，与人的主动脉缩窄（coarctation of aorta），尤其导管前型（preductal type）相类似。人的主动脉缩窄，依据缩窄的范围和部位分成两型：主动脉峡缩窄和近导管主动脉缩窄。遗传方式大多为多基因遗传，亦有常染色体显性遗传或染色体畸变所致者（杜传书等，1992）。

【临床表现】

动物 SAS 的临床表现，因畜种和病型不同而有显著的差异。

1. 猪 SAS　猪的一种常见的先天性心脏瓣膜病。急性型，常于运动之后死于窒息、呼吸困难和口鼻流出泡沫（左心衰竭的急性肺水肿）。慢性型，反复发作呼吸困难，经数周或数月，最后死于心力衰竭。

2. 犬、猫 SAS　仅次于动脉导管未闭的常见先天性心脏瓣膜病。通常在初生期和幼年期起病显症。轻度和中度狭窄的，可存活若干年而从不显现充血性心力衰竭。重度狭窄的，常于早期（6 月龄前后）死于室性心动过速、心肌和脑缺血所致的心性晕厥（syncope），或于晚期（1～2 岁）死于心力衰竭。

特征性体征：除早期黏膜发绀、咳嗽、呼吸困难等左心衰竭及晚期腹水、后肢浮肿等右心衰竭的表现外，还包括：突出的心前区震颤（precordial thrill），在左侧第 4～第 5 肋间下部、右侧第 2～第 4 肋间下部以及颈动脉胸腔入口处可以触及。

股动脉脉搏减弱（振幅小）、延迟（明显滞后于心搏动）甚而不感。渐增渐减或渐减性低调收缩期杂音（crescendo-decrescendo or decrescendo low pitch systolic murmur），在左侧第 4～第 5 肋间下部（主动脉口和左房室口）、右侧第 2～第 4 肋间下部以至颈动脉胸腔入口处可以听到；有时因继发主动脉瓣叶增厚所致的主动脉瓣闭锁不全而可听到一种持续性（兼有或跨越收缩和舒张两期）杂音，宛如动脉导管未闭时的杂音，但其最强听取点不在肺动脉瓣区而在主动脉和左房室瓣区，可资区分。

心电图显示：第 Ⅱ 导程 R 波波幅增大超过 3mV，可达 4～5mV（左心室肥厚），而 S—T 段下降（左室肌缺血）；有时还可认房颤、室性期前收缩以至室性心动过速等心律失常图形。

X 射线影像显示：升主动脉的狭窄后扩张；严重病例还可见左心室以至左心房肥厚或扩张。

心血管造影显示：左心室流出道的不同程度变窄，升主动脉的狭窄部后方扩张，二尖瓣闭锁不全所致的造影剂倒流（入左心房）。

压力测定显示：心导管插入检测主动脉狭窄部前后的压力相差悬殊，即左心室内压明显增高，而主动脉狭窄部后方的压力陡然减低；且左心室收缩压增高的幅度与病变（狭窄）的严重程度成正比关系，即增高 $1.33～4.00kPa$（10～30mmHg）为轻症，$4.00～9.33kPa$（30～70mmHg）为中等程度，而 $9.33kPa$（70mmHg）以上为重症，常迅速致死（Pyle，1983）。

新近报道，β-肾上腺素能受体过度表达可加重主动脉狭窄所致的心力衰竭（Du 等，2000）。

【治疗】

轻症和中等程度狭窄的病犬，常不显心衰症状而存活数年，不必治疗。重症狭窄病犬，常出现心衰，大多于数周内死亡，预后不良。

作为人类对应病动物模型进行治疗研究时，可实施手术矫正。

参　考　文　献

杜传书 . 1992. 医学遗传学 . 第 2 版 . 北京：人民卫生出版社：653 - 654.

李毓义，李彦舫 . 2001. 动物遗传·免疫病学——医学自发模型 . 北京：科学出版社：247 - 249.

Anger M，et al. 1998. Circulation. 98（22）：2 477 - 2 486.

Baker J R. 1976. Vet Rec. 98：485.

Bartunek J，et al. 1998. J Am Coll Cardiol. 32（2）：528 - 535.

Blood D C. 1983. Veterinary Medicine. 6th ed. London：Bailliere Tindall. 300 - 301.

Ding B，et al. 2000. Circulation. 201（24）：2 854 - 2 862.

Du X J，et al. 2000. Circulation. 101（1）：71 - 77.

Fernandez del Palacio M J，et al. 1998. J Small Anim Palact. 39（10）：481 - 485.

Hofmann W. 1974. Zentbl Vet Med. 21A：417.

Kingsbury M P，et al. 1999. Clin Sci (Colch) 96（3）：241 - 251.

Kvart C，et al. 1998. J Small Anim Pract. 39（7）：318 - 324.

Liu S. 1968. J A V M A. 152：55.

Luo J D，et al. 1999. Chung Kuo Yao Li Hsueh Pao. 20（4）：345 - 348.

Orton E C，et al. 2000. J Am Vet Med Assoc. 216（3）：364 - 367.

Patterson D F. 1972. A Manual of Clinical Cardiology A A H A.

Patterson D F. 1976. Adv Vet Sci Comp Med. 20：101.

Pyle P L. 1972. A Manual of Clinical Cardiology AAHA.

Pyle R L. 1977. Current Veterinary Therapy Ⅵ. Kirk（Ed）. Philadelphia：Saunders Co.

Pyle R L. 1983. Textbook of Vetevinary Internal Medicine. Diseases of the Dog and Cat. 2nd ed）. Ettinger（Ed）. Phila-
delphia：Saunders Co. 940 - 944.

Rohrbach S，et al. 1999. Circulation. 100（4）：407 - 412.

Severin G A. 1967. JAVMA. 151：1 733.

Tashjian R J，et al. 1965. Ann N Y Acad Sci. 127：581.

Tse J，et al. 2000. Mol Cell Biochem. 205（1 - 2）：67 - 73.

Van Nie C J，et al. 1980. Vet Quarterly. 2：160.

White R N，et al. 1997. J Small Anim Pract. 38（6）：251 - 255.

Wiesner R J，et al. 1997. Circulation. 95（5）：1 253 - 1 259.

三、肺动脉狭窄

Pulmonic Stenosis

肺动脉狭窄，简称 PS，同主动脉狭窄一样，分 3 种病型，即瓣膜上狭窄、瓣膜狭窄和瓣膜下狭窄，是肺动脉瓣孔附近存在纤维组织环而使右心室流出道不同程度变窄所致发的一种先天性心脏瓣膜病。

病理形态学特征：包括肺动脉的瓣膜性和（或）瓣膜下狭窄，主肺动脉的狭窄后扩张，右心室肥厚以至扩张以及肝肿大、腹水等右心充血性衰竭的相关病变。

先天性 PS，已报道发生于多种动物，主要是犬（Patterson 等，1971；Lowensohn 等，1976；Pyle，1983）和猫（Tashjian 等，1965；Will，1969）。新近报道还发生于猪（Gerlis 等，1999）。

犬肺动脉狭窄，居先天性心脏病的第二位，仅次于动脉导管未闭（Ettinger，1983；李毓义等，1994，2001）。

【临床表现】

动物的先天性 PS，通常在一定的品系内呈家族性发生，但遗传特性尚未确定。一般在初生期或幼年期起病显症，经过数月至数年不等。

轻度肺动脉狭窄病畜，除心内杂音外，常终生无明显的临床表现。中度狭窄病畜，一般可存活 5 年以上，重症病畜，除表现生长迟滞、呼吸窘迫和不耐运动外，后期常显现后肢及胸腹下部皮肤浮肿、肝肿大、腹水等右心充血性衰竭的各种体征，直至死亡。

特征性体征：左侧第 3 肋间下部胸壁触诊，可感有收缩期震颤。股动脉搏动不认明显改变。听诊可闻先增强后减弱的高频缩期杂音，介于两心音之间。最强听取点在左侧第 3 肋间、肋骨与肋软骨结合部（肺动脉区），且由于右心室排空延迟而出现恒定的第二心音分裂。

心电图显示：右心室肥厚或扩张的图形，额面平均电轴为＋110°至±180°。心律失常和传导障碍不常见。

X 射线胸片影像显示：肺动脉的狭窄部后方显著扩张形成心前区纵隔斑块，重叠于气管腔的透光区带；由于右心室肥大，在腹背片上的心脏影像显著变圆，更靠近右胸壁，主肺动脉节段增大。

心血管造影显示：肺动脉狭窄部及其狭窄的程度，主肺动脉狭窄部后方扩张及其扩张的程度。

压力测定显示：肺动脉狭窄部前后侧压差明显增大；在重症病犬，右心室内压超过肺动脉内压可达 9.33kPa（70mmHg）以上。

【治疗】

动物的先天性 PS，一般无需治疗。重症病犬，可应用洋地黄强心苷及速尿等强心利尿药解除或缓解充血性心力衰竭，然后施行肺动脉瓣叶片分离术或部分切除术（Ettinger，1983）。

参 考 文 献

李毓义，李彦舫 . 2001. 动物遗传·免疫病学——医学自发模型 . 北京：科学出版社：249 - 250.

Ettinger S J. 1983. Textbook of Veterinary Medicine. Diseases of the Dog and Cat. 2nd ed. Philadelphia：Saunders Co. 946.

Gerlis L M，et al. 1999. Vet Rec. 144（13）：350 - 351.

Lowensohn H S，et al. 1976. Circ Res. 39；760.

Patterson D F，et al. 1971. Gaines Veterinary Symposium. Ames. Iowa.

Pyle R L. 1983. Textbook of Veterinary Internal Medicine. Diseases of the Dog and Cat. 2nd ed. Ettinger（Ed）. Philadelphia：Saunders Co. 946 - 948.

Tashjian R J，et al. 1965. Ann N Y Acad Sci. 127：581.

Will J W. 1969. J A V M A. 155：913.

四、室间隔缺损

Ventricular Septal Defects

室间隔缺损，简称 VSD，是由于动脉球的间隔未能将心室间隔孔完全关闭所致的一种先天性心脏病。

按间隔缺损的部位，可分为两型：室间隔上部即膜部缺损而不闭合的，为膜性室间隔缺损（membranous VSD）；室间隔下部即肌部缺损而不闭合的，为肌性室间隔缺损。

按血液分流的方向，也可分为两型：短路血液由左心室向右心室分流的，为由左向右的室间隔缺损，简称 L - R 型 VSD；短路血液由右心室向左心室分流的，为由右向左的室间隔缺损，简称 R - L 型 VSD。

动物的先天性室间隔缺损，以膜性 VSD 和 L - R 型 VSD 居多。

动物的先天性 VSD，已报道发生于马、牛等大动物（Belling，1961；Fisher 等，1964；Dennis 等，1968；Tschudi，1975；Blood 等，1983；Reef 等，1995），居先天性心脏病的首位。还发生于犬（Mulvihill 等，1973；Patterson 等，1974；Ettinger 等，1975，1983；Hunt 等，1995；Monnet 等，1997）和猫（Severin，1967；Mann 等，1971；Lind-Sipman 等，1973；Ettinger 等，1983）。

有的作为艾森门格氏复合征的一个分征（Fisher 等，1962；Säss 等，1970）或法乐氏四联综合征的一部分（Oshima 等，1972；Prickette 等，1973；Kirby 等，1974；Ettinger 等，1983）。

新近报道还发生于 Dromedary 骆驼（Moore 等，1999）。

动物的先天性 VSD 有明显的遗传性素质，在海福特牛、英国 Bulldog 犬等动物品系内呈家族性发生（Belling，1961；Mulvihill 等，1973；Blood 等，1983）。

在 Keeshonds 品系犬，已通过测交试验确定为多基因遗传类型（Patterson 等，1974；Ettinger 等，1983）。

在牛已证明有染色体畸变（Tschudi，1975；Blood 等，1983），与人的先天性室间隔缺损相对应，可作为自发性动物模型研究使用（李毓义等，1994，2001）。

人类的先天性 VSD，按缺损部位可分 5 种病型，1～3 型为膜性 VSD，4 型和 5 型为肌性 VSD。

遗传方式多种多样，有常染色体显性遗传和隐性遗传，还有染色体畸变所致者（杜传书等，1992）。

【病因及发病机理】

动物的 VSD，同人的 VSD 一样，多数发生于室间隔的上部即膜部，主要在于主动脉下间隔或房室共道（conotruncal septum）缺损，相当于人 VSD 的 1～3 型。短路血液跨间隔分流的方向，取决于间隔两侧心室的压差。

单纯 VSD 时，左心室收缩压比右心室收缩压高若干倍，出现由左向右的分流，表现为 L-R 型 VSD。

单纯 VSD 的后期，尤其复合 VSD 如艾森门格氏复征和法乐氏四联综合征时，常伴有肺动脉狭窄和（或）肺动脉高压，右心室收缩压等于或超过左心室收缩压，出现由右向左的分流，未经肺脏氧合的还原血掺和而流向主动脉，表现为伴有发绀体征的 R-L 型 VSD。

因此单纯 VSD 失代偿时，常表现左心衰竭体征，而复合 VSD 和单纯 VSD 后期失代偿时，多表现为右心衰竭体征。

通过缺损部的血液湍流，可能引起紧靠缺损部的瓣膜出现继发性病变，如牛的右房室瓣的瓣尖区易发生心内膜炎，马主动脉瓣的内侧瓣尖易发生破裂，使血液动力学改变复杂化，增加了两心室的血流负荷和（或）压力负荷，而加剧或加快心力衰竭的发生和死亡。

【临床表现】

VSD 恒在一定的动物品系内呈家族性发生。通常在初生期或幼年期起病显症，经过数周、数月或数年不等。轻症病畜常能存活至成年或老年而不显心衰体征，也有少数病畜缺损逐渐闭合而自行康复。

除生长迟滞、容易疲劳、不耐运动以及咳嗽、呼吸窘迫、肺充血、肺水肿等左心衰竭体征（L-R 型 VSD）或黏膜发绀、静脉怒张、皮肤浮肿、肝肿大、胸腹腔积液等右心衰竭体征（R-L 型 VSD）而外，特征性症状和体征还包括：触诊心区感有心脏颤动，位置在右侧第 3～第 4 肋间、肋骨和肋软骨结合部稍上方（L-R 型 VSD）或者左侧第 4～第 5 肋间下部（R-L 型 VSD）。听诊可闻响亮的全收缩期吹风样心内杂音，呈渐强渐弱（wax and wane）或平调（banding shape），胸部两侧广大区域都可听到，但在左侧第 4 肋间和右侧第 3 肋间声音最强，而且右侧比左侧更强。心电图无明显改变，但在肺动脉高压时（R-L 型 VSD），心电轴右偏，表明右心室增大。X 射线胸透影像显示：右心室、左心房、左心室增大，肺动脉、肺静脉以及肺阴影清晰。

心血管造影：显示造影剂由左心室通过室中隔向右心室分流（L-R 型 VSD）或者相反（R-L 型 VSD）。

压力测定：可证实左心室收缩压明显高于右心室收缩压（L-R 型 VSD）或者右心室收缩压等于或高于左心室收缩压（R-L 型 VSD）。

【治疗】

轻症缺损不必治疗。重症 L-R 型 VSD，在应用洋地黄强心苷和速尿等缓解心衰体征后，可进行修补术。但 R-L 型 VSD 不宜手术，原因同 R-L 型动脉导管未闭（Eyster 等，1977；Ettinger，1983）。

参 考 文 献

杜传书.1992.医学遗传学.第 2 版.北京：人民卫生出版社：651-652.

李毓义，李彦舫.2001. 动物遗传·免疫病学——医学自发模型. 北京：科学出版社：250-252.

Belling T H. 1961. JAVMA. 138：595.

Blood D C，et al. 1983. Veterinary Medicine. 6th ed. London：BailliereTindall. 299-300.

Dennis S M，et al. 1968. Am J Vet Res. 29：2 337.

Ettinger S J，et al. 1975. Textbook of Veterinary Internal Medicine. Philadelphia：Saunders CO.

Ettinger S J，et al. 1983. Textbook of Veterinary Internal Medicine. Diseases of the Dog and Cat. 2nd ed. Philadelphia：Saunders Co. 948-950.

Eyster G E，et al. 1977. JAVMA. 170：434.

Fisher E W，et al. 1962. Vet Rec. 74：447.

Fisher E W，et al. 1964. Brit Vet J. 120：253.

Hunt G B，et al. 1995. Aust Vet J. 72（10）：379-382.

Kirby D，et al. 1974. Can Vet J. 15：114.

Linde-Sipman J S et al. 1973. Zentbl Vet Med. 20A：419.

Mann P G H，et al. 1971. J Small Anim Pract. 12：45.

Monnet E，et al. 1997. J Am Vet Med Assoc. 211（5）：569-572.

Moore C P，et al. 1999. J Zoo Wildl Med. 30（3）：423-430.

Mulvihill J J，et al. 1973. Teratology. 7：73.

Oshima K，et al. 1972. Jap J Vet Sci. 34：333.

Patterson D F，et al. 1974. Am J Cardiol. 34：187.

Prickette M E，et al. 1973. JAVMA. 162：552.

Reef V B. 1995. Equine Vet J Suppl. Sup（19）：86-95.

Säss B，et al. 1970. Cornell Vet. 60：61.

Severin G A. 1967. JAVMA. 151：1 733.

Tschudi P. 1975. Schweiz Arch Tierheilkd. 117：335.

五、房间隔缺损

Atrial Septal Defects

房间隔缺损，简称 ASD，乃胚胎期右心房向左心房的直接血液通道在出生后未能完全闭锁所致；按缺损部位可分 3 种病型，即卵圆孔未闭（patent foramen ovale）；第二孔缺损（ostium secundum defect），位于卵圆孔区；原发孔缺损（ostium primum defect），位于房间隔的下部。

按短路血液分流的方向，又分为两型，即血液由左心房向右心房分流的，称为由左向右的房间隔缺损，简称 L-R 型 ASD；血液由右心房向左心房分流的，则称为由右向左的房间隔缺损，简称 R-L 型 ASD。

动物的房间隔缺损以 R-L 型卵圆孔未闭和 L-R 型第二孔 ASD 居多（Blood 等，1983；Ettinger 等，1983）。

本病已报道主要发生于牛（Blood 等，1983），犬（Pyle 等，1972；Jeraj 等，1980；Ettinger 等，1983；Monnet 等，1997；Tidholm，1997）以及猫（Severin，1967；Linde-Sipman 等，1973；Ettinger 等，1983）。

新近报道，房间隔缺损还发生于佛罗里达豹等动物园猛兽，并通过手术修补获得成功（Greenberg 等，1999；Cunningham 等，1999）。

人类的 ASD，常见多发的一种先天性心脏病，占先天性心脏病的 15%（10%～21.4%），其中约 70% 为第二孔缺损。遗传方式多种多样，主要为多基因遗传，也有常染色体显性或隐性遗传。有的系染色体畸变所致（杜传书等，1992）。

动物的 ASD，同人的对应病一样。有明显的遗传性素质，在一定的动物品系内呈家族性发生。Boxers 品系犬的先天性 ASD 已确定为遗传性疾病，但遗传类型待定（Pyle 等，1972；Ettinger 等，1983），可作为人对应病的自发性动物模型提供研究（李毓义等，1994，2001）。

【病因及发病机理】

卵圆孔系一瓣状孔，只允许血液自右向左分流。出生后卵圆孔未闭时，由于左心房压高于右心房压，实际并不发生经未闭卵圆孔的血液分流。如果伴发可使右房室压和肺动脉压增高的其他心脏缺损，即可出现自右至左的血液分流而显现血液动力学紊乱和紫绀。

第二孔和原发孔缺损型 ASD 时，由于左心房压大于右心房压，通常出现由左向右的分流，发生 L-R 型的 ASD，造成右心的中度血流负荷，肺动脉高压和中度的右心室肥大，除导致肺动脉瓣的相对性闭锁不全外，对血液动力学不会产生严重的损害，相反地由于右心房的内压升高，会在一定程度上减缓短路血液的右向分流。

当房间隔缺损同某种能使右心内压增高的其他心脏缺损并发或单纯 ASD 后期发生肺动脉高压和严重的右心室肥大时，右心房内压等于或超过左心房内压，则发生自右向左的反向分流，导致 R—L 型 ASD，显现紫绀体征（Blood 等，1983；Ettinger 等，1983）。

【临床表现】

ASD 恒在一定的动物品系内单独发生或同其他类型的先天性心脏缺损合并发生。单独的卵圆孔未闭和轻症的第二孔缺损型 ASD，一般不表现临床症状，大多在剖检时发现，且相当一部分病畜可在出生后发育成长的过程中逐渐闭合而自行康复。

重症 ASD 病畜，通常在幼年期起病显症，早中期多为 L—R 型，主要表现虚弱，不耐运动和呼吸急促。后期多为 R—L 型，主要表现可视黏膜紫绀，呼吸困难以至体表静脉扩张、皮肤浮肿、肝脏肿大和腹腔积水等右心衰竭的体征，直至死亡，病程数年。

特征性症状和体征：短路血液经过房间隔的分流，不产生心内杂音；但 L—R 型 ASD 造成的肺动脉高血流量和肺动脉瓣口相对狭窄，可产生缩期心内杂音和第二心音分裂，该杂音柔和，Ⅰ、Ⅱ级至Ⅴ级，先渐强后渐弱，最强听取点在左侧第 3 肋间下部。

心电图显示：右心室肥大图形，心电轴右偏。

X 射线胸片显示：右心室肥大扩张。肺血管阴影清楚，主肺动脉节段突出。心插管证实，右心房、右心室和肺动脉血的氧气含量明显高于前腔静脉。

心血管造影显示，造影剂经缺损的房间隔分流（李毓义等，1994，2001）。

【治疗】

动物的 ASD 一般不必治疗。重症 ASD 病犬，可进行房间隔修补术（Ettinger 等，1983）。

参 考 文 献

杜传书.1992.医学遗传学.第 2 版.北京：人民卫生出版社：651.

李毓义，李彦舫.2001.动物遗传·免疫病学——医学自发模型.北京：科学出版社：252-254.

Blood D Cetal. 1983. Veterinary Medicine. 6th ed. London：Bailliere Tindall. 299.

Cunningham M W, et al. 1999. J Wildl Dis. 35（3）：519-530.

Ettinger S J, et al. 1983. Textbook of Veterinary Internal Medicine. Diseases of the Dog and Cat. 2nd ed. Philadelphia：Saunders Co. 952-954.

Greenberg M J, et al. 1999. J Zoo Wildl Med. 30（2）：256-261.

Jeraj D, et al. 1980. JAVMA. 177：342.

Linder-Sipman J S，et al. 1973. Zentbl Vet Med. 20A：419.

Monnet E，et al. 1997. J Am Vet Med Assoc. 211 (5)：569-572.

Pyle R L，et al. 1972. JAVMA. 160：965.

Severin G A. 1967. JAVMA. 151：1 733.

Tidholm A. 1997. J Small Anim Pract. 38 (3)：94-98.

六、法乐氏四联症

Tetralogy of Fallot

法乐氏四联症，又称紫绀四联症，简称 TF，是最常见的一种紫绀型先天性心脏病。其缺陷包括 4 部分，即肺动脉狭窄、室间隔缺损、骑跨于室中隔上的主动脉（右位骑跨主动脉）以及右心室肥厚。1888 年由 Fallot 首先记述，故名。

人的法乐氏四联症，有多种遗传方式，包括常染色体显性或隐性类型，也有染色体畸变所致者（杜传书等，1992）。

动物的法乐氏四联症，已广泛报道发生于马、牛（Fisher 等，1964；Dear 等，1970；Oshima 等，1972；Prickette 等，1973；Blood 等，1983），犬（Patterson 等，1972，1974；Ettinger 等，1983；Tidholm 等，1997；Mcentee 等，1998；Lew 等，1998；Oguchi 等，1999）以及猫（Bolton 等，1972；Kirby 等，1974）。

动物的 TF，同人类的 TF 一样，具有明显的遗传性素质。其中 Keeshond 品系犬的家族性 TF，已通过先证病犬的系谱调查和测交试验确定为多基因遗传，有若干基因突变分别导致不显临床表型的圆锥乳头肌缺乏（absence of papillary musele of conus）、房室共道中隔缺损（conotruncal septal defects）、肺动脉发育不全（pulmonary arteriat hypoplasia），一直到典型的 TF（Patterson 等，1974；Ettinger 等，1983），可作为人对应病的自发性动物模型进行研究（Patterson 等，1974；李毓义等，1994，2001）。

【临床表现】

典型的 TF，恒在动物的一定品系如德国牧羊犬、Fox terrier 犬和 Keeshond 犬内呈家族性发生。通常在初生期或哺乳期内起病显症。除极少数轻症病畜可存活至成年或老年外，大多于初生期、哺乳期或 1～2 岁之内死亡。

主要临床表现为生长停滞，呼吸窘迫和可视黏膜发绀。呼吸窘迫和紫绀是本病的早期症状和固定症状，即使在静息状态下亦不消失，轻微活动（如吮乳动作）之后则更加明显，而且由于严重缺氧，常出现继发性红细胞增多症，可视黏膜红色发绀，PCV 可增高到 60% 乃至 75%，以致继发 DIC 和血管栓塞而造成急性死亡。

肺动脉狭窄，右心室肥厚，未氧合血由右心室经缺损的室间隔向左心室内分流，而肺循环充盈不足，换气不全，是本病表现紫绀、缺氧两大体征的病理生理学基础。

本病的诊断要点：由于肺动脉狭窄和室间隔缺损，可分别在左侧第 3 肋间和右侧第 2～第 4 肋间感有心脏缩期震颤。听诊可闻渐强渐弱的收缩期心内杂音。在典型的 TF（R—L 型 VSD），此杂音的最强听取点在左侧第 3～第 4 肋间，系肺动脉狭窄和室间隔血液 R→L 分流所致；在非典型 TF，如果肺动脉狭窄程度较轻而室间隔缺损很小，则右心室内压低于左心室内压，发生 L—R 型 VSD，因而缩期杂音的最强听取点在右侧第 2～第 4 肋间，且不出现紫绀体征，呼吸困难亦不太明显。

心电图显示：心电轴明显右偏，额面平均电轴为 ±180° 以上；各导联 QRS 综合波的波形颠倒，如同 R—L 型的 PDA 时一样。

X射线胸片图像：有3个特点，即右心室显著增大，肺动脉节段内凹（主肺动脉发育不全），肺野内血管分布的阴影不明显（肺动脉血流减少）。

心血管造影显示：右室壁增厚。右室血液流出道变窄，瓣膜性和（或）瓣膜下肺动脉狭窄以及经支气管动脉的肺血流量增大。压力测定表明，右心室收缩压等于或略大于左心室收缩压。

血气分析：动脉血氧饱和度低下。

【治疗】

迄今尚无实用有效疗法。

参 考 文 献

杜传书 . 1992. 医学遗传学 . 第 2 版 . 北京：人民卫生出版社：654.

李毓义，李彦舫 . 2001. 动物遗传·免疫病学——医学自发模型 . 北京：科学出版社：250 - 252.

Blood DC, et al. 1983. Veterinary Medicine. 6th ed. London：Bailliere Tindall. 300.

Bolton G R, et al. 1972. JAVMA. 160：1 622.

Dear M G, et al. 1970. Vet Rec. 86：219.

Ettinger S J, et al. 1983. Textbook of Veterinary Internal Medicine. Diseases of the Dog andCat. 2th ed. Philadelphia：Saunders Co. 950 - 952.

Fisher E W, et al. 1964. Brit Vet J. 120：253.

Kirby D, et al. 1974. Can Vet J. 12：114.

Lew L J, et al. 1998. J Am Vet Med Assoc. 213（5）：652 - 657.

McEntee K, et al. 1998. J Vet Intern Med. 12（1）：53 - 55.

Oguchi Y, et al. 1999. J Vet Med Sci. 61（9）：1 067 - 1 069.

Oshima K, et al. 1972. Jap J Vet Sci. 34：333.

Patterson D F, et al. 1972. A Manual of Clinical Cardiology A A H A.

Patterson D F, et al. 1974. Am J Cardiol. 34：187.

Prickette M E, et al. 1973. JAVMA. 162：552.

Tidholm A. 1997. J Small Anim Pract. 38（3）：94 - 98.

七、右主动脉弓续存

Persistence of Right Aortic Arch

右主动脉弓续存，即右主动脉弓永存，简称 PRAA，是以胚胎期右主动脉弓在出生后继续存留而不退化为病理特征的一种先天性心血管病。

第四右主动脉弓（right fourth aortic arch）位于胸腔入口处食管和气管的右侧。生后续存时其动脉韧带与肺动脉连接而围绕食管形成一个血管环，并在靠气管处压迫食管，造成食管缩窄（constriction of esophagus），出现吞咽障碍和食物返流。

动物的 PRAA，已报道发生于牛（Roberts，1953；Bartels 等，1969；Blood 等，1983）和犬（Muldoon 等，1997）。

出生后即起病显症，主要症状是吮乳后乳汁从口腔和鼻孔逆出，插入胃管则在胸腔入口外受阻。少数存活至成年（5岁）的牛，常继发慢性瘤胃臌气和食管扩张。确诊依据于灌服钡餐后食管造影。

手术矫正并防止吸入性肺炎，有良好的效果（Muldoon 等，1997）。

（李毓义　李小兵）

<h1 style="text-align:center">参 考 文 献</h1>

Bartels J E，et al. 1969. JAVMA. 154：406.

Blood D C，et al. 1983. Veterinary Medicine. 6th ed. Blood（Ed）. London：Bailliere Tindall. 300.

Muldoon M M，et al. 1997. J Am Vet Med Assoc. 210（12）：1 761 - 1 7633.

Roberts S J. 1953. Cornell Vet. 43：537.

<h1 style="text-align:center">第二节　特发性心肌病</h1>

心肌病，包括心肌变性（myocardial degeneration）和心肌纤维化或硬化（myocardial fibrosis or sclerosis），是以心肌纤维变性和（或）间质结缔组织增生为病理形态学特征，以心脏舒缩功能障碍为病理生理学基础的一组慢性非炎性心肌疾病。

按病因，可分为原发性或特发性心肌病（primary or idiopathic cardiomyopathy）和继发性心肌病（secondary cardiomyopathy）。按病理形态学改变、血液动力学紊乱和临床表现的特点，可分为扩张性（充血性）心肌病、肥厚性心肌病和限制性（缩窄性）心肌病。

各种动物均可发生，多见于犬和猫（Roberts 等，1975；Ettinger 等，1983）。

<h2 style="text-align:center">一、扩张性心肌病</h2>

Dilated Cardiomyopathy

扩张性心肌病，即充血性心肌病（congestive cardiomyopathy）。以心肌收缩力减弱，心泵功能衰竭，左心室等心腔扩张为其病理特征。

【病因】

1. 原发性扩张性心肌病　病因还未弄清，故名特发性扩张性心肌病（idiopathic dilated cardiomyopathy）。业已发现，特发性扩张性心肌病患猫存在抗心肌循环抗体，心肌结合较多的免疫球蛋白。且循环血中抑制性 T 淋巴细胞的功能有缺陷，表明其发生可能与免疫功能异常有关（Fowlers，1979）。据推测，这可能基于猫有一种生理缺陷，不能合成前列腺素 E_1（Ettinger，1983）。

再者，业已证实，猪的一些扩张性心肌病可通过补给硒和维生素 E 而加以防治，提示某些特发性扩张性心肌病与营养缺乏有关（Van Vlect 等，1977；Ettinger 等，1983）。

2. 继发性扩张性心肌病　通常是各种慢性感染，包括细菌性、真菌性、原虫性、病毒性心肌炎，使心肌纤维变性和间质结缔组织增生的结果。

有的是心肌肿瘤和淀粉样变时，心肌组织受肿瘤细胞和淀粉样物质慢性浸润所致。

有的是慢性电解质紊乱，如低钾血症或高钾血症所造成。

还有个别属于遗传性心肌营养不良，如英国 Springer spaneils 犬的心房停顿面肩臂肌营养不良综合征（atrial standstill facioscapulohumeral muscular dystrophy syndrome）（Tilley，1979）和 Duchenne's 肌营养不良综合征（Duchenne's muscular dystrophy syndrome）（Ettinger 等，1983）。

犬扩张性心肌病偶尔伴发于胃扩张/扭转复合征（gastric dilatation/torsion complex）（Tilley 等，1975；李毓义等，1994，2001）。

动物特发性扩张性心肌病的最新研究资料中，以犬的特发性扩张性心肌病居首位（Freeman 等，1998，1999；Borgelli 等，1999；Brownlie 等，1999；Everett 等，1999；Re 等，1999；Shahrara 等，1999；Vollmar 等，1999；Calvert 等，2000）。

当前普遍认为，犬特发性扩张性心肌病的发生与氧化应激、甲状腺激素受体以及肾上腺素能受体有关。病犬甲状腺激素受体 β_1 和 β_2 的信使 RNA 上调，而心脏和淋巴细胞的 α、β-肾上腺素能受体浓度明显下调（Freeman 等，1998，1999；Borgarelli 等，1999；Re 等，1999；Shahrara 等，1999）。

【临床表现】

1. 犬扩张性心肌病 多见于 3～8 岁的大型品种，如德国牧羊犬、标准 Poodle 犬等，雄性多于雌性，发育快的多于发育慢的，表明与遗传因素和营养因素有关。大多数病犬入院检查时常显现不同程度的左心和（或）右心衰竭的体征。病史调查有为期 1～3 周的精神委顿、虚弱、体重减轻和腹部膨胀。

临床检查可认咳嗽、呼吸困难、晕厥和腹水。心区触诊可感到心搏动快速而无节律。听诊可闻奔马调，左房室瓣区有微弱或中度的收缩期杂音（二尖瓣口相对闭锁不全）。

心电图显示：心率加快，每分钟 180～250 次；单发性或多发性室性期前收缩综合波；左心室增大波型；几乎所有病犬有房颤。

X 射线胸片和腹片显示：所有心腔中度或严重增大；肺充血、肺水肿等左心衰竭的影像异常和（或）胸腔积液、腹腔积液等右心衰竭的影像改变。

2. 猫扩张性心肌病 中年雄猫居多，通常突然发作起病，食欲废绝，精神委顿，体温低下，脱水体征明显，陷于休克状态，呼吸极度困难，表现左心衰竭。心区听诊可闻缩期心内杂音和奔马调，心音和肺泡呼吸音低沉而遥远。常有轻度至中度的氮血症。有的出现血栓—栓塞症状。

特殊检查所见：心电图显示，ORS 综合波增高增宽，室性期前收缩，窦性心动过缓。

X 射线胸片显示：心脏轮廓模糊不清。胸腔穿刺放液和利尿治疗之后，显现心脏增大呈球形，两心室极度扩张，两心房中度扩张。

心脏血管造影（颈静脉注射造影剂后 14s）：可认左心室显著扩张，而循环时间极度缩短（Ettinger 等，1983）。

【病程及预后】

病程数周至数月不等，预后不良。病猫病程较短，概于疾病发作后的 4 周之内死于充血性心力衰竭。病犬病程较长，可存活 6～12 个月。

【治疗】

扩张性心肌病的治疗原则在于减轻心脏负荷，矫正心律失常，增强心泵功能，增加血流灌注，解除充血性心力衰竭。具体急救措施和步骤如下：

1. 为减轻心脏负荷，缓解静脉系统，尤其肺循环淤滞和排除胸腹腔积液，应尽快应用速效利尿药。在小动物，通常选用速尿（furosemide）即利尿磺胺。在猫，还必须辅以胸膜腔穿刺放液和氧气吸入，以迅速解除对心脏和肺脏的压迫，缓和呼吸困难和心力衰竭。速尿的首用剂量为每千克体重 4mg，半数静脉输注，半数肌内注射。然后按每千克体重 2mg 的剂量肌内注射，每日 2～3 次。

2. 为矫正心律失常（主要是心动过速、心房纤颤和期前收缩），加强心肌收缩力，延长心室舒张充盈期，增加心搏输出量，恢复心泵功能。最理想的是洋地黄强心苷。在猫，唯一应用的洋地黄强心苷是地高辛（digoxin, lanoxin）。在犬，常用的也是地高辛，其次是洋地黄毒苷（digitoxin）。

（1）扩张性心肌病患犬。采用口服快速洋地黄化。地高辛按每千克体重 0.02mg 的剂量口服，每日 2 次，连续 2d，然后改成维持剂量（每千克体重 0.008～0.01mg）连续服用，每日 2 次，直到心力衰竭解除或出现中毒反应时停药。不太危急的病犬，可一直口服维持量的地高辛，采用口服缓慢洋地黄化的方法。

（2）扩张性心肌病患猫。对地高辛大量口服十分敏感，通常采用静脉注射快速洋地黄化的方法。将地高辛总剂量（每千克体重 0.02mg）分成 4 份，每 4h 静脉注射 1 份；或者按总剂量 1 次连续缓慢静脉注射，直到奏效（洋地黄化）。然后，改为维持剂量（日量每千克体重 0.008～0.01mg），每日 2 次分服，即体重 5kg 的病猫每日口服地高辛片（0.125mg）的 1/4（Ettinger，1983）。

（3）心力衰竭状态基本解除后。为进一步矫正心律，尤其在心动过速和心房纤颤时，可应用 β-肾上腺素能受体阻断剂。

在小动物，尤其犬，首选的是心得安（propranolol，inderal）口服。剂量为 10～40mg，依据犬体的大小具体掌握，每隔 8～12h 服 1 剂，直至心律矫正，心搏数控制在每分钟 160 次以下为止（Ettinger 等，1983）。

3. 为增加血流灌注，还可在静脉输注葡萄糖生理盐水和低分子右旋糖苷液恢复血容量的基础上，适当应用扩血管药（如硝基甘油等）。正在进行的一些研究表明，扩血管药口服疗法是慢性扩张性心肌病治疗的一项重大进展（Ettinger 等，1983；李毓义等，1994，2001）。

二、肥厚性心肌病

Hypertrophic Cardiomyopathy

肥厚性心肌病，是以左心室壁显著增厚、心腔极度窄小和心肌纤维排列紊乱为病理形态学特征，而以左室舒张障碍、充盈不足或血液流入（出）道受阻为病理生理学基础的一种慢性心肌疾病。

按病理形态学改变，可分两种：左室游离肌壁和室中隔肌壁同样肥厚的，称为对称性肥厚性心肌病（symmetric hypertrophic cardiomyopathy）；其左室中隔肌壁更加肥厚的，则称为非对称性中隔肥厚（asymmetric septic hypertrophy）。

按血液动力学紊乱，又可分为两型：梗阻型（obstructive type），左心室血液流入道和流出道均受阻；非梗阻型，流入道受阻而流出道畅通。

按病因，还有原发和继发之分。继发性肥厚性心肌病，可发生于各种动物。原发性肥厚性心肌病，据报道主要发生于犬和猫，（Rush 等，1998；Freeman 等，1997；Gaschen 等，1999；Kraus 等，1999）。以对称性非梗阻型居多（Ettinger 等，1983）。

新近报道，本病相继发生于猪（Dai 等，1995，1997；Huang 等，1996，1999）、牛（Machida 等，1996）和骆驼（Gutierrez 等，2000）。

【病因及发病机理】

动物的原发性肥厚性心肌病，病因及发病机理尚不清楚，故名特发性肥厚性心肌病（idiopathic hypertrophic cardiomyopathy）。已报道自然发生于猫（Tilley 等，1977；Bond 等，1980）和犬（Liu 等，1979；Ettinger 等，1983）。一般认为系遗传性心肌病，遗传类型待定，与人的家族性肥厚性心肌病（常染色体显性或隐性遗传类型）相对应（杜传书等，1992）。

有许多线索提示，特发性肥厚性心肌病是一种儿茶酚胺组织（catecholamine tissue）或神经嵴组织（neural crest tissue）的遗传病（Goodwin 等，1980）。

按照儿茶酚胺假说，本病的主要发病环节是，某种（些）决定儿茶酚胺组织分化发育的基因发生突变，在心脏的胚胎发育过程中，未成熟心肌的肾上腺素能受体部位与心外儿茶酚胺之间的相互作用发生异常，即循环儿茶酚胺的含量过高，心内受体部位的敏感性过强或受体位点的数目过多，导致心肌细胞排列紊乱。而排列紊乱的心肌细胞相互颉颃的收缩作用，妨碍了胚胎期过度增厚的心间隔肌的逐步退化。这就是说，心肌细胞排列紊乱和中隔肌的非对称性增厚，都是基因缺陷所致儿茶酚胺组织或神经嵴组织发育异常的结果。特发性肥厚性心肌病实质上可能是一种内分泌腺组织分化发育障碍的遗传病（Etlinze 等，1983）。

这一发病论假说，有下列充分的临床证据和实验依据：

伴有儿茶酚胺生成过多的一些疾病，如嗜铬细胞瘤（pheochromocytoma）和甲状腺毒症（thyrotoxicosis）常致发肥厚性心肌病（Twedt 等，1975；Holzworth 等，1980）。

应用去甲肾上腺素，可实验复制犬的肥厚性心肌病综合征（Blautuss 等，1979）。

β-肾上腺素能刺激剂可增高儿茶酚胺水平而使肥厚性心肌病加重。

β-肾上腺素能阻断剂可降低儿茶酚胺水平而使肥厚性心肌病减轻（Tilley 等，1977；Ettinger 等，1983；李毓义等，1994，2001）。

继发性肥厚性心肌病，可发生于高血压，尤其肾性高血压的经过中。还常发生于甲状腺功能亢进、柯兴氏病、嗜铬细胞瘤等儿茶酚胺、肾上腺素类交感神经递质分泌增多的疾病。其发生机理如前所述（Ettinger 等，1983）。

【临床表现】

1. 猫肥厚性心肌病 可发生于任何年龄，主要在中年以上。特发性肥厚性心肌病常呈家族性发生，且雄性多于雌性，对称型多于非对称型，非梗阻性多于梗阻性。

临床表现，主要包括精神委顿，食欲废绝，胸壁触诊感有强盛的心搏动，心区听诊可闻心内杂音、奔马调和心律失常；急性发作呼吸困难，肺部听诊有广泛分布的捻发音和（或）大、中、小水泡音，叩诊呈浊鼓音，表明肺淤血和肺水肿的存在；有的出现后肢轻瘫，股动脉搏动消失，触诊末端部皮肤厥冷，表明主动脉血栓造成了股动脉栓塞；通常在运动或兴奋等应激状态下突然晕厥以至死亡。

心电图显示：P波和QRS综合波增大增宽，表明左心室肥厚和左心房扩张；心律失常的各种图形，包括房性和室性期前收缩或心动过速以及房室传导阻滞尤其希氏索左前支传导阻滞。

胸部X射线影像显示：心脏肥大，尤其左心房扩张增大；肺水肿（左心衰竭）和（或）胸腔积液（右心衰竭）。

心血管造影显示（颈静脉注射造影剂之后8s）：左心室壁肥厚、腔窄小、充盈不足，而左心房极度充盈、淤滞、扩张、变长变宽（Bond 等，1980）。

2. 犬肥厚性心肌病 比猫少见，且多为不对称型和非梗阻性。临床表现和特殊检查所见同病猫基本一致，只是病程较长。从出现左心衰竭体征至死亡，短的1周，长的1年，突然死亡和出现主动脉血栓—栓塞的甚少（Liu 等，1979；Ettinger 等，1983）。

【治疗】

本病尚无根治疗法，且预后不良，终归死亡，无治疗价值。但有时作为人类遗传病的自发性动物模型，为延长其存活期以利研究，可施行必要的对症处置。

本病病畜应特别加以医护，极力保持安静。防止运动、惊扰、刺激等各种应激因素的作用，异丙噻（isoproterenol）等β-肾上腺素能兴奋剂绝对禁止使用！

心得安等β-肾上腺素能受体阻断剂，是阻止本病恶化的上选预防制剂。剂量为每千克体重0.5～1mg，每隔8～12h服用1剂。一旦出现心力衰竭体征，即应使用洋地黄强心苷和速尿等强力利尿剂实施抢救，待危象（尤其呼吸困难）解除后方可继续服用。

速尿（furosemide, lasix）对抢救本病的心力衰竭相当有效。静脉注射或肌内注射剂量，猫为每千克体重1～2mg，每日1～2次；犬为每千克体重2～4mg，每日2～3次（Ettinger 等，1983）。

异搏定（Verapamil），是一种钙颉颃剂，能明显地减轻本病时的左心血液流出道梗阻，已广泛用于人的肥厚性心肌病（Rossing 等，1979；李毓义等，1994，2001）。

三、限制性心肌病

Restrictive Cardiomyopathy

限制性心肌病，又称缩窄性心肌病，是以心内膜弹力纤维弥漫性增生变厚为病理形态学特征，并以心脏的正常收缩和舒张受到限制为病理生理学基础的一种慢性心肌疾病。本病是家族性心内膜弹力纤维增生症（familial endocardial flbroelastosis）的一种临床表型，属遗传性疾病，遗传特性为常染色体显性或隐性类型（杜传书等，1992）。

动物的家族性心内膜弹力纤维增生症及其临床表型限制性心肌病，已报道自然发生于暹逻猫和缅甸猫（Eliot 等，1958；Bohn 等，1970；Linde-Sipman 等，1973；Tilley 等，1977；Liu 等，1980；Paasch，1980；Zook 等，1982；程鸿，1989），还见于犬（Krahwinkel 等，1971；Liu 等，1980；Ettinger 等，1983；Larsson 等，1997；Bentkn，1999）、牛（Blood 等，1983）和猪（Blood 等，1983），遗传类型尚待确定。

其病理学改变及临床表型与人的遗传病 Löfflers 心内膜炎（Hurst，1974）和心内膜弹力纤维增生症相对应，是研究人类上述遗传性心脏病的良好自发动物模型，美国耶鲁大学生物医学部备有该病的暹逻猫种群可供使用（Tilley 等，1977；Liu 等，1980；李毓义等，1994）。

【病因及发病机理】

本病的发生呈家族性，但遗传类型尚未最后确定，多数学者认为属常染色体隐性遗传，也有认为属常染色体显性遗传或 X 连锁遗传的（杜传书等，1992）。

猫和犬的家族性心内膜弹力纤维增生症，仅确认为常染色体遗传，显性抑或隐性尚待确定（Liu 等，1980）。发病机理尚未搞清。

基本病理特征是心内膜，尤其左心室流入道、流出道、乳头肌和腱索部内膜严重的弥漫性弹力纤维组织增生变厚。有的在游离心肌侧壁和室中隔、乳头肌之间形成横跨的制动索条（moderator bands），限制了心脏，尤其左心室的收缩和舒张，造成血液动力学紊乱以至心力衰竭（Ettinger 等，1983）。

【临床表现】

在一定的动物品系内（如暹罗猫）呈家族性发生，显症病畜两性兼有，雄性居多。通常在成年（1～11 岁）后起病显症，起病年龄平均为 6～8 岁。

临床症状主要包括：呼吸困难、结膜发绀、肺淤血、肺水肿、胸腹腔积液等心力衰竭的体征。心区理学检查可发现心内杂音、奔马调、节律失常等。

心电图检查：可认期前收缩、房颤、心动徐缓、传导阻滞等。

胸部放射线摄影和心血管造影：显示胸腔积液、肺水肿、左心房扩张增大、左心室腔窄小且充盈不足等。

有的于主动脉弓部出现血栓，远端发生栓塞（Ettinger 等，1983）。

【治疗】

尚无根治疗法。心力衰竭时，可应用洋地黄、速尿等强心利尿剂实施对症急救。

参 考 文 献

程鸿，等 . 1989. 人类疾病动物模型 . 上海：上海医科大学出版社：62 - 63.

杜传书 . 1992. 医学遗传学 . 第 2 版 . 北京：人民卫生出版社：654 - 656.

李毓义，李彦舫 . 2001. 动物遗传・免疫病学——医学自发模型 . 北京：科学出版社：256 - 262.

Bentley D M. 1999. Can Vet J. 40 (11)：805 - 807.

Blautuss A H，et al. 1979. Clin Res. 23：77A.

Blood D C，et al. 1983. Veterinary Medicine. 6th ed. London：Bailliere Tindall. 300 - 301.

Bohn F K，et al. 1970. JAVMA. 157：1 360.

Bond Betal. 1980. Current Veterinary Therapy Ⅶ Kirk (Ed) . Philadelphia：Saunders Co.

Borgarelli M，et al. 1999. Vet J. 158 (2)：128 - 134.

Brownlie S E，et al. 1999. J Small Anim Pract. 40 (8)：371 - 377.

Calvert C A，et al. 1982. JAVMA. 181：598 - 602.

Calvert C A，et al. 2000. Am J Vet Res. 61 (5)：506 - 511.

Dai K S，et al. 1995. Br Vet J. 152 (3)：333 - 338.

Dai K S，et al. 1997. J Submicrosc Cytol Pathol. 29 (4)：511 - 519.

Eliot T S，et al. 1958. JAVMA. 133：271.

Ettinger S F，et al. 1983. Textbook of Veterinary Internal Medicine. Diseases of the Dog and Cat. 2nd (ed). Philadelphia：Saunders Co. 1 029 - 1 051.

Everett R M，et al. 1999. Vet Pathol. 36 (3)：221 - 227.

Fowlers R E，et al. 1979. Circulation. 59：483.

Freeman L M，et al. 1997. Can J Vet Res. 61 (3)：227 - 231.

Freeman L M，et al. 1998. J Nutr. 128 (12 Suppl)：2 768S - 2 770S.

Freeman L M，et al. 1999. J Am Vet Med Assoc. 215 (5)：644 - 646.

Gaschen L，et al. 1999. J Vet Intern Med. 13 (4)：346 - 356.

Goodwin J F. 1980. Am J Med. 68：797.

Gutierrez C，et al. 2000. Aus Vet J. 78 (8)：543 - 544.

Holzworth J，et al. 1980. JAVMA. 176：345.

Huang S Y，et al. 1996. Lab Anim Sci. 46 (3)：310 - 314.

Huang S Y，et al. 1999. Lab Anim Sci. 49 (3)：276 - 282.

Hurst J W. 1974. The Heart. 3rd ed. Hurst (Ed) . New York：McGraw Hill Book Co.

Krahwinkel D J，et al. 1971. JAVMA. 159：328.

Kraus M S，et al. 1999. J Am Anim Hosp Assoc. 35 (4)：293 - 296.

Larsson M H，et al. 1997. J Small Anim Pract. 38 (4)：168 - 170.

Linde-Sipman J S，et al. 1973. Zentrabl Veterinaermed. A 20：419.

Liu S K，et al. 1979. Am J Pathol. 94：497.

Liu S K，et al. 1980. Yale J Biol Med. 53：191.

Machida N，et al. 1996. J Vet Med Sci. 58 (9)：929 - 932.

Paasch L H. 1980. Dissertation Abst Internal. 40B (9)：4 230.

Re G，et al. 1999. Vet J. 158 (2)：120 - 127.

Roberts W C，et al. 1975. Hum Pathol. 6：287.

Rossing D R，et al. 1979. Circulation. 60：1 201.

Rush J E，et al. 1998. Vet Clin North Am Small Anim Prac. 34 (1)：38 - 41.

Shahrara S，et al. 1999. Am J Vet Res. 60 (7)：848 - 852.

Staaden R V. 1981. JAVMA. 178：1 289 - 1 292.

Tilley L P，et al. 1975. Recent Adv Cardiac Struct Metab. 10：651.

Tilley L P，et al. 1977. Am J Pathol. 87：493.

Tilley L P. 1979. The C V Mosby Company. St Louis.

Twedt D C，et al. 1975. JAAHA. 11：491.

Van Vlect J F, et al. 1977. Am J Vet Res. 38：991.

Vollmar A C, et al. 1999. J Am Anim Hosp Assoc. 35（4）：279 - 283.

Zook B C, et al. 1982. Am J Pathol. 106（3）：435 - 438.

四、牛遗传性心肌病

Bovine Hereditary Cardiomyopathy

牛遗传性心肌病，简称 BHC，又称特发性心肌病（idiopathic cardiomyopathy）、充血性心肌病（congestive cardiomyopathy）、扩张性心肌病（dilated cardiomyopathy）或先天性致死性心肌病（congenital fatal cardiomyopathy），是一种以心肌变性、坏死和纤维化为基本病理特征的遗传性疾病。遗传特性，属常染色体隐性类型。

主要临床表现：猝死于充血性心力衰竭。

牛遗传性心肌病，最早发现和确认于日本黑牛（Watanabe 等，1979）。其后陆续报道发生于 Poll 海福特牛和有角海福特牛（Cook，1981；Morrow 等，1985；Whittington 等，1988；Storie 等，1991），瑞士的红色 Hostein - Simmental 杂种牛和黑斑点 Friesian 牛（Martig 等，1982，1983，1985；Tontis 等，1990），日本和英国的 Hostein-Friesian 牛（Sonoda 等，1982；Otsuyama，1983；Nomura 等，1984；Matsukawa 等，1985；Ishikawa 等，1984，1985；Van Vleet 等，1986；Bradley 等，1991），加拿大、澳大利亚、荷兰的 Hostein 牛（Baird 等，1986，1988）以及日本的 ABCRS 系牛（Satoh，1988）。

【病因及发病机理】

牛遗传性心肌病的根本病因在于先天性缺陷。在大多数品系，遗传特性已通过先证病牛的系谱调查和测交试验，确定为常染色体隐性类型（Watanabe 等，1979；Morrow 等，1985；Satoh，1988；Bradley 等，1991；Esehenhagen 等，1995）。但其主要发病环节和基本病理过程，尚未充分阐明，特别是未能从分子病理学水平搞清（李毓义等，1994，2001）。

【临床表现】

各品系牛的遗传性心肌病。可能分属于不同病型，其起病时间、疾病经过、临床症状以及病理变化等各方面不尽一致。

1. 日本黑牛的 BHC 常染色隐性遗传类型（Watanabe 等，1979），发生于初生犊牛。病犊两性兼有，为疾病基因纯合子个体。通常在 1 月龄之内起病显症，病程急剧而短促，大多在持续数分钟至数小时的呼吸困难发作之后突然死亡。

尸检：可认心巨大。左心室扩张，腹水，胸水，心包积液，肺水肿，肝淤血等充血性心力衰竭的各种眼观病变。病理组织学变化包括多灶性心肌变性、坏死和心肌纤维化，左心室乳头肌尤甚，但不伴有炎性细胞浸润（Watanabe 等，1979；Van Vleet 等，1986）。

2. ABCRS 系牛的 BHC 常染色体隐性遗传类型，在日本 Kaminoyama 县的该品系牛中有较高的基因频率分布。在 1974—1985 年人工授精的 6 960 头牛中，检出本病纯合子病牛共 19 头（0.27％）。除遗传背景外。妊娠、分娩、哺乳、肥胖等环境因素也是促使发病显症的重要条件。通常在成年期起病。病牛两性兼有。为疾病基因纯合子个体，病程数月至数年不等。

主要临庆表现：为胸、腹下非炎性水肿，颈静脉粗大膨隆，心脏听诊区增大，心律失常，可闻心内杂音，第二心音减弱，出现第三心音和第四心音。大多在分娩前后，突发呼吸困难，在数小时内猝死于充血性心力衰竭。

尸检：可认两侧心室和心房扩张，心脏巨大（cardiomegaly），外观呈卵形，肝淤血（豆蔻肝），肺淤血，胸水，腹水，肠系膜水肿等典型的充血性心力衰竭眼观变化。

病理组织学所见：主要包括心肌纤维大小不等，含有空泡，颗粒变性或透明变性。左心室间质纤维化极其明显，但无炎性细胞浸润（Satoh，1988）。

3. 海福特牛的 BHC 常染色体隐性遗传类型。被毛卷曲（curly hair coat）和心肌损害，是其两大表型特点。究竟是一个基因位点突变的多效性，还是 2 个突变基因位点相互连锁，尚待分子遗传学研究加以澄清（Acland 等，1969；Cook，1981；Morrow 等，1985）。

部分病犊头前部隆起（prominent forehead），双侧性突眼（bilateral exophthalmus），并有浆液性以至脓性分泌物（Morrow 等，1985；Storie 等，1991）。病犊雌雄兼有，为疾病基因纯合子个体。通常在胎内起病，初生期或哺乳期显症，病程短急。大多在 3～6 月龄之内死于充血性心力衰竭。

临床表现：主要包括精神委顿、不耐运动、呼吸增数和心律失常。一旦出现呼吸窘迫、心动过速等心力衰竭症状，则在 1～7d 之内转归死亡。

尸检：可认左右心室、心房及中隔处有黄色线条，系心肌内长 1～20mm 的纤维样坚韧组织所构成；肺淤血以至水肿，气道内充满混有血色的泡沫状液体；肝充血、肿大；脾、肾等各脏器的血管充盈。

病理组织学所见：主要有心肌纤维不同程度的凝固性坏死（coagulative necrosis），血管增生（vascularization），肌纤维增生性变性（proliferative degeneration），巨噬细胞浸润，纤维化（fibrosis）乃至肌纤维钙化（Blood 等，1983；Morrow 等，1985；Storie 等，1991）。

4. Hostein -西门塔尔杂种牛的 BHC 遗传类型尚未确定。通常在青年、成年期起病显症。

临床表现：主要包括精神委顿，虚弱无力。产乳量下降，脉搏增数，奔马律（gallop-rhythm），双侧颈静脉和乳静脉怒张，腭下至胸腹下部不同程度的水肿。病程数月至数年不等。最终死于充血性心力衰竭发作。

尸检：可认心脏增大并扩张、胸腔积液、腹腔积液、肺水肿、肝淤血等充血性心力衰竭的眼观病变。

病理组织学所见：有心肌变性和纤维化，肺动脉硬化以及慢性间质性肾炎等（Martig 等，1982，1983，1985；Van Vleet 等，1986；Tontis 等，1990）。

5. Hostein-Friesian 牛的 BHC 遗传类型亦未确定，很可能是常染色体隐性类型（Bradley 等，1991）。青年期至中年期起病显症，病牛的年龄在 1～7 岁（平均 3.3 岁）。

主要临床表现：精神沉郁，不愿运动，胸前至乳房整个胸腹下部弥漫性水肿，颈静脉和乳静脉粗大膨隆而回流不畅，听诊心音低沉，整个心区可闻缩期杂音。右肋弓部后下方可触及肿大的肝脏后缘，叩诊肝浊音界扩大，有时可见肝脏搏动。检查活体穿刺的肝脏组织，显示慢性被动性充血和纤维化。病程数月至数年不等。通常在某些激发因素作用下，突发呼吸窘迫，心动过速以及流两侧性细泡沫状鼻液等急性肺水肿的症状，在短时间内猝死于充血性心力衰竭。

尸检：可认心脏扩张，肺水肿，肝淤血肿大，肠系膜以至胃肠黏膜下水肿等充血性心力衰竭的各种眼观病变。

光镜所见：包括心肌细胞内显现空泡，增生性变性以及遍及左右心室的间质性纤维化。心肌超微结构改变明显，如肌原纤维开裂，线粒体肿胀，细胞内水肿，Z 带物质增多，肌内膜和肌束膜纤维化等（Ishikawa 等，1984，1985；Van Vleet 等，1986；Bradley 等，1991）。

【诊断】

BHC 的论证诊断，主要依据于家族性发生史、充血性心力衰竭的典型临床表现和尸检所见，以及心肌变性、坏死、纤维化等证病性病理组织学改变（李毓义等，1994，2001）。

【治疗】

尚无根治疗法。

参 考 文 献

李毓义，李彦舫. 2001. 动物遗传·免疫病学——医学自发模型. 北京：科学出版社：262-265.

Acland H，et al. 1969. Veterinary Notes. Division of Animal Industry. NSW Dept Agric. 5（1）：8.

Blood D C，et al. 1983. Veterinary Medicine. 6th ed. London：Bailliere Tindall. 1 216.

Baird J D，et al. 1986. Annual Report Centre for Genetic Improvement of Livestock. Department of Animal and Poultry Science. Ontario Agricultural Colleage. University of Guelph. Canada. 10.

Baird J D，et al. 1986. Proceedings of 14th World Congress on Diseases of Cattle. Dublin. Irish Vet Association. 89-94.

Baird J D，et al. 1988. Proceedings of 16th Annual Vetterinary Medicine Forum. Washington D C. American Colllege of Veterinary Internal Medicine. 175-177.

Bradley R，et al. 1991. J Comp Pathol. 104：101-112.

Cook R W. 1981. Aust Adv Vet Sci. 210.

Eschenhagen T，et al. 1995. J Mol Cell Cardiol. 27（1）：357-370.

Ishikawa S，et al. 1984. Bull of Azabu Univ Vet Med. 5：39-48.

Ishikawa S，et al. 1985. Ibid. 6：37-45.

Martig J，et al. 1982. Vorlaufige Mitteilung. Schweiz Arch Tierheilk. 124：69-82.

Martig J. 1983. Mitt Schweiz Verb Kustl Besamung Schweiz Arberitsgem. 21：45.

Martig J，et al. 1985. Deutsche Tierärztliche Wochenschrift. 92：363-366.

Matsukawa K，et al. 1985. proceedings of 4th Annual Meeting of the Federation of Asian Vet Ass. Taipei. Taiwan.

Morrow C J，et al. 1985. Vet Rec. 117：312-313.

Nomura T，et al. 1984. International Symposium on Cardiomyopathy and Myocarditis. Tokyo. Abst. S-33.

Otsuyama A. 1983. J of the College of Dairying. Hokkaido. Japan. 10：213.

Satoh T. 1988. Bull Nippon Vet & Zootech College. 37：152-154.

Sonoda M，et al. 1982. proceedings of the XII World Congress on Diseases of Cattle. 1 187-1 191.

Storie G J，et al. 1991. Aust Vet J. 68：119.

Tontis A，et al. 1990. Schweizer Archiv Teirheilkunde. 132：105-116.

Van Vleet J E，et al. 1986. Am J Pathol. 124：102-103.

Watanabe S，et al. 1979. J Hered. 70：255.

Whittington R J，et al. 1988. Aust Vet J. 65：341.

五、火鸡自发性圆心病

Spontaneous Round Heart Disease in Turkey

圆心病，即圆心综合征（round heart syndrome），简称 RHD 或 RHS，包括呋喃唑酮（痢特灵）诱导性圆心病（furazolidone-induced RHD）和自发性圆心病（spontaneous RHD）2 类。

自发性圆心病，即先天性 α_1-抗胰蛋白酶缺乏症（congenital alpha$_1$-antitrypsin deficiency）或称自发性充血性心肌病（naturally occurring congestive cardiomyopathy）和心肝综合征（cardio-hepatic syndrome），是由于 α_1-抗胰蛋白酶（α_1-AT）先天缺乏所致的一种遗传性心肝疾病。

其特征性病理学改变，包括血清 α 球蛋白缺乏，血清对胰蛋白酶抑制能力（serum trypsininhibiting capacity，STIC）低下，肝细胞内出现 β-球蛋白颗粒以及心肌变性、心室扩张、间质性心肌炎、增生性肝硬化等心肝损害。

人的先天性 α_1-抗胰蛋白酶缺乏症，系遗传性分子性疾病，属血浆蛋白病类，遗传特性为常染色体隐性类型（曾溢滔等，1979）或常染色体同显性类型（杜传书等，1983，1992）。

依据其主要对肺脏和肝脏造成的病理损害，分为两大病型：一是肺气肿等慢性阻塞性肺病（Lieberman，1973；Yu Shi - Da 等，1978；曾溢滔等，1979；杜传书等，1983）；二是早年肝硬化（Sveger，1976；Blenkinsoppard，1977；曾溢滔等，1979）。

动物的先天性 α_1-抗胰蛋白酶缺乏症，迄今仅报道发生于火鸡，遗传特性未定。1962 年由 Magwood 氏所首报，主要损害心脏，其次是肝脏，但不造成肺气肿，特称火鸡的自发性圆心病、充血性心肌病和（或）增生性肝硬化。相继见于加拿大的宽胸白火鸡、Nicholas 火鸡、荷兰小火鸡以及 BUT 火鸡等 4 个品系（Myhers 等，1964；Sautter 等，1968；Jankus 等，1970；Hunsaker 等，1971；Noren 等，1971；Neumann 等，1973，1976；Meirom 等，1974，1975；Rattner，1976；Enzig 等，1972，1980；Bogin 等，1983）。

火鸡先天性 α_1-抗胰蛋白酶缺乏症的发现，为研究人的对应病以及间质性心肌炎等充血性心肌病和充血性心力衰竭，提供了自发性动物模型（Noren 等，1974；Neumann 等，1976）。

以色列 Kimron 兽医研究所等单位培育了带有这种遗传基因的火鸡种群，正着力研究其病理特性和遗传类型（程鸿等，1989；李毓义等，1994）。

给火鸡服用一定量（日粮的 0.07%）的呋喃唑酮，为期 4 周，同样可诱发 α_1-抗胰蛋白酶相对缺乏，造成心肌代谢紊乱和病理损害，复制出充血性心肌病即圆心病（furazolidone-induced RHD），作为研究上述人类对应病的实验动物模型（Staley 等，1978；Czarnecki 等，1980，1986；Mirsalimi 等，1990）。

【病因及发病机理】

正常血清中含有抑制蛋白酶活性的物质，称为蛋白酶抑制物（proteinase inhibitor），简称 Pi。该抑制物约 90% 的活性存在于 α_1 球蛋白部分。主要抑制胰蛋白酶，特称 α_1-抗胰蛋白酶（α_1 - AT）或称 α_1-胰蛋白酶抑制物（α_1 - trypsin inhibitor）。它是一种分子量为 50 000～56 000 的糖蛋白，电泳分离时泳动在 α_1 球蛋白位置，由肝细胞所合成。不仅存在于血浆、脑脊液、组织液和某些组织的细胞浆内，还广泛分布于唾液、泪液、尿液、支气管分泌液以至羊水等分泌排泄物中，能抑制多种酶类。如胰蛋白酶、糜蛋白酶、纤溶酶、凝血酶、胶原酶、白细胞蛋白酶、弹力蛋白酶等。主要生物功能在于保护正常组织不被上述各种酶类所消化或破坏。α_1 - AT 缺乏时，则肺泡被损害而造成肺气肿，肝细胞被损害而导致肝硬化，心肌损害而发生充血性心肌病和充血性心力衰竭（曾溢滔等，1979；杜传书等，1983，1992；Mirsalimi 等，1990）。

本病的根本病因在于 α_1 - AT 先天性缺乏。其主要发病环节尚未完全搞清，可能包括：肝细胞合成能力缺陷，α_1 - AT 生成不足；肝细胞转运机制缺陷，合成的 α_1 - AT 不能向血浆内释放；α_1 - AT 结构异常，如所含涎酸不足以至缺如，释入血浆的 α_1 - AT 缺乏活性或很快被清除。火鸡先天性 α_1 - AT 缺乏症的主要发病环节，可能在于肝细胞合成能力缺陷，α_1 - AT 生成不足；和（或）肝细胞转运机制缺陷使 α_1 - AT 在肝细胞内滞留。

据测定，RHD 火鸡血清总蛋白平均减少到 21 ± 7g/L，约为正常值（38 ± 4g/L）的一半，免疫荧光分析，大部分（87%）病鸡显示特征性的 a 球蛋白缺乏（Meirom 等，1974；Neumann 等，1976）。

RHD 火鸡血清对胰蛋白酶的抑制能力（STIC）明显降低。以每毫升血清抑制胰蛋白酶的毫克数表示，病鸡 STIC 为 0.698 ± 0.080 6mg，死鸡 STIC 为 0.655 ± 0.071 2mg，不及同龄健康对照鸡（STIC 为 1.086～1.229mg）的 69%（Rattner 等，1976；Neumann 等，1976）。

病理形态学改变，主要集中于心脏和肝脏。

心脏增大，外观呈圆形，右心室或两心室明显扩张。心室壁变薄，心肌脆弱松弛。老龄病鸡心内膜增厚显乳白色浑浊。心外膜下的冠状动脉充盈。镜下可见心肌纤维变性，间质性心肌炎伴单核细胞浸润。老龄病鸡心内膜纤维弹力组织增生 (endecardial fibroelastosis)，与人类伴有纤维弹力组织增生的间质性心肌炎相对应 (Sautter 等，1968；Noren 等，1971，1974；Hutchins 等，1972；Neumann 等，1976)。

肝脏肿大，边缘钝圆，质地变硬，呈棕灰色。常见有腹水。镜下肝细胞变性，胆管增生，结节性单核细胞浸润。老龄病鸡显现增生性肝硬化 (Neumann 等，1976)。

特征性组化病理损害：肝细胞浆内出现许多直径为 $2\sim14\mu m$ 的无构造球形颗粒，HE 染色呈粉红色，PAS 糖原反应阳性，且不因淀粉酶处理而改变。用磷钨酸—苏木紫染色呈蓝黑色，周围可见一透亮的空晕 (Neumann 等，1973，1976)。

免疫荧光法证实，该颗粒含 α 球蛋白 (Meirom 等，1975；Neumann 等，1976)，类似于人先天性 α_1-AT 缺乏症所致的早年肝硬化所见，系肝细胞内所滞留的一种变性 α_1-AT (曾溢滔等，1979；程鸿等，1989)。

【临床表现】

火鸡先天性 α_1-AT 缺乏症，常在一定品系内呈家族性发生，且雄性多于雌性，表明至少有遗传易感性，但遗传类型尚未确定。

通常在幼年期起病，病程缓慢，数月至数年不等。发病率不明。病死率低者仅 3%～8%，高者达 28%。病死的大多为 2～10 周龄的幼鸡 (Magwood 等，1962；Hunsaker 等，1971；Neumann 等，1976)。

主要表现：为生长缓慢或停滞，精神极度沉郁，常常惊恐不安，羽毛蓬乱逆立，呼吸窘迫。胸透和心电描记，多显示右心室或两心室扩张。听诊可闻心内杂音。颈动脉和颈静脉插管心内测试血液动力学，可表明存在充血性心力衰竭 (Enzig 等，1972)。

病鸡冠髯一旦青紫，即很快死于心衰。

老龄病鸡，肝脏明显肿大并硬化。出现不同程度的腹水。

【诊断】

火鸡先天性 α_1-AT 缺乏症即自发性 RHD 的论证诊断依据包括：一定程度的家族发生史；心—肝综合症状和体征；血清总蛋白减少，α 球蛋白极度缺乏，血清对胰蛋白酶抑制力明显低下，活体穿刺肝细胞内出现特征性 α 球蛋白颗粒等检验所见；死后确证心室扩张，间质性心肌炎（幼龄）和（或）肝脏变性、坏死，增生性肝硬化（老龄）等证病性病理学变化。

在鉴别诊断上，应注意区别呋喃唑酮诱导性 RHD，即痢特灵慢性中毒所致的心肝损害 (李毓义等，1994，2001，2003)。

【治疗】

尚无根治疗法。

参 考 文 献

程鸿，等.1989.人类疾病动物模型.上海：上海医科大学出版社：622-623.

杜传书.1983.医学遗传学.北京：人民卫生出版社：484-488.

杜传书.1992.医学遗传学.第2版.北京：人民卫生出版社：687-690.

李毓义，李彦舫.2001.动物遗传·免疫病学——医学自发模型.北京：科学出版社：265-268.

李毓义，张乃生.2003.动物群体病症状鉴别诊断学.北京：中国农业出版社：146-148.

曾溢滔，等.1979.蛋白质和核酸遗传病.上海：上海科学技术出版社：127-130.

Blenkinsoppard. 1977. J Clin Pathol. 30：132-137.

Bogin E，et al. 1983. Avian Pathol. 12：437-442.

Czarnecki C M，et al. 1980. Avian Pathol. 24：120-138.

Czarnecki C M，et al. 1986. J Comp Pathol. 96：63-75.77-88.

Enzig S，et al. 1972. Am J Vet Res. 33：557-561.

Enzig S，et al. 1980. Cardiovascular Res. 14：396-407.

Hunsaker W G，et al. 1971. Poultry Sci. 50：1 712-1 720.1 720-1 724.

Hutchins G W，et al. 1972. Am J Pathol. 66：483-496.

Jankus E F，et al. 1970. Minn Vet. 10：11-12.

Lieberman J. 1973. Med Clin North Amer. 57：691-705.

Magwood S E，et al. 1962. Can J Comp Med Vet Sci. 26：268-272.

Meirom R，et al. 1974. Vet Rec. 94：262-264.

Meirom R，et al. 1975. Poultry Sci. 54：1 218-1 220.

Mirsalimi S M，et al. 1990. J Comp Pathol. 102：139-147.

Myhers P，et al. 1964. Feedstuff. 36：56-58.

Neumann F，et al. 1973. Vet Rec. 93：599-601.

Neumann F，et al. 1976. Am J Pathol. 84：427-430.

Noren G R，et al. 1971. Virchows Arch Pathol Anat. 352：285-295.

Noren G R，et al. 1974. Comp Pathol Bull. 6：3-4.

Rattner D. 1976. J Comp Pathol. 86：131-133.

Sautter J H，et al. 1968. Avian Dis. 12：614-628.

Staley N A，et al. 1978. Am J Pathol. 91：531-541.

Staley N A，et al. 1981. Cardiovascular Res. 16：276-281.

Sveger T. 1976. New Engl J Med. 294：1 316.

Yu Shi-Da，et al. 1978. Inetrn J Biochem. 9：107-115.

六、仓鼠遗传性心肌病

Hereditary Cardiomyopathy in Hamsters

仓鼠遗传性心肌病，即自发性心肌变性和充血性心力衰竭（spontaneous myocardial degeneration and congestive heart failure），又称遗传性肌营养不良（inherited muscular dystrophy）或遗传性多肌病（hereditary polymyopathy），是以心肌和骨骼肌营养不良为主要病理特征的一种遗传性疾病。其遗传特性，属常染色体隐性类型。

主要临床表现：生长缓慢，肌肉萎弱，不耐运动和充血性心力衰竭。

仓鼠的遗传性心肌病，由 Homburger 氏所首报（1962）。最早发现于 B101.50 系叙利亚金色仓鼠（Syrian golden hamsters）。其后又相继报道自然发生于 B1014.6、B40.54、B82.62、B53.58、CHFl46，CHFl47 以及 UM-X7.1 等各品系（Bajusz 等，1966，1969；Ayers 等，1978；Strobek 等，1979；Bishop，1979；Jasmin 等，1979，1982；Factor 等，1982；Wiegand 等，1983；Hunter 等，1984；Sole 等，1984；Van Vleet 等，1986）。

各品系仓鼠遗传性心肌病的相继发现和确认，为人类对应病的研究提供了大量自发性实验动物模型。现已广泛用于人类心肌病形态学和生物化学改变以及防治药剂的比较研究（Azari 等，1980；

Factor 等，1983；Malhotra 等，1985；Van Vleet 等，1986；李毓义等，1994，2001）。

【病因及发病机理】

本病的根本病因在于先天性缺陷。遗传特性已确定为常染色体隐性类型（Van Vleet 等，1986）。对其发病机理和主要发病环节都曾进行过广泛而深入的研究，但一直未能搞清。

据报道，患病仓鼠对儿茶酚胺诱导性心肌坏死极其敏感。生化改变包括：心肌内有钙质贮积；肉毒碱（carnitine）缺乏并转运缺陷；心肌收缩蛋白异常；肌浆球蛋白同工酶分布异常；肌浆管钠、钾 ATP 酶活性降低；ATP 非依赖性 Ca^{2+} 结合能力（ATP - independent Ca binding capacity）显著降低（Proschek 等，1982；York 等，1983；Saffitz 等，1983；Wiegand 等，1983；Panagia 等，1984；Malhotra 等，1985）。

新近的研究表明，仓鼠遗传性心肌病的主要发病因素和基本病理过程如下：心肌和平滑肌对儿茶酚胺刺激，具有先天的超敏感性，应激状态下，儿茶酚胺释放，造成心肌微血管痉挛，超敏的心肌细胞反复发生缺血和再灌注，最终导致心肌坏死；存活的心肌细胞继发性增生肥大；末期心肌失代偿而陷入充血性心力衰竭（Factor 等，1982，1985；Sole 等，1984；Van Vleet 等，1986）。

仓鼠遗传性心肌病病理形态学变化，可大致分为 4 期，即坏死前期（prenecrotic phase）、坏死期（necrotic phase）、肥大期（hypertrophic phase）和终末期（terminal phase）。大多数仓鼠的病程，可进展到终末期，即直至发生心脏扩张、心房血栓形成、多灶性心肌纤维化以及充血性心力衰竭而死亡。30～50 日龄时，初期病理组织学改变已很突出，包括局灶性肌溶解、局灶性肌坏死、肌细胞钙化、巨噬细胞浸润以及坏死后纤维化。至 100 日龄时，心肌肥大业已造成（Bajusz 等，1966，1969；Buchner 等，1978；Jasmin 等，1979，1982）。

检查幼龄和胚胎期仓鼠，常显现坏死前期超微结构的各种改变，如心肌细胞增多，出生后肌细胞有丝分裂作用延迟，肌细胞线粒体增多增大，肌原纤维形成异常，局灶性肌原纤维溶解，多聚体（polysome）增数，肌细胞和间质水肿等（Wada 等，1977；Buhner 等，1978；Jasmin 等，1979；Strobeck 等，1979）。

【临床表现】

在一定品系内呈家族性发生。胎内起病，幼年期（100 日龄前后）显症。临床表现主要包括生长缓慢，肌肉松弛、萎弱，不耐运动，皮下水肿，不同程度腹水，呼吸增数，心内杂音及可视黏膜发绀等。通常在惊恐、过度运动等某种（些）应激状态下，猝死于充血性心力衰竭。整个存活期平均不超过 200d，即仓鼠正常寿命（平均 600d）的 1/3。

【治疗】

尚无根治疗法。

新近的发病机理和治疗研究证实，仓鼠遗传性心肌病的本质属于心肌对儿茶酚胺等肾上腺素能神经递质的先天超敏感性及其所致的心肌交感性营养不良（sympathetic dystrophy）。而心肌坏死的发生，则是基于应激状态下儿茶酚胺大量释放所致的心肌微血管痉挛（Factor 等，1983；Sole 等，1984；Van Vleet 等，1986）。

因此，试验应用氨基乙磺酸即牛磺酸（taurine）和异搏定（Verapamil）等 α-肾上腺素能和 β-肾上腺素能阻断剂或钙颉颃剂，成功地防止了心肌微血管痉挛和缺血性心肌坏死的发生（Jasmin 等，1975；Lossnitzer 等，1978；Azari 等，1980；Factor 等，1983；Van Vleet 等，1986；李毓义等，1994，2001）。

参 考 文 献

李毓义，李彦舫. 2001. 动物遗传·免疫病学——医学自发模型. 北京：科学出版社：265 - 268.

Ayers K M, et al. 1978. Pathology of Laboratory Animals Vol I. Benirschke (Ed). New York：Spring Verlag. 1 - 69.

Azari J, et al. 1980. J Mol Cell Cardiol. 12：1 353 - 1 366.

Bajusz E, et al. 1966. Ann Ny Acad Sci. 138：213 - 229.

Bajusz E, et al. 1969. Am Heart J. 77：686 - 696.

Bajusz E, et al. 1969. Ann Ny Acad Sci. 156：105 - 129.

Bishop S P. 1979. Spontaneous Animal Models of Human Disease. Vol I. Andrew (Ed). New York：Academic Press. 39 -79.

Büuchner F, et al. 1978. Baltimore. Urban & Schwarzenberg. 7 - 95.

Factor S M, et al. 1982. Circulation. 66：342 - 354.

Factor S M, et al. 1983. Fed Proc. 42：920.

Factor S M, et al. 1985. Prog Cardiovasc Dis. 27：395 - 420.

Hunter E G, et al. 1984. Can J Physiol pharmacol. 62：1 423 - 1 428.

Jasmin G, et al. 1975. Proc Soc Exp Biol Med. 149：193 - 198.

Jasmin G, et al. 1979. Ann Ny Acad Sci. 317：46 - 58.

Jasmin G, et al. 1982. Muscle Nerve. 5：20 - 25.

Lossnitzer K, et al. 1978. Cardiomyopathy and Myocardial Biopsy. Kaltenbach (Ed). New York：Springer-Verlag. 27 -37.

Malhotra A, et al. 1985. J Mol Cell Cardiol. 95 - 107.

Panagia V, et al. 1984. Cardiovasc Res. 18：567 - 572.

Proschek L, et al. 1982. Muscle Nerve. 5：26 - 32.

Saffitz J E, et al. 1983. J Am Cell Cardiol. 1：583.

Sole M J, et al. 1984. Univ Manitoba Med J. 54：49.

Strobeck J E, et al. 1979. Ann Ny Acad Sci. 317：59 - 87.

Van Vleet J F, et al. 1986. Am J Pathol. 124：98 - 178.

Wada A, et al. 1977. J Mol Cell Cardiol. 9：799 - 805.

Wiegand V, et al. 1983. Basic Rec Cardiol. 78：655 - 670.

York C M, et al. 1983. Arch Biochem Biophys. 221：526 - 533.

七、小鼠和大鼠遗传性心肌病

Hereditary Cardiomyopathies in Mice and Rats

小鼠和大鼠的遗传性心肌病，是以心肌变性、坏死、纤维化为主要病理特征的一种遗传病。

小鼠的遗传性心肌病，属常染色体隐性类型，1955 年首次描述于 Bar Harbor 实验室近交系 129/ReJ 小鼠。其后相继报道自然发生于其他品系，如 C57BL/6J 小鼠（Hadlow，1962；Russell 等，1962；Harman 等，1963；Mieir 等，1970；Douglas，1979）以及 KK 小鼠（Nishi，1977；Van Vleet 等，1986）。

大鼠的遗传性心肌病，遗传类型尚未确定，20 世纪 80 年代中期才唯独发现于 SHR/N - CP 品系（Rubin 等，1984；Van Vleet 等，1986）。

【病因及发病机理】

本病的根本病因在于遗传性缺陷。其主要发病环节，尚未能从分子遗传学水平加以搞清。特征性病理形态学改变，因畜种品系而有所不同。

1. 129 系小鼠 除骨骼肌营养不良的病理所见外，还伴有心肌营养不良的病理变化。包括：心肌细胞脂化（fatty change）、肌浆网（SR）扩张、线粒体肿胀、水肿和纤维化（Jasmin 等，1962；Forbes 等，1972）。

2. C57BL/6J 纯合子小鼠 还见有肌原纤维生成延迟（Nishi 等，1977）。

3. KK 小鼠 除糖尿病固有的病理所见外，还有心肌营养不良病变，心肌病变常出现在糖尿病病变之前。早在 8～11 周龄时，即可认心肌肌原纤维溶解，局灶性坏死、钙化以及坏死后纤维化。有的在心肌细胞胞浆内出现 nemaline 杆状包涵体，而毛细血管基底膜并不增厚，表明这些病变实非继发于糖尿病（Nishi 等，1977；Saito 等，1984）。

4. SHR/N‑CP 大鼠 眼观病变包括胸水，腹水，肝肿大，心巨大（cardiomegaly），心室壁肥厚，左心房扩张和血栓形成。病理组织学变化主要是心肌肥厚和间质性纤维化。超微结构改变主要是心肌纤维 Z 带异常（Rubin 等，1984；Van Vleet 等，1986）。

【临床表现】

在一定品系呈家族性发生。129/ReJ 小鼠和 57BL/6J 小鼠，为常染色体隐性遗传类型。病鼠为疾病基因纯合子个体，雌雄兼有，初生期或幼年期起病。主要表现生长缓慢，肌肉萎缩，逐渐发展至共济失调和后躯轻瘫。大多数病鼠在 1～6 月龄内猝死于充血性心力衰竭。

1. KK 小鼠 不存在骨骼肌营养不良的症状，但伴有糖尿病固有的各种体征和检验所见。

2. SHR/N‑CP 大鼠 初生期或幼年期起病，临床表现主要包括高血压（100％出现）、肥胖症（出现率 25％）和充血性心力衰竭。有明显的性别差异。雄鼠病情重，病程短，而雌鼠病情较轻，病程亦较长。11 月龄的雄鼠，大多（75％）发生充血性心力衰竭，而 24 月龄的雌鼠发生心力衰竭的仅为少数（25％）。通常在显现皮下及面部水肿、可视黏膜发绀、呼吸窘迫、心律失常等充血性心力衰竭体征后的 5～14d 之内死亡。

【治疗】

尚无根治疗法。

据报道，使用 diltiazem 等钙通道阻滞剂（calcium channel blocker），可使 KK 小鼠的遗传性心肌病明显减轻（Tomita 等，1984；李毓义等，1994，2001）。

参 考 文 献

李毓义，李彦舫．2001．动物遗传·免疫病学——医学自发模型．北京：科学出版社：270‑271．

Douglas W B. 1979. Spontaneous Animal Models of Human Disease. Vol Ⅱ. Andrew（Ed）. New York：Academic Press. 86‑90.

Forbes M S, et al. 1972. Am J Anat. 134：271‑290.

Harman P J, et al. 1963. Muscular Dystrophy in Man and Animals. Borune（Ed）. New York：Academic Press. 147‑243.

Hadlow W J. 1962. Comparative Neuropathology. Innes（Ed）. New York：Academic Press. 147‑243.

Jasmin G, et al. 1962. Nature. 193：181‑182.

Mieir H, et al. 1970. Life Sci. 9：137‑144.

Nishi S. 1977. J Clin Electron Microsc. 10：77‑108.

Rubin Z, et al. 1984. Human Pathol. 15：902‑903.

Russell E S, et al. 1962. Science. 135：1 061‑1 062.

Saito K, et al. 1984. Am J Cardiol. 53：320‑323.

Tomita Y. 1984. J Nippon Med School. 51：601 - 614.

Van Vleet J F，et al. 1986. Am J Pathol. 124：99 - 101.

八、遗传性心钙化

Inherited Cardiac Calcinosis

遗传性心钙化，即营养不良性心钙化（dystrophic cardiac calcinosis），又称转移性钙化（meta-static calcification），包括心肌钙化（myoeardial calcification）、营养不良性心外膜钙化（dystrophic epicardial mineralization）以及钙化性心包炎（calcareous pericarditis），是以心肌细胞局灶性坏死并继以钙化为主要病理特征的一种遗传性心脏病。其遗传特性，属常染色体隐性类型，涉及 3～4 个等位基因（Brownstein，1983；Van Vleet 等，1986）。

动物的遗传性心钙化，已相继报道自然发生于 DBA/2、C3H、BALB/C、CBA、CHI、A、C 等近交系小鼠（Highman 等，1951；Dipaolo 等，1964；Ball 等，1965；Nabors 等，1969；Rings 等，1972；Eaton 等，1978；Brownstein，1983；Van Vleet 等，1986），大鼠（Ayers 等，1978；Van Vleet 等，1986）以及海豚（Galloway 等，1964；Sparschu，1968；Ayers 等，1978）。

【病因及发病机理】

遗传性质业已确定，但具体病因及主要发病环节尚未能从分子病理学水平加以阐明。

基本病理变化是局灶性心肌细胞坏死以及随后的钙化。较陈旧的病变还伴有巨噬细胞浸润和纤维化。心肌、心外膜以至心包多处散在黄白色钙化斑点或条纹。

重症病例，右心室心外膜上密布白色沙砾状物质。心钙化灶的分布，各品系小鼠不尽一致。

BALB/C 小鼠，主要分布在心外膜；C3H 小鼠，主要分布在心肌；DBA/2 小鼠，则心肌和心外膜兼有。在小鼠和海豚，还常伴有肾、肺、睾丸、卵巢、骨骼肌、胃、肠及主动脉等处的心外钙化灶，特称转移性钙化（李毓义等，1994，2001）。

【临床表现】

本病恒在小鼠、大鼠、海豚的一定品系内，呈家族性发生。病畜为疾病基因纯合子个体，两性皆有，但雌性居多，病情亦重。其双亲则均为不显临床表型的杂合子携带者。

幼年期起病，但通常在产仔前后或运动等应激状态下显症，病程长短不一，大多突然死于充血性心力衰竭。

【诊断】

因无示病症状和证病性检验所见，生前诊断困难。

确诊的主要依据是家族发生史和心肌、心外膜、心包钙化等特征性的病理形态学改变。

【治疗】

尚无根治疗法。

（李毓义　李小兵）

参 考 文 献

李毓义，李彦舫. 2001. 动物遗传·免疫病学——医学自发模型. 北京：科学出版社：272 - 273.

Ayers K M，et al. 1978. Pathology of Laboratory Animals. Vol I. Benirschke（Ed）. New York：Spring Verlag. 1 - 69.

Ball C R，et al. 1965. Anat Rec. 152：199 - 210.

Brownstein D G. 1983. Lab Anim Sci. 33：247 - 248.

Dipaolo J A，et al. 1964. Proc Soc Exp Bio Med. 115：496 - 497.

Eaton G J，et al. 1978. Am J Pathol. 90：173 - 186.

Galloway J H，et al. 1964. Lab Anim Care. 14：6 - 12.

Highman B，et al. 1951. Arch Pathol. 52：221 - 229.

Nabors C E，et al. 1969. Anat Rec. 164：153 - 162.

Rings R W，et al. 1972. Lab Anim Sci. 22：344 - 352.

Sparschu G L，et al. 1968. Lab Anim Care. 18：520 - 526.

Van Vleet J F，et al. 1986. Am J Pathol. 124：95 - 178.

第三节 家族性血管病

一、动脉-静脉瘘管

Arteriovenous Fistula

动脉-静脉瘘管，简称 A-V 瘘，是以动脉避开毛细血管网而直接与静脉连通为病理特征的一类非闭塞性动脉疾病。

按其发生部位，可分为中心性 A-V 瘘（central A-V fistula）和外周性 A-V 瘘（peripheral A-V fistula）两大类。

中心性 A-V 瘘，进而分为心内缺陷，如室间隔缺损（VSD）、房间隔缺陷（ASD），和心外缺陷。如动脉导管未闭（PDA）、主动脉-腔静脉 A-V 瘘（aortocaval arteriovenous fistura）、肝内 A-V 瘘，即肝动脉-门静脉瘘或门脉-后腔静脉短路（portal-postcaval shunt）。

按发生原因，可分为先天性 A-V 瘘（congenitalA-Vfistula）和获得性 A-V 瘘（acquired A-V fistula）。中心性 A-V 瘘，都是先天性或遗传性的。外周性 A-V 瘘，其泛发于内脏和肌肤末梢部的，多为先天性或遗传性；而单发于末梢局部的，则多为获得性即损伤性（Surer 等，1983）。

中心性 A-V 瘘，包括 VSD、ASD 和 PDA，见于各种动物，尤其马、牛、犬、猫（Bolton 等，1976；Blood 等，1983；Ettinger 等，1983；Reef 等，1995；Hunt 等，1995；Monnet 等，1997；Tidholm 等，1997；Greenberg 等，1999；Cunningham 等，1999）。

外周性 A-V 瘘，主要发生于犬（Bachanan，1965；Rubin 等，1965；Ettinger 等，1968；Kealy 等，1970：Suter 等，1971；Buttefeild 等，1980；Ettinger 等，1983；Trower 等，1997）以及猫（Slocum 等，1973；Furneaux 等，1974；Ettinger 等，1983）。

肝内动-静脉瘘，主要发生于犬（Mcgavin 等，1972；Easley 等，1975；Legendre 等，1976；Rogers 等，1977；Landers 等，1978；Koblik 等，1995；Schermerhorn 等，1997；Yoshizawa 等，1997）。

【病因及发病机理】

动物的先天性动脉-静脉瘘，包括所有的中心性 A-V 瘘、肝内 A-V 瘘及大部分外周 A-V 瘘，分别与人的中心性 A-V 瘘、肝内 A-V 瘘以及先天性动静脉性动脉瘤（congenital A-V aneurysm）、Park-Weber 综合征、单纯性血管瘤（heman gioma simplex）、曲张状动脉瘤（cirsoid aneurysm）、血管扩张痣（nevus angiectasis）以及海绵状血管瘤（hemangioma cavernosum）等外周 A-V 瘘相对应（Szilagyi 等，1965；Suter，1983）。

主要发病环节在于，胚胎血管系统各期分化过程的发育方向发生错乱，原始毛细血管网续存，胚胎吻合管道（anastomotic embryologic channels）不能分化为动脉和静脉，导致先天性 A‐V 瘘的形成（Ettinger 等，1983）。

关于其遗传缺陷的性质是染色体畸变和（或）基因突变，其遗传类型属多基因性还是单基因性，常染色体性还是性染色体性，显性还是隐性，认识还很不一致，有待进一步研究确定（李毓义等，1994，2001）。

A‐V 瘘的病理生理学作用，主要在于血液动力学改变。

1. 中心性 A‐V 瘘　包括 VSD、ASD 和 PDA 等先天性心脏缺陷时，短路血液分流［L‐R 和（或）R‐L］对心脏血流动力学的影响，如前所述（参见本篇本章先天性心脏病）。

2. 肝脏内 A‐V 瘘　主要在于形成肝动脉—门静脉短路和门脉—后腔静脉分流（portal postvacal shunts），导致窦状隙前门脉高压（presinusoidal portal hypertension）和腹水（Suter，1983）。

3. 外周性 A‐V 瘘　对末梢血液循环的影响，主要有两个方面：一是 A‐V 短路分流，使动静脉交通支即吻合静脉（anastomotic vein）扩张，最终形成动脉瘤囊（aneurysmal sac）；二是由于 A‐V 瘘远侧静脉扩张，静脉瓣失去作用，血流方向部分倒转，末梢静脉压上升，而远侧动脉压下降，血流量减少，以致组织的供血不足，微循环淤滞，发生溃疡或坏死等缺血性或淤血性病变（Suter，1983）。

【临床表现】

1. 先天性 A‐V 瘘　恒在一定的动物品系内呈家族性发生，但肝内 A‐V 瘘和外周性 A‐V 瘘的遗传类型尚未确定。

2. 中心性 A‐V 瘘　包括 VSD、ASD 和 PDA，有各自的心区体征（心内杂音、心脏震颤等）及相应的心力衰竭体征，概为多基因遗传类型和（或）染色体畸变所致（参见本篇本章先天性心脏病）。

3. 肝脏内 A‐V 瘘　初生期或幼年期起病显症，主要临床表现为消化不良、黄疸、肝脏肿大，后期出现腹水，肝功能检验有明显改变。

4. 外周性 A‐V 瘘　可发生于四肢部、腹胁部、眼眶部以至颅腔内等身体各末梢部位。多发性或弥漫性外周 A‐V 瘘，概为先天性和遗传性的；限局性或单发性外周 A‐V 瘘，大多为获得性或创伤（手术）性的。其临床表现因发生部位而不同。眼眶部的 A‐V 瘘，主要表现为视力障碍和眼球突出（exophthalmus）（Rubin 等，1965）。颅骨内 A‐V 瘘，主要表现为颅内压增高所致的一般脑症状以及某部位脑组织缺血坏死所致的灶症状。

外周性 A‐V 瘘的临床表现，在四肢末梢部最为典型。

小的肢体末梢 A‐V 瘘，可发现限局性囊样膨隆，触之温热，可回缩，如同海绵，皮肤表面轻度发绀，浅表静脉扩张，有微弱的搏动，常能感有持续性血管震颤，并听到机器样的杂音（Ettinger 等，1968）。

中度大或严重的肢体 A‐V 瘘，除上述基本症状外，还有末端侧肿胀，温暖或冷凉，有触痛，捏粉样。

最严重的肢体 A‐V 瘘，可因组织缺血而出现四肢末端部溃疡和坏疽（Kealy 等，1970；Slocum 等，1973）。

左肾静脉区的主动脉—腔静脉 A‐V 瘘（aortocaval A‐V fistula in the area of the left renal vein）发生于 3 月龄猫，表现为生长停滞和心力衰竭体征（Bolton 等，1976）。在这种较大或很大的 A‐V 瘘，回心血量大增，心脏容量负荷加大，引起脉搏加快，最后导致心力衰竭。其临床表现同邻近心脏的 A‐V 瘘如动脉导管未闭（PDA）比较一致。

如能压迫其 A－V 瘘的近心端，使短路分流和回心血量暂时减少，则 A－V 瘘部位的血管震颤和机器轰鸣样杂音顿然消失。心搏和脉搏数也暂时回降，特称 Branham 氏心动徐缓症（Friedberg，1966），是 A－V 瘘的示病症状（Suter，1983）。

【诊断】

中心性 A－V 瘘和外周性 A－V 瘘的确定诊断，除依据于心区部和末梢部有关 A－V 瘘的体征外，主要依靠血管造影术。

VSD、ASD、PDA 等中心性 A－V 瘘的心血管造影术，参见本篇本章先天性心脏病。

肢体的外周性 A－V 瘘，采用动脉造影和静脉造影术。对四肢下 2/3 部的 A－V 瘘，可用造影剂 3～4mL（小 A－V 瘘）或 15～20mL（大 A－V 瘘）注入臂动脉或股动脉后连续跟踪摄片，主要观察造影剂流经动脉静脉交通支的影像（Suter，1983）。

【治疗】

先天性 A－V 瘘，特别是先天性外周 A－V 瘘，常为多发性和弥漫性，很难实施手术矫正，难免导致心脏和末梢血液动力学紊乱而死亡，预后不良。

获得性创伤性外周 A－V 瘘，多为单发或限局性的小 A－V 瘘，可采用动脉造影栓塞技术（arteriographic embolization techniques）或者采用 A－V 交通支手术结扎，予以根治（Suter 等，1983）。

参 考 文 献

李毓义，李彦舫．2001．动物遗传·免疫病学——医学自发模型．北京：科学出版社：273－276.

Bachanan J. 1965. J Am Vet Rad Soc. 6：5.

Blood D C，et al. 1983. Veterinary Medicine. 6th ed. London：Bailliere Tindall. 298－301.

Bolton G R，et al. 1976. JAAHA. 12：463.

Butterfeild A B，et al. 1980. JAVMA. 176：445.

Cunningham M W，et al. 1999. J Wildl Dis. 35（3）：519－530.

Easley J C，et al. 1975. JAVMA. 165：167.

Ettinger S J，et al. 1968. JAVMA. 153：1 055.

Ettinger S J，et al. 1983. Textbook of Veterinary Internal Medicine. Diseases of the Dog and Cat. 2nd（ed）. Philadelphia：Saunders Co. 1 062－1 079.

Friedberg C K. 1966. Diseases of the Heart. 3rd ed. Philadelphia：Saunders Co.

Furneaux R W，et al. 1974. JAAHA. 10：569.

Greenberg M J，et al. 1999. J Zoo Wildl Med. 30（2）：256－261.

Hunt G B，et al. 1995. Aust Vet J. 72（10）：379－382.

Kealy J K，et al. 1970. J Am Vet Rad Soc. 11：15.

Koblik P D，et al. 1995. J Vet Intern Med. 9（6）：374－380.

Landers E A，et al. 1978. J Am Vet Rad Soc. 19：70.

Legendre A M，et al. 1976. JAVMA. 168：589.

McGavin M D，et al. 1972. JAVMA. 160：864.

Monnet E，et al. 1997. J Am Vet Med Assoc. 211（5）：569－572.

Reef V B，et al. 1995. Equine Vet J. Suppl. sup（19）：86－95.

Rogers W A，et al. 1977. JAAHA. 13：470.

Rubin L F，et al. 1965. Cornell Vet. 55：471.

Schermerhorn T，et al. 1997. J Am Vet Med Assoc. 211（1）：70－74.

Slocum B，et al. 1973. JAVMA. 162：271.

Suter P F，et al. 1971. JAVMA. 158：349.

Suter P F. 1983. Textbook of Veterinary Internal Medicine. Diseases of the Dog and Cat. 2nd ed. Ettinger（Ed）. Philadelphia：Saunders Co. 1 069 - 1 072.

Szilagyi D E，et al. 1965. Surgery. 57：61.

Tidholm A，et al. 1997. J Small Anim Pract. 38（3）：94 - 98.

Trower N D，et al. 1997. J Small Anim Pract. 38（10）：455 - 458.

Yoshizawa K，et al. 1997. Toxicol Pathol. 25（5）：495 - 499.

二、原发性淋巴水肿

Primary Lymphedema

原发性淋巴水肿，又称先天性淋巴水肿（congenital lymphedema）或遗传性淋巴水肿（hereditary lymphedema），是一种以淋巴结和（或）淋巴管先天发育异常所致淋巴水肿为基本病理特征和主要临床表现的末梢淋巴循环遗传缺陷。其遗传特性，属常染色体显性或隐性类型。

人的原发性遗传性淋巴水肿，即 Nonne-Milroy-Meige 综合征，简称 Milroy 氏病（Foldi，1969；Kuisk，1971），常染色体显性遗传类型（程鸿等，1989；Ettinger 等，1989），系淋巴管先天发育缺陷所致，分为 3 种病理类型：淋巴管不发育型（aplasia），即淋巴管缺如；淋巴管发育不全型（hypoplasla），即淋巴管窄细而稀少；淋巴管增生型（hyperplasia），即淋巴管数量增加，口径增大。

淋巴液的局部贮留，系淋巴管瓣膜功能不全及淋巴管渗漏性增高所致（Kinmonth，1985）。

动物的原发性遗传性淋巴水肿，系淋巴结发育不全甚而不发育和（或）近端淋巴管成形不全所致。常染色体显性（犬）或隐性（牛）遗传类型。最早报道发生于新西兰、苏格兰、澳大利亚、芬兰、美国的纯种及杂种爱尔夏牛（Korkman，1940；Hancock，1950；Donald 等，1952；Morris 等，1954；Herrick 等，1955；Blood 等，1983；Mulei 等，1989；Yamaguchi 等，1995），特称爱尔夏犊牛的遗传性淋巴管阻塞（inherited lymphatic obstruction of Ayrshire calves）。以后又报道发生于猪（Weisner，1960），犬（Patterson 等，1966，1967；Luginbuhl 等，1967；Saunders，1971；Ladds 等，1971；Griffin 等，1978；Leighton 等，1979；Ettinger 等，1989）和猫（Jacobsen 等，1997）。

动物，特别是犬遗传性淋巴水肿的发现和确认，为人类对应病的比较医学研究以及淋巴系统胚胎发育的比较生物学研究，提供了大量自发性动物模型（Patterson 等，1971；程鸿等，1989；李毓义等，1994，2001）。

【病因及发病机理】

病理特征是周围淋巴系统发育先天缺陷，在人的 Milroy 氏病，主要是淋巴管不发育或发育不全。在犬和牛等动物的遗传性淋巴水肿，主要是淋巴结和近端淋巴管不发育或发育不全（Patterson 等，1971；Blood 等，1983；程鸿等，1989）。

遗传特性表明，本病的根本病因在于决定和调控周围淋巴系统分化发育的基因发生了突变。在人和犬为常染色体显性基因突变，在牛则为常染色体隐性基因突变（Blood 等，1983；Ettinger 等，1989）。

动物遗传性淋巴水肿的主要发病环节：病变淋巴结（如腘窝淋巴结和腋窝淋巴结）细小或缺如，和（或）近端淋巴管稀少，以致淋巴液不能向中央淋巴管道回流，而在远端淋巴管内潴留或渗漏至组织间隙，形成局部淋巴水肿。

在全身性淋巴水肿，病变还可累及心包膜、体腔膜和大血管外膜（Ettinger 等，1989；Mulei

等，1989）。

【临床表现】

呈家族性发生。临床表现，因畜种、病型和遗传特性而不同。

1. 牛遗传性淋巴水肿　仅发生于纯种或杂种爱尔夏品系。显症的病犊，有雌有雄，为疾病基因的纯合子个体。常为死胎，伴有羊膜水肿，以致难产而不得不肢解救助或施行剖腹产。

活产病犊的突出体征是全身性或局部性淋巴水肿。全身性水肿者少，除皮下水肿外，还见不同程度的体腔积液。局部性水肿者多，常见于头、颈、耳、尾及腿部。耳部淋巴水肿，往往在耳根后出现副耳翼（accessory lobe）。四肢部淋巴水肿，呈对称性和弥漫性，肘关节和膝关节以下尤为明显。患部无热无痛，触之捏粉样，并出现凹陷。

个别犊牛死后可认胃壁水肿（Blood 等，1983；Mulei 等，1989）。

2. 犬遗传性淋巴水肿　发生于德国短毛犬和英国 Bulldog 犬等多种品系。显症的病犬，两性兼有，为疾病基因的杂合子个体。通常在胎内起病，一出生即显症，或出生时健活而在生后数周以至数月内因皮肤损伤或感染而激发。按病变的范围，可分为 3 种病型：

（1）后肢型。最常见，水肿仅出现于单侧或双侧后肢，尤其膝关节以下。

（2）四肢型。较少见，四肢都出现水肿，但后肢更为明显。

（3）全身型。除四肢水肿外，头、颈、躯干、尾部均有淋巴水肿，且常伴有不同程度的体腔积水。

各型病程很不一致。后肢和四肢型，常取良性经过。其中有些病犬，淋巴水肿可在数周或数月内自行消失，表明周围淋巴系统在生后一段时间内仍可继续发育完善（Ettinger 等，1989）。但多数病犬，后肢淋巴水肿持续存在，并因激起间质反应或因擦伤、感染、继发蜂窝织炎而使患部皮肤增生、肥厚直至发生硬痂。全身型淋巴水肿，病情危重，常于数周内死亡（Leighton 等，1979；Ettinger 等，1989）。

【诊断】

本病的论证诊断，主要依据于符合常染色体显性或隐性遗传特点的家族发生史和特征性的局部或全身性淋巴水肿。

必要时施行淋巴管造影，可显示末梢淋巴管扩张，淋巴管中心走向的淋巴结，如后肢的腘窝淋巴结或前肢的腋窝淋巴结细小以至缺如。

在鉴别诊断上，应注意区别淋巴管感染、栓塞和肿块压迫所致的继发性淋巴水肿。还应注意区别前腔静脉血栓所致头、颈和前部躯干的大面积水肿。

【治疗】

为缓解肢体的淋巴水肿，可长期（数月）上夹板并打绷带，或手术切开皮下组织和浅筋膜做淋巴引流。

（李毓义　李小兵）

参 考 文 献

程鸿，等 . 1989. 人类疾病动物模型 . 上海：上海医科大学出版社：577 - 579.

李毓义，李彦舫 . 2001. 动物遗传·免疫病学——医学自发模型 . 北京：科学出版社：276 - 278.

Blood D C，et al. 1983. Veterinary Medicine. 6th ed. London：Bailliere Tindall. 1 216.

Donald H P，et al. 1952. Brit Vet J. 108：227 - 245.

Ettinger S J，et al. 1989. Textbook of Veternary Internal Medicine. Diseases of the Dog and Cat. 2nd ed. Philadelphia：Saunders Co. 1 073 - 1 075.

Foldi M. 1969. Diseases of Lymphatics and Lymph Circulation. Springerfield：Charles C Thomas Publisher.

Griffin C E，et al. 1978. JAAHA. 4：373.

Hancock J. 1950. Proc 10th Ann Conf NZ Soc Anim Product. 91.

Herrick E H，et al. 1955. J Dairy Sci. 38：440.

Jacobsen J O，et al. 1997. J Small Anim Pract. 38（1）：18 - 20.

Kinmonth J B. 1965. Proc Roy Soc Med 58：1 021. 1 031.

Korkman N. 1940. Nord Jordbr Forsk. 22：225.

Kuisk H. 1971. Technique of Lymphography and Principles of Interpretation. St Louis：Warren H Green Inc.

Ladds P W，et al. 1971. JAVMA. 159：81 - 86.

Leighton R L，et al. 1979. JAVMA. 175：369.

Luginbuhl H，et al. 1967. J Med Genet. 4：153.

Morris B，et al. 1954. Aust J Exp Biol Med Sci. 32：265.

Mulei C M，et al. 1989. Aust Vet J. 66：227 - 228.

Patterson D F，et al. 1966. JAVMA. 149：1 741 - 1 745.

Patterson D F，et al. 1971. J Med Genet. 4：145.

Patterson D F，et al. 1971. Comp Pathol Bull. 3：2.

Saunders D. 1971. Southwest Vet. 24：129 - 140.

Weisner E. 1960. Die Erbschaden der Landwirtschaftlichen Nutztiere. Jena：Fischer.

Yamaguchi R，et al. 1995. J Vet Med Sci. 57（4）：797 - 799.

第五章 遗传性内分泌腺病

一、家族性甲状腺肿

Familial Goiter

家族性甲状腺肿，又称先天性甲状腺肿（congenital goiter）或遗传性甲状腺肿（inherited goiter），简称遗甲肿（IHG），是由于甲状腺激素生成有关的蛋白或酶先天缺陷所致的一组遗传性甲状腺病。其遗传特性属单基因常染色体隐性类型。

病理学特征：甲状腺球蛋白基因突变，甲状腺球蛋白先天缺陷，甲状腺激素生成不足，促甲状腺激素分泌增多，甲状腺组织增生肿大，甲状腺功能低下（hypothyroidism）。

主要临床表现：死胎、弱产、双侧甲状腺肿大、被毛稀疏、皮下水肿、皮肤粗厚、生长停滞和呼吸窘迫综合征。

人类的遗甲肿，按甲状腺激素合成步骤和主要发病环节，分为以下6种病型。

Ⅰ型。摄碘过程缺陷，即甲状腺细胞膜对碘的转运机能有缺陷，甲状腺缺碘肿大，甲状腺功能减退。

Ⅱ型。碘化过程缺陷，即甲状腺将碘化物氧化为活性碘并使之与甲状腺球蛋白中酪氨酸结合的机能有缺陷，包括碘化物过氧化酶完全缺乏所致的A型，甲状腺肿大伴甲状腺功能减退性呆小症；碘转移酶缺乏所致的B型，甲状腺肿大，甲状腺功能减退或正常，伴有耳聋，特称Pendred综合征；正铁血红素结合过氧化酶的功能低下所致的C型，甲状腺肿大，而甲状腺功能和听觉正常。

Ⅲ型。偶联过程缺陷，即两个碘酪氨酸偶联形成甲状腺原氨酸（T_4或T_3）的机能有缺陷，起因于偶联酶缺乏和（或）甲状腺球蛋白异常，甲状腺内没有T_4和T_3，只有一碘酪氨酸（MIT）和二碘酪氨酸（DIT），表现为甲状腺肿大和功能减退。

Ⅳ型。甲状腺球蛋白分解过程缺陷，即甲状腺和血浆中出现异常碘蛋白（异常甲状腺球蛋白），其中的T_4不能游离而发挥作用。表现为甲状腺肿大和功能减退。

Ⅴ型。脱碘过程缺陷，即碘化酪氨酸脱碘酶系统有缺陷，从甲状腺球蛋白分解释出的MIT和DIT经肾随尿排出而不能再被利用，表现为甲状腺缺碘肿大和功能减退。

Ⅵ型。甲状腺球蛋白合成缺陷，即甲状腺球蛋白基因突变，甲状腺球蛋白生成的数量不足或结构异常，表现为甲状腺肿大和功能低下（Jones等，1983；杜传书等，1983，1992）。

动物的遗甲肿，已相继报道自然发生于小鼠（Beamer等，1982），猪（Rac等，1968；Jones等，1983），Afrikander牛（Robblns等，1966；Pammenter等，1978，1979；Schulz等，1983；Tassi等，1984；Ricketts等，1985，1987），螺角绵羊（Watson等，1962），美利奴绵羊（Falconer等，1965；Rac等，1968；Mayo等，1969；Dolling等，1976），Polled Donet和Romney绵羊（Davis等，1979），荷兰山羊（Rijmbeck等，1977；De Vijlder等，1978，1981；Van Dijk等，1981；Van Ommen等，1983；Kok等，1985，1987；Sterk等，1989），中国的二狼山白山羊（梅文辉等，1983，1989；高民等，1991；刘永庆等，1991；陈创夫等，1992）以及Bongo羚羊（Schiller等，1995）。

荷兰阿姆斯特丹大学、阿姆斯特丹科学院医学中心的儿科及实验医学部，已建立起Dutch山羊遗甲肿自发性动物模型群体，可供人的家族性甲状腺肿病以及甲状腺功能比较医学研究之用（Kok

等，1987；Sterk 等，1989；李毓义等，1994，2001）。

【病因及发病机理】

动物的遗甲肿，与人的Ⅵ型家族性甲状腺肿病相对应，即均系甲状腺球蛋白合成先天缺陷所致。其遗传特性，已分别通过先证病畜的系谱分析和测交试验，在牛、绵羊、山羊和小鼠证实为单基因常染色体隐性类型（Mayo 等，1969；Schulz 等，1983；Beamer 等，1982；Ricketts 等，1985；Kok 等，1987；梅文辉等，1983，1989；刘永庆等，1991）。

动物遗甲肿的根本性病因是决定甲状腺球蛋白（Tg，thyroglobulin）生成的结构基因，即 Tg 基因发生突变和 Tg 合成先天缺陷（Dunn 等，1999）。

Tg 是甲状腺激素（T_4 和 T_3）的前体或贮备蛋白，分子量为 669 000（19s），由两个分子量为 330 000（12s）的亚单位所构成。Tg 亚单位有 4 个甲状腺激素形成部位（thyroid hormone-forming site），1 个在其起始 N 端，另 3 个在肽链分子的后半部。

分子病理学研究表明，遗甲肿 Afrikander 病牛的 Tg 基因 DNA 发生无意突变（nonsense mutation），转录的 Tg mRNA 存在碱基转换（C—T），在 9 号外显子（exon 9）终末部分出现终止密码子（stop codon），Tg 肽链的转译过程提前终止（premature termination of the translation），所合成的甲状腺球蛋白肽链短，分子量低，沉降系数小（Ricketts 等，1985，1987）。

遗甲肿荷兰山羊的甲状腺内没有 19sTg（De Vijlder 等，1978）。Tg 相关抗原蛋白浓度低，沉降系数在 7s 左右（Van Voorthuizen 等，1978）。Tg RNA 总浓度减少，仅为正常含量的 2.5%～10%。核内 TgRNA 的含量虽正常，而胞浆内质网的 Tg RNA 量不及正常的 1%（Van Voorthuizen 等，1978；De Vijlder 等，1986）。这表明 TgmRNA 不能转译为 19s Tg 或其他产物（De Vijlder 等，1981）。通过核酸探针和原位杂交（in situ hybridization）技术进行的限制性内切酶酶谱分析确证，遗甲肿荷兰山羊的 Tg 基因突变与限制性片段长度多态（restriction fragment length polymorphism，RFLP）完全连锁（complete linkage）。

据 GT 0.7 cDNA 探针检测的酶谱显示，健康山羊（基因型 gg），有较浅的 2.0kb 片段和较深的 1.7kb 片段；遗甲肿纯合子山羊（基因型 gg），因失去一个 Pst I 限制性酶切点，仅有 2.0kb（A＋B）片段；遗甲肿杂合子山羊基因型（Gg），则有较深的 3 个 2.0kb（2×2.0A，1×2.0B）片段和 1 个 1.7kb 片段（Kok 等，1987）。

现已查明遗甲肿荷兰山羊 Tg 基因的突变位点在 8 号外显子附近，突变性质是碱基缺失（deletion）或插入（insertion）造成的移码突变（frameshift mutation）。尽管 Tg mRNA 大小正常（8.4kb），但不论在体内或体外，Tg mRNA 分子中仅有 10% 的碱基序列能得到转译，转译产物系一种分子量为 35 000 的 N 端片段，存在于甲状腺滤泡的胶质腔内，容易被 H_2O_2 氧化而聚合成大的 S-S 复合体（Sterk 等，1989）。

遗甲肿美利奴羊的甲状腺组织内，全然没有 669 000（19s）的 Tg，只有 175 000（8s）的 Tg 相关碘蛋白（Dolling 等，1976）。

对中国二狼山白山羊遗甲肿发病机理的研究表明，国内山羊遗甲肿的主要发病环节也在于 Tg 合成的先天缺陷。生物素酶标亲和素（13A）免疫组化结合图像分析显示，遗甲肿纯合子山羊甲状腺组织的 Tg 含量为 3.8mg/g，不及正常纯合子山羊（48.8mg/g）的 10%。其 Tg 阳性滤泡数为 28±10，Tg 阳性面积比为 6.64±2.97，Tg 积分光密度为 6 384.99±3 152.21，均显著低于正常纯合子山羊（陈创夫等，1992）。梯度 PAGE 结合免疫印迹法对甲状腺组织 Tg 相关抗原蛋白带谱及分子量的测定显示，正常纯合子山羊（基因型 GG）有 2 条带（1 200 000，669 000）；遗甲肿纯合子山羊（基因型 gg）有 3 条带（669 000，331 000，110 000）；遗甲肿杂合子山羊（基因型 Gg）有 3 条带（1 200 000，669 000，110 000），提示遗甲肿二狼山白山羊 Tg 生成缺陷的实质是出现无功能活性的 Tg 片段

（110 000）和 Tg 亚单位（331 000），而有功能活性的特定构型 Tg（669 000）生成不足，Tg 多聚体（1 200 000）则完全缺如（陈创夫等，1992）。

动物遗甲肿的基本病理过程：Tg 基因突变，Tg 生成先天缺陷，甲状腺和血清内的甲状腺激素（T_4 和 T_3）显著减少（Falconer 等，1965；Dolling 等，1976；Rijmbeck 等，1977；刘永庆等，1991），反馈刺激垂体促甲状腺激素（TSH）释放增多，引起甲状腺过度增生肿大。T_3 和 T_4 不足，还可使肺泡表面活性物质（肺 II 型细胞分泌的磷脂类物质）合成减少，而导致肺不张和呼吸窘迫综合征（王文华等，1983）。

遗甲肿的特征性病理形态学改变：包括眼观两侧甲状腺肿大，皮下水肿和被毛稀疏。有的可见肺实变而无气，切下的组织块常沉入水底，表明肺不张。

光镜检查：甲状腺上皮细胞高度增生，滤泡腔多为形态不整而缺乏胶质的窄小空隙，缺少正常甲状腺所固有的滤泡腔。

电镜观察：甲状腺滤泡上皮细胞结构层次紊乱，滤泡上皮缺乏微绒毛，滤泡腔内胶质电子密度大，粗面内质网池扩张，数量减少。脱颗粒次级溶酶体明显增多，蛋白小滴很少，线粒体数量少、空泡化、嵴断裂，很少见到高尔基复合体（刘永庆等，1991；陈创夫等，1992）。

【临床表现】

遗甲肿恒在动物的一定品系内呈家族性发生。显症病畜为遗甲肿纯合子个体，公母兼有，比数相近。先证病畜的双亲概为不显临床表型的杂合子携带畜。

Kok 等（1987）对遗甲肿荷兰山羊纯合子和杂合子个体进行了 282 次各种组合的测交试验，所生 555 只后裔中，遗甲肿病羔和表型正常羔（含遗甲肿杂合子个体和正常纯合子个体）的比值，完全符合单基因常染色体隐性遗传类型的孟德尔基因分离律。

1. 二狼山白山羊遗甲肿　足月死胎居多，或弱产而不能站立，通常于生后 5d 内死亡。

主要表现为被毛稀疏或完全缺如。全身皮下水肿，在头、颈、会阴及四肢下部尤为明显，状如"小肥猪"。突出而固定的体征是两侧甲状腺不同程度肿大，如板栗、核桃、鸡蛋以至鹅蛋不等，故有"疙旦羔"之俗称。有的病羔颈静脉粗大膨隆，高度呼吸困难，呈急性呼吸窘迫综合征，于生后短时间内死于窒息危象和心力衰竭。

2. 荷兰山羊遗甲肿　胎内起病，弱产居多，通常于生后数日或数周内死亡，亦有存活数月乃至成年的。双侧甲状腺肿大为突出而固定的体征（病羔甲状腺重量为 15～30g，健羊仅为 1～4g）。临床症状因病型而异。

急性型羔羊，多于生后数日或数周内，因呼吸窘迫综合征而死于心力衰竭和窒息危象。

慢性型羔羊，则显现甲状腺功能低下的各种病征，如精神迟钝，发育缓慢（呆小症），被毛稀疏，皮肤增厚并结痂落屑，消化不良甚而骨质疏松等。

绵羊遗甲肿，主要临床表现与荷兰山羊相同，但很少出现急性呼吸窘迫症，且病程较长，有的可存活至成年或老年。精神迟钝、生长停滞、被毛稀疏、皮肤粗厚等甲状腺功能低下的各种病征持久存在，终生不愈。

3. 牛遗甲肿　临床表现与绵羊遗甲肿基本相同。起病早晚不等，有的是死胎或弱产，有的数周龄或数月龄显症。病程长短不一，有的生后几个小时即夭亡，一般可存活数月，也有不少拖延至成年或老年的。慢性遗甲肿病牛，甲状腺功能低下性呆小症和甲肿性心脏病（thyreopathic heart affection）比较突出，呼吸窘迫综合征也较常见。其甲状腺特大的，显然是气管和颈静脉遭受压迫所致。其甲状腺肿不明显的，则常常是甲状腺功能低下和肺不张的一种表现。

动物遗甲肿的主要检验所见：血清内甲状腺球蛋白（Tg）和甲状腺激素（T_4 和 T_3）明显减低，而垂体促甲状腺激素（TSH）明显增高。

遗甲肿病羊血清中的 T_4 含量为每 100mL 0.0～0.4μg，不及正常量（每 100mL 5.9～10.2μg）的 5％；T_3 含量为每 100mL 9～36μg，不及正常量（每 100mL 124～151μg）的 10％（Rijnbeck 等，1977）。

遗甲肿病二狼山白山羊血清中的 Tg 为 0.038μg/mL，约为正常量（0.75μg/mL）的 5％（陈创夫等，1992）。

【诊断】

遗甲肿的论证诊断，有下列 4 个方面依据：即符合常染色体隐性遗传特性的家族发生史；甲状腺肿大以及被毛稀疏、皮肤粗厚、皮下水肿、身体呆小、呼吸窘迫综合征等甲状腺功能低下的临床表现；血清 Tg、T_4、T_3 含量减低的检验所见；长期大量补碘的阴性治疗效果。

检出遗甲肿杂合子携带畜的实用简易方法迄今尚未找到。曾研究过血清正丁醇不溶性碘（BII，butanol insoluble iodine）测定法（Rac 等，1968）、妊娠母羊尿中低分子碘化物排泄量产前诊断法（Kok 等，1985）、血清甲状腺激素（T_4、T_3 及有关的各参数指标）测定法（高民等，1991），均未获得成功。

20 世纪 80 年代后期，相继发现遗甲肿牛和羊的 Tg 突变基因与限制性片段长度多态（RFLP）完全连锁，即遗甲肿纯合子、遗甲肿杂合子和正常纯合子在限制性内切酶酶谱上显示不同的 kb 片段，从而用限制性内切酶 PST I 和 GT 0.7cDNA 探针建立了外周血淋巴细胞染色体 DNA 的限制性内切酶谱分析法，作为遗甲肿病畜的基因诊断和遗甲肿携带畜杂合子基因的检出手段（Ricketts 等，1985；Kok 等，1987）。

陈创夫等（1992）发现，遗甲肿二狼山白山羊的甲状腺和血清内有明显的 Tg 含量改变。遗甲肿纯合子、遗甲肿杂合子和正常纯合子的甲状腺组织 Tg 相关抗原蛋白带谱各异。

遗甲肿杂合子的 Tg 含量为 0.31±0.12μg/mL，明显低于正常纯合子（0.75±0.14μg/mL）。其中有 83％ 的杂合子，血清 Tg 测定值低于正常值的下限，介于遗甲肿纯合子和正常纯合子测定值之间。依据上述有关 Tg 的 2 项指标，可望建立一种比较简易实用的遗甲肿杂合子检出法（李毓义等，1994，2001）。

【治疗】

出生后开始服用甲状腺片或甲状腺素片，并终生维持，疗效确实。

甲状腺特大且伴有呼吸窘迫综合征的，可考虑施行甲状腺切除术。

参 考 文 献

陈创夫，等 . 1992. 兽医大学学报，12 47 - 1 252.

杜传书 . 1983. 医学遗传学 . 北京：人民卫生出版社：595 - 597.

杜传书 . 1992. 医学遗传学 . 第 2 版 . 北京：人民卫生出版社：771 - 772.

高民，等 . 1991. 畜牧与兽医：23：158.

李毓义，1994. 中国兽医学报 . 14（3）：305 - 309.

李毓义，李彦舫 . 2001. 动物遗传·免疫病学——医学自发模型 . 北京：科学出版社：279 - 284.

刘水庆，等 . 1991. 兽医大学学报 . 11：125 - 130.

梅文辉，等 . 1983. 内蒙古兽医（2）：1 - 10.

梅文辉，等 . 1989. 内蒙古兽牧科学（1）：1 - 3.

王文华，等 . 1983. 临床生理 40 讲 . 长沙：湖南科学技术出版社：146.

Beamer W G，et al. 1982. Jackson Lab Bar Harbor. Maine. 04609.

Davis G B，et al. 1979. New Zealand Vet J. 27：126 - 127.

De Vijlder J J M，et al. 1978. Endocrinoogy. 102：1 214.

De Vijlder J J M，et al. 1981. J Mol Appl Genet. 1：51 - 59.

De Vijlder J J M，et al. 1986. Thyroglobulin：Structure and Defective Synthesis. Frotiers in Thyroidology Vol 2. Gaitan E (Ed) . New York：Plenum Press. 809.

Dolling C E，et al. 1976. J Endocrinol. 71：179 - 192.

Dunn J T，et al. 1999. Biochimie. 81（5）：505 - 509.

Falconer I R，et al. 1965. Nature. 205：978.

Jones T C，et al. 1983. Veterinary Pathology. 2nd ed. Philadelphia：Lea & Febiger. 1 602.

Kok K，et al. 1985. Acta Endocrinol（Copenh）. 110：83.

Kok K，et al. 1987. J Heredity. 78：298 - 300.

Mayo G G E，et al. 1969. Aust J Agri Res. 20：533 - 547.

Pammenter M，et al. 1978. Endocrinology. 102：954 - 965.

Pammenter M，et al. 1979. ibid. 104：1 853 - 1 861.

Rac R，et al. 1968. Res Vet Sci. 9：209 - 223.

Ricketts M H，et al. 1985. ENBO J. 4：731 - 737.

Ricketts M H，et al. 1985. Biochem Biophys Res Commun. 126：240.

Ricketts M H，et al. 1985. J Hered. 76：12 - 16.

Ricketts M H，et al. 1987. Proc Natl Acad Sci USA. 84：3 181.

Rijmbeck A，et al. 1977. Brit Vet J. 133：495 - 503.

Robbins J A，et al. 1966. Endocrinolgy. 78：1 213.

Schiller C A，et al. 1995. Vet Pathol. 32（3）：242 - 249.

Schulz K C A，et al. 1983. J South Afri Vet Ass. 54：147 - 154.

Sterk A，et al. 1989. Endocrinolgy. 124：477 - 483.

Tassi V P N，et al. 1984. J Biol Chem. 259：10 507.

Van Dijk J E. 1981. PhD Thesis. State University Utrecht. the Netherlands. 51：57.

Van Ommen G J B，et al. 1983. Ann d'Endocrinol. 44：Abst 47.

Van Voorthuizen W F，et al. 1978. Endocrinolgy. 103：2 105.

Watson W A，et al. 1962. Vet Rec. 74：506.

二、家族性糖尿病

Familial Diabetes Mellitus

家族性糖尿病，又称自发性糖尿病（spontaneous diabetes mellitus）或遗传性糖尿综合征（inherited diabetes melltius syndrome），是胰岛结构或功能先天缺陷，β 细胞分泌胰岛素绝对或相对不足所致的一种内分泌腺遗传病。其遗传特性，包括常染色体隐性类型、显性类型或多基因类型。在人以及多数动物，遗传的隐性类型或显性类型尚未确认。

人类的自发性糖尿病，分为两大类型：Ⅰ 型，即幼年发病型，或称胰岛素依赖型（insulin dependent diabetes mellitus），简称 IDDM；Ⅱ 型，即成年发病型，或称非胰岛素依赖型（non-insulin dependent diabetes meilitus），简称 NIDDM 或 IIDM（insulin independent diabetes mellltus）。前者甚少，仅占 10％左右，后者很多，约占 90％。

两者有不同的遗传基础。IDDM 为常染色体遗传，隐性抑或显性未定，与人类白细胞抗原（HLA）类型有关。其 HLA 为 DR$_3$ 和（或）DR$_4$ 类型者，胰岛的 β 细胞常成为抗原呈递细胞，易产生自身抗体，发生自免性胰岛细胞炎而导致糖尿病。IIDM 则为多基因遗传，与 HLA 类型无关。但其中有一种亚型——青少年的成年发病型，其遗传方式属常染色体显性类型（杜传书等，1992）。

动物的自发性糖尿病，已报道广泛发生于各种家畜和实验动物（Wilkinson，1960；Like，1977；Jones 等，1983；Ettinger，1983），如马（Tasker 等，1966；Baker 等，1974），牛（Kaneko 等，1964），猕猴（Digiaeomo 等，1971；Howard，1975，1976），犬（Rieketts 等，1953；Wrenshall 等，1954；Dixon 等，1962；Gershwin，1975；Kramer 等，1980，1988；Westermarek 等，1989），猫（Joshus，1963；Schaer，1975，1976；Loppnow 等，1976），兔（Toreson 等，1968；Conaway 等，1980，1981；Roth 等，1980，1982），豚鼠（Lang 等，1976，1977），仓鼠（Spret 等，1974），大鼠（Seemayer 等，1980；Michaelis 等，1986；Giroix 等，1995）以及小鼠（Stuhlman，1979；Malaisse-Lagae 等，1975）。其中已确认患有家族性或遗传性糖尿病的动物有 Keeshond 犬（Kramer 等，1981），黑猕猴（Howard 等，1976），新西兰白兔（Roth 等，1982），BB-Wistar 大鼠（Seemayer 等，1980；Ribau 等，1998，2000）和 NIH-cp 大鼠（Michadis 等，1986）。

上述这些动物家族性糖尿病的发现和确认，为人类各型糖尿病的比较医学研究提供了数量充足、价格低廉的自发性动物模型。美国俄勒冈州灵长目动物研究中心的糖尿病黑猕猴种群（Howard 等，1976），华盛顿州立大学兽医临床内外科部的糖尿病 Keeshond 犬种群（Kramer 等，1981），阿肯色州医科大学病理科部的糖尿病新西兰白兔种群（Roth 等，1982），美国国家卫生科学研究院的糖尿病 SHR/N‑cp 大鼠种群（Michaelis 等，1986）以及美国武装力量病理研究所（AFIP）的糖尿病南非多乳头鼠种群（Stuhlman 等，1979），可供使用（程鸿等，1989；李毓义等，1994，2001）。

【病因及发病机理】

普遍认为，自发性糖尿病与遗传有一定的关系，即糖尿病具明显的遗传素质。其中，家族性糖尿病，不论在人或动物，遗传性已无异议。其遗传类型，依病型而不同。

本病的发病机理和主要发病环节：胰岛 β 细胞的结构或功能先天缺陷和胰岛素分泌的绝对或相对不足。胰岛素低下，使葡萄糖由肝脏合成糖原以及经组织氧化利用供能的过程发生障碍，而造成高血糖症、糖尿症以至后期的酮酸血症（ketoacidosis）和糖尿病昏迷（diabetic coma）。

动物的家族性糖尿病，按病情的轻重，分为两大病型：

致死型糖尿病（lethal diabetes mellitus），常伴有并死于严重的酮酸血症，多见于 Keeshond 犬、中国仓鼠、BBL 大鼠以及棘鼠（spine mice）、CSBLk/s、db/db 等品系小鼠。

非致死型糖尿病（non-lethal diabetes mellitus），常不伴有酮酸血症，见于其他各种动物及品系。

自发性糖尿病，尤其致死型家族性糖尿病的特征性病理形态学改变：包括胰岛 β 细胞的分泌颗粒脱失和糖原贮积以及胰岛组织的坏死和消失。有的胰岛内微血管周围有淀粉样物质沉积。在糖尿病犬和豚鼠，胰岛消失是胰外分泌腺剧烈炎症的结果。在某些动物的致死型糖尿病及其所对应的人类 ID-DM 型糖尿病，胰岛坏死和消失则是自免性胰岛炎的结果（程鸿等，1989；杜传书等，1992）。

糖尿病经常伴随的继发性病变：包括全身性动脉硬化和微血管病（microangiopathy）。微血管病变多见于视网膜、肾小体和肌肉。肾微血管病表现为入球小动脉的基底膜增厚和肾小球膜内皮细胞增生。比较少见的是肾小体微血管末梢部分的增厚，形成弥漫性或局灶性的结节性肾小体硬化（nodular glomerulosclerosis）。视网膜微血管病，可见微血管周皮细胞（capillary pericytes）变性或微动脉瘤（microaneurysma）（Jones 等，1983；Ettinger 等，1983）。

【临床表现】

动物家族性糖尿病的遗传类型、起病时间、病程经过、临床症状和检验所见，因畜种和病型而不同。

1. 猴家族性糖尿病　发生于恒河猴（*Macaca mulatta*）和黑猕猴（*Macaca nigra*），可能属多基因遗传，与人的成年-老年型糖尿病即 IIDM 相对应。依据血液胰岛素浓度及其对静脉注射葡萄糖耐量试验（IV-GTT）的反应，分为显性糖尿病（D）和交界性糖尿病（BD）两型。通常在成年期以至中老年期起病，病程数年。

　　主要临床症状为糖尿、多尿、烦渴多饮、多食、体重减轻和嗜眠。血糖水平显著升高，通常超过27.55mmol/L（500mg/dL），约为正常含量 6.94mmol/L（125mg/dL）的 4 倍。静脉注射葡萄糖耐量试验的 K 值<1.0，不及正常耐量（K 值>2.0）的半数。血清脂类成分亦增加。显现高甘油三酯血症（>1.43mmol/L，即>130mg/dL）。伴有高前 β 脂蛋白血症，在总脂蛋白中由 10％～20％增加到 25％以上。空腹血胰岛素含量明显降低，且 IV-GTT 15min 后亦不显著增量，表明胰岛对葡萄糖的反应（IRI）低下。血液中常可测出抗胰岛细胞胞浆成分的循环抗体（ICA）。晚期，常出现动脉硬化、微血管病和白内障等并发症，但酮血症和酮尿症仅为偶发现象（Howard 等，1976，1983）。

　　2. 犬家族性糖尿病　多发生于 *Keeshond* 等品系，属常染色体隐性遗传类型，但雄性外显不全，即雌性犬的患病率（28％）高于雄性犬（14％），与人的婴儿型糖尿病即 IDDM 相对应。其胰岛素缺乏系胰岛 β 细胞先天发育不全所致。有的是伴随的胰外分泌腺剧烈炎症的结果。与白细胞抗原（LA）有关的胰岛免疫遗传学研究尚无定论。

　　通常在 2～6 月龄起病，病程较急，经过一般为 2～5 个月。大多取死亡转归，故属于致死型糖尿病。常规胰岛素治疗可控制病情，使寿命延续长达 4 年。病犬不肥胖，亦无生育力，模型种群的繁衍依赖于疾病基因杂合子个体，除高血糖症、高酯血症（主要是脂蛋白和甘油三酯增高）、低胰岛素血症、糖尿症以及"三多一少"（排尿多，饮水多，采食多，体重减少）等基本症状外，常出现白内障、皮肤感染、酮尿、酮酸血症，且生长严重受阻。最终往往死于糖尿病昏迷和恶病质（Kramer 等，1981，1988）。

　　3. 兔家族性糖尿病　发生于新西兰白兔品系，遗传类型未定，基因分析提示有环境因素与遗传素质的相互作用，即可能属多基因遗传。特殊病理损害仅局限于胰岛 β 细胞及肾脏。胰岛明显变小，与人的婴儿型 IDDM 或青少年的成年发作型糖尿病极为相似。不同的是胰岛内有颗粒增多现象，且无活动性胰岛炎，亦无胰岛玻璃样变或淀粉样变，在整个病程中并不出现明显的动脉硬化、微血管病、视网膜病以及神经病变等糖尿病的继发性损伤。个别病兔早在 4 月龄时就显示葡萄糖耐量试验异常，但出现明显糖尿病症状的时间平均为 23±3 月龄，病程缓长，显症病兔经过逐渐严重的几个病期，平均寿命为 45±4 个月。胰岛素治疗能控制病程发展，个别可存活 5 年以上。

　　病兔不肥胖，主要表现烦渴、多尿、贪食、高血糖症和糖尿症。IV-GTT 的 K 值为 0.23，不及正常 K 值（1.47±0.05）的 20％。血浆甘油三酯含量明显增高，后期伴有轻度至中度酮酸血症，但无酮尿出现。对葡萄糖的胰岛分泌释放反应（IRI）能力减退。给予亮氨酸或异丙肾上腺素时，胰岛素的分泌亦明显减退（Roth 等，1982；程鸿等，1989）。

　　4. 大鼠家族性糖尿病　主要发生于 BB-Wistar 和 SHR/N-cp 两品系。前者为致死型糖尿病，与人类青少年时期发作的 IDDM 极为相似。后者为非致死型糖尿病，与人类的成年型 IIDM 相对应。

　　（1）BB-Wistar 大鼠家族性糖尿病。遗传类型未定，可能属常染色体遗传或多基因遗传。特征性病变是胰岛区有淋巴细胞浸润（胰岛炎），β 细胞坏死并丧失颗粒，胰腺的胰岛素含量明显降低。β 细胞损害的机理尚不清楚。最近的研究证实，抗淋巴细胞血清具有防止、缓解甚而逆转 BB 大鼠糖尿病的作用，提示可能属细胞介导性免疫损害。

　　显症的大鼠，雌雄皆有，并不肥胖，通常在 58～123 日龄期间突然起病。一般取急性经过，数日内即可出现严重的酮酸血症和脱水而陷于濒死状态。

　　主要表现体重减轻、高血糖症、多尿症以及胰岛素含量和糖耐量低下。应用胰岛素治疗，可存活 1 年以上（Seemayer 等，1981；程鸿等，1989）。

（2）SHR/N-cp 大鼠家族性糖尿病。遗传类型未定，可能属多基因遗传，即与胰岛素抵抗性、肥胖特性（常染色体隐性）以及高糖饮食等环境因素有关。

其独特之处在于不论正常血压或高血压的胖鼠和瘦鼠，血清胰岛素与皮质酮含量都增高，都表现为 IIDM。

特征性病理形态学基础是胰腺显著增生，胰岛大 3～5 倍，由增生的 β 细胞组成，以致常压迫胰腺外分泌腺泡结构。

本品系大鼠糖尿病，与人类对应病 IIDM 比较，相似之处包括：存在胰岛素抵抗性，即对胰岛素的相对不敏感性；有高胰岛素血症；但胰岛素分泌释放能力缺陷，胰岛素效能低，且随肥胖与饲喂蔗糖而加重。不同之处在于胰岛内缺乏玻璃样变以及不伴有水样变（hydropic change）的 β 细胞增生，显症大鼠（不论胖瘦）发病的早晚，与饮食结构有关。通常在 3～12 月龄起病，病程数月或 1～2 年不等。

主要表现为糖尿症、高血糖症、高甘油三酯血症以及"三多一少"等基本症状。口服糖耐量试验（OGTT）异常，1h 反应值＞11.1mmol/L（＞200mg/dL）。胰岛素治疗的效果差（Michaelis 等，1986；程鸿等，1989）。

5. 南非多乳头鼠家族性糖尿病　　众多品系小鼠糖尿病的一种，发生于南非多乳头鼠（*Mystromys albicaudatus*），属非性连锁的多基因遗传类型。临床表现有急性型、慢性型、轻症型、青年型、成年型等多种病型，分别与人类的 IDDM 和 IIDM 及其多种亚型相对应。

基本病理特征是胰岛的损害，包括胰岛 β 细胞空泡变，糖原浸润，颗粒脱失等。后期并发症有白内障、动脉硬化以及肾和视网膜的微血管病等（Stuhlman，1979；程鸿等，1989）。

【诊断】

论证诊断的依据，主要包括：符合常染色体遗传或多基因遗传特点的家族发生史；"三多一少"等基本症状；血糖显著增高和（或）出现糖尿等检验所见。

对早期可疑或隐匿型糖尿病，可进行葡萄糖耐量试验（GTT），如口服葡萄糖耐量试验（OG-TT）或静注葡萄糖耐量试验（IV-GTT）。

【治疗】

尚无根治疗法。

对症处置包括三个方面：控制高碳水化合物饮食；应用降糖药物，以缓解高血糖症，必要时注射胰岛素；适时治疗合并症，如应用抗生素控制感染，实施手术摘除白内障晶体等。

参　考　文　献

程鸿，等.1989.人类疾病动物模型.上海：上海医科大学出版社：247-250，252-253，254-255，256-257，257-259，260-262.

杜传书.1992.医学遗传学.第 2 版.北京：人民卫生出版社：780-782.

李毓义，李彦舫.2001.动物遗传·免疫病学——医学自发模型.北京：科学出版社：284-288.

Baker J R, et al. 1974. Aquine Vet J. 6：7-11.

Conaway H H, et al. 1980. J Hered. 71：179-186.

Conaway H H, et al. 1981. Metabolism. 30：50-56.

DiGiacomo R F, et al. 1971. Lab Anim Sci. 21：572-574.

Dixon J B, et al. 1962. J Comp Pathol. 72：153-164.

Ettinger S J. 1983. Textbook of Veterinary Internal Medicine. Diseases of the Dog and Cat. 2nd （ed）. Philadelphia：Saunders Co. 1 619-1 633.

Gershwin L J. 1975. JAVMA. 167：479 - 480.

Giroix M H，et al. 1965. Acta Diabetol. 32 (3)：198 - 202.

Howard C F. 1975. Diabetes. 24：201 - 206.

Howard C F. 1976. Comp Pathol Bull. 8：3 - 4.

Jones T C，et al. 1983. Veterinary Pathology. 5th ed. Philadelphia：Lea & Febiger. 1 630 - 1 633.

Joshus J O. 1963. J Small Anim Pract. 4：275 - 280.

Kaneko J J，et al. 1964. J A V M A. 144：367 - 373.

Kramer J W，et al. 1980. Diabetes. 29：558 - 565.

Kramer J W，et al. 1981. Am J Pathol. 105：194 - 196.

Kramer J W，et al. 1988. Am J Vet Res. 49：428 - 431.

Lang C M，et al. 1976. Diabetes. 25：434 - 443.

Lang C M，et al. 1977. Lab Anim Sci. 27：789 - 805.

Like A A. 1977. The Diabetic Pancreas. Volk (Ed) . New York：Plenum.

Loppnow H，et al. 1976. Berl Munch Tierärztl Wochenschr. 89：79 - 83.

Malaisse-Lagae F，et al. 1975. Diabetes. 11：71 - 76.

Michaelis O E，et al. 1986. Am J Pathol. 123：398 - 400.

Ribau J C，et al. 1998. Atherosclerosis. 139 (2)：291 - 399.

Ribau J C，et al. 2000. Atherosclerosis. 149 (2)：331 - 342.

Ricketts H T，et al. 1953. Diabetes. 4：288 - 294.

Roth S I，et al. 1980. Lab Invest. 42：571 - 579.

Roth S I，et al. 1982. Am J Pathol. 109：359 - 363.

Schaer M. 1975. J A A H A. 11：42 - 46.

Schaer M. 1976. J A V M A. 168：417 - 418.

Seemayer T A，et al. 1980. Am J Pathol. 101：485 - 488.

Spret M G，et al. 1974. Diabetologia. 10 (Suppl)：567 - 579.

Stuhlman R A. 1979. Am J Pathol. 94：685 - 688.

Tasker J B，et al. 1966. J A V M A. 149：393 - 399.

Toreson W E，et al. 1968. Am J Pathol. 52：109 - 115.

Westermarck E，et al. 1989. J Vet Med. Series A. 36：549 - 554.

Wrenshall G A，et al. 1954. Diabetes. 3：444 - 450.

Wilkinson J S. 1960. Vet Rec. 72：548 - 555.

三、妊娠糖尿病

Gestational Diabetes

妊娠糖尿病，是以妊娠期间糖耐量异常，夜间禁食后出现糖尿和酮症为主要临床特征的一种特殊类型的遗传性糖尿病。

动物的妊娠糖尿病，已报道自然发生于单基因突变的 C57BL/KsJ 品系小鼠（Amankwah 等，1986），与人的妊娠糖尿病相对应。该品系小鼠是唯一通过鉴定的自发性妊娠糖尿病动物模型。这种动物模型，对于研究胎儿巨大与成人肥胖的关系，内分泌器官与神经系统的变化，特别是纵向研究产前、糖尿病前以及糖尿病各阶段的发展过程，颇有价值。

美国缅因州杰克逊实验室备有该突变基因小鼠的种群，可供使用（Amankwah 等，1986；程鸿等，1989；李毓义等，1994，2001）。

新近报道，遗传性妊娠糖尿病还发生于大鼠（Aerts 等，1997；Plagenmann 等，1998，1999）。

C57BL/KsJ 品系小鼠具有糖尿病突变基因，符号为"db"，位于第 4 号染色体上，是一种外显完全即外显度很高的常染色体隐性基因。其正常纯合子个体，基因型＋m/＋m，为毛色呈云雾状的健康小鼠，生后 4d 即可鉴别；突变基因纯合子个体，基因型 db/db，为皮毛呈黑色的肥胖小鼠，生后 3 周才能确认；突变基因杂合子个体，基因型 db/＋m，为皮毛呈黑色的瘦体小鼠。这种 C57BL/KsJ 黑毛肥胖小鼠（db/db），不论雌雄，均无生育力，为显症的家族性糖尿病小鼠。而雌性的 C57BL/KsJ 黑毛瘦体小鼠（db/＋m），在妊娠期间，尤其晚期，即显现妊娠糖尿病，与雄性 C57BL/KsJ 黑毛瘦体小鼠（db/＋m）交配时尤甚。

　　小鼠妊娠糖尿病的发病机理不明。

　　临床特征包括：妊娠后期糖耐量异常；夜间禁食后出现尿糖和酮症；血红蛋白 AL 成分显著增高；仔鼠平均出生重增加（巨体型仔鼠）。C57BL/KsJ 品系小鼠的妊娠糖尿病，在临床特征上与人类的妊娠糖尿病基本对应（程鸿等，1989）。胎儿过大不完全是由于母体血糖水平过高，还可能由于胎儿本身存在对母体血糖水平过度反应的遗传倾向。

　　人类成年型（Ⅱ型）糖尿病，都有肥胖表现。但糖尿病或妊娠糖尿病母亲娩出的巨大儿，成年后不一定都成为Ⅱ型糖尿病。

　　C57BL/KsJ 杂合子妊娠糖尿病小鼠所生的巨体型仔鼠，则常常是易患糖尿病的一个标志或因素。

　　小鼠妊娠期糖耐量试验，常用的是 3h 测定法（3hGTT）。

　　实施方法是：在妊娠第 18d（相当于人的妊娠后期），腹腔内注入一定量的葡萄糖注射液。然后分别在 30min、1h、2h 和 3h，从眶下血管采血测糖。凡有 2～3 次血糖值显著高于正常值的，即可判为糖耐量异常（Amandwah 等，1986；程鸿等，1989）。

参 考 文 献

程鸿，等 . 1989. 人类疾病动物模型 . 上海：上海医科大学出版社：491 - 492.

李毓义，李彦舫 . 2001. 动物遗传·免疫病学——医学自发模型 . 北京：科学出版社：288 - 289.

Aerts L，et al. 1997. Diabetes Res Clin Pract. 38（1）：9 - 19.

Amankwah K S，et al. 1986. Comp Pathol Bull. 18：1. 3 - 4.

Plagenmann A，et al. 1998a. Brain Res Dev Brain Res. 109（2）：201 - 209.

Plagenmann A，et al. 1998b. Neuroreport. 9（18）：4 069 - 4 073.

Plagenmann A，et al. 1999. Dev Neurosci. 21（1）：58 - 67.

四、遗传性尿崩症

Hereditary Diabetes Insipidus

　　尿崩症（diabetes insipidus），简称 DI，旧名单（淡）尿崩，是指垂体后叶抗利尿素分泌不足（中央型）或对肾小管作用无效（肾型）而引起的多饮多尿综合征。遗传性尿崩症，分中央型和肾型 2 种。

　　中央型尿崩症，属常染色体隐性或 X 连锁遗传类型，系视上－垂体系统神经细胞数目减少，抗利尿素分泌不足所致，用抗利尿素治疗有效。

　　肾型尿崩症，属 X 性联隐性遗传类型，系肾小管的 cAMP 受体对抗利尿素不敏感所致，抗利尿素治疗无效（杜传书等，1992）。

　　动物的遗传性尿崩症，已报道自然发生于大鼠，系遗传性下丘脑性尿崩症（hereditary hypothalamic diabetes insipidus），见于 Brattleboro 品系（Valtin 等，1962，1964，1965，1967；Sokol 等，1965，1973；Saul 等，1968；程鸿等，1989；Nieminen 等，1996；Wang 等，1996），特称大鼠家族性下丘脑性尿崩症（familial hypothalamic diabetes insipidus），属常染色体半隐性遗传类型（Saul

等，1968；Vatfin 等，1976；程鸿等，1989）。

纯合子 Brattleboro 大鼠，特称 DI 大鼠。该品系纯合子和杂合子大鼠，可作为自发性动物模型，用于人类对应病的比较医学研究以及神经-内分泌调节、体液和电解质平衡等比较生物学研究。

美国国家卫生研究院（NIH）备有该品系纯合子和杂合子大鼠种群，可供使用（Valtin 等，1976；程鸿等，1989；李毓义等，1994，2001）。

【病因及发病机理】

根本病因在于决定或控制加压素（vasopressin）和后叶激素运载蛋白Ⅰ（neurophysin Ⅰ）生成的常染色体半隐性基因发生了突变（Saul 等，1968；Valtin 等，1976）。

主要发病环节是加压素及其运载蛋白后叶激素Ⅰ合成的先天缺陷（Valtin 等，1964，1965；Sokol 等，1965；Jones 等，1967；Harrington 等，1968）。

病理学特征：纯合子 DI 大鼠的垂体几乎不含加压素（1.5mU），杂合子 DI 大鼠垂体加压素含量为 345mU，介于纯合子病鼠和健鼠（537mU）之间（Valtin 等，1976）；纯合子 DI 大鼠水出入量增多的表现不能通过刺激下丘脑神经垂体系统（hypothalamoneurohypophysial system）而纠正（Valtin 等，1964；Jones 等，1967）。但给予外源性加压素可得到纠正（Harrington 等，1968）；垂体后叶中与加压素运载有关的后叶激素运载蛋白（NP）Ⅰ缺如，而 NPⅡ 和 NPⅢ 减少（每 100g 体重 0.6μg），约为正常含量（每 100g 体重 1.0μg）的一半（Sunde 等，1975；Valtin 等，1976）；整个下丘脑神经垂体系统因加压素生成减少而异常肥大。下丘脑视上核（supraoptic nucleus，SON）的容积为 25.3μm^3，比正常大鼠（13.3μm^3）增大约一倍（Valtin 等，1976）。

【临床表现】

在 Brattleboro 突变品系大鼠呈家族性发生。显症大鼠，雌雄兼有，为突变基因的纯合子个体（DI/DI）。初生期起病，临床表型特征是：多饮，日饮水量比正常增加 20～40 倍；多尿，每天排出的尿量相当于体重的 70%（正常大鼠日尿量平均为体重的 3%）；尿液稀薄，相对密度程鸿低下，渗透压降低为 133mOSmol/kg H$_2$O，不及正常（2 200mOSmol/kg H$_2$O）的 1/15（Valtin 等，1976）；体型较小，与生长激素不足有关。

【治疗】

定期注射加压素（抗利尿素）可延长纯合子 DI 大鼠的寿命，用于保持 DI 大鼠模型群体（程鸿，1989；李毓义等，1994，2001）。

（李毓义　唐博恒　张乃生）

参 考 文 献

程鸿，等 . 1989. 人类疾病动物模型 . 上海：上海医科大学出版社：240 - 242.

杜传书 . 1992. 医学遗传学 . 第 2 版 . 北京：人民卫生出版社：776 - 777.

李毓义，李彦舫 . 2001. 动物遗传·免疫病学——医学自发模型 . 北京：科学出版社：289 - 291.

Harrington A R，et al. 1968. J Clin Invest. 47：502 - 510.

Jones J J，et al. 1967. J Endocrinol. 37：335 - 344.

Nieminen M L，et al. 1996. Acta Med Okayama. 50（4）：203 - 210.

Saul G B，et al. 1968. J Hered. 59：113 - 117.

Sokol H W，et al. 1965. Endocrinol. 77：692 - 700.

Sokol H W，et al. 1973. Growth. 37：127 - 142.

Sunde D A, et al. 1975. Ann New York Acad Sci. 248：345 - 364.

Valtin H, et al. 1962. Nature (London) . 196：1 109 - 1 110.

Valtin H, et al. 1964. Am J Physiol. 206：425 - 430.

Valtin H, et al. 1965. Endocrinol. 77：701 - 706.

Valtin H, et al. 1967. Am J Med. 42：814 - 827.

Valtin H, et al. 1976. Am J Pathol. 83：633 - 636.

Wang H, et al. 1996. Endocrinology. 137 (5)：1 745 - 1 751.

第六章　遗传性免疫病

遗传性免疫病，是由于免疫调节功能先天紊乱，免疫组织器官发育不全，免疫作用成分、受体和递质先天缺陷所致的一类原发性或家族性免疫性疾病。

动物的遗传性免疫病，可分三大类型：遗传性自身免疫病、遗传性免疫缺陷病、遗传性免疫增生病（李毓义等，1994，2001）。

1. 遗传性自身免疫病　如遗传性狼疮素质、先天性重症肌无力、家族性干燥综合征、遗传性剥脱天疱疮、遗传性自免甲状腺病、家族性皮肌炎、家族性多动脉炎、遗传性视网膜营养不良以及原发性自免睾丸炎等（参见免疫性疾病篇自身免疫病章）。

2. 遗传性免疫缺陷病　如遗传性联合性免疫缺陷病、免疫缺陷性侏儒、遗传性胸腺发育不全、原发性腔上囊成熟缺陷、原发性无丙球蛋白血症、暂时性低丙球蛋白血症、选择性 IgM 缺乏症、选择性 IgG 缺乏症、牛选择性 IgG$_2$ 缺乏症、选择性 IgA 缺乏症、粒细胞病综合征、周期性血细胞生成症、遗传性补体第三成分缺乏症、纤毛无活动性综合征以及色素缺乏易感性增高综合征等（参见免疫性疾病篇免疫缺陷病章）。

3. 遗传性免疫增生病　如淋巴细胞－浆细胞性胃肠炎和多发性骨髓瘤等（参见免疫性疾病篇免疫增生病章）。

值得强调的是，20 世纪 90 年代中后期有些学者将单一核苷酸插入犬白介素-2 受体 γ 链，造成了犬 X 性联严重的联合性免疫缺陷病，使动物遗传性免疫病增加了一个可供比较生物学研究的新的实验动物模型（Somberg 等，1995，1996；Pullen 等，1997；Hartnett 等，1999，2000）。

（张乃生　李毓义）

参　考　文　献

李毓义，李彦舫 . 2001. 动物遗传·免疫病学——医学自发模型 . 北京：科学出版社：292.

Hartnett B J, et al. 1999. Vet Immunol Immunopathol. 69 (2 - 4)：137 - 144.

Hartnett B J, et al. 2000. Vet Immunol Immunopathol. 75 (1 - 2)：121 - 134.

Pullen R P, et al. 1997. J Am Anim Hosp Assoc. 33 (6)：494 - 499.

Somberg R L, et al. 1995. Vet Immunol Immunopathol. 47 (3 - 4)：203 - 213.

Somberg R P, et al. 1996. Vet Immunol Immunopathol. 156 (4)：1 431 - 1 435.

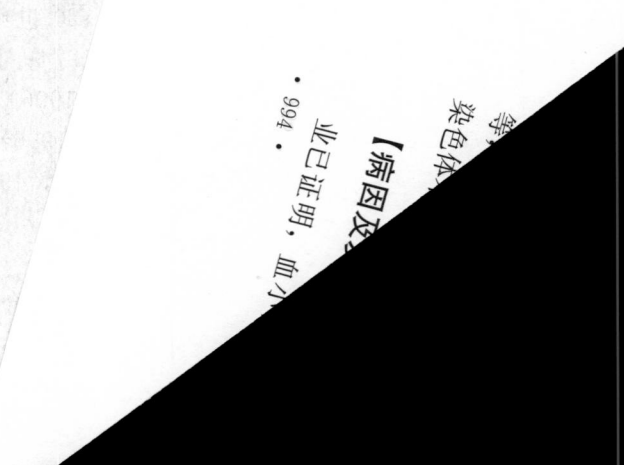

第七章　遗传性受体病

　　20 世纪 80 年代之后发现或确认的动物遗传性受体病有血小板无力症、血小板无力性血小板病、先天性重症肌无力、粒细胞病综合征、先天性肌阵挛、肾型尿崩症、家族性高胆固醇血症、牛家族性红细胞增多症、大鼠先天性肠无神经节症、犬猫特发性扩张性心肌病和肥厚性心肌病等（参见遗传性疾病篇和免疫性疾病篇有关章节）。

　　动物遗传性受体病的发现和确认，为人类对应病的比较医学研究以及受体结构、功能等比较生物学研究，提供了自发性动物模型。

　　上述这些遗传性受体病，原先是按其临床表型特征分别列在遗传性代谢病、遗传性血液病、遗传性心-血管病、遗传性神经-肌病以及遗传性免疫病等各篇章内，本书把它们集中起来，列为一章专门介绍，以利比较。

一、血小板无力症

Thrombasthenia

　　血小板无力症，即血小板衰弱症，是以血小板聚集功能障碍为主要病理特征，流血时间延长和血小板对 ADP、胶原等诱导的聚集反应减弱或丧失为基本检验所见的一种血小板功能障碍性出血综合征。

　　血小板无力症有先天性和获得性两大类型。获得性血小板无力症，继发于尿毒症等众多疾病的经过中或为阿司匹林等药物所诱发；先天性血小板无力症，又称家族性血小板无力症（familial throm-basthenia）或称 Glanzmann 病（Glanzmann's thrombasthenia），是血小板聚集功能先天缺陷所致的一种遗传性出血病。遗传特性属常染色体不完全显性类型或常染色体隐性类型。

　　人的遗传性血小板无力症，即 Glanzmann 病，1918 年由 Glanzmann 氏所首报，故名。它是血小板膜纤维蛋白原受体糖蛋白（GP Ⅱ b 及 GP Ⅲ a）复合物先天缺陷，血小板所贮存纤维蛋白原数量不足或性质改变所致发的一种血小板聚集功能先天障碍病。分两种病型：

　　Ⅰ型，血小板膜糖蛋白Ⅱb/Ⅲa复合物缺如，对 ADP 等诱导剂全然丧失聚集反应。

　　Ⅱ型，血小板膜糖蛋白复合物Ⅱb/Ⅲa缺乏，ADP 等诱导剂仅能在高浓度下诱发血小板聚集反应（Burgess-Wilson 等，1987）。

　　不论Ⅰ型或Ⅱ型，均属常染色体隐性遗传类型，以慢性出血体征、流血时间延长和血块收缩不良为主要临床特征，施行同种异体骨髓移植可完全予以纠正（Bellusei 等，1985；Koneti 等，1986；杜传书等，1992）。

　　动物的遗传性血小板无力症，20 世纪 60 年代后期才开始见有记载。据报道自然发生于犬（Dodds 等，1966，1981；Jones，1974；Johnstone 等，1979；Bell，1982；Patterson 等，1985；Catalfano 等，1986；Boudreaux 等，1996），马（仙波裕之等，1982；Miura 等，1987；Sutherland 等 1989），Wistar 大鼠（Smith 等，1996）和小鼠（Tronik-Le Roux D 等，2000）。遗传特性属常[染色体]不完全显性或隐性类型（李毓义，1988；李毓义等，1994，2001）。

【发病机理】

　　[血小]板的聚集需要有中介物——纤维蛋白原（Tollefson 等，1975；Catalfano 等，

1986）；血小板膜的糖蛋白Ⅱb及Ⅲa复合物是纤维蛋白原的受体（Mcever等，1983；Hourdille等，1985）；血小板表面的纤维蛋白原受体，在ADP、胶原、肾上腺素、去甲肾上腺素、花生四烯酸、凝血酶等诱导剂作用下即行暴露，而与纤维蛋白原或者纤维黏结蛋白（fibronectin）、血管性假血友病因子（vWF）以及thrombospondin等黏附蛋白结合，显露聚集反应（Plow等，1985）。

现已确认，遗传性血小板无力症，不论在人或动物，根本病因都在于血小板膜纤维蛋白原受体的先天缺陷，即血小板表面GPⅡB/Ⅲa复合物数量不足和（或）质量变异（Phillips等，1977；Catalfano等，1986；杜传书等，1992；李毓义等，1994，1997，2001）。

据最新报道（Tronik等，2000），整合素α（11b）基因被替代，可产出血小板无力症小鼠，从而证实这一巨核细胞位点（megakaryocytic locus）的转录作用超过了线性约束（lineage commitment）。

【临床表现】

本病恒在动物的一定品系内呈家族性发生，遗传类型为常染色体不完全显性类型，即病畜为疾病基因的杂合子或纯合子个体，两性皆可发病，双亲均可传递。

疾病基因纯合子必然发病，症状重剧；疾病基因杂合子个体大多数发病，病情较轻。有的杂合子不显病征，成为疾病基因携带畜。

临床表现：主要为轻度、中度或严重的毛细血管出血倾向，依合子的类型而不同。皮肤和黏膜常自发出血，显现紫癜、淤斑，甚至皮下或黏膜下血肿。鼻衄，齿龈出血，胃肠道出血，关节腔出血，以致关节肿痛而跛行。手术时可严重出血。外寄生虫刺螯皮肤亦长时间（可至半日）流血不止，并伴发贫血和黄疸。

大多在哺乳期间起病，出血体征可随年龄的增长而逐渐减轻，但服用阿司匹林等血小板功能障碍诱导性药物即激起自发性出血或使出血加重。

基本检验特征：流血时间显著延长；血块收缩不全或全不收缩；血小板数正常或轻度减少；凝血象各项过筛检验（PT、APTT）无大改变。

典型的证病性检验所见：任何浓度的胶原、ADP、肾上腺素、5-羟色胺、凝血酶等各种诱导剂均不能诱发血小板聚集反应，证明血小板聚集功能缺陷。血涂片上血小板分散存在而不聚堆，且颗粒减少或有空泡。

在某些畜种和病型，临床表现和检验所见具有特色。

1. Basset猎犬家族性血小板无力症 特称Basset猎犬遗传性出血病（Basset hound's hereditary bleeding disorder），其出血体征严重，临床症状与人的Glanzmann病Ⅰ型相对应，也属常染色体隐性遗传类型，即疾病基因纯合子发病，而杂合子不显症状。其血小板对胶原、ADP等各种诱导剂的聚集反应，介于纯合子病畜和健畜之间。

但在检验所见上有其独特之处：血块收缩良好；凝血酶仍能对血小板诱发聚集反应；血小板膜糖蛋白ⅡB/Ⅲa复合物测定含量并不减少。这表明，其原发缺陷可能在于血小板膜糖蛋白ⅡB/Ⅲa复合物的纤维蛋白原受体性质发生了变异（Johnstone等，1979，Catalfano等，1986）。

2. 马遗传性血小板无力症 在英纯血、标准种等赛马品系内呈家族性发生，属常染色体不完全显性遗传类型。幼年期即数月龄起病，取慢性病程，经过3～5年不等。其出血体征等临床表现以及流血时间延长、血块收缩不良、血小板聚集反应减退等检验所见，均比较典型，同人的Glanzmann病Ⅱ型基本对应。经测定，病马凝血恶烷（thromboxane B_2）的生成不足（Miura等，1987；Sutherland等，1989）。

【诊断】

论证诊断依据包括：家族发生史；慢性出血综合征；流血时间延长、血块收缩不良、血小板聚集反应减弱或丧失等特征性检验所见。

确定诊断还需依赖于血小板膜糖蛋白ⅡB/Ⅲa复合物的含量测定。在类症上，应注意区别血管性假血友病和血小板病等其他遗传性血小板功能障碍病。

【治疗】

病畜出血发作时或手术前，应静脉输注新鲜全血或富含血小板血浆（PRP）。操作注意事项见血管性假血友病的治疗。禁用阿司匹林或消炎痛等非固醇类消炎药！

据报，医学上对 Glanzmann 病人施行同种异体骨髓移植疗法，已取得根治效果（杜传书等，1992）。

参 考 文 献

杜传书.1992.医学遗传学.第2版.北京：人民卫生出版社：723-724.

仙波裕之，等.1982.日本兽医师会杂志.38（Suppl）：20.

李毓义.1988.动物血液病.北京：农业出版社：76-77.

李毓义，1997.中国兽医学报，17（4）：352.

李毓义，李彦舫.2001.动物遗传·免疫病学——医学自发模型.北京：科学出版社：293-295.

Bell T G. 1982. Blood. Fed Proceedings. 41：701.

Bellusei S，et al. 1985. Brit J Hematol. 59：635.

Boudreaux M K，et al. 1996. Vet Pathol. 33（5）：503-511.

Burgess-Wilson M E，et al. 1987. Blood. 69：38.

Catalfano J L，et al. 1986. Blood. 67：1 568.

Dodds W J. 1966. Blood. 28：1 013.

Dodds W J. 1981. I L A R New. 24：R18.

Hourdille P，et al. 1985. Brit J Hematol. 59：471.

Johnstone I B，et al. 1979. Can Vet J. 20：211-214.

Jones D R E. 1974. Vet Rec. 94：558-559.

Koneti Rao A，et al. 1986. Seminar Haematol. 23：102.

MeEver R P，et al. 1983. J Biol Chem. 258：5 269.

Miura T M，et al. 1987. Jpn J Vet Sci. 49：155-158.

Patterson W R，et al. 1985. Thrombo Hemost. 54：245.

Phillips D R，et al. 1977. J Clin Invest. 60：535.

Plow E F，et al. 1985. Blood. 66：724.

Smith S V，et al. 1996. J Lab Clin Med. 128（6）：601-611.

Sutherland R J，et al. 1989. Aust Vet J. 66：366-370.

Tollefson D M，et al. 1975. J Clin Invest. 55：1 259.

Tronik-Le Roux D，et al. 2000. Blood. 96（4）：1 399-1 408.

二、血小板无力性血小板病

Thrombasthenic Thrombopathia

血小板无力性血小板病。即家族性血小板无力-血小板病-血小板减少症（familial thrombasthenic-thrombopathia thrombocytopenia），是一种兼有血小板黏附和聚集功能先天缺陷的遗传性出血病。其遗传特性属常染色体不完全显性类型。

动物的血小板无力性血小板病，仅报道自然发生于 Otter hounds 品系犬（Dodds，1967，1975；

Ettinger 等，1983；Kirk 等，1989）。

这一独特的犬家族性出血病，大体与人的 Swiss-Cheese 综合征相对应，或者相当于人的两种血小板功能障碍性出血病，即血小板黏附缺陷 Bernard-Soulier 综合征和血小板聚集缺陷 Glanzmann 病的混合型（Ettinger 等，1983；Kirk 等，1989；李毓义等，1994，1997，2001）。

【病因及发病机理】

犬的家族性血小板无力性血小板病，兼有血小板数量减少、血小板黏附功能障碍和血小板聚集功能障碍。其原发病因和主要发病环节一直弄不清楚。发病机理亦尚待从分子遗传学水平加以阐明。

人的 Bernard-Soulier 综合征，始报于 1948 年，系血小板黏附功能先天障碍，病因已确定为血小板 vWF（血管性假血友病因子）受体缺陷，即血小板膜上的糖蛋白 I b 缺乏，还伴有其他血小板糖蛋白如 GPV 以及 GPⅨ 的缺乏（杜传书等，1992）。人的血小板无力症（Glanzmann），首报于 1918 年，系血小板聚集功能先天障碍，病因已确定为血小板纤维蛋白原受体缺陷，即血小板膜上的糖蛋白 Ⅱ b/Ⅲ a 复合物缺乏（杜传书等，1992）。

动物的 Bernard-Soulier 综合征，未曾见有记载。Glanzmann 病则已报道发生于 Basset hound 等品系犬（Dodds，1981；Catalfano 等，1986；Boudreaux 等，1996）以及英纯血等品系的赛马（Miura 等，1987；Sutherland 等，1989）。它们的血小板聚集功能障碍，分别同人的 Glanzmann 病 I 型和 Ⅱ 型相似，但血小板膜糖蛋白 Ⅱ b/Ⅲ a 复合物数量并不减少，可能是血小板膜纤维蛋白原受体的性质发生了变异（Catalfano 等，1986）。

【临床表现】

在 Otter hounds 品系犬内呈家族性发生，符合常染色体不完全显性遗传类型（Ettinger 等，1983）。显症的病犬，雌雄兼有，为疾病基因的纯合子或杂合子个体。纯合子肯定发病，且病情重剧。杂合子多数发病，病情较轻，有的则为不显症的携带畜。

通常在幼年期起病，病程数月至 1～2 年不等。临床表现与人的 Bernard-Soulier 综合征相似。主要包括：明显以至重剧的出血体征；中度的血小板减少症；血片上出现众多奇形怪状的大血小板和巨血小板（bizarre gaint or macrothrombocytes），比例高达 $50\%～80\%$（Dodds，1967）；血块收缩不良；流血时间延长；凝血酶原消耗降低；血小板第Ⅲ因子（PF_3）释放减少；ADP、胶原、凝血酶等诱导剂不能诱发血小板聚集反应；血小板玻璃珠柱滞留率（retention rates）显著降低，表明兼有血小板黏附和聚集两种功能缺陷（Ettinger 等，1983）。

【诊断】

依据家族发生史，出血体征以及流血时间延长、血块收缩不良、血小板数减少、巨大血小板、滞留率降低、聚集反应减弱或消失等表现血小板黏附、聚集功能缺陷的检验所见，不难诊断。

【治疗】

迄今无根治疗法。唯一有效的对症处置是定期（特别是手术前）输注新鲜全血或富含血小板的新鲜血浆（PRP）。

参 考 文 献

杜传书 . 1992. 医学遗传学 . 北京：人民卫生出版社：第 2 版，722 - 724.

李毓义，等 . 1997. 中国兽医学报，17（6）：592.

李毓义，李彦舫 . 2001. 动物遗传·免疫病学——医学自发模型 . 北京：科学出版社：295 - 297.

Boudreaux M K，et al. 1996. Vet Pathol. 33（5）：503 - 511.

Catalfano J L，et al. 1986. Blood. 67：1 568.

Dodds W J. 1967. Thrombo Diath Hemorrh Suppl. 26：241 - 248.

Dodds W J. 1975. Textbook of Veterinary Internal Medicine. Ettinger（Ed）. Philadelphia：Saunders Co. 1 679 - 1 698.

Dodds W J. 1981. ILAR News. 24：R18.

Ettinger S J，et al. 1983. Textbook of veterinary Internal Medicine. Small Animal Practice. 2nd ed. Philadelphia：Saunders Co. 2 096 - 2 097.

Kirk R W，et al. 1989. Current Veterinary Therapy X Small Animal Practice. Philadelphia：Saunders Co. 463.

Miura T M，et al. 1987. Jpn J Vet Sci. 49：155 - 158.

Sutherland R J，et al. 1989. Aust Vet J. 66：366 - 370.

三、重症肌无力

Myasthenia Gravis

重症肌无力（MG）是一种以运动终板区神经肌肉传导障碍为发病环节，以骨骼肌无力和易疲劳为临床特征的疾病。分获得性和先天性两种病型。

获得性重症肌无力（acquired MG），已肯定是由于体内产生抗乙酰胆碱受体和抗横纹肌的自身抗体所致发的自身免疫病，报道见于犬（Ormrod，1961；Darke 等，1975；Palmer 等，1980；Breton 等，1981；Heerden 等，1983；Severidt 等，1984；Sheltoa 等，1988，1990，1997，1998，1999；Rusbridge 等，1996；Dewey 等，1997，1999）和猫（Dawson，1970；Mason，1976；Indrieri 等，1983；Scott-Moncrieff 等，1990；Shehon 等，2000）。

先天性重症肌无力（congenital MG），是由于运动终板区乙酰胆碱受体先天缺陷所致而免疫机理尚未定论的遗传性疾病，已报道见于 Jack russellterrier、Springer spanlel、Fox terrier 等品系犬（Johnson 等，1975；Jenkins 等，1976；Palmer 等，1978；Miller 等，1983；Lipsitz 等，1999；Yoshioka 等，1999），Siamese 猫（Indrieri 等，1983）以及 Brahman 牛（Thompson，1998）。

【病因及发病机理】

业已证实，刺激获得性 MG 病犬的尺神经，骨间肌的动作电位很低，甚至测不出来，用抗胆碱酯酶药之后动作电位随即出现或复原（Garlepp 等，1979；Palmer 等，1980）；刺激先天性 MG 病犬的神经，肌肉动作电位低下，小型终板电位（miniature end-plate potentials）也很低，用抗胆碱酯酶药之后，电位随即升高（Palmer 等，1974，1980）。

这些电生理研究表明，动物的两种病型重症肌无力，同人的重症肌无力一样，主要发病环节都在于运动终板区的神经肌肉传导发生障碍。

可能造成神经肌肉接合处传导障碍的因素包括：乙酰胆碱合成或贮存减少；乙酰胆碱释放缺陷；神经肌肉传导受到某种血清抗体样因子的阻断；终板区胆碱酯酶活性增高；乙酰胆碱受体减少或敏感性降低。

另据报道，犬烟碱性乙酰胆碱受体 α 亚单位基因已经分子克隆，并研制出 ELISA 法，用于犬先天性重症肌无力的基因诊断（Yoshioka 等，1999）。

犬、猫的获得性 MG，常伴发于胸腺瘤、淋巴细胞性胸腺炎以及 SLE、RA 等其他自身免疫病，其神经肌肉传导障碍已查明与运动终板中乙酰胆碱受体减少有关，发病机理则涉及胸腺的结构与功能以至细胞免疫和体液免疫等多种因素。

Patrick（1973）用含烟酸乙酰胆碱膜受体的提纯膜制剂给家兔免疫接种，兔体内即产生抗乙酰胆碱受体的抗体（anti-AchR，anti-acetylcholine receptor），并发生典型的重症肌无力。这一动物模型的建立，验证了有关重症肌无力发病机理的乙酰胆碱受体学说，即在胸腺病变的基础上，免疫调节功能发生紊乱，在某些细菌或病毒感染的激发下，体内产生抗乙酰胆碱受体抗体等各种自身抗体，其中的抗乙酰胆碱受体抗体（anti-AchR）与运动终板突触后膜的乙酰胆碱受体相结合（封闭），使神经肌肉传导作用遭到阻断。

后来发现，金环蛇咬伤人和动物所致的呼吸肌麻痹和全身瘫痪，是因为所含的 α—金环蛇毒素（α-bungarotoxin）能与横纹肌的烟酸乙酰胆碱受体结合。在此基础上，将血清球蛋白结合于^{125}I 金环蛇毒素-乙酰胆碱受体复合物上，通过放射免疫测定法已从获得性 MG 病犬血清中检出抗乙酰胆碱受体的自身抗体（Garlepp 等，1979），而且抗体滴度的升降与临床缓解和发作相平行，疫苗接种或感染可使临床发作和抗体滴度升高（Garlepp 等，1984）。

获得性 MG 的发生还与胸腺的结构异常和细胞免疫功能改变有密切关系（Scott-Moncrieff 等，1990）。大多数病犬伴有胸腺瘤或胸腺髓质的弥漫性增生，出现几乎全部由淋巴细胞组成的生发中心。实验性变应性胸腺炎表明，同种胸腺或肌肉混以弗氏完全佐剂给豚鼠免疫接种，豚鼠胸腺髓质发生淋巴细胞浸润，并出现神经肌肉传导阻断。病变胸腺释放出一种非抗体体液物质胸腺生成素（thymopoeitin），其中相当于牛胸腺生成素Ⅱ的 29～41 位（positions 29～41 of bovine thymopoeitin Ⅱ）的肽类低分子蛋白质可引起鼠新斯的明反应性神经肌肉阻断。

大部分获得性 MG 病犬可应用血凝和补体结合试验检出抗横纹肌抗体（Astr，antistriational）。免疫荧光技术证实，肌凝蛋白含有与产生重症肌无力体液抗体有关的大多数抗原部位。抗横纹肌抗原存在于含肌动凝蛋白的骨骼肌各向同性区（I 带）和各向异性区（A 带），也存在于组织化学特性与横纹肌相似、在抗原性方面与横纹肌产生交叉反应的胸腺肌样细胞内（Garlepp 等，1979，1984）。其后的研究表明，来自获得性 MG 病犬淋巴结的淋巴细胞产生的 IgG 为 88～153mg/L，要比来自正常犬淋巴结的淋巴细胞的 IgG 量（平均低于 1.0mg/L）高百倍（Shelton 等，1990）。

获得性 MG 病人和病犬胸腺和淋巴结的淋巴细胞培养液上清内可检出乙酰胆碱受体的自身抗体，而正常犬淋巴细胞培养液则否，从而证实胸腺、淋巴结可能是获得性 MG 自身抗体生成的重要场所（Fujii 等，1985，1986；Shelton 等，1990；Rusbridge 等，1996）。

犬、猫的先天性 MG，在发病机理上与获得性 MG 有所不同。主要病因是基因缺陷，属遗传性疾病。其免疫学机理尚未确定，既查不出抗乙酰胆碱受体的循环抗体，也看不到运动终板处有乙酰胆碱受体的免疫复合物存在（Lennon 等，1978）。主要发病环节是突触后膜内乙酰胆碱受体缺乏（Lennon 等，1978，1981；Oda 等，1982）。

乙酰胆碱受体数目减少的原因尚未查明，可能包括下列环节：乙酰胆碱受体的合成不足；乙酰胆碱受体的降解增加；乙酰胆碱受体不能嵌入膜内；吸引结合乙酰胆碱的能力低下；神经肌肉接合处（运动终板）结构异常（李毓义等，1994，2001）。

【临床表现】

1. 获得性重症肌无力 一般发生于 2～4 岁的中青年犬和猫。伴发于胸腺瘤的 MG 则以老龄犬居多。发病性别无明显差异。

主要表现是易于疲劳，不耐运动。轻微的运动即可使全身肌肉瘫软无力。病初经短暂休息仍能恢复，后期则休息后亦难复原。通常首先表现于四肢，特别是前肢的运动障碍。步幅越走越短，以至停止行进，伏卧不起，尾巴不动，甚而翻身亦发生困难。累及头颈部肌肉时，上眼睑和两耳下垂，口唇张开而不能闭合，头颈低垂而不能抬起，整个面部表情显得十分呆滞（dropping），采食和咀嚼也发生障碍。有的肋间肌无力而显现呼吸困难。

比较突出的症状是食管弛缓、扩张所致的吞咽障碍。表现大量流涎，采食后呕吐或哽噎。钡餐造影 X 射线检查恒可证实巨食管（megaloesophagus），即食管全段扩张（因犬、猫的全段食管均有横纹肌分布）。

大部分病畜纵隔内可发现肿大的胸腺或胸腺瘤。缓解期病畜放置于室外低温条件下，常因寒战增加乙酰胆碱的消耗而诱起临床发作。病程数月至数年。临床发作和缓解反复交替，最终死于呼吸肌麻痹和吸入性肺炎。

2. 先天性重症肌无力　一般起病于 6～8 周龄的犬、猫，临床表现与获得性 MG 基本相同。但大多首先显现后肢运动障碍，然后才出现前肢和头颈部肌肉的体征，且放射学检查通常不认胸腺肿块和巨食管。

检验所见：主要包括肌电图描记和自身抗体检验。不论先天性或获得性 MG 病畜，通过电刺激尺神经而描记的骨间肌的肌电图上，都显示肌肉动作电位明显低下，而且在静脉注射速效抗乙酰胆碱酯酶药（eldophonium）之后 1～2min，动作电位迅即上升（Garlepp 等，1979；Palmer 等，1980）。

在大部分（30%～80%）获得性 MG 病畜的血清内，可通过酶联免疫吸附试验、间接血凝试验、补体结合试验、放射免疫法以及免疫荧光间接法检出抗乙酰胆碱受体抗体和抗横纹肌抗体，而且抗体效价的升降与临床的发作和缓解相平行（Garlepp 等，1979，1984；Bartges 等，1990）。

【诊断】

重症肌无力的诊断依据，主要包括遍及全身的骨骼肌无力体征，发作与缓解反复交替的慢性病程，肌电图上紧靠基线的低小动作电位以及抗乙酰胆碱酯酶药试验性治疗的立即应答效果。

另据报道，犬烟碱性乙酰胆碱 α 受体亚单位基因业已克隆，并已建立重症肌无力的 ELISA 基因诊断法（Yoshioka 等，1999）。

抗胆碱酯酶药治疗试验性诊断：以往用的是新斯的明，由于其作用期很长，试验对象如果不是重症肌无力，则肌肉内蓄积的乙酰胆碱往往会因其去极化作用而造成肌麻痹，累及呼吸肌时当即致死。现已改用短效的抗胆碱酯酶药 tensilon，其作用期仅 2～3min，连控制呕吐和腹泻等毒蕈样副作用的阿托品亦不必伍用。正处于重症肌无力发作期的试验对象，静脉注射 0.1～2mg tensilon（依据体重大小而定）后常立即奏效，卧地不动的病畜一跃而起，但持续数分钟之后又重新陷入肌无力状态（Palmer 等，1980）。

两种病型的识别要点：

获得性 MG，一般起病于成年或老年，大多伴有胸腺病变，常并发系统性红斑狼疮、类风湿性关节炎、淋巴细胞性甲状腺炎等其他自身免疫病，血清内可检出抗乙酰胆碱受体抗体、抗横纹肌抗体、抗核抗体等自身抗体。

先天性 MG，一般起病于 6～8 周龄，有家族性病史。大多不伴有胸腺病变，不发生巨食管，血清内检不出各种自身抗体。

鉴别诊断：应考虑可使运动耐受力降低的各种疾病，如心力衰竭、贫血、低血糖症、髂动脉血栓和进行性肌萎缩（progressive muscular weakness）。

进行性肌萎缩是一种线粒体肌病（mitochondrial myopathy），临床表现与 MG 相似，但无巨食管，试以抗胆碱酯酶药无应答，且活检肌肉切片电镜观察和组织学检查见有大量异常的线粒体（Griffiths，1978），可资区别。

【治疗】

重症肌无力的治疗，因病型而异。

1. 先天性重症肌无力　只能应用抗胆碱酯酶药长期维持。抗胆碱酯酶类药物，可抑制胆碱酯酶活性，使乙酰胆碱的神经肌肉递质作用时间延长，是重症肌无力的速效对症措施。常用的是硫酸甲基新斯的明（neostigmin methylsulfas）、溴化吡啶斯的明（pyridostigmin bromid）注射液（1mL 相当于 1.5mg）1～2mL 皮下或肌内注射，或长效抗胆碱酯酶药 mestinon，日量 30～60mL，2～3 次分服。

2. 获得性重症肌无力　除抗胆碱酯酶药而外，还有血浆泻除法、胸腺切除法、糖皮质激素疗法和免疫疗法。

目前最佳的治疗方案是，先常规应用抗胆碱酯酶类药物，必要时辅之以血浆泻除；常规处置不能维持或无效的，再做胸腺切除术；最后，伍用强的松、强的松龙等糖皮质激素和硫唑嘌呤、环磷酰胺等免疫抑制剂（李毓义等，1994，2001）。

参 考 文 献

李毓义，1998. 中国兽医学报 . 18（2）：175.

李毓义，李彦舫 . 2001. 动物遗传·免疫病学——医学自发模型 . 北京：科学出版社：297 - 301.

Bartges J W，et al. 1990. JAVMA. 196：1 276 - 1 278.

Breton L，et al. 1981. Can Vet J. 22：305 - 308.

Darke P G G，et al. 1975. Vet Rec. 97：392 - 394.

Dawson J R B. 1970. Vet Rec. 95：562 - 563.

Dewey C W，et al. 1997. J Vet Interi Med. 11（2）：50 - 57.

Dewey C W，et al. 1999. J Am Anim Hosp Assoc. 35（5）：396 - 402.

Fujii Y，et al. 1985. Immuno Immunopathol. 34：141 - 146.

Fujii Y，et al. 1986. Immunol. 136：887 - 891.

Garlepp M，et al. 1979. Immunol. 37：807 - 810.

Garlepp M J，et al. 1984. Clin Immnol Immunopathol. 31：301 - 306.

Griffiths I R. 1978. Congress of the Netherlands Small Anim Vet Ass. Amsterdam.

Heerden J van，et al. 1983. J S Afr Vet Assn. 54：135 - 137.

Indrieri R J，et al. 1983. JAVMA. 182：57 - 60.

Jenkins W L，Johnson R P，et al. 1976. J S Afr Vet Assn. 47：59 - 62.

Lennon V A，et al. 1981. Myasthenia Gravis：Pathogenesis and Treatment. Satoyoshi（Ed）. Tokyo：University of To-
　kyo Press. 41：54.

Lipsitz D，et al. 1999. J Am Vet Med Assoc. 215（7）：946. 956 - 958.

Lennon V A，et al. 1978. Genetic Control of Autoimmune Disease. Rose（Ed）. New York：Elservier North Holland
　Inc. 295 - 305.

Mason K V，et al. 1976. Small Anim Pract. 17：467.

Miller L M，et al. 1983. JAVMA. 182：694 - 697.

Oda K，et al. 1982. Neurology. 32：A222.

Ormrod A N. 1961. Vet Rec. 73：489 - 491.

Palmer A C，et al. 1974. Vet Rec. 95：452.

Palmer A C，et al. 1978. ibid. 103：433 - 434.

Palmer A C，et al. 1980. J Small Anim Pract. 21：359 - 364.

Palmer A C，et al. 1980. Vet Clin North Am. 10：213 - 221.

Patrick J，et al. 1973. Science. 180：871 - 872.

Rusbridge C，et al. 1996. J Small Anim Pract. 37（8）：376 - 380.

Scott-Moncrieff，et al. 1990. JAVMA. 196：1 291 - 1 293.

Severidt D D，et al. 1984. Vet Med Small Anim Clinician. 79：495 - 496.

Shelton G D，et al. 1988. Neurology. 38：1 471 - 1 424.

Shelton G D, et al. 1990. Vet Immunol Immunopathol. 24：1-9.

Shelton G D, et al. 1997. J Am Vet Med Assoc. 211 (11)：1 428-1 431.

Shelton G D, et al. 1998. Ann N Y Acad Sci. 841：587-591.

Shelton G D, et al. 1999. Vet Immunol Immunopathol. 69 (2-4)：239-349.

Shelton G D, et al. 2000. J Am Vet Med Assoc. 216 (1)：55-57.

Thomson P N. 1998. Vet Rec. 143 (19)：526-529.

Yoshioka T, et al. 1999. Vet Immunol Immunopathol. 72 (3-4)：315-324.

四、粒细胞病综合征

Granulocytopathy Syndrome

粒细胞病综合征（GS），是由于粒细胞，特别是中性粒细胞杀菌作用先天缺陷所致发的一种遗传性吞噬细胞功能紊乱病。

粒细胞病综合征与周期性中性粒细胞减少症（cyclicneutropenia）、色素缺乏易感性增高综合征（CHS，Chediak-Higashi syndrome）、补体缺陷病（complement deficiencies）以及颤毛无活动性综合征（immotile cilia syndrome）等，同属非特异性免疫性防卫系统缺陷病类。

免疫病理学特征：细胞免疫和体液免疫功能正常，中性粒细胞急剧增多，吞噬功能相对完好，而唯独细胞内杀菌反应明显低下。临床特点主要是易患各种细菌性感染，尤其是化脓菌感染。

动物的粒细胞病综合征，自20世纪70年代中期由Renshaw等（1975）发现以来，已相继报道发生于Irish setter犬（Renshaw等，1977，1979）、Doberman-Pinscher犬（Breitschwerdt等，1987）以及Hostein-Friesian牛（Hagemoser等，1983；Takahashi等，1987；Nagahata等，1987；Kehrli等，1990；Ross等，1992；Jorgensen等，1993；Cox等，1997；Muller等，1997；Kriegesmann等，1997）。

1. Hostein-Friesian牛的粒细胞病综合征与人的慢性肉芽肿病（chronic granulomatous disease，CGD）完全对应（Takahashi等，1987）。

2. Irish setter犬的粒细胞病综合征已确定为常染色体隐性遗传类型，与人慢性肉芽肿病的一个变种，即脂褐素性脂肪细胞增多综合征相对应（Renshaw等，1979）。

3. Doberman-Pinscher犬的粒细胞病综合征则类似于人的慢性肉芽肿病和（或）吞噬细胞 C_{3b} 受体缺乏症（Dana等，1984；Breitschwerdt等，1987）。

犬和牛遗传性粒细胞病综合征的相继发现，为研究人的对应病和吞噬细胞杀菌功能提供了自然发生的动物模型群体（李毓义等，1994，1998，2001）。

【病因及发病机理】

数量充足的吞噬细胞和完好无缺的吞噬作用，为机体实行正常的非特异性防御所必需。吞噬作用主要由中性粒细胞、嗜酸性粒细胞和单核细胞等血循环细胞所实施，分为游走（趋化）、调理、食入（吞噬）和细胞内杀菌反应等四个阶段。每一阶段都可因先天性缺陷或获得性损害而导致疾病的发生，造成暴发性甚至威胁生命的各种感染，特别是化脓菌感染。

1. 白细胞能随意移动并定向游走　白细胞的随意阿米巴运动是趋化性的先决条件，由可收缩的肌动样蛋白、微细丝和微细管参与。特殊的单向运动是白细胞在炎症部位集聚的基础。补体在此趋化性中起关键作用。

可造成白细胞游走和趋化性先天缺陷的疾病有，人的惰性白细胞综合征，人、犬和豚鼠的遗传性

C_3 缺乏症以及人、牛、犬、猫、水貂的 Chediak-Higashi 综合征等。

2. 调理作用 调理素（opsonin）与细菌表面结合，可增加吞噬细胞摄取细菌的速率，在防御化脓菌方面尤为重要。血清调理素有两种类型：一种是耐热成分，主要由 IgG_1 和 IgG_2 组成；另一种是不耐热成分，主要是 C_{3b} 和 C_{5b}。

可造成调理作用先天缺陷的疾病有，人和马的选择性 IgG 缺乏症，婴儿和马驹的遗传性无丙球蛋白血症以及人、犬和豚鼠的遗传性 C_3 缺乏症等。

3. 吞噬作用 是已调理的细菌被吞噬细胞表面受体识别并食入的过程。吞噬细胞先形成伪足，包围已被调理的颗粒。然后伪足互相融合，以一种膜界性泡（吞噬体）的形式将颗粒吞入细胞。

可造成吞噬作用缺陷的疾病有，人和动物的类风湿性关节炎和系统性红斑狼疮等。

4. 细胞内杀菌反应 包括吞噬溶酶体形成、吞噬细胞呼吸突进和杀菌活性产生三环节。

首先，吞噬细胞外膜内陷构成的吞噬体与溶酶体类脂包膜发生融合，形成吞噬溶酶体（phagolysosome），随即释放其颗粒成分，如中性粒细胞释放含 β 葡萄糖苷酸酶、酸性磷酸酶、髓过氧化酶等水解酶的嗜苯胺蓝颗粒以及含碱性磷酸酶、乳铁蛋白和溶菌酶的特异性颗粒。

接着，吞噬细胞的氧化代谢突然明显增强，显示呼吸突进（respiratory burst），表现为氧消耗增加，通过己糖单磷酸旁路（hexose monophopate shunt，HMPS）的葡萄糖利用增多，产生过氧化氢和过多的超氧化物（superoxide）。呼吸突进是通过 NADPH 氧化酶的激活作用而中介的，与内呼吸有关的一些酶将氧转变为超氧阴离子 O^{2-}（superoxide anion O^{2-}），并经去突变反应或通过超氧化去突变酶的作用而变为 H_2O_2，进而与超氧化物阴离子起反应，产生具高度反应性的羟基根（—OH）。

最后，髓过氧化酶连同呼吸突进过程中产生的 H_2O_2、超氧化物、羟基根以及一些可氧化的辅助因素（如碘化物等）构成强有力的氧依赖抗菌系统，完成杀菌抑菌作用。

吞噬细胞的这种杀菌活性，可通过对硝基蓝四唑（nitroblue tetrazolium，NBT）的还原作用（反映 H_2O_2 生成）或通过己糖单磷酸分流活性（反映葡萄糖氧化）而间接地加以测定。亦可直接测定其杀菌指数，即将标准量吞噬细胞与已知量的已调理细菌一起孵育，然后按一定的时间间隔检测吞噬细胞内的活菌数（CFU，菌落形成单位），换算在吞噬总菌数中所占的百分率。

可造成细胞内杀菌功能先天缺陷的疾病有，人的慢性肉芽肿病（CGD）及其变种，人、牛、犬、猫和水貂的 Chediak-Higashi 综合征（CHS），还有牛和犬的粒细胞病综合征。

牛粒细胞病综合征（BGS）和犬粒细胞病综合征（CGS）的病因，均已确定是中性粒细胞杀菌作用的先天缺陷，属遗传性非特异防御功能缺陷病。但在中性粒细胞杀菌缺陷的具体环节上不尽一致（Renshaw 等，1979；Takahashi 等，1987）。

1. Hostein-Friesian 牛 BGS 的杀菌缺陷环节 如同人 CGD 一样，在于中性粒细胞内葡萄糖的代谢障碍，吞噬细菌后不显示呼吸突进，超氧化物、H_2O_2 和羟基根生成减少，以致氧依赖性抗菌系统的抑菌和杀菌能力不足，表现为对 NBT 的还原作用和 HMPS 活性低下（Quie，1975；Takahashi 等，1987；Nagahata 等，1987）。其特征性病理学改变亦与人的 CGD 完全符合，即皮肤、口、舌以至瘤胃和小肠黏膜有广泛的坏死性溃疡，并伴有肉芽肿性病变（granulomatous lesions），病灶周围的胃肠壁显著增厚（Takahashi 等，1987）。

2. Doberman-Pinscher 犬 CGS 的杀菌缺陷环节 类似人的 CGD，在于中性粒细胞吞噬细菌后不显示呼吸突进，氧化代谢障碍，超氧化物阴离子、羟基根和 H_2O_2 等氧化中间产物生成不足。当以调理过的酵母聚糖（zymosan）作为颗粒性受体介导刺激物时，超氧化物阴离子的生成不足，而用 phorbol myristate，一种可溶性、非受体介导刺激物（soluble nonreceptor-mediated stimuli）前后的超氧化物阴离子生成量与正常犬中性粒细胞并无明显差别。这似乎与人 C_{3b} 受体缺乏时的杀菌反应缺陷相一致，有待进一步确证（Dana 等，1984；Breitschwerdt 等，1987）。

3. Irish setter 犬 CGS 的杀菌缺陷环节 类似人的 CGS，在于中性粒细胞内葡萄糖的己糖旁路氧化过程障碍。用 ^{14}C 标记葡萄糖释放的 $^{14}CO_2$ 作为 HMPS 活性标志物，业已证实犬中性粒细胞在吞噬乳胶微粒后，葡萄糖的 HMPS 活性（2 741±792cpm）显著低于正常中性粒细胞（4 726±1 979cpm）。但同时发现其对 NBT 的还原能力并不相应地降低，反而异常地增高，表明 NBT 还原试验与 HMPS 活性测定结果互相矛盾，其道理还不清楚（Renshaw 等，1979）。再者，Irishl setter 犬 CGS 的所有淋巴样组织内均未发现肉芽肿病变，在网状内皮细胞内却显示有褐色着染的颗粒状色素（脂褐素，lipofuscin），这与人慢性肉芽肿病的一个变种——脂褐素性组织细胞增多症颇相类似。该综合征的免疫病理学特征是吞噬细胞杀菌缺陷与人 CGD 相似，但在病理组织学上有脂褐色素组织细胞，无肉芽肿反应（Renshaw 等，1979）。

新近的研究揭示，牛和犬的粒细胞病综合征，实质是白细胞黏附功能及其相关的吞噬和趋化作用的先天缺陷，故更名为白细胞黏附功能缺陷病（Leucocyte adhension deficiency，LAD）。根本病因在于一种与白细胞黏附功能有关的细胞表面糖蛋白整合素（integrin）基因发生了突变（LADⅠ型）或者整合素有关选择凝集素配体活性表达缺陷（LADⅡ型）（Hogg 等，1999；Baker 等，1999；Kijad 等，1999；崔玉东等，2001）。

【临床表现】

本病在一定的动物品系内呈家族性发生。其中 Irish setter 犬的 CGS 已确定为常染色体隐性遗传类型，即致病基因纯合子个体发病，两性兼有，而杂合子个体为不显症状的致病基因携带者。

1. Hostein-Friesian 牛 起病早晚不定，有的生后不久（1 月龄），有的 1 岁以上（15 月龄）。主要表现沉郁、厌食、消瘦、发热、体表淋巴结和脾肿大等全身症状，支气管肺炎等慢性呼吸道感染，口、舌、齿龈以至胃肠的坏死性溃疡和肉芽肿性炎症，严重的齿周炎常波及上下颌骨而引起骨髓炎。分离到的病原菌主要有化脓性棒状杆菌（*Corynebacterium pyogenes*）和溶血性巴氏杆菌（*Pasturella hemolytica*）。病程 1～3 个月，绝大多数取死亡转归（Takahashi 等，1987；崔玉东等，2001）。

2. Irish setter 犬 一般在生后数日即起病，反复发生细菌性感染。主要表现脐静脉炎（omphalophlebitis）、淋巴结病（lymphadenopathy）即淋巴结化脓、脓皮病（pyoderma）、多发生皮肤脓肿（multiple abscesses）、化脓性齿龈炎（suppurative gingivitis）和骨髓炎（osteomyelitis），并伴有正细胞正色素性贫血。分离到的病原菌主要有埃希氏大肠杆菌和非溶血性棒状杆菌（*nonhemolytic corynebacterium* spp.）。病情险恶，大多于数周至数月内死于脓毒败血症（Renshaw 等，1975，1977，1979）。

3. Doberman pinscher 犬 通常在数周龄起病，临床表现局限于皮肤和呼吸道，全身症状不明显。皮肤病变见于所有病犬，主要是干性皮脂溢（seborrhea sicca），被毛纠集、结痂而无光泽，有的继发感染。呼吸道症状包括咳嗽、打喷嚏、流黏液脓性鼻液和支气管肺炎的听叩诊变化。个别病犬胸部透视证实有肺的肉芽肿性炎症。抗生素治疗可暂时减缓病程发展，取慢性经过，迁延数月至数年（Breitschwerdt 等，1987）。

检验所见：呈强烈的炎性反应，包括白细胞增多症［在 BGS 可达（79.7～155.0）×10^9/L，在 CGS 可达（25～65）×10^9/L 以至（120～540）×10^9/L］；中性粒细胞增多症（在 BGS 为 80%～86%，在 CGS 为 75%～90%）；核型左移（杆状核和幼稚型，在 Irish setter 犬为 2%～4%，在 BGS 为 50%～80%）；骨髓相显示粒系增生极度活跃，粒红比增大（在 BGS 可达 9∶1）；高丙球蛋白血症（在 BGS 可达 36.0±14.0g/L）。

证病性检验改变：吞噬细胞杀菌功能缺陷，包括中性粒细胞杀菌指数降低，HMPS 活性与 NBT 还原作用减弱（Irish setter 病犬除外）。

【诊断】

初步诊断要点：特定品系动物反复发生化脓菌感染，而血液学检验存在白细胞增多、中性粒细胞增多以及高丙球蛋白血症等强烈的炎性反应。

确定诊断依据：吞噬细胞（主要是中性粒细胞）的杀菌指数以及反映吞噬细胞呼吸突进的 HMPS 活性和 NBT 还原试验。

【治疗】

以往一直认为粒细胞病综合征是致死性遗传病，各种抗生素很少奏效。

近年研究发现，磺胺异噁唑不仅具有杀菌作用，还能增强 CGD 患者吞噬细胞的杀菌活性，对病程比较缓长的 Doberman pinscher 犬 CGS 尤其值得试用。

参 考 文 献

李毓义，1998. 中国兽医学报，18（1）：41.

李毓义，李彦舫 . 2001. 动物遗传·免疫病学——医学自发模型 . 北京：科学出版社：301 - 305.

崔玉东，等 . 2001. 中国兽医学报，21（2）：103 - 105.

Baker D J, et al. Leucocyte adhension deficiency type Ⅱ. Biochem Biophys Acta. 1999. 1455：193 - 204.

Breitschwerdt E B, et al. 1987. Am J Vet Res. 48：1 054 - 1 062.

Cox E, et al. 1997. Expression of B2 integrins on blood leukocytes of cow with or without bovine leukocyte adhension de-
ficiency. Vet Immunol Immunopathol. 58：249 - 263.

Dana N, et al. 1984. J Clin Invest. 73：153 - 159.

Hagemoser W A, et al. 1983. JAVMA. 183：1 093 - 1 094.

Hagahata H, et al. 1996. Microbiol Immunol. 40：783 - 786.

Hogg N, et al. 1999. A novel leukocyte adhension deficiency caused by expressed but nonfunctional beta 2 integrins Mac1
and Laf1. J Clin Invest. 103：97 - 106.

Jorgensen C B, et al. 1993. Acta Vet Scand. 34：231 - 236.

Kehrli M E Jr, et al. 1990. Molecular definition of the bovine granulocytopathy syndrome：identification of deficiency of
the Mac - 1 (CD11b/CD18) glycoprotein. Am J Vet Res. 51：1 826 - 1 836.

Kijad J M, et al. 1999. A missense mutation in the beta 2 integrin gene (ITGB2) cause canine leukocyte adhension defi-
ciency. Genomics. 61：101 - 107.

Kriegesmann B, et al. 1997. Partial Genomic Structure of the bovine CD18 gene and the refinement of test of bovine leu-
kocyte adhension deficiency. J Dairy Sci. 80：2 547 - 2 549.

Muller K E, et al. 1997. Antigen specific immune response in cattle with inherited beta 2 integrin deficiency. Vet Immunol
Immunopathol. 58：39 - 53.

Nagahata H, et al. 1987. J Vet Med. Series A：205.

Quie P G. 1975. Seminar in Hematology. 12：143 - 160.

Renshaw H W, et al. 1975. JAVMA. 166：443 - 447.

Renshaw H W, et al. 1977. Clin Immunol Immunopathol. 8：385 - 395.

Renshaw H W, et al. 1979. Am J Pathol. 95：731 - 744.

Ross G D, et al. 1992. Macrophage cytoskeleton association with CR3 and CR4 regulates receptor mobility and phagocyto-
sis of iC3b-opsonized erythrocyes. J Leukoc Biol. 51：109 - 117.

Takahashi K, et al. 1987. Jpn J Vet Sci. 49：733 - 736.

五、先天性肌阵挛

Congenital Myoclonus

先天性肌阵挛，在小鼠称为遗传性痉挛，（hereditary spasticity），在犬称为家族性反射性肌阵挛（familial reflex myoclonus），在牛则称为遗传性先天性肌阵挛（inherited congenital myoclonus）。

后者直至 20 世纪 80 年代中期仍被误认为遗传性轴索水肿（hereditary neuraxial oedema）。现已查明，所谓遗传性轴索水肿，原来是枫糖尿病的一种病理变化，应当属于支链氨基酸分解代谢病（Harper 等，1986）；而先天性肌阵挛乃是脊髓突触后甘氨酸受体先天缺乏，中间神经元突触抑制作用缺陷所致的一种遗传性感觉运动机能障碍（White 等，1982；Betz 等，1986；Gundlach 等，1988）。其遗传特性属单基因常染色体隐性类型。

病理学特征：脊髓突触后甘氨酸受体缺乏，脊髓中间神经元神经递质甘氨酸的抑制作用欠缺，脊神经对刺激的感受性过敏和反应性过强，而神经—骨骼肌系统查无明显的病理形态学改变。

主要临床表现：感觉过敏（hyperesthesia）或兴奋过度（hyperexcitability），骨骼肌阵挛性应答（myoclonic jerks）或反射性肌阵挛（reflex myoclonus）。

动物的先天性肌阵挛，20 世纪 60 年代起即相继报道自然发生于小鼠、牛和犬，现已遍布美、英、德、加拿大、新西兰和澳大利亚等国，见于 spa 变异小鼠（Chai，1961；Heller 等，1982；Becker 等，1986；Grenningloh 等，1987），Poll 和 Horrned 海福特牛（Cordy 等，1969；Blood 等，1971；Davis 等，1975；Chick 等，1980；Morrow，1984；Donaldson 等，1984；Healy 等，1985；Harper 等，1986；Gundlach 等，1988）以及 Laborator retrievers 犬（Fox 等，1984）。

美国缅因州 Bar Harbor 的杰克逊实验室备有痉挛突变小鼠（spastic mutant mouse）群体，澳大利亚新南威尔士农业部兽医实验室和悉尼大学药学系也建立起遗传性肌阵挛杂合子 Poll 海福特牛种群，可供先天性肌阵挛相关疾病以及脊髓神经递质抑制系统等比较医学研究之用（Chai，1961；Gundlach 等，1988；李毓义等，1994，1997，2001）。

【病因及发病机理】

动物的先天性肌阵挛，不论在小鼠、牛或犬，均系遗传性缺陷。遗传特性已反复通过繁殖试验（breeding experiment）确定为单基因常染色体隐性类型（Chai，1961；Cordv 等，1969；Chick 等，1980；Fox 等，1984；Healy 等，1985）。

本病的缺陷性质和发病环节，长期未能弄清。其感觉过敏即兴奋性过度，反射性肌阵挛即肌阵挛性应答等基本表现，类同去大脑伸肌僵直（decerebrate with extensor rigidity），更酷似逊惊厥性士的宁中毒（subconvulsive strychnine poisoning），强烈提示可能存在脊髓中间神经元突触抑制作用的缺陷。

正常脊髓中间神经元的抑制作用，必须通过突触前后的抑制性神经递质即抑制性氨基酸受体系统才得以实现。士的宁能与突触后甘氨酸受体结合，使抑制性神经递质甘氨酸的突触抑制效应发生阻断而造成中毒（Curtis 等，1974；Young 等，1974）。给正常小鼠注射次致死量的士的宁，可人工复制下位运动神经元抑制机制减弱所造成的反射性肌阵挛，犹如小鼠遗传性痉挛和犬家族性肌阵挛（White 等，1982）。

分子病理学研究证实，本病的根本病因是脊髓突触后甘氨酸（士的宁）受体（spinal cord postsynaptic glycine/strychnine receptors）先天缺乏和抑制性神经递质甘氨酸介导的中间神经元突触抑制作用缺陷（Biscoc 等，1986；Becker 等，1986；Gundlach 等，1988）。

甘氨酸受体抗体免疫组化研究证实，spa 小鼠定位于突触隙（Synaptic cleft）的甘氨酸受体，数量极度减少，且残存的甘氨酸受体在结构上同健鼠的正常甘氨酸受体并无二致，提示 spa 突变小鼠的突变基因不是决定甘氨酸受体生成的结构基因（structurall gene），而是控制甘氨酸受体表达和稳定性的调节基因（regulary gene）（Betz 等，1986）。

^{3}H 甘氨酸和 ^{3}H 士的宁同位素示踪以及放射自显影技术检测证实，Poll 海福特病牛脊髓突触膜甘氨酸（士的宁）受体极度缺乏，仅为健康对照牛的 5%～10%。而 gamma 氨基丁酸受体和毒蕈样乙酰胆碱受体等其他各种突触抑制性受体不认明显异常（Gundlach 等，1988）。

先天性肌阵挛病畜的脑、脊髓以及外周神经-骨骼肌系统，眼观、光镜、电镜检查均无特异性病理形态学改变。先天性肌阵挛病畜大多伴有髋关节病变，包括髋臼骨折、圆韧带断裂以及股骨头的脱位、骨折、糜烂等，显然是肌阵挛反复发作所造成的损害（Harper 等，1986）。

【临床表现】

先天性肌阵挛恒在小鼠、犬和牛的某些品系内呈家族性发生。先证病畜概为疾病基因纯合子个体，而双亲均为疾病基因杂合子携带畜。其系谱分析和（或）测交试验结果，符合单基因常染色体隐性遗传的发生特点（Chai，1961；Fox 等，1984；Healy 等，1985）。在起病时间、临床表现和疾病经过上，则因畜种而有所不同。

1. 小鼠遗传性痉挛 多在 2～3 周龄显症，4～6 周龄死亡，有的可存活至成年并能繁衍后代。主要症状是感觉过敏和肌阵挛应答。笼内静息似乎安然无恙，一经受视觉、听觉，特别是触觉刺激，立即痉挛发作。行走时，踮起脚趾，步幅短小，步样强拘。严重的则背腰拱起，后腿交叉，在桌面上滑行。痉挛发作持续时间半分钟至数分钟不等，继以短暂的松弛期。游泳能力完全丧失。使之仰卧，多难自行翻正。抓尾倒立，则病鼠背腰僵直，肢体抖动不已。

2. 犬反射性肌阵挛 多在 1～2 月龄显症，存活期一般不超过半年。主要症状是中轴肌和肢体肌自发性或刺激诱发性痉挛。轻症病犬，步样强拘，不愿走动。重症病犬，牙关紧闭，卧地不起。不论轻症与重症，一旦受到音响等听觉刺激或抚摸、抓取等触觉刺激，即显现反射性伸肌僵直，甚而角弓反张，犹如去大脑强直和士的宁中毒。

肌电图显示，单一触觉刺激即可使半腱肌产生双相动作电位，运动单位振幅（motor unit amplitude）高达 5 000μV（正常对照为 100～200μV），但不见肌紧张性放电（myotonic discharges）。

3. 牛遗传性先天性肌阵挛 病犊孕育期平均缩短 10d（274.4±6.71d），通常在出生后 2h 之内即起病显症，存活期一般不超过 2 周。主要症状是感觉过敏和肌阵挛性应答。病犊后肢伸展或交叉，恒取侧卧姿势，但可抬起头颈。触觉、听觉以至视觉刺激，均可诱发肌阵挛应答，表现头颈和四肢伸展，直至角弓反张。提举四肢或抬起躯体，常导致全身性僵硬和强直，伴以后肢内收，呼吸暂停可长达 30s 之久。静息状态下，检查肌张力和痛觉感受均不认异常，加以人工扶助亦可短时间站立或短距离行走，尽管最终难免因肌阵挛发作而又复倒地，表明并非感觉性和（或）运动性麻痹。髋关节部触压或髋关节他动运动检查，多数可感知或听到骨或关节摩擦音（erepitus）的存在。重症病犊，即使吮乳动作亦能诱发重剧的肌阵挛应答。如不精心护理，常于 1 周内死于饥饿或各种继发感染。

【诊断】

初步诊断依据：符合常染色体隐性遗传类型特点的家族发生史；初生至哺乳期间显现的感觉过敏-反射性肌阵挛综合征；脑、脊髓、外周神经和骨骼肌，眼观、光镜和电镜检查均无明显的病理形态学改变。

确立诊断必须取得分子病理学证据，即必须通过标记同位素（^{3}H）的甘氨酸或士的宁以及放射自显影技术，确证脊髓中间神经元突触后甘氨酸（士的宁）受体的先天缺乏（Grenningloh 等，

1988)。

本病杂合子携带畜，脊髓突触后甘氨酸受体的数目并不减少，表明这种杂合子个体既不显临床表型，也不具备可检测的生化表型，很难确认和检出。

分子病理学研究发现，士的宁受体结合亚单位核酸探针（complementary DNA probes for the strychnine receptor binding subunits），可定量检测士的宁受体亚单位的信使 RNA 编码。这种分子病理学方法有望用于遗传性肌阵挛杂合子的诊断，为该缺陷基因的净化创造了必要的条件（Grenningloh 等，1987；李毓义等，1994，2001）。

【治疗】

尚无根治疗法。

先天性肌阵挛病鼠、病犬和病牛，曾试用各种抗癫痫、抗惊厥药物治疗，均告无效或收效甚微。

参 考 文 献

李毓义，等．1997．中国兽医学报，17（1）：144．

李毓义，李彦舫．2001．动物遗传·免疫病学——医学自发模型．北京：科学出版社：305-308．

Becker C M, et al. 1986. J Neurosci. 6：1 358.

Betz H, et al. 1986. Biochem Soc Symp. 52：57.

Biscoc T J, et al. 1986. J Physiol London. 379：275.

Blood D C, et al. 1971. Aust Vet J. 47：520.

Chai C K. 1961. J Hered. 52：241-243.

Chick B F, et al. 1980. New South Wales Vet Proc. 16：62-65.

Cordy D R, et al. 1969. Pathol Vet. 6：487-501.

Curtis D R, et al. 1974. Ergeb Physiol. 69：97.

Davis G B, et al. 1975. N Z Vet J. 23：181.

Donaldson C, et al. 1984. Aust Vet J. 61：188-189.

Fox J G, et al. 1984. Am J Vet Res. 45：2 367-2 370.

Grenningloh G, et al. 1987. Nature. 328：215.

Gundlach A L, et al. 1988. Science. 241：1 807-1 810.

Harper PAW, et al. 1986. Vet Rec. 119：59-62.

Heller A H, et al. 1982. Brain Res. 234：299-308.

Healy P J, et al. 1985. Res Vet Sci. 38：96-98.

Morrow C J. 1984. Aust Vet J. 61：414.

White W F, et al. 1982. Nature. 298：655-657.

Young A B, et al. 1974. Mol Pharmacol. 10：790.

六、家族性高胆固醇血症

Familial Hypercholesterolemia

家族性高胆固醇血症，即高 β 脂蛋白血症，是脂质合成增进和（或）降解缺陷所致的一种遗传性脂质代谢病。

证病性检验所见：血胆固醇含量极度增高，血清电泳谱带上唯独 β 脂蛋白带增宽，即低密度脂蛋白（LDL）增多。

该病已报道自然发生于兔，见于 Watanbe 和美国 Dutch belt 品系，又称脂性角膜病（lipid keratopathy）、前角膜营养不良（anterior corneat dystrophy），或称 Watanabe 兔遗传性高脂血症（watanabe heritable hvperllpidemia），简称 WHHL，与人的家族性高脂蛋白血症Ⅱa 型相对应（Buji 等，1983；Moore 等，1987；Garibaldi 等，1988；Armstrong 等，1989；杜传书等，1992；李毓义等，1994；Tanaka 等，1995）。

近年来，本病又相继报道发生于猪（Prescott 等，1995；Hasler-Rapacz 等，1998）和小鼠（Powell-Braxton 等，1998；Chen 等，2000）。

【病因及发病机理】

已知正常人和动物体细胞表面有 2 种脂蛋白受体：一是乳糜受体，即 apoE 受体，只存在于肝组织，能与含 apoE 的脂蛋白结合，但不能与低密度脂蛋白（LDL）结合；一是 LDL 受体，即 apoB、apoE 受体，存在于肝和肝外组织，能与含 apoB 和 apoE 的脂蛋白结合。

血浆的 LDL 与 LDL 受体结合后进入细胞内，经溶酶体酶水解形成游离胆固醇。后者可抑制微粒体的 β-羟-β-甲戊二酸单酰辅酶 A 还原酶（HMG-CoA reductase），反馈抑制胆固醇的合成，并激活脂酰辅酶 A 活性而增加胆固醇的酯化（杜传书等，1992）。

现已确定，本病的根本病因是 LDL 脂蛋白受体基因发生突变（Hasler-Rapacy 等，1998；Chen 等，2000）。

基本病理过程：外周组织的细胞表面先天缺乏 LDL 受体（apoB、apoE 受体），含 apoB 和 apoE 的脂蛋白（LDL）进入细胞发生障碍，溶酶体酶水解形成的游离胆固醇不足，对微粒体 HMG-CoA 还原酶的反馈抑制减弱，以致 HMG-CoA 还原酶的活性增高，胆固醇合成增多，而酯化减少，导致高胆固醇血症。

这就是胆固醇生物合成脱抑制假说（hypothesis of derepression of cholesterol biosynthesis），即目前公认的家族性高胆固醇血症的发病理论（杜传书等，1992；李毓义等，1994，1997）。

家族性高胆固醇血症的基本病理形态学变化：高脂蛋白血症所致的动脉粥样硬化（atherosclerosis）、黄瘤（xanthomata）和肉芽肿形成；肝、脾、淋巴结等实质器官组织细胞内形成空泡，贮积脂类，沉积脂褐素；脂血症性视网膜改变（lipemia retinalis）；胆固醇沉积所致的角膜环（corneal arcus）（Prescott 等，1995）。

【临床表现】

恒在一定的动物品系内呈家族性发生，属常染色体隐性遗传类型（Hasler-Rapacz 等，1998；Chen 等，2000）。

通常在幼年期或成年后，即数月龄至 1～3 岁起病。最早的临床表现是角膜浑浊，裂隙灯检查可认前角膜营养不良或角膜斑。指关节等各处骨突附近皮下，可触及不同大小的黄瘤结节。有的因脑软膜、脊髓等神经组织黄瘤压迫而出现各种神经症状。至中老年，大多进入动脉粥样硬化直至心肌梗死等致死性病程。

主要检验所见：血脂增高，其中胆固醇含量可达 4.0～8.6 g/L，超过正常（0.1～0.8 g/L）的 10～80 倍；血清电泳显示，相当于 β 球蛋白位置的 LDL 带增宽（Moore 等，1987；Garibaldi 等，1988）。

【诊断】

论证诊断依据包括：家族发生史和遗传类型确认以及血清脂蛋白电泳的结果。在类症鉴别上，应注意区分各种继发性或症状性高脂蛋白血症（李毓义等，1994，1997，2001）。

【治疗】

最近报道，用腺病毒载体表达的极低密度脂蛋白受体，使家族性高胆固醇血症小鼠得到长期的矫正（Chen 等，2000）。

（张乃生　李毓义）

参　考　文　献

杜传书．1992．医学遗传学．第 2 版．北京：人民卫生出版社：666 - 672．

李毓义，1997．中国兽医学报，17（2）：237．

李毓义，李彦舫．2001．动物遗传·免疫病学——医学自发模型．北京：科学出版社：308 - 310．

Armstrong P J，et al. 1989. Current Veterinary Therapy X Small Anim Practice. Kirk（Ed）. Phladelphia：Wb Saunders Co. 1 046.

Buji I M，et al. 1983. Arteriosclerosis. 3：87 - 101.

Chen S J，et al. 2000. Prolonged correction of hyperlipidemia in mice with familial hypercholesterolemia using and adeno—associated viral vector expressing very-low-density lipoprotein receptor. Mol Ther. 2（3）：256 - 261.

Garibaldi B A，et al. 1988. Vet Pathol. 25：173.

Hasler-Rapacz J，et al. 1998. Am J Med Genet. 76（5）：379 - 386.

Johnstone A C，et al. 1990. J Comp Pathol. 102：125 - 137.

Moore C P，et al. 1987. Vet Pathol. 24：28 - 33.

Powell-Braxton L，et al. 1998. Nat Med. 4（8）：934 - 938.

Prescott M F，et al. 1995. Familial hypercholesterolemia associated with coronary atherosclerosis in swine bearing different alleles for apolipoprotein B. Ann N Y Acad Sci. 748：283 - 292.

Tanaka M，et al. 1995. Regulation of apolipoprotein B secretion in hepatocytes from Watanabe heriable hyperlipidemic rabbit. an animal model for familial hypercholesterolemia. Atherosclerosis. 114（1）：73 - 82.

第八章　遗传性维生素病

迄今文献报道的动物遗传性维生素病共有五种，包括先天性抗坏血酸缺乏症、遗传性维生素 B_{12} 缺乏症、遗传性假性维生素 D 缺乏症、抗维生素 D 佝偻病以及新近（1999）发现的绵羊遗传性维生素 K 缺乏症。这些疾病，以往分别划归遗传性血液病和遗传性代谢病，现集中加以介绍，以引起重视。

一、遗传性坏血病

Hereditary Scurvy

遗传性坏血病，即先天性抗坏血酸缺乏症（congenital ascorbic acid deficiency），是由于决定 L-异构葡萄糖酸内酯氧化酶生成的基因发生突变，抗坏血酸先天缺乏所致的一种遗传性代谢病和出血病。其遗传特性，初步确定为常染色体单基因隐性类型。

病理学特征：肝微粒体内 L-异构葡萄糖酸内酯氧化酶活性低下，不能利用 L-异构葡萄糖酸内酯合成内源性抗坏血酸，造成先天性维生素 C 缺乏，胶原合成不足，血管止血机制障碍和营养性骨病；呈现出血性素质以及骨膜下出血、类骨形成缺陷、骨干骺端出血、坏死等病理形态学改变。

主要临床表现：齿龈出血和关节肿痛。

该病在 20 世纪 80 年代才发现于猪。1982 年，在丹麦哥本哈根供屠宰的 Landrace-Yorkshire 杂种猪群中首次发现 9 头病猪，追溯性系谱调查证实了疾病的遗传性质和类型（Jensen，1983）。

在人和其他动物，迄今一直未见本病的记载（李毓义等，1994，2001）。

【病因及发病机理】

先证病猪的回顾性系谱调查表明，其祖父和外祖父为同一公猪（Ⅰ-2 号），即双亲系同父异母的半亲关系（half sibs）。先证病猪的父亲（Ⅱ-3 号）相继同有半亲关系的 3 头母猪（Ⅱ-2 号、Ⅱ-4 号、Ⅱ-5 号）交配。它们本身表型正常，而所生的 33 头后裔中有 9 头（包括先证病猪）发病，符合疾病基因携带者交配预期子代病健比例为 1：3 的孟德尔基因分离律，据以确定为常染色体单基因隐性遗传类型（Jensen 等，1983）。

古今中外公认，除人、豚鼠和灵长类动物而外，几乎所有动物都能通过体内存在的 L-异构葡萄糖酸内酯氧化酶（L-gulonolactone oxidase）而自行合成内源性维生素 C。正常猪体内也具备这种酶，能合成足够量的维生素 C，以供身体需要。

猪遗传性坏血病的根本病因，就在于决定 L-异构葡萄糖酸内酯氧化酶生成的基因发生了删减突变或缺失突变（deletion mutation），如同人、豚鼠和灵长类动物在漫长的种系发生过程中曾经发生过的那样。

据测定，病猪体内完全缺乏 L-异构葡萄糖酸内酯氧化酶。取不同动物的肝微粒体，以 L-异构葡萄糖酸内酯为基质，测定所合成的维生素 C 量，以检测其中的 L-异构葡萄糖酸内酯氧化酶的活性。结果，对照猪的维生素 C 生成量为 $0.28 \sim 0.74 \, \mu g/mL$，兔为 $0.87 \sim 1.87 \, \mu g/mL$，而病猪为 0，连豚鼠（$0.01 \sim 0.08 \, \mu g/mL$）都不如（Jensen 等，1983）。

本病的病理生理学变化：同营养性坏血病一样，即由于抗坏血酸缺乏，胶原合成不足，血管壁通透性增加，而造成出血性素质；同时骨营养代谢发生紊乱，而造成营养性骨病。

病理形态学改变：除出血性素质的共同特征外，主要在骨骼系统。骨膜下出血，骨干骺端出血和坏死，骨密质减薄，骨组织脆弱并有骨折。骨膜下出血在长骨的骨干周围最为明显，以致骨膜与骨密质分离，其间可贮积厚达 1～2cm 的血凝块。类似的病变还可见于肋骨、下颌骨、上颌骨和颅骨。光镜检查的特征性病变是骨生长板中的骨样组织数量减少，伴有骨干骺端的出血和坏死斑块。

【临床表现】

在特定的品系中呈家族性发生。显症病猪为疾病基因纯合子个体，两性兼有，比数相当。先证畜的双亲则为不显临床表型的杂合子携带者。所生后裔的健病总比数接近于 3：1，性别比接近 1：1，符合常染色体隐性遗传类型的孟德尔基因分离律。

通常在 9～10 周龄，即离乳后 2～3 周内起病。这表明新生仔猪体内贮备的抗坏血酸，在停止母乳补充供应的情况下，只能维持 2～3 周。提示猪抗坏血酸异化作用的方式与豚鼠相同，而与人类各异。

豚鼠抗坏血酸缺乏时，明显的坏血病症状也是在喂给无维生素 C 饲料之后的 2～3 周出现。

人的抗坏血酸缺乏则很不一样，在食物中无维生素 C 的情况下，通常要经过若干个月才开始显现坏血病的症状。

猪遗传性坏血病的临床症状，与营养性坏血病无异。除精神委顿、不愿走动、食欲减退等一般症状外，主要表现于两个方面：一是出血性素质，如齿龈出血，关节周围肿胀，触之感痛等；二是骨质代谢紊乱，如生长期软腿病（leg weakness）。

最明显的放射学改变：长骨及肋骨透射相对致密的干骺端内存在横透射带，干骺端增宽，骨骺板显唇形阴影，而骨干部的骨密质有所减薄。

病猪血浆和器官组织内的抗坏血酸含量显著减少：血浆内含量为 56.8 μmol/L（< 1mg/L），不及同龄健猪（108～288 μmol/L 或 1.9～5.0mg/L）的 30%；肝、肾及肾上腺内的含量均不到 0.01mg/g，不及正常含量（分别为 0.27mg/g、0.16～0.21mg/g 和 1.20～1.66mg/g）的 10%（Jensen 等，1983）。

【诊断】

论证论断要点：符合常染色体隐性遗传特点的家族发生史；离乳后 2～3 周显现出血性素质和营养性骨病体征；血浆内抗坏血酸含量测定；抗坏血酸体外合成试验。

肝微粒体不能合成抗坏血酸，是遗传性坏血病与营养性坏血病的本质性区别。

肝微粒体合成抗坏血酸的能力，可通过 Chatterjee（1958）记述的方法，用 L-异构葡萄糖酸内酯作为基质，在体外（试管内）检测（Jensen 等，1983）。

本病杂合子携带畜的检出方法有待研究。

【治疗】

唯一有效的疗法是补给维生素 C。正如补饲维生素 C 能防止新生仔猪的脐出血（Sandholm 等，1979）和猪生长期软腿病（Nielsen 等，1982）一样，每天每头补喂 0.5～1.0g 维生素 C，约持续 1 周，临床症状即可消失。

但必须终生维持。断药 1 周，则旧病复发。

如能培育出遗传性坏血病群体，即可为抗坏血酸作用机理的比较生物学研究提供迄今未有的自发性动物模型。因此，遇到遗传性坏血病，即使耗资费时，亦应终生维护。

有人试图应用多部位肝细胞移植的方法治疗先天性抗坏血酸缺乏大鼠，尚未成功（Nakazawa

等，1996）。

参 考 文 献

李毓义，李彦舫.2001.动物遗传·免疫病学——医学自发模型.北京：科学出版社：311-313.

Nakazawa F，et al.1996. Cell Transplant. 5（Suppl）：S23-25.

Jensen P T，et al. 1983. Acta Vet Scand. 24：392-402.

Nielsen N C，et al. 1982. Proc Int Pig Vet Soc Congress. Mexico. 269.

Sandholm M，et al. 1979. Vet Rec. 104：337-338.

二、选择性钴胺素吸收不良

Selective Cobalamine Malabsorption

选择性钴胺素吸收不良，即遗传性维生素 B_{12} 缺乏症（inherited vitamin B_{12} deficiency），是由于回肠吸收钴胺素先天缺陷所致的一种遗传性巨幼红细胞性贫血综合征。其遗传特性属常染色体隐性类型。

病理学特征：回肠细胞缺陷（ileal enterocyte defects），钴胺素吸收和转运不良，血清维生素 B_{12} 含量低下，核酸合成不足，骨髓血细胞主要是红细胞和粒细胞发育和成熟障碍，而发生巨幼红细胞性贫血（megaloblastic anemia）。

主要临床表现：非再生性贫血（nonregenerative anemia）、严重恶病质（severely cachectic）和痴呆（dementia）。

人的选择性钴胺素吸收不良，即家族性选择性维生素 B_{12} 吸收不良（familial selective vitamin B_{12} malabsorption），1960 年首先由 Imerslund 和 Grasbeck 报道和确认，特称 Imerslund - Grasbeck 综合征，属常染色体隐性遗传类型。

根本病因不是回肠上皮缺乏内因子-B_{12} 复合物受体，而是附着于微绒毛受体上的复合物不能通过肠上皮细胞转运吸收。儿童期或少年期发病，主要表现为巨幼红细胞性贫血和持续性蛋白尿（Wintrobe 等，1974；Cooper，1976；杜传书等，1983）。

动物的选择性钴胺素吸收不良，直到 20 世纪 80 年代末期才见有报道，自然发生于 Gaint schnauzers 品系犬（Fyfe 等，1987，1989；Giger，1989；李毓义等，1994，2001）。

【病因及发病机理】

维生素 B_{12} 是一种含钴的维生素，又名钴胺素。脱氧腺苷钴胺素（deoxyadenosyl cobalamine）是 B_{12} 在体内的主要形式。作为多种代谢反应的辅酶，另一存在形式是甲基钴胺素（methyl cobalamine），为转移甲基所必需。

在哺乳动物，B_{12} 作为辅酶主要参与从同型半胱氨酸合成甲硫氨酸以及甲基丙二酰辅酶 A 转变为琥珀酰辅酶 A 的重要生化反应，而影响胸腺嘧啶核苷酸以至 DNA 的合成。

B_{12} 的吸收，依赖于胃幽门部和胰腺分泌的一种糖蛋白即内因子（intrinsic factor）。B_{12} 与内因子结合，形成内因子-B_{12} 复合物，附着在回肠黏膜的内因子-B_{12} 复合物受体上，然后 B_{12} 脱离内因子而被吸收，再与运钴胺素 II（transcobalamine II）结合，由门脉运送至肝。

一般认为，本病的缺陷环节是在 B_{12} 与内因子结合附着于回肠黏膜之后、B_{12} 与钴胺素 II 结合之前。新近的研究表明，本病的主要发病环节在于附着在回肠上皮微绒毛受体上的 B_{12} 复合物不能通过肠上皮细胞而转运，即属于肠上皮细胞膜转运机制的先天缺陷（杜传书等，1983，1992；Fyfe 等，1989）。

维生素 B_{12} 吸收不良，组织细胞及血液内的含量低下，会导致两方面后果。

一方面，脱氧腺苷钴胺素和甲基钴胺素催化反应的底物，如甲基丙二酸（methylmalonic acid）和相关有机酸在血液内堆积，并随尿液大量排出。

另一方面，依赖钴胺素作为辅酶催化的核酸合成不足，骨髓血细胞的发育和成熟受阻，而发生巨幼红细胞性贫血（Giger，1989）。

新近报道。维生素 B_{12} 缺乏动物的免疫功能亦有不同程度的障碍。

给维生素 B_{12} 缺乏的 Texel 羔羊补钴，其免疫应答即得到改善（Vellema 等，1996）。维生素 B_{12} 缺乏大鼠的体液免疫功能和细胞免疫功能都发生了改变（Funada 等，2000）。

【临床表现】

本病仅在 Giant schnauzers 品系犬内呈家族性发生。遗传特性已通过先证病犬的系谱调查确定为常染色体隐性类型（Fyfe 等，1987，1989；Giger，1989）。

通常在初生期或幼年期（3 月龄之前）起病，主要表现是精神痴呆，反应迟钝，不愿活动，食欲缺乏，形体瘦弱，可视黏膜苍白，至 3～4 月龄已陷入严重的恶病质状态，多数在 1 岁之内死于全身衰竭。

主要检验所见：包括非再生型巨幼红细胞性贫血的各项指征。除 PCV、RBC、Hb 等贫血的一般检验改变外，还见有一定程度的白细胞减少症。血片则显示红细胞大小不均（anisocytosis）和形态异常（poikilocytosis）。

特征性改变：骨髓和血液涂片上见有多量巨幼红细胞和分叶过多的中性粒细胞。巨幼红细胞（megaloblast）不同于正成红细胞（normoblast），主要特点是胞核和胞浆的成熟不同步（nuclear-to-cytoplasmatic asynchrony），即巨幼红细胞与同一分化阶段的正成红细胞相比，胞核染色质疏松，显得发育迟延，而胞浆比例大，血红蛋白含量多，显得相对成熟。尿液检验，含大量甲基丙二酸等有机酸成分（Giger，1989）。

【诊断】

论证诊断依据：常染色体隐性类型的家族发生史，贫血、瘦弱、恶病质、痴呆等临床症状以及巨幼红细胞、分叶过多中性粒细胞等检验所见。

必要时，可实施治疗性诊断：即维生素 B_{12} 注射，可使巨幼红细胞性贫血的各项体征和检验所见迅速得到缓解以至消失，而维生素 B_{12} 口服，即使剂量加大，亦不奏效。

【治疗】

尚无根治疗法。维生素 B_{12} 肌内注射，效果显著而确实，但需定期实施并终生维持。

参 考 文 献

杜传书 . 1983. 医学遗传学 . 北京：人民卫生出版社：504 - 505.

杜传书 . 1992. 医学遗传学 . 第 2 版 . 北京：人民卫生出版社：701.

李毓义，李彦舫 . 2001. 动物遗传·免疫病学——医学自发模型 . 北京：科学出版社：313 - 315.

Cooper B A. 1976. Clin Hematol. 1976. 5：631.

Funada U，et al. 2000. Int J Vitam Nut Res. 70（4）：167 - 171.

Fyfe J C，et al. 1987. Blood. 70：46a.

Fyfe J C，et al. 1989. JAAHA. 123.

Giger URS. 1989. Current Veterinary Therapy X. Small Animal Practice. Philadelphia：Saunders Co. 435.

Vellema P，et al. 1996. Vet Immunol Immunopathol. 55（1 - 3）：151 - 161.

Wintrobe M M, et al. 1974. Clinicial Pathology 7th (ed) Philadelphia：Lea & Febiger.

三、遗传性假性维生素 D 缺乏症

Hereditary Pseudo - Vitamin D Deficiency

遗传性假性维生素 D 缺乏症，即维生素 D 依赖性佝偻病（vitamin D dependent rickets），简称 VDDR，又称遗传性维生素 D 代谢病（inherited disorder of vitamin D metabolism）或低钙低磷性佝偻病伴氨基酸尿症（hypocalcemic hypophosphatemic rickets with aminoaciduria），是由于肾内 25 - 羟胆钙化醇 1 - α - 羟化酶先天缺陷所致的一种活化维生素 D 缺乏症和佝偻病。其遗传特性，属常染色体单基因隐性类型。

病理学特征：肾内胆钙化醇 - 1 - 羟化酶（cholecalciferol - 1 - hydroxylase）先天缺陷；血浆活化维生素 D 即 1，25 - 二羟维生素 D_3 含量低下；血钙明显降低。血磷稍微减少；出现磷酸盐尿、氨基酸尿及典型的佝偻病骨骼病变。

基本临床表现：与真性维生素 D 缺乏性佝偻病并无二致，但有家族发生史，且需大剂量维生素 D 长期治疗方能奏效。

人的维生素 D 依赖性佝偻病，即 VDDR，1958 年由 Fraser 和 Sulter 确认为独立的疾病单位。

动物的假性维生素 D 缺乏症，20 世纪 80 年代中期才报道自然发生于猪。见于其 Landrace 品系和 Miniature 品系（Harmeyer 等，1985；Limbach，1986；Kaune 等，1987；Axen 等，1998），为人类对应病的比较医学研究，以及维生素 D 代谢、钙磷内环境稳定，特别是钙、磷在肠、肾、骨中的转运机制等比较生物学研究，提供了唯一的自发性动物模型。

德国汉诺威高等兽医学校已建立起 Miniature 猪遗传性 VDDR 群体，可供使用（Kaune 等，1987；李毓义等，1994，2001）。

【病因及发病机理】

遗传性假性维生素 D 缺乏症，实质是遗传性维生素 D 代谢病，不论在人或猪，均系胆钙化醇代谢的先天缺陷。其遗传特性，在人和猪，亦均为常染色体隐性类型（杜传书等，1983；Limbach，1986）。

动物体内的维生素 D，不经活化，对钙磷代谢是没有直接作用的。维生素 D_3 必须先在肝细胞线粒体内经羟化酶作用，使第 25 位羟化，生成 25 - 羟钙化醇（25 - DHCC），再在肾小管上皮细胞线粒体内经羟化酶作用，使第 1 位羟化，生成 1，25 - 二羟钙化醇（1，25 - DHCC），才具有活性。然后与甲状旁腺激素（PTH）和降钙素共同构成激素调节系统，通过肠、肾和骨骼等 3 种靶器官，而维持体内钙磷代谢的相对恒定。

本病的根本病因和主要发病环节在于肾脏内先天缺乏胆钙化醇 1 - α - 羟化酶（cholecalciferol-1 - α - hydroxylase），以致 25 - 羟 D_3 进一步羟化为 1，25 - 二羟 D_3 的过程受阻，使 1，25 - 二羟 D_3 合成减少。

据测定，遗传性假性维生素 D 缺乏症病猪肾皮质内的胆钙化醇 1 - α - 羟化酶活性低微，血浆中 1，25 - 二羟 D_3 的浓度仅为正常对照猪的 30%（Kaune 等，1987）。

1，25 - 二羟 D_3 的主要生理作用是促进肠对钙磷的吸收。一旦 1，25 - 二羟 D_3 缺乏，则肠管对钙磷的主动转运吸收减少，肾小管对磷的重吸收也减少，导致低钙血症、低磷血症和磷酸盐尿。血钙降低，刺激甲状旁腺激素分泌增多，以致肾重吸收磷增加，使血磷低下得到缓解；肾小管对氨基酸重吸收减少，出现氨基酸尿症；骨中磷钙的积增（accretion）减少，异化（catabolism）加强，造成骨质钙化不全，在生长期动物则发生佝偻病（杜传书等，1983；Harmeyer 等，1985；Kaune 等，1987）。

新近报道，对 VDDR 病猪 25-羟维生素 D_3 在肾肝内的 1-α 羟化作用进行了系统研究（Axen 等，1998），并对 25 羟维生素 D_3 1-α 羟化酶做了分子克隆（Glorieux 等，1998），使本病的病因及发病机理探讨向分子生物学和分子遗传学跨进了一步。

遗传性假性维生素 D 缺乏症具有遗传异质性即遗传多相性（heterogenicity），就是说本病除上述基本缺陷和病型外，还存在其他缺陷所致的一些变型。

有的可能起病于 D_3 的第 25 位和第 1 位羟化同时缺陷；有的可能起病于肠、肾、骨靶器官对活化 D_3 的应答减弱；有的可能起病于维生素 D 代谢的其他环节受阻（杜传书等，1983）。

【临床表现】

本病恒在一定的动物品系内呈家族性发生。显症病猪为疾病基因纯合子个体，两性兼有。先证猪的双亲为不显临床表型的杂合子携带畜。通常在哺乳期间起病，其基本临床症状、一般检验所见以及骨骼的放射学和病理组织学改变，均与真性维生素 D 缺乏所致的佝偻病完全一致。

【诊断】

除佝偻病的一般诊断依据外，还要有符合常染色体隐性遗传类型的家族发生史以及血浆 1，25-二羟钙化醇含量和肾 25-羟钙化醇 1-α 羟化酶活性等特殊生化检验所见（李毓义等，1994，2001）。

【治疗】

口服钙剂并肌内注射各种活化维生素 D 制剂，疗效均非常显著。体重 5～10 kg 的病猪，肌内注射 25-羟 D_3 0.5～3mg 可使血浆活化 D_3 达到正常水平，可能是通过肾外的 1-α 羟化机制所致。应用 1，25-二羟 D_3 或人工合成的 1-α 羟 D_3，则效果更佳（杜传书等，1983；Kaune 等，1987）。

参 考 文 献

杜传书.1983. 医学遗传学. 北京：人民卫生出版社：729-730.

李毓义，李彦舫.2001. 动物遗传·免疫病学——医学自发模型. 北京：科学出版社：315-316.

Axen E，et al. 1998. Biochim Biophys Acta. 1407（3）：234-242.

Gloreux F H，et al. 1998. Recent Prog Horm Res. 53：341-349.

Harmeyer J，et al. 1985. Bericht der 16 Kongresses der Deutschen Veterinarmedizinischen Gesellschaft. 17-20 April. Abst 7 986.

Kaune R，et al. 1987. Berliner und Munchener Tierarztliche Wochenschrift. 100：6-13.

Limbach B. 1986. Inaugural Dissertation. Tierärztliche Hochschule. Hannover. German Federal Republic. 90.

四、抗维生素 D 佝偻病

Vitamin D Resistent Rickets

抗维生素 D 佝偻病，简称 VDRR，即家族性或性联抗维生素 D 佝偻病（familial or sexlinked vitamin D-resistent rickets），又称低磷酸盐血症性佝偻病（hypophosphatemic rickets）或 X 连锁性低磷酸盐血症（X-linked hypophospkatemia），是由于肾小管对磷酸盐重吸收机能先天缺陷所致的一种遗传性骨病。其遗传特性，属 X 性联显性类型。

病理学特征：X 性染色体上的 Hyp 基因发生突变；肾小管对磷酸盐的重吸收降低；严重的低磷酸血症；维生素 D 代谢调节失常，不能纠正低磷血症；继发甲状旁腺机能亢进，而骨骼对甲状旁腺激素的反应降低；导致骨营养不良，发生佝偻病或软骨病。

主要临床表现：生长迟滞，形体矮小，佝偻病或软骨病体征，显现鼻短、尾短、颅面变形等特殊外观。

人类的抗维生素 D 佝偻病，早有记载（Gardner，1975；Stanbury 等，1978）。遗传特性属 X 性联显性或不完全显性类型。病因在于肾远曲小管对无机磷重吸收先天缺陷和 1，25 -二羟 D_3 合成不足。主要临床表现与维生素 D 缺乏症相类似，包括佝偻病和骨质疏松症。

与维生素 D 缺乏症不同之处：低磷酸盐血症突出，惊厥、搐搦、肌无力等低钙血症表现轻微或缺如，且常规剂量维生素 D 治疗无效，故有单纯性难治性佝偻病（simple refractory rickets）之称（杜传书等，1983，1992；Meyer 等，1985）。

动物的抗维生素 D 佝偻病，仅报道于美国和加拿大，发生于 Hyp 突变小鼠（Eicher 等，1976；Giasson 等，1977；Tenenhouse 等，1978；Roy 等，1981；Kiebzak 等，1982；Meyer 等，1985；Collin 等，1995；Halstead 等，1996；Muller 等，1998）以及美洲驼和羊驼（Van Saun 等，1996），为人类对应病的比较医学研究，以及生物膜转运机制和钙磷代谢调节等比较生物学研究，提供了容易大量繁衍的自发性动物模型。美国缅因州杰克逊实验室已将所发现的 Hyp 变异小鼠培育为 C57BL/6J 品系小鼠，建立了 Hyp 变异小鼠种群，可供使用（Eicher 等，1976；Meyer 等，1980；程鸿等，1989；李毓义等，1994，2001）。

【病因及发病机理】

根本病因在于 X 性染色体上控制肾小管磷酸盐重吸收载体蛋白生成的基因发生了突变。这一突变基因为显性基因，突变的位点尚未确定，突变基因的代号为 Hyp，意指造成低磷酸盐血症（hypophosphatemic gene）。具备此突变基因之小鼠，特称 Hyp 突变小鼠。

主要发病环节：肾小管对磷酸盐的跨膜主动转运机制选择性先天缺陷，对磷酸盐的重吸收减少（Eicher 等，1976；Muller 等，1998）。显微穿刺（micropuncture）研究表明，磷酸盐重吸收缺陷的部位在肾近曲小管，而不在远曲小管，不是管壁膜（peritubular membrane）通过障碍，而是肾小管上皮细胞刷状缘（brush - border）即管腔膜（luminal membrane）的转运机制障碍（Tenenhouse 等，1978）。Hyp 小鼠尿液内环磷腺苷（cAMP）含量明显增多，提示可能与其磷酸盐尿症也有一定的关系（Tenenhouse 等，1978）。

最突出的病理生理学改变是低磷酸盐血症。血浆磷含量低下，理应刺激活性维生素 D_3 合成增多，纠正磷钙代谢异常，但 Hyp 小鼠血浆中的 1，25 -二羟钙化醇 [1，25 $(OH)_2D_3$] 浓度仍在正常范围之内，表明维生素 D 代谢调节功能的缺陷在小鼠 VDRR 的发生上有一定作用（Meyer 等，1980；Drezner 等，1980；Malloy 等，1999）。

血浆磷含量低下，刺激甲状旁腺激素分泌增多，出现继发性甲状旁腺机能亢进（secondary hyperparathyroidism），是本病的又一主要病理生理学改变。但因 Hyp 小鼠骨骼对甲状旁腺激素钙动员作用（calcium - mobilizing action）的应答微弱，加上肠吸收钙的功能亦有缺陷，以致血钙仍略低于正常水平（Eicher 等，1976；Kiebzak 等，1982；Meyer 等，1985）。

在 Hyp 小鼠 VDRR 的发病机理上还存在一些疑点，如 X 染色体上 Hyp 突变基因的等位基因合成何种载体蛋白专一控制肾小管磷酸盐的重吸收，以及如此严重的低磷酸盐血症为何不能激发体内磷代谢调节系统的众多机制等问题，尚待进一步研究搞清（Meyer 等，1985；李毓义等，1994，2001）。

【临床表现】

显症病鼠，为半合子 Hyp 雄鼠（基因型 Hyp/y）或杂合子 Hyp 雌鼠（基因型 Hyp/＋）。纯合子 Hyp 雌鼠（基因型 Hyp/Hyp）理应显症且病情更加典型而严重，实际并非如此，原因是半合子 Hyp 雄鼠很难存活至性成熟期，纯合子 Hyp 雌鼠很难获得。测交试验时，只能以正常雄鼠（＋/y）与杂合子雌鼠（Hyp/＋）杂交，产生的是不同性别的正常鼠和 VDRR 病鼠（Hyp/y 和 Hyp/＋）（Meyer 等，1985）。

通常在初生期或幼年期起病，也有少数是在成年后起病的。VDRR 病鼠的临床表现，不论性别，均比 VDRR 病人严重。而且杂合子 Hyp 雌鼠的病情，反而比半合子 Hyp 雄鼠更为严重。这一性别差异的原因不明（Meyer 等，1985）。对应病患者正好相反，女性 VDRR 患者的低磷酸盐血症同男性患者一样明显，而骨骼病变比较轻微或者全不显现。这不难解释，女性的性染色体为 XX，杂合子患者正常 X 染色体上的等位基因仍能合成相应的载体蛋白，改变了病理 X 染色体上突变基因的剂量效应，而使疾病表型的外显度明显减轻（杜传书等，1983）。

Hyp 病鼠的主要临床表现，包括佝偻病或软骨病体征以及低磷酸盐血症。病鼠发育迟滞，体躯矮小，鼻短，尾短，颅缝过早闭合（cranio‐synostosis），颅面部变形（Iorio 等，1980；Roy 等，1981）。

放射学检查显示，长骨的骨骼增大变形，密质部的骨样组织增宽（Eicher 等，1976）。

血浆磷酸盐含量低下，约为正常含量的一半（Eicher 等，1976；Meyer 等，1985）。

【诊断】

VDRR 的论证诊断要点是：符合 X‐性联显性遗传特点的家族发生史；佝偻病或软骨病体征；低磷酸盐血症和高磷酸盐尿症；常规剂量维生素 D 治疗无效。

【治疗】

VDRR 病鼠，一般不予治疗，以供临床观察。VDRR 病人，可先口服中性磷酸盐，数日后加服人工合成的活性 D_3 制剂 $1-\alpha-(OH)D_3$，长期维护，坚持至成年后，大多自然好转。

(高宏伟　张国才)

参 考 文 献

程鸿，等.1989.人类疾病动物模型.上海：上海医科大学出版社：575‐577.

杜传书.1983.医学遗传学.北京：人民卫生出版社：727‐729.

杜传书.1992.医学遗传学.第 2 版.北京：人民卫生出版社：899‐900.

李毓义，李彦舫.2001.动物遗传·免疫病学——医学自发模型.北京：科学出版社：316‐319.

Collin J F，et al.1995a.Am J Physiol.268（6 pt1）：G917‐924.

Collin J F，et al.1995b.Am J Physiol.269（3 pt2）：F439‐448.

Drezner M K，et al.1980.J Clin Invest.66：1 020‐1 032.

Eicher E M，et al.1976.Proc Natl Acad Sci RSA.73：4 667‐4 671.

Gardner L I.1975.Endocrine and Genetic Diseases of the Childhood and Adolescence.2nd（ed）.Philadelphia：Saunders Co.851.1 292.

Giasson S D，et al.1977.Pflugers Arch.371：33‐38.

Halstead L R，et al.1996.Am J Physiol.270（1 pt1）：E141‐147.

Iorio R J，et al.1980.Teratology.22：291‐298.

Kiebzak G M，et al.1982.Endocrinol.110：1 030‐1 036.

Kiebzak G M，et al.1982.ibid.111：650‐652.

Malloy P J，et al.1999.Endocri Rev.20（2）：1 56‐188.

Meyer R A，et al.1980.Endocrinol.107：1 577‐1 581.

Meyer R A，et al.1985.Endocrinol.117：800.

Meyer R A Jr，et al. 1985. Am J Pathol. 118：340 - 342.

Muller Y L，et al. 1998. Pediatr Res. 44（5）：633 - 638.

Roy W A，et al. 1981. J Neurosurg. 55：265 - 271.

Stanbury J B，et al. 1978. The Metabolic Basis of Inherited Disease. 4th ed. McGraw-Hill Book Co. 1260 - 1366.

Tenenhouse H S，et al. 1978. Can J Biochem. 56：640 - 646.

Tenenhouse H S，et al. 1978. Kidney Int. 14：236 - 244.

Van Saun R J，et al. 1996. J Am Vet Med Assoc. 209（6）：1 128 - 1 133.

第九章　遗传性微量元素病

迄今文献报道的以微量元素代谢障碍为主要病理学基础的动物遗传性疾病共有五种，即遗传性缺铁性贫血、贝尔格莱德大鼠铁失利用性贫血、遗传性铜累积病、先天性铜吸收障碍以及遗传性锌缺乏症。这些疾病以往分别划归遗传性血液病、遗传性代谢病和遗传性免疫病，本书专辟一章，把它们集中起来加以介绍，以引起重视且便于比较。

一、遗传性缺铁性贫血
Hereditary Iron Deficient Anemia

遗传性缺铁性贫血，又称 X 性联低色素性贫血（sex‐linked hypochromic anemia）或遗传性小细胞性贫血（inherited microcytic anemia）或遗传性铁缺乏（hereditary iron deficiency）或铁转运遗传缺陷（genetic defect of iron transport），是由于胎盘和（或）小肠铁转运功能先天缺陷所致的一种遗传性血液病。其遗传特性为常染色体隐性类型或 X 性联隐性类型。

病理学特征：胎盘和（或）小肠铁转运功能缺陷，铁吸收或转运不良，体内铁贮备匮乏，血红蛋白生成减少，造成贫血以及各组织器官的缺氧损害。

主要临床表现：低色素性和（或）小细胞性贫血以及缺铁的各项检验所见。

人类迄今未曾见有遗传性缺铁的确切记载。Lundholm（1939）报告的性联低色素性贫血（sex‐linked hypochromic anemia）、Colley（1945）报道的遗传性铁粒幼细胞性贫血（hereditary sideroblastic anemia）以及 Shahidi（1964）所描述的家族性低色素性贫血（familial hypochromic anemia），其血红蛋白合成减少的根本病因都不是缺铁，体内贮备铁不是匮乏而是超载，并存在高铁血症，是铁利用先天缺陷即铁失利用所致的低色素性贫血（杜传书等，1983；程鸿等，1989）。

人类报道的上述贫血，与 Belgrad 大鼠（突变基因符号为 B）的遗传性低色素小细胞性贫血颇相类似。这种 B 大鼠贫血，为常染色体隐性遗传类型，体内铁贮备超负荷，存在高铁血症。病因是先天性铁利用障碍，推测可能是球蛋白链合成异常所致（Edwards 等，1972；程鸿等，1989），现已搞清，是铁的膜转运病（Bowen 等，1987；李毓义等，1994，2001）。

动物的遗传性缺铁性贫血，只报道自然发生于小鼠。见于 mk 小鼠（Edwards 等，1972）和 sla 小鼠（Facolner 等，1962；Grewal，1962；Bannerman 等，1967；Dancis 等，1970；Edwards 等，1972；Sorbie 等，1974；Kingston 等，1978）。

上述两种遗传性低色素性贫血小鼠的发现和确认，为铁代谢和血红蛋白合成等比较生物学研究，提供了容易繁衍的自发性动物模型，已被各国血液病研究机构所广泛采用（李毓义等，1994，2001）。

【病因及发病机理】

小鼠遗传性缺铁性贫血的遗传特性，已通过系谱调查和测交试验得到确定。在 mk 小鼠为常染色体隐性类型，突变基因符号为"mk"，特称小细胞贫血 mk 小鼠（Edwards 等，1972）。在 sla 小鼠为 X 性联隐性类型，突变基因符号为"sla"，特称 X 性联低色素性贫血 sla 小鼠（Falconer 等，1962；Grewal，1962；Edwards 等，1972）。这两种小鼠贫血的根本性病因，都在于先天性铁缺乏。两者的主要发病环节，则有明显的不同。

mk 小鼠的遗传性小细胞性贫血　主要发病环节是小肠黏膜细胞摄取铁的功能发生先天缺陷，因而血清铁低下。体内贮备铁稀少，红细胞游离原卟啉浓度增高，表明缺铁的存在。但患鼠对非胃肠道补给铁剂的利用率不高，清除速率不快，提示细胞摄入铁质的过程有更广泛的损害。现已证实，mk 小鼠除小肠黏膜细胞摄铁功能有缺陷外，发育中的幼红细胞以及单核巨噬细胞系统的铁贮藏细胞也存在摄铁障碍（Edwards 等，1972；程鸿等，1989）。

成年 sla 小鼠的遗传性低色素性贫血　主要发病环节是小肠管壁膜向血浆转运铁的功能有先天缺陷。小肠黏膜内有吸收的铁质堆积，而铁结合蛋白（iron - binding protein）活性低下（Pinkerton 等，1967，1968，1970；Huebers 等，1973；Edwards 等，1974）。小肠黏膜内的这种载铁蛋白，同血液内的运铁蛋白（transferrin）的性质颇相类似（Edwards 等，1975）。sla 小鼠肠黏膜铁转运的缺陷，初生时并不存在，直到离乳前后才逐渐明显（Kingston 等，1974），而且容易被各种饲喂因素所减消（Sorbie 等，1974；Kingston 等，1974；Edwards 等，1975）。

sla 小鼠除成年型遗传性低色素性贫血外，还发现有初生型低色素性贫血（Falconer 等，1962），提示 sla 小鼠可能还存在胎盘的铁转运缺陷（Dancis 等，1970）。以后的铁转运试验显示，对妊娠后半期的不同基因型 sla 雌鼠分别通过腹腔连续注射柠檬酸铁[59]，所生后裔中患初生型贫血的 sla 仔鼠，全身含铁总浓度为每克体重 37.9μg，而表型正常的初生 sla 小鼠（包括正常半合子雄鼠、正常纯合子雌鼠和疾病基因杂合子雌鼠）的全身含铁总浓度为每克体重 45.7μg，两者差异非常显著，表明 sla 小鼠初生型低色素性贫血的主要发病环节是胎盘的铁转运缺陷（Kingston 等，1978；李毓义等，1994）。

【临床表现】

遗传性缺铁性贫血恒在 mk 小鼠和 sla 小鼠品系内呈家族性发生。

在常染色体隐性遗传类型的 mk 小鼠，显症病鼠为疾病基因纯合子个体（基因型为 mk/mk），且雌雄兼有，比数相当；先证鼠的双亲均为不显临床表型的疾病基因杂合子携带畜（基因型为 mk/＋）。

在 X 性联隐性遗传类型的 sla 小鼠，显症病鼠大多为疾病基因的半合子雄鼠（基因型为 sla/Y），个别为疾病基因纯合子雌鼠（基因型为 sla/sla），而疾病基因杂合子雌鼠（基因型为 sla/＋）为不显临床表型的携带畜。

本病的起病时间和临床表现，因小鼠的品系和疾病的类型而不同。

1. mk 小鼠　通常在体内母源铁贮备消耗殆尽的数周龄内起病，呈皮肤和可视黏膜苍白等贫血体征。血液检验，可认血红蛋白含量减少以及 MCV 减小等小细胞性贫血的各项红细胞象指征，还有血清铁减少，运铁蛋白饱和度降低等铁代谢参数指标的改变。病情严重，预后不良，一般经过 3～5 周后死亡。

2. sla 小鼠　通常在出生数日内（初生型）或断奶后（成年型）起病，除皮肤和可视黏膜苍白等贫血的一般体征外，血液检验可认血红蛋白含量减少以及 MCH、MCHC 降低等低色素性贫血的各项红细胞象指征，并有血清铁减少、运铁蛋白饱和度降低等铁代谢参数指标的改变，还有骨髓细胞外铁消失、铁粒幼细胞比例减小等骨髓片铁染色所见。病情虽重，但铁剂注射治疗效果明显，预后佳良。

【诊断】

依据家族发生史以及贫血、缺铁等检验所见，诊断不难。

【治疗】

sla 小鼠的缺铁性贫血，不论初生型还是成年型，胃肠外补铁的疗效均很显著。通常用葡聚糖铁等有机铁注射剂做肌内注射或腹腔内注入，需定期处置并终生坚持。

mk 小鼠的缺铁性贫血，即使施行胃肠外补铁，疗效亦很不理想。

参 考 文 献

程鸿，等.1989. 人类疾病动物模型. 上海：上海医科大学出版社：197-198.

杜传书.1983. 医学遗传学. 北京：人民卫生出版社：506-507.

李毓义，李彦舫.2001. 动物遗传·免疫病学——医学自发模型. 北京：科学出版社：320-322.

Bannerman R M，et al. 1967. Brit J Hematol. 13：1 000-1 013.

Bannerman R M，et al. 1973. ibid. 25：280.

Bowen B J，et al. 1987. Blood. 70：38-44.

Dancis J，et al. 1970. Brit J Hematol. 19：573-578.

Edwards J A，et al. 1972. Comp Pathol Bull. 4：3.

Edwards J A，et al. 1972. ⅩⅣ International Congress of Hematology. Brazil. Abst 12.

Edwards J A，et al. 1974. Clin Res. 22：635A.

Edwards J A，et al. 1975. Am J Clin Nutr. 28：140-145.

Edwards J A，et al. 1975. Clin Res. 23：362A.

Falconer D S，et al. 1962. Genet Res. 3：248-250.

Grewal M S. 1962. Genet Res. 3：238-247.

Huebers H，et al. 1973. Hoppe-Seylers Zeitschrift fur Physiologische Chemie. 354：1 156-1 158.

Kingston P J，et al. 1974. Brit J Hematol. 27：360-361.

Kingston P J，et al. 1978. ibid. 40：265-276.

Lundholm I. 1939. Acta Medica Scandinavia. Supple 102.

Pinkerton P H，et al. 1967. Nature. 216：482-483.

Pinkerton P H，et al. 1968. J Pathol & Bacteriol. 95：155-165.

Pinkerton P H，et al. 1970. Brit J Hematol. 18：211-228.

Sorbie J，et al. 1974. Brit J Hematol. 27：559-569.

二、贝尔格莱德大鼠贫血

Anemia of Belgrade Rat

贝尔格莱德大鼠贫血，简称 B 大鼠贫血，又称遗传性小细胞低色素性贫血（hereditary microcytie hypochromatic anemia）或铁失利用性贫血（iron-achrestie anemia）或贝尔格莱德实验大鼠海洋性贫血样病（thalassemic-like disorder in Belgrade laboratory rat），是辐射诱变贝尔格莱德实验大鼠品系独具的一种铁代谢缺陷和遗传性贫血。其遗传特性，属常染色体隐性类型（Sladic-Simic 等，1963，1969；Edwards 等，1972，1978，1980，1986；Bowen 等，1987；Ivanovic 等，1995，1999；Rolovlc，1995；Oates 等，1996；Garick 等，1997，1999；Fleming 等，1998；Zaric 等，1998；Lusic 等，1999）。

铁失利用性贫血这一遗传性状，在贝尔格莱德实验大鼠通过辐射诱变获得成功，为人类缺铁性贫血、铁失利用性贫血、铁粒幼细胞性贫血等对应病的研究，以及铁质吸收、转运、利用等铁代谢动力学的比较生物学研究，提供了又一种繁衍快速而经济实用的自发性实验动物模型。

美国纽约州立大学医学遗传学部以及波士顿大学医学中心血液学研究室等许多国外医学研究单位，都培育有数量充足的 B 贫血实验大鼠种群，可供使用（Edwards 等，1972，1986；程鸿等，1989；李毓义等，1994，2001）。

【病因及发病机理】

B 大鼠贫血，病因非常明确，系 8 日龄贝尔格莱德实验大鼠经 0.5Gy X 射线照射，诱发常染色体隐性基因突变（代号为 B），形成突变品系所表现出来的一种遗传性状（Sladle‐Simie 等，1963，1969）。遗传特性属常染色体隐性类型（Edwards 等，1972；程鸿等，1989）。

本病的性质长期未定，经过 20 多年的系统深入研究，直到 20 世纪 80 年代后期才基本搞清，属于铁的膜转运病（disorder of membrane transport of iron）。

铁代谢异常的主要缺陷环节，不在运铁蛋白-受体的相互作用（transferring‐receptor interaction）（Edwards 等，1978），不在运铁蛋白的细胞内吞作用（transferrin endocytosis）（Edwards 等，1982），也不在运铁蛋白的释放过程（iron release from transferrin）（Edwards 等，1986），而在铁的细胞内吞囊泡膜转运机制（endocytotie vesicle membarane transport of iron），即运铁蛋白在细胞内吞囊泡中释放的铁离子不能通过囊泡膜转运进入细胞浆（Edwards 等，1986；Bowen 等，1987）。

电泳分析显示，纯合子 B 贫血大鼠（基因型为 B/B）网织红细胞内吞囊泡膜的载体蛋白（分子量为 69 000）极度减少或完全缺如。这可能是 B 大鼠细胞内铁跨膜转运缺陷的遗传生化学基础（Edwards 等，1986；Bowen 等，1987）。

B 大鼠贫血的特征性病理变化：各组织细胞主要是骨髓造血细胞，由运铁蛋白摄取铁的能力低下，且细胞内吞囊泡中的铁离子不能通过囊泡膜进入胞浆线粒体而被利用，结果骨髓等各组织内的可染色铁质稀少，血红蛋白合成不足，发生铁失利用性贫血，同时循环铁池饱和，血浆铁含量增多，而出现高铁血症（hyperferremia）（Edwards 等，1986；Bowen 等，1987）。

新近报道：在贝尔格莱德贫血大鼠发现，对红细胞浆铁质转运起重要作用的 Nramp 2 发生了突变（Fleming 等，1998）；贝尔格莱德贫血大鼠的红细胞缺乏蛋白 4.1a，即红细胞框架结构蛋白有缺陷（Lusic 等，1999）；贝尔格莱德贫血大鼠的红细胞膜上发现 HSP70 样蛋白（Zaric 等，1998）。

【临床表现】

显症大鼠，雌雄兼有，为疾病基因的纯合子个体（基因型 B/B）。其双亲则为不显临床表型的杂合子携带鼠（基因型 B/+）。

初生期或幼年期起病，病程数周至数月不等，亦有存活 1 年以上的。主要症状是生长发育迟缓和渐进增重的可视黏膜苍白等贫血体征（Sladic‐Simic 等，1966，1969）。

特征性检验所见：主要是铁失利用性小细胞低色素性贫血的各项指征：PCV、RBC 和 Hb 减少，伴有不同程度的网织红细胞增多；MCV 和 MCH 降低，红细胞淡染区增大，平均直径减小，卜乔氏曲线左移；血清铁含量和运铁蛋白饱和度增高等高铁血症参数改变。

本病的铁失利用，不同于铁粒幼细胞性贫血，特点是骨髓细胞外铁和铁粒幼细胞不是增多而是减少。

【治疗】

尚无根治疗法。本病的病因不是铁供应不足，而是铁失利用，因此任何形式和途径的补铁疗法非但不能奏效，反而会造成血色病，即更加严重的铁过度负荷（iron overloading）！

参　考　文　献

程鸿，等 . 1989. 人类疾病动物模型 . 上海：上海医科大学出版社：197‐198.

李毓义，李彦舫 . 2001. 动物遗传·免疫病学——医学自发模型 . 北京：科学出版社：322‐324.

Bowen B J, et al. 1987. Blood. 70：38‐44.

Edwards J A，et al. 1972. Comp Pathol Bull. 4：3.

Edwards J A，et al. 1978. Blood. 51：347 - 357.

Edwards J A，et al. 1980. Blood. 55：645 - 648.

Edwards J A，et al. 1982. The Biochemistry and Physiology of Iron. Saltman（Ed）. Amsterdam：Elsevier Biomedical. 159.

Edwards J A，et al. 1986. Blood. 67：623 - 628.

Fleming M D，et al. 1998. Nramp 2 is mutated in the anemic Belgrade rat：evidence of a role for Nramp 2 in endosomal iron transport. Proc Natl Acad Sci USA. 95（3）：1 148 - 1 153.

Garick M，et al. 1997. Biometals. 10（2）：65 - 76.

Garick L M，et al. 1999a. J Cell Physiol. 178（3）：349 - 358.

Garick M D，et al. 1999b. Biochim Biophys Acta. 1449（2）：125 - 136.

Ivanovic Z，et al. 1995. Exp Haematol. 23（11）：1 218 - 1 213.

Ivanovic Z，et al. 1999. Lab Anim. 33（1）：77 - 82.

Lusic M，et al. 1999. Lack of Protein 4. 1 a in red blood cells of the hereditarily anemic Belgrade rat. J Cell Biochem. 75（1）：56 - 63.

Oates P S，et al. 1996. Am J Physiol. 270（5 pt1）：G826 - 832.

Rolovic Z 1995. Exp Hematol. 23（11）：1 152.

Sladic-Simic D，et al. 1963. Brit J Radiol. 36：542 - 543.

Sladic-Simic D，et al. 1966. Genetics. 53：1 079.

Sladic-Simic D，et al. 1969. Ann NY Acad Sci. 165：93 - 99.

Zaric J，et al. 1998a. Evidence for HSP70-like protein in the RBC membrane of the hereditarily anemic Belgrade rat. Mol Cell Biochem. 178（1 - 2）：119 - 125.

Zaric J，et al. 1998. Hemoglobin. 22（3）：217 - 229，231 - 244.

三、遗传性铜累积病

Hereditary Copper Storage Disease

遗传性铜累积病，即遗传性肝硬变（inherited cirrhosis）、遗传性铜病（inherited copper disease），又称铜负荷性肝炎（copper - loaded hepatitis）、铜有关肝病（copper associated hepatic disease）或遗传性铜中毒病（hereditary copper toxicosis），是由于铜排泄功能先天缺陷，铜在肝、肾、脑等组织中沉积所致发的一种遗传性代谢病和中毒病。

遗传特性：属常染色体隐性类型。病理学特征：肝铜的胆汁排泄途径受阻，铜在肝、肾、脑等组织中累积，导致脑组织特别是基底神经节豆状核变性、慢性进行性肝炎以至肝硬变。

主要表现：消化障碍、肝肿大、黄疸等慢性肝炎症状，消瘦、恶病质、腹水等肝硬变体征，急性溶血危象发作以及一定的神经功能紊乱。

人类的遗传性铜累积病，又称遗传性铜蓝蛋白缺乏症（hereditary ceruloplasmin deficiency）或肝豆状核变性（hepatolenticular degeneration）。1912 年由 Wilson 首先描述，特称 Wilson 氏病。其遗传特性属常染色体隐性类型。

根本病因在于铜蓝蛋白合成先天缺陷，铜的肠道吸收增多和胆道排泄减少。病理学特征是过量铜沉积于组织中，尤其在肝、肾、脑、角膜等处，造成肝硬变、脑变性以及肾功能损害。

主要临床表现为进行性肝硬变，伴同基底神经节豆状核变性引起的神经症状以及铜沉积所致的角膜 Kayser - Fleischer 色素环。

治疗要点是控制铜的摄入和促进铜的排出。用二巯基丙醇（BAL）、葡萄糖酸锌等抗铜剂，特别是 D 青霉胺等络合剂长期驱铜，疗效颇佳（曾溢滔等，1981；杜传书等，1983，1992）。

动物的遗传性铜累积病，直至 20 世纪 70 年代中期才开始陆续报道，自然发生于犬，特称犬肝性铜中毒（canine hepatic copper toxicosis）或犬铜代谢缺陷（canine copper metabolism defect），见于 Bedlington Terriers 品系（Padula，1974；Hardv 等，1975；Twedt 等，1979；Ludwig 等，1980；Su 等，1982；Studdert，1982；Owen 等，1982；Robertson 等，1983；Kraft 等，1983；Kelly 等，1984；Hultgren 等，1986；Dimski，1986；Erikkson 等，1983，1989），Doberman Pinscher 品系（Johnson 等，1982；Thornberg 等，1984），西部高地 White Terrier（WHWT）品系（Thornberg 等，1985，1988）以及 Skye Terrier 品系（Haywood 等，1988）。

其中，Bedlington Terrier 犬的遗传性铜中毒为常染色体隐性遗传类型（Johnson 等，1980；Owen 等，1983），同人的 Wilson 氏病基本对应。

据普查推断，美国当前豢养的将近万条 Bedlington Terrier 犬中，带有铜累积突变基因的约占 2/3，为铜代谢和人对应病的比较医学研究，提供了大量自发性动物模型（Owen 等，1982；程鸿等，1989；李毓义等，1994，2001）。

据报道，本病还发现于威尔逊氏病基因突变的大鼠，特称遗传性肝炎 LEC 大鼠（Onot 等，1995）。

【病因及发病机理】

各品系尤其 Bedlington Terriers 品系犬的遗传性铜累积病，同人的 Wilson 病一样，属常染色体隐性遗传类型（Johnson 等，1980；Owen 等，1983）。

根本病因在于决定或调控肝脏金属硫蛋白（hepatic metallothionein）生成的基因发生了突变，引起异常肝脏金属硫蛋白即铜结合蛋白（copper - binding protein）的表达。

主要发病环节是铜与金属硫蛋白结合并滞留在肝细胞溶酶体内，经胆道排泄减少，在肝、肾、脑等组织中累积，而造成肝、肾、脑组织损伤（Thornberg 等，1985；Twedt 等，1989；Kirk 等，1989）。

据测定，遗传性铜中毒病犬肝铜累积，含量高达 2 000～12 000mg/kg，为正常犬的 5～50 倍（Twedt 等，1979）。各品系正常犬肝铜含量一般均低于 35mg/kg，高达 200mg/kg 的甚少（Owen 等，1982）。正常 Bedlington Terriers 犬的肝铜含量为（190～206）±56mg/kg，而遗传性铜中毒 Bedlington Terriers 犬可高达 10 600～12 000mg/kg。且肝铜累积量随年龄而增减：出生至 6 月龄，＜400mg/kg；其后，特别是 1～2 岁期间迅速累积，约为 3 000～6 000mg/kg；至 4～6 岁达到峰值，约为 10 000～12 000mg/kg；然后缓缓回降，10 岁以上老龄病犬约为 4 000～5 000mg/kg，与 2～3 岁病犬的肝铜含量相当（Twedt 等，1979；Owen 等，1982；Kirk 等，1989）。

正常 WHWT 品系犬肝铜含量不到 400mg/kg，WHWT 遗传性铜累积病犬的肝铜累积量最高为 3 500mg/kg，约为正常量的 22 倍。WHWT 品系犬，不同于 Bedlington Terriers 犬，铜终生累积的甚少，通常在 6 月龄时达到峰值，大多在 1～2 年后即恢复正常，而且有些肝铜接近 2 000mg/kg 的亦不显现毒性损害（Thornberg 等，1986，1989）。

犬遗传性铜累积病的病理学改变：主要是肝损害，包括局灶性肝炎（focal hepattns）、慢性活动性肝炎（chronic active hepatitis）、肝坏死以及肝硬变。

肝损害的类型及程度与铜累积量相关：肝铜含量超过 2 000mg/kg，即超过肝细胞溶酶体累积耐力的，才显现肝病变；肝硬变通常发生在肝铜累积峰期之后数月至数年，即肝坏死修复和结缔组织增生期。肝细胞坏死急剧而广泛，溶酶体内累积的铜大量游离并释放至胞浆，进入体循环，导致急性血管内溶血，而出现溶血危象发作（Twedt 等，1979；1989；Owen 等，1982；Thornberg 等，1984，1985，1986，1989）。

Bedlington Terriers 犬的遗传性铜累积病与人的 Wilson 病相比，有异有同。

相同的是，均为常染色体隐性遗传类型；肝铜累积的基础都是胆汁排铜功能先天缺陷；肝损害的基本形式都是肝炎和肝硬变；肝病变都分为四期，即颗粒变性期、轻度局灶性肝炎期、汇管区周围的慢性活动性肝炎期和肝硬变期。

不同的是，病犬铜蓝蛋白正常而不减少；肝铜和肾铜早期即升高，脑铜后期才升高，而角膜 K - F 铜色素环始终不显；肝铜主要沉积在小叶中央而不在汇管周围区，且肝铁也升高，形成由肝细胞和巨噬细胞组成的"铁肉芽肿"（Owen 等，1982；程鸿等，1989）。

【临床表现】

遗传性铜累积病，恒在犬的一定品系内呈家族性发生。Bedlington Terriers 病犬，雌雄兼有，为疾病基因纯合子个体，其双亲则均为不显临床表型的疾病基因杂合子个体，符合常染色体隐性遗传类型的基因分离外显规律（Twedt 等，1979；Johnson 等，1980；Owen 等，1983）。

WHWT 等其他品系病犬的遗传特性尚未确定（Thornberg 等，1989）。

1. Bedlington Terriers 犬的遗传性铜累积病 通常在 3～6 岁即青年至成年期起病显症，亦有不少病犬肝铜升高而不显症或直到中老年才显症的。病程缓长，病情隐袭，除少数因肝组织大范围坏死而死于急性肝衰和急性溶血危象发作者外，大多死于慢性肝衰竭和肝硬变。

临床表现主要包括进行性活动性肝炎、急性肝衰和溶血危象发作以及肝硬变和慢性肝衰竭等三种类型。

（1）进行性活动性肝炎。腹部触诊肝脾肿大，血清检验肝功改变明显，食欲大减，精神委顿，频频呕吐，显现脱水体征，经过数周或数月，施行保肝等支持疗法常可得到缓解。

（2）急性肝衰和溶血危象。系大面积肝组织坏死的外在表现和肝累积铜大量游离并进入体循环的毒性效应。通常在产仔、空运或参展等应激情况下突然发作，表现食欲废绝，嗜眠或昏睡，贫血和黄疸重剧，伴有血红蛋白血症和血红蛋白尿症，血清酶学肝功改变极其明显，血清铜猛然升高，大多在 2～3d 或 1～2 周内突然死亡。

（3）肝硬变和慢性肝衰。多见于病程后期和 10 岁左右的老龄病犬，主要表现衰弱、消瘦、黄疸和腹水，间歇性呕吐和腹泻，血清酶学肝功改变极其明显。最后陷入恶病质状态，并出现嗜眠、昏睡、昏迷等肝脑病（hepatic encephalopathy）症状而转归死亡（Twedt 等，1979；Ettinger，1983；Kirk 等，1989）。

2. WHWT 犬的遗传性铜累积病 病理学基础显著不同于 Bedlington Terriers 犬。其肝铜累积的峰期较早，多在 6 月龄左右；肝铜累积量较小，一般不超过 3 500mg/kg；肝铜超负荷的时间较短，2 岁时已基本恢复正常。因此，其临床表现形式有以下特点：

一是起病的时间较早，一般在 1～3 岁显症；二是有肝铜升高和血清酶学（丙氨酸转氨酶）等生化改变和多灶性肝炎（multifocal hepatitis）等病理学改变而无临床表现的居多；三是虽见有急性肝衰竭，但未曾见有溶血危象发作，这可能是因为其肝铜累积量较低，肝坏死时释放进入体循环的游离毒性铜不够多；四是病程进展到肝纤维化以至肝硬变的病例较少（Thornberg 等，1986，1989）。

【诊断】

家族发生史以及活动性肝炎、肝坏死、肝硬变、溶血危象发作等临床表现和肝功检验所见，都不具特异性，只能引起对本病的怀疑，而非确诊依据。

确定诊断，还必须依赖于肝脏活体穿刺，进行病理组织学和组织化学（染铜）检查，以确认肝损伤与肝铜累积的并存以及两者的相关性。

血铜测定的诊断意义不大，因为除溶血危象发作期间及其前后猛然升高外，通常没有明显改变

（Ettinger，1983；Kirk 等，1989）。

本病杂合子携带犬的筛检指标和方法业已选定和建立，并已用于群体普查。即在 6～9 月龄期间施行肝活体穿刺，测定肝铜含量或通过组织化学（铜染）方法估测肝铜累积（分级）状况。杂合子犬在此期间肝铜含量达到峰值，约为 492～1 043mg/kg，介于纯合子病犬和健犬之间，且差异显著而较少重叠（Owen 等，1983）。

【治疗】

遗传性铜累积病的治疗原则是限制铜摄入和促进铜排泄。

1. 限制铜摄入的措施　补给大量维生素 C，每日 500～1 000mg 内服；补给锌（硫酸锌、醋酸锌或葡萄糖酸锌），每千克体重 5～10mg，每日两次分服。

2. 促进铜排泄的措施　应用铜络合剂（copper chelators）：常用的是青霉胺（penieillinamine），每千克体重 10～15mg，每日两次分服（食前 20min）；四胺驱铜剂（tetramine cupretic agents）如 trientine，每千克体重 10～15mg，每日两次分服，疗效与青霉胺相仿；2，3，2-四胺（2，3，2-tetramine），每千克体重 15mg，每日两次分服，疗效比前两种铜络合剂大 4～9 倍。连用 200d 之后，肝铜含量平均减少 3 282mg/kg，即平均每日尿中排铜达 2mg 之多。对已发生肝坏死和溶血危象的重症病犬亦有同样显著的疗效（Hoogenraad 等，1986；Allen 等，1987；Twedt 等，1988；Thornberg 等，1989；Kirk 等，1989）。

参 考 文 献

程鸿，等 . 1989. 人类疾病动物模型 . 上海：上海医科大学出版社：590 - 592.

杜传书 . 1983. 医学遗传学 . 北京：人民卫生出版社：648 - 650.

杜传书 . 1992. 医学遗传学 . 第 2 版 . 北京：人民卫生出版社：816 - 819.

李毓义，李彦舫 . 2001. 动物遗传·免疫病学——医学自发模型 . 北京：科学出版社：324 - 328.

曾溢滔，等 . 1981. 蛋白质和核酸遗传病 . 上海：上海科学技术出版社：136 - 137.

Allen K G D, et al. 1987. Am J Vet Res. 48：28.

Dimski D S. 1986. South-West Vet. 37：251 - 253.

Erikkson J. 1983. Acta Vet Scand. 24：148 - 152.

Erikkson J, et al. 1989. J Comp Pathol. 100：443 - 448.

Ettinger S J. 1983. Textbook of Veterinary Internal Medicine. Diseases of the Dogs and Cats Vol Ⅱ . 2nd ed. Philadelphia：Saunders Co. 1 408.

Hardy R M, et al. 1975. Minn Vet. 15：13 - 24.

Haywood S, et al. 1988. Vet Pathol. 25：408 - 414.

Hoogenraad T U, et al. 1986. Lancet. 11（8499）：170.

Hultgren B D, et al. 1986. Am J Vet Res. 47：365 - 377.

Johnson G F, et al. 1980. Am J Vet Res. 41：1 865 - 1 866.

Johnson G F, et al. 1982. J A V M A. 180：1 438.

Johnson G F, et al. 1984. Vet Pathol. 21：57.

Kelly D F, et al. 1984. J Small Anim Pract. 25：293 - 298.

Kirk R M, et al. 1989. Current Veterinary Therapy X. Small Animal Practice. Philadelphia：WB Saunders Co. 891 - 893.

Kraft W, et al. 1983. Klein tierpraxis. 28：115 - 117.

Ludwig J, et al. 1980. Lab Invest. 43：82 - 87.

Onot, et al. Deletion of the Wilson's disease gene in hereditary hepatitis LEC rats. Jpn J Genet. 1995. 70（1）：25 - 33.

Owen C A, et al. 1982. Am J Pathol. 106：432 - 434.

Owen Jr C A, et al. 1983. Am J Vet Res. 44：694 - 696.

Padula M. 1974. Bull Bedlington Terrier Club Am. 11 - 16.

Robertson H M，et al. 1983. Aust Vet J. 60；235 - 238.

Scheinberg I H，et al. 1969. Duncan's Diseases of Metabolism Vol Ⅱ. Bondy（Ed）. Philadelphia：WB Saunders Co.
　　1 321 -1 334.

Studdert V P. 1982. Aust Vet J. 59：128.

Su L C，et al. 1982. Am J Physiol. 66：699 - 707.

Thornberg L P，et al. 1984. J Am Anim Hosp Ass. 20：1 003.

Thornberg L P，et al. 1985. Vet Med. 80：50.

Thornberg L P，et al. 1985. Vet Pathol 22：327.

Thornberg L P，et al. 1986. Vet Pathol. 23：148 - 154.

Thornberg L P 1988. Companion Anim Pract. 2：3.

Thornberg L P. 1989. Current Veterinary Therapy X. Small Animal Practice. Kirk（Ed）. Philadelphia：WB Saunders
　　Co. 889 - 890.

Twedt D C，et al. 1979. J A V M A. 175：269 - 275.

Twedt D C，et al. 1988. J A V M A. 192：52.

Twedt D C，et al. 1989. Current Veterinary Therapy X. Small Animal Practice. Kirk（Ed）. Philadelphia：WB Saunders
　　Co. 891 - 893.

四、先天性铜吸收障碍

Congenital Copper Malabsorption

　　先天性铜吸收障碍，即性联先天性铜吸收障碍（X - linked congenital copper malabsorption）简称 X - LCCM，又称曼克病（Menke's disease）、卷发病（kinky - hair disease）或营养不良性灰发症（trichopoliodystrophy），是由于肾和小肠铜排泄功能先天缺陷所致发的一种兼有铜缺乏和铜蓄积的遗传性代谢病。其遗传特性，属 X 性联隐性类型。

　　病理学特征，肾和小肠铜排泄功能先天缺陷，铜金属硫蛋白蓄积，小肠对铜的吸收反馈减少。各种含铜酶活性降低，引起脑灰质变性和白质脱髓鞘等致死性铜缺乏和铜蓄积的病变。主要临床表现为皮毛褪色、卷曲以及各种神经功能紊乱。

　　人类曼克病，属 X 性联隐性遗传类型，胎内和出生后各组织铜分布异常，血浆、肝、脑等组织中铜浓度低，而小肠、肾、成纤维细胞和羊膜细胞等组织细胞中铜浓度高，即体内铜缺乏和铜蓄积并存。基本病变是小脑变性和白质脱髓鞘。临床表现主要为头发特殊（钢发、灰发和卷发），神经功能紊乱和致死性病程（杜传书等，1992；Kaler，1998）。

　　动物曼克病，报道见于由 C57BL 近交系小鼠自发产生的斑纹状基因突变小鼠（Bnndled　mice）（Prins 等，1982；Kuznetsov 等，1996；Reed 等，1997）。其病因、病理和临床表现等各方面，同人的曼克病基本对应。

　　小鼠先天性铜吸收障碍的发现和确认，为研究曼克病、威尔逊病（Wilson disease）等遗传病以及铜吸收、排泄、分布等代谢机制，提供了自发性实验动物模型（Prins 等，1982；程鸿等，1989；李毓义等，1994，2001）。

　　新近报道，本病还发生于 mucular 小鼠（Suzuki - Kurasaki 等，1997）。

【病因及发病机理】

　　小鼠曼克病的根本病因，在于先天缺陷造成的肾和小肠铜排泄功能障碍，以及随后的小肠吸收反馈性抑制。其遗传特性属 X 性联隐性类型。业已查明，小鼠斑纹状突变基因位于 X 染色体上，是 X

染色体斑色位点上 5 个等位基因中的一个，基因符号为"Mo^{br}"。目前已识别 4 种基因型。即正常雄性、正常雌性、杂合子雌性（＋/Mo^{br}）及半合子雄性（Mo^{br}/Y）。

小鼠 X-LCCM 的主要发病环节，据认为在于肾小管和小肠上皮细胞溶酶体降解铜金属硫蛋白（copper-metallothionein）的机制存在先天缺陷，以致肾小管和小肠上皮细胞对铜的排泄和分泌受阻，而发生铜蓄积。肠上皮细胞铜的蓄积，又反馈地抑制消化器官对铜的吸收，结果造成严重的铜缺乏。实测表明，病鼠血浆、肝、脑等部位铜浓度降低，而肾脏、小肠和成纤维细胞等组织中却有过量铜蓄积。

体内可利用铜缺乏，使含铜酶类活性低下，如细胞色素 C 氧化酶和多巴胺-β 羟化酶活性低下，致发大脑皮质和丘脑核变性，小脑灰质变性和白质脱髓鞘；赖氨酰氧化酶活性低下，引起血管扭曲而影响生命器官的血液供应，酪氨酸酶活性低下，造成被毛的褪色。

【临床表现】

X-LCCM，恒在斑纹小鼠品系内呈家族性发生。显症的病鼠全属雄性，系疾病基因半合子个体，基因型为 Mo^{br}/Y。雌性杂合子，基因型为＋/Mo^{br}，系不显临床表型但能向下代传递疾病基因的携带者。通常在胎内起病，生后两天即开始显症。

主要临床症状：皮毛褪色，或灰或白，卷曲，被毛紧缩而出现波纹，并有震颤、抽搐、共济失调等神经功能紊乱。绝大多数病鼠因铜严重缺乏而于 2~3 周内死亡。

特征性检验所见：血浆铜含量降低；血浆铜蓝蛋白以及酪氨酸酶等含铜酶类的活性低下；体外培养的成纤维细胞中有过量铜沉积；典型的口服 ^{64}Cu 负荷试验（typical oral ^{64}Cu loading test）显示铜吸收障碍。

【诊断】

论证诊断依据包括：符合 X 性联隐性遗传特点的家族发生史；皮毛褪色卷曲等特异症状；短急而致死的病程；铜缺乏的各项检验所见。

X-LCCM 杂合子小鼠筛检的主要依据：雌性毛皮颜色褐白混杂；活体穿刺羊膜细胞或体外培养成纤维细胞中铜含量较高。

【治疗】

尚无根治疗法。尽管缺铜严重，但口服补铜一概无效。

参 考 文 献

程鸿，等.1989.人类疾病动物模型.上海：上海医科大学出版社：582-584.

杜传书.1992.医学遗传学.北京：人民卫生出版社：492.

李毓义，李彦舫.2001.动物遗传·免疫病学——医学自发模型.北京：科学出版社：329-330.

Kaler S G. 1998. Am J Clin Nutr. 67（5 suppl）：10 29S-10 34S.

Kuznetsov A V, et al. 1996. J Biol Chem. 27（1）：283-288.

Mishima K，et al. 1999. Exp Eye Res. 68（1）：5965.

Prins H W，et al. 1982. Comp Pathol Bull. 14：1.3-4.

Reed V，et al. 1997. Hum Mol Genet. 6（3）：417-423.

Suzuki-Kurasaki M，et al. 1997. J Histochem Cytochem. 45（11）：1 493-1 501.

五、遗传性胸腺发育不全

Hereditary Thymus Hypoplasia

遗传性胸腺发育不全，又称致死基因特性 A_{46}（lethal trait A_{46}）、遗传性锌缺乏症（hereditary zinc deficieney)、多汗综合征（hyperhidrosis syndrome）和 Adema 病（morbus Adema），是由致死基因 A_{46} 所决定的一种常染色体隐性遗传类型的原发性细胞免疫缺陷病。

病理学基础：锌吸收功能障碍、胸腺发育不全和细胞免疫功能缺陷。

临床特征：皮肤角化不全、脱毛、腹泻等缺锌症状和易患感染、迟发型超敏反应缺如、体外 T 淋巴母细胞转化率低下等细胞免疫缺陷表现。

本病只报道发生于 Friesian 后裔黑花丹麦（Black Pied Danish）乳牛和短角牛（Andresen 等，1970，1974；Kroneman 等，1975；Flagstad，1976；Price 等，1982；Brummerstedt 等，1971，1987；Vogt 等，1988；Perryman 等，1989；Machen 等，1996）。

牛的遗传性胸腺发育不全跟人的遗传性锌缺乏症，即一种因小肠细胞摄取和浓集锌的功能发生缺陷所致的肠原性肢体皮炎（acrodermatitis enteropathica，AE）相对应（Moynahan，1974，Good 等，1980；Prasad，1984；Fraker 等，1986），可作为动物模型，用于研究婴儿 AE 的病因、诊断及防治，探索微量元素锌与免疫功能的具体关系，特别是锌离子在淋巴细胞成熟过程中的作用（李毓义等，1994，2001）。

【病因及发病机理】

遗传性胸腺发育不全的根本病因，在于致死基因 A_{46} 纯合子犊牛的小肠对锌的摄取、浓集机能有先天性缺陷，造成锌吸收障碍及内源性相对性锌缺乏症。即使奶代用品、草、料中的锌含量远远超出锌的标准供应量（每千克干物质 30mg），病犊仍处于严重的缺锌状态，血锌含量仅为 0.14mg/L，而对照健犊为 1.44mg/L，相差达 10 倍之多（Flagstad，1976；Price，1982；Perryman 等，1989；Machen 等，1996）。

特征性病理变化：除表皮棘细胞层水肿、棘层松解（acantholysis）、颗粒层透明角质颗粒丧失、角化层核残留（persistence of nuclei）以及角化不全的复层痂皮形成（formation of amultilayered parakeratotic crust）等锌缺乏所致的皮肤角化过程障碍外，还有胸腺萎缩，其重量仅为 12～40g，体积不及正常的 1/5，皮质部和髓质部 T 淋巴细胞均匮乏，主要由脂肪细胞构成，有零星的胸腺小体（Hassall 氏小体）。脾脏和淋巴结的胸腺依赖区内淋巴细胞亦稀少（Brummerstedt 等，1971；Trautwein，1971）。

由于锌缺乏和胸腺发育不全，显现体外 T 淋巴细胞转化率低下、迟发型变态反应缺如、容易发生各种感染等一系列细胞免疫功能障碍（Flagstad 等，1972；Brummerstedt 等，1973）。病犊用肝片形吸虫蚴实验感染 1 个月之后，末梢血嗜酸性粒细胞数始终波动于正常范围之内。对吸虫抗原皮肤试验不出现迟发型和速发型变态反应，而对照组健犊和经补锌治疗而临床缓解的病犊，白细胞分类计数嗜酸性粒细胞高达 10% 以至 20% 以上，显示嗜酸性粒细胞增多症，持续 4～6 周之久，并出现阳性速发型和迟发型变态反应（Flagstad 等，1972）。

新近的动态观察表明，A_{46} 纯合子病犊 T 淋巴细胞参数是在出现锌缺乏之后才发生改变的。病犊 T 淋巴细胞的数量和活性在出生时正常，以后则随着血浆锌浓度而改变。血浆锌浓度降低时，T 细胞数目减少，活性低下。补锌后，血浆锌浓度升高，T 淋巴细胞的数目和活性亦随之回复（Vogt 等，1988；Perryman 等，1989）。更重要的是发现遗传性锌缺乏病犊的 T 淋巴细胞亚群构成有波动性改变，而且循环 B 淋巴细胞数目减少，对 T 细胞依赖性抗原免疫接种后的抗体应答减退。动态检测证明，A_{46} 纯合子病犊在 12 周龄发病期间，CD_4^+ 辅助 T 细胞的比例明显下降；循环 B 淋巴细胞的数目亦相对减少；注射 T 细胞依赖性噬菌体抗原 ΦX174 后所产生抗噬菌体 ΦX 的中和抗体滴度明显降低，与锌缺乏鼠的观察结果相一致（Fraker 等，1986）。这提示遗传性胸腺发育不全病犊不同于婴儿 AE 的独特之处是，不仅 T 细胞介导的细胞免疫有缺陷，而且受 CD_4^+ 辅助 T 细胞调节的 B 淋巴细胞的数量、活性以及体液免疫功能亦有一定程度的改变（Perryman 等，1989；李毓义等，1994，2001）。

经先证者的系谱调查和测交试验确定，黑花丹麦乳牛和短角牛的遗传性胸腺发育不全均为单基因常染色体隐性遗传类型，即病犊为 A_{46} 基因纯合子，而 A_{46} 基因杂合子为不显病征的携带者（Andresen 等，1970；Basse 等，1974；Kroneman 等，1975；Vogt 等，1988）。

迄今为止的所有临床观察和实验研究一致表明，基因 A_{46} 所决定的致死性完全归因于病畜小肠锌吸收先天性障碍所造成的内源性相对性锌缺乏。胸腺发育不全、淋巴细胞功能缺陷、食欲障碍、电解质平衡紊乱、皮肤和黏膜屏障破坏、吞噬细胞活性减退以至免疫应答低下等遗传性胸腺发育不全的各种病变和缺陷，都是机体严重缺锌的后果。因此，一俟缺锌状态通过补锌而被解脱，则上述所有的缺陷和病变即可迅速或逐渐逆转而得到康复（Stober，1971；Flagstad 等，1972；Vogt 等，1988；Perryman 等，1989；李毓义等，1994）。

【临床表现】

发生具家族性，先证病畜的双亲为 A_{46} 杂合子和（或）纯合子。病畜为显现临床表型的致死性基因 A_{46} 的纯合子，两性兼有。A_{46} 杂合子则为疾病基因携带者，不显症状，但可向子代传递基因。同族中显病畜与携带畜的比例，符合单基因常染色体隐性遗传类型的孟德尔规律（Stober，1971；Basse 等，1974；Vogt 等，1988）。

纯合子病犊出生时外观正常，通常起病于 2～8 周龄。病初的临床症状主要包括精神委顿、食欲减退、生长停滞、鼻镜变红、牙床色泽变暗并有溃疡、大量流涎、多汗（冬季体表犹如披盖了一层白霜）和腹泻。约 1 周之后即显现脱毛和皮肤被覆鳞屑、结痂等角化不全病变，一般从口、眼开始，然后扩延到下颌间隙、耳根以至颈侧、四肢及腹下。皮肤脆弱易损，鼻镜和四肢关节周围的皮肤常形成龟裂、皲裂或溃烂。病犊抵抗力低下，大多继发皮肤炎、肠炎、肺炎等各种内外源感染，如不及时大量补锌治疗，则恒于 4～6 月龄之内死亡（Stober，1971；Vogt 等，1988；Perryman 等，1989）。

检验所见：主要包括病犊血浆锌浓度极度低下，不足 0.2mg/L，约为健犊（1.44±0.44mg/L）的 1/10（Price 等，1982）；二硝基氯苯（DNCB）皮肤试验延迟型变态反应微弱或阴性（Andresen 等，1970）；淋巴细胞体外培养对植物血凝素、刀豆蛋白 A 和美洲商陆丝裂原（pokeweed mitogen，PWM）的母细胞转化应答能力低下，每分钟脉冲数差额（ΔCPM 或 dcpm）为 $10 \times 10^3 \sim 150 \times 10^3$（Perryman 等，1989）；在 12 周龄发病期间，T 淋巴细胞特别是 CD_4^+ T 淋巴细胞减少，以致 B 淋巴细胞相对反应明显低下和短暂（Perryman 等，1989）。

【诊断】

遗传性胸腺发育不全的论证诊断依据是：家族发生史；皮肤角化不全，腹泻和反复感染等临床表现；锌缺乏和细胞免疫功能缺陷的各种检验所见；大量补锌的显著疗效。

必要时可进行淋巴结和（或）胸腺的活体穿刺或尸检病理组织学检查。

【治疗】

针对小肠锌吸收功能先天性缺陷所致内源性相对性锌缺乏症这一根本病因，本病唯一的卓效疗法是终生大量补锌。通常使用硫酸锌或氧化锌等，拌于饲料或混入饮水和乳代用品内给予。每日补锌量开始为 500～1 000mg，约 4 周后减为 200～400mg，并终生维持。

补锌可使食欲最早恢复并迅速增重，血浆锌浓度约在 1～2 周内即接近或达到正常水平（>1mg/L），皮肤病变的消除则需要 3～4 周。其后，末梢血 T 淋巴细胞数、CD_4^+ T 淋巴细胞和 B 淋巴细胞相对数、对 T 细胞依赖性抗原噬菌体 ΦX174 的抗体应答、对 DNCB 皮肤试验的延迟型变态反应以及淋巴细胞对致丝裂物质的母细胞转化率等各项指标以至胸腺、淋巴结、脾脏等初级和次级淋巴组织结构均相继恢复常态（Brummerstedt 等，1971；Price 等 1982；Perryman 等，1989；李毓义等，1994，2001）。

（张国才　高英杰　胡冬琴）

参 考 文 献

李毓义，李彦舫 . 2001. 动物遗传・免疫病学——医学自发模型 . 北京：科学出版社：330 - 333.

Andresen E，et al. 1970. Nord Vet Med. 22：473 - 485.

Andresen E，et al. 1974. Ibid. 26：279 - 293.

Basse A E，et al. 1974. Ibid. 26：275 - 278.

Bosma A A，et al. 1979. Vet Quarterly. 1：121 - 125.

Brummerstedt E，et al. 1971. Acta Pathol Microbiol Scand. Sect A 49：686 - 687.

Brummerstedt E，et al. 1973. Nord Vet Med. 25：392 - 398.

Brummerstedt E. 1987. Immune Deficient Animals in Biomedical Research. Rygaard（Ed）. Karger. Basel. 47 - 50.

Flagstad T，et al. 1972. Res Vet Sci. 13：468 - 475.

Flagstad T. 1976. Nord Vet Med. 28：160 - 169.

Flagstad T. 1977. ibid. 29：96 - 100.

Fraker P J，et al. 1986. Fed Proc. 45：1 474 - 1 479.

Good R A，et al. 1980. Primary Immuno-deficiencies. Seligmann（Ed）. Amsterdam. Elsevier/North Holland Biomedical
    Press. 223 - 234.

Herzog A，et al. 1971. Vorlaufige Mitteilung Giessener Beitrage Zur Erbpathologie und Zuchthygiene. 3：1 - 6.

Kroneman J，et al. 1975. Zentralbl Veterinaermed. 22 Reich A：201 - 208.

Larson P W，et al. 1971. VM/SAC. 66：667 - 670.

Machen M，et al. 1996. Bovine hereditary zinc deficiency lethal trait A - 46. J Vet Diagn Invest. 8（2）：219 - 227.

Moynahan E J. 1974. Lancet. ii：399 - 400.

Perryman L E，et al. 1989. Vet Immunol Immunopathol. 21：239 - 240.

Prasad A S. 1984. Fed Proc. 43：2 829 - 2 834.

Price J，et al. 1982. Vet Rec. 110：478.

Stober V M. 1971. Dtsch Tierärztl Wochensch. 78：257 - 264.

Trautwein G. 1971. ibid. 78：265 - 269.

Vogt D W，et al. 1988. Am J Vet Res. 49：120 - 121.

第十章　染色体畸变

每种生物都有一定数目的染色体，每条染色体上都有按一定次序排列的基因。在某种条件下，染色体的数目和它上面的基因排列次序发生变化，称为染色体畸变（chromosome aberration）。由染色体畸变所致的疾病，统称染色体病。

染色体畸变有两种形式：染色体数目变异和染色体结构变异。后者即染色体上基因排列次序的变异（李毓义等，1994，2001）。

一、染色体数目变异

染色体数目变异可分为整倍体变异（euploid variation）即多倍体变异和非整倍体变异（aneuploid variation）即异倍体变异两大类。整倍体变异包括单倍体（haploid）和多倍体（polyploid）。非整倍体变异包括单体（monosomic）、三体（trisomic）、缺体（nullisomic）和超数染色体（supernumerary chromosome）或 B 染色体。此外，染色体数目变异还包括既非单纯整倍体变异又非单纯异倍体变异的嵌合体。

（一）整倍体变异

一般来说，动物体细胞内的染色体有两套，称为二倍体，写作 2n。如果染色体成套地增加，即成为多倍体。有 3 套染色体的，称为三倍体，写作 3n；有 4 套的，称为四倍体，写作 4n，依此类推。反之，如果染色体比原来减少一套，而仅存在一套染色体，则称为单倍体。

对牛 5 个品种调查发现，多倍体的出现频率分别是：夏洛莱（Charolias）2.16%（30 头/7 192 个细胞）；曼因安乔（Maine - Anjou）5.09%（19 头，3 932 个细胞）；利木赞（Limousin）3.22%（19 头/5 530 个细胞）；诺尔曼德（Normande）3.58%（30 头/8 260 个细胞）；Frisonne 4.20%（30 头/5 952 个细胞）。美国海福特牛，多倍体出现频率平均达 7.0%（5.2%～10.8%）。Popescu 报道夏洛莱牛群的肌肥大症可能与染色体多倍体变异有关，主要是 4n 多倍体细胞。Dunn 等（1970）报道 1 例真两性畸形牛的核型为二倍体/三倍体异源嵌合体。对表现有中枢神经系统异常的牛进行的核型检查表明，病体的细胞大多是（28 例中有 23 例）2n 至 4n 的嵌合体细胞。

Mcfeely 等（1968）在早期牛胚胎的研究中发现，12 个胚细胞中有 1 个为二倍体-四倍体同源嵌合性（mosaicism），其二倍体细胞与四倍体细胞的比为 11：7。Eldridge 等（1978）发现，13 个早期胚细胞中有 1 个为三倍体细胞。Mcfeely 等（1967）在对 7 头母猪 88 个胚细胞的调查中发现，10% 的胚细胞具有染色体缺陷，其中多倍体核型包括三倍体 XXX、四倍体 XXYY、三倍体 XYY、三倍体 XXY、二倍体 XX/三倍体 XXX，以及四倍体 XXXX。Moon 等（1975）从 15 个胚细胞（着床前）中发现 3 个混倍体（mixopbid），核型分别为 2n/4n，2n/6n 和 2n/3n。临床健康绵羊也可能出现染色体多倍体细胞。对 20 头 2 岁以下绵羊的调查表明，多倍体细胞占 1.37%，并随年龄而增长。山羊多倍体频率为 3.1%。

Fechheimer（1981）对孵化 16～18h 的 9 216 个鸡胚样本就大染色体进行了调查，发现 5.2% 的胚胎具有核型异常。在这些异常核型中，81% 为单倍体或 2n 以上的多倍体。

另有报道，孵化 16～18h 的鸡胚，单倍体出现频率为 0.6%～14%，三倍体为 0.4%～2.6%，四倍体为 0～0.3%。据观察（Fechheimer 等，1968；Bloom，1972）单倍体鸡胚发育异常，大多在孵化早期死亡。

自 Ohno 等（1963）首报 5 例三倍体鸡（核型为 3A - ZZW）存活以来，相继发现各发育阶段的三倍体鸡总数已超过 50 例。具有 3A - ZZZ 和 3A - ZZW 遗传型的三倍体鸡胚可存活至发育成熟。但 3A - ZWW 在出壳鸡雏中从未发现。提示这种核型不能完成发育。3A - ZZZ 雄性与二倍体之间在表型上有所不同，睾丸产生遗传上不平衡而多型性的异常精子。3A - ZZW 则表现为不同程度的间性。

在鸡胚中曾观察到两种四倍体，即 4A - ZZZZ，4A - ZZWW（Blcom，1974）。

混倍体除鸡胚外，还报道有 2 例成年鸡混倍体，均系间性：1 例为二倍体雄性—雌性，AA - ZZ/AA - ZW；另 1 例为二倍体雌性-三倍体雄性，AA - ZW/AAA - ZZZ（Abdel - Hameed 等，1971）。

牛胚泡多倍体出现频率通常不足 1%，最高可达 10%；在猪约为 0～27%。且有随卵龄而增加的趋势，即多倍体的出现频率随受精延迟而增高（Hare 等，1980）。Hancock（1959）认为，这是因为老龄卵子接受"多精入卵"或"多精受精"（polyspermy）的几率较大。

单倍体主要是由于卵子未受精，通过单性生殖产生的。由未受精卵发育为成体，称为孤雌生殖或单性生殖（parthenogenesis）。在某些低等动物，孤雌生殖是正常现象。但在蛙、鼠和鸡，单倍体常在胚胎发育过程中夭折。

鸡的三倍体主要系卵子减数分裂错误所致，其中 75% 是由于第二次减数分裂被抑制，15% 是第一次减数分裂被抑制。剩余的 10% 是由于二精入卵（dispemy），即 1 个卵细胞受精于 2 个精子。产蛋期对三倍体的出现频率有明显影响。母鸡从 19 周龄至 27 周龄，其鸡胚三倍体的出现频率逐渐降低。四倍体，含父系和母系染色体各 2 套。一般认为这是胚泡在第一次减数分裂时，分裂的 2 个产物未能真正分离所致。五倍体（pentaploid）十分罕见（2+/9 216 个胚胎），含 5 套染色体，可能是 1 个四倍体的卵子被 1 个精子受精所产生的。

（二）非整倍体变异

非整倍体变异，是指在正常体细胞（2n）的基础上发生个别染色体而不是整套染色体的增减。

1. 单体　单体是指二倍体染色体组缺少一个染色体的个体，通常用 2n - 1 表示。

性染色体单体（XO）已报道发生于人、小鼠、大鼠、猫、犬、猪、马以及鸡。人的性染色体单体，特称 Turner 氏综合征，又名先天性性畸形——性腺退化症。患者的核型为 45,XO，即性染色体中只有 1 条 X 染色体，这种人外貌像女子，但副性征不发育，卵巢内只有结缔组织条索，原发性闭经，无生育力。

在动物，已报道有 4 例长白猪呈 37,XO 核型，与人的 Turner 氏综合征相似。这些病猪长到 40～85kg 时仍不发情，其中 1 头具有卵巢和发育不全的阴茎，另外 3 头卵巢发育不全，机能低下，且四肢短小而弯曲。

Payne 等（1968）首报了 63,XO 核型的病马。其体型较小，卵巢和子宫发育不全，性周期不规律也不明显。其后，又从繁殖障碍母马中，相继检出一些 XO 个体（Blue 等，1978；Huhtinen 等，1990；Stewart - Scott 等，1990；Davies，1995），现已报道近 30 例。单纯 XO 个体，均为不育者，但有些 XO/XX 个体仍有生育力。

Smith 等（1989）报道 1 例 77,XO 病犬，显现性腺发育不全。

37,XO 病猫仅报道 1 例，其外部性器官和卵巢发育不认异常，但患有先天性主动脉狭窄，生后第 3 天即夭亡，皮肤细胞检查缺少 1 条 X 染色体。

Hinrichs 等（1997）报道了 1 例美洲驼 X 染色体单体。

在鸡，曾见有1日龄胚的单体，核型为2A＋ZO，从未见到2A＋WO核型，亦未见到4日龄以上鸡胚的2A＋ZO核型，这表明单体胚通常在孵化早期即夭亡。

所有XO个体，或多或少都具有雌性的外部表型，但除小鼠和大鼠外，通常无生育力。

鸡常染色体单体，多发生于3号或4号染色体。

2. 三体 三体是指某对染色体多了1条的个体，通常用2n＋1表示。有常染色体三体和性染色体三体之分。

（1）常染色体三体。人21号染色体的三体，特称Down氏综合征，表现精神迟钝，心脏畸形，寿命缩短。

家畜的常染色体三体，已有不少报道。Gluhovschi等（1972）报道了4例23号染色体三体牛，均为"侏儒"。据报道，一些三体牛为致死性畸变（Herzog等，1968，1977；Mori等，1969；Dunn等，1972）。分别显现下颌缺损（缩短），关节弯曲，脑水肿，腹水，隐睾，先天性心脏病等表型。Tschudi等（1975，1977）报道了另外2例与三体有关的先天性异常：1例显示脐疝和心脏缺损；另1例为间性，并伴有关节弯曲和微眼畸形（microophthalmia）。

Coates等（1988）报道了3例牛胎儿畸形，其中2例的核型分别鉴定为61,XY＋27和61,XX＋21。

Murakami等（1989）报道了1例三体牛核型为61,XX＋20，具有正常的发情周期，但5次人工授精未孕。

Gallagher等（1999）报道了1例畸形半胎儿常染色体三体，核型为61,XX＋20。Long（1984）报道了1例核型为61,XX＋21的犊牛，具有正常的阴门，但从阴唇间突出类似于阴茎的纤维索状组织。Chiostensen等（1999）报道了1例活海福特牛22号染色体三体。

Klunder等（1989）报道了1例标准种马驹的常染色体三体，先天性异常，核型为65,XY＋23。显现面部不对称，左眼比右眼高。头和尾偏向右侧，睾丸小等表型。Bowling等（1999）报道了2例常染色体三体马，核型分别为64,XX，－26，＋t（26q，26p）和65,XX＋30。前者体型小，前肢呈重度角偏离（angular deviation）以及轻度多指（趾）畸形；后者精神迟钝，缺乏精力。Power（1987）报道1例28号染色体三体，表型为雄性，但身材矮小，隐睾，类似于Down氏综合征，该马的半同胞妹为X，15易位。Lear等（1999）报道了1例纯种马驹常染色体三体，核型为65,XY＋31。

在猫，仅有1例死胎常染色体三体的报道，其染色体数为2n＝38＋1，经G带染色确定为D₂（即D群的第2号）染色体三体。

在鸡，4日龄胚的三体全部发现于1号、2号和4号染色体。雏鸡和青年鸡的三体已有2例报道：1例雏鸡为15～18号染色体中的某一染色体为三体（Bloom等，1978）；另1例10月龄的Roos's X Emporer goose杂交二代（R）鸡，1号大染色体为三体（Shoffner等，1973）。

（2）性染色体三体。XXX，在人称为超X综合征，又名超雌（super female），表型一般为身材矮小、骨骼成熟延迟等多种轻度畸形，月经不调，不孕，毛发稀少，多伴有智力障碍，核型为47,XXX。

动物的XXX三体，已发现于猪胚胎、牛和马等。在牛已有几例报道（Rieck等，1970；Norberg等，1976；Linares等，1981；Buoen等，1981；Swartz等，1983；Moreno-Millan等，1987），基本特征包括：雌性表型；发情延迟或不发情；子宫和卵巢发育不全；核型为61,XXX。Pinheiro等（1987）首报1例XXX兼1/29易位的母牛，卵巢和性腺小，呈幼稚型，为不育个体。

已报道XXX核型马8例，其中1例子宫小且内膜发育不全，卵巢发育不全，无卵泡。性周期不规律（Chandley等，1975）；其余7例均显正常雌性表型（Moreno-Millan等，1989）。染色体检查为65,XXX。Switonski等（2000）报道了1例不孕母犬为XXX核型。

XXY，在人称为 Klinefelter 氏综合征，又名睾丸发育不全症，属先天性性别畸形，外貌像男子，睾丸发育不全，不能产生精子，无生育力，常有女性的乳房，智力低下，染色体检查为 47,XXY。

Breeuwsma（1968）报道了 1 例 Dutch Landrace 猪具有 39,XXY 染色体核型，表型与人的 Kilnefelter 氏综合征相似。另报道见于长白猪，外貌呈雄性特征，体重达 120kg 时，睾丸仍发育不全（178g），阴茎长度仅为 3cm，解剖睾丸见有精细管和足细胞，不见成熟的精子，贮精囊不发达，也不见有子宫样组织。核型为 39,XXY,X 染色质检查，神经细胞阳性率达 90%，除上述单纯 XXY 个体外，还见呈嵌合体的 XXY 个体。在牛已有几例报道（Scort 等，1965；Finger 等，1969；Logue 等，1979），所有病例均显雄性外观，睾丸发育不全，亦有雌雄同体的，核型为 61,XXY。一般认为，第 2 条染色体是迟复制的（late replicating）。Rieck 等（1970）指出，1 头 XXX 母牛是 1 头 61,XXY 公牛的祖母，揭示一定品系具染色体三体家族性倾向。

在马，虽有几例报道（Basrur 等，1970；Dunn 等，1974；Bouters 等，1975；Fretz 等，1976），但均属嵌合体（检查淋巴细胞、睾丸或皮肤），并非单纯 XXY 三体。基本特征包括：雄性外观，睾丸发育不全，有的滞留于腹腔或皮下，不形成精子，为不育个体，个别的阴茎肥大。

Bruere 等（1974）发现 6 只新西兰 Rommey 品种公绵羊系 55,XXY 核型，睾丸和阴囊的体积明显减小，与人的 Klinefelter 氏综合征相似。但精神不迟钝，性欲不降低。1969 年，Bruere 等曾发现 1 例 Cheviot 品种羊为 55,XXY 核型。

在犬，仅报道 1 例短毛 Pointer 犬核型为 79,XXY。身材矮小，睾丸小，仅为正常的 1/2，精细管内只有足细胞，精子形成障碍；心室中隔缺损。

XXY 三体病猫（非嵌合体）已报道 10 例，核型为 39,XXY，显雄性外观，均为玳瑁猫。

XYY，人的 XYY 三体，称为趋 Y 综合征，表型为身材高。脸形不对称，耳长。下颌尖，漏斗胸，翼状骨，肌肉衰弱，协调性差，尚有生育力。核型为 47,XYY。

Moraes 等（1980）发现 1 例公羊属 55,XYY 同源嵌合体，15% 的细胞呈 55,XYY，繁殖力未予记述。

1 例核型为 38,XY/39,XYY 嵌合体的病猫，呈雄性表型，花斑毛色，精细管缺乏精原细胞，不育。

已报道有 2 例具 XYY 同源嵌合体的病牛。1 例核型为 59,XO/61,XYY，表型无异常（Dobryanov 等，1970），1 例核型为 XY/XYY，具单侧隐睾（Miyake 等，1984）。

在马，仅报道 1 例系 XYY 核型嵌合体（Hohn 等，1980）。

3. 缺体 缺体是指某对染色体完全缺失的个体，缺体属致死性畸变，因所载一系列基因全部缺失，不能生存。

单体和三体的形成，源于染色体不分离，即染色体或染色质未能在减数分裂期中分开。不论常色体还是性染色体，通常减数分裂的 2 期（Ⅰ期和Ⅱ期）中各进行 1 次分离。就是说，在细胞形成的过程中，染色体有 2 次不分离的机会。性染色体不分离的结果，因个体性别和减数分裂期而异。在雌畜，不论减数分裂Ⅰ期还是Ⅱ期，性染色体不分离的结果都是有些卵子含 2 个 X 染色体，而有些卵子全然不含 X 染色体。在公畜，则依据不分离发生在Ⅰ期或Ⅱ期，可分别产生 4 种不同类型的精子，即 XX，XY，YY 和 O（不含染色体）精子。

（三）嵌 合 体

根据细胞群起源的不同，可分为同源嵌合体（mosaic）和异源嵌合体（chimera）。

1. 同源嵌合体 指生物体由 2 种或 2 种以上的细胞群所组成，不同细胞群都起源于 1 个受精卵（合子），但在遗传或结构上各不相同。根据其发生的时间，可分为胚胎同源嵌合性（developmental mosaicism），即发生于受精卵早期的细胞分裂中；分化同源嵌合性（proliferative mosaicism），即发生于胚胎期以后，可能与年龄的增加或发生癌变有关。

同源嵌合体的产生是基于细胞在减数分裂过程中发生染色体不分离、染色体遗失或核内复制等染色体畸变。

动物同源嵌合体病例已有不少报道。

在牛，已报道的核型有：59,XO/61,XYY（Dobryanov 等，1970）；60,XY/61,XXY/59,XO 和 60,XY/60,XXJ/59,XO（Lojda 等，1976）；59,XO/61,XX、60,XX/120,XXXX、59,XO/60,XX/61,XXX 和 59,XO/60,XX/61,XO（Swartz 等，1983）；60,XY/61,XYY（Miyake 等，1984；Patel 等，1999）；59,XY/60,XY（Coates 等，1988）。

在猪，已报道的核型有：38,XX/38,XY（Mcfeely 等，1966）；39,XXY/40,XXXY（Breeuws-ma，1968）。

在山羊，报道 1 例，核型为 59,XO/60,XX/61,XXX，具有生殖力，第一胎死产，第二胎为双胎雌性，其中 1 只畸形，2 只均死亡（Bhatia 等，1990）。

在马，报道的核型有：XO/XYY（Herzog 等，1989），64,XX/65,XXX（Gill 等，1988）。

在猫，Long（1999）报道了 3 例同窝猫 38,XX/38,XY 同源嵌合体。

在鸡，有同源嵌合体四倍体鸡胚（Miller 等，1971）。

绝大多数同源嵌合体个体呈间性表型，多无生殖能力。

2. 异源嵌合体 指生物体具有两种或两种以上的细胞群，且不同细胞群来自不同的受精卵。其发生原因可能有如下几种：

（1）一个正在孤雌分裂的卵子的 2 个卵裂细胞分别与 2 个正常精子（如 X 精子和 Y 精子）受精，形成具有 XX/XY 性染色体组的异源嵌合体。

（2）2 个成熟的卵子，分别与 X 精子和 Y 精子受精后发育的 2 个胚胎，由于某种原因融合成一体。

（3）1 个卵源核和 1 个极体分别同 X 精子和 Y 精子受精。

（4）由三倍体和二倍体细胞群组成。

已报道存在异源嵌合体的动物有猪、牛、马、山羊、绵羊、犬、猫、水貂和鸡等。

在猪，嵌合体类型有：38,XY/38,XY，1lq＋lq⁻；38,XX/38,XY；39,XXY/40,XXXY 和 38,XX/39,XXY 等。

在牛，嵌合体类型有：60,XX/60,XY；60,XX/60,XY/61,XXY；60,XX/90,XXY 和 60,XX/59,XO 等。

在马，嵌合体类型有：63,XO/64,XX；63,XO/64,XX/64,XY/65,XXY；64,XX/64,XY/65,XXY；64,XX/65,XXY；63,XO/64,XY/65,XXY；64,XX/64,XY；63,XO/65,XYY；64,XX/96,XXY；63,XX/64,XX/65,XXX/65,XXY/66,XXXY/66,XXYY 等。

在山羊和绵羊，各有 1 种类型嵌合体，前者的核型为 60,XX/60,XY，后者的核型为 54,XX/54,XY，均见于双生间雌。

在犬，有 2 种类型，即 78,XX/78,XY 和 78,XX/79,XXY。

在猫，有 5 种类型，即 38,XY/39,XXY；38,XY/57,XXY；38,XY/39,XYY；38,XX/38,XY/39,XXY/40,XXYY；38,XY/39,XXY/40,XXYY。这些嵌合体类型多见于玳瑁猫。

在鸡，嵌合体类型有：2A＋ZZ/4A＋ZZZZ；2A＋ZZ/2A＋ZW；2A＋ZW/3A＋ZZZ。在 1 日龄鸡胚中观察到的嵌合体类型有：A＋Z/2A＋ZW；2A＋ZZ/3A＋ZZZ；2A＋ZW/3A＋ZWW；2A＋ZW/4A＋ZZZZ；2A＋ZW/4A＋ZZWW；2A＋ZZ/4A＋ZZWW；3A＋ZZW/6A＋ZZZZWW 等。

在水貂，仅报道 1 例 30,XX/45,XXY 嵌合体。

异源嵌合体中，XX/XY 核型多属于双生间雌，其他类型多系雌雄间体。多数病例丧失繁殖能力。

二、染色体结构变异

染色体结构变异主要涉及基因之间相互关系的变化。在减数分裂时，由于染色体的断裂和重新愈合，造成了基因的反常排列或丢失。根据染色体断裂和愈合的不同变化，染色体结构变异包括：缺失（deletion）、重复（duplication）、倒位（inversion）和易位（translocation）四大类别，以及着丝粒裂解（centric fission）等。

（一）染色体缺失

指染色体的某个区段丢失了，因而该区段所载基因也随之丢失。一般分为 2 种类型：一种是顶端缺失，即丢失的区段在染色体末端；另一种是中间缺失，即丢失的区段在染色体内部。所谓缺失是指没有着丝粒的一段，带有着丝粒的那一段染色体，仍继续存留在新生细胞里。如某一染色体的正常基因顺序是 ab·cdef（"·"代表着丝粒），如丢失的是 ef，就是顶端缺失；如丢失的是 de，就是中间缺失。染色体缺失的区段小，一般不易检出。如缺失区段较大，则可在减数分裂前期同源染色体配对时检查到。

在人，第 5 号染色体短臂缺失（写作 5p-）的儿童智力迟钝，生活力差，大多早夭，患儿的明显特征是哭声很轻，音调很高，好像猫叫，特称猫叫综合征（cat's cry syndrome）。近年来发现人多数染色体均可发生缺失。

在动物，已报道 6 例绵羊常染色体缺失，其中 4 例（2 例公羊，2 例母羊）核型相同，均表现为 13 号染色体长臂部分缺失（13q-），共同外观症状是伴有先天性下腭发育不全。另 1 例是 1 头公羊，核型为 54,XY，1p-，即第 1 号染色体（亚中央着丝粒）短臂缺失，这一病例的表型正常，对后裔有无影响，尚待调查。最后 1 例是 1 头正常公羊，核型为 54,XY，但在正常核型的体细胞内发现由于纺锤丝的作用，有的细胞可见 1～2 个无着丝粒的染色体片段和具有小型的端着丝粒染色体，这种细胞占全部细胞的 54% 之多。但目前对这种嵌合体缺失的遗传效应尚不清楚。

1 例 Simmental/Red Holstein 杂种牛患稀毛症（hypotrichosis）和少牙（oligodontia）可能与染色体 Xq 缺失有关（Braun 等，1988）。

另有报道，猪染色体缺失的发生频率为 1.1%～6.0%。因不育而屠宰的 2 岁母牛，X 染色体结构异常的细胞占 20.8%，其中染色体缺失占 6.2%。

（二）染色体重复

指与染色体缺失相反的变异，即染色体上额外地增加了与自己某区段相同的片段。依据重复区段插入顺序和位置的不同，分为 3 种类型：

（1）顺接重复（tandem duplication），即重复区段紧接在原有区段的后面，且两个区段内基因排列顺序相同。

（2）反接重复（reverse tandem duplication），即重复区段内的基因排列顺序与原有区段相反。

（3）移位重复（displaced duplication），即重复区段插在与原有区段不相连的部位。移位重复又有重复的两个区段在同一臂上（同臂）和不同臂上（异臂）的区别。当然，同样也有顺接和反接之不同（表 12-1）。

表 12 - 1 染色体重复类型

正常染色体	a b·c d e f g h i j
顺接重复	a b·c d e f e f g h i j
反接重复	a b·c d e e d f g h i j
移位重复	
同臂顺接	a b·c d e f g h d e i j
反接	a b·c d e f g h e d i j
异臂顺接	a d e b·c d e f g h i j
反接	a e d b·c d e f g h i j

重复对表型的影响主要是扰乱了遗传物质的平衡。迄今仅见牛等臂染色体（isochromosome）的报道。等臂染色体是一种特殊类型的重复，见于中间或近中间着丝粒染色体，这种染色体在着丝粒处发生横断，而后每一节段重复构成双臂中间着丝粒染色体，其两臂相同，但方向相反。所报道的1例等臂染色体牛为不育母牛，其性腺含有卵巢卵泡样结构（无生殖细胞），未成熟的输精管和胎儿睾丸网（fetal rete testes），核型为 60,XY/59,XO，其中 59,XO 核型具有一个正常 X 染色体和一个在中部和交叉末端具有明显突起的小的未配对染色体。后者据推断系一个双着丝粒 Y 等臂染色体（Pinheiro 等，1990）。

（三）染色体倒位

指因染色体发生断裂，而使某一部分基因顺序倒转。依据倒位区段是否包含着丝粒分为 2 种类型：倒位区段局限于染色体的一臂之内而不包含着丝粒的，称为臂内倒位（paracentric inversion），染色体长短臂之比不改变；倒位区段包含着丝粒的，则称为臂间倒位（pericentric inversion）。

正常染色体 a b·c d e f g h，臂内倒位 a b·c g f e d h，臂间倒位 a e d c·b f g h。

染色体倒位，在家畜中的发生频率较低，仅见零星报道。倒位并无基因丢失或添加，只是基因顺序重排，因此一般不表现表型异常。就核型而言，臂内倒位的染色体，大小和形状并无异样，不易被发现；臂间倒位则否，染色体的着丝粒位置和臂比发生相应改变，形状亦发生改变，容易被发现。带有倒位的杂合子个体，在减数分裂时所有同源染色体区段形成配对，而倒位区段形成一个小环，容易识别和检出。家畜染色体倒位的报道不多，其遗传效应所知甚少。牛的染色体倒位仅报道几例。1例为 French 公牛的臂间倒位，端着丝粒染色体变成中间着丝粒染色体。Short 等（1969）在 Charolais X Guernsey 双生间雌母牛的 XY 细胞系中发现一个中间着丝粒的小染色体，推测可能为臂间倒位。Popescu（1976）发现 1 头 Normandy 公牛存在 14 号染色体臂间倒位，其 27 头雌性后裔中有 16 头也具有这种倒位，且繁殖力降低。但这种低繁殖力与染色体倒位的关系尚未确认。

（四）染色体易位

指两个非同源染色体之间的区段转换。依据易位时断裂点的数目，分为简单易位（simple translocation）、交互易位（reciprocal translocation）、移型易位（shift type translocation）和复杂易位（complex translocation）等 4 种类型。简单易位，染色体发生一次断裂，只有 1 个断裂点，所形成的无着丝粒片段移接到另一个非同源染色体上；交互易位，涉及 2 个断裂点，即 2 个非同源染色体各自断裂，然后裂开区段互换并愈合，这种易位在家畜中最为常见；移型易位，涉及 3 个断裂点，又称插入易位或中间易位，是指一个染色体的区段移接到另一个非同源染色体的一个臂的中间部位上，这种类型的易位已报道发生于家猪（Makinen 等，1987）；复杂易位，涉及 3 个以上的断裂点，在 3 对以上同源染色体之间形成的易位。在动物中已报道的类型有交互易位、罗伯逊易位（robertsonian translocation）、衔接易位（tandem translocation）、双易位（double translocation）和 X 染色体-常染色体易位（X - autosome translocation）。

1. 交互易位 主要见于猪，迄今已报道达 29 种之多。易位个体通常是在受精用公猪使受精母猪窝产仔数降低的情况下发现的。因此一般认为易位对个体有不良影响。但 Golisch 等（1982）报道，rcp（1q$^+$；14q$^-$）易位个体的后裔（易位携带者）较同龄猪显有优势。Popescu 等（1984）指出，rcp（4q$^+$；14q$^-$）易位猪的初生重和 35 日龄体重，有高于同龄猪的趋势。鉴于相互易位可使猪的繁殖力降低，窝产仔数减少（Long，1991），因此对人工授精繁殖力低（42%～50%）的公猪应进行细胞遗传学检查，以便决定选用和淘汰。据估测染色体易位在猪群中的发生率，约为 0.06%。

牛的交互易位，迄今仅报道 3 例，有的同时兼有 1/29 易位，易位均涉及 X 染色体，一般表现为繁殖力降低。

马的交互易位，由 Power（1991）首次报道，核型为 64,XX，t（1q；3q），属平衡性交互易位（balanced reciprocal translocation）。该母马繁殖性能差，表型无异常。经遗传学调查，认为该易位是新生（de novo）的。

2. 罗伯逊易位 罗伯逊易位，即着丝粒融合（centric fusion），是一种特殊类型的交互易位。两个端着丝粒染色体，在着丝粒处发生断裂后，一个染色体的长臂与另一个染色体的短臂发生交换，结果形成一个大的染色体和一个由两条短臂愈合而成的很小的染色体，后者常在减数分裂过程中丢失。罗伯逊易位已相继报道发生于牛、猪、绵羊、山羊、犬和狐狸等动物。

（1）牛罗伯逊易位。比较常见，已报道的有 27 种之多，除 17 号和 19 号染色体以外。几乎涉及所有的常染色体。

罗伯逊易位，特别是 1/29 罗伯逊易位对牛繁殖力的影响，已进行了广泛的研究。一般认为，这种易位可明显降低母牛的繁殖力（Gustavsson，1971；Blazak 等，1977；Refsdal，1976；Succi 等，1979）。Dyrendahl 等（1979）对瑞典荷斯坦奶牛的调查表明，1/29 易位可使其繁殖力下降 7%，Maurer 等（1988）对美国西门塔尔牛的调查表明繁殖力降低了 7.8%。

1/29 罗伯逊易位对公牛繁殖力的影响一般不明显。

1/29 罗伯逊易位降低母牛的繁殖力系减数分裂过程中染色体不分离所造成。在减数分裂时，染色体是相邻分离，还是相互分离，决定正常配子或异倍体配子的产生数量。相互分离产生平衡配子（balanced gamete），相邻分离则产生不平衡配子，造成重复或缺失等染色体畸变。已有许多证据表明 1/29 易位牛的单体和三体胚胎，发育 1～2 周即死亡（Weber 等，1989）。在牛，已发现的 20 多种其他罗伯逊易位，因发生数量较少，对繁殖力的影响尚难确定。

据报，我国在引进的牛中也发现有 1/29 罗伯逊易位。

（2）猪罗伯逊易位。首报于日本猪（Miyake 等，1977；Masuda 等，1975）。2 例均为 13/17 易位，其中 1 头为鼻孔畸形，直接开口于口腔；另 1 头为间性。但作者认为，这 2 例的表型异常与易位无关。

在我国也发现长白猪 13/17 易位（孙金海等，1990）。该猪的易位是由父亲（37,XY，13/17）遗传得来的，而非自发产生的。表型效应研究表明，13/17 易位杂合子公猪及母猪的表型效应和繁殖力与正常猪无显著差异。这种易位个体目前显示某些优势趋向（孙金海等，1991）。

（3）绵羊罗伯逊易位。据 Bruere 等（1976）描述，绵羊罗伯逊易位有 3 种类型，即 MasseyI 或

t_1，Massey Ⅱ 或 t_2，Marcy Ⅲ 或 t_3。所报的核型：t_1 为 5/26，t_2 为 8/11，t_3 为 7/25。

t_1：这种易位最早发现于英国引入的新西兰罗姆尼（New Zealand romney）种育成公羊。这种易位个体的细胞，核型公式为 $2n=XY$，t_1。分裂中期分裂相存在一条不能配对的大的亚中央着丝粒染色体。这种易位公羊到达性成熟时，精母细胞而后的精子形成过程出现障碍，繁殖力降低。一般认为，这种易位是通过母亲遗传的。

t_2：这种易位发现于发生 t_1 的同一群绵羊中，t_2 个体的染色体为 $2n=53$，核型与 t_1 不同，存在 1 条中央着线粒型易位染色体。这种易位在 309 头母羊中仅发现 3 头（0.97%），表型和繁殖力均正常。

t_3：发现于新西兰德赖斯代尔（New Zealand drysdale）绵羊，核型分析见有 1～2 条比 t_1 小些的亚中着丝粒染色体，染色体数为 $2n=52～53$。在 327 头羊的调查中发现 82 头（25.1%），其中 76 头属易位染色体杂合型（$2n=53$，t_3t_3）个体，6 头属纯合型（$2n=52$，t_3t_3）个体。

第四种罗伯逊易位，称为 M_4，经 G 带鉴定确认的亚中央着丝粒染色体，系 11 号和 17 号染色体融合而成。Chapman 等（1977）还报道过绵羊的 9/12 罗伯逊易位；Glahn - Luft 等（1980）报道了 1/20 罗伯逊易位。

（4）山羊罗伯逊易位。最初由 Padeh 等（1965）发现于 1 例 XX/XY 间性沙能山羊，1971 年又报道 1 例。测交结果表明，这种易位可传给下代，所有杂合体和 6 例纯合体山羊均无表型异常，但所涉及的染色体未做鉴定。Hulot（1969）发现的 1 头沙能山羊罗伯逊易位，可传给下代。表型正常，易位可能涉及 2 号和 13 号染色体，核型与 Padeh 等（1971）所报相似。Sohrab 等（1973）也报道 1 例，核型为 $2n=59$ 的罗伯逊易位，病况与前两例相似。

（5）犬罗伯逊易位。仅报道 1 例，发现于 1 只 7 月龄的塞特杂种雌犬。体况和外貌均属正常，核型为 $2n=77$,XX，74 条端着丝粒染色体，2 条 X 染色体和 1 条易位的亚中央着丝粒大染色体。后者可能系 15 号与 35 号染色体着丝粒融合而成。

（6）狐狸罗伯逊易位。Szendro（1990）作了详尽的综述。

3. 双着丝粒易位　双着丝粒易位（bicentric translocatlon）是罗伯逊易位染色体的着丝粒部位存在 2 块异染色质（经 G 带鉴定）。关于双着丝粒易位，目前尚有争议。理由是许多种动物均有异染色质，且除着丝粒外，还可分布于染色体的任何部位。但就牛来说，异染色质只存在于着丝粒部位（C 带鉴定）。因此牛罗伯逊易位染色体出现 2 个着丝粒的，则称为双着丝粒易位。现已发现有 6 种不同染色体的双着丝粒易位。

Bongso 等（1976）报道 1 例 Guernsey 公牛发生的 27/29 易位，是一种特殊类型的双着丝粒易位。出现由 27 号染色体 q 臂端粒末端（telomeric end）断裂与 29 号染色体 p 臂断裂相互融合所形成的一个双着丝粒染色体。推测这两个着丝粒的功能有所不同。这一易位公牛的繁殖能力略高于该品种公牛的平均繁殖力。

这种易位也可归类于罗伯逊易位，指的是两个近端着丝粒染色体失去一个着丝粒，经再衔接融合而形成的一个双倍长度的具近端着丝粒的染色体，或者是一条失去着丝粒的具近端着丝粒的染色体，与另一条具中间着丝粒的染色体的一臂相融合。动物的衔接易位，Hansen（1969）曾报道发生于牛，系 18 号染色体和 1 号染色体端粒末端融合。这种易位可遗传给 50% 的后代，公牛繁殖力降低约 10%，母牛也显一定程度的降低。Herzog 等（1971）报道 1 例犊牛的 1，7 衔接易位。Kovacs 等（1990）报道不育公牛为 1,16 衔接易位。

4. 双易位　指同一个体发生 2 种易位。在牛，已报道有 4 例双易位。Gustavsson 等（1968）首报的双易位牛，同时具有 1/29 和 X－常染色体易位，繁殖力降低，但不遗传给其所生的一个后代。Queinnec 等（1974）所报的第二例双易位公牛，兼有 7～11/20～25 和 1/29 易位，并将 1/29 易位传给一个后代雄犊，而把另一种易位传给一个后代雌犊。Diberardino 等（1979）所报的第三例双易位，经 R 带鉴定兼有 1/29 和 14/24 易位。第四例由 Masuda 等（1980）所报道，兼有 1/29 和 5/21 易位。

（五）着丝粒裂解

着丝粒裂解（centric fission），与着丝粒融合相反，是一个中间着丝粒或亚中间着丝粒染色体在着丝粒处发生断裂和分离。这种现象已发现于植物和某些低等动物。哺乳动物中尚未见报道（Eldridge，1985）。

（六）染色体裂隙与断裂

骨髓细胞染色体的分析表明，猪染色体裂隙的出现频率为 $1.9\%\sim5.5\%$。

在牛，即使其正常个体也可发生低频率的染色体裂隙或次级缢痕。8 头低繁殖力牛淋巴细胞分析表明，在染色体有裂隙和次级缢痕的细胞占 $5\%\sim10\%$。对 19 头低育性更赛牛的调查发现，有 3 头牛的大、中型染色体高频率地出现裂隙和断裂，出现率为 $10\%\sim15\%$（对照牛为 $2.5\%\sim5.8\%$）。一头因不育而屠宰的 2 岁母牛，X 染色体结构异常的细胞占 20.8%，其中断裂为 6.2%、裂隙为 8.3%。1 例患遗传性角化不全症犊牛，系裂隙高频个体，而核型构成却正常。Herzog 等（1977）对 847 头先天畸形新生犊牛的核型进行了分析，发现其中 12 头有染色体断裂。Sitko 等（1981）报道 1 头前肢麻痹公牛有染色体断裂，其部分（39%）后裔亦显现各种遗传缺陷。

三、染色体变异的原因

多数情况下，染色体变异查不出明显原因。即使在正常环境中染色体也会出现一定频率的变异。目前确认的是，辐射（如 X 射线）照射的染色体，变异频率明显增高。Wooster 等（1977）用 X 射线照射 44 只家禽的精液，然后对所孵出的 204 只小鸡进行核型检查，发现其中 18 只（8.8%）出现染色体重排。包括易位和臂间倒位。受照精液的受精力仅为对照精液的一半左右，其受精卵不能孵出小鸡的占 32%，而对照鸡仅为 18%。这提示胚胎早期死亡数的增高并证实辐射精液会增加胚胎单倍体和异倍体的出现频率。更直接的证据是雄鼠全身 X 射线照射后，受精的 600 个胎儿中有 10 个（1.7%）发生单倍体（Hansmann 等，1979）。X 射线照射雌鼠卵巢也产生类似的结果。

四、性异常与染色体

由染色体畸变引起的性异常包括 XO、XXX、XXY、XYY 等综合征（参见异倍体变异）和双生间雌、雌雄间体以及玳瑁猫等。

（一）双生间雌

早在一个世纪以前，就已知道多数孪生牛（雌雄各一）中的雌犊是不育的，这样的母犊即称为双生间雌或自由马丁（freemartin）。现已查明，猪、绵羊、山羊、马、猴和禽类等其他各种动物亦有双生间雌。

双生间雌产生的基本条件是：

（1）至少排出 2 个卵子，然后由一个 X 精子和一个 Y 精子分别受精，产生一个雄性和雌性合子。

（2）雌性合子和雄性合子的绒毛膜融合、血管吻合，两个胚胎间形成共同循环。

（3）两个胚胎间发生某些细胞变换。

在双生间雌，通常均发生造血细胞的交换。交换的造血细胞，在另一个体中终生具有活性。因此，孪生个体的红细胞和白细胞均属嵌合性的，即孪生个体除本身的血型外，还兼具另一个体的血型，通过检查白细胞的性染色体，很容易鉴别异性孪生个体中的 2 个白细胞种群，即源于雄性的 XY 和源于雌性的 XX。孪生个体中的 XX 白细胞和 XY 白细胞的比例范围为 1%～100%，平均为 50%。有趣的是两个孪生个体的 XY 白细胞的比例具有非常高的相关性（r＞0.9），即一个体的 XY 白细胞比例低，另一个体亦低，反之亦然。

一般认为，白细胞核型通常能代表个体内其他细胞的核型，绒毛膜融合的孪生子则不然，除红细胞和白细胞显示 XX 和 XY 的嵌合性外，其他细胞，在雌性个体都是 XX，在雄性个体则都是 XY。生殖细胞也可能发生 XX/XY 的嵌合性。已有部分证据证实，在某些孪生雄性个体的性腺中存在 XX 细胞，而孪生雌性个体的性腺中存在 XY 细胞。业已证实，这种"异物"性生殖细胞在"宿主"性腺内可进行减数分裂，但能否形成配子尚无证据。

除个别报道雌性后裔过多（an excess of daughter）外，绝大多数不同性孪生公畜的后裔性别比例不发生偏离。

证明生殖细胞嵌合性的更有用的方法是确定不同性孪生公畜能否将它们的姐妹基因（sister gene）传递给后代，但大量血型试验迄今都提不出任何证据。

异性孪生时，血管吻合对雌性的影响主要表现在性腺和生殖道。在牛，头 60d 胎儿的雌性性腺发育正常，以后即表现一定程度的雄性化。有的可发育为外观正常的卵巢，并可排卵；有的则发育成微小的睾丸；但多数最终发育为一侧或两侧的卵睾（ovateste），即兼有卵巢和睾丸两种组织。除阴蒂肥大外，外生殖器不显异常。对内生殖器的影响主要在于抑制苗勒氏管（mullerian duct）衍生物（包括输卵管、子宫、子宫颈和阴道前庭）的正常发育，而刺激午非氏管（wolffian duct）衍生物（包括附睾、输精管和精囊）的过度发育。某些雌性具有正常的阴道、子宫颈和子宫，而有些则呈现盲阴道（blind vagina），而子宫颈和子宫被输精管和精囊所取代。介于两性之间的各种中间型则更为普遍。

异性孪生时，血管吻合对雄性性腺和生殖道的影响全无或很小。对繁殖力则有一定的影响。Dunn 等（1979）报道，异性孪生的公牛，精子浓度低，运动性差，到 10 岁左右即有 58% 被淘汰。

有关双生间雌的成因有下列几种假说：激素学说（Lillie，1916），认为孪生雌性的雄性化（masculinization）是孪生雄性激素转移所致；细胞学说（Herschler 等，1968），认为存在 Y 染色体细胞；H-Y 抗原说（Ohno 等，1976），认为胚胎期未分化性腺中存在 H-Y 抗原。

双生间雌不仅发生于异性双胎，亦能发生于异性三胎、四胎乃至五胎中。

双生间雌的诊断，在牛主要采用临床检查、性染色体分析法和红细胞溶血诊断法（Kastli 等，1978；郭彦考等，1990）。

临床检查法：测定阴道长度，凡阴道长度小于 10～12cm 的，即可视为无生育能力；观察外生殖器官，阴门小，阴毛长而多，乳头不明显，且开膛观察无子宫颈口的，可视为不孕；对 10 月龄以上的孪生母牛，可依据无发情表现，阴道和直肠检查无子宫颈口和子宫体以及卵巢和输卵管发育异常等而确定之。

性染色体分析法：检查血细胞的性染色体，凡有 XX/XY 嵌合体的，即为双生间雌。

红细胞溶血诊断法：预先制备特殊的血型反应剂，将采来的异性孪生母犊的红细胞混悬液与血型剂混合，完全溶血的，生育能力正常；部分溶血的，判为异性孪生不育。

据报道，牛异性孪生中双生间雌发生率特高，即 90%～92% 呈现性异常，只有 8%～10% 具有生育能力（Eldridge 等，1977；Miyake 等，1980；郭彦考等，1990）。

绵羊双生间雌，早在 1928 年就被认识，与牛双生间雌相似，其雌性性腺分化受到影响，估计约 0.8% 的母羔属双生间雌。绵羊多胎频率颇高，而发生双生间雌的频率却较低，提示绵羊具有防止血管吻合的机制。Cribiu 等（1990）报道 36 只 Booro、Arles Merino 母羔羊中 7 只为 54,XX/54,XY 嵌合体，其中 6 只为间性，3 只性腺为睾丸或卵睾。山羊双生间雌在多胎中的发生频率也比较低，Crib-iu 等（1991）报道 Alpine 山羊的双生间雌发生率为 5.5%。马双生间雌的报道很少，异性双生时，尽管血管吻合，但多不引起器官分化障碍。双生间雌在各种动物间的差异，原因尚不清楚。Stewart - Scott 等（1990）报道用孕酮和孕马血清处理的雌性红鹿，所生异性孪生后代（7 对）中，有 2 头雌鹿和 1 头雄鹿的核型为 68,XX/68,XY，呈双生间雌，繁殖力状况未作介绍。

在禽类，双黄卵内的血管吻合相当普遍，常造成雄性生殖器官雌性化。这似乎与哺乳动物双生间雌时雌性生殖器官雄性化恰好相反。其实完全对应于禽类性别决定机制，因为禽类雌雄的性染色体组合（雌性为 ZW，雄性为 ZZ）与哺乳动物正好相反。

（二）雌雄间体

一般把既非正常雌性又非正常雄性，同时具有不同程度雄性和雌性特征的个体称为雌雄间体（intersex），或称雌雄间性或间性。文献中则经常使用雌雄同体（hermaphrodite）或两性畸形，其广义同雌雄间体，狭义则特指兼有卵巢和睾丸组织的个体，即真性雌雄同体（true hermaphrodite）。与真性雌雄同体相对应的是假两性畸形（pseudohermaphrodite），它是指雌雄间体个体仅具有睾丸组织或卵巢组织，而非两者均有。仅有卵巢组织的，称为雌性假两性畸形（female pseudohermaphrodite）；仅有睾丸组织的，则称为雄性假两性畸形（male pseudohermaphrodite）。

1936 年，Moszkowicz 建议取消假两性畸形，直至 1977 年，Winter 等才按发病机理将动物的雌雄间体分为染色体雌雄间体、性腺雌雄间体和表型雌雄间体。

染色体雌雄间体，包括性染色体异常导致的所有性异常。

性腺雌雄间体，指具有正常雄性或雌性核型，但性腺与染色体性别不相符的个体。包括 XX 或 XY 核型而具有卵巢的个体、XX 核型只有睾丸的个体、XY 核型具有卵巢的个体以及双生间雌。此外，还包括 XX 或 XY 核型，而性腺未发育的个体，特称性腺发育不全（gonadal dysgenesis）。

表型雌雄间体，是指染色体和性腺正常，而生殖道和其他性特征完全或部分异常的个体。

雌雄间体几乎见于所有家畜，但发生频率比较低。

1. 牛雌雄间体　Mcfeely 等（1967）报道 4 例，其中 1 例核型为 60,XY，1 例为 60,X?，另 2 例为嵌合体。Dunn 等（1970）发现 1 头真两性畸形，核型为二倍体-三倍体的嵌合体。Kieffer 等（1971）报道 3 例雌雄间体，其中 1 例为非嵌合体，另 2 例可能为双生间雌，Sysa 等（1974）报道 1 例核型为 XY 的雄性假两性畸形，认为是由于缺乏假定 X 因子（hypothetical X factor）所致。Eldridge 等（1984）报道 1 例犊牛的雌雄间体。核型为 XY，H - Y 抗原阴性，表型前 1/4 像雄性，阴门偏下，无阴茎，外观无明显的睾丸。Matejka 等（1989）报道 1 例 3 岁母牛，具有正常雌性外生殖器，外观呈雄性样，经用激素同期发情后，未妊娠，进一步检查生殖道为幼稚型，性腺为结缔组织基质，核型为 60,XY。Murakami 等（1989）报道 1 例，核型为 60,XY，雌性表型。1 例核型为 60,XX，阴门、阴道、乳房和乳头发育不良，性腺发育不全，对激素无反应。

2. 马雌雄间体　在家畜中发生频率较高，已报道的核型有：64,XX；63,XO/64；XX/64,XY/65,XXY；66,XXXY；64,XX/64；XY/65,XXY；64,XY/65,XXY；XX/65,XXY；64,XY；64,XX/64,XY 等。

3. 山羊雌雄间体　几十年前就已认识到山羊无角和雌雄间体有关。无角这一性状，系常染色体上的一个显性基因"P"所决定，阻止角的发育是其显性效应。这一基因兼有隐性作用雄性化，即与性畸形有关，纯合状态时就显现表型——性畸形。通常有两种表现形式：一是超雄性，遗传基础为 XY；一是雌性发育不全。

Soller 等（1969）对 30 头无角 P 基因纯合体山羊进行了染色体分析，发现 17 头为假两性畸形，

13 头为雄性不育个体（3 头睾丸发育不全，10 头附睾精子肉芽肿）。17 头假两性畸形中，有 16 头为 XX，1 头为 XX/XY 嵌合体（疑为双生间雌）。附睾精子肉芽肿（sperm granuloma）的 10 头为 XY 核型，睾丸发育不全的 3 头"雄性"为 XX 核型。前者表明无角基因对雄性的影响，后者表明无角基因对雌性（XX）的影响。Ilberry 等（1967）也报道了相似的结果：6 例雌雄间体山羊中，2 例为 XX/XY，4 例为 XX。

　　Hamerton 等（1969）对 32 头无角雌雄间体山羊的染色体进行了研究，确定除 1 头为 XX/XY 嵌合体外，其余均为 XX。Fernandez Garcia 等（1990）报道 4 例无角雌雄间体山羊，核型为 60,XX，均为不育个体，另 3 例呈雄性外生殖器，虽无阴门，但有阴道。

　　常洪（1980）对 65 头公羊和 662 头母羊（沙能山羊）进行了调查，在 225 个胎次中有 165 个胎次检出雌雄间体羔羊，且几乎全部集中于 39 只公羊和 122 只母羊的后裔，表明具一定的家族性倾向。从而提出，决定雌雄间体的基因和无角基因载于同一条染色体上，并相互连锁，而不是无角突变基因的多效性作用。

　　Padeh 等（1965）、Smith 等（1981）、Bon Durant 等（1980）、冯蜀举等（1987）各报道 1 例有角山羊的雌雄间体。这也提示山羊的间性不是由单一因素所决定。

　　4. 猪雌雄间体　猪性腺雌雄间体较多。核型为 XX 的雌雄同体已报道 23 例（Makino 等，1962；Geneke 等，1967；Bäckström 等，1971；Miyake，1973）。Harvey（1968）报道 1 例核型为 XXY/XXXY 的公猪，显 Klinefelter 氏综合征表型。Toyama 等（1970）报道 1 例，核型为 38,XY/39,XXY，也显 Klinefelter 氏综合征表型。Cantwell 等（1958）报道 1 例猪的单纯性腺发育不全，在体细胞中检出 X 染色质体（X chmmatin body）。

　　Lojda（1975）报道，1 只母猪与 4 头公猪交配，所生的每窝仔猪中，约有一半为雌雄间体。这表明猪的雌雄间体是由显性基因或隐性基因遗传的，与人的睾丸雌性化综合征（testicular feminization syndrome）有相似的效应。实际观察显示，染色体雌性在雌雄同体中占优势，这在一定程度上佐证了猪雌雄间体基因说（Okamoto，1978）。对 80 个雌雄间体猪的家系分析表明，该隐性基因确实只影响雌性。

　　尽管雌雄间体猪雌性核型占优型，但也有雄性核型的雌雄间体。这表明可能有几个基因或染色体状态（chromosomal condition）对雄性发生影响。常染色体上或许有一个或多个基因能影响性表达，嵌合性就是一个明显例证。

　　5. 犬雌雄间体　已报道的类型有：雌雄同体、雄性假两性畸形、XX 雄犬和雌性假两性畸形。

　　（1）雌雄同体。已报道不下 10 例，共同特征包括：有由米勒氏管发育而来的子宫，多数有输卵管；雌性多见阴蒂肥大，雄性见有包皮、阴囊或阴茎；性腺，多为卵睾（腹腔内），或一侧为睾丸，对侧为卵巢；性腺一般不能生成精子或卵子，但也有报道可形成卵子的，并有极个别病例具有妊性。核形有 78,XX（Sommer 等，1991）；78,XX/78,XY；79,XXY；78,XX/79,XXY 等类型。

　　（2）雄性假两性畸形。性腺均为睾丸，显雄性特征。外部性器官可见阴蒂肥大或阴茎与包皮。内部性器官有子宫，有的还有阴道和输卵管。核形多为 78,XY，偶见 78,XX/78,XY，性欲大多正常，但精子形成不完全。雌激素大多过度分泌。常见足细胞肿瘤。

　　（3）XX 雄犬。核型为 78,XX，性腺却是睾丸；外部性器官显阴蒂肥大或阴茎；都具有由午非氏管发育而来的副睾和输精管，有一定的家族性发生倾向，多发于考卡品种。

　　（4）雌性假两性畸形。两侧性腺均为卵巢；内部性器官亦属雌性；外部性器官却显现阴茎和（或）包皮；核型有 78,XX 和 78,XX/78,XY 两种。

　　6. 貂雌雄间体　仅报道 1 例真性雌雄同体，为雌性表型，阴蒂肥大；性欲较弱，性周期不规律；内部性器官有由米勒氏管发育而来且分化较为完全的子宫和阴道，兼有由午非氏管发育而来的雄性内部器官，只是分化不完全；性腺为卵睾，其卵巢部分可见正常滤泡，但睾丸部分的精细管中没有精子生成；核型为 30，XX/45，XXY。

（三）玳瑁猫

　　玳瑁猫即龟甲猫（tortoiseshell cat），又称花斑猫（calico cat）或三色猫（郭荣昌，1988），是由于位于 X 染色体上的黄色基因（有时显橙色或红色）和其等位基因-非黄色基因共同存在而造成的。因此通常见到的玳瑁猫是杂合子雌猫。雄猫的性染色体组成为 XY，只有一条 X 染色体。从理论上讲不应出现玳瑁雄猫，但现实中常可见到玳瑁雄猫。这样的个体多数是不育的，但也有少数能够生育。

　　细胞遗传学研究发现，玳瑁雄猫的性染色体组成有两类：一类为具有 XXY 染色体的核型（表 12-2），另一类为不具有 XXY 染色，体的核型（表 12-3）。前一类因具有 2 个 X 染色体，所以按照玳瑁雌猫毛色遗传的同样道理，就产生了玳瑁雄猫。这种雄猫的表型与人的 Klinefelter 氏综合征相似。后一类的遗传机理尚未定论。这一类型的雄猫，为嵌合体核型，推测嵌合体的 X 染色体可能分别带有黄色和非黄色基因或者在 2 个 X 染色体的对应位点上都存在黄色基因，由于染色体互换而形成玳瑁猫，但证据不足。

表 12-2　有 XXY 染色体的玳瑁雄猫

核　型	例　数	繁殖力
39，XXY	10	无
38，XX/39，XXY	5	无
38，XX/38，XY/39	1	无
XXY/40，XXYY	1	无
38，XX/57，XXY	2	1 例有，1 例不详

表 12-3　无 XXY 染色体的玳瑁雄猫

核　型	例　数	繁殖力
38，XX/38，XY	7	部分具有
38，XY（可能为嵌合体）	4	有
38，XY/39，XYY	1	可能无

（张守印）

参 考 文 献

常洪，1980. 畜牧兽医学报，1：245-250.

冯蜀举，等．1987. 西南民族学院学报，2：16-22.

冯文和，等．1986. 畜牧兽医杂志，1：12-13.

郭彦考，等．1990. 中国奶牛，1：46.

李毓义，李彦舫主编．2001. 动物遗传·免疫病学——医学自发模型．北京：科学出版社：334-359.

柳万生，等．1987. 遗传．11（3）：28.

齐福印，1988. 兽医大学学报，8（8）：293-245.

孙金海，等．1987. 兽医大学学报．7（3）：293-297.

孙金海，等．1990. 兽医大学学报．10（3）：276-279.

孙金海，等．1991. 兽医大学学报，11（3）：281-284.

Abdel-Hameed F，et al. 1971. Science. 172：962-964.

Akesson A，et al. 1972. Acta Vet Scand. 13：151 - 160.

Ansari H A，et al. 1997. N Z Vet J. 45：69 - 71.

Backstrom L，et al. 1971. Acta Vet Scand. 12：275.

Bahri I，et al. 1984. Proc 6th Eur Colloq Cytogenet Domest Anim. Zurich. 275.

Basrur P K，et al. 1970. Can J Comp Med. 34：294 - 298.

Basrur P K，et al. 1982（Abstr）. Am Soc Anim Sci. 47.

Bhatia S，et al. 1990. Vet Rec. 126：312 - 313.

Blazak W R，et al. 1977. J Dairy Sci. 60：1 133 - 1 142.

Bloom S E. 1972. Chromosome. 37：309 - 326.

Bloom S E. 1974. Proc 15th World Poult Congr. New Oreans. 316 - 320.

Bloom S E，et al. 1978. Poult Sci. 57：1 119.

Blue M G，et al. 1978. N Z Vet J. 26：137 - 141.

Bon Durant R H，et al. 1980. J A V M A 177：1 024 - 1 025.

Bongso A，et al. 1976. Cornell Vet. 66：476 - 488.

Bornstein S. 1967. Acta Vet Scand. 8：291 - 300.

Bouters R，et al. 1974. Proc 1st World Genet Appl Livestock Prod. Madrid. 169.

Bouters R，et al. 1975. J Reprod Fertil. 23（suppl）：375 - 376.

Bowling A T，et al. 1990. Genome. 33：679 - 682.

Braun U，et al. 1988. Tierärztliche Praxis. 16：39 - 44.

Breeuwsma A J. 1968. J Reprod Fertil. 16：119 - 120.

Bruere A N，et al. 1969. J Reprod Fertil. 19：103 - 108.

Bruere A N，et al. 1973. Vet Rec. 92：615 - 618.

Breure A N，et al. 1974. Vet Rec. 95：437 - 440.

Breure A N，et al. 1976. J Hered. 69：8 - 10.

Bunch T D. 1978. J Hered. 69：77 - 80.

Buoen L C，et al. 1981. JAVMA. 179：808 - 811.

Cantwell G E，et al. 1958. J Hered. 49：199 - 202.

Chandley A C，et al. 1975. J Reprod Fertil. 23（suppl）：377 - 383.

Chapman H M，et al. 1977. Can J Genet Cytol. 19：93 - 102.

Chiostensen K，et al. 1999. Acta Vet Scand. 40：85 - 88.

Coates J W，et al. 1988. Can J Vet Res. 52：258 - 263.

Cribiu E P，et al. 1990. Recueil de Med Vet. 166：919 - 922.

Cribiu E P，et al. 1991. Recueil de Med Vet. 167：17 - 20.

Darre R，et al. 1975. Ann Genet Sel Anim. 6：297 - 303.

Davies T G. 1995. Equine Vet Educ. 7：15 - 17.

DeGiovanni A，et al. 1979. Ann Genet Sel Anim. 11：115 - 120.

Diberardino D，et al. 1979. J Hered. 70：436 - 438.

Dobryanov D，et al. 1970. C R Acad Sci. Agricoles Bulg. 3：271 - 276.

Dunn H O，et al. 1970. Cytogenetics. 9：245 - 249.

Dunn H O，et al. 1972. J Dairy Sci. 55：524 - 526.

Dunn H O，et al. 1974. Cornell Vet. 64：265 - 275.

Dunn H O，et al. 1979. J Reprod Fertil. 57：21 - 30.

Dyrendahl I，et al. 1979. Hereditas. 90：281.

Eldridge F E. 1974. J Hered. 65：353 - 355.

Eldridge F E，et al. 1977. J Dairy Sci. 60：458 - 463.

Eldridge F E，et al. 1978. J Dairy Sci. 61（suppl）：87.

Eldridge F E. 1980. Fourth Eur Colloq Cytogenet Domest Anim. Uppsala 22 - 30.

Eldridge F E，et al. 1984. Proc 6th Eur Colloq Cytogenet Domest Anim. Zurich.

Eldridge F E. 1985. Cytogenetics of Livestock. Avi Publishing Company. Westport. Connecticut USA.

Ellsworth S M，et al. 1979. Theriogenology. 11：161 - 171.

Evans H J，et al. 1973. Chromosome. 42：383 - 402.

Fechheimer N S，et al. 1968. J Reprod Fertil. 17：215 - 217.

Fechheimer N S，et al. 1981. Poult Sci. 62：844 - 853.

Fernandez Garcia J L，et al. 1990. Archivos de Zootecnia. 39：135 - 143.

Finger K A，et al. 1969. Giessener Beitur Erbpathol Zuchthyg. 2/3：13 - 30.

Forster M，et al. 1981. Zuchthygiene. 16：54.

Fretz P B，et al. 1976. Equine Vet J. 8：130 - 132.

Froget J，et al. 1972. Bull Soc Sci Vet Med Comp Lyon. 74：131 - 135.

Gallaher D S Jr，et al. 1999. Vet Pathol. 36：448 - 451.

Gerneke W H，et al. 1967. Onderstepoort J Vet Res. 34；219.

Gerneke W H，et al. 1970. Onderstepoort J Vet Res. 37：211 - 215.

Gill J J B，et al. 1988. Equine Vet J. 20：128 - 130.

Glahn-Luft B，et al. 1980. Proc 31st Ann Mtg Eur Assoc Anim Prod. 1 - 2.

Gluhovschi N. 1970. Brit Vet J. 126：522 - 525.

Gluhovschi N，et al. 1972. Vet Med Rev. 2：107 - 115.

Golisch D，et al. 1982. Archiv Fur Tierzuchtung Berlin. 4：337.

Gustavsson I，et al. 1968. Nature. 218：183 - 184.

Gustavsson I. 1971 A. Hereditas. 67：65 - 73.

Gustavsson I. 1971 B. Hereditas. 68：331 - 332.

Gustavsson I，et al. 1982. Proc 5th Eur Colloq Cytogenet Domest Anim. Milan 281.

Gustavsson I，et al. 1984. Hereditas. 100：1.

Gustavsson I，et al. 1989 A. Proc 6th North American Colloq Cytogenet Domest Anim. Purdue Univ 5.

Gustavsson I，et al. 1989 B. Cytogenet Cell Genet. 50：188 - 194.

Hageltorn M，et al. 1973. Hereditas. 75：147.

Hageltorn M，et al. 1976. Hereditas. 83：268.

Hamerton J L，et al. 1969. J Reprod Fertil. 7 （suppl）：25 - 51.

Hansmann I，et al. 1979. Nature. 280：288 - 289.

Hanada H，et al. 1981. Ann Genet Sel Anim. 13：205 - 211.

Hanada H. 1995. Anim Sci Fech. 66：914 - 917.

Hancock J L. 1959. Animal Production. 1：103 - 106.

Hansen K M. 1969. Hereditas. 63：453 - 454.

Hansen-Melander E，et al. 1970. Hereditas. 64：199.

Hare W C D，et al. 1980. Can J Genet Cytol. 22：615 - 626.

Harvey M J A. 1968. J Reprod Fertil. 17：319 - 324.

Harvey M J A，et al. 1975. Proc 2nd Eur Colloq Cytogenet Domest Anim. 155 - 161.

Herschler M S，et al. 1968. Cytogenetics. 6：204 - 212.

Herzog A，et al. 1968. Dtsch Tierärztl Wochenschr. 75：604 - 606.

Herzog A，et al. 1971. Ann Genet Sel Anim. 9：471 - 491.

Herzog A，et al. 1989. Tierärztliche Praxis. 17：171 - 175.

Hinrichs K，et al. 1997. JAVMA. 210：1 503 - 1 504.

Hohn H，et al. 1980. proc 4th Eur Colloq Cytogenet Domest Anim. 82 - 92.

Huhtinen M，et al. 1990. Suomen Elainlaakarilehti. 96：72 - 74.

Hulot F. 1969. Ann Genet Sel Anim. 1：175 - 176.

Ilberry P L T，et al. 1967. Aust J Biol Sci. 20：1 245 - 1 247.

Kastli F，et al. 1978. Vet Rec. 102：80 - 83.

Kieffer N M，et al. 1971. Equine Vet J. 8：38 - 41.

Klunder L R，et al. 1989. Equine Vet J. 21：69 - 70.

Knudsen O. 1956. Frotpflanz Zuchthyg Haustierbesamung（suppl to Dtseh Tieraerztl Wochenschr）. 6：5 - 8.

Kovacs A，et al. 1973. Acta Biol Acad Sci. 24：215 - 220.

Kovacs A，et al. 1990. Vet Rec. 127：205.

Kuokkanen M T，et al. 1987. Hereditas. 106：147.

Kuokkanen M T，et al. 1988. Hereditas. 109：69.

Lear T L，et al. 1999. Equine Vet J. 31：85 - 88.

Lillie F R. 1916. Science. 43：611 - 613.

Linares T，et al. 1981. 23rd Ann Mtg ASAS Abstr. 162.

Locniskar F，et al. 1976. Hereditas. 83：272.

Logue D N，et al. 1979. Vet Rec. 104：500 - 503.

Lojda L. 1975. Doc Vet Brno. 8：71 - 82.

Lojda L，et al. 1976. Proc 8th Int Congr Anim Reprod Aeorod Artif Insem. Krakow July 12 - 16：158.

Long S E. 1984. Vet Rec. 115：16 - 17.

Long S E. 1991. Vet Rec. 128：275 - 278.

Long S E. 1999. Vet Rec. 145：404 - 405.

Madan K，et al. 1978. J Reprod Fertil. 53：395.

Matejka M，et al. 1989. Rev Med Vet. 40：1 011 - 1 014.

Maurer R R，et al. 1988. Theriogenology. 30：1 149 - 1 157.

Makinen A，et al. 1986. Hereditas. 104：223.

Makinen A，et al. 1987. Acta Vet Scand. 28：189 - 196.

Makino S，et al. 1962. Proc Jpn Acad. 38：686 - 689.

Masuda H，et al. 1975. Jpn J Zootech Sci. 46：671 - 676.

Masuda H，et al. 1978. Jpn J Zootech Sci. 49：853 - 858.

Masuda H，et al. 1980. Jpn J Anim A I Res. 2：1 - 4.

McFee A F，et al. 1966. Can J Genet Cytol. 8：502 - 505.

McFeely R A，et al. 1967A. J Reprod Fertil. 13：579 - 581.

McFeely R A，et al. 1967B. Cytogenetics. 6：242 - 253.

McFeely R A，et al. 1968. Proc 6th Int Congr Reprod Anim Insem Artif. Paris.

McIlwraith C W，et al. 1976. Equine Vet J. 8：156 - 160.

Miller R C，et al. 1971. Biol Reprod. 14：549 - 560.

Miyake Y I. 1973. Jpn J Vet Res. 21：41 - 49.

Miyake Y I，et al. 1977. Teratology. 16：163 - 168.

Miyake Y I，et al. 1980. Zuchthygiene. 15：103 - 106.

Miyake Y I，et al. 1984. Jpn J Vet Res. 39：9 - 21.

Miyake Y I，et al. 1987. Jpn J Vet Sci. 49：1 015 - 1 019.

Miyade Y I，et al. 1991. J Vet Med Sci. 53：113 - 116.

Moon R G，et al. 1975. J Reprod Fertil. 45：147 - 149.

Moraes J C F，et al. 1980. Vet Rec. 107：489 - 490.

Moreno-Millan M，et al. 1987. Vet Rec. 121：167.

Moreno-Millan M，et al. 1989. Vet Rec. 124：169 - 170.

Mori M，et al. 1969. Proc Jpn Acad Sci. 45：955 - 959.

Moszkowicz L. 1936. Erg Path Anat. 31：236.

Murakami R K，et al. 1989. Jpn J Vet Sci. 51：941 - 945.

Nicholas F W. 1987. Veterinary genetics. Oxford Science publication. 112.

Norberg H S，et al. 1976. Hereditas. 82：69 - 72.

Ohno S，et al. 1963. Cytogenetics. 2：29 - 42.

Ohno S，et al. 1976. Nature. 261：597 - 599.

Okamoto A. 1978. Bull Coll Agric Ustonomiya Univ. 10：23 - 26.

Okamoto A，et al. 1981. Bull Coll Agric Ustonomiya Univ. 11：1 - 8.

Padeh B，et al. 1965. Isr J Med Sci. 1：1 008 - 1 012.

Padeh B，et al. 1971. Cytogenetics. 10：61 - 69.

Papp M，et al. 1980. Proc 4th Eur Colloq Cytogenet Domest Anim. 51 - 54.

Patel R K，et al. 1999. Indian J Vet Res. 8：50 - 53.

Payne H W，et al. 1968. JAVMA. 153：1 293 - 1 299.

Pinheiro L E L，et al. 1980. Resumos 5th Encontro De Pesquisas Veterinarias Nov. 6 - 7.

Pinheiro L E L，et al. 1987. Theriogenology. 28：891 - 898.

Pinheiro L E L，et al. 1990. Genome. 33：690 - 695.

Pollock D L，et al. 1974. J Reprod Fertil. 40：423 - 432.

Popescu C P. 1976. Ann Genet Sel Anim. 8：443 - 448.

Popescu C P. 1977. J Hered. 68：139 - 142.

Popescu C P，et al. 1979. Ann Genet Sel Anim. 11：361.

Popescu C P. 1982. Cytogenet Cell Genet. 34：119.

Popescu C P，et al. 1983. Genetic Selection and Evolution. 15：479.

Popescu C P，et al. 1984. J Hered. 75：448.

Power M M. 1986. Equine Vet J. 18：233 - 236.

Power M M. 1987. Cytogenet Cell Genet. 45：163 - 168.

Power M M，et al. 1990. Equine Vet J. 20：211 - 214.

Power M M. 1991. Equine Vet J. 23：146 - 149.

Pritchard J，et al. 1990. Can Vet J. 31：458.

Queinnec G，et al. 1974. 1st World Congr Genet Appl Livestock Prod. Madrid. 3：131 - 151.

Refsdal A O. 1976. Acta Vet Scand. 17：190 - 195.

Rieck G W，et al. 1970. Cytogenetics. 9：401 - 409.

Samarineanu E，et al. 1976. Lucr Stiint Taurine. 3：53 - 60.

Scott C O，et al. 1965. Genetics. 53：473.

Shoffner R N，et al. 1973. Genetics. 74：2 253.

Short R V，et al. 1969. Cytogenetics. 8：369 - 388.

Sitko M，et al. 1981. Veterinarstvi（Anim Breed Abstr. 49：6298）. 31：155 - 157.

Smith M C，et al. 1981. JAVMA. 178：735 - 737.

Smith F W K，et al. 1989. J Vet Intern Med. 3：90 - 95.

Sohrab M，et al. 1973. Res Vet Sci. 15：77 - 81.

Soldatovic B，et al. 1977. Vet Glas. 3：33 - 40.

Soller M，et al. 1969. Cytogenetics. 8：51 - 67.

Sommer M M，et al. 1991. JAVMA. 198：435 - 438.

Stewart-Scott I A，et al. 1990A. N Z Vet J. 38：54 - 56.

Stewart-Scott I A，et al. 1990B. Cytogenet Cell Genet. 54：58 - 59.

Stranzinger G F，et al. 1976. Experientia. 32：24 - 26.

Succi G，et al. 1979. Atti Soc Ital Sci Vet Avic. 33：215.

Swartz H A，et al. 1983. J Hered. 74：320 - 324.

Switonski M，et al. 2000. J Hered. 91：149 - 150.

Sysa P，et al. 1974. Vet Rec. 94：30 - 31.

Szendr Z. 1990. Magyar Allatorvosok Lapja. 45：657 - 659.

Tarocco C，et al. 1987. Genetic Selection and Evolution. 19：381.

Toyama Y，et al. 1970. Jpn J Zootech Sci. 41（suppl）：41.

Tschudi P，et al. 1975. Schweiz Arch Tierheilkd. 117：335 - 340.

Tschudi P，et al. 1977. Schweiz Arch Tierheilkd. 119：329 - 336.

Weber A F，et al. 1989. JAVMA. 195：643 - 646.

Wilson T D. 1990. Vet Rec. 126：37 - 39.

Winter H，et al. 1977. Vet Rec. 100：307 - 310.

Wooster W E，et al. 1977. Can J Genet Cytol. 19：437 - 446.

第十一章　其他遗传疾病

一、蹄叶炎样综合征

Laminitis - like Syndrome

蹄叶炎样综合征，即遗传性趾形异常（hereditary digital anomaly），又称遗传性蹄叶炎（hereditary laminitis），是一种以局限于第 3 趾骨的骨溶解为主要病理特征的遗传性骨病。

迄今记载，本病仅自然发生于娟姗牛。最早在美国加利福尼亚州的娟姗牛中发现（Mead 等，1949），取名遗传性趾形异常，以后相继报道见于南非（De Boom 等，1967）、美国（Merritt 等，1968）和英国（Edwards，1972）的娟姗牛群，更名为娟姗牛遗传性蹄叶炎（hereditary laminitis in Jersey cattle）或娟姗犊牛遗传性蹄叶炎（Hoyer，1991）。其遗传特性，已通过先证牛的系谱调查和测交试验，确定为常染色体单基因隐性类型（Hoyer，1991）。

人类没有对应于遗传性趾形异常或遗传性蹄叶炎的疾病，但有一种跗腕骨溶骨症（carpal - tarsal osteolysis）和趾（指）骨溶骨症，系特发性溶骨病（idiopathic osteolysis），遗传特性为常染色体显性类型。主要病理特征是跗骨和腕骨或趾骨远节末端进行性溶骨（Erickson 等，1978；杜传书等，1983，1992）。

鉴于娟姗牛遗传性蹄叶炎的病理学特征是趾骨远端溶骨，而缺乏蹄叶炎的典型病理变化，作者认为应更名为娟姗犊牛趾骨溶骨症（phalanx osteolysis in Jersey calves）（李毓义等，1994，2001）。

【病因及发病机理】

本病已确认系常染色体隐性基因突变所致的一种遗传缺陷（Mead 等，1949；Edwards，1972；De Boom 等，1967；Hoyer，1991）。但其根本病因和主要发病环节还未从分子病理学水平上弄清。

特征性病理形态学改变，仅局限于四肢的趾骨，包括第 1、第 2 趾骨的骨质疏松（osteoporosis）和第 3 趾骨远端的骨质溶解（osteolysis）。

眼观四肢蹄匣严重变形：蹄前壁延长，向上弯曲而呈凹形，冠状缘出现平展的赘生带（excrescent band），整个蹄前壁有众多不规则的横行沟脊，形成所谓蹄叶炎轮（lamintis rings）。蹄底部深陷。第 3 趾骨前端 1/3 以至前半侧蚀脱，其尖端、底面和前面均缺失。蚀脱的趾骨边缘秃圆、不整，前端呈多孔状，暴露许多直径可达 8mm 的腔洞。蹄匣去除后可见第 3 趾骨的整个外形和骨架结构均被破坏，骨前端部尤甚。关节面和软骨下区域病变较轻。镜下显示，骨组织的破坏已停止进展，正处于修复阶段。眼观所见的腔洞部充满纤维样组织。新生血管丰富，骨梁富有活力，骨小梁明显增厚。腔隙内含正常的骨细胞，内缘有少量成骨细胞。破骨现象稀少，主要见于骨外缘。骨髓腔含一些脂肪组织，由含血管丰富的新生结缔组织所被包。第 1、第 2 趾骨显示骨质疏松，属于废用性萎缩性质（Merritt 等，1968）。

【临床表现】

本病在 Jersey 牛中呈家族性发生。先证牛为疾病基因纯合子个体，公母皆有，比数相近。先证牛的双亲，概为有亲缘关系而不显临床表型的疾病基因杂合子携带畜。通常在初生期或哺乳期，即 6 月龄之内起病显症，病程数月至数年不等。大多因严重的肢蹄变形而残废，也有少数因病程自限而存活至成年的。

临床症状：主要显示在蹄部变形及其所造成的姿势异常和运动障碍。病犊肩肌震颤，不愿运动，站立时常拢肢拱腰或四肢外展，球节着地而蹄匣上翘，严重的则两前腿跪下或卧地不动。强迫行走时，病犊四肢战战兢兢，举步谨慎，步态强拘。

视诊四蹄明显变形，蹄壁延长，上弯呈碟状，有温热，蹄冠部稍敏感，有的指动脉亢盛，但不具备急性蹄叶炎的各项蹄部体征。

放射学检查：各肢长骨以及肋骨均不见异常。唯独四肢末端显示特征性影像，主要是第3趾骨的溶骨病变；趾骨（包括第1、第2、第3趾骨）的骨密度明显减小；第3趾骨前侧凹陷而上弯，长度明显变短，前端以至前半侧缺失，在趾骨与蹄匣之间形成宽大的腔洞。

【诊断】

依据家族发生史、蹄部体征以及局限于第3趾骨的典型放射学和病理学改变，本病容易作出论证诊断，也不难与饲养管理失误造成的一般蹄叶炎进行鉴别。

【治疗】

尚无治疗办法。已证实逐日进行温脚浴对缓解病情，耐过自限性病程，有相当良好的效果，但一般难以坚持实施。

参 考 文 献

杜传书.1983.医学遗传学.北京：人民卫生出版社：727.
杜传书.1992.医学遗传学.第2版.北京：人民卫生出版社：899.
李毓义，李彦舫.2001.动物遗传·免疫病学——医学自发模型.北京：科学出版社：360-361.
De Boom H P A，et al.1967.Proceedings of the 3rd Conference on South African Genetics.1-5.
Edwards G B.1972.Proceedings of the World Association for Buiatrics Congress.London.663-668.
Erickson C M，et al.1978.J Pediat.93：779.
Hoyer M J.1991.J South Afri Vet Ass.62：62-64.
Mead S W，et al.1949.J Hered.40：151-154.
Merritt A M，et al.1968.JAVMA.153：1 074-1 084.

二、胶原组织发育异常

Collagenous Tissue Dysplasia

胶原组织发育异常，即 Ehlers-Danlos 综合征，简称 ED-S，同义名称较多，如皮肤脆弱症（skin fragility）、皮肤无力症（cutaneous asthenia or dermatosparaxis）、皮肤弹力增高症（hyperelastosis curtis）或皮肤延展过度症（skin hyperextensibility）等，是由于胶原原纤维形成先天缺陷（congenital defect in collagen fibrillogenesis）所致发的一组遗传性胶原-结缔组织病。其遗传特性，属单基因常染色体显性或隐性类型。

病理学特征：原胶原合成胶原所需之有关酶类先天缺乏，腔原原纤维形成障碍，结缔组织内的胶原含量不足和结构异常，以致皮肤、关节、眼、内脏等依赖胶原-结缔组织构建的各器官组织的结构和功能发生改变。

主要临床表现：皮肤弹性过高，延展性过度，质地脆弱，容易撕裂；关节伸展过度，活动范围大，容易脱臼；眼部出现蓝色巩膜，巩膜角膜以及角膜浑浊，晶体脱位，视网膜剥脱等病征（Jones，1983）。

人类的 ED-S，分为 8 种病型：Ⅰ型，Gravis 型，常染色体显性遗传；Ⅱ型，Mitis 型，常染色体显性遗传；Ⅲ型，良性过度活动型，常染色体显性遗传；Ⅳ型，Sack 型即淤斑型，常染色体显性遗传；Ⅴ型，赖氨酰氧化酶缺乏型，X 伴性遗传，胶原和弹性蛋白交联障碍；Ⅵ型，常染色体隐性遗传，羟基赖氨酸缺乏所致的胶原交联障碍；Ⅶ型，先天性多发性关节活动型，常染色体隐性遗传，原胶原氨基蛋白酶缺乏或前 α_2 链结构突变；Ⅷ型，牙周炎型，常染色体显性遗传（杜传书等，1983）。

动物的 ED-S，已相继报道自然发生于犬（Arlien，1947；Hegreberg 等，1969，1975；Anderon 等，1978；Minor 等，1983；Poulsen 等，1985；Bernett 等，1987；Matthews 等，1990；Rodriguez 等，1996），貂（Hegreberg 等，1969，1970；Counts 等，1977；Muller 等，1983），猫（Scott，1974；Butler 等，1975；Patterson 等，1977；Colier 等，1980；Weher，1983），牛（Ansay 等，1968；O'Hara 等，1970；Hanset 等，1974；Wick 等，1978；Bensett，1980；Mori 等，1999），绵羊（Helle 等，1972；Fjolstad 等，1974；Becker 等，1977；Cassidy 等，1980；Atrochi 等，1983；Mauch 等，1988）以及马（Lerner 等，1978）。新近报道，还发生于兔（Sinke 等，1997）。

动物 ED-S 特别是犬和猫 ED-S 的发现，为阐明人 ED-S 的发病机理，探讨胶原形成和交联现象，提供了大量自发性动物模型，可进一步用于人类创伤愈合和抗衰老过程的研究（Hegreberg 等，1975；Minor 等，1983；程鸿等，1989；Matthews 等，1990；李毓义等，1994，2001）。

【病因及发病机理】

胶原（collagen）是结缔组织的主要蛋白成分，构建皮肤、角膜、韧带、肌膜、腱、骨、软骨和基底膜的物质基础。胶原分子量 300 000，由 3 条扭曲成绳状的平行多肽链（α 链）所构成。每条肽链约含 1 000 个氨基酸，主要是甘氨酸和羟脯氨酸。

胶原的合成步骤是，先在细胞内通过脯氨酰羟化酶（prolyl hydroxylase）、赖氨酰羟化酶（prolyl hydtoxylase）、半乳糖酰转移酶（galactosyl transferase）和葡萄糖酰转移酶（glucosyl transferase）等一系列酶类合成原胶原（procollagen）；然后离开细胞，由一种内肽酶即原胶原肽酶（procollagen peptidase）同时从 N 端和 C 端降解，并在赖氨酰氧化酶（lysyl oxidase）作用下进行横向联结（共价交联，cross linkage），形成 3 条平行联结的 α 链（杜传书等，1983，1992）。

动物的 ED-S，同人的 ED-S 一样，根本病因在于先天性胶原代谢缺陷。遗传特性，已通过先证病畜的系谱调查和测交试验得到证实。

犬和貂的 ED-S，均为常染色体显性类型（Hegreberg 等，1969，1970，1975；Minor 等，1983；Muller 等，1983）。

牛和绵羊的 ED-S，均为常染色体隐性类型（Ansay 等，1968；Hanset 等，1974；Becker 等，1977；Mauch 等，1988）。猫的 ED-S 存在两种遗传类型，在 Him alayan 猫为常染色体隐性类型（Colier 等，1980），而其他品系猫则为常染色体显性类型（Scott，1974；Patterson 等，1977）。

根本病因和主要发病环节：原胶原合成及其转变为胶原所需酶类如原胶原肽酶和赖氨酰氧化酶等的先天缺乏（Lanaers 等，1971；Lapiere 等，1971），原胶原分子的 N 端和 C 端延长（Tanzer 等，1974），交联形成 α 链以至形成胶原原纤维（collagen fibril）和胶原纤维（collagenfibre）的过程出现障碍（Wick 等，1978；Jones，1983）。

后来又发现，ED-S 绵羊还存在细胞表面胶原结合蛋白缺陷（Mauch 等，1988）。

病理形态学改变：遍布于皮肤、关节、眼等全身各胶原-结缔组织。光镜和电镜下的特点是，胶原的含量稀少，胶原束断裂，胶原原纤维大小不一，形态不整，方向紊乱，叠层松散（loosely packed），完全丧失正常胶原纤维所固有的致密、平整、均匀的圆柱形态（Minor 等，1983）。

【临床表现】

ED - S恒在一定的动物品系内呈家族性发生。显症的牛、绵羊和Himalayan猫，为常染色体隐性基因的纯合子个体，而显症的犬、貂和其他品系猫则为常染色体显性基因的杂合子个体。不同动物各基因型的显症频度（外显度）各自符合孟德尔遗传的基因分离律。

动物ED - S的起病时间，因畜种而有所不同。多数起病于哺乳期和幼年期，少数在青年期甚至成年后才显现症状。除个别因内脏或血管破裂而猝死者外，一般取慢性经过，病程拖延数年，甚至终生不愈。

临床上主要表现为不同组合的皮肤病征、眼部病征和关节病征。

1. 皮肤病征　各种动物ED - S的主要临床表现，包括皮肤脆性（fragility）、弹性（elastility）和延展性（extensibility）的改变。皮肤菲薄，质地脆弱，容易撕裂，皮下血管脆性增加，轻伤即可形成淤斑。流血时间延长系血管壁结缔组织功能缺陷而妨碍血管收缩止血所致。皮肤弹性增加，延展性过度，容易同皮下组织分开，轻轻捏起即可形成明显的皮褶。病犬、猫、貂背腰部皮肤的延展指数（extensbility index），即皮褶的垂直高度对体长（枕嵴至尾基的距离）的比值为17％～25％，重症可达28％～33％，而健犬、猫、貂的皮肤延展指数仅为8％～15％（Minor等，1983；Matthews等，1990）。

2. 关节病征　关节韧带松弛，关节过度伸张，活动范围显著超过正常限度，常见髋、膝、肘、腕关节脱臼或不全脱臼。

3. 眼部病征　眼球各部和眼膜各层均富含胶原结缔组织，ED - S病畜的眼症出现频度仅次于皮肤病征，包括蓝色薄层巩膜（blue thin sclera），斜视（strabismus），角膜浑浊（opacity），巩膜角膜（sclerocornea）即巩膜与角膜的境界不清，小角膜（microcornea）即角膜的直径变小，角膜圆锥（keratoconus）即角膜中心菲薄而膨出，晶体不全脱位（lens subluxation）以及视网膜剥脱（retina detachment）等。

【诊断】

本病的临床诊断不难。主要依据于符合常染色体隐性或显性遗传发病规律的家族史；包括皮肤、关节、眼睛三型病征的临床表现。

为确立诊断，可进行皮肤活检和（或）皮肤成纤维细胞体外培养，以获得有关胶原结缔组织病的病理形态学和酶类生物化学证据。

牛、羊、猫ED - S隐性基因杂合子携带畜的筛检方法尚待建立。

【治疗】

无根治疗法。

参 考 文 献

程鸿，等.1989.人类疾病动物模型.上海：上海医科大学出版社：467 - 468.

杜传书.1983.医学遗传学.北京：人民卫生出版社：738 - 742.

杜传书.1992.医学遗传学.北京：人民卫生出版社：第2版.905 - 906.

李毓义，李彦舫.2001.动物遗传·免疫病学——医学自发模型.北京：科学出版社：361 - 365.

Anderson J H, et al. 1978. JAVMA. 173：142 - 143.

Ansay M, et al. 1968. Ann Med Vet. 112：466 - 464，465 - 478.

Arlien M S. 1947. JAVMA. 111：52 - 53.

Atrochi F, et al. 1983. Zentbl Vet Med. 30A：223 - 241.

Berett K C，et al. 1987. J Small Anim Pract. 28：941 - 946.

Bensett H. 1980. Vet Rec. 106：43.

Becker U，et al. 1977. F E B S Lett. 73：197 - 200.

Butler W F，et al. 1975. Res Vet Sci. 19：213 - 216.

Cassidy K，et al. 1980. Lab Invest. 43：542 - 546.

Colier L L，et al. 1980. Feline Practice. 10：26 - 36.

Counts D F，et al. 1977. J Invest Dermatol. 69：521 - 526.

Fjolstad M，et al. 1974. J Pathol. 112：184 - 188.

Hanset R，et al. 1974. J Hered. 65：356 - 358.

Hegreberg G A，et al. 1969. J Hered. 60：249 - 254.

Hegreberg G A，et al. 1970. Symp Ⅲ. Animal Models for Biological Research. Washington：Natl Acad Sci. 80 - 90.

Hegreberg G A，et al. 1975. Am J Pathol. 79：383 - 386.

Helle O，et al. 1972. Acta Vet Scand. 13：443 - 445.

Jones T C. 1983. Veterinary Pathology. 5th（ed）. Philadelphia：Lea & Febiger. 1 085 - 1 087.

Lapiere C，et al. 1971. Proc natl Acad Sci USA. 68：3 054 - 3 058.

Lanaers A，et al. 1971. Eu J Biochem. 23：533 - 543.

Lerner D J，et al. 1978. J Equine Med & Surg. 2：350 - 352.

Matthews B R，et al. 1990. Can Vet J. 31：389 - 390.

Mauch C，et al. 1988. J Cell Biology. 106：205 - 211.

Minor R R，et al. 1983. JAVMA. 182：142 - 148.

Mori R，et al. 1999. J Vet Med Sci. 61（2）：101 - 106.

Muller G H，et al. 1983. Small Animal Deermatology. 3rd ed. Toronto：WB Saunders. 561 - 565.

O'Hara P J，et al. 1970. Lab Invest. 23：307 - 314.

Patterson D F，et al. 1977. Lab Invest. 37：170 - 179.

Poulsen P H，et al. 1985. Nodisk Veterinarmedicin. 37：291 - 297.

Rodriquez F，et al. 1996. Zentralbl Veterinarmed A. 43（8）：509 - 512.

Scott D V. 1974. VM SAC. 1 256 - 1 258.

Sinke J D，et al. 1997. Vet Q. 19（4）：182 - 185.

Tanzer M L，et al. 1974. Proc natl Acad Sci USA. 71：3 009 - 3 013.

Weber A. 1983. kleintierpraxis. 28：331 - 334.

Wick G，et al. 1978. Lab Invest. 39：151 - 156.

三、成骨不全

Osteogenesis Imperfecta

成骨不全，包括先天性成骨不全（osteogenesis imperfecta congenita）和迟发性成骨不全（osteo-genesis imperfecta tarda）2 种病型，是广泛累及骨骼、腱、韧带、筋膜、牙本质以及巩膜、角膜等胶原-结缔组织结构和功能的一种遗传性全身结缔组织病。

人类的成骨不全，即 Van der Hoeve 综合征，为一古老的遗传病，早在公元前 1 000 年已有描述。遗传特性为常染色体显性或隐性类型，起病于胎内和初生期（先天性）或生后 1 年以上（迟发性）。

根本病因在于胶原生成的转录或转译过程缺陷、α_2 链合成减少，胶原的横向联结（交联）发生障碍。

临床表现包括：骨发育不良，以致骨质疏松、易折以及下肢长骨弯曲、脊柱后侧凸等骨骼变形；牙生长不良，牙本质增生低下以致能透光而易折断或磨损，耳骨化，以致传导性耳聋；关节活动过度，腱易脆裂；皮肤、角膜菲薄，巩膜呈蓝色（杜传书等，1983，1992）。

　　动物的成骨不全，20 世纪 80 年代才见有正式报道，自然发生于澳大利亚的 Hostein-Friesian 乳牛，特称牛澳大利亚型成骨不全（bovine ostogenesis imperfecta Australia type）。一头荷兰荷斯坦公牛的单传后裔（singleton progeny）中有近半数（44%）的犊牛在初生期或幼年期起病显症，且两性兼有，表明遗传特性为常染色体显性类型。

　　其后又报道发生于 Oim 小鼠（Saban 等，1996；Balk 等，1997；Mcbride 等，1997；Pereira 等，1998；Forlino 等，1999；Mehta 等，1999；Delany，2000）和犬（Campbell 等，1997）。

　　根本病因和主要发病环节在于基因突变所致胶原合成的复合性转译后缺陷（multiple post-translation defects），且显示出如同人遗传性成骨不全和牙形成不全（odontogenesis imperfecta）的各种典型的超微结构改变。

　　主要病理特征和临床表现：先天性骨脆（congenital bone fragility），腱发育不良（hypoplastic tendons），透光齿（translucent teeth）以及蓝色巩膜（blue sclerae）。后者系巩膜胶原纤维发育不全，使巩膜半透明而透露出的葡萄膜色泽。

　　动物，尤其 Oim 小鼠遗传性成骨发育不全的发现，为人类对应病和胶原生成机理的比较生物学研究提供了很有价值的自发性动物模型（Denholm，1986；李毓义等，1994，2001）。

参 考 文 献

杜传书．1983．医学遗传学．北京：人民卫生出版社：741-743.

杜传书．1992．医学遗传学．第 2 版．北京：人民卫生出版社：908-910.

李毓义，李彦舫．2001．动物遗传·免疫病学——医学自发模型．北京：科学出版社：365-366.

Balk M L，et al. 1997. Effect of rh BMP-2 on the osteogenic potential of bone marrow stromal cells from an osteogenesis imperfecta mouse (oim) Bone. 21 (1)：7-15.

Campbell B G，et al. 1997. J Am Vet Med Assoc. 211 (2)：183-187.

Delany A M，et al. 2000. J Clin Invest. 105 (7)：915-923.

Denholm L J. 1986. dissertation Abstracts International B. 46：2 227.

Forlino A，et al. 1999. J Biol Chem. 274 (53)：37 923-37 931.

McBride D J，et al. 1997. J Mol Biol. 270 (2)：275-284.

Mehta S S，et al. 1999. Connect Tissue Res. 40 (3)：189-198.

Pereira R F，et al. 1998. Proc Natl Acad Sci USA. 95 (3)：1 142-1 147.

Saban J，et al. 1996. Bone. 19 (6)：575-579.

四、蜘蛛肢综合征

Arachnomelia Syndrome

　　蜘蛛肢综合征，即蜘蛛指（趾）综合征（arachnodactyly syndrome），又称遗传性蜘蛛肢并关节弯曲症（arachnomelia and arthrogryposis），是胶原和弹性蛋白生成先天缺陷所致发的一种全身性结缔组织病。遗传特性为常染色体显性或隐性类型。

　　其病变广泛累及骨、关节、肌肉、皮肤、眼以及心血管系统等全身结缔组织，因而同胶原组织发育异常（Ehlers-Danlos 综合征）、成骨不全（van der Hoeve 综合征）以及弹性假黄瘤（pseudoxanthoma elasticum）等一起，归属于全身性结缔组织遗传病。

　　人类的蜘蛛指（趾）综合征，即马凡氏综合征（Marfan's syndrome），遗传特性为常染色体显性类型。主要罹患骨骼肌肉系统、心血管系统和眼部组织。患者的手足形同蜘蛛，手指细尖而呈蹼状，脚趾呈锤状。故名。

动物的蜘蛛肢综合征，北欧各国已见报道。自然发生于瑞士褐牛、山地褐牛及其杂种牛群（Brem 等，1984；Grun，1986；Konig 等，1987）。遗传特性为常染色体隐性类型（Konig 等，1987）。

瑞士褐牛和山地褐牛的蜘蛛肢综合征，除单肢、双肢或四肢呈蜘蛛状外，还常表现关节弯曲等骨骼肌的结构异常。特称遗传性蜘蛛肢-关节弯曲症。

本病的主要发病环节尚未搞清。从病变分布看，弹性蛋白和胶原均被波及。而这两种蛋白合成的共同点是肽链之间的横向联结（交联）都需要赖氨酰衍生的醛类（lysyl derived aldehydes）。故一般认为，本病是赖氨酰氧化酶（lysyl oxidase）先天缺陷造成的胶原和弹性蛋白横向连接（交联）障碍。

业已证明，山黧豆中毒（lathyrism）的实质是胶原和弹性蛋白的横向联结障碍。给动物长期注射一种赖氨酰氧化酶抑制剂即 β-氨基丙腈（β-aminopropionitrile），可实验复制山黧豆中毒的症状，所表现的骨骼和主动脉的变化，与人的蜘蛛肢（指和趾）综合征酷似（杜传书等，1983，1992；李毓义等，1994，2001）。

据报道，蜘蛛肢综合征的根本病因在于胶原原纤维素（fibrillin）基因突变（Ramirez，1996）。

本病的论证诊断比较容易，主要依据临床特征性表现和家族发生史。在人，为常染色体显性遗传，发病显症的是其显性基因的杂合子或纯合子个体。在牛，则为常染色体隐性遗传，其杂合子系不显临床表型的疾病基因携带畜，难以确认和检出。

1985 年以来，在牛测交试验中，检测 31 头蜘蛛肢基因杂合子双亲的 100d 胎儿，共检测出 8 头蜘蛛病胎，基本符合常染色体隐性基因遗传的孟德尔分离律，即杂合子个体相交配，后裔中显症的疾病基因纯合子个体与不显症的杂合子及正常纯合子个体的比数等于或者近于 1：3（Konig 等，1987）。

参 考 文 献

杜传书 . 1983. 医学遗传学 . 北京：人民卫生出版社：743 - 744.

杜传书 . 1992. 医学遗传学 . 第 2 版 . 北京：人民卫生出版社：906 - 908.

李毓义，李彦舫 . 2001. 动物遗传·免疫病学——医学自发模型 . 北京：科学出版社：366 - 367.

Brem G，et al. 1984. Berliner und Munchner Tierärztliche Wochenshrift. 97：393 - 397.

Grun E. 1986. Monatshefte fur Veterinarmedizin. 41：61 - 65.

Konig H，et al. 1987. Tierärztliche Umschau. 42：692. 695 - 696.

Ramirez F. 1996. Fibrllin mutations in Marfan Syndrome and related phenotypes. Curr Opin Genet Dev. 6（3）：309 - 315.

五、先天性多囊肾病

Congenital Polycystic Kidney Disease

先天性多囊肾病，即家族性多囊肾（familial polycystic kidney），又称先天性多囊综合征（congenital polycystic syndrome），是以肾及其他器官（如肝和胰等）组织内出现多数囊肿（multiple cysts）为畸形病理特征的一种遗传性发育缺陷。其遗传特性，属常染色体隐性或显性类型。

人的先天性多囊肾病，分Ⅰ、Ⅱ两种病型。Ⅰ型即婴儿型多囊肾病，为常染色体隐性遗传，特称常染色体隐性多囊肾病（autosomal recessive polycystic kidney disease），简称 ARPKD。主要发生于婴儿期和幼年期，严重病例大多（约 75％）在出生前和出生后不久即夭折，一年内病死率占 93％。常合并肝损害，表现为胆管囊性扩张或增生。Ⅱ型即成年型多囊肾病，为常染色体显性遗传，特称常染色体显性多囊肾病（autosomal dominant polycystic kidney disease），简称 ADPKD。主要发生于成年期，特别是中年和老年，一般在 35～45 岁之后出现症状，最终死于肾衰竭（Jones 等，1983；程鸿等，1989；杜传书等，1983，1992）。

动物的先天性多囊肾病，已相继报道发生于各种动物（Jones 等，1983），包括猫（Battershell 等，1969；Northington，1977；Crowell，1979；Caputo，1980；Lulich 等，1988；Biller 等，1990；Bosje 等，1998），兔（Fox 等，1971），牛（Kataria 等，1971；Schmidt，1973），绵羊（Hughes 等，1972），大鼠（Solomon，1973；Barsotti 等，1995），猪（Webster 等，1978），雪貂（Andrew 等，1979），犬（Mckenna 等，1980；Jones 等，1983），小鼠（Mandell 等，1983；程鸿等，1989；Nauta 等，1995；Ojeda，1999）以及水貂（Henriksen，1988）。

新近又报道发生于 Nubian 羊（Kotec 等，1996）。

动物先天性多囊肾病，尤其波斯猫和 C57BL/6j "CPK" 基因突变小鼠家族性多囊肾病的发现和确认，为人类先天性多囊肾病包括 ARPKD 和 ADPKD 两型的比较医学研究提供了大量自发性动物模型。

美国杰克逊实验室已建立起 "CPK" 突变基因小鼠群体，可供使用（Mandell 等，1983；程鸿等，1989；李毓义等，1994，2001）。

【病因及发病机理】

本病根本病因在于先天发育缺陷。各种动物先天性多囊肾病的遗传特性不尽一致。在牛、羊和猪，遗传特性尚未确认。在犬、小鼠和水貂，为常染色体隐性类型，与人的先天性多囊肾病Ⅰ型即婴儿型或 ARPKD 相对应（Mckenna 等，1980；Mandell 等，1983；Henriksen，1988）。

猫则兼有两种类型：幼仔猫的先天性多囊肿，为常染色体隐性类型，与人的 ARPKD 相对应（Crowell，1979）；成年猫的先天性多囊肿，为常染色体显性类型，与人的 ADPKD 相对应（Battershell 等，1969；Rendano 等，1976；Caputo，1980；Lulich 等，1988；Biller 等，1990）。

基本病理特征：眼观检查，两侧肾肿大；切面肾盂扩大，皮质部和（或）髓质部呈蜂窝状，有大小和数量不等的众多囊肿分布，或突出于表面或深埋于实质，占肾总体的一部以至大部。光镜检查，集合管和（或）远近曲小管扩张；肾小管上皮细胞空泡变性、破裂、融合、局灶性增生，并形成囊肿；囊肿内衬立方形或圆柱状上皮。肾肝等多囊综合征病例，还伴有胰腺和肝脏的多发囊肿，显现胰腺管或肝胆管的扩张以及间质纤维化（Jones，1983）。

关于多囊肾畸形的发病机理，迄今未得到阐明（Biller 等，1990）。有人认为，某些化学物质能在胚胎发育期引起肾小管上皮增生，导致管内阻塞或内压增高，使管腔扩张而形成囊肿（Evans 等，1979）。但多数学者认为，多囊肾的发生源于肾小管基底膜的增生性发育缺陷（Welling 等，1972；Biller 等，1990）。

【临床表现】

先天性多囊肾病，常在动物的一定品系内呈家族性发生。其起病时间、疾病经过和临床症状，因畜种和病型而不同。

1. 小鼠多囊肾　发生于 C57BL/6j "CPK" 突变品系，属常染色体隐性遗传类型。显症的病鼠，两性兼有，为突变基因的纯合子个体，基因型为 CPK/CPK。一般在 2～3 周龄起病。主要表现腹围增大，腹部膨隆，并很快出现嗜眠、昏睡、全身颤抖等神经症状。检测血浆尿素氮和肌酐含量明显升高。通常在 5 周龄之前死于肾衰竭和尿毒症。尸检，两侧肾脏极度肿大，几乎占据整个腹腔，重量高达体重的 25%（Mandell 等，1983）。

2. 水貂多囊肾　发生于丹麦水貂品系，属常染色体隐性遗传类型。多合并肝囊肿，特称水貂先天性肾肝囊肿综合征。显症的病貂，雌雄兼有，为疾病基因的纯合子个体。一般在 6～7 周龄起病。主要表现生长停滞以及食欲减退、呕吐、委顿、嗜眠、昏睡、抽搐等尿毒症状。抓捕刺激可促发全身间代性-强直性痉挛，发作持续 2～3min 之久。通常在 4 月龄前后死于肾衰竭（Henriksen，1988）。

3. 犬多囊肾　发生于 Cairn Terrier 品系，属常染色体隐性遗传类型。显症的病犬，为疾病基因的纯合子个体。一般在 6～7 周龄起病，大多在 1 岁之内死于肾衰竭。临床表现主要为腹部膨大、慢性血尿以及后期的尿毒症（Mckenna 等，1980）。

4. 猪、牛、羊多囊肾　常并发胰、肝的多囊肿，特称肾-胰-肝囊肿综合征。遗传类型尚未确定。多数发现于屠宰检验时，亦有少数发生于仔猪、羔羊和犊牛的。主要临床表现包括腹部膨大，腹水，血尿和末期的尿毒症（Kataria 等，1971；Hughes 等，1972；Schmidt，1973；Webster 等，1978）。

5. 猫多囊肾　发生于波斯品种，有幼仔猫型和成年猫型 2 种病型，分别与人的先天性多囊肾婴儿型（ARPKD）和成年型（ADPKD）相对应。

（1）幼仔猫多囊肾。属常染色体隐性遗传类型，常并发胆管囊肿，特称猫肾肝囊肿综合征。出生后即起病显症。显症的病猫，为疾病基因的纯合子个体。通常在 6 周龄之前死于急性肾衰竭。主要临床表现是腹部异常增大以及后期的尿毒症状。尸检，两侧肾脏极度肿大，几乎占据整个腹腔。切面髓质部（红褐色）和皮质部（灰白色）密布无数的小囊肿，外观和触觉呈海绵状。肝脏体积不大，亦见有多量扩张的胆管囊肿（Crowell，1979）。

（2）成年猫多囊肾。属常染色体显性遗传类型。3～7 岁起病。显症的病猫，为疾病基因的杂合子个体。临床症状主要包括：腹部逐渐增大；慢性血尿；触诊腹部可认两侧肾脏肿大 1～3 倍，外形不规则；一旦显现精神委顿、食欲减退、呕吐、烦渴、多尿和体重骤减以至抽搐等尿毒症的各种表现，则通常在数周内即死于肾衰竭（Caputo，1980；Lulich 等，1988；Biller 等，1990）。

【诊断】

论证诊断依据：符合常染色体遗传特点的家族发生史以及腹部增大、触诊肾脏显著或极度肿大、慢性血尿、尿毒症等肾衰竭的临床表现。

必要时，可进行肾脏 B 型超声、C-T 摄影、排泄性尿路造影等辅助诊断，以证实肾增大和多囊肾的存在（Biller 等，1990）。

【治疗】

无根治疗法。

（张乃生　李毓义）

参 考 文 献

程鸿，等 . 1989. 人类疾病动物模型 . 上海：上海医科大学出版社：161-162.

杜传书 . 1992. 医学遗传学 . 第 2 版 . 北京：人民卫生出版社：758-789.

李毓义，李彦舫 . 2001. 动物遗传·免疫病学——医学自发模型 . 北京：科学出版社：366-370.

Andrew P L R，et al. 1979. Zeitschrift fur Versuchtierkunde. 21：346351.

Barsotti G，et al. 1995. Contrib Nephrol. 115：134-136.

Battershell D，et al. 1969. JAVMA. 154：665-666.

Biller D S，et al. 1990. JAVMA. 196；1 288-1 290.

Bosje J T，et al. 1998. Vet Q. 20（4）：136-139.

Caputo C A. 1980. Feline Pract. 10：36-40.

Crowell W A. 1979. JAVMA. 175：286-288.

Evans A P，et al. 1979. Kidney Int. 16：743-750.

Fox R R，et al. 1971. J Hered. 62：105-108.

Henriksen P. 1988. J Comp Pathol. 99：101 - 104.

Hughes K L，et al. 1972. Teratology. 5：5.

Jones T C，et al. 1983. Veterinary Pathology. 5th ed. Philadelphia：Lea & Febiger. 1 447 - 1 449.

Kataria R S，et al. 1971. Indian J Anim Sci. 41：817.

Kotec K，et al. 1996. Vet Pathol. 33（6）：708 - 710.

Lulich J P，et al. 1988. Compend Contin Educ Pract Vet. 10：1 030 - 1 040.

Mandell J，et al. 1983. Am J Pathol. 113：112 - 114.

Mckenna S C，et al. 1980. Vet Pathol. 17：436 - 439.

Nauta J，et al. 1995. Pediatr Res. 37（6）：755 - 763.

Northington J W. 1977. J Small Anim Pract. 18：663 - 666.

Ojeda J L. 1999. Nephron. 82（3）：261 - 269.

Rendano V T，et al. 1976. J Small Anim Pract. 17：479 - 485.

Schmidt U. 1973. Dt Tierärztl Wschr. 80：329.

Solomon S. 1973. Science. 181：451 - 452.

Webster W R，et al. 1978. Aust Vet J. 54：451 - 457.

Welling L W，et al. 1972. J Clin Invest. 51：1 063 - 1 075.

［附］　紫绀症状鉴别诊断

紫绀（Cyanosis），又称发绀或青紫，指的是皮肤和可视黏膜因所分布小血管内血液的还原血红蛋白（HHb）含量增高（$>5g\%$）而显现紫蓝色。广义的紫绀，还包括由血液内其他暗色血红蛋白衍生物高铁血红蛋白和硫化血红蛋白所致发的皮肤和可视黏膜变色。

紫绀不是独立的疾病，而是伴随于众多疾病，尤其心肺病和血液病经过中的一个显而易见的体征。动物中单个发生的紫绀，称个体性紫绀症（individual cyanosis），大批动物发生的紫绀，则称为群体性紫绀症（popular cyanosis）。

（一）血液内氧的正常运输与交换

氧在血液中的主要存在形式是与血红蛋白结合成氧合血红蛋白（O_2Hb）。直接溶解于血浆内的氧为数有限，只占血氧浓度的 0.4％。1g 血红蛋白可结合 1.33mL 氧。正常血液平均血红蛋白含量为150g/L，其十足的氧结合力为 20 容积％。以氧与血红蛋白的结合达 95％计，正常动脉血含氧量应为19 容积％；血液通过组织内的毛细血管时，其中的氧逐步被呼吸链—氧化磷酸化过程所利用，毛细血管静脉端的血液总共失去的氧量为 5 容量％；因此静脉血的含氧量应为 14 容积％，氧张力则为4.7～5.3kPa。

（二）紫绀的产生机理

紫绀的产生，基于毛细血管与静脉血液内还原血红蛋白的绝对量增加。血液中还原血红蛋白的含量，通常是用氧未饱和度来表示的。正常情况下，动脉血的氧未饱和度为 1 容积％，静脉血的氧未饱和度为 6 容积％，毛细血管血的氧未饱和度则介于两者之间，约为 3.5 容积％。1g 血红蛋白，相当于 1.33％容积的氧。毛细血管血的还原血红蛋白量一旦超过 5g％，亦即其氧未饱和度超过 6.7％容积时，紫绀就开始显现（还原血红蛋白性紫绀）。

紫绀的显现与否，主要决定于血液内还原血红蛋白的绝对量，而并非决定于还原血红蛋白与氧合血红蛋白的比例。因此，在极度贫血的病例，当每百毫升血液内的血红蛋白量少于 5g 时，即使大部或全部血红蛋白处于还原状态，亦不足以引起紫绀。相反地，在红细胞数增多、血红蛋白量增高（红细胞增多症，polycythemia）的情况下，即使血液内氧未饱和度较小，亦能引起紫绀。这就是说，同等程度的紫绀，在贫血的患畜实际上要比血红蛋白量正常或过高的患畜更具有严重性！

紫绀的产生，可归纳为下列三大环节（图 12-1）。

1. 动脉血液氧合量减少　在大环境缺氧、小环境缺氧、呼吸道通气障碍、肺换气障碍以及血液载气障碍等情况下，动脉血的氧合血红蛋白量都会减少，即血液的氧未饱和度增加。如果动脉血的氧未饱和度增至 4.5 容积％，而组织耗氧量正常，则静脉血的氧未饱和度应为 9.5 容积％，毛细血管血的氧未饱和度应为 7 容积％（动脉血与静脉血氧未饱和度之和的半数），于是显现紫绀（还原血红蛋白性紫绀）。

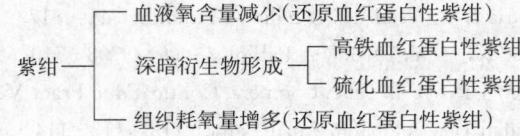

图 12-1　紫绀产生的环节及因素

2. 组织耗氧量增多　如果动脉血的氧未饱和度正常（1 容积％），而组织耗氧量因微循环血流减少、血流过缓或代谢过盛，从正常的 5 容积％增加到 13 容积％，则毛细血管血的氧未饱和度将达到 7 容积％ [（1+13）/2]，同样会产生紫绀（还原血红蛋白性紫绀）。

3. 深色血红蛋白衍生物形成　狭义的紫绀，系由还原血红蛋白浓度增高达到 5g％ 以上所致，如上所述。广义的紫绀，则还起源于两种暗色血红蛋白衍生物的形成。一种是高铁血红蛋白，一种是硫化血红蛋白。这两种血红蛋白衍生物的颜色都比还原血红蛋白深暗得多。每百毫升血液内含还原血红蛋白 5g 以上才能显现紫绀，而高铁血红蛋白只需 1.5g％，硫化血红蛋白不到 0.5g％，就足以产生紫绀（高铁血红蛋白性紫绀和硫化血红蛋白性紫绀）。

上述产生机理表明，还原血红蛋白性紫绀这一体征，通常指示有缺氧状态存在。但"紫绀"与"缺氧"并不同义。例如，一氧化碳或氰化物中毒以及极度贫血时，虽有严重缺氧却不显现紫绀；相反，高原地区栖息的动物，恒伴有代偿性红细胞增多和血红蛋白浓度增高，缺氧可大致得到克服，但紫绀体征持久存在而不消退。

（三）紫绀的病理学类型

按照紫绀产生的基本机理，可将紫绀分为中枢性紫绀、外周性紫绀和血液性紫绀等三种病理类型（图 12-2）。

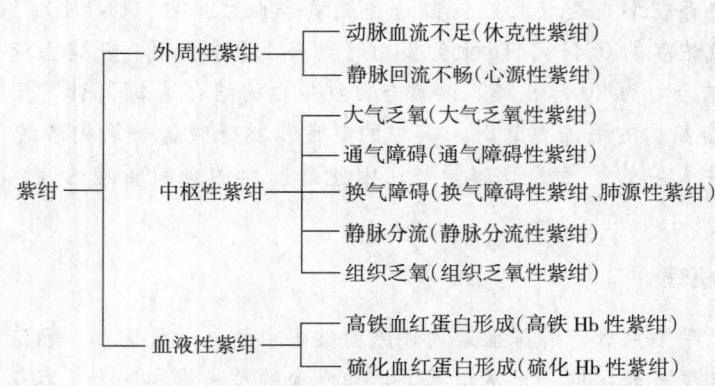

图 12-2　紫绀病理学类型

1. 中枢性紫绀　动脉性缺氧、血氧未饱和度增加所致发的一类紫绀，见于下列情况和疾病。

（1）大气乏氧。海拔 3300m 以上的高空或高原，空气稀薄，大气压低，吸入的空气内氧张力过低，肺泡内氧张力亦低，以致血红蛋白氧合不足，动脉血的氧未饱和度增高而显现的紫绀（大气乏氧性紫绀、高原性紫绀）。

大气乏氧性紫绀的特征：群（全）体发生；有地域性（高原）；代偿性红细胞增多症（compensatory polycythemia）；持久存在；红色发绀（ruddy cyanosis）。

（2）通气障碍。上呼吸道（鼻腔、喉腔、气管腔）狭窄，造成通气功能障碍，肺泡内氧张力降低，血红蛋白氧合不全，动脉血的氧未饱和度增加而显现的紫绀（通气障碍性紫绀）。

此类紫绀见于能引发上呼吸道狭窄的各种疾病。其群发性的，则见于变应性鼻炎（牛羊的夏季鼻塞）、牛 I 型黏多糖累积病 [颜面骨和（或）支气管树变形]、马纤维性骨营养不良（鼻腔狭窄）、羊鼻蝇严重寄生（鼻喉腔狭窄）、喉偏瘫（马喘鸣症、山黧豆中毒、铅中毒）、气管水肿（牛喇叭声综合征）、越冬禾本科作物真菌毒素性咽峡炎等各种群体病。

通气障碍性紫绀的特征：个体或群体发生；吸气缓长发哨音的吸气性呼吸困难；查有上呼吸道某处狭窄的相关体征。

（3）换气障碍。因肺换气功能发生障碍，血红蛋白在肺泡内氧合不全所致发的紫绀（换气障碍性紫绀、肺源性紫绀）。

此类紫绀见于肺充血、肺水肿、肺出血、肺不张、肺气肿等非炎性肺病；卡他性肺炎、化脓性肺炎、纤维素性肺炎、坏疽性肺炎等炎性肺病；还见于以这些肺病为病理学基础的各类群体病。如猪繁殖与呼吸障碍综合征（PRRS）、鼻疽、类鼻疽、马胸疫、牛肺疫、猪肺疫、猪喘病（支原体肺炎）等传染病；肺丝虫病等侵袭病；还有马慢性阻塞性肺病（COPD）、牛变应性肺炎（再生草热，fog fever）、白苏中毒、黑斑病甘薯中毒等中毒病。

换气障碍性紫绀的特征：个体或群体发生；呈混合性呼吸困难或呼气性呼吸困难；胸部视诊、触诊、听诊、叩诊等病理学检查的肺病体征明显而突出。

（4）静脉血分流。部分静脉血未经肺内氧合作用而通过分路直接流入动脉系统，分流量一旦超过心输出量的 34%，就足以产生紫绀（静脉分流性紫绀）。

此类紫绀见于紫绀型先天性心脏病，如由右向左的房间隔缺损（R-L 型 ASD）、由右向左的室间隔缺损（R-L 型 VSD）、法乐氏四联症；还见于紫绀型先天性血管病，如肺动脉-静脉瘘（肺 A-V 瘘）。

静脉分流性紫绀的特征：家族性产生；初生期或幼年期起病；心脏血管短路分流体征突出；慢性病程，终生难愈。

（5）组织乏氧。血红蛋白分子异常（异常血红蛋白血症），氧合血红蛋白在微循环内不容易氧离，以致血氧失利用而组织缺氧，激起红细胞增多症所显现的紫绀（组织缺氧性紫绀）。

此类紫绀见于某些能继发红细胞增多症的异常血红蛋白血症（血红蛋白分子病）。

组织乏氧性紫绀的特征：群体发生，呈家族式分布；皮肤和可视黏膜既发红又发绀，显红紫色（红色发绀）；血液内红细胞数、血红蛋白量和红细胞压积容量（PCV）倍增；静脉血色鲜红，俨如动脉血；血红蛋白电泳和肽链分析可确认某种异常血红蛋白的存在。

2. 外周性紫绀 组织耗氧量增高，微循环淤滞，毛细血管血氧未饱和度增加所致发的一类紫绀。见于下列情况和疾病。

（1）动脉血流不足。心搏出量少，微循环缺血，毛细血管内的氧合血红蛋白被过度还原，而显现紫绀（缺血性紫绀、休克性紫绀）。

此类紫绀见于各种病因所致的休克，尤其低血容量性休克。

缺血性紫绀的特征：个体或群体发生；急性病程；休克体征突出，紫绀主要显现于肢体末端。

（2）静脉血流不畅。静脉系统血液回心受阻，微循环淤滞，血流过缓，毛细血管内氧合血红蛋白被过度还原而显现的紫绀（淤血性紫绀、心源性紫绀）。

此类紫绀见于各种病因所致的充血性心力衰竭。原发病包括填塞性心包炎，联合性心脏瓣膜病以及肥大性心肌病、缩窄性心肌病、扩张性心肌病、火鸡自发性圆心病、仓鼠交感性心肌营养不良等遗传性心肌病；鸡痢特灵（呋喃唑酮）中毒、肉鸡腹水症等。

淤血性紫绀的特征：个体或群体发生；心脏病征尤其充血性心力衰竭体征突出；因静脉系统淤血，皮肤静脉网及毛细血管扩张，皮肤紫绀比可视黏膜紫绀更为明显。

3. 血液性紫绀　血红蛋白本身的性质发生改变，形成高铁血红蛋白、硫化血红蛋白等暗色血红蛋白衍生物所致发的一类紫绀。见于下列情况和疾病。

（1）高铁血红蛋白形成。血红蛋白分子中的亚铁离子被氧化为高铁离子，形成高铁血红蛋白（变性血红蛋白，methemoglobin，Met Hb）和（或）高铁血红蛋白还原酶系统功能缺陷所显现的紫绀（高铁血红蛋白性紫绀）。

此类紫绀见于家族性高铁血红蛋白血症、血红蛋白 M 病等遗传病（遗传性高铁血红蛋白血症）；还见于硝酸盐、亚硝酸盐、退热净（acetaminophen）、氨苯磺胺、磺胺噻唑、洋葱等氧化剂食物、药物和毒物所致的中毒病（中毒性高铁血红蛋白血症）。

高铁血红蛋白性紫绀的特征：群体发生；有家族发生史或氧化剂药物、毒物和食物的接触史；皮肤和可视黏膜深度发绀；静脉血呈棕褐色（血液褐变），在空气中震荡后亦不转为红色。

（2）硫化血红蛋白形成。血红蛋白与硫化氢等硫化物化合，形成不能逆转的硫化血红蛋白所显现的紫绀（硫化血红蛋白性紫绀）。

此类紫绀见于乙酰苯胺、非那西汀及氨苯磺胺等药物中毒和硫化物中毒；还见于慢性肠道疾病经过中，因肠道内产生亚硝酸盐和硫化氢而致发的硫化血红蛋白并高铁血红蛋白血症（肠源性紫绀）。

硫化血红蛋白性紫绀的特征：个体或群体发生；有相关药（毒）物接触史；可视黏膜和皮肤深度发绀；静脉血呈蓝褐色，在空气中震荡后亦不转为红色。

（四）紫绀的症状学类型

兽医临床上常见的紫绀体征，可按皮肤和可视黏膜的色泽以及静脉血的颜色，分为红色发绀、浅色发绀、深色发绀等三种症状学类型（表 12-3）。

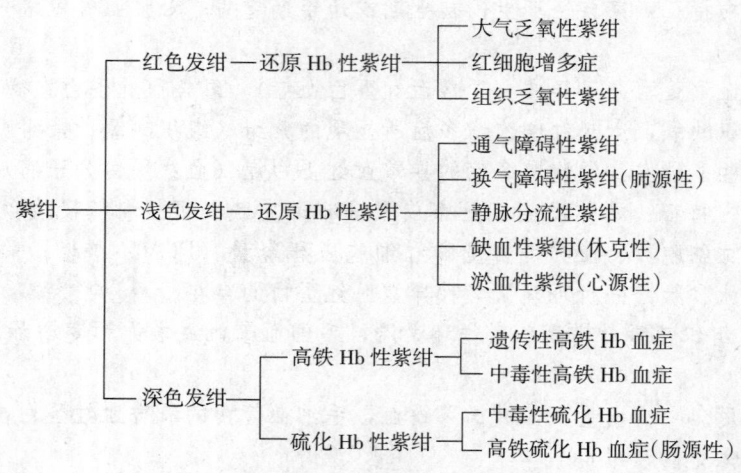

图 12-3　紫绀症状学类型

1. 红色发绀　皮肤和可视黏膜既发红又发绀。呈红紫色。静脉血色暗红或鲜红，系红细胞增多，还原血红蛋白绝对量增高所致。显现红色发绀的，有高原地区的大气乏氧性紫绀，某些异常血红蛋白血症的组织乏氧性紫绀，以及各种（相对性、绝对性、原发性、继发性）红细胞增多症。

2. 浅色发绀　皮肤和可视黏膜显浅度紫绀，呈灰蓝色或淡蓝紫色，静脉血色暗红，系血液内还原血红蛋白量增高所致。浅色发绀显现于除大气和组织乏氧性紫绀而外的所有中枢性紫绀以及外周性紫绀，如通气障碍性紫绀、换气障碍性紫绀（肺源性紫绀）、静脉分流性紫绀、缺血性紫绀（休克性紫绀）以及淤血性紫绀（心源性紫绀）。

3. 深色发绀　皮肤和可视黏膜显深度紫绀，静脉血呈棕褐色以至蓝褐色，系血液内高铁（变性）或硫化血红蛋白量增加所致。深色发绀包括高铁血红蛋白性紫绀和硫化血红蛋白性紫绀。前者，静脉血呈棕褐色（血液褐变），见于家族性高铁血红蛋白血症、血红蛋白 M 病等遗传性高铁血红蛋白血症以及硝酸盐、亚硝酸盐中毒等中毒性高铁血红蛋白血症。后者，静脉血更暗，呈蓝褐色，见于硫化氢等毒物以及乙酰苯胺、非那西汀、氨苯磺胺等药物所致的中毒性硫化血红蛋白血症；还见于兼有高铁血红蛋白血症和硫化血红蛋白血症的慢性肠道疾病（肠源性紫绀）。

（五）群体紫绀症的类别

动物群体大批发生的紫绀症，可按病因分为传染性紫绀症、侵袭性紫绀症、中毒性紫绀症、遗传性紫绀症和高原性紫绀症等五大类别（图 12 - 4）。

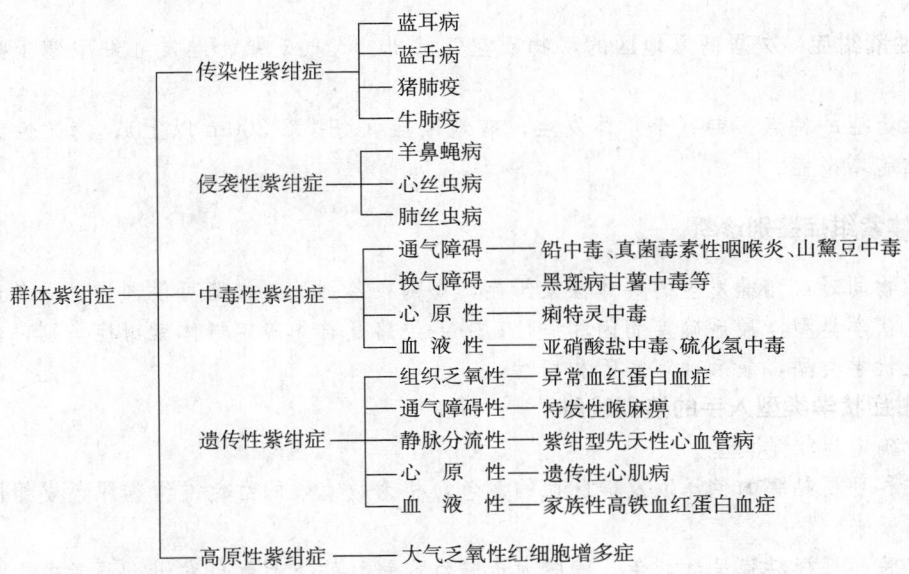

图 12 - 4　群体紫绀症类别

1. 传染性紫绀症　某些微生物感染所显现的紫绀体征。见于猪繁殖与呼吸障碍综合征（蓝耳病，blue ear）、猪肺疫、牛羊蓝舌病（blue tongue）、猪喘息病（支原体肺炎）、腺疫、鼻疽、类鼻疽、马胸疫、牛肺疫等。

传染性紫绀症的特点：群体发生；有传染性；伴有发热；能查到特定病原体；动物回归感染发病。

2. 侵袭性紫绀症　某些寄生虫大量侵袭所显现的紫绀。见于羊鼻蝇病、肺丝虫病、心丝虫病等。

侵袭性紫绀症的特点：群体发生；无传染性；查有大量相应虫体寄生；针对性驱虫杀虫剂防治有效。

3. 中毒性紫绀症　众多中毒病经过中所显现的紫绀症。属通气障碍性紫绀的，有铅中毒、马山黧豆中毒和越冬禾本科作物真菌毒素性咽峡炎等；属换气障碍的，有黑斑病甘薯中毒、白苏中毒、安妥中毒、再生草热、马慢性阻塞性肺病等；属心源性紫绀的，有鸡痢特灵（呋喃唑酮）中毒；属血液性紫绀的，有硝酸盐、亚硝酸盐、退热净（acetaminophen）、磺胺噻唑、氨苯磺胺、硫化氢等药物或毒物中毒。

中毒性紫绀症的特点：群体发生；无传染性；一般不伴有发热；有相应毒物或药物的接触史；体

内查有相应药物、毒物或其降解物；动物发病试验成功。

4. 遗传性紫绀症　基因突变，有先天内在缺陷疾病经过中所显现的紫绀症。属组织乏氧性紫绀症的，有某些有氧离障碍的异常血红蛋白血症（血红蛋白分子病）和牛、犬、猫的家族性红细胞增多症；属通气障碍性紫绀的，有牛 I 型黏多糖累积病（喷鼻息，snort）、特发性喉麻痹（喘鸣症，遗传性返喉神经病，先天性远端神经轴索病）；属静脉分流性紫绀的，有房间隔缺损（R-L型）、室间隔缺损（R-L型）、法乐氏四联症等紫绀型先天性心脏病以及肺动脉—静脉瘘等紫绀型先天性血管病；属心源性紫绀的，有肥大性心肌病、缩窄性心肌病、扩张性心肌病、火鸡自发性圆心病（先天性 α_1 抗胰蛋白酶缺乏症）、仓鼠交感性心肌营养不良等遗传性心肌病；属血液性紫绀的，有家族性高铁血红蛋白血症（先天性辅酶 I 高铁血红蛋白还原酶缺乏症）、家族性溶血性贫血并高铁血红蛋白血症（先天性谷胱甘肽还原酶缺乏症）等。

遗传性紫绀症的特点：垂直传播，呈家族式发生；有一定的遗传类型；无传染性；持久性发绀，终生不愈。

5. 高原性紫绀症　久居高原地区的动物因空气稀薄、大气乏氧、继发红细胞增多症所显现的紫绀症。

高原性紫绀症的特点：群（全）体发生，有地域性（海拔 3 300m 以上）；持久性红色发绀；伴有代偿性红细胞增多症。

（六）群体紫绀症鉴别诊断

对大批动物同时或相继发生的群体性紫绀症，有两条鉴别诊断线路可供选择。一条线路是，先确定紫绀症的症状学类型，最后确定病因和病性；另一线路是首先确定群体紫绀症类别，然后确定其病理学类型或症状学类型，最后确定病因和病性。

1. 从紫绀症状学类型入手的鉴别线路

第一步：确定症状学类型。

依据皮肤和可视黏膜的色泽以及静脉血的颜色，将为数有限的红色发绀和深色发绀同为数众多的浅色发绀鉴别开来。

（1）其皮肤和可视黏膜呈红紫色、静脉血色暗红或鲜红的，为红色发绀。要考虑大气乏氧性紫绀和组织乏氧性紫绀，包括各种红细胞增多症和异常血红蛋白病。

（2）其皮肤和可视黏膜呈深蓝紫色、静脉血呈棕褐色以至蓝褐色，且在空气中震荡亦不转为鲜红的，为暗色血红蛋白衍生物所致的深色发绀。要考虑高铁血红蛋白性紫绀和硫化血红蛋白性紫绀。

（3）其皮肤和可视黏膜呈灰蓝色或淡蓝紫色、静脉血色暗红、但在空气中震荡后能转为鲜红的，为还原血红蛋白所致的浅色发绀。要考虑通气障碍性紫绀、休克性紫绀和心源性紫绀等还原血红蛋白性紫绀（表12-4）。

表 12-4　确定紫绀症状学类型

黏膜色泽	静脉血色	紫绀类型
红　紫	暗红或鲜红	红色发绀
蓝　紫	棕褐或蓝褐	深色发绀
灰　蓝	暗红转鲜红	浅色发绀

第二步：确定病理学类型和群体病类别。

依据临床和病理学特征和相关群体病特点，对初步确定为红色紫绀、浅色紫绀和深色紫绀的病畜做进一步鉴别。

（1）对初步鉴别为红色紫绀的，要着重观察静脉血的颜色（图12-5）。

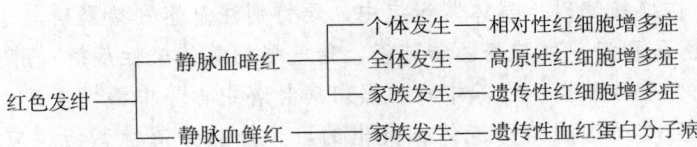

图 12-5　红色发绀的鉴别

其静脉血色暗红的，要考虑各种红细胞增多症。其中，个体发生、急性病程、且腹泻和（或）休克体征突出的，可能是相对性红细胞增多症；全体发生、慢性病程，不认腹泻和休克体征的，可能是高原地区大气乏氧所致的高原性红细胞增多症；家族式发生、幼年起病，终生不愈的，可能是遗传性红细胞增多症。

其静脉血色鲜红的，要考虑某些异常血红蛋白血症（遗传性血红蛋白分子病）。

（2）对初步鉴别为深色发绀的，要采集静脉血，观察血液的颜色，并做分光镜检查或光谱分析（图12-6）。

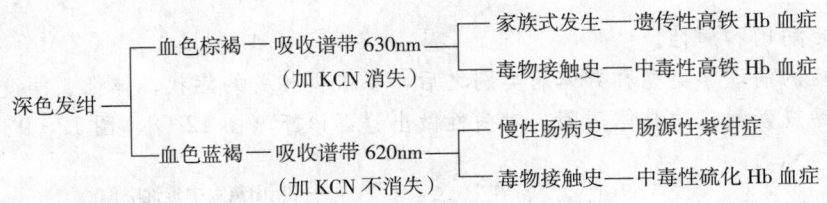

图 12-6　深色发绀的鉴别

其血液呈棕褐色，光谱分析在630nm处有一吸收高峰，在600nm处有一凹陷，但加入氰化钾后吸收谱带随即消失的，为高铁血红蛋白所致，要考虑高铁血红蛋白血症。其中呈家族式发生的，可能是遗传性高铁血红蛋白血症，包括家族性高铁血红蛋白血症、谷胱甘肽还原酶缺乏症；其中有某些药物或毒物接触史的，则可能是中毒性高铁血红蛋白血症，病因包括硝酸盐、亚硝酸盐、退热净、氨苯磺胺、磺胺噻唑等中毒。

其血液呈蓝褐色，光谱分析在620nm处有一吸收高峰，且加入氰化钾后吸收谱带仍不消失的，为硫化血红蛋白所致，要考虑硫化血红蛋白血症。其中有某些药物或毒物接触史的，可能是中毒性硫化血红蛋白血症，病因包括乙酰苯胺、非那西汀、氨苯磺胺等药物中毒以及硫化氢等毒物中毒。其伴有慢性肠道疾病的，则可能是亚硝酸盐和硫化氢吸收所致的肠源性紫绀，即中毒性硫化血红蛋白并高铁血红蛋白血症。

（3）对初步鉴别为浅色发绀的，要首先依据症状、体征和病变确定其病理学类型，然后再依据发生状况等特点确定其群体病类别（图12-7）。

①其呈吸气性呼吸困难（吸气发哨音）的，为上呼吸道某处狭窄所致的通气障碍性紫绀，要着重对鼻腔、喉腔、气管腔以至主支气管腔实施检查，找出能造成上呼吸道狭窄的原发病。在通

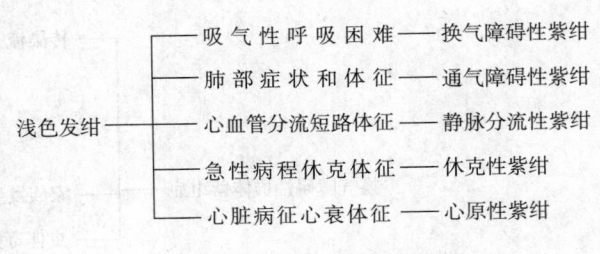

图 12-7　浅色发绀的鉴别

气障碍性群体紫绀症中，要特别注意鉴别牛羊的夏季鼻塞、犬特应性鼻炎、牛喇叭声综合征等免疫病；羊鼻蝇病等侵袭病；鼻腔鼻疽、马腺疫等传染病；铅中毒性喉偏瘫、越冬禾本科作物真菌毒素性咽峡炎等中毒病；还有牛Ⅰ型黏多糖累积病和马喘鸣症等遗传病。

②其呈混合性呼吸困难或呼气性呼吸困难（二段呼气显喘沟）而肺部体征突出的，为各种肺病所

致的换气障碍性紫绀，应通过胸部病理学检查和影像学等特殊检查，鉴别各种炎性肺病和非炎性肺病，确定肺病的性质。在换气障碍性群体紫绀症中，要特别注意鉴别猪繁殖与呼吸障碍综合征（蓝耳病）、肺鼻疽、类鼻疽、马胸疫、牛肺疫、猪肺疫、猪气喘病等传染性疾病；肺丝虫病等侵袭性疾病；马慢性阻塞性肺病、牛变应性肺炎、白苏中毒、黑斑病甘薯中毒等中毒性疾病。

③其呈家族性发生且心血管短路分流体征突出的，为静脉分流性紫绀。应依据短路分流体征特点，将 R—L 型 ASD、R—L 型 VSD、法乐氏四联症等紫绀型先天性心脏病以及肺动脉-静脉瘘等紫绀型先天性血管病逐个地区分开来。

④其休克体征突出，且取急性病程的，为休克性紫绀。应进一步查找能引起低血容量性休克和（或）败血性休克的原发病。

⑤其心脏病征，尤其右心充血性心力衰竭体征突出的，为心源性紫绀。在单发的心源性紫绀症中，要依据其他症状和病变，鉴别和确定造成心力衰竭的各种原发病。在心源性群体紫绀症中，要特别注意鉴别肥大性心肌病、扩张性心肌病、缩窄性心肌病、火鸡自发性圆心病、仓鼠交感性心肌营养不良等遗传性心肌病；鸡痢特灵（呋喃唑酮）等中毒病；还有机体乏氧、肺动脉高压所致的肉鸡腹水症等。

第三步：确定病因和病性。

在确定紫绀症的病理学类型和群体病类别之后，要依据相关的症状、体征、病变以及必要的特殊检验结果，确定造成紫绀症的具体病因，对病性做出论证诊断（图 12 - 8、图 12 - 9、图 12 - 10）。

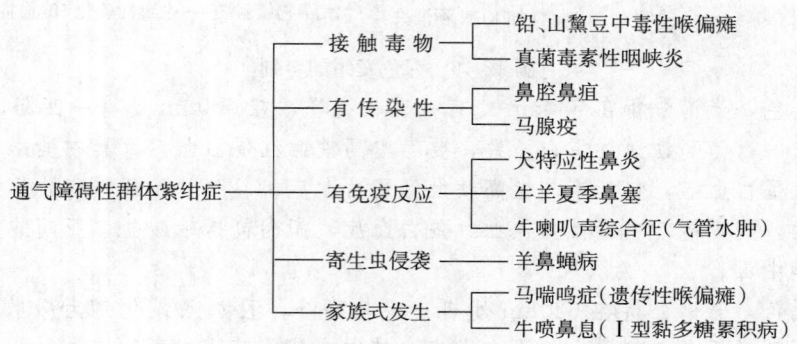

图 12 - 8　通气障碍性紫绀症的鉴别

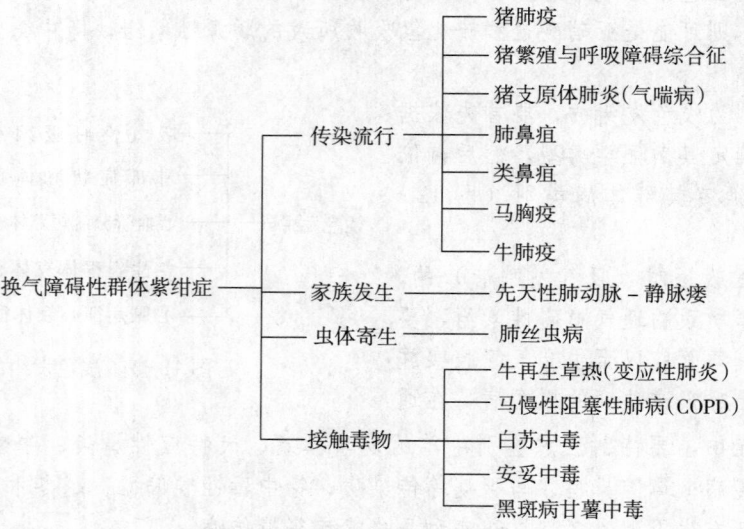

图 12 - 9　换气障碍性紫绀症的鉴别

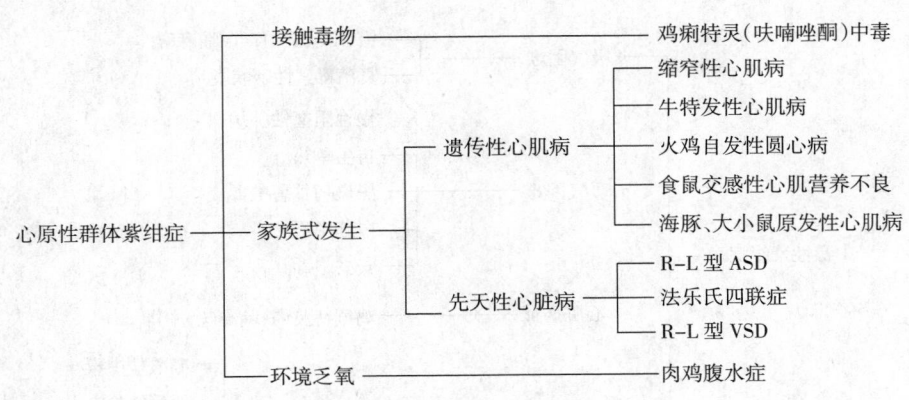

图 12-10 心源性紫绀症的鉴别

2. 从群体紫绀症类别入手的鉴别线路

第一步：确定群体紫绀症类别。

首先依据发生与流行情况，将同居感染、水平传播的传染性紫绀症以及家族式发生、垂直传播的遗传性紫绀症，同不能传播的侵袭性紫绀症、中毒性紫绀症以及高原性紫绀症鉴别开来，然后依据有无大量相关虫体存在、有无相关毒物检出、有无高海拔地域性，将后三者鉴别开来（图 12-11）。

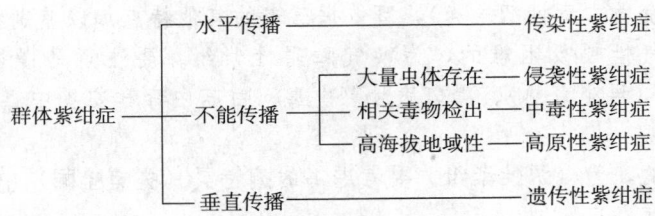

图 12-11 确定群体紫绀症类别

第二步：确定病理学和症状学类型。

依据病变和体征特点，对初步确定群体紫绀症类别的病畜做进一步鉴别。

（1）对传染性紫绀症病畜，除牛羊蓝舌病外，通常应考虑通气障碍性和换气障碍性紫绀（图 12-12）。

其呈吸气性呼吸困难的，为通气障碍性紫绀，包括马腺疫、鼻腔鼻疽等，可依据各自的病原学和症状学特点加以鉴别和确证。

其呈混合性呼吸困难、且肺部体征突出的，为换气障碍性紫绀，即肺源性紫

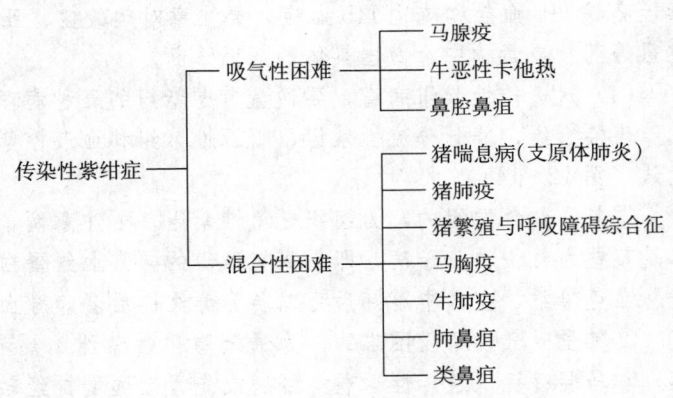

图 12-12 传染性紫绀症的鉴别

绀。包括：猪喘息病（支原体肺炎）、猪肺疫、猪繁殖与呼吸障碍综合征、马胸疫、肺鼻疽、类鼻疽、牛肺疫等，可依据各自的病原学、病理学和症状学特点加以鉴别和确定。

（2）对侵袭性紫绀症病畜，通常考虑的是呈吸气性呼吸困难的羊鼻蝇病，呈混合性呼吸困难的肺丝虫病，呈心脏病征的心丝虫病。依据各自的特点不难加以鉴别和确证。

（3）对中毒性紫绀症病畜，通常要全面考虑紫绀症的四种病理学类型和症状学类型，包括通气障碍性紫绀、换气障碍性紫绀、心源性紫绀和血液性紫绀，分层逐个加以鉴别和确认（图 12-13）。

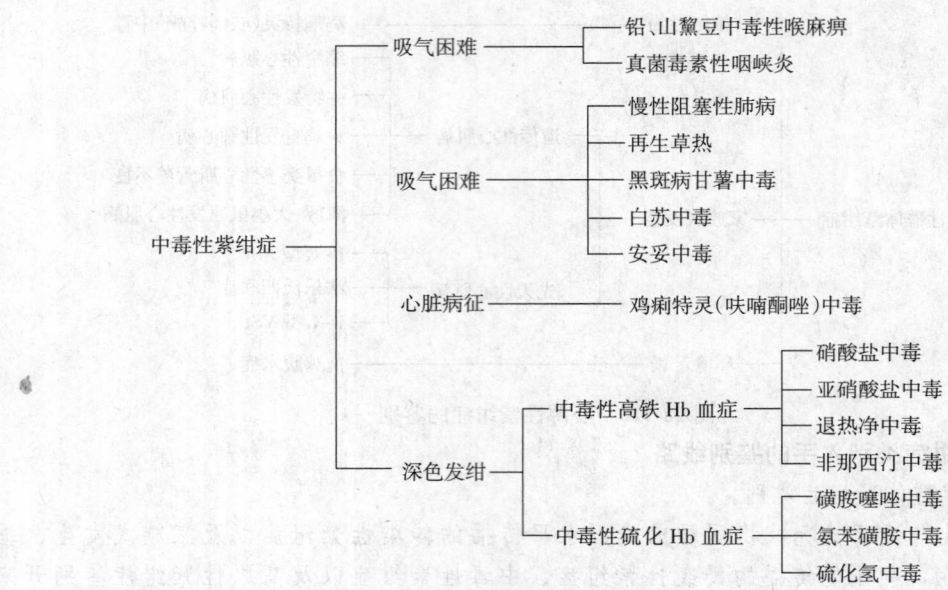

图 12-13　中毒性紫绀症的鉴别

①其呈吸气性呼吸困难的，为通气障碍性紫绀。要注意铅、山黧豆中毒性喉麻痹和越冬禾本科作物真菌毒素性咽峡炎（食物中毒性咽峡炎），可依据三者的其他特点加以鉴别和确认。

②其呈混合性或呼气性呼吸困难的，为换气障碍性紫绀。要注意马慢性阻塞性肺病（马喘病COPD）、牛变应性肺炎（再生草热）、黑斑病甘薯中毒、白苏中毒和安妥中毒，可依据各自的其他特点加以鉴别和确认。

③其心脏病征突出的，为心源性紫绀。要考虑鸡的痢特灵（呋喃唑酮）中毒，并注意与火鸡自发性圆心病以及肉鸡腹水症做出鉴别。

④其呈深色发绀、静脉血色棕褐或蓝褐、且在空气中震荡后仍不转红的，为血液性紫绀。包括中毒性高铁 Hb 血症和硫化 Hb 血症。要注意对硝酸盐、亚硝酸盐、退热净、磺胺噻唑、氨苯磺胺、硫化氢等药物或毒物中毒做出具体的病因诊断。

（4）对遗传性紫绀病畜，要通盘考虑紫绀的五种病理学和症状学类型，包括组织乏氧性紫绀、通气障碍性紫绀、静脉分流性紫绀、心源性紫绀和血液性紫绀，可依据各自的特点分层逐个加以鉴别和确认（图 12-14）。

①其呈红色发绀的，为组织乏氧性紫绀。要注意两个病，一是各种动物的家族性红细胞增多症，二是某些血红蛋白分子病，即氧离有障碍的异常血红蛋白症。两者的鉴别要点是静脉血的颜色：前者静脉血色暗红，空气中震荡后可以转为鲜红；后者静脉血色鲜红，俨如动脉血。

②其呈吸气性呼吸困难的，为通气障碍性紫绀。要考虑牛Ⅰ型黏多糖累积病（喷鼻息短头侏儒症）和马喘鸣症（遗传性返喉神经病或先天性远端神经轴索病），要注意分别对两者的病性加以论证和确认。

③其心血管短路体征突出的，为静脉分流性紫绀。应依据短路病变和体征以及心血管造影等特殊诊断技术，将紫绀型先天性心脏病（R-L 型 ASD、R-L 型 VSD、法乐氏四联症）同紫绀型先天性血管病（肺 A-V 瘘）区分开来，加以确认。

④其心脏病征突出的，为心原性紫绀。要注意各种动物和多种类型的遗传性心肌病，包括肥大性心肌病、缩窄性心肌病、扩张性心肌病、牛特发性心肌病、火鸡自发性圆心病、仓鼠交感性心肌营养不良、大小鼠和海豚的原发性心肌病等，可依据各自的特征性病变、体征和检验所见，逐个加以鉴别和确认。

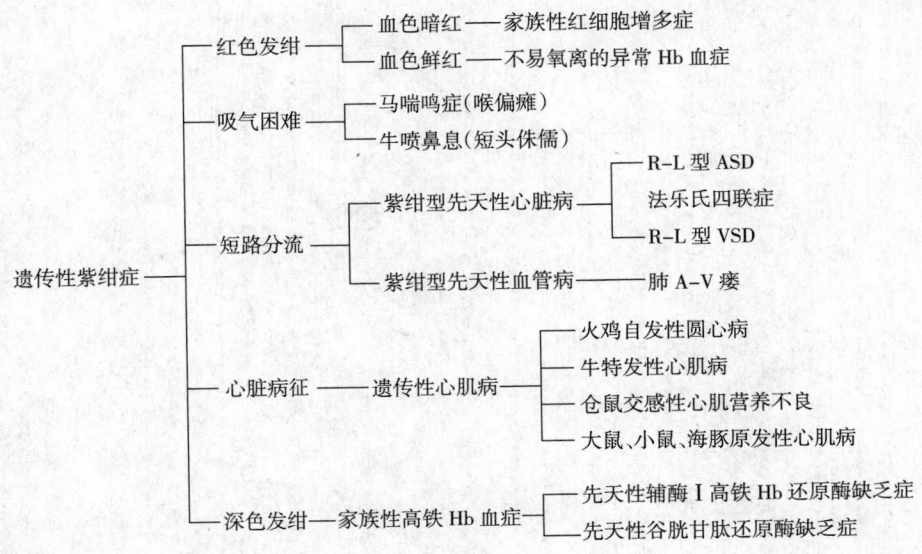

图 12-14 遗传性紫绀症的鉴别

⑤其呈深色发绀、且血色褐变的，为血液性紫绀。要注意家族性高铁血红蛋白血症（先天性辅酶Ⅰ高铁血红蛋白还原酶缺乏症）和家族性溶血性贫血并高铁血红蛋白血症（先天性谷胱甘肽还原酶缺乏症）。可依据各自的分子生物学特点（参见本篇遗传性血液病章）加以鉴别和认证。

（5）对高原性紫绀病畜，应抓住持久性红色发绀、动物全体发病、代偿性红细胞增多症等三大特点，加以认证。

第三步：确定病因和病性。

在确定紫绀症的病理学类型和症状学类型之后，要参照前一诊断线路，依照相关的症状、体征、病变以及必要的特殊检验结果，确定造成紫绀症的具体病因，对病性做出论证诊断。

（杨振国 李毓义）

第十三篇

免疫性疾病

临床免疫学是基础免疫学和临床医学相结合的一门免疫学分支学科。它运用免疫学的理论和技术，研究免疫性疾病的病因、发病机理、诊断、治疗和预防等有关问题。

兽医临床免疫学，与医学临床免疫学相对应，是研究动物免疫性疾病的一门内容崭新、发展飞快的新兴学科。它不仅丰富和充实了兽医内科学的内容，拓宽了动物普通病学领域，而且还为研究人类的免疫性疾病提供了大量实验性和（或）自发性动物模型，从而推动了比较免疫学、比较医学和比较生物学的发展。

动物的免疫性疾病，是人类相关免疫性疾病的对应病（counterparts），20 世纪 50 年代以来，文献报道的已不下百种之多，其中约有半数是最近 10～20 年间的研究成果。人和动物的免疫性疾病，均分为 4 大类，即超敏反应病（hypersensitivity disease）、自身免疫病（autoimmune disease）、免疫缺陷病（immunodeficiency disease）和免疫增生病（immunoproliferative disease）。

超敏反应病，是指以超敏感性为其主要发病机理的一类免疫病。包括过敏性休克、过敏性鼻炎、变应性皮炎、荨麻疹、新生畜同种免疫性溶血性贫血（IIHA）、同种免疫性白细胞减少症（IILP）、同种免疫性血小板减少性紫癜（IITP）、血斑病、变应性肺炎、肾小球肾炎、虹膜睫状体炎、血清病综合征、变应性接触性皮炎、变应性脑脊髓炎、蚤咬性皮炎、蠕形螨病、壁虱麻痹等。

自身免疫病，是指宿主免疫系统对自身成分的免疫反应性增高而造成自身组织损害的一类免疫病。包括系统性红斑狼疮（SLE）、类风湿性关节炎（RA）、重症肌无力（MG）、自免性溶血性贫血（A1HA）、自免性血小板减少性紫癜（AITP）、自免性甲状腺病、自免性脑炎、自免性神经炎、自免性睾丸炎（自免性不育症）、干燥综合征、多动脉炎、皮肌炎、结节性脂膜炎、晶体诱导性葡萄膜炎、视网膜变性、天疱疮、大泡性类天疱疮、乳汁变态反应等。

免疫缺陷病，是指以机体免疫系统发育缺陷或免疫应答障碍为基本病理过程的一类免疫病。包括联合性免疫缺陷病（CID）、免疫缺陷性侏儒、遗传性胸腺发育不全、腔上囊成熟缺陷、原发性无丙球血症、暂时性低丙球血症、选择性 IgA 缺乏症、选择性 IgM 缺乏症、选择性 IgG 缺乏症、选择性 IgG$_2$ 缺乏症、遗传性 C$_3$ 缺乏症、遗传性 C$_2$、C$_4$、C$_5$、C$_6$ 缺乏症、周期性血细胞生成症、粒细胞病综合征、色素缺乏易感性增高综合征（CHS）、纤毛无活动性综合征以及获得性免疫缺乏综合征（艾滋病）等。

免疫增生病，是指以浆细胞或淋巴细胞等免疫细胞异常增生为特征的一类免疫病。包括多株系丙球病、淋巴细胞-浆细胞性胃肠炎、多发性骨髓瘤、巨球蛋白血症、淋巴增生性单株丙球病以及非骨髓瘤性单株丙球病等。

第一章 超敏反应病

概　述

（一）超敏反应的概念

　　机体受微生物感染或接触抗原（包括半抗原）后，呈现反应性增高状态（致敏），当同样微生物或抗原再次进入或仍留在机体内时，即与致敏机体内所形成的特异性抗体或致敏淋巴细胞发生反应（感作），而导致细胞损伤。这种由相同抗原进入或存在而引起致敏机体组织损伤的反应，属于对机体有害的损伤性免疫应答，早先（Richet，1902）曾称为过敏反应（anaphylaxis），其后（Von Pirquet，1906）改称变态反应（allergy），现今统称超敏反应或超敏感性（hypersensitivity）。

　　引起超敏反应的抗原，称为过敏原或变应原（allergen），包括异种变应原、同种异体变应原和自身变应原 3 类。

　　1. 异种变应原　包括微生物、寄生虫、昆虫、生物制剂（异种血清或组织细胞）、饲料蛋白、植物粉尘、动物毛皮和皮屑、某些药物等。

　　2. 同种异体变应原　如红细胞、白细胞抗原系统等。

　　3. 自身变应原　如精子、晶体蛋白等来自机体本身的各种隐蔽成分或因外伤、感染、药物及射线的影响而使理化性质发生改变的所谓内源性抗原。

（二）超敏反应的分类

　　最初，Zinsser（1925）依据再次接触抗原后反应发生的快慢，将各种反应性增高的状态（超敏反应）分为速发型和迟发型两类。

　　其后，Gell 和 Coombs（1963）依据参与超敏反应的是抗体或细胞、抗体的类型、抗原与抗体或细胞反应的方式、是否涉及补体以及发生反应的速度，而将其分为 4 种类型：其中，第Ⅰ、第Ⅱ、第Ⅲ型，属于速发型超敏反应（immediated hypersensitivity），于再次接触抗原后几分钟到几小时之内达到反应高峰，可通过血清抗体被动转移给健畜；第Ⅳ型则属于迟发型超敏反应（delayed hypersensitivity），于再次接触抗原后 24～72h 才达到反应高峰，仅能通过淋巴细胞或转移因子被动转移给健畜。

　　再后，Roitt（1974）提出第 Ⅴ 型，即刺激型超敏反应（stimulatory hypersensitivity）。Irvine（1974）提出第Ⅵ型，即杀伤细胞型超敏反应（killercell hypersensitivity），但尚未得到公认。

（三）超敏反应病类别及特征

　　超敏反应病或超敏感性疾病，乃是以超敏反应为其主要发病机理的一类免疫性疾病。依据作为其免疫病理学基础的超敏反应的类型而分类。即以第Ⅰ、第Ⅱ、第Ⅲ型超敏反应为病理学基础的，为速发型超敏反应病；以第Ⅳ型超敏反应为病理学基础的，为迟发型超敏反应病。但这种分类是相对的，因为，临床实际所见的动物超敏反应病，往往病型交错，作为其免疫病理学基础的超敏反应，有仅限于某一类型的，也有几型同时存在的；有早期是速发型，晚期转为迟发型的；还有这时以某型为主，那时又以另一型为主的。

1. Ⅰ型超敏反应病 是以Ⅰ型超敏反应即过敏反应或反应素型反应为主要发病机理的一组超敏反应病。该型超敏反应过程，分致敏、脱粒、效应3个阶段。在变应原刺激下，产生以IgE（旧名反应素，reagin）或IgG为主的相对应抗体。IgG类抗体对分布在呼吸道、消化道黏膜、皮下疏松结缔组织和血管周围的肥大细胞以及血液中的嗜碱性粒细胞有特殊的亲嗜性，这种亲嗜性有严格的种属特异性，故又名亲同种细胞抗体。IgE通过其Fc片段与上述细胞表面的受体相结合，使动物机体处于致敏状态。当致敏机体再次接触相应的变应原时，结合于肥大细胞或嗜碱性粒细胞表面的IgE分子由于变应原的桥连，激活细胞内一系列酶促反应，使肥大细胞或嗜碱性粒细胞内的颗粒释出（脱粒，degranulation）。脱出的颗粒释放组胺（histamine）、前列腺素（prostaglandin，PG）、慢反应物质（slow reacting substance of anaphylaxis，SRS-A）等活性递质和嗜酸性粒细胞趋化因子（eosinophilic chemotactic factor of anaphylaxis，ECF-A），导致平滑肌痉挛，毛细血管扩张，血管通透性增强以及腺体分泌增多等病理效应。

过敏反应有主动和被动之分。凡通过静脉、皮下、肌肉、腹腔内接种或吸入微粒类型的抗原使动物致敏产生抗体，经一段时间后再注射或吸入同类抗原而诱发的急性抗原-抗体反应，称为主动过敏反应（active anaphylaxis）。凡通过静脉或腹腔给动物注射抗体，24～48h后再注射同种抗原而诱发的急性抗原-抗体反应，则称为被动过敏反应（passive anaphylaxis）。

Ⅰ型超敏反应病的临床表现，因反应发生的部位和范围而异。发生在皮肤的，显现瘙痒、皮肤红肿和荨麻疹；发生在呼吸道的，显现鼻塞、呼吸困难以至哮喘；发生在胃肠道的，显现呕吐、腹泻和腹痛；波及全身的，则显现过敏性休克，常致猝死。

Ⅰ型超敏反应病的特殊检验诊断方法，主要包括末梢血嗜酸性粒细胞计数、变态反应皮内试验、皮肤被动过敏试验、放射变应原吸附试验以及IgE测定等。

属Ⅰ型超敏反应的疾病有，过敏性休克、过敏性鼻炎、变应性肺炎、荨麻疹、变应性皮炎、犬特应性皮炎、血管神经性水肿、乳汁变态反应等。

2. Ⅱ型超敏反应病 是以Ⅱ型超敏反应即细胞溶解或细胞毒性超敏反应为主要发病机理的一组超敏反应病。该型超敏反应通常由药物、细菌或血型抗原所引起，造成的免疫损害是细胞的溶解或破坏。涉及的组织是红细胞、白细胞、血小板以及肺、肾血管的基底膜。参与反应的抗体主要是IgG，少数为IgM或IgA。

抗体与附着在靶细胞表面的抗原结合后，主要通过以下3种途径破坏靶细胞。

（1）激活补体引起细胞溶解。抗原固定补体并与靶细胞表面相结合，然后激活补体，胞膜表面出现空洞，以致细胞溶解。

（2）吞噬细胞吸附吞噬。与抗体结合的靶细胞表面的IgG的Fc片段，容易被细胞表面有IgG的Fc片段受体的大小吞噬细胞所吸附和吞噬。

（3）细胞外非吞噬杀伤。靶细胞表面抗原与IgG抗体结合后，表面存在抗体的Fc片段，直接被具有Fc受体的K细胞所杀伤，遭受所谓抗体依赖性细胞介导的细胞毒作用（antibody dependent cell mediated cytotoxicity，ADCC）。

此外，在某些药物诱导的免疫性溶血性贫血和血小板减少性紫癜时，还发生一种特殊类型的细胞溶解：循环中的免疫复合物可非特异性地黏附于血细胞表面，免疫复合物从细胞上解离后，残留的激活补体造成细胞溶解。由于血细胞并非抗体直接针对的靶细胞，而是无辜的受害者，特称为"无辜旁观者"型细胞溶解（"innocent bystander" cytolysis）。

Ⅱ型超敏反应病的特殊检验诊断方法，主要是Coombs试验和溶血性试验等。

属Ⅱ型超敏反应的疾病有，不相合血输血反应、新生畜同种免疫性溶血性贫血、自身免疫性溶血性贫血、新生畜同种免疫性白细胞减少症、新生畜同种免疫性血小板减少性紫癜、自身免疫性血小板减少性紫癜、链球菌感染后肾小球肾炎、天疱疮时的皮肤棘层松解等。

3. Ⅲ型超敏反应病　是以Ⅲ型超敏反应即免疫复合物型或血管炎型超敏反应为主要发病机理的一组超敏反应病。该型超敏反应通常由微生物抗原（细菌、病毒、霉形体、真菌）、肿瘤抗原、自身抗原和某些药物（半抗原）所引起，参与反应的抗体主要是IgG和IgM。涉及的组织是全身血管，特别是毛细血管的基底膜。造成的免疫损害是免疫复合物沉积，中性粒细胞浸润，血管壁破坏，微血栓形成，局部组织的炎症、水肿、出血和坏死。最常见的沉积部位在皮肤、肾小球、关节滑膜囊、肺以及眼葡萄膜。

本型超敏反应的发生机理比较复杂，中心环节是抗原和抗体结合而形成的免疫复合物（immune complex，IC）。IC的沉积抑或清除，取决于IC颗粒的大小、性质和数量，而IC颗粒的大小和性质，主要取决于抗原和抗体的比例。

（1）抗原和抗体的比例相当。形成大分子不溶性复合物，因大于毛细血管间隙，不能嵌留在血管壁内，只能沉积在血管床上。易被吞噬细胞吞噬清除，不会造成组织损伤。

（2）抗体量明显少于抗原量。形成小分子复合物，因能通过肾小球基底膜而排出体外，亦不致造成损害。

（3）抗原量稍多于抗体量。形成中等大小的可溶性复合物最具"毒性"，能嵌着于血管壁间隙，既不被吞噬又不被排除，而造成沉积部位的组织损伤。

免疫复合物在毛细血管壁内沉积后，即激活补体，吸引吞噬细胞（中性粒细胞和巨噬细胞），激发各种生物活性物质的释放，引起血管及邻近组织的炎症。

在这种免疫复合物炎性反应中，被激发的生物学效应有：

（1）中性粒细胞脱颗粒，释放多种蛋白水解酶和多聚阳离子，使局部组织遭到破坏。

（2）嗜碱性粒细胞脱颗粒，释放组胺等血管活性胺类，使血管通透性增高。

（3）血小板释放血管活性胺类、碱性蛋白和凝血因子，激活内源性凝血途径，加剧局部的血栓和出血。

（4）激活血凝-纤溶系统。促使血管内凝血和纤维蛋白溶解。加重局部的缺血、出血和坏死，并进而激活激肽和补体系统，加剧炎症进展。

Ⅲ型超敏反应病的特殊检验诊断方法，主要是循环免疫复合物和沉积免疫复合物的检测。

属Ⅲ型超敏反应的疾病有，血斑病、肾小球肾炎、变应性肺炎、血清病综合征、动脉炎-血管炎综合征、系统性红斑狼疮以及类风湿性关节炎等。

4. Ⅳ型超敏反应病　是以Ⅳ型超敏反应即迟发型或细胞介导型超敏反应为主要发病机理的一组超敏反应病。该型超敏反应由T淋巴细胞所介导，在再次接触抗原后一般需经24～72h才出现明显反应。这种免疫反应不能通过血清传递，只能通过致敏淋巴细胞被动传递。

反应分感应、应答和效应3个阶段：

（1）感应阶段。抗原初次进入体内，经巨噬细胞处理后将抗原信息传递给免疫活性细胞T淋巴细胞。

（2）应答阶段。T淋巴细胞接受抗原刺激后进行分化、增殖，产生大量致敏T细胞。

（3）效应阶段。致敏T细胞与再次进入体内的相应抗原或带抗原的靶细胞接触，转变为细胞毒性T细胞（Tc）即T杀伤细胞（Tk），直接破坏靶细胞和（或）转变为效应T细胞（T_E），释放出一系列淋巴因子，吸引吞噬细胞向局部趋化，并增强其吞噬作用，杀伤带抗原的靶细胞，在局部造成单核细胞浸润、渗出、水肿等炎性病变。

效应T细胞所产生的淋巴因子（lymphokines）是一组10余种生物活性物质，各具不同的生物学效应。其中，淋巴细胞转化因子（LTF）、有丝分裂因子（MF）和淋巴细胞趋化因子（LCF），可使淋巴细胞增殖并在局部浸润；巨噬细胞趋化因子（MCF）、巨噬细胞移动抑制因子（MIF）和巨噬细胞活化因子（MAF），可吸引单核-巨噬细胞，使其在局部浸润，并促使单核-巨噬细胞释放溶酶体酶，杀伤靶细胞；淋巴毒素（LT），可使细胞发生变性和坏死；皮肤反应因子（SRF），可使局部渗出、水肿和细胞浸润，出现皮肤变态反应。

Ⅳ型超敏反应病的特殊检验诊断方法，主要是变应原皮肤试验和体外淋巴细胞转化试验。

属Ⅳ型超敏反应的疾病有，变应性接触性皮炎、变应性脑脊髓炎以及蚤咬性皮炎、蠕形螨病、壁虱麻痹等节肢动物超敏反应（arthropod hypersensitivity）等。器官移植的排斥反应也属此型。

一、过敏性休克

Anaphylactic shock

过敏性休克，包括大量异种血清注射所致的血清性休克（serum shock），是致敏机体与特异变应原接触后短时间内发生的一种急性全身性过敏反应，属Ⅰ型超敏反应性免疫病。

各种动物均可发生，犬和猫比较多见。

新近报道，鳕鱼（codfish）可引发接触性荨麻疹和过敏性休克（Kalogeriomitros 等，1999）。

【病因及发病机理】

动物的过敏性休克，绝大多数起因于注射防治，偶尔发生于昆虫（毒蜂等）叮咬。

可致发全身性过敏反应的主要病因，包括：异种血清，如用马制备的破伤风抗毒素；疫苗，如布氏杆菌菌苗、口蹄疫和狂犬病疫苗、破伤风类毒素；生物抽提物，如用动物腺体制备的促肾上腺皮质激素、甲状旁腺素、胰岛素、垂体后叶素等性激素以及各种酶类；非蛋白药物，如青霉素、链霉素、四环素、磺胺、普鲁卡因、硫苯妥钠、葡聚糖、维生素 B（朱丹，1989）；某些病毒，如猪瘟和猪流感病毒，可通过胎盘进入并附着于胎儿组织内，仔猪生后吸吮初乳（含相应抗体）即发病；某些寄生虫，如腹内寄生的棘球蚴破裂，含强抗原性蛋白的液体经腹膜吸收，或皮下寄生的牛皮蝇蛆被捏碎，蛆内液体被吸收，引起过敏反应以至过敏性休克。

本病最早发现于事先用海葵毒素接种的犬，当再次注射比最小致死剂量小得多的微量海葵毒素时，出现严重的休克并死亡。以后的大量研究证实，各种动物均可诱发过敏性休克。如注射卵白蛋白给豚鼠，10d 至 3 周后再次注射，导致过敏性休克。

动物第一次接触抗原后，约需 10d 才被致敏。这种致敏状态可持续数月或数年之久。急性过敏反应乃是抗原与循环抗体或细胞结合抗体发生的反应，基本病理过程是平滑肌收缩和毛细血管通透性增高。

各种动物急性全身性过敏反应的主要免疫递质、休克器官和病理变化有所不同（Eyre，1972）。

1. 马　免疫递质是组胺、5-羟色胺和缓激肽，休克器官是呼吸道和肠管。病理变化是肺气肿和肠出血。

2. 牛和绵羊　免疫递质是 5-羟色胺、慢反应物质、组胺和缓激肽，休克器官是呼吸道。病理变化是肺水肿、气肿和出血。

3. 猪　免疫递质是组胺，休克器官是呼吸道和肠管。病理变化是全身性血管扩张和低血压。

4. 犬　免疫递质是组胺，休克器官是肝脏，休克组织是肝静脉。特征性病理变化是肝静脉系统收缩所致的肝充血（可达全血量的 6%）和肠出血。

5. 猫　免疫递质也是组胺，休克器官是呼吸道和肠管。病理变化是肺水肿和肠水肿。

6. 兔　主要病理变化是肺毛细血管被白细胞-血小板栓子所栓塞，以致肺动脉高压、右心衰竭、肝和肠淤血。

7. 豚鼠 急性过敏性反应病理类似于人，主要靶组织是支气管平滑肌；支气管痉挛和肺气肿可迅速造成窒息死亡。

【临床表现】

过敏性休克的基本临床表现：在再次接触（大多为注射）过敏原的数分钟至数十分钟内顿然起病，显现不安、肌颤、出汗、流涎、呼吸急促、心搏过速、血压下降、昏迷、抽搐，于短时间内死亡或经数小时后康复。

不同动物的过敏反应综合征各具特点。

1. 马 表现呼吸困难，心动过速，结膜发绀，全身出汗，倒地惊厥，常于 1h 内死亡。病程拖延的，则肠音高朗连绵。频频水样腹泻。

2. 牛、羊 表现严重的呼吸困难，目光惊惧，全身肌颤，听诊肺泡音粗粝（肺充血）和两侧肺区听有大中小水泡音，由鼻孔流奶油状带细泡沫的鼻液（肺水肿）。如短时间内不虚脱死亡，则通常于 2h 内康复。继发肺气肿的，呼吸困难持续存在。

3. 猪 表现虚脱，步态蹒跚，倒地抽搐，多于数分钟内死亡。

4. 犬 表现兴奋不安，随即呕吐，频频排血性粪便，继而肌肉松弛，呼吸抑制，陷入昏迷惊厥状态，大多于数小时内死亡。

5. 猫 表现呼吸困难，流涎，呕吐，全身瘫软，以至昏迷，于数小时内死亡或康复。

【治疗】

要点在于对症急救。

各种拟肾上腺素药，能稳定肥大细胞，制止脱粒作用，还能兴奋心肌，收缩血管，升高血压，松弛支气管平滑肌，降低血管通透性，是控制急性过敏反应，抢救过敏性休克的最有效药物。如配合抗组胺类药物，则疗效尤佳（李毓义等，1994，2001）。

常用的是肾上腺素。0.1‰肾上腺素注射液，皮下或肌内注射量：马、牛 2~5mL；猪、羊 0.2~1.0mL；犬 0.1~0.5mL；猫 0.1~0.2mL。静脉（腹腔）注射量：马、牛 1~3mL；猪、羊 0.2~0.6mL；犬 0.1~0.3mL。

常配伍用的是苯海拉明和异丙嗪。盐酸苯海拉明（苯那君，可他敏）注射液。肌内注射量：马、牛每千克体重 0.5~1.1mg；羊、猪每千克体重 0.04~0.06mg。如盐酸异丙嗪（非那根，抗胺荨）注射液，肌内注射量：马、牛 0.25~0.5g；羊、猪 0.05~0.1g；犬 0.025~0.1g。

参 考 文 献

陈泽仪译.1982. 临床免疫学.上海：上海科技出版社：68-78.

李毓义，李彦舫.2001. 动物遗传·免疫病学——医学自发模型.北京：科学出版社：376-377.

朱丹.1989. 畜牧与兽医.21（5）：230.

Blood D C et al. 1979. Veterinary medicine. 5th ed. London：Bailliere. Tindall. 54-56.

Eyre P. 1972. Vet Rec. 90；36.

Kalogeriomitros D et al. 1999. Contact urticaria and systemic anaphylaxis from codfish Contact Dermatitis. 41（170-171）.

二、过敏性鼻炎

Allergic Rhinitis

过敏性鼻炎，即变应性鼻炎，是Ⅰ型超敏反应性免疫病。人类的过敏性鼻炎（枯草热），连同支气管哮喘，是最常见多发的免疫病。动物的过敏性鼻炎，包括因吸入花粉而伴发的所谓"干草感冒"并不罕见，但多被误诊。

牛的过敏性鼻炎，又称牛特应性鼻炎（bovine atopic rhinitis）或牛地方性鼻肉芽肿（enzootic nasal granuloma of cattle），曾报道普遍流行于新西兰和澳大利亚，波及半数的农场和牛群，其中娟姗和更赛两品种的发病率尤高（Olchowy 等，1995）。澳大利亚的绵羊，也报道有类似的疾病发生。

动物园黑猩猩等野生动物和小鼠、大鼠、豚鼠等各种实验动物亦常发生过敏性鼻炎（Dumonceaux 等，1995，Fujita 等，1997；Nabe 等，1998；Sakaguchi 等，1999；Sugimoto 等，2000）。

本病多发于春秋两季，主要表现鼻道阻塞，特称夏季鼻塞（summer snuffles）。

犬过敏性鼻炎，多为特应性鼻炎（canine atopic rhinitis），是犬特应性病（canine atopic disease）的一个临床类型（Reedy 等，1980；李毓义等，1994，2001）。

【病因及发病机理】

过敏性鼻炎的病因是所谓特应性（atopy）的易感个体吸入来自植物或动物的化学结构复杂的变应原物质：如豚草、梯牧草、果园草、甜春草、红顶草、黑麦草等的草花粉；榆树、杨树、枫树、白桦树以及栎属、柏属、桧属等树木的树花粉；着色霉菌（分支孢子菌属）、链亘隔菌、曲霉菌、青霉菌、毛霉菌、念珠菌、新月形菌和黑穗病霉菌等霉菌孢子；毛翅目昆虫的鳞屑上皮，膜翅科昆虫的发散物；以及其他各种有机尘埃。

放牧牛羊的"夏季鼻塞"，常大批发生于牧草开花的春天和秋天，病因变应原尚未确定。据报道，可能与牧草食酪螨（tyrophagus palmarum）侵袭或足分枝菌病（maduromycosis）有关。

鼻黏膜具有净化、温暖和湿润吸入空气的功能，是防止病原体入侵的屏障。其表面杯状细胞和小黏液细胞分泌的黏性黏液层覆盖在鼻腔和鼻副窦上皮表面，$10 \sim 50 \mu m$ 大小的花粉、霉菌、上皮鳞屑、有机尘埃等空气传播的变应原物质，绝大多数被黏液层所吸附，仅约 5% 的微粒能进入喉以下的气道。被吸附的微粒，经黏液中的溶菌酶的作用，脱去外壳，释出可溶性蛋白抗原，直接与鼻黏膜上皮接触而致敏，产生以 IgE 为主的抗体，主要与鼻黏膜下结缔组织和血管周围的肥大细胞的表面受体相结合，当再次吸入花粉等相应的变应原而被感作时，肥大细胞即脱粒，释出组胺、慢反应物质等活性递质和嗜酸性粒细胞趋化因子，导致靶器官鼻黏膜的Ⅰ型超敏反应性病理变化。

组胺是参与过敏性鼻炎发病机理的最重要化学递质。其扩张血管、增高毛细血管通透性及形成水肿的作用，在血管密布的鼻黏膜这一靶器官上表现得极为明显。组胺还能激起鼻通道、软腭和咽鼓管的剧烈瘙痒，并刺激三叉神经和嗅神经而反射地引起喷嚏，表现强烈的局部刺激症状。鼻黏膜活检业已证实：黏膜下广泛水肿；黏膜及黏膜下嗜酸性粒细胞浸润，并有少量多形核白细胞；上皮表面杯状细胞等产黏蛋白细胞的数量增多；上皮表面下有众多肥大细胞。

免疫荧光检查，在黏膜下见到含 IgE 的浆细胞，提示局部能产生激发过敏性鼻炎所需的某些 IgE 抗体。

【临床表现】

群发于春秋牧草开花季节的牛羊"夏季鼻塞"，大多突然起病。最突出的症状是伴有窒息危象的呼吸困难，一种发出鼾声或鼻塞音的高度吸气性呼吸困难，甚至张口呼吸。两侧鼻孔流大量浓稠的、灰黄至橙黄色的黏液脓性或干酪样鼻液，严重的则排出由黏液团块、纤维素性渗出物和脱落黏膜上皮组成的圆柱状鼻假膜管型（pseudomembrane nasal cast）。局部刺激症状十分明显，患畜间断或连续地打喷嚏，频频摇头不安，在地面上蹭鼻或反复将口鼻部伸进围栏或树丛磨蹭，以致鼻端周围沾满草棍或枝叶，甚而造成鼻孔撕裂或出血，表明有剧烈的痒感存在。视诊鼻腔黏膜潮红、肿胀，鼻道狭窄，被覆大量炎性渗出物。鼻液涂片染色镜检。见有多量嗜酸性粒细胞。慢性期，刺激症状消退，鼻液分泌减少，呼吸困难缓解，但视诊鼻前庭部黏膜常散在或密布直径约 1cm 的肉芽肿性结节。

犬特应性鼻炎，除喷嚏、流鼻涕等鼻炎症状外，还常伴有眼睑肿胀、羞明、流泪等结膜炎症状，特别是瘙痒、丘疹等特应性皮炎的临床表现。

【病程及预后】

轻症的，经过 3～5d，多数转为慢性，数月至数年间反复发作。重症的，可于首次感作的数小时内死于窒息。

【诊断】

印象诊断依据于发病情况和临床表现。凡特定的动物，在特定的季节和环境里，反复发作一种以渗出现象明显、刺激症状强烈为特征的鼻炎，即应考虑过敏性鼻炎，然后应用下列各种方法确定其病性和病因（变应原）。

鼻液涂片染色镜检：有多量嗜酸性粒细胞存在。

外周血白细胞分类或嗜酸性粒细胞直接计数：显示嗜酸性粒细胞增多症。

鼻黏膜活检和免疫荧光检查：可认前述 I 型超敏反应的典型病变，并用下列方法检出特异性抗体（IgE）。

1. 皮肤试验　包括表皮试验（点刺法和划痕法）和皮内试验。取适当数量的变应原检样（通常为生理盐水提出物）引入角质层表皮下（statum corneum epidermidis），与结合于肥大细胞的特异性 IgE 抗体相接触，使肥大细胞脱粒并释放组胺，依据数分钟内出现的速发性风团红斑或肿胀判定结果。

兽医临床上常用的是皮内试验。方法和步骤是：受试动物颈侧或尾根表皮内注入恒定量（通常为 0.2～0.5mL）1：500～5 000（W/V）稀释度的被检变应原水提出物；对应侧皮内注入同量生理盐水作为对照；经 30min 测量皮肤厚度及肿胀范围，以判定结果。过敏性鼻炎的皮肤试验常出现假阴性反应。其原因有二：治疗应用的抗组胺类药物抑制了速发型皮肤反应性；IgE 为细胞结合抗体，主要在变应性靶器官局部产生，大多结合在鼻黏膜等呼吸道黏膜内的肥大细胞上，很少或不流入血液或皮肤。

2. 鼻激发试验　用塑料针筒取 0.5～1mL 被检变应原水提出物，注入鼻腔；每隔 10min 注 1 次，浓度递增 10 倍，即由 1：10 000（W/V）至 1：10（W/V），共注 4 次；在最后一次注入的 15min 内打喷嚏、流黏液性鼻液、鼻黏膜潮红、肿胀以至出现鼻塞症状的，为阳性反应。此法检出率高，假阳性较少，但判定指标的主观成分大，且发作期病畜不便实施。

3. 眼激发试验　在一侧眼结膜囊内点 1～2 滴与皮内试验浓度相同的被检变应原水提出物；对侧点同量生理盐水，作为对照；30min 内出现结膜潮红甚而羞明流泪的，为阳性反应。

【治疗】

急性期病畜，除按鼻炎实施一般疗法外，要立即应用抗组胺类药物和交感神经兴奋剂，以缓解窒息危象，然后尽快远离疾病感作的牧地或现场。

当前应用的抗组胺药物，可分为：烷基胺类（alkylamines），如氯苯吡胺（chlorophenire），即扑尔敏；乙二胺类（ethylenediamines），如特赖皮伦胺（tripelennamine），即去敏灵；氨基乙醇类（ethanolamines），如苯海拉明（diphenhydramine），即可他敏。各药用量参见药理学专书，给药途径最好是水剂滴鼻或粉剂吹鼻。

抗组胺药与 α-肾上腺素能活性拟交感药如麻黄碱、去甲肾上腺素等联合应用。能增强效果（李毓义等，1994，2001）。

对季节性过敏性鼻炎病畜，亦可用2％色甘氨酸钠溶液滴鼻或其粉剂吹鼻。

此外，自1920年以来，医学临床上一直在应用免疫疗法防治过敏性鼻炎，即反复注射病因变应原提出物，剂量逐渐加大，使机体产生IgG封闭抗体，抑制接触变应原的致敏嗜碱性粒细胞释放组胺，或者使T细胞的增殖和IgE抗体的形成受到抑制，而呈现减敏作用（hyposensitization）。

参 考 文 献

李毓义，李彦舫.2001.动物遗传·免疫病学——医学自发模型.北京：科学出版社：377-380.

Dumonceaux G A，et al. 1995. Treatment of bilateral nasal polyposis and chronic refractory inhalant allergic rhinitis in a Chimpanzee. J Zoo Wildl Med. 28（2）：215-219.

Duncan J R，et al. 1967. JAVMA. 151：732.

Fujita M，et al. 1997. Cysteiny leukotrienes induce nasal symptoms of allergic rhinitis via a receptor-mediated mechanism in guinea pigs. Jpn J Pharmacol. 75（4）：355-362.

Hore D E，et al. 1973. Aust Vet J. 49：330.

James M P，et al. 1975. N Z Vet J. 23：63.

Nabe T，et al. 1998. Development of pollen-induced allergic rhinitis with early and late phase nasal blockage in guinea pigs. Inflamm Res. 47（9）：396-374.

Olchowy T W，et al. 1995. J Am Vet Med Assoc. 207（9）：1 211-1 214.

Pemberton D H，et al. 1974. Aust Vet J. 50：89. 233.

P3emberton D H，et al. 1976. Aust Vet J. 52：155.

Pemberton D H，et al. 1977. Aust Vet J. 53：201.

Robert E D，et al. 1963. JAVMA. 142：42.

Reedy L M，et al. 1980. Current Veterinary Therapy Ⅲ Small Animal Practice. Kirk（Ed）. Philadelphia：W B Saunders Co. 450-453.

Sakaguchi M，et al. 1999. Effects of Sho-seiryu-to on experimental allergic rhinitis in guinea pigs. Methods：Find Exp Clin Pharmacol. 21（4）：303-308.

Sugimoto Y，et al. 2000. Pharmacology. 61（2）：91-95.

三、血管神经性水肿

Angioneurotic Oedema

血管神经性水肿，是变应原物质所致的一种突然出现、迅速消退的皮下水肿和（或）黏膜下水肿，属Ⅰ型超敏反应性免疫病。各种动物均可发生，多见于牛和马。

【病因及发病机理】

本病最常发生于放牧的马牛，尤其在牧草开花季节，提示变应原是某种植物蛋白。鱼粉等各种外源性或内源性变应原物质都可致发本病。

基本病理过程：肥大细胞释放组胺，毛细血管扩张，血浆向皮下和黏膜下渗漏。但具体发病机理，特别是为什么这种Ⅰ型超敏反应所造成的免疫病理损伤不是皮肤和黏膜的炎症而是皮下和黏膜下的水肿，迄今还不清楚。

据报告，人有一种家族性血管性水肿，表现为皮下和黏膜上皮下水肿的反复发作，已查明是血清 α_2球蛋白先天缺陷，补体第一成分（C_1）和激肽酶活性增强所致。α_2球蛋白是激活补体第一成分（C_1）和激肽酶的抑制剂。C_1和激肽酶能增高血管通透性，皮内注射可诱发局限性和自限性血管性水肿，在探讨变应原所致血管神经性水肿的发病机理时，应予考虑（李毓义等，1994，2001）。

【临床表现】

大多数病例只发生皮下水肿，不伴有全身症状。通常出现于头部，可见唇、鼻、颊、眼睑弥漫性肿胀。有时局限于眼眶部，眼睑鼓起，瞬膜肿大外露，并大量流泪。也有出现于会阴部的，可见肛门、阴唇、乳头以至乳房基部水肿，有时扩展到下腿部，由膝至蹄冠呈弥漫性肿胀。这种皮下水肿有其特点：虽有一定的刺激性，表现为晃头、划腿和磨蹭，但触诊无热也无痛；突然出现并在 24～48h 之内自行消退。

个别病例发生黏膜下水肿，特别是上呼吸道和胃肠道黏膜下水肿，伴有嗳气、腹泻、呼吸困难等全身症状。重剧的，可因软腭、喉黏膜下水肿造成上呼吸道阻塞而窒息死亡。

末梢血嗜酸性粒细胞计数在正常范围内或明显增多至 12％～15％。

【治疗】

血管神经性水肿为自限性疾病，病程短暂，通常不药而愈。个别重症病畜，可按急性过敏症用肾上腺素、皮质类固醇和抗组胺类药实施急救治疗。

参 考 文 献

李毓义，李彦舫 . 2001. 动物遗传·免疫病学——医学自发模型 . 北京：科学出版社：380 - 381.

Freedman S O，陈泽仪译 . 1982. 临床免疫学 . 上海：上海科技出版社：183 - 186.

Blood D C. 1979. Veternary Medicine. 5th ed. London：Bailliere. Tindall. 332 - 333.

四、荨 麻 疹

Urticaria

荨麻疹，俗称风团或风疹块，是皮肤乳头层和棘状层浆液性浸润所表现的一种扁平疹，属Ⅰ型超敏反应性免疫病。各种动物均可发生。常见于马和牛，猪和犬次之，其他动物少见。

【病因及发病机理】

致发荨麻疹的变应原相当复杂。依据其常见的病因，可作如下归类：

1. 外源性荨麻疹（urticaria externa）　其变应原包括某些动植物毒，如蚊、蚋、虻、蝇、蚁等昆虫的刺螫，荨麻毒毛的刺激（因此得名）；某些药剂，如青霉素、磺胺类；生物制品，如血清注射和疫苗接种；石炭酸、松节油、芥子泥等刺激剂的涂擦；劳役后感受寒冷或凉风（故名风疹块），或经受抓搔及磨蹭等物理刺激。

2. 内源性荨麻疹（urticaria interna）　采食变质或霉败饲料，其中某些异常成分被吸收；胃肠消化紊乱，微生态异常（肠内菌群失调），某些消化不全产物或菌体成分被吸收；饲料质地虽完好，而畜体对其有特异敏感性。如马采食野燕麦、白三叶草和紫苜蓿，牛突然更换高蛋白饲料，猪饲喂鱼粉和紫苜蓿，犬吃入鱼、肉、蛋、奶等；胃蝇蛆、蛔虫、绦虫寄生，其虫体成分及代谢产物被吸收；乳腺内滞留乳汁的再吸收或牛皮蝇蛆因囊壁破溃而后吸收等。

3. 感染性荨麻疹（urticaria infectiosa）　在腺疫、流感、胸疫、猪丹毒、犬瘟热等传染病和侵袭病的经过中或痊愈后，由于病毒、细菌、原虫等病原体对畜体的持续作用而致敏，再次接触该病原体时即感作而发病。

致发荨麻疹的变应原，分子量常较小，多为半抗原。与体组织蛋白结合后才具有免疫原作用，皮肤和黏膜为其主要靶器官。肥大细胞释放的组胺等活性递质，可使毛细血管和淋巴管扩张，渗出血浆和淋巴液，发生皮肤扁平丘疹和（或）黏膜水肿，血管和淋巴管周围见有嗜酸性粒细胞浸润。严重的常波及全身，伴有或继发过敏性休克。

【临床表现】

除马牛有时表现消化紊乱、倦怠和发热（荨麻疹热）外，通常无前驱症状而在再次接触变应原的数分钟至数小时内突然起病，发生丘疹。马多见于颈侧、躯干和臀股部；牛多见于颈、肩、躯干、眼周、鼻镜、外阴和乳房；猪多见于颈、背、腹部和股内。丘疹扁平状或呈半球状，豌豆至核桃大。数量迅速增多，有时遍布全身，甚至互相融合而形成大面积肿胀。白色皮肤处的丘疹，周围显现红晕。偶见丘疹的顶端变成浆液性水疱，并逐渐破溃，形成痂皮。

丘疹的痒觉取决于病因：外源性荨麻疹，剧烈发痒，病畜站立不安。常使劲磨蹭，以致皮肤破溃，浆液外溢，被毛纠集，状似湿疹（湿性荨麻疹）；内源性和感染性荨麻疹，痒觉轻微或几乎不认痒觉。

有的病例，眼结膜、口黏膜、鼻黏膜及膣黏膜亦发疹块或水疱，伴有口炎、鼻炎和结膜炎。个别重剧病例，伴有胸下浮肿。

通常取急性经过，病程数小时至数日，预后良好。有的取慢性经过（慢性荨麻疹），迁延数周乃至数月，反复发作，常遗留湿疹，顽固难治。

【治疗】

急性荨麻疹多于短期内自愈。无需治疗。

慢性荨麻疹的治疗原则：消除致敏因素，缓解过敏反应和防止皮肤感染。

1. 消除致敏因素 重要但难办，通常只能做到停止饲喂霉败饲料，驱除胃肠道寄生虫，灌服缓泻制酵剂，以清理胃肠，排除异常内容物等。

2. 缓解致敏反应 常伍用抗组胺类药和拟交感神经药，如盐酸苯海拉明肌内注射，马、牛 0.1～0.5g；猪、羊 0.04～0.06g；盐酸异丙嗪肌内注射，马、牛 0.25～0.5g；猪、羊 0.05～0.1g。可供伍用的拟交感神经药，有肾上腺素或异丙肾上腺素或氨茶碱等。0.1％盐酸肾上腺素液皮下注射，马、牛 2～5mL；猪、羊 0.2～0.5mL。硫酸异丙肾上腺素，马、牛 1～4mg；猪、羊 0.2～0.4mg，混入 5％葡萄糖注射液 500mL 中缓慢静脉注射。氨茶碱，马、牛 1～2g；猪、羊 0.25～0.5g，静脉或肌内注射。

3. 防止皮肤感染 对湿性荨麻疹或后遗的湿疹，要经常彻底清洗皮肤，涂抹防腐消炎的各种擦剂。剧痒不安的，可用普鲁卡因液或安溴液静脉注射。必要时，用石炭酸 2mL、水合氯醛 5g、酒精 200mL，混合后涂擦患部。

五、变应性皮炎

Allergic Dermatitis

变应性皮炎，即昆虫螯咬性皮炎，是马骡的一种伴有剧烈瘙痒的皮肤炎症，属Ⅰ型超敏反应性免疫病。

新近报道，变应性皮炎还发生于猫（Roosje 等，1998）和小鼠（Hsu 等，1996；Natori 等，1999；Spergel 等，1999）。其中，NOA 小鼠（Naruto Research Institute Otsuka Artrichia mice）是研究人类对应病的最佳动物模型。

本病遍布世界各地。已报道见于澳大利亚新南威尔士州东北部和昆士兰州东部（昆士兰痒病，Queensland Itch），英国苏格兰低洼地区（剧痒病，sweet Itch），日本（夏癣）以及菲律宾、印度、阿尔及利亚、德国、法国和南美地区。

20世纪50年代初，中国东南沿海以至中南、西南广大地区数以万计的马匹，特别是军马（骡）于夏秋蚊蝇孳生季节流行的一种伴有剧痒的皮肤炎，已查明实属此病（李毓义等，1994，2001）。

病的发生有明显的季节性特点，通常在炎热潮湿的夏秋季发病，寒冷季节症状即缓解乃至消失。

【病因及发病机理】

本病系双翅目吸血昆虫——糠蚊（Sandfly）即蠓（Midge）叮咬所致。各国报道的病原昆虫种属不同：在澳大利亚是罗伯特库蠓（*Culicoides robertsi*）；在英国是蚤库蠓（*Culicoide pulicaris*）；在中国是同体库蠓（*Culicoides homotomus*）和舒氏库蠓（*Culicoides schuitzeih*）；在日本是厩螫蝇（*Stomoxys caleitrans*）。

蠓的唾液中含变应原，为半抗原，与皮肤的蛋白结合后即变成完全抗原，致敏动物反复叮咬感作。靶器官是皮肤。活检病变部皮肤，可见毛细血管扩张，血管周围水肿，有嗜酸性粒细胞浸润。血液中组胺含量在夏秋季明显上升，并显示嗜酸性粒细胞和血小板增多症。沉降反应可检出特异性抗体。马骡圈养在防蠓厩舍或转移到无蠓地区即不再发病，表明吸血昆虫与本病的病因关系。

【临床表现】

病变通常集中在尾根、臀部、背部、鬐甲部、颈背和两耳等脊背侧。轻症病马，只见耳、尾等处皮屑增多和脱毛。重症病马，患部可扩延到胸腹侧、颈侧以至面部和四肢。

病变部皮肤剧烈瘙痒，夜间尤甚，是本病的一大特点。病畜啃咬或磨蹭皮肤，常数小时不已，甚而彻夜不眠，以致影响采食，形体消瘦，被毛纠集、脱落而形成斑秃。皮肤溃烂、渗出、结痂或继发感染。

病程缓长，夏秋季发病，冬春季缓解，次年夏秋季再发。病因不除，则反复不已。

【诊断】

依据主要发生在背侧且伴有剧烈瘙痒的皮炎以及与昆虫叮咬有关的季节性，不难诊断。

日本牛发生的一种类似疾病，据认为也是吸血昆虫叮咬所致的 I 型超敏反应性皮肤炎。

【防治】

局部使用和注射抗组胺类药物和皮质类固醇，只能缓解病情，且疗效短暂。

根本性的防治措施是搞好厩舍卫生，降低吸血昆虫密度。马体喷洒驱蚊剂和地灶熏烟驱蠓可使发病率大幅度降低。

参 考 文 献

李毓义，李彦舫.2001.动物遗传·免疫病学——医学自发模型.北京：科学出版社：382-384.

Arisawa M. 1971. Bull Nippon Vet Zootch College. 19：46.

Fadok V A. 1987. Current Therapy in Equine Medicine. 2nd ed. Robinson（Ed）. Philadelphia：WB Saunders Co. 624-626.

Hsu C H，et al. 1996. Adv Exp Med Biol. 409：33-37.

Ishihara T，et al. 1985. Bull Natn Inst Hlth Japan. 34：105.

Mellor P，et al. 1974. Vet Rec. 95：411.

Natori K，et al. 1999. J Hum Genet. 44（6）：372-376.

Pick R F. 1953. Aust Vet J. 29：177.185.

Roosje P J，et al. 1998. Vet Pathol. 35（4）：268-273.

Spergel J M, et al. 1999. J Clin Invest. 103 (8): 1 103 - 1 111.

六、犬特应性皮炎

Canine Atopic Dermatitis

犬特应性皮炎，系特应性体质犬吸入变应原而发生的一种变应性皮炎，属 I 型超敏反应性免疫病。

本病由 Whittich (1941) 首次报告并确认。它连同犬特应性鼻炎，构成犬特应性病 (canine atopic disease) 的两大临床类型。

特应性体质是一种遗传性状，在 Dalmadians、Terrier、Beagle 等品种及其杂种，外显率颇高（李毓义等，1994，2001；Noli 等，1996；Olivry 等，1996，1997，1999；Hammerberg 等，1997；Saridomichelakio 等，1999；Meewan 等，2000；Mueller 等，2000）。

【病因】

变应原有季节性和非季节性之分。

季节性变应原，包括春、夏、秋三季的各种树花粉、牧草花粉和野草花粉。豚草（ragweed）花粉是其中最早确定并比较主要的变应原。

非季节性变应原，包括霉菌孢子、动物皮屑、厩舍尘埃、粉状草料等。

【症状】

最早最突出的临床表现是剧烈瘙痒，大多为全身性的，但面部、腿部和腋部尤甚。初次显现瘙痒时看不到原发性皮肤病变。以后出现的红斑、水肿、丘疹、渗出、结痂以及皮脂溢等亚急性和慢性皮炎的各种病变，常常是磨蹭自伤和（或）继发感染的结果。

初发年龄早，通常为 1～3 岁。头几次发作有季节性，经过若干花粉季节之后，可能由于变应原的范围扩大，病情逐步加剧，而变成终年发作。

【治疗】

彻底防治在于确定并避免接触特定的变应原物质。

抗组胺类药物和皮质类固醇治疗只能缓解病情，而且病程拖长则疗效欠佳。

如能确定病因变应原，可施行减敏疗法。

参 考 文 献

李毓义，李彦舫. 2001. 动物遗传·免疫病学——医学自发模型. 北京：科学出版社：384 - 385.

Anderson W A. 1975. Curtis. 15：955.

Hammerberg B, et al. 1997. Vet Immunol Immunopathol. 60 (1 - 2)：33 - 46.

Meewan N A. 2000. Res Vet Sci. 68 (3)：279 - 283.

Mueller R S, et al. 2000. Aust Vet J. 78 (6)：392 - 399.

Noli C, et al. 1996. Vet Immunol Immunopathol. 52 (3)：147 - 157.

Olivry T, et al. 1996. Arch Dermatol Res. 288 (10)：579 - 585.

Olivry T, et al. 1997. Am J Dermatopathol. 19 (5)：477 - 486.

Olivry T, et al. 1999. Exp Dermatol. 8 (3)：204 - 211.

Reedy L M. 1980. Current Veterinary Therapy Ⅶ. Small Animal Practice. Kirk (Ed). Philadelphia：W B saunders Co. 450 - 453.

Saridomichelakio M N，et al. 1999. Vet Immunol Immunopalhy. 69（1）：61 - 73.

七、新生畜同种免疫性溶血性贫血

Neonatal Isoimmune Hemolytic Anemia

新生畜同种免疫性溶血性贫血，简称同免溶贫（NIHA），又名新生畜同种溶血病（neonatal iso-erythrolysis），是母畜血清和初乳中存在抗仔畜红细胞抗原的特异血型抗体所致发的新生畜急性血管内溶血，以贫血、血红蛋白尿和黄疸为其临床特征，属Ⅱ型超敏反应性免疫病。各种动物均可发生，常见于骡驹和马驹（Traub - Dargatz 等，1995），少见于犊牛和仔猪，罕见于仔犬和仔猫（Bucheller，1999）。

新近报道，本病还发生于 Baird's 貘等野生动物（Wack 等，1997）。

中国自古以来注重养骡。20 世纪 60 年代中期。骡驹溶血病在西北、东北、华北等产骡地区大批发生，发病率高达 8%，病死率超过 50%，成为发展养骡的一大病害。长春兽医大学（现吉林大学畜牧兽医学院）同天津血液病研究所等单位协作，从 1970 年开始，在校属兽医院和某些马场，对本病的病因、诊断和防治进行了为期 3 年的调查和实验以及将近 10 年的临床研究，总结出一些切实可行的诊断方法和防治措施推广应用。现今，本病的危害已明显缩小，发病率减少到 1%～2%，病死率也降低到 10% 以下（李毓义等，1994，2001）。

【病因及发病机理】

基本病因是仔体与母体的遗传性血型不相合。

具体发病过程大抵如下：父母血型不合；仔畜继承的是父畜的红细胞抗原，仔畜红细胞抗原突破胎盘屏障进入母体血液循环；母体产生对抗仔畜红细胞的特异性同种血型抗体；抗体（IgM）分子量大，不能通过胎盘，不影响胎儿；血清抗体在乳腺内浓集，并分泌于初乳中；仔畜出生并吸吮含有高浓度抗体的初乳；抗体经胃肠吸收，直接与红细胞表面抗原特异性结合，并激活补体，引起急性免疫性血管内溶血。

上述发病过程表明，父母畜双方红细胞抗原型不相合只是发生本病的先决条件，而实际发病还必须兼备以下各环节和因素：

1. 仔畜继承的是父畜而不是母畜的红细胞抗原，因而仔畜与母畜间红细胞血型不合。

2. 胎盘屏障因损伤出血或母畜接种某些胎组织疫苗（如马病毒性鼻肺炎疫苗）而遭到破坏，仔畜的红细胞抗原得以通过胎盘进入母体血循环。

3. 进入母体的仔畜红细胞血型抗原有足够的活性，而不是抗原性弱的血型抗原。

4. 母体有完善的免疫应答能力，能产生较高滴度的特异性血型抗体，且能浓集于初乳内，保持较高的凝集效价。

5. 初乳内高效价抗体能通过胃肠屏障而被吸收。

6. 进入血行的抗体能直接与红细胞表面抗原结合，中途未被仔畜血行或体液内的游离抗原结合而减消。

动物交配双方血型不合相当普遍，仔畜继承双亲血型抗原的概率大体相等，但实际上骡驹、马驹溶血病如此之多，而羔羊和仔猫等另一些动物却很少发生，原因就在于上述各发病环节不尽相同。

1. 马　马红细胞表面抗原分 8 个系列，已知 Aa、Qa、R、S、Dc 及 Ua 等因子与马驹溶血病的发生有直接关系。其中抗原性最强的是 Aa，其次是 Qa，而 Dc 和 Ua 抗原性较弱。

发病的基本条件：马驹继承了父马的血型因子 Aa（或 Qa），而母马为血型因子 Aa（或 Qa）阴性，马驹红细胞表面抗原通过胎盘，刺激母马产生抗 Aa（或 Qa）的血型抗体，浓集分泌于初乳中，凝集价一般为 1：64～256。同一公马重复配种，则母马血清和初乳中的抗体效价和马驹发病率随胎次而增高（李毓义等，1994，2001）。

2. 驴　驴和马在红细胞表面抗原系列上有很大差别。公驴（马）与母马（驴）种间杂交，红细胞血型不合的频率最高，血型抗原活性和抗体应答最强，因而骡驹溶血病的发病率最高，病情最重。如果骡驹继承了父畜的红细胞抗原，则刺激母畜产生能凝集并溶解骡驹红细胞的特异性抗体即抗驴（马）抗体。母马（驴）血清中特异性血型抗体在妊娠后期，即第 3～10 个月达到峰值，分娩前后浓集于乳腺，分泌于初乳中，凝集价一般可达 1：512～1 024 以上。怀骡胎次越多，血清和初乳抗体效价以及骡驹发病率越高。连续怀骡 3～6 胎的，所生骡驹的发病率高达 60%。

新生的马驹和骡驹，胃肠屏障作用都不健全，初乳中的抗体可顺利通过胃肠黏膜而被吸收。胃肠屏障在出生 36～48h 后即可加固。因此，出生 48h 后再开始吸吮初乳，则即使初乳内有高效价的抗体，亦不会吸收而致发溶血。

3. 猪　猪红细胞表面抗原分 16 个系列，其中活性最强的是 A 血型抗原。据报道。A 血型抗原公猪和非 A 血型母猪交配，仔猪如继承了公猪的 A 抗原，则母猪血清内将会产生特异性 A 血型抗体，并浓集分泌于初乳中，但新生仔猪的胃液和血浆内有可溶性 A 抗原存在，初乳中的 A 血型抗体首先被胃液内的 A 抗原所结合，少量通过胃肠吸收的 A 抗体又被血浆内的游离 A 抗原所结合，极少能抵达靶细胞与表面抗原接触而导致溶血（Goodwin，1965；Nasen，1970）。

实际发生的仔猪溶血病，其主要病因是，母猪在妊娠前后曾多次接种含不同血型抗原的猪瘟结晶紫疫苗，血清中产生和初乳内浓集的同种血型抗体凝集效价很高，能够克服新生仔猪胃液和血浆中游离抗原的减消作用，抵达靶细胞，与红细胞表面抗原结合而导致血管内溶血。母猪体内如此产生的同种血型抗体，持续存在的时间相当长久，有时可使连续几窝仔猪发病（Goodwin，1957）。

4. 牛　牛红细胞表面抗原分 12 个系列，其中活性最强的是 J 血型抗原。如果具备前述新生畜溶血病的基本发病条件，妊娠母牛同样可产生特异性抗 J 血型抗体，并通过初乳进入犊牛体内，但因此而引起新生犊牛溶血病的，为数不多，因为新生犊牛血浆和其他组织液中含有丰富的可溶性 J 抗原，经初乳吸收的 J 血型抗体大部分在抵达靶细胞之前即被结合而减消。

在欧洲和澳大利亚，自 1956 年开始推广应用预防牛血孢子虫病的一些虫苗之后，相继发生一批新生犊牛溶血病（Dimmock，1970；Dennis，1970；Dowsett，1978；Searl，1980）。据查原因是母牛在妊娠期间反复 5～6 次接种了用牛血制备的抗巴贝西虫病苗和抗无定形体病疫苗。其发病机理同母猪接种含猪血的猪瘟结晶紫疫苗相仿。后来改变接种办法，将同样的虫苗接种于空怀期母牛和离乳期犊牛，犊牛溶血病的发生即大幅度减少。

【临床表现】

1. 骡（马）驹溶血病　出生时健康活泼，通常在吸吮初乳之后经一定时间发病，分最急性、急性和亚急性 3 种病型。

（1）最急性型病例。在生后 8～36h 突然起病，可视黏膜急剧苍白，但不显黄疸，排葡萄酒色至酱油色血红蛋白尿，大多于数小时至十多小时内因急性溶血危象发生虚脱而死亡。

（2）急性型病例。在生后 2～3d 起病，可视黏膜黄白，巩膜中度或重度黄疸，排血红蛋白尿，体温不高而全身症状非常明显，病驹精神委顿，茫然站立或卧地不动，触诊心搏动亢进，心基部感有缩期震颤，听诊心音高朗带金属音调，伴有稀血性心内杂音，脉搏急速而细弱，呼吸增数或困难。尿量减少。个别的因游离血红蛋白晶体堵塞肾小管而发生尿闭，或因重剧的"核黄疸"而出现神经症状。

（3）亚急性病例。在生后 4～5d 起病，可视黏膜轻度苍白并黄染，巩膜显中度黄疸，尿色橘黄，但无血红蛋白尿，全身症状不大明显，一般能耐过而自行康复。

2. 仔猪溶血病　分最急性、急性和亚临床 3 种病型。最急性型病例，出生时正常，吸吮初乳后突然起病，只表现急性贫血，于短时间（生后 12h）内，即在黄疸不显、血红蛋白尿未排的情况下，很快陷入休克而死亡。急性型病例，临床表现与急性型骡驹溶血病基本相同，生后 24h 显现黄疸，48h 全身症状明显，多数在生后 5d 内死亡。亚临床病例，不显症状，通过血液学检查才能发现溶血。

3. 犊牛溶血病　分最急性和急性两种病型。最急性型病例，于吸吮初乳后不久突然起病，主要表现为急剧贫血和呼吸衰竭，通常于短时间内死于窒息和休克，剖检特征是脾肿大、肺水肿和急性血管内溶血所诱发的全身播散性血管内凝血。急性型病例，在生后 24～48h 起病，临床表现与骡驹基本相同，重症多在 1 周内死亡，轻症可经 2～3 周后康复。

血液学检查所见：血沉加快，血浆红染（血红蛋白血症），红细胞数和红细胞压积容量减少，黄疸指数增高，血清胆红质范登白试验呈间接反应强阳性，血片镜检红细胞大小不均，出现多量有核红细胞。网织红细胞增多（猪、犬）。

【诊断】

依据出生时健康活泼、吸吮初乳后起病的病史，急性血管内溶血的一系列临床表现以及溶血性贫血和黄疸的检验所见，不难诊断。

必要时采集母畜的血清和初乳同仔畜的红细胞悬液做凝集试验、溶血试验或直接 Coombs 试验。

1. 试管凝集试验

（1）红细胞悬液制备。试管内加适量草酸钠等抗凝剂，新生仔畜脐静脉或颈静脉采血 10mL，离心去血浆，加生理盐水洗涤 2～3 次，最后用生理盐水配成 2％红细胞悬液备用。

（2）检液稀释。取试管数支，第一管加生理盐水 0.3mL，其余各管加 0.2mL。第一管加被检血清或初乳 0.1mL，混匀后取出 0.2mL 加入第二管内，依次稀释至最后一管，从中弃掉 0.2mL，使各管稀释倍数分别为 4、8、16、32、64、128、256、512……

（3）凝集感作。各管加 2％红细胞悬液 0.2mL，混匀，置 37℃水浴或温箱内 1h。或放置 3～5min 后离心。

（4）结果判定。管底红细胞层边缘不整齐，轻摇试管出现红细胞凝集块或颗粒的，为阳性反应，记录其凝集效价；管底红细胞层边缘整齐，轻摇试管红细胞即均匀散开而无凝集颗粒的，为阴性反应。

2. 玻板凝集试验　取玻板划分 9 格，依次将试管稀释的被检血清或初乳滴在划定的小格内；再分别滴加同量上述制备的 2％红细胞悬液；用火柴杆从高倍开始逐格混匀，置 20℃以上室温内约 30min；用白纸作底衬观察判定结果。混合液清亮，内有麸皮或细沙状凝块的，为阳性反应；液体均匀浑浊而无凝块的，为阴性反应。

3. 溶血试验　方法与试管凝集试验基本相同。不同稀释倍数的被检血清或初乳内，分别添加 2％红细胞悬液和补体，充分混匀，置 37℃水浴 30min 后判定结果。完全溶血的，为阳性反应。

4. 直接 Coombs 试验　试管内加经过至少 3 次洗涤而制备的 2％红细胞悬液 0.1mL，再加入兔抗球蛋白血清 0.2mL，室温下感作 15min，低速（1 000r/min）离心 1min。轻轻振荡观察判定结果。红细胞凝集的，为阳性反应，表明被检仔畜红细胞被母畜特异性抗体所致敏。

【治疗】

1. 立即停吮母乳　由近期分娩的母畜代哺或喂给人工调制的初乳等代用品，以中止特异性血型抗体的摄入，是治疗本病的首要环节。

2. 最有效的抢救措施是迅速实施各种输血疗法　输入全血或生理盐水血细胞悬液，驹或犊每次 1 000～2 000mL，必要时隔 12～24h 重复输血一次。

最好输注相合血。通常采用平板法配血试验：玻片上置仔畜血清和供血畜 2％红细胞生理盐水悬液各 1 滴（主侧），供血畜血清和仔畜 2％红细胞生理盐水悬液各 1 滴（次侧），分别用火柴杆混匀，室温（20℃）下放置 20min，不时晃动玻片。主侧不凝集的，为主侧相合血。主次侧均不凝集的，为完全相合血。供血畜确定后，取灭菌输液瓶加 3.8％柠檬酸钠或 10％氯化钙 1 份，静脉采集供血畜全血 9 份，立即给病畜输注（完全相合的），或弃去血浆后加同量生理盐水制成血细胞悬液输注（主侧相合的）。

鉴于配血试验现场不易实施，供血畜很难及时找到，国内自 1986 年开始采用亲母马红血细胞悬液输注法。在抢救骡（马）驹溶血病上获得突破性进展，使治愈率提高到 90％以上（程同利，1982；赵洪祥，1983）。

具体方法是，无菌输液瓶内装 3.8％柠檬酸钠液 1 份，采亲母马颈静脉血 9 份，38℃水浴内静置 20～30min，将血浆吸至另一瓶中回输给母马，而血细胞泥中加 5％葡萄糖生理盐水使恢复原容积，混合后给病驹输注。每次输注量 1 000～1 500mL，通常一次即愈。经治疗 277 例，无一复发死亡。

3. 对伴有核黄疸而表现神经症状的溶血病驹和显示尿闭、肺水肿和脾肿大的溶血病犊，应实施换血疗法 从病畜一侧颈静脉快速放血 1 000～1 500mL，同时向另一侧颈静脉或胫部、跗部、跖部内侧的静脉内缓慢输注相合血或亲母畜血细胞生理悬液 1 500～2 500mL。

此外，可依据病情采用一些辅助疗法。如为抑制免疫反应和抗休克，施行皮质类固醇治疗，用氢化可的松 100～200mg，加入 10％葡萄糖液静脉注射，每日 1 次。为防止继发感染，施行抗生素疗法。为增强造血功能，可补充铁质、维生素 B_{12} 等。

【预防】

关键在于预先测出母畜血清或初乳中有无对应仔畜红细胞抗原的特异性血型抗体。为此对怀骡驹的母马（驴）应普遍进行预测，于妊娠最后 2 周，每周进行一次母马（驴）血清抗公驴（马）红细胞的凝集试验。对怀马驹、犊牛和仔猪的母畜，只需预测曾生产溶血病仔畜的个体，于产后进行母畜初乳抗仔畜红细胞的凝集试验、直接 Coombs 试验或溶血试验（牛）。各种母畜血清抗体效价超过 1：8，初乳抗体效价超过 1：32（母驴初乳抗体效价超过 1：128）的，即提示所产仔畜有发生溶血病的危险，应采取以下某种预防措施：

1. 产前催乳 在预产期前 10d 之内进行产前催乳，投给生乳药或生乳糖浆，让孕畜产前泌乳并及时挤掉，可使产后乳中的抗体效价降到 1：8（李旌旗，1983）。

2. 缓吃初乳 仔畜出生后即戴上口网，禁吮母乳，进行人工哺乳，或由其他母畜暂时代养，实行交换哺乳，待 48h 之后仔畜胃肠屏障功能业已健全，再由亲母畜哺育。

3. 产后挤乳 频繁而彻底的挤乳，可促使初乳抗体效价迅速下降。每隔 1～2h 挤一次乳，效价在 1：256 以下的，通常经过 3～6 次即可降到 1：16 的安全范围之内，再开始让仔畜自行吸吮。

4. 灌服食醋 市售食醋（pH2.5～4.0）50～100mL，用等量温开水稀释，在生后头次吃奶前后灌服，以后每隔 2h 灌服 1 次，总共 3～7 次。

醋酸可在胃内破坏初乳中的抗体，经 102 例试验，对初乳抗体效价在 1：2 048 以下的，预防效果确实，达 98.9％。唯一缺点是对消化功能有一定的影响（刘忠礼，1984）。

参 考 文 献

程同利.1982.兽医大学学报（2）：175 - 177.

李旌旗.1983.中国兽医杂志（7）：15 - 16.

李毓义，李彦舫.2001.动物遗传·免疫病学——医学自发模型.北京：科学出版社：385 - 389.

刘忠礼.1984.中国兽医杂志（4）：15 - 16.

赵洪祥.1983.兽医大学学报（3）：189 - 191.

Bucheller J. 1999. Vet Clin North Am Small Anim Pract. 29 (4)：853 - 870.

Dennis R A，et al. 1970. JAVMA. 156：1 861 - 1 867.

Dimmock C K，et al. 1970. Aust Vet J. 46：44.

Dowsett K F，et al. 1978. Aust Vet J. 54：65 - 67.

Goodwin R F W. 1956. J Comp Pathol. 66：317.

Goodwin R F W，et al. 1957. J Comp Pathol. 67：126.

Goodwin R F W. 1957. Vet Rec. 69：1 290.

Nasen P，et al. 1970. Nord Vet Med. 22：1.

Searl R C. 1980. Vet Med & Small Animal Clinic. 75：101 - 104.

Traub-Dargatz J L，et al. 1995. Neonatal isoerythrolysis in mule foals. J Am Vet Med Assoc. 206 (1)：67 - 70.

Wack R F，et al. 1997. Suspected neonatal erythrolysis in two Baird's tapirs. J Zoo Wildl Med. 28 (3)：285 - 289.

八、新生畜同种免疫性白细胞减少症

Neonatal Isoimmane Leukopenia

新生畜同种免疫性白细胞减少症，是由于仔畜和母畜间白细胞型不合，母畜血清和乳汁中存在凝集破坏仔畜白细胞的同种白细胞抗体所致发的白细胞减少症，属Ⅱ型超敏反应性免疫病。

【病因及发病机理】

与新生畜同种免疫性溶血性贫血以及新生畜同种免疫性血小板减少性紫癜相仿，即父畜和母畜间白细胞型不合，仔畜继承了父畜的白细胞型，作为潜在性抗原，一旦通过胎盘屏障，即刺激母体产生特异性抗白细胞同种抗体，存在于血清并分泌于乳汁特别是初乳中。仔畜出生时健康活泼，吮母乳后经过一定时间发病。本病只报道见于马驹（Leldl 等，1980）和小鼠（Seymour 等，1997），其他动物尚无记载。

【临床表现】

呼吸道、消化道和皮肤反复发生感染。主要检验所见包括白细胞总数减少，中性粒细胞比例降低，单核细胞绝对数增多，骨髓象显示粒系细胞左移并有成熟障碍。

【治疗】

主要防治方法是停吮母乳，用抗生素对症治疗（李毓义等，1994）。

参 考 文 献

Leidl W，et al. 1980. Berliner und Munchener Tierärztliche Wohenschrift. 93：141 - 144.

Seymour J F，et al. 1997. Mice Laking both granulocyte colonystimulating factor (CSF) and granulocytemacrophage CSF have impaired reproductive capacity. perturbed neonatal granulopoiesis. lung disease. amyloidosis, and reduced longterm survival. Blood. 90 (8)：3 037 - 3 049.

九、新生畜同种免疫性血小板减少性紫癜

Neonatal Isoimmune Thrombocytopenic Purpura

新生畜同种免疫性血小板减少性紫癜，简称 NITP，是母畜血清和乳汁中存在凝集仔畜血小板的抗血小板抗体所致的一种免疫性血小板减少症，以皮肤、黏膜、关节和内脏显现广泛的出血为其临床

特征，属Ⅱ型超敏反应性免疫病。

主要发生于骡驹（张我东等，1982）、马驹、仔犬（Joshi 等，1977）和仔猪（Stormorken，1963；Nordstoga，1965；Saunders，1968；Lie，1968；Andersen 等，1973；Dimmock 等，1982）。

【病因及发病机理】

基本病因是父畜母畜的血小板型不合，且胎儿继承了父畜的血小板型，以致胎儿血小板作为抗原，刺激母体产生抗血小板抗体，存在于血清中，妊娠后期效价升高，产后则随乳汁，特别是初乳而排出。这种抗体具有种特异性，即不仅能凝集胎儿及其父畜的血小板，还能凝集同种动物的血小板。新生仔畜，包括亲生的以及非亲生而血小板为该抗原类型的，一旦吸吮此乳汁，循环血小板即发生凝集并在脾脏等网状内皮系统中遭到滞留和破坏。据报道，这种血小板抗体在母体血清内存在的时间特别长（或许是因为产后仍能陆续产生），以致有时可影响到下一胎仔畜。

本病发生机理的具体环节尚未完全掌握。已知交配双方血小板型不合在各种动物都是比较普遍的现象，且仔畜继承双亲血小板抗原的概率大体相等，但新生畜同种免疫性血小板减少性紫癜的发生频率却如此之低，其道理还不清楚。

本病之所以发生出血综合征，显然是由于在止血过程中具有多方面功能的血小板在数量上极度减少所致。据试验，血小板数通常必须减少到 $20\times10^9/L$ 以下方能引起出血综合征。然而在免疫性血小板减少性紫癜病例，出血综合征和血小板减少在程度上往往并不一致。当血小板减少到 $100\times10^9/L$ 左右时，出血症状早已十分明显。相反地，肾上腺皮质激素治疗后出血症状已显著减轻，而血小板数未必增加。这提示，除血小板减少外，毛细血管损伤对本病出血体征的发生也有重要意义。

近年证实，在免疫性血小板减少性紫癜中，抗原抗体反应同样可以作用于血管内皮细胞，致使血管壁亦受到相当程度的免疫复合物损伤，即伴有Ⅲ型血管炎性超敏反应（李毓义等，2001）。

【临床表现】

仔畜出生时外观健康活泼，吃母乳后数小时（骡驹和马驹）或数日（仔猪）突然起病，眼结膜、口腔黏膜、鼻腔黏膜等可视黏膜显示出血点或出血斑，严重的病例可见鼻衄，血液从鼻黏膜外渗或从鼻腔向外涌流。

骡驹和马驹，常发生皮肤渗血，血液由毛孔渗出，浸染被毛，呈露滴状，布满全身。仔猪和仔犬，常发生皮下出血，在耳后、腋窝、股内以至胸腹下部形成大小不等的血肿。

有的因关节内出血或关节部皮下出血而表现腕、肘、跗等四肢关节肿胀，触之呈捏粉样，有痛感。有的因肺出血而表现呼吸困难，听诊有干、湿啰音，甚而两侧鼻孔流红色细泡沫状鼻液。亦有个别因脑脊髓出血而当即瘫痪或迅即死亡的。

大多数病畜可于停吮母乳后 2~4d 停止出血，病情好转，并逐渐康复。如再吮母乳，则随即复发。用该母畜的乳汁代哺另窝新生畜，亦可能同样发病。

检验所见包括：血小板减少，轻症每立方毫米 10 万左右，重症幼驹在出生后 1~4d，重症仔猪至生后 10~13d 常降到 1 万以下，甚至几乎完全消失。流血时间延长，轻的 10min 上下，重的超过 30min。血块收缩不良，有的全不收缩，分离不出血清。

骨髓象为无巨核细胞型，即骨髓片上几乎或全然看不到巨核系细胞（Schmidt 等，1977）。

【诊断】

依据出生时健康活泼、吮母乳后起病的病史，黏膜、皮肤、关节的出血体征以及血小板数减少，流血时间延长，血块收缩不良等检验所见，不难诊断。

必要时，可做血小板凝集试验和间接抗球蛋白消耗试验，以证实母畜血清中存在的抗仔畜血小板抗原的种特异血小板抗体。

血小板凝集试验：先制备仔畜或父畜的富含血小板血浆（platelet-rich plasma，PRP），即从病畜（或其父畜）及异种健康对照动物各采柠檬酸血约 6mL（3.8％柠檬酸钠液 0.5mL，加血液约 5mL）于光滑洁净（最好涂以石蜡或硅剂）的离心管内，立即慢速离心（800r/min，5～10min，或 1 500r/min，2～3min），吸取分离的血浆 0.4mL 置光滑的玻璃试管内。然后在病畜和异种对照畜富含血小板血浆的试管内，各加被检母畜血清 0.1mL。置 37℃水浴中 3～5min，在灯照下观察结果。血小板凝集，呈雪片状絮块的，为阳性反应。异种对照管应为阴性反应。

重症仔畜血小板数极少，可用其父畜的血液制备 PRP，测试意义相同。

【治疗】

治疗原则：除去病因，减少血小板破坏和补充循环血小板。

为此，要立即停吮母乳，找保姆畜代哺。使病畜保持安静，减少活动，以免自发性出血加剧，并尽快输给新鲜相合血或富含血小板的新鲜血浆。在采集和输注血液时，针头要涂上硅剂，输液瓶和输液管要用塑料制品，抗凝剂最好用 EDTA，要避免产生气泡，以最大限度地减少血小板在输血操作过程中的耗损。

鉴于输进的血小板可能会被病畜血液内先前吸收的抗血小板抗体凝集而失去作用，最好实行换血输血，即放血的同时或稍后实施输血。

仔猪实施输血有实际困难，停吮母乳后，可应用皮质类固醇等辅助疗法。

参 考 文 献

李毓义，李彦舫．2001．动物遗传・免疫病学——医学自发模型．北京：科学出版社：390 - 392.

张我东．1982．中国兽医杂志（5）：17 - 18.

Andersen S，et al. 1973. Nord Vet Med. 25. 211.

Dimmock C K，et al. 1982. Aust Vet J. 59：157 - 159.

Lie H. 1968. Acta Vet Scand. 9：285.

Joshi B C，et al. 1977. Res Vet Sci. 22：11 - 17.

Nansen P，et al. 1970. Nord Vet Med. 22：1.

Nordstoga K. 1965. Pathol Vet. 2：601.

Saunders C N，et al. 1968. J Comp Pathol. 78：513.

Schmidt U，et al. 1977. Zentralblatt Fur Vet. 24B：286 - 297.

Stormorken H，et al. 1963. Nature（London）. 198：1 116.

十、血 斑 病

Morbus Maculosus

血斑病，又称血管性紫癜，病变累及毛细血管壁，造成各组织器官的浆液出血性浸润，以黏膜、皮肤、肌肉及内脏的水肿和出血为其特征，属Ⅲ型超敏反应性免疫病。本病主要见于马属动物，特别是 2～6 岁的马，偶有成批发生的。牛、猪和犬的血斑病极其少见。

【病因及发病机理】

大多继发或伴发于某些传染性疾病和化脓坏死性疾病，特与链球菌感染有密切关系。

1. 马血斑病 常继发在腺疫、胸疫、流感、传染性上呼吸道卡他等疾病痊愈之后，或伴发于传染性贫血、病毒性动脉炎、鼻疽以及咽炎、鬐甲瘘、鼻副窦炎等各组织器官化脓-出血坏死性疾病的经过中。

2. 牛血斑病　主要发生在乳房炎、子宫内膜炎、阴道炎以及其他化脓-坏死性疾病之后。

3. 猪血斑病　常并发于荨麻疹。

此外，还有自发性血斑病，即所谓无原发病而自发的病例，实际上可能是蛔虫、丝虫、绦虫等寄生虫侵袭、某种霉菌感染或抗生素等药物过敏所致。

关于发病机理，以往曾有自体中毒、过敏反应等多种学说，现已趋向一致，认为是一种第Ⅲ型即血管炎型超敏反应性免疫病。

其实，Marek 氏很早就做了实验：连续多次给马注射链球菌抽提液，约经 1 个月之后，再注射这种抽提液于皮下，结果 7d 后发生典型的血斑病而死亡。近年的动物实验更证实，注射抗血管内皮组织的免疫血清，可复制血斑病的病理变化。Galan 等（1985）还从血斑病患马检出含有马链球菌 M 抗原和 IgA 抗体的免疫复合物。

血斑病的免疫病理过程，大抵如下：链球菌等病原体作为抗原使畜体致敏，产生相应的抗体。隔一定期间之后，同类抗原物质再度进入畜体使之感作，形成抗原抗体复合物，沉积于血管壁基底膜，由激活的补体吸引而聚积中性多形核白细胞，其溶酶体膜破溃，释放出组胺等小分子蛋白质，破坏基底膜等支持结构，造成炎性变化，结果血管壁通透性增高，血液和淋巴液渗漏，引起皮肤、黏膜、肌肉及内脏器官的水肿和出血。

由于大范围的渗出和出血，血浆蛋白，主要是白蛋白减少，血液胶渗压降低，水肿更加增重，甚而导致体腔积液和肺水肿。

毛细血管壁的炎性变化遍及全身各组织器官，其中除皮肤和黏膜的病变比较突出外，还常见胃肠道、肺泡壁、肾小球基底膜有较大程度的损伤，表现呼吸、泌尿、消化功能障碍，严重的则继发化脓坏死性肺炎，溃疡、出血、坏死性胃肠炎，穿孔性腹膜炎以及肾炎等致死性合并症。

【病理变化】

血斑病的典型病理变化是皮肤、黏膜、肌肉、关节和内脏器官出血，皮下织、黏膜下织、肌间结缔组织以及各器官间质的黄色胶样浸润和出血性胶样浸润。不论病变的范围和程度如何，均以水肿为主，出血居次。

皮肤真皮层内，有毛细血管的炎性变化、出血及水肿。肌肉浑浊肿胀和脂肪变性，呈灰褐色和土黄色，含大小不等的出血坏死灶，水肿沿肌间蔓延。腱、腱鞘、骨膜下和关节内也有出血和水肿。胸腔、腹腔、心包腔含有分量不等的血样液体。眼结膜、口咽黏膜、鼻喉黏膜以及下呼吸道、泌尿生殖道黏膜有斑点状或条纹状出血。黏膜下织呈黄色或红色胶冻状。鼻中隔黏膜大片出血灶中心常发生坏死，有的造成鼻中隔穿孔。肠管可因范围广大的出血性胶样浸润而显著肥厚，肠壁上出现溃疡、坏死甚至穿孔，伴有腐败性腹膜炎。肺脏有大小不同的出血性病灶，常伴有卡他性、化脓性、坏疽性肺炎病变。肾脂肪囊常有出血性胶样浸润，肾实质变性，有时发生弥漫性肾小球肾炎和坏死性动脉炎。心、肝等实质脏器恒有出血和变性，偶有肝、脾肿大而破裂的。

除上述血斑病的基本病变外，有时还可发现腺疫、鼻疽、传染性贫血和大化脓坏死灶等原发病的陈旧性病变。

【症状】

突然起病于原发病痊愈后或经过中。主要临床表现包括可视黏膜出血、坏死；体躯各部皮肤及皮下织水肿；胃肠道、肺、肾等内脏器官出血、水肿、坏死所造成的相应的机能障碍。

1. 可视黏膜出血坏死　多见于鼻黏膜、眼结膜和口腔黏膜。特点是出血呈斑块状，且往往发生坏死。鼻黏膜出血，出现得较早，程度也较重。起初在上鼻翼内侧皱襞中，以后在鼻中隔见有散在的小出血点，不久形成血斑，并逐渐融合成大片，弥漫于整个鼻腔，很快发生坏死、溃疡乃至鼻中隔穿孔，流污秽恶臭混血的鼻液。眼结膜出血，呈线条状或斑块状，也有弥漫于整个结膜而流出大量血样泪液的。有的眼睑肿胀、外翻，眼球突出，如金鱼眼（眼窝脂肪组织出血性胶样浸润）。有的可见眼房液内有絮状血凝块漂浮或沉积。口黏膜出血，呈斑块状，形态各异、大小不等。有时出现圆形大血泡，散在或密布于唇黏膜特别是舌黏膜上，其表面隆突，周缘暗红，中央黄白而稍凹陷，不久即坏死而形成烂斑。膣黏膜出血，多呈条纹状，常与黏膜皱襞方向一致。直肠黏膜和尿道口黏膜，亦偶见布满出血斑点而外露的。

2. 体躯各部皮肤肿胀　在可视黏膜出血的同时或前后，鼻唇部、眼睑、胸腹侧、四肢乃至颈、肩、背、腰、臀部及胸腹下部出现水肿。

肿胀的特点是：周缘呈堤坝状，与健康组织有明显界限；常左右对称，分批出现；起初有轻微的热痛，以后则无热无痛；触压时感到硬固或重压留痕（捏粉样）；表现有少量微黄色黏稠浆液渗出，干燥后形成黄褐色痂皮。头部特别是唇、鼻梁等处肿胀严重时，颜面失去原来的轮廓，状如河马头，往往障碍采食和咀嚼。四肢上部（达腕、跗关节以下者甚少）显著肿胀时，形同棍棒，妨碍运步。股内侧和关节部的肿胀皮肤常发生皲裂或坏死。

除上述皮肤肿胀外，常伴发荨麻疹，而于体躯各部出现大小不等的疹块，其出现和消散都很迅速。有少数血斑病马和多数血斑病猪，是以荨麻疹作为前驱症状的。

3. 内脏器官出血、水肿和坏死　发生相应的机能紊乱，表现各自的临床症状：鼻喉黏膜水肿，引起上呼吸道阻塞，表现吸气性呼吸困难；肺泡和细支气管出血和水肿，引起肺出血和肺水肿，表现粉红色泡沫状鼻液，广泛的湿性啰音和高度呼吸困难；咽、食管水肿和坏死，障碍吞咽；胃肠出血、水肿和坏死，常伴有腹痛，甚至发生肠穿孔和腹膜炎，还有继发肠套叠的；肾出血坏死，特别是伴发肾小球肾炎时，排血尿、蛋白尿、管型尿，导致急性肾功能衰竭，四肢及胸腹下浮肿急速发展，并出现体腔积液；脑髓广泛水肿，颅内压增高，显现狂暴兴奋和嗜眠昏睡等一般脑症状；脑髓局部出血，依部位不同而显现一定的灶症状；脊髓出血性胶样浸润，按节段出现单瘫或截瘫。

4. 全身症状　轻症病例，仍有食欲，全身症状不明显；重症病例，特伴有内脏器官重剧病变或继发脓毒败血症的，则全身症状重剧，恒有高热，出现心衰、肾衰等危象。

血液学检查：红细胞数减少，白细胞数增多，中性粒细胞比例增高，核型左移。血浆蛋白，主要是白蛋白极度减少，血沉加快。流血时间延长，有 20～30min 流血不止的。血管脆性试验阳性或疑似。凝血机制各项化验多不认异常。血小板数和血块收缩试验，病初多无明显改变，但出血严重和病至后期的，可见血小板减少，血块收缩亦不良。

如果刚一起病，血小板数即显著减少，血块收缩亦显著不良，则可能系血斑病和特发性血小板减少性紫癜并发，即同时存在有第Ⅲ型（血管炎型）和第Ⅱ型（细胞溶解型）超敏反应。

【病程及预后】

疾病经过平均为 2～3 周。轻症病例数日而愈，重症病例常迁延 1～2 个月以上。病死率在 50% 左右。病程和预后主要取决于出血和水肿的发生部位及其发展速度。病变仅局限于可视黏膜和皮肤的，即使出血和水肿的范围较大，甚至有黏膜或皮肤局部坏死，也可能完全康复；反之，凡发生内脏器官出血、坏死的，则预后不良，大多死于坏疽性肺炎、出血坏死性肠炎、脓毒败血症以及肾功能衰竭等并发症。

【诊断】

典型的血斑病，依据可视黏膜的出血斑块和体躯上部侧方的对称性肿胀，容易诊断。但非典型血斑病或病初黏膜出血和皮肤水肿不齐备时，则较难诊断。其时，应紧紧抓住血斑病时出血和水肿的特点，具体分析，并参照起病情况、全身状态及其他体征，比较鉴别之。

如果病畜是在腺疫或某些化脓坏死性疾病经过中或痊愈后不久起病，只要在鼻黏膜或口黏膜等处发现具有坏死倾向的出血斑块，即使体表还未见水肿，也应初步诊断为血斑病。因为其他一些疾病，如马传染性贫血，多为点状出血，出血斑中心概不坏死，且有高热、黄疸及流行特点等可资区别。

如果病畜在上述类似情况下起病，只要鼻唇部、四肢上部、体躯侧部发现无痛或热痛极其轻微的大面积硬固水肿，即使未必对称或可视黏膜未出现血斑，也应初步诊断为血斑病。因为许多传染病及外伤的水肿，热痛都很明显，而心、肾疾病的水肿多在四肢及胸腹下部，且呈捏粉样，轻压即留痕，不难区别。

在血斑病的诊断上还有三种情况值得注意：

1. 有的以剧烈腹痛和混血的腹泻为前驱症状，其后才出现可视黏膜出血和皮肤水肿，不要误诊为胃肠炎。

2. 有的四肢关节和骨骼肌的病变比较重剧，表现四肢僵直、运步困难，不要误诊为风湿病或破伤风。

3. 有的伴有重剧的肾脏病变，尿蛋白损耗大，主要表现为胸腹下和四肢下部的浮肿和体腔积水，不要误认为血斑病固有的皮肤水肿。要及早加强对肾脏的处置。

【治疗】

治疗原则，包括消除致病因素，缓解变态反应，降低血管通透性，提高血液胶体渗透压以及防止感染和败血。

1. 消除致病因素　为首要任务。腺疫时肿胀的下颌淋巴结，一经脓熟即应切开；副鼻窦炎及大的创伤要彻底清除化脓坏死组织；其他感染性原发病要认真加以处理；某些过敏药物及霉变饲料应即停用。

2. 缓解变态反应　首选药物是肾上腺皮质激素制剂。其作用在于抑制抗体产生；稳定白细胞溶酶体膜，减少各种活性介质的释放，缓解抗原抗体反应，具有明显的抗炎效果，且能降低血管的通透性。

常用的制剂是氢化可的松，口服日量为每千克体重 $2\sim4$mg，分 2 次服，3d 后剂量减半，$7\sim10$d 为一疗程；马、牛 $200\sim500$mg，猪 $20\sim80$mg，溶于 5％葡萄糖液 $500\sim2\,000$mL 内，缓慢静注。$0.5％\sim1％$普鲁卡因液 $100\sim150$mL，在化脓坏死灶周围做封闭或缓慢的静注，病初有较好的脱敏作用。应用多价抗链球菌血清 $80\sim100$mL 皮下注射，连续 $2\sim3$ 次，对某些链球菌所致的病例有良好效果，可使病死率降低到 15％。

此外，还可用 10％维生素 C 液 $10\sim20$mL，加入葡萄糖液内静脉注射，或盐酸苯海拉明 $0.5\sim1$g 内服，每日 $1\sim2$ 次。

3. 降低血管通透性　关键在于缓解变态反应。作为对症处置，可用 10％氯化钙液 $100\sim150$mL 静脉注射，每日 1 次，连续数日。

4. 提高血液胶体渗透压　其功效仅次于缓解变态反应。实际工作者往往一味大量补液，致使水肿增重，病情恶化。输注新鲜血或钙化血（10％氯化钙 1 份，血液 9 份）$1\,000\sim2\,000$mL，每日或隔日 1 次，效果颇好。输注新鲜血浆或血清 $2\,000\sim3\,000$mL，则效果更好。亦可用白明胶碎片 $20\sim100$g，混入饲料内服，或 10％白明胶液 $400\sim600$mL 皮下注射，隔日 1 次。

5. 防止感染和败血　可减少合并症，缩短病程。为防止感染，除用 0.1％高锰酸钾液洗口、洗鼻外，应按疗程使用抗生素或磺胺制剂。为防止败血，可静脉注射樟脑酒精葡萄糖液 200mL 或撒乌安液 100mL，每日 1 次，连续数日。

本病的护理至关重要。头部肿胀明显的病畜，应取下笼头，以免因压迫而发生坏死。对采食、咀嚼、吞咽障碍的病畜，应静脉输注葡萄糖液，并直肠灌注等渗食盐水。对卧地不起的病畜，应厚垫褥草，经常翻转躯体，防止发生褥疮。

（李毓义　李小兵　刘国文）

参 考 文 献

李毓义，李彦舫 . 2001. 动物遗传·免疫病学——医学自发模型 . 北京：科学出版社：392 - 396.

Bennett P M，et al. 1948. Brit Vet J. 104：414.

Biggers J D，et al. 1948. Brit Vet J. 104：214.

Biggers J D，et al. 1949. Brit Vet J. 105：191 - 200.

Galan J E，et al. 1985. J Immunol. 135：3 134 - 3 137.

Greatorex J C. 1969. Equine Vet J. 1：157.

Harvey D G. 1950. Brit Vet J. 106：162 - 172.

King A S. 1949. Brit Vet J. 105：35 - 54.

Robert M C et al. 1981. Vet Rec. 110：144 - 146.

十一、超敏反应性虹膜睫状体炎

Allergic Iridocyclitis

虹膜睫状体炎，即前葡萄膜炎或前色素层炎（anterior uveitis），一般为角膜刺创等眼外伤感染所致。在马、犬、猫和兔等动物，有一种超敏反应性虹膜睫状体炎，属Ⅲ型超敏反应性免疫病（Moore 等，1998；Gilget 等，1999；Lappin 等，1999；Harris 等，2000；Cullen 等，2000）。

【病因及发病机理】

虹膜睫状体炎的抗体依赖性疾病说，20 世纪 50 年代已为豚鼠和兔等动物实验所证实（Wintmer，1955）。先腹腔注射一种抗原物质使动物致敏，12～14d 后将同种抗原注入眼玻璃体内，经 4～24h 激发出强烈的虹膜睫状体炎，虹膜根部聚集多量单核细胞和大的未分化间质细胞。犬通常在感染Ⅰ型腺病毒所致的病毒性肝炎或肝炎弱毒疫苗接种后获得眼超敏感性，一再复发虹膜睫状体炎（Carmichael，1965；Aguirre 等，1975）。

本病系发生在眼部的一种 Arthus 反应。肝炎病毒或其他抗原物质再度进入眼前房，与先前的相应抗体形成抗原-抗体复合物，沉积在虹膜睫状体上，结合并激活补体，吸引中性粒细胞浸润，释放蛋白溶解酶，损伤血管壁，发生坏死性炎症。

【临床表现】

犬虹膜睫状体炎，单侧或双侧发生。早期症状包括：角膜水肿和眼房液浑浊造成的闪耀灰蓝色光泽的眼外观（俗称蓝眼）（Parry 等，1951；Curtis 等，1973；Finlay，1977）；羞明、流泪、瞳孔缩小以及眼睑痉挛、前肢搔眼显示的眼部疼痛等炎性刺激症状；睫状体血管伸入角膜基质深层所致的毛刷样角膜缘；睫状体生成眼房液减少而虹膜血管吸收增多所致的眼内压大幅度降低（Fischer，1977）。

眼内压降低达 1.07kPa 之多，是本病早期的独特症状，有确定诊断价值。

随着炎症的进展，前房液中的炎性细胞或色素常黏附于角膜内皮，形成灰白色或棕褐色的角膜后沉积物（keratic precipitates）。但虹膜与角膜黏着而发生前粘连（anterior synechia）的情况比较少见。由于瞳孔缩窄和炎性反应，虹膜往往与晶状体的前囊黏着，发生后粘连（posterior synechia），严重的可使瞳孔闭锁，以致虹膜角（滤角）堵塞，后房液阻滞，虹膜膨隆（iris bombe），前房窄浅，眼压升高，而激发青光眼（glaucoma）。这是本病最险恶的结局，常造成失明。

犬超敏反应性虹膜睫状体炎的病程，有自限性和复发性特点。若无继发感染，炎症可在数日内自行缓解，但间隔数周乃至数月后再度发作，形成恶性循环。

【治疗】

抗菌消炎和抑制免疫反应是治疗要点。庆大霉素或新霉素或多黏菌素 B 与地塞米松联合局部用药（药液点眼）有良好效果。

免疫抑制剂硫唑嘌呤（azathioprine）和瘤可宁（chlorambucil）配合强的松龙治疗人的慢性虹膜睫状体炎有效（Andrasch 等，1978），可试用于犬。

为防止虹膜后粘连，应适当使用散瞳药。常用的是托吡酰胺等作用短暂的散瞳药。

阿托品的散瞳作用过于强烈而且持久，会使滤角闭塞而造成高眼压，现已不主张使用。

（周昌芳　谢光洪）

参 考 文 献

李毓义，李彦舫．2001．动物遗传·免疫病学——医学自发模型．北京：科学出版社：396 - 397.

Aguirre G，et al. 1975. Arch Ophthalmol. 93：219.

Andrasch R H，et al. 1978. Arch Ophthalmol. 96：247.

Carmichael L E. 1965. Pathol Vet. 2：344.

Cullen C，et al. 2000. Can Vet J. 41（6）：502 - 503.

Curtis R，et al. 1973. J Small Anim Pract. 14：737.

Finlay R S. 1977. Vet Rec. 100：537.

Fischer C A. 1977. Current Veterinary Therapy Ⅵ. Kirk（Ed）. Philadelphia：W B Sanuderss Co. 864.

Gilger B C，et al. 1999. Vet Immunol Immunopathol. 71（1）：17 - 28.

Harris B P，et al. 2000. J Am Vet Med Assoc. 216（3）：352 - 355.

Lappin M R，et al. 1999. J Am Vet Med Assoc. 214（8）：1 205 - 1 207.

Moore C P，et al. 1998. Equine Vet J. 30（5）：366 - 372.

Parry H B，et al. 1951. Vet Rec. 63：833.

Wintmer R. 1955. Arch Ophthalmol. 53：811.

十二、血清病综合征

Serum Disease Syndrome

血清病综合征包括急性和慢性两种病型。急性血清病或血清性休克，属Ⅰ型超敏反应病。慢性血清病，属Ⅲ型超敏反应病，各种动物均可发生，近年在逐步减少。

【病因及发病机理】

常见的原因是疾病防治上注射破伤风抗毒素、梭状芽孢杆菌抗毒素、抗狂犬病血清、抗蛇毒血清、钩端螺旋体血清等免疫血清或促肾上腺皮质激素等含异种蛋白的其他生物制品。异种血清或蛋白一次大量注射，常产生 IgE 抗体，激起Ⅰ型超敏反应，发生急性血清病以至血清性休克；多次小量注射常产生 IgG 抗体，形成免疫复合物，激起Ⅲ型超敏反应，发生慢性血清病。

动物和人血清病免疫学机理的研究，都开始于家兔血清病模型，一种典型的慢性血清病。

用注射异种蛋白如牛血清白蛋白（bovine serum albumin，BSA）的方法免疫家兔，进入体内的循环抗原逐渐减少，至第 14 天完全消失，而相应的循环抗体在注射 7d 后开始出现，并在 7～14d 期间与循环抗原复合，形成各种免疫复合物。免疫复合物并非全是致病的。最初形成的极小而可溶的免疫复合物，大多仍停留在血循环中，即使进入组织亦无损害。陆续形成的大小中等且可溶解的免疫复合物最具有"毒性"，通常沉积于基底膜，激活介质，造成肾脏、心脏和关节等各有关组织器官的病理损伤。最后形成的大而不溶的免疫复合物，则可迅速被单核细胞吞噬并清除。14d 之后，循环免疫复合物完全消失，血清中只存留游离抗体。

这一经典的免疫动力学试验资料表明，血清病是一种反应强烈，时间短暂，且有一定自限性的免疫病。

【临床表现】

先前曾接受过同一抗原或高度敏感的所谓特应性个体，常在异种血清或蛋白注射后数分钟至数小时内突然显现急性血清病反应。因咽喉水肿和肺水肿而表现呼吸困难、发绀、咳嗽、流鼻液等呼吸道症状，或因过敏性休克（血清性休克）而表现循环衰竭、昏迷、抽搐，迅速致死。

慢性血清病，通常在异种血清或蛋白注射后 1～3 周发病，病畜精神沉郁，食欲减退，体温升高，并伴有心律失常、脉搏细弱、皮肤水肿、关节肿痛、淋巴结肿大以及蛋白尿、管型尿等免疫复合物沉积器官组织损害的相应临床症状。

轻症的，3～5d 内症状消退；重症的，病程拖延数周。一般预后良好。

【治疗】

急性血清病和血清性休克，按急性过敏症和过敏性休克用肾上腺素和抗组胺类药实施抢救。慢性血清病为自限性疾病，大多不药而自愈，必要时可实施对症治疗。

伴有严重关节肿痛的，可应用皮质类固醇、水杨酸盐等消炎镇痛药（李毓义等，1994，2001）。

参 考 文 献

李毓义，李彦舫 . 2001. 动物遗传·免疫病学——医学自发模型 . 北京：科学出版社：397 - 398.
Freedman S O 著，陈泽仪译 . 1982. 临床免疫学 . 上海：上海科技出版社：76 - 78.

十三、变应性接触性皮炎

Allergic Contact Dermatitis

变应性接触性皮炎，是变应原物质直接频繁接触皮肤而致发的一种慢性变应性皮炎，属Ⅳ型即迟发型超敏反应性免疫病。各种动物均可发生，多见于牛、羊、犬和猫（Foster 等，1995；Pyrah 等，1995；Rosser 等，1997；Griffiths 等，2000）。

【病因及发病机理】

病因主要是长期接触铬、铅、镍、苯、甲醛、醇类、油漆、沥青、苦味酸、植物脂类等各种无机和有机化合物，或反复应用碘酊、碘仿、松节油、甲醛溶液等药物涂擦皮肤。这些化合物分子量低，多为半抗原，穿透皮肤角质层和胶原蛋白和（或）角质蛋白结合成蛋白复合物之后，即变为完全抗原，刺激机体产生致敏淋巴细胞，当再与致敏机体反复接触感作时，则激起细胞介导的迟发型皮肤超敏反应。

【症状】

病变大多局限于接触抗原的皮肤，如鼻端、腹下和四肢等无毛少毛部位。原发性病变包括红斑、丘疹和水疱，有痒感。几经磨蹭和啃咬，则病灶破溃、渗出并结痂。继发感染的，可引起脓皮病（pyoderma）。病程迁延的，皮肤变厚，常导致棘皮症（acanthosis）。

【诊断】

依据接触变应原物质的病史和病变的发生部位，一般不难诊断。

为确定病因变应原，可进行皮肤贴斑试验，通常在 24～48h 出现反应。

鉴别诊断详见表 13-1。

表 13-1　3 种变应性皮炎比较

	特应性皮炎	蚤咬性皮炎	接触性皮炎
反应类型	Ⅰ型	Ⅰ型伴有Ⅳ型	Ⅳ型
变应原	完全抗原	半抗原	半抗原
感作途径	吸、吃、注射	蚤叮咬	皮肤接触
介导物	IgE	T淋＋IgE	T淋
炎灶浸润	嗜酸性粒细胞	混合性	单核细胞
皮肤试验	即速反应	均不可靠	延迟反应
治疗	抗组胺类	皮质类固醇	皮质类固醇
预防	个体减敏	防制蚤咬	脱离接触

【防治】

关键在于确定并脱离病因变应原物质。

皮质类固醇为首选药物。敷用肤轻松、氢化可的松、去炎松等软膏，疗效很好（李毓义等，1994，2001）。

参 考 文 献

李毓义，李彦舫．2001．动物遗传·免疫病学——医学自发模型．北京：科学出版社：398-399.

Freedman S O 著，陈泽仪译．1982．临床免疫学．上海：上海科技出版社：163-170.

Foster A P, et al. 1995. Inflamm Res. 44 (10)：412-417.

Griffiths I B, et al. 2000. Phytophotodermatitis in pigs exposed to parstey. Vet Rec. 146 (3)：73-74.

Howard J L. 1981. Current Veterinary Therapy I. Food Animal Practice. Philadelphia：Saunders Co. 1 126-1 128.

Kirk R W. 1980. Current Veterinary Therapy Ⅶ. Small Animal Practice. Philadelphia：Saunders Co. 446-450.

Pyrah I T, et al. 1995. Vet Immunol Immunopathol. 48 (3-4)：299-312.

Rosser E J, et al. 1997. J Am Anim Hosp Assoc. 33 (4)：355-363.

十四、蚤咬变应性皮炎

Flea Allergic Dermatitis

蚤咬变应性皮炎（FAD），是一种以迟发型超敏感性为主并伴有Ⅰ型速发型超敏感性和皮肤嗜碱性细胞超敏感性的混合型超敏反应性免疫病。

本病发生于犬和猫，是伴侣动物最为常见的变应性皮肤病，当前在欧美各国仍相当普遍（Schick

等，1987；Lee 等，1999）。一年四季可见，但 7～9 月最多，主要取决于蚤的寄生状况。特应性犬（atopy canine）对蚤咬尤为敏感，约占蚤咬变应性皮炎的 20%（Nesbitt 等，1978）。

又据报道，蚤咬变应性皮炎还发生于羔羊（Yeruham 等，1997）。

【病因及发病机理】

变应原为半抗原，存在于蚤的唾液内，通过叮咬进入动物体（Benjamine 等，1963）与皮肤胶原结合，形成抗原复合物，致敏 T 淋巴细胞，蚤重复叮咬时即感作迟发型超敏反应，释放溶酶体酶和其他一些递质，损伤皮肤细胞，引起瘙痒、红斑等临床症状。I 型速发型超敏感性在本病的发生和延续上也起一定的作用（Benjamine 等，1963；Lorenz 等，1980），特应性犬对蚤咬特别敏感即基于此。但引起瘙痒的递质主要不是组胺，因而本病的瘙痒用抗组胺药无效。

蚤叮咬致发的超敏感性分为以下各阶段：第一期，致敏而不显症，皮内注射全蚤水浸出物无反应；第二期，只有迟发性反应，显现症状，但对皮内注射全蚤浸出物或减敏技术很少反应；第三期，兼有速发性和迟发性反应，显现症状，对皮内注射全蚤水浸出物发生反应，而对减敏技术反应弱；第四期，只有速发性反应，显现症状，对上述皮内注射和减敏技术都发生反应；第五期，临床减敏，症状消失。

蚤叮咬部位和皮内试验部位的皮肤活检证实：本病兼有 IgE 介导的速发型超敏感性和细胞介导的延迟型超敏感性的病理组织学改变（Gross 等，1985）。蚤咬皮肤延迟型超敏反应的经时性研究进一步显示，皮肤的最强反应出现于抗原接触后的 4～18h。反应部位的皮肤同步活检证实，这一期间正是浆细胞在局部细胞浸润中所占比例最高的阶段。从而表明，蚤咬性皮炎的发病机理，至少有三种过程在起作用，即除了前述 IgE 介导的速发型变态反应和细胞介导的迟发型变态反应而外，还有皮肤嗜碱性细胞超敏感性（Cutaneous basophile hypersensitivity，CBH）参与。这一过程实质上可能是 IgE 介导的一种迟发型变态反应（Halliwell 等，1987；李毓义等，1994，2001）。

【临床表现】

早期症状包括瘙痒、丘疹、脱毛和落屑。犬的皮肤病变通常开始于尾根和后腿内侧，以后扩展到腹部。慢性病犬可遍及整个躯干。但面部病变十分罕见，据以区别于犬的特应病（canine atopy）。

猫的皮肤病变常发生在头颈基部、耳后、脊背和尾尖，少见于腹部。小的粟粒状糜烂，以及被覆血液或血浆形成的干硬痂皮，是猫蚤咬变应性皮炎的特征，特称粟粒性皮炎（military dermatitis）。

【防治】

要点在于驱蚤灭蚤和控制超敏反应。

驱蚤灭蚤务必彻底，不限于病畜个体，还包括其他伴侣动物和生活环境。

控制超敏反应，可缓解病情，特别是制止瘙痒。常施行的是皮质类固醇疗法，如强的松龙每千克体重 1～2mg，一日两次分服，连续 3～5d 后剂量减半，每日或隔日 1 次，持续 7～10 日。

蚤咬性皮炎，同许多外寄生虫病一样，根本性防治措施难以推行，一般措施收效又甚微，因此开拓简便易行的根本性防治办法十分必要。

据报，为了查明一些动物持续接触蚤而不表现蚤咬超敏感性的原因，通过放射变应原吸附试验（RAST）和酶联免疫吸附试验（ELISA）检测长期同蚤接触的临床健康犬和蚤咬皮炎病犬血清中的抗全蚤抗原的抗体，结果发现前者血清中 IgE 和 IgG 两种抗体均显著低于后者。从而证实，动物同蚤长期持续接触可产生完全或部分的免疫耐受性（Halliwell 等，1985），并在此基础上提出，将蚤的变应原与已知的致免疫耐受性物质（tolerogen），如聚乙烯乙二醇（polyethylene glycol）或 D-谷氨酸同赖氨酸的异分子聚合物（copolymer of D-glutamic/lysine）耦合，有可能诱导对蚤抗原的免疫耐受性，而建立一种防治蚤咬皮炎的减敏或脱敏办法（Halliwell 等，1987）。

（李毓义　唐博恒　唐兆新）

参 考 文 献

李毓义，李彦舫. 2001. 动物遗传·免疫病学——医学自发模型. 北京：科学出版社：399 - 401.

Benjamine E，et al. 1963. Exp Parasit. 13：143154.

Gross T L，et al. 1985. Vet Pathol. 22：78 - 81.

Halliwell R E W，et al. 1985. Vet Immunol Immunopathol. 8：215 - 233.

Halliwell R E W，et al. 1987. ibid. 17：483 - 494.

Lee S E，et al. 1999. Vet Immunol Immunopathol. 44（7）：391 - 397.

Lorenz M D，et al. 1980. Current Veterinary Therapy Ⅶ. Small animal Practice. Kirk（Ed）. Philadelphia：W B Saunders Co. 446 - 450.

Nesbitt G H，et al. 1987. JAVMA. 173：282 - 288.

Schick R O，et al. 1987. JAVMA. 191：340.

Yeruham I，et al. 1997. An apparent flea-allergy dermatitis in kids and lambs. Zentralbl Veterinarmed A. 44（7）：391 - 397.

第二章　自身免疫病

概　　述

自身免疫性疾病（autoimmune disease），简称自免病（AID）。是指免疫系统对宿主自身成分表现出免疫反应性增高而导致自身组织损害的病理过程。

自免病的本质属于超敏反应，造成的组织损伤与自身抗原和（或）免疫活性细胞的作用有关，涉及Ⅰ、Ⅱ、Ⅲ、Ⅳ型超敏反应。

在自免病，往往同时存在两种或两种以上的机制，如犬、猫和马的系统性红斑狼疮，可由Ⅱ型超敏反应发生溶血性贫血，由Ⅲ型超敏反应引起皮疹、血管炎及关节炎，也可由Ⅳ型超敏反应而造成狼疮性肝炎等。

自身免疫病与超敏反应病的区别，主要在于存在自身抗体并有明显的遗传倾向。

当然任何免疫应答按理都是受免疫应答基因所控制的，如犬特应性皮炎和鼻炎时的Ⅰ型超敏反应显然受遗传因素的控制，但由于其所吸收或接触的抗原并非来源于自身，故不属于自免病的范畴；而在牛、马、犬的乳汁变态反应，犬、猫、猫头鹰的晶体诱发性葡萄膜炎以及犬、貂、马的变应性睾丸炎等疾病时，由于乳汁、晶状体和精子等自身组织成分发生"泄漏"和"暴露"，或自身物质的理化性状由于感染、手术、药物、辐射等外因发生了改变，使自身组织成为能被免疫系统识别的自身抗原，形成抗乳汁 α-酪蛋白、抗晶体蛋白、抗精子等自身抗体而发生的各型超敏反应，则属于自身免疫病。

1. Ⅰ型超敏性自身免疫病　又称过敏反应型自免病。例如乳汁变态反应，系因干乳期乳汁滞留，乳腺合成分泌的 α-酪蛋白再吸收，体内形成抗 α-酪蛋白自身抗体所致。

2. Ⅱ型超敏性自身免疫病　又称细胞毒性型自免病。自身抗原或与体内组织相结合的半抗原刺激所产生的抗体（IgG，IgM），与靶细胞上的抗原决定簇或与结合在细胞上的半抗原起反应，同时激活补体，引起细胞的损伤或死亡。此型自免病，有自免性溶血性贫血、自免性血小板减少性紫癜、自免性中性粒细胞减少症、天疱疮等。

另外，还有一些自免病，体内形成只干扰各细胞受体的IgG类自身抗体，可使受体功能丧失，例如体内形成抗肌肉乙酰胆碱能使受体抗体的重症肌无力，即属于此型。

3. Ⅲ型超敏性自身免疫病　又称免疫复合物型自免病。游离抗原及抗体在体内结合成亲和力不强的免疫复合物，沉积在某些部位，激活补体，释放C3a、C5a及C567等活性物质，吸引白细胞吞噬这些免疫复合物，并释放溶酶体酶，而使沉积部位出现炎症，破坏周围组织，导致病理损害。此型自免病，有系统性红斑狼疮、类风湿性关节炎、动脉炎-血管炎综合征、自免性肾小球肾炎等。

4. Ⅳ型超敏性自身免疫病　又称迟发型超敏性自免病。产生免疫应答的细胞主要是T细胞。当致敏T细胞与具有抗原性质的靶组织细胞接触时，即转变为T杀伤细胞（T_K）和（或）效应T细胞（T_E），显现细胞毒性效应并释放淋巴因子而引起炎性应答。此型自免病，有变应性脑脊髓炎、变应性多神经炎、自免性视网膜营养不良等。

（一）自身免疫病的发病原因

关于自免病的病因，目前还不大清楚，有下列4种推测。

1. 禁忌克隆学说　澳大利亚免疫学家 Brunet（1959）提出细胞株选择学说（Clonal selective theory），认为淋巴细胞上存在着与各种抗原相对应的表面受体，具有相同特异性受体的淋巴细胞群落称为一个细胞株（clone）。动物体内有许多特异性细胞株，可分别与特定的抗原（包括外来的和自身的）选择性地发生免疫反应。胚胎期间产生的各种针对自身组织的细胞株，绝大多数被体内过剩的自身抗原所消除，极少数残存下来的细胞株，表面受体也已受到抑制，不能对自身组织发生免疫反应，这样的细胞株即称为"禁株"或"禁忌克隆"。

动物出生后，这些"禁株"继续经受免疫调节系统，特别是抑制性 T 细胞（Ts）的制约，一旦淋巴细胞出现突变和（或）免疫调控机能明显减退，即大量生成有免疫活性的、能与自身成分起免疫应答的禁忌克隆，而导致自身免疫病。

此学说能够阐明与免疫系统隔绝的自身成分（隐蔽抗原）逸出后发生的自身免疫以及自身成分突变后成为异物所引的自身免疫。但不能解释成年后诱导形成的免疫耐受性问题，也不能解释正常动物体内实际存在着能与自身细胞成分，如纤维母细胞、上皮细胞等起免疫应答的淋巴细胞。

2. 自身抗原交叉反应学说　某些外源性抗原物质与机体自身抗原之间有共同抗原存在，即两种物质在结构上有某种相同的抗原决定簇，由这些外源性抗原刺激机体所产生的抗体，可与自身抗原物质起交叉反应性免疫应答。例如乙型溶血性链球菌与心肌有共同抗原，风湿热患畜体内的链球菌抗体可与心肌成分发生交叉反应而导致自身免疫性心肌炎。急性肾小球肾炎、霉形体性肺炎也属交叉反应所致的自免病。实验证明，这些自身抗体的产生是 T-B 细胞协同作用的结果，交叉反应性共同抗原能诱导辅助 T 细胞刺激 B 细胞产生自身抗体。

3. 半抗原作用以及自身抗原构型改变学说　药物半抗原与自身抗原结合，可激活半抗原反应性 T 细胞，这种 T 细胞可绕过自身反应耐受性 T 细胞，直接刺激自身反应性 B 细胞而产生自身抗体。如匹拉米酮、司导眠等药物可与白细胞或血小板结合，使机体产生针对这种复合抗原的抗体，导致白细胞减少症或血小板减少性紫癜。机体免疫系统有识别自身组织的能力，对自身物质有免疫耐受性，不产生抗体。但自身抗原分子构型一旦由于物理（外伤、灼伤、冻伤、超声波、射线辐射）、化学（磺胺药、胺苯亚砷酸等）和生物因素（微生物感染）而发生改变，成为"非己"物质，即可引起自身免疫的发生。

动物实验表明，大面积烧伤或冻伤可诱发抗皮肤自身抗体的产生。心脏手术创可诱发产生心肌的自身抗体，某些病毒感染可改变宿主细胞膜上的表面抗原结构，而使宿主产生自身抗体。

4. 抑制 T 细胞功能紊乱学说　机体免疫调节系统依赖抑制 T 细胞（Ts）控制"禁忌克隆"活动，保持自身免疫耐受性。抑制 T 细胞对免疫应答的这种调控作用有两条基本途径：一是 T_S—T_E 细胞抑制效应，即抑制细胞产生抗体；二是 T_S-B 抑制效应，即抑制细胞介导免疫中效应 T 细胞释放淋巴因子。而功能健全和数量充足的抑制 T 细胞来源于胸腺。因此，结构和功能完好的胸腺，是维持免疫调节功能稳定，保持自身免疫耐受性的根本条件。动物和人的自身免疫病，大多具有明显的遗传因素，通常伴有胸腺的形态和功能异常。

如 20 世纪 60 年代初在黑色的新西兰小鼠（NZB）中发现一系小鼠有自身免疫病，类似人的红斑狼疮，并用测交的方法肯定了其与遗传的关系。早期切除胸腺，可使之提前出现病征。同时在这些小鼠中分离出 Gross 白血病病毒，证实是病毒感染胸腺，出现了抗胸腺的自身抗体。

又如 1962 年在来航鸡中发现并纯化了称为肥系（obese strain，OS）的慢性甲状腺炎来航鸡。在 65% 的 OS 系小鸡中发现有抗甲状腺自身抗体，为 IgG 和 IgM，抗体水平与发病有一定关系。成年 OS 鸡也显示对甲状腺组织的迟发性皮肤反应。胚胎期切除其法氏囊可防止甲状腺炎的发生，而切除其胸腺有促进发病的作用或使病情更加严重。

据此提出，胸腺的遗传性或获得性结构和功能改变以及组织相容性系统中的免疫应答基因和免疫抑制基因的异常，可导致 T 细胞的数量减少和功能低下，减弱或丧失对免疫应答的调控作用，以致

"禁忌克隆"复活，B 细胞"逸脱"，产生大量自身抗体，同时效应 T 细胞活性增强，释放淋巴因子，引起组织损伤，发生自身免疫病。

（二）自身免疫病的诊断

自免病的病因比较复杂，临床表现也多种多样，因累及的组织器官而异。但具备以下各项基本特点，可作为综合诊断的依据。

1. 发病　常查不出明确的感染因子或其他外因而自然发病，且多具遗传倾向，有家族发生史。

2. 症状　具同类性质组织的不同器官系统同时或相继显现功能障碍，同一个体有多种和多处自身免疫性质损伤的表现。

3. 病程　取慢性经过，数月至数年间自发缓解与再次发作相交替，往往终生不愈。

4. 检验　恒能证实高丙球蛋白血症；检出与病变组织器官相对应的自身抗体，并通过含自身抗体的血清或活性淋巴细胞传递给同种动物，造成类似的病征；组织活检有淋巴细胞和浆细胞浸润等特征性病理变化。

5. 治疗　应用强的松、强的松龙等皮质类固醇激素和硫唑嘌呤、环磷酰胺等细胞毒性免疫抑制剂，可使病情获得暂时或持久的缓解。

（三）自身免疫病的治疗

自免病实质上是机体免疫调控功能低下所造成的一种超敏感性免疫损伤。通常采用综合性治疗措施，从病因、发病机理和对症三方面进行处置。

1. 病因疗法　自免病的病因复杂，常难具体判断，但有的比较明确，可予消除。例如因微生物感染诱发的，可作抗感染治疗；药物诱发的，可停止应用；因物理化学因素诱发的，可脱离接触并清除其原发性伤害；因晶状体、精子、乳汁等"隐蔽抗原"吸收所致的，可疏导其排泄通路，加固其隔绝屏障，以防止继续吸收；为增强抑制性 T 细胞对细胞免疫和体液免疫的制约作用，恢复免疫调节系统的调控功能，可注射胸腺肽等胸腺激素；为减少对红细胞、血小板等致敏血细胞的破坏，可切除功能亢进的脾脏等。

2. 免疫抑制疗法　自免病的免疫抑制疗法实质上是发病机制疗法。常用的是化学免疫抑制法，如硫唑嘌呤、环磷酰胺、6-巯基嘌呤（6 - mercaptopurin，6 - MP）等。这些细胞毒类药物能干扰核酸和蛋白的合成，阻滞免疫活性细胞和抗体的生成，抑制免疫反应。

偶尔应用抗淋巴细胞血清，以破坏体内的淋巴细胞而致弱免疫反应。射线照射虽能抑制免疫活性细胞的增殖和抗体形成，但因副伤害过大，一般不主张使用。

3. 抗炎疗法　自免病的对症疗法主要在于消炎和镇痛。常用的是皮质类固醇激素，如强的松、强的松龙、地塞米松以及促肾上腺皮质激素（ACTH）等，这些激素兼有对抗过敏和消除炎症的双重作用，较大剂量还能破坏淋巴细胞和抑制抗体生成。亦可应用各种非类固醇消炎镇痛药，如柳酸钠、阿司匹林等水杨酸制剂；氨基比林、安乃近、保泰松等吡唑酮类药物；消炎痛（indomethacin）、消炎灵（benzyrin）等吲哚衍生物以及甲灭酸（meclofenamic acid）、甲氯灭酸（meclofenamic acid）、氟灭酸（flufenamic acid）等邻氨苯甲酸衍生物。

（唐博恒　李毓义）

一、乳汁变态反应

Milk Allergy

乳汁变态反应，是乳房内潴留乳汁吸收所致的一种变态反应，属Ⅰ型超敏反应性自身免疫病。本病主要发生于牛，特别是娟姗和更赛两品种特应性牛，具遗传特性。偶见于马和犬。过敏原是自身乳汁中的α-酪蛋白。病因是挤奶延迟或干乳期乳汁滞留，乳房内压升高，乳腺合成分泌的酪蛋白再吸收入血。常见症状是荨麻疹。重症病例还表现明显的全身反应，呼吸困难（呼吸数每分钟可达百次），肌肉震颤，吼叫不安，舔吮皮肤，或精神迟钝，共济失调，卧地不起。病程有自限性，预后佳良，通常不药而愈。确诊依据于直接皮肤过敏试验。自身乳汁千倍或万倍稀释后皮内注射，几分钟内皮肤水肿增厚的，为阳性反应。抗组胺类药治疗效果良好。预防在于避免干乳期起始阶段乳汁猛然潴留和淘汰特应性体质牛。

参 考 文 献

Blood B C，et al. 1979. Veterinary Medicine. 5th ed. London：Bailliere Tindall. 1 034.

Campbell S G. 1970. Cornell Vet. 60：684.

二、自身免疫性溶血性贫血

Autoimmune Hemolytic Anemia

自身免疫性溶血性贫血，简称自免溶贫（AIHA），是体内产生自身红细胞抗体而造成的慢性网状内皮系统溶血和（或）急性血管内溶血，属Ⅱ型超敏反应性自身免疫病。

自免溶贫是发现得最早、研究得最多的一种动物自身免疫病。依据病因，分为原发性 AIHA 和继发性 AIHA。依据自身抗体致敏红细胞的最适温度，分为温凝集抗体型和冷凝集抗体型，即温凝集素病和冷凝集素病。

本病在犬最早被确认，比较常见（Miller 等，1954；Slappendel 等，1975；Greene 等，1977；Bennett 等，1981；Matus 等，1985；Jonas 等，1987；Tsuchida 等，1991；Mcconnico 等，1992；Barker 等，1992，1993，1995；Day，1996；Millsi 等，1997；Scott - Moncridrr 等，1997）。以后陆续报道见于猪（Scott 等，1973；Utroska，1980；Switzer 等，1981；Cain 等，1988），马（Farelly 等，1966；Anderson，1974；Sutton 等，1978；Weiser 等，1983；Blue 等，1987；Messer 等，1991），牛（Valliard，1977；Dixon 等，1978），浣熊（Noxon 等，1984）和阿富汗鼠兔（Okudaira 等，1981）。

【病因及发病机理】

1. 原发性自免溶贫　病因尚不清楚，故称特发性自免溶贫（idiopathic AIHA）。据报道，骨髓移植后停用免疫抑制剂即可致发（Cain 等，1988）。

2. 继发性自免溶贫　见于多种疾病，包括链球菌、产气荚膜杆菌、巴通氏体、病毒等各种微生物感染（Reef，1983）；淋巴瘤、淋巴肉瘤、白血病等恶性肿瘤以及系统性红斑狼疮、自身免疫性血小板减少性紫癜等其他自身免疫病（Reef，1984）。某些药物和毒物，如青霉素和铅中毒等偶尔也可引起本病（Schepper 等，1975；Blue 等，1987）。

据报道，一种新的无特殊病原实验动物阿富汗鼠兔，具有易患自身免疫性溶血性贫血的遗传素质，是继新西兰小鼠（NZB/W 小鼠）之后发现的又一种可供研究人自身免疫病的动物模型（Okudaira 等，1981；李毓义等，1994，2001）。

不论特发性或继发性自免溶贫，自身红细胞变为具有抗原性，机体产生抗自身红细胞抗体，无非出自两种情况：一是某些病原体或药物等外来因素使红细胞膜的性质发生改变，从而改变了红细胞表面的抗原性；二是自身免疫稳定功能失调，特别是免疫耐受性发生改变，免疫活性细胞失去识别自身红细胞的能力。

抗红细胞自身抗体分为两类：温抗体，即温凝集素（warm agglutinin），主要是 IgG，多为不完全抗体。固定补体的能力弱，大部吸附在红细胞表面。游离于血清中的浓度很低。在 37℃时免疫活性最强，可使致敏红细胞凝集和破坏，引起温抗体溶血病，通常用直接 Coombs 试验检出。冷抗体，即冷凝集素（cold agglutinin），主要是 IgM，为完全抗体，固定补体的能力强，除吸附于细胞表面外，血清中亦有较高浓度，在 32℃以下活跃，低温（0～4℃）活性较强，可使致敏红细胞凝集，引起冷抗体溶血病。

少数冷凝集素是 IgG，在低温下可使致敏红细胞迅速溶崩，故又称冷溶血素（cold hemolysin），临床上引起阵发性血红蛋白尿，通常用冷凝集试验检出。

在免疫性溶血性贫血的发病过程中，被抗体覆盖的红细胞的命运，即致敏红细胞在体内破坏的机理，分血管内溶血（intravascular hemolysis）和血管外溶血（extravascular hemolysis）两大类。

致敏红细胞的损伤程度和破坏方式，在很大程度上取决于其细胞表面免疫球蛋白的类型和数量以及所结合的活化补体量。

在红细胞表面如形成特异的抗原抗体复合物，则可因补体而被致敏。补体成分在红细胞表面结合并被激活，细胞膜上出现小孔，细胞内较高的胶渗压吸引水分进入，结果细胞膨胀以至破裂，造成红细胞的胶体渗透性溶解，发生急性血管内溶血，出现血红蛋白血症和血红蛋白尿症。现已肯定，被补体结合抗体所致敏的红细胞也可参与红细胞的血管外破坏过程。

血管外红细胞破坏，即血管外溶血或网内系溶血，主要发生在脾脏和肝脏。抗体致敏的红细胞首先在肝、脾等网状内皮系统停滞，进而造成红细胞裂解。

吸附于红细胞膜上的抗体和（或）补体的数量可能决定细胞损伤的程度和停滞的部位。如果抗红细胞抗体和（或）补体量多，致敏红细胞就主要在脾脏的网状内皮系统内停滞；如果抗红细胞抗体和（或）补体量少，则致敏红细胞主要在肝脏内停滞。

脾脏的独特结构和微循环可能有利于轻度致敏红细胞陷入罗网，这些红细胞进入壁上有巨噬细胞的 Billroth 索后要通过一条缓慢而曲折的途径才返回到静脉系统，其间得以与巨噬细胞发生最充分的接触，并进一步被脾脏内产生的特异性抗体所致敏，但由于血流量较小，每分钟只能吞噬去除 3％～4％的致敏红细胞。

肝循环的血流量大，肝窦的表面面积也较大，窦壁上有较多的巨噬细胞，清除能力比脾脏大得多，能以每分钟 20％～30％的速度吞噬并去除致敏停滞的红细胞。

关于致敏红细胞被单核巨噬细胞摄取和吞噬的机理，近年的研究阐明，单核细胞含有一种表面受体，能识别 IgG_1 和 IgG_3 的 Fc 片段，但不能识别 IgM 分子。IgG_1 及 IgG_3 致敏的红细胞先吸附于单核细胞上作为被吞噬的前驱步骤。单核细胞等吞噬细胞还能识别有 C_3 覆盖的肽分子，其最大黏附和吞噬作用的发挥看来还需要有大量 C_3 分子的致敏作用，或者 C_3 和 IgG 致敏的协同作用。肝脏可能就是 C_3 致敏红细胞的主要停滞场所。一般认为，葡萄糖是红细胞维持生命必不可少的物质，缺乏葡萄糖也是肝、脾内停滞的致敏红细胞发生溶崩的一个重要原因。

自免溶贫以血管外溶血即慢性网内系溶血为主要病理过程，不同于以急性血管内溶血为主要病理过程的同种免疫性溶贫。自免溶贫的两种病型，其溶血过程亦不尽相同。

温抗体型致敏红细胞，大多以慢性网内系溶血为其归宿，只有少数发生血管内溶血。

冷抗体型致敏红细胞，则除慢性网内系溶血外，还常于低温暴露下的表浅血管内自行凝集，造成血栓，引起局部缺血和坏死，或者在低温下发生急性血管内溶血，显现血红蛋白血症和血红蛋白尿症。

【临床表现】

两型溶血病的临床表现各异。

1. 温抗体溶血病　由温凝集型抗体（主要为 IgG）所致，原发性或特发性居多，分急性和慢性两种过程。

通常取慢性经过，即以慢性网内系溶血为主要病理过程。病畜在长期间内反复发热、倦怠、厌食、烦渴、可视黏膜苍白黄染，呈渐进增重的进行性贫血和黄疸。腹部透视和腹壁或直肠触诊可认脾脏和肝脏明显肿大。

也有少数取急性经过或在慢性经过中有急性血管内溶血发作，病畜可视黏膜急剧苍白，采血分离血浆或血清均显著红染（血红蛋白血症），排咖啡色或酱油色尿液（血红蛋白尿症），并显现呼吸困难、心动过速、脉搏细弱以至昏睡和虚脱等急性溶血危象，于数日内死亡。

临床检验：除红细胞数减少、血红蛋白浓度和红细胞压积容量降低以及黄疸指数升高等溶血性贫血和黄疸的指征外，还可证实红细胞渗透脆性增加和半寿期缩短。末梢血片上出现大量球形红细胞（球红细胞症，spherocytosis）和中性粒细胞噬红细胞现象（erythrophagia），并有多量网织红细胞、多染红细胞、有核红细胞等各种不成熟的红细胞，显示强烈的红细胞再生反应。骨髓细胞分类显示造血细胞特别是红系细胞增生活跃或极度活跃（再生性贫血，regenerative anemia）。

2. 冷抗体溶血病　即冷凝集素病，由冷凝集型抗体（多数是 IgM，少数是 IgG）所致，继发性的居多，亦有急性和慢性两种病程。但通常取急性经过，或在慢性迁延性经过中出现急性发作，主要表现为浅表血管内凝血和（或）急性血管内溶血。

突出的体征是躯体末梢部皮肤发绀和坏死。病畜在冬季或寒夜暴露于低温环境时，致敏红细胞可在浅表毛细血管内发生自凝，表现耳尖、鼻端、唇边、眼睑、阴门、尾梢和趾垫等体躯末梢部位的皮肤发绀。

短时间内加以温敷，红细胞自凝现象尚可消除，皮肤青紫随即消失。但持续性低温暴露，则毛细血管内形成血栓，局部皮肤因缺血而发生坏疽。发热、厌食等全身症状以及可视黏膜苍白黄染、肝脾肿大等溶血体征不如温抗体溶血病明显，但有时可因寒冷暴露或其他诱因而突发血管内溶血，表现急性溶血危象，排血红蛋白尿。

临床检验，可发现溶血性贫血和黄疸有关各指征的改变，只是比温抗体溶血病轻得多，血片红细胞象和骨髓细胞象的再生反应也不如温抗体溶血病那样明显。

比较突出的检验所见，嗜酸性粒细胞增多和血片上红细胞集聚成缗钱状，新鲜血液即使以等量生理盐水稀释后仍能自行凝集。这一现象在浣熊自免溶贫表现得最为突出（Noxon 等，1984）。

3. 阿富汗鼠兔自免溶贫　属遗传性或至少具遗传素质的一种特殊类型的自免溶贫。病畜两性均有，但雌兔发病率很高，病情较重。通常在 2 月龄以后发病，多取慢性经过。

主要表现网内系溶血的一系列临床症状和检验所见。突出的病理学改变是肝脏肿大，呈黑紫色，组织学检查有大量含铁血黄素沉积（Okudaira 等，1981；李毓义等，1994，2001）。

【诊断】

自免溶贫的诊断分为三个步骤。

第一步：确定贫血的溶血性质。依据临床症状和临床检验确定是否溶血性贫血，并依据肝脾肿大和黄疸的程度，血红蛋白血症和血红蛋白尿症的有无，推断是血管内溶血还是血管外溶血。

第二步：确定溶贫的自免性质。依据直接和间接抗球蛋白（Coombs）试验、红细胞凝集和溶血试验以及特异性红细胞自身抗体的检测，确定是否自免溶贫，进而确定是温抗体型还是冷抗体型。

第三步：确定自免溶贫的病因类型。依据病史、临床表现、病程进展和有关的特异性检验，确定是原发性（特发性）自免溶贫还是继发性自免溶贫，进而确定是继发于哪种疾病还是接触某种药物或毒物所诱导（李毓义等，1994，2001）。

①直接 Coombs 试验。由病畜静脉采取抗凝血，沉淀分离红细胞，用磷酸盐缓冲液（PBS）或生理盐水将红细胞漂洗 3～4 次，制备 2％红细胞生理盐水悬液；购买或制备兔抗球蛋白血清；将兔抗球蛋白血清（Coombs 试剂）和正常对照血清 0.2mL 置两个反应池内，分别加入被检 2％红细胞悬液各 0.2mL，混合后静置 2min，眼观或镜检结果。红细胞凝集成砂粒状团块的，为阳性反应，表明被检红细胞表面存在自身抗体。

②间接 Coombs 试验。由病畜静脉采取血液分离血清（被检血清）；从 Coombs 试验阴性的正常对照动物静脉采取抗凝血，漂洗制备 2％红细胞生理盐水悬液（靶细胞悬液）；反应池内加同量（0.2ml）被检血清和 2％靶细胞生理盐水悬液，混合后在 37℃下孵育 60min；用生理盐水漂洗 3～4 次，6 000g 离心 10min，弃去上清；红细胞泥加兔抗球蛋白血清（Coombs 试剂）0.2mL，混合后静置 2min，眼观或镜检结果。红细胞凝集成砂粒状团块的，为阳性反应。表明被检血清内存在游离的抗红细胞自身抗体。

③凝集试验。取两列小试管，将被检血清和正常对照血清倍倍稀释，每管剩稀释血清 0.2mL，各加 20％被检红细胞生理盐水悬液 0.2mL，分别于 4℃和 37℃下孵育过夜后观察结果。红细胞呈明显凝集的血清最高稀释倍数，即为凝集效价。

冷凝集抗体所致的红细胞凝集，在 37℃下解凝，冷却后又凝集。温凝集抗体则相反。

④溶血试验。取两列小试管，将被检血清经 56℃ 30min 灭活补体后做倍倍稀释，每管剩稀释血清 0.2mL 各加 1％自身或同源红细胞生理盐水悬液 0.2mL，再加新鲜豚鼠血清 0.2mL，室温下放置 30min 后观察结果。完全溶血的血清最高稀释倍数，即为溶血效价。

【治疗】

1. 皮质类固醇疗法是自免溶贫的基本疗法。糖皮质激素，如强的松（prednisone）、强的松龙（prednisolone），每日每千克体重 2mg，分次口服。或每日每千克体重 1mg，混入葡萄糖盐水内缓慢静注，对特发性自免溶贫，尤其是犬和猫的特发性自免溶贫有良好的效果，配合应用环磷酰胺等其他免疫抑制剂则效果更佳，大多数病畜的临床症状得以缓解，但必须减量，持续用药相当长（数周至数月）的时间，否则容易复发。

2. 少数经糖皮质激素治疗无效的特发性自免溶贫，可施行脾切除术。

3. 贫血重剧或出现溶血危象的病畜，可边泻血浆（红细胞回输）边输注葡萄糖盐水（血浆泻除法，plasmapheresis），然后再输注相合血，因红细胞自身抗体常是全凝集素，交叉配合极其困难，单纯输血往往会激起溶血危象（Matus 等，1985）。

4. 继发性自免溶贫，应着重查明并治疗原发病，可适当配合上述糖皮质激素疗法。

5. 冷凝集素病，继发性的居多，主要在于根治原发病，并应注意避免持续受寒。

参 考 文 献

李毓义，李彦舫. 2001. 动物遗传·免疫病学——医学自发模型. 北京：科学出版社：405 - 410.

Anderson L J. 1974. N Z Vet J. 22：102 - 105.

Barker R N，et al. 1992. Vet Immunol Immunopathol. 34 （1 - 2）：1 - 20.

Barker R N，et al. 1993. Res Vet Sci. 54 （2）：170 - 178.

Barker R N，et al. 1995. Vet Immunol Immunopathol. 47 （3 - 4）：225 - 238.

Bennett D，et al. 1981. Vet Rec. 109：105 - 153.

Blue J T，et al. 1987. Cornell Vet. 77：263 - 276.

Cain G R，et al. 1988. Vet Pathol. 25：161.

Day M J. 1996. J Small Anim Pract. 37 (11)：523 - 534.

Dixon P M，et al. 1978. Vet Rec. 103：155 - 157.

Farelly B T，et al. 1966. Irish Vet J. 20：42 - 45.

Greene C E，et al. 1977. JAVMA. 170：505 - 510.

Jonas L D，et al. 1987. J Amer Anim Hosp Ass. 23：201 - 204.

Matus R E，et al. 1985. JAVMA. 186：691 - 693.

McConnico R S，et al. 1992. J Am Vet Med Assoc. 201 (9)：1 402 - 1 403.

Messer N T 4th，et al. 1991. J Am Vet Med Assoc. 198 (8)：1 415 - 1 416.

Miller G，et al. 1954. Clin Res Proc. 2：60 - 61.

Mills J N. 1997. Aust Vet J. 75 (1)：24 - 26.

Noxon J O，et al. 1984. J A V M A. 185：1 399.

Okudaira H，et al. 1981. Clin Immunol Immunopathol. 21：375 - 386.

Reef V B. 1983. J A V M A. 182：251 - 254.

Reef V B. 1984. Ibid. 184：313 - 317.

Schepper J De，et al. 1975. Tijschr Diergeneeskd. 100：783 - 784.

Scott D W，et al. 1973. J Amer Anim Hosp Ass. 9：530 - 539.

Scott-Moncridrr，et al. 1997. J Am Vet Med Assoc. 210 (1)：1 623 - 1 627.

Slappendel R J，et al. 1975. Tijdsch Diergeneesk. 100：445 - 460.

Sutton R H，et al. 1978. N Z Vet J. 1978；26：311.

Switzer J W，et al. 1981. Vet Clin North Amer. 11：405 - 420.

Tsuchida S，et al. 1991. J Vet Med Sci. 53 (1)：19 - 21.

Utroska B. 1980. VM/SAC. 75：1 699.

Valliard V E O. 1977. Can Vet J. 18：222.

Weiser G，et al. 1983. Vet Pathol. 20：424 - 433.

三、自身免疫性血小板减少性紫癜

Autoimmune Thrombocytopenic Purpura

自身免疫性血小板减少性紫癜（AITP），旧称特发性血小板减少性紫癜（idiopathic thrombocy-topenic purpura），是体内产生抗血小板自身抗体所致发的一种免疫性血小板减少症，以皮肤、黏膜、关节和内脏的广泛出血为临床特征，属Ⅱ型超敏反应性自身免疫病。

AITP 仅次于 AIHA，是发生较多、研究较深的一种动物自身免疫病。

1959 年 Magrane 等首报的犬特发性血小板减少性紫癜，直至 20 世纪 70 年代初才由 Wilkins 等通过血小板因子 3 试验检出抗血小板抗体而确认其自身免疫病性质。

AITP 在犬发现得最早，发生亦最多（Wilkins 等，1973；Dodds 等，1977；Lees 等，1979；Clark 等，1980；Atwell 等，1981；Williams 等，1984；Handagama 等，1985；Lewis 等，1995，1996）。以后又报道见于马（Dodds 等，1977；Hammill，1981；Byars 等，1982；Larson 等，1983）和猫（Joshi 等，1979；Jain 等，1981，1988；Garon 等，1999）。

据报道，在犬和猫，AITP 和 AIHA 常同时并发于系统性红斑狼疮、类风湿性关节炎等自身免疫病经过中，相当于人的 Evans 综合征（Ward，1980；Jackson 等，1985；Cain 等，1988）。业已通过异体抗血小板抗体在犬实验性地引起免疫介导的血小板减少性紫癜，为研究血小板功能提供了较合适的动物模型（Joshi 等，1977；李毓义等，1994，2001）。

【病因及发病机理】

自身免疫性血小板减少性紫癜的病因还不完全清楚，但临床上通常并发于一些胶原疾病和淋巴增生性疾病（Helfand，1985），大多继发于某些微生物感染和药物过敏。

近来报道，在骨髓移植停用免疫抑制剂之后可发生 AITP（Cain 等，1988）。

患有系统性红斑狼疮和类风湿性关节炎等胶原疾病以及淋巴性白血病、淋巴瘤、淋巴肉瘤、多发性骨髓瘤等淋巴增生性疾病的病畜，大多能从血清中检出抗血小板抗体，但其中只有一小部分显示血小板减少而伴发 AITP，大多数病畜则处于代偿状态，见骨髓内巨核细胞增多，血小板生成活跃，其抗体致敏血小板的破坏可在一定期间内和一定程度上得到补偿。

细菌、立克次氏体、病毒等各种微生物感染亦可继发 AITP。这些感染因子在目前尚未阐明的某种特定条件下，首先引起抗体的产生，形成抗原抗体复合物并结合补体，然后覆盖在血小板表面。结果血小板成为"无辜旁观者"而被致敏，在血循环中被破坏，或在网状内皮系统内停滞，导致循环血小板减少。

上述各种病因致敏产生的抗血小板抗体是 IgG，具有种属特异性，即这种抗体不仅能与自身的血小板，而且能与同种动物的血小板发生凝集。因此，将正常血小板静脉输注给具有此种抗血小板抗体的病畜，很快即发生凝集。同理，将具有此种抗血小板抗体的病畜血液、血浆或血清静脉输注给同种健畜，亦会使健畜的血小板发生凝集。

某些药物，如磺胺、抗生素、二氨二苯砜（dapsone）（Lees 等，1979）、左咪唑（1evamisole）（Atwell 等，1981）、金制剂（auranofin）（Bloom 等，1985）长期或短期使用后，有的可致发 AITP。药物致敏产生的抗血小板抗体，主要是 IgG，亦有 IgM 和 IgA。

这些抗体是药物（半抗原）与血小板形成的复合物作为抗原刺激机体而产生的，具有非常严格的特异性，即能与之发生免疫反应的，只是特定致敏药物与血小板共同构成的复合物，而不是单纯的血小板本身。因此，只要特定的药物业经查明并停止使用，则这种抗原抗体反应不复出现，血小板不会继续耗损，而逐渐得到康复。在这样的病畜和同种健畜之间实施全血、血浆或血清输注，血小板当然也不会发生免疫性凝集。

抗血小板自身抗体的产生部位主要在脾脏。监测脾切除后处于长期临床缓解的病犬，血液中同样发现有一定量抗血小板抗体存在，表明其他淋巴细胞组织包括骨髓也能产生抗血小板抗体。近来在少数 AITP 病犬发现对自身血小板有细胞免疫反应。现在还不了解，这种细胞免疫反应是一种原发性免疫反应，还是由于抗血小板抗体导致细胞表面抗原调整的一种继发现象（李毓义等，1994；Lewis 等，1995，1996）。

关于 AITP 时血小板减少的机理，据同位素标记血小板的研究，抗体致敏的血小板，除小部分在血流内遭到抗体依赖性凝集和溶解外，大部分是在网状内皮系统内被滞留或被扣押（sequestration）。脾脏是正常血小板的巨大居留池，也是致敏血小板的最大埋葬地。由于脾脏是抗血小板抗体的主要生成场所，其边缘区和脾窦又具有独特的血循环经路，血小板在漫长而曲折的网状内皮系统网络中缓缓通过，进一步被覆抗体并与固定吞噬细胞充分接触而被滞留或消除，从而造成循环血小板减少。脾脏切除术和糖皮质激素治疗，主要作用就在于减少抗血小板抗体的生成和致敏血小板在网状内皮系统的滞留。

AITP 时血小板的生成情况报道不一。骨髓巨核系细胞与血小板具有相同的抗原，已证实抗血小板抗体也能结合巨核细胞（Joshi 等，1976；Bloom 等，1985）。多数研究表明巨核系细胞增生活跃，显示血小板的代偿性生成。但有的报道骨髓巨核细胞系成熟障碍和再生不良（Joshi 等，1976；Murtaugh 等，1985）。

至于本病发生出血综合征的机理，以往一直归因于血小板数的极度减少。

新近的研究表明，AITP的出血综合征，除循环血小板减少外，还涉及免疫介导的血小板功能异常和血管壁结构改变。现已证实，抗血管抗体血清，除引起血小板数减少外，还能损害血小板的功能。同时证实，血小板抗原抗体反应同样可以累及血管内皮细胞，血管壁也遭受相当程度的免疫复合物损伤。这可用来解释血小板减少与出血综合征在程度上不相一致的现象。已往报道不少慢性AITP病犬，血小板数已接近或恢复正常而出血体征未得缓解或反而加重，可能就是基于伴随的血小板功能障碍和血管止血机制障碍（李毓义等，1994，2001）。

【临床表现】

本病分急性和慢性两种病程类型。急性突发型较少，绝大多数（80％以上）取慢性迁延型经过，在数月至1～3年间反复缓解和发作，常见于成年犬，尤以母犬居多。据200余例犬AITP病案分析，发病年龄组为4～6岁，雌雄比例为2∶1（Dodds等，1977）。

1. 急性突发型AITP 多数起因于微生物感染或药物过敏，通常在接触病原因子或药物数日至数周后突然起病，显现厌食、沉郁、发热和呕吐（犬和猫）等全身症状。

最突出的临床表现是出血体征，在可视黏膜上显现出血点和出血斑块，遍布于齿龈、唇、舌及舌下口腔黏膜，结膜、巩膜、瞬膜、鼻腔黏膜和膣腔黏膜。重剧病例，在腋窝、股内及胸腹部皮下出现大小不等的血肿，并显现鼻衄（呼吸道和鼻副窦出血，多见于赛马）、黑粪（消化道出血）和血尿（肾及尿路出血），有的因颅腔和脊髓腔内出血而发生瘫痪和昏迷。病征较轻，常有自限性，除少数在数日内猝死外，一般可在2～4周内完全康复。

2. 慢性迁延型AITP 多并发或继发于淋巴组织增生病、系统性红斑狼疮等其他自身免疫病以及金制剂（如治疗犬类风湿性关节炎用的auranonn）等少数药物的长期接触。起病隐袭，通常在原发病临床表现的基础上逐渐显现前述皮肤、黏膜及内脏器官的某些出血体征。尽管出血的程度较轻，且常能自行缓解，但经常反复地发作，病程迁延数月以至数年，顽固难愈。

检验所见：除出血后贫血的各种检验指征外，主要包括流血时间延长，血块收缩不良，血小板数极度减少，最低可达$3 \times 10^9/L$（3 000/mm³）以及血片血小板象和骨髓巨核细胞象的改变。

在末梢血片上，不仅血小板数量稀少，而且血小板象有明显改变，即出现各种幼稚型血小板和变性血小板，如大血小板、巨血小板（大于红细胞）、异形血小板、深染血小板、无颗粒血小板、含空泡血小板以及带核碎片血小板等。

骨髓细胞象：最突出改变在巨核细胞系，包括成熟障碍和形态异常。

骨髓涂片上众多的巨核系细胞，数量为正常的数十倍至数百倍，显示巨核系增生活跃或极度活跃；但体积小的原巨核细胞和幼巨核细胞等早期未成熟细胞的比例增高（54％～85％），而体积较大以及体积很大且兼有血小板形成区带的成熟巨核细胞的比例相对减低（15％～46％），以致成熟细胞与未成熟细胞的比例倒转，由正常的2.33～5.25∶1变为0.17～0.85∶1，显示巨核细胞成熟过程障碍（Joshi等，1976）；而且巨核细胞的形态也发生异常，包括胞核碎裂或分叶过多、空泡形成以及胞浆内颗粒减少和缺乏等。

【诊断】

建立诊断的依据：病原感染、药物接触和原发疾病的病史；自发性出血和创伤后出血不止的体征；流血时间延长、血块收缩不良、血小板数减少、骨髓巨核细胞象改变等检验所见；排除播散性血管内凝血等可造成血小板减少的其他各种原因。

确定诊断，必须依赖于抗血小板自身抗体的检出。检测方法有血小板凝集试验（见IITP）、Coombs消耗试验、酶联免疫吸附试验（Campell等，1984；Mcvey等，1989）、被覆抗体的聚丙烯酰胺珠检测法（Pecze 等，1984）、骨髓巨核细胞荧光抗体间接法（Joshi 等，1976）以及血小板因子 3（PF - 3）释放试验（Wilkins，1973；Joshi，1976；Jain，1980；Lewis 等，1995，1996）。

血小板因子 3 释放试验原理是：被检血清中所含的抗血小板抗体可使同种动物的血小板发生免疫损伤而释放血小板第 3 因子，加速血液凝固过程。

该技术通过测定富含血小板血浆凝固过程的加速（缩短）程度来判定被检血清中有无抗血小板抗体的存在。具体检测步骤如下。

1. 取同种健康动物的新鲜抗凝全血约 5mL，140g 离心 10min，分离血浆，即为富含血小板血浆（platelet - rich plasmm），简称 PRP。

2. 取 1mL PRP，1 000g 离心 10min，上层血浆即为血小板贫乏血浆（Platlet - poor plasma），简称 PPP。

3. 取涂硅小试管 2 支，1 支为被检管，另 1 支为对照管，分别加 PRP 和 PPP 各 0.1mL。

4. 检测管和对照管内分别加入被检灭活血清（56℃ 30min，以灭活补体）和对照灭活血清 0.1mL，37℃水浴箱内孵育 5min。

5. 两管内各加 0.125mol/L 氯化钙 0.1mL，立即开动秒表，记录开始出现纤维蛋白絮片的时间，即为血浆凝固时间。

6. 被检管比对照管血浆凝固时间缩短 10s 以上的为阳性，表明有抗血小板抗体存在。

【治疗】

只要查明并除去病因，停用可疑的药物，急性 AITP 大多即自行痊愈。

1. 糖皮质激素，如氢化可的松、强的松、强的松龙等，可有效地抑制血小板在脾脏内停滞，使循环血小板迅速增加，并降低血管的通透性，是对症治疗的首选药物。开始用大剂量，每日每千克体重 2.5～5.0mg，分次口服；连续 1～2 周为一疗程，以后减半，以控制病情。绝大多数病畜经 3～5 周即可痊愈和临床缓解。

2. 为控制急性病例的严重出血，可先泻除血浆，将红细胞混悬于葡萄糖盐水回输，然后输新鲜全血或血浆或 PRP。

3. 对 6 周内未取得缓解或糖皮激素减量后又反复发作的慢性迁延型病犬，应考虑施行脾切除术，以除去产生抗血小板抗体和扣押血小板的场所，常能奏效。

少数（5%～10%）用激素和脾切除仍无效的病犬，配合应用硫唑嘌呤、环磷酰胺等免疫抑制剂，可取得一定疗效。

4. 据报采用长春新碱（vincristin）每千克体重 0.01～0.02mg 静脉注射，治疗顽固的 AITP 取得良好效果，其作用在于促进血小板生成，稳定血小板膜和抑制免疫反应（Greene 等，1982；Wolf，1983）。

静脉输注载有长春新碱的血小板（vincristin - loaded platelet），能相对密集于脾脏，使药物得以充分接触网状内皮细胞，抑制抗体生成，疗效尤佳（Helfand 等，1984）。

参 考 文 献

李毓义，李彦舫 . 2001. 动物遗传·免疫病学——医学自发模型 . 北京：科学出版社：410 - 414.

Atwell R B, et al. 1981. Aust Vet J. 57：91 - 93.

Bloom J C, et al. 1985. 22：492 - 499.

Byars T D, et al. 1982. JAVMA. 180：1 422 - 1 424.

Cain G R, et al. 1988. Vet Pathol. 25：161.

Campell K L, et al. 1984. Am J Vet Res. 45：1 564.

Clark H C，et al. 1980. VM/SAC. 75：427-436.

Dodds W J，et al. 1977. Am J Pathol. 86：489-491.

Garon C L，et al. 1999. J Am Anim Hosp Assoc. 35（6）：464-470.

Greene C E，et al. 1982. JAVMA. 180：140-143.

Hammill D，et al. 1981. Mordern Vet Practice. 62：392.

Handagama P，et al. 1985. Canine Practice. 12：25-35.

Helfand S C，et al. 1984. JAVMA. 185：224-226.

Helfand S C，et al. 1985. J Am Anim Hosp Ass. 21：787-794.

Jackson M L，et al. 1985. Can Vet J. 26：245-250.

Jain N C，et al. 1981. Vet Clin North Am. 11：421-434.

Joshi B C，et al. 1976. Am J Vet Res. 37：681-685.

Joshi B C，et al. 1977. Res Vet Sci. 22：11-17.

Joshi B C，et al. 1979. J Am Anim Hosp Ass. 15：585-588.

Larson V L，et al. 1983. JAVMA. 183：328-330.

Lees G E，et al. 1979. JAVMA. 175：49-52.

Lewis D C，et al. 1995. Detection of platelet-boud and serum platelet-bindable antibodies for diagnosis of idiopathic thrombocytopenic purpura in dogs. J Am Vet Med Assoc. 206（1）：47-52.

Lewis D C，et al. 1996a. J Vet Inetern Med. 10（4）：207-218.

Lewis D C，et al. 1996b. Exp Hematol. 24（6）：696-701.

McVey D S，et al. 1989. Vet Immunol Immunopathol. 22：101-111.

Murtaugh R J，et al. 1985. JAVMA. 186：1 313-1 315.

Pecze K，et al. 1984. Blut. 48：291.

Ward M V. 1980. Vet Med & Small Animal Cinician. 75：1 263. 1 265-1 268.

Wilkins R J，et al. 1973. JAVMA. 163：277-282.

Williams D A，et al. 1984. JAVMA. 185：660-663.

Wolf A M. 1983. Southwestern Vet. 35：209-215.

四、系统性红斑狼疮

Systemic Lupus Erythematosus

系统性红斑狼疮（SLE），是由于体内形成抗核抗体等抗各种组织成分的自身抗体所致发的一种多系统非化脓炎症性自身免疫病，也是医学上最早发现的一种全身性结缔组织疾病，即胶原-血管疾病（collagen-vascular disease）。

在动物中已报道见于犬（Lewis 等，1965；Warr 等，1979；Bennett，1987；Hubert 等，1988；Monestier 等，1995；Cjabamme 等，1995；Bell 等，1995；Felchle 等，1996；Olivry 等，1999；Foster 等，2000）、鼠（Howie 等，1968；Monier 等，1975；Theofilopoulos 等，1981；Roberts 等，1989）、猫（Heise 等，1973；Scott 等，1979；Faircloth 等，1981；Grabbert 等，1983）和马（Vrins 等，1983）。

【病因及发病机理】

系统性红斑狼疮的病因学涉及多种因素，包括遗传、免疫等内在因素以及微生物感染、药物诱导等外在因素。某些动物有遗传性免疫缺陷，具有易感 SLE 的素质，即所谓狼疮素质（1upus diathesis），在特定微生物感染或药物诱导下，产生多种自身抗体，出现细胞溶解型和免疫复合物型超敏反应，导致血细胞和相应器官组织的免疫学损伤。

遗传性狼疮素质动物品系，已报道的有 NZB/NZW F$_1$ 鼠（Howie 等，1969）、Swan 小鼠（Monier 等，1975）、MRL/I 小鼠、MRL/n 小鼠、BXSB 小鼠（Eisenberg 等，1978）、PN 小鼠（Walker 等，1981）和 RHJ/Le Rhino 小鼠，还有 Lewis 犬（Lewis 等，1971）、Monathos 犬（Monier 等，1988）以及德国牧羊犬（Hubert 等，1988）。

有关病因学的许多认识，都是从狼疮素质动物模型获得的。新西兰黑鼠（NZB）对病毒的免疫耐受性差，新西兰白鼠（NZW）对核抗原等多种抗原的应答性过强，它们的杂交一代（NZB/NZW F$_1$）则兼有两者的特点。在"不耐受性"病毒感染的刺激下，免疫应答性过强，易发生 SLE 等自身免疫病。新西兰鼠血清中胸腺素含量低微，KCN 种异体皮肤移植的排异延迟，对肿瘤的排异反应微弱，对植物血凝素等致丝裂物质的反应低下，表明细胞免疫和免疫监护功能存在缺陷，以致容易发生病毒感染并表现过度的体液抗体反应。

遗传性狼疮素质犬也证实有先天性免疫缺陷，血清中胸腺素含量低微，循环 T 淋巴细胞百分率明显低（51.5%±14%）于正常（70%±11%），而且体内有几种感染因子代代相传。用这些犬的脾脏所制备的无细胞滤液注射给正常鼠和犬，可使鼠体内潜伏的白血病病毒增殖而诱发恶性淋巴瘤，使犬产生抗核抗体、狼疮细胞等 SLE 的血清学变化（Lewis 等，1973；Monier 等，1987；Hubert 等，1988）。

上述 SLE 动物模型研究充分证明，在 SLE 的发生上具决定意义的是遗传性免疫缺陷这一内在因素。但 SLE 病情演变的多种多样性，提示病毒感染、药物诱导的类型和程度等外在因素也具有重要意义。病毒，特别是慢病毒（C 型 RNA 病毒）的持续感染，在人和动物 SLE 发病学上的作用早已证实。肼苯哒嗪（hydratazine）等药物诱导也已报道能使猫和犬产生抗体，发生 SLE（Scott 等，1979；Balazs 等，1981）。

系统性红斑狼疮的自身抗体种类繁多，包括含以 IgG 为主的各类免疫球蛋白。依据所针对的抗原物质，分为抗血细胞抗体和抗核抗体两大类。

抗血细胞抗体指的是能凝集破坏各种血细胞的抗体，包括抗红细胞抗体、抗白细胞抗体和抗血小板抗体。抗核抗体（antinuclear antibody，ANAb）则指的是能与细胞核或某种核成分发生反应的抗体，无种属及器官特异性，包括抗 DNA 抗体（抗天然 DNA 抗体和抗变性 DNA 抗体）、抗核蛋白抗体（抗 DNA-组蛋白复合物或脱氧核糖核蛋白的抗体，LE 因子）以及抗可抽提性核抗原（ENA）抗体。其中，抗 ENA 抗体是特指针对可用水缓冲液从细胞核中抽提出来的抗原（extractable nuclear antigen，ENA）的抗体，包括抗 Sm 抗原的抗体（针对缺乏 DNA 和 RNA 的 Sm 抗原的抗体）和抗核糖核蛋白抗原的抗体。所有这些抗核抗体均已从患有 SLE 病的犬和猫的血清、关节滑膜液、体腔液以及组织洗脱物中被检出（Lewis 等，1965；Grabbert，1983；Costa 等，1984；Monier 等，1987；Hubert 等，1988；Roberts 等，1989）。

系统性红斑狼疮引起组织免疫性损伤的发病机理大体有两种形式：一是细胞溶解或细胞毒型，形成特异的抗组织、抗细胞或抗蛋白抗体，造成自免性溶血性贫血、自免性白细胞减少症或自免性血小板减少性紫癜等；二是免疫复合物型，在皮肤、肾脏、血管、关节等各组织器官中有抗原抗体复合物沉积，造成相应组织器官的结构和功能改变。

SLE 的病理形态学特点是结缔组织的胶原纤维和基质发生纤维蛋白样变性（fibrinoid degeneration）以及各种器官中有纤维蛋白样物质沉积（fibrinoid deposit），故有弥漫性胶原病（diffuse collagen disease）之称。这种具有纤维蛋白染色特性的纤维蛋白样物质，含有来自核的蛋白质、酸性黏多糖、纤维蛋白及有关产物、丙球蛋白以及补体。

最具有特征性的是纤维蛋白样物质沿着结缔组织纤维和在血管内沉积。皮肤病变主要为表皮过度角化、毛囊角质栓塞、基底层液化变性、真皮水肿以及淋巴细胞和浆细胞浸润。肾脏病变主要为增生性肾小球肾炎和慢性膜性肾小球肾炎。后者肾小球毛细血管基底膜增厚，横切面呈"金属线圈状"病变（wirelop lesion）。

但在犬 SLE 未曾见到人 SLE 的两种特异性病理学变化，即组织中的狼疮细胞现象——圆形或卵圆形苏木紫小体（hemarnxylin body）以及脾脏中心动脉和周围动脉向心性纤维所形成的"洋葱皮"（onion skin）状损害（Lewis 等，1965）。

【临床表现】

系统性红斑狼疮常见于犬和猫，尤以 4～6 岁的中青年雌犬发生较多。其起病隐袭，病程缓长，大多延续 1 年至数年，临床缓解和加剧反复交替。免疫损伤几乎遍及全身各系统器官，主要引起溶血性贫血、血小板减少性紫癜、皮炎、肾炎、多发性关节炎、胸膜炎、心内膜炎、坏死性肝炎以及脑-神经系统和视网膜的血管损害等，表现各式各样错综复杂的临床症状。但以前 5 种病征的发生频率为最高。

病畜恒有间歇性发热，倦怠无力，食欲减退，体重减轻等一般症状。

1. 伴有溶血性贫血的，显示可视黏膜苍白及血红蛋白尿症等体征。

2. 伴有血小板减少性紫癜的，显示自发性出血或创伤后出血不止等出血体征。

3. 伴有多发性关节炎的，显示对称性关节肿胀、疼痛及跛行。

4. 伴有弥漫性肾小球肾炎特别是膜性肾小球肾炎和肾病综合征的，显示蛋白尿、血尿、管型尿和肾性水肿，最后常出现肾功能衰竭而致死。

5. 伴有皮肤炎的，则显示脱毛及扁平或高出皮肤表面的弥漫性红斑和疹块。其发生于鼻梁及眼眶周围的，形同蝴蝶，特名蝶疹（butterfly rash）。活检病变部皮肤，可在真皮和表皮连接处查有免疫球蛋白（Lewis 等，1965）。

有些红斑狼疮病犬，于鼻、面、耳等身体各部对称性脱毛，发生隆突于皮肤表面的红色疹块，形同小盘，被覆有附着性鳞屑和毛囊角化栓，日光照射则病变加剧，陈旧病变可形成萎缩性斑痘，特称盘状红斑狼疮（discoid lupus erythematosus）。这种狼疮，不伴有或很少伴有系统红斑狼疮的其他病变。抗核抗体的滴度亦很低，究竟是系统性红斑狼疮的一个病型还是一种独立的自免性皮肤病，目前尚无定论（Griffin 等，1979；Walton 等，1981；Scott 等，1984；李毓义等，1994，2001）。

检验所见：除自免性溶血性贫血、自免性血小板减少性紫癜、自免性肾病综合征等伴随疾病所固有的血、尿和骨髓象检验改变外，主要是高丙球蛋白血症、狼疮细胞现象和抗核抗体的检定。

1. 高丙球蛋白血症　只在一部分系统性红斑狼疮病畜中出现。有的是单细胞系（单株性）高丙球蛋白血症，即单纯 IgG 增高，但通常为多细胞系（多株性）高丙球蛋白血症，即 IgG、IgM、IgA 等各类免疫球蛋白均增高。

2. 狼疮细胞　简称 LE 细胞，存在于骨髓穿刺液和末梢血染色涂片上，是吞噬有 LE 小体的一种吞噬性白细胞，常为多形核粒细胞。所吞噬的 LE 小体，是 LE 因子（抗核糖蛋白抗体）在补体辅助下，与中性粒细胞内 DNA-组蛋白复合物发生作用，使细胞核分裂溶解而形成的膨胀均质小体。LE 细胞现象是体内存在抗核抗体的一种证据，在系统性红斑狼疮病犬中的检出率较高，急性发作期较易发现，但为数不多，必须反复多次检验才能找到，且类风湿性关节炎等其他结缔组织病亦可出现。

3. 抗核抗体　系统性红斑狼疮具特征性的血清学诊断指标，每一病畜通常存在多种抗核抗原的抗体，可用免疫荧光、放射免疫、琼脂免疫扩散、对流免疫电泳、酶联免疫吸附、补体结合、被动血凝等各种试验加以测定。其中以抗天然 DNA 抗体的特异性为最大，很少见于任何其他疾病。

【诊断】

系统性红斑狼疮病情复杂多样，临床诊断极其困难。初步诊断可依据于典型皮疹、间歇性发热、肾病综合征、多发性关节炎、溶血性贫血、白细胞减少症、血小板减少性出血性紫癜等临床表现以及

Coombs 试验、血小板因子 3 试验等相应的检验所见。

确定诊断必须依赖于 LE 细胞和 ANAb 检验的阳性结果。

国外兽医临床上对本病的诊断迄今尚无统一规定，一直沿用美国风湿病协会（ARA）1971 年颁布、1982 年修订的人系统性红斑狼疮 14 项诊断标准，凡符合其中至少 4 项或符合 1～2 项而抗核抗体检验阳性的，SLE 诊断即可确立。

【治疗】

SLE 急性发作的病畜，用强的松、强的松龙等大剂量糖皮质激素，配合应用硫唑嘌呤、环磷酰胺等免疫抑制剂，常能奏效。但这些药剂长期维特量使用会带来许多医源性合并症，很难克服。

20 世纪 80 年代初正式试用的血浆体外免疫吸附回输疗法（plasmapheresis‐immunoadsorption therapy），可使 SLE 病犬获得持久性临床缓解（Warr 等，1979；Matus 等，1983）。

方法是颈静脉泻血，通过体外血细胞分离装置将血细胞同血浆分离，分离的血浆流经装有纯化葡萄球菌 A 蛋白（protein A staphylococcus）的小室，吸附除去其中的抗核抗体等免疫球蛋白，然后再同血细胞汇合，通过下肢静脉回输（李毓义等，1994，2001）。

参 考 文 献

李毓义，李彦舫. 2001. 动物遗传·免疫病学——医学自发模型. 北京：科学出版社：414‐418.

Balazs T，et al. 1981. Toxicol Appl Pharmacol. 57：452‐456.

Bell S C，et al. 1995. Br Vet J. 151（3）：271‐279.

Bennett D J. 1987. Small Anim Pract. 28：871‐889.

Cjabamme L，et al. 1995. Autoimmunity. 22（1）：1‐8.

Costa O，et al. 1984. Vet Immunol & Immunopathol. 7：369‐382.

Eisenberg R A，et al. 1978. J Exp Med. 147：582‐587.

Faircloth J C，et al. 1981. Feline Practice. 11：22. 24‐26.

Felchle L M，et al. 1996. Can Vet J. 37（12）：742‐744.

Foster A P，et al. 2000. J Small Anim Pract. 41（6）：266‐270.

Grabbert N H. 1983. Vet Med & Small Anim Clinician. 78：77‐80.

Griffin C E，et al. 1979. Vet Immunol Immunopathol. 1：79‐87.

Heise S C，et al. 1973. Feline Practice. 3：14‐19.

Howie J B，et al. 1968. Adv Immunol. 9：215‐266.

Hubert B，et al. 1988. J Comp Pathol. 98：81‐89.

Lewis R M，et al. 1971. J Exp Med. 134：417‐438.

Lewis R M，et al. 1973. J Clin Invest. 52：1 883‐1 907.

Matus R E，et al. 1983. J A V M A. 182：499‐502.

Monestier M，et al. 1995. Clin Exp Immunol. 99（1）：37‐41.

Monier J C，et al. 1975. Ann Immunol（Inst Pasteur）. 126c：62‐75.

Monier J C，et al. 1988. JAVMA. 191：143.

Olivry T，et al. 1999. Vet Rec. 145（6）：165‐169.

Roberts R D，et al. 1989. J Comp Pathol. 100：391‐404.

Scott D W，et al. 1979. ibid. 20：579‐584.

Theofilopoulos A N，et al. 1981. Immunologic Review. 55：179‐216.

Vrins A，et al. 1983. Equine Practice. 5：18‐25.

Walker S E，et al. 1980. J Lab Clin Med. 92：932‐945.

Walton D K，et al. 1981. J Am Anim Hosp Ass. 17：851‐858.

Warr G W，et al. 1979. Am J Vet Res. 40：922‐926.

五、类风湿性关节炎

Rheumatoid Arthritis

类风湿性关节炎，简称类风关（RA），是由于体内形成抗丙种球蛋白自身抗体所致发的一种全身性结缔组织（胶原-血管）疾病。类风关这一自身免疫病，以慢性进行性糜烂性多关节炎（chronic progressive erosive polyarthritis）为主要病变，通常对称地侵害肢体远端小关节，眼观病理特征为关节滑膜及其软骨的糜烂（erosion）和关节及其周围组织的变形（deformity），实际上是一种免疫破坏性多关节炎（immune - based destructive polyarthritis）。

免疫性炎性关节病（immune - based inflammatory arthropathy），包括类风湿性关节炎（RA）、系统性红斑狼疮性关节炎（SLEA）、多发性关节炎-肌炎综合征（polyarthritis polymyositis syndrome）以及特发性关节炎（idiopathic arthritis）等。

本病主要发生于犬（Liu 等，1969；Newton 等，1976；Pedersen 等，1976；Bennett 等，1987；Halliwell 等，1989），也报道见于猪（Ennis 等，1971；Sokoloff 等，1973）、牛（Hjerpe 等，1972）、猴（Chapman 等，1977）、大鼠（Sokoloff 等，1973）以及猫（Pedersen 等，1980；Bennett 等，1986）。

【病因及发病机理】

类风湿性关节炎的病因迄今不明。早先的许多学者曾致力于研究棒状杆菌、丹毒丝菌（*Erysipelothrix indsidiosa*）、猪鼻霉形体（*Mycoplasma hyorhinis*）和牛乳房炎霉形体（*Mycoplasma bovomastitidis*）等微生物的感染对犬、猪、牛、大鼠类风湿性关节炎的病因学作用，但未取得确定性结果（Ennis 等，1971；Hjerpe 等，1972；Sokoloff 等，1973）。

类风湿性关节炎的发病机理涉及细胞免疫和体液免疫等多种因素。

致发本病的自身抗体类风湿因子（rheumatoid factor，RF），是一组抗变异 IgG 的抗体。包括 IgM、IgG 和 IgA 三种免疫球蛋白。现已查明，人和犬的 RF 并不相同。前者以 IgM 为主，后者则以 IgG 为主（Bennett 等，1987；Halliwell 等，1989）。RF 实质上是针对特定抗细菌抗体的一种或一组抗独特型抗体（anti - idiotype antibody against certain antibacterial antibody）。其形成过程大体如下：

在目前尚未掌握的特定情况下，IgG 抗体与某种未知抗原包括关节内抗原（如滑膜抗原和软骨抗原）形成免疫复合物，这种结合了抗原的 IgG 发生结构改变（变异 IgG）而获得抗原性，刺激机体细胞免疫和（或）体液免疫系统，产生抗变异 IgG 的抗体（Halliwell 等，1989）。RF 这种抗体不仅具有针对变异 IgG 的特异性，而且具有针对 IgG 中 Fc 片段的亚型特异性，即它只能与 IgG 分子 Fc 片段上的一个抗原决定簇起反应，而不能与具有不同 Fc 成分的 IgM 和 IgA 等其他免疫球蛋白起反应，更不能与经胃蛋白酶消化过的、Fc 片段已被破坏的 IgG 起反应。

RF 是本病的主要发病因素，但看来并非唯一的发病因素。因为类风关病畜不一定都有 RF。能检出 RF 者仅占病犬的 72.2%，相反的有 RF 的也不一定都发生类风关，约 5.9% 的正常犬可检出 RF（Halliwell 等，1989）。

历来有人认为，类风关是一种"双相性"疾病。第一相的特点是由于感染因子或可能由于结缔组织内在的代谢异常，在滑膜中产生抗原性变化；第二相是对外源性或内源性抗原产生一种持久性自身免疫反应。

类风关的病理学改变，除类风湿皮下结节和血管炎而外，最主要的就是滑膜炎。关节损害始于滑膜炎，而且业已肯定免疫学变化在滑膜炎的发生发展上起关键作用。首先滑膜和滑液中形成免疫复合物，包括由 RF 与自身 IgG 所构成的免疫复合物；接着激发补体系统，产生白细胞趋化因子等生物活性炎性因子，吸引多形核粒细胞；后者伙同滑膜内层细胞和巨噬细胞一起与免疫复合物发生反应，释放出蛋白酶、胶原酶、弹性蛋白酶等溶酶体成分，而造成组织损伤。细胞免疫机制也可通过形成淋巴激活素而参与这一组织损伤过程。

开始表现为滑膜渗出和水肿，表面有纤维蛋白沉积和多形核粒细胞集聚；接着滑膜细胞增殖，并有淋巴细胞和浆细胞深层浸润，形成结节状集聚体，乃至真正的淋巴样滤泡。随着病程的进展，滑膜的绒毛肥大，并由增生的血管、滑膜成纤维细胞以及浸润的各种细胞形成血管翳（pannus formation），即血管化肉芽组织块状物，使滑膜糜烂、软骨水解、关节周围软组织肿胀，造成关节松弛（instability）、变形（deformity），晚期可变成纤维组织甚至骨质，造成关节强硬（ankylesis）。

除上述特征性关节病变外，类风湿免疫复合物损伤还见于全身各器官组织，如累及心肌和瓣膜的心脏肉芽肿病变、纤维蛋白性心包炎、胸膜炎、弥散性间质性肺纤维化、类似于皮下结节的肺肉芽肿性病变以及淋巴结增生形成生发中心的淋巴结病（lymphadenopathy）。在犬和猴，还常继发全身性淀粉样变（Chapman 等，1977）。

【临床表现】

类风关是全身性结缔组织疾病之一，在临床症状和病程方面的多变性与 SLE 相似，可显示广泛的系统损害，关节症状最为突出，但未必首先出现。患畜性别无显著差异，病犬年龄多为 4 岁左右。

起病突然或隐袭，常表现发热、沉郁、食欲减退和体重减轻等全身症状，同时或稍后出现一肢或数肢的不同程度跛行。髋、膝、跗、肩、腕、跖、趾等肢体大小关节均可受累，但远端小关节最常发生。

典型的关节症状是温热、肿胀、疼痛和运动障碍。关节强直在休息后，即早晨开始活动时最为明显。伴有关节韧带和半月状板损伤的，关节即变得松弛而失去稳固性。病程延续数周后，关节外形常发生明显改变，如腕关节和跗关节呈直角形或关节脱位，以致病畜不得不匍匐行进。最终恒导致纤维性或骨性关节强直。

有的病畜可于关节隆突处或腱鞘部位皮下出现独特的类风湿结节。后者实质上是一种类风湿血管炎病变，活检病理组织学所见共分 3 层：内层为坏死区，中层为栅状排列的组织细胞，外层为有淋巴细胞和浆细胞浸润的肉芽组织，与病变关节腔内的血管翳的性质相似。

X 射线检查：在腕、跗、跖、趾等肢体远端小关节内外，放射学改变最为明显。初期显示关节周围软组织肿胀，关节腔积液增宽，滑膜增厚以至滑膜绒毛增殖呈折叠状，关节周围的骨质疏松，软骨下骨质可见透明囊状区。后期显示滑膜附着区的软骨缘和软骨下骨质受侵蚀，关节面上形成蘑菇状血管翳，关节腔狭窄，软骨消失，骨质萎陷，以至关节脱位或畸形。

检验所见：主要包括血清白蛋白降低，丙种球蛋白增高，血浆纤维蛋白原在 4g/L（400mg/dL）以上；病变关节的滑膜液一般为黄色至淡绿色，黏度降低，不易形成黏蛋白凝块，所含白细胞总数增加，中性粒细胞居多，约 70%，也有相当数量的单核细胞。

【诊断】

多数病畜（72%～75%）能检出自身抗体类风湿因子。以血清和滑膜作为检样，应用犬 IgG 被覆的绵羊红细胞进行改良的 Rose‐Waaler 血凝试验，结果类风关病犬的 RF 阳性率为 66.7%（22/33），滴度在 1∶40 和 1∶320 之间；其他关节炎病犬的阳性率为 6.4%（8/125），滴度均在 1∶40；正常犬阳性率仅为 2.1%（3/141），最高滴度为 1∶40，其余均为阴性或 1∶20 以下低滴度（Bennett 等，1987）。传统的 Rose‐Waaler 血凝试验，RF 滴度在 1∶8 以上的，类风关病犬为 72.2%，正常犬为 5.9%（Halliwell 等，1989）。

RA 同 SLE 一样，类症众多，自身抗体 RF 只有相对特异性，确定诊断相当困难。国外兽医小动物临床长期采用美国风湿病协会（1959）颁布的诊断标准。

Bennett（1984，1987）制定了适合兽医临床的类风关综合诊断标准，包括 11 项：

1. 休息后关节强直。

2. 至少有 1 个关节在他动运动检查时表现紧张和疼痛。

3. 至少有 1 个关节显示肿胀。

4. 3 个月内有 1 个关节肿胀。

5. 对称性关节肿胀。

6. 有皮下小结节。

7. 提示类风关的放射学改变。

8. RF 阳性结果。

9. 关节滑膜液异常。

10. 关节滑膜的特征性病理组织学改变。

11. 类风湿皮下结节的特征性病理组织学改变。

符合其中 7 项的，可诊断为典型类风关（classical RF）；符合 5 项的，可诊断为确定类风关（definite RF）；符合 3～4 项的，可诊断为疑似类风关（possible RF）。

【治疗】

经临床验证，许多药物对治疗犬类风关肯定有效，其中应用最广的是水杨酸钠、乙酰水杨酸（阿司匹林）等水杨酸盐，每日 1～3g，分次口服，持续数周至数月，配合消炎痛、保泰松等非类固醇抗炎药，常可治愈轻度和中度类风关病畜。其药理作用在于干扰前列腺素的合成，稳定溶酶体，降低激肽释放所致的血管通透性增加，抑制淋巴细胞合成免疫球蛋白。

在急性发作期，可适量应用强的松、强的松龙等糖皮质激素和硫唑嘌呤、环磷酰胺等免疫抑制剂。

参 考 文 献

李毓义，李彦舫 . 2001. 动物遗传·免疫病学——医学自发模型 . 北京：科学出版社：418-421.

American Rheumatism Association. JAMA. 1959. 171：1 205-1 220.

Bennett D，et al. 1986. J Small Anim Pract. 27：728.

Bennett D，et al. 1987. J Comp Pathol. 97：541-550.

Benett D，et al. 1987. J Small Anim Pract. 28：779-797.

Chandler E A，et al. 1984. Canine Medicine and Therapeutic. 2nd ed. Oxford：Blackwell Scientific Publication. Chapter 7.

Chapman W L，et al. 1977. JAVMA. 171：855-858.

Ennis R S，et al. 1971. Arth Rheum. 14：202-211.

Halliwell R E，et al. 1989. Vet Immunol Immuno Pathol. 21：161-175.

Hjerpe C A，et al. 1972. JAVMA. 160：1 414-1 418.

Liu S K，et al. 1969. JAVMA. 154：495.

Newton C D，et al. 1976. JAVMA. 168：113-121.

Pedersen N C，et al. 1976a. JAVMA. 169：295-303.

Pedersen N C，et al. 1976b. JAVMA. 169：304-310.

Pedersen N C，et al. 1980. Am J Vet Res. 41：522-535.

Sokoloff L. 1973. Am J Pathol. 73：261-264.

六、干燥综合征

Sicca Syndrome

干燥综合征，是由于体内形成抗泪腺、唾液腺等外分泌腺自身抗体所致发的一组以眼睛干燥（Xerophthalmus）和口腔干燥（Xerostomia）为基本临床表现的自免疾病综合征。

动物的干燥综合征有 3 种病型：

特发性干性角膜结膜炎（idiopathic keratoconjunctivitis sicca），是单纯由自免性泪腺炎（autoimmune lacrimal adenitis）所致的一种干性角膜结膜炎。

眼睛口腔干燥综合征（xerophthalmus‐xerostomia syndrome），是泪腺和唾液腺等外分泌腺自免性炎症所致，以眼睛和口腔干燥为主症的黏膜干燥症。

Sjögren's 综合征（Sjögren's syndrome），即眼睛口腔干燥关节炎综合征，是在眼睛口腔干燥综合征的基础上，又并发类风湿性关节炎、系统性红斑狼疮、淋巴细胞性甲状腺炎、天疱疮、多发性肌炎、慢性溃疡性结肠炎等一种或多种结缔组织疾病的多系统自免综合征。

本综合征上述 3 种病型，已报道自然发生于犬（Aquirre 等，1971；Quimby 等，1979；Kaswan 等，1983，1984；Manning，1985）、新西兰黑鼠（Kessler，1968，1971）以及 IQI/Jic 小鼠（Saegusa 等，1997，2000；Walcott 等，1998；Toda 等，1998，1999；Ishimaru 等，2000；Van Blokland 等，2000），实验复制于兔（Beutner 等，1962）以及豚鼠（Whaley 等，1974；李毓义等，1994，2001）。

【病因及发病机理】

动物干燥综合征的病因尚不清楚。发病机理涉及免疫因素和遗传因素。

有充足的免疫病理学证据表明，作为干燥综合征病理学基础的泪腺、唾液腺、胰液腺以及各黏膜的黏液腺等外分泌腺的炎症系自身免疫性损伤（Quimby 等，1979；Kaswan 等，1985）。泪腺（瞬膜腺、主泪腺）、唾液腺（腮腺、颌下腺等大唾液腺，唇腺等小唾液腺）以及胰液腺等外分泌腺的特征性病理变化是免疫介导性多灶性慢性腺炎（Immune‐mediated multifocal chronic adenitis）。

活组织切片显示，腺泡萎缩，腺泡内结缔组织增生；浆细胞和淋巴细胞浸润，有的形成淋巴生长中心；腺导管上皮细胞增生，管腔闭塞乃至扩张，充满中性粒细胞和细胞碎片；管壁形成上皮岛，围以淋巴细胞和组织细胞，与人的自免性唾液腺炎相仿（Quimby 等，1979；Kaswan 等，1984）。泪腺和唾液腺导管上皮细胞吸引淋巴细胞浸润这一自免性炎症反应特征表明，腺导管上皮是特异性"抗泪（唾）腺腺管上皮抗体"的靶细胞。

干燥综合征病畜的血清和外分泌腺内已检出抗外分泌腺的循环抗体和自身抗体沉积物。62 例各型干燥综合征病犬的自免病性研究证实，多数病犬血清内含有针对瞬膜腺、主泪腺、腮腺和颌下腺的循环自身抗体（间接免疫荧光试验阳性），并在泪腺、唾液腺活检标本和胰液腺尸检标本内检出呈直接免疫荧光试验阳性的自身抗体沉积物（Kaswan 等，1985）。大多数干燥综合征病犬的外周血白细胞可对唾液腺抽提物发生超敏反应，提示发病环节中有细胞免疫机制参与，对唾（泪）腺抗原致敏的特异 T 淋巴细胞及其产生的致炎性可溶性递质（淋巴激活素）是引起上述特征性病理变化的部分原因。

干燥综合征，特别是眼睛口腔干燥关节炎综合征病畜，常伴发高丙球蛋白血症，存在类风湿因子、抗核抗体、抗甲状腺抗体等其他各种自身抗体。

两份对 50 例和 62 例干燥综合征病犬的调查证实，70％病犬有高丙球蛋白血症，50％病犬有类风湿因子，40％～42％病犬有抗核抗体（Kaswan 等，1983，1985）。

　　另有一些证据表明，遗传性因素也参与干燥综合征的发病机理。新西兰黑鼠和某些品系犬伴有系统性红斑狼疮等各种自身免疫病的家族性 Sjögren's 综合征的确认揭示，至少有一部分干燥综合征与细胞免疫功能的先天性缺陷有关（Kessler，1971；Quimby 等，1979；李毓义等，1994）。

【临床表现】

　　干燥综合征多发于 4 岁以上的中老年雌犬，临床症状因病型而异。

　　1. 特发性角膜结膜炎　起病于瞬膜腺和主泪腺自免性炎症所致的泪液分泌减少，概为双侧性。主要表现结膜潮红、黏液分泌增多等炎性刺激症状，但羞明而不流泪。急性型常见角膜溃疡，浅层溃疡必须用荧光素染色（滴加孟加拉红染液）在裂隙灯下才能发现。慢性型则角膜浑浊，并有新生血管形成和色素沉积（neovascularization and pigment deposition）。偶尔可发生角膜穿孔、虹膜睫状体炎，以致最终失明。

　　除结膜囊外观干涩外，泪液分泌减少可用 Schirmer 泪试验加以证实。方法是用小片滤纸插入结膜囊，观察纸片被泪液润湿的速度以判定泪液的分泌状况。正常犬为 22mm/min，病犬为 <8mm/min，严重的仅为 1～3mm/min。

　　2. 眼睛口腔干燥综合征　起病于泪腺、唾液腺、黏液腺等外分泌腺自免性炎症所致的泪液、唾液、黏液等外分泌液减少。

　　除前述干性角膜结膜炎外，还表现口腔极度干燥（xerostomia），烦渴贪饮，口唇裂缝和口角皲裂。口干连同继发的龋齿、齿龈炎、牙周炎（periodontitis）所致的大部或全部牙齿松动以及食管干涩，常使咀嚼和吞咽发生困难。

　　少数病例因胃液、肠液和胰液分泌减少而发生顽固不愈的慢性消化不良。有的表现呼吸道症状，包括鼻黏膜干燥结痂、声音嘶哑、咳嗽乃至鼻副窦炎和上呼吸道感染。个别的还出现膣黏膜干燥。

　　3. Sjögren's 综合征　起病于多系统自免性炎症损伤，部分病畜（鼠和犬）具遗传特性。临床表现错综复杂，除前述眼睛口腔干燥综合征外，还并发类风湿性关节炎、系统性红斑狼疮、淋巴细胞性甲状腺炎、多发性肌炎等一种或多种结缔组织疾病（connective tissue disease，CTD），表现相应组合的各种临床症状和检验所见。

【诊断】

　　确定诊断和区分病型的依据：干眼症、口干症和各种结缔组织疾病一元或多元组合的临床表现；泪腺、唾液腺等外分泌腺活检组织的特征性病理变化；抗泪腺、唾液腺等各种循环自身抗体和抗体沉积物的检验。

　　医学上最近用放射性过锝酸（radio - pertechnetate）做大唾液腺分泌性造影，通过口唇活检做小唾液腺组织学检查，方法比较简便，结果非常可靠。

【治疗】

　　干燥综合征无特异治疗方法。

　　特发性角膜结膜炎和眼睛口腔干燥综合征是良性经过的自身免疫病，一般不主张应用免疫抑制剂，强调保守疗法。

　　眼睛干燥的病犬，用人工泪液——甲基纤维素点眼可减轻症状，并能预防比较严重的眼并发症。

　　口腔干燥的病犬，可衔戴含甘油和柠檬酸的缓冲盐液浸湿的多层纱布条，以经常保持口腔湿润。

　　Sjögren's 综合征病犬，则应针对所并发的结缔组织疾病实施强的松、强的松龙等糖皮质激素疗法和（或）应用硫唑嘌呤、环磷酰胺等免疫抑制剂。

参 考 文 献

李毓义，李彦舫．2001．动物遗传·免疫病学——医学自发模型．北京：科学出版社：421-423.

Aguirre G D，et al. 1971. JAVMA. 158：1 566-1 579.

Beutner E H，et al. 1962. Proc Soc Exp Biol Med. 107：486-491.

Ishimaru N，et al. 2000. Am J Pathol. 156 (5)：1 557-1 564.

Kaswan R L，et al. 1983. JAVMA. 183：1 073-1 075.

Kaswan R L，et al. 1984. Am J Vet Res. 45：112-118.

Kaswan R L，et al. 1985. Am J Vet Res. 46：376-383.

Kessler H S. 1968. Am j Pathol. 52：672-685.

Kessler H S. 1971. Arch Ophthalmol. 85：211-219.

Manning P R. 1985. Vet Rec. 177：646.

Quimby F W，et al. 1979. Clin Immunol Immunopathol. 12：471-476.

Saegusa J，et al. 1997. Sialadenitis in IQI/Jic mice：a new animal model of sjogren's syndrome. J Vet Med Sci. 59 (10)：897-903.

Saegusa J，et al. 2000. Clin Exp Immunol. 119 (2)：354-360.

Toda I，et al. 1998. Adv Exp Med Biol. 438-452.

Toda I，et al. 1999. Exp Eye Res. 69 (4)：355-366.

Van Blokland S C，et al. 2000. Lab Invest. 80 (4)：575-585.

Walcott B，et al. 1998. Adv Exp Med Biol. 438：917-923.

Whaley K，et al. 1974. Clin Exp Immunol. 17：681-684.

七、天 疱 疮

Pemphigus

天疱疮是由于体内形成抗表皮细胞自身抗体所致发的一组慢性进行性大疱性自免皮肤病。

动物的天疱疮病组（pemphigus group）包括 4 种天疱疮，或者说天疱疮依据皮肤病理组织学变化而分为 4 种病型。

1. 寻常天疱疮（pemphigus vulgaris，PV） 皮肤病理组织学特点是，表皮棘细胞层隆突而松解（acantholysls），有大疱形成（bulla formation），出现基层裂隙（suprabasilar cleft）。

PV 是最早发现、病情最为严重的一种天疱疮，已报道发生于犬（Hurvitz 等，1975；Stannard 等，1975；Bennett 等，1980；Fukushima，1982；Olynyk 等，1984）和猫（Brown 等，1979；Manning 等，1982）。

2. 剥脱天疱疮（pemphigus foliaceus，PF） 表皮棘细胞层松解，角质层下大疱形成（subcorneal bulla formation），出现裂隙，表皮剥脱（exfoliation），是比较常见的天疱疮。

一种全身性剥脱性皮炎（generalized exfoliative dermatitis），先后报道发生于犬（Halliwell 等，1977；Inrke 等，1985；Shinya 等，1996；Iwasaki 等，1996，1997；High，1999；Foster 等，2000）、猫（Scott，1980，1983；Manning 等，1982）、马（Johnson 等，1981；Power 等，1982；Rosser 等，1983）和山羊（Scott 等，1984；Lloyd 等，1984；Ehrensperger 等，1987）。

3. 增殖天疱疮（pemphigus vegetans，PVe） 表皮棘细胞层松解，大疱形成，基层上裂隙，并伴有慢性疣状增生（chronic verrucous vegetation）的乳头状瘤病变（papillomatous lesion），是一种少见的良性天疱疮，迄今只报道发生于犬（Scott 等，1977；Schultz 等，1980）。

4. 红斑天疱疮（pemphigus erythematosus，PE） 表皮棘细胞层松解，角质层下大疱形成，出现裂隙，在表皮细胞间和真皮结合部均有特异免疫球蛋白沉积。

一般认为是良性的剥脱天疱疮，或天疱疮与红斑狼疮间的一种交叉型综合征。已报道发生于犬（Scott 等，1980；Bennett 等，1985）和猫（Scott 等，1980；Manning 等，1982；Fairchoth 等，1982）。

【病因及发病机理】

部分天疱疮病畜的血清，可用免疫荧光间接法检出结合于鳞状复层上皮细胞（棘细胞）表面而针对表皮细胞间黏合物质抗原的 IgG 抗体（antibodies against epidermal intercellular cement substance）。

现已通过直接免疫荧光法和免疫过氧化酶法（immune - peroxidase method）证实，半数以上天疱疮病畜新鲜病变皮肤活组织标本的表皮细胞间有这种 IgG 沉积和 C_3 存在，而且免疫荧光显色或过氧化酶法着色部位与表皮内大疱的位置相符，邻近大疱而外观正常的皮肤也有较强的显色或着色反应，较远的未受累皮肤则呈弱阳性或阴性（Suter 等，1984；Haines 等，1987）。

红斑天疱疮还可检出血清内的循环抗核抗体和真皮表皮结合部沉积的抗表皮组织抗体（Halliwell 等，1982）。

在家兔身上实验诱发的高滴度抗表皮细胞循环抗体显有致皮肤棘层松解的作用，提示抗表皮细胞间黏合物质抗原的自身抗体在天疱疮发生机理上具有重要作用。天疱疮的皮肤病理变化实际上乃是自身抗体结合补体而引起的免疫复合物损伤。

这种自身抗体与表皮组织成分及补体结合为免疫复合物，吸引多形核白细胞，释放出溶酶体酶和其他酶，导致大疱形成和棘细胞松解，而造成表皮结构的破坏。

至于抗表皮组织自身抗体形成的原因，亦即天疱疮的病因，迄今还未确定。

最近发现新生羔羊有一种遗传性表皮松解和大疱形成（Ehrensperger 等，1987），表明天疱疮抗表皮组织自身抗体的形成可能与先天性或获得性免疫调节功能紊乱有关（李毓义等，1994，2001）。

【临床表现】

突然或逐渐起病，伴有发热、厌食、委顿等不同程度的全身症状。各种动物各型天疱疮的共同临床特点是表皮内有大疱形成。犬、猫、羊、马的表皮都很薄，大疱期十分短暂，通常很快就出现皮肤糜烂和溃疡，以至结痂或继发感染。主要侵害部位则因病型而异。

1. 寻常天疱疮　皮肤病变大多出现于口、鼻、膣腔黏膜和眼结膜、眼睑、口唇、肛门、阴门和包皮等黏膜与皮肤连接部，肉趾、甲床（犬和猫）等处皮肤；偶尔侵害全身大部皮肤；少数病例只侵害皮肤，而不波及黏膜。大疱深在于表皮的基层上，如同Ⅱ度烧伤所见。

2. 剥脱天疱疮　皮肤病变通常开始出现于鼻端、耳廓、球节、蹄冠、肉趾（爪垫）等处，然后扩延至全身皮肤，很少侵害黏膜表面。大疱浅在，紧靠角质层，表皮剥脱，以致糜烂、溃疡、结痂或继发感染，局部热痛明显，伴有瘙痒。

羔羊的遗传性剥脱天疱疮，出生后不久即起病，病程持续数周，病变部位局限于口黏膜、鼻唇部和蹄冠皮肤（Ehrensperger 等，1987）。

3. 增殖天疱疮　在显现皮内水疱和皮肤糜烂或溃疡后，恒继发肉芽肿性疣状增生，外观如同乳头状瘤。其主要侵害部位，因报道病例稀少，目前尚未确定。

4. 红斑天疱疮　剥脱天疱疮的良性变型或天疱疮与红斑狼疮皮肤病的交叉型综合征，局部病变类似剥脱天疱疮，但程度要轻微得多，全身症状则比较明显。如同盘状红斑狼疮，常侵害鼻端、耳廓等头面部（光敏区）皮肤，呈浅表糜烂性面部皮炎。

【诊断】

临床诊断依据于病史和病征。病性和病型的确定则必须依据病变部皮肤的活体病理组织学观察和特异自身抗体的检出。

一项有关天疱疮诊断的回顾性研究表明，皮肤病理组织学变化和特异自身抗体沉积物的各自检出率，只有 69％和 53％（Halliwell 等，1982）。当前普遍强调两项检验结合进行，以免漏诊。

活检皮肤标本，宜用锐利的穿孔采样器从大疱完整而无继发感染的新发病变处采取，用中性福尔马林液固定，常规制片和光镜检查。在表皮剥脱、大疱破裂、溃疡形成并继发感染的陈旧病变处采样，则往往得不出正确的结果。

典型的皮肤病变，包括表皮棘细胞层松解，即纺锤形的棘细胞丧失相互桥联的结构而变成孤立游离且深染的细胞团块，并出现角质层下裂隙（剥脱天疱疮和红斑天疱疮）或表皮基层上裂隙（寻常天疱疮和增殖天疱疮），与棘细胞层不发生松解且裂隙形成于表皮下的大疱性类天疱疮（bullous pemphigus）显然不同。

皮肤特异性自身抗体沉积物，用直接免疫荧光法检查。

将荧光素标记的抗犬（猫、羊、马）IgG 或 C_3 等抗血清滴加于病畜待检皮肤活组织冰冻切片上，孵育后观察荧光显色的部位及形态。通常可在表皮细胞间或真皮表皮结合部，见有显现弥散或局灶荧光的抗表皮细胞 IgG 抗体和 C_3。

仅表皮细胞间显现荧光的，为抗表皮细胞表面抗体和抗表皮细胞间黏合物质抗体，是 PV、PF、PVe 三型天疱疮的共同特点。

在表皮细胞间和真皮表皮结合部均显现荧光的，则表明兼有抗表皮细胞抗体和抗表皮基底膜抗体，是 PE 型即红斑天疱疮的特点。

据报，在简称 PAP 的过氧化酶-抗过氧化酶技术（peroxidase - antiperoxidase technique）的基础上（Suter 等，1984），又创立了一项简称 ABC 的免疫组织化学染色法，用抗生物素蛋白-生物素复合物技术（avidin - biotin complex technique）替代免疫荧光技术，检测包括天疱疮在内的自免皮肤病（AISDI）的各种皮肤自身抗体，获得突破性进展（Haines 等，1987）。

这种 ABC 免疫组化检测法，不仅检出率高，重复性好，简便易行，而且可在福尔马林液固定、石蜡包埋的常规组织切片（包括贮存备查的陈旧切片）上，经蛋白酶消化后，用光镜同时观察皮肤病理形态学改变和自身抗体免疫沉积物，克服了重复活检采样等免疫荧光法的各种缺点（李毓义等，1994）。

血液内循环性特异自身抗体，可用间接免疫荧光法检查。

将病畜被检血清滴加在上皮组织切片（如口腔黏膜）上，经冲洗后再把荧光标记的抗犬（猫、羊、马）IgG 等抗体滴加在上述经血清处理过的切片上，以观察显现荧光的部位及形态。

各型天疱疮病畜血清均可检出抗表皮细胞的循环抗体，只是滴度较低。在红斑天疱疮，有时还能检出抗核抗体。

【治疗】

天疱疮，特别是寻常天疱疮病情重剧，在未应用糖皮质激素疗法之前几乎全部死亡。

当前上选的疗法仍然是大剂量糖皮质激素，如强的松或强的松龙（每千克体重 2mg）连续应用。为防止感染可配合抗生素疗法。

较低剂量糖皮质激素与其他免疫抑制伍用，可获得较好的疗效，如强的松或强的松龙（每千克体重 1mg）与硫唑嘌呤或环磷酰胺（每千克体重 2mg），每周伍用 4d，单用 3d。

天疱疮病猫应用醋酸甲地孕酮（megesterol acetate）可获得良好效果。

该药对猫具有很强的皮质类固醇样作用，但常引起子宫内膜炎或子宫脓肿，未阉割的母猫禁用（Halliwell 等，1982）!

参 考 文 献

李毓义，李彦舫. 2001. 动物遗传·免疫病学——医学自发模型. 北京：科学出版社：423 - 427.

Bennett D，et al. 1980. Vet Rec. 106：497 - 503. 523 - 525.

Bennett D，et al. 1985. J Small Anim Pract. 26：219 - 227.

Brown N，et al. 1979. J Am Anim Hosp Ass. 15：2528.

Ehrensperger F，et al. 1987. Tierärztliche Umsachau. 42：679 - 698. 700.

Faircloth J C，et al. 1982. Feline Pract. 12：31 - 33.

Foster A P，et al. 2000. J Small Anim Pract. 41（6）：266 - 270.

Fukushima K. 1982. Can Vet J. 23：135 - 137.

Haines D M，et al. 1987. Can J Vet Res. 51：104 - 109.

Halliwell R E W，et al. 1977. JAAHA 13：431 - 436.

Halliwell R E W，et al. 1982. JAVMA. 181：1 088 - 1 096.

High M. 1999. Can Vet J. 40（2）：127 - 128.

Hurvitz A I，et al. 1975. JAVMA. 166：585 - 590.

Inrke P J，et al. 1985. JAVMA. 186：59 - 66.

Iwasaki T，et al. 1996. Vet Pathol. 33（3）：332 - 336.

Iwasaki T，et al. 1997. Vet Immunol Immunopathol. 59（1 - 2）：1 - 10.

Johnson M E，et al. 1981. Equine Pract. 3：40 - 45.

Lloyd S，et al. 1984. Goat Vet Sci Soc J. 34 - 35.

Manning T O，et al. 1982. J Am Anim Hosp Ass. 18：433.

Olynyk G P，et al. 1984. Can Vet J. 25：168 - 170.

Power H T，et al. 1982. JAVMA. 180：400 - 403.

Rosser E J，et al. 1983. J Equne Vet Sci. 3：14 - 17.

Suhultz K T，et al. 1980. JAAHA. 16：579 - 582.

Schwartz M. 1983. Vet Med Small Anim Clin. 78：1 381 - 1 383.

Scott D W. 1977. Cornell Vet. 67：374 - 384.

Scott D W. 1980. J Am Anim Hosp Ass. 16：385 - 389.

Scott D W，et al. 1984. Agri Pract. 5：38 - 40. 44 - 45.

Shinya K，et al. 1996. J Vet Med Sci. 58（8）：815 - 817.

Stannard A A，et al. 1975. JAVMA. 166：575 - 582.

Suter M M，et al. 1984. Am J Vet Res. 45：367 - 369.

Valdez R A，et al. 1995. J Am Vet Med Assoc. 207（6）：761 - 765.

八、大疱性类天疱疮

Bullous Pemphigoid

大疱性类天疱疮（BP）是由于体内形成抗皮肤基底膜自身抗体所致发的一种自身免疫性大疱性皮肤病。大疱性自免皮肤病（bullous antoimmune skin disease，BAISD），除大疱性类天疱疮而外，还包括由良性黏膜类天疱疮（benign mucous membrance pemphipoid，BMMP）和PV、PF、PE、PVe等4型天疱疮构成的天疱疮病组（pemphigus group）。

动物的大疱性类天疱疮已报道发生于犬（Austin 等，1976；Kunkel 等，1978；Bennett 等，1980；Scott 等，1982；White 等，1984；Iwasaki 等，1995；Xu 等，2000）、马（Manning 等，1981；George 等，1984；Williams 等，1995；Olivry 等，2000）和猫（Medleau 等，1982）。

【病因及发病机理】

大疱性类天疱疮的病因迄今不明。发病机理则类似于天疱疮，特别是红斑天疱疮。

特征性病理组织学改变，包括表皮下大疱形成（subepidermal bulla formation），真皮与表皮不能黏接而出现表皮下裂隙（subepidermal cleft）以及单核细胞为主体的皮肤局部细胞浸润（Ackerman，1985）。病畜血清用免疫荧光间接法检测，有针对皮肤基底膜区带透明层（lamina lucida）抗原物质的抗皮肤基底膜自身抗体存在。

病变部皮肤用直接免疫荧光法、辣根过氧化酶以及 ABC 免疫组化法（见本篇本章天疱疮诊断）活检，均证实真皮表皮连接处（基底膜）有 IgG 免疫球蛋白和 C_3，呈线状或球状沉积。

大疱性类天疱疮的免疫蛋白沉积是一种真正的基底膜现象，即 IgG（或 IgA 和 IgM）沉积定位明确，仅局限于基底膜、透明带、基底细胞底面以及基底细胞的胞浆内（Haines 等，1987）。前述真皮表皮连接处的病理形态学改变，实质上就是这种抗基底膜自身抗体与基底膜抗原结合并激活补体系统所造成的一种免疫复合物损伤。

新近报道，马和犬大疱疮 IgG 自身抗体所针对的抗原，是胶原 XⅦ 的 NC16A 外膜区（NC16A ectodomain），长度为 180 000（Iwasaki 等，1995；Olivry 等，2000；Xu 等，2000）。

【临床表现】

1. 急性大疱性类天疱疮　临床症状类似于寻常天疱疮，起病突然，伴有发热、拒食、委顿等明显的全身症状。病变分布于口、舌、咽、食管、膣黏膜和眼结膜，眼睑、鼻端、双唇、耳廓、肛门、阴门等皮肤与黏膜的连接部，或趾垫、蹄冠等部位的皮肤。

病变皮肤脱毛、肿胀、温热、疼痛。表皮（上皮）隆起，自行剥脱或用镊子即可揭开，露出真皮（黏膜固有层），形成皮肤溃疡（黏膜糜烂或溃疡），并常常继发感染，病程数周至数月，多数致死，预后不良。

2. 慢性大疱性类天疱疮　逐渐起病，一般无明显的全身症状。皮肤病变可发生于全身任何部位。不少病例仅显现口腔黏膜病变，形成糜烂或溃疡，最后愈合而遗留瘢痕，取良性经过，类似人的良性黏膜类天疱疮（BMMP），即瘢痕性类天疱疮（George 等，1984）。

【诊断】

确定诊断需要进行病变皮肤或黏膜的活体检查。诊断依据包括特征性病理学变化和表皮真皮连接处抗基底膜自身抗体沉积物。必要时辅以血清内抗基底膜循环抗体的检验。

【治疗】

急性大疱性类天疱疮，多伴有全身症状并继发感染，病情重剧，必须立即采用强的松、强的松龙等糖皮质激素以至硫唑嘌呤、环磷酰胺等作用更强的免疫抑制剂，并配合全身性抗生素疗法，通常可获得较长期间的连续性临床缓解（李毓义等，1994，2001）。

参 考 文 献

李毓义，李彦舫．2001．动物遗传·免疫病学——医学自发模型．北京：科学出版社：427-428．

Ackerman L J. 1985. Can Vet J. 26：185-189.

Austin V H, et al. 1976. JAVMA. 168：322-324.

Bennett D, et al. 1980. Vet Rec. 106：497-503.

George L W, et al. 1984. Vet Clin North Am Large Anim Pract. 6：79-86.

Haines D M，et al. 1987. Can J Vet Res. 51：104 - 109.

Iwasaki T，et al. 1995. Vet Pathol. 32（4）：387 - 393.

Kunkel G A，et al. 1978. J Am Anim Hosop Ass. 14：52 - 57.

Manning T O，et al. 1981. Equine Pract. 3：38 - 44.

Medleau L，et al. 1982. J Am Anim Hosp Ass. 18：449 - 451.

Olivry T，et al. 2000. Equine bullous Pemphigoid IgG antibodies target linear epitopes in the Nc16A ectodomain of colla-gen ⅩⅦ. Vet Immuol Immunopathol. 73（1）：45 - 52.

Scott D W，et al. 1982. JAVMA. 180：48 - 52.

Scott D W，et al. 1982. Cornell Vet. 72：394 - 402.

White S D，et al. 1984. JAVMA. 185：683 - 686.

Williams M A，et al. 1995. J Am Vet Med Assoc. 207（3）：331 - 334.

Xu L，et al. 2000. Molecular cloning of canine bullous pemphigoid antigen 2 cDNA and immunomapping of NC16A do-main by canine bullous pemphigoid autoantibodies. Biochim Biophys Acta. 1500（1）：97 - 107.

九、自身免疫性甲状腺病

Autoimmune Thyroid Disease

自身免疫性甲状腺病，是由于体内产生甲状腺自身抗体所致发的一组甲状腺疾病。

病理学基础：甲状腺滤泡结构的免疫应答性损伤。

主要临床表现：甲状腺功能低下（hypothyroidism）综合征。

本组疾病，包括自身免疫性甲状腺炎（autoimmune thyroiditis），即淋巴细胞性甲状腺炎（lymphocytic thyroiditis）；自身免疫性甲状腺肿（autoimmune goitre），即桥本氏甲状腺肿（Hashimoto's struma）或桥本氏甲状腺炎（Hashimoto's thyroiditis）；自身免疫性甲状腺萎缩（autoimmune thyroid atrophy），即特发性滤泡萎缩（idiopathic follicular atrophy）或黏液性水肿（myxoedema）。

以自免甲状腺炎为主的自免甲状腺病，已报道见于犬（Tucker，1962；Beier 等，1968；Mawdesley - Thomas，1969；Fritz 等，1970；Gosselin 等，1982；Conaway 等，1985；Happ 等，1995；Vajner 等，1997a，1997b；Iversen 等，1998；Dixon 等，1999）、鸡（Wick 等，1972，1975；Kalderon 等，1977；Cihak 等，1996，1998；Dietrich 等，1997）以及大鼠（Silverman 等，1974）。

【病因及发病机理】

病因未明。发病机理涉及体液免疫、细胞免疫和遗传因素。

据 Doniach（1975）报道，自免甲状腺炎患畜血清中存在 4 种甲状腺自身抗体，分别针对 4 种甲状腺抗原物质：甲状腺球蛋白（thyroglobulin）、胞浆微粒体抗原（microsomal cytoplasmic antigen）、胶质第二抗原（second antigen of colloid，CA_2）以及细胞表面抗原（cellsurface antigen）。其中除细胞表面抗原外，针对其他 3 种甲状腺抗原的甲状腺自身抗体，均先后在自免甲状腺炎病畜身上被检出并确认（Mizejewski 等，1971；Gosselin 等，1982；Haines 等，1984；Conaway 等，1985；李毓义等，1994）。

关于本病的发病机理，特别是甲状腺自身抗体的形成，最早提出的是隐蔽抗原渗漏说，即认为甲状腺球蛋白是封闭于甲状腺滤泡内的"隐蔽抗原"，免疫活性细胞在胎儿期间不与之接触，未产生耐受性。在感染等使甲状腺损伤的情况下，抗原渗漏，导致细胞毒性甲状腺抗体的生成和自免性甲状腺组织病变。现已查明，甲状腺球蛋白可通过淋巴管途径进入循环，并非"隐蔽抗原"。

目前普遍认为，自免甲状腺病的主要致病环节是免疫调节系统的功能紊乱，涉及细胞免疫和体液免疫。带有甲状腺抗原的 B 淋巴细胞，本来就存在于淋巴细胞的循环池内，只是由于免疫调节功能健全，有 T 抑制细胞的制约，没有 T 辅助细胞的协同，才不致产生甲状腺自身抗体。这种免疫调节功能一旦陷入紊乱，则全身或局部就容易发生移植物抗宿主反应（graft‐versus host reaction，GVHR），B 淋巴细胞摆脱了 T 抑制细胞的控制并得到 T 辅助细胞的协同，而产生甲状腺自身抗体。

自身或异种甲状腺细胞浸出物，混以弗氏完全佐剂并伍用免疫抑制剂，给兔、豚鼠和犬注射免疫，已成功地激起全身性 GVHR，造成实验性甲状腺炎（Terplan，1961；Tucker，1962）。在这种全身性 GVHR 状态下，供体淋巴细胞与异体抗原接触，被刺激增殖并分化为细胞毒性 T 淋巴细胞和受体组织相容性抗原特异性 T 记忆细胞，释放出特异因子，刺激受体的 B 淋巴细胞，形成抗体（Gosselin 等，1982）。

在犬的一侧甲状腺内注入异体淋巴细胞，4 周后同侧和对侧甲状腺均发生局部性 GVHR，显示滤泡细胞变性，基底膜增厚，淋巴细胞、浆细胞、巨噬细胞浸润等见于自然发生的自免甲状腺炎的早中期病变。将注射侧甲状腺在经受局部性 GVHR 一周后切除，对侧甲状腺即不再显示上述自免甲状腺炎病变，这表明注射侧甲状腺 GVHR 的持续存在，是对侧甲状腺发生自免甲状腺炎的条件。在这种甲状腺局部性 GVHR 状态下，宿主体内的 B 淋巴细胞与甲状腺抗原发生反应，在甲状腺内浸润、增殖并使局部产生甲状腺自身抗体（Gosselin 等，1982）。

用激素抑除鸡胚的法氏囊（hormonal bursectomy of embryos），可防止肥系白来航鸡自免甲状腺炎的发生（Wick 等，1975）。大鼠生后切除胸腺，可使自免甲状腺炎的发病率增高，病情加剧和显症年龄提前（Silverman 等，1974）。用甲状腺球蛋白主动免疫的实验性甲状腺炎动物，其血清和淋巴细胞可造成家兔的被动转移性甲状腺炎。所有这些实验研究结果表明，在自免甲状腺炎的发生上兼有细胞免疫和体液免疫两种机制参与，胸腺产生的 T 淋巴细胞不能抑制自身免疫反应。病理组织学所见的细胞破坏，乃是甲状腺自身抗体与滤泡细胞的胞浆膜发生反应，杀伤淋巴细胞（killer lympho-cytes）通过抗体依赖性细胞毒性作用所造成的靶细胞损伤（Pinedo，1976）。

人的自免甲状腺炎常有明显的家族史。动物的遗传性自免甲状腺炎已报道见于 Beagle 犬（Tucker 等，1962；Vajner 等，1997）、Borzoi 犬（Conaway 等，1985）、Obese 白来航鸡（Wick 等，1972，1975；Kalderon 等，1977；Cihak 等，1996，1998）以及 Buffalo 大鼠（Silverman 等，1974）等动物品系，表明本病的发生还涉及遗传机制，至少部分地与基因决定的免疫功能先天缺陷有关（李毓义等，1994，2001）。

病理形态学研究表明，所谓淋巴细胞性甲状腺炎、桥本氏甲状腺肿和特发性滤泡萎缩并非各自独立的疾病，而是自免甲状腺病统一病理过程各个发展阶段的不同表现。

Conaway 等（1985）对 Borzoi 犬的家族性甲状腺炎进行了连续 3 代为期 6 年的临床病理学观察：初期病变为滤泡变性，主要表现为滤泡数量减少，泡囊窄小，胶质贫乏，泡腔塌陷。中期出现渐进增重的炎症过程，滤泡基底膜和毛细血管壁上有免疫复合物沉积，显示血管内皮增生，管壁增厚，内皮下中性粒细胞浸润等血管炎病变；腺泡间有大量淋巴细胞、浆细胞和巨噬细胞浸润，滤泡局灶性或广泛性破坏，以致腺体实质丧失正常结构；残存的滤泡则显示代偿性增生，由柱状滤泡上皮细胞及其转化的大嗜酸性上皮细胞（胞浆内有稠密嗜酸性颗粒）所被覆。末期病变（见于 3 岁以上病犬）为滤泡稀少，泡囊萎缩，胶质稀薄或缺如，腺体实质被大量增生的脂肪结缔组织所代替，相当于"特发性滤泡萎缩"的病理组织学所见。

【临床表现】

自免甲状腺病的甲状腺局部外观改变不大。主要表现为甲状腺功能紊乱。随着自免甲状腺损伤的病程进展，甲状腺功能相继出现相对正常、一时性代偿增强和持续性低下 3 个阶段。通常必须在进入甲状腺功能低下阶段之后才显现临床症状。

病犬倦怠，嗜眠，神情淡漠，不愿活动，体温正常或低下。由于基础代谢降低，食欲不增而渐趋肥胖，且特别怕冷，喜好温暖处所。

　　比较突出的体征是皮肤干燥、多鳞屑、过度角化、色素沉着、不伴有瘙痒的对称性脱毛（毛囊和皮脂腺萎缩）以及苔藓形成（lichenization）。这些皮肤体征，通常开始显现于头部和颜面部，以后则逐渐扩展到躯干和四肢。重症病例，末期可能出现黏液性水肿。

　　Beagle 和 Borzoi 两品系犬的自免甲状腺病，呈家族性分布，一般在 1～2 岁显症。其中后者已确定为常染色体隐性遗传类型，即显现临床症状的病犬是疾病基因纯合子，而杂合子只是疾病基因携带者，临床健康，始终不显症状（Conaway 等，1985；李毓义等，1994，2001）。

　　病鸡冠小，羽毛长，骨骼易折碎，皮下有大片脂肪沉积。

　　主要检验所见：血清中甲状腺素（L）和三碘甲状腺原氨酸（B）含量不同程度降低（正常值：T_4 为 24.0±4.1pg/L；T_3 为 0.93±0.15pg/L）。

　　重症病犬，甲状腺激素极度降低，有的近于零值（Conaway 等，1985）。

【诊断】

　　自免甲状腺病的诊断依据：甲状腺功能减退的各种体征；血清 T_4 和 T_3 含量减少；对促甲状腺激素（TSH）兴奋试验反应低下或缺如；检出甲状腺自身抗体；甲状腺活检有证病性病理形态学改变。

　　促甲状腺激素兴奋试验：静脉注射一定量的牛促甲状腺激素（每 2.27kg 1IU 或 10IU），用放射免疫法测定注射后 4～8h 血清中 T_4 和 T_3 的含量是否比注射前有显著差异（$P<0.05$）的增高（Gosselin 等，1982；Comway 等，1985）。犬自免甲状腺病全程系统检测结果表明，该甲状腺功能试验同血清 T_4 和 T_3 测定一样，仅适用于中晚期病例，对早期病例的诊断价值不大（Conaway 等，1985），因为只要病变甲状腺中仍有 25%～30% 滤泡发挥代偿作用，即能对促甲状腺激素刺激产生兴奋效应（Belshaw 等，1979）。

　　通常用于诊断检验的甲状腺自身抗体是抗甲状腺球蛋白抗体（TGA）和抗甲状腺微粒体抗体（MCA）。前者可用酶联免疫吸附试验（ELISA）、氯化铬血凝试验（chromicchloride hemagglutination，CCH）、鞣酸化红细胞血凝试验（tanned cell hemagglutination，TCH）以及间接免疫荧光试验；后者则可用酶联免疫吸附试验和补体结合试验。

　　新近的一系列研究表明，这些自身抗体检测法的特异诊断性是相对的，正常动物和其他自身免疫病患畜也显示有一定滴度的甲状腺自身抗体，而且漏检比例相当大，病犬的最高阳性率仅达 59% 和 73%（Gosselin 等，1982；Haines 等，1984；Conaway 等，1985）。因此，不能单凭其阳性结果确定诊断，也不能单凭其阴性结果否定诊断。

　　鉴于以上各种诊断方法的实用局限性，临床上遇有表现甲状腺功能减退的病畜时，可参照血清甲状腺激素含量测定、TSH 兴奋试验以及甲状腺自身抗体检验结果，最后进行甲状腺穿刺活检，依据证病性病理组织学变化而确立诊断。

【治疗】

　　自免甲状腺病的治疗，目前仅限于长期补充甲状腺激素，以缓解甲状腺功能低下综合征，通常应用的是左旋甲状腺素钠（sodium levothyroxin）。一般不主张用糖皮质激素类药物。

　　新近报道，Obese 来航鸡的自免性甲状腺炎用抗 CEB 和抗 CD8 抗体防治有效（Cihak 等，1996，1998）。

参 考 文 献

李毓义，李彦舫．2001．动物遗传·免疫病学——医学自发模型．北京：科学出版社：428-432.

Beier W, et al. 1968. Endocrinology. 83：501-508.

Belshaw B E，et al. 1979. J Am Anim Hosp Ass. 15：17 - 23.

Cihak J，et al. 1996. Zentralbl Veterinarmed A. 43（4）：211 - 216.

Cihak J，et al. 1998. J Autoimmun. 11（2）：119 - 126.

Conaway D H，et al. 1985. Vet Pathol. 22：439 - 446.

Dietrich H M，et al. 1997. Vet Immunopathol. 57（1 - 2）：141 - 146.

Dixon R M，et al. 1999. Vet Rec. 145（16）：472.

Doniach D. 1985. Clin Endocrinol Metab. 4：267 - 285.

Fritz T E，et al. 1970. Exp and Molec Pathol. 12：14 - 30.

Gosselin S J，et al. 1982. Vet Immunol Immunopathol. 3：185 - 201.

Haines D W，et al. 1984. Can J Comp Med. 48：262 - 267.

Happ G M. 1995. Adv Vet Sci Comp Med. 39：97 - 139.

Iversen L，et al. 1998. Domest Anim Endocrinol. 15（6）：525 - 536.

Kalderon A E，et al. 1977. Lab Invest. 37：487 - 496.

Mawdesley-Thomas L E. 1969. J Small Anim Pract. 9：539 - 550.

Mizejewski G J，et al. 1971. J Immunol. 107：1 152 - 1 160.

Pinedo C，et al. 1976. Clin Immunol Immunopathol. 5：6 - 11.

Silverman D A，et al. 1974. Science. 184：162 - 163.

Terplan K L，et al. 1960. Am J Pathol. 36：213 - 235.

Tucker W E. 1962. Am J Clin Pathol. 38：70 - 74.

Vajner L，et al. 1997a. Vet Med（Praha）. 42（2）：43 - 49.

Vajner L. 1997b. Vet Med（Psaha）. 42（11）：333 - 338.

Wick G，et al. 1972. Lab Invest. 27：400 - 411.

Wick G，et al. 1975. Clin Immunol Immunopathol. 3：272 - 300.

十、特发性脑脊髓炎

Idiopathic Encephalomyelitis

特发性脑脊髓炎，又称变应性脑脊髓炎，包括感染后脑脊髓炎（post-infectious encephalomyelitis）和接种后脑脊髓炎（post-vaccinal encephalomyelitis），是犬瘟热、狂犬病、阿留申病等病毒感染或疫苗接种所诱发的一种以弥散性脱髓鞘（disseminated demyelination）为病理学特征的自免性脑脊髓炎（autoimmune encephalomyelitis）。

本病自然发生于犬（Jarvis，1949；Hartley 等，1974；Fatzer 等，1976；Bestetti 等，1978；Pedersen 等，1978；Fekadu 等，1980）、猫（Barnard 等，1977）、马（Liu 等，1977；Mayhew 等，1987）、猪（Cotofan 等，1981）以及水貂（Hahn 等，1983）和绵羊（Constable 等，1996）。实验复制于猴、牛、羊、猪、禽、兔、豚鼠等各种动物（Goverman 等，1996），可作为研究人的接种（感染）后脑炎的动物模型（李毓义等，1994，2001）。

【病因及发病机理】

在犬瘟热、狂犬病、阿留申病、马鼻肺炎（EHV - 1）等病毒感染和疫苗接种之后发生的这种变应性脑脊髓炎，与病毒直接作用所致的急性脑脊髓炎显然不同，具备以下 4 个特点：

1. 有小血管坏死造成的淤斑性出血、血管周围广泛的神经脱髓鞘现象以及单核细胞（淋巴细胞、浆细胞、巨噬细胞）浸润等特征性病理组织学变化。

2. 脑脊髓炎出现于弱毒疫苗接种后或感染消退期，而不是在病毒的急性感染期。

3. 血循环内除针对特殊病原的抗体外，还有针对脑脊髓等中枢神经髓磷脂的自身抗体（Hahn

等，1983）。

4. 脑脊髓组织提出液皮内试验呈延迟型变态反应。

同种或异种脑脊髓组织加以弗氏完全佐剂，给猴、兔、豚鼠等前述各种动物单次注射做免疫接种，可复制出实验性过敏性脑脊髓炎（experimental anaphylactic encephalomyelitis，EAE）。接种后数周，动物出现麻痹等神经症状，对脑脊髓组织提出液皮内试验呈延迟型变态反应，脑脊髓组织学检查显示白质软化、轴索变性、弥散性脱髓鞘、局灶性血管炎以及血管周围淋巴细胞和巨噬细胞浸润等特征性病理变化，与犬、猫、马以及人的接种（感染）后脑脊髓炎非常相似。

EAE 动物体内，可通过间接血凝试验、补体结合试验、免疫荧光试验等检出抗脑脊髓组织成分的自身抗体，其淋巴结悬液（含 T 淋巴细胞）给其他动物接种，可造成被动转移的 EAE。

上述自发性和实验性变应性脑脊髓炎的研究结果表明，人和动物接种（感染）后脑脊髓炎的发病机理可能在于：疫苗接种进入体内的脑脊髓组织成分或致弱病毒感染造成的脑脊髓病理产物，与正常脑髓组织有产生交叉反应的共同抗原，刺激机体的免疫系统，特别是细胞免疫系统，产生抗脑脊髓组织的自身抗体，引起脱髓鞘等变应性自身免疫性中枢神经组织损伤。

【临床表现】

1. 犬瘟热疫苗接种后脑脊髓炎　多见于 6 月龄以内的幼犬。疫苗接种后 1～2 周起病，全身症状轻微，主要表现狂暴、吠叫、攻击行为、无目的徘徊、共济失调以至抽搐，或沉郁、圆周运动、视力和后肢运动障碍等一般脑症状和灶症状，经过数日后病情自行缓解，如不再度发作，一般预后良好（Mayhew 等，1987）。

2. 狂犬病疫苗接种后脑脊髓炎　见于犬、猫和马。兔脑或鸡胚疫苗接种后 1～3 周起病，除流涎、吠叫（犬）等颅神经麻痹的特征性症状外，主要表现精神委顿（无狂犬病固有的攻击行为）和从后肢逐步向前肢发展的上行性下位运动神经元麻痹的各种症状，一般在 1～2 个月内自行缓解，多数不再复发（Barnard 等，1977；Mayhew 等，1987）。

3. 感染后脑脊髓炎　见于犬、猫、马和水貂。起病于犬瘟热病毒（Mayhew 等，1987）、阿留申病毒（Hahn 等，1983）、马 I 型疱疹病毒（Liu 等，1977；Mayhew 等，1987）等致病微生物感染的恢复期或消退期。

病畜主要表现兴奋或沉郁、共济失调、强迫运动以及上行性下位运动神经元麻痹、颅神经麻痹等与弥散性脱髓鞘性脑脊髓炎病变相对应的一般脑症状、灶症状和脊髓节段性症状。病程数日至数周不等，大多自行完全缓解，少数反复发作而留有后遗症。

【治疗】

通常采用糖皮质激素疗法、免疫抑制疗法和各种对症疗法。由于病程多变，存在自发性病情缓解和加剧，各种疗法的实际效果很难评价。

参 考 文 献

李毓义，李彦舫 . 2001. 动物遗传·免疫病学——医学自发模型 . 北京：科学出版社：432 - 434.

Barnard B J H，et al. 1977. Onderstepoort J Vet Res. 44：195.

Bestetti G，et al. 1978. Acta Neurophathol. 43：195.

Constable P D，et al. 1996. J Am Vet Med Assoc. 208（1）：117 - 120.

Cotofan O，et al. 1981. Med Vet. 25：51 - 54.

Fatzer R，et al. 1976. Pract Tierärztl. 57：280.

Fekadu M，et al. 1980. Am J Vet Res. 41：1 632.

Goverman J，et al. 1996. Lab Anim Sci. 46（5）：482 - 492.

Hahn E C，et al. 1983. Infection & Immunity. 41：494 - 500.

Hartley W J，et al. 1974. Vet Pathol. 11：301.

Jarvis C A，et al. 1949. Am J Hyg. 50：14.

Liu I，et al. 1977. J Equine Med Surg. 12：397.

Mayhew I G，et al. 1987. Veterinary Neurology. Oliver（Ed）. Philadelphia：WB Saunders Co. 218 - 219. 220. 222.

Pedersen N C，et al. 1978. JAVMA. 117：1 092.

十一、特发性多神经炎

Idiopathic Polyneuritis

特发性多神经炎，又称变应性多神经炎（allergic polyneuritis）或特发性多神经病（idiopathic polyneuropathy），包括感染或接种后神经炎（post-infectious or post-vaccinal neuritis）、浣熊猎犬麻痹（coonhound paralysis）、慢性再发性多神经根神经炎（chronic relapsing polyradiculoneuritis）、臂神经丛神经炎—神经病（brachial plexus neuritis-neuropathy）、马尾神经—多神经炎（polyneuritis-neuritis of the cauda equina）以及神经节神经根炎-感觉神经元病（ganglior-dicuritis and sensory neuronopathy），是微生物感染、疫苗接种或浣熊咬伤所激发，体内形成抗髓磷脂蛋白自身抗体所引起的一组以神经根和（或）周围神经脱髓鞘为主要病理特征的自免神经炎—神经病（autoimmune neuritis-neuropathy）。

动物的特发性神经炎病组，类似于人的 Landry 上行性瘫痪或 Landry-Gudlain-Barre 综合征，是人的自免性神经病-变应性多神经炎的对应病（counterpart），已报道先后发生并证实于犬（Cummings 等，1967，1974，1982，1983；Alexander 等，1974；Northington 等，1981，1982；Hoelzle，1983；Wouda 等，1983；Mayhew，1987）、牛（Roberts 等，1962；Lahunta，1983）、马（Greenwood 等，1973；Kadlubowski 等，1981）、猫（Flelcknell 等，1978；Bright 等，1978）及山羊（Maclachlan 等，1982）；实验复制于猴、兔、豚鼠、大鼠（Enders 等，1997；Vriesendorp，1997；Zou 等，1999；Pelidou 等，2000）、小鼠（Zhu 等，1999）和犬（Holmes 等，1974，1979；Kadlubowski 等，1981；李毓义等，1994，2001）。

【病因及发病机理】

有足够的证据表明，特发性多神经炎的发生与微生物感染等因素激发的免疫机制有关。在犬瘟热病毒、狂犬病病毒、阿留申病毒、疱疹病毒、布氏杆菌等微生物感染或疫苗接种之后诱发的此类变应性多神经炎，与微生物直接作用所致的感染性神经炎显然不同，具备以下特点：

1. 有脊神经节、背侧腹侧神经根以至周围神经的淋巴细胞、浆细胞和组织细胞浸润，血管周围炎性反应，节段性脱髓鞘现象和神经纤维变性等特征性病理组织学变化。

2. 在微生物感染或疫苗接种至少 1～2 周之后才发病。

3. 表现逐渐上升的对称性多发性神经症状，并有自行缓解和反复发作的病程。

4. 血清内有针对周围神经髓磷脂蛋白即 P_2 致神经炎抗原（neuritogenic antigen）的抗 P_2 循环抗体，脑脊液中 IgG、IgA、IgM 等免疫球蛋白含量增高，活检组织内有免疫球蛋白沉积（Kadlubowski 等，1981；Mayhew，1987）。

用弗氏佐剂乳化的周围神经组织给猴、兔和豚鼠等实验动物做免疫接种，可复制实验性变应性神经炎（experimental allegic neuritis，EAN），其病理变化和临床表现与动物和人的自然发生的变应性多神经炎基本一致。引起这种 EAN 的周围神经组织抗原，与引起 EAE（实验性变应性脑脊髓炎）的脑脊髓组织抗原不同，是一种致神经炎 P_2 碱性蛋白，含 18% 的髓磷脂蛋白。免疫荧光研究发现，

EAN 动物血清中存在的 P_2 循环抗体，只与周围神经和神经根的髓磷脂结合，而不与脑脊髓中枢神经的髓磷脂以及周围神经的其他成分相结合。

特发性多神经炎病畜，同特发性多神经炎病人和 EAN 动物一样，周围神经组织病理切片上恒有明显的淋巴细胞浸润；淋巴细胞在体外培养中能接受周围神经 P_1 抗原而不接受中枢神经碱性蛋白抗原的刺激；EAN 可通过淋巴细胞悬液在动物中被动地进行传递。这就提示，细胞免疫机制在特发性多神经炎的发生上具有首要意义。

上述自发性和实验性变应性多神经炎的观察结果表明，人和动物的特发性神经炎实质上是机体周围神经组织在微生物感染、疫苗接种或损伤后释放出 P_2 等致神经炎抗原，形成抗 P_2 自身抗体所致发的一种变应性自身免疫性损伤（Mayhew，1987）。

据最新报道，鼻内施用重组的鼠白介素 12，可使大鼠实验性慢性自免性神经炎的脱髓鞘病变明显增重（Pelidou 等，2000）。

【临床表现】

1. 急性多神经根神经炎 包括感染（接种）后多神经炎和浣熊猎犬麻痹，是最常见的一组病型。凡被覆有髓鞘的周围神经，包括运动神经和感觉神经均可累及，但主要侵害脊神经根，特别是腹侧神经根。已报道发生于犬（Cummings 等，1967；Vandevelde 等，1981；Lahunta，1983；Mayhew，1987）、牛（Roberts 等，1962；Lahuata，1983）、山羊（Maclachlan 等，1982）、猫（Lahunta，1983）和黑猩猩（Alford 等，1995）。

通常在微生物感染或疫苗接种后 2 周或浣熊咬伤后 7～11d 突然起病。一般是运动障碍重于感觉障碍，后肢运动障碍先于前肢运动障碍。典型症状为上行性下位运动神经元麻痹。病初，两后肢开始萎缩、轻瘫，脊髓反射减退。表现不同程度跛行，半日至数日后即变为弛缓性麻痹，并扩展到两前肢，变为四肢瘫痪（tetraplegia）而卧地不起，脊髓反射亦完全消失。除个别重症病畜伴有双侧面部轻瘫和吠叫音低微以至失声外，颅神经大多不受侵害。姿势反射等本体感觉完好无损，但许多病畜对感觉性刺激反而表现感觉过敏（hyperesthesia）。这个倒错（paradox）病征，显然是反映感觉神经纤维和背侧脊神经根病变比较轻微的一种刺激症状，可用以区别于肉毒中毒、壁虱麻痹等其他的下位运动神经元麻痹性疾病。

有的病畜伴有尾麻痹，但排粪和排尿功能不见异常，可据以同表现为尾及括约肌麻痹的马尾神经炎进行鉴别。

肌电图显示：广泛分布的去神经支配电位（denervation potential）；运动神经传导速度（motor nerve conduction velocities）显著降低；脑脊液内白蛋白含量升高而细胞计数正常，出现所谓白蛋白-细胞学分离现象（albuminocytologic dissociation）。

病程数日至数周不等，除个别死于呼吸肌麻痹者外，麻痹体征大多由前向后地自行缓解，一般预后良好。但少数病畜，特别是浣熊咬伤所致的，有明显的再发倾向，可发作 2～3 次乃至 5～6 次之多。

2. 慢性再发性多神经根神经炎 与浣熊咬伤无关的一种慢性病型，除前述的特征性病理组织学改变外，还有神经胶质增生（gliosis）所显示的"洋葱球茎形成"（onion bulb formation）和"轴索发芽"（axonal sprouting）。主要发生于犬和猫（Cummings 等，1974；Flelcknell 等，1978；Mayhew，1987）。

临床表现：包括四肢轻瘫（tetraparesis），反射减退或消失，肌肉萎缩，脑脊液蛋白含量升高而细胞计数正常，肌电图上显示去神经支配电位，周围神经传导速度缓慢以及数月至数年间反复缓解和发作的迁延型进行性病程。一般预后良好。

3. 臂神经丛神经炎-神经病 病理学基础是分布于前肢的脊神经因变应性肿胀而在椎间孔处受到

挤压，造成远侧周围神经（包括臂神经丛）轴索和髓鞘的华勒氏变性（Wallerian degeneration）。已报道发生于犬（Cummings 等，1973；Alexander 等，1974）、猫（Bright 等，1978）和牛（Lahunta，1983）。

通常在预防接种（破伤风抗血清、狂犬病疫苗、布氏杆菌病 19 号菌苗等）或单纯采食马肉（犬）后 2～3 周突然起病。临床表现主要包括：两前肢轻瘫，反射减退或消失以及整个前肢肌肉的张力低下和神经原性萎缩（neurogenic atrophy）。少数病畜还伴有单侧面部轻瘫和全身性荨麻疹。前肢肌肉的肌电图显示去神经支配电位，刺激神经所激起的肌肉动作电位缺如。轻症经 2～3 周可自行完全缓解，重症则 3～4 个月不愈，预后慎重。

4. 神经节神经根炎-感觉神经元病　病理学基础是颅神经和脊神经的感觉神经节及其神经根的非化脓性炎症，脊髓脑干上行束的继发性神经元纤维变性。只报道发生于犬（Wouda 等，1983；Cummings 等，1983）。主要临床表现为急性和慢性的感觉性共济失调，不同程度的反射减退，面部和四肢的痛觉低下。病程数周至数月，预后不良。

5. 马尾神经-多神经炎　病理学改变涉及脊神经和颅神经，但以荐神经和尾神经的神经根病变最为严重。硬脊膜内神经根的特征性病变是脱髓鞘和单核-巨噬细胞浸润；硬脊膜外神经根的特征性病变是肉芽肿性炎症和轴索变性。本病型只报道发生于马（Greenwood 等，1973；Kadlubowski 等，1981；Mayhew，1987），是马疱疹病毒（EHV-1）持续感染或创伤造成周围神经 P_2 抗原释放的一种自身免疫性应答。

临床表现：包括尾弛垂而不能举扬；肛门哆开，刺激亦不收缩；臀股部及会阴部皮肤较大范围的感觉减退和消失；直肠开阔，滞留积粪，而不能排出；膀胱充盈而尿液溢流以及阴茎外露而不能回缩等马尾发出的荐、尾神经所分布区域的下位运动神经元麻痹的各种症状。个别病变扩延至腰神经根的重症病畜，还可出现一侧或双侧后肢麻痹。有的累及颅神经，出现单侧面部轻瘫或麻痹、咬肌萎缩乃至前庭神经炎和三叉神经麻痹的相应体征。脑脊液穿刺检查可证实单核细胞和多形核细胞增多（$>100 \times 10^6$/L），且蛋白含量升高（$1\sim3$g/L），取慢性经过，数月数年不愈。预后不良（李毓义等，1994，2001）。

【治疗】

主要依靠对症处置和加强护理。糖皮质激素疗法和免疫抑制疗法可相机实施，但如同变应性脑脊髓炎，其疗效很难估价。

据新近报道，融合素（fusidin）可抑制 γ 干扰素和 α 肿瘤坏死因子，增进白介素 10，因而能使变应性神经炎得到缓解（Di Marco 等，1999）。

参 考 文 献

李毓义，李彦舫．2001．动物遗传·免疫病学——医学自发模型．北京：科学出版社：434-437．

Alexander J W, et al. 1974. J Am Anim Hosp Ass. 10：515.

Alford P L, et al. 1995. J Am Vet Med Assoc. 207（1）：83-85.

Bright R M, et al. 1978. J Am Anim Hosp Ass. 14：612.

Cummings J F, et al. 1967. J Neurol Sci. 4：51.

Cummings J F, et al. 1973. Cornell Vet. 63：589.

Cummings J F, et al. 1974. Acta Neuropathol. 28：191.

Cummings J F, et al. 1982. ibid. 56：167.

Cummings J F, et al. 1983. ibid. 60. 29.

Di Marco R, et al. 1999. J Autoimmun. 13（2）：187-195.

Enders U, et al. 1997. J Neuroimmunol. 76（1-2）：112-116.

Flelcknell P A，et al. 1978. ibid. 41：81.

Greenwood A G，et al. 1973. Equine Vet J. 5：111.

Hoelz le R J. 1983. Vet Med Small Anim Clin. 78：345.

Holmes D F，et al. 1974. Acta Neuropathol. 30：329.

Holmes D F，et al. 1979. Neurol. 29：1 186.

Kadlubowski M，et al. 1981. Nature. 293（5830）：299 - 300.

Lahunta A D. 1983. Veterinary Neuroanatomy and Clinical Nurology. 2nd（ed）. Philadelphia：W B saunders Co. 74 - 80.

Maclachlan N J，et al. 1982. JAVMA. 180：166 - 167.

Mayhew I G. 1987. Veterinary Neurology. Oliver（Ed）. philadelphia：Saunders Co. 358 - 361.

Northingto J W，et al. 1981. JAVMA. 179：375.

Northington J W，et al. 1982. J Neurol Sci. 56：259.

Pelidou S H，et al. 2000. Scand J Immunol. 51（1）：29 - 35.

Roberts S J，et al. 1962. Cornell Vet. 52：592.

Vandevelde M，et al. 1981. Schw Arch Tier. 123：207.

Vriesendorp F J. 1997. J Infect Dis. 176 Supp12：S164 - 168.

Wouda W，et al. 1983. J Comp Pathol. 93：437.

Zou L P，et al. 1999a. J Neuroimmunol. 94（1 - 2）：109 - 121.

Zou L P，et al. 1999b. J Neuroimmunol. 98（2）：168 - 175.

Zhu J，et al. 1999. J Neuroimmunol. 94（1 - 2）：196 - 203.

十二、特发性肌炎

Idiopathic Myositis

特发性肌炎是一组病因不明的免疫介导的系统性炎性疾病综合征的统称，属自免性全身结缔组织疾病或胶原-血管疾病。

该综合征包括咀嚼肌肌炎（masticatory muscle myositis），即旧称的嗜酸细胞性肌炎和萎缩性肌炎（eosinophilie myositis and atrophic myositis）以及多发性肌炎（polymyositis），即旧称的嗜酸细胞性多发性肌炎（eosinophilic polymyositis）。兼有炎症性皮肤损害和骨骼肌损害的，则称为多发性皮肌炎（polydermato-myositis）。在当今文献上，多发性肌炎和多发性皮肌炎这两个名词常交换使用。

动物的特发性肌炎综合征已报道见于犬（Harding 等，1956；Scott 等，1974；Averill，1977；Krum 等，1977；Kornegay 等，1980；Ferguson 等，2000）和南非的一种啮齿动物 Praomys（Mastomys）matalensis（Solleveld 等，1981）。

已发现 Collie 犬和西地兰牧羊犬有一种家族性皮肌炎（familial canine dermatomyositis）（Hargis 等，1984，1985，1986，1988；Gross 等，1987）。

特发性肌病综合征至少有 4 种临床类型：咀嚼肌肌炎；多发性肌炎或皮肌炎无并发症；合并系统性红斑狼疮、类风湿性关节炎等其他弥漫性结缔组织疾病；合并恶性肿瘤。

【病因及发病机理】

特发性肌炎的病因及发病机理还不清楚，一般认为涉及免疫、遗传和感染等多种因素。其中支持免疫病理，特别是细胞免疫功能紊乱的证据比较充分。

给豚鼠注射混有弗氏佐剂的异种肌肉，可产生与多发性肌炎类似的广泛性肌炎；这种实验性肌炎豚鼠的淋巴细胞能溶解组织培养中的单层胚胎肌细胞；给豚鼠注射牛胸腺组织可造成一种严重的肌炎；南非啮齿动物 Praomys（Manomys）matalens 自然发生伴有胸腺瘤的多发性肌炎和心肌炎，用免疫荧光技术可找到抗肌肉抗体；活动期多发性肌炎患畜活检肌肉标本与自身周围血中的淋巴细胞一起孵育，可产生淋巴激活素性淋巴毒素（lymphokine lymphotoxin）。将圆形细胞广泛浸润的患畜肌肉单独培养也证实有淋巴毒素存在，表明致敏 T 淋巴细胞与横纹肌中某种（些）抗原接触可产生一些因子直接引起肌肉损伤。在嗜酸细胞性咀嚼肌肌炎病犬已检出针对犬咀嚼肌的 Ⅱ 型肌纤维特异性自身抗体（type 2 fiber specific antibodies）（Shelton，1985）。

近年在 Collie 犬和西地兰牧羊犬发现的一种常染色体显性遗传类型的家族性多发性肌炎，揭示出免疫调节系统先天性功能紊乱在这一自身免疫性疾病发病机理上的决定性作用。

对一窝 9 只皮肌炎 Collie 病犬从出生到 7.5 月龄的系统观察证实，所有病犬的循环免疫复合物（circulating immune complexes，CICs）和 IgG 含量，在皮肌炎发作之前和同时均明显增高，而且与疾病的进程及严重程度呈高度相关。绝大多数病犬的 CICs 和 IgG 在 14～18 周龄达到峰值；重症病犬 CICs 持续增高，至 7 月龄时达到 238mg/L（正常对照犬为 30mg/L），并在病损皮肤和肌肉内发生免疫复合物沉积所致的坏死性血管炎；中度病犬的 CICs 含量始终稳定于 14～18 周龄时的水平；轻症病犬的 CICs 含量则在 14～18 周龄后逐渐降至正常（Hargis 等，1986）。在家族性皮肌炎病犬未能证实家族性皮肌炎病人通常伴随的先天性补体（C_2）缺乏（Hargis 等，1988），但发现各种自身免疫病经常继发的全身性淀粉样变性的存在（Hargis 等，1989）。

【临床表现】

特发性肌炎类型很多，临床表现各异。

1. 咀嚼肌肌炎　分急、慢性两种病型。急性型病犬，突然起病，表现发热、沉郁、拒食、扁桃体和颌下淋巴结肿胀、贫血、脾脏肿大等全身症状。颞肌和咬肌肿胀、疼痛，以致眼球突出（颞肌肿胀所致），张口不能或不全。慢性型病犬，除个别有急性发作病史者外，大多起病隐袭，主要表现单侧或双侧颞肌和咬肌的进行性萎缩以及愈益增重的张口困难，并由于障碍采食而日趋消瘦。

检验所见：包括贫血的各项指征，白细胞总数增多，中性粒细胞比例加大，嗜酸性粒细胞增多症，血清丙种球蛋白和肌酸磷酸激酶（CPK）含量增高。

活检肌肉组织学改变具特征性：急性型病犬咀嚼肌内有弥漫性坏死，显示坏死性肌病和肌溶解，并有由巨噬细胞、淋巴细胞、浆细胞组成的细胞浸润或嗜酸性粒细胞为主的细胞浸润（Harding 等，1956）；慢性型病犬咀嚼肌萎缩，肌肉坏死轻微，肌内膜和肌束膜内结缔组织增生明显，细胞浸润与急性型基本相同。

2. 多发性肌炎　起病突然或隐袭，病变可波及头、颈、四肢等部位多处骨骼肌，主要表现运动时肌肉无力，伴有或不伴有肌肉僵直和疼痛（Averill 等，1977）。累及咀嚼肌、咽肌和食管肌时，显现咀嚼和（或）吞咽障碍，并导致呕逆（regurgitation）。累及四肢肌肉时，则显现运动障碍。晚期，病变部肌肉常陷入萎缩，肌块轮廓明显缩小。

检验所见：包括指示肌损伤的血清肌酸磷酸激酶、醛缩酶、谷草转氨酶、谷丙转氨酶等血清酶类的活性增强及尿肌酸的含量增高。特异性肌电图改变是自发性纤维颤动，随意收缩时出现复合多相电位及重复高频作用电位。个别病畜用免疫荧光技术能检出抗骨骼肌抗体（Solleveld 等，1981）。活检肌肉组织学改变与咀嚼肌肌炎基本相同。

3. 家族性皮肌炎　属常染色体显性遗传类型，即疾病基因杂合子犬不论公母大多显症，而纯合子病犬显症更加典型和重剧。通常于 2～6 月龄起病，首先发生皮肤炎。耳廓内面、眼眶、鼻梁、唇边、尾尖以及肘、膝、跖等肢体骨突部位的皮肤出现红斑、落屑、脱毛、水疱、溃疡、结痂，严重的继发脓皮病（pyoderma）、脂螨病（demodicosis）。而后在颞肌、咬肌以及与皮肤病变部位相对应的头、颈、躯干、四肢骨骼肌显现对称性肌肉无力、肌块缩小等多发性肌炎的病征。重症病犬还发生食管肌肌炎、巨食管（megaesophagus），并继发吸入性肺炎。

除上述皮肌炎的基本症状外，有的病畜可并发系统性红斑狼疮、类风湿性关节炎等其他自免病以及胸腺瘤等恶性肿瘤（Krum 等，1977；Solleveld 等，1981；Haupt 等，1985）。晚期病畜继发肾、肝、心肌等全身性淀粉样变性，而最终死于肝衰竭、肾衰竭和心力衰竭（Hargis 等，1989）。

检验所见：除多发性肌炎的血液生化、肌电图和病理组织学变化外，还可发现类似于天疱疮或类天疱疮等自免性皮肤病的活检皮肤病变。绝大多数病犬血清内的 CICs 和 IgG 含量增高并与病程进展平行消长（Haupt 等，1985；Hargis 等，1986）。并发其他自免病的病犬，在血清内和病变部可检出相应的自身抗体。

【诊断】

特发性肌炎的诊断依据包括临床表现、病变部肌电图改变和肌肉活检特异性病理组织学变化。嗜酸性粒细胞增多症和病变部肌肉嗜酸性粒细胞浸润并非固有的特征，阴性结果不足以排除诊断。

对家族性皮肌炎还应进行系谱调查和分析。

与重症肌无力的鉴别在于作抗胆碱药治疗性诊断。

【治疗】

特发性肌炎一经确诊，即应实施大剂量糖皮质激素疗法。通常在强的松或强的松龙连续应用 2～4 周后，减半剂量再连续 2～4 周，以后用小剂量维持数月，一般可获得完全缓解。过早减量或停止治疗往往引起严重的复发。

地塞米松等氟化皮质类固醇制剂不宜用于治疗多发性肌炎，因为常引起原发性肌病变。

对糖皮质激素疗法无效的病犬，用氨甲喋呤或硫唑嘌呤等免疫抑制剂治疗有良好效果。轻症家族性皮肌炎的预后较好，大多不经治疗亦能自行缓解。

对因咬肌和颞肌萎缩或结缔组织过度增生而不能张口的慢性咀嚼肌肌炎病犬，可在全身麻醉下施行上下腭牵引术（术间可闻结缔组织撕裂声），术后辅以糖皮质激素疗法，旨在抑制自免反应，限制新的结缔组织形成（李毓义等，1994，2001）。

参 考 文 献

李毓义，李彦舫 . 2001. 动物遗传 · 免疫病学——医学自发模型 . 北京：科学出版社：437 - 440.

Averill D R. 1977. Current Veterinary Therapy VI Kirk（Ed）. Philadelphia：W B Saunders. 822 - 825.

Ferguson E A，et al. 2000. Vet Rec. 146（8）：214 - 217.

Gross T L，et al. 1987. Vet Pathol. 24：11 - 15.

Harding H P，et al. 1956. J Comp Pathol. 66：109.

Hargis A M，et al. 1984. Am J Pathol. 116：234 - 244.

Hargis A M，et al. 1985. Comp Contin Educ Pract Vet. 7：306.

Hargis A M，et al. 1986. Am J Pathol. 123：465 - 479. 480 - 496.

Hargis A M，et al. 1986. Vet Pathol. 23：509 - 511.

Hargis A M，et al. 1988. Vet Immunol Immunopathol. 20：95 - 100.

Hargis A M，et al. 1989. J Comp Pathol. 100：427 - 433.

Haupt K H，et al. 1985. Am J Vet Res. 46：1 861 - 1 869. 1 870 - 1 875.

Kornegay J N，et al. 1980. JAVMA. 176：431 - 438.

Krum S H，et al. 1977. JAVMA. 61：1.

Scott D W，et al. 1974. Cornell Vet. 64：49.

Shelton G D，et al. 1985. Anatomia Histologica Embryologica. 14：91.

Solleveld H A，et al. 1981. Vet Immunol Immunopathol. 2：591 - 606.

十三、动脉炎-血管炎综合征

Arteritis-Vasculitis Syndrome

动脉炎-血管炎综合征是免疫复合物损伤所致的一组以非化脓性或坏死性动脉炎-血管炎为病理学基础的自身免疫病。

动物的动脉炎-血管炎综合征包括两大病型：多动脉炎（poly-arteritis）即结节性动脉周围炎（periarteritis nodosa）和白细胞性血管炎（leukocytoclastic vasculitis）即超敏感性血管炎（hypersensitivity vasculitis）。

牛、羊、猪、猫、貂、熊等各种动物均可发生（Peters 等，1960；Simonds 等，1970；Easley，1979），尤其多见于犬（Lewis 等，1965，1967；Alexander 等，1976；Harcour，1978；Hoff 等，1981；Halliwell，1982；Randell 等，1983；Carpenter 等，1988；Hogenesch 等，1995；Snyder，1995）和马（Crawford，1972；Easley，1979；Byars 等，1980；Morris 等，1983；Werner 等，1984；Robinson，1987）。

【病因及发病机理】

动脉炎-血管炎综合征的基本病理特征包括血管壁中性粒细胞浸润，白细胞和红细胞外渗，细胞破碎伴核碎片，纤维蛋白样坏死（fibrinoid necrosis）以至肉芽肿形成（granulomation）。

多动脉炎（结节性动脉周围炎），侵害中小肌性动脉，累及全身各器官系统，特别是肾脏、心脏、脑脊髓、胃肠道和骨骼肌。

白细胞性血管炎（超敏感性血管炎），侵害包括小动脉、微血管和小静脉在内的小血管，累及多种器官，主要是皮肤。

病因涉及微生物感染、药物诱导和遗传缺陷等多种因素。马的动脉炎-血管炎综合征已报道与动脉炎病毒（Crawford 等，1972）、I 型疱疹病毒（Robinson，1987）以及链球菌（Byars 等，1980）等微生物感染有关。

貂类感染阿留申病毒所出现的一种自发性坏死性动脉炎，已查明是免疫复合物（免疫球蛋白、病毒抗原和补体）沉积在血管壁上所致（Easley，1979）。

黑熊（Ursus amerieanus）曾发生一种由青霉素诱导的坏死性血管炎（Peters 等，1960；Simonds 等，1970）。

Beagles 犬一群体（20 只）发生的多动脉炎已确认是与遗传性免疫缺陷有关的自免性疾病（Harcourt，1978）。

新近确定的以肉芽肿性血管炎为病理学基础的马全身性肉芽肿病（generalized granulomatous disease，GGD），病因尚未查明（Stannard，1987；李毓义等，1994，2001）。

动脉炎-血管炎综合征属于机体的超敏感性反应和自身免疫性损伤，已通过自发性病畜的临床观察和实验性动物模型的对比研究获得多方面的证据：常并发系统性红斑狼疮、类风湿性关节炎、淋巴细胞性甲状腺炎、多发性皮肌炎等其他自身免疫病（Lewis 等，1965，1976；Alexander 等，1976；Harcourt，1978）；恒显现免疫学异常的各项指标，如多株性高丙球蛋白血症、低补体血症、循环的免疫复合物和抗血管抗原的自身抗体（Randell 等，1983）；大部分病畜可应用免疫荧光和免疫酶技术在受损血管壁内发现沉积的免疫复合物（Harcourt，1978；Easley，1979；Werner 等，1984；Carpenter 等，1988）；与微生物感染有关的病畜，血清内有针对病原体的抗体滴度，但机体内和病变部始终分离不出病原体（Robinson，1987）。

本综合征的发病过程，依据临床观察和实验研究，可归纳大致如下：由于机体免疫调节系统存在先天性缺陷，在微生物感染、疫苗接种或药物诱导下，体内形成针对内源性抗原即血管抗原物质的自身抗体，沉积于血管壁，激活补体系统，吸引中性粒细胞浸润，释放生物活性物质，造成免疫复合物损伤，即免疫复合物血管炎（Immune complex vasculitis），导致血管所分布组织器官的出血、水肿和梗死，出现相应的功能障碍和临床表现（Werner 等，1984）。

【临床表现】

动脉炎-血管炎综合征的临床表现，因病型而异。

1. 结节性多动脉炎　病变主要累及心、肾、肝、脾、胃肠道、脑脊髓、脑脊膜、眼色素膜等器官组织的中小动脉。除呼吸道炎、扁桃体炎等感染病史、间歇性发热、拒食、委顿等全身症状以及白细胞增多症、纤维蛋白原增多症、高丙球蛋白血症、低补体血症等检验所见外，还可因血管病变累及的器官不同而表现各式各样的临床症状：因心肌缺血和梗死，出现心脏体征以至心力衰竭；因肾脏出血和梗死，出现血尿、蛋白尿、管型尿以至肾衰竭；因胃肠出血和坏死，出现腹痛、腹泻等胃肠炎症状；因虹膜、脉络膜和视网膜出血和坏死，出现视力障碍以至失明；因肝、脾出血和梗死，显现肝、脾肿大；因脑脊髓和脑脊膜出血和坏死，显现共济失调、癫痫发作、肌肉痉挛和麻痹等一般脑症状、局灶症状和脊髓节段性体征。

并发系统性红斑狼疮、类风湿性关节炎、多发性皮肌炎等其他自免病的患畜，另伴有相应的临床表现和检验所见。

病程数周至数月，有的反复发作和缓解。

2. 白细胞性血管炎　主要累及皮肤、黏膜、肌肉、关节和某些器官的微小血管，包括小动脉、微血管和小静脉。其病史、全身症状和检验所见与结节性多动脉炎基本相同。

临床表现，包括肌肉和关节疼痛；皮肤，特别是四肢皮肤显现丘疹、落屑、溃疡、肉芽组织赘生和炎性水肿；口腔和鼻腔黏膜显现出血斑点、水疱、溃疡及坏死。病程数周，如不并发其他自免疾病，通常一次发作后即完全缓解，反复发作的较少。

3. 家族性多动脉炎　只报道发生于 Beagle 犬（Harcourt 等，1978）。主要侵害脑膜和心脏的中小动脉。脑膜增厚，炎性浸润，多为动脉周围炎所致，伴有神经轴索的变性、脱髓鞘以至脑和脊髓的空洞症（encephalomyelic cavitation）；心肌变性或坏死以及心外膜脂肪细胞浸润，多为小动脉壁全层炎症造成的血栓形成和缺血性梗死所致，浸润的细胞除中性粒细胞外，还有淋巴细胞、浆细胞、巨噬细胞等各种单核细胞；大多伴有甲状腺体积缩小，平均双侧重量为 0.39g。不及正常（0.87g）的一半，镜检有淋巴细胞性甲状腺炎的典型改变。

通常在 4～6 月龄起病。公母均得，常染色体显性或隐性遗传类型尚未确定。表现拒食、委顿、发热等全身症状，体温高达 40℃以上，稽留 5～6d 后自行消退，但数周后往往再度升高。

突出的症状在神经系统，主要为步态和姿势的改变：病犬四肢伸展，头颈高抬，头颈和脊背几成直线，取观星姿势；或屈曲四肢，低垂头颈，呈蜷缩状态。此外，多数病犬伴有甲状腺功能低下的各种体征。个别病犬另有脾、肾等脏器继发淀粉样变的相应表现。病程 4～12 周，缓解与发作交替，也有初次发作后即完全缓解的（李毓义等，1994，2001）。

4. 全身性肉芽肿病　动脉炎-血管炎综合征的一种特殊类型，对应于人的类肉瘤病（sarcoidosis），已报道发生于各品种、年龄和性别的马（Stannard，1987）。

特征性病变是非干酪化肉芽肿（noncaseating granuloma），由积聚的类上皮细胞（epithelioid cell）、多核巨细胞（multinucleated gaint cell）所构成，并有少量中性粒细胞、淋巴细胞和浆细胞浸润，广泛分布于皮肤以及脾、肝、胃肠道等全身各器官组织。多方查找未发现特殊病原，据推测可能是宿主对体内持续存在的某种尚未确认的抗原或自身抗原的一种免疫反应或自免性损伤（Stannard，1987）。

临床表现主要在皮肤和肺脏，其次在肝脏和胃肠道。除表现食欲减退、精神沉郁、持续高热、逐渐消瘦等一般性全身症状外，皮肤出现大范围的落屑、结痂、脱毛和（或）肉芽肿性小结节以至大的瘤样肉芽肿块。肺肉芽肿表现为不耐劳役，静息状态下呼吸促迫乃至呼吸困难。肝肉芽肿显现黄疸和肝功能改变。胃肠肉芽肿显现腹泻、腹痛和消化障碍。个别病马因四肢骨骼肉芽肿而显现跛行。心、肾、脾、淋巴结以及中枢神经系统的肉芽肿侵害，程度较轻，一般不显现临床症状。

主要检验所见有白细胞增多症、纤维蛋白原增高症和高丙球蛋白血症。病程数月至数年，除个别自发缓解者外，一般预后不良。

【治疗】

强的松、强的松龙等糖皮质激素和（或）环磷酰胺、硫唑嘌呤等细胞毒性免疫抑制剂对结节性多动脉炎和白细胞性血管炎疗效显著。对犬家族性多动脉炎和马全身性肉芽肿病基本无效。药物用量、用法和疗程参见其他自身免疫病。

参 考 文 献

李毓义，李彦舫.2001.动物遗传·免疫病学——医学自发模型.北京：科学出版社：440-443.

Alexander J W，et al. 1976. J Am Anim Hosp Ass. 12：727-734.

Byars J D，et al. 1980. Ga Vet. 32：14-15.

Carpenter J L，et al. 1988. JAVMA. 192：929-932.

Crawford T B，et al. 1972. Adv Exp Med Biol. 22：175-183.

Easley J R. 1979. J Am Anim Hosp Ass. 15：207-211.

Halliwell R E W. 1982. JAVMA. 181：1 088-1 096.

Harcourt R A. 1978. Vet Rec. 102：519-522.

Hogenesch H，et al. 1995. Clin Immunol Immunopathol. 77（1）：107-110.

Hoff E F，et al. 1981. Vet Pathol. 18：219.

Lewis R M，et al. 1965. Blood. 25：143-160.

Lewis R M，et al. 1965. Ann Ny Acad Sci. 124：178-200.

Lewis R M，et al. 1967. J Small Anim Pract. 8：273-284.

Morris D D，et al. 1983. JAVMA. 183：579-582.

Peters G A，et al. 1960. J Allergy. 31：455-467.

Randell M G，et al. 1983. JAVMA. 183：207-211.

Robinson N E. 1987. Current Therapy in Equine Medicine. 2nd（ed）. Philadelphia：W B saunders Co. 365-367.

Simonds R C，et al. 1970. JAVMA. 157：651-655.

Snyder P W，et al. 1995. Vet Pathol. 32（4）：337-345.

Stannard A A. 1987. Current Therapy in Equine Medicine. 2nd（ed）. Robinso（Ed）. Philadelp-hin：WB Saunders Co. 645-646.

Werner L L，et al. 1984. JAVMA. 185：87-90.

十四、结节性脂膜炎

Nodular Panniculitis

结节性脂膜炎，又称无菌性结节性脂膜炎（sterile nodular panniculitis）或称复发性结节性脂膜炎（relapsing nodular panniculitis），是由于体内形成抗脂膜自身抗体所致皮下脂肪组织的一种化脓-肉芽肿性炎（pyogranulomatous panniculitis），属自免性结节性皮肤病（autoimmune nodular dermatosis）。

脂肪瘤病（lipomatosis），即脂膜炎（panniculitis）或脂肪坏死（fat necrosis），分为两大类型：皮下结节性脂膜炎（subcutaneous nodular panniculitis）和泛脂肪组织炎（pansteatitis）或全身性脂肪组织炎（generalized steatitis）。

结节性脂膜炎，病变局限于皮下脂肪组织，病因为自身免疫，已报道发生于人（Rook 等，1979）、犬（Baker 等，1975；Halliwell，1980；Blaxter，1983；Torres，1999）、猫（Scott，1983）和马（Dyson 等，1985；Scott，1985，1987；Karcher 等，1990；Bassage 等，1996）。

泛脂肪组织炎，病变遍布于皮下、肌间以及腹膜、肠系膜等全身各脂肪沉积部位，病因与某些感染、肿瘤、胰腺炎、肠病以及维生素 E 和（或）硒缺乏症等有关。特点是脂肪变成块状，质地坚实，有脂褐色素沉着，含出血斑点，呈淡黄褐色，故名黄脂病（yellow fat disease）。已报道广泛发生于猫（Munson 等，1958；Jubb 等，1970；Smith 等，1972），马（Dodd 等，1960；Kroneman 等，1968；Platt 等，1971），猪（Jubb 等，1970；Smith 等，1972；Vitovec 等，1975；Kirby，1981），貂（Dodd 等，1960；Jubb 等，1970；Smith 等，1972），兔（Jones 等，1969）和牛（Hartley 等，1957；Ribelin 等，1960；Ito 等，1968；William 等，1969；Walace，1974；Vitovec 等，1975）。

牛的脂肪坏死，病变仅限于腹部脂肪贮库，包括腹膜脂肪和肠系膜脂肪，特称腹脂坏死（abdominal fat neerosis）。

【病因及发病机理】

具体病因及发病环节尚未查清。活检病变部皮肤深层脂肪组织有单核细胞浸润，查无病原的化脓-肉芽肿性炎症（sterile pyogranulomatous inflammation）和多处局限性深在的淋巴样小结节形成（1ymphoid nodular formation）等病理组织学特点，自行缓解并反复发作的迁延性病程以及免疫抑制剂的良好治疗反应，都提示本病具有自身免疫病性质。一般认为，其主要发病过程是，皮下脂肪组织细胞在脂膜自身抗体作用下破溃，释出的脂肪发生水解，局部形成甘油和脂肪酸等强力致炎物质，而导致无败性化脓肉芽肿性炎症（李毓义等，1994，2001）。

【症状及诊断】

起病突然，伴有食欲减退，精神沉郁，虚弱无力以及发热，关节疼痛，迅速消瘦等全身症状。有的起病隐袭，而全身症状不明显。

主要表现：颈、肩、胸、腹、腋部以至四肢关节周围等多处皮下出现单个大肿块或成堆的小结节，质地坚实或柔软，伴有或不伴有疼痛，开始呈包囊状，很快液化坏死而形成脓肿，以至破溃而变成溃疡，流出黄褐色或带血色的油状分泌物。一般取慢性经过，病程具有明显的自限性和复发性，皮下结节此起彼伏，反复不已，迁延数月至数年不等。

结节性脂膜炎容易与皮肤深层霉菌感染和脓皮病混同。

鉴别诊断依据：除皮肤脂肪组织单核细胞浸润及化脓-肉芽肿性炎症等活检病理组织学特征性所见外，还应包括从未破溃皮下脂肪结节或脓肿采样镜检和培养无真菌和化脓菌存在（Demanuelle 等，1998）。

【治疗】

糖皮质激素为上选药物，单用即有良好的疗效。强的松或强的松龙，每日每千克体重 1mg，内服，连续 1 个月，然后同量隔日内服，通常可获得完全治愈或长期间临床缓解；伍用硫唑嘌呤、环磷酰胺等作用更强的免疫抑制剂或抗生素，则疗效尤佳。

（李毓义　唐博恒　刘国文）

参 考 文 献

李毓义，李彦舫 . 2001. 动物遗传·免疫病学——医学自发模型 . 北京：科学出版社：443 - 445.

Baker B B，et al. 1975. JAVMA. 167：752 - 755.

Bassage L H，et al. 1996. J Am Vet Med Assoc. 209 （7）：1 242 - 1 244.

Blaxter A. 1983. Vet Rec. 112：183.

DeManuelle T C，et al. 1998. J Am Vet Med Assoc. 213 （3）：356 - 357.

Dodd D C，et al. 1960. N Z Vet J. 8：45 - 50.

Dyson S，et al. 1985. Equine Vet J；17：145 - 147.

Halliwell R E W. 1980. Current Veterinary Therapy Ⅶ Small Animal Practice. Kirk （Ed）. Phi-ladelphia：WB Saunders Co. 435 - 436.

Hartley W J，et al. 1957. N Z Vet J. 5：61 - 66.

Jones D，et al. 1969. J Comp Pathol. 79：329 - 334.

Jubb K V F，et al. 1970. Pathology of Domestic Animals. 2nd ed. Vol 2. New York：Academic Press Inc. 209 - 211. 588.

Ito T，et al. 1968. Jap J Vet Sci. 30：141 - 150.

Karcher L F，et al. 1990. JAVMA. 196：1 823 - 1 826.

Kirby P S. 1981. Vet Rec. 109：385.

Kroneman J，et al. 1968. Neth J Vet Sci. 1：42 - 48.

Munson T O，et al. 1958. JAVMA. 133：563 - 568.

Platt H，et al. 1971. J Comp Pathol. 81：499 - 506.

Ribelin W E，et al. 1960. JAVMA. 136：135 - 139.

Rook A，et al. 1979. Textbook of Dermatology. 3rd ed. Vol 2. Oxford：Blackwell Scientific Pulications. 1 658 - 1 664.

Scott D W. 1985. Equine Pract. 7：30 - 35.

Scott D W. 1983. Current Veterinary Therapy Ⅷ. Kirk （Ed）. Philadelphia：W B Saunders Co. 471 - 473.

Scott D W. 1987. Current Therapy in Equine Medicine Ⅱ. Robinson （Ed）. Philadelphia：W B Sauders Co. 643 - 637.

Smith H A，et al. 1972. Veterinary Pathology. 4th ed. Philadephia：Lea & Febiger. 992 - 996.

Torres S M. 1999. Vet Clin North Am Small Anim Pract. 29 （6）：1 311 - 1 323.

Vitovec J，et al. 1975. J Comp Pathol. 85：53 - 59.

Walace C E. 1974. V M/S A C. 69：1 113 - 1 115.

William D J，et al. 1969. JAVMA. 154：1 018 - 1 021.

十五、晶体诱发性葡萄膜炎

Lens-induced Uveitis

晶体诱发性葡萄膜炎，又名特发性葡萄膜炎（idiopathic uveitis）或晶体过敏性眼内炎（phaco-anaphylactic endophthalmitis），是由于晶体抗原物质渗漏于眼房液，刺激体内形成抗晶体蛋白抗体所致发的一种自身免疫性眼病。

已报道发生于犬（Fisher，1971；Paulsen 等，1986；Wilcock 等，1987），猫（Dietz 等，1985）和猫头鹰（Anderson 等，1983），实验复制于大鼠（Bilgihan 等，1995；Grus 等，1997）。其他动物尚无记载。

【病因及发病机理】

病因包括晶体蛋白溶解和晶体囊破裂。Wilcock（1987）依据病因和病理，将晶体诱发性葡萄膜炎分为两型：某些白内障成熟后晶体自发溶解吸收，晶体蛋白通过完整的晶体囊膜向眼房液内渗漏，引起淋巴细胞-浆细胞性虹膜睫状体炎，称为晶体溶解性葡萄膜炎（phacolytic uveitis）；晶体囊膜由于外伤或白内障手术而发生破裂，晶体碎屑进入或残留于眼房液内，晶体内出现中性粒细胞，晶体上皮和（或）虹膜基质增生，晶体周围结缔组织形成，引起虹膜睫状体区带炎症，称为晶体碎屑性葡萄膜炎（phacoclastic uveitis）。

各种哺乳动物的晶体，具有相似的抗原性。对疑为晶体诱发性葡萄膜炎的病人，用牛的晶体提出液做皮肤试验，大部分发生延迟型皮内反应。

晶体诱发性葡萄膜炎的病理组织学特征是晶体损伤部位有多形核白细胞及巨噬细胞积聚，前葡萄膜伴有淋巴细胞及浆细胞浸润。

晶体在正常情况下处于相对封闭状态，造成免疫不耐受性或免疫耐受性很小。一旦因溶解渗漏或破裂碎屑而进入体循环，即可作为抗原性刺激，通过细胞免疫和体液免疫机制产生抗晶体蛋白自身抗体，发生抗原抗体反应，导致组织免疫性损伤。

应用琼脂凝胶双扩散技术业已证实，晶体抗原与葡萄膜抗原之间有交叉反应。这种抗原性交叉关系恰好解释晶体诱发的抗原抗体反应为何定位于靶组织葡萄膜。

【临床表现】

通常在白内障完全成熟并自发吸收后（晶体溶解型）或眼透创和白内障摘（吸）除术之后 4～20d（晶体碎屑型）起病。临床表现因病型而异。

1. 晶体溶解型病畜　仅表现轻症的自限性虹膜睫状体炎，主要症状有羞明、疼痛、瞳孔缩小（滴一般散瞳药亦不散大）、眼内压降低、眼球内陷（enophthalmus）和瞳孔缘虹膜色素上皮外翻（ectropion uveae），一般在 10d 内炎症自行消退。

2. 晶体碎屑型病畜　则表现病程延久的眼内炎。上述虹膜睫状体炎症状持续 1～2 周后，发生后粘连（posterior synechiae），以致滤角堵塞，瞳孔阻滞，眼内压升高，继发青光眼，最终失明（李毓义等，1994，2001）。

【治疗】

清除抗原是根本性治疗措施。去除晶体或残余的晶体物质后，病情即迅速缓解。

对症处置包括用托吡酰胺等作用强烈而短暂的药物散瞳；用 0.25%～1% 醋酸强的松龙或 0.1% 地塞米松点眼，2～3h 或 4～6h 1 次；全身施行糖皮质激素疗法和抗前列腺素疗法，口服中等量阿司匹林（每千克体重 10mg），每日 2～3 次。

参 考 文 献

李毓义，李彦舫. 2001. 动物遗传·免疫病学——医学自发模型. 北京：科学出版社：445-446.

Anderson G A，et al. 1983. Vet Pathol. 20：776-778.

Bilgihan A，et al. 1995. Free Radic Biol Med. 19（6）：883-885.

Dietz H H，et al. 1985. Nord Vet Med. 37：10-15.

Fisher C A. 1971. JAVMA. 336-341.

Grus F H，et al. 1997. Electrophoresis. 18（3-4）：516-519.

Paulsen M E，et al. 1986. J Am Anim Hosp Ass. 22：49-55.

Wilcock B P，et al. 1987. Vet Pathol. 24：549-553.

十六、自免性视网膜营养不良

Autoimmune Retinal Dystrophy

自免性视网膜营养不良（AIRD），是由于体内形成抗视网膜感光细胞抗体所致发的一种以视网膜进行性变性和萎缩为病理学基础，以视力减退乃至失明为临床特征的自免性眼病。

人类的自免性视网膜营养不良，又称视网膜色素变性或色素性视网膜炎（retinitis pigmentosa），是一种以视网膜变性萎缩和色素上皮层色素增殖沉积为主要病理学变化的遗传性眼病（Bourne 等，1938）。

动物的自免性视网膜营养不良，只报道见于大鼠。早年在英国皇家外科学院（RCS）大鼠中发现有一种遗传性视网膜营养不良（Reich-D'Almeida 等，1974），近年才确定为抗视网膜感光细胞抗体所致的自免性眼病（Chant 等，1982），已作为研究人视网膜色素变性的唯一自发性实验动物模型（李毓义等，1994，2001）。

【病因及发病机理】

目前认为，病因在于视网膜感光细胞（photoreceptor cells），即视杆细胞（rod cell）和（或）视锥细胞（cone cell）的胞膜有先天性缺陷（Chant 等，1982）。

发病机理则涉及细胞免疫和体液免疫。Reich-D'Almeida 等（1974）发现 RCS 大鼠的视网膜组织，具抗原性，但未能发现抗视网膜组织的自身抗体。Chant 等（1982）用免疫荧光技术才能证实 RCS 大鼠血清内有抗视网膜抗原的循环自身抗体存在，并确定这种抗体是 IgM，而不是 IgG；其抗体结合部位在视杆细胞的胞体（rod cell body），而不在视杆细胞的外节（rod outer segment，ROS）。全病程系统检测进一步查明，这种抗体在 8～13 日龄的幼年鼠和 2～8 周龄的青年鼠恒能检出，而在 7～12 月龄的成年鼠已不复存在。表明抗视网膜感光细胞的循环自身抗体早在病理组织学确认视网膜开始发生变性（通常 13～15 日龄）以前业已出现，在变性进展中持续存在，并在变性完成后逐步消失。这就提示，机体免疫系统对视网膜抗原发生敏感是在视网膜发生变性之前，视网膜抗原物质是在视网膜变性之前释放的。由此推测，真正的病因可能在于视网膜感光细胞的胞膜，特别是视杆细胞外节膜的先天性缺陷，造成这种"隐蔽"抗原的"泄漏"，刺激机体产生自身抗体，与感光细胞发生抗原抗体反应而导致免疫性损伤（Chant 等，1982；杜传书等，1992）。

视网膜的自免性损伤主要表现为感光细胞的进行性变性，而淋巴细胞浸润等免疫性炎症反应极其轻微或者缺如。但通过淋巴细胞体外转化试验证实，从 AIRD 病鼠分离的淋巴细胞对牛视杆细胞外节（ROS）和视紫红质（rhodopsin）等视网膜抗原物质有较强的反应，显示较高的刺激系数（stimulation indices，SI），表明在 RCS 大鼠 AIRD 的发生上还有细胞免疫机制参与（Chant 等，1982）。

【临床表现】

RCS 大鼠的 AIRD，概为双眼受累，不论公母多数患病，按系谱分析应属常染色体显性遗传类型。通常在 15 日龄开始睁眼时即已起病，除夜盲等视力减退的行为表现和瞳孔散大外，临床检查看不到明显的眼病体征和羞明流泪等局部刺激症状。在 1～3 个月期间内，随着视网膜的进行性变性以至萎缩，视力减退愈益增重，由夜盲（night blind）逐步发展为昼盲（bright blind），终至双目失明（黑内障）。

眼底检查：视盘色淡，视网膜血管窄细而且稀少，黄斑部有色素沉积。正常的反光性丧失，以致黄斑部和非黄斑部的色泽几无差别。

【治疗】

自身免疫病常规应用的糖皮质激素和免疫抑制疗法均无明显效果。对病鼠大多不予治疗，而供作人视网膜色素变性的动物模型观察研究。

参 考 文 献

杜传书 . 1992. 医学遗传学［M］. 第 2 版 . 北京：人民卫生出版社：935 - 937

李毓义，李彦舫 . 2001. 动物遗传·免疫病学——医学自发模型 . 北京：科学出版社：446 - 447.

Bourne M C，et al. 1938. Brit J Ophthalmol. 22：613.

Chant S M，et al. 1982. Clin Immunol Immunopathol. 22：419 - 427.

Reich-D'Almeida F，et al. 1974. Nature（London）.252：307.

十七、免疫介导性不育（孕）症

Immune-mediated Infertility

　　免疫介导性不育（孕）症，包括自身免疫性雄性不育（autoimmune male infertility）和同种免疫性雌性不孕（isoimmune female infertility），是体内形成抗精子抗体（antisperm antibody），使精子生成或卵子受精发生障碍所致发的一种免疫性不育（孕）症。

　　动物的自免性雄性不育，又称自免性睾丸炎（autoimmune ochitis），已报道自然发生于犬（Fritz 等，1976；Allen 等，1982）、貂（Tung 等，1981）和马（Zhang 等，1990；Papa 等，1990）；实验性复制于豚鼠、大鼠、小鼠、鸭以及牛（Freund 等，1953；Ahmed 等，1982；Raveendran 等，1984）。

　　同免性雌性不孕，又称变应性雌性不孕（allergic female infertity），自然发生于牛（Ahmed 等，1982）；实验复制于豚鼠、小鼠、兔以及犬（Kalsh，1959；Bell 等，1970；Menge，1971；Tung 等，1979）。

　　动物的免疫介导性不育（孕）症，不论是自发的还是实验复制的，都可作为动物模型，广泛用于研究人的免疫介导性不育（孕）症。

　　当前许多国家正在着力于由此探索避孕的各种免疫途径（李毓义等，1994，2001）。

【病因及发病机理】

　　正常情况下，睾丸曲细精管上皮的精原细胞（spermatogonia），经过初级精母细胞（primary spermatocyte）、次级精母细胞（secondary spermatocyte）和精子细胞（spermatid）等各演发阶段所生成的精子（spermatozoa），只能通过直细精管、睾丸网、睾丸输出管、附睾管、输精管和射精管排出体外。由足细胞（sertoli cells）紧密连接构成的精细管壁具有双向屏障作用，特称血睾屏障（blood-testis barrier）。精细管内发育成熟的精子，不能通过血睾屏障而进入体内（Dym 等，1977），体内的免疫效应细胞和免疫球蛋白亦很少能通过此屏障而进入精细管与精子接触（Dym 等，1970），因而处于相对隔离状态，变成潜在的抗原物质，即"隐蔽"抗原。

　　一系列研究表明，正常机体阻碍抗精子自身抗体生成的因素相当复杂，除上述公认的血睾屏障外，还涉及其他许多机制（Boyle，1990）。

　　Head 等（1983）提出，睾丸是体内免疫学上的特别区域，即免疫特护区（immunologically privileged area）。业已证实，植入睾丸间质这一免疫特护部位（immunologically privileged sites）的异体移植物，存活期显著长于非免疫特护部位（non-privileged sites）。

　　睾丸内配备有一套控制免疫应答的精巧机构。Ritchie 等（1984）用单克隆免疫过氧化酶技术证实，抑制 T 细胞（Ts）在附睾上皮的淋巴细胞亚群中占绝大多数。James 等（1984）和 Pöllänen 等（1988）分别论述，在精浆和睾丸间质内存在某些免疫抑制因子。Witkin（1989）进一步证实，精子本身就具备免疫抑制作用，淋巴细胞体外培养物的增殖在加入精子后即受到抑制。Head 等（1985）

揭示，睾丸局部的类固醇分泌对保持其免疫特护区作用具有重要意义。Lehmann 等（1989）发现，男性不育病人血中的睾酮浓度降低与抗精子抗体含量增高有相关关系，从而认为雄性激素减少是免疫特护区免疫抑制作用丧失的一个原因。

上述这些机制连同血睾屏障，共同保证了雄性动物的免疫系统对生殖道内存在的精子抗原不发生反应（李毓义等，1994，2001）。

当输精管长期闭塞或手术切除使精液排泄途径不通，睾丸感染（如布氏杆菌病）或损伤使血睾屏障遭到破坏，或者机体免疫调节系统先天缺陷使正常的免疫耐受性发生改变，特别是睾丸免疫特护区的免疫抑制机制失去作用时，精细管内的精子抗原即可被突破血睾屏障的巨噬细胞所吞噬，或直接泄露于体循环，刺激细胞免疫和体液免疫系统，形成抗精子抗体，沉积于靶组织，造成睾丸、附睾的免疫复合物损伤，以致精子不能生成或质量低劣，发生雄性不育（Haas 等，1986）。

在 Beagle 犬品系（Fritz 等，1976）和 Musteal vison 黑貂群体（Tung 等，1981）发现一种家族性睾丸炎，有 20%～30%的公畜发生原发性不育和继发性不育，显然与遗传性免疫缺陷有关，但具体发病环节还不清楚（李毓义等，1994）。给雄性的豚鼠、大鼠、小鼠、兔、鸭以及公牛注射加有弗氏佐剂的同种精液或睾丸浸出物，或者用切除输精管等方法，已成功地诱发了实验性睾丸炎和雄性不育症（Freund 等，1953；Ahmed 等，1982；Raveendran 等，1984）。这些实验畜禽血清中可检出抗精子抗体或抗睾丸和附睾的抗体，以睾丸、附睾或精液作为抗原进行皮试，显现阳性变态反应。病理组织学检查证实，精曲细管被破坏，精母细胞发生变性，睾丸和附睾间质有局灶性乃至弥漫性淋巴细胞浸润。

给雌性的豚鼠、小鼠、兔及犬注射混以弗氏完全佐剂的同种睾丸浸出液或精液，已实验复制出变应性雌性不孕症，并在各实验动物的血清和子宫内膜中测得循环的精子凝集抗体和组织结合性抗精子抗体（Kalsh，1959；Menge，1971；Tung 等，1979；Ahmed 等，1982）。

自然发生的同种免疫性雌性不孕母牛血清内的循环抗精子抗体，可能是精子在阴道、子宫、输卵管或腹膜的迁移过程中被吸收而刺激机体免疫系统所产生的。具有高滴度精子循环抗体的病牛，亦可用免疫荧光技术在其子宫颈和子宫内膜中测得组织结合的抗精子抗体。推测这种精子凝集抗体可抑制精子在子宫颈和子宫内膜分泌物中的活动性和穿透力，阻碍卵子的受精过程而导致不孕（Ahmed 等，1982）。

用牛或绵羊黄体生成激素（luteinising hormone，LH）对犬进行免疫，犬体内所产生的抗体可与自身的 LH 发生交叉反应，使 LH 活性降低。这在母畜可使发情周期消失而导致不孕症，在公畜则可使睾丸、附睾和前列腺萎缩而导致不育症。

【临床表现】

1. 犬、貂和马的自免性睾丸炎 继发于外伤或感染的，睾丸和阴囊部肿胀、温热、疼痛等局部炎性症状明显。原发性的，在同一品系或群体内呈家族性发生，局部急性刺激症状不太明显，主要表现为睾丸显著缩小，单侧或双侧隐睾（占 13%～27%）并伴有附睾炎（约占 87%）。

检验所见：除精液内无精子（约占 78%）、精子活力低下或缺如（100%）等精液所见外，主要包括抗精子自身抗体的检出以及睾丸、附睾的免疫病理学改变。通过免疫荧光间接法和固相放射免疫法（solid-phase RIA），可检出和测定病犬和病貂血清内的抗精子自身抗体，前者针对精子尾部（Allen 等，1982），后者则针对精子顶体（Tung 等，1981）；通过补体依赖性精子无活动性试验（complement-dependent sperm immobilizing test），可检出马血清和精浆内的抗精子活动性自身抗体（immobilizing antisperm antibodies）滴度明显升高（Zhang 等，1990；Papa 等，1990）；通过直接免疫荧光法，可在睾丸活检组织切片上证实精曲细管内有包含 IgG 和 C_3 的精子抗原抗体复合物沉积，且睾丸间质和实质内均有淋巴细胞、浆细胞、中性粒细胞浸润和吞噬精子的巨噬细胞等特征性病理变化

（Tung 等，1981）。

2. 牛同免性雌性不孕　唯一的临床表现是发情始终正常但屡配不孕。通过检验可证实血清内存在精子凝集抗体，且精子在注入子宫颈管后活力即显著降低以至完全丧失。

【治疗】

家族性原发性自免睾丸炎尚无有效疗法。通常一经确诊即作为动物模型观察研究。

继发性自免睾丸炎，特别是创伤所引起的，除进行抗菌消炎处置外，应用大剂量地塞米松以及强的松龙等皮质类固醇药物或环磷酰胺等免疫抑制剂，常可获得显著疗效（Hjort，1983；Alexander 等，1983）。

据报道，创伤引起的继发性自免睾丸炎病马，用强的松龙 1g，溶于 10％～25％葡萄糖溶液内静脉注射，每天 1 次，连续 10～16d，可使病马血清和精浆内的精子抗体滴度降低，精子活力恢复，配种受胎率提高到 75％～80％（Zhang 等，1990；Papa 等，1990）。

（李毓义　周昌芳　谢光洪）

参 考 文 献

李毓义，李彦舫：2001. 动物遗传·免疫病学——医学自发模型. 北京：科学出版社：447 - 450.

Ahmed T，et al. 1982. Livestock Adviser. 7：37 - 42.

Alexander N J，et al. 1983. Int J Fert. 28：63 - 67.

Allen W E，et al. 1982. J Small Anim Pract. 23：713 - 718.

Bell E B，et al. 1970. J Reprod Fertil. 22：345.

Boyle M. 1990. Equine Vet J：22：67 - 68.

Dym M，et al. 1970. Biol Reprod. 3：308 - 326.

Dym M，et al. 1977. ibid. 17：390 - 403.

Freund J，et al. 1953. J Exp Med. 97：711.

Fritz T E，et al. 1976. Exp Mol Pathol. 24：142.

Haas G G，et al. 1986. Fert Steril. 46：753 - 765.

Head J K，et al. 1983. Transplantation. 36：423 - 431.

Head J K，et al. 1985. ibid. 40：269 - 275.

Hjort T. 1983. Int J Androl. 6：113 - 115.

James K，et al. 1984. Immunol Today. 5：359 - 363.

Kalsh S. 1959. Am J Obstet Gynecol. 78：276.

Lehmann D，et al. 1989. J Reprod Immunol. Suppl：60.

Menge A C. 1971. Biol Reprod Fertility. 4：137.

Papa F O，et al. 1990. Equine Vet J. 22：145 - 146.

Pöllänen P，et al. 1988. J Reprod Immunol. 14：125 - 138.

Raveendran T，et al. 1984. Kerala J Vet Sci. 15：93 - 98.

Ritchie A V A，et al. 1984. Kerala J Vet Sci. 15：93 - 98.

Tung K S K，et al. 1979. J Reprod Immunol. 1：145.

Tung K S K，et al. 1981. Federation Proceedings. 40：1 137.

Tung K S K，et al. 1981. J Exp Med. 154：1 016 - 1 032.

Witkin S S. 1989. J Reprod Immunol；Suppl：165.

Zhang J，et al. 1990. Equine Vet J. 22：138 - 141.

第三章　免疫缺陷病

概　　述

免疫缺陷病（immunodeficiency disease），又称免疫缺陷综合征（immunodeficiency syndrome），是一类以机体免疫系统发育缺陷或免疫应答障碍为基本病理过程，以反复感染或严重感染为主要临床特征的免疫性疾病。按疾病起因，有原发性和继发性之分。

原发性免疫缺陷病，又称先天性免疫缺陷病或遗传性免疫缺陷病，为数有限，是由遗传因素或先天因素使免疫系统在个体发育的不同阶段、不同环节和不同部位受损而致。

继发性免疫缺陷病，又称后天性免疫缺陷病或获得性免疫缺陷病，常见多发，出现于众多疾病的经过中或长期接受免疫抑制疗法之后。

从 1952 年 Bruton 首报婴儿伴性无丙球蛋白血症以来的 60 年间，随着免疫学检测手段的进展，对免疫缺陷病的认识不断加深，迄今报道的人类原发性免疫缺陷病已近 20 种。同一期间，特别是 20 世纪 70 年代以后，在犬、马、牛、鼠以及猪、鸡、猫、兔、貂等各种动物中，相继发现并确认了几乎所有相对应的原发性免疫缺陷病，从而强化了临床学和免疫学的联系，充实了兽医内科学，拓宽了动物普通病学领域，为深入研究临床免疫，探讨免疫缺陷病的病因和病理，探索免疫缺陷病的诊断指标和防治办法，提供了大量的自发性动物模型（naturally occurring animal model），极大地推动了比较免疫学、比较医学和比较生物学的发展（李毓义等，1994，2001）。

（一）免疫缺陷病的病因及分类

担负机体防卫的免疫功能包括特异性和非特异性两大类。

特异性免疫功能，主要依靠胸腺、腔上囊（鸟类）、骨髓、脾脏、淋巴结等免疫器官。包括相辅相成的两大系统，即产生致敏淋巴细胞的细胞免疫和产生特异性抗体的体液免疫。

非特异性免疫功能，主要依靠三方面的作用，即黏膜屏障、血脑屏障、血睾屏障、胎盘屏障等的屏障作用；中性粒细胞等颗粒性白细胞和组织细胞、巨噬细胞等网状内皮细胞的吞噬作用；血液、脑脊液、体腔液、组织液中补体、溶菌酶、干扰素等物质的抗微生物作用。

致发免疫缺陷病的各种病因，概作用于免疫系统的某个（些）环节，造成免疫器官发育缺陷和（或）免疫应答障碍。因此，免疫缺陷病除按疾病起因分为原发性和继发性两大类外，还可按机体防卫系统和主要缺陷环节，分为特异性免疫缺陷和非特异性免疫缺陷两大类（表 13-2）。

表 13-2　动物原发性免疫缺陷病

病　　名	畜种及品系		遗传类型	首报作者及年份		人类对应病
联合性免疫缺陷病	马	阿拉伯	常隐	Mcguire	1973	严重联合性免疫缺陷病（瑞士型）
免疫缺陷性侏儒	犬	Weimaraner	未定	Roth	1980	Digeoge 综合征
	小鼠	Ames Snell-Bagg	未定	Duquesnoy	1975	
遗传性胸腺发育不全	牛	Black Pied Danish	常隐	Andresen	1970	婴儿肠源性肢体皮炎
		Short horn	常隐	Vogt	1988	
原发性无丙球血症	马	英纯血种	X 性联隐性	Banks	1976	婴儿伴性无丙球血症

（续）

病　名	畜种及品系		遗传类型	首报作者及年份		人类对应病
		标准种	X 性联隐性	Deem	1979	
暂时性低丙球血症	马		—	Mcguire	1975	婴儿暂时性低丙球血症
	猪			Suganuma	1986	
腔上囊成熟缺陷	鸡	来航 UCD140	多基因常显	Benedict	1977	多变而未分类的低丙球血症
选择性 IgG 缺乏症	马	半阿拉伯	(?)	Buntain	1981	选择性 IgG 缺乏症
选择性 IgG$_2$ 缺乏症	牛	红色丹麦	未定	Mansa	1965	
选择性 IgA 缺乏症	犬	德国牧羊	未定	Whitebread	1984	选择性 IgA 缺乏症
		Beagle	常显（?）	Felsburg	1985	
		中华 sharpeis		Moroff	1986	
选择性 IgM 缺乏症	小鼠	CBA/HN		Amsbaugh	1972	选择性 IgM 缺乏症
	马	阿拉伯	X 性联隐性	Perryman	1977	
		英纯血	未定	Perryman	1982	
		Quarter	未定	Perryman	1982	
遗传性 C$_3$ 缺乏症	犬		未定	Winkerstein	1981	纯合子 C$_3$ 缺乏症
	豚鼠		常隐	Burger	1986	
遗传性 C$_2$ 缺乏症	豚鼠		常隐	Hammer	1981	"传统" C$_3$ 转化酶形成缺陷
遗传性 C$_4$ 缺乏症	大鼠		常隐	Arroyave	1977	
	豚鼠		常隐	Ellman	1970	
遗传性 C$_5$ 缺乏症	小鼠		常隐	Rosenberg	1962	补体顺序溶解相缺陷
遗传性 C$_6$ 缺乏症	兔		常隐	Rother	1966	
周期性血细胞生成症	犬	Gray-Collie	常隐	Lund	1967	周期性中性粒细胞减少症
		Collie-Beagle	常隐			
粒细胞病综合征	犬	Irish Setter		Renshaw	1975	脂褐质性组织细胞增多症
		Doberman-Pinscher	常隐	Breitschwerdt	1987	吞噬细胞 C$_{3b}$ 受体缺乏症
	牛	Hostein-Friesian		Hagemoser	1983	慢性肉芽肿病
色素缺乏易感	牛	Hereford	未定	Padgett	1964	Chediak-Higashi 综合征
性增高综合征		日本黑牛	常隐	相良 稔	1989	
	水貂	Aleutian	常隐	Leader	1963	
	猫	Persian	常隐	Kramer	1975	
	狐	Vulpes vulpes	常隐	Nes	1985	
		Alopex lagopus	常隐	Nes	1983	
	小鼠	Beige mice	常隐	Lutzner	1967	
	鲸	Killer	常隐	Taylor	1973	
纤毛无活动性综合征	犬	Border-Collie	未定	Corrig	1974	Kartagener 氏三联症
		English-Setter	常隐	Stowater	1976	
		Springer-Spaniel	常隐	Kennedy	1982	
			常隐	August	1982	
		Doberman-Pinscher	常隐	Afzelius	1984	
		Gold Retriever	常隐			

注：

1. 动物原发性免疫缺陷病的畜种构成是：犬 6 种，猫 1 种，马 5 种，牛 4 种，猪 1 种，兔 1 种，鸡 1 种，狐 1 种，水貂 1 种，豚鼠 3 种，大鼠 1 种，小鼠 4 种，鲸 1 种。

2. 动物原发性免疫缺陷病的首报年份：20 世纪 60 年代 6 个，70 年代 18 个，80 年代 19 个。

1. 原发性免疫缺陷　多数是遗传性的，包括性联或常染色体遗传类型。在已报道的 19 种动物原发性免疫缺陷病中，绝大多数（18 种）属遗传性免疫缺陷病。少数是先天性的，包括胚胎异常或酶系统失常，如马和猪的暂时性低丙球蛋白血症。

（1）属特异性免疫缺陷的有：由于 T 细胞数目减少或功能减低所致的细胞免疫缺陷，如牛的遗传性胸腺发育不全、犬和小鼠的免疫缺陷性侏儒；由于 B 细胞异常和（或）T 细胞功能亢进所致的体液免疫缺陷，如马的原发性无丙球血症、鸡的腔上囊成熟缺陷、马的选择性 IgG 缺乏症、牛的选择性 IgG_2 缺乏症、犬的选择性 IgA 缺乏症、马和小鼠的选择性 IgM 缺乏症；由于 T 细胞和 B 细胞两类淋巴细胞、细胞免疫和体液免疫两个免疫系统均发生异常所致的联合性免疫缺陷，如阿拉伯马的瑞士型严重联合性免疫缺陷病。

（2）属非特异性免疫缺陷的有：屏障功能缺陷，如犬的纤毛无活动性综合征；吞噬功能缺陷，如犬的周期性血细胞生成症，牛和犬的粒细胞病综合征，牛、狐、猫、貂的色素缺乏易感性增高综合征；补体功能缺陷，包括犬遗传性 C_3 缺乏症，豚鼠遗传性 C_2 缺乏症和大鼠、豚鼠遗传性 C_4 缺乏症所致的"传统" C_3 转化酶形成缺陷，小鼠遗传性 C_5 缺乏症和兔遗传性 C_6 缺乏症所致的补体顺序溶解相缺陷。

2. 继发性免疫缺陷　与遗传因素无关，继发或伴发于其他病态或疾病，又称免疫缺陷病态或获得性免疫缺陷（acquired immunodeficiency）。其原发病态或疾病包括以下几个方面：

（1）未能从母体获得被动免疫。马、牛、猪和羊不同于人、兔、豚鼠以及犬、猫等其他哺乳动物，其胎盘结构为上皮绒毛膜型，全然不能通过母源免疫球蛋白。初乳实际上是母源抗体被动传输的唯一途径。因此，新生的马驹、犊牛、仔猪和羔羊，初乳的吸吮或吸收一旦不足，母源抗体的被动传输即出现障碍，而发生新生畜低丙球蛋白血症（hypogammaglobulinemia due to failure of passive transfer of antibody）。这是动物中最常见多发的一种继发性免疫缺陷病。

（2）感染性疾病。众多细菌和病毒感染，某些寄生虫侵袭，可导致机体的细胞免疫和（或）体液免疫功能低下，而造成继发性免疫缺陷。

如副结核性肠炎病牛，细胞免疫功能降低，不呈现迟发性皮肤超敏反应；病毒性腹泻病犊，T 细胞和 B 细胞的功能均受到抑制；感染Ⅰ型疱疹病毒的新生驹，胸腺和脾脏坏死、萎缩，淋巴细胞减少，对细菌感染特别敏感，易患间质性肺炎；犬瘟热病毒感染时，病犬胸腺萎缩，次级淋巴器官中淋巴细胞枯竭，末梢血液中 T 细胞和 B 细胞减少，易伴发细菌性感染；鸡法氏囊病主要显示体液免疫缺陷；貂阿留申氏病毒感染，表现典型而系统的细胞免疫和体液免疫缺陷；锥虫、旋毛虫、蠕形螨重度侵袭，导致细胞免疫功能低下等免疫缺陷病态。

新近发现，猿猴及猫等哺乳动物同人类一样，可感染艾滋病病毒，发生获得性免疫缺陷综合征（acquired immunodeficiency syndrome），即艾滋病（AIDS），为医学界深入研究该病提供了自发性动物模型。

（3）恶性肿瘤。大量的临床和实验资料表明，恶性肿瘤与免疫缺陷互为因果。免疫功能低下是发生恶性肿瘤的一个主要原因，而恶性肿瘤，尤其是淋巴网状组织肿瘤患畜常继发免疫缺陷，如多发于牛、羊、猪、犬的一种由白血病病毒所致的淋巴肉瘤，常伴有 T 细胞和（或）B 细胞功能障碍，其循环淋巴细胞极度增多，而免疫功能健全的淋巴细胞显著减少，易继发各种感染；鸡马立克氏病病毒（MDV）感染，常形成淋巴瘤，抑制细胞免疫和体液免疫，对细菌和球虫的易感性增高。

（4）蛋白质合成不足或消耗过度。包括免疫球蛋白在内的蛋白质异化作用增强或消耗过度，常导致体液免疫缺陷。如甲状腺毒症等甲状腺机能亢进，基础代谢水平增高；蛋白丢失性肠病（protein-losing enteropathy）；大面积重度烧伤；肾病综合征；糖尿病等。

（5）免疫抑制处置。因诊断或治疗而超量接受射线辐射，抑制了免疫活性细胞的增殖和抗体的形成；抗淋巴细胞血清使用不当，造成体内免疫活性淋巴细胞过度破坏；超敏性或自免性疾病时，超量或长期持续使用硫唑嘌呤、环磷酰胺等化学免疫抑制剂，矫枉过正而造成医源性继发性免疫缺陷。

（二）免疫器官系统及其缺陷环节

淋巴网状系统包括初级或中枢淋巴器官和次级或周围淋巴器官。前者由胸腺和腔上囊（鸟类）或类囊组织（哺乳动物的骨髓）组成。后者由淋巴结、脾脏以及与肠有关的淋巴组织组成。血循环中有大量淋巴细胞，可看作是一种可动的周围淋巴组织。

鸡和鼠的免疫系统进化研究表明，存在结构、功能、表面标记、体内分布各不相同的两类淋巴细胞，即胸腺依赖淋巴细胞（thymus dependant lymphocytes）或 T 淋巴细胞（简称 T 细胞）和腔上囊依赖淋巴细胞（bursa dependant lymphocytes）或 B 淋巴细胞（简称 B 细胞）。

造血干细胞，起源于胚胎卵黄囊，通过血循环到达胎肝，然后再到脾脏，最后至骨髓，不仅是淋巴细胞，而且是所有其他造血细胞系的祖先。

干细胞在胸腺微环境内增殖分化为胸腺依赖（T）淋巴细胞，具免疫活性的成熟 T 淋巴细胞移行并定居于外周淋巴组织的特殊区域，即脾脏和淋巴结的 T 淋巴细胞依赖区或胸腺依赖区，获得特殊的表面特性，参与迟发型变态反应、同种异体排斥反应、移植物抗宿主反应以及抗癌免疫监护作用等细胞介导的免疫过程。

干细胞在腔上囊（禽）或骨髓（哺乳动物）的微环境内则增殖分化为腔上囊（或类囊组织）依赖（B）淋巴细胞，通过抗原不依赖途径或者在移行并定居于脾脏和淋巴结的 B 细胞依赖区之后，通过抗原依赖途径，依次分化为分泌不同重链抗体的产 IgM 原始 B 淋巴细胞（IgM-bearing virgin B lymphocytes）、产 IgG 原始 B 淋巴细胞和产 IgA 原始 B 淋巴细胞，最后分别分化为分泌 IgM、IgG 和 IgA 抗体的浆细胞，参与抗体介导的体液免疫过程。

如表 13-3 所示，动物的原发性免疫缺陷，主要发病环节各不相同。

表 13-3 原发性免疫缺陷发病环节

干细胞（1）	→胸腺（2）（3）→T 细胞
	→效应 T 细胞（细胞免疫）
	→腔上囊（类囊组织）→（4）（5）（6）
	→Ig 生成 B 细胞→（7）（8）（9）（10）
	→Ig 分泌浆细胞（体液免疫）
多能干细胞（11）	→粒细胞前体→（12）（13）
	→功能粒细胞（吞噬功能）
补体系统生成（14）（15）（16）（17）（18）（补体功能）	
黏膜壁障形成（19）（屏障功能）	

注：（1）原发性严重联合性免疫缺陷病 （2）免疫缺陷性侏儒 （3）遗传性胸腺发育不全 （4）原发性腔上囊成熟缺陷 （5）原发性无丙球蛋白血症 （6）暂时性低丙球蛋白血症 （7）选择性 IgM 缺乏症 （8）选择性 IgG 缺乏症 （9）选择性 IgG_2 缺乏症 （10）选择性 IgA 缺乏症 （11）周期性血细胞生成症 （12）色素缺乏易感性增高综合征 （13）粒细胞病综合征 （14）遗传性 C_3 缺乏症 （15）遗传性 C_2 缺乏症 （16）遗传性 C_4 缺乏症 （17）遗传性 C_5 缺乏症 （18）遗传性 C_6 缺乏症 （19）纤毛无活动性综合征

原发性严重联合性免疫缺陷病（PSCID），系干细胞先天缺陷，T、B 两类淋巴细胞生成障碍所致。

免疫缺陷性侏儒（消瘦综合征），系生长激素缺乏，胸腺发育不全所致。

遗传性胸腺发育不全（致死基因特性 A_{46}），系先天性锌吸收障碍，胸腺发育不全所致。

原发性腔上囊成熟缺陷（遗传性异常丙球蛋白血症），系腔上囊先天发育不全和囊上皮的囊肿变性所致。

原发性无丙球蛋白血症，系 B 细胞先天缺乏所致；暂时性低丙球蛋白血症，系内源性免疫球蛋白生成延迟所致。

选择性 IgM 缺乏症，系 B 细胞的 IgM 生成功能缺陷所致，究竟是 IgM 生成 B 细胞缺乏，抑或是 IgM 性 B 细胞分化为 IgM 分泌浆细胞的成熟过程发生障碍，尚未确定。

选择性 IgG 和 IgG_2 缺乏症，系 B 细胞的 IgG 和 IgG_2 生成功能缺陷所致，究竟是 IgG 生成 B 细胞缺乏，IgG 性 B 细胞分化为 IgG 分泌浆细胞的过程发生障碍，抑或是 IgG 分泌浆细胞分泌 IgG 的过程发生缺陷，尚未弄清。

选择性 IgA 缺乏症，系 IgA 生成 B 细胞分化为 IgA 分泌浆细胞的终末成熟过程发生障碍所致。

周期性血细胞生成症（中性粒细胞周期性减少综合征），系骨髓多能干细胞缺陷所致。

色素缺乏易感性增高综合征（Chediak-Higashi 综合征），系粒细胞功能先天缺陷所致。

粒细胞病综合征，系中性粒细胞等粒细胞的杀菌作用先天缺陷所致。

遗传性 C_3 缺乏症以及 C_2、C_4、C_5、C_6 缺乏症，系各该补体合成的先天性缺陷所致。

纤毛无活动性综合征，系上皮组织纤毛结构或功能的先天缺陷所致。

（三）免疫缺陷病的诊断

免疫缺陷病主要依据病史、临床表现和实验室检查而建立诊断。

原发性免疫缺陷病，为遗传性免疫病，多具有家族史，一般可通过先证病畜的系谱调查和测交试验而确认其遗传类型。

继发性免疫缺陷病，常伴随于其他病态或出现在某些疾病的经过中，可通过病史调查发现其原发疾病或病因。

免疫缺陷病，不论原发或继发，都具备三个基本临床特点：即严重感染反复发生，常规治疗效果不佳；对真菌、大肠杆菌、疱疹病毒、卡氏肺囊虫等常在的、兼性致病的、低致病或非致病微生物的易感性显著增高；疫苗接种后免疫应答低下，弱毒苗常可造成接种损失。

免疫缺陷病的诊断，特别是其缺陷类型和病因环节的确定，必须借助于有关免疫学指标的实验室检查。

1. 体液免疫缺陷的检验 体液免疫是指抗体参与的特异性免疫，而特异性抗体是由 B 淋巴细胞分化的浆细胞所分泌的。因此，动物的体液免疫状态应通过测定免疫球蛋白的总量及其组分、B 细胞的数量及其功能而加以评价。

（1）血清丙球蛋白测定。单向免疫扩散法定量比较精确，但通常应用的是单纯血清蛋白电泳法，即首先按醋酸纤维素电泳法，用扫描密度计与体表面测量器确定丙球蛋白在血清蛋白中所占的百分率，然后用比色法或折射法测定血清总蛋白含量，最后计算出血清丙球蛋白含量。血清丙球蛋白含量异常增多，称为高丙球蛋白血症，见于免疫增生病。血清丙球蛋白含量显著减少或缺如，则称为低丙球蛋白血症或无丙球蛋白血症，见于体液免疫缺陷病，如原发性无丙球蛋白血症、暂时性低丙球蛋白症以及新生畜低丙球血症。

（2）免疫球蛋白组分测定。用放射免疫测定法（RIA）定量最为精确，但通常应用的是单向免疫扩散法或免疫电泳法。

单向免疫扩散法的测定程序是，将一定量特异性抗血清（如抗总免疫球蛋白抗体即抗 Ig 血清，抗单一免疫球蛋白组分的抗体即抗 IgG、抗 IgM 或 IgA 血清）与琼脂糖混合制成平板，打孔后准确加入定量的待检血清（一般需稀释），经 37℃ 温浴 48h 后测量沉淀直径，从已知浓度参考血清制定的标准曲线上查取其含量。最后通过抗总免疫球蛋白血清，测定血清丙球蛋白总量，结果评价如上所述。

通过抗单—免疫球蛋白血清，测定相应免疫球蛋白组分，如 IgG、IgG$_2$、IgM、IgA 的含量。血清单—免疫球蛋白组分含量明显减少以至缺如的，称为选择性或单独性免疫球蛋白缺乏症，如选择性 IgM 缺乏症、牛选择性 IgG$_2$ 缺乏症以及鸡遗传性 7S Ig 缺乏综合征等。

（3）B 细胞数量及功能检查。B 细胞及其亚群具有各种表面特性和标志，可通过下列试验检测其数量和功能。

①EAC 玫瑰花环试验。全称为红细胞－抗红细胞抗体-补体（erythrocyte-antibody-complement）花环试验。B 淋巴细胞上带有补体受体，能与活化的 C$_3$（C$_3$'），即 C$_3$ 的裂解产物 C$_3$b、C$_3$d 呈特异性结合。本试验依据 B 细胞的这一特性，用红细胞作为标示物显示其补体受体与 C$_3$' 的结合。

具体过程是，红细胞（E）与相应抗体（A）结合形成抗原抗体复合物（EA），再通过传统途径激活补体，与 C$_3$' 结合形成 EAC，最终结合于补体受体而围绕 B 细胞形成花环。

高倍镜下，凡吸附 3 个以上红细胞的淋巴细胞即为 EAC 花环形成细胞。计数 200 个淋巴细胞的花环形成率，即为 B 细胞百分率。

②FBC 花环试验。全称为荧光标记细菌-补体（fluoreceinated bacteria complement）花环试验。基本原理同 EAC 玫瑰花环试验，不同的只是改用荧光标记的细菌作为标示物。

具体过程是，用 FITC 标记革兰氏阴性菌。细菌壁含脂多糖，激活血清补体旁路途径，并将裂解的 C$_3$ 产物吸附于表面，形成荧光标记的细菌-补体复合物（FBC），最终与 B 细胞表面的补体受体结合，而在 B 细胞周围形成显示荧光的细菌花环。

检查时先用暗视野观察计数形成 FBC 花环的细胞，接着换用明视野，计数同一视野中的淋巴细胞，共计数 200 个淋巴细胞，并依据 FBC 花环细胞的比率算出 B 细胞百分率。

③B 淋巴细胞 smIg 检测。带有膜表面免疫球蛋白（surface membrane immunoglobulin），是 B 细胞特有的表面标志。它能与特异性抗体结合，可用荧光标记的全价抗 Ig 抗体作免疫荧光染色镜检，计数 B 淋巴细胞百分率。亦可分别用单价抗 Ig 荧光抗体如抗 IgG、抗 IgM 或抗 IgA 荧光抗体染色，鉴别和计数带 IgG、IgM 或 IgA 等不同 Ig 的 B 细胞。

国内自 20 世纪 80 年代以来，用荧光标记的葡萄球菌蛋白 A（staphylococcal protein A）菌体法，即 FITV - SPA 菌体法代替 FITC-抗 Ig 法来检测 B 细胞的 smIg，在荧光显微镜下观察表面或周围布满黄绿色荧光菌体的 B 细胞，近年又开始应用免疫微球法检测 B 细胞的 SmIg，即利用人工合成而无生物活性，且大小近似于红细胞的颗粒（如聚丙烯酰胺），使其与抗 Ig 抗体呈共价交联结合，制成免疫微球试剂。检测时，免疫微球与 SmIg 结合，积聚在 B 细胞周围，而形成免疫微球花环。

在显微镜下，smIg 阳性细胞即为围有 3 个以上免疫微球的 B 细胞。应用包被有单价抗 Ig 抗体的免疫微球，即可检出相应的 B 细胞亚群，如带 IgG、IgM 和 IgA 的 B 细胞。

④溶血空斑试验。溶血空斑试验（plaque-forming cell assay），简称 PFC 试验，是通过计数抗体生成 B 淋巴细胞而检测体液免疫功能的一组试验。

溶血空斑试验的方法很多，通常分为三大类，即琼脂平板溶血空斑试验、液相单层溶血空斑试验以及葡萄球菌 A 蛋白-绵羊红细胞（SPA - SRBC）溶血空斑试验。

各类方法的基本原理是，将经绵羊红细胞（SRBC）免疫过的家兔淋巴结或小鼠脾脏制成细胞悬液，与一定量的 SRBC 混合，其中的免疫活性淋巴细胞即抗体生成 B 细胞能释放出溶血素，在补体参与下使周围的 SRBC 溶解，形成肉眼可见的溶血空斑。每个空斑标示一个抗体生成 B 细胞，空斑的大小则表示所生成抗体的多少。

⑤淋巴组织活体检查。被检动物用某种抗原如异体红细胞或钥孔戚血蓝蛋白（keyhole limpet hemocyanin）做免疫注射，一定期间之后活体穿刺淋巴结或脾脏做组织学检查，观察免疫应答。有活跃的生发中心及浆细胞存在，表示体液免疫健全，反之则提示体液免疫功能缺陷。

2. 细胞免疫缺陷的检验　细胞免疫是指致敏淋巴细胞介导的特异性免疫反应，而致敏淋巴细胞属 T 淋巴细胞。因此，动物的细胞免疫状态应通过测定 T 细胞及其亚群（辅助性 T 细胞和抑制性 T 细胞）的数量以及体外母细胞转化能力、迟发型变态反应、移植物抗宿主反应、对免疫球蛋白合成的调节作用等功能而加以评价。

（1）T 淋巴细胞计数。T 细胞具有某些特异性表面特性和标志，除扫描电镜相与 B 细胞有所不同外，通常主要依据下列方法进行鉴别和计数。

①酸性 α-醋酸萘酯染色法。基本原理是，T 细胞不同于 B 细胞，胞浆内含酸性 α-醋酸萘酯酶（acid α-naphthyl acetate esterase，ANAE），能使底物 α-醋酸萘酯水解成醋酸和 α-萘酚。后者与六偶氮副品红偶联而生成不溶性红色沉淀物，经甲基绿复染，细胞内含红黑色颗粒。该法特异性差，除 T 细胞外，单核细胞、中性粒细胞、嗜酸性粒细胞等亦可呈现阳性酯酶染色反应。

②E-玫瑰花环试验。基本原理是，T 细胞表面具有红细胞受体，在一定条件下能吸附绵羊或豚鼠红细胞于其周围而形成玫瑰花环。该法特异性强，专用于 T 细胞总体计数。凡表面黏附 4 个以上红细胞者，为阳性花环形成细胞即 T 细胞。

微量 E-玫瑰花环试验，其基本原理和结果观察与 E-玫瑰花环试验并无二致，只是用血量少，以溶血法除去红细胞，而省去分层液分离提取淋巴细胞的操作步骤。

大熊猫的 E-玫瑰花环形成率为 47.02%±8.6%，患癌症的大熊猫降低为 39%（谢秩勋等，1990）。

③活性玫瑰花环试验。简称 Ea-玫瑰花环试验。该法用于检测活性玫瑰花环形成细胞（active rosette forming cells），通常认为是效应 T 细胞，比用于 T 细胞总体计数的前述 E-玫瑰花环试验更能反映机体免疫细胞活性。与前法不同之处只是活性玫瑰花环形成细胞对绵羊或豚鼠红细胞的亲和力较强，离心后不必孵育即能很快形成花环。

（2）淋巴细胞转化试验。T 淋巴细胞在体外培养时，如受到结核菌素等特异性抗原或植物血凝素（PHA）、刀豆蛋白 A（con A）、商陆致有丝分裂因子（PWM）等非特异性抗原的刺激，可转化为淋巴母细胞，并进行有丝分裂，合成和释放淋巴毒素、移动抑制因子等淋巴因子。T 细胞的这种功能特性，可用形态观察法和 ^{3}H 胸腺嘧啶核苷掺入法测定。淋巴细胞转化率降低，指示细胞免疫功能缺陷。

大熊猫的淋巴细胞转化率为 43.17%±5.7%。而患癌症的大熊猫降低为 35%（谢秩勋等，1990）。

（3）迟发型皮肤超敏试验。该试验是常用的一种细胞免疫功能在体检验方法。

基本原理：T 淋巴细胞受结核菌素等特异抗原或二硝基氯苯（DNCB）、植物血凝素等非特异抗原刺激，转化为致敏淋巴细胞，分布在皮肤组织内，当相应抗原再次刺激皮肤时，局部的致敏淋巴细胞即释放多种淋巴因子，于 24～72h 后显现皮肤炎性肿胀或硬结等超敏反应。反应微弱或为阴性，即表明机体细胞免疫功能缺陷。

（4）巨噬细胞移行抑制试验。该试验是一种细胞免疫功能体外检测法。

基本原理：致敏淋巴细胞体外培养，在特异性抗原刺激下，产生巨噬细胞移行抑制因子（macrophage-migration inhibitory factor，MIF），抑制巨噬细胞移动。方法是，取巨噬细胞与特异抗原以及致敏淋巴细胞一起培养，测定巨噬细胞移动被抑制的面积，结果用移动抑制指数或巨噬细胞移行百分率来表示。抑制指数或移行百分率降低，即表明细胞免疫功能缺陷。

（5）淋巴结活体检查。T 细胞定位于次级淋巴器官的胸腺依赖区，活体穿刺体表淋巴结，其副皮质区如无淋巴细胞存在，即表明细胞免疫功能缺陷。

（四）免疫缺陷病的治疗

免疫缺陷综合征病畜治疗成功的关键，在于早期确认和识别免疫缺陷及其类型。治疗原则是控制感染和纠正缺陷。

治疗处置：包括消除感染的对症疗法，补其所缺的替代疗法以及纠正缺陷的病因疗法。

1. 对症疗法　反复而严重的感染是免疫缺陷病的主要临床表现。体液免疫缺陷易患细菌性感染，细胞免疫缺陷易患病毒或真菌感染。免疫缺陷病的对症疗法主要是指针对所感染细菌、病毒、真菌和原虫的各种治疗处置，不胜枚举。

2. 替代疗法　对有缺陷的免疫指标进行特异性替代，以预防感染的复发。如抗体缺陷综合征，包括无丙球蛋白血症、低丙球蛋白血症以及各种选择性免疫球蛋白缺乏症，可应用丙球蛋白制剂或者经辐射或冷冻处理的新鲜血浆；补体缺陷综合征，包括遗传性 C_3 缺乏症、遗传性 C_2、遗传性 C_4、遗传性 C_5、遗传性 C_6 缺乏症，可应用新鲜冷冻血浆；细胞免疫缺陷综合征，包括免疫缺陷性侏儒和遗传性胸腺发育不全，可应用转移因子（transfer factor，TF），它是淋巴细胞经反复冻融而提取出来的一种淋巴因子，能将免疫记忆和细胞免疫反应的表现转移给以前未被致敏的细胞免疫缺陷个体，而使迟发型皮肤超敏反应等细胞免疫反应阳转；联合性免疫缺陷综合征，则可兼用上述体液免疫缺陷和细胞免疫缺陷的各种特异替代物。

3. 病因疗法　在继发性免疫缺陷病，指的是根治造成免疫缺陷的原发病。在原发性免疫缺陷病，则指的是通过胎胸腺移植、胎肝脏移植或骨髓移植等针对发病环节采取的措施，而使缺陷的免疫系统获得重建（immuno - reconstitution）。在兽医临床上对某些原发性免疫缺陷病实施病因疗法已获得成功。

在原发性细胞免疫缺陷病方面，用胸腺素第 5 组分（Goldstein 等，1976；Roth 等，1980）或牛生长激素（Sorkine 等，1972；Roth 等，1984）治疗犬免疫缺陷性侏儒，可使胸腺等淋巴组织的病理形态学改变得到修复，免疫缺陷的检验指标恢复常态，临床表现完全消失。用终生大量补锌的方法治疗牛遗传性胸腺发育不全或遗传性锌缺乏症（致死基因特性 A_{46}），可使胸腺等初级和次级淋巴组织结构相继恢复常态，各项细胞免疫参数指标逐步符合标准（Price 等，1982；Perryman 等，1989）。

在联合性免疫缺陷病方面，骨髓干细胞先天缺陷所致的阿拉伯马驹的原发性严重联合性免疫缺陷病，长期以来无根治疗法，曾先后进行过胎儿胸腺移植（Ardans 等，1974；Perryman 等，1987）、胎儿肝脏移植（Perryman 等，1980，1982，1987）和骨髓移植（Ardans 等，1977；Campbell 等，1983），均相继失败。据报，采用马淋巴细胞抗原型（ELA）完全相同的亲同胞（同双亲兄弟姐妹）的供体，实施组织相容性骨髓移植已获得成功（Perryman 等，1987），供体的多能干细胞定植牢固，其生物学活性在受体内得到充分表达，病驹因免疫系统的重建而得以康复（李毓义等，1994，2001）。

（唐博恒　李毓义）

参 考 文 献

李毓义，李彦舫 . 2001. 动物遗传·免疫病学——医学自发模型 . 北京：科学出版社：451 - 459.

谢秩勋 . 1990. 中国兽医科技，(11)：35 - 86.

Ardans A A，et al. 1977. JAVMA. 170：167 - 175.

Campbell T M，et al. 1983. Equine Vet J. 15：233 - 239.

Goldstein A L，et al. 1976. Med Clin North Am. 60：591 - 606.

Perryman L E，et al. 1980. Am J Vet Res. 41：187 - 192.

Perryman L E，et al. 1982. Clin Immunol Immunopathol. 23：1 - 9.

Perryman L E，et al. 1987. Vet Immunol Immunopathol. 17：495 - 508.

Perryman L E，et al. 1989. Vet Immunol Immunopathol. 21：239 - 248.

Price J，et al. 1982. Vet Rec. 110：478.

Roth J A，et al. 1980. Am J Vet Res. 41：1 256 - 1 262.

Roth J A，et al. 1984. ibid. 45：1 151 - 1 155.

Sorkine E，et al. 1972. Growth and Growth Hormone. Amsterdam：Excerpta Medica. 132 - 142.

一、联合性免疫缺陷病

Combined Immunodeficiency Disease

联合性免疫缺陷病（CID），又称遗传性联合性免疫缺陷病（hereditary combined immunodeficiency）或原发性严重联合性免疫缺陷病（primary severe combined immunodeficiency disease，PSCID），是由于骨髓干细胞先天缺陷、淋巴细胞生成障碍所致发的一种遗传性细胞免疫并体液免疫缺陷综合征。

免疫病理学特征：包括胸腺极度发育不全；淋巴结、脾脏等次级淋巴器官的 T 细胞依赖区和 B 细胞依赖区匮乏；外周血 T、B 两类淋巴细胞稀少或缺如；兼有体液免疫和细胞免疫功能障碍，如 IgM 等各类免疫球蛋白含量低下以至缺乏，对抗原刺激不产生特异性抗体，淋巴细胞体外培养对各种致丝裂原刺激不发生母细胞转化，皮试不出现延迟型超敏反应，移植物抗宿主反应（GvHR）微弱，感染组织局部免疫病理反应轻微等。

遗传特性：已确定为单基因常染色体隐性类型。

临床特点：呈家族性发生，母源免疫球蛋白耗尽前后发病，主要表现呼吸道和消化道的一种或多种细菌、病毒、原虫性感染，各种抗生素治疗无效，一般于 5 月龄之内死亡。

人类的联合性细胞和体液免疫缺陷综合征，有 5 种病型，即瑞士型严重联合性免疫缺陷病、伴成骨不全的严重联合性免疫缺陷病、伴腺苷脱氨基酶缺乏的严重联合性免疫缺陷病、免疫缺陷并短肢侏儒以及遗传性共济失调毛细血管扩张症。

动物的联合性免疫缺陷病，自 20 世纪 70 年代由 Mcguire 和 Poppie 发现以来，已报道发生于马，见于阿拉伯纯种及杂种马驹（Megutre 等，1973，1975；Hodgin 等，1978；Splitter 等，1979；Lew 等，1980；Campbell 等，1983；Kita 等，1985；Magnuson 等，1986；Perryman 等，1987；Bailey 等，1997；Swinburne 等，1999；Perryman 等，2000），类似于人的严重联合性免疫缺陷病（瑞士型），是该综合征唯一的自发性动物模型，除用于人对应病的研究外，在比较医学和比较生物学上还可用于探讨干细胞功能、骨髓移植和免疫重建（Campbell 等，1983；Perryman 等，1987）。

据 Poppie 等（1977）的一份调查，阿拉伯马驹中 SCID 杂合子携带者占 25%～30%。Perryman 等（1977，1980）的调查表明，2 029 匹马普查所检出的 416 匹免疫缺陷病驹中，有 159 匹为 SCID，发病数居第二位，仅次于初乳抗体被动传输障碍所致的免疫缺陷。

本病目前已遍布美国、加拿大、英国及澳大利亚等国，愈益成为严重危及阿拉伯马品种繁衍的一种致死性遗传病。

另据报道，将单一核苷酸插入犬白介素 2 受体 γ 链，造成了 X 性联严重的联合免疫缺陷病（Somberg 等，1995，1996；Pullen 等，1997；Felsburg 等，1999；Hartnett 等，1999，2000）。

【病因及发病机理】

多能干细胞起源于胚胎卵黄囊，通过血循环到达胎肝，然后再到脾脏，最后至骨髓，是包括淋巴细胞在内的所有血细胞系的祖先。其来源地，在胚胎早期是卵黄囊或肝脏，出生后则主要是骨髓。

禽类的腔上囊和哺乳类的骨髓，是产生免疫活性 B 细胞的原始（初级）淋巴器官。定向干细胞在其中分化为原始 B 淋巴细胞（virgin B lymphocytes），并依次转换分化为产 IgM 原始淋巴细胞（IgM - bearing virgin B lymphocytes），产 IgG 原始淋巴细胞，产 IgA 原始淋巴细胞，即 IgM、IgG、IgA 前体细胞（precursor）。原始 B 淋巴细胞一旦形成，即向周围（次级）淋巴器官输送，主要定居于淋巴结和脾脏的滤泡和髓索部。

据估计，B淋巴细胞占末梢血淋巴细胞的25％～35％，胸导管细胞的10％～20％，淋巴结细胞的25％～35％，脾淋巴细胞的50％～60％和骨髓细胞的35％～45％。

胸腺是产生免疫活性T细胞的原始（初级）淋巴器官。进入胸腺的定向干细胞在胸腺体液因子（如胸腺素）影响下分化为T细胞，密集充满于外皮质区，稀疏分散在内髓质区。免疫活性T细胞形成后，一部分即输送到周围（次级）淋巴器官，主要定居于脾脏和淋巴结的T淋巴细胞依赖区，即脾脏的动脉周围淋巴鞘区和淋巴结的滤泡间区和深皮质区。

据估计，95％以上的胸腺细胞、65％～80％末梢血淋巴细胞、80％～90％胸导管细胞、60％～75％淋巴结细胞、25％～45％脾淋巴细胞和1％～5％骨髓细胞，属于T细胞。

驹CID的病理学特征：主要包括初级和次级淋巴器官的极度发育不全和呼吸道、消化道的继发性病变。

胸腺体积极小，重量只有几克至几十克，不及正常（100g以上）的10％～20％，没有明显的皮质与髓质，除少数散在的淋巴小岛和胸腺小体外，几乎全由脂肪组织构成。

全身淋巴结明显缩小，体积不到正常的1/4，以致难以发现，皮质外层B细胞依赖区缺乏滤泡和生发中心，看不到浆细胞，深皮质部T细胞依赖区淋巴细胞稀少。

脾脏薄而且小，白髓缺乏滤泡与生发中心。看不到浆细胞，动脉周围缺乏淋巴细胞鞘，红髓内亦缺乏淋巴细胞。

肠集合淋巴组织内亦缺乏初级滤泡、生发中心和浆细胞（Mcguire等，1974，1975，1976）。

驹CID兼有B细胞和T细胞缺乏，同时存在体液免疫和细胞免疫功能障碍。

末梢血内具各种表面标志的B、T两类淋巴细胞稀少或缺如：用绵羊抗马IgG荧光法检查带有smIg的B细胞，健驹荧光细胞为7.5％～17％，而病驹为≤0.5％，SPA（葡萄球菌蛋白A）玫瑰花环试验，健驹花环细胞为9％～21％，病驹为≤1％，不超过背景对照数≤4％；EAC（红细胞抗体补体）玫瑰花结试验，健驹花结细胞为7.5％～30％，病驹为≤2％，与背景对照数≤1.5％相近；非特异性脂酶（NSE）染色法检查T细胞，健驹阳性细胞为45％～85.5％，病驹常少至4％，但有的可高达77.5％，显然是因为其中混杂的大量呈NSE阳性着色的其他细胞（Lew等，1989）。

体液免疫并细胞免疫功能障碍：病驹不能合成免疫球蛋白，缺乏抗绵羊红细胞的"自然"抗体，未吸吮初乳的新生病驹和已起病显症的病驹血清内IgM缺如，其他免疫球蛋白含量低下（Mcguire等，1974，1975；Lew等，1980）。

对T细胞依赖性抗原如噬菌体Φx-174不产生抗体应答，病驹接种后7d和14d的血清中和抗体滴度均在1：20以下，而健驹第7天的抗体滴度即超过1：50，至第14天更高达1：320以至1：1 600。

淋巴细胞体外培养对PHA刺激的母细胞转化应答低微，病驹的刺激指数（SI）仅为1.2～2.0，而健驹为16.0～170.4。

对皮内注射PHA和皮肤涂敷DNCB的24～48h延迟型超敏反应，病驹轻微，而健驹强烈（Mcguire等，1975；Hodgin等，1978；Lew等，1980）。

对异种皮肤移植，病驹表现的排斥反应微弱，移植部位活检只有因移植片缺血坏死所激起的中性粒细胞集聚，而健驹的排斥反应既强烈又典型，皮片活检显示密集的淋巴细胞、巨噬细胞和浆细胞浸润（Lew等，1980）。

驹CID的根本病因，一般认为是基因突变所致的遗传性缺陷，遗传特性属常染色体隐性类型（Thompson等，1975；Whitlock等，1975；Poppie等，1977）。Perryman等（1980）通过一匹CID杂合子公马与26匹CID杂合子母马进行测交试验，出生的53匹幼驹（公28，母25）中，15匹为CID驹，占28.3％，公母比例为8：7，从而否定了性联遗传和显性遗传，进一步证实了阿拉伯马驹

CID 的单基因常染色体隐性遗传特性。

驹 CID 的免疫病理学特征：初级和次级淋巴器官均发育不全，T 细胞和 B 细胞的生成都有缺陷，细胞免疫和体液免疫功能同时存在障碍，而骨髓粒系、红系和巨核系造血功能都相对完好，这就表明主要发病环节是在免疫细胞分化的早期，即骨髓多能干细胞向淋巴系单能干细胞定向分化或淋巴系单能干细胞在骨髓和胸腺内向前体淋巴细胞以至原始 B 细胞和 T 细胞分化的过程存在先天性缺陷（Mcguire 等，1975，1981；Lew 等，1980；Perryman，1987）。

已知可导致功能性淋巴细胞早期生成障碍的因素，通常是干细胞或前体淋巴细胞本身的遗传性生化缺陷或者是骨髓和胸腺内微环境的生化异常。一些研究观察表明，病驹骨髓和胸腺内的微环境并无生化异常。CID 病驹虽然缺乏皮质胸腺细胞，但定向干细胞在胸腺内生成功能性 T 细胞所需之胸腺激素活性无明显欠缺（Splitter 等，1979），而且能够生成具有自然杀伤细胞（NK）作用的颗粒性大淋巴细胞（Magnuson 等，1984，1986）。

新近给 CID 病驹进行组织相容性骨髓移植取得成功。植入的骨髓在病驹体内存活期已超过 660d，多能干细胞的生物活性已得到充分表达，T、B 两亚类淋巴细胞的生成以及体液免疫、细胞免疫各项指标均相继恢复，从而确证：阿拉伯马驹 CID 的发病环节不是骨髓和胸腺内微环境的异常，而是骨髓干细胞本身的先天缺陷，即前体淋巴细胞分化早期的生化异常（Perryman 等，1987）。

至于 CID 驹骨髓干细胞先天性生化缺陷的本质则尚未搞清。曾有资料表明，阿拉伯马驹的 PSCID，不同于人的伴腺苷脱氨基酶缺乏的 SCID，其淋巴细胞和红细胞溶解产物中脱氨基酶（ADA）活性并无改变，但其嘌呤代谢确有异常，提示骨髓干细胞分化存在先天性嘌呤代谢缺陷，有待进一步查实（Mcguire 等，1976；Magnuson 等，1979；李毓义等，1994，2001）。

【临床表现】

在阿拉伯纯种或杂种马驹中呈家族性发生，CID 纯合子个体发病显症，公母兼有，先证病畜的双亲恒为杂合子个体，即不显临床表型的致死基因携带者。

病驹出生时外观健活，能够吮乳，通常在 3～8 周龄，即初乳被动传输的母源免疫球蛋白消耗殆尽之后起病，最常发生的是腺病毒（adenovirus）和卡氏肺囊虫（*Pneumocystis carinii*）感染所致的支气管炎等呼吸道炎症，大肠杆菌、沙门氏菌所致的胃肠炎以及腺病毒感染所致的胰腺炎（Studdert 等，1978）。

主要表现沉郁、发热、咳嗽、呼吸急促、流黏液脓性鼻液、肺部听叩诊变化等呼吸系统症状，以及食欲障碍、腹泻、腹痛等消化系统症状。

一旦发病，则病情渐进增重，各种抗生素和支持疗法概难奏效。病程 2～4 周不等，一般在 3～5 月龄之内死亡。

检验所见：特征性改变主要包括淋巴细胞减少症，1～2 月龄病驹末梢血淋巴细胞绝对数平均为 $(0.31\pm0.18)\times10^9/L$，不及同龄健驹 $[(4.14\pm1.44)\times100/L]$ 的 1/10；具表面标志的各种功能淋巴细胞稀少，病驹 smIg B 细胞少于 0.5%，几乎缺如，EAC 和 SPA 玫瑰花环细胞在 2% 以下，不超过背景对照数，远远少于同龄健驹。

血清各类免疫球蛋白含量低微，其中作为合成自身免疫球蛋白能力标志的 IgM 则不论在吮初乳前或发病显症后均测不出来。

淋巴母细胞转化率、皮肤延迟型超敏反应以及异体移植的 GVHR 等各项细胞免疫功能指标亦明显低下（Lew 等，1980；Perryman 等，1987）。

【诊断】

PSCID 的确认依据：一定动物品系内的家族性发生；常规治疗无效的严重感染；淋巴细胞绝对

数低于 0.6×10^9/L 的白细胞减少症；IgM 缺如的低丙球蛋白血症；PHA 刺激指数小于 3 等各项细胞免疫功能障碍指标；体检胸腺极度发育不全以及活检淋巴结和脾脏显示 T 细胞依赖区和 B 细胞依赖区均匮乏。

【防治】

长期以来一直无根治方法。输注全血、血浆、高免血清和使用广谱抗生素都只能产生暂时效果。为重建缺陷的免疫系统（immuno - reconstitution），曾先后给 CID 驹进行过胎儿肝脏移植（Perryman 等，1980，1982，1987）、胎儿胸腺移植（Ardans 等，1977；Perryman 等，1987）和骨髓移植（Ardans 等，1977；Campbell 等，1983），均相继失败。

据报，通过输注马淋巴细胞抗原单倍型相同的（ELA - heploidentical）半亲同胞（halfsibling）供体的骨髓细胞，使部分 CID 病驹的免疫细胞得到暂时性重建，并在此基础上，采用具有共同 ELA 的亲同胞（full sibling）供体的组织相容性骨髓移植获得成功。

定植的供体多能干细胞，其生物学活性已在受体内得到充分表达，CID 病驹因免疫系统完全（细胞免疫和体液免疫各指标）持久（超过 660d）的重建而得到康复。

方法是无菌地用刮匙从亲同胞（即同双亲的兄弟姐妹）供体的长骨刮取骨髓，置 Ficoll - Hypaque 内，通过密度离心（density centrifugation）以浓集干细胞组分，随即以每千克体重 1.8×100 活骨髓细胞的剂量，混悬于营养液内静脉输注（Perryman 等，1987；李毓义等，1994，2001）。

对于常染色体隐性类型的遗传性疾病，最彻底的防治办法是检出并清除杂合子携带者个体。鉴于阿拉伯纯种和杂种马中 CID 杂合子的基因频率已高达 30%，在引进阿拉伯马时应加强口岸检查，以严防 CID 杂合子携带者的潜入（李毓义等，1994）。

新近报道（Swinburne 等，1999），英国已开始用 DNA 技术普查国内阿拉伯马严重联合性免疫缺陷病的基因分布情况。

参 考 文 献

李毓义，李彦舫．2001．动物遗传・免疫病学——医学自发模型．北京：科学出版社：459 - 464．

Ardans A A，et al. 1977. JAVMA. 170：167 - 175.

Bailey E，et al. 1997. Linkage of the gene for equine combined immunodeficiency disease to microsatellite maker HTG8 and HTG4. Synteny and FISH mapping to ECA9. Anim Genet. 28（4）：268 - 273.

Campbell T M，et al. 1983. Equine Vet J. 15：233 - 239.

Felsburg P J，et al. 1999. Vet Immunol Immunopathol. 69（2 - 4）：127 - 135.

Hartnett B J，et al. 1999. Vet Immunol Immunopathol. 69（2 - 4）：137 - 144.

Hartnett B J，et al. 2000. Vet Immunol Immunopathol. 75（1 - 2）：121 - 134.

Hodgin E C，et al. 1978. Am J Vet Res. 39：1 161 - 1 167.

Kita J，et al. 1985. J Equine Vet Sci. 5：115.

Lew A M，et al. 1980. Am J Vet Res. 41：1 161 - 1 166.

Magnuson N S，et al. 1979. J Clin Invest. 64：89 - 101.

Magnuson N S，et al. 1984. J Immunol. 133：2 518 - 2 524.

Magnuson N S，et al. 1986. Comp Biochem Physiol. 83b：701 - 710.

Mcguire T C，et al. 1973. Infect Immunity. 8：272 - 277.

Mcguire T C，et al. 1974. JAVMA. 164：70 - 76.

Mcguire T C，et al. 1975. Clin Immunol Immunopathol. 3：555 - 366.

Mcguire T C，et al. 1976. Am J Pathol. 84：39 - 53.

Mcguire T C，et al. 1981. Immunologic Defects in Laboratory Animals. 2nd（ed）. Pleum Publishing Co. 185 - 203.

Perryman L E，et al. 1977. JAVMA. 170：212.

Perryman L E，et al. 1980. ibid. 176：1 250 - 1 251. 1 374 - 1 377.

Perryman L E，et al. 1980. Am J Vet Res. 41：187 - 192.

Perryman L E，et al. 1982. Clin Immunol Immunopathol. 23：1 - 9.

Perryman L E，et al. 1987. Vet Immunol Immunopathol. 17：495 - 508.

Perryman L E，et al. 2000. Vet Clin North Am Equine Pract. 16（1）：105 - 116.

Poppie M J，et al. 1977. JAVMA. 170：31 - 33.

Pullen R P，et al. 1997. J Am Anim Hosp Assoc. 33（6）：494 - 499.

Somberg R L，et al. 1995. A single nucleotide insertion in the canine interleukin-2 receptor gamma chain results in X-linked severe combined immunodeficiency disease. Vet Immunol Immunopathol. 47（3 - 4）：203 - 213.

Somberg R L，et al. 1996. J Immunol. 156（4）：1 431 - 1 435.

Splitter G A，et al. 1979. Developmental & Comparative Immunology. 3：359 - 363.

Studdert M J，et al. 1978. Aust Vet J. 54：411 - 417.

Swinburne J，et al. 1999. Estimation of the prevalence of severe combined immunodeficiency disease in UK Arab horses as determined by a DNA-based test. Vet Rec. 145（1）：22 - 23.

Thompson D B，et al. 1975. Aust Vet J. 51：109 - 113.

Whitlock R H，et al. 1975. Cornell Vet. 65：393.

二、免疫缺陷性侏儒

Immunodeficient Dwarf

免疫缺陷性侏儒（IDD），又称消瘦综合征（wasting syndrome），是由于生长激素缺乏及胸腺发育不全所致发的一种原发性细胞免疫缺陷病。

病理学基础：生长激素缺乏，胸腺皮质先天性缺如（congenital absence of thymic cortex），淋巴细胞对致丝裂物质的母细胞转化应答低下（deficient lymphocyte blastogenic response to mitogens）。

临床特征：生长迟滞（侏儒）、消瘦、虚弱和易患感染。

本病与胸腺发育异常所致的婴儿细胞免疫缺陷病 D - George 综合征在病理变化、临床表现和检验所见等许多方面有类似之处，最先报道见于 Ames 和 Snell - Bagg 两品系小鼠（Duquesnoy，1975），并实验复制于一般小鼠（Pierpaoli 等，1969），后来又报道发生于一种近亲繁殖的 Weimaraner 犬（Roth 等，1980，1984），可作为动物模型，用于研究人类原发性细胞免疫缺陷病，特别是探讨内分泌功能同胸腺发育及免疫缺陷的关系（李毓义等，1994，2001）。

【病因及发病机理】

犬和鼠免疫缺陷性侏儒的典型病理变化，显现在生成 T 淋巴细胞的初级和次级淋巴组织内，包括胸腺体积缩小，皮质部缺如；淋巴结副皮质区和滤泡间区（T 淋巴细胞依赖区）内淋巴细胞匮乏；脾脏白髓内动脉周围淋巴组织鞘（T 淋巴细胞依赖区）稀少。

胸腺发育不全并细胞免疫缺陷，先后发现于鼠和犬的垂体功能减退性侏儒，提示健全的垂体对胸腺的正常发育和细胞免疫功能是必不可少的。早先曾有人提出垂体与胸腺的关系如同垂体与其他内分泌腺的关系（Bomskov 等，1940；Coomsa，1966）。后来的实验研究表明，胸腺在某些功能方面实属内分泌腺，胸腺上皮细胞产生的胸腺素（thymosin）是一种肽类激素，可诱导前体 T 细胞变为成熟的功能 T 细胞（Goldstein 等，1976，1981；Wara，1981）。现已查明，侏儒病畜胸腺发育不全以至细胞免疫缺陷起因于垂体前叶生长激素分泌不足。

生长激素刺激生长的试验证实，侏儒病犬注射生长激素刺激剂盐酸可乐宁（clonidine）后，血浆生长激素仅略有增多，30min 值仍低于 1ng/L，而健康对照犬血浆生长激素浓度显著增高，30min 达到峰值，超过 20ng/L（Roth 等，1980）。

给 Snell - Bagg 侏儒鼠注射牛生长激素，胸腺组织逐渐恢复常态，细胞免疫缺陷随之消除，而切除了胸腺的成年侏儒病鼠则否（Sorkins 等，1972）。

给 2 例 Weimaraner 侏儒病犬持续注射牛生长激素 1 个月之后，胸腺皮质部明显增厚，T 细胞明显增多，细胞免疫缺陷的各种临床表现亦得到显著改善（Roth 等，1984）。

据此推测，垂体前叶分泌的生长激素为胸腺发育所必需，并能通过胸腺上皮细胞生成的胸腺素促进 T 淋巴细胞前体分化成熟为功能性 T 细胞。

目前一致认为，免疫缺陷性侏儒的发病过程，大体如下：侏儒病畜垂体功能低下，生长激素分泌不足，胸腺皮质部发育不全，初级淋巴组织 T 细胞生成及成熟障碍，很少在次级淋巴组织定居，以致淋巴结和脾脏的 T 淋巴细胞依赖区稀少或缺如，发生 T 细胞介导的一系列细胞免疫功能缺陷，有的还因辅助 T 细胞数量不足或功能障碍而伴有一定程度的体液免疫紊乱。

【临床表现】

遗传类型尚未确定。病犬和病鼠出生时不认异常。4～13 周龄起病，发育迟滞，身体矮小，消瘦虚弱，黏膜苍白，如同无胸腺的裸鼠（athymic nude mice）和出生后切除胸腺的犬（neonatal thymectomized dog）一样，反复或持续发生化脓性支气管肺炎、细小病毒性肠炎、欧利希病（ehrlichiosis）、卡氏肺囊虫病（pneumocystis carinii）、泛发性念珠菌病（diffuse candidosis）、播散性隐球菌病（disseminated cryptococcosis）等各种各样的细菌性、霉形体性、病毒性、原虫性以至真菌性感染，通用的抗感染疗法一概无效，表现致死性的矮小或消瘦综合征（runting or wasting syndrome）。

检验所见：主要包括血浆生长激素含量降低，静脉注射刺激生长剂盐酸可乐宁后 30min 峰值不足 10ng/L，显著低于健康对照犬（P＜0.01）；14 周龄以前的病犬，淋巴细胞体外培养对植物血凝素（PHA）、刀豆蛋白 A（con A）等致丝裂物质的母细胞转化应答能力低下。刺激指数（stimulation index，SL）为 10～30，与正常刺激指数（105±3.0）相差显著（P＜0.05），每分钟脉冲数差额（dcpm，difference in counts per minute）为 6 380～12 500，与正常差额（18 160～25 780）相差显著（P＜0.05 或 P＜0.01）；末梢血 T 淋巴细胞数明显减少，E 玫瑰花环细胞仅占 20％以下，而白细胞总数、淋巴细胞绝对数不减少或稍增多（Roth 等，1980，1984）。

【诊断】

免疫缺陷性侏儒可从临床表现、检验所见、治疗效果和活检病理四个方面进行诊断。

论证诊断要点：矮小瘦弱，反复感染，抗感染治疗一概无效；血浆生长激素含量少，对刺激生长剂应答差；末梢血 T 淋巴细胞数显著减少，体外淋巴母细胞转化率低下，表明细胞免疫功能缺陷，而白细胞总数和淋巴细胞绝对数不减少或稍增多，血清免疫球蛋含量正常，19 号布氏杆菌苗等接种后能出现相应滴度的血清抗体，提示体液免疫功能正常；对胸腺素和（或）生长激素治疗有良好效果。

确定诊断：可采取脾脏、淋巴结或胸腺的活检组织，确认胸腺皮质部、淋巴结和脾脏的 T 淋巴细胞依赖区稀少或缺如等典型的病理变化（李毓义等，1994，2001）。

【治疗】

依据发病机理，犬和鼠的 IDD 有两个主要发病环节：一是垂体前叶生长激素分泌不足，以致胸腺的皮质部以及脾脏、淋巴结的 T 淋巴细胞依赖区发育不全；二是胸腺上皮细胞生成的胸腺素不足，以致前体 T 淋巴细胞分化成熟为功能性 T 淋巴细胞的过程发生障碍。因此，治疗要点在于补给生长激素和（或）胸腺激素。

1. 胸腺素第 5 组分（thymosin fraction 5）　每千克体重 1.0mg，皮下注射，每日 1 次，连续 7d，以后每周 1 次，持续 6～8 周。结果，除发育迟滞造成的侏儒依然存在外，病畜细胞免疫缺陷的各项指标均恢复正常（体外淋巴母细胞转化率的恢复滞后），易发感染等各种临床表现亦逐步消失（Goldstein 等，1976；Roth 等，1980）。

2. 牛生长激素（bovine GH）　每千克体重 0.1mg，皮下注射，每日 1 次，连续 5d；然后隔日 1 次，持续 10d；最后 3d 1 次，维持 12d。结果随着胸腺等淋巴组织病理形态学改变的修复，病畜细胞免疫缺陷的各项检验指标很快恢复正常（体外淋巴母细胞转化率的恢复滞后），侏儒连同消瘦综合征的各种临床表现均完全消失，康复的病犬存活数年，且未出现恶性肿瘤和真菌感染等常见的细胞免疫缺陷后续病（Sorkins 等，1972；Roth 等，1984；李毓义等，1994，2001）。

参 考 文 献

李毓义，李彦舫.2001. 动物遗传・免疫病学——医学自发模型. 北京：科学出版社：464 - 466.

Bomskov C，et al. 1940. Z Klin Med. 137：745759.

Coomsa J. 1966. Arzneimittelforsch. 16：18 - 22.

Duquesnoy R J. 1975. Birth Defects. 11：536 - 543.

Goldstein A L，et al. 1976. Med Clin North Am. 60：591 - 606.

Goldstein A L，et al. 1981. Recent Prog Horm Res. 37：369 - 415.

Pierpaoli W，et al. 1969. Immunol. 16：311 - 318.

Roth J A，et al. 1980. Am J Vet Res. 41：1 256 - 1 262.

Roth J A，et al. 1984. Ibid. 45：1 151 - 1 155.

Sorkins E，et al. 1972. Growth and Growth Hormene. Pecile A et al（Ed）. Amsterdam. Excerpt Medica. 132 - 142.

Wara D W. 1981. Adv Pediatr. 28：229 - 270.

三、原发性腔上囊成熟缺陷

Primary Maturational Defect of Bursa

原发性腔上囊成熟缺陷，又称遗传性 7S Ig 缺乏综合征，或称遗传性异常丙球蛋白血症（inherited dysgammaglobulinemia），是由于多基因突变所致发的一种遗传性免疫缺陷病。

病理学基础：腔上囊先天性发育不全和腔上囊上皮的囊肿变性（cystic degeneration of bursal epithelium）。

临床特征：家族性发生；鸡冠周边冬季坏死，贫血，充血性心力衰竭，眼感染；血清 7S Ig 降低，IgM 增高，出现冷球蛋白或冷沉淀物（cryoglobulin or cryoprecipitates）；伴有 Coombs 直接反应溶贫、血清类风湿因子阳性等自身免疫现象。

本病类似于人的原发性获得性无丙球蛋白血症（primary acquired agammaglobulinemia）或多变的未分类的低丙球蛋白血症（common variable hypogammaglobulinemia，CVH），只报道发生于美国加州大学发现并培育的 UCDl40 品系（University of Califonia，Davis，140）的白来航鸡（Benedict 等，1977，1978，1980；Montero 等，1979；Gershwin 等，1980；Chanh 等，1980；Erickson 等，1982），可作为研究上述疾病的动物模型，特别是用于探索腔上囊与免疫调节系统的关系及其对抑制 T 细胞和辅助 T 细胞生成的影响。

【病因及发病机理】

尸检 UCD140 白来航鸡体脂甚少，除具备巨脾、肝肿大、胸膜腔和心包腔积液等贫血及心力衰竭的病变外，最恒定的特点是波及肾（69%）、甲状腺（60%）、肝（48%）和心肌（44%）等几乎所有实质器官的慢性炎症、血管炎以及主要由淋巴细胞和组织细胞组成的局灶性单核细胞浸润。

最突出的病理学变化：早在出壳第一天即存在的腔上囊先天发育不全，以及6～24月龄时后继发生的胸腺成熟延迟和胸腺瘤。

先天性腔上囊发育不全，在UCD140鸡中的发生频率高达70%。5周龄病鸡的腔上囊重量仅为0.508±0.256g，与体重的比为2.38±0.862g/kg，显著低于同龄对照鸡。腔上囊内淋巴滤泡稀少而细小，出壳当天和9日龄时的淋巴滤泡直径分别为109±11μm和127±12μm，显著小于同龄对照鸡。滤泡内淋巴细胞稀少，有的核固缩，有丝分裂减退；髓质部充满滤泡上皮形成的囊肿（腺泡）结构；皮质部被颗粒细胞广泛浸润；上皮内形成空泡，含黏液样物质（Gershwin等，1980；Erickson等，1982）。

胸腺在4月龄之前与健康鸡并无二致，但相当一部分（约15%～30%）UCD140病鸡在6月龄之后开始显现胸腺增生肿大，表明正常的胸腺成熟过程即胸腺变性发生延迟。其中有的（约7%）病鸡在1～2岁发生胸腺瘤，约25%病鸡的脾脏淋巴滤泡稀少，动脉周围淋巴细胞鞘（胸腺依赖区）的淋巴细胞亦明显减少以至缺如（Gershwin等，1980）。

UCD140鸡遗传性免疫缺陷的根本病因在于基因突变。其致病基因表型的多样性，使多数学者推测为多基因突变所致。腔上囊发育不全的早期存在和高外显率（70%），表明腔上囊原发性成熟缺陷显然是致发本病的主要免疫病理环节和突变基因的首要表型特征。正常鸡的胸腺在出生后的发育过程中恒伴有B细胞浸润（Hemmingson等，1972）。

腔上囊依赖性淋巴细胞掺入胸腺淋巴滤泡的作用还不清楚，但试验表明它为胸腺的正常成熟过程所必需（Eskola等，1974；Baba等，1977）。胸腺成熟过程延迟，应被看成是脾脏胸腺依赖区T淋巴细胞匮乏的前因，腔上囊先天发育不全的后果（Gershwin等，1980；Erickson等，1982）。

包括7S Ig（一种低分子Ig，相当于哺乳动物的IgG）选择性缺乏和IgM增高在内的异常丙球蛋白血症，是UCD140鸡遗传性免疫缺陷病体液免疫改变的主要标志，突变基因的一个表型特征（Benedict等，1977，1978）。

实验证实，在正常鸡的外周血淋巴细胞（peripheral bloodlymphocyte，PBL）培养中，美洲商陆丝裂原（PWM）兼能刺激7S Ig和IgM的合成；在UCD140鸡的PBL培养中，PWM只刺激IgM而不刺激7S Ig的合成；在UCD140鸡与正常鸡PBL的混合培养中，正常鸡PBL在PWM刺激下合成7SIg的水平降低了40%～80%，而IgM的合成未受影响（Chanh等，1980）。这提示UCD140鸡的PBL中存在某种选择性抑制7SIg合成的淋巴细胞。后续实验进而证实，这种抑制作用来源于通过尼龙羊毛分离器获得的T细胞而不是B细胞部分，而且加上抗T细胞血清后即失活。从而确定，抑制7SIg合成的淋巴细胞为抑制T细胞（Chanh等，1980）。

UCD140鸡体内有过剩的抑制T细胞，在体内试验中同样得到证实。将UCD140鸡的脾脏淋巴细胞转输给正常鸡，可诱发一过性7S Ig缺乏综合征（Chanh等，1980）。

腔上囊发育的先天缺陷本来应该导致B淋巴细胞的功能障碍而直接造成体液免疫缺陷。但上述各项离体和在体的实验一致表明，在原发性腔上囊成熟缺陷所致的UCD140鸡遗传性7SIg缺乏的发展过程中，B淋巴细胞本身合成7SIg的能力并无严重缺陷，在得到正常辅助T细胞的协助并摆脱抑制T细胞阻抑的情况下，能合成包括7SIg在内的各种免疫球蛋白。7SIg的合成障碍，实际上是间接地由于抑制T细胞的数量过多和（或）抑制活性过强而造成（Chanh等，1980；Gershwin等，1980；Erickson等，1982）。这就涉及两大免疫器官（腔上囊和胸腺）以及两类免疫细胞（B细胞和T细胞）之间的协调关系问题（李毓义等，1994）。

已知人获得性无丙球蛋白血症的免疫病理过程常常涉及免疫调节系统，关系到胸腺依赖产生的调节性淋巴细胞即抑制T细胞（Ts）和辅助T细胞（T$_H$）。Moretta等（1977）发现一些带有IgM Fc片段受体的T细胞（T$_\mu$）具有辅助T细胞作用，能促进B细胞增殖并分化为浆细胞而生成抗体；带有 IgG Fc 片段受体的 T 细胞（Tr）则具有抑制 T 细胞作用，能抑制抗体生成，并证实先天性或获得性胸腺异常的病人通常是血循环中的 Tμ 减少，而 Tr 增多。

鸡体的各种实验资料表明：在鸡的所谓传染性无丙球蛋白血症（"infectious" agammaglobulinemia）中，免疫球蛋白的合成障碍是抑制 T 细胞过多所致（Balese 等，1974）；出壳雏鸡施行腔上囊切除术或连续 4d 在肛门周围涂敷秋水仙碱（colchcine）而造成的化学性腔上囊切除，可使抑制 T 细胞过度生成而诱发长期持续的体液免疫缺陷，直至 12 周龄时 7SIg 的浓度仍然明显低下，而 IgM 水平不受影响或者增高（Fiedler 等，1977；Romppanen 等，1981）；正常鸡接受腔上囊切除鸡的抑制 T 细胞输注，Ig（主要是 7S Ig）的合成受到抑制（Balese 等，1974；Lerman 等，1977）；异常丙球蛋白血症 UCD140 鸡对绵羊红细胞（SPBC）和二硝基苯牛丙球蛋白（DNP-BGG）初次及再次接种的 IgM 抗体应答强烈，而 7S Ig 抗体应答微弱，提示缺乏为促进 Ig 合成由 IgM 向 IgG 转变所需的辅助 T 细胞（Benedict 等，1980；Chanh 等，1980）。

可见，UCD140 鸡的腔上囊先天发育不全，如同雏鸡出壳早期的腔上囊切除一样，显然是通过诱发免疫调节系统的功能紊乱，使抑制 T 细胞过度生成和（或）辅助 T 细胞生成不足而造成 7S Ig 合成障碍的。但腔上囊影响调节性淋巴细胞生成的机制还不清楚。

当前美国兽医免疫学家正在利用 UCD140 鸡这种自发性动物模型，就体液免疫系统（腔上囊）-免疫调节系统（Ts 和 TH）-细胞免疫系统（胸腺）三者的相互关系和作用途径问题，进行深入的研究（李毓义等，1994）。

【临床表现】

UCD140 鸡 7SIg 缺乏综合征属多基因突变的遗传病。基因型复杂，表型标志（病理标志、免疫标志和临床标志）交错，尽管总外显率高达 70％以上（似为显性类型），而且两性兼有（似为常染色体遗传），但其确切的遗传类型尚难断定。

UCD140 鸡出生时外观健活，一般在 60 日龄前后才显症，3 月龄的死亡率接近 20％，12 月龄的累积死亡率高达 50％。

主要表现：瘦弱以及鸡冠苍白、排绿色稀粪、呼吸窘迫、心律失常等贫血和心力衰竭的症状，并经常发生呼吸道、消化道黏膜和眼的感染。

比较奇特的是，约有 10％的 5～20 月龄病鸡在寒冷季节发生肉冠周边坏死。部分病鸡后期常伴发类风关、淋巴细胞性甲状腺病、肾小球肾炎等胸腺成熟延迟和胸腺瘤所致发的各种自身免疫病而显现相应的临床症状。

检验所见：主要包括异常丙球蛋白血症，并出现冷球蛋白、类风湿因子、Coombs 直接反应等自身免疫现象。

迟发性 7S Ig 缺乏和 IgM 增多，是 UCD140 鸡异常丙球蛋白血症的一大特点，腔上囊先天发育不全的免疫表型标志和证病性检验所见。50 日龄前的 UCD140 鸡，各类型血清免疫球蛋白浓度均在正常范围之内（7S Ig，4～6g/L；IgM，0.5～1.0g/L；IgA，0.3～0.6g/L），其后 7SIg 即显著降低而 IgM 极度升高，至 3～6 月龄时，7SIg 仅为 0.80～0.97g/L，不及正常的 1/5；而 IgM 高达 6.3～10.3g/L，超过正常约 10 倍（Benedict 等，1980），而且显示具遗传学意义的现象，即随着 UCD140 鸡子代的血缘级进，7SIg 缺乏的始发时间有逐渐提前的倾向，至 7～8 代（$F_{7\sim8}$）时，有的早在 13 日龄即开始显现 7S Ig 低下（Chanh 等，1980）。

凡后期因继发胸腺成熟延迟或胸腺瘤而伴发自免溶贫、类风关、肾小球肾炎等各种自身免疫病的遗传性免疫缺陷 UCD140 鸡，其血清和组织中恒可检出类风湿因子、抗 γ 球蛋白抗体、抗核抗体、抗 DNA 抗体等相应的自身抗体（Montero 等，1979；Gershwin 等，1980）。

自免溶贫是出现较早且伴发率较高的自免疾病，直接 Coombs 反应阳性率随年龄而增长，7～8

月龄时仅为 10％，18 月龄时增高到 50％，并在末梢血象和骨髓细胞象上显现一系列作为自免溶贫特征的红细胞再生反应。红细胞半衰期亦相应缩短，^{51}Cr 标记红细胞的 3d 和 10d 存留率大减，分别由 80％～90％ 和 50％～60％ 降低到 50％～60％ 和 10％～20％。与 Coombs 反应相对应，6 月龄 UCD140 鸡的血清冷球蛋白出现率在 50％上下，12 月龄时高达 7l.4％～87.5％。

凡肉冠周边部在冬季发生坏死的，则恒能检出高冷球蛋白血症（Montero 等，1979）。再者，UCD140 鸡的冷球蛋白出现率，雄性明显高于雌性，这似乎与人对应病的性别发生率（女性高于男性）恰好相反。其实，在性染色体组合上并无二致。因为同型性染色体组合为同型配子（homoge-mate）的，在哺乳类是雌性（XX），在禽类则恰好是雄性（ZZ）。

【治疗】

约有半数 UCD140 鸡的自然存活期长达 1～2 年，足够作为动物模型进行繁衍继代以供研究，不必采用耗资费时的各种替代疗法和维持疗法。

参 考 文 献

李毓义，李彦舫 .2001. 动物遗传·免疫病学——医学自发模型 . 北京：科学出版社：466 - 469.

Baba T，et al. 1977. Immunol. 32：271.

Balese R M，et al. 1974. J Exp Med. 140：1 097.

Benedict A A，et al. 1977. Adv Exp Med Biol. 88：197.

Benedict A A，et al. 1978. Animal Models of Comparative & Development Aspects of Immunity and Disease. Gershwin (Ed) . Oxford and N Y：Pergamon Press. 99.

Benedict A A，et al. 1980. Clin Immunol Immunopathol. 17：1 - 14.

Balese R M，et al. 1977. Adv Exp Med Biol. 88：155.

Chanh T C，et al. 1980. J Immunol. 125：108 - 114.

Erickson K L，et al. 1982. Developmental Comparative Immunol. 6：105 - 112.

Eskola J，et al. 1974. Cell Immunol. 13：459.

Fiedler H，et al. 1977. Zbl Vet Med. B24：609.

Gershwin M E，et al. 1980. Clin Immunol Immunopathol.17：15 - 30.

Hemmingson E J，et al. 1972. J Int Arch Allergy Appl Immunol. 42：693.

Hemmingson E J，et al. 1976. Nature（London）.260：46.

Lerman S P，et al. 1977. Adv Exp Med Biol. 88：161.

Montero J，et al. 1979. Clin Immunol Immunopathol. 14：334 - 347.

Moretta L，et al. 1977. J Exp Med. 146：184.

Romppanen T，et al. 1981. Immunol. 42：391 - 399.

四、原发性无丙球蛋白血症

Primary Agammaglobulinemia

原发性无丙球蛋白血症，又称遗传性无丙球蛋白血症（hereditary agammaglobulinemia），是由于 B 细胞先天缺乏所致发的一种性联隐性遗传类型的体液免疫缺陷病。

免疫病理特征，包括：淋巴结和脾脏的淋巴滤泡及生发中心缺如或明显减少；抗原攻击后的淋巴结、脾脏以至肠道淋巴组织内找不到浆细胞；外周血缺乏 B 细胞及其亚群；血清免疫球蛋白总量极度低微。其中 IgM、IgA、IgG（T）测不出来；T 细胞数量充足，细胞免疫功能和免疫调节功能均完好。

人的原发性 Bruton 氏型无丙球蛋白血症，又称婴儿伴性无丙球蛋白血症（infant X - linked

agammaglobulinemia），只显症于男婴，系 1952 年由 Bruton 氏所发现，故名。

动物的原发性无丙球蛋白血症，曾怀疑发生于牛（Perk 等，1962），后来详尽报道并证实发生于马，先后见于英纯血种幼驹（Banks 等，1976；Mcguire 等，1976，1981）和 Standardbred 幼驹（Deem 等，1979），为研究人类的对应病提供了自发性动物模型，可用于评价体液免疫缺陷病的各种治疗措施，特别是探索两大类型淋巴细胞各自与免疫应答、抗体生成的关系（Perryman 等，2000）。

已通过该动物模型明确了以下几点：

如果缺乏带有表面免疫球蛋白的淋巴细胞，即 SmIg B 细胞，则即使 T 细胞功能完好亦不能生成抗体。

T 细胞对动物抵御各种感染也同样发生作用，因为单纯缺乏 B 细胞的幼驹的存活期（17～19 个月）要比 B 细胞和 T 细胞都缺乏的联合性免疫缺陷病（combined immunodeficiency，CID）幼驹（4 个月）长得多。

T 细胞在植物血凝素和抗原刺激下能增殖并产生一种因子对其他一些白细胞起作用。

皮肤延迟型超敏感性在缺乏 SmIg B 细胞和抗体的情况下同样可以出现。

【病因及发病机理】

血清 IgM、IgA、IgG（T）完全缺如和 IgG 极度低微，是遗传性无丙球蛋白血症的主要免疫生化表型标志。病驹在接受绵羊红细胞与钥孔戚血蓝素（keyhole limpet hemocyanin，KLH）等特异性抗原刺激后无抗体产生，提示造成本病免疫球蛋白缺乏的原因是生成障碍而不是消耗过度（Mcguire 等，1976）。

导致免疫球蛋白生成障碍的因素无非是 B 细胞本身的缺陷和（或）调节性淋巴细胞的功能异常，即抑制 T 细胞过多或辅助 T 细胞不足。病驹的外周血淋巴细胞数在正常范围之内。淋巴细胞体外培养母细胞转化率正常，能对植物血凝素、刀豆蛋白 A 和二硝基氯苯（DNCB）产生延迟型皮肤反应，在有抗原刺激时能分泌巨噬细胞游走抑制因子（MIF）而抑制巨噬细胞的游走，且淋巴结和脾脏的胸腺依赖区内仍有一定数量的散在淋巴细胞存留，所有这些都提示 T 细胞的数量和功能，包括调控 B 细胞产生免疫球蛋白的功能均无异常。但病驹的病理组织学检查显示：淋巴结无淋巴滤泡和生发中心；脾脏白髓无生发中心，也无动脉周围淋巴细胞鞘；在经受抗原刺激后活检淋巴结、脾脏、肠道等各淋巴器官组织以至骨髓均找不到浆细胞，亦无抗体生成。

上述证据从正反两个方面表明，该种体液免疫缺陷病的发病环节不在免疫调节系统，即不在调节性 T 细胞，而在 B 细胞本身（Banks 等，1976；Mcguire 等，1976；Deem 等，1979；李毓义等，1994）。

无丙球蛋白血症的 B 细胞缺陷已知有三种类型：

一种是 B 细胞完全缺乏，即既无带表面免疫球蛋白（smIg，surface immunoglobulin）的 B 细胞，也无带补体受体和 IgFc 片段受体的 B 细胞（Yata 等，1972；Geha 等，1973）。

另一种是 B 细胞不能生成表面免疫球蛋白，即缺乏 SmIg B 细胞，但有带补体受体和 IgFc 片段受体的 B 细胞（Dickler 等，1974；Luckasen 等，1974）。

第三种是免疫球蛋白被覆的 B 细胞（Ig coated B cells）不能分化成熟为产生抗体的浆细胞（Geha 等，1974；Weldermann 等，1974）。

遗传性无丙球蛋白血症病驹的外周血淋巴细胞，用免疫荧光标记法检查，未发现带表面免疫球蛋白的淋巴细胞即 SmIg B 细胞，而正常马的 SmIg B 细胞占 20％～30％（Banks 等，1973，1976）。

红细胞抗体补体玫瑰花环试验，EAC 花环阳性细胞在 7％ 以下，不超过所混杂中性粒细胞和单核细胞形成的花环，而正常马花环阳性细胞为 10％～23％，表明缺乏带 EAC 受体即补体受体和 IgFc 片段受体的 B 细胞（Banks 等，1976；Deem 等，1979）。

用扫描电镜观察，淋巴细胞全是表面光滑、无绒毛的 T 细胞，而正常马 80％为表面光滑的 T 细胞，20％为有多发性绒毛表面标志（multiple villi surface maker）的 B 细胞（Janossy 等，1972；Lin 等，1973；Banks 等，1976）。

病驹的淋巴结、脾脏等各淋巴器官和组织，即使在抗原免疫接种之后活检，亦找不到任何 SmIg B 细胞和浆细胞（Banks 等，1976；Mcguire 等，1976；Deem 等，1979）。

所有这些结果都证实，致发本病体液免疫缺陷的根本原因是 B 细胞及其各种表面标志亚群细胞的先天性完全缺乏，加上唯独公驹显症的家族发生特点，恰同婴儿伴性无丙球蛋白血症相对应。

【临床表现】

本病在一定的动物品系内呈家族性发生，属 X 性联隐性遗传类型（X - sex linked recessive inheritance），即隐性突变基因位于 X 性染色体上，疾病基因半合子公畜（XY）显症，而疾病基因杂合子母畜（XX）是携带者，只传递致病基因，不显临床表现。

公驹出生时外观健康活泼，如能及时充足地吸吮母乳特别是初乳，则通常在母源免疫球蛋白耗尽的 6 月龄之后起病。

主要表现：反复发生的呼吸道、肺、胃肠、肝脏、关节等器官组织的细菌性或病毒性感染，伴有发热、衰竭、消瘦等重剧的全身症状。感染一旦发生，所有抗生素治疗均难奏效，最终必将死于败血症。病驹的最长寿命一般不超过 17～19 月龄。

检验所见：主要包括血清丙球蛋白缺乏、外周血 B 细胞缺如以及活检淋巴结、脾脏等次级淋巴器官无淋巴滤泡、生发中心和浆细胞。1 岁左右的病驹血清丙球蛋白总量低于 0.5～2g/L，不及正常的 3％～5％，其中 IgM、IgA、IgG（T）完全测不出来（<0.02g/L），IgG 极度低微，仅为 0.16g/L，不及正常的 2％，表明母源免疫球蛋白中以 IgG 的残留期为最长（Mcguire 等，1976；Deem 等，1979）。

扫描电镜检查：病驹的外周血淋巴细胞都是表面平滑的 T 细胞，全然看不到带多发性绒毛的 B 细胞（Banks 等，1976）。

【治疗】

一般不作治疗。为保存和繁衍动物模型，可定期输注母马血浆或丙球蛋白制剂，并对各种感染施行对症处置。

参 考 文 献

李毓义，李彦舫 . 2001. 动物遗传·免疫病学——医学自发模型 . 北京：科学出版社：470 - 472.

Banks K L，et al. 1973. Infect Immun. 8：679.

Banks K L，et al. 1976. Clin Immunol Immunopathol. 5：282 - 290.

Bruton O C. 1952. Pediatrics. 9：722 - 728.

Deem D A，et al. 1979. JAVMA. 175：469 - 472.

Dickler H B，et al. 1974. J Clin Invest. 53：834.

Geha R S，et al. 1973. J Clin Invest. 52：1 726.

Geha R S，et al. 1974. N Engl J Med. 1：291.

Janossy G，et al. 1972. Clin Exp Immunol. 10：525.

Lin S P，et al. 1973. N Engl J Med. 289：548.

Luckasen J R，et al. 1974. Clin Exp Immunol. 16：535.

McGuire T C，et al. 1976. Am J Vet Res. 37：41 - 46.

McGuire T C，et al. 1981. Vet Immunol Immunopathol. 2：101 - 109.

Perk K，et al. 1962. Am J Vet Res. 23：171 - 173

Perryman L E. 2000. Primary immunodeficiencies of hrorses. Vet Clin North Am Equine practice. 16（1）：105 - 116

Weldermann T A，et al. 1974. Lancet. 2：609

Yata J，et al. 1972. Lancet. 2：1 425

五、暂时性低丙球蛋白血症

Transient Hypogammaglobulinemia

暂时性低丙球蛋白血症，是由于内源性免疫球蛋白生成延迟而在母源性免疫球蛋白耗尽之后显现的一种为期短暂的体液免疫缺陷病。

免疫病理学特征：在母源免疫球蛋白与内源免疫球蛋白交替期间，血清各类免疫球蛋白含量显著低下，而外周血 B 细胞、T 细胞数以及细胞免疫功能无明显变化。

临床特点：交替期间易患各种病毒及细菌性感染。

人和各种哺乳动物在哺乳期间都存在生理性低丙球蛋白血症，作为其延续的暂时性低丙球蛋白血症，显然理应存在于所有各种哺乳动物，但正式报道仅发生于婴儿（Janeway 等，1957）和马驹（Mcguire 等，1975；Perryman 等，1980）。

其实在犊牛（Vivrette 等，1998）和哺乳仔猪更为常见（Curtis 等，1971；Metzger 等，1978；Namioka 等，1983；Suganuma 等，1986；Hammerberg 等，1989；李毓义等，1994，2001）。

【病因及发病机理】

哺乳动物的母源免疫球蛋白，可通过胎盘和初乳两条途径被动传输。

在幼驹、犊牛、羔羊和仔猪等大中动物，胎盘结构属上皮-绒毛膜型，只能通过初乳摄取母源免疫球蛋白。

在仔犬和仔猫等小动物，胎盘结构类似于人的绒毛膜型，母源免疫球蛋白的传输途径主要是胎盘（>80%），其次是初乳（<20%）。

动物的母源性免疫球蛋白，半衰期平均为 23d，大体在 2 月龄时即消耗殆尽，而幼畜自身免疫球蛋白即内源性免疫球蛋白一般在 2 周龄之后才开始合成，因而存在一个母源与内源免疫球蛋白相交替的过渡期，出现一定程度的生理性低丙球蛋白血症，实际上就是低丙球蛋白血症的持续或过渡期的延长。

造成内源免疫球蛋白合成延迟的因素迄今尚未完全查明。已知不论暂时性低丙球蛋白血症婴儿或者动物，其外周血 B 细胞数并不减少，细胞介导的各项免疫功能亦不认明显改变，从而推测可能存在某种（些）能抑制 B 细胞生成免疫球蛋白的因素，提出了两种假设：

一是胎儿 IgG 系同种异型，使母体产生同种（族）免疫作用，经胎盘和初乳传输的母源免疫球蛋白中有抑制胎儿 IgG 合成的同种免疫抗体。

二是胎儿的免疫调节系统不健全，调节性淋巴细胞异常，即抑制性 T 细胞活性高强和（或）辅助性 T 细胞活性低下。

一些研究证实了后一假设。

Suganuma 等（1986）用蛋白 A 溶血空斑测定技术（protein A hemolytic pleque assay）研究仔猪 T 细胞和 B 细胞能力时发现，仔猪外周血淋巴细胞在 PWM 刺激下很少分化出 Ig 形成性 B 细胞；仔猪 B 淋巴细胞培养物加入成年猪 T 细胞后，Ig 形成性 B 细胞产生增多；成年猪外周血淋巴细胞培养物加入仔猪外周血 T 淋巴细胞后，Ig 形成性 B 细胞减少。

从而提示，哺乳期仔猪外周血 B 细胞功能完好，而抑制性 T 细胞活性高强，使 B 细胞不能分化为 Ig 形成性 B 细胞。这种抑制作用，随年龄增长而逐渐减弱，至第 5 周龄时消失。

同时还发现，6 周龄仔猪外周血 B 淋巴细胞分化为 Ig 形成性 B 细胞的能力仅为成年猪的一半；成年猪外周血淋巴细胞培养物加上成年猪 T 细胞后，Ig 形成性 B 细胞的生成剧增，而加上 6 周龄仔猪 T 细胞（其中的抑制性 T 细胞已消失）后，Ig 形成性 B 细胞的生成只是略有增加。

从而提示，哺乳仔猪外周血淋巴细胞中缺乏促进 B 细胞分化成熟为 Ig 形成性 B 细胞的辅助性 T 细胞。

但另一方面，Hammerberg 等（1989）对低丙球蛋白血症仔猪 T 细胞功能的研究表明，新生仔猪和 4～8 周龄哺乳仔猪的外周血单核细胞对低剂量 T 细胞依赖性抗原卵白溶菌酶（egg white lysozyme）的细胞增殖反应和血清抗体滴度低下，与白细胞介素 2（interleukin 2）的生成减少无关。用针对所有 T 细胞的 MSA_4、针对辅助性 T 细胞的 74-12-4 和针对抑制性 T 细胞（细胞毒性 T 细胞）的 76-2-11 等 3 种单克隆抗体，对 5～6 周龄哺乳仔猪血液单核细胞中的 T 细胞亚群做了免疫组化测定，结果未能证实辅助性 T 细胞数减少和抑制性 T 细胞数增多。从而提出，对低剂量 T 细胞依赖性抗原卵白溶菌酶的免疫应答是某种抑制性 T 细胞克隆的特性，即认为哺乳仔猪的体液免疫缺陷可能是由于参与诱导这一免疫应答的某种抑制性 T 细胞亚群的功能障碍。

此外，暂时性低丙球蛋白血症的发生可能还涉及遗传性因素。已报道婴儿和马驹的某些病例有家族性，父马是联合性免疫缺陷病（CID）的杂合子携带者，提示暂时性低丙球蛋白血症可能是 CID 杂合子存在某些免疫功能异常的一种反应（Soothill 等，1986；Mcguire 等，1975；Perryman 等，1980；李毓义等，1994）。

【临床表现】

病畜出生时健康活泼，如能及时而充足地吸吮初乳，则通常至 5～6 周龄（仔猪）或 2 月龄前后才起病显症，反复发生肺炎、胰腺炎、腮腺炎（马驹）、肠炎（仔猪）等细菌性或病毒性感染，表现发热、沉郁、咳嗽、喘息以及腹泻等相应的临床症状。感染程度一般并不重剧，施行抗生素疗法可取得暂时性缓解。多数病畜在 1～2 个月之后，体液免疫功能即逐步建立而自行康复，少数取死亡转归。

检验所见：主要是血清丙球蛋白总量减少，仅为同龄幼畜的 1/4 或 1/3。57 日龄病驹的血清丙球蛋白总量不到 1g/L，而同龄健康幼驹为 3～4g/L。

各类免疫球蛋白缺乏的程度不同，以 IgM 和 IgA 的降低幅度为最小，而 IgG 和 IgG（T）降低的幅度为最大。57 日龄病驹的 IgG 和 IgG（T）含量分别为 0.28g/L 和 0.08g/L，不及同龄健驹的 1/10（Mcguire 等，1975）。

【诊断】

暂时性低丙球蛋白血症无特异性临床表现，应注意与母源免疫球蛋白被动传输障碍所造成的低丙球蛋白血症以及马驹联合性免疫缺陷病相鉴别。

前者发生于出生期和哺乳早期，血清丙球蛋白总量不及正常仔畜的 1/10，且包括 IgM 和 IgA 在内的各类型免疫球蛋白含量均极度低下。

后者呈家族性发生，仅见于特定品种的马驹，兼有体液免疫和细胞免疫两类缺陷，B 细胞数和 T 细胞数均减少，细胞介导免疫的各项功能都有明显改变，且恒在 4 月龄之内死亡（Mcguire 等，1975；Perryman 等，1980）。

【治疗】

暂时性低丙球蛋白血症的病程短暂，通常为 1～2 个月，多数病例能自行康复，一般只需采取积极的抗感染对症处置，不必输注丙球蛋白制剂（李毓义等，2001）。

参 考 文 献

李毓义，李彦舫．2001．动物遗传·免疫病学——医学自发模型．北京：科学出版社：472-474．

Curtis J，et al. 1971. Biochimica et Biophysica Acta. 236：319-332.

Hammerberg C，et al. 1989. Am J Vet Res. 50：868-874.

Janeway C A，et al. 1957. Advances Pediat. 9：65.

McGuire T C，et al. 1975. JAVMA. 166：71-75.

Metzger J J，et al. 1978. Am J Vet Res. 39：627-631.

Namioka S，et al. 1983. Jpn J Vet Res. 31：53-64.

Perryman L E，et al. 1980. JAVMA. 176：1 274-1 377.

Soothill J F，et al. 1986. Lancet. 1：1 001-1 003.

Suganuma A，et al. 1986. Res Vet Sci. 40：400-405.

Vivrette S L，et al. 1998. Transient hypogammaglobulinemia in a simmental heifer. J Vet Intern Med. 12（1）：50-52.

六、新生畜低丙球蛋白血症

Neonatal Hypogammaglobulinemia

新生畜低丙球蛋白血症，简称新生畜低丙球（NHGG），又称抗体被动传输障碍性低丙球蛋白血症（hypogammaglobulinemia due to failure of passive transfer of antibody），是由于初乳吸吮或吸收不足，母源抗体被动传输障碍所致发的一种低丙球蛋白血症。

免疫病理学特征：血清各类免疫球蛋白，特别是 IgA、IgG 和 IgG（T）含量极度低下以至缺如。

临床特点：新生期和哺乳早期易患各种致死性感染。

本病发生于各种哺乳类新生幼畜，尤其多见于犊牛（Fey 等，1961；Gay 等，1965，1971；Klaus 等，1969；Boyd，1972；Tennant 等，1979；Buntain 等，1980）、马驹（Jeffcott，1972，1974；Mcguire 等，1973，1975；Perryman 等，1980）、仔猪（Kim 等，1966；Chapman 等，1974；Yabiki 等，1974；Metzger 等，1978；Suganuma 等，1986）和羔羊（Halliday，1965）。

【病因及发病机理】

哺乳类动物母源免疫球蛋白被动传输的途径是胎盘和（或）初乳，因各种动物的胎盘结构而异。

在仔犬、仔猫、仔兔等小动物和实验动物，胎盘结构类似于人的绒毛膜型，母源免疫球蛋白的传输主要靠胎盘（＞80％），其次是初乳（＜20％）。因此，即使初乳吸吮和吸收障碍亦很少发生新生期低丙球蛋白血症（Suganuma 等，1986）。

马驹、犊牛、仔猪、羔羊等胎盘结构为上皮绒毛膜型的大、中动物则不然，其母源免疫球蛋白全然不能通过胎盘，初乳实际上是被动传输母源免疫球蛋白的唯一途径。初生幼畜在吸吮初乳之前血清内无丙球蛋白。因此，初乳传输途径一旦出现障碍，则新生畜低丙球蛋白血症必将发生（Kim 等，1966；Chapman 等，1974；Yabiki 等，1974；李毓义等，1994，2001）。

造成新生畜低丙球蛋白血症的病因：包括初乳数量少或品质差，母源免疫球蛋白含量低下；新生畜体质虚弱，不能吸吮初乳，或母畜的母性不强，不让吸吮初乳；初乳吸吮过迟，超过了新生畜胃肠的抗体可通过期（24～96h）；新生畜胃肠吸收抗体的功能有缺陷；母畜乳腺分泌某种能干扰抗体吸收的因子（Jeffcott，1972；Mcguire 等，1973，1975）。

【临床表现】

通常在 3～7 日龄起病，主要表现虚弱、厌食、沉郁、发热、咳嗽、喘息、腹泻、腹痛等肺炎和肠炎的症状，即使应用大量广谱抗生素治疗亦难奏效。

重症病例大多于 2 周内死于大肠杆菌性败血症等全身性感染。少数轻症病例耐过 3～6 周之后可自行康复，但生长明显迟滞。

检验所见：除反映炎性感染的改变外，主要为低丙球蛋白血症。血清丙球蛋白总量不及正常的 10％～20％。其中，IgM 不低或略低（内源性免疫球蛋白以 IgM 合成为最早），IgA 常测不出来，IgG 和 IgG（T）含量则极度低下，一般不到正常量的 5％～10％，甚至缺如。

【诊断】

建立诊断的依据：群体中单个发生，并有明确的初乳吸吮障碍病史；新生期和哺乳早期显现具败血倾向的重剧感染症状；血清丙球蛋白总量低下。

【治疗】

实施替代疗法，输注丙球蛋白制剂，并辅以各种抗感染处置，以待内源性免疫球蛋白的正常生成。

参 考 文 献

李毓义，李彦舫 . 2001. 动物遗传·免疫病学——医学自发模型 . 北京：科学出版社：474 - 476.

Boyd J W. 1972. Vet Rec. 90：645 - 649.

Buntain B J，et al. 1980. Vet Rec. 107：245 - 248.

Chapman H A，et al. 1974. J Immunol. 112：555 - 563.

Fey H，et al. 1961. Pathol Microbiol. 24：970 - 976.

Gay C C，et al. 1965. Vet Rec. 77：148 - 149.

Gay C C. 1971. Ann New York Acad Sci. 176：336 - 349.

Halliday R. 1965. Nature. 205：614.

Jeffcott L B. 1972. Biol Rev. 47：439 - 464.

Jeffcott L B. 1974. J Comp Pathol. 84：93 - 101.

Kim Y B，et al. 1966. J Immunol. 97：52 - 63.

Klaus G G B，et al. 1969. Immunol. 16：293 - 299.

McGuire T C，et al. 1973. Am J V et Res. 34：1 299 - 1 303.

McGuire T C，et al. 1975. JAVMA. 166：71 - 75.

Metzger J J，et al. 1978. Am J Vet Res. 39：627 - 631.

Perryman L E，et al. 1980. JAVMA. 176：1 374 - 1 377.

Suganuma A，et al. 1986. Res Vet Sci. 40：400 - 405.

Tennant B，et al. 1979. JAVMA. 174：848 - 853.

Yabiki T，et al. 1974. Am J Vet Res. 35：1 438 - 1 489.

七、选择性 IgM 缺乏症

Selective IgM Deficiency

选择性 IgM 缺乏症，又称单独性 IgM 缺乏症（isolated IgM deficiency），是由于 IgM 生成障碍和单一缺乏所致发的一种体液免疫缺陷病。

免疫病理学特征：外周血 B 细胞数量减少或功能缺陷；血清免疫球蛋白中唯独 IgM 缺乏而 IgA、IgG、IgG（T）等其他类型免疫球蛋白在正常范围之内；T 细胞数、淋巴细胞总数以及细胞介导性免疫的各项功能均无明显改变。

主要临床特点：反复发生呼吸器官的革兰氏阴性菌和克雷伯氏杆菌感染，直至败血症死亡。

人类的选择性 IgM 缺乏症，有原发和继发之分。原发性 IgM 缺乏症是一种 X 性联遗传病（Grundbacker，1972）。继发性 IgM 缺乏症见于麦胶蛋白敏感性肠病、淋巴网状组织肿瘤。

动物的选择性 IgM 缺乏症，最先报道于 CBA/HN 小鼠（Amsbaugh 等，1972，1974；Scher 等，1975，1979），系原发性即 X 性联遗传病；接着报道继发于沙门氏菌病犊牛（Fisher 等，1976）；其后报道见于马，出现在 Arabian、Quater、Thoroughbred 以及 Paso Fino 等各品系。其中有原发性即遗传性的，遗传类型待定；也有继发性的，出现于淋巴肉瘤等病程中（Perryman 等，1977，1980，1982；李毓义等，1994，2001）。

【病因及发病机理】

小鼠原发性选择性 IgM 缺乏症，同人的对应病一样，已确认是 X 性联隐性遗传病。IgM 生成障碍的原因是 B 细胞的先天性缺陷。B 细胞数量稀少，功能低下。对 Ⅲ 型肺炎球菌脂多糖抗原的应答能力极度减弱，血清 IgM 含量微少或缺如（Amsbaugh 等，1972，1974；Scher 等，1975，1979）。

马原发性选择性 IgM 缺乏症，基本病因也是 B 细胞先天缺陷，遗传类型有待前瞻性繁殖试验加以确定。但其外周血 B 细胞数并不减少，表明主要发病环节在于 B 细胞抗体生成功能的缺陷，究竟是产 IgM 性 B 细胞选择性缺乏抑或是产 IgM 性 B 细胞分化为 IgM 生成性浆细胞的成熟过程障碍，目前还不清楚（Perryman 等，1977，1980）。

【临床表现】

原发性选择性 IgM 缺乏症，恒在一定的动物品系内呈家族性发生。显症的病鼠概为雄性，符合 X 性联隐性遗传的特点。病驹一般在 1～2 月龄起病，反复发生呼吸道感染和肺炎，主要表现发热、沉郁、咳嗽、呼吸困难、流黏液脓性鼻汁和体表淋巴结肿大。抗生素治疗很难奏效，多数于 4～8 月龄死于革兰氏阴性菌或克雷伯氏菌（*Klebsiella* spp.）败血症。少数病驹病程缓长，呼吸道感染较轻，可存活 1～2 年以上，但发育迟滞。

继发性 IgM 缺乏病驹的临床症状、病程及预后，完全取决于原发病。

检验所见：唯独血清 IgM 缺乏。病驹血清 IgM 含量不到 0.05～0.1g/L，低于正常均数（0.61±0.22g/L）的两个标准差，而 IgM、IgG、IgG（T）等其他类型的免疫球蛋白含量均在正常范围之内。

B 细胞计数、T 细胞计数、淋巴细胞总数以及淋巴细胞转化率、延迟型皮肤反应等各项细胞介导免疫功能试验都不认明显改变，可据以同联合性免疫缺陷病、无丙球蛋白血症、暂时性低丙球蛋白血症以及初乳抗体传输障碍所致的低丙球蛋白血症等马的其他类型免疫缺陷病相区别（Perryman 等，1977，1980）。

【治疗】

在定期输注免疫球蛋白制剂的基础上，实施必要的抗生素疗法。

参 考 文 献

李毓义，李彦舫．2001．动物遗传·免疫病学——医学自发模型．北京：科学出版社：476-477.

Amsbaugh D F, et al. 1972. J Exp Med. 136：931-949.

Amsbaugh D F, et al. 1974. ibid. 139：1 499-1 512.

Fisher E W, et al. 1976. Brit Vet J. 132：39-49.

Grundbacker F J. 1972. Science. 176：311 - 312.

Perryman L E，et al. 1977. JAVMA. 170：212 - 215.

Perryman L E，et al. 1980. ibid. 176：1 274 - 1 277.

Perryman L E，et al. 1982. Comp Pathol Bulletin. 14：3 - 4.

Scher I，et al. 1975. J Exp Med. 141：788 - 803.

Scher I，et al. 1979. J Immunol. 123：477 - 486.

八、选择性 IgG 缺乏症

Selective IgG Deficiency

选择性 IgG 缺乏症，又称单独性 IgG 缺乏症（isolated IgG deficiency），是由于 IgG 先天性生成障碍和单独缺乏所致发的一种原发性体液免疫缺陷病。

免疫病理学特征：血清中唯独缺乏 IgG，而 IgA、IgM 和 IgG（T）等其他各类型免疫球蛋白的含量均在正常范围之内，T 细胞的数目及其所介导的各项免疫功能亦无明显改变。

临床特点：易患沙门氏菌肠炎、肺炎和肾病。

人类的单独性 IgG 缺乏症系遗传性体液免疫缺陷病，呈家族性发生。

动物的选择性 IgG 缺乏症，只报道发生于半阿拉伯血统的马驹（Buntain 等，1981），其遗传性质和类型因病例数过少而难以确定（李毓义等，1994，2001）。

【病因及发病机理】

病驹的病理学改变，除肠炎、肺炎、肾病等继发性感染外，主要包括胸腺基质内有少数胞浆带空泡的单核细胞，脾脏和淋巴结内均无淋巴滤泡和生发中心，仅有含小淋巴细胞的细网状基质。这些改变是本病的免疫病理学基础。脾脏和淋巴结等次级淋巴组织显示的 B 细胞稀少表明，B 细胞的先天性缺陷和单独性 IgG 生成障碍是根本病因。但具体发病环节尚未弄清。

【临床表现】

幼驹出生时健康活泼，如能及时而充足地吸吮初乳，则通常在 2 月龄之后才起病。这是因为初乳被动传输的母源免疫球蛋白半衰期平均为 23d，其中以 IgG 的残留期为最长，直至 60 日龄时方消耗殆尽。

主要表现腹泻、腹痛、脱水、循环衰竭、呼吸困难等沙门氏菌所致肠炎和肺炎的症状，各种抗生素均难以控制病情的发展，通常经 1～2 周死亡。

检验所见：除沙门氏菌性肠炎和肺炎的有关检验改变外，唯一的证病性检验所见是血清免疫球蛋白中单独 IgG 缺乏，含量低于 5g/L，不及正常（高于 20g/L）驹的 20％。按发病机理推论，病驹外周血 B 细胞及其亚群定会有所变化，但迄今未见文献记载。

【治疗】

定期输注健马血清或丙球蛋白制剂，并针对沙门氏菌等感染实施各种对症处置。

参 考 文 献

李毓义，李彦舫 . 2001. 动物遗传·免疫病学——医学自发模型 . 北京：科学出版社：477 - 478.

Buntain B et al. 1981. VM/SAC. 76：234 - 321.

九、牛选择性 IgG$_2$ 缺乏症

Bovine Selective IgG$_2$ Deficiency

牛选择性 IgG$_2$ 缺乏症，又称成年牛低 7S 丙球蛋白血症（hypo 7S - globulinemia in mature cattle），是由于 IgG$_2$ 先天性生成障碍和单独缺乏所致发的一种原发性体液免疫缺陷病。

免疫病理学特征：IgG 的亚型 IgG$_2$ 选择性或单独性（isolated）缺乏，而 IgA、IgM 以及 IgG 等其他亚型的含量在正常范围之内，且 T 细胞介导的各项免疫功能均不认明显改变。

临床特点：对各种化脓性细菌感染最为敏感。

本病只报道发生于中非和北欧，见于红色丹麦乳牛（Mansa 等，1965；Kulkarni，1971；Nasen，1972）。

【病因及发病机理】

牛的免疫球蛋白，主要包括 IgA、IgM 以及 IgG 的两个亚型，即 IgG$_1$ 和 IgG$_2$。造成 IgG$_2$ 选择性缺乏的根本病因，据推测不是 IgG$_2$ 的分解代谢过度，而是 IgG 重链亚型的合成不匀称，其中 IgG$_2$ 的生成先天不能或不足，即决定 IgG$_2$ 合成的结构基因和调节基因发生了突变。

主要发病环节究竟是产 IgG$_2$ 性 B 细胞选择性缺乏和产 IgG$_2$ 性 B 细胞分化为 IgG$_2$ 生成性浆细胞的成熟过程障碍，抑或是 IgG$_2$ 生成性浆细胞的分泌过程缺陷，尚待确定（李毓义等，1994）。

【临床表现】

本病在红色丹麦乳牛中呈家族性发生，遗传类型虽未确定，但病牛的广泛分布显示该致病基因的外显率颇高。

对 780 头红色丹麦乳牛的调查表明，IgG$_2$ 缺乏的有 22 头，而 IgG$_2$ 低下的有 107 头（Mansa 等，1965）。另据报道，各种慢性病牛中有 7%～17% 缺乏 IgG$_2$；IgG$_2$ 缺乏在原发性化脓感染中占 14%，在继发性化脓感染中占 10%，在非化脓性感染中占 6%，而在非传染性病牛中仅占 1%。这表明 IgG$_2$ 缺乏牛对化脓菌感染的抵抗力最低，而其病毒感染并不比正常牛严重，提示 IgG$_2$ 在机体至少在牛体抵抗化脓菌感染上有着特殊作用（Kulkarni，1971；Nasen，1972；李毓义等，1994，2001）。

病牛通常在数月龄起病，亦有不少是在成年（3 岁）之后才逐渐显症的。临床表现类似于无丙球蛋白血症。但主要是反复发生化脓性棒状杆菌、化脓性链球菌等病原菌所致的支气管炎、腹膜炎、皱胃-肠炎等化脓-坏死性感染，特别是坏疽性乳腺炎、化脓腐败性子宫内膜炎等产后感染。应用抗生素可暂时收效，但停药后即复发，最终多死于脓毒败血症。平均存活期为 5 年。

证病性检验所见：血清免疫球蛋白中唯独 IgG$_2$ 缺乏，含量低于 6mg/L，而 IgA、IgM 及 IgG 其他亚型的含量在正常范围之内，T 细胞数以及淋巴细胞转化率、延迟型皮肤反应等各项细胞免疫功能亦无明显改变。

按发病机理推论。病牛的 B 细胞，特别是其与 IgG$_2$ 生成有关的亚群可能会有特异性改变，但迄今未见研究报道。

【治疗】

为繁衍并建立动物模型群系，可对病牛实施原发性体液免疫缺陷病通用的替代疗法，定期输注健康牛血清或丙球蛋白制剂，必要时伍用抗生素对症治疗。

参 考 文 献

李毓义，李彦舫．2001．动物遗传·免疫病学——医学自发模型．北京：科学出版社：478-479.

Kulkarni P E. 1971. Acta Vet Scand. 12：611-614.

Mansa B，et al. 1965. Acta Pathol Microbiol Scand. 63：153-158.

Nasen P. 1972. Acta Pathol Microbiol Scand. 80（B）：49-54.

十、选择性 IgA 缺乏症

Selective IgA Deficiency

选择性 IgA 缺乏症，又称相对性 IgA 缺乏症（relative IgA deficiency），是由于产 IgA 性 B 细胞分化成 IgA 分泌浆细胞的终末成熟过程障碍所致发的一种遗传性体液免疫缺陷病。

免疫病理学特征：血清 IgA 和黏膜分泌性 IgA 极度低下乃至缺如，IgA 分泌浆细胞（IgA secreting plasma cell）生成减少，而血清 IgG 和 IgM 含量不低或略高，细胞介导性免疫应答正常。

临床特点：家族性发生；呼吸道、消化道和皮肤反复感染；原因不明的癫痫发作；经常伴随类风关等各种自身免疫病。

West 等（1962）发现的人选择性 IgA 缺乏症，在人群中的估算分布频率已高达 1/700 到 1/500，是当今最为常见的一种原发性免疫缺陷遗传病（Ropars 等，1982；Glickman 等，1988）。其中许多病人原先曾列为无症状型，但后来的大量研究表明，IgA 低下实际上是这些病人易患呼吸道、消化道、皮肤、中耳等各部位感染，细菌、病毒等各类型传染病以及类风关、红斑狼疮、淋巴细胞性甲状腺炎等多种自身免疫病的一个被忽略了的重要内在因素（Out 等，1986；Glickman 等，1988）。

这一遗传性免疫缺陷病对人类的危害愈益严重和广泛，对其发病机理却所知甚少，基本免疫缺陷环节亦不清楚，原因就在于自该病发现以来的 30 多年间一直没有找到合适的可供研究的自发性动物模型（李毓义等，1994，2001）。

动物选择性 IgA 缺乏症，20 世纪 70 年代曾实验复制于胸腺切除初生兔（Clough 等，1971）和腔上囊切除出壳鸡（Cooper 等，1975；Lawrence 等，1979），直至 80 年代中期才报道自然发生于犬，相继发现于 German Shepherd 品系（Whitebread 等，1984）、Beagle 品系（Felsburg 等，1985；Glickman 等，1988）和 Chinese Sharpeis 品系（Moroff 等，1986），与人的选择性 IgA 缺乏症在免疫病理和临床表现等各方面相互对应，为深入研究此类疾病提供了独特的自发性动物模型，可用于评价各种免疫疗法的效果，特别是确证 IgA 在黏膜免疫系统中的生物学功能。

新近报道，选择性 IgA 缺乏症还发生于小鼠（Harriman 等，1999；Mbawuike 等，1999），据认为系 IgA 基因不变区靶缺失（targeted deletion）突变所致。

【病因及发病机理】

选择性 IgA 缺乏症病人及三品系病犬，具有共同的遗传免疫病理学特点，即在一定的家族或品系内发生，细胞介导性免疫应答和体外淋巴细胞转化率正常，且经常伴随各种自身免疫病，提示存在遗传性体液免疫缺陷；血清免疫球蛋白中唯独 IgA 极度低下，而 IgG 和 IgM 等其他免疫球蛋白基本正常，提示体液免疫缺陷在于 IgA 的生成。

最近，将 Beagle 病犬的外周血单核细胞（PBMC）加上多克隆活性美洲商陆丝裂原（PWM）在体外培养，用葡萄球菌 A 蛋白（SPA）反向溶血空斑测定各种免疫球蛋白分泌浆细胞（immunoglob-ulin - secreting plasma cells）的生成情况，结果发现唯独 IgA 分泌浆细胞的生成稀少（=10PFC/10^6 cells）或缺如（<10PFC/10^6 cells）。而 IgM 和 IgG 分泌浆细胞的分泌旺盛，从而证实本病的主要发

病环节是产 IgA 性 B 细胞终末分化（terminal differenciation），即成熟（maturation）为 IgA 分泌浆细胞的过程发生障碍（Felsburg 等，1985）。至于影响产 IgA 性 B 细胞向 IgA 分泌浆细胞分化成熟的因素，则主要涉及 B 细胞本身和调节性淋巴细胞，特别是 IgA 特异性（IgA spectfic）抑制 T 细胞和辅助 T 细胞。据报道，某些病人的 B 细胞本身即存在缺陷（Cassidy 等，1979；Inoue 等，1984）；某些病人 IgA 特异性抑制 T 细胞的功能增强（Atwater 等，1978；King 等，1979；Levitt 等，1981）或辅助 T 细胞的功能减弱（Inoue 等，1984）或两者兼而有之（Cooper 等，1983）。业已证实，接受大量抑制 T 细胞输注而复制成的实验性 IgA 缺乏病鸡，其体内各组织包括肠管和呼吸道的 IgA 分泌细胞极度减少，而 IgG 和 IgM 分泌细胞正常或增多，提示输进的抑制 T 细胞是 IgA 特异性的，唯独抑制 IgA 的生成（Lawrence，1979）。选择性 IgA 缺乏病犬体内有无这些因素的实际影响，尚未得到确定（Glickman 等，1988）。

IgA 在黏膜免疫系统（mucosal immune system）中具有首要的生物学功能，分泌性 IgA（secretory IgA）是黏膜表面的主要免疫防卫机制。刺激分泌性 IgA 的产生，可防止呼吸道和消化道的病毒感染（Ogra 等，1969；Perkins 等，1969），抑制细菌在黏膜表面的黏附和增殖（Williams 等，1972），并阻止胃肠道内大分子抗原物质的吸收（Walker 等，1972）。选择性 IgA 缺乏病犬最常显现支气管败血性博代氏菌（*Boredetella bronchiseptica*）和（或）副流感病毒（canine parainfluenza virus）的上呼吸道感染以及犬细小病毒性肠炎（canine parvovirus enteritis），而且不论疫苗接种或自然感染都不能使之产生对这些病原体的局部免疫应答（Felsburg 等，1985）。

一个难以阐明的现象是，几乎所有的 German Shepherd 病犬、大部分 Chinese Sharpeis 病犬和一部分 Beagle 病犬，如同某些 IgA 缺乏病人一样，尽管血清 IgA 低下，但临床上并不显现黏膜感染（Whitebread 等，1984；Moroff 等，1986；Glickman 等，1988）。免疫球蛋白 A 亚类，即 IgA_1 和 IgA_2，在血清内和黏膜上分布的浓度不同，对蛋白分解作用的抵抗性各异（Plaut 等，1975）。业已查明，某些不显黏膜感染的选择性 IgA 缺乏病人，黏膜面的分泌性 IgA 中有较高比例的 IgA_2，对蛋白分解作用的抵抗性较大，黏膜免疫防卫能力较强（Plaut 等，1975）。前述三品系病犬的情况是否类似，尚待证实（Moroff 等，1986）。

本病经常伴发自身免疫病和特应性样（atopic - like）皮肤病的机理还不清楚。据推测，可能主要由于黏膜屏障疏漏，某些能激起免疫性的病毒得以侵入，或者食物中大分子蛋白质的吸收造成了机体的超敏感状态。此外，可能与免疫调节系统的功能紊乱亦不无关系（Moroff 等，1986）。

【临床表现】

本病恒出现于一定的动物品系内，呈家族性发生。病犬两性兼有，血清 IgA 低下（＜0.3g/L）的生化表型外显率（biochemical phenotype penetrance）高达 13/13（Whitebread 等，1984）、30/39（Moroff 等，1986）和 249/829（Glickman 等，1988），表明如果是单基因遗传，则应属常染色体部分或完全显性遗传类型，尚待通过测交（test breeding）加以确定。

除相当一部分为"无症状型"而外，病犬通常在数日或数周龄内起病，临床表现主要包括呼吸道和消化道感染、耳炎、特应性样皮肤病以及癫痫发作。支气管败血性博代氏杆菌和副流感病毒所致的鼻窦、气管、支气管及肺脏的炎症，以及细小病毒所致的出血性肠炎是发生最多的黏膜感染，常造成死亡。即使施行相应的预防接种亦不能阻止其在群体内的流行。

大多数病犬患有慢性复发性耳炎，约 2% 的病犬发生慢性"特应性样"皮炎，个别病犬出现病因不明的癫痫发作，数月间反复不已。本病一般取良性经过，除少数死于急性重度黏膜感染者外，大多可在 16 周龄之后随着血清 IgA 浓度的逐渐回升而自行康复。伴发类风湿性关节炎等自身免疫病的，临床表现比较复杂，预后大多不良。

检验所见：主要包括血清 IgA 极度低下，IgA 分泌浆细胞生成稀少以及类风湿因子（RF）等自身抗体的出现。

血清各类免疫球蛋白中唯独 IgA 极度低下（＜0.5g/L）或测不出来（＜0.05g/L）是本病的证病性检验所见。但大群检验时，各品系犬血清 IgA 的降低程度不尽一致：German Shepherd 病犬平均为 0.5g/L，对照犬为 1.75～1.80g/L（Whitebread 等，1984）；Chinese Sharpeis 病犬平均为 0.237g/L，对照犬为 1.03g/L（Moroff 等，1986）；Beagle 病犬平均为 0.46g/L，对照犬为 0.68g/L（Glickman 等，1988）。

IgA 分泌浆细胞生成稀少是揭示本病主要发病环节的检验证据。通过葡萄球菌 A 蛋白反向溶血空斑法（SPA reverse hemolytic plaque assay），用重链特异性抗血清确定的 IgA 分泌空斑形成细胞（IgA secreting plaque forming cell），即 IgA 分泌浆细胞数为≤10PFC/10^6cells，恰好在该测定法灵敏度下限的点值上，远远少于正常对照数 176±64PFC/10^6cells。但 IgM 分泌浆细胞和 IgA 分泌浆细胞的生成旺盛，分别为 580～780PFC/10^6cells 和 1 260～1 480PFC/10^6cells（Felsburg 等，1985）。

本病常伴发类风关等自免病，可检出高滴度（1∶8～46）类风湿因子等各种自身抗体（Felsburg 等，1985）。

【治疗】

幼龄病犬必须喂给充足的母乳，补给免疫球蛋白尤其 IgA 制剂，并针对黏膜感染实施相应的对症处置，以辅助度过 4～5 个月的严重缺陷期。

6 月龄以上的病犬大多能自行康复，通常不必治疗。

参 考 文 献

李毓义，李彦舫.2001. 动物遗传·免疫病学——医学自发模型. 北京：科学出版社：479 - 482.

Atwater J S，et al. 1978. Clin Immunol Immunopathol. 9：379 - 384

Cassidy J T，et al. 1979. Clin Exp Immunol. 35：296.

Clough J D，et al. 1971. J Immunol. 106：1 624 - 1 629.

Cooper M D. 1975. Birth Defects. 11：143.

Cooper M D，et al. 1983. The Secretory Immune System. McGhee（Ed）. New York. New York Academy of Science. 461 - 468.

Felsburg P G，et al. 1985. Clin Immunol Immunopathol. 36：297 - 305.

Glickman L T，et al. 1988. Am J Vet Res. 49：1 240 - 1 245.

Harriman G R，et al. 1999. Targeted deletion of the IgA constant region in mice leads to IgA deficiency with alterations in expression of other IgA isotypes. J Immunol. 162（5）：2 521 - 2 529.

Inoue T，et al. 1984. J Clin Immunol. 4：235.

King M A，et al. 1979. Clin Exp Immunol. 38：306.

Lawrence E C，et al. 1979. J Immunol. 123：1 767.

Levitt D，et al. 1981. J Pediat. 98：52.

Mbawuike I N，et al. 1999. Mucusal immunity to influenza without IgA：an IgA Knockout mouse model. J Immunol. 162（5）：2 530 - 2 537.

Moroff S D，et al. 1986. Vet Immunol Immunopathol. 13：181 - 188.

Ogra P L，et al. 1969. J Immunol. 102：1 423.

Out T A，et al. 1986. Clin Exp Immunol. 64：510 - 517.

Perkins J C，et al. 1969. Am J Epidermiol. 90：319.

Plaut A G，et al. 1975. Science. 190：1 103.

Ropars C，et al. 1982. J Immunol Methods. 54：183 - 189.

Walker W A，et al. 1972. Science. 177：608.

West C D，et al. 1962. J Clin Invest. 41：2 054.

Whitebread T J，et al. 1984. Res Vet Sci. 37. 37：350 - 352.

Williams W A，et al. 1972. Science. 177：697.

十一、周期性血细胞生成症

Cyclic Hematopoiesis

周期性血细胞生成症（CH），又称灰色柯里犬病（gray collie disease，GCD）或灰色柯里犬综合征（gray collie syndrome，GCS），旧名中性粒细胞周期性减少综合征（cyclic neutropenia syndrome），是由于骨髓多能干细胞水平的先天性缺陷所致发的一种遗传性非特异防御功能缺陷病。

病理学特征：以中性粒细胞减少为主的所有血细胞成分的周期性生成障碍，骨骺坏死，胃肠吸收紊乱以及各器官组织的继发性淀粉样变性。

遗传特性：已确定为常染色体隐性类型（Ford，1969；Lund 等，1970；Jones 等，1975）。

临床特点：在灰白毛色 Collie 犬或 Collie - Beagle 杂种犬中呈家族性发生；中性粒细胞、血小板、网织红细胞等所有血细胞成分每隔一定期限先后周期性地减少以至消失；反复发生肺炎、胃肠炎、齿龈炎等细菌性感染。

动物的周期性血细胞生成症，自 Ford（1963）和 Dickson 等（1964）最先描述，20 世纪 60 代年后期由 Lund 等（1967）正式发现以来，只报道发生于灰色柯里犬及带有其致病基因的灰色或灰白色 Collie - Beagle 杂 种 犬（Cheville，1968；Patt 等，1973；Jones 等，1974，1975；Machado 等，1978；Maddison 等，1983；Digiacomo 等，1983）。

犬的 CH 在许多方面类似于人的周期性粒细胞减少症（Ford，1969；Lund，1970），是该综合征唯一的自发性动物模型。

美国田纳西州立大学通过 CH 先证犬的繁衍和测交，已建立具相当规模的由灰色 Collie 犬和 Collie - Beagle 杂种犬组成的动物 CH 群体，专供人和动物血液学和淀粉样变研究的动物模型（Jones 等，1975；李毓义等，1994，2001）。

【病因及发病机理】

Collie 犬 CH 的特征性表型标志是被毛灰白色和血细胞周期性生成。

Collie 犬常染色体上有三个能决定毛色灰白的基因：一个是显性基因，另一个是不伴有血细胞生成障碍的隐性基因，第三个则是伴有周期性血细胞生成的隐性基因。

实际发生 CH 的 Collie 病犬，被毛都是灰色或灰白色的，毛色灰白和 CH 这两个遗传性状从不分离，表明不是毛色灰白决定基因和 CH 决定基因的相互连锁，而是单一基因的多向效应（pleiotropic effect），即同一基因决定毛色灰白和血细胞周期性生成两个性状（Ford，1969；Lund 等，1970）。

测交试验显示，CH 杂合子 Collie 犬双亲所生的 110 只后裔中，有 28 只为 CH 病犬（♀15，♂13），另 82 只为外观正常犬（含不显临床表型的杂合子携带犬和纯合子健康犬），比例接近于 1：3，符合单基因常染色体隐性遗传的孟德尔规律（Jones 等，1975）。

犬血细胞周期性生成障碍，最初认为仅涉及骨髓粒细胞系列，主要表现为血循环中性粒细胞的周期性减少或消失，因而曾命名为周期性中性粒细胞减少症（Lund 等，1967；Cheville，1968；Lund，1970）。

后来查明，造血障碍实际上涉及粒细胞系、红细胞系、巨核细胞系等几乎所有的骨髓造血系列，除中性粒细胞减少外，其他粒细胞以至淋巴细胞、网织红细胞和血小板都显现有周期性波动，提示先天性缺陷环节位于多能干细胞（pluripotential stem cell）水平，从而正名为周期性血细胞生成症

(Dale 等，1972；Patt 等，1973；Jones 等，1975)。

用^{3}H 胸腺嘧啶和^{59}Fe 标记，并结合其他骨髓参数及末梢血细胞计数，对灰色柯里犬逐日进行血细胞动力学测定，结果显示循环血的中性粒细胞数、网织红细胞数和血小板数均呈周期性波动。

它们的波动周期非常近似，分别为 12.0±0.4d 和 12.9±0.6d，但前者与后两者的波动方向相反，波动周期存在 180°的时相差（phase difference），即中性粒细胞数的最低点（nadir）同网织红细胞及血小板数的最高点（apogee），中性粒细胞数的最高点同网织红细胞及血小板数的最低点相重合。每一周期的前几天，中性粒细胞逐渐增多而网织红细胞和血小板逐渐减少，后几天则恰好相反。

骨髓细胞分类比例的增减与循环血细胞数的波动互相对应：粒细胞系与红细胞系的正常比例平均为 1.2；在 CH 犬血细胞波动周期的第 3～第 6 天（前半期），粒红比例逐渐增大，由 2.1 变为 13.8；然后逐渐减小，至第 8～第 11 天（后半期），便由 1.2 变为 0.5（Jones 等，1975）。这充分表明，灰色柯里犬 CH 的血细胞周期性生成的障碍环节位于多能干细胞水平。

至于多能干细胞先天性缺陷的实质，目前尚未完全搞清楚。

一般认为，主要是多能干细胞池的细胞数量有限，不能同时分化出足够数量的各血细胞系的定向干细胞，以致多能干细胞反复交替地接受来自末梢循环的竞争性反馈压力（alternating competitive pressure of feedback loop from periphery to committed stem cell），而周期性地变换其主要分化方向。

当末梢循环中性粒细胞数量极度减少时，中性粒细胞的反馈回路即被激活（activation），刺激多能干细胞主要分化为粒系定向干细胞，骨髓内粒系细胞大量增殖，循环血中性粒细胞得以逐渐增多，而网织红细胞和血小板逐渐减少。反馈回路亦随之失活（deactivation），多能干细胞又转而主要分化为生产红细胞或血小板的红系定向干细胞和巨核细胞系定向干细胞。

如此反复交替，结果造成各系列血细胞的周期性生成（Dale 等，1972；Patt 等，1973；Jones 等，1975）。

犬 CH 的病理形态学改变与病犬的存活期即病程有关。

10～20 周龄的病犬，主要显现支气管炎、齿龈炎、胃肠炎、肾盂肾炎以及骨骺部坏死等急性炎症过程，死于细菌性感染。

30 周龄以上的病犬，主要显现间质性肺炎、间质性肾炎、增生性肠炎、胰腺炎等慢性炎症过程，并伴有脾、肝、肾、小肠、肾上腺等器官组织不同程度的继发性淀粉样变性（Gregory 等，1977；Machado 等，1978；Digiacomo 等，1983）。

【临床表现】

CH 恒在一定的动物品系内呈家族性发生。显症的病畜公母兼有，为致病基因纯合子个体。其杂合子个体则为不显临床表型的携带者。

CH 纯合子和杂合子双亲的后裔病畜外显率为 1∶1，而 CH 杂合子双亲的后裔病畜外显率为 1∶3，完全符合单基因常染色体隐性类型的遗传特点（Jones 等，1975）。

灰色柯里犬的 CH，即 GCD 或 GCS，通常在出生后或数周龄起病，表型特点是被毛均为灰色或银灰（灰白）色，且每当中性粒细胞减少期间或其后，即发生各种细菌性感染。

主要表现发热、咳嗽、喘息、流涎、采食困难、腹泻、腹痛以及关节肿胀、疼痛和跛行等肺炎、齿龈炎、胃肠炎、肾炎、骨骺坏死的临床症状。

病程则因发病的早晚而不同：

生后第一个中性粒细胞减少周期即发病的，易发生化脓性脐静脉炎等脐带感染，恒于新生期因脓毒败血症而夭亡。

2～8 周龄起病的，多数于 10～20 周龄期间死于肺炎和（或）胃肠炎等急性感染。

8～14 周龄发病的，常反复发生各种感染，取慢性经过。

拖延至 30 周龄以上的，则可因骨髓红系和巨核系细胞累积性生成障碍而出现贫血和出血体征，或因反复感染造成次级淋巴器官的淋巴样组织枯竭和实质脏器的淀粉样变性，而最终死于恶病质和肝衰、肾衰等器官衰竭。

检验所见：主要包括血细胞周期性生成障碍有关的各项特征性改变。

CH 病犬从出生开始，每隔 12d 左右即显现一次血细胞生成障碍，其中以中性粒细胞的周期性生成最为突出。

每一周期，先是中性粒细胞生成逐渐减少，出现中性粒细胞减少症（neutropenia），中性粒细胞绝对数一般为（1～2）×10^9/L，甚至完全消失，第 6 天之后逐渐回升，甚至出现"回弹性"中性粒细胞增多症（"rebound" neutrophilia），中性粒细胞的绝对数可高达（30～60）×10^9/L。在此期间，骨髓象细胞比例亦显示相应的起伏，粒红比可少至 0.5，多至 13.8。

网织红细胞和血小板的周期性生成，在末梢血红细胞和血小板计数上反映得不够明显。但至疾病后期，常出现累积性贫血和血小板减少症，PCV 降低到 25％以下，血小板数不足（50～100）×10^9/L，流血时间亦延长到 3～5min 以上。

个别病犬，末期还可能出现"回弹性"单核细胞增多症（"rebound" monocytosis），单核细胞比例高达 90％（Cheville，1968）。

【诊断】

论证诊断依据：家族发生史，先证病犬测交试验可证实常染色体隐性遗传特性；齿龈炎、肺炎、胃肠炎、骨骺坏死等反复发生的细菌性感染；血细胞周期性生成的检验所见，主要是中性粒细胞生成的逐日动态观察，确认前后相随的中性粒细胞减少和回弹增多两个时相；病程缓长的病犬，还可进行脾或肝活体穿刺，以证实淀粉样变（amyloidosis）的存在。

【治疗】

1. 可依据发生周期，应用各种抗生素对细菌性感染实施治疗或预防，效果良好。
2. 慢性 CH 病犬各器官组织的淀粉样变性尚无有效疗法，最终难免死于器官衰竭。
3. 最近采用的健康犬组织相容性骨髓移植疗法，使周期性造血障碍彻底得到纠正。

参 考 文 献

李毓义，李彦舫．2001．动物遗传・免疫病学——医学自发模型．北京：科学出版社：482 - 485.

Cheville N F. 1968. JAVMA. 152：620 - 630.

Cheville N F. 1968. Blood. 31：111 - 114.

Dale D C，et al. 1972. J Clin Invest. 51：2 197.

Dickson D M，et al. 1964. VM/SAC. 59：529 - 531.

DiGiacomo R F，et al. 1983. Am J Pathol. 111：224 - 233.

Ford L. 1963. Mod Vet Pract. 44：52 - 53.

Ford L. 1969. J Hered. 60：293 - 299.

Gregory R S，et al. 1977. Am J Pathol. 87：721 - 724.

Jones J B，et al. 1974. Am J Vet Res. 35：849.

Jones J B，et al. 1975. JAVMA. 166：365 - 367.

Lund J E，et al. 1967. Blood. 29：452.

Lund J E，et al. 1970. J Hered. 61：47 - 49.

Lund J E. 1970. Animal Models for Biomedical Research. Vol 3. Washington：National Academy of Sciences. DC. 71.

Machado E A，et al. 1978. Am J Pathol. 92：23 - 30.

Maddison J E, et al. 1983. J Am Anim Hosp Ass. 19：881-886.

Patt H M, et al. 1973. Blood. 42：873-884.

十二、遗传性补体第三成分缺乏症

Hereditary C_3 Deficiency

遗传性补体第三成分缺乏症。又称纯合子 C_3 缺乏症（homozygous C_3 deficiency），是由于决定 C_3 合成的淹没基因即无效基因发生突变，不能合成 C_3 蛋白所致发的一种原发性补体缺陷病。遗传特性属常染色体隐性类型。

免疫病理学特征：血清 C_3 活性极度低下以至缺如；补体的调理、免疫吸附、趋化性、细胞溶解、产生过敏毒素等各种效应作用降低；抗体应答等与补体有关的体液免疫功能缺陷。

临床特点：易患肺炎、败血症、子宫积脓等由产气荚膜杆菌（*Clostridium* spp.）、埃希氏大肠杆菌（*Escherichia coli*）和克雷伯氏杆菌（*Klebsiella* spp.）所致的各种感染、及其后续的肾病和淀粉样变性，并伴有阳性类风湿因子反应。

人类的遗传性 C_3 缺乏症，发现于 20 世纪 70 年代（Alper 等，1972；Ballow 等，1975；Grace 等，1976；Osofsky 等，1977；Pussell 等，1980）。患者不能介导 C_{3b} 调理反应、趋化反应或免疫黏附反应，也不能产生过敏毒素中介的活性。临床特点是终生反复出现皮肤、耳、肺和脑膜的化脓性感染，用各种抗生素均迅速见效。定期输注正常新鲜血浆即可防治。

动物的遗传性 C_3 缺乏症，直至 20 世纪 80 年代才相继报道发现于犬（Winkerstein 等，1981，1982；Blum 等，1985；Johnson 等，1986；O'neil 等，1988；Ameratunga 等，1998）和豚鼠（Burger 等，1986；Bottger 等，1986），为研究人的补体缺陷病，特别是为研究补体系统的免疫生物学效应提供了自发性动物模型。

近年已通过这两种动物模型对补体系统的生物学、免疫化学和分子遗传学，特别是 C_3 在正常体液免疫应答中的重要作用进行研究，取得了长足的进展（Bottger 等，1986；O'neil 等，1988；李毓义等，1994，2001）。

遗传性补体系统缺陷病，分 4 种功能型组：

1. "传统" C_3 转化酶形成缺陷，包括 C_{1r}、C_{1s}、C_4 和 C_2 缺乏。

2. C_3 缺陷，包括 C_3 的原发性缺乏即纯合子 C_3 缺乏和 C_{3b} 灭活剂（C_{3b}-INA，KAF）缺乏所致的 C_3 分解代谢亢进。

3. 补体顺序溶解相（$C_5 \sim C_9$）缺陷。

4. C_1 灭活剂（C_1-INH）缺乏所致的控制蛋白缺陷。

动物的遗传性补体系统缺陷病，已经发现三种功能型组，即除上述犬和豚鼠纯合子 C_3 缺乏所致的 C_3 缺陷外，还有豚鼠 C_2 缺乏（Hammer 等，1981）和豚鼠、大鼠 C_4 缺乏（Ellman 等，1970；Arroyave 等，1977）所致的 "传统" C_3 转化酶形成缺陷；小鼠 C_5 缺乏（Rosenberg 等，1962）和兔 C_6 缺乏（Rother 等，1966）所致的补体顺序溶解相（$C_5 \sim C_9$）缺陷。

【病因及发病机理】

补体系统是一组血清蛋白，该系统与凝血机理相类似，当受到激发时各种补体成分即相继发生激活，呈瀑布式（cascade fashion）连锁反应，形成两种类型产物，即裂解产物（product-fission）和融合产物（product-fushion）。

融合产物中比较重要的是二分子复合物，C_3 转化酶（$C_{\overline{4b2a}}$）；三分子复合物，C_5 转化酶（$C_{\overline{4b2a3b}}$）和五分子复合物（$C_5 \sim C_9$），细胞膜攻击单位（membrane attack unit）。

裂解产物包括具生物学作用的各种免疫介质。补体成分通常被裂解为一种较小片段和一种较大片段。较大片段继续参与补体顺序，而较小片段则脱落至体液中，相继激活后 6 个成分（$C_3 \sim C_9$）。

激活过程主要有两条途径，分别称为"传统"途径（"classical" pathway）和"备解素"途径（"properdin" pathway）或"旁路"（"alternate" pathway）。

两种途径均依赖连锁性酶激活，共同的中心环节是 C_3。在 C_3 转化酶（"传统"途径）或 C_3 激活因子（"备解素"途径）的作用下，裂解为 C_{3a} 和 C_{3b}。正常情况下，由于某些补体成分的迅速衰退、关键性酶的解离作用和出现抑制性蛋白而使补体系统受到制约。

控制蛋白主要有 C_1 脂酶抑制因子即 C_1^- 灭活剂（C_1 - INH）、C_{3b} 灭活剂（C_{3b} - INA，KAF）和过敏毒素灭活因子。

现已查明，豚鼠 C_3 缺乏（Hammer 等，1981）、豚鼠和大鼠 C_4 缺乏（Ellman 等，1970；Arroyave 等，1977）、大鼠 C_5 缺乏（Rosenberg 等，1962）以及兔 C_6 缺乏（Rother 等，1966）均截然不同于犬和豚鼠的 C_3 缺乏，在通常情况下并不表现对感染的敏感性增高，只是在微生物人工接种攻击时显示防卫能力有一定的缺陷（Blum 等，1985）。

犬遗传性 C_3 缺乏症的遗传特性，已确定属常染色体隐性类型（Winkerstein 等，1981）。

根本病因已证实是决定 C_3 生成的淹没基因（silent gene）即无效基因（null gene）或无表现基因（unexpressed gene）的缺陷，全然不能合成 C_3 蛋白（Johnson 等，1986；Ameratunga 等，1998）。

在体和离体的实验研究一致肯定，C_3 是补体系统中发挥各种生物学作用的主要角色。经传统途径和（或）备解素途径激活所产生的裂解产物（cleavage product）C_{3a} 和 C_{3b}，具有多方面的生物学效应，如过敏毒素活性、调理素作用、使巨噬细胞释放溶酶体酶、刺激 B 细胞产生淋巴因子、促进骨髓释放白细胞并参与体液免疫应答。

此外，C_3 的裂解产物 C_{3b} 还在传统途径和备解素途径中作为 C_5 转化酶（C_{4b2a3b}）的构成部分，参与 C_5 和 C_9 所介导的趋化作用、过敏毒素作用和细胞溶解作用（Shin 等，1971；Daha 等，1976）。

近年的研究进一步证实，遗传性 C_3 完全缺乏的病犬在特异性抗体的形成上存在明显障碍，其血清的补体溶血活性、调理素活性和趋化活性均极度匮乏（Winkerstein 等，1981；O'neil 等，1988）。

病犬在两种 T 细胞依赖性抗原（绵羊红细胞和噬菌体 ΦX174 首次静脉内免疫接种后的抗体滴度，显著低于正常对照犬和 C_3 缺乏杂合子犬。在非 T 细胞依赖性抗原（DNP - Ficol）首次和再次静脉接种免疫后，病犬的 IgM 和 IgG 抗体滴度均明显低下，即使改用肌内注射接种或将静脉接种剂量提高 20 倍，亦不能纠正这种抗体形成缺陷。

从而表明 C_3 在抗体生成和体液免疫应答中确实起着关键性作用。这也正是遗传性 C_3 缺乏症病畜和病人易患细菌性感染的免疫病理学基础（O'neil 等，1988）。

【临床表现】

本病在一定的动物品系（如 Brittany Spaniels 品系犬）内呈家族性发生，致病基因纯合子个体显症，公母兼有。致病基因杂合子个体为携带者，可垂直传递致病基因，但不显临床表型。

病犬一般在数周龄或数月龄起病，主要表现发热、沉郁、咳嗽、喘息、腹泻、腹痛、阴道排脓性分泌物等肺炎、肠炎及子宫积脓的各种症状。

分离出的病原菌主要是大肠杆菌、产气荚膜杆菌和克雷伯氏杆菌等革兰氏阴性或阳性菌。有的伴发膜增生性肾小球肾炎（membranoproliferative glomerulonephritis）或继发肾淀粉样变性，而显现蛋白尿、血尿、管型尿等尿液改变。

除个别死于大肠杆菌性败血症和肾功能衰竭者外，多数取良性经过，抗生素可控制感染，存活期最长的已达 7 年（Blum 等，1985）。

检验所见：除白细胞增数（$>20 \times 10^9$/L），中性粒细胞增多症（$>80\%$），核型左移（杆状核超过 20%）等炎性血液学改变外，主要是血清 C_3 活性异常。

用免疫扩散和酶联免疫吸附试验测定，病豚鼠的血清 C_3 溶血活性极度低下，仅为正常活性的 4%～7%（Burger 等，1986；Bottger 等，1986）；病犬的半效补体溶血单位（CH_{50}）仅为 2.2～4.4（正常为 20～34）。C_3 活性降低至正常活性的 0.003%～0.8%，几乎测不出来（Winkerstein 等，1981，1982）。

血清内 C_1、C_2、$C_{4\sim9}$ 等其他 8 种补体成分的活性均在正常范围之内。

部分病犬血清内可检出类风湿因子。

【诊断】

纯合子病犬依据家族性发生、临床表现和血清 C_3 溶血活性测定，不难确定。

杂合子携带犬的检出则必须依据血统分析、测交（test cross）和血清 C_3 话性测定。其血清 C_3 溶血活性约为正常犬的半数，低于正常参照值变动范围的下限（Winkerstein 等，1981）。

【治疗】

显症的纯合子病犬用青霉素、四环素等抗生素能有效地控制感染。

根本性措施在于补给有功能活性的 C_3，实施替代疗法，定期输注含 C_3 的正常新鲜血浆和纯化的 C_3 制品，以保证繁衍遗传性 C_3 缺乏症的动物模型群体。

参 考 文 献

李毓义，李彦舫．2001．动物遗传·免疫病学——医学自发模型．北京：科学出版社：485－488．

Alper C A，et al. 1972. Lancet. ii：1 180.

Ameratunga K，et al. 1998. Molecular analysis of the third component of canine complement（C3）and identification of the mutation responsible for hereditary canine C3 deficiency. J Immunol. 160（6）：2 824 - 2 830.

Arroyave C M，et al. 1977. Immunol. 33：453.

Ballow M，et al. 1975. J Clin Invest. 56：703.

Blum J R，et al. 1985. Clin Immunol Immunopathol. 34：304 - 315.

Bottger E C，et al. 1986. Eur J Immunol. 16：1 231.

Burger R，et al. 1986. Eur J Immunol. 16：7.

Daha M R，et al. 1976. J Immunol. 117：630.

Ellman L，et al. 1970. Science. 170：74.

Grace H J，et al. 1976. South Afr Med J. 50：139.

Hammer C H，et al. 1981. Immunologic Defects in Laboratory Animals. Gershwin（Ed）. New York：Pleum. 207.

Johnson J P，et al. 1986. Am J Med Genet. 25：557.

O'neil K M，et al. 1988. J Immunol. 140：1 939 - 1 945.

Osofsky S G，et al. 1977. J Pediatr. 90：180.

Pussell B A，et al. 1980. Lancet. i：675.

Rosenberg L T，et al. 1962. J Immunol. 89：861.

Rother K，et al. 1966. J Exp Med. 124：773.

Shin S H，et al. 1971. J Immunol. 106：473.

Winkerstein J A，et al. 1981. Science. 212（4499）：1 169 - 1 170.

Winkerstein J A，et al. 1982. Molecular Immunol. 19：1 411.

Winkerstein J A，et al. 1982. J Immunol. 129：2 598 - 2 601.

十三、纤毛无活动性综合征

Immotile Cilia Syndrome

纤毛无活动性综合征（ICS），又称纤毛运动障碍综合征（dyskinetic cilia syndrome）或先天性纤毛功能紊乱（congenital ciliary dysfunction）或 Kartagener 氏综合征（Kartagener's syndrome），是纤毛结构或功能先天缺陷所致发的一种非特异防御功能缺陷病。

病理学特征：纤毛方向散乱、纤毛轴丝周边双联微管动力蛋白臂缺失、放射键丝缺陷、微管易位等纤毛的超微结构改变和有关纤毛管道器官组织清除功能障碍所致的相应病理变化，如下呼吸道阻塞所致的支气管扩张症、咽鼓管阻塞所致的中耳炎、脑室管阻塞所致的脑水肿等。

遗传特性：已确定为常染色体隐性类型。

主要临床表现：局限于纤毛被覆的管道器官组织，如鼻炎、鼻副窦炎、支气管炎、支气管肺炎等慢性呼吸道感染；中耳炎性耳聋；脑水肿性神经症状；精尾鞭毛活动缺陷造成的雄性不育等。约有半数 ICS 病人和病畜伴有脏器逆位（situs inversus viscerum）。

凡兼备慢性鼻窦炎、支气管扩张症和脏器逆位三项病征的 ICS，特称 Kartagener 氏综合征或者 Kartagener 氏三联症（Kartagener's triad）。

人的 ICS，由 Siewert（1904）首先描述，Kartagener（1933）正式确认，故名。

动物的 ICS，自 20 世纪 70 年代中期由 Carrig 等发现以来，已报道发生于犬，见于 Border Collie（Carrig 等，1974）、English Setter（Stowater，1976）、Springer spaniel（Kennedy 等，1982；Edwards 等，1983）、Doberman Pinscher（August 等，1982）、Golden Retriever（Afzelius 等，1984）以及 Newfoundland（Daniel 等，1995；Watson 等，1998，1999）等品系，为研究纤毛的结构与功能，特别是研究人的对应病提供了自发性动物模型（李毓义等，1994，2001）。

另据报道，先天性纤毛无活动性综合征还发生于猫（Roperto 等，1996）和 Splaque Dawley 大鼠（Shiraiwa 等，1995）。

【病因及发病机理】

纤毛是管道清理工，属机体非特异性防御机构，系上皮系统顶端伸出的毛状突起，具有复杂的超微结构。电镜观察纤毛轴丝（axoneme），除表层被有薄膜和内部有均质的细胞质外，还有规则排列的纵行微管系统。

中央是两条各具完整管壁的单根微管，称为中央微管（central microtubule），9 组成对的微管按顺时针方向和一定间隔整齐地排列在周围，称为周围微管（peripheral microtububels），形成"9×2＋2"的结构形式。

周围微管成对并行，由 A 型亚微管（submicrotubule A）和 B 型亚微管（submicrotubule B）形成双联微管（microtubular doublets）。每根 A 型亚微管还伸出内、外臂，称为动力蛋白臂（dynein arm）。

中央微管由中央鞘（central sheath）所包绕，周围的 9 对微管被连接桥（nexin link）所串联，并通过放射键丝（radial spoke）与中央桥相连。

纤毛的根部是致密的长颗粒，称为基体（basal body），基体侧面伸出突起。称为矩突（spur）。

纤毛颤动，分等时节律和异时节律两种。纤毛先变硬，较快地向前倒伏（有效拍击），然后变软而弯曲。缓慢地回缩并后倒（恢复拍击）。纤毛的异时节律性颤动，可形成波浪式运动。产生黏液纤毛流（mucociliary current），使上皮表面的黏液、微生物、细胞碎片、灰尘等微粒向前推移，执行清扫管腔的作用。

纤毛运动起始于轴丝周围双联微管的主动收缩即滑动（slide）。A 型亚微管支臂内含动力蛋白（dynein），具 ATP 酶活性，类似于肌细胞的肌动蛋白。微管内还含有微管蛋白（tubulin），类似于肌细胞的肌动球蛋白。这两种蛋白是纤毛运动的生化基础。

成熟精子的运动性，依赖于精子尾部的鞭毛（flagellum），内含轴丝结构类似于纤毛，亦由两根位于轴心和 9 对位于轴周的微管所组成。

ICS 的根本病因在于纤毛结构或功能的先天性缺陷。人的 ICS 均为常染色体隐性遗传类型。动物的 ICS，至少在 Springer Spaniel 品系犬，已通过先证畜测交试验确定为常染色体隐性遗传（Edwards，等，1983）。

纤毛的特征性结构异常，包括动力蛋白臂完全或部分缺失（complete or partial lack of dynein arms）、微管放射键丝缺陷（defective radial spokes）以及纤毛方向散乱（random orientation of cilia）等。

个别 ICS 起因于纤毛的先天性功能障碍而超微结构无改变（Herzon 等，1980）。

Afzelius（1984）对 ICS 病犬气管和支气管活检标本的 1 313 条纤毛做了电镜观察，有上述各类型轴丝结构异常的共 119 条，占 9%，并发现 16 条纤毛（占 1.2%）的周围双联微管和纤毛外膜间存在纤维性环（fibrous ring）。

用相差显微镜对鼻黏膜活检标本所做的纤毛动力学观察表明，ICS 病犬仅有 10% 的上皮纤毛保留一定的运动性（Edwards，1983）。

通过光谱分析系统测试，ICS 病犬的纤毛颤动频率明显减少，每秒不足 2 个拍击，而正常犬为 9～11 个拍击。

扫描电镜显示，ICS 病犬纤毛运动的方向极度散乱，而正常犬纤毛运动方向一致，呈麦浪状起伏（Edwards 等，1983）。

ICS 病变遍及有纤毛被覆的管道器官组织，但主要是呼吸道。

1. 呼吸道纤毛运动障碍，常导致鼻炎、鼻副窦炎、支气管炎和支气管肺炎。并由于下呼吸道阻塞而继发支气管扩张（Carrig 等，1974；Stowater，1976；Kennedy 等，1982）。

2. 咽鼓管上皮纤毛运动障碍，可导致管腔阻塞而发生中耳炎（Afzelius，1979）。

3. 脑室管上皮纤毛（ependymal cilia）运动障碍，可导致脑室积水以至脑水肿（Edwards 等，1983）。

4. 肾小管具有某些单纤毛上皮（monociliated epithelia），在泛发性 ICS 病犬和病人还可因肾小管阻塞而导致扩展到远侧肾小管的肾囊肿和肾纤维化，最终死于肾衰竭（Pfaller 等，1976；Afzelius 等，1984）。

5. 成熟精子尾部鞭毛的超微结构缺陷和运动障碍，可导致精子无运动性，而造成雄性不育（Edwards 等，1983；Afzelius 等，1984）。

ICS 病人约有半数伴发脏器逆位。已报道的犬 ICS，多数（5/6）有胸腹片上显示的右位心等部分脏器逆位，或镜像（mirror image）式全部脏器逆位（Carrig 等，1974；Stowater，1976；August 等，1982；Edwards 等，1983；Afzelius 等，1984）。

据认为，胚胎期的脏器定位（visceral orientation）与胚胎上皮独生纤毛（solitary cilia on embryonic epithelia）的协调性拍击有关。纤毛的胎内拍击障碍易使脏器向左而不是向右螺转（sintral rather than dextral spiral rotation），结果发生脏器的部分或全部逆位（Afzelius，1979）。

【临床表现】

ICS 通常在一定的动物品系内呈家族性发生。致病基因纯合子个体临床显症，且两性兼有，而致病基因杂合子个体为临床健康的携带者，符合常染色体隐性遗传的特点。

一般在生后不久、数周或数月龄起病。主要表现打喷嚏、咳嗽、流黏液脓性鼻液、呼吸急促、颌窦或额窦部稍隆突、颌下淋巴结轻度肿大以及肺部听叩诊变化等鼻炎、鼻副窦炎、气管-支气管炎以至支气管肺炎的各种症状。

胸透或胸片常可证实支气管扩张症的存在。颌窦穿刺有大量黏液脓性或脓性分泌物流出。反复发作或持续存在的慢性呼吸道感染，可迁延数月乃至 1～2 年，抗生素治疗只能暂时缓解病情或根本无效。

个别病犬因脑室积水或脑水肿而出现嗜眠、昏睡等一般脑症状。有的病犬因中耳炎而造成耳聋。部分病犬可因肾囊肿而最终死于肾衰竭。达到性成熟期的公犬，常因精子缺乏运动性而造成雄性不育。

检验所见：主要包括炎性血象、上皮纤毛活检的超微结构缺陷和脏器逆位的"镜像"。作为慢性呼吸道感染的反应，血液常规检验带有轻度的白细胞增多症 [（10～25）×10^9/L]、中性粒细胞增多症（60%～75%）和核型左移。

透射电镜、扫描电镜和相差显微镜观察鼻、气管、支气管黏膜上皮，恒能证实纤毛的各类型超微结构缺陷或纤毛运动功能减退。

心电图检查和胸腹部 X 线摄影：可证实大多数病犬伴有右位心等脏器的部分或全部逆位。

【诊断】

初步诊断要点：家族性发生，抗生素疗法不能控制的慢性呼吸道感染，雄性不育以及脏器的部分或全部逆位。

确定诊断依据：纤毛上皮活检证实纤毛有超微结构缺陷或运动功能减退（李毓义等，1994）。

【治疗】

只能对症处置，尚无根治疗法。

参 考 文 献

李毓义，李彦舫．2001．动物遗传·免疫病学——医学自发模型．北京：科学出版社：488-491.

Afzelius B A. 1979. Int Rev Exp Pathol. 19：1-43.

Afzelius B A，et al. 1984. JAVMA. 184：560-563.

August J R，et al. 1982. J Am Anim Hosp Ass. 18：822-826.

Carrig C B，et al. 1974. JAVMA. 164：1 127-1 134.

Daniel G B，et al. 1995. Dev Neurosci. 17 (4)：230-235.

Edwards D F，et al. 1983. JAVMA. 183：667-671.

Herzon F S，et al. 1980. Ann Otol. 89：81-83.

Kartagener M. 1933. Beitr Klin Tuberk. 83：489-501.

Kennedy J R，et al. J Cell Biol. 52：312a.

Pfaller W，et al. 1976. Cell Tissue Res. 166：91-100.

Roperto F，et al. 1996. Vet Pathol. 33 (4)：460-462.

Shiraiwa K，et al. 1995. Exp Anim. 44 (4)：341-345.

Siewert A K. 1904. Berl Klin Wochenschr. 41：139-141.

Stowater J L. 1976. J Am Vet Radiol Soc. 54：174-177.

Watson P J，et al. 1998. Primary ciliary dyskinesia in Newfoundland dogs. Vet Rec. 143 (17)：484.

Watson P J，et al. 1999. Primary ciliary dyskinesia in Newfoundland dogs. Vet Rec. 144 (26)：283-286.

十四、色素缺乏易感性增高综合征

Hypopigmentation - Susceptibility Syndrome

色素缺乏易感性增高综合征，又称先天性巨过氧化酶颗粒症（congenital gigentism of peroxidase granules）或称契-东二氏综合征（Chediak - Higashi syndrome）。简称 CHS，是一种兼有血小板功能障碍、黑色素形成障碍和吞噬细胞杀菌功能障碍的遗传性出血病和免疫缺陷病。遗传特性已确定为单基因常染色体隐性类型。

临床特征：眼及皮肤不全白化症，出血性素质，易患细菌性感染。

主要检验所见：流血时间显著延长，淋巴细胞、单核细胞、嗜酸性粒细胞、中性粒细胞以至血小板等含颗粒细胞内出现巨大的膜结合性颗粒（gaint membrane - bound granules）。

CHS 最早发现于人（Beguez - Cezar，1943），20 年后才相继报道确认于阿留申水貂（Leader 等，1963；Meyers 等，1979；Bell 等，1980）、海福特牛（Padgett 等，1964；Renshaw 等，1974；Bell 等，1976；Prieur 等，1976；Meyers 等，1979）、Beige 小鼠（Lutzner 等，1967）、Killer 鲸（Taylor 等，1973）、波斯猫（Kramer 等，1975，1977）、蓝狐和银狐（Nes 等，1983，1985；Fagerland 等，1987）以及日本黑牛（相良 稔等，1989），为研究人的契-东二氏综合征和血小板贮藏池病（platelet storage pool disease），探讨血小板的释放功能和吞噬细胞的杀菌作用提供了自发性动物模型（李毓义等，1994，2001）。

【病因及发病机理】

人和动物的 CHS，病因已确定为常染色体隐性基因的突变。该基因具多向性作用（pleiotropic effects），表型特征包括眼和皮肤不全白化症、血小板贮藏池缺乏以及吞噬细胞等细胞内出现巨大的膜结合性胞浆颗粒并伴有微管异常（Prieur 等，1978）。

皮肤、被毛和眼的组织学显示，黑色素合成障碍和细胞内黑素颗粒结块形成黑素体（melanosomes），是不全白化症的病理学基础（Prieur 等，1976；Fagerland，1987）。

中性粒细胞等吞噬细菌的能力并无异常，只是溶酶体向吞噬体（phagosomes）内释放酶的过程发生延迟，以致细胞内的杀菌作用减退，对病原体尤其是化脓性细菌的易感性增高（Renshaw 等，1974；Prieur 等，1976）。

淋巴细胞、单核细胞、嗜酸性粒细胞、中性粒细胞等含颗粒的白细胞、垂体和肾上腺等一些分泌细胞以及体外培养的成纤维细胞，均含有呈 PAS 和过氧化物酶染色阳性的巨大颗粒，实质上系正常溶酶体融合所形成的溶酶体颗粒（Bell 等，1976；Prieur 等，1976）。

体外培养的成纤维细胞显示微管异常，在加上微管解聚剂（microtubular depolymerizing chemical）长春新碱硫酸盐之后，副结晶（paracrystals）的形成减少（Hinds 等，1976；Penner 等，1987）。

关于人和动物 CHS 时出血性素质的发生机理，现已查明是血小板贮藏池缺乏，即含嗜锇性颗粒（osmiophilic granules）的血小板密体（dense body）缺乏，属血小板功能障碍病的一个类型，即贮藏池病（Meyers 等，1982；Rendu 等，1983），CHS 狐则尤甚，其血小板内全然找不到嗜锇性颗粒，表明不是密体缺少，而是密体缺如（Fagerland 等，1987）。血小板密体内的嗜锇性颗粒，包含 ATP、ADP、5-羟色胺等与血小板释放功能有关的递质。CHS 水貂血液内 5-羟色胺浓度低，血小板内的 ATP、ADP 含量分别减少到每 10^{11} 血小板 2.60 ± 0.81 pμmol 和每 10^{11} 血小板 $0.90 \pm 0.09\mu$mol（健貂分别为每 10^{11} 血小板 $9.11 \pm 3.02\mu$mol 和 $3.58 \pm 1.31\mu$mol），血小板内的 ATP/ADP 为 10.31（健貂为 2.74）。CHS 病牛和小鼠也同样证实血小板内的腺嘌呤核苷酸和血液内的 5-羟色胺含量减少（Bell

等，1976，1980）。

【临床表现】

本病在一定的动物品系内发生，有明显的家族性。病畜概为近亲繁殖的纯合子，而杂合子为疾病基因的携带者，不显临床表型。通常在哺乳期开始显现临床症状。

主要表现不全白化症，对病原体的易感性增高和出血性素质。

皮肤及被毛淡化，虹膜颜色浅淡以至无色（如鱼眼）、羞明、流泪。

反复发生严重的感染，特别是化脓菌感染或阿留申病毒感染（水貂），用常规的抗生素处置，久治不愈。

出血性素质最为突出，常见自发性出血，如齿龈出血、鼻衄、可视黏膜出血斑点或皮肤紫癜，亦有呈泌尿道和消化道出血而排血尿和柏油粪的。在剪趾、断尾、截角等手术或创伤后更是长时间流血不止。轻症病畜或杂合子隐性病畜，常常在使用了阿司匹林退热镇痛剂、非类固醇消炎药以及右旋糖苷、潘生丁、前列腺素 E_1 等影响血小板功能的药剂之后出血增重或开始显现出血倾向。

Bell（1980）用阿司匹林和消炎痛处置 10 只 CHS 病貂，其中 6 只于采血后 30min 内死亡，尸检在心包内发现大量纤维蛋白凝块，而 10 只经同样处理的健貂采血后无 1 只死亡。

检验所见：主要包括流血时间显著延长，如 CHS 水貂的趾垫流血时间平均为 13min（健貂平均为 4min）；血小板内的 ADP 和 ATP 含量减少，而 ATP 对 ADP 的比率增高；血小板对胶原的集聚反应减弱，经用阿司匹林、消炎痛等环氧化酶阻断剂之后，则血小板对胶原的集聚反应完全被阻断，即胶原几乎和全然不能诱发血小板集聚反应；末梢血片常规染色，镜检可见嗜酸性粒细胞等白细胞及血小板内含巨大的（直径可达 $3\mu m$）溶酶体颗粒，经 PAS 染色则可见大量过氧化酶阳性细胞。

狐 CHS 时，不同血细胞溶酶体颗粒的出现率分别为：淋巴细胞 17.9%；单核细胞 35.0%；嗜酸性粒细胞 66.7%；中性粒细胞 38.5%；血小板 12.7%（Fagerland 等，1987）。

【诊断】

确诊依据：家族发生史，符合常染色体隐性类型遗传规律；临床表型特征，即不全白化症，反复而严重的感染，出血性素质体征；示病性检验所见，包括粒细胞和血小板内有巨大的溶酶体颗粒，血小板对胶原的集聚反应减弱，血小板内 ADP 和 ATP 的含量减少。

【治疗】

尚无根本疗法。

出血发作时或手术前输注鲜血或新鲜血浆或富含血小板血浆有很好的止血效果。

禁用阿司匹林、消炎痛、右旋糖苷等能抑制血小板功能的药物！

个别报道，长春新碱合并强的松治疗有效。

（张乃生　李毓义）

参 考 文 献

李毓义，李彦舫．2001．动物遗传·免疫病学——医学自发模型．北京：科学出版社：491－493．

相良　稔．1989．家畜诊疗，7：17－20．

Beguez-Cezar A. 1943. Bol Soc Sucana Pediat. 15：900－922．

Bell T G，et al. 1976. Blood. 48：175－184．

Bell T G，et al. 1980. Am J Vet Res. 41：910－914．

Fagerland J A，et al. 1987. Vet Pathol. 24：164 - 169.

Hinds K，et al. 1976. Lancet. 2：146 - 147.

Kramer J W，et al. 1975. JAVMA. 166：1 103 - 1 104.

Kramer J W，et al. 1977. Lab Invest. 36：554.

Leader R W，et al. 1963. Blood. 22：477 - 484.

Lutzner M A，et al. 1967. J Hered. 58：299 - 300.

Meyers K M，et al. 1979. Am J Phyisol. 237：R239 - 248.

Meyers K M，et al. 1979. Am J Hematol. 7：137 - 146.

Meyers K M，et al. 1982. Am J Pathol. 106：364 - 377.

Nes N，et al. 1983. Finsk Veterinaertidsshrift. 89：313.

Nes N，et al. 1985. Norsk Pelsdyrblad. 59：325 - 328.

Padgett G A，et al. 1964. Genetics. 49：505 - 512.

Prieur D J，et al. 1976. Lab Invest. 35：197 - 204.

Rendu F，et al. 1983. Am J Pathol. 111：307 - 314.

Renshaw H W，et al. 1974. Infect Immun. 10：928.

Taylor R F，et al. 1973. Fed Proc. 32：822.

十五、动物艾滋病

AIDS in Animals

艾滋病，即获得性免疫缺陷综合征（acquired immune deficiency syndrome）的简称（AIDS），是由反转录病毒科慢病毒亚科免疫缺陷病毒引起的一类传染性疾病。主要病理特征是免疫器官结构改变和免疫功能缺陷。

自 1981 年发现人类艾滋病以来，已报道的动物艾滋病有猴艾滋病（simian acquired immunodeficiency syndrome，SAIDS）、猫艾滋病（feline acquired immunodeficiency syndrome，FAIDS）以及牛艾滋病。

最近还发现，某些正常犬和肿瘤病犬的血清能与一种或多种人免疫缺陷病毒（human immunodeficiencyvirus，HIV）重组蛋白起反应，表明犬体内存在抗 HIV 抗体，提示有这类病毒感染的可能性。

这些动物的艾滋病与人的艾滋病相对应，可作为研究人艾滋病的自发性动物模型。

相继揭示，黑猩猩、长臂猿和猴以及兔、转基因小鼠、严重联合型免疫缺陷（SCID）鼠等非人灵长类动物及实验动物可实验性地感染 HIV（Alter 等，1984；Lusso 等，1988；Herchenroder 等，1989；Filici 等，1988；Raymond 等，1989；Leonard 等，1989；Kulaga 等，1988；Vogel 等，1988）。

此外，马传染性贫血、绵羊梅迪-维斯纳病、山羊关节-脑炎和绵羊肺癌（绵羊肺腺瘤病）、猫白血病、鼠白血病等由反转录病毒科其他病毒引起的疾病，常伴有获得性免疫缺陷综合征，亦可作为研究人类艾滋病的动物模型（李毓义等，1994，2001）。

（一）猴艾滋病

Simian Acquired Immunodeficiency Syndrome

猴艾滋病（SAIDS），即猴获得性免疫缺陷综合征，是由猴免疫缺陷病毒（simian immunodeficiency virus，SIV）引起的一种传染病。

1983 年，Henrickson 等首次报道美国加利福尼亚灵长类动物研究中心野外饲养的恒河猴，于 1968—1981 年先后 4 次发生类似于人艾滋病的疾病流行，持续时间长的可达 5 年之久，共有 202 只猴发病，病死率高达 76％。以后新英格兰、华盛顿、俄勒冈等灵长类动物研究中心的猴群也相继发现了类似的免疫缺陷综合征。当时未能从这些病猴分离出真正的病原体。

Daniel 等（1984）从病猴淋巴瘤中分离出 D 型反转录病毒。实验证实能致发猴免疫缺陷，显现类似于人艾滋病的部分临床症状。当时有人即将其作为猴艾滋病的真正病原，并称其所致发的感染为猴艾滋病。其实 D 型反转录病毒与 HIV 并无相关性。

1985 年，Daniel 等又从患免疫缺陷病猴的外周血淋巴细胞或无细胞血清标本中，通过与 HUT$_{78}$ 细胞（属人肿瘤 T 细胞系）或与用 T 细胞生长因子 IL-2 培养的人 T 细胞协同培养，分离到类似于人 HTLV-Ⅲ的 C 型反转录病毒，命名为猴嗜 T 淋巴细胞病毒Ⅲ，简称 STLV-Ⅲ。其后，根据 1986 年国际病毒分类委员会建议，改称为猴免疫缺陷病毒，简称 SIVmac。至此，猴艾滋病的病原才得以真正弄清。

以后又从不同品种猴的体内分离出一系列 SIV，包括从豚尾猴分离的 SIVmne（WPPc-1）（Benveniste 等，1986），从黑白眉猴分离的 SIVsm 或 SIVsmm（Murphey，Corb 等，1986），从非洲绿猴分离的 SZVagm（Ohta 等，1986），从山魈分离的 SIVmnd（Tsujimoto 等，1988），从黑猩猩分离的 SIVcpz（GAB-1）（Pecters 等，1989）以及从 Syke's 猴分离的 SIVsyk（Emau 等，1991）。其中 SIVagm、SIVmnd 和 SIVsm 不引起自身宿主发病，但可引起恒河猴发病。SIVcpz（GAB-1）致病力弱，不引起人和黑猩猩淋巴细胞的严重细胞病变效应（CPE）。

【病原学】

SIV 与 HIV 一样，属于慢病毒亚科，病毒颗粒呈棱柱形，中心对称，直径为 100～120nm，有圆柱状病毒核心，包膜具有相对突出的结节。负染电镜观察，病毒核心长 100nm，宽 28～50nm，呈圆锥形或楔形，包膜上通常有表面突起，呈 Y 形或直角形（Grief 等，1989；Kanki 等，1985；Tsujimoto 等，1988）。

1. 病毒的复制　该病毒的基因编码在 RNA 上，在宿主细胞内复制，当病毒与宿主细胞特异性结合，借助胞饮或膜融合作用进入细胞后，在 DNA 聚合酶作用下，以 RNA 为模板复制出 DNA 单链。继而核酸酶降解原有的 RNA 链，DNA 聚合酶又以 DNA 单链为膜板复制出第 2 条 DNA 链。以双链 DNA 形式存在的病毒遗传信息随即转入宿主细胞核，在细胞分裂时与宿主细胞 DNA 整合，在整合酶的作用下，SIV 基因组拼接到宿主细胞 DNA 上，称为前病毒 DNA（Proviral DNA）。当宿主细胞被刺激活化时，再转录为 RNA，并合成病毒蛋白。在细胞膜附近配套成熟，出芽释放。聚合酶与核酸酶通常被称为反转录酶，而 SIV 的反转录是 Mg^{2+} 依赖性的。

2. 基因结构和功能　SIV 的核苷酸序列已基本搞清。基本结构为 5'LTR-gag-pol-中心区-env-F（3'orf）-3'LTR。各部的功能是：

（1）长末端重复序列（long terminal repeat，LTR）包含 U_3、R 和 U_5 3 个区，LTR 基因序列决定（至少是部分决定）病毒对细胞和组织的亲嗜性（tropism），LTR U_3 区的核苷酸序列负责病毒的反转录调节，并对病毒的致病性起作用（Small 等，1989）。

（2）gag，编码病毒核心抗原（即衣壳蛋白），主要基因产物为 P2s（Henderson 等，1988）。

（3）pol，编码 3 个酶，即蛋白酶、转录酶和内切酶。

（4）中心区含 4 个开放阅读框架，即 Q（sor）、tat、art（trs）和 X，其中 tat 和 art 相互重叠，tat 开放阅读框架的功能是其基因产物参与对 LTR 转录的激活作用，另 3 个阅读框架的功能还不清楚。

（5）env，编码病毒包膜的糖蛋白，主要产物为 gp160 和 gp120（Doms 等，1990）。env 蛋白具有使病毒与细胞结合以及激发病毒包膜和细胞膜融合的功能。

（6）F（3'orf），系最后 1 个开放阅读框架，功能尚待阐明。

3. 传播方式 该病毒在猴群中的传播方式，目前尚无明确报道，推测可能与非洲人艾滋病的传播方式相似，通过亲昵接触和性接触传染，而不通过偶然接触传染；也有报道可通过母-婴途径而垂直传播的（Cleapham 等，1989）。猴对 SAIDS 的易感性存在着种系差别，恒河猴、台湾岩猴、食蟹猴、短尾猴、日本猴、西比里黑猴等 8 个亚洲品种易感，而黑猩猩、长臂猿、狒狒、山魈、黑白眉猴、非洲绿猴等则感染病毒而不显临床症状。猴对 SIV 的易感性无性别差异。给易感猴接种病猴的各种组织滤液或培养的病毒可复制出 SAIDS。

最近研究表明，用 SIVmne 实验性感染长尾猴可致发 AIDS 样疾病（Tsai 等，1993）。Miller 等（1989）通过尿道或阴道接种 SIV，使性成熟或未成熟的公猴、母猴感染发病，从而证实本病的性接触传播性。SAIDS 大多呈地方流行性。在非洲绿猴、黑白眉猴等品种，系无症状感染，或为病毒贮主。

有人据此推测，美国和欧洲的 SAIDS 很可能是通过某种偶然的机会从非洲传入的。

【发病机理】

猴艾滋病的发病机理与人艾滋病大致相同。SIV 感染后主要破坏免疫系统，表现为细胞免疫和体液免疫功能异常。一般认为，SIV 包膜蛋白对具有 CD_4 分子的细胞有选择性亲嗜性。CD_4 分子是 gp120 的受体，带有 CD_4 分子的细胞主要是 T_4 淋巴细胞（Enveniste 等，1988），此外还有单核细胞/巨噬细胞，郎罕氏细胞/树突状细胞和生发中心的滤泡树突细胞等。

当 SIV 侵入细胞后，借助反转录酶合成 DNA，与细胞 DNA 聚合，并利用宿主细胞分裂增殖，产生病毒产物，然后在细胞表面装配、芽生，致使宿主细胞死亡，释放出大量新病毒，攻击新的靶细胞，结果 T_4 淋巴细胞数量不断减少，功能逐渐降低，表现为对丝裂原、特异性抗原的反应能力低下。T_4 淋巴细胞是免疫活性细胞中的中心调节细胞，与单核/巨噬细胞、细胞毒性 T 细胞、NK 细胞、B 细胞等的功能活动均有密切的关系。

T_4 细胞的数量耗竭和功能低下，必将使免疫系统的多种功能发生缺陷。

单核细胞在 SIV 感染中起着贮主的作用。病毒感染单核细胞后，可通过单核-淋巴细胞集落形成，促使淋巴细胞，特别是淋巴母细胞被感染。除上述 T_4 细胞和单核（巨噬细胞）被感染而招致机体的免疫缺陷外，还表现为多形核白细胞、B 淋巴细胞、T_8 淋巴细胞的功能障碍。SIV 感染可改变单核细胞因子、IL-1 和肿瘤坏死因子的释放。

此外，病毒在宿主体内常发生遗传突变和抗原漂移，表现为病毒血症与血清抗体交替出现，即病毒血症时特异性抗体效价非常低或根本检不出特异性抗体，而出现特异性抗体时血液内检不出病毒。

SAIDS 的损害，累及多个系统和多种器官。特征性病理变化是淋巴结、脾等免疫器官和骨髓等造血组织中 $CD_4 + T$ 细胞广泛浸润（早期）或耗竭（晚期），淋巴瘤以及纤维瘤。伴随性病变则因机会性感染而异，包括细菌、真菌、寄生虫和病毒等继发感染所造成的各种相应损害。在实验感染的幼猴，常见有胸腺萎缩。

淋巴造血系统的变化，主要显现于淋巴结、脾脏和骨髓。

早期淋巴结活检样本，呈现反应性滤泡增生，生发中心的次级滤泡出现大的胚细胞，并有丝裂象，髓质区少数滤泡内含有巨噬细胞或粉红色透明物质，髓质中浆细胞稀少，副皮质区（T 细胞区）缩小，滤泡由大而不规则以至融合的生发中心所组成，被覆薄的外套层。许多滤泡的外套层残缺以至缺如。外套层细胞通常由小淋巴细胞或不成熟而显有核仁的淋巴母细胞所组成（Chalifoux 等，1984；Mcclure 等，1989）。窦内组织细胞明显增多，并有中度噬红细胞现象和含铁血红素沉积。髓质或副皮质区偶见透明小动脉。随着病程的进展，滤泡退化逐渐增重，副皮质区愈益扩张，而外套层更不明显。末期的淋巴结变化是滤泡不同程度耗竭，淋巴细胞稀少且多为成熟型，甚至失去正常的淋巴结构造。有的髓质区内无反应性生发中心或生发中心变性，见有小滤泡，而浆细胞稀少或缺如。副皮质区淋巴细胞大多耗竭，为组织细胞所取代，甚至窦状隙内亦充满组织细胞。淋巴窦多数扩张，有时在淋巴结组织以及肠和肺的淋巴相关组织（lymphoid-associated tissue）中见有大量多核巨细胞。

免疫组织学检查：增生性淋巴结的副皮质区，经抗 T_{11} 抗体染色，其扩大的生发中心和外套层内淋巴细胞增多；经抗 T_4 和 T_8 抗体染色，70%～80% 的副皮质区细胞显示 R 阳性，以至 T_4 与 T_8 的比例倒置。经抗 B_4 抗体染色，滤泡内的 B 细胞数并不减少，新月（crescent）中的 B 细胞数量亦无异常。随着病程的进展，副皮质区可见明显的 B 细胞浸润，在许多滤泡中亦见大量 T_8^+ 细胞散在。此外，在淋巴结增生期，可检出 SIV 相关蛋白（gag 蛋白）。至淋巴结退化期，这种蛋白主要局限于巨噬细胞和多核巨细胞内。终末期，T_{11} 阳性细胞稀少，其中 25%～50% 为 T 细胞，B 细胞数亦明显减少，甚至完全消失（Ringler，等，1989；Waynd 等，1989）。

脾脏，白髓的形态变化特征与淋巴结相似。滤泡增生，生发中心明显，并具有宽的动脉周围淋巴细胞鞘（periarteriolar lymphoid sheath）。淋巴结耗竭的病猴，其动脉周围淋巴细胞鞘亦耗竭，有时滤泡生发中心耗竭并透明（hyalinization）。脾淋巴相关组织中可见多核巨细胞（Mcclure 等，1989）。

骨髓，细胞增多（hypercellular）。各系细胞均有，但某些粒系细胞成熟停止。有的骨髓造血祖代细胞集落形成减少。粒/巨（G/M）和红系细胞数量减少（Vantanabe 等，1990）。Mandell 等（1995）证实，骨髓单核细胞/巨噬细胞是 SIVmac 致病分离株和非致病分离株的早期靶子。

【症状】

1. 全身症状　主要表现为体表淋巴结病。腋下和腹股沟淋巴结最常受累，直径可达 15mm，亦有发生肠系膜淋巴结病的。实验接种后 3 周即显现外周淋巴结病（Benveniste 等，1988）。它不是 SAIDS 的固有特征，却经常可见，且先于其他临床症状 6～12 个月出现。体重减轻，重症体重丢失可达 60%。发热，体温由正常的 36.7～38.9℃升高到 39.5℃。贫血，红细胞压积低于 30%。有不同程度的脱水。

2. 皮肤　轻微的咬伤即可引起多发性脓肿和坏疽，而且常规治疗效果不佳。皮肤纤维瘤（又称卡氏肉瘤，Kapaci's sarcoma）呈斑状或结节状，触诊坚硬，直径 1～3cm，局部皮肤发红、轻度糜烂或溃疡。有的结节深在于肌内（London 等，1983），有的发生红斑性皮疹。

3. 消化系统　主要表现持续性或反复发作性腹泻等胃肠炎症状。还有唾腺炎、口腔溃疡、坏死性齿龈炎、坏疽性口炎等。有的发生口-食管念珠菌病（oro-oesophageal candidiasis）。常伴发肝炎，多数病猴肝脏肿大（巨肝，hepatomegaly）。Stahl-Henning 等（1999）证实口腔黏膜相关淋巴样细胞很快感染猴艾滋病病毒。

4. 循环和呼吸系统　常见心包炎、心肌炎、肺炎、间质性肺炎、卡氏肺囊虫肺炎以及原发性反转录病毒性巨细胞性肺炎（primary retroviral gaint pneumonia）。

5. 肌肉骨骼系统　常见肌病、肌炎、关节病、关节炎。主要侵害腿部的肌肉和关节，如膝关节肿胀和骨肌群萎缩。严重的，可因肌肉的纤维化而使关节伸展受到限制。

6. 神经系统　主要表现脑膜炎和（或）脑炎，且脑脊液和脑内的病毒含量与脑炎具有相关性（Zink 等，1999）。

7. 泌尿系统　主要为间质性肾炎、肾小球肾炎，乃至肾小球硬化症（glomerulosclerosis）等（Desrosiers 等，1989）。

8. 造血系统　主要表现骨髓炎、骨髓增生和脾肿大（巨脾，megalosplenia），触诊脾脏后缘可达左肋下 4～5cm 处。

血液学检查：主要见白细胞总数减少，淋巴细胞减少，中性粒细胞减少，血小板减少，红细胞数减少，以及红细胞压积容量降低。外周血涂片可见异常的单核细胞，胞浆内出现空泡，胞核内有明显的核仁。血清总蛋白和白蛋白减少。碱性磷酸酶活性普遍增高。有的 SGOT、LDH 和尿素氮升高（Henrickson 等，1984）。

免疫学检查：γ球蛋白减少，IgG、IgA、IgM 等免疫球蛋白各组分均相应减少。也有报道 IgG 组分和 α 球蛋白增高的。B 淋巴细胞 EAC 玫瑰花结反应降低。对 PWM 刺激反应降低。T 淋巴细胞数减少，特别是 CD_4^+ T 细胞进行性减少，以致 CD_4^+ / CD_8^+ T 细胞的比例大幅度降低甚而倒置，T 细胞对 ConA、PHA 等刺激的反应受到不同程度抑制，对外源性刺激的反应降低，并随病程的进展而加重。对破伤风类毒素（0.1mL）的迟发性过敏反应微弱或缺如。外周血单核细胞丝裂反应持续下降，最低可达 10％（正常为 40％）（Maul 等，1986）。

【病程及预后】

自然感染病例，潜伏期长，病程迁延数年。实验感染病例，潜伏期长短不一。有的接种后 3～4 周即显现血清学反应，并陷入病毒血症，而在 2 个月之内死于腹泻、消瘦和（或）机会性感染，接种后 1 年内的病死率高达 50％～80％。有的则接种后很长时间（5～6 年）不显临床症状。不论是自然感染还是实验感染，预后均不良，或迟或早，概转归于死亡。

【诊断】

尚无统一的诊断标准。依据临床表现、病理变化、血液学和免疫学检查所见，可提出 SIV 感染的临床诊断。

确定诊断则必须通过血清学和（或）病原学检验。

常用的血清学检查方法有：酶联免疫吸附试验、间接免疫荧光测定法、中和抗体测定法、流式细胞计数荧光测定法（flow - cytometric - based flurescence assay）、放射免疫测定法以及蛋白印迹试验等。

病原学检查的方法有：病毒分离、反转录酶活性测定、病毒核酸测定（原位杂交试验和聚合酶链反应）以及电镜观察。

最近，Nakajima 等（1999）应用杂交 AT 尾端方法（hybridization AT - tailing methads）测定了石蜡包埋组织中的猴艾滋病病毒，Romano（2000）应用 NASBA 技术对猴艾滋病病毒进行了定量测定。

【治疗】

尚无根治疗法。

为延长病猴的存活期，以供医学研究，可进行适当的治疗。主要治疗原则是消除病原，重建免疫功能和控制机会性感染。

为消除病原，可试用苏拉明（suramin）、三氮唑核苷（ribavirin）、叠氮唑核苷（azidothymidine，AZT）和干扰素等。据报道。给猴肌注 2mg CD_4 治疗后，短时间内不易分离出病毒。为恢复和重建免疫功能，可使用免疫调节剂并施行胸腺或骨髓移植。常用的免疫调节剂有白介素 - 2、转移因子、免疫毒素以及某些中草药等。

【预防】

SAIDS 的传播途径尚未完全搞清。

目前采用的预防措施，包括早期发现病猴、早期隔离，防止病猴和健康猴相互厮打和相互交配。

最根本的预防措施是研制安全有效的疫苗。现在试用和研制的预防 SAIDS 的疫苗有减毒活疫苗、灭活全病毒疫苗（Sugjipto 等，1990）、重组活病毒疫苗（Hu 等，1989）、合成肽疫苗、重组 DNA 产物疫苗（Delchambre 等，1989）、病毒天然产物疫苗（Authur 等，1989）、抗独特型抗体等，效果均不够理想。但猴艾滋病目前仍然是研究人类艾滋病疫苗最为理想的自发性动物模型（Johnson，1996）。

（二）猫艾滋病

Feline Acquired Immunodeficiency Syndrome

猫艾滋病，即猫获得性免疫缺陷综合征，简称菲滋病（FAIDS），是猫免疫缺陷病毒（feline immunodeficiency virus，FIV）引起的一种类似于人艾滋病和猴艾滋病的传染性疾病。

猫白血病病毒（feline leukemia virus，FeLV）诱发的获得性免疫缺陷综合征，在病原、发病过程等诸多方面均不同于本病，不应混淆。

Pedersen 等首次于 1986 年从一猫群中的病猫分离出 FIV。该猫群由无家猫和野猫所组成，共 43 只，分别饲养于 6 个圈内，经检验均为猫白血病病毒阴性个体。1982 年引进 1 只 4 月龄雌猫于 D 号圈内，该猫 7 月龄时，开始出现间歇性腹泻、持续性黏液脓性鼻炎和结膜炎，持续达 2 年之久，尔后表现极度消瘦、贫血和行为异常，最终死亡。至 1986 年该圈内先后有 9 只猫发生类似的疾病并死亡（Pedersen 等，1987）。嗣后在英国（Harbour 等，1988；Hosie 等，1989）、日本（Ishida 等，1988，1990）、意大利（Persechino 等，1989；Buonavoglia 等，1990）、加拿大（Yamamoto 等，1989）、澳大利亚（Friend 等，1990）、新西兰（Swinney 等，1989）、瑞士（Lutz 等，1990）、新加坡（Chong 等，1994，1995）、阿根廷（Pocoraro 等，1996）、巴西（Reche 等，1997）、越南（Miyazawa 等，1998）、伊朗（Rad 等，1998）以及我国的香港、台湾（Lin 等，1990）和广东（Sparger，1993）相继检出 FIV 抗体阳性猫或分离出病毒，表明本病是世界范围的传染病，呈地方流行性。

FIV 除感染猫外，还可能感染猫科动物的其他成员（Barr 等，1989）。

另据报道，从狮子体内亦可检出抗 FIV 抗体（Spencer 等，1992）。

【病原学】

FIV 最初被称为猫嗜 T 淋巴细胞慢病毒（feline T - lymphotropic lentivirus），以后又改称为猫免疫缺陷病毒。属慢病毒亚科，在形态上与 HIV 和 SIV 相似并具有相似的蛋白质结构和反转录酶，但在抗原性上有明显差异。完整的病毒颗粒呈圆形-椭圆形，直径 105～125nm。FIV 的反转录酶是 Mg^{2+} 依赖性的，活性似乎比 SIV 高（Pedersen 等，1989）。FIV 与 HIV 具有相似的模板特异性，但通过肽图（peptide mapping）比较其原代序列有差异（North 等，1990A）。FIV 的反转录酶亦可被抑制 HIV 反转录酶活性的物质所抑制，且所需之浓度几乎相同（North 等，1990B）。

FIV 具有反转录病毒的 gag - pol - env 结构，长度为 9 500bp，主要病毒核心（gag）蛋白的分子量为 26 000～28 000，较 HIV 和 SIV 稍大，较小的 gag 蛋白为 15 000～17 000 和 10 000，gag 的多聚蛋白前体为 47 000～52 000，以糖基化形式出现的主要囊膜蛋白约为 130 000/110 000，糖基化的跨膜蛋白约为 40 000～44 000。此外还有 32 000（内切酶）和 55 000（聚合酶）蛋白。这些蛋白与 HIV 的蛋白基本对应。FIV 可在 Con A 刺激下由 IL - 2 支持的原代猫血单核细胞、胸腺细胞和脾细胞所复制（Yamamoto 等，1988），也可在永久性猫 T 淋巴母细胞样细胞系（如 LSA - 1 和 FL - 74）内复制。Petaluma 株（美国）可在 Crandel 猫肾细胞内复制，而 TM_1 和 TM_2 株（日本）以及 PPR 株（美国）则否，这提示 FIV 株间的生物学差异。FIV 不能在 Raji，LUT_{78}，H_9 等其他动物和人的细胞内复制。

　　FIV 的蛋白不能被人抗 HIV-1 或 HIV-2、猴抗 SIV、山羊抗山羊关节-脑炎病毒、绵羊抗梅迪-维斯纳病毒和牛抗牛免疫缺陷病毒的血清所识别（Pedersen 等，1987，1989）。马抗马传染性贫血病毒血清对 FIV 的主要核心蛋白（P26～28）、gag 前体（P47～52）和主要囊膜蛋白 gp130，具有一定程度的免疫沉淀反应。兔抗马传染性贫血病毒血清则能沉淀所有的 gag 蛋白及其前体。猫抗 FIV 血清不能识别 HIV-1、HIV-2、SIV、马传染性贫血病毒和 FeLV 抗原。

　　FIV 在猫群中的传播方式尚未完全搞清。一般认为可能是水平传播，特别是通过为争夺领地的撕咬而传播，这一途径已被实验所证实。感染猫咬伤健康猫之后第 37 天，血清抗 FIV 抗体阳转（Yamamoto 等，1989），唾液内含高滴度的病毒。漫游猫（foaming cat）包括室内/室外自由进出的猫、流浪猫和野猫可能是主要传染源，被列为传播本病的高危猫。普通猫群中的 FIV 感染率为 1%～12%，高危猫群中 FIV 抗体的阳性率为 15%～30%，最高可达 43.9%（Ishida 等，1989）。雄猫比雌猫感染率高 1 倍以上（Robertos 等，1990）。最易感染年龄为 5～6 岁或以上。室外饲养猫对室内饲养猫的感染比例，在日本为 19：1，在北美为 7.2：1。各品种均可感染 FIV，但纯种猫的感染率较普通猫低。以后逐步证实，急性感染期病猫精液中可排出病毒（Jordan 等，1999）、猫艾滋病病毒可垂直传播（O'Neil 等，1995）或经阴道及直肠感染（Bishop 等，1996）。

　　尽管猫与人的关系很密切，但尚无证据表明 FIV 与任何人类疾病，特别是与人 AIDS 有关。与感染 FIV 猫密切接触或被咬伤或注射 FIV 污染物的人体内，均检不出抗 FIV 抗体（Childs 等，1990；Pedersen 等，1989），表明 FIV 和 HIV 的高度种适应性。

　　FIV 感染与猫白血病病毒和猫合胞体形成病毒（feline syncytium-forming virus，FeSFV）的关系有待澄清。有 16%～29% 的 FIV 感染猫，合并 FeLV 感染。与单纯感染 FIV 和 FeLV 相比，其发病年龄提前，临床表现明显，免疫缺陷更重，死亡更迅速。FeSFV 感染猫呈 FIV 抗体阳性的占 23.3%～74%。这两种病毒双重感染率如此之高，可能与两者的传播方式相似有关。

【发病机理】

　　FIV 感染致发免疫缺陷的机理尚未完全搞清。现已证明，同 HIV 和 SIV 一样，FIV 可选择性地感染 CD_4^+ T 淋巴细胞，使其数量选择性、延迟性降低，最终导致 CD_4^+/CD_8^+ T 淋巴细胞的比例倒置（Rottman 等，1993）。

　　FIV 对 T 淋巴细胞呈很强的亲嗜性，但这种亲嗜性并不专一，亦可感染其他细胞系。FIV 感染猫发生的 CD_4^+ T 淋巴细胞耗竭是否同 HIV 感染人一样，现在还不清楚。

　　FIV 感染的 T 细胞对胸腺依赖性免疫原（T-dependent immunogen）的抗体反应，在感染后的短期（5～6d）内无明显变化，但 26～44 个月之后，初次抗体应答和二次抗体应答能力均显现缺陷，而对非胸腺依赖性免疫原（T-independent immunogen）的抗体应答能力变化不明显。

　　FIV 感染猫的 CD_4^+/CD_8^+ T 淋巴细胞比例降低，淋巴细胞对丝裂原（ConA、PWM）刺激的增殖反应减弱，随病程的延续而渐进增重。这表明 FIV 感染猫的辅助（诱导）T 淋巴细胞的功能也发生选择性缺陷（Barlough 等，1991；Hara 等，1990；Lin 等，1990；Torten 等，1991）。

　　最近有人证明 CD_8^+ T 淋巴细胞分泌的可溶性因子在体外可抑制猫艾滋病病毒的复制（Flynn 等，1999）。

　　现已证明，除 T 细胞外，巨噬细胞和星状细胞也可被 FIV 感染（Dow 等，1990）。巨噬细胞一经活化，即不再支持 FIV 复制。分化程度较高的巨噬细胞对 FIV 呈隐性感染（latent infection），而未分化的巨噬细胞则呈活动性感染（active infection）。这与 HIV 感染巨噬细胞的情况相似。体外培养的巨噬细胞感染 FIV 后，能形成多核巨细胞。

　　FIV 感染对 B 细胞系亦有一定的影响。尽管循环 B 细胞总数正常，但 IgG 可在实验感染 24～28 个月后增高 1 倍以上。这是否与人感染 HIV 所表现的高丙球蛋白血症属同一机理，尚待确定

（Acklyey 等，1990）。

尽管 FIV 感染的发病机理，在诸多方面还不清楚，但现有的证据表明，猫艾滋病的 T 细胞、B 细胞功能障碍，同人艾滋病和猴艾滋病颇相类似。

猫艾滋病的主要病理变化，涉及多种器官组织的慢性炎症、脾肿大、淋巴结肿大和肿瘤性损伤。病理组织学改变包括：脾和部分淋巴结网状内皮细胞显著增生；淋巴结滤泡增生、退化或增生和退化并存（Brown 等，1991）；肝、肺、心包和膀胱浆膜，呈轻微至中度的血管周围单核细胞浸润和淋巴细胞浸润，肾间质呈多灶性淋巴细胞浸润，肾小球膜增厚。

此外，还可见各种机会性感染所致的损伤以及肺腺瘤、淋巴肉瘤等各种肿瘤。常见的机会性感染的病原有弓形体、隐球菌、念珠菌、螨和血巴通氏体等。

【症状】

猫艾滋病类似于人的艾滋病，病情复杂而多样。各种临床症状或单独出现，或合并存在。

1. 全身性症状　表现为发热，有时高达 40.6～41.1℃，高热稽留；体表淋巴结肿大，为固定性体征，但全身性淋巴结病，只占 20％左右；体重减轻、厌食、不适、嗜眠和贫血（多数贫血猫可视黏膜不苍白）；肿瘤多为淋巴瘤和淋巴肉瘤，常见于老龄猫，多发于鼻腔和腹腔脏器。此外还可见骨髓增生性疾病（myeloproliferative disorder）等。

2. 消化系统　主要表现口腔炎、齿龈炎（有时呈周期性发生）、牙周炎、扁桃体和舌溃疡，呕吐、腹泻等胃肠炎症状。这些炎症反复发生或持续存在，顽固难治。

另据报道，猫艾滋病病毒感染还可使破牙质细胞再吸收损伤（FORL）增加（Hofmann‐Leh-mann 等，1998）。

3. 呼吸系统　表现为鼻炎、流鼻涕、打喷嚏，偶见呼吸道肿瘤和间质性肺病（Cadore 等，1997）。

4. 泌尿生殖系统　偶见膀胱炎、肾病（多伴有尿毒症）和肾淋巴瘤。

5. 神经系统　头歪斜、颤动，持久性舔唇，还显现易激怒、攻击人畜、不怕寒冷等精神和行为异常。有的发生脑膜脑炎和脊髓炎（Heidel 等，1990）。

6. 眼和耳　常见结膜炎、角膜炎等症状。有时瞳孔大小不等，第三眼睑脱出。亦有发生前葡萄膜炎、青光眼和睫状体炎的（English 等，1990）。常见外耳道炎。

7. 皮肤　常见慢性感染（多发于背部和跗部）。脓疱性皮炎，瘙痒，红斑性皮炎，脱毛以及螨病。

8. 运动系统　常见关节肿胀、僵硬、跛行和腰痛等，以及一只或多只爪发生浆细胞性趾皮炎（plasma cell pododermatitis）（Sinder 等，1993）。

此外，还可见各种机会性感染的临床症状。

实验感染猫所显现的临床症状与自然感染猫略有不同。一般于接种后 4～5 周出现一过性发热，中性粒细胞减少，以及全身性淋巴结病。发热持续几天，中性粒细胞减少持续 1～9 周，全身淋巴结病持续 2～9 个月，以后逐渐消退。有的发生骨髓增生病。

血液学检查：红细胞数减少，PCV 降低，血红蛋白浓度少于 90g/L 以至 65g/L；白细胞数减少，淋巴细胞数减少（＜1.5×10^9/L）和（或）中性粒细胞减少（＜2.5×10^9/L）（Shelton 等，1989）。

免疫学检查：显示 IgG 水平升高；淋巴细胞对 Con A（20μg/mL）和 PWM（5μg/mL）以及 PHA 等丝裂原诱导的增殖反应和母细胞转化反应明显降低；CD_4^+/CD_8^+ T 淋巴细胞的比值降低或倒置。淋巴母细胞转化试验（lymphocyte blastogenetic assay），FIV 感染猫的刺激指数明显低于对照猫（82.0±10.7），无症状期为 51.2±8.4；艾滋病相关复征期为 22.4±13.1；AIDS 期为 5.2±4.9。

【病程及预后】

本病的潜伏期长，病程缓慢，感染后终身带毒，预后不良，迟早死亡。在 6 个月内的病死率为 14.7%。

有人将 FAIDS 分为急性期、无症状 FIV 携带期（AC）、淋巴结病期（PCL）、艾滋病相关复征期（ARC）和 AIDS 期等 5 个阶段（Ishida 等，1990）。鉴于自然感染猫常看不到急性期，且 PCL 期短暂，有人主张分为 AC、ARC 和 AIDS 3 期（Taniguchi 等，1990）。

1. 急性期 实验感染猫表现为淋巴结病，中性粒细胞减少，发热，急性腹泻和轻度上呼吸道感染，持续数周至数月；无症状期，10.6% 的 FIV 感染猫外观健康，为无症状的病毒携带者，持续数年。

2. 淋巴结病期 时间短暂，伴发其他慢性疾病，最长持续数月。

3. 艾滋病相关复征期 表现淋巴结病，口炎、齿龈炎、皮肤病、上呼吸道病和（或）肠病，多数病猫于此期内死亡。

4. AIDS 期 除第 4 期的表现外，还显现重度消瘦、贫血、泛白细胞减少，经常出现神经症状（多为脑源性的）以及机会性感染，陷于恶病质状态。

【诊断】

依据多发性慢性疾病的临床表现、实验室检查结果和病理学变化，只能提示 FIV 感染的可能性。

确定诊断必须进行抗体或病原检查。现用的有免疫荧光法、ELISA 法、Western 印迹法、Kanaguchl 等（1990）建立的定量测定 MYA-1 细胞中 FIV 的间接免疫荧光法以及病毒分离和反转录酶测定等。

少数病猫检不出抗体而能检出抗原。因此，抗体检查阴性的不能排除 FIV 感染，必须做抗原检查。但也有部分自然感染病猫，抗体检测阳性，而抗原检查阴性，值得注意。

也有人研究了应用聚合酶链反应（polymerase chain reaction，PCR）测定猫外周血单核细胞内 FIV 前病毒的方法（Lawson 等，1993）。

近来，有人应用原位基因扩增（in situ gene amplification）检测了淋巴组织和中枢神经系统中的猫艾滋病病毒序列。

【防治】

尚无根治疗法。

为延长病猫存活时间，可采用对症治疗或支持疗法。

治疗原则同猴 AIDS。Egberink 等（1990）报道，用 9-（2-磷酰甲氧乙基）腺嘌呤〔PMEA，9-（2phosphonomethoxyethyl）adenine〕治疗 FIV 感染猫，剂量为每日每千克体重 20mg、5mg 和 2mg，持续应用 35d 可改善临床症状。

Mortola 等（1998）报道了免疫抑制剂胞霉素和 tacrolimus 能抑制感染细胞中的病毒复制和细胞凋亡，可考虑试用。

目前尚无有效的疫苗，预防只能从切断传播途径入手，避免与高危猫或病猫接触。

Huisman 等（1998）研制的亚单位疫苗可诱导病毒中和抗体，但对攻毒不具保护性。

（三）牛艾滋病

Bovine Acquired Immunodeficiency Syndrome

牛艾滋病是由牛免疫缺陷病毒（bovine immunodeficiency virus，BIV）引起的一种传染性疾病。

Van der Maaten 等（1972）从路易斯安那州奶牛群中牛白血病病毒阴性而患淋巴细胞增生症的病牛白细胞中分离出该病毒。当时认为是一种类似于绵羊 Visna 病毒的慢病毒，称为牛 Visna 病毒（BVV）或牛 Maedi 病毒（Boothe 等，1974）。直到 1987 年，才经 Gonda 等证实该病毒在抗原性上与 HIV 相关，并将其更名为牛免疫缺陷样病毒（bovine immunodeficiency‐like virus），目前则称为牛免疫缺陷病毒。其自然传播方式尚少研究，迄今未见报道。

【病原学】

BIV 的成熟颗粒，有一浓聚的电子密度可变的杆状核心，直径 110～130nm。具有与 HIV 相同的 Mg^{2+} 依赖性反转录酶和模板引物。BIV 可在多种牛原代细胞（来自 3 个月的胚组织）上增殖。这些细胞包括肺、胸腺、睾丸、脾、肾、滑膜、脉络膜神经丝和脑细胞，并可形成合胞体。也可感染来自人的细胞培养物（如白血病人骨髓的成纤维母细胞），并产生细胞病变（CPE）。现已从 BIV 感染牛细胞的基因组 DNA 构建了基因库，从中获得了一系列重叠的，BIV 前病毒分子克隆（Gonda 等，1987；Braun 等，1988）。

BIV 与其他慢病毒在血清学上具有相关性，HIV 感染细胞和人抗 HIV 血清分别与牛抗 BIV 血清及 BIV 感染细胞发生反应。在 BIV 和 HIV 的主要核心抗原 P26 和 P24 之间，有明显的交叉反应。

BIV 的核心抗原与 HIV、马传染性贫血病毒和 SIV 有免疫竞争反应，而与 Visna、CAEV、肿瘤病毒（为 FeLV、BLV、HTLV‐I 和 HTLV‐Ⅱ）的核心抗原无竞争反应。

进一步研究表明，BIV 在进化过程中与 HIV 的核心抗原保留着相同的抗原位点，与其他几种慢病毒如 SIV 和马传染性贫血病毒也具有共同的抗原决定簇。

对 pol 区遗传关系的研究表明，BIV 与其他慢病毒的核苷酸序列，有 60%（300bp）同源，有 52% 的氨基酸残基相同。

进化关系表明 BIV、HIV、马传染性贫血病毒、Visna 病毒和 CAEV 的亲缘关系大约是等距的（Gonda 等，1987）。

BIV 在牛群中的感染率可高达 69.2%（54/78）（Whetstone 等，1990），并多与牛白血病病毒、牛肉瘤病毒混合感染。但一般认为这 3 种病毒感染之间无相关性（Amborski 等，1989）。

实验证明，给健康牛接种病牛血液可传播此病，实验接种后 3 周左右出现抗 BIV 抗体，持续 2 年之久。给兔接种 BIV 可诱发与人 AIDS 相似的疾病（Letvin，1990）。日本也分离出 BIV（于力等，1991）。法国也通过血清学方法证实牛艾滋病病毒感染（Polack 等，1996）。

最近，巴基斯坦在水牛和黄牛也证实有牛艾滋病病毒感染（Meas 等，2000）。Scholl 等（2000）证实牛艾滋病病毒可经胎盘自然感染犊牛。鉴于 BIV 和 HIV 均属慢病毒，且 BIV 可感染人细胞，对其能否感染人已引起关注，但迄今尚无证据表明 BIV 可感染人。

现已发现许多批次用于细胞培养的胎牛血清中存在 BIV 抗体，用这些血清制备的人用生物制品，可能对人类具有潜在的危险性。

【症状】

主要临床症状包括：持续性淋巴细胞增生症，淋巴结病，进行性虚弱和消瘦，以及中枢神经系统受损害的各种表现。此外，还可见各种继发性感染（Sinder Ⅲ 等，1993）。

实验感染牛表现轻微的持续性淋巴细胞增生症状和皮下淋巴结内淋巴细胞增生反应。在感染早期（3～12 周），呈现明显的淋巴结病，可分离到 BIV，还可见非化脓性脑膜脑炎（Munro 等，1998）。

【诊断】

当前用于诊断的有 IFV 法和 Western 印迹法。这两种方法均可检出 P26 抗体。P26 抗体出现得最早，反应最强烈。随后可检出 P110、P55 和 P42（均属糖蛋白），以及 P24、P18、P15 和 P13 抗体。

　　值得注意的是，有时 IFV 法检查为阳性的，Western 印迹法检查为阴性。原因可能在于检测所用的抗原不同，或是 IFA 测定中出现了非特异性反应。

　　除上述血清学检查方法外，还可进行病毒的分离和电镜观察以及反转录酶的测定等。

　　也有人研制了 PCR 法，用于检测 BIV DNA（Nash 等，1995；Zhang Shu Cheng 等，1997）。

　　最近，Abed（2000）研究了 ELISA 法，用以检测牛艾滋病病毒感染。

【治疗】

　　未见报道。

（张守印）

参 考 文 献

李毓义，李彦舫 . 2001. 动物遗传·免疫病学——医学自发模型 . 北京：科学出版社：494 - 507.

于力 . 1991. 中国畜禽传染病，5：60 - 62

Abed Y. 2000. J Virol Methods 85：109 - 116.

Acklyey C D，et al. 1990. J Virol. 64：5 652 - 5 655.

Alter H J，et al. 1984. Science. 226：549 - 552.

Amborski G F，et al. 1989. Vet Microbiol. 20：247 - 253.

Authur L O，et al. 1989. J Virol. 63：5 048 - 5 053.

Barlough J E，et al. 1991. J Acquired Immune Defic Syndr. 4：219 - 227.

Barr M C，et al. 1989. J Zoo Wildl Med. 20：265 - 272.

Benveniste R E，et al. 1986. J Virol. 60：483 - 490.

Benveniste R E，et al. 1988. J Virol. 62：2 091 - 2 101.

Bishop A S，et al. 1996. Vet Microbiol. 51：217 - 227.

Boothe A，et al. 1974. J Virol. 13：197 - 204.

Braun M J，et al. 1988. Virol. 167：515 - 523.

Brown R J，et al. 1991. J Comp Pathal. 104：345 - 355.

Buonavoglia C，et al. 1990. Selezione Vet. 31：121 - 122.

Cadore J L，et al. 1997. Res. Vet Sci. 62：287 - 288.

Chalifoux L V，et al. 1984. Lab Invest. 51：22 - 26.

Childs J E，et al. 1990. Feline Prac. 18：11 - 14.

Chong S Y，et al. 1994/1995. Singapore Vet 18/19：39 - 44.

Cleapham P R，et al. 1989. Nature. 337：368 - 370.

Daniel M D，et al. 1984. Science. 223：602 - 605.

Daniel M D，et al. 1985. Science. 228：1 01 - 1 204.

Delchambre M，et al. 1989. EMBO J. 8：2 653 - 2 660.

Desrosiers R C，et al. 1989. Intervirol. 30：301 - 312.

Doms R W，et al. 1990. J Virol. 64：3 537 - 3 540.

Dow S W，et al. 1990. J Acquired Immune Defic Syndr. 3：658 - 668.

Egberink H，et al. 1990. Proceedings of the National Academy of Sciences of the United States of America. 87：3087 - 3 091.

Emau P，et al. 1991. J Virol. 65：2 135 - 2 140.

English R V，et al. 1990. JAVMA. 196：1 116 - 1 119.

Filici G，et al. 1988. Nature. 335：336 - 369.

Flynn J N，et al. 1999. Immunol. 96：220 - 229.

Friend S C E，et al. 1990. Aust Vet J. 67：237 - 243.

Georgiades J A. 1978. J Gen Virol. 38：375 - 381.

Gonda M A，et al. 1987. Nature. 330：388 - 391.

Grief C，et al. 1989. J Gen Virol. 70：2 215 - 2 219.

Hara Y，et al. 1990. Jpn J Vet Sci. 52：573 - 579.

Harbour D A，et al. 1988. Vet Rec. 122：84 - 86.

Heidel J R，et al. 1990. JAVMA. 196：316 - 318.

Henderson L E，et al. 1988. J Virol. 62：2 587 - 2 595.

Herchenroder O，et al. 1989. Intervirol. 30（suppl）：66 - 72.

Henrickson R V，et al. 1983. Lancet. I：388 - 390.

Henrickson R V，et al. 1984. Lab Anim Sci. 34：140 - 145.

Hofmann-Lehmann R，et al. 1998. Vet Immunol Immunopathol. 65：299 - 308.

Hosie M J，et al. 1989. Vet Rec. 125：293 - 297.

Hu S L，et al. 1989. Proc Natl Acad Sci USA. 86：7 213 - 7 217.

Huisman W，et al. 1998. Vaccine. 16：181 - 187.

Ishida J，et al. 1988. Jpn J Vet Sci. 50：39 - 44.

Ishida J，et al. 1989. JAVMA. 194：221 - 225.

Ishida J，et al. 1990A. Jpn J Vet Sci. 52：453 - 454.

Ishida J，et al. 1990B. Jpn J Vet Sci. 52：645 - 648.

Johnson R. P. 1996. Curr Opin Immunol. 8：554 - 560.

Jordan H L，et al. 1999. Amer J Vet Res. 60：211 - 215.

Kanki P J，et al. 1985. Science. 230：951 - 954.

Kulaga H，et al. 1988. Proc Natl Acad Sci USA. 85：4 455 - 4 459.

Lawson M，et al. 1993. Vet Microbiol. 38：11 - 21.

Leonard J M，et al. 1988. Science. 242：1 665 - 1 670.

Letvin N L. 1990. Immunol Today. 11：322 - 326.

Lin D S，et al. 1990A. Brit Vet J. 146：468 - 475.

Lin D S，et al. 1990B. Vet Immunol Immunopathol. 26：183 - 189.

London W T，et al. 1983. Lancet. II：869 - 873.

Lusso P，et al. 1988. J Immunol. 141：2 467 - 2 473.

Lutz H，et al. 1990. Schweizer Archiv fur Tierheilkunde. 132：217 - 225.

Macchi S，et al. 1998. J virol Methods. 73：109 - 119.

Mandell C P，et al. 1995. Lab Invest. 72：323 - 333.

Maul D H，et al. 1986. Am J Vet Res. 47：863 - 868.

McClure H M，et al. 1989. Vet Immunol Immunopathol. 21：13 - 14.

Meas S，et al. 2000. J. Vet Med Sci. 62：329 - 331.

Miller C J，et al. 1989. J Virol. 63：4 277 - 4 284.

Mortola E，et al. 1998. Vet Res Commun. 22：553 - 563.

Miyazawa T，et al. 1998. J Vet Med Sci. 60：1 273 - 1 275.

Munro R，et al. 1998. J Comp. Pathol. 119：121 - 134.

Murphey-Corb M，et al. 1986. Nature. 321：435 - 437.

Nakajima N，et al. 1999. J Virol Methods. 81：169 - 177.

Nash J W，et al. 1995. Amer J Vet Res. 56：445 - 449.

North T W，et al. 1990A. J Biol Chem. 265：5 121 - 5 128.

North T W，et al. 1990B. Antimicrob Agents Chemther. 34：1 505 - 1 507.

Ohta Y，et al. 1986. Int J Cancer. 41：115 - 122.

O'Neil L L，et al. 1995. Seminars in Veterinary Medicine and Surgery (Small Animal) . 10：267 - 278.

Pecters M，et al. 1989. AIDS. 3：625 - 630.

Pedersen N C，et al. 1987. Science. 235：790 - 793.

Pedersen N C，et al. 1989. Vet Immunol Immunopathol. 21：111 - 129.

Persechino A，et al. 1989. Acta Medica Vet. 35：397 - 404.

Polack B，et al. 1996. Vet Microbiol. 48：165 - 173.

Pocoraro M，et al. 1996. Revista de Medicina Veterinaria (Buenos Aires) . 77：438 - 444.

Rad M A，et al. 1998. J Faculty Vet Med Uni Tehran. 53：Pe66 - Pe72.

Raymond C. 1989. JAVMA. 261：676 - 677.

Reche. JR A，et al. 1997. Brozil J Vet Res Anim Sci. 34：152 - 155.

Ringler D J，et al. 1989. Am J Pathol. 134：373 - 383.

Robertos I D，et al. 1990. Aust Vet Prac. 20：66 - 69.

Romano J W. 2000. J virol Methods. 86：61 - 70.

Rottman J，et al. 1993. Vet Pathol. 30：475.

Scholl D T，et al. 2000. Pre Vet Med. 43：239 - 252.

Shelton G H，et al. 1989. JAVMA. 194：253 - 255.

Simon M，et al. 1993. Vet Pathol. 30：477.

Small J A，et al. 1989. J Virol. 63：1 891 - 1 896.

Sinder Ⅲ T G，et al. 1993. Vet Pathol. 30：478.

Sparger E E. 1993. Vet Clin North Amer Small Anim Prac. 23：173 - 191.

Spencer J A，et al. 1992. Onderstepoort J Vet Res. 59：315 - 322.

Stahl-Henning C，et al. 1999. Science. 285：1 261 - 1 265.

Sugjipto S，et al. 1990. J Virol. 64：2 290 - 2 297.

Swinney G R，et al. 1989. N Z Vet J. 37：41 - 43.

Tsai C-C，et al. 1993. Lab Anim Sci. 43：411 - 416.

Taniguchi A，et al. 1990. Jpn J Vet Sci. 52：513 - 518.

Torten M，et al. 1991. J Virol. 65：2 225 - 2 230.

Tsujimoto H，et al. 1988. J Virol. 62：4 044 - 4 050.

Van der Maaten M J，et al. 1972. J Natl Cancer Inst. 49：1 649 - 1 657.

Vogel J，et al. 1988. Nature. 335：606 - 611.

Vantanabe M，et al. 1990. J Virol. 64：656 - 663.

Waynd M S，et al. 1989. Am J Pathol. 134：385 - 393.

Whetstone C A，et al. 1990. J Virol. 64：3 557 - 3 561.

Yamamoto J K，et al. 1988. Am J Vet Res. 49：1 246 - 1 258.

Yamamoto J K，et al. 1989. JAVMA. 194：213 - 220.

Zhang Shu Cheng，et al. 1997. Virol 236：249 - 257.

Zink M C，et al. 1999. J Virol. 73：10 480 - 10 486.

第四章　免疫增生病

概　述

　　免疫增生病（immunoproliferative disease），是指以浆细胞或淋巴细胞等免疫细胞异常增生为特征的一类疾病。

　　免疫活性细胞可发生反应性增生和异常性增生。前者系机体对抗原刺激的一种生理性免疫反应，如传染性单核细胞增多症（infectious monocytosis），实为典型的反应性淋巴增生。后者系免疫活性细胞的病理性乃至恶性增生，是反应性免疫增生的极端情况，典型病征为多发性骨髓瘤（multiple myeloma）。

　　B淋巴细胞和浆细胞增生，恒伴有免疫球蛋白增多或副蛋白出现，造成高丙球蛋白血症（hyper-gammaglobulinemia）或副蛋白血症（paraproteinemia）。

　　副蛋白又称M蛋白或M成分（M-component），是一种在氨基酸组成及顺序上十分均一的异常球蛋白，由单克隆抗体形成细胞（monoclonal antibody forming cell）即恶性增生的某单株浆细胞所产生，可在骨髓瘤（myelomatosis）、巨球蛋白血症（macroglobulinemia）或恶性淋巴瘤（malignant lymphoma）患病动物的血清或尿液中出现。上述这些表示其来源及存在的英文词汇的词首都是"M"，故名。

　　高丙球蛋白血症，又称丙球病（gammopathy），系指血清免疫球蛋白增多或异常，是伴随于多种临床疾病的一个常见的实验室表现，分为多株细胞系丙球蛋白血症（polyclonal gammaglobulinemia）即多株系丙球病（polyclonal gammopathy）和单株细胞系丙球血症（monoclonal gammaglobuline-mia）即单株系丙球病（monoclonal gammopathy）。

　　1. 多株系丙球病　系机体对抗原刺激的一种抗体反应，在血清蛋白电泳图上显示弥散性高丙球血症，各类免疫球蛋白的浓度和峰形均有一定程度的改变。见于多种疾病：

　　感染性疾病，如肺脓肿、骨髓炎等慢性细菌性感染和水貂阿留申病等病毒感染，常以IgG类免疫球蛋白增高为主，而锥虫病等血液原虫侵袭则常以IgM类免疫球蛋白增高为主。

　　胶原血管疾病，如系统性红斑狼疮、类风湿性关节炎、结节性多动脉炎、Sjögren氏干燥综合征等。

　　自身免疫病，如多发性肌炎、重症肌无力、淋巴细胞性甲状腺病等。

　　肝脏疾病，特别是实质性肝病，常有弥散性高丙球血症，涉及所有各类免疫球蛋白，是慢性活动性肝病的一个特征。可依据免疫球蛋白增高的程度来估计肝实质损伤的严重性。

　　2. 单株系丙球病　即M蛋白病，又称异常丙球蛋白血症（dysgammaglobulinemia）或称浆细胞恶液质（plasma cell dyscrasia），恒存在恶性增殖浆细胞所产生的异常球蛋白——M蛋白，而正常免疫球蛋白减少。

　　单株丙球病中所见的M蛋白，属于某一种免疫球蛋白组成或多肽亚单位（polypeptide subunit），在醋酸纤维素薄膜血清电泳图上见有M蛋白峰。这种副蛋白的血清学特性可通过免疫电泳法，分别用针对IgG、IgA、IgM等免疫球蛋白的重链及轻链（kappa链或者lamda链）抗原决定簇的抗血清来测定。

　　单株系丙球病主要见于各种浆细胞增殖性疾病，特别是恶性浆细胞病，如多发性骨髓瘤、巨球蛋白血症、浆细胞瘤、轻链病（light chain disease）以及重链病（heavy chain disease）。后者包括 α 链病、γ 链病和 μ 链病，其临床表现与多发性骨髓瘤有所不同。主要区别在于没有骨损害。

动物的单株丙球病分为四类：多发性骨髓瘤；巨球蛋白血症；淋巴增殖性肿瘤，如淋巴瘤（lymphoma）、淋巴肉瘤（lymphosarcoma）和淋巴细胞性白血病（lymphocytic leukemia）；非骨髓瘤性单株丙球病（nonmyelomatous monoclonal gammopathy），见于某些慢性感染，如脓皮病（pyoderma）、猫传染性腹膜炎（feline infectious peritonitis）和犬埃希氏病（ehrlichia canin infection）等。

一、淋巴细胞-浆细胞性胃肠炎

Lymphocytic - Plasmacytic Gastroenteritis

淋巴细胞-浆细胞性胃肠炎，曾名地方流行性大肠杆菌型肠炎（endemic coliform enteritis）和蛋白丢失性肠病（protein - losing enteropathy），又称巨细胞增生性胃炎（gaint hypertrophic gastritis）、淋巴细胞浆细胞性肠炎（lymphocytic plasmacytic enteritis）、免疫增生性肠病（immunoproliferative enteropathy）或免疫增生性小肠病（Immunoproliferative small intestine disease，IPSID），是一种遗传性免疫增生病。遗传特性已确定为常染色体隐性类型。

病理学基础：胃和（或）小肠黏膜的淋巴细胞-浆细胞性浸润以至肠淋巴瘤。

临床特征：厌食、呕吐、极度消瘦和慢性进行性腹泻。

主要检验所见：低白蛋白血症和高丙种球蛋白血症（hypergammaglobulinemia）。

本病最早发现于人，其巨细胞增生性胃炎病型，特称 Menetrier 氏病（Balfour 等，1950），其他病型则按国际卫生组织统称为免疫增生性小肠病（WHO Memorandum，1974）。

动物的淋巴细胞-浆细胞性胃肠炎，已报道发生于犬（Fox 等，1965；Finco 等，1973；Van Kruiningen 等，1977；Flesja 等，1977；Olson 等，1978；Breitschwerdt 等，1980，1982，1984；Buysscher 等，1988；Maclachlan 等，1988；Yamasaki 等，1996；Jergens 等，1999；Lane 等，1999）和猫（Yamasaki 等，1996；Hunang - Kornice 等，1999），为研究人类的该种对应病提供了自发性动物模型（李毓义等，1994，2001）。

【病因及发病机理】

Basenji 犬的淋巴细胞-浆细胞性胃肠炎，同人的 IPSID 一样，根本病因在于基因突变。先证病畜的系谱调查表明，属单基因常染色体隐性遗传类型（Breitschwerdt 等，1980）。

巨细胞增生性胃炎以及胃肠黏膜的淋巴细胞和浆细胞浸润，是本病的免疫病理形态学特征。眼观胃体皱褶部（rugae）肿大、隆突并迂曲（如脑回状），直径可达 6cm，厚度可达 8mm，表面呈颗粒状。镜检黏膜上皮增生，固有层水肿，有大量淋巴细胞和浆细胞浸润，含巨细胞（gaint cell）和鲁塞尔氏体（退化的浆细胞），黏膜下淋巴结亦明显增生（Van Kruiningen 等，1977；Maclachlan 等，1988）。眼观全段小肠（主要是空肠）扩张，充满停滞的液体和气体。

病理组织学变化，主要包括肠绒毛杵状变、融合以至萎缩，腺管和腺体扩张，腺管上皮增生，黏膜固有层有大量淋巴细胞和浆细胞浸润，部分伴有肠淋巴管扩张（lymphangiectasia）和黏膜下淋巴结增生，少数重症出现淋巴瘤（Strombeck 等，1981；Ochoa 等，1984；Maclachlan 等，1988）。

据报道，在不显临床表型的 Basenji 品系犬亦存在淋巴细胞-浆细胞性胃肠炎的各种病变，但程度较轻，是否属于疾病基因携带者则尚待确定（Maclachlan 等，1988）。

现已确认，本病的低蛋白血症和极度消瘦，实质在于胃肠道的消化障碍（maldigestion）、吸收障碍（malabsorption）和蛋白丢失性肠病。

　　N-苯甲酰-L-酪氨酰胺基苯酸（BT-PABA）试验和木糖试验表明，Basenji 病犬以至无症状 Basenji 犬的胃肠消化吸收功能均显示障碍，口服 BT-PABA 和木糖后 30、60、90min，两种试验物质的血浆含量均明显低于健康对照犬（Strombeck 等，1981；Maclachlan 等，1988）。如此严重的胃肠消化吸收障碍，除与胃肠黏膜的病变有关外，还可能是由于大肠杆菌等肠道细菌过度增殖、胰酶大量降解所造成的胰外分泌腺功能相对不全（Strombeck 等，1981）。

　　胃肠淋巴细胞-浆细胞广泛浸润，显然是机体对某种抗原刺激的一种免疫增生反应。曾有人提出，Basenji 品系犬对埃希氏大肠杆菌（O₉H）具有特别易感的遗传素质（Olson 等，1978）。但具体的抗原物质和发生机理迄今尚不清楚。

　　血清免疫球蛋白总量增高，肠黏膜 IgA 和 IgG 浆细胞增多，淋巴母细胞转化率改变以及血清抑制因子的出现等免疫参数的变化，提示 Basenji 病犬的免疫调节功能发生异常（Berta 等，1983；Breitschwerdt 等，1984；Maclachlan 等，1988）。

　　后来的研究表明，Basenji 病犬同无症状 Basenji 犬及正常对照犬相比，血清 IgA 含量明显增高，而三者肠洗脱液内的 IgA 浓度无显著差异。经血清免疫电泳（IEP）和聚丙烯酰胺凝胶电泳（PAGE）测定，IgA 全部为双体型（dimeric form），并未检出 α 链、γ 链及 μ 链。通过 Basenji 病犬血清和免疫球蛋白免疫家兔所获得的超免血清检测，亦未能发现任何重链片段。证实，犬的淋巴细胞-浆细胞性胃肠炎不伴有 α 重链丙球病（alpha heary-chain gammopathy），并不是分泌型 IPSID，而酷似于人的非分泌型（nonsecretory form）免疫增生性小肠病（Buysscher 等，1988）。

【临床表现】

　　本病只在 Basenji 品系犬内发生，恒有明显的家族史。病畜为疾病基因纯合子，两性兼有，杂合子不显临床表型，为疾病基因携带者，符合常染色体隐性遗传病的规律。

　　病畜出生时健康活泼，显症月龄平均为 30.2 个月，早晚差异颇大，早者生后数日，晚者 11.4 个月龄。一般取慢性经过。病程长短不等，平均为 20.9 个月，长者 56 个月，短者仅 1～2 个月。概取死亡转归，一年内死亡的占 67%，3 年内死亡的占 95%（Breitschwerdt 等，1982）。

　　主要症状：为食欲障碍、呕吐、腹泻和消瘦。绝大多数病犬厌食或拒食，少数病犬呕吐。腹泻为最常见的症状，初期为间歇性的，以后逐渐增重并变为持续性腹泻，亦有间歇性腹泻迁延数年而顽固难愈的，个别病犬则始终不显腹泻。

　　进行性消瘦是本病的固定症状，所有病犬无一例外，即使不厌食、无腹泻的病犬亦然。消瘦的程度不等，轻者体重减少 10%，重者减少 60%，平均减至原体重的 27%（Breitschwerdt 等，1982）。

　　其他伴随症状还有贫血、发热、肚腹膨胀等，亦有因低蛋白血症而出现皮肤浮肿和腹水的，胃肠透视可认充满液体和气体的扩张肠袢。

　　检验所见：主要包括低蛋白血症、低白蛋白血症、高丙球蛋白血症以及白蛋白与球蛋白比例改变。据调查，多数病犬血清蛋白总量少于 60g/L，重者少于 40g/L，约为正常的半数；血清白蛋白低于 23g/L，重者低于 8g/L，不及正常的 1/3；血清丙种球蛋白高于 9g/L，严重者高于 40g/L，超过正常的 5 倍；白蛋白与球蛋白比例倒置，为 0.4～0.6∶1（正常约为 1～1.5∶1），严重的可达 0.2∶1（Breitschwerdt 等，1982，1983；Buysscher 等，1988）。

【诊断】

　　本病的分子遗传学诊断尚未建立。当前的诊断要点是在一定动物品系内发生的家族史，顽固性腹泻和进行性消瘦等临床症状以及低白蛋白血症、高丙球蛋白血症等检验所见。

　　必要时可通过活体检查胃和（或）小肠黏膜，依据淋巴细胞-浆细胞浸润等特征性病理组织学改变而确定诊断（李毓义等，1994，2001）。

【治疗】

除用胰蛋白酶和抗生素等药物施行腹泻的对症处置外，尚无根本疗法。

参 考 文 献

李毓义，李彦舫．2001．动物遗传·免疫病学——医学自发模型．北京：科学出版社：509－511．

Balfour D C，et al. 1950. Gastroenterol. 16：773－781.

Berta O，et al. 1983. Am J Vet Res. 44：1 954－1 959.

Breitschwerdt E B，et al. 1980. J Am Anim Hosp Ass. 16：551－560.

Breitschwerdt E B，et al. 1982. JAVMA. 180：914－920.

Breitschwerdt E B，et al. 1983. Am J Vet Res. 44：326－328.

Breitschwerdt E B，et al. 1984. Am J Vet Res. 45：267－273.

Buysscher E V De，et al. 1988. Vet Immunol Immunopathol. 20：41－52.

Finco D R，et al. 1973. JAVMA. 163：262－271.

Flesja K，et al. 1977. J Small Anim Pract. 18：11－23.

Fox I W，et al. 1965. Lab Anim Care. 15：194－200.

Hunang-KornicE. 1999. Can Vet J. 40（3）：196－198.

Jergens A E，et al. 1999. Am J Vet Res. 60（4）：515－520.

Lane I F，et al. 1999. Can Vet J. 40（10）：721－724.

MacLachlan N J，et al. 1988. Vet Pathol. 25：35－41.

Ochoa R，et al. 1984. Am J Vet Res. 45：482－490.

Olson N C，et al. 1978. JAVMA. 173：271－274.

Strombeck D R，et al. 1981. JAVMA. 179：801－805.

Van Kruiningen H J，et al. 1977. Vet Pathol. 14：19－28.

WHO Memorandum. Bull WHO. 1974. 54：615－624.

Yamasaki K，et al. 1996. J Am Vet Med Assoc. 209（1）：95－97.

二、多发性骨髓瘤

Multiple Myeloma

多发性骨髓瘤，是以骨髓等组织器官内浆细胞恶性增殖并产生副蛋白（骨髓瘤蛋白）为特征的一种最常见的单株系丙球病。

免疫病理学基础：多灶性骨髓瘤和骨髓瘤蛋白生成。

临床特点：骨痛、贫血、高黏性综合征、肾功能不全以及易发感染。

主要检验所见：血沉加快，血钙增高，本周蛋白尿，血清电泳图上显现 M 蛋白峰，末梢血和骨髓内浆细胞显著增多并见钱串状红细胞形成。

多发性骨髓瘤在动物的单株丙球病中居首位，约占 60％（Macewen 等，1977）。

本病可发生于各种动物，已报道见于猫（Holzworth 等，1957；Farrow 等，1971；Macewen 等，1977；Sheafor 等，1996）、马（Cornelius 等，1959；Schalm 等，1974）、犬（Medway 等，1967；Osborne 等，1968；Shepard 等，1972；Macewen 等，1977；Shull 等，1978；Marks 等，1995；Kato 等，1995；Peterson 等，1997；Hendrix 等，1998；Villiers 等，1998；Rusbridge 等，1999）和水貂（Potter 等，1967）。

【病因及发病机理】

多发性骨髓瘤的真实病因尚不清楚。目前提出的可能病因主要是遗传素质、病毒感染和慢性免疫刺激。在鼠浆细胞瘤内曾发现 A 型及 C 型病毒微粒（Bergsagel 等，1973）。阿留申病毒所致的水貂阿留申病，通常以多株系丙球病为特征。但其中一小部分可转为单株系丙球病，发生骨髓瘤样疾病（Porter 等，1967）。在老龄 C₃H 小鼠的回盲部常发生一种自发性浆细胞肿瘤，据认为系源于遗传素质（Potter 等，1968）。在鸡亦报道有遗传性异常丙球蛋白血症（Benedict 等，1981）。

多数学者认为，多发性骨髓瘤是慢性免疫刺激的结果，反复刺激网状内皮系统，可引起单株免疫细胞增殖而发生浆细胞肿瘤。给 BALB/c 鼠腹腔内注射弗氏佐剂或矿物油，已成功地复制出多发性骨髓瘤（Potter 等，1967；Penny 等，1970）。

多发性骨髓瘤典型的免疫病理学改变，包括骨髓等组织器官呈浆细胞浸润，产生异常免疫球蛋白及多肽亚单位（M 成分），血清中出现 IgA 或 IgG 等类型的单株骨髓瘤蛋白，尿液中出现凝溶蛋白即本周蛋白（Bence‐Jones protein），往往伴有正常免疫球蛋白生成减少及其分解代谢增强，并发现具抑制功能的吞噬细胞，迟发型超敏反应以及对抗原刺激的抗体反应减弱，而对细菌的易感性增高（Macewen 等，1977）。

本病恒以骨髓的浆细胞恶性增生和单株骨髓瘤蛋白的异常生成为两大杠杆，导致骨损害、感染、贫血以及出血性素质、高黏性综合征、本周蛋白尿、肾功能不全、高血钙等各种病理生理学改变（李毓义等，1994，2001）。

1. 骨损害　是多发性骨髓瘤的独特病变，据以区别于巨球蛋白血症等其他类型的单株系丙球病。浆细胞增殖一旦超过髓内区而累及骨皮质，骨损害变化即变得明显。典型病变为"打洞样"溶解性骨损害（well circumscribed osteolytic bone lesions）或全身性骨质疏松症（generalized osteoporosis），常见于肋骨、脊柱、盆骨和长骨。

2. 易发感染　通常是多发性骨髓瘤致死的直接原因。致发因素主要在于恶性增殖的浆细胞可释放某种抑制因子，阻碍正常 B 淋巴细胞增殖，而使免疫球蛋白的合成减少。后期则与骨髓浆细胞重度浸润所造成的颗粒性白细胞减少症有关。

3. 贫血　是多发性骨髓瘤区别于其他单株系丙球病的又一特征。原因主要在于肿瘤浆细胞增殖对骨髓红细胞生成的直接损害，还在于出血性素质所造成的红细胞大量丢失。

4. 出血性素质　是多发性骨髓瘤等所有单株系丙球病的共同特征。造成止血障碍的因素主要是 M 蛋白能干扰血小板集聚功能和血小板因子Ⅲ的释放。其次是某些骨髓瘤蛋白能同纤维蛋白原、凝血酶原以及第Ⅴ、第Ⅶ因子结合而阻滞凝血过程。

5. 高黏性综合征（hyperviscosity syndrome，HVS）　是单株系丙球病的普遍现象，在巨球蛋白血症和 IgA 或 IgG 骨髓瘤蛋白血症时尤为突出。血清黏滞度增高在血流缓慢的局部，如中枢神经系统和视网膜表现得更加明显。眼底检查，可见视网膜静脉扩张、扭曲而呈腊肠样（sausage shape）。

6. 肾功能不全　是多发性骨髓瘤、特别是其变种轻链病的一个独特的肾脏损害，特称骨髓瘤肾。病理学所见为肾小管萎缩和变性，肾小管内有管型沉积。肾小管细胞肿胀、胞浆内含透明的沉积物。

最近的荧光免疫研究证明，肾小管细胞和管型内存在轻链，提示骨髓瘤肾系游离轻链在肾内沉积所致。此外，高血钙、高黏性综合征以及多发性骨髓瘤经常继发的淀粉样变性亦可引起或加重这一肾脏病变。

7. 本周蛋白尿　即尿中出现凝溶蛋白。这种蛋白于 1848 年由 Bence‐Jones 首先发现，具有一种特殊的物理性质，即加热至 60℃ 左右时，凝集成絮状沉淀，继续加热至 100℃ 时凝集物反而溶解，冷却后絮状沉淀又复显现，故名。

后来的研究证明，凝溶蛋白实质上是免疫球蛋白游离轻链的单体或双体，可在多发性骨髓瘤时与其他 M 蛋白一起由肿瘤浆细胞所分泌，或者作为轻链病经过中的单独现象。

8. 高血钙　是多发性骨髓瘤等某些单株系丙球病的一个生化改变，致发因素是某些 M 蛋白如 IgG 类型的单株异常球蛋白具有钙结合活性。

据报，多发性骨髓瘤经过中的骨溶解性损害和高血钙是骨髓细胞分泌一种破骨活性因子（osteoblast activating factor），刺激邻近骨组织内破骨细胞活力的结果（Mundy 等，1974）。

【临床表现】

出血性素质是各类型单株系丙球病共有的常见症状，在多发性骨髓瘤病畜中的出现频率接近半数（Macewen 等，1977）。主诉或现症检查常可发现自发性出血或创伤后流血不止。皮肤和齿龈等可视黏膜显现出血斑块，显示鼻衄、柏油粪、血尿等呼吸道、消化道和泌尿道出血的表现。

凝血象检验可证实：流血时间延长 8～10 倍，严重的则超过 30min；血块收缩不良，收缩指数常不及 0.2；血小板黏附、集聚和释放功能试验均发生改变；凝血酶原时间和（或）激活的部分凝血活酶时间延长，表明止血过程的血小板机制和凝血机制存在异常。

贫血是多发性骨髓瘤后期的固定症状。起始系失血所致，属大细胞正色素性再生性贫血类型。以后则系骨髓造血障碍所致，属正细胞正色素性非再生性贫血类型，骨髓细胞分类显示红系细胞的比例明显下降。

肋骨、四肢骨和脊椎骨疼痛，以致表现行为和姿势失常，运动障碍，甚而发生瘫痪。这是多发性骨髓瘤独具的体征，据以区别于其他各类型的单株系丙球病。

X 射线摄片可认骨皮质部变薄以及"打洞样"骨溶解等骨质疏松症变化。

精神沉郁、嗜眠昏睡等神经症状以及视力障碍和失明的出现，常指示继发性高黏性综合征及视网膜病的存在。眼底检查可证实视网膜出血、视乳头水肿以及视网膜静脉迂曲扩张。

通常取慢性病程，经过数月至 2 年不等。最终概死于顽固难治的反复感染、肾功能不全或充血性心力衰竭。

检验项目：主要包括血清蛋白检查、血象和骨髓象检查、尿液以及血清黏滞度和血钙测定。多数病畜血清总蛋白高于 80g/L，球蛋白高于 50g/L。血清蛋白电泳图上显示狭窄而高耸的单株 M 蛋白峰，通过免疫电泳法证实多系 IgA 或 IgG 类型。末梢血涂片见有钱串状红细胞形成。抗凝血液的灰白层（buffy coat）内可发现浆细胞。

骨髓象检查可认浆细胞增生极度活跃，成熟和分化中的浆细胞至少占骨髓细胞总数的 25％。少数病畜血清黏滞性增高，相对黏度＞4.0～6.9（正常为 1.4～1.7）。部分病畜血钙增高，＞3mmol/L。将近半数病畜可发现本周蛋白尿（Macewen 等，1977）。

【诊断】

论证诊断依据，包括四个方面：IgM 类型以外的单株系丙球血症，即骨髓瘤蛋白血症；骨溶解性骨损害的放射学证据；骨髓穿刺细胞分类，浆细胞增生达细胞总数的 25％以上；尿液中出现本周蛋白。

结合临床表现，凡符合上述两项标准者，诊断即可确立（Macewen 等，1977）。

【治疗】

尚无根治疗法。

在支持疗法的基础上实施抗肿瘤化学疗法，仅能使病畜的存活期延长 3～7 倍。

1. 支持疗法　包括：用各种广谱抗生素，以控制合并的感染；增喂食盐，多给饮水，输注适量葡萄糖盐水、平衡液或中性磷酸盐缓冲液，促进钙质和本周蛋白随尿排出，以缓解对肾功能的损害。

2. 抗肿瘤疗法　常用的是苯丙氨氮芥（mephalen）、苯丁酸氮芥（chlorambueii）、环磷酰胺等烷化剂（alkylating agent）。苯丙氨氮芥口服，每千克体重 0.1mg，每日 1 次，连续 10d，以后剂量减半，维持 20d，30d 为一疗程。

参 考 文 献

李毓义，李彦舫 . 2001. 动物遗传·免疫病学——医学自发模型 . 北京：科学出版社：511 - 515.

Benedict A A，et al. 1981. Immunologic Defects in Laboratory Animals Vol I. Gershwin（Ed）. New York：Plenum Press. 139 - 161.

Bergsagel D E. 1973. Cancer Medicine. Holland（Ed）. Philadelphia：Lea & Febiger. 1 330 - 1 358.

Cornelius C E，et al. 1959. Cornell Vet. 49：478 - 493.

Farrow B R H，et al. 1971. JAVMA. 158：606 - 611.

Hendrix D V，et al. 1998. Ophthalmic disease as the presenting complaint in five dogs with multipl myeloma. J Am Anim Hosp Assoc. 1998. 34（2）：121 - 128.

Holzworth J，et al. 1957. Cornell Vet. 47：302 - 316.

Kato H，et al. 1995. Gammopathy with two M components in a dog with IgA type multiple myeloma. Vet Immuno Immunopathol. 49（1 - 2）：161 - 168.

Macewen E G，et al. 1977. Vet Clin North Am. 7：119 - 131.

Marks S L，et al. 1995. Nonsecretory multiple myeloma in a dog：immunohistologic and ultrastructural observation. J Vet Intern Med. 9（1）：50 - 54.

Medway W，et al. 1967. JAVMA. 150：386 - 395.

Mundy G R，et al. 1974. New England J Med. 291：1 041 - 1 046.

Osborne C A，et al. 1968. JAVMA. 153：1 300 - 1 317.

Penny R，et al. 1970. Lancet. 1：77.

Peterson E N，et al. 1997. IgA and IgA biclonal gammopathy in a dog with multiple myeloma. J Am Anim Hosp Assoc. 33（1）：45 - 47.

Porter D D，et al. 1967. Method in Cancer Research. Vol 2. Buch（Ed）. New York：Academic Press. 105 - 157.

Potter M. 1967. Method in Cancer Research. Vol 2. Buch（Ed）. New York：Academic Press. 105 - 157.

Potter M. 1968. Cancer Res. 28：1 891.

Rusbridge C，et al. 1999. J Vet Intern Med. 13（2）：126 - 133.

Schalm O W，et al. 1974. Calif Vet. 28：13 - 20.

Sheafor S E，et al. 1996. Hypercalcemia in two cats with multiple myeloma. J Am Anim Hosp Assoc. 32（6）：503 - 508.

Shepard V J，et al. 1972. JAVMA. 160：1 121 - 1 127.

Shull R M，et al. 1978. J Am Anim Hosp Ass. 14：58 - 70.

Villiers E，et al. 1998. J Small Anim Pract. 39（5）：249 - 251.

三、巨球蛋白血症

Macroglobulinemia

巨球蛋白血症是由于单克隆 B 淋巴细胞或淋巴细胞样浆细胞过度增殖，IgM 类副蛋白（巨球蛋白）大量生成所致发的一种单株系丙球病。

免疫病理学基础：肝、脾、淋巴结肿大，肝、脾、淋巴结以至骨髓内有淋巴细胞样浆细胞广泛浸润，并伴有同质性 IgM 类副蛋白大量生成。

临床特点：高黏性综合征、出血性素质、视网膜病（retinopathy）和贫血，而骨溶解性骨骼损害病征缺如。

主要检验所见：血清电泳 M 蛋白峰出现，血清黏滞度增高和凝血象改变。

巨球蛋白血症可发生于各种动物，是人的 Waldenstrom 巨球蛋白血症（Waldenstrom，1944）的对应病，在动物单株丙球病中居第二位，约占 20％。已报道见于犬（Hurvitz 等，1970，1977；Macewen 等，1977；Braund 等，1978；Mejia 等，1979），猫（Macewen 等，1977；Williams 等，1982；山田隆绍等，1983）和小鼠（Vanden Akker 等，1996）。

【病因及发病机理】

巨球蛋白血症的真实病因未明。同多发性骨髓瘤一样，提出的可能病因包括遗传素质、病毒感染和慢性免疫刺激。

典型的免疫病理学改变，是肝、脾、淋巴结及骨髓等免疫器官呈淋巴细胞和（或）淋巴细胞样浆细胞增生，血清中出现 IgM 类副蛋白。而对免疫球蛋白合成等免疫功能的损害不如多发性骨髓瘤严重。

肝、脾、淋巴结的典型改变，是成熟淋巴细胞或淋巴母细胞浸润，出现浆细胞或淋巴细胞样浆细胞灶。骨髓细胞增生是多类型的，包括小淋巴细胞、浆细胞样的淋巴细胞或浆细胞。电镜观察发现，光镜所见的所谓淋巴细胞或浆细胞样的淋巴细胞含显著的内质膜，它们同浆细胞一样，能主动合成免疫球蛋白，应正名为淋巴细胞样浆细胞（李毓义等，1994，2001）。

本病所见副蛋白的巨球蛋白特性，已通过醋酸纤维素薄膜电泳、免疫电泳、色层分析和免疫球蛋白定量检测而得到证实。

在免疫球蛋白中，IgM 类免疫球蛋白的分子量最大，为 90 万，故 IgM 类副蛋白特称巨球蛋白（macroglobulin）。分析性超速离心业已证明，巨球蛋白主要为 19S 球蛋白和 29S～31S 球蛋白的聚合体。最近还发现，相当比例的副蛋白中含 IgM 的 7S 单体，提示 7S 单体装配为 19S 多聚体 IgM 的功能也存在一定的缺陷。

在各类型副蛋白之中，巨球蛋白（属 IgM 类型）的分子量特大，改变血清黏度的效应最强，因此本病经过中高黏性综合征的出现频度最高，改变程度最重，出血性素质、中枢神经抑制以及视网膜病等与血清高黏性有关的各种症状和体征亦显得最为突出，以致成为实施治疗时不可忽略的一个病理环节。

【临床表现】

本病所显示的临床症状概归因于免疫细胞增殖和巨球蛋白生成。

1. 细胞增殖引起的表现 包括肝肿大、脾肿大和体表淋巴结肿大，因而病程发展更像淋巴肿瘤，与多发性骨髓瘤显著不同，主要区别在于骨骼损害罕见，骨溶解性骨骼损害缺如。

2. 巨球蛋白引起的表现 包括出血、神经抑制和视网膜病等所构成的高黏性综合征。

常见的突出症状包括：出血性素质，可见鼻衄、齿龈等可视黏膜及皮肤出血斑和创伤后流血不止；精神沉郁、嗜眠、昏睡乃至昏迷等高黏性综合征的神经症状；视力减退以至失明等高黏性综合征的视网膜病结局。眼底检查，可发现视网膜出血，视乳头水肿，网膜血管扩张迂曲如腊肠状。

后期常出现贫血，概起因于红细胞生成减少、失血、溶血和血浆容量增加。

病程发展缓慢，经过数月至数年。如不死于出血、贫血和充血性心力衰竭，则常转为淋巴肉瘤和淋巴细胞性白血病。

【诊断】

除肝、脾、淋巴结肿大等淋巴肉瘤或淋巴细胞性白血病的临床表现和检验所见外，确诊主要依据于血清的蛋白分析和黏滞度测定。

1. 血清总蛋白增高，可达 90～120g/L，球蛋白可达 50～80g/L。

2. 血清蛋白醋酸纤维素薄膜电泳图中间区或 β 球蛋白区恒显示狭窄而高耸的 M 蛋白峰，用特异抗血清做电泳或琼脂扩散试验能证实其为 IgM 类型。

3. 血清黏滞度明显增高，相对黏度可达 8～10（正常为 1.4～1.7）。

【治疗】

除用苯丙氨氮芥、苯丁酸氮芥（chlorambucil）、环磷酰胺等烷化剂按淋巴瘤或淋巴性白血病实施抗肿瘤化疗外，最有效的支持疗法是血浆清除法（plasmapheresis），以缓解高黏性综合征有关的各种临床表现。国外有特制的血浆泄除装置可供使用。国内仅有第二军医大学研制的血细胞分离器，尚未批量生产。

目前可同时施行静脉泄血法和血细胞加平衡液静脉回输法加以代替。犬一次可泄血浆 300～500mL，3～7d 一次，直至病情得到持久缓解（李毓义等，1994，2001）。

参 考 文 献

李毓义，李彦舫 . 2001. 动物遗传·免疫病学——医学自发模型 . 北京：科学出版社：515 - 516.

山田隆绍 . 1983. 日本兽医学杂志 . 45：394 - 399.

Braund K G，et al. 1978. JAVMA. 172：1 407 - 1 410.

Hurvitz A I，et al. 1970. JAVMA. 157：455 - 460.

Hurvitz A I，et al. 1977. JAVMA. 170：511 - 513.

Macewen E G，et al. 1977. JAVMA. 170：1 309 - 1 312.

Macewen E G，et al. 1977. Vet Clin North Am. 7：119 - 132.

Mejia E B，et al. 1979. Can Vet J. 20：28 - 33.

Van den Akker T W，et al. 1996. Cytogentic findings in mouse multiple myeloma and Waldenstrom's macroglobuline-mia. Cancer Genet Cytogenet. 86（2）：156 - 161.

Waldenstrom J. 1944. Acta Med Scand. 117：216 - 247.

Williams D A，et al. 1982. J Small Anim Pract. 23：311 - 323.

四、淋巴增生性单株丙球病

Lymphoproliferative Monoclonal Gammopathy

淋巴增生性单株丙球病，是以功能性 B 淋巴细胞恶性增殖和副蛋白大量生成为特征的一种单株系丙球病。

其免疫病理学基础为 B 淋巴细胞增生和血清内出现 IgA 或 IgG 类副蛋白。

在动物的单株系丙球病中，淋巴增生性单株丙球病居第三位，占 15%～20%，可发生于淋巴瘤、淋巴肉瘤、淋巴细胞性白血病等淋巴增生性疾病的经过中，已报道见于犬（Macewen 等，1977；De-whirst 等，1977；Matus 等，1983；Burkhard 等，1995；Maiolino 等，2000）、猫（Macewen 等，1977；Krecic 等，2000）和马（Jacobs 等，1983；Savage，1998；Mcclure，2000）。

Macewen 等（1977）对淋巴增生性肿瘤病犬作了调查，血清蛋白电泳分析表明，100 例病犬中有 6 例为潜在性淋巴增生性单株丙球病。

除原发病外，淋巴增生性单株丙球病的临床表现、诊断依据和治疗原则，与多发性骨髓瘤和巨球蛋白血症相类似，只是副蛋白多为 IgA 或 IgG 类型。

作者认为，副蛋白为 IgM 类型的淋巴增生性单株丙球病应归属于巨球蛋白血症（李毓义等，1994，2001）。

（李毓义　唐博恒　邓俊良）

参 考 文 献

李毓义，李彦舫. 2001. 动物遗传·免疫病学——医学自发模型. 北京：科学出版社：517.

Burkhard M J，et al. 1995. J Vet Intern Med. 9（5）：357 - 360.

Dewhirst M W，et al. 1977. JAVMA. 170：1 313 - 1 316.

Jacobs R M，et al. 1983. Vet Pathol. 20：643 - 647.

Krecic M R，et al. 2000. J Am Vet Med Assoc. 216（4）：524 - 529.

Macewen E C，et al. 1977. JAVMA. 170：1 309 - 1 312.

Maiolino P，et al. 2000. Vet Pathol. 37（2）：184 - 186.

Matus R E，et al. 1983. JAVMA. 183：215 - 218.

Mcclure J T. 2000. Vet Clin North Am Equine Pract. 16（1）：165 - 182.

Savage C J. 1998. Vet Clin North Am Equine Pract. 14（3）：563 - 578.

概　　述

幼畜疾病轻则妨碍生长发育，重则导致死亡。幸存的，成年后的生产性能和繁殖能力也会受到严重影响。幼畜机体的生长发育有自身的规律性，在不同年龄阶段，有各自的形态结构和生理特点。主要表现为：

1. 新陈代谢旺盛，生长发育快速，对营养的质量需求都比较严格，对营养不全的反应极为敏感。

2. 大脑皮层对组织器官的神经调节不够完善，对外界环境的反应力和适应性较差。

3. 先天免疫力不足。吸吮初乳后才获得母源抗体，对各种感染的抵抗力低下。

幼畜抵抗力，主要取决于机体生理机能的完善程度和饲养管理状况。动物机体的反应性是在胚胎早期形成的。出生后的反应水平，则取决于遗传的、饲养的、管理的等等诸多因素。幼畜生后头 1 个月反应性低下，其防御-适应能力也低下，原因在免疫、神经和内分泌等系统的结构和机能尚未发育完善。保证幼畜生后及时吸吮初乳，并给予良好的饲养和护理，乃是幼畜机体尽早获得高度抵抗力的关键。

幼畜胎儿阶段的发育过程与母体状况密切相关。胎内发育必需条件的缺乏，是先天性营养不良的基础。因而幼畜疾病的预防，应从饲养管理方面着手，注重为母畜和幼畜提供最合理的营养及最适宜的生活环境。

幼畜机体对疾病的反应性有其特点。如幼畜只患小叶性肺炎，不像成畜罹患格鲁布（大叶性）性肺炎；又如钙、磷代谢障碍时幼畜发生佝偻病而不罹患骨软症。幼畜吸收能力较强，但屏障功能很弱，病演进展迅速极易全身蔓延。因而当发现幼畜疾病的最初症状时，即应采取有效的防治措施，控制疾病发展。这就需要建立经常性的畜群监测制度，尽早发现病畜。

幼畜病尤其必须贯彻"预防为主，防重于治"的原则，采取与幼畜机体生理特点相适应的防治措施，着力于调动机体的防卫机能，增强机体抵抗力，确保幼畜健康。

（徐忠宝　李艳飞）

一、新生仔畜窒息

Neonatal Asphyxia

新生仔畜窒息，又称新生仔畜假死，即刚产出的仔畜呼吸不畅或无呼吸动作，仅有心跳。各种动物均可发生，常见于马和猪。

【病因】

起因于气体代谢不足或胎盘血液循环障碍。主要见于分娩时间拖延或胎儿产出受阻，胎盘水肿，早期破水，胎盘早期剥离，胎囊破裂过晚，胎儿骨盆前置，产出时脐带受到压迫，阵缩过强或胎儿脐带缠绕等情况，由于胎儿严重缺氧，二氧化碳急剧蓄积，刺激胎儿过早地呼吸，以致吸入羊水而发生窒息。分娩前母畜患有某种热性疾病或全身性疾病，同样会使胎儿缺氧而发生窒息。早产胎儿尤为多见。

【症状】

按病征分为两型：青色窒息和苍白窒息。

1. 青色窒息　是轻症型，新生仔畜肌肉松弛，可视黏膜发绀，口腔和鼻腔充满黏液，舌脱出于口角外。呼吸不均匀，有时张口呼吸，呈喘气状。心跳加快，脉搏细弱，肺部有湿性啰音，喉及气管

第十四篇

幼畜疾病

部尤为明显。

2. 苍白窒息　是重症型，新生仔畜全身松软，反射消失，呼吸停止，仅有微弱心跳，卧地不动，呈假死状态。脐带血管出血。

【治疗】

首先用布擦净鼻孔及口腔内的羊水。为诱发呼吸反射，可刺激鼻腔黏膜，或用浸有氨水的棉团放在鼻孔旁，或往仔畜身上泼冷水等。如仍无呼吸，则将仔畜后肢提起并抖动，有节律地轻压胸腹部，以诱发呼吸，并促使呼吸道内的黏液排出。

在犊及驹还可用细胶管吸出鼻腔及气管内的黏液及羊水，进行人工呼吸或输氧，应用刺激呼吸中枢的药物，如山梗菜碱（犊及驹皮下或肌内注射 5～10mL），尼可刹米（25％溶液 1.5mL 皮下或肌内注射）。窒息缓解后，为纠正酸中毒，可静脉注射 5％碳酸氢钠液 50～100mL，为预防继发呼吸道感染，可肌内注射抗生素。

二、胎粪停滞

Retention of Meconium

胎粪是胎儿胃肠道分泌的黏液、脱落上皮细胞、胆汁及吞咽的羊水，经消化后的残余废物，积聚在肠道内形成的。通常在生后数小时内排出。

生后 24h 内胎粪仍未排出，或吮乳后新形成的粪便黏稠而排出困难的，称胎粪停滞或新生仔畜便秘。

主要发生于体弱的新生驹，也常见于犊牛、羔羊及其他仔畜。

【病因】

初乳含较高的乳脂以及较多的镁盐、钠盐、钾盐，具有轻泻作用。母畜营养不良致初乳分泌不足、母性不强、乳房结构不良或仔畜孱弱而不能吮吸初乳时，常致发本病。

【症状】

生后 24h 内不排胎粪，精神不振，吮乳次数减少，肠音减弱，表现拱背、摇尾、努责、踢腹、卧地、回顾腹部等腹痛不安症状。有的腹痛剧烈，前肢抱头滚动，羔羊有时大声鸣叫。常继发肠臌气。可视黏膜潮红黄染，口腔干燥，呼吸及心跳加快，肠音消失，后期全身衰竭，卧地不起，陷于自体中毒状态。便秘部多在小结肠及直肠。可在直肠内触摸到硬固的粪块，羔羊停滞的胎粪则为黏稠或硬性黄褐色粪块。

【治疗】

温肥皂水深部灌肠，或给予轻泻剂，口服液状石蜡 100～250mL（羔羊 5～15mL）或硫酸钠 50g，同时灌服酚酞 0.1～0.2g，效果良好。骨盆入口处有较大粪块阻塞而无法灌肠时，可用细铁丝弯成圈套或做成钝钩将结粪拉出。操作切忌粗暴，以免损坏直肠。

三、新生畜孱弱

Neonatal Weakness

新生仔畜孱弱，是指仔畜衰弱无力，生活力低下，先天发育不良。

【病因】

主要起因于怀孕期蛋白质、维生素（尤其维生素 A、维生素 B、维生素 E）、矿物质（主要是铁、钙、镁、磷）和微量元素（硒、锌、碘、锰）等营养物质缺乏，还见于母畜患妊娠毒血症、产前截瘫、慢性胃肠病、布氏杆菌病及沙门氏菌病等传染病或者早产、近亲繁殖或母马生双胎时。

【症状】

出生时体质衰弱无力，肌肉松弛，卧地不起，心跳快而弱，呼吸浅表，对外界刺激反应迟钝，体温低下，耳、鼻、唇及四肢末梢冷凉，吮乳反射很弱或缺如。

【治疗】

注意保温和人工哺乳，补给维生素及钙盐，采用强心、补液等对症疗法。

四、脐　炎

Omphalitis

脐炎是新生仔畜脐血管及周围组织的炎症。可发生于各种仔畜，常见于驹和犊牛。

主要病因是接产时脐带消毒不严。

临床症状包括：脐孔周围温热、充血、肿胀、疼痛。脐带残段脱落后形成瘘管，可挤出少量黏稠的脓汁，脐孔处皮下可摸到笔杆或小指粗的硬索状物。脐坏疽时，脐带残段呈污红色，有恶臭味，脐孔处肉芽赘生，形成溃疡面，附有脓性渗出物。有的继发脓毒败血症或破伤风。

治疗要点是局部按化脓创进行外科处置，必要时施行磺胺、抗生素等全身疗法。

五、脐 出 血

Omphalorrhagia

脐出血是新生仔畜脐带断端或脐孔出血。常发生于羔羊、犊牛，偶见于仔猪及幼驹。

脐静脉出血呈点滴流出，脐动脉出血从脐带或脐部涌出。

脐带断端出血时，可用浸过 25％碘酊的细绳，紧贴脐孔结扎。脐带残端过短而无法结扎时，可用消毒的大头针穿过脐孔部皮肤，再用缝线缠紧。也可缝合脐孔，止血效果更加确实。

六、持久脐尿管

Persistent Urachus

持久脐尿管，即脐尿管瘘，是胚胎期脐尿管续存未闭，新生仔畜从脐带断端或脐孔经常流尿或滴尿的一种疾病。主要发生于驹，有时也见于犊牛。

【病因】

怀孕期间胎儿膀胱借脐尿管通过脐带与体外尿囊相通。出生后，如果脐尿管未能退化闭合或闭合不全，则排尿时尿液即从脐尿管断端外流。新生驹多发持久脐尿管，主要因为脐血管与脐孔周围组织联系紧密，断脐后脐血管并不缩回脐孔内，以致闭合不全。有时因脐带断端发生感染，闭合处受到破坏，或者脐带残段被舔坏。

【症状】

有的脐带断离后即显症。多数病例在脐带残段脱落之后才能被发现。排尿时，从脐孔中滴尿或流尿。脐孔周围经常受尿液浸润发炎，肉芽组织增生，形成溃疡，长期不能愈合。

【治疗】

有脐带残端的，可用5％碘酊充分加以浸泡，然后紧靠脐孔处加以结扎。从脐孔流尿液的，可每天用碘酊或5％～10％福尔马林液涂抹2～3次，或用硝酸银腐蚀，数天后即可闭合。

最有效的方法是实施脐孔脐尿管集束或袋口缝合结扎。

七、尿 潴 留

Retention of Urine

新生仔畜因排尿障碍而使膀胱充满潴留尿液，称作尿潴留。主要见于幼驹及羔羊，其他仔畜较少发生。

【病因】

腹痛和寒冷刺激引起的膀胱括约肌痉挛，是尿潴留的常见原因。直肠内秘结胎粪对膀胱颈口的机械性压迫，也可造成排尿障碍而发生尿潴留。此外，还见于膀胱平滑肌麻痹时。

【症状】

仔畜频频作排尿姿势，但无尿液排出，并表现不安，有时卧地滚转。插入导尿管，常于膀胱颈口部受阻。

【治疗】

首先应消除病因，针对原发病进行治疗。选用水合氯醛溶液或少量温水灌肠，对于膀胱括约肌痉挛所引起的尿潴留有较好的疗效。为排出尿液，防止膀胱破裂，可通过医用导尿管注入少量温水，缓解膀胱括约肌痉挛后再行插入。为防止尿路感染，可应用尿路消毒剂，静脉注射40％乌洛托品液5～10mL，效果良好。

八、膀胱破裂

Bladder Rupture

新生仔畜膀胱破裂，分先天性和获得性两种，以获得性膀胱破裂居多。主要发生于生后1～4d的新生驹。

【病因】

通常继发于尿潴留。分娩时胎儿膀胱膨满，可在通过产道时受挤压而发生破裂。偶尔因使用金属导尿管不慎造成。

【症状】

连续数日不见排尿。病畜精神逐渐沉郁，食欲减退，心跳及呼吸加快，经常卧地。腹围明显增大，肷窝变平，腹部下沉。腹部叩诊呈水平浊音，触诊腹壁有波动感。腹腔穿刺，有多量淡黄色液体流出。公驹由于鞘膜腔同时积尿，阴囊也胀大。病程较久时，可出现腹膜炎和尿毒症。通过导尿管向膀胱内注入染料液体，腹腔液即显现染料色泽。

【治疗】

立即进行剖腹术和膀胱裂口缝合术，疗效确实。

（郑昌乐）

九、幼畜营养不良

Dystrophia in Young Animals

幼畜生长发育迟缓，体重低下，皮肤粗糙，被毛蓬乱，精神迟钝，衰弱乏力，统称幼畜营养不良。各种动物均有发生，仔猪、羔羊多发，犊牛、幼驹较少见。

【病因】

1. 先天性营养不良 妊娠母畜饲喂不良，使机体营养供给与消耗之间呈负平衡，以致母畜体内代谢紊乱。饲料质量不佳，尤其是混有发霉、变质的饲料以及含有大量乙酸和脂肪酸等的青贮饲料。饲料调配不合理，能量物质不足，矿物质、维生素缺乏、能量物质与蛋白质比例不当等。妊娠母畜饲喂丰盛，导致过度肥胖。营养不良母畜的初乳中，蛋白、脂肪含量低下，维生素、溶菌酶、补体等生物活性物质不足或缺乏，乳汁稀薄、数量不足、养分缺乏。

母畜管理不当，畜舍卫生条件不良，密集饲养，不分群饲喂，缺乏运动等不良环境因素的有害作用。母畜患病，特别是罹患慢性传染病、寄生虫病以及胃肠道等消耗性疾病时，致体质衰弱，代谢紊乱。配种不良，公畜精液质量不佳，母畜体质不良，过早交配，频繁重配以及近亲繁殖或多胎妊娠。

2. 后天性营养不良 主要是由于幼畜出生后的饲养、管理不当，致机体营养缺乏。而大多数仔猪、羔羊的营养不良是因母畜泌乳不足或无乳所致。幼畜哺乳阶段，母乳不足、乳质不佳，吃食初乳过晚或补料不当。仔猪断奶过早，所饲喂饲料的营养价值低于母乳时。

幼畜生后患病，尤其是罹患慢性胃肠疾病、代谢疾病以及寄生虫病。外界环境不良（畜舍不卫生、空气污浊、寒冷或潮湿、阳光照射不足、密集拥挤或长途运输）以及运动不足或缺乏等。

【临床表现】

1. 先天性营养不良 体格弱小，体重较轻，不足正常的1/3～1/2，体质衰弱，生长发育缓慢，精神委靡不振，反应迟钝，四肢软弱无力，站立不稳，吮乳反射减弱或缺乏，嗜睡，于出生后不久或经数日衰竭死亡。幸存者多陷于"僵猪"状态。

2. 后天性营养不良 幼畜生后尚属正常，经1～2周后显现精神不振，不愿活动，喜卧，食欲减退，异嗜，消化不良。生长缓慢，体重低于同龄幼畜。继则出现可视黏膜苍白，眼窝凹陷，皮肤干燥，缺乏弹性，被毛稀疏，粗糙无光泽，逐渐消瘦，颈及尾根部皮肤多出现皱褶，腹围蜷缩。体温低下。肠音沉衰，后期肠内容物剧烈腐败发酵而出现腹泻，严重时机体脱水。

随病势发展，患畜精神委顿，对外界刺激反应淡漠，嗜睡，全身衰弱，起立困难，站立时四肢叉开，行走时步态不稳，体躯摇摆，骨骼、肌肉生长发育受阻，肢腿纤细，体躯矮小。

【治疗】

一般采取综合疗法，即改善饲养，加强护理，提高胃肠消化机能，排除或中和体内有害代谢产物；增强大脑皮层功能，改善中枢神经对内脏器官的调节作用，提高患畜的生活能力。

妊娠和哺乳母畜，必须保持全价营养，按照饲养标准，合理调配日粮。并注意畜舍清洁卫生，保证充足的舍外运动和阳光照射。

对有吮乳反射的病畜，应进行人工哺乳。可饮以微温的牛奶并添加适量维生素和矿物质，仔猪应固定乳头；断奶幼畜应单独饲喂，给予质优、富营养、易消化的全价饲料。应采取少量、多次的饲喂方式，亦可给予嗜酸菌乳。

为鼓舞机体代谢活动，恢复中枢神经系统功能，增强器官机能活动，改善营养状态，提高机体抵抗力，可采用输血疗法。

母畜贮存血。采取健康母畜血液 900mL，加枸橼酸钠 5g，葡萄糖 5g，灭菌蒸馏水 100mL 制备。犊牛、羔羊每千克体重 10～15mL，静脉注射或按每千克体重 1～2mL 皮下或肌内注射，3～5d 1 次，共注射 2～3 次。

健猪贮存血。静脉采血 200mL 与 10％枸橼酸钠液 30mL 混合，置冰箱内（3～6℃）贮存 3～4d 使用，剂量为 4～8mL，皮下注射，隔日 1 次，4 次为一疗程。疗程间隔 15d。

对机能紊乱明显的病畜，还可相机采用下列药物疗法：

为调节糖代谢和抑制体内脂肪、蛋白质的异化作用，可应用胰岛素。剂量犊牛 5～20U，羔羊 4～10U，仔猪 2～5U，皮下注射，每天 1 次，5 次为一疗程。伍用葡萄糖则效果更好。

伴有维生素缺乏的，可应用鱼肝油，犊牛、羔羊 100～150mL，仔猪 5～10mL 混饲，亦可应用浓缩鱼肝油，犊牛、羔羊 5～10mL，仔猪 2～4mL，分点肌内注射，隔日 1 次，6～10 次为一疗程。

为改善胃肠消化机能，可应用天然胃液或人工胃液；胃蛋白酶、乳酶生、干酵母；稀盐酸、健胃散、人工盐等健胃剂。严重腹泻，可给予收敛止泻或抗生素制剂。

十、幼畜消化不良

Dyspepsia in Young Animals

幼畜消化不良系幼畜胃肠消化机能障碍的统称，是哺乳幼畜（犊牛、羔羊、仔猪和幼驹）最常见多发的一种胃肠疾病。

按临床症状和病程经过，分单纯性消化不良和中毒性消化不良两种病型。前者主要呈现消化与营养的急性障碍，全身症状轻微。后者主要呈现严重的消化紊乱和自体中毒，全身症状重剧。

幼畜消化不良多于出生后吮食初乳不久或经 1～2d 后开始发病，犊牛、羔羊到 2～3 月龄以后发病逐渐减少，而仔猪于 20 日龄期间最为多发，至 1 月龄后逐渐减少。

【病因】

1. 母畜营养不良，特别是妊娠母畜的不全价饲喂，是幼畜消化不良的主要原因

（1）妊娠母畜，特别是妊娠后期，日粮中营养物质不足，尤其是能量物质、维生素和某些矿物质缺乏，可使新生幼畜发育不良，体质孱弱，吮乳反射出现较晚，消化能力低下，极易罹患胃肠疾病。

（2）妊娠母畜不全价饲喂，影响母乳，特别是初乳的质量。营养不良的母畜，初乳分泌延迟而短暂，数量不足，质量低劣，营养成分和免疫物质缺少，仔畜抗病力低下。

（3）哺乳母畜饲喂不良（饲料质量不佳、营养价值低下、日粮组成不合理、饲喂不足等），或母畜罹患乳房炎及其他慢性疾病，严重地影响母乳的数量和质量，且往往含有某些病理产物和病原微生物。

（4）妊娠母畜应激状态。畜舍微气候不良、缺乏运动、阳光照射不足、密集饲养、饲喂制度改变、机体受寒、转移运输、骚扰捕捉等均可成为应激原，引起母畜的应激综合征，使胎儿体内出现大量促肾上腺皮质激素，防御能力提前消耗，出生后抗病力低下。

2. 幼畜饲养和护理不当，是引起幼畜消化不良的重要因素

（1）新生幼畜吃食初乳过晚或初乳数量不足，乳质不佳，营养物质缺乏，特别是维生素 C 缺乏，可使胃肠分泌机能减弱，维生素 B 族缺乏，可使胃肠蠕动机能紊乱，维生素 A 缺乏，可使消化道黏膜上皮角化，影响母乳的吸收和消化。矿物质缺乏，可导致胃内盐酸和酶的形成受阻，而引起消化不良。

（2）新生幼畜的饲喂不当，例如人工哺乳不定时、不定量、补料不当，胃肠道遭受不良刺激。饮水不足，抑制消化液的分泌和酶的形成。

（3）新生幼畜的管理不当，例如卫生条件不良，哺乳母畜乳头污秽，饲槽、饲具不洁，畜舍不卫生（畜栏、畜床不及时清扫、消毒，垫草长时间不更换，粪尿不及时清除）。畜舍内不良的微气候作为应激因素，特别是低温或湿度过大，致幼畜机体受寒。

近年来，一些学者认为自体免疫因素具有特异性病因作用。母畜初乳中如含有对消化器官相应抗原及酶类的自身抗体和免疫淋巴细胞，则新生幼畜发生消化障碍。

【发病机理】

幼畜易患消化不良，与其胃肠道生理、解剖特点有关。幼畜生后一段时间内，大脑皮层机能尚不完善，神经系统调节作用不精确，防御屏障不坚固，犊牛与羔羊胃液酸度低，酶活力弱；仔猪（生后20d 前）胃液缺乏游离盐酸，消化能力弱，杀菌力不强。肠黏膜结构柔嫩极易损伤，血管丰富，渗透性强，肠内有毒物质易被吸收，肝脏解毒机能微弱，许多物质不能被中和解毒。

在上述各种内、外源不良因素作用下，消化适应性遭到破坏，胃液酸度与酶的活性更为低弱，母乳或饲料进入胃肠后，不能进行正常的消化，发生异常分解。发酵产生的低级脂肪酸积聚于肠道内，刺激运动和分泌机能增强，同时肠内容物 pH 发生改变，为肠道微生物群系（主要是发酵菌和腐败菌）的生长、繁殖，创造了适宜环境。

由于发酵、腐败产物以及细菌毒素对肠壁神经感受器的协同刺激，肠道分泌、蠕动、吸收机能紊乱而发生腹泻。腹泻（和呕吐）使机体丢失大量水分和电解质，引起机体脱水，血液浓缩，循环障碍。

肠内容物 pH 改变，造成菌群失调，乳酸菌数量下降，而革兰氏阳性菌、芽孢杆菌、大肠杆菌及球菌数量增多，导致肠消化机能障碍，发酵或腐败产物以及细菌产生的毒素吸收入血，超过肝脏的解毒能力，发生中毒性消化不良。

肠内毒素进入血循，刺激中枢神经系统，造成中枢神经系统机能紊乱。患病幼畜呈现精神沉郁，嗜眠，昏睡，昏迷，痉挛等神经症状。作用于实质器官（心、肝、肾、脾等）发生营养不良，呈现机能障碍。

【临床表现】

1. 单纯性消化不良 主要表现消化机能障碍和腹泻，一般不伴有明显的全身症状。患病幼畜精神不振，食欲减退或拒乳，体温正常或稍低，逐渐消瘦，多喜躺卧，不愿活动，出现不同程度的腹泻，粪便性状多种多样。犊牛，开始时排粥样稀粪，后转为深黄或暗绿色水样粪便。羔羊，多呈灰绿色稀粪。犊牛和羔羊的粪便中，往往混有类似凝乳块样的脂肪酸皂（呈白色小凝块状）。不足 10 日龄的仔猪，多排黄色黏性稀粪，少数排黄色水样稀便；10～30 日龄病猪，多排灰色黏性或水样稀粪。粪便带酸臭或腐臭气味，混有泡沫、黏液及消化不全的凝乳块或饲料碎片。肠音高朗，有的出现腹痛。

持续腹泻不止时，机体脱水，皮肤干皱，弹性降低，被毛蓬乱无光泽，眼球凹陷。心跳加快，心音增强，呼吸迫促。严重的，全身战栗，站立不稳。如不及时采取治疗措施，极易继发支气管肺炎或转为中毒性消化不良。

2. 中毒性消化不良 呈现重剧的腹泻并伴发自体中毒和全身机能障碍。病畜精神委顿，目光呆滞，食欲废绝，急剧消瘦，衰弱无力，体温升高，呕吐（仔猪），结膜苍白、黄染，不愿活动。腹泻重剧，频排灰色或灰绿色混大量黏液或血液带强烈恶臭或腐臭气味的水样稀粪，直至肛门松弛，排粪失禁。机体脱水明显，皮肤干皱，眼窝凹陷。心跳加快，心音浑浊，脉搏细弱，呼吸浅表疾速，黏膜发绀。

严重病畜反应迟钝，肌肉震颤或呈短时间的痉挛发作。病至后期，体温突然下降，四肢末端、耳尖、鼻端厥冷。病程较急，多于 1～5d 内死于昏迷和衰竭。

【治疗】

综合采用食饵疗法和药物疗法。

1. 为缓解胃肠负担和刺激作用 应施行饥饿疗法，饮以微温的生理盐水溶液（氯化钠 5g，33％ 盐酸 1mL，凉开水 1 000mL）。

2. 为排除胃肠内容物 对腹泻不严重病畜应用缓泻剂，或用温水灌肠。

3. 为促进消化机能恢复 可给予胃液、人工胃液或胃蛋白酶。人工胃液，由胃蛋白酶 10g，稀盐酸 5mL，温常水 1 000mL 组成。剂量：犊牛 30～50mL，羔羊、仔猪 10～30mL。

4. 为防止肠道感染 可选用抗生素或磺胺类药物治疗。链霉素：犊牛首次量 1g，维持量 0.5g；羔羊 0.2～0.3g；仔猪 0.1～0.2g，间隔 6～8h 1 次。新霉素，犊牛、驹 2～3g，羔羊、仔猪 0.5～1g，每日 3 次内服。卡那霉素：每千克体重 0.005～0.01g，内服。磺胺脒：犊牛、驹，首次量 2～5g，维持量 1～3g；羔羊、仔猪，首次量 0.2～0.5g，维持量 0.1～0.2g，每日 2～3 次，内服。

5. 为恢复水盐代谢平衡 可施行输液：10％葡萄糖液或 5％葡萄糖氯化钠液，犊牛、驹 500～1 000mL，羔羊、仔猪 50～150mL，静脉或腹腔注射。对中毒性消化不良病畜可用平衡液（氯化钠 8.5g，氯化钾 0.2～0.3g，氯化钙 0.2～0.3g，氯化镁 0.2g，碳酸氢钠 1g，葡萄糖粉 10～20g，安钠咖粉 0.2g，青霉素 30 万～50 万 U）。首次量，犊牛、驹 1 000mL，维持量 500mL，静脉注射。

6. 为促进免疫生物学功能 可施行血液疗法。10％枸橼酸钠贮存血：犊牛、驹，每千克体重 3～5mL；羔羊、仔猪，每千克体重 0.5～1mL，每次递增 10％～20％，皮下或肌内注射，1～3d 1 次，4～5 次为一疗程。

十一、仔猪中毒性肝营养不良

Toxic Hepatodystrophy in Piglet

仔猪中毒性肝营养不良是肝脏遭受有毒物质侵害，引起肝细胞变性、坏死，导致肝脏代谢、解毒机能障碍，进而引起中枢神经系统机能紊乱乃至全身性病理变化的一种幼畜疾病。主要发生于断乳仔猪和哺乳仔猪。断奶仔猪发病率较高（70％），哺乳仔猪发病率较低（15％）。

【病因及发病机理】

基本病因是长期饲喂质量不佳、营养价不全的饲料，或饲料中微量元素硒或维生素 E 以及含硫氨基酸缺乏。

1. 长期饲喂质量低劣，尤其是发霉的谷物、酸败的糟渣、腐烂的块根类、变质的鱼粉和鱼肝油等，使消化机能发生紊乱，饲料毒素和消化紊乱形成的有毒产物，经通透性很强的肠黏膜吸收入血，超过肝脏的解毒能力，以致损伤肝细胞，发生变性乃至坏死，引起自体中毒。

2. 饲料内硒或维生素 E 以及含硫氨基酸缺乏，不能保护细胞脂质膜免受过氧化物损伤。当持续长期饲喂发霉、酸腐、变质的饲料时，大量有毒物质，尤其过氧化物作用于肝脏，使肝细胞遭受损害，发生中毒性肝营养不良。

3. 仔猪消化机能障碍，肠内形成大量有毒产物，包括细菌及其毒素作用于肝脏，也可引起发病。

【临床表现】

1. **急性型**　哺乳期仔猪较为多发，同窝仔猪相继发病，大多无先兆症状或仅见精神沉郁即突然死亡。主要表现精神委顿，肌肉震颤，步态不稳，兴奋转圈、奔跑、尖叫以及痉挛发作，倒地不起，陷入昏迷，直至死亡。

2. **亚急性型**　哺乳和断乳仔猪均有发生。几乎全窝或全群仔猪在数日内相继发病。主要表现局部肌肉震颤，感觉过敏，触摸背腰部皮肤可激发仔猪尖叫。可视黏膜黄染，有时呕吐，呕吐物呈暗红色或暗褐色。一般经 3～6d 死亡或转为慢性型，以致生长发育受阻，最后成为僵猪。

3. **慢性型**　多见于 1 月龄以上或断奶后的仔猪，发病缓慢。病猪多躺卧不动，食欲逐渐减退、后躯摇摆，重症表现不随意运动或四肢麻痹，心跳加快，呼吸浅表疾速，皮肤、可视黏膜发绀、黄染，出现腹泻或便秘。随病情进展，出现明显的兴奋或抑制。体温正常，有合并症时升高（至41℃），个别仔猪出现皮肤表层坏死或出血性素质。仔猪大多于阵发性痉挛或惊厥发作时死于窒息。幸存的大多转为营养不良（僵猪）。

血液胆红素显著增高，可达 $171\mu mol/L$（10mg/dL）。血清铁含量比健康仔猪高 1.5～2 倍。多数仔猪硒和维生素 E 水平降低。

【治疗】

治疗原则在于消除病因，清理胃肠，保护肝脏，增强解毒机能。

为消除病因，应立即更换饲料，给予富含蛋白质和维生素的全价日粮。为清理胃肠，断乳仔猪可施行洗胃、灌肠或给予盐类缓泻剂。为保护肝脏并增强解毒机能，多用 10%～20% 葡萄糖注射液20～40mL，皮下或腹腔注射。也可给予 5% 维生素 B_1 0.5～1mL，肌内注射。有继发感染时，可选用抗生素（肠杆菌素、多黏菌素、庆大霉素等）。

据报道，在低硒地区，应用亚硒酸钠和维生素 E 防治有效。

十二、佝 偻 病

Rickets

佝偻病是生长期幼畜骨源性矿物质（钙、磷）代谢障碍及维生素 D 缺乏所致的一种营养性骨病。以骨组织（软骨的骨基质）钙化不全，软骨肥厚，骨骺增大为病理特征。临床表现为顽固性消化紊乱，运动障碍和长骨弯曲、变形。

犊牛、羔羊、幼驹、仔犬、雏禽等各种幼龄动物均可发生，仔猪最为多发。

【病因及发病机理】

1. **先天性佝偻病**　起因于妊娠母畜体内矿物质（钙、磷）或维生素 D 缺乏，影响胎儿骨组织的正常发育。

2. **后天性佝偻病**　主要病因是幼畜断奶后，日粮钙和（或）磷含量不足或比例失衡，维生素 D

缺乏，运动缺乏，阳光照射不足。

（1）日粮钙、磷缺乏或比例失衡，是佝偻病的主要病因。日粮钙、磷含量充足，且比例适当（1.2～2∶1），才能被机体吸收、利用。单一饲喂缺钙乏磷饲料（马铃薯、甜菜等块根类）或长期饲喂高磷、低钙谷类（高粱、小麦、麦麸、米糠、豆饼等），其中 PO_4^{3-} 与 Ca^{2+} 结合形成难溶的磷酸钙 $[Ca_3(PO_4)_2]$ 复合物排出体外，以致体内的钙大量丧失。相反，长期饲以富含钙的干草类粗饲料时，则引起体内磷的大量丧失。

（2）饲料和（或）动物体维生素 D 缺乏也是佝偻病的重要病因。维生素 D 主要来源于母乳和饲料（麦角骨化醇），其次是通过阳光照射使皮肤中固有的 7-脱氢胆固醇（维生素 D_3 元）转化为胆固化醇（维生素 D_3）。

麦角骨化醇（维生素 D_2）和胆固化醇（维生素 D_3）在体内，通过肝、肾的羟化作用转变成活性的 1，25-二羟维生素 D［即 1，25-二羟胆固化醇 1，25-$(OH)_2$-D_3］，以调节钙、磷代谢的生物学效应，促进钙、磷的吸收，促进新生骨骼钙的沉积，动员成骨释钙，调节肾小管对钙、磷的重吸收，从而保持机体钙、磷代谢平衡。

幼畜对维生素 D 缺乏比较敏感，当日粮组成钙、磷失衡，且北方冬季日照较少而维生素 D 不足时，易发生佝偻病。

（3）断奶过早或罹患胃肠疾病时，影响钙、磷和维生素 D 的吸收、利用。肝、肾疾病时，维生素 D 的转化和重吸收发生障碍，导致体内维生素 D 不足。

（4）日粮组成中蛋白（或脂肪）性饲料过多，在体内代谢过程中形成大量酸类，与钙形成不溶性钙盐排出体外，导致机体缺钙。

（5）甲状旁腺机能代偿性亢进，甲状旁腺激素大量分泌，磷经肾排出增加，引起低磷血症而继发佝偻病。

【临床表现】

1. 先天性佝偻病　幼畜生后即衰弱无力，经过数天仍不能自行起立。扶助站立时，腰背拱起，四肢不能伸直而向一侧扭转，前肢系关节弯曲，躺卧呈现不自然姿势。

2. 后天性佝偻病　发病缓慢。病初精神不振，行动迟缓，食欲减退，异嗜，消化不良。随病势发展，关节部位肿胀、肥厚，触诊疼痛敏感（主要是掌和跖关节），不愿起立和走动。强迫站立时，拱背屈腿，痛苦呻吟。走动时，步态僵硬，仔猪多弯腕站立或以腕关节爬行，后肢则以跗关节着地。神经肌肉兴奋性增强，出现低血钙性搐搦。

病至后期，骨骼软化、弯曲、变形。面骨膨隆，下颌增厚，鼻骨肿胀，硬腭突出，口腔不能完全闭合，采食和咀嚼困难。肋骨变为平直以致胸廓狭窄，胸骨向前下方膨隆呈鸡胸样。肋骨与肋软骨连接部肿大呈串珠状（念珠状肿）。四肢关节肿大，形态改变。肢骨弯曲，多呈弧形（O 形）、外展（X 形）、前屈等异常姿势。脊椎骨软化变形，向下方（凹背）、上方（凸背）、侧方（侧弯）弯曲。

骨骼硬度显著降低，脆性增加，易骨折。

检验所见：血钙、无机磷含量降低，血清碱性磷酸酶活性增高。骨骼中无机物（灰分）与有机物比率由正常的 3∶2 降至 1∶2 或 1∶3。X 射线影像显现骨密度减低，骨皮质变薄，长骨端凹陷，骨骺界限增宽，形状不规整，边缘模糊不清。

【防治】

首先要调整日粮中钙、磷的含量及比例，增喂矿物性补料（骨粉、鱼粉、贝壳粉、钙制剂）。饲料中补加鱼肝油或经紫外线照射过的酵母。将患畜移于光线充足、温暖、清洁、宽敞、通风良好的畜舍，适当进行舍外运动。冬季可行紫外线（汞石英灯）照射，每天 20～30min。

对未出现明显骨和关节变形的病畜，应尽早实施药物治疗。

维生素 D 制剂。维生素 D$_2$ 2～5mL（或 80 万～100 万 U），肌内注射，或维生素 D$_3$ 5 000～10 000U，每天 1 次，连用 1 个月或 8 万～20 万 U，2～3d 1 次，连用 2～3 周。或骨化醇胶性钙 1～4mL，皮下或肌内注射。亦可应用浓缩维生素 AD（浓缩鱼肝油），犊、驹 2～4mL，羔、仔猪 0.5～1mL，肌内注射，或混于饲料中喂予。

钙制剂。一般均与维生素 D 配合应用。碳酸钙 5～10g，或磷酸钙 2～5g，乳酸钙 5～10g，或甘油磷酸钙 2～5g，内服。亦可应用 10％～20％氯化钙液或 10％葡萄糖酸钙液 20～50mL，静脉注射。

十三、仔猪水肿病

Edema Disease of Piglet

仔猪水肿病是急性肠源性内中毒病。临床和病理特征是头部及内脏器官水肿。多发生于断奶前后，即 2～3 月龄的仔猪。一般见于春、秋季，呈地方流行性。发病率低，病死率高（60％～80％）。

【病因】

早先认为是由肠内毒素引起的特殊型毒血症。有人认为是一种特异性饲料变态反应性疾病。多数传染病学者则提出是溶血性大肠杆菌及其毒素引起的毒血症。

近年普遍认为，仔猪断奶后饲料单一或日粮中蛋白质比例过高，胃肠消化机能紊乱，造成肠道菌群失调，乳酸菌系被抑制，大肠杆菌大量繁殖，产生毒素，引起中毒。同时，由于体内组胺增多，导致神经机能障碍，肌肉紧张力降低，毛细血管扩张，通透性增强而引起水肿。

【临床表现】

大多在断乳后突然发病。精神沉郁，食欲减退，有时呕吐，腹泻，常转为便秘。一过性高热（40～41℃），多经 24h 消退。

水肿是典型症状。开始见有眼睑肿胀，以后逐渐向颜面部（头盖及颊部）扩展，严重时可波及整个头部和颈部。大脑水肿，则引起神经系统机能紊乱，病猪躲藏于角隅，肌肉震颤，皮肤痛觉和触觉极为敏感，触摸或捕捉时尖叫。有的盲目奔跑或作圆圈运动，步态蹒跚。有时出现全身肌肉强直阵挛或发作，倒卧于地，四肢划动，头和下颌颤动，流涎。

体内组胺积聚，导致心动过速，100 次/min 以上，呼吸迫促，多达 60 次/min，黏膜发绀。病至后期，仔猪眼睑高度水肿，不断抽搐，全身衰竭，前肢或后躯麻痹乃至全身瘫痪，倒地不起，终至死亡。

典型病理变化是器官、组织水肿。胃壁水肿多位于大弯部和贲门部，严重者可蔓延至胃底部。水肿部切面呈黄色透明的胶冻状。小肠黏膜充血并有大量灰白色黏液附着。肠系膜水肿，有时肠浆膜也水肿。肠系膜淋巴结显著肿大。心包、胸腔和腹腔内有不等量的渗漏液。脑膜血管充盈，脑实质水肿并有出血点。

细菌学检查：可自器官组织和肠系膜淋巴结分离出溶血性大肠杆菌，通过培养呈毒性反应。哺乳仔猪病程急促，多于 12h 内突然死亡。断奶仔猪呈急性经过者，一般经 1～2d 或 3～5d 死亡。耐过的仔猪，多遗留步态不稳、头部姿势异常、生长发育缓慢等后遗症。

【防治】

目前尚无特异疗法。治疗要点包括制菌消炎，促进渗漏液排出或吸收。

病猪应单独饲养，保持安静。断奶仔猪禁饲 8～12h，并施行深部灌肠，排除含毒素和组胺的积粪。改变日粮组成，适当减少蛋白性饲料，增加富含维生素的优质饲料。

为抑制病原细菌的繁殖，可选用抗生素、磺胺类药物。

新霉素或肠杆菌素每千克体重 0.015～0.02g，每日 3 次内服；磺胺二甲基嘧啶，首次 1g，以后 0.5g，每日 2～3 次内服。

为解除变态反应，可应用抗组胺药剂：1%苯海拉明 2～4mL，肌内注射，并同时内服 5%～10%氯化钙 10～20mL，每日 2 次，10%葡萄糖酸钙 15～20mL 与 1%普鲁卡因 10mL，肌肉或腹腔注射；醋酸考的松 50～100mg，皮下或肌内注射。

重症病畜应强心补液，用 10%安钠咖 1mL 或可拉明 0.2～0.3mL，皮下或肌内注射；5%葡萄糖液或葡萄糖氯化钠液 20～50mL，腹腔注射。

预防要点：仔猪断奶要逐渐进行，避免突然变换饲料。最好在断奶前后的 15d，减少精料 30%～50%，代之以多汁饲料。

一旦发现患病仔猪，即应于两天内对全群采取预防性治疗措施：

新霉素，每头 25 万 U，溶于 20～50mL 水中服用；每头 1%苯海拉明 2～4mL，肌内注射；断乳仔猪日粮中添加 5%氯化钙 5～8mL。

十四、犊牛前胃周期性臌胀

Periodical Tympany of Forestomaches in Calf

前胃周期性臌胀，多发于 2～3 月龄犊牛。饲喂不当或饲料质量不良是基本病因。过早地改为无乳饲喂，或用奶加工副产品替代牛奶而又增喂干草或多汁饲料时，最易引起发病。

在瘤胃发育尚未健全的状态下，过早地停止乳饲而改喂饲料，以致饲料在瘤胃内积滞，异常分解产气，导致胃壁扩展，严重的转为瘤胃麻痹。

临床上主要表现为瘤胃周期性臌气和消化紊乱。

病犊瘤胃容积增大，左肷窝部突隆，每天或间隔数天呈周期性发生，多于采饲后短时间内发作。腹围扩大，触诊腹壁紧张而有弹性，导胃或穿刺见有大量气体喷出。病初膨胀较轻，能自行消散。以后膨胀逐渐增剧，持续时间延长，显现呼吸困难，黏膜发绀，腹痛，呻吟，肌肉震颤，频频回视腹部，不断努责。开始时肠音高朗，继则减弱，有时消失。常剧烈腹泻。精神沉郁，心跳加快，全身衰弱。

部分未经充分消化的饲料后送，可引起真胃炎。少数病犊可自行恢复。大多因窒息或瘤胃破裂而死亡。

治疗要点是消除病因，排出积气，制止发酵，促进前胃机能恢复。

1. 为排出积气，应施行导胃、洗胃或瘤胃穿刺排气，同时投服缓泻、制酵剂。亦可经直肠灌注 0.25%鱼石脂、0.1%高锰酸钾、0.5%食盐溶液或 5%碳酸氢钠溶液。

2. 为吸附气体，可内服活性炭或矽碳银。为防止产气，每天以稀盐酸 5～15mL 加温水 500mL 中饮喂。

3. 为恢复机体水盐代谢和瘤胃微生物区系的平衡，应进行输液，并接种健牛瘤胃液或瘤胃内容物团块。

预防要点是，让哺乳犊牛逐渐适应采食一般饲料：从 15 日龄开始给予带叶的青草；25～30 日龄，给予优质的块根类饲料；35～45 日龄给予优质的配合青贮料。严禁饲喂由谷物加工调制的含水粉料！

（徐忠宝　徐世文）

十五、仔猪贫血

Piglet Anemia

仔猪贫血，特指 2～4 周龄哺乳仔猪缺铁所致发的一种营养性贫血。

贫血形态学分类属小细胞低色素型，多发于冻土寒区、冬春季节、舍饲期间，特别是猪舍以木板或水泥为地面而又不采取补铁措施的集约化养猪场。

本病同仔猪下痢、仔猪肺炎一起，作为仔猪的三大疾病，20 世纪 50 年代曾给中国，特别是东北地区的养猪业造成过严重损失。

【病因及发病机理】

特发于 2～4 周龄仔猪的贫血，病因在于其铁贮存量低，铁需要量大，铁供应量少。

1. 铁贮存量低　仔猪出生时，全身含铁总量大约 50mg。其绝大部分（约 80％）分布在血红蛋白中；一部分（约 10％）存在于血清（血清铁）、与铁蛋白结合运输于血浆（运输铁）或包含在肌红蛋白及细胞色素等某些酶类中；余下的不到 10％，即充其量不过 5mg 铁，以铁蛋白和含铁血黄素的形式贮存于肝、脾、骨髓和肺黏膜中。出生后，仔猪体内贮存铁的来源：一是内源性的，即由红细胞生理性破坏而更新；二是外源性的，即经肠道吸收运转而补充。仔猪体内的贮存铁，不论产前或生后，数量都极其微薄，稍加动用，即告耗竭。

2. 铁需要量大　哺乳仔猪发育生长迅速，1 周龄体重可为出生重的 1 倍，3～4 周龄则增重 4～6 倍。全血容量亦随体重而相应增长。1 周龄时比出生时增长 30％，到 3～4 周龄时则几乎倍增。为合成迅速增长的血红蛋白，每天需铁 7～15mg。而成年猪为维持正常铁代谢，每天只需外源补铁 1mg。

3. 铁供应量少　一切乳汁，包括猪乳，含铁微少。哺乳仔猪生后 3 周从母乳仅获铁 23mg，即平均每天获铁不过 1mg，加上仔猪生后 1 周胃液内缺乏盐酸，1 个月之后才趋于常态，因而从母乳中实际摄入的外源铁远远不能满足需要，出现"铁债"。

仔猪同各种幼畜一样，出生后由胚胎期的肝脾造血转为骨髓造血，需要调整适应，出现一个生理性贫血期。但仔猪生理性贫血的特点是出现时间早，表现程度重。原因如前所述，仔猪生后头几周生长发育和全血容量增长快，铁需要量大，母乳铁供应量有限，而体内铁贮存量极其微薄，维持数日即已枯竭。

生理性贫血的程度和持续时间，取决于饲养管理条件。夏季出生而放牧饲养的，贫血很轻，持续时间亦短，血红蛋白一般在生后 7～10d 降到低限 70～80g/L，并迅即于 2～4 周龄恢复正常；冬季舍饲的，贫血比较明显，持续时间也较长，通常在生后 15～20d 降到低限 50～60g/L，于 4～6 周龄才逐渐回升到常值。在冻土寒区、冬春季节、舍饲期间、水泥地面饲喂的仔猪，如果单纯依靠哺乳而不添置土盘，不及早粒饲，不补给铁剂，则度不过这一生理性贫血期，而发生重剧的缺铁性贫血。

有些资料报道，仔猪贫血不仅缺铁而且缺铜，应予重视。东欧及前苏联不少学者认为还缺钴、缺锰、缺维生素 B_{12}，概无实据，殊不可信。

【症状】

2 周龄起病，表现精神沉郁，离群伏卧，体温不高，但食欲减退，营养不良。

最突出的症状是可视黏膜呈淡蔷薇色，轻度黄染，重症仔猪黏膜苍白，如同白瓷，光照耳壳呈灰白色，几乎看不到血管，针刺亦很少出血。

呼吸增数，脉搏疾速，心区听诊可闻贫血性杂音，稍微活动，即心搏亢进，大喘不止。有的伴发膈肌痉挛，以致欧部跳动而呼吸更加费力。

检验所见：血液色淡而稀薄，不易凝固。红细胞数减少，可至 $3 \times 10^{12}/L$、$2 \times 10^{12}/L$ 乃至 $1 \times 10^{12}/L$ 以下，血红蛋白量降低，可至 $20 \sim 40g/L$。MCV、MCH 等红细胞指数低（小）于正常，显示小细胞低色素贫血类型。血片观察，红细胞着色浅淡，中央淡染区明显扩大。红细胞大小高度不均，小的居多，平均直径缩小到 $5\mu m$（正常为 $6\mu m$）。卜-乔氏曲线左移，且又低又宽。骨髓涂片铁染色，细胞外铁粒消失，幼红细胞内则几乎看不到铁粒。

【病程及预后】

通常病程约 1 个月，即 2 周龄起病，$3 \sim 4$ 周龄病笃，5 周龄开始好转，$6 \sim 7$ 周龄康复。6 周龄仍不好转的，预后大多不良，概死于腹泻、肺炎、贫血性心肌病等继发症。

【治疗】

原则是补足外源铁质，充实铁质贮备。

1. 口服铁剂疗法 既经济又奏效。

口服铁有多种制剂，如硫酸亚铁、焦磷酸铁、乳酸铁、还原铁等，其中仍以硫酸亚铁为首选药物。习用的处方是硫酸亚铁 2.5g，硫酸铜 1g，常水 1L。剂量为每千克体重 0.25mL，用茶匙灌服，每天一次，连服 $7 \sim 14d$。焦磷酸铁每天灌服 30mg，连用 $1 \sim 2$ 周。还原铁，对胃肠几无刺激性，可一次灌服 $0.5 \sim 1g$，每周一次，比较省事。

灌服铁盐，要特别注意掌握剂量。动物的铁代谢有其特点，即铁排泄量相当稳定，体内铁平衡依靠吸收进行调节，体内铁负荷太大时，铁的吸收就自动减少。但是肠道对铁吸收的调节只是在肠内铁浓度较低时才发挥作用。铁浓度很高时，肠黏膜就失去阻断铁吸收的控制能力。因此，误投大量铁剂，可引起铁中毒而出现呕吐和腹泻，甚至发生肝坏死和肝硬化。

2. 注射铁疗法 适用于集约化猪场或口服铁剂反应剧烈以及吸收障碍的腹泻仔猪。供肌内注射的铁剂，国产的有葡聚糖铁（右旋糖苷铁）、山梨醇铁和卡古地铁。葡聚糖铁注射液 2mL（每毫升含铁 50mg），深部肌内注射，通常一次即可，必要时隔周再注射半量。

【预防】

北方寒区，要尽量避免隆冬季节（12 月下旬至 2 月上旬）产仔。冬春舍饲所产仔猪，应有一定的户外活动时间，最好尽早随同母猪放牧。要及时粒饲，添置土盘，最好用红黏土（富含氧化铁）或使之自由掘食土根土。据报道，仔猪在 1 月龄之前，每天啃食湿黏土 $20 \sim 25g$，即可获取其所需之铁质。

水泥地面舍饲的仔猪，生后 $3 \sim 5d$ 即应开始补铁。方法是将前述的铁铜合剂涂抹在母猪的奶头上任仔猪自由舔吮，或逐头按量灌服。生后 3d 一次肌注葡聚糖铁 100mg，预防效果更加确实（Brownlie 等，1955；薛金良等，1987；张婉如等，1988；刘超，1990）。

近半个世纪以来，国内外学者一直致力于探索通过母猪补铁预防本病的方法，直到 20 世纪 80 年代后期才获得突破性进展。

妊娠母猪分娩前 2d 至产后 28d 的 1 个月期间，每天补饲硫酸亚铁（含 $7H_2O$）20g，其初乳和乳汁铁含量以及初生仔猪体内贮存铁虽不增加，但仔猪可通过采食母猪的富铁粪便而获取铁质，是一种最简便而经济的预防法，其效果无异于仔猪在生后第 3 天肌注 150mg 葡聚糖铁（Kolb 等，1990）。

据报，苏氨酸铁等氨基酸螯合铁，如水解大豆蛋白螯合铁即肽铁（iron peptide）可经由子宫肝褐质和乳腺肝褐质转运，通过母猪的胎盘和乳房屏障，增加胎猪体内的铁贮备和乳汁中的铁含量，而防止仔猪缺铁和贫血的发生（Ashmead 等，1977）。方法是妊娠母猪从分娩前 4 周至分娩后 4 周，每天用水解大豆蛋白螯合铁（hydrolyzed soybean protein - iron complex）$6 \sim 12g$（含铁 $600 \sim$

1 200mg），早晚各一次分服（泽崎等，1983；若林高明等，1989）。

（李毓义 张乃生 刘国文）

十六、新生畜低血糖症

Neonatal Hypoglycemia

新生畜低血糖症是吮乳不足，血糖降低所致发的一种幼畜代谢病。以明显的神经症状为特征。多发于仔猪和羔羊。同窝仔猪常 30％～70％ 发病，亦有全窝发病的。

【病因及发病机理】

主要原因是吮乳不足。常见的是母猪少乳、无乳、不让仔畜吮乳或仔多乳头少而吃不到母乳。有的因仔猪患大肠杆菌病、链球菌病、传染性胃肠炎等疾病时，哺乳减少，兼有糖吸收障碍。据报道，仔猪肠道缺少乳汁消化所必需的乳酸杆菌，可发生本病。

生后 7d 内的仔猪，缺少为糖异生作用所需的酶类，糖异生能力差，糖代谢调节机能不全。在此期间，血糖主要来源于母乳和胚胎期贮存肝糖原的分解。如吮乳不足或缺乏，则肝糖原迅速耗尽，血糖降低至 2.8mmol/L，发病显症。

在正常情况下，每 100g 脑组织每分钟消耗 5.5mg 葡萄糖，而脑贮存葡萄糖很少，完全依赖于血液供应，对低血糖极为敏感。血糖降低时，首先影响大脑皮质，而后波及间脑、中脑、桥脑及延髓。

【症状】

病初精神沉郁，吮乳停止，四肢无力，肌肉震颤，步态不稳，体躯摇摆，运动失调。颈下、胸腹下及后肢等处显现浮肿。病猪失声嚎叫，痉挛抽搐，头向后仰或扭向一侧，四肢僵直，或作游泳样运动。磨牙虚嚼，口吐白沫，瞳孔散大，对光反应消失，感觉机能减退或消失。皮肤苍白，被毛蓬乱，皮温降低，体温低下，37℃ 或更低。后期，昏迷不醒，意识丧失，很快死亡，病程不超过 36h。

羔羊多于生后 5d 内发病，表现精神沉郁，不愿走动，或行走缓慢，体躯摇晃，易跌倒。叫声沙哑而微弱，耳鼻和四肢发凉，体温在 36℃ 以下。后期表现阵发性痉挛，四肢乱蹬，角弓反张，多于 24h 之内死于昏迷。

实验室检查：患病仔猪血糖由正常的 4.2～8.3mmol/L（76～150mg/dL）降至 2.0mmol/L（40mg/dL）以下。患病羔羊血糖由正常的 2.8～3.9mmol/L（50～70mg/dL）降至 1.7mmol/L（30mg/dL）以下。

【治疗】

5％或 10％葡萄糖液 20～40mL，腹腔或皮下分点注射，每隔 3～4h 1 次，连用 2～3 次。羔羊可行静脉注射，或内服 25％葡萄糖液 10～20mL，每隔 2h 1 次，连续数日。

（王 哲 刘国文）

十七、肉鸡腹水综合征

Ascites Syndrome in Broilers

肉鸡腹水综合征，简称"AS"，又称肺动脉高压综合征（pulmonary hypertension syndrome，

PHS），或右心衰竭症（right heart failure，RHF），是由乏氧等多种因素引起，主要危害快速生长幼龄肉鸡，并以浆液性液体在腹腔内积聚，右心扩张肥大，肺部淤血水肿和肝脏病变为特征的一种群发性普通病。

本病于 1968 年首报于玻利维亚高海拔（>1 500m）的肉仔鸡群中，其后在秘鲁、墨西哥和南非等高海拔地区也有报道，特称"高海拔病"（altitude disease）。以后在美洲、欧洲、大洋洲、亚洲、非洲和中东的一些低海拔或海平面的国家如英国、美国、澳大利亚、德国、加拿大、意大利、日本、毛里求斯和古巴等国家和地区相继出现。

我国台湾省 1982 年即有本病的报道，大陆地区肉鸡饲养业起步较晚，1986 年才首次确认。进入90 年代以后，北京、天津、江苏、河南、河北、山东、上海、广东、内蒙古、黑龙江等低海拔地区以及青海、宁夏、甘肃、西藏、贵州和云南等高海拔地区的 20 多个省（自治区、直辖市）均有该病的报告。

该病目前已广泛分布于世界各地，同肉鸡猝死综合征和软腿病一起，被称为危害肉鸡的三大疾病。

据报道，该病在英、美等国的平均发病率为 4.5%，全世界的平均发病率约为 4.7%。在我国发病率一般为 2%～30%，最高达 80%。

Maxwell 等（1997）的调查研究表明，全球每年由此病造成的经济损失达 10 亿美元，而我国每年损失达 10 亿～13 亿元人民币。

在肉鸡养殖业中由 AS 所造成的死亡率约占全部死亡率的 25%，已成为世界肉鸡养殖业最主要的病害之一。

【病因】

腹水综合征的病因较为复杂，包括遗传、营养、饲养管理、环境、孵化条件、应激、霉菌毒素、药物中毒和疾病等。归纳起来主要有遗传因素、原发因素和继发因素三大类。

1. 遗传因素 肉鸡 AS 恒见于快速生长型的肉鸡，如艾维茵、AA、罗斯、科宝、塔特姆、红宝、三黄鸡、各种黄羽肉鸡等。AA 和艾维茵的 AS 发病率一般高于其他品种，且肉用公鸡的发病率较母鸡要高。这是长期以来育种学家不断追求肉鸡生产性能提高而进行遗传选育的结果。

肉鸡快速生长，心肺解剖结构并未得同步发育，其功能亦未得同步提高。随着体重的迅速增加，其心脏和肺脏重量与体重的比率越来越小，供氧能力接近极限，超出肺系统发育与成熟的程度，形成异常的血压-血流动力系统。加上肉仔鸡前腔静脉、肺毛细血管发育不全，管腔狭窄，血流不畅，造成肺血管，特别是肺静脉乃至肝静脉淤血，大量液体通过肝脏渗出，进入腹腔而形成腹水。

2. 原发因素

（1）缺氧。大量研究证明，肉鸡 AS 的发生与肉仔鸡所处饲养环境缺氧密切相关。早期肉鸡 AS 的发生与高海拔地区的氧分压低，空气中氧气浓度低（高原性缺氧）有关；低海拔或海平面地区肉鸡 AS 的发生则与未处理好保温和通风的关系有关，如育雏期间只注意保温而紧闭鸡舍门户，未考虑通风；育雏设备简陋，用塑料（或尼龙）薄膜搭成小空间的棚舍，使得育雏室内空气流通不良；采用煤炉或木屑炉保温，大大增加了鸡舍内的耗氧量；不及时更换垫料，舍内通风不良，一氧化碳、二氧化碳、氨气及尘埃含量升高，加之高密度饲养加剧了鸡舍小环境缺氧；肉鸡本身的快速生长和高代谢率对氧的需要增加，结果导致机体的相对缺氧。

（2）低温（寒冷）。本病多发生于冬春季节，提示环境寒冷（低温）在 AS 的发生上起着重要作用，许多研究者模拟低温成功地诱发了该病。

（3）饲料和饮水。高能量高蛋白日粮或颗粒（浓缩）饲料，均可增加肉鸡 AS 的发生，这是因为高能量和高营养饲料，可使肉鸡获得较高的生长速度。日粮酸碱水平失衡，发生酸中毒，亦可导致肺动脉压增高。

William 等（1995）研究表明，碱性日粮可大大降低腹水症引起的死亡。

日粮或饮水中高钠、高镍、高钴等也是肉鸡 AS 发生的重要因素。

此外，日粮中使用含过量芥子酸的菜子油时，会引起心肌退行性变化，造成右心衰竭，进而形成 AS。

饲料被浸提剂（己烷）、甲酸、巴豆、吡咯烷生物碱、油脚中的 PCB（二联苯氯化物）等污染，可引起肝中毒，而使门脉压升高，液体从肝表渗入腹腔，形成腹水。

（4）孵化条件。种蛋的孵化过程实际上是鸡胚心、肺等器官的发育过程，胚体对孵化过程环境条件的变化异常敏感。任何导致孵化器内氧含量不足的情况均可使新生雏鸡 AS 发生率升高。

Maxwell 用乙烯树脂条降低孵化蛋壳的通透性，发现孵出来的 1 日龄雏鸡的红细胞增多，出现类似 5 周龄腹水症病鸡所见的组织病变；当把孵出来的雏鸡置于模拟海拔 244m 的缺氧环境中时，腹水症的发生率竟高出 5 倍。

（5）其他。应激、肠道内产生的氨、内毒素也是 AS 的触发因子。高氨环境在 AS 发生中的确实作用尚未证实，是否与脲酶抑制剂应用有关，尚待研究。

3. 继发因素 根据试验研究和现场实际观察，肉鸡 AS 的继发性因素包括：

（1）病原微生物因素，如曲霉菌肺炎、大肠杆菌病、鸡白痢、肉鸡肾病型传染性支气管炎、衣原体病、新城疫、禽白血病、病毒性心肌炎等。

（2）中毒性因素，如黄曲霉毒素中毒、食盐中毒、离子载体球虫抑制剂中毒（如莫能菌素中毒）、磺胺类药物中毒、呋喃类药物中毒、消毒剂中毒（甲酚、煤焦油）等。

（3）营养代谢性因素，如硒和维生素 E 缺乏症、磷缺乏症等。

（4）先天性心脏疾病，如先天性心肌病、先天性心脏瓣膜病等。

这些因素可引起心、肝、肾、肺的原发性病变，严重影响心、肝和肺的机能，从而引起继发性腹水。

此外，肉鸡腹水症的发生还与甲状腺素分泌不足，可的松浓度较高有关。

【发病机理】

对于肉鸡 AS 的发病机理，各国专家从不同角度进行了长期研究，并建立了相关肉鸡 AS 的发病模型。目前对肉鸡 AS 发病机理的研究主要集中在：

（1）由肺细小动脉血管重构引起的肺动脉高压。

（2）由氧自由基引起的心、肺等器官的细胞损伤。

（3）由心脏病变（包括心脏的传导系统，房室瓣膜，心肌等）引起的心脏功能变化。

1. 肉鸡 AS 的试验模型

（1）低氧（缺氧）试验模型。肉鸡腹水综合征首先出现在高海拔地区，被认为是低气压缺氧的结果。故早期的研究往往借助于高海拔或用低压氧舱造成低氧状态来作为造病模型。

（2）低温试验模型。研究表明低海拔地区肉鸡 AS 的发生与环境低温有很强的相关性。很多研究者运用低温成功地诱发了 AS，并以此作为该病的试验模型进行发病机理的研究。

（3）高钠试验模型。现已有充分的试验依据证实日粮（饮水）中钠离子过高会导致肉鸡的 AS，有研究者通过饮水高钠建立了该病的试验模型。

（4）结扎一侧肺动脉试验模型。右心是肺动脉压的承受中心，随着肺动脉压的升高，右心势必出现相应的病理生理变化。Wideman 等（1995）首次采用结扎肉鸡右侧肺动脉，使未被结扎的一侧肺血流量增加，造成肺动脉压升高，肉鸡 AS 的发病率高达 60%～90%。

（5）其他试验模型。Yamachigu 等向 14 日龄雄性仔鸡气管内注入大肠杆菌营养肉汤 0.2mL（含

活菌 1.2×10^6 个），然后将实验鸡置于低温环境，成功复制出肉鸡 AS 病例。

Meluzzi 等（2001）发现，在鸡饲料中加入较高含量的氯化物可诱发本病。

Wideman（2001）做了静脉内注射颗粒物和内毒素诱发该病的模型。

2. 发病机理　主要包括血管损伤、心脏损伤、氧自由基损伤三大论点。

（1）血管损伤论。

①肺动脉高压与肺细小动脉血管重构。人类医学大量研究表明，肺血管收缩反应增强和肺细小动脉血管重构是低氧性肺动脉高压形成的特征和病理基础。

李锦春等（1999，2000）首先在肉鸡 AS 自然病例中证实了肺细小动脉血管重构的病理学证据，继而在高钠诱发的肉鸡 AS 模型中，用图像分析的方法对肺细小动脉血管重构进行了系统的分析。

Xiang 等（2002）以血管重构为病理依据，报告了维生素 C 能降低肉鸡 AS 发病率的病理生理机制。

刘健华等（2003）报告了肺血管结构重建与肉鸡肺动脉高压形成的关系。

向瑞平等（2004）报道了环境低温和 T_3 致肉鸡 AS 试验模型存在肺微细动脉肌型化的病理现象。

Pan 等（2005）研究发现，早期限饲降低肉鸡 AS 发病率，与限饲缓解肉鸡肺血管重构有关。

Tan 等（2005）发现，肉鸡肺血管重构与肺细小动脉平滑肌细胞的过度增殖和凋亡减少有关。

李锦春等（2006）研究指出，间歇光照降低肉鸡 AS 的发病率与肺血管重构有关。

Tan 等（2005）应用免疫组织化学技术，证明肉鸡肺动脉蛋白激酶 $C\alpha$ 表达增强可能参与 AS 的发病过程，并且导致肺细小动脉的血管重构。

范春艳等（2005）发现，BQ123 具有抑制肉鸡肺血管重构的作用。

Li 等（2006）探讨了钙信号转导与肉鸡 AS 发生发展的关系，发现 AS 患鸡肺细小动脉中膜平滑肌中有大量钙沉积，同时发现缺氧能引起肺动脉平滑肌内 Ca^{2+} 显著升高，从而推测 Ca^{2+} 信号转导异常可能在肉鸡 AS 的发生过程中起重要作用。

Moreno de Sandino 等（2006）研究表明，在肉鸡 AS 的形成过程中一氧化氮参与了肉鸡肺血管重构，而肺血管结构重建被认为是持续性或慢性缺氧和高压因素协同作用导致肺血管的结构变化的结果：一方面，缺氧可直接诱导血管内皮细胞、平滑肌细胞和成纤维细胞增殖，使胶原等细胞外基质成分分泌增多，从而造成肺动脉壁增厚和顺应性降低；另一方面，高压时血流剪切力增高，通过内皮细胞的感受，诱导多种生长因子相关基因的转录和表达增多，介导肺动脉平滑肌细胞和成纤维细胞增殖，进而使大动脉收缩，阻力血管段即肌性动脉段中层肥大和微循环重构，非阻力血管段即部分肌性动脉段和非肌性动脉段管壁中的中间型细胞和周细胞转化为平滑肌细胞，使肌性动脉段增加，延长了阻力血管段。阻力血管段延长和管壁肥厚使血管阻力增大，肺动脉压升高，引起肺动脉高压（pulmonary hypertension，PH），右心肥大，最后形成腹水。

②血管活性物质（因子）与肺动脉高压。

a. 一氧化氮（nitric oxide，NO）。又称血管内皮衍生舒张因子（endothelium derived relaxing factor，EDRF），是一种作用极强的血管舒张因子，可激活血管平滑肌细胞内的可溶性鸟苷酸环化酶，使细胞内 cGMP 水平升高，激活 cGMP 依赖性蛋白激酶，最终导致肌浆球蛋白轻链的脱磷酸化，引起血管平滑肌松弛，降低血压。

Wang 等（2002）研究了在日粮中添加一氧化氮合成酶（nitric oxide synthase，NOS）抑制剂 L-NAME 后，对肺动脉压、血浆 NO 和肉鸡 AS 发病率的影响。

刘健华等（2002）发现，AS 患鸡肺血管 NOS 表达增强，并推测可能因为 NO 具有双刃剑的作用，与肺血管内皮损伤和中膜增厚有关。

Moreno de Sandino 等（2003）研究表明，肉鸡肺动脉高压的形成与血管内皮细胞一氧化氮的释放降低有关。

　　Wideman 等（2004）报告，用 L-NAME 可以放大肉鸡肺动脉对内毒素的收缩反应。

　　Odom 等（2004）对比了肉鸡和来航鸡离体肺动脉在缺氧条件下补充 NO 的前体（精氨酸）和供体（硝普钠）时舒缩反应的差异，并依据肉鸡舒张反应大于来航鸡，认为缺氧时肉鸡 AS 的发生与肉鸡体内内皮源性 NO 产生量减少和活性降低有关。

　　b. 内皮素-1（endothelin-1，ET-1）。由 21 个氨基酸组成，具有强大的促血管平滑肌细胞增殖、收缩血管和升高血压等作用。

　　王金勇、周东海、万春云等（2002，2004，2007），通过试验证实 ET-1 参与了肉鸡 AS 的形成和发展过程。

　　杨鹰等（2005）发现，内皮素 A 受体颉颃剂 BQ123 能够预防低温诱发的肉鸡肺动脉高压，从而反证 ET-1 参与肉鸡 AS 的发病过程。

　　c. 血管紧张素Ⅱ（angiotensin，AngⅡ）。一种多功能激素，能调节血管张力，刺激血管肥厚或增生，引起血管收缩，促进血管平滑肌细胞产生氧自由基，削弱其抑制血管重构的作用，增加内皮细胞的通透性，同时促进内皮细胞分泌内皮素，发挥两者的协同作用。

　　石岩（2003）以及韩博等（2003）分别探讨了血管紧张素Ⅱ在肉鸡 AS 形成过程中的作用。认为 AngⅡ不仅通过肾素-血管紧张素-醛固酮途径导致腹水综合征的发生发展，而且通过颉颃 NO 的生成，使血管舒张因子减低，造成血管收缩，促进血管平滑肌细胞增生，增加血小板黏附，最终致肺动脉高压。

　　d. 血清素（serotonin）。又称 5-羟色胺（5-hydroxytryptamine，5-HT），一种强大的肺血管收缩物质。Chapman 等（2002）证实，血清素能直接引起肉鸡肺血管收缩和肺动脉高压，可能在 AS 发生发展中起一定作用。

　　e. 缺氧诱导因子。缺氧诱导因子-1（hypoxia inducible factor-1，HIF-1），是机体缺氧信号传导途径中一个关键的转录因子——HIF 的一个活性亚基，对人类和哺乳动物肺动脉高压的形成具有极其重要的病理生理作用。

　　曾秋凤等（2006）试验证明，HIF-1α 与肉鸡肺动脉高压导致的腹水综合征相关。

　　f. 心钠素（atrial natriuretic polypeptide，ANP）。一种由心肌细胞分泌的、由 28 个氨基酸组成的多肽激素，具有强大的排钠、利尿、扩张血管、降低血压等作用。

　　周东海等研究表明，ANP 参与肉鸡 AS 的发生和发展过程，并与肉鸡发生 AS 的程度有密切关系。

　　g. 其他。有些学者还研究了血栓素（thromboxane）和前列环素（prostacyclin）等与肉鸡 AS 的关系。

　　（2）心脏损伤论。

　　Olkowski 等（1998）研究认为，心脏损害是肉鸡 AS 的原发性病理损害。Maxwell（1998）等研究指出，肉鸡血液中较高的肌钙蛋白-T（troponin T，TnT）水平（0.38±0.036ng/mL）可能与肉鸡较为广泛的亚临床心肌损害有关，且肌钙蛋白-T 水平作为肉鸡腹水综合征的早期诊断的可靠性比右心（right ventricle，RV）/全心（total ventricle，TV）重量比（RV/TV），CPK（心肌酶）及 API（动脉压指数）的可靠性大。

　　Martinez-Lemus 等（2000）关于肉鸡腹水综合征发展过程中超声心动图的研究表明，在右房室瓣率处出现单向性的血液返流（2m/s），在条件改变的情况下，回流血液在左、右房室瓣率处都可通过，可能造成心室中隔中心肌的损伤，导致希氏束（右房室环）受损，影响向右房室瓣的神经传导，导致右房室瓣功能不全。同样的结构变化也可能会导致左房室瓣功能不全。

　　Olkowski 等（2007）观察了快速生长肉鸡心室超微结构和基质金属蛋白酶（MMP-2）的变化，指出心室肌的慢性恶化是肉鸡 AS 发生的重要因素。接着又通过超声心动图技术发现，左心房和左心室的病理变化在肉鸡 AS 发病过程中起重要作用。

此外，AS 病鸡的心肌显现水肿，心肌纤维肥大，连接疏松，肌纤维间有异嗜细胞增生，呈现空泡样变或髓样变，肌纤维水肿，明暗带模糊，局部的肌微丝断裂溶解，心肌纤维糖原减少等，使心肌的自律性失衡，心肌纤维电兴奋性改变，而导致心律失常。同时由于希氏束的右分支主干长，大部分在心内膜下行走，加上生理不应期长，更易出现病理性传导阻滞，进而形成 AS。

（3）氧自由基损伤论。

Bottje 等（1995）研究表明，腹水综合征肉鸡心肌细胞内线粒体基质中有大量过氧化氢存在，导致心肌细胞的损伤。

Maxwell 等（1996）研究认为心肌中乳酸脱氢酶（LDH），细胞色素氧化酶增多，线粒体内 Ca^{2+} 沉积，过氧化物增加，均是右心室心肌受损的结果。

Tang 等（2002）对 AS 患鸡心肌和胸肌线粒体进行了有趣的探索，发现线粒体在呼吸过程中有较多的电子渗漏现象，揭示肉鸡细胞内不能有效地利用氧，从而产生较多的过氧化氢（H_2O_2）类的自由基，使肉鸡易于发生 AS。

Iqbal 等（2002）进一步用免疫组织化学的方法，研究了线粒体 comollex Ⅳ 亚单位 Ⅰ（cox Ⅰ）和亚单位 Ⅱ（cox Ⅱ）的活性，发现 cox Ⅱ 与 RV/TV 有好的相关性，从而认为 cox Ⅱ 可能参与 AS 的形成。

Arab、潘家强等（2006，2007）观察到，低温条件下肉鸡体内及体外培养的血管内皮细胞脂质过氧化作用增强，自由基产生增加，可能在肉鸡 AS 的发病过程中有重要的作用。

向瑞平等（2002）报道，日粮中添加维生素 C 能明显阻断低温和 T_3 条件下肉鸡体内脂质的过氧化过程，有效清除体内自由基，显著增强体内抗氧化能力，而成功地防治了肉鸡 AS 的发生。

（4）其他论点。

①关于高钠引起肉鸡 AS 的机理，一般认为是：早期主要引起红细胞压积（packed cell volume，PCV）升高、红细胞变形性（erythrocyte deformability，ED）下降和血容量（blood volume，BV）增加，后期主要引起肺血管重构，使肺毛细血管对血流的阻力增加，导致 PH，最后形成腹水。

②高钴负荷的情况，亦与高钠相似，可影响肉鸡的血液黏度，增加 AS 的发生率。

③淋巴循环障碍论认为：腹水症发生的病理学基础为肝淋巴循环障碍。肝淋巴生成增多和肝静脉回流受阻是肉鸡腹水形成的最主要因素之一。由于淋巴循环动力学改变，进一步影响静脉循环系统，导致腹水症的发生。

④酸中毒论认为：当肉仔鸡电解质平衡失调时，局部氢离子浓度发生变化，产生酸中毒，引起血管收缩，尤其肺部血管收缩，导致肺动脉压升高，发生肺水肿，并产生腹水。

⑤肠道产氨论认为：肠道内的氨浓度与血氨水平、pH 以及血液的携氧能力有关。肠道内氨的存在使黏膜合成核酸的量增加，导致肠壁变厚，使肠壁毛细血管受到压迫而血流受阻，血压升高、血管充血、血液及组织液的 pH 降低，造成组织酸中毒和血液渗出增多，而发生腹水。

【临床表现】

2～3 周龄快速生长的肉用仔鸡敏感性最高，死亡高峰多见于 4～7 周龄的快速生长期；也有 3～5 日龄雏鸡发病的报告。

绝大多数病鸡表现为生长迟缓，精神不振，羽毛松乱，食欲减退或废绝，垂翅喜卧，体温正常，有的排灰白色或黄绿色稀粪。腹部膨大，触之有波动感。腹腔穿刺，流出数量不等的淡黄色透明液体。病鸡不愿站立，常以腹部着地，呈"企鹅状"。冠和肉髯暗红或苍白皱缩。心跳加快，呼吸急促，部分病死鸡可见腹部皮肤发绀。腹水往往发展很快，且病死率很高，常在腹水出现后的 3～7d 内死亡。

【病理变化】

1. 病理剖检变化　特征性剖检变化有腹腔积液，心脏及肺脏病变。剖开腹腔见腹腔有数量不等的淡黄色清亮液体，轻者数十毫升，一般为 100～500mL，重者多达 500mL 以上。腹水中混有纤维素性半透明胶冻样凝块，无特殊臭味和腐败味。心包积有清亮液体，有时见心包膜增厚，心脏体积增大变圆，右心肥大，右心室扩张，心壁变薄，心肌柔软，心腔内常充满凝固的血液。肺严重淤血或水肿，小点出血，间有实变区。

此外，常可见肝脏表面附着有大量淡黄色胶冻状纤维蛋白凝块，肝肿大或萎缩，有的肝脏表面凹凸不平，色淡而质地变硬。肝静脉和肝门静脉怒张呈索状，充满血液。肠管管壁增厚、淤血，肠系膜静脉淤血扩张呈树枝状。肾肿大淤血。法氏囊和胸腺不同程度萎缩。胸肌、腿肌不同程度淤血，色暗红。

2. 病理组织学变化

（1）肺脏。支气管黏膜复层上皮细胞部分脱落，固有层结缔组织疏松、增宽，毛细血管、小动脉及小静脉扩张，充满大量红细胞，平滑肌层肌纤维疏松、紊乱或断裂，最外层结缔组织纤维散乱、增宽，小动脉、小静脉及毛细血管高度扩张，充满大量红细胞。肺小叶间动、静脉充血，管壁结构疏松、淡染，有的出现空泡，血管周围见有水肿性"袖套"现象。副支气管管腔扩张或狭窄，充满浆液和红细胞，周围的平滑肌萎缩，黏膜单层上皮增生，部分病例可见结缔组织增生。呼吸性毛细支气管萎缩，狭窄。部分肺泡内有多量红细胞和水肿液。有的病例肺小叶内出现数量不等、大小不一、形态多样的骨样组织或非骨样纤维组织的粉红色小体或结节。肺被膜结构疏松、淡染、水肿。

用 Van-Gieson 氏染色，可见支气管外层、副支气管外层、肺小叶间质及肺小叶内纤维组织小体或结节，有红色着染的胶原纤维，而用 Mallory 氏染色时上述组织着深蓝色或蓝色。

（2）心脏。心肌纤维大部分断裂，肌浆溶解消失，部分心肌细胞颗粒变性、空泡变性。右侧心肌纤维细长，左侧心肌纤维较粗。肌纤维间或间质内充满大量液体，其中毛细血管管腔闭塞，小动脉管壁变形，血管外膜细胞增生，有的小动脉腔内充满红细胞或呈凝集状态。间质中疏松结缔组织散乱，多数小动脉、毛细血管均与心肌纤维分离。静脉极度扩张，充满红细胞，并见管壁破裂而出血。局部可见新生毛细血管增多，管腔空虚。心外膜与心肌之间充满液体，可见结缔组织增生、断裂。

用 Van-Gieson 氏染色可见心外膜、间质及肌纤维间有红色胶原纤维增生。Mallory 氏染色着深蓝色。心外膜水肿性肥厚。有的心外膜表面有大量纤维蛋白渗出，并有脱落的间皮细胞及间皮细胞增生，还见有数量不等的淋巴细胞、单核巨噬细胞等。

（3）肝脏。

初期：肝包膜下静脉、毛细血管、中央静脉、肝窦扩张淤血，充满大量红细胞，肝小叶结构尚清楚，肝细胞肿大，呈颗粒变性及脂肪变性，偶尔在肝小叶间或肝索间见有淋巴细胞、单核巨噬细胞等浸润。

中期：肝包膜表面有多量纤维蛋白渗出，包膜下淋巴管及窦状隙扩张，包膜间皮增生变圆，并有大量炎性细胞浸润，使肝包膜表面明显增厚。叶间静脉、中央静脉、肝窦高度扩张淤血，并有出血现象。肝细胞颗粒变性、脂肪变性较严重或局灶性坏死。肝索及小叶间有多量淋巴细胞、单核巨噬细胞等，并有少量成纤维细胞增生。小叶间还可见胆管上皮增生及化生现象。

后期：肝小叶界限不清，呈不规则地缩小，肝实质细胞可见大面积坏死，并被淋巴细胞、单核巨噬细胞及成纤维细胞所取代。部分肝小叶被增生的结缔组织分割成大小不等的圆形"小岛"。其中细胞排列紊乱，缺乏中央静脉，在汇管区可见有大量增生的假胆管。

（4）肾脏。肾小球毛细血管内皮细胞和间膜细胞肿大、增生，细胞核数目增多且密集，肾小球体积增大，肾球囊腔扩张。肾小管上皮细胞肿胀，出现颗粒变性、空泡变性、脂肪变性甚至坏死。有的上皮细胞与基底膜分离，形成上皮管型，重者其上皮细胞崩解消失，只留下一个环状的基底膜空腔。肾小管间质淤血、水肿，间隙增宽，有的单核巨噬细胞和淋巴细胞浸润。肾小叶间结缔组织结构疏松、淤血、水肿。肾被膜增厚，被膜下血管充血、水肿，结构疏松。肾部输尿管上皮细胞空泡化，有的脱落于管腔，管壁及其周围结缔组织结构疏松、水肿。

（5）脾脏。脾白髓淋巴小结萎缩，淋巴细胞数量减少，中央动脉扩张，脾小梁血管扩张、充血。髓窦中淤积大量红细胞及水肿液，髓索及脾小体淋巴细胞中也散在有红细胞，窦内皮细胞肿胀。

（6）腺胃、肌胃、十二指肠和小肠。黏膜上皮细胞轻度肿大、变性、脱落或坏死，黏膜固有层及黏膜下层毛细血管扩张、充血、淤血或水肿，黏膜下层水肿，间隙明显增宽，腺细胞增生。

（7）胸导管。失去正常的3层结构，胸导管内皮细胞肿胀。部分区段极度扩张，可见淋巴液外渗等病理改变，导管管壁外有嗜酸性粒细胞。重者胸导管管壁增厚，部分纤维水肿，纤维间距增大，或出现管壁变薄、变性、坏死等。

（8）胸腺、法氏囊。淋巴小结萎缩，淋巴细胞减少。

扫描电镜观察：肺动脉内皮细胞嵴消失，附着有数量不等的红细胞和血小板，严重者基膜裸露，附着数量较多的血小板。肺呼吸性支气管扩张，肺间质增厚。心肌纤维排列紊乱，肌纤维间可见大量红细胞。肝血窦扩张。

透射电镜观察：肺脏血管内皮细胞肿大，细胞核向血管腔突入，毛细血管腔狭窄，严重者内皮细胞下基膜出现弥漫性水肿，且水肿部位出现淋巴细胞浸润。肺呼吸性支气管上皮细胞质内细胞器溶解呈现空泡状，细胞膜结构不清，板层小体与线粒体溶解消失，有的上皮细胞核内异染色质中见有低电子密度空泡，核的双层膜扩张或缺失，有的上皮细胞核固缩，甚至上皮细胞崩解，有的上皮细胞下基膜变性溶解。肺间质细胞受损伤，其外周的胶原纤维膨胀、溶解。

心肌细胞质内线粒体崩解，其他细胞器消失，肌原纤维断裂，有的横纹消失。心肌纤维间毛细血管扩张、充血、出血。肌纤维间充满大量炎性细胞和成纤维细胞。

肝细胞质内的线粒体嵴模糊不清，细胞质液化形成空泡，肝细胞边缘界限不清。

【临床病理学变化】

1. 血液学检验　病鸡的红细胞数、红细胞压积（PCV）、血红蛋白含量均明显升高，MCV、MCHC 等红细胞参数平均值亦增加；白细胞分类计数、异嗜性白细胞（约为 47.9%）和单核细胞增多；淋巴细胞减少。

2. 血液生化检验　病鸡血清总蛋白和白蛋白下降，血液碱贮下降，酸度上升；血黏度升高；碱性磷酸酶（AKP）活性升高（达 397.68～474.54 单位），血清谷草转氨酶（GOT）、乳酸脱氢酶（LDH）和磷酸肌酸激酶（CK）活性上升，而淀粉酶（AMY）活性下降。血清 K^+ 含量显著升高（达 583.9μg/mL），血清 Mg^{2+} 含量有增高的趋势，血清中 Fe^{3+} 逐渐降低；血硒含量明显下降；血钙含量下降。血氧饱和度显著降低，平均为 62.1%。

3. 腹水成分检验　腹水一般较透明，室温静置不凝固，相对密度平均为 1.015，pH 平均为 7.4。细胞较少，其中主要是间皮细胞，间或有少数淋巴细胞和红细胞，通常不见炎性细胞，李凡他反应阴性，故腹水液多为漏出液。腹水中蛋白质、锌、钙、钠的含量与正常血浆的接近，非蛋白氮、钾、镁、铁的含量较正常血浆的高，铜的含量明显低于血浆中铜的含量。

【诊断】

1. 临床诊断　根据病史、临床表现和典型的病理变化，不难做出初步诊断。

测定红细胞压积（PCV）、右心室（RV）和心室总重量（TV）的重量比（RV/TV）（一般认为RV/TV 低于 0.25 为正常，在 0.25～0.299 之间可怀疑为中度右心室肥大，0.299 以上则为严重的右心室肥大）、动脉压指数（arteriole pressure index，API）、腹水心脏指数（ascites heart index，AHI）、血液中肌钙蛋白 T（TnT）含量（其临界值在 35～49 日龄的肉鸡为 0.25～0.30ng/mL）以及临床病理学检验有助于确诊。

2. 辅助诊断

刘娜等（2002）用 A 超等对腹水鸡进行检查时发现：从进波到出波之间有一很宽的液性平段，且腹水的检出率与实际腹水的发生完全相符，提示 A 超可用于肉鸡腹水征的诊断。

Martinez-Lemus 等（2000）和 Deng 等（2006）研究表明，B 超有助于诊断。

Odom、夏成、孙卫东等（1991，1993，1999）指出，肉鸡心电图（ECG）的 II_a、V_F 导联 S 波波幅加深，心电轴右偏（右心室肥大）或左偏（左心室肥大）可用于早期诊断，如与 AHI、RV/TV、PCV、mPAP 等指标结合，则更有利于早期诊断。

3. 鉴别诊断　应注意与继发性因素引起的肉鸡 AS 相鉴别，如曲霉菌性肺炎、鸡白痢、大肠杆菌病、衣原体病、肾病型传染性支气管炎、新城疫、禽白血病、病毒性心肌炎、黄曲霉毒素中毒、食盐中毒、离子载体球虫抑制剂莫能菌素中毒、磺胺类药物中毒、呋喃类药物中毒、消毒剂中毒（甲酚、煤焦油）、硒和维生素 E 缺乏症、磷缺乏症、先天性心肌病、先天性心脏瓣膜病等。

【防治】

一般认为，肉鸡 AS 一旦出现临床症状，单纯性治疗往往为时已晚。研究者从不同角度提出防治肉鸡 AS 的各种方案，主要有抗病育种、早期限饲、加强饲养管理和药物防治四个方面。

1. 抗病育种　大部分学者认为，防治该病的关键是抗病育种，即选育对缺氧和（或）肉鸡 AS 都有耐受性的品系，这就要求重新考虑选育标准（如心血管健康和生长性能的生理学新指标），选择出生产性能好且对肉鸡 AS 具有抗性的新品种。

目前已经发现与肉鸡 AS 抗性相关的性状有：RV/TV 值，PCV 值，血清心源性肌钙蛋白 T 浓度，红细胞携氧能力，机体的代谢率，线粒体电子传递链蛋白等。这些指标能否直接用于预测 AS 和进行抗病育种尚无定论。

要想真正快速准确地预测 AS 的易感性并进行抗病育种，还必须借助于现代生物化学、细胞学、免疫学和分子生物学的方法和手段，找出 AS 的抗性基因，或者与 AS 抗性基因相关的遗传标记。一些学者在这方面进行了先期探索，目前尚未取得明显的进展。

2. 早期限饲和控制光照　实行早期合理限饲是公认的预防肉鸡 AS 的有效措施。涉及限饲有效降低 AS 发病率和病死率的研究报告很多，主要着眼于限饲能减缓肉鸡早期的生长速度，使氧气的供需趋于平衡。

限饲方法有多种，包括限量饲喂（如 10～30 日龄限制饲喂，每天只供给需要量的一半）、隔日限饲、减量限饲，用粉料代替颗粒料，以低能量（如 0～3 周龄喂较低能量饲料，4 周龄至出售前改喂高能量饲料）和低蛋白的日粮代替高能量高蛋白日粮，或控制光照［采用 0～3 日龄 24h 光照；4～21 日龄，6h 光照（L）：18h 黑暗（D）；22～28 日龄，8L：16D；29～35 日龄，10L：14D；35 日龄至上市，12L：12D］等。

对限饲开始的时间、限饲的程度、持续时间及其对肉鸡免疫力的影响等问题，仍需要进一步研究。

3. 加强饲养管理　为肉鸡群的生长发育提供一种良好的生活环境，在寒冷季节注意防寒保暖，妥善解决好防寒和通风的矛盾，维持最适的舍内温度和湿度；保持适当的饲养密度；减少饲养管理中的各种应激以及人为应激刺激；搞好小环境卫生，降低有害气体（CO_2、NH_3、H_2S）及尘埃浓度，保持舍内空气清新和氧气充足；提高种蛋质量，改善孵化条件，注意对孵化器、出雏器、运雏及整个育雏期适当补氧；认真执行科学的卫生防疫制度，注意呼吸道病和肺损伤的预防；合理使用各种药物和消毒剂，以做好肉鸡群的生物安全工作；科学调配日粮，注意饲料中各种营养素、蛋能比、油脂类型及电解质（尤其是 Na^+、K^+、Cl^- 等的比例）平衡，杜绝使用发霉变质的饲料；注意饮水质量，饮水中钠、钙、锌、钴及磷等金属和非金属离子的含量应符合饮用水标准；饲料中磷水平不可过低（＞0.05%），食盐的含量不要超过 0.5%，Na^+ 水平应控制在 2 000mg/kg 以下，饮水中 Na^+ 含量宜在 1 200mg/L 以下，并在日粮中适量添加 $NaHCO_3$ 代替 NaCl 作为钠源。

4. 药物防治 国内外有多种药物防治肉鸡 AS 的报道，概括起来包括西药防治、中草药防治以及中西结合防治。

（1）西药防治。

①腹腔抽液。在腹部消毒后用 12 号针头刺入腹腔抽出腹水，然后注入青霉素、链霉素各 2 万 U（μg）或选择其他抗生素，经 2～4 次治疗，可使部分病鸡康复。

②利尿剂。双氢克尿噻（速尿）0.015% 拌料，或口服双氢克尿噻，每只 50mg，每日 2 次，连服 3d；双氢氯噻嗪 10mg/kg 拌料，也可口服 50% 葡萄糖。

③碱化剂。碳酸氢钠（1% 拌料）或大黄苏打片（20 日龄雏鸡每天每只 1 片，其他日龄的鸡酌情处理）。碳酸氢钾 1 000mg/kg 饮水，可降低肉鸡 AS 的发生率。

④抗氧化剂。向瑞平等（2006）在日粮中添加 500mg/kg 的维生素 C，成功地降低了低温诱导的 AS 的发病率，并发现维生素 C 具有抑制肺小动脉肌性化的作用。

Iqbal 等（2002）发现，在饲料中添加 100mg/kg 的维生素 E，显著降低了 RV/TV 值。选用硝酸盐、亚麻油、亚硒酸钠等抗氧化剂，亦有一定的防治效果。

⑤脲酶抑制剂。用脲酶抑制剂除臭灵 125mg/kg 或 120mg/kg 拌料，可降低肉鸡 AS 的病死率。

⑥支气管扩张剂。用支气管扩张剂 metapro-terenol（二羟苯基异丙氨基乙醇）给 1～10 日龄幼雏饮水投药（2mg/kg），可降低肉鸡 AS 的发生率。

⑦其他。有人在日粮中添加高于 NRC 标准的精氨酸可降低 AS 的发病率；给肉鸡饲喂 0.25mg/kg 的 β-2 肾上腺素受体激动剂 clenbuterol 防治 AS，取得良好效果；在日粮中添加 40mg/kg 辅酶 Q_{10}（coenzyme Q_{10}，CoQ_{10}）能够预防 AS；日粮中添加肉碱（200mg/kg）可预防 AS；饲喂血管紧张素转换酶抑制剂卡托普利（5mg/只）、硝苯地平（1.7mg/只，1d2 次）、verapamil（每千克体重 5mg，1d2 次），或肌内注射扎鲁司特（0.4mL/kg 早晚各 1 次），可降低肉鸡肺动脉高压；或饲喂"腹水克星"、乙酰水杨酸等。

（2）中草药防治。中兽医认为肉鸡 AS 是由于脾不运化水湿、肺失通调水道、肾不主水而引起脾、肺、肾受损，功能失调的结果。宜采用宣降肺气，健脾利湿，理气活血，保肝利胆，清热退黄的方药进行防治，如苍苓商陆散、复方中药哈特维（腥水消）、运饮灵、腹水净、腹水康、术苓渗湿汤、苓桂术甘汤、十枣汤、冬瓜皮饮以及复方利水散、地奥心血康、茵陈蒿散、八正散加减联合组方、真武汤等。

（孙卫东　王小龙　谭　勋　潘家强　向瑞平　李锦春　王金勇　黄克和　张海彬）

［附］ 群体溶血病症状鉴别诊断

溶血性贫血（hemolytic anemia），简称溶血病（hemolytic disease），原属贫血的一个病因和发病机理类型。鉴于其病因和病种甚多，发病机理和环节比较复杂，有必要作为组合单元专门加以论述。

（一）溶血过程及机制

红细胞的寿命，经标记同位素 ^{59}Fe 或 ^{14}C 测定，短者为 55d，长者为 160d，因动物种类而不同。

牛为 160d；马 140～150d；绵羊 70～153d；山羊 125d；犬 110～122d；猫 68d；兔 68d；猪 63d。

在正常情况下，脾脏是破坏衰老红细胞的主要场所。在病理情况下，不同发育阶段的红细胞可在不同部位遭到破坏。骨髓窦是检验红细胞产品的第一道关口。窦中有很多吞噬细胞，不健全的网织红细胞或成熟红细胞在进入循环血流之前即被破坏和吞噬。幼红细胞核分裂发生障碍时，一些很不健全的幼稚红细胞在尚未成熟阶段即有相当数量在骨髓内被扼杀，称为骨髓内溶血（intra - medullary hemolysis）或红细胞无效性生成（ineffective erythropoiesis）。

循环血液中的不正常红细胞，有的是已通过骨髓窦的不健全红细胞（有先天内在缺陷的红细胞），有的是在循环血液中由抗体、激活的补体、药物、化学毒物、生物毒素、机械损伤等因素使胞膜性能受到损害的红细胞（受后天外来损伤的红细胞）。这样的不正常红细胞，有两种命运：或者在循环血液内遭到破坏，称为血管内溶血（intravascular hemolysis）；或者在流经脾脏等网状内皮系统时被扣留和吞噬，称为血管外溶血（extravascular hemolysis）即网内系溶血（reticulo-endothelial hemolysis）。

正常红细胞呈两面凹的圆盘形，直径平均为 $5\sim6\mu m$，然而却能通过口径仅为其直径一半的微循环（最窄处只有 $3\mu m$，甚至更小），且能通过许多次而安然无恙。这是因为红细胞具有极易改变形状的特殊性能。红细胞的这一特殊性能是由其特殊的细胞形态和膜结构所决定的。

红细胞呈两面凹圆盘状这一特殊形态，使其胞膜能适应环境而发生变形，因而能在微循环中通行无阻且不受损伤。球形红细胞（spherocyte）则否。球形的面积是最小的，没有多余的胞膜供细胞变形，因而在脾窦中通不过比其直径小得多的微循环，即使勉强通过亦必然受到机械性损伤，很快就会在脾脏等网状内皮系统中被破坏而消灭。此外，红细胞中有一种谱蛋白，具有"收缩"或变形性能，对红细胞形状的调整至关重要。这种蛋白的磷酸化作用如被减弱，则红细胞的变形性能就变得很差。红细胞变形性能的保持，还有赖于钠泵作用将过多的钠离子泵出，以控制其容积，而钠泵的运转需要 ATP 提供能量，如若红细胞内糖无氧酵解发生缺陷（如丙酮酸激酶缺乏），以致能量代谢障碍，则胞膜对钠的通透性增加而引起红细胞渗透性膨胀和溶血。

红细胞膜的特殊结构在保持红细胞的完整性上具有关键作用。各种因素造成的红细胞破坏，都是直接或间接作用于红细胞膜，使生物膜化学特性发生改变的结果。红细胞膜蛋白上硫氢组功能受到干扰和脂质改变，均能促使红细胞过早地被破坏，许多氧化剂能造成或诱发溶血，就是干扰胞膜硫氢基功能的结果。珠蛋白中的硫氢基如被氧化，血红蛋白即发生沉淀而形成变性珠蛋白小体（Heinz 小体），后者可使红细胞膜变得僵硬而丧失变形性能。红细胞膜中的磷脂或磷脂酰乙醇胺特别容易被氧化，维生素 E 可防止这种反应。A 型产气荚膜杆菌能产生一种磷脂酶，破坏红细胞膜上的卵磷脂。某些蛇毒也有磷脂酶的作用。

红细胞糖代谢的磷酸己糖旁路，其功能在于保持谷胱甘肽处于还原状态（GSH），这是防止血红蛋白和胞膜蛋白质被氧化而变性的关键。此通路有缺陷，如先天性葡萄糖-6-磷酸脱氢酶（G6PD）缺乏的动物，可因接触氧化剂药物或因感染而发生急性溶血。

红细胞具有高度变形性能，但其胞膜的弹性很差，受到过度的拉力即破裂，只是胞膜有将裂口重新封闭的特殊性能。在血管环境异常如弥漫性血管内凝血、脾血管肉瘤等情况下，红细胞形态会发生改变，形成棘红细胞（acanthocyte）或破裂为多个碎片，形成裂红细胞（schizocyte），呈盔形、三角形、球形、不规则形等。温度过高（严重烧伤时）亦能损伤胞膜，红细胞变成球形或破裂而变成裂红细胞。

造成红细胞过早破坏的因素，还有血红蛋白的先天性异常。血红蛋白分子含有 4 个亚单位，即两对双双相同的肽链。每一肽链均有一血红素与之相连接。胎儿血红蛋白（HbF）的结构式为 $\alpha_2\gamma_2$，其珠蛋白由一对 α 链及一对 γ 链组成，是胎内和初生动物红细胞中主要的血红蛋白。妊娠后期开始合成 β 链，胎儿血红蛋白就逐渐被成年血红蛋白（HbA）所代替，出生后 HbF 的合成几乎停止，经一定时间即完全过渡为成年动物的血红蛋白构成。成年动物的血红蛋白中，绝大部分（95％以上）为 HbA，结构式为 $\alpha_2\beta_2$，其珠蛋白由一对 α 链和一对 β 链组成；而 HbF 极少，只占1％以下。

要保持血红蛋白各成分正常，骨髓中幼红细胞合成 α 链、β 链和血红素的比例必须平衡，由于遗传上的缺陷，幼红细胞中某些肽链（主要是 β 链和 α 链）的合成发生障碍，血红蛋白（主要是 HbA）的合成减少，并出现游离的 α 链结晶或不稳定的 β 链聚合体，含这种异常成分的红细胞易遭到破坏而发生溶血（如小鼠的 α 海洋性贫血和 β 海洋性贫血）。

珠蛋白肽链中的氨基酸如发生替代、缺失或其他变异，即产生异常血红蛋白。迄今已发现的异常血红蛋已超过280种，其中有几十种异常血红蛋白伴有生理功能异常，有的可使红细胞的寿命缩短而发生溶血性贫血，如 HbS（$\alpha_2\beta_2^{6\text{谷-缬}}$）所致的镰形红细胞性贫血。

（二）溶血病病因病理分类及特征

溶血病通常按红细胞破坏的场所（葬身地）分为三大类，即骨髓内溶血病、血管内溶血病和网内系溶血病，显现各自不同的临床症状和病理变化（图14-1）。

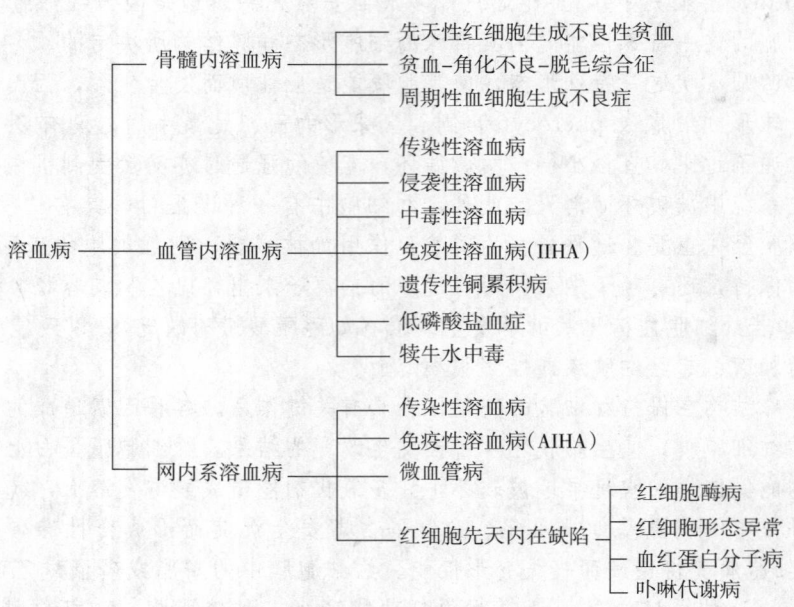

图14-1　溶血病病因病理分类

1. 骨髓内溶血病　包括犬和牛的特发性红细胞生成不良症（先天性红细胞生成不良性贫血），海福特牛的贫血-角化不良-脱毛综合征（海福特牛的 ADAS），柯利犬的周期性血细胞生成不良症等。

骨髓内溶血病的基本特征是：慢性非再生性贫血；骨髓内红细胞生成不良；幼红细胞成熟缺陷和形态异常，出现大量核分裂的巨幼红细胞和铁粒幼红细胞；有核红细胞噬细胞现象普遍而突出。

2. 血管内溶血病　包括细菌感染，如钩端螺旋体病，溶血性梭菌病（牛和羊的细菌性血红蛋白尿病），A型产气荚膜杆菌病（羔羊），溶血性链球菌病和葡萄球菌病等；血液原虫侵袭，如梨形虫病、锥虫病、住白细胞虫病、疟疾（禽）等；同族免疫性抗原抗体反应，如新生畜（仔猪、幼驹、幼犬）溶血病，血苗接种，不相合血输注；化学毒，如吩噻嗪类，美蓝、醋氨酚（退热净）、非那唑吡啶、铜、铅、萘、色素、煤焦油衍生物等；生物毒，如蛇毒、野洋葱、黑麦草、甘蓝、蓖麻素、金雀花、毛茛、栎树枝芽、冻坏的萝卜等；物理因素，如烧伤，犊牛水中毒，冷血红蛋白尿病，低磷酸盐血症（牛产后血红蛋白尿病）等；还包括遗传性铜累积病（Wilson 氏病）等遗传性溶血病。

血管内溶血病的基本特征是：急性再生性贫血；血红蛋白血症；血红蛋白尿症；继后的溶血性黄

疸症。

3. 网内系溶血病（血管外溶血病） 包括某些传染病，如犬埃立克体病、血巴尔通体病（*Hae-mobartonella* spp.），附红细胞体病（*Eperythrozoon* spp.）等；自体免疫性抗原抗体反应，如自体免疫性溶血性贫血，红斑狼疮，马传染性贫血，白血病，无定形体病（anaplasmosis）等；微血管病，如播散性血管内凝血，血管肉瘤（haemangiosarcoma）等；还包括各种各样的红细胞先天内在缺陷：如遗传性丙酮酸激酶缺乏症、遗传性葡萄糖-6-磷酸脱氢酶缺乏症、遗传性磷酸果糖激酶缺乏症、遗传性谷胱甘肽缺乏症、遗传性谷胱甘肽还原酶缺乏症等红细胞酶病；家族性球红细胞增多症、家族性口形细胞增多症、家族性椭圆形细胞增多症等红细胞形态异常；小鼠的 α-海洋性贫血、β-海洋性贫血等血红蛋白分子病；牛、猪、犬等动物红细胞生成性卟啉病和原卟啉病等卟啉代谢病。

网内系溶血病的基本特征是：亚急性型或慢性型再生性溶血性贫血；溶血性黄疸。

（三）群体溶血病类别及特征

动物群体发生的溶血病不下百种，通常按造成溶血的致病因素分为五大类，即传染性溶血病，侵袭性溶血病，中毒性溶血病，遗传性溶血病和代谢性溶血病（图14-2）。

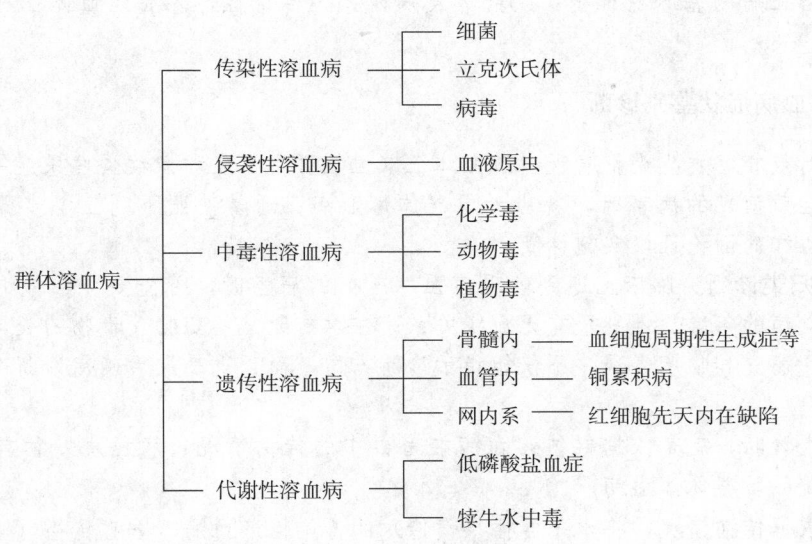

图 14-2 群体溶血病类别

1. 传染性群体溶血病 病原微生物所致发的一类溶血病。包括各种动物的溶血性链球菌病和葡萄球菌病、出血黄疸型钩端螺旋体病、牛羊溶血性梭菌病、羔羊产气荚膜杆菌病、犬埃立克体病、血巴尔通体病、附红细胞体病、无定形体病、马传染性贫血、鸡传染性贫血等。

传染性群体溶血病的基本特征是：①群体发病；②有传染性；③有溶血体征和病变；④伴有发热；⑤能检出特定的病原微生物；⑥有保护性抗体和（或）反应性抗体产生。

2. 侵袭性群体溶血病 原虫，尤其血液原虫侵袭所致发的一类溶血病。包括梨形虫病、泰勒虫病、锥虫病、住白细胞虫病、禽疟疾等。

侵袭性群体溶血病的基本特征是：①群体发病；②无传染性；③有溶血体征和病变；④伴有发热；⑤光镜下能检出血液原虫。

3. 中毒性群体溶血病 毒物所致发的一类溶血病。包括：吩噻嗪类、美蓝、醋氨酚（退热净）、非那唑吡啶、皂素、煤焦油衍生物、铜、铅等化学毒中毒；蛇毒等动物毒中毒；十字花科植物、野洋葱、黑麦草、甘蓝、蓖麻素、金雀花、毛茛、栎树枝芽、冻坏的萝卜等植物中毒。

中毒性群体溶血病的基本特征是：①群体发病；②无传染性；③有溶血体征和病变；④有毒物接

触史；⑤取急性病程，不伴有发热；⑥可检出相关的毒物或其降解物。

4. 遗传性群体溶血病　基因突变所致发的一类溶血病。属骨髓内溶血的，是犬和牛的特发性红细胞生成不良症，海福特牛的贫血-角化不全-脱毛综合征，柯利犬的血细胞周期性生成症等。属血管内溶血的，是遗传性铜累积病（Wilson 氏病）。属网内系溶血的最多，包括各种类型的红细胞先天内在缺陷：如遗传性丙酮酸激酶缺乏症、遗传性葡萄糖-6-磷酸脱氢酶缺乏症、遗传性磷酸果糖激酶缺乏症、遗传性谷胱甘肽缺乏症、遗传性谷胱甘肽还原酶缺乏症等红细胞酶病；家族性球红细胞增多症、家族性口形细胞增多症、家族性椭圆形细胞增多症等红细胞形态异常。还包括小鼠的 α-海洋性贫血、β-海洋性贫血等血红蛋白分子病；牛、猪、犬等动物红细胞生成性卟啉病和原卟啉病等卟啉代谢病。

遗传性群体溶血病的基本特征是：①群体发病；②家族式分布；③有溶血体征和病变；④慢性病程，不伴有发热；⑤有一定的遗传类型；⑥在某染色体的特定位点上能找到突变的基因。

5. 代谢性群体溶血病　与红细胞膜隐定性有关营养物质代谢障碍所致发的一类溶血病。各种类型的红细胞先天内在缺陷应归属此类。此外，还有低磷酸盐血症，即牛产后血红蛋白尿病；犊牛水中毒，即水盐代谢紊乱引起的红细胞渗透性膨胀和溶血。

代谢性群体溶血病的基本特征是：①群体发病；②无传染性；③有溶血体征和病变；④急性发作，不伴有发热。

（四）群体溶血病症状鉴别诊断

当畜群中同时或相继发生大批表现有溶血体征（血红蛋白血症和血红蛋白尿症等溶血危象或者溶血性贫血和溶血性黄疸）的病畜时，就应考虑群体溶血病。通常按照下列三个步骤，即致病因素归类，发病环节筛检和病因论证，实施诊断。

1. 致病因素归类诊断　临床上遇到表现溶血综合征的病畜时，首先要详细地询问病史，全面地检查体征，注意发病的年龄、性别及有无血缘关系；注意有无某些药物、毒物的长期接触史；注意有关的原发疾病等。病史和临床表现，不仅能指示诊断方向，而且也是最后确定诊断（病性病因论证认定）的重要依据。

致病因素归类诊断，就是依据群体溶血病在畜群中的传播情况、病程急慢和有无发热等三项指标，初步推测是哪一类群体溶血病。

通常，主要依据传播情况，将水平传播（横传）的传染性溶血病、垂直传播（直传）的遗传性出血病，同不能传播（不传）的侵袭性溶血病、中毒性溶血病、代谢性溶血病区分开来。然后，再依据病程急慢和有无发热，将后三类溶血病进一步分化（图14-3、图14-4）。

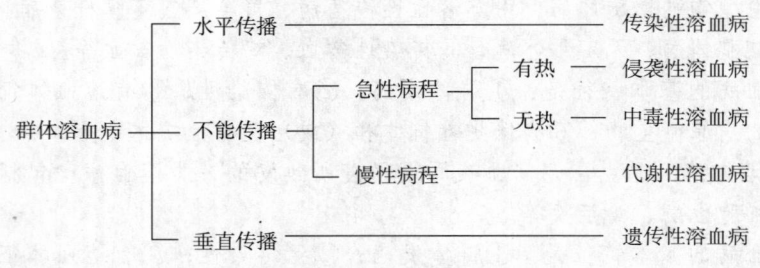

图 14-3　群体溶血病归类诊断（1）

在传播情况一时难以断定时，亦可首先依据病程急慢，将取急性病程的传染性溶血病、侵袭性溶血病、中毒性溶血病，同取慢性病程的遗传性溶血病、代谢性溶血病区分开来。然后再依据传播情况和有无发热，将前三类溶血病以及后两类溶血病进一步分化。

2. 发病环节筛检诊断　发病环节筛检诊断，就是以溶血发病机理归类的层次为依据，进行必要

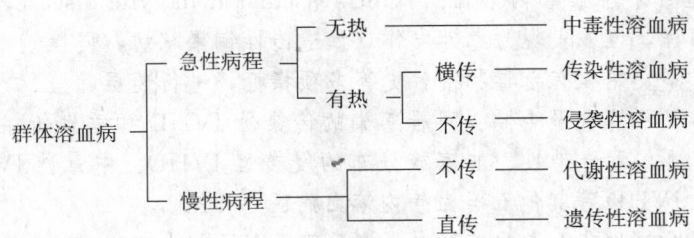

图 14-4　群体溶血病归类诊断（2）

的溶血象检验，逐步加以过筛（screening），明确该溶血病在溶血发病机理分类上所处的位置。然后参照起病情况、疾病经过及病征特点，并配合某些特殊检验，最后确定是哪个溶血环节致发的溶血病。

（1）溶血病初筛归类。溶血象检验在溶血性疾病的诊断上至关重要，常具有指定方向的作用。通常作为溶血病初筛检验（initial screening）的，有红细胞数、骨髓细胞象、黄疸指数、血浆色泽、尿液色泽等五项指标。依据这五项初筛检验结果，并参照下列溶血病初筛归类表，即可做出溶血病发病环节诊断（表 14-1）。

表 14-1　溶血病发病环节初筛归类表

检验项目	骨髓内溶血	血管内溶血	网内系溶血
红细胞数	减少	减少	减少
黄疸指数	不高	高或不高	增高
血浆色泽	不红	变红	不红
尿液色泽	不红	变红	不红
骨髓象	红系再生障碍	红系增生活跃	红系增生活跃

从溶血病发病环节初筛归类表可见：

其黄疸指数不高，血浆和尿液色泽不红，骨髓内红细胞生成不良，幼红细胞成熟缺陷，出现大量铁粒幼红细胞和核分裂巨幼红细胞的慢性非再生性贫血，可归类为骨髓内溶血病。

其血浆和尿液色泽变红（血红蛋白血症和血红蛋白尿症），而暂无黄疸或稍后才出现黄疸的急性贫血，可归类为血管内溶血病。

其黄疸指数明显增高，而不伴有血红蛋白尿症和血红蛋白血症的亚急性或慢性贫血，可归类为网内系溶血病。

（2）骨髓内溶血病诊断思路。动物的骨髓内溶血病迄今只发现有 3 种，而且都是遗传性红系再障病，即犬和牛的特发性红细胞生成不良症，海福特牛的贫血-角化不良-脱毛综合征以及柯利犬的血细胞周期性生成症。这三种遗传病，除骨髓内溶血和红系再障外，在基因突变位点、遗传类型、疾病经过、临床表型以及相关检验改变上都有各自的特点，不难鉴别（参见遗传性疾病篇和免疫性疾病篇）。

（3）血管内溶血病诊断思路。对初筛归类为血管内溶血病的，要全面考虑所有五大类群体溶血病：包括钩端螺旋体病、溶血性梭菌病、溶血性链球菌病和葡萄球菌病等病原微生物所致的传染性溶血病；梨形虫病、锥虫病、住白细胞虫病、禽疟疾等血原虫所致的侵袭性溶血病；溶血化学毒，如美蓝、醋氨酚、非那唑吡啶、铜、铅、煤焦油衍生物等，溶血植物毒，如野洋葱、黑麦草、甘蓝、蓖麻素、金雀花、毛茛、栎树枝芽、冻坏的萝卜等以及溶血动物毒，如蛇毒等有毒物质所致的中毒性溶血病；低磷酸盐血症等所致的代谢性溶血病；遗传性铜累积病（Wilson 氏病）等所致的遗传性溶血病。还要考虑免疫性溶血病，如仔猪、幼驹、幼犬等新生畜的同族免疫性溶血病（IIHA）和渗透性溶血病，如犊牛水中毒。

所有上述七个类型数十种血管内溶血病（intravascular hemolytic disease，IVHD）都取急性病程，或者虽然取慢性病程，但多表现为急性发作（如遗传性铜累积病，慢性铜中毒，低磷酸盐血症），只能依据传播情况，发不发热和有无毒物接触史等多项指标，进行逐层筛检。

首先，依据传播情况，将水平传播、同居感染的传染性 IVHD 和垂直传播、呈家族性分布的遗传性 IVHD，同不能传播、无传染性、非家族分布的侵袭性 IVHD、中毒性 IVHD、代谢性 IVHD、免疫性 IVHD、渗透性 IVHD 等其他五类血管内溶血病区分开来。

然后，再依据发不发热和有无毒物接触史，将后五类 IVHD 加以分化。

最后，依据特殊检验，对血管内溶血的病因做出具体诊断。如依据血液原虫学检验，确定是哪一种侵袭性 IVHD；依据发生情况、临床表现、剖检变化和毒物学检验，包括溶血化学毒、溶血植物毒、溶血动物毒检验，确定是哪一种中毒性 IVHD；依据免疫学检验，主要是红细胞凝集反应，确定是哪一种免疫性 IVHD（IIHA 或不相合血输注）。至于代谢性 IVHD，除遗传性者外，只有低磷酸盐血症一

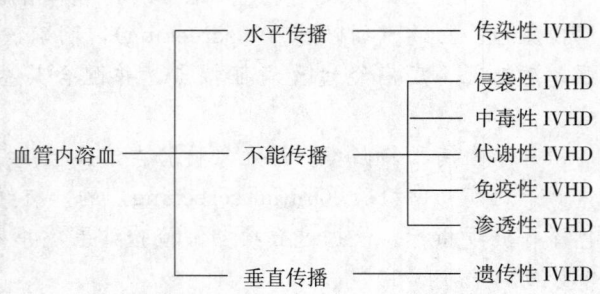

图 14-5　血管内溶血病诊断思路（1）

种，通过血磷测定和磷酸氢盐（磷酸氢二钠、磷酸二氢钠）诊断性治疗，即可确定。渗透性 IVHD，在兽医临床上常见的是犊牛水中毒，依据其发生情况，临床表现和防治效果亦不难诊断（图 14-5、图 14-6）。

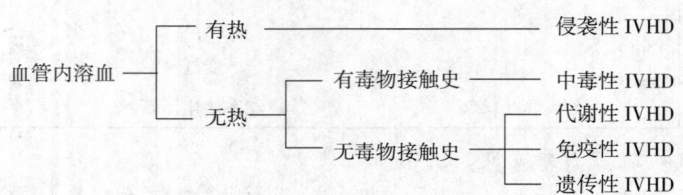

图 14-6　血管内溶血病诊断思路（2）

（4）网内系溶血病诊断思路。对初筛归类为网内系溶血病（reticulo-endothelial system hemolytic disease，RESHD）的，要着重考虑三大类群体溶血病。

遗传性 RESHD：为数最多，不下 20 种，含各种各样的红细胞先天内在缺陷，包括红细胞酶病，如遗传性丙酮酸激酶缺乏症、遗传性葡萄糖-6-磷酸脱氢酶缺乏症、遗传性磷酸果糖激酶缺乏症、遗传性谷胱甘肽缺乏症、遗传性谷胱甘肽还原酶缺乏症以及家族性非球形细胞性溶血性贫血（先非球溶）等；红细胞形态异常，如家族性球红细胞增多症、家族性口形细胞增多症、家族性口形细胞增多症——增殖性胃炎、家族性椭圆形细胞增多症等；血红蛋白分子病，如 α-海洋性贫血和 β-海洋性贫血等；遗传性卟啉代谢病，如牛、猪、犬等动物的红细胞生成性卟啉病和原卟啉病。

传染性 RESHD：为数较多，最为常见，如犬埃立克体病、血巴尔通体病、附红细胞体病、无定形体病（anaplasmosis）、马传染性贫血等。

免疫性 RESHD：为数甚少，且不多见，如各种动物的自体免疫性溶血性贫血（AIHA）和红斑狼疮等。

有时，还要考虑微血管病，如播散性血管内凝血（DIC）和血管肉瘤（haemangiosarcoma）等。

所有上述四个类型数十种网内系溶血病，可按传播情况、红细胞形态、相关酶检验等多项指标，进行逐层筛检。

首先，依据传播情况，将水平传播、能同居感染的传染性 RESHD 和垂直传播、呈家族性分布的

遗传性 RESHD，同不能传播的免疫性 RESHD 和微血管病 RESHD 区分开来（图 14 - 7）。

然后，依据有关特殊检验，并参照临床表现和病理指标，对各类网内系溶血病的病原或病因，做出具体诊断。

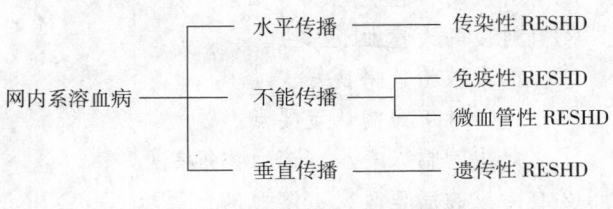

图 14 - 7 网内系溶血病诊断思路

传染性 RESHD，主要在于找到病原体（如附红细胞体、埃立克体、血巴尔通体、无定形体等）或反应性抗体（如马传染性贫血），确定诊断。

免疫性 RESHD，主要在于找到导致网内系溶血的自身抗体，确定 AIHA。

遗传性 RESHD，是 RESHD 中的较大群体，可按红细胞先天内在缺陷，分为异形红细胞增多症、红细胞酶病、血红蛋白分子病和红细胞生成性卟啉代谢病等四个亚群。主要通过红细胞形态学（光镜和扫描电镜）、红细胞酶学（丙酮酸激酶、葡萄糖-6-磷酸脱氢酶、磷酸果糖激酶、谷胱甘肽、谷胱甘肽还原酶）、血红蛋白分子生物学（异常血红蛋白电泳、珠蛋白肽链分析）以及卟啉代谢生物化学（卟啉、原卟啉）等相关检验项目逐层过筛，加以鉴别。再依据各自的遗传类型、临床表型、病理表型、生化表型乃至基因突变的位点和类型，确定是其中哪一种具体的遗传性网内系溶血病（图 14 - 8）。

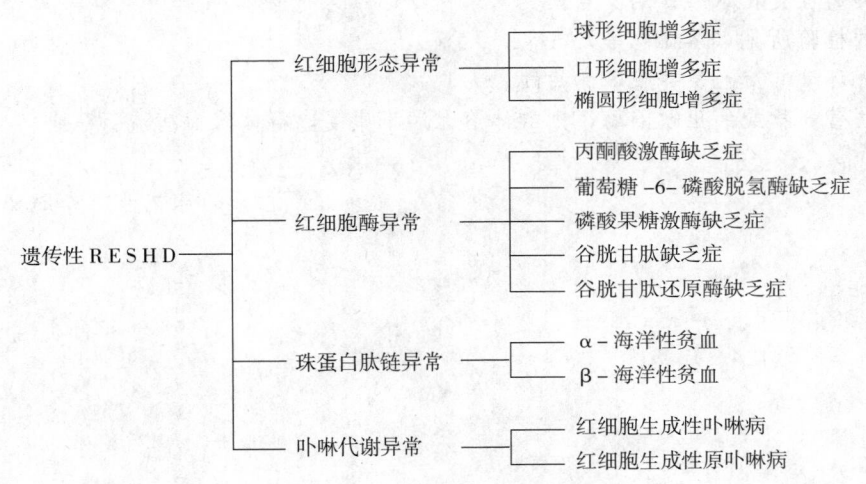

图 14 - 8 遗传性网内系溶血病诊断思路

3. 病性病因论证诊断 动物群体溶血病，为数众多，不下百种，在实施致病因素归类和发病环节筛检两个步骤之后，还必须完成动物群体病诊断方略的第三个步骤，即病性病因论证，加以认定。

(1) 传染性溶血病认定要点。

①有对应的临床表现（溶血体征等）。

②有对应的病理改变（溶血病变等）。

③有对应的检验所见（溶血象等）。

④有传染性，同居感染，水平传播。

⑤能找到病原微生物，且动物回归发病。

(2) 侵袭性溶血病认定要点。

①有对应的临床表现（溶血体征等）。

②有对应的病理改变（溶血病变等）。

③有对应的检验所见（溶血象等）。

④有对应的大量血液原虫。

⑤抗原虫防治效果良好。

（3）遗传性溶血病认定要点。

①有对应的临床表现（溶血体征等）。

②有对应的病理改变（溶血病变等）。

③有对应的检验所见（溶血象等）。

④家族式分布，特定的遗传类型。

⑤染色体上能找到突变基因的位点。

（4）中毒性溶血病认定要点。

①有对应的临床表现（溶血体征等）。

②有对应的病理改变（溶血病变等）。

③有对应的检验所见（溶血象等）。

④有对应的毒物接触史。

⑤能找到相应的毒物或其降解物，且动物发病试验成功。

（5）代谢性溶血病认定要点。

①有对应的临床表现（溶血体征等）。

②有对应的病理变化（溶血病变等）。

③有对应的检验所见（溶血象等）。

④体内、外环境某溶血象关营养物短缺。

⑤补给所缺营养物或纠正缺陷酶，则群体溶血病畜康复，群体溶血病流行平息。

（张乃生　李毓义　唐博恒）

本篇参考文献

甘孟侯.1994.肉鸡腹水综合征（Ascites Syndrome）.中国畜牧杂志，30（3）：48-49.

韩博，王小龙.2003.腹水综合征肉鸡环核苷酸与血管内皮衍生因子动态变化及添加L-精氨酸的预防机理.中国农业科学.36（5）：577-582.

何诚，赵德明，梁礼成.2000.低温高能日粮对肉鸡肺动脉和腹水症的影响.畜牧兽医学报，31（1）：34-40.

还庶.2005.术苓渗湿汤治疗肉鸡综合性腹水症的疗效试验.中兽医学杂志.（5）：34-35.

李锦春，王小龙，孙卫东，等.1999.肉鸡肺动脉高压综合征自然病例肺细小动脉病理改变的图像分析.中国兽医学报.19（5）：479-482.

李锦春，王小龙，孙卫东，等.2000.高钠所致肺动脉高压肉鸡肺细小动脉病理改变的图像分析.畜牧兽医学报.31（5）：441-447.

李林山.2005.苍苓商陆散治疗肉鸡腹水症效果观察.当代畜牧.（11）：4.

李毓义，李彦舫.2001.动物遗传·免疫病学——医学自发模型.北京：科学出版社：

李毓义，张乃生.2003.动物群体病症状鉴别诊断学.北京：中国农业出版社：48-59.

李毓义.1988.动物血液病.北京：农业出版社.

凌育荣.2002.肉用仔鸡腹水综合征研究进展.畜牧兽医科技信息.（8）：3-8.

刘超.1990.铁提高寒冷地区仔猪成活率和生长发育速度研究.畜牧与兽医（2）：52-53.

刘健华，梁礼成，金久善，等.2002.肺组织中的NOS在肉鸡腹水症发生发展中的变化.畜牧兽医学报.33（5）：458-462.

欧德渊，乔健，刘文菊，等.2005.扎鲁司特对低温诱发的肉鸡肺动脉高压的影响.畜牧兽医学报.36（2）：191-194.

乔健，李树春，李连海，等.1998.复方中药哈特维（腹水消）对肉鸡腹水综合征的预防作用研究.中国农业大学学报，3（3）：113-116.

若林高明.日本兽医畜产大学研究报告.1989.38号：93-105.

沈永恕，李荣誉，孟天绿，等.2002.腹水净预防肉鸡腹水综合症的效果观察.中兽医医药杂志.（4）：6-8.

石发庆，陈越.1993.肉鸡腹水综合征的研究进展.中国兽医杂志.19（8）：46-48.

孙卫东，王金勇，谭勋，等.2008.肉鸡腹水综合征及其研究进展.中国兽医学报.28（5）：608-617

王金勇，王小龙，向瑞平，等.2002.环境低温和T_3对肉鸡内皮素、一氧化氮和肺动脉压的影响.中国兽医学报.22（5）：509-511.

王金玉，龚允陈，陈国宏.1994.地奥心血康对肉鸡腹水症影响的模拟试验.江苏农学院学报.13（3）：52-53.

王文魁，齐永华，程佳，等.2005.苓桂术甘汤对肉鸡腹水综合征的防治作用.畜牧兽医学报.36（11）：1215-1222.

王小龙，唐文红，吴增监，等.1993.肉鸡腹水和右心衰竭症.畜牧与兽医.25（1）：38-40.

向瑞平，李德印，石冬梅，等.2006.维生素C对肉鸡腹水综合征发病率、右心肥大和肺微细动脉肌型化的作用.中国兽医学报.26（3）：303-306.

向瑞平，石冬梅，沈永恕，等.2004.环境低温和T_3致肉鸡腹水、肺动脉高压和肺微细动脉肌型化.中国兽医学报.24（5）：473-475.

向瑞平，孙卫东，王小龙，等.2005.日粮添加维生素E和维生素C对肺动脉高压综合征患鸡自由基代谢的影响.中国兽医学报.25（1）：73-77.

薛金良，刘建民.1987.肌注补铁对仔猪增重和血红蛋白含量的影响.中国畜牧杂志（4）：14-16.

杨待建，刘楚汉，程太平，等.2000.运饮灵预防肉鸡腹水综合征的研究.黑龙江畜牧兽医.（9）：1-2.

杨建泉，陆淑华，缪忠明，等.1999."腹水克星"对肉鸡腹水综合征的疗效观察.畜牧与兽医.31（2）：36

泽崎.1983.畜产の研究（10）：1 230-1 234.

曾秋凤，陈代文，张克英，等.2006.腹水综合征肉鸡肺脏缺氧诱导因子-1α基因克隆及表达研究.畜牧兽医学报.37（6），609-613.

张克春，王小龙，张慎行，等.1996.肉鸡腹水综合征病因学调查.中国兽医科技.26（8）：14-16.

张婉如，王振权.1988.注射铁剂对仔猪防止贫血和促进生长的研究.中国畜牧杂志（4）：11-13.

张晓根，汪德刚，刘兴友，等.2000.腹水康防治肉仔鸡腹水综合征的实验观察.中国兽医杂志.26（6）：34-35.

周东海，郭定宗，杨世锦，等.2004.内皮素对肺动脉高压综合征肉鸡的影响.中国农业科学.37（6）：912-916.

周东海，郭定宗，杨世锦，等.2006.心钠素在肉鸡腹水综合征发生发展中的作用.中国兽医学报.26（5）：554-557.

Arab H A，Jamshidi R，Rassouli A，et al.2006.Generation of hydroxylradicals during ascites experimentally induced in broilers. Br Poult Sci, 47（2）：216-22.

Ashmead D.1977. Mod Vet Pract，58（6）：500-515.

Bottje W G，Wideman R F.1995. Potential role of free radicals in the pathogenesis of pulmonary hypertension syndrome. Poultry and Avian Biology Reviews（6）：211-231.

Brownlie W M.1955. Vet Rec（101）：46.

BW 卡尔尼克，高福，苏敬良.1999.禽病学（第十版）.北京：中国农业出版社.

Chapman M E，Wideman R F.2002. Hemodynamic responses of broiler pulmonary vase to intraven ously infused serotonin，81（2）：231-238.

Chapman M E，Wideman R F.2006. Evaluation of the serotonin receptor blockers ketalnserin and methiothepin on the pulmonary hypertensive responses of broilers to intravenously infused serotonin. Poult Sci，85（4）：777-786.

Currie R J W.1999. Ascites in poultry：recent investigations. Avian Pathol（23）：313-326.

Deng G，Zhang Y，Peng X，et al.2006. Echocardiographic characteristics of chickens with ascites syndrome. Br Poult Sci，47（6）：756-762.

Geng A L. Guo Y M.2005. Effects of dietary coenzyme Q10 supplementation on hepatic mitochondrial function and the activities of respiratory chain-related enzymes in ascitic broiler chickens. Br Poult Sci，46（5）：626-634.

Iqbal M，Cawthon D，Beers K，et al.2002. Antioxidant enzyme activities and mitochondrial fatty acids in pulmonary hypertension syndrome（PHS）in broilers. Poult Sci，81（2）：252-260.

Iqbal M，Freiburger J D，Erf G F，et al.2002. Immunohistochemical evidence of cytochromic oxidase subunit II involvement in pulmonary hypertension syndrome in broilers. Poult Sci，81（8）：1 231-1 235.

Julian R J.1993. Ascites in poultry. Avian Pathol（22）：419-454.

Li K，Qiao J，Zhao L，et al.2006. Increased calcium deposits and decreased $Ca2^{+}$-ATPase in right ventricular myocardium of ascities broiler chickens. J Vet Med A Physiol Pathol Clin Med，53（9）：458-463.

Malan D D，Scheele C W，Buyse J，et al.2003. Metabolic rate and its relationship with ascites in chicken genotypes. Br Poult Sci，44（2）：309-315.

Maxwell M H，Robertson G W.1997. World broiler ascites survey. Poultry International.36（4）：16-30.

Moreno de Sandino M，Hernandez A.2006. Pulmonary arteriole remodeling in hypoxic broilers expressing different amounts of endothelial nitric oxide synthase. Poult Sci，85（5）：899-901.

Olkowski A A.2007. Pathophysiology of heart failure in broiler chickens：structural. biochemical. and molecular characteristics. Poult Sci，86（5）：999-1005.

Pan J Q，Li J C，Tan X，et al.2007. The injury effect of oxygen free radicals in vitro on cultured pulmonary artery endothelial cells from broilers. Res Vet Sci，82（3）：382-387.

PanJ Q，Tan X，Li J C，et al.2005. Effects of early feed restriction and cold temperature on lipid peroxidation，pulmonary vascular remodeling and ascites morbidity in broilers under normal and cold temperature. Br Poult Sci 46：374-381.

Rabie T S，Crooijmans R P，Bovenhuis H，et al.2005. Genetic mapping of quantitative trait loci affecting susceptibility in chicken to develop pulmonary hypertension syndrome. Anim Genet，36（6）：468-476.

Scheele C W，van Der Klis J D，Kwakemaak C，et al.2003. Haematological characteristics predicting susceptibility for ascites. l. High carbon dioxide tensions in juvenile chickens. Br Poult Sci，44（3）：476-483.

Semeza G L and Wang G. 1991. A nuclear factor induced by hypoxia via denovo protein synthesis binds to the human erythropoietin gene enhancer at a site required for transcription activation. Mol Cell Biol, 12: 5 447 - 5 454.

Tan X, Hu S H, Wang X L. 2007. Possible role of nitric oxide in the pathogenesis of pulmonary hypertension in broilers: asynopsis. Avian Pathol, 36 (4): 261 - 267.

Tan X, Liu Y J, Li J C, et al. 2005. Activation of PKC alpha and pulmonary vascular remodeling in broilers. Res Vet Sci, 79 (2): 131 - 137.

Tan X, Pan J Q, Li J C, et al. 2005. L-Arginine inhibiting pulmonary vascular remodeling is associated with promotion of apoptosis in pulmonary arterioles smooth muscle cells in broilers. Res Vet Sci, 79 (3): 203 - 209.

Tang Z X, Iqbal M, Cawthon D, et al. 2002. Heart and breast muscle mitochondrial dysfunction in pulmonary hypertension syndrome in broilers (Gallus domesticus). Comp Biochem Physiol A Mol Integr Physiol, 132 (3): 527 - 540.

Wang J Y, Wang X L, Sun W D, et al. 2002. Effect of L - NAME on pulmonary arterial pressure, plasma nitric oxide and ascites morbidity in broilers. Br Poult Sci 43: 615 - 620.

Wideman R F Chapman M E Wang W et al. 2004. Immune modulation of the pulmonary hypertensive response to bacterial lipopolysaccharide (endotoxin) in broilers. Poult Sci, 83 (4): 624 - 637.

Wideman R F, Chapman M E, Hamal K R, et al. 2007. An inadequate pulmonary vascular capacity and susceptibility to pulmonary arterial hypertension in broilers. Poult Sci, 86 (5): 984 - 998.

Wu D J, Lin J A, Chiu Y T, et al. 2003. Pathological and biochemical analysis of dilated cardiomyopathy of broiler chickens: an animal model. Chin J Physiol, 46 (1): 19 - 26.

Xiang R P, Sun W D, Wang J Y, et al. 2002. Effect of Vitamin C on pulmonary hypertension and muscularrisation of pulmonary arterioles in broilers. Br Poult Sci 43: 705 - 712.

Yang Y, Qiao J, Wang H, et al. 2007. Calcium antagonist verapamil prevented pulmonary arterial hypertension in broilers with ascites by arresting pulmonary vascular remodeling. Eur J Pharmacol, 561 (1 - 3): 137 - 143.

附录一　动物遗传病同人类对应病比对表

遗传病名	动物种类及品系	遗传类型	人类对应病
1. 糖原累积病 I 型（GSD-I）	玩具种幼犬	常染色体隐性	Gierke 氏病
2. 糖原累积病 II 型（GSD-II）	猫 犬 绵羊 牛 日本鹌鹑 Knockout 小鼠	常染色体隐性	Pompe 氏病
3. 糖原累积病 III 型（GSD-III）	德国牧羊犬 日本犬	常染色体隐性	Forbe 氏病 Cori 氏病
4. 糖原累积病 V 型（GSD-V）	牛	常染色体隐性	McArdle 氏病
5. 黏多糖累积病 I 型（MPS-I H）	牛 短毛家猫 Plott 猎犬	常染色体隐性	Hurler 氏病
6. 黏多糖累积病 VI 型（MPS-VI）	暹罗猫 大鼠	常染色体隐性	Marcteaux-Lamy 病
7. 黏多糖累积病 VII 型（MPS-VII）	犬 大鼠	常染色体隐性	MPS VII 型
8. α-甘露糖累积病（假性脂质代谢病）	ANGUS 牛 波斯猫 豚鼠	常染色体隐性	I 型和 II 型
9. β-甘露糖累积病（β甘露糖苷酶缺乏症）	Anglo-Nubian 山羊	常染色体隐性	无
10. 岩藻糖累积病（岩藻糖苷酶缺乏症）	Springer spaniels 犬	常染色体隐性	岩藻糖累积病
11. 糖蛋白累积病（肌阵挛性癫痫）	犬 猫 牛	未定	Lafora 氏病
12. GM₁ 神经节苷脂累积病	犬 猫 牛 小鼠	常染色体隐性	I 型和 II 型
13. GM₂ 神经节苷脂累积病	猫 Spaniel 犬 约克夏猪 短毛-Pointer 犬 Knoukout 小鼠	常染色体隐性	Sand hoff 病 AB 型 AB 型 B1 或 AB 型
14. 神经鞘髓磷脂累积病（NPD，尼曼-匹克病）	FM 小鼠 CBA 小鼠 暹罗猫 Poodle 犬	常染色体隐性	NPD B 型 NPD C 型 NPD A 型

（续）

遗传病名	动物种类及品系	遗传类型	人类对应病
15. 葡萄糖脑苷脂累积病（高雪氏病）	Silky 幼犬 成年绵羊 猪	常染色体隐性	婴儿及少年型 成年型
16. 球状细胞白质营养不良症	犬 猫 绵羊 颤抖小鼠	常染色体隐性	Krabbe 氏病
17. 异染性白质营养不良症（MCL，异染性白质脑病）	水貂 猫 犬	常染色体隐性	幼年型、成年型 MCL
18. 嗜苏丹性白质营养不良症（中性脂肪白质营养不良症）	Jimpy 小鼠	常染色体隐性	嗜苏丹性白质营养不良
19. 蜡样质-脂褐素病（亚单位 C 累积病）	犬 猫 绵羊 山羊 牛 猴 小鼠	常染色体隐性	幼年-青年型和成年型（家族性黑矇白痴）
20. 枫糖尿病（支链酮酸尿症）	Poll 海福特牛 Horned 海福特牛 盎格斯牛 娟姗牛	常染色体隐性	枫糖尿病
21. 遗传性酪氨酸血症Ⅱ型（水貂假性瘟热症）	Mustela Vison Schreb 水貂	常染色体隐性	遗传性酪氨酸血症Ⅱ型
22. 尿黑酸尿症（尿黑酸氧化酶缺乏症）	猩猩 黑猩猩	常染色体隐性	尿黑酸尿症
23. 白化病	近 20 种畜禽，包括马、牛、绵羊、猪、犬、猫、水貂、狐、蓝狐、鹌鹑、鸡、蛙、鲸、大鼠、小鼠、仓鼠	常染色体隐性 常染色体显性 多基因遗传	白化病
24. 新生畜瓜氨酸血症（ASS 缺陷）	犬 Hostein-Friesian 牛	常染色体隐性	McMurry 病
25. 先天性高氨血症Ⅱ型（OCT 缺陷）	Oak Ridge 稀毛小鼠 Morgan 马	X-性联显性	先天性高氨血症Ⅱ型
26. 遗传性胱氨酸尿症（胱氨酸尿石症）	众多品系犬 狼	限性常染色体隐性	遗传性胱氨酸尿症
27. 特发性范可尼综合征（广泛性肾小管转运缺陷）	Ben Basenji 犬 Shelties 犬 Whippets 犬	常染色体隐性	特发性范可尼综合征（奇异糖尿病）
28. 尿酸盐尿结石症（肝、肾膜转运先天缺陷）	Balmatian 犬 猫	常染色体隐性	无
29. 遗传性痛风（先天性高尿酸血症）	火鸡 dw 基因侏儒鸡 am 基因纯合子鸡 日本 Fayoumi 鸡	未定 常染色体多基因隐性 常染色体单基因隐性 常染色体单基因隐性	遗传性痛风

（续）

遗传病名	动物种类及品系	遗传类型	人类对应病
30. 乳清酸尿症（尿苷酸合成酶缺乏症）	荷兰荷斯坦奶牛	常染色体隐性	婴儿乳清酸尿症
31. 先天性高胆红素血症	Southdown 绵羊 玻利维亚松鼠猴 Gunn 突变大鼠	常染色体隐性 物种特性 常染色体隐性	Ⅰ型 Ⅰ型 Crigler-Najjar 综合征
32. 家族性高脂蛋白血症	猫 犬 Watanabe 兔 西地兰矮马 猪 大鼠	常染色体隐性 未定 未定 未定 未定 未定	Ⅰ型 Ⅱα型
33. 原发性乳糖不耐受症（乳糖酶缺乏症）	荷斯坦奶牛 犬	未定	原发性乳糖不耐受症（先天性乳糖酶缺乏症）
34. 家族性红细胞增多症	娟姗牛 犬	常染色体隐性	儿童原发性红细胞增多症
35. 特发性红细胞生成不良症	犬 Polled 海福特牛	未定 常染色体隐性	Ⅰ型和Ⅱ型
36. 贫血-角化不良-脱毛综合征	Polled 海福特牛	常染色体隐性	无
37. α-海洋性贫血	27Hb 小鼠 352Hb 小鼠 Hba^{th-J}小鼠	常染色体隐性	α-海洋性贫血
38. β-海洋性贫血（库利氏贫血）	Hbb^{th-1}突变鼠	常染色体隐性	β-海洋性贫血
39. 遗传性球形细胞增多症（球形细胞溶血综合征）	sph 突变小鼠 sp 突变小鼠 牛	常染色体隐性	遗传性球形细胞增多症
40. 遗传性口形细胞增多症（高钠低钾溶血性贫血）	Alaskan Malamute 犬 Schnauzer 犬	常染色体隐性 未定	遗传性口形细胞增多症
41. 家族性口形细胞增多症-增殖性胃炎	犬	常染色体隐性	无
42. 遗传性椭圆形细胞增多症（遗传性卵圆形细胞增多症）	近交杂种犬	常染色体隐性	遗传性椭圆形细胞增多症
43. 葡萄糖-6-磷酸脱氢酶缺乏症（G6PD缺乏症）	大鼠 Wiemeraner 犬	X 性联不完全显性	葡萄糖-6-磷酸脱氢酶缺乏症
44. 磷酸果糖激酶缺乏症（通气过度诱发性溶血病，糖原累积病Ⅶ型）	Springer-spaniel 犬	常染色体隐性	磷酸果糖激酶缺乏症 Tarui-Lavzer 综合征
45. 丙酮酸激酶缺乏症（先天性溶血性贫血，PK 缺乏症）	Basenji 犬 Beagle 犬 Terrier 犬 小鼠	常染色体隐性	丙酮酸激酶缺乏症
46. 家族性非球形溶贫	Black Poodle 犬	常染色体不全显性	家族性先非球溶
47. 谷胱甘肽缺乏症（GSH 缺乏症）	考力代尔绵羊 美利奴绵羊	常染色体隐性	谷胱甘肽缺乏症
48. 谷胱甘肽还原酶缺乏症（家族性溶贫并高铁 Hb 血症）	Trottor 马	常染色体隐性	谷胱甘肽还原酶缺乏症
49. 家族性高铁 Hb 血症	犬	常染色体隐性	家族性高铁 Hb 血症

（续）

遗传病名	动物种类及品系	遗传类型	人类对应病
50. 先天性卟啉病（紫质病或骨血色病）	牛 猪 猫 狐松鼠 肉仔鸡	常染色体显性和隐性 常染色体隐性 常染色体隐性 天然特征	先天性卟啉病 （Gunther 氏病）
51. 遗传性粒细胞分叶过少症（白细胞 Pelger-Huet 异常）	犬 猫 兔	常染色体显性	遗传性粒细胞分叶过少症
52. 骨髓恶液质（多分叶巨大中性粒细胞症）	马 犬	未定	骨髓恶液质
53. 原发性血小板增多症（真性血小板增多症）	犬 猫	未定	原发性血小板增多症
54. 贮藏池病（契-东二氏出血综合征）	阿留申水貂 海福特等品系牛 波斯等品系猫 兰狐和银狐 TM 及 beige 大鼠 beige 小鼠 Killer 鲸	常染色体隐性 未定	贮藏池病（CHS）
55. 先天性纤维蛋白原缺乏症	犬 山羊 绵羊	常染色体隐性或显性	先天性纤维蛋白原缺乏症
56. 先天性凝血酶原缺乏症（遗传性因子 Ⅱ 缺乏症）	Boxer 犬 Cocker spaniel 犬 Rambouillet 绵羊	常染色体显性或隐性	先天性凝血酶原缺乏症
57. 先天性第 Ⅶ 因子缺乏症（低前转变素血症）	Beagle 犬 Mongrels 犬 Alaskan malamute 犬 Rambouillet 绵羊	常染色体隐性 常染色体不全显性	先天性第 Ⅶ 因子缺乏症
58. 遗传性维生素 K 依赖性凝血因子缺乏症	Rambouillet 绵羊	未定	无
59. 凝血因子 Ⅶ 和蛋白 C 复合缺乏症（胎内出血病）	小鼠	未定	凝血因子 Ⅶ 和蛋白 C 复合缺乏症
60. 先天性第 Ⅷ 因子缺乏症（甲型血友病）	犬 马 猫 小鼠	X-性联隐性	甲型血友病
61. 先天性第 Ⅸ 因子缺乏症（乙型血友病）	Cocker spaniel 等 9 个品系犬 Unc-Chapel Hill 克隆犬 英国短毛猫	X-性联隐性	先天性第 Ⅸ 因子缺乏症
62. 甲乙型血友病	Bulldog 犬	X-性联隐性	无
63. 先天性第 Ⅹ 因子缺乏症	Coker spaniel 犬 猫 Rambouillet 绵羊	常染色体不全隐性	先天性第 Ⅹ 因子缺乏症
64. 先天性第 Ⅺ 因子缺乏症（丙型血友病）	荷斯坦牛 犬	常染色体隐性	先天性第 Ⅺ 因子缺乏症

（续）

遗传病名	动物种类及品系	遗传类型	人类对应病
65. 先天性第Ⅻ因子缺乏症（哈格曼特性）	猫 犬	常染色体隐性	先天性第Ⅻ因子缺乏症
66. 先天性前激肽释放酶缺乏症（弗莱彻遗传特性）	挪威褐色大鼠 Poodle 品系犬 Miniature 马 Belgian 马	常染色体隐性	先天性前激肽释放酶缺乏症
67. 血管性假血友病（Von Wille-brand 氏病）	56 个品系犬 猪 猫 兔 小鼠	常染色体不全显性 常染色体隐性	VWD Ⅰ、Ⅱ、Ⅲ型
68. 遗传性先天性脑水肿（遗传性脑内水肿综合征）	多品系牛 各品系犬 多品系猪	常染色体隐性 常染色体隐性	遗传性先天性脑水肿
69. 遗传性脑膜脑突出（遗传性颅骨缺陷）	猪 牛 绵羊 山羊 猫 兔	常染色体隐性	遗传性脑膜脑突出
70. 寡突神经胶质细胞发育不良（遗传性髓鞘形成不良）	Charolias 牛 猪 犬 小鼠	常染色体遗传 隐显性待定	寡突神经胶质细胞发育不良
71. 多灶性中枢神经元生活力缺失（脑髓先天缺陷）	犬 猫 马	常染色体隐性 常染色体隐性	多灶性中枢神经元生活力缺失
72. 遗传性小脑生活力缺失（遗传性小脑共济失调）	马 牛 绵羊 猪 犬 猫	常染色体隐性 （少数待定）	遗传性小脑生活力缺失
73. A-C 畸形并小脑发育不全	各品系牛 非洲狮	未定	A-C 畸形并小脑发育不全
74. 遗传性脊髓发育不良（先天性脊髓空洞症）	多品系犬 马驹 犊牛 Splotch 小鼠	常染色体隐性	遗传性脊髓发育不良
75. 脊髓白质变性（本体感觉径共济失调）	多品系犬 猪 大鼠 秃鹰 美洲大鸨	常染色体隐性	脊髓白质变性
76. 遗传性痉挛性轻瘫（跟腱挛缩）	多品系牛 Alpine 山羊	常染色体多基因隐性	无
77. 家族性周期痉挛	多品系牛 猪	常染色体隐性	无

（续）

遗传病名	动物种类及品系	遗传类型	人类对应病
78. 先天性肠无神经节症（巨结肠和巨空肠）	犬 猫 马 猪 小鼠 大鼠	常染色体隐性 （单基因或多基因）	先天性肠无神经节症 （Hirschsprung 病）
79. 特发性喉麻痹（遗传性返喉神经病）	马 犬	常染色体遗传 （显性隐性未定）	无
80. 进行性肥大性神经病（遗传性增生性神经病）	Tibetan Mastiff 犬	常染色体隐性	Dejerine-Sottas 病 腓骨肌萎缩症 Roussy-Levy 综合征
81. 遗传性脊肌萎缩症（肌萎缩性侧索硬化）	多品系犬 C57BI/Fa 小鼠 （Wobbler 小鼠）	常染色体显性 常染色体显性	遗传性脊肌萎缩症 遗传性运动神经元病
82. Ⅱ型肌纤维缺乏症	Labrador Retriever 犬	常染色体隐性	无
83. Ⅱ型肌纤维肥大症（髋股关节肌肥大症）	德国牧羊犬	未定	无
84. 进行性肌营养不良症（非强直性肌营养不良症）	Golden Retriever 犬 Mdx 小鼠 美利奴绵羊 水貂	X-性联隐性 X-性联隐性 常染色体隐性 常染色体隐性	Duchenne 型 Duchenne 型 未定 肢带型和面肱臂型
85. 先天性肌强直（遗传性肌病性肌强直）	猫 马 山羊 大型丹麦犬 Staffordshire 犬 Chow Chow 犬	常染色体隐显未定 常染色体显性或隐性 未定 未定 常染色体隐性	Thomsen 病
86. 强直性肌营养不良症（Steinert 病）	英纯血种马 Rhodesian 犬 Irish Terrier 犬	未定 未定 常染色体或 X 性联隐性	强直性肌营养不良症
87. 家族性线粒体肌病	Clumer Spaniel 等 三品系犬 mo（vbr）小鼠	常染色体显性（?）	无
88. 鸭特发性斜颈（先天性肌性斜颈）	北京白鸭	常染色体隐性（?）	特发性斜颈 （胸锁乳突肌病）
89. 膈肌病（营养不良样肌病）	荷兰牛 欧洲猫	未定	无
90. 火鸡胸肌病（绿肌病）	Bronze 火鸡 加拿大白火鸡	常染色体隐性	无
91. 动脉导管未闭（PDA）	Poodle 等多品系犬 马	多基因遗传	动脉导管未闭
92. 主动脉狭窄（遗传性 SAS）	猪 犬 猫 豚鼠 小鼠	多基因遗传	主动脉狭窄

（续）

遗传病名	动物种类及品系	遗传类型	人类对应病
93. 肺动脉狭窄（先天性 PS）	犬 猫 猪	多基因遗传	肺动脉狭窄
94. 室间隔缺损（VSD）	马 牛 骆驼 犬 猪	多基因遗传	L-R 型 VSD R-L 型 VSD
95. 房间隔缺损（ASD）	牛 犬 猪 豹	多基因遗传	L-R 型 ASD R-L 型 ASD
96. 法乐氏四联症（紫绀四联症）	马 牛 犬 猪	多基因遗传	法乐氏四联症
97. 右主动脉弓续存（PRAA）	牛	多基因遗传	右主动脉弓续存
98. 特发性扩张性心肌病（特发性充血性心肌病）	犬 猫	未定	特发性扩张性心肌病
99. 特发性肥厚性心肌病	犬 猫 猪 牛 骆驼	常染色体显性或隐性	特发性肥厚性心肌病
100. 特发性限制性心肌病（心内膜弹力纤维增生症）	犬 猫 猪	常染色体隐性或显性	特发性限制性心肌病
101. 牛遗传性心肌病	日本 ABCRS 海福特等 10 品系	常染色体隐性	无
102. 自发性圆心病（α₁-抗胰蛋白酶缺乏症）	加拿大宽胸白火鸡 Nicholas 火鸡 荷兰小火鸡 But 火鸡	未定	α-抗胰蛋白酶缺乏症（早年肝硬化型）
103. 仓鼠遗传性心肌病（肾上腺素能递质超敏感性）	各品系仓鼠	常染色体隐性	无
104. 大小鼠遗传性心肌病	129/ReJ 等品系小鼠 SHR/N-CP 品系大鼠	常染色体隐性 未定	无
105. 遗传性心钙化（营养不良性心钙化）	小鼠 大鼠 海豚	常染色体隐性	无
106. 动脉-静脉瘘管（A-V 瘘）	马 牛 犬 猪	未定	动脉-静脉瘘管

（续）

遗传病名	动物种类及品系	遗传类型	人类对应病
107. 原发性淋巴水肿（遗传性淋巴水肿）	牛 犬 猪 猫	常染色体隐性 常染色体显性 未定 未定	原发性淋巴水肿 （Milroy 氏病）
108. 家族性甲状腺肿	牛 猪 绵羊 山羊 羚羊 小鼠	常染色体隐性	家族性甲状腺肿
109. 家族性糖尿病（遗传性糖尿综合征）	猴 犬 兔 大鼠 南非多乳头小鼠	多基因遗传 常染色体隐性 多基因遗传 未定 非性连锁多基因遗传	IIDM 型 IDDM 型 IIDM 型或青少年 IDDM 型 IIDM 和 IDDM 型 各型及其亚型
110. 妊娠糖尿病	C57BL/KsJ 小鼠 大鼠	常染色体隐性	妊娠糖尿病
111. 遗传性尿崩症	Brattleboro 大鼠	常染色体半隐性	遗传性尿崩症
112. 血小板无力症（血小板衰弱症）	犬 马 大鼠 小鼠	常染色体不全显性 常染色体隐性	血小板无力症
113. 血小板无力性血小板病	Otter hounds 犬	常染色体不全显性	Swiss-Cheese 征
114. 重症肌无力（先天性重症肌无力）	多品系犬 Siamese 猫 Brahman 牛	常染色体遗传 （隐性显性未定）	血小板无力性血小板病
115. 粒细胞病综合征（白细胞附功能缺陷病）	荷斯坦牛 Irish Setter 犬 Boberman 犬	未定 常染色体隐性 未定	慢性肉芽肿病 脂褐素性脂肪细胞增多症 吞噬细胞 C_3 受体缺乏症
116. 先天性肌阵挛（家族性反射性肌阵挛）	Spa 突变小鼠 海福特牛 Laborator Retriever 犬	常染色体隐性	先天性肌阵挛
117. 家族性高胆固醇血症	Watanabe 兔 猪 小鼠	常染色体隐性	家族性高胆固醇血症 高脂蛋白血症Ⅱα型
118. 遗传性坏血病	Landrace-Yorkshire 猪	常染色体隐性	无
119. 选择性钴胺素吸收不良（遗传性 VB_{12} 缺乏症）	Gaint Schnauzers 犬	常染色体隐性	选择性钴胺素吸收不良
120. 遗传性假性维生素 D 缺乏症（维生素 D 依赖性佝偻病）	Landrace 猪	常染色体隐性	假性维生素 D 缺乏症（VD-DR）
121. 抗维生素 D 佝偻病（X 连锁性低磷酸盐血症）	美洲驼 Hyp 突变小鼠 羊驼	X-性联隐性	抗维生素 D 佝偻病（VDRR）
122. 贝尔格莱德大鼠贫血（铁失利用性贫血）	B 贫血实验大鼠	常染色体隐性	铁失利用性贫血 铁粒幼细胞性贫血

（续）

遗传病名	动物种类及品系	遗传类型	人类对应病
123. 遗传性缺铁性贫血（遗传性铁缺乏症）	mk 小鼠 Sla 小鼠	常染色体隐性 X-性联隐性	无
124. 遗传性铜累积病（遗传性铜中毒病）	犬 大鼠	常染色体隐性	肝-豆状核变性 Wilson 氏病 铜蓝蛋白缺乏症
125. 先天性铜吸收障碍（X-LC-CM）	斑纹状突变小鼠 mucular 小鼠	X-性联隐性	曼克病 卷发病 灰发病
126. 遗传性锌缺乏症（遗传性胸腺发育不全）	黑花丹麦乳牛 短角牛	常染色体隐性	遗传性锌缺乏症 肠源性肢体皮炎
127. 蹄叶炎样综合征（遗传性趾形异常）	娟姗犊牛	常染色体隐性	跗腕骨溶骨症 趾（指）骨溶骨症 特发性溶骨病
128. 胶原组织发育异常（皮肤脆弱症，皮肤弹力增高症，皮肤延展过度症）	马 牛 绵羊 貂 犬 猫 兔	未定 常染色体隐性 常染色体隐性 常染色体显性 常染色体显性 常染色体显性或隐性 未定	Ehler-Danlos 症（各病型）
129. 成骨不全（迟发性成骨不全）	牛 犬 Oim 小鼠	常染色体显性	成骨不全（各病型）
130. 蜘蛛肢综合征（蜘蛛肢-关节弯曲症）	瑞士褐牛 山地褐牛	常染色体隐性	马凡氏综合征
131. 先天性多囊肾（家族性多囊综合征）	猫 犬 水貂 小鼠 牛 猪 兔 绵羊 山羊	常染色体隐性和显性 常染色体隐性 常染色体隐性 常染色体隐性 未定 未定 未定 未定 未定	ARPKD 和 ADPKD ARPKD ARPKD ARPKD 先天性多囊肾
132. 遗传性表皮松解和大疱形成	羔羊	未定	无
133. 遗传性自免甲状腺炎	Obese 白来航鸡 Buffalo 大鼠 Beagle 犬	未定	遗传性自免甲状腺炎
134. 家族性皮肌炎（家族性多发性肌炎）	Collie 犬 西地兰犬	常染色体隐性	特发性肌炎
135. 家族性多动脉炎	Beagle 犬	未定	动脉炎-血管炎综合征
136. 遗传性视网膜营养不良（自免性视网膜营养不良）	RCS 大鼠	常染色体显性	视网膜色素变性（色素性视网膜炎）
137. 家族性睾丸炎（免疫介导性不育症）	Beagle 犬 Musteal Vison 黑貂	从性显性	男性不育
138. 联合性免疫缺陷病	阿拉伯马 转基因突变犬	常染色体隐性 X-性联隐性	联合性免疫缺陷病（瑞士型）

（续）

遗传病名	动物种类及品系	遗传类型	人类对应病
139. 免疫缺陷性侏儒	Weimaraner 犬 Ames Snell-Bagg 小鼠	未定	DiGeoge 综合征
140. 原发性无丙球蛋白血症	英纯血种马 标准种马	X-性联隐性	婴儿伴性无丙球
141. 暂时性低丙球血症	马 猪	未定	婴儿暂低丙球
142. 腔上囊成熟缺陷	来航 UCD140 鸡	多基因常显	多变而未分类的低丙球
143. 选择性 IgG 缺乏症（单独性 IgG 缺乏症）	半阿拉伯马	未定	选择性 IgG 缺乏症
144. 选择性 IgG_2 缺乏症（低 7S 丙球血症）	红色丹麦牛	未定	无
145. 选择性 IgA 缺乏症（相对性 IgA 缺乏症）	德国牧羊犬 Beagle 犬 中华 Sharpies 犬 小鼠	常染色体显性（?）	选择性 IgA 缺乏症
146. 选择性 IgM 缺乏症	CBA/HN 小鼠 阿拉伯马 英纯血马 Quarter 马	X-性联隐性 未定 未定 未定	选择性 IgM 缺乏症
147. 遗传性 C_3 缺乏症	犬 豚鼠	常染色体隐性	纯合子 C_3 缺乏症
148. 遗传性 C_2 缺乏症	豚鼠	常染色体隐性	遗传性 C_2 缺乏症
149. 遗传性 C_4 缺乏症	大鼠 豚鼠	常染色体隐性	遗传性 C_4 缺乏症
150. 遗传性 C_5 缺乏症	小鼠	常染色体隐性	遗传性 C_5 缺乏症
151. 遗传性 C_6 缺乏症	兔	常染色体隐性	遗传性 C_6 缺乏症
152. 周期性白细胞生成症（灰色柯利犬病）	Cray-Collie 犬 Collie-Beagle 犬	常染色体隐性	周期性中性粒细胞减少症
153. 纤毛无活动性综合征（先天性纤毛功能紊乱）	Border-Collie 犬 English-Setter 犬 Springer-Spaniel 犬 Doberman-Pinscher 犬 Golden Retriever 犬 猫 大鼠	常染色体隐性	纤毛无活动性综合征（Kartagener 氏三联症）
154. 淋巴细胞-浆细胞性胃肠炎（免疫增生性小肠病，蛋白丢失性肠病）	Basenji 犬 猫	常染色体隐性	淋巴细胞-浆细胞性胃肠炎（Menetrier 氏病）
155. 多发性骨髓瘤（遗传性异常丙球血症，自发性浆细胞瘤）	C3H 小鼠 鸡	未定	多发性骨髓瘤

附录二 医学自发模型动物世界各国保存单位

遗传病名	模型动物	保存单位
1. 全身性糖原累积病	短角牛 婆罗门牛 日本鹌鹑	西澳大利亚 Mudoch 大学兽医研究学部 西澳大利亚 Mudoch 大学兽医研究学部 日本东京京都医学研究所实验动物部
2. 黏多糖累积病Ⅰ型	猫	美国宾夕法尼亚州立大学兽医学院
3. 黏多糖累积病Ⅵ型	暹罗猫	美国宾夕法尼亚大学兽医系
4. 黏多糖累积病Ⅶ型	小鼠	美国密苏里州立大学医学院
5. β 甘露糖累积病	山羊	加拿大安大略兽医学院
6. GM₁ 神经节苷脂累积病	牛 犬	爱尔兰都柏林大学兽医学院 美国马塞诸塞州 Tufts 大学医学和兽医学院
7. GM₂ 神经节苷脂累积病	Korat 猫 约克夏猪 德国短毛 Pointer 犬	美国俄勒冈州立大学医学院 美国得克萨斯 A 和 M 大学兽医系 美国巴尔的摩市霍普金大学比较医学部
8. 神经鞘髓磷脂累积病	FM 小鼠 暹罗猫	美国国立卫生研究院全国心肺研究所 美国科罗拉多州立大学兽医病理学部
9. 葡萄糖脑苷脂累积病	Silky 犬	澳大利亚悉尼大学兽医学部
10. 球状细胞白质营养不良症（Krabbe 氏病）	Terriers 犬 GCL 颤抖小鼠	美国杰克逊实验室
11. 蜡样质-脂褐素病（家族性黑矇白痴，亚单位 C 累积病）	美国 Setter 犬 South Hampshire 绵羊 Devon 牛	待报
12. 枫糖尿病	POLL 海福特牛	澳大利亚新南威尔士伊丽莎白麦克阿瑟农业研究所
13. Ⅱ型酪氨酸血症（水貂假性瘟热病）	水貂	加拿大安大略农业和食品部兽医实验室
14. 白化病	各种动物	普遍存在
15. 瓜氨酸血症	Hostein-Friesian 牛	澳大利亚新南威尔士伊丽莎白麦克阿瑟农业研究所 美国伊利诺伊州动物科学部和伊利诺伊大学
16. 先天性高氨血症Ⅱ型	Oak Ridge 稀毛小鼠	待报
17. 特发性范可尼综合症	Bensenji 犬	美国加利福尼亚、宾夕法尼亚、得克萨斯、纽约、俄亥俄等五个州
18. 遗传性痛风	Hua 鸡 Fayoumi 鸡	美国康奈尔大学禽科学系 日本尿酸研究中心
19. 乳清酸尿症	UMP 合成酶缺乏症杂合子荷斯坦奶牛	美国伊利诺伊州立大学农学院农业实验站
20. 先天性高胆红素血症	Coriedale 绵羊 Gunn® 突变大鼠	美国堪萨斯州立大学 美国俄亥俄州立大学
21. 家族性高脂蛋白血症	脂蛋白脂酶缺陷猫	新西兰 Massey 大学
22. 原发性乳糖不耐受症	荷斯坦奶牛	美国田纳西州立大学兽医学院

（续）

遗传病名	模型动物	保存单位
23. α-海洋性贫血	27Hb 小鼠 352Hb 小鼠 Hba^{th-j} 杰克逊小鼠	美国佐治亚学院细胞和生物学部 美国橡树林国家实验室生物学部
24. β-海洋性贫血	Hb$_b$^{thrj}	美国北卡罗来纳州国家环境卫生科学研究所遗传实验室 美国橡树林国家实验室生物学部
25. 遗传性球形细胞增多症	Sph 突变小鼠 Sp 突变小鼠	美国俄亥俄州立大学 美国加利福尼亚州立大学癌症研究所 美国 Bar Harbor 杰克逊实验室
26. 遗传性口形细胞增多症	Dan 突变基因 Alaskan malamute 犬	加拿大多伦多大学病理学部
27. 遗传性椭圆形细胞增多症	近交杂种犬	美国堪萨斯州立大学
28. 遗传性缺铁性贫血	Mk 小鼠 Sla 小鼠	各国血液病研究机构
29. 贝尔格莱德大鼠贫血（铁失利用性贫血）	B 贫血实验大鼠	美国纽约州立大学医学研究学部 美国波士顿大学医学中心血液学研究室
30. 遗传性铜累积病（Wilson 病）	Bedlington Terrier 犬	普遍存在，突变基因频率不少于 2/3
31. 磷酸果糖激酶缺乏症	PFK 缺乏犬	美国宾夕法尼亚大学兽医学院
32. 丙酮酸激酶缺乏症（先天性 PK 缺乏症）	Basenji 犬	加拿大萨斯卡奇温大学西部兽医学院
33. 谷胱甘肽缺乏症	考力代尔绵羊 美利奴绵羊	普遍存在，检测红细胞谷胱甘肽获得 美国堪萨斯州立大学兽医学院
34. 先天性卟啉病	FCP 暹罗家猫 天然卟啉病狐松鼠	美国俄克拉荷马州立大学 美国西部各州普遍存在
35. 先天性前激肽释放酶缺乏症（弗莱彻因子缺乏症）	Mimiature 马 Belgian 马	美国密苏里大学兽医学院 美国美尼苏达大学兽医学院
36. 血管性假血友病（Von Willebrand 氏病）	VWD 猪 VWD 犬	美国北卡罗来纳大学兽医系 美国 Albany 纽约州卫生局
37. 先天性第Ⅷ因子缺乏症（甲型血友病）	Setter 猎犬	美国密苏里大学兽医学院
38. 先天性第Ⅸ因子缺乏症（乙型血友病）	Cairn terrier 犬	美国密苏里大学兽医学院
39. 先天性第Ⅷ、Ⅸ因子缺乏症（甲乙型血友病）	甲乙型血友病犬	美国密苏里大学兽医学院
40. 先天性第Ⅻ因子缺乏症（哈格曼因子缺乏症）	第Ⅻ因子缺乏家猫	美国密苏里大学兽医学院
41. 遗传性脑膜脑突出（神经管闭合不全）	"mc" 杂合子猫 "mc" 纯合子猫	美国弗吉尼亚-马里兰区兽医学院
42. 多灶性中枢神经元生活力缺失	纹状体-小脑-橄榄核变性 Kery blue Terrier 犬	美国得克萨斯州立大学
43. 遗传性小脑生活力缺失（先天性小脑变性）	各种畜禽和实验动物	普遍存在，数量最大，畜种最多
44. 先天性肠无神经节症（先天性巨结肠症）	Piebald 变异小鼠 Spotting 变异大鼠	美国缅因州杰克逊实验室 日本 Omiya 动物繁殖研究所
45. 特发性喉麻痹（喉偏瘫、喘鸣症）	英纯血马	普遍存在
46. 进行性肥大性神经病（遗传性增生性神经病）	Tibetan Mastiff 犬	美国康奈尔大学纽约州兽医学院

（续）

遗传病名	模型动物	保存单位
47. 先天性肌阵挛（遗传性感觉运动障碍）	痉挛突变小鼠 肌阵挛纯合子 Poll 海福特牛	美国缅因州 Bar Harbor 杰克逊实验室 澳大利亚新南威尔士农业部 悉尼大学药学系
48. 遗传性感觉性神经病（伤害感受缺乏失和肢端残缺）	HSN 犬	美国康奈尔大学兽医学院 美国亚拉巴马州 Auburn 大学兽医系
49. 遗传性脊肌萎缩症（肌萎缩性侧索硬化）	Wobller 小鼠 Swedish Lapland 犬 Brittany Spaniels 犬 Rotweiler 犬	美国西北大学、芝加哥大学、弗吉尼亚医学院、新英格兰医学中心、国家卫生研究所、阿尔巴尼医学院 康奈尔大学纽约州兽医学院 佐治亚大学兽医学院 弗吉尼亚-马里兰区兽医学院
50. Ⅱ型肌纤维缺乏症	Laborador Retriever 犬	美国华盛顿州立大学
51. 进行性肌营养不良症（非强直性肌营养不良症）	美利努绵羊 水貂 XMD 犬 mdx 小鼠	美国堪萨斯州立大学 美国华盛顿州立大学 美国康奈尔大学纽约州兽医学院 加拿大圭尔夫大学安大略兽医学院
52. 强直性肌营养不良症（Steinert 病）	Irish Terrier 犬	荷兰阿姆斯特丹大学
53. 火鸡胸肌病（绿肌病）	Bronze 火鸡 大、中、小型白火鸡	加拿大火鸡中发病率高（30%），比较普遍，无专门单位保存
54. 自发性圆心病（α₁ 抗胰蛋白酶缺乏症）	火鸡	以色列 Kimron 兽医研究所
55. 遗传性甲状腺肿（家族性甲状腺肿）	Dutch 山羊	荷兰阿姆斯特丹大学 荷兰阿姆斯特丹科学院医学中心儿科及实验医学部
56. 家族性糖尿病（自发性糖尿病）	黑猕猴 Keehond 犬 新西兰白兔 SHR/N - cp 大鼠 南非多乳头鼠	美国俄勒冈州灵长目动物研究中心 美国华盛顿州立大学兽医临床内外科部 美国阿肯色州医科大学病理科部 美国国家卫生科学研究院 美国武装力量病理研究所
57. 妊娠糖尿病	C57BL/KsJ 小鼠	美国缅因州杰克逊实验室
58. 遗传性尿崩症（下丘脑性尿崩症）	Brattlebor 大鼠 （纯合子和杂合子）	美国国家卫生科学研究院
59. 假性维生素 D 缺乏症（VD - DR）	Miniature 猪	德国汉诺威高等兽医学校
60. 抗维生素 D 佝偻病（VDRR）	Hyp 变异小鼠 C57BL/BJ 小鼠	美国缅因州杰克逊实验室
61. 先天性多囊肾病（先天性多囊综合症）	CPK 实变基因小鼠	美国缅因州杰克逊实验室
62. 贫血-角化不良-脱毛综合征（ADAS）	Polled 海福特牛	遍布美国弗罗里达到俄勒冈的 20 个州
63. 联合性免疫缺陷病（原发性严重联合性免疫缺陷病）	阿拉伯纯种及杂种马	遍布美国、加拿大、英国及澳大利亚等欧美各国，阿拉伯马驹中 SCID 杂合子基因频率高达 30%，无专门保存单位，需用时，可从阿拉伯马群中检出
64. 免疫缺陷性侏儒（消瘦综合征）	Ames 小鼠 Snell Bag 小鼠 Weimaraner 犬	待报
65. 原发性腔上囊成熟缺陷（遗传性异丙球蛋白血症）	UCD140 白来航鸡	美国加利福尼亚州立大学
66. 原发性无丙球蛋白血症（Brutln 氏病）	英纯血马驹 Standardbred 马驹	待报

（续）

遗传病名	模型动物	保存单位
67. 暂时性低丙球蛋白血症	各种哺乳动物 尤其仔猪	普遍存在
68. 新生畜低丙球蛋白血症（母源抗体被动传输障碍）	各种哺乳动物 尤其新生犊牛	普遍存在
69. 牛选择性 IgG_2 缺乏症（成年牛低 7S 丙球蛋白血症）	红色丹麦乳牛	遍布于中非和北欧，基因频率超过 15%，无专门保存单位，需用时可从牛群中检出
70. 粒细胞病综合症（白细胞黏附缺陷病）	荷兰牛 Doberman-pinscher 犬 Irish setter 犬	待报
71. 周期性血细胞生成症（灰色柯里犬综合征）	Collie 犬	美国田纳西州立大学
72. 遗传性补体成分缺乏症	C_2 缺乏豚鼠 C_3 缺乏豚鼠 C_3 缺乏犬 C_4 缺乏大鼠 C_5 缺乏大鼠 C_6 缺乏兔	待报
73. 纤毛无活动性综合征（纤毛运动障碍综合征）	Border Collie 犬 English Setter 犬 Springer spaniel 犬	待报
74. 色素缺失易感性增高综合征（契-东二氏综合征）	阿留申水貂 海福特牛 Beige 小鼠	待报
75. 淋巴细胞-浆细胞性胃肠炎（蛋白丢失性肠病）	Basenji 犬	待报
76. 多发性骨髓瘤	各种动物	待报
77. 巨球蛋白血症	犬 猫	待报
78. 淋巴增生性单株丙球病	犬 猫 马	待报

附录三 中文病名索引

"X" 结肠炎	122	Hurler 氏病	738
"传统" C_3 转化酶形成缺陷	1182	Kartagener 三联症	1185
"打洞样" 溶解性骨损害	1207	Kartagener 氏综合征	1185
Ⅰ型超敏反应病	50	Klinefelter 氏综合征	1036
Ⅱ型 MFD	928	Krabbe 氏病	728
Ⅱ型 MFH	930	Kuff 氏病	772
Ⅱ型超敏反应病	1076	LAD Ⅰ 型	1004
Ⅱ型骨骼肌纤维缺乏性肌病	928	LAD Ⅱ 型	1004
Ⅱ型纤维肥大性肌病	930	Lafora 氏病	754
Ⅲ型超敏反应病	1077	Landry-Gullain-Barre 综合征	1133
Ⅳ型超敏反应病	1077	Landry 上行性瘫痪	1133
Adema 病	1030	L 艾杜糖醛酸酶缺乏症	738
Aran-Duchenne 病	925	Maroteaux - Lamy 病	741
Arnold-Chiari 畸形	909	Menetrier 氏病	836
A - V 瘘	975	Milroy 氏病	978
Basset 猎犬家族性血小板无力症	995	mk 小鼠遗传性小细胞性贫血	1021
Basset 猎犬遗传性出血病	995	M 蛋白病	1203
Batten 氏病	772	Nonne-Milroy-Meige 综合征	978
BB Wistar 大鼠家族性糖尿病	987	Norman - landing 氏病	756
Bernard-Soulier 综合征	997	Oim 小鼠	1057
Bernheimer-Seitelberger 病	760	Pelger - Huët 异常	267
B 大鼠贫血	1020	Pendred 综合征	981
Charolias 牛进行性共济失调	902	PFK 缺乏症	842
Christmas 病	277	PK 缺乏症	845
Cori 氏病	731	Pompe 氏病	731
Crigler - Najjar 综合征	805	PTA 缺乏症	884
Dejerine - Sottas 病	921	Richner-Hanhart 综合征	779
Duchenne's 肌营养不良综合征	959	Rotor 综合征	806
Ehlers - Danlos 综合征	1053	Roussy - levy 综合征	921
Elso - 跟腱综合征	912	Sandhoff 病	760
Evans 综合征	1110	SHR/N-cp 大鼠家族性糖尿病	988
Forbe 氏病	736	Sjögren's 综合征	1122
FSHG 综合征	836	Steinert 病	937
G_6PD 缺乏症	840	Stuart-Prower 因子缺乏症	882
Gilbert 综合征	805	Swiss-Cheese 综合征	997
Glanzmann 病	994	T - 2 毒素中毒	669
GSH 缺乏症	849	Tarui-Layzer 综合征	842
Hirschsprung 病	916	Tay-Sachs 病	760
Hoflund 氏综合征	222	Thomsen 病	934

Turner 氏综合征	1034	丙型血友病	256
UCD140 鸡 7sIg 缺乏综合征	1165	补体顺序溶解相缺陷	1151
UCD140 鸡异常丙球蛋白血症	1165	不典型间质性肺炎	578
Van der Hoeve 综合征	1057		
Von Gierke 氏病	731	**C**	
Von Willebrand 氏病	889	产后血红蛋白尿	512
Waldenstrom 巨球蛋白血症	1210	肠缠结	145
Watanabe 兔遗传性高脂血症	812	肠肌层神经节缺乏症	915
Werding-Hoffmann 病	925	肠绞窄	110
Wilson 病	1025	肠淋巴瘤	1204
Wohlfart-Kugelherg-Welander 病	925	肠秘结	149
X-连锁性低磷酸盐血症	1016	肠扭转	145
X 性联低色素性贫血	1020	肠钳闭	145
α-地中海贫血	824	肠套叠	145
α-重链丙球病	1205	肠系膜脓肿	176
β- glucuronidase deficiency	738	肠源性肢体皮炎	1149
β-地中海贫血	826	常染色体显性多囊肾病	1058
β-葡萄糖苷酸酶缺乏症	738	常染色体隐性多囊肾病	1058
"喷鼻息"短头侏儒症	739	超敏感性血管炎	1139
		成年牛低 7S 丙球蛋白血症	1175
A		成年畜周期性痉挛	914
阿狄森氏样病	463	迟发性成骨不全	1056
阿司匹林样缺陷	867	创伤性网胃-心包炎	88
矮小或消瘦综合征	1162	纯合子 C_3 缺乏症	1150
艾滋病	1190	丛林病	525
爱尔夏犊牛遗传性淋巴管阻塞	978	猝死综合征	1230
B		**D**	
白斑病	782	大红细胞增多症	864
白肌病	206	大脑黄斑变性	760
白细胞 Pelger-Huët 异常	863	大鼠 C_5 缺乏	1263
白细胞性血管炎	1139	大鼠家族性糖尿病	987
白细胞黏附功能缺陷病	1263	大鼠家族性下丘脑性尿崩症	990
半乳糖神经酰胺累积病	728	大鼠先天性肠无神经节症	994
饱潲病	566	大叶性肺炎	52
贝尔格莱德实验大鼠海洋性贫血样病	1022	呆羔病	907
背肌坏死症	467	玳瑁猫	1046
本体感觉径共济失调	895	单独性 IgG 缺乏症	1174
本周蛋白尿	1207	单独性 IgM 缺乏症	1172
臂神经丛神经炎—神经病	1133	单磷酸嘧啶核苷合成酶缺乏症	803
变应性鼻炎	1079	单尿崩	795
变应性雌性不孕	1146	单株系丙球病	1203
变应性多神经炎	1133	蛋白丢失性肠病	28
变应性脑脊髓炎	1131	氮尿	475
丙酮酸激酶缺乏性贫血	845	德格-纳拉病	690
丙酮酸激酶缺乏症	844	低钙低磷性佝偻病伴氨基酸尿症	1015

低磷酸盐血症性佝偻病	1016	感染或接种后神经炎	1133
低纤维蛋白原血症	871	橄榄核桥脑小脑萎缩	903
低血糖症	1229	高 β 脂蛋白血症	1008
地方流行性大肠杆菌型肠炎	1204	高铁血症	1023
地方性消瘦	525	高雪氏病	766
地中海贫血	824	高黏性综合征	1208
多动脉炎	1139	膈肥大	942
多发性肌病	478	膈肌营养不良	942
多发性皮肌炎	1136	膈间代性痉挛	238
多分叶巨大中性粒细胞增多症	268	跟腱挛缩	912
多分叶巨大中性粒细胞症	864	谷胱甘肽缺乏	849
多汗综合征	1030	骨骼肌、心肌、肝脏变性综合征	515
多营养不良性侏儒	741	骨髓恶液质	864
多株系丙球病	1203	骨髓瘤	1207
		骨血色病	713
E		胱氨酸结石症	790
		广泛性氨基酸尿症	793
恶性高热症	468	龟甲猫	1046
二狼山白山羊遗甲肿	983	过敏反应型自免病	1103
		过食豆谷综合征	559
F			
		H	
泛脂肪组织炎	1142		
范可尼综合征	794	哈格曼特性	885
芳香族氨基酸分解代谢病	779	哈格曼因子缺乏症	885
非强直性肌营养不良症	931	海岸病	525
非特异防御功能缺陷病	1185	海绵样脑病	775
非胰岛素依赖型糖尿病	985	海绵样髓鞘病	775
肥大性肠炎	126	海因兹体贫血	840
腓骨肌萎缩症	921	含糊不清的消化不良	222
疯草病	386	荷兰山羊遗甲肿	983
跗腕骨溶骨症	1052	褐黄病	856
弗莱彻遗传特性	887	红斑天疱疮	1123
复发性结节性脂膜炎	1141	红齿病	713
副蛋白血症	1203	红水病	512
腹脂坏死	1142	红细胞酶病	848
		红细胞膜构架异常	838
G		红细胞膜缺陷	848
钙化性心包炎	974	喉偏瘫	919
干草感冒	1080	猴获得性免疫缺陷综合征	1190
甘蓝贫血	578	猴家族性糖尿病	986
肝豆状核变性	728	后肢痉挛性跛行	912
肝内动静脉瘘	975	湖岸病	525
肝破裂	172	花斑猫	1046
肝肾糖原累积病	731	滑腱症	524
肝硬变	171	浣熊猎犬麻痹	1133
感觉过敏-反射性肌阵挛综合征	1007	晃腰病	518
感染后脑脊髓炎	1132		

灰色柯里犬病	1179
回肠—结肠无神经节症	915
火鸡自发性圆心病	25
获得性重症肌无力	998

J

肌萎缩性侧索硬化	924
肌型磷酸果糖激酶缺乏性代谢性肌病	815
肌阵挛性癫痫	754
急性结肠炎	122
棘皮症	1100
寄生性肠系膜动脉炎	160
家族性低色素性贫血	1020
家族性多动脉炎	1140
家族性多囊肾	1058
家族性非球溶贫	848
家族性干燥综合征	993
家族性橄榄核桥脑小脑发育不全	903
家族性高甘油三酯血症	809
家族性睾丸炎	1147
家族性黑朦白痴	772
家族性红细胞增多症	818
家族性喉麻痹	919
家族性混合性高脂血症	809
家族性肌萎缩性侧索硬化症	925
家族性进行性脊肌萎缩症	925
家族性磷酸果糖激酶缺乏症	842
家族性慢性特发性黄疸	698
家族性皮肌炎	1137
家族性溶血性贫血并高铁血红蛋白血症	815
家族性维生素 D 佝偻病	1016
家族性下丘脑性尿崩症	990
家族性线粒体肌病	940
家族性小脑萎缩	905
家族性心内膜弹力纤维增生症	963
家族性选择性维生素 B_{12} 吸收不良	1013
家族性血管性水肿	1082
家族性血小板无力-血小板病-血小板减少症	996
家族性血小板无力症	994
家族性血小板增多症	865
家族性原发性血小板增多症	865
家族性运动神经元病	924
甲型血友病	875
甲状旁腺激素缺乏性甲状旁腺机能减退	461
甲状腺机能减退	456
甲状腺机能亢进	458
甲状腺肿	459
假性甲状旁腺机能亢进	463
假性瘟热症	779
假性脂质代谢病	746
浆细胞恶液质	1203
胶原-血管疾病	1114
接种后脑脊髓炎	1131
接种后神经炎	1133
节段性回肠炎	128
结缔组织疾病	1122
结节性动脉周围炎	1139
金属物病	20
进行性肌萎缩	1000
进行性脊肌萎缩症	925
经典血友病	875
晶体溶解性葡萄膜炎	1144
晶体碎屑性葡萄膜炎	1144
精氨酰琥珀酸合成酶缺乏症	786
痉挛性轻瘫综合征	912
局限性糊精累积病	731
咀嚼肌肌炎	1136
巨大增生性胃炎	836
巨细胞增生性胃炎	1204
巨幼红细胞性贫血	249
剧痒病	1084
娟姗犊牛遗传性蹄叶炎	1052
娟姗犊牛趾骨溶骨症	1052
娟姗牛遗传性蹄叶炎	1052
卷发病	1028
绝对性原发性红细胞增多症	261
蕨蹒蹒	627

K

卡他性肠痛	140
抗利尿激素异常综合征	453
抗凝血杀鼠药中毒	595
抗体被动传输障碍性低丙球蛋白血症	1171
抗血友病球蛋白缺乏症	875
柯兴氏病	465
科隆氏病	128
枯草热	1079
库利氏贫血	824
髋股关节肌肥大症	930
昆虫螯咬性皮炎	1084
昆士兰痒病	1084
捆绑病	475

L

劳顿性横纹肌溶解病	475
酪氨酸酶缺乏症	782
类风关	1118
类脂性组织细胞增生症	763
冷抗体溶血病	1108
冷凝集素病	1108
淋巴细胞-浆细胞性肠炎	1204
淋巴细胞性甲状腺炎	1128
磷酸果糖激酶缺乏性贫血	842
硫酸脑苷脂累积病	770
露脑畸形	900
绿肌病	944

M

马肠道梭状芽孢杆菌病	122
马喘鸣症	919
马凡氏综合征	1057
马喉偏瘫	919
马全身性肉芽肿病	1139
马尾神经−多神经炎	1133
马小脑生活力缺失	906
马遗传性血小板无力症	995
马原发性选择性 IgM 缺乏症	1173
马属动物脑白质软化症	672
麦草中毒	496
曼克病	1028
慢性进行性远端脊肌萎缩症	925
慢性肉芽肿病	268
慢性再发性多神经根神经炎	1133
慢性增生性肥大性小肠炎	126
慢性阻塞性肺病（COPD）	47
盲肠弛缓和扩张	108
盲肠扩张和变位	108
猫多囊肾	1060
猫肥厚性心肌病	962
猫红细胞生成性和肝性卟啉病	861
猫获得性免疫缺陷综合征	1195
猫家族性高乳糜微粒血症	811
猫扩张性心肌病	960
猫先天性肠无神经节症	917
毛花雀稗中毒	679
霉败草木樨中毒	654
门脉−后腔静脉短路	975
弥漫性胶原病	1115

绵羊妊娠毒血症	482
绵羊小脑生活力缺失	907
绵羊遗传性维生素 K 依赖性凝血因子缺乏症	872
绵羊遗甲肿	983
免疫复合物型自免病	1103
免疫复合物血管炎	1140
免疫破坏性多关节炎	1118
免疫缺陷病	1149
免疫增生性肠病	1204
免疫增生性小肠病	1204

N

钠盐中毒	570
南非多乳头鼠家族性糖尿病	988
脑苷脂病	766
尼曼−匹克病	763
黏多糖累积病	738
鸟氨酸转氨甲酰酶缺乏症	788
尿毒症	1060
尿苷酸合成酶缺乏症	729
尿黑酸氧化酶缺乏症	781
尿素循环酶病	786
尿酸素质	493
尿酸盐结石症	797
凝血因子Ⅶ和蛋白 C 复合缺乏症	874
牛澳大利亚型成骨不全	1057
牛喘气病	49
牛地方性鼻肉芽肿	1080
牛地方性血尿症	624
牛非典型间质性肺炎	49
牛呼吸窘迫复合症	49
牛急性肺水肿和肺气肿	49
牛家族性搐搦和共济失调	906
牛烂蹄坏尾病	690
牛粒细胞病综合征（BGS）	1003
牛霉稻草中毒	690
牛特应性鼻炎	1080
牛同免疫雌性不孕	1148
牛小脑生活力缺失	906
牛遗传性淋巴水肿	979
牛遗传性先天性肌阵挛	1007
牛遗传性心肌病	965
牛遗传性胸腺发育不全	1156
牛遗甲肿	983
牛再生草热	579
牛真菌中毒性蹄壳脱落病	690

脓皮病　1100

P

盘状红斑狼疮　1116
蹒跚病　681
皮肤脆弱症　1053
皮肤弹力增高症　1053
皮下结节性脂膜炎　1142
葡萄糖鞘氨醇累积病　728

Q

奇异的糖尿病　794
气喘病　46
契一东二氏出血综合征　867
青草蹒跚　496
青杠叶中毒　619
轻链病　1204
球形细胞溶血综合征　815
去纤维蛋白血症综合征　282
全身性骨质疏松症　1207
全身性糖蛋白累积病　754
全身性糖原累积病　731
全身性岩藻糖累积病　752
全身性脂肪组织炎　1142
犬多囊肾　1060
犬反射性肌阵挛　1007
犬肥厚性心肌病　962
犬吠症　239
犬肝性铜中毒　1025
犬家族性肌阵挛　1006
犬家族性糖尿病　987
犬扩张性心肌病　960
犬粒细胞病综合征（CGS）　1003
犬特发性甲状旁腺机能减退　461
犬特应性病　1086
犬特应性皮炎　1086
犬先天性肠无神经节症　915
犬小脑生活力缺失　907
犬遗传性增生性神经病　921
雀稗蹒跚　679

R

热射病　216
人遗传性锌缺乏症　1029
日射病　216
溶血性贫血　247

肉冠周边坏死　1165
乳热　508
乳酸酸中毒　559
乳糖不耐受症　813
软骨发育不良-口形细胞增多综合征　834

S

三色猫　1046
色素性视网膜炎　1145
伤害感受缺失和肢端残缺　922
深胸肌病　944
神经管闭合不全　900
神经节神经根炎-感觉神经元病　1133
神经磷脂病　763
神经内脏 GM₁ 神经节苷脂累积病　756
神经内脏蜡样质-脂褐素病　772
神经内脏葡萄糖脑苷脂累积病　766
神经元 GM₁ 神经节苷脂累积病　756
神经元蜡样质-脂褐素病　772
神经元糖蛋白累积病　754
神经元岩藻糖累积病　752
肾型尿崩症　990
渗出性素质（鸡）　515
施瓦茨-巴德样综合征　453
食物中毒性白细胞缺乏症　669
嗜酸细胞性多发性肌炎　1136
嗜酸细胞性肌炎　1136
嗜酸细胞性肌炎和萎缩性肌炎　1136
嗜酸性细胞性脑膜脑炎　570
水貂假性瘟热病　1260
水牛坏死综合征　690
粟粒性皮炎　1101
酸性消化不良　115
缩窄性心肌病　963

T

糖原累积病　842
特发性多神经病　1133
特发性肥厚性心肌病　961
特发性干性角膜结膜炎　1121
特发性高脂蛋白血症　811
特发性扩张性心肌病　959
特发性葡萄膜炎　1143
特发性溶骨病　1052
特发性血小板减少性紫癜　1110
特发性自免溶贫　1106

特应性鼻炎　1080

"蹄癌"　304

甜金花菜病　654

舔毛症　492

铁失利用性贫血　1022

通气过度诱发性溶血病　815

同种免疫性雌性不孕　1146

铜负荷性肝炎　180

酮病　479

兔家族性糖尿病　987

吞噬细胞 C_{3b} 受体缺乏症　1002

豚鼠 C_2 缺乏　1182

豚鼠和大鼠 C_4 缺乏　1183

W

外周性 A - V 瘘　975

维生素 D 依赖性佝偻病　1015

尾和括约肌麻痹　220

萎缩性肌炎　1136

胃溃疡综合征　92

温抗体溶血病　1108

纹状体小脑变性舞蹈病　903

无肠肌层神经节症　915

无纤维蛋白原血症　871

X

硒和（或）维生素 E 缺乏综合征　23

系统性红斑狼疮　1074

夏季鼻塞　61

夏癣　1084

先非球溶　205，1244

先天性Ⅱ型肌纤维肥大症　930

先天性 α_1-抗胰蛋白酶缺乏症　967

先天性成骨不全　1056

先天性多囊综合征　1058

先天性非球形细胞性溶血性贫血　848

先天性非溶血性黄疸　805

先天性辅酶Ⅰ高铁血红蛋白还原酶缺乏症　854

先天性感觉神经根神经病　922

先天性高氨血症　786

先天性高尿酸血症　799

先天性谷胱甘肽还原酶缺乏症　851

先天性骨脆　1057

先天性红细胞高钠低钾溶血性贫血　833

先天性红细胞生成不良性贫血　1240

先天性红细胞生成性卟啉病　857

先天性肌性斜颈　941

先天性脊髓空洞症　910

先天性甲状腺肿　981

先天性进行性肌营养不良症　931

先天性巨过氧化酶颗粒症　1188

先天性巨结肠症　895

先天性抗坏血酸缺乏症　1011

先天性淋巴水肿　978

先天性贫血－皮肤角化不良－进行性脱毛综合征　822

先天性溶血性黄疸　831

先天性溶血性贫血　845

先天性无神经节巨结肠和巨空肠　916

先天性纤毛功能紊乱　1185

先天性小脑变性　905

先天性血小板无力症　994

先天性远端神经轴索病　919

先天性重症肌无力　993

纤毛运动障碍综合征　1185

线粒体肌病　1000

线粒体脑肌病　940

相对性 IgA 缺乏症　1176

橡皮嘴　540

橡树叶中毒　619

消耗性凝血病　282

消化性酸中毒　559

消瘦综合征　1152

小鼠 C_5 缺乏症　1150

小鼠多囊肾　1059

小鼠先天性肠元神经节症　916

小鼠遗传性痉挛　1006

小鼠原发性选择性 IgM 缺乏症　1173

心猝死病　467

心房停顿面肩臂肌营养不良综合征　959

心肝综合征　967

心肌变性　1140

心肌营养不良　17

心肌硬化　5

新生期小脑生活力缺失综合征　905

新生畜低丙球　1171

新生畜黄疸　831

新生畜同种溶血病　1087

新生畜周期性痉挛　914

性联低色素性贫血　1020

性联抗维生素 D 佝偻病　1016

性联先天性铜吸收障碍　1028

胸腺皮质先天性缺如　1161

血卟啉尿病	206	遗传性狼疮素质	993
血管内凝血并纤溶综合征	282	遗传性联合性免疫缺陷病	1157
血管性紫癜	22	遗传性淋巴水肿	978
血汗症	624	遗传性颅骨缺陷	900
血红蛋白 M 病	855	遗传性卵圆形细胞增多症	838
血红蛋白病	828	遗传性免疫缺陷病	993
血浆凝血活酶成分缺乏症	879	遗传性免疫增生病	993
血浆凝血活酶前质缺乏症	884	遗传性脑内水肿综合征	898
血清凝血酶原转变加速素缺乏症	873	遗传性尿酸血症和关节痛风	729
血清性休克	1078	遗传性球形细胞增多症	831
血小板无力性血小板病	996	遗传性全身结缔组织病	1056
血小板贮藏池病	1188	遗传性缺铁性贫血	1020
血友病样出血综合征	889	遗传性溶酶体蛋白脂性蛋白累积病	772
血珠病	624	遗传性乳清酸尿症	803
		遗传性神经元生活力缺失	924
Y		遗传性神经轴索水肿	775
		遗传性视网膜营养不良	1145
蚜虫病	653	遗传性髓鞘病	902
亚单位 C 累积病	772	遗传性髓鞘形成不良	1254
岩藻糖苷酶缺乏症	752	遗传性糖尿综合征	985
岩藻糖累积病	752	遗传性蹄叶炎	1052
盐病	525	遗传性铁粒幼细胞性贫血	1020
颜面湿疹	676	遗传性铁失利用性贫血	256
眼睛口腔干燥综合征	1121	遗传性铜蓝蛋白缺乏症	1024
羊茅草（酥油草）烂蹄病	690	遗传性铜中毒病	1024
腰痿病	627	遗传性维生素 B_{12} 缺乏症	256
胰岛素依赖型糖尿病	985	遗传性维生素 D 代谢病	1015
胰腺纤维化	515	遗传性维生素 K 依赖性凝血因子缺乏症	1253
遗传性 7S Ig 缺乏综合征	1163	遗传性纹状体—小脑橄榄核变性	903
遗传性 II 型肌纤维缺乏症	928	遗传性无丙球蛋白血症	1166
遗传性表皮松解和大疱形成	1124	遗传性下丘脑性尿崩症	990
遗传性剥脱天疱疮	993	遗传性先天性肌阵挛	1006
遗传性多肌病	970	遗传性先天性致死性痉挛	914
遗传性返喉神经病	222	遗传性小脑共济失调	905
遗传性肝硬变	704	遗传性小脑皮质病	905
遗传性高铁血红蛋白血症	853	遗传性小脑皮质和锥体外核生活力缺失	903
遗传性共济失调	911	遗传性小细胞低色素性贫血	1022
遗传性胱氨酸尿症	728	遗传性锌缺乏症	1029
遗传性肌病性肌强直	934	遗传性胸肌病	896
遗传性肌营养不良	970	遗传性异常丙球蛋白血症	1152
遗传性激肽释放酶原缺乏症	887	遗传性异常凝血酶原血症	872
遗传性甲状腺肿	981	遗传性运动神经元病	925
遗传性胶原-结缔组织病	1053	遗传性增生性神经病	895
遗传性进行性神经元性肌萎缩	924	遗传性蜘蛛肢并关节弯曲症	1057
遗传性痉挛	1006	遗传性趾形异常	1052
遗传性痉挛性麻痹	912	遗传性周期性痉挛	914
遗传性巨幼红细胞性贫血综合征	1013		

遗传性轴索水肿	1006	肢端毁伤性溃疡	922
遗传性自免甲状腺病	993	脂肪肝病	489
遗传性自身免疫病	993	脂褐素性脂肪细胞增多综合征	1002
遗甲肿	981	脂膜炎	1142
乙型血友病	879	蜘蛛指（趾）综合征	1057
异常丙球蛋白血症	1203	指（趾）骨瘤	311
异常纤维蛋白原血症	871	趾（指）骨溶骨症	1052
异染性白质脑病	728	致死基因特性 A_{46}	1029
婴儿 AE	1030	致死型糖尿病	986
婴儿伴性无丙球蛋白血症	1166	中毒性肝营养不良	515
营养不良性灰发症	1028	中毒性线粒体肌病	940
营养不良性心钙化	974	中心性 A－V 瘘	975
营养不良样肌病	942	中性粒细胞周期性减少综合征	1179
营养性肝病	515	中性脂肪白质营养不良症	728
营养性肌病	515	中央型尿崩症	990
营养性肌萎缩症	515	重链病	1204
营养性心肌病	515	周期性中性粒细胞减少症	267
油菜目盲	578	皱胃积食	98
游走症	239	皱胃溃疡	94
原发孔缺损	955	侏儒-贫血综合征	834
原发性 Bruton 氏型无丙球蛋白血症	1166	猪先天性肠无神经节症	917
原发性出血性血小板增多症	865	猪小脑生活力缺失	907
原发性高脂血症	809	猪遗传性 VDDR	1015
原发性或自发性痛风	799	抓捕性肌病	467
原发性获得性无丙球蛋白血症	1163	子宫积脓	365
原发性肾性糖尿病	793	子宫积水	365
原发性严重联合性免疫缺陷病	1152	子宫内翻	360
原发性自免睾丸炎	1148	子宫内膜增生-子宫积脓复合症	366
原发性自免溶贫	1106	子宫套叠	360
圆心综合征	967	子宫脱出	360
运输病	122	紫绀四联症	957
运输性肌病	467	紫质病	856
晕倒病	681	自发性糖尿病	985
		自发性痛风	799
Z		自发性心肌变性和充血性心力衰竭	970
造白细胞组织增生	268	自免溶贫	1106
造血干细胞克隆病	865	自免神经炎－神经病	1133
增殖天疱疮	1123	自免性睾丸炎	1146
真红	819	自免性结节性皮肤病	1141
真胃积食	105	自免性神经病－变应性多神经炎	1133
真性血小板增多症	865	自身毁伤综合征	924
真性血友病	879	自身免疫性甲状腺病	1128
支链氨基酸分解代谢病	775	自身免疫性雄性不育	1146
支链酮酸尿症	776	自咬症	924
支链酮酸脱氢酶复合缺乏症	775	自由马丁	1042

附录四　英文病名索引

A

abdominal fat necrosis	1142
abnormalities of erythrocyte membrane cytoskeleton	838
absolute primary polycythemia	261
acanthosis	1100
acid indigestion	559
ACM	909
acquired immune deficiency syndrome	1190
acquired MG	998
acral noci‐ulceration	922
acrodermatitis enteropathica	1030
acute colitis syndrome	122
acute parenchymatous hepatitis	168
Addison's disease	463
Addison's like disease	463
ADPKD	1058
adult periodic spasticity	914
afibrinogenemia	871
AIDS	1151
AIHA	1244
AIP	578
AIRD	1144
AITP	253
alimentary toxic aleukia	669
allergic polyneuritis	1133
alpha heavy chain gammopathy	1205
alpha thalassemia	824
amelanosis	782
amyotonic dystrophy	931
amyotrophic leteral slerosis	924
anterior uveitis	1097
antihemorphilic globulin deficiency	875
aphis disease	653
arachnodactyly syndrome	1057
argininosuccinate synthetase deficiency	786
AS	950
ASD	955
ATA	669

atrial standstill facioscapulohumeral muscular dystrophy syndrome	959
autoimmune encephalomyelitis	1131
autoimmune goitre	1128
autoimmune male infertility	1146
autoimmune neuritis neuropathy	1133
autoimmune nodulmr dermatosis	1141
autoimmune ochitis	1146
autoimmune thyroid atrophy	1128
autosomal dominat polycystic kidney disease	1058
autosomal recessive polycystic kidney disease	1058
azoturia	475

B

back muscle necrosis	467
barkers	239
Basset hound's hereditary bleeding disorder	995
BCKA decarboxylase complex deficiency	775
BHC	965
BMMP	1127
bovine atopic rhinitis	1080
bovine atypical interstitial pneumonia	49
bovine familial convulsions and ataxia	906
bovine osteogenesis imperfecta Australia type	1057
bovine respiratory distress complex	49
BP	1126
brachial plexus neuritis-neuropathy	1133
bracken staggers	627
branched chain ketoaciduria	775
BRDC	49
bush disease	525

C

caecal atony and dilatation	108
caecal dilatation and displacement	108
caecal dilatation and torsion	108
calico cat	1046
canine atopic rhinitis	1080
canine hepatic copper toxicosis	1025

canine inherited hypertrophic neuropathy 921
carpal - tarsal osteolysis 1052
central A - V fistula 975
cerebellar hypoplasia or dysplasia 905
cerebrosidosis 766
Chediak - Higashi syndrome 1188
chondrodysplasia stomatocytosis syndrome 834
chorea due to striocerebellar degeneration 903
Christmas disease 879
chronic granulomatosis disease 268
chronic relapsing polyradiculoneuritis 1133
CHS 277
chylous peritonitis 178
CID 1074
CIHN 921
classical hemophilia 875
clonal disorder of hematopoietic stem cell 865
coast disease 525
collagen - vascular disease 1114
collapsing clumber spaniels 941
combined factor Ⅷ/protein C deficiency 874
common variable hypogammaglobulinemia 1163
complement deficiencies 1002
congenital absence of thymic cortex 1161
congenital aganglionic megacolon and megajeunum 222
congenital alphal-antitrypsin deficiency 967
congenital anemia, dyskeratosis, and progressive
  alopecia syndrome 822
congenital ascorbic acid deficiency 1011
congenital bone fragility 1057
congenital cardiac anomaly 946
congenial cerebellar degeneration 905
congenital ciliary dysfunction 1185
congenital distal axonopathy 919
congenital dyserythropoietic anemia 821
congenital fatal cardiomyopathy 965
congenital gigentism of peroxidase granules 1188
congenital goiter 981
congenital hemolytic anemia with high sodium
  and low potassium red cells 833
congenital hyperammonemia 786
congenital hyperuricemia 799
congenital lymphedema 978
congenital megacolon 916
congenital MG 998
congenital muscular tortieollis 941

congenital NADH methemoglobin reductase
  deficiency 853
congenital nonhemolytic jaundice 805
congenital nonspherocytic hemolytic anemia 849
congenital polycystic syndrome 1058
congenital progressive muscular dystrophy 931
congenital sensory radicular neuropathy 922
congenital type Ⅱ muscle fiber hypertrophy 930
congestive cardiomyopathy 965
connective tissue disease 1122
consumption coagulopathy 282
contraction of the Achilles tendon 912
Cooley's anemia 824
coonhound paralysis 1133
COPD 47
copper associated hepatic disease 1024
copper-loaded hepatitis 180
Cori's disease 736
coxofemoral joint musculature hypertrophy 930
Crib - biting 68
Crohn's disease 128
Cushing's disease 465
Cushing's-like disease 465
cutaneous asthenia or dermatosparaxis 1053
cyclic neutropenia 267
cyclic neutropenia syndrome 1179
cystic ovaries 373
cystic vestibular glands 356
cystine urolithiasis 790

D

deep pectoral myopathy 944
defective lactose absorption 813
defibrinemia syndrome 282
deg Nela disease 690
delayed hypersensitivity 1075
dermatosparaxis 1053
developmental myopathy with type Ⅱ muscle
  fiber hypertrophy 930
DI 990
diaphragma hypertrophy 942
DIC 1244
diffuse collagen disease 1115
digestive acidosis 559
dilated cardiomyopathy 965
discoid lupus erythematosus 1116

disorders of amino acid catabolism 728
disorders of amino acid transport 728
disorders of aromatic amino acid catabolism 779
disorders of branched chain amino acid 775
DLD，daft lamb disease 907
Duchenne's muscular dystrophy syndrome 959
dwarfism-anemia syndrome 834
dysfibrinogenemia 871
dysgammaglobulinemia 1203
dyskinetic cilia syndrome 1185
dysproconvertinemia 873
dysraphia 900
dystrophic epicardial mineralization 974
dystrophy-like myopathy 942
dystrophy of diaphragmatic musclature 942

E

ED - S 1053
ELEM 672
Elso-Heel syndrome 912
encephalocele 900
enzootic marasmus 525
eosinophilic meningoencephalitis 570
eosinophilic polymyositis 1136
eosinophilic myositis and atrophic myositis 1136
ependymitis 899
equine intestinal clostridiosis 122
equine leucoencephalomalacia 672
erythrocyte enzymopathy 842
erythrocyte macrocytosis 821
exencephaly 900
exertional rhabdomyolysis 475
exhaustive shock 122

F

facial eczema 676
FAIDS 1195
familial amaurotic idiocy 760
familial cerebellar atrophy 905
familial chronic idiopathic jaundice 805
familial combined hyperlipidemia 809
familial glutathione deficiency 849
familial hemolytic anemia and methemoglobinemia 851
familial hypercholesterolemia 809
familial hypertriglycerinemia 809
familial hypochromic anemia 1020

familial hypothalamic diabetes insipidus 990
familial laryngeal paralysis 919
familial leukoencephalomyelopathy 902
familial motor neuron disease 924
familial olivopontocerebellar hypoplasia 903
familial PFK deficiency 842
familial polycystic kidney 1058
familial reflex myoclonus 1006
familial selective vitamin B_{12} malabsorption 1013
familial thrombasthenia 994
familial thrombasthenia-thrombopathic
　thrombocytopenia 996
familial thrombocytosis 865
familial vitamin D - resistent rickets 1016
fat necrosis 1142
fatty liver disease 489
FCP 857
feline erythropoietic and hepatic porphyria 861
fescue foot 690
Fletcher trait 887
focal degenerative myopathy 944
fog fever 1063
foot rot and tail decay in cattle 690
Forbes' disease 736
fucosidase deficiency 752
furazolidone-induced RHD 967
FUS 200

G

gaint hypersegmented neutrophilia 268
gaint hypertrophic gastritis 836
galactosyl ceramidolipidosis 728
ganglior-dicuritis and sensory neuronopathy 1133
gangrenous syndrome in buffaloes 690
gastric dilatation/torsion complex 959
Gaucher's disease 766
GCD 1179
GCL 768
GCS 1179
generalized aminoaciduria 794
generalized glycogenosis 733
generalized granulomatous disease 1139
generalized osteoporosis 1207
generalized steatitis 1142
Glanzmann's thrombasthenia 994
glutathione deficiency and partial γ - glutamyl cysteine

synthetase deficiency	849
glycosyl ceramide lipoidosis	766
grass tetany	496
gray collie disease	1179
green muscle disease	944
GSD-I	731

H

Haematidrosis	624
Hageman trait	885
hardware disease	20
Hashimoto's struma	1128
heavy chain disease	1204
hematoporphyrinuria	206
hemoglobinopathy	828
hemophilia A	875
Hemophilia AB	882
hemophilia B	879
hemophilia C	884
hemophilia-like bleeding syndrome	889
hepatic encephalopathy	797
hepatorenal glycogenosis	731
hereditary agammaglobulinemia	1166
hereditary ataxia	911
hereditary cerebellar cortical and extrapyra-midal nuclear abiotrophy	903
hereditary congenital lethal spasm	914
hereditary copper toxicosis	1024
hereditary deficiency of vitamin K dependent coogulation factors	872
hereditary digital anomaly	1052
hereditary dysprothrombinemia	872
hereditary factor II deficiency	872
hereditary hypothalamic diabetes insipidus	990
hereditary internal hydrocephalus syndrome	898
hereditary iron deficiency	1020
hereditary laminitis	1052
hereditary lymphedema	978
hereditary methemoglobinemia	853
hereditary microcytie hypochromatic anemia	1022
hereditary myopathic myotonia	934
hereditary neuraxial oedema	1006
hereditary neuronal abiotrophy	924
Hereditary orotic aciduria	803
Hereditary ovalocytosis	838
Hereditary pectoral myopathy	944

hereditary polymyopathy	970
hereditary progressive neurogenic amyotrophy	924
hereditary recurrent laryngeal neuropathy	222
hereditary sideroblastic anemia	1020
hereditary spasticity	1006
hereditary striatonigral and cerebellaro-livary degenation	903
hereditary zinc deficiency	1030
herztod disease	467
HMM	934
Hoflund's syndrome	222
homogentisic acid oxidase deficiency	781
homogentisic aciduria	781
homozygous C_3 deficiency	1182
HPM	944
HS	738
HSMA	924
HSN	922
hyperelastosis curtis	1053
hypergammaglobulinemia	1203
hyperhidrosis syndrome	1030
hypersensitivity disease	1074
hypersensitivity vasculitis	1139
hyperventilation-induced hemolysis	842
hypo $7s\gamma$-globulinemia in mature cattle	1175
hypocalcemic hypophosphatemic rickets with aminoaciduria	1015
hypofibrinogenemia	871
hypogammaglobulinemia due to failure of passive transfer of antibody	1151
hypophosphatemic rickets	1016
hypoproconvertinemia	873

K

kale anaemia	578
Kartagener's triacl	1185
ketosis	479
kinky-hair disease	1028

L

lactase deficiency	813
lactic acidosis	559
lake shore disease	525
laryngeal hemiplegia	919
LDA	101
leg paralysis	478

lethal trait A$_{46}$	1029
leucocyte adhension deficiency	1004
leucosis	268
leukocytoclastic vasculitis	1139
light chain disease	1204
limited dextrinosis	736
lipid keratopathy	1008
lipiod histocytosis	763
lipomotosis	1142
locodisease	629
lymphocytic plasmacytic enteritis	1204
lymphocytic thyroiditis	1128

M

macrocytic erythrocytosis	865
malignant hyperthermia	467
Marfan's syndrome	1057
masticatory muscle myositis	1136
MCL	770
megaloblastic anemia	249
meningocele	900
Menke's disease	1028
metachromatic leukodystrophy	770
metachromatic leukoencephalopathy	770
MG	998
MH	467
miliary dermatitis	1101
mitochondrial encephalomyopathies	940
mitochondrial myopathy	1000
monoelonal gammaglobulinemia	1203
monoelonal gammopathy	1203
mouldy melilotus disease	654
MPS	738
MPS‐IH	738
MPSⅥ	738
MPSⅦ	738
muscletype PFK‐deficient metabolic myopathy	842
myenteric aganglionosis	915
myenteric hypogangliosis	915
myocardial calcification	974
myoclonic epilespy	754
myopathy with type Ⅱ skeletal muscle fiber deficiency	928
myxoedema	1128

N

naturally occurring congestive cardiomyopathy	967
NCL	772
neonatal cerebellar abiotrophy syndrome	905
neonatal isoerythrolysis	1087
neonatal jaundice	831
neonatal periodic spasticity	914
neural tube development defects	900
neuronal ceroid-lipofuscinosis	772
neuronal fucosidosis	752
neuronal glycoproteinemia	754
neuronal GM$_1$ gangliosidosis	756
neurovisceral ceroid-lipofuscinosis	772
neurovisceral glucocerebroside storage disease	766
neurovisceral GM$_1$ gangliosidosis	756
neutral fat leukodystrophy	772
NHGG	1171
NIDDM	985
Niemann-Pick disease	763
nociceptive loss and acral mutilation	922
Non-insullin dependent diabetes meilitus	985
nonlethal diabetes mellitus	986
NPD	763

O

ochronosis	779
olivopontocerebellar atrophy	903
ornithine carbamyl transferase deficiency	788
ossifying periostitis of phalanx	311
osteoarthrosis	503
osteogenesis imperfecta congenita	1056
osteogenesis imperfecta tarda	1056
osteohemochrome	
osteohemochromatosis	713
overstraining disease	478

P

panniculitis	1142
pansteatitis	1142
paraproteinemia	1203
paroxysmal palpition	10
paspalism	679
paspalum ergot poisoning	679
PDA	947
PE	1123
Pelger-Huet anomaly	863
pemphigus erythrematosus	1123
pemphigus foliaceus	1123

pemphigus vegetans	1123
pemphigus vulgaris	1123
periarteritis nodosa	1139
peripheral A‐V fistula	975
PF	1123
PFK‐deficient anemia	842
phacoanaphylactic endophthalmitis	1143
phacolytic uveitis	1144
phalanx osteolysis in Jersey calves	1052
pink tooth disease	713
pithomycotocixosis	676
plasma thromboplastin antecedent deficiency	884
plasma thromhoplastin component deficiency	879
PMD	931
polyclonal gammaglobulinemia	1203
polyclonal gammopathy	1203
polydermatomyositis	1136
polydystrophic dwarfism	738
polymyopathy	478
polymyositis	1136
polyneuritis-neuritis of the cauda equina	1133
poly-arteritis	1139
porphyria	856
portal-postcaval shunt	975
postnatal cerebellar abiotrophy syndrome	905
post-infectious encephalomyelitis	1131
post-infectious neuritis	1133
post-vaccinal encephalomyelitis	1131
post-vaccinal neuritis	1133
PPH	512
PRAA	958
primary gout	799
primary hyperlipidemia	809
primary or idiopathic cardiomyopathy	959
primary or spontaneous gout	799
primary renal glucosuria	793
primary severe combined immunodeficiency disease	1157
progressive ataxia of Charofias cattle	902
proprioceptive tract ataxia	911
protein-losing enteropathy	1151
PS	952
PSCID	1152
pseudodistemper in mink	779
pseudolipidosis	746
pseudoxanthoma elasticum	1057
PSS	467

PV	1123
PVe	1123
pyruvate kinase deficiency anemia	845

Q

Queensland Itch	1084

R

RA	1118
RBC enzymopathies	848
RBC membrane defects	848
RDA	104
regional ileitis	128
relapsing nodular panniculitis	1141
relative IgA deficiency	1176
RES disfunction	848
RHD	967
RHS	967
R‐L PDA	947
roaring or whistling	919
Round heart syndrome	967
rubbery beak	540
runting or wasting syndrome	1162

S

SAIDS	1190
salt disease	525
Schwartz-Bartter-like syndrome	453
SCWMD	911
self destructive syndrome	799
serum prothrombin conversion accelerator deficiency	873
sex‐linked hypochromic anemia	1020
SIADH	453
simple refractory rickets	1017
Sjogren's syndrome	1121
skin fragility	1053
skin hyperextensibility	1053
SLE	1074
slipped tendon	524
sodium salt poisoning	570
sore foot disease of cattle	690
spastic lameness of the hindlimbs	912
spastic paresis	478
SPD	286
spinal dysraphism	910
spongiform encephalopathy	775

spongy myelinopathy 775

spontaneous diabetes mellitus 985

spontaneous gout 799

spontaneous RHD 967

SRTD 793

sterile nodular panniculitis 1141

stress myopathy 478

Stuart-Prower factor deficieney 882

subcutaneous nodular panniculitis 1142

subunit C storage disease 772

sulfatide lipoidosis 770

Summer snuffles 1080

swayback 248

sweet clover disease 286

sweet itch 1084

T

TF 957

thalassemiclike disorder in Belgrade laboratory rat 1022

thrombasthenia 816

thrombocythemia vera 865

toe necrosis 922

tortoiseshell cat 1046

transport disease 122

transport myopathy 467

transport tetany of ruminants 506

traumatic keratitis

trichopoliodystrophy 1028

true hemophilia 879

tying-up 475

tyrosinase deficiency 782

U

uratosis 493

urea cycle enzymopathies 786

uridine - 5 - monophosphate synthase deficiency 803

V

vagus indigestion 222

VDDR 1015

VDRR 1016

verminous aneurysm 160

vitamin D dependent rickets 1015

von Willebrand's disease 889

VSD 953

vWD 256

W

wasting syndrome 1161

Watanabe heritable hyperlipidemia 812

well circumscribed osteolytic bone lesions 1207

wheat pasture poisoning 496

white muscle disease 478

wool-picking 492

X

Xerophthalmus - xerostomia syndrome 1121

X - LCCM 1028

X - linked congenital copper malabsorption 1028

X - linked hypophosphatemia 1016